# 今日の診断指針

第**9**版

Today's Diagnosis **9th** edition

［デスク判］

総編集　永井　良三

責任編集

| | | |
|---|---|---|
| 阿古　潤哉 | 有馬　　寛 | 井上　貴昭 |
| 猪原　秀典 | 大山　　学 | 亀井　良政 |
| 神田　善伸 | 貴島　晴彦 | 國原　　孝 |
| 佐々木淳一 | 鈴木　祐介 | 園田　康平 |
| 千野　　修 | 中尾　智博 | 西山　和利 |
| 濱野真二郎 | 堀江　重郎 | 松田　秀一 |
| 松本　主之 | 宮崎　泰成 | 持田　　智 |
| 森岡　一朗 | 山内　敏正 | 山口　正雄 |
| 山本　善裕 | | 〈五十音順〉 |

医学書院

**今日の診断指針**

| 発　　行 | 1985 年　3 月 15 日 | 第 1 版第 1 刷 |
| --- | --- | --- |
| | 1986 年　5 月　1 日 | 第 1 版第 3 刷 |
| | 1988 年　3 月 15 日 | 第 2 版第 1 刷 |
| | 1988 年　7 月　1 日 | 第 2 版第 2 刷 |
| | 1992 年　5 月　1 日 | 第 3 版第 1 刷 |
| | 1995 年 11 月　1 日 | 第 3 版第 2 刷 |
| | 1997 年　8 月　1 日 | 第 4 版第 1 刷 |
| | 2000 年　6 月 15 日 | 第 4 版第 3 刷 |
| | 2002 年 11 月　1 日 | 第 5 版第 1 刷 |
| | 2008 年　6 月 15 日 | 第 5 版第 6 刷 |
| | 2010 年　3 月 15 日 | 第 6 版第 1 刷 |
| | 2011 年　3 月　1 日 | 第 6 版第 2 刷 |
| | 2015 年　3 月 31 日 | 第 7 版第 1 刷 |
| | 2020 年　3 月 25 日 | 第 8 版第 1 刷 |
| | 2025 年　2 月 15 日 | 第 9 版第 1 刷 © |

総編集　永井　良三

発行者　株式会社　医学書院

代表取締役　金原　俊

〒113-8719　東京都文京区本郷 1-28-23

電話　03-3817-5600（社内案内）

印刷・製本　アイワード

本書の複製権・翻訳権・上映権・譲渡権・貸与権・公衆送信権（送信可能化権を含む）は株式会社医学書院が保有します．

ISBN978-4-260-05480-5

## 総編集

永井　良三　自治医科大学・学長

## 責任編集（五十音順）

阿古　潤哉　北里大学主任教授・循環器内科学
有馬　　寛　名古屋大学大学院教授・糖尿病・内分泌内科学
井上　貴昭　筑波大学医学医療系教授・救急・集中治療医学
猪原　秀典　大阪大学大学院教授・耳鼻咽喉科頭頸部外科学
大山　　学　杏林大学教授・皮膚科学
亀井　良政　埼玉医科大学教授・産婦人科
神田　善伸　自治医科大学教授・血液学
貴島　晴彦　大阪大学大学院教授・脳神経外科
國原　　孝　東京慈恵会医科大学主任教授・心臓外科学講座
佐々木淳一　慶應義塾大学教授・救急医学
鈴木　祐介　順天堂大学教授・腎臓内科学
園田　康平　九州大学大学院教授・眼科学
千野　　修　東海大学教授・消化器外科学・医学部付属東京病院
中尾　智博　九州大学大学院教授・精神病態医学
西山　和利　北里大学主任教授・脳神経内科学
濱野真二郎　長崎大学教授・熱帯医学研究所・寄生虫学
堀江　重郎　順天堂大学大学院教授・泌尿器科学
松田　秀一　京都大学大学院教授・整形外科学
松本　主之　岩手医科大学教授・消化器内科分野
宮崎　泰成　東京科学大学教授・統合呼吸器病学
持田　　智　埼玉医科大学教授・消化器内科・肝臓内科
森岡　一朗　日本大学主任教授・小児科学分野
山内　敏正　東京大学大学院教授・糖尿病・代謝内科
山口　正雄　帝京大学教授・第三内科学講座
山本　善裕　富山大学大学院教授・感染症学講座

# 凡例

本書は「症候編」と「疾患編」の二部構成となっており，それぞれの項目は以下の要素によって構成される。

## I 症候編

GL 各項目で参考となる診療ガイドライン（主に国内のもの）について，タイトルと発行年を記載した。

### 緊急処置

診断にとりかかる前に気道確保，静脈確保，投薬といった緊急処置が必要になる状況がある場合，その処置について，簡潔にまとめた。

### 診断のチェックポイント

症候を鑑別していくにあたってのチェックポイントを病歴・身体所見・検査の分類別に示した。

### 原因疾患と頻度

症候の原因となる疾患をその頻度とともに記載した。

### 重要疾患の鑑別のポイント

原因疾患のなかで臨床上重要なものについて，その疾患を鑑別するために必要な特異的所見や検査所見を記載した。

### どうしても診断のつかないとき試みること

どうしても原因疾患にたどりつかないとき何をすべきか，判断基準や対処を具体的に解説した。

### 帰してはならない患者・帰してもよい患者

どのような患者なら「帰宅させてはならない」もしくは「帰宅させてよい」のか，その判断基準を示した。

## II 疾患編

頻度 各疾患の頻度を，原則として下記の区分に従って示した。

・よくみる（糖尿病など）
　……人口 10 万対年間 100〜1,000 人程度またはそれ以上発病
・ときどきみる（全身性エリテマトーデスなど）
　……人口 10 万対年間 10〜20 人前後
・あまりみない（オウム病など）
　……人口 10 万対年間 1〜2 人程度
なお，前述の記載以外にも具体的な統計情報を示

している疾患もある。上記の区分は診断にあたっての臨床的重要性の目安としていただきたい。

GL 各項目で参考となる診療ガイドライン（主に国内のもの）について，タイトルと発行年を記載した。

### 診断のポイント

この疾患と診断するための条件を 5 点程に絞って箇条書きで示した。

### 緊急対応の判断基準

緊急に専門医/施設に転送すべき場合，あるいは救急的対応が必要な場合の対応を記した。

### 症候の診かた

診断につながる症候・症状の着目すべき点について記載した。

### 検査所見とその読みかた

スクリーニング検査，絞り込む検査の順に診断上着目すべき点を記載した。検査の感度と特異度，検査値が表れるメカニズムにも適宜触れている。

### 確定診断の決め手

何をもってどの段階で確定診断とするか簡潔に述べた。

### 誤診しやすい疾患との鑑別ポイント

各項目の疾患と誤診しやすい疾患を重要なもの（鑑別の難しいもの，重症度，高頻度など）に絞り，鑑別の着眼点を記載した。

### 確定診断がつかないとき試みること

「決め手」となる特殊検査法（または新しい検査法）が適用できない場合や，非典型的所見で診断に踏み切れないといった場合に，繰り返し行うべき検査や対応を簡潔に示した。

### 合併症・続発症の診断

特に合併することの多い疾患・続発症をあげ，その診断のための新たな検査法などを記した。

### 予後判定の基準

予後を左右する重要な因子（年齢，病期，発見時期，合併症など）と，それぞれの予後を示した。

### 経過観察のための検査・処置

経過観察のために必要な検査や，入院・精査の必要性の有無を記載した。

### 治療法ワンポイント・メモ

スタンダードな治療法を簡潔に解説した。

## ▌さらに知っておくと役立つこと

　患者説明や患者マネジメントにあたり知っておくと有益なことや，指定難病などで公費負担のある場合にはその旨を記載した。

## ▌専門医へのコンサルト

　診断を進める過程で，主に一般内科医が専門医に相談するタイミング，専門医にまかせる病態について簡潔にまとめた。

# 第9版 序

　1985年に初版が刊行された『今日の診断指針』は，亀山正邦先生・亀田治男先生・髙久史麿先生・阿部令彦先生の総編集により誕生しました。「要を得た診察・適切最小限の検査により，迅速に正確な診断にたどりつく」を基本コンセプトとし，わが国で最も信頼できる診断マニュアルとして，多くの臨床医の先生方にご使用いただいて参りましたが，このたび第9版を5年ぶりに刊行する運びとなりました。

　第9版では「症候編」10章，「疾患編」24章の2部構成を継続し，862項目を掲載いたしました。執筆者数は840名にのぼり，多くの専門家の知見が反映されております。

　今回の改訂では，新たな企画として以下の点を取り入れました。まず，エビデンス・文献情報を充実させました。本文中の解説に関連するエビデンスや論文の書誌情報を随所に挿入し，読者が最新の情報に基づいた診断を行えるよう配慮しております。次に，疾患編では「専門医へのコンサルト」の見出しを追加し，診断を進める過程で非専門医が専門医に相談するタイミングや，専門医にまかせるべき病態について掲載しました。さらに，各項目の冒頭には「頻度」と「GL」のアイコンを追加しました。各疾患の頻度を「よくみる」「ときどきみる」「あまりみない」の3段階で表記し，臨床現場での実用性を高めました。あわせて各項目で関連する国内の診療ガイドライン（GL）を掲載し，診療の指針として活用できるようにしました。

　第9版においても「症候編」「疾患編」の各項目のクロスリファレンス（参照頁）により，読者が必要な情報に最短でたどり着けるように構成されています。改訂を重ね磨き上げられてきた本書の内容が，これまで以上にさまざまな臨床現場で活用されることを期待しております。

　最後に，今回もご多忙のなか，各領域の責任編集をご担当いただいた先生方，また各項目の執筆をご担当いただいた先生方に心より御礼申し上げます。

2024年11月

編者　識

# 第1版 序

臨床医にとって,「患者をよく診る」ことの重要性が,今日ほど強く問われている時代はないであろう。理学的な所見だけでなく,形態学的,生理・生化学的,免疫学的な検査所見や,イメージ(画像)の所見を正しく総合的に判断して,ある結論に導くのが診断法であるが,補助診断法がいちじるしく進歩している現在では,単に病名の決定のみならず,病態や予後,さらに治療法の選択や予防にまで触れる必要がある。それだけに,従来にも増して,総合判定が難しくなってきている。

診断法に関する書物はこれまでも数多くあり,それぞれに優れた特徴をもっている。しかし,最新の検査法を含めて,普遍的・総合的な診療技術を教えるテキストは見当たらない。本書は,高学年の医学生,研修医のみならず,一般臨床医を対象として上記の要請に沿うものとして企画されたものである。

本書の内容は,症候編と疾患編から構成されている。

症候編では,主な症候の鑑別上の着眼点とともに,救急処置,その症候をみる疾患の種類と頻度,鑑別診断のポイント,診断がつきにくいときにはどうすればよいか,などについて具体的に記載されている。図表を多くし,プライマリー・ケアにも十分に配慮してある。

疾患編では,各疾患の診断のポイント,診断・鑑別診断のコツについて,簡潔に,しかも洩れなく述べられている。覚えやすさ・使いやすさを考慮し,重要な事項にはアンダーラインを付してある。補助診断についても,どれをどのように行うか,行ってよい場合・わるい場合,所見の意義付けなど,実例とともに紹介されている。疾患の概念・成因・分類・病期・頻度なども,もっとも新しく,しかも確立された知見をもとに記載していただいた。公害病や公費負担の有無についても配慮してある。

診断が困難なときの対策,治療方針の概要,合併症,予後,手術適応なども,重点的に要領よく纏めていただいた。重要なものは煩をいとわずに,異なった項目の中にもいろいろと繰り返し現われるので,しぜんに体得されるものと思う。「診断のポイント」として述べられているところは,ぜひともマスターしていただきたい重要な着眼点であり,本書の企画上,もっとも苦心したところである。

このように,本書では従来にない診療技術と診断情報を盛りこんでいただいたつもりである。今後は,めざましい臨床医学の進歩に注目しながら,3年ごとに全面的に改訂してゆく所存である。医学生にはベッドサイド訓練・教育に大いに活用していただき,研修医・一般臨床医には日常の臨床の場で貴重な役割を果たさせていただければ,これに優る喜びはない。

本書は,わが国における各領域の代表的な専門家643名の共同執筆によるものである。御協力を賜った各位には深甚の謝意を捧げる。また,医学書院書籍編集部の秋田正雄氏および中川芳郎氏の多大の御尽力に対して心から感謝する。

昭和60年2月　沈丁花の薫る日に

編者　識

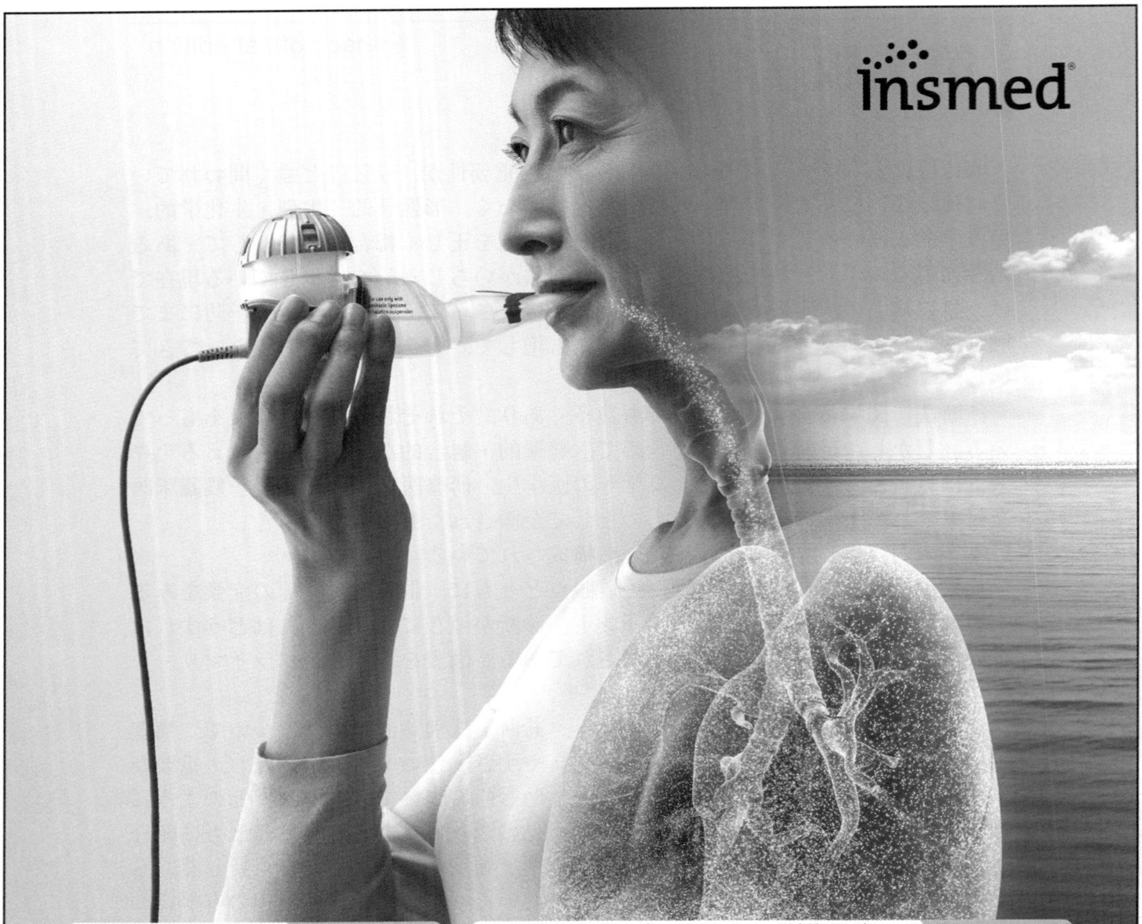

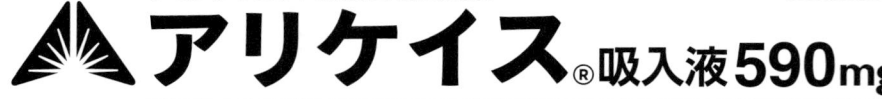

# 目次

# Ⅰ 症候編

## 1 全身的にみられる症候
編集担当＝全編集者

## 2　脳神経・精神系の症候
責任編集＝西山 和利，中尾 智博，森岡 一朗

## 3　頭部・顔面の症候
責任編集＝西山 和利，松本 主之，園田 康平，猪原 秀典

## 4 頸部・肩・胸部の症候
責任編集＝西山 和利, 有馬 寛, 松田 秀一, 猪原 秀典

## 5 四肢・関節系の症候
責任編集＝西山 和利, 阿古 潤哉, 山口 正雄, 松田 秀一, 大山 学

## 6 胸部・心臓系の症候
責任編集＝阿古 潤哉

## 7 胸部・呼吸器系の症候
責任編集＝宮崎 泰成

目次

# 8 腹部・消化器系の症候
責任編集＝松本 主之，持田 智

# 9 腎・泌尿器系の症候
責任編集＝鈴木 祐介，堀江 重郎

# 10 産科・婦人科の症候
責任編集＝亀井 良政

## 3 消化器疾患
責任編集＝松本 主之，持田 智

## 4　循環器疾患

責任編集＝阿古 潤哉，國原 孝

5

# 呼吸器疾患
責任編集＝宮崎 泰成

# 6 腎疾患

責任編集＝鈴木 祐介

# 7 血液・造血器疾患

責任編集＝神田 善伸

## 11 膠原病・免疫疾患
責任編集＝山口 正雄

## 12 感染性疾患
責任編集＝山本 善裕

## 13 寄生動物疾患

責任編集＝濱野 真二郎

## 14 中毒性疾患

責任編集＝井上 貴昭

## 17 皮膚疾患

責任編集＝大山 学

## 24 外来の小外科的疾患
責任編集＝千野 修

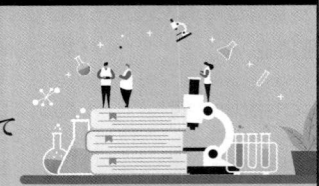
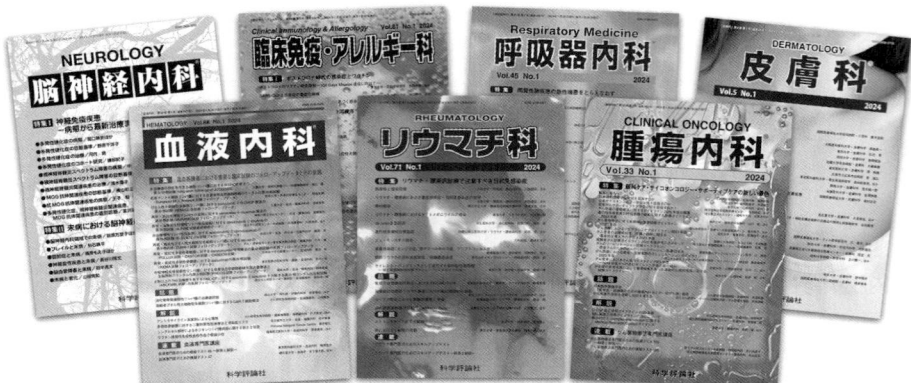

# I 症候編

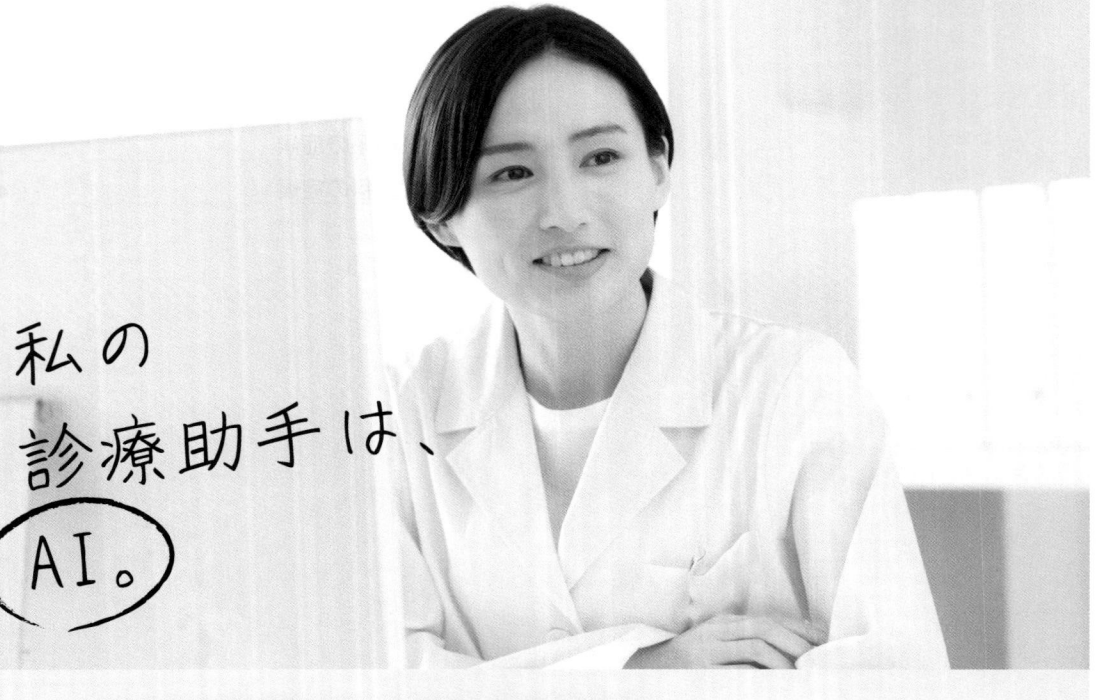

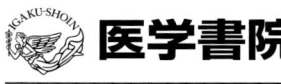

# 1 全身的にみられる症候

責任編集：全編集者

# 高熱
## High Fever

千酌 浩樹　鳥取大学教授・臨床感染症学

## 診断のチェックポイント

### 定義

❶体温の測定部位と単位が欧米と日本で異なることに注意が必要である。

- 欧米では口腔内温を測定し，華氏（°F）または摂氏（℃）で記述されるが，日本では腋窩温を摂氏（℃）で測定するのが一般的である。
- 腋窩温は，口腔内温に比べて，0.3～0.5℃低い（図1）。本項では，腋窩温，摂氏で記載する。

❷高熱の明らかな定義はないが，日本の感染症法では，37.5℃以上を「発熱」，38℃以上を「高熱」と定義している。本項ではこれに従い，38℃以上の体温を「高熱」とし，その原因となりうる疾患の鑑別について記載する。

❸41℃（口腔内温で41.5℃）より高い発熱は，特に「異常高熱（hyperpyrexia）」という。

❹体温の上昇は「発熱（fever）」と「高体温（hyperthermia）」に分けられる（図2）。

- 発熱は，感染症・炎症により単球・マクロファージなどから産生されたプロスタグランジン $E_2$（$PGE_2$）が，視床下部の体温調節中枢における体温セットポイントを上昇させることで起こる体温上昇である。
- 体温セットポイントの上昇は，自律神経を通じて，末梢の血管収縮・褐色脂肪細胞からの熱産生や筋収縮を起こし，体温を上昇させる。
- 一方，高体温は，視床下部の体温セットポイントの上昇を伴わず，熱産生の過剰または，熱放散の障害によって起こる体温上昇である。
- 熱産生の過剰として薬剤誘発性高体温症（drug-induced hyperthermia）が，熱放散の障害としては熱中症（heat illness）があげられる。高体温は41℃を超える体温上昇をきたしやすい。

❺くも膜下出血や脳内出血などは，視床下部体温調節中枢に直接的な損傷を与えることで，体温セットポイントを変化させる。このための発熱を中枢性発熱（central fever）といい，41℃を超える異常高熱となることがある。

### ① 病歴

❶患者背景

- 人種
- 血管炎症候群のうち，巨細胞性動脈炎は欧米で多く，高安動脈炎は日本人で多い。菊池病は日本人に多い。
- 遺伝的背景が明らかな家族性地中海熱（FMF：familial mediterranean fever）は，中部・東部ヨーロッパのユダヤ系人種に多いが，日本では300例程度，TNF受容体関連周期性症候群（TRAPS：TNF receptor-associated periodic syndrome）はアイルランド系人種に多いが，日本では30家系程度の報告である。
- 年齢
- 若年者では，Epstein-Barrウイルス（EBV）やサイトメガロウイルス（CMV）による伝染性単核球症や菊池病が多い。
- 若年者～中年にかけては成人Still病，全身性エリテマトーデス（SLE），亜急性甲状腺炎，サルコイドーシス，Crohn病が多い。
- 高齢者では，結核，リウマチ性多発筋痛症，巨細胞性動脈炎が多い。
- 院内発症では，薬剤熱，術後の創部感染，深部静脈血栓症が多い。
- 好中球減少患者の発熱は，70%程度が臓器症状のない細菌感染症であると考えられ，経験的抗菌薬治療の適応である。
- HIV患者では，結核，肺MAC症，ニューモシスチス肺炎などが呼吸器症状のない遷延する発熱として認められることがある。

❷既往歴

- 歯科治療歴は，根尖膿瘍や，感染性心内膜炎を疑う契機となる。
- 気管支喘息やアレルギー疾患が先行し，好酸球性多発血管炎性肉芽腫を発症することがある。
- B型肝炎の既往は，結節性多発動脈炎と関連する場合がある。

❸薬剤歴

- 薬剤使用歴があれば，薬剤熱は常に鑑別に入れる必要がある。NSAIDsを含むすべての薬剤で発症しうる。
- 特異的マーカーはないため，疑った場合は薬剤中止をしてみることが必要である。
- ドパミン遮断薬，セロトニン作動薬，吸入麻酔薬は薬剤誘発性高熱を発症し，41℃以上の高体温の原因となる場合がある。

❹家族歴：自己炎症症候群であるFMFやTRAPSは，それぞれ常染色体潜性（劣性）遺伝，常染色体

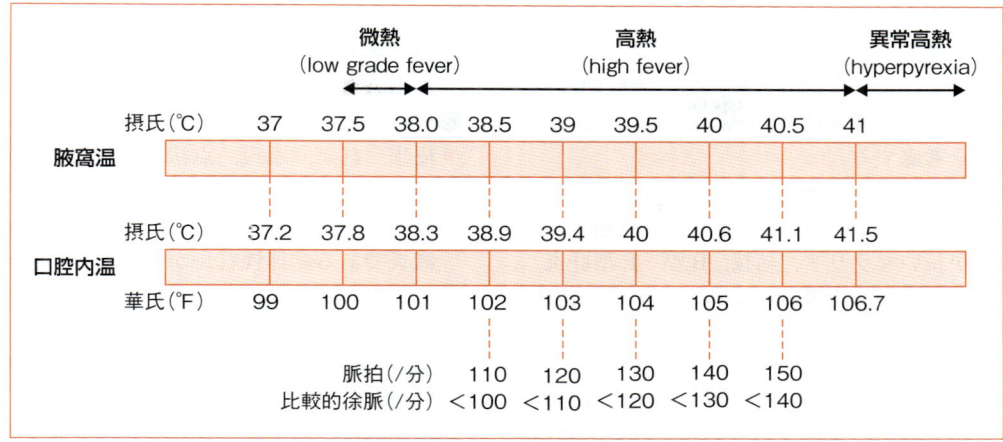

**図1** 腋窩温・口腔内温と発熱(fever)の分類，脈拍との関係

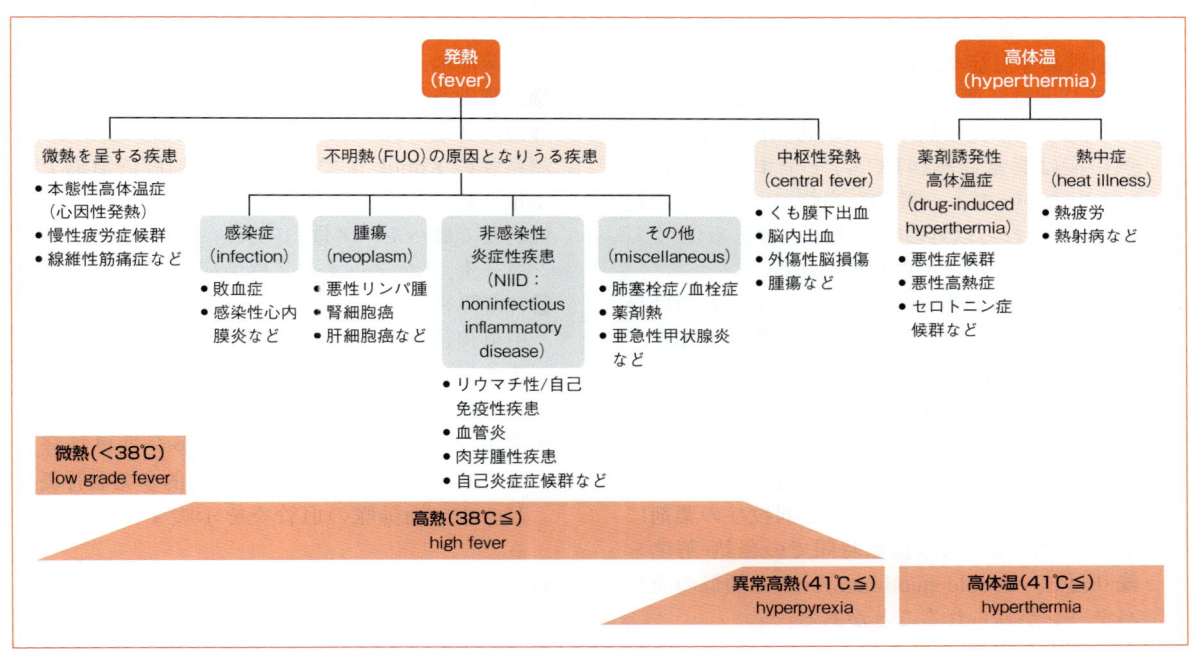

**図2** 体温上昇の原因と体温

顕性(優性)遺伝であり，家族歴が参考になる。

❺職業歴

- 食肉の取扱者，家畜などの動物接触者では，日本ではQ熱，海外では加えてブルセラ症を疑う。
- 川や池など水辺でのレジャー産業従事者や農作業者ではレプトスピラ症，野兎病を疑う。
- 野山に立ち入っての作業を行った場合は，ツツガムシ病，日本紅斑熱，重症熱性血小板減少症

候群(SFTS：severe fever with thrombocytopenia syndrome)，野兎病，ライム病などを考える。

❻動物接触歴：ネコとの接触歴はネコひっかき病やQ熱，イヌとの接触ではカプノサイトファーガ感染症やQ熱を，鳥類との接触ではオウム病，クリプトコッカス症，鳥インフルエンザ，野生動物との接触では野兎病，ネズミとの接触では鼠咬症，爬虫類との接触ではサルモネラ症，魚類との接触では*Vibrio vulnificus*や*Mycobacterium mari-*

*num* などを疑う。

**❼海外渡航歴**

- 海外からの帰国・入国者の発熱で，渡航関連感染症を考慮する場合は，感染症流行地に加えて，潜伏期を考慮する。
- 渡航関連感染症は，通常帰国後3週間以内に発病する。帰国後，3週間以上経過した発熱では，潜伏期が長いマラリア，結核，B型・E型肝炎，アメーバ肝膿瘍，内臓リーシュマニア症，住血吸虫症，トリパノソーマ症，リンパ系フィラリア症などを考える。
- 結核や一部の寄生虫疾患を除き，感染症はおおむね6か月以内に発症するため，それ以上経過した帰国者の発熱では，渡航関連感染症以外の可能性を考える。

**❷身体所見**

**❶熱の程度・熱型**

- 本態性高体温症や，慢性疲労症候群，線維性筋痛症などは，微熱（＜38℃）を呈することが多い。逆に中枢性発熱や，薬剤誘発性高体温症，熱中症は異常高熱（41℃≦）を呈することが多い。したがって，一般的な高熱（38～41℃）の範囲では，これら以外の疾患を主に考える（図2）。
- 熱型は以下の特徴から分類される。
- 1日のなかで発熱-解熱の有無：ないものは稽留熱で，大葉性肺炎，グラム陰性桿菌敗血症，腸チフスなどでみられ，あるものは弛張熱で多くの感染症でみられる。
- 弛張熱のなかで，1日2回の発熱が起こるdouble-quotidian fever は成人Still病に特徴的とされる。また，薬剤熱で，1日2回投与の薬剤による場合，薬剤投与後数時間での発熱-解熱を繰り返し，double-quotidian fever と類似の発熱パターンがみられることがある。
- 有熱期と解熱期の繰り返しがあるものは間欠熱，回帰熱，再発性発熱などに分類され，Hodgkin リンパ腫（Pel-Ebstein 熱）やボレリア症などでみられ，発熱・解熱周期に規則性がある場合は周期熱といわれ，マラリアでみられる。

**❷脈拍**：比較的徐脈は，体温から推定される脈拍より10/分以上低い脈拍のことをいい，38.5℃以上発熱の際の原因疾患推定に有用である。

- 感染症では，レジオネラ症，オウム病，腸チフス，Q熱，マラリア，レプトスピラ症，デング熱などで，非感染症では薬剤熱，中枢神経系病変，リンパ腫などでみられる。

- 日常診療で最も遭遇する頻度が高いのは，薬剤熱である。ただし，β遮断薬内服で同様所見となることがある。

**❸皮疹・関節痛**（表1）

- 皮疹・紅斑，水疱，点状出血・紫斑・硬結は，多くの感染症・膠原病で認められる。
- 硬結を呈するものの中に，圧痛を伴う皮下脂肪織炎である結節性紅斑がある。その原因は多岐にわたるが，頻度が比較的高いものは，A群β溶血性レンサ球菌感染症，サルコイドーシス，薬剤性，炎症性腸疾患などである（Semin Nucl Med 48: 100-107, 2018）。
- 関節痛は，感染症，膠原病・血管炎で多く認めるが，皮疹と組み合わせて，想定する疾患を絞る際に参考にする。

**❹リンパ節腫脹**：頸部リンパ節腫脹を伴う場合，A群β溶血性レンサ球菌性咽頭炎，伝染性単核球症，菊池病，結核，悪性リンパ腫などを考える。

**❺口腔内所見**：咽頭炎・口内炎では単純ヘルペス，淋菌，*Chlamydia trachomatis*，HIV 感染症などが，頬粘膜の Koplik 斑では麻疹が，口腔内潰瘍では Behçet 病，Crohn 病，梅毒，悪性リンパ腫が，水疱性病変ではヘルペス性口内炎，手足口病，ヘルパンギーナ，アデノウイルス感染症などが疑われる。

**❻神経障害**

- 中枢神経系症状は，脳膿瘍，脳炎，トキソプラズマ症，HIV 感染症，Behçet 病，サルコイドーシスなどでみられる。
- 手足など末梢に左右差のある多発性単神経炎は，結節性多発動脈炎や顕微鏡的多発血管炎などの中～細動脈の血管炎を示唆することがある。

**❼ぶどう膜炎**：感染症では単純ヘルペス，結核，トキソプラズマ症，CMV 感染症などを，非感染症ではサルコイドーシス，Behçet 病，炎症性腸疾患（潰瘍性大腸炎，Crohn 病）などを疑う。

**❸検査**

**❶非特異的検査（1次検査）**

- 血算
- 白血球減少：白血球減少がウイルス感染症，薬剤性，SLE，関節リウマチ（Felty 症候群），血球貪食症候群，菊池病でみられる。
- 異型リンパ球：伝染性単核球症（EBV，CMV）や薬剤性でみられる。
- 大球性貧血：大球性貧血は骨髄異形成症候群（MDS：myelodysplastic syndrome），肝硬変など

でみられる。

- 好酸球増多：薬剤性, 血液腫瘍(骨髄増殖性疾患, 白血病, リンパ腫), サルコイドーシス, 結節性多発動脈炎, 好酸球性多発血管炎性肉芽腫症(EGPA: eosinophilic granulomatosis with polyangiitis), 副腎不全でみられる。感染症は一般に好酸球減少をきたすが, 結核, 猩紅熱, 腸チフスでは好酸球増多を認めることがある。
- 好塩基球増多：骨髄増殖性疾患や悪性腫瘍でみられる。
- 血小板減少：薬剤性, SLE, CMV, EBV, パルボウイルス B19, 重篤な感染症, 脾腫を合併する腫瘍(がんの骨髄転移, MDS, 白血病, 悪性リンパ腫)などでみられる。
- CRP：高熱が出ているにもかかわらず, CRP 上昇がない, あるいは軽度のものとして, SFTS, 無菌性髄膜炎, SLE, 熱射病などの高体温症などがあげられる。
- 生化学検査：ALP の上昇が肝・胆道感染症, 骨転移のほかに, 悪性リンパ腫, MDS, リウマチ性多発筋痛症, 巨細胞性動脈炎などでみられる。Ca 上昇はサルコイドーシスでみられる。
- 血沈：100 mm/時以上の著明な血沈亢進は, 感染症では膿瘍, 骨髄炎, 感染性心内膜炎で, 非感染症では成人 Still 病, リウマチ性多発筋痛症(巨細胞性動脈炎), SLE, 結節性多発動脈炎(PAN: polyarteritis nodosa), 高安動脈炎, 菊池病などでみられる。
- フェリチン：著明なフェリチン値の亢進が, 成人 Still 病, 血球貪食症候群, 悪性リンパ腫などでみられる。

❷特異的検査(2 次検査)：非特異的な検査で, ある程度想定する疾患を絞ったあとに, 疾患特異的な検査(2 次検査)を行う。

- 感染症：結核ではインターフェロン放出試験, ムーコルを除く真菌症, ニューモシスチス肺炎では β-D グルカン, 侵襲性アスペルギルス症ではガラクトマンナン抗原, クリプトコックス症ではクリプトコックス抗原, 慢性肺アスペルギルス症ではアスペルギルス抗体 IgG(ELISA)が測定される。EBV では, VCA-IgG, VCA-IgM, EBNA が, CMV では, CMV-IgG, CMV-IgM や CMV アンチゲネミア法が測定される。
- 悪性腫瘍：悪性リンパ腫では可溶性 IL-2 レセプター, 肺癌では CEA(腺癌), CYFRA(扁平上皮癌), ProGRP(小細胞癌)が, 肝細胞癌では

AFP, 膵臓癌では CA19-9, などが測定される。
- 膠原病・血管炎：SLE では抗核抗体, dsDNA 抗体, 抗 SS-A 抗体, 関節リウマチでは抗 CCP 抗体, 顕微鏡的多発血管炎と EGPA では MPO-ANCA, 多発血管炎性肉芽腫症では PR3-ANCA が測定される。抗核抗体は炎症一般, がん, リンパ腫などでも上昇がみられることに注意が必要である。
- その他の疾患：サルコイドーシスでは ACE, 深部静脈血栓症や肺血栓塞栓症では D ダイマーが測定される。

❸画像検査
- 腹部/骨盤 CT が普及しており, 初期段階の画像検査として行われることが多く, 腹部, 骨盤内臓疾の診断に有用である。
- 高熱の原因診断が困難な場合には, 2 次画像検査として FDG-PET/CT が考慮される。FDG-PET は 50〜75%の不明熱症例で診断に寄与する(Semin Nucl Med 48：100-107, 2018)。特に, 非悪性腫瘍では, 高安動脈炎や巨細胞性動脈炎などの大血管炎で診断能が高い。

## 原因疾患と頻度

❶高熱をきたす主な原因を表1 に示す。38〜40℃台の発熱を呈するものは, 短期間の検索では原因がはっきりとせず, 不明熱となりうる。原因は, かつては感染症が多かったが, 最近では「診断できず」が最多(51%)で, 非感染性炎症性疾患(膠原病その他炎症性疾患)(22%), 感染症(16%)と続いている(N Engl J Med 368: 197-199, 2013)。

❷高熱鑑別を進めるためのフローチャートを図3 に示す。

❶まず, 非常に体温が高い場合(41℃≦)は, 高温環境への曝露や, 向精神薬・吸入麻酔薬の摂取歴の有無をもとに, 高体温症を除外する。

❷次にくも膜下出血などの中枢神経系疾患の有無から中枢熱を除外する。

❸残ったのは不明熱となりうる各種疾患であり, 基本的に不明熱の鑑別診断と同様の手順に進む。

❸不明熱の鑑別診断では, 基本的な発熱精査として, 患者背景, 病歴, 身体所見, 非特異的な検査, 各種培養検査, 1 次画像検査により, 診断の手がかり(PDC: potential diagnostic clue)を発見することに注力する。

❹PDC が得られたら, それに基づく想定疾患を対象とした, 特異的検査を行う。その後, 生検, 病原

**表1** 高熱の原因，皮疹・関節痛との関係

| | | | 紅斑・丘疹 | 水疱 | 点状出血・紫斑 | 硬結 | 関節痛 |
|---|---|---|:---:|:---:|:---:|:---:|:---:|
| 発熱（fever）（不明熱の原因となりうるもの）（38℃≦の熱をきたしうる） | | | | | | | |
| 感染症（16%） | ウイルス | HIV | ○ | | | ○ | ○ |
| | | 単純ヘルペスウイルス | | ○ | | | |
| | | CMV | ○ | | ○ | | |
| | | EBV | ○ | | ○ | ○ | |
| | | パルボウイルス B19 | ○ | | ○ | | ○ |
| | | HHV-6 | ○ | | | | ○ |
| | | HHV-7 | ○ | | | | ○ |
| | 細菌 | 結核菌（粟粒結核・肺外結核） | | | | ○ | ○ |
| | | 感染性心内膜炎 | | | ○ | ○ | ○ |
| | | 腹部・骨盤内膿瘍 | | | | | |
| | | 歯尖膿瘍 | | | | | |
| | | 前立腺膿瘍 | | | | | |
| | | 副鼻腔炎 | | | | | |
| | | 鼠咬症（*Streptobacillus moniliformis*） | ○ | | ○ | | ○ |
| | | 溶連菌 | ○ | | ○ | ○ | ○ |
| | | 淋菌 | ○ | | ○ | | ○ |
| | | 髄膜炎菌 | | | ○ | | |
| | | カンピロバクター | | | | | ○ |
| | | バルトネラ属（ネコひっかき病，塹壕熱） | ○ | | ○ | | ○ |
| | | カプノサイトファーガ | | | ○ | | |
| | | *Vibrio vulnificus* | | ○ | | | |
| | | *Treponema pallidum*（第2期梅毒） | ○ | | | | ○ |
| | | リケッチア類（紅斑熱，ライム病を含む） | ○ | | ○ | ○ | ○ |
| | | レプトスピラ | ○ | | | | ○ |
| | | マイコプラズマ | ○ | | ○ | ○ | ○ |
| | 真菌（播種性感染症） | カンジダ | ○ | | | | ○ |
| | | クリプトコッカス | ○ | | | | ○ |
| | | ヒストプラズマ | ○ | | | | ○ |
| | | コクシジオイデス | ○ | | | | ○ |
| | | フサリウム | ○ | | | | ○ |
| | 寄生虫 | マラリア | | | ○ | | ○ |
| | | アメーバ | | | | ○ | |
| | | トキソプラズマ | | | | ○ | ○ |
| 悪性腫瘍（7%） | | 悪性リンパ腫 | ○ | ○ | ○ | ○ | |
| | | 白血病 | ○ | ○ | ○ | ○ | |
| | | 腎細胞癌 | ○ | | | ○ | |
| | | 心房粘液腫 | | | | | ○ |
| | | 多発性骨髄腫 | | | | | ○ |

（つづく）

**表1** つづき

| | | | 紅斑・丘疹 | 水疱 | 点状出血・紫斑 | 硬結 | 関節痛 |
|---|---|---|:---:|:---:|:---:|:---:|:---:|
| 非感染性炎症性疾患(NIID)(22%) | 膠原病 | 成人 Still 病 | ○ | | | | ○ |
| | | 巨細胞性動脈炎 | | | | ○ | ○ |
| | | 結節性多発動脈炎 | ○ | | ○ | ○ | ○ |
| | | 顕微鏡的多発血管炎 | | | ○ | ○ | ○ |
| | | 高安動脈炎 | | | | ○ | ○ |
| | | リウマチ性多発筋痛症 | | | | | ○ |
| | | 関節リウマチ | ○ | | ○ | ○ | ○ |
| | | 全身性エリテマトーデス | ○ | | ○ | ○ | ○ |
| | | 菊池病 | ○ | | | | ○ |
| | | Behçet 病 | | | | ○ | ○ |
| | 肉芽腫性疾患 | サルコイドーシス | ○ | | | | ○ |
| | 自己炎症症候群 | 家族性地中海熱 | ○ | | | | ○ |
| その他(4%) | | 薬剤熱 | ○ | ○ | ○ | ○ | ○ |
| | | 痛風 | | | | | ○ |
| | | 偽痛風 | | | | | ○ |
| | | Crohn 病 | | | | ○ | ○ |
| | | 潰瘍性大腸炎 | | | | ○ | ○ |
| | | 亜急性甲状腺炎 | | | | | |
| | | 静脈血栓塞栓症 | | | | | |
| | | 副腎不全 | | | | | |
| | | 血栓性血小板減少性紫斑病 | | | ○ | | |
| | | 多形滲出性紅斑 | ○ | | | | |
| | | Sweet 病 | ○ | | | | |
| | | Stevens-Johnson 症候群 | ○ | ○ | | | |
| | | 詐病熱 | | | | | |
| 中枢性発熱(central fever)(41℃≦の熱をきたしうる) | | | | | | | |
| | | くも膜下出血 | | | | | |
| | | 脳内出血 | | | | | |
| | | 外傷性脳損傷 | | | | | |
| | | 腫瘍 | | | | | |
| 高体温(hyperthermia)(41℃≦の熱をきたしうる) | | | | | | | |
| | 熱中症 | 熱疲労(heat exhaustion) | | | | | |
| | | 熱射病(heat stroke) | | | | | |
| | 薬剤誘発性高体温症 | 悪性症候群 | | | | | |
| | | 悪性高熱症 | | | | | |
| | | セロトニン症候群 | | | | | |

(　)内の頻度は，Horowitz HW: Fever of unknown origin or fever of too many origins? N Engl J Med 368（3）: 197-199, 2013 より引用

下記などを参考に筆者作成

1）Engel LS, et al: Fever and Rash in Critical Care. In Cunha BA（ed）: Infectious Diseases in Critical Care Medicine, 3rd ed. pp 20-48, CRC Press, 2009

2）Juliano JJ, et al: The acutely ill patient with fever and rash. In Bennett JE, et al（eds）: Principles and Practice of Infectious Diseases. pp 801-831, Elsevier, 2019

3）Cheikh M, et al: Fever and Rheumatology. In Almoallim H, et al（eds）: Skills in Rheumatology. pp 241-261, Springer Nature, 2021

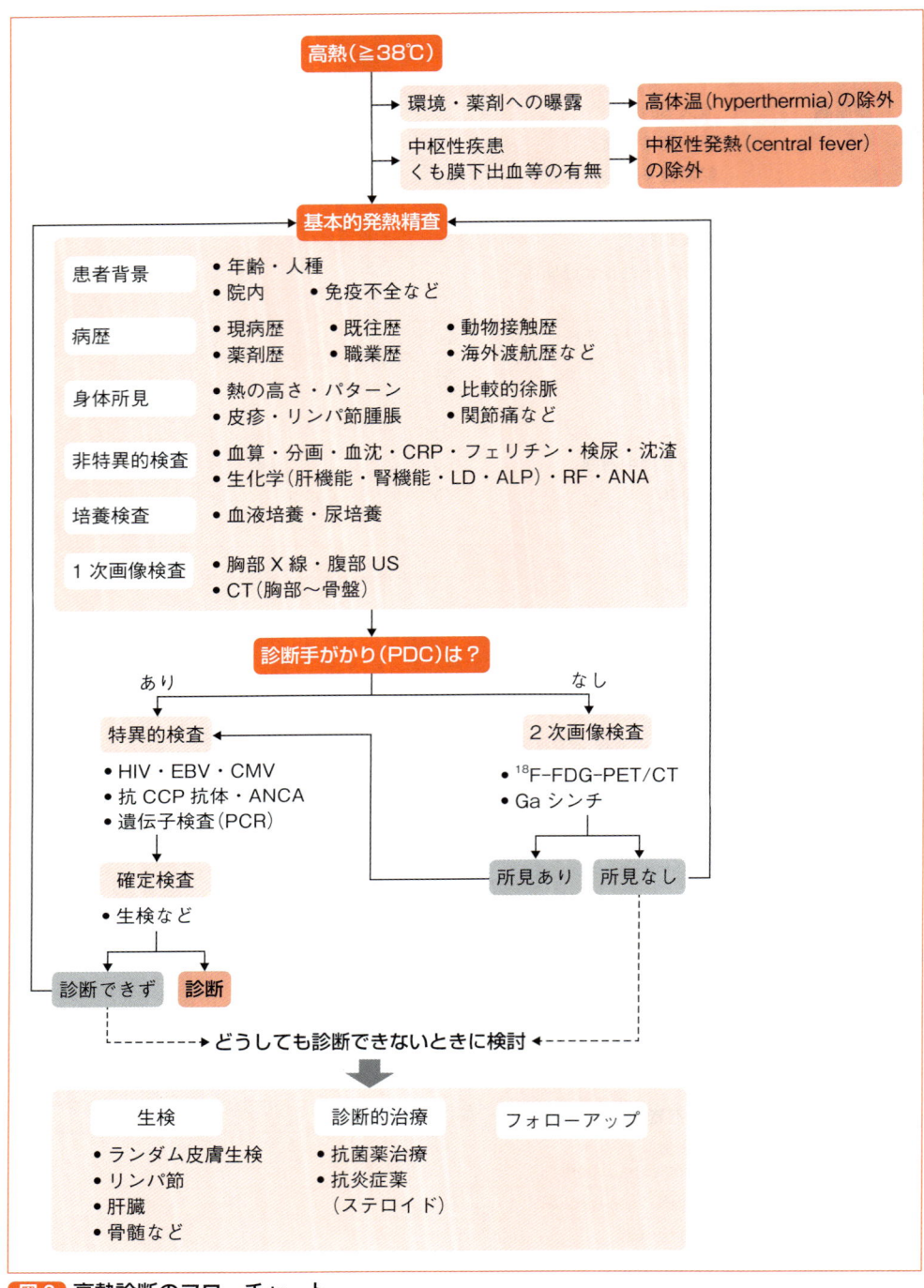

**図3** 高熱診断のフローチャート

体診断など確定診断のための検査に進む。特異的検査においても、感度や特異度は100%ではないため、PDCが得られていない（疾患可能性が高くない）状況で、特異的検査を網羅的に行っても十分な陽性的中率や陰性的中率が得られない。特異的検査の前に、想定する疾患範囲を絞り込むことが重要である。❺PDCが得られない場合、2次画像検査としてFDG-PET/CTも考慮する。

**6** ここまでの段階で，診断が得られない場合，再び基本的発熱精査から繰り返す。問診や診察を繰り返すことで，当初見逃していた所見や，遅れて出現する所見に気づくことが期待できる。

## 重要疾患の鑑別のポイント

### 1 成人 Still 病（⇨1205 頁）

**1** 発熱・寛解期間を繰り返す周期性発熱で，発熱時には 1 日のうちに 2 回の高熱がある（double-quotidian fever）。

**2** 発熱とともに増強し，消退傾向のあるサーモンピンク様の体幹部皮疹。

**3** フェリチン値異常高値（3,000 ng/mL 以上は他疾患ではまれ）。

### 2 菊池病

**1** 10〜30 歳台の女性にやや多く，1〜4 か月の経過で自然寛解する。

**2** 発熱と頸部リンパ節腫脹があり，関節痛や皮疹を伴うことがある。

**3** 白血球が減少し，発症年代と症状が類似する伝染性単核球症，SLE，ネコひっかき病などの鑑別疾患として重要。確定診断はリンパ節生検。

### 3 リウマチ性多発筋痛症（⇨1207 頁）

**1** 50 歳以上の中高年に発症し，両側の近位筋（両肩，両上腕，殿部，両大腿）痛，中大関節（肩，肘，膝）痛，朝のこわばりがある。筋肉痛などの症状は朝に最も強く，午後に軽快する。

**2** 血沈亢進（40 mm/時以上），CRP 上昇。筋酵素（CPK）上昇はない。RF，CCP 抗体ともに陰性。

**3** 15 mg/日のプレドニゾロン投与に反応し，劇的に改善する。巨細胞性動脈炎の合併がありうる（20％程度）ので，こめかみ周囲の頭痛，顎の違和感，視力障害などの出現に注意する。

### 4 感染性心内膜炎（⇨1279 頁）

**1** 歯科治療，または小手術後の発熱。

**2** 手掌・足底の無痛性紅斑（Janeway 疹），有痛性皮疹（Osler 結節），点状出血，爪下出血斑（splinter hemorrhage），眼底網膜出血（Roth 斑）。新たに生じた心雑音。

**3** 血液培養陽性でも心エコー陰性例が，特に膿瘍形成，人工弁置換後，ペースメーカ植込み例でみられる。陰性例では 3〜7 日後に再検する。それでも陰性の場合で，他疾患も否定的な場合は Duke 診断基準を参考に診断する。

### 5 薬剤熱

**1** 薬剤・サプリメント摂取中の患者では，摂取開始からの期間にかかわらず（数時間〜数か月），どの薬物（NSAIDs を含む）でも薬剤熱は起こりうる。薬剤摂取時間と発熱の間に時間的関連がある場合がある（朝・夕投与で，昼と夜の発熱など）。解熱時には全身状態が良好で，発熱して長期間経過しても重篤感は進行しない。

**2** 比較的徐脈（図 1），皮疹を伴う場合がある。

**3** 異型リンパ球の出現，好酸球増多，肝機能障害を伴う場合があり，診断の参考になる。確定診断は薬剤中止で解熱するかどうかを確かめる（通常は中止後 72〜96 時間以内に解熱）。

### 6 静脈血栓塞栓症〔深部静脈血栓症（⇨859 頁）・肺血栓塞栓症（⇨838 頁）〕

**1** 手術・長期臥床・悪性腫瘍などの危険因子がある者に，原因不明の発熱が生じた場合に疑う。

**2** 頻脈，頻呼吸，下腿浮腫，Homans 徴候（足を伸ばし，足関節を背屈させたときの腓腹筋の痛み）。

**3** D ダイマー，心電図（洞頻脈，右前壁誘導の陰性 T），下肢静脈エコー，マルチスライス造影 CT による血栓の検出，心エコーでの右室負荷所見。

## どうしても診断のつかないとき試みること

**1** 非常にまれな疾患を考える前に，非典型像を呈している比較的頻度の高い疾患を想起する。

**1** 典型所見がそろわない事例として，1）成人 Still 病：発熱と関節痛が主で，皮疹がはっきりしない場合，2）Behçet 病：発熱のみで口腔内潰瘍がはっきりしない場合，3）結節性多発動脈炎：発熱と非特異症状のみで，多発神経炎など罹患動脈を示唆する所見がない場合，4）高安動脈炎：自然解熱もある発熱が主症状で，脈の変化などがはっきりしない場合，5）Crohn 病：発熱，関節症状，皮膚症状が主で消化器症状がはっきりしない場合などがある。

**2** 所見が見逃される事例として，1）ネコひっかき病で，発熱時にすでに指のひっかき傷が治癒している場合，2）日本紅斑熱，ツツガムシ病で刺し口がはっきりしない場合，3）感染性心内膜炎で，紅斑や，出血などの皮膚病変が見逃される場合などがある。

**2** 当初は熱のみであったものが，時間経過とともに疾患を想起できる特徴的な所見を呈してくることがある。時間経過をみながら，基本的な発熱精査を繰り返すことが重要である。具体的には，病歴聴取（聞き漏らしていることはないか），身体診察（新たに出現した症状はないか），非特異検査（新たに出現した

異常はないか)を繰り返す。

❸図3のフローでも診断がつかない場合には，診断的治療として，抗菌薬投与やステロイド投与を行う場合がある。好中球減少などの免疫抑制状態の場合には広域抗菌薬を，粟粒結核が疑われる場合には抗結核薬を，巨細胞性動脈炎を疑われ，失明や脳卒中などの危険がある場合にはステロイドを，慎重な検討のうえ考慮する。

❹血管内ランダム皮膚生検(血管内大細胞型B細胞リンパ腫疑い)，リンパ節生検，肝臓・骨髄生検を行う場合がある。

# 微熱
## Low Grade Fever

**仲西 雄大**　順天堂大学・総合診療科学講座

## 診断のチェックポイント

### ■定義
❶日本の感染症法では，37.5℃以上を発熱，38℃以上を高度発熱と定義しているが，微熱のはっきりとした定義はない。

❷実際には体温が37℃前半から後半，あるいは普段の平熱より体温が高い場合などに，微熱として受診されることが多い。

❸37℃前半でも疾患特異的な随伴症状や，全身状態の悪化を認める場合は，特定の疾患に伴う発熱を考慮し精査を行う。特に，悪性腫瘍や膠原病，感染症などでも微熱を主訴に来院することがあるため，注意が必要である。

❹一方で，病的意義に乏しい微熱(機能性高体温など)もあるため，対応は難しい。

**1病歴**：微熱の患者では身体所見を伴わないこともあるため，詳細な病歴聴取が診断の要となる。

❶発症の時期：どの程度の期間持続しているか。3週間以上持続している場合，不明熱としての対応を考慮する(Curr Clin Top Infect Dis 11: 35-51, 1991)。

❷熱型：初診時に不明であれば，外来で熱型表を渡し経過を記入してもらう。
- 稽留熱：日内変動が1℃以内であり，37℃以下にならない(→粟粒結核，髄膜炎，大葉性肺炎など)。
- 弛緩熱：日内変動が1℃以上で，37℃以下にな

らない(→細菌・ウイルス感染，悪性腫瘍，肺結核，膠原病など)。
- 間欠熱：日内変動が1℃以上で，37℃以下になる時期がある(→薬剤熱，マラリア，回帰熱など)。
- 周期熱：周期的に規則正しい間隔で発熱〔→ステロイド熱，マラリア(3日熱，4日熱)など〕。

❸随伴症状の有無：微熱の場合でもred flag signの有無は必ず確認しておく。体重減少や食思不振，その他感染，腫瘍，膠原病疾患を疑う疾患特異的な所見があるか(「身体所見」参照)。

❹既往歴：免疫不全疾患，脾臓摘出，糖尿病など。

❺家族歴：固形癌，血液疾患，結核，膠原病疾患，周期性発熱(→家族性地中海熱)。

❻生活歴
- 食事摂取量・体重減少(→悪性腫瘍など)。
- 不特定多数や同性との性交渉歴(→HIVなど含む性行為感染症)。
- 私生活・仕事でのストレスや変化(→心因性)。
- ペット飼育歴，動物接触歴(ネコ・オウム・ネズミなど)。
- 歯科治療歴(→感染性心内膜炎)。
- 住宅環境の変化，妊娠の有無，海外渡航歴。

❼服薬歴(→薬剤熱の可能性，ステロイドや抗癌剤など免疫低下につながるもの)。

❽解釈モデル(→患者自身が心配している疾患を含め聴取)。

**2身体所見**：患者から発熱以外の訴えがなければ，Review of systemsを用いて下記を参考に臓器別スクリーニングを行う(日プライマリケア連会誌33: 153-154, 2010)。

❶頭頸部
- 側頭動脈の腫脹・圧痛〔→側頭動脈炎(顎跛行の有無なども聴取)〕。
- 扁桃腫大や白苔付着の有無(→伝染性単核球症，片側性では膿瘍や悪性リンパ腫，腫瘍)。
- 頸部の呼吸音(→咽頭痛＋狭窄音などでは扁桃周囲膿瘍や喉頭蓋炎も考慮)。
- 甲状腺腫大(→圧痛があれば亜急性甲状腺炎，片側性では甲状腺腫瘍を考慮)。
- 頸部-鎖骨上リンパ節腫大(→ウイルス感染，細菌感染，結核，特に鎖骨上リンパ腫大は悪性疾患を反映していることが多い)(Am Fam Physician 58: 1313-1320, 1998)。

❷胸部
- 新規の心雑音(→感染性心内膜炎)。

- 肺音, 胸膜摩擦音など。

❸腹部

- 肝脾腫の有無。
- 圧痛の有無：右季肋部（→肝胆道系感染）, 右下腹部（→虫垂炎, 回盲部疾患など）。
- 下腹部痛（→腸管疾患以外に, 婦人科疾患, 精巣疾患など性腺疾患）。

❹体幹・四肢

- 両肩, 両上肢の挙上困難（→リウマチ性多発筋痛症）。
- 腋窩リンパ節腫大（→ネコひっかき病, 乳腺疾患など）。
- PIP・MP・手関節腫脹の有無（→関節リウマチ）。
- 鼠径リンパ節腫大（→全身疾患や下肢の感染, 性行為感染症）。
- 下腿紫斑（→IgA 血管炎, しびれを伴う場合は好酸球性多発血管炎性肉芽腫症なども考慮）。
- 全身の皮疹の有無（→薬疹やウイルス感染, Sweet 病, 血液疾患に伴う皮疹）。
- 全身関節所見（→傍腫瘍症候群, 反応性関節炎など）。

## ❸ 検査

❶血液検査：一般採血に加えて, 下記項目を考慮。

- 血液疾患検査：sIL-2R, LDH, 血液像目視（血液疾患を疑う場合は必須）。
- 血液培養：高体温でなくとも 3 週間以上持続する微熱がある場合は, 感染性心内膜炎や深部膿瘍なども考慮し積極的に採取。
- 赤沈：慢性炎症を反映し, 悪性腫瘍や膠原病疾患の目安になりうる。
- 膠原病検査：関節リウマチを疑う身体所見がある場合は, リウマトイド因子, 抗 CCP 抗体陰性でも血清反応陰性関節リウマチ（seronegative rheumatoid arthritis）も考慮し採血のみで rule out しない（→関節エコーなどの精査へ）。膠原病疾患は特異抗体陰性でも診断に至る可能性があるため, 疑わしい場合は専門医へ相談。
- 甲状腺機能検査：潜在性甲状腺機能異常（TSH 異常, $FT_3$・$FT_4$ 正常）の場合は臨床症状と併せて判断。
- その他の内分泌疾患：低 Na, 低血糖では副腎不全を考慮する。説明のつかない低血圧やステロイド内服患者の怠薬を疑う場合も, 副腎不全を疑いコルチゾール, ACTH 検査を行う。
- T-SPOT：結核罹患歴・曝露歴, 臨床症状の確認, 画像検査を行い, 結核を疑う場合は喀痰抗酸菌検査で塗抹・PCR・培養検査を行う（喀痰の採取が難しければ胃液培養）。

- 蛋白アルブミン解離：モノクローナルなら多発性骨髄腫, ポリクローナルなら, 膠原病や悪性腫瘍, 肝硬変, IgG4 関連疾患, HIV など（J Allergy Clin Immunol 89: 68-75, 1992）。
- LDH 単独上昇：血液疾患を示唆していることが多く, 骨髄生検やランダム皮膚生検も考慮。

❷画像検査

- X 線・CT：感染巣, 器質的疾患精査, 全身リンパ節腫大の有無を検索。
- 膿瘍・腫瘍を疑う場合は造影 CT（特異的臓器の腫瘍を疑う場合はダイナミック造影 CT も考慮する）。
- 肺上葉に存在する陰影は肺結核を常に視野に入れる。
- PET-CT：側頭動脈炎含めた血管炎, リンパ腫。
- 超音波検査
- 経胸壁心エコー：感染性心内膜炎が疑われるが, 診断に至らない場合は経食道心エコー。
- 腹部エコー：肝脾腫の有無, 肝胆道系疾患, 腎疾患（特に腎細胞癌は発熱を伴うことが多い）。

❸組織検査

- 骨髄穿刺・生検。
- ランダム皮膚生検：発熱・寝汗・体重減少の B 症状を伴うもリンパ節腫大がないなど, 血管内リンパ腫を疑う場合に施行（Ann Hematol 90: 417-421, 2011）。

## 原因疾患と頻度

❶ 頻度の高い疾患

❶ウイルス感染, 細菌感染。

❷悪性腫瘍。

❷ 頻度は高くないが考慮したい疾患

❶膠原病疾患：関節リウマチは発熱を伴うことがあり, またその他にも発熱を伴う膠原病は多い（例：全身性エリテマトーデス, 筋炎, 血管炎など）。

❷薬剤熱。

❸感染性心内膜炎（IE：infectious endocarditis）。

❹慢性疲労症候群。

❺機能性高体温。

❸ 頻度の低い疾患

❶回帰熱。

❷慢性 EB ウイルス感染症。

❸家族性地中海熱。

## 重要疾患の鑑別のポイント

### ❶感染性心内膜炎(⇨1279頁)

❶歯科治療歴の確認。

❷心雑音，Osler結節などの皮膚所見，心エコーで新規の僧帽弁逆流症や大動脈弁逆流症の出現，以前と比較して弁膜症所見の増悪などがあれば積極的に疑う。

❸経胸壁心エコーで疣贅が認められなくても，病歴や身体所見から疑わしい場合には経食道心臓超音波を検討する。

❹感染症にもかかわらず比較的全身状態が保たれていることもあり，長引く微熱に加え，血液検査で炎症反応の上昇があるような場合は積極的に感染性心内膜炎を考えて病歴聴取・検査を進める。

### ❷結核(⇨881頁)

❶体重減少を伴う微熱の患者では，結核の家族歴は必ず確認する。

❷抗酸菌培養(抗酸菌血培も含む)を採取し，画像精査も行う。

❸肺上葉に認められる空洞病変では結核を鑑別上位にあげる。

### ❸悪性リンパ腫など血液疾患

❶発熱・盗汗・体重減少のB症状の確認。

❷超音波や体幹部CT検査でリンパ節腫大の有無を確認し，有意な腫大(特に鎖骨上リンパ節の腫大は悪性を強く示唆する)があれば積極的に生検を行う。

❸LDHの上昇や血液像目視による芽球(blast)の存在確認。

### ❹薬剤熱

❶間欠熱となることがある。

❷発熱する際には悪寒や食欲低下を伴うこともあるが，全身状態は比較的保たれている。

❸一般に被疑薬中止から2～3日程度で徐々に解熱してくる場合が多い(Pharmacotherapy 30: 57-69, 2010)。

### ❺慢性疲労症候群

❶6か月以上持続ないし再発を繰り返す疲労を認める症候群。

❷慢性疲労を引き起こしうる他の疾患を精査し除外することが必要。

❸さまざまな症状が生じうるが，微熱を伴うこともあり，他疾患が認められない場合に考慮する(日内会誌 81：573-582, 1992)。

## どうしても診断のつかないとき試みること

❶時間を味方につけること。何らかの疾患の病初期を診ていることもあるため，その後随伴症状が出てくるかを注意深く観察する。

❷3週間以上持続する場合やその他の症状が出現した場合は早めに再診を促し，不明熱として対応する。

❸熱型をつけてもらい経過表を作る：間欠熱・弛張熱などを確認。また周期性発熱を考えるべきかの材料として使える。

❹全身状態が保たれていない，もしくは増悪傾向があれば入院による精査に切り替える。

(執筆協力：内藤 俊夫 順天堂大学大学院教授・総合診療科学講座)

# 成人の不明熱
## Fever of Unknown Origin (FUO) in Adults

**伊東 直哉** 名古屋市立大学大学院主任教授・感染症学

## 診断のチェックポイント

### ■定義

❶不明熱は，熱の原因がわからない状態すべてを示す言葉ではない。すなわち，医療情報を適切に取得すれば明確になるにもかかわらず，それを怠ることで生じる原因不明の発熱を意味しない。

❷古典的不明熱は，「発熱が3週間以上続き，38.3℃以上の発熱が数回出現し，少なくとも3回の外来受診あるいは3日間の入院による適切な精査でも原因不明のもの」と定義される。日本における体温測定は腋窩温が一般的であるが，海外では口腔温で測定されることが多い。通常口腔温は腋窩温より高いため，腋窩温では38℃以上を目安にする。

❸上記の定義に加えて，不明熱は「院内発症の不明熱」「好中球減少患者の不明熱」「HIV患者の不明熱」という4つに分類される。分類ごとに原因疾患および頻度が異なる。本項では古典的不明熱について述べる(Curr Clin Top Infect Dis 11: 35-51, 1991)。

### ❶病歴

❶不明熱の原因疾患は全身に症状が及ぶことが多いため，発熱＋αの症状をreview of systemsを用いて注意深く聞き出す。

### 表1 不明熱診断における身体所見の手がかり

| 部位 | 所見と想起すべき疾患 |
|---|---|
| バイタルサイン | 比較的徐脈（→腸チフス，マラリア，レプトスピラ症，オウム病，中枢熱，薬剤熱） |
| 脈 | 末梢動脈拍動低下・消失（→高安動脈炎） |
| 眼 | 脈絡叢結節（→粟粒結核），Roth 斑・結膜出血（→感染性心内膜炎），ぶどう膜炎（→サルコイドーシス，Behçet 病，結核，成人 Still 病），うっ血乳頭（→頭蓋内病変），結膜充血（→成人 Still 病，レプトスピラ，血管炎），結膜炎〔→結核，ネコひっかき病，全身性エリテマトーデス（SLE），クラミジア感染，ヒストプラズマ症〕，外転神経麻痺（→結核性多発動脈炎，SLE，サルコイドーシス，結核性髄膜炎，髄膜播種） |
| 側頭動脈 | 圧痛，触知可能な動脈（→巨細胞性動脈炎） |
| 口腔・咽頭 | 口腔内カンジダ症（→HIV 感染症），無痛性口腔内潰瘍（→SLE），アフタ性口内炎（→Behçet 病），舌潰瘍（→血管炎），扁桃炎（→周期性発熱・アフタ性口内炎・咽頭炎・頸部リンパ節炎症候群） |
| 甲状腺 | 圧痛（→甲状腺炎） |
| 心臓 | 心雑音（→感染性心内膜炎，粘液腫，SLE） |
| 脾臓 | 脾腫（→感染性心内膜炎，リンパ腫，白血病，SLE，成人 Still 病など） |
| 生殖器 | 性器病変（→梅毒，Behçet 病），前立腺圧痛（→前立腺炎・膿瘍） |
| 脊椎 | 椎体局所の圧痛（→骨髄炎，感染性心内膜炎，腸チフス） |
| 関節 | 関節炎（→SLE，関節リウマチ，結核，敗血症性関節炎，家族性地中海熱，偽痛風，鼠咬症，ライム病，鼠径リンパ肉芽腫症，Whipple 病，ブルセラ症） |
| リンパ節 | リンパ節腫脹（→リンパ腫，結核，サルコイドーシス，トキソプラズマ症，リンパ節転移，ウイルス感染症，菊池-藤本病，成人 Still 病など） |
| 皮膚 | 点状出血（→リケッチア症，髄膜炎菌菌血症），サーモンピンク疹（→成人 Still 病），触知可能な紫斑（→血管炎），刺し口（→リケッチア症） |
| 手掌または足底 | 手掌・足底の点状出血，爪下線状，出血，Janeway 発疹，Osler 結節（→感染性心内膜炎） |

〔Kaya A, et al: The management and the diagnosis of fever of unknown origin. Expert Rev Anti Infect Ther 11（8）: 805-815, 2013/Cunha BA: Fever of unknown origin: clinical overview of classic and current concepts. Infect Dis Clin North Am 21（4）: 867-915, vii, 2007. Erratum in: Infect Dis Clin North Am 22（2）: xv, 2008/Tolia J, et al: Fever of unknown origin: historical and physical clues to making the diagnosis. Infect Dis Clin North Am 21（4）: 917-936, viii, 2007 をもとに作成〕

❷身も蓋もない話であるが，想起していない疾患を診断することはできない。
❸既往歴，家族歴，薬剤歴，外傷歴，産婦人科歴，性交渉歴，出生地，住宅環境，食事歴，飲酒と喫煙歴，旅行歴，汚染された水や土壌との接触歴，野外活動歴，動物との接触歴，sick contact，歯科治療歴などを詳細に問診する。

#### 2 身体所見
❶不明熱診断における身体所見上の手がかりを表1 に示すが，検査と同様に身体診察にも感度・特異度の問題がある。そのため，1つの所見のみに引っ張られないことが重要である。
❷初診時になかった所見が時間経過でそろっていくケースも多い。

#### 3 検査
❶古典的不明熱となりそうな状況であれば，表2 の検査を実施することを推奨する。また，当然であるが鑑別診断に基づいて必要な検査を行う。
❷抗菌薬が処方されている場合，特殊な状況にな

ければ中止したうえで培養検査を採取する。

### 原因疾患と頻度
❶不明熱の原因は，「感染症」「自己免疫性疾患」「悪性腫瘍」「自己炎症性疾患」「その他」に分類される。
❷不明熱の主な原因を表3 に示す。
❸ 2016〜2017 年のわが国の複数病院における古典的不明熱患者を対象としたコホート研究では，非感染性炎症性疾患が約 34%，感染症が約 17%，悪性腫瘍が約 16%，その他が 12%，診断不明が 21% であった（BMJ Open 9: e032059, 2019）。非感染性炎症性疾患およびその他の疾患では，成人 Still 病，リウマチ性多発筋痛症，ANCA 関連血管炎，菊池-藤本病が多く，感染症ではウイルス感染症，感染性心内膜炎が多かった。

### 重要疾患の鑑別のポイント
❶ 成人 Still 病（⇨ 1205 頁）
❶若年層，女性。

### 表2 古典的不明熱で推奨する検査

- 血液検査(血算・生化学)
- 末梢血液像検査, 蛋白電気泳動
- リウマトイド因子, 抗好中球細胞質抗体, 抗核抗体, 抗CCP抗体(自己抗体が陰性であってもほとんどの膠原病は除外できない)
- フェリチン(→成人 Still 病, リンパ腫, 血球貪食症候群)
- HIV 抗原・抗体
- EBV IgG・EBV IgM・EBNA 抗体, CMV IgG・CMV IgM 抗体
- HBs 抗原・抗体, HCV 抗体, HA 抗体
- 赤沈
- インターフェロンγ遊離試験(IGRA:interferon-Gamma release assays)(→結核)
- 尿定性検査・尿沈渣検査
- 胸部 X 線, 腹部超音波, 心エコー, 造影 CT(→深部膿瘍, リンパ節腫大)
- 血液培養 3 セット(→感染性心内膜炎)

〔Knockaert DC, et al: Fever of unknown origin in adults: 40 years on. J Intern Med 253(3): 263-275, 2003/Bleeker-Rovers CP, et al: A prospective multicenter study on fever of unknown origin: the yield of a structured diagnostic protocol. Medicine 86(1): 26-38, 2007/Bleeker-Rovers CP, et al: Fever of unknown origin. In Harrison's Principles of Internal Medicine, 20th ed. Jameson JL, et a(l eds), McGraw-Hill Professional, pp114-122, 2018 をもとに作成〕

❷発熱＋咽頭痛＋肝障害＋一過性皮疹。

❸フェリチン高値(＞3,000 ng/mL)。

**2 リウマチ性多発筋痛症**(⇨1207 頁)

❶高齢者。

❷両上肢挙上(バンザイ)が困難。

❸側頭動脈炎の合併。

**3 感染性心内膜炎**(⇨1279 頁)

❶血液培養 3 セット。

❷手掌・足底の点状出血, 爪下線状, 出血, Janeway 発疹, Osler 結節。

❸心雑音, 心エコー。

## どうしても診断のつかないとき試みること

**1** 時間経過で新たに出現する所見もある。病歴と身体所見を丁寧に繰り返し行い, これと思えば生検を行う。

**2** ガリウムシンチグラフィ, PET-CT は炎症や腫瘍などの病変がどの部位にあるのか, 病気の本体を明らかにするのに有効な手段である。PET-CT は, ガリウムシンチグラフィよりも優れているが, 保険適用がないことに注意が必要である。

**3** 特定の臓器に限局しない臓器横断的な診療を行う診療科(総合内科, 総合診療科, 感染症内科, 膠原病内科)にコンサルトする。

### 表3 主な不明熱の原因疾患

| 分類 | 疾患 |
|---|---|
| 感染症 | 細菌感染:亜急性心内膜炎, 深部膿瘍, 椎体炎, 前立腺炎・膿瘍, 歯性感染, 血管内デバイス感染, 肺外・粟粒結核, 腸チフス, バルトネラ症, ボレリア症, ブルセラ症, 非結核性抗酸菌症, Q 熱, Whipple 病, 放線菌症, リステリア症<br>ウイルス感染:サイトメガロウイルス, EB(Epstein-Barr)ウイルス<br>真菌感染:播種性ヒストプラズマ症<br>寄生虫感染:内臓リーシュマニア症, マラリア, トキソプラズマ症, アメーバ膿瘍 |
| 自己免疫性疾患 | 成人 Still 病, リウマチ性多発筋痛症/巨細胞性動脈炎, サルコイドーシス, 結節性多発動脈炎, SLE, 関節リウマチ, 免疫複合性小血管炎, ANCA 関連小血管炎, 高安動脈炎, 多関節型痛風, Behçet 病, Cogan 症候群, 高齢発症関節リウマチ, 炎症性腸疾患 |
| 悪性腫瘍 | 悪性リンパ腫, 固形癌(特に腎細胞癌, 肝細胞癌, 転移性肝腫瘍), 骨髄異形成症候群, 白血病, 粘液腫, 中枢神経系腫瘍 |
| 自己炎症性疾患 | 家族性地中海熱(FMF), 周期性発熱・アフタ性口内炎・咽頭炎・頸部リンパ節炎症候群(PFAPA), TNF 受容体関連周期性症候群(TRAPS), クリオピリン関連周期熱症候群(CAPS), 高 IgD 症候群(メバロン酸キナーゼ欠損症), Schnitzler 症候群 |
| その他 | 亜急性甲状腺炎, 薬剤熱, 詐熱, 深部静脈血栓症, 過敏性肺炎, 血球貪食症候群, 多中心性 Castleman 病, Sweet 病, 菊池-藤本病 |

〔Attard L, et al: Overview of fever of unknown origin in adult and paediatric patients. Clin Exp Rheumatol 36 Suppl 110(1): 10-24, 2018 をもとに作成〕

# 小児の不明熱
## Fever of Unknown Origin (FUO) in Children

**森 雅亮** 東京科学大学教授・生涯免疫医療実装講座/
聖マリアンナ医科大学教授・リウマチ・膠原病・アレルギー内科

## 診断のチェックポイント

❶不明熱の診断確定は，小児リウマチ性疾患をはじめ，真に治療を要する疾患に対する治療適応を判断するうえでも重要な点である。

❷「不明熱」の症例を診る場合，疾患の鑑別を行い診断名を確定することで満足してしまいがちだが，得られる情報からの「病態の把握」と，検査の必要性を検討するうえで重要な「病勢の把握」を心がける必要がある。

### 定義

❶不明熱は，1961年に初めてPetersdorfらによって「38.3℃以上の発熱が3週間を超えて続き，1週間の入院精査でも原因が特定できないもの」と定義された〔Medicine（Baltimore）40: 1-30, 1961〕。この38.3℃というのは口腔内の体温であり，腋窩温であれば0.3～0.5℃低い体温に相当する。

❷1968年にはDechovitzらが「2週間以上続き，原因を特定できない発熱」として，小児の不明熱155例について報告を行っている（Clin Pediatr 7: 649-653, 1968）。

### 1 病歴・身体所見

❶発熱のパターンや随伴症状から診断を絞り込んでいく。発熱のフォーカスが判明すれば検査はおのずと組み立てられる。

❷頭からつま先まで事細かに診察を行い，例えば血管雑音，腹部腫瘤，関節腫脹などを見落とさないように注意する。

### 2 検査

#### ❶血液検査

- 血算は白血球分画まで確認する。
- サイトカインの動きを示す炎症マーカー（CRP，血清アミロイドAなど），フェリチン，血沈，免疫グロブリンなどは炎症病態を理解する手がかりになる。
- 組織障害のマーカーとしてLDH，ASTなどは腫瘍性疾患で著増し，炎症性疾患では進行した病態にあることを示す。
- 臓器特異的なマーカーであるALTやアミラーゼなどは病原の推定に役立つ。

- 血管炎を疑えば，血管内皮障害のマーカーとしてDダイマーの上昇がないか，Albの漏出による低下がないかを確認する。

#### ❷画像検査

- 発熱の原因となる部位や臓器の見当がつけば，造影CTやMRIで膿瘍や腫瘍，もしくは炎症性変化を確認する。
- 全身のスクリーニングとしては，PET検査やガリウムシンチグラフィが有用である。

## 原因疾患と頻度

1️⃣ 入院病床を有する日本全国の小児科2,843施設を対象に，2007年以前の5年間で経験した不明熱の症例についてアンケートによる調査を行った（Pediatr Int 53: 421-425, 2011）。不明熱は，上記のように「38℃以上の発熱が2週間以上持続し，かつ入院後1週間評価後も診断に至らず，発熱の原因が不明であるもの」（A群）と定義した。また，不明熱の定義には合致しないが，発熱の原因精査のために，「乳幼児期から周期的に発熱を繰り返すもの＝自己炎症性疾患」（B群）についても調査を行った。

2️⃣ 1次調査では，2,843施設にアンケートを送付し，回答をいただいた施設は1,045施設であったが，そのうち不明熱の症例を経験していた施設は255施設で，該当する症例数は960例であった（図1a）。精査の結果で診断が確定した828例の内訳は，感染症190例（23%），リウマチ性疾患448例（54%），新生物67例（8%），その他123例（15%）であった（図1b）。2次調査では，詳細なデータを包含していたA群185例，B群42例を，急性・亜急性期の対応に難渋する熱性疾患の鑑別に重点をおき解析した（図2）。

❶患者背景：男女比は1.2:1で有意差はなかった。症状出現時年齢は2か月～18歳（平均7歳0か月），診断時年齢は2か月～22歳（平均7歳3か月）であった。発熱出現から診断されるまでの期間は，平均86.1日間であった。さらに精査を進め診断が確定した症例は，185例中153例であった。

❷疾患別分類

- 感染症（図2a）：感染症のうち最も多かったのは，ネコひっかき病10例であった。次にEB（Epstein-Barr）ウイルスやコクサッキーウイルス，アデノウイルスなどのウイルス感染症が7例，非結核性抗酸菌感染症2例があげられた。まれな症例としては，Q熱，ツツガムシ病，ブ

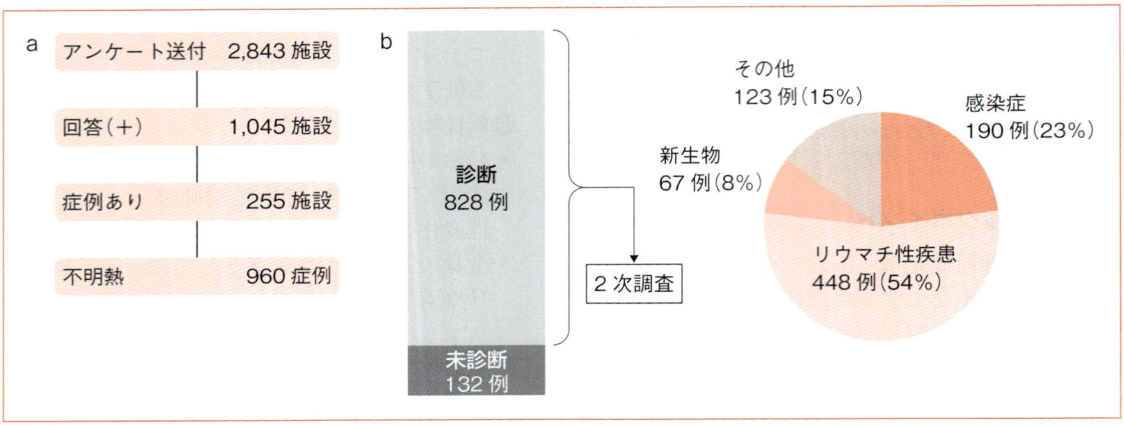

**図1** 1次調査アンケート回収結果と分類結果
a：アンケート回収結果，b：不明熱例の分類結果
〔Kasai K, et al: National survey of childhood febrile illness cases with fever of unknown origin in Japan. Pediatr Int 53（4）: 421-425, 2011 より一部改変〕

ルセラ症，腸チフス，脾膿瘍などがあった。

- リウマチ性疾患（**図2b**）：リウマチ性疾患のうち最も多かった疾患は全身型若年性特発性関節炎（sJIA：systemic juvenile idiopathic arthritis）で，67例と約60％を占めた。その他，高安動脈炎9例，炎症性腸疾患8例，全身性エリテマトーデス（SLE）4例などがあげられた。
- 新生物：新生物に分類された疾患は，Langerhans細胞組織球症5例，急性リンパ性白血病4例，悪性リンパ腫2例，神経芽腫2例，筋線維芽細胞腫1例であった。
- その他の疾患（**図2c**）：その他34例のなかでは組織球性壊死性リンパ節炎が14例と最も多くあげられ，ほかに血球貪食症候群5例，急性散在性脳脊髄炎3例などであった。

### 重要疾患の鑑別のポイント

特異的なマーカーなどによる診断が困難な場合には，他の疾患の除外が診断のために重要となる。

**1 全身型若年性特発性関節炎**（sJIA）（⇨1876頁）
❶診断に特異的なマーカーがなく，最終的には症状が診断の決め手となるが，病初期には関節炎などの症状がそろわず，診断が困難な場合がある。そのため同疾患は不明熱の定義に当てはまるケースが多く，前述の全国調査においてもリウマチ性疾患群の約60％を占めた。
❷同様にGotoらが行った成人の不明熱調査において，sJIAと類似した病態を示す成人Still病は非感染性炎症性疾患（膠原病など）群の40％近く

を占めていた（Intern Med 46: 17-22, 2007）。

**2 sJIAとの鑑別を要する疾患**
❶血管炎症候群：川崎病，高安動脈炎，結節性多発動脈炎など。
❷他のリウマチ性疾患：SLE，若年性皮膚筋炎，混合性結合組織病，Sjögren症候群，Behçet病，リウマチ熱など。
❸自己炎症性疾患：家族性地中海熱，メバロン酸キナーゼ欠乏症，TNF受容体関連周期熱症候群（TRAPS：tumor necrosis factor receptor-associated periodic syndrome），クリオピリン関連周期熱症候群（CAPS：cryopyrin-associated periodic syndrome），Blau症候群/若年発症サルコイドーシスなど。
❹感染症：細菌感染症，ウイルス感染症（EBウイルス，サイトメガロウイルスなど），特殊な感染症（結核，Q熱，ツツガムシ病，ネコひっかき病，デング熱など）。
❺血球貪食性リンパ組織球症（HLH：hemophagocytic lymphohistiocytosis）：原発性HLH，二次性HLH。
❻炎症性腸疾患（IBD：inflammatory bowel disease）：Crohn病，潰瘍性大腸炎。
❼血液・腫瘍性疾患：白血病，悪性リンパ腫，神経芽細胞腫，Castleman病など。
❽薬剤熱。

**3 小児における不明熱の実際**
❶多くの報告のなかで不明熱の病因は，大きく「1)感染症，2)リウマチ性疾患，3)新生物，4)その

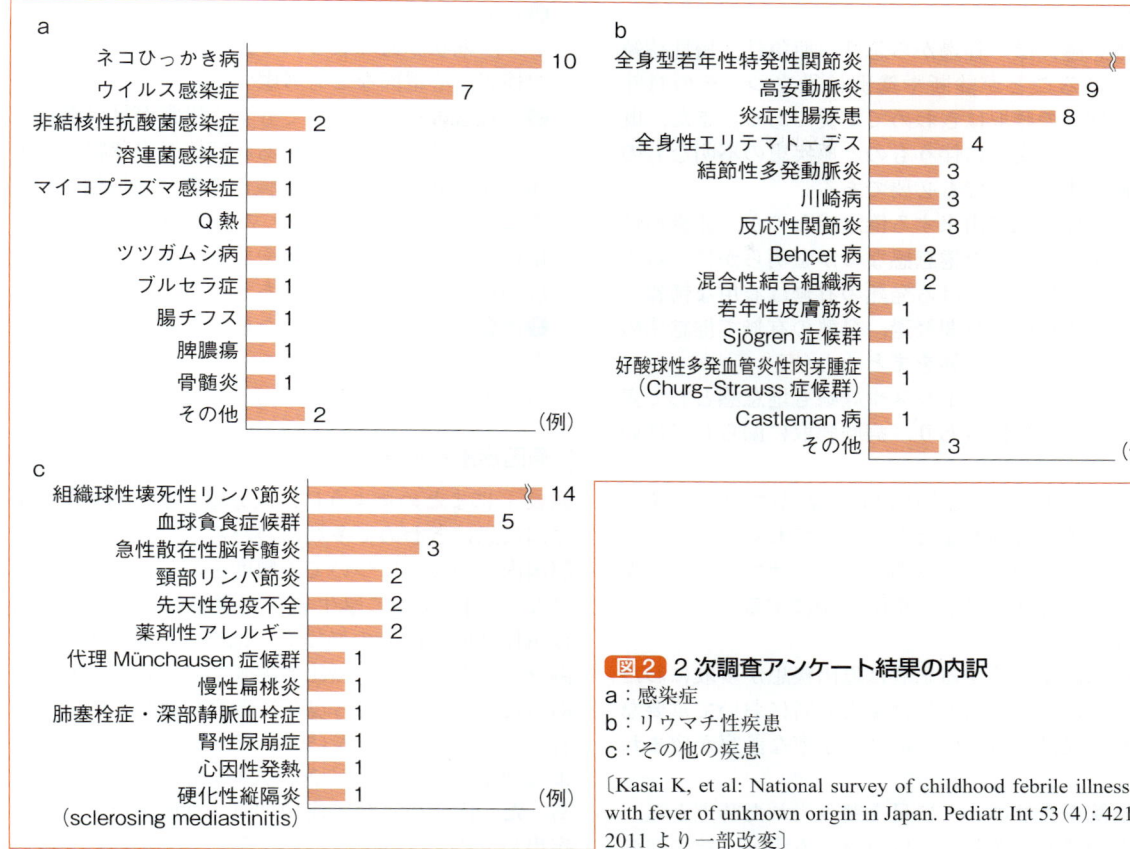

a：感染症

- ネコひっかき病 10
- ウイルス感染症 7
- 非結核性抗酸菌感染症 2
- 溶連菌感染症 1
- マイコプラズマ感染症 1
- Q 熱 1
- ツツガムシ病 1
- ブルセラ症 1
- 腸チフス 1
- 脾膿瘍 1
- 骨髄炎 1
- その他 2
（例）

b：リウマチ性疾患

- 全身型若年性特発性関節炎 67
- 高安動脈炎 9
- 炎症性腸疾患 8
- 全身性エリテマトーデス 4
- 結節性多発動脈炎 3
- 川崎病 3
- 反応性関節炎 3
- Behçet 病 2
- 混合性結合組織病 2
- 若年性皮膚筋炎 1
- Sjögren 症候群 1
- 好酸球性多発血管炎性肉芽腫症（Churg-Strauss 症候群）1
- Castleman 病 1
- その他 3
（例）

c：その他の疾患

- 組織球性壊死性リンパ節炎 14
- 血球貪食症候群 5
- 急性散在性脳脊髄炎 3
- 頸部リンパ節炎 2
- 先天性免疫不全 2
- 薬剤性アレルギー 2
- 代理 Münchausen 症候群 1
- 慢性扁桃炎 1
- 肺塞栓症・深部静脈血栓症 1
- 腎性尿崩症 1
- 心因性発熱 1
- 硬化性縦隔炎（sclerosing mediastinitis）1
（例）

**図2** 2 次調査アンケート結果の内訳

a：感染症
b：リウマチ性疾患
c：その他の疾患

〔Kasai K, et al: National survey of childhood febrile illness cases with fever of unknown origin in Japan. Pediatr Int 53（4）: 421-425, 2011 より一部改変〕

他，5）不明」といったグループに分類されている。Chantada らは 113 例の小児の不明熱のうち，41 例が感染症，15 例が膠原病，11 例が新生物，22 例が不明であったと報告している（Pediatr Infect Dis J 13: 260-263，1994）。このように小児に関するほとんどの報告では，感染症が病因の最多を占めていた（Pediatr Clin North Am 42: 999-1015, 1995）。

❷しかし，前述の全国調査ではリウマチ性疾患が 54％を占めており，感染症 23％を大きく上回った。これと同様の傾向を Iikuni らが成人に関する報告のなかで述べている（Intern Med 33: 67-73, 1994）。彼らの報告では，成人の不明熱 79 例のうち，膠原病・血管炎が 29.4％，感染症 28.8％，新生物 14.4％と，それより以前の報告と比べて感染症や新生物の割合が低下し，膠原病・血管炎がより高い割合を占めていた。この報告と同様に，上記の全国調査においてリウマチ性疾患の割合が高かった理由の 1 つとして，特異的マーカーをもた

ない全身炎症や血管炎が主病態である疾患の診断には時間を要することが多いと考えられた。

# 疲労感・全身倦怠感
## Fatigue

三村 俊英　埼玉医科大学教授・リウマチ膠原病科

## 診断のチェックポイント

### ■定義

❶倦怠感に関する客観的な定義は存在しないが，以前には問題なかった通常の生活を過ごすことが倦怠感，疲労感によって困難な状態となり，休養にて改善しない場合を病的な倦怠感と考えるのが一般的と思われる。

❷このような倦怠感が 6 か月以上続く場合を慢性の倦怠感とする。

**1 病歴**

❶倦怠感には，経過から急性，亜急性，慢性持続と分けることが診断や鑑別に役立つ。その意味で，病歴の聴取はきわめて重要である。また，既往または原疾患に伴うものと原疾患の不明なものを鑑別するうえでも必要である。

❷炎症性疾患に由来する倦怠感なのか，非炎症性疾患を背景とした倦怠感なのかを明らかにするためには，病歴における発熱の有無は有用な情報である。倦怠感の時間経過，発熱の有無で倦怠感の原因となりうる病態をまとめた（表1）。

❸精神的な強いストレスや妊娠も倦怠感として表現される可能性もあり，病歴聴取に漏らしてはいけない。

❹SARS-CoV-2感染の既往や新型コロナウイルスワクチン接種歴なども確認しておく。

❺薬剤関連の倦怠感もあるので，サプリメントなども含めて薬剤摂取歴を明らかにする。

**2 身体所見**

❶倦怠感で受診する患者は原因疾患が多岐にわたることから，診察所見は鑑別診断において重要な情報を提供するものであり，丁寧な診察が望まれる。

❷病院やクリニックに足を踏み入れた時点から，患者の状態に関して受付事務や看護師，その他のメディカルスタッフが注意しておく必要がある（これは受診者すべてに当てはまるが）。

❸受診前に発熱をはじめとしたバイタルサインに異常がないかを確認する。体重変化の有無も重要な情報である。診察室入室時の行動（特に，歩行など）・態度にも注意を払う必要がある。医療面接時の顔貌，表情，声のトーン，話の理解度，不随意運動の有無などにも注意を払う。

❹実際の診察所見では，姿勢の異常，るいそう・脱水の有無，貧血や黄疸の有無や程度，皮膚や筋肉・関節の状態，リンパ節腫脹など全身的な所見を診る。口腔内，頸部，胸部，腹部診察も重要である。さらに，神経学的な診察，起立性低血圧の有無なども確認しておく。

**3 検査**

❶まずは，一般的な血液検査が必要である。完全血球検査（全血球計算，CBC），一般生化学検査（Alb，肝機能，腎機能，血糖，TC，CK，さらにNa，K，Cl，Ca），尿一般検査は必要で，疑えば甲状腺機能，抗核抗体，血清補体価，脳性ナトリウム利尿ペプチド（BNP）などを含める。

❷貧血を認めれば，血清鉄プロファイル，フェリチン，網状赤血球などにて鑑別を進める。胸部X線検査，心電図なども考慮する。

❸これらの検査を行っても全く異常が見つからない場合には，炎症所見があれば抗好中球細胞質抗体（MPO/PR-3 ANCA），臓器の悪性腫瘍検索，さらにガリウムシンチグラフィやPET-CTなどを用いて，全身の悪性腫瘍や血管炎などの炎症性疾患の検出を進めることもある。

❹倦怠感を訴えて受診した患者に対するクリニックレベルでのアプローチを示したオーストラリアのガイドラインを参考に図1に示す。

**原因疾患と頻度**

❶表1にまとめたように，疲労感・倦怠感をきたす原因疾患はきわめて多岐にわたる。

❷国内での疲労についての頻度を示した研究は多くはない。1999年に厚生省研究事業によって愛知県豊川保健所管内での無作為に抽出された4,000人の調査が参考になる。無記名調査票による有効回答のあった3,015人のうち現在疲労感を感じていると回答したものが1,781人（59％）で，そのうち，病気によると回答したのが265人（疲労者の14.9％）であった。内訳は，糖尿病（21％），高血圧（15％），肝疾患（13.4％），精神および行動障害（12.1％），自己免疫疾患（6.5％）などであった〔箕輪眞澄，他：厚生科学研究費補助金 健康安全確保総合研究分野 健康科学総合研究事業 疲労の実態調査と健康づくりのための疲労回復手法に関する研究（総括研究報告），1999〕。

❸海外の報告ではあるが，倦怠感で一般医（GP）を受診した患者の内訳では，12か月の診療にても診断のつかないものが半分以上で，器質的な疾患（貧血，甲状腺疾患，糖尿病など）と診断されたのは8.2％であったというものから，器質的疾患が25〜50％というものまでさまざまである（Aust Fam Physician 43: 457-461, 2014）。

❹最近は，COVID-19罹患3か月後に2か月以上持続し他の疾患では説明できないもので，1)倦怠感に全身の疼痛または気分の変動，2)認知機能障害，または3)持続する呼吸障害のいずれかが自覚される場合があり，これらはまとめてlong COVIDとよばれることがある。倦怠感を認めるのは有症状のSARS-CoV-2罹患者の3.2％程度と報告されている（JAMA 328: 1604-1615, 2022）。

**表1** 疲労感・倦怠感をきたす基礎疾患の分類

| | 急性の発症 | 1か月程度の比較的急性〜亜急性の発症 | 慢性持続 |
|---|---|---|---|
| 発熱(または炎症)あり | 敗血症，潜在する感染症(感染性心内膜炎，肺炎，皮膚感染症，胆道感染症，深在性膿瘍，HIV感染症など) | 潜在する感染症(感染性心内膜炎，結核，真菌，寄生虫感染など)，悪性腫瘍(特に血液リンパ系)，自己免疫疾患(関節リウマチ，全身性エリテマトーデス，混合性結合組織病，多発筋炎など)，慢性炎症性疾患(血管炎症候群，サルコイドーシスなど)，COVID-19罹患後(long COVID) | |
| 発熱(または炎症)なし | 急性冠症候群(急性心筋梗塞，不安定狭心症)，慢性疾患の急性増悪(慢性心不全，慢性呼吸不全，慢性腎不全，慢性肝不全など)，低血糖，高血糖，低血圧，中毒，電解質異常，体温障害，脱水 | 神経筋疾患(重症筋無力症など比較的経過の速い疾患)，内分泌異常(甲状腺機能低下症，甲状腺機能亢進症，副腎不全など)，貧血(鉄欠乏，ビタミンB$_{12}$欠乏，葉酸欠乏など)，悪性腫瘍，自己免疫疾患(Sjögren症候群，全身性強皮症など)，慢性臓器障害(慢性心不全，慢性呼吸不全慢性腎不全，慢性肝不全など)，起立性低血圧，薬剤副作用(ベンゾジアゼピン系，β遮断薬，利尿薬など)，アルコール依存症，違法薬物，うつ病 | 神経筋疾患(Parkinson病など長期に経過する変性疾患など)，起立性低血圧，うつ病，適応障害，重度の過労，心配状態，原因不明の慢性疲労(筋痛性脳脊髄炎/慢性疲労症候群など) |

〔山下秀一：全身倦怠感．矢﨑義雄，他 総編集：内科学(第12版)．I-197，朝倉書店，2022より改変〕

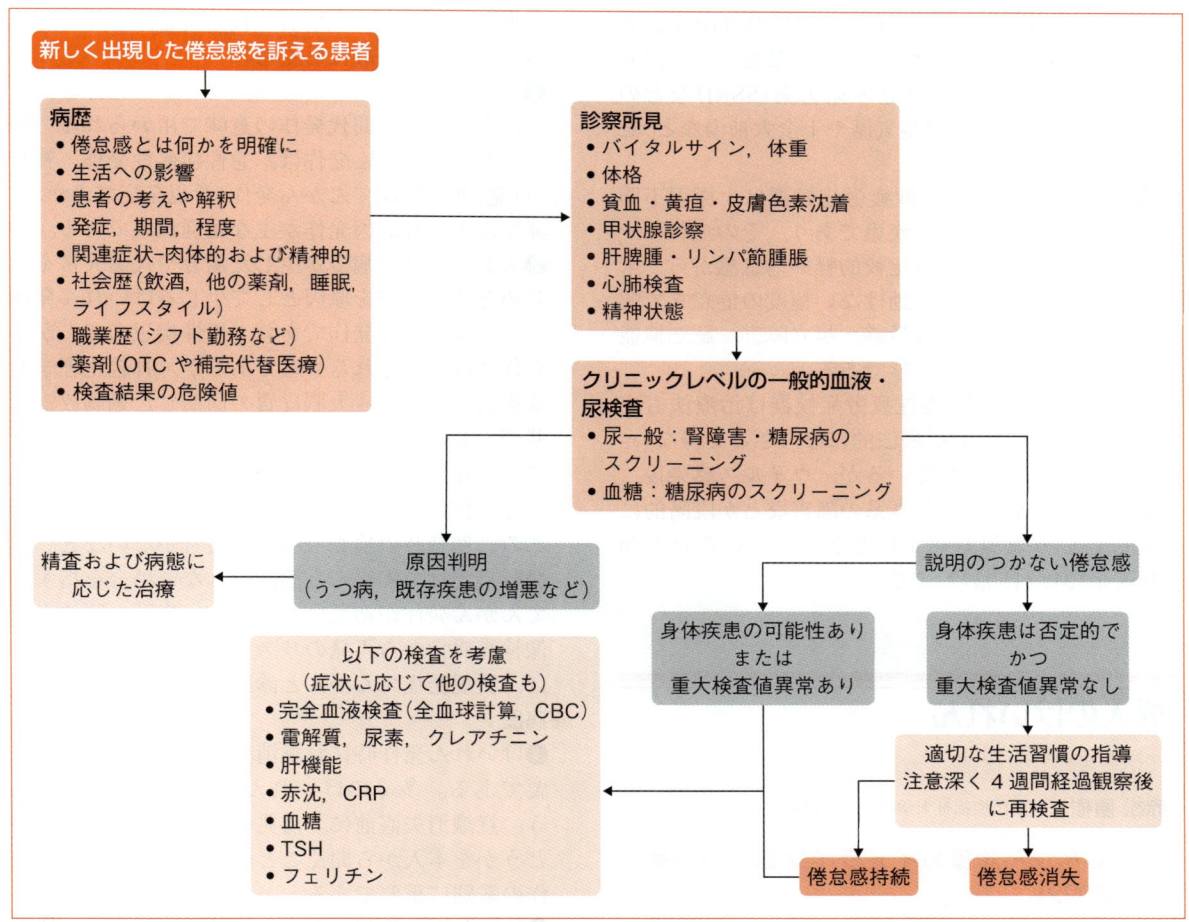

**図1** 倦怠感を主訴にクリニックを受診した患者に対するアプローチ(オーストラリアガイドライン)

〔Wilson J, et al: Fatigue—a rational approach to investigation. Aust Fam Physician 43(7): 457-461, 2014より筆者改変〕

## 重要疾患の鑑別のポイント

初期の段階で見逃してはいけない鑑別疾患としては，悪性腫瘍や心臓・肺・肝臓・腎臓などの臓器不全，感染症，自己免疫疾患，電解質異常，糖代謝異常などである。鑑別のポイントはそれぞれの疾患の項目を参照。

## どうしても診断のつかないとき試みること

❶臓器障害や悪性疾患，感染症，自己免疫疾患，電解質，糖代謝/内分泌疾患などが否定できて，なおかつ診断がつかない場合には，生活習慣の改善を提案し4週間ほど経過観察後に再度身体所見，血液検査，画像検査などを行う。

❷それでも診断がつかず，炎症反応がなく，精神疾患が否定できるのであれば，原因不明の慢性疲労（筋痛性脳脊髄炎/慢性疲労症候群など）の可能性が考えられ，症状の軽減をはかるため，禁忌がない限り選択的セロトニン再取り込み阻害薬（SSRI）などの抗うつ薬や漢方薬（補中益気湯や十全大補湯など）を試みてもよい。

❶筋痛性脳脊髄炎/慢性疲労症候群は，原因不明の強い疲労感を訴える疾患であり，その症状は，日常生活に支障のある比較的軽い倦怠感から，床上でほとんど自力では動けない極度の倦怠まで幅広く，労作後の強い疲労感，起立障害，認知機能障害，睡眠障害など多彩である。

❷筋痛性脳脊髄炎/慢性疲労症候群は治療法も定まってはおらず，対症療法的にならざるを得ない。原因検索は進められているが，ウイルス感染後，血流障害，神経系・免疫系の障害などが段階的に進むという仮説レベルにとどまっている（J Clin Invest 131: e150377, 2021）。

# 成人のけいれん
**Convulsion in Adult**

**赤松 直樹**　国際医療福祉大学教授・脳神経内科

GL　てんかん診療ガイドライン 2018（追補版 2022）

## 緊急処置

❶全般性けいれん性てんかん重積状態（けいれん重積状態）は生命に危険のある神経学的緊急事態であり，即座に治療を行う。初期治療はジアゼパム，ロラゼパム，ミダゾラムのどれかの静注である。

❷てんかん重積状態は終息傾向のないてんかん発作である。けいれん性てんかん重積状態は，5分以上持続する全般性強直間代発作もしくは，2回以上全身けいれん発作が生じ，発作後に意識が回復しないうちに次の発作が出現するものである。

## 診断のチェックポイント

### ■定義

❶医学用語のけいれんは，全身または身体の一部の筋群の不随意収縮と定義される。多くは発作性であるが持続性のこともある。けいれんの原因となる病変部位としては，脳，脊髄，末梢神経，筋であり，神経-筋のどのレベルの異常でも起こる。また，けいれんの原因となる病態は，炎症，感染，腫瘍，血管障害，電解質・代謝異常，イオンチャネル異常など多岐にわたる。

❷「けいれん」はしばしば，てんかん発作もしくは，全般性強直間代発作の意味で用いられる。初発の全身けいれん発作は，急性症候性発作，初発（単発）非誘発性てんかん発作，新規発症てんかん，非てんかん性心因発作が主な鑑別疾患である。

❸大脳に急性の病変が生じた場合や代謝異常をはじめとする疾患を原因として生じるけいれん発作は，急性症候性発作であり，慢性疾患のてんかん発作とは区別されるものであるが，神経生理学的病態においては，大脳皮質の同期した過剰放電に基づく発作である点は同じである。初発非誘発性てんかん発作は，明らかな原因がなく初発のてんかん発作（けいれん発作）を生じた場合の診断名である。初発時の検査で明確な異常がないなど，初発時点ではてんかんと診断できない場合を指す。てんかん発作が初発であっても，病歴や脳波・画像検査異常から再発のリスクが高いと診断されれば，新規発症てんかんと診断される。

### ❶病歴

❶けいれん発作時に意識消失を伴うかどうかは重要である。多くのけいれん発作で意識消失を伴う。意識消失直前に，前兆や前駆症状があったかどうかを本人から聞くことは，失神とてんかん発作の鑑別に重要である。

❷けいれんの性状，部位，持続時間，随伴症状を聴取する。全般性強直間代発作では，最初に発声（うめき声）があることがあり，その後全身の突っ張り（強直相）から，ガクガクとする運動（間代相）

に移行する，持続時間が 60〜90 秒位の全身けいれんがみられ，多くは発作後もうろう状態を伴う。

❸発熱，頭痛，麻痺，ふるえなどの随伴症状について聴取する。既往歴，生活歴，家族歴が診断のヒントとなることがある。

**2** 身体所見

❶けいれんが搬入時にも持続している場合，けいれんの部位，性状，意識障害の有無。

❷咬舌の有無：強直間代発作では，舌側面に咬舌を認めることがある。

❸ Todd 麻痺：焦点発作でけいれん後に運動麻痺をきたす。焦点側診断に有用な徴候である。

**3** 検査

❶尿検査，末梢血液・生化学検査，動脈血液ガス検査：急性症候性けいれん発作の原因診断に必要である。

❷脳波検査：けいれんが持続している場合は治療が優先される。けいれんが収束しても意識障害が続く場合は非けいれん性てんかん重積状態が疑われ，脳波検査が必要である。けいれんが収束している場合は，診断と再発のリスク評価のため脳波検査をできるだけ早く行う。

❸画像検査：想定される病変と患者の状態に応じて，頭部 CT もしくは MRI で頭蓋内病変の評価を行う。

## 原因疾患と頻度

全身けいれん発作の原因となる主な疾患を **表 1** に示した。各原因の頻度は明確ではないが，救急では，てんかん，脳血管障害が比較的頻度が高い。

## 重要疾患の鑑別のポイント

**1** てんかん(⇨606 頁)

❶けいれん直前の前兆(アウラ)，ミオクローヌス，頭部・眼球偏位などの自覚症状。

❷発作の再発，慢性の経過，発作症状の恒常性(いつも同じ発作症状)。

❸脳波てんかん性放電，特徴的な MRI 画像(皮質形成異常症，海馬硬化症など)。

**2** 中枢神経感染症〔髄膜炎(⇨1239 頁)，脳炎(⇨519 頁)〕

❶発熱。

❷頭痛・項部硬直などの髄膜刺激症状。

❸脳脊髄液検査：細胞増多(白血球)。

**3** 脳血管障害

❶突然の発症。

---

**表1** 全身けいれん発作の原因となる主な疾患

1. てんかん，熱性けいれん
2. 中枢神経感染症：脳炎，髄膜炎，脳膿瘍
3. 脳血管障害：脳梗塞，脳出血，くも膜下出血，血管奇形
4. 脳腫瘍
5. 頭部外傷：脳挫傷，脳出血
6. 内科疾患
   代謝内分泌疾患：テタニー，電解質，血糖異常，甲状腺機能亢進症など
   血液免疫疾患：ループス，紫斑病など
   消化器疾患：肝性脳症，冬季下痢症など
   呼吸器疾患：低酸素脳症など
   神経疾患：脳症，自己免疫性脳炎，急性散在性脳脊髄炎など
   その他：ミトコンドリア病，Reye 症候群，高血圧性脳症
7. 薬物：テオフィリン，抗ヒスタミン薬，抗菌薬，覚醒剤など
8. 破傷風
9. アルコール離脱発作
10. 子癇発作
11. 熱射病，熱中症
12. 非てんかん性心因性発作(変換症，解離症など)

---

❷片麻痺，失語，同名半盲などの局所徴候。

❸頭部 CT・MRI での急性病変。

**4** 脳腫瘍(⇨512 頁)

❶比較的緩徐に進行する神経症状。

❷頭痛，特に起床時の頭痛。

❸頭部 CT・MRI での占拠性病変。

**5** 薬物・中毒

❶病歴の聴取が重要。

❷原因薬剤は多岐にわたり，抗菌薬，抗うつ薬，向精神薬，β刺激薬，抗ヒスタミン薬などが原因となりうる。テオフィリン，セフェピム，メトロニダゾールなどは重積状態も報告されている。

❸可能であれば原因薬の血中濃度測定。

**6** その他のけいれんの原因疾患

❶筋けいれん(muscle cramp)

- 有痛性筋けいれんを指す。いわゆるこむら返り(⇨267 頁)である。
- 健常人に生じるものから，代謝異常，電解質異常，前角細胞疾患まで原因は多岐にわたる。

❷破傷風(テタヌス：tetanus)(⇨431 頁)

- 破傷風菌(*Clostridium tetani*)に外傷などの原因で感染し，その産生する毒素テタノスパスミンにより開口障害，全身の筋けいれんをきたす。
- 中枢神経系でテタノスパスミンが GABA の遊離を抑制することが主な病態機序である。

**❸ stiff person 症候群**

- 慢性の筋強直と発作性有痛性筋けいれんが全身の筋に起こる。
- 病態としては，脊髄の抑制性ニューロンの機能障害により，α運動ニューロンの過興奮が生じていると考えられている。

**❹ 有痛性強直発作（painful tonic spasm）**

- 多発性硬化症でみられる有痛性の四肢の筋けいれんである。
- 脊髄での刺激性病変による症状であり，抗てんかん薬が治療に用いられる。

**❺ テタニー（tetany）**

- 筋けいれんと異常感覚が，低カルシウム血症，低マグネシウム血症，アルカローシスを原因として生じるものである。
- 虚血（Trousseau 徴候）や叩打（Chvostek 徴候）で症状が誘発される。

**❻ 半側顔面けいれん**（⇨170頁），**チック**（⇨1373頁）

- 半側顔面けいれんは，一側の眼輪筋，口輪筋，広頸筋の反復した不随意な収縮である。大部分は，顔面神経の起始部での脳動脈による圧迫が原因である。ボツリヌス毒素注射治療，頭蓋内微小血管減圧手術が有効である。
- チックは，単一もしくは複数筋群に生じる短時間の素早い反復的常同的運動である。原因は心因的なことが多いが，Tourette 症候群が代表的な原因疾患である。

**❼ けいれん性失神（convulsive syncope）**

- 低血圧・不整脈をはじめとする何らかの原因で，一過性の脳の全般性血流低下により意識消失をきたす発作が失神である。
- 失神の際に15秒以内程度の短い全身のけいれんをきたすことがしばしばあり，けいれん性失神とよばれる。

**❽ 心因性非てんかん発作**

- 心因発作の症候がけいれんであることもある。DSM-5-TR における変換症，解離症の症状として，けいれん発作をきたすものである。
- 心理的な誘因がある，発作症状が変動する，発作持続時間不定で長時間続く，外傷や失禁はまれ，発作中に閉眼している，などの特徴があるが，てんかん発作との鑑別が容易でないこともまれではない。
- 心因性非てんかん発作では発作時の脳波は正常で，α律動が認められる。

## どうしても診断のつかないとき試みること

**❶** てんかん専門医にコンサルトする。脳波，長時間ビデオ脳波モニターなどの検査を行い，てんかん発作か否かを検討してもらう。
**❷** 失神発作の可能性がある場合は，循環器専門医に心臓・血管系の評価を依頼する。必要な場合，埋込み型心電計による心電図モニターの適応を検討する。
**❸** 非てんかん性心因性発作（機能性発作，変換症，解離症）の可能性を考慮し，精神科にコンサルトする。

## 帰してはならない患者・帰してもよい患者

緊急入院が必要な患者は以下の通り。
**❶** 原因疾患が判明し入院が必要な重症度の場合。
**❷** 発熱，意識障害，神経脱落症状を伴う場合。
**❸** 初発全身けいれんで，原因が不明な場合。

# 小児のけいれん
## Convulsion in Children

三牧 正和　帝京大学主任教授・小児科学

GL ・小児てんかん重積状態・けいれん重積状態治療ガイドライン 2023
・てんかん診療ガイドライン 2018

## 緊急処置

小児では，けいれん性てんかん重積状態に遭遇する機会はまれではない。脳の神経細胞の過剰な興奮に起因するけいれん発作が遷延持続したり，意識が回復しないまま群発したりする状態で，早急に抑制すべき緊急事態である。
**❶** けいれんが5分を超えたら治療介入する。
**❷** ミダゾラム，ジアゼパム，ロラゼパムの静注で発作を抑制する。血管確保が困難だと判断した場合には，すみやかにミダゾラム口腔用液を頬粘膜投与する。
**❸** 意識障害が遷延する際には，運動症状を伴わない非けいれん性てんかん重積状態に注意する。

## 診断のチェックポイント
### ■ 定義

**❶**「けいれん」とは，全身あるいは身体の一部の筋群の不随意かつ発作性の収縮に対する用語で，筋の収縮は瞬間的なれん縮でも，持続性の強直で

もよい。

❷てんかん性の発作は脳の神経細胞の異常電気活動による発作を指し，てんかんをはじめ，熱性けいれん(熱性発作)や低血糖，電解質異常など，さまざまな原因で起こる症状を指す。ボーっとして動作停止する，一点凝視するなど，運動症状を伴わない発作も含む。

❸てんかん性の発作は治療対象となるので，ここではけいれんを呈さないてんかん性の発作を含めて扱うが，脳以外の末梢神経や筋肉の異常興奮によるけいれんは扱わない。

### 1 病歴

❶**発作症状**：けいれん症状の確認が診断の出発点となる。携帯電話などで撮影した発作の動画は有用である。

- 発作が起こったのは睡眠時か，覚醒時か。
- けいれんは強直あるいは間代，その両方か。
- 左右対称性かあるいは有意部位があったか。
- 姿勢の変化，眼球偏位や頭部向反の有無。
- 持続時間や回復の早さ。
- 意識状態や，感覚障害，嘔気や頭痛の有無。

❷**誘因や随伴症状**

- 発熱を伴う場合は，熱性けいれん(熱性発作)や中枢神経感染症を疑う。
- 乳幼児では胃腸炎関連けいれんあり。
- 乳幼児の啼泣時に，憤怒けいれん(泣き入りひきつけ)が誘発されることがある。
- 特定の誘発要因をもつてんかんあり。
- 外傷，薬物の確認。

❸**既往歴や基礎疾患**

- 神経疾患や発作性疾患の家族歴。
- 周産期歴，発達歴。
- けいれんの既往。

### 2 身体所見

❶**急性期症状**

- けいれん発作が持続している場合には治療を行いつつ発作症状(前述)を記録する。てんかんの場合，発作型や病型の診断は慢性期の管理上重要である。
- けいれんが止まったあとに一過性の運動麻痺がある場合，焦点起始の発作を示唆する。
- けいれんが止まっている場合も，非けいれん性のてんかん発作の持続に注意して，意識状態を評価する。
- 髄膜刺激症状や神経学的異常の有無を評価する。

❷**発作間欠期の診察**

- けいれん発作の原因となる基礎疾患にかかわる外表の特徴に注意する。骨格や顔貌の特徴が代謝異常症や先天奇形症候群の，白斑などの皮膚症状が神経皮膚症候群の診断の手がかりになる。
- 知的発達や運動発達，筋力・筋緊張，不随意運動や感覚障害などの神経学的所見を評価する。

### 3 検査：けいれんが短時間で頓挫し，発作後の意識障害，神経学的異常がないと判断できれば緊急検査は必須ではない。原因精査や治療方針決定のための検査が必要な場合には，以下を施行する。

❶**血液・尿検査**：血算，一般生化学，尿検査のほかに，代謝異常を念頭に血糖，血液ガス，アンモニア，乳酸・ピルビン酸を測定する。疑わしい場合は，急性期検体を用いた血中アミノ酸分析や尿中有機酸分析などを考慮する。

❷**髄液検査**：中枢神経感染症を疑う場合には，頭蓋内圧亢進に注意して腰椎穿刺を行い，細胞数，糖，蛋白を測定する。

❸**頭部画像検査(CT，MRI)**：頭部外傷(虐待を含む)を疑う場合，発作や意識障害の遷延，神経学的異常がある場合，脳の器質的疾患が推定される場合は積極的に施行する。

❹**脳波検査**：急性脳症・脳炎を疑う場合は急性期の脳波で徐波化，低振幅化や，てんかん性放電が検出されることがある。慢性的にけいれん発作を反復する場合にはてんかんを疑い脳波検査を行う。発作症状や臨床経過を説明しうる異常所見が検出されれば，確定診断に寄与する。ただし，脳波異常が検出されない場合もてんかんは否定できない。

❺**その他**：失神でもけいれんは起こりうる。循環器疾患を念頭に，心電図，心臓超音波検査，胸部X線検査などを考慮する。

### 原因疾患と頻度

　主な原因を**表1**に示す。熱性けいれん(熱性発作)やてんかん，胃腸炎関連けいれんをはじめ，さまざまな疾患がある。最も多いのは熱性けいれん(熱性発作)で，日本での有病率は7〜11%と報告されている。

### 重要疾患の鑑別のポイント

#### 1 熱性けいれん(熱性発作)

❶主に生後満6か月〜満60か月までの乳幼児に

**表1　小児のけいれんの主な原因**

・熱性けいれん(熱性発作)
・胃腸炎関連けいれん
・良性乳児発作(自然終息性乳児てんかん)
・憤怒けいれん
・てんかん
・中枢神経感染症(髄膜炎, 急性脳症・脳炎, 急性散在性脳脊髄炎, 胎内感染)
・低血糖症, 電解質異常(高ナトリウム血症, 低ナトリウム血症, 低カルシウム血症, 低マグネシウム血症)
・脳血管障害, 頭蓋内出血(もやもや病, 動静脈奇形, 脳梗塞, 被虐待児, 頭部外傷)
・脳腫瘍
・脳形成障害
・染色体異常, 先天奇形症候群, 神経皮膚症候群
・低酸素虚血性脳症(新生児仮死, 窒息, 溺水)
・中毒(テオフィリン, 銀杏, 一酸化炭素), 薬物離脱症候群
・先天代謝異常症(ミトコンドリア病, ライソゾーム病, 糖代謝異常症, 有機酸代謝異常症, アミノ酸代謝異常症, 尿素サイクル異常症, ビタミン$B_6$依存症・欠乏症)
・神経変性疾患(白質変性症など)
・全身性疾患(膠原病など)
・失神(QT延長症候群, 心筋症など)

みられる。

❷通常は 38℃ 以上の発熱に伴う発作性疾患で, 髄膜炎などの中枢神経感染症, 代謝異常, てんかん, その他の発作の原因がみられないものであり, 除外診断であることに注意する。

❸発作はけいれん性のみならず, 非けいれん性を含む。

❹血液, 髄液, 画像検査異常なし。

**2 胃腸炎関連けいれん**

❶下痢や嘔吐に伴う乳幼児のけいれんで, 短時間の発作が群発するが, 発作間の意識や全身状態は良好。

❷検査異常なし。

**3 てんかん**(⇨606 頁)

❶発熱などの誘因によらない非誘発性の発作を複数回反復する慢性疾患。

❷発作症状に合致したてんかん性脳波異常が診断の手がかりとなる。

### どうしても診断のつかないとき試みること

発作を繰り返すにもかかわらず診断が確定できない場合は, 長時間ビデオ脳波モニタリングを行う。発作時脳波が得られれば, 発作型やてんかん病型の診断にきわめて有用である。また, 非てんかん性の

発作の鑑別にも役立つ。

### 帰してはならない患者・帰してもよい患者

けいれんの抑制が不十分な場合, けいれんが頓挫していても意識障害が遷延する場合, けいれんの原因として髄膜炎, 急性脳症・脳炎, 頭部外傷, 脳血管障害, 代謝異常症などが疑われる場合は, 入院の適応となる。

# バイタルサイン
## Vital Signs

**遠藤 智之**　東北医科薬科大学教授・救急・災害医療学

### 緊急処置

❶バイタルサインは視診・触診と簡便な測定器具で評価できる生命徴候そのものであり, 「バイタルサインの著しい異常＝生命の危機」ととらえてすみやかに急性期治療に精通した医療スタッフを招集し, 気道・呼吸・循環に対する蘇生処置を開始する。

❷重度の呼吸障害・血圧異常・意識障害では, 観血的動脈圧モニタリングが実施可能なユニットに患者を移送して連続モニタリングを行う。

❸気道トラブルによる低酸素血症では, エアウェイ(経鼻・経口), 気管挿管, 緊急輪状甲状靭帯切開などで気道を確保し酸素を投与する。

❹急性肺障害による低酸素血症では, 高流量経鼻カニューレ, 非侵襲的陽圧換気, 気管挿管による人工呼吸管理などによって酸素化をはかる。

❺血圧低下を伴う循環不全では, 病態に応じて輸液負荷, 血管収縮薬投与などを行う。

❻急性意識障害では JCS もしくは GCS で意識レベルを評価する。けいれん重積があれば抗けいれん薬を投与してけいれんを停止させ, 同時に呼吸管理を行う。

❼バイタルサイン(呼吸・脈拍)の消失, すなわち心肺停止であれば, すみやかに緊急コールを行い, 胸骨圧迫を開始する。「JRC 蘇生ガイドライン 2020」に従って救命処置を行う(Circulation 142: S41-S91, 2020)。

### 診断のチェックポイント

❶病歴では SAMPLE 〔Signs and symptom(症状・徴候)/Allergy(アレルギー)/Medication(内服薬)/

**表1** NEWS

| 生理学的パラメータ | 3 | 2 | 1 | 0 | 1 | 2 | 3 |
|---|---|---|---|---|---|---|---|
| 呼吸数(/分) | ≦8 | | 9〜11 | 12〜20 | | 21〜24 | ≧25 |
| SpO₂(%) | ≦91 | 92〜93 | 94〜95 | ≧96 | | | |
| 酸素需要 | | あり | | なし | | | |
| 体温(℃) | ≦35.0 | | 35.1〜36.0 | 36.1〜38.0 | 38.1〜39.0 | ≧39.1 | |
| 収縮期血圧(mmHg) | ≦90 | 91〜100 | 101〜110 | 111〜219 | | | ≧220 |
| 心拍数(/分) | ≦40 | | 41〜50 | 51〜90 | 91〜110 | 111〜130 | ≧131 |
| 意識レベル | | | | 覚醒 | | | 非覚醒 |

低リスク:0〜4点,中等度リスク:5〜6点,高リスク:7〜20点
〔Royal College of Physicians. National Early Warning Score (NEWS): standardising the assessment of acute-illness severity in the NHS. Report of a working party. London: RCP, 2012 より〕

Past medical history(既往歴)/Last meal(最終飲食)/Event preceding the illness(発症時の状況)〕が重要である。

❷身体所見では,脱衣を行い,頭頸部〜胸部〜腹部(背部)〜会陰部〜四肢と全身の視診・触診を行う。

❸検査では特に血液ガス分析,12誘導心電図,超音波検査,ポータブル胸部X線検査をすみやかに行う。

■定義

❶一般的なバイタルサインの項目は,1)脈拍数,2)呼吸数,3)血圧,4)体温の4つであるが,さらに5)意識レベル(JCS・GCS),6)酸素飽和度(SpO₂)を加えることがある。

❷英国では,急性期病態の簡易評価ツールとしてNational Early Warning Score(NEWS)とよばれるスコアリングシステムを導入している(表1)(Report of a working party. London: RCP, 2012)。❶であげた6項目について重症度に応じて配点し,合計5点以上もしくは単一項目で3点を認めれば,急変対応チームによる迅速な評価・介入を推奨している。7点以上の高リスクの場合,緊急対応と集中治療エリアへの移動が推奨される。

■①病歴

❶アレルギー。

❷既往歴。

❸内服薬と服薬アドヒアランス:特に降圧薬,抗不整脈薬,利尿薬,抗凝固・抗血栓薬,糖尿病治療薬,免疫抑制薬,抗精神病薬,睡眠薬など。

❹嘔吐,下痢,吐血,下血などの消化器症状。

❺直近の食事や飲酒の状況。

❻直近の転倒や外傷の有無。

❼直前の姿位・姿勢や身体的活動の有無。

❽発見時の環境(屋内・屋外,外気温,湿度など)。

❾感染症患者との接触歴。

❿ペースメーカ植込みの有無。

⓫発症様式(突然か否か)・増悪の速さ,持続時間など。

■②身体所見

❶頭頸部:眼瞼結膜,眼球結膜,瞳孔,頸部リンパ節,甲状腺,頸静脈怒張の有無などに注意を払う。

❷胸部:呼吸様式をみて呼吸音・心音を聴取する。

❸腹部:腹膜刺激症状,膨隆,拍動性腫瘤の有無,蠕動音,疼痛部位とその性状を評価する。

❹会陰部:鼠径ヘルニア,殿部褥瘡,軟部組織感染などの有無を確認する。必要に応じて直腸診で消化管出血の評価を行う。

❺四肢:壊死性軟部組織感染,関節腫脹,下腿浮腫,末梢動脈拍動の左右差,網状チアノーゼ,毛細血管再充満時間などの評価を行う。

■③検査

❶血液ガス分析:酸塩基平衡,酸素化,換気,Hb,電解質,乳酸値,血糖などをチェックする。

❷12誘導心電図:心リズム,ST上昇・低下,高カリウムによるテントT波,QT延長などに注目する。

❸超音波検査:心機能(左室・右室径と壁運動,弁膜症,疣腫など),心嚢液,下大静脈径と呼吸性変動,胸水,腹水,胸膜スライディングサインなどに注目する。

❹ポータブル胸部X線検査:心胸郭比,肺水腫,すりガラス影や浸潤影,胸水,気胸,縦隔拡大の有無などに注目する。

## 原因疾患と頻度

❶バイタルサインの異常をきたす病態は千差万別である。

❷頻脈の原因としては，頻脈性不整脈として心室頻拍，上室性頻拍，心房細動，心房粗動などがあり，二次性頻脈として貧血(急性出血)，脱水，敗血症，甲状腺機能亢進，高体温(熱中症，悪性高熱)などがある。

❸徐脈の原因としては，房室ブロック，洞不全症候群，高カリウム血症，薬物中毒，低体温などがある。

❹低血圧の原因としては，高度脱水，出血，肺塞栓症，心タンポナーデ，緊張性気胸，心原性ショック，敗血症などが重要である。

❺異常高血圧の原因としては，脳血管障害，褐色細胞腫などがある。

❻頻呼吸はあらゆる重症病態で認める。低酸素血症をきたすものとして，心原性肺水腫，肺炎，緊張性気胸，肺血栓塞栓症などがある。肺野や肺血管に異常がなくとも，代謝異常(乳酸アシドーシス，ケトアシドーシスなど)の代償としての頻呼吸もある。

❼意識障害の原因としては，脳血管障害，脳炎・髄膜炎，血糖値異常，代謝異常，薬物中毒，けいれん発作後などさまざまである。

## 重要疾患の鑑別のポイント

❶敗血症(⇨1277頁)：何らかの感染を疑う病歴や身体所見があり，頻呼吸，低血圧，意識レベル低下を認めれば敗血症を疑う。体温は上昇(＞38℃)・低下(＜36℃)どちらもありうる。

❷急性心筋梗塞(⇨774頁)：12誘導心電図，超音波検査が鑑別に有用である。責任冠動脈，再灌流までの時間，梗塞範囲などによってさまざまな合併症(徐脈性不整脈，頻脈性不整脈，ポンプ失調による心不全，乳頭筋不全，心室中隔穿孔，心破裂など)をきたす。

❸肺血栓塞栓症(⇨838頁)：重症では失神，頻脈，低血圧，低酸素血症を呈する。肺音異常に乏しく，右心不全徴候として頸静脈怒張を認める。超音波検査では右室の拡張と相対的な左室の虚脱(短軸でのD型変形)を認めることがある。

## どうしても診断のつかないとき試みること

　頭部・肺野・大血管・腹腔内臓器・感染巣などの評価のためにはCT検査が有用である。造影剤アレルギーがなければ造影CTが推奨される。

## 帰してはならない患者・帰してもよい患者

❶バイタルサイン異常の原因となっている病態が判明し，その原因病態が回復・改善していなければ帰宅させてはならない。

❷病態が回復過程にあり，外来投薬などで経過観察できると判断した場合は，フォローアップの計画を立ててから帰宅させ，再診の際に病態の回復を確認する。

# ショック
Shock

**松嶋 麻子**　名古屋市立大学大学院教授・救命救急医療学

## 緊急処置

　ショックを認識したらすみやかにその原因を検索し，病態に応じた循環，呼吸管理を行う。

## 診断のチェックポイント

❶収縮期血圧 90 mmHg 以下が持続した場合にショックと診断されることが多いが，収縮期血圧が低下するのはショックの最終段階であり，それより以前から示される頻脈，頻呼吸，末梢冷感や冷汗などの身体所見からショックを疑い，診断する。

❷ショックを診断した場合は，原因としてポンプ(心機能)，タンク(循環血液量)，パイプ(血管)のどこに問題があるのかをすみやかに検索する。

■定義：ショックは組織の酸素需要に見合った酸素供給が行われていない状態であり「生体に対する侵襲あるいは侵襲に対する生体反応の結果，重要臓器の血流が維持できなくなり，細胞の代謝障害や臓器障害が起こり，生命の危機に至る急性の症候群」と定義される。

❶病歴：ショックは原因によって4つに分類される。病歴を聴取する際には，ショックの分類に応じて，原因となる疾患や外傷の有無を検索する。

❶循環血液量減少性ショック(血管内を灌流する血液や体液の減少)
- 外傷や消化管出血による大量出血。
- 嘔吐・下痢・熱中症による高度脱水。
- 熱傷による血管外への体液漏出。

❷心原性ショック（ポンプとしての心機能の低下）
- 心筋梗塞や心筋炎による心筋障害。
- 心室細動や心室頻拍による機能障害。
- 弁膜症や心室中隔穿孔による構造障害。

❸心外閉塞・拘束性ショック（血液の左心室への灌流障害）
- 緊張性気胸による胸腔内への灌流障害。
- 心タンポナーデによる右心室への灌流障害。
- 肺血栓塞栓症による左心室への灌流障害。

❹血液分布異常性ショック（血管抵抗の低下による血液の不均衡分布，相対的な灌流量の低下）
- 交感神経の障害（頸髄損傷）。
- 麻酔薬や降圧薬による血管拡張（薬剤性）。
- サイトカインなどの生体反応による血管拡張（敗血症，アナフィラキシー）。

**❷ 身体所見**

❶収縮期血圧が低下する前より，循環を維持するための代償反応がみられる。交感神経の興奮に伴い，頻脈，冷汗，末梢血管抵抗の増加による皮膚の蒼白や冷感が出現する。腎血流の低下により，尿量が減少する。頻呼吸は乳酸アシドーシスの代償，不穏や意識障害は脳への酸素供給量の低下を意味する。

❷交感神経が障害される頸髄損傷や頻脈を抑制するβ遮断薬の服用がある場合，血管迷走神経反射などでは代償反応としての頻脈が現れない場合があるため注意を要する。

**❸ 検査**

❶組織の酸素需要に見合った酸素が供給されないときには，細胞内で嫌気性代謝が行われるため，血液中に乳酸が増加し，乳酸アシドーシスを呈する。血液ガス分析で乳酸アシドーシスを認めた場合は，ショックを疑う。

❷ショックを疑った場合はすみやかにその原因を検索する。超音波を用いた簡易的な検査によって比較的容易にショックの原因を検索することができる。
- 心臓と心嚢の評価：セクタ型のプローブで大まかな左心室の収縮能をみる。左室駆出率（EF：ejection fraction）が50％に満たない場合，明らかな左心室の壁運動障害がある場合には心原性ショックを疑う。右室が拡張し，心室中隔を圧排して左心室がD字型に変形（D shape）している場合は肺血栓塞栓症を疑い，心嚢液が貯留し右室の拡張障害がみられた場合には心タンポナーデによる心外閉塞・拘束性ショックと判断

する。
- 下大静脈の評価：セクタ型またはコンベックス型のプローブで肝静脈の下大静脈流入部よりやや尾側で下大静脈径を測る。下大静脈がほとんど見えないまたは呼吸性変動が大きい場合には循環血液量減少性ショックと判断する。逆に下大静脈の呼吸性変動がほとんどない場合には心外閉塞・拘束性ショックまたは心原性ショックを疑う。
- 肺の評価：リニア型のプローブで，第2肋間鎖骨中線上で臓側胸膜の呼吸性変動をみる。呼吸性変動がみられない場合は気胸の存在を意味するため，ショックであれば緊張性気胸も疑う。
- 大動脈の評価：コンベックス型のプローブで心窩部から臍下部まで腹部大動脈を追う。拡張した大動脈は腹部大動脈瘤を，大動脈内のフラップは大動脈解離を示すため，症状や他の所見と合わせてショックの原因かどうかを判断する。
- 胸腔・腹腔の評価：コンベックス型のプローブで両側の横隔膜上・下，肝腎境界，脾腎境界，Douglas窩を観察し，大量の液体貯留を認めた場合には循環血液量減少性ショックを疑う。

❸超音波で大まかなショックの分類がわかったところでそれぞれの原因検索として12誘導心電図やCT検査などを行う。

**原因疾患と頻度**

前述の通り。疾患の頻度は各論（疾患編）を参照。

**どうしても診断のつかないとき試みること**

❶超音波検査に加え，12誘導心電図や単純X線・CT検査，血液検査などを組み合わせてショックの分類とその原因を特定する。

❷複数のショックが組み合わさった病態もあり注意を要する。以下に例を示す。
- ❶アナフィラキシー，敗血症性ショック：血管拡張による血液分布異常と血管透過性亢進による循環血液量減少性ショック。
- ❷急性心筋梗塞による心破裂：心原性ショックと心外閉塞・拘束性ショック。
- ❸心機能が低下した高齢者の敗血症：心原性ショックと血液分布異常・循環血液量減少性ショック。

❸原因や病態がわからない場合には循環動態をモニタリングしながら慎重に輸液や循環作動薬などを投与する必要があるため，救急や集中治療の専門家に

コンサルトすることを勧める。

### 帰してはならない患者・帰してもよい患者

　ショックを疑う・診断した場合には帰宅させてはいけない。血管迷走神経反射など短時間で状態が改善する場合もあるが，ほとんどのショックは原因により手術やカテーテル，内視鏡などの緊急処置を要する。

# 自律神経症状
## Autonomic Symptoms

山元 敏正　埼玉医科大学教授・脳神経内科・脳卒中内科

### 緊急処置

**❶**起立性低血圧（OH：orthostatic hypotension）による失神：著明な OH により脳血流が低下すると，意識を失い転倒する。仰臥位で患者の下肢を受動的に挙上しながら，意識の回復を待つ。OH が失神の原因である場合には血管確保などの処置は必要ない。
**❷**排尿障害による急性尿閉：脳血管障害急性期や脊髄損傷では突然，多系統萎縮症では排尿障害が徐々に悪化し，尿閉になることがある。尿道カテーテルを挿入し，間欠的，あるいは持続的導尿を行う。
**❸**便秘による腸閉塞：絶食のうえで点滴など内科的治療を行うが，改善しない場合には，外科的手術が必要なこともある。

### 診断のチェックポイント

**❶** OH や食事性低血圧，これらによる失神，臥位高血圧，排尿障害，便秘，下痢，発汗低下や多汗，男性では陰萎がみられる。
**❷**自律神経症状として代表的な OH と排尿障害について以下に詳しく解説する。

#### ■定義
**❶** OH：起立 3 分以内に収縮期血圧が 20 mmHg 以上，あるいは拡張期血圧が 10 mmHg 以上の血圧下降。
**❷**排尿障害：膀胱に尿をためて排泄する過程において障害をきたした状態であり，膀胱に尿がためられない過活動膀胱と，排尿できない低活動膀胱とがある。

#### ❶病歴
**❶** OH：急な起立で症状が出現することが多いが，

運動によって出現することがある。脳虚血症状として眼前暗黒感やふらつき，全身倦怠感，筋虚血症状として項部の痛み（コートハンガー・ペイン）がみられる。
**❷**排尿障害：過活動膀胱では，尿意切迫感を必須として，昼間や夜間の頻尿，切迫性尿失禁を伴う不快な蓄尿症状を伴う。低活動膀胱は排尿に時間を要し，残尿が生じる。排尿後に残尿感が残り，頻尿となる。また，排尿後に尿が少しずつ漏れ出る溢流性尿失禁を認める。

#### ❷身体所見
**❶** OH：起立時や失神時に顔面蒼白となることがある。
**❷**排尿障害：特記すべき所見は通常みられないが，尿閉をきたすと膀胱が膨満する。

#### ❸検査
**❶** OH：起立試験では，安静臥位と起立 3 分後に血圧と脈拍を測定する。能動的起立よりもティルトテーブルを用いた 60～70 度のヘッドアップ起立試験のほうが OH の検出率は高く，推奨される。
**❷**排尿障害：残尿測定には非侵襲性で簡便な超音波検査，あるいは尿道カテーテルを膀胱内に挿入して行う方法がある。また尿流量検査を行うと，尿の流速，排尿量，排尿時間などがわかる。

### 原因疾患と頻度

#### ❶ OH
**❶**多系統萎縮症：症状を伴う OH は 68％といわれている。
**❷** Lewy 小体型認知症：Parkinson 病よりも OH の程度は強く，頻度も高い。
**❸** Parkinson 病：30％にみられる。
**❹**糖尿病性ニューロパチー：24％にみられる。

#### ❷排尿障害
**❶**多系統萎縮症：尿意切迫感 63％，夜間頻尿 74％，排尿困難 80％，失禁 63％，尿閉 8％と報告されている。過活動膀胱と低活動膀胱はいずれも病初期からみられるが，病気が進行すると，低活動性膀胱が顕著となり尿閉を呈する。
**❷** Lewy 小体型認知症：尿失禁 94％，残尿 28％とする報告がある。
**❸** Parkinson 病：排尿障害の頻度は 61％，過活動膀胱は 59％，低活動膀胱は 24％とされる。
**❹**糖尿病性ニューロパチー：1 型糖尿病では 43～87％，2 型糖尿病は 25％にみられる。

## 重要疾患の鑑別のポイント

### ❶ 多系統萎縮症（⇨591 頁）

❶排尿障害，起立性低血圧，性機能障害などの自律神経症状。

❷パーキンソニズムや小脳性運動失調。

❸ MRI 画像検査が有用で，脳幹・小脳萎縮と被殻の異常信号の検出。

### ❷ Parkinson 病（⇨578 頁）

❶便秘，排尿障害，起立性低血圧，多汗などの自律神経症状。

❷無動，筋強剛，静止時振戦，姿勢保持障害。

❸心筋交感神経（$^{123}$I-MIBG）シンチグラフィで集積低下。

### ❸ Lewy 小体型認知症（⇨600 頁）

❶ Parkinson 病と同様な自律神経症状がみられるが，頻度と程度が強い。

❷変動する認知機能と繰り返す幻視。

❸$^{123}$I-MIBG シンチグラフィで集積低下。

## どうしても診断のつかないとき試みること

❶失神の原因が不明な場合には，反射性（神経調節性）失神発作や心原性失神発作を念頭に専門医にコンサルテーションを行う。

❷多汗を訴える場合は，下半身の発汗低下による代償性多汗であることがあり，専門医に発汗系の自律神経機能検査を依頼する。

## 帰してはならない患者・帰してもよい患者

❶急性尿閉や腸閉塞の患者はすみやかに対応する必要がある。

❷失神の原因が OH によるものと診断できれば，専門医への受診を指示して帰宅させる。

# 歩行障害
## Gait Disturbance

角田 亘　国際医療福祉大学教授・リハビリテーション医学教室

## 診断のチェックポイント

### ❶ 病歴

❶歩行障害は急激（数分以内〜数日以内）に出現したのか，徐々に増悪したのか

● 脳卒中，多発性硬化症，脊髄損傷，脊髄梗塞などでは，歩行障害が出現から数分以内に完成する。

● Guillain-Barré 症候群では，両側下肢遠位部から麻痺が出現して，数日の経過で麻痺が上行して上肢にまで至る。

● 神経変性疾患（Parkinson 病，脊髄小脳変性症など）を原因とする場合は，数か月〜数年をかけて歩行障害が徐々に増悪する。ほとんどの筋疾患においても，歩行障害の出現は緩徐である。

❷歩行障害の出現に，外傷が前駆しているか：症状出現に外傷が前駆している場合には，脳挫傷，慢性硬膜下血腫，脊髄損傷，骨折（腰椎圧迫骨折，大腿骨頸部骨折など）などが考えられる。

❸局所の疼痛があるか。

● 腰痛症，変形性股関節症，変形性膝関節症では，病変部の疼痛によって歩行が障害される。疼痛がさらに増悪すると歩行量が減少するため，下肢の筋萎縮もみられるようになる。

● 間欠性跛行（一定の距離を歩くと疼痛が出現して歩けなくなるが，休むと再び歩けるようになる）がある場合には，腰部脊柱管狭窄症や閉塞性動脈硬化症を考える。

❹身体活動性の低下（歩行量の減少）があるか。

● 高齢者における慢性的な歩行量の減少は，サルコペニア（加齢に伴って生じる全身の筋肉量の減少）や廃用性筋萎縮（不動を原因とする筋萎縮）の発症を助長する。

❺栄養摂取は十分であるか：低栄養は，筋萎縮の出現・増悪を助長する。

### ❷ 身体所見

❶下肢の筋力低下・筋萎縮があるか。

● 歩行障害を呈する患者の多くでは下肢の筋力低下がみられるが，下肢の筋萎縮の程度は原因疾患によって異なる（歩行障害出現からの経過時間が長いほど，筋力低下・筋萎縮の程度は大きくなりやすい）。サルコペニアなどの筋疾患や慢性炎症性脱髄性多発神経炎などの末梢神経疾患では筋萎縮の増悪が速く，その程度も強いことが多い。一方で，脳卒中や脊髄損傷では，比較的緩徐に筋萎縮が増悪する。

● 筋力低下がみられない場合には，小脳の脳卒中，内耳障害，転換性障害などの可能性を考える。

❷下肢の麻痺があるか。

● 筋力低下・筋萎縮に加えて麻痺がみられる場合は，上位運動ニューロン（大脳から脊髄にいたる錐体路）の障害か，下位運動ニューロン（末梢

神経)の障害を疑う。大脳病変では片麻痺を，脊髄病変では対麻痺を呈することが多い。片麻痺では，下垂足・尖足(足関節の背屈ができず，底屈位をとる)によるぶん回し歩行を呈することがある。

- 麻痺がない場合は，サルコペニアなどの筋疾患や骨関節疾患を疑う。

❸下肢の深部腱反射の亢進・減弱があるか：亢進がある場合は上位運動ニューロンの障害(大脳・脳幹・脊髄の病変)を，減弱がある場合は下位運動ニューロンの障害(末梢神経の病変)を疑う。

❹体幹失調(平衡感覚障害)があるか。

- Mann肢位(継ぎ足肢位)での立位保持やタンデム歩行(継ぎ足歩行)で体幹失調の有無を診察する。

- 体幹失調がある場合は，小脳・脳幹病変，脊髄後索病変，内耳病変を疑う。脊髄後索病変がある場合には，Romberg徴候が陽性(閉眼すると体幹の動揺が大きくなる)になる。

- 体幹失調があると，足元がおぼつかない酩酊歩行や，足幅を横に広げて歩く特徴的なwide based gait(失調性歩行)を呈する。

❺小刻み歩行・突進歩行・すくみ足(1歩目が踏み出せない)がみられるか：これらの異常歩行は，Parkinson病(前傾姿勢をとることが多い)で特徴的にみられる。

❻はさみ脚歩行〔突っ張った両下肢を交差させながら尖足で進む歩行→脊髄損傷(不全型)や痙直型脳性麻痺〕，動揺性歩行(体幹を左右に揺する歩行→筋疾患による腰帯部の筋力低下)，Trendelenburg歩行(病側下肢が身体を支持するときに対側の骨盤が下がる歩行→変形性股関節症などにおける股関節外転筋の筋力低下)，鶏状歩行(前脛骨筋の筋力低下により足関節が底屈するため，膝を高く上げる歩行→多発神経炎など)がみられるか。

❼歩行障害以外にどんな症状がみられるか。

- 正常圧水頭症では認知機能低下や排尿障害を，脊髄小脳変性症では構音障害や嚥下障害を，脊髄損傷では損傷部位以下の感覚障害や排尿障害を伴うことが多い。

- 一方で，サルコペニアや廃用性筋萎縮では，歩行障害のみを呈することが少なくない。

❸検査

❶画像検査

- 頭部CT・MRI：脳梗塞(拡散強調画像がより鋭敏に病巣を描出する)，脳出血，脳挫傷，多発性硬化症(大脳・小脳病変)，慢性硬膜下血腫，脳腫瘍，脊髄小脳変性症の診断に有用である(Parkinson病では，頭部CT・MRIで異常はみられない)。

- 脊椎・脊髄MRI：脊髄損傷，脊髄梗塞，多発性硬化症(脊髄病変)，腰部脊柱管狭窄症，腰椎圧迫骨折の診断に有用である。

- 脊椎・股関節・膝関節X線：腰椎圧迫骨折，大腿骨頸部・転子部骨折，変形性股関節症，変形性膝関節症の診断に有用である。

❷血液検査：ビタミン$B_1$濃度(→Wernicke-Korsakoff脳症による小脳性失調)，ビタミン$B_{12}$濃度(→亜急性脊髄連合変性症による後索障害性失調)，抗Yo抗体・抗Tr抗体・抗VGCC抗体(→傍腫瘍性小脳変性症)，梅毒血清検査(→神経梅毒としての脊髄癆)，抗ガングリオシド抗体(→Guillain-Barré症候群)，CK濃度(筋疾患)，甲状腺機能(→甲状腺機能低下症によるミオパチー)などを測定する。

❸髄液検査：ミエリン塩基蛋白上昇・IgG index上昇・オリゴクローナルバンド出現(→多発性硬化症)，蛋白細胞解離(→Guillain-Barré症候群)の有無を評価する。

❹筋電図検査：針筋電図(末梢神経疾患と筋疾患の鑑別に有用)や神経伝導検査(神経伝導速度が低下→多発神経炎，伝導ブロック，F波潜時延長→Guillain-Barré症候群・慢性炎症性脱髄性多発神経炎)を行う。

❺その他：DaT Scan(ドパミントランスポーターシンチグラフィ)(→Parkinson病)，BIA法もしくはDXA法による筋量測定(サルコペニア)，tap test(正常圧水頭症では，少量の髄液排除によって歩行障害が改善する)などを行うこともある。

## 原因疾患と頻度

❶歩行障害の原因は，①脳疾患，②脊髄疾患，③末梢神経疾患，④筋疾患(神経筋接合部疾患を含む)，⑤骨関節疾患，⑥その他に分けて考えるとよい。この分類に基づいて，歩行障害を呈する疾患を表1に示す。

❷急激に出現した場合には脳卒中によるものが，徐々に増悪している場合にはサルコペニアによるものが多い。

## 重要疾患の鑑別のポイント

❶脳卒中(⇨147頁)(片麻痺を呈する脳梗塞もしく

**表1** 歩行障害を呈する主な疾患

| | 急激に出現する | 徐々に出現・増悪する |
|---|---|---|
| 1：脳疾患 | ・脳卒中(脳梗塞, 脳出血)<br>・多発性硬化症(大脳・脳幹・小脳病変)<br>・脳挫傷 | ・慢性硬膜下血腫<br>・正常圧水頭症<br>・脳腫瘍<br>・Parkinson 病<br>・Parkinson 症候群(脳血管性パーキンソニズムなど)<br>・脊髄小脳変性症<br>・多系統萎縮症<br>・傍腫瘍性小脳変性症<br>・Wernicke-Korsakoff 脳症<br>・脳性麻痺 |
| 2：脊髄疾患 | ・脊髄損傷<br>・脊髄梗塞<br>・多発性硬化症(脊髄病変)<br>・脊髄炎 | ・亜急性連合脊髄変性症<br>・神経梅毒(脊髄癆)<br>・痙性対麻痺<br>・脊髄腫瘍 |
| 3：末梢神経疾患 | ・Guillain-Barré 症候群 | ・慢性炎症性脱髄性多発神経炎(CIDP)<br>・多発神経炎<br>・筋萎縮性側索硬化症 |
| 4：筋疾患(神経筋接合部疾患を含む) | ・横紋筋融解症<br>・ウイルス性筋炎 | ・多発性筋炎/皮膚筋炎<br>・筋ジストロフィー<br>・ミオパチー(ステロイド性, アルコール性, 低カリウム血症性, 甲状腺機能低下症によるものなど)<br>・重症筋無力症<br>・Lambert-Eaton 症候群<br>・サルコペニア<br>・廃用性筋萎縮(廃用症候群) |
| 5：骨関節疾患 | ・腰椎圧迫骨折<br>・骨盤骨折<br>・大腿骨頸部・転子部骨折<br>・前十字靱帯損傷<br>・半月板損傷<br>・アキレス腱断裂 | ・腰部脊柱管狭窄症<br>・椎間板ヘルニア<br>・腰痛症(慢性腰痛)<br>・変形性股関節症<br>・大腿骨頭壊死症<br>・変形性膝関節症 |
| 6：その他 | ・内耳障害(Ménière 病, 良性発作性頭位変換性眩暈症など) | ・閉塞性動脈硬化症<br>・Buerger 病<br>・転換性障害(変換症) |

は脳出血)

❶急激に(前兆なく)左右いずれかの上下肢の麻痺(片麻痺)が出現する。

❷構音障害, 中枢性顔面神経麻痺, 失語症, 麻痺肢の感覚低下などを伴うことがある。

❸頭部 CT もしくは MRI で, 錐体路を障害する病巣が確認される。

**2** Parkinson 病(⇨578 頁)

❶歩行障害は徐々に増悪し, 小刻み歩行・突進歩行・すくみ足を呈するようになる。

❷安静時振戦, 固縮, 無動, 姿勢調節障害, 前傾姿勢, 仮面様顔貌などがみられる。

❸脳や脊椎・脊髄の画像検査では明らかな異常はみられない(他疾患による Parkinson 症候群では, 脳画像検査で種々の異常がみられる)。

**3** サルコペニア

❶歩行障害は徐々に増悪するが麻痺はなく, 深部腱反射でも異常はみられない。

❷高齢者において左右対称性に, 下肢全体のみならず全身の筋萎縮がみられる。

❸脳や脊椎・脊髄の画像検査では異常はみられない。

## どうしても診断のつかないとき試みること

**1** 発症後早期の微小脳梗塞(特に脳幹病変の場合)は, 頭部 CT では診断できないことがある。よって「脳梗塞を疑ったものの頭部 CT で病変が確認できない」場合には, 拡散強調画像を含めた頭部 MRI を撮像する。

**2** 外傷の既往なく急激に対麻痺が出現した場合に

は，多発性硬化症（脊髄病変），脊髄梗塞，Guillain-Barré 症候群が疑われる。これらの場合には（通常の脊椎・脊髄 MRI に加えて）ガドリニウム造影 T1 強調画像の撮像や髄液検査を行う。

## 帰してはならない患者・帰してもよい患者

歩行障害が急激に出現している場合には，脳卒中，多発性硬化症，脊髄梗塞，Guillain-Barré 症候群など，積極的な急性期治療を要する疾患が原因となっている可能性が高い。そのような場合には，緊急入院のうえで迅速に精査を進め，必要があれば疾患に特異的な急性期治療を開始するのがよい。

# 間欠性跛行
## Intermittent Claudication

井上 玄　北里大学診療教授・整形外科学

GL ・腰部脊柱管狭窄症診療ガイドライン 2021（改訂第 2 版）
　・2022 年改訂版 末梢動脈疾患ガイドライン

## 緊急処置

**1** 一般的に間欠性跛行そのものは緊急処置が必要であることはまれである。ただし，原因が急性下肢虚血であった際には，発症から時間が経過するにつれ，広範な不可逆的な虚血性変化に陥り，生命予後にも影響するため，緊急での血行再建を要することがある。
**2** 神経性の間欠性跛行を生じる代表的疾患である腰部脊柱管狭窄症（LSS：lumber spinal stenosis）などの腰椎疾患において，膀胱直腸障害が生じた際には早期の手術が推奨される場合もある。

## 診断のチェックポイント

### ■定義

**1** 間欠性跛行とは，歩行に伴い片側あるいは両側下肢痛により跛行を生じるが，一定時間の安静保持により，疼痛が改善し再度歩行が可能となる病態である。
**2** 歩行により生じる下肢痛が安静で改善するサイクルを繰り返すのが特徴であり，その原因の違いから，神経性と血管性に分類される。
**3** 歩行によって生じる下肢痛が，腰椎を前屈させ安静を保持することによって改善する場合は神経性，姿勢によらない場合は血管性である可能性が

高いが，両者を合併する場合もある。

### **1** 病歴

**1** 高血圧，糖尿病は，神経性跛行の原因となる LSS ならびに血管性跛行の原因となる末梢動脈疾患（PAD：peripheral arterial disease），双方の危険因子として報告されており，これらの既往を確認する。
**2** 神経性跛行の場合，生じた下肢・殿部痛は前屈，あるいはショッピングカートや自転車の利用で軽減することが多く，病歴として重要である。また，LSS には，夜間のこむら返りが多い（Spine 34: E189-194, 2009）。
**3** 脂質異常症，慢性腎臓病，喫煙は PAD の危険因子である（Am Fam Physician 99: 362-369, 2019）。

### **2** 身体所見

**1** 変性した腰椎を前屈すると脊柱管が拡大し，神経性の跛行は改善するが，血管性の跛行の場合，安静による症状の改善は姿勢によらない点が両者の鑑別のポイントとなる。
**2** 神経性を疑う場合，腰痛の併存や感覚あるいは運動神経障害，膀胱直腸障害など，随伴する神経症状が生じる。
**3** 血管性を疑う場合，特徴的な症状として下肢痛（pain），知覚鈍麻（paresthesia），蒼白（pallor/paleness），脈拍消失（pulselessness），運動麻痺（paralysis/paresis）の「5P」，あるいはこれに虚脱（prostration）を加えた「6P」の有無を確認し，緊急性を判断する。
**4** 疼痛，知覚鈍麻，筋力低下に関しては神経性，血管性の双方で生じうるが，症状が腰椎神経根あるいは馬尾由来の症状として合致する場合，神経性の跛行が疑われる。
**5** 「5P」あるいは「6P」に加え，筋肉硬直，水疱形成，壊疽の有無が随伴する場合，下肢の虚血が疑われる。
**6** 慢性の下肢虚血においては，動脈拍動の減弱，皮膚の色調・温度の変化，汗腺の機能障害に起因する乾燥肌，筋萎縮，発毛の遅れ，爪の肥厚や成長遅延などを認める場合もある。

### **3** 検査

**1** 神経性跛行が疑われる場合，腱反射，徒手筋力テストによる筋力低下，ピンプリック検査などによる痛覚鈍麻などの神経学的検査，ならびに X 線や MRI などの画像所見がそれらの症状と整合するかを確認する。

❷血管性が疑われる場合は，下肢の拍動や動脈瘤の有無を触診し，ドプラ法による足背・後脛骨動脈の聴診を行う。また脈波検査で足関節上腕血圧比（ABI：ankle brachial index），足趾上腕血圧比（TBI：toe brachial index）を計測する。また，画像検査として，CT angiography（CTA），MR angiography（MRA），超音波検査を行う。

❸神経性跛行が否定され，血管性跛行が疑われるにもかかわらず安静時 ABI に異常を認めない場合は，運動後の ABI 測定が推奨される。

## 原因疾患と頻度

❶神経性間欠性跛行は LSS の主要な症状であり，LSS 患者の 42〜82％ に生じるとされる（Lumbar spinal stenosis. Mosby-Year Book，1992）。

❷わが国における LSS の発生頻度は年代が上がるにつれて増加し，60 歳台で 5.5％，70 歳台で 10.8％ と報告されており（J Orthop Sci 18: 893-900, 2013），神経性跛行も年代とともに増加することが想定される。

❸血管性間欠性跛行の発生率は，男性で約 2％，女性で約 1％ と報告されており，原因となる PAD の発生頻度は 50 歳台までは 5％ 未満とまれである一方，80 歳台では 20％ に発生するとされる（Circ Res 116: 1509-1526, 2015）。

❹LSS 患者のうち，6.7％ が PAD を伴うとの報告もあり（BMC Musculoskelet Disord 8: 102, 2007），両者の合併例に注意が必要である。

## 重要疾患の鑑別のポイント

❶急性下肢虚血は外科的血栓除去術や血管内治療，ハイブリッド治療での血行再建を緊急に要することがあり，その鑑別が重要である。

❷急激に進行する「5P」あるいは「6P」の徴候，それに加えて筋肉硬直，水疱形成，壊疽の有無を確認する。

❸知覚神経障害あるいは腓骨神経麻痺に伴う下垂足を認める場合は緊急性が高く，触診，聴診，画像診断を駆使して診断を下すことが重要である。

# チアノーゼ
## Cyanosis

富田 英　昭和大学病院特任教授・小児循環器・成人先天性心疾患センター・センター長

## 緊急処置

❶中枢性チアノーゼ

❶呼吸機能障害によりチアノーゼを認める場合は，呼吸不全状態であり，酸素投与，気管挿管などの呼吸管理を要する。

❷新生児では右左短絡を伴う重篤な先天性心疾患の可能性があり，専門医による診断の確定と治療方針の決定が必須。動脈管依存性の先天性心疾患ではプロスタグランジン $E_1$ を投与する。

❷末梢性チアノーゼ：低心拍出に伴う末梢循環不全では循環管理を，重症下肢虚血では緊急の血行再建を要する。

## 診断のチェックポイント

■定義：チアノーゼとは皮膚粘膜の青紫色変化で，毛細血管内血液の還元型ヘモグロビン濃度が 5 g/dL 以上になると出現する。

❶病歴

❶チアノーゼの出現時期と経過：慢性に経過するチアノーゼか，急性に出現したか。

❷呼吸障害の有無：呼吸器疾患による中枢性チアノーゼを疑う所見であるが，心不全を合併するチアノーゼ性心疾患（完全大血管転位や総肺静脈還流異常など）でも呼吸器症状が前面に出ることがある。

❸末梢性チアノーゼでは末梢冷感，疼痛，間欠性跛行，寒冷刺激による Raynaud 現象の有無。

❷身体所見

❶チアノーゼは口唇，爪床，耳介，頰隆起部などに出現しやすい。

❷慢性に経過するチアノーゼではばち状指（図 1）を認める。

❸動脈管による右左短絡によりチアノーゼを認める場合は，上肢の酸素飽和度は正常で下肢の酸素飽和度が低下する（解離性チアノーゼ，differential cyanosis）。

❹成人の足指に生じる末梢性チアノーゼで，疼痛，知覚鈍麻，間欠性跛行，下肢の脈拍消失などを認める場合は下肢閉塞性動脈疾患の可能性が高い。

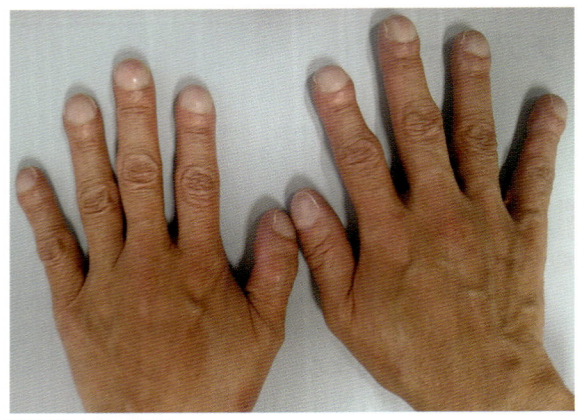

**図1** ばち状指

**表1** チアノーゼの原因疾患

1. **中枢性チアノーゼ**
   a. 動脈血酸素飽和度の低下
      ・大気圧が低下した環境（高地など）
      ・呼吸機能低下
      ・右左短絡
      ・先天性心疾患
         Fallot 四徴，完全大血管転位，総肺静脈還流異常
         など
         肺動静脈瘻
   b. ヘモグロビンの異常
      ・メトヘモグロビン血症
      ・スルホヘモグロビン血症
2. **末梢性チアノーゼ**
   a. 末梢循環不全
      ・低心拍出量症候群，Raynaud 現象，寒冷曝露
   b. 動脈または静脈閉塞性疾患

### ❸検査

❶中枢性と末梢性の鑑別，中枢性の重症度評価には経皮的酸素飽和度の測定や血液ガス分析を行う。

❷New Radical-7（Masimo 社）を用いれば経皮的にメトヘモグロビンを測定することができる。

❸中枢性チアノーゼでは，胸部 X 線，CT（単純，造影），心エコーなどによる呼吸器疾患，右左短絡を伴う心疾患を検索する。心エコーにより形態異常を認めない場合には，コントラストエコーにより右左短絡を検出することができる。

❹末梢性チアノーゼでは超音波，MRI，CT などにより動脈または静脈の閉塞性疾患について検索する。膠原病による Raynaud 現象，寒冷曝露，低血糖，低心拍出症候群による末梢循環不全の有無にも注意する。

### ┃原因疾患と頻度

❶チアノーゼの原因疾患を**表1**に示す。

❷呼吸器疾患でチアノーゼを認める場合は重症の呼吸不全状態である。基礎疾患は年齢により多彩である。

❸メトヘモグロビン血症は先天性と後天性（環境因子と薬剤）に分けられるが圧倒的に後天性が多く，フェナセチン，硝酸薬，一酸化窒素吸入などに注意する。

❹2000 年の日本小児循環器学会による集計では，生産児の約 0.2％にチアノーゼ性先天性心疾患を認めている。Fallot 四徴，完全大血管転位，総肺静脈還流異常，肺動脈閉鎖，単心室などの頻度が高い。

❺Raynaud 現象を示す症例の 30〜60％は膠原病であり，強皮症や混合性結合織病では頻度が高い。

### ┃重要疾患の鑑別のポイント

❶動脈血酸素飽和低下の有無。

❷末梢循環不全の有無。

❸呼吸器症状の有無。

❹チアノーゼ性先天性心疾患ではチアノーゼの発症時期。

❶新生児期早期からのチアノーゼ：完全大血管転位，総肺静脈還流異常，肺動脈閉鎖など。

❷乳児期からのチアノーゼ：Fallot 四徴。

### ┃どうしても診断のつかないとき試みること

原因疾患を念頭において検索すれば，ほとんどの場合，病態の把握は可能。

### ┃帰してはならない患者・帰してもよい患者

❶中枢性チアノーゼを認める場合は，基礎疾患によらず入院管理が望ましい。

❷末梢性チアノーゼでは自覚症状と他の所見により異なる。

# 成人の脱水
## Volume Depletion /Dehydration in Adults

林 香　慶應義塾大学教授・腎臓内分泌代謝内科

## 緊急処置

❶脱水は，1）血管内脱水（volume depletion），2）自由水欠乏（dehydration）の2つに大別される。

❷血管内脱水は有効循環血漿量減少，自由水欠乏は高ナトリウム血症として認識される。

❸この2つの違いを意識することが重要であり，合併例も少なくない。特に一般外来では，血管内脱水単独はよく遭遇するが，自由水欠乏は単独より血管内脱水合併例が多い。

**1** 血管内脱水：循環血漿量減少性ショックがemergencyとしてあげられる。

❶使用製剤：生理食塩液，乳酸リンゲル液などの晶質液が第1選択。

- 生理食塩液の大量補液で高Cl性代謝性アシドーシスや急性腎障害（AKI：acute kidney disease）のリスクが危惧された。そこで乳酸リンゲル液などの緩衝晶質液との比較研究が複数出され，緩衝晶質液のほうが有利という報告もあるが明確な結論は出ていない。

- 製剤の血管内分布を考慮するとアルブミン製剤や人工膠質液が有利とも思われるが，実際には前者は高いコストを超える有益性が明らかではなく，後者はAKIリスクを増すなど有害性の報告もあるため，血管内脱水に対しては通常使用されない。

- なお，下肢挙上で200～300 mL前後の静脈還流量が増えるとされ，心拍出量増加→血圧上昇が認められることもあるが，一時的な対処であることに注意が必要である。また頭蓋内疾患がある場合には行うべきでない。

❷投与量：総必要量は症例によるが，まずは「500 mL程度」。

- 有効循環血漿量減少の程度によって最終的な必要量は異なり，バイタルサイン，身体所見，BUN/Crなどの血液検査所見，下大静脈（IVC：inferior vena cava）径の呼吸性変動などの動的指標などをこまめに確認しつつ補液量を調節する。

- 最初に一定量を負荷して反応をみる必要があるため，まず500 mL程度を投与することが多い。

- 実際の投与量は体格や年齢，心機能，腎機能も考慮して調整すべきであり，小柄な高齢者や心機能低下患者では半分程度を試すこともある。

❸投与速度：まずは「全開投与」。

- 緊急時にはまずは急速投与する。具体的には500 mLを30分以内に投与することが多い。投与速度が早いほうが負荷としての意味合いが大きい。クレンメ全開時の滴下速度は使用した留置針の長さと太さにもよるため，ショック時は可能ならば18 Gなど太い針を留置することが望ましい。中心静脈カテーテルは長く内腔も細いため滴下速度が遅く，急速投与にはポンピングが必要となる。

- 急速投与中のバイタルサインなどの反応をみつつ，2本目の投与速度を検討する。投与速度も投与量同様，患者の年齢，心機能などを考慮すべきである。

**2** 自由水欠乏：重症/急性高ナトリウム血症による意識障害やけいれんなどの中枢神経症状がemergencyとしてあげられる。

❶使用製剤：5%ブドウ糖液が第1選択。ブドウ糖液中のブドウ糖が体内でインスリンにより代謝されることで水のみ残ることから，5%ブドウ糖液の補液≒自由水の補充とされる。ただし，耐糖能異常があると糖がすみやかに代謝されないことに注意が必要である。

## 診断のチェックポイント

❶単一指標で脱水（特に血管内脱水）を確定することは難しく，病歴や身体所見，自施設で施行可能な検査を組み合わせて体液量を推定する必要がある。

❷また不感蒸泄も重要で，発熱患者や熱傷など広範囲の皮膚損傷患者などでは水分喪失量増加に留意が必要である。

**1** 病歴

❶既往歴，薬剤歴，経過中の発熱の有無。

❷食事摂取量，食事の嗜好（塩分摂取の多寡）。

❸飲水量，尿量の変化，体重の増減。

❹嘔吐・下痢の有無，黒色便・血便の有無。

❺ふらつきの有無，口渇感の有無。

**2** 身体所見

❶バイタルサイン（血圧低下のみならず頻脈や脈圧低下も重要）。

❷口腔内の乾燥（舌や軟口蓋）。

❸ツルゴールの低下。

❹毛細血管再充満時間の延長。
❺起立時の血圧低下，心拍数上昇。
❻末梢の冷感。
❼心音・呼吸音の聴診（鑑別のため）。
❽眼瞼結膜の貧血・頸静脈怒張・下腿浮腫の有無（鑑別のため）。
❸**検査**
❶臨床検査
- 血液検査（BUN/Cr，UA，Na，K，Cl，TP，血糖，血算・網状赤血球，CRP，BNP，血液ガス）。
- 尿検査（比重，Na，K，Cl，UN，Cr，浸透圧）。
- 心臓超音波検査（過収縮や心嚢液貯留の確認，心機能評価，IVC径/呼吸性変動）。
- 腹部超音波検査（IVC径/呼吸性変動，腹水）。
- 胸部単純X線写真（心胸郭比，胸水）。
❷過去の検査結果を参照できる場合，経時的な変化も必ず確認する。例えば高齢・心不全・腎機能障害などの患者では，BNP高値でもベースラインより大幅に低下していれば脱水の可能性も考える。
❸尿中電解質については，血液検査と組み合わせてFENaやFEUNを計算する。

## 原因疾患と頻度

❶原因として食思不振，嘔吐・下痢，利尿薬などが多い。特に夏場は熱中症にも注意が必要である。
❷尿崩症，経管栄養時の白湯の過少投与，トルバプタンの投与などは自由水欠乏の原因となる。
❸疾患以外でも頻尿を気にして飲水を控える患者もいるため，飲水量の確認，適切な水分摂取の指導も重要となる。
❹さまざまな状況に併発するため，正確な頻度は不明である。

## 重要疾患の鑑別のポイント

前提として，脱水のせいで全身状態が悪化したのか，他の原因で全身状態が悪化し脱水に陥ったのかを見極める必要がある。
❶血管内脱水
❶上部消化管出血：血管内脱水同様にBUN/Cr開大や血圧低下・ふらつきをきたす。血管内脱水では血液濃縮が多く，消化管出血は貧血や網状赤血球増多が多い（消化管出血でも発症直後は貧血を認めないことに注意が必要）。
❷感染症：感染症のため脱水になる場合もあるが，敗血症性ショックの可能性も考える必要がある。

❸心タンポナーデ（⇨440頁）：心嚢液の増加速度が早いと増加量が少なくともタンポナーデをきたしうる。重症例ではすみやかな心嚢穿刺などが必要だが，軽症例では症状が倦怠感程度の場合もある。バイタルサインでは頻脈と低血圧をきたすため血管内脱水の鑑別になりえ，心臓超音波検査は鑑別に有用である。
❹他のショックをきたす疾患は鑑別となるが，多くは症状などから純粋な血管内脱水と区別できることが多い。
❷自由水欠乏：医原性を考える。補液や抗菌薬など投与薬剤によるNa負荷が持続するとNaが上昇しやすい。特に抗菌薬に含有されるNaはあまり意識されないため注意が必要である。

## どうしても診断のつかないとき試みること

補液を試みて改善がみられない場合，脱水が病態の主座である可能性は下がる。

## 帰してはならない患者・帰してもよい患者

❶帰してはならない：バイタルサインが不安定，原因不明あるいは原因が判明しても対処困難。
❷帰してもよい：帰宅後に原因に対処可能かつバイタルサインが安定した患者。
❸もともと体液量が少ない高齢者，臓器の予備能が低い患者，独居の患者では，入院の閾値を下げたほうが安全なことが多い。

（執筆協力：吉本 憲史　慶應義塾大学・腎臓内分泌代謝内科）

# 小児の脱水症
Hypovolemia in Children

**野津 寛大**　神戸大学大学院教授・小児科学

## 緊急処置

❶軽症〜中等症脱水症（体重に対する水分喪失量10%以内）：経口補水療法を指導する。
❷中等症脱水症（体重に対する水分喪失量5〜10%）において，なお嘔吐症状があり経口補水療法不可能な場合：細胞外液の経静脈輸液療法を行う。
❸重症脱水症（体重に対する水分喪失量10%以上）：細胞外液の経静脈的急速輸液（20 mL/kg）を行う。
❹hypovolemic shock時：細胞外液の経静脈的急速

投与(20 mL/kg を 10〜20 分かけて)を行う。必要に応じて繰り返す。

## 診断のチェックポイント

**1 病歴**：病歴の聴取により，脱水症をきたした原因を明らかにする。脱水症発症原因には以下があげられる。

**❶過剰な水分の喪失**：胃腸炎に伴う下痢嘔吐，発熱や熱傷による皮膚からの喪失，喘息発作における呼気からの喪失，多量の出血，糖尿病，腎性尿崩症，利尿薬の投与による尿の過剰な喪失。

**❷不十分な水分摂取。**

**❸サードスペースへの水分の喪失**：ネフローゼなどの腎疾患，心不全，肝不全，異栄養症，炎症性疾患，悪性疾患に伴う胸水，腹水の貯留など。

**2 身体所見**

**❶身体所見と重症度の評価**

- 表1に従い，身体所見やバイタルサインから脱水症の重症度を評価する。1つの項目のみでなく，多項目の評価を行い，総合的に重症度を判定する。
- 表1に示す項目のなかでも呼吸の異常，ツルゴールの低下，capillary refill time(CRT)の延長は特異度が高いことが示されている(JAMA 291: 2746-2754, 2004)。

**❷喪失した水分の由来(細胞外液のみか細胞内液も喪失しているか)の評価**

- 最も小児の脱水の原因となりやすい腸炎に伴う下痢，嘔吐では，水分と電解質を同時に喪失するため等張性脱水をきたしやすい。その場合は細胞内から細胞外への水分の移動はきたしにくいため，細胞外液が主に減少する。
- 一方，糖尿病性ケトアシドーシスに伴う脱水症では，尿糖による高浸透圧性利尿に伴う脱水をきたすが，高血糖に伴う血漿浸透圧の上昇により，細胞内から細胞外に水分が移動する。その場合は，脱水症の重症度の割に表1に示す臨床所見を認めにくいことが多いため注意を要する。
- 同様に腎性尿崩症においては電解質を喪失せず，水分のみを喪失することで高ナトリウム血症をきたし，それに伴う血漿浸透圧の上昇により，細胞内から細胞外に水分が移動する。そのため，同じく脱水症の重症度の割に臨床所見を認めにくいことが多いため注意を要する。
- これらの評価には病歴聴取が重要である。

**表1** 脱水症の重症度とその徴候

| 所見 | 軽症 | 中等症 | 重症 |
|---|---|---|---|
| 体重減少 | 3〜5% | 6〜9% | 10%以上 |
| 脈拍 | 正常 | 上昇 | 上昇または低下 |
| 収縮期血圧 | 正常 | 正常または低下 | 低下 |
| 呼吸 | 正常 | 深く，回数も増加 | 深く，多呼吸または減少 |
| 口唇 | 正常または軽度乾燥 | 乾燥 | 強く乾燥 |
| 大泉門 | 正常 | 陥凹 | 強く陥没 |
| 眼 | 正常 | 陥没 | 強く陥没 |
| ツルゴール | 正常 | 低下 | 強く低下 |
| 皮膚 | 正常 | 冷感 | 冷感，まだら，チアノーゼ |
| 尿量 | 正常または軽度減少 | 著明に減少 | 乏尿 |
| 全身状態 | 口渇の訴え | 倦怠，いらつき | 呻吟，無気力，昏睡 |
| CRT | 2秒未満 | 2秒以上 | |

CRT：capillary refill time
〔UpToDate: Clinical assessment of hypovolemia (dehydration) in children. より〕

**3 検査**

**❶血液検査**：電解質異常の有無，血液の濃縮所見の有無，その他，脱水をきたした原疾患に関する検査(ネフローゼ症候群における低アルブミン血症など)。

**❷尿検査**：尿濃縮所見の有無，その他，脱水をきたした原疾患に関する検査(糖尿病における尿糖，尿ケトン，ネフローゼ症候群における尿蛋白など)。

**❸画像検査**：腸炎における腹部X線検査，サードスペースへの漏出の検索におけるCT，MRI検査，その他，原疾患に関する検査(心不全における胸部X線など)。

## 原因疾患と頻度

小児における脱水症の原因のほとんどはウイルス性胃腸炎である。その他の原因疾患の頻度は不明である。

## 重要疾患の鑑別のポイント

上述の脱水症発症原因の鑑別が必要である。しかし，これらは病歴の聴取によりほとんどの場合，容

易である。

### どうしても診断のつかないとき試みること

　脱水症の簡便な評価方法として「おしっこは出てますか？」の問診は非常に有用で，4 時間排尿がなければ脱水症が強く疑われる。

### 帰してはならない患者・帰してもよい患者

**1** 緊急入院適応＝「帰してはならない患者」は以下の通り。

　❶重症脱水症（表 1 参照）。

　❷ hypovolemic shock。

　❸脱水症をきたした原疾患の治療が必要な場合。

**2** 一方，軽症・中等症脱水症の患者においては経口補水療法の指導を行い帰宅させる。ただし，中等症の脱水症で嘔吐が強く，経口補水療法が難しい場合は外来での経静脈輸液を考慮する。経口補水療法に関しては以下の通り指導する。

　❶経口補水液 50〜100 mL/kg を 4 時間かけて投与することを目安とする。

　❷具体的にはスプーンで嘔吐を誘発しない程度の少量ずつ，通常 1 回 5 mL を 1〜2 分間隔で投与。

　❸嘔吐のあるときは経口摂取を 1 時間ほど控え，その後 1 回 5 mL を 10〜15 分おきから開始（胃がふくらむと嘔吐が誘発される）。

　❹腸炎時は，経口補水液は人肌以上に温めて飲ませる。

　❺脱水が補正されたあとは，できる限りすみやかに通常の食事や水分摂取を行う。

## 浮腫（1）循環器系
### Edema due to Cardiovascular Diseases

水口 賢史　北海道大学大学院・循環病態内科学

### 緊急処置

**1** 心原性浮腫：比較的急速（2〜3 kg/週）な体重増加や息切れを伴う場合は，急性心不全の可能性を念頭に診察を行い，入院のうえ利尿薬の投与を考慮する。

**2** 静脈性浮腫：深部静脈血栓症のリスクがあり，片側性浮腫で D ダイマー陽性の場合，造影 CT 検査を考慮する。中枢側の深部静脈血栓症あるいは肺塞栓症を認めた場合，入院加療および抗凝固療法（未分画ヘパリンまたは直接経口抗凝固薬）を行う。右心

不全による低血圧を合併しやすいため，十分な補液を行う。

**3** 口唇や舌の腫脹を認めた場合：喉頭浮腫を合併する可能性があるので〔→遺伝性血管性浮腫（HAE：hereditary angioedema）〕，入院のうえ密な気道評価と専門医へのコンサルトが望ましい。

### 診断のチェックポイント

■**定義**：指で数秒間圧迫し，圧痕が 40 秒以上残るものを圧痕性浮腫，残らないものを非圧痕性浮腫という。脛骨前面や足背を観察すると鑑別が容易である。

**1** 病歴

　❶いつから浮腫があるか。両側性か片側性か。両側性であれば全身性疾患，片側性であれば局所性疾患の可能性を考える。

　❷日内変動はあるか。体液貯留による下腿浮腫（→心原性）は日内変動を認めることがある。

　❸長時間の安静（→深部静脈血栓症）や，悪性疾患の既往（→ Trousseau 症候群）はあるか。

　❹内服薬が変わったり，新たに始まったりしていないか（→薬剤性浮腫，HAE）。

**2** 身体所見

　❶心原性

　● 右心不全：両側性，圧痕性，体重増加，肝腫大，頸静脈怒張。

　● 左心不全：息切れ，倦怠感，coarse crackles，Ⅲ音，心雑音，四肢冷感，発作性夜間呼吸困難。

　❷静脈性

　● 深部静脈血栓症：片側性（左側），うっ血による色調変化，緊満感，緊満痛，立位による症状の悪化，Homans 徴候（足関節の背屈で腓腹筋部に疼痛），Lowenberg 徴候（マンシェットによる圧迫で腓腹筋部の疼痛が増悪），有痛性白股症（血流障害による下肢の蒼白，腫脹，疼痛）。

　● 下肢静脈瘤：立位により大腿下部から下腿にかけて多数の怒張や静脈瘤，色素沈着。

　● 上大静脈症候群：上肢や顔面の浮腫，頭痛，チアノーゼ，頸静脈や側頭静脈の怒張。

　❸血管性（薬剤性を含む）：四肢の浮腫が多いが，口唇，舌，歯肉腫脹を認めた場合は血管性浮腫を考える。HAE の場合，発作性の浮腫（24 時間程度で最大となり数日で消失する）が全身に反復して生じる（図 1）。

**3** 検査

　❶血液検査：BNP/NT-pro BNP（→心原性），D ダ

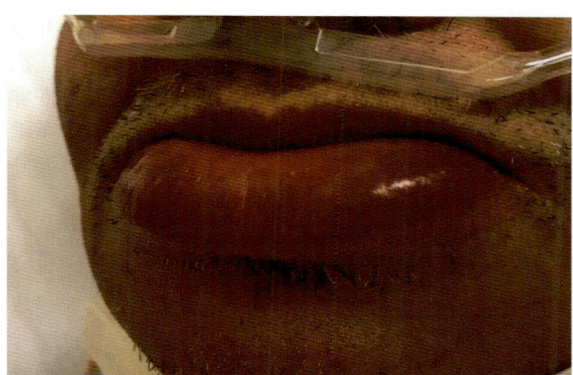

**図1** 遺伝性血管性浮腫（HAE）による口唇の浮腫

イマー，プロテインS/C，アンチトロンビンⅢ，ループスアンチコアグラント，抗カルジオリピン抗体（→静脈性），C4，CH50，C1インヒビター（→遺伝性血管性），必要に応じて腫瘍マーカー（→悪性腫瘍による上大静脈症候群），TSH，free T₄（→甲状腺機能低下症）。

❷胸部X線：胸水，肺うっ血（→心原性），肺血管陰影の増強（→静脈血栓症），縦隔の異常陰影（→上大静脈症候群）。

❸心電図：調律，心拍数，ST変化，肺性P波，右室負荷所見（S1Q3T3，$V_1$～$V_3$の陰性T波→肺塞栓）。

❹心臓超音波検査：左室駆出率，左室径（→心原性），右室拡大，中隔圧排像（→肺塞栓による右室負荷）。

❺造影CT：大腿静脈の血栓の有無，肺塞栓の合併の有無（→静脈性），肺野/縦隔の腫瘤影（→上大静脈症候群）。

## 原因疾患と頻度

**1 心不全**

❶米国の疫学調査では80歳以上の10人に1人が心不全であり（Circulation 106: 3068-3072, 2002），わが国における心不全患者は2030年に約130万人に到達すると予想されている（Circ J 72: 489-491, 2008）。

❷心不全入院時にみられやすい所見はcoarse crackles（71％），下腿浮腫（67％），起坐呼吸（63％），頸静脈怒張（53％），Ⅲ音（36％），四肢冷感（23％）である（Circ J 77: 944-951, 2013）。

**2 静脈性**：わが国の静脈血栓症患者の調査によると，リスク因子として担癌患者（24％）が最も多く，長期

安静（18％），最近の手術（15％），心疾患（6％）と報告されている（Circ J 78: 708-217, 2014）。

**3 血管性**

❶HAEは1～3型に分類され，HAE 1・2型は10歳台に好発し，わずかに女性に多い。頻度は5万人に1人とされ，外傷などのストレスやACE阻害薬で増悪する。

❷HAE 3型は20歳台以降に好発し女性に多い。10万人に1人とされ，妊娠やエストロゲン製剤の関与が大きいとされる（補体57：3-22, 2020）。

**4 薬剤性**：薬剤により血管性浮腫を生じることがある。添付文書の記載では，カルシウム拮抗薬（アムロジピンで1～3％），NSAIDs（ロキソプロフェンで0.1～2％），チアゾリジン誘導体（ピオグリタゾンで8.2％）とされる。

## 重要疾患の鑑別のポイント

**1 心原性浮腫**

❶体重増加（3～5 kg）。

❷典型的な胸部X線像。

❸心臓超音波検査における心機能低下所見。

**2 深部静脈血栓症**（⇨859頁）

❶modified Wells criteriaによるスクリーニング（JAMA 295: 172-179, 2006）。

❷血管超音波検査における血栓像。

❸造影CT検査での血栓像。

## どうしても診断のつかないとき試みること

**1** 緊急疾患であるか否かを判定する。急性・慢性心不全増悪，肺塞栓症・中枢型深部静脈血栓症，急性腎障害，高度貧血，急性発生の口唇・舌・顔面の浮腫（→喉頭浮腫による気道狭窄），浮腫による動脈血流障害（→有痛性白股症）を除外できれば，対症療法でよい。

**2** 高齢者の場合，カルシウム拮抗薬（CCB）の内服の有無をチェックする。CCBのなかではL型CCB（代表例：アムロジピン）は薬剤性浮腫を生じやすく，L/N型CCB（代表例：シルニジピン）に変更すると改善することがある。

**3** 緊急性の乏しい下腿浮腫では，静脈弁機能不全の可能性を考え，弾性ストッキングの装着を提案する。

（執筆協力：安斉 俊久　北海道大学大学院教授・循環病態内科学）

# 浮腫(2)非循環器系
## Edema due to non-Cardiovascular Diseases

和田 健彦　虎の門病院・腎センター内科部長(東京)

## 緊急処置

**1** 通常，四肢や体幹・顔面などの皮下組織に細胞外液が貯留することによって生じる通常の浮腫のみでは緊急処置は不要である。特に慢性に経過している浮腫については，原疾患に対する治療が優先され，緊急性はないことが多い。

**2** 緊急処置が必要となるものとして，全身性浮腫の場合はうっ血性心不全や肺水腫をきたす病態など呼吸循環系に関連するものがある。この場合は，体液過剰・溢水に対する緊急処置を行う。

**3** アナフィラキシー・敗血症・トキシックショック症候群などでは致命的となる場合があり，原因に対する加療が必要である。

## 診断のチェックポイント

**■定義**：浮腫とは，皮下組織に間質液が過剰に貯留した状態のことを指す。

**1** **病歴**：以下の点につき情報を収集しながら鑑別を進める。

**❶** いつから自覚したのか。

**❷** 浮腫を生じているのは全身か局所か(特に片側性か両側性か)。

**❸** 体重は増えているか。増えている場合，どの程度の期間で何 kg 増加したのか。

**❹** 持病，併存症，既往症は何か。

**2** **身体所見**

**❶** 浮腫の分布：全身性あるいは左右対称の浮腫であるか，あるいは片側性・一肢にとどまるような局所性であるかを判断する。

**❷** 体重の変化(体液量の増加度)：特に短期間での体重の変化は体液量の変化を鋭敏に反映する。一方，身体所見上明らかな浮腫が認められる場合には，すでに 3〜4 kg 以上の体重増加が認められていることが多い。

**❸** 浮腫以外の体液量増加の所見があるか：浮腫以外の体液貯留所見として，頸静脈怒張，過剰心音，湿性ラ音，胸水を示唆する所見(下肺野の呼吸音低下や打診上の濁音，あるいは声音振盪の減弱など)，腹水を示唆する所見(腹部膨隆および波動を触知)などの有無を確認する。

**❹** 圧痕性浮腫と非圧痕性浮腫：前脛骨部を 10 秒間圧迫したのち，明らかに陥凹が残る浮腫を圧痕性浮腫という。一方で，陥凹が残らない浮腫が非圧痕性浮腫であるが，甲状腺疾患によりムコ多糖類が皮下組織に蓄積している場合やリンパ浮腫などでこのような現象が観察される。

**❺** 圧痕回復時間(PRT：pit recovery time)：陥凹が回復するまでの時間が浮腫の成因に関する鑑別診断に役立つことがある。PRT が 40 秒以下の場合，急性発症のネフローゼ症候群のような低アルブミン血症に伴う浮腫が示唆され，一方で，血管内静水圧上昇による浮腫(うっ血性心不全や静脈うっ滞など)では PRT が 40 秒以上となる。

**❻** 浮腫以外の随伴所見：原因疾患の特定に際し，その疾患に特徴的な身体所見が診断の助けとなることがある。

**3** **検査**

**❶** 肝疾患：肝機能検査(血清アルブミン，コレステロール，凝固系)・画像検査(CT，腹部超音波検査など)。

**❷** 腎疾患(ネフローゼ症候群)：尿定性検査・尿生化学検査(尿蛋白定量)・血清アルブミン・コレステロールおよび，原因疾患検索のための検査。

**❸** 腎疾患(腎不全)：血清クレアチニン(Cr)濃度およびそれを用いた推算糸球体ろ過量，さらに原因疾患検索のための検査。

**❹** 内分泌疾患：甲状腺ホルモン($FT_3$，$FT_4$)甲状腺刺激ホルモン(TSH)，甲状腺超音波検査，自己抗体など原因疾患特定のための検査。

**❺** 下肢静脈エコー：片側下肢浮腫の場合など。

## 原因疾患と頻度

浮腫をきたす主な疾患を<u>表1</u>に示す。発症頻度についてはデータがなく提示できないが，さまざまな疾患・病態に伴って認められる，頻度の高い症候である。

## 重要疾患の鑑別のポイント

**1** **全身性浮腫**

**❶** **慢性腎臓病**(⇨973 頁)

- 自覚症状や浮腫以外の身体所見に乏しい場合も多い。
- 血清 Cr 値高値(推算 GFR 低値)。
- 尿所見異常：特に尿蛋白陰性である場合からネフローゼ域の大量蛋白尿を認める場合まで，さまざまである。

**表1** 浮腫をきたす主な疾患

| 全身性 | 局所性 |
|---|---|
| ・心原性：急性・慢性心不全，心タンポナーデ，収縮性心膜炎など<br>・腎性：急性腎障害・慢性腎臓病，ネフローゼ症候群，急性糸球体腎炎など<br>・肝性：肝硬変・肝不全など<br>・薬剤性：チアゾリジン誘導体・カルシウム拮抗薬・NSAIDs など<br>・内分泌性：甲状腺機能低下症・亢進症，Cushing 症候群，卵巣過剰刺激症候群など<br>・低栄養性：飢餓，蛋白漏出性胃腸症，吸収不良症候群など<br>・月経前浮腫<br>・特発性浮腫<br>・アナフィラキシー<br>・敗血症<br>・特発性全身性毛細血管漏出症候群<br>・TAFRO 症候群 | ・深部静脈血栓症<br>・蜂窩織炎<br>・上大静脈症候群<br>・リンパ浮腫<br>・リンパ管炎<br>・血管性浮腫：遺伝性，後天性，薬剤性<br>・コンパートメント症候群<br>・炎症性疾患（例：リウマチ性多発筋痛症，RS3PE 症候群，皮膚筋炎など）<br>・下肢静脈弁不全 |

**❷一次性ネフローゼ症候群**（⇨967 頁）（微小変化型ネフローゼ症候群や膜性腎症など）

● 全身の浮腫：顔面や眼瞼浮腫が強く出る傾向にあり，PRT が 40 秒以下である fast edema を呈することが多い。

● 大量蛋白尿（3.5 g/日または 3.5 g/gCr 以上）かつ低アルブミン血症（3.0 g/dL 以下）。

● 脂質異常症の合併も診断の参考になる。

**❸肝性浮腫**

● 腹水貯留・黄疸・肝脾腫・手掌紅斑・くも状血管腫・女性化乳房・ばち指。

● 検査所見：汎血球減少・低アルブミン血症・凝固系・線維化マーカーの異常など。

● 画像検査所見：超音波検査・CT などで肝形態の変化・脾腫・腹水など。

**❷局所性浮腫**

**❶深部静脈血栓症**（⇨859 頁）

● 特異的な所見として，圧痛・下肢全体の腫脹・腓腹部周囲径の左右差（3 cm 超）・圧痕性浮腫・表在部の側副静脈があり，これらが 3 つ以上存在してほかに可能性の高い診断がない場合に深部静脈血栓症の可能性が高い。

● Homans 徴候（下肢遠位部の深部静脈血栓症の場合に，膝関節を伸展した状態で足関節を背屈することで誘発される腓腹部の不快感）がみられることもある。

● 血液検査で線溶系の亢進，静脈超音波検査などの画像検査で静脈血栓がみられる。

**❷蜂窩織炎**

● 境界不明瞭で広範囲に固い浸潤・発赤・腫脹をきたす。

● 外傷や足壊疽，足白癬などの病原体の侵入経路となる病変があると診断の助けになる。

**❸血管性浮腫**（⇨1157 頁）

● 皮膚粘膜の限局した範囲に突然出現する脂肪組織レベルの深在性浮腫であり，眼瞼・頬部・口唇に好発する。

● 非遺伝性の原因として薬剤が重要であり，NSAIDs（アスピリン，インドメタシンなど）やアンジオテンシン変換酵素（ACE）阻害薬，ペニシリン，経口避妊薬などがあげられる。

● 遺伝性血管性浮腫は C1-INH 活性の先天的あるいは後天的な欠損で生じる。局所が変形するほどに腫脹し，繰り返すという特徴がある。

## どうしても診断のつかないとき試みること

**❶**原疾患が明らかにならない場合，浮腫のコントロールとしては弾性ストッキングや弾性包帯を試みてもよい。本来は下肢静脈弁不全に対して，あるいは深部静脈血栓症のケアや予防に用いられるが，これら以外の条件であっても有効であることがある。

**❷**浮腫を呈する症例の多くでは細胞外液量が過剰な状態であるため，利尿薬を少量から用いることも考えられる。ただし，循環血液量が少ない状態などでは腎機能悪化をきたすリスクがあるため，慎重なモニタリングが必要である。

# リンパ節腫大（1）
## 非感染症を中心に
### Non-Infectious Lymphadenopathy

伊豆津 宏二　国立がん研究センター中央病院・
　　　　　　　血液腫瘍科長（東京）

## 診断のチェックポイント

### 定義

❶リンパ節が異常に腫大した状態を指す。

❷長径が 1〜2 cm 以上の場合に異常な腫大とみなされることが多い。

❸腫大リンパ節が 1 個の場合や，複数個でも 1 領域〜連続する 2 領域に留まる場合は限局性，それを超えて複数領域にわたる場合は全身性リンパ節腫大とよぶ。

### 1 病歴

❶いつリンパ節腫大に気づいたか：数週間の経過で大きくなっている場合，検査を急ぐ必要がある。数年前からある場合でも，悪性リンパ腫の可能性は否定できない。

❷疼痛や全身症状の有無：疼痛を伴う場合には感染症などの原因が多いが，亜急性リンパ節炎では発熱と圧痛を伴うリンパ節腫大が特徴的。

❸悪性腫瘍や自己免疫性疾患の既往，服薬歴（→悪性腫瘍のリンパ節転移，薬剤と関連したリンパ節腫大：抗けいれん薬のフェニトインによるリンパ節炎や，関節リウマチに対するメトトレキサートなどの免疫抑制薬に関連したリンパ増殖性疾患に注意）。

### 2 身体所見

❶腫大リンパ節の性状（硬さ，圧痛・周囲への固定の有無）。

❷他の領域のリンパ節腫大や肝脾腫の有無。

❸局所リンパ節腫大の場合，病変の上流に炎症または腫瘍を示唆する所見がないか。

### 3 検査

❶画像検査：造影 CT で腫大リンパ節の分布，大きさ，腫大リンパ節による圧迫症状（水腎症など）の有無，肝脾腫の有無などを評価する。

❷血液検査

● 乳酸脱水素酵素（LDH），可溶性 IL-2 受容体：悪性リンパ腫で高値となることがあるが，感度，特異度とも低い。

● 血算・白血球分画：骨髄浸潤や脾腫を伴う悪性リンパ腫で貧血・血小板減少など。異常リンパ

| 表1 | リンパ節腫大を起こす主な原因（感染症以外） |
|---|---|

**1. 悪性腫瘍**
　・造血器腫瘍（悪性リンパ腫，急性白血病など）
　・固形癌のリンパ節転移
**2. リンパ増殖性疾患**
　・Castleman 症候群
　・POEMS 症候群
**3. 自己免疫性疾患**
　・全身性エリテマトーデス
　・関節リウマチ
　・成人 Still 病
　・サルコイドーシス
**4. その他**
　・亜急性壊死性リンパ節炎
　・薬剤性リンパ節症
　・皮膚病性リンパ節症
　・アミロイドーシス

球増加は悪性リンパ腫の白血化，伝染性単核球症など。

❸リンパ節穿刺吸引細胞診（FNA：fine needle aspiration）：頭頸部癌，消化器癌の転移はこれにより診断できることもあるが，悪性リンパ腫の診断・除外には不十分。

❹リンパ節生検：悪性リンパ腫を疑う場合，最も重要な検査となる。

## 原因疾患と頻度

リンパ節腫大の主な原因疾患のうち，感染症以外の主なものを表 1 に示す。頻度は医療機関の性質や診療科により大きく異なる。

## 重要疾患の鑑別のポイント

### 1 悪性リンパ腫

❶限局性または全身性リンパ節腫大。進行速度はさまざま。

❷弾性硬，可動性良好。

❸ LDH 高値，可溶性 IL-2 受容体高値（一部の患者）。リンパ節生検で診断。

### 2 固形癌のリンパ節転移

❶限局性または全身性リンパ節腫大。病歴上，固形癌の既往・合併がないこともある。

❷硬く，周囲に固定する傾向のあるリンパ節腫大。

❸ FNA により診断可能。

### 3 亜急性壊死性リンパ節炎

❶若年の女性に多い，発熱。

❷圧痛を伴うリンパ節腫大。

❸白血球減少，LD 高値。

## どうしても診断のつかないとき試みること

**1** 生検をしても診断困難な場合：臨床的に悪性リンパ腫の可能性が高いが，病理診断で悪性リンパ腫の診断や病型診断に至らない場合には，既存標本から作製した未染色プレパラートを使って血液病理医の意見を求めることが有用な場合がある。

**2** 生検が困難な場合：場所や大きさなどから生検が困難な場合，大きくなって生検が可能となるまで経過観察とする。または，画像ガイド下の生検を検討する。

# リンパ節腫大（2）感染症を中心に
Infectious Lymphadenopathy

猪狩 英俊　千葉大学医学部附属病院教授・感染症内科

## 緊急処置

　リンパ節腫大に伴う物理的圧迫による症状に対しては緊急対応が必要。気道閉塞，尿管圧迫による腎後性腎不全，神経圧迫による症状などが該当する。

## 診断のチェックポイント

❶発熱などの感染症を疑う症状を確認する。
❷微生物が侵入する門戸と関連する局所性のリンパ節腫大であるか，全身性のものかを整理する。
❸腫大するリンパ節の分布，サイズ，可動性，自発痛・圧痛を記録する。
❹臨床経過を時系列で記録する。
❺生活環境（微生物との接点に注目して），免疫状態について確認する。

### 定義

❶正常リンパ節は通常 1 cm 未満である。これを超える場合リンパ節腫大と考える。2 cm を超える場合には悪性腫瘍を考慮する（鼠径リンパ節は 1.5 cm までは正常）。
❷1 つの領域に限定する場合は局所性，異なる領域に分布したり，両側性に分布したり，後頸部・滑車上リンパ節をみた場合は全身性と考える（滑車上リンパ節は手や前腕に炎症をきたす原因がなければ全身性リンパ節腫脹を反映しているとされる）。

### 1 病歴（表 1）

❶感染症などと関連する徴候や症状。

**表1** リンパ節腫大に関連する問診・鑑別のポイント（感染症を中心に）

**1. 年齢**
① 小児：化膿性細菌（黄色ブドウ球菌，レンサ球菌），急性発疹性ウイルス疾患（麻疹，風疹）
② 若年者：伝染性単核球症，サルコイドーシス，菊池病
③ 50歳以上：結核，クリプトコックス症，サルコイドーシス，悪性疾患

**2. 随伴症状**
① 発熱，発熱を伴う場合
② 倦怠感，体重減少，寝汗，食欲不振，関節痛，筋肉痛などを伴う場合
③ 発疹を伴う場合：風疹，麻疹，急性 HIV 感染，第 2 期梅毒，デング熱，薬疹など
④ 感冒様症状（咽頭痛，咳嗽）

**3. 感染の原因となる契機や病原体への曝露歴**
① 所属リンパ節と関連する身体部位
② ペットや家畜動物などとの接触歴：ネコひっかき病，パスツレラ症，トキソプラズマ症，ブルセラ症，ペスト
③ 野外活動歴やダニ咬傷歴：リケッチア症，レプトスピラ症，ライム病など
④ 好発地域への渡航歴：野兎病，ペスト，腸チフス，デング熱，マラリア，ヒストプラズマ症，コクシジオイデス症，リーシュマニア症，フィラリア症，トリパノソーマ症など
⑤ 性行動歴：HIV 感染症，性器ヘルペス感染症，B 型肝炎，梅毒など
⑥ 調理不十分な動物食材：ブルセラ症，トキソプラズマ症など
⑦ 家族歴：レンサ球菌性咽頭炎，結核など
⑧ 免疫不全となる基礎疾患：移植後リンパ増殖性疾患，Castleman 病，リステリア症，慢性肉芽腫症など

❷リンパ節腫大部位と性状変化：局在性か全身性か，痛みや大きさの変化。
❸感染症に関連する臨床経過：発熱，全身倦怠感，頭痛，関節痛，体重減少など。
❹既往歴：特に免疫抑制に関連するもの。
❺生活歴：渡航歴，性活動歴，食習慣，動物などとの接触歴。
❻職業歴。
❼現在罹患している疾患と服薬歴。

### 2 身体所見

❶バイタルサイン：血圧，体温，脈拍数，身長，体重，呼吸数，SpO_2 などは基本的情報である。感染症は敗血症に至ることもあり，qSOFA スコアなども利用する。
❷リンパ節の分布（局在性・全身性），性状（サイズ，可動性，硬さ，自発痛・圧痛の有無）を記録する（表2）。
❸局在リンパ節と関連する臓器・身体部位の診察。

**表2** リンパ節の性状の評価

リンパ節の性状：急性感染症によるリンパ節腫大は通常軟らかく，可動性を有し，圧痛を有することが多い。
① 皮膚の熱感や発赤はあるか：化膿菌（黄色ブドウ球菌，レンサ球菌）などによる急性炎症
② 波動性はあるか：化膿性細菌，抗酸菌感染症，ネコひっかき病，野兎病など
③ 癒合性はあるか：結核，HIV 感染症，サルコイドーシス，悪性リンパ腫など

**表3** 感染性疾患に伴うリンパ節腫大を鑑別するためのスクリーニング検査（必要に応じて実施）

1. **末梢血液検査**
   ① 白血球数と分画（末梢血異型リンパ球の出現：EB ウイルス，サイトメガロウイルス，HIV などのウイルス感染症，結核，トキソプラズマなど）
   ② 血小板数減少：EB ウイルス，サイトメガロウイルス，HIV などのウイルス感染症，リケッチア感染症など
2. **生化学検査**
   肝トランスアミナーゼ上昇：EB ウイルス，サイトメガロウイルス，HIV などのウイルス感染症
3. **免疫血清学的検査**
   ① CRP
   ② 原因として疑われる病原体関連検査（ASLO，梅毒血清検査，ウイルス抗体検査：EB ウイルス，HIV，梅毒，肝炎ウイルスなど）
   ③ 結核が疑われる場合は：インターフェロンγ遊離試験
4. **画像診断**
   ① 胸部や腹部の単純 X 線撮影など（リンパ節腫脹の原疾患の探索）
   ② リンパ節腫大の程度や局在感染の診断には CT が有用
5. **原発感染巣の塗抹・培養検査**
   リンパ節が化膿巣を伴う場合，Gram 染色，Ziehl-Neelsen 染色，通常および抗酸菌培養

- 全身性リンパ節腫大：HIV 感染症，伝染性単核球症，B 型肝炎，粟粒結核，第 2 期梅毒，トキソプラズマ症。
- 耳介前リンパ節，後頸部リンパ節：皮膚感染，風疹，結核，伝染性単核球症。
- 顎下リンパ節，前頸部リンパ節：急性上気道感染症，歯周炎，結核，トキソプラズマ症，サイトメガロウイルス（CMV）感染症，伝染性単核球症。
- 腋窩リンパ節，肘窩リンパ節：上肢皮膚感染症（ネコひっかき病など）。
- 鼠径リンパ節：性感染症，下肢皮膚感染症。

### ③ 検査（表3）

**❶ 白血球数と分画**
- 好中球増多は細菌感染症，異型リンパ球は伝染性単核球症，CMV 感染症，急性 HIV 感染症，その他のウイルス感染症を疑う。
- 血小板減少はウイルス感染症や播種性血管内凝固症候群（DIC）を疑う。

**❷ 血液生化学**
- CRP は感染症による炎症の程度を評価する。
- PCT（プロカルシトニン）は細菌性敗血症や重症度を評価する。
- AST・ALT 高値は伝染性単核球症，CMV 症，その他のウイルス感染症を考える。
- 乳酸脱水素酵素（LD）が高い場合は，悪性腫瘍などを検討する。

**❸ 血液特異検査**：Epstein-Barr ウイルス（EBV）関連検査，CMV 関連検査，HIV（抗体，PCR），梅毒（RPR，TPHA），結核（QFT，T-SPOT），トキソプラズマ抗体など，病歴から疑った感染症の診断確定や補助を目的に提出する。

**❹** 病原微生物を確定させるために，細菌・抗酸菌・真菌検査を行う。関連感染巣やリンパ節針吸引生検検体などを提出する。

**❺ 画像検査**：胸部 X 線，病変部 CT。

## 原因疾患と頻度（表4）

多くは良性の疾患である。自然経過で改善する場合がある。

### １ 細菌感染症
**❶** 成人では体表や咽喉頭の細菌感染に続発してリンパ節が腫大する場合が多い。
**❷** 近年梅毒が増加傾向にあり，鼠径部・頸部リンパ節腫大では鑑別を要する。

### ２ ウイルス感染症
**❶** 伝染性単核球症は，EBV の初感染で発症する。
**❷** 若年者に多く，上気道炎症状（発熱，咽頭痛）で発症する。扁桃腫大や脾腫を認めることも多い。
**❸** 血液検査上，異型リンパ球や軽度〜中等度の肝機能障害を呈する。CMV，単純ヘルペスウイルス（HSV-1・2），HIV などの急性感染でも同様の病態を呈する。
**❹** 風疹は耳介後部，後頭部，頸部のリンパ節腫大を呈することが多い。

### ３ 結核・非結核性抗酸菌症
**❶** 粟粒結核で全身症状とともに複数リンパ節腫大を呈することがある。
**❷** 非結核性抗酸菌が原因のこともある（特に免疫不全がある場合）。
**❸** リンパ節生検により診断を確定する。

**表4　リンパ節腫大をきたす主疾患（腫瘍以外）**

1. **細菌感染症**
   ①局在性
   - レンサ球菌（A群溶血性レンサ球菌など）感染症
   - 梅毒（第1期）
   - ネコひっかき病
   - ライム病
   ②全身性
   - チフス
   - 第2期梅毒
   - ブルセラ症
   - レプトスピラ症
   - 鼠径リンパ肉芽腫
2. **ウイルス感染症**
   - 伝染性単核球症（EBウイルス）
   - サイトメガロウイルス（CMV）感染症
   - HIV感染（急性期）
   - ムンプス
   - 麻疹
   - 風疹
   - 急性B型肝炎
   - デング熱
3. **抗酸菌**
   - 結核
   - 非結核性抗酸菌症
4. **リケッチア**
   - つつが虫病
   - 日本紅斑熱
5. **真菌**
   - 播種性クリプトコックス症
   - ヒストプラズマ症
   - コクシジオイデス症
6. **原虫・寄生虫**
   - トキソプラズマ症
   - フィラリア症
   - リーシュマニア症
7. **感染症以外**
   - 反応性
     自己免疫疾患：全身性エリテマトーデス，関節リウマチ，Sjögren症候群
     その他：サルコイドーシス，血清病，薬剤性リンパ節症，亜急性壊死性リンパ節炎
   - 脂質代謝異常：Gaucher病，Niemann-Pick病
   - 内分泌疾患：甲状腺機能亢進症，原発性副腎不全
   - 全身性IgG4関連疾患

**4 寄生虫・真菌感染症**

❶トキソプラズマ（*Toxoplasma gondii*）は加熱不十分な食肉やネコの糞便から感染する。多くは不顕性感染である。

❷コクシジオイデス症，ヒストプラズマ症は強毒性の輸入感染症とされるが，国内発症例もある。

### 重要疾患の鑑別のポイント

❶実際の診療では，悪性腫瘍を除外することである。診断を保留する場合にも，悪性腫瘍の可能性を意識することである。

❷難解な症例では，可溶性IL-2受容体，腫瘍マーカーなどの測定も同時に行う。また，経時的に追跡する。

### どうしても診断のつかないとき試みること

❶リンパ節腫大が4週間以上続く場合は，生検を検討する。

❷薬剤性や免疫に起因する疾患も鑑別にあげる。

### 帰してはならない患者・帰してもよい患者

リンパ節腫大によって，以下のような臓器障害が予想される場合は精査加療が必要である。

❶頸部縦隔リンパ節腫大と気管圧迫。

❷腹部リンパ節腫大と消化管や尿管の閉塞。

❸神経に伴走するリンパ節による神経症状。

（執筆協力：吉川　寛　千葉大学医学部附属病院特任助教・総合医療教育研修センター）

# 発疹症—感染症を中心に
## Skin Rashes due to Infection

今福　信一　福岡大学教授・皮膚科学

### 緊急処置

❶重症感のある全身症状（発熱，倦怠感，リンパ節腫脹）を伴い，びまん性の紅斑，結膜・口腔粘膜にびらん，潰瘍がみられる場合は重症の発疹症として入院，ステロイドパルス療法が可能な皮膚科施設へ送る。

❷発熱と下肢，陰部に痛みを伴う紫斑がみられる場合，重症軟部組織感染症が考えられるので，手術可能な皮膚科施設へ送る。

### 診断のチェックポイント

**■定義**

❶一般に，赤い丘疹が多発している状態を発疹

（eruption：erupt は火山などが噴火するの意）とよび，さらに発疹（紅色の丘疹およびまたは紅斑）がびまん性に多発している状態を発疹症（rash）とよぶ。

❷急性の発疹症はさまざまな原因で生じる。多くはウイルスまたは細菌感染症で，また薬剤を使用すると生じる場合，薬剤そのものによる場合もある。しかし，急性の発疹症の場合，感染症か薬剤かの原因の同定よりもまず重症度を適切に判断することが重要となる。

■1 病歴：病歴では急性であるか，発熱などの全身症状とともに生じているか，原因となる接触があったかなどを把握する。

❶急性か・再発性か・季節性か：発疹症の多くは急性で初感染の場合が多い。再発する病歴があれば，再帰感染や周期性の疾患を疑う。周囲の感染症の流行情報も重要となる。また，マダニ，ツツガムシにより媒介される疾患もあるので，山野に行ったかの病歴も重要となる。

❷薬歴の確認：薬剤は感染症様の症状に対して使用される場合が多いが，薬疹の可能性もあるので把握しておく。基礎疾患とそれに対する投薬も確認しておく。

■2 身体所見

❶全身症状があるか（発熱，倦怠感，リンパ節腫脹）。

❷発疹は左右対称か・粘膜疹があるか・刺し口があるか：左右対称な場合は全身的な感染症，特にウイルスの初感染を考える。粘膜疹がある場合は重症と考える。皮疹が片側性，限局性の場合には局所の感染症を考える。ツツガムシは刺し口を残すことがあり，マダニは虫体が残っている場合もある。

■3 検査

❶ウイルス感染症を疑う場合は，各種ウイルスの抗体価の上昇をみる。初感染を疑う場合は特異的IgM 抗体価を測定する。IgM 抗体は低値陽性の場合，非特異的なことも多いので注意が必要である。

❷一般的な血液学的検査，生化学的検査でも感染症は推定される。ウイルス感染症では白血球数や血小板数の減少，γ グロブリン上昇などがみられやすい。細菌感染症では CRP の上昇，好中球の増加がみられやすい。

❸皮疹の病理検査は信頼性があるが，結果には時間がかかる。できる限り早期に，その時点で最も

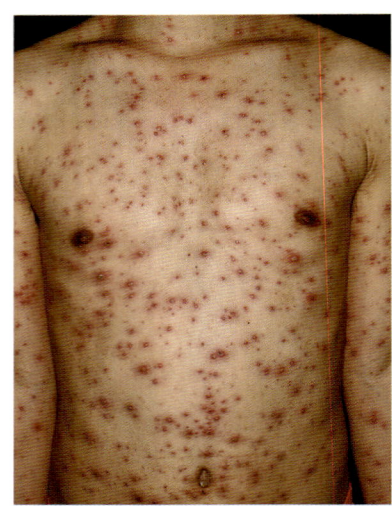

**図1** 成人水痘

典型的な病変から生検しておくことが後々重要になる。ただし，生検は薬疹と感染症の鑑別が必ずしもできるわけではない。

### 原因疾患と頻度

感染症は流行情報が重要で，国立感染症研究所の週報などが参考となる。また，輸入感染症の場合は注意報が出る場合もある。

### 重要疾患の鑑別のポイント

**1 麻疹**（⇨1243 頁）

❶二峰性の発熱，頬粘膜の白色の Koplik 斑に続いて全身に網状の紅斑がみられる。

❷麻疹は現在日本では排除の状態であり，海外からの輸入感染がごく少数あるのみなので，病歴に注意する。

❸確定診断は麻疹 IgM 抗体が明確に陽性。

**2 風疹**（⇨1244 頁）

❶結膜の充血，口蓋の点状出血，耳後部リンパ節腫脹が特徴的。

❷妊婦の感染は先天性風疹症候群の原因になる。

**3 水痘**（⇨1270 頁）（図1）

❶発熱後に浮腫状の小紅斑が多発し，その中に中心臍窩を伴う単調な水疱がみられる。

❷2014 年以後は 1 歳時に水痘ワクチンの定期接種が開始され，流行はまれである。

❸ワクチン後の自然水痘は一般に軽症。成人では高熱，多数の皮疹が出て重症となる。

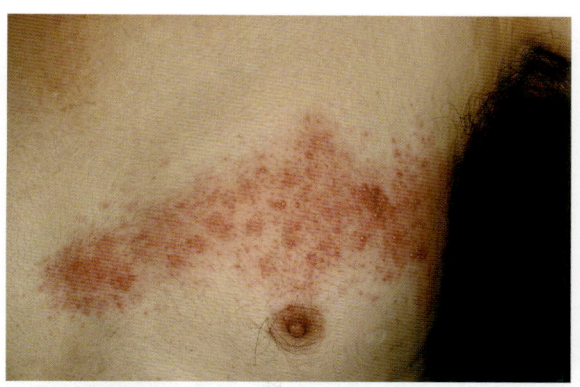
図2 帯状疱疹

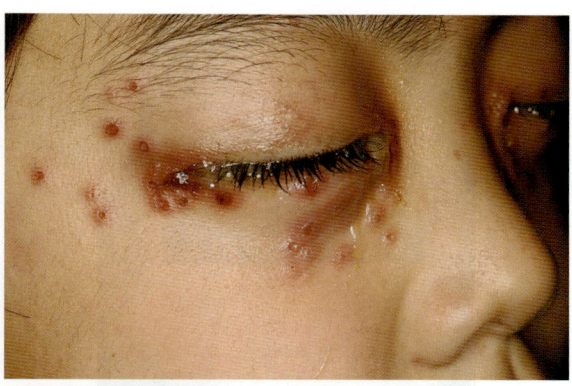
図3 顔面ヘルペス

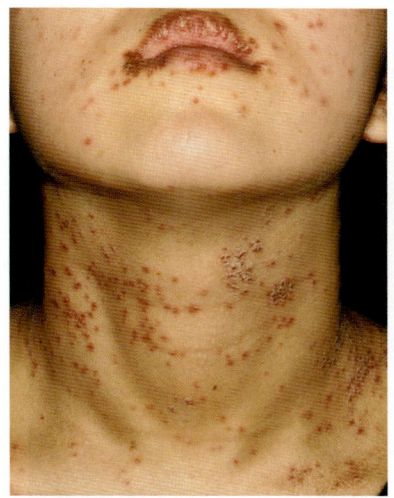
図4 手足口病

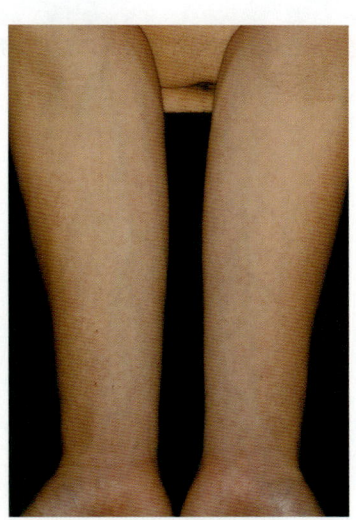
図5 成人伝染性紅斑の網状紅斑

**4 帯状疱疹**（⇨ 1518 頁）**（図2）**

❶片側性の痛みとともに神経支配域に一致した浮腫状の紅斑，水疱がみられる。

❷水疱はしばしば融合して大型化，血疱化する。

**5 単純ヘルペス**（⇨ 1518 頁）**（口唇，性器，カポジ水痘様発疹症）（図3）**

❶中心臍窩を伴う単調な丘疹が集簇して出現する。再発性の場合は，口唇や性器での出現時にピリピリとした痛みを自覚する場合が多い。

❷カポジ水痘様発疹症はアトピー性皮膚炎や免疫抑制患者にみられる播種状のヘルペスである。

**6 手足口病（図4）**

❶主に小児の口囲，手，足，膝，殿部に軟らかい平坦な小水疱が多発する。

❷コクサッキーウイルスの感染で，発熱，咽頭痛などを伴い夏に流行する夏風邪症候群の一部。

❸成人に生じると，多形滲出性紅斑と鑑別できないような臨床，病理像を取る場合もある。

**7 伝染性紅斑**（⇨ 1271 頁）**（図5）**

❶いわゆるりんご病。小児では両頬に平手打ち様とよばれる紅斑が出現する。成人では顔面よりも四肢にレース状の紅斑がみられる場合が多い。

❷パルボウイルス B19-IgM で診断を確定する。

**8 伝染性単核球症**（⇨ 1241 頁）**（図6）**

❶EB ウイルスの初感染で，発熱，ボール状の扁桃腫大とともにペニシリン投与で非特異的なびまん性の紅斑を呈する場合がある（ペニシリン疹）。

❷末梢血のリンパ球増多，異型リンパ球，EBV-VCA-IgM 上昇などで診断する。

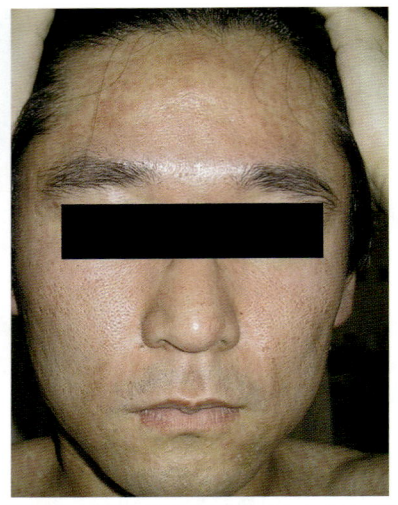

図6 伝染性単核球症のペニシリン疹

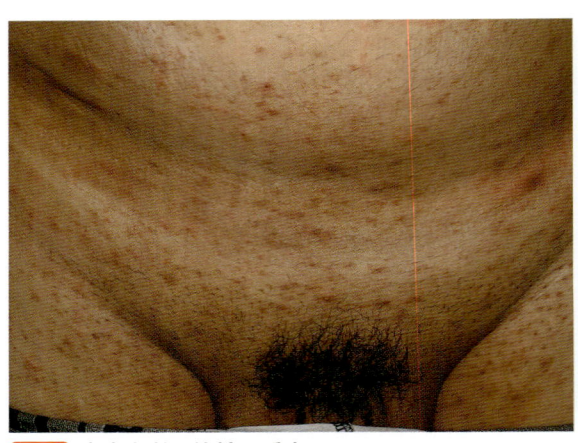

図7 疥癬患者の体幹の丘疹

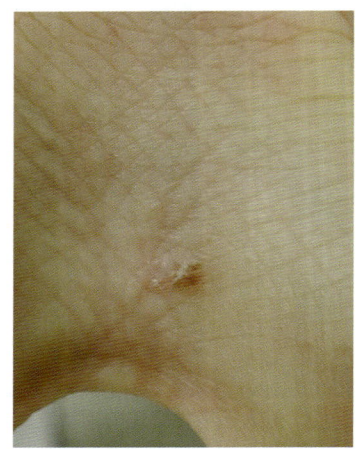

図8 疥癬：指間の痂皮（疥癬トンネル）

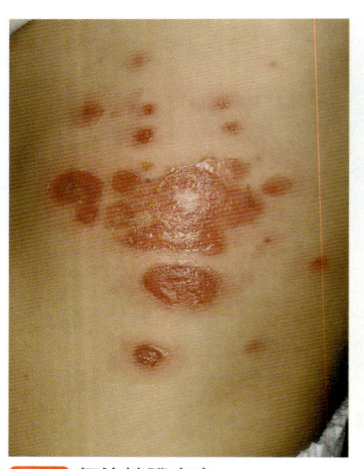

図9 伝染性膿痂疹

**⑨疥癬**（⇨ 1532 頁）（図 7，8）

❶掌蹠のかさぶた（痂皮），陰部の丘疹，その他全身に紅色丘疹がみられる場合がある。掌蹠では著しい角化を伴う場合がある。

❷痂皮の鏡検で病原体のヒゼンダニを確認する。

**⑩伝染性膿痂疹**（⇨ 1520 頁）（図 9）

❶大小の痂皮，水疱が急性〜亜急性に生じる。

❷塗抹培養検査で黄色ブドウ球菌またはレンサ球菌が陽性。

**⑪蜂窩織炎・丹毒**（図 10）

❶真皮，リンパ管でのレンサ球菌または黄色ブドウ球菌の感染症。

❷一般に片側性で下腿，顔面，リンパ節郭清後の四肢に多い。

**⑫梅毒**（⇨ 1530 頁）（図 11，12）

❶男性は性交渉後 3 週間程度で第 1 期の亀頭部の潰瘍（硬性下疳）がみられ，同時に鼠径リンパ節も痛みを伴わずに腫脹する（無痛性横痃）。治療をしないと第 2 期疹として全身のバラ疹，掌蹠の乾癬様皮疹，梅毒性脱毛などがみられる。

❷女性は下疳が子宮腟部などにできやすく，第 1 期が不明の場合が多く，第 2 期疹で発見されやすい。

❸診断は血清学的に TPLA と RPR の上昇で確定する。病理組織上でも抗トレポネーマ抗体で病原体を証明できる。

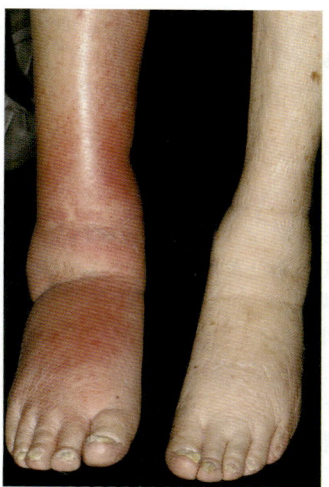

**図10** 蜂窩織炎

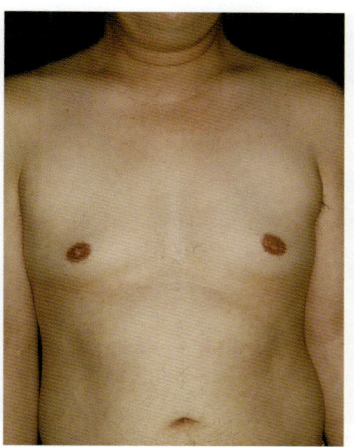

**図11** 梅毒のバラ疹

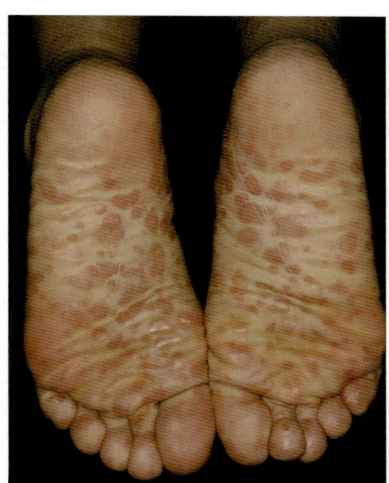

**図12** 梅毒の足底病変（梅毒性乾癬）

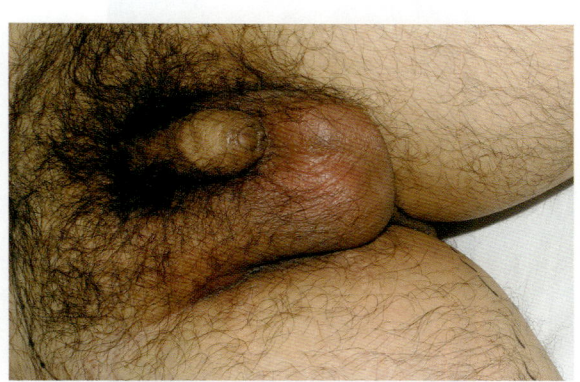

**図13** 壊死性筋膜炎（Fournier 壊疽）

**13 壊死性筋膜炎（図13）**

❶重症軟部組織感染症で，主に下肢，または陰部に強い痛みを伴う紫斑が出現する。筋膜に膿瘍が生じるため，それより表面の皮膚に壊死が生じるので，触診すると熱感よりも冷感を感じる場合が多い。紫斑はしばしば血疱化する。

❷原因として敗血症からの菌の着床が多い。

❸MRI，または切開した膿瘍の塗抹，培養で診断を確定する。

❹救急疾患で，壊死部の切開，デブリードマンが必要となる。

**14 ガス壊疽**（⇨433頁）

❶嫌気性のガス産生菌の皮下への感染で，皮下気腫を生じる。片側性の下肢の発赤，腫脹，紫斑がみられ，同部に触診上，握雪感とよばれる独特の感覚が得られる。X線写真で軟部に空気像（free air）がみられる。

❷かつては Clostridium 属菌の感染によったが，現在は糖尿病などの基礎疾患をもつ患者に，弱毒菌の混合感染という形でみられる場合がほとんどである。

**15 体部白癬**（⇨1525頁）（図14）

❶亜急性に環状の紅斑が遠心性に拡大する。ステロイド外用により悪化している場合が多い。

❷真菌鏡検で確認する。

**16 皮膚・粘膜カンジダ症**（⇨1527頁）（図15）

❶白色〜黄色の粒のそろった膿疱が集簇して出現

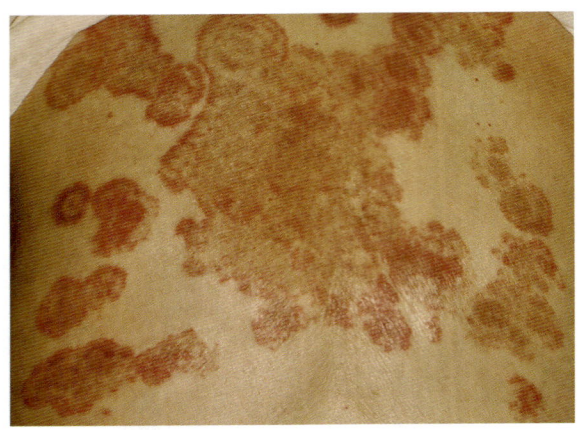

**図14** 体部白癬

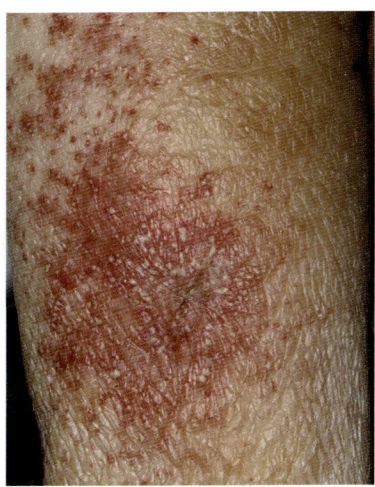

**図15** 皮膚カンジダ症

する。

❷ステロイド内服など何らかの免疫抑制をしている患者に多く，ステロイド外用の誤用も多い。

❸真菌鏡検で確認する。

---

# 成人の紫斑・出血傾向

Purpura and Bleeding Tendency in Adults

柏木 浩和　大阪大学大学院招へい教授・血液・腫瘍内科学

## ▌緊急処置

❶局所的出血か全身的出血か判断し，局所的出血の

場合は，圧迫止血などの局所的止血法を試みる。

❷大量出血の場合は，ルートを確保し，急速輸液・輸血により循環動態の維持に努める。

## ▌診断のチェックポイント

❶紫斑・出血傾向は，1）血小板の異常（血小板減少，機能異常），2）凝固系の異常，3）線溶系の異常，4）血管壁の異常のいずれか，あるいは複数の異常が関与することにより生じる（日内会誌109：1340-1346，2020）。

❷成人においては特に併存疾患や薬剤の影響を受ける場合が多く，丁寧な病歴聴取が重要である。

❸検査結果はもちろんであるが，身体所見も出血症状の原因および緊急処置の必要性を考慮するうえで非常に重要である（図1）。

### ▌定義

❶「紫斑」は皮膚組織内の出血により生じた紫紅色，暗紫褐色の斑点である。紅斑や毛細血管拡張，血管腫などと異なり，圧迫により消退しない。

❷紫斑はその大きさにより，以下のように分類される（日血栓止血会誌18：559-562，2007）。

- 点状出血（petechiae）：1～5 mm。
- 斑状出血（ecchymosis）：数 cm 以内。
- びまん性出血（suggillation）：面積の比較的大きな出血。

❸「出血傾向」は，些細な刺激で出血しやすい（易出血性），あるいは出血が止まりにくい（止血困難）状況を指す。しかし出血傾向の明確な定義はなく，本人が自覚していない場合も多い一方で，病的かどうかの判断が難しい場合も多い。国際血栓止血学会/標準化委員会（ISTH/SSC）出血スコアなどが出血傾向評価の参考になる。

### ▌病歴

❶出血症状の発現時期を確認する。幼小児期からの出現は遺伝性疾患を疑う。ただし軽症例では術前検査，術後止血困難や過多月経および鉄欠乏性貧血から，成人になって遺伝性疾患が見つかる場合もある。また出血症状発症前の感染症既往やCOVID-19ワクチンを含め，ワクチン接種歴に注意する。

❷肝疾患，自己免疫疾患，感染症などの併存疾患の有無に注意する。抗血小板・抗凝固薬をはじめ，薬剤使用歴には特に注意が必要である。

❸出血傾向や血小板減少の家族歴を確認する。

### ▌身体所見

❶紫斑の性状をよく観察する。

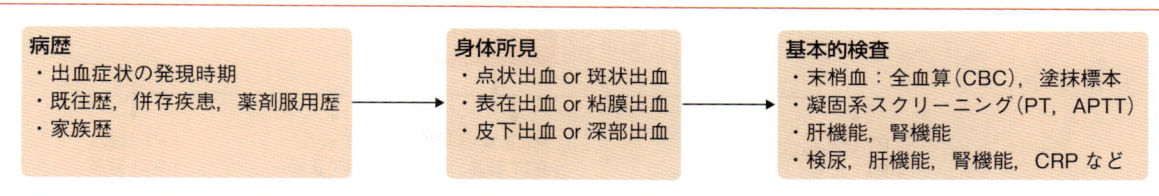

**図1** 紫斑・出血傾向患者の診断におけるポイント

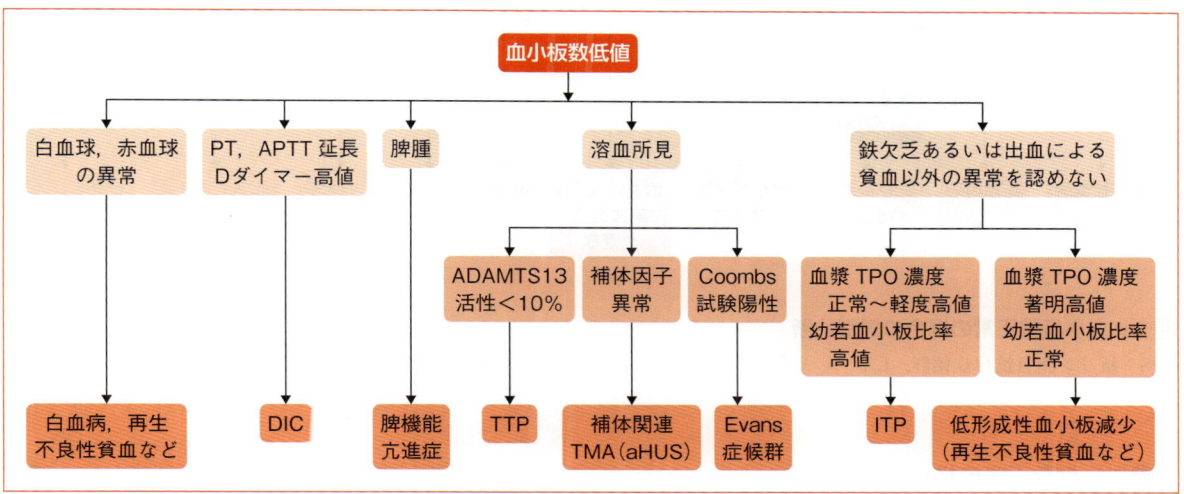

**図2** 血小板数低値の場合の鑑別診断

aHUS：非典型溶血性尿毒症症候群，DIC：播種性血管内凝固症候群，ITP：免疫性血小板減少症，TTP：血栓性血小板減少性紫斑病，TMA：血栓性微小血管障害症，TPO：トロンボポエチン。

● 点状〜小斑状出血は，血小板減少例で認めることが多い。アレルギー性紫斑病（Henoch-Schönlein 紫斑病，IgA 血管炎）では左右対称のやや隆起した点状出血を殿部〜下肢に認める。

● 斑状出血は，凝固系の異常で認める場合が多い。

❷重篤な血小板減少（1 万/$\mu$L 以下）をきたしている場合は，紫斑だけでなく，口腔内出血，舌血腫，尿路系出血，消化管出血などの粘膜出血を認める場合が多い。

❸関節内出血，筋肉内出血などの深部出血は血友病などの凝固系異常で生じることが多い。

❹前骨髄球性白血病などの線溶系が亢進した播種性血管内凝固症候群（DIC）においては，特に出血症状が顕著となる。

**❸ 検査**

❶基本検査

● 全血算（CBC）および末梢血塗抹標本：血小板数，貧血の程度，白血球数/分類・形態異常の有無を確認する。

● 凝固検査：PT，APTT を測定し，凝固因子異常の有無を確認する。

❷血小板数低値の場合（図2）

● 血小板減少は，1）産生障害，2）消費・破壊亢進，3）分布異常，4）喪失または希釈，のいずれかが原因で生じる。

● 血小板のみの異常の場合は，通常 3〜5 万/$\mu$L 以下で皮下出血が出現する。1 万/$\mu$L 以下の重篤な血小板減少では，口腔内出血などの粘膜出血や脳出血をはじめ臓器出血の頻度が増加する。

● 溶血所見（貧血，ハプトグロビン低値，LD 高値）および破砕赤血球の有無に注意する。

● 血小板減少および出血あるいは鉄欠乏に伴う貧血以外に異常を認めない場合は，血漿トロンボポエチン濃度および幼若血小板比率（IPF%）測定を考慮する。

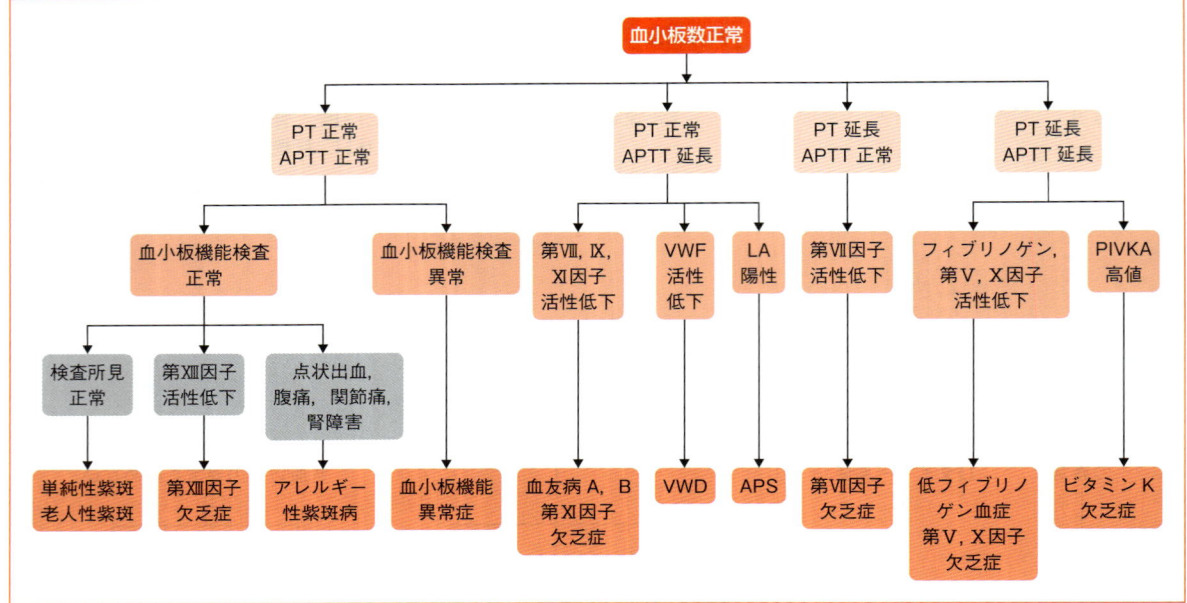

**図3** 血小板数正常の場合の鑑別診断

APS：抗リン脂質抗体症候群，LA：ループスアンチコアグラント，VWD：von Willebrand 病，VWF：von Willebrand 因子。

❸血小板数正常の場合（図3）

● PT あるいは APTT 延長を認める場合

・PT のみ延長の場合は外因系凝固因子欠乏，APTT のみ延長の場合は内因系凝固因子欠乏，ともに延長している場合は共通系因子欠乏を疑う。凝固因子活性を測定し，特定の凝固因子の欠乏を認めた場合は，正常血漿とのクロスミキシング試験などによりインヒビター（自己抗体）の有無を検討する。

・抗リン脂質抗体症候群においては，PT 正常，APTT 延長となる。血小板減少を認めることがあるが，重篤な血小板減少や出血傾向はまれであり，血栓症の合併が問題となる。

・第XII因子，プレカリクレインおよび高分子キニノゲン欠乏症では著明な APTT 延長（PT 正常）を認めるが，出血症状は示さない。

● PT，APTT 正常の場合

・血小板機能検査で異常を認める場合：出血時間測定は信頼性に乏しく，血小板凝集能検査を行うことが望ましい。血小板凝集能に異常を認め，薬剤性血小板機能異常が否定される場合は専門施設での精査を考慮する。

・第XIII因子活性が低下している場合：先天性あるいは後天性（自己免疫性）第XIII因子欠乏症の可能

性がある。専門施設での精査が望ましい。アレルギー性紫斑病でも第XIII因子活性が低下する場合がある。

・これらの検査で異常がない場合

・単純性紫斑（下腿の点状出血が多く，若年女性に多い），老人性紫斑（斑状出血が多く，高齢になるほど増加）が多い。

・ステロイド使用例ではステロイド紫斑が疑われる。

・下腿に隆起性の点状出血を認める場合はアレルギー性紫斑病を考える。Rumpel-Leede 試験陽性が特徴とされるが，その精度は低い。関節痛，腹痛，腎障害を伴うことがある。

・毛細血管拡張を伴う場合は，遺伝性出血性毛細血管拡張症（Osler 病）を考える。

・マクログロブリン血症，クリオグロブリン血症による血管・血流障害や Behçet 病などに伴う血管炎から紫斑が生じることもある。

## 原因疾患と頻度

成人では薬剤性や合併症に伴うものが多いが，重篤な血液疾患（まれに先天性）による場合があることに注意する。成人で比較的多い一次性免疫性血小板減少症（ITP：immune thrombocytopenia）は，年間 10

万人に2～3人程度の新規発症数である。

**❶血小板減少症**

　**❶血小板産生障害**：急性白血病，骨髄異形成症候群，再生不良性貧血，悪性腫瘍の骨髄浸潤，抗癌薬や放射線による骨髄抑制。

　**❷血小板破壊・消費の亢進**：ITP，血栓性血小板減少性紫斑病（TTP：thrombotic thrombocytopenic purpura），溶血性尿毒症症候群（HUS：hemolytic uremic syndrome），DICなど。

　**❸血小板分布異常**：脾機能亢進症。

　**❹希釈性**：大量の保存血輸血時。

**❷血小板機能異常症**（日血栓止血会誌20：487-494，2009）

　**❶先天性**：血小板膜蛋白欠損症（血小板無力症，Bernard-Soulier症候群），顆粒放出異常症など。

　**❷後天性**：腎不全，肝疾患，体外循環時，薬剤性（アスピリン，クロピドグレル）など。

**❸凝固異常症**

　**❶先天性**：血友病A・B，von Willebrand病，その他の凝固因子欠乏症。

　**❷後天性**：ビタミンK欠乏症，後天性血友病，後天性von Willebrand症候群，後天性第ⅩⅢ因子欠乏症，肝障害，DIC，薬剤性〔ワルファリン，直接経口抗凝固薬（DOAC），ヘパリン〕など。

**❹血管の異常**

　**❶先天性**：Kasabach-Merritt症候群，遺伝性出血性毛細血管拡張症（Osler病）など。

　**❷後天性**：アレルギー性紫斑病，老人性紫斑，単純性紫斑，ステロイド紫斑，アミロイドーシス，クリオグロブリン血症，高γグロブリン血症性紫斑病など。

### 重要疾患の鑑別のポイント

**❶** ITP（⇨1025頁）の診断：基本的には除外診断であるが，血中トロンボポエチン濃度測定と幼若血小板比率が，低形成性血小板減少との鑑別において有用である（臨血64：1245-1257，2023）。骨髄検査はITPの診断には必須の検査ではない。

**❷**血小板減少に溶血所見を合併する場合は，Evans症候群とTTP（⇨1026頁）の可能性を考え，Coombs試験とADAMTS13活性測定を行う。TTPでは血小板輸血は原則禁忌であるため，鑑別が非常に重要である。

**❸**高齢者や自己免疫疾患患者に突然，広範な皮下出血，筋肉内出血を認めた場合は，後天性凝固因子欠乏症，特に後天性血友病（⇨1029頁）や後天性第ⅩⅢ因子欠乏症の可能性を考慮する。インヒビターの有無を迅速に判定するのにクロスミキシング試験が有用である。

**❹**骨髄増殖性腫瘍（本態性血小板血症など）により著明な血小板増加（100万/μL以上）を認める場合に，鼻出血，紫斑などの出血傾向を認める場合がある。von Willebrand因子が血小板に吸着されることによる後天性von Willebrand症候群が主な原因とされる。また，重症大動脈弁狭窄症においてvon Willebrand因子がずり応力により切断され出血傾向をきたす場合がある（Heyde症候群）。

### どうしても診断のつかないとき試みること

**❶**軽度な出血傾向に関しては明確な診断がつかない場合も多い。軽度の皮下出血や局所的な出血の場合は，しばらく経過観察してみる。またvon Willebrand因子のように月経周期やストレスにより変動する場合もあるので，検査を繰り返すことが重要である。

**❷**きわめてまれではあるが，先天性線溶阻止因子活性の低下（α₂プラスミンインヒビター欠乏症，PAI-1欠乏症）により出血傾向をきたす場合がある。これらの因子を測定し，低値であれば専門医と相談する。

### 帰してはならない患者・帰してもよい患者

**❶**止血困難，広範な皮下出血，重篤な臓器出血を認める症例は緊急処置を含めた入院にての精査加療が必要である。

**❷**また血小板減少とともに著明な粘膜出血を認める，高齢者，抗血小板薬や抗凝固薬を内服している場合は，重篤な出血をきたすリスクが高く，入院にて早急に血小板増加をはかる必要がある。

# 小児の紫斑・出血傾向
Purpura and Bleeding Tendency in Childhood

**真部 淳**　北海道大学大学院教授・小児科学

### 緊急処置

　頭蓋内出血を呈する患者が来院した場合には，外科手術の準備をする一方で，血算と凝固系検査を緊急で行う必要がある。血小板減少の有無，凝固異常の有無により，鑑別診断が異なってくる。

### 表1 出血傾向の病態と疾患

| 病態 | | | 疾患 |
|---|---|---|---|
| 血小板数の減少 | 産生低下 | 巨核球数低下 | 急性白血病，再生不良性貧血，悪性腫瘍の骨髄浸潤，抗癌薬使用，放射線照射，無巨核球性血小板減少症，血球貪食症候群，ウイルス感染症 |
| | | 巨核球数増加 or 変化なし | 骨髄異形成症候群，先天性巨大血小板性血小板減少症，Wiskott-Aldrich症候群 |
| | 破壊の亢進 or 分布異常 | | 免疫性血小板減少症，DIC，脾機能亢進症，肝硬変，大量出血，体外循環，SLE，血栓性微小血管症，Kasabach-Merrit現象，母体自己・同種抗体の新生児移行 |
| 血小板機能低下 | 先天性 | | Bernard-Soulier症候群，von Willebrand病（2B型），Glanzmann血小板無力症，血小板顆粒異常症，Wiskott-Aldrich症候群 |
| | 後天性 | | 薬物（アスピリン） |
| 凝固因子 | 先天性 | 産生低下 or 機能低下 | 血友病，von Willebrand病，各種凝固因子欠乏症 |
| | 後天性 | 産生低下 | ビタミンK欠乏性出血傾向，肝不全<br>薬物（ワルファリン，L-アスパラギナーゼ） |
| | | 破壊亢進 | DIC，Kasabach-Merrit現象，一次線溶亢進，凝固因子インヒビター，後天性血友病 |
| | | 機能低下 | 薬物（ヘパリン） |
| 線溶因子 | 活性化亢進 阻害の低下 | | 組織プラスミンアクチベーター過剰症<br>$\alpha_2$-プラスミンインヒビター欠乏症，プラスミンアクチベーターインヒビター1欠乏症 |
| 血管 | 先天性 | | Ehlers-Danlos症候群，Marfan症候群，遺伝性出血性毛細血管拡張症 |
| | 後天性 | | IgA血管炎，壊血病，ANCA関連血管炎 |

❶血小板減少がある場合：血小板輸注を行う。輸注量は，0.4単位/kgあるいは10単位/m²（体表面積）が推奨される。免疫性血小板減少症（ITP：immune thrombocytopenia）以外の疾患では効果がみられることが多い。

❷凝固異常がある場合：先天性疾患を疑って検査を進める。第Ⅷ因子の減少があれば血友病Aであり，第Ⅸ因子の減少があれば血友病Bである。前者は第Ⅷ因子製剤を投与し，後者は第Ⅸ因子製剤を投与したのちに，血腫除去手術を考慮する。

## 診断のチェックポイント

### 定義

❶紫斑：出血によって皮膚組織中に生じる紫色の斑点（出血斑）のことである。

❷出血傾向：血管が破綻すると，血小板・凝固因子・血管内皮細胞が協働して血栓が作られる。出血傾向はこの機序の異常により生じる止血困難な病態である。

● 出血傾向の病態は大きく4つに分かれる。

1)血小板の異常

2)凝固因子の異常

3)線溶因子の異常

4)血管の異常

● 病態とそれを引き起こす疾患を表1に示す。

● 基本的な考え方は成人の場合と同様であるが，小児では先天性・遺伝性疾患が多いことに注意が必要である。予断を持たずに鑑別診断をあげて精査することが肝要である。

❶病歴・身体所見：出血部位が皮膚や粘膜（鼻出血を含む）など，外表に近い場合には血小板異常が疑われる。出血部位が関節内や筋肉内など深部である場合には凝固異常が疑われる。頭蓋内ではどちらかと決めることはできない。

❷検査

❶各疾患の特徴を表1に示す。血算と凝固検査をスクリーニングとして行い，大きな傾向をつかみ，ついで特殊検査を行い，診断を確定する。

❷血小板減少の機序として，産生の低下と破壊の亢進を鑑別することが重要であり，骨髄検査が必要になることがある。

❸凝固機能に関しては，活性化部分トロンボプラスチン時間（APTT）とプロトロンビン時間（PT）をスクリーニングとして検査する。血液凝固反応機序は，内因系（第Ⅻ因子，第Ⅺ因子，第Ⅸ因子，第Ⅷ因子）と外因系（第Ⅶ因子）と共通系（第Ⅹ因子，

**表2** 血液凝固反応に関連する凝固因子

| APTT | PT | 関連する凝固因子 |
|---|---|---|
| 延長 | 正常 | 第Ⅷ因子，第Ⅸ因子，第Ⅺ因子，第Ⅻ因子 プレカリクレイン，高分子キニノーゲン |
| 正常 | 延長 | 第Ⅶ因子 |
| 延長 | 延長 | フィブリノゲン，プロトロンビン，第Ⅴ因子，第Ⅹ因子 |
| 正常 | 正常 | 第ⅩⅢ因子 |

第Ⅴ因子，第Ⅱ因子，フィブリノゲン）からなる（**表2**）。

## 原因疾患と頻度

❶国内の正確な統計はない。

❷日本小児血液がん学会の調査結果によると，2018年の1年間の国内の発症数は，特発性再生不良性貧血が73人，特発性血小板減少性紫斑病（**表1**の免疫性血小板減少症に該当する）が341人と多かったが，他の疾患はきわめてまれであった。そのなかで血友病Aは40人，血友病Bは10人と比較的多かった。なお，多くの先天性疾患は小児慢性特定疾病である。

## 重要疾患の鑑別のポイント

**表1**に示す。上述のように先天性・遺伝性疾患が多いことに留意する。

## どうしても診断のつかないとき試みること

希少疾患が多く，また迅速な診断を要することが多いので，診断が得られにくいと感じたらすみやかにエキスパートにコンサルトするとよい。

## 治療

❶各疾患に適した治療を行う。

❷出血には安静，局所の冷却，圧迫，挙上が原則として必要になる。

❸鼻粘膜焼灼は出血傾向のある鼻出血患者には行わない。

❹口腔内出血にはトロンビン外用薬や抗線溶薬であるトラネキサム酸30 mg/kg静注は有効である。ただし，トラネキサム酸は肉眼的血尿がある場合には禁忌である。

❺出血のある患者の疼痛に対するアスピリン投与は禁忌であり，アセトアミノフェンを用いる。

# 黄疸
Jaundice

**加川 建弘** 東海大学教授・消化器内科

## 緊急処置

❶Charcotの3徴（悪寒を伴った発熱，右上腹部痛，黄疸）やReynoldsの5徴（Charcotの3徴 ＋ ショック，意識障害）を認める場合：急性胆管炎や急性胆嚢炎が疑われる。敗血症や多臓器不全に陥る可能性があるため，抗菌薬を投与し，すみやかに内視鏡的逆行性胆管膵管造影（ERCP：endoscopic retrograde cholangiopancreatography）や経皮経肝胆道ドレナージ（PTCD：percutaneous transhepatic cholangio drainage）による胆管ドレナージを行う。

❷急性肝炎で肝不全が疑われる場合：血漿交換，血液ろ過透析などの人工肝補助療法を行うとともに，肝移植の適応を考慮する。

## 診断のチェックポイント

### ■定義

❶黄疸とは血中ビリルビン濃度が上昇した状態である。黄疸は眼球結膜の黄染，皮膚の黄染，暗褐色尿で気づかれることが多く，理学的所見で最も早く黄疸が顕在化するのは眼球結膜である。

❷眼球結膜の黄染は血中ビリルビン濃度が3 mg/dL以上で顕在化し，それ以下ではわからないことが多い。また，蛍光灯下ではわかりにくくなることがあるため，黄疸を疑った場合には注意が必要である。

❸尿の濃染や灰白色便で気づかれることもある。

### ■病歴

❶いつから黄疸があるのか：以前から長期にわたり黄疸があり，体調に異変がない場合は体質性黄疸の可能性が高い。最近，急に黄疸が出現した場合には，急性肝炎や閉塞性黄疸を疑う。

❷だるさがあるか：だるさが強い場合，急性肝炎を疑う。また，溶血性貧血による黄疸では貧血によるだるさや立ちくらみが出現する。

❸海外渡航歴，魚介類，生肉摂取の既往があるか：急に黄疸が出現し，これらの既往がある場合には，急性肝炎の可能性がある。A型肝炎はウイルスに汚染された魚介類，E型肝炎は豚，猪，鹿などの生肉を摂取した場合に感染する可能性がある。海外で感染するケースも多い。

❹体重減少や食思不振があるか：数か月前から体重減少や食思不振を認める場合には膵癌，胆管癌，胆嚢癌など悪性腫瘍による閉塞性黄疸の可能性がある。

❺黄疸が消長する：Vater乳頭部癌による閉塞性黄疸では，黄疸が消長することがある。また，Gilbert症候群では空腹時に間接ビリルビンの値が上昇する。

### ❷身体所見

❶ Charcotの3徴（悪寒を伴った発熱，右上腹部痛，黄疸）があるか：これらを認める場合には，急性胆管炎や急性胆嚢炎による閉塞性黄疸を疑う。ショック，意識障害を含めたReynoldsの5徴は重症胆管炎のサインである。

❷ Courvoisier徴候（無痛性の胆嚢腫大）：膵癌や胆道癌による閉塞性黄疸の可能性がある。

❸肝腫大，脾腫：肝腫大や脾腫を認める場合は急性肝炎を疑う。表在リンパ節腫大を認めることもある。また，急性肝不全では逆に肝萎縮を認める場合があり，予後不良のサインである。

❹腹水，肝性脳症，手掌紅斑，くも状血管腫，女性化乳房，腹壁静脈の怒張，脾腫：これらは肝硬変を示唆する所見であり，非代償性肝硬変による黄疸を疑う。

❺腹部腫瘤，肝腫大：膵胆道系悪性腫瘍では腹部に腫瘤を触知する場合がある。また，肝転移があると肝腫大を認める。

❻貧血：溶血性貧血による黄疸を疑う。肝硬変や肝不全に伴う貧血や食道胃静脈瘤からの出血の可能性も考慮する。

### ❸検査

#### ❶血液検査

- 総ビリルビン，直接ビリルビン：直接ビリルビン優位か，間接ビリルビン優位かを鑑別することが重要。
- 直接ビリルビン優位の場合：閉塞性黄疸や肝炎，肝硬変，直接ビリルビン優位の体質性黄疸を疑う。
- 間接ビリルビン優位の場合：溶血性黄疸や間接ビリルビン優位の体質性黄疸を疑う。
- 肝胆道系酵素（AST，ALT，ALP，GGT）
- AST，ALTが著増している場合：急性肝炎を疑う。1,000 U/L以上に上昇することが多い。肝硬変ではAST，ALTの上昇は軽度でAST優位に上昇していることが多い。血清Albの低下やPT時間の延長などがあれば，肝硬変や肝不

全を疑う。
- 胆道系酵素（ALP，GGT）が優位に上昇している場合：閉塞性黄疸を疑う。原発性胆汁性胆管炎（PBC：primary biliary cholangitis），原発性硬化性胆管炎（PSC：primary sclerosing cholangitis）でも胆道系酵素の上昇を認める。
- 白血球増多，CRP上昇
- 急性胆管炎，急性胆嚢炎では白血球増多やCRPなどの炎症反応が上昇する。
- 一方，膵胆道系悪性腫瘍による閉塞性黄疸では炎症反応は軽微にとどまることが多い。
- Hb：Hbの著明低下，LDHの上昇やハプトグロビンの低下，網赤血球の上昇を認める場合は溶血性貧血による黄疸を疑う。
- ウイルス検査：急性肝炎を疑った場合には，A～E型肝炎鑑別のため，IgM型HA抗体，HBs抗原，IgM型HBc抗体，HBV-DNA，HCV抗体，HCV-RNA，IgA型HEV抗体をチェックする。
- 自己抗体：自己免疫性肝炎（AIH：autoimmune hepatitis）では抗核抗体，PBCでは抗ミトコンドリア（M2）抗体をチェックする。

#### ❷画像検査

- 腹部超音波検査：黄疸の鑑別にきわめて重要な検査であり，まず行われるべき検査である。胆道系閉塞の有無，閉塞の部位を特定する。総胆管結石，肝内胆管結石，胆嚢結石も多くの場合，検出可能である。また，膵胆道系悪性腫瘍や肝硬変の有無も判別できることが多い。
- CT，MRI（MRCP）
- 診断を確実なものにするため，（dynamic）CTあるいはMRIが行われる。総胆管結石やPSCが疑われる場合にはMRCPが行われる。
- PSCでは胆管に数珠状所見（beaded appearance），剪定状所見（pruned tree appearance），帯状狭窄（band-like stricture）などがみられる。
- ERCP，超音波内視鏡（EUS）
- ERCPは膵胆道系疾患の確定診断のため行われる。また，閉塞性黄疸に対するドレナージ，総胆管結石の除去を目的として行われる。
- EUSは体外式超音波より膵胆道系疾患の診断に優れている。

## 原因疾患と頻度

❶黄疸の最初の鑑別点は，黄疸が直接ビリルビン優位か，間接ビリルビン優位かである（表1）。
❷直接ビリルビン優位の場合には，閉塞性黄疸かど

**表1** 原因疾患と頻度

**1. 直接ビリルビン優位の黄疸**
- a. 閉塞性黄疸
  - (1)急性胆管炎
  - (2)急性胆嚢炎
  - (3)悪性腫瘍
    - ①胆管癌
    - ②Vater 乳頭部癌
    - ③胆嚢癌
    - ④膵癌
- b. 非閉塞性黄疸
  - (1)急性肝炎
  - (2)肝硬変
  - (3)肝不全
  - (4)PBC
  - (5)PSC
  - (6)薬物性肝障害
  - (7)肝内胆汁うっ滞
    - ①良性反復性肝内胆汁うっ滞症（BRIC：benign recurrent intrahepatic cholestasis）（きわめてまれ）
    - ②妊娠性肝内胆汁うっ滞症（ICP：intrahepatic cholestasis of pregnancy）（きわめてまれ）
    - ③小児では進行性家族性肝内胆汁うっ滞症（PFIC：progressive familial intrahepatic cholestasis）（きわめてまれ）
  - (8)直接ビリルビン優位の体質性黄疸
    - ①Dubin-Johnson 症候群（きわめてまれ）
    - ②Rotor 症候群（きわめてまれ）

**2. 間接ビリルビン優位の黄疸**
- a. 溶血性貧血
  - (1)自己免疫性溶血性貧血
  - (2)発作性夜間ヘモグロビン尿症
  - (3)遺伝性球状赤血球
- b. 間接ビリルビン優位の体質性黄疸
  - (1)Gilbert 症候群
  - (2)Crigler-Najjar 症候群（きわめてまれ）

うかを鑑別するために，腹部超音波検査を行う。肝内胆管あるいは総胆管の拡張があれば，閉塞性黄疸と診断する。さらに精査するためには CT や MRI（MRCP）を行う。

## 重要疾患の鑑別のポイント

**1 急性胆管炎**（⇨738 頁）
- ❶ Charcot の 3 徴，Reynolds の 5 徴。
- ❷画像診断で閉塞性黄疸，総胆管内に結石。
- ❸血液検査で炎症反応。

**2 膵胆道悪性腫瘍**（⇨740 頁，753 頁）
- ❶体重減少，食思不振。
- ❷画像診断で閉塞性黄疸，腫瘤像。
- ❸炎症反応に乏しい。

**3 急性肝炎**
- ❶易疲労感。
- ❷ AST，ALT 著増。
- ❸魚介類，生肉の摂取，最近の海外渡航，性交渉歴。

## どうしても診断がつかないとき試みること

**1** 腹部超音波や CT，MRI を行っても閉塞性黄疸の原因がわからない場合がある。その場合には EUS や ERCP を行うことで診断できることがある。

**2** 非閉塞性黄疸で黄疸の原因が不明の場合は，肝生検を行うことで診断できることがある。

## 帰してはならない患者・帰してもよい患者

帰してはならない患者は以下の通り。
**1** 急性胆管炎，急性胆嚢炎。
**2** 急性肝炎，肝不全。
**3** 重度の貧血を伴う溶血性黄疸。

# 瘙痒（かゆみ）

Pruritus, Itch

**石氏 陽三**　東京慈恵会医科大学講師・皮膚科学

GL ・皮膚瘙痒症診療ガイドライン 2020
　　・アトピー性皮膚炎診療ガイドライン 2021

## 診断のチェックポイント

**■定義**：瘙痒は「搔破行動を引き起こす不快な感覚」と定義される。皮膚や内臓に存在する異常を示すサインの 1 つと考えられている。

**1 病歴**
- ❶いつ，どの部位から始まったのか。
- ❷限局的か全身性か。片側性か両側性か。
- ❸どのようなかゆみの性状か。水への接触，温度の上昇，ストレスや汗など悪化因子は存在するか。
- ❹原因・誘発因子となるような薬剤や食べ物，感染症などは存在するか。
- ❺かゆみ以外の症状を伴うか。
- ❻爪の変化やその他の特徴的な皮膚変化はあるのか。
- ❼痛みやしびれを伴うか。
- ❽体重減少，発熱などの全身症状を伴うか。
- ❾家族内に同症状の者が存在するか。

**表1** 瘙痒(かゆみ)を生じる代表的な疾患

**1. 皮膚病変を伴う場合(原発疹を認める)**
　　皮膚疾患に伴うかゆみ
　　①湿疹性疾患
　　　・アトピー性皮膚炎：血中 IgE・好酸球・TARC 上昇
　　　・皮脂欠乏性湿疹：ドライスキンによるかゆみ過敏
　　　・接触皮膚炎：パッチテスト
　　　・痒疹：内臓病変の合併の可能性あり
　　②蕁麻疹：赤色皮膚描記法陽性，成人では原因不明のことが多い
　　③虫刺症
　　④炎症性角化症：乾癬など
　　⑤感染症：疥癬：家族内同症の確認，ダーモスコピー，鏡検
　　⑥皮膚リンパ腫：菌状息肉症など皮膚T細胞性リンパ腫
　　⑦Scratch dermatitis：シイタケ皮膚炎，薬剤，皮膚筋炎
　　⑧水疱症(類天疱瘡など)：血中の自己抗体，皮膚生検
　　⑨薬疹・薬剤性：血中好酸球上昇
　　⑩光線過敏
**2. 全身疾患に伴う場合**
　　a. 全身性疾患に伴うかゆみ
　　①腎疾患(慢性腎不全，透析)
　　②肝疾患(原発性胆汁性肝硬変など)：掌蹠の強いかゆみ(胆汁うっ滞)
　　③血液疾患
　　　・真性多血症：水蕁麻疹，pricking skin discomfort
　　　・Hodgkin 病：灼熱感を伴う激しいかゆみ，かゆみが病勢と相関
　　④膠原病(皮膚筋炎，SLE など)
　　⑤内分泌疾患(甲状腺機能亢進症・低下症)
　　⑥妊娠
　　⑦HIV 感染症
　　b. 神経疾患に伴うかゆみ
　　①多発性硬化症：発作性瘙痒感，増悪初期に多い
　　②Brachioradial pruritus：上肢(C5～C6 領域)に限局した瘙痒
　　③Notalgia paresthetica：肩甲骨部付近(T2～T6 領域)に限局した瘙痒
　　④Postherpetic itch：帯状疱疹後に生じる瘙痒
　　c. 精神疾患に伴うかゆみ
　　①薬物乱用
　　②寄生虫妄想
　　③強迫性障害

❷**身体所見**(表1)

❶かゆみの原因となる皮膚病変(原発疹)が存在する場合

- 肘，膝，首などの好発部位を中心とした湿疹性病変(→アトピー性皮膚炎)。
- 赤色皮膚描記法陽性(→蕁麻疹)。

- 鱗屑を伴う紅色局面(→ Köbner 現象：乾癬などの炎症性角化症)。
- 疥癬トンネルの存在。ダーモスコピー，鏡検で疥癬虫の確認(→疥癬)。
- 紅色局面，腫瘤(→皮膚リンパ腫：菌状息肉症など皮膚 T 細胞性リンパ腫)。
- 掻破部位に一致した掻破痕の残存(→ scratch dermatitis：シイタケ皮膚炎。薬疹や皮膚筋炎を鑑別)。
- 瘙痒を伴う浮腫性紅斑・水疱(→類天疱瘡など水疱症：血中の自己抗体，皮膚生検にてγグロブリン沈着の確認)。
- 全身に広がる紅斑，丘疹(→薬疹・薬剤性：内服歴の確認。血中の好酸球上昇)。
- 露光部の皮疹(光線過敏症)。

❷全身性疾患に伴うかゆみ

- 掌蹠の強いかゆみ(→胆汁うっ滞)，paper money skin(紙幣状皮膚)，毛細血管拡張(→慢性肝機能障害)。
- 水蕁麻疹，pricking skin discomfort(→真性多血症)。
- 灼熱感を伴う激しいかゆみ，病勢と相関するかゆみ，体重減少，夜間の汗(→ Hodgkin 病)。
- ポイキロデルマ，scratch dermatitis，Gottron 徴候，ヘリオトロープ疹，爪郭部の出血点などの特徴的な皮膚症状存在(→皮膚筋炎や SLE などの膠原病)。
- 発作性瘙痒(→多発性硬化症。増悪初期に多い)。
- Brachioradial pruritus：上肢(C5～C6 領域)に限局。
- Notalgia paresthetica：肩甲骨部付近(T2～T6 領域)に限局。
- Postherpetic itch：帯状疱疹後に生じる。

❸**検査**

❶血液検査：TARC，IgE 値，好酸球数，LD，sIL-2 受容体，BP180 抗体，抗核抗体，感染症の有無を確認する。

❷全身の画像検査：CT や X 線検査を行う。

❸アレルギーの原因検査：パッチテスト，プリックテストや DLST，光線過敏テストを行う。

❹皮膚生検：視診で診断困難な場合は皮膚生検を行い，皮膚病変の確定診断を行う。類天疱瘡の疑診例では蛍光抗体直接法，間接法で診断する。

## 原因疾患と頻度

**1** 原因疾患を**表1**に示す。

**2** わが国で,かゆみを主訴に受診した患者の約 6.8% が,皮膚瘙痒症であった(Prog Med 29: 1842-1848, 2009)。男性よりも女性のほうが多い傾向にあった。

## 重要疾患の鑑別のポイント

**1** 慢性的に瘙痒を有する場合,肝腎機能障害,皮膚筋炎(⇨1175 頁)やリンパ腫などの内臓病変の合併の可能性があるため,精査する。

**2** 難治性の皮膚病変では,反膚リンパ腫(⇨1542 頁)の可能性もあるため,皮膚生検を行う。

**3** 薬剤で瘙痒が生じる可能性もあるため,薬歴を確認する。

**4** 光線過敏の有無も確認するとよい。

**5** Scratch dermatitis の場合,シイタケ摂取の有無を確認する。

**6** 家族・施設内に同症が多発する場合,疥癬トンネルなどの疥癬(⇨1532 頁)に特徴的な皮疹を確認する。

## どうしても診断のつかないとき試みること

**1** 皮膚生検を行い,皮膚疾患の確定診断を試みる。

**2** 全身検索を行い,内臓悪性腫瘍の有無を調査する。

**3** それでも原因が特定できない場合は,皮膚瘙痒症と診断する。また,同時に心因性の可能性も考慮する。

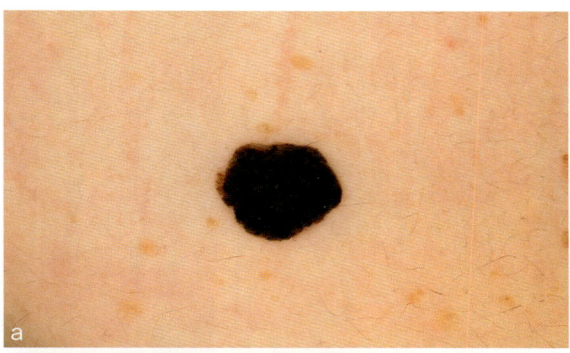

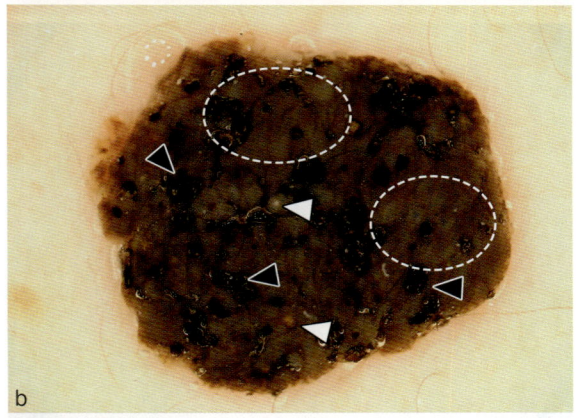

**図1** 脂漏性角化症の臨床像とダーモスコピー像

a:臨床像。張りつけたような黒色小結節(腹部)。
b:ダーモスコピー像。境界明瞭であり,溝と隆起(白点線),面皰様開孔(▶),多発稗粒様嚢腫(▷)を認める。

# 黒色皮膚腫瘍
## Darkly Pigmented Skin Tumor

外川 八英　千葉大学医学部附属病院・皮膚科講師

## 診断のチェックポイント

　黒色皮膚腫瘍の鑑別は,頻度や重要性から脂漏性角化症,基底細胞癌,色素細胞母斑,悪性黒色腫の 4 つが重要である。

**1** 病歴

**1** 中高年になり同様の病変が増えてきたか(→脂漏性角化症)。

**2** 小病変から出血を伴うか(→基底細胞癌)。

**3** 幼少期から存在するか(→先天性色素細胞母斑)。

**4** 短期間に増大しているか(→悪性黒色腫)。

**2** 身体所見

**1** 脂漏性角化症:境界明瞭な褐色斑(日光黒子)ないしわずかに隆起する局面,あるいは疣状病変として生じる。隆起の目立つ病変は皮膚に張りつけたような外観を示し,脂性の鱗屑・痂皮を伴う(図1)。

**2** 基底細胞癌:一般的な結節型は表面に半透明感があり,潰瘍形成,毛細血管拡張,辺縁部の巻き込みを伴う。また,小病変から出血がみられる。表在型は平坦かつ不整形の黒色斑を呈する。日本人の場合,約 9 割が色素性であり,一部でも黒色調を示すことが多い(図2)。

**3** 後天性色素細胞母斑は一般的なものは病変が比較的小さく(5 mm 以下),左右対称で,境界が均一である(図3)。潰瘍化を伴わず,色調に多彩さを欠く。同一個人に存在する色素細胞母斑は類似した形態を示すため,明らかに他と異なる母斑様

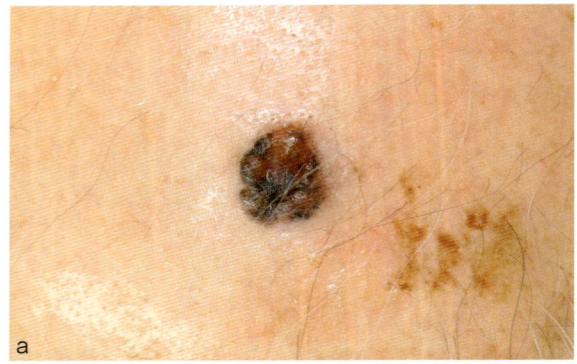

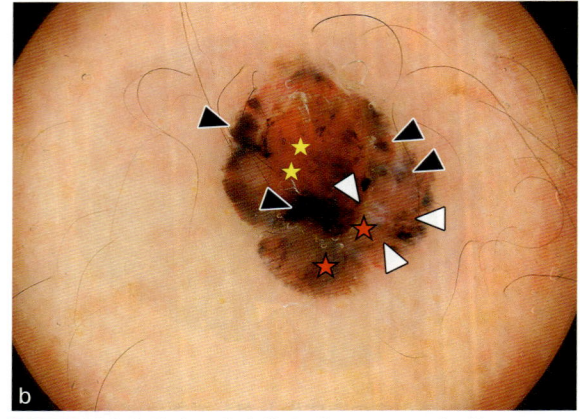

**図2** 基底細胞癌の臨床像とダーモスコピー像

a：臨床像。b：ダーモスコピー像。大小の青灰色構造（▶），樹枝状血管（▷），潰瘍形成（☆），光輝性白色領域（★）。

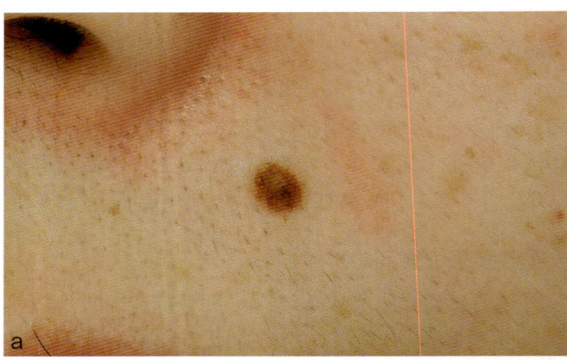

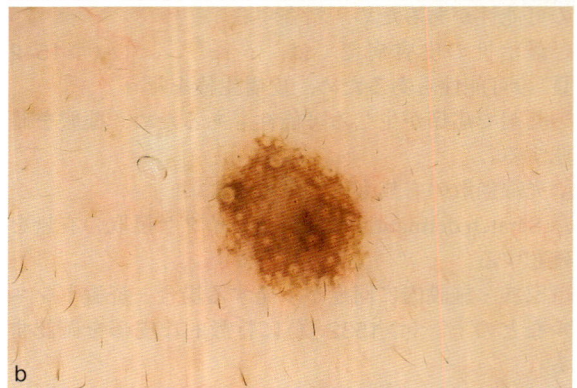

**図3** 後天性色素細胞母斑の臨床像とダーモスコピー像

a：臨床像。ドーム状の黒褐色小丘疹。
b：ダーモスコピー像。定型的偽ネットワーク。

病変は悪性黒色腫の可能性がある（みにくいアヒルの子サイン）。

❹先天性色素細胞母斑は幼少期から存在し，毛包周囲に色素沈着ないし脱失があり，多くは有毛性である（図4）。

❺悪性黒色腫

● 悪性黒子型・表在拡大型・末端黒子型：典型例はABCD rule（Asymmetry：左右非対称，Border：辺縁不明瞭，Color：色むらあり，Diameter：6 mm以上）（CA Cancer J Clin 35: 130-151, 1985）に該当し，病変は境界が不明瞭で，濃淡不整な色素沈着である（図5）。進行期には一部隆起し結節を形成する。

● 結節型：通常，一様に濃い青黒色の隆起性病変として生じるが，5％は無色素性である。特に初期の病変はしばしば対称性を欠き，境界が明瞭で，割合均一な色調を示す（ABCD ruleに該当しない）。

❸検査：ダーモスコピー（表1）：スクリーニングとして以下の所見が役立つ。

❶色素ネットワークがあるか（→定型：色素細胞母斑，非定型：悪性黒色腫）。

❷辺縁に色素線条がみられるか（→規則的：色素細胞母斑，不規則：悪性黒色腫）。

❸潰瘍形成を伴うか（→基底細胞癌）。

❹境界明瞭（虫食い状辺縁）か（→脂漏性角化症）。

❺非偏光像と偏光像で所見が変わるか（→偏光像で光輝性白色構造あり：悪性黒色腫，基底細胞癌，なし：色素細胞母斑，脂漏性角化症）。

## 原因疾患と頻度

❶脂漏性角化症：加齢性変化と考えられ，80歳以上の有病率は100％である。頭頸部に多いが，掌蹠以外全身に生じる。

❷基底細胞癌：頭頸部に好発し，最も頻度の高い皮膚悪性腫瘍である。わが国では少なくとも3万人

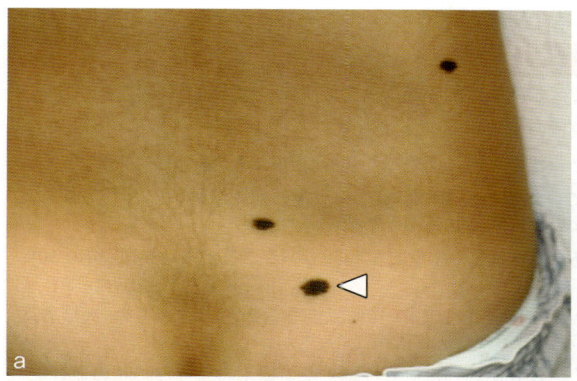

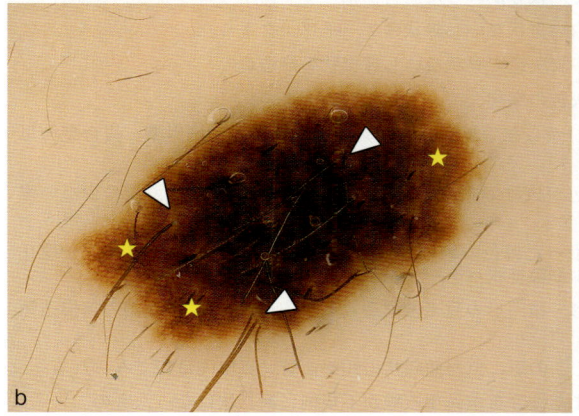

**図4** 先天性色素細胞母斑の臨床像とダーモスコピー
像

a：臨床像。多発する楕円形の黒色斑（▷はbの部位）。
b：ダーモスコピー像（aの下端▷部の拡大）。定型的色素
ネットワーク（☆），硬毛と周匝の色素脱失（▷）。

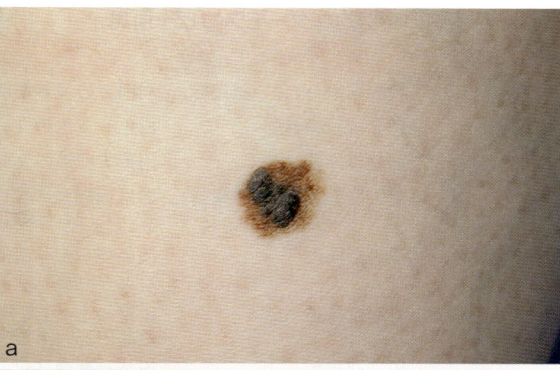

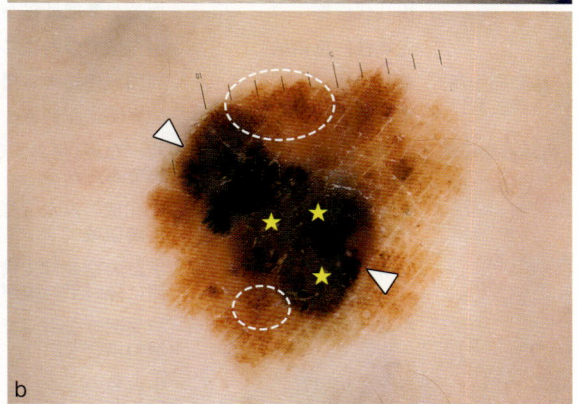

**図5** 悪性黒色腫の臨床像とダーモスコピー像

a：臨床像。周囲に染み出しのある黒色小結節（下腿）。
b：ダーモスコピー像（パノラマ合成写真）。不規則斑状色素
沈着（▷），青白色ベール（☆），非定型色素ネットワーク（白
点線）。

に1人が発症する。90％以上に *PTCH* 遺伝子変異
などによるヘッジホック伝達経路の活性化がみられ
る（Nat Genet 14: 87-81, 1996）。

❸色素細胞母斑：日本人は平均で1人10個程度。
長期間の日光曝露は色素細胞母斑の数に関係するほ
か，脂漏性角化症，基底細胞癌，悪性黒色腫のリス
クとなる。

❹悪性黒色腫：わが国では5～10万人に1人，約半
数は手足に生じる。

### 重要疾患の鑑別のポイント

❶脂漏性角化症：境界明瞭で表面は触診上ザラザラ
と触れる。
❷基底細胞癌：病変内に毛髪を伴うことは少ない。
結節型は"水饅頭"のような半透明感あり。表在型は
ダーモスコピーの感度・特異度がきわめて高い。

❸色素細胞母斑：毛孔が保たれる。多くは有毛性。
❹悪性黒色腫：6mm以上の大きさ，平坦な病変は
ABCD ruleに該当，肉眼よりもダーモスコピーのほ
うが，色・形の非対称性がわかりやすい。隆起した
部位はダーモスコピーで青白色ベールがみられる。
手掌・足底の悪性黒色腫はダーモスコピーで皮丘平
行パターンを示し特異的である（図6）。

### どうしても診断のつかないとき試みること

❶いずれの病変も臨床診断が困難な場合は皮膚生検
を要する（要皮膚科紹介）。
❷結節型の悪性黒色腫はダーモスコピーの一般的診
断基準の感度は43.6％と低く，青色，黒色の領域が
病変内に合計10％以上みられることを1つの判断
基準とする（Blue-black rule：感度78.2％）（Br J Der-
matol 165: 1251-1255, 2011）。

**表1** 各疾患の特徴的なダーモスコピー所見

| 疾患 | ダーモスコピー所見 | 解説 |
|---|---|---|
| 脂漏性角化症 | 境界明瞭(虫食い状辺縁) | 周囲との境界が明瞭で,しばしば境界線は虫食い状に陥凹する |
| | 多発稗粒様囊腫 | 白色～黄色の丸い稗粒様の構造(4つ以上で有意) |
| | 面皰様開孔 | 円形～卵形のクレーター状の陥凹,面皰様の角栓(黒～褐色)を伴う |
| | 溝と隆起(脳回転状構造) | 溝は面皰様の開口部で,病変の表面に暗褐色～黒色の曲線状の構造としてみられる。しばしば網目状ないし脳回転状構造を形成する |
| 基底細胞癌<br>(結節型) | 潰瘍形成 | 浅いびらん～潰瘍であり,凝血塊や痂皮で覆われていることが多い(表面積の10%以上で有意) |
| | 青灰色構造 | 小型のもの(多発性青灰色小球)と病変の10%以上を占める大型のもの(大型青灰色卵円形胞巣)からなる類円形の青灰色構造 |
| | 樹枝状血管 | 血管の基部は径が太く,枝分かれした血管は細くなる樹木のような形状の血管 |
| | 光輝性白色領域 | 偏光像でのみ生じる白い斑状ないし線状のアーチファクト |
| 基底細胞癌<br>(表在型) | 葉状領域 | 周囲へ伸長する褐色～青灰色で葉状ないし球根状の構造 |
| | 車軸状領域 | 境界明瞭な褐色～青灰色の突起 |
| 色素細胞母斑 | 定型的色素ネットワーク<br>(躯幹・四肢の生毛部) | 均一な線(幅および色)からなる規則的な色素性の網状構造。境界型・複合型の母斑でみられる |
| | 定型的偽ネットワーク<br>(頭頸部) | 毛孔部のみ水玉様に色が抜けてあたかもネットワーク状に見える濃淡の少ない褐色調領域 |
| | 皮溝平行パターン(掌蹠) | 掌蹠の病変は皮溝に沿った褐色の細い平行線がみられる。格子状パターンや皮丘側に短い平行線が並ぶ細線維状パターンを示す場合がある |
| | 小球状構造 | 境界明瞭な小型で円形～楕円形の色素性構造。真皮内母斑(単に黒色調の無構造領域の場合もあり)でみられる |
| | コンマ状血管 | 平仮名の「つ・く・し」の形に似た曲線状の短い血管。真皮内母斑でみられる |
| 悪性黒色腫 | 非定型色素ネットワーク<br>(体幹・四肢の生毛部) | 大きさ,色,厚さ,または分布が異なる線が不規則に網目状になったもの |
| | 非対称な偽ネットワーク | 毛孔周囲の色素沈着は色や構造が非対称で,しばしば菱形構造を示すほか毛孔が潰れている偽ネットワーク |
| | 皮丘平行パターン(掌蹠) | 掌蹠の病変は皮丘に沿った濃淡のある太い平行線がみられる。皮丘を越えて不規則なびまん性の色素沈着を示すことも多い |
| | 不規則色素小点・小球 | 病変内に不規則に散在する色素小点や小球状構造 |
| | 不規則斑状色素沈着 | 病変の中心部以外に存在する斑状の色素沈着(病変の10%以上を占める) |
| | 色素線条(不規則) | 病変の周辺部にある線状の色素突起で,放射状に配列し非対称に分布する。しばしば先端部が球根状をした突起(偽足)としてみられる |
| | 青白色ベール | 結節部分に存在し,表面は白いすりガラス状の靄がかった青色の色素沈着 |
| | 多形血管 | 2種類以上の構造を伴う血管 |
| | 光輝性白色線 | 偏光像でのみ生じる白い線状のアーチファクト |

❸体表エコーが基底細胞癌の鑑別に有用。
❶基底細胞癌:低輝度領域内に散在する小さな高輝度領域(微小石灰化)。
❷悪性黒色腫:浸潤部は低輝度領域のみ。

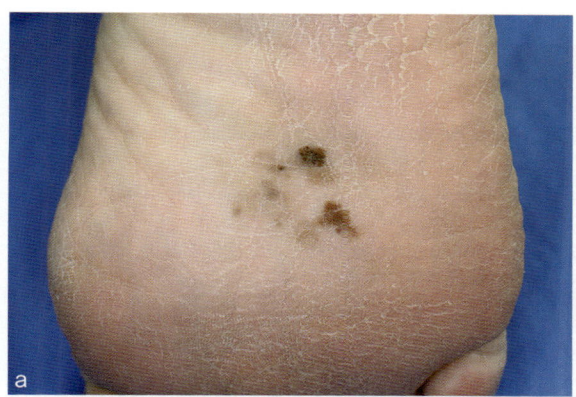

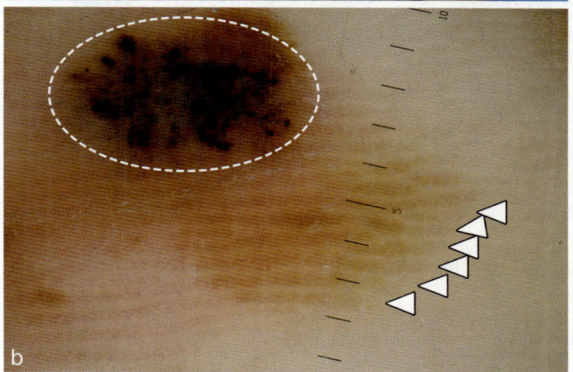

**図6 悪性黒色腫の臨床像とダーモスコピー像**

a：臨床像。不整形の黒色斑
b：ダーモスコピー像。皮丘平行パターン（▷），不規則色素
　　小点・小球（白点線）

# 皮膚色素異常

## Pigmentary Disorders

河野 通浩　秋田大学大学院教授・皮膚科学・形成外科学

## 診断のチェックポイント

### ■定義

❶皮膚色の決定にはカロチンやヘモグロビン（Hb）も影響するが，メラニンの影響が最も大きい。

❷そのため，色素異常をきたす疾患の多くはメラニン量の増加と減少・欠損による色素沈着症と色素脱失症に分けられる（表1）。

❸色素脱失症は，メラニンが完全に失われる完全脱色素斑と皮膚色よりやや淡い色調を示す不完全脱色素斑（低色素斑）に分類する。

❹そのほか，カロチンの過剰摂取による柑皮症や，

Hb量（血管の拡張や収縮）による貧血母斑，水銀，金，銀などの金属やミノサイクリンなどの薬剤，代謝産物の沈着による色素異常もあるが限定的である。

❺内分泌障害，代謝障害，栄養障害，その他（表1）に含まれる疾患ではそれぞれ特徴的な身体所見がみられることが多い。

### 1 病歴

❶先天性か後天性か。出生後数週間は皮膚色も変化するため，出生時からあっても気づくのに時間がかかることがある。

❷出現前に何らかの前駆症状があったか。

❸出現後に症状の変化はあるか。色素の濃淡の変化や症状の範囲の拡大縮小など。

❹皮膚や皮膚以外に色素異常以外の症状があるか。

❺遺伝性があるかどうか家族歴を確認する。

❻薬剤の内服歴。特に皮疹の出現前から内服を開始した薬剤はないか。

❼外用剤（化粧品を含む）の使用歴。仕事や趣味での化学薬品の曝露歴は，特に後天性の白斑の鑑別では有用である。

### 2 身体所見

❶限局性かびまん性か。

❷皮疹の境界は明瞭か不明瞭か。また，白斑では辺縁で色素の増強があるか。

❸皮疹のパターン（網状，線状，点状に多発など）。

❹色素異常以外の皮膚の変化（落屑，角化，紅斑などを伴っているか）

### 3 検査

❶脱色素斑はWood灯（ブラックライト）による観察を行い，皮疹の分布やパターンを確認する。

❷皮膚生検によりメラニン色素が表皮基底層と真皮にどのように分布しているのか，また，メラノサイトの有無，炎症細胞浸潤の有無などを検討する。通常のHE染色での観察以外に，Fontana-Masson染色でのメラニンの染色やMART-1（Melan A）染色によるメラノサイトの確認も有用な場合がある。

❸眼科的検査：眼皮膚白皮症やVogt-小柳-原田病は眼底検査が有用であり，神経線維腫症I型では小児期の虹彩結節の確認が診断に有用。

❹血液検査：内分泌異常の関連を疑う場合には対応するホルモン値を確認，非分節型の尋常性白斑では抗核抗体や抗甲状腺抗体などの自己抗体（保険適用外）を参考にする。

**表1** 色素異常をきたす主な疾患

| 分類 | | | 疾患名 |
|---|---|---|---|
| **色素脱失症** | | | |
| 先天性 | びまん性 | | 眼皮膚白皮症，Hermansky-Pudlak 症候群，Chédiak-Higashi 症候群，Griscelli 症候群，フェニルケトン尿症 |
| | 限局性 | | まだら症，Waardenburg 症候群，脱色素性母斑，hypomelanosis of Ito（伊藤白斑） |
| 後天性 | | | 尋常性白斑，Sutton 母斑，Vogt-小柳-原田病，炎症後色素脱失，化学物質による白斑，老人性白斑，白色癜風，梅毒性白斑 |
| **色素沈着症** | | | |
| 先天性 | びまん性 | 【線状】 | 色素分界線条，色素失調症，linear and whorled nevoid hypermelanosis |
| | | 【網状】 | Dowling-Degos disease，網状肢端色素沈着，X-linked reticulate pigmentary disorder，先天性角化異常症，Naegeli-Franceschetti-Jadassohn 症候群，dermatopathia pigmentosa reticularis，遺伝性対側性色素異常症，遺伝性汎発性色素異常症，色素性乾皮症 |
| | | 【パターンなし】 | Gaucher 病，Wilson 病，Niemann-Pick 病，familial progressive hyperpigmentation |
| | | 【カフェオレ斑を伴う】 | 神経線維腫症 1 型（von Recklinghausen 病），Legius 症候群，McCune-Albright 症候群 |
| | | 【黒子を伴う】 | Peutz-Jeghers 症候群，黒子を伴う Noonan 症候群（LEOPARD 症候群），Carney 複合 |
| | 限局性 | 真皮メラノサイトーシス | 太田母斑，伊藤母斑，蒙古斑 |
| | | 扁平母斑 | |
| 後天性 | びまん性 | 【線状】 | serpentine supravenous hyperpigmentation，flagellate erythema |
| | | 【網状】 | 色素性痒疹，温熱性紅斑（ひだこ） |
| | | 【パターンなし】 | 【内分泌障害による】 |
| | | | Addison 病，Cushing 病，甲状腺機能亢進症，副腎性器症候群，巨人症・末端肥大症，妊娠 |
| | | | 【代謝障害による】 |
| | | | ヘモクロマトーシス，Crow-Fukase 症候群，斑状アミロイドーシス，黒色表皮腫，晩発性皮膚ポルフィリン症 |
| | | | 【栄養障害による】 |
| | | | ビタミン $B_{12}$ 欠乏，葉酸欠乏，ペラグラ |
| | | | 【薬剤性】 |
| | | | 抗菌薬〔テトラサイクリン系（特にミノサイクリン）〕<br>向精神薬（クロルプロマジン）<br>抗うつ薬（イミプラミン）<br>抗てんかん薬〔ヒダントイン系（フェニトイン）〕<br>抗マラリア薬・SLE 治療薬（ヒドロキシクロロキン）<br>抗癌薬〔フルオロウラシル（5-FU），アルキル化剤（ブスルファン，シクロホスファミド），ブレオマイシン，アクチノマイシン D，メトトレキサート〕<br>ホルモン剤（経口避妊薬）<br>抗甲状腺薬（チアマゾール） |
| | | | 【その他】 |
| | | | 慢性肝不全，慢性腎不全，Cronkhite-Canada 症候群，汎発性強皮症，Hodgkin 病，慢性移植片対宿主病（GVHD） |
| | | 金属の沈着 | 銀皮症，水銀症，金皮症，蒼鉛（ビスマス） |
| | 限局性 | | 日光黒子，単純黒子，雀卵斑，肝斑，老人性色素斑，Becker 母斑，後天性真皮メラノサイトーシス，Laugier-Hunziker-Baran 症候群，固定薬疹，Riehl 黒皮症，特発性発疹性斑状色素沈着症，炎症後色素沈着，肥満細胞腫（症）（色素性蕁麻疹），色素異常性固定紅斑 |

1

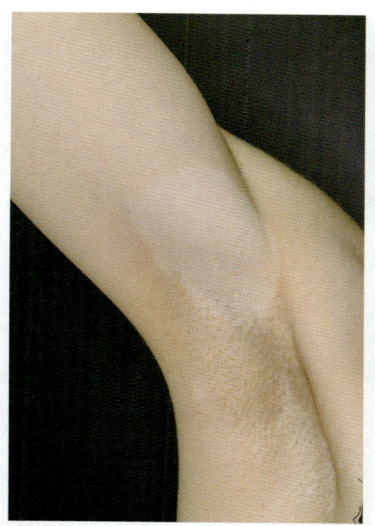

図1 尋常性白斑（非分節型）

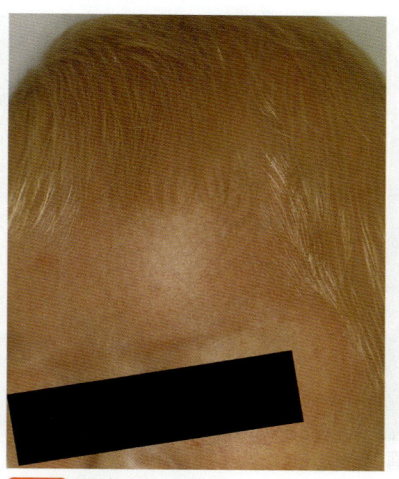

図2 眼皮膚白皮症

❺神経学的検査：神経線維腫症Ⅰ型や両側性・広範囲な脱色素性母斑などの母斑症については，画像検査を含めた神経学的な精査を検討する。

## 重要疾患の鑑別のポイント

### 1 尋常性白斑（図1）

❶分布から分節型と非分節型に分類される。

❷後天性にメラノサイトが減少もしくは消失するために，メラノサイトが産生するメラニン色素が消失して，白斑を生じる。完成期には完全脱色素斑となり，周辺部の色素増強を認める。

❸どの年齢でも発症しうる疾患である。全人口の0.5〜1％に生じ，性別や人種での発症頻度に差はない。

❹非分節型では全身に白斑が出現しうる。経過中に拡大縮小がみられる。甲状腺疾患，悪性貧血，Addison病，1型糖尿病　円形脱毛症などの自己免疫疾患の合併が知られている。

❺分節型は顔面に多く，神経支配領域に一致してみられる。一定まで拡大したのち，症状固定することが多い。

### 2 眼皮膚白皮症（図2）

❶出生時から白い肌と金色の毛髪をみる。メラニンの減少や欠損による。

❷日本人症例では蒙古斑がないことが特徴である。

❸眼底検査（白子眼底，中心窩低形成）や眼振を確認する。

❹常染色体潜性遺伝。

❺症候性として乳児期に出血傾向（ハイハイを始めた頃の四肢の紫斑で気づくことが多い）がみられるHermansky-Pudlak症候群や眼皮膚白皮症の疑いがあり，silver gray hairまたはsilver hairとよばれる銀灰色の光沢の毛髪をもつ場合は，重度の免疫不全を生じる可能性があるため，すみやかな専門医受診を勧める。

### 3 まだら症

❶常染色体顕性遺伝形式を示し，四肢体幹に対称性の完全脱色素斑を生下時より認める。

❷前額部に菱形の白斑と白毛（white forelock）をほぼ100％でみる。

❸生下時から大きさ，数は変化しない。

❹病変部にはメラノサイトが存在しない。

❺これらの症状に先天性難聴を伴うWaardenburg症候群がある。

### 4 脱色素性母斑

❶不完全脱色素斑として生下時からみられるあざの一種で，大きさ，数，分布は変化しない。

❷単発，複数，線状などの配列をみることもある。

❸生後2〜3か月になって皮膚のメラニン量が増えてきて気づかれることも多い。

❹線状・渦巻き状で，範囲が広く，両側性もしくは神経症状など皮膚以外の合併症状を認める場合は，伊藤白斑とよばれる。

❺結節性硬化症では，一方の端が細くとがった楕円形を呈する葉状白斑とよばれる不完全脱色素斑を認める。メラノサイトの機能異常による。

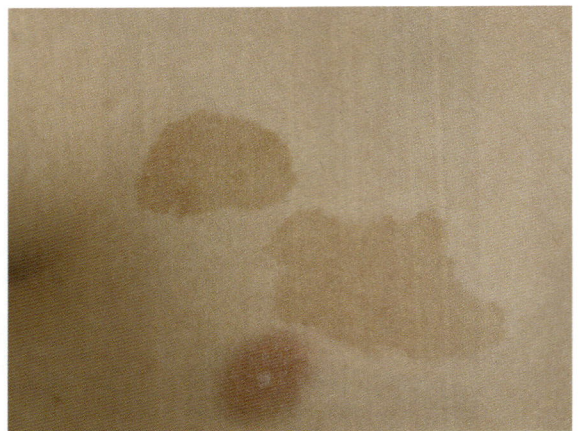

**図3 扁平母斑**

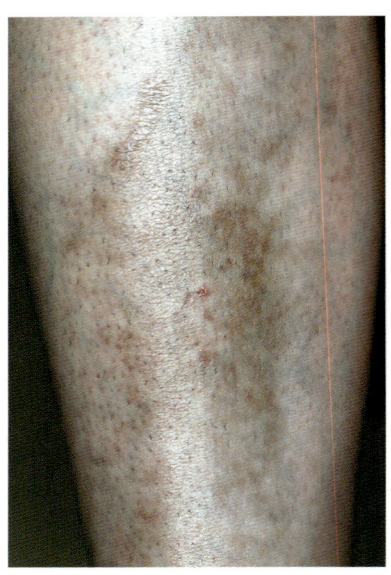

**図4 薬剤性の色素沈着（ヒドロキシクロロキンによる）**

**⑤扁平母斑**（⇨1535頁）（図3）

❶褐色色素斑で，形は円形から楕円形，地図状など，大きさはさまざまであり，はっきりとした境界をもつ。

❷色調もミルクコーヒー色から濃い褐色までみられるが，色素斑内の色調は均一である。カフェオレ斑とは区別できない。

❸1.5 cm 以上（小児では 0.5 cm 以上）の色素斑が6個以上ある場合は神経線維腫症1型である可能性が高い。

❹組織学的には，メラノサイト数は不変から軽度増加であり，表皮基底細胞層のメラニン色素は増加している。

❺欧米では色素斑内により色が濃い小色素斑や点状の色素性母斑を生じるものを扁平母斑とよぶため，注意が必要である。

**⑥老人性色素斑**：淡褐色の斑であり，きわめてありふれているが，老年期の顔面には悪性黒色腫や有棘細胞癌の前癌病変である悪性黒子や日光角化症，基底細胞癌など鑑別が必要な皮膚悪性腫瘍が混在していることもあり，十分に注意が必要である。

**⑦光線過敏症**（⇨1497頁）

❶紫外線によって紅斑を生じて色素沈着をきたす。顔面でも前額，鼻，頬骨部，口唇，オトガイ，耳介など凸面に強く症状をきたし，鼻唇溝や人中部などは症状が目立たない。

❷実際には紅斑は目立たず，露光部（顔面，Ｖネック部，手背）の色素沈着が緩徐に現れることも多い。

❸薬剤性や遺伝性疾患，代謝疾患がある。

**⑧薬剤性の色素沈着**（図4）：薬剤使用歴と色素沈着発症時期の詳細な調査による原因薬剤の同定を行う。

### ┃どうしても診断のつかないとき試みること

❶臨床所見や検査所見から診断が困難な場合，皮膚科専門医へのコンサルテーションを考える。

❷皮膚科医は，1) 先天性疾患を考える場合は遺伝性疾患や小児皮膚科の専門家へ，2) 後天性疾患を考える場合は内分泌および代謝異常などについて内科専門医へのコンサルテーションを考える。

# 多毛症
## Hirsutism

**副島 佳晃**　岡山大学大学院・総合内科学

### ┃緊急処置

多くの場合，美容上の問題が主体だが，急激に出現する多毛症では，卵巣腫瘍や副腎癌が背景にある場合があり，早急な診断と治療が必要になる。

### ┃診断のチェックポイント

**■定義**

❶多毛症は男性ホルモン感受性部位（例えば上口唇，顎，胸骨中央部，上腹部，背部，殿部）に過剰

に毛髪が出現する状態である。ただし，過剰とみなされる毛髪量は民族的背景や文化的解釈によっても異なる。痤瘡や男性型脱毛(androgenetic alopecia)と並んで，男性ホルモン過剰による皮膚症状として出現する。

❷身体全体を広く覆う産毛(lanugo)や，神経性やせ症や低栄養，皮膚筋炎，甲状腺機能低下症，腫瘍随伴症候群，薬剤などが原因となり全身性に毛髪が増加する男性ホルモン非依存性の多毛症(hypertrichosis)とは明確に区別される。

**❶病歴**：多毛症の出現の経過に関する詳細な問診が最も重要である。

❶急激な出現，著明な男性化症状(痤瘡，男性型脱毛，陰核肥大，声が太くなるなど)，閉経後の発症などは男性ホルモン産生腫瘍の存在を示唆する〔Clin Endocrinol (Oxf) 97: 174-186, 2022〕。

❷多嚢胞性卵巣症候群(PCOS：polycystic ovary syndrome)に関連して，月経歴の聴取が重要である。また PCOS，先天性副腎過形成，耐糖能異常などの家族歴の聴取が必要であり，家系での多毛傾向も参考になる。

❸薬歴の聴取では，あらゆる処方薬，薬剤の使用歴(蛋白質同化ステロイドに加えてダナゾール，経口避妊薬など)について検討するとともに，蛋白質同化ステロイドを隠れて使用していないか具体的に質問すべきである。

❹さらに，肥満や高血圧，脂質異常症，耐糖能異常についても問診を行う。

**❷身体所見**

❶ BMI やウエスト周囲径，血圧の測定を行う。

❷多毛症の評価として mFG (modified Ferriman-Gallwey score)が使用され，男性ホルモン感受性部位(上口唇，顎，胸部，背部，腹部，上腕，大腿)の毛髪の程度を各 0～4 点で数値化し，合計 8 点以上で多毛症と判定する。ただし，白色人種のコホート研究でカットオフ値が決定されており，またほとんどの女性が受診前に脱毛処置を行っていることにも留意する。

❸他の男性化症状としての痤瘡や男性型脱毛，陰核肥大も評価する。月経異常や乳汁漏出の有無も参考になる。

❹インスリン抵抗性の特徴である黒色表皮腫(acanthosis nigricans)や軟性線維腫(skin tag)，Cushing 症候群の特徴である皮膚線条や皮下出血，中心性肥満，近位筋の筋力低下なども観察・評価する。

**❸検査**

❶血液検査では血清テストステロン，DHEAS (dehydroepiandrosterone sulfate)，卵胞刺激ホルモン(FSH)および黄体形成ホルモン(LH)，早朝(午前 8 時頃)の 17-ヒドロキシプロゲステロン(17-OHP)などを測定する。

- 血清総テストステロン濃度が 150 ng/dL を超える場合，また DHEAS 濃度が 700 $\mu$g/dL を超える場合は，卵巣や副腎の男性ホルモン産生腫瘍，卵巣過形成が疑われる。
- PCOS 患者の総テストステロン濃度は正常範囲，あるいは上昇していても 150 ng/dL までの場合が多い。
- 男性ホルモン上昇の程度は多毛症の重症度と必ずしも相関しないが，PCOS 患者において心血管イベントと相関するという報告がある(J Clin Endocrinol Metab 95: 2038-2049, 2010)。
- 早朝の 17-OHP 濃度が 200 ng/dL 以上の場合は，非古典的先天性副腎皮質過形成(NCCAH：non-classical congenital adrenal hyperplasia)が疑われる。

❷上記の検査にて副腎腫瘍が疑われる場合には副腎 CT，卵巣腫瘍が疑われる場合には骨盤内超音波検査や CT，MRI を考慮する。

## 原因疾患と頻度

**❶ PCOS**：多毛症の原因疾患として最も頻度が高い。月経異常と高アンドロゲン血症が特徴である。

**❷特発性多毛症**

❶多毛症を認めるが血清アンドロゲン濃度が正常で，月経異常を認めず，多毛症の明らかな原因が特定できない場合の臨床診断である。

❷実際には 90% 以上の症例で卵巣に多発性嚢胞を認め〔Br Med J (Clin Res Ed) 293: 355-359, 1986〕，PCOS の診断を満たす例が多い。

**❸ NCCAH**：思春期前後に発見される 21-水酸化酵素欠損症である。

**❹男性ホルモン産生腫瘍**：卵巣腫瘍や副腎腫瘍(多くは副腎癌)が男性ホルモンを産生することがある。

**❺卵巣過形成**：卵巣の黄体化莢膜細胞からテストステロンが過剰産生される良性疾患である。

**❻ Cushing 病**：下垂体腺腫から副腎皮質刺激ホルモン(ACTH)が過剰産生され，コルチゾールおよび副腎アンドロゲンが過剰分泌される。

**❼高プロラクチン血症，先端巨大症，甲状腺機能低下症**：頻度は低い。多毛に加えてそれぞれ特徴的な

所見を呈する。

**8** インスリン抵抗性症候群：重度のインスリン抵抗性と著明な高インスリン血症が原因で卵巣の高アンドロゲン状態をきたし，血中性ホルモン結合グロブリンを減少させるために多毛を呈する。

**9** 薬剤：アンドロゲン補充療法（テストステロンやDHEA），ダナゾールなど。

### 重要疾患の鑑別のポイント

**1** PCOS（⇨ 1710 頁）：月経異常，血清総テストステロン濃度高値，多発性卵巣囊胞。

**2** 特発性多毛症：月経異常なし，血清アンドロゲン濃度正常。

**3** NCCAH：月経異常，血中 17-OHP 濃度高値（早朝基礎値＞200 ng/dL）。

**4** 男性ホルモン産生腫瘍：月経異常，血清総テストステロン濃度高値（＞200 ng/dL：卵巣腫瘍），血清DHEAS 高値（＞700 μg/dL：副腎腫瘍），卵巣腫瘍または副腎腫瘍。

**5** 卵巣過形成：月経異常，血清総テストステロン濃度高値，多発性卵巣囊胞。

**6** Cushing 病（⇨ 1096 頁）：月経異常，血清コルチゾールおよび DHEAS 高値，下垂体腫瘍。

**7** 高プロラクチン血症，先端巨大症（⇨ 1076 頁），甲状腺機能低下症（⇨ 1065 頁）：月経異常。

**8** インスリン抵抗性症候群：月経異常，血清総テストステロン濃度高値，黒色表皮腫。

### どうしても診断のつかないとき試みること

**1** 多毛症を認め，血清総テストステロン濃度高値（＞150 ng/dL）であるにもかかわらず，副腎および骨盤の画像検査で腫瘍が発見されない場合がある。

**2** 副腎腫瘍はほとんどの場合副腎 CT で検知されるが，卵巣腫瘍はサイズが小さく検出されないことがあるため，そのような場合には卵巣静脈・副腎静脈のサンプリングを組み合わせて行うことが有用となりうる（Ultrasound Obstet Gynecol 31: 85-91, 2008）。

（執筆協力：大塚 文男 岡山大学大学院教授・総合内科学）

# 肥満
Obesity

北本 匠 千葉大学医学部附属病院診療講師・糖尿病・代謝・内分泌内科

GL ・肥満症診療ガイドライン 2022
・小児肥満症診療ガイドライン 2017

### 診断のチェックポイント

■ **定義**

**1** 成人の肥満の判定

- 肥満の判定には，体格指数〔BMI：body mass index ＝体重（kg）/身長（m）$^2$〕が用いられる（表1，「肥満症診療ガイドライン 2022」参照）。
- 欧米では BMI は 30 以上が肥満と定義されているが，日本人を含むアジア人では，BMI 30 未満でも代謝異常の合併が多いため，わが国のガイドラインでは BMI ≧ 25.0 を肥満，≧ 35.0 を高度肥満と定義されている。

**2** 肥満症の診断：肥満症とは，肥満に起因ないし関連する健康障害（表2）を有するか，あるいは健康障害の合併が予測される場合で減量による改善が期待されるもの，またはウエスト周囲長によるスクリーニングで内臓脂肪蓄積を疑われ，腹部CT 検査によって確定診断された内臓脂肪型肥満を認める場合と定義される。BMI で定義された肥満に加え，減量による健康状態の改善が期待される場合に「肥満症」と診断し，疾患単位として取り扱われる。

**3** 成長過程にある小児の肥満判定

- 小児においては，肥満度≧ 20％か体脂肪率の有意な増加で判定し，成長曲線の活用が推奨されている（「小児肥満症診療ガイドライン 2017」参照）。

■ **病歴**

**1** 背景因子の把握：日常の生活習慣に加えて，出生体重，小児期から成人期の体重変化，食育にかかわる孤食を含めた家庭，学校環境，成人期以降での職場環境・ストレス状況などその背景因子を把握する。

**2** 健康障害および肥満の程度の評価：自覚症状，医療機関への通院歴，服薬内容，既往歴など聴取し，肥満に起因ないし関連する健康障害の有無や程度を評価する。

**3** 家族歴：糖尿病・高血圧などの家族歴を有する肥満症例の場合は，現時点で症状がなくとも将来

**表1** 肥満度分類

| BMI(kg/m²) | 判定 | | WHO 基準 |
|---|---|---|---|
| BMI < 18.5 | 低体重 | | Underweight |
| 18.5 ≦ BMI < 25 | 普通体重 | | Normal range |
| 25 ≦ BMI < 30 | 肥満（1度） | | Pre-obese |
| 30 ≦ BMI < 35 | 肥満（2度） | | Obese class I |
| 35 ≦ BMI < 40 | 高度肥満 | 肥満（3度） | Obese class II |
| 40 ≦ BMI | | 肥満（4度） | Obese class III |

（日本肥満学会 編：肥満症診療ガイドライン 2022．p2，ライフサイエンス出版，2022 より）

**表2** 肥満に起因ないし関連する健康障害

**1．肥満症の診断に必要な健康障害**
1）耐糖能障害（2型糖尿病・耐糖能異常など）
2）脂質異常症
3）高血圧
4）高尿酸血症・痛風
5）冠動脈疾患
6）脳梗塞・一過性脳虚血発作
7）非アルコール性脂肪性肝疾患
8）月経異常・女性不妊
9）閉塞性睡眠時無呼吸症候群・肥満低換気症候群
10）運動器疾患（変形性関節症：膝関節・股関節・手指関節，変形性脊椎症）
11）肥満関連腎臓病

**2．肥満症の診断には含めないが，肥満に関連する健康障害**
1）悪性疾患：大腸がん・食道がん（腺がん）・子宮体がん・膵臓がん・腎臓がん・乳がん・肝臓がん
2）胆石症
3）静脈血栓症・肺塞栓症
4）気管支喘息
5）皮膚疾患：黒色表皮腫や摩擦疹など
6）男性不妊
7）胃食道逆流症
8）精神疾患

（日本肥満学会 編：肥満症診療ガイドライン 2022．p1，ライフサイエンス出版，2022 より）

的に健康障害を合併する可能性を念頭において診療にあたる。

**2 身体所見**

❶原発性（単純性）肥満症と，他の疾患や遺伝，摂食障害，薬剤などによる二次性（症候性）肥満（表3）とに分類される。

❷日常診療で遭遇する肥満のほとんどは原発性肥満であるが，身体所見では，二次性肥満の鑑別が重要である。

❸体重と BMI を評価し，肥満度を確認する。また腹囲の計測を行い，内臓脂肪の蓄積について推定する。腹囲は男性 85 cm，女性 90 cm 以上で内臓型肥満を疑う。

❹皮下脂肪の厚さや分布に着目することも有用である。また皮下脂肪の分布はステロイドなどの薬剤による二次性肥満との鑑別にも重要である。

❺肥満関連合併症の有無について評価も進める。特に心音や肺の聴診により，心不全や呼吸不全の有無を評価する。腹部所見では，肝腫大の有無にも配慮する。運動器の評価として，変形性関節症の合併に注意する。

**3 検査**

❶肥満に起因し，関連する健康障害が疑われた場合に，検査を進める。

❷内臓脂肪蓄積型肥満は糖尿病，高血圧や脂質異常症などの代謝障害を合併しやすい。疑われる場合には血液検査と尿検査により評価を進める。

❸内臓型肥満の判断は腹囲を計測したうえで，必要に応じて，臍高部 CT 検査を行う。内臓脂肪面積 100 cm² 以上で確定診断とする。

❹高度肥満では量的異常に伴う健康障害，すなわち睡眠時無呼吸症候群や骨関節障害，肺胞低換

気・肥満関連腎症・肥満心筋症の合併がみられることがあるため注意を要する。

**原因疾患と頻度**

2019（令和元）年国民健康・栄養調査報告から日本国民の肥満者（BMI ≧ 25.0）の割合は男性 33.0%，女性 22.3% であり，この 10 年間でみると，女性では有意な増減はみられないが，男性では増加している。BMI 30 以上の成人は人口の 6.0% にみられている。

**重要疾患の鑑別のポイント**

単純性肥満と二次性肥満を鑑別することが重要である。主に表3を念頭に鑑別を進める。

**1 視床下部性肥満**：食欲を制御している視床下部や扁桃体の障害により，過食行動を伴う体重増加を合併する病態である。主な原因としては，外傷，脳腫瘍，炎症性疾患，脳圧亢進，脳外科手術などによる障害や Prader-Willi syndrome などの遺伝的要因がある。

**2 甲状腺機能低下症**（⇨ 1065 頁）

❶身体的には皮脂の分泌が低下し，皮膚は乾燥し，

**表3 二次性肥満(症候性肥満)についての考え方**

日常診療では,肥満と判定した場合,下記の二次性肥満について考慮する必要がある。これについて,原発性肥満(単純性肥満)と同様に,肥満に起因ないし関連する健康障害の判定を行うが,その治療は主として原因疾患の要因に対して行う必要がある。

二次性肥満
　1)内分泌性肥満
　　① Cushing 症候群
　　②甲状腺機能低下症
　　③偽性副甲状腺機能低下症
　　④インスリノーマ
　　⑤性腺機能低下症
　　⑥多嚢胞性卵巣症候群
　2)遺伝性肥満(先天異常症候群)
　　① Bardet-Biedl 症候群
　　② Prader-Willi 症候群
　3)視床下部性肥満
　　①間脳腫瘍
　　② Fröhlich 症候群
　　③ empty sella 症候群
　4)薬物による肥満
　　①向精神薬
　　②副腎皮質ホルモン

(日本肥満学会 編:肥満症診療ガイドライン 2022. p11, ライフサイエンス出版, 2022 より)

嗄声を伴うゆっくりとした口調,耐寒性の低下,動作緩慢,眼瞼・手掌や下腿の浮腫などが特徴的である。

❷血中 TSH 濃度の上昇が診断に有用である。

**❸ Cushing 症候群**(⇨ 1092 頁)

❶満月様顔貌,野牛肩(buffalo hump),中心性肥満,皮膚の菲薄・脆弱化,腹部の赤色皮膚線条の存在,高血圧の合併を認めることが多い。

❷皮膚の菲薄化は特異度が高く,満月様顔貌,中心性肥満は感度が高い。典型的にはステロイド性 Cushing 症候群では野牛肩はみられない。

❸血中副腎皮質刺激ホルモン(ACTH:adrenocorticotropic hormone),血中コルチゾール,尿中コルチゾールなどでスクリーニングを行う。

**❹ 多嚢胞性卵巣症候群**(PCOS:polycystic ovary syndrome)(⇨ 1710 頁)

❶月経異常(無月経,希発月経,または無排卵周期症),卵胞超音波所見,および血中 LH 濃度高値かつ血中 FSH 濃度正常,血中テストステロン高値といった所見により診断を行う。

❷若い女性の排卵障害では多くみられる疾患で,月経周期異常のほか,多毛,にきび,低声音,陰

核肥大,肥満などの症状を認める。

**❺夜間食行動異常症候群**(night eating syndrome):肥満と睡眠障害をしばしば伴い,1 日のエネルギー摂取の 25 %以上(しばしば 50 %を超える)が夕食後に摂取される状態をいう。

**❻過食性障害**(binge eating disorder):精神障害が原因で,食事摂取の制御が不能な状態である。薬物治療を要することが多い。

## どうしても診断のつかないとき試みること

　二次性肥満との鑑別に苦慮する場合は,該当する各診療科(内分泌科,婦人科,精神科など)へのコンサルテーションを試みること。

(執筆協力:横手 幸太郎 千葉大学・学長)

# やせ
## Emaciation

**福土 審** 石巻赤十字病院・心療内科部長(宮城)/東北大学名誉教授

**GL** 心身症診断・治療ガイドライン 2006

## 緊急処置

❶ BMI≦12,または,起居動作不能,失神,心拍数<40 回/分,QT 延長,不整脈,血圧<90/60 mmHg,血清 K<2.5 mEq/L,血清 P<2 mg/dL,低血糖,けいれん,肝障害,腎障害,膵炎,適切な外来加療を阻む併存症(1 型糖尿病,希死念慮,重症うつ病)がある場合,緊急入院とする。

❷血管確保し,water overload にならないように体液補正をしつつ,診断を進める。

## 診断のチェックポイント

### ■定義

❶やせ(羸痩 emaciation)とは,栄養状態の低下により,身体の筋量と脂肪量が減少し,細い外見になることをいう。body mass index(BMI)= 体重(kg)/身長(m)$^2$であるので,患者の身長と体重を計算式に代入し,BMI<18.5 であればやせの範囲に入る。正常範囲は 18.5 ≦ BMI<25 である。

❷栄養状態には個体差が大きく,過体重・肥満から意図的に減量して正常範囲に達した場合は病的意味が少ない。一方,標準体重の 10 %以上が意図的ではなく短期間(180 日)に減少した場合は BMI が正常範囲にあっても病的であり,意図的に

起こした体重減少に続いて BMI＜18.5 となった
場合も病的である。

### ❶病歴

❶健常時の体重の値を聞き，体重が増加した期間
があればその体重値を含め，それがどの程度の期
間にどの程度減ったのかを問診する。月経年齢の
女性には無月経になっていないか聞く。

❷やせの原因は，エネルギー摂取量の減少，消化
吸収障害，エネルギー消費量・喪失の増大に大別
される。それぞれの疾患に関連する病歴を聴取す
る。

❸エネルギー摂取量の減少は，悪性腫瘍，消化器
疾患，慢性副腎不全，神経性やせ症，うつ病，認
知症，抗癌薬治療などによる食事量の減少により
生じる。食欲低下に加え，原疾患による悪心・嘔
吐，腹痛，便通異常，全身倦怠感，記憶障害がし
ばしば随伴する。

❹消化吸収障害は潰瘍性大腸炎，Crohn 病，蛋白
漏出性胃腸症，慢性膵炎などにより生じる。粘血
便，発熱，関節痛，下痢，脂肪便，背部痛などを
伴う。

❺エネルギー消費量・喪失の増大は糖尿病，甲状
腺機能亢進症，褐色細胞腫，慢性感染症，慢性呼
吸不全，慢性心不全などにより生じる。口渇，多
飲，多尿，動悸，発汗，発熱，呼吸困難，浮腫な
どを伴う。

### ❷身体所見

❶悪性腫瘍：黄疸・貧血・リンパ節腫脹・腹水，
消化器疾患：腹部圧痛，慢性副腎不全：皮膚色素
沈着，摂食障害：背部毳毛・齲蝕・唾液腺腫脹・
手背の吐きだこ，認知症：見当識障害・遂行障害
をみる。

❷潰瘍性大腸炎：下腹部圧痛，Crohn 病：肛門周
囲膿瘍，蛋白漏出性胃腸症：浮腫，慢性膵炎：上
腹部圧痛を呈する。

❸糖尿病：眼底白斑・腱反射低下・振動覚低下，
甲状腺機能亢進症：甲状腺腫・眼球突出・手指振
戦，褐色細胞腫：血圧上昇・多汗，慢性感染症：
発熱・リンパ節腫脹，慢性呼吸不全：チアノーゼ・
呼吸促迫，慢性心不全：心拡大・浮腫をみる。

### ❸検査

❶血球数・血液像，血液生化学検査，尿検査は必
要である。

❷疾患好発年齢や性別，症状と身体所見に応じ，
甲状腺機能検査，ACTH，コルチゾール，カテコー
ルアミン 3 分画（高血圧時），腫瘍マーカー，便潜

血検査，胸部 X 線写真・CT 検査，心電図，腹部超
音波・CT 検査，上部消化管内視鏡検査，大腸内視
鏡検査を実施する。

## ▌原因疾患と頻度

❶糖尿病によるやせの頻度が高い。悪性腫瘍，消
化器疾患の頻度も高く，悪性腫瘍のなかでは膵癌，胃
癌，肺癌が多い。

❷神経性やせ症は 10〜29 歳女性中の有病率
0.025〜0.031％（Psychiatry Res 62: 11-16, 1996），う
つ病は 12 か月有病率 2.2％，生涯有病率 6.5％であ
る（Lancet Psychiatry 10: 668-681, 2023）。

❸慢性感染症，慢性呼吸不全，慢性心不全，甲状腺
機能亢進症も少なくない。慢性副腎不全，褐色細胞
腫は希少疾患である。

## ▌重要疾患の鑑別のポイント

やせをきたす疾患群は，悪性腫瘍，慢性炎症・感
染症，内分泌代謝疾患，精神疾患・薬物・原因不明
の 4 群に大別できる（表 1）。代表的なものの鑑別点
を簡単にあげる。

### ❶悪性腫瘍

❶胸部 X 線写真・CT 検査，腹部超音波・CT 検査
など画像検査により腫瘍像を検出する。

❷上部消化管内視鏡検査，大腸内視鏡検査にて腫
瘍を同定し，生検と病理組織診断によって確定す
る。

❸血中腫瘍マーカーの上昇を認める。

### ❷消化器疾患・消化吸収障害

❶特徴的な症状：体重減少 ＋ 食欲不振，悪心・嘔
吐，腹痛，下痢，便秘，粘血便などがある。

❷胸部 X 線写真・CT 検査，腹部超音波・CT 検査
など画像検査により病変を検出する。

❸上部消化管内視鏡検査，大腸内視鏡検査にて病
変を同定し，生検と病理組織診断によって確定す
る。

❹アカラシア（⇨ 635 頁）は，上部消化管内視鏡検
査では見逃されやすいため，特に注意する。

### ❸糖尿病（⇨ 1107 頁）

❶特徴的な症状：体重減少 ＋ 口渇，多飲，多尿，夜
間尿などがある。

❷血糖上昇，HbA1c 上昇を認める。やせが顕著な
場合は空腹時血糖値（FBS：fasting blood sugar）≧
200 mg/dL，HbA1c ≧ 10％など高値を呈する。

❸尿ケトン体陽性，血清ケトン体上昇があればケ
トアシドーシスの検査・緊急処置に移る。

**表1** 体重減少をきたす疾患群

| 悪性腫瘍 | 呼吸器疾患 | 加齢関連因子 |
|---|---|---|
| 　大腸癌 | 　慢性肺気腫 | 　生理的変化 |
| 　肝癌・胆道癌 | 　慢性閉塞性肺疾患 | 　視力障害 |
| 　造血器悪性腫瘍 | **腎不全** | 　味覚・嗅覚減退 |
| 　肺癌 | **リウマチ疾患** | 　全身機能低下 |
| 　乳癌 | **感染症** | **神経疾患** |
| 　腎癌・泌尿器癌 | 　HIV 感染症 | 　脳卒中 |
| 　女性生殖器癌 | 　結核 | 　Parkinson 病 |
| 　男性生殖器癌 | 　寄生虫病 | 　神経筋障害 |
| **消化器疾患** | 　亜急性細菌性心内膜炎 | 　認知症 |
| 　吸収不良症候群 | **薬物** | **社会的問題** |
| 　消化性潰瘍 | 　鎮静薬 | 　孤立 |
| 　炎症性腸疾患 | 　抗菌薬 | 　経済的苦境 |
| 　膵炎 | 　非ステロイド性抗炎症薬（NSAIDs） | **精神・行動の問題** |
| 　腸閉塞・慢性便秘症 | 　選択的セロトニン再取り込み阻害薬 | 　うつ病 |
| 　悪性貧血 | 　　（SSRI） | 　不安症 |
| **内分泌代謝疾患** | 　メトホルミン | 　妄想性障害 |
| 　甲状腺機能亢進症 | 　レボドパ | 　死別反応 |
| 　糖尿病 | 　アンジオテンシン変換酵素（ACE）阻 | 　アルコール依存症 |
| 　褐色細胞腫 | 　　害薬 | 　摂食障害 |
| 　副腎不全 | 　他の薬物 | 　活動量もしくは運動量の増加 |
| **心疾患** | **口腔・歯科疾患** | **特発性** |
| 　虚血性心疾患 | 　齲歯 | |
| 　慢性心不全 | 　味覚異常 | |

〔坂西雄太 訳：56 意図しない体重減少. 福井次矢, 他 日本語版監修：ハリソン内科学（第 5 版）. pp280-282, メディカル・サイエンス・インターナショナル, 2017 より引用・一部用語改変〕

❹糖尿病とわかれば，1 型，2 型，妊娠糖尿病，その他，のどれかを診断する。

❺糖尿病経過中の体重減少は膵癌（⇨753 頁）など悪性腫瘍の新生，甲状腺機能亢進症の併存を疑う。

**4** 甲状腺機能亢進症（Basedow 病）（⇨ 1063 頁）

❶特徴的症状：体重減少 ＋ 動悸，発汗，甲状腺腫，眼球突出，手指振戦，高齢者の心房細動などがある。

❷ TSH 低値，FT$_4$ または FT$_3$ 高値を呈する。

❸ TSH 受容体抗体上昇もしくは甲状腺刺激抗体（TSAB）上昇を認める。無痛性甲状腺炎と鑑別する。

❹頸部超音波検査にて Basedow 病と Plummer 病（血流豊富な結節あり）を鑑別する。

**5** 神経性やせ症

❶特徴的症状：やせ ＋ やせ願望，肥満恐怖，過剰な運動，自己誘発性嘔吐，下剤乱用などがある。

❷若年女性に多く，無月経が多いが，必須ではない。男性でも発症する。

❸検査値では血清 K，Na 低値，低血糖，総コレステロール，アミラーゼ高値，FT$_3$ 低値が多いが，

重症ではあらゆる身体臓器の障害が生じるため，異常値をみたら生命保護を優先する。

❹死亡率が 6～20％ と高い。徐脈，血清 P 低下が進む refeeding 症候群などに注意しつつ栄養回復を行う。

**6** うつ病（⇨ 1363 頁）

❶特徴的症状：「やせ ＋ 抑うつ気分または楽しめない感情 ＋ 不眠，焦燥，疲労感，思考力減退，罪責感，自殺念慮」の 5 項目以上が 2 週間以上持続する。

❷心疾患，糖尿病などの内科疾患にもしばしば併存する。悪性腫瘍の初期に抑うつ気分が生じることがあるため，症状が基準を満たしても診断の前に必要な検査を行う。

**7** 慢性感染症

❶特徴的症状：やせ ＋ 食欲低下，微熱，咳嗽，発疹などの持続を認める。

❷白血球増多，高感度 CRP 陽性を呈する。

❸結核（⇨ 881 頁）では喀痰培養，PCR 検査，インターフェロン-γ 測定試験，AIDS（⇨ 1281 頁）では HIV 抗体検査が陽性を示す。

**⑧慢性心不全**（⇨764頁）

❶特徴的症状：やせ＋食欲低下，筋肉量低下，筋力低下（カヘキシー）などがある。

❷胸部X線写真，心臓MRI検査，心臓超音波検査にて心拡大，心機能低下，BNP上昇を認める。

**⑨慢性呼吸不全**（⇨313頁）

❶特徴的症状：やせ＋食欲低下，筋肉量低下，筋力低下，特に呼吸筋機能低下などがある。

❷胸部X線写真・CT検査の異常，呼吸器機能検査にて呼吸機能低下，$SpO_2$＜90％を認める。

**⑩慢性副腎不全**

❶特徴的症状：やせ＋食欲低下，低血圧，易疲労感などがある。

❷血清Na低値，低血糖，血清コルチゾール低値を認める。

❸血漿ACTHが高値ならAddison病（皮膚色素沈着，⇨1087頁），血漿ACTHが低値ならACTH分泌不全症（皮膚色素沈着なし）である。現代はACTH分泌低下による副腎不全が多い。

**⑪褐色細胞腫**（⇨1098頁）

❶特徴的症状：やせ＋頭痛，発汗過多，高血圧を示す。

❷血漿カテコールアミン3分画≧正常上限値×3，あるいは，随時尿中メタネフリン・ノルメタネフリン≧正常上限値×3，腹部CTにて副腎髄質腫瘍，$^{123}$I-MIBGシンチグラフィにて副腎髄質の異常集積増加を認める。

## どうしても診断のつかないとき試みること

**❶**やせを呈する疾患は**表1**に示した疾患以外にも存在する。どうしても診断がつかない場合，まず，栄養状態の改善を身体負荷がかからない速度と内容にて緩徐にはかることも妥当である。その間に患者の特徴的な症状，病歴，徴候，既往歴，家族歴，身体所見，検査所見から適切な診断を行う。

**❷**例として，若年の男性が，食後の心窩部不快感で必要量の食事を摂れなくなり，BMI 17.5に低下したとする。

❶やせ願望，肥満恐怖は全くなく，抑うつ気分，楽しめない感情，不眠などの症状もそろわない。検査値は，$FT_3$低値以外に顕著な異常がない。脳MRI検査でも脳腫瘍はない。本例を入院のうえ，まず，栄養状態を回復させることとする。栄養状態が改善しつつある経過中に，病歴にて，食事を摂取するときに不安になるため，食べないようにしていたことがわかった。

❷本例は回避制限性食物摂取症（ARFID：avoidant/restrictive food intake disorder）である。ARFIDは，DSM-5から新規提案された疾患概念で，神経性やせ症とは異なる摂食障害の一種である。ARFIDは，機能性ディスペプシアや過敏性腸症候群（IBS：irritable bowel syndrome，⇨678頁）との併存の多さが最近注目されている。

## 帰してはならない患者・帰してもよい患者

**❶**帰してはならない患者

❶冒頭の「緊急処置」が必要な患者は緊急入院のうえ処置を開始する。

❷また，「重要疾患の鑑別のポイント」にあげた重要疾患の可能性が高い患者は早めの入院精査が安全で望ましい。

**❷**帰してもよい患者

❶やせの程度が正常下限値のBMI 18.5に近く，血行動態や血糖値，電解質をはじめとする検査値にも異常がない患者である。

❷ただし，外来診療にて結論が得られるまで診療し，診断がついたら適切な治療に移行できるようにする。これらの中間の患者も相応のリスクがある患者であり，個別の病態と心理社会的要因も加味し，担当医が入院（場合により外来）にて早期に診断をつける必要がある。

# 小児の生活習慣病
## Lifestyle-related Diseases in Children

原 光彦　和洋女子大学教授・健康栄養学科

**GL** 小児肥満症診療ガイドライン2017

## 緊急処置

**❶**清涼飲料水ケトーシス：清涼飲料水大量摂取者に，多尿，倦怠感，意識障害などが生じ，高血糖（≧250 mg/dL），高ケトン血症を伴うアシドーシス（pH＜7.3）がある場合，十分量の生理食塩液点滴および電解質補正に加えてインスリン療法を施行し，その後専門施設に搬送（糖尿病治療ガイド2022-2023，2022）。

**❷**不整脈を伴う睡眠時無呼吸症候群：モニタリング可能な集中治療室に入院させ，CPAP（continuous positive airway pressure）療法を行う。

## 診断のチェックポイント

■**定義**：小児生活習慣病は次の 2 つに大別される。

❶成人の主な死因の 1 つであり，通常は成人になって症状が現れるが，その起源が小児期にある疾患(例：動脈硬化性疾患)。

❷成人疾患と考えられていたものが若年化したもの(例：2 型糖尿病や非アルコール性脂肪性肝疾患など)。

頻度が高く，さまざまな生活習慣病を引き起こす小児肥満症の診断のポイントを解説する。

■**1 病歴**

❶肥満の発症時期と現在までの経過。

❷既往歴(特に肥満に伴う健康障害の有無)。

❸家族歴(特に二親等以内の生活習慣病の家族歴)。

❹周産期の状況(在胎週数，出生体重，栄養法)。

❺生活習慣(食事，身体活動，睡眠時間，習い事)。

■**2 身体所見**

❶身体計測：身長，体重から肥満度を算出する〔肥満度 ＝ ｛(実測体重 － 標準体重)/標準体重｝ × 100〕。児童生徒では肥満度が ＋20% 以上で肥満。ウエスト周囲長からウエスト身長比を算出。ウエスト周囲長が小学生 75 cm 以上，中学生 80 cm 以上，小中学生ともにウエスト身長比が 0.5 以上なら腹部肥満。

❷血圧測定：体格に応じたカフを用い，判定は「高血圧治療ガイドライン 2019」の基準値を用いる。

❸意識状態：傾眠傾向があれば，睡眠時無呼吸症候群合併の可能性がある。

❹頸部の視診：黒色表皮症の有無。

❺胸部診察：心音呼吸音と不整脈の有無の確認。

❻腹部診察：右上腹部に叩打痛があれば，非アルコール性脂肪性肝疾患の疑いあり。

❼外性器：性腺発育不全があれば，二次性肥満の可能性が高い。

■**3 検査**

❶血液一般検査・生化学検査：血糖値やインスリン，中性脂肪は食事の影響を受けるため，可能なら空腹時採血を行う。

❷内分泌検査：二次性肥満の鑑別診断のため，TSH，$FT_3$，$FT_4$，コルチゾールを評価する。必要なら，経口ブドウ糖負荷試験を行う。

❸尿一般検査。

❹画像診断

● 初診時には腹部 CT 検査を行う(臍高のスライスで内臓脂肪面積が 60 $cm^2$ 以上なら内臓脂肪型肥満)。

● 腹部エコー検査(非アルコール性脂肪性肝疾患の診断)。

● 頸動脈エコー検査(早期動脈硬化の診断)。

❺生理機能検査：睡眠時無呼吸症候群が疑われる場合，ポリソムノグラフィを行う。

## 原因疾患と頻度

■**1** 遺伝的要因に肥満を惹起しやすい生活習慣が加わって発症する。

■**2** 頻度に関する全国的なデータはないが，小児肥満症診断基準に準拠した 2021 年度杉並区の児童生徒の生活習慣病予防健診における陽性者の頻度は，腹部肥満 12.4%，脂質異常 9.0%，肝機能障害 4.0%，高血圧 2.3%，HbA1c 高値 1.12% であった(東京都予防医学協会年報 52：49-54，2023)。

## 重要疾患の鑑別のポイント

二次性肥満が疑われる所見は以下の通り。

■**1** 極端な低身長。

■**2** 網膜疾患。

■**3** 小奇形，特異な顔貌，性腺発育不全，精神発達遅滞。

## どうしても診断のつかないとき試みること

■**1**「小児肥満症診療ガイドライン 2017」に掲載されている小児肥満症診断基準を用いれば確実に診断可能。

■**2** 採血困難な場合でも，身体計測(身長・体重・ウエスト周囲長)と血圧測定でもおおむね診断可能。

## 帰してはならない患者・帰してもよい患者

■**1** 帰してはならない患者

❶被虐待児。

❷ケトーシスを伴う者。

❸不整脈を伴う睡眠時無呼吸症候群。

# 易感染性
## Immunocompromised Host

楠原 浩一　福岡市立こども病院・院長

## 緊急処置

　原発性免疫不全症（PID：primary immunodeficiency diseases）の診療で最も緊急を要するのは，重症複合免疫不全症（SCID：severe combined immunodeficiency）が疑われる場合である。生後早期に自然感染や生ワクチンによる感染症に罹患し致死的となるリスクが高いため，迅速な感染症治療と早期診断が重要である。

## 診断のチェックポイント

■**定義**：易感染性は，1）感染症に反復して罹患する，2）感染症が重症化・遷延化・難治化しやすい，3）通常ではみられない部位の感染症や日和見病原体による感染症に罹患する，のいずれかにあてはまる状態と定義される。原因疾患は大きく次の3つに分類される。

❶**原発性免疫不全症（PID）**
- 病原体に対する生体防御を担う自然免疫，獲得免疫の先天的な異常によって発症する。
- 最近，PID は，自己炎症性疾患（自然免疫が過剰に作動する異常で易感染性を呈さない）も含めて，先天性免疫異常症（IEI：inborn errors of immunity）と呼称されるようになっており，国際免疫学会連合（IUIS：International Union of Immunological Societies）委員会の分類（2022年版）には450を超える原因遺伝子が収載されている（J Clin Immunol 42: 1473-1507, 2022）。

❷**解剖生理学的異常**：例として以下のようなものがある。
- 下気道感染症：原発性線毛運動不全症，肺分画症，囊胞性線維症，胃食道逆流症など。
- 尿路感染症：膀胱尿管逆流を含む先天性腎尿路異常，神経因性膀胱など。

❸**後天性免疫不全**：薬剤や放射線照射の影響，摘脾後，HIV 感染症，IFN-γ などのサイトカインや好中球に対する自己抗体産生，などがある。
以下，❶ PID における診断の進めかたに絞って記載する。

❶**病歴**
❶易感染性が PID によるものであることを疑う

〔Jeffrey Modell Foundation（https://info4pi.org/library/educational-materials/）より〕

病歴として Jeffrey Modell Foundation が提唱している「原発性免疫不全症を疑う10の徴候」がある（**表1**）。

❷**表1**にあがっている項目以外では，他の感染症や感染症以外の疾患（悪性腫瘍や自己免疫疾患を含む）の既往歴，ワクチン接種歴（特に生ワクチン）などの病歴が重要である。

❸小児では成長発達歴，臍帯脱落遅延（→白血球接着不全症，IRAK4 欠損症など）を含む周産期歴，集団保育の有無なども聴取する。

❹感染症の既往については，PID のカテゴリーごとに易感染性を示す病原体が異なるため，病原体を把握することが診断の助けとなる。**図1**は2012年に厚生労働科学研究費補助金難治性疾患克服事業 原発性免疫不全症候群に関する調査研究班が作成した「病原体からみた免疫異常」の早見図である。

❺例えば，BCG（bacillus Calmette-Guérin）による重症感染症は，慢性肉芽腫症（CGD：chronic granulomatous disease）とメンデル遺伝性マイコバクテリア易感染症（MSMD：mendelian susceptibil-

---

**表1** 原発性免疫不全症を疑う10の徴候

**【小児】以下の徴候のうち2つ以上当てはまる場合**
1. 1年に4回以上，新たな中耳炎にかかる
2. 1年に2回以上，重症の副鼻腔炎にかかる
3. 2か月以上抗菌薬で治療してもほとんど効果がない
4. 1年に2回以上，肺炎にかかる
5. 乳児で体重増加不良や発育不良がみられる
6. 深部皮下膿瘍や臓器内膿瘍を繰り返す
7. 鵞口瘡や皮膚真菌症が持続する
8. 抗菌薬の経静脈投与を要する感染症を繰り返す
9. 敗血症などの深在性感染症に2回以上かかる
10. 原発性免疫不全症状の家族歴がある

**【成人】以下の徴候のうち2つ以上当てはまる場合**
1. 1年に2回以上，新たな中耳炎にかかる
2. アレルギーがなく，1年に2回以上，新たな副鼻腔炎にかかる
3. 2年以上，1年に1回以上肺炎にかかる
4. 体重減少を伴う慢性下痢症
5. ウイルス感染症（感冒，ヘルペス，広範囲のいぼ，コンジローマなど）を繰り返す
6. 深部皮下膿瘍や臓器内膿瘍を繰り返す
7. 鵞口瘡や皮膚などの真菌症が持続する
8. 抗菌薬の経静脈投与を要する感染症を繰り返す
9. 非結核性抗酸菌感染症への罹患
10. 原発性免疫不全症の家族歴がある

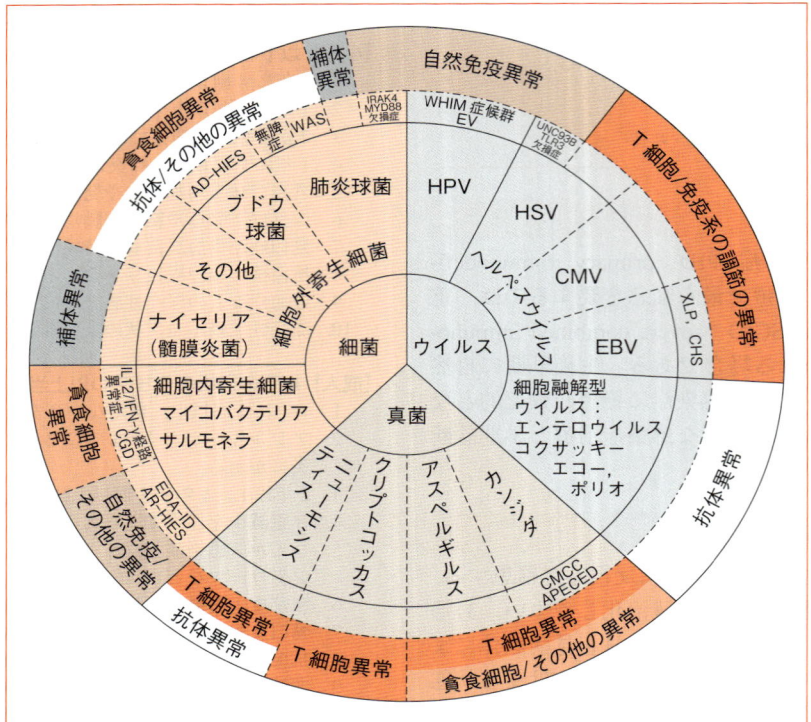

**図1** 病原体からみた免疫異常

＊免疫異常の分類は IUIS 委員会 2007 年度版によっている。
＊UNC93B，TLR3 欠損症では単純ヘルペス脳炎を起こす。
＊肺炎球菌の髄膜炎を繰り返す場合は上記の免疫不全症の除外が必要。
APECED：autoimmune polyendocrinopathy with candidiasis and ectodermal dystrophy，
AD：常染色体優性，AR：常染色体劣性，CGD：慢性肉芽腫症，CHS：Chediak-Higashi
症候群，CMCC：慢性皮膚粘膜カンジダ症，EDA-ID：無汗性外胚葉形成異常を伴う免
疫不全症，EV：疣贅状表皮異形成症，HIES：高 IgE 症候群，HPV：Human papilloma-
virus，WAS：Wiskott-Aldrich 症候群，WHIM：Warts, hypogammaglobulinemia, infections,
myelokathexis，XLP：X-linked lymphoproliferative disorder
（厚生労働科学研究費補助金難治性疾患克服研究事業「原発性免疫不全症候群に関する
調査研究班」作成，2012 より）

ity to mycobacterial diseases）が主な原因である。
❷身体所見：PID に含まれる特定の疾患を示唆する
重要な身体所見のなかで代表的なものを以下にあげ
る。

❶特徴的顔貌〔→ 22q11.2 欠失症候群，ICF（im-
munodeficiency, centromeric instability, facial
anomaly）症候群，高 IgE 症候群など〕。
❷痕跡程度の扁桃とリンパ節（→ X 連鎖無γグロ
ブリン血症など）。
❸結膜・皮膚の毛細血管拡張（→ ataxia telangiec-
tasia）。
❹疎な頭髪，歯牙の異常（→無汗性外胚葉形成異
常を伴う免疫不全症，常染色体潜性先天性角化不

全症など）。
❺皮膚・毛髪・眼における部分的白子症（→ Ché-
diak-Higashi 症候群）。
❻慢性湿疹（→ Wiskott-Aldrich 症候群，高 IgE 症
候群など）。
❸検査
❶1 次検査：スクリーニングとして以下の検査を
行う。血算，白血球分画（目視），リンパ球サブセッ
ト〔T 細胞（CD3，CD4，CD8），B 細胞（CD19），
NK 細胞（CD16，CD56），活性化 T 細胞（HLA-
DR）〕，免疫グロブリン（IgG，IgA，IgM，IgE），補
体（C3，C4，CH50）。

❷ 2 次検査

- 主に液性免疫不全が疑われる場合：特異抗体の産生〔既往歴やワクチン歴のある疾患・病原体（破傷風，肺炎球菌など）に対する抗体価，血液型ウラ試験〕，IgG サブクラス（特に IgG2）測定，KREC（Igκ 遺伝子再構成物），B 細胞サブセット解析（IgD，CD27 など）。
- 主に細胞性免疫不全が疑われる場合：リンパ球幼若化反応（PHA，ConA），遅延型皮膚反応，TREC（T 細胞受容体遺伝子再構成産物），NK 活性，T 細胞サブセット解析〔CD45RA，CD45RO，CD25，CD132（共通 γ 鎖），CD127，double negative T 細胞など〕。
- 食細胞異常症が疑われる場合：好中球殺菌能測定（DHR123）（→ CGD），骨髄穿刺（→ 重症先天性好中球減少症），好中球表面の CD11/CD18 発現（→ 白血球接着不全症）。
- 自然免疫異常症が疑われる場合：LPS 刺激による単球内 TNF-α 産生（→ IRAK4 欠損症など）。
- 補体欠損症が疑われる場合：オプソニン活性，C3，C4 以外の補体成分の定量，活性化分子の測定（C3a，C4a，C5a など）。
- 症候群特異的検査：α-フェトプロテイン（→ ataxia telangiectasia），テロメア長測定（先天性角化不全症）。

❸ 3 次検査

- 病歴，身体所見，2 次検査までの結果で原因遺伝子の絞り込みができる場合は，原因遺伝子がコードする蛋白の発現解析（CD40L，BTK，WASP，XIAP，FoxP3，CTLA4，gp91phox などで可能）と遺伝子パネル解析（保険適用；かずさ DNA 研究所かずさ遺伝子検査室で受託）。
- 染色体上の欠失や重複が疑われる場合はマイクロアレイ染色体検査（CGH 法）。
- 上記検査でも確定しない場合は，次世代シークエンサーを用いた全エキソーム解析，全ゲノム解析など。

## 原因疾患と頻度

2018 年に行われたわが国での全国調査（J Clin Immunol 42: 183-194, 2022）によれば，IEI の罹患率は 2.2 人/10 万人であり，IUIS のカテゴリーごとの比率は下記の通りであった。罹患率については，1,000 人に 1 人程度との報告もある（Science 317: 617-619, 2007）。

❶複合免疫不全症 6.9 %。

❷複合免疫不全を伴う症候群（→ Wiskott-Aldrich 症候群，高 IgE 症候群，22q11.2 欠失症候群 など）12.7 %。

❸主に液性免疫の不全症 24.4 %。

❹免疫調節異常症 6.3 %。

❺食細胞異常症 16.1 %。

❻自然免疫異常症 3.3 %。

❼自己炎症性疾患（易感染性を呈さない）25.5 %。

❽補体欠損症 4.5 %。

❾その他 0.3 %。

## 重要疾患の鑑別のポイント

❶迅速な対応の必要性からは SCID，頻度の高さからは X 連鎖無 γ グロブリン血症，CGD，IgG2 欠損症，分類不能型免疫不全症（CVID：common variable immunodeficiency）などが重要疾患としてあげられる。

❷疾患ごとの鑑別のポイントについては，免疫不全症（⇨1201 頁）を参照されたい。

❸わが国では，ガスリー濾紙血を用いた TREC，KREC 測定による PID の新生児スクリーニングが自治体単位（多くは自己負担）で導入されつつある。本スクリーニングによる SCID の早期診断は，生後 2 か月から開始される生ワクチンで 2020 年から定期接種となったロタウイルスワクチンによる重症/遷延性感染症を防ぐためにも重要である。

## どうしても診断のつかないとき試みること

日本免疫不全・自己炎症学会（JSIAD：Japanese Society for Immunodeficiency and Autoinflammatory Diseases）では，学会ウェブサイトなどを通じて専門医による症例相談を受け付けている。

# 性成熟の異常
## Abnormalities of Sexual Maturation

室谷 浩二　神奈川県立こども医療センター・内分泌代謝科部長

GL ・間脳下垂体機能障害と先天性腎性尿崩症および関連疾患の診療ガイドライン 2023 年版
・男性の性腺機能低下症ガイドライン 2022
・産婦人科診療ガイドライン 婦人科外来編 2023

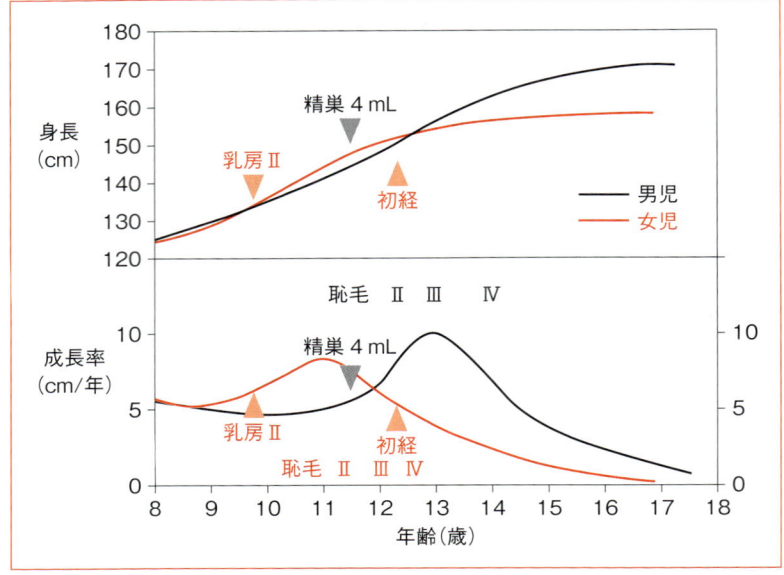

**図1** 二次性徴の発現・進行と身長・成長率の変化

平均的男女の成長と二次性徴の進行をTanner stageとともに示す。男児では精巣の増大，外性器の成熟，陰毛の発生，腋毛や髭の発生，変声が，女児では乳房発育，陰毛の発生，外性器の成熟，腋毛の発生，月経発来が，順次出現・進行していく。

## 緊急処置

性成熟の異常に加えて，成長率の変化(身長の急激な増加あるいは成長停止)があり，かつ頭蓋内圧亢進症状(頭痛，嘔気など)あるいは視力の急激な低下や視野狭窄を伴う際には，脳腫瘍の鑑別のため，頭部MRI(ないしCT)を撮影する。

## 診断のチェックポイント

### ■定義

❶性成熟は，思春期(二次性徴)の開始から完了まで(生殖能力を獲得するまで)の過程を指す。二次性徴の発現・進行と身長・成長率の変化を図1に示す。

❷性成熟の異常は，思春期発来が早すぎる場合(思春期早発症)と，思春期発来が遅すぎる(または発来しない)場合(性腺機能低下症)とに大別される(表1)。

❸一般に，性成熟は3〜4年で完了するため，二次性徴の出現後5年以上経過しても完了しない場合は性成熟不全と考える。

### ■病歴

❶男児：陰毛，腋毛，髭，変声の有無，出現時期の確認。

**表1** 思春期発来異常の定義

|  | 男児 | 女児 |
|---|---|---|
| 思春期発来が早い場合 | 9歳までに精巣が発育する | 7歳6か月までに乳房が膨らみ始める |
| 思春期発来が遅い場合 | 14歳になっても精巣が発育しない | 12歳になっても乳房が膨らみ始めない |

❷女児：乳房発育の有無，状態，陰毛，腋毛，初経の有無，出現時期の確認。

❸家族の思春期発来時期の確認(母親の初経年齢，父親の身長スパートや変声の年齢など)。

❹成長曲線：母子手帳，保育園・幼稚園・学校の計測記録から，成長曲線を作成。

❺男児：停留精巣の有無や手術歴。

❻思春期発来が遅い場合(男女とも)：嗅覚異常の確認。

### 2身体所見

❶身長，体重，BMI，arm span(両腕を左右に水平に広げたときの片方の腕の指先からもう片方の腕の指先までの長さ)，頭囲の計測。

❷男児：精巣サイズ(容積3 mL以上は成熟あり)，陰茎長の計測，陰毛，腋毛，髭，喉仏の有無および程度(Tanner stageで評価)。

❸女児：乳房発育の有無，状態，陰毛，腋毛，小陰唇色素沈着の有無および程度（Tanner stage で評価）。

❹ Tanner stage は，二次性徴の進行を Ⅰ度（未成熟，小児期），Ⅱ度（思春期の開始期）からⅤ度（成熟完了）までの 5 段階で評価するもの。男児では外性器と陰毛，女児では乳房と陰毛について評価する。

### ❸ 検査

❶血中 LH（黄体形成ホルモン）および FSH（卵胞刺激ホルモン）。

❷男児では血中テストステロン。

❸女児では血中エストラジオール。

❹ GnRH（ゴナドトロピン放出ホルモン）負荷試験。

❺頭部 MRI（下垂体，視床下部を中心に。思春期発来が遅い場合，T2 強調冠状断像で嗅球・嗅索も）。

❻骨年齢（左手・手指および手根骨 X 線写真）。

❼女児では腹部超音波検査ないし MRI 検査（卵巣および子宮のチェック）。

❽思春期発来が早い男児では血中 hCG（ヒト絨毛性ゴナドトロピン）。

❾思春期発来が遅い場合（男女とも）染色体検査。

❿思春期発来が遅い場合（男女とも）嗅覚検査。

### 原因疾患と頻度

表2 を参照。

### 重要疾患の鑑別のポイント

**❶思春期発来が早い男児**

❶精巣腫大の有無：片側性腫大なら腫大側の精巣腫瘍を鑑別，両側性腫大なら GnRH 依存性，なければ GnRH 非依存性を示唆。

❷基礎値の血中 LH および FSH：高値であれば GnRH 依存性，低値であれば GnRH 非依存性を示唆。

❸頭部 MRI：視床下部過誤腫や hCG 産生腫瘍を鑑別。

**❷思春期発来が早い女児**

❶思春期が早い家族歴：特発性思春期早発症を示唆。

❷基礎値の血中 LH および FSH：高値であれば GnRH 依存性，低値であれば GnRH 非依存性を示唆。

❸カフェオレ斑，骨折歴や骨変形（線維性骨異形成）：McCune-Albright 症候群 を示唆。

**表2** 思春期発来異常の原因疾患

| 原因疾患 | 頻度 | |
|---|---|---|
| | 男児 | 女児 |
| GnRH 依存性思春期早発症 | 50% | 90% |
| ・特発性 | 少ない | 多い |
| ・器質性（視床下部過誤腫，胚細胞腫，脳炎後など） | 多い | 少ない |
| ・遺伝子異常（KISS1，KISS1R，MKRN3 など） | | |
| GnRH 非依存性思春期早発症 | | |
| ・hCG 産生腫瘍 | 多い | なし |
| ・性ホルモン産生腺腫瘍 | | |
| ・自律性機能性卵巣囊腫 | なし | |
| ・先天性副腎皮質過形成 | | |
| ・副腎腫瘍 | | |
| ・McCune-Albright 症候群 | | |
| ・家族性男性思春期早発症 | | なし |
| ・その他 | | |
| 部分型思春期早発症 | | |
| ・早発乳房・早発腋毛 | | |
| ・早発恥毛 | | |
| ・早発月経 など | | |
| 原発性（高ゴナドトロピン性） | | |
| ・Klinefelter 症候群 | | なし |
| ・Turner 症候群 | なし | |
| ・混合性性腺異形成症 | | |
| ・ステロイド産生障害 | | |
| ・アンドロゲン不応症[*1] | 不完全型 | 完全型 |
| ・Prader-Willi 症候群 | | |
| ・その他 | | |
| 中枢性（低ゴナドトロピン性） | | |
| ・特発性思春期遅発症 | 90％以上 | |
| ・先天性低ゴナドトロピン性性腺機能低下症[*2] Kallmann 症候群ほか | | |
| ・脳腫瘍（頭蓋咽頭種，胚細胞腫，下垂体腺腫など） | | |
| ・その他 小児期発症の神経性食欲不振症 | まれ | まれではない |
| 過度のスポーツ | | まれではない |
| 重症慢性疾患 など | | |

（左端見出し：思春期発来が早い／思春期発来が遅い）

[*1] アンドロゲン不応症は，完全型の場合，女児として養育され（性腺摘出をしなければ）思春期に乳房腫大が起こるが，初経は発来しない。一方，不完全型で男児として養育された場合，二次性徴の欠如や生殖能力の低下を認める。

[*2] 先天性低ゴナドトロピン性性腺機能低下症は，大きく嗅覚異常を伴う Kallmann 症候群と，嗅覚異常を伴わない低ゴナドトロピン性性腺機能低下症とに分けられる。ともに多くの原因遺伝子が知られている。

❸思春期発来が遅い男児

❶思春期が遅い家族歴：特発性思春期遅発症を示唆。

❷停留精巣，嗅覚異常：Kallmann 症候群を示唆。

❸高身長・やせ・小精巣（精巣容積 2 mL 未満）・arm span＞身長：Klinefelter 症候群を示唆。

❹基礎値の血中 LH および FSH：高値であれば原発性，低値であれば中枢性の性腺機能低下症を示唆。

❹思春期発来が遅い女児

❶思春期が遅い家族歴：特発性思春期遅発症を示唆。

❷急激な体重減少，極端なやせ：神経性食欲不振症を鑑別。

❸低身長・Turner 身体徴候（翼状頸，外反肘など）：Turner 症候群を示唆。

❹基礎値の血中 LH および FSH：高値であれば原発性，低値であれば中枢性の性腺機能低下症を示唆。

## どうしても診断のつかないとき試みること

思春期発来の異常（思春期が早い，ないし遅い）があるか否か，問診と理学的所見から鑑別が困難な際には，数か月以内の間隔で繰り返し診察し，思春期進行の有無を確認する。

# 成人の貧血
Anemia in Adults

**石田 文宏** 信州大学教授・病因・病態検査学

## 緊急処置

**1** 赤血球輸血：血中 Hb 値が 8.0 g/dL 以下で自覚症状が強い，全身状態が不良，心肺疾患合併例などは赤血球輸血を考慮する。「血液製剤の使用指針（平成31 年 3 月）」（厚生労働省）を参照する。

**2** バイタルサインに異常を認めなければ貧血の原因検索を優先する。

## 診断のチェックポイント

❶血中 Hb 値で判断する。

❷ WBC，RBC を確認する。

❸平均赤血球容積（MCV）に注目する。

❹網赤血球数を調べる。

❺貧血の原因を検索する。

❻高齢者では 2 割に貧血があり，原因も多岐にわたる。

病歴と身体所見は，貧血の診断に対して十分な感度，特異度を有する情報はなく不十分であり，検査で貧血の診断をする。一方，貧血の原因検索では有用な情報となることも多い。

### ■定義

❶末梢血中の赤血球成分が減少している状態を指し，Hb 値の低下で判断する。

❷ WHO 基準では男性：13.0 g/dL 未満，女性：12.0 g/dL 未満，妊娠女性：11.0 g/dL 未満が貧血である。

❸ 80 歳以上では，男女とも 11 g/dL 以下を貧血とすることも多い。

### 1 病歴

❶貧血による自覚症状と進行程度

- 労作時の息切れ，特に階段や坂道の昇降，運搬作業などでの有無，全身倦怠感，食欲不振，耳鳴，めまい感などの有無とその出現時期。
- 緩徐進行の貧血では，身体の順応により自覚症状が乏しいことも多い。
- 循環器・呼吸器系疾患による症状との判別は必要。

❷貧血の原因を検索するための病歴

- 顕性出血の有無，便色や便の性状，便通異常，腹痛や腹部不快感など腹部症状の有無とその部位。
- 妊娠可能年齢女性では月経（間隔，期間，量，最終月経など），分娩，授乳の状況。
- 発熱，紫斑の多発や粘膜出血など出血傾向を示唆する症状の有無（白血球数，血小板数の変化を示唆）。
- 食事摂取量とその内容，偏り，菜食主義者かどうか，氷を好むか（氷食症），飲酒歴。
- 既往歴：胃摘出など腹部手術歴。薬剤服用歴。サプリメント服用歴（亜鉛製剤含む）。
- 状況に応じて人種や出身国（地域）。
- 家族歴：貧血，血液疾患，腎疾患などの有無。

### 2 身体所見

❶バイタルサイン，体温。

❷貧血自体による所見

- 眼瞼結膜の蒼白，手掌蒼白，顔色不良。
- 心雑音，特に収縮期雑音。

❸貧血の原因に関連する所見

- 眼球結膜の黄染（溶血性貧血）。

- 舌乳頭の萎縮（鉄欠乏性貧血など）。
- 匙状爪（鉄欠乏性貧血，ただし低頻度）。
- 甲状腺腫大（甲状腺機能異常に伴う貧血）。
- 深部覚低下（ビタミン $B_{12}$ 欠乏，銅欠乏）。
- 認知障害（ビタミン $B_{12}$ 欠乏）。
- リンパ節腫脹，点状出血，紫斑，口腔粘膜出血（造血障害による貧血の可能性）。
- 腹部腫瘤や腹部の圧痛，手術痕，肝脾腫，直腸診での血液や黒色便の付着（出血，鉄欠乏性貧血の原因）。

### ❸ 検査

❶血算：RBC，Hb，Ht，WBC，Plt
- 必ず実施する。
- 白血球分画ないしは血液像の追加（施設により検査名が異なる）。
- Hb 値低下から貧血と診断したら，WBC と Plt を確認する。白血球増加・減少や血小板減少を伴う場合は造血器疾患も考慮し，当該項目を参照。
- MCV を確認する。MCV 80 fL 未満を小球性貧血，80～100 fL を正球性貧血，100 fL 超を大球性貧血とする。

❷網赤血球数：正球性および大球性貧血では網赤血球数を追加し，小球性貧血でも必要に応じて検査する。

❸血清フェリチン値：小球性貧血では必ず調べる。総鉄結合能（TIBC）もできれば検査する。

❹血液生化学：TP，Alb，A/G 比，AST，ALT，LD（H），総ビリルビン，BUN，Cr，eGFR，CRP（必要に応じて）。

❺血清ハプトグロビン値：溶血性貧血を考えるとき。

❻尿定性：慢性腎臓病や腎性貧血を考えるとき。

## ■ 原因疾患と頻度（表1）

❶貧血の原因は，1)赤血球の体外への喪失（出血），2)赤血球産生の障害，3)赤血球破壊の亢進（溶血）に大別される。

❷鉄欠乏性貧血が最も多い。特に妊娠可能女性には4～10%以上に認める。

❸慢性疾患に伴う貧血（ACD：anemia of chronic diseases）は2番目に多く，特に入院患者の貧血では最も多い。

## ■ 重要疾患の鑑別のポイント

図1に従って鑑別する。代表的疾患のみ記載する。

### 表1 成人の貧血の原因疾患

| 小球性貧血（MCV：80 fL 未満） | |
|---|---|
| 頻度が高い | ・鉄欠乏性貧血<br>・慢性疾患に伴う貧血 |
| 頻度が低い | ・サラセミア |
| まれ | ・鉄芽球性貧血<br>・鉛中毒<br>・一部のヘモグロビン異常症（HbE など）<br>・無トランスフェリン血症 |

| 正球性貧血（MCV：80～100 fL） | |
|---|---|
| 頻度が高い | ・慢性疾患に伴う貧血<br>・急性出血<br>・腎性貧血 |
| 頻度が低い | ・自己免疫性溶血性貧血など溶血性貧血<br>・骨髄の造血障害に起因する疾患：再生不良性貧血，骨髄異形成症候群，白血病，骨髄腫，がんの骨髄転移など<br>・銅欠乏症 |

| 大球性貧血（MCV：100 fL 以上） | |
|---|---|
| 頻度が高い | ・アルコール多飲<br>・慢性肝疾患<br>・骨髄の造血障害に起因する疾患（上記正球性貧血を参照）<br>・薬剤性（DNA 合成阻害作用を有する薬剤ほか）<br>・腎性貧血 |
| 頻度が低い | ・巨赤芽球性貧血：ビタミン $B_{12}$ 欠乏，葉酸欠乏<br>・自己免疫性溶血性貧血など溶血性貧血<br>・甲状腺機能低下に伴う貧血 |

＊平均赤血球容積（MCV）により分けて記載するが，併存する場合や発症時期によって必ずしも当てはまらない場合もある。代表的疾患を記載。

### ❶鉄欠乏性貧血（⇨ 1013 頁）

❶最も頻度が高い。貧血があると鉄欠乏性貧血とみなして出血源を検索したり鉄剤を処方したりする例もあるが，鉄欠乏性貧血であることの確認は必須である。鉄剤投与による診断的治療の先行は不適切。

❷妊娠可能年齢女性で特記すべき疾病がない貧血例での検査前確率は約80%。

❸小球性貧血。大球性貧血となる原因の併発例では正球性となることがある。

❹出血が原因だと血小板増加を伴うことがある。

❺血清フェリチン値低値。

❻血清鉄低値のみで判断しない。血清フェリチン値と合わせて判断する。慢性疾患に伴う貧血でも血清鉄低値となるため。

❼鉄欠乏性貧血では必ずその原因を検討する。妊娠可能年齢女性では月経ないしは婦人科疾患，男

貧血 Hb 値(男性＜13 g/dL，女性＜12 g/dL)

病歴，身体所見は貧血の原因検索時に有用

平均赤血球容積 MCV(fL)

|  |  |
| --- | --- |
| ＜80 | 小球性貧血：1 へ |
| 80〜100 | 正球性貧血：2 へ |
| 100＜ | 大球性貧血：3 へ |

- 白血球増加ないしは減少，血小板減少を伴う，末梢血に(白血病)芽球を認める

造血器疾患の可能性

骨髄検査，専門医に相談

**1. 小球性貧血**

サラセミアインデックス
〔MCV/赤血球数(100 万/μL)〕 → 13 未満 → サラセミア の可能性

血清フェリチン値：12 ng/dL 未満
　40 ng/dL 未満：鉄欠乏性貧血の可能性高い
　(100 ng/dL 以上：鉄欠乏性貧血の可能性低い)
　総鉄結合能：360 μg/dL 以上も参考にする
→ 鉄欠乏性貧血 → 鉄欠乏の原因検索へ

血清フェリチン値高値，総鉄結合能低値 → 慢性疾患に伴う貧血(ACD)

**2. 正球性貧血**

網赤血球数：10 万/μL 以上
血清ハプトグロビン値低下 → 溶血性貧血
直接 Coombs 試験　陽性 → 自己免疫性溶血性貧血
　　　　　　　　　　陰性 → その他の溶血性貧血

網赤血球数：6 万/μL 以下
　造血器疾患の可能性
　腎機能障害あり → 血清エリスロポエチン値 　上昇なし → 腎性貧血

最近の出血の病歴 → 急性出血

**3. 大球性貧血**

MCV 値によるおよその目安

**MCV：120〜130 fL 超**

胃全摘後　　　深部覚低下
　　　　　　　過分葉好中球

血清ビタミン B₁₂ 低値

胃切除後
ビタミン B₁₂ 欠乏性　　悪性貧血
巨赤芽球性貧血

**MCV：100〜120 fL**

大酒家 → アルコール性

**網赤血球数減少**

甲状腺機能検査 → 甲状腺機能低下症
肝機能障害あり → 慢性肝疾患
腎機能障害あり

骨髄異形成症候群などの
　造血器疾患の可能性

**網赤血球数増加** → 溶血性貧血の可能性

MCV 偽高値 → 自己免疫性溶血性貧血・寒冷凝集素症の可能性

薬剤歴(DNA 合成阻害薬，抗けいれん薬など) → 薬剤性

血清葉酸低値 → 葉酸欠乏による巨赤芽球性貧血

**図1** 成人の貧血に対するアプローチ

性と閉経後女性では消化管出血が多い。

❽ *Helicobacter pylori* 感染に伴う例もある。

**2 慢性疾患に伴う貧血（ACD）**

❶小球性ないしは正球性貧血。

❷慢性炎症性疾患，慢性感染症や悪性腫瘍など原因疾患を認める。貧血の診断時には判明していない場合もある。

❸血清鉄低下，血清フェリチン値上昇，総鉄結合能低下により鉄欠乏性貧血と鑑別する。

**3 その他の疾患**

❶小球性貧血：サラセミアインデックス〔MCV（fL）÷RBC（×100 万/μL）〕（Mentzer Index）が 13 未満であればサラセミアを考える。

❷正球性貧血

● 網赤血球数の増加（絶対値で 10 万/μL 以上）とハプログロビン値低下があれば溶血性貧血と考える。自己免疫性溶血性貧血（AIHA：autoimmune hemolytic anemia）鑑別のため直接 Coombs 試験を調べる。

● 網赤血球数の低下時（6 万/μL 以下）は造血障害，特に造血器疾患の可能性がないかを考え，骨髄検査や専門医への相談を検討。

● 腎機能障害（eGFR の低下）と網赤血球数減少例では腎性貧血の鑑別のため血清エリスロポエチン（Epo）値を測定する。Hb 値低下相応の Epo 値の上昇がなければ腎性貧血の可能性がある。

● 急性出血：病歴から通常鑑別可能。

❸大球性貧血

● MCV：120〜130 fL 以上

● 多くは巨赤芽球性貧血（⇨1014 頁），特にビタミン B12 欠乏症，ないしは薬剤性（DNA 合成阻害作用による）。

● AIHA や寒冷凝集素症での赤血球凝集による MCV 偽高値を要除外（検査室に問い合わせる）。

1）ビタミン B12 欠乏による巨赤芽球性貧血
・血中ビタミン B12 値低値。
・胃全摘の既往では胃切除後の欠乏を考える。
・自己免疫疾患である悪性貧血は舌炎，深部覚低下，血液像での過分葉好中球を認めると可能性が高まる。白血球や血小板減少を伴うこともある。

2）葉酸欠乏による巨赤芽球性貧血：血葉酸値低値。

3）慢性肝疾患による例：肝硬変に合致する生化学検査やその他所見を認める。

● MCV：100〜120 fL

1）大酒家：アルコール摂取歴。

2）骨髄異形成症候群，再生不良性貧血など造血器疾患：骨髄検査が必要。

3）網赤血球増加例：溶血性貧血を考える（網赤血球自体が赤血球より大きいため）。

4）甲状腺機能低下症：多くは MCV 110 fL 以下。甲状腺機能検査で診断。

## どうしても診断のつかないとき試みること

**1** 末梢血塗抹標本の所見の有無を検査室に問い合わせる。

**2** 内科医，特に血液専門医に相談する。腎機能障害例では腎臓専門医への相談も検討。

**3** 骨髄検査での造血機能の評価。造血器腫瘍なども考慮し，事前に検査項目を相談して実施する。

## 帰してはならない患者・帰してもよい患者

**1** バイタルサインに変化がある，全身状態が不良，発熱を伴う場合：原因疾患の早急な鑑別が必要。

**2** 貧血が急速に進行している場合。

# 小児の貧血
## Anemia in Children

富澤 大輔　国立成育医療研究センター小児がんセンター・血液腫瘍科診療部長（東京）

## 緊急処置

**1** 赤血球輸血は，通常は Hb 7 g/dL 以下，慢性的な酸素依存症の児では 11 g/dL 以下，生後 24 時間未満または集中治療中の新生児では 12 g/dL 以下で考慮するが，症状の有無，貧血の進行度，疾患や病態，活動状況，合併症の有無などを考慮して決定する。

**2** 鉄欠乏など，投薬で貧血の改善が見込まれるときには，症状がなければ Hb 6〜7 g/dL 以下でも経過をみる。

**3** volume loss を伴わない貧血で，その程度が強い場合は急速に輸血を行うと心不全をきたすため，少ない量（例えば Hb 4 g/dL のときは 4 mL/kg）を緩徐に輸血する。

## 診断のチェックポイント

**■定義**

❶血液中の赤血球容積，または Hb 濃度が正常範

**表1** 小児における基準値

| 年齢（歳） | 性別 | ヘモグロビン値<br>（g/dL） | | ヘマトクリット<br>（%） | | 平均赤血球容積（MCV）<br>（fL） | |
|---|---|---|---|---|---|---|---|
| | | 平均 | 下限 | 平均 | 下限 | 平均 | 下限 |
| 0.5〜1.9 | | 12.5 | 11.0 | 37 | 33 | 77 | 70 |
| 2〜4 | | 12.5 | 11.0 | 38 | 34 | 79 | 73 |
| 5〜7 | | 13.0 | 11.5 | 39 | 35 | 81 | 75 |
| 8〜11 | | 13.5 | 12.0 | 40 | 36 | 83 | 76 |
| 12〜14 | 女性 | 13.5 | 12.0 | 41 | 36 | 85 | 78 |
| | 男性 | 14.0 | 12.5 | 43 | 37 | 84 | 77 |
| 15〜17 | 女性 | 14.0 | 12.0 | 41 | 36 | 87 | 79 |
| | 男性 | 15.0 | 13.0 | 46 | 38 | 86 | 78 |
| 18〜49 | 女性 | 14.0 | 12.0 | 42 | 37 | 90 | 80 |
| | 男性 | 16.0 | 14.0 | 47 | 40 | 90 | 80 |

（Kliegman RM, et al: Nelson Textbook of Pediatrics, 21st ed. p2506, Elsevier, 2020 より）

**表2** 新生児・乳児（健康な正期産児の場合）における基準値

| | 月齢（か月） | | | | | | |
|---|---|---|---|---|---|---|---|
| | 0.5 | 1 | 2 | 4 | 6 | 9 | 12 |
| ヘモグロビン値（平均± SE）<br>−2SD | 16.6±0.11<br>13.4 | 13.9±0.10<br>10.7 | 11.2±0.06<br>9.4 | 12.2±0.14<br>10.3 | 12.6±0.10<br>11.1 | 12.7±0.09<br>11.4 | 12.7±0.09<br>11.3 |
| ヘマトクリット（平均±SE）<br>−2SD | 53±0.4<br>41 | 44±0.3<br>33 | 35±0.2<br>28 | 38±0.4<br>32 | 36±0.3<br>31 | 36±0.3<br>32 | 37±0.3<br>33 |
| 平均赤血球容積（MCV）（平均±SE）<br>−2SD | 105.3±0.6<br>88 | 101.3±0.3<br>91 | 94.8±0.3<br>84 | 86.7±0.8<br>76 | 76.3±0.6<br>68 | 77.7±0.5<br>70 | 77.7±0.5<br>71 |

（Orkin SH, et al: Nathan and Oski's Hematology and Oncology of Infancy and Childhood, 8th ed. p70, Saunders, 2014 より）

囲を超えて減少した状態を指す。

❷小児の Hb 値は年齢ごとの正常値を考慮する必要がある（表1，2）。

❶病歴：まず十分な問診が大切である。遺伝性疾患を原因とする貧血が成人に比べて多く，家族歴や既往歴（反復性）を詳細に問診する。

❶乳児期の貧血：1）出生時体重，2）栄養方法（母乳・人工乳）や離乳食摂取状況，3）血便・鼻出血，4）服用薬，5）血族結婚・出血傾向・貧血・胆石・脾臓摘出術（脾摘）についての家族歴。

❷幼児期以降の貧血：1）食事（内容・摂取量・偏食・ダイエット），2）牛乳の摂取量，3）腹痛・血便・鼻出血・血尿，4）女子の場合は月経の期間・量，5）激しい運動の状況，6）繰り返す感染症や慢性疾患（膠原病，腎疾患など），7）服用薬，8）血族結婚・出血傾向・貧血・胆石・脾摘についての家族歴，9）*Helicobacter pylori* 感染症の家族歴，10）異食症（氷など）。

❷身体所見

❶視診：1）口唇・舌・口腔粘膜や歯肉腫脹，2）目・鼻根部まわり，3）眼瞼結膜の蒼白，4）爪床などの色調不良，5）黄疸，6）点状出血や出血斑，7）色素沈着，8）外表奇形。

❷小児患者では特異的な貧血症状を認めないことも多い。

- 慢性貧血を示唆する所見として，易疲労感や食欲不振，不機嫌や不活発を，学童では顔色不良，息切れ，頭痛などを認める。
- 貧血の進行に伴い頻脈・収縮期雑音を聴取しうる。さらに貧血が進むと高心拍性心不全をきたすこともある。
- 乳児では落ち着きがない・易興奮性・注意散漫・不穏などの神経症状として現れることもある。
- 肝脾腫などの臓器腫大は悪性疾患を示唆する徴候であり，専門医に早急にコンサルトする。

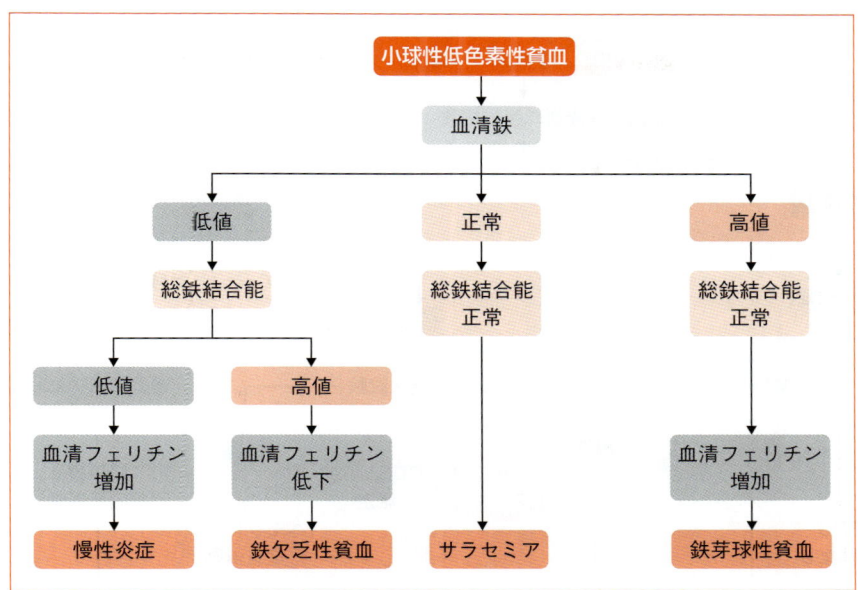

**図1** 小球性低色素性貧血の鑑別の進めかた

❸急性出血
- まずショックの有無を含めた緊急性を判断する。
- 急性大量出血では赤血球と同時に血漿も喪失するため，Hb が当初は低下しない点に注意する。
- 緊急性が高い重篤な疾患を考慮して，すみやかに専門施設に紹介する。

**❸検査**：初期検査では血算・網状赤血球数・血液像を調べて，平均赤血球容積（MCV：mean corpuscular volume）と網状赤血球数から鑑別を始め，その後に特異的な検査を進める。

**❶小球性低色素性貧血**：血清鉄，総鉄結合能（TIBC：total iron binding capacity），フェリチンの測定を行う（図1）。

**❷正球性正色素性貧血**：LDH・間接ビリルビン・ハプトグロビンの測定，直接 Coombs 試験を行う。網状赤血球数が低下している場合は，専門医にコンサルテーションを行ったうえで，骨髄検査を実施する（図2）。

**❸大球性貧血**：ビタミン $B_{12}$・葉酸・甲状腺刺激ホルモン（TSH：thyroid stimulating hormone）を測定する。

### 原因疾患と頻度

表3 に主な貧血の原因を記す。

**❶小球性低色素性貧血**：鉄欠乏性貧血が最も多い。

そのほか，感染性貧血など慢性炎症（正球性正色素性貧血のことが多いが，経過が長くなると小球性低色素性貧血となる），サラセミア，鉄芽球性貧血など。

**❷正球性正色素性貧血**：先天性溶血性貧血（ヘモグロビン異常症，赤血球酵素欠損，赤血球膜異常），後天性溶血性貧血（自己免疫性溶血性貧血，微小血管障害性溶血性貧血，急性感染症に続発する貧血），出血，脾機能亢進，慢性腎疾患。そのほか，白血病や再生不良性貧血，遺伝性骨髄不全症など。

**❸大球性貧血**：ビタミン $B_{12}$ や葉酸欠乏によるものが多い。そのほか，甲状腺機能低下症，再生不良性貧血，骨髄異形成症候群など。

### 重要疾患の鑑別のポイント

**❶小球性低色素性貧血**

**❶鉄欠乏性貧血**（⇨1013 頁）：血清鉄の低値，総鉄結合能の上昇，血清フェリチンの低下およびトランスフェリン飽和度（血清鉄÷総鉄結合能）の低下を認める。また，鉄欠乏性貧血を疑うポイントの 1 つに異食症があり，なかでも氷を食べるパゴファジア（氷食症）が多い。

**❷感染性貧血**：血清鉄は低下するが総鉄結合能の上昇がなく，血清フェリチンが高値を示す。

**❸鉄欠乏性貧血ではない小球性貧血はサラセミア**も念頭におく。

- 日本人におけるサラセミアの頻度は $\beta$ サラセ

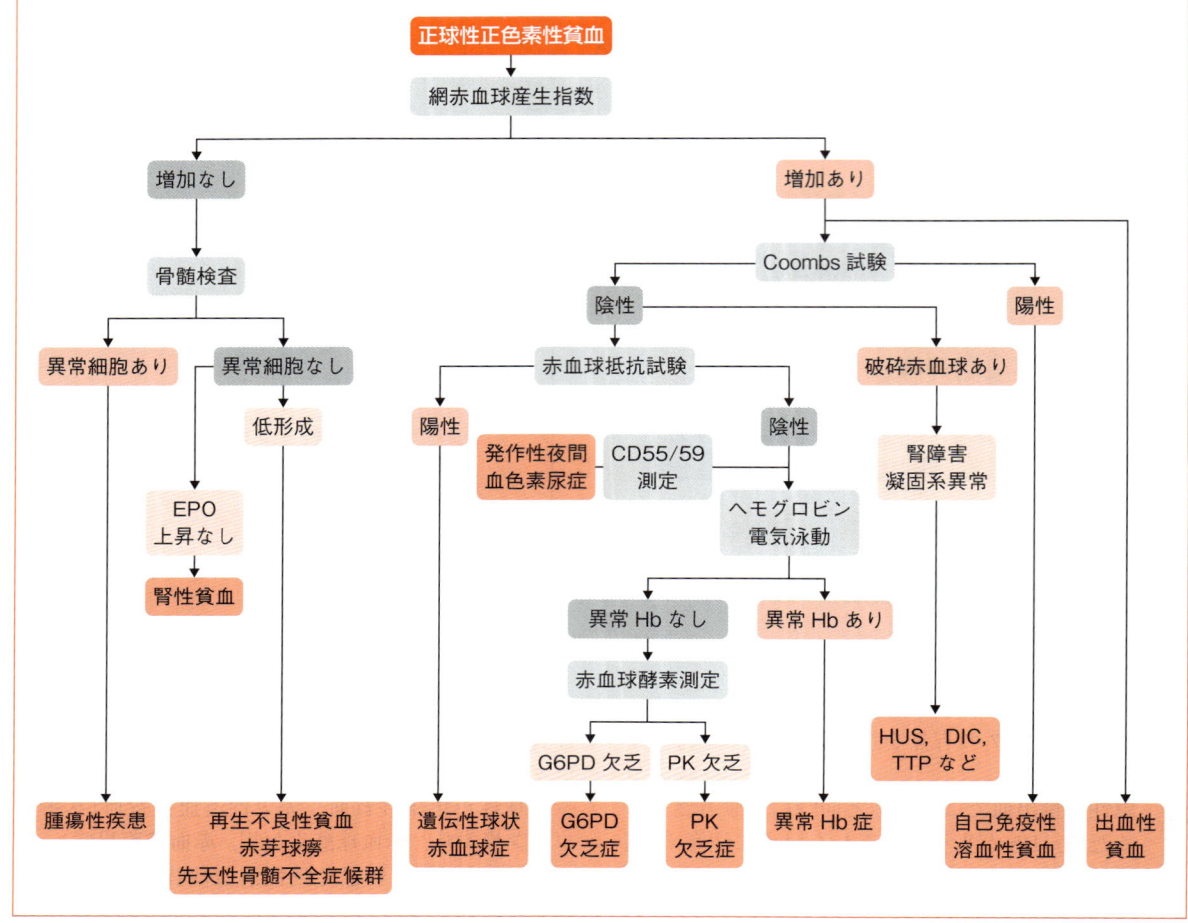

**図2** 正球性正色素性貧血の鑑別の進めかた

DIC：播種性血管内凝固症，EPO：エリスロポエチン，G6PD：グルコース6リン酸脱水素酵素，HUS：溶血性尿毒症症候群，PK：ピルビン酸キナーゼ，TTP：血栓性血小板減少性紫斑病

ミアで1,000人に1人，αサラセミアで3,500人に1人程度で，ともに軽症型である。

●最も簡単な目安としては，RBC 550万/μL以上，Mentzer index（MCV/RBC）が13以下なら，サラセミアの可能性が高い。

❷正球性正色素性貧血：原因疾患は多岐にわたる。網状赤血球数は重要であり，貧血が赤血球産生低下によるものか破壊亢進によるものかの鑑別に有用である。

　❶溶血性貧血：網状赤血球数が増加し，血管内溶血であれば血清ハプトグロビンの低下，血清LDH・間接ビリルビンの上昇が著しい。Hb尿も認められる。

　❷自己免疫性溶血性貧血（⇨1016頁）：通常直接

Coombs試験陽性となる。Coombs試験陰性の場合は赤球形態に注意する。

　❸遺伝性球状赤血球症：先天性溶血性貧血の70～80％を占め，赤血球膜蛋白の異常により赤血球は球状化する。パルボウイルスB19による無形成発作に注意が必要である。

　❹網状赤血球数が低値であれば造血能低下による貧血が考えられ，骨髄検査を含めた精査が必要になることが多い。白血球数や血小板数の減少を確認することが大切であり，その場合は白血病や再生不良性貧血（⇨1018頁），遺伝性骨髄不全症などの鑑別が必要であり，すみやかに専門医に紹介する。

❸大球性貧血：大球性貧血は小児ではまれで，鑑別

**表3** 貧血の原因

| 貧血が起こる機序 | 主な原因 |
|---|---|
| 赤血球の産生・分化障害 | 骨髄不全<br>(1)骨髄不全症候群<br>　①汎血球減少症：Fanconi 貧血，先天性角化異常症，Shwachman-Diamond 症候群，Pearson 症候群など<br>　②赤芽球癆<br>　　i) 先天性：Diamond-Blackfan 貧血<br>　　ii) 後天性：小児一過性赤芽球減少症<br>(2)後天性再生不良性貧血 |
| | 骨髄造血環境の異常<br>骨髄の造血場所の縮小：白血病，がんの転移，大理石病，骨髄線維症など |
| | 分化障害・栄養性貧血<br>(1)鉄欠乏性貧血<br>(2)ビタミン $B_{12}$ 欠乏症：悪性貧血，寄生虫症，胃全摘術後<br>(3)葉酸欠乏症：摂取不足，抗けいれん薬<br>(4)亜鉛や銅の不足 |
| 赤血球寿命の短縮 | 赤血球自体に異常のあるもの<br>(1)赤血球膜の異常：遺伝性球状赤血球症，発作性夜間ヘモグロビン尿症など<br>(2)赤血球酵素の異常：ピルビン酸キナーゼ欠乏症，グルコース6リン酸脱水素酵素(G6PD)欠乏症<br>(3)ヘモグロビンの異常：サラセミア，鎌状赤血球症，不安定ヘモグロビン症など |
| | 赤血球以外に原因のあるもの<br>(1)免疫性溶血性貧血<br>　①自己免疫性溶血性貧血(AIHA)<br>　　i) 温式抗体<br>　　ii) 冷式抗体：寒冷凝集素症，発作性寒冷ヘモグロビン尿症<br>　②同種抗体：不適合輸血，新生児溶血性疾患(ABO 不適合，Rh 不適合)<br>(2)その他：溶血性尿毒症症候群，播種性血管内凝固症など |
| 赤血球の喪失 | 体外への出血：外傷，鼻出血，消化管出血 |
| | 体内への出血：腹腔内出血，胸腔内出血，嚢胞内出血など |
| 他の疾患に伴うもの<br>(二次性貧血) | 感染症，慢性腎不全，甲状腺機能低下症，副腎機能不全症，免疫疾患，薬剤性など |

すべき疾患は限られる。

❶ビタミン $B_{12}$，葉酸欠乏によるものが多い。また，甲状腺機能低下症にも留意する必要がある。

❷再生不良性貧血や骨髄異形成症候群(⇨1031頁)でも大球性貧血を呈するので，診断できない症例は早期の専門家への紹介が必要である。

## どうしても診断のつかないとき試みること

　小児の貧血は，鉄欠乏性貧血を除いて確定診断には専門的な検査を必要とすることが多い。緊急性の判断や診断がつかないとき，治療に不応のときは小児血液・がん専門医または血液専門医にコンサルトする。

# 白血球増加

Leukocytosis

**山内 高弘**　福井大学教授・病態制御医学講座内科学（1）

GL　造血器腫瘍診療ガイドライン2023年版

## 緊急処置

❶白血球増加症の多くの症例では感染症が基礎にある可能性が高い。

　❶炎症所見が高値であれば，抗菌薬や抗炎症薬など即座の入院治療介入が必要となる。

　❷臓器障害を呈している場合も同様に緊急の対応が必要である。

　❸身体診察で重篤感がある場合も入院のうえ注意深く対応すべきである。

❷末梢血白血球数が10万/$\mu$L を超える場合，基礎

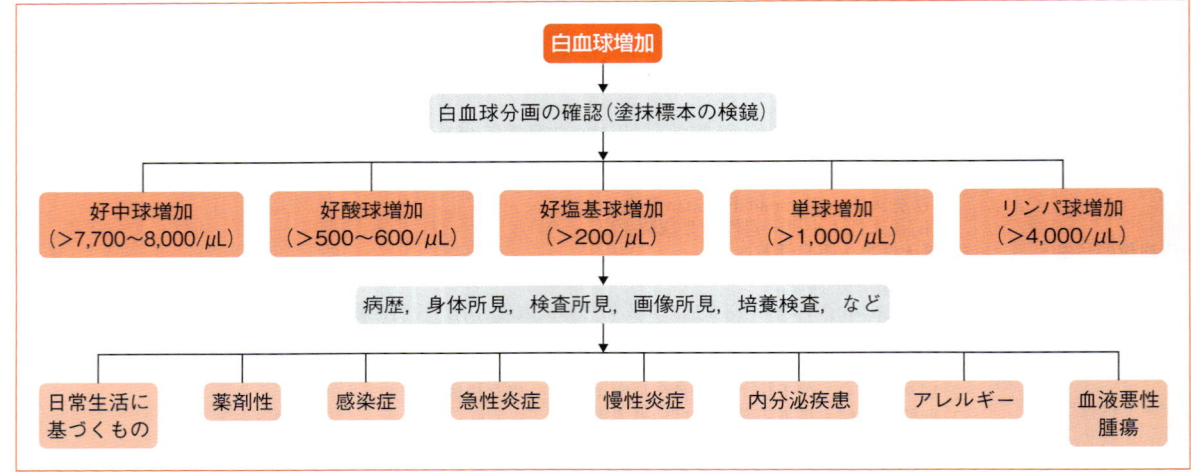

**図1** 白血球増加症の鑑別

疾患のほとんどは白血病など血液悪性腫瘍である。

❶増加した白血球系腫瘍細胞が毛細血管を閉塞し出血，呼吸不全，腎障害，意識障害などを生じる。さらに播種性血管内凝固や腫瘍崩壊症候群を併発する。

❷有症状時，臓器障害時には緊急的処置を必要とする。

❸すでに疾患の亜型診断が確定していれば診断に従いすみやかに化学療法を開始する。

❹適切な抗腫瘍薬が選択できない場合，緊急的に白血球を機械的に除去するアフェレーシスが行われることがある。前向き試験はなされておらず十分なエビデンスは存在しないが，多くの症例報告がなされている。

❸好酸球増加症では，好酸球増加が著しく臓器障害が出現している場合，全身状態不良の場合は，即日入院により早急に鑑別診断を行い，必要に応じて高用量副腎皮質ステロイドなど適切な治療を開始する。

## 診断のチェックポイント

❶白血球増加症診断の最初のステップは白血球分画を確認することと，必要に応じて塗抹標本の検鏡を行うことである。症状の有無，緊急性の有無，反応性か腫瘍性かに留意し，さらなる評価と精密検査が必要かどうかを判断する。白血球増加症がどの分画の上昇によるものかに応じて，行うべき検査，ひいては診断が異なる。

❷確定診断のためには通常行われる基本的臨床検査を超える検査(特殊な採血項目，画像検査，骨髄穿刺，内視鏡など)も必要となる。また，各専門診療科への紹介も必要に応じて行われる。

❸白血球数が5万/μLを超える場合は，重度の感染症または固形腫瘍があることを意味する可能性が高い。さらに白血球数が10万/μLを超える高値に達する場合は，白血病など造血器悪性腫瘍であることがほとんどである。

### ■定義

❶白血球は好中球，好酸球，好塩基球，単球，リンパ球，さらには正常末梢血に出現しない異型リンパ球，芽球を含む幼若細胞を含む。

❷末梢血白血球数の正常値は検査機関によりやや異なり，およそ3,500～9,000/μLである。この正常値を超えると白血球増加となるが，白血球増加症に明確な定義はない。通常は1万/μL以上で白血球増加と判断されることが多い。

❸白血球増加では上記のどの分画が増加しているかにまず着目し，その分画異常から診断のための鑑別を進める(図1)。

❹乳幼児，小児，妊婦では白血球の正常範囲が成人とは異なるため，注意を要する。また，白血球数が5万/μLを超え，かつその原因が血液悪性腫瘍でなく感染症など反応性であるとき，類白血病反応(leukemoid reaction)と定義される。

### ■病歴

❶既往歴で，悪性疾患の治療歴，薬剤服用歴を聴

取する。以前に悪性腫瘍の化学療法や放射線療法を受けた患者では，白血病またはリンパ腫の発症リスクが増加する。

❷旅行歴，家庭環境や動物への曝露を含む社会歴を聴取する。さらに，喫煙，飲酒など生活歴や，化学物質や放射線曝露を含めて職業歴についても情報を収集する。

❸可能な限り以前の採血検査結果を手に入れる。

❹無症状の場合，最も一般的な白血球増加症の原因はストレスや喫煙である。

❺発熱など有症状の場合，外傷や感染症など炎症が白血球増加症の最も一般的な原因となる。

❻悪性腫瘍が基礎にある場合，一定期間続く発熱，悪寒，寝汗，体重減少，疲労などを訴えることがある。

❼女性では，妊娠により白血球数が上昇することがある。

### 2 身体所見

❶白血球のどの分画が上昇するか，あるいはその原因となる基礎疾患によって症状や身体所見は異なる。

❷日常的に最もありふれた原因として，ストレスや喫煙の場合は無症状である。次に頻度が高いのは感染症，炎症性疾患であり，発熱や感染/炎症部位の症状がみられる。アレルギー，皮膚疾患，膠原病関連の皮膚病変の有無に注意する。

❸血液悪性腫瘍の場合には他の血球異常を反映して，息切れ，頻脈，顔面蒼白などの貧血所見，紫斑や点状出血，寝汗，体重減少がみられる。

❹リンパ節腫脹，脾腫がみられることがある。また，白血球増加に伴う症状として，呼吸困難，喘鳴，蕁麻疹とかゆみがみられる。

### 3 検査：末梢血の白血球数と白血球分画を調べる。白血球増加の原因がまず白血球のどの分画によるものかを判断する。また　塗抹標本の鏡検により未成熟顆粒球，骨髄球，芽球，およびリンパ腫細胞の出現の有無を確認する。

❶好中球増加症

- 白血球増加症のなかで最も頻度が高い。好中球数で $7,700〜8,000/\mu L$ 以上で好中球増加と判断される。
- 白血球分画では桿状核好中球の増加と骨髄球の出現，すなわち左方移動の所見の有無に注意する。
- 感染症や炎症性疾患によることが多いので炎症関連の赤血球沈降速度，CRP や，感染症にかか

わる検査，各種培養検査，CT を含む画像検査などを行い，感染・炎症の原因と部位を検索する。

- 膠原病など自己免疫疾患や慢性炎症性疾患に関連する検査を提出する。
- 白血球数 5 万/$\mu L$ を超える場合，血液悪性腫瘍のほか，好中球の増加と左方移動を伴う類白血病反応がある。後者では重症感染症や悪性腫瘍を疑い検索を行う。
- 白血球数 10 万/$\mu L$ を超える場合，ほとんどは血液悪性腫瘍であり，骨髄穿刺・生検を行う。

❷好酸球増加症

- 通常，好酸球数 $500〜600/\mu L$ を超える場合に好酸球増加と定義される。
- アレルギー検査，寄生虫特異的検査（糞便卵子および寄生虫の評価），自己免疫疾患/慢性炎症性疾患関連，皮膚病変の評価・生検，CT を含む画像検査，さらには内視鏡検査などを行う。
- hypereosinophilia（過好酸球増加）は $1,500/\mu L$ を超えると定義される。
- 好酸球増加が著しく，全身状態不良の場合は，心機能，肺機能，肝機能，腎機能を含めた全身の評価を行う。

❸好塩基球増加症

- 通常，好塩基球数 $200/\mu L$ を超える場合に好塩基球増加と定義される。
- 感染症，炎症性疾患や血液悪性腫瘍（慢性骨髄性白血病，骨髄増殖性疾患）を鑑別するための検査として，炎症関連マーカー，感染症にかかわる検査，各種培養検査，CT を含む画像検査，骨髄穿刺・生検を行う。

❹単球増加症

- 通常，単球数 $1,000/\mu L$ を超える場合に単球増加症と定義される。
- 結核検査も含めた感染症，慢性炎症，血液悪性腫瘍を鑑別するための検査として，炎症関連マーカー，感染症にかかわる検査，各種培養検査，自己免疫疾患/慢性炎症性疾患関連，CT を含む画像検査，骨髄穿刺・生検を行う。

❺リンパ球増加症

- 通常，リンパ球数 $4,000/\mu L$ を超える場合にリンパ球増加と定義される。
- ウイルスを含む感染症や血液悪性腫瘍を鑑別するための検査として，炎症関連マーカー，感染症にかかわる検査，各種培養検査，CT を含む画像検査，骨髄穿刺・生検を行う。

**表1** 好中球増加症の鑑別診断

**日常生活に根差すもの**
- ・身体的または精神的ストレス
- ・喫煙
- ・運動
- ・脾摘

**感染症**
- ・細菌性

**急性炎症**
- ・急性関節炎
- ・外傷

**慢性炎症**
- ・関節リウマチ，膠原病，自己免疫疾患，炎症性腸疾患

**薬剤性**
- ・顆粒球コロニー刺激因子
- ・副腎皮質ステロイド
- ・アドレナリン

**ホルモン異常**

**血液悪性腫瘍**
- ・慢性骨髄性白血病
- ・骨髄増殖性疾患
- ・若年性骨髄単球性白血病
- ・慢性好中球性白血病

**表2** 好酸球増加症の鑑別診断

**アレルギー**
　花粉症，気管支喘息，蕁麻疹，アトピー性皮膚炎，好酸球性消化管疾患，好酸球性多発血管炎性肉芽腫症，好酸球性肺炎

**皮膚科疾患**

**感染性**
　寄生虫感染症，真菌感染症，HIV 感染症

**好酸球性疾患**
　特発性好酸球増加症候群，好酸球性血管性浮腫

**炎症性・自己免疫疾患**
　関節リウマチ，炎症性腸疾患，サルコイドーシス，IgG4関連疾患，全身性エリテマトーデス，好酸球筋痛症候群，Wegener 肉芽腫，その他の膠原病

**薬剤性**
　薬剤性過敏症症候群（DIHS/DRESS）

**血液悪性腫瘍，固形癌**
　慢性骨髄性白血病，好酸球性白血病，リンパ系腫瘍，原発性好酸球増加症候群

## 原因疾患と頻度

　白血球の分画でどの細胞が増加しているかにより，それぞれで鑑別する。

**❶好中球増加症（表1）**

- 最も頻度が高いのは細菌感染症である。感染症では多くの場合好中球が増加する。核の左方移動を伴い，また好中球の細胞質には中毒顆粒が認められる。次に外傷や関節炎など急性炎症があげられる。炎症性疾患や自己免疫疾患として，関節リウマチ，膠原病，炎症性腸疾患，成人 Still 病，Sweet 症候群，慢性肝炎，血管炎などで好中球は増加する。

- 発熱など炎症を疑わせる症状がない状態として，身体的または精神的ストレスや喫煙で上昇する。

- 薬剤では，顆粒球コロニー刺激因子や副腎皮質ステロイド製剤投与により好中球は増加する。

- 脾摘後や肥満，Cushing 症候群などの内分泌疾患でも好中球は増加する。

- 血液悪性腫瘍では慢性骨髄性白血病，骨髄増殖性疾患で好中球は増加する。

- 遺伝的原因には，遺伝性または慢性の特発性好中球増加症および Down 症候群が含まれる。

- 血液悪性腫瘍によらない 5〜10 万$/\mu$L の範囲の白血球増加は類白血病反応とよばれる。通常は好中球の増加を伴う。原因としては，感染症が最も多い。この急性炎症反応は白血病と間違われることがあるが，基礎に敗血症など重篤な細菌感染症，固形腫瘍が存在することを念頭におき検査を進める。

- また固形癌の骨髄転移や粟粒結核では骨髄環境の破綻により造血細胞の各成熟段階の細胞が末梢血に出現する〔白赤芽球症（leukoerythroblastosis）〕。白赤芽球症は髄外造血を呈する骨髄線維症など血液悪性腫瘍でも生じる。

- 白血球数が 10 万$/\mu$L を超える場合は，ほとんどが血液悪性腫瘍である。慢性骨髄性白血病では好中球だけでなく，好酸球や好塩基球も増加する。

**❷好酸球増加症（表2）**

- アレルギー性疾患として，花粉症，気管支喘息，アトピー性皮膚炎，蕁麻疹，好酸球性消化管疾患，好酸球性多発血管炎性肉芽腫症，薬剤性などがあげられる。

- 感染性として，寄生虫感染症で好酸球は増加する。アニサキス症においても増加することがある。

- 炎症性疾患や自己免疫疾患として，多発血管炎，サルコイドーシスなどで増加する。

- 好酸球が増加する特異的病態として，特発性好

| 表3 好塩基球増加症の鑑別診断 |
| --- |
| **反応性** |
| ・感染症(慢性化した) |
| ・炎症性疾患(腸疾患,自己免疫疾患) |
| ・ホルモン異常(甲状腺機能低下症) |
| **腫瘍性** |
| ・血液悪性腫瘍 |

| 表4 単球増加症の鑑別診断 |
| --- |
| **1. 反応性** |
| **一時的** |
| ・骨髄抑制からの回復所見 |
| ・運動後 |
| ・急性感染症 |
| ・脾摘後 |
| ・薬剤性 |
| ・心筋梗塞 |
| ・ストレス |
| **持続性** |
| ・慢性感染症 |
| ・関節リウマチ,膠原病 |
| ・薬剤性 |
| **2. 腫瘍性** |
| ・血液悪性腫瘍 |

| 表5 リンパ球増加症の鑑別診断 |
| --- |
| **1. 感染性** |
| **ウイルス感染症** |
| ・EB ウイルス感染症 |
| ・サイトメガロウイルス感染症 |
| ・そのほかのウイルス感染症 |
| **細菌感染症** |
| ・百日咳(*Bordetella pertussis*) |
| ・ネコひっかき病(*Bartonella henselae*) |
| **そのほかの感染症** |
| ・ブルセラ症 |
| ・梅毒 |
| ・マラリア |
| ・トキソプラズマ症 |
| ・結核 |
| **2. 薬剤性** |
| ・薬剤性過敏症症候群(DIHS/DRESS) |
| **3. 腫瘍性** |
| **血液悪性腫瘍** |
| ・慢性リンパ性白血病 |
| ・成人 T 細胞白血病/リンパ腫 |
| ・悪性リンパ腫 |

酸球増加症候群,好酸球性血管性浮腫がある。副腎機能低下症などのホルモン異常でも増加する。

- 血液悪性腫瘍として,慢性骨髄性白血病,好酸球性白血病,Hodgkin リンパ腫,原発性好酸球増加症候群などで増加する。
- 好酸球増加症候群(HES:hypereosinophilic syndrome)は 1,500/$\mu$L を超え,好酸球が浸潤することによる臓器障害を呈する病態である。原発性(腫瘍性),二次性(反応性),特発性に分類される。

❸好塩基球増加症(表3)

- 好塩基球菌症の原因として,反応性ではアレルギー,慢性感染症(結核など),炎症性疾患(腸疾患),自己免疫疾患,ホルモン異常(甲状腺機能低下症)などがあげられる。
- 腫瘍性として,慢性骨髄性白血病,骨髄増殖性疾患などの血液悪性腫瘍があげられる。

❹単球増加症(表4)

- 感染症として,急性細菌性感染症,結核感染症,梅毒,ブルセラ症,マラリア,リケッチア感染

症,ウイルス性疾患(EB ウイルス),新型コロナウイルス感染症でみられる。

- 脾臓摘出術や骨髄抑制からの回復時にも単球増加がみられる。
- 自己免疫疾患でもみられることがある。
- 薬剤性としては,顆粒球コロニー刺激因子,抗胸腺グロブリンでみられる。
- 血液悪性腫瘍として,急性骨髄性白血病(FAB 分類 M4 骨髄単球性,M5 単球性)や慢性骨髄単球性白血病,若年性骨髄単球性白血病,骨髄異形成症候群でみられる。

❺リンパ球増加(表5)

- ウイルス感染症(EB ウイルス感染症,サイトメガロウイルス感染症など)で増加する。また特定の細菌感染症(百日咳,ネコひっかき病)やトキソプラズマ感染症で増加する。そのほか,ブルセラ症や結核などの慢性感染症でも慢性リンパ球増加症がみられる。
- 薬剤性過敏症症候群(DIHS/DRESS:drug-induced hypersensitivity syndrome/drug reaction with eosinophilia and systemic symptoms)や脾摘後でもみられる。
- 血液悪性腫瘍では慢性リンパ性白血病,成人 T 細胞白血病/リンパ腫でリンパ球増加がみられる。

❻悪性細胞や幼若細胞の増加：血液悪性腫瘍として，急性白血病では白血病芽球が末梢血で増加する。悪性リンパ腫細胞など他の血液悪性腫瘍のがん細胞が末梢血に出現することもある。

## 重要疾患の鑑別のポイント

❶白血球数増加症に対して，悪性および非悪性，急性および慢性，無症状および有症状といったさまざまな原因を含む多くの基礎疾患を鑑別する必要がある。

❷まず病歴聴取と身体診察を行う。

❸白血球分画を確認し，必要に応じて末梢塗抹標本の鏡検を行い，増加している細胞を同定する。

❹炎症所見，感染症，慢性炎症性疾患や自己免疫疾患関連，血液悪性腫瘍を鑑別するために採血，培養検査，画像検査など精査を進める。

❺高い炎症所見，臓器障害，腫瘍細胞の出現など，緊急性のある場合は専門医に連絡し，紹介・入院の対応をとる。

## どうしても診断のつかないとき試みること

　主治医単独で患者の診療をせず，できる限り多くの他診療科医師にコンサルトを行う。異なる視点から患者の病態を検討することで，思わぬところから診断が確定することがある。

## 帰してはならない患者・帰してもよい患者

　炎症所見が高値の患者，臓器障害を呈している患者，末梢血白血球数が 10 万/$\mu$L を超える患者，そのほか重症感のある患者では，即日入院により早急に鑑別診断ならびに適切な治療を開始する。

# 白血球減少
Leukopenia

**福田　哲也**　昭和大学藤が丘病院教授・内科(血液)

## 緊急処置

　その原因にかかわらず，好中球数 500/$\mu$L 未満で腋窩温が 37.5℃ 以上の発熱を伴う場合，発熱性好中球減少症(FN：febrile neutropenia)として，すみやかに血液培養 2 セット採取のうえ，広域抗菌薬の投与(入院加療)が必要である。

## 診断のチェックポイント

### 定義

❶一般的に白血球数 3,000/$\mu$L 未満のときに白血球減少と認識されるが，塗抹標本で末梢血の白血球分画を確認することにより，どの白血球が減少しているかを明らかとする。

❷他の白血球は少数なので，白血球の減少は，好中球もしくはリンパ球の減少によって起こるが，多くは好中球の減少によるものである。

❸好中球が 1,500/$\mu$L 未満の場合，好中球減少とされるが，特に好中球 500/$\mu$L 未満で重症とされ，重篤な感染症の合併リスクが高まる。

### 1 病歴

❶現在，感染を伴っているかを判断することが重要で，発熱，悪寒，戦慄があれば緊急事態であり，緊急処置を行う。

❷家族歴，出生後，幼少時からの繰り返す感染エピソードはないか(→先天性免疫不全，先天性好中球減少症)。

❸薬物による白血球減少は，最もよく認められる原因であり，薬剤の内服状況，いつから投薬が開始になったかを確かめることが重要である(→薬剤性無顆粒球症)。

❹関節痛や皮疹，Raynaud 現象，口渇やドライアイなどの症状がないか(→自己免疫疾患に伴う好中球減少症)。

❺体型によっては，食事摂取状況についても聴取を行う(→神経性やせ症)。

❻アルコール依存症，覚醒剤，違法ドラッグ(MDMA など)によっても白血球減少が起こりうるので，これらの使用についても必要があれば聴取を行う。

### 2 身体所見

❶感染合併時，咽頭の発赤，腫脹などが発熱とともに認められることもあるが，感染徴候が軽微であることも多い。感染巣の検索のため，口腔内，咽頭，肺，腹部，皮膚などに感染徴候がないかを注意深く評価する。肛門周囲の感染にも注意し，圧痛などを確認するが，菌血症の原因となるため，直腸指診などは行わない。

❷原因疾患の鑑別として，皮疹，関節炎の有無(→全身性エリテマトーデス)，手指，手背の腫脹(→混合性結合組織病)，唾液腺の腫脹(→ Sjögren 症候群)，舌の異常，リンパ節の腫脹，脾腫の有無などを評価する。

**表1** 好中球減少をきたす病態

1. **血液疾患**
   ①造血器腫瘍：骨髄異形成症候群，急性白血病など
   ②非腫瘍性疾患：再生不良性貧血，発作性夜間ヘモグロビン尿症など
2. **薬剤による好中球減少症**
   ①抗癌薬による化学療法後の骨髄抑制
   ②他の薬剤による好中球減少症（無顆粒球症）
     （抗甲状腺薬，向精神薬，抗菌薬など）
   ③アルコール，違法薬物など
3. **栄養欠乏，巨赤芽球性貧血**
   ①ビタミン $B_{12}$ 欠乏
   ②葉酸欠乏
   ③銅欠乏
   ④摂食障害，神経性やせ症（anorexia nervosa）
4. **脾機能亢進症**
   ①肝硬変
   ②門脈圧亢進症
5. **免疫性好中球減少症**
   ①自己免疫性好中球減少症
   ②自己免疫疾患に伴う好中球減少症
   ③Felty 症候群，LGL
6. **感染症**
   ①ウイルス感染症
   ②細菌感染症（敗血症）
7. **先天性好中球減少症**
   ①重症先天性好中球減少症（SCN）
     SCN1：*ELANE* 異常，SCN2：*GFI1* 異常，SCN3：*HAX1* 異常，SCN4：*G6PC3* 異常，SCN5：*VPS45* 異常
   ②周期性好中球減少症
   ③慢性良性好中球減少症
8. **特発性好中球減少症**

**3 検査**

❶血算：貧血，血小板減少を伴う（→血液疾患，自己免疫疾患，栄養欠乏），白血球のみの減少（→薬剤性無顆粒球症，特発性好中球減少症）。
❷ CRP，LD（H），抗核抗体，IgG，IgM，IgA，ビタミン $B_{12}$，葉酸，銅（→栄養欠乏）。
❸骨髄穿刺，生検：異形成，染色体異常（→骨髄異形成症候群），フローサイトメトリー異常〔→大型顆粒リンパ球増多症（LGL：large granular lymphocytosis）〕，異常なし（→特発性好中球減少症）。
❹腹部超音波，CT：肝硬変，脾腫。

## 原因疾患と頻度

❶白血球減少（好中球減少）の主な原因を表1に示す。

❷頻度としては悪性腫瘍に対する抗癌薬による化学療法後が最も多いが，十分に予想される事態であり，診断に苦慮することはない。

❸ 2024 年に米国のバーモント大学病院から，単施設での好中球減少を伴う発熱で入院となった症例の報告がされている〔Medicine（Baltimore）103: e38060，2024〕。それによると，化学療法以外の好中球減少の原因疾患の内訳は，血液腫瘍が 43％，薬剤性が 24％，感染症が 16％，膠原病が 15％であった。

## 重要疾患の鑑別のポイント（図1）

❶薬剤性：無顆粒球症の原因薬剤としては，抗精神病薬のクロザピン（投与例の 1％）や抗甲状腺薬によるもの（0.2〜0.5％）の頻度が高い。欧米からの報告では抗菌薬によるものの頻度が高いが，わが国では抗甲状腺薬の報告が多くを占める。抗甲状腺薬投与開始から数週間〜数か月に起こることが多いとされるが，投与 5 日以内というごく早期や，10 年以上という長期投与例でも起こりうる。

❷重症先天性好中球減少症（SCN：severe congenital neutropenia）：生後早期から感染症を繰り返し，乳幼児期には診断される。

❸周期性好中球減少症：2〜5 週ごとに周期的に好中球減少をきたし，そのときに感染症を併発する。SCN1 と同じ *ELANE* 遺伝子変異による。成人診断例もある。

## どうしても診断のつかないとき試みること

　好中球 1,000/$\mu$L 以上であり，感染を繰り返さない症例は経過観察でよい。

## 帰してはならない患者・帰してもよい患者

❶発熱はなくとも，好中球 500/$\mu$L 未満の症例は入院を検討する。

❷無症状で，ルーチンの検査で白血球減少が判明した症例は経過観察できることが多いが，体調不良で受診して好中球減少が判明した症例は，ウイルス感染などでも起こりうるが，重篤な病態が隠れている可能性がある。

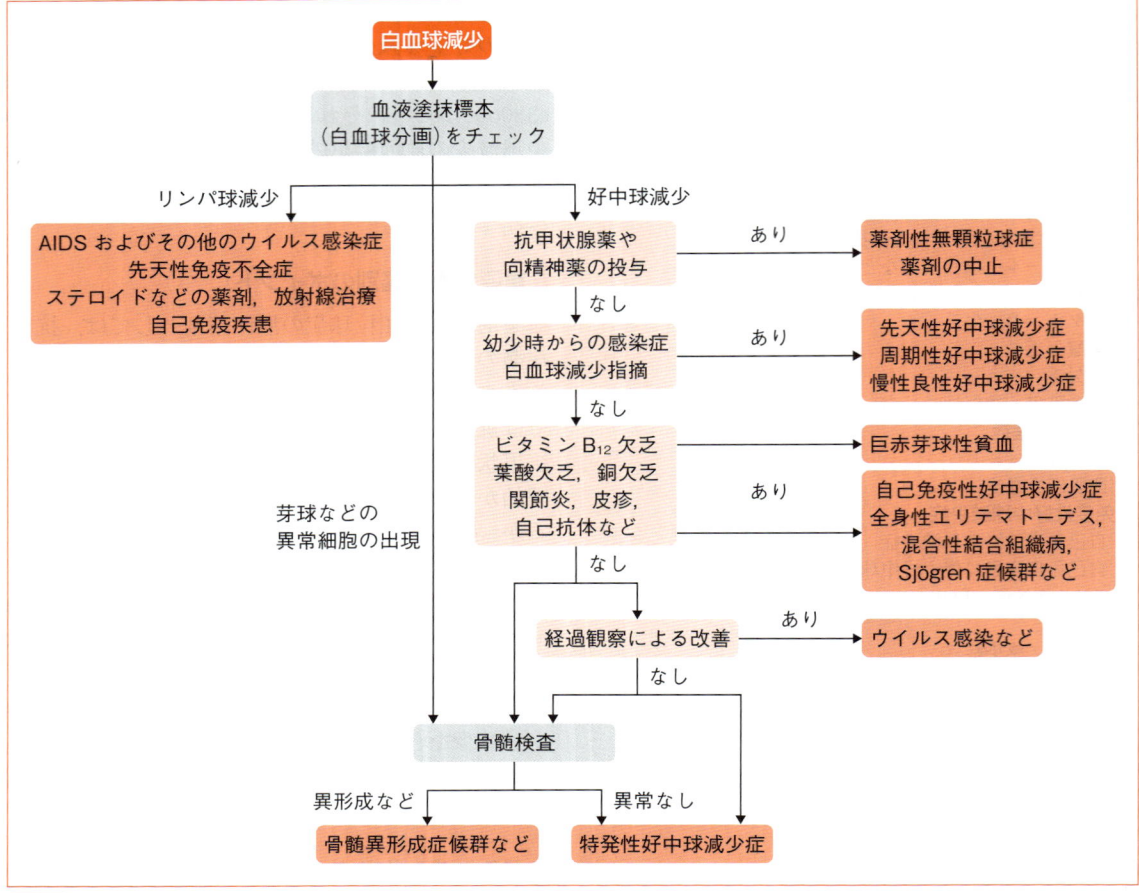

**図1** 鑑別のプロセスのフローチャート

# 好酸球増多

Eosinophilia

平山 謙二　　長崎大学熱帯医学・グローバルヘルス
研究科教授

## 緊急処置

❶ 末梢血好酸球数 ≧ 1,000/μL 増多により心臓，肺，腎臓などの障害が強く疑われる場合，コルチコステロイドや IL-5 中和抗体などの投与が必要な場合がある。

❷ フランスでの 6 年間の多施設調査では，集中治療室患者の約 1％の 620 名が末梢血好酸球数 1,000/μL 以上だった。そのうちの 35％が 5,000/μL 以上で，主に白血病・リンパ腫を合併しており，1,000/μL 以上の増多症の 25％がコルチコステロイドを投与されている。対象患者の死亡率は約 20％であった

（Intensive Care Med 49: 291-301，2023）。

## 診断のチェックポイント

### ■ 定義

❶ 好酸球は普通組織内の炎症により集積増殖するが，末梢血中にも一定の割合で循環し，500/μL 以上のいわゆる好酸球増多という症候を呈する（表1）。

❷ 頻度の高い二次性の増多症の原因を探索後，これにあたらない一次性（特発性を含む）についてさらに特殊な検査を行う場合がある（表2）。一次性で中等度以上の症候が継続する場合，予後不良のことがあるので注意を要する。

### ❶病歴

❶既往歴：アトピー性疾患など，好酸球増多に関連する既往。

❷服薬歴：最近および現在の服薬内容，サプリメ

**表1** 末梢血中の好酸球数(/μL)重症度

| 正常 | 500 未満 |
|---|---|
| 増多症 | 500 以上 |
| 　軽度 | 500～1,500 |
| 　中等度 | 1,500～5,000 |
| 　高度 | 5,000 超 |

(MSD マニュアル:好酸球増多より)

**表2** 好酸球増多を示す疾患

1. **二次性**
   1) アレルギー疾患
   2) 感染症(主に寄生虫・蠕虫性疾患)
   3) 消化器疾患
   4) 血管炎
   5) 自己免疫疾患
   6) 呼吸器疾患
   7) 悪性腫瘍
   8) リンパ球変異による
2. **一次性(クローン性)好酸球増多症**
3. **特発性(原因不明)好酸球増多症**

〔Butt NM, et al: British Committee for Standards in Haematology: Guideline for the investigation and management of eosinophilia. Br J Haematol 176(4): 553-572, 2017 より改変〕

ント・ビタミン剤・ハーブなども含めた薬歴リスト, 薬剤アレルギーの有無。
❸曝露歴:職業歴および余暇におけるアレルゲンなどの曝露歴。
❹旅行歴:海外(特に好酸球増多と関連のある感染症が流行している地域)への旅行や居住歴。
❺食事歴:毎日の食事の好みや分別(ゲテモノ食い, ジビエなど), 栄養補助食品の摂取。
❻家族歴:家族内に同じ曝露歴による好酸球増多の存在, 家族性の疾患の有無。

**2 身体所見**

❶皮膚:アレルギーの徴候(紅斑, アトピー性皮膚炎), 寄生虫の幼虫移行に伴う皮膚爬行疹, 皮下結節, 自己免疫疾患に伴う皮膚症状, リンパ腫などによるリンパ節腫脹など。
❷聴診:気管支喘息, 肺吸虫などの肺寄生による呼吸音異常, 心機能低下による心雑音など。
❸その他:自己免疫疾患, 感染症, 悪性腫瘍, 白血病などに伴う全身徴候に注意する。

**3 検査**

❶通常検査
- CBC(complete blood count):血球数の異常。
- 末梢血スメア:血球の形態, 未熟・異型細胞。
- 血清生化学・尿:肝臓・腎臓・心臓など特異的臓器の異常。
- ビタミン $B_{12}$:骨髄増殖性疾患の可能性。
- 心電図:心筋障害。必要に応じてトロポニンレベルも測定する。
- 胸部 X 線:悪性腫瘍や肺吸虫結節, 胸水, サルコイドーシスなどの肺病変。
- 寄生虫検査:便および血清学的検査。

❷追加検査
- CT, MRI などの画像検査:悪性腫瘍, リンパ腫, 心血管病変など。
- 骨髄生検:血液腫瘍, 遺伝子異常, 一次性好酸球増多症(症候群)(HES: hypereosinophilic syndrome)など。

- 免疫グロブリン IgG, IgA, IgM, IgE:免疫不全, アレルギー疾患。
- アレルゲン検査。
- 自己抗体, 疾患マーカー:自己免疫疾患, 悪性腫瘍。
- 検便検査:寄生虫感染症の虫卵, 成虫。
- 感染症特異抗体や PCR 検査:HIV, HTLV1, 病原性蠕虫および原虫, 結核など。

## 原因疾患と頻度

　表2 に示すような原因疾患があげられる。末梢好酸球数 5,000/μL 未満の中等度以下の好酸球増多症(表1)では二次性のものが頻度が高く, 高度好酸球増多症では一次性のものが多くみられる。表2 の分類で多くみられる疾患から順次疾患名とそのポイントを示す。

**1 二次性(反応性)**

❶アレルギー疾患
- アトピー性皮膚炎(最も頻度が高い)。
- 気管支喘息。
- 季節性アレルギー症, 花粉症。
- 薬剤性アレルギー疾患(中等症以上での頻度が高く, 重症例もみられる。各種抗菌薬, 抗けいれん薬など)。

❷感染症:各種寄生虫疾患および真菌症(表3 にまとめる)。

❸消化器疾患
- 一次性消化管好酸球増多症。
- 食道炎, 慢性膵炎, 炎症性大腸炎, セリアック病。

**表3　好酸球増多を伴う感染症とその診断法**

**1. 糞線虫症**
世界中の熱帯地に分布する土壌伝播感染症で，はだしの足から経皮感染し経静脈的に肺へ移行する。その後，小腸〜大腸にかけて慢性的に寄生する。国内では沖縄や南西諸島でみられ，自家感染により慢性化する。悪性腫瘍や免疫抑制治療に伴って急激に悪化し，イベルメクチンなどの治療を要する。虫卵検査や便の寒天培養法により診断する。

**2. 鉤虫症**
熱帯地域に広く蔓延する消化管寄生蠕虫感染症で，糞線虫と同様，経皮感染し経静脈的に肺へ移行する。その後，小腸に移行・寄生し，吸血によりヒトに高度の貧血を起こす。虫卵検査で診断。

**3. フィラリア症**
熱帯地域に広く蔓延する昆虫媒介性の蠕虫感染症で経皮感染する。リンパ系(蚊媒介性)フィラリア症と主として皮下に寄生するオンコセルカ症(ブユ媒介性)に分けられる。抗体検査や血中ミクロフィラリア検出により診断する。

**4. 回虫症**
感染者の糞とともに排出され環境中で発育した幼虫包蔵卵の経口感染により感染する。世界的な消化管寄生蠕虫症で，一般にヒト回虫症を指し，十二指腸でふ化した幼虫は肺へ移行し，その後，気道を上行し食道・胃を経て小腸に至る。国内でも有機栽培などの野菜を介して感染することがある。公園の砂場で子どもがイヌ回虫やネコ回虫の幼虫包蔵卵を経口摂取すると，トキソカラ症と称する幼虫移行症が引き起こされる。抗体検査を行う。

**5. 条虫症**
広節裂頭条虫や日本海裂頭条虫がサケ・マス・サバの生食で感染することがある。最近では，キツネやネズミなどを介してヒトに感染するエキノコックス症という条虫症が北海道以外の本州でもみつかり問題となっている。抗体検査で診断。

**6. 住血吸虫症**
国内では輸入例以外みられなくなったが，熱帯地域で猛威を振るっている寄生蠕虫感染症である。中国，フィリピン，多くのアフリカの国，ブラジルなどで，媒介動物である水棲の巻貝を介して経皮感染し，血管内寄生する。血管内で産み出される虫卵が強いアレルギー反応を惹起する。検便，抗体検査，循環抗原検査などにより診断。

**7. アスペルギルス症**
真菌性の肺感染症で，高度の好酸球増多症を示すことがある。特有の胸部 X 線画像や CT 検査，スキンテストなどにより診断。

〔Butt NM, et al: British Committee for Standards in Haematology: Guideline for the investigation and management of eosinophilia. Br J Haematol 176(4): 553-572, 2017 より改変〕

❹血管炎：結節性多発性動脈炎，好酸球性肉芽腫様血管炎。
❺自己免疫疾患：全身性エリテマトーデス(SLE)，好酸球性筋膜炎，関節リウマチ。
❻呼吸器疾患

● Löffler 症候群，アレルギー性気管支肺炎。
● サルコイドーシス。
❼悪性腫瘍(非血液性あるいは血液性)：固形癌，リンパ腫，急性リンパ性白血病，全身性肥満細胞症。
❽リンパ球変異による好酸球増多症

**2** 一次性(クローン性)好酸球増多症
❶慢性好酸球性白血病(骨髄由来クローン性で遺伝子変異や染色体転座を伴うもの)。
❷急性リンパ性白血病のうち好酸球のクローン増殖を呈するもの。

**3** 特発性(原因不明)好酸球増多症

## 重要疾患の鑑別のポイント

**1** 好酸球増多症の原因としては二次性のものが多いので，アレルギー疾患，感染症，炎症疾患をまず疑う。
**2** 一次性を含む高度の好酸球増多症では原因の種類にかかわらず，呼吸器，心臓，肝腎機能などの臓器障害の有無に注意する。

## どうしても診断のつかないとき試みること

**1** 薬剤性のアレルギーを否定できない場合，投薬を中止し様子観察する。
**2** 診断のつきにくい，まれな寄生虫疾患などが病歴から疑われる場合，抗寄生虫薬を投与してその効果を観察する。

# 過粘稠度症候群
## Hyperviscosity Syndrome

半田 寛　群馬大学診療教授・血液内科

GL　造血器腫瘍診療ガイドライン 2023 年版

## 緊急処置

　過粘稠度症候群による眼底出血，視力障害，意識障害などの症状が出現している状況では，迅速な原因の精査と，血漿交換(高 IgM の場合二重膜ろ過血漿交換)を含む血液粘稠度減少のための緊急処置が必須である。

## 診断のチェックポイント

### 定義
❶血液粘稠度上昇の原因は，血液蛋白の異常，血

**表1** 過粘稠度症候群の症状

1. **出血症状**：歯肉，口腔粘膜，鼻，網膜，皮膚，腸管，脳
2. **視覚異常**：かすみ，視力低下，失明，網膜静脈ソーセージ様怒張，網膜出血，乳頭浮腫
3. **神経症状**：頭痛，めまい，眼振，聴力障害，歩行障害，複視，けいれん，傾眠，昏迷，昏睡
4. **循環器症状**：高拍出性心不全，うっ血性心不全
5. **腎障害**
6. **自覚症状**：全身倦怠感，食思不振，不眠など

**表2** 過粘稠度症候群の原因疾患

1. **血漿蛋白の異常**
   1) 単クローン性免疫グロブリン増加
      原発性マクログロブリン血症
      多発性骨髄腫
   2) 多クローン性免疫グロブリン増加
      関節リウマチ，SLE，Sjögren 症候群
      クリオグロブリン血症
      悪性リンパ腫（AITL）
      Castleman 病
      橋本病
      高フィブリノゲン血症
      γグロブリン輸注
      HIV 感染症
2. **血液細胞増加によるもの**
   真性多血症，慢性リンパ性白血病，慢性骨髄性白血病，急性リンパ性白血病
3. **赤血球変形能の低下によるもの**
   鎌状赤血球症

液細胞数の増加，毛細血管通過時の赤血球変形能の低下である。

❷血液粘度の上昇による血流遅滞が原因で細血管の脆弱性が高まり，粘膜出血や眼底出血などの出血症状や，循環不全に基づく視覚異常，末梢・中枢神経症状，心不全など臓器障害を呈するものを過粘稠度症候群と称する。

**1 病歴**

❶過粘稠度症候群の典型的な症状は，視覚変化（網膜出血，乳頭浮腫），神経学的異常（けいれん，運動失調，脳出血），粘膜出血（歯肉出血，鼻出血）の3徴候である（表1）。

❷病歴聴取として重要なのは，眼のかすみから失明までの視覚異常と出血傾向である。視力低下がみられる場合は大きな網膜出血をきたしている可能性があり，失明を避けるため緊急の治療を必要とする。

❸高拍出性心不全や神経学的異常が認められる場合はさらに緊急性が高い。

**2 身体所見**

❶皮膚出血斑，点状出血，紫斑。

❷粘膜出血（鼻出血，口腔内出血）。

❸眼底所見：網膜出血，ソーセージ様血管怒張，乳頭浮腫。

❹頸部，腋窩，鼠径リンパ節腫脹：リンパ形質細胞リンパ腫を疑う。

❺肝脾腫：リンパ形質細胞リンパ腫を疑う。

**3 検査**

❶眼底検査。

❷血清蛋白分画。

❸IgG，IgA，IgM の定量。

❹血清・尿中免疫電気泳動，免疫固定法。

❺血算。

❻自己抗体。

❼血清クリオグロブリン。

❽CT，FDG-PET/CT，MRI など画像検査。

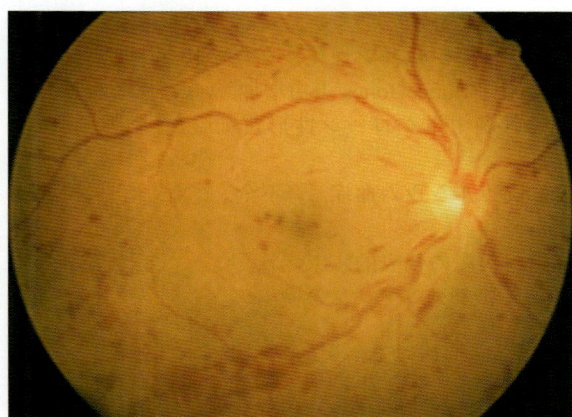

**図1** 原発性マクログロブリン血症患者の眼底所見

うっ血乳頭と網膜静脈の怒張・屈曲，網膜出血が認められる。

❾骨髄穿刺。

❿リンパ節生検（腫脹リンパ節があれば）。

⓫腫瘍生検（腫瘍が認められる場合）。

## 原因疾患と頻度

**1** 過粘稠度症候群の原因疾患を表2に示す。最も頻度が高いのは，単クローン性免疫グロブリン（M蛋白）血症，特に IgM が増加する原発性マクログロブリン血症（WM：Waldenström macroglobulinemia）であり過粘稠度症候群の85〜90％を占める（図1）。次いで多発性骨髄腫（MM：multiple myeloma）であり，MM におけるその頻度は10％弱である。

❷多クローン性免疫グロブリン増加に伴う過粘稠度症候群の原因としては，関節リウマチ，Sjögren 症候群，全身性エリテマトーデス（SLE）などのリウマチ性疾患，Ⅰ型およびⅡ型クリオグロブリン血症，血管免疫芽球性 T 細胞リンパ腫（AITL：angioimmunoblastic T-cell lymphoma），Castleman 病，HIV 感染症，がある。高力価のリウマチ因子，IVIg 輸注での報告もある。

❸血液細胞数増加による過粘稠度症候群をきたす疾患として，真性多血症，慢性リンパ性白血病，慢性骨髄性白血病，急性リンパ性白血病がある。赤血球変形能低下によるものとして鎌状赤血球症があげられるが，その頻度はきわめて低い。

### ■ 重要疾患の鑑別のポイント

**❶原発性マクログロブリン血症**
- ❶血清単クローン性 IgM の増加。
- ❷骨髄中リンパ形質細胞の増加。

**❷多発性骨髄腫**
- ❶血清単クローン性免疫グロブリン増加。
- ❷尿中 Bence Jones 蛋白増加。
- ❸骨髄中単クローン性形質細胞（骨髄腫細胞）増加。
- ❹高カルシウム血症，腎不全，貧血，溶骨性病変。

**❸自己免疫性疾患**
- ❶各疾患の代表的臨床症状。
- ❷クリオグロブリンの検出。

**❹悪性リンパ腫**
- ❶リンパ節腫脹。
- ❷全身 CT，FDG-PET などの画像検査で腫瘤を認める。
- ❸リンパ節生検。

**❺真性多血症（赤血球増加症）**
- ❶血算（赤血球数，Ht 値，Hb 値，網赤血球数）。
- ❷JAK2 遺伝子変異（JAK2 V617F）検査。
- ❸血清エリスロポエチン。
- ❹喫煙，COPD，睡眠時無呼吸症候群（SAS）による多血症の除外。

### ■ どうしても診断のつかないとき試みること

❶表 2 の原因疾患について，まれなものも含めてチェックする。

❷原因疾患としては，血液悪性腫瘍の可能性が高いので血液専門医に早急に相談する。

### ■ 帰してはならない患者・帰してもよい患者

❶緊急入院適応＝「帰してはならない」のは以下の通り。
- ❶視力低下を伴っている。眼底出血が認められる。
- ❷鼻出血，口腔粘膜出血など出血症状が著明。
- ❸神経学的異常が認められる。
- ❹心不全症状が認められる。

❷過粘稠度症候群の症状が認められる場合は，原則として即入院精査加療であるが，経過が緩徐，慢性でかつ症状が重篤でない場合は，外来で経過観察および精査でもよい。

---

# 高血糖
## Hyperglycemia

**金藤 秀明** 川崎医科大学主任教授・糖尿病・代謝・内分泌内科学

### ■ 緊急処置

❶高血糖に対し緊急処置を要する疾患は糖尿病性ケトアシドーシス（DKA：diabetic ketoacidosis），高血糖高浸透圧症候群（HHS：hyperglycemic hyperosmolar syndrome）である。

❷ともに病態の根幹は脱水とインスリン作用不足であり，処置の基本は生理食塩液を中心とした十分な補液とインスリン静脈内持続投与である。また，感染症をきたしている際は抗菌薬の投与も行う。

### ■ 診断のチェックポイント

#### ■定義

**❶糖尿病**
- 1）空腹時血糖値 126 mg/dL 以上，2）75 g 経口ブドウ糖負荷試験（oral glucose tolerance test）2 時間値 200 mg/dL 以上，3）随時血糖値 200 mg/dL 以上，4）HbA1c 6.5% 以上を示した場合糖尿病型と判定する。
- 同日検査で上記 1）〜3）のいずれかを認め，かつ 4）を満たす場合は糖尿病と診断する。また，別の日に行った検査で 1）〜4）の糖尿病型を 2 回とも認めれば糖尿病と診断する。

**❷DKA・HHS（表 1）**：ともに高血糖となるが，血中ケトン体，動脈血 pH，血漿浸透圧などの違いにより鑑別を行う。

**表1** 糖尿病ケトアシドーシス(DKA)と高血糖高浸透圧症候群(HHS)の鑑別

| | 糖尿病ケトアシドーシス | 高血糖高浸透圧症候群 |
|---|---|---|
| 糖尿病の病態 | インスリン依存状態 | インスリン非依存状態。発症以前には糖尿病と診断されていないこともある |
| 発症前の既往誘因 | インスリン注射の中止または減量 インスリン抵抗性の増大,感染,心身ストレス,清涼飲料水の多飲,SGLT2阻害薬の投与 | 薬剤(降圧利尿,グルココルチコイド,免疫抑制薬),高カロリー輸液,脱水,急性感染症,手術 |
| 発症年齢 | 若年者(30歳以下)が多い | 高齢者が多い |
| 前駆症状 | 激しい口渇,多飲,多尿,体重減少,はなはだしい全身倦怠感,消化器症状(悪心,嘔吐,腹痛) | 明確かつ特異的なものに乏しい 倦怠感,頭痛,消化器症状 |
| 身体所見 | 脱水(+++),発汗(−),アセトン臭(+),Kussmaul大呼吸,血圧低下,循環虚脱,脈拍頻かつ浅,神経学的所見に乏しい | 脱水(+++),アセトン臭(−) 血圧低下,循環虚脱 神経学的所見に富む(けいれん,振戦) |
| 検査所見 | | |
| 血糖 | 250〜1,000 mg/dL | 600〜1,500 mg/dL |
| ケトン体 | 尿中(+)〜(+++),血清総ケトン体3 mM以上 | 尿中(−)〜(+),血清総ケトン体0.5〜2 mM |
| $HCO_3^-$ | 18 mEq/L以下 | 18 mEq/L以上 |
| pH | 7.3以下 | 7.3〜7.4 |
| 浸透圧 | 正常〜300 mOsm/L | 320 mOsm/L以上 |
| Na | 正常〜軽度低下 | >150 mEq/L |
| K | 軽度上昇,治療後低下 | 軽度上昇,治療後低下 |
| Cl | 95 mEq/L未満のことが多い | 正常範囲が多い |
| FFA | 高値 | 時に低値 |
| BUN/Cr | 増加 | 著明増加 |
| 乳酸 | 約20%の症例で>5 mM | しばしば>5 mM,血液pH低下に注意 |

(日本糖尿病学会:糖尿病治療ガイド 2022-2023. p83,文光堂,2022 より一部改変)

**1病歴**

❶高血糖による自覚症状:口渇,多飲,多尿,倦怠感。

❷体重変化(20歳時の体重,最大体重,最近の変化)。

❸過去の検診歴:尿糖陽性や高血糖指摘の有無。

❹糖尿病治療歴:直近の血糖管理状況・治療内容,治療の自己中断歴。

❺感染症。

❻家族歴:糖尿病以外にもその他の内分泌疾患,悪性腫瘍。

❼生活習慣:喫煙,飲酒,身体活動量,清涼飲料水の摂取。

❽併存疾患:脂質異常症,高血圧症,他の内分泌疾患,心血管疾患,悪性腫瘍,免疫チェックポイント阻害薬やステロイド投与。

**2身体所見**

❶身長,体重,BMI,体温,血圧,脈拍,DKA・HHSの場合は意識レベル,呼吸回数。

❷頭部〜頸部:口腔内の乾燥,歯周病,視力・視野障害(眼底検査を含め眼科に依頼)。

❸胸部〜腹部:聴診・触診,インスリン治療を行っている場合は硬結の有無。

❹四肢:しびれ,下腿浮腫,足背・後脛骨動脈の触知,潰瘍,白癬。

❺神経学的:膝蓋腱・アキレス腱反射,振動覚,Touch Test。

❻二次性高血糖をきたす疾患の身体所見

- Cushing症候群:中心性肥満,満月様顔貌,赤色皮膚線条,buffalo hump,近位筋の筋力低下。
- 先端巨大症:顔貌変化,手足の容積増大,巨大舌,発汗増多。
- 甲状腺機能亢進症:頻脈,動悸,体重減少,発汗過多,易疲労感,(Basedow病では眼球突出,甲状腺腫)。
- 褐色細胞腫,原発性アルドステロン症:特徴的な身体所見はないが,高血圧や動悸などがある場合は疑う。

**③検査**

**❶**血糖値，HbA1c，血中インスリンもしくはC-ペプチド，尿(糖，蛋白，ケトン体)，血算，肝機能，腎機能，電解質，脂質。

**❷**下記疾患を疑う場合は項目を追加。

- 1型糖尿病：GAD抗体。
- DKA・HHS：動脈血液ガス検査(pH，$HCO_3^-$)，血中ケトン体，血漿・尿浸透圧(表1)。
- 感染症：CRP，感染源特定のための画像検査。
- 他の内分泌疾患による二次性高血糖：内分泌基礎値や画像検査。

### 原因疾患と頻度

**❶**糖尿病の90%以上は2型糖尿病が占め，1型糖尿病はまれである。

**❷**1型糖尿病は発症・進行様式によって劇症，急性，緩徐進行の3タイプに分類される。近年は免疫チェックポイント阻害薬による1型糖尿病発症が報告されている。

### 重要疾患の鑑別のポイント

**❶**1型糖尿病(⇨1107頁)：GAD抗体など膵島関連自己抗体が診断に有用だが，劇症1型糖尿病では抗体は陰性であり，病歴・HbA1c・血糖値・血中C-ペプチド値などから判断する。

**❷**薬剤性：ステロイド，免疫チェックポイント阻害薬，向精神薬開始後より急激な血糖値の上昇。

**❸**内分泌疾患：高血糖以外の身体所見，自覚症状，ホルモン値(副腎皮質刺激ホルモン，コルチゾール，甲状腺ホルモン，成長ホルモン，カテコールアミン，レニン・アルドステロン)。

### どうしても診断のつかないとき試みること

早期の再受診，再検査を計画する。

(執筆協力：真田 淳平　川崎医科大学 糖尿病・代謝・内分泌内科学)

# 低血糖
## Hypoglycemia

**上村 芙美**　産業医科大学・第1内科学講座

### 緊急処置

**❶**経口摂取が可能なら，ブドウ糖10gを内服させる。砂糖の場合は2倍量の内服が必要だが，$\alpha$グル

コシダーゼ阻害薬を内服している患者では砂糖の即効性はないため原則ブドウ糖を使用する。

**❷**経口摂取が不可能な場合は，20～50%ブドウ糖液20～40mLの静脈注射またはグルカゴン投与(点鼻，筋注)を行う。ただし，肝グリコーゲンが枯渇している栄養不良患者や糖原病患者へのグルカゴン投与は無効であるため，まずはブドウ糖液を使用する。高張ブドウ糖液の投与は静脈炎を生じうるため慎重に行う(点滴静注ではブドウ糖として0.5g/kg/時以下で投与)。

### 診断のチェックポイント

**■定義**：静脈血ブドウ糖濃度が70mg/dL未満のとき，または70mg/dL以上であっても発汗・動悸・振戦など低血糖に伴う自律神経症状がある際に低血糖症と診断する。

**①病歴**

**❶**低血糖症状(空腹感，眠気，動悸，発汗，振戦，記銘力の低下など)を生じるタイミングを聴取する。空腹時(早朝起床時)に出現がなく食後数時間での出現であれば反応性低血糖をまず疑う。糖分の摂取で症状が改善するかを確認する。

**❷**既往歴・併存疾患：糖尿病治療歴〔インスリン注射，インスリン分泌促進薬：スルホニル尿素(SU)薬，グリニド薬の使用〕，食道・胃の手術歴，内分泌疾患(副腎皮質機能低下症，成長ホルモン分泌不全症，甲状腺機能低下症，インスリノーマ)，膵外腫瘍(IGF-2産生腫瘍)，肝不全，腎不全，飢餓や栄養不良・悪性腫瘍。

**❸**生活歴：アルコール摂取の有無。

**❹**使用薬剤：抗不整脈薬(ジソピラミド，シベンゾリンなど)，抗菌薬(レボフロキサシン，ST合剤，ペンタミジンなど)。特にSH基をもつ薬剤(チアマゾール，グルタチオン，ロキソプロフェン，ブシラミンなど)はインスリン自己免疫症候群(IAS：insulin autoimmune syndrome)を発症しうる。

**❺**健康食品：$\alpha$-リポ酸，コエンザイムQ10(IASの原因)。

**②身体所見**

**❶**自律神経症状として，手指振戦，頻脈，不安感，空腹感，発汗，顔面蒼白が出現する。

**❷**インスリノーマの患者は低血糖による空腹感により過食・体重増加をきたし，肥満を呈することが多い。

**❸**栄養不良や飢餓による低血糖の患者はやせをき

たす。

❹低血糖症状は，血糖上昇が得られれば消失する。

## 3 検査

❶簡易血糖測定器での血糖測定：検体量不足，ヘマトクリット値異常，寒冷曝露，センサーの期限切れなどにより誤差を生じうるので結果の解釈に注意する。

❷血糖と同時に血中インスリン濃度(IRI)，血中Cペプチド(CPR)を測定し原因疾患を鑑別する。

- 高 IRI・高 CPR：インスリノーマ，反応性低血糖，IAS，薬剤性低血糖(インスリン注射を除く)。
- 低 IRI・低 CPR：アルコール多飲，肝不全・腎不全，内分泌疾患，IGF-2 産生腫瘍を含む悪性腫瘍。
- 高 IRI・低 CPR：インスリン注射の過剰投与。

### 原因疾患と頻度

❶救急外来を受診する患者では，糖尿病治療薬(74％)，アルコール乱用(7％)，副腎皮質機能低下症(6％)，栄養不良(3％)が原因として多い。

❷反応性低血糖，内分泌疾患(副腎皮質機能低下症，成長ホルモン分泌不全症，甲状腺機能低下症，インスリノーマ)，悪性腫瘍(IGF-2 産生腫瘍を含む)，肝不全，腎不全，重症感染症，IAS，インスリノーマ，薬剤など原因は多岐にわたる(表1)。

### 重要疾患の鑑別のポイント

低血糖の鑑別には病歴聴取が最重要である。アルコールを含めた薬剤性の除外ができれば下記を鑑別する。

❶反応性低血糖：long OGTT(75 g 経口ブドウ糖負荷試験の終了後，1 時間ごとにブドウ糖・IRI を測定)で低血糖の出現を確認する。

❷インスリノーマ：造影 CT で早期濃染する膵腫瘍。

❸ IAS：インスリン自己抗体陽性，被疑薬の検索。

❹内分泌異常：コルチゾール，甲状腺ホルモン(FT₄)，成長ホルモン(GH)・IGF-1 の低下。

❺ IGF-2 産生腫瘍：IGF-2 高値，巨大腫瘍の存在。

### どうしても診断のつかないとき試みること

❶病歴から低血糖症状が疑われるのに血液検査で低血糖が確認できないときには，CGM (continuous glucose monitoring)を利用した 24 時間血糖測定を考慮する。

❷低血糖の原因精査が必要な場合は内分泌代謝糖尿病内科専門医へ紹介する。

**表1 低血糖の原因となりうる薬剤**

- ・スルホニル尿素(SU)薬
- ・インクレチン製剤
- ・DPP-4 阻害薬
- ・ジアゾキシド
- ・非ステロイド性抗炎症薬(NSAIDs)
- ・キノロン系抗菌薬
- ・抗マラリア薬
- ・抗不整脈薬/キニジン
- ・抗精神病薬(ドパミン受容体拮抗薬)
- ・非定型抗精神病薬
- ・$\alpha/\beta$ 遮断薬
- ・ガバペンチン(抗てんかん薬)
- ・$\beta$ 作動薬
- ・ペンタミジン
- ・ストレプトゾシン
- ・アロキサン
- ・インドメタシン
- ・オピオイド薬

〔Maines E, et al: Drug-induced hyperinsulinemic hypoglycemia: An update on pathophysiology and treatment: Rev Endocr Metab Disord 24(6): 1031-1044, 2023 より改変〕

### 帰してはならない患者・帰してもよい患者

❶ブドウ糖摂取で一時的に血糖が上昇しても数時間後に再度低血糖をきたす恐れがある。

❷特に SU 薬や持効型インスリン製剤を使用している糖尿病患者や腎機能が低下している患者は低血糖が遷延しやすいため，経過観察のため入院を考慮する。

❸十分に食事摂取ができる状態であれば帰宅は可能である。

# アシドーシス
Acidosis

**柏木 哲也** 日本医科大学臨床教授・腎臓内科学

### 緊急処置

❶緊急対応：重度のアシドーシスは心機能不全や致死的不整脈を引き起こすため，早急に原疾患の治療を行う。

❷呼吸性アシドーシス

❶急性高炭酸ガス性呼吸不全の一部の患者には，

バッグバルブマスクまたは非侵襲的換気療法（NIV：noninvasive ventilation）が適応になる。

❷動脈血二酸化炭素圧（PaCO$_2$）は，多くの場合NIVで改善するが，効果のない患者には気管挿管を行い人工呼吸管理を開始する必要がある。

❸ 代謝性アシドーシス

❶治療の一般原則として急性代謝性アシドーシスにより重度のアシデミア（pH 7.1 未満）が生じた場合，炭酸水素ナトリウム投与を開始する。

❷また，重度の急性腎障害を併発した場合，pH 7.1～7.2 の患者に対しても炭酸水素ナトリウム投与を行う。このような患者に対する炭酸水素ナトリウム投与は透析を回避できる可能性があり，生存率を改善する可能性がある（Lancet 392: 31-40, 2018）。

❸乳酸は組織が虚血に陥り酸素供給が途絶すると蓄積する。血流が再開されて酸素供給が戻れば再び代謝されて HCO$_3^-$ になる。

❹炭酸水素ナトリウムを大量投与してしまうと，病態が改善した際に代謝性アルカローシスになってしまう。

❺腎不全や重度の中毒が原因の場合には緊急血液透析が必要になる。

## 診断のチェックポイント

■定義：アシドーシスとは血液が酸性になるような病態を表している。これは，HCO$_3^-$ 濃度の低下および/または PCO$_2$ の上昇によって引き起こされる。

❶代謝性アシドーシス：pH 7.35 以下（正常値 7.35～7.45）で，HCO$_3^-$（正常値 22～28 mEq/L）が低下した病態と定義されている。代謝性アシドーシスは病態の結果であるため，見た目のアシドーシスを治療するのではなく，その原因を鑑別・治療する必要がある。

❷呼吸性アシドーシス：動脈血の PCO$_2$ が上昇し，pH が低下する病態。呼吸不全による肺からの CO$_2$ 排泄障害などで起こる。

❶ 病歴

❶呼吸性アシドーシス，代謝性アシドーシスを起こす疾患・病態は多岐にわたる。それぞれの原疾患を念頭に既往歴，現病歴，生活歴を聴取する。

❷また薬剤歴（抗菌薬，NSAIDs，アセタゾラミド，セベラマー塩酸塩，アミノ酸製剤や生理食塩液などの輸液の種類のチェックも重要）やアルコール摂取，中毒性物質の摂取も聴取する。

❷ 身体所見

❶アシデミアでは意識低下・胸部圧迫感など，PCO$_2$ 上昇時は頭痛・乳頭浮腫・感覚異常などが認められる。高度なアシドーシスでは骨融解・蛋白異化亢進・高カルシウム尿症なども認められる。

❷病歴・症状を詳細に聴取し，バイタルサイン含め，中枢神経所見，腹部所見など全身状態の把握に努める。

❸血液ガス分析は呼吸・循環器障害，腎機能障害など，身体所見をとるうえでも参考になる。

❹またアシドーシスは症状の原因にもなり，結果にもなるということは重要なポイントである。例えば，下痢によって代謝性アシドーシスになるが，慢性腎臓病（CKD）では代謝性アシドーシスのために消化器症状が出現する。

❸ 検査

❶血液ガス分析は呼吸・循環器障害，腎機能障害，細胞代謝障害を把握するために大切な検査である。血液ガスの評価は呼吸・循環器障害と酸塩基平衡異常とを区別したほうが評価しやすいが，両者はお互いに密接に関連していることを念頭におく必要がある。

❷通常血液ガス分析とは動脈血ガス分析を指すが，静脈血でもガス分析を行う。静脈血では主に酸塩基平衡異常の評価に用いる。動脈血と静脈血の HCO$_3^-$ 濃度はほとんど変わらず，アニオンギャップ（AG：anion gap）は静脈血でも計算できる。

❸血液ガス分析の測定に含まれる項目は pH, PaO$_2$, PaCO$_2$, HCO$_3^-$, SaO$_2$, BE（base excess）である。PO$_2$, PCO$_2$, SaO$_2$ は主に呼吸・循環器機能の評価に，pH, PCO$_2$, HCO$_3^-$, BE は主に酸塩基平衡の評価に重要である。

❹ AG は AG ＝ Na$^+$ －（Cl$^-$ ＋HCO$_3^-$）で計算され，Cl$^-$ と HCO$_3^-$ 以外の陰イオンを表す。これら陰イオンは SO$_4^-$，NO$_3^-$，ケトン体などの有機酸で，通常は測定されない陰イオンである。

❺ AG は正常では 12 ± 2 mEq/L で，代謝性アシドーシスの鑑別診断に役立つ。ケトン体などの陰イオンが上昇している場合は AG が増加し，HCO$_3^-$ が体外へ喪失した場合は AG は正常で高 Cl 血症を呈する。AG の上昇は代謝性アシドーシスの存在を意味する。

## 原因疾患と頻度

❶代謝性アシドーシスの原因は AG によって二分さ

**1**

**表1** 代謝性アシドーシスの原因

**1. AG 増加代謝性アシドーシス**
- ケトン体の上昇(ケトアシドーシス)
  - 糖尿病, アルコール, 飢餓など
- 乳酸の蓄積(乳酸アシドーシス)
  - タイプA: 循環不全, 低酸素血症
    - ショック, 心不全, 高度貧血, CO 中毒, 窒息など
  - タイプB: その他(ビグアナイド, フルクトース, キシリトールなど)
- 中毒
  - エチレングリコール, メタノール, サリチル酸
- 腎不全

**2. AG 正常代謝性アシドーシス**
- 消化管からの $HCO_3^-$ 喪失
  - 下痢, 腸瘻など
- 腎臓からの $HCO_3^-$ 喪失
  - アセタゾラミド, 尿細管性アシドーシス(RTA: renal tubular acidosis)
- その他
  - 塩化アンモニウム, 硫酸, 希釈性

**表2** 呼吸性アシドーシスの原因

- 呼吸器疾患: 肺炎, 肺癌, 結核, 肺気腫, 喘息など
- 循環器疾患: うっ血性心不全, 肺水腫など
- 神経筋疾患: 重症筋無力症, 筋ジストロフィー, Guillain-Barré 症候群など
- 薬剤: 睡眠薬, 向精神薬, 麻薬など
- その他: 甲状腺機能低下症, 胸郭異常など

**表3** 酸塩基平衡異常における単純性変化と代償性変化

| 病態 | 単純性変化 | 代償性変化 |
|---|---|---|
| 代謝性アシドーシス | $HCO_3^-$ ↓↓ | $PCO_2$ ↓ |
| 呼吸性アシドーシス | $PCO_2$ ↑↑ | $HCO_3^-$ ↑ |

**血液ガスの評価方法**: 5つのステップで行われる。
- **ステップ1**: 血液が正常よりも酸性か, アルカリ性かを判断。
- **ステップ2**: 血液の酸性・アルカリ性への変化が $HCO_3^-$ の変化で起こったのか, $PaCO_2$ の変化で起こったのかを判断。
- **ステップ3**: アニオンギャップ(AG)を計算し, 代謝性アシドーシスの原因を推定。
- **ステップ4**: 代償性変化の程度を評価して, 単純性酸塩基平衡異常か, 呼吸性と代謝性障害の合併による混合性酸塩基平衡異常かを判断。
- **ステップ5**: 臨床像と合わせて考え, 診断・治療を行う。また, 治療を行ったあとは, 再度血液ガスと生化学検査, 臨床症状をチェックし, 治療の効果を判定し, 次の治療法を検討。

れる(**表1**)〔Medicine (Baltimore) 56: 38-54, 1977〕。

**2** AG 正常代謝性アシドーシスでは, $HCO_3^-$ が減少し $Cl^-$ 以外の陰イオンが増加しないと, $Cl^-$ が増加し $HCO_3^-$ の減少を補う。原因としては下痢や尿細管アシドーシス, 塩化アンモニウムの投与などである。

**3** AG 増加代謝性アシドーシスは有機酸の過剰産生か腎機能低下が原因で, 腎機能低下では $SO_4^-$, $NO_3^-$ のろ過減少と $NH_3^-$ 産生低下が原因とされる。

**4** 有機酸の過剰産生の原因としては, 糖尿病性ケトアシドーシスでのケトン体, 乳酸性アシドーシスの乳酸, 飢餓時の脂肪酸, サリチル酸やメタノール中毒による有機酸の増加があげられる。

**5** 呼吸性アシドーシスの原因は**表2**の $CO_2$ の排泄障害(換気不全)によるが, 原因は呼吸器系の疾患だけによるのではなく, 胸壁, 呼吸筋, 心疾患, 中枢神経の異常, 薬剤によっても起こる。

## 重要疾患の鑑別のポイント

**1** 酸塩基平衡異常が存在することは重篤な疾患があるか, 重篤な疾患が出現してくることを示す重要なマーカーである。

**2** 臨床所見や検査により酸塩基平衡異常の可能性が疑われた場合は, 決められた手順に沿って解析を進めることにより適切な診断・治療が可能である(**表3**)。

**3** 酸塩基平衡異常を疑った場合, 特に pH, $PaCO_2$, $HCO_3^-$ の3つのパラメータに注目して, 異常の有無を診断する。

## どうしても診断のつかないとき試みること

薬物中毒の多くは乳酸アシドーシスを起こすが, エチレングリコール, メチルアルコールは蟻酸, グリコール酸による AG 増加代謝性アシドーシスになる。このような際は, 浸透圧ギャップを測定する(AG および浸透圧ギャップがともに上昇する)ことによって, 診断することができる。

(執筆協力: 飯野 靖彦　日本医科大学名誉教授・腎臓内科学)

# アルカローシス
## Alkalosis

要 伸也　吉祥寺あさひ病院・副院長（東京）/
杏林大学客員教授・腎臓・リウマチ膠原病内科

アルカローシスは，代謝性アルカローシス（metabolic alkalosis）と呼吸性アルカローシス（respiratory alkalosis）に分けられる。

本項では主に代謝性アルカローシスについて記載する。

## 診断のチェックポイント

診断は動脈血の血液ガス分析による。

❶代謝性アルカローシス

- 代謝性アルカローシスは静脈血の血液ガス（$HCO_3^-$濃度）または重炭酸濃度測定でも簡易診断は可能である。
- 低クロール（Cl）血症があれば代謝性アルカローシスを疑う。
- 鑑別には，脱水の有無，尿生化所見（特に尿中Na，Cl濃度）が有用であり，尿pHも参考にする。一般に脱水のとき尿pHは酸性に傾くことが多く，これを逆説的酸性尿（paradoxical aciduria）とよぶ。一方，アルカリ尿であれば嘔吐やアルカリ負荷を考える。
- 代謝性アルカローシスでは低K血症を伴うことが多く，高血圧を伴う場合はミネラルコルチコイド過剰の鑑別を行う。低K血症の鑑別診断も同時に行う。嘔吐が原因の場合は，アルカリ尿（pH＞8.0）で，尿中Cl濃度が尿中Naに比べて著明低値（通常＜10 mEq/L）となる。

❷呼吸性アルカローシス：換気亢進によるため，呼吸数をチェックする。息苦しさ，四肢末梢のしびれを訴えることが多い。

## 定義

❶アルカローシスとは，アルカリ血症（動脈血pH＞7.45）をきたす病態が存在すること，すなわち血中pHを上昇させる機序が働いていることをいう。

❷血中pHは重炭酸濃度と$CO_2$分圧（$pCO_2$）で規定されるため，重炭酸濃度の上昇による代謝性アルカローシスと$pCO_2$の低下による呼吸性アルカローシスの2つに分けられる。

## 病歴

❶代謝性アルカローシスの原因検索のため，高血圧の有無，嘔吐・下痢の有無，利尿薬の使用歴，

**表1　原因別分類**

1. Cl反応性（尿中Cl濃度は低い：＜20 mEq/L）
- 酸の喪失：嘔吐，胃液吸引，Zollinger-Ellison症候群
- 下痢（Cl喪失性）
- 過去の利尿薬使用
- 大量の発汗，ペニシリン大量投与
- 有機陰イオンの$HCO_3^-$への変換
- 高$CO_2$血症改善後（posthypercapnic alkalosis）

2. Cl抵抗性（尿中Cl濃度は比較的高い：＞20 mEq/L）
- 最近の利尿薬使用（利尿薬の投与中）
- ミネラルコルチコイド過剰状態
　原発性アルドステロン症，グリチルリチンの服用，レニン分泌の亢進（レニン産生腫瘍，腎血管性高血圧，悪性高血圧）
- Bartter症候群
- Liddle症候群
- Mg欠乏
- アルカリの負荷
　重曹の投与，ミルク・アルカリ症候群，大量の輸血（クエン酸の負荷）

その他原因となりうる病歴聴取を行う。

❷呼吸性アルカローシスにおける過換気の原因として，不安状態，低酸素状態，アスピリンの投与歴（サリチル酸中毒）などがないか確認する。

**2** 身体所見

❶脱水所見の有無および血圧をチェックする。

❷嘔吐では，摂食障害において自己嘔吐により手に吐きだこが見られることがある。

**3** 検査

❶血液ガス測定によりアルカリ血症（pH＞7.45）であることを確認し，$HCO_3^-$濃度，$pCO_2$から代謝性アルカローシスと呼吸性アルカローシスを診断する。

❷尿pHと尿生化学を測定し，Na，K，Cl濃度などを原疾患鑑別の参考にする（後述）。

❸酸血症の場合でも背後に代謝性アルカローシスが存在することがあるため，アニオンギャップ（AG：aniong gap）の計算も行うのが望ましい。AG上昇があれば，補正$HCO_3^-$濃度を計算し，補正$HCO_3^-$＞24 mEq/Lであればアルカローシスの合併と判断する。

❹高血圧があれば，血漿レニン活性，アルドステロン濃度などを測定，ミネラルコルチコイド過剰の鑑別を行う。

## 原因疾患と頻度

**1** 代謝性アルカローシスは，急性・慢性の酸喪失ないしアルカリ負荷で生じる（表1）。原因疾患はCl

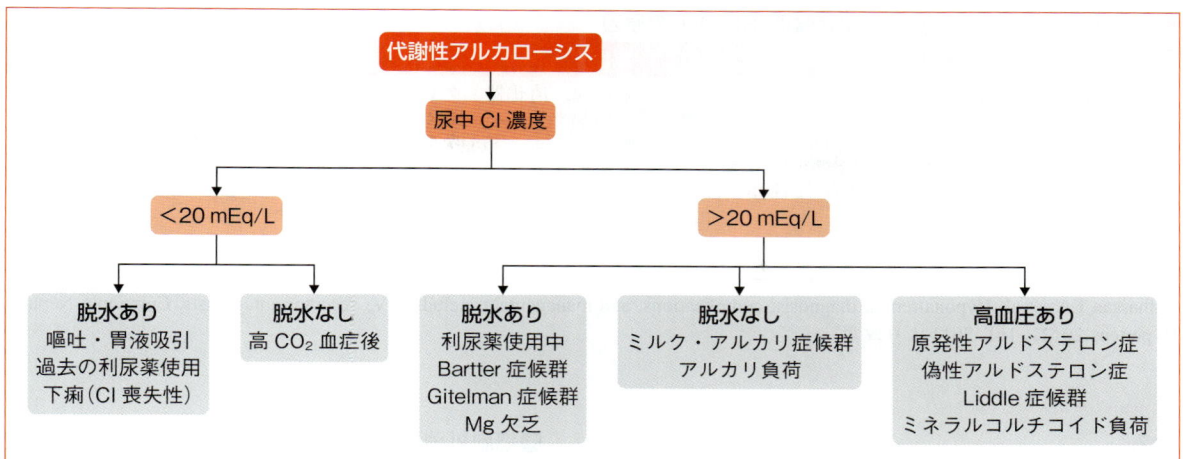

**図1** 代謝性アルカローシスの鑑別

**表2** 尿生化学所見による分類

| Na | Cl | K | pH | |
|----|----|----|----|----|
| 低値 | 低値 | 低値 | — | 過去の利尿薬服用，嘔吐 |
| 高値 | 高値 | 高値 | — | 最近の利尿薬，Bartter 症候群，Mg 欠乏 |
| 高値 | 低値 | 高値 | ＞7.5 | 最近の嘔吐，アルカリ服用 |
| 高値 | 低値 | 高値 | — | 非吸収性陰イオン |

反応性と Cl 抵抗性に分けられる。前者では尿中 Cl＜20 mEq/L，後者では Cl＞20 mEq/L となる。

**2** 一方，代謝性アルカローシスが持続するには，有効循環血漿量の低下，脱水，低 K 血症，ミネラルコルチコイド過剰，GFR 低下などの維持因子が働いていることを意味する。

### 重要疾患の鑑別のポイント（図1）

**1** 代謝性アルカローシスを，NaCl 投与に反応する Cl 反応性の代謝性アルカローシスと，反応しない Cl 抵抗性に分けて考えると便利である。両者は尿中の Cl 濃度で鑑別できる。

**2** 代謝性アルカローシスの原因の鑑別には尿中の Na，Cl，尿 pH が有用である（表2）。

### どうしても診断のつかないとき試みること

**1** 体液過剰に注意しながら生理食塩液を投与する。低 K 血症が持続すれば K の補給を行う。

**2** 原因として，低マグネシウム（Mg）血症による低 K が関与する可能性がある。低 Mg 血症があれば，

Mg の原因検索を行い Mg の補給を検討する。

**3** 血液ガスの解釈については，腎臓専門医など電解質に詳しい専門医にコンサルトするとよい。

**4** 原発性アルドステロン症などのミネラルコルチコイド過剰が疑われる場合は，内分泌専門医にコンサルトする。

---

## 低ナトリウム血症・高ナトリウム血症

Hyponatremia, Hypernatremia

**内田 俊也** 神田西口うちだ内科・院長（東京）

## I 低ナトリウム血症

### 緊急処置

重度の低ナトリウム（Na）血症（120 mEq/L 以下）では緊急処置が必要である。意識レベルの低下やけいれん，昏睡を呈するときは血液検査から容易に診断できる。

**1** 低 Na 血症をすみやかに改善させるために 3％高張食塩水を点滴投与する。

**2** ただし，血清 Na 濃度を急速に上昇させると浸透圧性脱髄症候群が生じるので，血清 Na 濃度を頻回に測定し，その上昇速度を 1 日で 10 mEq/L 以下とする。

**3** 血清 Na 濃度が 120 mEq/L に達するか神経症状が改善した時点で，3％高張食塩水の点滴は中止

**表1** 抗利尿ホルモン不適合分泌症候群（SIADH）の原因

| 肺疾患 | 中枢神経疾患 | 悪性腫瘍 | 薬剤 | その他 |
|---|---|---|---|---|
| 肺炎，肺結核，気管支喘息，アスペルギローシス，陽圧呼吸 | 脳炎，髄膜炎，脳膿瘍，脳出血，脳腫瘍，頭部外傷，Guillain-Barré 症候群，Shy-Drager 症候群，急性間欠性ポルフィリア | 肺癌，咽頭癌，消化器癌，泌尿器癌，リンパ腫，肉腫 | クロルプロパミド，SSRI，三環系抗うつ薬，カルバマゼピン，ビンクリスチン，シクロホスファミド，ニコチン，クロフィブラート，NSAIDs，デスモプレシン | マラソン，荷重運動，悪心・嘔吐，疼痛，ストレス，全身麻酔 |

〔Elhassan EA, et al: Hyponatremia: diagnosis, complications, and management including $V_2$ receptor antagonists. Curr Opin Nephrol Hypertens 20(2): 161, 2011 より改変〕

する。

**❹** 浸透圧性脱髄症候群のリスク因子は慢性発症，血清 Na 濃度 105 mEq/L 以下，低カリウム（K）血症，肝障害，アルコール中毒，糖尿病，低栄養，閉経前女性であり，補正速度を 1 日 6 mEq/L 以下にとどめる。

**❺** 急速補正では 6 時間で 6 mEq/L 以内という"6 のルール"がある。

## 診断のチェックポイント

**■定義**：低 Na 血症の定義は，血清 Na 濃度が 135 mEq/L 未満をいう。

**❶病歴**

**❶** 低 Na 血症による症状：軽度では，全身倦怠感，食欲低下，悪心・嘔吐，頭痛などの不定愁訴。重度になると，意識レベルの低下，けいれん。血清 Na 濃度の絶対値が低いほど，また低下する速度が速いほど症状が顕著となる。

**❷** 食事摂取量の減少は原因にも結果にもなる。使用している薬剤性の原因を想起する（特に利尿薬，向精神薬；表1 参照）。併存疾患の有無（心・肝・腎，内分泌代謝疾患，肺疾患，中枢性神経疾患，悪性腫瘍；表1 参照）。健康診断や過去の検査結果が参考になる。血清 Na 濃度の変化が急性か慢性かを判断することも重要。元の体重が既知であれば図1 の鑑別のときに有用である。

**❸** 誤嚥性肺炎は原因と結果になる。低 Na 血症の結果としての骨折，フレイルもヒントになる。骨折になる理由は，骨は Na のストアとしての役割が発見され，慢性低 Na 血症が重度でなくとも骨粗鬆症をきたすことが報告されている。

**❷身体所見**：低 Na 血症の鑑別には体液量，なかでも細胞外液量の評価が重要であるが，正確に知ることはきわめて困難である。表2 にまとめる。

**❶** 細胞外液量が減少：体重減少，（起立性）血圧低下のほか，口唇や口腔粘膜の乾燥，皮膚ツルゴールの低下，手指爪床の毛細血管再充満時間延長が参考になる。

**❷** 細胞外液量が増加：体重増加，浮腫の出現，心胸郭比増大など。

**❸** 細胞外液量が 1 割前後の変化では正確に評価できない。なぜなら細胞外液量 10〜15 L の 1 割では 1〜1.5 L にしかならないからである。しかるに，このグループの低 Na 血症が多く，かつ診断が最も困難である。

**❸検査**

**❶** 血清 Na 濃度：ただし，高血糖では低値となることを忘れずに（血糖 100 mg/dL の上昇ごとに 1.6 mEq/L 低下する）。血漿および尿の浸透圧も重要であるが，一般医家では即時に得られないことが多い。

**❷** 尿浸透圧，尿の Na と K 濃度：尿 Na＋K 濃度は血清 Na と比較して治療効果を予測できる（後述）。

**❸** Ht，総蛋白（TP）で血液濃縮または希釈を評価：血清蛋白やトリグリセライド（TG）の異常高値では偽性低 Na 血症をきたす。

**❹** 内分泌学的検査：血漿バソプレシン濃度はきわめて重要であるが，結果到着まで数日かかることが多い。副腎皮質刺激ホルモン（ACTH），コルチゾール，甲状腺刺激ホルモン（TSH），遊離 $T_4$，レニン，アルドステロンを必要に応じて測定。

**❺** 胸部 X 線写真，腹部超音波検査での下大静脈の径および呼吸性変動：いずれも有効循環血漿量の指標。

## 原因疾患と頻度

低 Na 血症は入院患者では最も頻度の高い電解質

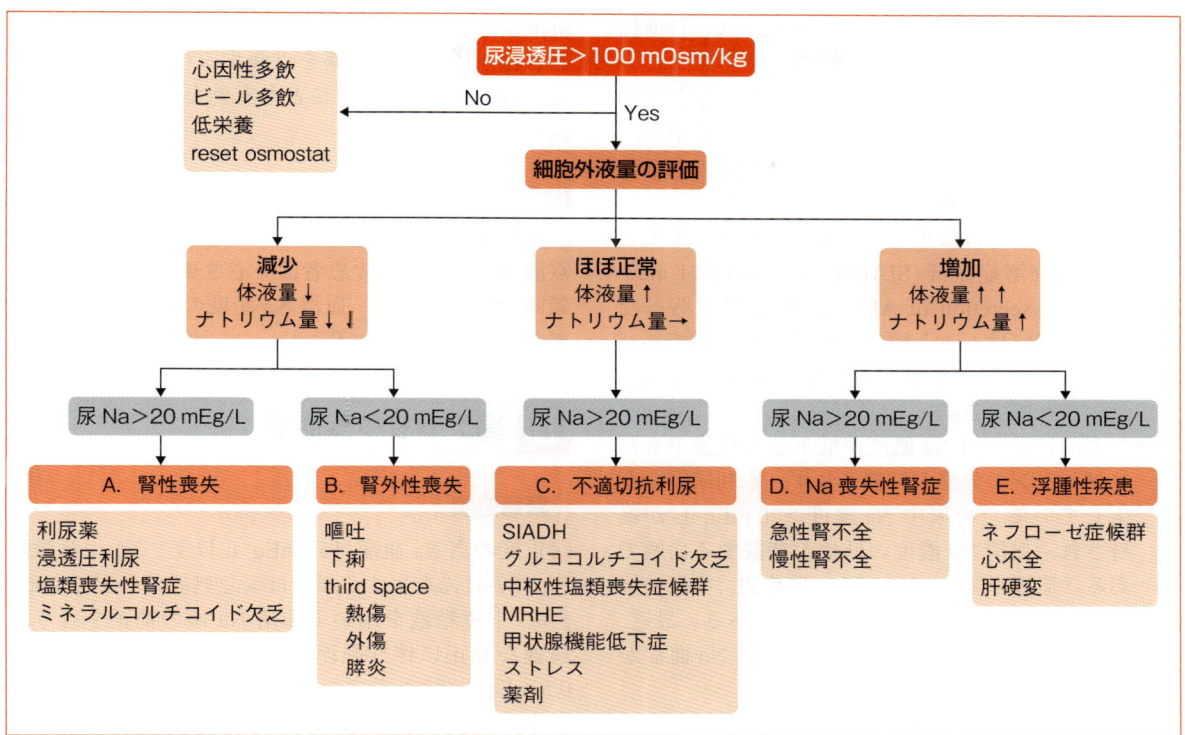

**図1** 低 Na 血症の鑑別アルゴリズム

MRHE：mineralocorticoid responsive hyponatremia of the elderly（高齢者のミネラルコルチコイド反応性低 Na 血症）
〔Kumar S, et al: Sodium. Lancet 352(9123): 220, 1998 より改変〕

異常であり，血清 Na 濃度 135 mEq/L 未満は約 20％，血清 Na 濃度 130 mEq/L 未満は数％を占める。院内死亡の独立した危険因子とされる。

## 重要疾患の鑑別のポイント

### 1 低 Na 血症の鑑別

❶はじめに高張性低 Na 血症を鑑別するが，典型的には高血糖でみられる。血糖上昇 100 mg/dL で血清 Na 濃度 1.6 mEq/L 低下するが，血糖 400 mg/dL 以上であれば血糖上昇 100 mg/dL ごとに血清 Na 濃度 4.0 mEq/L 低下するとされる。
❷等張性低 Na 血症もあり，高蛋白血症（骨髄腫など）と重度の高中性脂肪血症という特別な原因によるので鑑別は難しくない。
❸低張性低 Na 血症：まず希釈性の低 Na 血症を除外するのがよい。そのためには尿浸透圧が 100 mOsm/kg 以下と希釈尿か否かがポイントである。このグループが臨床的に重要な病態であり，細胞外液量の多寡によって 3 つに分類される。ただし，細胞外液量を評価する方法は難しく，表

**表2** 細胞外液量の評価の仕方

| | 細胞外液量減少 | 細胞外液量増加 |
|---|---|---|
| 身体所見 | 口腔粘膜乾燥，皮膚ツルゴール低下，体重減少，血圧下降，起立性低血圧，頻脈，毛細血管再充満時間 2 秒以上 | 浮腫，胸水，腹水，体重増加，心胸比増大 |
| 検査所見 | 血液濃縮所見，尿比重高値，血清尿酸高値，血清尿素窒素／クレアチニン比上昇，血漿レニン高値，腹部超音波検査で下大静脈の呼吸性変動 | 血清尿酸低値，hANP高値，腹部超音波検査で下大静脈の呼吸性変動消失 |

2 が参考になる。

- 細胞外液量が低下：口腔粘膜の乾燥，皮膚ツルゴールの低下などを認める。特に手指の爪床での圧迫解除後の毛細血管再充満時間が 2 秒以上に延長していることは特異性が高い。さらに尿中 Na 濃度の値により 2 つに分けられ，Na の腎性喪失では，利尿薬や副腎不全が考えられ，

Na の腎外性喪失は嘔吐・下痢が代表で，腎前性脱水と類似の病態になる。

- 細胞外液量が増加：浮腫，胸水，腹水などを認める。いわゆる浮腫性疾患に相当し，心不全，ネフローゼ症候群，腹水を伴う肝硬変のときにみられる低 Na 血症の病態が該当する。
- 細胞外液量がほぼ正常：従来は抗利尿ホルモン不適合分泌症候群（SIADH：syndrome of inappropriate secretion of ADH）が典型例であったが，現在ではもっと幅広く解釈されていて，バソプレシン値にかかわらず図 1 のような病態が示されている。
- 基本的には血清 Na 濃度が低下した状態でもバソプレシンの分泌が抑制されず，水利尿不全が生じているため尿中 Na 濃度＞20 mEq/L が維持され，血清 Na 濃度の低値が持続する病態である。原因を表 1 にあげる。肺疾患，中枢神経疾患，悪性腫瘍，薬剤が 4 大原因である。最近，マラソンなどの過激な運動による低 Na 血症が注目されている。

## どうしても診断のつかないとき試みること

❶診断が難しいのは図 1 のグループ C に含まれる疾患・病態群である。SIADH では相対的なバソプレシン高値と定義されるが，結果報告まで数日かかることが多い。その間診断がつかず治療が始まらないのは悪化を招いたり，手遅れになることもある。重要な点は他の原因（図 1 のグループ A，B，D，E）が除外されるか否かであり，該当するものがなければグループ C の不適切抗利尿（SIAD：syndrome of inappropriate antidiuresis）が残る。そのなかには SIADH と区別が難しい中枢性塩類喪失症候群，高齢者のミネラルコルチコイド反応性低 Na 血症があげられるが，その場合は SIADH では血清尿酸が 4 mg/dL 以下と低値であることが鑑別に有用である。実際，腎の尿酸排泄率は低尿酸血症にかかわらず 10％を超えていることが多く参考になる。

❷さらに，尿の Na と K 濃度の合算が血清 Na 濃度より高いか否かが重要である。なぜならば，尿 Na＋K 濃度が血清 Na 濃度より高値であれば，病態はさらに増悪すると予測されるからである。尿の電解質測定ならば，ほとんどの基幹病院あるいはクリニックでも測定可能と思われる。

❸どうしても診断がつかず，目の前の低 Na 血症を改善したいときは 3％高張食塩水を点滴する。それでも尿の Na＋K 濃度が低下しない場合，自由水の排泄が障害され低 Na 血症が軽快しない危惧があるときは，ループ利尿薬を点滴する（フロセミドにして 40 mg/6 時間程度）ことも有効な場合があるので試みられたい。

## 帰してはならない患者・帰してもよい患者

中枢神経症状を示す低 Na 血症および高張食塩水点滴などで治療中の患者は帰宅させてはならない。頻回の採血をして，血清 Na 濃度の改善速度が速すぎないことを確認する。

# Ⅱ 高ナトリウム血症

## 緊急処置

❶重度の高 Na 血症（155 mEq/L 以上）でかつ意識障害，けいれんを呈する場合は緊急処置が必要である。5％ブドウ糖液を用いて血清 Na 値の補正を行う。急速な補正に伴う脳浮腫を回避するため，補正は 0.5 mEq/L/時未満または 24 時間で 10 mEq/L 以内とする。

❷一方，神経筋症状を伴わない場合は，慢性に経過した高 Na 血症である可能性があり，病態や鑑別診断を考慮しながら緩徐に治療する。

## 診断のチェックポイント

■定義：高 Na 血症の定義は，血清 Na 濃度が 145 mEq/L を超えるものをいう。濃度が上昇するほど重症度は高まり，一般的に 155 mEq/L 以上を重度と判断する。

❶病歴

❶高 Na 血症の発症機序：血清 Na 濃度 145 mEq/L を超えると浸透圧調節機構が作動して，脳下垂体後葉から抗利尿ホルモンが分泌され，同ホルモンは腎集合管に作用し水チャネルを介して自由水を再吸収するという典型的なフィードバック機構が働く。さらに口渇中枢も作動し，飲水行動に走らせる。いずれの反応も上昇した血清 Na 濃度を正常化させる方向に作用する。したがって，高 Na 血症が発現しているということは，抗利尿ホルモンが十分に分泌されないか，標的臓器である腎で作用できないか，さらには口渇中枢の障害があるか，飲水行動が制限されているかに絞られる。

❷高 Na 血症による症状：口渇感はあったりなかったりする。神経症状として頭痛，悪心，神経・筋の易刺激性亢進による筋のひきつりおよび腱反

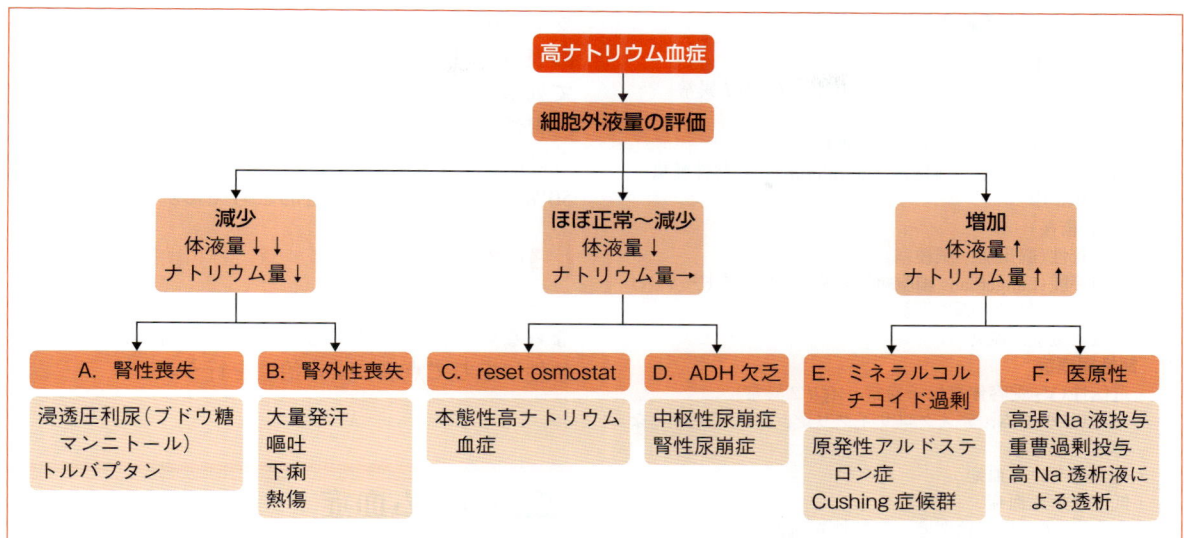

**図2** 高ナトリウム血症の鑑別アプローチ

射亢進，錯乱，意識レベルの低下，けいれん，発熱などが生じる．死に至ることもある．

❸体液量は，典型的な水不足であれば細胞内液減少の所見を呈する．細胞外液量は，浸透圧上昇による細胞内から細胞外への水牽引により補正される傾向にあることに注意する．

❷**身体所見**：高Na血症の鑑別には体液量の評価が重要であるが，正確に知ることはきわめて困難である．鑑別のためのアプローチを図2にまとめる．

❸**検査**

❶血清Na濃度：高Na血症では高浸透圧血症と同義である．

❷尿浸透圧：尿崩症とそれ以外を鑑別するのに有用である．

❸Ht，TPの上昇で血液濃縮を評価．

❹内分泌学的検査：血漿バソプレシン濃度はきわめて重要であるが，結果到着まで数日かかることが多い．副腎皮質刺激ホルモン（ACTH），コルチゾール，甲状腺刺激ホルモン（TSH），遊離$T_4$，レニン，アルドステロンを必要に応じて測定．

❺胸部X線写真，腹部超音波検査での下大静脈の径および呼吸性変動：いずれも有効循環血漿量の指標．

## 原因疾患と頻度

❶高Na血症は低Na血症よりも頻度は少なく，入院患者の2％程度，ICUなど集中治療を要する場合は9％程度と推測されている．

❷自由な飲水行動の制限，薬剤や点滴により，医原性に高Na血症が引き起こされる場合もある．

❸高Na血症の死亡率は約20％であり，入院時に高Na血症を呈する場合の死亡率は30％を超えるとされる．

## 重要疾患の鑑別のポイント

❶高Na血症：病態は以下の❶〜❸が考えられる．
❶❷は体液量の減少，❸は体液量の増加した状態である（図2）．

❶細胞外液量が減少（図2のA，B）：Naも減少するが体液量減少がより多い場合．体重減少，（起立性）血圧低下のほか，口唇や口腔粘膜の乾燥，皮膚ツルゴールの低下，手指爪床の毛細血管再充満時間延長が参考になる．細胞外液量は細胞内液から移動して補正する傾向があるので著明でないことも多い．

❷細胞外液量がほぼ正常から軽度減少（図2のC，D）

- このグループの高Na血症は中枢性尿崩症と腎性尿崩症が多くを占める．尿崩症の原因鑑別が重要となる．多飲・多尿をきたす症候群であり飲水量＞3L/日で，尿量＞50mL/kg/日の低張尿が排出される．腎性尿崩症でも飲水量が不足すると高Na血症となる．血清Na濃度が160〜170mEq/Lとなることもあり，早急な治

**表3 尿崩症の原因疾患**

1. 中枢性尿崩症
   - 遺伝性（*AVP* 異常，Wolfram 症候群，*PCSK1* 異常）
   - 特発性
   - 自己免疫（LINH，IgG4 関連下垂体炎）
   - 腫瘍（頭蓋咽頭腫，髄膜腫，germinoma，転移性腫瘍，下垂体卒中）
   - 外傷（術後）
       血管性（脳出血，脳梗塞）
       肉芽腫（Langerhans 細胞組織球症，サルコイドーシス）
       感染（髄膜炎，脳炎，結核）
   - 低酸素脳症，脳死
2. 腎性尿崩症
   - 遺伝性（$V_2$ 受容体遺伝子異常，*AQP2* 異常）
   - 薬剤（リチウム，デメクロサイクリン，シスプラチンなど）
   - 高カルシウム血症
   - 低カリウム血症
   - 腎疾患（両側性尿路閉塞，多発性囊胞腎）
   - 浸潤性病変（サルコイドーシス，アミロイドーシス，多発性骨髄腫など）
   - 鎌状赤血球症
3. 妊娠性尿崩症

LINH：リンパ球性漏斗下垂体後葉炎
〔藤沢治樹，他：高ナトリウム血症と内分泌疾患．日内会誌 109（4）：712-717，2020 より改変〕

療を要する。

- reset osmostat は除外診断に相当し，概念的に提唱されている診断である。すなわち浸透圧による抗利尿ホルモン分泌閾値が高浸透圧寄りにシフトしているとする。体液量は正常である。

❸細胞外液量が増加（図2 の E，F）：体液量も増えるが Na の増加がより多い場合。体重増加，浮腫の出現，心胸郭比増大などが生じる。著明な高 Na 血症を呈することはまれ。

❷通常，高 Na 血症の原因は病歴から診断が可能である。成人において最も多い原因は，高齢者で水を摂取できない状況下（寝たきり・認知機能障害など）での脱水である。この場合，感染症が誘因となることが多い。一方，意識障害がなく水分を摂取できる状況下における無症状の 150 mEq/L を超える高 Na 血症の患者は，視床下部の病変による渇中枢の障害が強く疑われる。その他，下痢，嘔吐ならびに多尿についても問診する。血糖や尿糖の測定も行う。

## どうしても診断のつかないとき試みること

❶鑑別アプローチに従えば，多くの場合，診断にたどり着くことが可能であるが，問題は図1 のグルー

プ D の尿崩症まで絞ったあとの原因検索である。
❷表3 に中枢性尿崩症と腎性尿崩症の原因について列挙した。
❸腎性尿崩症の診断のためにバソプレシン負荷試験（静脈注射）を行うこともある。投与後，尿浸透圧が 50％以上上昇すれば否定的と考える。

## 帰してはならない患者・帰してもよい患者

臨床症状を示す高 Na 血症の患者は帰宅させてはならない。入院させて必要な検査を行ったのち，緊急性に応じて点滴による治療を行う。

# 高カリウム血症
## Hyperkalemia

**内田 信一**　東京科学大学教授・腎臓内科学

## 緊急処置

❶心電図変化や神経・筋症状がみられる場合
　❶グルコン酸カルシウムの静注。
　❷グルコース ＋ インスリン療法。
　❸重炭酸ナトリウム静注。
❷腎機能が保たれている場合
　❶イオン交換樹脂投与。
　❷利尿薬投与。
❸腎機能が低下ないし急速な是正が必要な場合：血液透析。

## 診断のチェックポイント

■定義：血液検査により血清カリウム（K）濃度が施設測定基準値上限を超えた場合（通常 5.0 mEq/L 以上）を指す。

■病歴：高 K 血症は，体内への K 負荷の増大，腎臓からの K 排泄の低下，および細胞内から細胞外への K の移動が原因で起こる。よって，以下のことを問診にて確認する。

　❶腎機能低下および腎機能低下をきたしうる薬剤（NSAIDs など）服用の有無，レニン・アルドステロン系阻害薬の服用の有無。
　❷K の過剰摂取，消化管出血をうかがわせるような消化器症状の有無（抗凝固・抗血小板薬の服薬の有無も），横紋筋融解をきたすような運動や薬剤（スタチンなど）服用の有無，輸血の有無など。

**❷身体所見**

❶心血管系の所見：徐脈などの不整脈として現れる以前に，心電図上でT波の増高，PR間隔の延長がみられ，さらに進めばQRS幅の増大，P波消失，心室細動，心停止へと進む。

❷神経・筋の症状：手先のしびれや知覚異常，筋力低下などが現れるが，特異的な症状はない。

❸消化器症状：平滑筋の興奮性の変化に伴い，非特異的な症状（悪心，嘔吐，便秘，イレウス，腹痛など）がみられる。

**❸検査**

❶血液検査：血清K濃度を検査する。その際に採血操作および検体の保存状況によって発生する溶血による偽性の高K血症に注意する。白血病などで血球成分が増加している場合や先天的に赤血球膜に脆弱性のある場合も細胞内からのKの漏出による偽性の高K血症を呈する場合があり，その際はヘパリン採血による血漿K値では正常を示すことがある。

❷心電図検査：上述。

## 原因疾患と頻度

❶腎臓からのK排泄の低下：原因としては最も多い。通常は腎機能低下による糸球体ろ過量の低下に伴いK排泄も低下するが，腎機能が高度に低下しなくても，腎臓の集合尿細管におけるK分泌にはアルドステロン作用が必要であるので，レニン・アルドステロン系阻害薬や副腎不全では高K血症に傾く。またこのような腎臓からのK排泄能が低下した状態では，軽度のK摂取の増加でも高K血症となる。

❷消化管出血，横紋筋融解や熱傷などの組織崩壊：食事以外でのK負荷増大の原因として多くみられる。

## 重要疾患の鑑別のポイント

❶偽性の高K血症：上記「診断のチェックポイント」の❸検査を参照。

❷腎機能が低下している場合：原因検索，特に薬剤の服用歴が大切。

❸腎機能低下の程度と不釣り合いな高K血症の場合：消化管出血などの負荷の増大，アルドステロン作用の低下をきたす薬剤や疾患，腎機能低下以外の原因によるアシドーシスの有無（乳酸アシドーシスなど）などを検索。

## どうしても診断のつかないとき試みること

診断は血液検査をすれば困難はない。原因検索は上記を念頭に行う。

## 帰してはならない患者・帰してもよい患者

❶血清K値が6 mEq/L未満の軽度の高K血症：明らかな身体所見や心電図変化がなければ，Kを多く含む食品の摂取を控える指導を行い，レニン-アルドステロン系阻害薬を処方中であれば一時的に中止し，イオン交換樹脂の投与ないし増量し外来で経過を追うことは可能。アシドーシスの有無も同時に検査し，必要があれば重曹で補正を行う。

❷血清K値が6〜6.5 mEq/L程度の中等度の高K血症：もともと軽度の高K血症が持続している患者で心電図変化もない場合は，上記の処置で帰宅させることもあるが，その後の経過を確認する必要がある。

❸6.5 mEq/L以上の高度の高K血症：グルコース-インスリン療法，ループ利尿薬の投与，イオン交換樹脂投与を行うが，腎機能が低下している場合は血液透析も考慮し，入院加療を行うほうが安全である。

# 低カリウム血症

Hypokalemia

**竹内 康雄**　北里大学主任教授・腎臓内科

## 緊急処置

❶脱力や麻痺，心電図変化がみられる低カリウム（K）血症（<2.5 mEq/L）で経静脈的にK投与を行う。心電図モニターを用い，10〜20 mEq/時の速度で，かつ溶液濃度は40 mEq/L以下とする。

❷ブドウ糖含有のK希釈液ではインスリン分泌で低K血症が遷延するので生理食塩液を使用する。

## 診断のチェックポイント

■**定義**：血清K値3.5 mEq/L以下であるが，自覚症状や心電図異常はK<2.5 mEq/Lで出現するとされる。

❶**病歴**：低K血症の全身的合併症を説明してから病歴聴取を行う。

❶下剤や利尿薬の乱用，習慣性嘔吐，詳細な食事摂取状況や生活状況（同居家族からの聞き取りも

重要である）。

❷下痢，嘔吐の性状や回数，排尿の状況（尿濃縮障害による夜間尿など）。

❸高血圧や低 K 血症の病歴，家族歴。

❹脱力やしびれ感，便秘の経過。

### ② 身体所見

❶血圧値：高血圧は鉱質コルチコイド過剰性疾患を示唆する。

❷脈拍：不整脈の有無。

❸神経学的所見：知覚異常や筋力低下の左右差はあるか？ 神経局所徴候を伴うか？

❹腹部所見：麻痺性イレウスはないか？

### ③ 検査

❶尿中 K 排泄評価（日内会誌 111：917-925，2022）

- 24 時間蓄尿で＞20 mEq/日にて腎排泄性であるが，随時尿でも尿 K/Cr＞13 mEq/gCr，FEK（fractional excretion of K）（％）＞10 で評価できる。尿中 K 濃度のみでなく尿 Cr 濃度などで補正する。
- TTKG（transtubular K gradient）は参考にしてもよい（Clin Chim Acta 511: 221-226，2020）。

❷血液ガス：多くは代謝性アルカローシスであるが，代謝性アシドーシスでは尿細管性アシドーシス（RTA：renal tubular acidosis）を考える。

❸血中マグネシウム（Mg）濃度：低 Mg 血症では尿中 K 排泄が増加する。

❹血漿レニン活性（PRA），血漿アルドステロン濃度（PAC）：高血圧では必須である。

❺心電図：T 波平低化，ST 低下，U 波，房室ブロックなど。

## 原因疾患と頻度

**①** K の喪失：血清 K 濃度 1.0 mEq/L 低下は体内 K 200 mEq 程度の喪失に相当する。

❶腎外（消化管）から

- 嘔吐：胃液の $Cl^-$ 喪失を伴うため血漿 $HCO_3^-$ が上昇する。尿中 $HCO_3^-$ 排泄の増加から陽イオンの K が排泄される。
- 下痢：腸液から $HCO_3^-$ 喪失を伴うので一般に代謝性アシドーシス傾向となる（Clin J Am Soc Nephrol 3: 1861-1868，2008）。

❷腎から

- ミネラルコルチコイド作用亢進：高血圧を伴う。
- 一次性アルドステロン症（PRA 低下，PAC 上昇）：原発性アルドステロン症。
- 二次性アルドステロン症（PRA 上昇，PAC 上昇）：腎動脈狭窄，悪性高血圧，レニン産生腫瘍，腎梗塞。
- 偽性アルドステロン症：AME（apparent mineralocorticoid excess）症候群，Liddle 症候群，副腎過形成，漢方薬（甘草）。
- 尿細管機能異常，間質性障害
- RTA，間質性腎炎。
- Bartter 症候群，Gitelman 症候群。
- 薬剤性：K 喪失性利尿薬，シスプラチン，アムホテリシン B

**②** 細胞外から細胞内への K の移動

❶インスリン効果の過剰：ケトアシドーシス治療時や高カロリー輸液。

❷β 受容体刺激薬投与。

❸持続するアルカローシス。

❹周期性四肢麻痺や甲状腺機能亢進症。

**③** 摂取障害：本件単独で低 K 血症をきたすのはまれとされる。

**④** 偽性低 K 血症：白血球高値で白血球内への K 移動が生ずるために起こる。

## 重要疾患の鑑別のポイント

**①** 利尿薬や下剤の過剰服用，習慣性嘔吐

❶繰り返しの問診。

❷尿中 K，Cl 排泄の評価。

**②** 原発性アルドステロン症（⇨ 1090 頁）

❶尿中 K 排泄の評価。

❷PRA，PAC。

❸腹部 CT での副腎腫瘍。

**③** 腎血管性高血圧（⇨ 983 頁）

❶尿中 K 排泄の評価。

❷PRA，PAC。

❸腎動脈超音波ドプラ検査。

## どうしても診断のつかないとき試みること

**①** 下剤や利尿薬の乱用，習慣性嘔吐は本人から申告のない場合が多い。代謝性アルカローシスで尿中 Cl＜10 mEq/L，尿中 Na/Cl 比が高値（＞2）なら習慣性嘔吐，尿中 Cl＞20 mEq/L なら利尿薬を疑う（Am J Med 130: 846-855，2017）。

**②** 薬物使用や血圧に問題を認めなければ，Bartter 症候群，Gitelman 症候群も疑い専門医へ相談する。

## 帰してはならない患者・帰してもよい患者

下記の場合は緊張対応が必要である。

**①** 心電図変化。

❷神経筋症状。

❸麻痺性イレウス。

# 高カルシウム血症
## Hypercalcemia

**竹内 靖博** 虎の門病院・副院長（東京）

## 緊急処置

意識障害など重篤な状態の原因とみなされる場合は，同時に高度の脱水および腎血流の低下を認めることから，尿量が確保されることを確認しつつ，可能な限り大量の生理食塩液の輸液を開始する（Hospitalist 4: 147-155, 2016）。

## 診断のチェックポイント

■**定義**：血清アルブミン値で補正した血清カルシウム（Ca）値が施設基準値の上限を超える場合である。血清アルブミン（Alb）値が 4 g/dL から大きく逸脱する場合は，イオン化 Ca 値が施設基準値上限を超える場合とすることがある。

❶**病歴**

❶高カルシウム（Ca）血症による自覚症状（食欲低下，抑うつ，被刺激性亢進，便秘など）の確認。

❷活性型ビタミン D 薬，カルシウム薬，副甲状腺ホルモン 1 型受容体（PTH1R：parathyroid hormone 1 receptor）作動薬，サイアザイド利尿薬，リチウム，ビタミン A の使用の確認。

❸尿路結石症の有無と既往の確認。

❹悪性疾患合併の確認。

❺慢性肉芽腫性疾患（サルコイドーシスなど）の確認。

❷**身体所見**

❶意識レベルの評価。

❷脱水の程度の評価。

❸**検査**：生化学検査を行う。

❶血液生化学検査：Alb，Cr（eGFR），Ca，リン。

❷尿検査：一般，Cr，Ca，リン。

❸内分泌関連検査：インタクト PTH（whole PTH も可）。

❹インタクト PTH 30 pg/mL 以下の場合：副甲状腺関連蛋白（PTHrP），1,25-ジヒドロキシビタミン D の血中濃度を測定。

❺1,25 ジヒドロキシビタミン D 高値の場合：

ACE，T-SPOT など慢性肉芽腫性疾患に関連する検査を実施。

## 原因疾患と頻度

❶**原発性副甲状腺機能亢進症**：わが国の有病率は不明だが，アジア系米国人では女性 0.05％，男性 0.03％との報告がある（Nat Rev Dis Primers 2: 16033, 2016）。

❷**その他の原因**

❶最も頻度が高いのは薬剤性であり，活性型ビタミン D 薬を原因とすることが多い。サイアザイド系利尿薬やリチウムも原因となる。

❷サルコイドーシスなどの慢性肉芽腫性疾患や副腎皮質不全なども高 Ca 血症の原因となる。

❸固形癌に伴う高 Ca 血症が外来で問題となることはまれであるが，造血器の悪性腫瘍（多発性骨髄腫，急性白血病や悪性リンパ腫）においては，初診時にすでに高 Ca 血症を認めることがある。

❸**悪性腫瘍に伴う高 Ca 血症**

❶入院患者における高 Ca 血症として最も頻度が高い。その有病率は調査対象により大きく異なるが，悪性腫瘍患者の 3〜30％とされている（Cancer Med 5: 2091-2100, 2016）。

❷原因となる悪性腫瘍としては，肺癌，乳癌および多発性骨髄腫の頻度が高い。一方で，悪性腫瘍の種類により高 Ca 血症発症頻度は著しく異なり，成人 T 細胞白血病ではその頻度は 50％以上である。

## 重要疾患の鑑別のポイント

❶PTH 依存性か否かが最も重要な鑑別のポイント。PTH 高値症例のほとんどは原発性副甲状腺機能亢進症である。低 Ca 尿性高 Ca 血症でも PTH 高値となるため，尿中への Ca 排泄率（FECa％）の低下や骨代謝マーカーの上昇を認めない場合が多いことなどから総合的に診断する。

❷PTH 低値で PTHrP 高値であれば，悪性腫瘍に伴う高 Ca 血症と診断される。

❸1,25-ジヒドロキシビタミン D 高値であれば，まずは慢性肉芽腫性疾患を強く疑う。活性型ビタミン D 薬による高 Ca 血症では 1,25-ジヒドロキシビタミン D は必ずしも高値とならない。

## どうしても診断のつかないとき試みること

❶副腎皮質機能低下症，甲状腺機能亢進症や先端巨大症などの内分泌疾患を疑い，各ホルモンの分泌状

態を評価する。

**2** 膠原病などの良性疾患においても PTHrP による高 Ca 血症を生じることが報告されており，十分な文献検索を実施する（J Clin Endocrinol Metab 106: 3113-3128, 2021）。

### 帰してはならない患者・帰してもよい患者

意識障害のある患者，急性腎障害のため数日中に透析となる可能性のある患者には緊急対応が必要である。

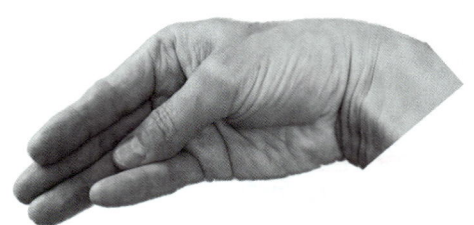

**図1** テタニー（Trousseau 徴候）

上腕を収縮期血圧異常で圧迫して血流を遮断すると，手根筋の収縮により「助産師の手」とよばれる手の形を呈する。特異性は高くないが低 Ca 血症の診断補助に用いられる。

# 低カルシウム血症
## Hypocalcemia

**井上 大輔** 帝京大学ちば総合医療センター・病院長

### 緊急処置

**1** 著明な低カルシウム（Ca）血症を伴う重度かつ反復するテタニー発作に対しては心電図モニター下でグルコン酸カルシウム（カルチコール）（8.5%）1 アンプルを 10 分以上かけて静注する。

**2** 高リン（P）血症の存在下での Ca の経静脈的投与は，異所性石灰化を生じるため極力避けるべきである。

**3** 低マグネシウム（Mg）血症による場合には 12.3% 硫酸マグネシウム・ブドウ糖（マグネゾール）を経静脈投与する。

### 診断のチェックポイント

血清 Ca 濃度の評価：血清アルブミン（Alb）濃度が 4.0 g/dL 未満の場合，以下の補正式を用いる。

補正 Ca（mg/dL）＝ 実測 Ca（mg/dL）＋［4-Alb（g/dL）］

■**定義**：（補正）血清 Ca 濃度が 8.5 mg/dL 未満。

**1** 病歴
  **❶** テタニー，けいれんの既往。
  **❷** 原因薬剤の投与歴：デノスマブなどの骨粗鬆症治療薬，抗けいれん薬など。
  **❸** 最近の頸部手術歴（原発性副甲状腺機能亢進症，Basedow 病など）。
  **❹** 生活歴：日光曝露，カルシウム摂取やビタミン D 摂取などの不足の有無。アルコール多飲など。
**2** 身体所見
  **❶** 低 Ca 血症による症状

**表1** 低 Ca 血症の原因疾患

- ・慢性腎臓病
- ・低マグネシウム血症
- ・副甲状腺機能低下症
  PTH 不足性：術後性
  　　　　　　非術後性（遺伝性，自己免疫性，特発性など）
  PTH 抵抗性：偽性副甲状腺機能低下症 1a，1b 型
  　　　　　　先端異骨症
- ・ビタミン D 作用不全
  ビタミン D 欠乏症
  ビタミン D 依存性くる病・骨軟化症（**表2**）
- ・薬剤性
  デノスマブ，ビスホスホネート製剤，カルシミメティクスなど
- ・その他
  飢餓骨症候群（原発性副甲状腺機能亢進症術後など）
  異所性 Ca 沈着，腎からの喪失，吸収障害など

- 神経・筋の易興奮性に基づき，テタニー発作，筋けいれん，しびれ感などを呈する。うつ，疲労感などの精神症状もきたす。
- 一般に慢性例では症状に乏しく，無症状で検査により初めて指摘されることも多い。
- テタニー誘発試験でみられるものとして Trousseau 徴候（血圧計マンシェットで 3 分間阻血することにより起こる手指のれん縮（「助産師/産科医の手」と称される：**図1**），Chvostek 徴候（外耳道直前における顔面神経幹叩打による鼻翼や上唇などの顔面筋の不随意収縮）がある。その他，不整脈や心不全などがみられる。
**❷** 原因疾患に関連した症状
- 高 P 血症を伴う副甲状腺機能低下症などでは，大脳基底核などの異所性石灰化や白内障などがみられる。
- 偽性副甲状腺機能低下症 Ia 型では，Albright 骨

表2 ビタミン D 依存性くる病・骨軟化症(VDDR：vitamin D-dependent rickets/ osteomalacia)の病型

| | VDDR1A | VDDR1B | VDDR2 | VDDR3 |
|---|---|---|---|---|
| 1,25(OH)₂D | ↓ | →～↑ | ↑ | ↓ |
| 25(OH)D | → | ↓ | → | ↓ |
| 原因遺伝子 | *CYP27B1* | *CYP2R1* | *VDR* | *CYP3A4* |

異栄養症(AHO：Albright hereditary osteodystrophy)とよばれる特徴的体型(低身長，短頸，丸顔，第4・5中手骨短縮など)がみられる。

### ❸検査

**❶血液生化学検査**

- Cr，eGFR，Alb，Ca，P，Mg は必須。内分泌検査として intact PTH，25-水酸化ビタミン D，1,25-水酸化ビタミン D など。
- 必要に応じて BAP や TRACP-5b などの骨代謝マーカーも測定する。

**❷画像検査**

- 高 P 血症など PTH 作用不全を疑う場合には脳 CT により大脳基底核石灰化の有無をみる。
- 低 P 血症などくる病・骨軟化症を疑う場合には肋骨，椎体，長管骨の骨 X 線写真(偽骨折など)および骨シンチグラフィ(多発取込像など)が有用である。

## 原因疾患と頻度(表1)

❶最も多い原因は慢性腎不全である。

❷低 Mg 血症は PTH 分泌不全および抵抗性の両者を呈することがある。

❸ PTH 不足性副甲状腺機能低下症

**❶**低 Ca 血症存在下で intact PTH がほぼ基準範囲内(＜55 pg/mL)にとどまる場合は PTH 分泌低下と判断する。

**❷**最近の厚生労働省研究班による疫学調査では国内の非術後性患者数は 2,300 例程度と推定されており，術後性の患者数はその 3～4 倍程度と考えられる。

**❸**非術後性には自己免疫性のほかさまざまな遺伝性疾患が含まれるため，臨床所見に応じて必要な遺伝子検査を行う。

❹偽性副甲状腺機能低下症

**❶**腎不全や低 Mg 血症がなく PTH が 55 pg/mL 以上で，成人で P 濃度が 3.5 mg/dL 以上であれば偽性が疑われる。国内患者数は 1,500 例程度と推定されている。

**❷** PTH 負荷を行う Ellsworth-Howard 試験は煩雑であり，現在は推奨されない。疑いが濃厚であれば，*GNAS* 変異などの遺伝子検査による診断確定が望ましい。

❺ビタミン D 作用不全

**❶** PTH が 55 pg/mL 以上で P 濃度が 3.5 mg/dL 未満であればビタミン D 作用不全が疑われる。

**❷** 25-水酸化ビタミン D(25D)濃度が 20 ng/mL 未満のビタミン D 欠乏は日常的にみられるが，明らかな低 Ca 血症を呈する例は比較的まれである。まれな遺伝性疾患としてビタミン D 依存性くる病・骨軟化症がある(表2)。

❻その他の原因として薬剤性，飢餓骨症候群，Ca の異所性沈着などがある。

## 重要疾患の鑑別のポイント

❶まず intact PTH 55 pg/mL をカットオフ値として PTH 分泌不全か分泌正常かを判断する。

❷ビタミン D 欠乏はかなり重度でも単独で低 Ca 血症をきたすことは(特に成人では)まれである。

❸通常，PTH 作用低下があれば正～高 P 血症(3.5 mg/dL 以上)を呈するが，例外もまれではない。

## どうしても診断のつかないとき試みること

❶ビタミン D 欠乏が原因かどうかは天然型ビタミン D を補充してビタミン D を非欠乏状態(25D 20 mg/mL 以上)することで判定できる。

❷ビタミン D 欠乏は PTH の反応性などにも影響を及ぼすため，ビタミン D 欠乏のない状態で他疾患の鑑別も行うことが望ましい。

## 帰してはならない患者・帰してもよい患者

❶重篤な低 Ca 血症による意識障害，心不全，不整脈，全身性けいれん発作などを呈している場合には，入院および緊急処置が必要となる。

❷軽度のしびれ感やこむら返り程度の症状であれば，早めに専門医にコンサルトして診断を確定することが望ましい。

# マグネシウム異常症

Hypermagnesemia, Hypomagnesemia

**星野 健司** 埼玉県立小児医療センター・循環器科科長兼部長

**1** 人体にはおよそ 20 数 g のマグネシウム(Mg)が存在する。Mg は主に小腸で吸収され腎臓で排泄されるが,吸収・排泄の機能不全,Mg 不適切摂取・不適切投与(医原性)などで Mg 異常症が起こる。

**2** 一方,細胞外液に存在する Mg は体内 Mg のわずか 1% であり,血清 Mg(SMg)値は栄養状態をあまり反映しないとされる。このため,低 Mg 血症と Mg 欠乏状態,高 Mg 血症と Mg 過剰状態は,一致しない場合がある。SMg 値異常による症状は大きく神経・筋症状と循環器系症状に分けられる。SMg 基準値はキシリジルブルー法で 1.8〜2.6 mg/dL(0.74〜1.07 mmol/L:1 mEq/L = 0.5 mM = 1.2 mg/dL)である。

## Ⅰ 低 Mg 血症

### 緊急処置

**1** 臨床症状がある場合,硫酸マグネシウム(1 mEq/mL)20 mL を倍以上に希釈して症状が停止するまで 3〜5 分間で静注する(小児:0.25〜1.0 mL/kg/回;最大 20 mL)。

**2** 上記で症状が持続するときは,5〜15 分間隔で再度静注(最大 3 回まで可能であるが,十分なモニタリングが必要)する。3 回目で症状改善が得られない場合は他の薬剤,侵襲的治療〔ECMO(extracorporeal membrane oxygenation)など〕を考慮する。

### 診断のチェックポイント

■**定義**:SMg 濃度が 1.7 mg/dL 以下のとき,低 Mg 血症と診断する。

**1** 病歴
　❶低 Mg 血症は,食生活の欧米化,アルコール多飲,低栄養などが根底にある場合が多く,これらの生活習慣の有無を聴取する。
　❷医原性(利尿薬投与,Mg を含まない過剰輸液,人工心肺を使用した外科手術など)誘因の有無についても聴取する。
　❸ Gitelman 症候群(*SLC12A3* 遺伝子)・Bartter 症候群(*CLCNKB* 遺伝子)などの遺伝性疾患もあるため,家族歴の聴取も重要。

**表1** 低マグネシウム血症の原因

| 機序 | 原因 | 原因物質・原因疾患・病態 |
|---|---|---|
| 腎排泄亢進 | 薬剤 | 尿細管障害を起こす薬剤(ループ利尿薬,サイアザイド系利尿薬,アムホテリシン B,アミノグリコシド系抗菌薬など) |
| | 内分泌 | 副甲状腺機能低下症,高アルドステロン症,高カルシウム血症 |
| | 腎性 | 慢性腎臓病,急性腎不全利尿期,尿細管障害(Bartter 症候群;*CLCNKB* 遺伝子変異・Gitelman 症候群;*SLC12A3* 遺伝子変異) |
| | その他 | アルコール多飲,ケトアシドーシス,肝硬変 |
| 吸収低下 | 薬剤 | 炭酸カルシウム,腸内リン結合薬,プロトンポンプ阻害薬 |
| | 消化管 | 重症下痢,炎症性腸疾患,小腸切除,消化液吸引,摂取不足 |
| | その他 | アルコール多飲 |

**2** 身体所見
　❶症状は,易疲労感,食欲不振,片頭痛,悪心,嘔吐,こむら返り,めまい,抑うつ,振戦,頻脈,血圧上昇などの非特異的なものが多い。
　❷高度(1〜1.2 mg/dL 以下)になるとけいれん,筋力低下,末梢血管や冠動脈の収縮,致死性不整脈を含む心電図変化,昏睡などがある。

**3** 検査:イオン化 Mg の測定が好ましいが,実臨床では SMg で代用する場合が多い。

### 原因疾患と頻度

　低 Mg 血症は,吸収低下か排泄亢進による。原因・病態を**表1**に示す。

### 重要疾患の鑑別のポイント

**1** 腎機能,内分泌機能,消化器系の基礎疾患,内服,食習慣などが疾患鑑別で重要。

**2** また低 Mg 血症では,高頻度に低カリウム(K)血症(⇨113 頁)(Mg は K チャネル ROMK の抑制因子のため,K 排泄が更新し低 K 血症となる),低カルシウム(Ca)血症(⇨116 頁)(PTH の分泌抑制と骨の PTH 抵抗性を誘導し低 Ca 血症を引き起こす)を合併する。

### どうしても診断のつかないとき試みること

　尿中 Mg 分画の測定は,原因究明に有効な場合がある。

　尿中 Mg 分画:FEMg(fractional excretion of mag-

nesium) = (UMg×SCr/0.7×SMg×UCr)×100
（UMg：尿中 Mg 値，SCr：血清 Cr 値，SMg：血清 Mg 値，UCr：尿中 Cr 値）

### 帰してはならない患者・帰してもよい患者

有症状の場合は，入院加療が必要である。無症状の場合は入院は不要で，原因の除去を行い食事療法，薬物療法(Mg 製剤内服)を行う。

## II 高 Mg 血症

### 緊急処置

[1] 重篤な神経・筋症状，循環器系症状がある場合，グルコン酸カルシウム（カルチコール）(8.5％)10 mL を 5 分以上かけて静注(小児：0.7 mL/kg；最大 10 mL を目安)。

[2] 効果不十分なときは Ca 濃度を測定しながら，10～20 分ごとに 3～4 回繰り返すか，持続静注を行う。

[3] 効果がない場合は，グルコースインスリン療法，血液透析を考慮。

[4] 人工呼吸管理，ペースメーカ治療，補助循環が必要な場合もある。

### 診断のチェックポイント

■定義：SMg が 2.7 mg/dL 以上のとき，高 Mg 血症と診断する。

[1] 病歴：健常人に Mg 製剤が通常量投与されて高 Mg 血症となることはない。Mg 製剤の過量投与(医原性)か，後述する特殊な状況がないか調べる。

[2] 身体所見

❶ Mg は安全域が広く，5 mg/dL 以下では症状が出ることはほとんどない。

❷ 初期症状は，悪心，嘔吐，脱力感，皮膚紅潮，発汗，深部腱反射減弱などである。

❸ 10～12 mg/dL 以上になると，意識障害，低血圧，呼吸筋麻痺，房室ブロック，昏睡，心停止などが起こる。

[3] 検査：低 Mg 血症の場合と同様。

### 原因疾患と頻度

腎機能低下(eGFR 10～30 mL/分以下)，消化管病変(便秘，イレウス，炎症性腸疾患)がある患者に Mg 製剤が投与されている場合が多い。原因疾患は表 2 に示す。

### 表 2 高マグネシウム血症の原因

| 機序 | 原因 | 原因物質・原因疾患・病態 |
|---|---|---|
| 腎排泄低下 | 腎不全 | 急性腎不全，慢性腎不全 |
| | 再吸収増加 | 副甲状腺機能亢進症，家族性低カルシウム尿性高カルシウム血症，甲状腺機能低下症，ミネラルコルチコイド欠乏，副腎不全 |
| 吸収増加 | マグネシウム過剰 | マグネシウム製剤過量投与，マグネシウム含有緩下剤，浣腸，子癇発作の治療，腫瘍崩壊症候群，横紋筋融解症 |

### 重要疾患の鑑別のポイント

低 Mg 血症と同様の疾患鑑別に加え，腫瘍・慢性便秘などの病態の有無，Mg 含有物・Mg 製剤の使用状況を調べる。

### どうしても診断のつかないとき試みること

In と Out(尿中 Mg 分画も測定)を再検討し，上記鑑別を行う。

### 帰してはならない患者・帰してもよい患者

症状がある患者は入院が必要である。無症状でも心電図異常がある場合は，入院が好ましい。

## 高リン血症
### Hyperphosphatemia

濱野 高行　名古屋市立大学大学院教授・腎臓内科学

[GL] 慢性腎臓病に伴う骨・ミネラル代謝異常の診療ガイドライン 2024

### 緊急処置

[1] 慢性の場合は緊急処置の必要はない。急性の場合は早急に治療を要する病態(溶血，腫瘍崩壊症候群，横紋筋融解，乳酸・ケトアシドーシス，ビタミン D 中毒など)が原因のことが多く，病態を考えたうえでそれぞれについてすぐに対応する。

[2] 例えば，代謝性アシドーシスが原因であればその補正が重要。血清リン値が 7 mg/dL を超える場合は低カルシウム血症を伴い，テタニーの症状が出たり，不整脈のリスクになるので，腎不全がなければ十分な生理食塩液を投与し，尿リン排泄を促す。

**表1** 高リン血症の原因

1. **腎排泄低下**
   腎不全，（偽性）副甲状腺機能低下症，先端巨大症，家族性腫瘍状石灰化症など
2. **リンの負荷，腸管吸収増加**
   リン含有緩下剤の使用や活性型ビタミンD製剤など
3. **細胞内からの移動**
   アシドーシス，腫瘍崩壊症候群，横紋筋融解症，溶血など
4. **偽性高リン血症**
   高γグロブリン異常血症，高ビリルビン血症，脂質異常症など

## 診断のチェックポイント

### ■定義

❶血清リン濃度のその施設での上限値を超えていることで診断できる。ただし，成長期の小児の正常範囲は成人より高いことに注意されたい。

❷腎での排泄低下，腸管からのリン吸収の増加，あるいは細胞内から細胞外へのシフトが主因である。

❸まれなものは，偽性高リン血症（高γグロブリン血症，高ビリルビン血症，脂質異常症）がある。腎不全が原因でなければ，急性か慢性かを診断することが重要である。

### 1 病歴

❶大腸内視鏡検査の前に使うリン含有緩下剤，活性型ビタミンD，抗癌剤などによる薬剤性の原因もあるため，これらの薬剤の使用の有無を聞く。

❷また，透析を受けているかどうかなども聴取する。

### 2 身体所見

❶腎不全にみられる慢性の重度高リン血症では，関節部位に腫瘍状石灰化がみられることもある。

❷ほかに特異的所見ではないが，赤目や角膜石灰化など。

### 3 検査

❶いずれの病態の把握のためにも腎でのリン排泄の評価が重要であり，末期腎不全以外では，尿細管リン再吸収閾値（TmP/GFR）などの測定が有用である。

❷TmP/GFRが上昇していれば，副甲状腺機能低下症の可能性があり，PTHの評価に進む。また，正常から低下があれば細胞外シフトか腸管吸収増加を疑う。

## 原因疾患と頻度

末期腎不全が最大の原因である（**表1**）。

## 重要疾患の鑑別のポイント

### 1 末期腎不全

❶血清CrとeGFR。

❷乳製品や保存料などの食品添加物が多いファストフードやコンビニ食品の摂取。

❸リン吸着薬の怠薬，透析時間の短縮がないか。

## どうしても診断のつかないとき試みること

腎臓内科へのコンサルトを行う。

# 低リン血症

Hypophosphatemia

**濱野 高行**　名古屋市立大学大学院教授・腎臓内科学

## 緊急処置

❶血清リン濃度が2 mg/dL以上あれば治療の必要はない。1 mg/dL以上，2 mg/dL未満であれば，食事（牛乳，チーズ，肉類，卵黄）からのリン摂取を促し，効果が乏しければ，経口リン製剤を使う。

❷血清リン濃度が1 mg/dL未満または症候性（1 mg/dL未満になると精神神経症状，消化器症状を伴うことも）の場合は，リン酸ナトリウムかリン酸二カリウム製剤の経静脈投与が必要である。

## 診断のチェックポイント

### ■定義

❶血清リン濃度が2.5 mg/dL未満の状態を指す。腸管からの吸収低下，リンの細胞内へのシフト，腎からの排泄増加の3つが主な原因である。

❷急性発症はシフトが多く，慢性的低リン血症は，腎過剰排泄が原因のことが多い。

### 1 病歴

❶鉄の静注やMg含有制酸剤，さらにはステロイドなどが原因となることもあるので，薬剤の使用に関して聞く。

❷副甲状腺摘除術後や骨粗鬆症に対する注射製剤によるhungry bone syndromeが原因のこともあり，これらの治療歴聴取も重要である。またアルコール多飲や下痢がないかも尋ねる。

❸低リン血症が永続的に続けば骨軟化症となり，多発骨折や骨痛あるいは筋力低下につながるので，既往歴や症状を聞く。くる病の場合は遺伝性疾患もあり，家族歴聴取も重要である。

**2** 身体所見：小児期の低リン血症であれば O 脚など。

**3** 検査

❶随時尿の尿中リン濃度や尿細管リン再吸収閾値（TmP/GFR），さらに尿細管リン再吸収率（％TRP）を評価し，腎からのリン排泄亢進を評価する。

%TRP ＝〔1－（Up×Scr/Sp×Ucr）〕×100（％）
（基準値 60〜90％）
（Up：尿中リン濃度，Scr：血清 Cr 値，Sp：血清リン値，Ucr：尿中 Cr 値）

❷尿中リン濃度が 20 mg/dL 以上あるいは TmP/GFR や％TRP が低下していれば，リン利尿因子 PTH の評価に進む。

❸ PTH が正常で Ca も正常であれば FGF23 関連疾患を，Ca も低下していればビタミン D 欠乏を疑う。ビタミン D 欠乏の評価は血清 25（OH）D で行う。

❹低リン血症性くる病では病態の把握のために，線維芽細胞増殖因子 23（FGF23）の測定が必要である。

## 原因疾患と頻度

臨床的に多いのは，内臓肥満，ステロイドの使用，アルコール多飲，下痢に伴うものであり，通常は軽度で 1 mg/dL 以下になることはない（**表 1**）。

## 重要疾患の鑑別のポイント

**1** 原発性副甲状腺機能亢進症（⇨ 1073 頁）
❶閉経後以降の女性。
❷高カルシウム血症，ALP 高値。
❸高血圧，脂質異常症の合併。
❹尿路結石の既往。

**2** Fanconi 症候群
❶低ナトリウム血症，低カリウム血症，低尿酸血症の合併。
❷ ALP 高値。
❸多飲，多尿。
❹尿細管マーカー（尿中 $\alpha_1$ ミクログロブリン，$\beta_2$ ミクログロブリンなど）の上昇，汎アミノ酸尿。
❺代謝性アシドーシス。

| 表1 低リン血症の原因 |
| --- |
| 1. **腎排泄増加**<br>原発性副甲状腺機能亢進症，腎移植後，Fanconi 症候群，FGF23 関連低リン血症（腫瘍性低リン血症性骨軟化症，遺伝性低リン血症性くる病，静注鉄剤の使用），急性尿細管壊死回復期，尿路閉塞解除期，肝切除術後など |
| 2. **リン吸収の低下**<br>アルコール多飲，摂取不足，下痢，ビタミン D 欠乏など |
| 3. **細胞内や骨への移動**<br>hungry bone syndrome, refeeding syndrome, インスリン作用，グルコース投与，急性呼吸性アルカローシスなど |
| 4. **その他**<br>敗血症，熱中症，糖尿病性ケトアシドーシスなど |

## どうしても診断のつかないとき試みること

**1** 低リン血症で治療抵抗性の症例や腎でのリン過剰排泄が認められるときは，腎臓内科に紹介する。Fanconi 症候群が隠れていることや FGF23 関連低リン血症のこともある。

**2** 腫瘍性低リン血症性くる病や X 染色体連鎖性低リン血症性くる病など FGF23 関連低リン血症の場合は，ヒト型抗 FGF23 モノクローナル抗体の使用も考慮されるが専門医に委ねるべきであろう。

# 高窒素血症

Azotemia

渡辺 裕輔　埼玉医科大学国際医療センター准教授・血液浄化部・腎臓内科

## 緊急処置

**1** 高窒素血症が腎機能低下によって生じており，心電図変化を伴う高カリウム血症，体液過剰による肺水腫，高度の代謝性アシドーシス，尿毒症などを認める場合は緊急透析の適応となる。

**2** 腎機能低下を伴わない，腎外性要因による高窒素血症では，その原因となる病態への対処を行う（上部消化管出血など）。

## 診断のチェックポイント

❶血中尿素窒素（BUN）高値を高窒素血症と診断する。

❷血清クレアチニン（Cr）値から高窒素血症の主因が腎機能低下であることを確認する。BUN/Cr 比が腎性と腎外性の鑑別の参考になる。

❸病歴，臨床経過や腎形態などから急性腎障害（AKI）か，慢性腎臓病（CKD）か判断する。CKDの急性増悪（AKI on CKD）であることも多い。

❹尿検査（肉眼的所見，尿定性，尿沈渣）を提出する。尿沈渣では，顕微鏡的血尿，円柱，白血球の有無などを確認する。

❺腹部超音波やCTで腎萎縮や腎皮質の菲薄化があればCKDが存在する。CKDの重症度は原因（Cause：C），腎機能（GFR：G），蛋白尿（アルブミン尿：A）による重症度分類（CGA分類）で評価する。

❻腎萎縮や腎皮質の菲薄化がなければ，AKIの可能性がある。AKIの場合は原因（腎前性・腎性・腎後性）の鑑別を行う。両側水腎症があれば腎後性である。腎前性・腎性の鑑別には尿比重や尿中ナトリウム（Na）濃度などが有用である。Cr値および尿量から国際的腎臓病ガイドライン機構（KDIGO：Kidney Disease: Improving Global Outcomes）の基準を用いてAKIの重症度を評価する。

❼腎性が否定的と考えられる場合，腎外性要因を検索する。

### ■ 定義

❶高窒素血症とは，厳密には血液中の残余窒素（蛋白質以外の窒素）濃度が上昇した状態を指す。残余窒素は主にBUN，Cr，尿酸（UA），アンモニアなどからなる。

❷一般的にBUNが基準値を超えた場合に高窒素血症と診断される。BUNは血中の尿素に含まれる窒素量を表すものであり，尿素は含窒素物質の終末代謝産物である。食事から摂取した蛋白質や生体内蛋白質の異化によって生じるアミノ酸は分解されてアンモニアとなり，肝臓の尿素サイクルによって代謝され尿素となる。尿素は糸球体でろ過され尿中へ排泄されるが，一部が尿細管で再吸収される。

❸高窒素血症は主に腎機能低下により生じるが，腎外性要因が原因となる場合もある。

### ■1 病歴

❶過去の腎機能の推移を確認する。CKDが存在しているか，最近の急激な腎機能低下（AKI）が生じているかが重要である。

❷AKIの原因となりうる基礎疾患の有無（前立腺疾患，急性心不全，敗血症など）を確認する。

❸腎機能低下に関連した自覚症状（尿量減少，浮腫，呼吸困難，食欲不振，悪心など）の有無と出現時期，経過を確認する。

❹薬剤使用歴を聴取する（腎毒性薬剤や利尿薬，副腎皮質ステロイドなど）。

❺最近の体重変化（短期間での体重増加は体液過剰，体重減少は脱水を疑う）を確認する。

❻蛋白質・アミノ酸の摂取量の確認を行う。

❼上部消化管出血を示唆する黒色便の有無を聴取する。

### ■2 身体所見

❶バイタルサイン，意識レベルの評価を行う。高度な脱水では，頻脈・血圧低下・意識レベル低下などをきたす。尿毒症では意識障害を呈する場合がある。

❷体液量の評価を行う。体液過剰の場合は下腿浮腫，脱水の場合は皮膚・粘膜の乾燥がみられる。

❸体液過剰が著しい場合は肺水腫を呈し，頻呼吸，胸部聴診での湿性ラ音聴取などがみられる。

❹上部消化管出血を疑う場合は，貧血を示唆する所見（眼瞼結膜蒼白）の有無や，直腸診での黒色便の確認などを行う。

### ■3 検査

❶CKDの場合は，Cr値・年齢・性別から算出される推算糸球体ろ過量（eGFR）を計算する。またアルブミン尿・蛋白尿を定量的に評価する。

❷AKIの場合は，Cr値および尿量のモニタリングを開始する。

❸AKI，CKDいずれにおいても，高度に腎機能が低下している場合は，血清カリウム（K）値の確認や血液ガス分析による代謝性アシドーシスの有無を評価する。血清K値が6.0 mmol/L以上の場合は心電図変化の有無を確認する。

❹血液ガス分析：動脈血もしくは静脈血を用いる。pH，$HCO_3^-$，アニオンギャップなどから代謝性アシドーシスの有無を判断する。

❺心電図検査：高カリウム血症ではテント状T波，PR間隔延長，P波消失などが生じる。

❻画像検査：腹部超音波やCTで腎形態を評価する。腎サイズや腎皮質の厚さ，水腎症の有無を確認する。

❼胸部X線写真での心胸郭比や超音波検査での下大静脈径・呼吸性変動の有無は体液量評価の参考になる。

## ‖ 原因疾患と頻度

多くの場合は，AKIもしくはCKD（およびその急性増悪）における腎機能低下が原因となる。そのほか，高窒素血症をきたす腎外性要因は以下のような

病態である。

❶蛋白質・アミノ酸の過剰摂取。

❷体蛋白の異化亢進（摂取エネルギー不足，敗血症など重篤な急性疾患，副腎皮質ステロイド投与）。

❸上部消化管出血（上部消化管内の血液は蛋白質の過剰摂取と同様の状態となる）。

❹血管内脱水・腎血流低下（尿細管における尿素窒素の再吸収亢進による）。

❷～❹による AKI や CKD をベースに❶～❹が合併した場合など，高窒素血症の原因となる腎機能低下と腎外性要因が同時に存在することもある。

### 重要疾患の鑑別のポイント

❶高窒素血症の原因の鑑別には，BUN/Cr 比が参考になる。

❷通常 BUN/Cr 比は 10 程度であり，CKD など腎機能低下時は BUN，Cr ともに上昇するため，BUN/Cr 比は大きく変化しないことが多い。

❸ BUN/Cr 比が 20 以上の場合は，蛋白質・アミノ酸の摂取量増加，体蛋白の異化亢進，副腎皮質ステロイド投与，上部消化管出血，血管内脱水などの腎外性要因が関与している可能性がある。

❹ AKI（⇨970 頁）の腎前性・腎性の鑑別には，尿比重，尿浸透圧，尿中 Na 濃度，Na 分画排泄率（FENa），尿素窒素分画排泄率（FEUN），尿沈渣，尿中バイオマーカー〔尿中好中球ゼラチナーゼ結合性リポカリン（NGAL），尿中 L 型脂肪酸結合蛋白（L-FABP）〕などが参考になる。

❺血管内脱水・腎血流低下が高度，かつ遷延すると，腎前性 AKI から腎性 AKI（急性尿細管障害）へと連続的に進行していく。

### どうしても診断のつかないとき試みること

臨床経過，腎形態，尿所見などから腎機能低下の原因が特定できない場合や，緊急透析の適応となりうる状態では，すみやかに腎臓専門医療施設へ紹介する。腎疾患診断のゴールドスタンダードは腎生検による病理診断である。

## 脂質異常症
Dyslipidemia

**山下 静也** りんくう総合医療センター・理事長（大阪）

GL ・動脈硬化性疾患予防ガイドライン 2022 年版
・動脈硬化性疾患予防のための脂質異常症診療ガイド 2023 年版

### 診断のチェックポイント

❶脂質異常症そのものによる自覚症状はほとんどないことが多い。

❷どのリポ蛋白に異常（増減）があるのか，すなわち脂質異常症の表現型を精査し，原発性脂質異常症（⇨1117 頁）か続発性脂質異常症かを鑑別する。

❸脂質異常症の問診では，脂質異常症や粥状動脈硬化性疾患の家族歴の有無を聴取し，原発性脂質異常症の診断の手がかりとなる情報を得る。

❹特に，家族性高コレステロール血症（FH：familial hypercholesterolemia）では，特徴的なアキレス腱肥厚などの腱黄色腫や結節性黄色腫，眼瞼黄色腫の有無を確認し，高 LDL コレステロール（LDL-C）血症や早発性冠動脈疾患の家族歴の有無の聴取が重要である。

❺ 500 mg/dL 以上の高トリグリセライド（TG）血症は急性膵炎のリスクを増加させる。

❻続発性脂質異常症では脂質異常症の原因となる生活習慣，薬剤服用や併存疾患の有無を確認するが，それらへの対処で改善する場合が多い。

❼脂質異常症の診断基準は粥状動脈硬化性疾患の発症リスクを判断するためのスクリーニング値であり，治療開始のための基準値ではない。

❽脂質異常症患者では動脈硬化性疾患，急性膵炎の合併の有無を精査する。

### ■定義

❶日本動脈硬化学会の「動脈硬化性疾患予防ガイドライン 2022 年版」では，脂質異常症の診断基準値はスクリーニングのための基準であり，疫学調査などより「将来，動脈硬化性疾患，特に冠動脈疾患やアテローム血栓性脳梗塞の発症を促進させる危険性の高い脂質レベル」として設定されており，診断基準の詳細を**表 1** に示す。この基準値はスクリーニングのためのもので，薬物療法を開始するための値ではない。

**表1 脂質異常症の診断基準**

| LDL コレステロール | 140 mg/dL 以上 | 高 LDL コレステロール血症 |
|---|---|---|
| | 120〜139 mg/dL | 境界域高 LDL コレステロール血症＊＊ |
| HDL コレステロール | 40 mg/dL 未満 | 低 HDL コレステロール血症 |
| トリグリセライド | 150 mg/dL 以上（空腹時採血＊） | 高トリグリセライド血症 |
| | 175 mg/dL 以上（随時採血＊） | |
| non-HDL コレステロール | 170 mg/dL 以上 | 高 non-HDL コレステロール血症 |
| | 150〜169 mg/dL | 境界域高 non-HDL コレステロール血症＊＊ |

＊ 基本的に 10 時間以上の絶食を「空腹時」とする。ただし水やお茶などカロリーのない水分の摂取は可とする。空腹時であることが確認できない場合を「随時」とする。

＊＊ スクリーニングで境界域高 LDL-C 血症，境界域高 non-HDL-C 血症を示した場合は，高リスク病態がないか検討し，治療の必要性を考慮する。

- LDL-C は Friedewald 式（TC − HDL-C − TG/5）で計算する（ただし空腹時採血の場合のみ）。または直接法で求める。
- TG が 400 mg/dL 以上や随時採血の場合は non-HDL-C（＝TC − HDL-C）か LDL-C 直接法を使用する。ただしスクリーニングで non-HDL-C を用いる時は，高 TG 血症を伴わない場合は LDL-C との差が＋30 mg/dL より小さくなる可能性を念頭においてリスクを評価する。
- TG の基準値は空腹時採血と随時採血により異なる。
- HDL-C は単独では薬物介入の対象とはならない。

（日本動脈硬化学会 編：動脈硬化性疾患予防ガイドライン 2022 年版．p22，日本動脈硬化学会，2022 より転載）

❷脂質異常症の分類として，1) 原発性高脂血症，2) 続発性高脂血症，3) 原発性低脂血症，4) 続発性低脂血症に分けられるが，詳細は日本動脈硬化学会の「動脈硬化性疾患予防のための脂質異常症診療ガイド 2023 年版」を参照されたい。

### 1 病歴

❶自覚症状：脂質異常症の多くは自覚症状に乏しいが，以下について，出現時期，経時変化などを聴取する。

- アキレス腱肥厚による靴擦れ・踵部の自発痛（アキレス腱炎による）の有無（特に FH では重要）。
- 眼瞼黄色腫，手・肘・膝の伸側部，殿部などの黄色腫，その他の黄色腫の有無。
- TG ＞ 500 mg/dL 以上では膵炎による腹痛，入院の有無。
- 動脈硬化性疾患による症状（狭心症状，間欠性跛行，一過性四肢麻痺など）の有無。

- 大動脈弁狭窄・弁上狭窄による心不全症状の有無。

❷原発性を疑う家族歴：第一度近親者〔両親，同胞（兄弟姉妹），子ども〕，第二度近親者（祖父母，おじ，おば，孫，甥，姪，片親の異なる同胞など）に関して，以下について聴取する。

- 脂質異常症の有無と種類。
- 動脈硬化性疾患（冠動脈疾患，末梢動脈疾患，アテローム血栓性脳梗塞）の有無，種類と発症年齢。
- 近親婚の有無。
- 急性膵炎・慢性膵炎の有無。

❸既往歴：動脈硬化性疾患（冠動脈疾患，末梢動脈疾患，アテローム血栓性脳梗塞）や急性膵炎の有無を聴取する。

❹発症時期と罹病期間：脂質異常症をいつ，どこで指摘されたか？ 持続している期間は？

❺生活習慣：総エネルギー摂取量，食生活の内容（特定の食品の摂取頻度や量，食事回数，間食の有無）を聴取する。運動習慣，飲酒，喫煙の有無も聴取する。

❻続発性脂質異常症に関連する病歴聴取：甲状腺機能低下症，糖尿病，腎疾患（ネフローゼ症候群など），肝疾患，肥満などの疾患合併や薬物（副腎皮質ホルモン，β遮断薬，サイアザイド系降圧利尿薬など）投与の有無について聴取する。

### 2 身体所見

❶黄色腫〔⇨1125 頁，「原発性高脂血症」（⇨1117 頁）も参照〕

- 腱黄色腫と結節性黄色腫
- 腱黄色腫は FH（ホモ接合体・ヘテロ接合体）に特徴的。アキレス腱の著明な肥厚，手背，肘，膝などの腱の伸側にできる黄色腫。FH ホモ接合体では殿部，膝などに結節性黄色腫ができることが多い。
- LDL-C が高い場合は必ず両側アキレス腱を触診する。X 線撮影で男性で 8.0 mm 以上，女性で 7.5 mm 以上，あるいは超音波法で男性 6.0 mm 以上，女性 5.5 mm 以上にて肥厚ありと診断する。X 線撮影も超音波法もアキレス腱厚を定量評価できる。
- FH であってもアキレス腱肥厚がない場合も 2〜3 割あり，若年者や早期から LDL-C 低下薬を投与されている場合は肥厚しないこともある。
- 発疹性黄色腫：腹部，背中などにできる。原発

**1**

性高カイロミクロン血症でみられる。
- 手掌線状黄色腫：家族性Ⅲ型高脂血症に特徴的。手掌のしわに沿って黄色い筋のようにみえる黄色腫。
- 眼瞼黄色腫：脂質異常症がない場合にも出現するため，疾患特異性に乏しい。

**❷角膜輪**
- 角膜輪は 50 歳未満でみられる角膜周辺部の白い輪で，境界部が鮮明であり，特に FH 患者でみられる場合が多い。
- 高齢者でみられる老人環は周辺部が不鮮明である。

**❸急性・慢性膵炎**
- 原発性高カイロミクロン血症の症例では脂肪の多い食事後に急性膵炎で発症することもある。
- 腹部触診で圧痛の有無を確認する。
- 急性膵炎は寛解しても，高脂肪食で再発し，慢性膵炎となることもある。

**❹粥状動脈硬化性疾患の身体所見**
- FH（特にホモ接合体）では大動脈弁狭窄症ないし大動脈弁上狭窄症の合併がみられ，大動脈弁領域の駆出性心雑音を聴取する。末梢動脈の狭窄性病変による動脈拍動の減弱，左右差，聴診での血管雑音を聴取する。
- 頸動脈の動脈硬化病変に起因する脳血管障害では神経学的症候を認める。

**❸ 検査**

**❶血清脂質**
- 総コレステロール（TC），TG，HDL-C を測定する。
- LDL-C は原則として 10 時間以上の空腹時採血にて測定した TC，TG，HDL-C から，Friedewald 式（TC−HDL-C−TG/5）を用いて計算するか，LDL-C 直接法で求める。随時採血（非空腹または空腹かどうか確認できない場合）や TG ≧ 400 mg/dL の場合には Friedewald 式は使用できないため，LDL-C 直接法を使用するか，または LDL-C の代わりに non-HDL-C（＝ TC−HDL-C）で評価する。LDL-C 直接法は TG が 1,000 mg/dL の場合には正確性が担保できないことに留意する。
- HDL-C は直接法で測定することが多い。空腹時，随時のいずれでも測定が可能であるが，HDL-C 組成が正常とは著しく異なる場合（HDL 欠損症，胆汁うっ滞，高 HDL-C 血症など）は試薬間差が大きいため，他の検査を併用

する。
- non-HDL-C は動脈硬化惹起性リポ蛋白である LDL（狭義），IDL，レムナントリポ蛋白のコレステロールが含まれ，アポ B と良好な相関を示す。ただ，TG ≧ 600 mg/dL の場合には non-HDL-C の信頼性は低下する。
- 随時採血では，TG ≧ 175 mg/dL を高 TG 血症と診断する。

**❷血清リポ蛋白分析**
- 電気泳動法によるリポ蛋白分画（アガロースゲル，ポリアクリルアミドディスクゲル）の解析により，脂質異常症の表現型（Ⅰ〜Ⅴ型高脂血症ないし低 HDL-C 血症）を分析する。家族性Ⅲ型高脂血症では VLDL と LDL のピークが連続性となる Broad β パターンを呈する。
- イオン交換クロマトグラフィやゲルろ過クロマトグラフィによる定量的分析も有用である。
- 空腹時の高リポ蛋白血症の分類には Fredrickson 分類を改変した WHO 分類（表 2）が広く用いられており，脂質異常症の成因の推定に有用である。

**❸アポリポ蛋白**
- リポ蛋白が受容体やトランスポーターに結合するためのリガンド，リポ蛋白代謝に関連する酵素の活性化・抑制に働く。著明な高脂血症や低脂血症，胆汁うっ滞，黄色腫の患者での成因の解析に有用である。
- アポリポ蛋白（A-Ⅰ，A-Ⅱ，B，C-Ⅱ，C-Ⅲ，E）が測定可能で，家族性Ⅲ型高脂血症ではアポリポ蛋白 E/C-Ⅲ比が高くなる。アポリポ蛋白 B-48 はカイロミクロン，カイロミクロンレムナントや食後高脂血症のマーカーとなり，家族性Ⅲ型高脂血症ではアポリポ蛋白 B-48/TG 比が高値となるが，保険収載が待たれる。
- 高カイロミクロン血症の場合はアポリポ蛋白 C-Ⅱを測定し，必要に応じてリポ蛋白リパーゼ（LPL）蛋白量や活性測定も行う。

**❹リポ蛋白（Lp）（a）**
- Lp（a）は LDL 粒子のアポリポ蛋白 B-100 に，アポリポ蛋白（a）が S-S 結合したものである。アポリポ蛋白（a）は血栓溶解因子であるプラスミノーゲンと構造的に近似するため，プラスミノーゲンが血小板などの凝固因子に結合する際に競合的阻害を起こし，血液凝固を引き起こす可能性が推定されている。Lp（a）は冠動脈疾患やその他の粥状動脈硬化性疾患の危険因子であ

**表2** 高脂血症を示す脂質異常症の表現型の WHO 分類と血清静置試験

| 表現型 | Ⅰ | Ⅱa | Ⅱb | Ⅲ | Ⅳ | Ⅴ |
|---|---|---|---|---|---|---|
| 増加する<br>リポ蛋白分画 | カイロミクロン | LDL | LDL<br>VLDL | IDL・カイロミクロン<br>レムナント | VLDL | カイロミクロン<br>VLDL |
| コレステロール | → | ↑〜↑↑↑ | ↑〜↑↑↑ | ↑↑ | →〜↑ | ↑ |
| トリグリセライド | ↑↑↑ | → | ↑〜↑↑ | ↑↑ | ↑〜↑↑ | ↑↑↑ |
| 血清の外観 | 上層：クリーム層<br>下層：透明層 | 透明 | 軽度混濁 | 軽度混濁 | 混濁 | 上層：クリーム層<br>下層：混濁層 |

（日本動脈硬化学会 編：動脈硬化性疾患予防のための脂質異常症診療ガイド 2023 年版．p.37，日本動脈硬化学会，2023 より血清の外観を追加して転載）

ることが報告されている。

- 血清 Lp(a)濃度は遺伝的に規定されており，年齢，栄養その他の環境因子の影響を受けにくい。FH では高値を示すことが多い。

❺血清静置試験

- カイロミクロンは血清を 4℃ で 24 時間以上静置すると上層のクリーム層として分離されるため，白濁したままの VLDL とは区別できる(**表2**)。
- 上記の血清リポ蛋白分析や血清静置試験により，どのようなリポ蛋白が増加しているのかが明らかになり，成因の推定に有用である。

❻続発性高脂血症(**表3**)の分類と成因の鑑別

- 脂質異常症の家族歴の確認とともに，続発性高脂血症でよくみられる基礎疾患の有無，薬剤使用の有無について評価しておく必要がある。
- 甲状腺機能低下症は比較的頻度が高い。低脂血症の多くは悪性新生物，慢性肝疾患などに伴う続発性であるが，原発性が疑われる場合は家族調査も含めて精査する。

❼粥状動脈硬化性疾患の合併の有無の検査

- 脂質異常症の患者では粥状動脈硬化性疾患を合併することが多いので，自覚症状の有無の問診とともに，必要に応じて頸動脈エコー，運動負荷心電図などで評価する。
- 特に FH では早発性冠動脈疾患の合併が多く，有所見の場合は冠動脈 CT，冠動脈造影などによる評価も行う。

### 原因疾患と頻度

❶厚生労働省の「令和 2 年(2020)患者調査の概況」では，脂質異常症で受診している患者は 401 万人と推計されているが，実際の有病率ははるかに高いと考えられる。

❷FH ヘテロ接合体は総じて一般人口の 300 人に 1 人程度，冠動脈疾患の 30 人に 1 人程度，早発性冠動脈疾患や重症高 LDL-C 血症(190 mg/dL と定義)においては 15 人に 1 人程度と推定される。

❸コレステロールエステル転送蛋白(CETP)欠損による高 HDL-C 血症はわが国で多いが，CETP 遺伝子のイントロン 14 スプライスドナーサイト G → A 変異，D442G 変異の 2 つが大部分を占めている。HDL-C ≧ 100 mg/dL の患者の 61.7%，HDL-C ≧ 80 mg/dL の患者の 31.4% にこれらの変異のいずれかが認められている。

### 重要疾患の鑑別のポイント

❶成人 FH ヘテロ接合体の 60〜70% は特徴的なアキレス腱肥厚を有するが，小児例や若年齢層ではアキレス腱肥厚が認められない場合も多い。

❷FH は最も高頻度の遺伝性疾患と考えられ，主として常染色体顕性遺伝性疾患であり，高 LDL-C 血症や早発性(男性 55 歳未満，女性 65 歳未満)冠動脈疾患の家族歴の有無の聴取も重要である。FH と診断された場合には血縁家族も採血し，患者を早期発見・治療開始することも重要である。

**表3** 続発性高脂血症の分類と成因

**1. 高コレステロール血症**

- 甲状腺機能低下症
- ネフローゼ症候群
- 原発性胆汁性胆管炎
- 閉塞性黄疸
- 糖尿病
- Cushing(クッシング)症候群
- 褐色細胞腫
- 神経性食欲不振症
- 薬剤(利尿薬・β遮断薬・コルチコステロイド・経口避妊薬・サイクロスポリンなど)

**2. 高トリグリセライド血症**

- 飲酒
- 過食・運動不足
- 肥満
- 糖尿病
- 妊娠
- 腎疾患〔ネフローゼ症候群, 慢性腎臓病(CKD)〕
- 内分泌疾患〔甲状腺機能低下症, Cushing(クッシング)症候群, Nelson(ネルソン)症候群, 褐色細胞腫, 先端巨大症など〕
- 自己免疫疾患(全身性エリテマトーデスなど)
- その他(神経性食欲不振症, 糖原病, リポジストロフィー, Weber-Christian病, 多発性骨髄腫, 血清蛋白異常症, リンパ増殖性疾患, 特発性血小板減少性紫斑病, アミロイドーシス, サルコイドーシスなど)
- 薬剤(利尿薬・非選択性β遮断薬・陰イオン交換樹脂・コルチコステロイド・エストロゲン・経口避妊薬・クロミフェン・タモキシフェン・テストステロン・レチノイド(ベキサロテンなど)・免疫抑制薬(シクロスポリン, タクロリムスなど)・抗がん剤(シロリムス, カペシタビン, シクロホスファミド, アスパラギナーゼなど)・抗ウイルス薬(抗HIV薬など), 抗精神病薬, 抗うつ薬, SSRI, 抗痙攣薬, 麻酔薬, 痤瘡治療薬など)

(日本動脈硬化学会 編:動脈硬化性疾患予防のための脂質異常症診療ガイド2023年版. p.38, 日本動脈硬化学会, 2023より転載)

❸ FHホモ接合体では若年からアキレス腱肥厚や結節性黄色腫がみられる。LDL-Cが250 mg/dL以上の場合はFHを強く疑う。FHが疑われる場合は遺伝子検査を含めて専門医へ紹介するのが望ましい。
❹ FHホモ接合体の多くは血清TC 600 mg/dL以上, 小児期からみられる皮膚・腱黄色腫と早発性動脈硬化性疾患, 両親が高LDL-C血症を有するという特徴がある。
❺ LDL-C値の割にアキレス腱の肥厚が顕著な場合は, シトステロール血症〔*ABCG5/G8*の遺伝子異常によりシトステロールなどの植物ステロールが蓄積。(⇨1128頁)〕, 脳腱黄色腫症〔CTX：cerebro-tendinous xanthomatosis, 胆汁酸代謝に関連する27-ヒドロキシラーゼの欠損症によるコレスタノール蓄積。(⇨1125頁)〕との鑑別が必要となる。

## どうしても診断のつかないとき試みること

❶ 原発性脂質異常症の重症例は予後不良のものも多く, FHホモ接合体など, 指定難病になっているものが多い。遺伝子検査や疾患特異的な検査が必要と

なるため, 疑わしい場合や診断に苦慮する症例は専門医に早めに紹介する。小児期から皮膚黄色腫(眼瞼黄色腫を除く)が顕著な場合はFHホモ接合体, シトステロール血症を疑う。
❷ 血清TC 50 mg/dL未満, TG 15 mg/dL未満で, 脂肪便または慢性下痢, 神経症状(運動失調, 痙性麻痺, 末梢神経障害による知覚低下や腱反射消失など), 網膜色素変性症(夜盲, 視野狭窄, 視力低下など)があり, 血清アポB濃度5 mg/dL未満の場合はミクロソームトリグリセリド転送蛋白(MTTP)欠損による無βリポ蛋白血症を疑い, 専門医へ紹介する。
❸ HDL-C＜10 mg/dLではTangier病, レシチン・コレステロールアシルトランスフェラーゼ(LCAT)欠損症などのHDL欠損症を疑い, 専門医へ紹介する。
❹ 複数回の検査でTG≧1,000 mg/dLの場合は原発性高カイロミクロン血症(家族性LPL欠損症, 家族性アポリポ蛋白C-Ⅱ欠損症など)の可能性があり, LPL活性・蛋白量, アポリポ蛋白C-Ⅱ濃度の測定も含めて専門医へ紹介する。

## ▌帰してはならない患者・帰してもよい患者

**❶** 高 LDL-C 血症の健診結果を持って受診した患者に対して，高 LDL-C 血症や早発性冠動脈疾患の家族歴の有無を聴取せずに，LDL-C が高いという結果だけを説明して帰すのは避けたい。必ず FH を疑って，診察や病歴の聴取，アキレス腱触診，LDL-C 再測定を行う。

**❷** FH ホモ接合体は黄色腫のために皮膚科を受診する場合があるので，必ず採血して LDL-C を測定する。軽度の高 LDL-C 血症の患者は帰してもよいが，食事などの生活習慣を確認し，数か月後の再検査を勧める。

（執筆協力：花田 浩之　りんくう総合医療センター・診療支援局 検査・栄養部門長）

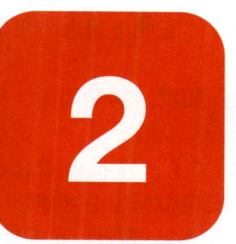

# 2 脳神経・精神系の症候

責任編集：西山 和利，中尾 智博，森岡 一朗

# 頭痛
Headache

**柴田 護** 東京歯科大学市川総合病院教授・神経内科

GL 頭痛の診療ガイドライン 2021

## 診断のチェックポイント

❶経過の把握：雷鳴頭痛（1分未満で強度がピークに達し5分以上持続する頭痛）や急性の頭痛は，致死的な結果をもたらす疾患の可能性を考える。

❷診察所見：発熱，意識障害，髄膜刺激徴候，神経学的異常（運動麻痺など）がある場合は，二次性頭痛の可能性を積極的に考える。

❸頭痛発作が繰り返し起こる慢性頭痛では，一次性頭痛を考える。国際頭痛分類の診断基準に従って診断を行う。頭痛ダイアリーによって頭痛の日数や重症度を把握する。

❹二次性頭痛が疑われる場合は，画像検査や（脳脊）髄液検査などを施行。

## 定義

❶頭痛は眼窩外耳孔線，項部より上方に起こる痛みなので，三叉神経痛などの顔面痛も頭痛として扱われる。

- 頭部で侵害性刺激を感知する組織は，血管，静脈洞，硬膜，骨膜，筋膜，皮膚などで，三叉神経や上位頸髄神経が分布している。多くの場合は，侵害受容性疼痛である。三叉神経痛は神経障害性疼痛の典型例である。

- 痛覚変調性疼痛（nociplastic pain）は，「侵害受容器を異常に興奮させるような神経の損傷やその周囲の組織へのダメージ，神経伝導路の異常がないにもかかわらず，痛みの知覚異常・機能の変化によって生じる痛み」と定義されているが，頭痛での位置づけはいまだ明確でない。

❷くも膜下出血など器質的な異常によって生じる頭痛は二次性頭痛とよばれる。明らかな器質的異常がなく起こる頭痛は一次性頭痛とよばれ，片頭痛が代表的な疾患である。

❸頭痛の性状（拍動性，圧迫性，絞扼性，穿刺様など）は，診断上重要な情報である。

❹現在，頭痛の分類は「国際頭痛分類（第3版）」（ICHD-3）に従って行われている（表1）。

### ❶病歴

❶小児や高齢者では家族からの聴取も必要である。

❷突発性の重度の頭痛では，くも膜下出血の可能性を念頭におく。

❸頭痛の経過，部位，性状，頻度，誘発因子，薬剤への反応性を確認。

❹慢性的に頭痛を認めていても，性状の変化があった場合は新たな頭痛性疾患の発生を考慮。

❺随伴症状として認められる嘔気・嘔吐，光過敏・音過敏は髄膜刺激徴候であると同時に，片頭痛発作時の重要な症状である。

❻薬剤の使用歴（薬剤の使用過多の有無もチェック）や反応性を確認。

❼一次性頭痛が疑われる場合は頭痛発作の持続時間を把握する（→未治療の場合は片頭痛では4〜72時間，群発頭痛の場合は30〜180分）。

❽増悪因子：咳嗽（→後頭蓋窩病変や頭蓋内圧亢進），前屈（→副鼻腔炎など）。

❾二次性頭痛の red flags をまとめたものとして SNNOOP10（表2）が知られている。

### ❷身体所見

❶バイタルサインや意識レベルを確認。

❷発熱があれば髄膜炎などの感染症を考慮。

❸帯状疱疹や細菌性髄膜炎による皮膚症状や側頭動脈の腫脹などに気をつける。

❹髄膜刺激徴候。

❺神経学的所見の異常があれば二次性頭痛を疑う。

❻頭痛の原因は，緑内障，副鼻腔炎，顎関節症などさまざまであり，他科に依頼して原因を探索する。

### ❸検査

❶頭部 CT，MRI/MRA を行って頭蓋内疾患の除外を行う。必要に応じて造影 CT や MR venography なども施行する。

❷髄膜炎や画像上異常が認められないがくも膜下出血が疑われる場合は，髄液検査も施行する。

❸全身状態の確認のため血液検査は行う。特に巨細胞性動脈炎を疑った場合は赤沈や CRP が重要である。

## 原因疾患と頻度

❶救急外来では雷鳴頭痛や急性頭痛を扱うことが多いため，くも膜下出血，可逆性脳血管攣縮症候群（RCVS：reversible cerebral vasoconstriction syndrome），髄膜炎などに遭遇する機会が多い。

❷頭痛外来では，片頭痛などの一次性頭痛を診察する頻度が高い。一般人口における片頭痛の有病率は

**表1** 国際頭痛分類による頭痛の分類

**第1部：一次性頭痛**

**1．片頭痛**
- 1.1 前兆のない片頭痛
- 1.2 前兆のある片頭痛
- 1.3 慢性片頭痛
- 1.4 片頭痛の合併症
- 1.5 片頭痛の疑い
- 1.6 片頭痛に関連する周期性症候群

**2．緊張型頭痛**
- 2.1 稀発反復性緊張型頭痛
- 2.2 頻発反復性緊張型頭痛
- 2.3 慢性緊張型頭痛
- 2.4 緊張型頭痛の疑い

**3．三叉神経・自律神経性頭痛(TACs)**
- 3.1 群発頭痛
- 3.2 発作性片側頭痛
- 3.3 短時間持続性片側神経痛様頭痛発作
  - 3.3.1 結膜充血および流涙を伴う短時間持続性片側神経痛様頭痛発作(SUNCT)
  - 3.3.2 頭部自律神経症状を伴う短時間持続性片側神経痛様頭痛発作(SUNA)
- 3.4 持続性片側頭痛
- 3.5 群発頭痛の疑い

**4．その他の一次性頭痛疾患**
- 4.1 一次性咳嗽性頭痛
- 4.2 一次性運動時頭痛
- 4.3 性行為に伴う一次性頭痛
- 4.4 一次性雷鳴頭痛
- 4.5 寒冷刺激による頭痛
- 4.6 頭蓋外からの圧力による頭痛
- 4.7 一次性穿刺様頭痛
- 4.8 貨幣状頭痛
- 4.9 睡眠時頭痛
- 4.10 新規発症持続性連日性頭痛(NDPH)

**第2部：二次性頭痛**

**5．頭頸部外傷・傷害による頭痛**
- 5.1 頭部外傷による急性頭痛
- 5.2 頭部外傷による持続性頭痛
- 5.3 むち打ちによる急性頭痛
- 5.4 むち打ちによる持続性頭痛
- 5.5 開頭術による急性頭痛
- 5.6 開頭術による持続性頭痛

**6．頭頸部血管障害による頭痛**
- 6.1 脳虚血イベントによる頭痛
- 6.2 非外傷性頭蓋内出血による頭痛
- 6.3 未破裂血管奇形による頭痛
- 6.4 動脈炎による頭痛
- 6.5 頸部頸動脈または椎骨動脈の障害による頭痛
- 6.6 頭蓋静脈障害による頭痛
- 6.7 その他の急性頭蓋内動脈障害による頭痛
  - 6.7.3 可逆性脳血管攣縮症候群(RCVS)による頭痛
  - 6.7.4 頭蓋内動脈解離による頭痛
- 6.8 慢性頭蓋内血管症による頭痛あるいは片頭痛様前兆
  - 6.8.1 皮質下梗塞および白質脳症を伴った常染色体優性脳動脈症(CADASIL)による頭痛
  - 6.8.2 ミトコンドリア脳症・乳酸アシドーシス・脳卒中様発作症候群(MELAS)による頭痛
- 6.9 下垂体卒中による頭痛

**7．非血管性頭蓋内疾患による頭痛**
- 7.1 頭蓋内圧亢進性頭痛
- 7.2 低髄圧による頭痛
  - 7.2.1 硬膜穿刺後頭痛
  - 7.2.2 脳脊髄液瘻性頭痛
  - 7.2.3 特発性低頭蓋内圧性頭痛
- 7.3 非感染性炎症性頭蓋内疾患による頭痛
- 7.4 脳腫瘍による頭痛
- 7.5 髄注による頭痛
- 7.6 てんかん発作による頭痛
- 7.7 キアリ奇形 I 型(CMI)による頭痛
- 7.8 その他の非血管性頭蓋内疾患による頭痛

**8．物質またはその離脱による頭痛**
- 8.1 物質の使用または曝露による頭痛
- 8.2 薬剤の使用過多による頭痛(薬物乱用頭痛，MOH)
- 8.3 物質離脱による頭痛

**9．感染症による頭痛**
- 9.1 頭蓋内感染症による頭痛
- 9.2 全身性感染症による頭痛

**10．ホメオスターシス障害による頭痛**
- 10.1 低酸素血症あるいは高炭酸ガス血症による頭痛
- 10.2 透析頭痛
- 10.3 高血圧性頭痛
- 10.4 甲状腺機能低下症による頭痛
- 10.5 絶食による頭痛
- 10.6 心臓性頭痛
- 10.7 その他のホメオスターシス障害による頭痛

**11．頭蓋骨，頸，眼，耳，鼻，副鼻腔，歯，口あるいはその他の顔面・頸部の構成組織の障害による頭痛または顔面痛**
- 11.1 頭蓋骨疾患による頭痛
- 11.2 頸部疾患による頭痛
- 11.3 眼疾患による頭痛
- 11.4 耳疾患による頭痛
- 11.5 鼻・副鼻腔疾患による頭痛
- 11.6 歯障害による頭痛
- 11.7 顎関節症(TMD)に起因する頭痛
- 11.8 茎突舌骨靱帯炎による頭痛または顔面痛
- 11.9 その他の頭蓋骨，頸，眼，耳，鼻，副鼻腔，歯，口あるいはその他の顔面・頸部の構成組織の障害による頭痛あるいは顔面痛

**12．精神疾患による頭痛**
- 12.1 身体化障害による頭痛
- 12.2 精神病性障害による頭痛

**第3部：有痛性脳神経ニューロパチー，他の顔面痛およびその他の頭痛**

**13．脳神経の有痛性病変およびその他の顔面痛**
- 13.1 三叉神経の病変または疾患による疼痛
- 13.2 舌咽神経の病変または疾患による疼痛
- 13.3 中間神経の病変または疾患による疼痛
- 13.4 後頭神経痛
- 13.5 頸部-舌症候群
- 13.6 視神経炎
- 13.7 虚血性眼球運動神経麻痺による頭痛
- 13.8 トロサ・ハント症候群
- 13.9 傍三叉神経性眼交感神経症候群(レーダー症候群)
- 13.10 再発性有痛性眼筋麻痺性ニューロパチー
- 13.11 口腔内灼熱症候群(BMS)
- 13.12 持続性特発性顔面痛(PIFP)
- 13.13 中枢性神経障害性疼痛

**14．その他の頭痛性疾患**
- 14.1 分類不能の頭痛
- 14.2 詳細不明の頭痛

国際頭痛分類は階層的に構成され，コード化されている。1桁，2桁の頭痛性疾患を掲載したが，一部，重要な3桁の頭痛も掲載。各頭痛には診断基準がある。

〔日本頭痛学会・国際頭痛分類委員会(訳)：国際頭痛分類(第3版)．医学書院，2018 より抜粋〕

**表2** SNNOOP10

| S | Systemic symptoms including fever | 発熱を含む全身症状〔例：項部硬直，意識レベルの低下，神経脱落症状（発熱のみの場合は orange flag）〕 |
|---|---|---|
| N | Neoplasm in history | 新生物の既往 |
| N | Neurologic deficit or dysfunction (including decreased consciousness) | 神経学的脱落症状または機能不全（意識レベルの低下を含む） |
| O | Onset of headache is sudden or abrupt | 頭痛の発症が急あるいは突然 |
| O | Older age (after 50 years) | 比較的高齢（50 歳以降） |
| P | Pattern change or recent onset of headache | パターンの変化を呈するあるいは最近発症した頭痛 |
| P | Positional headache | 姿勢の変化で生じる頭痛 |
| P | Precipitated by sneezing, coughing, or exercise | くしゃみ，咳嗽，または運動により誘発 |
| P | Papilledema | 乳頭浮腫 |
| P | Progressive headache and atypical presentations | 進行性の頭痛で非典型的な症状発現 |
| P | Pregnancy or puerperium | 妊娠または産褥期 |
| P | Painful eye with autonomic features | 自律神経症状を伴う眼痛 |
| P | Posttraumatic onset of headache | 外傷後に発症した頭痛 |
| P | Pathology of the immune system such as HIV | HIV などの免疫系の病態 |
| P | Painkiller overuse or new drug at onset of headache | 鎮痛薬の使用過多あるいは頭痛発症時に新規薬剤の使用 |

〔Do TP, et al：Red and orange flags for secondary headaches in clinical practice: SNNOOP10 list. Neurology 92（3）：134-144, 2019 より引用・改変〕

8.4％とされている。

❸緊張型頭痛の有病率は約 20％であるが，医療機関を受診する率は低いため，頭痛外来では片頭痛患者の占める割合が高くなる。

### 重要疾患の鑑別のポイント

　見逃していけない二次性頭痛としては，致死的な結果をもたらしうる疾患と，失明など重度な障害につながる疾患である。各疾患の詳細については各論を参照されたい。

**❶くも膜下出血**（⇨491 頁）

❶画像診断：頭部 CT を施行する。診断感度は発症 12 時間以内では 98～100％，24 時間以内では 93％であり，発症 5 日後でも 85％と非常に高い。頭部 MRI では，FLAIR 像と T2*強調画像が出血の検出に有効である。動静脈奇形などの原因疾患の検索も可能である。FLAIR 像では，髄膜炎や髄膜播種でも高信号が得られることがあるので，鑑別も重要である。大きな血腫を形成している場合は，脳出血と鑑別が困難なことがある。また，発症から時間がたっているために画像診断で異常が検出できていないと判断した場合は，髄液検査を行うべきである。MRA で動脈瘤の有無を確認する。

❷頭痛の特徴：突発する激しい頭痛であり，雷鳴頭痛を呈することが多い。一方で，比較的軽症で，ウォークインで受診する患者もいる。

❸診断後は，迅速に脳神経外科にコンサルトする。

**❷RCVS**

❶繰り返す激しい頭痛発作やけいれん発作を主徴とした疾患であるが，多くは 3 か月以内に消失する。

❷入浴，性交，排便，薬物〔トリプタン，選択的セロトニン再取り込み阻害薬（SSRI），シクロスポリン，大麻など〕といった誘発因子の有無を確認する。

❸血管れん縮が認められるが，頭部 MRA では発症初期には確認できないこともある。

❹円蓋部くも膜下出血や脳梗塞などを合併することがある。

**❸椎骨動脈解離**

❶一側性の後頸部痛を呈する。頸部回旋などがなかったかを聴取する。

❷構音障害，嚥下障害，小脳性運動失調などがあれば延髄外側梗塞の合併を考える。

❸頭部 MRI を行う際には，BPAS（basi-parallel anatomical scanning）を含める。

**表3** 主要な一次性頭痛の鑑別

| | 片頭痛 | 群発頭痛 | 緊張型頭痛 |
|---|---|---|---|
| 性状 | 拍動性で強い | きわめて強い | 非拍動性で軽度～中等度 |
| 片側性か両側性か？ | 過半数で片側性 | 必ず片側性 | 両側性のことが多い |
| 持続時間（無治療の場合） | 4～72 時間 | 15～180 分間 | さまざま（30 分～7 日間） |
| 頭部自律神経症状 | 時にあり | あり | なし |
| 動作による増悪 | あり | なし | なし |
| 予兆 | しばしば（眠気, 食欲変化など） | 時に（顔面の違和感など） | なし |
| 前兆 | 閃輝暗点, 感覚異常など | まれ | なし |
| 頸部筋や筋膜の圧痛 | 時にあり | なし | 多くの場合あり |
| 同一日の再発 | 時にあり | しばしばあり | まれ |
| 有病率 | 約 8% | 56～401 人/10 万人 | 約 20% |

（柴田 護, 他：片頭痛の診かた――一歩進んだ片頭痛診療をめざして. 日本医事新報社, 2023 より）

**4** その他の脳血管障害

**❶** 小脳出血, 小脳梗塞, 尾状核出血で頭痛を呈しやすい。

**❷** 高齢者での硬膜下血腫では, 外傷の記憶がなく, 頭痛を主訴に受診することがある。

**❸** 眼球運動障害や視力障害を合併する場合は, 下垂体卒中を考える。

**❹** 静脈洞血栓は脱水や経口避妊薬投与下で生じやすい。

**5** 髄膜炎（⇨ 1239 頁）

**❶** 頭痛とともに発熱が認められる。

- Jolt accentuation は診断に有用であるが, 特異度は高くなく, 頸椎損傷が疑われる場合は行うべきでない。

- 髄膜刺激徴候として項部硬直と Kernig 徴候が有名であるが, 陽性率はそれぞれ 30％, 5％と高くない。しかし, Kernig 徴候の特異度は 95％とされている。

**❷** 髄液検査を行って, ウイルス性, 細菌性, 結核性などの鑑別疾患を進める。

**❸** 細菌性髄膜炎に対してはすみやかに抗菌薬投与を開始。

**6** その他の注意すべき疾患

**❶** 帯状疱疹（⇨ 1518 頁）では, 発疹出現前に頭痛のみで受診することがある。眼神経領域に多い。

**❷** 巨細胞性動脈炎（⇨ 555 頁）では, 側頭動脈の腫脹に留意し, 超音波検査や生検を行って診断を確定する。

**❸** 短時間の頭痛を主徴とする部分てんかん（てんかん発作時頭痛）（⇨ 606 頁）が知られている。脳波異常を確認し, 診断が確定したら抗てんかん薬

を使用する。

**7** 一次性頭痛の鑑別：片頭痛, 緊張型頭痛, 群発頭痛の特徴の違いを表3 に示す。

### どうしても診断のつかないとき試みること

重篤な結果につながりうる二次性頭痛が否定しきれない場合は, 入院させて対症療法を行いながら精査を行う。

### 帰してはならない患者・帰してもよい患者

**1** くも膜下出血をはじめとする脳血管障害, 髄膜炎, 脳炎, 巨細胞性動脈炎が疑われる場合は帰すべきでない。

**2** 同様の頭痛発作を繰り返しており, 画像検査で異常が確認されない場合は一次性頭痛と考えられるので, 外来通院で加療してよい。

---

# 頭蓋内圧亢進
Intracranial Hypertension

**横堀 將司** 日本医科大学大学院教授・救急医学

**GL** 頭部外傷治療・管理のガイドライン 第 4 版（2019）

### 緊急処置

**1** 頭位挙上と正中位の維持：頭蓋内圧（ICP：intracranial pressure）コントロールの目的で 15～30 度の頭位挙上が推奨されている。頸部が屈曲して静脈還流が障害されると, 脳組織の充血に伴い ICP が上昇

するため頭位を正中位に維持する。

❷鎮静，鎮痛，筋弛緩：疼痛や不穏状態を回避し ICP の上昇を防ぐ。

❸血圧，中心静脈圧の適正化：収縮期血圧＞90 mmHg を目標にする。

❹呼吸状態の適正化：$PaCO_2$ 30〜35 mmHg，$SaO_2$ ＞95％ を目標に調節する。必要に応じ気管挿管。呼吸が弱ければ補助換気を行う。

❺けいれんの予防：適宜，抗発作薬を使用する。

❻体温の適正化：37℃ 以下を目標とする。

## 診断のチェックポイント

❶ ICP の正常値は年齢によって異なる。新生児では 1.5〜6 mmHg，小児では 3〜7 mmHg，思春期から成人では 10〜15 mmHg 以下とされている。

❷米国の頭部外傷ガイドラインでは，治療の閾値として頭蓋内圧が 22 mmHg 以上を設定している（Neurosurgery 80: 6-15，2017）。一方，わが国の「頭部外傷治療・管理のガイドライン 第 4 版」では，治療を開始する閾値は 15〜25 mmHg 程度が望ましいとされている。

❸また適正な脳循環を維持するために脳灌流圧（CPP：cerebral perfusion pressure）を維持することが重要である。CPP は平均動脈圧（MAP：mean arterial pressure）から ICP を引いた値で計算することができ（CPP ＝ MAP－ICP）（図 1），CPP を 50〜70 mmHg に目安に管理するように推奨されている。

### ❶病歴

❶頭蓋内圧亢進の症状として自覚的には頭痛，嘔吐，視力障害，意識障害などが認められる。

❷昏睡状態にあり脳挫傷で鎮静が必要な患者や，頭部外傷後の外減圧術を施行した患者，頭蓋内血腫を除去した患者などには ICP を測定すべきである。

❸「頭部外傷治療・管理のガイドライン 第 4 版」では，GCS 8 点以下の重症頭部外傷において以下のように ICP モニタリングの適応が定められている。

- 重症頭部外傷（GCS 8 点以下）で頭部 CT にて異常所見（血腫，脳挫傷，脳浮腫，正中偏位，脳槽の消失など）を認める場合
- 重症頭部外傷（GCS 8 点以下）で頭部 CT にて異常所見を認めない場合，①除皮質または除脳硬直，②収縮期血圧＜90 mmHg，のいずれかが認

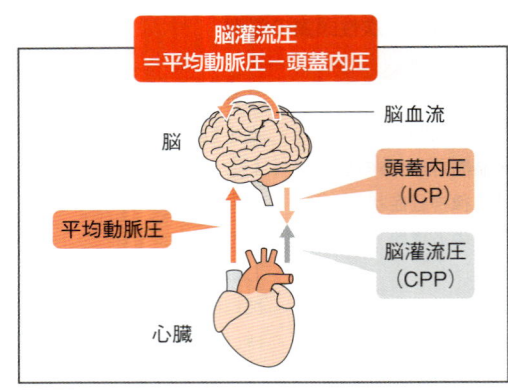

**図1** 脳灌流圧の概念

（図内テキスト）
脳灌流圧＝平均動脈圧－頭蓋内圧
脳血流
脳
頭蓋内圧（ICP）
平均動脈圧
脳灌流圧（CPP）
心臓

められる場合

❹また，バルビツレート療法や体温管理療法を行う場合にも，治療効果判定のために ICP 測定を行うよう勧められている。

### ❷身体所見

❶うっ血乳頭，意識障害，外転神経麻痺，徐脈，血圧上昇などが症状としてあげられる。

❷ ICP の上昇に伴い上記症状も出現するが，ICP 値のみにとらわれるのではなく，症状増悪の有無を経時的に観察し，治療のタイミングを逃さないことが重要である。

❸特に頭蓋内圧亢進症状（Cushing 徴候），すなわち血圧上昇，徐脈，呼吸不整にも注意する。

### ❸検査

❶ ICP 測定はセンサーやカテーテルを頭蓋内に留置することで，その部位の圧力を測定するものである。しかし，どこに留置されているかで，測定値の信頼性，感染や合併症の差異があり，各々の利点と問題点を熟知し，その病態に即した測定法を選択すべきである。

❷脳室内圧（intraventricular pressure）：側脳室前角を穿刺し，脳室ドレナージチューブを留置することで髄液圧を測定するものである。ゼロ点は外耳孔の高さ（≒ Monro 孔の高さ）とする。

- 利点：ICP 値としては最も信頼性が高い。また，ドレナージを兼ね ICP をコントロールできる。
- 欠点：最も侵襲的で出血，感染の危険性が高い。また脳室の偏位，圧排や狭小化があると穿刺が困難になる。

❸脳実質圧（intraparenchymal pressure）：脳実質圧センサーを脳実質内に挿入する。

- 利点：ICP 値の信頼性は高い，また脳室穿刺よ

り手技が容易で，脳室の偏位，狭小化，脳腫脹に関係なく設置できる。

- 欠点：カテーテルが高価である。また脳実質に刺入して留置することから脳出血や感染の可能性がある。

❹硬膜下圧（subdural pressure）：開頭術や穿頭術の際に硬膜縁より硬膜下にセンサーを留置することで測定する。上記❷❸の方法より安定性に欠ける。

- 利点：脳実質に刺入しないため脳出血の可能性は少ない
- 欠点：カテーテルが高価である。また脳腫脹が強いとカテーテルセンサーが圧迫され圧が正確に測れないことがある。

❺くも膜下圧（subarachnoid pressure）：開頭術時に18 G の硬膜外麻酔用カテーテルをくも膜下腔に留置する。

- 利点：脳室の偏位や狭小化があっても測定可能であり，手技，計測が簡単であり経済的である。またくも膜下腔にチューブの先端があるため，髄液採取が可能である。
- 欠点：ICP が高値になれば，くも膜下腔は閉塞しカテーテルの挿入が困難になる。またチューブの閉塞を起こしやすく値の信頼性も乏しくなる。

❻一般的には上記❷〜❹が用いられ，わが国のガイドラインでも推奨されている測定部位である。

## 重要疾患の鑑別のポイント

❶頭部外傷に限らず，高血圧性脳出血（⇨489 頁），脳動静脈奇形などの摘出術後，水頭症，くも膜下出血（⇨491 頁），脳浮腫，脳腫脹や手術後再出血によるICP 亢進が起こりうる。また，広範囲脳梗塞，低酸素脳症，Reye 症候群や脳炎（⇨519 頁），髄膜炎（⇨1239 頁）などでもICP 亢進の病態が起こりうる。

❷ICP 高値の際には適宜頭部 CT を確認し，mass effect を伴うものがあれば積極的に外科的摘除を行う。

# 脳脊髄液減少症／脳脊髄液漏出症
Cerebrospinal Fluid Hypovolemia／Cerebrospinal Fluid Leak Syndrome

橋本 洋一郎　済生会熊本病院・脳卒中センター特別顧問

GL ・脳脊髄液漏出症診療指針（2019）
・頭痛の診療ガイドライン 2021

## 緊急処置

❶脳脊髄液漏出症に伴う硬膜下血腫は若年者に両側性に起こることが多い。致死的な症例の報告もあり，ブラッドパッチや両側硬膜下血腫の手術などの緊急の対応が必要である。

❷日常生活の支障度が高い場合は，入院のうえ，安静や補液で治療を即座に開始する。

## 診断のチェックポイント

### 定義

❶低髄圧および／または脳脊髄液漏出に続発する起立性頭痛を特徴とする臨床状態と定義されている。低髄液圧症候群，頭蓋内圧低下症，脳脊髄液漏出症，脳脊髄液減少症などの病名でよばれている。

❷2018 年の「国際頭痛分類（第 3 版）」（ICHD-3）では，7.2「低髄圧による頭痛」（表 1）のなかに

### 表1　低髄圧による頭痛の診断基準

| |
|---|
| A. C を満たすすべての頭痛（注❶） |
| B. 以下のいずれかまたは両方 |
| 　①低髄圧（60 mmH₂O 未満） |
| 　②画像検査における脳脊髄液漏出の証拠（注❷） |
| C. 頭痛は低髄圧もしくは脳脊髄液漏出の発現時期に一致して発現した，または頭痛がその発見の契機になった（注❸） |
| D. ほかに最適な ICHD-3 の診断がない |

注❶　7.2「低髄圧による頭痛」は，通常，常にではないが起立性である。座位または立位をとると間もなく有意に悪化したり，臥位をとると改善したりする頭痛は低脳脊髄圧によると考えられるが，これは診断基準としては信頼性に欠ける。

注❷　脳の下垂または硬膜の増強効果を示す脳画像検査，または硬膜外脳脊髄液を示す脊髄画像所見（脊髄 MRI または MRI，CT またはデジタルサブトラクションミエログラフィー）。

注❸　原因となる根拠は，除外診断とともに，推定された原因との発症時期に一致するかによる。

〔日本頭痛学会・国際頭痛分類委員会 訳：国際頭痛分類（第 3 版）．p96，医学書院，2018 より〕

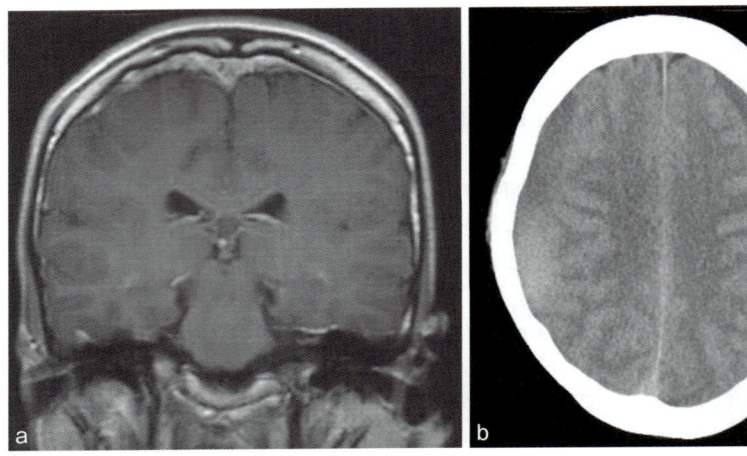

**図1 頭部画像所見**

a：造影 MRI による硬膜肥厚
b：両側下慢性硬膜下血腫

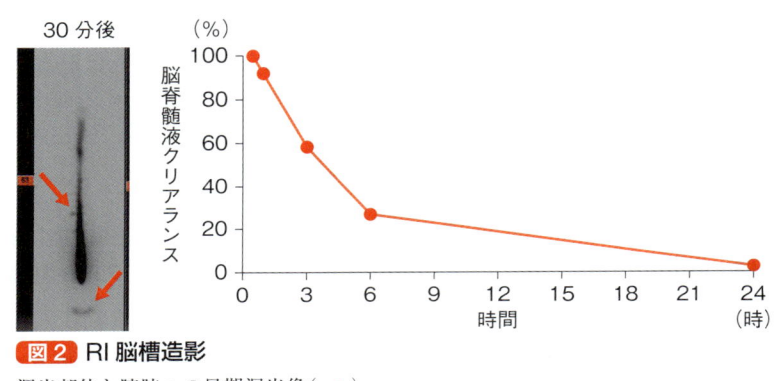

**図2 RI 脳槽造影**

漏出部位と膀胱への早期漏出像（➡）。

7.2.3「特発性低頭蓋内圧性頭痛」の診断基準が示された。

**1 病歴**

❶最も一般的な症状は頭痛，悪心，首の痛み/こわばり。頭痛のうち起立性頭痛が 92％（3％は頭痛なし）（JAMA Neurol 78: 329-337, 2021）。光過敏，耳鳴り，難聴，めまい，倦怠感（易疲労感）を伴うこともある。起立性頭痛であるという特徴は時間とともに不明瞭になるため，症状発現時の病歴聴取が重要である。

❷起立してから頭痛や随伴症状が出現するまでの時間を聴取する。

❸午後や夕方に症状が改善するかどうかを聴取する。改善すれば体位性頻脈症候群（POTS：postur-al orthostatic tachycardia syndrome）の可能性が高い。

**2 身体所見**

❶通常，起立性頭痛や内耳症状，悪心や光過敏を呈するが，特異的な神経所見はない。

❷複視，顔面神経麻痺，上肢脱力，歩行障害，パーキンソン徴候，意識障害の報告。

**3 検査**

❶画像診断：頭部 MRI と脊髄 MRI/MR ミエログラフィを行い，確定できない場合は CT ミエログラフィや RI 脳槽造影を行う（図1, 2）。造影頭部 MRI で 73％にびまん性硬膜の増強，脊髄画像検査で 48〜76％に硬膜外脳脊髄液が確認される。

❷腰椎穿刺：腰椎穿刺の開放圧は低髄圧（60

**表2** 脳脊髄液漏出症画像判定基準・画像診断基準（2011年）

『確定』所見

CTミエログラフィ：くも膜下腔と連続する硬膜外造影剤漏出所見

『確実』所見

CTミエログラフィ：穿刺部位と連続しない硬膜外造影剤漏出所見

脊髄MRI/MRミエログラフィ：くも膜下腔と連続し造影されない硬膜外水信号病変

脳槽シンチグラフィ：片側限局性RI異常集積＋脳脊髄液循環不全

『強疑』所見

脊髄MRI/MRミエログラフィ：
　①造影されない硬膜外水信号病変
　②くも膜下腔と連続する網膜外水信号病変

脳槽シンチグラフィ：
　①片側限局性RI異常集積
　②非対称性RI異常集積 or 頸～胸部における対称性の集積＋脳脊髄液減循環不全

『疑』所見

脊髄MRI/MRミエログラフィ：硬膜外水信号病変

脳槽シンチグラフィ：
　①非対称性RI異常集積
　②頸～胸部における対称性の集積

〔平成22年度厚生労働科学研究費補助金 障害者対策総合研究事業（神経・筋疾患分野）脳脊髄液減少症の診断・治療法の確立に関する研究班〕

**表3** 脳脊髄液減少症と体位性頻脈症候群の鑑別

|  | 脳脊髄液減少症（発症2週間以内） | 体位性頻脈症候群（POTS） |
|---|---|---|
| 頭痛発症までの時間 | 頭を挙げて15分程度経って出現 | 頭を挙げた直後から出現 |
| 光過敏 | あり | なし |
| 耳鳴り・耳閉塞感 | あり | なし |
| 鎮痛薬 | 無効 | 無効 |
| 症状の日内変動 | 午後から夜にかけて増悪 | 午後から夜にかけて軽快 |

mmH$_2$O未満）を示す。実際は低値67%，正常（60～200 mmH$_2$O）32%，高値3%（JAMA Neurol 78: 329-337, 2021）。

❸診断基準：ICHD-3の診断基準では低髄圧（60 mmH$_2$O未満）あるいは画像検査における脳脊髄液漏出の証拠のいずれかを満たす，とされている。脳脊髄液漏出症画像判定基準・画像診断基準（2011年）を示す（表2）。

## 原因疾患と頻度

原因不明のものが多いが，外傷やスポーツ，重いものを持つなどの重労働で発症する場合もある。推定発生率は10万人・年あたり5人とまれではない（JAMA Neurol 78: 329-337, 2021）。

## 重要疾患の鑑別のポイント

❶起立性頭痛を特徴とする体位性頻脈症候群（POTS：午後や夕方には症状が軽減。光過敏，耳鳴り，難聴は伴わない）の鑑別は重要である（表3）。2

疾患の合併もある。
❷経過中に頭痛が増悪した場合は硬膜下血腫（⇨494頁）（両側性が多い）の併発をチェックする。

## どうしても診断のつかないとき試みること

非起立性頭痛，正常な神経画像所見，正常な腰椎穿刺開放圧で本疾患を除外しない。CTミエログラフィあるいはRI脳槽造影を行う。

## 帰してはならない患者・帰してもよい患者

❶緊急入院の適応＝「帰してはならない」場合は以下の通り。
　❶両側慢性硬膜下血腫をきたしている場合。
　❷日常生活の支障度が高い場合。
❷午後や夕方に元気になって通常に近い生活ができる場合はPOTSの可能性があり，帰宅可能である。POTSは安静によってかえって悪化する場合もあり，できるだけ安静にしないように指導する。

# 意識障害
Disturbance of Consciousness

永山 正雄　国際医療福祉大学成田病院教授・脳神経内科学

## 緊急処置

❶昏睡位（右側臥位）保持，吐物除去，用手的気道確保，頸部保護，気管挿管，酸素供給，血管確保，循環動態評価，ショック是正，脳血管自動調節能を考慮した至適血圧維持，てんかん発作・重積状態（けいれん性，非けいれん性）の評価と管理，ビタミンB$_1$投与，ブドウ糖投与を適宜行う。
❷必要に応じて頭蓋内圧のモニタリング・管理，血

## 表1 病歴からの意識障害例の病態鑑別（およその頻度順）

**現病歴**

- 突然倒れた ➡ 脳血管障害，けいれん，急性心筋梗塞，致死性不整脈
- 受傷後の意識清明期 ➡ 急性硬膜外血腫
- 感染症状の随伴 ➡ 敗血症性脳症，敗血症関連脳症，中枢神経系感染症
- 突然の頭痛 ➡ 脳血管障害（特にくも膜下出血），腫瘍内出血
- 後頭部痛，項・頸部痛 ➡ 脳梗塞（特に椎骨脳底動脈解離）
- 低酸素，低血圧，不整脈のエピソード；モニター記録もチェック ➡ 低（無）酸素・虚血後脳症
- 急激な検査データ変動；特に血清 Na と血液浸透圧 ➡ 橋中心・橋外髄鞘崩壊症
- 変動する意識障害 ➡ 血栓性血小板減少性紫斑病，非けいれん性てんかん重積状態
- 味覚・嗅覚障害 ➡ COVID-19

**既往歴**

- 日頃は健康であった ➡ 脳血管障害，頭部外傷，中毒性疾患
- 以前にも意識障害 ➡ 低血圧症，てんかん，脳血管障害，急性代謝性脳症，不整脈，息こらえ，心因性
- 動脈硬化性危険因子，心房細動 ➡ 脳梗塞，脳内出血
- 悪性腫瘍 ➡ 脳血管障害（Trousseau 症候群，腫瘍塞栓），頭蓋内転移，腫瘍随伴症候群，進行性多巣性白質脳症
- 糖尿病，腎・肝・肺疾患 ➡ 脳梗塞，脳内出血，急性代謝性脳症，くも膜下出血（多発性嚢胞腎合併例）
- 重症筋無力症・内分泌疾患 ➡ 甲状腺クリーゼ，重症筋無力症クリーゼ
- 精神科疾患 ➡ 低 Na 血症（水中毒），薬物中毒，心因性，悪性症候群，橋中心・橋外髄鞘崩壊症
- 温暖な地域での土を掘り返す作業に伴う創傷 ➡ 破傷風（通常は意識清明）
- 免疫抑制状態，移植前後，免疫不全症 ➡ 脳炎，髄膜炎，進行性多巣性白質脳症
- 消化器・精神・神経系疾患の共存 ➡ ポルフィリア，Whipple 病
- 頭部外傷 ➡ 慢性硬膜下血腫，慢性外傷性脳症

**薬物歴**

- ステロイド薬 ➡ 副腎クリーゼ
- 多量の飲酒 ➡ 低 Na 血症，アルコール離脱症候群，硬膜下血腫，肝性昏睡，Wernicke 脳症，橋中心・橋外髄鞘崩壊症
- 向精神薬，抗 Parkinson 病薬，鎮吐薬，スルピリド（特に新規・変更・中断薬物の存在）➡ 悪性症候群，セロトニン症候群
- 麻薬・大量服薬・服毒の関与を示唆する物証 ➡ 中毒，離脱症候群
- 麻酔薬 ➡ 悪性過高熱症
- 免疫抑制薬 ➡ 脳炎，髄膜炎，進行性多巣性白質脳症

栓溶解・回収療法，電解質・酸塩基平衡の補正，諸種拮抗薬投与，副腎皮質ステロイド薬投与，体温管理，感染症の治療と予防，多臓器不全の早期発見・治療，消化管出血の治療と予防，栄養管理，排泄管理，深部静脈血栓症・肺塞栓症の予防，褥瘡予防，角膜保護，早期リハビリテーション，不穏・せん妄の管理，心理的ケアを行う。

## 診断のチェックポイント

### ■定義

❶意識障害には意識レベル（清明度）の障害と，意識内容の障害（意識変容）がある。
❷意識障害は，①大脳皮質のびまん性障害（通常両側性），②脳幹網様体賦活系（旧称：上行性網様体賦活系，狭義には中脳〜視床）障害，③心因性，④全身状態異常，のいずれかにより生じる。
❸一側大脳半球病変にもかかわらず意識障害があ

れば，対側大脳半球あるいは脳幹網様体賦活系に何らかの影響が及んでいると考える。

### ❶病歴

❶的確な病歴聴取と診察なく画像診断を行っても，正確な診断は多くの場合おぼつかない。
❷意識障害の病態鑑別に役立つ病歴事項を表1に示す。
❸原因鑑別のために海外では「AEIOUTIPS」，わが国では「AIUEOTIPS」という mnemonics（語呂合わせ）が用いられている（表2）。

### ❷身体所見

❶意識レベルの重症度評価には GCS（Glasgow Coma Scale）と JCS（Japan Coma Scale）が用いられるが，GCS と JCS は脳幹機能評価が不十分で気管挿管例の評価が困難であることから FOUR（Full Outline of UnResponsiveness）Score（Coma Scale）（図1，GCS-JCS については ⇨ 次項表1，

**表2** 意識障害の原因鑑別診断—AIUEOTIPS

| A | Alcohol | 急性アルコール中毒，Wernicke 脳症 |
|---|---|---|
| I | Insulin | 低血糖，高血糖(糖尿病性ケトアシドーシス，高浸透圧高血糖状態) |
| U | Uremia | 尿毒症 |
| E | Encephalopathy<br>Endocrinopathy<br>Electrolytes | 代謝性脳症・低(無)酸素・虚血後脳症<br>内分泌疾患(甲状腺クリーゼ，ほか)<br>電解質異常(低 Na 血症，ほか) |
| O | Oxygen<br><br>Overdose | 低酸素血症，高 $CO_2$ 血症(II 型呼吸不全，$CO_2$ ナルコーシス)，CO 中毒<br>薬物中毒 |
| T | Trauma<br>Temperature | 頭部外傷<br>熱中症，低体温症，悪性症候群 |
| I | Infection | 髄膜炎，脳炎などの感染症，敗血症関連脳症 |
| P | Psychiatric<br>Porphyria | 精神・心理的疾患<br>ポルフィリア |
| S | Shock<br>Seizure<br><br>Stroke | ショック<br>てんかん発作(けいれん性，非けいれん性)<br>脳梗塞，脳出血，くも膜下出血 |

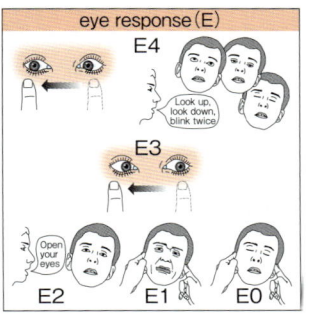

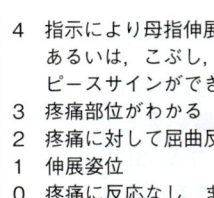

eye response (E)

4 開眼あるいは指示により開眼，追視，瞬目
3 開眼しているが追視なし
2 閉眼，大きい声により開眼するが，追視なし
1 閉眼，疼痛刺激により開眼するが，追視なし
0 疼痛刺激によっても閉眼のまま

motor response (M)

4 指示により母指伸展，あるいは，こぶし，ピースサインができる
3 疼痛部位がわかる
2 疼痛に対して屈曲反応
1 伸展姿位
0 疼痛に反応なし，または全身ミオクローヌスてんかん重積状態

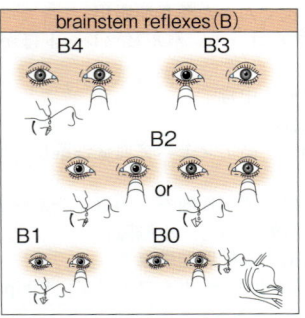

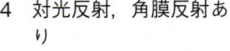

brainstem reflexes (B)

4 対光反射，角膜反射あり
3 一側瞳孔散大・反応なし
2 対光反射または角膜反射消失
1 対光反射および角膜反射消失
0 対光反射，角膜反射，咳嗽反射消失

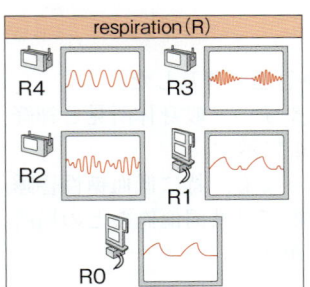

respiration (R)

4 非気管挿管，正常呼吸パターン
3 非気管挿管，Cheyne-Stokes 呼吸
2 非気管挿管，不規則な呼吸
1 レスピレーター設定呼吸回数以上の呼吸
0 レスピレーター設定通りの呼吸または無呼吸

**図1** 意識レベルの重症度評価〔FOUR (Full Outline of UnResponsiveness) Score (Coma Scale)〕

〔Wijdicks EF, et al. Validation of a new coma scale: the FOUR score. Ann Neurol 58(4): 585-593, 2005 より一部改変〕

**表3** 意識障害例で見逃しやすい一般身体所見（およその頻度順）

- 呼吸パターンの異常
    - Cheyne-Stokes 呼吸 ➡ 両側大脳半球または間脳障害。予後不良とは限らず
    - 中枢性過換気 ➡ 呼吸性アルカローシス，神経原性肺水腫，中脳下部〜橋被蓋上部障害
    - Kussmaul 大呼吸 ➡ 代謝性アシドーシス
    - 群発性呼吸 ➡ 橋下部〜延髄上部障害
    - 失調性呼吸 ➡ 延髄障害
- 圧徐脈（Cushing 現象）➡ 脳圧亢進
- 絶対性不整脈，心雑音 ➡ 心原性脳塞栓症，感染性心内膜炎
- 高血圧 ➡ 脳血管障害，脳圧亢進，子癇
- 血圧低下，ショック ➡ 血管迷走神経反射，血行力学性脳梗塞，急性心筋梗塞による心脳卒中
    　　　　　　　　　　　敗血症性脳症，敗血症関連脳症，脊髄性ショック，副腎クリーゼ
- 皮膚・粘膜の異常
    - くも状血管腫・手掌紅斑・黄疸，チアノーゼ，ブラッドアクセス ➡ 急性代謝性脳症
    - 外傷，注射痕，口唇・舌の傷 ➡ 頭部外傷，けいれん性疾患，麻薬中毒
    - パンダの目徴候（black eye）➡ 前頭蓋窩骨折
    - 耳介後部の皮下出血（battle sign）➡ 中頭蓋窩後部骨折
    - 鼻出血，耳出血，髄液鼻漏・耳漏 ➡ 頭蓋底骨折
    - 顔色ピンク色 ➡ 一酸化炭素中毒
    - 紫斑 ➡ 抗血小板薬過剰，抗凝固薬過剰，血小板減少，播種性血管内凝固症候群
        　　血栓性血小板減少性紫斑病，重症熱性血小板減少症候群（SFTS），血管炎
        　　髄膜炎菌性髄膜炎（Waterhouse-Friderichsen 症候群）
    - 斑丘疹 ➡ 肺炎球菌性髄膜炎，黄色ブドウ球菌性髄膜炎
    - 刺し口，紅斑 ➡ 麻疹脳炎，ツツガムシ病，Lyme 病，重症熱性血小板減少症候群（SFTS）
    - 水疱，帯状疱疹 ➡ 脳炎，脳梗塞（脳血管炎），髄膜炎，脳炎
    - 爪下出血斑，Osler 結節，Janeway 斑 ➡ 感染性心内膜炎
    - 歯肉肥大，にきび ➡ 抗てんかん薬長期服用
- 低体温 ➡ 脱水，中毒（アルコール，バルビツレートほか），甲状腺機能低下症
- 呼気臭
    - アルコール ➡ アルコール中毒
    - アセトン ➡ 糖尿病性昏睡
    - アンモニア ➡ 肝性脳症，高アンモニア血症性脳症，尿毒症性脳症
    - 尿 ➡ 尿毒症性脳症
- 感染症候 ➡ 意識障害に伴う誤嚥性肺炎，中枢神経系感染症，敗血症性脳症，敗血症関連脳症
- あくび，嘔吐，吃逆 ➡ 脳幹部障害，小脳障害
- 開口障害，痙笑 ➡ 破傷風，扁桃周囲膿瘍
- 消化器・精神・神経症候の共存 ➡ ポルフィリア，Whipple 病

2，⇨ 145 頁を参照）が急速に普及した。

❷意識障害例で見逃しやすい一般身体所見と神経所見をそれぞれ**表3，4**に示す。

❸急性代謝性脳症であっても，特に低血糖性昏睡や高浸透圧高血糖症候群では共同偏倚などの局所神経症候を認めることがある。

### 3 検査

❶血算，血清 Na，血漿浸透圧，血糖，尿素窒素，Cr，Ca，Mg，肝機能，アンモニア，血液ガス，ビタミン $B_1$，また必要に応じて，COVID-19 抗原検査等，PT-INR，APTT，血液培養，甲状腺機能，副腎機能，諸種自己抗体，一酸化炭素ヘモグロビン（COHb），急性中毒スクリーニング用のキット（トライエージ DOA 後継のシグニファイ ER など）の検査，血液・尿・胃液・髄液保存を行う。

❷必要に応じて頭部 CT；適宜再検，造影 CT，CTA，3D-CT，灌流 CT，頭部単純撮影；頭部外傷例では正面・側面・Towne，頸椎正面・側面像，腰椎穿刺（眼底・CT 所見確認後），脳波，持続脳波モニタリング，頭部 MR，POCUS（point of care ultrasound）を行う。

❸頭部 CT，MRI 異常所見からの意識障害の鑑別を**表5，6**に示す。

❹頭部 CT 上，責任病巣がない意識障害例では，諸種急性脳症，脳血管障害，脳梗塞（特に脳幹部・小脳，播種性血管内凝固症候群，血栓性血小板減少性紫斑病に伴う例），薬物中毒・薬剤過多，外傷，非けいれん性てんかん重積状態（NCSE：non-

**表4** 意識障害例で見逃しやすい神経所見（およその頻度順）

| 意識内容 | 意識変容，精神症候 |
|---|---|
| 高次脳機能 | 失語 |
| 眼底 | ・硝子体下出血 ➡ くも膜下出血例の約 25％で硝子体下出血あり |
| 瞳孔 | ・一側散瞳し対光反射遅延・消失 ➡ 散瞳側動眼神経麻痺；テント切痕ヘルニア，中脳障害<br>・一側縮瞳 ➡ 脳幹障害，Horner 症候群，視床〜視床下部障害<br>・両側縮瞳 ➡ 橋出血，薬物中毒（有機リン，サリン，バルビツレート，モルヒネ，ヘロイン），両側間脳障害，脳室内出血<br>・両側散瞳，対光反射消失 ➡ 重篤な中脳障害，脳ヘルニア<br>・両側散瞳 ➡ 抗コリン薬，中脳障害，一酸化炭素中毒 |
| 眼位 | ・軽度の開散：意識障害例ではしばしばみられる<br>・水平性共同偏倚：テント上破壊性病変では病変側をにらむ<br>　　　　　　　　　　テント上刺激性病変（てんかんなど）では対側をにらむ<br>　　　　　　　　　　テント下破壊性病変では対側をにらむ（適合するのは 50％の例のみとの報告あり）<br>・鼻尖凝視 ➡ 視床出血<br>・skew deviation ➡ 脳幹・後頭蓋窩病変<br>・正中固定 ➡ 橋出血などの重篤な脳幹障害 |
| 眼球運動 | ・人形の目現象（OCR：oculocephalic reflex）：頭部を左右に少し回転し眼球が反対側に偏位するか観察<br>　この現象があれば意識障害の存在を示唆する：意識障害がなければ任意の場所を見ている<br>・一側のみ偏位しない ➡ 一側の動眼 and/or 滑車神経麻痺<br>・roving (searching) eye movement（両眼が水平にゆっくり共同運動）➡ 上部脳幹被蓋（背側）の機能は保持<br>・MLF（内側縦束）症候群（一側外転し眼振，他側は内転せず，通常輻輳可能）➡（内転障害側の）橋障害<br>・one and a half syndrome（一側正中固定，他側は外転のみ可）➡（正中固定側の）橋（被蓋）障害<br>・ocular bobbing（両眼が正中位より急速に下転しゆっくりと戻る）➡ 橋障害<br>・sagging eye syndrome ➡ 眼周囲支持靱帯の加齢性変化 |
| 顔面の左右差 | ・両側顔面神経麻痺 ➡ Guillain-Barré 症候群，ウイルス性脳炎，多発性硬化症，サルコイドーシス，Lyme 病 |
| 姿勢 | ・除脳硬直（四肢伸展）➡ 低酸素症，両側中脳障害，低血糖症，除皮質硬直より重篤<br>・除皮質硬直（両上肢・手屈曲内転，両下肢伸展内旋）➡ 皮質脊髄路（内包〜大脳脚）障害 |
| 運動麻痺<br>（arm/leg-dropping test） | ・交代性片麻痺（顔面と四肢の麻痺側が逆）➡ 橋あるいは延髄障害（テント下病変としばしば誤られる）<br>・交叉性片麻痺（一側上肢と他側下肢の麻痺）➡ 延髄錐体交叉部障害<br>・散瞳側と同側の片麻痺 ➡ 小脳テントによる対側大脳脚の圧迫（Kernohan's notch） |
| 不随意運動 | ・多源性ミオクローヌス ➡ 急性代謝性脳症や低酸素症によるびまん性大脳皮質刺激，プリオン病<br>・顔面や四肢の小さなミオクローヌス ➡ 非けいれん性てんかん重積状態<br>・asterixis（いわゆる羽ばたき振戦）➡ 急性代謝性脳症<br>・線維束性収縮（fasciculation）➡ 前角細胞障害，有機リン中毒，神経根障害 |
| 深部腱反射 | ・病的反射（Babinski, Chaddock） |
| 項部硬直 | ・くも膜下出血例では 6 時間から 48 時間以内に生じ，昏睡状態になると消失しうる<br>・髄膜炎例や脳内出血例でも，発症後早期には明らかでないことがある |
| 感覚系 | |
| bruit<br>（血管雑音） | |

convulsive status epilepticus），橋中心あるいは橋外髄鞘崩壊症，中枢神経系感染症，いわゆる脳底動脈片頭痛，心因性を鑑別する。

## 原因疾患と頻度

**❶** 米国救急外来受診例の検討では，来院時意識障害例の最終診断は脳神経疾患 28％，中毒性疾患 21％，外傷 14％，精神疾患 14％，感染症 10％，内分泌代謝疾患 5％の順であった。

**❷** 内科系，外科系重症患者に意識障害が加わった場合に考慮すべき原因病態は次の通り。

　**❶** 内科系重症患者：急性脳症，脳血管障害，感染症，薬剤性の例が多い。急性脳症では低（無）酸素・虚血後脳症，諸種代謝性脳症・クリーゼ，脳血管障害では脳虚血，脳内出血，くも膜下出血，感染症では髄膜炎，脳炎，脳膿瘍，COVID-19，薬

**表5** 頭部 CT 異常所見からの意識障害の鑑別

| CT 異常所見 | 代表的な原因・病態（およその頻度順） |
|---|---|
| **脳実質病変** | |
| びまん性脳浮腫 | くも膜下出血，急性心肺停止，脳梗塞，脳静脈（洞）閉塞症，髄膜炎・脳炎，子癇，急性肝壊死，Reye 症候群 |
| 後頭葉・視床・脳幹部病変 | reversible posterior leukoencephalopathy syndrome；高血圧性脳症，子癇，膠原病，薬剤性（タクロリムス，ほか），溶血性尿毒症症候群，top of the basilar artery 症候群，急性脳底動脈閉塞 |
| 両側視床・基底核対称性病変 | reversible posterior leukoencephalopathy syndrome，低（無）酸素・虚血後脳症，top of the basilar artery 症候群，子癇，ウイルス性脳炎（単純ヘルペスウイルス，ほか），深部脳静脈（洞）閉塞症，Reye 症候群，橋外髄鞘崩壊症 |
| 主に視床・中脳水道周囲・乳頭体・第4脳室底部 | Wernicke 脳症 |
| 主に基底核 | 中心静脈栄養，肝不全，一酸化炭素中毒，高山病 |
| 灰白質 CT 値低下・脳溝消失（early parenchymatous CT sign） | 脳梗塞超急性期，低（無）酸素・虚血後脳症 |
| 脳梗塞 watershed（borderzone） | 脳梗塞（hemodynamic），低（無）酸素・虚血後脳症， |
| 多発性 | 凝固異常（特に DIC），心内膜炎，悪性腫瘍，血管炎 |
| 多発出血性，empty delta sign（造影後） | 脳静脈（洞）閉塞症 |
| 占拠性病変 | 出血性脳梗塞，脳挫傷，脳内血腫，結核腫，脳腫瘍，脳膿瘍未破裂脳動脈瘤 |
| リング状増強効果 | 脳梗塞・脳内出血亜急性期，転移性脳腫瘍，脳膿瘍，多形膠芽腫 |
| 橋三つ又様病変（＋基底核病変） | 橋中心髄鞘崩壊症（＋橋外髄鞘崩壊症） |
| **脳実質外病変** | |
| 急性水頭症 | 中脳水道閉塞，松果体腫瘍，第3脳室コロイド嚢胞 |
| くも膜下腔・脳槽・脳溝内出血 | くも膜下出血（動脈瘤，非動脈瘤），コカイン中毒 |
| 脳室内出血 | 視床出血，脳動静脈奇形，尾状核頭部出血，Willis 動脈輪閉塞症 |
| **血管病変** | |
| dense artery sign〔(hyper-)dense MCA sign ほか〕，dot sign | 脳梗塞超急性期，血管壁石灰化，周囲の脳実質の低吸収域化 |
| 血管壁・内高吸収域 | 血管壁石灰化，血栓，動脈瘤壁石灰化，壁内血腫 |
| filling defect sign | くも膜下出血（脳動脈瘤） |
| 血管内 shear lesion | 頭部外傷 |

剤性ではセデーションの遷延，薬物過多の鑑別を特に要する。また全身性炎症反応症候群，多臓器機能障害症候群，多臓器不全，NCSE を鑑別する。昏睡例では低（無）酸素・虚血後脳症，脳虚血による例が高頻度にみられる。

❷外科系重症患者：急性脳症，脳血管障害，感染症，薬剤性の例が多い。急性脳症では低（無酸素・虚血後脳症，諸種代謝性脳症・クリーゼ，脳血管障害では脳虚血（複数血管支配域・境界域），感染症では髄膜炎，脳炎，脳膿瘍，薬剤性では全身麻酔後の覚醒遅延，薬物過多の鑑別を要する。また外傷性，NCSE を鑑別する。

❸急性意識変容の鑑別診断を表7に示す。

## 重要疾患の鑑別のポイント

❶てんかん発作にはけいれん性，非けいれん性，てんかん重積状態には全身けいれん重積状態（GCSE：generalized convulsive status epilepticus）とNCSE がある。

❷2012 年に公表された Neurocritical Care Society によるガイドラインは，従来 30 分以上の持続と規定されたてんかん重積状態の定義を改め，「臨床的あるいは電気的てんかん活動が少なくとも 5 分以上続く場合，またはてんかん活動が回復なく反復し 5分以上続く場合」とした。

❸NCSE の頻度と死亡率は急性期病態あるいは慢

### 表6 頭部 MR 異常所見からの意識障害の鑑別

| MRI 異常所見 | 代表的な原因・病態(およその頻度順) |
|---|---|
| **脳実質病変** | |
| 側頭葉(特に内側面)・前頭葉病変 | 単純ヘルペス脳炎,自己免疫性辺縁系脳炎 |
| 後頭葉・視床・脳幹部病変 | reversible posterior leukoencephalopathy syndrome;高血圧性脳症,子癇,膠原病,薬剤性溶血性尿毒症症候群,top of the basilar artery 症候群,急性脳底動脈閉塞 |
| 両側視床・基底核対称性病変 | reversible posterior leukoencephalopathy syndrome,低(無)酸素・虚血後脳症,top of the basilar artery 症候群,深部脳静脈(洞)閉塞症,子癇,ウイルス性脳炎(単純ヘルペスウイルス,ほか),Reye 症候群,橋外髄鞘崩壊症 |
| 主に視床・中脳水道周囲・乳頭体・第4脳室底部 | Wernicke 脳症 |
| 主に基底核 | 肝不全,中心静脈栄養,高山病,一酸化炭素中毒 |
| 脳梁・白質病変 | 脳梗塞,重症頭部外傷,多発性硬化症,Marchiafava-Bignami 病 |
| 白質・基底核の diffuse confluent high intensity area(T2 強調像) | 急性代謝性・薬剤性白質脳症(免疫抑制薬,化学療法ほか),急性散在性脳脊髄炎 |
| 橋三つ又様病変(＋基底核病変) | 橋中心髄鞘崩壊症(＋橋外髄鞘崩壊症) |
| リング状増強効果 | 脳梗塞・脳内出血亜急性期,転移性脳腫瘍,脳膿瘍,多形膠芽腫 |
| 微小出血 | 脳アミロイド血管症,アミロイド関連画像異常(ARIA)-H |
| **脳実質外病変** | |
| 髄膜異常増強効果 | 脳脊髄液減少症,癌性髄膜炎(髄膜癌腫症),肥厚性硬膜炎,感染性髄膜炎 |
| 脳表に沿う低信号域(T2・T2*強調像,SWI) | superficial siderosis(脳表ヘモジデリン沈着症),アミロイド関連画像異常(ARIA) |
| **血管病変** | |
| 正常 flow void の不明瞭化 | 血管閉塞・狭窄 |
| 異常 flow void の検出 | 脳動脈瘤,脳動静脈奇形,脳腫瘍,Willis 動脈輪閉塞症,空気塞栓 |
| 脳静脈洞に沿った病変 | 脳静脈(洞)閉塞症 |

性期病態を問わず高く,ある程度薬物治療が可能であるにもかかわらず非常に多くの例が見逃されてきた。

❹ NCSE の臨床像は次の通り;急性意識障害(昏睡,意識変容,意識レベル変動),遷延性意識障害(遷延性植物状態,意識レベル変動),反復性意識消失発作,一過性脳虚血発作(TIA:transient ischemic attack),反復性神経発作(TNA:transient neurological attack),自動症(同じ言動の反復,瞬目・咀嚼・嚥下,舌舐めずり,鼻こすり,パントマイム様顔面自動症),高次脳機能障害(失語症,Klüver-Bucy 症候群,健忘),認知障害(認知症,異常言動),精神症候,眼球位置・運動障害(凝視,眼球共同偏倚,自発眼振様眼球運動),ミオクローヌス(発作間欠期の顔面や四肢の小さなミオクローヌス),急性臓器機能障害〔てんかん関連臓器機能障害(Epi-ROD),急性心停止,無呼吸ほか〕,その他(発作性・反復性・変動性・原因不明の神経症候)。

### どうしても診断のつかないとき試みること

❶ NCSE の診断には通常の 10-20 法の脳波検査では不十分であり,持続脳波モニタリングが欠かせない。

❷ 原因不明に消化器症候,神経症候,精神症候を呈する例では Whipple 病,ポルフィリアも検討する。

❸ 心因性意識障害例の特徴は,局所神経症候を欠く,人形の目現象を欠く,側臥位で両眼が常に床側に向く,眼瞼を持ち上げると両眼瞼が著明に緊張する,arm-dropping test で上肢が顔面を避けて落下する,脳波上覚醒パターンで,REM 睡眠を欠く,である。

**表7** 急性意識変容の鑑別診断（およその頻度順）

| カテゴリー | 代表的な原因・病態 |
|---|---|
| 急性脳症 | |
| 　代謝性脳症・クリーゼ | 尿毒症性脳症，肝性脳症，急性高アンモニア血症性脳症，低血糖，高血糖，敗血症性脳症，敗血症関連脳症<br>Na↓，Na↑，Ca↑，Wernicke 脳症，ポルフィリア，甲状腺クリーゼ，下垂体・副甲状腺・副腎疾患<br>カルチノイド症候群，高血圧性脳症 |
| 脳血管障害 | 失語症を伴う脳血管障害（主に優位半球中大脳動脈領域脳梗塞），くも膜下出血（前交通動脈瘤破綻） |
| 感染症 | |
| 　中枢神経系感染症 | 脳炎（単純ヘルペス脳炎）・髄膜炎・脳膿瘍，Whipple 病 |
| 　全身感染症（特に高齢者） | 肺炎，COVID-19 |
| 薬剤性 | |
| 　薬物中毒・離脱症候群・副作用 | アルコール，向精神薬，抗 Parkinson 病薬<br>ベンゾジアゼピン系薬，麻薬，バルビツレート，抗コリン薬，非ステロイド系消炎鎮痛薬，$H_2$ 受容体拮抗薬<br>抗菌薬（ペニシリン系），ジギタリス，降圧薬（メチルドパ，$\beta$ 遮断薬），抗不整脈薬（リドカイン） |
| その他 | |
| 　$CO_2$↑，$O_2$↓ | 肺炎，$CO_2$ ナルコーシス，肺塞栓症 |
| 　機能性疾患 | てんかん（特に非けいれん性てんかん重積状態） |
| 　腫瘍性疾患（前頭葉，側頭葉病変） | 脳腫瘍（特に右大脳半球病変） |
| 　その他 | 心不全，頭部外傷，ICU 症候群，熱中症，心因性・精神疾患 |

# 小児の意識障害
Impairment of Consciousness in Children

**藤井 克則**　国際医療福祉大学教授（代表）・小児科

## 緊急処置

**1** 意識障害があれば呼吸・循環を最優先に確認する。
　**❶**呼吸：有効換気がなければ直ちに呼吸補助を開始
　**❷**循環：血圧がなければ心臓マッサージを開始
**2** 以上の呼吸・循環を最初にチェックし，心肺蘇生の遅れがないようにする。

## 診断のチェックポイント

**❶**身体診察を何よりも優先：患者を診て触れてバイタルを感じ，臨床所見から方向性を判断する。鑑別疾患を幅広く考え治療効果を確認しながら診断を進める。検査は自分の鑑別を確かめるために行うもので，検査ありきではない。
**❷**意識状態の評価：Japan Coma Scale（**表1**：定性的）か Glasgow Coma Scale（**表2**：定量的）を用い

て評価する。乳幼児は成人と評価方法が異なることや，時間単位で意識状態は変化することに注意する。

### ■定義

**❶**外からの刺激に対して適切な反応が困難な状態をいう。睡眠など生理的で可逆的な反応困難は意識障害ではない。
**❷**小児は年齢に応じた反応があり，新生児・乳児・幼児・学童・思春期の発達を考慮した判定が必要である。

**1** 病歴：意識障害の児は病歴を語ってくれない。両親，救急隊，目撃者から情報を集めて考える。
　**❶**現病歴：いつどこで何をしているときにどうなったか（4W1H）。
　**❷**既往歴：けいれん，意識障害の既往はあったか，学校健診は？　今回を予測できたか。
　**❸**発達歴：正常発達か，問題があったか。発達特性や退行はなかったか。
　**❹**周産歴：出産は正常だったか，意識障害を説明するイベントはなかったか。
　**❺**内服歴：現在の内服薬は現在の疾患を物語る。お薬手帳や携行薬を確認する。

**表1** Japan Coma Scale(成人と乳幼児)

| | 成人 | スコア | 乳幼児 |
|---|---|---|---|
| Ⅰ. 刺激しないで覚醒している状態 | 意識清明 | 0 | 大きな声で笑う |
| | 大体意識清明だが今ひとつはっきりしない | 1 | あやすと笑う, ただし不十分で声を出して笑わない |
| | 見当識障害がある | 2 | あやしても笑わないが視線は合う |
| | 自分の名前, 生年月日が言えない | 3 | 母親と視線が合わない |
| Ⅱ. 刺激をすると覚醒する状態 | 普通の呼びかけで容易に開眼する | 10 | 飲み物を見せると飲もうとする, 乳首を見せると欲しがって吸う |
| | 大きな声または体を揺さぶることで開眼する | 20 | 呼びかけると開眼して目を向ける |
| | 痛み刺激を加え呼びかけを繰り返すと開眼する | 30 | 呼びかけを繰り返してかろうじて開眼する |
| Ⅲ. 刺激をしても開眼しない状態 | 痛み刺激に対して払いのける動作をする | 100 | 痛み刺激に対して払いのける動作をする |
| | 痛み刺激で四肢を動かすことができる | 200 | 痛み刺激で四肢を動かすことができる |
| | 痛み刺激に反応しない | 300 | 痛み刺激に反応しない |

**表2** Glasgow Coma Scale(成人と乳幼児)

| | | 成人 | スコア | 乳幼児 |
|---|---|---|---|---|
| E | 開眼(Eye Opening) | 自発的に開眼 | 4 | 自発的に開眼 |
| | | 呼びかけで開眼 | 3 | 呼びかけで開眼 |
| | | 痛み刺激で開眼 | 2 | 痛み刺激で開眼 |
| | | 痛み刺激で開眼せず | 1 | 痛み刺激で開眼せず |
| V | 言語(Verbal response) | 見当識あり | 5 | 適切な単語, 表現ができる |
| | | 混乱した会話・錯乱状態 | 4 | 発語はあるも会話は成立しない |
| | | 不適切な言葉 | 3 | 叫ぶ |
| | | 言葉にならない声 | 2 | うめく |
| | | 発語がない | 1 | 発語がない |
| M | 運動(Motor response) | 命令に従う | 6 | 指示に従い四肢を動かす |
| | | 疼痛部の認識可能 | 5 | 痛み刺激を払いのける |
| | | 痛み刺激で逃避反応 | 4 | 痛み刺激に対し四肢をひっこめる |
| | | 異常四肢屈曲(除皮質肢位) | 3 | 異常四肢屈曲(除皮質肢位) |
| | | 異常四肢伸展(除脳肢位) | 2 | 異常四肢伸展(除脳肢位) |
| | | 動かさない | 1 | 動かさない |

**2** **身体所見**：頭のてっぺんから足の先まで細かくチェックする。

❶バイタルサイン(呼吸, 脈拍, 血圧, 体温)を最初に確認する。

❷頭頸部：外傷(頭蓋内出血・骨折)の有無, 項部硬直(→髄膜炎)。

❸胸部
- 呼吸/Cheyne-Stokes 呼吸(→大脳・間脳), 神経性過呼吸(→橋被蓋・中脳), 群発呼吸(→橋下部), 失調呼吸(→延髄), Kussmaul 呼吸(→代謝性アシドーシス)。
- 呼吸音(→気管異物, 喘息, 肺炎, クループ, 喉頭蓋炎)。
- 心音(→心筋炎, 不整脈, 心不全)。

❹腹部：腹膜炎(虫垂炎, 腸管損傷), 腹部腫瘤(神経芽腫, 肝腫瘍)。

❺四肢：チアノーゼ(→心疾患, 低酸素血症), ばち指(→慢性肝疾患), capillary refill time。

❻神経学的所見

- 脳神経：目は口ほどにものをいう：目は脳そのもの，瞳孔左右差（1 mm の瞳孔径差も見逃さない），対光反射は重要。顔面神経麻痺，球麻痺は見逃さない。
- 運動：徒手筋力テスト（MMT：manual muscle test），腱反射（亢進・消失の重大さ），Babinski 徴候。
- 感覚：痛覚は意識レベル確認に不可欠，温痛覚の左右差は脊髄疾患を示唆。
- 小脳：失調歩行，腱反射減弱・消失，slurred speech，企図振戦，眼振を見逃さない。
- 自律神経：発汗異常，消化管蠕動不全（動かない），瞳孔差（→ Horner 症候群）。

❸検査：身体所見をもとに鑑別疾患（表3）を考え，診断を目指した検査をオーダーする。

❶血液検査：血算，生化学，血ガス，凝固系（→感染症，呼吸不全，肝不全，腎不全）。

❷尿検査：尿一般，尿沈渣，尿生化学（→尿路感染症）。

❸脳脊髄液検査：細胞数，蛋白，糖，IgG index（→髄膜炎，Guillain-Barré 症候群）。

❹代謝検査：血清アミノ酸分析，尿中有機酸分析，カルニチン分析（→先天性代謝異常）。

❺ X 線検査：胸部（→肺炎，心不全）・腹部（→腸管穿孔）・頭部（→骨折）。

❻ CT/MRI：臓器評価（→脳出血，脳梗塞，脳腫瘍，脳炎/脳症，胸腹部腫瘍）。

❼脳波：脳機能評価（→脳炎/脳症，てんかん，代謝性脳症，脳死状態/脳機能低下）。

### 原因疾患と頻度

小児の意識障害の原因は多岐にわたる（表3）。

❶熱性けいれん：100 人あたり 5〜8 人

❷てんかん：100 人あたり 1 人

❸胃腸炎ウイルス関連けいれん：流行状況による

❹急性脳炎・脳症：1,000〜10,000 人に 1 人

❺代謝性脳症：まれ

❻頭部外傷：発生状況による

### 重要疾患の鑑別のポイント

❶急速な脳腫脹に注意！：入院当初の脳 CT が正常でも急速に脳浮腫が進行し脳死に至ることがある。これに気づくのはバイタルサインしかない。時間単位で心拍数変化（増加と低下），瞳孔径変化でチェックして疑わしければ 2 回目の脳 CT を撮影する。

**表3** 小児の意識障害をきたす疾患

| 脳に起因する疾患 | |
|---|---|
| けいれん性 | 熱性けいれん，てんかん，非けいれん性てんかん重積状態 |
| 炎症性 | 脳炎・脳症，髄膜炎，急性散在性脳脊髄炎 |
| 血管障害 | 脳出血，脳梗塞，動静脈奇形 |
| 脳腫瘍 | 大脳腫瘍，水頭症，小脳腫瘍 |
| 頭部外傷 | 脳挫傷，頭蓋内出血，脳震盪 |
| 脳以外に起因する疾患 | |
| ショック | 敗血症，出血性，アナフィラキシー，脱水，薬物性 |
| 心原性 | 心不全，心筋梗塞，不整脈，先天性心疾患 |
| 低酸素 | 呼吸不全，窒息，$CO_2$ ナルコーシス，一酸化炭素中毒 |
| 代謝性 | 低血糖，糖尿病性ケトアシドーシス，高アンモニア血症<br>ミトコンドリア病，先天性代謝異常，電解質異常 |
| 中毒性 | 薬物過剰摂取，麻薬，覚せい剤，タバコ |

❷高サイトカイン血症に注意！：AST，ALT，LD，フェリチン高値は高サイトカイン血症が示唆される。時間経過での変化にも注意しステロイド治療の判断材料に加える。

### どうしても診断のつかないとき試みること

❶脳性疾患が考えられるときは専門医や上級医にコンサルトして脳 MRI 検査を考慮する。昏迷状態での鎮静は呼吸抑制のリスクがあり，複数医師の協力を求めて施行する。

❷先天性代謝異常や希少疾患の場合は専門医の意見を積極的に求める。家族の同意が得られる場合は個人情報に注意し，専門領域のメーリングリストでの相談も検討する。

### 帰してはならない患者・帰してもよい患者

❶帰してはならない患者：意識障害が持続しその原因が明らかでないとき，重篤な疾患と判明したとき，少しでもおかしいと考えたとき。

❷帰してもよい患者：熱性けいれんやてんかん発作で意識が回復したとき，予測された経過で家族も帰宅に納得しているとき。

# 脳卒中
## Stroke

井口 保之　東京慈恵会医科大学教授・脳神経内科

GL 脳卒中治療ガイドライン 2021〔改訂 2023〕

## 緊急処置

**1** 急性期脳卒中では、バイタルサイン、意識レベルを確認し直ちに脳卒中専門医へ診療依頼を要請する。

**2** 発症 24 時間以内の超急性期脳梗塞で経静脈的線溶療法(IV rt-PA)(脳卒中 41：205-246, 2019)、機械的血栓回収療法(MT：mechanical thrombectomy)(脳卒中 42：281-313, 2020)の適応があると判断した場合には、発症から来院(さらに治療開始予定)までの時間を確認し迅速に対応する。

## 診断のチェックポイント

### ■定義
**1** 脳卒中とは、脳血管に病変があり、その結果、脳および脳神経の症状をきたす疾患の総称である。

**2** 虚血性脳卒中〔脳梗塞(図 1)と静脈梗塞〕、出血性脳卒中〔くも膜下出血と脳出血(図 2)〕、その他に分類する。

**3** 急性期脳卒中の治療は時間との勝負、"Time is brain"である。

### 1 病歴
**1** いつ発症したのか、突然の発症か：発症から来院までの時間を確認する。

- 発症から 4.5 時間以内ならば IV rt-PA、24 時間以内ならば MT 適応の可能性がある。自施設で対応できない場合には、脳卒中センターへ直ちに搬送する。
- 脳卒中は突然発症し、その後症状が完成することが多い。発症は突然だが、寛解と増悪を繰り返し緩徐に進行する場合がある(→アテローム血栓性脳梗塞)。

**2** 訴えは何か：脳卒中の 5 大症状を確認。

1) 片方の手足・顔半分の麻痺・しびれが起こる(運動・感覚障害)。
2) 呂律が回らない、言葉が出ない、他人の言うことが理解できない(構音障害・失語症)。
3) 力はあるのに、立てない、歩けない、フラフラする(失調)。

4) 片方の目が見えない、物が 2 つに見える、視野の半分が欠ける(視野障害・複視)。
5) 頭痛〔激しい頭痛はくも膜下出血、雷鳴頭痛は可逆性脳血管攣縮症候群(RCVS：reversible cerebral vasoconstriction syndrome)、外傷・運動に伴う場合は頸部・脳動脈解離を疑う〕。

**3** 胸痛、背部痛はないか：身体所見で脈拍、血圧の左右差を認める場合には胸部大動脈解離に伴う脳梗塞を疑う。

**4** Valsalva 負荷(咳き込み、排便、性行為、スポーツ)時に発症しているか：卵円孔開存が関与する脳梗塞を疑う。

**5** 既往歴、家族歴はないか：高血圧症、糖尿病、脂質異常症、虚血性心疾患、不整脈、腎機能障害、閉塞性動脈硬化症、脳卒中の既往歴、喫煙歴。遺伝性脳小血管病(CADASIL, CARASIL)、Fabry病などに合致する病歴。

**6** 利き手は左右どちらか：右利きは左大脳半球病変で失語症が生じる。利き手の矯正歴を確認。

**7** 抗血栓薬(抗血小板薬、抗凝固薬)の服薬歴はないか：抗凝固薬を内服し脳出血を発症した場合には中和薬の投与を検討する。

### 2 身体所見
**1** 一般診察：四肢の脈拍不整(→心房細動)、発熱(→感染性心内膜炎)、体重減少〔→がん関連血栓症(CAT：cancer-associated thrombosis)〕、頸部・眼窩部の血管雑音(→頸部・脳動脈の高度狭窄)、心雑音(→心臓弁膜症)。

**2** 神経診察：意識レベル(Japan Coma Scale)、視野障害、眼球偏倚、顔貌の対称性、両上肢挙上(Barré徴候)、両下肢挙上(Mingazzini 徴候)、半身の感覚障害(ジンジンとした鈍さ)、立位・歩行時の側方易転倒。

**3** 脳卒中は障害部位により、重複した神経診察所見を認める(例：片麻痺と片側の感覚障害、片麻痺と眼球運動障害)。以下はまれであるが重要な所見である。

- 一側口角、指尖、足趾に限局した感覚障害(→対側視床の脳梗塞)。
- 一側上下肢に限局した感覚障害(→後下小脳動脈閉塞による脳梗塞)。
- 一側下肢の単麻痺で感覚障害がない(→対側前頭・頭頂葉の脳卒中)。
- 一側上肢の単麻痺(手指の巧緻運動障害)で感覚障害がない(→対側前頭葉の脳卒中)。
- 嘔気が強く帰宅が困難なめまいは頭部 MRI 拡

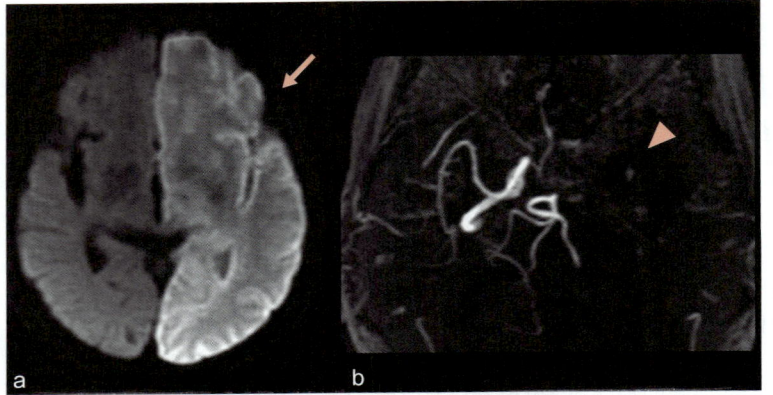

**図1** 超急性期脳梗塞の頭部 MRI 拡散強調画像と MRA 画像

a：左中大脳動脈および左後大脳動脈領域に広汎な高信号域（脳虚血病変）を認める（→）。

b：左内頸動脈の閉塞を認める（▶）。

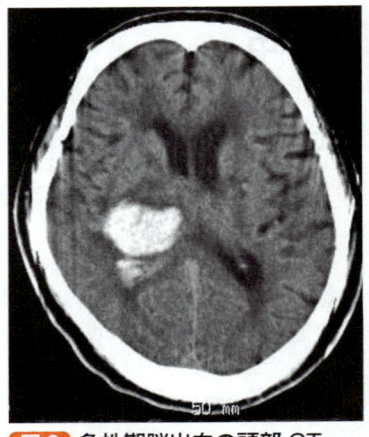

**図2** 急性期脳出血の頭部 CT

脳室穿破を伴う左視床出血を認める。

散強調画像を実施（→小脳・脳幹の脳卒中）。
- めまいに一側の聴力障害を合併（→同側の前下小脳動脈閉塞による脳梗塞）。

**③ 検査**

**❶ 必須**
- 脳画像検査：脳実質病変と脳血管病変を評価。虚血性・出血性脳卒中の鑑別は病歴・身体所見のみでは不可能。脳卒中を疑う場合は必ず脳画像検査を実施。
  - 頭部 CT 高吸収域（→脳出血），脳槽の高吸収域（→くも膜下出血），低吸収占拠性病変（→脳梗塞）。
  - 頭部 MRI 拡散強調画像高信号域（→急性期脳梗塞）。
  - CTA/MRA 脳動脈の高度狭窄（→アテローム血栓性脳梗塞），閉塞（→アテローム血栓性脳梗塞もしくは心原性脳塞栓症），脳動脈瘤（→くも膜下出血），pearl and string sign（→脳動脈解離）。
- 血液検査：白血球数増加・CRP 高値（→感染性心内膜炎），貧血（→ CAT），D ダイマー高値（→静脈血栓症，心内血栓症，CAT），肝機能・腎機能障害（→脳出血），BNP 高値（→心不全，潜在性心房細動），若年者は抗リン脂質抗体を確認。
- 心電図（→心房細動），Holter 24 時間心電計あるいはベッドサイド心電図モニター（→潜在性心房細動）。まれに脳卒中と急性心筋梗塞を同時に発症し来院することがある（→心脳卒中）。
- 胸部単純 X 線検査：肺野のうっ血（→心不全），下肺野の浸潤影（→誤嚥性肺炎），縦隔の拡大（→

胸部大動脈解離）。

**❷ 可能なら**
- 頸部血管超音波検査：頸部内頸動脈高度狭窄（→アテローム血栓性脳梗塞）・閉塞（→アテローム血栓性脳梗塞・心原性脳塞栓症），総頸動脈解離腔（→胸部大動脈解離），椎骨動脈血流の逆流（→鎖骨下動脈盗血症候群）。
- 経胸壁心臓超音波検査：塞栓源となる心疾患（心臓弁膜症・卵円孔開存など），壁運動，心機能（陳旧性心筋梗塞など）。
- 経食道心臓超音波検査（TEE：transesophageal echocardiography）：さらなる塞栓源（左房内血栓，疣贅，卵円孔開存，大動脈弓部粥腫など）の検索を必要とする場合。
- 植込み型心電計：各種検査と TEE を実施しても塞栓源が不明な場合（→潜在性心房細動）（脳卒中 38：277-286，2016）。

## 原因疾患と頻度

**1** 脳梗塞の原因：壮年〜高齢者は頸部および脳の動脈硬化による血栓症・塞栓症（アテローム血栓性脳梗塞），脳深部の穿通枝動脈の動脈硬化（ラクナ梗塞），心疾患による塞栓症（心原性脳塞栓症）である。

**2** 原因不明の脳梗塞（潜因性脳梗塞）：血栓傾向をきたす全身疾患，自己免疫疾患，がん，大動脈弓部粥腫の評価に加えて若年者では頸部・脳動脈解離，卵円孔開存・脳動静脈瘻に伴う脳梗塞を鑑別する。高齢者では潜在性心房細動を検索する。脳動脈灌流領域に合致しない脳虚血病変を認めた場合には静脈性

梗塞を考える。

❸出血性脳卒中の原因：高血圧症・アミロイドアンギオパチーに伴う脳動脈の破綻（脳出血），脳動脈瘤破裂（くも膜下出血），脳動静脈奇形，もやもや病である。

❹急性期脳卒中の治療：脳卒中への内科・外科治療，リハビリテーション，合併症対策（心不全，静脈血栓症，感染症の管理）が重要である。

❺脳卒中の発症率：10 万人あたり 160 人，うち脳梗塞は 68%，脳出血 23%，くも膜下出血 8% である（倉敷市登録研究）(J Stroke Cerebrovasc Dis 22: 349-357, 2013)。

## 重要疾患の鑑別のポイント

**1 てんかん**（⇨606 頁）
❶病歴，既往歴（同じ発作を繰り返す）。
❷服薬歴（抗てんかん薬）。
❸脳画像検査（海馬硬化症），脳波（発作間欠期），脳血流シンチグラフィ。

**2 一過性脳虚血発作**（TIA：transient ischemic attack）（⇨488 頁）
❶脳画像診断（頭部 MRI 拡散強調画像など）で急性梗塞の所見なし。
❷症状は長くとも発症 24 時間以内に消失。
❸直近の TIA は緊急症（脳梗塞の前段階）に準じて対応する。

**3 一過性全健忘**（TGA：transient global amnesia）（⇨504 頁）
❶急性発症で，症状は長くとも発症 24 時間以内に消失。
❷既往歴に同様の症状にない。
❸同じ質問の聞き返し，繰り返し（新しい記憶の保持，発症後に起こった出来事の想起が困難）。
❹頭部 MRI 拡散強調画像の海馬病変。
❺脳波はてんかん性変化を認めない。

**4 脳腫瘍**（原発性脳腫瘍 および 転移性脳腫瘍）（⇨512 頁）
❶頭蓋内圧亢進症状（頭痛・嘔吐・うっ血乳頭）。
❷脳画像検査（頭部 MRI 造影検査含む），必要に応じて原発巣を確認。

**5 頭痛**（⇨130 頁）
❶病歴，頭痛の性状から一次性頭痛〔緊張型頭痛（⇨612 頁），片頭痛（⇨608 頁），群発頭痛など〕を鑑別。
❷新規発症，6 か月以内の発症，若年もしくは高齢者は脳画像検査実施を含め慎重に診察。

**6 失神**（⇨285 頁）
❶意識障害は遷延しない。
❷病歴，既往歴，家族歴，服薬歴から，起立性低血圧，神経調節性失神，心原性失神（不整脈，大動脈弁狭窄，胸部大動脈解離など），てんかんを鑑別。

**7 低血糖**（⇨102 頁）・**高血糖**（⇨100 頁）
❶意識障害の遷延。
❷病歴，既往歴，服薬歴（経口血糖降下薬，インスリン注射など），血糖値（IV rt-PA 適否判断に必要）。

**8 良性発作性頭位めまい症**（⇨1600 頁）
❶特定の姿勢変化で繰り返す 1 分以内の回転性めまい。
❷嘔気，嘔吐以外の神経症状がない。

## どうしても診断のつかないとき試みること

脳卒中専門医にコンサルトし，病歴，身体所見，検査所見を確認してもらう。病院内もしくは各医療圏の脳卒中診療体制に従い遠隔診療支援，転院搬送を進める。

---

# 失語・失行・失認・半側空間無視
## Aphasia, Apraxia, Agnosia, Hemispatial Neglect

東山 雄一　横浜市立大学講師・神経内科学・脳卒中医学

## 緊急処置

**1** 突発〜急性発症の失語・失行・失認・半側空間無視では脳血管障害を疑い，静注血栓溶解（rt-PA）療法や血管内治療を始めとした急性期脳梗塞治療の適応を考慮し，病歴聴取や診察，画像検査などの各種検査をすみやかに行う必要がある。

**2** 発症から数時間未満の超急性期脳梗塞においては，通常の CT・MRI で病巣が描出されない可能性もあり，診察所見が病巣診断の唯一の手がかりとなることもあるため注意が必要である。

## 診断のチェックポイント

❶病前の患者情報（利き手や利き手の矯正歴・家族歴，教育歴など），いつ，どのような症状が出現したのかについて具体的に聴取し記載する。
❷優位半球（言語・行為動作に関係する半球）は，右利きでは 95% 以上が左側，左利きでも 60〜70% が左側である。

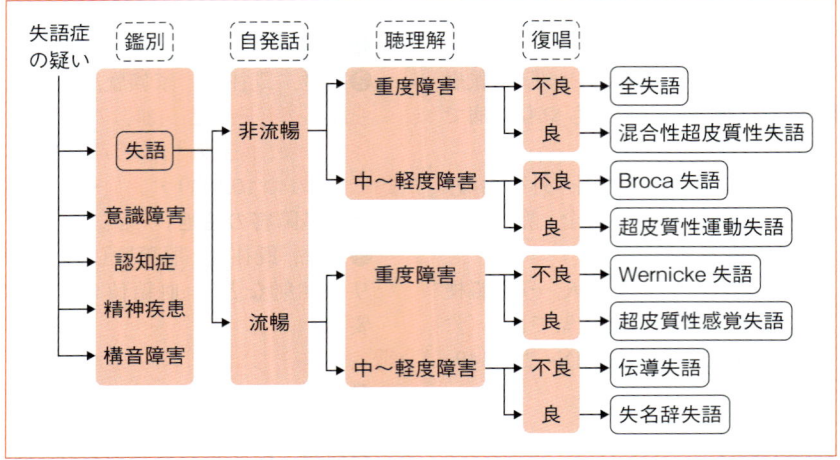

**図1 失語の古典分類**

（武田克彦：ベッドサイドの神経心理学. p66, 中外医学社, 2009 より一部改変）

❸診察については，まずは意識・覚醒水準を評価し，検査を施行できる状態にあるかを判断する。続いて，簡易診察やいくつかのスクリーニング検査を組み合わせ，大まかな全体像をつかんだうえで，必要に応じて詳細検査を行う。

❹ MRI や CT などの画像検査の結果があれば，それを参考に症候を予測しながら評価を行うと効率的である。

**①失語**

**❶定義**

- 中枢神経系の損傷によって，いったん獲得された言語操作が障害された状態を失語とよぶ。
- 発話や話し言葉の理解，物品の呼称，復唱の障害のほか，読み書きにも障害をきたす。

**❷病歴と身体所見，検査**

- 聴覚障害（難聴）や視覚障害（視力障害，視野障害）などの要素的感覚障害の有無を確認したあとに，自発話，物品呼称，復唱，聴理解，読み，書きの6項目を評価し，失語症の大まかな病型分類を行う（図1）。
- 自発話の診察では，「今日はどうされましたか？」などと患者に話しかけて会話を促す。会話が引き出しにくいときは，情景画〔WAB（Western Aphasia Battery）失語症検査や NIHSS（National Institutes of Health Stroke Scale）の絵カードなど〕を見せ，患者に内容を説明させるとよい。
- 物品呼称の診察では，さまざまな物品を視覚呈

示し呼称させ，その際の誤りの質に着目する。
- 復唱の評価は，まず，「やま」「ゆきだるま」のような簡単な単語を用い，何音節まで復唱可能か，どのような誤り方をするかを評価する。「だけどやっぱりでもはだめ」「新しい甘酒を5本のひょうたんに入れなさい」などの長い文章の復唱が可能であれば，復唱能力は良好と判断できる。
- 聴覚理解の評価は，動作などのヒントを与えずに「左手で右の耳を触ってください」などの言語命令を行う。この命令に正しく答えられない場合は，「はい・いいえ」で答える簡単な質問を行う（例：今，赤い服を着ていますか？）。「時計の上に鍵をのせて，その鍵を私にください」といった複雑な命令にも簡単に応じることができれば，話し言葉の理解は良好と判断できる。
- 総合的な失語症検査バッテリーとして，WAB 失語症検査や，標準失語症検査（SLTA）などがわが国では広く用いられている。

**❸失語評価のポイント**

- 発話の障害：自発話の評価などを通して，発話量や1回で話す句の長さ，努力性の有無などの評価をもとに"流暢"か"非流暢性"かの判断を行う。この際，変動する"音の歪み"と"音と音の連結の異常"に注目するとわかりやすい。例えば，「わたしは」というところが「うぁたすぃあぁ」のように音が歪む，あるいは「わーた・しは」など音と音の渡りが悪くなる場合，非流

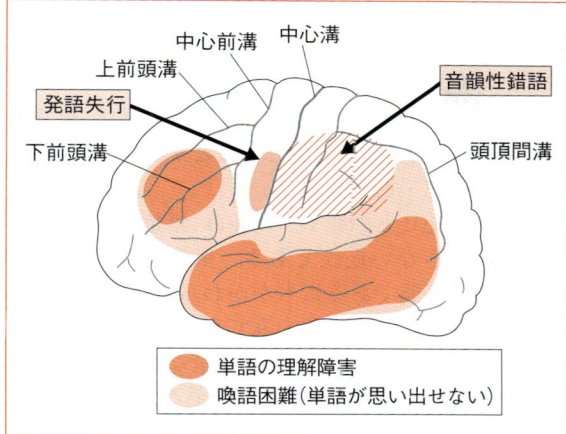

中心前溝　中心溝
上前頭溝
発語失行　音韻性錯語
下前頭溝　頭頂間溝

■ 単語の理解障害
■ 喚語困難（単語が思い出せない）

**図2** 失語症候と病巣の対応

〔大槻美佳：失語をみる視点の変遷―今日のトピックス. 高次脳機能研 41(3)：253-259, 2021 を参考に作図〕

暢な発話であると判断できる。これらは<u>発語失行（AOS：apraxia of speech）</u>，あるいは失構音（anarthria）とよばれる症候であり，後述するように左中心前回後下部の障害を反映している（図2）。

- 錯語（paraphasia）：意図する語とは異なる言葉を表出してしまう錯語の存在は，失語を強く示唆し，構音障害との鑑別においても重要である。特に，単語を形成する音が入れ替わる音韻性錯語（例：ゆきだるま→「ゆきどるま」「ゆきだまる」）は，左頭頂葉（特に縁上回）損傷と関連しており，病巣診断を考えるうえで重要である（図2）。

- 喚語困難：言いたい言葉が出てこない症候であり，「あれ」などの指示代名詞が増え，発話が途切れ途切れで迂遠になることも多い。失語のタイプによらずほとんどの患者に出現するため，病巣診断における特異性は低い。また，喚語困難があっても適切な長さの文章がいえることも多く，喚語困難による発話の途切れだけでは，非流暢な発話とは判断しない点に注意する。

- 読み書き障害：構音障害のみでは読み書きに障害をきたさないことから，発話での評価が難しい場合（重度の構音障害の合併など）に失語症診断の手がかりになりうる。また，読み書き<u>のみ</u>に障害をきたす，純粋失読，純粋失書，失読失書の可能性もあるため，読み書きについても評価を行うことが望ましい。

**❷ 失行**

**❶ 定義**

- 麻痺や失調などの運動障害，感覚障害，意識障害，失語などでは説明できない，<u>合目的的な運動が正しく遂行できない状態</u>と定義される。

- 左半球，特に頭頂葉損傷で生じることが多く，古典的には，<u>肢節運動失行，観念運動性失行，観念性失行</u>の3つに分類される。

- 失行の分類法は統一されておらずさまざまな考えがあるが，手指の細かい運動が拙劣になってしまう状態を<u>肢節運動失行</u>，物品を使用しない「敬礼」などの単純なジェスチャー動作や，「金槌で釘をうつ真似」などのパントマイム動作が障害されるものを<u>観念運動性失行</u>，実際の道具使用が障害されるものを<u>観念性失行</u>とよぶことが多い。

- その他にも，失行の名を冠する症候として，構成失行や着衣失行，口舌顔面失行，発語失行なども知られているが，構成失行や着衣失行は視空間認知障害による影響も大きいことから，近年では構成障害，着衣障害と称される傾向にある（発語失行については前述）。

**❷ 病歴と身体所見，検査**

- 上肢の失行

- まずは，四肢の筋力低下や運動失調，感覚（表在覚・深部覚）障害，言語理解障害がないことを確認し，<u>表1</u>に示すような，兵隊の敬礼やバイバイなどの慣習的コミュニケーション動作や，金槌やクシなどの道具使用動作が可能であるかを評価する。その際，1)左右上肢を調べること，2)言語命令のみではなく検者が実際に動作を行って見せる模倣検査も行うこと，3)実際の物品操作も行うことが診察のポイントとなる。

- ある行為が，空間的・時間的に不適切な運動になることや，別の行為や誤った行為に置き換わる"錯行為"，さらに，身体の一部を道具として用いる"BPO（body part as object）"は，観念運動性失行の所見として重要である（例：人差し指を歯ブラシのように使う）。BPOは健常人でもみられるが，誤りを指摘しても修正ができない場合に異常と判断する。

- 検査場面と日常場面で成績に違いがみられることも，失行の特徴である。

- 標準的な検査として，WAB失語症検査の行為の検査や，標準高次動作性検査（SPTA）がわが国ではよく用いられている。

**表1** 失行の診察例（WAB 失語症検査より一部変更し抜粋）

| A. 上肢の失行の評価 |
| --- |
| 手を振ってさよならしてください |
| 兵隊さんの敬礼をしてください |
| 歯ブラシを持ったつもりで歯を磨く真似をしてください |
| クシを持ったつもりで髪の毛をとかす真似をしてください |
| 金槌を持ったつもりで釘を打つ真似をしてください |
| ドアに鍵をかける真似をしてください |

| B. 口舌顔面失行の評価 |
| --- |
| 口を開けてください |
| 舌を出してください |
| 口笛を吹いてください |
| 頬を膨らませてください |
| 舌打ちをしてください |
| 咳払いをしてください |

口頭命令で検査を始め，うまくできないときは，検者が手本を見せて模倣させる。
上肢については，左右肢でそれぞれ評価を行う。

- 口舌顔面失行
- 咳払い，口笛，舌打ちなど，発語以外の意味のある顔面の行為を随意的に行えない状態である（評価項目は表1を参照）。「咳払いをしてください」といってもできず，「ゴホン」と音声になってしまうことも多い（言語化）。
- 運動性失語に合併することが多く，失語診断の参考になることも少なくない。

**❸失認**

**❶定義**

- 視覚・聴覚・触覚などのうち，ある1つの感覚を介して対象物を認知することができない障害と定義される。
- 障害される感覚様式により，視覚性失認，聴覚性失認，触覚性失認などに分類され，他の入力方法からは対象の認知が可能であることが診断のポイントとなる（例：目で見ても何かわからないが。触れればすぐにわかる）。
- 入力様式に依存しない症候でも，慣習的に"失認"を冠している症候もある（例：病態失認，左右失認，相貌失認，街並失認など）。

**❷病歴と身体所見，検査**

- 視覚性失認
- 要素的な視覚機能（視力・視野）や言語機能が保たれているにもかかわらず，物品や線画の呼称ができない場合には，視覚性失認を疑う。
- 物品を見せてもその名前はいえないが，手で触

れさせるなど他の感覚情報を用いれば物の名前がいえる（対象を認知できる）ことが，診断において重要である。
- 視覚性失認は，両側の側頭後頭葉腹側（視覚連合野）の損傷により生じることが多い。
- 相貌失認・街並失認
- 熟知したヒトの顔や，街並み（景色）が特異的に認識できない症候である。相貌/街並みの異同弁別は可能であるにもかかわらず，顔を見ても誰の顔なのか，景色をみてもどこなのかわからない。声や仕草/特徴的な騒音など，相貌/街並み以外の情報からは認知に至る点が特徴である。
- 相貌失認は右紡錘状回，街並失認は右海馬傍回～舌状回の損傷が重要とされる。

**❹半側空間無視**

**❶定義**

- 一側に呈示された刺激を報告，反応，定位できなくなることと定義され，簡単にいうと"一側に気づかない"ということである。
- 右大脳半球損傷により左半側空間無視を呈することが多く，正面から話しかけても右側を向く，左側に置かれたおかずを食べ残す，移動場面で身体の左側をよくぶつけるなどの特徴的な症状を呈する。

**❷病歴と身体所見，検査**

- ベッドサイドでは，聴診器などの紐状のものを患者の目の前に水平に呈示して真ん中をつかむよう指示し，中心より（患者から見て）右側をつかめば，左半側空間無視の可能性が高いと判断できる（図3a）。坐位がとれるようになれば，線分二等分試験や抹消試験，模写試験などの簡便な机上検査を行う（図3b～d）。
- 詳細な検査としては，BIT 行動性無視検査日本版が広く用いられている。
- 責任病巣として右頭頂葉（下頭頂小葉）が重視されるが，右前頭葉や右大脳基底核などさまざまな右半球障害で出現する。
- 自宅退院・社会復帰の大きな障害となる症候であるが，患者は病識を欠いているため，特に右半球損傷患者では，積極的に半側空間無視の評価を行うことが必要である。

**❸消去現象（extinction）**

- ひとつの刺激については正常に反応するにもかかわらず，左右2点を同時に刺激すると，どちらか一方が知覚されなくなる現象である（図

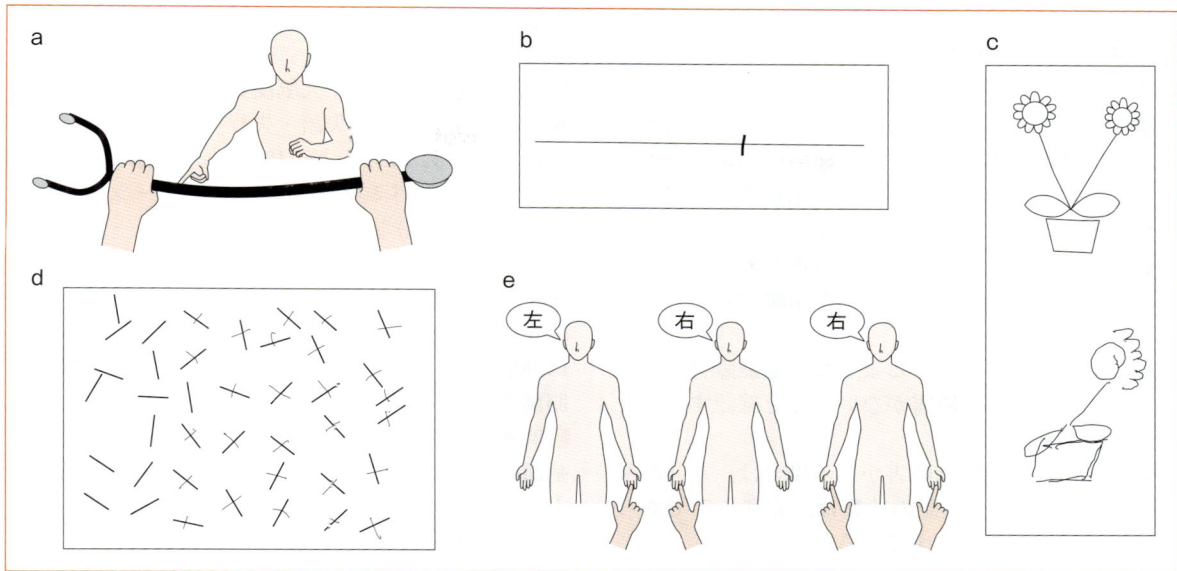

**図3 左半側空間無視, 左消去現象の机上検査の例**

a：聴診器の二等分試験。半側空間無視があると, 正中より(患者から見て)右側を指し示す。

b：線分二等分試験。患者の前に線分(20 cm くらい)を提示し, 真ん中だと思うところに印をつけさせる。左半側空間無視があると, 図のように印が右側へ偏倚する。

c：模写試験。手本の絵を見せ, その下に模写を行わせる。本症例では左側の花が模写されず, 右側の花も花弁の左側が欠落してしまった。書き終えた後も左側の書き落としに気付かなかった。

d：線分抹消試験。用紙上に散りばめられた線分すべてに印をつけさせる。左半側空間無視症例では, 最も右側にある線分から印をつけ始め, 左側の線分が抹消されずに残ってしまう。

e：触覚の左消去現象。片手への触覚刺激は定位できるが, 両手を同時に刺激すると右側のみしか知覚できない(閉眼下で検査)。

3e)。視覚, 聴覚, 触覚について検査を行う。

- 消去現象はしばしば半側空間無視の存在を発見する手がかりになるが, 両者は独立して生じることが知られており, 同等の症候と考えることは必ずしも適切ではない。

## 原因疾患と頻度

■1 失語症患者は, わが国に 30～50 万人いると推定されており, 高次脳機能障害のなかでも最も頻度が高い症候の1つである。しかし, その頻度については脳卒中患者の数%～50%台と報告に幅がある。

■2 失行についても, 脳卒中患者の数%～50%台と報告に幅があり, 失認については症候が多彩であり, 全体の頻度について検討はないと思われる。視覚性失認についての報告は少数あるが, 脳卒中患者全体の1%前後あるいはそれ以下と推測され, 比較的まれな症候である。

■3 半側空間無視については, 軽症も含めれば右半球損傷患者のおよそ4割に生じるとされ, 脳卒中診療において, 失語と同様に頻度が高い高次脳機能障害である。

■4 失語・失行・失認・半側空間無視の原因疾患としては, 脳血管障害が最多であるが, その他, 外傷や脳腫瘍, てんかん, 脳炎・脳症, 神経変性疾患で生じることもある。

■5 近年では特に神経変性疾患における高次脳機能障害が注目されている。進行性の失語を中核症状とした神経変性疾患は, 原発性進行性失語症と称され, また前頭側頭型認知症のほか, 近年の大脳皮質基底核変性症, 進行性核上性麻痺の診断基準においても, 失語が中核となる病型が提唱されている。

■6 発症初期から視覚性失認や失読, 失行, 失書などの後頭葉−頭頂葉−側頭葉症状がみられ, 脳画像検査で大脳後方領域の萎縮・血流低下をきたす神経変性疾患の一群が, 後部皮質萎縮症(PCA：posterior cortical atrophy)としてまとめられ, Alzheimer 型認知症と病理診断される症例が多いことからも注目されている。

## ▌重要疾患の鑑別のポイント

### ❶失語

❶失語の存在は左半球言語野の障害を強く示唆するが，構音障害の場合は，脳卒中（⇨147頁）以外にも舌損傷や顎関節脱臼などの末梢構音器官の損傷でも起こりうることに注意する。

❷構音障害では理解障害や読み書きの障害は示さず，逆に錯語の存在は失語症を示唆する。

### ❷失行

❶行為の遂行を阻害するような，意識障害，言語障害，運動・感覚障害がないことを確認することが重要である。

❷右肢に重度の運動障害がある場合は，左肢の所見を参考にする（上記の診察は，非利き手であっても遂行は可能なはずである）。

### ❸失認

❶視力検査や視野検査，コントラスト感度検査などを行い，要素的感覚障害の有無を確認する（聴覚性失認の場合は，聴力検査や語音弁別検査などを耳鼻咽喉科や言語聴覚士に依頼する）。

❷失語でも物品の名前が言えなくなるが，物品の使用法などをジェスチャーで示すことができることで失認と鑑別できる（失語では対象の認知はできている）。また，失語の場合は，触覚情報から正答率が急に上昇することはない。

### ❹半側空間無視

❶同名性半盲との鑑別がしばしば問題となるが，視野障害のみであれば，線分二等分試験や抹消試験で左側を無視することはない（半盲でも視線を動かし左側を見ることは可能である）。

❷また，半側空間無視では病識が乏しいのに対して，半盲患者では「見えにくい」と自ら訴えることが多い。

❸前述の通り，左消去現象の存在も半側空間無視を疑うきっかけになる。

## ▌どうしても診断のつかないとき試みること

❶脳血管障害の診断には脳MRI（拡散強調画像）などの画像検査が有用であるが，超急性期では病巣が十分に描出されないことも少なくない。診察所見から脳卒中が疑われる場合は，MRAや脳血管造影検査などによる脳血管の評価や，時間をおいての再検査を検討する。

❷脳血管障害や頭部外傷以外にも，脳炎・脳症，てんかんでも急性の経過をたどることがあるため，鑑別診断のため脳脊髄液検査や脳波検査の追加も検討する。

❸前頭側頭型認知症や大脳皮質基底核変性症などの神経変性疾患でも，失語・失行・失認が初発症状となることがあるため，脳MRIに加え，脳血流シンチグラフィやドパミントランスポーターシンチグラフィ（DaT Scan）などの検査も検討する。

## ▌帰してはならない患者・帰してもよい患者

❶突発〜急性発症の高次脳機能障害を認める患者は，脳卒中などの頭蓋内器質疾患の可能性を考慮し，脳画像検査を行う必要がある。

❷麻痺を合併しない感覚性失語（Wernicke失語）や，病識の乏しい左半側空間無視などは見逃されることが多いため，検者側が積極的に診察・検査を行うことが重要である。

# 軽度認知障害（MCI）・認知症
## Mild Cognitive Impairment and Dementia

**岩田 淳**　東京都健康長寿医療センター・副院長

GL　認知症疾患診療ガイドライン2017

## ▌診断のチェックポイント

### ▌定義

❶軽度認知障害（MCI），認知症の診断は，どちらも認知機能の低下が客観的に確認できることが大前提である。そのうえで基本的な日常生活が援助なく正常に送れていればMCI，援助が必要であれば認知症と診断される。

❷認知機能には，注意力，遂行機能，記憶，言語，計算，視空間認知，行為，社会的認知などが含まれる（表1）。

❸主な診断基準にはNIA-AA（2011），DSM-5-TR（2022），ICD-11（2022）などがある。

❹ MCIのうち記憶力が低下するものは健忘型MCIといわれ，Alzheimer型認知症への移行の可能性が高いとされる（J Intern Med 256: 183-194, 2004）。

### ❶病歴

❶症状はいつからあるのか。本人には自覚のないことも多いため，同居家族など身近な人物からの情報提供が望ましい。発症が急性なのか，亜急性なのか，それとも慢性なのかの情報は背景疾患の

## 表1 各認知機能の障害により生じる，病的な症状

| 認知機能 | 病的な症状 |
|---|---|
| 注意力 | 必要な事柄に自分のリソースを上手く振り分けられない |
| 遂行機能 | 段取りよく物事を進めることができない |
| 記憶 | 新しいことが覚えられない |
| 言語 | 発語，言語理解，物品の呼称，復唱，読み，書きの障害 |
| 計算 | 筆算，暗算ができない |
| 視空間認知 | 図形の模写ができない，道に迷う，見た物が認識できない，いないはずの物が見える(幻視)，別の物に見間違える(錯視) |
| 行為 | 力は正常なのに上手く手足が使えない(肢節運動失行)，敬礼，バイバイなどのジェスチャーができない(観念運動失行)，急須にお湯と茶葉を入れて湯飲みにお茶を入れるなどといった道具を使った一連の動作ができない(観念性失行) |
| 社会的認知 | 周りとの関係性で適切な行動が取れない |

推定に役立つ。また，重要なのは「常にある」異常なのかどうかを確認することであり，全く正常なときと異常なときが混在する場合にはてんかんも鑑別となる。

❷仕事，買い物，金銭管理，趣味などの社会生活，炊事，掃除，洗濯などの家庭生活，着衣，整容，排泄などの身の回りの事柄が自立しているかどうかの情報を身近に人物から入手する。自立していれば認知症とは診断しないし，援助が必要であれば認知症と診断する根拠となる。

❸認知機能の低下を引き起こすことが知られている薬剤の内服，ホルモン異常や電解質異常，ビタミン欠乏の既往・治療歴，大量飲酒，薬物中毒がないかを確認する。

❷身体所見：特殊な背景疾患以外特記異常はない。

❸検査

❶認知機能検査のスクリーニングとして改訂長谷川式簡易知能評価スケール(HDS-R：Hasegawa Dementia Scale-Revised)，ミニメンタルステート検査(MMSE：Mini-Mental State Examination)，Montreal Cognitive Assessment 日本語版(MoCA-J)が広く用いられる。

❷ HDS-R では 30 点満点中 20 点以下が認知症疑い(感度 93％，特異度 86％)，MMSE では 23 点以下が認知症疑い(感度 81％，特異度 89％)，27 点以下で MCI 疑い(感度 45～60％，特異度 65～90％)。MoCA は 25 点以下が MCI 疑い(感度

80～100％，特異度 50～87％)であるが，あくまでも参考とする検査であって，これらの認知機能スクリーニング検査で確定診断とすることはできない。

❸そのうえで背景疾患の鑑別のために脳の画像検査として脳 MRI，脳 CT，脳血流 SPECT を，甲状腺機能低下症，ビタミン B₁/B₁₂ 欠乏症，神経梅毒，電解質異常，高アンモニア血症などの内科的に認知機能低下をきたす状態の鑑別を血液検査で行う。

## 原因疾患と頻度

❶「認知症疾患診療ガイドライン 2017」によれば，認知症の有病率は 2010 年代前半では 65 歳以上高齢者の 15％と推定されている。

❷原因は Alzheimer 型認知症が 67.6％，血管性認知症が 19.5％，Lewy 小体型認知症が 4.3％とされるが，近年の PET，脳脊髄液検査などのバイオマーカー検査の進歩により今後はこの割合が大きく変化することが想定される。

## 重要疾患の鑑別のポイント

❶認知機能の低下をきたす状態として甲状腺機能低下症(⇨1065 頁)/ビタミン B₁/B₁₂ 欠乏症(⇨1148 頁)，神経梅毒(⇨537 頁)，電解質異常，高アンモニア血症といった可逆性の状態を鑑別することはきわめて重要である。

❷せん妄，薬剤性認知機能低下，抑うつ，適応反応症(障害)などによる認知機能低下も適切な介入によって改善が見込めるため，鑑別を行うことが重要となる。

## どうしても診断のつかないとき試みること

❶背景に Alzheimer 病，Lewy 小体病などの変性性の認知症疾患があることが想定されながら，上記の「重要疾患の鑑別のポイント」で挙がるような状態の合併が疑われることもしばしばある。

❷その場合はまずそれらの状態の是正を試み，認知機能に改善がみられるかを検討するのがよいだろう。

# 子どものマルトリートメント
## Child Maltreatment

田中 康雄 ミネルバ病院・副院長（北海道）

### 診断のチェックポイント

#### 定義

❶マルトリートメントとは，避けたい子育てを指し，児童虐待を中心に，そこまでではないが適切でない養育全般を含む広い概念である。

❷子どもと養育者がともに医療福祉的に保護され関与されるために，両者の相互性，関係性を重視した用語ともいえる。

**1** 病歴：対象者に以下のようなエピソードがあるかを確認する。

❶身体的虐待：外傷や身体に危険が及ぶような行為（溺れさせる，縛り拘束する，戸外に出すなど）。

❷性的虐待：子どもへの性的行為や性器，性行為を見せる，わいせつ画像の被写体にするなど。

❸ネグレクト：病気でも病院に連れて行かない，家に放置して外出する，不衛生な生活下に置くなど子どもの健康・安全を怠る行為。

❹心理的虐待：言葉での脅しや傷つけることを言い続ける，差別的扱いや無視，家族への暴力や暴言をみせるなど。

❺出生前虐待：妊娠中の女性が，麻薬・覚醒剤の乱用，喫煙，アルコールの大量摂取などによって胎児の健康を害する行為。

❻代理 Münchausen 症候群：養育者が故意の行為（口を塞ぐ，毒物を飲ませる，過量に薬物を使用するなど）から健康な子どもに作り出した虚偽の症状を訴え，病院を転々と変えながら不必要な検査，手術，治療，入院を繰り返す行為。

❼乳児揺さぶられ症候群：乳幼児を暴力的に揺さぶることで，頭蓋内出血，硬膜下出血，頸部の損傷などが生じる。

❽ネグレクトによる成長障害：年齢不相応の低身長，低体重。

❾適切でない養育：親の価値観の強要や思いやりのない，あるいは否定的な声かけなどであるがその行為を評価，判断することは難しい。ただしその行為が子どもの心身に何かしらよくない影響があるかを判断する。

**2** 身体所見

❶身体面：病状として同定できない不自然な外傷や症状。

❷心理発達面：運動，情緒，言語発達の遅れや，無表情，無気力，易変性のある不自然な感情表出。

❸行動面：年齢不相応な大人びた，あるいは幼すぎるような言動，落ち着きのなさ，虚言や盗み，抑えられない衝動性，危険な遊びや暴力といった社会ルールに沿わない不自然な言動。

❹対人関係面：近すぎる，遠すぎる，あるいは常に一定しない不自然な他者との距離感。

❺不自然な情動：突然の怒りやパニック，自傷行為。

❻不自然な拒否，拒絶：特定の性別，年齢の他者への激しい拒否感や警戒心。

❼不自然な性的言動。

❽不自然な諦め感：人は暴力による支配で関係を作る，理不尽ではあっても，支配者には抵抗できないなど，生きるうえでのさまざまに誤学習した諦念と孤立感。

最大のポイントは，対面時の（親）子にみられる「不自然さ」である。

**3** 検査

❶できる限り親子同席の診察と個別の診察を行う。

❷虐待が疑われた場合は，状況によっては児童相談所，警察に通報，連絡し，子どもからできるだけ正確かつ心的負担を掛けないで行える聴取法である司法面接を要請する。

❸身体症状に合わせた血液検査，画像検査。

❹心理検査：知的能力，性格傾向の精査。

### 原因疾患と頻度

**1** 以下の5点が誘因として複合的に関与している。

❶子どもの特徴：特別な対応を要する子どもや育てにくい子ども。

❷親のもつ子育ての技能：親に心身の課題がある，あるいは親もまたマルトリートメント下で養育された。

❸社会状況：乏しい子育てサポート，経済的課題，不安定な家庭。

❹アタッチメント形成の弱さ：望まれない妊娠/出産，早期の母子分離など。

❺家族を構成する文化や伝統，価値観や社会文化的背景：躾けや子育てにあるそれぞれの思いや価値観，地域社会にある文化的評価。

**2** どれもが，決して1つの引き金になるものでもなければ，これらの要因があっても，それ以上に心情

的に支える他者の存在などの保護的要因があれば，救われている場合もある。

❸マルトリートメントの頻度

  ❶こども家庭庁による令和4(2022)年度の児童相談所による児童虐待相談対応件数は速報値で21万を超え過去最高である。

  ❷統計を開始した平成2(1990)年以来一度も減少することなく右肩上がりの増加傾向を示している。

❹マルトリートメントを受けた子どもの横断的疾患名：以下になりやすい。

  ❶幼児期：自閉スペクトラム症や注意欠如多動症といった神経発達症圏，あるいは反応性アタッチメント症，脱抑制型対人交流症など。

  ❷学齢期：反抗挑発症，素行症，間欠爆発症など。

  ❸思春期前後：自傷行為，薬物乱用，摂食症群，解離症群など。

### ▌重要疾患の鑑別のポイント

❶前述の「横断的診断名」に対して，常にマルトリートメントの存在の有無，その影響を検討する必要がある。

❷さらに不適切な養育に潜む親の精神科疾患を検討する必要もある。

  ❶親に神経発達症の存在を疑う。

  ❷親に統合失調スペクトラム症の存在を疑う。

  ❸親に心的外傷後ストレス症(⇨1377頁)の存在を疑う。

  これは，適切な養育へ転換するうえで必要な鑑別点となる。

### ▌どうしても診断のつかないとき試みること

❶子どもはその心身状態で受診する科が決まる。小児内科，小児外科，婦人科で対応したとき，その病状，経過に「不自然さ」があれば，心療内科にコンサルトし，マルトリートメントの存在を調べてもらう。

❷その場合，加害した親を責める，問い詰めることは厳に控え，一緒に子どもの改善に尽力する姿勢を示し続ける必要がある。

### ▌帰してはならない患者・帰してもよい患者

  家庭では子どもを見守りにくいということを念頭においたうえで，1)外傷の程度，2)精神的不安さ，3)児童相談所へ通告する必要性，などを判断し，子どもの心身の安全と生命の保持を重視して緊急入院

対応を行う。

# 攻撃的・暴力的行為
## Aggressive and Violent Behavior

白波瀬 丈一郎　東京都済生会中央病院・健康デザインセンター長

### ▌緊急処置

❶第1に目指すのは，安全で安心して診察を実施できる状況の実現。換言すれば，患者が医療従事者を敵ではなく味方であると認識できる関係性の構築。

❷そのために，安全性の確保，攻撃的・暴力的行為についての評価，そして患者への介入という3つの作業を同時並行的に進める。

❸安全性の確保：武器になるものの除去，避難経路の確保，応援要請や警察への通報の判断基準の確認。医療従事者が悪い予感や恐怖を感じたら，その感覚を信じて直ちに診察を打ち切る。

❹攻撃的・暴力的行為についての評価：切迫した暴力の徴候に関して継続的な評価を行う。評価事項は身体的所見を参照。

❺介入としての，医療従事者の態度

  ❶デエスカレーション：落ち着きを取り戻すための協働，交渉，問題解決を目指す関係性づくり。

  ❷ワンダウンポジション：相手より一段下がった立場からのコミュニケーション，例えば「よくわからないので，教えてください」といった声かけ。

  ❸パーソナルスペースの確保：腕2本分の距離を保つ。

  ❹その他：目を合わせすぎない，と同時に目を離さない，ゆっくりした口調や動作を心がける，むやみに患者に触れない。

  ❺意図説明と要請：例えば，「私はあなたの話をしっかり伺いたいと思っています。ただ，大声でまくし立てられるように話されると，怖くてうまく聞けません。どうか，座ってもう少し静かな声で話してください」。

### ▌診断のチェックポイント

  ❶行動が合目的的であるか，疎通性は保たれているか：否の場合，意識障害が存在する可能性を考え，物質関連症や，頭部外傷を含む器質性精神疾患の精査を進める。

  ❷緊急処置で述べた対応によって，ある程度落ち

着きを取り戻し，疏通性が改善する場合は，攻撃的・暴力的行為に関する情報を率直にそして直接患者に尋ねる。

❸経過と既往：今回の攻撃的・暴力的行為は急性か慢性か，その発生にはきっかけや原因があるか。以前にもそうした行為を行ったことがあるか。

❹精神症状の評価：見当識，せん妄や器質疾患の所見，幻覚妄想，特に命令形式の幻聴の有無，気分の状態（躁状態，不機嫌，焦燥），衝動性，気分不安定。

### 1 病歴

❶今回のエピソードはいつから始まったのか。その始まりには，例えば統合失調症や双極症の病状悪化を含め，何かきっかけや原因があったか。

❷過去にも同様のエピソードがあるか。あるとすれば，いつ頃どの程度のものだったか。今までに誰かを傷つけたことはあるか。逮捕歴や前科があるか。

❸自己破壊的な傾向：衝動性，自殺企図，浪費あるいは破産。

❹暴力による問題をもつ家族の存在，あるいは家庭内暴力や被虐待体験の既往が認められるか。

### 2 身体所見：切迫した暴力の危険性を知らせる徴候としては次のようなものがある。

❶発汗や呼吸促迫などの生理的変化
❷瞳孔の散大やにらみつけるといった表情の変化
❸全身の筋緊張
❹大声や怒鳴る/沈黙するなどの話し方の変化
❺落ち着きのなさや乱暴な態度，など

### 3 検査

❶一般的な血算および血液化学検査，さらに薬物検査。神経心理学的検査，脳波検査と頭部CT・MRI。

❷原因となる身体疾患が疑われる場合は，その診断のために必要な検査。

## 原因疾患と頻度，重要疾患の鑑別のポイント

**1 物質関連症**：覚醒剤やアルコールの使用，あるいは処方薬の乱用。アルコールや鎮静剤からの離脱。

**2 器質性精神疾患**

❶認知症（⇨595頁，600頁，602頁，604頁）が確認できれば，認知症に伴う行動心理症状（BPSD：behavioral and psychological symptoms of dementia）を検討する。

❷せん妄やてんかん発作（発作後もうろう状態を含む）では意識変容のために，些細なきっかけで攻撃性や暴力を呈することがある。

**3 統合失調スペクトラム症**

❶被害妄想に支配されている場合，危害を加える対象と患者が認識した他者に対して攻撃を加えることがある。

❷命令形式の幻聴に従って，暴力を振るうことがある。

❸カタトニア性興奮を伴う患者は，突然爆発的な攻撃性を呈することがある

**4 双極症**（⇨1365頁）：躁状態では，高揚した気分やイライラによって攻撃性が亢進する。しばしばアルコールや物質の使用症が合併するが，その場合攻撃性のリスクが高まる。

**5 抑うつ症群**：抑うつ症群においても，不機嫌や焦燥が強い場合は，暴力的行為に及ぶことがある。

**6 パーソナリティ症群**（⇨1388頁）

❶著しく偏っていて柔軟性のない認知，感情の不安定性，および衝動性の高さによって，攻撃的・暴力的行為が生じることがある。

❷いずれのパーソナリティ症でも生じうるが，特に猜疑性パーソナリティ症，反社会性パーソナリティ症，ボーダーラインパーソナリティ症で生じやすい。

**7 秩序破壊的・衝動制御・素行症群**

❶一般的傾向として，女性より男性に多く，小児期か青年期に初発する。

❷この症群に含まれる特徴として，怒りっぽく/易怒的な気分，口論好き/挑発的な行動，執念深さ，攻撃性の爆発，人および動物に対する攻撃性，所有物の破壊がある。

❸しばしば，注意欠如多動症を合併している。

## どうしても診断のつかないとき試みること

**1 薬物治療**：不穏・興奮が収まらず，診断作業が困難な場合，薬物による鎮静を検討する。

❶不穏・興奮が軽度で，患者から薬物使用の同意が得られる場合は，ベンゾジアゼピン系抗不安薬および抗精神病薬の経口投与を検討する。

❷不穏・興奮が重度で患者の同意が得られない場合は，抗精神病薬の非経口投与を検討する。

❸薬物による鎮静を行った場合は，バイタルサインを継続的にモニタリングする。

**2 入院治療**：入院治療も選択肢の1つとなる。

❶実行にあたっては，薬物による鎮静化に加え物理的な抑制が必要になる可能性が高い。

❷したがって，入院治療の選択をするためには，

入院環境が攻撃的・暴力的行為に対応できることや，医療従事者が物理的抑制に習熟している〔包括的暴力防止プログラム（CVPPP：comprehensive violence prevention and protection programme）〕ことなどが求められる。

# 抑うつ状態
## Depressive State

渡邊 衡一郎　杏林大学教授・精神神経科学

GL ・日本うつ病学会治療ガイドラインⅡ．うつ病（DSM-5）/大うつ病性障害 2016
・日本うつ病学会診療ガイドライン 双極症 2023

## ■ 緊急処置

❶自殺が切迫している，例えば自傷行為や過量服薬，重篤な自殺企図などの場合，精神科病棟への入院治療を検討する。本人の安全が確保される環境を提供しなければならない。なお，抑うつ状態を呈する患者の治療時には，必ず希死念慮について確認しなければならない。薬物療法としてはミルタザピンなどの鎮静系抗うつ薬やオランザピン，リスペリドンなどの抗精神病薬で鎮静をかける。

❷焦燥の強い場合も，自殺企図や衝動行為につながる可能性があり，賦活するような非鎮静系抗うつ薬〔選択的セロトニン再取り込み阻害薬（SSRI）やセロトニン・ノルアドレナリン再取り込み阻害薬（SNRI）〕はそれを助長することがあるため，自殺が切迫している場合に準じ，同様に鎮静系抗うつ薬や抗精神病薬を使用する。

## ■ 診断のチェックポイント

うつ状態はあらゆる病態で起こりうる。このため，うつ状態だから即「うつ病」と判断せず，まずは鑑別が大切となる。

❶脳器質病変あるいは身体疾患によるもの（外因性）：脳梗塞や Parkinson 病，また Lewy 小体型認知症や Alzheimer 型認知症などにおいても，うつ状態が初期症状としてみられることがある。また，甲状腺機能低下症などの内分泌疾患や全身性エリテマトーデス（SLE）などの膠原病でも抑うつ症状を呈する。さらに，悪性腫瘍などにおいても，消耗や倦怠感から抑うつ的となることも多い。ま

ずは全身の精査が必要となる。

❷物質によるもの（外因性）：アルコールは慢性的に大量を摂取すると，倦怠感などから抑うつ的となるとともに，離脱時にうつや不安を呈する。薬物では，ステロイドやインターフェロン，一部の抗てんかん薬（レベチラセタム，ゾニサミド）などの治療薬が抑うつ症状を出現させることがある。飲酒の習慣や使用薬物についての聴取は必須となる。

❸脳機能変調によるもの（内因性）：うつ病や双極症では，脳内のセロトニンやノルアドレナリンなど神経伝達物質の活性が変動し抑うつ的になっていると考えられる。うつ病のほかに，双極症は過去の（軽）躁の有無について聴取することで判明する。統合失調症もうつや引きこもりで顕在化することがある。背景にある恐怖など，妄想につながる症状について聴取する。

❹心理環境要因によるもの（心因性）：自らが悪性疾患に罹患する，近しい人の死や仕事における失敗などショックな出来事が起きたときに，誰しも経験するかのように反応性に抑うつ的となる。また，その人のパーソナリティや発達の特徴などにより，社会状況でストレスを感じて抑うつ的となることもある。適応障害などもこれに当たる。

❺下記が，診断していくうえで，把握すべき情報のリスト（治療者・患者関係の形成を勘案しながら確認）となる。

1)言い間違い・迂遠さの有無を観察：意識レベルの若干の低下は脳器質疾患の存在を疑わせる。

2)身長・体重・バイタルサイン（栄養状態を含む）：体重の増減は確認する。

3)一般神経学的所見（パーキンソン症状，不随意運動を含む）：脳器質病変を疑うにあたり，必要となる。

4)既往歴：上記のように脳器質病変や身体疾患，そして治療薬によって抑うつ状態を呈することがある。また，精神疾患治療薬には糖尿病（血糖を上昇させるため）や閉塞隅角緑内障（抗コリン作用をもつため）に禁忌となるものがあるので，これも確認する。

5)家族歴：精神疾患・自殺者の有無を含めて。内因性では精神疾患や自殺者などの遺伝負因があることがある。特に，血縁者に双極症がいる場合には，双極症に移行しやすい。

6)現病歴：初発時期，再発時期，病相の期間，「きっかけ」「悪化要因」，生活上の不都合（人間関係，

仕事，家計など）。心因性を疑ううえで参考になるが，内因性においてもこうしたイベントが引き金となる。一般的に25歳以下のうつ病の発症はその後双極症に移行することが多いとされる。

7）生活歴：発達歴，虐待・いじめ，学歴（不登校・留年なども含め）・職歴・結婚歴・飲酒歴・薬物使用歴を含めて。これらの情報は，鑑別の一助となる。虐待やいじめなどの逆境体験があること，知的な問題や神経発達症，注意欠如多動症（ADHD）などがあると社会生活でストレスを受けやすい，あるいは挫折しやすく，このために抑うつ的になりやすい。転職や離婚の多さは，双極症やADHDを疑わせる。

8）自殺念慮と企図：患者は自ら語ることが少ないため，抑うつ状態のときは必ず聴取しなければならない。

9）病前のパーソナリティ傾向：他者配慮性・対人過敏性・発揚性（いつも元気）・循環性（気分の波あり）・気分反応性の有無を含めて。うつ病では他者配慮性，双極症では発揚性，循環性などがみられる。なお，統合失調症は比較的若年発症だが，対人過敏性，内向性などあり。

10）病前の適応状態：家庭，学校，職場などにおいて。もともとストレスがあったのかどうかも大いに参考になる。

11）睡眠の状態：夜間日中を含めた睡眠時間，いびき・日中の眠気の有無の聴取。睡眠時無呼吸症候群や周期性四肢運動障害などでは午前中の倦怠感や頭痛などがみられ，抑うつ的となりうる。

12）意識障害・認知機能障害・知能の低下の有無：意識レベルの低下があれば，意識障害の鑑別が必要となる。また，認知機能を調べることで認知症など鑑別が可能となる

13）女性患者の場合：妊娠の有無，月経周期に伴う気分変動，出産や閉経に伴う気分変動。妊娠に伴うストレスに注意する。しかしながら，よりうつが出現しやすいのは産後である。一般的に，月経前不快気分障害（PMDD）は，月経前3〜10日の間に，腹痛，腰痛，頭痛，体のだるさ，乳房の張り，イライラ，不安，情緒不安定などを引き起こす月経前症候群（PMS）のなかでも，特に精神症状が強く日常生活に大きな支障をきたすほどの状態を指す。うつ病などに似た状態として扱われPMSとは区別されるが，

いずれも月経が開始してから数日で症状がなくなる。

■ **定義**

❶ **うつ病**

- 表1の症状のうち5つ（またはそれ以上）が同じ2週間の間に存在し，病前の機能からの変化を起こしている。
- 常に不調な状態が2週間以上持続し，「抑うつ気分」または「興味または喜びの喪失」のいずれかが必ず存在することが必要となる。症状のために何らかの機能障害をきたしている。
- 身体的不定愁訴（倦怠感，食欲不振，胃痛，頭痛，めまい）が出現することが多いので注意する。

❷ **双極症**

- 仮に抑うつ状態が確認され，うつ病の診断が考えられても，過去に（軽）躁エピソードが一度でもあれば双極症の診断となる。
- ほとんど1日中，ほとんど毎日気分が異常かつ持続的に高揚し，開放的または易怒的などいつもとは異なっている，あるいは通常の行動からの顕著な変化があるといった期間が1週間持続。
- 表2の症状のうち3つ以上（単に易怒的な場合は4つ）が存在。
- これらの症状によって，入院が必要となる，あるいは学業や仕事，対人関係など社会的に著しく障害がみられ，7日以上症状が持続する場合「躁エピソード」，そこまでに至らない症状が4日以上続く場合を「軽躁エピソード」と呼ぶ。
- 躁エピソードを認める場合「双極症Ⅰ型」と，軽躁エピソードを認める場合「双極症Ⅱ型」と診断する。

▉ **病歴**：以下，例を示す。

❶ うつ病の場合：もともと几帳面で真面目な性格。仕事の負荷が増大し，残業も増えていくうちに，思考力，そして仕事の効率も低下。徐々に頭痛や倦怠感，自分を責める気持ちが増し，休日も趣味のゴルフに行く気も起きなくなった。内科を受診し，頭部CTや採血検査などを受けるものの，特に異常がみられなかった。

❷ 双極症の場合：もともと何事も全力で取り組む性格。自分から名乗り出て複数の仕事を抱え，睡眠時間を削って意気揚々と頑張り，自分はできると自信満々になった。洋服を多く購入し，高級レストランにもよく行っていた。しかし次第に頭が働かなくなり，仕事も進まなくなった。朝起きら

**表1** うつ病の診断基準(DSM-5-TR, 「A」を抜粋)

以下の症状のうち 5 つ(またはそれ以上)が同じ 2 週間の間に存在し, 病前の機能からの変化を起こしている。これらの症状のうち少なくとも 1 つは (1) 抑うつ気分, または (2) 興味または喜びの喪失である。
注:明らかに他の医学的状態に起因する症状は含まない。
(1) その人自身の言葉(例:悲しみ, 空虚感, または絶望を感じる)か, 他者の観察(例:涙を流しているように見える)によって示される, ほとんど 1 日中, ほとんど毎日の抑うつ気分
　　注:児童や青年では易怒的な気分もありうる。
(2) ほとんど 1 日中, ほとんど毎日の, すべて, またはほとんどすべての活動における興味または喜びの著しい減退(その人の説明, または他者の観察によって示される)
(3) 食事療法をしていないのに, 有意の体重減少, または体重増加(例:1 カ月で体重の 5% 以上の変化), またはほとんど毎日の食欲の減退または増加
　　注:児童の場合, 期待される体重増加がみられないことも考慮せよ。
(4) ほとんど毎日の不眠または過眠
(5) ほとんど毎日の精神運動興奮または制止(他者によって観察可能で, ただ単に落ち着きがないとか, のろくなったという主観的感覚ではないもの)
(6) ほとんど毎日の疲労感, または気力の減退
(7) ほとんど毎日の無価値感, または過剰であるか不適切な罪責感(妄想的であることもある。単に自分をとがめること, または病気になったことに対する罪悪感ではない)
(8) 思考力や集中力の減退, または決断困難がほとんど毎日認められる(その人自身の説明による, または他者によって観察される)。
(9) 死についての反復思考(死の恐怖だけではない), 特別な計画はないが反復的な自殺念慮, はっきりとした自殺計画, または自殺企図

〔日本精神神経学会(日本語版用語監修), 髙橋三郎・大野 裕(監訳):DSM-5-TR 精神疾患の診断・統計マニュアル. pp176-177, 医学書院, 2023 より〕

**表2** (軽)躁エピソード(DSM-5-TR, 「B」より抜粋)

(1) 自尊心の肥大, または誇大
(2) 睡眠欲求の減少(例:3 時間眠っただけで十分な休息がとれたと感じる)
(3) 普段より多弁であるか, しゃべり続けようとする切迫感
(4) 観念奔逸, または思考が疾駆しているといった主観的な体験
(5) 注意転導性(すなわち, 注意があまりにも容易に, 重要でないまたは関係のない外的刺激によって他に転じる)が報告される, または観察される。
(6) 目標指向性の活動(社会的, 職場または学校内, 性的のいずれか)の増加, または精神運動興奮(すなわち, 無意味な非目標指向性の活動)
(7) 困った結果につながる可能性が高い活動に熱中すること(例:制御のきかない買いあさり, 性的無分別, またはばかげた事業への投資などに専念すること)

〔日本精神神経学会(日本語版用語監修), 髙橋三郎・大野 裕(監訳):DSM-5-TR 精神疾患の診断・統計マニュアル. pp136-137, 医学書院, 2023 より〕

れず, 1 日中寝ているように。
❸アルコール使用症の場合:もともと小心で人に意見を言えない性格だった。18 歳で初飲酒をして, 大酒家だった。仕事のストレスから酒量がますます増大。倦怠感が強くなり, 朝起きられず, 仕事を欠勤することもみられるように。
❹認知症の場合:几帳面な性格の主婦。2 人の子どもを育て, 子どもたちが独立したため, 夫と 2 人で生活。家事をこなしていたが, 次第に便秘に悩むように。また午前中はボーッとして反応が悪いこともみられた。ある日, 買い物に行ったが, 何を買いに来たか失念し, 困惑した。自分の能力

が低下したのを自覚し, 心配し, 抑うつ的となった。
❷身体所見:うつ病では, 頭痛, 動悸, 胃痛, 倦怠感, 食欲不振, 発汗などの身体症状が前景にみられることが多く, 身体疾患の鑑別が重要となる。甲状腺機能低下症では倦怠感や思考制止が著明となる。
❶全身の観察:顔色, 表情, 整容, 体型, 動作, 歩行など確認する。
❷全身の状態:バイタルチェックを行う。
❸意識レベル:数字の逆唱, および 100 から 7 を順に引かせるなどよい。
❹睡眠:うつ病では早朝覚醒が多い。非定型うつ病の場合, 過眠がみられ, 鉛のように身体が重く,

床から起き上がれないと言う。心因性では、入眠困難が多い。

❺食欲：食欲が低下し、体重が減少する。非定型うつ病では過食となり、体重が増加する。

❻性欲：うつ病では性欲低下が、双極症では性欲の増進がみられることが多い。

❼神経学的所見：脳器質疾患の鑑別に用いる。

❽身体的自覚症状：うつ病では倦怠感、疲れやすさ、疼痛（頭痛、腰痛、背部痛）などがみられる。

❾自律神経症状：うつ病では動悸、発汗、手の震え、息苦しさ、めまいなどがみられる。

❿精神症状：うつ病の診断基準にある症状を聴取する。他にも（軽）躁や不安、恐怖などについても聴取する。

⓫自殺について：うつ状態を呈していたら、必ず自殺したい気持があるかどうか訊ねる。もし自殺念慮があった場合、実行する可能性についても訊ねる。そうしたリスクがある場合は専門医にコンサルトする。なお、自殺を試みないよう約束すること自体が自殺を防ぐ効果があるため、そのように行う。

❸検査

❶採血所見：貧血、肝機能、腎機能、血糖値、梅毒、甲状腺機能のチェックは必ず行う。必要とあらば他の内分泌検査やアンモニア値なども調べる。

❷脳画像検査：脳器質疾患の精査のため、頭部CT を行うことが望ましく、認知症などを疑う場合、頭部 MRI や SPECT を行う。

❸脳波・髄液検査：意識障害を疑った際には脳波を実施する。脳症や脳炎を疑う場合には（脳脊）髄液検査を行う。

❹心電図：うつ病の治療薬では QT 間隔の延長をもたらすものもあり、投与前にチェックする。

❺心理検査：知的な問題や神経発達症が疑われる場合には Wechsler 式知能検査（WAIS）を行う。自記式尺度である AQ スコアによって ASD を、Adult ADHD Self-Report Scale（ASRS）によってADHD のスクリーニングを行うこともある。高齢者の場合、長谷川式簡易知能評価スケール（HDS-R）や Mini-Mental State Examination（MMSE）を行い、認知機能を調べる。

❻症状評価尺度：抑うつ状態の詳細、重症度をみるために用いられる。Quick Inventory of Depressive Symptomatology（QIDS-J）、Patient Health Questionnaire-9（PHQ-9）、Zung の Self-rating De-pression Scale（SDS）など自記式尺度が有用である。精度が高いのはハミルトンうつ病評価尺度（HAM-D）やモンゴメリー−アスベルグうつ病評価尺度（MADRS：Montgomery-Åsberg Depression Rating Scale）などの客観的尺度であるが、インタビューによるものであり、時間を要する。

❼症状のチェック：患者の愁訴に応じて身体的精査を行う。

## 原因疾患と頻度

❶うつ病の患者は、わが国では、精神科や心療内科より前に、内科、産婦人科、脳神経内科、脳神経外科を受診することが知られている。

❷うつ病の生涯有病率は 6％とされている。女性は男性の倍の頻度がある。

❸双極症の生涯有病率は 1〜2％程度である。

## 重要疾患の鑑別のポイント

❶前に述べたように、鑑別、そしてその順番が大切となる。下記の順に鑑別していくことが望ましい。なお、上位の診断がついたら、下位の診断はつけない。

❶脳器質病変あるいは身体疾患によるもの（外因性）：全身の精査が必要となる。血液検査や頭部CT、MRI、SPECT などで器質疾患を鑑別する。高齢者の場合、認知機能を評価する。

❷物質によるもの（外因性）：アルコールや薬物などの使用歴を聴取する。

❷上記によって身体疾患や脳器質疾患、物質使用に伴ううつ状態を除外したうえで、初めてうつ病や双極症の診断基準に基づいて診断をつける。

❶脳機能変調によるもの（内因性）：抑うつ症状発症までの経緯やきっかけ、病前性格などについて聴取する。

❷心理環境要因によるもの（心因性）：ストレスとなる出来事や患者のパーソナリティや発達特性など個体的要因について聴取する。

## どうしても診断のつかないとき試みること

❶身体精査を行い、外因性疾患を除外できた場合、もしうつ症状が軽症ならばうつ病に準じて心理教育と支持的精神療法を行う。頓服としてロラゼパムを処方し、数日後に改めて症状の有無を確認する。

❷中等症ならば、抗うつ薬を処方する。

❸重症、自殺念慮が顕著、あるいは双極症や統合失調症が疑われる場合は、精神科に相談する。

## 帰してはならない患者・帰してもよい患者

❶自殺念慮や焦燥が強い場合は，自殺企図や衝動行為につながる可能性があるため帰してはならない。
❷また，意識障害を呈する場合。治療時ほとんど会話をしない緘黙などの場合も同様となる。

# 自殺企図・故意の自傷行為
## Suicide Attempt, Deliberate Self-harm

岡野 憲一郎　本郷の森診療所・院長（東京）

## 緊急処置

❶自殺企図や故意の自傷行為（以下「自傷行為」）は，発見された時点で蘇生術，止血，気管挿管，解毒，緊急手術，透析などの救急医療の必要が生じている場合には，それらを優先する。服毒や過量服薬の場合には1時間以内であれば活性炭の投与や胃洗浄を考慮する。
❷さらなる自殺企図や自傷行為の意図および衝動がみられる可能性があれば，精神医学的なアセスメントおよび，必要に応じて精神科の入院治療が必要となる。

## 診断のチェックポイント

❶自殺企図と自傷行為は類似の機制のもとで生じると考えられがちであるが，その本質は通常は大きく異なる。
❷自殺企図は自らの命を断ち，生の苦痛を終わらせるための行動であるのに対し，自傷行為は生の苦しみや否定的な気分を和らげるために行われる。
❸ただし過量服薬のように，その両方の要素を含みうる場合もある。

### 定義

❶自殺企図は，自らの命を絶つための行動を伴った試みである。それはせん妄や錯乱を伴わず，また政治的・宗教的な目的のみによるものではない。
❷自傷行為は，意図的に致死性の低い形で自らの身体を損傷する行為である。
● 刃物などで体表を傷つける，自らに火傷を施す，異物を飲みこむなどの直接的な行為だけでなく，自らのケアを放棄するなどの受け身的な行為も含む。

● 通常は自傷行為により安堵感がもたらされるが，それだけでなく自らの窮状の訴えであったり，種々の疾病利得が伴っていたりする場合がある。

### 病歴

❶自殺企図や自傷行為は年余にわたり散発的ないし反復的に生じている可能性があり，その背景となる生活史や病歴の注意深い聴取が重要となる。
❷それらの行為を誘発するような心理社会的なトリガーがみられることが多く，対人関係上の偶発時（他者からの暴言や別れの宣言，ソーシャルメディアによる誹謗中傷など）に反応して衝動的に行われる場合もあるが，長期にわたる身体および精神疾患がその背景にある場合も多い。
❸これらの行動は妄想や命令幻聴のような精神症症状やせん妄，錯乱，薬物中毒およびその離脱の際にも伴う場合があるので注意を要する。

### 身体所見

❶自殺企図の際には首の絞扼痕や顔面のうっ血，ためらい傷，銃創などがみられることがある。
❷繰り返される自傷行為の際には，前腕の腹側および背側，下腿前面などに特徴ある切傷の瘢痕が複数みられることがある。その他，火傷の瘢痕や青あざ，瀉血の場合の注射痕がみられる場合もあるが，衣服などによりたくみに隠されていることも多い。また本人の置かれた社会的な文脈にそぐわない過度のピアスやタトゥー，繰り返される美容形成術などにも自傷的な意味が考えられることもある。

### 検査

❶自殺企図や自傷行為に際しては一般的な血液検査や心電図，脳波などが有用となることがある。
❷瀉血などによる失血が伴う場合は，貧血や低血圧がみられることがある。
❸薬物や服毒に際しては特定の成分が血中や尿中に高値で検出されたり，電解質異常による心電図の異常所見がみられる場合がある。
❹意識障害を伴う場合には脳波検査における異常波形がみられる。

## 原因疾患と頻度

❶自殺企図や自傷行為は多くの精神疾患に付随してみられる。高い自殺率を伴う精神疾患としては，うつ病，双極症，アルコール使用症，統合失調症，パニック症などが知られる。また解離症，身体症状症，ボーダーラインパーソナリティ症，作為症などでも

みられる。

**②**その他退院の直後，最近の薬物の中断など，重篤な疾患の宣告を受けたあと，近親者の死去，失職，離婚などの心的なストレスもその誘因としてあげられる。

### 重要疾患の鑑別のポイント

深刻な自殺企図と自傷行為は互いに鑑別の対象となる。またそれらの行為が妄想や命令幻聴の結果である場合には，統合失調症（⇨1366頁）が考えられる。さらに作為症が鑑別上問題とされることもある。

### どうしても診断のつかないとき試みること

自殺企図と事故の区別が難しい場合は，家族や友人，同僚などから聞き取れる生活背景のほか，メールや日記の内容から，問題となる行為の生じた文脈を把握できることがある。一方で，周囲には容易に気が付かれない事情が本人をそれらの行動に駆り立てている可能性がある。本人が否定しても自殺念慮がうかがわれる場合には，短期間の精神科での入院治療が望ましい場合がある。

### 帰してはならない患者・帰してもよい患者

切迫した自殺企図の直後や，具体的な計画を伴う自殺念慮が明らかな場合，さらに帰宅中や帰宅後に見守る同居者が不在だったりする場合には，緊急の対応（精神科への入院，警察への通報など）が必要となる場合がある。なお「将来自殺を試みない」「自殺念慮が生じた場合には周囲や治療者に伝える」などの契約や署名は，それらの行動の再発を予防する方策としては有効であるとはいえない。

# 癌に伴う精神医学的問題
Psychiatric Problems among Patients with Cancer

**西村 勝治** 東京女子医科大学教授・精神医学

[GL] がん患者におけるせん妄ガイドライン2022年版（第2版）

### 緊急処置

**❶**癌に伴う精神医学的な問題のうち，緊急処置が必要となるのは，せん妄による著しい興奮・不穏によ

り安全の確保，病因検索目的の緊急の脳画像検査などが実施できない場合である。

**❷**内服の協力が得られない場合，ハロペリドール1〜5mg静注あるいは筋注を行う。

### 診断のチェックポイント

癌やその治療に伴い，興奮・不穏，焦燥，幻覚・妄想，抑うつ，躁，不安，自殺念慮などの精神症状や，暴力的行為，自殺企図などの行動症状が生じる。以下，診断の手順を示す。

**❶**症候の評価：上記の精神症状や行動症状はしばしばせん妄の部分症状として生じる。このため，まず確認すべきは，せん妄の中核症状（注意の障害，見当識の障害）の有無である（⇨166頁，「せん妄」項を参照）。

**❷**病因の評価

- 器質的要因：上記の精神症状や行動症状は，さまざまな疾患・病態，物質・医薬品が原因となって生じる（表1）。これらは典型的にはせん妄の原因となるが，せん妄ではないさまざまな精神変調の原因になることもある。癌の患者において特に頻度の高いものはオピオイド，脳転移，高カルシウム血症などである。
- ストレス要因：抑うつ，不安（気持ちのつらさ）は癌の告知，治療の無効，癌の再発などに伴う心理的ストレスに起因して生じる。適応障害，うつ病が多い。
- 併存する精神疾患：統合失調症，双極症，うつ病，不安症など，併存する精神疾患の症状である場合がある。
- 心理的なストレスや併存精神疾患の関与が明らかであっても，器質的要因が関与している可能性を考慮すべきである。

■**定義**

**❶**せん妄の診断（⇨166頁，「せん妄」）を参照。

**❷**うつ病の診断（⇨1363頁，「うつ病」）を参照。

■**病歴**

**❶**せん妄

- 急性に覚醒度の低下，注意や見当識の障害が発症（数時間〜数日）したか。
- 症状が1日のうちに変動するか，夜間に増悪するか。
- 原因となる疾患・病態の発症（脳転移，高カルシウム血症，感染など）や，医薬品（オピオイド，ステロイドなど）の開始が先行していないか。

**表1** せん妄をはじめとした精神変調の原因となる主な疾患・病態，物質，医薬品

| 血管性 | 脳卒中，高血圧性脳症 |
|---|---|
| 感染症 | 脳炎，敗血症，重症肺炎 |
| 新生物 | 脳腫瘍（脳転移を含む） |
| 変性疾患 | Alzheimer 型認知症，Lewy 小体型認知症 |
| 神経免疫 | 全身性エリテマトーデス，自己免疫性脳炎，多発性硬化症 |
| 先天性 | 先天性代謝異常 |
| 外傷 | 頭部外傷 |
| 脳室内 | 正常圧水頭症 |
| ビタミン欠乏 | Wernicke 脳症，ペラグラ |
| 内分泌・代謝 | 低血糖，尿毒症，肝性脳症，低ナトリウム血症，高カルシウム血症，脱水，甲状腺・副甲状腺・副腎疾患 |
| 無酸素 | 心不全，肺性脳症，一酸化炭素中毒 |
| てんかん | 側頭葉てんかん |
| 中毒・離脱 | 医薬品（オピオイド，抗コリン薬，ステロイド，ベンゾジアゼピン系薬剤），アルコール，依存性物質 |
| 金属 | 有機水銀，鉛，マンガン |

下線は癌の患者において特に頻度が高いもの。

**❷適応障害・うつ病**
- ストレス要因となる出来事（癌の告知，病状の悪化，再発など）が先行していないか。
- 過去にうつ病エピソードの既往はないか（反復性うつ病の再発）。
- うつ病の中核症状（抑うつ気分，または興味・喜びの喪失）は 2 週間以上にわたって持続しているか。
- 自殺念慮が生じていないか。「消えてしまいたい」という軽度のものか，具体的な行動を計画していたり，すでに企図していたり緊急性が高いものか。

**❷身体所見**
❶せん妄：せん妄に特有の身体所見はない。ただしアルコールやベンゾジアゼピン系薬剤の離脱によるせん妄の場合，手指振戦，発汗，頻脈を伴う。
❷適応障害・うつ病：うつ病の診断基準に含まれる身体症状（食欲低下，易疲労・気力減退，不眠）は癌やその治療に伴う身体症状とオーバーラップする。明確に後者であるという証拠がなければ，うつ病の身体症状と判断する（うつ病の見落としを避けるため）。

**❸検査**
❶症候の評価のためのスクリーニング
- せん妄：Confusion Assessment Method（CAM），Delirium Rating Scale，Revised-98（DRS-R98）など。
- 適応障害，うつ病：PHQ-2，PHQ-9。
❷病因の評価のための検査：表1 の原因疾患・病態の検索を目的とした検査が必要である。
- 一般血液・生化学検査（甲状腺機能を含む）
- 脳画像検査（MRI，CT）
- 脳波検査
- （可能なら）腰椎穿刺検査

## 原因疾患と頻度

癌やその治療に伴い，患者の約 40％に何らかの精神症状，行動上の問題が生じる。その原因となる疾患のうち，頻度が高いものはせん妄，適応障害，うつ病である。
❶せん妄：一般病院入院中の癌の患者におけるせん妄の有病率は 10〜30％，緩和ケア病棟入院時では 42％，死亡直前では 88％であり，癌の進行，治療に伴い，せん妄の有病率は高まる（がん患者におけるせん妄ガイドライン 2022 年版）。
❷適応障害・うつ病：適応障害は癌の患者の 19％，うつ病は癌の患者の 16％に生じる（メタアナリシス；Lancet Oncol 12：160-174，2011）。

## 重要疾患の鑑別のポイント

❶せん妄（⇨次頁）の臨床像として過活動型（興奮・不穏，幻覚・妄想，焦燥が前景）と低活動型（活動性の低下，抑うつ，アパシーが前景）がある。
❷低活動型せん妄はうつ病（⇨1363 頁）と誤認されやすい。覚醒度の低下，注意障害や見当識障害の存在，急性発症，症状の変動があればせん妄である。

## どうしても診断のつかないとき試みること

せん妄で苦痛を伴う顕著な焦燥が持続するとき（特に終末期）には，せん妄治療目的で使用されるドパミン遮断薬（抗精神病薬）によるアカシジアを疑い，ドパミン遮断の強いハロペリドールなどから，ドパミン遮断の弱いクエチアピン，オランザピン（制吐薬としても使用可能）に置換する。

## 帰してはならない患者・帰してもよい患者

自殺のリスクが高い場合（具体的に自殺を計画しているなど），精神科に相談する。特に癌の診断か

ら1年間はハイリスク（Nat Med 28: 852-859, 2022）。

# せん妄
Delirium

**池田 学** 大阪大学大学院教授・精神医学

GL せん妄の臨床指針―せん妄の治療指針（第2版）（2015）

## 緊急処置

まず，原因（直接因子）の検索を丁寧に行い，直接因子の治療を優先させる。

## 診断のチェックポイント

❶急性一過性に出現する意識の清明度の低下に意識変容を伴う意識障害であるが，注意の障害，睡眠覚醒リズムの障害，認知の障害，情動の障害（不安，恐怖，イライラなど），などをチェックする。これらの症状が変動することも重要である。

❷せん妄のアセスメントでは，発症のきっかけとなり単独でせん妄を起こしうる直接因子（中枢神経疾患や臓器不全など），せん妄を発症しやすい素因である準備因子（加齢や認知症など），せん妄の発症・増悪を促進する促進因子（環境の変化など）の3つの因子を意識してチェックすると病態が理解しやすい。

### 定義

❶米国精神医学会の診断基準（DSM-5-TR）やICD-11の診断基準がよく用いられる。主要なチェックポイントは，以下の通り。

- 注意の障害（方向づけ，集中，維持，転換する能力の低下）および意識の障害（見当識の障害）がある。
- 認知の障害を伴う。
- これらの障害は短期間（数時間～数日）に出現し，変動する一過性の症状である。
- これらの障害は，軽度認知障害や認知症，その他の精神疾患だけでは説明されない。
- 錯覚（誤認），幻覚（特に幻視），妄想を伴うことがある。

❷さらに，せん妄は3つのサブタイプに分類される。

- 過活動型：24時間以内に運動活性性の量的増加，活動性の制御喪失，不穏，徘徊，のうち2項目以上を認める。
- 低活動型：24時間以内に活動量の低下，行動速度の低下，状況認識の低下，会話量の減少，会話速度の低下，無気力，覚醒の低下/引きこもりの2項目以上を認める（活動量の低下または行動速度の低下は必須）。
- 混合型：24時間以内に過活動型ならびに低活動型の両方の症状を認める。

特に身体的に重症の場合は，過活動型より低活動型の方が多い。

❶病歴：基礎にある医学的疾患，物質中毒や離脱，医薬品の使用，毒物への曝露，またはこれらが複合したものの直接的な生理学的結果により，急性一過性に症状が引き起こされている可能性を，丁寧に聴取する。

❷身体所見：注意障害や見当識障害を精神医学的診察でチェックする。直接因子である中枢性神経疾患を見逃さないために神経学的診察も重要である。

❸検査

❶ Single Question in Delirium（SQiD），Confusion Assessment Method（CAM），Delirium Screening Tool（DST）などのスクリーニング検査と，重症度を評価する Delirium Rating Scale-Revised-98（DRS-R-98）がある。

❷直接因子である電解質異常，血糖異常，腎不全，肝不全，代謝性疾患，内分泌疾患，炎症性疾患などを検索するための血液検査，脳血管障害や脳炎などを検索するための脳画像検査，などがある。

❸脳波検査では，意識障害を反映した後頭部の背景律動の徐波化に注意する。また，意識変動を呈する鑑別疾患であるてんかんの精査にも脳波検査が有用である。

## 原因疾患と頻度

❶発症のきっかけとなり，それのみでせん妄を起こしうる直接因子（中枢神経疾患，臓器不全，感染症，血液学的異常，電解質異常，脱水，薬剤の副作用またはアルコールや依存性薬物からの離脱など），加齢や認知症を含む準備因子，ICUなどの環境の変化や睡眠障害などの促進因子の3つの因子を整理すると対応しやすいが，直接因子が見当たらず，準備因子と促進因子が重なって発症することも多い。

❷ベンゾジアゼピン系睡眠薬，抗コリン作用をもつ薬剤，副腎皮質ステロイドなどはせん妄を誘発する可能性が高い薬剤である。また，複数の薬剤を服用

している患者では，相互作用のために代謝が抑制され血中濃度が上昇して中毒症状を呈する危険がある。

❸一般人口におけるせん妄の有病率は1〜2%とされているが，加齢とともに増加し，18歳以上で0.4%，55歳以上で1.1%，85歳以上になると13.6%との報告もある。せん妄は術後の高齢患者の15〜53%にみられ，さらにICUの患者では70〜80%にみられる。認知症を有している場合は，調査対象で異なるが22〜89%とされている。

## 重要疾患の鑑別のポイント

❶最も重要なのは，認知症との鑑別である。しかし，認知症はせん妄の準備因子であり，せん妄と認知症の合併は高率で，入院患者では50%以上という報告もある。急性発症は鑑別のポイントになるが，血管性認知症（⇨604頁）などには急性発症のものもある。また，症状の変動も鑑別のポイントになるが，Lewy小体型認知症（⇨600頁）では認知機能の変動が中核症状の1つである。4大認知症のなかでは，血管性認知症とLewy小体型認知症にせん妄の合併頻度が高い。可逆性も鑑別のポイントであるが，遷延化し認知症に移行する場合もある。

❷低活動型は，持続時間も長く，うつ病（⇨1363頁）との鑑別も重要である。

## どうしても診断のつかないとき試みること

❶注意障害や見当識障害，易怒性，不穏，幻視などがもともとある症状なのかを，普段の様子を知っている家族や友人，介護スタッフに確認する。

❷一度の診察で診断がつかないことも多く，看護師など多職種で協働し日内変動に注意しつつ，経時的に繰り返し症状を評価することも適切な診断にとって重要である。

## 帰してはならない患者・帰してもよい患者

せん妄それ自体よりも，原因となっている身体的な病態による。

# ICU脳波モニタリングの バイブル！

ICU脳波モニタリングの定番書に待望の翻訳版が登場。装置の設定方法といった基礎的な事項から、判読方法のポイント、疾患に応じた特徴的な所見、そして、治療での活用法まで必須事項を網羅。それら全てが豊富な脳波図と翻訳経験豊富な訳者による精錬された日本語で解説されている必携の書。

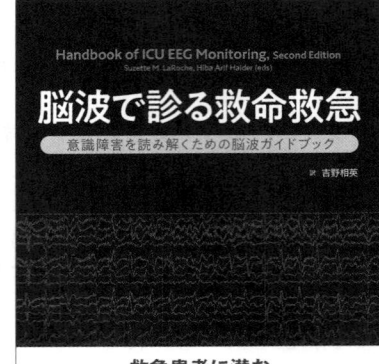

Handbook of ICU EEG Monitoring, Second Edition
Suzette M. LaRoche, Hiba Arif Haider (eds)

脳波で診る救命救急
意識障害を読み解くための脳波ガイドブック

訳 吉野相英

救急患者に潜む
重要な脳波所見の全貌が，
今ここに明らかになる

ICUで活用できる「脳波モニタリングテキスト」の決定版
ACNS 救急救命標準脳波用語体系 2021 簡約版つき

医学書院

# 脳波で診る 救命救急

## 意識障害を読み解くための脳波ガイドブック

Handbook of ICU EEG Monitoring, 2/e

**訳** 吉野相英 防衛医科大学校教授・精神科学

● B5 頁456 2023年 定価：**15,400**円（本体14,000円+税10%）[ISBN978-4-260-05058-6]

 医学書院 〒113-8719 東京都文京区本郷1-28-23 [WEBサイト]https://www.igaku-shoin.co.jp
[販売・PR部]TEL:03-3817-5650 FAX:03-3815-7804 E-mail:sd@igaku-shoin.co.jp

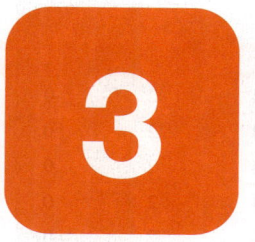

# 3 頭部・顔面の症候

責任編集：西山 和利，松本 主之，園田 康平，猪原 秀典

# 顔面筋の麻痺・けいれん
Facial Palsy and Facial Spasm

**森嶋 悠人** 山梨大学・神経内科学

## Ⅰ 顔面筋の麻痺

### 診断のチェックポイント

**1 病歴**

❶発症は慢性か急性か。急性発症であれば脳血管障害を考える。症状は，閉眼できず眼が乾燥しないか（兎眼），口から水がこぼれないか（口角下垂）。外傷はあるか。

❷既往歴（動脈硬化リスクや中枢神経疾患，元来顔面神経麻痺の既往はないか）。

❸他の症状はないか。

**2 身体所見**

❶麻痺の評価

- 左右差に注目して診察する。安静時の対称性，額のしわ寄せ，閉眼，口角挙上（大きく「イ」の形）などを確認する。閉眼時，麻痺側は睫毛が隠れ切らずに見えることがある（睫毛徴候）。詳細に評価する場合は柳原法を用いる（**表1**）。
- 末梢性麻痺では顔面半側全体が麻痺するが，顔面上部は両側の中枢神経から支配を受けるため，中枢性麻痺では顔面上部の麻痺は軽度である。障害部位によっては聴覚過敏，味覚障害（舌の前3分の2），広頸筋筋力低下，唾液分泌障害がみられる。

❷他症状の確認

- Ramsay Hunt症候群：耳痛，耳介水疱，聴力障害を併発する。
- 中枢性麻痺：他の脳神経症状，片麻痺，感覚障害などを伴う。

**3 検査**

❶画像検査：頭部CT，頭部MRI。

❷血液検査：単純ヘルペスウイルス（HSV），水痘・帯状疱疹ウイルス（VZV）の抗体価測定やPCR，サイトメガロウイルス（CMV）感染の確認。炎症性疾患を疑えば，自己抗体（抗核抗体，抗SS-A・B抗体，抗アクアポリン4抗体）やIL-2Rを確認する。

❸（脳脊）髄液検査：HSV，VZVのPCR。髄液一般に加えオリゴクローナルバンド，IgGインデックス，ミエリン塩基性蛋白を評価する。細胞診を

**表1 柳原法**

| | ほぼ正常 | 部分麻痺 | 高度麻痺 |
|---|---|---|---|
| 安静時の非対称 | 4 | 2 | 0 |
| 額のしわ寄せ | 4 | 2 | 0 |
| 軽い閉眼 | 4 | 2 | 0 |
| 強閉眼 | 4 | 2 | 0 |
| 片目つぶり | 4 | 2 | 0 |
| 鼻翼を動かす | 4 | 2 | 0 |
| 頬を膨らます | 4 | 2 | 0 |
| 口笛 | 4 | 2 | 0 |
| イーと歯を見せる | 4 | 2 | 0 |
| 口をへの字に曲げる | 4 | 2 | 0 |

以上の10項目について，それぞれ「ほぼ正常（4点）」「部分麻痺（2点）」「高度麻痺（0点）」のいずれかで評価する。40点満点で20点以上は軽症，10〜18点を中等症，8点以下は重症（完全麻痺）と判断する。

考慮してよい。

### 原因疾患と頻度

**1** 末梢性はBell麻痺が約70%で最多である。次にRamsay Hunt症候群が多く，VZVの再活性化が原因である。外傷，炎症性疾患や，多発神経障害の一環で発症する場合もある。

**2** 中枢性は，脳血管障害が最多である。脳腫瘍，多発性硬化症なども考慮する。

**3** 鑑別疾患を（**表2**）に示す。

### 重要疾患の鑑別のポイント

**1** 末梢性

❶ **Bell麻痺**：他疾患の除外が必須である。

❷ **Ramsay-Hunt症候群**：耳痛や耳介水疱，難聴，めまいを合併する。

❸外傷：側頭骨骨折，特に横骨折が多い。

❹サルコイドーシス（⇨924頁），膠原病：血液・髄液検査が鑑別に有用である。各種自己抗体や炎症反応，IL-2R，ACEなどが陽性または高値であれば診断の手がかりとなる。

❺その他：橋の顔面神経核より末梢線維が障害されれば末梢性麻痺を呈する。橋病変（脳血管障害や多発性硬化症），腫瘍性病変（聴神経腫瘍，耳下腺腫瘍）などが鑑別される。

**2** 両側末梢性：まれだが両側に麻痺がみられる場合がある。

❶ **Guillain-Barré症候群**（⇨546頁）：5〜10%に

## 表2 顔面神経麻痺をきたしうる疾患

| 末梢性 | ・Bell 麻痺<br>・Ramsay-Hunt 症候群<br>・Guillain-Barré 症候群<br>・ライム病<br>・サルコイドーシス<br>・膠原病<br>・橋病変(脳血管障害や多発性硬化症など)<br>・腫瘍性病変(聴神経腫瘍,耳下腺腫瘍など)<br>・糖尿病性末梢神経障害<br>・アミロイドーシス<br>・外傷性(特に側頭骨横骨折) |
|---|---|
| 中枢性 | ・脳血管障害<br>・脳腫瘍(原発性・転移性・リンパ腫)<br>・多発性硬化症などの炎症性疾患<br>・膠原病関連疾患 |
| 神経筋接合部・筋疾患による顔面筋の筋力低下* | ・重症筋無力症<br>・筋ジストロフィー(筋強直性ジストロフィー,顔面肩甲上腕型筋ジストロフィーなど)<br>・その他ミオパチーなど |

\* 正確には麻痺ではなく筋や神経筋接合部の疾患だが,顔面筋筋力低下がある場合には鑑別にあげる。

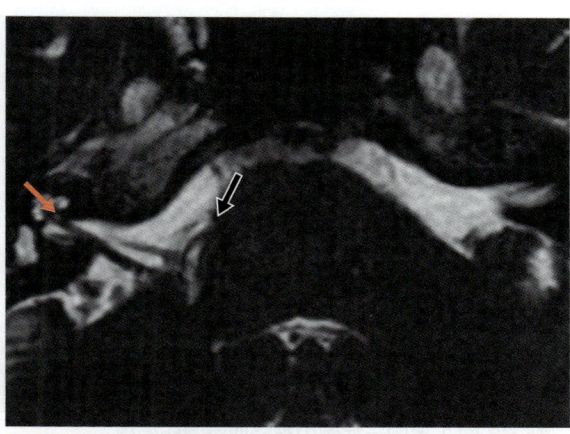

### 図1 顔面けいれん患者における,顔面神経出口領域での血管圧迫

3D-FIESTA 像。橋から出た右顔面神経(➡)が,root exit zone(REZ)で椎骨動脈(➡)と接触している。

脳神経麻痺を合併する。特に CMV 感染で多い。
❷**サルコイドーシス**(⇨924 頁):脳神経障害が頻発し,顔面神経麻痺が最多である。
❸**ライム病**:わが国では北海道や高地での感染が多い。2 期(感染後数週間～数か月)に髄膜炎や顔面神経麻痺をきたしうる。
❸中枢性
❶脳血管障害:放射線学的検査を行う。
❷腫瘍性病変:脳腫瘍(原発性・転移性),悪性リンパ腫など。頭蓋内圧亢進症状(頭痛,嘔吐,うっ血乳頭)や部位に応じた局所症状を認める。

### どうしても診断のつかないとき試みること

頭部画像評価や専門科(脳神経内科・脳神経外科,耳鼻咽喉科)へ相談する。

### 帰してはならない患者・帰してもよい患者

急性発症や,他の神経症状の合併例は,緊急性の高い疾患の可能性を考える。

## Ⅱ 顔面筋のけいれん

### 診断のチェックポイント

■**定義**:顔面けいれんとは顔面神経の被刺激性亢進

により起こる,反復性・不随意の顔面筋収縮である。多くは片側性で,眼輪筋で発症し長期経過で片側顔面筋全体に広がることが多い。
❶病歴
　❶発症時期はいつ頃か。
　❷既往歴(特に中枢神経疾患や顔面神経麻痺の既往はあるか)。
　❸他の神経症状があるか。
❷身体所見
　❶上記定義に合致する顔面筋けいれん。
　❷増悪・寛解因子:随意運動(会話,飲食)やストレス,疲労で増悪する。また仰臥位やアルコール摂取で軽減する。
❸検査
　❶画像検査:MRI,MRA。3D-MRI は血管による神経圧迫の確認に有用である。二次性病変の除外を行う。
　❷電気生理学的検査:顔面神経の分枝を刺激すると,他の分枝に誘発筋電図の異常反応が起こる(lateral spread)。顔面神経の形態変化による隣接神経線維への異常伝導説や,顔面神経核の過剰興奮説が提唱されている。

### 原因疾患と頻度

❶一次性の原因は,顔面神経出口領域での血管圧迫が有力であり,3D-MRI で確認できる場合がある(図1,2)。圧迫血管は後下小脳動脈(PICA)が最多で,前下小脳動脈(AICA),椎骨動脈も重要である。

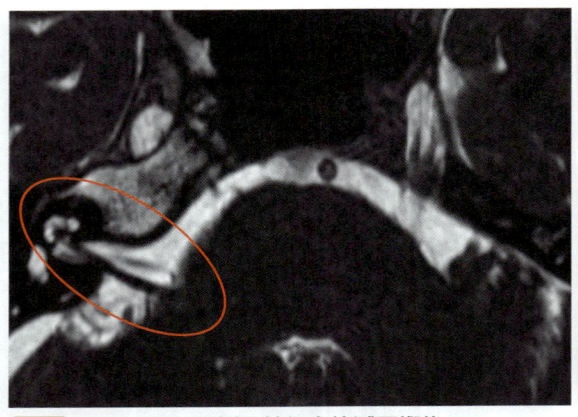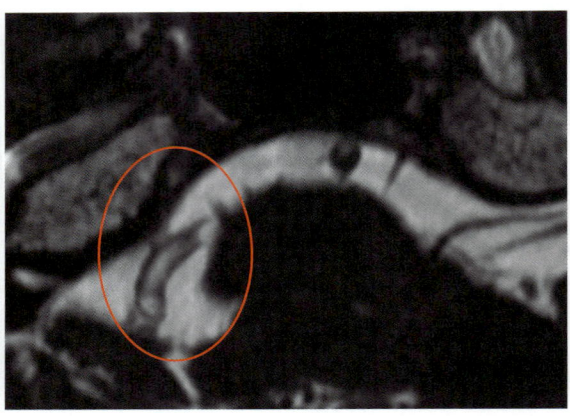

**図2** 図1と同一症例の神経血管減圧術後

3D-FIESTA 像。左画像は顔面神経を，右画像は椎骨動脈を丸内に示した。手術により両者の距離が開き，REZ での椎骨動脈による顔面神経の圧迫が解除されている。

**表3** 二次性片側顔面けいれんをきたしうる疾患

一次性（血管圧迫による神経刺激）
二次性
・顔面神経麻痺後（異常共同運動）
・脳動脈瘤
・動静脈奇形
・小脳橋角部腫瘍
・乳突炎
・Chiari 奇形 I 型
・耳下腺腫瘍
・頭蓋底陥入症
・Paget 病
・多発性硬化症

❷腫瘍などに起因する二次性も存在する。
❸鑑別疾患を表3に示す。

## 重要疾患の鑑別のポイント

❶典型例では診断自体は容易である。画像検査で原因の鑑別を進める。
❷非典型例では，眼瞼けいれん，ジストニア（⇨616頁），Meige 症候群，単純部分発作型のてんかん（⇨606頁），チック症・Tourette 症（⇨1373頁）なども鑑別にあげる。

## どうしても診断のつかないとき試みること

画像精査はほぼ必須である。

# 視力障害
Visual Disturbance

**池田 康博** 宮崎大学教授・眼科学

## 診断のチェックポイント

❶視力とは，対象をどれだけ細かく見分けられるかという能力で，2つの点（または線）を分離して識別できる能力である。
• つまり，2点（または線）が1つの点ではなく2点と区別できる閾値で表される。
• この閾値の尺度は複数あるが，一般的には最小分離閾が視力として使用されている。
❷眼科のクリニックなどの視力検査で測定される視力は，小数視力という。2つの点を区別できる最も小さな角度（最小可視角という）の逆数として計算される。
• 小数視力 = 1/最小可視角である。最小可視角の単位は「分（ふん）」であり，1分は1/60度と定義されている。
• 例えば，最小可視角が1/30度であれば2分であり，小数視力は0.5となる。
❸視力は測定する条件によってさまざまな視力に分類される。
• 眼鏡やコンタクトレンズなしの視力を裸眼視力といい，適切に屈折を矯正した状態で測定した視力を矯正視力とよぶ。
• 片眼を遮蔽した視力は片眼視力であり，日常生

活と同様に両眼で見た際の視力は両眼視力である。

- その他に，遠方（通常 5 m）を見たときの視力を遠見視力，近方（通常 30 cm）を見たときの視力を近見視力と分類される。

■**定義**：「視力障害」と一言でいっても，近くが見えないのか遠くが見えないのかでも異なるので定義そのものが複雑で難しいが，「適切に矯正しても片眼の遠見視力が十分でない状態」として，以下に解説していく。

**1病歴**

❶視力障害が高度である場合は，緊急性が高く，視力の予後が不良であることが多いため，問診ではその病歴を詳細に聴取することが重要である。

❷そのポイントは，視力障害の程度や種類，発症からの経過，片眼だけなのか両眼性なのか，視力障害以外の症状の有無，全身疾患の有無などであり，漏れのないように順序立てて聞いていく必要がある。

- どのぐらい，そしてどのように見えにくいのか？
- 光を感じられないぐらい真っ暗で全く見えない（→網膜中心動脈閉塞症，視神経管骨折）。
- 光はわかるがよく見えない（→外傷による前房出血，硝子体出血）。
- ぼやけて見えにくい（霧視や飛蚊症）〔→角膜疾患（感染性角膜炎，角膜潰瘍，角膜びらん），強膜炎，ぶどう膜炎，急性緑内障発作，白内障，水晶体脱臼，眼内レンズ脱臼，感染性眼内炎〕。
- 中心が暗くて見えにくい〔→視神経炎，視神経症，黄斑円孔，黄斑浮腫（網膜静脈閉塞症，糖尿病黄斑浮腫），中心性漿液性脈絡網膜症，加齢黄斑変性〕。
- ものが歪んで見えにくい（歪視）〔→黄斑前膜，黄斑浮腫（網膜静脈閉塞症，糖尿病黄斑浮腫），中心性漿液性脈絡網膜症，加齢黄斑変性〕。
- 視界の一部が見えにくい〔→緑内障，頭蓋内疾患（脳梗塞，脳出血），下垂体腫瘍〕。
- 視界の端のほうから見えにくい部分が広がっている（→裂孔原性網膜剥離）。
- 暗いところで見えにくい（夜盲症）（→網膜色素変性，糖尿病網膜症に対する汎網膜光凝固後，末期緑内障，ビタミン A 欠乏症）。
- 急性発症か慢性発症か？
- 急性発症の場合は，外傷や循環系疾患に関連することが多く，緊急性が高い（→眼外傷，急性緑

内障発作，視神経炎，虚血性視神経症，硝子体出血，網膜中心動脈閉塞症，網膜中心静脈閉塞症，網膜細動脈瘤破裂，裂孔原性網膜剥離，脳梗塞）。
- 慢性発症（→白内障，開放隅角緑内障，遺伝性網膜疾患）。
- 片眼性か両眼性か？
- 一般的に視力障害は片眼性が多く，慢性的に進行する場合は自覚症状に乏しい場合もある（→感染性ぶどう膜炎，裂孔原性網膜剥離，網膜静脈閉塞症，黄斑円孔）。
- 両眼性の場合は，加齢や全身疾患に伴うものや視交叉よりも中枢性の頭蓋内疾患を疑う（→白内障，緑内障，全身疾患に関連したぶどう膜炎，糖尿病網膜症，遺伝性眼疾患，脳梗塞，下垂体腫瘍）。
- 視力障害以外の症状があるか？
- 頭痛，悪心，嘔吐〔→急性緑内障発作，頭蓋内疾患（脳梗塞，脳出血）〕。
- 発熱（→眼窩蜂窩織炎，感染性眼内炎）。
- 眼痛〔→外傷，角膜疾患（感染性角膜炎，角膜潰瘍，角膜びらん），強膜炎，急性緑内障発作，感染性眼内炎〕。
- 眼脂（→眼窩蜂窩織炎，感染性角膜炎）。
- 結膜充血（→眼窩蜂窩織炎，感染性角膜炎，ぶどう膜炎，強膜炎，急性緑内障発作，感染性眼内炎）。
- 眼球運動障害（複視）〔→頭蓋内疾患（脳梗塞，脳出血）〕。
- 眼球運動痛（→視神経炎）。
- 全身症状〔→ぶどう膜炎，頭蓋内疾患（脳梗塞，脳出血）〕。
- 全身疾患の既往はあるか？
- 高血圧〔→網膜動脈閉塞症，網膜静脈閉塞症，頭蓋内疾患（脳梗塞，脳出血）〕。
- 糖尿病（→糖尿病網膜症）。
- アトピー（→白内障，裂孔原性網膜剥離）。
- 難聴（→網膜色素変性，原田病）。

**2身体所見**

❶発熱

- 感染性眼内炎やぶどう膜炎では，全身症状として認める場合がある。
- 眼窩蜂窩織炎は高度になると発熱を伴う視力障害が生じる。

❷眼瞼発赤，腫脹

- 打撲などの眼外傷のほかに，眼窩蜂窩織炎，感

染性角膜炎などの感染性疾患の場合に認める。
- サルコイドーシスなどの非感染性ぶどう膜炎でも認める場合がある。

❸眼瞼下垂：視力障害や視野障害を伴う場合は，頭蓋内疾患(脳梗塞，脳出血)を疑う。

❹斜視
- 視力障害や視野障害を伴う場合は，頭蓋内疾患(脳梗塞，脳出血)を疑う。
- 眼窩吹き抜け骨折でも生じる場合がある。

❺結膜充血
- 眼窩蜂窩織炎，感染性角膜炎などの感染性疾患では眼脂を伴うことが多い。
- そのほかに，強膜炎，ぶどう膜炎でも結膜が充血する。

❻角膜混濁
- コンタクトレンズ使用者の場合は，感染性角膜炎を強く疑う。
- 酸やアルカリによる化学外傷では高度な結膜充血を伴って生じる。
- 眼圧が上昇すると角膜が浮腫状となり混濁するため，急性緑内障発作をはじめとした眼圧が上昇する疾患も想定する必要がある。

❼散瞳
- 中等度に散瞳で，角膜が混濁している場合は，急性緑内障発作を強く疑う。
- 視神経疾患(視神経炎，視神経症，外傷による視神経管骨折)や頭蓋内疾患(脳梗塞，脳出血)でも生じうる。

🟧❸ **検査**

❶対光反応
- ペンライトなどの光源を片眼の瞳孔に当てた際の瞳孔の動き(直接対光反応)，また反対眼の瞳孔の動き(間接対光反応)を観察する。
- 正常の場合は，すみやかに縮瞳する。暗い部屋だとより観察が容易となる。
- 視神経疾患や頭蓋内疾患では，瞳孔の動きが緩慢，もしくは瞳孔が動かない場合がある。
- 片眼から素早く反対眼に光源を移動させると(交互対光反射検査)，通常であれば反対眼の瞳孔は収縮したままであるが，視神経疾患の場合は逆に瞳孔が散大することがある。これを相対性求心性瞳孔障害(RAPD：relative afferent pupillary defect)陽性とよぶ。

❷視力検査
- 片眼を遮蔽して検査する。時計の文字盤やカレンダーの数字などが見えるかどうかなど簡易的

に測定することができる。
- 視力障害が高度な場合，目の前に提示した指の本数が認識できるかどうか(指数弁)，目の前の手の動きが認識できるかどうか(手動弁)，目の前の光が認識できるかどうか(光覚弁)で見え方の程度を判断する。光が認識できない場合，「光覚なし」という。

❸視野検査(対座法)
- 片眼を遮蔽して検査する。正面に座り，一点を注視した状態(固視)で，上下左右などに指を提示しながら見えている範囲を確認する。
- 正常では，耳側約100度，鼻側約70度，上方60度，下方70度程度の広がりである。
- 視神経疾患では中心暗点，頭蓋内疾患では同名半盲，下垂体腫瘍では両耳側半盲という特徴的な視野障害を生じる。

❹眼球運動検査
- 真っ直ぐ正面を見た状態から，指標を上下左右に動かしながら，眼球の動きを観察する。また，複視の自覚の有無を確認する。
- 顔を固定させたままにしておくよう指示するのがポイントである。

❺眼位
- ペンライトなどの光源(眼前30 cm)を注視してもらい(固視)，角膜からの光の反射が瞳孔のどこにあるかを確認する。
- 真ん中にあれば正位，瞳孔の外側にあれば内斜視，内側にあれば外斜視である。上下にずれる場合もある。

❻眼圧検査
- 眼科クリニックなどであれば機器で測定可能であるが，それ以外の場面では，閉瞼させた状態で瞼の上から眼球を押さえる。眼圧が上昇していれば，硬くなっているのがわかる。
- 眼圧が上昇している場合は，角膜が浮腫状になっていることも多く，角膜が混濁している所見も判断の助けになる。
- 手持ち型のものや家庭用の眼圧測定器も販売されている。

❼細隙灯顕微鏡検査
- 細隙灯顕微鏡があれば，結膜や角膜，水晶体などの前眼部の状態が詳細に観察できる。
- 前置レンズを併用することで，硝子体や眼底の様子も詳細に観察することが可能になる。
- 手持ち型の細隙灯顕微鏡も販売されている。

**❽眼底検査**

- 直像鏡や倒像鏡を用いて観察する。散瞳剤を用いて散瞳させた状態にすると観察が容易になり，視神経乳頭や網膜を詳細に観察できる。
- 最近，スマートフォン一体型の無散瞳眼底カメラが販売されており，散瞳薬なしで比較的容易に眼底写真を撮影することが可能になっている。小児やベッド上の乳幼児や高齢者などの眼底写真撮影には特に有用である。

**❾超音波検査（Bモード）**

- 角膜，水晶体，硝子体などが高度に混濁して，眼底が直接観察できない際に使用する。
- 出血を伴う裂孔原性網膜剝離や増殖糖尿病網膜症などの際，また高度な白内障が認められる際に網膜の状態などを観察できるため有用である。
- 眼球用の特殊なプローブが必要となる。

**❿頭部CT・MRI検査**

- 頭蓋内疾患や眼窩疾患を疑う場合に撮影する。
- 眼外傷の場合にも実施するが，異物による外傷を疑う場合，頭部MRI検査は避けるべきである。

## 原因疾患と頻度

　頻度は不明であるが，部位別に視力障害となる原因疾患を**表1**に列挙する。

## 重要疾患の鑑別のポイント

**❶眼外傷**

**❶眼球破裂**

- 穿孔性外傷のみならず，眼球への強い鈍的外傷でも生じる場合がある。
- 破裂部より，眼球内容物（虹彩，水晶体，硝子体，網膜）が脱出している場合がある。
- 角膜が穿孔すると温かい流涙（前房水の漏出）がある。
- 頭部CT検査で眼球の位置や形状の左右差を比較する。

**❷眼内異物**

- 異物による穿孔性外傷の場合，眼痛や流涙が認められる。
- 頭部X線検査や頭部CT検査が必要になる。

**❸視神経管骨折**

- 眉毛外側部の強打で生じる場合が多い。視力障害の程度は打撲の強さにもよるが，打撲した側の眼の急激な視力低下が生じる場合がある。

| 表1 | 視力障害の原因疾患（部位別） |
| --- | --- |

**①角膜**
　感染性角膜炎，角膜潰瘍，角膜びらん，化学外傷，遺伝性角膜疾患

**②前房**
　ぶどう膜炎の前眼部炎症，外傷による前房出血，感染性眼内炎

**③水晶体**
　白内障，水晶体脱臼，眼内レンズ脱臼

**④硝子体**
　硝子体出血，硝子体混濁，感染性眼内炎

**⑤網膜・脈絡膜**
　網膜動脈閉塞症，網膜静脈閉塞症，糖尿病網膜症，網膜剝離，黄斑円孔，黄斑前膜，中心性漿液性脈絡網膜症，加齢黄斑変性，遺伝性網膜疾患（網膜色素変性症など）

**⑥視神経**
　緑内障，視神経炎，視神経症，視神経管骨折

**⑦頭蓋内疾患**
　脳梗塞，脳出血，下垂体腫瘍

**⑧非器質性**
　心因性視覚障害，詐盲

- RAPDが陽性になる。頭部X線検査や頭部CT検査で確定診断する。

**❹化学外傷**

- 酸やアルカリが眼に入った場合に生じ，緊急性が高い。液体だけでなく，セメントや石灰などの飛入した場合にも生じる。
- 角膜混濁と結膜充血を認め，眼痛を伴う場合も多い。結膜嚢にある涙液のpHを測定すると診断の助けとなる。

**❷急性緑内障発作**

**❶**霧視を生じる。眼圧が高度に上昇しており，眼痛のみならず，頭痛，悪心・嘔吐がある場合が多い。

**❷**充血，角膜混濁，中等度散瞳が重要な所見である。

**❸感染性角膜炎，角膜潰瘍**

**❶**角膜混濁と高度な結膜充血を認め，眼脂や眼痛を伴う。

**❷**コンタクトレンズ使用歴がある場合は，細菌性のほかにアメーバが起炎菌となり，重症化することがある。

**❹感染性眼内炎**

**❶**軽度の視力障害から始まり，放置すると高度になる。眼痛と結膜充血に加え，内因性の場合は発熱を認める場合がある。

**❷**内因性の場合，肝膿瘍や心内膜炎，または中心静脈カテーテル留置による。白内障手術などの内

眼手術後にも生じるので，問診が重要である。

**5 網膜中心動脈閉塞症**（⇨1573頁）

❶片眼の急性に発症する高度な視力障害。眼痛などの症状はない。

❷眼底検査にて，cherry red spotとよばれる特徴的な所見〔網膜が全体的に乳白色になっている中で，中心部（中心窩）のみが赤い色調に見える〕が観察される。

**6 裂孔原性網膜剥離**（⇨1575頁）

❶視界の端のほうから見えにくい部分が広がっていく。進行すると高度な視力障害となる。

❷発症前に，飛蚊症を自覚していることが多い。アトピーや近視が強い場合に生じやすい。

**7 視神経炎，視神経症**（⇨1581頁）

❶急激で高度な視力低下で，特に中心部分が見えにくくなる。視神経炎の場合は眼球運動痛を伴う場合がある。

❷RAPDが陽性になる。頭部MRI検査が必要である。

**8 硝子体出血**

❶飛蚊症程度のものから，光がぼんやりしか見えないような高度の視力障害まで程度はさまざまである。急性に発症することが多い。

❷眼底検査に加え，網膜剥離の合併の有無を確認するために超音波検査が必要である。

❸高血圧や糖尿病の既往は重要である。

**9 頭蓋内疾患**〔脳梗塞（⇨478頁，480頁，485頁），脳出血（⇨489頁）〕

❶両眼の視力低下に加え，同名半盲を認める場合がある。

❷脳梗塞の場合は急性に発症する。眼球運動障害，斜視，散瞳や対光反応の異常などの随伴する眼所見，また麻痺などの全身的所見を合併する場合がある。

❸高血圧や心疾患の既往も重要である。頭部CT検査もしくはMRI検査で診断する。

## どうしても診断のつかないとき試みること

❶視力障害の訴えと他覚的所見が一致しない場合は，心因性視覚障害や詐盲の可能性を考える必要がある。

**2 心因性視覚障害**

❶心理的な原因によって引き起こされる視機能の異常で，眼には器質的な疾患が認められない。

❷視力低下だけでなく，視野異常や色覚異常が認められる場合もある。

❸小学生ぐらいに多く，男児より女児が約2倍多いとされている。

**3 詐盲**

❶視力障害や視野障害がないか，あっても軽度であるにもかかわらず，何らかの目的（金銭的問題がかかわることが多い）のために，見えていないと訴えることである。

❷外傷と関係する場合が多く，交通事故や労災などが絡む状況でしばしば遭遇する。

## 帰してはならない患者・帰してもよい患者

急性発症，そして視力障害が高度である場合は，緊急性が高く，視力予後が不良であることが多い。眼科医へのコンサルトや紹介が必須である。

# 視野異常
## Abnormal Visual Field

**朝岡 亮** 聖隷浜松病院アイセンター・眼科部長（静岡）

## 緊急処置

急性発症の視野異常をきたす疾患，特に1)脳梗塞・脳塞栓，2)網膜中心動脈閉塞症，3)外傷性視神経症は，治療担当科に適切に振り分けるように早い段階で判断する。

## 診断のチェックポイント

### 定義

❶視野は，上方60度，内方（鼻側）60度，下方75度，外方（耳側）100度の広さで，中心視野の感度が最も高く，周辺視野になるにつれて感度が低下する。中心から15度外方にはMariotte盲点がある。

❷眼内に入射した視覚刺激は，上下左右反転して視交叉で半交叉するため，視路の障害部位によって特徴的な視野異常をきたす（図1）。

### 1 病歴

❶自覚症状

● 視野異常の自覚症状は多様で，「視野が狭くなった」や「視野に見えない（見えにくい）ところがある」だけでなく，「目が潤む」や「眼脂が付いている」などの前眼部疾患の症状を訴えることもある。「物にぶつかりやすい」や「ご飯を食べ残す」などの行動異常に家族が気づいて来院す

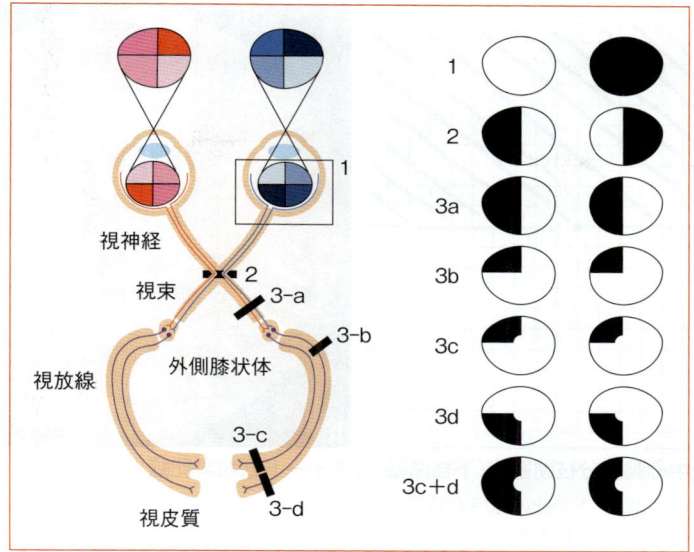

**図1** 視路障害と視野異常パターン

1：片眼性視野異常，2：異名半盲（耳側半盲），3a-d：同名半盲

ることもある。

- 周辺視野異常や両眼視下での片眼性視野異常は自覚しにくい。中心視野異常は自覚しやすく，視力低下や霧視感を主訴とすることが多い。
- 緑内障発作は，急激な眼圧上昇による眼痛，角膜浮腫による視力障害が主訴で，視野異常は発作の後遺症としてみられる。

❷ いつから視野異常を自覚したか？

- 急性発症の視野異常は循環障害の疾患の可能性が高く，発症（自覚）時刻がはっきりしている。
- 慢性疾患では視野検査を行って初めて視野異常を認識することも多い。

❸ 眼窩部を含む頭部外傷の既往はないか？（→外傷性視神経症）

**❷ 身体所見**

❶ 両眼性か片眼性か：視交叉前の疾患は片眼性，視交叉後の疾患は両眼性の視野異常をきたす。眼底・視神経疾患のうち，片眼発症から両眼性に移行する疾患もある。

❷ 視野異常の種類は？

- 以下のような分類が用いられることが多いが，その区別は必ずしも明確でない場合もある。
- 狭窄：視野の一部が急峻に狭くなった状態。
- 沈下：視野全体または広い範囲で感度がゆるやかに低下した状態。
- 暗点：正常な視野の中に局所的に感度が低下し

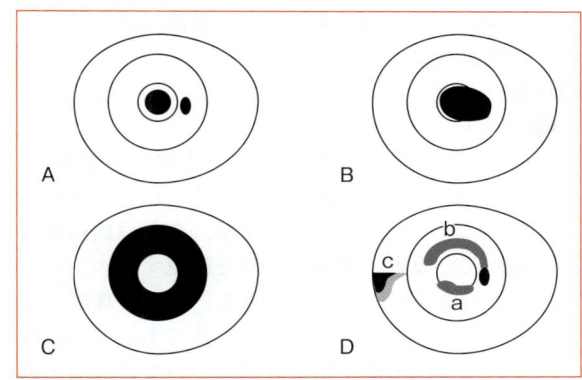

**図2** さまざまな暗点パターン（右視野の場合）

A：中心暗点，B：盲中心暗点，C：輪状暗点，Da：傍中心暗点；Db：弓状暗点；Dc：鼻側階段

た状態。

- 狭窄・沈下には，全体的，旧新生，部分的がある。部分的には，半盲性，不規則性，切痕状がある。半盲には，同名性，異名性（両耳側，両鼻側），水平性がある（図1）。
- 暗点には，中心，傍中心，中心周囲，盲中心，輪状，弓状，鼻側階段がある（図2）。

❸ 視野異常以外の症候の合併があるか？

- 視力低下（→中心視野異常をきたす疾患）。
- 眼球運動痛（→視神経炎）。

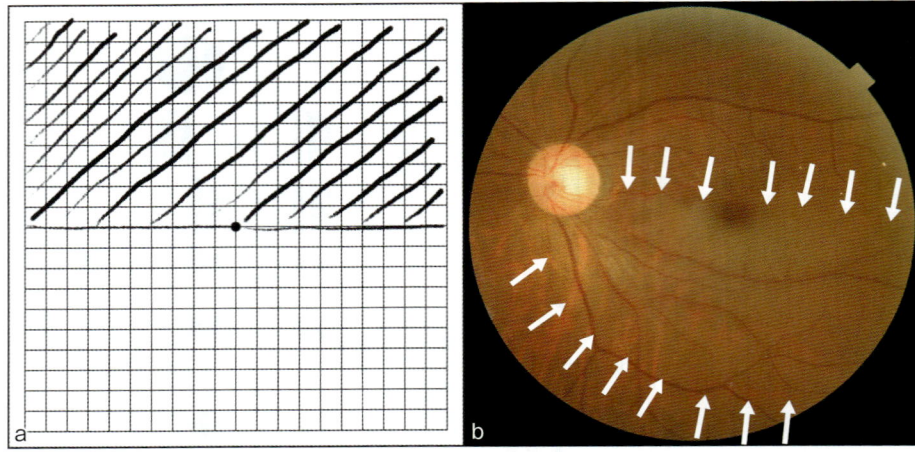

**図3** 網膜中心動脈分枝閉塞症（下枝閉塞）のチャート式視野記録

a：Amsler chart 記録。上半分の範囲が見えない（水平半盲）
b：眼底写真。⟹：虚血による網膜浮腫部位

- 瞳孔異常（→視神経炎，視神経症，中枢神経障害）。
- 飛蚊症・光視症（→裂孔原性網膜剝離）。
- 複視・下垂（→外眼筋・上眼瞼挙筋の麻痺をきたす中枢神経障害）。

**❸検査**

**❶対座法**

- 60 cm の距離で被検者・検者ともに片眼遮蔽（右眼-左眼，左眼-右眼）して対座し，左右上下に視標（指先や赤鉛筆の先）を呈示，または周辺から動かして視野の範囲や狭窄を確認する。
- 半盲のスクリーニングに適し，小児，理解力が乏しい人，臥床中の人でも可能である反面，視野異常の検出能や精密評価については静的・動的量的視野検査に比べて著しく劣る。

**❷チャート式視野・中心暗点計**：中心視野異常（中心 10 度相当）の確認のため，複数の表を用いて見え方を質問し，記録用紙に記録する（図3）。

**❸動的量的視野検査**

- 視標を動かして視認できる等感度を結んだ曲線（イソプター）で視野の形状を評価する。
- 検者による手動視野計が標準であるが，最近では自動で計測する方法が実装された自動視野計もある。
- 検査手技の習熟が必要である。視野全体にわたっての評価が可能な反面，中心部の精密な評価では静的量的視野検査に劣る。

**❹静的量的視野検査（自動視野計）**

- 視野測定点に視標のサイズ，光の強度を変えて呈示し，視認できる閾値（感度）を測定する。
- 局所の視野異常を検出しやすく，解析ソフトを用いて視野異常の悪化・改善が評価できる。一般的には中心 30 度や 10 度の評価を行うことが多い。

**❺その他の検査**

- 視力検査：中心視野異常による視力障害の確認。
- 対光反応検査，眼位検査，眼球運動検査：中枢神経障害の症候の確認。
- 眼底写真撮影，光干渉断層計（OCT）検査：眼底疾患の精査。
- 網膜電図，多局所網膜電図：網膜色素変性，急性帯状潜在性網膜外層症（AZOOR：acute zonal occult outer retinopathy）などの精査。
- 蛍光眼底造影検査：循環障害・血管新生をきたす眼底疾患の精査。
- 頭蓋内画像検査（CT，MRI，MRA など）：眼球以降の視路疾患の検索。

**原因疾患と頻度（表1）**

**❶**視路疾患のうち，1）視交叉前の疾患による片眼性視野異常，2）視交叉部位の疾患による異名半盲（耳側半盲），3）視束から視皮質までの疾患による同名半盲の 3 つのパターンに大別する（図1）。

**❷**視交叉前の視神経疾患では中心暗点，網膜神経節細胞から網膜神経線維の障害では神経線維に沿った傍中心暗点・弓状暗点・鼻側階段など，網膜視細胞障害では障害部位に一致した多様な暗点がみられる。

**表1** 視野異常をきたす主な原因疾患とその有病率

| 片眼発症 | | | 両眼発症 | | |
|---|---|---|---|---|---|
| **◆急性（1日〜1週）** | | | **◆急性（1日〜1週）** | | |
| 疾患 | 視野異常 | 有病率 | 疾患 | 視野異常 | 有病率 |
| 網膜中心静脈（分枝）閉塞症 | 全視野沈下・消失，水平半盲 | 3.0%[1] | 脳梗塞・脳塞栓 | 同名半盲・異名半盲 | 0.3%[1] |
| 網膜中心動脈（分枝）閉塞症 | 全視野沈下・消失，水平半盲 | 5人/10万人[2] | 片頭痛 | 閃輝暗点（回復） | 0.9%[5] |
| 虚血性視神経症* | 水平半盲，中心暗点 | 2〜10人/10万人[3] | AZOOR | 中心暗点，輪状暗点，弓状暗点 | 不明 |
| 裂孔原性網膜剥離 | 区域性視野狭窄 | 10人/10万人 | 多発一過性白点症候群 | 盲点拡大，傍中心暗点（回復） | 不明 |
| 視神経炎* | 中心暗点 | 原因疾患による | **◆慢性（数か月〜数年）** | | |
| 外傷性視神経症 | 水平半盲，盲点中心暗点 | 不明 | 疾患 | 視野異常 | 有病率 |
| 一過性黒内障 | 視野沈下・狭窄（回復） | 不明 | 脳腫瘍（良性を含む） | 異名半盲・同名半盲 | 0.1%[6] |
| **◆慢性（数か月〜数年）** | | | うっ血乳頭（頭蓋内圧亢進） | 盲点拡大 | 原因疾患による |
| 疾患 | 視野異常 | 有病率 | 緑内障* | 傍中心暗点，求心性視野狭窄 | 5.0%[7] |
| 近視性網膜症（黄斑変性を含む） | 中心暗点　傍中心暗点 | 1.7%[1] | 網膜色素変性 | 輪状暗点，求心性視野狭窄 | 20人/10万人 |
| 加齢黄斑変性 | 中心暗点，傍中心暗点 | 1.4%[1] | 遺伝性・代謝性・中毒性視神経症 | 盲点中心暗点 | 原因疾患による |
| 中心性漿液性脈絡網膜症 | 中心暗点，傍中心暗点 | 0.1%[4] | 中毒性網膜症 | 傍中心暗点・中心暗点 | 原因疾患による |
| 圧迫性視神経症* | 中心暗点 | 原因疾患による | 心因性視野障害 | らせん状視野，管状視野 | 不明 |

\* 疾患や病型によっては片眼発症後に両眼性に移行。

有病率は原因疾患のもので，視野異常をきたす頻度とは異なり，下記の疫学研究・調査以外は眼科成書を参考にした。

1) 久山町研究，2) Taiwan Longitudinal Health Insurance Database 2000，3) the Rochester Epidemiology Project（1981〜1990），4) the Beijing Eye Study，5) 鳥取県大山町における全住民調査「前兆のある片頭痛」，6) がん情報サービス：国立がん研究センター　がん登録・統計，7) 多治見スタディ

## ■ 重要疾患の鑑別のポイント

### 1 脳梗塞（⇒478頁，480頁，485頁）・脳塞栓（⇒485頁）

❶視野の正中線を守った両眼性視野障害をきたす（図1）。

❷高血圧や不整脈などの循環器系疾患や他の神経症状を確認する。

### 2 網膜中心動脈（分枝）閉塞

❶視野全体の消失や水平半盲（分枝閉塞の場合）を呈し，著明な視力低下を伴う（図3）。

❷眼底には cherry-red spot がみられる。

❸発症直後に診断した場合には眼球マッサージ，前房穿刺による眼圧下降などの緊急処置を行うこともある。

### 3 網膜中心静脈（分枝）閉塞

❶循環障害部位に一致した傍中心暗点や水平半盲や視野全体の沈下がみられる。

❷眼底には火炎状網膜出血や軟性白斑がみられる。

❸再灌流している場合が多く，黄斑浮腫を伴う場合は，抗血管内皮増殖因子（VEGF：vascular endothelial growth factor）療法を行う。

### 4 視神経炎・視神経症（⇒1581頁）

❶中心暗点や水平半盲をきたす。

❷外傷直後の外傷性視神経症，球後視神経炎，後部虚血性視神経症では眼底に異常所見がみられないが，患眼には対光反応の減弱による相対性求心性瞳孔障害（RAPD：relative afferent pupillary defect）がみられる。

❸多発性硬化症や急性散在性脳脊髄炎による視神

経炎では片眼発症でも両眼性に移行することがある。

**5 裂孔原性網膜剝離**

❶網膜剝離に一致した視野狭窄がみられる。

❷網膜裂孔からの硝子体出血や硝子体中色素散布などを伴う。

**6 緑内障**

❶障害神経節細胞の部位に応じた鼻側階段，Bjerrum 暗点などから始まり，弓状暗点，視野の全体的狭窄・沈下，などと進行していく。

❷通常，静的量的視野検査による精密な視野評価が必須である。

上記❶〜❻については急性の視野異常をきたす疾患の鑑別が重要である。

### どうしても診断のつかないとき試みること

❶顔の写真やイラストを視認させて視野異常の症状の詳細を確認する。

❷確定診断には専門的な検査機器を用いて眼科医が対応する。

# 色覚異常
## Color Vision Deficiency

**堀江 宏一郎** 九州大学病院・眼科

### 診断のチェックポイント

❶先天性と後天性の色覚異常がある。

❷先天性は両眼性，後天性は両眼性の場合と片眼性の場合がある。

❸先天性は症状の増悪はなく停止性，後天性は軽快，増悪することがある。

❹先天性では色の誤認を自覚しづらい。

❺赤と緑の区別がつきづらい。

❻他の人と色の話が合わない。

**1 病歴**

❶先天色覚異常の場合は遺伝性の疾患であり，家族に同じような色覚異常の既往がある方がいないか聴取する。急激な色覚異常の悪化や視力低下の自覚がない場合は先天色覚異常の疑いが強く，特に急いで処置を行う必要はない。

❷いつから色覚異常があるか，片眼性か両眼性か，急激な視力低下や視野異常などないか。後天発症で急激な視力低下がある場合は視神経炎を疑う。

**2 身体所見**

❶眼外傷の既往はないか。上眉毛部の外傷痕があり，急激な視力低下，眼痛を伴う場合は外傷性視神経炎を強く疑う。

❷物が実際の大きさより小さく見える小視症や物が歪んで見える変視症の症状など合併していないか（→中心性漿液性脈絡網膜症）。

**3 検査**

❶仮性同色表：色覚異常の有無を判定する。仮性同色表には主に石原色覚検査表Ⅱと SPP 標準色覚検査表 第 1 部 先天異常用（SPP-1），第 2 部 後天異常用（SPP-2）がある。

❷ The Farnsworth D-15 Test（通称：パネル D-15 テスト）（図 1）：色覚異常の程度判定および型判定に用いられるが，色覚異常の有無の判定はできない。

❸アノマロスコープ（図 2）：主に先天赤緑色覚異常の確定診断に用いられる。1 型色覚，2 型色覚，2 色覚か 3 色覚かの鑑別が可能。

### 原因疾患と頻度

**1 先天色覚異常**

❶先天赤緑色覚異常：X 連鎖性潜（劣）性遺伝で男性の 20 人に 1 人，女性の 500 人に 1 人。

❷先天青黄色覚異常：10,000 人に 1 人程度。

**2 後天色覚異常**：中心性漿液性脈絡網膜症，加齢黄斑変性，糖尿病網膜症，網膜色素変性などの網膜疾患，緑内障や視神経炎などの視神経疾患がある。

### 重要疾患の鑑別のポイント

**1 視神経炎**（⇨1581 頁）：視力検査や視野検査，中心フリッカー値測定などの色覚検査以外の検査を行い，総合的に診断する。

**2 各種網膜疾患**：視力検査や視野検査などの自覚的検査，光干渉断層計や眼底写真撮影などの他覚的検査を基に総合的に診断する。

### どうしても診断のつかないとき試みること

心因性視覚障害の可能性を検討する。

**1** 視覚誘発電位や，網膜電図などの電気生理学的検査などを行い，正常であることを確認する。

**2** 患者の心理的背景を確認し，過度にストレスがかかっていないかを聴取する。

**3** 要因と思われる問題が解決し視覚障害が軽快消失すれば心因性と診断できるが，臨床的には要因と思われる問題がみつからない場合も多い。

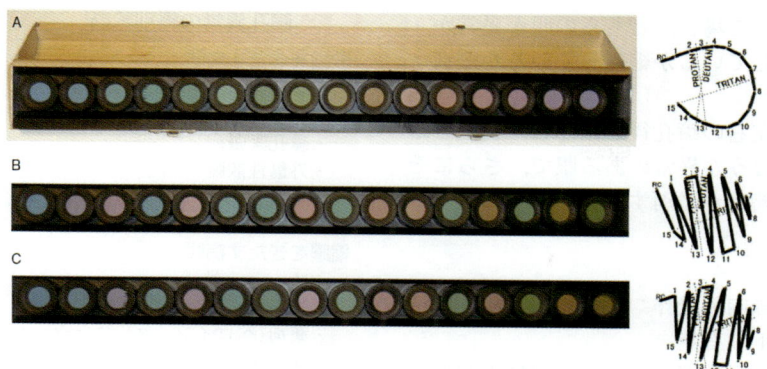

**図1** パネル D-15 の結果例：色キャップを似ている順に並べさせる

a：パス（no error）。正常色覚だけでなく，先天赤緑色覚異常の弱度もこのように並べることが多い。

b：1 型色覚の結果例。並べた順に記録用紙にプロットすると，protan に平行な横断線を示す。

c：2 型色覚の結果例。同様に，deutan に平行な横断線を示す。

〔中村かおる：先天色覚異常．小児内科 54（増刊）：1033-1037，2022 より〕

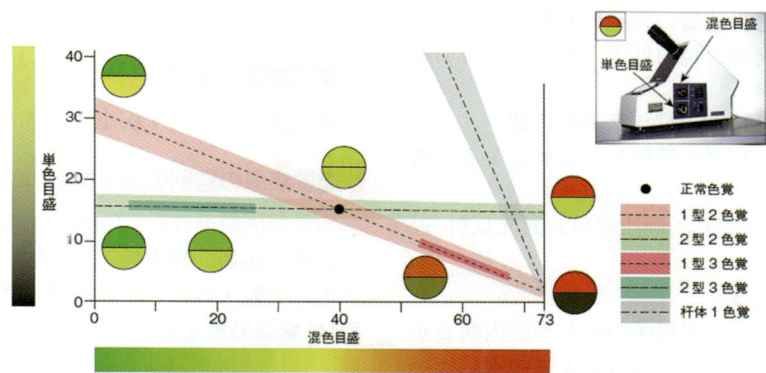

**図2** アノマロスコープとその結果

正常色覚ではただ 1 点でのみ等色する。先天色覚異常ではその等色範囲によって診断される。

〔中村かおる：先天色覚異常．小児内科 54（増刊）：1033-1037，2022 より〕

# 瞳孔異常・複視・眼球運動障害

Pupillary Abnormalities, Diplopia, Eye Movement Disorder

**山上 明子**　井上眼科病院（東京）

## Ⅰ 瞳孔異常

### 緊急処置

❶急性閉塞隅角緑内障発作による散瞳：閉塞隅角緑

内障発作では急激な眼圧上昇をきたし瞳孔が散大する。すみやかにレーザー虹彩切開術などの処置が必要になる。急性緑内障発作が疑われるときは緊急対応で眼科を紹介する。

❷急性発症の動眼神経麻痺：散瞳と複視・眼瞼下垂の場合は，脳動脈瘤による動眼神経麻痺の可能性を考えて緊急に脳外科に紹介する。

### 診断のチェックポイント

❶瞳孔不同と瞳孔形態異常（散瞳・縮瞳）を判定する。

❷瞳孔不同があった場合，どちらの眼が異常か，異常の眼は散瞳しているか縮瞳しているか鑑別する。

❸明室と暗室で左右の瞳孔径を確認し，明室と暗室の差が小さいほうが異常のある眼で，さらにその異常が散瞳か縮瞳か鑑別する。

**1 病歴**

❶散瞳の場合

● 急性閉塞隅角緑内障発作：毛様充血，強い眼痛・頭痛，視力低下の有無。

● 動眼神経麻痺：眼瞼下垂，複視，頭痛の有無。

● 瞳孔緊張症：多くは片眼性。羞明の有無。

● 外傷性散瞳：外傷・眼外傷の既往。

● 薬剤性：両眼中等度散瞳。投与薬剤の確認。

● 中脳障害：両眼散瞳。対光反射−近見反応解離（light-near dissociation），眼振など。

❷縮瞳の場合

● Horner 症候群：中等度縮瞳，軽度の眼瞼下垂，頭頸部手術や悪性腫瘍の既往の有無。

● 虹彩炎：毛様充血，視力低下，飛蚊症，羞明など。

● 薬剤性：両眼の縮瞳。投与薬剤の確認。

● 輻輳けいれん：高度の近視化，輻輳による内斜視，縮瞳。

● Argyll Robertson 瞳孔：両眼縮瞳，対光反射−近見反応解離。

● 橋障害：両眼縮瞳

**2 身体所見**：瞳孔異常は眼局所の問題か脳内病変か鑑別。眼局所の所見および全身所見より鑑別。

**3 検査**

❶動眼神経麻痺を疑う場合は MRA。

❷急性閉塞隅角緑内障発作を疑う場合は眼圧測定，虹彩炎を疑う場合は細隙灯顕微鏡検査。

❸ Horner 症候群を疑う場合は点眼試験（アプラクロニジン点眼もしくは低濃度フェニレフリン点眼を両眼に 5 分ごと 2 回点眼，30 分後に判定）。瞳孔の大きさの大小が逆転すれば陽性で Honer 症候群（節後性）と診断できる。外傷性の急性発症の Horner 症候群が疑われる場合には，外傷性内頸動脈解離を疑って脳神経外科に紹介する。

❹瞳孔緊張症を疑う場合は 0.1％ピロカルピン点眼を両眼に 5 分ごと 2 回点眼，30 分後に判定，瞳孔緊張症では脱神経過敏反応で瞳孔が健眼より縮瞳する。

❺中脳障害や橋障害による縮瞳を疑う場合は脳幹部・中脳の MRI。

| **表1** 瞳孔異常の鑑別診断 |
| --- |
| **散瞳をきたす病態** |
| ・急性閉塞隅角緑内障発作 |
| ・動眼神経麻痺 |
| ・瞳孔緊張症 |
| ・外傷性散瞳 |
| ・薬剤（アトロピン，スコポラミン，三環系抗うつ薬など） |
| ・中脳障害 |
| **縮瞳をきたす病態** |
| ・Horner 症候群 |
| ・虹彩炎 |
| ・薬剤（ヘロイン，マリファナ，モルヒネ，クロルプロマジンなど） |
| ・輻輳けいれん |
| ・Argyll Robertson 瞳孔 |
| ・橋障害による縮瞳 |
| ・昏睡初期 |

❻瞳孔緊張症と中脳障害，Argyll Robertson 瞳孔では近見反応解離（対光反射は消失するも輻輳させると縮瞳する状態）。

## 原因疾患と頻度

瞳孔異常をきたす疾患を**表 1**に示す。

## 重要疾患の鑑別のポイント

急性緑内障発作（▷ 1565 頁）（散瞳，毛様充血，強い眼痛・頭痛，視力低下）と急性動眼神経麻痺（眼瞼下垂，上転・内転・下転制限による複視，散瞳，頭痛）は緊急処置を要する。

## どうしても診断のつかないとき試みること

神経眼科医，脳外科医，脳神経内科医にコンサルトする。

# Ⅱ 複視・眼球運動障害

## 緊急処置

**1** 複視を自覚し受診した場合は，まず脳動脈瘤による動眼神経麻痺を鑑別する。眼瞼下垂と上転・内転・下転制限および瞳孔散大がみられないか確認する。動眼神経麻痺が疑われたら，画像検査より先にまず専門医にコンサルトする。

**2** 後天性の内斜視をみた場合は脳圧亢進による両眼の外転不全麻痺を考えて，視神経乳頭にうっ血乳頭の所見がないか確認する。

**3**

## 診断のチェックポイント

### ■定義

❶複視は同じ像が2つに見える状態である。

❷単眼複視（片眼で複視を自覚）と両眼複視（両眼で複視を自覚し片眼で複視が消失）があり，前者は眼球内に異常（乱視や白内障など）で出現し，後者は眼位異常がある場合で眼球運動障害の有無を鑑別する。

### ❶病歴

❶発症は急性か亜急性か慢性かを確認。

❷眼球運動障害があるか確認（共同性斜視の場合は眼球運動障害がない）。

❸眼球運動障害がある場合は両眼性か片眼性か，眼球運動障害は脳神経麻痺（動眼・外転・滑車神経麻痺）で説明できるのか，脳神経麻痺では説明できない場合は眼窩内疾患および筋接合部疾患（重症筋無力症）などを鑑別する。

### ❷身体所見

❶全身症状の有無（脳内病変を疑うような頭痛や耳鳴り，そのほかの症状がないか確認）。

❷重症筋無力症を疑う場合は，全身型を疑う症状がないか確認。

❸外眼筋炎をきたすような甲状腺疾患の有無，そのほか全身疾患の有無，外傷の有無を確認。

### ❸検査

❶眼位，眼球運動障害の検査：肉眼で眼球運動障害の有無を確認。定量検査はHess赤緑試験，Hessチャート，交代プリズム遮蔽試験など行い計測する。

❷瞳孔検査：瞳孔不同の有無を確認。動眼神経麻痺が疑われる場合には瞳孔散大がないか確認する。

❸血液検査：眼窩内疾患を疑う場合は甲状腺機能および甲状腺自己抗体の有無，抗アセチルコリンレセプター抗体や抗Musk抗体の有無を採血にて確認。Fisher症候群を疑う場合は抗GQ1b抗体測定。

❹画像検査：動眼神経麻痺を疑う場合は頭部MRIおよびMRAを撮像する。それ以外の脳神経麻痺や，脳神経麻痺では説明できない眼球運動障害の場合は，脳内および眼窩内を撮像する。眼窩は水平断だけでなく冠状断を撮像すると外眼筋炎や眼窩内疾患による眼球運動障害の見逃しがない。眼窩MRIは脂肪抑制像で撮像する。

---

**表2** 眼位異常・眼球運動障害の原因

**神経原性**
- 核・核下性眼球運動障害（Ⅲ，Ⅳ，Ⅵ脳神経麻痺）
- 核上性眼球運動障害

**筋原性**
- 甲状腺眼症
- 特発性眼窩筋炎
- 近視性内斜視・固定内斜視
- 進行性外眼筋麻痺　など

**神経筋接合部の異常**
- 筋無力症
- Fisher症候群

**眼窩疾患**
- 眼窩底骨折
- IgG4関連眼疾患　など

## 原因疾患と頻度

眼球運動障害をきたす疾患を**表2**に示す。眼球運動障害のパターンから原因を推測し，検査を進め診断していく。

## 重要疾患の鑑別のポイント

抗アセチルコリンレセプター抗体が陰性でも重症筋無力症（⇨552頁）の可能性は常に念頭におき，原因が不明な場合も眼球運動の定量検査を行い変動の有無を確認する。変動がある場合は重症筋無力症を疑う。

## どうしても診断のつかないとき試みること

❶緊急に対応すべき疾患がないことがわかったら，経過観察を行っていく。

❷虚血性の脳神経麻痺では半年以内に自然軽快することが多い。症状が変動する場合には筋無力症を考え，眼球運動障害のパターンが悪化する場合は再度原因精査を行う。

---

# 眼球突出・眼瞼下垂
Exophthalmos, Blepharoptosis

**出田 真二**　出田眼科病院・院長（熊本）

## Ⅰ 眼球突出

## 診断のチェックポイント

❶眼球突出とは通常の状態よりも眼球が前方に突

出してくる状態であり，Basedow 病によるものが多い。

❷感染や炎症によるものであれば，眼瞼の発赤や疼痛が生じることもある。

❸急性または亜急性に生じてきたものであれば，視力障害や視野障害，複視の有無を確認する。

**1 病歴**

❶甲状腺眼症による眼球突出は数か月の経過で次第に発症してくる。上眼瞼後退があるとよりいっそう眼球が突出しているように見える。

❷眼窩蜂窩織炎による眼球突出の多くは副鼻腔炎の眼窩への波及なので，鼻疾患の有無を聴取する。

❸眼窩静脈瘤では頭部を下げたときに静脈圧が上がり眼球突出が増悪する。

**2 身体所見**

❶視診で眼球突出の有無を観察する場合，正面視では判断しにくいが，患者の上方からのぞき込むように見るとわかりやすい。

❷高度近視眼では眼球自体が大きいため眼球が突出しているように見える場合がある。

❸眼窩底骨折などで片側の眼球陥凹があると，相対的に眼球が突出しているように見えることもある。

❹内頸動脈海綿静脈洞瘻では拍動性の眼球突出を呈し，眼球結膜血管の怒張を認める。

**3 検査**

❶Hertel 眼球突出計にて，眼窩外縁と角膜頂点との距離を測定する。日本人の正常値は約 16 mm，左右差は 3 mm 以内などとされているが，個性もあるので明確な正常値はないようである。

❷甲状腺眼症が疑われる場合は末梢血採血による甲状腺機能の確認や甲状腺の腫脹の有無などを確認する。

## 原因疾患と頻度

❶眼球突出をきたす原因として頻度の高いものは甲状腺眼症であり，片眼性の場合と両眼性の場合がある。甲状腺眼症では複視や上眼瞼後退，眼瞼腫脹なども生じる。

❷その他全身疾患に伴う眼球突出としては，IgG4 関連疾患や多発血管炎性肉芽腫症（Wegener 肉芽腫症）などがある。

❸眼窩腫瘍による眼球突出は，緩徐に進行する片眼性の場合が多い。海綿状血管腫などの血管性腫瘍やリンパ系腫瘍などが多いが，転移性悪性腫瘍などもありうる。

❹眼窩蜂窩織炎の原因は，副鼻腔炎の眼窩への波及や外傷後の感染などである。

## 重要疾患の鑑別のポイント

❶最も重要なことは視力障害の有無である。視神経圧迫があると不可逆的な視力障害をきたす可能性がある。

❷外傷や静脈瘤破裂などの球後出血による眼球突出の場合は，圧迫性視神経障害による失明の危険性があるため，眼瞼外側を切開する外眥切開などの減圧術を要する。

❸甲状腺眼症において複数の外眼筋が腫大すると視神経圧迫が生じる場合があり，早急なステロイドパルス療法や眼窩壁切除による眼窩減圧術の適応となる。

❹非常にまれではあるが，小児の横紋筋肉腫は割と急速に眼球突出が生じる場合があり，生命予後が悪い。

## どうしても診断のつかないとき試みること

CT または MRI の水平断で判断するのが容易である。

❶眼球の位置の左右差を比較して突出の有無が確認できる。

❷眼窩内の占拠性病変の有無や軟部組織性状の左右差，副鼻腔疾患の眼窩内への波及などをみる。

# Ⅱ 眼瞼下垂

## 診断のチェックポイント

❶眼瞼下垂とは両側または片側の上眼瞼の挙上不全であり，自発的に眼瞼を挙上することが困難な状態である。

❷加齢性，神経原性，筋原性などの原因がありうる。

**定義**

❶正面視の状態で，上眼瞼縁と瞳孔中央の距離で評価する。

❷瞳孔領にかかっていると重度の下垂と判断される。

**1 病歴**

❶まず発症時期を問診する。上眼瞼挙筋の発達異常や，先天性動眼神経麻痺などによる先天性眼瞼下垂は生下時からであり，加齢によるものやハードコンタクトレンズ長期装用によるものは数年～

数十年かけて次第に生じてくる。動眼神経麻痺や Horner 症候群，Fisher 症候群などによる麻痺性眼瞼下垂は亜急性発症である場合が多い。

❷次に眼瞼下垂の程度に変動があるかを問診する。重症筋無力症では，朝は軽度だが夕方になるにつれ増悪する。それ以外の眼瞼下垂では通常は変動しない。

❷身体所見：眼瞼下垂が生じてくると，前頭筋で眼瞼を挙上しようとするため，眉毛の位置が上がり前額部に皺襞が寄ってくる。これらは頭痛や肩こりなどの症状をきたす場合もある。

❸検査

❶診断には上眼瞼挙筋機能の有無を判断する必要がある。これは上方視にて前頭筋の作用（眉毛挙上）を用いずに上眼瞼が上がるかどうかである。

❷最も頻度の高い加齢による眼瞼下垂は，加齢による軟部組織の弛緩であるため，上眼瞼挙筋機能は正常である。

❸神経原性や筋原性のものでは上眼瞼挙筋機能は不良であり，上方視時に上眼瞼が上がらない。

## 原因疾患と頻度

❶後天性眼瞼下垂の原因は，ほとんどが年齢による加齢性眼瞼下垂である。ハードコンタクトレンズ長期装用や内眼手術後に生じる眼瞼下垂も同様の病態である。

❷先天性眼瞼下垂や，その他の神経原性のものや筋原性のものなどは比較的まれである。

## 重要疾患の鑑別のポイント

❶顔面神経麻痺（⇨1618 頁）は一見すると眼瞼下垂のようだが，前頭筋が弛緩して眉毛が下垂している状態であり，上眼瞼の位置は正常である。

❷眼窩底骨折などによる眼球陥凹や下斜視，小眼球などでは偽眼瞼下垂となる。

❸甲状腺眼症で片側の上眼瞼後退や眼球突出が生じると，相対的に反対側が眼瞼下垂のように見える場合がある。

❹眼瞼けいれんは眼輪筋の不随意収縮により開瞼困難となる状態であり，眼瞼下垂とは異なり皺鼻筋や眼輪筋の収縮がある。

## どうしても診断のつかないとき試みること

❶重症筋無力症による眼瞼下垂の診断にはアイスパックテストが有用である。これは上眼瞼に保冷剤を約 2 分間あてて眼瞼下垂が改善するかを見るものである。

❷また，上方注視を約 1 分させ，疲労現象にて眼瞼下垂が出現するかを見る方法もある（上方注視負荷試験）。重症筋無力症では複視が生じることも多い。

## 帰してはならない患者・帰してもよい患者

急性発症の眼瞼下垂で瞳孔異常や眼球運動障害，頭痛などを伴っている場合は脳動脈瘤による動眼神経麻痺を疑い MRI や MRA などの画像診断を行う。

# 充血
Red Eye

金子 優　山形大学准教授・眼科学

## 診断のチェックポイント

### ■定義

❶充血は「局所の血液流入量が増加し，血管が拡張した状態」と定義され，眼の充血は眼科疾患のなかで最も訴えの多い症状である。

❷眼の充血を起こす疾患は結膜疾患，角膜疾患，ぶどう膜炎，眼内炎，急性緑内障発作，眼窩疾患，外的要因，循環障害によるものなど多岐にわたる。

❸多くは良性であるが，重篤な疾患や全身疾患の一症状の可能性もある。

❹結膜充血・毛様充血・結膜下出血の違いは下記の通り。

● 結膜充血：後結膜動脈（球結膜周辺部・円蓋部・瞼結膜に分布）が主であるため，球結膜周辺部や瞼結膜に充血を生じる。この血管は表層性であり結膜とともに移動する。

● 毛様充血：前結膜動脈（角膜周辺に分布）が主であるため，充血は角膜周辺で強く，離れるほど軽くなり瞼結膜の充血は伴わない。この血管は深層にあり移動性がない。

● 結膜下出血：結膜の血管が破れて出血したもので面状に真っ赤になる。通常，無症状であり自然吸収される。

### ❶病歴

❶いつから生じたのか。

❷片眼性か両眼性か（→急性緑内障発作で両眼性はまれ）。

❸視力低下を伴うか（→角膜疾患，急性緑内障発作，ぶどう膜炎）。

❹眼痛はあるか(→急性緑内障発作，角膜疾患)。

❺頭痛，嘔吐はあるか(→急性緑内障発作)。

❻物が二重に見えるか(→循環障害，眼窩炎症性疾患)。

❼眼脂はあるか(→感染性結膜炎)。

❽かゆみはあるか(→アレルギー性結膜炎)。

**②身体所見**

❶角膜浮腫はあるか(→急性緑内障発作)。

❷眼瞼結膜の充血はあるか(→結膜炎)。

❸眼瞼の浮腫・腫脹はあるか(→アレルギー性結膜炎，循環障害，眼窩炎症性疾患)。

❹眼球運動障害はあるか(→循環障害，眼窩炎症性疾患)。

❺眼球突出はあるか(→眼窩腫瘍，眼窩炎症性疾患)。

**③検査**

❶細隙灯顕微鏡検査。

❷フルオレセイン生体検査。

❸眼圧測定。

❹眼底検査。

❺眼球運動検査。

❻眼球突出度測定。

❼画像検査(→循環障害や眼窩炎症性疾患を疑った場合は頭部・眼窩部 MRI，CT が必須)。

❽血液検査。

## 原因疾患と頻度

**①結膜炎**：最も頻度が高い。

❶感染性：細菌(インフルエンザ菌，ブドウ球菌，クラミジア)，ウイルス(アデノウイルス，単純ヘルペスウイルス，水痘・帯状疱疹ウイルス)。

❷非感染性：アレルギー性(季節性，通年性)，物理・化学的(光化学スモッグ，紫外線など)。

❸眼瞼結膜にも充血がみられることが重要であり，濾胞や乳頭，偽膜を伴う場合は本疾患を疑う(あたらしい眼科 28：1545-1550，2011)(図 1)。

**②角膜疾患**：点状表層角膜症，角膜びらん，感染性角膜炎(細菌，単純ヘルペスウイルス，アカントアメーバ)，ドライアイ。

**③急性緑内障発作**：眼圧上昇に伴う角膜浮腫により虹視，霧視，視力低下をきたす。

❶眼痛，頭痛，悪心，嘔吐などの全身症状を伴うことから脳神経疾患や消化器疾患などと誤認されやすい。

❷適切かつすみやかな処置を要する眼科救急疾患である(あたらしい眼科 28：1545-1550，2011)。

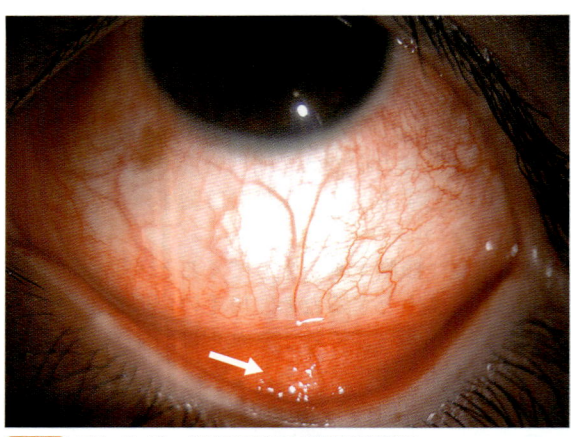

**図1 アレルギー性結膜炎の前眼部写真**

下眼瞼結膜にも充血がみられ濾胞(⟹)を伴う。

**④ぶどう膜炎**：サルコイドーシス，Behçet 病，強膜炎，眼内炎など。

**⑤循環障害**：頸動脈海綿静脈洞瘻，眼窩先端部症候群，眼窩腫瘍，多発性骨髄腫，マクログロブリン血症など。

**⑥結膜腫瘍**：翼状片，結膜乳頭腫，結膜扁平上皮癌，結膜悪性リンパ腫。

**⑦眼窩炎症性疾患**：甲状腺眼症，特発性眼窩炎症，眼窩蜂窩織炎，多発血管炎性肉芽腫症，眼窩真菌症など。

## 重要疾患の鑑別のポイント

**①急性緑内障発作**は，両眼同時に発症することはきわめてまれである。片眼性で急性の視力障害を伴う充血，眼痛，頭痛，嘔気がみられる場合には，本疾患を積極的に疑い直ちに眼科医へコンサルトすべきである。

**②循環障害や眼窩炎症性疾患**は，その背後に重篤な全身疾患が潜んでいることがあるため，詳細な問診をもとに画像検査や血液検査を行って原疾患を明らかにする必要がある。進行も急速であることが多く，疼痛を訴える。外眼筋が侵されると複視を生じ，眼球突出もみられる。

## どうしても診断のつかないとき試みること

**①眼科医にコンサルト**。

**②循環障害や眼窩炎症性疾患**を疑い画像検査を行った場合は，脳神経外科や耳鼻咽喉科にもコンサルトすべきである。

## 帰してはならない患者

急性緑内障発作は，治療時期を逸してしまうと重篤な視機能障害をきたすため，緊急入院・緊急手術が必要である。

# 眼痛
## Ocular Pain

**松宮 亘** 神戸大学助教・眼科学

## 緊急処置

**1** 最も急を要する状況は，角膜アルカリ外傷であり，診察時にすみやかに十分な洗眼を行う必要がある。また，電話で相談を受けた時点で水道水などにより自己洗眼を行ってから受診するよう指示する。

**2** 症候性脳動脈瘤を疑った場合はすみやかに脳外科医にコンサルトを行う。

## 診断のチェックポイント

### 1 病歴

**1** 生活歴：日常的なコンタクトレンズ装用の有無（→コンタクトレンズ関連角膜感染症）や長時間のデスクワーク（→テクノストレス眼症，眼精疲労）について。また溶接作業（→電気性眼炎），鉄工所勤務（→角膜鉄片異物）など具体的な職業もヒントになる。

**2** 服薬・投薬歴：抗コリン薬の使用はないか（→急性緑内障発作），近年は COVID-19 ワクチン接種機会が増加しており，ワクチン接種歴（→ワクチン関連ぶどう膜炎）の問診が重要である。

**3** 既往：外傷（→強角膜裂傷・眼球破裂，眼内異物，眼窩底骨折，外傷性虹彩炎，外傷性視神経症），酸・アルカリなどの化学薬品曝露（→角膜化学外傷）など。

**4** 治療歴：硝子体注射歴・眼科手術歴（→術後眼内炎）など。

### 2 身体所見

**1** 随伴症状

- 結膜充血（→眼炎症疾患全般）。
- 視力低下（→眼疾患全般）。
- 眼瞼や皮膚の異常（→眼部帯状疱疹，眼窩蜂窩織炎など）。
- 頭痛・嘔気（→急性緑内障発作，脳動脈瘤）。

- 複視（→眼窩先端部症候群，多発性硬化症/視神経脊髄炎）。
- 眼球運動時痛（→視神経炎，閉鎖型眼窩底骨折）。
- 感覚障害・歩行障害（→多発性硬化症/視神経脊髄炎）など。

**2** 眼痛の性状

- ゴロゴロやチクチクなど刺激症状（→角結膜疾患）。
- 頭重感（→片頭痛，急性緑内障発作，脳動脈瘤）。
- 放散痛（→眼窩先端部症候群，片頭痛）。
- 眼球運動時痛（→視神経炎，眼窩底骨折，眼窩蜂窩織炎）。

### 3 検査

**1** 一般検査

- 瞳孔径：中等度散瞳（→急性緑内障発作，脳動脈瘤，眼窩先端部症候群）。
- 対光反応：対光反応減弱かつ相対性求心性瞳孔障害（RAPD：relative afferent pupillary defect）陽性（→視神経炎，虚血性視神経症）。
- 眼瞼下垂あり（→眼窩先端部症候群，脳動脈瘤）。
- 眼球運動障害あり（→眼窩先端部症候群，脳動脈瘤，眼窩底骨折）。
- 血液検査：CRP 高値，末梢血白血球増多（→眼窩蜂窩織炎，眼窩炎症）。

**2** 眼科検査

- 視力：低下（→眼疾患全般）。
- 眼圧：高度な上昇（→急性緑内障発作），軽度～中等度上昇（→角結膜炎やぶどう膜炎による続発性緑内障）。
- 角膜所見：染色あり（→角膜潰瘍，角膜上皮障害）。
- 結膜・強膜所見：充血（→結膜炎，強膜炎，ぶどう膜炎など），出血（→結膜下出血）。
- 頭部・顔面 CT：骨折（→眼窩底骨折），missing rectus sign（→下直筋の絞扼），眼窩部造影効果（→眼窩炎症，眼窩腫瘍）。
- 頭部 MRI・MRA：視神経の造影効果（→視神経炎），眼窩部造影効果（→眼窩炎症，眼窩腫瘍），脳血管の拡大（→脳動脈瘤），頭蓋内病変（→多発性硬化症），脊髄病変（→視神経脊髄炎）。

## 原因疾患と頻度

**1** 1997 年の英国，ポーツマスの中核病院である Queen Alexandra 病院の報告によると，眼痛を主訴に受診した患者のなかで，最多が結膜炎（17.6%），次に角膜上皮障害（15.3%），角膜異物（12.5%），結

**表1 眼痛の原因**

1. **充血を伴う眼痛**
   1) 眼外傷：角結膜異物，強角膜裂傷・眼球破裂，眼内異物，外傷性虹彩炎，角膜化学外傷
   2) 眼瞼・結膜疾患：結膜炎，麦粒腫，霰粒腫，眼部帯状疱疹
   3) 強膜疾患：上強膜炎，強膜炎
   4) 角膜疾患：角膜感染症，角膜潰瘍，紫外線障害
   5) 網膜・ぶどう膜疾患：ぶどう膜炎
   6) その他：術後眼内炎，急性緑内障発作，血管新生緑内障

2. **充血を伴わない眼痛**
   1) 頭蓋内病変：脳動脈瘤，副鼻腔炎
   2) 眼窩病変：眼窩炎症，眼窩腫瘍，眼窩先端部症候群
   3) 眼瞼・結膜疾患：眼精疲労，結膜下出血
   4) 角膜疾患：ドライアイ，テクノストレス眼症，角膜上皮障害
   5) 視神経疾患：視神経炎，多発性硬化症/視神経脊髄炎，虚血性視神経症
   6) その他：片頭痛

膜異物（8.2%），霰粒腫（6.5%），酸・アルカリ外傷（4.5%）と続き，プライマリ・ケア診療で対応可能なものが多かった〔Eye（Lond）11: 342-344, 1997〕。

❷眼痛の原因を特に充血の有無に注目して**表1**のように分類した。

## 重要疾患の鑑別のポイント

### ❶急性緑内障発作（⇨1565 頁）
❶急激な眼圧上昇 ＋ 中等度散瞳 ＋ 充血。
❷激しい眼痛と頭痛，嘔気・嘔吐。
❸中高年女性に多く，長時間のうつむき姿勢や抗コリン作用を有する薬剤が誘因となる。

### ❷脳動脈瘤
❶動眼神経麻痺（眼瞼下垂，対光反射の消失，中等度散瞳，複視，眼球運動障害など）。
❷特に散瞳所見は発症早期より認められる。
❸症候性未破裂脳動脈瘤の破裂リスクは無症候性の 4.4 倍であり，早期に脳神経外科医へコンサルトすることが望ましい（Stroke 38: 1404-1410, 2007）。

### ❸角膜化学（酸・アルカリ）外傷
❶化学薬品の曝露を確認。
❷アルカリ外傷は重症化しやすい。
❸診断および治療の効果判定に，リトマス試験紙で結膜嚢の pH を確認。

### ❹感染性眼内炎
❶直近の眼科手術歴（白内障・緑内障手術や硝子体注射歴）
❷術後眼内炎の 6 割以上が術後 1 週間以内に発症。
❸眼痛に加え，視力低下や高度な結膜充血，前房炎症，硝子体混濁，網膜血管炎をきたす。

### ❺閉鎖型眼窩底骨折
❶小児の骨折に多く，外観は目立たないこともある。
❷高度な眼球運動障害と運動時痛，迷走神経反射による嘔気・嘔吐，徐脈などを認める。
❸頭部 CT 検査にて missing rectus sign（眼窩内に下直筋を認めない所見）は，下直筋の絞扼・嵌頓を疑う緊急所見。

### ❻眼窩蜂窩織炎
❶片側性の眼窩深部痛に，眼瞼腫脹，結膜充血・浮腫，眼球運動障害，眼球突出などを伴う。
❷糖尿病・歯周病・副鼻腔炎など背景疾患の確認。
❸採血検査で CRP や白血球数の上昇。

## どうしても診断のつかないとき試みること

「原因疾患と頻度」を参考に，充血を伴う眼痛の場合は眼科専門医にコンサルトを行う。充血のない眼痛の場合は，眼窩部も含めた頭蓋内疾患の評価を行う必要性が高く，眼科以外にも脳神経外科や脳神経内科，総合内科などへのコンサルトが必要となる。

# 眼精疲労
Asthenopia

**有田 玲子**　伊藤医院・副院長（埼玉）

## 診断のチェックポイント

■**定義**：眼精疲労とは，視作業（眼を使う仕事）を続けることにより，眼痛・眼のかすみ・まぶしさ・充血などの目の症状や，頭痛・肩こり・嘔気などの全身症状が出現し，休息や睡眠をとっても十分に回復しえない状態をいう。

### ❶病歴
❶いつからか：症状がいつごろから起こっているか状況を確認する。
❷継続的な症状か，突然起こったものか：眼精疲労は慢性疾患なので，急激な痛みや嘔気を伴う頭痛など急性の症状がある場合は，放置せず専門医を受診する（→くも膜下出血：脳神経外科，→急性

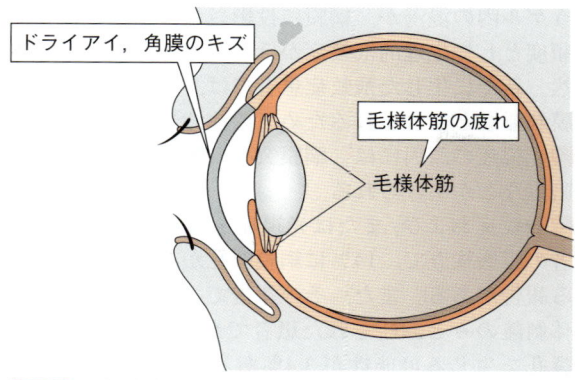

**図1** 眼精疲労のメカニズム

ドライアイ，角膜のキズ

毛様体筋の疲れ

毛様体筋

緑内障発作：眼科）。

❸パソコンやスマートフォンなどのVDT（visual display terminal）作業を日常的に行っているか。行っている場合，1日何時間使っているか：VDT作業による眼精疲労をデジタル眼精疲労といい，コロナ禍以降，国際的に問題になっている。VDT作業を1日4時間以上行う場合，デジタル眼精疲労のリスクが上がる（Ophthalmol Ther 11: 1655-1680, 2022）。

❹適切に屈折矯正できているか（度数の合っている眼鏡，コンタクトレンズ，老眼鏡）：眼鏡やコンタクトレンズでの視力矯正が不十分，もしくは過矯正，老視状態にあり，眼鏡装用が必要なのにいつまでも眼鏡装用をしていないなど。

❷身体所見
❶目の症状（目の疲れ・乾き・痛み，まぶたの重み・けいれん，充血，まぶしさ，かすみ，ピントが合わないなど）
❷全身症状（頭痛，首こり，肩こり，嘔気）

❸検査（図1）
❶視力検査（遠方視力，近方視力）：遠視，近視，乱視などの屈折検査，裸眼視力，矯正視力を遠方視，近方視ともに測定する。
❷ドライアイ検査
● ドライアイになると，涙液が不安定になり，眼表面が凸凹となってしまい，ピントを合わせるために過剰に毛様体筋が緊張し続けることで眼精疲労の誘因となる。また，VDT作業によるデジタル眼精疲労の状態では，スクリーンを長時間見続けることにより，瞬目の回数の減少・質の低下により涙液が十分に分泌されない状況となる。VDTによるデジタル眼精疲労の国際

的有病率は70%以上である（Ocul Surf 28: 213-252, 2023）。
● 具体的にはドライアイ症状の問診，フルオレセイン染色後の涙液層破壊時間（BUT：tear film breakup time）の検査を行う。
❸眼圧検査：急性緑内障発作など失明につながる疾患を鑑別するため。

### 原因疾患と頻度

**1** 3大原因疾患は，矯正不良，VDT作業，ドライアイといわれているが詳細な頻度は不明である。
**2** その他の原因疾患として，緑内障，白内障，斜視・斜位，眼瞼下垂，更年期障害，自律神経失調症，齲歯・歯周病，アレルギー性鼻炎，風邪，精神的ストレスなどがある（日本眼科学会ウェブサイトより）。

### 重要疾患の鑑別のポイント

**1** 緑内障（⇨1565頁）：緑内障のなかでも閉塞隅角緑内障は眼圧が急激に上がる「急性緑内障発作」を起こすことがある。急性緑内障発作を起こすと，頭痛，嘔気，首こり，眼不快感などの眼精疲労と似た症状を呈することがある。急性緑内障発作は放置すると失明につながる疾患であり眼科受診が必須である。
**2** 白内障（⇨1564頁）：白内障は加齢で起こるものだが，長年放置することで，眼鏡で補正できなくなり，頭痛，眼痛，首こり，肩こり，ピンボケなどの症状をきたす。成熟白内障となり，水晶体皮質（蛋白質）が液状になり溶け出して，強い炎症と痛みを起こす場合がある。失明のリスクがあるため，眼科受診が必須である。

### どうしても診断のつかないとき試みること

眼科，脳神経外科にコンサルトし，頭痛や嘔気の原因がないか精査する。

---

# 飛蚊症・光視症・霧視
## Floaters, Photopsia, Blurred Vision

坂口 裕和　広島大学教授・視覚病態学

### 診断のチェックポイント

■定義
❶飛蚊症：実際に眼前にはないものが，例えば，

点状，糸くず状，輪っか状などの形のものが，"見える"現象である。目を動かすと，遅れてついてくる，あるいは白い壁，青い空など一様な色彩の背景がある場所で気づきやすい。

❷光視症：実際に眼前に光っているものがないのに，視界に光が走ったり，光が飛んだり，チカチカしたりする症状である。原因によっては，飛蚊症に伴う場合もある。

❸霧視：視界がかすむ現象である。この症状は多くの眼疾患でみられる。

### ❶病歴

**❶飛蚊症**

- 症状はいつからで，どちらの目で生じているか。
- 見えるものの形状，数はどうか。
- 症状はどのくらいの時間持続するか。常に見えるか。
- 白い壁を見たらわかりやすいか。
- 目を動かすと後からついてくるか。
- 全身疾患はあるか。

**❷光視症**

- 症状はいつからで，どちらの目で生じているか。持続時間はどのくらいか。
- 飛蚊症を伴うか。
- 症状のあと，片頭痛を伴うか。

**❸霧視**

- 症状はいつからで，どちらの目で生じているか。
- 痛みや充血はあるか。
- 全身疾患はあるか。

### ❷身体所見

**❶飛蚊症**：硝子体出血が生じる可能性のある，糖尿病，高血圧などの疾患に関する所見，ぶどう膜炎が生じるような全身疾患，例えばサルコイドーシスなどの有無が重要である。

**❷光視症**：光が飛んだあとの片頭痛の有無が重要である。片頭痛がある場合は，閃輝性暗点を疑う。片頭痛を認めない閃輝性暗点もある。

**❸霧視**：多くの疾患が関連する。白内障が生じやすい全身疾患のほか，網膜に影響が生じやすい，糖尿病，高血圧などに関する所見が重要となる。

### ❸検査：視力検査，眼圧検査，視野検査，スリット検査，眼底検査など。

## 原因疾患と頻度

❶飛蚊症の原因には，生理的飛蚊症，後部硝子体剥離，網膜裂孔，網膜剥離，ぶどう膜炎，硝子体出血などがあげられる。いずれも眼球内部の硝子体とい

うゲル内の混濁が，網膜に投影されて感知される。頻度として生理的飛蚊症がほとんどを占めるが，突然，新たに生じた飛蚊症患者では，緊急性の高い網膜剥離なども含まれるため，要注意な症状である。

❷光視症の原因には，網膜裂孔，網膜剥離，閃輝性暗点などがあげられる。

❸飛蚊症および/または光視症を新たに自覚した患者の眼底検査で，14％に網膜裂孔が認められたとする報告がある。また，その報告で，最初に後部硝子体剥離のみと診断された患者でも，6週以内に網膜裂孔を生じる可能性が3.4％あると報告されている（JAMA 302：2243-2249，2009）。

❹霧視の原因には，白内障，ぶどう膜炎，糖尿病網膜症，加齢黄斑変性，視神経炎，屈折異常などがあげられ，加齢に伴うもの，全身疾患に伴うものなどさまざまである。

## 重要疾患の鑑別のポイント

❶飛蚊症，光視症を新たに認めた場合，1）網膜剥離，網膜裂孔の既往がある，2）外傷の既往がある，3）左右で視力が異なっている，4）視野が狭窄している，などに当てはまる場合は，後部硝子体剥離のみ（25％）の場合もあるが，網膜剥離（24％），網膜裂孔（19％），網膜動脈閉塞（2％），脳卒中（0.6％）などの可能性もありうると報告されている（Am J Ophthalmol 242：125-130，2022）。

❷光視症では閃輝性暗点の場合も要注意である。その場合は両眼性のことが多い。20～30分続くことが多く，光が次第に視野に広がり，回復する。光の端がギザギザしているなどと訴えることもある。脳疾患の可能性があり，脳神経内科，脳神経外科などの受診が必要である。

## どうしても診断のつかないとき試みること

❶硝子体が出血，混濁して眼底が見にくい場合は，超音波が有用である。

❷原因不明の硝子体混濁の場合は，硝子体手術を施行し，眼底確認およびサンプル採取後のPCRなどが有用な場合がある。

## 帰してはならない患者・帰してもよい患者

網膜剥離，網膜裂孔，脳疾患などが疑われる患者は帰してはならない。

# 変視症・中心暗点
## Metamorphopsia, Central Scotoma

**森實 祐基** 岡山大学大学院教授・眼科学

## ▍診断のチェックポイント

❶変視症とは，ものが歪んで見えたり，ものが実際よりも大きくもしくは小さく見える症状である。

❷中心暗点とは，視野の中心が見えないもしくは見えにくい症状を指す。

❸いずれも原因や緊急性はさまざまであるが，視力に不可逆的な影響を及ぼす疾患が原因である可能性があるため，症状がみられた際には早期に眼科専門医を受診することが望ましい。

**1** 病歴：症状の発生時期，症状が片眼性か両眼性か，症状の経時的変化，全身既往歴（糖尿病や循環器系疾患など）について詳細に問診する必要がある。

**2** 身体所見：変視症，中心暗点は網膜や視神経の異常によって生じることが多いため，下記の眼科的検査が重要である。しかし，外傷による視神経炎や頭蓋内疾患に伴う視神経浮腫などによってこれらの症状をきたすこともあるので，全身所見の有無にも注意を払う必要がある。

**3** 検査

❶視力

- 片眼ずつ検査を行う。
- 変視症が軽度であれば視力が低下することは少ないが，重症化すると視力が低下する。
- 中心暗点では視力が低下することが多く，視神経炎などによる中心暗点では著しい視力低下を認める。

❷アムスラーチャート

- 片眼ずつ検査を行う。
- 格子状のチャート（図1）の中心点を固視し，格子の歪みや中心視野の欠損の有無について答えてもらう。変視症や中心暗点を簡便に検出することができる。
- チャートを患者に渡しセルフチェックを行ってもらうことが症状を早期に発見するために有効である（Br J Ophthalmol 37: 521-537, 1953）。

❸M-CHART

- 変視症のなかでも特に歪視の評価に用いる。
- 直線と視角 0.2〜2.0 度まで 0.1 度刻みに点の間隔を変えた 19 種の点線から構成されたチャー

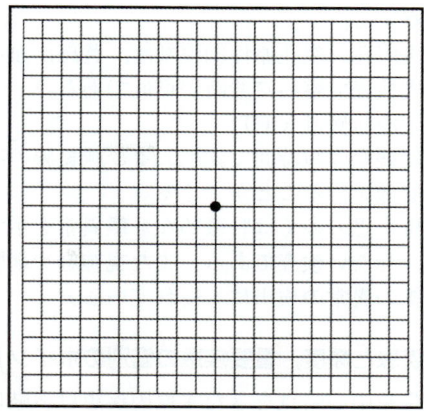

図1 アムスラーチャート

トである。点の間隔が広がると歪みを感じにくくなる性質を利用して，歪視の程度を定量的に評価することが可能である。

- 片眼ずつ検査を行い，歪みを感じなくなった点線の視角を M-CHART スコアとして記録する。チャートを提示する向きを変えることで水平および垂直方向の歪みを検査する（Invest Ophthalmol Vis Sci 44: 4012-4016, 2003）。

❹中心フリッカー

- 片眼ずつ検査を行う。
- 一定の周波数で点滅する光を提示し，点滅を認識できる最大の周波数を計測する。視力とは異なり屈折異常や中間透光体の影響を受けにくい。主に視神経機能の異常の有無の評価に有用である。
- 簡便かつ短時間に検査を行うことが可能であるが，点滅光を認識できないほど中心暗点が大きい場合には検査を行うことができない。

❺視野検査

- 見えている範囲と網膜の感度を調べる検査である。
- さまざまな検査方法が存在し，検査員が指標を動かして検査を行う動的量的視野検査（Goldmann 視野検査）と特定の位置で指標の明るさを変化させて検査を行う静的量的視野検査（Humphrey 視野計）に分けられる。
- 動的量的視野検査は広い範囲の視野障害の検出に適している。一方で静的量的視野検査は初期の視野障害の検出に適している。

❻眼底検査

- 視神経および黄斑の異常の有無に注意し眼底を

観察する。

- 黄斑円孔，裂孔原性網膜剥離，黄斑出血などは眼底検査で容易に診断が可能である。

❼光干渉断層計（OCT）

- 非侵襲かつ短時間で網膜および脈絡膜の詳細な断層像を得ることができる。
- 黄斑疾患の多くは特徴的な形態異常を示すため欠かせない検査である。また視神経や網膜神経線維の異常の検出にも優れている。

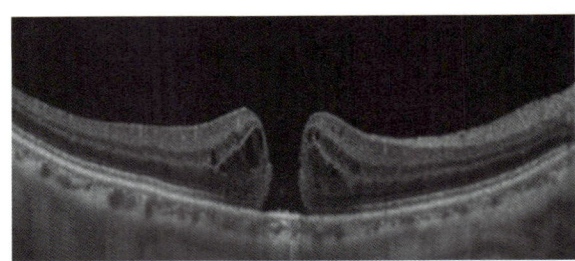

**図2** 黄斑円孔の OCT 画像

## 原因疾患と頻度，重要疾患の鑑別のポイント

変視症や中心暗点をきたす原因疾患は多岐にわたる。そのため，病歴と上記の各種検査の結果を総合的に判断して診断することが重要である。

**❶加齢黄斑変性**（⇨1571 頁）

❶主に 50 歳以上でみられる疾患であり，2019 年度のわが国における視覚障害認定の原因疾患の第 4 位である（Jpn J Ophthalmol 67: 346-352, 2023）。

❷加齢黄斑変性は滲出型と萎縮型に分類されどちらも変視症の原因となる。日本人には滲出型が多く，脈絡膜新生血管からの滲出によって視細胞が障害され視機能が低下する。

❸黄斑における脈絡膜新生血管からの出血（黄斑下出血）や黄斑組織の萎縮が生じた場合には中心暗点をきたす。

**❷中心性漿液性脈絡網膜症**

❶30～50 歳台に多くみられる疾患であり，黄斑において滲出性の網膜剥離が生じる。

❷変視症や小視症を訴えることが多い。

❸一般に予後は良好とされるが，難治例ではレーザー治療などを必要とする。

**❸黄斑円孔**（⇨1580 頁）

❶後部硝子体皮質の牽引により黄斑に小さな孔を生じる疾患である（図2）。

❷50 歳以上で発症することが多く，有病率は中高年の 0.1～0.3％といわれ，男性より女性に多く発症する。

❸円孔を閉鎖するためには硝子体手術が必要である。

**❹網膜前膜**

❶黄斑の網膜表面に薄い膜様組織を形成する疾患であり，特発性と他の眼疾患に伴う続発性がある。

❷特発性は 50 歳以上に多くみられ，40 歳以上の有病率は 4～12％である（Ophthalmology 118: 694-699, 2011）。

❸進行に伴って膜様組織が収縮し網膜を牽引する

ため変視症が強くなる。

❹眼底検査，OCT が診断と進行度の判定に重要である。

**❺黄斑浮腫を伴う疾患**

❶網膜静脈閉塞（⇨1573 頁），糖尿病網膜症（⇨1577 頁），ぶどう膜炎（⇨1566 頁）などに伴って細胞外液が黄斑に貯留した状態を黄斑浮腫と呼ぶ。

❷進行すると変視症，視力低下を自覚する。

❸高血圧，脂質異常症，糖尿病などの全身疾患に合併することが多い。

**❻視神経炎**（⇨1581 頁），**視神経乳頭浮腫**

❶中心暗点および急激な視力低下をきたすことが多い。

❷多発性硬化症や頭蓋内疾患との関連が重要であり，他科と連携した精査が必要である。

**❼裂孔原性網膜剥離**（⇨1575 頁）

❶網膜周辺部に生じた裂孔から眼内液が網膜下に移動することによって網膜が剥がれる疾患である。

❷網膜剥離が進行すると広い範囲に視野欠損を生じ，黄斑部に及ぶと変視症を自覚する。

❸放置すると失明するため早急に外科的治療が必要となる。

## どうしても診断のつかないとき試みること

眼底所見や眼科的検査で明らかな異常がある場合は，ほとんどの場合で診断は容易である。しかし自覚症状のみで眼科的所見に乏しい場合には，非典型的な視神経疾患や頭蓋内病変，全身疾患に伴う症状などの可能性を考慮し，CT や MRI での頭部画像検査や全身精査を行う。

# 難聴
Hearing loss

欠畑 誠治　太田総合病院・中耳内視鏡手術センター
センター長（神奈川）

GL 急性感音難聴診療の手引き2018年版

## 緊急処置

1 急性発症の難聴で，第Ⅷ脳神経以外の脳神経症状を伴う場合，脳幹・小脳などの中枢疾患を疑いCT，MRIなどの画像診断と詳細な神経学的検査を行う。
2 急性感音難聴の場合，早期の診断・治療が必要なため，すみやかな耳鼻咽喉科受診が必要となる。

## 診断のチェックポイント

1 難聴はその原因や発症部位に応じて伝音難聴，感音難聴，そして混合性難聴に分類される（図1）。
2 どのタイプの難聴なのか適切に聴力評価するのが診断の第一歩となる。

### 定義
1 伝音難聴（conductive hearing loss）
- 外耳や中耳にある構造の異常や機能障害によって，音が内耳へと適切に伝わらないことに起因する難聴。
- 耳垢栓塞や外耳道炎，滲出性中耳炎，鼓膜穿孔，耳硬化症，耳小骨離断など。
2 感音難聴（sensorineural hearing loss）
- 内耳や聴神経の障害に起因する難聴。
- 加齢性難聴や突発性難聴，急性低音障害型感音難聴，音響性聴覚障害，薬剤性難聴，ウイルス性難聴（ムンプス，ヘルペス，風疹，麻疹など），遺伝性難聴など。
3 混合性難聴（mixed hearing loss）：伝音難聴と感音難聴が合併したもの。

1 病歴：病歴の聴取が鑑別診断に重要である。
1 発症の時期：難聴が突然に始まったのか，徐々に悪化したのか，以前からあるのか。
2 発症の経緯：何らかの誘因（強大音への曝露，外傷，薬物摂取歴，感染症など）があったか。
3 関連症状の有無
- 耳鳴，めまい，耳痛など他の耳の症状が伴っているか。
- 顔の麻痺，言語障害，手足のしびれなど，他の神経症状が同時に起こっているか。
4 両耳か片耳か：難聴が一方の耳だけか，両耳か。
5 耳の疾患や手術歴：以前に同様の症状があった

か。中耳炎の既往，手術歴など。
6 職業や趣味：騒音の多い環境での労働や，音楽関連の活動，イヤホンやヘッドホンの長期使用など，難聴の原因となりうる要因があるか。
7 家族歴：家族に同様の症状や疾患があるか。
8 全身的な疾患：糖尿病，高血圧，自己免疫疾患など，難聴と関連が考えられる疾患の既往歴。
9 初発か再発か：初めてのエピソードか。
2 身体所見：顕微鏡や内視鏡を用いた検査が必須である。外耳や中耳に伝音難聴の原因となる疾患がないか評価する。
1 外耳道の検査：耳垢栓塞，異物，外耳道炎，腫瘍などの有無を確認。
2 鼓膜の検査：色調，透明度，光錐，穿孔，中耳液の貯留，骨破壊の有無の確認。
3 検査
1 音叉による聴力検査：簡易に実施できるRinne試験，Weber試験など。
2 純音聴力検査（オージオグラム）：聴力を周波数ごとに測定。気導聴力閾値と骨導聴力閾値を測定し，伝音難聴，感音難聴，混合性難聴の鑑別を行う。
3 ティンパノメトリー：中耳機能の検査。鼓膜のコンプライアンスを測定し，鼓膜や耳小骨の可動性を評価する。
4 語音聴力検査
- 日常のコミュニケーションにおいて特に重要な，言葉の聴き取り能力を評価する。
- 語音聴取閾値や最高語音明瞭度を測定する。
5 耳音響放射：他覚的な聴力検査。内耳の外有毛細胞の機能を評価。
6 聴覚誘発電位
- 聴性脳幹反応（ABR：auditory brainstem response）や聴性定常反応（ASSR：auditory steady state response）などの他覚的な聴力検査。
- 純音聴力検査が施行できない新生児や小児など，自らの聴力状態を正確に伝えることが困難な患者の聴力評価に有用。
- 機能性難聴の鑑別にも用いる。
7 高解像度CTやMRIによる画像診断：中耳や内耳，聴神経の異常評価に有用。

## 原因疾患と頻度

1 突発性難聴：10万人あたり20〜40人。
2 聴神経腫瘍：成人の中枢神経系の腫瘍の約8〜10%を占め，年間10万人あたり1〜2人。MRIの

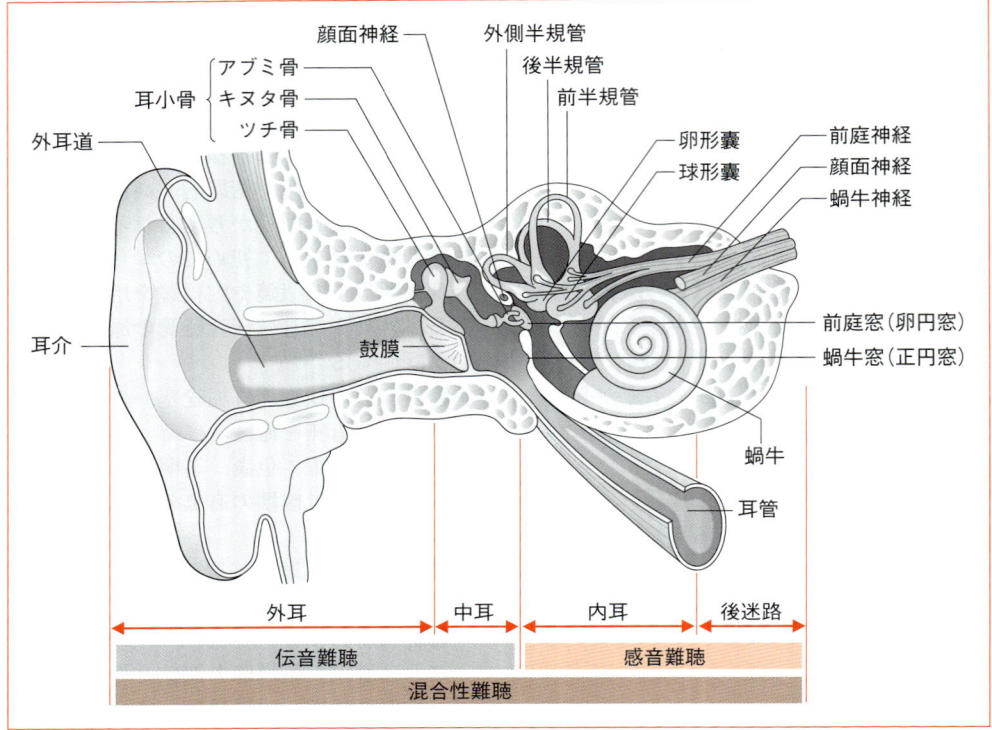

**図1 聴覚の解剖と音の伝導路**

耳は大きく分けて外耳，中耳，内耳から成っている。音は外耳道から入り，鼓膜に達する。中耳では耳小骨（ツチ骨，キヌタ骨，アブミ骨）を介し鼓膜の振動を増幅させ内耳に伝えている。内耳において音は機械的エネルギー（振動）から電気的エネルギー（電気信号）に変換され蝸牛神経核，オリーブ核，外側毛帯，下丘，内側膝状体などいくつかのニューロンを経て大脳まで伝えられ，ここで初めて音として認識される。この間に両耳から入った音の周波数，強さなどの情報が統合され処理が行われる。これらの音の伝導路のうちどの部分が障害されても難聴という症状が出る。難聴の程度，障害部位の評価のために種々の聴覚検査を行う。

〔宇佐美真一：難聴．金澤一郎，他 総編集：今日の診断指針（第7版），p202，医学書院，2015 より〕

使用が一般的になったことで偶発的に検出されるケースが増加している。

❸ Ménière 病：10 万人あたり 15〜50 人。

## 重要疾患の鑑別のポイント

### ❶ 突発性難聴（⇨ 1596 頁）

❶急性に発症する聴力低下：多くの場合，患者は目覚めたときや日常生活のなかで突然の聴力低下に気づく。

❷単一耳の聴力低下：ほとんどの場合，一方の耳だけが影響を受ける（両耳の急性難聴は非常にまれ）。

❸短期間での進行：72 時間以内に 30 dB 以上の聴力低下が 3 つ以上の連続する周波数で発生する。

❹めまい以外の神経症状がない。

❺除外診断：聴神経腫瘍や外リンパ瘻などの他の原因がない。

### ❷ Ménière 病（⇨ 1598 頁）

❶回転性のめまい：突然の激しい，数分から数時間続くめまいのことが多い。しばしば嘔気や嘔吐を伴う。

❷反復性，進行性の聴力低下：発作の初期では一時的で，発作後に回復するが，繰り返すうちに持続的な聴力低下に進行する。

❸耳閉感，耳鳴：耳閉感や低音の耳鳴を伴うことが多く，発作前や発作中に増強することがある。

❹疲れやストレスとの関連：疲れやストレスが症状の悪化を引き起こすことがある。

### ❸聴神経腫瘍

**❶一側性の聴力低下や難聴**：通常，腫瘍が発生した側の耳で聴力低下が生じる。突発的に聴力が悪化することがある。

**❷耳鳴**：通常，一側性。腫瘍が存在する側の耳での耳鳴り。

**❸MRIによる確認**：腫瘍の存在や大きさ，位置などはMRIによって確認されることが多い。

## どうしても診断のつかないとき試みること

**❶詳細な問診を再度行う**：症状の発症時期，持続時間，関連症状，過去の耳の疾患や手術，職業的な騒音曝露，家族歴などについて詳しく問診する。

**❷他覚的聴覚検査**：聴覚誘発電位（ABR，ASSRなど），耳音響放射（OAE：otoacoustic emissions）などの他覚的検査を行う。

**❸遺伝子診断**：難聴が家族に複数存在する場合や，先天的な可能性が考えられる場合に，関連する遺伝子変異の検査を行う

**❹聴覚情報処理検査（APT：auditory processing test）**：標準的な聴力検査では異常がないが，騒音下での聞き取りにくさを訴える，いわゆる「隠れ難聴」「聞き取り困難症（聴覚情報処理障害）」などの疾患が近年注目を集めている。その診断のためのAPTが提案されている。

## 帰してはならない患者・帰してもよい患者

急性発症の難聴で，小脳症状など他の脳神経症状を伴う場合，脳幹・小脳などの中枢疾患を疑いCT，MRIなどの画像診断と詳細な神経学的検査を行う。

# 人工内耳
### Cochlear Implant

**岩崎 聡** 国際医療福祉大学三田病院教授・耳鼻咽喉科

GL ・小児人工内耳適応基準2022
　　・成人人工内耳適応基準2017
　　・小児人工内耳前後の療育ガイドライン2021年版

## 緊急処置

**❶**頭部外傷後に人工内耳による聞き取りが悪化した場合は，インプラントの故障や電極の蝸牛からの脱出が疑われるので，早期受診すべきである。

**❷**インプラント部位である側頭部の痛みや発赤・腫脹を認め，感染が疑われた場合は早期受診が必要である。

## 診断のチェックポイント

**❶人工内耳とは**

**❶**人工内耳は体外部装置と体内部装置からなり，電極を蝸牛に挿入する手術が必要となる。音声情報を電気信号に変えて，直接蝸牛を電気刺激することで聞き取るシステムである。

**❷**術後に（リ）ハビリテーション，マッピングとよばれる調整を行うことでスムーズに言語を理解できるようになる。3つのメーカーの人工内耳が保険医療として実施されている（図1）。

**❸**先天性難聴の場合は早期に人工内耳手術を行うほうが言語発達は良好であり，人工内耳の両耳装用も増加傾向にある。一般的には全身麻酔下で手術は行われ，1〜2週間後に人工内耳の調整（マッピング）を行う。

**❷適応診断**：急速に難聴が進んだ場合はまずステロイドを中心とした難聴の治療を行う。治療を行うも難聴が改善しない場合は補聴器を使用する。半年ほど補聴器の効果をみて，効果が望めない場合に人工内耳の適応を判断する。

**❶小児人工内耳**

● 両側先天性高度難聴を有する小児の場合はできるだけ早期に人工内耳により音声情報を入れたほうが良好な言語発達がみられることがわかっている。現在1歳以下でも体重8kg以上であれば適応となるので，高度難聴の早期診断と迅速な対応が必要である。

● わが国の「小児人工内耳適応基準」は2014年に詳細に作成され，2022年に見直された。適応年齢は原則1歳以上（体重8kg以上）であったのが，1歳以下でも体重が8kg以上であれば対象となるようになった。

● 1）平均聴力レベルは90dB以上，または2）6か月以上補聴器装用を行っても装用下の平均聴力レベルが45dBより改善しない，または3）補聴器装用下で最高語音明瞭度が50%以下の場合が適応となる。

● 高度難聴の診断には聴性脳幹反応検査（ABR：auditory brainstem response），聴性定常反応検査（ASSR：auditory steady state response）や条件詮索反応聴力検査（COR：conditioned orientation response audiometry）による聴覚検査を行い，難

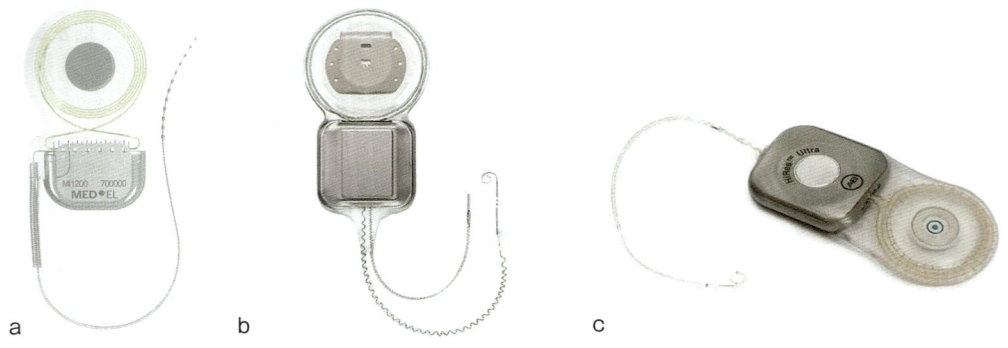

**図1　わが国で保険適用されている人工内耳インプラント**

a：メドエル社製，b：コクレア社製，c：アドバンスト・バイオニクス社製。写真は各社ウェブサイトより転載。

聴の程度を評価する。

❷成人人工内耳

● 2017 年には「成人人工内耳適応基準」が見直され，1）裸耳での聴力検査で平均聴力レベル（500 Hz，1,000 Hz，2,000 Hz）が 90 dB 以上の重度感音難聴，2）平均聴力レベルが 70 dB 以上，90 dB 未満で，なおかつ適切な補聴器装用を行ったうえで，装用下の最高語音明瞭度が 50％以下の高度感音難聴が適応となった。

● 聴力レベルと語音明瞭度は必ずしも程度が一致するわけではないため，標準純音聴力検査と語音検査の両者の結果を踏まえて治療法を検討する必要がある。

● また，両耳聴の実現のため両耳装用が有用な場合にはこれを否定しないなど，海外での適応に近づく形で適応が拡大された。

❸残存聴力活用型人工内耳

● 低周波数帯の聴力が軽～中等度難聴（125 Hz，250 Hz の聴力レベルが 65 dB 以下）で高周波数帯の聴力が高度～重度難聴（2,000 Hz，4,000 Hz，8,000 Hz の聴力レベルがそれぞれ 65 dB 以上，75 dB 以上，85 dB 以上）の高音急墜型感音難聴に対しては，低音部を音響刺激で，高音部は人工内耳で聞き取る残存聴力活用型人工内耳（EAS：electric acoustic stimulation）が適応となる。

## 原因疾患と頻度

❶両側高度感音難聴の代表的な疾患としては，両側の突発性難聴，原因不明の進行性感音難聴，このなかには難聴遺伝子変異が原因のものが含まれる。難聴遺伝子変異の有無は現在保険適用で遺伝子検査により確認できる。

❷先天性両側高度感音難聴では言語発達に明らかな遅滞を生じる。代表的な疾患としては内耳奇形や *GJB2* などの難聴遺伝子変異，先天性サイトメガロウイルス感染症などがあるが，原因不明の場合もある。

❸ EAS が適応になる代表的な原因疾患としては，*ACTG1* 遺伝子，*CDH23* 遺伝子，*KCNQ4* 遺伝子，*TEMPRESS3* 遺伝子などの高音急墜型・障害型の感音難聴を生じる遺伝子変異が主である。いわゆる指定難病である若年発症型両側性感音難聴が含まれる。進行性難聴の場合もあり，症例により一般的な人工内耳を選択する場合もある。

## 適応の有無の鑑別のポイント

❶以下の検査を実施して人工内耳適応の有無を鑑別する。

　❶側頭骨 CT で内耳奇形の有無。

　❷ MRI で蝸牛神経の評価。

　❸補聴器適合検査で補聴器装用下の閾値と語音明瞭度を評価。

　❹純音聴力検査で適応聴力を評価。

　❺語音明瞭度検査。

❷これまでは両側の難聴が治療対象であったが，突発性難聴のような一側性高度感音難聴に対しても人工内耳の有効性が評価され，わが国における先進医療も終了した。今後保険収載へ向けての展開が望まれる。

❸最近は 80 歳台で人工内耳を装用する方が増えている。合併症により全身麻酔が受けられない場合でも，施設によっては局所麻酔下での手術も実施しているので専門施設に相談する。

## 慎重な診断が必要な場合

❶画像検査で高度な内耳奇形や蝸牛内に石灰化を認める場合は慎重に適応を判断する必要がある。
❷重複障害や中枢性聴覚障害がある場合は，人工内耳による聴覚補償が有効であるとする予測がなければならない。
❸反復する急性中耳炎が存在する場合。

## 禁忌となる患者

　中耳炎などの感染症の活動期には人工内耳手術は禁忌となる。

# 耳鳴
Tinnitus

工　穣　信州大学教授・耳鼻咽喉科頭頸部外科学

GL 耳鳴診療ガイドライン 2019 年版

## 診断のチェックポイント

■**定義**：明らかな体外音源がないにもかかわらず感じる異常な音感覚のことである。拍動性耳鳴と非拍動性耳鳴の 2 つに分けられ，これはさらに他覚的耳鳴と自覚的耳鳴に分けられる。

❶拍動性耳鳴：約 70% が他覚的耳鳴（体内に音源があり第三者が聴取可能）
❷非拍動性耳鳴：他覚的耳鳴の一部（ミオクローヌス，顎関節症）

**1 病歴**

❶発症時期，進行性の有無，性状，部位，原因，煩わしさの程度，悪化要因，騒音曝露の有無，家族歴，睡眠への影響，社会的/就労上の影響などを聞く。
❷ Tinnitus Research Initiative（TRI：国際的耳鳴研究グループ）によって作成された患者背景を統一化するための質問票 Tinnitus Sample Case History Questionnaire（TSCHQ）の日本語版の活用が推奨されている。
❸ Tinnitus Handicap Questionnaire（THQ），Tinnitus Handicap Inventory（THI）などの耳鳴質問票，Visual Analogue Scale（VAS）などの耳鳴の評価尺度，不安・抑うつに対する State-Trait Anxiety Inventory（STAI），Self-rating Depression Score（SDS），Hospital Anxiety and Depression Scale

（HADS）などの質問票，睡眠障害に対する Pittsburgh Sleep Quality Index（PSQI）などの睡眠質問票も併せて行うとよい。

**2 身体所見**

❶耳鏡所見：耳鳴の原因となりうる耳垢などの外耳疾患，中耳炎や腫瘍などの中耳疾患の有無を観察する。
❷口腔咽頭所見：口蓋ミオクローヌスは口腔咽頭の視診で確認可能。
❸聴診所見：拍動性耳鳴や不規則な音の耳鳴の場合，オトスコープや聴診器で耳内，耳後部，頸部，頭部の聴診を行う。硬膜動静脈瘻，内頸動脈走行異常，鼓室型グロームス腫瘍などで拍動音を聴取できる場合が多い。

**3 検査**

❶聴覚検査：純音聴力検査，ピッチ・マッチ検査，ラウドネス・バランス検査，遮蔽検査を行う。通常の octave frequency で難聴を認めない場合でも，mid-octave frequency（主に 3,000〜6,000 Hz）に dip を認めることがあるため，検査を追加することを検討する。
❷画像検査：拍動性耳鳴や片側性難聴に伴う耳鳴，限局的な神経所見の合併などがある場合は頭部 MRI，側頭骨 CT，DSA（digital subtraction angiog-

| 表1 耳鳴の原因疾患 |
| --- |
| **感音難聴** |
| 　突発性難聴 |
| 　音響外傷 |
| 　急性低音障害型感音難聴 |
| 　Ménière 病 |
| 　頭部外傷 |
| 　薬剤性難聴 |
| 　心因性難聴 |
| 　ムンプス難聴 |
| 　蝸牛神経炎 |
| 　Hunt 症候群 |
| 　その他原因不明内耳性難聴 |
| **伝音難聴** |
| 　耳硬化症 |
| 　急性中耳炎 |
| 　慢性中耳炎 |
| 　中耳奇形 |
| 　耳手術例 |
| **混合性難聴** |
| 　内耳性難聴＋滲出性中耳炎 |
| **無難聴性耳鳴** |

（立木 孝：耳鳴の診断．神崎 仁 編：CLIENT 21 No.6 聴覚．pp296-301，2000 より）

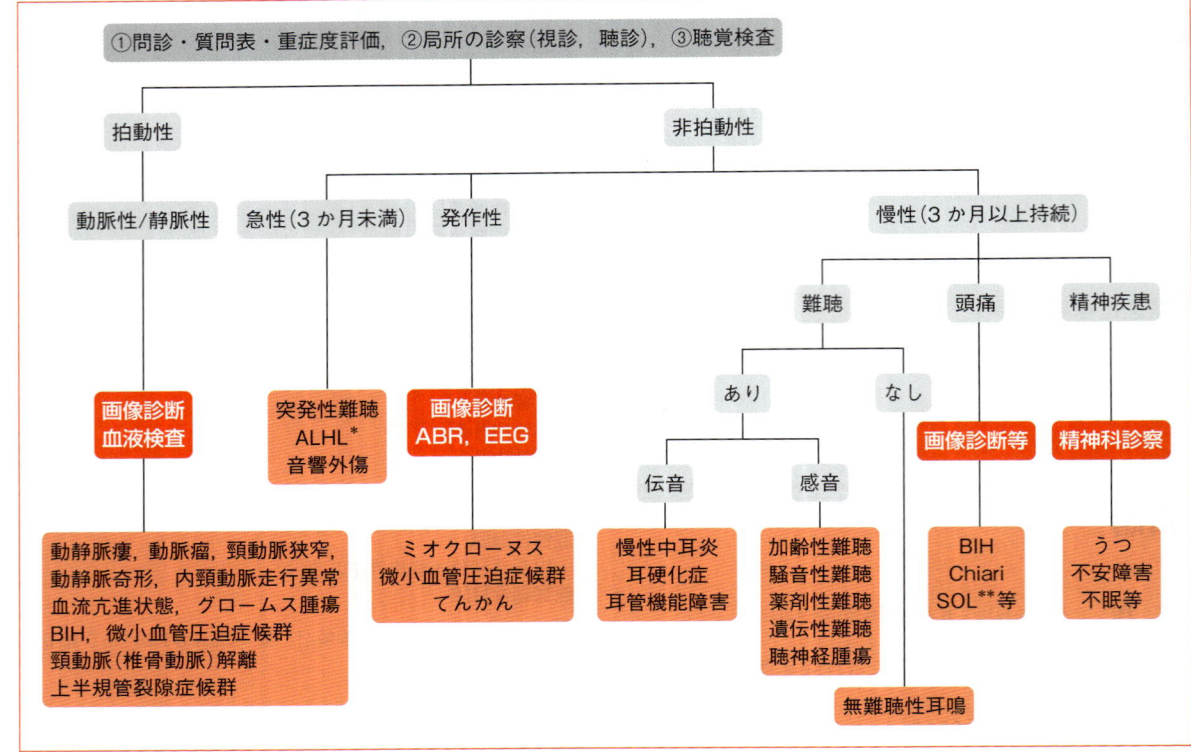

**図1** 耳鳴の診断アルゴリズム（TRI を改変）

　＊急性低音障害型感音難聴（acute low-tone sensorineural hearing loss：ALHL）
＊＊占拠性病変（space occupying lesion：SOL）
（一般社団法人日本聴覚医学会 編：耳鳴診療ガイドライン 2019 年版．p38，金原出版，2019 より）

raphy）などの画像検査を行う。

## 原因疾患と頻度

**1** 耳鳴の原因疾患には**表1**のようなものがあげられるが，うち感音難聴が最も多く約 3 分の 2 を占める。特に音響外傷，突発性難聴，薬剤性難聴，耳硬化症，Ménière 病などで耳鳴を合併しやすいといわれている。

**2** また，国際的に認知された TRI の分類に沿った耳鳴の診断アルゴリズムが作成されている（**図1**）。まず TSCHQ などの問診票を用いて耳鳴の性状（拍動性，非拍動性），発症（急性，発作性，慢性），持続性の有無を鑑別し，局所診察や画像検査によって拍動性耳鳴や他覚的耳鳴を除外診断する。そして聴覚検査により感音難聴や伝音難聴などの有無を明らかにしていく。

## 重要疾患の鑑別のポイント

### 1 音響外傷
- ❶強大音曝露。
- ❷片側性または両側性難聴，耳閉感。
- ❸純音聴力検査にて片側性または両側性感音難聴。

### 2 鼓室型グロームス腫瘍
- ❶進行性難聴。
- ❷片側性難聴，耳閉感，拍動性耳鳴。
- ❸純音聴力検査にて片側性伝音難聴。

## どうしても診断のつかないとき試みること

**1** 脳神経内科または脳神経外科にコンサルトし，中枢性疾患がないか詳しく診てもらう。

**2** 精神疾患に伴う耳鳴の場合もあるので，難治の場合は精神科へのコンサルトも考慮する。

# 耳痛
Otalgia, Earache

**小森 学** 聖マリアンナ医科大学主任教授・耳鼻咽喉科学

## 緊急処置

耳痛からの緊急処置は比較的少ないものの耳介聳立（しょうりつ）や耳後部の発赤・腫脹などを認めた場合には乳様突起炎や膿瘍形成などを疑い対応する（図1）。また，内耳に起因する症状を認めた場合にも早期の診断，治療が必要であることが多い。

## 診断のチェックポイント

### ■定義

❶耳痛は耳性のもの（一次性耳痛：primary otalgia）か，非耳性のもの（二次性耳痛，放散痛，関連痛：secondary otalgia，referred otalgia）かに大別される。

❷支配神経は三叉神経（耳介上部，外耳，鼓膜，乳突蜂巣粘膜），顔面神経（耳介，外耳，鼓膜，中耳），舌咽神経（鼓膜，中耳，耳管），迷走神経（外耳），頸神経（耳介，乳突部皮膚）が関連しており，それら神経への刺激が耳痛として認識される。耳介の神経支配領域を示す（図2）。

**1**病歴：小児か成人か，急性発症か慢性発症かで疾患頻度が異なる。そのうえで痛みの性状（疝痛か鈍痛か）や持続時間，増強する要因（耳介牽引痛，夜間増強痛など），随伴症状（耳漏，難聴，耳鳴，めまい，顔面神経麻痺，かゆみ）などを確認する。

❶急性発症の小児では急性中耳炎が多い。

❷急性発症の成人では外耳道炎が多い。

❸慢性発症では顎関節症や歯原性疾患が比較的多い。

❹長引く痛みの場合には悪性腫瘍，特に外耳道癌や中咽頭癌などが鑑別となる。

❺随伴症状がある場合，特に内耳に起因する症状（難聴，耳鳴，めまい，顔面神経麻痺）がある場合には早期診断，早期治療を行う必要があることが多い。

**2**身体所見：耳痛が耳性か非耳性かを身体検査にて鑑別する。

❶耳介の視診，耳介牽引痛の有無，耳後部の腫脹，耳介聳立の有無を確認する。耳介牽引痛がある場合には外耳道炎を，耳介聳立がある場合には乳様突起炎（図1）を疑う。

❷外耳道および鼓膜を顕微鏡または内視鏡下に観察する。発赤，腫脹，耳漏，鼓膜穿孔の有無，真珠腫の有無などを確認する。真菌塊や胞子を認めた場合には外耳道真菌症，水疱を認めた場合にはRamsay Hunt症候群（耳性帯状疱疹）を疑う。その場合，めまいの有無や顔面神経麻痺の有無などを確認する。

❸外耳道，鼓膜に所見のない耳痛は鼻咽頭の観察，顎関節の触診を行う。また，急性扁桃炎や扁桃周囲膿瘍の頻度は比較的高い（図3）。

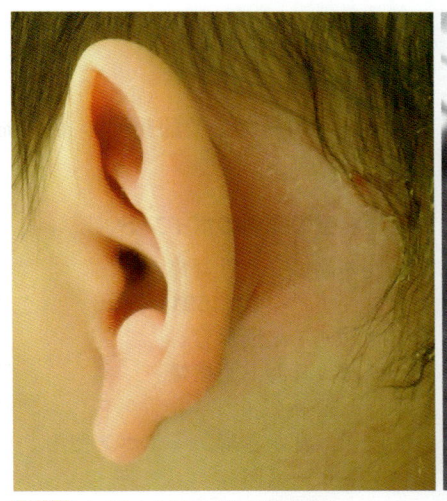
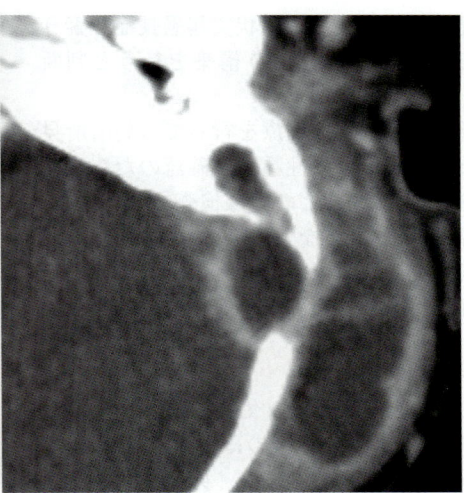

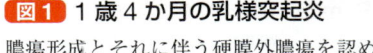 **図1** 1歳4か月の乳様突起炎
膿瘍形成とそれに伴う硬膜外膿瘍を認めた。

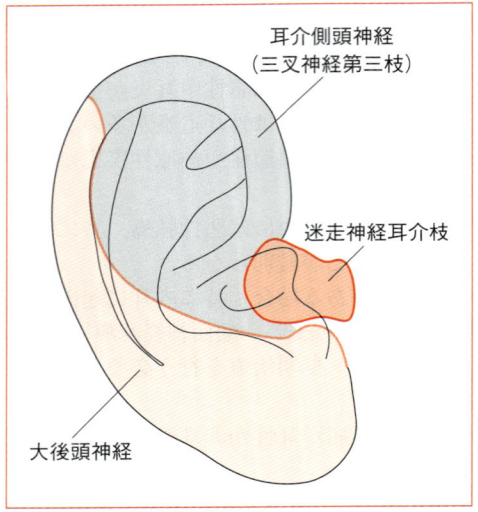

**図2** 耳介前面の神経支配領域

前面は3つの神経が支配し，裏面は小後頭神経と
大後頭神経が支配する。

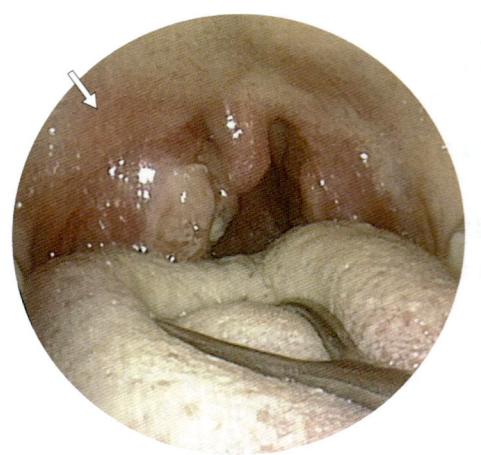

**図3** 右扁桃周囲膿瘍

右口蓋扁桃が前方に腫脹し，口蓋垂が健側に偏位
しており，右耳痛を認めた。

**3 検査**

❶鼓膜所見に異常がある場合には純音聴力検査や
ティンパノメトリーなどの聴覚検査を行う。
❷耳漏を認めた場合には細菌検査を行う。
❸外耳道に水疱を認めた場合には水痘・帯状疱疹
ウイルス抗原キットでの迅速検査を行う。
❹耳介聳立など乳様突起炎を疑う場合には側頭骨
造影CT検査で膿瘍形成の有無を確認する。
❺めまいを訴える場合には赤外線CCD（change
coupled devices）による眼振検査などの平衡機能
検査を行う。
❻舌咽神経への刺激となる茎状突起過長症を疑う
場合にはCT検査を行う。3D構築を行うと判断
しやすい。
❼外耳道炎などで適切な加療を行っても局所所見
が改善しない場合には悪性腫瘍の確認のため病理
組織検査やCT，MRIなどの画像検査を検討する。
❽夜間に増強する耳痛などは悪性外耳道炎を疑
い，糖尿病の有無や免疫不全の有無，画像検査で
骨破壊の有無（骨髄炎）を確認する。

## 原因疾患と頻度

　頻度に関しては海外のデータであるが，一次性耳
痛が全体で71％であり，小児のほうが成人より一
次性耳痛が多かった（83％）。また，男性は女性よ
りも一次性耳痛が多く（82％），女性では三叉神経，舌
咽神経痛が多い（7％）傾向であった（J Audiol Otol

**表1** 耳痛の病因別・部位別分類

**1．一次性耳痛**
　1）耳介：耳介血腫，耳介軟骨膜炎，再発性多発軟骨炎
　2）外耳：外耳道炎（細菌，ウイルス，真菌），耳垢栓塞，外
　　耳道異物，Ramsay Hunt症候群，外耳道真珠腫，閉塞性
　　角化症，悪性外耳道炎
　3）中耳：急性鼓膜炎，急性中耳炎，中耳真珠腫
　4）乳突洞：乳様突起炎，コレステリン肉芽腫
**2．二次性耳痛，放散痛，関連痛**
　顎関節症，急性咽頭炎，急性扁桃炎，扁桃周囲膿瘍，齲
　歯，智歯周囲炎，茎状突起過長症，頸部リンパ節炎，上咽
　頭腫瘍，鼻副鼻腔腫瘍，耳下腺腫瘍，甲状腺炎，心因性な
　ど

19: 34-8，2015）。比較的頻度の高いものを**表1**に
列挙した。

## 重要疾患の鑑別のポイント

**1 頻度の高い一次性耳痛**

**❶急性中耳炎**（⇨1591頁）

・乳幼児，集団保育。

・発熱，耳漏，不機嫌。

**❷外耳道炎**

・成人，耳かき癖，イヤホン使用。

・アトピー素因。

**❸Ramsay Hunt症候群**

・めまい，難聴，顔面神経麻痺。

- 耳介発赤，水疱，耳痛。
2 頻度の高い二次性耳痛
  ❶ 顎関節症
    - 開口時痛，咀嚼時痛。
    - 開口障害，関節雑音。
  ❷ 急性扁桃炎，扁桃周囲膿瘍
    - 嚥下時痛，開口障害。
    - 発熱，咽頭痛。

## どうしても診断のつかないとき試みること

　腫瘍性疾患も否定的な場合，耳痛に関連する神経は，頸椎・肺・腹部臓器にも関連することに注意が必要である。そのため，逆流性食道炎，急性心筋梗塞，大動脈瘤などでも耳痛が生じることがあることに注意しつつ診察を行う。

**表1　発症様式からみためまいの分類**

| 発症様式 | 疾患名 |
|---|---|
| 急性<br>（acute） | ・前庭神経炎<br>・めまいを伴う突発性難聴<br>・脳血管障害によるめまい |
| 再発性<br>（episodic） | ・Ménière 病<br>・前庭性片頭痛<br>・良性発作性頭位めまい症（BPPV）<br>・前庭性発作症（VP）<br>・椎骨脳底動脈循環不全（VBI）<br>・パニック発作など心因性めまいの一部 |
| 慢性<br>（chronic） | ・持続性知覚性姿勢誘発めまい（PPPD）<br>・一側前庭機能障害の代償不全<br>・心因性めまいの一部<br>・両側前庭機能障害<br>・加齢性前庭障害<br>・脳血管障害後遺症<br>・中枢神経変性疾患（多系統萎縮症，Parkinson病など） |

# めまい・平衡障害
## Vertigo and Balance Disorder

**堀井 新**　新潟大学大学院教授・耳鼻咽喉科・頭頸部外科学

## 緊急処置

1 ショックや失神発作を「めまい」として訴える場合がある。血圧や貧血の有無，徐脈性不整脈をチェックし，静脈路を確保する。

2 明らかな麻痺や感覚障害，構音障害，眼球運動障害，協調運動障害を認め，脳卒中によるめまいを疑った場合は，MRI 拡散強調画像が脳幹・小脳梗塞の診断に有用である。CT は小脳出血の診断以外は有用性が乏しいので注意する。

3 上記に当てはまらず，聴覚症状を伴うなど急性末梢性めまいを疑った場合は，安静・静脈路確保のうえ，炭酸水素ナトリウム 250 mL の静注，嘔気が強い場合はメトクロプラミド 10 mg の筋注または静注，不安が強い場合はジアゼパム 5 mg を筋注する。

## 診断のチェックポイント

❶ 発症様式が単発（初回）なのか，再発・反復性（発作性）なのか，あるいは慢性・持続性なのかを問診し，急性（acute）めまい，再発性（episodic）めまい，慢性（chronic）めまいに分類する。表1 にそれぞれの代表疾患を記す。

❷ 急性めまいには，緊急処置を有する危険なめまいが含まれるので，図1，2 に示す急性期めまい

の診療フローチャートに沿って除外する。

■定義：WHO の ICD-11 における，急性めまい，再発性めまい，慢性めまいの定義を以下に記す。

❶ 急性めまい（acute vestibular syndrome）：数日〜数週間続く急性発症の前庭症状を示す疾患で，新規発症の前庭障害に起因する眼振や嘔吐，高度平衡障害を伴う。単発の場合が多いが，再発性あるいは進行性めまいの一部として発症することもある。

❷ 再発性めまい（episodic vestibular syndrome）：数秒〜数時間，時に数日間の一過性前庭障害に起因する前庭症状を示す疾患で，一般に眼振や嘔吐，転倒を伴う。何らかの誘因により，あるいは誘因なく，前庭症状を繰り返す。

❸ 慢性めまい（chronic vestibular syndrome）：通常，持続性の前庭障害に起因する動揺視，眼振，歩行不安定などを伴い，数か月〜数年に及ぶ慢性の前庭症状を呈する疾患である。多くの場合進行性であるが，急性めまいからの不完全な回復が定常化した場合，あるいは再発性めまいの間欠期の持続性の症状の場合がある。

注：ここでいう前庭症状とは，運動感覚を伴うめまい（vertigo），空間識の障害（dizziness），身体の不安定（unsteadiness）を指す。いずれも聴覚あるいは中枢神経症状を伴うこともある。

1 病歴

❶ 急性めまい（図1）

- 再発性めまいの発作期は急性めまいと同様の鑑別が必要なので，ここに含めて解説する。はじ

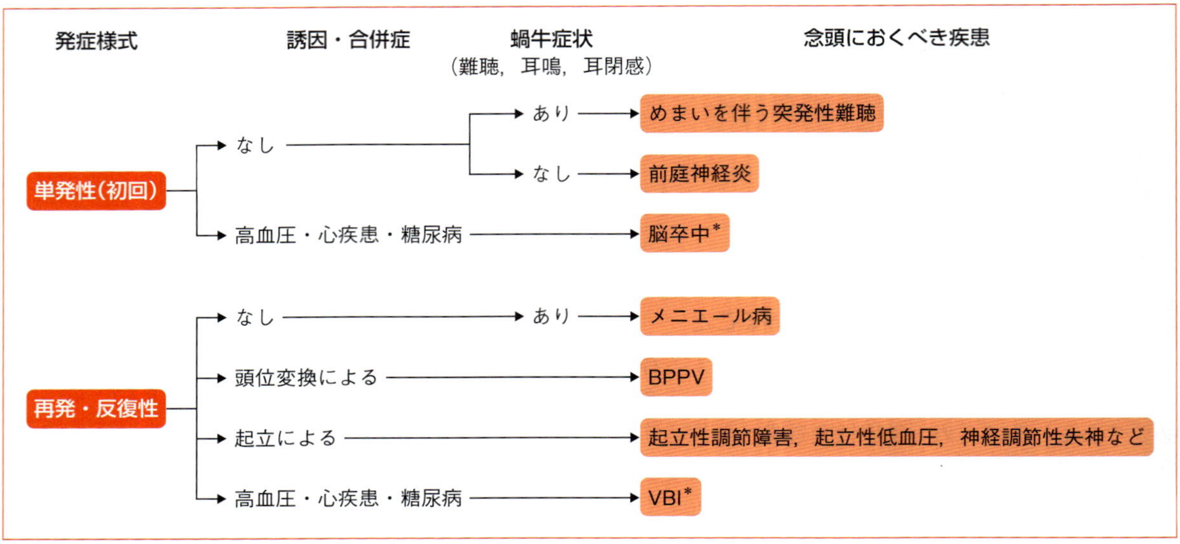

**図1** 急性めまいの診療フローチャート：問診

BPPV：良性発作性頭位めまい症，VBI：椎骨脳底動脈循環不全
＊これらが全例脳卒中，VBIというわけではなく，あくまでフローチャートでは念頭におくべき疾患を提示している．脳卒中，VBIを疑った場合はさらに以下の中枢症状について問診する．物が二重に見える，ろれつが回らない，顔面・手足のしびれや動かしにくさなど．
〔日本めまい平衡医学会：急性期めまいの診療フローチャート．Equilibrium Res 78(6): 607-610, 2019 より〕

めに，発症様式が単発（初回）なのか，再発・反復性なのかで分類する．次に，めまいの誘因と合併症の有無，さらに難聴や耳鳴などの蝸牛症状の有無を問診する．

- 初回めまい発作で高血圧や糖尿病の合併症がある場合は脳卒中を疑うことが必要である．その際は物が2重に見えないか，ろれつが回らないことはないか，顔面や手足のしびれ，動かしにくさがないか，などの中枢症状の有無を問診する．合併症がなく，蝸牛症状がある場合はめまいを伴う突発性難聴を考え，誘因・合併症・蝸牛症状のいずれも認めない場合は前庭神経炎を疑う．
- 発症様式が再発・反復性で高血圧や糖尿病の合併がある場合は椎骨脳底動脈循環不全（VBI：vertebrobasilar insufficiency）を疑い，単発性（初回）と同様に中枢症状の問診をとる．
- 合併症や誘因もなくめまいを反復する場合で蝸牛症状を合併する際はMénière病を疑う．頭位変換が誘因の場合は良性発作性頭位めまい症（BPPV：benign paroxysmal positional vertigo），起立が誘因の場合は起立性調節障害などを疑う．

❷再発性めまい：上述のMénière病，BPPV以外の再発性めまいとして，頭痛があれば前庭性片頭痛，心理的背景があればパニック発作を，秒単位の短いめまい発作を繰り返す場合は前庭性発作症（VP：vestibular paroxysmia）を想定する．

❸慢性めまい

- 慢性化する以前に急性めまい発作が先行したかどうかを問診する．
- 先行する急性前庭疾患がある場合は，持続性知覚性姿勢誘発めまい（PPPD：persistent postural perceptual dizziness）あるいは一側前庭機能障害の代償不全が考えられ，PPPDでは症状が立位姿勢・歩行，能動的あるいは受動的な体動，動くものや複雑な視覚パターンを見たときに増悪し，いったん増悪するとしばらく持続する．
- 代償不全でも同様の誘発がみられるが，症状の増悪は瞬間的な場合が多い．
- 先行疾患や発症時期がはっきりしない場合は，両側前庭機能障害，加齢性前庭障害を考える．不安症やうつの症状を聞き取り，あれば心因性めまいを考える．脳血管障害や中枢性疾患の既往があればこれらによる慢性めまいを考える．

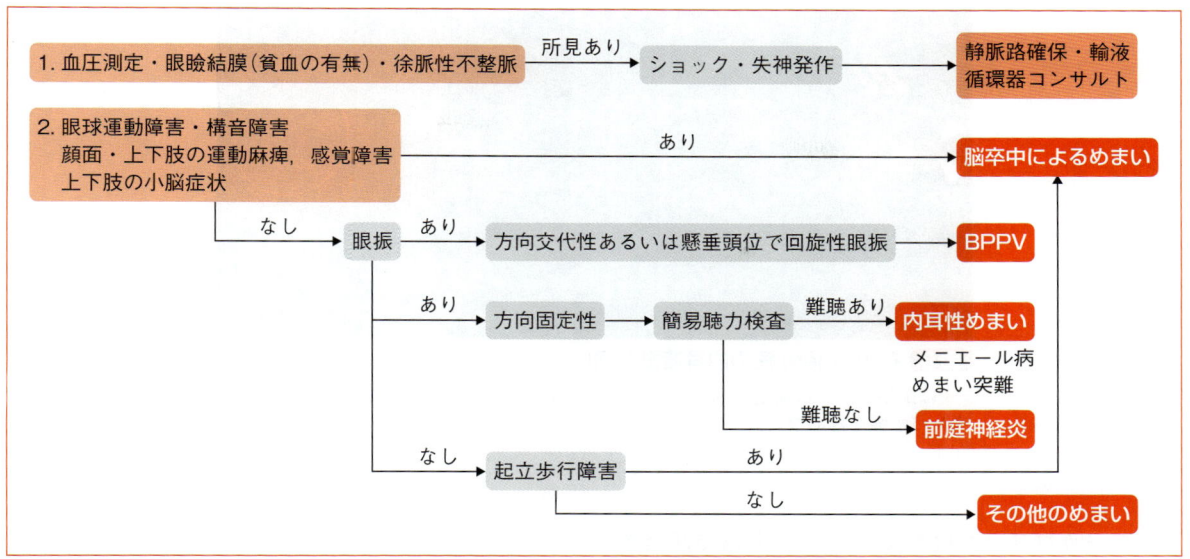

**図2** 急性めまいの診療フローチャート：診察

注：方向交代性眼振とは頭位によって眼振の方向が変化する眼振で，方向固定性とは頭位を変えても方向が一定の眼振を示す。
〔日本めまい平衡医学会：急性期めまいの診療フローチャート. Equilibrium Res 78(6): 607-610, 2019 より〕

**2 身体所見**

**❶急性めまい（図2）**

- 問診で脳卒中やVBIを疑った場合は，眼球運動障害，構音障害，顔面・上肢の運動麻痺と感覚麻痺，上下肢の小脳症状の有無を診察する。問診で脳梗塞が否定的であった場合は，全身の診察から始める。血圧測定，眼瞼結膜の診察（貧血チェック），徐脈性不整脈の有無をチェックする。血圧低下，貧血があれば出血性ショックを，徐脈性不整脈があれば失神発作によるめまいを疑う。これらの病態は真性のめまいとは言いがたいが，このようなケースでも患者は「めまい」を訴えて医療機関を受診する場合があるので注意を要する。

- 次に眼振をチェックする。坐位から懸垂頭位への頭位変換眼振を観察し回旋成分を含む眼振を認めたり，懸垂頭位から坐位へ起き上がるときに眼振の向きが逆転するなど方向交代性眼振を認めた場合はBPPVと診断する。方向固定性の眼振を認め，音叉やストップウォッチを用いた簡易聴力検査で一側難聴があった場合はMénière病やめまいを伴う突発性難聴，なかった場合は前庭神経炎を疑う。いずれの眼振も認めなかった場合には，起立や歩行に障害がないかをチェックする。この際に体幹失調や高度の歩

行障害を認めた場合は，脳卒中を念頭におく必要がある。

**❷再発性めまい**：再発性めまいの急性期は急性めまいと同様の身体所見をとる。めまい発作の間欠期は眼振や体平衡などの身体所見は認めないか軽微なことが多い。

**❸慢性めまい**：眼振や体平衡などの身体所見を認めないことも多いが，一側前庭機能障害後の代償不全では健側向きの麻痺性眼振や体平衡機能検査で患側への偏位を認める場合もある。

**3 検査**

**❶体平衡機能検査**：重心動揺検査では，開眼，閉眼条件で起立し，足圧中心（足の裏にかかる圧力の中心）の偏位を記録し，直立姿勢における身体の動揺を測定する。一側前庭機能障害の場合は患側へ偏位する。

**❷眼振検査**：赤外線Frenzel眼鏡検査，電気眼振検査（ENG），ビデオ眼振検査（VOG）など，暗所開眼あるいは閉眼で眼球運動を観察することで，裸眼より眼振の検出感度が高くなる。BPPVでは頭位変換により方向交代性の眼振を認め，一側前庭機能低下では健側向きの定方向性眼振を認めることが多い。

**❸迷路刺激検査**

- 温度刺激検査：外耳道への注水あるいは送風（エ

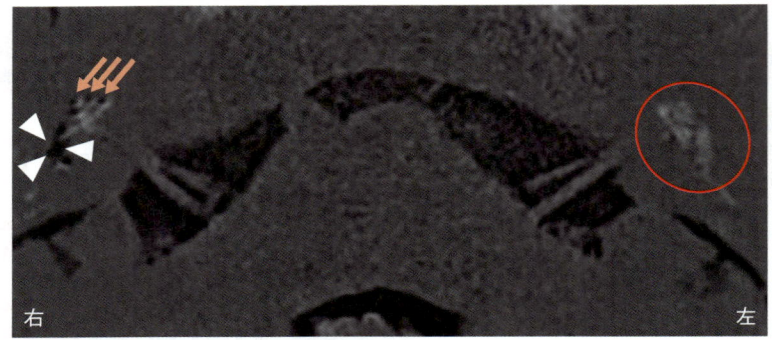

**図3 右 Ménière 病の内耳造影 MRI**

➡️は蝸牛の，▷は前庭の内リンパ水腫を示す。○の左側では，蝸牛，前庭とも内リンパ水腫を認めない。

アーカロリック検査)による冷温刺激で誘発される眼振を記録し，外側半規管機能を左右別々に定量評価する。

- ビデオヘッドインパルス検査(vHIT)：VOG を用いて，頭部を急速に回転させたときの前庭動眼反射の利得とキャッチアップサッケードの有無を評価する。水平半規管のみならず，垂直半規管機能も評価できる。
- 前庭誘発筋電位検査(VEMP)：cVEMP では強大音刺激による胸鎖乳突筋の，oVEMP では下斜筋(外眼筋)の筋電位を測定し，それぞれ球形嚢あるいは卵形嚢の耳石機能を評価する。

❹視刺激検査：眼前に平滑に動く視標を提示し，眼球が滑らかに動くかどうか(追跡眼球運動検査)，急速に動かしたときに視標を追えるかどうか(急速眼球運動検査)を評価する。視刺激検査の異常は中枢性疾患でみられる場合が多い。

❺聴覚検査，内リンパ水腫推定検査，脳画像検査
- 末梢前庭性めまいでは聴覚障害を伴う場合も多く，純音聴力検査も施行する。
- 内リンパ水腫を疑う場合は，蝸電図検査やフロセミド検査でそれぞれ蝸牛および前庭の内リンパ水腫の有無を評価する。また，画像で内リンパ水腫を診断する方法として内耳造影 MRI 検査を施行する。内リンパ水腫は低信号領域として描出される(図3)。
- 脳血管障害による急性めまいを疑った場合は頭部 CT および MRI を施行する。CT では小脳出血以外は診断価値が低いこと，MRI では拡散強調画像が脳梗塞の急性期に有用ではあるが，3 時間以内の超急性期には描出されないこともあ

るので注意する。

## 原因疾患と頻度

**1** めまいの原因疾患は診療科や国によって報告が異なるが，ドイツの脳神経内科のめまいセンターにおける 14,790 例の統計では，めまいの原因疾患で最多は BPPV の 17.7％で，以下，恐怖性姿勢めまい 14.6％，中枢前庭性めまい 12.2％，前庭性片頭痛 11.2％，Ménière 病 10.1％，前庭神経炎 8.1％，両側前庭機能障害 7.2％，前庭性発作症 3.9％，心因性めまい 3.1％，外リンパ瘻 0.6％，原因不明 2.8％，その他 8.8％と報告されている。上記のうち，恐怖性姿勢めまいは PPPD と同義である。

**2** 日本における統計では原因不明の割合が 15〜20％と高かったが，近年は PPPD や前庭性片頭痛の存在が認識されるようになり，その割合は減少する傾向にある。

## 重要疾患の鑑別のポイント

**1** 急性めまい

❶前庭神経炎は，突発的に回転性めまいを発症する急性めまい疾患である。めまいは単発で，体動や歩行でふらつきが悪化する状態がしばらく続く。聴覚症状やその他の神経症状は認めない。

❷突発性難聴(⇨1596 頁)は突然の難聴で発症し，約 40％に何らかのめまいを合併する。

❸脳血管障害では，延髄外側症候群および小脳出血が急性めまいの原因となる。

**2** 再発性めまい

❶再発性めまいを生じる疾患としては，内耳の内リンパ水腫が原因で聴覚症状とめまい発作を繰り

返す Ménière 病（⇨1598 頁），頭位変換により内耳の耳石が動き，方向交代性眼振を生じる BPPV（⇨1600 頁）が頻度的には多い。

❷これら以外にも，片頭痛発作と Ménière 病に類似するめまい発作を繰り返す前庭性片頭痛，脳幹における神経血管圧迫が原因で秒単位のめまい発作を繰り返す VP，脳幹の一過性虚血発作を繰り返す VBI，不安症（パニック発作）なども発作性めまいの原因となる。

❸多くの場合，急性めまいと同じく回転性めまいを生じることが多い。

❸ 慢性めまい

❶ PPPD は 3 か月以上持続する空間識の異常（dizziness），不安定さ（unsteadiness），非回転性めまい（non-spinning vertigo）を主訴とし，症状は立位姿勢・歩行，能動的あるいは受動的な体動，動くものや複雑な視覚パターンを見たときに増悪し，いったん増悪するとしばらく持続する。前庭疾患を中心とする何らかの平衡障害が先行する。器質的前庭疾患や精神疾患を合併することもあるが，それらでは症状を説明できないときに PPPD と診断する〔持続性知覚性姿勢誘発めまい（PPPD）の診断基準（2019）〕。

❷加齢性前庭障害は加齢により，両側前庭機能障害は主として原因不明の両側前庭機能低下により，前庭症状をきたす病態で，空間識の障害より体平衡の不安定さや浮動感が遷延する。

## どうしても診断のつかないとき試みること

急性めまいでは脳卒中など重篤な疾患が隠れている場合があり，疑念が残る場合は入院させることが望ましい。帰す場合は，後から中枢神経症状が出現する場合もあるのでその際は再診するよう説明しておく。

# 眼振

## Nystagmus

堤　剛　東京科学大学教授・耳鼻咽喉科

## 診断のチェックポイント

❶病歴：めまい・ふらつきの病歴を聴取する。
　❶いつからか
　❷持続時間

❸きっかけの有無
❹反復の有無
❺随伴症状（聴覚やその他の脳神経症状）
❻脳神経症状を伴う症例では緊急を要する場合が多い。

❷身体所見

❶注視眼振検査

- 正面，左右 30 度，上下 30 度の視標を注視させ，眼振を観察する。
- 定方向性眼振（Ⅰ度：図 1a，Ⅱ度：図 1b，Ⅲ度：図 1c）は末梢前庭障害の急性期によくみられる。
- 左右注視方向性眼振（図 1d：右注視時は右向き，左注視時は左向き眼振：Bruns 眼振）は脳幹の障害を示唆する。大打性（この場合右）が患側であることが多い。
- 振子様眼振（急速相と緩徐相の区別がつかない）は先天性眼振や中枢性の障害で認める。
- その他，注視の保持の障害や saccadic intrusion（急速眼球運動が左右に連発する），square-wave jerk（inter-saccadic interval をもつ急速眼球運動の連続）なども中枢障害を示唆する。

❷頭位眼振検査

- Frenzel 眼鏡や赤外線 CCD（charge coupled devices）ゴーグルを用いて非注視下の眼球運動を観察する。
- 座位で頭部を正面，右傾斜，左傾斜，後屈，前屈させた状態で観察する（図 2a）。
- 仰臥位では頭部を正面，左下頭位，右下頭位，懸垂正面，懸垂左下，懸垂右下の 6 頭位で観察する（図 2b）。

❸頭位変換眼振検査（図 3）：坐位正面と仰臥位懸垂頭位の間で急激に頭位を変えたあとの眼振を観察する Stenger 法と，坐位右（左）45 度捻転頭位と仰臥位懸垂右（左）下頭位の間で急激に頭位変化を加えたあとの眼振を観察する Dix-Hallpike 法がある。

❸検査

❶電気眼振図検査（ENG：electronystagmography）

- 眼球運動を電気的に記録する。記録下に上記眼球運動検査を施行する。
- 縦方向および横方向の眼球運動が記録できるが，回旋運動は記録できない。

❷ビデオ眼振計検査（VOG：video oculography）

- 赤外線 CCD による眼球運動映像を解析して，瞳孔の動きから縦・横方向を記録，虹彩紋理の

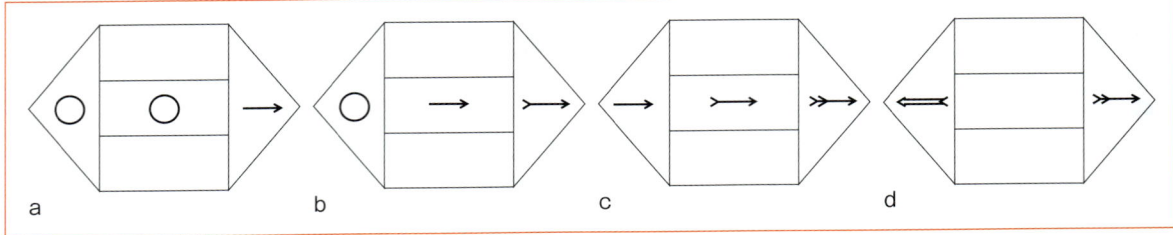

**図1** 注視眼振検査

◯：眼振なし，━━▶：水平性眼振，>━▶：低頻打性眼振，>>▶：中頻打性眼振，=▶：中打性眼振

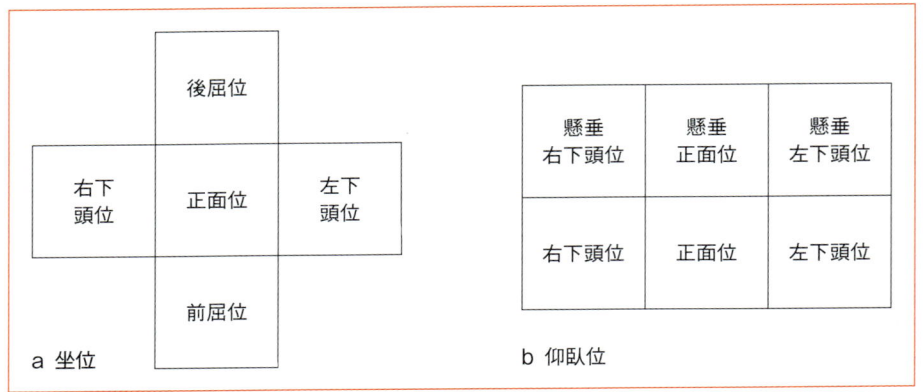

**図2** 頭位眼振検査

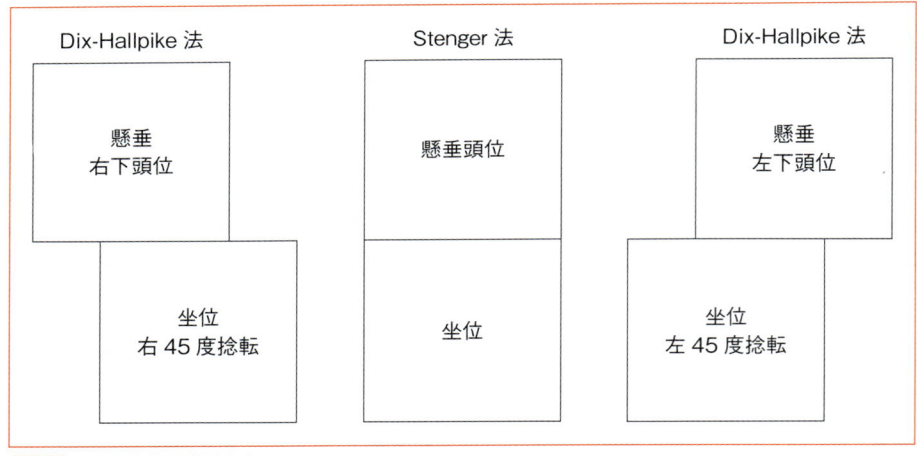

**図3** 頭位変換眼振検査

パターンマッチングなどから回旋方向を記録する。
- 眼裂の狭小例や閉眼下では記録できない。

❸温度刺激検査(caloric test)
- 上記 ENG や VOG 記録下に，外耳道内に注水

もしくは空気を注入して温度刺激を負荷し，外側半規管への温度刺激による眼振所見を記録，眼振緩徐相(前庭動眼反射)角速度を評価する。
- 半規管の障害があると緩徐相速度が低下する。

## 原因疾患と頻度

**1** 良性発作性頭位めまい症
❶めまいを主訴に大学病院を受診する症例の30～40％を占める。
❷頭位変化をきっかけに数秒～数分の回転性めまい発作と眼振が起こる。
❸頭位眼振検査や頭位変換眼振検査での眼振所見から原因半規管とその病態が特定できる。

**2** Ménière病
❶めまいを主訴に大学病院を受診する症例の7～10％を占める。
❷典型例ではめまい発作と難聴が同期・反復する。発作時には患側向きの眼振を認めることが多い。
❸めまい発作の多くは回転性で，頭位変化などの誘因をもたない自発性であり，持続時間は10分から数時間程度である。

**3** めまいを伴う突発性難聴
❶めまいを主訴に受診する症例のなかでは少ないが，突発性難聴症例の約30％がめまいを伴うとされる。

**4** 前庭神経炎
❶有病率は10万人あたり3.5人とされている。
❷数日間にわたる強い回転性めまい発作で発症する。健側向きの麻痺性眼振を呈する。一般に聴覚障害はきたさない。

**5** 脳血管障害
❶めまいを主訴に大学病院を受診する症例の2％程度であるが，重篤な転帰をたどることが多く見逃してはならないめまいである。
❷糖尿病や高血圧，動脈硬化などのリスク因子に加え，脳神経症状を伴うことが多い。

**6** 聴神経腫瘍
❶頻度はまれだが，増大すると脳幹の障害により重篤となる可能性がある。
❷大きいものでは脳幹の障害による左右注視方向性眼振(Bruns眼振)を呈する。

**7** 先天性眼振
❶有病率は350～20,000人に1人とされる。
❷左右注視方向性眼振もしくは振子様眼振を呈することが多く，20歳前後で眼振が強くなり，その後年齢とともに注視時の眼振は消失していく。
❸一方で，追視の障害や視運動眼振の方向の逆転(錯倒現象)などは永続する。

## 重要疾患の鑑別のポイント

**1** 末梢性めまいについては，特に発作性のものでは受診時に眼振所見が確認できないことが多いため，「病歴聴取が7割」といわれる。
**2** 脳血管障害の鑑別については糖尿病や高血圧，動脈硬化などの背景疾患の有無を聞き漏らさないことと，脳神経症状・所見を見逃さないことが重要だが，発症初期には眼振のみで他の脳神経所見を呈さないこともある。

## どうしても診断のつかないとき試みること

初期には診断のつかない症例は多いが，脳血管障害の可能性が否定できればその後の経過を追跡することでのちに診断できることが多い。

# 鼻閉
Nasal Obstruction, Stuffy Nose

**春名 眞一** 獨協医科大学名誉教授・耳鼻咽喉・頭頸部外科

## 診断のチェックポイント

■**定義**：鼻閉は鼻粘膜の腫脹，鼻茸，鼻漏によって鼻腔通気度が低下して生じる。しかし，鼻腔通気度が低下しても患者の症状の「鼻閉感」とは必ずしも一致しない場合もある。

**1** 病歴
❶いつから鼻閉が出現しているか：季節性である場合には花粉症，アレルギー性鼻炎があり，持続性の場合には通年性アレルギー性鼻炎，急性・慢性鼻副鼻腔炎，鼻茸症などの腫瘍性病変が考えられる。
❷片側性か両側性か，左右交代制に出現するか：一般に鼻閉は両側性の場合が多いが，片側性では鼻茸などを伴う鼻副鼻腔局所病変を考える。下鼻甲介粘膜にはnasal cycleがあり，数時間ごとに左右粘膜が交代性腫脹する。
❸鼻閉を伴う鼻副鼻腔疾患で生じる症状を聞く：黄色あるいは透明な鼻汁，くしゃみ，咳，耳閉感，においがしないなど。

**2** 身体所見：通常，鼻閉をきたす場合の身体所見の異常は，頸部腫脹をきたしていないか(鼻副鼻腔癌の頸部転移)，妊娠性鼻炎による鼻閉の可能性などをチェックする。

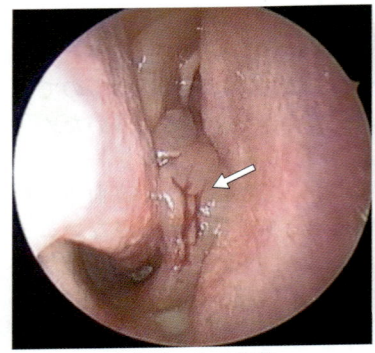

中鼻道からの鼻茸

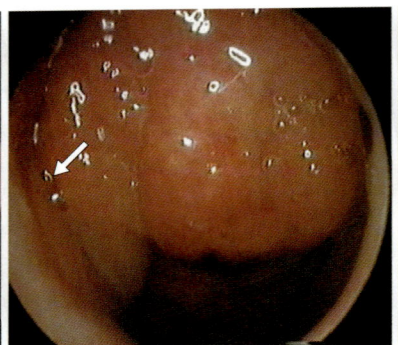

上咽頭にアデノイド
（矢印は圧排された耳管鼓室口）

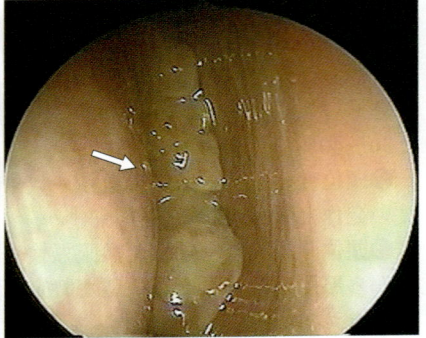

乳頭状腫瘤
（副鼻腔乳頭腫）

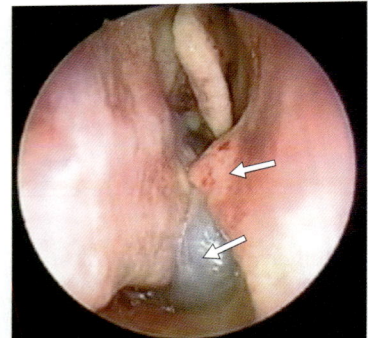

鼻中隔弯曲と鼻茸

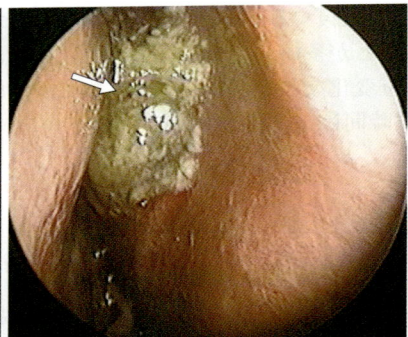

乾酪様条腫瘤
（上顎洞真菌症）

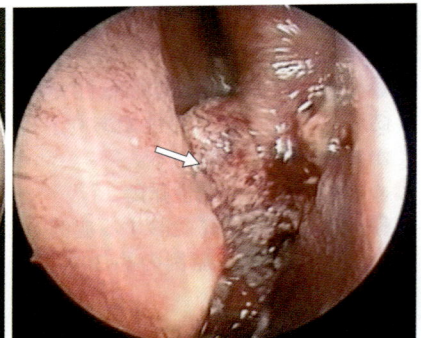

そ造性条腫瘤
（副鼻腔悪性腫瘍）

**図1** 鼻閉をきたすさまざまな鼻腔内視鏡所見（下側）

### ③検査

#### ❶鼻内内視鏡検査（図1）

- 内視鏡で前鼻孔から後鼻孔まで左右の鼻腔内を観察する。
- 下鼻甲介の腫脹を観察する：腫脹，発赤の程度を観察する。蒼白腫脹では通年性アレルギー鼻炎が多い。
- 鼻中隔弯曲を観察する：左右の弯曲の程度，上弯，前弯をチェックする。
- 腫瘤性病変の有無を観察する：鼻茸など。
- 鼻道を観察する：下鼻道，中鼻道，嗅裂部位に膿汁，腫瘤性病変をチェックする。

#### ❷画像検査

- 鼻副鼻腔単純X線写真（Waters法で上顎洞，前頭洞を，Caldwell法で鼻腔，篩骨洞，蝶形骨洞を観察できる）は感度と特異度が低く，できればCTのほうが情報量が数段多い。
- 鼻腔内（下鼻甲介腫脹，鼻中隔弯曲の程度，腫瘤

の大きさ，位置），各副鼻腔の陰影の有無や陰影の濃淡や石灰化，鼻副鼻腔の骨破壊の有無をチェックする。
- 腫瘤性病変や骨破壊を伴う陰影など軟部病変の情報をさらに評価するには，造影CTあるいはMRIを試行する。
- 上顎洞Bモード超音波検査の有用性は報告されているが，骨に囲まれた鼻副鼻腔病変の診断はCTあるいはMRIのほうが優れている。

#### ❸鼻腔通気度検査

- 鼻腔抵抗を指標にして客観的に鼻腔通気を測定する非侵襲の検査である。
- ノズル・アンテリオール法が主流で鼻腔抵抗は鼻腔気流量と気流圧差で片方ずつ測定する。
- 吸気時100 Paの鼻腔抵抗で表現し，成人正常値は平均 $0.25 \pm 0.1$ Pa/cm³/秒未満であり，軽度鼻閉を $0.25 \sim 0.50$ Pa/cm³/秒，中等度鼻閉を $0.50 \sim 0.75$ Pa/cm³/秒，高度鼻閉を 0.75 Pa/cm³/

秒以上としている。

❹鼻汁塗抹検査と病理組織検査

- 鼻汁塗抹検査はグラム染色による細菌検査やHansel 染色や Giemsa 染色による好酸球や好中球，細菌の観察に用いられる。アレルギー性鼻炎の鼻汁は慢性鼻副鼻腔炎の粘性，粘膿性鼻汁に比較して好酸球が多い。
- 鼻閉の原因の腫瘍性病変には，炎症性の鼻茸のほかに，乳頭腫，血管腫などの良性腫瘍と扁平上皮癌などの悪性腫瘍や多発血管炎性肉芽腫症（GPA：granulomatosis with polyangiitis），好酸球性多発血管炎性肉芽腫症（EGPA：eosinophilic granulomatosis with polyangiitis）などの特殊炎症もあるので，確定診断し治療方針を決めるには病理組織検査は必須となる。

❺細菌学的検査：細菌検査は急性鼻副鼻腔炎の抗菌薬の選択に重要である。検出される細菌は肺炎球菌，インフルエンザ菌，モラクセラ・カタラーリスが多い。

## 原因疾患と頻度

❶原因疾患

❶片側性：鼻中隔弯曲症，片側性副鼻腔炎，鼻茸，乳頭腫，血管腫，鼻副鼻腔癌。

❷両側性：急性・慢性副鼻腔炎，鼻茸，アデノイド，上咽頭腫瘍。

❸交代制：鼻中隔弯曲症，アレルギー性鼻炎

❷頻度は，アレルギー性鼻炎＞急性・慢性副鼻腔炎＞鼻中隔弯曲症＞鼻茸＞片側性副鼻腔炎＞乳頭腫，血管腫＞鼻副鼻腔癌の順である。

## 重要疾患の鑑別のポイント

❶訴えが片側性か両側性か交代制かで原因疾患を考える。

❷鼻閉の出現が上気道感染症に併発したものであれば急性鼻炎や急性副鼻腔炎（⇨1606 頁）を考える。

❸季節性や左右交互性に生じる場合にはアレルギー性鼻炎（⇨1604 頁）を考える。

❹鼻内内視鏡所見で十分に腫瘍性病変を見極め，良性か悪性かは病理組織を採取する。

## どうしても診断のつかないとき試みること

心因性鼻閉の可能性を考える。思春期などに多い。通常，プラセボの薬剤を試みる。

鼻内内視鏡所見で悪性腫瘍性病変を疑い，鼻出血を伴う場合，すぐに帰さず止血処置を必要とする。

# 鼻出血
## Epistaxis

鴻 信義　東京慈恵会医科大学教授・耳鼻咽喉科学

## 緊急処置

❶救急搬送時すでに多量の出血があり貧血を起こしているようであれば，末梢点滴ルートを確保し，いつでも輸液や輸血をできるようにしておく。

❷患者体位は血液を嚥下して嘔吐を起こさないよう坐位か側臥位とする。

❸出血している側の鼻腔に鑷子で綿花を挿入し両側鼻翼軟骨の部分を手指で強く押さえ圧迫する。綿花はほぐしたほうが鼻腔内にしっかり挿入でき，圧迫効果も高い。

## 診断のチェックポイント

❶病歴

❶いつから出血しているか，左右どちらの鼻腔からか。

❷どのくらい出血したか。拍動性に流れ出てくるのか，ポタポタ垂れてくるのか，滲む程度か。

❸吐血していないか。吐血は血液の誤嚥による嘔吐を考える。

❹これまでに同様の鼻出血を生じたことがあるか。

❺循環器疾患，脳血管疾患，肝臓・腎臓疾患などはないか，またそれらの治療として抗凝固薬や抗血小板薬を服用していないか。

❻鼻閉や頬部痛，頭痛などはないか（→鼻副鼻腔腫瘍，出血性鼻茸）。

❼最近，鼻副鼻腔手術を受けたことがあるか（→術後出血）。

❽口腔咽頭，消化管など他の部位からの全身性出血を繰り返していないか，また家族にも同様に鼻出血や全身性出血がないか（→ Osler 病，血友病）。

❷身体所見

❶顔面蒼白かどうか（→動脈性出血）：貧血を生じるほどの出血であれば，早急な診断，出血部位特

定，止血処置が必要になる。

❷血圧，脈拍数，呼吸数，体温などバイタルサイン。

❸血液は主として前鼻孔から出てくるか，あるいは咽頭に落下しているか：出血部位が鼻中隔前下方の Kiesselbach 部位であれば前鼻孔から，また蝶口蓋孔など鼻腔後方からであれば後鼻孔を経由して咽頭に落下しやすい。

### ❸ 検査

❶内視鏡検査

- 鼻腔内の凝血塊を慎重に除去したのちに施行。
- Kiesselbach 部位なら前鼻鏡でも観察できるが，原則的に内視鏡で出血部位を確認。
- 出血の持続で内視鏡下の観察が困難なときには，ガーゼや綿花を 0.1％アドレナリン外用液と 4％リドカイン液に浸して鼻腔に数分間挿入し出血が弱まるのを待つとよい。

❷血液検査：出血が多ければ，貧血の有無や血小板数，血液凝固機能，肝機能などを確認。

❸画像検査：腫瘍性の出血を疑うときはまず CT，腫瘍性陰影があれば MRI を撮影。

## 原因疾患と頻度（表1）

❶鼻出血には局所的要因と全身的要因があるが，70〜90％は Kiesselbach 部位の局所的要因による。

❷ Kiesselbach 部位は動静脈が密集し粘膜上皮層直下を蛇行する。また鼻中隔弯曲症により隆起や陥凹するため，鼻炎や手指による機械的刺激などで容易に出血する。しかし大量に出血することは少なく，通常は圧迫などで止血できる。

❸一方，高血圧，肝硬変，腎不全，糖尿病などの基礎疾患を合併する患者や，抗血小板薬や抗凝固薬を内服中の患者など全身的要因があると鼻腔後方に位置する蝶口蓋孔や蝶形骨洞自然口の周囲からも出血し，止血処置にしばしば難渋する。

## 重要疾患の鑑別のポイント

### 1 Osler 病（遺伝性出血性末梢血管拡張症）

❶反復する難治性の鼻出血。

❷口唇，口腔，手指，鼻腔，胃腸などの末梢血管拡張，および肺，肝臓，脳，脊髄の動静脈奇形。

❸常染色体顕性遺伝。

### 2 若年性血管線維腫

❶鼻閉，頭痛，反復する難治性の鼻出血。

❷思春期男児に好発。

❸CT，MRI，血管造影検査。

---

**表1 鼻出血の原因**

**1. 局所的要因**
1）外傷：鼻ほじり，顔面外傷，鼻副鼻腔手術
2）炎症：急性/慢性鼻副鼻腔炎，アレルギー性鼻炎
3）鼻中隔疾患：鼻中隔弯曲症，鼻中隔穿孔
4）鼻副鼻腔腫瘍：良性腫瘍（血管腫，若年性血管線維腫，乳頭腫など）
悪性腫瘍（鼻腔癌，上顎癌，嗅神経芽細胞腫など）

**2. 全身的要因**
1）内科的疾患：高血圧，肝硬変，腎不全，糖尿病など
2）薬剤性：抗血栓薬（抗血小板薬，抗凝固薬）の服用
3）血液疾患：血小板無力症，血小板減少性紫斑病，白血病，血友病など
4）遺伝性：Osler 病，血友病
5）その他：月経関連，妊娠など

---

### ❸ 鼻副鼻腔悪性腫瘍

❶片側性の鼻閉，頬部痛，鼻出血，嗅覚障害，顔面の腫脹。

❷内視鏡で片側鼻副鼻腔からの腫瘤を確認しやすい。

❸CT，MRI，生検。

## どうしても診断のつかないとき試みること

❶出血部位が判別できないとき，放射線科にコンサルトし血管造影検査を施行する。外頸動脈系の血管，例えば顎動脈やその末梢の蝶口蓋動脈からの出血であれば，そのまま塞栓術を施行するという選択肢もある。

❷血液内科にコンサルトし，血液疾患の有無を精査してもらう。血小板無力症，血小板減少性紫斑病，白血病などの血小板異常，あるいは von Willebrand 病，血友病などの凝固・線溶系異常が見つかることがある。

❸抗血小板薬や抗凝固薬を内服しているときは，かかりつけの内科医や心臓外科医・脳神経内科・外科医に相談し，服用の一時中断が可能かどうか検討してみる。

## 帰してはならない患者・帰してもよい患者

❶鼻出血患者に対しては何らかの止血処置を施す。すなわち，Kiesselbach 部位からの出血であれば局所止血剤の貼付や電気凝固またはガーゼパッキングによる圧迫で，鼻腔後方からの出血であれば電気凝固またガーゼパッキングによる圧迫などで止血する。

❷止血処置後，30 分程度院内にて安静にしてもらい，再出血がないことが確認できれば通常は帰宅で

きる。ただし，以下の場合には帰宅させず緊急入院が必要。

**❶止血処置後も引き続いて前鼻孔や咽頭への出血がみられる場合**
- 止血困難症例と判断し，緊急入院のうえ鎮痛鎮静下に再度のガーゼパッキングを試みる。
- あるいは手術室にて（できれば患者の不安と疼痛を考え）全身麻酔下に内視鏡下蝶口蓋動脈焼灼術を施行する。

**❷多量の出血で止血処置後もバイタルサインが安定せず，また血液検査で明らかな貧血がある場合。**

**❸鼻副鼻腔手術後 2 週間程度で生じた再出血**
- 術後ガーゼパッキングが挿入されているにもかかわらず出血を認める場合，入院のうえ，できれば手術室でガーゼパッキング除去および出血部位確認と止血，再パッキングを施行する。
- ガーゼパッキング除去して数日のうちに出血を認める場合も，同様に出血部位確認と止血，再パッキングを施行する。

# 嗅覚障害
## Olfactory Dysfunction

**竹野 幸夫** 広島大学大学院教授・耳鼻咽喉科学・頭頸部外科学

**GL** 嗅覚障害診療ガイドライン（2017）

## 診断のチェックポイント

**❶**多くの場合，患者が訴えるのはにおいの感覚が減弱した状態（嗅覚低下，hyposmia），あるいは全くにおい感覚が消失状態（嗅覚脱失，anosmia）である。これらは量的嗅覚障害に分類される。

**❷**一方で，においの感じ方に変化が生じて受診する場合もある。これらには，異嗅症（dysosmia），嗅覚過敏（hyperosmia）などがあり質的嗅覚障害と呼ばれる。

### 定義

**❶**嗅覚（きゅうかく）（olfaction，sense of smell）とは，「におい」を感じる感覚のことである。化学受容体を有する第 I 脳神経に支配されている。嗅覚障害（olfactory dysfunction）とは，この嗅覚に何らかの異常が生じている状態である。

**❷**嗅覚障害は，固有鼻腔から大脳皮質嗅覚野までの嗅覚伝導経路のいずれかの異常によって生じる。障害が生じる部位により以下の 3 つの病態

に分類される。

- 気導性嗅覚障害（conductive olfactory dysfunction）：鼻吸気時に臭い分子が嗅裂部に到達できない病態。慢性鼻副鼻腔炎が代表疾患。
- 嗅神経性嗅覚障害（sensorineural olfactory dysfunction）：嗅細胞自体が障害を受けて嗅覚低下を生じる病態。感冒罹患後嗅覚障害が代表疾患。
- 中枢性嗅覚障害（central olfactory dysfunction）：頭蓋内の嗅覚路の障害により生じる病態。頭部外傷・脳挫傷が代表疾患。

### ❶病歴

**❶**発症時期と罹病期間，新型コロナウイルス感染症の罹患有無。

**❷**糖尿病，貧血などの基礎疾患の有無。

**❸**頭部・顔面外傷などの既往，有機溶剤の曝露など職業歴。

**❹**他疾患の服薬状況の確認，気管支喘息，鼻アレルギーの既往の有無。

**❺**随伴鼻症状の有無（くしゃみ，鼻閉，鼻漏）。味覚障害の有無。

**❻**嗅覚障害の程度。これには，「日常のにおいアンケート（SAOQ）（日本鼻科学会 嗅覚検査検討委員会編）」の活用が有用である。においの感じ方は文化的影響を強く受ける。本調査票は日本人の生活に即したにおい項目 20 種に対して感じ方を記載する自答式質問票である。

### ❷身体所見

**❶**ヒト嗅上皮は鼻腔内の上鼻甲介の内側とその向かい合う鼻中隔の嗅裂とよばれる領域に分布している。前鼻鏡検査，鼻腔内視鏡検査などの耳鼻咽喉科診察を行う。

**❷**嗅上皮が分布する嗅裂部の状態，鼻中隔・鼻腔側壁の解剖構造異常，鼻茸有無や鼻汁分泌物の状態を確認する。

### ❸検査

**❶**鼻腔内視鏡検査：局所所見の把握。

**❷**血液検査：アレルギー検査による抗原の同定，貧血の有無，亜鉛や鉄などのミネラル不足，末梢血好酸球数の測定。

**❸**画像診断
- 鼻副鼻腔 CT 画像検査：病変部位の主体となる嗅裂部位，篩骨洞領域の描出に優れている。
- 頭部 MRI 検査：頭蓋内中枢病変の検索に有用である。一次嗅覚中枢である嗅球，嗅溝ならびに大脳皮質嗅覚野の状態が評価できる。

**表1** T&T オルファクトメーターの基準臭物質

| 嗅素符号 | 一般名 | においの感じ方 |
|---|---|---|
| A | β-phenylethyl alcohol | バラの花のにおい，軽くて甘いにおい |
| B | methyl cyclopentenolone | 焦げたにおい，カラメルのにおい |
| C | isovaleric acid | 腐敗臭，古靴下のにおい，汗くさいにおい |
| D | γ-undecalactone | 桃のカンヅメ，甘くて重いにおい |
| E | skatole | 糞臭，野菜くずのにおい，いやなにおい |

❹嗅覚検査：わが国の保険診療において適応となる検査は，基準嗅力検査と静脈性嗅覚検査である。

● 基準嗅力検査：T&T オルファクトメーター（第一薬品産業）とよばれる嗅覚検査キットを用いる。嗅覚障害の有無とその程度を診断するのに用いる。A から E の 5 種類の基準臭（表1）で構成され，各嗅素とも 0 を正常嗅覚者の閾値濃度とし，10 倍希釈で −2 から 5 までの 8 段階（B は 7 段階）に分けられている。被検者がにおいを初めて感じた濃度を検知閾値，何のにおいか表現可能な濃度を認知閾値とする。

● 労災保険の障害等級認定基準，自動車損害賠償責任保険後遺障害診断の判定に本検査は必要である。認知閾値の平均損失値で，5.6 以上を嗅覚脱失，2.6 以上 5.5 以下を嗅覚減退と区分する。

● 静脈性嗅覚検査（アリナミンテスト）：アリナミン注射液（一般名：プロスルチアミン，10 mg，2 mL）を静脈内に約 20 秒かけて注射する。注射開始からにおい（ニンニク臭）を感じるまでの時間（潜伏時間）と，においが消失するまでの時間（持続時間）を測定する検査である。健常者の測定値は潜伏時間が平均 8 秒，持続時間が平均 70 秒である。本検査は簡便であるが，嗅覚閾値を判定することはできず，においの識別能・同定能の評価はできない。

## 原因疾患と頻度

❶わが国における嗅覚障害の疫学的な有病率は不明である。諸外国においては感冒罹患後の 20〜30% に嗅覚障害が生じるとの報告がある。

❷一方で，嗅覚障害の診療目的で医療機関を受診した患者統計では，広島大学病院耳鼻咽喉科・頭頸部

外科の統計（$n = 303$）も含め原因疾患の頻度は，鼻副鼻腔炎（鼻アレルギーを含む），感冒罹患後，特発性（原因不明），頭部外傷の順に多い。年齢層では 50 歳台に多いとされ，これは加齢による影響が生じ始める年代でもある。

## 重要疾患の鑑別のポイント

**❶ 好酸球性鼻副鼻腔炎**（⇨1606 頁）

❶本疾患は鼻副鼻腔粘膜への著しい好酸球浸潤，両側性・多発性の鼻茸，ニカワ様の粘稠鼻汁，篩骨洞優位の炎症を特徴とする難治性疾患であり指定難病である。気管支喘息や NSAIDs 過敏症（N-ERD）アスピリン喘息をしばしば合併する。

❷診断には JESREC スコアを用いる（⇨1606 頁，「鼻副鼻腔炎」を参照）。嗅覚障害の頻度も高く，経口ステロイド薬に反応する。

**❷ 感冒罹患後嗅覚障害**

❶中高年齢の女性に多い。上気道炎の原因となるウイルス（ライノウイルスなど）による嗅神経性嗅覚障害である。病歴で感冒を契機とする発症。

❷内視鏡，CT 画像検査で鼻副鼻腔に異常を認めない場合が多い。

**❸ COVID-19 後嗅覚障害**（⇨1268 頁）

❶わが国での 2021 年のアルファ株流行時には 58% に嗅覚障害，41% に味覚障害を認めている（厚労省特別研究三輪班）。2022 年のオミクロン株では発症頻度は 3 分の 1 に減少している。

❷嗅粘膜の支持細胞への感染による細胞障害が想定されている。感冒罹患後嗅覚障害に比較して予後は良好である。

## どうしても診断のつかないとき試みること

❶基準嗅力検査，定性味覚検査が実施可能な耳鼻咽喉科に紹介する。

❷脳神経内科・精神神経科への紹介：中枢性嗅覚障害が疑われる場合。孤立性 Parkinson 病では嗅覚障害が運動症状の発症前に生じるため臨床症状前駆マーカーとして有用である。Alzheimer 型認知症における嗅覚障害の重症度は将来の認知能低下の予知因子となる。

# いびき
Snoring

**原 浩貴** 川崎医科大学主任教授・耳鼻咽喉・頭頸部外科学

GL 睡眠時無呼吸症候群(SAS)の診療ガイドライン 2020

## 診断のチェックポイント

■**定義**:いびきは睡眠中のみに起こる異常呼吸音(呼吸抵抗音)である。睡眠関連呼吸障害に分類され,閉塞性睡眠時無呼吸症の1症状を指す場合と,孤発症状と正常範囲の異型としての単純性いびきを指す場合とがある。

### ❶病歴

#### ❶成人の場合

- 問診により,閉塞性睡眠時無呼吸症を疑わせる自他覚症状や合併症の有無を確認する。
- 覚醒時の症状:日中の過剰の眠気,睡眠後も回復しない疲労感,全身倦怠感,集中力低下,起床時の爽快感の喪失。
- 睡眠中の症状:呼吸停止や喘ぎ,窒息感とともに目覚める,ベッドパートナーによる習慣性のいびきや呼吸中断の指摘,夜間2回以上の排尿など。
- 合併症:高血圧,気分障害,認知機能障害,冠動脈疾患,脳卒中,うっ血性心不全,心房細動,2型糖尿病。
- いつから指摘されるようになったか
- 幼少時から(扁桃組織の肥大や鼻呼吸障害,顎顔面形態の異常など)。
- 肥満に伴って(BMIや首の周囲径の増加で,閉塞性睡眠時無呼吸症の有病率が上がる)。
- 女性で閉経後から(プロゲステロンの分泌減少による閉塞性睡眠時無呼吸症の発症)。
- いびきの出現する体位:側臥位で消失・軽減(単純性いびきや軽症の閉塞性睡眠時無呼吸症の可能性)。

#### ❷小児の場合

- 保護者から,閉塞性睡眠時無呼吸症を疑わせるいびき以外の臨床症状を確認する。
- 夜間の症状
- 睡眠中の喘ぎ呼吸や無呼吸。
- 過度な寝返りや寝汗。
- 坐位,頸部伸張など不自然な睡眠体位。
- 奇異呼吸:胸郭の陥没,胸部と腹部の動きの非同期。
- 日中の症状
- 口呼吸。
- 鼻閉。
- 寝起きの悪さ。
- 問題行動/学校での問題。
- 日中の眠気:小児ではあまり顕著にならない点。

### ❷身体所見

#### ❶成人の場合

- 鼻腔・上咽頭の評価:内視鏡により鼻副鼻腔疾患,鼻中隔弯曲や下鼻甲介の肥厚などの鼻腔形態の異常,アレルギー性鼻炎,上咽頭のアデノイドや良性腫瘍などの占拠性病変の有無の確認。
- 中咽頭の評価:軟口蓋低位や口蓋扁桃肥大の有無,口峡の幅などを,経口腔的に視診評価するとともに,内視鏡を用いて内腔からも評価。
- 顎顔面形態評価
- 視診上,下顎の後退,小顎,二重顎などの所見(閉塞性睡眠時無呼吸症に伴ういびきの可能性大)。
- 輪状軟骨とオトガイを結ぶ直線からオトガイ部正中の軟部組織にいたる距離(cricomental space)(1.5 cm 以上あればほとんど閉塞性睡眠時無呼吸症は否定的)。
- 肥満:4年間で10%の体重増加は閉塞性睡眠時無呼吸症の発症リスクが6倍。

#### ❷小児の場合

- 鼻・咽頭気道の評価:アレルギー性鼻炎,アデノイド,口蓋扁桃肥大の有無。
- アデノイド顔貌(→鼻呼吸障害)。
- 発育面:低身長・低体重(→閉塞性睡眠時無呼吸症の影響を示唆)。
- 発達面:多動・衝動性・問題行動・学業不振(→閉塞性睡眠時無呼吸症の影響も疑う)。

### ❸検査

#### ❶成人の場合

- 上気道内視鏡検査:静的な咽頭形態の評価と動的形態機能評価(開口,発声,下顎前突による舌根の位置の変化,擬似いびき音を出させた際の咽頭狭窄のパターン),両側声帯の可動性の評価(両側声帯麻痺や多系統萎縮症による声門開大不良の有無)。
- 顎顔面形態の評価:頭部 X 線規格写真分析(セファログラム)により頭蓋底に対する下顎の角度を示す facial axis(FX)などを計測。

- 鼻腔通気度検査：鼻呼吸障害の有無。
- 睡眠検査：在宅睡眠検査（HST：home sleep test）や終夜睡眠ポリグラフ検査（PSG：polysomnography）：閉塞性睡眠時無呼吸症の 1 症状としてのいびきか，単純性いびきかを確認。
- 睡眠中の動画や録音によるいびき音の音響解析：単純性いびきで治療希望の場合，周波数解析で音源を推定する。
  - 基本周波数が 150 Hz 以下（→軟口蓋由来の振動型いびき）。
  - 基本周波数が 400〜500 Hz 周辺（→舌根由来の狭窄型いびき）。
  - 喉頭狭窄由来の高調性いびき（→多系統萎縮症）。

❷小児の場合
- 単純 X 線検査：アデノイドの大きさの確認。
- 睡眠検査：HST。
- 保護者による睡眠中の動画撮影：前述の夜間の症状を確認。

## 原因疾患と頻度

❶成人の場合
❶閉塞性睡眠時無呼吸症の 1 症状として出現する頻度は，93％（日臨 58：1575-1586，2000）。
❷習慣性いびきはわが国の外来受診患者対象の疫学調査では男性の 16％，女性の 6.5％（Psychiatry Clin Neurosci 54: 385-391，2000）。

❷小児の場合
❶閉塞性睡眠時無呼吸症の有病率は 2〜4％。
❷就学時健診時のアンケートで軽症の閉塞性睡眠時無呼吸症の疑いは 10％，重症の疑いは 3％。アレルギー性鼻炎のみと比較して，アレルギー性鼻炎に口蓋扁桃・アデノイド肥大が加わると重症度が高くなる。
- 2006 年に日本学校保健会が行ったアンケート調査では，いつもいびきをかいていると回答した児童は 1 年生で 4.0％，5 年生 3.2％，6 年生 2.4％，時々いびきをかくと回答した児童は 1 年生で 45.7％，5 年生 40.6％，6 年生 35.9％（口腔咽頭科 22：143-148，2009）。

## 重要疾患の鑑別のポイント

❶成人の場合
❶単純性いびき
- 睡眠検査で無呼吸低呼吸指数が 5 未満。
- いびき以外の閉塞性睡眠時無呼吸症を疑わせる

臨床症症状がない。
- 閉塞性睡眠時無呼吸症の合併症がない。

❷閉塞性睡眠時無呼吸症（⇨950 頁）に伴ういびき
- 睡眠検査で無呼吸低呼吸指数が 5 以上。
- 日中の過剰の眠気，起床時の爽快感の喪失などの症状。
- 高血圧，脳血管障害，心血管系の合併症などがある。

❷小児の場合
❶軽症のいびき
- いびきの出現頻度は少ない（鼻閉時のみ）。
- 夜間の喘ぎ呼吸や無呼吸，努力性呼吸がみられない。
- 日中の問題行動などがみられない。

❷閉塞性睡眠時無呼吸症に伴ういびき
- いびきの出現頻度はほぼ毎日。
- 夜間の喘ぎ呼吸や無呼吸，努力性呼吸がある。
- アレルギー性鼻炎や口蓋扁桃・アデノイド肥大がある。

## どうしても診断のつかないとき試みること

❶耳鼻咽喉科にコンサルトし，上気道の形態・機能的な異常の有無を確認する。
❷いびきと関連する全身疾患として，甲状腺機能低下症（閉塞性睡眠時無呼吸症の合併頻度は 40〜52％）や多系統萎縮症（ガチョウの首を絞めたようなといわれる高調性のいびきがある）があり，内分泌内科や脳神経内科へのコンサルトも必要である。

# 味覚障害
Taste Disorder

三輪 高喜　金沢医科大学名誉教授

## 診断のチェックポイント

### 定義

❶味覚の量的あるいは質的な異常を指す。量的味覚障害には，食物の味が薄くあるいは弱く感じる味覚低下と，全く味を感じない味覚脱失が含まれる。
❷甘味や苦味など一部の味を感じないあるいは一部の味しか感じない状態を解離性味覚障害とよび，量的障害に含まれる。

❸質的味覚障害とは何も口に含んでいないのに味がする自発性異常味覚と，口に含んだ味が本来の味と異なって感じる異味症，何を食べても不味い悪味症を指す。

**❶病歴**

❶味覚障害の状態について上記のどれに近いのか，いつからあるのか，発症の契機。

❷口腔乾燥，口腔内疼痛の有無，頭部外傷の既往はないか，他の全身疾患，服薬中の薬物，嗅覚障害の有無，喫煙歴，精神疾患の有無，中耳手術歴。

**❷身体所見**：口腔内の観察。舌の乾燥，発赤，腫脹，舌苔，舌乳頭の萎縮，歯牙の状態，貧血の有無を観察する。

**❸検査**

❶血液検査：一般検査，血清亜鉛，鉄，銅，ビタミン $B_{12}$，葉酸，口腔乾燥を認める場合は抗 SS-A 抗体，抗 SS-B 抗体。

❷口腔内細菌検査。

❸唾液量測定。

❹味覚検査：電気味覚検査，ろ紙ディスク法。

## 原因疾患と頻度

❶金沢医科大学病院耳鼻咽喉科味覚外来を受診した患者の原因別頻度は，特発性（26％），口腔乾燥，口腔カンジダ症などの口腔疾患（19％），薬物性（13％），感冒後（10％），風味障害（10％），心因性（5％），糖尿病など全身疾患（4％），外傷性（4％），その他（10％）である。

❷これらの原因疾患の約半数に血清亜鉛の低下を認めており，なおかつ複数の原因が混在する症例も多く存在している。

❸味覚障害を起こす全身疾患として，糖尿病，慢性腎不全，胃切除・萎縮性胃炎・Cronkhite-Canada 症候群などの消化管疾患，肝炎，Sjögren 症候群などがあげられている。

## 重要疾患の鑑別のポイント

### ❶亜鉛欠乏

❶上記原因疾患の約半数に血清亜鉛欠乏が存在するため，血清亜鉛の測定は必須である。

❷原因と思われる疾患が存在しない特発性味覚障害のなかで血清亜鉛が低値の場合（80 $\mu$g/dL 以下），亜鉛欠乏性味覚障害とする。

### ❷心因性味覚障害

❶患者の訴える味覚障害に見合う器質的原因が特定できない場合，心因性味覚障害を疑う。

❷原因としてはうつが多いため，自己評価式抑うつ尺度（SDS：self-rating depression scale）による評価を行う。

❸加齢性変化：味覚も加齢に伴い低下する。加齢による低下が疑われても，義歯の使用，口腔乾燥，認知症，脳血管障害，全身疾患，多薬物投与，血清亜鉛低下を伴うことが多く，これらの原因疾患の診断は重要である。

## どうしても診断のつかないとき試みること

さまざまな原因疾患の有無を精査してもいずれかに特定できないことが多々ある。原因に対する治療，対応を1つずつ行い，味覚障害の改善が得られた場合に原因が特定される治療的診断となることも少なくない。

# 咽喉頭異常感症

## Lump in Throat

香取 幸夫　東北大学教授・耳鼻咽喉・頭頸部外科学

## 診断のチェックポイント

❶咽喉頭異常感症は，のど（咽頭・喉頭）に何か詰まったような異物感が継続しているが，通常の診察で器質的な疾病を局所に検出しがたい疾病を指す。

❷食事や呼吸にかかわる問診では，食物が喉につかえる，痰がいつもからむなどの症状がよく聴取されるが，実際に嚥下困難や喘鳴，呼吸困難など，咽頭や喉頭の真の狭窄を疑う症状は認めない。

❸咽喉頭異常感を伴う患者の診療では，器質的な狭窄がないことを確認するとともに，異常感の原因を特定し，原因となる疾病を治療することが，症状の軽減や消失に有用である。

❹ストレス，疲労，緊張により交感神経が優位になることが咽喉頭異常感の増強にかかわると考えられており，ヒステリー球（globus pharyngeus）ともいわれる。

**■定義**：喉に異物感が継続するが，視診上明らかな狭窄や異物を認めない症候。

**❶病歴**：咽喉頭異常感症の原因として局所的，全身的，精神的なさまざまな原因が考えられる。以下の症状や病歴の有無を確認する（括弧内は原因となる疾病や症候）。

❶呑酸，胸やけ，げっぷ（→咽喉頭酸逆流症）。

❷喉のかゆみ，慢性咳嗽（→喉頭アレルギー）。

❸鼻漏，後鼻漏，鼻閉（→慢性副鼻腔炎）。

❹上気道炎症状の反復（→上咽頭炎，慢性扁桃炎）。

❺いびき（→口蓋扁桃ないし舌根扁桃肥大）。

❻嗄声，咳嗽（→慢性喉頭炎，喉頭肉芽腫）。

❼頭位変化による異常感（→頸椎症，茎状突起過長症）。

❽食事時や平時のむせ（→嚥下機能の低下）。

❾ふらつき，めまい（→鉄欠乏性貧血）。

❿ストレス，緊張（→交感神経優位）。

⓫親族等の頭頸部癌の既往（→癌の不安）。

⓬飲酒，喫煙（→慢性炎症，悪性腫瘍）。

❷身体所見：摂食嚥下障害や呼吸障害を伴うことはないので，全身的な身体所見には異常をきたさない。

❸検査

❶器質的な狭窄や異物の存在を否定するために，口腔・咽頭の視診，咽頭・喉頭のファイバースコープ検査，頸部の触診を行う。

❷咽頭・喉頭のファイバースコープ検査では，下咽頭の唾液貯留の程度や，内視鏡先端の接触により喉頭の感覚について確認する。高齢者などで嚥下機能が低下し下咽頭の唾液貯留が多くなると，咽喉頭異常感の原因になる。

## 原因疾患と頻度

❶咽喉頭異常感を呈する患者は多く，耳鼻咽喉科受診者の6％を占めるという報告がある。

❷原因別の頻度は報告により一定していないが，咽喉頭酸逆流症，慢性扁桃炎，上咽頭炎，心因性ストレス，頸部筋の過緊張，甲状腺腫が原因疾患として指摘されることが多い。

## 重要疾患の鑑別のポイント

❶咽頭，喉頭，頸部の悪性腫瘍に伴う異常感かどうかを鑑別することが最も重要である。

❷咽頭，喉頭の悪性腫瘍に関してはファイバースコープ検査により局所の腫瘍性病変や麻痺の有無を確認する。嚥下反射が良好でも下咽頭に唾液貯留が多い場合には嚥下造影検査を行うとともに，食道癌（⇨642頁）の存在を疑い，上部消化管内視鏡検査を行う。

❸頸部の超音波検査を行い，甲状腺腫瘍（⇨1070頁）を含む頸部の悪性腫瘍を鑑別する。加えて，咽頭，喉頭，頸部の腫瘍性病変や異物の鑑別には頸部CTが有用である。

❹咽喉頭酸逆流症では喉頭披裂部の浮腫や発赤が観察されることがある。さらにその原因となる胃食道酸逆流（⇨637頁）の鑑別には，上部消化管内視鏡検査ならびに食道・胃pHモニタリング検査が有用で，逆流性食道炎の所見や，食道内のpHの低下を確認する。

❺上気道炎に関して，副鼻腔炎（⇨1606頁）の鑑別には内視鏡所見や鼻のX線撮影が，上咽頭炎には内視鏡検査や綿棒の擦過により易出血の所見が，慢性扁桃炎では，口蓋扁桃の圧迫による膿栓排出の所見が，それぞれの疾病の鑑別に有用である。

## どうしても診断のつかないとき試みること

❶咽喉頭異常感症の原因として頻度が高いと考えられている咽喉頭酸逆流症の診断的治療として，食事指導とプロトンポンプ阻害薬の2週間投与を行い，咽喉頭異常感の軽快の有無をみる。

❷喉頭アレルギーの診断的治療として，眠気の副作用の少ない第2世代以上の抗ヒスタミン薬の投与を行う。

❸心因性や交感神経優位によるヒステリー球の診断的治療として，睡眠の確保やリラクゼーション，生活環境を整えるとともに，漢方薬（半夏厚朴湯，柴朴湯）の投与，心療内科への紹介，抗うつ薬の投与を行う。

## 帰してはならない患者・帰してもよい患者

❶診察の時点では咽頭，喉頭の狭窄に至る所見がなくても，喉の異常感を訴えて，口腔，咽頭，喉頭に浮腫様の所見と，かゆみや疼痛のあるときは帰してはならない。その後に急速に進行する口腔・咽頭の浮腫や喉頭蓋炎が生じるリスクがあり，消炎の治療を開始するとともに気道狭窄の出現に注意する。話しかたの変化（ふくみ声）や飲水困難が生じると，その後に気道狭窄による呼吸障害を生じるリスクが高い。

❷一方で，咽喉頭異常感症のほとんどの場合，急速に進む炎症の徴候がなければ，帰宅を許可できる。

# 咽頭痛
## Sore Throat

**折田 頼尚** 熊本大学教授・耳鼻咽喉科・頭頸部外科

### 診断のチェックポイント

咽頭痛の原因はさまざまだが，まず新型コロナウイルス感染症（COVID-19）の可能性を検討する。咽頭の病変とは限らないので頭頸部全体の診察を行う。通常炎症性疾患を疑うが，咽頭癌などの器質的疾患，神経痛，心理的要因などが鑑別の対象となる。

**1 病歴**

❶いつからか，周囲に同じ症状の人はいたか，反復性か，常時痛いか，開口障害，咳嗽，息苦しさ，ふくみ声，倦怠感，体重減少，寝汗などを伴うか聴取する。

❷ COVID-19 感染状況，喫煙・飲酒歴（→悪性腫瘍），摂食歴（→気道・食道異物），喘息治療歴（→カンジダ），リウマチ治療歴（→メトトレキサート関連リンパ増殖性疾患），不特定多数の相手との性交渉（→性感染症）。

**2 身体所見**

❶咽頭の発赤腫脹，膿・白苔，アフタ，潰瘍（→扁桃炎，伝染性単核球症，手足口病，咽頭癌，リンパ腫，メトトレキサート関連リンパ増殖性疾患，尋常性天疱瘡，Behçet 病，Crohn 病，カンジダ，性感染症）。

❷口蓋垂の偏位（→扁桃周囲膿瘍）。

❸網目状の白色線条（Wickham 線条）（→扁平苔癬）。

❹口蓋垂中心に弧状の粘膜斑（butterfly appearance）（→梅毒）。

❺開口障害（→扁桃周囲膿瘍，咽後膿瘍，中咽頭癌）。

❻潰瘍を伴う硬結（→舌・口腔底癌）。

❼ふくみ声・呼吸困難・咳嗽（→急性喉頭蓋炎，仮性クループ，気道・食道異物）。

❽耳鏡検査（→外耳炎，中耳炎）。

❾頸部リンパ節腫脹（→急性化膿性リンパ節炎，伝染性単核球症，深頸部膿瘍，亜急性壊死性リンパ節炎，悪性腫瘍，リンパ腫，川崎病）。

❿頸部腫脹〔→甲状舌管嚢胞・側頸嚢胞の感染，亜急性甲状腺炎，下咽頭梨状窩瘻，甲状腺嚢胞内出血，橋本病急性増悪（乳腺甲状腺超音波医 10：13-17，2020）〕。

⓫苺舌（→溶連菌感染症，川崎病）。

⓬手掌・足蹠の丘疹/紅斑（→手足口病，川崎病）。

⓭結膜炎（→アデノウイルス感染症）。

**3 検査**

❶ COVID-19 抗原・PCR 検査

❷内視鏡検査

● 喉頭の腫脹（→急性喉頭蓋炎，喉頭サルコイドーシス）。

● 声門下発赤腫脹（→仮性クループ）。

● 白苔（→カンジダ，Behçet 病）。

● 喉頭の蒼白粘膜（→喉頭アレルギー，胃食道逆流症）。

● 喉頭・下咽頭の粘膜不整・白苔・腫瘤・潰瘍（→喉頭・下咽頭癌，結核）。

❸血液検査

● CRP 高値・白血球数増多（→急性扁桃炎，扁桃周囲膿瘍，下咽頭梨状窩瘻）。

● ASO・ASK 上昇（→溶連菌感染症）。

● 若年者の肝逸脱酵素上昇（→伝染性単核球症）。

● 白血球数減少・CRP・LDH・sIL-2R 高値〔→亜急性壊死性リンパ節炎（耳鼻・頭頸外科 95：154-155，2023）〕。

● TSH 低値・CRP 高値（→亜急性甲状腺炎）。

● ANCA 陽性（→多発血管炎性肉芽腫症）。

● 抗デスモグレイン抗体陽性（→天疱瘡）。

● T-SPOT 陽性（→結核）。

❹超音波検査

● 甲状腺圧痛部の低エコー域（→亜急性甲状腺炎）。

● 甲状腺のびまん性腫大（→橋本病急性増悪）。

● 小児において集簇した腫大頸部リンパ節〔→川崎病（川崎病診断の手引き 改訂第6版, 2019）〕。

❺ CT

● リング状造影効果（→扁桃周囲膿瘍）。

● 咽後間隙に造影効果を伴う低吸収域・浮腫・石灰化（→咽後膿瘍，川崎病，石灰沈着性頸長筋腱炎）。

● 長い茎状突起（→茎状突起過長症）。

❻病理組織学検査：悪性腫瘍，天疱瘡，扁平苔癬，多発血管炎性肉芽腫症，サルコイドーシスなど。

❼培養・擦過検体・PCR（→溶連菌感染症，カンジダ，性感染症など）。

❽胸部 X 線（→結核，サルコイドーシス）。

❾上部消化管内視鏡（→食道癌，Crohn 病）。

❿食道造影（→下咽頭梨状窩瘻）。

⓫頭部 MRI：後下小脳動脈の神経圧迫所見（→舌

咽神経痛）。

## 原因疾患と頻度

1️⃣ 最も多いのは風邪である。常に COVID-19 を念頭におく。

2️⃣ 次に扁桃炎が多い。

3️⃣ 若年者であれば伝染性単核球症が比較的多い。

4️⃣ それら以外の疾患はまれである。

## 重要疾患の鑑別のポイント

1️⃣ 扁桃周囲膿瘍

❶ 摂食不良，開口障害，ふくみ声。

❷ 扁桃周囲の腫脹，口蓋垂の健側への偏位。

❸ 造影 CT にて膿瘍形成。

2️⃣ 伝染性単核球症（⇨ 1241 頁）

❶ 若年成人，発熱。

❷ 白苔伴う扁桃の腫脹，頸部リンパ節腫脹。

❸ 肝逸脱酵素の上昇，リンパ球増多，抗 EBV VCA-IgM/EBNA 抗体検査。

3️⃣ 急性喉頭蓋炎（⇨ 1610 頁）

❶ ふくみ声・呼吸困難感。症状がない場合もあることに注意。

❷ 内視鏡。

❸ 喉頭高圧 X 線側面像。

## どうしても診断のつかないとき試みること

1️⃣ 食事・生活指導（→逆流性食道炎，Behçet 病）。

2️⃣ プロトンポンプ阻害薬の処方（→逆流性食道炎）。

3️⃣ カルバマゼピンの処方（→舌咽神経痛）。

4️⃣ 局所麻酔（→舌咽神経痛）。

5️⃣ 抗ヒスタミン薬の処方（→喉頭アレルギー）。

6️⃣ 下部消化管内視鏡（→ Crohn 病）。

7️⃣ 手術（→茎状突起過長症，舌咽神経痛）。

8️⃣ 狭心症・心筋梗塞の検査（→歯痛が有名だが，咽頭痛を起こすことも知られている）。

## 帰してはならない患者・帰してもよい患者

帰してはならない患者は下記の通り。

1️⃣ 急性咽頭蓋炎：抗菌薬投与，ステロイド投与（静注），気管切開。

2️⃣ 扁桃周囲膿瘍・咽後膿瘍：抗菌薬投与，排膿処置（即時扁桃摘出術）。

3️⃣ 深頸部膿瘍：抗菌薬投与，排膿処置，デブリードマン，気管内挿管，気管切開。

4️⃣ 気道・食道異物：異物除去術，抗菌薬投与，ステロイド投与（静注），気管切開。

5️⃣ 仮性クループ：加湿，アドレナリン希釈液吸入，ステロイド吸入，内服，静注，酸素投与

# 嚥下障害
## Dysphagia

**熊井 良彦**　長崎大学教授・耳鼻咽喉科頭頸部外科

## 診断のチェックポイント

❶ 詳細な問診，精神機能・身体機能の評価，口腔・咽頭・喉頭などの診察，簡易検査による誤嚥の有無，嚥下機能低下の有無をチェックする。

❷ さらに詳細な嚥下機能の評価が必要と判断した場合，嚥下内視鏡検査さらに嚥下造影検査と診断を進め正確な病態を把握する。

1️⃣ 病歴

❶ 精神疾患，神経・筋疾患，脳血管障害，呼吸器疾患，頭頸部手術，放射線治療の既往などの有無の確認。

❷ 認知症の有無，意識レベル，日常生活の自立の程度の確認。

❸ 経口摂取の状況，食事内容，食事にかかる時間，本人の食に対する意欲の確認。

2️⃣ 身体所見

❶ 運動機能：姿勢保持の安定性，特に頸部の後屈状態や不安定性，上肢関節可動域，移動能力の確認。

❷ 呼吸機能：誤嚥物の喀出が可能かの確認。

3️⃣ 検査

❶ 簡易検査：水飲みテスト，反復唾液嚥下テスト，食物テスト，血中酸素飽和度モニター。

❷ 嚥下内視鏡検査：場所を選ばずどこでも繰り返し実施できることが利点。

❸ 嚥下造影検査：誤嚥の程度，食道入口部開大の状況，口腔期の評価に特に有用である。

## 原因疾患と頻度

嚥下障害をもたらす疾患は多岐にわたる。

1️⃣ 脳梗塞，脳出血，くも膜下出血，Parkinson 病，Alzheimer 病，頭部外傷，脳性麻痺，脊髄小脳変性症，慢性硬膜下血腫，廃用症候群など。

2️⃣ 脳血管障害が全体の 55% を占める。次いで神経筋疾患が 15% 程度となっている（日摂食嚥下リハ会誌 10：436，2006）。

## 重要疾患の鑑別のポイント

悪性腫瘍，特に頭頸部癌，食道癌(⇨642頁)，胃癌(⇨657頁)などによる嚥下機能低下の場合もあり，ルールアウトのため，上部消化管内視鏡検査も併せて行っておくことが重要である。

## どうしても診断のつかないとき試みること

**1** まず耳鼻咽喉科にコンサルトし，嚥下障害の時期(口腔期，咽頭期，食道期)と疾患に基づく嚥下障害の病態に関する正確な診断を受ける。

**2** その結果嚥下障害の時期が口腔期であれば歯科に，咽頭期であれば耳鼻咽喉科・頭頸部外科で，食道期であれば消化器科にコンサルトして，さらに詳細な検査，診断を進め，治療方針を決定していく。

# 口臭

Halitosis

**財津 崇** 東京科学大学大学院・歯科公衆衛生学分野

## 診断のチェックポイント

### ■定義

**❶**「口臭」とは，「呼吸や会話時に口から出てくる息」が「第三者にとって不快に感じられるもの」と定義される。

**❷** 口臭の主な原因物質は揮発性硫黄化合物(VSC：volatile sulfur compounds)で，そのなかでも硫化水素[$H_2S$]，メチルメルカプタン[$CH_3SH$]，ジメチルサルファイド[$(CH_3)_2S$]が代表的な口臭の原因となるガス成分である(表1)。

**❸** 臨床では上記による口臭の有無とその原因から，口臭症の国際分類(表2)をもとに，真性口臭症(生理的口臭，口腔由来の病的口臭，全身由来の病的口臭)，仮性口臭症，口臭恐怖症の3つに分類されている。

### **1** 病歴

**❶** 口臭に気づいたきっかけ：口臭の指摘が周囲からあった場合は真性口臭症の可能性が高く，自分で気づいた場合などは仮性口臭症，口臭恐怖症の可能性が高い。

**❷** 口臭に関連の強い口腔疾患の既往がないか(→歯肉炎，歯周炎，多量の舌苔付着，唾液分泌の減少，歯髄壊死など)

**❸** 口臭に関連の強い全身疾患の既往がないか(→糖尿病，腎不全，肝硬変，肝癌など)

### **2** 身体所見

**❶** 舌背中の舌苔量が多いかどうか(→生理的口臭)：舌背中の舌苔の色，範囲，厚みを確認する。糸状乳頭以上の厚み，もしくは全体の3分の2以上の舌苔が認められた場合，生理的口臭を疑う。

**❷** 唾液分泌の減少(→生理的口臭，口腔由来の病的口臭)：安静時唾液量が0.1 mL/分未満の場合，口腔乾燥症を疑い，真性口臭症のリスクが上昇する。

### **3** 検査

**❶** 口臭測定：口臭官能検査，測定機器による口臭検査(ガスクロマトグラフィ，半導体ガスセンサー)。

**❷** 口腔内診査：歯周精密検査，唾液量測定，舌苔検査。

## 原因疾患と頻度

東京科学大学病院息さわやか外来の患者では，真性口臭症のうち生理的口臭が14.0%，口腔由来の病的口臭が70.2%，全身由来の病的口臭が0.7%である。また，仮性口臭症が13.3%，口臭恐怖症が0.3%である(東京歯医師会誌59：523-534，2011)。

## 重要疾患の鑑別のポイント

### **1** 口腔由来の病的口臭

**❶** ガスクロマトグラフィ検査におけるメチルメルカプタン/硫化水素比の上昇。

**❷** 歯周疾患の有無。

**❸** 口腔乾燥の有無。

### **2** 全身由来の病的口臭

**❶** VSCガス以外の口臭値の上昇(アセトン，トリメチルアミンなど)。

**❷** 全身疾患の既往(糖尿病，腎不全，肝硬変，肝癌など)。

### **3** 口臭恐怖症(仮性口臭症との鑑別)

**❶** 周囲の人への強い関心の有無。

**❷** うつ病や統合失調症の併発の有無。

## どうしても診断のつかないとき試みること

**1** 口腔疾患が原因の中心ではあるが，口腔に問題がなく，官能検査などで口臭が認められる場合，本人の自覚症状に応じた全身疾患の検査を行う。

**2** 口臭恐怖症が疑われる患者に対しては，精神科，心療内科，歯科心身外来などの専門医と連携して，

**表1** 揮発性硫黄化合物（VSC）のにおいの特徴と嗅覚認知閾値

| 揮発性硫黄化合物（VSC） | | においの特徴 | 嗅覚認知閾値 |
|---|---|---|---|
| 硫化水素 | [H₂S] | 卵の腐ったようなにおい | 1.5 ng/10 mL |
| メチルメルカプタン | [CH₃SH] | 血生臭い，魚や野菜の腐ったようなにおい | 0.5 ng/10 mL |
| ジメチルサルファイド | [(CH₃)₂S] | 生ごみのようなにおい | 0.2 ng/10 mL |

**表2** 口臭症の国際分類

| 分類 | 定義 |
|---|---|
| 1. 真性口臭症　genuine halitosis | 社会的容認限度を超える明らかな口臭が認められるもの |
| 1）生理的口臭　physiologic halitosis | 医科・歯科的な器質的変化，原因疾患がないもの（ニンニク摂取など一過性のものは除く） |
| 2）病的口臭　pathologic halitosis | 治療すべき医科・歯科的な原因があるもの |
| （1）口腔由来の病的口臭　oral pathologic halitosis | 口腔内の原疾患，器質的変化，機能低下などによる口臭（舌苔，歯垢などを含む） |
| （2）全身由来の病的口臭　extraoral pathologic halitosis | 鼻咽喉系，呼吸器系疾患など |
| 2. 仮性口臭症　pseudo-halitosis | 患者は口臭を訴えるが，社会的容認限度を超える口臭は認められず，検査結果などの説明（カウンセリング）により訴えの改善が期待できるもの |
| 3. 口臭恐怖症　halitophobia | 真性口臭症，仮性口臭症に対する治療では訴えの改善が期待できないもの |

口臭治療を行うことが望ましい。

# 口腔・舌の異常
## Abnormal Findings of the Oral Cavity and the Tongue

**松本 文彦**　順天堂大学主任教授・耳鼻咽喉科学

## 診断のチェックポイント

### ❶病歴

❶口腔・舌の異常による自覚症状として一番代表的なものは痛みである。痛みの性状や期間はどうか。痛みに関しては安静時にもあるのか摂食・嚥下時のみにあるのか，口腔内の限定した部位なのか口腔内全体なのかなどに注意して聴取する必要がある。

❷痛み以外の症状の有無について：他の自覚症状としては味覚異常や味覚低下，灼熱感などがある。

❸口腔以外の症状，気になることに関して：口腔内の局所的な疾患だけでなく全身疾患の一症状や薬剤の副作用として口腔内に異常が出現することも多いので，他の部位の症状や薬剤歴などを詳しく聴取する必要がある。また，口腔内に関しては特に自覚症状がなくても鏡などで発赤や白斑などの異常に自ら気づいて受診することも少なくない。

### ❷身体所見

❶異常出血・紫斑：口腔内出血や紫斑は緊急度が高い可能性があり，red flags sign として重要な徴候である。口腔内出血をきたす疾患としては白血病や血友病などに代表される血液疾患である。口腔以外にも紫斑や出血斑がないか確認する。ほかにも IgA 血管炎やアミロイドーシスなどでも紫斑を呈するので鑑別の必要がある。

❷白色病変：白色の病変のなかではアフタ性口内炎が圧倒的に多い。アフタ性口内炎との鑑別で重要なのは癌である。鑑別には触診が重要であり，病変に硬結や厚みがある場合には悪性腫瘍の可能性を考慮する必要がある。アフタ性口内炎であれば通常 1〜2 週間の経過で軽快する。2 週間を経

過しても治癒しない口内炎に関しては悪性腫瘍を疑い病理学的な検査が必須である。

**❸びらんや潰瘍**：びらんや潰瘍を形成している場合にはもちろん癌の可能性を第1に考える必要があるが，ほかに重要な疾患として Crohn 病や全身性エリテマトーデス（SLE）などがあり，他の全身症状の有無や血液検査が重要となる。

**❹水疱・膿疱**：口腔内に多発する水疱を形成する代表的な疾患はヘルパンギーナ，単純ヘルペス，水痘や手足口病に代表されるウイルス感染症である。ヘルパンギーナや手足口病は小児に多く，咽頭痛や口内痛により受診することが多い。ともにコクサッキーウイルスが原因となることが多く，小児を中心に夏によく起こる疾患である。

**❺舌背の異常**：舌背表面の舌乳頭が地図状に欠損した状態を地図状舌という。辺縁は白色に縁どられ糸状乳頭の過角化によるといわれている。溝状舌は舌背に多数の溝が認められる状態であり，溝の中では乳頭は萎縮し粘膜面は平坦となる。いずれも特に治療の必要はない。

**❻舌の巨大化**：舌が大きくなっている状態をその名の通り巨舌症という。筋線維の過剰発育，慢性炎症などにより，代謝異常に関連する疾患に多く認められる。全身疾患のクレチン病，下垂体機能亢進症，Beckwith-Wiedemann 症候群などによって起こり，腫瘍による腫大との鑑別のために血液検査などが必要である。

**❼所見がない場合**：舌に特に所見がなくても味覚低下や味覚異常，舌の灼熱感を主訴に，特に高齢者を中心に受診する症例が少なくない。亜鉛欠乏による味覚低下や真菌感染による違和感であることが多く，血液検査や口腔内細菌培養が鑑別となる。

**❸検査**

**❶**口腔内を詳細に観察することが重要であり，本人の訴えのある部位以外にも注意して観察する。特に触診は忘れずに行うべきであり，病変が硬いことは悪性腫瘍を疑う所見の1つである。その後の行うべき検査として細胞診，組織診の病理学的検査は非常に重要である。

**❷**口腔内の細菌培養検査や血液検査は初診時の鑑別診断として大切である。口腔内以外の部位に病変や異常がないかを確認することは全身疾患の一症状としての口腔内異常を見逃さないために重要である。

## 原因疾患と頻度

**❶**アフタ性口内炎や急性感染症が原因疾患としては頻度が高い。

**❷**他の疾患は比較的頻度は低いがいずれも悪性腫瘍や全身疾患として見過ごすことのできない疾患であるので，先に述べたような所見や1〜2週間の経過で軽快しないような場合には検査による鑑別診断を進める必要がある。

## 重要疾患の鑑別のポイント

**❶悪性腫瘍**
　**❶**徐々に増悪する痛み。
　**❷**硬結や潰瘍。

## どうしても診断のつかないとき試みること

耳鼻咽喉科にコンサルトし，視触診ならびに病理学的な検査を行ってもらう。口腔内の所見をとるのには，ある程度の経験が必要であり，また検体の採取も耳鼻咽喉科医にお願いするのがよい。

# 球麻痺症状（構音障害・嚥下障害を含む）
## Bulbar Palsy

**辻野 彰**　長崎大学病院教授・脳神経内科

## 緊急処置

球麻痺が進行すると誤嚥，気道閉塞，呼吸困難となる。状況によって気道異物除去，喀痰排出，エアウェイ挿入や気管内挿管などによる気道確保，人工呼吸器装着などが必要となる。

## 診断のチェックポイント

**■定義**：延髄は橋の尾側，脊髄の吻側にあり，"電球（bulb）"のような形を成しているが，その障害による軟口蓋，舌，咽頭，喉頭の運動障害（嚥下障害および構音障害）を球麻痺とよぶ。また，延髄より上位の障害によるものを偽性（仮性）球麻痺とよぶ。球麻痺も偽性球麻痺も基本的には，嚥下障害と構音障害を併せて有するものである。

　**❶**球麻痺とは，狭義には延髄にある下部脳神経（舌咽神経，迷走神経，副神経，舌下神経）の下位運動ニューロン障害に関連した一連の徴候や症状を示

す。広義には下部運動ニューロンおよびそれが支配する筋肉の機能障害を意味し，脳神経核，脳神経，神経筋接合部，筋が関与するものを含む。下位運動ニューロン障害では，障害された脳神経に応じてさまざまな症状・徴候を引き起こす。

- 舌咽神経（第Ⅸ脳神経）：感覚，運動（不随意），および副交感神経の神経線維から構成され，頸静脈孔を通って頭蓋外と連絡している。その枝は鼓室神経，扁桃枝，茎突咽頭筋枝，頸動脈洞神経，舌枝，および迷走神経への連絡枝から成り，上咽頭，中耳，舌後3分の1の知覚，茎突咽頭筋の運動（喉頭と咽頭を挙上），耳下腺分泌や頸動脈洞反射などを司っている。舌咽神経が障害されると嚥下障害（咽頭期），咽頭反射低下・消失，味覚障害が認められる。まれな疾患として舌咽神経痛が知られているが，迷走神経と同時に障害されることがほとんどである。

- 迷走神経（第Ⅹ脳神経）：舌咽神経と同じように，感覚，運動（不随意）および副交感神経の神経線維から成り，頸静脈孔を通るが，脳神経のなかで最長で，多数に枝分れしてきわめて複雑な経路で，咽頭，喉頭，心臓，消化器系など，副交感神経として身体の広範囲に分布している。頸部の迷走神経には，咽頭枝，上喉頭神経，反回神経（終枝は下喉頭神経），上頸心臓枝の4つの枝がある。感覚線維は外耳道後下壁，鼓膜の後半部，咽頭・喉頭，後頭蓋窩の脳硬膜，食道，気管支からの表在感覚を伝える。運動線維は軟口蓋，咽頭，咽頭筋のほとんどを支配している。延髄における迷走神経障害では，鼻声，嗄声（反回神経），鼻腔逆流，咽頭反射低下・消失，嚥下障害（咽頭期），誤嚥が認められる。

- 副神経（第Ⅺ脳神経）：頭蓋内で内側枝が迷走神経に合流（その運動線維は下喉頭神経に入る）するが，上部頸髄の脊髄核から上行してきた外側枝は頸静脈孔を出て胸鎖乳突筋と僧帽筋を支配する。副神経は迷走神経の一部という意味での「副」である。副神経が単独で障害されることはほとんどない。

- 舌下神経（第Ⅻ脳神経）：舌下神経管から頭蓋外に出て，口蓋舌筋を除くすべての舌筋群を支配している。舌下神経障害では舌の患側萎縮，前方突出時の患側偏位が認められ，筋萎縮性側索硬化症では舌の萎縮と線維束性収縮，構音障害が認められる。

❷偽性（仮性）球麻痺とは，延髄の下部脳神経核と

**表1　球麻痺・偽性球麻痺を呈する疾患**

| 発症様式 | 鑑別診断 |
|---|---|
| 突発性 | 脳血管障害 |
| 急性～亜急性 | 筋萎縮性側索硬化症，重症筋無力症，Bickerstaff型脳幹脳炎，Guillain-Barré症候群，皮膚筋炎/多発筋炎，多発性硬化症，脳腫瘍，破傷風 |
| 慢性 | 球脊髄性筋萎縮症，多系統萎縮症，進行性核上性麻痺，Parkinson病，筋ジストロフィー（眼咽頭型など） |

連結する皮質延髄路（錐体路）の病変だけでなく，下部脳神経核を制御している錐体外路（大脳基底核を中心とする大脳皮質との神経回路）の病変によるものも含む。基本的に両側性の病変である。構音障害は片側性病変（言語野の近く）で生じることがあるが，嚥下障害は両側性の病変を必要とする。病変部位によっては，前頭葉徴候，錐体路徴候，錐体外路徴候などを伴う。

**1病歴**

❶球麻痺・偽性球麻痺の基本症状は，嚥下障害と構音障害である。その原因により，発症様式（突発，急性，慢性など）や経過（進行性，再発緩解型，一過性など）は異なる（表1）。球麻痺による嚥下障害の自覚症状としては，以下のようなものある。

- 食べ物が飲み込みにくい。
- 飲食物（水分）が鼻から出てくる。
- 口の中に食べ物が溜まってくる。
- 食事に時間がかかる。
- 唾液が多い。
- 食事時のむせ（誤嚥）。

❷なお，咽頭反射や気道反射が低下している場合には，むせが認められにくい。また，自覚症状に乏しく，食事量や体重の減少や発熱などの他の症状が目立つ場合もある。

❸球麻痺による構音障害は，構音器官（舌，口唇，軟口蓋，下顎）の運動障害によって言語音が作れなくなることである。その一部には発声障害も含まれる。ちなみに発声障害とは，発声器官（肺や喉頭）の動きが障害されて音声（声の大きさ，高さ，持続，性質）が作れなくなることである。症状としては，呂律がまわらなくなる，言葉が不明瞭になる，鼻声になる，声が小さい，声がかすれるなどが認められる。

**2身体所見**：球麻痺・偽性球麻痺に認められる神経所見を表2に記す。

表2 **球麻痺・偽性球麻痺の鑑別**

|  | 球麻痺 | 偽性球麻痺 |
|---|---|---|
| 構音障害 | 鼻声，嗄声など | 努力性，小声など |
| 軟口蓋反射[*1] | 進行すれば減弱・消失 | 早期から減弱・消失 |
| 咽頭反射 | 早期から減弱・消失 | 進行すれば減弱・消失 |
| 喉頭挙上 | 早期から不十分 | 進行すれば不十分 |
| 下顎反射 | 亢進なし | 亢進あり |
| 舌[*2] | 萎縮あり | 萎縮なし |
| その他 |  | 前頭葉徴候<br>パーキンソニズム |

[*1] 軟口蓋反射の遠心性経路は，三叉神経核（口蓋帆張筋のみ）を含む。片側性麻痺の口蓋弓（軟口蓋）に，刺激を加える（もしくは「アー」と発音させる）と健側が挙上する。同時に咽頭後壁が健側に引かれる（カーテン徴候）。無刺激では，麻痺側が高く見えるときと健側が高く見えるときがあるので注意が必要である。

[*2] 舌の片側性麻痺では挺出すると麻痺側に曲がる。

### 3 検査

❶器質的病変の有無を確認するため，頭部 MRI 検査を施行し，必要に応じて脳脊髄液検査や神経生理学的検査を実施する。

❷嚥下機能評価をする場合は，簡易テストとして，反復唾液嚥下テスト（RSST：Repetitive Saliva Swallowing Test）や改訂水飲みテスト（MWST：Modified Water Swallowing Test），フードテストなどを行う。詳細な評価のためには，ビデオ嚥下造影検査（VF：videofluoroscopy）や嚥下内視鏡検査（VE：videoendoscopy）を実施する。

❸誤嚥性肺炎の有無を確認するためには胸部 CT 検査が有用である。また 呼吸状態が悪い場合は，動脈血ガス分析を実施する。

### 原因疾患と頻度

球麻痺・偽性球麻痺を呈する疾患を**表1**に示す。

### 重要疾患の鑑別のポイント

❶口腔咽頭の片麻痺：片側の延髄および下部脳神経が頭蓋底を出るまでの病変により生じる。延髄梗塞である Wallenberg 症候群や延髄外側症候群（Wallenberg 症候群より広域病変）は，突然の頭痛，めまい，嘔吐で始まり，吃逆を伴うことがあり，嗄声と嚥下障害に気づく。下部脳神経障害のなかでも Vernet 症候群は，頸静脈孔部の腫瘍性病変で舌咽・迷走・副神経が障害される。

❷運動ニューロン疾患：筋萎縮性側索硬化症（⇨582 頁）では舌の萎縮と線維束性収縮が特徴的である。球脊髄性筋萎縮症（⇨585 頁）も同様であるが，手指振戦や女性化乳房が認められ，経過が全く異なる。

❸重症筋無力症（⇨552 頁）：球麻痺のほか，顔面・頸部・四肢近位部の筋力低下や筋疲労現象を認める。疑われたら，まず誘発筋電図反復刺激試験を行う。血清において抗アセチルコリンレセプター抗体と抗筋特異的受容体型チロシンキナーゼ抗体を測定する。

❹ Guillain-Barré 症候群（GBS）（⇨546 頁）：咽頭・頸部・上腕型（PCB：pharyngeal-cervical-brachial variant）は，通常の GBS の亜型とされ，球麻痺のほか，頸部や上肢近位部の筋力低下を特徴とする疾患である。四肢腱反射は消失し，神経伝導速度検査で異常が認められる。

❺ Parkinson 病および類縁疾患（⇨578 頁，581 頁）：ドパミントランスポーター（DAT：dopamine transporter）スキャンを行う。

### どうしても診断のつかないとき試みること

VF もしくは VE を試みる。また，脳神経内科にコンサルトする。

### 帰してはならない患者・帰してもよい患者

前述の緊急処置が必要となる可能性のある患者は緊急入院させなければならない。

# 構音障害・言語障害
## Speech and Language Disorders

原 由紀　北里大学教授・医療衛生学部

コミュニケーションは，何を話すかを思考して言語形式（language）に組み立てる言語学的過程を経て，神経・筋の生理学的働きによって話し言葉（speech）を産生，その言語音を聞き取って（hearing），解読，理解することで行われる。この過程のどこに問題が起こっても，コミュニケーション障害が生じるが，ここでは，話し言葉の障害である構音障害と，言語機能の障害である言語障害を取り上げる。

# Ⅰ 構音障害（speech disorder）

Language（言語形式）に問題がないにもかかわらず，発話時の語音が，話し手の言語の音韻体系から逸脱し，あるいは，同年齢の音韻発達から逸脱して産生され，習慣化している状態を指す。

## 診断のチェックポイント

❶発生機序により，器質性構音障害，運動障害性構音障害，機能性構音障害の３つに大別される。
❷「発音が不明瞭である」という主訴に対して，症状や経過，治療歴を聴取するとともに，以下の評価を行う。

### 1 検査

❶視診：口腔内や顔面の形態・機能異常や麻痺の有無を評価する。
❷聴覚的評価：自由会話の聴取，構音検査（単語，単音節，文章）により共鳴の異常（開鼻声の有無）や，構音の誤りかたの特徴（例：カ行がタ行に置換，サ行がシャ行に置換，日本語にない歪みなど），プロソディ（リズム，抑揚，速度など），声の異常を評価する。
❸鼻咽腔閉鎖機能検査：鼻息鏡を用いて構音時やブローイング時の呼気鼻漏出を確認する。母音「イ」は，鼻音化しやすく軽度の鼻咽腔閉鎖不全も検出しやすい。耳鼻咽喉科医が実施する鼻咽腔内視鏡検査により軟口蓋，咽頭側壁，咽頭後壁の動きを評価する。
❹その他関連領域の検査（聴力検査・発達検査）：正構音の獲得には聴覚のフィードバックは不可欠である。構音の獲得年齢と合わせて評価する必要がある。

## 鑑別のポイント

### 1 器質性構音障害

❶構音器官の器質的疾患や，形態異常によって生じる。
❷小児
●口蓋裂や先天性鼻咽腔閉鎖不全症に起因する場合，開鼻声や特異な構音操作による異常構音（声門破裂音，口蓋化構音，側音化構音）などが生じる。「アー」発声時の軟口蓋の挙上を確認し，鼻咽腔閉鎖機能検査を実施する。見過ごされやすい粘膜下口蓋裂は，口蓋垂裂の有無，軟口蓋正中部の菲薄化，硬口蓋後端のＶ字欠損（Calnanの３徴）がみられる。

●舌小帯短縮症では，挺舌時に舌がハート形になる，口唇をなめられない，最大開口時の舌尖挙上が開口域の２分の１以下の場合は，構音にも歪みが生じる可能性がある。
❸成人：口腔癌・中咽頭癌の術後に，舌・口腔・咽頭の再建が行われても，病巣の切除範囲により，可動域の問題が残存，構音障害が生じる。病歴の聴取と可動域の確認が重要となる。

### 2 運動障害性構音障害

❶発話運動の遂行過程に関与する神経・筋系の障害によって起こる話し言葉の音の異常。
❷脳血管障害，脳腫瘍，神経変性疾患（小脳変性症，Parkinson病，筋萎縮性側索硬化症，多発性硬化症，Huntington病など）や，重症筋無力症，筋ジストロフィー，脳性麻痺，中毒などが原因となりうる。
❸発声発語器官の運動麻痺や失調などの筋制御不全は，構音障害のみならず，声（嗄声・声量低下），共鳴（開鼻声），プロソディ（抑揚が乏しい，音節の持続時間の不規則な乱れや不自然な途切れなど）の異常をもたらす場合もある。病変部位によりさまざまな症状を呈し，複数のタイプ（痙性麻痺性構音障害・一側性上位運動ニューロン性構音障害・運動低下性構音障害・失調性構音障害・弛緩性麻痺性構音障害・運動過多性構音障害・混合性構音障害）に分類される。
❹病歴の聴取（原因疾患・損傷部位）とともに，発声発語器官の運動障害の有無（筋萎縮，可動域，速度，定常性，筋力，咽頭のカーテン徴候など）を評価し，発話症状と合わせてタイプを特定する。

### 3 機能性構音障害

❶構音器官の形態や神経・筋の問題を伴わない原因が特定できない構音障害。
❷多くが学齢前後の小児。構音が完成されるべき年齢になっても正構音が獲得できない未熟構音や，特異な構音操作による異常構音（側音化構音，鼻咽腔構音など）もみられる。音韻の障害を認める場合もある。

### 4 その他

❶聴覚障害に伴う構音障害や知的能力障害や言語発達障害に伴う構音障害もある。
❷高音急墜型の難聴であると，「サ」行音で構音の歪みが生じる場合がある。構音障害を主訴に受診し，難聴が発見される場合もあるので，積極的に確認が必要である。
❸全般的発達の遅れにより構音不明瞭な場合もある。

## Ⅱ 言語障害（language disorder）

中枢神経系の損傷，または疾患により，自分の考えを正しい言語形式に形成したり，聞き取った話し言葉を解読して理解したりすることに困難のある状態を指す。

### 診断のチェックポイント

**1** 言語機能獲得後の言語障害には，失語症がある。

**2** 言語機能獲得前・獲得途上の小児期には，言語発達障害がある。原因や病変により異なる特徴を示す。また，さまざまな疾患を合併する場合もあるので，注意が必要である。標準的な言語発達，認知発達や運動発達も理解していることが必要である。

### 鑑別のポイント

**1** 言語発達障害

**❶** 標準発達の小児は，1歳前後で初語，1歳半前後で2語文を表出するようになり，語彙の爆発的増加が始まる。2～3歳はさまざまな形式の文を話すが，助詞の省略や語順の誤りがたくさんみられる。4歳頃には文をつなげた語り（ナラティブ）も上手になり，音韻意識が芽生え，文字学習への準備が始まる。

**❷** 言語発達の過程には，生理学的に聴覚が機能していることが前提となる。新生児聴覚スクリーニングの実施により，難聴の早期発見が可能となった。言葉の遅れを主訴に来院した場合，発達段階に合わせた聴力検査を実施しておきたい。

**❸** さらに，適切な社会相互交渉も言語発達の基盤となる。自閉スペクトラム症は，対人コミュニケーションを苦手とし独持の固執性をもっている。早期に発見し，その特徴に合わせた療育支援につなげることが重要である。視線が合わない，指さしたほうを見ないなどは注意が必要である。

**❹** また，全般的な認知発達の遅れがあると，言葉の獲得は難しくなる。理解も表出も同程度に遅滞する。視覚認知機能や日常生活や運動発達などの情報を得ることが有用である。

**2** 失語症

**❶** 脳卒中や外傷，脳腫瘍，神経系疾患などにより，後天的に言語機能が障害される。病変部位により，特徴的な症状を呈するが，話す，聴く，読む，書くすべてのモダリティに障害をきたす。

**❷** 発話の流暢性の障害，聴理解の障害，復唱の障害によりタイプ分類できる。言葉が出てこない喚語困難や，誤った語になってしまう錯語（例：「馬」を「牛」など），日本語として存在しない新造語（ジャルゴン）などの話し言葉の障害がある。単語の聴理解障害は音韻レベルの障害と，意味レベルの障害がある。標準失語症検査（SLTA：Standard Language Test of Aphasia）やWAB（Western Aphasia Battery）失語症検査などで評価し，支援方法を立案する。

---

# 嗄声・音声障害
## Hoarseness /Dysphonia

平野 滋　京都府立医科大学大学院教授・耳鼻咽喉科・頭頸部外科学

**GL** 音声障害診療ガイドライン2018年版

### 緊急処置

急性喉頭蓋炎：嗄声とともに強い咽頭痛と呼吸苦を訴える場合に疑う必要がある。すぐに専門医に診察を依頼し，必要に応じて気道確保を検討する。

### 診断のチェックポイント

**■定義**：嗄声とは「かすれ声」であり，音声障害は正常な発声以外のすべての異常を含む。声が出ない，つまる，続かない，異常に高い・低いなど種々の症状を呈する。

**1** 病歴

**❶** いつからか，急激か緩徐か，きっかけがあるか（感冒，大声を出した，長時間話した，など→急性喉頭炎，声帯出血，声帯ポリープ，結節）。

**❷** 咽頭痛，呼吸苦，嚥下障害を伴うか。呼吸苦や嚥下障害を伴う場合は気道狭窄や悪性腫瘍の可能性があり診断を急がなければならない。

**❸** 既往として頸部，胸部疾患あるいは手術の有無，胃食道逆流症，気道アレルギーなどを確認する（→甲状腺癌，肺癌，食道癌，胸部大動脈瘤などによる反回神経麻痺，逆流性炎症，アレルギー性炎症による声帯炎）。

**2** 身体所見

**❶** 口腔，咽頭の発赤や腫脹の有無（→急性感染症）。

**❷** 頸部腫瘤や圧痛の有無（→甲状腺癌，頸部リンパ節転移，神経鞘腫など）。

**3** 検査

**❶** 喉頭内視鏡検査：必須の検査であり，耳鼻咽喉

225

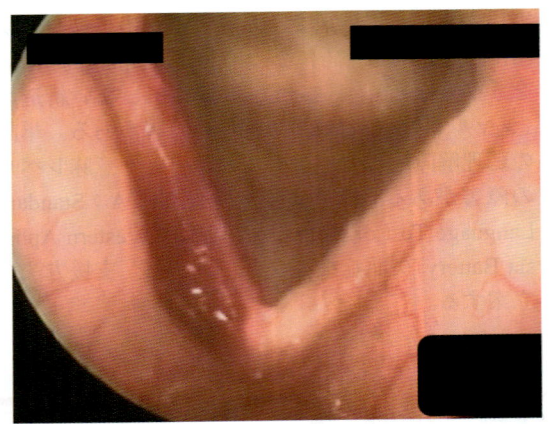

**図1 声帯出血**

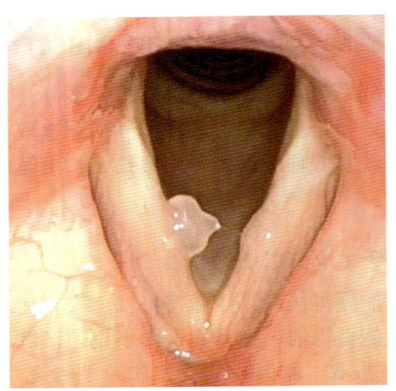

**図2 声帯ポリープ**

科に依頼する必要がある。経鼻的に軟性喉頭内視鏡検査を行い，声帯の病変の有無，声帯の運動障害の有無について評価する。

❷喉頭ストロボスコピー検査：喉頭内視鏡検査においてストロボ光源を用いて行う検査で，耳鼻咽喉科専門医が行う必要がある。声帯病変の鑑別診断に重要である。

❸画像検査：腫瘍性病変，喉頭外傷が疑われるときは頸部 CT や MRI を検討する。

## 原因疾患と頻度

❶声帯の炎症・外傷〔急性喉頭炎，声帯出血(図1)〕：感冒や声の乱用によって起こることが多い。最もよくみられる疾患で，多くは声の安静で改善する。

❷声帯の良性隆起性病変〔声帯ポリープ(図2)，結節，囊胞，Reinke（ラインケ）浮腫，肉芽腫〕

❶声帯の病変の中では最も多い疾患群。声帯ポリープは大声などによる声帯出血による血腫として発生する。

❷慢性的な声の乱用で結節や囊胞が，長期的な喫煙によりラインケ浮腫が発生しうる。肉芽腫は胃酸逆流による炎症であることが多い。

❸声帯の運動障害（声帯麻痺，披裂軟骨脱臼）

❶声帯麻痺は音声障害のなかでは比較的多くみられ，一側性反回神経麻痺がほとんどで，高度な気息性嗄声を呈する。原因疾患の検索には，迷走神経・反回神経の走行経路として，頭蓋底から上縦隔までの造影 CT 検査が推奨される。

❷披裂軟骨脱臼は比較的まれであるが，気管挿管後などに起こる。

❹声帯の（前）腫瘍性病変（白板症，乳頭腫，癌）

❶白板症や癌はほとんどのケースで喫煙が原因である。喉頭癌は年間数千人の発生がある。

❷乳頭腫は小児型と成人型があり，頻度は高くはないが，再発性であり，成人型ではまれに癌化に注意する。

❺機能性発声障害：声帯の病変や運動障害がないが嗄声を呈する。内喉頭筋，外喉頭筋の誤用が原因で，かすれ，つまり，弱い声など多彩な症状を呈する。

❻けいれん性発声障害：喉頭ジストニアとよばれ，つまり声が特徴である。日本では患者は少なかったが，近年増加傾向にある。中年女性に多い。

❼心因性発声障害：うつ病などの精神疾患に伴う失声症である。本症の頻度は高くないが，精神疾患の病状の改善とともによくなることが多い。

## 重要疾患の鑑別のポイント

❶嗄声の多くは声帯病変による。感冒に続くものは急性声帯炎，突然の発症では声帯ポリープが多い。

❷喫煙者においては癌の可能性を念頭におく。

❸高度の規則性嗄声では反回神経麻痺を疑う。

❹声の「つまり」が強い場合はけいれん性発声障害か筋緊張性発声障害（機能性発声障害の1つ）を疑う。これらの鑑別は難しい。

❺精神疾患のある失声症は心因性を疑う。

## どうしても診断のつかないとき試みること

❶診断には喉頭内視鏡が必要なので，遷延性の嗄声・音声障害は耳鼻咽喉科に紹介する。

❷心因性が疑われるときは精神科に紹介する。

## 帰してはならない患者・帰してもよい患者

❶ 急性喉頭蓋炎は劇症型では急速に窒息することが
あるため入院が必要である。高度の嗄声，咽頭痛が
あり呼吸苦があれば帰してはならない。

❷ 嗄声のみの患者は通常帰してもよいが，すみやか
に耳鼻咽喉科を受診するように勧める。

慢性痛のメカニズムを解き明かす。
国際的潮流を踏まえた最新版

**第2版**

# 慢性痛のサイエンス

脳からみた痛みの機序と治療戦略

**半場道子** 福島県立医科大学医学部整形外科学講座　客員講師

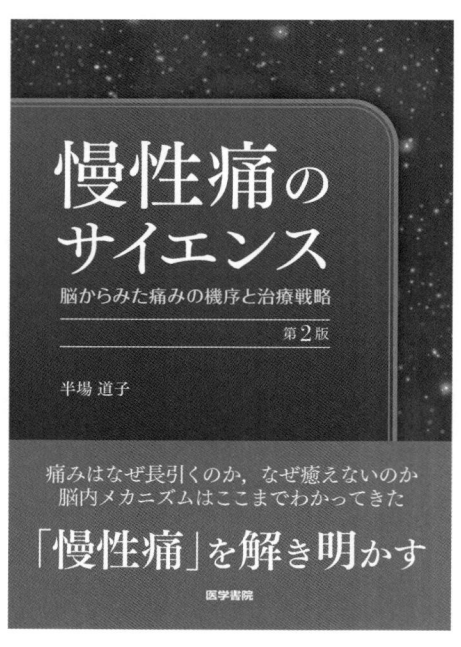

慢性痛のサイエンス
脳からみた痛みの機序と治療戦略
第2版
半場 道子

痛みはなぜ長引くのか，なぜ癒えないのか
脳内メカニズムはここまでわかってきた
「慢性痛」を解き明かす
医学書院

「痛みの定義」の改訂、Nociplastic Pain（痛覚変調性疼痛）の定義といった、国際的な潮流を反映して全面改訂。慢性痛のメカニズムを脳科学的視点から丁寧に解き明かす。第7章「神経変性疾患と慢性炎症」では慢性痛を訴える難病患者の脳を、また新規8章「腸脳連関」では腸が脳に与える影響といった、慢性痛のミッシングピースを大胆に考察して大幅加筆。慢性痛患者に携わるすべての医療者必読の書。

● A5　頁296　2023年　定価：**3,960**円（本体3,600円＋税10%）
[ISBN978-4-260-05076-0]

**医学書院**

〒113-8719　東京都文京区本郷1-28-23　[WEBサイト]https://www.igaku-shoin.co.jp
[販売・PR部]TEL:03-3817-5650　FAX:03-3815-7804　E-mail:sd@igaku-shoin.co.jp

# 4 頸部・肩・胸部の症候

責任編集：西山 和利，有馬 寛，松田 秀一，猪原 秀典

# 前頸部腫瘤
## Anterior Cervical Mass

**村上 司** 野口病院・名誉院長（大分）

## 緊急処置

腫瘤による気道狭窄や両側反回神経麻痺がある場合は気道確保を行う。

## 診断のチェックポイント

■ **定義**：臨床的に重要なものは甲状腺結節なので，本項では甲状腺結節の診断について記載する。甲状腺結節以外の前頸部腫瘤には正中頸嚢胞，腫大リンパ節，副甲状腺腫瘍などがある。

### ❶病歴

❶**急速に増大したものでないか**：週〜月の単位で急速に増大する腫瘍には甲状腺未分化癌や甲状腺原発びまん性大細胞型 B 細胞リンパ腫などが含まれ，短期間のうちに気道狭窄や反回神経麻痺を生じることがある。迅速な診断・治療が必要である。

❷**発熱や疼痛を伴うか**：発熱や疼痛を伴う場合は炎症性疾患（亜急性甲状腺炎，急性化膿性甲状腺炎）または嚢胞内出血であることが多いが，甲状腺未分化癌は発熱，疼痛を伴うことがある。

❸**甲状腺中毒症状はないか**：まれに甲状腺ホルモンを自律性に過剰分泌する結節がある。

❹**甲状腺疾患の家族歴はないか**：多発性内分泌腫瘍症 2 型（MEN2）は甲状腺髄様癌を伴い常染色体顕性遺伝形式で家族性に発症する。甲状腺乳頭癌でも家族性に発症することがある。

### ❷身体所見

❶**甲状腺の結節かどうか**：甲状腺の結節は嚥下に際して気管喉頭と一緒に上下に動く。

❷**硬い結節かどうか**：触知可能な甲状腺乳頭癌は硬く触れることが多い。緊満した嚢胞，亜急性甲状腺炎や石灰化の強い結節も硬い結節として触れるので注意が必要である。

❸**気管との癒着がないか**：癒着して気管との間に可動性がない結節は悪性を疑わせる。

❹**側頸部に腫大リンパ節がないか**：リンパ節転移を認める場合は悪性である。

❺**嗄声がないか**：反回神経麻痺による嗄声は悪性を疑わせる所見である。

❻**頻脈などの甲状腺中毒症状がないか**：甲状腺中毒症を伴う場合は自律性機能性甲状腺結節を鑑別する。

### ❸検査

❶**画像検査**：画像検査の第 1 選択は超音波検査である。日本超音波医学会から「甲状腺結節（腫瘤）超音波診断基準」が提示されている。形状不整，境界不明瞭粗雑，内部低エコー不均質，微細高エコー多発，境界部低エコー帯が不整あるいはないなどの所見が超音波像において悪性を疑う所見である。CT や MRI では良悪性の鑑別は困難なことが多い。ただし，大きな腫瘍では気管など周囲臓器との関係をみるために CT や MRI が必要である。

❷**超音波ガイド下穿刺吸引細胞診**：甲状腺結節の良悪性の鑑別には必須の検査である。日本乳腺甲状腺超音波医学会甲状腺用語診断基準委員会 編「甲状腺超音波診断ガイドブック」に穿刺吸引細胞診の推奨基準が示されている。超音波検査による悪性リスク評価と結節径とから穿刺吸引細胞診の適応を判断する。

❸**甲状腺機能検査**：自律性機能性甲状腺結節の診断に必要である。亜急性甲状腺炎などの炎症性疾患でも必要な検査である。

❹自律性機能性甲状腺結節を疑う例では放射性ヨウ素またはテクネチウムシンチグラフィが必要である。

## 原因疾患と頻度

**1** 検診時の触診による甲状腺結節の発見率は男性 0.2〜8.3％，女性 0.96〜4.1％と報告されている。良性結節の多くは腺腫様甲状腺腫（多結節性甲状腺腫）または濾胞腺腫である。

**2** 検診時の触診による甲状腺癌の発見率は男性 0〜2.6％，女性 0〜0.63％と報告されている。全国がん登録のデータでは 2019 年の甲状腺癌粗罹患率（対人口 10 万人）は男性 8.0，女性 21.5 である。乳頭癌が甲状腺癌の約 90％を占める。次に多い癌は濾胞癌であるが，術前に濾胞癌と濾胞腺腫とを鑑別することは困難なことが多い。甲状腺未分化癌やびまん性大細胞型 B 細胞リンパ腫はまれである。

## 重要疾患の鑑別のポイント

### 1 甲状腺乳頭癌

❶甲状腺癌のなかで最も高頻度。

❷超音波検査，穿刺吸引細胞診での診断が容易。

❸頸部リンパ節に転移しやすい。

**❷甲状腺未分化癌**

❶急速に増大した大きな前頸部腫瘤を示す。

❷CT，MRI による評価が必要。

❸診断は外科的生検または太針生検による。

**❸びまん性大細胞型 B 細胞リンパ腫**

❶橋本病を母地として発症。

❷診断は外科的生検または太針生検による。

❸FDG-PET/CT での病期診断。

**❹腺腫様甲状腺腫（多結節性甲状腺腫）**

❶多発結節のことが多い。

❷結節ごとに多彩な超音波像。

❸超音波所見で悪性との鑑別が困難なことがある。

**❺副甲状腺腺腫**

❶小さい病変が多く触診ではわからないことが多い。

❷超音波検査などの画像検査で偶然指摘されることがある。

❸血清カルシウム高値で intact PTH が抑制されていない。

### どうしても診断のつかないとき試みること

甲状腺専門医，頭頸部外科医にコンサルトする。

# 頸部腫瘤（前頸部を除く）
## Neck Masses (Excluding Anterior)

**安松 隆治** 近畿大学主任教授・耳鼻咽喉・頭頸部外科学

### 緊急処置

感染や出血を伴って急激に腫脹し，気道狭窄をきたすリスクが高い場合は，原疾患に対する処置や気道確保を要することがある。

### 診断のチェックポイント

#### 定義

❶頸部の範囲として，頭側は下顎骨の下縁から乳様突起を結ぶ線で，足側は鎖骨上縁で区切られた領域である。前頸部を除くと顎下部，側頸部，後頸部に分類される。

❷これらの部位には主に顎下腺，胸鎖乳突筋，頸部リンパ節が局在し，総頸・内・外頸動脈，内・外頸静脈，リンパ管，迷走・舌下・副・交感・頸神経などが走行している。これらに起因する先天性疾患，炎症や腫瘍性疾患が頸部腫瘤の原因となり，年齢，部位によって疾患に特徴がある。

#### ❶病歴

❶発見の時期

- 幼小児では頸部リンパ節腫脹をきたす炎症性疾患のことが多い。
- 特異的炎症性疾患として川崎病の鑑別が重要である。

❷大きさの変化，症状

- 急速に増大する場合には，腫瘤内部の出血や感染の合併を疑う。
- 痛みを伴う場合，腫瘤自体に感染を伴っているか，炎症に伴うリンパ節腫大を疑う。
- 無痛性の腫瘤で経時的に増大する場合は，良性では神経原性腫瘍，悪性では悪性リンパ腫のほか，口腔・咽喉頭・鼻副鼻腔領域に関連した症状を有する場合には，頭頸部悪性腫瘍のリンパ節転移を疑う。

❸部位：顎下部の場合は，顎下腺に関連した疾患（顎下腺腫瘍，唾石，IgG4 関連疾患など）を疑う。

❹既往歴：頭頸部悪性腫瘍の治療歴がある場合には，まず局所の状態を確認し，後発頸部リンパ節転移や再発も疑っておく必要がある。

#### ❷身体所見

❶硬さ，圧痛，発赤

- 炎症性のリンパ節病変では，有痛性で可動性のある腫瘤として触知する。硬結，皮膚の発赤や圧痛がある場合，感染を伴っている可能性が高い。
- 関連する所見として，歯，歯肉の炎症や，その他に口腔・咽喉頭領域に上気道炎などの感染症状を有することも多い。

❷可動性の有無

- リンパ節転移を含む悪性腫瘍の場合，無痛性で硬く，増大に伴って周囲組織と固着すると可動性が不良となる。
- 良性腫瘍では境界明瞭で可動性を有することが多い。

❸単発か多発か

- 炎症に伴うリンパ節腫脹では多発腫瘤として触知することが多い。
- 単発の場合は腫瘍性疾患を疑う。

#### ❸検査

❶頸部超音波検査

- 腫瘤の部位，リンパ節かその他の腫瘤か，病変の大きさや性状（充実性か囊胞性か），単発か多

発か，境界が明瞭か否か，周囲組織への浸潤の有無，血管との距離などを確認する。

- カラードプラ法を用いれば血流を評価することが可能である。

❷超音波ガイド下細胞診

- 実施する前に血管性病変でないことや頭頸部領域に悪性腫瘍の原発巣がないことを確認する。原発巣が認められた場合には，原発巣の組織生検を優先する。
- 充実性のリンパ節病変で結核などの特異的な炎症性疾患が疑われる場合は，診断のために検体を材料とした菌培養検査や PCR 検査を実施する。囊胞内に充実成分を有する場合には，充実成分から細胞を採取する。

❸ CT，MRI

- 腫瘍の性状や大きさ，周囲組織や血管との位置関係，浸潤の有無を把握するうえで有用である。
- 単発で神経原性腫瘍や顎下腺腫瘍などの良性腫瘍が疑われる場合には MRI が有用である。
- 造影検査を追加することで血流に富むものか否かを含めた腫瘍の性状を評価することが可能である。

❹咽喉頭内視鏡検査：口腔・咽喉頭領域での感染源の有無や悪性腫瘍の場合は原発部位の診断に有用である。

❺血液検査

- 白血球数や分画，炎症反応，各種感染症検査が有用（→感染症）。
- 結核菌インターフェロン γ（T-SPOT）が陽性（→結核性頸部リンパ節炎）。
- 可溶性インターロイキン 2 レセプターが高値（→悪性リンパ腫）。
- SCC 抗原（扁平上皮癌関連抗原）が上昇（→頭頸部癌）。

## 原因疾患と頻度

主な原因を表1に示す。

❶リンパ節炎：若年者の原因として最多。ウイルスまたは細菌感染に伴って生じる。小児の場合は川崎病の鑑別が重要である。若年者では伝染性単核球症に伴って多発頸部リンパ節腫脹をきたすことがある。特異的感染症としては結核性リンパ節炎などがある。

❷良性腫瘍・疾患：神経原性腫瘍や顎下腺腫瘍，唾石，IgG4 関連疾患に伴う顎下腺腫脹などがある。

❸悪性腫瘍：中高年でより多くみられる。甲状腺以

**表1 頸部腫瘤の原因**

| リンパ節腫脹 | 炎症性リンパ節炎，伝染性単核球症，結核，サルコイドーシスなど |
|---|---|
| 良性腫瘍 | 神経原性腫瘍，脂肪腫，顎下腺腫瘍，頸動脈小体腫瘍など |
| 唾液腺疾患 | 唾石，IgG4 関連疾患，ガマ腫など |
| 悪性疾患 | リンパ節転移，悪性リンパ腫 |

外の頸部腫瘤は 80％が腫瘍性であり，その 80％が悪性で，多くは頭頸部癌の転移といわれている。

## 重要疾患の鑑別のポイント

❶良性疾患（顎下腺腫瘍，神経原性腫瘍など）：単発で境界明瞭。可動性がある。

❷悪性疾患（転移，リンパ腫）：多発の場合もある。硬いことも多く，増大すると可動性が不良となる。

## どうしても診断のつかないとき試みること

❶耳鼻咽喉科・頭頸部外科に精査を依頼する。

❷開放生検は播種のリスクを伴うため，他の検査を行ったうえで必要に応じて最後に実施する。

# 側頸部の囊胞性病変
## Lateral Neck Cystic Mass

大上 研二 東海大学教授・耳鼻咽喉科・頭頸部外科学

## 緊急処置

囊胞内出血や感染などにより，咽頭喉頭を圧迫し気道緊急となることがある。その場合，気管切開を含む緊急気道確保を要する。

## 診断のチェックポイント

### 定義

❶側頸部は胸鎖乳突筋の前縁より僧帽筋前縁までの範囲，同部位の囊胞性病変。胸鎖乳突筋の深部に総頸動脈，内頸静脈，迷走神経，交感神経，副神経，頸神経や上・中・下の頸部リンパ節が含まれる。

❷側頸部腫瘤では炎症性腫瘤，先天性腫瘤，腫瘍性腫瘤などが囊胞性になりうる。先天性囊胞瘤，リンパ管腫，悪性腫瘍のリンパ節転移などである。

**1 病歴**

**❶いつ頃からの腫瘤自覚か**：週単位か月単位か，年単位か。その大きさに変化があるかどうかが鑑別点である。乳幼児期からの腫瘤であれば先天性の腫瘤(側頸嚢胞や嚢胞状リンパ管腫など)疾患を疑う。急速な増大は炎症，出血などによる病状の変化を推測する。

**❷感染の徴候**：発熱や圧痛，表面皮膚の発赤などは感染性疾患を疑う。

**❸病変の局在**：両側性か，一側性か。先天性の腫瘤は一側性のことが多い。両側性の場合，リンパ節転移の可能性を疑う。頸瘻は胸鎖乳突筋の前縁に沿ってできる瘻孔で，頸瘻から連続した嚢胞を形成することがある。

**❹家族歴**：側頸嚢胞の家族歴があり，側頸嚢胞，側頸瘻孔に難聴，外耳奇形，腎奇形の合併がある場合，鰓耳腎症候群の可能性がある。BOR(branchio-oto-renal)症候群ともよばれ，頸部嚢胞，頸瘻・耳瘻孔・耳介の奇形，難聴，腎臓の形態異常を伴う症候群で，常染色体顕性遺伝で発症する。

**❺既往歴(頭頸部癌)や咽頭・喉頭の症候**：頭頸部癌の既往がある場合，後発性の頸部リンパ節転移が嚢胞性変化をきたした可能性を考える。また咽頭違和感，嚥下痛，嚥下困難，嗄声などの症候を認める場合，頭頸部原発の癌が頸部に転移をきたした可能性を考える。特に嚢胞性のリンパ節転移は甲状腺癌や中咽頭癌原発の可能性を考える。

**2 身体所見**

**❶圧痛，皮膚の発赤，局所熱感**：感染性疾患や既存の先天性疾患の感染を考える。

**❷嚢胞の部位，瘻孔**：側頸部，胸鎖乳突筋の上3分の1の部分の嚢胞性腫瘤(波動や触診で変形する)は側頸嚢胞を疑う。側頸嚢胞の外瘻は胸鎖乳突筋前縁の下方に認めることが多い。

**❸側頸部以外の所見**：甲状腺の腫脹，疼痛，発赤を認め，急性化膿性甲状腺炎を呈する場合，下咽頭梨状陥凹瘻に伴う炎症，膿瘍が鑑別疾患に挙がる。この場合甲状腺の腫脹は左側に多い(90%以上)。また甲状腺に腫瘤を触れる場合は甲状腺癌の転移が嚢胞性変化を呈している場合も考えられるため，甲状腺を精査する。

**3 検査**

**❶画像検査**

●必須

・**超音波検査**：嚢胞性腫瘤の位置，内容(多房性か，単一の嚢胞か)，大きさ，壁の厚さ，充実性部分の有無，周囲臓器との位置関係や浸潤所見の有無を確認する。甲状腺由来の転移性嚢胞性リンパ節であれば，甲状腺の主病巣も超音波検査で高感度な鑑別診断が可能である。

・**超音波ガイド下穿刺細胞診検査**：超音波検査で確認しながら21G程度の細い注射針で嚢胞内を穿刺吸引する。貯留液を細胞診検査に提出し，炎症性の細胞か腫瘍性の細胞(リンパ節転移)かを鑑別する。嚢胞壁が肥厚，あるいは乳頭状に突出している部位があれば，嚢胞内容物のみでなく突出した部位からの穿刺も試みる。穿刺内容液中のサイログロブリンを計測することで，甲状腺由来(リンパ節転移)の鑑別に有用である。

●可能であれば

・**CT検査**：嚢胞の内容，瘻孔の有無，皮膜の厚さ，性状，周囲臓器，特に血管と筋肉との関係を確認することで，先天的なものか，リンパ節由来か神経原性の疾患か，血管由来のものではないかが鑑別可能な場合がある。頭頸部悪性腫瘍の原発病変を鑑別するためには，咽頭(扁桃，舌根)の左右差や甲状腺内に異常陰影がないかどうかを確認する。

・**MRI検査**：嚢胞内容物の性状，隔壁や壁在病変の確認に有用。中咽頭癌原発が疑われる場合には扁桃や舌根の病巣が確認できる。

・**PET/CT検査**：嚢胞の穿刺細胞診検査で扁平上皮癌や甲状腺癌を疑う所見がみられた場合，原発巣の確認にPET/CTが有用である。ただし，扁桃や舌根などの扁桃組織にはFDGの生理的な集積がみられることが多いので，集積の左右差や他の検査との組み合わせで判断する。

・**嚥下造影検査**：上述の下咽頭梨状窩瘻については嚥下造影検査で瘻孔を確認できることがある。特にValsalva法(息こらえをして頰をふくらませる手技)で，下咽頭腔が拡張して瘻孔が描出されやすくなる。

**❷内視鏡検査**：咽喉頭の経鼻内視鏡検査または経口的な上部消化管内視鏡検査で咽頭部，特に扁桃，舌根部の原発性腫瘍を鑑別する。NBI(narrow band imaging)搭載の内視鏡で微細な腫瘍性異型血管の増生を確認することが悪性診断につながる。

## 原因疾患と頻度

### 1 原因（側頸部囊胞の原因）

- 成人以前では最も多いのが側頸囊胞であり，乳児・小児ではそれに続いて脈管系の奇形や形成異常（囊胞状リンパ管腫）や血管腫，次いで頸部胸腺囊胞を考える。思春期では側頸囊胞に次いで多いのが頸部胸腺囊胞や甲状腺癌の囊胞性リンパ節転移も鑑別に挙がる。
- 成人では側頸囊胞よりは頭頸部悪性腫瘍や甲状腺癌の囊胞性リンパ節転移が多く考えられる，次いで側頸囊胞，頸部胸腺囊胞と続く。

### 2 頻度

#### ❶ 囊胞を含む頸部腫瘤の頻度

- 幼小児では先天性（55％），炎症性（27％），悪性疾患（11％），良性腫瘍（3％），その他（5％）とされる。先天性頸部腫瘤の約20％が鰓原性囊胞である。側頸囊胞は第2鰓裂由来で90％以上を占める。
- 成人では頸部腫瘤は80％以上が腫瘍性である。腫瘍性の場合，そのうちの80％が悪性とされ，多くは頭頸部臓器からの転移が考えられる。しかし下頸部のリンパ節転移は胸腹部臓器（食道，肺など）または甲状腺由来のものが多い。

#### ❷ 頭頸部悪性腫瘍による囊胞性リンパ節転移

- ヒトパピローマウイルス（HPV）関連の中咽頭癌によることが多く頻度が増えている。甲状腺乳頭癌でも同様にみられる。画像検査では側頸囊胞と鑑別がつかないことも多く（図1），特に急増している中咽頭癌の鑑別が重要である。
- HPV関連中咽頭癌では，原発巣と転移リンパ節においてp16蛋白が過剰発現しているのが特徴である。頸部リンパ節転移を摘出して扁平上皮癌が検出され，p16蛋白が陽性であれば中咽頭癌が疑われる。

## 重要疾患の鑑別のポイント

### 1 側頸囊胞

❶ 腫瘤の位置（胸鎖乳突筋の前縁，上3分の1），内瘻，外瘻の有無。
❷ 腫瘤の軟らかさ，波動。

### 2 中咽頭癌（⇨1624頁）の囊胞性リンパ節転移

❶ 中咽頭，特に口蓋扁桃と舌根の腫瘍の確認。生検で扁平上皮癌，免疫染色でp16陽性であること。
❷ 中高年。飲酒喫煙が少ない比較的若年の男性に

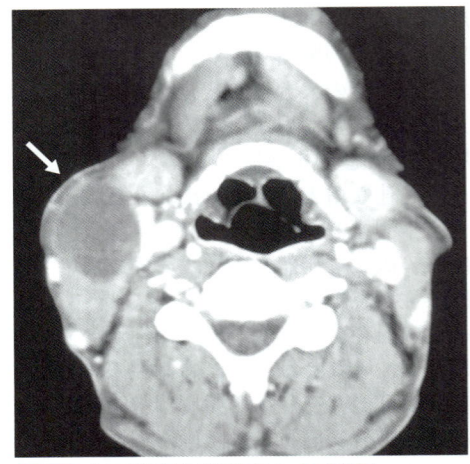

**図1** 右頸部囊胞性腫瘤のCT所見
CT所見では側頸囊胞として矛盾しないが，精査の結果，中咽頭癌の囊胞性頸部リンパ節転移と判明した例。

多い。

### 3 甲状腺癌（⇨1070頁）の囊胞性リンパ節転移

❶ 甲状腺内の腫瘤，超音波検査と穿刺細胞診検査で甲状腺乳頭癌の検出。
❷ 囊胞液を血液生化学検査に提出し，サイログロブリン高値の確認。

## どうしても診断のつかないとき試みること

耳鼻咽喉科・頭頸部外科にコンサルトし，咽頭や甲状腺に悪性腫瘍の原発巣がないか，確認を依頼する。切除生検し病理診断を要する場合もあるが，悪性の場合細胞播種や後に続く治療への影響を考慮して，摘出よりも低侵襲な検査をまず耳鼻咽喉科・頭頸部外科に依頼することが望ましい。

---

# 項部硬直
## Nuchal Stiffness

菅原 正伯　秋田大学医学部附属病院・脳神経内科医長

GL ・細菌性髄膜炎診療ガイドライン2014
・脳卒中治療ガイドライン2021〔改訂2023〕

## 緊急処置

項部硬直を含む髄膜刺激症状を認め，発熱，頭痛，意識障害を伴う場合は，髄膜炎，くも膜下出血の可

能性が高い。

**①髄膜炎**：髄液，血液培養検体を採取したあとに，すみやかに empirical therapy を開始する。「細菌性髄膜炎診療ガイドライン 2014」に副腎皮質ステロイドの併用は炎症性サイトカイン放出を抑制し，神経障害，転帰不良を軽減させる可能性が示されている。

**②くも膜下出血**：絶対安静を保って血圧コントロールを行いつつ，脳神経外科医にコンサルテーションする。

## 診断のチェックポイント

患者頸部の筋トーヌスを評価したあとに，項部硬直の診察を行うこと。

**❶**はじめに，患者の後頭部に両手を添えて，左右へ回旋して，患者の頸部の可動域，筋トーヌスを評価する。

**❷**それから，ゆっくり頭部を挙上して頤が胸壁につくところまで，他動的に頸部を前屈させる。

**❸**頸部の前屈制限や，項部痛を伴う場合，項部硬直ありと判断する。

**❹**前屈制限がありかなしか迷うときには，頭部の支持をぱっと離して，頭部降下のスピードに注意する。頭部降下がゆっくりならば，項部硬直の存在を疑う。

**❺**項部硬直が陰性だからといって，髄膜炎，くも膜下出血が否定できるわけではないことに注意を要する。

**■定義**：脳や脳脊髄液を覆う髄膜に炎症が起こると，髄膜刺激症状が現れる。髄膜刺激症状として，項部硬直以外に次の3つが知られている。

**❶ jolt accentuation**：1秒間に2～3回首を左右に振ってもらい，首を振る前後で頭痛が悪化するかどうかを尋ねる。頭痛が悪化した場合は jolt accentuation 陽性。

**❷ Kernig 徴候**：仰向けに寝た患者の片足を，膝を曲げた状態で持ち上げて股関節を曲げる。その後，股関節を曲げた状態で膝を伸展しようとしても膝が伸びきらない場合，Kernig 徴候陽性と判断する。また，膝から下を伸ばしたまま股関節を曲げようとすると，膝が曲がってしまう場合も Kernig 徴候陽性と判断する。

**❸ Brudzinski 徴候**：患者を仰臥位にさせ，検者は片方の手を患者の頭の下に置き，もう片方の手を胸の上に置いて，体幹が挙上しないように頭部をゆっくり前屈させると，伸展していた両下肢が自動的に股関節と膝関節で屈曲する場合，Brudzinski 徴候陽性という。

**①病歴**

**❶**髄膜炎では亜急性～慢性に進行する発熱，頭痛，嘔気，意識障害を伴う。

**❷**くも膜下出血は通常超急性の発症を呈し，これまで経験したことのない強い頭痛を伴う。

**❸**発症様式と発熱の有無が重要。軽症例では，画像検査，脳脊髄液検査を行って診断にたどり着く場合もある。

**②身体所見**

**❶**システマティックレビューを行い，メタアナリシスに適した9つの症例対照研究を用いた解析では，項部硬直と jolt accentuation はいずれも感度が50%前後であり，Kernig 徴候や Brudzinski 徴候の感度（20%前後）より高い。特異度に関しては後者2つが90%前後で，前者2つより高かった。陽性尤度比では jolt accentuation が項部硬直よりもわずかに優れていた。

**❷** jolt accentuation は項部硬直と同程度の診断的有用性があることが示唆されたが，一方で髄膜炎の症例の半数近くは典型的な髄膜刺激徴候を呈さない可能性も示唆された（J Gen Fam Med 20: 193-198, 2019）。複数の髄膜刺激症状を正しく診察して，判断する必要がある。

**③検査**：項部硬直が疑われた場合は，以下の手順で検査を進める。

**❶頭部造影 CT・MRI**：髄膜，脳表，皮質，白質の異常信号，造影病巣を確認するとともに，脳浮腫，頭蓋内圧亢進の有無を確認する。眼底所見も参考になるが，多くの医療機関ですみやかに画像検査を実施することが可能と思われる。

**❷髄液検査（細胞数，細胞種類，蛋白，糖）**：髄膜炎の有無，その原因の特定に必須。髄液，血液培養も同時に提出する。感染症以外の髄膜脳炎，脳症の原因には，脱髄（急性散在性脳脊髄炎；抗 MOG 抗体），膠原病（全身性エリテマトーデス；抗核抗体，抗 dsDNA 抗体，抗 Sm 抗体），自己免疫介在性脳症（抗 NMDA-R 抗体，抗 VGKC 複合体抗体）がある。

## 原因疾患と頻度

髄膜炎，髄膜脳炎（ウイルス，細菌，真菌，結核，髄膜癌腫症），くも膜下出血。

## 重要疾患の鑑別のポイント

❶高齢者の三叉神経領域帯状疱疹の不適切な治療後の水痘・帯状疱疹ウイルス（VZV）脳症，脳炎に注意が必要（臨床神経 61：239-242，2021）。

❷髄膜癌腫症では項部硬直を伴わないことがある。

## どうしても診断のつかないとき試みること

　髄膜炎の起因菌，ウイルス，真菌同定には，以下の検査方法が普及しつつある。

❶ FilmArray 髄膜炎・脳炎パネル：検体から抽出・精製した核酸を，マルチプレックス PCR で増幅し，さらに nested PCR で対象核酸を増幅する。蛍光色素ラベルした対象核酸を DNA 融解曲線解析することにより，脳脊髄液中の細菌，ウイルスおよび酵母様真菌を検出する。

❷マトリックス支援レーザー脱離イオン化飛行時間型質量分析法（MALDI-TOF MS）を用いた微生物同定法：質量分析法により得られた微生物特有のリボソーム蛋白質を主成分とした分子のマススペクトルパターンを，既知標準菌株ライブラリーと検索・照合し，目的菌種を同定する手法である。従来法に比して特異性・迅速性に優れている。

## 帰してはならない患者

❶意識障害のある患者。

❷髄液細胞数増多のある患者。

❸頭部画像検査で異常を認めた患者。

# 乳房腫瘤
## Breast Mass

**増田 慎三**　京都大学大学院教授・乳腺外科学

GL ・マンモグラフィガイドライン 第 4 版（2021）
　　・乳房超音波診断ガイドライン 改訂第 4 版（2021）

## 診断のチェックポイント

❶乳房の症状には，しこり自覚（腫瘤，硬結），乳頭異常分泌，疼痛，乳頭の変化，皮膚の変化が多くみられる。

❷乳癌検診の浸透により，マンモグラフィや超音波検査で異常を指摘され，精密検査を受診する患者も増加傾向にある。全国乳がん患者登録調査報告からみた日本人乳癌の特徴について，5 年ごとのデータを表1 に示す。

❸マンモグラフィ検査，超音波検査および必要に応じて，穿刺吸引細胞診もしくは針生検により，確定診断を試みる。

❹乳腺症，線維腺腫，囊胞，乳管内乳頭腫などの良性疾患と，乳癌（悪性疾患）の鑑別が重要である。

❶病歴

❶月経周期に応じた乳房痛，両側左右対称部位の硬結の場合，乳腺症に伴う主訴の可能性が高い。

❷乳腺炎や乳癌は授乳期および授乳経験のある場合に発症することが多いので，妊娠・授乳歴の聴取も鑑別診断に有用である。

❸ホルモン補充療法や経口避妊薬などの婦人科疾患の既往歴，治療歴も確認する。

❹乳癌全体の約 3～5％に異時性両側乳癌がみられる（表1）。乳癌や良性疾患の既往歴・治療歴について確認する。

❺乳癌全体の約 5％に遺伝性乳癌卵巣癌症候群（HBOC：hereditary breast and ovarian cancer）が知られており，血縁者に乳癌に加えて，卵巣癌や前立腺癌，膵臓癌などの罹患者がいないか，家族歴の聴取が重要である。表1 に示すように，2020 年には家族歴を有する乳癌発症が 15％を超えており，家族歴確認の浸透は進んでいることがうかがえる。HBOC の可能性が高く疑われる場合，乳癌の治療法や今後のサーベイランスにも影響しうるので，*BRCA1/2* 遺伝子病的バリアントの有無を確認する検査を勧め，必要に応じて遺伝カウンセリングの機会を調整する。

❻線維腺腫は 15～35 歳の若年女性に最も一般的に発生する。エストロゲンが増殖に影響するため，閉経後には退縮する傾向がある。多発性にみられることもある。

❼乳癌の好発年齢は 40～60 歳の壮年期とされるが，近年，70 歳台も全体の約 5 分の 1 を占め，高齢者の割合が増える傾向にある（表1）。

❽マンモグラフィ検診やブレストアウェアネスの広がりにより，自覚症状なく検診受診による「要精密検査」で専門外来を受診する割合が増えている（表1）。

❾先天的な陥没乳頭を確認するために，乳頭の形を聴取することも有用である。左右非対称のことも多い。

**表1** 日本人乳癌の特徴（全国乳がん患者登録調査報告から）

| | | 2000 年 | 2005 年 | 2010 年 | 2015 年 | 2020 年 |
|---|---|---|---|---|---|---|
| 乳癌症例数（人） | | 11,813 | 19,509 | 48,133 | 87,038 | 93,784 |
| 性別（%） | 女性 | 99.7 | 99.6 | 99.5 | 99.4 | 99.4 |
| 年齢分布（%） | 〜39 | 8.4 | 7.3 | 7.2 | 6.6 | 4.5 |
| | 40〜49 | 25.9 | 23.1 | 22.6 | 22.3 | 21.0 |
| | 50〜59 | 28.4 | 28.2 | 23.0 | 20.7 | 20.4 |
| | 60〜69 | 20.6 | 22.6 | 25.7 | 24.8 | 21.4 |
| | 70〜79 | 12.7 | 11.4 | 14.9 | 18.1 | 22.2 |
| | 80〜 | 3.9 | 5.4 | 6.6 | 8.4 | 10.4 |
| 家族歴（%） | あり | — | 8.3 | 9.4 | 13.1 | 17.2 |
| 発見動機（%） | 自己発見 | 80.1 | 70.5 | 56.5 | 54.9 | 51.5 |
| | 検診（自覚症状あり） | 12.2* | 5.0 | 6.0 | 6.3 | 6.0 |
| | 検診（自覚症状なし） | | 18.7 | 27.5 | 26.3 | 26.9 |
| | その他 | 5.4 | 5.0 | 8.7 | 11.7 | 15.1 |
| | 不明 | 2.2 | 0.8 | 1.3 | 0.9 | 0.5 |
| 両側乳癌（%） | 同時両側 | 2.6 | 3.6 | 5.0 | 6.0 | 6.7 |
| | 異時両側 | 3.6 | 3.2 | 2.9 | 3.6 | 4.4 |
| 腫瘍径（%） | 0 | 3.8 | 3.4 | 3.3 | 3.7 | 4.3 |
| | 〜1.0 cm | 7.7 | 11.5 | 16.8 | 17.0 | 18.4 |
| | 1.1〜2.0 cm | 31.4 | 31.9 | 33.3 | 34.7 | 34.7 |
| | 2.1〜5.0 cm | 47.7 | 39.6 | 33.0 | 33.8 | 33.1 |
| | 5.1 cm〜 | 8.3 | 7.2 | 5.9 | 5.6 | 5.0 |
| T 分類（%） | Tis（非浸潤癌） | 6.5 | 8.6 | 10.5 | 12.3 | 14.8 |
| N 分類（%） | N0 | 67.6 | 77.3 | 80.3 | 79.2 | 81.7 |
| | N1，N2，N3 | 31.3 | 21.6 | 18.2 | 18.9 | 16.9 |
| M 分類（%） | M0（遠隔転移なし） | 96.8 | 95.9 | 94.9 | 95.8 | 96.4 |
| | M1（遠隔転移あり） | 3.0 | 2.3 | 2.0 | 2.2 | 1.8 |

＊検診発見（症状有無問わず）

**❷身体所見**

❶境界明瞭で可動性のある弾性硬の腫瘤は，線維腺腫の可能性が高い。類似の疾患に，急速に増大傾向を示しやすい葉状腫瘍があるが，視触診では鑑別が難しい。

❷境界明瞭で周囲乳腺と同様の弾力性のある腫瘤を触知する場合，過誤腫の可能性が高い。

❸大きな囊胞は境界明瞭で弾性であるが，小さな囊胞は境界明瞭で硬く触知することもある。皮膚線維腫（fibroma）は，皮下直下に境界明瞭米粒大の腫瘤として触れる。

❹両側，多孔性，漿液性の黄白色の乳頭分泌液は乳腺症や生理的現象に伴うことが多い。一方，単孔性で特に血性・褐色の分泌液（図1a）の場合は，その支配腺葉領域に増殖性病変を有していることが多いので精密検査が必要である。血性乳頭異常分泌は病変部の完全切除で治癒が期待できる非浸潤癌の初期症状の1つであり，正確な精密検査が

望まれる。

❺乳管内乳頭腫は，比較的乳頭乳輪近傍に生じやすく，境界明瞭の腫瘤として触知することが多い。時に血性乳頭異常分泌を伴う。

❻後天的な乳頭陥凹を認める場合，また皮膚のひきつれ（delle）やえくぼ症状（dimpling）を伴う場合，その直下に乳癌が発見される可能性が高い。

❼乳頭近傍で発赤・疼痛を伴う腫瘤性病変は，乳輪下膿瘍を疑う。喫煙歴による乳管上皮の扁平上皮化成がその誘因ともされる。

❽乳頭・乳輪部のびらん様病変を特徴とする癌にPaget病がある（図1b，c）。皮膚科で湿疹として治療経過観察されていることあり，清潔/ステロイド塗布で難治性の湿疹や片側性の場合は，乳腺専門医受診やパンチ生検による病理診断を推奨する。

❾乳房の腫大，乳房皮膚の広範囲の発赤，皮膚の浮腫・毛穴の目立ち，橙皮様（peau d'orange）と称

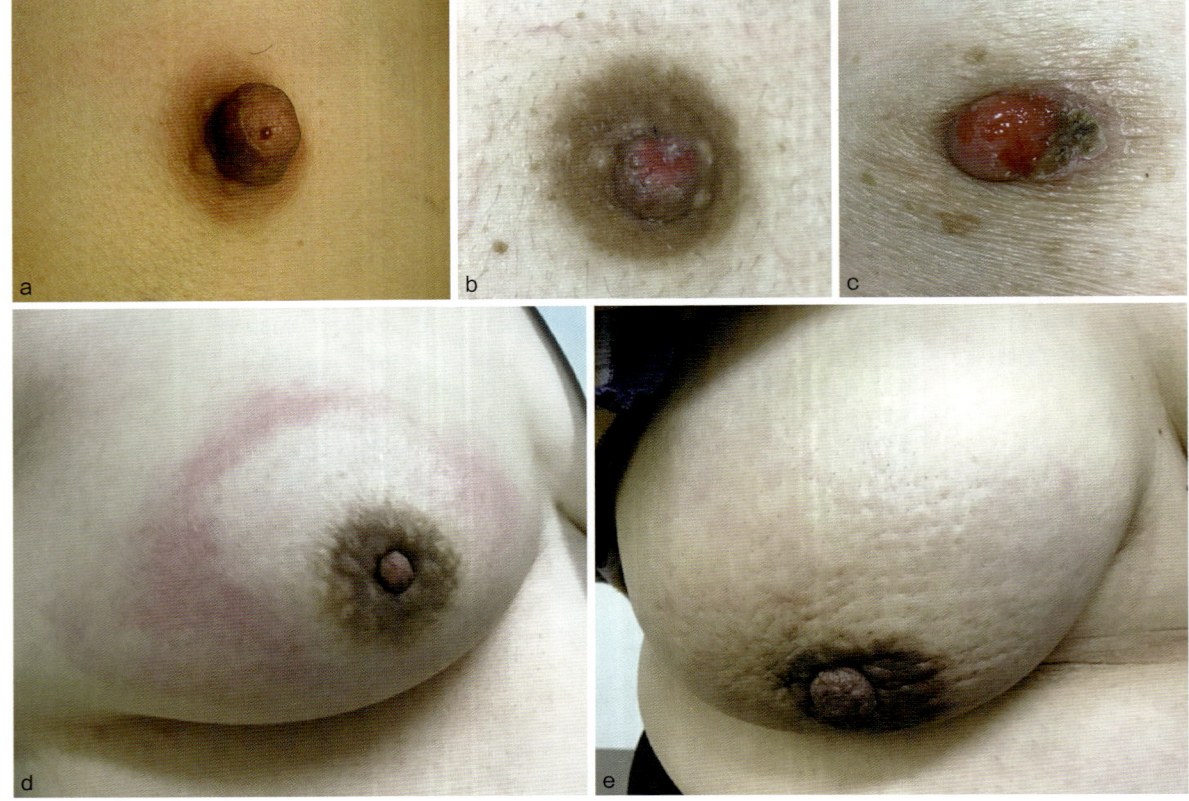

**図1** 特徴的な乳癌の肉眼所見

a：単孔性血性乳頭異常分泌症。
b，c：Paget 病。乳頭上皮のびらん，湿疹様変化を呈する。
d：炎症性乳癌。皮膚の広範な発赤と浮腫。
e：炎症性乳癌。橙皮様所見。皮膚の浮腫により毛穴が目立つ。

される皮膚所見がみられた場合，皮下リンパ管内に浸潤癌が進展した炎症性乳癌（進行癌）の可能性が高い（図1d, e）。乳房内に明らかな病変を認めないこともあり，乳腺炎との誤診は避けたい。授乳期を除き，基本，細菌感染などを原因とする乳腺炎は非常にまれである。

⓾腋窩リンパ節領域に片側性に腫大したリンパ節を触知する場合は，潜在性乳癌（乳房内には病変を確認できない）の精査が必要である。関節リウマチなど上肢に炎症性病変を有する場合は，両側性に腫大することもある。

⓫副乳は，腋窩部皮膚直下に硬結を触知し，リンパ節領域とは触診で鑑別可能である。

⓬乳癌のステージングのためには，腋窩および鎖骨上リンパ節領域，頸部リンパ節の触診も重要となる。過去20年の推移をみると，早期発見に伴い，リンパ節腫大を伴う乳癌は漸減し，2020年データでは，約80％で領域リンパ節腫大を認めない（表1）。

## 3 検査

❶乳房の疾患を鑑別するために重要な検査は，マンモグラフィ検査・超音波検査・細胞診/組織診が3本柱である。

❷マンモグラフィ所見は，腫瘤・石灰化・その他の所見（主に，局所的非対称性陰影や構築の乱れ）別に悪性の可能性を考慮し，カテゴリー1～5に分類する（表2）。

❸超音波検査は，必ず乳房専用プローブを用いて検査を行う。形状，境界性状や内部エコーを中心に，病理組織像をイメージしながら，カテゴリー1～5に分類する。組織の硬さ（エラストグラフィ）や病変の血流（ドプラ検査）などの所見を加

**表2** マンモグラフィ診断のカテゴリー分類

| カテゴリー診断 | マンモグラフィ検査所見 | | | | | | 超音波検査 |
|---|---|---|---|---|---|---|---|
| | 腫瘤の特徴 | 考えうる良性疾患 | 石灰化の特徴 | 考えうる良性疾患 | その他の所見 | 考えうる良性疾患 | 特徴的所見と考えうる疾患 |
| カテゴリー1 異常所見なし | — | — | — | | | | |
| カテゴリー2 明らかな良性所見 | 脂肪濃度を含む境界明瞭腫瘤 粗大な石灰化を含む腫瘤 | 過誤腫，脂肪腫 線維腺腫 | 両側，微小円形・びまん性 milk of calcium | 乳腺症 | — | — | 囊胞，濃縮囊胞，扁平境界明瞭均一な腫瘤→線維腺腫 |
| カテゴリー3 良性，しかし悪性を否定できず | 境界明瞭 | 囊胞，囊胞内乳頭腫，線維腺腫，葉状腫瘍，乳管内乳頭腫，腺腫 | 微小円形，淡く不明瞭，集簇性 | 乳腺症，良性増殖性病変 | 局所的非対称性陰影 構築の乱れ疑い | 孤立性乳腺，線維症，乳管内乳頭腫症 | 境界明瞭平滑→囊胞内腫瘍，多房性集簇囊胞，乳管内乳頭腫，腺腫，葉状腫瘍等～高エコー腫瘤→粘液癌 |
| カテゴリー4 悪性の疑い | 境界微細鋸歯状，微細分葉状 | 偽浸潤像を有する乳頭腫，葉状腫瘍，陳旧性線維腺腫 | 多形性，集簇 淡く不明瞭・区域性 | 乳管内乳頭腫 | 構築の乱れ | 放射状瘢痕 | 境界明瞭粗造，境界不明瞭→浸潤癌，脂肪壊死 限局性の低エコー域→非浸潤癌 構築の乱れ→悪性以外に線維症，放射状瘢痕 |
| カテゴリー5 悪性 | スピキュラ | — | 多形性・区域性，線状 | | | | 境界不明瞭，スピキュラ，明らかな halo を有する→浸潤癌 |

味することは，良悪性の鑑別の精度を高める。

❹石灰化病変もカテゴリー3以上の場合，高精度の乳房専用機器では病変をとらえることができることが多い。淡く不明瞭もしくは微小円形で集簇性の石灰化で，超音波検査で発見できない場合，非浸潤癌の有無の確認のために，ステレオタイプの組織吸引型生検が有用なこともある。

❺カテゴリー3以上の診断の場合，超音波ガイド下に穿刺吸引細胞診もしくは針生検や吸引式組織生検で組織診断を行う。病変に応じて，手技を使い分ける。囊胞内充実性病変の場合，充実性部分を狙って穿刺を行う。かなり太い針で腫瘍壁を破ると，医原性の浸潤癌を生じるリスクもあり，患者視点に立った細心の配慮が望まれる。小病変で病変部が生検で取り切れそうな場合，また検査により画像の変化が想定され，次なる治療への影響が懸念される場合は，採取部にクリップなどを埋め込み，病変部の同定が治療医にも正確に伝達できる工夫も必要である。

❻細胞診の場合，「正常あるいは良性」「鑑別困難」「悪性の疑い」「悪性」の4つの判定区分で報告される。

❼組織診断では，良悪性の鑑別に加え，組織診断

の推定，悪性の場合は治療方針の決定に必要な悪性度のグレード分類，ER/PgR/HER2などのバイオマーカーの測定も可能である。乳癌サブタイプや進行度によっては，手術前の全身薬物療法が標準化している。将来の遺伝子パネル検査などに備えて，十分量の治療開始前の癌組織を必要とすることもありうる。画像で明らかに乳癌が疑われる場合，精密検査機関での組織生検を省略し，それは治療専門機関に任せるなど，乳癌治療の進歩に合わせ，柔軟にかつ患者視点での配慮が診断医には求められるようになってきた。

❽乳頭異常分泌の診断には，分泌液の性状（潜血の有無），捺印細胞診，分泌液中のCEA濃度測定（マンモテック）が有用である。血性・細胞診で乳管上皮細胞の確認・高CEA濃度の場合は，悪性（非浸潤癌）の可能性が高くなる。画像診断を参考に病変の同定を試みるが，有意な所見のない場合は，診断と治療を兼ねた選択的乳管腺葉区域切除術（マイクロドケクトミー）を選択することもある。

❾乳癌のステージング（領域リンパ節，遠隔臓器転移有無）のために超音波検査やCT検査，骨シンチグラフィ，乳房内病変の広がり診断のために

造影 MRI 検査が追加されることがある。

## 原因疾患と頻度

**❶** 乳房の硬結，月経周期に応じた乳房痛を主訴とする場合，多くは乳腺症変化であり，経過観察で十分である。

**❷** 診察所見，マンモグラフィ所見，超音波所見による鑑別診断は上述の通り。年齢にもよるが若く，しこりを自覚した場合，またマンモグラフィ検診でカテゴリー 3 の場合，多くは囊胞や線維腺腫などの良性疾患の可能性が高い。

**❸** しかし，女性の癌罹患のなかで乳癌が最多であり（年間約 10 万人），早期発見と適切な治療で 90% 以上の治癒が期待できるため，常に乳癌との鑑別を最優先とした適切な診断が必須である。

## 重要疾患の鑑別のポイント

**❶** 検診やブレストアウェアネスの浸透により，2 cm 以下のステージ 1 で診断される乳癌が漸増し，2020 年では 50% を超えている（表 1）。乳癌に特徴的なマンモグラフィ所見（腫瘍の境界，石灰化の形状，構築の乱れ）や超音波所見（不明瞭や粗造な境界，0.7 以上の縦横比，限局性の低エコー域など）を見逃さないこと，疑えば，細胞診などの病理診断を躊躇しないことが肝要である。

**❷** 線維腺腫と診断しても，増大傾向を有する場合は，葉状腫瘍の可能性も考える。境界型や悪性葉状腫瘍の可能性も考え，増大傾向を有する場合や 3〜4 cm 以上の大きな場合は，摘出術を考慮してもよい。

**❸** 乳頭腫の場合，6〜12 か月ごとに経過観察を行い，増大傾向があれば切除も考慮する。ある腺葉内に多発する乳頭腫症（papillomatosis）の場合，前癌病変ともされ，非浸潤癌との鑑別が難しいこともある。

## どうしても診断のつかないとき試みること

**❶** 針生検では良悪性の鑑別が難しい病態，例えば乳頭腫，乳頭腫症，囊胞内増殖性病変などの場合，診断と治療を兼ねた腫瘤摘出術を考慮する。

**❷** 血性乳頭異常分泌症で，悪性が否定しきれない場合，早期の非浸潤癌の存在の可能性のある場合，MRI 検査による原因乳管の方向も参考に，選択的乳管腺葉区域切除を考慮する。術中，ICG 蛍光ガイド下に切除範囲を決定する工夫も行われる。

---

# 頸肩腕痛
## Neck-Shoulder-Arm Pain Syndrome

高澤 英嗣 群馬大学医学部附属病院・整形外科病院講師

## 診断のチェックポイント

**❶** 頸肩腕痛の診療では，特異的（器質的）か，非特異的か，鑑別疾患を念頭に診断を進める。

**❷** 産業衛生における狭義の頸肩腕症候群（非特異的）は除外診断であり，近年は作業関連筋骨格系障害（work related musculoskeletal disorders）に包括される。

**❸** 整形外科的な頸椎・肩関節疾患のみならず，腫瘍や内臓疾患に起因する病態を見逃さないことがポイントとなる。

**■定義**：頸肩腕症候群（非特異的障害）は，後頭部・頸部・肩・上背部・上腕・前腕・手指の一部またはすべての部位に，筋のこり（肩こり）・だるさ，痛み・しびれ，冷感などを呈する症候群と定義される。しかし，非特異的障害と特異的障害が併存する場合もある。

**❶ 問診**

　**❶** 症状の発症様式：急性か，慢性か。

　**❷** 痛み・しびれの性状と範囲/分布。

　**❸** 生活歴：睡眠，食事，嗜好など。

　**❹** 病歴の聴取（内科的併存疾患，既往歴）：生活習慣病や悪性腫瘍の既往・治療歴など。

　**❺** 仕事：職種・作業歴，反復する作業，頸部や肩の動きが少なく姿勢が拘束される作業，過度の緊張を伴う作業，過大な作業量，作業環境。

**❷ 身体所見**

　**❶** 神経学的診察：筋力，腱反射，感覚など。

　**❷** 触診：圧痛部位（点）とその範囲/分布，関節腫脹。

　**❸** 痛み・しびれの誘発テスト：Jackson/Spurling test（→頸椎疾患），Neer/Hawkins test（→肩関節疾患），Adson/Eden/Roos test（→胸郭出口症候群）。

**❸ 検査**

　**❶** 画像検査：単純 X 線，CT，MRI（→頸椎・肩関節疾患，上肢の変形性関節症，リウマチ性疾患，腫瘍性病変など）。

　**❷** 電気生理学的検査：神経伝導速度，筋電図（→絞扼性末梢神経障害）。

　**❸** 心理検査（→抑うつ傾向など）。

　**❹** 採血（→膠原病，リウマチ性疾患，内臓疾患，悪

性腫瘍など)。

## 原因疾患と頻度

**1** 頸肩腕痛の原因として,主に整形外科的疾患の鑑別を行う。しかし,頸肩腕痛の要因は多岐にわたるため,原因疾患の正確な頻度は不明である。

**2** 代表的な原因疾患を以下に示す。

**❶** 非特異的:作業に関連した頸肩腕症候群。

**❷** 整形外科的疾患

- 頸椎疾患:変形性頸椎症,頸椎症性脊髄症,頸椎症性神経根症,頸椎椎間板ヘルニア。
- 肩関節疾患:変形性肩関節症,肩腱板断裂,石灰沈着性腱炎,肩関節周囲炎,肩インピンジメント症候群,肩こり。
- 絞扼性末梢神経障害:肘部管症候群,手根管症候群,尺骨神経管(Guyon 管)症候群など。
- 上肢の変形性関節症や腱鞘炎・腱炎。
- 胸郭出口症候群。

**❸** 炎症性疾患

- 膠原病,リウマチ性疾患。
- 慢性疼痛性疾患:線維筋痛症,リウマチ性多発筋痛症。

**❹** 内臓疾患:心筋梗塞,狭心症などの関連痛。

**❺** 腫瘍:<u>Pancoast 腫瘍</u>,脊髄腫瘍,軟部腫瘍,末梢神経腫瘍,ガングリオンなど。

**❻** その他

- 心理社会的要因・精神神経疾患:抑うつ状態,うつ病,身体症状症など。

- 有痛性筋萎縮症(痛みが先行する上肢の筋力低下)。
- 頭蓋内病変:腫瘍,出血,梗塞など。

## 重要疾患の鑑別のポイント

**1** 頸椎疾患

**❶** 一側上肢の痛み・しびれ,Spurling test。

**❷** X 線・CT(椎間孔の狭小化や関節症性変化の評価)。

**❸** 頸椎 MRI(脊髄・神経根の評価と腫瘍の除外)。

**2** 肩関節疾患

**❶** Neer/Hawkins test(インピンジメント徴候)。

**❷** X 線・CT(石灰沈着や関節症性変化の評価)。

**❸** 肩関節 MRI(肩腱板損傷の評価)。

## どうしても診断のつかないとき試みること

**1** 主な原因疾患である頸椎・肩関節疾患が除外された場合は,その他の整形外科疾患,膠原病・リウマチ性疾患や慢性疼痛性疾患を念頭に,画像検査や採血検査の追加を検討する。また,Pancoast 腫瘍は見逃されやすいため,頸椎・肩関節の単純 X 線像(正面)では肺尖部の評価を意識的に行う。

**2** 総合内科,脳神経内科,膠原病リウマチ科にコンサルトし,整形外科的疾患以外に頸肩腕痛の原因となる疾患がないか,全身的な疾患がないか調べてもらう。

(執筆協力:筑田 博隆　群馬大学大学院教授・整形外科学)

# 医学研究のための
# 因果推論
# レクチャー

Causal Inference

**井上浩輔**
京都大学白眉センター・大学院医学研究科社会疫学分野 特定准教授

**杉山雄大**
国立国際医療研究センター研究所
糖尿病情報センター医療政策研究室長／
筑波大学医学医療系ヘルスサービスリサーチ分野 教授

**後藤　温**
横浜市立大学医学部公衆衛生学教室
主任教授

## 因果に迫り，研究の新境地を切り開く！

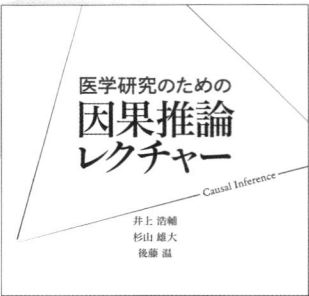

- ◆『週刊医学界新聞』の好評連載を大幅加筆し待望の書籍化！

- ◆原因と結果との関係を統計学的に推定するデータサイエンス
  の手法である因果推論を，医学研究にどう用いればよいのか。

- ◆本書では適切なリサーチクエスチョンを立て，実現可能性の
  高いデータソースを探し，因果推論を研究に適用するための
  実践的なプロセスを示す。

- ◆エッセンスを知りたい入門者から，研究のステップアップを
  めざす方まで活用できる1冊に。

● A5　頁192　2024 年
　定価：4,400 円（本体 4,000 円＋税 10%）
　[ISBN978-4-260-05375-4]

詳しくはこちらから

**目次**

| | |
|---|---|
| 総論 | |
| 各論1 | 因果効果を推定するために変数を調整する |
| 各論2 | メカニズムを解明する |
| 各論3 | バイアスを定量化し，対処する |
| 各論4 | 発展的な因果推論の手法を応用する |
| まとめ | |

 **医学書院**

〒113-8719　東京都文京区本郷 1-28-23　[WEBサイト]https://www.igaku-shoin.co.jp
[販売・PR部]TEL:03-3817-5650　FAX:03-3815-7804　E-mail:sd@igaku-shoin.co.jp

# 5 四肢・関節系の症候

責任編集：西山 和利，阿古 潤哉，山口 正雄，松田 秀一，大山 学

# 太鼓ばち指
## Clubbed Finger

**椎名 由美**　聖路加国際病院・循環器内科医長（東京）

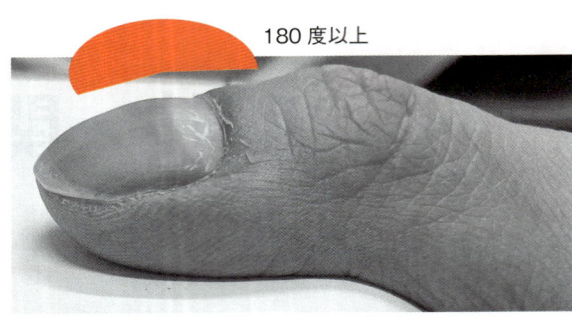

180 度以上

**図1　太鼓ばち状指**

$SpO_2$ 89％の複雑先天性心疾患。チアノーゼと軽度のばち状指を認める。

## 診断のチェックポイント

❶上肢・下肢の指先の結合組織が異常増殖し，爪自体や根元が隆起し，凹みがなくなった状態。
❷原因疾患の鑑別が重要。慢性閉塞性肺疾患（COPD）では，肺血管の損傷や動静脈シャントがなく，通常はばち状指はみられず，喫煙歴のあるCOPDのばち状指では肺癌を疑う。

### ①病歴
❶以前より低酸素血症を呈するような肺・心疾患を有することが多い（後述「重要疾患の鑑別のポイント」を参照）。
❷ごくまれに先天的要因からばち状指となる。

### ②身体所見
❶爪の先と軟部組織（第一関節–爪の付け根）の角度が180度以上になる（図1），手指が太鼓のばちのように変形した状態（健常人は160度以内）。
❷太鼓ばち状指自体は無症状で慢性的なものであり，緊急性はない。

### ③検査
❶必須：上肢または下肢の動脈血液ガス分析，手指・足趾の経皮的酸素飽和度（$SpO_2$）測定，動脈管開存を伴った一部の先天性心疾患においては上下肢動脈血中酸素濃度が異なり，上肢または下肢のみばち状指を呈する。
❷必要に応じて：呼吸機能検査，胸部CT検査，心エコー図検査（マイクロバブルテストを含む），腹部エコー，大腸内視鏡検査，甲状腺・副甲状腺疾患を鑑別するための血液検査。

## 原因疾患と頻度

太鼓ばち状指が起きるメカニズムはいまだに不明。血小板由来成長因子（PDGF）や血管内皮細胞増殖因子（VEGF）などの増殖因子により，結合組織の過形成を起こすという仮説がある（J Pathol 203: 721–728，2004）。

## 重要疾患の鑑別のポイント

❶**肺癌**（⇨936頁）：肺癌の17％に認め，男性18.6％，女性4.4％と有意に男性に多い（Ann Saudi Med 22: 295–296，2002）。加療・切除によりばち状指が改善することがある（N Engl J Med 375: 1171，2016）。
❷**間質性肺疾患**：特発性肺線維症（⇨904頁）の67％に認める（Chest 105: 339–342，1994）。
❸**心疾患**：重症チアノーゼ性先天性心疾患において認める。感染性心内膜炎（⇨1279頁）でも認めることがある。
❹**消化器疾患**：肝硬変（⇨713頁），炎症性腸疾患〔Crohn病（⇨671頁）の38％，潰瘍性大腸炎（⇨676頁）15％〕で認めることがある（Br Med J 2: 825–828，1979）。
❺**内分泌疾患**：甲状腺性肢端肥大症，副甲状腺機能亢進症（⇨1073頁）で認めることがある。

## どうしても診断のつかないとき試みること

呼吸器内科，循環器内科，消化器内科，総合内科，内分泌科などにコンサルトし，原因疾患を精査する。

# Raynaud 現象
## Raynaud's Phenomenon

**佐藤 伸一**　東京大学大学院教授・皮膚科学

## 診断のチェックポイント

### 定義
❶ Raynaud 現象は，小動脈の一過性収縮によって生じる末端部の発作性虚血症状である。
❷冷たい外気や冷凍食品など，さまざまな寒冷刺激によって誘発されるが，精神的緊張，温熱刺激によっても生じることがある。通常は四肢末端に

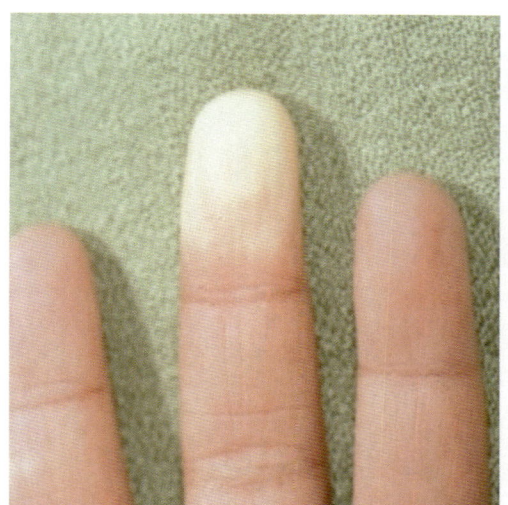

**図1** Raynaud 現象に伴う白色の変化

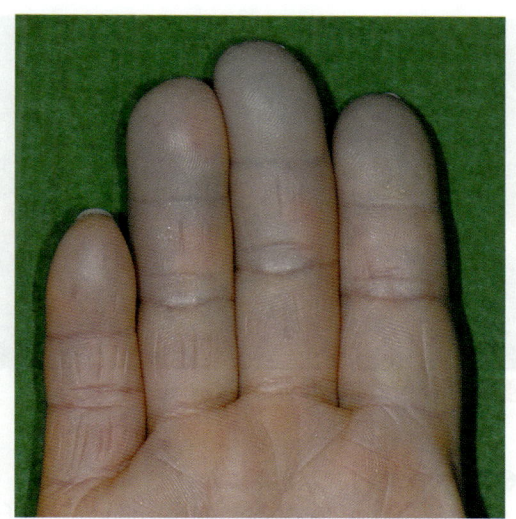

**図2** Raynaud 現象に伴う紫色の変化

生じるが，舌などの末端部にも生じうる。

❸症状としては突然，主に手指が三相性（白→紫→赤）ないしは二相性（白→赤，紫→赤）に変化し，時にしびれや痛みを伴う（図1，2）。

❹ Raynaud 現象は一般人口の約4%（女性では 2.2%，男性では1.5%）にみられるとされる（Arthritis Rheum 52: 1259-1263, 2005）。

**１病歴**

❶寒冷刺激などによって，突然に手指などの色調が変化するか：Raynaud 現象は，それを経験したことのない健常人にとっては容易に理解しにくい症状であるため，「冷たいものに触ったときにサッと指が白くなったり，紫色になったりしますか」と問診すると，健常人にはすぐ理解できず「"サッと"とはどのくらい速くですか」などと逆に聞き返してくる場合が多い。したがって，症状についてすぐに理解できる場合はおそらく Raynaud 現象があると考えてよい。

❷色調はどのように変化するか：典型的には三相性の変化（白→紫→赤）を呈するが，二相性の変化（白→赤や紫→赤）もしばしば認められる。

❸振動工具などの使用歴はあるか。

❹ Raynaud 現象を誘発する，化学物質・薬剤への曝露はあるか（表1）。

**２身体所見**

❶手指に白や紫の色調の変化があるか：この色調の変化を直接観察でき，温めることによって赤の色調に変化するか，あるいは元の色に戻るかを確認すれば診断は確実である。しかし，診察室は通

**表1** Raynaud 現象の基礎疾患

1. **膠原病**
   全身性強皮症，混合性結合組織病，全身性エリテマトーデス，Sjögren 症候群，皮膚筋炎，関節リウマチ，結節性多発性動脈炎など

2. **神経・血管障害**
   閉塞性動脈硬化症，Buerger 病，血栓塞栓症，胸郭出口症候群

3. **血液疾患**
   クリオグロブリン血症，マクログロブリン血症，寒冷凝集素病，多血症

4. **物理的刺激**
   振動工具病，ピアニスト，タイピスト

5. **化学物質・薬剤**
   塩化ビニルモノマー，エルゴタミン，トリプタン，$\beta$ 遮断薬，経口避妊薬など

6. **その他**
   重金属中毒，褐色細胞腫，甲状腺機能低下症，低血糖症など

常暖かいので，Raynaud 現象を診察中に確認できることは少ない。この場合，下記の手のびまん性潮紅の有無について観察する。

❷手のびまん性潮紅があるか：Raynaud 現象は前述した如く，赤の色調で元に戻る。この赤の色調は持続するため，Raynaud 現象を有する患者の手背や手掌はしばしば全体がびまん性に潮紅している（図3）。この皮膚所見は Raynaud 現象に伴う皮膚所見と考えられるため，問診で Raynaud 現象が疑われ，この皮膚所見を確認できれば Raynaud 現象を有するとほぼ判断できる。

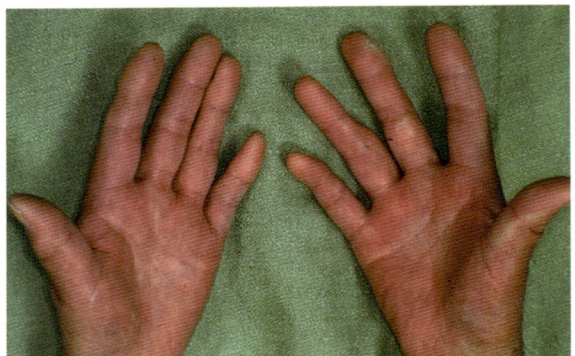

**図3** Raynaud 現象に伴う手の潮紅

❸膠原病に伴う症状があるか
- 爪上皮出血点（NFB：nailfold bleeding）（図4）〔→全身性強皮症（SSc：systemic sclerosis）をはじめとする膠原病〕。
- 手指の腫脹〔→ SSc，混合性結合組織病（MCTD：mixed connective tissue disease）〕。
- 指尖部虫喰状瘢痕，斑状の毛細血管拡張（→SSc）。
- Gottron 徴候，Heliotrope 疹，顔面の紅斑，掻破痕を伴う紅斑（→皮膚筋炎）。

**❸検査**
❶血液検査：抗核抗体陽性（→膠原病），抗セントロメア抗体（→ SSc），抗 U1RNP 抗体（→ MCTD），抗 TIF-1γ 抗体（→皮膚筋炎），抗 MDA5 抗体（→皮膚筋炎）など。

## 原因疾患と頻度

**❶一次性と二次性の区別**
❶ Raynaud 現象はさまざまな基礎疾患で生じることが知られている。したがって，Raynaud 現象は，その背後に存在する基礎疾患を同定する重要なきっかけとなりうる。Raynaud 現象を生じうる基礎疾患を表1に示す。
❷ Raynaud 現象をみたら基礎疾患の検索が必要である。基礎疾患に伴うものを「二次性」とよび，基礎疾患が明らかでないものを「一次性」とよんで区別する。
❸一次性 Raynaud 現象の 64％は 7 年間の経過で寛解し，しばしば一過性かつ良性の経過をとることが報告されている（Arthritis Rheum 52: 1259-1263, 2005）。したがって，Raynaud 現象が「一次性」か，「二次性」かを判別することは予後を判定するうえで重要である。

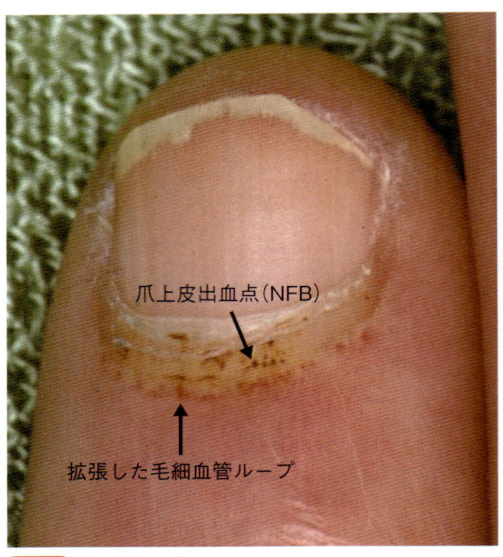

爪上皮出血点（NFB）

拡張した毛細血管ループ

**図4** 爪上皮出血点

**❷膠原病による二次性 Raynaud 現象**
❶二次性 Raynaud 現象のなかでも，最も頻度の多く，かつ重要なものが，膠原病，特に SSc や MCTD に伴うものである。
❷前述した如く，Raynaud 現象は一般人口の約 4％にみられ，そのうちの約 11％が膠原病関連の二次性 Raynaud 現象と報告されている（Arthritis Rheum 54: 1974-1981, 2006）。
❸ SSc や MCTD ではその 80％以上の症例で Raynaud 現象が初発症状となるため，Raynaud 現象はこれらの疾患を疑う重要な鍵となる。
❹ Raynaud 現象を有する患者の前向き研究では，手指の腫脹，抗核抗体陽性のうち，1 項目以上あれば SSc へ進展するリスクが高いことが示されており，Raynaud 現象は SSc の超早期例の同定に役立つ症状といえる。

**❸膠原病による Raynaud 現象の同定における，NFB の有用性**
❶ SSc や MCTD による二次性 Raynaud 現象の判別には，NFB がきわめて有用である。NFB は爪上皮内の点状ないし線状の，肉眼的な黒色の出血点として認められる（図4）。
❷ NFB はそのすぐ中枢側の後爪郭に，ループ状血管拡張をしばしば伴うが，このループ状血管拡張が血管障害の本態であり，この血管から出血したものが NFB である。
❸ NFB は通常第 4 指に最も高率にみられ，第 1 指ではまれである。

❹NFB は SSc や MCTD の約 70％に検出される。重要なことは，SSc や MCTD に特異的な抗核抗体（抗セントロメア抗体や抗 U1RNP 抗体など）が陽性である二次性 Raynaud 現象でも，その約 70％に検出されることである。一方，特異抗核抗体を欠く一次性 Raynaud 現象を有する患者では 10％程度にしか検出されない。

❺したがって，<u>NFB は皮膚硬化を呈していない二次性 Raynaud 現象を含めて，SSc や MCTD の早期例や軽症例の同定にきわめて有用な皮膚所見といえる。</u>

❻全身性エリテマトーデスや皮膚筋炎でも 20〜30％に Raynaud 現象がみられる。前述した NFB は皮膚筋炎でも約 50％に検出される。Sjögren 症候群，関節リウマチ，結節性多発動脈炎などでも Raynaud 現象がみられることがあるが，その頻度は低い（10％以下）。

**④膠原病以外の二次性 Raynaud 現象**

❶Raynaud 現象は，閉塞性動脈硬化症，Buerger 病などといった動脈閉塞性疾患やクリオグロブリン血症などの血液疾患でも生じるがまれである。

❷振動を手や腕に伝える手持ち振動工具（チェンソー，刈り払い機，圧搾空気による鋲打ち，地固めのための機械など）によって Raynaud 現象が生じることもあり，この場合の Raynaud 現象は白蝋病ともよばれる。

❸白蝋病は振動に曝露した指から始まるが，徐々に親指を除くすべて絵の指に拡大していく。また，塩化ビニルモノマーを扱う労働者に Raynaud 現象が報告されている。したがって，職業歴についての問診を忘れてはならない。

❹その他，エルゴタミン，トリプタン，β 遮断薬，経口避妊薬などといった薬剤の副作用として生じることもあるので，薬剤摂取歴についても問診すべきである。

## 重要疾患の鑑別のポイント

**1 SSc**（⇨1178 頁）

❶手のむくみ感，逆流性食道炎の症状（胸やけ，食事時の胸のつかえ感，逆流感など）。

❷手指の腫脹・皮膚硬化，NFB，毛細血管拡張。

❸抗セントロメア抗体，抗トポイソメラーゼⅠ抗体，抗 RNA ポリメラーゼⅢ抗体陽性。

**2 MCTD**（⇨1200 頁）

❶手のむくみ感，逆流性食道炎の症状（胸やけ，食事時の胸のつかえ感，逆流感など），関節痛。

❷手指の腫脹・皮膚硬化，NFB，関節炎。

❸抗 U1RNP 抗体陽性。

**3 皮膚筋炎**（⇨1175 頁）

❶筋痛，近位筋の筋力低下，瘙痒。

❷Gottron 徴候，顔面の紅斑，NFB。

❸筋原性酵素（CK，アルドラーゼ）の上昇，抗アミノアシル tRNA 合成酵素抗体，抗 TIF-1γ 抗体陽性。

**4 全身性エリテマトーデス**（⇨1169 頁）

❶発熱，関節痛，全身倦怠感。

❷爪囲紅斑，円板状皮疹，関節炎。

❸血球減少，補体低下，抗 2 本鎖 DNA 抗体陽性。

**5 白蝋病**

❶振動工具の使用。

❷振動に曝露した指から生じる色調の変化。

## どうしても診断のつかないとき試みること

**1** 基礎疾患としては，SSc，MCTD など膠原病によるものが多いため，通常の膠原病スクリーニングで診断がつかない場合でも疑わしい症状があれば専門機関に紹介する。

**2** 基礎疾患として，何も見つからない場合には，一次性 Raynaud 現象の可能性が高く，その予後も良好なため経過観察としてよい。

# 関節痛
## Joint Pain

池内 昌彦　高知大学教授・整形外科学

GL ・変形性膝関節症診療ガイドライン 2023
　・関節リウマチ診療ガイドライン 2020
　・脊椎関節炎診療の手引き 2020

## 緊急処置

発熱を伴う急性関節炎を認めた場合には，関節穿刺を行い感染性関節炎の鑑別を行う。

## 診断のチェックポイント

❶初期対応を急ぐ必要のある外傷，感染性関節炎，結晶誘発性関節炎などをまず除外する。これらは通常急性関節炎で関節腫脹を伴い，関節運動が困難で重症感がある。

❷以上の疾患を除外できれば，時間的余裕があることが多く，問診，身体所見，各種検査によって

鑑別診断を行う。

❸関節痛が主訴であっても，関節内の問題ではなくて筋や腱の痛み，神経痛，時には関連痛なども混在しており注意を要する。

❹年齢，性別，既往歴に加えて，罹患関節数（単関節，少関節，多関節）や発症様式（急性，慢性）で鑑別診断は絞られてくる（成人病と生活習慣病 47：1065-1070，2017）。

**❶病歴**：問診では発症様式（急性か慢性），外傷の有無，他の関節痛の有無，発熱の有無，家族歴（関節リウマチや変形性関節症），既往歴，日常生活制限の程度などについて聴取する。

**❷身体所見**

❶身体所見をとる際には，まず視診で関節の変形や腫脹がないか確認する。肘や膝関節を診察する場合，上下肢のアライメントの確認も重要である。

❷次に当該関節の触診を行う。腫脹・熱感，関節液貯留，関節可動域制限，関節不安定性などがないか確認する。圧痛部位が関節内か関節外（付着部や筋など）か詳細に触診する。

❸皮疹や爪病変の有無も確認し，皮膚疾患に伴う関節炎を鑑別する。

**❸検査**

❶検査では画像検査として単純 X 線撮影（通常は正面・側面の 2 方向）を行い，必要に応じて MRI や CT 検査を追加する。

❷リウマチ性疾患を疑う場合にはエコーが有用でありカラードプラで滑膜炎の有無を確認する。

❸脊椎関節炎では付着部や軟部組織の炎症像を認める。

❹関節液が貯留している場合には関節穿刺を行い関節液の性状（量，色調，粘度）を確認する。

❺感染症や結晶誘発性関節炎を疑う場合には関節液検査が特に重要であり，前者では塗抹鏡検や培養同定検査で陽性，後者では偏光顕微鏡による結晶（尿酸結晶や CPPD）陽性であれば診断が確定する。

❻炎症性疾患や感染性疾患では必要に応じて血液検査を追加する。

## 原因疾患と頻度

**❶若年者の関節痛**

❶原疾患はさまざまであり，なかには成長痛のように治療を要しない疾患もあるが，基本的には専門医へ紹介することが望ましい。

❷小児期特有の代表的疾患として乳児化膿性股関節炎，単純性股関節炎，骨端症（Perthes 病や Osgood-Schlatter 病），骨端線損傷，スポーツによる骨端線離開（リトルリーグショルダーや野球肘），離断性骨軟骨炎などの疾患がある。

**❷中高年者の関節痛**

❶原因として最多は変形性関節症であり，特に膝，手指，股関節に多くみられる。多関節痛をきたす疾患としては関節リウマチも多くみられる。

❷部位特有の疾患として，肩関節では肩関節周囲炎（いわゆる五十肩）や腱板断裂，肘関節では上腕骨外側上顆炎（いわゆるテニス肘），手関節では狭窄性腱鞘炎（de Quervain 病）や三角線維軟骨複合体（TFCC）損傷，手指では弾発指や Heberden 結節，股関節では femoro-acetabular impingement（FAI）やステロイド/アルコール関連大腿骨頭壊死，膝関節では膝特発性骨壊死や半月板損傷などは日常よく遭遇する疾患である。

❸高齢者に多い疾患としては，骨粗鬆症を基盤に発症する脆弱性骨折，CPPD 結晶の沈着による偽痛風などがあげられる。また，高齢の透析患者や免疫抑制薬・ステロイド使用者には感染性関節炎が好発する。

## 重要疾患の鑑別のポイント

**❶**高齢者に発症する偽痛風と感染性関節炎は，いずれも発熱をきたし，関節の腫脹・発赤・熱感を伴い，強い関節痛のため歩行困難になる。この 2 つの疾患は治療と予後が全く異なるため鑑別が重要である。

**❷**偽痛風は NSAIDs やステロイド治療ですみやかに改善し特に後遺障害を残すこともない。一方，感染性関節炎は抗菌薬治療や外科的洗浄などが行われ，初期治療が遅れると関節破壊をきたし予後不良となる。

**❸**鑑別診断において最も重要な検査は関節液検査である。関節穿刺にて関節液を採取し，偽痛風では偏光顕微鏡で CPPD 結晶を，感染性関節炎では塗抹鏡検あるいは培養同定検査で菌を証明することによって確定診断に至る。

**❹**検査体制が整っていない場合には，テステープを用いた診断法が有効であることが報告されている。偽痛風および化膿性関節炎ともに白血球数は増加する。一方，細菌は糖を消費するため，テステープの結果で糖が低下していなければ偽痛風，低下していれば化膿性関節炎であると判断する（J Bone Joint Surg Am 96: 2032-2037, 2014）。

## どうしても診断のつかないとき試みること

**1** 一般に関節痛は画像検査・血液検査などにて診断がつくことが多い。神経痛や他部位の関連痛などでは諸検査をしても異常を認めない。大事なポイントは当該関節を動かすことである。運動器の疼痛は基本的に運動時の痛みである。逗動させて痛みがない場合には神経痛や関連痛などを考える。また，安静時痛がメインの場合には壊死や腫瘍などの見逃してはいけない疾患が隠れていることがある。

**2** 関節内の病態が痛みの主因かどうか不明なことも少なくない。この場合，関節内に少量の局所麻酔薬（例：膝関節内に1％リドカイン5 mL）を注入して即時的に除痛できれば関節内の可能性が高いことが明らかになる（SpringerPlus 2: 628，2013）。

## 帰してはならない患者・帰してもよい患者

発熱と関節腫脹を伴う関節痛は精査加療が必要。

# 感覚障害・四肢のしびれ
## Sensory Disturbance of the Extremities

**安藤 哲朗** 亀田メディカルセンター・脳神経内科
部長（千葉）

## 診断のチェックポイント

**1** 病歴

**1** 患者が訴える「しびれ」の具体的な内容，異常感覚であれば「ピリピリする」「ジンジンする」「チクチクする」のか，「正座のあとのような感じ」なのか，感覚鈍麻であれば，「一枚皮をかぶったような感じ」なのか，あるいは動かしにくいことを「しびれ」と表現しているのかを確認する。

**2** 発症様式，すなわち突然発症か，急性発症か，徐々に起こってきたかを聞く。

**3** しびれの分布を正確に聞く。また最初にどこから始まったか，それがどのように広がったかも確認する。

**4** しびれに影響する要因，1日のうちでいつ強いか，どういう姿勢をとったときにしびれが増強あるいは軽減するかを聞き出す。

**5** しびれに随伴した運動障害などの症状を聞く。

**6** 既往歴，感染歴，ワクチン接種歴，職業（実際の姿勢なども），薬物使用，飲酒歴を確認する。

**2** 身体所見

**1** 病歴で聴取したしびれの範囲を念頭に，正常と思われる部位と異常の可能性のある部位を比較しながら，触覚（ティッシュペーパー，柔らかい筆など），痛覚（爪楊枝），冷覚（音叉の冷たい部分など）を調べる。正常と比べて鈍いか，あるいはどのように違うかを聞く。

**2** 自覚的なしびれと他覚的に調べた感覚異常の分布を記載し，それが全体にどのような分布であるかを検討する（図1）。

**3** 振動覚は，音叉を用いて遠位部と近位部を比較する。位置覚は関節運動覚および母指つかみ試験で評価する。

**4** 筋力低下が伴うかどうかを，末梢神経の分布と脊髄髄節に注意しながら調べる。

**5** 腱反射の亢進・減弱の有無を調べる。上肢は上腕二頭筋（C5・6髄節），上腕三頭筋（C7髄節），手指屈筋（C8，T1髄節）を，下肢は大腿四頭筋（L3・4髄節），下腿三頭筋（S1・2髄節）をみる。末梢神経など反射弓に含まれる部位の障害があれば腱反射は減弱し，上位運動ニューロンの障害があれば亢進する。

**3** 検査

**1** 病歴と診察所見から，診断仮説と鑑別疾患をあげて，診断仮説を強化あるいは除外するための検査を選択する。網羅的にすべての補助検査をするべきではない。

**2** 頭蓋内疾患が疑われる場合：頭部CT，頭部MRI。

**3** 脊椎脊髄疾患が疑われる場合：疑われる高位を含む脊椎X線，脊椎MRI。

**4** 絞扼性末梢神経障害が疑われる場合：神経伝導検査。

**5** 多発ニューロパチーが疑われる場合：神経伝導検査，原因を同定するための血液検査（血糖，HbA1c，ビタミンB$_1$，ビタミンB$_{12}$など）。

**6** 多発単神経障害が疑われる場合：各種自己抗体（P-ANCA，SSA，SSB，リウマチ因子など）。

## 原因疾患と頻度

**1** 頭蓋内疾患：脳血管障害（頻度：多）は，一側上下肢のしびれ・感覚障害を突然起こす。顔面にも同時にしびれ・感覚障害があれば頭蓋内疾患の可能性が高いが，顔面に異常がないこともある。一側の上肢のみ，あるいは一側の下肢のみの感覚障害を呈することもある。一側頸部以下と反対側の顔面の感覚障

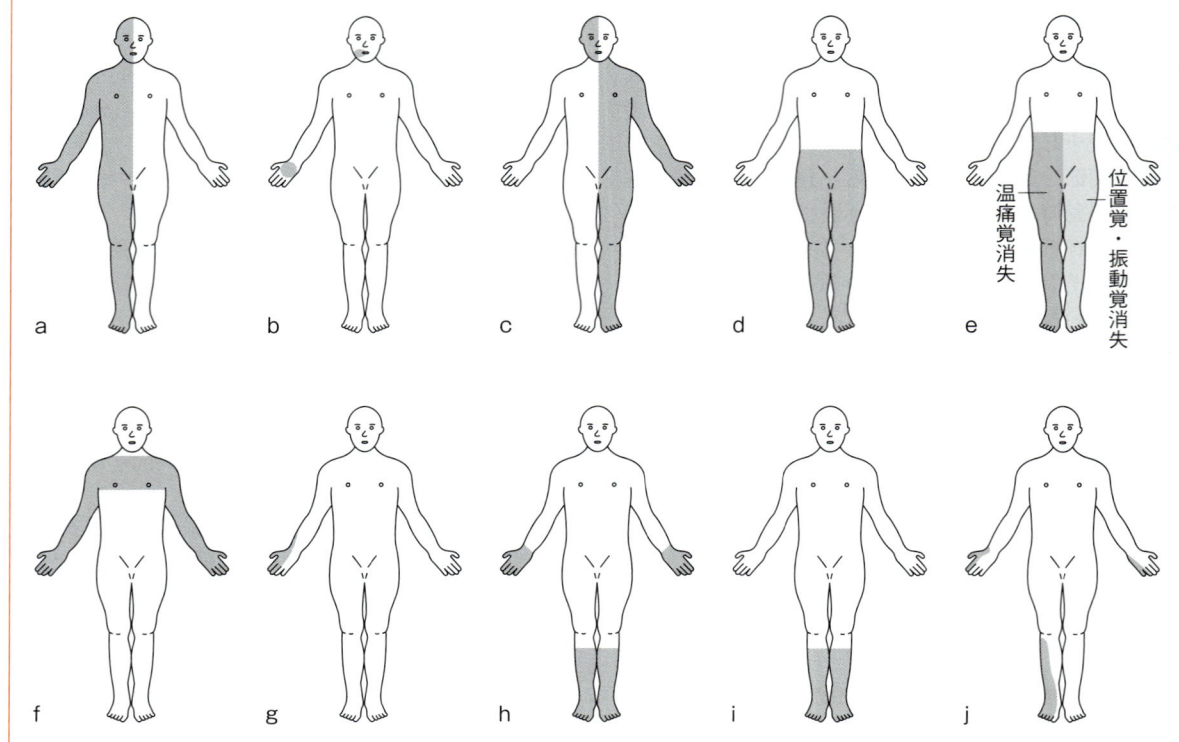

**図1** 感覚障害・しびれの分布

a：顔面を含む半側（頭蓋内病変）
b：一側の口周囲と手掌（頭蓋内病変）
c：一側顔面と反対側の頸部以下（脳幹病変）
d：レベルのある体幹，両下肢（脊髄病変）
e：レベルのある一側位置覚・振動覚消失と対側の温痛覚消失（脊髄半側病変；Brown-Sèquard 症候群）
f：宙づり型（脊髄内病変；脊髄空洞症など）
g：一側手指（頸椎症，単神経障害など）
h：手袋靴下型（多発ニューロパチー）
i：靴下型（距離依存性多発ニューロパチー）
j：多発単ニューロパチー型（血管炎性ニューロパチーなど）

害がある場合は脳幹病変が疑われる。

**2 脊髄，神経根疾患**

❶頸椎症（頻度：多）による神経障害には神経根症と脊髄症がある。神経根症は，頸部・肩甲部痛とともに一側上肢に髄節に沿ったジンジンしたしびれを起こす。脊髄症でも髄節性の手のしびれで発症することが多い。頸椎の動き（特に後屈）によってしびれが増強することがある。

❷腰椎椎間板ヘルニア（頻度：多）は，腰痛と一側下肢のしびれ・痛みを起こす。

❸腰部脊柱管狭窄（頻度：多）は，馬尾性間欠性跛行が特徴的である。起立・歩行により両下肢のしびれ感が拡大し，歩行の継続が困難となるが，前屈位や坐位で休息すると症状が軽快する。

❹脊髄腫瘍（頻度：まれ）は，髄内腫瘍の場合は慢性的に障害高位以下のしびれ・感覚障害と運動麻痺を起こす。転移性硬膜外腫瘍では，局所の疼痛・神経根痛が先行し，急性発症の脊髄症を起こす。

❺脊髄硬膜動静脈瘻（頻度：まれ）は，初期には運動などにより変動する両下肢のしびれ・運動麻痺があり，緩徐進行性の脊髄症を起こす。MRI 画像での上下に長く広がる髄内高信号とくも膜下腔の異常血管の存在を示す Flow void が診断に重要である。

❻脊髄空洞症（頻度：まれ）は，中吊り型の感覚障

害が有名だが，そのほかにもさまざまな感覚障害を起こしえる。

❼脊髄炎（頻度：少）は，急性発症の両下肢のしびれ・感覚障害を起こす。原因としては多発性硬化症，視神経脊髄炎などの自己免疫性，帯状疱疹などの感染性のものがある。

### ❸ 単神経障害

❶手根管症候群（頻度：多）は，中年期以降の女性に多く，夜間・早朝に増悪する手指のしびれ・痛みがあり，手を使うと増悪することがある。正中神経領域（母指から環指の橈側）の他覚的感覚障害，Phalen 徴候（手関節屈曲持続によるしびれ感の増悪）が特徴である。

❷肘部管症候群（頻度：やや多）は，尺骨神経領域のしびれ・感覚障害を起こす。肘部管部に Tinel 徴候（神経障害部を指で叩くとしびれが放散する）を認める。

❸大腿外側皮神経障害（頻度：少）は，一側大腿外側部にしびれ痛みを起こす。

❹足根管症候群（頻度：少）は，足の裏の前 3 分の 2 の領域にしびれ痛みを起こす。立位，歩行で悪化する。

### ❹ 多発ニューロパチー

❶糖尿病性多発ニューロパチー（頻度：多）は，両下肢遠位部に左右対称性のしびれ・感覚障害を起こす（靴下型；図 1i）。初期から下肢の振動覚の低下とアキレス腱反射の低下がみられる。上肢にしびれが及ぶのは重症の場合に限られる。筋力低下が起こることはまれである。

❷ Guillain-Barré 症候群（頻度：少）は，急性発症の運動優位の免疫性ニューロパチーであるが，「しびれ」で初発する場合も多い。

❸慢性炎症性脱髄性多発ニューロパチー（頻度：少）はさまざまな病型があるが，典型的には両側対称性に近位筋も遠位筋も同様に緩徐進行性の筋力低下が起こる。四肢のしびれを伴い，腱反射は全般に高度低下～消失する。

❹亜急性感覚ニューロパチー（頻度：少）は，肺小細胞癌に伴い，亜急性進行の四肢のしびれ・痛みとともに感覚障害性の運動失調が起こる。

❺ Charcot-Marie-Tooth 病（頻度：やや多）は，遺伝性ニューロパチーのなかで最も多い疾患である。下肢遠位部の筋萎縮と脱力で緩徐に発症する。進行すると上肢にも遠位部優位の筋萎縮と脱力が起きる。運動障害と比較すると感覚障害は軽い。

❻家族性アミロイドポリニューロパチー（頻度：まれ）は，疾患集積地の症例は遺伝歴が明瞭で，20～40 歳で発病して自律神経障害（下痢と便秘を繰り返す，陰萎，起立性低血圧など）が明瞭な症例が多い。しかし非集積地の症例は，遺伝歴が明らかでなく，発症が 50 歳以上で，自律神経障害が比較的目立たない。

❼アルコール性ニューロパチー（頻度：やや多）は，アルコール多飲者に緩徐進行性に起きる下肢遠位部優位の感覚運動性ニューロパチーであり，しばしば下肢末端の強い痛みを訴える。

❽ビタミン欠乏性ニューロパチー（頻度：少）には，ビタミン $B_1$ 欠乏により下肢末端から始まる左右対称性の運動感覚ニューロパチーがある。$B_{12}$ 欠乏により，亜急性脊髄連合変性症を起こすが，軽度の感覚性ニューロパチーが前景に立つこともある。

❾薬剤性ニューロパチー（頻度：多）は，抗結核薬（イソニアジド），抗癌剤（ビンカアルカロイド製剤，白金製剤，プロテアソーム阻害薬，タキサン類），抗菌薬（クロラムフェニコール，メトロニダゾール），抗不整脈薬（アミオダロン），その他（サリドマイド）などで起きる。すべての薬物接種歴を聴取して，接種と症状発現のタイミングをみて因果関係を検討する必要がある。

### ❺ 多発単ニューロパチー：血管炎性ニューロパチー（頻度：少）は，神経栄養血管障害に起きる末梢神経の虚血性梗塞で起こる。急性亜急性に感覚・運動障害が痛みとともに発症することが多い。

### ❻ その他

❶レストレスレッグス症候群は，脚に不快な感覚が現れて脚をじっとしていられないことを特徴とする。夜間に症状が悪化する。患者はしばしば「足がしびれる」と訴えるが，内容としては不快な異常感覚であり，脚を動かしたい欲求を感じている。

❷客観的な神経学的異常所見のないしびれは心因の関与した機能的原因の可能性がある。その場合も，ていねいに経過を追う必要がある。

## 重要疾患の鑑別のポイント

間違えやすい高頻度疾患の鑑別のポイントを記載する。

❶糖尿病性ニューロパチー（⇨556 頁）と腰部脊柱管狭窄（⇨1437 頁）：どちらも足末端のしびれ・感覚障害を起こし，アキレス腱反射が低下している。

腰部脊柱管狭窄における馬尾性間欠性跛行の病歴を聴取することが重要である。

**❷糖尿病性ニューロパチーと上肢のしびれ**：糖尿病性ニューロパチーは，進行期にならないと上肢のしびれは起こらない。したがって糖尿病症例に手のしびれがある場合には，頸椎症や手根管症候群の合併を疑うべきである。

**❸手根管症候群**（⇨563 頁）と**頸椎症**（⇨1430 頁）：C6 または C7 を障害する頸椎症と手根管症候群の症候は似ている。手根管症候群における早朝や手首の姿勢で悪化する病歴，頸椎症における頸部の動きで悪化する病歴が重要である。短母指外転筋（T1 髄節：正中神経）の筋力低下は，手根管症候群では起こるが，頸椎症ではほとんど起こらない。

**❹肘部管症候群と頸椎症による C8 障害**：どちらも環指，小指にしびれを起こし，背側骨間筋，小指外転筋の筋力低下を起こすので，症候が類似している。指伸筋（C8 髄節：橈骨神経）は，C8 障害では障害されるが，尺骨神経障害では障害されない点が鑑別に役立つ。

## ▌どうしても診断のつかないとき試みること

脳神経内科専門医にコンサルトして，神経伝導検査，場合によっては神経生検を行う。

## ▌帰してはならない患者・帰してもよい患者

緊急入院適応は以下の通り。
**❶**突然発症のしびれ。
**❷**高度の運動麻痺を伴う急性のしびれ。

# 運動麻痺
# （片麻痺，単麻痺，対麻痺など）

Motor Paralysis
(Hemiplegia, Monoplegia, Paraplegia)

**和泉 唯信** 徳島大学大学院教授・臨床神経科学分野（脳神経内科）

## ▌緊急処置

**❶**運動麻痺が広範に及べば，呼吸筋も侵す場合もある。その場合には，気道確保し，呼吸状態をモニターする。低酸素血症だけでなくⅡ型呼吸不全による $CO_2$ 貯留にも注意を払う。

**❷**脳梗塞の急性期再開通療法には適応可能時間（t-PA 治療は発症から 4.5 時間）がある。病歴・身体所見から脳梗塞の可能性を考えた場合はすみやかに診断を進める，あるいは，治療可能な施設に急いで搬送する。

## ▌診断のチェックポイント

**▌定義**：運動中枢から筋までの経路のどこかに障害があり，随意的な運動ができない状態が運動麻痺である。一側の上下肢に運動麻痺があるものを片麻痺（顔面を含む場合と含まない場合がある），単肢に限局するものを単麻痺，両下肢のみに運動麻痺があるものを対麻痺とよぶ。運動麻痺が四肢に及べば，四肢麻痺とよぶ。

**❶病歴**

**❶発症様式と症状の推移**：症状出現から症状の完成までの時間経過と推移を問診で確認する。発症時刻が特定できるような突然発症の場合，血管障害（脳出血や脳梗塞など）の機序が想定される。日単位の急性あるいは週単位の亜急性の経過で進行する場合，免疫・炎症性（Guillain-Barré 症候群や血管炎，多発性硬化症など）や感染症（髄膜脳炎など）の機序が想定される。月単位，年単位の進行の場合は変性や代謝性，腫瘍の機序が想定される。

**❷外傷の有無**：脊髄損傷や急性硬膜外血腫・硬膜下血腫などを鑑別する必要がある。

**❸摂取した食事や薬剤の情報**：フグ毒や有機リン中毒でも運動麻痺が生じる（しばしば四肢麻痺）。Guillain-Barré 症候群では，発症 3 週間以内に感冒症状や下痢の先行があることが多い。このときの下痢の原因は加熱不十分な鳥肉摂取による *Campylobacter jejuni* などがある。薬剤が原因となり筋障害をきたすことがあり，スタチンによるものがよく知られている。また，薬剤によって血糖異常（糖尿病治療薬など）や電解質異常（漢方薬，骨粗鬆症治療薬など）を生じることがあり，2 次的な運動麻痺の原因となりうる。

**❹同様のエピソードの既往**：多発性硬化症や周期性四肢麻痺ではこれまでに同様のエピソードが繰り返されている場合がある（ただし，初回発作のこともあるので繰り返されていないからといって否定はできない）。

**❺疼痛の有無**：疼痛部位近傍に病変があることが多い。脳梗塞では通常は疼痛が目立たない。頸部痛が目立つ場合は，動脈解離や頸椎硬膜外血腫などを念頭におき，検索をする。

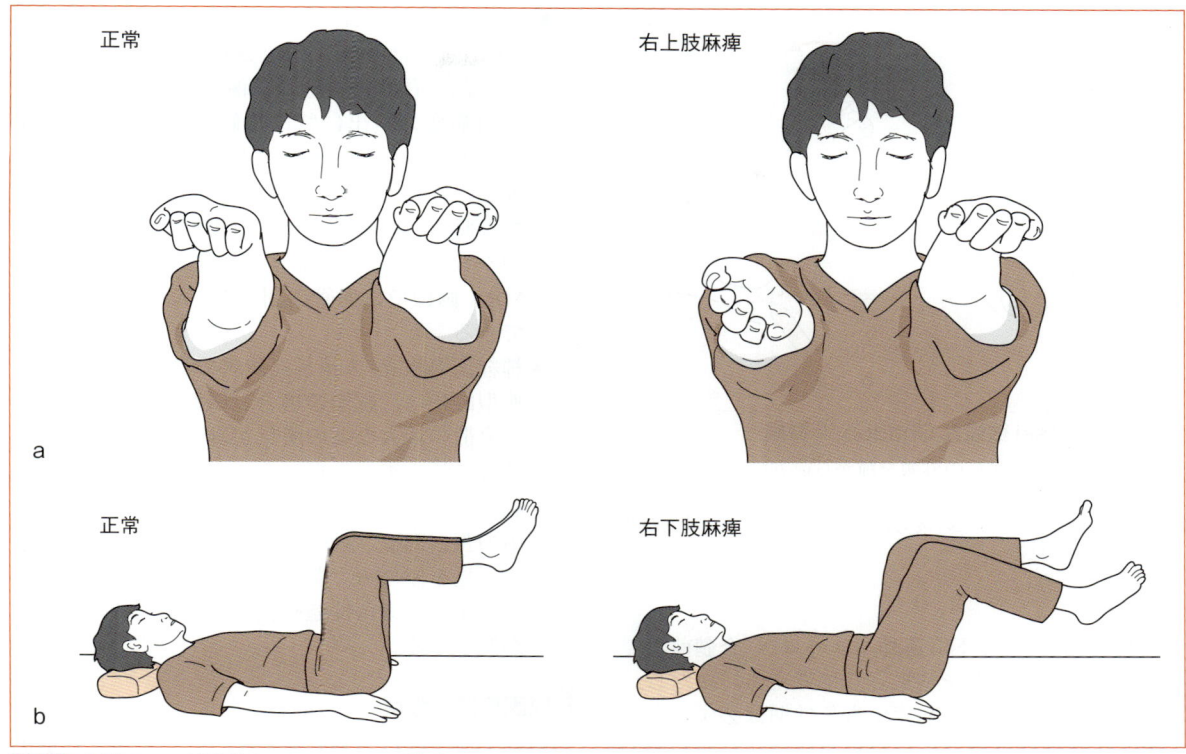

正常　　　　　　右上肢麻痺

a

正常　　　　　　右下肢麻痺

b

**図1** 上肢 Barré 試験と Mingazzini 試験

a：上肢 Barré 試験：手掌を上にして両上肢を前方に伸ばし，眼の高さまで挙上させ，閉眼してそのままの位置を保持するように指示する。運動麻痺側では回内しながら下降する（軽微な場合，回内だけの場合もある）。

b：Mingazzini 試験：背臥位で両下肢の股関節と膝関節を90度屈曲させ，その位置を保持するように指示する。運動麻痺側では下降する。

### 2 身体所見

❶運動麻痺の評価：全く動かすことができないほど高度な運動麻痺から，軽微なものまである。軽微な運動麻痺は，上肢は Barré 徴候，下肢は Mingazzini 試験を行うことで検出する（図1）。

❷病変の分布の把握：運動麻痺の分布により局在診断が可能となる。

- 片麻痺の場合，大脳や脳幹病変を考える。大脳や脳幹の病変の場合，顔面にも麻痺を伴うことが多い。顔面の麻痺と上下肢の麻痺の左右が異なる場合を交代性片麻痺とよび，特に脳幹病変を示唆する。顔面を含まない片麻痺の場合には，大脳や脳幹病変に加えて，頸椎硬膜外血腫の可能性もあることを念頭において診療したい。

- 対麻痺の場合，多くが脊髄病変である。まれに末梢神経（馬尾障害など）や大脳（円蓋部・傍矢状部など）が病変のこともある。脊髄病変では

体幹の感覚障害のレベルを確認することで，障害されている髄節を推定できる。大動脈解離による脊髄虚血が対麻痺の原因となることもある。

- 単麻痺の場合は血管障害のほかに，末梢神経近位部（腕神経叢など）病変も考えられる。単肢の限局した領域（例：手首や，指の一部など）の運動麻痺の場合は，単神経障害が考えやすい。特に，睡眠後や外傷後に発症した場合は，圧迫性神経障害の可能性を考慮する。

- 四肢麻痺の場合，頸髄，末梢神経，筋などが病変部位として考えやすい。一般に，末梢神経障害の場合は遠位筋優位，筋疾患の場合は近位筋優位である。

❸腱反射，病的反射：腱反射亢進や病的反射（Babinski 徴候や Chaddock 徴候など）が生じている場合，脳や脊髄などの上位運動ニューロン障害を考える（図2）。一方，腱反射が低下あるいは消失し

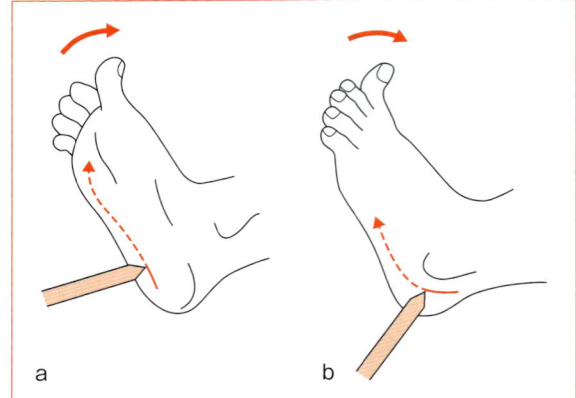

**図2　Babinski 徴候と Chaddock 徴候**

a：Babinski 徴候。足底の外側を踵から前方にゆっくりこすり，母趾が背屈するかを見る。

b：Chaddock 徴候。外果の後方から前方にこすり，母趾が背屈するかを見る。

ている場合には，下位運動ニューロン（脊髄前角），末梢神経，筋などを病巣として考える。ただし，上位運動ニューロン病変でも急性期は必ずしもこれらの反射が亢進していない点には注意が必要である。

❹バイタルサイン：脳血管障害など頭蓋内疾患の場合，血圧が上昇する。大動脈解離に伴う脳梗塞の場合，血圧の左右差がみられることがある。Guillain-Barré 症候群で自律神経が侵されることがあり，その場合は血圧が上昇したり，変動することがある。発熱を伴っている場合には，背景に感染症や炎症（血管炎などを含む）の機序を想定する。

❺頸部血管聴診：頸動脈の血管雑音がある場合は頸動脈狭窄が示唆され，脳梗塞のリスクとなる。

❸検査

❶必須項目

● 血糖測定：低血糖，高血糖ともに片麻痺などの運動麻痺を生じうる。

● 血液検査（血算・生化学）：電解質異常に伴い筋力低下が生じることがある（特に低カリウム血症や高カルシウム血症）。炎症反応（白血球や CRP など）が上昇している運動麻痺は，血管炎や感染性心内膜炎に伴う脳血管障害などが想起される。

● 心電図：心房細動などの不整脈は心原性脳塞栓症のリスクとなる。

❷可能なら行う項目

● CT あるいは MRI：想定される病変部位に応じて頭部，脊椎（脊髄）の画像検査を行う。CT は出血病変の検出に特に鋭敏である。MRI のモダリティとして，拡散強調画像は急性期梗塞の検出に優れている。また，FLAIR 画像はさまざまな時相の病変の検出に有用性が高い。T2$^*$画像や SWI 画像は出血病変の検出に優れている。MRA 画像では血管の閉塞している部位を確認できる。

● 神経伝導検査：末梢神経障害で異常がみられる。典型的には，脱髄の場合，伝導ブロックや時間的分散の増大などの所見がみられ，軸索障害の場合は活動電位の振幅低下がみられる。

● 髄液検査：Guillain-Barré 症候群では，脳脊髄液中の蛋白高値，細胞数正常という蛋白細胞解離の所見を認める。髄膜脳炎では細胞数も蛋白も上昇する。細菌性髄膜炎や脳膿瘍では髄液糖が低下する。

### 原因疾患と頻度

❶急性・亜急性に運動麻痺を生じうる疾患・病態のうち，代表的なものを**表1**にまとめた。病変の分布から局在診断のあたりをつけ，検査を実施し診断を行う。最も頻度が高いのは脳血管障害である。脳血管障害疑いで搬送される病態として血糖異常には常に注意を払いたい。

❷緩徐に進行する運動麻痺については変性疾患や代謝性疾患など鑑別診断が多岐にわたるため，脳神経内科へのコンサルトが望ましい。

### 重要疾患の鑑別のポイント

❶脳血管障害

❶突然発症の病歴。

❷片麻痺。

❸血圧上昇。

❷ Guillain-Barré 症候群（⇨ 546 頁）

❶先行する下痢あるいは感冒症状。

❷下肢から上昇する対称性の運動麻痺。

❸腱反射低下〜消失。

❸血管炎性ニューロパチー（⇨ 566 頁）

❶急性で進行性の経過。

❷左右非対称の病変分布。

❸発熱・炎症反応上昇。

## 表1 急性・亜急性に運動麻痺を生じうる代表的な疾患・病態

### 1. 脳
- 脳血管障害(出血・梗塞)
- 硬膜下血腫・硬膜外血腫
- 脳腫瘍
- 多発性硬化症，視神経脊髄炎，急性散在性脳脊髄炎
- 髄膜脳炎，脳膿瘍
- てんかん発作後(Todd 麻痺)

### 2. 脊髄
- 脊髄血管障害(出血・梗塞)
- 脊髄腫瘍
- 圧迫性脊髄障害(外傷，椎間板ヘルニア，硬膜外血腫，硬膜外膿瘍)
- 脊髄炎(多発性硬化症，視神経脊髄炎，急性散在性脳脊髄炎など)

### 3. 末梢神経
- Guillain-Barré 症候群
- 血管炎性ニューロパチー
- 薬剤性ニューロパチー
- 圧迫性ニューロパチー(橈骨神経麻痺，腓骨神経麻痺など)

### 4. 筋
- 筋炎
- ミオパチー(スタチンなどの薬剤誘発性)

### 5. その他
- 血糖異常(低血糖・高血糖)
- 電解質異常(特に低カリウム血症や高カルシウム血症)
- 周期性四肢麻痺
- 重症筋無力症クリーゼ
- 中毒(フグ毒や有機リン中毒など)

## どうしても診断のつかないとき試みること

脳神経内科にコンサルトし，病変の局在診断を依頼する。これによって検索すべき部位や病態を絞ることができる。特に緩徐進行性の運動麻痺は鑑別診断が多岐にわたるため，脳神経内科への紹介を勧める。

## 帰してはならない患者・帰してもよい患者

**1** 緊急入院適応(＝帰してはならない)場合は以下の通り。
  **1** 突然発症あるいは急性発症の運動麻痺。
  **2** 症状が時間単位や日単位で進行している場合。
  **3** 呼吸症状を伴っている場合。
**2** 低血糖による運動麻痺のように原因が明らかで，症状が改善した場合は帰してもよい。

# 反射の異常
## Abnormal Findings of Reflex

丹羽 潔　東京頭痛クリニック・理事長

### 緊急処置

麻痺や筋力低下・筋のこわばり，失調，意識レベルの低下時。
**1** 特に緊急処置を要する疾患として，脳血管障害，Guillain-Barré 症候群などがあげられる。
**2** Babinski 徴候が陽性でも四肢の深部腱反射が消失する広範な大脳皮質機能低下急性期，ataxic hemiparesis などがあり注意が必要である。

### 診断のチェックポイント

**1** 反射の異常を認めたら，病的反射の出現，表在反射の消失，深部腱反射の減弱(低下)・亢進，その他，頸椎異常に伴う反射異常，前頭葉障害時に出現する反射，いわゆる前頭葉徴候，錐体外路障害時に出現する反射などに分けて考える。
**2** 反射の異常は主訴にはならない。間代(clonus)出現時に，これが"ふるえ"という主訴になる場合がある。
**3** 利点は患者の従命不可時でも，反射を診て病巣部位をある程度評価できる点にある。つまり，意識障害時や解離性障害，ヒステリーの診断にも役立つ。

### 定義
**1** 深部腱反射
- 手首の力は抜いて，スナップを効かせ，ある程度のスピードで打腱器ヘッドの重さを利用して叩打する(図 1a)。腱反射の記載(部位，減弱〜亢進)は図 2 に示す。
- 通常，診るべき深部腱反射は図 2 の通り，下顎反射(橋)，上腕二頭筋反射(C5＞C6)，上腕三頭筋反射(C7＜C8)，腕橈骨筋反射(C5＜C6)(図 1b)，尺骨反射(C6＜T1)，膝蓋腱反射(L2〜4)，アキレス腱反射(L5＜S1)である。反射はすべて求心性神経→中枢→遠心性神経があり，カッコ内は反射の中枢を示している。
- 反射の亢進は中枢より上の障害で，反射の減弱(消失)は中枢・中枢より下の障害を意味する。深部腱反射が出にくい場合は，膝蓋腱反射では「Jendrassik 手技(両側の指先を上下に鉤状に組み合わせ，合図とともに左右にぐっと強く引っ

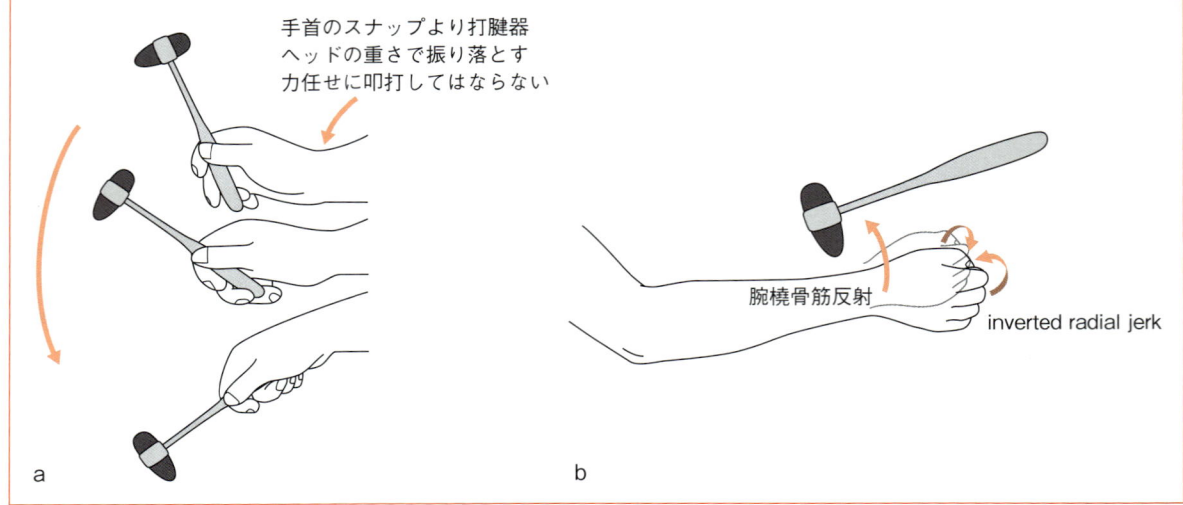

**図1** 打腱器の使い方（a），inverted radial jerk（b）

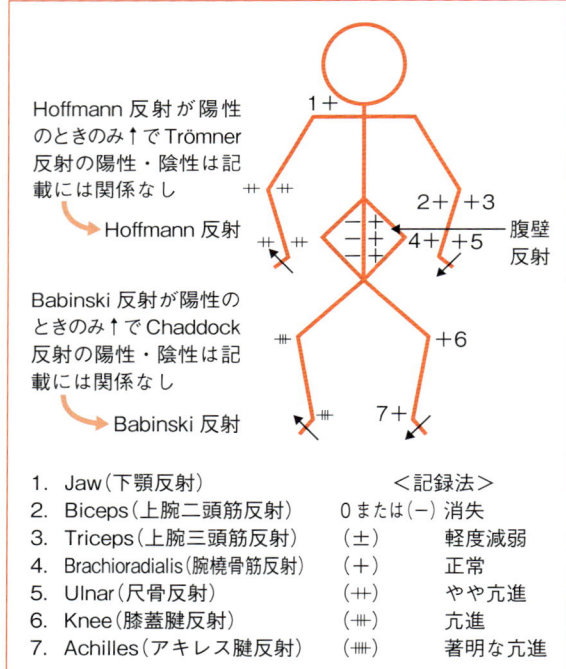

Hoffmann 反射が陽性のときのみ↑で Trömner 反射の陽性・陰性は記載には関係なし

Hoffmann 反射

Babinski 反射が陽性のときのみ↑で Chaddock 反射の陽性・陰性は記載には関係なし

Babinski 反射

1. Jaw（下顎反射）
2. Biceps（上腕二頭筋反射）
3. Triceps（上腕三頭筋反射）
4. Brachioradialis（腕橈骨筋反射）
5. Ulnar（尺骨反射）
6. Knee（膝蓋腱反射）
7. Achilles（アキレス腱反射）

＜記録法＞

| | |
|---|---|
| 0または（−） | 消失 |
| （±） | 軽度減弱 |
| （＋） | 正常 |
| （＋＋） | やや亢進 |
| （＋＋＋） | 亢進 |
| （＋＋＋＋） | 著明な亢進 |

**図2** 反射の記載方法

張らせ，その瞬間に反射をみる）」や上肢の反射をみる場合は，「歯を強く嚙ませる」とよい。
- 間代（clonus）は深部腱反射が著明に亢進した状態であり錐体路障害を意味する。間代の程度が弱く数回で消失する偽性間代（pseudoclonus）も

錐体路障害を意味する。足関節を急激に背屈させることにより下腿三頭筋の間代性けいれんが起こり足が上下に連続して起こる足間代（foot clonus）と，下肢を伸展して膝蓋を強く下方へ押し下げると膝蓋が上下に動く膝間代（patellar clonus）の2つがある。

❷表在反射
- 皮膚や粘膜を針・綿などで刺激して起こる反射である。皮膚の表在反射消失は錐体路障害の重要な徴候である。この刺激は荷重が可能で，何回もやると出やすくなる。
- 角膜反射はティッシュの小片で角膜を刺激すると瞼がすぐに閉じる反射で，求心路（三叉神経），中枢（橋），遠心路（顔面神経）のどの部位の障害でも消失する。Bell 麻痺の診断に役立つ。
- 咽頭反射は咽頭後壁を刺激することで吐き気を起こす反射で，求心路（舌咽神経），中枢（延髄），遠心路（迷走神経）の障害で消失する。嚥下機能の有無の判断材料となる。
- 腹壁反射（図2）は腹壁を軽く弛緩させ，先端をつぶした針などで腹壁上部・中部・下部を外側から腹部中央部に向けて，なるべく長めの距離を速く，強く擦るとよい。消失した場合は錐体路障害と考える。

❸正常ではみられない応答が出現する病的反射
- Chvostek 徴候は顔面神経幹を外耳孔前方，もしくは頬骨弓と口角を結ぶ中間点を叩打して口角や眼瞼の筋れん縮を診る方法で低カルシウム血

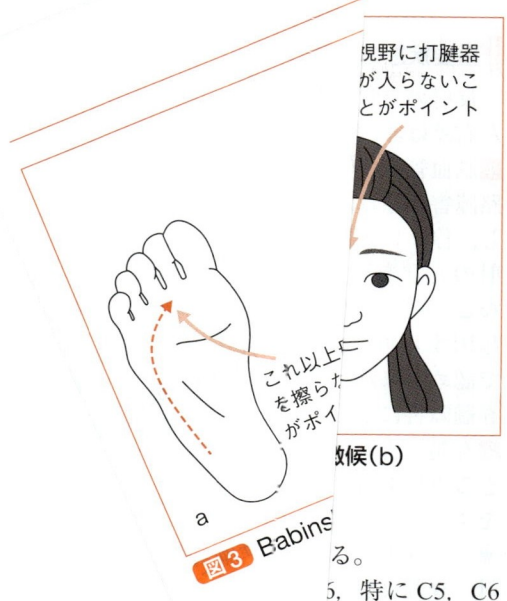

図3 Babinski...

**表1** Myerson 徴候の感度・特異度と陽性的中率（%）

| 疾患または症候群 | n | 感度 | 特異度 | 陽性的中率 |
|---|---|---|---|---|
| parkinsonism* | − | 83.3 | 47.5 | 70.4 |
| Parkinson 病 | 41 | 80.5 | 47.5 | 61.1 |
| 進行性核上性麻痺 | 12 | 91.7 | 47.5 | 34.4 |
| 多系統萎縮症 | 7 | 85.7 | 47.5 | 22.2 |

*parkinsonism：Parkinson 病様症状を呈しているが，Parkinson 病と確定診断し得ないものを論文上は定義
（Brodsky H, et al: Glabellar and palmomental reflexes in Parkinsonian disorders. Neurology 63（6）: 1096-1098, 2004 より）

象（fanning sign）でも錐体路徴候の可能性が高い。
- 一過性に陽性の場合は錐体路障害とは考えない。
- 末梢神経障害を併発しても足の屈筋群が麻痺し伸筋群に問題がなければ，錐体路に異常がなくとも，陽性になってしまう。
- 脊髄ショック（脊髄横断症状急性期），脊髄癆（感覚脱失），末梢神経障害，筋麻痺のときには消失する。
- Chaddock 反射は足の外果下方を後ろから前へBabinski 反射と同様のもので擦る。Babinski 反射変法のなかで，最も出現率が高く有用である。
❹前頭球路の障害，つまり仮性球麻痺の症状である前頭葉徴候
- 前頭葉障害を示唆する吸引反射，把握反射，手掌頤反射，特に手掌頤反射では手掌の母指球を鍵などで擦ると同側の頤が，人によっては口輪筋や眼輪筋まで収縮する反射で，中枢性顔面神経麻痺では亢進し，末梢性顔面神経麻痺では消失するため鑑別に役立つ。
❺錐体外路障害時に出現する反射
- 眉間反射は眉間を指先などで1回/秒の速さで叩打するもので，正常では刺激に慣れる「attenuation」で5〜6回以降は眼輪筋の収縮が生じなくなり瞬目をしなくなる。この際，視覚刺激が入らないように叩打する（図3b）。
- 叩打する限り，継続して瞬目する場合を Myerson 徴候といい，Parkinson 病の診断の際に重要な所見となる〔感度は高いが特異度に欠ける（図3b，表1）〕。Myerson 徴候は Parkinson 症候群や進行性核上性麻痺，多系統萎縮症でも認め，さらに神経質な人でも認めるので注意が必要で

ある。

- 仰臥位で足関節を受動的に背屈させ保持すると，前脛骨筋の収縮により腱が浮き上がってみえる現象を Westphal 徴候といい，この徴候も錐体外路障害で認める。

1 **病歴**：反射の異常が受診理由になることはなく，反射の異常のみを呈する疾患はほとんどない。そのため，反射の異常を認めた際には，局在診断が重要となる。実際には大脳，小脳，脳幹部，脊髄，神経根，末梢神経，神経筋接合部，筋のどの部位の障害でも反射の異常が起こるため，他所見から部位診断を行う。

2 **身体所見**：反射の異常(深部腱反射や表在反射の亢進・低下，左右差，病的反射)から障害レベルを絞り込み，他症状との組み合わせで病巣を推測する。

❶深部腱反射の亢進→上位運動ニューロン(錐体路)の障害。

❷深部腱反射の低下・消失→下位運動ニューロン，神経筋接合部，筋の障害。

❸深部腱反射の低下・消失＋Babinski 徴候陽性→ataxic hemiparesis，大脳皮質広範囲障害(急性期)，代謝性疾患による急性脳症(肝性脳症から肝性ミエロパチーを生じれば脊髄後側索の変性を生じ深部腱反射は亢進し，尿毒症性脳症のように慢性化すれば，深部腱反射は亢進する)。

3 **検査**

❶反射の異常をきたす病態は甲状腺をはじめとするホルモン異常，電解質異常，ビタミン欠乏症，macroglobulinemia やポルフィリン症など末梢神経障害を生じる血液疾患，糖尿病など多岐にわたる。

❷その他にも末梢神経障害をきたす薬剤(化学療法も含め)も多数あるため，血液検査(血算，電解質やビタミン，血糖値・HbA1c，ホルモンなど)，尿検査は必須である。

❸反射の異常では錐体路障害もしくは末梢神経障害が多く，中枢神経系(脳から脊髄)の MRI や神経伝導検査も必要となる。

## 原因疾患と頻度

反射の異常をきたす疾患は多岐にわたるため，緊急性が高い疾患，帰してはならない疾患，反射の異常が診断に不可欠な疾患を主体に **表2** に示す。特に緊急入院の必要性が高い疾患を下線で示した。

## 重要疾患の鑑別

反射の異常から〔……〕左右差は非常に重〔……〕

1 脳血管障害：広〔……〕路障害の際は，麻痺〔……〕し，徐々に亢進を示〔……〕質障害や顕著な錐体〔……〕射の亢進を認めても〔……〕は急性期に消失〔……〕などが認められなけれ〔……〕明な深部腱反〔……〕起因する可能性が高い〔……〕abinski 徴候〔……〕で認められれば錐体路の〔……〕神経緊張に〔……〕脊髄障害によることが多〔……〕

2 脊髄障害：深部腱反射が〔……〕両側〔……〕きる点にある。急性に横断〔……〕幹や〔……〕を spinal shock とよび，障〔……〕痺，感覚脱失，尿閉からなる〔……〕射，脊髄反射もすべて消失す〔……〕射，深部腱反射の順で認めら〔……〕られるようになる。第4頸髄〔……〕障害では直ちに人工呼吸器での〔……〕

3 末梢神経障害：アキレス腱反〔……〕ギとなるが，健常者でも定かでな〔……〕の際は，患者を診察台に立膝させ〔……〕から外に垂らすようにさせる。検〔……〕し背屈させ，背後からアキレス腱〔……〕ニューロパチーのほか，Adie 症候群〔……〕な徴候となる。

4 錐体外路障害：眉間反射による Mye〔……〕は簡易であり，かつ，Parkinson 病(⇨〔……〕行性核上性麻痺(⇨581 頁)，多系統萎縮〔……〕(⇨591 頁)などの診断の一助となる。

## どうしても診断のつかないとき試みるこ〔…〕

明らかに反射の異常があり，意識障害，〔……〕害，感覚障害，運動障害(麻痺や運動失調，歩〔……〕を呈する場合は，急性発症であろうと慢性的〔……〕うと，診断がつかないまま帰宅させてはいけ〔……〕脳神経内科など専門家へのコンサルテーション〔……〕えるべきである。

## 帰してはならない患者・帰してもよい患者

1 反射の異常があり，かつ下記症状が急性発症で〔……〕る場合，帰してはならず緊急入院を考える。

❶麻痺や筋力低下，運動失調。

❷感覚過敏や感覚脱失。

❸発熱や嘔吐。

**表2** 反射の異常が診断に不可欠な疾患

| | 表在反射 | 深部反射 | Babinski 徴候 | 疾患 |
|---|---|---|---|---|
| 上位運動ニューロン障害 | ↓ | ↑ | + | 脳血管障害<br>前脊髄動脈症候群（深部腱反射は最初は消失，次第に亢進する）<br>脱髄疾患（多発性硬化症，急性散在性脳脊髄炎）<br>脳腫瘍，感染症（ウイルス性脳炎・脊髄炎（伝染性単核球症，HTLV-1 関連ミエロパチーなど），細菌性髄膜炎，脳膿瘍）<br>急性横断性脊髄炎<br>膠原病・サルコイドーシス<br>正常圧水頭症<br>片麻痺性片頭痛<br>Todd 麻痺（てんかん患者のけいれん発作後の一過性麻痺）<br>代謝・変性疾患（脊髄小脳変性症，筋萎縮性側索硬化症，アルコール性ミエロパチー）<br>　ビタミン欠乏症（ビタミン B$_{12}$ 欠乏症である亜急性脊髄連合変性症は，脊髄側索の脱髄変性により膝蓋腱反射亢進・Babinski 徴候陽性となるが，末梢神経障害を合併するためアキレス腱反射は低下する。その他のビタミン欠乏症ではポリニューロパチーを合併することが多く，深部腱反射は通常，低下する。ビタミン B$_2$，ビタミン A，ビタミン K 欠乏症では通常，反射の異常は認めない） |
| 下位運動ニューロン障害 | ↓〜— | ↓〜— | − | 筋萎縮性側索硬化症<br>全身疾患に伴うニューロパチー（macroglobulinemia，Crow-Fukase 症候群，POEMS 症候群，サルコイドーシス）<br>免疫性ニューロパチー（Guillain-Barré 症候群，Fisher 症候群）<br>代謝性ニューロパチー（糖尿病，ビタミン欠乏，ポルフィリン症，甲状腺機能低下症，アミロイドーシス）<br>感染性ニューロパチー（帯状疱疹，Lyme 病，伝染性単核球症，水痘）<br>中毒性ニューロパチー（重金属，有機物，薬物）<br>膠原病性（血管炎性）ニューロパチー（ANCA 関連血管炎，アレルギー性肉芽腫性血管炎，多発血管炎性肉芽腫症，結節性多発動脈炎）<br>腫瘍性ニューロパチー（von Recklinghausen 病）<br>多発脳神経麻痺（サルコイドーシス，Guillain-Barré 症候群，Fisher 症候群，Bickerstaff 脳幹脳炎，ポルフィリン症，Refsum 病，梅毒，Lyme 病，HIV 感染症） |

下線は特に緊急入院の必要性が高い疾患。

❹多発脳神経麻痺。

**❷表2**と「重要疾患の鑑別のポイント」で下線で示した疾患は緊急入院の必要性が高い。

# 筋萎縮
Muscle Atrophy

**足立 弘明** 産業医科大学教授・神経内科学

GL 筋萎縮性側索硬化症（ALS）診療ガイドライン 2023

## 緊急処置

❶神経変性疾患の患者の場合は，多くが慢性的な緩徐進行性の経過をとるために，呼吸不全などの緊急処置を要する症候はある程度予想されることが多い。

❷ただし，四肢の筋力低下・筋萎縮が軽度であっても，肋間筋や横隔膜の筋力低下・筋萎縮が優位な症例では，急変して呼吸不全に陥る場合がありうる。

❸神経変性疾患の患者では，その後の呼吸器離脱が不可能となるため，急性呼吸不全が予想される患者では，事前に気管挿管や気管切開の意思確認をしっかりと行っておくことが必要である。

## 診断のチェックポイント

### 定義

❶筋萎縮（muscle atrophy）は，筋肉組織のサイズと力が低下している状態を指す。

❷筋萎縮は，運動神経系や筋肉そのものに障害が生じ筋肉が正常に刺激されず，使用されないために起こる。このほか，廃用性，加齢などの要因によっても引き起こされる。

❸筋萎縮は目で見て触って確かめる。萎縮した筋は独特の柔らかさがある。また，力を入れても硬くなりにくい。

**❶病歴**

❶経過はどのようか。急性か，慢性か。多くの疾患は慢性に経過する。

❷どこに筋萎縮を認めるか。全身性か，部位特異的か。

❸家族歴の聴取（遺伝性疾患かを確認）。

❹職業歴：上肢を酷使する職業か。有機溶剤の曝露歴はないか。

❺感覚障害や小脳症状など他の神経系の障害を疑う症状がないか。

❻安静臥床が長くないか（廃用性かを確認）。

**❷身体所見**

❶筋萎縮の分布（全身性，部位特異的，近位筋優位，遠位筋優位）。

❷四肢腱反射（低下，亢進）。

❸病的反射の有無。

❹痙性の有無。

❺線維束性収縮の有無，あればその分布。

❻ミオトニアの有無（叩打性，把握性）。

❼感覚障害や小脳性運動失調の有無。

**❸検査**

❶必須

● 針筋電図検査：神経原性か筋原性かの鑑別に有用。

● 末梢神経伝導検査：軸索型か脱髄型かの鑑別。

● 針筋電図：神経原性では，安静時に進行性脱神経所見として線維自発電位，陽性鋭波，線維束性収縮電位を認め，随意収縮時に慢性脱神経所見として運動単位電位の減少，動員遅延，高振幅，長持続時間，多相性電位を認める。また，神経原性では干渉は低下する。筋原性では随意収縮時に低振幅で低持続の運動単位電位が観察される。最大収縮時の干渉は重症でなければ保たれる。

● 血液検査：クレアチンキナーゼ上昇（→筋疾患）。糖尿病や甲状腺機能異常の確認。

● 遺伝子検査：遺伝性疾患の鑑別に必要。

● 髄液検査：蛋白細胞解離（→慢性炎症性脱髄性多発神経炎），乳酸／ピルビン酸比の上昇（→ミトコンドリア脳筋症）。

● 筋肉 CT/MRI：筋萎縮の分布や炎症の有無を診断する。

❷必要時

● 筋生検：主に筋疾患の鑑別のために行う。

● 腓腹神経生検：末梢神経障害の鑑別のために行う。

● 超音波検査：筋肉，末梢神経。

## 原因疾患と頻度

❶筋萎縮の分布が参考となり，原則として近位筋優位であれば筋疾患を，遠位筋優位であれば運動神経の疾患を考える。筋萎縮の原因となる疾患を**表1**に示す。

❷頻度については，筋萎縮性側索硬化症や筋ジストロフィーなどの比較的罹患率の高い疾患は厚生労働省のホームページで患者数の確認が可能である（https://www.mhlw.go.jp/toukei/saikin/hw/kanja/10syoubyo/index.html）。

## 重要疾患の鑑別のポイント

**❶筋萎縮性側索硬化症**（⇨582 頁）

❶上位および下位運動ニューロン徴候の有無。

❷進行が比較的早い。

❸針筋電図検査で進行性脱神経所見を認める。

**❷球脊髄性筋萎縮症**（⇨585 頁）

❶男性のみが発症。

❷初期からの球麻痺症状が特徴である。

❸手指振戦，軽微な感覚障害，女性化乳房を認めることがある。

**❸筋強直性ジストロフィー**（⇨577 頁）

❶ミオトニア。

❷若年からの白内障，禿頭。

❸針筋電図検査でミオトニア放電。

**❹ Duchenne 型筋ジストロフィー**（⇨573 頁，1882 頁）

❶運動発達の遅れ。

❷腓腹筋の仮性肥大。

❸筋のジストロフィン染色異常。

**❺脊髄性筋萎縮症**（⇨1880 頁）

❶運動発達の遅れ。

❷中枢側優位の筋力低下・筋萎縮。

❸ *SMN1* 遺伝子異常。

**❻炎症性筋疾患**

❶高クレアチンキナーゼ血症。

❷中枢側優位の進行性筋力低下・筋萎縮。

❸筋生検で特異的炎症所見の検出。

**❼ Charcot-Marie-Tooth 病**

❶多様な四肢の筋力低下と感覚障害。

❷神経伝導検査で診断基準を満たす異常。

❸原因遺伝子の探索。

**❽サルコペニア**

❶筋力の低下。

## 表1 筋萎縮をきたす疾患

### 1. 筋疾患
①筋ジストロフィー
乳児：福山型，Ullrich型，メロシン欠乏，先天性ミオパチーなど
小児：Duchenne/Becker型，Emery-Dreifuss型など
成人：肢体型，顔面肩甲上腕型，筋強直性，眼咽頭筋型，眼咽頭遠位型，縁取り空胞を伴う遠位型ミオパチー，三好型など
②炎症性筋疾患
封入体筋炎，多発性筋炎，皮膚筋炎，サルコイドミオパチーなど
③ミトコンドリア脳筋症
④筋型糖原病（Ⅱ，Ⅲ，Ⅴ，Ⅶ型など）
⑤脂質代謝異常によるミオパチー（カルニチン欠損症，CPT欠損症など）

### 2. 運動ニューロン疾患
①筋萎縮性側索硬化症（中年期以降に多い）
②球脊髄性筋萎縮症（男性のみ）
③脊髄性筋萎縮症（小児期に多い）

### 3. ニューロパチー
①遺伝性運動感覚ニューロパチー（Charcot-Marie-Tooth病など）
②多巣性運動ニューロパチー
③慢性炎症性脱髄性多発神経炎
④中毒性ノルマルヘキサン

### 4. 内科疾患に伴うもの
糖尿病，甲状腺機能亢進症

### 5. 外科的疾患
①手根管症候群・肘部管症候群
②脊椎症性脊髄症
③平山病
④脊髄腫瘍
⑤脊髄空洞症
⑥腕神経叢障害

### 6. 廃用性
### 7. サルコペニア
### 8. ステロイドミオパチー

❷筋肉量の低下。
❸歩行速度（機能）の低下。

## どうしても診断のつかないとき試みること

### ❶診断基準の活用
❶ 2008年の筋萎縮性側索硬化症のAwaji基準では，筋萎縮と針筋電図所見を等価と判断し，線維束自発電位を急性脱神経所見として採用してprobable以上の診断感度が改訂El Escorial基準より改善した。その後Awaji基準の改訂で診断感度がさらに上回ったが，複雑な診断基準であり検者間再現性に乏しいことが指摘された。
❷ 2020年には，診断グレードを廃止して，筋萎

縮性側索硬化症か否かと診断プロセスを簡略化したGold Coast診断基準が提唱されて，実臨床における診断感度や特異度の検討が行われている。
❷筋生検・神経生検：非侵襲的検査で診断がつかない際は，これらの侵襲的検査を行う。
❸遺伝子検査：確定診断を要する際に行う。

## 帰してはならない患者・帰してもよい患者

❶筋萎縮があり慢性経過の患者に酸素飽和度が低下あるいは二酸化炭素貯留がみられ，呼吸不全に陥っている際は呼吸管理を要する。
❷神経痛性筋萎縮症の急性期は，すみやかな副腎皮質ステロイド，免疫グロブリン大量療法が推奨される。

---

# 運動失調

Ataxia

矢部 一郎　北海道大学大学院教授・神経内科学

GL 脊髄小脳変性症・多系統萎縮症診療ガイドライン2018

## 診断のチェックポイント

❶運動を円滑に行うためには多くの筋肉が協調して動く必要があるが，運動失調はその協調性を欠いた状態である。そのため個々の筋肉運動は正常であり，筋力低下や錐体路障害などが認められないにもかかわらず，拙劣な運動を呈することとなる。
❷多様な原因があり，鑑別診断には臨床経過の把握と神経学的所見が最も重要である。

■定義
❶われわれが協調運動を保つためには，小脳系，深部感覚系，前庭系の3つの働きが重要である。これらの系のいずれかが障害されることにより運動失調をきたす。
❷加えて大脳-小脳間の神経線維連絡があり，この線維連絡のどこが障害されても運動失調をきたしうる。そのなかでも前頭葉皮質領域と小脳の連結が最も密であるので，前頭葉障害でも運動失調をきたしやすい。

■病歴
❶疾患によって多様な経過をとる。急性発症であれば脳卒中などの血管障害を，亜急性発症であれ

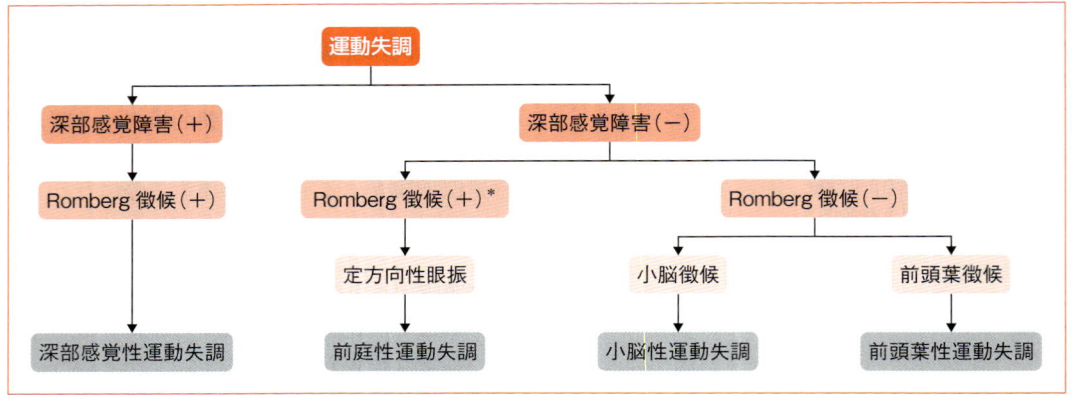

**図1** 運動失調の診断の進めかた

＊ 深部感覚性運動失調時に認められる Romberg 徴候とは異なり，閉眼すると定方向性に偏倚，動揺する

ば小脳炎などの感染症や自己免疫性疾患や脳腫瘍などの腫瘍性疾患を，慢性の経過で緩徐進行性であれば脊髄小脳変性症や多系統萎縮症などの神経変性疾患を想定する。

❷したがって，運動失調の性状，発症様式，既往歴や家族歴，前庭性運動失調を念頭において頭位や体位による症状の変動の有無を聴取する。

**2 身体所見**

❶一般身体所見では，血圧（高血圧，低血圧，起立性低血圧），不整脈の有無，貧血の有無などが重要である。

❷神経学的所見がきわめて重要であり，網羅的な神経学的診察を行う。運動失調の鑑別診断上，特に重要な診察事項を以下に記載する。

● 前頭葉徴候の有無：性格変化や社会性の欠如を中心とした認知障害の有無，把握反射，吸引反射，手掌頤反射，足底把握反射などの前頭葉徴候の有無。

● 前庭徴候の有無：眼振の有無（定方向性眼振，頭位変換眼振など），聴力障害や耳鳴などの蝸牛症状の有無，上肢偏倚試験や閉眼足踏み試験での異常の有無，Romberg 徴候陽性（深部感覚障害による Romberg 徴候と異なり，定方向性に偏倚，動揺する）。

● 小脳徴候の有無：指鼻試験や膝たたき試験，踵膝試験での異常の有無，反復拮抗運動障害の有無，眼振の有無（注視眼振など），Stewart-Holmes 試験での筋トーヌス低下の有無，アシネルギー（共同運動不能；例えば正常であれば立位で体幹を後屈すると膝関節は屈曲するが，小脳障害のある患者ではそれが認められない）

の有無。

● 深部感覚障害の有無：位置覚や関節覚の異常の有無，Romberg 徴候陽性。

❸運動失調の診断の進めかたを図 1 に示す。

● 運動失調があれば開脚不安定歩行であることが多く，継ぎ足歩行も不安定あるいは不可能となる。

● 次いで，振動覚や位置覚などの深部感覚障害の有無を確認する。通常，深部感覚障害が存在する場合には Romberg 徴候陽性となる。

● 引き続き把握反射などの前頭葉解放徴候の有無や指鼻指試験，踵膝試験などにより小脳障害の有無，眼球運動障害や眼振などの有無を診察し，運動失調の局在診断を進める。

**3 検査**

❶血液・生化学検査

● 悪性腫瘍を含めた全身疾患の異常の有無を念頭に検査する。糖尿病や Sjögren 症候群や血管炎症候群による末梢神経障害で深部感覚性運動失調を呈することがある。

● ビタミン $B_{12}$，葉酸，銅欠乏による脊髄後索障害についても注意する。甲状腺機能低下による小脳性運動失調症の報告もある。近年，梅毒による脊髄後索障害も留意しておくべき疾患である。

● 急性発症の運動失調であるにもかかわらず血管障害が認められない場合には，Fisher 症候群などの自己免疫性疾患を考慮する必要があり，抗ガングリオシド抗体などの自己抗体測定も重要である。

❷全身 CT：亜急性運動失調の場合には悪性腫瘍

による傍腫瘍症候群を念頭におく必要がある．特に肺小細胞癌，卵巣癌や乳癌などの婦人科系腫瘍，悪性リンパ腫などに注意する．

❸神経放射線学的検査：脳および脊髄異常を神経放射線学的に精査することは重要である．患者に撮影禁忌条件がなければ MRI での検査が推奨される．

❹電気生理学的検査：神経伝導検査にて末梢神経障害の有無を検査する．また，脊髄後索障害が疑われる場合には，体性感覚誘発電位（SEP：somatosensory evoked potential）にて脊髄後索伝導時間の異常の有無を検査する．

❺髄液検査：小脳炎などの感染症や自己免疫性小脳失調症の鑑別に有用な場合がある．

❻遺伝学的検査

- 遺伝性疾患による運動失調症を疑う場合には有用な検査である．わが国では脊髄小脳変性症を中心とした運動失調症の登録システム（J-CAT：Japan Consortium of Ataxias）も存在し，保険収載されていない遺伝学的検査に対する相談窓口になっている．

- 遺伝学的検査は患者のみならずその血縁者にも影響する可能性のある検査であるため，検査前の適切なインフォームドコンセントを行うことが必須であり，必要に応じて遺伝カウンセリングの実施も検討する．

## 原因疾患と頻度

### ❶小脳性運動失調

❶運動失調を起こす病態として最も高頻度である．

❷小脳障害により，動作筋と拮抗筋が調和のとれた運動を行うことができなくなるため，運動の共同性の欠如，それに伴う円滑な運動の障害，拮抗反復運動障害，運動の方向や大きさの障害，運動の速度測定障害などがみられる．

❸これらは閉眼しても増悪することはない．注視眼振などの眼振を認めることもある．

❹考えられる疾患としては，小脳の血管障害（小脳出血や小脳梗塞），小脳腫瘍，脊髄小脳変性症，多系統萎縮症，多発性硬化症，傍腫瘍症候群を含めた自己免疫性小脳失調症，プリオン病など小脳が障害される疾患が多数にのぼる．

### ❷深部感覚性運動失調

❶深部感覚障害，すなわち位置覚や関節覚の障害により起こる運動失調である．

❷固有感覚の入力が断たれるため自身の四肢や体幹の位置が視覚によってのみ把握できる状態となる．そのため閉眼により運動失調は増悪する（Romberg 徴候陽性）．

❸考えられる疾患としては頸部脊髄症や多発性硬化症，亜急性連合性脊髄変性症などによる後索障害（特に C3/4 レベル），Sjögren 症候群などの膠原病や糖尿病に伴う末梢神経障害などがあげられる．

### ❸前庭性運動失調

❶前庭器官の末梢受容器より前庭核を介して小脳に入力がある，また前庭神経核より前庭脊髄路を介して脊髄運動ニューロンにも入力がある．これらにより平衡機能が維持されており，この系統の障害で運動失調をきたす．

❷この運動失調は閉眼により増悪し，いわゆるRomberg 徴候陽性となるが，深部感覚性運動失調とは異なり一定方向に揺れる傾向が認められる．通常，定方向性眼振や頭位変換性眼振を認める．

❸考えられる疾患としては，Ménière 病，前庭神経炎，良性発作性頭位めまい症，椎骨脳底動脈支配領域の血管障害などがあげられる．

### ❹前頭葉性運動失調

❶運動野から発した錐体路の直接の分枝が同側の赤核，橋核，下オリーブ核を経由し，対側小脳皮質に入力される．小脳皮質からの出力は視床を介して大脳皮質にフィードバックされる．これらにより運動調整機能が働くとされている．また，前頭前野からの入力も同様に対側の小脳皮質に至り，小脳皮質からの出力は視床と赤核を経由して運動野にフィードバックされる．これらは運動プログラミングに関与するといわれている．これらの系統の障害により運動失調を呈する．

❷考えられる疾患としては，前頭葉腫瘍，正常圧水頭症，慢性硬膜下血腫，前頭葉の血管障害など前頭葉が障害される疾患が多数にのぼる．

### ❺その他：これら 4 つの運動失調以外にも後頭葉領域の障害による視覚性運動失調や頭頂葉障害による運動失調，深部感覚や大脳-小脳線維連絡の中継核である視床の障害でも運動失調を呈することがある．

## 重要疾患の鑑別のポイント

臨床経過の把握がきわめて重要である．

### ❶急性発症の小脳性運動失調の場合：血管障害を念頭におく．椎骨脳底動脈領域の障害であるため致命

的転帰をたどる可能性がある．その他，小脳性運動失調を呈する代表的疾患である多系統萎縮症（⇨591頁）においては，立ちくらみや排尿障害などの自律神経症状の有無や声帯開大不全により，いびきや喘鳴の有無を聴取することなども重要である．

**2 亜急性に進行する場合**：悪性腫瘍に伴う神経症状である場合もあるので，この点も念頭におくことが重要である．

### ▮どうしても診断のつかないとき試みること

運動失調には多様な原因があり，その診断には専門的神経診察を必要とする場合が多い．致死的な原疾患が背景に潜んでいる場合もあり，運動失調を疑った時点で脳神経系の専門医に紹介することをお薦めしたい．

---

# 不随意運動
## Involuntary Movements

**荒若 繁樹** 大阪医科薬科大学教授・脳神経内科学

### ▮緊急処置

**1** バイタルサイン（意識レベル，血圧，呼吸状態，体温など）を確認し，異常があれば全身管理に努める．
**2** 激しい不随意運動では患者と周囲の安全を確保する．
**3** 救急では，抗 NMDA 受容体脳炎，片側バリズムを呈する脳卒中といった疾患の可能性を念頭におき処置に努める．

### ▮診断のチェックポイント

**■定義**：自分の意図と無関係に出現し，自分では抑制することができないか，部分的にしか抑制できない筋収縮を指す．通常，けいれん発作，自動症，顔面けいれんは含めない．

**1 病歴**
**❶発症時期**：発症年齢に加え，周産期の問題（→脳性麻痺），生後から思春期の運動発達異常，妊娠（→妊娠舞踏病）の有無を確認する．
**❷発症様式**：発作性，急性，亜急性，慢性発症なのか，症状は持続，固定性，日内変動を示すのか，他の動作との関連を聴取する．
**❸誘発・寛解因子**：特定の肢位，光，音，痛み，動作運動開始（→発作性運動誘発性舞踏アテトー

シス），精神的緊張で悪化するか．感覚トリックがないか（→ジストニア）．飲酒，睡眠で軽快するか．
**❹随伴症状**：精神症状が先行（→抗 NMDA 受容体脳炎）．認知障害を併発〔→ Creutzfeldt-Jacob 病（CJD）〕．てんかんの合併〔→良性成人型家族性ミオクローヌスてんかん（BAFME：benign adult familial myoclonus epilepsy）〕．
**❺既往歴・基礎疾患**：肝硬変・腎不全（→アステリキシス），Wilson 病（→羽ばたき振戦），糖尿病（→舞踏運動），低酸素脳症（→ミオクローヌス），脳血管障害，頭部外傷（二次性ジストニア）などを確認する．
**❻内服歴**：抗精神病薬，抗てんかん薬，抗 Parkinson 病薬，胃腸薬などの服薬を確認（**表 1**）．
**❼家族歴**：不随意運動と遺伝性疾患の組み合わせとして，四肢振戦（→家族性 Parkinson 病，球脊髄性筋萎縮症），舞踏運動（→ Huntington 病，有棘赤血球舞踏病），ミオクローヌス・舞踏アテトーシス〔→歯状核赤核淡蒼球ルイ体萎縮症（DRPLA：dentatorubral-pallidoluysian atrophy）〕，ジストニア（→遺伝性ジストニア）などがある．
**❽職業歴**：音楽家が演奏できない，声楽家が発声できない（→職業性ジストニア）．

**2 身体所見**
**❶出現部位**：異常運動がどこに（顔面，四肢，体幹）出現するのか，片側性か両側性か，広がりはあるのか．
**❷運動のパターン**：律動性（＝振戦）か非律動性か．不随意運動が複数の運動の組み合わせになっているか，痛みを伴うか，随意的に静止できるかを評価する．
**❸随伴症状**：バイタルサイン異常，神経症状（四肢の麻痺，構音障害，小脳失調など），認知機能障害がないか．

**3 検査**
**❶血液検査**
- 血糖（高血糖→舞踏運動，アテトーシス）．
- 血中アンモニア・BUN/crea（→アステリキシス）．
- $FT_4$・TSH（甲状腺機能亢進症→振戦，舞踏運動）．
- Ca・PTH（副甲状腺機能低下症→舞踏運動）．
- ASO（リウマチ熱→舞踏運動）．
- 抗核抗体（SLE →舞踏運動）．
- 血清銅・血清セルロプラスミン（Wilson 病→羽

**表1** 薬剤性不随意運動

| 薬効分類 | 一般名 | ジスキネジア | 舞踏運動 | ジストニア | アカシジア |
|---|---|:---:|:---:|:---:|:---:|
| 抗てんかん薬 | カルバマゼピン | ○ | ○ | | |
| | フェニトイン | ○ | ○ | | |
| 抗 Parkinson 病薬 | セレギリン | ○ | | ○ | |
| | プラミペキソール | ○ | | ○ | |
| | ロピニロール | ○ | | | |
| 抗精神病薬(フェノチアジン系) | クロルプロマジン | ○ | | ○ | ○ |
| 抗精神病薬(ブチロフェノン系) | ハロペリドール | ○ | | ○ | ○ |
| 抗精神病薬(ベンザミド系) | スルピリド | ○ | | | |
| 抗精神病薬(非定型) | オランザピン | ○ | | ○ | |
| | クエチアピン | ○ | | ○ | |
| | リスペリドン | ○ | | ○ | |
| 抗うつ薬(三環系) | イミプラミン | | | | |
| 抗うつ薬(SSRI) | セルトラリン | ○ | | | ○ |
| | パロキセチン | | | | ○ |
| 中枢神経興奮薬 | メチルフェニデート | ○ | ○ | | |
| 躁病治療薬 | リチウム | | ○ | | |
| 抗認知症薬 | ドネペジル | ○ | | ○ | ○ |
| 消化器運動改善薬 | メトクロプラミド | ○ | | | ○ |
| 卵胞ホルモン・黄体ホルモン薬 | エストラジオール | | ○ | | |

(厚生労働省:重篤副作用疾患対応別マニュアル　ジスキネジア(令和4年2月改定)．pp32-36, 2022 より引用，一部改変)

ばたき振戦：無セルロプラスミン血症→ジストニア，舞踏運動)。
- 末梢血塗抹(有棘赤血球→有棘赤血球舞踏病)。

❷画像検査(頭部 MRI・CT)：頭部 MRI 画像で異常を認めないことは少なくない。しかし，画像が診断につながる場合がある。
- 急性発症では，脳血管障害(→バリズム，舞踏運動)。
- T1 強調像で被殻に高信号(→高血糖性舞踏病)。
- 拡散強調画像で大脳皮質に高信号(→ CJD)。
- 尾状核萎縮(→ Huntington 病，有棘赤血球舞踏病)。
- 基底核石灰化(→特発性基底核石灰化症)。
- 小脳・脳幹萎縮，T2 強調像で大脳白質に高信号(→ DRPLA)。
- T2 強調像で被殻，尾状核，淡蒼球，小脳歯状核，視床外側部に左右対称性の高信号(→ Wilson 病)。

❸脳波：てんかんの鑑別に有用。その他，周期性同期性放電(→ CJD)，三相波(→肝性脳症)の観察。

❹表面筋電図検査：筋放電のみられる筋群と持続時間・頻度(周波数)，主動筋と拮抗筋の同期性・相反性の有無を分析する。

## 原因疾患と頻度

❶振戦(tremor)：律動的・反復的な筋運動。静止時，動作時，混合性に大別される。さらに，動作時振戦は姿勢時，運動時，等尺性運動時に分類される。

❶静止時振戦：Parkinson 病が多い。4～7 Hz の規則的な振戦。丸薬をまるめる(pill-rolling)動きが特徴。暗算・歩行負荷で増強する。姿勢をとり 10 秒程おいて出現する振戦(re-emergent)も特徴的。
- 鑑別に薬剤性，多系統萎縮症がある。

❷姿勢時振戦：一定の姿勢保持(例：両上肢を前方に伸展)で誘発される。4～12 Hz と幅がある。本態性振戦，生理的振戦の増強した場合が多い。
- 生理的振戦は 8～12 Hz の細かい振戦で，精神的緊張，身体的疲労，発熱で亢進する。
- 鑑別には甲状腺機能亢進症，アルコール中毒，末梢神経障害，球脊髄性筋萎縮症，BAFME な

5

どがある。

❸運動時振戦：随意運動の開始直後から生じ運動が終わると消失する。次の種類がある。

- 単純動作時振戦は，肢の姿勢保持に続く動作時にみられ本態性振戦が多い。
- 企図動作時振戦は，目標に近づくほど増大する振戦。小脳病変（血管障害，多発性硬化症），薬剤（リチウム，アルコール），脆弱X関連振戦/失調症候群がある。
- タスク特異的振戦は，特定の活動時（書字振戦）に出現する。

❹混合性振戦：振戦が混在し，重度の本態性振戦，ジストニア振戦でみられる。

❺その他：頸部振戦（高齢者で頭部を左右に振る振戦），起立性振戦（起立時に生じる体幹と下肢の姿勢時振戦），口蓋振戦（ギラン・モラレ三角の病変による約2Hzの軟口蓋筋収縮）がある。

② ジスキネジア（dyskinesia）：複数の不随意運動の組み合わせで起こる運動の総称。唇をすぼめる，舌を左右に動かす（口舌ジスキネジア），じっとせずに同じ動きを繰り返す（アカシジア）などがみられる。

❶抗精神病薬（遅発性ジスキネジア），レボドパ製剤・ドパミンアゴニストなどの副作用で出現する（表1）。

③ ミオクローヌス（myoclonus）：四肢，顔面，体幹にみられる突発性で非常に素早い（<100 ms）動き。局所性，分節性（隣接する領域），多焦点性（隣接しない複数の領域），全身性に出現する。不規則な筋収縮（陽性ミオクローヌス）と肝性脳症・尿毒症でみられる（アステリキシス）ような筋収縮の休止（陰性ミオクローヌス）がある。発生起源により以下に分類される。

❶皮質性：大脳皮質の損傷，てんかんに伴ってみられる。四肢の遠位部や顔面に多くみられ，刺激（音，光，視覚，接触）で誘発される。脳波異常，巨大体性感覚誘発電位が観察される。BAFME，CJD，大脳皮質基底核変性症などの各種変性疾患，無酸素脳症，さまざまな代謝性脳症でみられる。

❷皮質下性：刺激過敏性があるものとないものがある。脳幹部起源として網様体反射性ミオクローヌスがある。ほかにCJD，亜急性硬化性全脳炎がある。

❸脊髄性：脊髄分節に一致して出現。刺激過敏性は認めないことが多く，周期的なことが多い。

④ ジストニア（dystonia）：局所または全身に持続性（>100 ms）の筋収縮によって姿勢異常やねじれを示す。一定のパターン，動作・姿勢特異性，感覚トリッ

クから他の不随意運動と区別できる。

❶感覚トリック：特定の感覚刺激によって症状が軽快（または増悪）する現象。痙性斜頸では手で頬をふれると症状が改善する。

❷成人では大半が局所性（眼瞼けいれん，痙性斜頸，書痙など）。分節性（Meige症候群），全身性（遺伝性ジストニアなど）もある。

❸ジストニアを伴う疾患：Wilson病，パントテン酸キナーゼ関連神経変性症，ニューロフェリチノパチー，GM1 ガングリオシドーシス，抗NMDA受容体脳炎などがある。

⑤ 舞踏運動（chorea）：不規則で比較的早く踊るような運動。顔面では顔をしかめる，舌を突き出すような動き。体幹では首を回す，体を捻じる，肩をすぼめる動き。

❶線条体または視床下核の病変で生じる。

❷原因として，変性疾患（Huntington病，DRPLA，鉄沈着を伴う神経変性症，有棘赤血球舞踏病），代謝異常（高血糖性，Wilson病），脳血管障害，感染（Sydenham舞踏病），免疫異常〔全身性エリテマトーデス（SLE），抗リン脂質抗体症候群，自己免疫性脳炎，傍腫瘍性など〕，その他（妊娠舞踏病，本態性血小板血症など）がある。

⑥ アテトーシス（athetosis）：四肢遠位部優位に緩徐で捻じるような不規則な運動。顔面・頸部では頸部後屈・回旋を伴い口唇・下顎の引き下げ運動がみられる。動きが速くなると舞踏アテトーシスとよばれる。

❶大脳基底核の障害で生じる。

❷脳性麻痺，無酸素脳症などでみられる。

⑦ バリズム（ballism）：体肢を投げ出すような激しい運動。数秒に1回程度の頻度で不規則に繰り返す。片側バリズムでは，対側の視床下核の脳梗塞や脳出血を原因とする。次第に消失または片側舞踏運動になる。

## 重要疾患の鑑別のポイント

不随意運動を鑑別するポイントを図1に示す。原因診断につなげることが肝要である。

① 律動的であれば振戦。振戦以外は非律動的。

② 速さ：速い順に，ミオクローヌス（ビクッとした動き）＞舞踏運動（流れるような動き）＞アテトーシス（緩徐に捻じる）。

③ 粗大さ：バリズムで顕著。

④ 姿勢異常：ジストニアで特徴的。

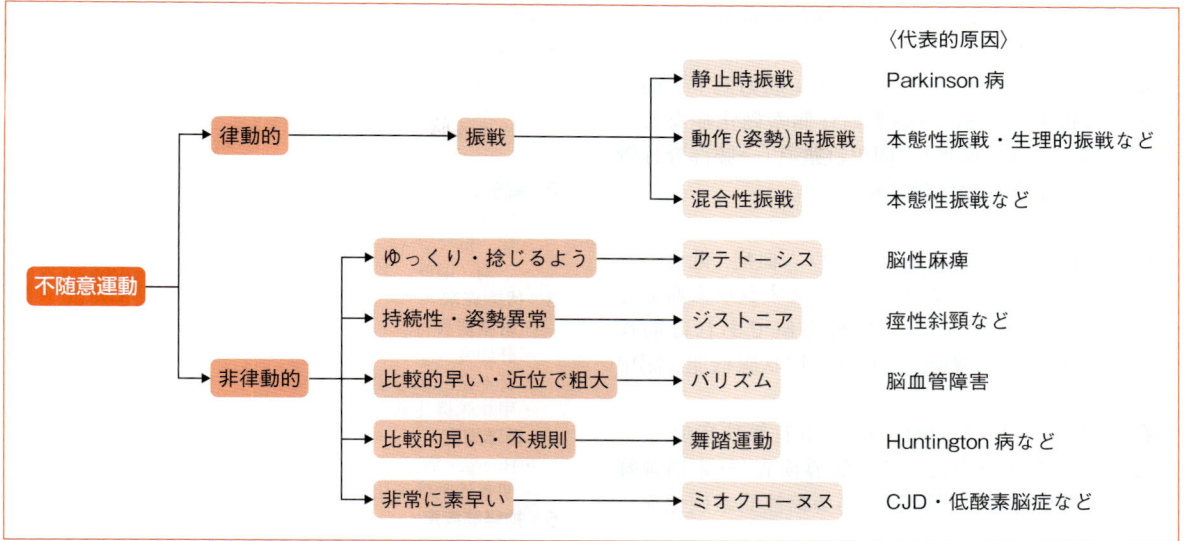

**図1** 不随意運動の鑑別ポイント

## どうしても診断のつかないとき試みること

神経内科専門医・小児神経専門医に相談するポイント。この際，ビデオが有用。
1 日常診療で見る機会が少なく判断に迷う。
2 頭部 MRI，血液検査で異常がない。
3 意識障害，発熱などを呈し急性～亜急性発症。

## 帰してはならない患者・帰してもよい患者

緊急入院適応は，以下の通り。
1 意識障害，認知機能などの急激な悪化。
2 脳炎，脳血管障害，高血糖，甲状腺クリーゼなどを背景にする不随意運動。
3 てんかん重積。

# こむら返り
Muscle Cramp

**狩野 修**　東邦大学教授・神経内科学

## 緊急処置

1 こむら返りが生じた筋を伸展させ，拮抗筋を収縮させる。
2 脱水や電解質異常などがある場合は，その補正を行う。透析患者では，マグネシウム製剤などを用いることもある。

## 診断のチェックポイント

### 定義
❶ 突然生じる強い痛みを伴う，筋の不随意な異常収縮である。
❷ 有痛性筋けいれんとよばれ，腓腹部が好発部位である。

### 病歴
❶ どのような状況でどこに生じたか
● 健常人でも激しい運動で出現する。
● 高齢者では睡眠時にみられることが多い。
● 半数の患者で，発作持続時間は 30 秒以内であるが，数分持続することもある。
● 患者は「足がつる」と表現することが多い。
● 繰り返す患者では，下肢を伸ばすだけで発作が起こる予感がすることもある。
❷ 誘因はないか：下痢・嘔吐などの脱水状態，熱中症，人工透析，妊娠。
❸ 基礎疾患はないか：糖尿病，甲状腺機能低下症などの内分泌疾患，肝疾患，腎疾患の有無を聞く。
❹ 薬剤性の可能性：カルシウム拮抗薬，利尿薬などの降圧薬，スタチン系薬剤などの脂質異常治療薬，ホルモン製剤，抗悪性腫瘍薬などの服薬歴。

### 身体所見
❶ 筋収縮：通常発作時に受診することは少ないが，筋が収縮し筋腹が盛り上がるため診断は容易である。
❷ 有痛性けいれん：筋収縮時に伴う激しい疼痛で，

一瞬で症状が完成する。筋弛緩後も数分疼痛が持続することがある。

❸こむら返り以外の症候の合併：筋力低下・筋萎縮・線維束性収縮（→筋萎縮性側索硬化症などの運動ニューロン疾患），間欠性跛行（→腰部脊柱管狭窄症，閉塞性動脈硬化症）。

**❸検査**

❶血液検査：電解質（低カルシウム血症，低ナトリウム血症，高カリウム血症，低マグネシウム血症），クレアチンキナーゼ（→持続高値であれば筋疾患），肝機能，腎機能，耐糖能，甲状腺機能，副甲状腺機能など。

❷画像検査：脊椎MRI（→腰部脊柱管狭窄症）。

❸電気生理学的検査：神経伝導検査（→末梢神経障害），針筋電図（→筋疾患，筋萎縮性側索硬化症）。

## 原因疾患と頻度

❶こむら返りの主な原因を表1に示す。

❷日常診療ではしばしば遭遇する症候であり，60歳以上では有病率が46％とする報告があり，まれではない。

❸高齢者やこむら返りの治療歴がある患者は発作回数が多く，逆に抗精神病薬やマグネシウム製剤を内服していると発作回数は少ない傾向がある。

## 重要疾患の鑑別のポイント

**❶電解質異常**

❶偏食，熱中症，人工透析や妊娠。

❷脱水症状。

❸電解質測定，動脈血ガス分析，心電図。

**❷腎不全**

❶浮腫。

❷血清尿素窒素，クレアチニンの上昇。

❸尿量の変化。

**❸筋萎縮性側索硬化症**（⇨582頁）

❶筋力低下，筋萎縮，筋線維束性収縮。

❷針筋電図，神経伝導検査。

❸呼吸機能検査。

## どうしても診断のつかないとき試みること

❶病歴より，こむら返りが繰り返し生じ，かつ腓腹部に限局せず全身に生じる場合は，基礎疾患の存在を考え採血検査などを実施する。

❷筋萎縮や筋力低下，高クレアチンキナーゼ血症が持続する場合は，神経筋疾患の合併が疑われるため，脳神経内科にコンサルトする。

---

**表1　こむら返りの主な原因**

1　**生理的**
・運動中や運動後
・就眠時
・疲労時
・妊娠

2　**電解質異常，細胞外液異常**
・低カルシウム血症，低ナトリウム血症，高カリウム血症，低マグネシウム血症
・下痢・嘔吐，熱中症，人工透析

3　**代謝異常**
・耐糖能異常
・肝硬変
・腎不全，尿毒症
・甲状腺機能低下症，副甲状腺機能低下症

4　**循環障害**
・Buerger 病
・閉塞性動脈硬化症

5　**神経筋疾患**
・運動ニューロン疾患（筋萎縮性側索硬化症，球脊髄性筋萎縮症）
・多発性硬化症
・筋疾患
・末梢神経障害
・stiff-person 症候群
・Issacs 症候群
・里吉病（全身こむら返り病）
・腰部脊柱管狭窄症（神経根障害）

6　**薬剤性**
・スタチン系薬剤
・利尿薬
・カルシウム拮抗薬，β遮断薬
・ホルモン製剤
・抗悪性腫瘍薬

---

## 帰してはならない患者

　重度の電解質異常などを伴った場合は，補正とともに基礎疾患の精査を行う。

---

# 錐体外路症状
## Extrapyramidal Symptoms

斉木 臣二　筑波大学教授・神経内科学

## 診断のチェックポイント

■**定義**

❶錐体外路症状とは，運動神経線維の遠心経路である錐体路以外の経路の障害による症状のことで，筋トーヌスの変化と不随意運動を特徴とする。

主な障害部位には大脳基底核(尾状核，被殻，淡蒼球，視床下核，前障)，黒質，視床，脳幹網様体の一部があげられる。小脳障害による症状は通例本症状とは区別して扱う。

❷錐体外路症状はその特徴から2つに分類される。1) Parkinson 病を代表とする筋トーヌスが亢進し，動作が緩慢になり，無動・寡動を呈するタイプ，2) Huntington 病を代表とする，筋トーヌスが低下し，視床からの抑制が解除された結果，素早い不随意運動である舞踏運動を呈するタイプである。不随意運動は，スピード，持続時間，規則性，律動性，解剖学的部位などで分類するが，複数のタイプが混在することもあるため，分類が困難な場合も珍しくない。

### 1 病歴

❶いつから症状(動作のしづらさまたは不随意運動)を自覚し始めたのか。症状は急激に生じたのか，ゆっくりと生じたのか。

❷運動に関する症状の左右差はあるか。

❸脱力・筋力低下を伴うか。

❹姿勢・肢位の異常はあるか。

❺意識障害を伴うか。

❻不随意運動を伴うか，またその特徴は何か。

### 2 身体所見

❶筋トーヌス

- 骨格筋はリラックスした状態であっても筋紡錘の弛緩延長した状態から Ia 線維を介した脊髄反射によって一定のトーヌスが保たれた状態にある。検者は可能な限り脱力するように患者に指示し，四肢関節を他動的に動かす際の患者の筋抵抗の有無を診る。一般に，上肢では手関節の回内・回外運動と肘関節の屈曲・伸展を，下肢では膝関節の屈曲・伸展で検査する。

- 筋トーヌス低下は大脳基底核疾患である Huntington 病などで認められるが，小脳障害・脊髄後索障害・末梢神経障害でも認められることがあるため，他の検査を組み合わせて障害部位を判断する。

- Parkinson 病で認められる強剛(固縮)には，鉛管様強剛と歯車様強剛がある。前者では検者の屈曲・伸展に対して持続性のこわばり・抵抗があるが，後者では断続性の抵抗がある。後者は筋トーヌス検査中も静止時振戦が生じていると想定され，被検筋の筋トーヌスが一定しない状態と解釈できる。

- Parkinson 病初期では，筋固縮が通常の検査で

は判然としない場合がある。そのような場合，筋トーヌスの増強法検査にて手首固化現象の有無を診る。具体的な手首固化試験(Froment's test)では，手関節の回内・回外を検査中に，反対側の上肢を上げたり下げたりさせた場合，被検側の手首の筋トーヌスが上昇し，抵抗が増すか否かを評価する。必ず左右差の有無を評価する。

- ゆっくりとした屈曲・伸展では抵抗はないが，急激な曲げ伸ばし(特に伸展時)では抵抗が感じられるような速度依存性抵抗が，痙縮(痙性)である。緩徐な曲げ伸ばしでも早い曲げ伸ばしでも同様の持続性抵抗を感じれば，強剛(固縮)と診断できる。

❷不随意運動：異常姿勢・肢位とともに視診で診断可能である。

- 振戦：3 Hz 以上の律動性のある，主動筋・拮抗筋による交互収縮運動で，動作時振戦(action tremor)，静止時振戦(resting tremor)に大別される。Parkinson 病の静止時振戦(3〜5 Hz)，本態性振戦の姿勢時振戦(4〜8 Hz)，生理的振戦の姿勢時振戦(>8 Hz)のように周波数はオーバーラップがあるため参考程度にとどめておく。

- 舞踏運動：顔面・四肢末端に生じる，持続時間の短い，素早い運動で，時間的・空間的に不規則に認められる。

- バリズム：体幹近位の肩・腰にまで及ぶ，四肢を投げ出すような速く激しい運動。一側上下肢に限局することが多く，舞踏運動・アテトーシスと共存することが多い。

- ミオクローヌス：持続の短い，律動性に乏しいものの，反復性のある運動で，筋収縮(陽性ミオクローヌス)または筋弛緩(陰性ミオクローヌス)によって生じる。

- ジストニア：持続性の筋収縮による捻転反復性の肢位異常で，主に体幹近位筋，軸性筋にみられる不随意運動。主動筋と拮抗筋がゆっくりと持続性に収縮するため，捻転反復して異常肢位を取ったまま不自然な位置にとどまることもある。

### 3 検査

❶血液検査

- 激しい不随意運動を呈する疾患では，骨格筋傷害を反映し，クレアチンキナーゼの上昇などが観察されることがある。また一部の舞踏運動を呈する疾患(chorea-acanthocytosis，McLeod 症

候群）でも筋原性酵素の上昇および末梢血液塗抹標本での有棘赤血球を認める。有棘赤血球は，鉄沈着を伴う神経変性症（neurodegeneration with brain iron accumulation）の一部でも認められることがある。

- 高血糖・電解質異常・腎不全・肝不全などでも不随意運動が生じるため，血液生化学検査ではこれらを必ずカバーする。
- $CO_2$ ナルコーシスが疑われる場合は血液ガス分析を行う。

❷画像検査

- 必須
- 頭部 CT：出血，淡蒼球・皮質下の異常金属化を評価する。
- 脳 MRI（拡散強調画像，ADC マッピング，T2$^*$ 強調画像，T1 強調画像，T2 強調画像，FLAIR 画像）および脳 MRA：T1 強調画像・FLAIR 画像にて橋・小脳・中脳・被殻・前頭頭頂葉皮質の萎縮を左右差（四肢の反対側に障害が強い可能性を念頭において）で評価する。続いて，拡散強調画像・T2 強調画像で急性期脳虚血病変，被殻外側のスリット変化，および橋底部の hot-cross bun サイン，中小脳脚の高信号変化を評価する。さらに T2$^*$ 強調画像にて淡蒼球の金属化を評価する。MRA では主幹動脈の狭窄の有無を評価する。
- 可能なら
- 筋トーヌス上昇を認める場合：ドパミントランスポーターイメージング（黒質ドパミン神経細胞の変性を評価できる），$^{123}$I-MIBG 心筋シンチグラフィ（心臓交感神経節後線維の脱落を評価できる）。
- 大脳皮質由来の徴候（失語，失認，失行など）を認める場合：脳血流 SPECT 検査。

## 原因疾患と頻度

❶主に大脳基底核に主病変をもつ疾患に罹患した患者に錐体外路症状が観察される。錐体外路症状を特徴とする疾患で有病率が高いのは，筋トーヌスが上昇し運動量が減少する "hypokinetic movement disorders" に分類される疾患が多い。これには Parkinson 病，Lewy 小体型認知症，Parkinson 病類縁疾患（進行性核上性麻痺，多系統萎縮症，大脳皮質基底核症候群）などが含まれる。

❷筋トーヌスが低下し，不随意運動が出現する "hyperkinetic movement disorders" は，一次性に生じる疾患の大半は希少疾患であり，最も多いのは薬剤性（抗精神病薬または抗 Parkinson 病薬の長期投与）による二次性のものである。

❸筋トーヌスは上位運動ニューロン障害でも上昇し，痙直（痙性）を呈するため，速度依存性を確認するとともに（前述「検査」項を参照），深部腱反射や病的反射の評価と併せて診断する。また運動関連領域および大脳基底核の両方が同時に障害される可能性のあるプリオン病では，強剛痙直（筋トーヌス検査で，強剛と痙直の混在が認められる）を呈する場合があるため注意を要する。

## 重要疾患の鑑別のポイント

❶ Parkinson 病（⇨ 578 頁）
- ❶中高年発症。
- ❷無動 ＋ 強剛/振戦。
- ❸脳 MRI で明らかな異常なし。

❷ Lewy 小体型認知症（⇨ 600 頁）
- ❶中高年発症。
- ❷無動 ＋ 強剛/振戦。
- ❸明瞭な幻視，覚醒度の変動。

## どうしても診断のつかないとき試みること

❶患者の許可を得たあとに，診察の様子（特に歩行）を動画撮影し，神経内科専門医に相談する。

❷症状発現時期と薬剤服用歴を再確認する。骨格筋にかかわる諸症状（筋トーヌス変化，不随意運動，筋痛など）は，腎不全・肝不全・$CO_2$ ナルコーシスや電解質異常，高血糖など臨床的に頻度の高い代謝異常で高頻度に生じる。そのため，薬剤の開始・中止などの変更歴には特に注意を要する。高齢者の場合，家族からの聴取が必要になることも多い。

## 帰してはならない患者・帰してもよい患者

❶帰してはならない患者＝緊急入院を要する患者：突然発症の不随意運動＝大脳基底核の脳血管障害，加療を要する代謝性疾患の可能性あり。

❷帰してもよい患者：筋トーヌス変化・不随意運動が緩徐に進行し，血液検査・脳 MRI にて異常を認めない患者。外来での検査・薬効評価が可能である場合が多い。

# 跛行
## Limp

伊藤 浩　旭川医科大学教授・整形外科学

## 診断のチェックポイント

### ■定義

❶正常歩行における歩行周期は遊脚相と立脚相の2相に分けることができる。片側の踵が接地してからもう一方の踵が接地するまでが歩行の1周期である。

❷遊脚相は加速期，遊脚中期，減速期に分類され，立脚相は踵接地，足底接地　立脚中期，踵離地，足趾離地に分類される。

❸遊脚と立脚の比はおよそ2：3であり，両脚で支持する時期は遊脚相と立脚相の移行期にあって，両脚支持期は1歩行周期の1/5である。

❹跛行とは神経や血管などの疾患，外傷，奇形などが原因で上記の正常歩行ができない状態で，歩行周期に乱れが生じ，歩容に異常をきたしている状態をいう。

### ❶病態

❶疼痛回避性跛行：疼痛を避けようとして立脚期を回避しようとし，患肢の荷重時間を短くするために生じる。また，急激な動作による疼痛を避けるために，患側の接地時間を長くする滞留跛行も疼痛回避性跛行の一種である。炎症性疾患や外傷の急性期に認められるが，股関節，膝関節，足関節の変形性関節症や大腿骨頭壊死症，下肢神経根症状などで認められる。

❷墜下性跛行：硬性墜下性跛行と軟性墜下性跛行がある。

- 硬性墜下性跛行：下肢脚長差を生じる疾患でみられ，短縮下肢立脚時に同側の骨盤が下降する歩行である。一般的に脚短縮が3cm以内であれば異常歩行は目立たない。

- 軟性墜下性跛行：発育性股関節脱臼や変形性股関節症など，股関節外転筋の機能不全でみられ，荷重時骨頭が殿筋内を上方に移動することで生じる。

❸筋力低下による異常歩行：筋ジストロフィー症でみられる体幹を左右に振って歩くアヒル歩行〔waddling（goose）gait〕，患肢立脚時に対側の骨盤が下降する跛行（Trendelenburg 跛行），患肢立脚時に患側に体幹が傾斜し骨盤傾斜を認める

（Duchenne 跛行）などがある。

❹関節の変形による異常歩行：変形性関節症などによる関節拘縮や破壊による，下肢短縮によって生じる。

❺関節の不安定性や動揺性による異常歩行：靱帯断裂などの関節部軟部組織の損傷や関節の破壊によりみられる。

❻末梢神経麻痺による異常歩行：腓骨神経麻痺による下垂足などで認められる。Charcot-Marie-Tooth 病では両側性にみられ，遊脚期に足関節を背屈できないことから鶏歩（steppage gait）とよばれる。

❼痙性歩行：下肢が伸展し，内反尖足位（つま先立ち）で，つま先を引きずるような歩行である。遊脚期に股関節が過剰に内転するはさみ脚歩行（scissors gait）と，足関節が底屈位のまま爪先から接地する尖足（equinus foot）が典型的である。片側錐体路障害でみられる，足を前に出すときに股関節を中心に伸ばした下肢で円を描くように歩く痙性片麻痺歩行，両側錐体路障害でみられる，両足をはさみのように組み合わせて歩く痙性対麻痺歩行がある。

❽失調性歩行：上体が左右前後に揺れる小脳性歩行（cerebellar gait）や脊髄癆性歩行（tabetic gait）がある。手足を交互に動かしたり，身体の姿勢を保つことが円滑に行えず酔っ払いのように歩いたり左右の足を交差させながら歩く（酩酊歩行）などが代表的である。

❾片麻痺歩行：脳卒中片麻痺では，分回し歩行（circumduction gait）が典型的である。歩行速度が遅い，歩行周期が長い，ストライド長が短く特に麻痺側から非麻痺側へのステップ長が短い，麻痺側の踵接地が困難でありつま先あるいは足底全体で接地する，などが歩行の特徴である。

❿Parkinson 歩行：小刻み歩行，すり足歩行，腕振りの減少などが初期の頃から認められる。突進現象，すくみ足などは中期以降に現れやすくなり，長い距離は歩けなくなる。すくみ足は足底が床面にへばりついたようになり，前に進めなくなる現象で，歩行の開始時や方向転換時などによく起こる。

⓫間欠性跛行：一定の距離を歩くと，ふくらはぎなどにうずくような痛みやしびれ，疲労感が出現して歩行が次第に困難になり，しばらく休息すると治まるものの，また歩き続けると再び痛みだすという症状を有する。

- 間欠性跛行の主な原因として，動脈硬化により血管に十分な血液を送ることができなくなり起こる閉塞性動脈硬化症などによる<u>血管性間欠性跛行</u>と，脊柱管内の神経圧迫による腰部脊柱管狭窄症などによる<u>神経性間欠性跛行</u>がある。まれに両者を合併している場合もある。
- 神経性間欠性跛行は歩行により出現する自覚症状と身体所見から，馬尾型，神経根型，混合型に大別できる。神経性間欠性跛行では，しゃがみ込む，椅子に腰掛けるなど腰椎を屈曲させることにより，症状が消失して再び歩き始めることができる。
- 足背動脈や後脛骨動脈の拍動，腰痛の有無は血管性間欠性跛行との鑑別に重要である。姿勢の症状に与える影響がポイントで，血管性間欠性跛行では，姿勢の変化で症状の軽快や消失が認められない。

## 重要疾患の鑑別のポイント

❶ 跛行の原因疾患を診断する際には，正常歩行周期を妨げている原因を特定することが重要である。疼痛性であればどの部位に疼痛が生じているか視診，触診で確かめ，各種の画像診断を行う。脚長差が原因であれば，下肢疾患の有無や外傷の既往を精査する。麻痺性であれば，起因となる疾患の有無を問診し，神経学的理学所見をとり，各種画像診断が必要となる。60 歳以降の高齢者では，筋力低下による各関節の可動域の減少に伴い，歩行速度，歩幅，歩行率の減少が認められる。

❷ 原因疾患はさまざまであるが，変形性股関節症（⇨ 1447 頁），変形性膝関節症（⇨ 1453 頁），変形性足関節症などに伴う疼痛回避性跛行や墜下性跛行が多い。

## どうしても診断のつかないとき試みること

　歩容を視診で注意深く評価することにより，ほとんどの例で原因疾患にたどりつける。

# 腰背部痛
## Back Pain

竹下 克志　自治医科大学教授・整形外科学

GL 腰痛診療ガイドライン 2019 改訂第 2 版

## 診断のチェックポイント

❶ 腰背部痛をきたす疾患は幅広く，以下の 3 群がある。
1) 重篤な脊椎外の病態にがん，急性の血管性病変や炎症，婦人科系疾患がある。
2) 重篤な脊椎疾患にがん，感染，骨折があり，次いで神経障害や痛みを呈する変性疾患がある。
3) 最も遭遇する頻度の高いものは除外診断の腰痛である。

❷ 鑑別には red flags（表 1）と神経障害のチェックが有用である。

■ 定義：腰背部とは，後方の頸下方から下殿溝までを指す。

❶ 病歴

❶ 腰背部外の疾患の診療歴や訴えがある場合，該当する領域の情報を収集しなくてはならない。

❷ しびれ・痛みは部位，自覚した時期，その後の変化を聴取する（図 1，2）。

- 夜間痛は痛みが強いことを反映し，重篤な疾患を念頭におく。
- 乳癌や前立腺癌は，古い既往であっても再発がある。
- ステロイド治療は骨粗鬆症と脊椎圧迫骨折を念頭におく。
- 透析治療は脊椎病変を念頭におく。
- 運動に関連する痛みは運動器の障害に特徴的である。
- 神経分布に一致した痛みは神経障害を念頭におく。
- 転倒など外傷の既往（→脊椎圧迫骨折）。
- 発症後数日の痛みが強く，週単位で軽快（→腰背部捻挫や捻挫）。
- 電撃痛や灼熱痛は神経障害性疼痛など神経組織への影響を示す。
- 圧痛や叩打痛で確認できる後方正中の痛み（→脊椎圧迫骨折，腰椎椎間板ヘルニア）。
- 殿部，特に下外側を中心とした痛み（→腰部脊柱管狭窄症，腰椎椎間板ヘルニア）：坐骨神経関連の痛み。

**表1** 重篤な脊椎疾患（腫瘍，感染，骨折など）の合併を疑うべき red flags（危険信号）

- 発症年齢：＜20歳または＞55歳
- 時間や活動性に関係のない腰痛
- 胸部痛
- 癌，ステロイド治療，HIV 感染の既往
- 栄養不良
- 体重減少
- 広範囲に及ぶ神経症状
- 構築性脊柱変形
- 発熱

HIV：human immunodeficiency virus
〔日本整形外科学会，他（監）：腰痛診療ガイドライン 2019 改訂第 2 版，p23，南江堂，2019 より許諾を得て転載〕

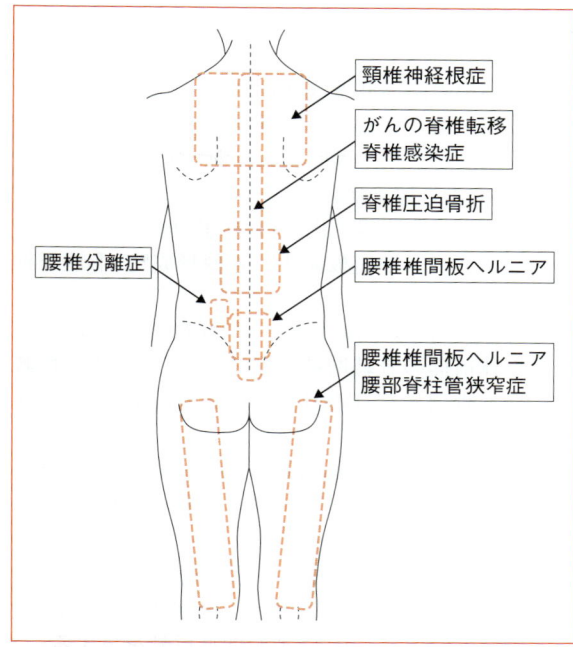

**図2** 腰背部痛と脊椎疾患

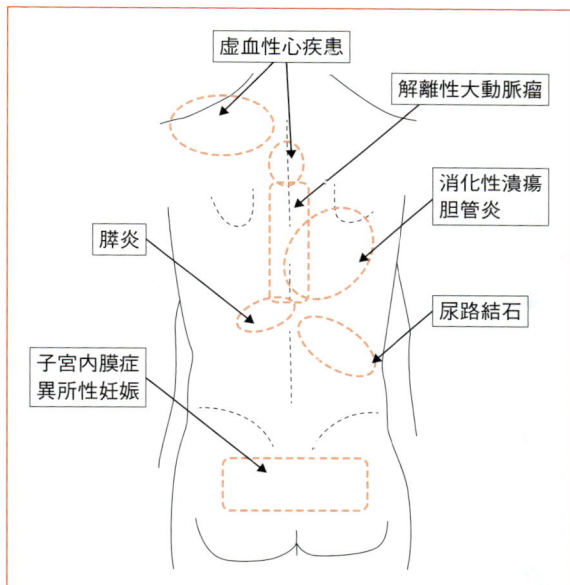

**図1** 腰背部痛と脊椎外の疾患

- 肩甲骨上部や内側の痛み（→頸椎神経根，虚血性心疾患）。
- 背部突出部に一致した手掌大の疲労性疼痛（→脊椎側弯症，成人正中変形）。
- 殿部の上内側の痛み（→仙腸関節障害）。
- 前方に放散する肋間神経痛（→帯状疱疹，がんの胸椎転移，胸椎感染症，胸椎椎体骨折，胸腰椎神経根症）。

**②身体所見**
❶4 cm 以上の身長減少（→脊椎圧迫骨折）
❷背部変形（→脊椎圧迫骨折，脊柱側弯症）
- 非外傷性の脊椎圧迫骨折では痛みがない場合も

多い。
❸視診と痛み部位の同定，圧痛の有無
- 帯状の赤い発疹（→帯状疱疹）：皮膚科へ紹介。
- 皮下出血や腫脹，圧痛（→外傷，局所感染）。
- 深呼吸での痛みの再現（→肋骨骨折）。
❹体幹の運動障害
- 前屈障害（→脊椎圧迫骨折，腰椎椎間板ヘルニア）。
- 後屈障害（→腰部脊柱管狭窄症，腰椎分離症）。
- 後屈による下肢痛（→腰部脊柱管狭窄症）。
- 頸椎後屈による肩甲骨周囲と上肢痛（頸椎神経根症，頸椎椎間板ヘルニア）：Spurling 肢位とよばれる後側方への屈曲で顕著。
❺神経学的所見
- 下肢深部腱反射亢進（→がんの胸椎転移，胸椎椎体骨折）：脊髄円錐までの 1 次ニューロン障害を反映。
- 下肢深部腱反射低下・消失（→腰椎椎間板ヘルニア，がんの腰椎転移，腰椎椎体骨折）。
- 知覚・痛覚低下，異常感覚，体幹筋・下肢筋力低下，歩行障害，下肢筋萎縮，膀胱直腸障害：神経障害の進行で出現。

**③検査**：腰背部外の疾患を疑う場合，血液学的検査やエコー，MRI など該当する領域に必要な検査を進める。脊椎疾患では以下の検査を進める。

❶画像検査
- **X 線 2 方向**
- 椎弓根骨陰影消失（椎弓根徴候：pedicle sign），椎体破壊（→がんの骨転移）。
- 脊椎陰影欠損，椎間板高減少，腸腰筋陰影消失（→脊椎の感染症）。
- 椎体楔状化，扁平化（→脊椎圧迫骨折）。
- 脊柱変形，椎間板減少，骨棘形成（変形性脊椎症）。
- 脊柱管内や周囲の骨化（→脊柱靱帯骨化症）。
- 椎体前面の骨棘増殖と椎体癒合（→びまん性特発性骨増殖症（DISH：diffuse idiopathic skeletal hyperostosis）。
- 仙腸関節癒合，bamboo spine（→強直性脊椎炎）。
- 椎体破壊（→関節リウマチ，透析性脊椎症）。
- **MRI**
- 腫瘍と信号変化（→がんの骨転移）。
- 溶骨型のがん（肺癌，腎癌，甲状腺癌）は T1 強調画像低信号・T2 強調画像高信号を呈する。
- 増骨型の前立腺癌は T1 強調画像低信号・T2 強調画像低信号を呈する。
- 椎体と周囲を含め T1 強調画像低信号・T2 強調画像高信号・拡散強調画像高信号（→脊椎の感染症）。
- 椎体が T1 強調画像低信号・T2 強調画像高信号・拡散強調画像で高信号（→脊椎圧迫骨折）：急性期を反映する。
- 脊柱管前方から硬膜管を圧排する T2 強調画像低信号（→腰椎椎間板ヘルニア）。
- 硬膜管や椎間孔内外の狭窄（→腰部脊柱管狭窄症）。
- 椎体終板の信号変化（Modic 変化）（→非特異的腰痛）。
- **CT**
- 椎体楔状化・扁平化（→脊椎圧迫骨折）。
- 脊椎の部分的骨融解・椎体 scalloping（→がんの脊椎転移，脊椎腫瘍，脊椎感染症）。
- 脊柱管周囲の骨化巣（→脊柱靱帯骨化症）：手術計画に有用。
- 限局した脊椎骨硬化（類骨骨腫など骨腫瘍）。

❷血液検査
- CRP 高値，白血球数増多（→脊椎の感染症）。
- 高カルシウム血症，ALP 高値（→がんの骨転移）。

❸生検
- がん，感染，炎症性疾患の鑑別に必須。

**表2 腰背部痛のある運動器以外の疾患**

解離性大動脈瘤
腹腔内腫瘍
　・膵炎，膵臓癌
　・胃潰瘍，十二指腸潰瘍，胃癌
　・胆嚢炎，胆管炎
　・大腸癌
腎疾患
　・尿路結石
　・腎盂腎炎
帯状疱疹
骨盤内・後腹膜疾患
婦人科疾患
　・子宮内膜症
　・異所性妊娠
前立腺炎
自己免疫疾患

- CT ガイド下，エコーガイド下生検：侵襲は最小限。
- open biopsy：頻度が高い。

## 原因疾患と頻度

**❶脊椎外病変（表2）**

❶大動脈瘤：「2020 年改訂版 大動脈瘤・大動脈解離診療ガイドライン」では 70 歳台の高齢に多く，急性大動脈解離の発症は 10 万人あたり年間 10 人。

❷腹腔内腫瘍や炎症：急性膵炎は人口 10 万人あたりの年間罹患は 4.9〜73.4 人であり，大腸癌は 2000 年調査で人口 10 万人あたりの年間罹患は男性 82 人，女性 56 人。

❸腎結石や尿路結石は 2005 年調査で人口 10 万人あたりの年間罹患は男性 192 人，女性 79 人。

❹子宮内膜症は月経のある女性の 10 人に 1 人が発症し，患者数は 10 万人あたり約 200 人。

**❷重篤な脊椎の病態（表3）**

❶がんの脊椎転移：がんの年間発生は 100 万人で，2021 年には 38 万人ががんで死亡している。脊椎転移はがんで死亡した剖検例の 31％にみられたと報告されている。がん患者の生命予後と高齢化により患者が増加している。一般外来での腰痛患者におけるがんの頻度は 0.5〜1.5％である。

❷脊椎感染症：海外の報告では，脊椎感染症は人口 10 万人あたりの年間罹患は 2.2 人とある。高齢者や免疫不全に多く，増加している。米国感染症学会の化膿性脊椎炎のガイドラインでは疑う所見として腰痛，発熱，炎症反応，血液感染などを

**5**

| 表3 | 脊椎疾患 |

**重篤な脊椎の病態**
- ・脊椎・脊髄腫瘍
   原発性脊椎・脊髄腫瘍
   転移性脊椎腫瘍
   脊髄腫瘍，馬尾腫瘍
- ・脊椎感染症
   化膿性脊椎炎，化膿性椎間板炎，腸腰筋膿瘍
   硬膜外膿瘍
   脊椎カリエス
- ・脊椎外傷

**脊椎変性疾患**
- ・腰部脊柱管狭窄症
- ・椎間板ヘルニア，椎間板症
- ・腰椎変性すべり症
- ・腰椎分離症，腰椎分離すべり症
- ・筋・筋膜性腰痛
- ・仙腸関節障害
- ・脊柱靱帯骨化症
- ・脊柱側弯症，成人脊柱変形

あげている。

❸骨粗鬆症など骨の脆弱性による脊椎骨折：骨粗鬆症の患者数は 1,300 万人。10 年間の椎体骨折の累積発生率は 60 歳台で男性 5.1%，女性 14%，70 歳台で男性 10.8%，女性 22.2%。胸腰椎移行部での発生が多い。

❹ DISH：脊椎癒合が高齢者，特に男性で高頻度にみられ，椎体骨折後に遅発性麻痺が生じやすい。

❸ 脊椎変性疾患（表3）

❶腰部脊柱管狭窄症：腰部脊柱管狭窄症の患者数は 580 万人で，中高齢者では約 10%にみられる。無症候性も多いため，MRI よりもサポートツールなど病歴や症状による診断が必要。下位腰椎に多い。

❷腰椎椎間板ヘルニア：米国では人口の約 1%と推定した報告がある。20〜40 歳台が好発年齢で，男女比は約 2〜3：1。下位腰椎に多い。

❸腰椎すべり症：Framingham 心臓研究のサブ解析では 21.2%にみられた。狭窄症に類似した症状を呈する。下位腰椎に多い。

❹腰椎分離症：Framingham 心臓研究で，分離症は 11.5%にあり男女比 3：1 で，腰痛との関連はなかった。発症の多い成長期での治療が必要である。下位腰椎に多い。

❺脊椎側弯症：成長期に多く，約 2%にみられ学校健診でスクリーニングが行われる。女子に多い。側弯カーブに一致した背部の突出部に疲労性の痛みを訴えることがあるが少ない。

❻成人脊柱変形：高齢者ほど多く，欧米の報告では 60 歳以上では脊柱変形が 68%とある。腰背部痛に加えて，胃食道逆流症，前方注視障害を呈する。

❹非特異的腰痛：発症から 3 か月以内の急性腰痛と 3 か月以上経過した慢性腰痛に区別する。

❶急性腰痛は筋・筋膜性腰痛や捻挫，overuse による炎症性疼痛が多い。

❷急性腰痛で red flags に該当せず神経障害がない場合，画像検査を急ぐ必要はない。

❸うつなど精神疾患の既往や受診歴は慢性腰痛のリスク因子。

❹整形外科に受診した患者を調べた日本の研究では腰痛は多い順に椎間関節性腰痛(22%)，筋・筋膜性腰痛(18%)，椎間板性腰痛(13%)，腰部脊柱管狭窄症(11%)，腰椎椎間板ヘルニア(7%)，仙腸関節性腰痛(6%)であり，痛み部位が特定できる症例が多いことが報告されている (PLoS One 11: e0160454, 2016)。

## 重要疾患の鑑別のポイント

**❶ がんの脊椎転移**
- ❶がんの既往。
- ❷単純 X 線。
- ❸ MRI。

**❷ 化膿性脊椎炎（⇨1420 頁）・化膿性椎間板炎・硬膜外膿瘍**
- ❶背部痛・下肢麻痺。
- ❷炎症反応高値。
- ❸ MRI。

**❸ 脆弱性脊椎骨折**
- ❶ 4 cm 以上の身長低下。
- ❷単純 X 線。
- ❸ MRI。

**❹ 腰部脊柱管狭窄症**
- ❶下肢痛やしびれ。
- ❷立位や歩行で出現・増悪。
- ❸ MRI。

**❺ 腰椎椎間板ヘルニア**
- ❶下肢挙上テスト。
- ❷下肢痛。
- ❸ MRI。

**❻ 腰椎変性すべり症**
- ❶下肢痛やしびれ。
- ❷単純 X 線。
- ❸ MRI。

**❼腰椎分離症・分離すべり症**

❶後屈で再現する傍正中の痛み。

❷CT。

❸MRI。

## どうしても診断のつかないとき試みること

慢性腰痛では心理的社会的要因による修飾も多いので，精神科を含めた他科への評価依頼が必要である。

# 爪の色調異常
Color Abnormalities of the Nail

**岸 晶子** 虎の門病院・皮膚科医長（東京）

## 診断のチェックポイント

爪の色調変化は，爪甲の質の変化や肥厚，爪甲へのメラニンの沈着，爪甲と爪床との接着状態，爪甲下出血，爪床の色調変化など，さまざまな原因により生じる。

❶白色調の爪

● 爪真菌症：爪白癬，爪カンジダ症。

● 爪母や爪床の角化異常：爪乾癬。

● 爪甲の爪床からの剥離（爪甲剥離）：全身性疾患（甲状腺機能亢進症），皮膚疾患（乾癬，扁平苔癬），薬剤性（抗悪性腫瘍薬），局所性（外傷性，真菌，爪甲下腫瘍）。

● 爪床の変化の反映：蒼白色（チアノーゼ，貧血，Raynaud 現象），Muehrcke 爪（低アルブミン血症で爪甲に横走する白線が入る），Terry 爪（肝硬変で爪甲全体がすりガラス様に白くみえる），半々爪（腎不全で爪甲近位側が白色，遠位部が赤褐色を呈する）。

❷褐色〜黒色調の爪

● 爪甲内のメラニン色素の増加：悪性黒色腫，爪甲メラノーシス，薬剤性（抗悪性腫瘍薬）。

● 爪甲下出血：外傷や長時間の歩行後，薬剤性（タキサン系抗悪性腫瘍薬）。

● Addison 病。

❸黄色調の爪

● 爪甲の肥厚：爪甲鉤弯症，爪白癬，黄色爪症候群，爪乾癬。

● 薬剤性（テトラサイクリン系，ブシラミン）。

❹緑色調の爪：緑色爪（green nail）は，爪甲剥離や爪囲炎に二次的に緑膿菌感染を伴い緑色に着色する。

**1 病歴**

❶外的刺激：外傷の既往→爪甲下出血，爪甲剥離，靴などの摩擦による慢性的な機械的刺激→爪甲下出血，爪甲メラノーシス。

❷薬歴：爪甲メラノーシス，黄色爪。

❸職業：爪甲剥離，爪の着色。

❹発症年齢と拡大傾向：褐色〜黒色調の爪における悪性黒色腫の診断。

**2 身体所見**

❶ 1 本の指趾の爪か，複数か，すべての指趾か。

❷爪全体に広がるか，一部にみられるか。

❸爪以外の皮疹の有無

● 爪白癬：足白癬の併存。

● 爪乾癬：乾癬の皮疹の併存。

● Addison 病：全身の色素沈着（特に手掌皺，後爪郭，口腔粘膜）。

❹全身症状の有無

● Addison 病：易疲労，体重減少，低血圧，悪心。

● 黄色爪症候群：リンパ浮腫，肺疾患。

**3 検査**

❶真菌鏡検：白色〜黄白色調の爪における白癬菌，カンジダの検出。

❷ダーモスコピー検査：褐色〜黒色調の爪における悪性黒色腫，メラノーシス，爪下出血の鑑別。

❸血算・生化学検査：白色爪：低アルブミン血症，貧血，腎不全，肝不全。

❹内分泌検査：Addison 病（黒色爪）：血漿コルチゾール低値，ACTH 高値，負荷試験への反応性低下。

## 原因疾患と頻度

**1** 白色調の爪：爪白癬（頻度：多），爪甲剥離（多），爪乾癬（中），Muehrcke 爪（低アルブミン血症）（少），Terry 爪（肝硬変）（少），半々爪（腎不全）（少）。

**2** 褐色〜黒色調の爪：爪甲下出血（多），メラノーシス（多），悪性黒色腫（少），Addison 病（少）。

**3** 黄色調の爪：爪白癬（多），爪甲鉤弯症（多），爪乾癬（中），黄色爪症候群（少）。

**4** 緑色調の爪：緑色爪（中）。

## 重要疾患の鑑別のポイント

**1 悪性黒色腫**（褐色〜黒色調の爪）（図 1）

❶成人発症で 1 本の指趾の爪のみ。

❷爪甲周囲の黒褐色斑（Hutchinson 徴候）。

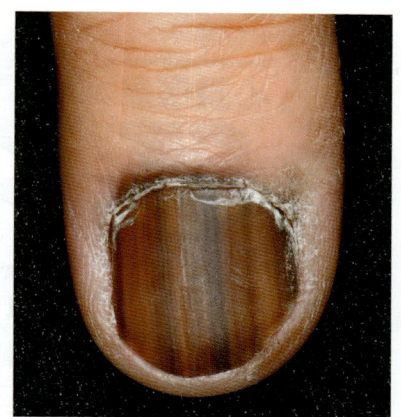

**図1** 悪性黒色腫

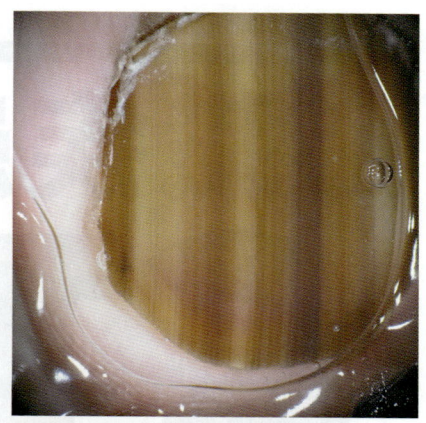

**図2** 悪性黒色腫のダーモスコピー像

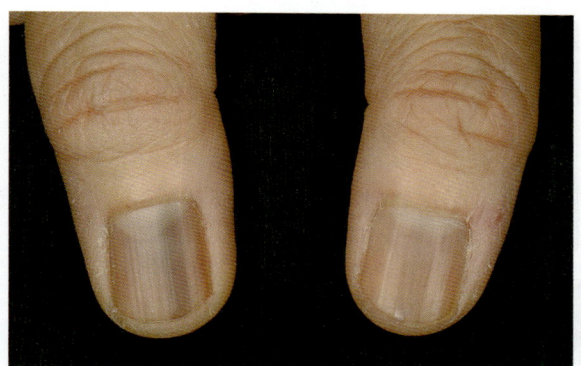

**図3** 爪甲メラノーシス（両母指）

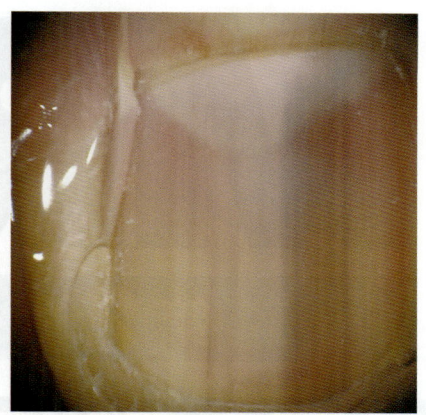

**図4** 爪甲メラノーシスのダーモスコピー像

❸ダーモスコピーで色や幅の不規則な爪甲色素線条（図2）。

**2 爪甲メラノーシス**（褐色〜黒色調の爪）（図3）
❶爪甲の色素沈着で複数の爪にみられることが多い。
❷局所の機械的刺激（靴にあたる，後爪郭を擦る癖），薬剤性（抗悪性腫瘍薬）。
❸ダーモスコピーで灰色の規則的な細線条（図4）。

**3 爪甲下出血**（褐色〜黒色調の爪）
❶突然出現した爪の一部に限局する黒色領域。
❷ダーモスコピーで黒紫色無構造領域。
❸爪の伸長に伴い遠位に移動し，いずれ消失。

**4 爪白癬**（白色〜黄色調の爪）（⇨1525 頁）
❶真菌鏡検で白癬菌陽性，イムノクロマト法陽性。

❷爪甲の混濁肥厚，複数の爪が罹患，足白癬の先行。

**5 爪乾癬**（白色〜黄色調の爪）（⇨1505 頁）
❶真菌鏡検で陰性。
❷爪甲点状凹窩，爪甲剥離，爪甲下角質増殖。

**6 爪甲鉤弯症**（黄色調の爪）（⇨1552 頁）
❶高齢者の母趾に多い。
❷爪白癬合併例では真菌鏡検で白癬菌陽性。

**7 爪カンジダ症**（白色調の爪）（⇨1527 頁）
❶真菌鏡検でカンジダ菌陽性。
❷女性の指の爪に多い。

**┃どうしても診断のつかないとき試みること**
生検による病理組織診断。

# 心臓疾患の CTとMRI

## 第2版

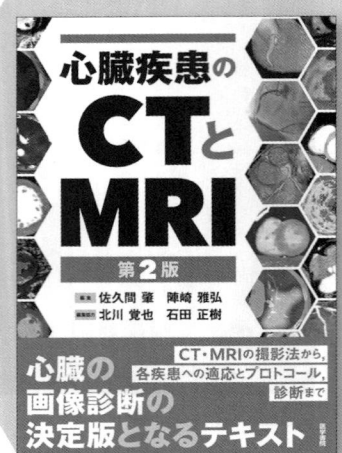

### 編集
**佐久間肇**
三重大学医学部附属病院放射線科・教授

**陣崎雅弘**
慶応義塾大学医学部放射線科学（診断）・教授

### 編集協力
**北川覚也**
三重大学大みえの未来図共創機構・教授

**石田正樹**
三重大学大学院医学系研究科放射線医学・
准教授

## 心臓疾患の画像診断の 決定版となるテキスト

- 画像解剖から、CT・MRI の撮影法、各疾患への適応とプロトコール、診断までを網羅した心臓の画像診断の決定版となるテキストの改訂版。

- モダリティの進化を踏まえて、掲載画像と記載内容を全面的に刷新。

- 心臓疾患の臨床に携わるすべての循環器科医、放射線科医、診療放射線技師にとって必読の 1 冊。

- B5　頁 496　2024 年
定価：15,400 円(本体 14,000 円＋税 10%)
[ISBN978-4-260-04985-6]

**医学書院**
〒113-8719　東京都文京区本郷 1-28-23　[WEBサイト]https://www.igaku-shoin.co.jp
[販売・PR部]TEL:03-3817-5650　FAX:03-3815-7804　E-mail:sd@igaku-shoin.co.jp

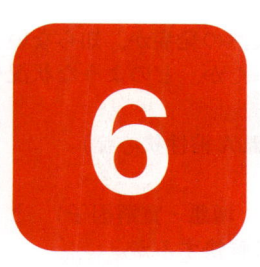

# 6 胸部・心臓系の症候

責任編集：阿古 潤哉

# 胸痛・胸部圧迫感
## Chest Pain / Chest Oppression

**藤田 英雄** 自治医科大学附属さいたま医療センター教授・循環器内科

**GL** 急性冠症候群ガイドライン 2018

## ■ 緊急処置

**1** バイタルサイン。
**2** 12 誘導心電図の記録。
**3** ST 上昇型心筋梗塞ならば door to balloon time 90 分以内を目標とした治療準備に移行する。
**4** 心筋トロポニンの測定。
**5** 急性肺血栓塞栓症，大動脈解離，緊張性気胸，食道破裂を鑑別する。

## ■ 診断のチェックポイント

**❶** 5 Killer chest pain として，急性冠症候群（急性心筋梗塞，不安定狭心症），急性大動脈症候群（急性大動脈解離や大動脈瘤切迫破裂），肺血栓塞栓症，緊張性気胸，食道破裂を念頭におき診断する。これらの疾患と診断されれば緊急に治療を開始する。

**❷** 特に ST 上昇型心筋梗塞は心電図診断をもって primary PCI（percutaneous coronary intervention）を含む再灌流療法まで治療準備を先行することが重要である。

**❸** 緊急性の判断が重要であるが，胸痛発症から時間が経過していったん軽快し，診察時心電図変化が乏しい場合でも安易に軽症と判断するには慎重でなければならない。

### ■ 定義

**❶** 心臓性に典型的な胸痛は胸骨裏の痛み・圧迫感であるが，絞扼感，不快感，息切れ，疲労感もみられることがあり，肩，腕，頸部，顎，背部，上腹部，顎などへの放散も心臓性に多い。嘔気・嘔吐・冷汗・めまい・前失神は急性冠症候群に随伴することがある。非典型的胸痛の場合にも心疾患と関連することはあり，否定してはならない。

**❷** 以上の点から AHA（米国心臓協会）ガイドライン 2021 では，非典型的胸痛という表現は良性との誤解を招くため適切ではなく，かわりに胸痛は「心臓性」「心臓性の可能性」「非心臓性」で分類すべきとされる。

**❶** 病歴：以下の OPQRST を念頭において系統的かつ時系列的に特徴・経過を聞き出すようにする。

**❶** O（onset：発症様式）：突然の発症か，知らないうちにだんだんに痛くなったか，どのような状況で発症するのか。
- 早朝やストレス時（→冠れん縮性狭心症）。
- 嘔吐後（→食道破裂）。

**❷** P（provocation/palliation：増悪・寛解因子）：どのような状況で増強または軽快するか。
- 労作時出現，安静により軽快（→労作性狭心症）。
- 深呼吸で増強（→心膜炎，胸膜炎）。
- 体位や体動により増強（→筋骨格系疾患）。
- 食事で増強または軽快（→消化管疾患）。
- 臥位により増強（→逆流性食道炎）。
- ニトログリセリンが有効（→狭心症）。
- 坐位や前屈みで軽快（→心膜炎）。

**❸** Q（quality/quantity：性質）：鋭い痛みか，鈍い圧迫感か。チクチクするような痛みは，狭心症は否定的とされるが，従来非特異的とされた胸痛も除外は慎重に。

**❹** R（region/radiation：部位，放散の有無）
- 部位は胸部の 1 点を指せるような痛みから，胸部全体の重苦しい感じまである。指で 1 点を指せるような痛みでは，虚血性心疾患の可能性は低い。
- 頸部や肩，頸部，顎，上肢への放散痛も参考になる（→心筋梗塞，狭心症）。
- 大規模な文献的調査からの報告によると，急性冠症候群の可能性が高まる要因は，右腕・肩への放散〔オッズ比（OR）4.7〕，両腕・肩への放散（OR 4.1），労作と関連（OR 2.4），左腕・肩への放散（OR 2.3），発汗（OR 2.0），悪心・嘔吐（OR 1.9），以前の心筋梗塞・狭心症発作と類似（OR 1.8），圧迫感（OR 1.3）とされている（JAMA 294：2623–2629，2005）。

**❺** S（severity：程度）：死を覚悟するほどの痛みか，忘れる程度の痛みか。一番強い痛みを 10 としてどの程度か表現してもらうとわかりやすい。

**❻** T（time course：時間経過）：持続時間は数秒，数分，20 分以上，1 日以上か。だんだん増悪するか，次第に軽快するか。

**❼** その他：初回の痛みか，2 回以上の繰り返す痛みか。

**❽** 高血圧，糖尿病，脂質異常症，喫煙歴などの冠危険因子の有無，心血管系疾患の既往歴，家族歴も参考になる。

## ❷ 身体所見

### ❶ 視診

- 苦悶様症状，冷汗，頻呼吸，嘔吐，意識混濁，心不全症状は緊急度，重篤度の判断に重要である。
- 頸静脈怒張（→心タンポナーデ，緊張性気胸，心不全）。
- Marfan 症候群の身体的特徴（→大動脈解離）。
- 皮膚の発赤，水疱（→帯状疱疹）。

### ❷ 脈拍

- 頻脈，徐脈（→特に下壁心筋梗塞で起こりやすい）。
- 不整の有無，脈の欠如（→大動脈解離）。

### ❸ 血圧

- まずショックの有無の判断に必須。
- 血圧左右差（→大動脈解離）。

### ❹ 心音

- II 音の亢進（→肺塞栓症）。
- III 音，IV 音（→心不全の合併）。
- 心雑音（→大動脈弁狭窄症，心筋梗塞での乳頭筋不全による僧帽弁逆流や心室中隔穿孔）。
- 心膜摩擦音（→心膜炎）。

### ❺ 呼吸音

- 呼吸音の消失，減弱（→気胸，胸水貯留）。
- 喘鳴（→気管支喘息，心不全の合併）。
- 湿性ラ音（→心不全の合併）。

### ❻ 触診

- 圧痛（→筋骨格系疾患）。心血管系疾患は否定的となる。
- 皮膚の触診での痛み（→帯状疱疹）。
- 浮腫（→心不全の合併）。
- 腹部拍動性腫瘤の有無（→大動脈瘤）。
- 心窩部圧痛（→胃食道疾患）。
- 右季肋部圧痛（→胆嚢疾患）。

### ❼ 神経欠落所見（→大動脈解離）

## ❸ 検査：心電図はまず行うべきで，他の検査は病歴聴取で検査前確率を上げてから，必要なものを施行する。

### ❶ 心電図：まず行うべき検査であり，軽微な変化で 1 回の心電図で判断できない場合でも，以前の心電図との比較，15～30 分間隔での経時的変化が有用である。以下は代表的な所見である。

- ST 上昇
  - 急性心筋梗塞，心膜炎，たこつぼ心筋症，心筋炎で ST 上昇が認められるが，急性心筋梗塞の場合は冠動脈支配の分布に一致した誘導で認められる。また経時的変化も重要である。
  - 急性心膜炎では aVR を除く広範な誘導で ST 上昇が認められる。
  - aVR の ST 上昇は ST 上昇型心筋梗塞（STEMI：ST-elevation myocardial infarction）/非 ST 上昇型急性冠症候群（NSTE-ACS：non-ST-elevation acute coronary syndrome）双方で重症を示唆する。
- ST 降下，T 陰転：心筋傷害，心筋虚血を反映した所見であり，狭心症および心筋梗塞で reciprocal change として認められることが多いが，特に平常時との比較での新規出現，経時的変化が認められる場合は急性冠症候群の確度が高まる。
- Q 波
  - 心筋梗塞では時間経過に従い，冠動脈の分布に一致した誘導で異常 Q 波が認められる。
  - 明らかな異常 Q 波がなくても，以前の心電図と比較して R 波が減高していれば心筋虚血・心筋傷害が疑われる。
- 超急性期 T 波：急性心筋梗塞の超急性期は明らかな ST 上昇や異常 Q 波は認めず，hyperacute T wave（超急性期 T 波増高）とよばれる T 波の増高のみのことがある。
- 完全左脚ブロック：急性心筋梗塞患者のうち約 7% は新規左脚ブロックを呈するといわれており，新規に左脚ブロックを認めたら必ず急性心筋梗塞を疑う。
- 陰性 U 波：強い虚血か高度の左室肥大に特異性の高い所見であり，胸痛を伴って陰性 U 波を認める場合は急性冠症候群を強く疑う。
- S I Q III T III
  - 肺血栓塞栓症では I 誘導の S，III 誘導の Q と陰性 T 波を呈する S I Q III T III がよく知られているが，頻度が高いわけではない。
  - 右軸偏位，右脚ブロック，$V_{1\sim3}$ での陰性 T 波などの右心負荷所見の頻度は高い。

### ❷ 血液検査

- 高感度心筋トロポニン I または T は特異性が高く有用。経時的な変化も観察し，陰性をもって疾患の否定に使用してはならない。
- 肺血栓塞栓症，急性大動脈解離では D ダイマーが上昇するが非特異的なので，むしろリスクが低い場合に除外診断に有用である。
- 胆嚢疾患では胆道系酵素の上昇を認める。

❸胸部 X 線写真
- 心不全を伴う場合，心拡大，胸水貯留，肺うっ血を認める。
- 大動脈解離
- 縦隔の拡大，大動脈影の拡大を認める。
- 内膜壁の石灰化影が大動脈陰影の外側と 1 cm 以上離れている場合（カルシウムサイン）は，大動脈解離を疑う。
- 気胸
- 肺陰影のない部分を認める。
- 縦隔の偏位を伴う場合は緊張性気胸を疑う。

❹超音波検査
- 心エコー図では心筋梗塞の発症初期から壁運動異常が観察されるため，早期診断と梗塞部位の同定には有用である。また合併症の僧帽弁逆流や心室中隔穿孔も診断ができる。
- たこつぼ心筋症では心基部の過収縮と心尖部が無収縮でバルーン状となっているのが観察できる。
- 肺血栓塞栓症
- 右室が拡大し，左室は右室に圧排され D-shape を呈する。
- 肺動脈圧の上昇のために三尖弁の逆流速度，推定右室圧が増大する。
- 大動脈解離
- 大動脈内に intimal flap が観察される。
- 上行大動脈の解離では大動脈基部拡大，大動脈弁閉鎖不全を伴う。
- 急性心膜炎で心膜液が観察できる。
- 肺エコーは気胸の診断にも有用である。緊張性気胸の場合は肺エコーで緊急穿刺を行うこともできる。

❺ CT：必要な場合は（造影）CT を施行する。
- 大動脈解離では大動脈の拡大，解離腔の存在を認める。
- 肺動脈血栓塞栓症では肺動脈内に血栓が観察でき，確定診断となる。同時に深部静脈血栓も観察できる。

❻急性疾患が否定的な場合，さらに疑われる疾患に応じて順次，負荷心電図，Holter 心電図，冠動脈 CT，負荷心筋シンチグラフィ，冠動脈造影，呼吸機能検査，上部消化管内視鏡検査，腹部エコーなどの検査を進める。

## 原因疾患と頻度

以下，推定患者数は厚生労働省「令和 2 年（2020）患者調査」より。

**1** 急性心筋梗塞（年間推計患者数 7 万 5,000 人）
- ❶突然の激しい胸痛で 20 分以上持続。
- ❷心電図で ST 上昇を認める場合は STEMI，認めない場合は NSTE-ACS。
- ❸心筋トロポニン陽性の場合は入院加療。
- ❹ STEMI の場合，治療を可及的早期に準備することが重要。NSTE-ACS でも 24 時間以内に冠動脈造影が推奨される。
- ❺冠動脈造影の結果，たこつぼ心筋症やMINOCA（myocardial infarction with non-obstructive coronary artery disease）と診断される症例もある。

**2** 狭心症（年間推計患者数 85 万 6,000 人）
- ❶急性冠症候群（ACS）に分類される不安定狭心症，および安定冠動脈疾患が含まれる。
- ❷安定冠動脈疾患の場合は 2019 年 ESC（欧州心臓病学会）ガイドラインにおいて，検査前確率（PTP：pre-test probability）モデルで検査前確率評価（Eur Heart J 41: 407-477，2020），臨床的尤度（CL：clinical likelihood）を上げてから冠動脈 CT（CCTA），負荷イメージングの非侵襲的検査を行うことが推奨されている。
- ❸冠動脈有意狭窄のない ANOCA（angina and non-obstructive coronary artery disease）/INOCA（ischemia with non-obstructive coronary artery disease）は，冠微小血管性狭心症・冠れん縮性狭心症も含む。

**3** 急性大動脈解離（年間推定患者数 9,000 人）
- ❶突然の移動する胸背部痛。
- ❷血圧の左右差や神経欠落所見。
- ❸胸部 X 線写真で上縦隔陰影拡大，造影 CT で解離腔。

**4** 急性肺血栓塞栓症（年間推定患者数 1 万 7,000 人）
- ❶肺血栓塞栓症予測スコアが高得点。
- ❷心エコー図で右室拡大。
- ❸造影 CT で肺動脈に血栓像。

**5** 緊張性気胸（年間推定患者数 8,000 人）
- ❶突然発症し呼吸困難を伴う。
- ❷聴診で呼吸音減弱。
- ❸胸部 X 線写真で肺陰影の欠損と，縦隔の変異。

**6** 食道破裂
- ❶嘔吐後の胸骨後部の痛み。
- ❷胸部 X 線写真で縦隔気腫，皮下気腫，胸水。
- ❸食道造影で造影剤の漏出。

**7** 冠れん縮性狭心症
- ❶明け方やストレス時に安静/労作で胸痛が出現

し 10～15 分ほどで軽快する。

❷ニトログリセリンが有効。

❸胸痛時の心電図で ST 上昇（貫壁性心筋虚血）がみられるものを異型狭心症という。ST 降下や事後の T 陰転の場合もある。

**8 急性心膜炎**

❶胸痛は深呼吸により増強し，坐位や前屈みで軽快。

❷心膜摩擦音の聴取。

❸心電図で aVR 以外の広範な誘導で ST 上昇。

**9 逆流性食道炎**

❶仰臥位で増悪，飲水で軽減。

❷刺激物摂取後に増悪。

❸制酸薬で症状軽減。

**10 胃・十二指腸潰瘍**

❶心窩部圧痛。

❷食事の時間に関連する。

❸便潜血，貧血を伴うことが多い。

**11 筋骨格系疾患**

❶比較的限局した痛み。

❷体動により痛みが変化。

❸圧痛を伴う。

**12 呼吸器系疾患**

❶胸膜炎，気胸。

❷呼吸困難を伴うことが多い。

## 重要疾患の鑑別のポイント

**1 ST 上昇型心筋梗塞**（STEMI）（⇨774 頁）：超急性期 hyperacute T，ST 上昇．特に肢誘導が低電位の場合でも ST 上昇を見逃さない。

**2 非 ST 上昇型急性冠症候群**（NSTE-ACS）

❶過去平常時の心電図との比較において R 波減高，ST 降下，平低 T 波，陰性 T 波，陰性 U 波を鑑別する。

❷ NSTE-ACS は working diagnosis であり，非 ST 上昇型心筋梗塞（NSTEMI：non-ST-elevation myocardial infarction）か不安定狭心症（UA：unstable angina）かは心筋マーカ上昇の有無で事後に確定診断となる。

**3 急性肺血栓塞栓症**（⇨838 頁）

❶心電図で右室負荷．心エコーにおいて右室拡大，推定右室圧上昇，D-shape，造影 CT は胸腹部-下肢が診断に必要である。

❷待機的に外来受診した胸痛患者の場合も，胸痛の誘因，持続時間，経時的変化，随伴症状に加え既往歴，冠危険因子や家族歴についての情報も得

て判断することが重要である。特に最近新規に出現した胸痛は，診断を早く進めることが重要である。

## どうしても診断のつかないとき試みること

NSTE-ACS として NSTEMI や UA は診断が困難なことがあり，診察時に落ち着いているからといってすぐに帰してはならない。迷うときは入院または救急外来の経過観察ベッドで，慎重に心筋マーカや心電図変化を経時的に観察すべきであり，24 時間以内に冠動脈造影を行うことが推奨される。

## 帰してはならない患者・帰してもよい患者

**1** 5 killer chest pain はすみやかに専門医にコンサルトして入院治療，または専門施設に移送する。

**2** 急性心筋炎，急性心膜炎，たこつぼ心筋症，心タンポナーデなども入院して治療を行う。

**3** バイタルサインが安定しない場合，胸痛が持続して原因不明の場合も入院のうえ経過観察を行う。

**4** 胸痛で救急受診した患者はいったん症状が軽快しバイタルサインが安定していても数時間の経過で心電図変化・トロポニン陽性であれば入院を考慮し，帰宅とする場合でも早期の循環器外来での精査を考慮する。

# 動悸
Palpitation

笹野 哲郎　東京科学大学大学院教授・循環制御内科学

**GL** 2022 年改訂版 不整脈の診断とリスク評価に関するガイドライン

## 診断のチェックポイント

### ■定義

❶動悸とは，「心臓の拍動を自覚する状態」をいう。動悸を感じる正確なメカニズムは不明だが，通常は自覚しない，胸郭内での心臓の収縮を異常運動として知覚していると考えられる。その感じかたはさまざまであり，「脈が速くなる」「胸がドキドキする」「脈が飛んだ感じがする」「心臓の拍動を強く感じる」など多彩な訴えとして表現される。

❷動悸はまた，1）頻拍を伴うもの，2）脈不整を伴うもの，3）どちらも伴わないもの，と分類することもできる。

- 頻拍を伴う動悸は，頻脈性不整脈疾患による動悸と，他の原因による2次的な洞頻脈に分けられる。
- 脈不整を伴う動悸は，心房細動による連続的な脈不整の場合と，期外収縮により一拍のみ生じる場合などがある。
- 心拍数・脈不整を伴わない動悸は，心拍の異常ではなく，心臓（周囲）の炎症による心臓収縮の自覚の場合や，知覚が鋭敏になって正常な心臓収縮を自覚する場合などがある。

**1 病歴**：動悸の診断において，病歴は非常に重要であり，正確な病歴の聴取のみで，不整脈疾患と他の疾患を鑑別することも，不整脈疾患のなかでの鑑別診断も可能である。

**❶動悸の性状**：脈が速くなったのか，脈の乱れを感じたのか，どちらも伴わずに脈の強さを感じたのか，を聴取する。言葉で表現するだけでなく，手を叩くなどで脈の様子を再現し，どのタイプの動悸を感じたのかを聴取することも有用である。

**❷開始様式と停止様式**：動悸が急に生じたのか，徐々に感じるようになったのか，また急に消失するか，徐々に軽減したかを確認する。発作性頻拍による動悸は，突然発症し突然停止する様式（sudden onset and sudden termination）をとるが，洞頻脈による動悸は，徐々に出現・増悪して停止時も徐々に改善することが多い。

**❸動悸が生じる状況**：労作やストレスとの関連があるか，動悸の症状は呼吸や他の動作などに伴って変化するか，一定しているか。

**❹随伴症状・前駆症状**：動悸はめまい・眼前暗黒感・呼吸困難などの症状を伴うか。また，気分不快などの前駆症状を伴うか。

**2 身体所見**

**❶バイタルサイン**：特に脈拍，血圧，体温。

**❷聴診所見**：心音（Ⅲ音，Ⅳ音）（→心不全），心雑音，異常呼吸音（→呼吸器疾患）。

**❸眼瞼結膜（→貧血）・甲状腺腫大（→甲状腺機能亢進症）・下腿浮腫（→心不全）**。

**3 検査**

**❶心電図検査（必須）**

- 標準12誘導心電図：診察時に症状が持続していればすぐに記録。症状が消失していても必ず施行する（→不整脈疾患，虚血性心疾患，心不全，心膜炎，心筋炎など）。
- Holter心電図：診察時に症状消失している場合は必須。発作頻度が低い場合は24時間では不足であり，1～2週間連続記録Holter心電図や，ループレコーダーも適応になる。
- 運動負荷心電図：運動時に症状が出現する場合に行う。

**❷画像検査（必須）**：単純X線検査（→肺うっ血・肺炎・慢性閉塞性肺疾患）。

**❸血液検査（必須）**

- 血算（→貧血，感染症）。
- 生化学・血清（→脱水，感染症，腎疾患，急性心筋梗塞，心不全など）。
- 内分泌検査（→甲状腺機能亢進症，褐色細胞腫など）。

## 原因疾患と頻度

動悸を生じうる主な原因を**表1**に示す。

## 重要疾患の鑑別のポイント

**1 発作性頻拍症（発作性上室頻拍・心房頻拍・心房粗動・心室頻拍）**：突然発症，突然停止する，心拍間隔が整かつ脈が速いタイプの動悸を訴える。診断は発作時の心電図が記録できれば確定である。めまいや前失神を伴うときは，頻拍に伴って循環不全が生じている可能性があり，緊急対応の必要も念頭におく必要がある。

**2 心房細動**：突然発症する動悸として訴えることが多いが，脈が不整であることを明確に自覚している患者も多い。診断は発作時心電図による点は同じである。

**3 洞頻脈**：動悸が持続しており，心電図で洞頻脈を呈している場合は，洞頻脈の原因となる全身性疾患の検索を行う。貧血や感染症，呼吸器疾患による低酸素血症などは比較的すぐに評価可能であるが，甲状腺クリーゼなど重篤な状態に移行する場合もあるので，漏れのないように鑑別を行う。

## どうしても診断のつかないとき試みること

**1** 発作性の動悸に対してはHolter心電図が有用だが，発作頻度が低い場合にはHolter心電図検査中に発作が出現せず診断にいたらないことがある。失神を伴う場合は植込み型ループレコーダーの適応になるが，動悸のみでは保険適用外である。その場合，1～2週間連続記録可能な長時間Holter心電図検査により発作時の心電図を記録することが望ましい。

**2** 家庭用心電計を用いて動悸発作時の心電図を記録してもらい，その波形を評価することも有用である。

**3** 心電図記録機能をもったウェアラブルデバイスも

## 表1 動悸の病因別分類

| 1 | 不整脈疾患 | 洞頻脈<br>発作性上室頻拍<br>心房細動<br>心房粗動<br>心房頻拍<br>心室頻拍<br>上室期外収縮<br>心室期外収縮<br>ペースメーカ症候群 |
|---|---|---|
| 2 | 他の心血管疾患 | 心不全<br>虚血性心疾患<br>心臓弁膜症<br>心筋炎<br>心筋症<br>肺血栓塞栓症 |
| 3 | 呼吸器系疾患<br>(特に低酸素血症を伴うもの) | 肺炎<br>慢性閉塞性肺疾患<br>間質性肺炎 |
| 4 | 貧血 | 消化管出血<br>貧血を伴う血液疾患 |
| 5 | 内分泌・代謝疾患 | 甲状腺機能亢進症<br>褐色細胞腫<br>低血糖 |
| 6 | 薬剤 | テオフィリン<br>シロスタゾール<br>抗コリン薬<br>β刺激薬<br>アンフェタミン |
| 7 | その他 | 脱水<br>発熱<br>心因性<br>自律神経障害<br>アルコール |

参考情報として有用である。

## ▌帰してはならない患者・帰してもよい患者

**1** 診察時に動悸症状が持続している場合
  **1** 心電図検査により重篤な心疾患(頻脈性不整脈疾患・虚血性心疾患)の判別が可能である。
  **2** 心電図で洞頻脈が認められた場合は，その原因となる疾患の検索が終わるまでは経過観察を行う必要がある。
  **3** 一方，診察時・検査時に症状が持続しているにもかかわらず，心電図所見に異常がなく，身体所見や他の検査にて他の疾患の可能性も否定される場合は，経過観察としてよい。
**2** 診察時に動悸症状が完全に消失している場合
  **1** 病歴・身体所見・必須とした検査を行う必要がある。
  **2** それらで大きな問題がない場合は発作性不整脈などを中心に考えて経過観察としてよいが，動悸

症状にめまいや失神を伴う場合は，頻脈性不整脈に伴う循環不全の可能性を考えて経過観察を密に行う必要がある。

# 失神
## Syncope

**安部 治彦** 地方独立行政法人くらて病院・病院長(福岡)

GL ・不整脈非薬物治療ガイドライン(2018年改訂版)
　　・2022年改訂版 不整脈の診断とリスク評価に関するガイドライン

## ▌緊急処置

**1** 失神に伴う転倒では，2次的に顔面外傷や頭部外傷をきたしていることが多くみられ，その外傷に対する応急処置が必要となる。
**2** 意識消失時に，心電図で長い心停止あるいは持続性心室頻拍・心室細動が確認されれば直ちに一時的心臓ペーシングあるいは体外式電気的除細動が必要となることもある。

## ▌診断のチェックポイント

### ■定義

**1** 失神とは，「一過性の意識消失発作であり，体位の維持が困難で，突然発症し，短時間(通常1分以内)に自然回復するもの」と定義される。
**2** 病態生理学的には，全脳血流の低下による全般性脳虚血発作で発生する症状である。
**3** 一過性意識消失には，てんかん発作も含まれ，その鑑別診断が重要になるが，てんかん発作は脳の異常興奮で発生するため，失神と異なり全般性脳虚血を伴わない。

### ■病歴

**1** 失神は症状であり，病名ではない。そのため失神発作をきたす原因疾患を同定する必要がある(図1)。
  ● 失神発作の原因には，反射性・起立性低血圧・心原性がある。
  ● 原因として多いのは反射性失神で全体の60%近くを占める。そのなかでも血管迷走神経性失神が最多で，基礎疾患のない若年者に多い。ほかに，頸動脈洞症候群，状況失神(咳嗽，嚥下，排尿，排便など)，てんかん性失神などがある。

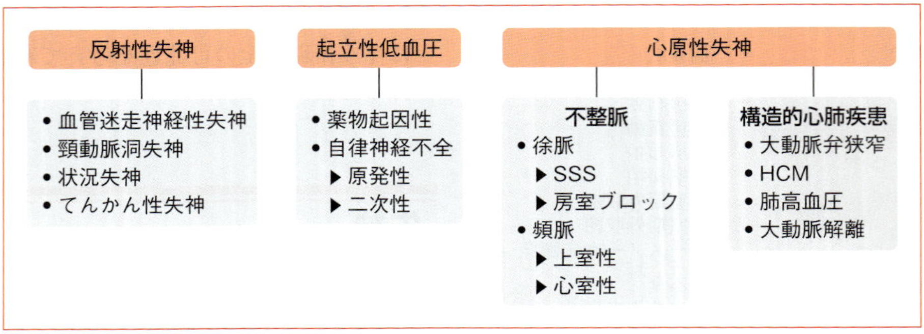

**図1** 失神の原因疾患

〔日本循環器学会/日本不整脈心電学会：2022年改訂版不整脈の診断とリスク評価に関するガイドライン．https://www.j-circ.or.jp/cms/wp-content/uploads/2022/03/JCS2022_Takase.pdf（2024年7月閲覧）〕

- 起立性低血圧は，起立時の血圧低下により全般性脳虚血をきたして失神する．利尿薬などの降圧薬内服中の高齢者などに多くみられる．
- 心原性失神は，洞不全症候群や発作性房室ブロックなどの徐脈性不整脈が多いが，QT延長に伴う多形性心室頻拍や持続性心室頻拍，Brugada症候群による一過性心室細動などの頻脈性不整脈も失神の原因となる．

❷原因疾患の診断には，詳細な病歴聴取が最も重要である．

- 患者からは，発生状況や前兆（動悸，眼前暗黒感，複視，頭重感，など）の有無，心筋梗塞や心疾患の既往歴や突然死の家族歴，意識消失時間や咬舌の有無，などの確認が必要となる．
- 家族や第3者からの目撃情報が得られる場合には，失神時の顔面蒼白や開眼，さらに自動症を疑わせる徴候の有無，などの確認は診断の助けとなる．

### 2 身体所見

❶臥位と立位時の血圧測定は必須である．起立性低血圧は，収縮期血圧20 mmHgまたは拡張期血圧10 mmHg以上の低下を認めた場合に診断される．

❷失神発作で外傷をきたした場合には，外傷部位は，圧倒的に顔面と頭部外傷が多い．失神時には，全身の筋肉が弛緩しているため，上肢による顔面や頭部の防御ができないためである．

### 3 検査

❶失神発作をきたした患者には，必ず12誘導心電図検査を施行し，心電図異常の有無を確認しておく．

- QRS幅の延長（120 ms以上）や二束ブロック，Brugada心電図波形，QT延長/短縮，非持続性心室頻拍などの心電図異常や心筋梗塞の既往，心機能低下を認める場合には，ハイリスク因子を有すると考えられ，心原性失神の可能性は否定できない．Holter心電図などの精査も必要になる．
- 基礎心疾患を有し，心原性が疑われる場合には，心臓電気生理検査を含めた精査も必要となる場合がある（図2）．
- それでも原因が不明の場合には，植込み型心電計（ILR）の挿入も考慮する．

❷一方，心電図所見や病歴などでもハイリスク因子がなく心原性は否定的な場合，また病歴上も前兆を有する失神を繰り返し，立位時や明らかに強いストレスなどで発生している場合には，血管迷走神経性失神を疑う．

- その場合にはhead-up tilt検査が有用である．
- それでも原因不明の場合には，早めにILRを挿入することで発作時の心電図異常の関与を確認することが可能である．
- ILRは皮下で記録される心電計であるが，発作頻度がまれな場合には特に有用性が高い．
- ILRは心電図なので，血圧計情報は得られないが，失神発作時のILR所見を注意深く観察することで，原因疾患を同定することは多くの場合可能である．

❸「2022年改訂版不整脈の診断とリスク評価に関するガイドライン」では，典型的な臨床症状を呈する血管迷走神経性失神の場合には，詳細な病歴のみで診断することが可能となっている．非典

6

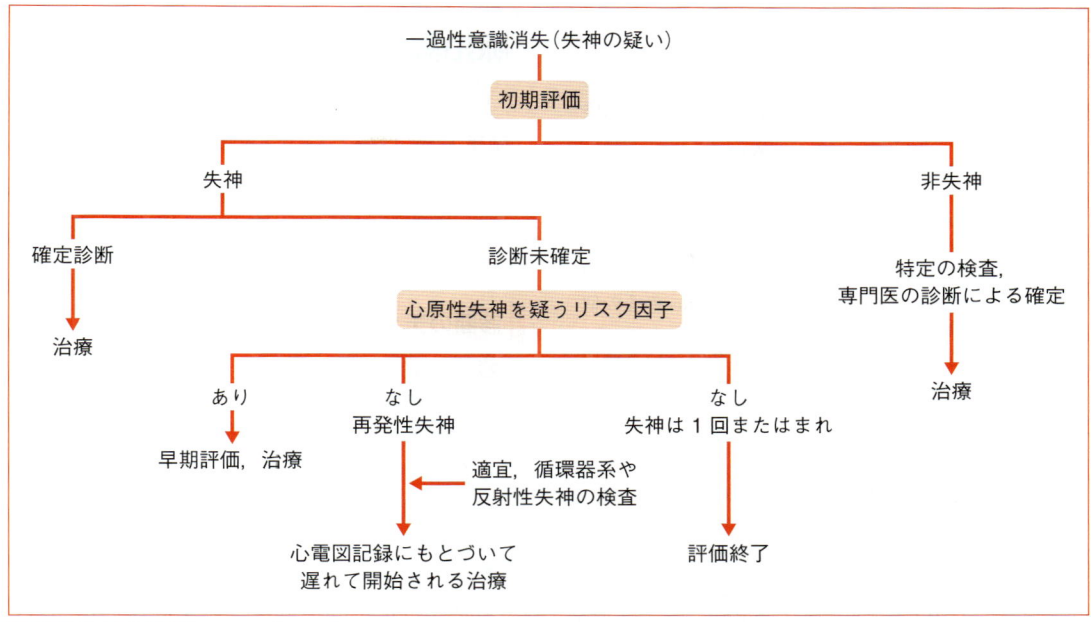

**図2** 失神の診断フローチャート

〔日本循環器学会/日本不整脈心電学会：2022年改訂版不整脈の診断とリスク評価に関するガイドライン．https://www.j-circ.or.jp/cms/wp-content/uploads/2022/03/JCS2022_Takase.pdf（2024年7月閲覧）〕

型的症状や疑いレベルの場合には，head-up tilt検査を行って確定診断をすることが推奨されている。

### 原因疾患と頻度

❶失神の原因疾患には，反射性失神，起立性低血圧，心原性失神があるが，それぞれの頻度はおおよそ60％，15％，15％程度と考えられている。
❷反射性失神の生命予後は良好と考えられている。一方的で，頻度は少ないものの心原性失神の生命予後は不良であることが知られているため，早急な治療が必要となる。

### 重要疾患の鑑別のポイント

一過性意識消失をきたす疾患で，失神との鑑別診断が必要なものにてんかん発作（⇨606頁）がある。
❶意識消失時の症状が類似しているため，誤診の原因となることが多い。
❷特に失神の原因で最も頻度の高い血管迷走神経性失神（特に，心抑制型）では，けいれん発作をきたすことがあり，それがてんかんと誤診される最も大きな要因である。

❸けいれんは失神とてんかんの両者にみられ，鑑別にはならないことを知っておくことが重要である。
❹一方で，通常けいれん発作をきたさない側頭葉てんかんなどもある。側頭葉てんかんはてんかんの原因の約3割近くを占め最も多い。
❺したがって，けいれん発作を認めればてんかん，認めなければ失神と単純に考えることは誤りである。
❻自動症の有無を含めた病歴聴取がここでも重要であるが，意識消失時に倒れていないなどの失神とは異なる，あるいは説明のつかない症状があれば一度てんかん専門医の受診を勧めるべきである。

### どうしても診断のつかないとき試みること

❶病歴，失神時の状況，心電図所見などでハイリスクに該当する因子がある場合には，心原性失神の可能性があるため，心臓カテーテル検査や心臓電気生理検査も含め，さらなる循環器系の精査を行う。
❷これらの検査でも原因が同定されなければILRの挿入を行うことが必要である。
❸一方，ハイリスク因子がなく再発性で反射性失神や起立性低血圧が否定的な場合には，早期にILRを挿入して原因を特定することが推奨されている。
❹ハイリスク因子がなく，単発あるいは初回の失神

**表1 心原性失神のリスク所見**

1. 重度の器質的心疾患あるいは冠動脈疾患
   心不全，LVEF 低下，心筋梗塞既往
2. 臨床上あるいは心電図の特徴から不整脈性失神が示唆されるもの
   ①労作中あるいは仰臥時の失神
   ②失神時の動悸
   ③心臓突然死の家族歴
   ④非持続性心室頻拍
   ⑤二束ブロック（左脚ブロック，右脚ブロック＋左脚前枝または左脚後枝ブロック），QRS≧120 ms のその他の心室内伝導異常
   ⑥陰性変時性作用薬や身体トレーニングのない不適切な洞徐脈（＜50/分），洞房ブロック
   ⑦早期興奮症候群
   ⑧QT 延長または短縮
   ⑨ブルガダ心電図パターン
   ⑩ARVC/ACM を示唆する右前胸部誘導の陰性 T 波，ε 波，心室 LP
3. その他
   重度の貧血，電解質異常など

〔日本循環器学会/日本不整脈心電学会：2022 年改訂版不整脈の診断とリスク評価に関するガイドライン．https://www.j-circ.or.jp/cms/wp-content/uploads/2022/03/JCS2022_Takase.pdf（2024 年 7 月閲覧）〕

発作であれば，さらなる精査は必要なく経過観察のみでよい。

❺失神と診断して原因精査を進めるなかで，どうしても診断がつかない場合には，初期評価の段階で，失神と診断していたことが間違っていた可能性もある。非失神の可能性も含めててんかん専門医を紹介することも考慮すべきである。

## 帰してはならない患者・帰してもよい患者

心原性失神のリスク所見を示す（表1）。リスク所見に該当する所見がある場合には，受診した患者が回復していてもしばらく外来で経過を見るか，1 日入院のうえ経過観察を行ったほうが無難である。心原性失神のリスク所見がなく，外傷もなく完全に回復している場合や初回発作の場合には，帰宅させることは可能である。

# 脈拍異常
## Pulse Disorder

**副島 京子** 杏林大学教授・循環器内科学

GL ・2020 年改訂版不整脈薬物治療ガイドライン
・不整脈非薬物治療ガイドライン（2018 年改訂版）

## 診断のチェックポイント

❶脈拍数・リズム異常：脈拍は末梢動脈で触知する血管の波動のことであり，心拍数（心電図で確認される）と一致することが通常だが，期外収縮のタイミングによっては十分な心拍出量がなく波動を触知できず，徐脈と誤認されることがある。身体診察の基本であり全身状態把握のためには重要な所見である。

- 成人の正常心拍数は 50〜100 回/分とされ，50 回/分未満を徐脈，100 回/分以上を頻脈とすることが一般的である。
- 規則的な徐脈の原因として期外収縮の 2 段脈/3 段脈（期外収縮の脈拍は触知しないことが多い），洞性徐脈，補充調律，完全房室ブロックなどがある。
- 2 次性徐脈の原因に，電解質異常，甲状腺機能低下症，頭蓋内圧亢進，薬剤性（β 遮断薬，ジギタリス，ジルチアゼム，ベラパミルなど）などがある。
- 規則的な頻脈は洞性頻脈，心房粗動・心房頻拍，発作性上室性頻拍，心室頻拍を疑う。
- 洞性頻脈は精神的興奮のほか，心不全，心タンポナーデ，発熱，出血，甲状腺機能亢進症などがある。
- 意識障害や脈拍を触知しないような場合，致死性不整脈の可能性があり，すみやかに心肺蘇生を開始し，心電図モニターや AED を装着する。
- 頻度の高い不規則な脈に期外収縮や心房細動があげられる。

❷性状の異常

- 拍動の大きさは脈圧を反映し，大きな脈を大脈，小さな脈を小脈と表現する。
- 大脈は 1 回拍出量の増加を反映し，大動脈弁閉鎖不全症，動脈管開存，甲状腺機能亢進症，貧血などで観察される。
- 小脈は 1 回拍出量の減少を反映し，大動脈弁狭窄症や心不全，心タンポナーデ，循環血液量減

少を示唆するが，微弱であればショックを疑う。
- 脈が整で大脈と小脈が繰り返される状態を交互脈といい，高度に左室収縮能が低下している症例で触知することがある。

**❸左右差**
- 橈骨および上腕動脈に左右差があれば大動脈弓から上腕動脈までの血管病変が疑わしく，両上肢の血圧が 10 mmHg 以上の左右差は有意とされる。
- 閉塞性硬化症は左鎖骨下動脈に多いが，大動脈炎症候群は複数の動脈に狭窄をきたしうる。
- 胸背部痛などを伴う 20 mmHg 以上の左右差は Stanford A 型急性大動脈解離を疑う。

**❹その他**：その他の動脈が触知可能にもかかわらず大腿動脈より末梢側の動脈の触知困難であれば下肢閉塞性動脈硬化症を疑う。

**❶病歴**
- ❶不整脈や心不全のみならず，貧血，甲状腺疾患，内服薬などの影響があるため背景疾患や治療歴を聴取する。
- ❷動悸などの症状を伴う場合，症状の頻度，持続時間，誘因を確認する。

**❷身体所見**
- ❶末梢動脈の波動を触知し，脈拍数・リズムの整/不整・性状・左右差を観察することは身体所見の基本であり，かなりの情報を得られる簡易な方法である。
- ❷体表で触知可能な動脈は浅側頭動脈，総頸動脈，上腕動脈，橈骨動脈，大腿動脈，膝窩動脈，後脛骨動脈，足背動脈である。
- ❸橈骨動脈で触知することが多いが，触知が困難であれば血行動態の破綻が疑われ，救急では総頸動脈も用いられる。

**❸検査**
- ❶生理検査
- 12 誘導心電図：いずれの脈拍異常においても記録することが望ましい。
- Holter 心電図：短時間の脈拍異常は診断が困難でありHolter 心電図を考慮する。また，不整脈による脈拍異常では頻度（バーデン）の評価を行う。
- ❷採血検査
- BNP や NT-pro BNP の上昇は心不全の関与を示唆する。
- Dダイマーは急性大動脈解離で上昇することが多い。

- 貧血や甲状腺ホルモン，炎症反応は背景疾患の鑑別に有用である。
- ジギタリス内服中であれば血中濃度を確認する。
- ❸画像検査
- 大動脈疾患や出血病変の鑑別に造影 CT が有用である。
- 心エコー：器質的心疾患の診断や循環血液量の評価を行う。

## 原因疾患と頻度

**❶期外収縮**：上室性・心室性ともに正常人の多くで認められ，基本的に緊急性はない。しかし，頻度（バーデン）の評価は重要である。心室性期外収縮が 1 日総心拍数の 10%以上では心機能が次第に低下する可能性があることが報告されている。
**❷心房細動**：日本循環器学会の疫学調査では 70 歳台の男性 3.4%，女性 1.1%とされ，高齢なほど頻度が上昇する。
**❸洞不全症候群や房室ブロックは高齢者で頻度が増える。**
**❹心室頻拍**：心筋梗塞・心筋症などの器質的心疾患に伴い発症することが多い。左室収縮能 35〜40%未満に合併する場合，突然死予防のため植込み型除細動器の植込みを検討する必要がある。
**❺急性大動脈解離**：東京都急性大動脈スーパーネットワークより 10 万人あたり年間 10 人と報告され，冬の午前中に多い傾向がある。

## 重要疾患の鑑別のポイント

**❶心房細動**
- ❶症状に乏しい症例では診察時の検脈から診断に至るケースも少なくない。頻脈性では脈の不整が判断しにくいこともある。
- ❷塞栓症のリスクの高い患者では，診断と治療の遅れは心不全や塞栓症リスクになるため，心電図検査を行い診断する。

**❷洞不全症候群・房室ブロック**
- ❶ふらつき，息切れ，失神などを伴うこともある。ペースメーカ治療の対象となりうるため専門医に紹介する。
- ❷電解質異常や薬の副作用により惹起されることもあり，病歴や治療歴を確認する。

**❸心室頻拍**
- ❶1 回拍出量が低下し，小脈であることが多い。
- ❷意識障害やショックではすみやかな電気的除細

動が必要である。

❸基礎心疾患の鑑別も重要である。

❹急性大動脈解離（⇨842頁）

❶大動脈弓部に解離が及ぶ場合に脈拍の左右差を認めることがある。

❷病型によって致死的であり，疑った場合にはすみやかに精査する。

### ▌どうしても診断のつかないとき試みること

❶血行動態が不安定な場合には循環器内科や救急科などの専門診療科にコンサルトする。

❷発作性の脈拍異常で診断に至らない場合は繰り返しの心電図検査を行う。近年ではイベントレコーダーやウェアラブルデバイスも診断の一助となる。失神を繰り返す場合には循環器内科へ診療を依頼する。

（執筆協力：毛利 崇人　杏林大学・循環器内科学）

# 頸静脈怒張
## Jugular Venous Distension

大西 勝也　大西内科ハートクリニック・院長（三重）

### ▌診断のチェックポイント

#### ■定義

❶右房圧の上昇に伴う体静脈のうっ血，静脈圧の上昇により，頸静脈が拡張した状態を示す。

❷感度・特異度が高いうっ血の身体学的所見であり，いつでも，どこでも簡便に非侵襲的に短時間で繰り返し中心静脈圧（CVP：central venous pressure）の上昇が推定できるため，有用である。

#### ❶身体所見

❶右内頸静脈の視診

● 右内頸静脈には弁が存在するが，収縮期には心室基部の下降作用により，拡張期には三尖弁の開放による作用により開いているため，右房圧を反映する。

● 左内頸静脈は無名静脈が胸骨と大動脈弓により圧迫されやすいので，過大評価されることがある。

● 右外頸静脈は上大静脈と直線的な関係がなく，上大静脈の拍動が伝播しにくいため，頸動脈拍動の判定には不適当である。

❷内頸静脈の拍動

● 内頸静脈は体表からは確認できないため，頸部の皮膚に伝播されている内頸静脈の拍動で評価する。胸骨角より上方の頸部の拍動部位の最高点が中心静脈圧として測定される。頸動脈の拍動は一峰性，内頸静脈の拍動は二峰性であることから区別される。また，頸静脈は拍動後の圧の下降が頸動脈に比べ急峻である。

● 頸静脈と頸動脈の判別が困難な場合：患者を臥位から坐位にゆっくり起こしてくると，頸動脈の拍動位置は変わらないが，頸静脈の拍動位置は低くなる。血管を少し圧迫すると，頸動脈は圧縮できないが，頸静脈は圧縮できる。また，吸気により静脈還流量が増加するため頸静脈は振幅が大きくなる。

#### ❷測定方法

❶頸静脈圧の評価を行うときに，胸骨角またはLouis角をゼロ点として用いる。上半身を45度挙上した状態（半坐位）で，胸骨角から内頸静脈拍動の頂点までの垂直距離を計測する。垂直距離（cm）＋5 cm（右心房から胸骨角までの垂直距離）が推定中心静脈圧（$cmH_2O$）となる。正常上限は4.5 cmで約15 cm水柱の静脈圧に相当する。胸骨角からの垂直距離が5 cm以上では中心静脈圧の上昇が示唆される。したがって，胸骨角からの垂直距離が4〜5 cm以上で頸静脈怒張ありとなるが，呼吸変動などの影響や数値の再現性もばらつきがあるため，ベッドサイドでは胸骨角からの垂直距離が3 cm以上のときに頸静脈圧ありとする（図1）。

❷半坐位を確保するのが難しい場合は，坐位で評価する。鎖骨上縁は右心房から約10 cm上方にあるため，鎖骨上縁に内頸静脈の拍動を認める場合は頸静脈怒張ありとする。

❸頸静脈拍動を認知するのが困難な場合は，外頸静脈の評価による推測は精度は落ちるが許容される。

❹在宅診療などで坐位が確保できない場合は，仰臥位で手背静脈を用いて推測する。手背静脈は静脈弁があり，内頸静脈より静脈圧は2 cm高い。肘を伸ばし，仰臥位で床につけた状態からゆっくり手背を手を伸ばしたまま挙上させ，手背静脈が消失したとき，床から手背までの距離を測定し，2 cm引いたものが静脈圧となる。

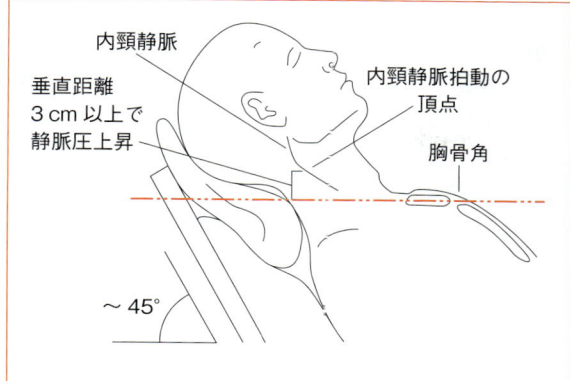

**図1** 静脈圧の推定法

〔日本循環器学会/日本心不全学会：急性・慢性心不全診療ガイドライン（2017年改訂版）．ht:ps://www.j-circ.or.jp/cms/wp-content/uploads/2017/06/JCS2017_tsutsui_h.pdf（2024年7月閲覧）〕

診察で静脈圧を推定するには，上半身を45度挙上した状態で，胸骨角から内頸静脈拍動（頭側）の頂点までの垂直距離を計測する．胸骨角は右房から約5cm上方にあり，胸骨角から内頸静脈拍動までの垂直距離が3cm以上あれば静脈圧は上昇していると考える．急性心不全患者における症状・身体所見の診断精度も報告されている．

## 原因疾患と頻度

右房圧の上昇をきたす疾患が原因疾患としてあげられる．

① 心不全：左室駆出が低下した心不全の約60％，左室駆出率が保たれた心不全の約70％で肺高血圧症を合併している．このような症例では，右心不全に伴う右房圧の上昇を認める．

② 肺性心：COPDなどの肺疾患に伴う肺性心においても，右房圧の上昇を認める．

③ 肺高血圧症：肺動脈性肺高血圧症や慢性血栓塞栓性肺高血圧症においても右房圧の上昇を認める．

④ 上大静脈症候群：肺癌や胸部大動脈瘤により上大静脈が圧排・閉塞すると上大静脈圧が上昇する．

## 重要疾患の鑑別のポイント

① 胸部X線検査：心陰影の拡大，肺うっ血像，肺の評価のため有用である．

② 心エコー：心不全（⇨762頁，764頁）の評価，三尖弁閉鎖不全症の評価および推定される肺動脈圧，下大静脈径および呼吸性変動など，有用な情報が得られる．

③ 胸部CT：上大静脈症候群の原疾患の診断，肺疾

患の鑑別に有用である．

④ BNP：左心不全の診断，重症度判定に有用である．

⑤ 右心カテーテル検査：右心房圧の正確な情報を得ることができる．

## どうしても診断のつかないとき試みること

① 腹部頸静脈逆流（abdominojugular reflux），あるいは肝頸静脈逆流（hepatojugular reflux）

❶ 腹部を圧迫することにより静脈還流量が増加し，右房へ流入する血液量は増大する．右室は後負荷に依存性が高いため，右室の後負荷を規定する左房圧が上昇している場合は，適切に左房側に血液を駆出することができず，内頸静脈はさらに怒張する．内頸静脈を用いて肺動脈楔入圧（左房圧）の推定が可能となり，左心不全の程度が推察できる．

❷ 患者を半坐位（坐位でも可能）にし，10～15秒間腹部中央を35mmHgの強さ（10cm程度腹部を押し込む感じ）で圧迫する．右内頸静脈の拍動の最高点が垂直距離で3cm以上上昇して15秒以上持続すれば陽性と判定される．3cm上昇したときの肺動脈楔入圧は15mmHgと推定される．

---

# 異常心音・心雑音
## Extra Heart Sound, Heart Murmur

山村 善政　宮崎県立宮崎病院・循環器内科医長

## 緊急処置

① 急性心筋梗塞に伴う機械的合併症に注意する．急性心筋梗塞後の心室中隔穿孔は，心雑音が診断の契機となる．搬入時から治療前後の経過中も新たな雑音の出現に注意を払い，バイタルサインが不安定な場合にはもちろん，疑わしい症状や所見がある場合には，積極的に鑑別を進める．乳頭筋断裂では急速な左房圧上昇のため逆流量に比し雑音が小さく，診断が難しい場合があるため注意する（silent MR）．

② 発熱を主訴に受診する患者で心雑音を聴取した場合には，感染性心内膜炎を鑑別にあげる．発症率は高くないが，いったん発症すると，心不全，脳梗塞など多彩な合併症を起こし死に至る危険がある．抗菌薬投与前に血液培養を採取する．

## 診断のチェックポイント

### ■定義

❶心臓の収縮開始時に房室弁（僧帽弁と三尖弁）が閉鎖し発生する心音をⅠ音，拡張開始時に半月弁（大動脈弁と肺動脈弁）が閉鎖し発生する心音をⅡ音といい，これらは正常心音である。

❷正常のⅠ音・Ⅱ音以外に発生する心音を過剰心音（異常心音）とよぶ。

❸心雑音は，乱流の増加による心内の振動から発生する音で，収縮期雑音・拡張期雑音・連続性雑音がある。拡張期雑音と連続性雑音はすべて病的である。

### 1 病歴

❶健診受診歴・病歴など，過去の心雑音指摘や心疾患既往の有無を確認する。小児期のリウマチ熱罹患の有無や，リウマチ熱を示唆する持続した発熱の加療歴を聴取する（→リウマチ性弁膜症）。

❷安静時・労作時や夜間就寝時の呼吸困難・息切れ症状を確認する（→心不全）。これらは非特異的な症状であることや，無意識に活動強度を調整して症状を回避することもあり，心疾患の症状として訴えないことも多い。具体的な日常生活動作での症状の有無を聴取し，必要時には家族に対する問診も行う。

❸失神・めまいや眼前暗黒感を確認する（→大動脈弁狭窄症，大動脈弁閉鎖不全症，肺動脈弁閉鎖不全症，閉塞性肥大型心筋症）。

❹発熱・炎症を伴う場合には，歯科治療状況のほか耳鼻科治療など侵襲的治療や検査の有無を確認する（→感染性心内膜炎）。

### 2 身体所見

❶標準的な聴診部位は，大動脈弁領域（第2肋間胸骨右縁）・肺動脈弁領域（第2肋間胸骨左縁）・三尖弁領域（第4，5肋間胸骨左縁）・心尖部（第5肋間左鎖骨中線）の4領域である。各弁の解剖学的位置に相当するものではないため，おおよその目安とし，胸骨や肋骨を基準として表現すると混乱を避けられる。単独の部位では評価せず，聴診器を別の部位に移動させ比較しながら最強点を見極め評価する。臥位を基本とし，左側臥位，坐位など部位や疾患により姿勢を変えて聴取する。

❷聴診時に，橈骨動脈触診も同時に行い，収縮期・拡張期の判断を行う。

❸過剰心音の評価：心尖部領域では低音聴取用のベル型（ダブルダイアフラムでは軽く当てる）でⅢ音，Ⅳ音ギャロップの有無を確認する（→心不全）。

❹収縮期雑音：心周期との関連により，早期，中期，後期，または全収縮期雑音に分類される。時相と最強点を評価する。

- 収縮早期の雑音（→急性僧帽弁逆流）。
- 若年者での軽度の収縮中期の雑音（→無害性雑音）：心疾患の症状や他の徴候がない場合には良性の無害性雑音のことが多い。
- 成人例での収縮中期の雑音（→大動脈弁狭窄または硬化）
- 収縮中期クリックに続く収縮中～後期の収縮期雑音（→僧帽弁逸脱）：僧帽弁後尖逸脱に起因する僧帽弁逆流の雑音は前方および基部に放散し，僧帽弁前尖逸脱に起因する雑音は後方および腋窩に放散することが多いとされるが，聴診での鑑別は習熟を要する。
- 全収縮期雑音（→僧帽弁逆流，三尖弁逆流，心室中隔欠損症）：機能性逆流では左室機能不全に伴うギャロップ音の有無，心房細動に伴うリズム不整もチェックする。僧帽弁逆流の雑音は左側臥位で聴取しやすい。

❺拡張期雑音：心周期との関連により，早期，中期，後期に分類される。時相と最強点を評価する。拡張期雑音は必ず病的で，心疾患の存在を意味する。

- 拡張早期の雑音（→大動脈弁逆流）：中等度から高度の大動脈弁逆流では，血流の増大と加速による中収縮期雑音も聴取される（to and fro murmur）。大動脈弁閉鎖不全の雑音は，坐位でやや前屈位で聴取する。
- 拡張中期の雑音（→僧帽弁狭窄，心房粘液腫）。

❻連続性雑音（→動脈管開存症，Valsalva洞動脈瘤破裂，冠動脈瘻）：連続性雑音は，心周期を通じて連続的に聴取する雑音で，すべて異常である。

❼心雑音の増強の有無。

- 吸気時に増強（→右心系疾患）：胸腔内圧の減少に伴い静脈還流が増加し心雑音が増強する。
- 運動負荷での増強（→僧帽弁逆流，心室中隔欠損，大動脈弁逆流）。
- 急速立位，Valsalva手技での増強（→閉塞性肥大型心筋症）。

❽発熱・皮疹（→感染性心内膜炎）：感染性心内膜炎では微小塞栓により，眼瞼，手掌，足底，手足の指先の皮下に出血斑・無痛性紅斑（Janeway斑），有痛性皮疹（Osler結節），眼底所見で網膜出血（Roth斑）を認める。これらは必ずしも感度は高

くない。心雑音の出現や悪化は 70%程度の症例で認められる（Arch Intern Med 169: 463-473, 2009）。

### ❸検査

**❶血液検査**：貧血項目（→無害性雑音），BNP（→心不全），心筋逸脱酵素（→心筋梗塞），白血球，CRP，血液培養（→感染性心内膜炎）。甲状腺機能異常などの内分泌疾患が疑われる場合には，それぞれの鑑別に要する検査を行う。

**❷X線検査**：心胸郭比の測定や，心陰影の左右各部位の突出やバランスから疾患の推定を行う。呼吸困難を伴う場合には，肺野のうっ血も評価する。

**❸心電図**：調律，波形の評価。心負荷に伴う心室負荷像，左室高電位の有無や心負荷による心房細動の出現，急性・陳旧性心筋梗塞所見の有無を確認する。

**❹心エコー図検査**：心機能，弁の構造評価，カラードプラ画像での評価，圧較差の推定を行う。心雑音が問題となる原因はほとんどが弁膜症・先天性心疾患などの器質的心疾患であり経胸壁心エコー図検査で診断がつくことが多いが，基本断面や通常のカラードプラの関心領域から外れた部位のシャント疾患の見落としに注意する（→二次孔欠損以外の心房中隔欠損，肺静脈還流異常，心室中隔穿孔，Valsalva 洞動脈瘤破裂など）。

**❺CT検査・MRI検査**：先天性心疾患，血管奇形の評価，心筋疾患の評価。

---

## 原因疾患と頻度（表1）

**❶**聴診自体は，一般的診察法で広く行われているが，心疾患スクリーニングとしての役割が大きく精度や有病率が検者や施設によって大きくばらつく。また，心疾患に対する感度，特異度は高いとはいえず，心雑音を基準とした正確な疾患の頻度はできない（BMJ Open 13: e068121, 2023）。

**❷**一般的に，多くの若年健常者で，良性の機能性の収縮期雑音（無害性雑音）を聴取する。正確に同定することで，過剰な検査を回避することができる。

**❸**左室の収縮に由来する収縮期雑音を呈する大動脈弁狭窄，僧帽弁逆流，心室中隔欠損/穿孔は，心雑音の程度も大きく明瞭であることが多く，検者によらず同定しやすい。

**❹**拡張期雑音は一般に心音が小さく同定がやや難しいが，聴取された場合には必ず心疾患を意味する。また，いずれの心雑音においても，発熱や炎症所見を伴う症例，菌血症の原因となるハイリスク処置を

| 表1 | 心雑音を呈する疾患の分類 |
|---|---|
| 収縮期雑音 | ①収縮早期<br>・急性僧帽弁逆流<br>・心室中隔欠損症<br>・三尖弁逆流<br>②収縮中期<br>・左室流出路狭窄，大動脈弁狭窄，弁上狭窄<br>・1回心拍出量の増加（過収縮状態，大動脈弁逆流，完全房室ブロック）<br>・右室流出路狭窄，肺動脈弁狭窄，弁上狭窄<br>・右心系流量増加〔左-右シャント（心房中隔欠損など）〕<br>③収縮後期<br>・僧帽弁逸脱，三尖弁逸脱，急性心筋虚血<br>④全収縮期<br>・房室弁逆流（僧帽弁逆流，三尖弁逆流）<br>・心室中隔欠損症 |
| 拡張期雑音 | ①拡張早期<br>・大動脈弁逆流<br>・肺動脈逆流<br>②拡張中期<br>・僧帽弁狭窄，三尖弁狭窄（あるいは弁通過血流増加に伴う相対的狭窄）<br>・心房腫瘍（粘液腫）<br>・重症または偏心性大動脈弁逆流（Austin Flint 雑音）<br>③拡張後期<br>・僧帽弁狭窄の収縮前クリック<br>・重症または偏心性大動脈弁逆流（Austin Flint 雑音） |
| 連続性雑音 | ・動脈管開存症<br>・冠動静脈瘻<br>・Valsalva 洞動脈瘤破裂<br>・静脈性雑音（venous hum）<br>・乳房雑音（妊娠時）<br>・側副血行<br>・肋間動静脈瘻<br>・大動脈縮窄・肺動脈分枝狭窄症 |

行った症例では，感染性心内膜炎を鑑別にあげる。

## 重要疾患の鑑別のポイント

**❶心筋梗塞の機械的合併症：僧帽弁逆流・心室中隔穿孔。**

**❶**初回の胸痛発作後，数日～1週間程度の経過。

**❷**心電図でのST-T異常所見。

**❸**全収縮期雑音。

**❷大動脈弁狭窄症**

**❶**高齢者。

**❷**胸骨右縁および胸骨左縁上部～頸部に放散する駆出性雑音。

**❸**心電図での左室高電位。

**❸感染性心内膜炎（⇨1279頁）**

**❶**全年齢層での，発熱，炎症所見の上昇。

**❷**新規，あるいは増悪する心雑音。

**❸**全身の塞栓所見，皮疹。

## どうしても診断のつかないとき試みること

**1** 無症状で軽度の収縮期中期雑音で，その他の検査でも異常を認めない場合には，無害性雑音の可能性を考え，経過観察としてよい。

**2** また，大動脈縮窄など先天性心疾患や側副血行，血管奇形などの疾患では，診断に CT・MRI 検査を要する場合もあり，その際には追加検査を考慮する。

**3** 一方，有意な心雑音に加えて，呼吸困難や発熱，バイタル異常や心電図異常を認める場合には，重篤な疾患である可能性がある。診断に至らない場合でも，専門医への診察依頼，あるいは高次医療機関への紹介をためらわない。

## 帰してはならない患者・帰してもよい患者

**1** 偶発的な心雑音で無症状である場合には，基本的に経過観察あるいは待機的な精査でよい。

**2** 急性心筋梗塞の合併症の場合には，不整脈やさらなる病態悪化の可能性もあるため，仮に診察時に症状が安定していた場合でもすみやかに入院管理に移行する。

**3** 心雑音があり急性の呼吸不全症状を伴う場合には，外科的修復を要する疾患であることもあり，適切な施設での管理を行う。

（執筆協力：渡邉 望　宮崎大学教授・機能制御学講座循環動態生理学分野）

# 胸部・呼吸器系の症候

責任編集：宮崎　泰成

# 咳嗽
Cough

迎　寛　長崎大学大学院教授・呼吸器内科学分野
（第二内科）

GL　咳嗽・喀痰の診療ガイドライン2019（2024年改訂予定）

## 緊急処置

急性喉頭蓋炎，アナフィラキシーによる喉頭浮腫，異物誤嚥による窒息などによる咳嗽の場合，気管切開やアドレナリン投与などの緊急処置が必要となることがある。

## 診断のチェックポイント

■定義：生理的な咳嗽は誤嚥を防ぎ，異物，刺激物，過剰な分泌物の気道からの除去を促進するために必要な生体防御反応である。異物の存在は気道壁表層の気道上皮にある咳受容体を刺激し，咳嗽反射の求心路を介して，延髄孤束核の咳中枢に伝達される。咳中枢から，迷走神経，横隔神経などの遠心性神経を介して横隔膜や胸郭の筋肉に情報が伝わり，急激な胸腔内圧の上昇に伴う強力な呼気努力すなわち「咳嗽」が発生する（「咳嗽・喀痰の診療ガイドライン2019」）。

**❶病歴**

❶持続期間：3週間以内を「急性咳嗽」，3〜8週間を「遷延性咳嗽」，8週間以上を「慢性咳嗽」と分類する。慢性になるほど感染症が原因となる咳嗽の割合は少ない（「咳嗽・喀痰の診療ガイドライン2019」，Respir Investig 59: 270-290, 2021）。

❷湿性咳嗽か乾性咳嗽か：痰を伴うか否かによって湿性咳嗽と乾性咳嗽に分類される。湿性咳嗽であれば気管支炎・肺炎，気管支拡張症，ならびに副鼻腔気管支症候群（SBS：sinobronchial syndrome）などが考えられる。一方で乾性咳嗽であれば上気道炎，後鼻漏症候群，喘息，アトピー咳嗽/喉頭アレルギー，慢性閉塞性肺疾患（COPD：chronic obstructive pulmonary disease），胃食道逆流症（GERD：gastroesophageal reflux disease），間質性肺炎，薬剤性肺障害などが考えられる（「咳嗽・喀痰の診療ガイドライン2019」）。

❸各疾患に特徴的な随伴症状，増悪因子，発症契機：表1に示すように，各疾患に特徴的な病歴を念頭におき丁寧に問診を行う。

**❷身体所見**：各疾患を見落とさないため，以下のよ

**表1　遷延性・慢性咳嗽の各原因疾患に特徴的（特異的）な病歴**

| 原因疾患 | 病歴 |
|---|---|
| 咳喘息 | 夜間〜早朝の悪化（特に眠れないほどの咳や起坐呼吸），症状の季節性・変動性 |
| アトピー咳嗽・喉頭アレルギー（慢性） | 症状の季節性，咽喉頭のイガイガ感や瘙痒感 |
| SBS | 慢性副鼻腔炎の既往・症状，膿性痰の存在 |
| GERD | 食道症状（胸やけなど）の存在，会話時・食後・起床直後・就寝直後・上半身前屈時の悪化，体重増加に伴う悪化，亀背の存在 |
| 感染後咳嗽 | 上気道炎が先行，徐々にでも自然軽快傾向（持続期間が短いほど感染後咳嗽の可能性が高くなる） |
| COPD，慢性気管支炎 | 現喫煙者の湿性咳嗽 |
| ACE阻害薬による咳 | 服薬開始後の咳 |

（日本呼吸器学会：咳嗽・喀痰の診療ガイドライン2019，p12，メディカルレビュー社，2019より）

うに体系的に診察を進める（「咳嗽・喀痰の診療ガイドライン2019」，Respir Investig 55: 291-292, 2017）。

❶咽喉頭の後鼻漏の観察（→従来型副鼻腔炎，好酸球性副鼻腔炎，アレルギー性鼻炎，慢性咽喉頭炎）。

❷聴診で副雑音の聴取〔呼気時（強制呼出も有用）の笛音（→喘息），水泡音（→細菌性肺炎，心不全），捻髪音（→間質性肺炎）〕。

❸咳嗽以外の症候の合併〔表在リンパ節の腫脹（→肺結核，悪性疾患），体重減少（→結核，悪性疾患），睡眠時無呼吸（→睡眠時無呼吸症候群），膠原病を示唆する皮疹など（→間質性肺炎）〕。

**❸検査**

❶画像検査（胸部X線や副鼻腔・胸部CT）。

❷血液検査〔末梢血での好酸球・IgE-RIST，・IgE-RAST（→喘息・咳喘息，アトピー咳嗽・喉頭アレルギー），末梢血好中球分画・CRP（→細菌感染），腫瘍マーカー（→肺癌），KL-6・リウマチ因子・自己抗体（間質性肺炎）〕。

❸経皮的動脈血酸素飽和度（SpO$_2$）の低下（→気胸，肺炎，間質性肺炎など）。

❹呼吸機能検査〔閉塞性障害（→COPD，喘息），拘束性障害（→間質性肺炎）〕。

❺呼気一酸化窒素（FeNO）（→喘息・咳喘息）。

❻喀痰検査〔細胞診（→肺癌），細胞分画（→好酸球上昇なら喘息・咳喘息，アトピー咳嗽・喉頭アレ

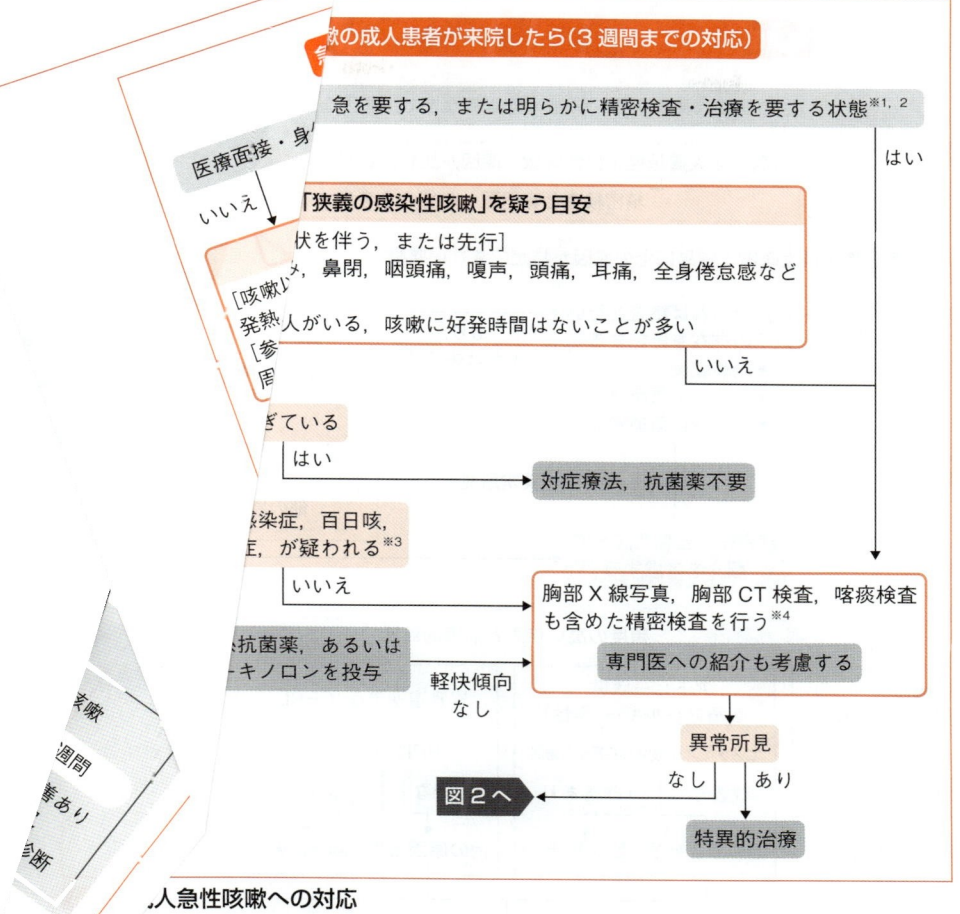

…欬の成人患者が来院したら（3週間までの対応）

…急を要する，または明らかに精密検査・治療を要する状態※1, 2　　はい

医療面接・身…　　いいえ

「狭義の感染性咳嗽」を疑う目安

…状を伴う，または先行]
…，鼻閉，咽頭痛，嗄声，頭痛，耳痛，全身倦怠感など
発熱…人がいる，咳嗽に好発時間はないことが多い
[参…　　いいえ

…ぎている　　はい　　→　対症療法，抗菌薬不要

…染症，百日咳，…症，が疑われる※3　　いいえ　　→　胸部X線写真，胸部CT検査，喀痰検査も含めた精密検査を行う※4

専門医への紹介も考慮する

…抗菌薬，あるいは…キノロンを投与　　軽快傾向なし

異常所見　　なし　　あり

図2へ　　特異的治療

…人急性咳嗽への対応

…遷延性・慢性咳嗽の原因となる疾患（図2を参照）の発症早期での来院や，これらの疾患への感染合併等による，咳嗽・喀痰の出現や増悪での来院もある。

…2：バイタルサインの異常（体温38℃以上，脈拍100回/分以上，呼吸数24回/分以上のいずれか1つ）または胸部聴診所見の異常があれば特に肺炎を疑う。

※3：百日咳の典型例では吸気性笛声や咳込み後の嘔吐などが特徴的である。マイコプラズマやクラミジア感染症の診断には「市中肺炎における細菌性肺炎と非定型肺炎の鑑別項目」を参考にする［成人肺炎診療ガイドライン2017］。若年成人の急性呼吸器感染症で発熱と頑固な咳嗽がある場合はマイコプラズマ感染症を疑い，胸部X線写真，各種迅速検査等を行い判断する。

※4：喀痰が膿性に変化（あるいは膿性痰が新たに出現）するなど，一般細菌の感染が示唆される場合は，β-ラクタム系薬を含めた抗菌薬の投与も考慮する。その場合はできるだけ抗菌薬投与前に喀痰細菌検査を施行し原因微生物の特定に努める。

（日本呼吸器学会：咳嗽・喀痰の診療ガイドライン2019. p iv，メディカルレビュー社，2019より）

ルギー，好酸球性肺炎，好中球上昇なら気道感染症，COPD），塗抹・培養（→一般細菌による下気道感染，抗酸菌感染症）］。

## 原因疾患と頻度

原因疾患は表1を参照。咳嗽はきわめてよく遭遇する主訴であり，慢性咳嗽の有病率は9〜12％と推定されている（「咳嗽・喀痰の診療ガイドライン2019」，Respir Investig 59: 270-291, 2021, Eur Respir J 54: 1900439, 2019）。

## 重要疾患の鑑別のポイント（図1，2）

**1 副鼻腔気管支症候群**

❶慢性の湿性咳嗽を呈する。

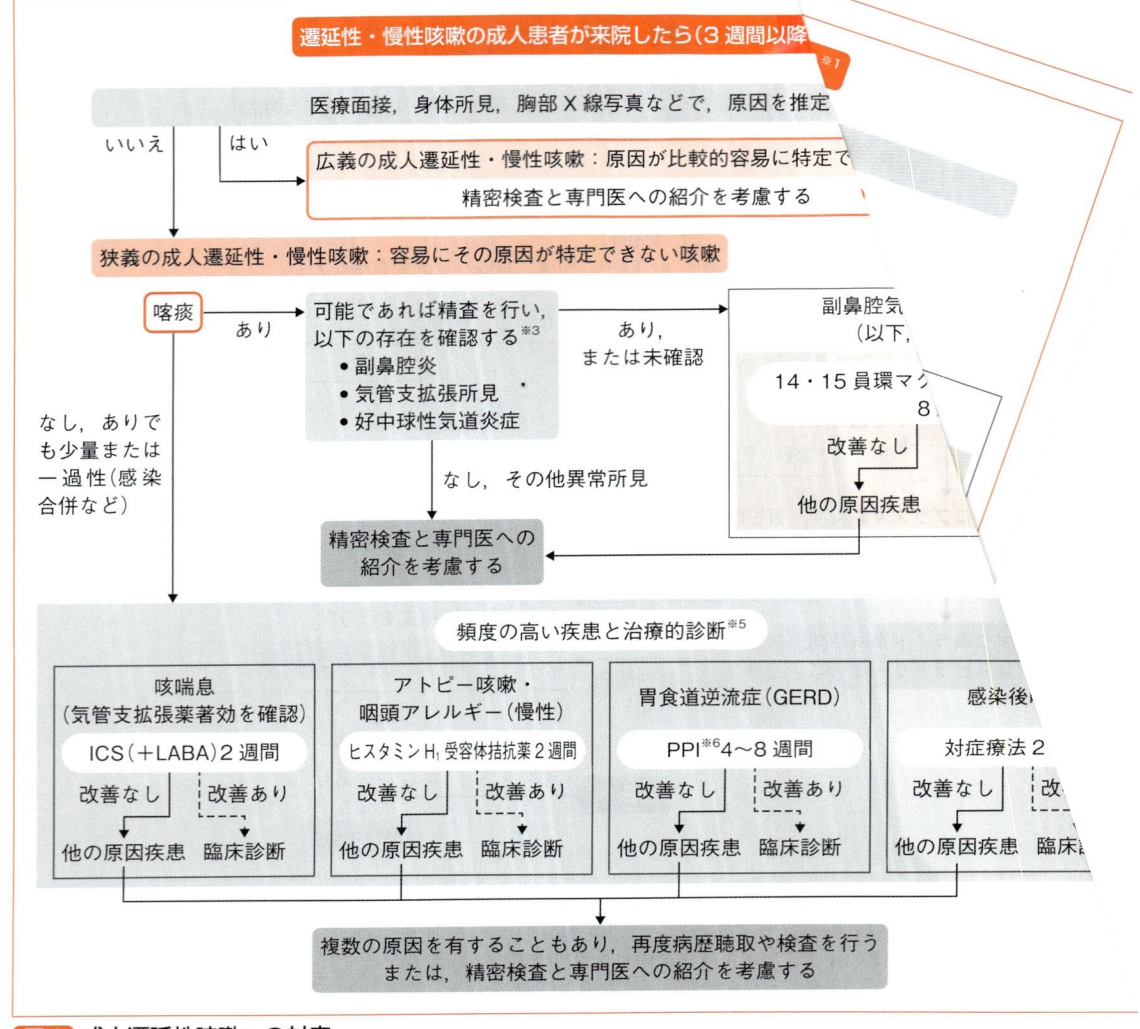

**図2 成人遷延性咳嗽への対応**

※1：まずは単一ないし主要な原因について鑑別診断をすすめるが，例外や複数の原因をもつこともあることに留意する。

※2：肺結核などの呼吸器感染症，肺癌などの悪性疾患，喘息，COPD，慢性気管支炎，気管支拡張症，薬剤性肺障害，心不全，鼻副鼻腔疾患など。

※3：喀痰塗抹・培養（一般細菌，抗酸菌），細胞診，細胞分画や胸部 CT 検査，副鼻腔 X 線または CT 検査を施行。副鼻腔炎については，好中球性炎症を主体とする従来型副鼻腔炎と，好酸球性炎症を主体とする好酸球性副鼻腔炎がある。好酸球性副鼻腔炎は JESREC スコアで疑い，耳鼻咽喉科専門医に診断を依頼する。

※4：まずエリスロマイシン（EM）を使用し，有効性が得られない場合や副作用が出現した場合は，他のマクロライド系抗菌薬を考慮する。［クラリスロマイシン（CAM）【内服薬】］を「好中球性炎症性気道疾患」に対して処方した場合，当該使用事例を審査上認める」とされている（2011 年 9 月 28 日厚生労働省保険局医療課）。

※5：治療的診断の効果判定までのおよその期間を示した。いずれの疾患においても改善の兆しがない場合は他疾患の可能性にも留意する。

※6：個人差が大きいため，プロトンポンプ阻害薬（PPI）でも 2 週間程度で効果発現を確認することが望ましい。PPI は高用量での開始が推奨され，効果がない場合，ボノプラザンへの変更，消化管運動機能改善薬の追加投与を考慮する。

（日本呼吸器学会：咳嗽・喀痰の診療ガイドライン 2019．p ⅴ，メディカルレビュー社，2019 より）

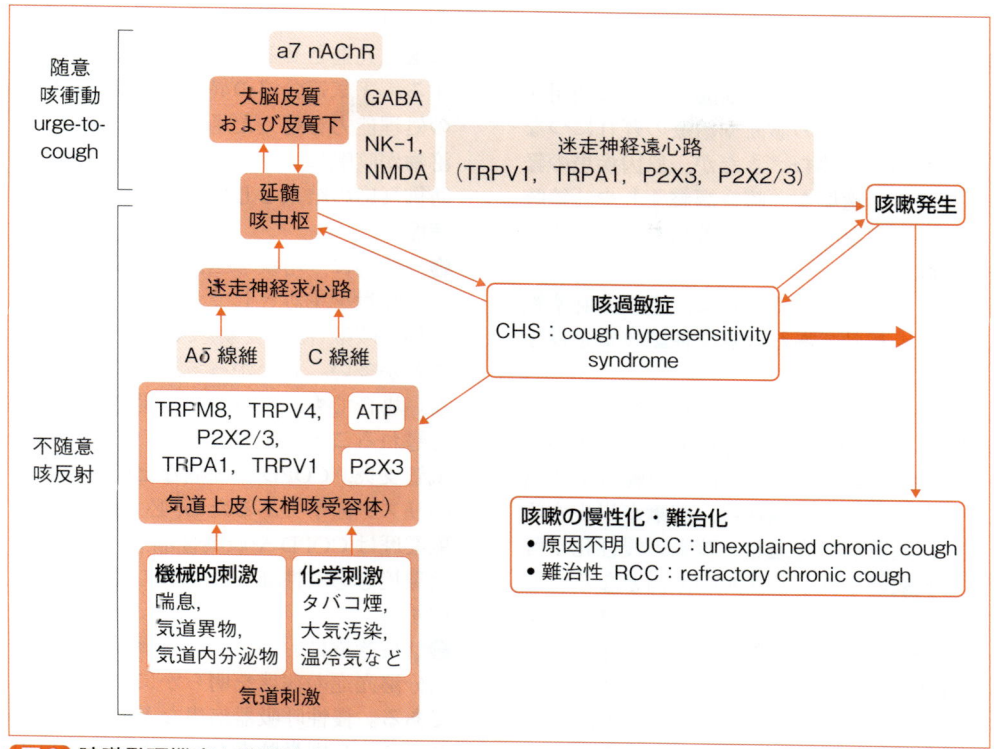

**図3** 咳嗽発現機序と咳過敏症

〔Mukae H, et al: The Japanese respiratory society guidelines for the management of cough and sputum (digest edition). Respir Investig 59(3): 270–290, 2021, Morice AH, et al: The Effect of Gefapixant, a P2X3 antagonist, on Cough Reflex Sensitivity: A randomised placebo-controlled study. Eur Respir J 54(1): 1900439, 2019 をもとに作図〕

❷画像検査で副鼻腔炎や気管支壁肥厚，小葉中心性の粒状影などの所見を認める。

❸マクロライド系抗菌薬の投与で症状の改善が得られる。

### ② 喘息，咳喘息（⇨888頁）

❶夜間，早朝に悪化することが多く，症状の季節性や変動性がある。

❷気管支拡張薬が有効。

❸小児喘息の既往，家族歴を含めたアレルギー素因，ペット飼育がないか。

### ③ 副鼻腔炎（⇨1606頁），後鼻漏症候群

❶従来型慢性副鼻腔炎では，下顎洞優位に好中球性炎症をきたす。

❷好酸球性副鼻腔炎では篩骨洞優位に好酸球性炎症をきたし，嗅覚低下をきたす。

### ④ 胃食道逆流症（GERD）（⇨637頁）

❶胸やけなどの食道症状があり，会話時・食後・起床直後・就寝直後・上半身前屈時に症状が悪化

し，体重増加に伴っても悪化する場合や，亀背の存在がみられる場合，また感染後の咳嗽の際に嗚咽が現れる場合など，これらの症状が出ることで疑う（Respir Investig 55: 291–292, 2017）。

❷プロトンポンプ阻害薬の高用量での開始が推奨され，効果がない場合，ボノプラザンへの変更，消化管運動機能改善薬の追加投与を考慮する。

### ▌どうしても診断のつかないとき試みること

❶呼吸機能検査，上部消化管内視鏡検査，気管支内視鏡検査，アセチルコリンを用いた気道過敏性試験などが行える専門施設への相談を検討。

❷治療的診断：気管支拡張薬，副腎皮質ステロイド（喘息・咳喘息），抗アレルギー薬（アトピー咳嗽・喉頭アレルギー），抗菌薬や喀痰調整薬（気道感染症），ヒスタミン $H_2$ 受容体拮抗薬，プロトンポンプ阻害薬（GERD），禁煙，抗コリン薬（COPD）などの診断的な治療は必要ではあるが，その感度，特異度は高

くない。

❸**鎮咳薬使用と咳過敏症**

❶咳嗽治療として対症的に鎮咳薬を安易に使用することは「原因疾患」の診断や治療の遅れにつながる可能性があり，慎むべきだが，原因疾患の鑑別を進めながら，適切な「喀痰調整薬」や「鎮咳薬」を用い，過剰な咳嗽による苦痛を取り除くことは許容される。

❷中枢性鎮咳薬を使用する場合は，まず非麻薬性鎮咳薬を用い，無効であれば麻薬性鎮咳薬を投与する。

❸慢性咳嗽では咳誘発に関する末梢神経系の反応性が亢進しており（Eur Respir J 54: 1900439, 2019），健常者では反応しない程度の刺激で咳嗽を呈する場合があり（咳過敏症），咳嗽が出現することでさらに過敏症が亢進し，咳嗽の慢性化や難治化という咳嗽の悪性サイクルの原因となることがある（図3）。P2X3受容体阻害薬（ゲーファピキサント）は末梢咳受容体を抑制して鎮咳作用を示すため（Eur Respir J 54: 1900439, 2019），咳過敏症による悪性サイクルを断つことで，咳嗽によるQOLの低下を軽減する効果が期待される。ただし，使用にあたっては味覚異常などの有害事象や咳過敏症の「誘因疾患」の適切な早期診断と治療を妨げないように注意することが求められる。

---

# 喀痰
## Sputum

**金子 猛** 横浜市立大学大学院主任教授・呼吸器病学

GL 咳嗽・喀痰の診療ガイドライン2019（2024年改訂予定）

## ▌診断のチェックポイント

### ■定義

❶喀痰とは，下気道から気道外に喀出された気道分泌物の総称である。したがって，上気道，つまり鼻副鼻腔由来の分泌物が後鼻漏となり，口腔内から喀出されたものは喀痰とはよばない。なお，気道分泌物には，気道の分泌細胞，すなわち粘膜下腺の粘液細胞と漿液細胞からの分泌物，そして気道上皮の杯細胞からの分泌物，また気道粘膜の微小血管から漏出・滲出した血漿成分，さらに気道上皮細胞から分泌される水分が含まれている。

❷喀痰の存在は異常であり，気道炎症などの気道分泌を亢進させる病態が存在していることを示唆する。下気道分泌の異常な増加が粘液線毛輸送系の処理能力を超えた場合に，気道内に貯留した分泌物が咳嗽により気道外に排除されるという生体防御反応の結果として喀痰が生じる。

### ❶病歴

❶一般的に，喀痰を主訴として受診する場合よりも，咳嗽を主訴として受診し，問診によって喀痰を伴う咳嗽（湿性咳嗽）であることが明らかになることが多い。したがって，患者が喀痰症状を訴えない場合でも，咳嗽がある場合は必ず喀痰の存在を尋ねることが重要である。また喫煙歴は，慢性気管支炎，COPDや肺癌などの喀痰を生じる疾患のリスク因子であるため，必ず確認する。さらに，職業歴はCOPDや職業性喘息，じん肺症など，生活環境も過敏性肺炎などとの関連性を想定して聴取する。

❷喀痰診療においては，喀痰症状の背景にある気道分泌亢進の病態を明らかにすることが最も重要である。慢性呼吸器疾患などの基礎疾患の既往，さらには鼻副鼻腔炎などの上気道疾患の病歴も確認しておくことが必要である。鼻副鼻腔炎は下気道疾患と合併することがあり，また後鼻漏の原因となる。喀痰については，出現時期，色調，臭い，性状，量，喀出のしやすさ，そしてこれらの経時的な変化についての情報を得る（図1）。

### ❷身体所見：喀痰の原因となる，下気道における分泌亢進をきたす病態や呼吸器疾患を示唆する身体所見を確認する。

❶視診では，チアノーゼの有無，呼吸パターン，呼吸数を確認する。進行期のCOPDでは，口すぼめ呼吸や呼気の延長，樽状胸郭（胸郭前後径の拡大），胸鎖乳突筋の肥大，吸気時鎖骨上窩や肋間の陥凹を認めることがある。ばち指は，特発性肺線維症（IPF：idiopathic pulmonary fibrosis）で高頻度に認めるが，肺癌でも認めることがある。ただし，IPFでは，気道感染合併時以外では通常喀痰を訴えない。

❷聴診では，副雑音である笛音（wheezes），いびき音（rhonchi），水泡音（coarse crackles）や呼吸音の減弱，呼気の延長の有無などを確認する。

❸打診では，鼓音と濁音の有無，濁音界（肺肝境界）の高さなどを確認する。

### ❸検査（喀痰検査）

❶喀痰を採取し，肉眼・嗅覚的および物理学的特

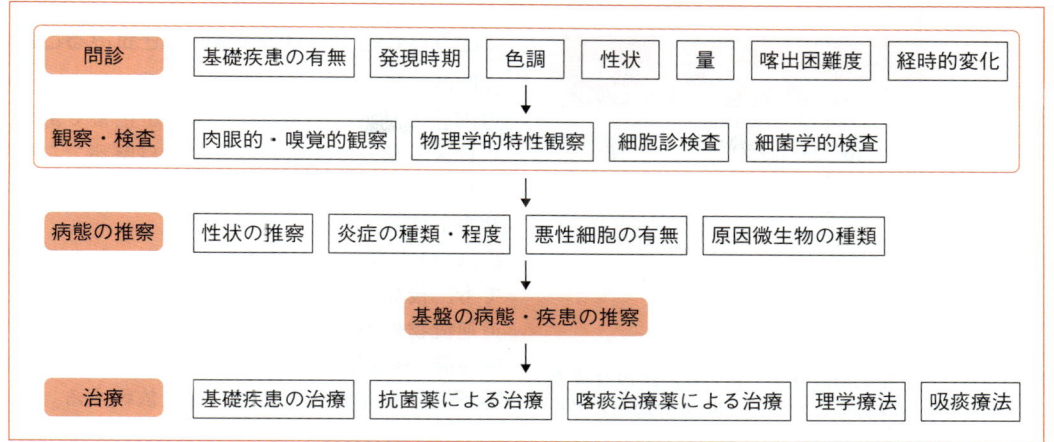

**図1** 喀痰診療の原則

（日本呼吸器学会咳嗽・喀痰の診療ガイドライン2019作成委員会 編：咳嗽・喀痰の診療ガイドライン 2019．p27，メディカルレビュー社，2019 より引用改変）

性（粘性や弾性）の観察を経て，喀痰検査を実施する。喀痰は，非侵襲的に採取できるきわめて有用な臨床検体であり，肺や気道の状態をよく反映する。

❷喀痰検査には，細菌学的検査，細胞診検査がある（図1）。

- 細菌学的検査により，気道感染症の診断，原因微生物の同定，感染の程度（特に抗酸菌塗抹検査），薬剤感受性の評価などを行う。高齢者や免疫機能低下症例における肺炎の場合は，肺結核の可能性を考慮し，一般細菌検査に加えて，抗酸菌検査も追加する。また，主に中高年の女性において，胸部CTで中葉舌区を中心として気管支拡張像とともに粒状影を認める場合も，肺非結核性抗酸菌症を疑い抗酸菌検査を行う。

- 細胞診検査は，肺癌をはじめとした悪性疾患の診断に用いる。また，炎症性細胞（特に好酸球や好中球）を同定し気道炎症の病態を明らかにすることにより，気管支喘息やCOPDなどにおけるフェノタイプ分類に基づく治療戦略が可能になる。

❸なお，喀痰検査においては，下気道由来の良質な喀痰を採取することが重要であり，特に細菌学的検査では，膿性痰が得られれば，原因微生物の検出の可能性が高まる。膿性痰は淡黄色が多いが，膿の量が増えると，濃い黄色から緑色となる。膿性度が高くなるにつれて培養陽性率が上昇するため，膿性度の評価は非常に重要である。

**表1** Miller & Jones の分類

| M1 | 唾液，完全な粘性痰 |
|----|------------------|
| M2 | 粘性痰だが少量の膿性痰が含まれる |
| P1 | 膿性痰が1/3以下 |
| P2 | 膿性痰が1/3〜2/3 |
| P3 | 膿性痰が2/3以上 |

（日本呼吸器学会咳嗽・喀痰の診療ガイドライン2019作成委員会 編：咳嗽・喀痰の診療ガイドライン 2019．p24，メディカルレビュー社，2019 より）

❹喀痰の膿性度については次のような分類を行う。分類には肉眼的および顕微鏡的分類があり，それぞれMiller & Jones分類とGeckler分類が用いられている（表1，2）。

- 細菌学的検査に適したものはMiller & Jones分類ではP2，P3であり，Geckler分類では4，5である。これら以外は，低品質の喀痰であり，検査結果については信頼性が低くなる。

- Miller & Jones分類では，P3が最も高品質で，P2，P1，M2，M1の順に品質が低下する。Geckler 1〜3は唾液が多く不適切，6は経皮的気管内吸引法，あるいは白血球減少時の検体であれば適切と考えられる。

## 原因疾患と頻度

❶気道感染症が原因としては最も頻度が高いが，ほとんどの慢性呼吸器疾患で喀痰が認められる。

❷慢性呼吸器疾患としては，慢性気管支炎，COPD，

**表2** Geckler 分類

| G | 細胞数/ 視野(100 倍) | | Geckler らの判定 |
|---|---|---|---|
| | 扁平上皮細胞 | 好中球 | |
| 1 | >25 | <10 | − |
| 2 | >25 | 10〜25 | − |
| 3 | >25 | >25 | − |
| 4 | 10〜25 | >25 | + |
| 5 | <10 | >25 | ＋＋ |
| 6 | <25 | <25 | −〜＋＋ |

＋＋：培養の意義あり
−：培養の意義なし

(日本呼吸器学会咳嗽・喀痰の診療ガイドライン 2019 作成委員会 編：咳嗽・喀痰の診療ガイドライン 2019. p25, メディカルレビュー社, 2019 より)

気管支喘息の頻度が高く, 喀痰の原因疾患として重要である。

❸一方, 通常喀痰を認めない主な慢性呼吸器疾患としては, 咳喘息, アトピー咳嗽, 間質性肺炎がある。

## 重要疾患の鑑別のポイント

❶喀痰はその外観から粘液性, 漿液性, 膿性に大きく分類される。

❶粘液性痰は, 原因疾患として気管支炎(⇨892頁), COPD(⇨897 頁), 気管支喘息(⇨888 頁)などが多い。

❷漿液性痰では, 肺水腫, 急性呼吸窮迫症候群(ARDS)(⇨901 頁), 浸潤性粘液性肺腺癌などがある。

❸膿性痰は, 肺炎, 急性気管支炎, 肺化膿症, 気管支拡張症(⇨895 頁), 肺非結核性抗酸菌症(⇨883 頁), 肺結核(⇨881 頁), COPD や気管支喘息(⇨888 頁)の感染増悪時などでみられる。膿性痰の存在は, 細菌感染を示唆するため, 日常診療においては, 抗菌薬投与の判断根拠となる。しかし, 気管支喘息発作時の好酸球を多く含んだ喀痰やウイルス感染時の喀痰などでも膿性を呈することがあるため, 注意を要する。

❷こうした喀痰検査の結果に加えて, 病歴, 聴診を含む身体所見, 血液検査, 胸部 X 線および CT 検査などの結果を総合的に評価して喀痰の原因疾患を診断する。特に肺癌(⇨936 頁, 940 頁)と肺結核(⇨881 頁)は見逃してはいけない重大な疾患である。

## どうしても診断のつかないとき試みること

❶聴診で異常がなく, 胸部 CT(肺のみならず中枢気道内腔の粘液貯留も確認する)が正常であり, スパイロメトリーで異常がない場合は喀痰でない可能性が高いため, 後鼻漏の関与を疑い耳鼻咽喉科にコンサルトする。

❷「いつも喉に痰が絡まっている」との訴えについても, 後鼻漏に加えて, 少量の唾液や飲食物, 胃食道逆流物の誤嚥を繰り返している可能性を疑い, 鼻副鼻腔から咽頭・喉頭(および喉頭下気管)の精査, 嚥下機能の評価を耳鼻咽喉科に依頼する。

# 血痰・喀血
## Bloody Sputum, Hemoptysis

礒部 威　島根大学教授・呼吸器・臨床腫瘍学

## 緊急処置

❶気道確保を含む救命措置

❶大量喀血例では, 窒息を防ぐための緊急処置が必要であり, RRS(rapid response system：院内迅速対応システム)などを利用する。

❷出血側の肺が明らかな場合は, 健側を上にした側臥位とし, 患者自身に喀出させる。

❸血管確保し, 止血薬を投与する。

❹低酸素血症を認める場合は, 経鼻酸素投与を行う。

❺窒息に備え, 気管挿管の準備を行う。

❻緊急気管支鏡検査や気管支動脈塞栓術(BAE：bronchial arterial embolization)の適応について検討する。

❷気管支鏡検査

❶出血部位の特定, 出血の吸引除去を行う。

❷出血部位が確定された場合, 気管支鏡を用いた止血術を行う。

❸末梢側からの出血の場合, 気管支鏡の先端を関与気管支に楔入, 保持する。

❹トロンビン, アドレナリン, 冷却生理食塩液などが用いられる。

❺止血困難な場合は, バルーンカテーテル留置が行われる。

❻健側への流入により呼吸状態が増悪する場合は, 健側への片肺挿管や, 経皮的心肺補助(PCPS：

percutaneous cardiopulmonary support)の導入を検討する。

**3** 気管支動脈塞栓術：気管支動脈造影を行い，責任血管に対し，一時的塞栓物質(ゼラチンスポンジ)または永久塞栓物質(金属コイルなど)による塞栓術を行う。

**4** 外科的治療：止血困難な症例や，気管支拡張症，非結核性抗酸菌症，肺アスペルギルス症など，限局する肺病変に対して外科的切除を検討する。

## 診断のチェックポイント

**❶** 出血部位が肺か否かの鑑別が重要となる。

**❷** 発熱患者では，事前に新型コロナウイルス感染症の抗原検査を行い，結果が判明するまでは陽性患者に準じた感染対策を行う。

**❸** 肺結核の可能性が否定できない場合は，空気感染対策を行う。

### ■定義

**❶** 喀血とは，下気道あるいは肺胞領域からの出血をいう。

**❷** 大量喀血とは，生命を脅かしうる喀血で，24 時間で 100 mL を超えて血液を喀出する場合をいう。

**❸** 肺胞領域の出血では胸部 CT で陰影が認められるが，血痰・喀血の症状がない場合もある。

### 1 病歴

**❶** 現病歴としては，血痰・喀血の発現時期と頻度，量を確認する。

**❷** 痰の性状(色，外観，粘度)，発熱，胸痛，体重減少の有無。また，血痰・喀血の既往，呼吸器疾患，心疾患，消化管，肝疾患，耳鼻咽喉科疾患の併存または既往，さらに抗凝固薬，抗血小板薬の内服，喫煙歴を確認する。

### 2 身体所見

**❶** バイタルサインを経時的に評価する。

**❷** 耳鼻咽喉科領域の診察，口腔内の観察を行う。

**❸** 胸部の視診で胸郭の動き，左右差を確認する。打診や聴診で気道の狭窄音，水泡音，無気肺の有無を確認し，患側肺を推定する。聴診上は，血液が流入した肺野では水泡音が聴取され，大量の出血で無気肺を呈すると呼吸音の減弱が認められる。

**❹** 心臓の診察では心音，心雑音，頸静脈怒張などから心不全，弁膜症の有無を確認する。

### 3 検査

**❶** 胸部 X 線，CT による画像検査で，出血源を特

**表1** 喀血と吐血の鑑別

| | 喀血 | 吐血 |
|---|---|---|
| 症状 | 咳嗽とともに喀出 | 嘔吐とともに吐出 |
| 前兆 | 胸部の違和感 | 悪心，嘔吐 |
| 色調 | 鮮紅色 | 暗赤色 |
| 性状 | 泡沫状，凝固しない | 塊状，凝固する |
| 混在物 | 喀痰 | 食物残渣 |
| pH | アルカリ性 | 酸性 |
| 排便 | — | 黒色便，タール便 |

**表2** 血痰・喀血の原因疾患

| | |
|---|---|
| 呼吸器疾患 | 気管支拡張症，肺真菌症，肺炎，肺結核，非結核性抗酸菌症，急性・慢性気管支炎，細気管支炎，肺化膿症，特発性肺ヘモジデローシス，気管支動脈蔓状血管腫，気管支動脈瘤，肺動脈瘤，気管支結石症，気道異物，肺高血圧症，肺アスペルギルス症 |
| 悪性疾患 | 肺癌，転移性肺腫瘍，耳鼻咽喉科領域の悪性腫瘍 |
| 心疾患 | 心不全，心弁膜症，肺血栓塞栓症，解離性大動脈瘤，肺動静脈瘻 |
| 膠原病, 血管炎, 腎疾患 | 肺胞出血，ANCA 関連疾患，肺腎症候群 |
| その他 | 薬剤性(抗凝固薬，抗血小板薬)，血液疾患，播種性血管内凝固症候群(DIC)，異所性子宮内膜症(月経随伴性の喀血)，医原性(気管支鏡検査後など) |

定する。出血は肺野のすりガラス影として認められることが多い。限局性，びまん性，腫瘍の存在，造影 CT による血管病変(肺血管，大動脈)の確認を行う。

**❷** 喀痰検査：細菌学的検査，抗酸菌検査，細胞診，吐血との鑑別(**表 1**)。

**❸** 血液検査：貧血，凝固異常，炎症反応，BNP，腎機能(検尿も含む)，膠原病，血管炎(ANCA 関連抗原)，抗糸球体基底膜抗体(抗 GBM 抗体)，感染症(MAC 抗体，IGRA：インターフェロンγ遊離試験，アスペルギルス抗体)，動脈血ガス分析。

**❹** 気管支鏡検査：出血部位の確認，気管支肺胞洗浄による肺胞出血の診断，細菌学的検査や細胞診が可能。出血時には生検は行わない。

## 原因疾患と頻度

血痰，喀血の原因疾患は多数ある(**表 2**)。頻度の高いものとしては，気管支拡張症，非結核性抗酸菌症，肺アスペルギルス症，肺癌があげられるが，抗

凝固薬，抗血小板薬使用例の血痰，喀血，肺胞出血も散見される。

## 重要疾患の鑑別のポイント

1. 喀血と吐血の鑑別を行い，緊急内視鏡検査の適応を検討する。
2. 繰り返す喀血患者は大量喀血を生じる可能性があり，事前に呼吸器内科，放射線科による治療方針の検討，患者への説明が必要である。また，自宅などで喀血を生じた際の対応についても説明する。

## どうしても診断のつかないとき試みること

呼吸器内科を中心に，関係する診療科がカンファレンスを行う。

## 帰してはならない患者・帰してもよい患者

大量喀血症例，救急外来を頻回受診症例は注意が必要である。血管炎に伴う肺胞出血は，急速に呼吸不全，腎不全が進行することがあり，注意が必要である。

# 呼吸困難
Dyspnea

**松本 正孝** 北播磨総合医療センター・呼吸器内科部長（兵庫）

GL ・内科救急診療指針 2022
　　・JRC 蘇生ガイドライン 2020
　　・アナフィラキシーガイドライン 2022
　　・喘息診療実践ガイドライン 2023

## 緊急処置

1. 気道異物による呼吸困難の対応：居合わせた人か

らの情報や万国共通の窒息サイン（ユニバーサル・チョーキング・サイン）より気道異物による気道閉塞を疑えば，背部叩打や腹部突き上げ（乳児は胸部突き上げ）を繰り返す（図1，2）。マギル鉗子を用いて異物の除去を試みてもよい。

2. アナフィラキシーによる呼吸困難の対応：アドレナリンを成人は1回量最大 0.5 mg，小児は1回量最大 0.3 mg を大腿部中央の前外側に筋注する。治療抵抗性の場合，5〜15分ごとに繰り返す。改善しないときには，気管挿管や輪状甲状靱帯切開を考慮する。

## 診断のチェックポイント

1. 病歴・身体所見：呼吸困難を呈する原因は多種類あるため，病歴，身体所見，検査結果を参考に系統的に鑑別を進めていくことが重要である。
   1. まず，酸素が体外から血中に至るまでの経路より検索する（図3）。
   2. 次に，肺を圧迫するような機序を胸部 X 線画像で検索する（図4）。
   3. 最後に，延髄呼吸中枢から効果器である呼吸筋に至るまでの神経経路や筋肉について検索する（図5）。
2. 検査：上記疾患を鑑別するために，可能な範囲で検査を行う。
   1. 胸部 X 線撮影（可能なら側面も撮影する）。
   2. スクリーニング血液検査（Hb，D ダイマー，LDH，CK，BNP，CRP）。可能なら動脈血液ガス検査も行う。
   3. 胸部 CT。
   4. 心電図。
   5. 心エコー，呼吸機能検査，尿検査。

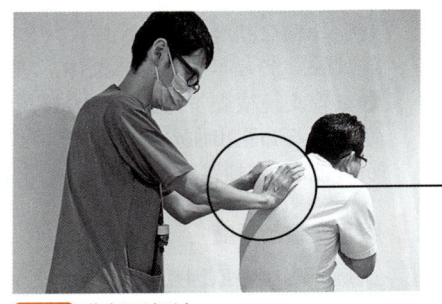
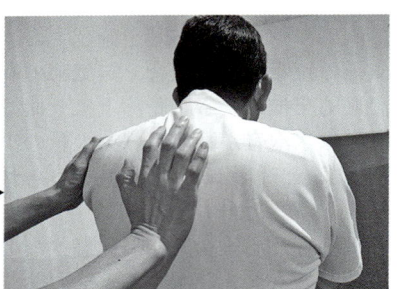

**図1 背部叩打法**
肩甲骨間を手掌基部で繰り返し叩打する。

7

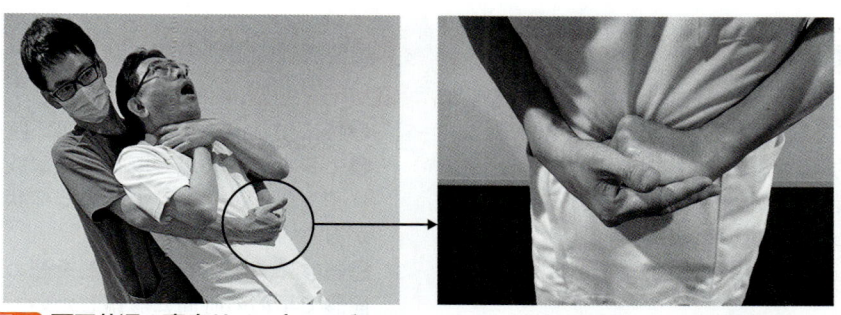

**図2** 万国共通の窒息サイン（ユニバーサル・チョーキング・サイン）と腹部突き上げ法

①助けることを説明する。
②背部から腕を回す。
③足を入れて安定した体位にする。
④握りこぶしの親指側を臍の上方，みぞおちの下方に当てる。
⑤もう一方の片手で握りこぶしをつかむ。
⑥身体を密着する。
⑦異物が除去されるまで何度も勢いよく突き上げる。
⑧異物が除去されても臓器損傷，骨折などないか検査が必要である。

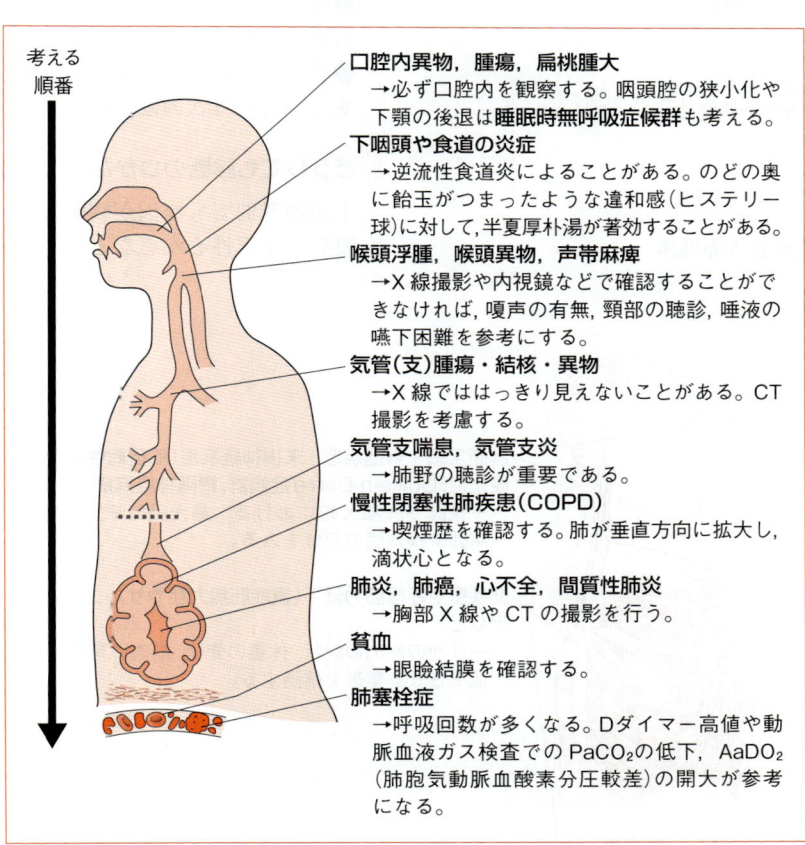

考える
順番

**口腔内異物，腫瘍，扁桃腫大**
→必ず口腔内を観察する。咽頭腔の狭小化や下顎の後退は**睡眠時無呼吸症候群**も考える。

**下咽頭や食道の炎症**
→逆流性食道炎によることがある。のどの奥に飴玉がつまったような違和感（ヒステリー球）に対して，半夏厚朴湯が著効することがある。

**喉頭浮腫，喉頭異物，声帯麻痺**
→X線撮影や内視鏡などで確認することができなければ，嗄声の有無，頸部の聴診，唾液の嚥下困難を参考にする。

**気管（支）腫瘍・結核・異物**
→X線でははっきり見えないことがある。CT撮影を考慮する。

**気管支喘息，気管支炎**
→肺野の聴診が重要である。

**慢性閉塞性肺疾患（COPD）**
→喫煙歴を確認する。肺が垂直方向に拡大し，滴状心となる。

**肺炎，肺癌，心不全，間質性肺炎**
→胸部X線やCTの撮影を行う。

**貧血**
→眼瞼結膜を確認する。

**肺塞栓症**
→呼吸回数が多くなる。Dダイマー高値や動脈血液ガス検査での$PaCO_2$の低下，$AaDO_2$（肺胞気動脈血酸素分圧較差）の開大が参考になる。

**図3** 体外から血中までの経路

〔松本正孝：呼吸困難．Medical Practice 39（臨時増刊）：32-34，2022 より一部改変〕

## 原因疾患と頻度

2021 年 7 月〜2023 年 6 月まで当院呼吸器内科専門外来において呼吸困難を訴えた初診患者のうち，間質性肺炎が約 40％，腫瘍性疾患が 23％，気管支喘息が 16％，慢性閉塞性肺疾患（COPD）が 12％，その他 19％であった（疾患の重複あり）。

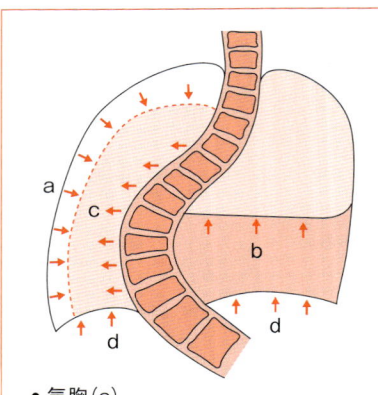

- 気胸（a）
- 胸水貯留（b）
- 脊柱の後弯や側弯，ストレートバック症候群（c）
- 肥満（d）
- 妊娠（d）

**図4** 肺を圧迫する機序

## 重要疾患の鑑別のポイント

**1 気管支喘息**（⇨888 頁）

❶特に寝る前，起床時に喘鳴，咳嗽を繰り返す。

❷アレルギー疾患の既往歴・家族歴がある。ステロイド（吸入・内服）で呼吸器症状が改善したことがある。

❸聴診にて呼気終末の喘鳴を認める。できれば午前診で早めの時間に診察したい。

**2 COPD**（⇨897 頁）

❶労作時呼吸困難（思いっきり息が吐けない）。慢性の咳嗽と喀痰。

❷40 歳以上の長期喫煙者で，風邪症状を繰り返し，なかなかよくならない。

❸CT で気腫性病変あるいは，気道狭小化・気道壁肥厚を認める。

**3 間質性肺炎**

❶労作時呼吸困難，乾性咳嗽。

❷特に背側下肺野の吸気終末に fine crackles を聴取する。聴診は背部からも必ず行うべきである。

❸胸部 X 線あるいは CT での両側すりガラス影あるいは網目状の陰影を認める。

## どうしても診断のつかないとき試みること

上記の鑑別でも原因が判明しない場合には，心臓弁膜症や先天性心疾患などの心疾患，黄砂や低気圧，

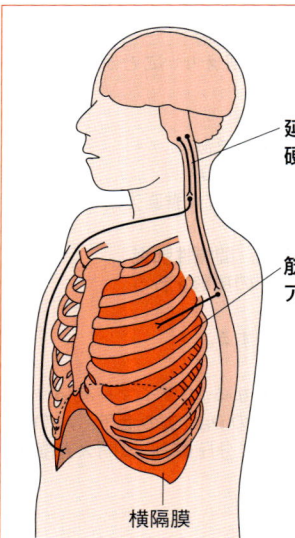

延髄疾患・脊髄疾患・末梢神経疾患（筋萎縮性側索硬化症，Guillain-Barré 症候群，横隔神経麻痺など）
→視診や胸部 X 線における，最大吸気呼気での胸郭や横隔膜の変位をみる。

筋疾患や呼吸筋力低下（重症筋無力症やサルコペニアなど）
→ほかの筋肉の症状，体重の変化，筋肉の緊張を低下させる薬剤を確認する。

横隔膜

**図5** 呼吸中枢から呼吸筋までの神経経路

〔松本正孝：呼吸困難．Medical Practice 39（臨時増刊）：32-34，2022 より一部改変〕

高湿度といった環境要因，一酸化炭素やシアンなどの中毒，過換気症候群のような心因性も考える。

### ▌帰してはならない患者・帰してもよい患者

以下の場合には，自宅に帰してはならない。

**1** 視診でわかる危険な呼吸（切迫呼吸停止，呼吸回数低下，死戦期呼吸，気道閉塞パターン）を呈する場合。

**2** 室内気でSpO₂が90%を切る状態が改善しない場合，あるいはSpO₂90%以上だが，頻呼吸，浅迫呼吸，頸部・肩の副呼吸筋を用いた呼吸を呈する場合。

**3** 意識レベルが低下している場合。

# 呼吸リズムの異常
## Abnormal Breathing Rhythms

**鰤岡 直人** 鳥取大学特任教授・病態検査学

### ▌緊急処置

**1** 異常に深く大きな呼吸が，規則正しく持続していると Kussmaul 呼吸を疑う。血糖値，尿中ケトン体，血中ケトン体分画，腎機能，動脈血ガスを調べ，糖尿病性ケトアシドーシス（DKA）と診断できれば，適切な輸液，インスリン療法，電解質の補正などが必要である。

**2** 無呼吸状態から急に大きな呼吸や不規則な呼吸を繰り返しているならば，Biot 呼吸が疑われる。頭蓋内圧亢進や脳幹機能障害の疑いがあり，緊急対応が必要である。

### ▌診断のチェックポイント

#### ■定義

**1** 呼吸リズムの異常は，呼吸数，呼吸振幅の変動，呼吸周期の変化によって決定される〔呼吸器内科34（特別増刊号）：49-54，2018〕。

**2** 診断のため1分間の呼吸数を測定する。成人の正常呼吸数は安静覚醒時で12〜20回/分である。平均呼吸周期は，約4秒である。呼吸の深さ（1回換気量の呼吸振幅）と呼吸周期を視診で観察する。正常ならば1回換気量は約500 mLで，ばらつきは少なく周期も規則正しい。

**3** 代表的な呼吸リズムの異常には，チェーン・ストークス呼吸（CSR：Cheyne-Stokes respiration），Kussmaul 呼吸，Biot 呼吸がある（図1）。

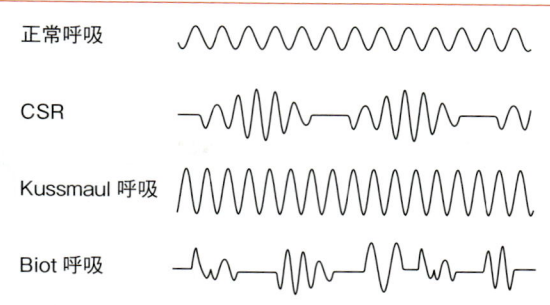

**図1** 正常呼吸と代表的な呼吸リズムの異常

#### 1 病歴

**1** 心不全，脳卒中，腎不全，多系統萎縮症の既往はないか（→ CSR）。

**2** 口渇，多飲，多尿，悪心，嘔吐，腹痛などがあり，糖尿病の既往がないか。食欲不振，浮腫，呼吸困難，尿量低下などがある場合，尿毒症の可能性はないか（→ Kussmaul 呼吸）。

**3** 頭蓋内圧亢進，脳幹機能障害，髄膜炎の疑いはないか（→ Biot 呼吸）。

#### 2 身体所見

**1** CSR は過呼吸と低呼吸〜無呼吸を交互に繰り返す特徴があり，反復性の漸増・漸減パターン（crescendo-decrescendo pattern）を呈する（図2）。覚醒中でも視診で確認できることもある。

**2** Kussmaul 呼吸は，代謝性アシドーシスが病態としてあり，呼吸性に代償するため呼吸振幅の大きく深い呼吸が，規則正しく持続する（呼吸回数は正常〜増加）。

**3** Biot 呼吸は，無呼吸状態から急に大きな呼吸や不規則な呼吸を繰り返す。頭痛，嘔吐などを認め，意識レベルが低下していることもある。

#### 3 検査

**1** CSR：心不全患者に認めることが多いため，心臓超音波検査で心臓機能を調べる。血中 BNP や NT-proBNP 測定も有用である。脳卒中，腎不全，多系統萎縮症に伴うこともあり，各々に対して確認・検査も必要である。CSR を伴った中枢性無呼吸を評価するためには，鼻・口からの気流変化と呼吸バンドによる胸部あるいは腹部の換気運動を同時測定可能なポリグラフ検査を実施する（図2）。

**2** Kussmaul 呼吸：糖尿病の既往確認と検査が重要である。血糖値，尿中ケトン体，血中ケトン体分画，腎機能を検査し，動脈血ガス分析で代謝性

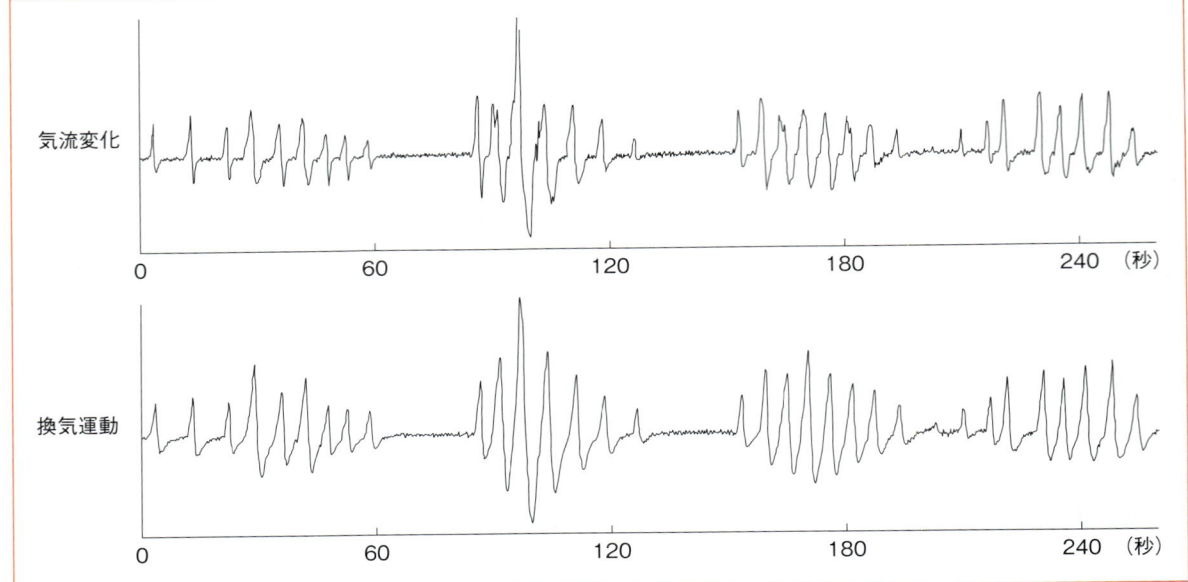

**図2** CSR を伴う中枢性無呼吸

慢性心不全患者に認めた CSR。睡眠中の気流変化は鼻から測定し，換気運動は胸部の呼吸運動を呼吸バンドを用いて記録した。CSR 中に気流と換気運動が同時に停止した区間が中枢性無呼吸として計測される。

アシドーシスの程度，アニオンギャップ開大を調べる。

❸ Biot 呼吸：頭蓋内圧亢進の徴候として，視神経乳頭の腫脹（うっ血乳頭）がないか眼底検査で確認する。頭部 CT 検査，MRI 検査も有用である。

### 原因疾患と頻度

**1** CSR：慢性うっ血性心不全患者の 25～40％に CSR を認める（「睡眠障害国際分類 第 3 版」，p38，2018）。脳卒中の急性期に 20～25％程度，CSR を認める〔「睡眠時無呼吸症候群（SAS）の診療ガイドライン 2020」，p24，2020〕。

**2** Kussmaul 呼吸：DKA は，1 型糖尿病の治療管理が不十分な状態で生じやすい（Nat Rev Dis Primers 6: 40，2020）。

**3** Biot 呼吸：頭蓋内圧亢進の原因として，脳腫瘍，頭蓋内出血，脳浮腫，髄膜炎などがある。

### 重要疾患の鑑別のポイント

**1** CSR は心不全に合併することが多い。心房細動が併存する率も高い。精密検査として終夜睡眠ポリグラフ検査を実施し，無呼吸低呼吸指数（AHI：apnea-hypopnea index）が 20 回/時以上ならば，睡眠時無呼吸症候群（SAS）として治療対象になる。

**2** CSR は腎不全にも認めることがある。体液貯留による肺うっ血が関与していると報告されている。

**3** CSR は多系統萎縮症に合併することがある（Curr Opin Pulm Med 26: 615-622，2020）。

**4** Kussmaul 呼吸と鑑別すべき過換気症候群は，動脈血ガス分析で呼吸性アルカローシスを認める。

### どうしても診断のつかないとき試みること

**1** 呼吸リズムの異常は視診で判断するが，客観的に診断するためには，鼻・口からの気流変化や呼吸バンドを用いて胸部あるいは腹部の換気運動を記録する。

**2** 睡眠中，CSR に伴う中枢性無呼吸に閉塞性無呼吸も混在することがあるので，終夜睡眠ポリグラフ検査を実施して SAS の型と重症度を診断する。中枢性無呼吸は，CSR 中に鼻・口からの気流変化と胸部あるいは腹部の換気運動が同時に停止した区間（10 秒以上）として測定される（図 2）。閉塞性無呼吸は気流が停止（10 秒以上）するが，換気運動は呼吸努力として継続する。無呼吸・低呼吸の総数のうち，50％以上を中枢性無呼吸・低呼吸が占める状態を中枢性睡眠時無呼吸症候群（CSAS）とする。

## 帰してはならない患者・帰してもよい患者

**1** CSR は中枢性無呼吸を合併する。治療適応などの評価は必要であるが予定検査でもよい。

**2** Kussmaul 呼吸を認める患者は，DKA の可能性があるので入院が必要である。

**3** Biot 呼吸を認める患者には，緊急処置が必要であるので入院が必要である。

# 肺音の異常
## Abnormal Lung Sounds

**皿谷 健** 杏林大学教授・呼吸器内科学

## 診断のチェックポイント

### 定義

**1** 正常な呼吸音には気管呼吸音，気管支呼吸音，肺胞呼吸音がある（図 1）。

- 前 2 者の吸気および呼気時の周波数は高く，特に気管呼吸音は吸気，呼気ともに荒々しい音を聴取できる。
- 気管呼吸音は頸部で，気管支呼吸音は胸骨柄結合のある気管分岐部周囲で，肺野末梢では肺胞呼吸音を聴取できる。
- 肺胞呼吸音は吸気で聴取され，呼気ではほぼ聴取されない"そよ風"のような低音である。

**2** 呼吸音の異常では，全肺野で呼吸音が減弱する COPD，片側で呼吸音が減弱または消失する気胸，胸水貯留，大葉性肺炎の器質化，呼気延長を伴う気管支喘息や COPD に注意する。

**3** 副雑音にはラ音と胸膜摩擦音があり，ラ音は断続性ラ音，連続性ラ音に分類される（図 2）。

- 断続性ラ音の水泡音に低周波（250〜500 Hz）のゴロゴロ音，捻髪音は高周波（500〜1,000 Hz）のパチパチ音で，連続性ラ音は高周波（400 Hz 以上）のピー音である笛音（wheezes），低周波（200〜250 Hz 未満）のグー音であるいびき音（rhonchi）がある。
- その他，頸部の気管や咽喉頭部の狭窄で生じる吸気時の wheezes はストライダー（stridor）とよばれ，末梢気道の開放音に相当するスクウォーク（squawk）は short wheeze ともよばれる。

### 病歴

**1** いつから咳嗽があるのか？ 2 か月以上続く慢性咳嗽では感染後咳嗽の可能性は低くなり，基礎疾患（COPD や気管支喘息），気道狭窄などの器質的疾患，逆流性食道炎，後鼻漏症候群などが代表的疾患である。

**2** 夜間〜明け方の咳嗽，喘鳴の出現は COPD の急性増悪や気管支喘息発作を疑う。

**3** 血痰や喀血を伴う咳嗽は，肺癌などの悪性疾患や気管支拡張症などの気道病変を疑う。体重減少や食欲低下を伴う場合，悪性腫瘍の可能性が上がる。

**4** 喫煙歴や職歴：40 pack-years 以上は COPD を疑い，アスベスト曝露など環境，職歴の聴取が重要である。

### 2 身体所見

**1** $SpO_2$ の低下の有無や頻呼吸（→気管支喘息発作，COPD の急性増悪，肺炎の合併）。

**2** 片側の気管支呼吸音の低下や同部位（局所）での喘鳴の聴取は気道狭窄を疑う。

**3** 全肺野での wheezes の聴取（→代表的疾患として気管支喘息発作，COPD の急性増悪）の多くは頸部に放散する。

### 3 検査
胸部 X 線で粗大病変は指摘できないが，局所の喘鳴や慢性咳嗽のある場合，胸部 CT を行う（図 3）。

## 原因疾患と頻度

**1** 喘鳴の原因は以下の解剖学的部位により異なることを念頭におく。

**1** Larynx（喉頭）：喉頭炎は吸気時の閉塞や喘鳴を生じる。特に喉頭蓋炎で吸気時の喘鳴として認識される。

**2** Trachea（気管）：気管気管支炎や気管内異物でみられる。

**3** Bronchi：（気管支）：気管支炎，細気管支炎，気管支喘息で生じる。また，肺気腫，じん肺，珪肺，肺癌なども考慮する。

**4** Alveoli（肺胞）：心臓喘息（肺水腫）でみられる。

**2** 喘鳴の症状のみで受診する症例は少なく，多くは呼吸困難や咳嗽を伴っている。喘鳴を呈するコモンな疾患や比較的まれな疾患を表 1，2 に示す。

## 重要疾患の鑑別のポイント

**1** Wheezes が全肺野か局所か？：全肺野で wheezes がある場合は，気管支喘息（⇨ 888 頁）発作や COPD（⇨ 897 頁）の急性増悪，心臓喘息をあげる。局所のみの wheezes はその部位に気管支狭窄や気道浮腫を

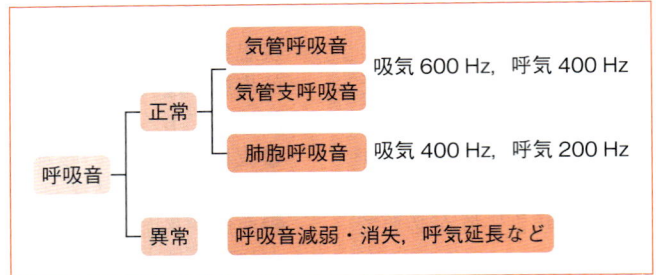

**図1** 呼吸音の分類

（皿谷 健：聴診スキル講座．https://www.kango-roo.com/learning/2424/ より）

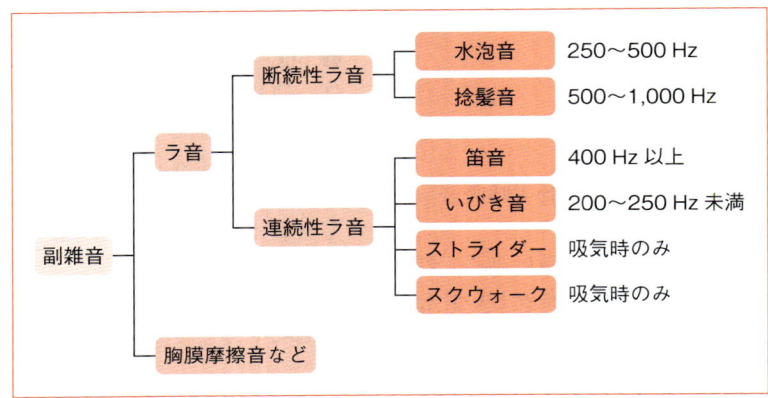

**図2** 副雑音の分類

（皿谷 健：聴診スキル講座．看護 roo! https://www.kango-roo.com/learning/2424/ より）

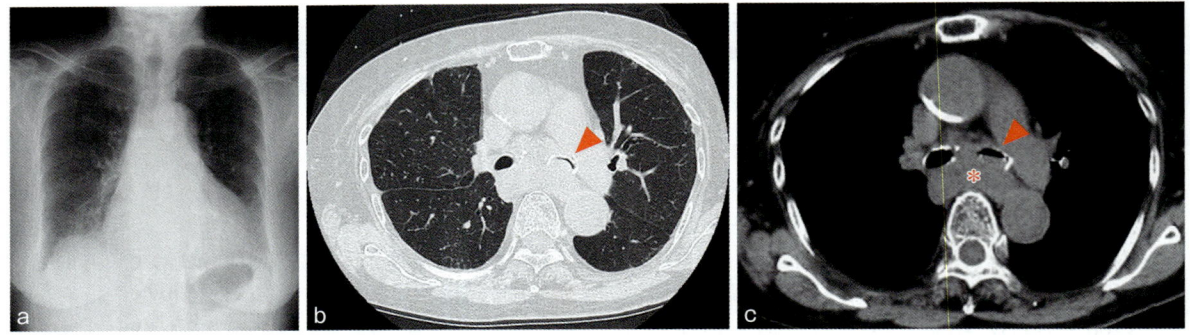

**図3** 画像検査

胸部 CT では縦隔リンパ節腫大（＊）による左主気管支の狭窄（▶）が明瞭である。

（Saraya T, et al: Critical pitfall: another cause of wheezing. BMJ Case Rep Nov 8: bcr2017223147, 2017 より）

の炎症, 血管透過性の亢進, 胸膜の悪性腫瘍によって生じ, 比重・蛋白質濃度は高く, 細胞成分は多い。

**①病歴**

❶胸水貯留による直接的な症状として, 咳, 呼吸困難, 胸痛(深吸気や咳で増強)などがあるが, 少量の胸水では自覚症状が全くない場合もある。

❷胸水貯留は呼吸器疾患のみならず, 循環器疾患や消化器疾患, 腎疾患, 婦人科疾患などでも認められ, 原因も感染症, 悪性腫瘍, 心不全, 腎不全, 免疫・膠原病, 薬剤性, 外傷性, 医原性など多岐にわたる(表1)。

❸原因となる疾患や病態に基づき, 病歴も多様であり, それぞれに関連する既往歴, 合併症を詳細に聴取する。

❹心不全(夜間呼吸困難, 体重増加, 浮腫), 肝硬変(浮腫), 腎疾患(尿量減少, 透析の有無, 浮腫), 悪性腫瘍(体重減少, 倦怠感, 食思不振, 肺癌では咳・血痰・喫煙歴など, 悪性胸膜中皮腫では石綿曝露歴), 感染症(発熱, 咳, 黄色痰など, 寄生虫感染では疑わしい食歴), 肺血栓塞栓症(呼吸困難, 胸痛, 血痰, 下肢の圧痛・発赤), 免疫・膠原病・血管炎(関節痛・腫脹, 朝のこわばり, 皮疹など), 外傷歴など。

**②身体所見**

❶大量胸水が片側に存在する場合, 胸郭運動の左右差が認められる。

❷胸水貯留部位では, 打診で濁音を呈し, 声音振盪は減弱する(JAMA 301: 309-317, 2009)。

❸聴診では, 胸水貯留が少ない場合に胸膜摩擦音を聴取するが, 胸水量が多いと呼吸音は減弱する。

❹肺炎や肺結核が原因の場合には, 聴診で水泡音(coarse crackles)が聴取されうる。

❺うっ血性心不全の場合は, 頸部静脈の怒張, 心音で病的Ⅲ音(S3 ギャロップ), 下肢の浮腫を確認する。

❻肺癌などの悪性疾患の場合には, 頸部リンパ節, 鎖骨上窩リンパ節などの表在リンパ節腫大を確認する。

❼膠原病の合併では, 関節・筋肉・骨などの運動器官の疼痛の訴え, 関節腫脹や変形, 皮膚病変などを観察する。

❽特殊な原因として, 黄色爪症候群では黄色爪が特徴的である。

**表1 胸水貯留をきたす疾患**

| 漏出性胸水 |
| --- |
| うっ血性心不全*, 腎不全*, 肝硬変*, ネフローゼ症候群*, 上大静脈症候群, 静脈閉塞性疾患, 腹膜透析, 収縮性心膜炎, くも膜下腔-胸腔瘻孔, 粘液水腫, 骨髄移植, 低アルブミン血症, 無気肺, 医原性 |

| 滲出性胸水 |
| --- |
| 感染症:細菌*, 結核*, 非結核性抗酸菌症, 真菌, ウイルス, 寄生虫 |
| 悪性腫瘍:肺癌*, 中皮腫, 転移性胸膜腫瘍*, 悪性リンパ腫 |
| 消化器疾患:急性・慢性膵炎, 横隔膜下膿瘍, 食道破裂, 腹部術後 |
| 婦人科疾患:Meigs 症候群(漏出性もあり), 子宮内膜症, 卵巣過刺激症候群 |
| 免疫・膠原病:関節リウマチ, 全身性エリテマトーデス, Sjögren 症候群, 血管炎, 成人 Still 病, IgG4 関連疾患 |
| 薬剤性:薬剤性胸膜疾患, 薬剤誘発性ループス |
| 医原性:冠動脈バイパス術後, 放射線治療, 医原性損傷 |
| その他:肺血栓塞栓症(漏出性もあり)*, サルコイドーシス(漏出性もあり), アミロイドーシス, アスベスト曝露(良性石綿胸水), 尿毒症, 黄色爪症候群, 心外傷後症候群, 電撃傷, 血胸, 乳び胸 |

\* 頻度の高い疾患

**③検査**

❶胸水貯留の診断

● 胸部単純 X 線写真で, 立位あるいは坐位で肋骨横隔膜角の鈍化, 横隔膜陰影の不明瞭化の所見を確認する。葉間に胸水が貯留し, 葉間肥厚像がみられることもある。癒着を伴う場合には不整形に胸水が貯留する。少量胸水の存在診断には, 側臥位正面像(lateral decubitus radiograph), 胸部超音波検査, 胸部 CT が有用である。

● 胸部 CT 縦隔条件では, 腫瘍性病変や縦隔リンパ節腫大, また, 胸膜の石灰化・肥厚など結核性胸膜炎や胸膜中皮腫の診断の手がかりとなる。

❷胸水の原因疾患の診断

● 両側性胸水の主な原因疾患:漏出性胸水の多くは両側性である。最も頻度が高いのはうっ血性心不全で, 多くは心拡大を伴う。心拡大がない場合には, 悪性腫瘍のほか, 肺血栓塞栓症, 腎不全, 肝硬変などが疑われる。

● うっ血性心不全などによる漏出性胸水が強く疑われる場合以外は, 胸腔穿刺を行い, 胸水を採取して分析することで, 漏出性と滲出性の鑑別

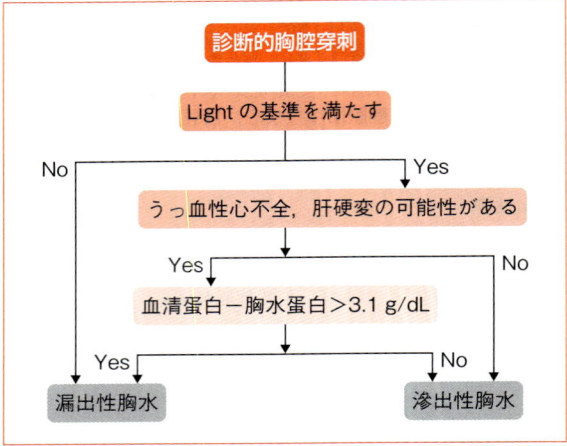

**図1　漏出性胸水と滲出性胸水の鑑別**

（Light RW: Pleural Diseases, 6th ed. Chapter8, Fig 8-1, Lippincott Williams & Wilkins, 2013 より改変）

に始まり（図1, 表1），原因疾患を診断するための多くの情報が得られる。

- 超音波検査で肺の外側に 10 mm 以上の幅で胸水が貯留していることが，穿刺可能の目安である。
- 採取した胸水の分析については以下を行う。

1) 色調，混濁，においの観察
- 淡黄色・透明であれば漏出性の胸水，赤色であれば悪性胸水や血胸，黄白色または白色で混濁しているときは乳び胸や偽性乳び胸を疑う。
- 膿性であれば膿胸が疑われる。
- 腐敗臭がある場合は嫌気性菌による膿胸，尿臭がする場合は尿胸の可能性を考える。

2) 生化学検査（表2）：以下，＊は血液でも測定して比較する項目（pH は動脈血）。
- 通常検査すべき項目：細胞数・細胞分画，総蛋白（TP）＊，LDH＊，糖＊，アデノシンデアミナーゼ（ADA）。
- 臨床的背景に従い追加する項目：pH＊，総コレステロール＊，中性脂肪＊，アルブミン＊，アミラーゼ＊，腫瘍マーカー＊，抗核抗体＊，リウマチ因子＊，クレアチニン＊，NT-proBNP＊，ヒアルロン酸。
- 胸水中と血清の蛋白，LDH の値を用い，滲出性胸水と漏出性胸水の鑑別を Light の基準（表3a）により行う（N Engl J Med 346: 1971-1977, 2002）。
- Light の基準では，約 25％ の漏出性胸水が滲出

性胸水と診断される可能性があり，その多くは心不全で利尿薬を投与されているケースである。その鑑別として，血清蛋白-胸水蛋白の基準や胸水 NT-proBNP 値を参考にする。
- Light の基準以外の滲出性・漏出性胸水の鑑別基準として Three test rule（表3b）（Chest 111: 970-980, 1997）があり，胸水中と血清の蛋白または LDH の同時測定を必要とせず，Light の基準と診断精度に差を認めないとされている。
- 胸水の腫瘍マーカー異常高値は悪性胸水を示唆するが，低値であっても否定できない。カットオフ値も確立されていない。ただし，胸膜中皮腫では CEA 上昇を認めないことが陰性マーカーとして有用である。
- 胸水が赤色調であれば，血液とともに胸水中のヘマトクリット（Ht）を測定する。胸水 Ht/血液 Ht＞0.5 の場合は血胸と診断される。胸水の Ht が数％程度の場合は悪性胸水，肺血栓塞栓症を疑う。
- 胸水が混濁している場合，遠心後の上清にもまだ混濁がみられる場合は乳び胸を疑う。胸水中トリグリセライド値≧ 110 mg/dL，胸水総コレステロール/血清総コレステロール＜1 という診断基準もあるが，Sudan Ⅲ 染色でオレンジ色に染色されるカイロミクロンを確認すれば乳び胸と診断できる。

3) 細菌学的検査（一般細菌，抗酸菌の塗抹・培養検査，TB-PCR）
- 肺炎随伴性胸水や結核性胸膜炎の診断のために行う。
- 肺炎随伴性胸水の場合は，同時に血液培養を施行することで診断感度が上昇する。
- 肺炎随伴性胸水において，胸水中に細菌が検出（グラム染色または培養）される場合は複雑性肺炎随伴性胸水，細菌が肺内にとどまり胸水中では検出されない場合は単純性肺炎随伴性胸水とされる。
- 複雑性肺炎随伴性胸水が進展して，胸水が肉眼的に膿性になった場合が膿胸である。
- 嫌気性菌による細菌性胸膜炎・膿胸の頻度が高いことから，胸水の培養には血液培養用嫌気性ボトルを用いることが望ましい。
- 寄生虫感染症が疑われる場合には，血清や胸水の抗肺吸虫抗体を検査する。

4) 病理細胞診
- 悪性胸水の診断のために行う。

## 表2 胸水検査結果から推定される原因疾患・病態

| 検査項目 | 基準 | 疾患・病態 |
|---|---|---|
| 白血球 | ≧10,000/$\mu$L | 肺炎随伴性胸水, 膿胸(≧50,000/$\mu$L), 急性膵炎, ループス胸膜炎, 肺血栓塞栓症 |
| | <5,000/$\mu$L | 慢性経過の結核性胸膜炎, 悪性胸水 |
| リンパ球 | リンパ球優位(一般に50%以上) | 悪性胸水, 結核性胸膜炎, 悪性リンパ腫, サルコイドーシス, リウマチ性胸水, 黄色爪症候群, 乳び胸, 薬剤性 |
| 好酸球 | 増多(10%以上) | 悪性胸水, 肺炎随伴性胸水, 結核性胸膜炎, 良性石綿胸水, 薬剤性, 肺吸虫症, EGPA, 空気あるいは血液の混入(胸腔穿刺後, 気胸随伴性, 外傷, 肺梗塞) |
| pH | ≦7.2 | 細菌性胸膜炎・膿胸(ドレナージの適応), リウマチ性胸膜炎, 食道破裂 |
| 総蛋白 | >4.0 g/dL | 結核性胸膜炎 |
| | 7.0～8.0 g/dL | マクログロブリン血症, 多発性骨髄腫 |
| | <1 g/dL | 腹膜透析, 中心静脈カテーテルの胸腔内迷入, 尿胸 |
| LDH | ≧1,000 IU/L | 膿胸, リウマチ性胸膜炎, 悪性胸水など |
| 糖 | ≦60 mg/dL | 細菌性胸膜炎, 膿胸, リウマチ性胸膜炎, 全身性エリテマトーデス, 結核性胸膜炎, 悪性胸水 |
| | ≦30 mg/dL | 膿胸, リウマチ性胸膜炎 |
| ADA | ≧40 U/L | 結核性胸膜炎[1] |
| ヒアルロン酸 | ≧100,000 ng/mL | 悪性胸膜中皮腫 |
| NT-proBNP | ≧1,500 pg/mL | うっ血性心不全[2] |
| 中性脂肪 | ≧110 mg/dL | 乳び胸[3] |
| 総コレステロール | ≧200 mg/dL | 偽乳び胸 |
| アミラーゼ | >血清正常値上限, または, 胸水/血清>2 | 食道破裂(S型アミラーゼ上昇), 急性・慢性膵炎(P型アミラーゼ上昇), 膵瘻 |
| ヘマトクリット(Ht) | 胸水/血液>0.5 | 血胸 |
| リウマチ因子 | >240 IU/mL | リウマチ性胸膜炎(感度・特異度データなし) |

ADA：アデノシンデアミナーゼ, EGPA：好酸球性多発血管炎性肉芽腫症
1) 悪性胸水, 悪性中皮腫, 悪性リンパ腫, 尿毒症, HIV感染, 血胸, 膿胸, リウマチ性胸膜炎, IgG4関連胸膜病変では偽陽性, 偽陰性となりうる。リンパ球優位の胸水でADAが250 U/Lを超えるような著明高値の場合には, 結核性胸膜炎よりもリンパ系悪性腫瘍を考える。
2) 敗血症, 急性腎不全では偽陽性となりうる。
3) <50 mg/dL ではほぼ否定できる。

- 細胞診の感度は60%程度と報告されているが, 胸腔穿刺を繰り返すことで診断感度が上昇する。
- 原因となる悪性疾患の組織型によって診断感度が大きく異なり, 肺癌による癌性胸膜炎の場合の組織型別の診断感度は, 腺癌が約80%, 小細胞癌が約50%であるが, 扁平上皮癌では30%未満と低く, 偽陰性になる確率が高い。
- 悪性リンパ腫が疑われる場合, 胸水のフローサイトメトリーによりモノクローナルな増殖が証明できれば, 診断を確定できる。

## 原因疾患と頻度

1 胸水の原因として, 心不全, 肺炎随伴性胸水, 悪性胸水, 結核性胸膜炎, 肺血栓塞栓症などが多く報告されている(表1)。
2 滲出性胸水では肺炎が多くを占める。そのうち40%程度は細菌性肺炎である。ウイルス性肺炎やマイコプラズマ肺炎では20%程度に少量の胸水を生じる。

**表3** 滲出性胸水の鑑別

a) Light の基準

| 指標 | 感度(%) | 特異度(%) |
|---|---|---|
| 以下の3つのうち1つ以上陽性 | 98 | 83 |
| 胸水蛋白/血清蛋白>0.5 | 86 | 84 |
| 胸水 LDH/血清 LDH>0.6 | 90 | 82 |
| 胸水 LDH>血清 LDH の正常上限 2/3 | 82 | 89 |

b) Three test rule（胸水検査に限定した基準）

以下の3つのうち1つ以上陽性
- 胸水蛋白>3.0 g/dL
- 胸水総コレステロール>55 mg/dL
- 胸水 LDH>血清 LDH の正常上限 2/3

〔a）Light RW: Clinical practice. Pleural effusion. N Engl J Med 346（25）: 1971-1977, 2002, b）Heffner JE, et al: Diagnostic value of tests that discriminate between exudative and transudative pleural effusions. Primary Study Investigators. Chest 111（4）: 970-980, 1997 より〕

## 重要疾患の鑑別のポイント

### 1 うっ血性心不全（⇨762 頁，764 頁）

❶ほとんどが両側性胸水である。

❷身体所見で，頸部静脈の怒張，心音で病的Ⅲ音（S3 ギャロップ）や下肢の浮腫を確認する。

❸血液中 BNP や NT-proBNP の上昇を認める。

❹胸水中 NT-proBNP 値の上昇（≧ 1,500 pg/mL）は，感度94％，特異度91％，陽性尤度比10.9，陰性尤度比0.07 とされている（PLoS One 10: e0134376, 2015）。

### 2 結核性胸膜炎

❶通常，片側性胸水で，胸部 X 線写真にて肺内病変を約 1/3 の症例に認める。

❷発熱，咳，喀痰（胸膜炎のみの場合は乾性咳嗽），呼吸困難などの症状と胸痛がある。

❸リンパ球優位の滲出性胸水で胸水中 ADA 高値。なお，急性期では好中球比率が上昇する。

❹胸水 ADA の上昇は，42.2 をカットオフとすると感度88.9％，特異度88.0％である（Kekkaku 96: 191-194, 2021）

❺胸水の抗酸菌塗抹・培養検査，PCR 法による検出は有用であるが，陽性率は高くなく，50〜60％である。

❻インターフェロン（IFN）-γ 遊離試験（IGRA，T-SPOT および QFT）による結核性胸膜炎の補助診断としての有用性はあまり高くない。

❼一方，胸水中の IFN-γ 値による判定（カットオフ値 3.7 IU/mL）は，結核性胸膜炎の診断において感度89％，特異度97％であり，優れた検査とされている（Chest 131: 1133-1141, 2007）。血液悪性腫瘍に伴う胸水では，時にカットオフ値を超えることがあり，注意が必要である。

❽胸膜生検の組織診断や組織培養検査の感度は60〜95％と高い。

### 3 悪性胸水

❶通常，片側性胸水で，肺癌が原因であれば胸部 X 線写真や CT で原発巣である腫瘍陰影などを認める。

❷滲出性胸水で細胞診で悪性細胞を認める。

❸FDG-PET 検査では，原発巣や胸膜播種で胸膜に沿った集積が確認できる。

## どうしても診断のつかないとき試みること

胸腔鏡下胸膜生検を行う。施行できない場合は，経皮的胸膜生検により悪性胸水や結核性胸膜炎などの診断を試みる。胸腔鏡下胸膜生検は，経皮的胸膜生検に比べ，悪性胸水の診断率に優れている（Respiration 72: 74-78, 2005）。

# 無気肺

Atelectasis

荒屋 潤　東京慈恵会医科大学教授・呼吸器内科

## 緊急処置

**1** 病変が広範で急速に進展した場合には，低酸素血症による呼吸困難やチアノーゼを呈することがある。

**2** 無気肺が中枢気道狭窄に起因する場合には，酸素投与と気道確保を行いながら，気管支鏡による病状把握や処置（塞栓物の除去，ステント挿入など）による症状改善の可能性を検討する。

**3** 緊張性気胸や胸水による受動性無気肺であれば，早急に胸腔ドレナージ術を行う。

## 診断のチェックポイント

■**定義**：無気肺は，肺の一部または全体の含気が失われ，肺の容積が減少または虚脱した状態である。その原因から閉塞性無気肺と非閉塞性無気肺に分類

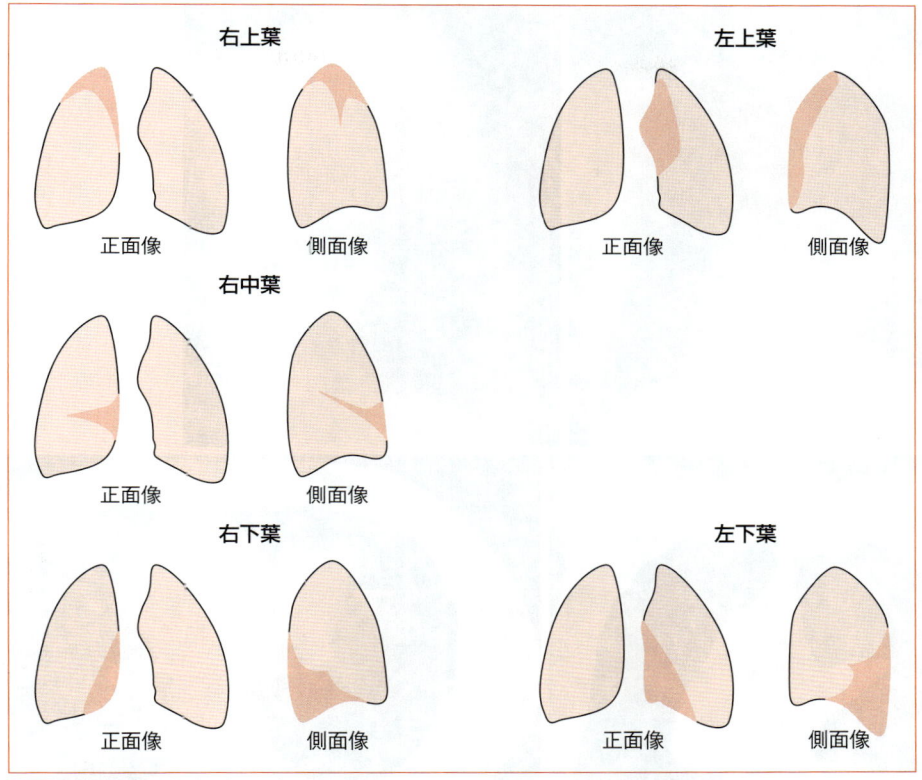

**図1 各肺葉の無気肺のパターン**

注：提示した無気肺のパターンと実際のX線写真像には乖離が存在する。具体的には右中葉無気肺の正面像では境界不鮮明な陰影となり，左上葉無気肺の正面像では陰影の輪郭は同定できず，また側面像で肺門側に向かうくちばし状の陰影は胸膜直下の扇状の陰影と連続しない。

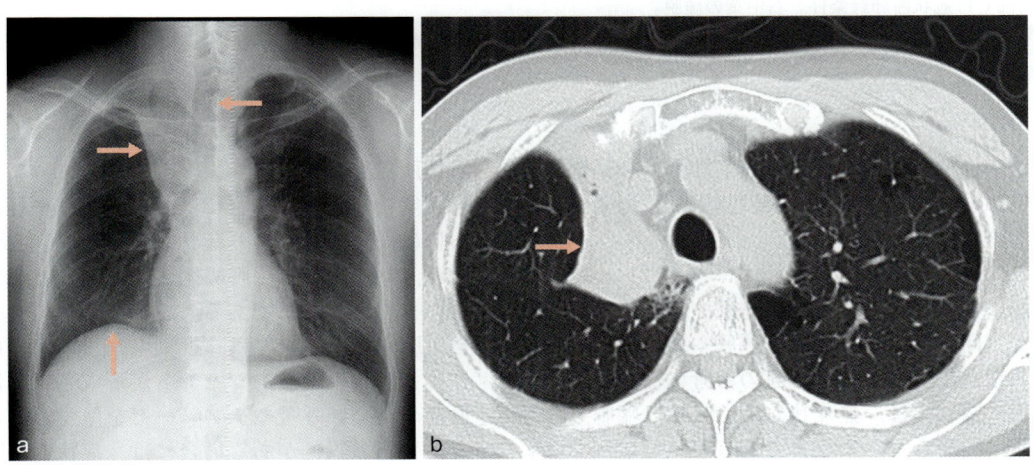

**図2 右上葉無気肺**

a：胸部X線写真。右上葉は虚脱し右傍気管線の消失と気管の偏位，右横隔膜の軽度挙上を認める（➡）。右肺門部の肺癌のため，（右上葉気管支は閉塞し）肺門部で陰影は膨隆し，逆S字状（reversed Golden S sign）となっている。

b：胸部CT 水平断肺野条件。右上葉の虚脱を認める（➡，肺癌のため肺門側は膨隆している）。

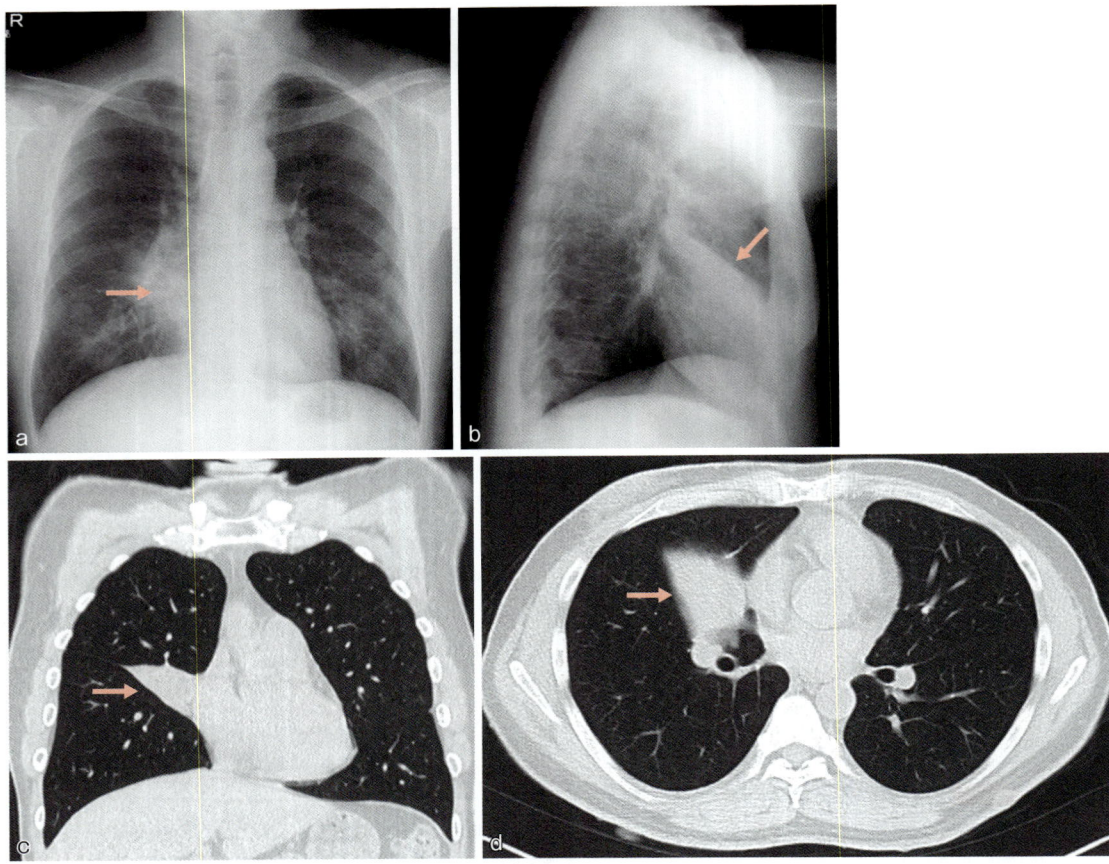

**図3** 右中葉無気肺

a：胸部 X 線写真正面像。心右縁シルエットサイン陽性の境界不鮮明な陰影を認める。
b：胸部 X 線写真側面像。偏位した小・大葉間裂に明瞭に境界されるように虚脱した右中葉を認める。
c：胸部 CT 冠状断肺野条件。右中葉の虚脱。
d：胸部 CT 水平断肺野条件。右中葉の虚脱。

され，閉塞性無気肺には吸収性無気肺が，非閉塞性無気肺には受動性無気肺，瘢痕性無気肺，癒着性無気肺が含まれる。

**1 病歴**

❶問診により喫煙歴や粉塵曝露歴，結核，喘息，胸膜炎，間質性肺炎など，既往歴や基礎疾患の有無を明らかにすることは診断の参考になる。
❷症状に関しては，無症状から，咳嗽，喘鳴，呼吸困難，胸痛などさまざまであるが，重症例では頻呼吸やチアノーゼを呈することもある。
❸その経過が急性なのか慢性であるのか，また異物の誤嚥など明らかな誘因の有無を明らかにすることは，鑑別診断を考えるうえで大切である。

**2 身体所見**

❶閉塞性無気肺の場合には，その原因や範囲，さらには閉塞速度により症状は異なり，無症状から，咳嗽，喀痰，喘鳴，呼吸困難，胸痛などを認めるものまでさまざまである。急速にそして広範囲に無気肺が及ぶ場合には，換気されない肺の血液が還流される生理学的シャントが形成され，低酸素血症のため頻呼吸やチアノーゼを呈することもある。異物の誤嚥がある場合には，症状との因果関係は明らかである。しかしながら慢性経過で限局性のものは無症状で，健診の胸部 X 線で偶然に発見される場合もある。気道内腔が腫瘍により閉塞される場合には血痰などの症状を伴うことがあり，さらに感染を伴った閉塞性肺炎を生じた場合

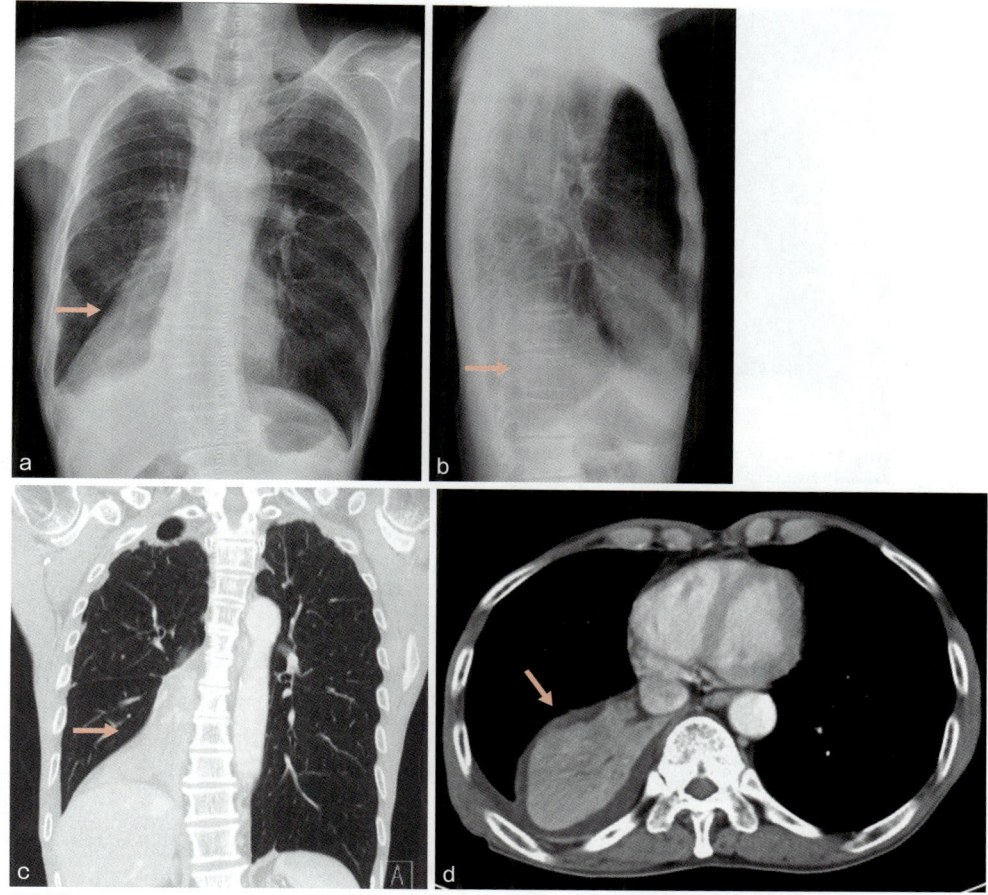

**図4 右下葉無気肺**

a：胸部X線写真正面像。大葉間裂で境界される境界明瞭な陰影を認め，心右縁のシルエットサインは陰性である。

b：胸部X線写真側面像。右下葉の無気肺により，心後腔（retrocardiac space）に境界不鮮明な濃度上昇あり，右横隔膜は不鮮明となっている（シルエットサイン陽性）。

c：胸部CT 冠状断肺野条件。右下葉の虚脱を認める。

d：胸部CT 水平断縦隔条件。Air bronchogram の消失した右下葉の虚脱と，少量胸水貯留を認める。

には発熱や胸痛などを認める。

❷聴診所見では患側の呼吸音の減弱を認め，気胸や胸水の存在および中枢気道の閉塞により音声振盪は減弱する。広範な無気肺であれば打診にて濁音を認める場合もある。また閉塞部位に一致する固定性喘鳴を認めることもある。

**❸ 検査**

❶無気肺の診断には胸部X線や胸部CTが有用であり，気胸や胸水に起因する受動性無気肺や，瘢痕性無気肺は胸部X線でも診断は比較的容易である。

❷しかしながら閉塞性無気肺では，直接的および間接的な胸部X線所見から総合的に判断することが求められる。

● 直接的所見としては葉間裂の偏位や気管支・血管の集束，間接所見としては縦隔や気管など隣接構造の偏位や残存肺の過膨張などがある。

● 間接所見として，肺門は上葉の無気肺で挙上・上方へ偏位し，下葉の無気肺で下方に偏位する。一方，右中葉や左舌区ではふつう偏位を認めない。

● 横隔膜はしばしば挙上し，上葉無気肺の場合気

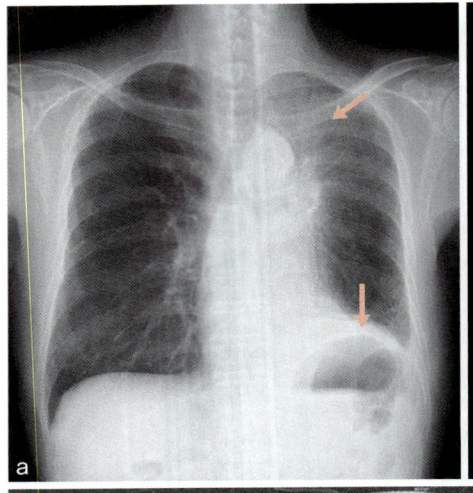
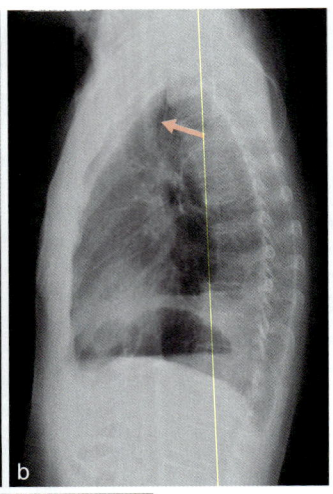
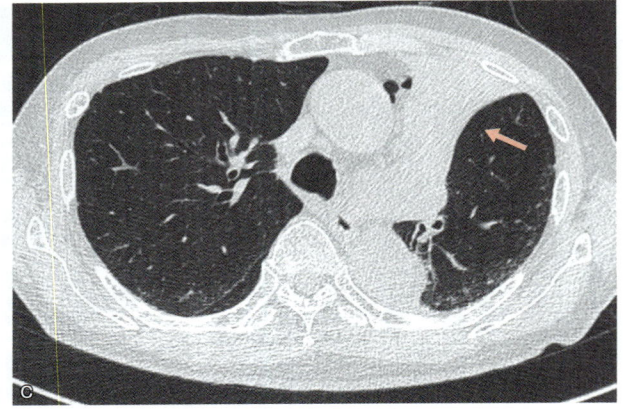

**図5 左上葉無気肺**

a：胸部 X 線写真正面像。左上葉の虚脱および横隔膜挙上を認め，虚脱肺の辺縁は不明瞭。

b：胸部 X 線写真側面像。前胸壁に向かって広がる扇状の陰影と，胸壁付近の境界明瞭な弧状の陰影を認める。

c：胸部 CT 水平断肺野条件。左上葉の虚脱を認める。

管は病変に近づくように偏位し，下葉無気肺の場合には心臓は虚脱部に近づくように偏位する。

- 残存肺の過膨張により，X 線の透過性亢進や血管影の散開が認められる。
- また閉塞部位の推定には，シルエットサインが参考になる。
- 虚脱した肺ではエアブロンコグラムを認めないことが，中枢性閉塞性無気肺の特徴の1つである。一方，術後に生じた吸収性無気肺や末梢性の閉塞性無気肺の場合にはエアブロンコグラムを認める。
- 典型的な肺葉性閉塞性無気肺の胸部 X 線所見

では，含気を失った肺葉によってそれぞれ特徴的な所見を呈する（図1〜6）。

❸無気肺が疑われた場合には，原因検索のための気管支鏡を行う。

## 原因疾患と頻度

原因から，閉塞性無気肺と閉塞を伴わない非閉塞性無気肺に分類される（表1）。

**1** 閉塞性無気肺は気道内腔が腫瘍，粘液栓，異物などにより閉塞し，それより末梢の空気が吸収されることに起因し，吸収性無気肺とも表現される。

❶無気肺となる範囲は，閉塞した気道のレベルによって規定されるが，区域気管支より末梢の閉塞

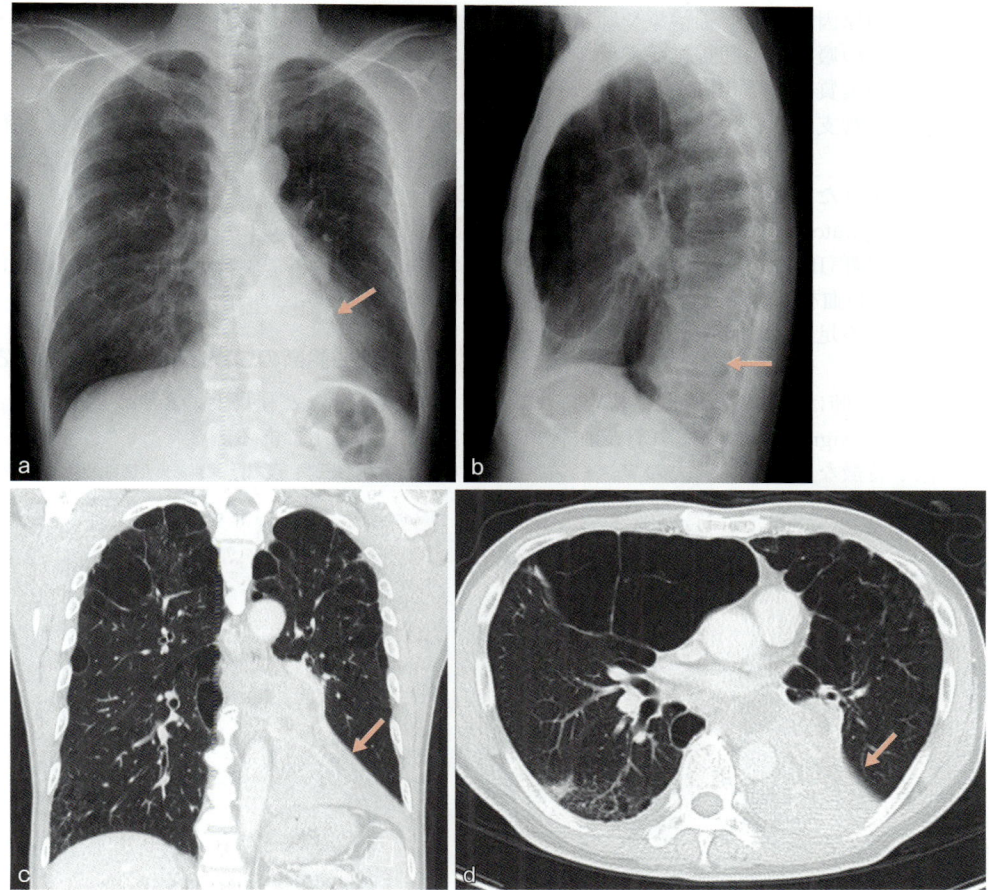

**図6** 左下葉無気肺

a：胸部 X 線写真正面像。肺門部肺癌のため左下葉は虚脱し，左脊椎傍線や下行大動脈の左縁とシルエットサイン陽性の陰影を認める。

b：胸部 X 線写真側面像。左下葉の無気肺により，心後腔に境界不明瞭な陰影を呈し，左横隔膜は不明瞭（シルエットサイン陽性）となっている。

c：胸部 CT 冠状断肺野条件。左下葉の虚脱を認める。

d：胸部 CT 水平断肺野条件。左下葉の虚脱を認める。

では Kohn 孔などの肺胞間の側副路の存在により無気肺は生じにくい。

❷特に中枢気道においては管腔内腫瘤による内因性閉塞と，壁外圧迫による外因性閉塞に分けることができる。肺癌は内因性閉塞の代表的な原因であり，縦隔腫瘤やリンパ節腫大は外因性閉塞の原因となる。

**2** 非閉塞性無気肺には受動性無気肺，瘢痕性無気肺，癒着性無気肺が含まれる。

❶受動性無気肺（弛緩性無気肺）は気胸や胸水，そして腫瘍（胸膜腫瘍など）による肺外からの圧迫に起因する。

**表1** 無気肺の機序による分類

| 閉塞性無気肺 |
| --- |
| 吸収性無気肺：末梢の空気の吸収<br>（内因性閉塞）肺癌（特に扁平上皮癌）・カルチノイド・良性腫瘍・粘液栓・気管支結核・気道異物<br>（外因性閉塞）気道周囲のリンパ節腫大・縦隔腫瘍 |

| 非閉塞性無気肺 |
| --- |
| 受動性無気肺（弛緩性無気肺）：肺外からの圧迫<br>気胸・胸水・胸膜腫瘍 |
| 瘢痕性無気肺：肺実質の線維化・破壊による容積減少<br>肺結核後遺症・肉芽腫性疾患・肺線維症・放射線治療後 |
| 癒着性無気肺：界面活性物質の不活性化や不足<br>急性呼吸窮迫症候群・新生児呼吸窮迫症候群・肺血栓塞栓症 |

❷瘢痕性無気肺の原因は，放射線治療や肺結核後遺症による限局性の瘢痕や，肺線維症やサルコイドーシスなどの肺実質の線維化による肺容積減少であり，内部の気管支の牽引性拡張を伴うことがある。

❸癒着性無気肺をきたすのは急性呼吸窮迫症候群（ARDS：acute respiratory distress syndrome），新生児の呼吸窮迫症候群（IRDS：infant respiratory distress syndrome），肺血栓塞栓症などで，界面活性物質の不活性化や不足による肺胞の虚脱が原因となる。

❹その他，円形無気肺は主に下葉背側に認められ，CT での comet-tail sign といわれる気管支血管束の巻き込み像が特徴な所見で，過去のアスベスト曝露や胸膜炎に関連した病態と考えられている。

### 重要疾患の鑑別のポイント

❶症状としては非特異的であり，胸部 X 線で典型的な無気肺のパターンを見逃さないことが大切である。

❷喀痰検査，胸部 CT，気管支鏡検査などで，原因となる疾患をすみやかに診断することが方針決定において重要である。

### どうしても診断のつかないとき試みること

円形無気肺など腫瘍との鑑別が困難な場合には，PET-CT も有用である。

（執筆協力：三角 茂樹　東京慈恵会医科大学・放射線医学講座）

# 8 腹部・消化器系の症候

責任編集：松本 主之，持田 智

# 過酸状態
Symptoms due to Excessive Acid Secretion

春日井 邦夫　愛知医科大学教授・消化管内科

## 診断のチェックポイント

■**定義**：胃酸の分泌が異常に亢進する状態であり，壁細胞の増加，ガストリン分泌増加，迷走神経刺激，その他の原因による多くの疾患が含まれるが，胃酸分泌が亢進している状態でなくとも，胃酸により症状を生じた状態を過酸状態とよぶことも多い。

**1 病歴**

❶胸やけ，呑酸などの酸逆流症状や食欲低下，悪心，心窩部痛などの胃・十二指腸症状を認める。

❷家族歴，既往歴，生活歴（喫煙，飲酒），症状増悪軽減因子（食事時間・内容，姿勢），服薬（NSAIDs，低用量アスピリン，カルシウム拮抗薬など），Helicobacter pylori 菌除菌歴などの詳細な問診が重要である。

**2 身体所見**

❶他覚的な身体所見は消化性潰瘍による心窩部の圧痛，抵抗，反跳痛や消化管出血に伴う黒色便，貧血，浮腫などがある。

❷自覚所見としては，胃食道逆流に伴う定型的な症状である胸やけ，呑酸以外にも食道外症状として，慢性咳嗽，喘息，咽喉頭違和感，咽頭痛，非心臓性胸痛などがある。

❸消化性潰瘍による症状としては，食欲低下，悪心，心窩部痛，心窩部灼熱感を認める。また消化管出血による貧血症状として，易疲労感，ふらつき，息切れなど呈し，消化管穿孔をきたすと激しい疼痛や筋性防御を認める。

**3 検査**

❶血液検査：空腹時のガストリン値の測定により，著明な高ガストリン血症を呈する Zollinger-Ellison 症候群の鑑別を行う。長期間の酸分泌抑制薬服用による高ガストリン血症にも注意をする。

❷上部消化管内視鏡検査：食道胃接合部の粘膜傷害の有無（ロサンゼルス分類）により逆流性食道炎や非びらん性胃食道逆流症の診断を行うほか，Barrett 粘膜や食道裂孔ヘルニアの確認を行う。胃・十二指腸潰瘍，H. pylori 感染，巨大皺襞の有無や悪性疾患の鑑別も行う。

❸24 時間食道内 pH モニタリング検査：胃内のセンサーにより胃内酸度を測定する。食道内セン

サーで食道内 pH 4 未満時間比率が 5%を超えた場合は異常な酸逆流と判定する。インピーダンス検査を併用することで非酸逆流や気体逆流の測定も可能となる。

## 原因疾患と頻度

**1** 日本人の逆流性食道炎の有病率は 10%程度と推定されている。一方，胃食道逆流症（GERD：gastroesophageal reflux disease）の有訴者率は 20%程度との報告が多い。

**2** 胃・十二指腸潰瘍患者数は年々減少し，2020 年は約 24 万人と報告されている。

**3** 機能性ディスペプシア：有病率は健診受診者の 11～17%，上腹部症状を訴え病院を受診した患者の 45～53%とされている。

## 重要疾患の鑑別のポイント

**1** GERD（⇨637 頁）：定型的な症状あるいは内視鏡所見を認めれば確定診断となる。酸分泌抑制薬の投与により症状や内視鏡所見の改善を認めない場合は酸以外の逆流，食道運動障害，心因的要因，感染症や他疾患を考える。

**2** 好酸球性食道炎：中年男性に多く，アレルギー疾患を有する例が多い。嚥下障害，つかえ感，胸痛，胸やけ，呑酸などをきたすため，GERD との鑑別が重要となる。内視鏡検査で食道内に白斑，縦走溝，輪状溝，気管様狭窄を認め，生検で食道粘膜内に多数の好酸球浸潤を認める。

**3** 機能性ディスペプシア（⇨634 頁）：内視鏡などで器質的疾患を認めず，慢性的な心窩部痛や胃もたれなどを呈する。

**4** 胃・十二指腸潰瘍（⇨649 頁）：H. pylori 感染や NSAIDs 服薬の有無などを調べる。

**5** Zollinger-Ellison 症候群：難治性・再発性の消化性潰瘍や下痢を認めた場合にはガストリノーマの存在を疑いガストリン測定を行う。近年ソマトスタチン受容体シンチグラフィが保険適用となった。

## どうしても診断のつかないとき試みること

過酸状態で PPI や P-CAB などを投与しても症状の改善が得られない場合は，酸以外の要因で症状が出現している可能性を考え，専門施設にて 24 時間食道多チャンネルインピーダンス・pH モニタリング，食道内圧検査，CT 検査，超音波内視鏡検査などで精査し，他疾患の鑑別を行う。

# 食欲不振
Anorexia

**弓削 亮** 広島赤十字・原爆病院・消化器内科

## ■ 診断のチェックポイント

### ■定義
❶食欲不振は，食欲が低下し通常よりも食事を摂取することが難しい状態を指す。
❷食事をすることへの興味や欲求が低下し，食事の量や頻度が減り，早く満腹感を感じる。
❸悪心を伴うことが多い。

### 1 病歴
❶開始時期と経過。
❷内服歴（→薬剤性）。
❸社会・家庭環境（→心因性）。

### 2 身体所見
❶体重変化。
❷発熱（→感染症）。
❸腹痛（→消化器疾患）。
❹黄疸，肝腫大，胆嚢腫大（→肝胆膵疾患）。
❺腹部圧痛（→急性腹症）。

### 3 検査
❶血液検査：貧血，炎症反応（CRP，血沈，フェリチン），血糖値，HbA1c，甲状腺ホルモン，腎機能，肝機能，電解質，コレステロール，アルブミンで栄養状態の評価など。
❷検尿：尿糖（→糖尿病），尿蛋白，円柱（→腎不全），白血球，細菌（→尿路感染症），潜血（→尿路結石），ケトン体（→糖尿病性ケトアシドーシス，飢餓状態，妊娠悪阻）。
❸上・下部消化管内視鏡検査（→悪性腫瘍，機能性ディスペプシア，消化性潰瘍など）。
❹胸部X線検査（→心不全，肺疾患，結核など）。

## ■ 原因疾患と頻度

❶原因となる疾患は表1のように多岐にわたる。食欲低下は非特異的な症候であるため，原因疾患の鑑別のためには随伴症状を見落とさないことが重要である。
❷高齢者の場合，悪性腫瘍が食欲低下の原因になりうる。消化器癌は他の悪性腫瘍に比べ，食欲不振が早期に発現しやすい。消化器疾患のなかでは機能性ディスペプシアの頻度が高い。急性感染症は高齢者の場合，発熱などの症状が乏しい場合があり注意が

**表1 食欲不振をきたす疾患**

1. **悪性腫瘍**
   消化器癌，肺癌，悪性リンパ腫，腎細胞癌，前立腺癌など，癌による悪液質，高カルシウム血症などの電解質異常，抗癌薬やモルヒネなどの薬剤使用
2. **消化器疾患**
   機能性ディスペプシア，胃十二指腸潰瘍，炎症性腸疾患（潰瘍性大腸炎，Crohn病），過敏性腸症候群，慢性膵炎，セリアック病，蛋白漏出性胃腸症，腸閉塞や便秘などの通過障害
3. **感染症**
   ①急性感染症：感冒，ウイルス性腸炎，肺炎，尿路感染症，急性肝炎，敗血症
   ②慢性感染症：結核，膿瘍，感染性心内膜炎，寄生虫疾患，HIV/AIDS
4. **薬剤性**
   NSAIDs，抗菌薬，抗ウイルス薬，ビスホスホネート，抗うつ薬，認知症薬，抗コリン薬，医療用麻薬
5. **心理・精神的要因**
   うつ病，神経性食思不振症，ストレス，不安，睡眠不足
6. **内分泌・代謝疾患**
   糖尿病性ケトアシドーシス，甲状腺機能低下・亢進症，副腎不全，Cushing症候群，亜鉛，鉄，ビタミン欠乏
7. **心・肺疾患**
   心不全，不整脈，心筋梗塞，慢性呼吸不全，喘息，COPD，間質性肺炎
8. **腎障害**
   急性腎不全，ネフローゼ症候群，慢性糸球体腎炎
9. **神経疾患**
   脳梗塞，認知症，Parkinson病，神経変性疾患
10. **非感染性炎症性疾患**
    サルコイドーシス，関節リウマチ，皮膚筋炎，強皮症
11. **その他**
    妊娠，加齢

必要である。糖尿病性ケトアシドーシスや甲状腺・副腎クリーゼなどの内分泌疾患も念頭に入れる。
❸妊娠可能なすべての女性において妊娠は除外する必要がある。薬剤性の食欲不振もしばしばみられるので必ず内服薬を確認する。
❹さらに精神疾患，特にうつ病と神経性食思不振症を除外することが重要である。若年者の場合，神経性食思不振症は致命率の高い疾患であり，専門医の介入を要する。これらの疾患は内科的治療には反応せず，器質的疾患も見当たらないとのことで介入がなされないまま悪化し，希死念慮を呈したり，重篤な栄養不良を引き起こす可能性がある。

## ■ 重要疾患の鑑別のポイント

### 1 神経性食思不振症
❶極端で意図的な体重減少（標準体重の −20%

以上)。

❷摂食行動異常(不食，大食，自己誘発性嘔吐)。

❸無月経。

**２ 機能性ディスペプシア**(⇨634頁)

❶早期の腹満感で食事摂取量が少ない。

❷体重減少はなく，身体所見や血液検査，内視鏡所見に異常がない。

❸症状が慢性的(6か月以上)。

### どうしても診断のつかないとき試みること

各種精査の結果，はっきりした原因が特定できない高齢者は，慢性的に食欲が低下し食事摂取量が落ちている anorexia of aging の状態と判断する場合がある。加齢に伴う変化のため根本的な解決法がない場合もあり，今後の栄養管理，食事摂取方法，どこまでの治療を希望するかについて本人・家族と相談しながら治療方針を決定する必要がある。

(執筆協力：岡 志郎 広島大学大学院教授・消化器内科)

# 悪心・嘔吐
## Nausea, Vomiting

**鳥巣 剛弘** 九州大学大学院講師・病態機能内科学

### 緊急処置

意識障害を伴う場合は吐物による誤嚥・窒息を避けるよう回復体位をとる。

### 診断のチェックポイント

#### 定義

❶悪心とは嘔吐したい感覚で嘔気に類似した感覚である。嘔吐とは胃内容物などの消化管内容物が逆流し口腔に戻ってくることである。中枢性・末梢性に大別される。

❷中枢性には痛みや恐怖，不安，予期などの刺激やにおいなどの環境因子が大脳皮質を介する嘔吐や，化学療法や電解質異常により化学受容体誘発帯を介する嘔吐がある。

❸末梢性は腹腔臓器を介して物理的閉塞や炎症などの刺激，前庭神経を介して回転刺激などにより嘔吐中枢が刺激され生じる。

❹随伴症状は原因に関連することがあり鑑別に重要であるほか，嘔吐中枢はほかの中枢も刺激するため発汗，唾液分泌，顔面蒼白，脈拍の変動など

の自律神経症状も有することが多い。

**１ 病歴**

❶発症時期と誘因，急性か慢性の経過か。

❷随伴症状から原因が類推できるか。

❸糖尿病や併存疾患・手術歴などの既往歴。

❹薬剤やアルコール摂取。

**２ 身体所見**

❶吐物の性状：食物の消化の程度や胆汁成分や便状の程度，血液成分の有無により原因の部位を類推する。

❷眼振や神経症状の有無(→ Ménière 症候群，脳出血・くも膜下出血)。

❸腹痛や腸蠕動音(→消化管閉塞，消化器疾患)。

**３ 検査：画像検査。**

❶腹部 X 線検査：腸閉塞。

❷腹部 CT 検査：腸閉塞，胆囊炎，膵炎。

❸血液検査：血糖，腎機能(→尿毒症)，電解質。

### 原因疾患と頻度

**１ 消化器**

❶感染性胃腸炎。

❷腸閉塞。

❸胆囊炎・膵炎。

**２ 脳神経疾患**

❶脳腫瘍。

❷脳梗塞・脳出血・くも膜下出血。

**３ 全身性**：化学療法，薬剤性，尿毒症，肝性脳症，糖尿病性ケトアシドーシス。

**４ 耳・前庭神経**：Ménière 病，乗り物酔い。

**５ 婦人科**：妊娠，異所性(子宮外)妊娠，卵巣軸捻転。

**６ 精神性**

### 重要疾患の鑑別のポイント

**１ 脳出血**(⇨489頁)，**くも膜下出血**(⇨491頁)

❶高齢者・基礎疾患。

❷頭部 CT 検査。

### どうしても診断のつかないとき試みること

薬歴の聴取は再度する必要がある。嘔吐の重篤さと疾患の重症度は合致しないことも多く，心理的な影響も関与しやすいため，心因性も念頭におき，緊急性のある疾患の否定を行ったうえで対症療法を行うことも多い。

# 吐血
## Hematemesis

磯本 一　鳥取大学教授・消化器・腎臓内科学

GL　消化性潰瘍診療ガイドライン 2020（改訂第3版）

## 緊急処置

❶頻脈・血圧低下・呼吸機能不全・意識障害などのショックバイタル時には，十分な補液，必要に応じて輸血により循環動態を安定させる。

❷ショックを脱したら緊急に内視鏡検査を行い出血源の同定と止血術を行う。

❸内視鏡的での治療が困難と判断した場合は，interventional radiology（IVR）や外科手術も考慮する必要がある。

❹出血源が同定できない場合には血管造影や出血シンチグラフィなどを行う。

## 診断のチェックポイント

### ■定義

❶吐血とは，上部消化管からの出血（血液もしくはその変性物質）が口腔から体外に排出される病態である。一般に Treitz 靱帯より口側からの出血によるが，まれに上部空腸の場合がある。

❷食道病変からの出血，大量の胃・十二指腸出血，吐血までの時間が短いと吐物は鮮血色である。吐物が黒褐色のコーヒー残渣様を呈するのは，ヘモグロビンが胃酸によってヘマチンへ変化することによる。

### ■病歴

❶吐血の回数，量，性状，下血（タール便）の有無を確認し，既往歴（消化性潰瘍，肝硬変，逆流性食道炎など），併存疾患（免疫性血小板性紫斑病などの血液疾患など），内視鏡治療歴・手術歴，服薬歴（NSAIDs，副腎皮質ホルモン，抗血小板薬・抗凝固薬）を確認する。吐血以外の随伴症状（腹痛，悪心・嘔吐，体重減少，胸やけ，咳嗽など）を確認し，家族歴（遺伝性出血性毛細血管拡張症など），飲酒なの生活歴，職歴などについても注意深く問診する。

❷喀血との鑑別：喀血では咳嗽や血痰を伴い，吐血であれば食物残渣が混じっている場合は鑑別の参考になる。典型的には喀血は鮮紅色で泡沫状を呈するが，大量の吐血では鮮紅色で鑑別が難しい。

喀血の場合 pH は中性〜アルカリ性であり，吐血は暗赤色で塊状を呈し pH は酸性である。

### ■身体所見

❶全身状態（バイタルサイン，意識レベル）を把握し出血性ショックの有無を評価する。頻脈，低血圧，冷汗，意識障害に留意し，十分な補液，必要に応じて輸血により循環動態を安定させる。ショック指数（脈拍数/収縮期血圧）≧1以上はショックバイタルの参考になる。呼吸状態の悪化にも留意し，酸素飽和度モニターを装着する。

❷視診，聴診，打診，触診：非代償性肝硬変を示唆する黄疸・手掌紅斑・腹壁静脈怒張・腹水（濁音界移動現象）・肝脾腫などをチェックする。腹部圧痛の有無，消化性潰瘍の穿孔時は内視鏡が原則禁忌となるため，反跳痛・筋性防御の触診が必要である。皮膚の点状出血，紫斑の観察も行う。

### ■検査

❶ルーチン検査

- 末梢血液検査（白血球数，赤血球数，ヘモグロビン値，ヘマトクリット値，血小板数），血液生化学検査（尿素窒素，クレアチニン，電解質，総蛋白・アルブミン，AST，ALT，ALP，γGTP，ビリルビンなど），血液凝固検査（プロトロンビン時間，活性化部分トロンボプラスチン時間，プロトロンビン時間国際標準比），感染症（B 型肝炎ウイルス，C 型肝炎ウイルス），血液型・クロスマッチ用採血を行う。
- 血液尿素窒素/クレアチニン比が 30 以上は上部消化管出血の参考になりうる。
- 呼吸状態により血液ガス分析も行う。
- 心電図，酸素飽和度モニタリング，胸部・腹部単純 X 線写真を施行する。

❷造影 CT 検査

- 腎機能・造影剤アレルギーに留意しながら胸腹部造影 CT 検査を行う。
- 食道・胃静脈瘤の存在，血腫の有無，活動性出血（造影剤の血管外漏出像）などを評価する。

❸上部消化管内視鏡検査

- 輸液・輸血ルートを確保し，バイタルサインが安定したのちに出血源の探索と止血を目的に緊急上部消化管検査を行う。
- Glasgow-Blatchford スコア（表1）によるリスクスコアは内視鏡的止血治療必要性の予測スコアとして有用とされている〔消化性潰瘍診療ガイドライン 2020（改訂第3版）〕。

❹出血シンチグラフィ，血管造影：出血源が同定

**表1** Glasgow-Blatchford スコア

| 危険因子 | 数値 | スコア |
|---|---|---|
| 血中尿素窒素 (mg/dL) | <18.2 | 0 |
| | ≧18.2 to <22.4 | 2 |
| | ≧22.4 to <28 | 3 |
| | ≧28 to <70 | 4 |
| | ≧70 | 6 |
| ヘモグロビン, 男性(g/dL) | ≧13 | 0 |
| | ≧12 to <13 | 1 |
| | ≧10 to <12 | 3 |
| | <10 | 6 |
| ヘモグロビン, 女性(g/dL) | ≧12 | 0 |
| | ≧10 to <12 | 1 |
| | <10 | 6 |
| 収縮期血圧 (mmHg) | ≧110 | 0 |
| | ≧100 to <109 | 1 |
| | ≧90 to <99 | 2 |
| | <90 | 3 |
| その他 | 脈拍≧100/分 | 1 |
| | 黒色便 | 1 |
| | 失神 | 2 |
| | 肝疾患*1 | 2 |
| | 心不全*2 | 2 |
| 最大スコア | | 23 |

*1 慢性または急性肝疾患の明らかな病歴または根拠となる臨床および検査所見。
*2 心不全の明らかな病歴または根拠となる心臓超音波所見。

できない際に施行を検討する。

## 原因疾患と頻度

### ❶消化性潰瘍

❶上部消化管出血の原因として最も多いのは消化性潰瘍(胃潰瘍,十二指腸潰瘍,吻合部潰瘍)である。成因として *Helicobacter pylori* 感染と低用量アスピリンを含む NSAIDs が重要であり,高齢化に伴い後者が増加している。Dieulafoy 潰瘍は大量吐血の原因となりうる。

❷日本人の消化性潰瘍の頻度は減少しており,2014 年の推定患者数は胃潰瘍 29,200 人,十二指腸潰瘍 4,400 人で,それぞれ 1984 年の 26%,10% にまで減少している〔消化性潰瘍診療ガイドライン 2020(改訂第 3 版)〕。

❸非 *H. pylori*・非 NSAIDs 潰瘍は 2 大成因陰性の潰瘍で,大部分は特発性潰瘍である。既知の因子として,Crohn 病,Zollinger-Ellison 症候群,好酸球性胃腸炎,頭部外傷や全身熱傷など重篤なストレスなどが知られている。

❷食道・胃静脈瘤:食道・胃静脈瘤破裂による吐血は大量で出血性ショックをきたすことが多い。肝硬変の既往がある患者の上部消化管出血の 70% を占めている。

❸その他:Mallory-Weiss 症候群,逆流性食道炎,胃癌・食道癌,悪性リンパ腫,消化管間質性腫瘍,急性胃粘膜病変などが吐血の成因としてあげられる。

## 重要疾患の鑑別のポイント

❶胃・十二指腸潰瘍(⇨649 頁):*H. pylori*,NSAIDs,低用量アスピリン。

❷食道・胃静脈瘤(⇨639 頁):肝硬変,大量・鮮紅色,ショックバイタル。

❸胃癌(⇨657 頁):*H. pylori*,萎縮性胃炎。

## どうしても診断のつかないとき試みること

❶内視鏡検査で出血源が同定できない場合,血管造影や出血シンチグラフィを検討する。

❷吐血か喀血か判断が難しい場合,吐物の pH を調べる。

(執筆協力:河口 剛一郎　鳥取大学講師・消化器・腎臓内科学)

---

# 腹部膨満感
## Sense of Abdominal Fullness

杉本 健　浜松医科大学教授・内科学第一講座

## 診断のチェックポイント

■定義:腹部膨満感は腹部の張った感じや充満した感じのことを指し,主観的なものは bloating と表現され,実測した腹囲の増加のように客観的なものは distention と表現される(Gastroenterology 150: 1393-1407, 2016)。

### ❶腹部膨満感の分類

❶特に外観的な腹部の膨隆や器質的な異常は認められないが腹部膨満を感じる状態(bloating)は機能性腹部膨満とよばれる。機能性ディスペプシア,過敏性腸症候群,慢性便秘症,食物アレルギーなどが原因疾患としてあげられる。

❷外観的に腹部が膨隆していることは腹部膨隆

(abdominal swelling)あるいは腹部膨満(abdominal distention)とよばれる。腹部膨隆の原因としては6つのF：鼓腸(flatus)，肥満(fat)，胎児(fetus)，腹水(fluid)，宿便(feces)，腫瘍(fatal growth あるいは fibroid)が有名である。これらは，特定の身体的な問題や病気が原因で腹部に膨満感を引き起こし，病理学的な異常が存在する場合に発生する症状のため，機能性腹部膨満と対比して器質性腹部膨満とよぶことができる。

**2 病歴**：まず上記の6つのFを念頭におき病歴の聴取を行う。

**❶鼓腸(flatus)**：悪心や嘔吐を伴う便やガスの通過障害では，腸閉塞や重度の便秘などが考えられる。ゲップやガスの増加は，空気嚥下症や腸管ガスの過剰な貯留〔小腸内細菌異常増殖症(SIBO：small intestinal bacteria overgrowth)〕が考えられる。

**❷肥満(fat)**：急激な体重増加の有無について聴取する。

**❸胎児(fetus)**：妊娠の可能性，月経異常の有無について聴取する。

**❹腹水(fluid)**：大量の飲酒や黄疸，ウイルス性肝炎の既往など慢性肝疾患の危険因子や症状について聴取する。

**❺宿便(feces)**：排便状態や便通異常について聴取する。

**❻腫瘍(fatal growth)**：体重減少や食欲不振または血便の有無などについて聴取を行う。

**3 身体所見**

**❶腹部視診**：平坦ではなく膨隆していないか，明らかな腫瘤がないかをみる。

**❷腹部聴診**：腸閉塞の場合は腸音の欠如や金属音が聞かれる。

**❸腹部打診**：ガスによる腹部膨満は鼓音，腫瘤や腹水による腹部膨満は濁音を呈する。しかし腹水は少なくとも1,500 mL貯留していないと身体診察では指摘できないため，腹部に濁音が聞かれなくても腹水を除外することはできない。

**❹腹部触診**：圧痛，腫瘤，脾臓や肝臓の腫大を評価し，肝硬変の有無についても確認する。

**4 検査**

**❶画像検査**

- 必須：腹部X線検査(腸管の拡張がみられれば，イレウスや腸閉塞が示唆される)。
- 可能なら：腹部超音波検査(100 mL程度の少量の腹水，肝脾腫，結節状の肝臓，腫瘤の診断が

可能)，腹部CT検査(腸管ガス，free air，腹水，悪性腫瘍の診断が可能)。

**❷臨床検査**

- 血液検査：肝臓生化学検査，血清アルブミン，プロトロンビン時間(→肝機能)。腫瘍マーカー，貧血(→悪性腫瘍)。
- 尿検査：尿中蛋白定量(→ネフローゼ症候群)。
- 悪性腫瘍：貧血，腫瘍マーカー(→悪性腫瘍)。
- 腹水穿刺：血性腹水(→腹腔内出血)，膵酵素(→膵性腹水)，粘液(→腹膜偽粘液腫)，好酸球増多(→好酸球性胃腸炎)。

| 表1 腹部膨満感の原因疾患 |
| --- |

**1. 器質性腹部膨満**
　① 6F
　　1)鼓腸(flatus)・偽性腸閉塞症
　　　　　　　　・巨大結腸症
　　　　　　　　・SIBO
　　　　　　　　・腸閉塞/イレウス
　　　　　　　　・他の消化管運動障害(好酸球性胃腸炎など)
　　2)肥満(fat)・高度肥満/Cushing 症候群
　　3)胎児(fetus)
　　4)腹水(fluid)・肝硬変，ネフローゼ症候群，心不全，癌性腹水，好酸球性胃腸炎
　　　　　　　　・腹腔内出血
　　　　　　　　・腹膜偽粘液腫
　　5)宿便(feces)
　　6)腫瘍(fatal growth)
　②実質臓器の腫大
　　1)肝脾腫
　　2)巨大肝嚢胞・腎嚢胞
　　3)水腎症

**2. 機能性腹部膨満**
　①機能性ディスペプシア(食後愁訴症候群)
　②過敏性腸症候群(便秘型)
　③慢性便秘
　④食物アレルギー
　⑤月経前症候群

## 原因疾患と頻度

　一般集団の16〜31%に腹部膨満感がみられると報告されており，過敏性腸症候群においては66〜90%の患者が腹部膨満感を有するとされる(Clin Gastroenterol Hepatol 19: 219-231, 2021)。腹部膨満感をきたす疾患を**表1**に示す。

## 重要疾患の鑑別のポイント

**❶機能性ディスペプシア(食後愁訴症候群)**(⇨634頁)
　**❶**画像的な異常や全身疾患を伴わない。

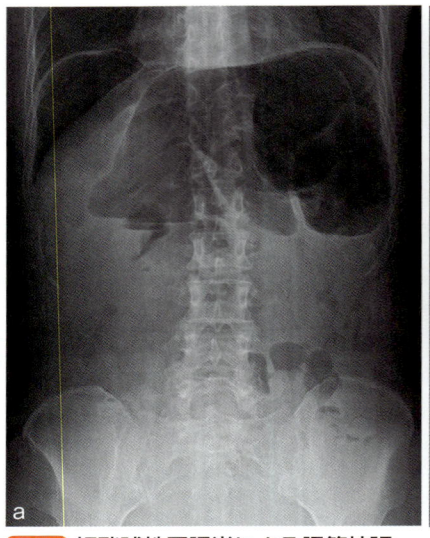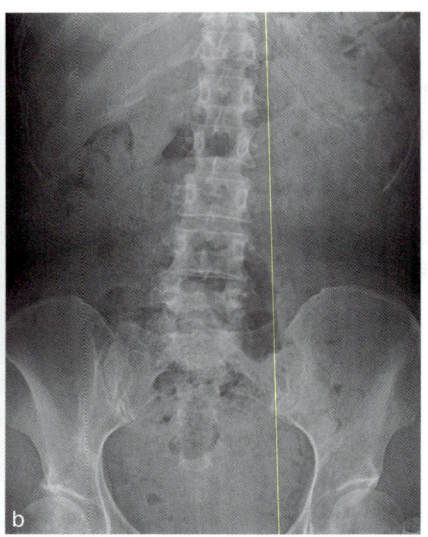

**図1** 好酸球性胃腸炎による腸管拡張

a：ステロイド内服前，b：ステロイド内服1か月後に腸管拡張は改善

❷食後に症状が増強する。

❸アコチアミド内服が有効である。

**2 偽性腸閉塞**

❶小腸または大腸の病的拡張を認めるが消化管を閉塞する器質的な病変を認めない。

❷突然の激しい腹痛，腹部膨満，悪心・嘔吐で発症する。

❸急性期を過ぎると無症状または早期腹満感やSIBOによる下痢をきたすこともある。

**3 好酸球性胃腸炎**

❶腹水中の好酸球増多を確認する。

❷腹部膨満の原因としては腹水貯留が多いが，まれに腸管運動障害による腸管ガス増多を示すことがある（図1）。

❸ステロイドの内服が有効である。

### どうしても診断のつかないとき試みること

❶種々の画像検査，臨床検査において器質的な疾患がみられず診断がつかない場合にまず鑑別にあげるべきなのは機能性消化管疾患である。診断的治療として症状から機能性ディスペプシアが疑われる場合はアコチアミドを，便秘型過敏性腸症候群が疑われる場合はリナクロチドの内服投与を試みてよい。

❷症状や画像所見からSIBOが疑われる場合は，その病態に腸管内の細菌の病的増殖が関与しているかどうかを診断するために，リファキシミンなどの非吸収性経口抗菌薬の短期間の投与を試みて，症状の改善がみられればSIBOの可能性が高いと考えられる。

---

# 腹痛（急性腹症を除く）

Abdominal Pain

高山 哲治　徳島大学大学院教授・消化器内科学

### ▍緊急処置

次項「急性腹症」（⇨335頁）を参照。

### ▍診断のチェックポイント

**▍定義**

❶腹痛は腹部に感じる痛みとして自覚される症状である。疼痛が起こる機序により大きく，内臓痛，体性痛，関連痛の3つに分類される（表1）。

❷腹痛では，腹腔内の臓器の疾患のみならず循環器（心筋梗塞など），呼吸器（胸膜炎など），婦人科（付属器炎など），泌尿器疾患（尿管結石）や全身性疾患など幅広く考える必要がある。

**1 病歴**：消化器疾患以外にも循環器疾患（心筋梗塞など），婦人科疾患，泌尿器疾患なども念頭において病歴をとる。

❶いつから，どの部位に，どのように痛みが始まり（突然/急に/徐々に），持続性か間欠性か，悪心・

**表1** 腹痛の機序による分類

| | 痛みの性状 | 病因 |
|---|---|---|
| 内臓痛（間欠痛） | 周期的な鈍痛，疝痛で局在性に乏しい。自律神経症状（悪心，嘔吐，動悸，発汗など）を伴うことがある | 管腔臓器の急激な進展，拡張，収縮などにより惹起される |
| 体性痛 | 持続的な鋭く強い痛みで限局性であることが多い | 腹膜，腸間膜などへの炎症，機械的刺激，化学的刺激，血流障害などにより惹起される |
| 関連痛 | 病変から離れた部位で痛みを自覚する | 脊髄後根内で隣接する神経線維を刺激し，対応する皮膚分節に投射される |

**表2** 腹痛の鑑別に役立つ主な症候

| 徴候名 | 疾患，病態 | 詳細 |
|---|---|---|
| Grey-Turner 徴候 | 急性膵炎 | 側腹部の皮下出血斑 |
| Cullen 徴候 | | 臍周囲の皮下出血斑 |
| 咳嗽試験 | 腹膜刺激 | 咳をすると腹痛が増強する |
| 踵落とし試験 | | つま先立ちから踵を落とすと腹痛が増強する |
| Carnett 徴候 | | 患者に頭部を挙上させ，腹部圧痛の変化により腹壁由来の疼痛か否かを判別する |

嘔吐，下痢を伴うか，発熱はあるか。

❷腹部手術歴，腹部外傷の有無，薬剤，妊娠，飲酒，海外渡航歴などを聴取する。

❸緊急性の高い red flags sign の確認：1）突然発症，2）発症時から痛みが非常に強い，3）増悪する痛み，4）覚醒するほど強い痛み（夜間），5）持続する発熱・嘔吐，6）疼痛パターンや局在の変化する痛み，7）血便・血尿，8）食欲や意識状態の変化，などの有無を確認する。

❹痛みが強く，患者から十分な情報が得られない場合には，家族や同伴者から十分な情報を得る。

**2 身体所見**：全身状態により緊急性を判断し，迅速かつ十分に身体所見を把握する。腹痛と関連する徴候が診断に役立つことがある（表2）。高齢者では，身体所見や自覚症状が軽微なことがあるので，注意を要する。腹痛の部位別の主な原因疾患を図1に示す。

❶バイタルサイン：発熱，呼吸数，脈拍数，血圧，意識状態を確認する。

❷視診：黄疸，腹部膨満（膨隆），外傷，皮疹，紫斑，腹壁静脈怒張の有無を確認する。

❸聴診
- 腸蠕動音の亢進（→機械的腸閉塞）。
- 腸蠕動音の消失（→麻痺性イレウス，腹膜炎）。

❹打診
- 鼓音〔→腹腔内ガス貯留（腸閉塞など）〕。
- 肝濁音界の消失（→消化管穿孔などの腹腔内遊離ガス）。

❺触診：肝脾腫，腹部腫瘤の有無，圧痛の部位，程度，打診痛の有無，反跳痛（Blumberg 徴候）の有無，筋性防御の有無。
- 腹部に波動を確認（→腹水あり）。

❻腹膜刺激徴候：咳嗽試験，踵落とし試験。

❼腹壁圧痛試験：Carnett 徴候。

❽鼠径部の診察：鼠径ヘルニア，大腿ヘルニア，精巣捻転の有無を確認する。

❾直腸診：肛門や外陰部の病変，便の性状，前立腺や子宮などの圧痛の有無を確認する。

**3 検査**：血液検査，尿検査，便検査，X 線，腹部超音波検査，CT，MRI，心電図などを症状により選択する。特に CT 検査は，迅速に比較的低侵襲に行うことができて，疼痛のある周囲の臓器の異常の有無，腸管の壁肥厚（腸炎），穿孔の有無，胆管拡張や胆嚢壁肥厚の有無，など多くの情報が得られるため有用である。腹部超音波検査も簡便に施行できて，胆石の有無，腹水の有無などの診断に有用である。

❶血液検査：末梢血白血球数増多，CRP 高値（→急性大腸炎，胆嚢炎，憩室炎などの炎症，膿瘍，大動脈破裂など），AST，ALT 高値（→肝炎，胆石など），総ビリルビン高値（→胆石，閉塞性黄疸など），アミラーゼ高値（→膵炎），貧血（→消化管出血，胃癌，大腸癌など）。

❷尿検査：血尿（→尿管結石など），尿中 hCG 高値〔→子宮外（異所性）妊娠〕。

❸胸部，腹部 X 線：横隔膜下にフリーエア（→消化管穿孔），腹部にニボー，小腸ガス〔→腸閉塞（イレウス），サブイレウス〕。

❹ 12 誘導心電図：ST 上昇（→急性心筋梗塞）。

❺動脈血ガス分析

❻腹部エコー：胆嚢内結石の診断に優れている。

❼腹部 CT

❽腹部 MRI：総胆管結石の診断に優れている。

❾内視鏡検査

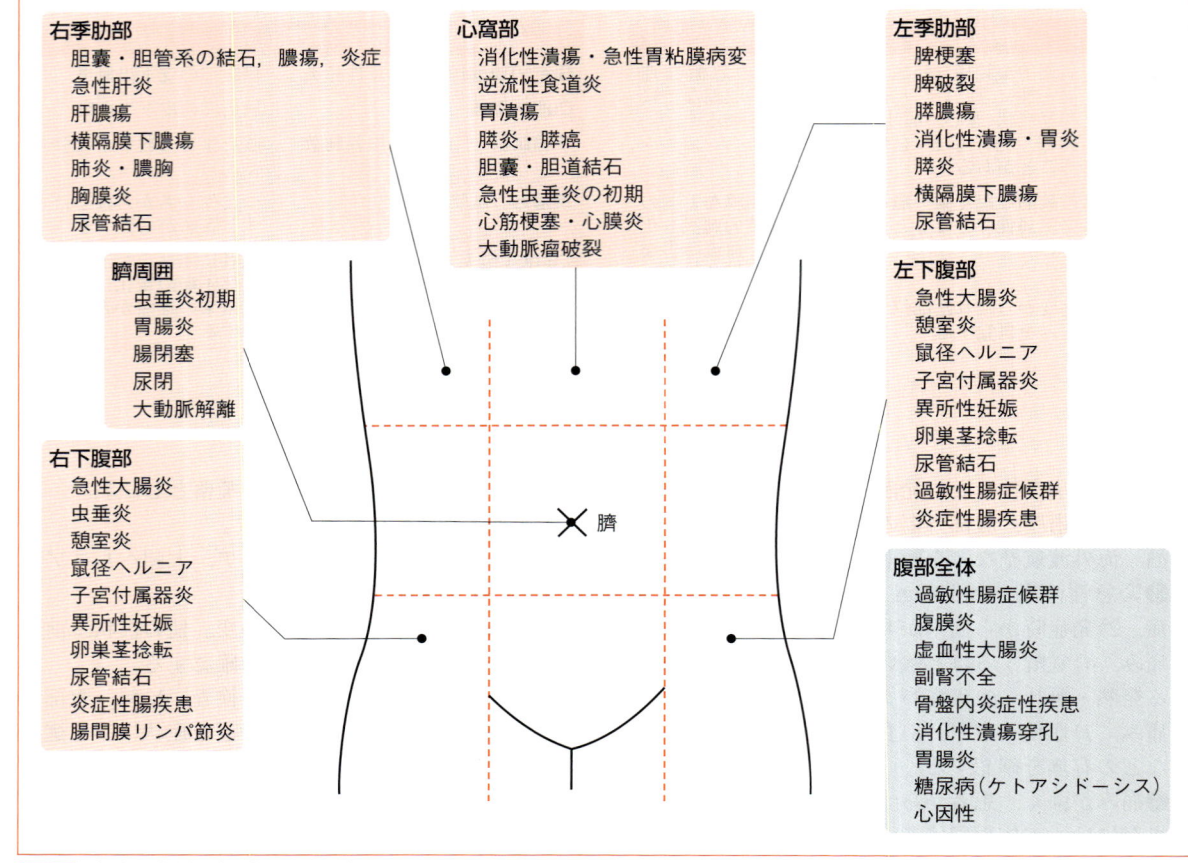

**図1** 腹痛の部位別の主な原因疾患

右季肋部
胆嚢・胆管系の結石，膿瘍，炎症
急性肝炎
肝膿瘍
横隔膜下膿瘍
肺炎・膿胸
胸膜炎
尿管結石

心窩部
消化性潰瘍・急性胃粘膜病変
逆流性食道炎
胃潰瘍
膵炎・膵癌
胆嚢・胆道結石
急性虫垂炎の初期
心筋梗塞・心膜炎
大動脈瘤破裂

左季肋部
脾梗塞
脾破裂
膵膿瘍
消化性潰瘍・胃炎
膵炎
横隔膜下膿瘍
尿管結石

臍周囲
虫垂炎初期
胃腸炎
腸閉塞
尿閉
大動脈解離

左下腹部
急性大腸炎
憩室炎
鼠径ヘルニア
子宮付属器炎
異所性妊娠
卵巣茎捻転
尿管結石
過敏性腸症候群
炎症性腸疾患

右下腹部
急性大腸炎
虫垂炎
憩室炎
鼠径ヘルニア
子宮付属器炎
異所性妊娠
卵巣茎捻転
尿管結石
炎症性腸疾患
腸間膜リンパ節炎

臍

腹部全体
過敏性腸症候群
腹膜炎
虚血性大腸炎
副腎不全
骨盤内炎症性疾患
消化性潰瘍穿孔
胃腸炎
糖尿病(ケトアシドーシス)
心因性

## 原因疾患と頻度

**1** 虫垂炎，腹膜炎，胃炎，膵炎などの炎症，胃癌，膵癌などの腫瘍，虚血性大腸炎，脾梗塞などの血管性の痛み，消化管穿孔や膿瘍による痛みなどさまざまである。臓器別には，消化器疾患(器質性・機能性)が多いが，他臓器の疾患(腎・泌尿器，婦人科臓器，心臓・血管)，全身性疾患(糖尿病性ケトアシドーシス，ポルフィリン症，Henoch-Schönlein 紫斑病，鉛中毒など)，心因性疾患も腹痛の原因となる。

**2** 腹痛を主訴に受診した 489 例の原因疾患の内訳は，食道・胃・十二指腸疾患が 190 例(38.8%)，肝胆道系 37 例(7.6%)，膵疾患 3 例(0.6%)，腸管疾患 119 例(24.3%)，尿路系疾患 20 例(4.1%)，婦人科系疾患 19 例(3.9%)，筋骨格系 17 例(3.5%)，心血管系疾患 3 例(0.6%)，呼吸器疾患 4 例(0.8%)，皮膚疾患 4 例(0.8%)，その他 73 例(14.9%)と報告されている(J Epidemiol 7: 27-32，1997)。

## 重要疾患の鑑別のポイント

**1** 虚血性大腸炎(⇨664 頁)

❶高齢者が突然の腹痛直後に下血，下痢で発症することが多い。

❷便秘の患者に好発する。

❸大腸内視鏡検査で腸管の浮腫，びらん，縦走潰瘍などの特徴的所見を認める。

**2** 大腸憩室炎(⇨661 頁)

❶左下腹部の痛み，圧痛，発熱が典型的な症状である。白血球増加や CRP 上昇。

❷過去に CT や内視鏡で大腸憩室が(多数)あることを指摘されている。

❸腹部/骨盤部 CT 検査で憩室を確認し診断する。抗菌薬で炎症が落ち着けば，大腸内視鏡検査により憩室を確認する。虫垂炎，癌，膿瘍などとの鑑別が必要。

❸炎症性腸疾患〔Crohn病(⇨671頁), 潰瘍性大腸炎(⇨676頁)〕
　❶若年者が下痢, 血便, 体重減少などで発症することが多い。繰り返す下痢, 血便あり。
　❷貧血やCRP上昇を認めることがある。
　❸大腸内視鏡検査にて特徴的な所見を認める(潰瘍性大腸炎では直腸から連続するびまん性炎症, Crohn病では縦走潰瘍や敷石像など)。
❹過敏性腸症候群(⇨678頁)
　❶血液, 便検, 内視鏡検査で異常を認めない(器質的疾患なし)。
　❷腹痛と下痢または便秘などの便通異常を長期間(3か月以上, 週1回以上)繰返す。
　❸ストレスや不安などの誘因を認めることが多い。

## どうしても診断のつかないとき試みること

　血液・尿検査, 腹部X線, CTや内視鏡検査など侵襲度の低い検査から順に実施する。婦人科疾患や泌尿器疾患などの他臓器疾患も幅広く考える。必要に応じて, 同じ検査を繰り返して行うことも必要である。

# 急性腹症
## Acute Abdomen

掛地 吉弘　神戸大学大学院教授・食道胃腸外科学

GL 急性腹症診療ガイドライン2015

## 緊急処置

　初期診療においては, バイタルサインのモニター, 輸液ルートの確保をすみやかに行い, 同時並行で診断を進める。ショックをきたしている場合には, 中心静脈カテーテル留置を行う。

## 診断のチェックポイント

■定義:急性腹症に明確な定義はないが, 「急性腹症診療ガイドライン2015」では, 急激に発症した腹痛のなかで緊急手術など迅速な対応を要する腹部疾患群とされている。
❶病歴:急性腹症の鑑別診断で重要となる病歴のチェック項目を下記に示す。
　❶腹痛の部位
　❷腹痛箇所の移動の有無

　❸急激な発症
　❹痛みの強さの変動
　❺随伴症状(嘔吐, 下痢, 便秘, 吐血, 下血, など)の有無
　❻数日前〜直近の食事摂取の内容
　❼数日前〜直近の排便状況の確認
　❽心疾患, 動脈硬化性疾患の有無
　❾糖尿病の有無
　❿肝胆道系疾患の有無(胆嚢結石症を含む)
　⓫腹部手術歴
　⓬腹部外傷の既往(手術歴を問わず)
　⓭(若年女性の場合)婦人科疾患, 妊娠の有無
海外の文献では, SAMPLEやOPQRSTなどのチェックリストの使用も有用とされている。
❷身体所見
❶診察体位:急性腹症に伴う強い腹痛では, 患者はしばしば診察に不適な姿勢をとっていることも多い。診察の際には必ず下記の点を指示する。
● 仰向けになってもらう
● 膝を立ててもらう
● 体の力を抜いてもらう
腹痛に伴う筋緊張は触診の精度を下げるため, 腹部の力を抜いてもらうことが特に大切である。
❷腹部診察の流れ:視診, 聴診, 打診, 触診の手順で行う。それぞれの診察のポイントは下記の通り。
● 視診:腹部手術痕, 腹部膨満, 出血斑の有無などを確認する。
● 聴診:腸蠕動音が減弱または停止しているか, 過剰に亢進しているかを確認する。
● 打診:痛みの最も強い部位は最後に診察する。患者の自発痛の部位と他覚的な痛みの部位が一致しているかを確認することも必要である。打診による疼痛の増強(tapping tenderness)は腹膜刺激症状の所見として有用である。
● 触診:打診同様に, 痛みの最も強い部位は最後に診察する。疼痛の局在と性状の確認が重要である。疼痛の性状は, 内臓痛と体性痛の2つに大別され, 前者は管腔臓器のれん縮や臓側腹膜の急な伸展によるもので間欠的で差し込むような痛み, 後者は壁側腹膜や腸間膜など局所の炎症によるもので持続する刺すような痛みが特徴となる。筋性防御や反跳痛など腹膜刺激症状は体性痛である。時間経過で増悪する体性痛は, 外科的治療を要する場合が少なくない。

❸知っておくべき疾患特異的な腹部診察所見

- Murphy 徴候：深吸気時に右季肋部を圧迫すると疼痛で呼吸を止める。急性胆嚢炎で特徴的な所見。
- 腸腰筋徴候（psoas 徴候）：仰臥位で患者の大腿に手で体重をかけながら抵抗するように大腿を挙上してもらうと疼痛が増強する。急性虫垂炎，腸腰筋膿瘍で特徴的な所見。
- 閉鎖筋徴候（obturator 徴候）：右股関節と右膝関節を屈曲させた状態で大腿を内旋すると疼痛が増強する。急性虫垂炎で特徴的な所見。
- Rovsing 徴候：仰臥位で左下腹部を頭側へ圧迫することで右下腹部痛が増強する。急性虫垂炎で特徴的な所見。

❸検査：急性腹症における各種検査については，それぞれの特性を理解し，緊急性の判断と鑑別診断につながるよう目的を明確にすることが望ましい。

❶血液生化学検査，動脈血ガス分析

- 重篤または致死的となる疾患は，しばしば出血（出血傾向）または敗血症を呈する。アシドーシスの存在，凝固能異常，高度貧血の有無，炎症反応の上昇，肝胆道系酵素の変化，腎機能低下などの項目に所見を認めた場合は緊急性が高い。
- 重篤な敗血症では，血球減少により白血球上昇などの所見がみられないこともあるため総合的な判断が必要である。

❷腹部超音波検査：急性腹症の原因疾患のなかでは，急性胆嚢炎，急性虫垂炎の診断に特に有用であるが，描出には経験を要する。

❸腹部単純 X 線

- 小腸ガス像，腸管拡張の有無などを確認する。S 状結腸軸捻転における coffee bean sign など，疾患によっては確定診断となることもある。
- 立位で撮影できれば，横隔膜下の遊離ガス（free air）による消化管穿孔の存在，ニボー（niveau）による腸閉塞の存在などを確認することが望ましいが，実際の臨床現場では立位になることが困難な場合も多い。

❹ CT 検査

- 鑑別診断に直結することが多く，急性腹症においては必須の検査である。
- 腎機能低下がある場合，単純 CT で済ませてしまう臨床医も多いが，造影 CT との情報量が大きく異なることは留意すべきである。
- 造影剤アレルギーや重篤な気管支喘息などの重度のリスクがなければ，急性腹症においては造影 CT を躊躇すべきではない。

## 原因疾患と頻度

❶急性腹症の原因疾患は多岐にわたり，また頻度についても報告により異なる。わが国の DPC データからみた急性腹症の頻度に関する報告では性別で頻度が異なり，男性では腸管感染症（11.5%），急性虫垂炎（9.2%），腸閉塞（9.1%），腹膜炎（6.4%），胆石症（6.2%），女性では腸管感染症（11.0%），腸閉塞（8.0%），子宮/卵巣の腫瘍（7.9%），急性虫垂炎（7.2%），子宮/卵巣の炎症（6.6%），と続く（Tohoku J Exp Med 233: 9-15, 2014）。

❷しかし，これらの文献において「原因不明の腹痛」「非特異的腹痛」「腸管感染症」など曖昧な分類で記載された症例の割合が総じて高く，急性腹症の原因疾患の特定がいかに困難であるかがうかがえる。

## 重要疾患の鑑別のポイント

❶表 1 に，臨床現場にて実際に診察することが比較的多いと考えられる疾患を列挙し，その特徴と鑑別のポイントについて示した。

❷鑑別診断においては「痛み」についての所見（部位，性状，発症様式）が非常に重要となる。発症様式については，異常を自覚してから痛みが最大となるまでの時間を目安として，下記の通り分類している。

- ❶突然発症：急に発症する強い痛み。
- ❷急性発症：発症から最大の痛みまで数分～10分。
- ❸緩徐発症：発症から最大の痛みまで数時間～半日。

❸原因疾患が多岐にわたる急性腹症において，疾患特異的な所見からすぐに病因が的中できることは，むしろまれである。患者背景や理学所見から除外診断を進めていき，治療までに時間をかけることのできない特に緊急性の高い疾患から検討していく必要がある。

❹また，循環動態や呼吸状態が不安定な状況下においては，必ずしも確定診断を優先させる必要はない。ショックを伴う急性腹症は，すみやかな緊急手術を要する場合がほとんどだからである。緊急処置や検査は進めつつ，ためらうことなく外科など専門科へ診察を依頼すべきである。

## どうしても診断のつかないとき試みること

絶飲食とし，点滴で管理を行う。鎮痛薬の使用で

**表1** 急性腹症の重要疾患と鑑別のポイント

| | 痛みの所見 | | | 随伴症状 | 鑑別のポイント |
|---|---|---|---|---|---|
| | 部位 | 性状 | 発症様式 | | |
| 急性虫垂炎 | ・発症時は上腹部に漠然と広がる<br>・徐々に右下腹部に限局<br>・炎症の波及により側腹部痛を伴うこともある | ・発症時は重苦しい鈍痛<br>・下腹部に限局したあとは，腹膜刺激症状を伴う | 緩徐発症 | 発熱，悪心・嘔吐，など | ・特徴的な圧痛の部位（McBurney の圧痛点，Lanz の圧痛点）などが知られているが，必ずしも一致しないことも多い |
| 単純性腸閉塞 | ・閉塞部位による<br>・部位を特定できないことも多い | ・締め付けられるような痛み<br>・強い痛みを伴わないことも多い | 緩徐発症 | 腹部膨満，悪心・嘔吐，など | ・上部消化管での閉塞は悪心・嘔吐が強い<br>・腹部手術の既往歴があれば癒着性腸閉塞の可能性を考慮する<br>・高齢者では悪性腫瘍による閉塞も疑う |
| 絞扼性腸閉塞 | ・絞扼の部位に限局することが多い | ・締め付けられるような強い痛み<br>・腹膜刺激症状を伴うこともある | 急性発症 | 腹部膨満，悪心・嘔吐，など | ・CT では closed loop の所見がみられる<br>・鼠径ヘルニア嵌頓などの可能性を考慮する<br>・女性では大腿ヘルニア嵌頓，やせた高齢患者では閉鎖孔ヘルニア嵌頓も考慮する |
| 胆石症，総胆管結石症（胆石発作） | ・右上腹部 | ・強い痛みだが，数時間で消失 | 急性発症 | 悪心・嘔吐，など | ・ふくよかな中年女性に比較的多い<br>・普段の食事内容（高脂肪食）を確認する<br>・過去に同様の痛みを繰り返していることがある |
| 急性胆嚢炎 | ・右季肋部<br>・背部への放散痛を伴うこともある | ・強い痛みが持続 | 急性発症 | 悪心・嘔吐，発熱，など | ・Murphy 徴候陽性<br>・高齢で基礎疾患のある患者に比較的多い<br>・発熱や強い痛みを伴わず重症化している場合もあるので注意 |
| 結腸憩室炎 | ・下腹部〜側腹部 | ・腹膜刺激症状を伴う強い痛み | 急性発症〜緩徐発症 | 悪心・嘔吐，腹部膨満感，発熱，排便異常，など | ・わが国では右側結腸の憩室炎が多く，急性虫垂炎との鑑別が重要となる<br>・炎症の波及により痛みの範囲が広くなる<br>・CT では憩室の存在と結腸の壁肥厚，周囲脂肪織濃度上昇を認める |
| 上部消化管穿孔 | ・上腹部中心 | ・板状硬の強い痛み<br>・反跳痛は筋緊張で確認できない | 突然発症 | 悪心・嘔吐，腹部膨満感，発熱，黒色便，など | ・十二指腸潰瘍穿孔が最も多い<br>・高齢患者では胃癌の穿孔も疑う<br>・CT では遊離ガス像は上腹部中心に分布 |
| 下部消化管穿孔 | ・腹部全体 | ・腹膜刺激症状を伴う腹部全体の強い痛み | 突然発症〜急性発症 | 腹部膨満，排便異常，下血，など | ・通常，汎発性腹膜炎を伴う<br>・CT では遊離ガス像は腹部全体に分布<br>・腸間膜内への穿通の場合，腹部症状が軽度のこともある<br>・高齢者では大腸癌の穿孔も考慮する |
| 急性膵炎 | ・背部に放散する左上腹部痛<br>・心窩部や右下腹部痛のこともある | ・持続する強い痛み<br>・腹膜刺激症状を伴う場合もある | 急性発症 | 悪心・嘔吐，腹部膨満，発熱，など | ・飲酒歴と胆石の既往<br>・Cullen 徴候や Grey-Turner 徴候は有名な皮下出血斑だが，初診でみられるのはまれである<br>・血液生化学検査では膵酵素の著増を認める<br>・CT 検査で膵腫大，周囲脂肪織濃度上昇，周囲の液貯留を認める |
| 婦人科疾患（異所性妊娠，卵巣出血，子宮内膜症，卵巣嚢腫茎捻転，骨盤腹膜炎，など） | ・下腹部痛 | ・持続する強い痛み<br>・婦人科の内診での圧痛 | 急性発症 | 悪心・嘔吐，性器出血，など | ・詳細は「妊産婦・女性性器疾患」の章に譲る（⇨1687 頁） |
| 急性腸管虚血 | ・腹部全体 | ・発症初期は，強い自発痛を認めるが，腹膜刺激症状を伴わないことが多い<br>・腸管壊死に進行すると自発痛が消失し，腹膜刺激症状が出現する | 突然発症 | 悪心・嘔吐，下血，など | ・高齢，動脈硬化疾患の併存，透析などが高リスクである<br>・上腸間膜動脈塞栓などは造影 CT で血栓を認める<br>・非閉塞性腸管虚血（NOMI）では造影 CT でも血流障害が判然としないことも多い<br>・CT で腸管気腫や門脈ガス像を認めることもある |
| 腹部大動脈瘤破裂 | ・腰背部 | ・持続する激痛 | 突然発症 | 急激な血圧低下によるショック | ・動脈硬化疾患の併存の確認<br>・拍動性の腫瘤を触知 |

8

も改善が乏しいような腹痛が持続する場合は，専門科への相談や高次医療機関への転送を躊躇しない。

## 帰してはならない患者・帰してもよい患者

❶腹部症状が強く持続し，原因疾患の鑑別が明確ではない場合は，原則として帰してはならない。

❷一方，診断がつかない症例の帰宅を考慮する場合の目安としては下記の点がすべて満たされているかどうかを確認するとよい。

 ❶バイタルサインが安定している。

 ❷血液生化学検査，各種画像検査で有意所見がない。

 ❸短時間（外来での対応中など）で症状が消失または軽減している。

❸症状の強さについては，若年者のほうが高齢者よりも症状の訴えが強い傾向があることも知っておくとよい。

❹患者を帰宅させる場合，症状が悪化した際の救急要請と，症状が悪化せずとも翌日以降の再診の指示を忘れないこと。また，経過観察のため定期的に連絡がとれるようにしておく。

（執筆協力：原田 仁 神戸大学大学院・食道胃腸外科学）

# 急性下痢（1）感染症を中心に
## Infectious Acute Diarrhea

大川 清孝 大阪市立十三市民病院・顧問/淀川キリスト教病院・消化器内科顧問

## 診断のチェックポイント

■**定義**：急性下痢は持続期間が2週間以内，2～4週間以内は持続性下痢，4週間以上は慢性下痢と定義される。急性下痢の90%は感染性が原因であり，慢性下痢では非感染性の原因が多い。したがって，急性下痢では頻度の高い感染性腸炎を考え，鑑別診断を進めていく。

❶**病歴**：急性感染性腸炎を診断するためには，詳細な病歴の聴取が最も重要である。下痢の性状（水様便，血便など）と下痢の随伴症状（発熱，悪心・嘔吐，テネスムスなど）と食歴（肉類，魚介類など）が，特に重要である。なぜならば，これらで原因微生物を絞り込めるからである。また，周囲のヒトの様子，最近の旅行歴（特に発展途上国），最近の抗菌薬使用を含めた内服薬歴，基礎疾患の有無などについて聞く。

 ❶**食歴**：カンピロバクター腸炎，腸管出血性大腸菌腸炎，エルシニア腸炎などは1週間以上の潜伏期もありうるため，1週間前からの食歴を聞く必要がある。生や十分に火が通っていない肉類の摂取歴がある場合や，同じ食事をした複数人が下痢をしている場合には，食中毒による細菌性の急性感染性腸炎の可能性が高くなる。

 ❷**旅行歴**：発展途上国への旅行歴がある場合は，3類感染症である赤痢，コレラ，腸チフス・パラチフスなどの可能性も考え，入院の場合には個室隔離を行う。

 ❸**抗菌薬投与歴**：最近の抗菌薬があれば*Clostridioides difficile*（*C. difficile*）感染症を疑う。入院中であれば，より強く疑うが，市中感染もありうるため，外来患者でも否定できない。

 ❹小腸型下痢か大腸型下痢かを病歴にて鑑別する。

 • 下痢の基本的な病態として，感染性，非感染性にかかわらず，まず小腸型か大腸型かに分けて，鑑別診断を進めていく。罹患部位が口側であるほど潜伏期が短く，悪心・嘔吐が強い傾向がある。

 • 一方，小腸型，大腸型に含まれない穿通型も存在する。消化器症状よりも発熱，菌血症などの全身症状が前面に出るもので，エルシニア腸炎，腸チフス，パラチフスなどがある。

 • 小腸型は微生物や毒素による腸管からの分泌亢進であり，大量の水様性下痢を生じる。組織の破壊を伴わないため，発熱や腹痛はあっても軽度であり，上部消化管症状である悪心・嘔吐を伴う。原因微生物は生体外毒素産生型の細菌（黄色ブドウ球菌，セレウス菌など），ウイルス（ノロウイルス，ロタウイルスなど），生体内毒素産生型の細菌（ウェルシュ菌，エロモナス，コレラ菌など）である。

 • 大腸型は，微生物や毒素による組織侵襲が基本的な病態であり，滲出性下痢をきたす。組織の破壊を伴うため，発熱，腹痛，血便，粘液便，テネスムスなどの症状を呈する。原因微生物は，組織侵入型の菌として，カンピロバクター，サルモネラ，赤痢菌などがあり，強力な毒素型の菌として腸管出血性大腸菌，*C. difficile*がある。大腸型の寄生虫腸炎としてアメーバ性大腸炎がある。

❷**身体所見**

 ❶まず，バイタルサインの測定と意識状態を評価する。意識障害と発熱があれば，敗血症の可能性

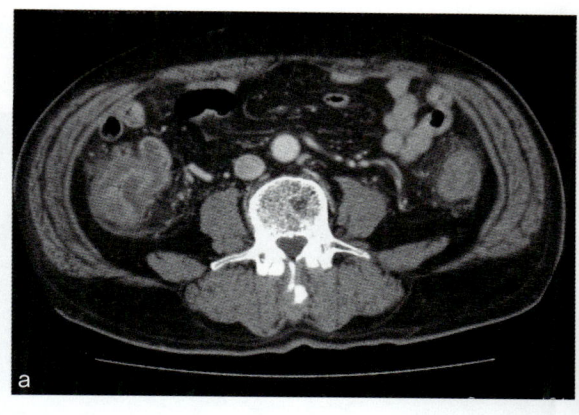
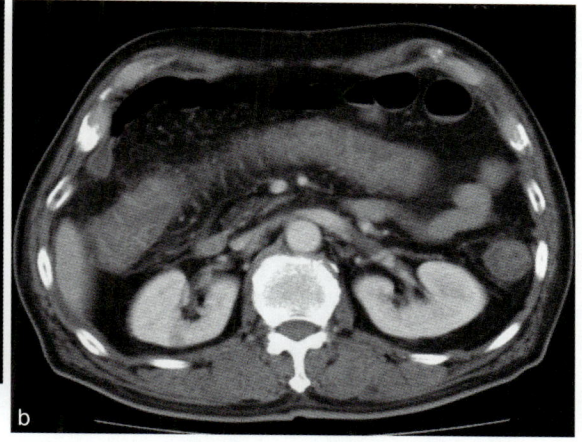

**図1** 腸管出血性大腸菌腸炎の腹部 CT 像

盲腸・上行結腸（a）と横行結腸（b）には高度の壁肥厚と dirty fat sign が，左側結腸（a）には壁肥厚と dirty fat sign がみられる。

を考慮する。意識障害と血性下痢があれば，腸管出血性大腸菌腸炎に合併する脳症の可能性も考える。

❷脱水症の有無を評価する。高度であれば血圧低下，頻脈，口腔内乾燥などがみられる。

❸腹部診察にて圧痛があれば，どの部位にあるかを診て，腹膜刺激症状の有無を確認する。

**❸検査**：急性下痢はありふれた症状であり，すべての症例に血液検査，培養検査，腹部 CT，内視鏡検査などを行う必要はない。積極的な検査を行うべき状況は，症状では高熱，強い腹痛，血便，脱水症などが，既往としては，抗菌薬の使用，発展途上国への旅行などがある。そのほか，電解質異常，48 時間の経過にもかかわらず改善がない長期化の傾向，集団発生，高齢者や免疫不全症例などがある（日医師会誌 139：1017-1021，2010）。

❶血液検査：小腸型の下痢を疑う場合には，原則血液検査を行う必要はない。大腸型で発熱や血便や強い腹痛や高度の下痢がある場合は，血液検査を行う。CRP や白血球上昇などの炎症反応により，ある程度の重症度の把握は可能である。高度な脱水症がある場合には，一般血液検査により電解質異常や血液濃縮や腎前性腎不全の有無などを把握できる。腸管出血性大腸菌腸炎は，症状の割に発熱がないか軽度であることや，炎症反応が弱いことが特徴である。また，溶血性尿毒症症候群を合併すれば血小板減少がみられる。

❷便培養検査：結果がわかるまでに 3 日以上かかり，その時点での治療方針には役立たない。しか

し，食中毒，特に集団発生が疑われる場合には必ず実施する。

❸画像検査

● 比較的重症例や血便を伴う場合には，腹部 CT や腹部エコーの適応がある。細菌性腸炎の大腸型では，大腸あるいは終末回腸の壁肥厚をきたすことが多く，細菌性腸炎の小腸型やウイルス性腸炎では，小腸や大腸の壁肥厚はきたさず，小腸の水分貯留や拡張がみられることが多い。

● 血便を伴う場合では，腹部 CT で大腸癌や虚血性大腸炎と診断されることがある。

● 右側結腸の明らかな壁肥厚がみられる場合には，カンピロバクター腸炎やサルモネラ腸炎や腸管出血性大腸菌腸炎を考える（胃と腸 53：399-407，2018）。特に腸管出血性大腸菌腸炎では，壁肥厚は高度であり，2 cm 以上あることが多い。また，重症例では腸管周囲脂肪層浸潤像（dirty fat sign）がみられる（図 1a，b）。カンピロバクター腸炎では，全結腸の壁肥厚が約半数にみられる（図 2）。

● エルシニア腸炎では，終末回腸の壁肥厚と著明な回盲部リンパ節腫大が特徴的な所見である（図 3）。

● 内視鏡検査は，血便があり，潰瘍性大腸炎と感染性腸炎の鑑別が問題となる場合には，実施する。

## 原因疾患と頻度

ノロウイルス腸炎が急性感染性腸炎のなかで最も

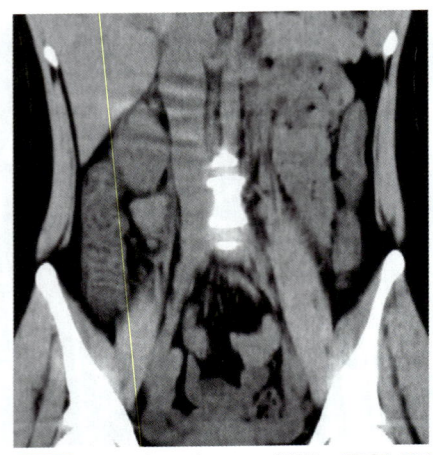

**図2** カンピロバクター腸炎の腹部CT像

右側結腸と左側結腸に比較的高度な壁肥厚がみられる。

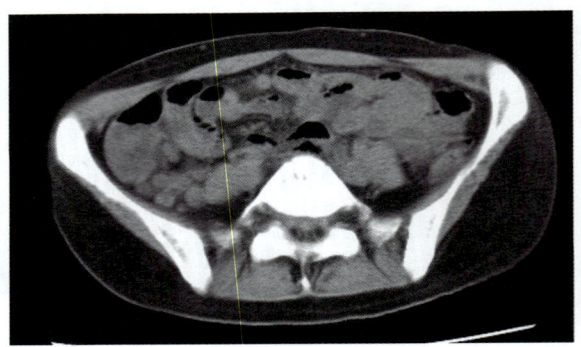

**図3** エルシニア腸炎の腹部CT像

回盲部に多発する高度なリンパ節腫大がみられる。

**表1** 重要な急性感染性腸炎の臨床像

| 病型 | 原因微生物 | 原因 | 潜伏期 | 血便 | 血便以外の症状 |
|---|---|---|---|---|---|
| 小腸型 | 黄色ブドウ球菌 | 調理者の手 | 1〜6時間 | （−） | 嘔吐，下痢，発熱（−） |
| | ノロウイルス | 二枚貝，吐物，糞便 | 3〜40時間 | （−） | 下痢，腹痛，嘔吐，発熱（±） |
| | ロタウイルス | 糞便 | 2〜3日 | （−） | 下痢，腹痛，嘔吐，発熱 |
| | ウェルシュ菌 | 食肉調理品 | 8〜14時間 | （−） | 下痢，腹痛，発熱（−） |
| | コレラ菌 | 魚介類，水 | 1〜5日 | （−） | 下痢，腹痛，発熱（−） |
| | エロモナス | 魚介類，水 | 1〜5日 | 低頻度 | 下痢，腹痛，発熱（−） |
| 大腸型 | サルモネラ | 肉，鶏卵 | 8〜48時間 | 中頻度 | 下痢，腹痛，発熱 |
| | 赤痢菌 | 食品，水 | 1〜5日 | 低頻度 | 下痢，腹痛，発熱 |
| | カンピロバクター | 鶏肉，肉 | 2〜10日 | 中頻度 | 下痢，腹痛，発熱 |
| | 腸管出血性大腸菌 | 肉，野菜 | 2〜8日 | 高頻度 | 下痢，腹痛，発熱（±） |
| | *Clostridioides difficile* | 抗菌薬 | 1〜2週 | 低頻度 | 下痢，腹痛，発熱（±） |
| | 赤痢アメーバ | 性感染，水 | 2〜3週 | 高頻度 | 下痢，腹痛，発熱（±） |
| 穿通型 | エルシニア | 豚肉，水 | 3〜7日 | （−） | 発熱，腹痛，下痢（±） |
| | チフス菌・パラチフスA菌 | 食品，水 | 10〜14日 | 低頻度 | 発熱，腹痛，下痢（±） |

頻度が高い。細菌性腸炎ではカンピロバクター腸炎，サルモネラ腸炎，病原性大腸菌腸炎，ウェルシュ菌性腸炎，ブドウ球菌腸炎，などが多い。

## 重要疾患の鑑別のポイント

**1** 病歴により小腸型と大腸型の鑑別が重要なのは，大腸型の重症例でのみ抗菌薬の適応があるからである。大腸型の疾患名の推定は，食歴，潜伏期，血便や発熱の有無などで，ある程度可能である。腸管出血性大腸菌腸炎のように特徴的腹部CT画像によ

り，診断がつく疾患もある。

**2** 下痢に加えて血便がある場合は，感染性以外の重要な疾患も多いため，要注意である。特に潰瘍性大腸炎（⇨676頁）の可能性があると考えた場合は，早急に内視鏡検査を行う必要がある。アメーバ性大腸炎と腸管出血性大腸菌腸炎は約70％の頻度で血便がみられる。カンピロバクター腸炎とサルモネラ腸炎は約20％で血便をきたす。これらの感染性腸炎は潰瘍性大腸炎に類似した内視鏡像を示すことがあり，内視鏡像に精通していることが必要である。

❸重要な感染性腸炎の臨床像について**表1**に示す。

## どうしても診断のつかないとき試みること

　細菌性腸炎であっても必ずしも便培養が陽性とは限らないため，完全に否定できない。判断に迷う際は，感染性腸炎でない可能性も考え，専門科へ相談する。

# 急性下痢(2)非感染症を中心に
Noninfectious Acute Diarrhea

新﨑 信一郎　兵庫医科大学主任教授・消化器内科学

## 緊急処置

❶下痢は一般診療で頻回に遭遇する症候であり，発熱や悪心，嘔吐，腹痛を伴うことも多い。一過性の急性下痢で軽快することが多いものの，時にショックや意識障害などをきたし重篤で致死的な転帰をとる病態があるため，そのことを念頭において慎重かつ丁寧に初期対応する必要がある。

❷初期対応時に下痢の原因を特定することは難しいケースがほとんどであり，問診や採血，便培養検査などで原因の特定を行いつつ，まずは下痢の重症度を把握することが重要である。

❸バイタルサイン，脱水の程度や電解質異常の有無，貧血の有無などを評価し，病態の重症化に関与する基礎疾患がないかを確認する。

❹使用中の薬剤(特に最近新規に開始した薬剤)や生食歴，海外渡航歴，腹部手術歴，腹部への放射線治療歴，腸炎の家族歴などを可能な限り丁寧に問診する。

## 診断のチェックポイント

### 定義

❶通常糞便中からは1日100 mL程度の水分が排出されるにすぎないが，下痢とは糞便中の水分含有量が増加して，泥状もしくは水様を呈する状態をいう。正常な有形便の水分含有量は60〜80%であるが，それが80〜90%になると泥状便，90%以上で水様便となる。

❷急性下痢は，臨床的に急激に発症し，多くは一過性に自然軽快するものをいう。2週間以上にわたって下痢が持続する場合は，慢性下痢として扱われる。

❸下痢の原因は，その発症機序から浸透圧性下痢，分泌性下痢，粘膜障害性下痢，粘膜透過性亢進性下痢や腸管運動亢進性下痢に分けられる。

❹また，急性下痢はその病因から急性感染性下痢と急性非感染性下痢とに分けられる。急性非感染性下痢の要因は，食事性(暴飲暴食，不消化物摂取など)，アレルギー性(好酸球性胃腸炎，食物アレルギー，IgA血管炎など)，心因性(心因性下痢，旅行者下痢など)，中毒性(重金属，化学性食中毒など)，薬剤性，血管性病変(虚血性腸炎)，放射線性(放射線性腸炎)などに大別される。

❶病歴：急性下痢の診断においてまず重要なのは，感染性下痢と非感染性下痢の鑑別である。急性感染性下痢には細菌性，ウイルス性，原虫性などがあり，全身感染症の一症状としての下痢であることも多く，発熱などの全身症状を伴うことが多い。発症前の生食摂取の有無，同一の食事を共にした人の発症の有無，嘔吐・下痢患者との接触の有無，海外渡航歴，抗菌薬服用歴などについて丁寧に問診を行う。そのうえで，非感染性急性下痢をきたす要因を踏まえて問診を行う。

❶既往歴：下痢症状の既往や下痢をきたしうる消化器疾患(腸管手術歴も含めて)，癌，膠原病，糖尿病，甲状腺疾患などの有無。特に化学療法歴，放射線治療歴，食物・薬剤アレルギー歴の有無を聴取する。普段の便通(便秘や腹部症状の有無)についても聴取する。

❷現病歴：発症時の様子(急激で持続しているのか徐々に悪化しているのか，特定できる誘因はあるのか)，下痢の状態(泥状便か水様便か，血液・粘液の混入はあるか，便回数と量など)，随伴症状(発熱，悪心・嘔吐，腹痛の性状や程度，テネスムス・皮膚症状の有無など)を問診する。

❸併存疾患：現在治療中の疾患および服薬状況について聴取する。特に1〜2週間前より開始した薬剤については，健康補助食品やサプリメントも含めて詳細に確認する。

❹食事内容：下痢症状出現前数日間の生食歴，食物アレルギーの原因となるような食品(そば，ナッツ，甲殻類など)，採取したキノコ類の摂取，暴飲暴食，脂肪やアルコール過剰摂取の有無。特に同一の食事をともにした人で下痢の発症がないかも聴取する。

❺心因的要因：誘因となるような職場や学校，家庭での生活環境の変化やストレスと感じる事柄がないか聴取する。またこれまでにストレスが誘因

で下痢をしたことがないかも聴取する。

❻中毒性：必要であれば，重金属（リン，ヒ素，有機水銀など）や化学物質の曝露の可能性も聴取する。

**2 身体所見**

❶バイタルサイン（血圧，心拍数，呼吸回数，体温など）をチェックし，緊急性を要するショックの有無を確認する。

❷脱水の程度：皮膚・粘膜・舌の乾燥，血圧・脈拍の変化，体重減少の程度，毛細血管再充満時間などの身体所見から脱水の程度を評価する。

❸腹部診察：腹満の有無，腸蠕動音の亢進・減弱の有無，自発痛や圧痛，腹膜刺激症状の有無とその局在について評価し，重篤な病態がないか確認する。

❹直腸診：可能な限り行い，便の性状や粘液・血液の混入，直腸肛門病変の有無について評価する。

❺下痢の原因となりうる全身性疾患（膠原病，甲状腺機能亢進症，糖尿病，尿毒症，心不全，サルコイドーシス，カルチノイド，AIDS，蕁麻疹や薬疹など）を示唆する身体所見がないか確認する。

**3 検査**

❶末梢血一般：炎症，脱水の程度，貧血の有無。

❷生化学検査：Na・K・Cl（電解質異常），BUN・クレアチニン（脱水や消化管出血，腎障害の有無），CRP（炎症の程度），血液ガス分析（酸塩基平衡異常）などを評価する。

❸尿検査：尿量，尿比重（脱水の程度），尿沈渣（腎障害合併の有無）。

❹便検査：細菌培養検査，*Clostridioides difficile* 関連検査，各種検出キットなどによる原因微生物検索。

❺画像検査：胸腹部単純X線，腹部超音波検査，腹部CT検査などで下痢の原因精査と腸管病変の確認を行う。

## 原因疾患と頻度

下痢は急性で自然軽快することが多いため正確な統計はないが，男女差や年齢差はあまりないとされている。また感染性急性下痢であっても原因となる微生物が同定されないこともあり，非感染性急性下痢との鑑別は必ずしも容易ではない。

## 重要疾患の鑑別のポイント

**1** 感染性腸炎との鑑別が最も重要である。典型的にはいずれも発熱や倦怠感など全身症状を伴い，細菌

性腸炎は大腸優位で左方移動を伴う白血球数増加，およびCRP高値を示すのに対し，ウイルス性腸炎は小腸優位でCRPは高値を示すものの白血球数があまり増加しないことが多いが，例外も多く注意が必要である。

**2** 非感染性急性下痢のなかで，臨床的によく経験するのは薬剤性下痢である。特に1〜2週間前より開始した薬剤について詳細に聴取することが重要である。

❶抗菌薬には，菌交代を介して下痢を生じる薬剤（第3世代セフェム系抗菌薬などによる偽膜性腸炎）や，マクロライド系のように腸管蠕動促進作用を介して下痢を生じたりする薬剤がある。

❷抗癌薬では古くはイリノテカンなど殺細胞性薬剤による下痢が主流だったが，最近では抗PD-1抗体や抗CTLA-4抗体などの免疫チェックポイント阻害薬（ICIs）に伴う腸炎によって重度の下痢を生じることがある。投薬直後のみならず，数か月経過してから急に下痢症状が出現することもあり，注意を要する。

❸最近は健康補助食品やサプリメントの種類が増えており，新規服用後に下痢を認める症例も多く注意を要する。

❹プロトンポンプ阻害薬（PPI），NSAIDs，選択的セロトニン再取り込み阻害薬（SSRI）など一部の薬剤によって顕微鏡的腸炎が発症して下痢を生じる場合がある。本症の診断には内視鏡的生検組織所見が必要であり，留意する必要がある。

## どうしても診断のつかないとき試みること

下部消化管内視鏡検査が必要となることがある。しかし，前処置やスコープ挿入で腸炎の増悪をきたすリスクがあることと，腸管の脆弱化により腸管穿孔のリスクが高いことから，下痢が重度の場合は安全性と有用性を考慮し，洗腸剤による前処置を行わず直腸〜S状結腸までの観察にとどめることも多い。

## 帰してはならない患者・帰してもよい患者

重症度が高い患者，特に高齢者や基礎疾患のある患者は入院での早急な精査・加療が必要である。

# 慢性下痢
## Chronic Diarrhea

**前本 篤男**　札幌東徳洲会病院・副院長（北海道）

**GL** 便通異常症診療ガイドライン 2023 —慢性下痢症

## 診断のチェックポイント

■**定義**：「便形状の変化が軟便あるいは水様便である。かつ排便回数が増加する状態」が下痢とされており，慢性下痢は「4週間以上下痢が持続または反復する状態」と定義されている。

**1病歴**：慢性下痢症の診断につながるため，問診はきわめて重要である。

❶便回数と便性状，腹痛の有無，発熱の有無を確認する。

❷排便回数と便性状は1日の排便回数，特に夜間に起こされる下痢回数を確認する。便性状は Bristol 便性状スケール（**表1**）を想定して問診する。

❸腹痛は排便前に起きて排便後に軽快するか，排便後も腹痛（しぶり腹）があるのかを確認する。

❹最近の抗菌薬，糖尿病治療薬や酸分泌抑制薬の使用歴，栄養状態，体重変化，炎症性腸疾患や大腸癌の家族歴を確認する。

**2身体所見**

❶体重減少や筋力低下など全身的な栄養状態や口腔内乾燥，ツルゴールの低下など脱水の有無を確認し，小腸吸収不良症候群や蛋白漏出性胃腸症による栄養障害，慢性感染症や悪性腫瘍による体重減少や浮腫など考慮する。

❷眼球結膜の貧血や頻脈，舌炎の有無などで鉄欠乏性，ビタミン $B_{12}$，葉酸欠乏などの貧血の有無を確認する。

❸頻脈や発汗などがある場合は，顔面紅潮や眼球突出とともに甲状腺触知による甲状腺疾患の除外を忘れない。

❹結節性紅斑や壊疽性膿皮疹がみられる場合は，炎症性腸疾患も考慮する。

❺慢性下痢は腸管の異常の可能性が高いため腹部の診察は重要である。腹部圧痛，反跳痛，腹部膨満，腫瘤触知，肝脾の触知，腹水の有無などを確認する。手術瘢痕による手術歴も確認する。

❻肛門は典型的な肛門皮垂や多発痔瘻により，それのみで炎症性腸疾患とわかる場合もある。慢性下痢で肛門周囲の皮膚炎が生じている場合もあるので注意を要する。

**3検査**

❶全血球検査（CBC），電解質，CRP，尿素窒素，甲状腺機能検査〔遊離 $T_3$（$FT_3$），遊離 $T_4$（$FT_4$），TSH〕を確認する。

❷病原性細菌の確認に便培養検査を行う。可能な限り最低1回以上は糞便虫卵検査や直接鏡検法により寄生虫疾患の検索も併用して行うとよい。便潜血反応は腫瘍性病変や炎症性腸疾患に有用である。近年，便中カルプロテクチンにより腸管炎症と機能性胃腸症の鑑別が有用である。

❸腹部 CT 検査や MRI 検査および体外式腹部超音波検査は腫瘍や炎症性腸疾患，また膵疾患の鑑別に有用である。慢性膵炎や膵癌などによる膵切除後の膵外分泌機能不全の存在や，胆嚢摘出術や回盲部切除には胆汁酸再吸収障害による胆汁酸性下痢症の可能性についても合わせて情報を与えてくれる。また腸間膜静脈硬化症は，右側結腸領域の静脈石灰化が特徴である。

❹上部消化管および下部消化管内視鏡検査，カプセル内視鏡検査は，消化管の器質的な異常の確認には必須の検査である。もし内視鏡的に異常所見がないように見える場合も，生検病理検査により好酸球性腸炎，アミロイドーシス，collagenous colitis など顕微鏡的大腸炎の検査が重要である。

❺便培養で検出が困難なエルシニア感染症や腸結核，スピロヘータなどでは生検培養検査や生検病理検査が有用なときもある。

**表1** Bristol 便性状スケール（BSスコア）

| BS スコア | 定義 | 一般的な解釈 |
|---|---|---|
| 1 | 硬くてコロコロした木の実のような便 | 便秘 |
| 2 | いくつかの塊が集まって形作られたソーセージ状の便 | |
| 3 | 表面にヒビ割れがあるソーセージ状（バナナ状）の便 | 正常便 |
| 4 | 滑らかで軟らかなソーセージ状（バナナ状）の便 | |
| 5 | 軟らかな半固形状の便 | |
| 6 | 境界がはっきりしない不定形の便 | 下痢便 |
| 7 | 水様便 | |

**表2** 慢性下痢症の分類

| 薬剤性下痢症 | 抗菌薬慣例下痢症 | カルバペネム系，第3/4世代セフェム系，ニューキノロン系，リンコマイシン系抗菌薬など |
| --- | --- | --- |
| | 顕微鏡的大腸炎 | プロトンポンプ阻害薬，非ステロイド性抗炎症薬，選択的セロトニン再取り込み阻害薬，$H_2$ブロッカー，チクロピジン，スタチン，$\beta$遮断薬など |
| | オルメサルタン関連腸炎 | オルメサルタンなど |
| | 糖尿病治療薬 | $\alpha$グルコシダーゼ阻害薬，メトホルミン |
| | 免疫チェックポイント阻害薬関連大腸炎 | 抗PD-1抗体製剤，抗PD-L1抗体製剤，抗CTLA-4抗体製剤 |
| | 腸間膜静脈硬化症 | 山梔子含有漢方薬(加味逍遙散，黄連解毒湯，辛夷清肺湯，茵蔯蒿湯など) |
| 食物起因性下痢症 | | カフェイン，ソルビトール，アルコール，牛乳，脂肪酸など |
| 症候性(全身疾患性)下痢症 | | 甲状腺機能亢進症，慢性膵炎，吸収不良症候群など |
| 感染性下痢症 | 抗酸菌 | 腸結核，大腸非定型抗酸菌症 |
| | 原虫 | 赤痢アメーバ，ランブル鞭毛虫(ジアルジア症) |
| | ウイルス | サイトメガロウイルス |
| | その他 | クラミジア直腸炎，腸管スピロヘータ症など |
| 器質性下痢症(炎症や腫瘍) | 炎症性腸疾患 | Crohn病，潰瘍性大腸炎，顕微鏡的大腸炎，腸管Behçet病，好酸球性腸炎，Cronkhite-Canada症候群，家族性地中海熱，非特異性多発性小腸潰瘍症(CEAS) |
| | 腫瘍性疾患 | 大腸癌，VIPoma，ガストリノーマ |
| 胆汁酸性下痢症 | | 回盲部切除後，病的な胆汁酸の関与など |
| 機能性下痢症および下痢型過敏性腸症候群 | | 上記の原因が除外されることで診断される |

## 原因疾患と頻度

慢性下痢症は表2のように分類される。

①急性下痢の90%以上は感染性腸炎が多いが，慢性下痢は過敏性腸症候群が最も多いと想定されている。Bristol便性状スケールなどを用いたアンケート調査などから，わが国における慢性下痢症の有病率はおよそ3〜5%程度，男性に多い傾向があると推定されているが，まだ不明な点も多い。

②潰瘍性大腸炎，Crohn病なども，2015年全国疫学調査では潰瘍性大腸炎は約22万人，Crohn病約7万人と推定され，現在も増加傾向にある。

③近年，指定難病でもある家族性地中海熱(パイリンをコードする*MEFV*遺伝子変異によりインフラマソーム活性化が関与)や非特異性多発性小腸潰瘍症〔*SLCO2A1*遺伝子変異が原因であり，CEAS (chronic enteropathy associated with *SLCO2A1* gene)と呼称される〕なども病態が徐々に明らかになっており，これらの疾患を念頭におくことも重要である。

④抗菌薬使用後の偽膜性大腸炎なども注意が必要である。また超高齢社会に伴い，全身疾患に伴う場合や薬剤性への注意が重要になってきている。下痢とは関係がないと思われがちだが，糖尿病薬であるビグアナイド系のメトホルミンや，降圧薬であるオルメサルタンによる腸炎，プロトンポンプ阻害薬(PPI)によるcollagenous colitis，生薬である山梔子含有漢方薬の長期投与による腸間膜静脈硬化症なども，忘れないように確認する。

## 重要疾患の鑑別のポイント

### ①薬剤性下痢症

　❶薬剤歴の確認。

　❷便培養。

### ②炎症性腸疾患〔潰瘍性大腸炎(⇨676頁)，Crohn病(⇨671頁)〕

　❶上部下部内視鏡検査。

　❷カプセル内視鏡検査，CT/MRI，X線造影検査による小腸検索。

　❸便中カルプロテクチン。

### ③感染性下痢症

　❶便培養。

　❷便虫卵検査，鏡視下検査。

❸生検病理検査。

**❹機能性下痢症・下痢型過敏性腸炎**

❶上記疾患の除外診断。

❷定期的な繰り返し検査による器質的疾患の鑑別。

## どうしても診断のつかないとき試みること

❶慢性下痢の生じる可能性のある原因について再度見直し，薬剤や食事についての問診を確認する。

❷さらに症状の許容される場合は，3〜6か月後に再度検査を行うなど経過をみることで，診断がみえてくる場合もある。

# 下血：黒色便と血便排泄

**Bloody Stool**

**大宮 直木** 藤田医科大学教授・先端光学診療学

**GL** ・消化性潰瘍診療ガイドライン 2020（改訂第3版）
・非静脈瘤性上部消化管出血における内視鏡診療ガイドライン（2015）
・肝硬変診療ガイドライン 2020（改訂第3版）
・大腸憩室症（憩室出血・憩室炎）ガイドライン（2017）
・小腸内視鏡診療ガイドライン（2015）

## 緊急処置

❶出血源を見つけ治療することが最終目標であるが，収縮期血圧が 90 mmHg 未満，ショック指数（脈拍数/収縮期血圧）>1，意識混濁など出血性ショックが疑われる場合は血管確保，大量輸液，酸素吸入などの初期対応をまず行う。

❷ショック状態から離脱できない場合は輸血，気道確保など適宜行い，呼吸循環動態の安定化をはかることが先決である。

## 診断のチェックポイント

■**定義**：下血（黒色便）〔melena（tarry stool）〕は主に食道，胃，十二指腸，空腸からの出血によって生じ，血便（暗赤色便・鮮血便，hematochezia）は主に回腸，大腸，肛門からの出血によって生じる。しかし，出血量が多い場合は上部消化管からの出血でも血便になりうるし，出血が少量で消化管停滞時間が長ければ黒色調の便になりうる。

❶**病歴**：便の性状（量，色，内容物），発症様式（急性発症，慢性経過），随伴症状（腹痛，発熱，めまい，失神，動悸，体重減少，頻回の鼻出血），併存疾患（心，肺，肝，腎，血管，血液疾患，糖尿病，悪性腫瘍，寝たきり），既往歴（消化性潰瘍，食道胃静脈瘤，大腸憩室症など），使用薬（抗血栓薬，坐薬含む非ステロイド性抗炎症薬，抗菌薬，鉄剤，カリウム製剤，抗癌薬，免疫チェックポイント阻害薬，陽イオン交換樹脂製剤など），嗜好歴（アルコール，喫煙），家族歴（血友病，von Willebrand 病，頻回の鼻出血を呈する Rendu-Osler-Weber 病），海外渡航歴（感染性腸炎），*Helicobacter pylori* 除菌の有無など，本人または目撃者に確認する。

❷**身体所見**：バイタルサイン（意識レベル，脈拍，血圧，呼吸数，体温），心雑音・不整脈，腹部拍動性腫瘤（大動脈瘤），眼球結膜の黄染，眼瞼結膜の貧血，皮膚の蒼白・色素沈着・黄染・くも状血管腫・手掌紅斑，女性化乳房，匙状爪，肝脾腫，腹水（蛙腹・波動触知）の有無，直腸・肛門診での下部直腸・肛門疾患や付着した便の色・性状の確認。

❸**検査**

❶採血〔Hb，Ht，血小板数，血液型，クロスマッチ（交差適合試験），WBC，CRP，AST・ALT，ビリルビン，PT-INR，APTT，BUN，Cr〕と胸部〜骨盤部造影 CT にて病態を把握するとともに，輸血，緊急内視鏡，血管内治療，手術の必要性を検討する。BUN/Cr 比 ≧ 30 では上部消化管・上部空腸出血を疑う。

❷急性上部消化管出血では，収縮期血圧，脈拍，黒色便，基礎疾患，Hb，BUN からなる Glasgow-Blatchford スコア（表 1）が 2 点以下では緊急内視鏡は行わずに外来管理が可能であるが，それ以上の場合は 24 時間以内の緊急内視鏡を行う。

❸急性下部消化管出血では，ポリープ切除後出血や急性出血性直腸潰瘍が予測される場合には高圧浣腸程度で，経口腸管洗浄剤の前処置を行わないことも許容されるが，それ以外では経口腸管洗浄剤による前処置を行い，24 時間以内に回腸末端までの全大腸内視鏡を行う。ただし，虚血性大腸炎，大腸腫瘍による出血の場合は緊急での全大腸内視鏡検査は必ずしも必要としない。

❹上部消化管内視鏡または大腸内視鏡での止血術が困難で造影 CT で血管外造影剤漏出（extravasation）をきたす活動性出血の場合は血管造影下の経カテーテル的動脈塞栓術を行う。それでも止血困難な貧血進行例は外科治療を考慮する。

**表1** Glasgow-Blatchford スコア

| 項目 | 内容 | スコア |
|---|---|---|
| 収縮期血圧 (mmHg) | 100〜109 | 1 |
| | 90〜99 | 2 |
| | ＜90 | 2 |
| Hb(g/dL) | 12 以上 13 未満(男), 10 以上 12 未満(女) | 1 |
| | 10 以上 12 未満(男) | 3 |
| | 10 未満(男女) | 6 |
| BUN (mg/dL) | 18.2 以上 22.4 未満 | 2 |
| | 22.4 以上 28.0 未満 | 3 |
| | 28.0 以上 70.0 未満 | 4 |
| | 70.0 以上 | 6 |
| その他 | 脈拍　100/分以上 | 1 |
| | 黒色便 | 1 |
| | 失神発作 | 2 |
| | 肝臓疾患 | 2 |
| | 心不全 | 2 |

❺上部消化管内視鏡・大腸内視鏡で原因不明の消化管出血は小腸出血が疑われるため，小腸カプセル内視鏡，深部小腸内視鏡(バルーン内視鏡など)を行う。放射線照射歴がある場合や Crohn 病が疑われる場合はカプセル内視鏡の前にパテンシーカプセルで消化管通過性検査を行う。小児の場合は Meckel 憩室出血の頻度が高いため，異所性胃粘膜シンチグラフィを考慮する。

❻上記検査でも出血部位が不明で自然止血されている場合は再出血時に再度検査を行う。

## 原因疾患と頻度

❶上部消化管出血(食道から十二指腸下行部)は約75〜90％，小腸出血(遠位十二指腸から回腸)は約5％，大腸出血は約 10〜25％。上部消化管出血のうち消化性潰瘍が 20〜40％，急性胃粘膜病変が 10〜20％，食道胃静脈瘤が 10〜20％，胃癌が 5〜15％程度。

❷部位別原因疾患を**表2**に示す。

## 重要疾患の鑑別のポイント

❶上部消化管出血

　❶静脈瘤性出血：問診，身体所見から肝硬変の疑いがあり，採血で血小板低値，血清ビリルビン高値，PT-INR 高値が，CT で食道胃静脈瘤や脾腫が検知されれば可能性が高い。

　❷消化性潰瘍：上腹部痛，背部痛，ピロリ菌未除菌，プロトンポンプ阻害薬・ボノプラザン未併用の NSAIDs 内服歴(アスピリン含)。NSAIDs 潰瘍は幽門前庭部に多発する比較的浅い潰瘍で，約半数は自覚症状を欠くのが特徴。

　❸ Mallory-Weiss 症候群(⇨641 頁)：大量飲酒や激しい咳嗽，重症妊娠悪阻などによる頻回の嘔吐後の新鮮血の吐血，黒色便。

❷下部消化管出血

　❶大腸憩室出血(⇨661 頁)：無痛性血便で，動脈性出血のため出血性ショックを呈する場合がある。自然止血率は 70〜90％と高いが，再出血率は 1 年後で 20〜35％，2 年後で 33〜42％と高い。

　❷虚血性大腸炎(⇨664 頁)：便秘や脱水患者で腹痛，下痢のあとの血便。CT で下行結腸-S 状結腸の壁肥厚。

　❸感染性腸炎：加熱不足や生ものの食事摂取歴，下痢，腹痛，血便，発熱。便検査(培養・抗原・鏡検)で確定診断。

　❹潰瘍性大腸炎(⇨676 頁)，Crohn 病(⇨671頁)：数週から数年の慢性経過の下痢，粘血便，腹痛，発熱。痔瘻合併は Crohn 病の可能性。

❸小腸出血

　❶急性腸間膜虚血：突然の激しい腹痛にもかかわらず腹部所見が軽微。動脈硬化，心房細動，虚血性心疾患，心不全，弁膜症，低血圧，脱水，薬剤(利尿薬，ジギタリス，α 作動薬，β 遮断薬)などの臨床背景。進行すると下血・血便。死亡率が高く，壊死例では緊急手術，非壊死例では血管内治療の適応。

　❷血管奇形：門脈圧亢進症，遺伝性出血疾患，慢性腎不全，心臓弁膜症，うっ血性心不全，狭心症，心房細動などの不整脈，末梢血管疾患，糖尿病の併存疾患を有している場合に疑われる。自然止血される場合が多いが，頻回に再出血する。

　❸ Meckel 憩室，Crohn 病：併存疾患のない若年者(特に男性)に多い。

## どうしても診断のつかないとき試みること

　診断困難例や止血困難例は早めに高次医療機関へ紹介する。

## 表2 消化管出血の部位別原因疾患

**1. 食道**
- Mallory-Weiss 症候群
- 静脈瘤
- 逆流性食道炎
- 食道癌　など

**2. 胃・十二指腸(下行部まで)**
- 消化性潰瘍(*H. pylori*，NSAIDs，アスピリンなど)
- 急性胃・十二指腸粘膜病変
- 静脈瘤
- 胃癌，GIST などの腫瘍
- 吻合部潰瘍
- 血管炎症候群(腸管 Behçet 病，IgA 血管炎，結節性多発性動脈炎など)
- Cameron 病変(大型食道裂孔ヘルニア内のびらん・潰瘍)
- 十二指腸乳頭部出血(肝・胆道出血，hemosccus pancreaticus)　など

**3. 深部小腸(遠位十二指腸，空腸，回腸)**
- 血管奇形(angiodysplasia，Dieulafoy 病変，動静脈奇形)，静脈瘤
- 薬剤起因性傷害(NSAIDs，アスピリン，カリウム製剤，抗癌剤，免疫チェックポイント阻害薬など)
- 炎症性疾患(Crohn 病，結核など)
- GIST，血管腫などの腫瘍
- Meckel 憩室
- 急性腸間膜虚血(上腸間膜動脈血栓・塞栓症，NOMI，上腸間膜静脈閉塞症)

- 血管炎症候群(腸管 Behçet 病，IgA 血管炎，結節性多発性動脈炎など)
- 吻合部潰瘍
- 放射線性小腸炎
- 大動脈十二指腸瘻
- 腸リンパ管拡張症　など

**4. 大腸**
- 憩室
- 虚血性大腸炎
- 大腸癌・ポリープ
- 急性出血性直腸潰瘍
- 炎症性疾患(潰瘍性大腸炎，Crohn 病，腸結核)
- 血管炎症候群(腸管 Behçet 病，IgA 血管炎，結節性多発性動脈炎など)
- 感染性腸炎(カンピロバクター，サルモネラ，腸管出血性大腸菌，*Clostridioides difficile*，赤痢アメーバ，赤痢菌など)
- 薬剤性大腸炎(抗菌薬関連出血性大腸炎，NSAIDs，免疫チェックポイント阻害薬，陽イオン交換樹脂製剤など)
- アミロイドーシス
- 放射線性直腸炎　など

**5. 肛門**
- 痔疾(痔核，痔瘻，裂肛)　など

GIST：gastrointestinal stromal tumor(消化管間質腫瘍)，NOMI：non-occlusive mesenteric ischemia(非閉塞性腸管虚血)

# 粘血便

## Mucobloody Stool

**梁井 俊一**　岩手医科大学准教授・消化器内科

## 診断のチェックポイント

### 定義

❶粘血便とは血液が混じった腸管粘液が排泄される状態をいう。腸管の炎症や腫瘍により出血や壊死が生じ，過剰に産生された粘液と吸収されない水分が血液と混じることにより出現する。

❷基本的には遠位大腸の炎症により惹起される症状である。

### 1 病歴

❶発症様式

- 急性の経過であれば，感染性腸炎，虚血性腸炎，薬剤性腸炎を考える。初発の潰瘍性大腸炎の可能性もある。
- 慢性の経過であれば，潰瘍性大腸炎と大腸腫瘍に加えて Crohn 病の直腸肛門病変やアメーバ腸炎を考える。
- 粘血便に加えて，周期性発熱が併存していれば，家族性地中海熱も考慮する。

❷患者背景

- 痔瘻の既往(→ Crohn 病)。
- 大腸腫瘍の家族歴(→消化管ポリポーシス，大腸癌)。
- 薬剤治療歴(→偽膜性腸炎，抗菌薬起因性出血性大腸炎，免疫チェックポイント阻害薬関連腸炎)。
- 海外渡航歴や性交渉歴(→アメーバ腸炎)。
- 食事摂取歴(→感染性腸炎)。
- 放射線治療歴(→放射線性腸炎)。
- いきみの習慣(→直腸粘膜脱症候群)。

### 2 身体所見

❶発熱，腹痛(→感染性腸炎，アメーバ腸炎，潰瘍性大腸炎，Crohn 病，薬剤性腸炎，虚血性腸炎，家族性地中海熱)。

❷痔瘻，裂肛などの肛門病変(→ Crohn 病)。

❸関節症状，皮膚症状(→潰瘍性大腸炎，Crohn 病)。

### ❸ 検査
#### ❶ 便検査
- 便培養・虫卵検査：感染性腸炎の診断に有用。
- 便塗抹検査：アメーバ虫体の観察に有用。
- カルプロテクチン：炎症性疾患で上昇。
#### ❷ 血液検査
- 血算：貧血の有無。
- C 反応性蛋白（CRP），血沈：炎症反応。
- その他：血清アルブミン，腫瘍マーカーなど。
#### ❸ 画像検査
- 大腸内視鏡検査は必須検査である。内視鏡観察に加えて生検による組織診断や細菌検査が可能。
- 腹部 X 線検査，腹部 CT：ハウストラの消失，母指圧痕像，腸閉塞や中毒性巨大結腸症，腫瘤性病変，腹水，瘻孔や狭窄，炎症性疾患の罹患範囲が評価できる。
- 腹部超音波検査：腸管壁の肥厚，随伴する肝胆膵疾患の有無が評価可能であり，侵襲が少ない。
- 上部内視鏡検査，小腸 X 線造影検査，小腸カプセル内視鏡，小腸バルーン内視鏡検査：Crohn 病の胃・十二指腸病変や小腸病変の評価に有用である。

## 原因疾患と頻度

血便は「下血：黒色便と血便排泄」（⇨345 頁）を参照。

**1** 血便や血性下痢とは異なり，粘血便では炎症性疾患を中心とした鑑別疾患を考える。

**2** また年齢によって原因疾患は異なり，若年者では炎症性腸疾患＞大腸腫瘍，高齢者では大腸腫瘍と虚血性腸炎＞他の炎症性腸疾患となる。感染性腸炎はどの年代でも発症する。

**3** 前述のように，炎症性腸疾患に限定した場合，粘血便の頻度は Crohn 病では少ない。

## 重要疾患の鑑別のポイント

### **1** 潰瘍性大腸炎（⇨676 頁）
❶ 症状の再燃・寛解を繰り返す。
❷ 内視鏡検査で直腸から連続するびまん性の易出血性微細顆粒状粘膜，膿性粘液付着（図 1）。
❸ 感染性腸炎を含めた他疾患の除外が必須。

### **2** Crohn 病（⇨671 頁）
❶ 主要所見として縦走潰瘍，敷石像，非乾酪性類上皮細胞肉芽腫が主たる診断基準である。
❷ 副所見として，胃・十二指腸病変や小腸病変，

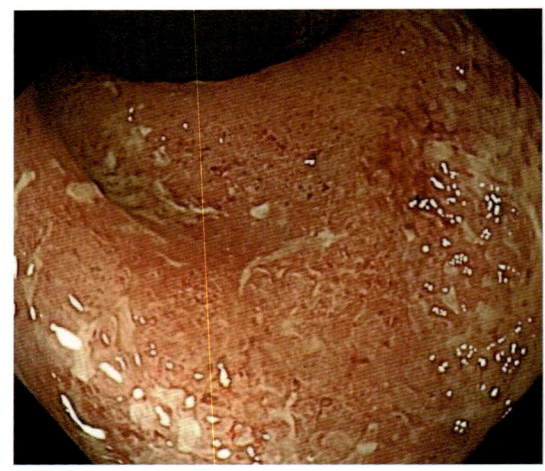

**図1** 潰瘍性大腸炎の内視鏡像

肛門病変が認められる。
❸ 瘻孔や狭窄が認められる。

### **3** 細菌性感染
❶ 急性発症，明らかな食事摂取歴と家族内発症をみる。
❷ 便培養による起炎菌の同定が重要。内視鏡検査による病変分布も診断の一助となる。
❸ カンピロバクター，サルモネラ，腸管出血性大腸菌による感染性腸炎では深部大腸が炎症の主座となる。

### **4** アメーバ腸炎（⇨1309 頁）
❶ 潰瘍性大腸炎に類似した大腸病変を呈する。特に盲腸と直腸が好発部位。
❷ 海外渡航歴や性交渉歴，性行為感染症の既往を聴取。
❸ 内視鏡所見では厚く汚い白苔，粘液，タコイボ様の大型びらんがみられる（図 2）。

### **5** クラミジア腸炎
❶ 消化管以外のクラミジア感染，パートナーの感染の有無などの問診が重要。
❷ 直腸のみの病変が多く，光沢のある比較的均一な半球状小隆起が典型的。
❸ 直腸擦過検体による PCR が診断に有用。

### **6** 薬剤性腸炎
❶ 原因薬剤は多彩であり（抗菌薬，非ステロイド性抗炎症薬，免疫チェックポイント阻害薬など），薬剤投与歴の確認が重要。
❷ 潰瘍性大腸炎に類似した内視鏡所見を呈することがある。

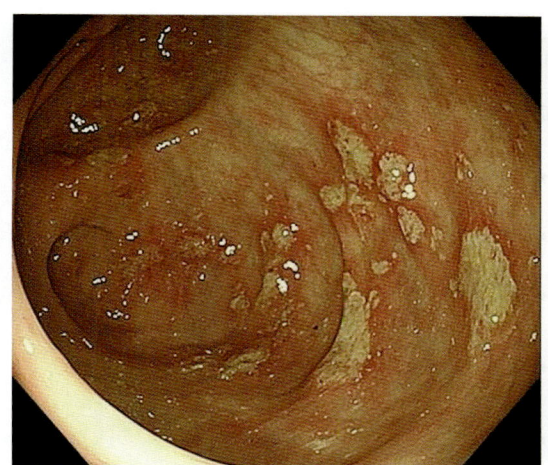

**図2** アメーバ腸炎の内視鏡像

❸偽膜性腸炎では内視鏡検査による偽膜，あるいは *Clostridioides difficile* 毒素を確認する。
❹抗菌薬起因性出血性大腸炎の原因薬剤として合成ペニシリンが多い。深部大腸の発赤，浮腫が認められる。便培養で *Klebsiella oxytoca* が検出されることがある。

### 7 放射線性腸炎
❶先行する放射線治療歴あり。
❷易出血性の毛細血管拡張，白苔を有する潰瘍，腸管の拡張不良がみられる。

### 8 虚血性腸炎
❶突然の腹痛に引き続いて血性下痢ないし粘血便が出現する。
❷内視鏡検査で左側大腸に粘膜血腫と縦走傾向の粘膜欠損がみられる。
❸急性期には腹部単純 X 線検査ないし注腸 X 線検査で母指圧痕像がみられる。

### 9 大腸癌（⇨ 682 頁）
❶粘血便を認めることもあるが，無症状の場合も少なくない。
❷遺伝性大腸癌では，家族歴の聴取が重要。
❸内視鏡検査と病理組織学的検査が診断に必須である。

### 10 直腸粘膜脱症候群
❶排便時のいきみの習慣がある。
❷直腸前壁から右側に好発。
❸隆起型，潰瘍型，平坦型に大別される。
❹粘膜固有層と粘膜下層に線筋症がみられる。

### 11 Cap polyposis
❶原因不明の炎症性隆起が遠位大腸に多発し，介在粘膜には潰瘍性大腸炎様変化を伴う。
❷組織学的には中心に肉芽増生を伴う非腫瘍性隆起である。

### どうしても診断のつかないとき試みること

潰瘍性大腸炎と Crohn 病の鑑別が困難な場合は inflammatory bowel disease-unclassified（IBD-U）として慎重に経過観察する。経過中に主要所見の出現により診断が確定することもある。内視鏡検査まで施行して診断が確定しない場合は，小腸出血の可能性を考えて専門機関への紹介を検討する必要がある。

---

# 便秘
## Constipation

結束 貴臣　国際医療福祉大学成田病院・緩和医療科部長

**頻度** よくみる

**GL** ・便通異常症診療ガイドライン 2023 —慢性便秘症
・小児慢性機能性便秘症診療ガイドライン（2013）

### 診断のチェックポイント

**■定義**
❶便秘の診断は排便回数の低下のみならず排便困難症状（努責，残便感，頻回便，会陰の閉塞感）が重要である。
❷慢性便秘症は図1のように分類され，まず二次性便秘の可能性を考えることが重要である。
❸問診や身体診察を十分に行い，大腸癌や消化管閉塞などの器質性疾患の鑑別，症候性便秘（表1）および薬剤性便秘（表2）を鑑別することが重要である。
❹便排泄障害を評価するには，問診に加え直腸指診や直腸エコーを活用する。
❺小児や高齢者への便秘診療では，直腸内糞便塞栓に注意が必要である。特に高齢者で便塞栓を除去せずに刺激性下剤を用いると腸管穿孔を起こす危険性があり，直腸エコーや直腸指診による評価が重要である。

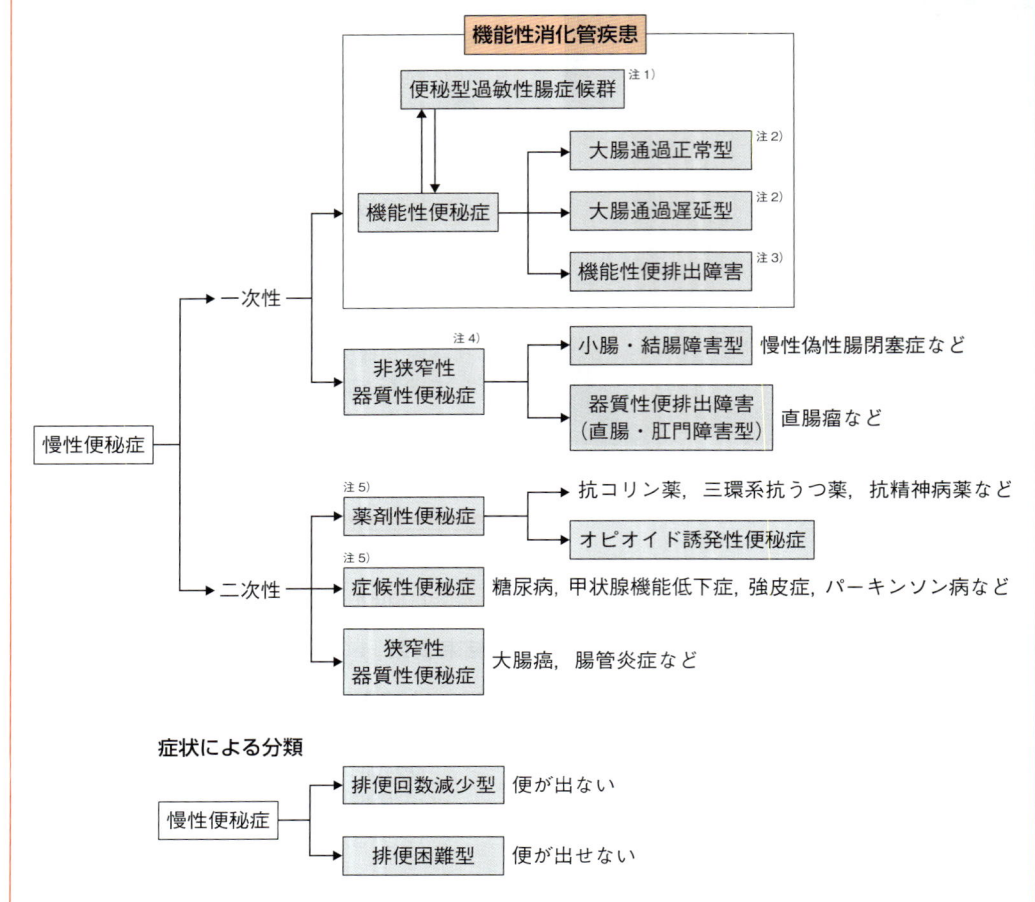

**図1** 慢性便秘症の分類

注1）機能性便秘症と便秘型過敏性腸症候群は連続したスペクトラムと考えられる疾患であり，明確に鑑別するのが困難である。
注2）現時点では大腸通過時間を正確に評価できる modality がないため，今後の検討課題である。
注3）機能性便秘症および便秘型過敏性腸症候群に合併するひとつの病型である。骨盤底筋強調運動障害，会陰下降症候群も含む。
注4）腸管の形態変化を伴うもの。正常から明らかに逸脱する消化管運動障害を伴う慢性便秘症が含まれる。
注5）必ずしも，機能性便秘症および非狭窄性器質性便秘症と区別できるものではない。

（「日本消化管学会編：便通異常症診療ガイドライン 2023 —慢性便秘症，p.5，2023，南江堂」より許諾を得て転載）

**1 病歴**
❶発症時期と誘因，急性か慢性の経過か。
❷随伴症状から原因が類推できるか。
❸糖尿病や併存疾患・手術歴などの既往歴。
❹薬剤（特にオピオイド内服の有無や抗コリン作用を有する薬剤内服の有無）。
**2 身体所見**
❶身体診察（視診，聴診，打診，触診）は器質性便

秘の鑑別と便排出障害の存在診断の一助となる。
❷視診では腹部膨隆の有無，手術痕の有無，聴診では蠕動音の亢進や減弱の有無，打診では鼓音の有無，触診では圧痛腫瘤の有無を確認する。
❸排便困難症状があれば，直腸肛門診（視診と指診）を行う。直腸指診は，直腸癌などの器質性疾患の鑑別に有用であるのみならず，直腸肛門機能異常の診断にも有用である。

**表1 症候性便秘の鑑別**

| | |
|---|---|
| 代謝・内分泌疾患 | 糖尿病，甲状腺機能低下症，副甲状腺機能亢進症 |
| 変性疾患 | アミロイドーシス |
| 膠原病 | 全身性強皮症，皮膚筋炎 |
| 神経疾患 | Parkinson病，脳血管疾患，Hirschsprung病，脊髄疾患 |
| 筋疾患 | 筋強直性ジストロフィー |
| 精神疾患 | うつ病，統合失調症 |
| 狭窄性器質性疾患 | 消化管の腫瘍，腫瘍による壁外圧排，消化管の狭窄 |
| 非狭窄性器質性疾患 | 慢性偽性腸閉塞症，巨大結腸症，痔核，直腸脱，直腸瘤 |

**表2 慢性便秘症をきたす薬剤**

| 薬剤種 | 薬品名 | 薬理作用・特性 |
|---|---|---|
| 制吐薬 | グラニセトロン | 5-HT$_3$受容体拮抗作用 |
| 抗コリン薬 | アトロピン，抗コリン作用をもつ薬剤 | 抗コリン作用 |
| 向精神薬 | 抗精神病薬，抗うつ薬 | 抗コリン作用 |
| 抗Parkinson病薬 | ドパミン受容体作動薬，抗コリン薬 | ドパミン活性増加，アセチルコリン活性低下 |
| オピオイド | モルヒネ，オキシコドン，トラマドール | オピオイド$\mu2$受容体の活性化 |
| 化学療法薬 | 植物アルカロイド，タキサン系，アルキル化薬 | 末梢神経障害の自律神経障害 |
| 循環器作用薬 | カルシウム拮抗薬，抗不整脈薬 | 腸管平滑筋収縮の抑制 |
| 利尿薬 | 抗アルドステロン薬，ループ利尿薬 | 腸管運動能低下，体内の水分排泄促進 |
| 制酸薬 | アルミニウム含有薬 | 腸管蠕動運動低下 |
| 胆汁酸吸着薬 | セベラマー塩酸塩，コレスチミド | 蠕動運動障害 |
| 止痢薬 | ロペラミド | 末梢性オピオイド受容体刺激薬 |
| 鉄剤 | フマル酸第一鉄 | 収斂作用で腸管運動能低下 |
| NSAIDs | イブプロフェン | 腸管運動抑制 |

❹肛門視診は脱肛，直腸脱，見張り疣，便漏れ，瘢痕の有無を診察する。直腸肛門指診は，右手で診察する場合，左側臥位で直腸まで示指を挿入し，直腸肛門狭窄の有無を診察する。便塊や腫瘍の触知がないか指を回して触診する。さらに血液付着や直腸瘤の有無を診察する。

### 3 検査

❶血液検査：貧血を認める際には悪性腫瘍を念頭におく。また，糖尿病性神経障害，甲状腺機能低下症および副甲状腺機能亢進症といった内分泌・代謝疾患の鑑別においては，血糖，甲状腺機能検査〔遊離T$_4$(FT$_4$)，TSH〕，血清カルシウムなどの血液生化学検査を行う。

❷便潜血検査：大腸癌のスクリーニング検査として有用性があることが報告されている（N Engl J Med 366: 697-706, 2012）。

❸大腸内視鏡検査：腫瘍性疾患や炎症性疾患などに伴う狭窄性器質性便秘症の鑑別に有用である。特に警告症状*や危険因子(50歳以上で発症，大腸器質的疾患の既往歴または家族歴)がある患者には行う必要がある。

*排便習慣の急激な変化，血便，6か月以内の予期せぬ3 kg以上の体重減少，発熱，関節痛，異常な身体所見(腹部腫瘤の触知，腹部の波動，直腸指診による腫瘤の触知，血液付着を代表とする，器質的疾患を示唆する症状と徴候)。

❹腹部X線：腸管ガス貯留や腫瘍による腸管の圧排を観察することで，腸閉塞や結腸軸捻転などの器質的疾患の早期発見および除外診断に有用である。注腸X線検査は，大腸内視鏡と同様に，狭窄性器質性便秘症の除外が必要な患者に用いられる。

❺体外式超音波検査：慢性便秘エコー研究会から，直腸エコーを用いた慢性便秘診療に向けた簡便な機能評価法が提案されている〔Diagnostics (Basel) 12: 300, 2022〕。直腸の便貯留の状態を3パターンに分類しており，今後，この診断で直腸に硬便の糞便塞栓を認めた場合は，薬物治療に先立ち摘便浣腸を行うべきである(図2)。

❻CT：腸管の解剖学的特徴および運動機能を評価する。CTは腸管拡張範囲と程度が評価できるため，非狭窄性器質性便秘症の診断に有用である。

❼放射線不透過マーカー法：大腸通過時間正常型または大腸通過時間遅延型便秘の病態診断に有用である。マーカー法の代表はSITZMARKSであるが，2024年5月の時点において薬事承認・保険収載はされていない。

❽排便造影検査：直腸脱や直腸瘤などの解剖学的異常，排便時の協調運動障害など排便時の動的変化に関する情報を得ることが可能である。

❾直腸肛門内圧検査：機能性便排出障害を疑う場合に実施する。

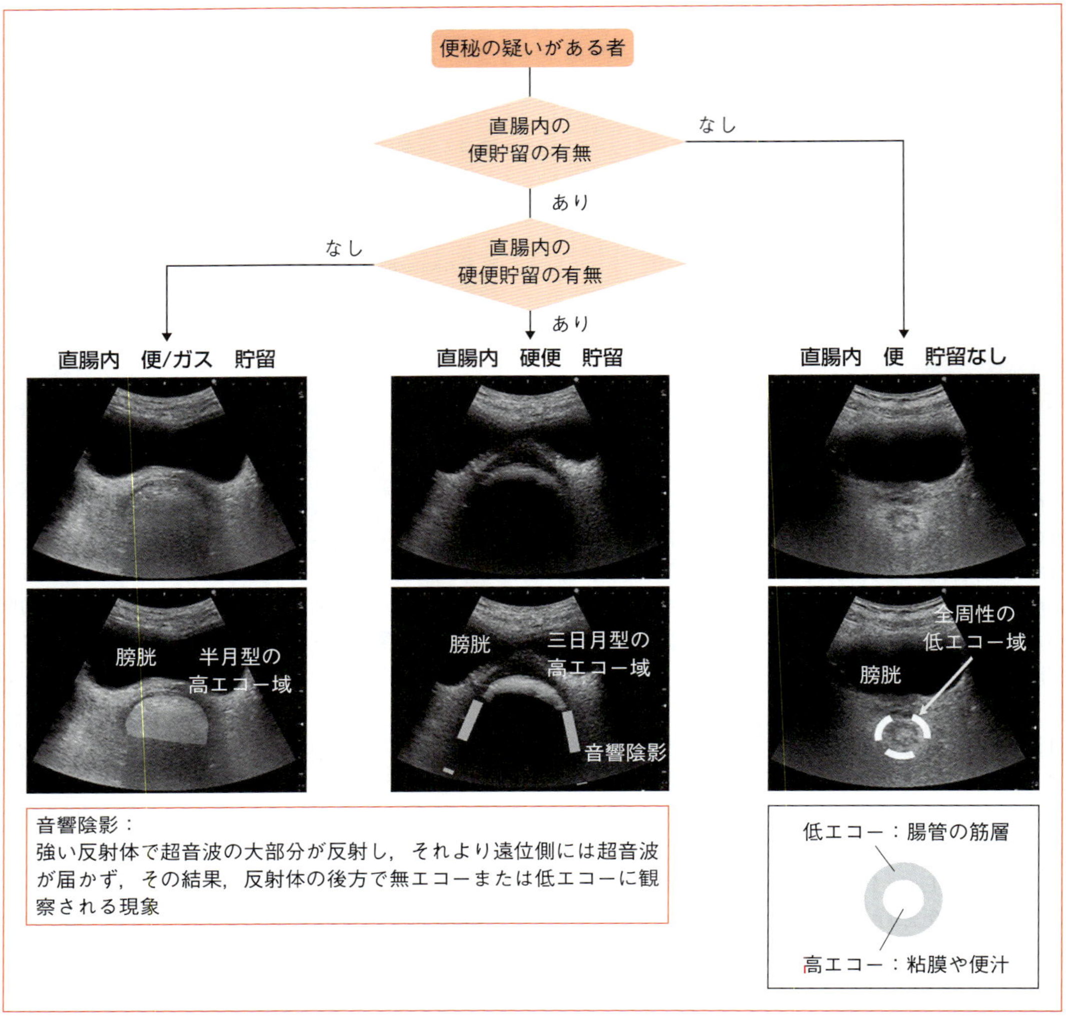

**図2** 直腸エコーの診断アルゴリズム

〔Matsumoto M, et al: Expert Consensus Document: Diagnosis for Chronic Constipation with Faecal Retention in the Rectum Using Ultrasonography. Diagnostics（Basel）12: 300, 2022 より改変〕

## 確定診断の決め手

問診や身体診察，各種検査によって，図3のフローチャートに準じて便秘症を診断する。

## 原因疾患と頻度

❶消化器
　❶腸閉塞。
　❷大腸癌。
　❸オピオイド誘発性便秘。
❷全身性疾患
　❶糖尿病。

　❷甲状腺機能低下症。
　❸強皮症。
　❹Parkinson 病。

## 重要疾患の鑑別のポイント

腸閉塞（⇨686 頁）：問診や身体診察で腹部膨満感や腹部膨隆を認め，X 線や CT 検査で鏡面像を認める。

## どうしても診断のつかないとき試みること

大多数が機能性便秘症であるが，図1，3の通り鑑別診断は多く存在するため，確定診断がつかない

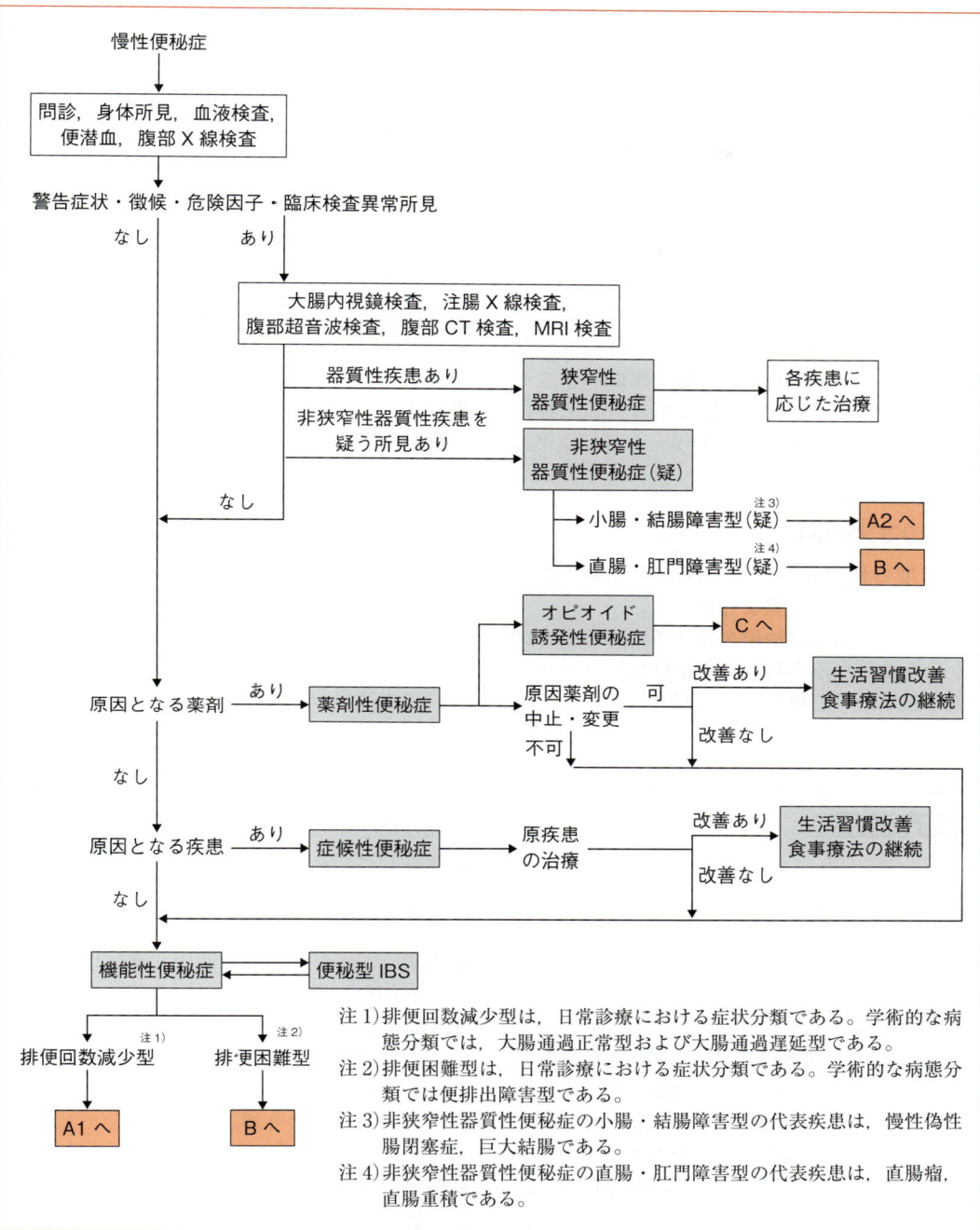

**図3** 慢性便秘症診断フローチャート

（「日本消化管学会編：便通異常症診療ガイドライン2023 —慢性便秘症, pxxii, 2023, 南江堂」より許諾を得て転載）
A1, A2, B, C はガイドラインを参照すること。

場合は，各専門家にコンサルトする。

## さらに知っておくと役立つこと

**1** 慢性便秘症の有病率はおよそ 10～15％と見積もられている。その背景因子・発症リスクとして，性別（女性），身体活動性の低下，腹部手術歴，特定の基礎疾患（精神疾患や神経疾患など），加齢および一部の薬剤（オピオイド，抗コリン薬，向精神薬，利尿薬など）が示されている。

**2** さらに慢性便秘症は，生存率を低下させることが示されている（Am J Gastroenterol 105: 822-832, 2010）。ほかにも心血管疾患の発症・死亡リスクの上昇，Parkinson 病や腎疾患の発症リスクの上昇に関与するため，長期予後に影響を与える可能性がある。

## 専門医へのコンサルト

**1** 排便困難型の便秘症は便排出障害の可能性があり，専門施設への紹介が望ましい。

**2** 病態に基づいた適切な治療を行っているにもかかわらず十分な改善がみられない難治性慢性便秘症として定義されるため，専門施設へ紹介する。

# 門脈圧亢進症
## Portal Hypertension

日高 央　北里大学診療教授・消化器内科学

**GL** 門脈圧亢進症の診療ガイド 2022

## 緊急処置

門脈圧亢進症の合併疾患において緊急処置が必要な疾患は，食道胃静脈瘤出血（⇨639 頁），急性門脈血栓症，肝性脳症（⇨355 頁）である。画像にて急性門脈血栓を認めた場合には，ただちに FDP，D ダイマー，さらにはアンチトロンビン値を測定する。基本はヘパリン製剤であるが，アンチトロンビン値が 70％以下の場合には，アンチトロンビン製剤の併用もしくは単独療法を検討する。治療開始時には，上部内視鏡検査を行い，出血性病変の有無を確認する。

## 診断のチェックポイント

臨床症状は腹水，側副血行路の発達による食道・胃静脈瘤，肝性脳症，脾機能亢進による汎血球減少

などである。

**■定義**：門脈圧亢進症とは，門脈圧が 200 mmH$_2$O（14.7 mmHg）以上に上昇した状態と定義されている。

**1 病歴**：腹部膨満感や急激な体重増加さらには尿量減少の有無（→腹水），黒色便の有無（→食道・胃静脈瘤），胸・腹壁皮下静脈の拡張，振戦や意識混濁の有無（→肝性脳症），出血傾向の有無（→汎血球減少）。

**2 身体所見**：腹部診察での波動の確認・体位変換による濁音界の移動（→腹水），胸・腹壁皮下静脈の拡張（→側副血行路），羽ばたき振戦（→肝性脳症），皮下出血の確認（→汎血球減少）。

**3 検査**

**❶** 血清アルブミン値低下，プロトロンビン（％）低下（→門脈圧亢進症全般），血清アンモニア値上昇（→肝性脳症），血液ヘモグロビン値低下（→食道胃静脈瘤出血），血小板数低下（→脾腫による汎血球減少），FDP・D ダイマーの上昇（→門脈血栓）など。

**❷** 画像検査：腹部超音波や腹部造影 CT・MRI 検査にて側副血行路の確認，上部消化管内視鏡検査にて食道胃静脈瘤の確認。

## 原因疾患と頻度

門脈圧亢進症の 80％以上は肝硬変で，そのほか特発性門脈圧亢進症，肝外門脈閉塞症，Budd-Chiari 症候群などがある。

## 重要疾患の鑑別のポイント

**1** 門脈圧が上昇せずに門脈圧亢進症様の症状を呈する代表的な疾患として，著明な脾腫を呈する血液疾患や寄生虫疾患などがある。

**2** また膵臓癌などにより脾静脈が閉塞することによって生じる左側門脈圧亢進症があり，膵臓癌の生存期間の延長により増加している。

## どうしても診断のつかないとき試みること

**1** 門脈圧亢進症による腹水と他の悪性疾患による腹水の鑑別が困難なことがあり，この場合には腹水穿刺時の性状確認や細胞診が決め手になることがある。

**2** 門脈圧亢進症による肝性脳症は，多様な神経症状を呈するため，他の神経疾患との鑑別が困難なことは多い。この場合には頭部 CT・MRI 検査に加えて，脳波検査や髄液検査が有用となることが多い。ただし，髄液検査を行う場合には，脳神経内科の専門医

と相談のうえ，施行することが望ましい。

## 帰してはならない患者・帰してもよい患者

　帰宅させてはならない患者は以下の通り。

❶腹水穿刺中に血圧の過度の低下を認める患者。

❷黒色便や下血などの病歴があり　Hb が 2 g/dL 以上低下している患者。

❸分岐鎖アミノ酸を投与しても，意識が改善しない患者。

❹明らかな出血傾向を認める患者。

# 肝性脳症
## Hepatic Encephalopathy

**土屋 淳紀**　山梨大学教授・消化器内科

GL　肝硬変診療ガイドライン 2020（改訂第 3 版）

## 緊急処置

❶顕性肝性脳症で意識障害を伴う場合は，気道確保，点滴ルート確保，バイタルサインの経時的な観察ができる体制をとったうえで，鑑別診断・治療にあたる。

❷通院中で肝性脳症の既往があったり，発症リスクが予想される肝硬変患者であれば，血中アンモニア値をはじめとした血液データから診断は容易である。しかし低血糖，低ナトリウム血症，中枢神経系の疾患など他の原因のこともありうるので，肝性脳症の診断は，それら意識障害をきたす疾患を除外して慎重になされるべきである。

## 診断のチェックポイント

### 定義

❶肝性脳症は急性および慢性肝不全・非代償性肝硬変などの肝疾患や先天性尿素サイクル異常症など代謝性疾患の経過中に，軽微なものから昏睡に至るまで，多彩な精神神経症状（意識，感情，認知，行動などの異常）をきたす重篤な症候群である。

❷最近では診断に明らかな臨床症状を呈することなく，神経生理学的検査を行って初めて診断できる肝性脳症の初期病態である不顕性肝性脳症と，臨床症状を伴う顕性肝性脳症に分けて診断を行うことが多くなってきている。

❸臨床病型分類：「肝硬変診療ガイドライン 2020」に示されている顕性肝性脳症の臨床病型は**表 1**

**表1　肝性脳症の分類**

| 分類 | 要因 |
|---|---|
| A | 急性肝不全に起因するもの |
| B | 主に門脈－大循環シャント・バイパスに起因するもの |
| C | 肝硬変症に起因するもの |

(Vilstrup H, et al. Hepatology 2014; 60: 715-735 を参考に作成)
（「日本消化器病学会，日本肝臓学会編：肝硬変診療ガイドライン 2020，改訂第 3 版，p.xxiii，2020，南江堂」より許諾を得て転載）

のように大別される。このほかにも先天性尿素サイクル異常症などの代謝異常に伴うものも肝性脳症をきたすことがあるので注意が必要である。昏睡度分類は近年，**表 2** の West Heaven Criteria（WHC）や International Society for Hepatic Encephalopathy and Nitrogen Metabolism（ISHEN）の分類が用いられることが多い。

### 1 病歴

❶初診などで軽症にみえる患者でも，日常生活と変化がある場合があるので，家人からの病歴聴取や日常との変化の聴取が重要である。

❷肝性脳症は誘因（感染症，消化管出血，便秘，利尿薬過多による血管内脱水，電解質異常など）があることが多いのでこれらがないか確認していく。

### 2 身体所見

❶肝不全に伴う皮膚黄染（黄疸），下腿浮腫，腹部膨隆（腹水貯留）などの所見を伴うことが多い。

❷不顕性肝性脳症は，身体診察所見のみでは判定困難なことも多く，かかりつけの患者である場合や家人の話から推定できるときがある。顕性脳症になると羽ばたき振戦などで診断が比較的容易になってくる。

### 3 検査

❶検体検査

● 血液検査で AST，ALT，総ビリルビンなどに加えて，アルブミン，コリンエステラーゼ，プロトロンビン時間などを検査し，患者の肝機能（予備能力）を判断するとともにアンモニア値を測定することが重要である。

● 分岐鎖アミノ酸（BCAA）/芳香族アミノ酸（AAA）モル比（Fisher 比）の低下を認めるが，より簡易的な指標として BCAA/チロシン比である BTR が用いられることが多い。

● 血液検査にて亜鉛やカルニチンが欠乏状態であ

**表2** 肝性脳症の昏睡度分類

| WHC | ISHEN | 説明 | 提唱される基準 | コメント |
|---|---|---|---|---|
| 異常なし | | ・神経・心理機能検査正常<br>・臨床症状なし | ・神経・心理機能検査を実施して正常 | |
| Minimal | Covert<br>(不顕性) | ・心理もしくは神経生理学的試験で異常を示す<br>・臨床的には神経精神症状なし | ・確立した心理テストもしくは神経心理テストで異常を示す<br>・臨床症状なし | ・普遍的な診断基準なし |
| Grade 1 | | ・わずかな注意欠如<br>・多幸感もしくは不安<br>・注意力の持続短縮<br>・足し算あるいは引き算が不良<br>・睡眠リズムの変化 | ・時間空間認識能は保たれているが，患者本来ものと比べて臨床検査もしくは診察で認知・行動低下が存在する | ・臨床症状は通常再現性に乏しい |
| Grade Ⅱ | Overt<br>(顕性) | ・無気力・無関心<br>・時間の認識障害<br>・顕著な性格変化<br>・不適切な振る舞い<br>・失調症<br>・固定姿勢保持困難（羽ばたき振戦） | ・時間の認識障害（少なくとも次の3つを間違う：日付，曜日，月，季節，年）<br>・その他のあげた症状を伴うこともある | ・臨床症状はさまざまだが，ある程度再現性ある |
| Grade Ⅲ | | ・傾眠～半昏睡<br>・刺激に反応あり<br>・錯乱<br>・全体的な見当識障害<br>・奇妙な行動 | ・空間の認識障害（少なくとも次の3つを間違う：国，地方，市町村，場所）<br>・その他のあげた症状を伴うこともある | ・臨床症状はある程度再現性あり |
| Grade Ⅳ | | ・昏睡 | ・痛覚刺激にも無反応 | ・昏睡状態で再現可能 |

WHC：West Heaven Criteria, ISHEN：International Society for Hepatic Encephalopathy and Nitrogen Metabolism

註：日本の犬山シンポジウムの昏睡度分類は WHC の Grade Ⅰから Ⅳに該当し，この部分を Ⅰ～Ⅴまでの5段階に分けるものとなっている。わが国の身体障害者手帳制度の肝機能障害の認定では，これを用いた Child-Pugh 分類での肝性脳症項目の2点（軽度：Ⅰ～Ⅱ）および3点（昏睡：Ⅲ度以上）が対象となっている。

(Vilstrup H, et al. Hepatology 2014; 60: 715-735 を参考に作成)

(「日本消化器病学会，日本肝臓学会編：肝硬変診療ガイドライン 2020, 改訂第3版，p.xxiii, 2020, 南江堂」より許諾を得て転載)

ることが多い。

● 脱水や消化管出血が誘因になる場合は BUN/Cr 比の上昇がみられ，利尿薬使用による低カリウム血症などの電解質異常を認める場合が多い。

● 低血糖や高血糖の除外の目的に血糖値は測定しておく。

❷画像検査：頭部 CT，可能であれば頭部 MRI（慢性再発型では MRI T1 強調画像で淡蒼球の高信号が特徴的とされている）を撮影し，中枢神経系の疾患を除外する。深昏睡では脳浮腫の有無の評価が重要である。

❸脳波・精神神経学的検査

● 不顕性肝性脳症の特徴として，知識，数唱，単語といった認知能力が保たれるが，動作性の認知能力の低下が目立つことがあげられる。WAIS（Wechsler Adult Intelligence Scale），成人知能検査の積木試験（Block Design Test），符号試験（Digit Symbol Test），数字追跡試験（Number Connection Test A or B）などが診断に役立つとされている。近年，Stroop Test A or B が行われるようになってきている。

● 顕性脳症では，脳波で三相波が出現することが知られている。進行とともに徐波となることも知られている。

## 原因疾患と頻度

❶原因疾患

❶急性型では急性肝不全が代表的な疾患である。急性肝不全の原因として，B型肝炎，薬物性肝障害，自己免疫性肝炎，A型肝炎などの疾患がよく知られている。

❷肝硬変では，高度の線維化とそれに伴う門脈大循環短絡路の形成，そして肝機能障害が背景にある。B型肝炎，C型肝炎，非アルコール性脂肪肝

炎，アルコール，原発性胆汁性胆管炎，自己免疫性肝炎などが原因になりうる。

❸先天性尿素サイクル異常症も念頭において診療を行う必要がある。アンモニア高値のみを示す成人では，オルニチントランスカルバミラーゼ（OTC）欠損症とシトルリン血症などの可能性が考えられる。

**❷頻度**

❶肝性脳症の頻度は，評価の仕方などにより，その頻度が異なる。一例として，Number Connection Test などを組み合わせて評価する Psychometric Hepatic Encephalopathy Score（PHES）を用いた測定にて不顕性肝性脳症は，Child-Pugh 分類において Grade A 27％，Grade B 42％，Grade C 60％と報告されている。また顕性肝性脳症においては Child-Pugh 分類の Grade A で初回エピソードを発症する割合は 1 年後で 10％であるのに対し，Grade B ではそれが 25％に増加すると報告されている。

❷救急外来を受診した意識障害患者において肝性脳症は約 2％とされており，救急外来を行う際には常に念頭においておく疾患である。

### ▌重要疾患の鑑別のポイント

**❶急性肝不全**（⇨695 頁），**肝硬変**（⇨713 頁）

❶本人（可能なら）や家人への問診を通して原因疾患となりうるものがないか聴取する。

❷肝胆道系酵素，アンモニア，プロトロンビン時間を含む肝障害・肝機能が評価できる血液検査を行い急性・慢性の肝障害の存在を確認する。

❸超音波検査や CT などで，肝や脾臓の形態的な変化を確認する。肝硬変では側副血行路を確認する。

❹各種肝炎ウイルス抗原・抗体や疾患と関連しうる抗体やマーカーを測定する。肝硬変は線維化マーカーの測定を行う。

### ▌どうしても診断のつかないとき試みること

意識障害の原因がはっきりせず，肝性脳症が否定できないときは，BCAA の点滴製剤の点滴静注を行う。BCAA 製剤は神経症状をすみやかに改善する大規模研究があり，意識覚醒効果は合成二糖類と比し完全覚醒までの時間が有意に短いとされている。

### ▌帰してはならない患者・帰してもよい患者

❶顕性肝性脳症と診断できる患者は，原則入院加療

する。

❷アンモニアが高値であっても意識障害がなく，日頃から診療を行い状態が把握できている患者は，通院治療が可能である。ただし，このような患者では不顕性肝性脳症がありうることを想定し，転倒や交通事故などのリスクが高いことを本人や家人に十分説明し，自転車や車の運転などの自制を十分説明する必要がある。

# 腹水
## Ascites

高見 太郎　山口大学大学院教授・消化器内科学

### ▌緊急処置

❶腹部膨満感が強い場合は出血や感染症，血圧低下などに注意しながら腹水穿刺排液を行う。腹部超音波検査で確認のうえ腹腔穿刺をすることが望ましい。

❷なお，血小板数 5 万/$\mu$L 未満や Child-Pugh 分類 C，アルコール性肝硬変のいずれかを認める肝硬変患者に腹水穿刺排液を行う場合は合併症の発症頻度が多い傾向にある（Clin Gastroenterol Hepatol 7: 906-909, 2009）ため，処置の際には注意が必要である。

### ▌診断のチェックポイント

■**定義**：腹水とは腹腔内に貯留した体液のことをいう。健常者でも数 10 mL 程度の生理的な腹水が存在するが，肝硬変などによる門脈圧亢進症，悪性腫瘍（腹膜播種や悪性中皮腫），婦人科疾患，リンパ液漏出などにより生理的な範囲を超えて腹水が貯留して腹部膨隆などの症状を呈することがあるため，原因となる疾患を鑑別する必要がある。

**❶病歴**

❶肝疾患，悪性腫瘍，心疾患，結核などの既往歴の確認をする。

❷飲酒歴，輸血歴，家族歴の確認をする（→肝疾患の可能性を考慮，また特発性細菌性腹膜炎の可能性もある）。

❸食欲不振や腹部腫瘤，便の色調や性状の変化などを確認する（→悪性腫瘍の可能性を考慮）。

❹発熱や腹痛の有無を確認する（→細菌性腹膜炎などの可能性を考慮）。

❺腹部手術歴を確認する（→リンパ液漏出や尿管

**表1** 鑑別のための腹水検査項目

| 鑑別疾患 | 腹水で追加する検査 |
|---|---|
| 肝硬変(単純性腹水と特発性細菌性腹膜炎も鑑別) | アルブミン(血清-腹水アルブミン較差),好中球数,リバルタ反応 |
| 細菌性腹膜炎 | 好中球数,細菌培養,糖 |
| 癌性腹水 | 細胞診,腫瘍マーカー,糖,LDH |
| 結核 | ADA,抗酸菌塗抹染色,結核PCR |
| 膵炎 | アミラーゼ |
| 乳び腹水 | 中性脂肪 |
| 胆汁性腹膜炎 | 総ビリルビン |
| 尿管損傷 | クレアチニン,尿素 |

損傷などの可能性を考慮)。

**2** 身体所見:視診で腹部膨隆があり,腹部全体を両手で強めに揺すって聴診すると振水音を認める。また打診で波動を感じ,仰臥位と側臥位では濁音界が変化する Shifting dullness を認める。

**❶** 肝疾患を疑う所見:眼球結膜・皮膚黄染,手掌紅斑,くも状血管腫,女性化乳房。

**❷** 悪性腫瘍を疑う所見:リンパ節腫脹。

**❸** 心疾患を疑う所見:末梢性浮腫,頸静脈怒張,呼吸困難,心音のⅢ音,呼吸音の異常ラ音。

**❹** 細菌性腹膜炎を疑う所見:発熱,腹膜刺激症状(筋性防御,反跳痛)。

**3** 検査

**❶** 腹部超音波検査:腹水の量や,腹腔穿刺を安全に行えるか評価できる。また,肝硬変や門脈圧亢進症を示唆する所見(脾腫や門脈系の側副血行路の発達)の有無を確認する。

**❷** 血液検査:炎症所見(白血球数,白血球分画,CRP)や肝疾患(アルブミン,総ビリルビン,プロトロンビン活性),悪性腫瘍(各種腫瘍マーカー),結核(IGRA 検査:結核菌特異的インターフェロンγ遊離検査),膵炎(アミラーゼ,リパーゼ),心不全(BNP)などを示唆する所見がないかを確認する。

**❸** 腹腔穿刺:新規に腹水が出現した際には腹腔穿刺を行って腹水の性状を評価することが推奨されている(Gut 70: 9-29, 2021)。正常な色調は淡黄色であるが,血性であれば肝細胞癌破裂などを含めた腹腔内出血,乳び色であればリンパ液漏出を想起する。必要に応じて各種検査(細胞数,生化学検査,細菌培養,細胞診など)を行う(表1)。癌性腹水では腹水中の腫瘍マーカー(AFP,PIV-

KA-Ⅱ,CEA,CA19-9,CA15-3)が上昇することがある(Neth J Med 74: 330-335, 2016)。

## 原因疾患と頻度

**1** 腹水の原因は多岐にわたるものの,肝硬変が原因であることが多く(80〜85%),次いで悪性腫瘍(10%),心不全(3%),結核(2%),膵炎(1%)となる(J Int Med Res 50, 2022)。

**2** 「血清アルブミン値(g/dL)－腹水アルブミン値(g/dL)」で算出される血清-腹水アルブミン較差が 1.1 g/dL 以上であれば漏出液,1.1 g/dL 未満であれば滲出液と判断し,以下のように原因疾患の鑑別に有用である(肝硬変診療ガイドライン2020)。

**❶** 1.1 g/dL 以上(漏出性)
- 肝硬変(肝不全)
- 多発肝腫瘍・肝転移
- 急性肝不全
- アルコール性肝炎
- Budd-Chiari 症候群
- sinusoidal obstruction syndrome (veno-occlusive disease)
- 心不全
- 甲状腺機能低下症

**❷** 1.1 g/dL 未満(滲出性)
- ネフローゼ症候群
- 癌性腹膜炎
- 結核性腹膜炎
- 胆汁性腹膜炎
- 膵炎

## 重要疾患の鑑別のポイント

**1** 肝硬変(⇨713頁)に伴う特発性細菌性腹膜炎
**❶** 肝性腹水。
**❷** 発熱・腹痛。
**❸** 腹水中の好中球数≧250/μL。

## どうしても診断のつかないとき試みること

**1** 造影CT検査を行うと門脈圧亢進症の原因となる疾患(肝硬変,門脈血栓など)や悪性腫瘍(腹膜播種,婦人科悪性腫瘍,腹膜肥厚から悪性中皮腫を疑うなど)の検索ができる。

**2** 肝性腹水が疑われる場合は肝臓内科にコンサルトする。

**3** 癌性腹水の場合,腹水の細胞診による陽性率は 40〜60%(Ann Hepatol 13: 357-363, 2014)と高くないため,癌性腹水が除外できない場合は細胞診を複

数回行ってみる。

## 帰してはならない患者・帰してもよい患者

**1** 利尿薬などで腹水のコントロールを行っても腹部膨満感などの症状が強い場合は，腹水の穿刺排液や入院を検討する。

**2** 血管内脱水による腎機能障害を合併している場合は入院を検討する。

**3** 特発性細菌性腹膜炎は非代償性肝硬変に伴う合併症であり，腹腔内に感染巣や悪性腫瘍がないものの腹水に細菌が感染し発熱や腹痛を生じる病態である。致死的な経過を辿る可能性があるが，明らかな症状がない場合がある。見逃しを防ぐために発熱を伴う肝性腹水の患者を診た際には，腹腔穿刺により腹水中の好中球数を確認し，250/μL 以上の場合には抗菌薬投与を開始する必要がある（肝硬変診療ガイドライン 2020）。

（執筆協力：藤岡 毅 山口大学大学院・消化器内科学）

# 肝腫大
## Hepatomegaly

**中川 美奈** 東京科学大学准教授・ヘルスケア教育機構・消化器内科

## 診断のチェックポイント

**1** 肝腫大とは肝臓が部分的，または全体的に腫大した状態であり，身体所見と，画像検査により診断される。

**2** 平均的な肝臓の大きさは，年齢によって異なり，体型，体重，性別も肝臓の大きさに影響することがあるため，肝腫大を診断する際にはこれらを考慮する必要があるが，一般的な肝臓は，指で触ることができないのに対して，右肋弓下または心窩部に腫大した肝を触れることで診断する。

**3** ただし，健常人でも細長型体型の人や肺気腫のある人では肝臓が下方に位置するため肝が触知しても肝腫大とはいえない。

■ **定義**：体型，体重，性別も肝臓の大きさに影響することがあるが，一般的に，腹部超音波による肝右葉縦走査で上下径が 16 cm 以上，右季肋下走査で前後径が 13 cm 以上あれば右葉腫大と診断する。肝左葉縦走査で前後径が 8 cm 以上では左葉腫大と診断する。

**1** 病歴

**1** 肝腫大の原因疾患は多岐にわたり，肝疾患のみならず，肝腫大をきたしうる他臓器疾患や全身性疾患の一症候であることもある。さらに，重篤な病態が存在する可能性があるため，原因をすみやかに特定するための病歴聴取はきわめて重要である。

**2** 原因となる病態としては，炎症，胆汁うっ滞，物質沈着，細胞浸潤，腫瘤，うっ血に分類できる。疾患によっては，病態の改善や進行に伴い肝腫大が改善したり，肝萎縮に転じる場合もあるため，診断の際には病期や進行速度の把握も重要である。

**3** 自己免疫性疾患，炎症性腸疾患，慢性肝疾患などの家族歴，既往歴や併存疾患，体重変化などの病歴も有用である。特に生活習慣の要因は，肝腫大のリスクを高める可能性があり，過度のアルコール摂取，刺青，輸血，無防備な性交渉，マラリアのリスクがある外国への旅行，市販のサプリメント摂取歴などについても聴取する必要がある。

**2** 身体所見

**1** 肝の触診は基本的には仰臥位で行う。右手指を肋骨弓と平行に腹壁に当てて，肋骨弓下に指を差し込むように軽く押し当てながら，被検者に腹式呼吸をさせ，肝下縁を触知する。

**2** 肝下縁が肋骨弓から何 cm に触れるか，肝濁音界は何 cm か記録する。肝上縁から打診した肝縁までの距離が 13 cm 未満であれば，肝腫大の可能性は低い（Ann Intern Med 70: 1183-1189, 1969）。

**3** 検査：超音波検査は腸管ガスや骨を含めた他臓器の影響で描出困難な部分もあり，高解像度画像を得るための CT，特定の腹部臓器の高解像度画像を得るための MRI 検査も有用である。

## 原因疾患と頻度

**1** 一般的な原因としては，炎症性疾患（ウイルス性肝炎，自己免疫性肝炎，薬物性肝障害，アルコール性肝障害，肝硬変），腫瘤性疾患〔原発性肝癌（肝細胞癌，胆管細胞癌），転移性肝癌〕，うっ血性心不全，脂肪蓄積（脂肪肝，アルコール性肝障害）などがある。

**2** あまり一般的でない原因としては，造血細胞浸潤（髄外造血，白血病，悪性リンパ腫），Budd-Chiari 症候群，過剰な物質沈着（アミロイドーシス，糖原病，ヘモクロマトーシス，Wilson 病），肝嚢胞（多発性肝嚢胞，巨大肝嚢胞），先天性肝線維症，肉芽腫（結核，

サルコイドーシス），肝外閉塞性黄疸などがある。

## 重要疾患の鑑別のポイント

❶肝腫大を有する患者の初期評価には，全身的な基礎疾患を示唆する症状や，肝疾患の危険因子を特定するための病歴聴取，病因の手がかりと肝疾患の徴候を探すための身体所見，血液生化学検査，ドプラ超音波検査などが含まれる。その後の検査は，病歴と身体所見から得られた情報，および臨床検査値異常があればそのパターンに基づいて決定される。

❷肝腫大の原因を考えるうえで，腫大肝の性状（凹凸の有無，硬さ，辺縁の形状）やその他の身体所見，症状が参考になる。

❸特に巨大な肝は肝腫瘍（⇨717頁），多発性肝囊胞，アルコール性肝硬変（⇨713頁，725頁），うっ血肝，悪性リンパ腫，アミロイドーシス（⇨1140頁）でみられる。肝腫大とともに脾腫が存在するときは肝疾患や血液疾患が疑われる。また，肝腫大に圧痛を伴う場合は，急性肝炎，肝膿瘍（⇨734頁），肝癌，うっ血肝などが考えられる。弛張熱は肝膿瘍でみられることがある。腹水や腹壁静脈怒張がある場合は肝硬変（⇨713頁）やBudd-Chiari症候群が疑われる。

❹腫大していた肝が急に小さくなる場合，急性肝炎の劇症化やアルコール性肝炎（⇨725頁）の重症化が考えられる。腫瘍性病変で治療抵抗性の場合は，肝腫大の程度が急速に悪化することもある。

## どうしても診断のつかないとき試みること

❶肝腫大の原因疾患は多岐にわたり，肝疾患のみならず，他臓器や全身性疾患，特に劇症肝炎や重症アルコール性肝炎など急激に悪化する重篤な病態が存在することもあるため，診断に苦慮する場合は，肝臓専門医の診察を受ける。

❷他臓器疾患や全身性疾患の一症候であると疑われた場合は，すみやかに該当する診療科と連携する。

## 帰してはならない患者・帰してもよい患者

❶炎症性疾患（ウイルス性肝炎，自己免疫性肝炎，薬物性肝障害，アルコール性肝障害，肝硬変）による重症肝障害では，激症化や肝不全のリスクがあるため入院加療が原則である。

❷腫瘍性疾患による胆汁うっ滞では，閉塞性黄疸をきたしている場合は急性閉塞性化膿性胆管炎などによる敗血症のリスクがあり，バイタルサインを安定させたうえですみやかな胆道ドレナージが必要である。

❸うっ血性心不全や血液疾患，腫瘍性疾患が原因の場合は，病期や進行速度を評価し，外来で精査加療できるかどうか，専門医とも十分相談のうえで，状態が不安定な場合や初期評価で判定困難な場合は，経過観察のための入院も考慮すべきである。

# 脾腫

Splenomegaly

**厚川 正則**　日本医科大学准教授・消化器内科学

## 緊急処置

伝染性単核球症ではまれに脾臓破裂をきたすことがあり，一定の安静を指示する。

## 診断のチェックポイント

■**定義**：脾臓重量200g以上あるいは，脾臓長径10cm以上が脾腫と定義されている。また，脾臓重量が500g以上である場合は巨脾と定義されている。

❶**病歴**

一般的に症状に乏しいが，高度な脾腫の場合には左季肋部痛や，胃の圧排による食思不振を認めることがある

❷**身体所見**

❶左肋骨下部を背側から挙上して左肋骨弓下縁から吸気時に脾臓を触知する（触診法）。

❷左腋窩線の最下の肋間で濁音を呈する（Castell法）。

❸左第6肋骨・左肋骨弓下縁・左前腋窩線で構成されるTraube三角を打診して濁音を確認する（打診法）。

❸**検査**

❶客観的な診断法として腹部CT，MRI，超音波検査が推奨される（図1，2）。最も非侵襲的で簡便な腹部超音波検査が汎用されるが，脾臓長径10cm以上が脾腫，あるいは脾臓の長径×短径で計算されるspleen indexも有用であり，これが40mm²以上で脾腫と定義される。

❷脾腫に伴う脾機能亢進症は，脾腫の存在に加えて，白血球数3,000/μL以下，血小板数5万/μL以下あるいは赤血球数300万/μL以下のうち1項目を満たしたものとされる。

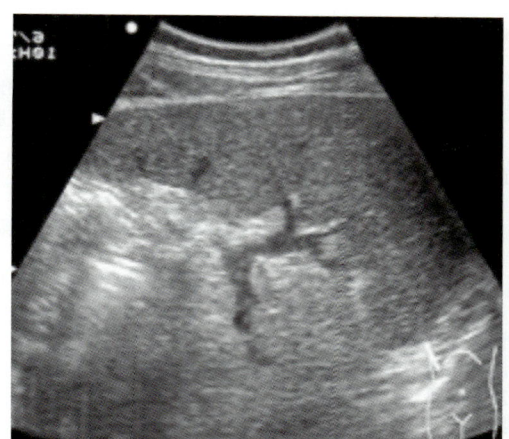

**図1** 腹部超音波検査
脾腫を認める。

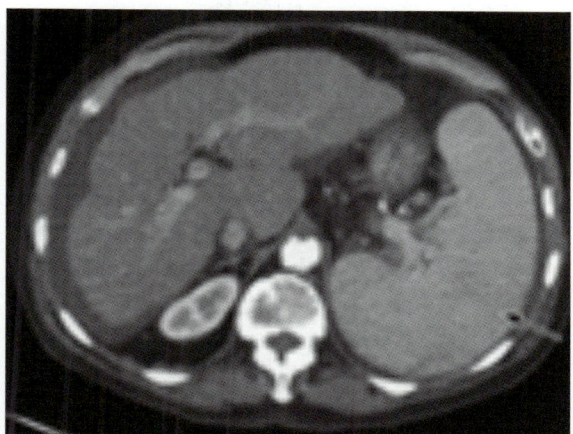

**図2** 腹部CT検査
肝硬変，腹水に加え巨脾を認める。

## 原因疾患と頻度

**1** 門脈血行異常，門脈圧亢進症，あるいは門脈血栓，腫瘍促成または脾静脈の閉塞。

**2** 伝染性単核球症，サイトメガロウイルス，梅毒，結核などの感染症。

**3** 全身性エリテマトーデス，サルコイドーシスなどの炎症性疾患。

**4** 白血病や悪性リンパ腫，真性多血症などの血液疾患。

**5** 自己免疫性溶血性貧血，サラセミアなどの溶血性貧血。

**6** アミロイドーシスや Gaucher 病，Niemann-Pick 病などの代謝異常。

**7** 脾腫瘍や脾囊胞，脾被膜下血腫。

**8** 門脈圧亢進症に起因する脾腫が最も多い。

## 重要疾患の鑑別のポイント

脾腫に伴い左季肋部痛を認めることがあり脾臓を触知することができるが，左季肋部痛の鑑別として，腎癌（⇨1652 頁）や膵尾部癌（⇨753 頁）などが重要である。

## どうしても診断のつかないとき試みること

理学的所見に加え各種画像検査で診断は容易である。

# 腹部腫瘤
Abdominal Tumor

**川村 祐介**　虎の門病院・肝臓センター内科医長（東京）

## 緊急処置

以下にあげる疾患は必ずしも腹部腫瘤としてではなく，腹部膨隆として症状が出てくることがあるが，早期に除外・緊急処置が必要な疾患の代表となるため注意を要する。

　1）腹部大動脈瘤破裂（切迫破裂）
　2）腸管虚血
　3）腸捻転（S 状結腸軸捻転症など）
　4）肝癌破裂
　5）異所性妊娠
　6）卵巣茎捻転

## 診断のチェックポイント
### 定義

**❶** 腹部腫瘤とは腹部に触知された病的意義をもつ腫瘤（しこり）と定義され，病因として，炎症・腫瘍・囊胞などがある。腫瘤の局在は大きく 3 部位（腹壁・腹腔内・後腹膜）に大別され，病的意義を有するもの，および有さないものが存在する。

**❷** 実際の臨床の場では腹部腫瘤を主訴として来院する患者は 1～3 ％と少なく，むしろ腹痛，腹部膨隆，腹部膨満感，倦怠感，発熱，食欲不振，黄疸などの随伴症状により来院し，腫瘤が発見される

ことが多い。

### 1 病歴

#### ❶問診でのポイント

- 腹部腫瘤を自覚した時期（急性か慢性的かを推測する）および腫瘤の経時的変化（大きさ・部位・疼痛の有無を評価し，腫瘤の増大速度・可動性を評価する）を聴取する。また，全身状態（発熱の有無，数か月での体重変化，便通異常の有無）の評価も全身疾患・悪性疾患の除外のためにも重要である。
- また，女性においては異所性妊娠の除外は重要であるため，妊娠の可能性についての聴取は必須となる。

#### ❷生活習慣・既往歴聴取のポイント

- 喫煙歴の聴取は重要であり，緊急性の高い腹部大動脈瘤では，破裂患者の実に90%が喫煙者であることが知られており（J Vasc Surg 30: 1099-1105，1999），高齢男性・腹痛・背部痛に喫煙歴が加わる場合積極的に腹部大動脈瘤破裂（切迫破裂）を疑う指標となる（Am Fam Physician 74: 1537-1544，2006）。また近年増加の一途をたどる脂肪肝症例においては，アルコール摂取量が純エタノール換算で40 g/日以上で肝発癌率が増加することも報告されており注意が必要である（Clin Gastroenterol Hepatol 14: 597-605，2016）。
- その他，既往歴として腹部の手術歴も腸閉塞などの可能性を考えるうえでは重要となる。

### 2 身体所見

❶身体所見は，視診→聴診→打診→触診の順序が重要になる。

❷視診により腫瘤のおよその局在，拍動性についての情報収集を行う。

❸次に聴診を行い，血管雑音の有無についても確認する。この段階で，腹部大動脈瘤など明らかな血管系腫瘤が疑われる場合，触診による過度な圧迫などは破裂のリスクもあるため控え，すみやかに画像検査などの施行も考慮する。

❹上記につき問題がなければ，打診による腸管ガスなどの評価，触診による腫瘤の性状（軟性・硬性・表面凹凸不整/平滑）評価および可動性，疼痛の有無などの評価に続く。触診については腹壁・内臓脂肪が少ない症例では比較的容易であるが，高度肥満例等では困難な例もある。

### 3 検査

❶身体所見からの診断過程はきわめて重要である

### 表1 腹部腫瘤をきたす代表的疾患

| | |
|---|---|
| **胃** | 胃癌，GIST，悪性リンパ腫 |
| **腸** | 大腸癌，GIST，悪性リンパ腫，腸重積，Crohn病，糞塊 |
| **肝** | 肝癌（原発性，転移性），肝腫瘍（アデノーマ，FNH），肝嚢胞，急性肝炎などによる肝腫大 |
| **胆嚢・胆管** | 胆嚢炎，胆嚢水腫，胆嚢癌，胆管癌 |
| **膵** | 膵嚢胞，膵癌 |
| **脾** | 肝硬変・門脈圧亢進症・血液疾患・感染症による脾腫，腫瘍 |
| **腎** | 遊走腎，腎嚢胞（単発，ADPKDによる多発嚢胞），腎癌，腎結核，腎周囲炎・膿瘍 |
| **副腎** | 癌，腺腫，褐色細胞腫 |
| **膀胱** | 充満した膀胱（尿閉など），癌 |
| **子宮** | 筋腫，癌，妊娠子宮 |
| **卵巣** | 癌，嚢腫 |
| **大動脈** | 大動脈瘤 |
| **大網・腸間膜・腹膜** | 炎症性腫瘤，リンパ節腫大，結核性腹膜炎，癌性腹膜炎，腫瘍 |
| **腹壁** | 腹壁ヘルニア，腹壁瘢痕ヘルニア，腹壁脂肪腫・肉腫，癌 |

GIST：gastrointestinal stromal tumor（消化管間質腫瘍），FNH：focal nodular hyperplasia（限局性結節性過形成），ADPKD：autosomal dominant polycystic kidney disease（常染色体優性多発性嚢胞腎）

が，現在は腹部超音波検査装置もあらゆる診療現場で普及されてきており，聴診器と同様に日常診療にかかせないツールとなっている。

❷緊急性の高い疾患において採血（貧血進行・臓器壊死進行の有無評価）が重要となるが，採血と併せ，腹部超音波検査によるスクリーニングを行うことで腹部腫瘤の性状・原因疾患の同定に早期にたどり着く可能性が高くなる。

### 原因疾患と頻度

上腹部において腫瘤を触知する部位から考えられる臓器別にみた疾患を示す（表1）。これらの疾患を念頭におき，腹部腫瘤の鑑別診断を進めていく必要がある。

### 重要疾患の鑑別のポイント

身体所見のみならず，画像検査（腹部超音波検査，CT検査，造影CT検査）を組み合わせ緊急性の高い疾患を見落とさないように注意することがポイントとなる。

### どうしても診断のつかないとき試みること

❶腫瘤の局在診断のみであれば，必ずしも造影検査は必須ではないが，血管性病変，腫瘤の良悪性，臓

器虚血の有無の評価においては造影 CT 検査が診断確定において重要な情報を提供してくれることがある。

❷ <sup>18</sup>F-FDG-PET/CT 検査も良悪性診断(炎症性疾患でも集積増加は起こるため注意が必要),病変の進展度評価に有用であり,診断の一助となることがある。

### 帰してはならない患者・帰してもよい患者

バイタルサインに異常を認める症例は,安易に帰宅させてはならず,重大なイベントを発生している可能性も高いため,画像検査を含めた詳細な検討が必要となる。

# 腹部の超音波診断
## Ultrasonographic Diagnosis for Abdominal Diseases

**日浅 陽一** 愛媛大学大学院教授・消化器・内分泌・代謝内科学

## 正常像

❶肝臓:心窩部,右季肋部,右肋間からの走査が基本となる。正常肝臓は均一な低エコーで腎臓と比べ同等か,わずかに高エコーとなる。全体の形状,表面の凹凸,内部のエコー信号の上昇または低下,内部血管の明瞭さに注目する。

❷胆嚢・胆管・膵臓
　❶胆嚢は右季肋部で縦にプローブを置き呼吸調節を行うことで長軸方向に描出が可能となる。長軸方向でおよそ長径 8 cm,短径 3 cm までとなることが多く,短径が 36 mm 以上に拡張した場合は胆嚢腫大とする。壁の厚みは 1 mm ほどで平滑かつ 1 層の高エコーとして描出される。胆嚢炎以外でも食後や腹水貯留時に肥厚がみられる。
　❷総胆管径は 7 mm 以上を拡張疑い,11 mm を超えると異常としてとらえる(seven-eleven rule)。
　❸心窩部横走査で頭部から体部,尾部の一部が描出される。飲水により尾部が明瞭に描出可能になる。また左側腹部より脾臓を通して膵尾部の先端を描出することが可能になる。膵鈎部は心窩部縦走査にすると見やすくなることが多い。仰臥位で描出不良な場合は半坐位での描出を試みる。膵腫大については短径が 3 cm 以上を明らかな異常とする。内部エコーは低エコーであるが高齢者や肥

満症例では高エコーとなる。膵管は 3 mm 以上を異常ととらえる。
　❹胆管径と主膵管径を評価する場合,エコー画像を拡大し胆管の前壁エコーの立ち上がりから後壁エコーの立ち上がりまでを計測し,小数点以下を四捨五入し mm で表示する。

❸消化管
　❶通常消化管は体外式エコーで観察した場合,粘膜面より第 1 層の高エコー(内腔と粘膜表面の境界エコー),第 2 層の低エコー(粘膜筋板を含む粘膜層),第 3 層の高エコー(粘膜下層),第 4 層の低エコー(固有筋層),第 5 層の高エコー(漿膜と境界エコー)の 5 層に描出される。5 層に分けて明瞭な描出ができない場合でも,粘膜下層の高エコー帯が明瞭に認められれば,層構造は温存される。
　❷近年,高周波リニアプローブの深部領域の画像描出改善やフルフォーカスによりコンベックスプローブにおける浅部領域の描出が改善しており,消化管病変を描出できる機会が増えている。

❹腎臓など:慢性腎不全などでは長径が 8 cm 未満となる。一方ネフローゼ症候群や急性腎炎などでは 12 cm 以上の腫大をきたす。結石や嚢胞が健診ではしばしば指摘される。尿路に閉塞をきたした場合は尿管拡張がみられ水腎症となる。

## 検査の適応

❶肝臓:慢性肝炎,脂肪肝,肝硬変などの慢性肝疾患。肝腫瘍性病変(肝細胞癌,転移性肝癌,肝内胆管癌,肝血管腫など),肝内血管性病変など。症例に応じて,超音波エラストグラフィや脂肪定量を併用する。

❷胆嚢・胆管・膵臓:急性胆嚢炎,隆起性病変(胆嚢腺筋腫症,胆嚢ポリープ,胆嚢癌など),結石,肝外胆管拡張症,膵非腫瘍性病変(急性・慢性膵炎),膵腫瘍性病変(充実性,嚢胞性)など。

❸消化管:早期癌病変を発見することはきわめて困難であるが,進行癌や炎症などの消化管壁肥厚が顕著な症例は体外式超音波検査が有用となる。腹痛や便通異常などの症状がある場合は消化管エコーの施行が推奨される。小腸など容易に内視鏡検査が行えない部位に対しても有用な情報が得られることがある。

❹腎臓など:腎腫瘍性病変(腎細胞癌,腎血管筋脂肪腫など),腎結石,腎嚢胞,腹部大動脈瘤など。

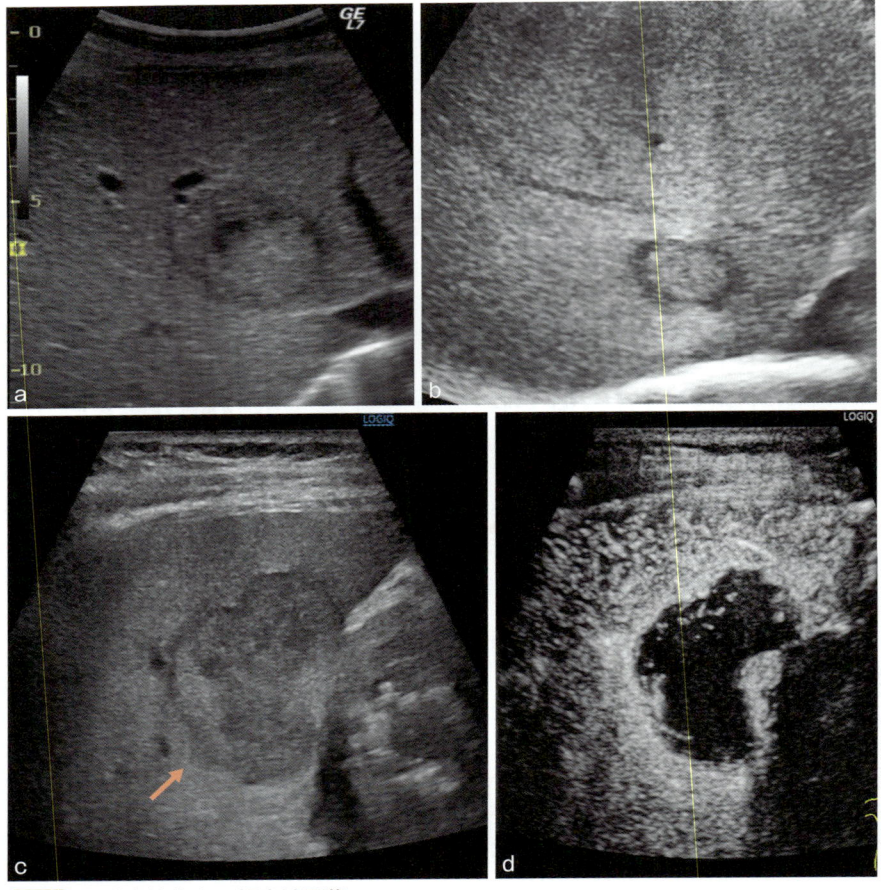

**図1**　肝腫瘍性病変の超音波画像

a：肝細胞癌，b：転移性肝癌，c：転移性肝癌の辺縁低エコー像，d：cの造影超音波画像。矢印部（➡）が濃染される。

## 所見別の画像診断

### ❶肝臓

#### ❶肝腫瘍性病変

- **肝細胞癌**（⇨717頁）
- 肝細胞癌の多くは多段階発癌により進行期に至ることが知られており，その過程でさまざまな超音波像を呈する。
- 早期肝細胞癌では細胞密度が増加し置換性に発育するため境界が不明瞭な低エコー結節となることが多い。この時点では肝動脈による腫瘍血管の発達が乏しいことが多くしばしば脂肪沈着により高エコーとなる。
- その後さらに細胞密度が増し膨張性に発育する段階になると，腫瘍周辺に被膜形成をきたし，低エコー帯（halo）が出現する。結節内部はモザ

イクパターンを呈するようになる（図1a）。この段階では多血性となっているためドプラや超音波造影剤を使用すると腫瘍の辺縁から不整な血管が描出されるようになる。これらの所見以外にも後方エコーの増強，側方エコーなどがある。

- **転移性肝癌，肝内胆管癌**
- 円形腫瘤像において辺縁に低エコー帯がしばしば描出される（Bull's eye sign）。Bull's eye signの場合は結節内部が壊死などにより高エコー化しviabilityのある結節周辺部分が低エコーとして描出される。肝細胞癌の被膜（halo）よりも厚く目立つ場合が多い（図1b）。超音波造影剤を投与した場合，Bull's eyeの低エコー部は濃染する（図1c, d）。表面に存在する場合は，癌臍により陥凹がみられる（ハンプサイン）。多数の

8

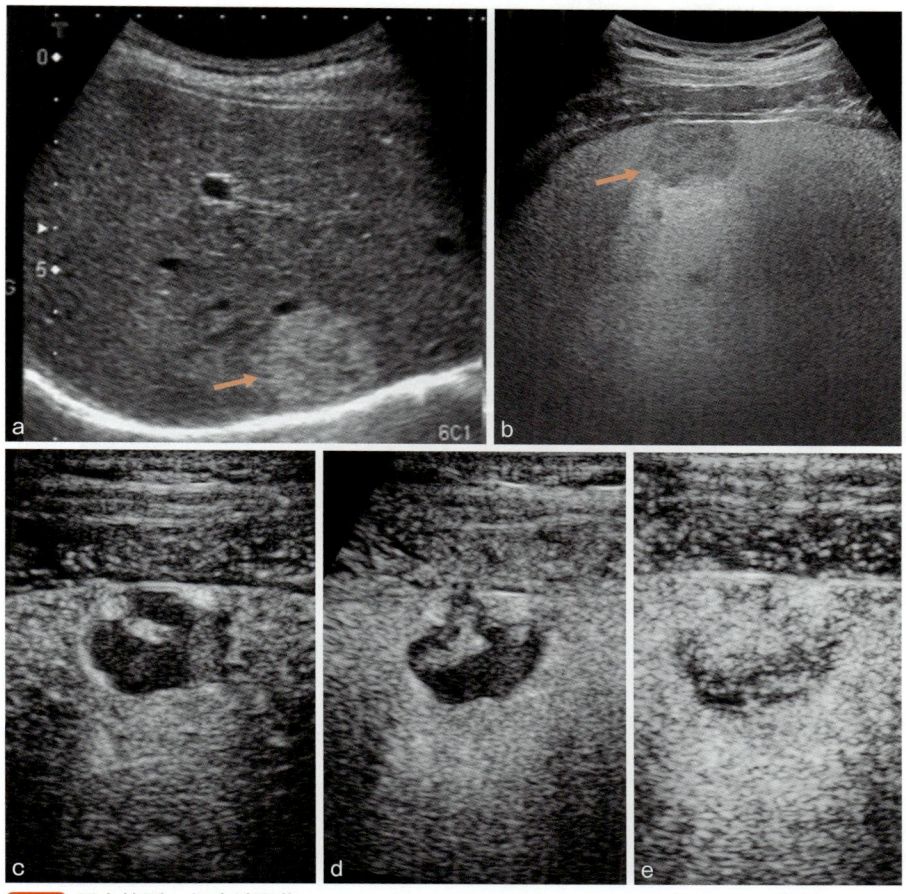

**図2 肝血管腫の超音波画像**

a：Bモード画像，b：脂肪肝症例におけるBモード画像，c〜e：bの造影超音波画像。矢印（➡）が血管腫を示す。

結節が集簇した場合はクラスターサインがみられる。

- 肝内胆管癌は転移性肝癌に類似したエコー像をきたし鑑別がしばしば困難である。末梢胆管拡張は必ずしも起こらず確定診断のため生検が必要となる。

● 肝血管腫（⇨721頁）

- 肝血管腫は均一な高エコーあるいは腫瘍の辺縁が線状に高エコーとなる strong marginal echo で指摘されることが多い（図2a）。エコー像は経時的に変化する特徴がある（wax and wane sign）。内部エコーレベルの低下が，圧迫（disappearing sign）や体位変換（chameleon sign）によりみられる。血管腫は多孔性の洞構造となっているため，血流が移動することでエコー像が変化することが想定されている。

- 背景に高度の脂肪肝がある場合は相対的に低エコーとなり診断に苦慮することがある（図2b）。その場合は内部エコーの変化を丁寧に観察するか超音波造影剤を使用する。

- 血流診断を行うと dynamic CT や MRI 同様に早期血管相では腫瘍辺縁に点状の濃染が出現し（peripheral spotty enhance），時間の経過とともに内部が濃染していく（fill-in）現象が容易に得られるため鑑別に有用である（図2c〜e）。

❷ 肝内門脈血栓，腫瘍栓

- 門脈内に発生する病変としては血栓と癌による腫瘍栓がある。

- 血栓は時間経過とともにエコー像が変化することが多く，血栓を形成してから短期間で発見されたものは低エコーで描出される。その後長期間にわたり血栓が存在した場合高エコーに変化

365

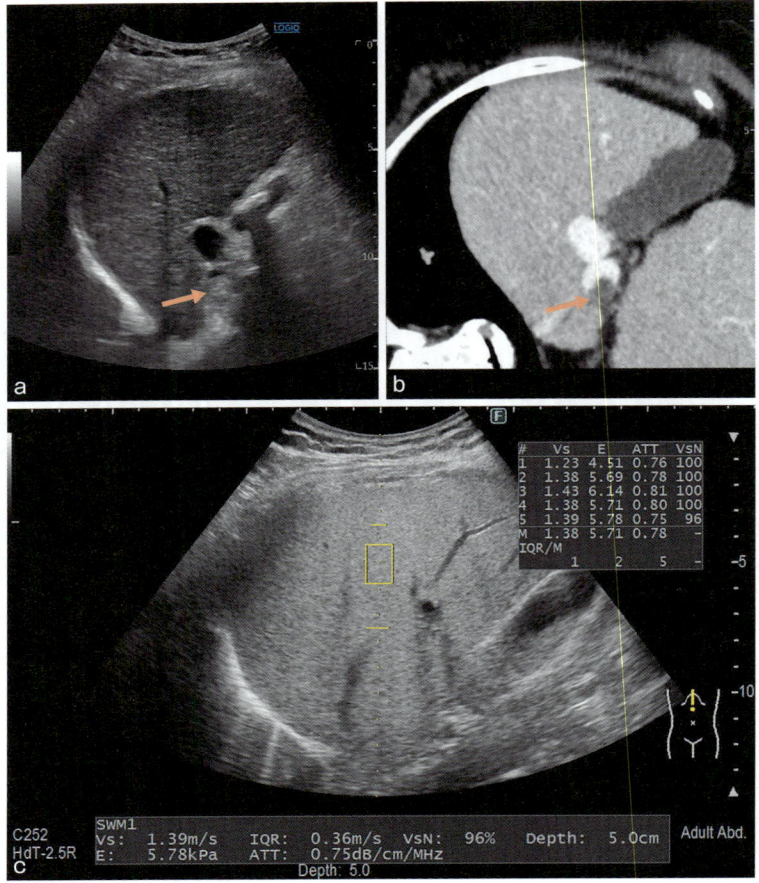

**図3** 門脈血栓と超音波エラストグラフィ・肝内脂肪定量

a：門脈血栓の B モード画像（➡）。b：CT による fusion imaging。エコーと CT を同一類似断面で確認しながら血栓を描出できる。c：shear wave imaging と減衰係数計測。

する（図 3a, b）。この時期の血栓は治療抵抗性となる。門脈内腔を血栓が占め肝内への血流が途絶えると，門脈に伴走するように側副血行である cavernous transformation を形成することがある。

・腫瘍栓は一般的に低エコーを呈する。腫瘍栓は血管内で膨張性に発育するため，門脈内腔の拡張がみられる。

・血栓内は血流が存在しないため，内部血流の有無は鑑別診断の際に重要な所見となる。

・門脈腫瘍栓の血流は遅いため，ドプラよりも感度の高い造影超音波検査が推奨される。

❸肝臓硬度測定と肝内脂肪定量評価

・超音波や MRI により肝臓硬度の計測や減衰係数を用いての肝内脂肪定量計測が保険収載さ

れ，臨床でも広く行われるようになっている。

・超音波による硬度測定法には，shear wave elastography（SWE）と strain elastography との 2 つがある。

・SWE は組織中に発生したせん断波の伝わる速度を計測しているため再現性が高い。SWE のなかで vibration controlled transient elastography（VCTE，フィブロスキャン）が世界的に最も普及している。測定方法も簡便であり多くのエビデンスが蓄積されている利点がある。一方，B モードエコー像で測定部位を把握することができない欠点がある。近年 B モード画像描出下で SWE が施行可能な B-mode elastography が活用可能になっている（図 3c）。

・Strain elastography は組織に対して何らかの外

圧（心拍動がよく使用される）を加えることにより組織が変形（歪む）する程度を画像化したものである。SWE とは異なり炎症，うっ血，胆汁うっ滞などの影響を受けにくい特徴があり，急性肝炎や心疾患症例などで線維化を評価する際には strain elastography の活用が推奨される。しかし，外圧の程度により硬度の評価が変わる可能性があること，歪みの程度を周辺組織と比較することで数値化はできるものの絶対的な物理量ではないことに注意が必要である。

- SWE を施行する際には発信する超音波信号を活用し，減衰を測定することにより肝内脂肪定量を推定することができる（**図 3c**）。フィブロスキャンの場合は controlled attenuation parameter（CAP），B-mode elastography の場合は iATT，ATI，UGAP などの呼称がつけられ硬度測定と同時に減衰係数が算出されている。その診断能はいずれも高いことが報告されている〔J Med Ultrason（2001）49: 199-210, 2022〕。

**2** 胆囊・胆管・膵臓

**❶急性胆囊炎**（▷738 頁）

- 多くは胆囊結石が胆囊頸部や胆囊管に嵌頓することが原因となる。このため胆囊頸部あたりを丁寧に観察すれば原因となる結石を描出できることが多い。

- 時間経過とともに胆囊壁が肥厚し，高度に肥厚した場合は高エコーの壁内に透亮帯（sonolucent layer）がみられる。胆囊自体は緊満し，胆囊を描出しながらプローブで圧迫すると強い痛みを訴える（sonographic Murphy sign）。

**❷胆囊腫瘍性病変**

- **胆囊腺筋腫症**

- 胆囊壁内に Rokitansky-Aschoff sinus（RAS）が増殖し，壁が部分的あるいは全体に肥厚する良性疾患。肥厚した壁内に小囊胞構造やコメット様エコー（石灰化）が描出される。小囊胞構造は増殖した RAS が関与し，RAS による多重エコーや壁在結石によりコメット様エコーが出現すると考えられている。

- 肥厚した胆囊壁の部位によって 3 つの型（底部限局型，分節型，びまん型）に分類され，分節型の胆囊腺筋腫症では胆囊にくびれができるため，くびれの底部側に胆汁がうっ滞して結石が形成されることがある。

- **胆囊ポリープ**：胆囊ポリープにおいて約 90% はコレステロールポリープであり多発すること

が多い。コレステロールポリープは細い茎を有する桑の実状の隆起性病変でありエコーレベルが高く，糸状の細い茎がみられる。大きさが 10 mm 以上，茎がない，あるいは幅広い（広基性），増大傾向を示す場合には，胆囊癌の可能性を考える。

- **胆囊癌**（▷740 頁）

- 粘膜側での増生を主体とする隆起型と，粘膜より深い壁内が増生の主体部位である肥厚型に分かれる。

- 隆起型では 10 mm 以上，広基性，点状高エコーがない，付着部の層構造の不整あるいは断裂を伴う。ただし早期癌の場合は粘膜主体の病変であるため胆囊壁の高エコー層に変化がみられない。

- 壁肥厚型は高エコー層が明瞭化し，壁肥厚がみられる。漿膜に浸潤している癌であることが多い。

**❸結石**：胆囊，総胆管ともに結石を形成しやすい。音響陰影を伴う高エコーで，嵌頓した場合は胆囊や胆管拡張がみられる。

**❹肝外胆管拡張**

- 囊腫状または紡錘状のものは胆管拡張型の膵胆管合流異常であり，悪性腫瘍を高率に合併する。通常肝外胆管は 1 層の高エコーで描出される。

- 胆管癌では高率に水平進展を伴い，高エコー層の不整，内側低エコー層の肥厚や不整がみられる。

**❺膵臓非腫瘍性病変**

- **急性膵炎**（▷743 頁）

- 膵臓がびまん性または限局性に腫大する。膵臓描出部位あたりに強い痛みを伴う。

- エコーレベルは低下することが多いが，出血や壊死を反映した高エコーを呈することがある。

- 膵周囲に腹水が出現し，消化管壁まで炎症が波及した場合は消化管壁肥厚や麻痺性腸閉塞所見がみられる。

- 時間の経過により仮性囊胞が出現する場合がある。

- 主膵管は膵結石による閉塞が原因の場合には拡張がみられるが，アルコールなどが原因の場合は拡張がみられないことが多い。

- **慢性膵炎**（▷749 頁）

- 腫瘤形成性のものでは腫大がみられるが，線維化が進んだ場合は萎縮している。

- 膵管内に膵石による高エコーと音響陰影がびま

ん性にみられる。膵実質全体にも線維化や石灰化を反映しびまん性に点状の高エコーがみられることが多い。

❻膵臓腫瘍性病変
● 膵充実性腫瘍（⇨753頁）
・膵管癌の頻度が高く浸潤性が強く予後不良であるため最も重要である。
・境界が不明瞭でエコー輝度は低エコーの腫瘍が多い。
・胃などの消化管ガスの影響で描出が困難になることも少なくない。
・主膵管が拡張しているかどうかがきわめて重要な所見であり日頃から主膵管を同定できるスキルを身につけるとともに，膵管の変化に注意をする必要がある。
・多くの場合進行期で発見されるため背側の脾静脈への圧排や変形がみられる。
● 膵囊胞性腫瘍（⇨757頁）
・漿液性囊胞腫瘍（SCN：serous cystic neoplasm），粘液性囊胞腫瘍（MCN：mucinous cystic neoplasm），膵管内乳頭粘液性腫瘍（IPMN：intraductal papillary mucinous neoplasm）などの鑑別を行う。
・SCN は数 mm の小囊胞が集簇する腫瘍で，隔壁が造影され蜂巣状（honeycomb）を呈する。
・MCN は共通の被膜を有する類円形の囊胞性腫瘍で内部には小囊胞が内に向かって凸にみられ（cyst in cyst），それぞれの囊胞は互いに交通がない（independent cyst）所見を呈する。

❸消化管
❶胃・十二指腸
● 胃は心窩部にプローブを当てることで容易に描出が可能である。臓器の場所は限られた範囲の中にあり，形状も複雑ではないため肝胆膵脾腎などのルーチン検査を行う際に短時間で観察することが可能である。
● その際に注意することは胃の壁肥厚である。最外層の筋層を含めて全層にわたり広い範囲で壁肥厚がある場合は4型胃癌を疑う（図4a）。急性胃粘膜病変でも同様に広い範囲に壁肥厚を呈するが，粘膜病変のため筋層に肥厚がみられない。胃潰瘍と2型や3型胃癌を鑑別する場合も，同様に筋層の連続性に注目する。
❷小腸・大腸
● 消化管エコーに精通している検査者以外がルーチン検査として行うことは難しい。基本的には

下部消化管疾患を疑った際に施行することが多い。
● 大腸を描出する場合その走行を意識してプローブを当て描出を試みる。
● 腸閉塞では腸管内腔の著明な拡張と腸液の貯留がみられる。
● 小腸が拡張している場合は Kerckring 皺襞による key board sign がみられ，大腸が拡張している場合はハウストラの形状が描出されるため閉塞部位を絞り込むことが可能である。腸液が貯留しているため腸管内腔が見やすくなり，大腸癌などによる閉塞機転を描出することがしばしば可能となる（図4c, d）。
● 腸重積では肛門側腸管が口側に陥入する，いわゆる target sign が明瞭に描出される（図4b）。

❹腎臓など
❶腎腫瘍性病変
● 腎細胞癌（⇨1652頁）
・円形から類円形で大きくなると高頻度に腫瘍内出血や壊死を伴い，典型例では肝細胞癌同様に辺縁低エコー帯（halo）がみられる。
・内部エコーは高エコー病変が多くみられるがさまざまなエコーレベルを呈し，囊胞変性をきたすこともある（図5）。
・血流は豊富でバスケットパターンがみられる場合もある。
● 腎血管筋脂肪腫：腎細胞癌との鑑別が問題となる。境界が比較的明瞭で被膜形成はない。腎細胞癌に比べエコー輝度が高い
❷腹部大動脈瘤（⇨847頁）：最大短径において55 mm 以上の紡錘状拡張や囊状拡張は，破裂の危険性が高いために専門医へのコンサルトが必要である（図6）。

## なかなか診断のつかないとき試みること

CT や MRI で指摘された病変をエコーで同定することが難しい場合には，fusion image を活用すると指摘可能になる。門脈血栓のようにどの分枝にあるか同定が困難な場合に有用となる（図3b）。

（執筆協力：廣岡 昌史 愛媛大学医学部附属病院特任教授・総合診療サポートセンター長）

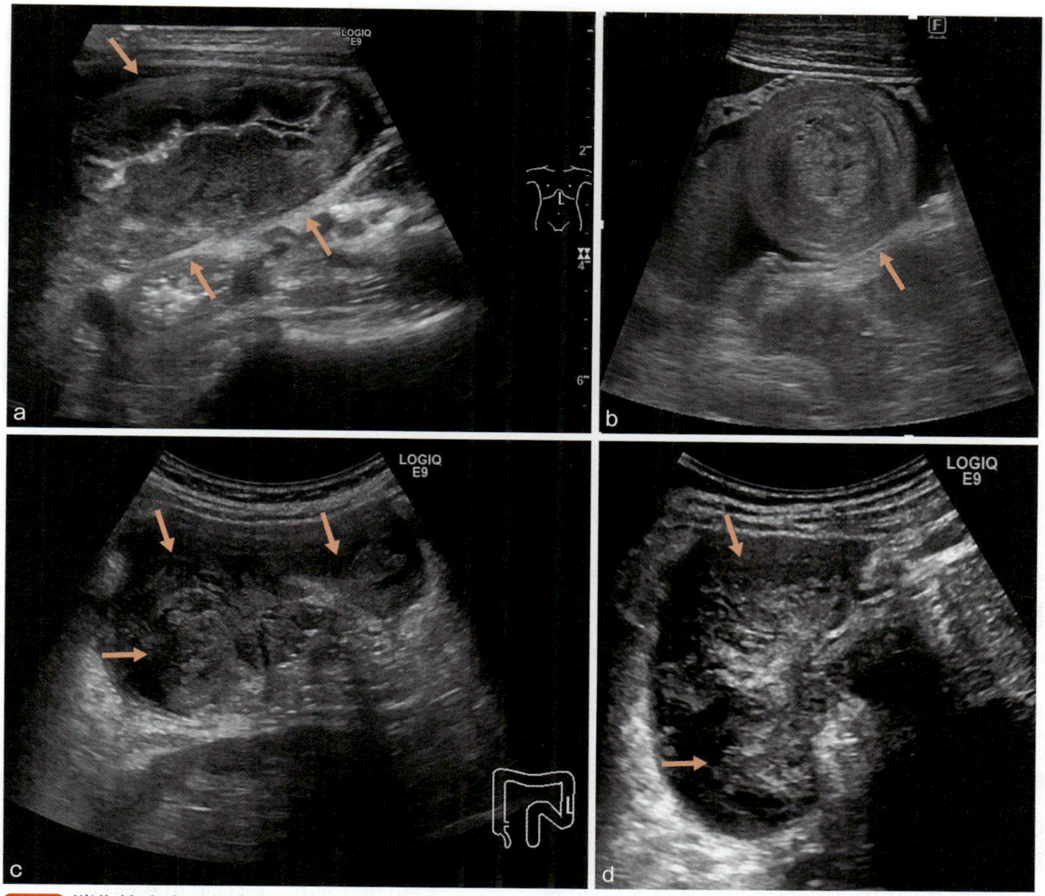

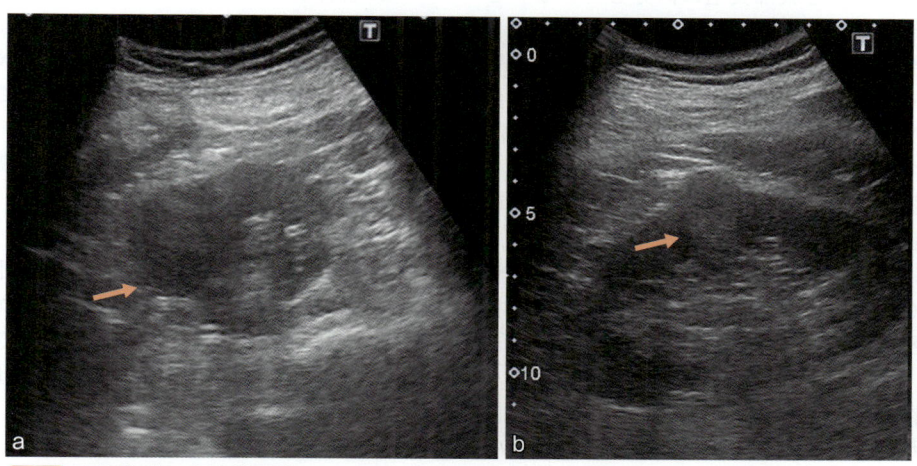

**図4** 消化管病変の超音波画像

a：胃癌，b：腸重積，c, d：大腸癌

**図5** 腎細胞癌の超音波画像

a：短軸像，b：長軸像

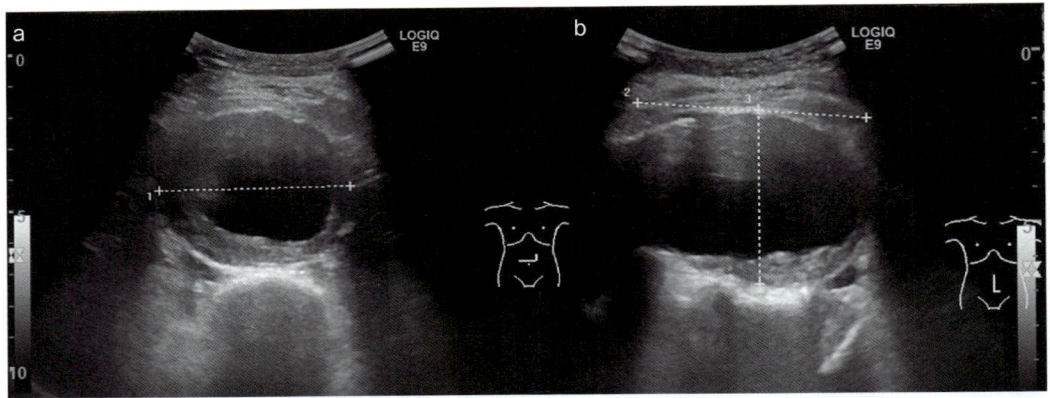

**図6 腹部大動脈瘤の超音波画像**
a：短軸像，b：長軸像
L1：59.3 mm，L2：64.8 mm，L3：50.6 mm

# 消化器疾患の CT・MRI 診断
## CT and MRI Diagnosis of the Digestive Disease

**佐野 勝廣** 順天堂大学准教授・放射線科

## 正常像

### ❶ 消化管

#### ❶ 食道

- 「食道癌取扱い規約」では食道は食道入口部（輪状軟骨下縁レベル）から胸骨上縁までを頸部食道，胸骨上縁から横隔膜までを胸部食道，横隔膜から噴門までを腹部食道に区分している。さらに胸部食道は胸骨上縁から気管分岐部下縁までを胸部上部食道，気管分岐部下縁から食道胃接合部を 2 等分した上半分までを胸部中部食道，下半分を胸部下部食道に区分される。CT において椎体の左側，気管の後方〜左後方，下行大動脈の右前方に位置する。胸部中部食道は左主気管支の後方に位置する。
- 食道には，食道入口部（咽頭食道狭窄部），気管分岐部（大動脈気管支狭窄部），食道裂孔部（横隔膜狭窄部）の 3 か所の生理的狭窄がある。

#### ❷ 胃

- 噴門，胃底部，胃体部，幽門部の 4 つの領域に分けられる。また，「胃癌取扱い規約」では胃を 3 等分して上部，中部，下部に分けている。
- 胃は腹腔内臓器であり，小弯では小網（肝胃間膜），大弯では大網に覆われている。このうち横行結腸へ達する部分を胃結腸間膜，脾臓へ達

する部分を胃脾間膜という。
- 胃の前方には肝左葉外側区域や腹壁，後方には網嚢があり，さらに後方には膵臓，左副腎，左腎，脾臓がある。

#### ❸ 十二指腸

- 幽門から Treitz 靱帯までの約 25 cm の消化管であり，膵頭部を囲むように C 字型の形態を示す。
- 十二指腸は上部（第 1 部），下行部（第 2 部），水平部（第 3 部），上行部（第 4 部）に分けられる。上部は幽門輪から上十二指腸曲までであり，球部も含まれる。下行部は前方に横行結腸，後方に右腎があり，左側は膵頭部と接している。さらに下行部には大十二指腸乳頭（Vater 乳頭）と小十二指腸乳頭（副乳頭）がある。水平部は後方に下大静脈や大動脈があり，前方に上腸間膜動静脈がある。
- 十二指腸は起始部を除いて後腹膜臓器であり，前面のみ腹膜に覆われている。

#### ❹ 小腸

- 全長約 5〜7 m あり，空腸と回腸に区分される。小腸間膜を介して後腹膜に固定されている。空腸と回腸に明確な境界はないが，口側の約 5 分の 2 は空腸，肛門側の約 5 分の 3 は回腸とされる。

#### ❺ 大腸

- 結腸と直腸に分けられ，「大腸癌取扱い規約」ではさらに結腸を盲腸，上行結腸，横行結腸，下行結腸，S 状結腸に区分し，直腸を直腸 S 状部，上部直腸，下部直腸に区分している。回腸から

大腸に移行する部分は回盲弁（Bauhin 弁）とよばれ，回盲口の下方の囊状部分が盲腸であり，その断端部から左後方に突出する小さな指状部が虫垂である。

- 上行結腸と下行結腸は後腹膜によって固定されている。横行結腸は後方より横行結腸間膜によって牽引され，上部には胃結腸間膜があり，比較的固定は緩い。S 状結腸は S 状結腸間膜によって牽引されており，比較的可動性は高い。
- 直腸は「大腸癌取扱い規約」によると，岬角の高さより第 2 仙椎下縁までを直腸 S 状部，第 2 仙椎下縁より腹膜反転部までを上部直腸，腹膜反転部より恥骨直腸筋付着部上縁までを下部直腸と区分している。
- 肛門管には解剖学的肛門管と，「大腸癌取扱い規約」によって規定されている外科学的肛門管がある。解剖学的肛門管は歯状線から肛門縁までの肛門上皮に覆われた管状部を指し，外科学的肛門管は恥骨直腸筋付着部上縁より肛門縁までの管状部を指す。

### 2 肝臓

❶「原発性肝癌取扱い規約」における肝区域の定義は以下の通りである。

- 胆囊窩と下大静脈を結ぶ線（Rex 線）によりその左側を左葉，右側を右葉とし，さらに肝鎌状間膜で左葉を外側区域と内側区域に，右肝静脈主幹によって右葉を前区域と後区域に分けたのち，尾状葉を合わせて 5 区域に大別する。
- またさらに Couinaud の区域分類に準じて 8 つの亜区域に区分する。
- 正常肝では肝左葉と比べて右葉のほうが容積は大きい。

❷ 単純 CT では正常肝の CT 値は 50〜70 HU（平均 60 HU 程度）とされている。肝実質はダイナミック CT の門脈相において造影効果がピークに到達する。

### 3 胆道

❶ 胆囊は臓器面が肝臓と疎性結合織で癒着し，腹腔側は腹膜に覆われている。「胆道癌取扱い規約」では胆囊底部の頂点から胆囊管移行部までを 3 等分し，底部，体部，頸部に区分している。

❷ 胆管は肝内胆管と肝外胆管に大きく分かれるが，肝外胆管については「胆道癌取扱い規約」において肝門部領域胆管，遠位胆管に区分している。肝門部領域胆管は肝側・左側を門脈左枝臍部の右縁まで，肝側・右側を門脈右前後枝の分岐点の左

縁まで，十二指腸側を左右肝管合流部下縁から十二指腸壁に貫入するまでの 2 等分した部位までと定めている。遠位胆管は肝門部領域胆管下縁より十二指腸壁に貫入するまでとなっている。

❸ 胆囊，胆管の描出は CT，MRI ともに有用であるが，特に MR 胆管膵管撮影（MRCP：magnetic resonance cholangiopancreatography）は視認性が良好である。

### 4 膵臓

❶ 膵臓は前腎傍腔に位置する臓器である。頭部，体部，尾部に区分される。「膵癌取扱い規約」では上腸間膜静脈〜門脈の左縁が頭部と体部の境界，大動脈の左縁が体部と尾部の境界と定義されている。上腸間膜静脈の背側に位置する領域は膵鉤部とよばれ，「膵癌取扱い規約」上では膵頭部に含まれる。膵頭部の右側は十二指腸で囲まれており，膵尾部より左側には腹腔内臓器の脾臓がある。

❷ ダイナミック CT では後期動脈相（膵実質相）で膵実質が最も造影効果が高くなる。また，MRI の脂肪抑制 T1 強調画像は正常膵実質が比較的信号高く描出され，視認性がよい。膵頭部は Vater 乳頭に開口する Wirsung 管と副乳頭に開口する Santorini 管が存在し，膵体尾部では主膵管が膵のほぼ中央を走行しているが，これらの膵管像の描出は MRCP が有用である。

## 検査の適応

### 1 消化管：以下，「画像診断ガイドライン 2021 年版」において記載されている検査の適応を記載する。

❶ 食道癌の病期診断に造影 CT は FDG-PET とともに推奨されている。

❷ 胃癌の病期診断では造影 CT が推奨されている。

❸ 大腸癌の病期診断では造影 CT が推奨されている。さらに直腸癌の局所浸潤の評価には MRI が推奨されており，さらに進行大腸癌の局所診断には CT colonography も推奨されている。

❹ 肝転移の評価には Gd-EOB-DTPA 造影 MRI（EOB-MRI）が最も診断能が高く，強く推奨されている。

❺ 腸閉塞が疑われる場合，単純 X 線や超音波とともに CT が推奨されているが，特に造影 CT は有用である。

❻ 急性虫垂炎が疑われる場合には超音波と CT が推奨されるが，CT のほうが診断能は高い。造影 CT は必ずしも必須ではないが，診断に迷う場合

には造影 CT を考慮すべきである。特に穿孔性虫垂炎は造影 CT の診断能が高い。

❼大腸憩室の診断においても CT が推奨される。

**2 肝臓**

❶はじめに肝の CT や MRI の推奨撮像方法を述べる。ダイナミック CT では造影後に少なくとも後期動脈相，門脈相，平衡相（遅延相）の 3 相を撮像することが望ましい。時には早期動脈相を含めて造影後 4 相撮像することがある。具体的な標準的撮像方法については「画像診断ガイドライン 2021 年版」に記載されているので参照されたい。

❷「画像診断ガイドライン 2021 年版」において肝単純 MRI で推奨しているシーケンスは，T1 強調画像の in phase と opposed phase（out of phase），T2 強調画像は必須となっており，拡散強調画像や steady-state coherent image（balanced SSFP）が推奨となっている。造影 MRI は，肝臓では 3 種類の造影剤がある。まず従来のガドリニウム造影剤によるダイナミック MRI はダイナミック CT と同様に動脈相，門脈相，平衡相（遅延相）を撮像する。EOB-MRI の場合は動脈相，門脈相，移行相，肝細胞相（肝細胞造影相）を撮像する。ここでの注意点は EOB-MRI では平衡相は存在しないという点である。肝血管腫の場合，従来のガドリニウム造影剤によるダイナミック MRI の平衡相での造影効果は，EOB-MRI の移行相では肝実質よりも低信号となってしまうため（pseudo-washout），肝血管腫の診断においては従来のガドリニウム造影剤によるダイナミック MRI が推奨されている。超常磁性酸化鉄（SPIO：superparamagnetic iron oxide）造影 MRI では造影前後に T2 強調画像，$T2^*$ 強調画像の撮像が推奨されている。

❸「肝癌診療ガイドライン 2021 年版」と「画像診断ガイドライン 2021 年版」をまとめると，慢性肝疾患患者に対する肝細胞癌のスクリーニングでは 3〜6 か月間隔での超音波検査を主体とするものの，超高危険群では 6 か月〜1 年ごとの EOB-MRI あるいはダイナミック CT が推奨されている。

❹「画像診断ガイドライン 2021 年版」において，従来の細胞外液性のガドリニウム造影剤による造影 MRI と EOB-MRI の使い分けについて，以下のように推奨されている。細胞外液性ガドリニウム造影 MRI が EOB-MRI よりも推奨される病態および状況は以下の通り。

- 患者の肝機能が著しく低下している場合や高度

の肝硬変が存在する場合
- 肝血管腫の診断を主目的とする場合
- 動脈相濃染の確認が主目的である場合
- 肝細胞癌診断において感度よりも特異度をことさら重要視する場合
- 以前の EOB-MRI で動脈相におけるアーチファクトによる画質劣化が高度であった場合
- 肝臓以外の腹部臓器や脈管をあわせて精査する必要がある場合

❺一方，細胞外液性ガドリニウム造影 MRI よりも EOB-MRI が推奨される場合は以下の通り。

- 乏血性肝細胞癌を診断する場合
- 肝細胞癌の術前検査の場合
- 肝細胞癌治療後に異時性多発や再発を検出したい場合
- 先行するダイナミック CT や細胞外液性ガドリニウム造影 MRI で血流異常による偽病変（多血性偽病変など）の確定診断が困難であった場合
- 肝転移症例における術前検査の場合
- 肝細胞癌または肝細胞腺腫と限局性結節性過形成を鑑別する場合
- 肝腫瘍と同時に胆道系の機能的な情報が必要である場合

ほかにも乏血性病変を経過観察する場合にも EOB-MRI が推奨される。

❻「肝内胆管癌診療ガイドライン 2021 年版」において，肝内胆管癌の診断においては CT と MRI は超音波とともに推奨されている。ダイナミック CT は局所の進展範囲の評価を含めた質的診断，治療法決定のために有用な検査である。MRI では細胞外液性ガドリニウム造影 MRI，EOB-MRI ともに有用であるが，EOB-MRI はダイナミック CT 同様に局所の進展範囲評価に有用である。また，MRI は肝細胞癌との鑑別に有用である。

❼腎機能が eGFR 30 mL/分/1.73 $m^2$ 未満の症例ではヨード造影剤投与による造影剤腎症のリスクがあるので，ダイナミック CT を施行しにくい。さらに慢性腎臓病を伴う糖尿病や高齢などの危険因子が加わると，30 mL/分/1.73 $m^2$ 以上でもリスクが高まると考えられている。さらにガドリニウム造影剤においても腎性全身性線維症（nephrogenic systemic fibrosis）が生じるため，透析患者，eGFR 30 mL/分/1.73 $m^2$ 未満の慢性腎臓病患者，急性腎不全の患者には細胞外液性ガドリニウム造影 MRI や EOB-MRI を投与しない。一方で SPIO 造影 MRI は GFR 30 mL/分/1.73 $m^2$ 未満の症例にお

いても投与可能である。

### 3 胆道

❶胆囊結石，胆管結石は超音波に次いで drip infusion cholangiography（DIC-CT）を含む CT，MRCP を含む MRI が推奨される。

❷急性胆囊炎が疑われる症例において臨床所見，血液検査，超音波で確定診断ができない場合や局所合併症が疑われる場合に CT，特にダイナミック CT が推奨される。また同様に MRI も有用である。急性胆囊炎の重症度判定にはダイナミック CT が有用である。

❸急性胆管炎の症例では CT は成因検索や胆道狭窄の評価に有用であり，超音波と相補的に用いることが推奨されている。MRI は成因検索や炎症の評価に有用である。また，総じてダイナミック CT/MRI は急性胆管炎の診断に有用である。

❹胆囊癌が疑われる場合，ダイナミック CT は局所診断や進展度評価に有用であり，推奨される。MRI は MRCP による胆道評価など CT とは異なる情報が得られる点で有用である。また，EOB-MRI は肝転移評価，肝浸潤の評価に有用である（Br J Radiol 87: 20130608，2014）。

❺肝門部領域胆管癌や遠位胆管癌などの肝外胆管癌が疑われる場合もダイナミック CT は有用である。また，MRI は MRCP による胆道評価など CT とは異なる情報が得られる点で有用である。

### 4 膵臓

❶急性膵炎の診断において超音波で診断がつかない際は CT が推奨される。MRI は急性膵炎の原因となる胆道結石や出血を伴う膵壊死の診断に推奨される。また，ヨードアレルギーや腎機能障害の患者において CT の代用検査として MRI が推奨される。また造影 CT は膵壊死の検出や炎症波及域の評価に有用であり，急性膵炎の重症度判定に使用される。さらに造影 CT は急性膵炎の合併症である仮性動脈瘤および門脈血栓症の描出に有用である。

❷慢性膵炎の診断には CT，MRCP を含む MRI のいずれも有用である。

❸自己免疫性膵炎の病変検出，膵外病変検索において CT，MRI は有用である。

❹膵癌や膵神経内分泌腫瘍を含めた膵腫瘍の検出，鑑別，進展度診断においてダイナミック CT と拡散強調像を含む MRI は有用である。特に肝転移の診断には EOB-MRI が優れており，「膵癌診療ガイドライン 2022 年版」では施行すること

を提案している。

---

## 所見別の画像診断

### 1 消化管

❶ **食道癌**（⇨642 頁），**胃癌**（⇨657 頁），**大腸癌/直腸癌**（⇨682 頁）（**図 1**）

- 食道癌，胃癌，大腸癌/直腸癌では CT において消化管壁肥厚や隆起病変，内腔狭窄として描出される。早期癌の描出には限界があるが，特に進行癌では大きさや広がり，深達度などの局所評価に加えて，リンパ節転移や遠隔転移の検出に有用である。

- MRI は局所の深達度診断に優れており，特に直腸癌の局所深達度評価に用いられることが多く，重要な予後因子である，壁外静脈侵襲（extramural venous invasion）の診断能が高い（Br J Surg 95: 229-236，2008）。

❷ **gastrointestinal stromal tumor（GIST）**（**図 2**）

- GIST は消化管の粘膜下に生じる比較的まれな間葉系腫瘍である。消化管内もしくは壁外の境界明瞭な腫瘤として描出され，消化管の粘膜面は保たれる。小さなものは比較的内部は均一であるが，大きくなるにつれて壊死などがみられる頻度が高くなり，内部不均一になる。

- 粘膜下腫瘍としての診断は比較的容易であるが，神経鞘腫や平滑筋腫など他の粘膜下腫瘍との鑑別が難しいこともある。

❸ **腸閉塞**，**イレウス**（⇨686 頁）

- 「急性腹症診療ガイドライン 2015」では，「腸閉塞」と「イレウス」を使い分けることが提案され，腸管が機械的/物理的に閉塞した状態を「腸閉塞」とし，麻痺性やけいれん性のものを「イレウス」とよぶようになった。

- CT の所見としてはニボーを伴う腸管拡張が認められる。血流障害を伴う腸閉塞は絞扼性腸閉塞に分類される。

- 横断像のみならず，冠状断像や矢状断像も加えた多断面からの評価による閉塞機転などの原因検索が重要であり，さらに血流障害の有無の評価も重要である。

❹ **急性虫垂炎**（⇨669 頁）（**図 3**）

- CT による虫垂腫大，壁肥厚，壁の造影効果，周囲脂肪織の毛羽立ちが認められる。さらに副所見として，虫垂結石，腸間膜リンパ節腫大，盲腸壁肥厚，傍結腸溝など周囲の液体貯留もみられるようになる。重症の壊疽性虫垂炎になる

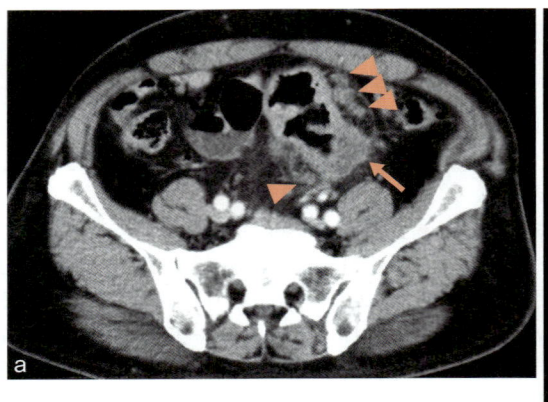
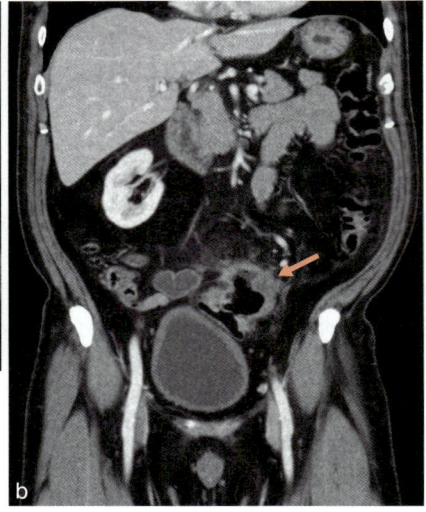

**図1** 60歳台男性，S状結腸癌

a：造影CT（横断像），b：造影CT（冠状断像）
S状結腸の左後壁が肥厚しており，腫瘤を形成している。S状結腸癌と考える（→）。周囲脂肪織へ突出している構造があり，漿膜下への浸潤を示唆するT3相当の所見である。S状結腸の腫瘍近傍の腸管傍リンパ節が複数腫大しており，リンパ節転移と考える（▶）。

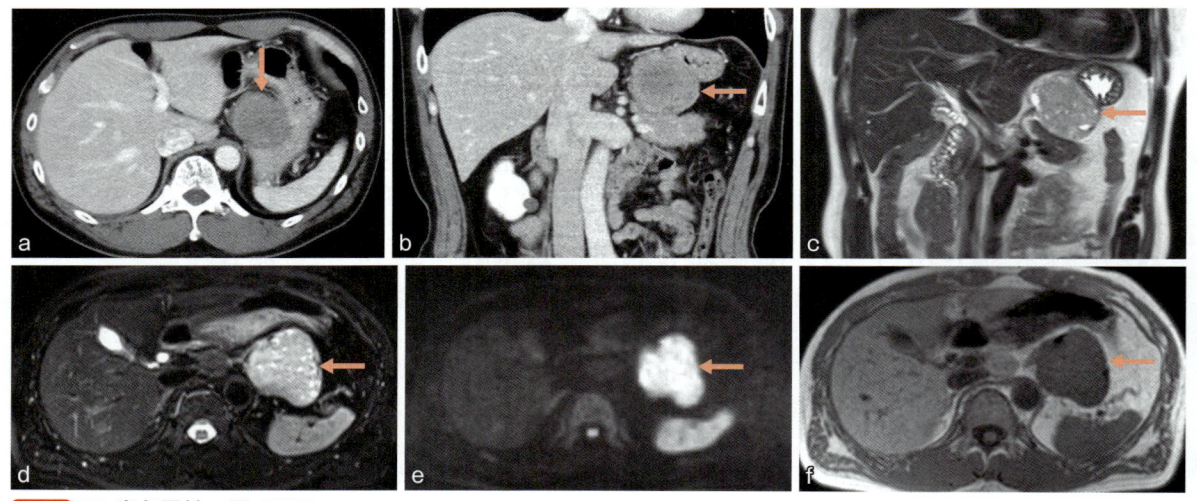

**図2** 50歳台男性，胃GIST

a：造影CT（横断像），b：造影CT（冠状断像），c：T2強調画像（冠状断像），d：脂肪抑制T2強調画像（横断像），e：拡散強調像（横断像），f：T1強調画像（横断像）
小弯側の胃壁から連続するように境界明瞭な腫瘤を認める（→）。造影効果は比較的弱くCTでは均一に見えるが，MRIのT2強調画像では中等度高信号主体で点状高信号域が混在するような不均一な信号である。拡散強調像では高信号，T1強調画像では低信号を呈している。胃粘膜下腫瘍であり，GISTの所見である。

と，壁の造影効果が減弱もしくは消失し，壁の連続性がなくなり，膿瘍形成，free air などが認められる。

- 上行結腸などの憩室炎が鑑別になるため，周囲脂肪織の毛羽立ちなど炎症の主座を見極めることが重要である。

**2 肝臓**

**❶ 急性肝炎（図4）**

- CTでは肝腫大が見られ，肝実質が全体的に低吸収となる。胆嚢壁は浮腫状に肥厚し，門脈周

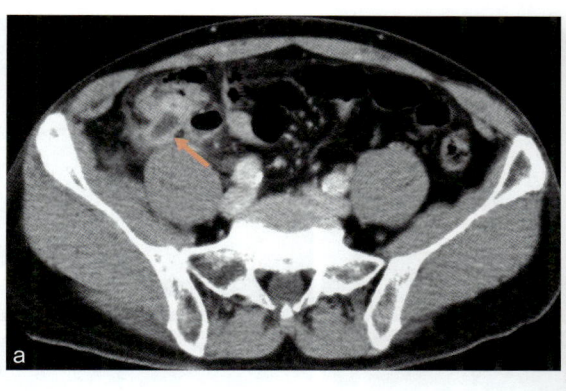
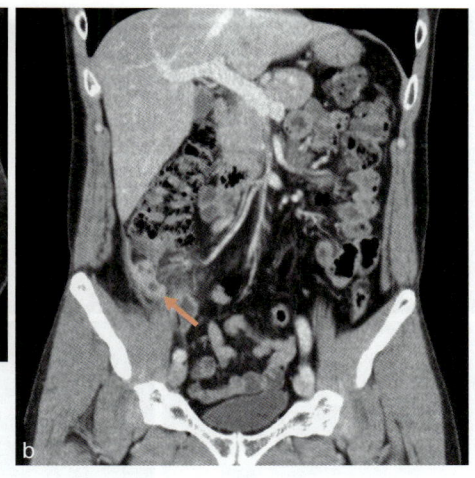

**図3** 50歳台男性，急性虫垂炎

a：造影CT（横断像），b：造影CT（冠状断像）
虫垂は腫大しており，壁肥厚と造影効果が目立つ（→）。周囲脂肪織の濃度上昇と虫垂近傍の腹膜が肥厚しており，急性虫垂炎と考える。積極的に穿孔や膿瘍形成を疑う所見はない。

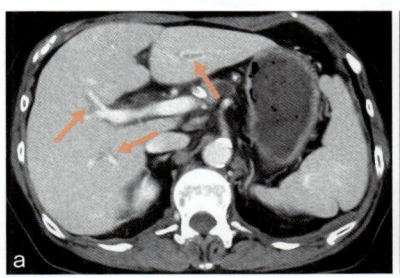
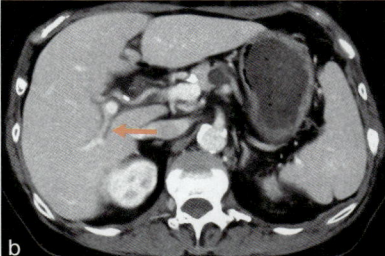
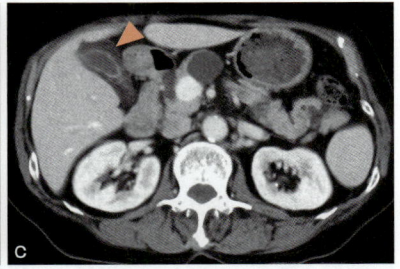

**図4** 60歳台女性，急性肝炎

a～c：造影CT
肝は腫大しており，門脈周囲に低吸収域（periportal collar）を認める（→）。胆嚢の漿膜下浮腫が見られ（▶），脾腫も認められる。急性肝炎の所見である。

囲の低吸収（periportal collar）が認められる。ダイナミックCTの動脈相では肝実質に不均一な濃染が認められる。胆嚢虚脱，脾腫，腹水が見られることもある。

- 劇症肝炎になると肝の血流が減少し，肝萎縮や壊死が目立つようになる。CTではびまん性，地図状，多発斑状，くさび状などのさまざまなパターンの低吸収域が認められる。MRIでは炎症や壊死などによってT1強調画像で低信号，T2強調画像で高信号域が目立つようになる。さらにT2強調画像ではperiportal collarを反映した門脈周囲の高信号がみられる。

**❷肝硬変**（⇨713頁）

- 肝の形態の変化として，辺縁の鈍化，再生結節による肝表面の凹凸不整がみられ，内側区域と前区域腹側の萎縮，外側区域と尾状葉は腫大する。門脈周囲腔は拡大し，胆嚢床拡大，萎縮した高区域の切れ込みも認められる。

- MR elastographyでは肝線維化によって肝実質の硬度が高くなる。

- 肝外の変化として，脾腫，門脈圧亢進症に伴う遠肝性側副血行路発達，消化管壁の浮腫，腹水貯留，骨格筋萎縮が生じる。

**❸単純性肝囊胞**

- CTでは境界明瞭な低吸収腫瘤として描出され，造影効果は認められない。

- MRIのT2強調画像では明瞭で均一な高信号として描出され，T1強調画像では明瞭な低信号を呈する。Heavily T2強調画像では脳脊髄液と同等に著明な高信号を呈することが特徴であ

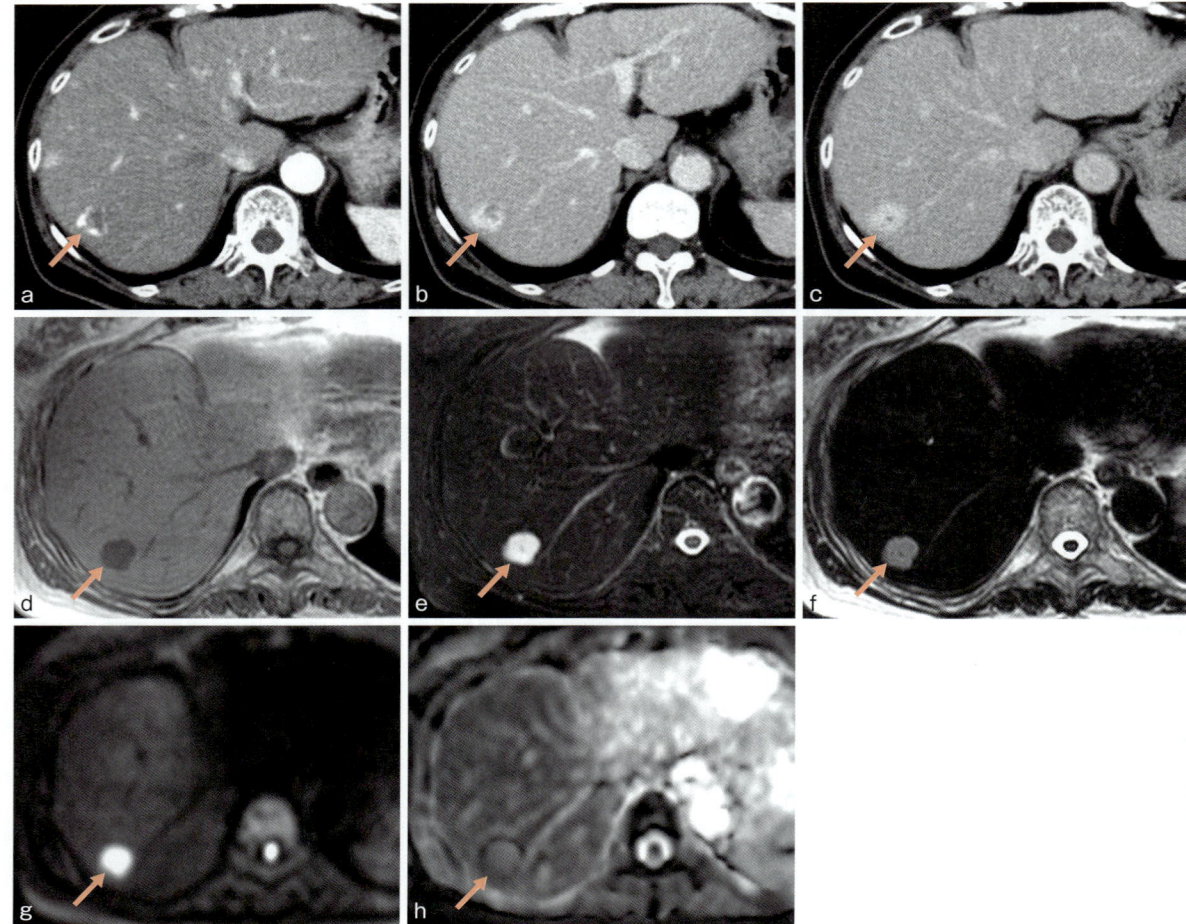

**図5** 60歳台女性，肝血管腫

a：ダイナミックCT（動脈相），b：ダイナミックCT（門脈相），c：ダイナミックCT（平衡相），d：T1強調画像（in phase），e：脂肪抑制T2強調画像，f：heavily T2強調画像，g：拡散強調像，h：ADC map
肝後区域に腫瘤を認める（➡）。T1強調画像は低信号，T2強調画像では高信号である。heavily T2強調画像では水よりも低い高信号である。拡散強調像では高信号を示すが，ADCは肝実質よりも高い。肝血管腫の所見である。

る。高b値の拡散強調像では信号が低くなる。

### ❹肝血管腫（図5）

- 境界明瞭な不整形腫瘤に見えることが多い。単純CTでは軽度低吸収であり，単純性肝嚢胞ほどCT値は低くない。
- ダイナミックCTや細胞外液性ガドリニウム造影剤によるダイナミックMRIでは動脈相で辺縁に点状・結節状の早期濃染像が認められ，平衡相にかけて徐々に造影効果が広がっていく。また，小さな血管腫では動脈相で結節全体が濃染することもあり，この場合，血管腫周囲にA-P shuntによる早期濃染を伴うことが多い。
- EOB-MRIでは平衡相がないため，移行相で既

に血管腫が低信号に見える，いわゆる"pseudo washout"を呈する。MRIのT1強調画像では低信号を呈し，T2強調画像では嚢胞と同程度の高信号を呈する。ただし，heavily T2強調画像では嚢胞よりも低い高信号となり，拡散強調像でも高信号を呈するために嚢胞との鑑別は可能である。拡散強調像で高信号を呈するものの，見かけの拡散係数（ADC：apparent diffusion coefficient）は肝実質より高いので，悪性腫瘍ほどの拡散制限はない。

### ❺肝細胞癌（⇨717頁）（図6）

- 古典的（多血性）肝細胞癌の典型的な画像所見はダイナミックCTや細胞外液ガドリニウム造影

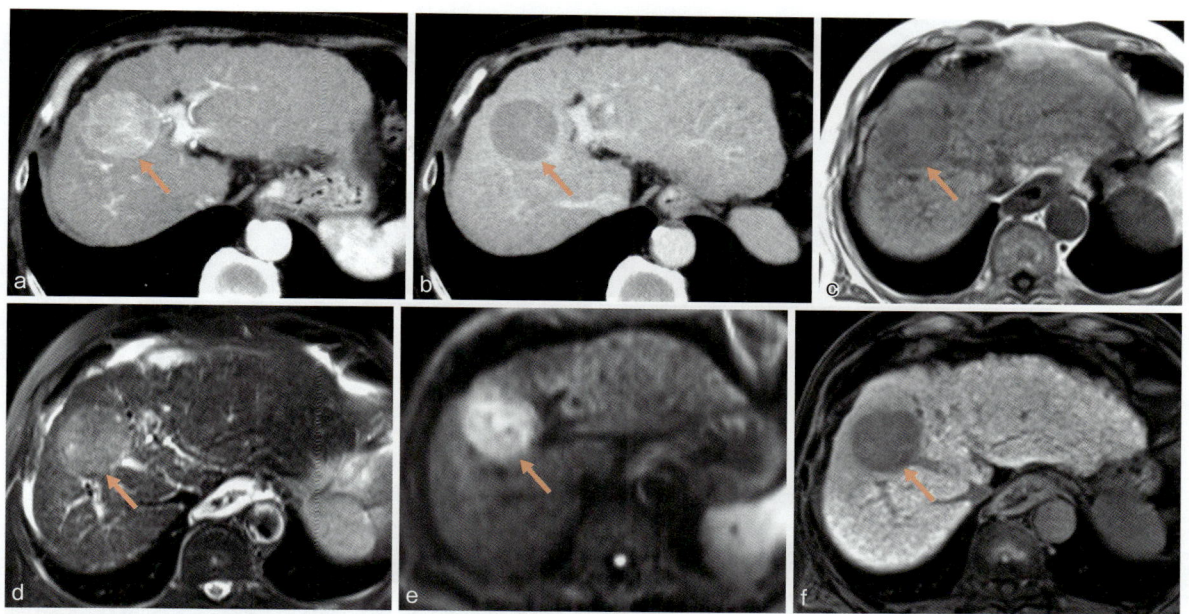

**図6** 80歳台男性，肝細胞癌

a：ダイナミックCT（動脈相），b：ダイナミックCT（平衡相），c：T1強調像（in phase），d：脂肪抑制T2強調画像，e：拡散強調像，f：EOB-MRI　肝細胞相
肝前区域に境界明瞭な円形腫瘤を認める（→）。ダイナミックCTの動脈相で造影効果が目立ち，平衡相では染まり抜けてwashoutの所見を認める。MRIのT1強調画像では軽度低信号，脂肪抑制T2強調画像では軽度高信号である。拡散強調像で高信号を示し，EOB-MRIの肝細胞相では明瞭な低信号を呈している。（古典的）肝細胞癌の所見である。

剤のダイナミックMRIの動脈相での早期濃染，門脈相〜平衡相でのwashoutを認め，EOB-MRIで動脈相での早期濃染，門脈相でのwashout，移行相から肝細胞相での低信号である。通常，肝細胞相では低信号を示すが，まれにβカテニン変異を伴う肝細胞癌では肝細胞相で等〜高信号を示す。

- MRIのT1強調画像では低信号を示すことが多いが，脂肪成分を含む場合にはT1強調画像のin phaseと比較してopposed phase（out of phase）で信号が低下する。T2強調画像では軽度高信号を示す。拡散強調像では高信号を示し，分化度が低くなるほど高信号になる。

**❻肝内胆管癌**（⇨717頁）（図7）

- 胆管癌は2019年のWHO分類においてlarge duct typeとsmall duct typeに分類されるようになった。large duct typeは肝門部に近い領域に多く胆管浸潤型の形態が多いのに対して，small duct typeは肝の末梢側に多く腫瘤形成型が多い。腫瘤形成型の肝内胆管癌は肝細胞癌と異なり比較的境界が不明瞭に見えることが多い。腫瘤の辺縁部はダイナミックCT/MRIの動脈相で比較的造影効果がみられるのに対して，腫瘤の中心部では豊富な線維間質を反映して乏血性の所見を呈し，平衡相で漸増性造影効果を認めることが多い。MRIのT2強調画像では軽度高信号，拡散強調像で高信号を呈することが多いが，線維間質の多い中心部は比較的信号が低くなることが多い。

- 消化器癌などの転移性肝癌，細胆管癌（WHO 2019ではsmall duct typeの一亜型），肝膿瘍，低分化型肝細胞癌，硬化型肝細胞癌，混合型肝癌などが鑑別となる。特に消化器癌由来の転移性肝癌は同じ腺癌であることが多く，画像所見はほぼ同様であるが，肝内胆管癌は末梢胆管が拡張することが多い点は鑑別のヒントになる。

**❼転移性肝癌**

- 転移性肝癌は胃癌や大腸癌，膵癌などの消化器由来の腺癌の肝転移の頻度が最も高いため，肝内胆管癌と同様にダイナミックCT/MRIの動脈相で辺縁が染まるリング状濃染の所見を呈し，中心部は乏血性のことが多い。MRIのT2

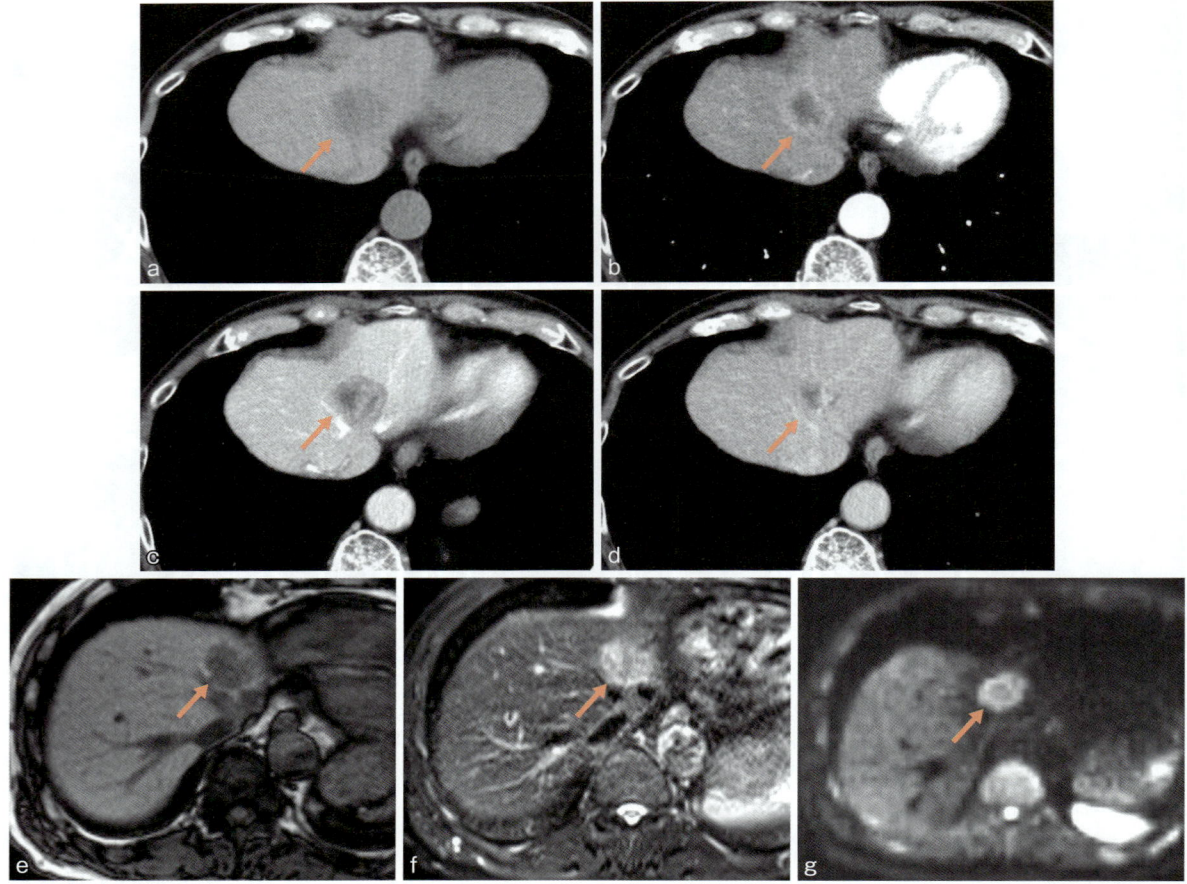

**図7** 70歳台男性，肝内胆管癌

a：単純CT，b：ダイナミックCT（動脈相），c：ダイナミックCT（門脈相），d：ダイナミックCT（平衡相），e：T1強調画像（opposed phase），f：脂肪抑制T2強調画像，g：拡散強調画像
肝内側区域に境界不明瞭な腫瘤を認める（→）。単純CTで軽度低吸収であり，ダイナミックCTの動脈相では辺縁がリング状に濃染しているが，中心部の造影効果は弱い。門脈相，平衡相と時間が経過するにつれて徐々に漸増性造影効果がみられる。MRIのT1強調画像では低信号であり，T2強調画像では中等度高信号であるが，比較的中心部の信号が低い。拡散強調像も辺縁優位に高信号である。腫瘤形成型の肝内胆管癌の所見である。

強調画像では軽度～中等度の高信号を呈し，T1強調画像では低信号，拡散強調像では高信号を呈する。
- その他，腎癌や神経内分泌腫瘍などの転移性肝癌は多血性であることが多く，囊胞成分を伴うもの，石灰化を伴うものもみられるなど，原発巣の性状と同様の所見を示すことが多い。

**❸胆道**

**❶胆囊結石，総胆管結石**（⇨736頁）（図8）
- 胆囊結石にはさまざまな種類の結石があるが，このうちカルシウム成分を含む結石は単純CTで高吸収に描出される。その一方で純コレステロール結石はカルシウムを含まず胆汁と同程度のCT値を示すために検出できないことが多い。
- MRIのT2強調画像では胆汁が高信号を呈する一方で低信号（無信号）を呈するため，検出感度は高い。T1強調画像では低～高信号までさまざまであるが，色素石では高信号に描出されることが多い。総胆管結石では上流胆管の拡張を伴うことが多い。
- MRCPは結石の感度が高いが，maximum intensity projection（MIP）像では周囲の胆汁によって結石の低信号が見えにくくなってしまうので，

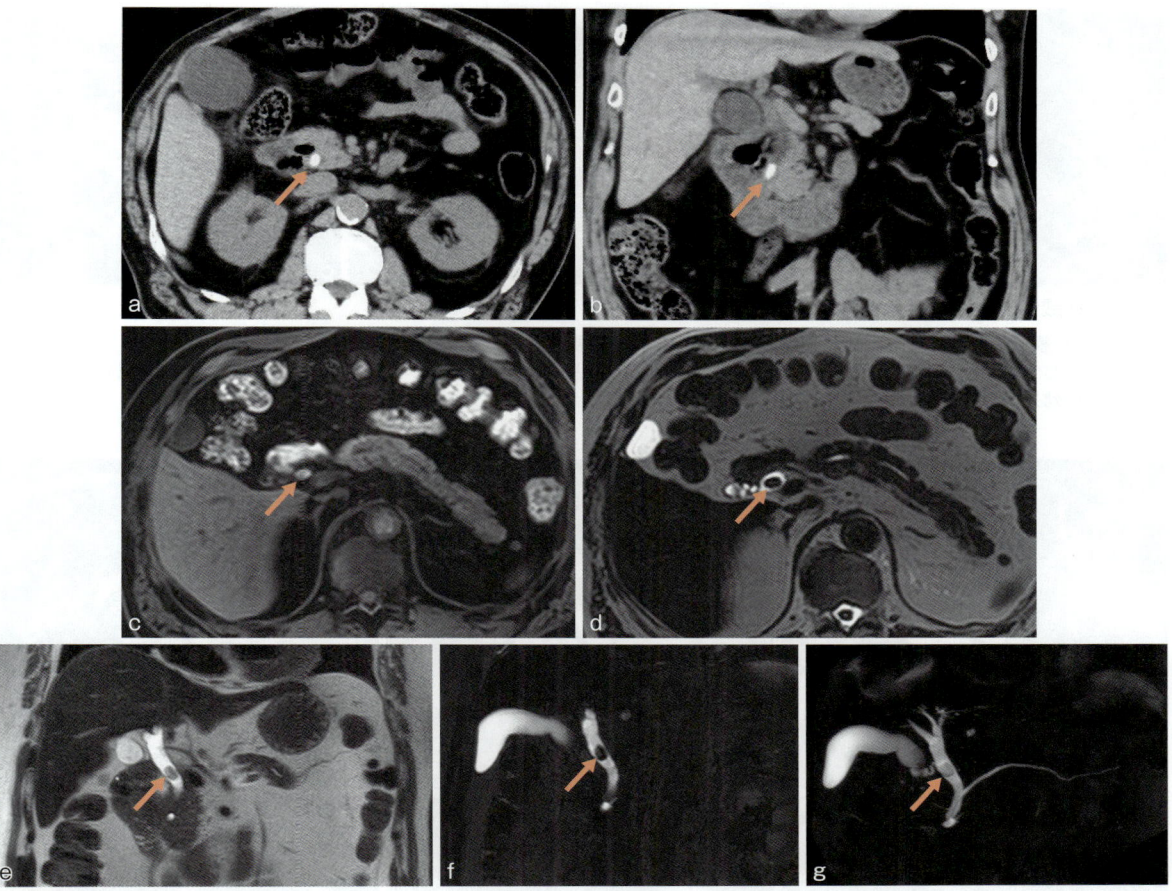

**図8** 70歳台男性，総胆管結石

a：単純CT（横断像），b：単純CT（冠状断像），c：脂肪抑制T1強調画像（横断像），d：heavily T2強調画像（横断像），e：T2強調画像（冠状断像），f：3D MRCP（元画像，冠状断像），g：3D MRCP（MIP像）

総胆管内に単純CTで高吸収を呈する結石を認める（→）。MRIのT1強調画像では高信号，T2強調画像，heavily T2強調画像では低信号を呈している。MRCPの元画像では明瞭な無信号域として描出されているが，MIP像では周囲の胆汁の信号によりコントラストが弱くなっている。このように結石を検出する際はMIP像ではなく，元画像を含めた断面像で評価すべきである。

あくまで結石の検出は断面像で評価すべきである。

**❷急性胆嚢炎**（⇨738頁）（図9）

- ダイナミックCTでは胆嚢腫大，胆嚢壁肥厚，漿膜下浮腫，胆嚢粘膜濃染，胆嚢周囲肝実質濃染，胆嚢周囲滲出液貯留，胆嚢周囲脂肪織内の線状高吸収域が認められる。重症の急性壊疽性胆嚢炎になると，胆嚢壁濃染部の不整あるいは断裂（造影不良），胆嚢周囲膿瘍，胆嚢内ガス像，胆嚢内腔の膜様構造がみられるようになる。
- MRIでは胆嚢腫大，胆嚢壁肥厚のほかにT2強調画像において，pericholecystic high signalが認められる。これは胆嚢周囲液体貯留や浮腫像に相当する所見である。また，ダイナミックMRIの動脈相では胆嚢周囲肝実質の一過性早期濃染も見られ，原因となる胆嚢結石も認められる。

**❸胆嚢ポリープ**

- 胆嚢ポリープは非腫瘍性ポリープと腫瘍性ポリープに大別される。いずれも有茎性の形態を示す。病変サイズが大きくなると悪性の可能性が高くなる。
- コレステロールポリープも幽門腺腺腫などの腫瘍性ポリープも，造影CTでは造影効果を認める。T2強調画像では高信号の胆汁と比較して低信号に描出される。

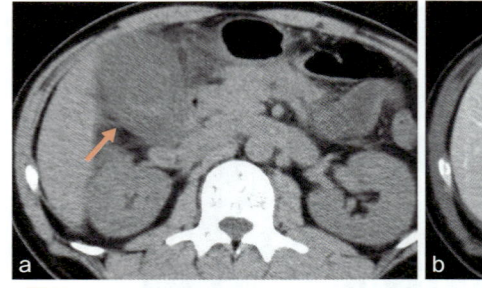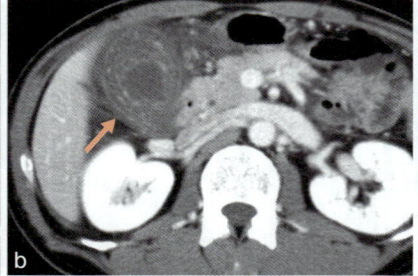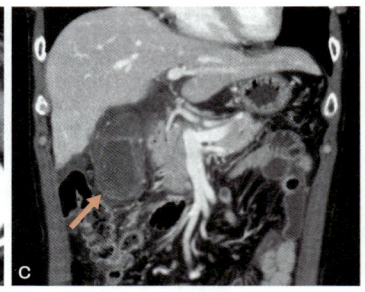

**図9** 50歳台男性，急性壊疽性胆嚢炎

a：単純CT（横断像），b：造影CT（横断像），c：造影CT（冠状断像）

胆嚢は腫大しており，壁が著明に肥厚している（➡）。胆嚢の粘膜上皮は単純CTで高吸収であり出血の変化が認められ，造影後では造影効果が不連続になっており，血流障害が示唆される。急性壊疽性胆嚢炎の所見である。

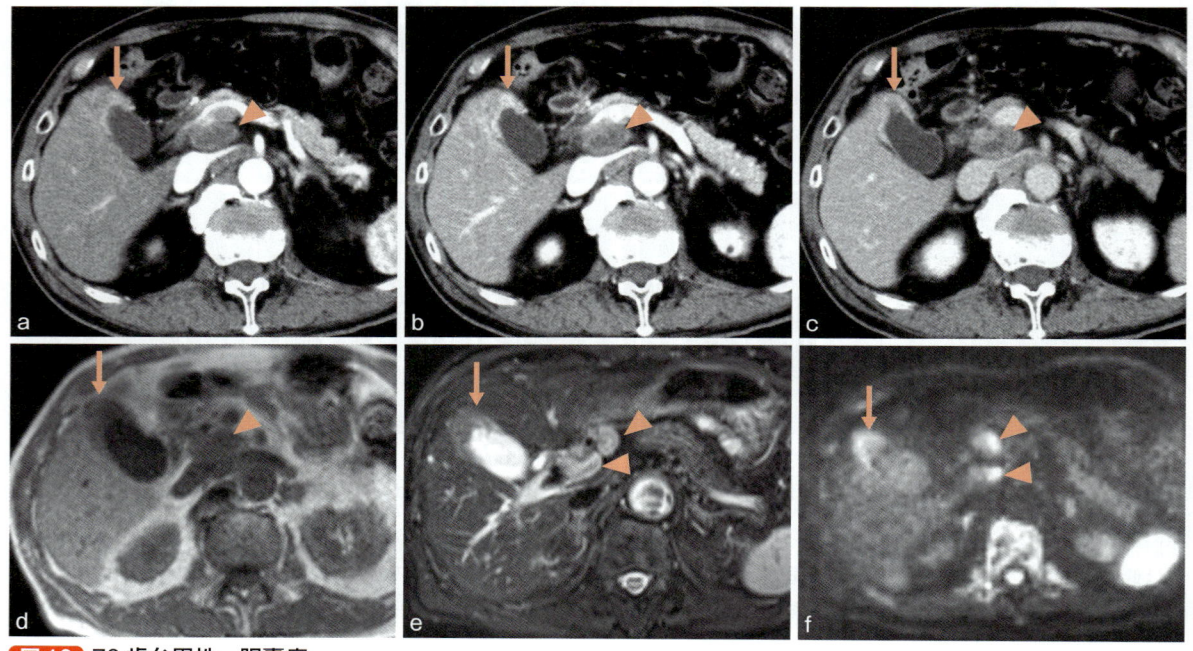

**図10** 70歳台男性，胆嚢癌

a：ダイナミックCT（動脈相），b：ダイナミックCT（門脈相），c：ダイナミックCT（平衡相），d：T1強調像（in phase），e：脂肪抑制T2強調画像，f：拡散強調像

胆嚢底部の壁肥厚が認められ腫瘤を形成しており，肝実質に浸潤している（➡）。動脈相では粘膜上皮近い領域では早期濃染がみられ，門脈相・平衡相にかけて造影効果が遷延している。肝浸潤部は相対的に乏血性に見える。MRIのT1強調画像では低信号T2強調画像では胆汁よりも低い軽度高信号を呈し，拡散強調画像では高信号である。胆嚢癌の肝浸潤の所見である。肝十二指腸間膜内や総肝動脈周囲のリンパ節が腫大しており，転移と考える（▶）。

❹胆嚢腺筋腫症

- 胆嚢腺筋腫症はびまん型，限局型（底部型），分節型の3型に大きく分類される。びまん型はびまん性に胆嚢壁の肥厚を認め，限局型（底部型）は底部の壁が限局性に肥厚する。分節型は胆嚢体部の限局性肥厚を認め，胆嚢内腔が砂時計様の形態を呈する。

- 胆嚢腺筋腫症は肥厚した壁内にRokitansky-Aschoff sinus（RAS）を伴うことが多く，CTではRASが壁内の低吸収域として描出され，MRIのT2強調画像やMRCPでは壁内の高信号域として描出される。びまん型では胆嚢壁にびまん性にRASが認められ，pearl necklace signとよばれる特徴的な所見を示す。

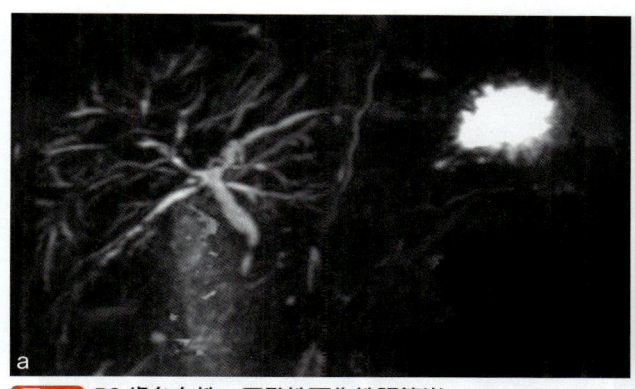
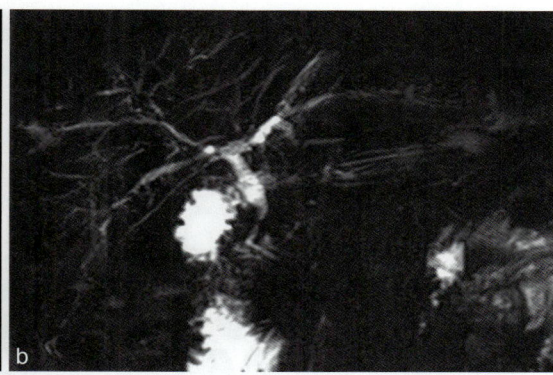

**図11** 50歳台女性，原発性硬化性胆管炎

a：3D MRCP MIP像，b：2D MRCP

肝内胆管と総胆管には多数の帯状狭窄像が認められ，肝内では一部数珠状変化も認められる。これらの所見は肝内胆管優位に認められる。肝内の末梢胆管の拡張は目立たず，枯れ枝様所見も認められる。原発性硬化性胆管炎の所見である。

**❺胆嚢癌**（⇨740頁）（**図10**）

- 胆嚢癌は画像的に隆起型と浸潤型に大きく分けられる。形態的には広基性，カリフラワー状，鋸歯状，偏在性もしくは不均一な壁肥厚などの形態を示す。隆起型には腫瘍性ポリープが癌化したものも含まれる。比較的大きな腫瘍性ポリープは胆嚢癌の可能性がある。
- 隆起型の多くは比較的浸潤傾向の低いものが含まれやすい。隆起主体のものは比較的造影効果のwashoutが早い傾向にあるが，浸潤傾向が強くなると線維間質が増えて遷延性・遅延性濃染が認められるようになり，明らかな浸潤癌になれば主に浸潤側からの遷延性・遅延性濃染のパターンを呈することが多い。
- T2強調画像では中等度高信号であり，胆汁よりも相対的に信号が低くなる。拡散強調像で高信号を呈し，ADCは低下する。

**❻原発性硬化性胆管炎**（⇨708頁）（**図11**）

- Large duct typeとsmall duct typeに分けられる。
- Large duct typeでは帯状狭窄，数珠状所見，枯れ枝状所見，憩室様所見，毛羽立ち様所見などの特徴的な胆管像が認められる。
- Small duct typeはMRCPで異常所見が認められないことが多く，T2強調画像では不均一な高信号，不均一な造影効果などが特徴とされるが，診断能には限界がある。

**❼IgG4関連硬化性胆管炎**

- 肝内・肝外胆管のびまん性あるいは限局性の胆管狭窄，比較的長い胆管狭窄，狭窄胆管の上流の胆管拡張が特徴的とされる。また本症が自己

免疫性膵炎に伴う場合は遠位胆管の狭窄がほとんどに認められる。

**❽肝門部領域胆管癌**（**図12**），**遠位胆管癌**（⇨740頁）

- 胆管癌は肉眼的に腫瘤形成型，壁浸潤型，腔内発育型に分けられる。肝門部領域に生じる胆管癌は壁浸潤型が多い。
- 高分解能CTやMRIで腫瘍の進展範囲，深達度を正確に評価できる。造影CTでは病変部の壁が肥厚し，造影効果も認められる。MRCPでは病変部の胆管内腔の狭窄と上流胆管の拡張が認められる。拡散強調像では病変部が高信号となる。

**❾胆管内乳頭状腫瘍**（IPNB：intraductal papillary neoplasm of the bile duct）

- 胆管内発育型が多く，病変部が乳頭状の形態を示すことが多い。肝内で粘液産生を伴うtype 1と肝外胆管に多く粘液産生に乏しいtype 2に分けられる。肝外胆管に多いtype 2では浸潤癌のことが多い。
- 粘液を産生する場合ではT2強調画像やMRCPで囊胞性腫瘍に見えることが多く，充実部は相対的に低信号に見える。

**❹膵臓**

**❶急性膵炎**（⇨743頁）（**図13**）

- 膵の腫大，周囲脂肪織の濃度上昇や液体貯留が認められ，重症例では壊死を示唆する造影不良域が出現する。
- 慢性期になると液体貯留が被包化して仮性囊胞や被包化壊死を伴う。また重篤な合併症として

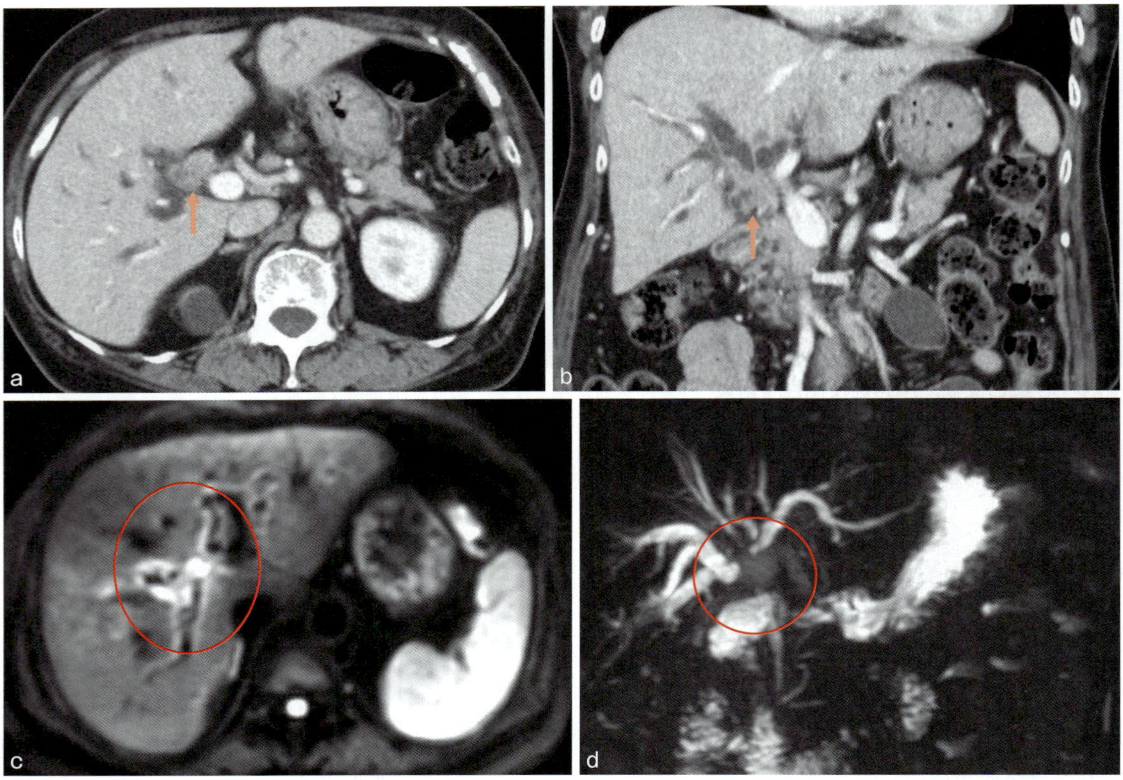

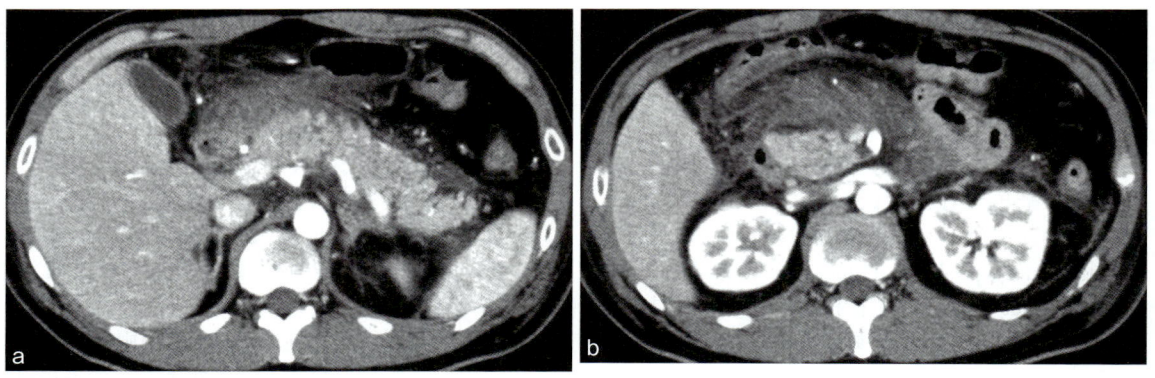

**図12** 80 歳台女性，肝門部領域胆管癌

a：ダイナミック CT（門脈相，横断像），b：ダイナミック CT（門脈相，冠状断像），c：拡散強調像，d：3D MRCP MIP 像
肝門部領域胆管には壁肥厚と内腔狭窄を伴う腫瘍がみられ，肝門部領域胆管癌と考える（➡・◯囲み）。病変は右側において前後区域枝起始部，左側は臍部近傍，下流側は胆嚢管合流部付近まで進展している。

**図13** 30 歳台男性，急性膵炎

a，b：ダイナミック CT，後期動脈相（膵実質相）
膵は腫大しており，周囲脂肪織の濃度上昇と液体貯留を認める。液体貯留は前腎傍腔主体であり，急性膵炎の所見である。

仮性動脈瘤や門脈血栓などが認められることがある。

❷慢性膵炎（⇨ 749 頁）

● 膵実質の萎縮や変形が認められ，膵の石灰化，膵石が出現する。主膵管の拡張も認められる。

● 2019 年に診断基準が改訂され，「3 本以上の分枝膵管に不規則な拡張が認められる」という項目が追加された。

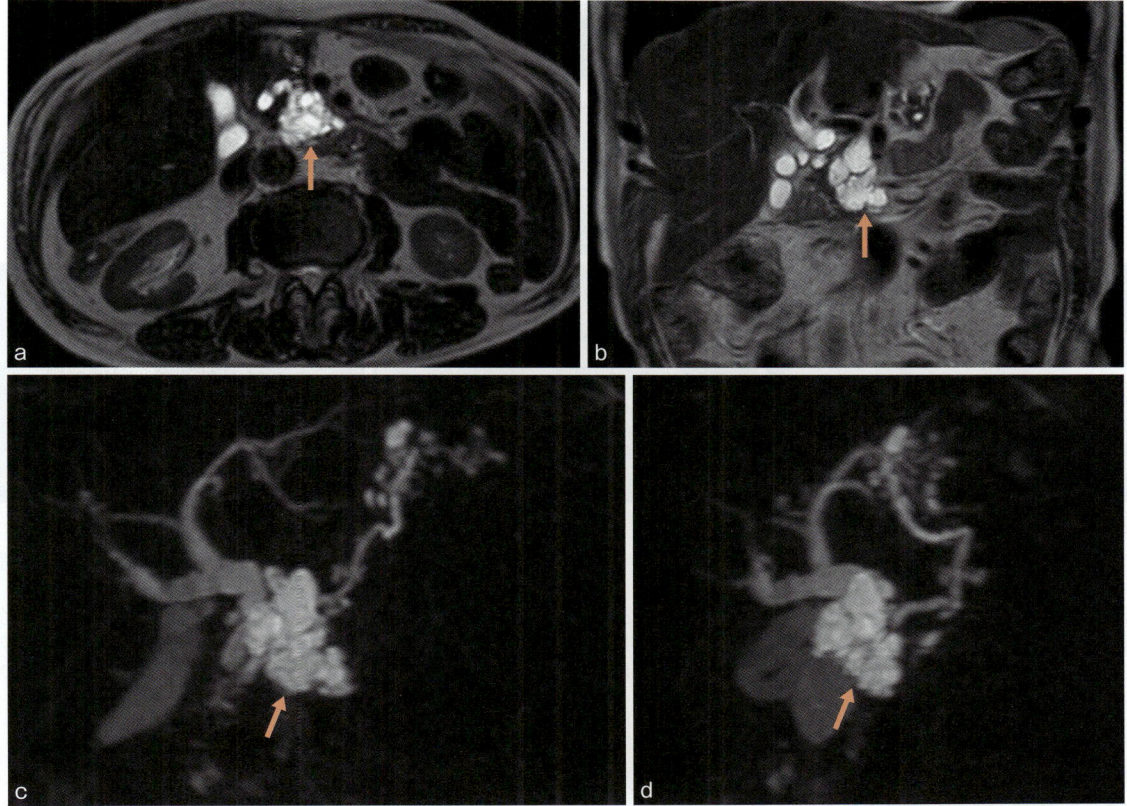

**図14** 70歳台男性，膵管内乳頭粘液性腫瘍

a：heavily T2強調画像（横断像），b：T2強調画像（冠状断像），c，d：3D MRCP MIP像

膵体部を中心に一部頭部にかけてぶどうの房様の形態を示す嚢胞性腫瘍を認める（→）。主膵管と連続する嚢胞性病変であり，分枝型IPMNと考える。主膵管はやや目立つものの，有意な拡張とは言えない。明らかな充実部を認めない。ただし，嚢胞径が3cmを超えるので，worrisome featuresの項目を1つ満たす。膵には他にも小さな嚢胞性病変が多数認められ，これらの分枝型IPMNの可能性がある。

❸自己免疫性膵炎（⇨751頁）

- 膵のびまん性もしくは限局性の腫大が認められ，膵表面が平滑になるsausage-like appearanceが認められる。また，膵周囲の被膜様変化（capsule-like rim）が認められる。
- 病変部はT1強調画像で低信号，拡散強調像で高信号となり，造影後は漸増性造影パターンを呈する。主膵管狭細像が見られるが，閉塞はきたさない。

❹漿液性嚢胞腫瘍（⇨757頁）

- 漿液を反映してCTで低吸収，T2強調画像やMRCPで水と同程度の高信号を呈する。microcystic typeやmacrocystic type，solid typeに分けられる。
- 最も頻度の高いmicrocystic typeでは嚢胞内に隔壁が多数認められ，蜂巣状の形態を示す。造影CT/MRIでは隔壁の造影効果が認められ，頻度は低いものの中心石灰化が認められる。
- Macrocystic typeは単房性嚢胞性腫瘍の形態を示し，solid typeでは嚢胞が目立たず多血性充実性腫瘍に見える。

❺粘液性嚢胞腫瘍（⇨757頁）

- 女性の膵尾部に好発する嚢胞性腫瘍であり，円形・球形の形態を示すことが多い。内部にわずかな隔壁が見られ，cyst in cyst appearanceの形態を示すことが多い。特にstained glass appearanceに見えることもある。いわゆる"夏みかん様"の所見に見えることは少ない。
- 一般的には主膵管との連続性が見られない点が，膵管内乳頭粘液性腫瘍との鑑別点である。

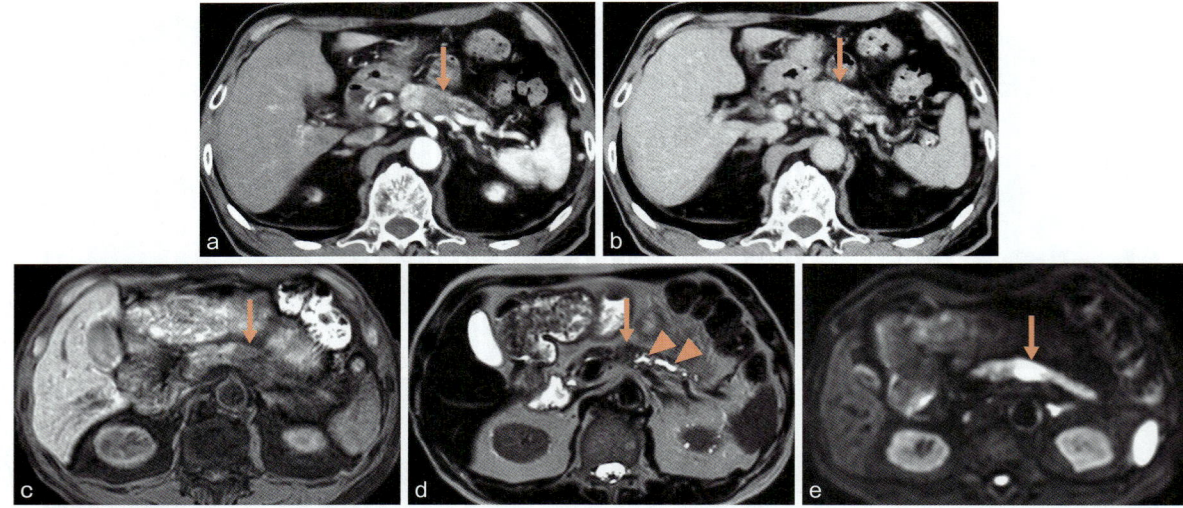

**図15** 80歳台男性，浸潤性膵管癌

a：ダイナミックCT〔後期動脈相（膵実質相）〕，b：ダイナミックCT（平衡相），c：脂肪抑制T1強調画像，d：heavily T2強調画像，e：拡散強調像

膵体部には境界不明瞭な腫瘤を認める（➡）。動脈相で乏血性の所見を示し，平衡相では漸増性・遅延性濃染を認める。膵尾部は萎縮しており，主膵管拡張を認める。MRIの脂肪抑制T1強調画像では高信号の正常膵実質（▶）と比較して腫瘤は低信号を示す。heavily T2強調画像では上流側の膵尾部の主膵管が拡張している所見が認められる。拡散強調像では腫瘤は高信号である。浸潤性膵管癌の所見である。

**❻膵管内乳頭粘液性腫瘍**（⇨757頁）（図14）
- 粘液産生によって膵管が拡張して囊胞性腫瘍に見える疾患である。主膵管型は主膵管全体が拡張し，分枝型は分枝膵管の拡張が見られ，ぶどうの房様の形態を示す。
- 囊胞部の評価にはMRCPが有用である。充実部が出現するとT2強調画像やMRCPで相対的に低信号に見える。造影後では充実部が造影され，浸潤癌になると膵癌と同様の所見を示す。

**❼浸潤性膵管癌**（⇨753頁）（図15）
- 境界不明瞭な乏血性腫瘍として認められるため，動脈相（膵実質相）では濃染される正常膵実質と比較して造影効果が弱く描出される。線維間質が豊富なため，漸増性に造影される。主膵管は閉塞することが多く，膵尾部側の上流膵管が拡張する。
- MRIではT1強調画像では正常膵実質よりも低信号に描出され，拡散強調像では高信号となる。

**❽神経内分泌腫瘍**（⇨753頁）（図16）
- 典型的には境界明瞭な腫瘤であり，ダイナミックCT/MRIの動脈相（膵実質相）では濃染する多血性腫瘍の所見を示す。MRIではT2強調画像で軽度～中等度高信号，T1強調画像で低信

号，拡散強調像で高信号となる。
- 典型的には主膵管閉塞を伴わない。ただし，neuroendocrine tumor（NET）G3や神経内分泌癌になると浸潤傾向や乏血性の所見を呈する傾向があり，膵癌と同様の所見を呈するようになる。

**なかなか診断のつかないとき試みること**

**❶消化管**：消化管腫瘍ではMRIを行う。特にGISTなどの粘膜下腫瘍の鑑別にはMRIが有用である。消化管の悪性リンパ腫は画像のみでの診断は困難なことが多く，針生検による病理学的診断が必要になることがある。

**❷肝臓**：肝腫瘍では肝内胆管癌と転移性肝癌の鑑別において，FDG-PETで原発巣の検索を行うとよい。肝細胞癌と肝内胆管癌の鑑別が困難な場合には，腫瘍マーカーを参考にするとよい。

**❸胆道**
**❶胆囊腫瘍**：超音波検査やFDG-PETで良悪性が鑑別になることがある。ただし，黄色肉芽腫性胆囊炎は胆囊癌と所見を呈することが多く，超音波検査やFDG-PETでも鑑別困難なことも多い。
**❷胆管腫瘍**：IDUSや胆道鏡検査で鑑別できることがある。

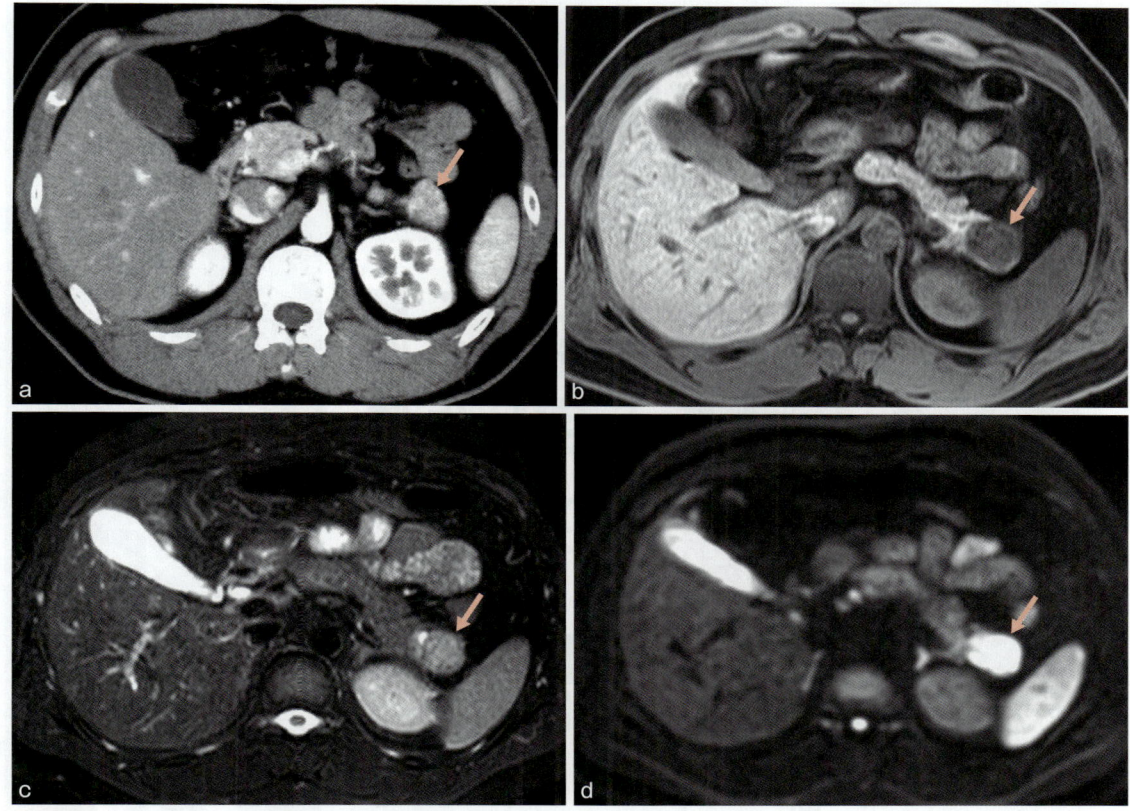

**図16** 40歳台男性，膵神経内分泌腫瘍

a：ダイナミックCT（動脈相），b：脂肪抑制T1強調画像，c：脂肪抑制T2強調画像，d：拡散強調画像
膵尾部には動脈相で濃染する腫瘍を認める。脂肪抑制T1強調画像では高信号の正常膵実質と比較して低信号を示す。脂肪抑制T2強調画像では軽度高信号を呈し，拡散強調画像では著明な高信号を呈している。膵NET（G1）の所見である。

**4 膵臓**

❶膵腫瘤：膵癌とfocal typeの自己免疫性膵炎の鑑別にはIgG4，CA19-9が有用である。鑑別が困難な場合にはEUS-FNAによる病理学的診断を考慮する。

❷膵腫瘍：膵癌とG1の神経内分泌腫瘍の鑑別が問題になることは少ないが，G2以上の神経内分泌腫瘍では膵癌との鑑別が問題になることがある。その際はソマトスタチン受容体シンチグラフィが有用である。またEUS-FNAによる病理学的診断も有用である。

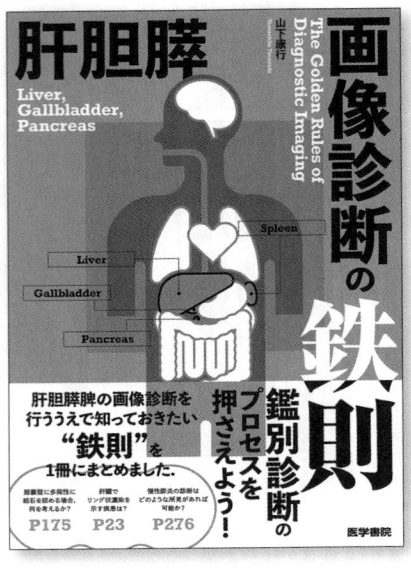

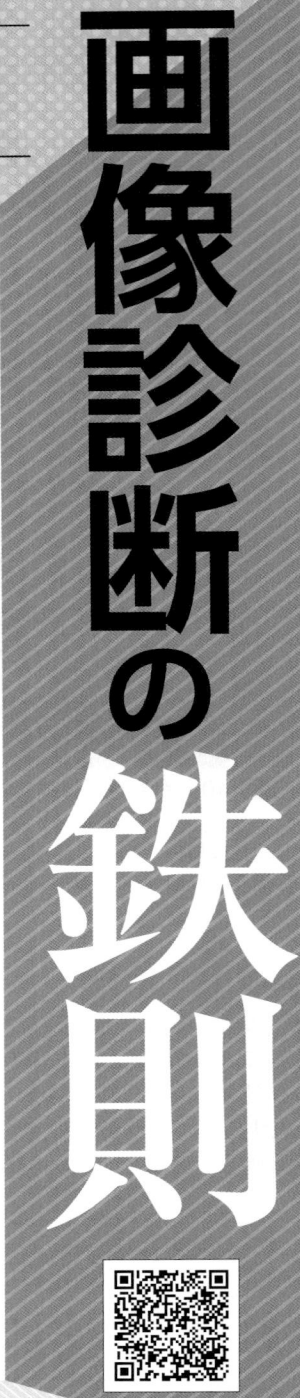
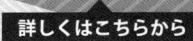

# 9 腎・泌尿器系の症候

責任編集：鈴木　祐介，堀江　重郎

# 多尿

Polyuria

旭 浩一　岩手医科大学教授・腎・高血圧内科

## 診断のチェックポイント

### 定義

❶一般に1日3,000 mL以上の尿量を「多尿」と定義する。総尿量の増加とは関連しない可能性がある，「頻尿」や「夜間尿」の症状とひとまず区別する必要がある。

❷一般に排尿回数が日中8回以上，夜間2回以上に増加した場合を「頻尿」，排尿のために夜間覚醒する場合を「夜間尿」，就寝から起床までの尿量が1日尿量の35%以上の場合を「夜間多尿」という。これらはしばしば「多尿」に随伴する。

**1 病歴**：病態の把握の鍵となる情報を示す。

❶自覚症状

- 口渇：血漿浸透圧の上昇〔高血糖，浸透圧物質（グリセロール，マンニトール，尿素窒素など）の蓄積，高ナトリウム血症など〕は口渇中枢の刺激を考える。
- 不眠：夜間尿，夜間多尿，夜間頻尿が原因となりうる。
- 冷水嗜好：中枢性尿崩症で特徴的にみられることが多い。
- 排尿時間・回数・尿量の異常：夜間尿は腎での尿濃縮力障害の症候となる。心因性多飲症では一般に夜間尿はみられにくい。夜間の頻回で少量の排尿は，前立腺肥大症や膀胱機能障害に伴う排尿障害を考える。
- 頭痛：頭蓋内病変（続発性中枢性尿崩症など）の可能性を考える。

❷発症様式：中枢性尿崩症の場合，発症が突然のことが多く発症日を特定できることもある。腎性尿崩症や心因性多飲症は緩徐な発症が多い。

❸既往歴：糖尿病，頭部外傷・手術，脳血管障害，中枢神経感染症，精神疾患などの病歴は鑑別に重要である。

❹家族歴：まれであるが先天性腎性尿崩症（小児例），家族性中枢性尿崩症（常染色体優性遺伝形式）を念頭に聴取する。

❺内服歴：利尿薬，カルシウム製剤，活性型ビタミンD製剤，リチウム製剤，SGLT2阻害薬，向精神薬など多尿の原因となりうる薬剤の服用の有無

を聴取する。

**2 身体所見**：注目すべき身体所見を示す。

❶体液量増減の有無：脱水所見（血圧低下，頻脈，皮膚・口腔粘膜乾燥，体重減少など）や体液過剰所見（浮腫，体重増加）の評価は，鑑別と治療方針検討のため重要である。

❷意識障害，視力・視野障害：頭蓋内病変（続発性中枢性尿崩症）の可能性を検討する。

❸精神症状：飲水行動の異常（心因性多飲症）の可能性を検討する。

**3 検査**：病態の鑑別に有用な検査を示す。

❶尿検査〔尿浸透圧，尿比重，尿糖，尿ケトン体，尿中電解質（Na, K, Ca）〕：尿浸透圧が低ければ水利尿を，高ければ溶質利尿を考える。尿浸透圧が直ちに測定できない場合は尿比重を参考にする。尿比重1.010がほぼ等張尿（尿浸透圧300〜350 mOsm/kg・$H_2O$）に相当する。尿浸透圧高値（溶質利尿）の場合「2×（尿中Na＋尿中K）」は浸透圧利尿かナトリウム利尿の鑑別の参考となる。

❷血液検査〔血漿浸透圧，血清電解質（Na, K, Ca），クレアチニン，尿素窒素，血糖，アルギニンバソプレシン（抗利尿ホルモン：ADH）〕：病態の背景となる電解質異常，腎機能低下，糖尿病，内分泌異常などの評価に必要である。

- 上記のうち直ちに測定できない項目がある場合は，可能であれば同時に採取した保存検体（尿，

### 表1　多尿の原因

| | | |
|---|---|---|
| 溶質利尿 | 浸透圧利尿 | 糖尿病，SGLT2阻害薬尿素<br>マンニトール，グリセロール造影剤 |
| | ナトリウム利尿 | Na負荷，利尿薬，尿路閉塞解除後 |
| 水利尿 | 心因性多飲 | 精神疾患の関与 |
| | 中枢性尿崩症 | 特発性：（原因不明）<br>続発性：脳腫瘍，浸潤性/転移性腫瘍<br>　　　　サルコイドーシス<br>　　　　下垂体炎，脳血管障害，下垂体手術後<br>家族性：（常染色体顕性遺伝形式） |
| | 腎性尿崩症 | 先天性：V2受容体遺伝子変異，AQP2遺伝子変異<br>後天性：高カルシウム血症，低カリウム血症，薬剤性（炭酸リチウム）尿細管間質障害 |

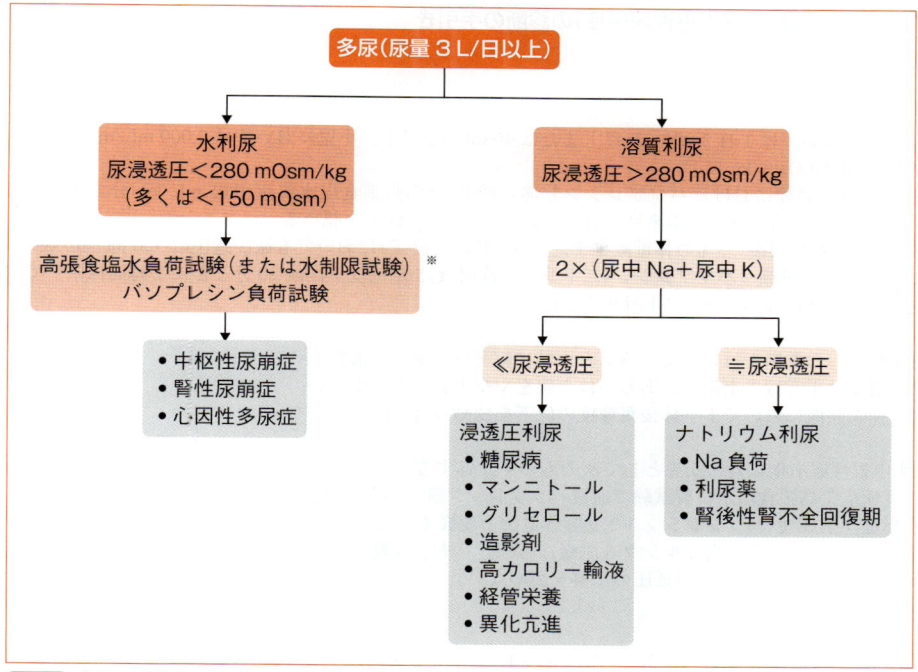

**図1** 多尿の鑑別の要点

※表2を参照

血清，血漿それぞれ凍結）を確保しておくとよい。

❸腹部超音波検査：身体所見に加えて必要に応じ実施する。下大静脈径，その呼吸性変動などは体液量評価の参考になる。

❹頭部 MRI 検査：頭蓋内病変の有無を評価する。また，十分な高浸透圧刺激下での T1 強調画像における下垂体後葉輝度の低下は ADH 分泌低下を示唆する所見である。

## 原因疾患と頻度

多尿は溶質利尿と水利尿によって引き起こされる。溶質利尿は非電解質または電解質（主に Na）である溶質を含む"濃い"尿が，水利尿は自由水の排泄が亢進し，"薄い"尿が大量に排泄される状態である。表1に多尿の主な原因を病態別に示す。

**1 溶質利尿の原因**

❶浸透圧利尿：糖尿病（高血糖，SGLT2 阻害薬），尿素〔急性腎障害の回復期，組織異化の亢進（例：糖質コルチコイド療法などによる）〕，高カロリー輸液，経口ならびに経管からの大量の蛋白質の投与，浸透圧物質（マンニトール，グリセロールや造影剤など）が原因となる。

❷ナトリウム利尿：大量の生理食塩液の静脈内投与，利尿薬投与および尿路閉塞による体液貯留の解除などが原因となる。

**2 水利尿の原因**

❶心因性多飲症：原因不明の水分摂取量の増加を特徴とする。中年の女性や，口渇を引き起こす向精神薬（クロルプロマジンなど）を服用している患者など精神疾患やストレスを背景因子に有する患者に好発する。

❷中枢性尿崩症：浸透圧刺激に対する下垂体後葉からの ADH の絶対的・相対的分泌不足が原因となる。多くの場合，特発性であるが，視床下部病変（サルコイドーシスなど），腫瘍，外傷，下垂体手術，脳血管障害などに続発する場合（続発性）や，まれに家族性に発症する場合がある。指定難病72（下垂体性 ADH 分泌異常症）に指定され，まれな疾患である。

❸腎性尿崩症：ADH の分泌は正常なものの，腎における ADH に対する反応性の低下（抵抗性）が原因となる。小児期に発症するものは先天的な V2 受容体あるいは *AQP2* 遺伝子の変異に伴うものであり，指定難病225（先天性腎性尿崩症）に指定され，まれである。成人では後天性に慢性的な炭

### 表2　バソプレシン分泌低下症（中枢性尿崩症）の診断の手引き

Ⅰ．主症候
1. 口渇　2. 多飲　3. 多尿

Ⅱ．検査所見
1. 尿量は成人においては 1 日 3,000 mL 以上または 40 mL/kg 以上，小児においては 2,000 mL/m$^2$ 以上
2. 尿浸透圧は 300 mOsm/kg 以下
3. 高張食塩水負荷試験におけるバソプレシン分泌の低下：5%高張食塩水負荷（0.05 mL/kg/分で 120 分間点滴投与）時に，血漿浸透圧（血清ナトリウム濃度）高値においても分泌の低下を認める。
4. 水制限試験（飲水制限後，3%の体重減少または 6.5 時間で終了）においても尿浸透圧は 300 mOsm/kg を超えない。
5. バソプレシン負荷試験〔バソプレシン（ピトレシン注射液）5 単位皮下注後 30 分ごとに 2 時間採尿〕で尿量は減少し，尿浸透圧は 300 mOsm/kg 以上に上昇する（注1）。

Ⅲ．参考所見
1. 原疾患（附表 1）の診断が確定していることが特に続発性尿崩症の診断上の参考となる。
2. 血清 Na 濃度は正常域の上限か，あるいは上限をやや上回ることが多い。
3. MRI T1 強調画像において下垂体後葉輝度の低下を認める（注2）。

Ⅳ．鑑別診断
多尿を来す中枢性尿崩症以外の疾患として次のものを除外する。
1. 心因性多飲症：高張食塩水負荷試験で血漿バソプレシン濃度の上昇を認め，水制限試験で尿浸透圧の上昇を認める。
2. 腎性尿崩症：家族性（バソプレシン V2 受容体遺伝子変異またはアクアポリン 2 遺伝子変異）と続発性〔腎疾患や電解質異常（低カリウム血症・高カルシウム血症），薬剤（リチウム製剤など）に起因するもの〕に分類される。バソプレシン負荷試験で尿量の減少と尿浸透圧の上昇を認めない。

［診断基準］
　確実例：Ⅰのすべてと，Ⅱの 1，2，3，またはⅡの 1，2，4，5 を満たすもの。

［病型分類］
　中枢性尿崩症の診断が下されたら下記の病型分類をすることが必要である。
1. 特発性中枢性尿崩症：画像上で器質的異常を視床下部-下垂体系に認めないもの。
2. 続発性中枢性尿崩症：画像上で器質的異常を視床下部-下垂体系に認めるもの。
3. 家族性中枢性尿崩症：原則として常染色体優性遺伝形式を示し，家族内に同様の疾患患者があるもの。

（注1）本試験は水制限試験後に行う。
（注2）高齢者では中枢性尿崩症でなくても低下することがある。

附表 1.　バソプレシン分泌低下症（中枢性尿崩症）の病因

・特発性
・家族性
・続発性（視床下部-下垂体系の器質的障害）：
　リンパ球性漏斗下垂体後葉炎，胚細胞腫，頭蓋咽頭腫，奇形腫，下垂体腺腫，転移性腫瘍，白血病，リンパ腫
　ランゲルハンス細胞組織球症，サルコイドーシス
　結核，脳炎，脳出血・脳梗塞，外傷・手術

〔厚生労働科学研究費補助金難治性疾患等政策研究事業「間脳下垂体機能障害に関する調査研究」班，他 編：間脳下垂体機能障害の診断と治療の手引き（平成 30 年度改訂）．日内分泌会誌 95（S. May）：15-17，2019 より一部改変〕

酸リチウム投与，高カルシウム血症および低カリウム血症が原因となる。その他の原因薬物としてデメチルクロルテトラサイクリンやアムホテリシン B が知られる。加齢または種々の腎障害で ADH 反応性の低下としての尿濃縮力障害をきたしうるが，多くは「多尿」を引き起こすほど深刻ではない。

## 重要疾患の鑑別のポイント

　多尿をみたらまず溶質利尿か水利尿かを鑑別し，それぞれさらなる鑑別を進める。鑑別の要点を図 1 に示す。

**1** 溶質利尿の鑑別：尿浸透圧が高ければ溶質利尿を疑い，浸透圧利尿かナトリウム利尿の鑑別を行う。
　❶浸透圧利尿では「2×（尿中 Na＋ 尿中 K）」は尿浸透圧に比して低値をとる。糖尿病（⇨1107

頁），薬剤，輸液，栄養，造影検査などの病歴情報から，鑑別は比較的容易と考えられる。病態に伴う異化亢進も原因となる。

❷ナトリウム利尿では「2×（尿中 Na＋ 尿中 K）」は尿浸透圧と大きな乖離にない。輸液内容（Na 負荷），腎後性腎不全の病歴，利尿薬使用を確認する。

**2** 水利尿の鑑別：尿浸透圧が低ければ水利尿を疑い，心因性多飲症，中枢性尿崩症，腎性尿崩症（⇨1084頁）の三者の鑑別を行う。

❶一般に血清 Na は尿崩症では"高め（正常上限〜高値）"，心因性多飲症では"低め（正常下限〜低値）"の傾向がある。ADH の基礎値は腎性尿崩症で正常範囲か高値，中枢性尿崩症で低い。心因性多飲症では ADH が低値に抑制されており，ADH の基礎値のみで中枢性尿崩症との鑑別はできない。

❷高浸透圧刺激に対する内因性 ADH 分泌反応（高張食塩水負荷試験または水制限試験）と外因性 ADH に対する腎の反応（バソプレシン負荷試験）を確認することが鑑別の要点である。表 2 に示す中枢性尿崩症の診断基準を参考に診断を進める。

## ┃ どうしても診断のつかないとき試みること

**1** 水利尿の鑑別はしばしばクリアカットにいかない場合がある。中枢性尿崩症と腎性尿崩症はそれぞれ種々の程度の部分的な障害（部分型中枢性尿崩症，部分型腎性尿崩症）である可能性を検討する。

**2** 検査結果の解釈にあたり，高張食塩水負荷または水制限試験で十分な内因性 ADH 分泌刺激（血漿浸透圧＞290 mOsm/kg または血清 Na＞145 mEq/L）が負荷されているか確認することが重要である。

❶十分な内因性 ADH 分泌刺激下において，部分型中枢性尿崩症では V2 受容体のアップレギュレーションにより内因性 ADH に対する感受性が亢進しているため，すでに最大限尿が濃縮されている場合にはバソプレシン負荷に反応しないこともある。

❷部分型腎性尿崩症ではバソプレシン負荷に対し尿浸透圧はある程度上昇する。

❸心因性多飲症では腎髄質高浸透圧の形成不全により，最大尿濃縮は 500〜600 mOsm/kg 程度であり，内因性 ADH でそこまで尿濃縮があればバソプレシン負荷にそれ以上反応しない。

# 乏尿
Oliguria

**森 龍彦** 大阪医科薬科大学専門教授・医学教育センター
副センター長

GL AKI（急性腎障害）診療ガイドライン 2016

## ■ 緊急処置

❶原因の検索：腎後性をまず検討し，その後，腎前性，腎性の鑑別。腎性の場合は，糸球体性，尿細管性，血管性の鑑別を行う。

❷乏尿による治療抵抗性の体液量過剰や電解質異常，代謝性アシドーシスなどが存在するときは，緊急血液浄化療法の検討が必要となる。

## ■ 診断のチェックポイント

### ■ 定義

❶乏尿の定義として，尿量が 400 mL/日以下とされている。排泄しなければならない溶質（老廃物や不要な電解質など）の排泄が，400 mL/日以下の尿量では腎臓の最大溶質濃縮能力を超えるため，排泄できず蓄積することを意味する。

❷急性腎障害（AKI：acute kidney injury）の定義で尿量 5 mL/kg/時以下が 6 時間以下持続とされている。AKI stage3 では，尿量 0.3 mL/kg/時未満が 24 時間以上持続となる。体重 60 kg の患者で尿量 432 mL/日未満となり，乏尿患者はこの重症度の高い AKI stage3 に相当する。

❸尿量の低下は AKI の結果だけでなく，AKI の進展を示唆する。尿量は，糸球体ろ過と尿細管での水分再吸収の結果であり，糸球体ろ過低下以上の尿細管での再吸収低下による非乏尿性 AKI も存在する。同じ AKI としても乏尿性 AKI のほうが非乏尿性 AKI より血液透析に至る率が高く，死亡率が高いことが多くの検討で示されている。乏尿を認めた場合は，重症度の高い AKI としての対応が必要になる。

### 1 病歴

❶まずはじめに：いつから乏尿を認めているのか。原疾患の有無。もともと腎障害を指摘されていなかったか。乏尿のきっかけとなるイベント（感冒，薬剤の使用，脱水，手術など）などを聴取する。重症度を把握する目的として，尿毒症症状としての全身倦怠感や呼吸困難感の有無を聴取する。

❷次に発症原因（腎前性，腎性，腎後性）を検討できる項目について詳しく聴取する。

- 腎前性の乏尿：発熱，下痢，出血，熱中症などでは血漿量減少による乏尿を示唆。心不全，不整脈などは血圧低下による，著明な浮腫を伴うネフローゼ症候群は血管内脱水による腎前性の乏尿を示唆する。

- 腎性の乏尿

1) 糸球体性：尿の泡立ち，肉眼的血尿，乏尿前の感冒は，糸球体病変による乏尿を示唆。また，発熱，疲労感，発疹，関節痛，呼吸困難感，しびれなどは血管炎を示唆し，これによる糸球体病変の存在も考える必要がある。感冒後7日から2週間しての突然の肉眼的血尿や浮腫や高血圧は，溶連菌感染後急性腎炎を示唆。

2) 尿細管性：新しい薬剤の開始，造影剤検査など。出血や手術などでは低血圧による虚血による尿細管障害を示唆。屋外での炎天下での運動や作業は，腎前性の乏尿に加えて横紋筋融解症による尿細管性の乏尿を示唆。

3) 血管性：コレステロール塞栓を起こすようなカテーテル検査や手術，肉類摂取後の下痢，家族内に非典型溶血性尿毒症症候群(atypical HUS)患者，血栓性血小板減少性紫斑病(TTP)の原因となる薬剤内服，二次性血栓性微小血管症(TMA)を起こす自己免疫疾患や，感染症，悪性腫瘍の既往，治療を受けていない高血圧などは，腎臓内の血管閉塞による乏尿を示唆。

- 腎後性の乏尿：下腹部膨満感や違和感，痛み，1回の排尿の量低下，回数増加，尿の勢い低下は，腎尿路系の閉塞による乏尿を示唆。骨盤臓器脱の有無についても聴取する。

**❷身体所見**：バイタルサイン(脈拍，血圧，呼吸数，体温)に加えて，以下の所見を確認する。

❶腎前性の乏尿：口腔内粘膜乾燥，皮膚弾力性(ツルゴール)の低下は，体液量減少を示唆。心不全やネフローゼ症候群に伴う場合は，浮腫を認める。

❷腎性の乏尿：糸球体病変をきたす血管炎によるものとして発疹，関節痛，呼吸困難感，しびれ，紫斑など。尿細管性では，横紋筋融解症の際の筋肉痛，外傷など。

❸腎後性の乏尿：肋骨脊柱角叩打痛は尿路結石を示唆。下腹部膨満は前立腺肥大などによる膀胱腫大を示唆する。骨盤臓器脱などもチェックが必要なことがある。

**❸検査**：「❶現在の腎臓機能の把握」と「❷乏尿の原因の検索」を並行して行う。また，尿検査について，治療開始前(輸液など)に尿一般および尿生化学用の検体の採取を行う。検査ができない時間帯の受診であっても，翌日に検体提出するために尿スピッツへの採取，保存が重要である。

**❶現在の腎臓機能の把握**：AKIの初期段階において，腎機能の低下が急激であるにもかかわらず，血清Cr値の上昇が遅れることにより，eGFRが実際の腎機能よりも過大評価される可能性があることに注意。腎臓が行っている「体液の量」と「体液の質〔1)老廃物の排泄，2)ミネラルの調整，3)酸塩基平衡〕」のチェックにより，現在の腎臓がどれだけ仕事ができているかの把握が必要となる。

- 体液量の評価：身体所見で体重増加，浮腫など体液量増加の所見がないか，胸部X線で心拡大，腹部エコーで下大静脈拡大の有無をチェック。ANP，BNPなどの評価もあるが，結果が出るのに時間がかかることもあり，まずは上記の検査での把握を行う。

- 体液の質の評価

1) 尿毒症症状：心膜炎，胸膜炎に関して，心エコーや胸部X線。

2) 電解質異常：採血にて高カリウム血症

3) 酸塩基平衡異常：動脈血ガスで代謝性アシドーシスの評価。

　上記の体液の量や質の異常が，薬剤でコントロールできないようであれば緊急透析の検討が必要となる。

**❷乏尿の原因の検索**

- 腎前性：体液量減少の検討として，胸部X線(心胸郭比)，腹部エコー(下大静脈径)，体重(以前との比較)，尿〔尿中Na濃度や尿中Na排泄率(腎障害があるときは，以前の値との比較が必要)〕，尿比重，尿浸透圧など〕，血液生化学(BUN，UAなど)。ネフローゼ症候群に伴う血管内水分量低下に関して血清アルブミンや尿蛋白(g/gCr)。心不全の検討として胸部X線(心胸郭比)，心エコーなど。

- 腎性

1) 糸球体性：尿蛋白(g/gCr)，尿潜血，尿沈渣(円柱，尿中RBC数など)，血清蛋白，血清アルブミン，C3，C4，ANA，MPO-ANCA，PR3-ANCA，抗GBM，ASOなどにより急速進行性腎炎(血管炎に伴う糸球体病変)，急性腎炎(溶連菌感染後腎炎)などを検討。

2) 尿細管間質性：尿中$\beta_2$ミクログロブリン，尿中NAG，尿中NGAL，尿沈渣で白血球円柱，血液でHb(急激な貧血の進展)，好酸球など。

3) 血管性：血小板数低下，Hb，破砕 RBC，ADAMTS13 活性，C3，C4，糞便検査（大腸菌 O157 やベロ毒素など）。
❸腎後性：腹部エコー，腹部骨盤 CT。

## 原因疾患と頻度

乏尿を認める急性腎障害（AKI）や慢性腎臓病急性増悪の原因として以下があげられる。
❶腎前性：体液量減少（→熱中症，出血），血圧低下（→心不全，敗血症），血管内脱水（ネフローゼ症候群など）。
❷腎性：糸球体障害（→急性腎炎症候群，急速進行性腎炎症候群など），尿細管障害（→薬剤性や虚血に伴う急性尿細管障害など）。
❸血管性：TMA，コレステロール塞栓症など。
❹腎後性：尿路閉塞（→前立腺肥大，尿路結石，腫瘍による尿路圧迫など）。

## 重要疾患の鑑別のポイント

❶原因としての腎前性，腎性，腎後性の鑑別を行ったうえで，治療を検討する。
❷腎後性の検討に役立つ腹部エコーまたは腹部骨盤 CT は必ず行う。
❸尿中 Na や尿沈渣などは重要な情報をもたらすので，尿生化学検査や尿沈渣も必ず行う。

## どうしても診断のつかないとき試みること

❶体液量減少の腎前性が疑われるときは，細胞外液の輸液。
❷治療抵抗性の体液量過剰や電解質異常，代謝性アシドーシスなどが存在するときは，緊急血液透析の準備を行いつつ原疾患の鑑別を進める。

## 帰してはならない患者・帰してもよい患者

乏尿を認めた場合は重症度の高い AKI と考えられ，乏尿が続くのであれば入院させて原因の検索や対策の検討を行う必要がある。

# 排尿困難
## Difficulty Urination / Voiding

奥村 美紗　岡山大学大学院・泌尿器病態学

GL ・女性下部尿路症状診療ガイドライン（第 2 版）（2019）
・男性下部尿路症状・前立腺肥大症診療ガイドライン（2017）（修正・追加 2020，2023）

## 緊急処置

❶尿閉をきたしている場合は，導尿や尿道カテーテル留置を行う。
❷尿閉に伴い両側水腎症が生じている場合は，腎後性腎不全や尿路感染症の可能性を考え，血液検査，尿検査を行い，必要に応じて尿培養，血液培養も追加する。

## 診断のチェックポイント
### ■定義

❶下部尿路症状は，蓄尿症状，排尿症状，排尿後症状の 3 つに分類される（国際禁制学会の用語基準）。本項では，これらのうちの排尿症状に関して取り上げる。
❷尿の通過障害や膀胱収縮障害により，尿が出にくい状態を指す。

### ❶病歴

❶いつから尿が出にくいのか，飲酒や下部尿路症状を起こす可能性のある薬剤を内服しなかったか。
❷併存疾患，尿閉の既往，骨盤部の手術・放射線治療の既往，神経疾患や外傷の既往はないか。
❸発熱，排尿時痛（→前立腺炎），肉眼的血尿（→尿路悪性所見や膀胱結石）など他の症状はないか。

### ❷身体所見

❶下腹部膨隆の有無：尿閉を疑う所見。
❷肋骨脊柱角の叩打痛の有無：尿閉に伴い水腎症が生じている可能性を示唆。
❸直腸診による前立腺の異常：硬結（→前立腺癌），圧痛（→前立腺炎），著明な腫大（→前立腺肥大）など。

### ❸検査
❶必須

- 尿検査：血尿（→尿路悪性腫瘍）や膿尿（→前立腺炎）の有無。
- 超音波検査：残尿量測定，前立腺体積評価，水腎症の有無。

❷必要に応じて
- 血液検査：炎症反応所見，腎機能異常，PSA 高値。
- CT：水腎症，膀胱結石の有無など。

## 原因疾患と頻度

18 歳以上の男女 19,165 人の調査では，排尿障害の有病率は女性 19.5%，男性 25.7% であった（Eur Urol 56: 14-20, 2009）。以下に主な原因を示す。
1 低活動膀胱。
2 前立腺肥大。
3 前立腺炎。
4 薬剤性：抗うつ薬，抗不整脈薬，鎮痙薬，総合感冒薬など。
5 脳疾患：脳血管障害，Parkinson 病，多系統萎縮症など。
6 脊髄疾患：脊柱管狭窄症，椎間板ヘルニア，脊髄損傷，多発性硬化症，二分脊椎など。
7 膀胱結石。
8 尿道狭窄。
9 骨盤臓器脱。
10 骨盤部の術後。
11 悪性腫瘍：前立腺癌，膀胱癌など。
12 心因性。

## 重要疾患の鑑別のポイント

### 1 前立腺炎
❶排尿時痛，頻尿，残尿感，尿意切迫感，発熱。
❷膿尿。
❸炎症反応所見，PSA 高値。

### 2 前立腺癌（⇨ 1663 頁）
❶直腸診により硬結を触れる。
❷ PSA 高値。
❸家族歴，高齢。

## どうしても診断のつかないとき試みること

1 病歴や既往歴，身体所見，検査所見から診断がつかない場合は，泌尿器科へコンサルトする。
2 脊柱管狭窄症や椎間板ヘルニアを疑う場合は MRI も検討する。

## 帰してはならない患者

1 尿閉により水腎症をきたし，腎後性腎不全や急性腎盂腎炎を生じている場合。
2 有熱性尿路感染症。

（執筆協力：荒木 元朗　岡山大学大学院教授・泌尿器病態学）

# 尿閉
## Urinary Retention

**永山 洵**　名古屋大学大学院・泌尿器科学

GL ・女性下部尿路症状診療ガイドライン（第 2 版）（2019）
・男性下部尿路症状・前立腺肥大症診療ガイドライン（2017）（修正・追加 2020, 2023）

## 緊急処置

1 急性尿閉で，①下腹部痛，②腎機能障害および電解質異常，③尿路感染の合併があれば膀胱留置カテーテルが必要になる。一般的に経尿道的に留置されるが原因によって困難な場合は，経皮的に留置する。
2 膀胱タンポナーデによる尿閉の場合は凝血塊の除去が必要であり，膀胱洗浄や経尿道的処置を行うことがある。

## 診断のチェックポイント

■定義：膀胱内の尿を全く排出できないか，排出するのがきわめて困難で，多量の残尿（300 mL 以上が目安）が常時ある状態をいう。

### 1 病歴
❶いつから排尿がないか。また，排便状況はどうか。
❷過去に尿閉の既往があるか。
❸既往歴や併存疾患（→前立腺肥大症，前立腺癌，骨盤内手術や放射線治療，経尿道的手術，糖尿病，脳梗塞，Parkinson 病や椎間板ヘルニアなどの神経疾患および脊髄疾患）。
❹抗コリン作用を有する内服の有無。
❺外傷であれば受傷機転。

### 2 身体所見
❶下腹部膨隆。
❷血尿の有無（→膀胱タンポナーデ）。
❸発熱の有無（→尿路感染の合併）。

### 3 検査
❶必須
- 腹部超音波検査：膀胱内の尿貯留量，血塊の有無，水腎症の有無，前立腺肥大症の程度。
- 血液検査：尿素窒素，Cr，電解質，Hb，血糖（→糖尿病性神経因性膀胱），前立腺特異抗原（→前立腺癌）。
- 尿検査：潜血，膿尿，尿糖，細菌培養検査。

| **表1** | 尿閉の主な原因 |
|---|---|
| 1. 下部尿路閉塞 | 前立腺肥大症，前立腺癌，尿道狭窄，骨盤臓器脱 |
| 2. 神経因性 | 糖尿病，脳梗塞，Parkinson 病，椎間板ヘルニア |
| 3. 感染 | 前立腺炎 |
| 4. 薬剤性 | 抗コリン薬，ベンゾジアゼピン系薬，三環系抗うつ薬，抗ヒスタミン薬 |
| 5. その他 | 膀胱タンポナーデ，外傷 |

❷可能なら：腹部 CT，腹部 MRI，脊椎 MRI。

## 原因疾患と頻度

❶前立腺肥大症や前立腺癌などによる下部尿路の閉塞が 65%，神経因性膀胱や排便障害などの機能的要因が 12%，薬剤性や感染は各々 2～3% 程度とされている。

❷尿閉の主な原因を**表1**に示す。

## 重要疾患の鑑別のポイント

❶前立腺癌(⇨ 1663 頁)
　❶前立腺特異抗原高値。
　❷ MRI：T2 低信号。
　❸直腸診：石様硬。

❷膀胱タンポナーデ
　❶血尿。
　❷ Hb 低値。
　❸腹部超音波：膀胱内に高輝度エコー。

## どうしても診断のつかないとき試みること

　一般的な画像検査や血液検査で原因の同定が困難な場合，膀胱鏡検査や排尿機能検査を行うことがある。このような場合は専門機関に依頼する。

## 帰してはならない患者・帰してもよい患者

緊急入院適応(帰してはいけない)は以下の通り。
❶膀胱タンポナーデ。
❷腎機能障害や電解質異常(高カリウム血症など)。
❸敗血症を伴う尿路感染。

（執筆協力：赤松 秀輔　名古屋大学大学院教授・泌尿器科学）

# 膿尿・細菌尿

Pyuria and Bacteriuria

今村 亮一　長崎大学大学院教授・泌尿器科学

## 緊急処置

　一般的に膿尿・細菌尿のみの所見で緊急処置を要することはまれである。膿尿・細菌尿が確認できた場合，その原因検索が重要であり，病態や症状により緊急処置を要することもある。

## 診断のチェックポイント

　膿尿・細菌尿は尿路感染症を示唆する症候の 1 つであるが，あくまで検査の一所見であるため，これだけで確定診断ができるわけではない。問診や触診，その他必要となる検査結果をもとに背後にある病態を推定しながら，最終的に「治療が必要な尿路感染症」か否かを鑑別する。

❶病歴
　❶頻尿，残尿感，排尿時痛はないか(→膀胱炎，尿道炎，前立腺炎)：終末時排尿痛を伴っていれば膀胱炎の可能性が高い。
　❷発熱はないか(→腎盂腎炎，前立腺炎，精巣上体炎)：発熱があれば腎盂腎炎など上部尿路の感染症を疑う。男性では急性前立腺炎や精巣上体炎の可能性もある。
　❸肉眼的血尿はないか(→出血性膀胱炎，尿路結石症，悪性腫瘍)：きわめてまれではあるが，膀胱癌を難治性尿路感染症と誤認される場合がある。
　❹尿道から分泌液が漏出していないか(→尿道炎)：男性で尿道からの分泌物を認めた場合，性感染症の可能性がある。性交渉歴も確認する。
　❺その他：女性の場合，妊娠・出産歴を聴取する。必要に応じて現時点での妊娠の可能性を確認する。

❷身体所見
　❶腰背部(腎部)に叩打痛がないか(→水腎症，腎盂腎炎)：肋骨脊柱角(第 12 肋骨と腰椎が交差する部分)を叩打して確認する。
　❷下腹部(膀胱部)に膨隆がないか(→尿閉，神経因性膀胱)：慢性尿閉や著明な残尿により，膿尿・細菌尿を呈することがある。
　❸男性の場合，精巣や精巣上体に腫大や圧痛がないか(→精巣炎，精巣上体炎)：陰嚢壁の腫脹，発赤に至る場合もある。

❹直腸内視診で波動や圧痛があるか（→前立腺炎）：圧痛を認めない腫大（→前立腺肥大症）や，石様硬結節（→前立腺癌）を認めるときもある。

❺女性の場合，必要に応じて骨盤臓器脱の有無を確認する。

### ❸検査

#### ❶検尿

- 尿定性・尿沈渣検査：400倍強拡大の鏡検にて5個/HPF以上の白血球を認めた場合，膿尿と診断する。尿沈渣による鏡検ができない場合，試験紙法で代用される。白血球反応や尿中細菌が存在する場合に出現する亜硝酸塩反応で診断することもある。

- 細菌培養検査・感受性検査：必須検査ではないが，再発例，難治症例，高齢者や小児，免疫機能が低下している病態下では施行が望ましい。定量培養検査では，尿1mL中のコロニー形成単位で診断し，中間尿を用いた場合$10^5$以上で細菌尿と診断する。なお培養検査が陰性にもかかわらず膿尿を認める場合は，尿路結核やクラミジアを疑う。

#### ❷画像検査

- 腹部超音波検査：水腎症（→腎または尿管結石症，尿管狭窄症，膀胱尿管逆流症）や尿閉（→神経因性下部尿路機能障害，膀胱または尿道結石症），精巣上体の腫大（→精巣上体炎）を観察する。膿尿・細菌尿の補助診断となる。

- 腹部単純X線検査：腎部に一致したガス像（→気腫性腎盂腎炎）。

#### ❸血液検査：好中球およびCRPの上昇（→腎盂腎炎，精巣上体炎など）。

### 原因疾患と頻度

❶最も多くを占める疾患は基礎疾患を有さない単純性尿路感染症であり，急性膀胱炎が最多である。発熱を伴う膿尿・細菌尿は腎盂腎炎が最も頻度が高い。起炎菌がガス産生をきたす気腫性腎盂腎炎に注意が必要である。男性の場合は症状から前立腺炎，精巣上体炎も鑑別が必要である。

❷高齢者の膿尿・細菌尿では，発熱や排尿時痛などの自覚症状がない限り抗菌薬治療の適応とはならない。

### 重要疾患の鑑別のポイント

#### ❶急性腎盂腎炎（⇨1003頁，1639頁）

❶起炎菌の大部分は大腸菌。

❷白血球（好中球）およびCRPの上昇。

❸発熱を伴う。

#### ❷気腫性腎盂腎炎（⇨1003頁，1639頁）

❶急性腎盂腎炎の特徴と一致。

❷腹部単純X線撮影や腎尿管膀胱部単純撮影（KUB）で腎に一致したガス像。

❸糖尿病の合併頻度が高い。

#### ❸急性膀胱炎（⇨1639頁）

❶大部分は女性。

❷白血球（好中球）は正常。

❸発熱を伴わない。

### どうしても診断のつかないとき試みること

❶CTにて尿路臓器に異常所見がないか確認を行う。

❷繰り返すまたは難治性尿路感染症を認める場合は悪性疾患の除外が必要であり，膀胱鏡を検討する。

❸尿路結核を疑い診断がつかない場合，遺伝子検査は繰り返し施行する。早朝尿での検査が有効な場合もある。

### 帰してはならない患者・帰してもよい患者

緊急入院適応＝「帰してはならない患者」は以下の通り。

❶血液検査などで播種性血管内凝固症候群（DIC）が疑われる腎盂腎炎。

❷著明な脱水を伴い，腎機能低下を疑う腎盂腎炎。

❸気腫性腎盂腎炎。気腫性腎盂腎炎を疑う場合は抗菌薬投与とともに厳重な経過観察が必要であり，病勢が悪化するようであれば緊急で経皮的ドレナージを行う。改善がなければ腎摘除術も検討する。

# 血尿

Hematuria

小路 直　東海大学教授・腎泌尿器科学

GL 血尿診断ガイドライン2023

### 緊急処置

❶貧血を伴う肉眼的血尿が認められた際には，輸血を準備するとともに，原因精査を行い，必要に応じて止血のための対応をする。

❷腎臓専門医への早期の紹介が勧められるのは，肉眼的血尿を呈する，あるいは既往がある患者のうち，

コーラ色の褐色尿，高度尿蛋白および/または進行性の腎機能低下，尿路感染症を疑う所見を欠く発熱，呼吸器症状や皮膚症状など他の全身症状，および腎後性因子が否定される腎機能障害が認められる場合である。

## 診断のチェックポイント

**❶顕微鏡的血尿の場合**

- 尿試験紙法で潜血陽性となった場合，尿沈渣法で赤血球の有無を確認する。
- 血尿と合わせて蛋白尿や細胞円柱がみられる場合，血清クレアチニン値に異常がみられる場合などは腎炎・腎症を疑う。
- 腹部超音波検査は患者侵襲が少なく，尿路結石の検出，腎癌や膀胱腫瘍のスクリーニングに使用される。
- 尿路上皮癌の危険因子（後述の「**❶**病歴」を参照）を有する場合は，膀胱鏡検査やCTウログラフィも考慮し，泌尿器科専門医への紹介を検討する。

**❷肉眼的血尿の場合**

- コーラ色の褐色尿，高度尿蛋白および/または進行性の腎機能低下，尿路感染症を疑う所見を欠く発熱，呼吸器症状や皮膚症状など他の全身症状，および腎後性因子が否定される腎機能障害が認められる場合は，抗好中球細胞質抗体（ANCA）関連血管炎や，抗糸球体基底膜抗体型腎炎（Goodpasture症候群）などの内科領域の疾患を疑い，早期に腎臓専門医への受診が勧められる。
- その他の肉眼的血尿の場合は，泌尿器科領域の疾患（**表1**を参照）を疑い，泌尿器科医への受診が勧められる。

## ■定義

**❶**肉眼的血尿は，尿が鮮紅色〜暗赤褐色を呈し，尿1L中に血液1mL以上を含むものをいう（肉眼的に尿が鮮紅色〜暗赤褐色を呈するものを便宜的に肉眼的血尿と判断することもありうる）。

**❷**顕微鏡的血尿は，肉眼では血尿を認めないが，尿沈渣検査法にて尿中赤血球5個/HPF以上，無遠心尿での測定では尿中赤血球20個/$\mu$L以上認めるものをいう。

## ❶病歴

**❶**いつから血尿が認められたか/指摘されたか。

**❷**尿路感染，月経，激しい運動，外傷，直近の泌尿器科的処置の有無。

**表1 血尿の原因疾患（部位別分類）**

| 原因部位 | 疾患 |
|---|---|
| 上部尿路<br>（腎臓, 尿管） | **内科領域**<br>・抗好中球細胞質抗体（ANCA）関連血管炎<br>・抗糸球体基底膜抗体型腎炎（Goodpasture症候群）<br>・紫斑病性腎炎<br>・急性糸球体腎炎<br>・Alport症候群/MYH9異常症<br>・ループス腎炎<br>・溶連菌感染後急性糸球体腎炎（APSGN）<br>・IgA腎症　など<br>**泌尿器科領域**<br>・腎盂癌，尿管癌（尿路上皮癌）<br>・腎腫瘍（腎細胞癌，他の腎悪性腫瘍，良性腎腫瘍）<br>・腎結石，尿管結石<br>・腎盂腎炎<br>・腎動静脈奇形<br>・尿路閉塞（腎盂尿管移行部狭窄症，尿管狭窄症）<br>・特発性腎出血（ナットクラッカー現象，腎盂内の微小血管，乳頭血管腫，静脈瘤の破綻など）<br>・外傷<br>・運動後の血尿（運動性血尿：sport hematuria）　など |
| 下部尿路<br>（膀胱, 前立腺, 尿道） | ・膀胱癌，尿道癌（尿路上皮癌）<br>・前立腺癌<br>・膀胱炎<br>・前立腺炎<br>・前立腺肥大症<br>・放射線性膀胱炎<br>・間質性膀胱炎<br>・膀胱結石，尿道結石<br>・運動後の血尿（運動性血尿：sport hematuria）<br>・異物<br>・外傷 |

**❸**尿路上皮癌の危険因子の有無（肉眼的血尿，喫煙，有害物質への曝露，膀胱刺激症状，フェナセチンなどの鎮痛薬多用，骨盤放射線照射の既往，シクロホスファミドの投与歴，尿路への異物の長期留置）。

**❹**扁桃腺炎の既往の有無（IgA腎症を考慮）。

**❺**難聴の有無（Alport症候群を考慮）。

## ❷身体所見

**❶**貧血の有無。

**❷**尿路感染症を疑う所見を欠く発熱，呼吸器症状や皮膚症状など他の全身症状の有無。

**❸**浮腫の有無。

## ❸検査

**❶**尿沈渣：尿中赤血球5個/HPF以上で顕微鏡的血尿と診断。糸球体性血尿，あるいは非糸球体血尿なのか〔→非糸球体性血尿の原因の多くは泌尿器科領域の疾患（**表1**を参照）〕。

❷血液検査：ヘモグロビン値（貧血の有無），クレアチニン値（腎機能障害の有無），免疫血清検査（IgG, IgA, IgM, C3, C4, CH50, 自己抗体など）。
❸腹部超音波検査：尿路閉塞の有無，膀胱結石，膀胱腫瘍，前立腺疾患の有無など（尿路上皮癌や腎癌の検出感度は十分でない）。
❹膀胱鏡検査：尿路上皮癌の高リスク群（60歳以上，尿中赤血球＞25個/HPF，喫煙歴あり，肉眼的血尿の既往），および中リスク群〔男40〜59歳/女50〜59歳，尿中赤血球11〜25個/HPF，1つ以上の危険因子（「❶病歴❸」参照）〕では，膀胱鏡検査が推奨される。
❺CTウログラフィ：肉眼的血尿を呈する患者（ただし，内科的に注意すべき肉眼的血尿の可能性が低い場合）に対して推奨される。
❻尿細胞診：尿路上皮癌に対し特に感度が十分ではなく，スクリーニングを目的として尿細胞診を単独で用いることは適切でない。尿路上皮癌の中・高リスク群に対して実施されることが適当である。

## 原因疾患と頻度

顕微鏡的血尿，および肉眼的血尿を呈する疾患が多岐にわたり，その頻度は明らかではない。また，表1に，血尿の原因疾患について，部位別に分類した。
❶尿路上皮癌（腎盂癌，尿管癌，膀胱癌，尿道癌）：血尿が認められた際に，最も注意すべき悪性腫瘍である。他疾患による肉眼的血尿の可能性が低く，尿路上皮癌のリスク因子がある場合はCTウログラフィ，膀胱鏡，尿細胞診による検査が行われる。
❷尿路感染症：膀胱炎や急性前立腺炎では排尿時痛，腎盂腎炎では発熱や腰背部叩打痛が認められる。診断は症状と尿中白血球の確認により行われる。
❸抗好中球細胞質抗体（ANCA）関連血管炎，抗糸球体基底膜抗体型腎炎（Goodpasture症候群）：発熱や肉眼的血尿とともに進行性の腎機能障害を合併する。
❹IgA腎症：糸球体に免疫グロブリンの1つであるIgAが沈着する慢性腎臓病で，血尿と蛋白尿を呈する頻度の高い疾患である。最近では，IgA腎症を有する患者において，新型コロナワクチン接種後に血尿が認められる事案が報告されている。

## どうしても診断のつかないとき試みること

泌尿器科医と腎臓専門医（内科）の双方向にコンサルテーションして対応することが望ましい。専門医であっても原因診断に苦慮するケースはあるが，少なくとも，尿路上皮癌や進行性の腎機能障害を除外することが重要である。

# 頻尿
Pollakisuria, Urinary Frequency

**松本 成史**　旭川医科大学教授・研究推進本部

GL ・過活動膀胱診療ガイドライン［第3版］（2022）
・男性下部尿路症状・前立腺肥大症診療ガイドライン（2017）（修正・追加 2020, 2023）

## 緊急処置

慢性尿閉にて膀胱過伸展となり，溢流性尿失禁を呈し，それを「頻尿」と訴える場合がある。腎後性腎不全を併発することがあるため，緊急処置として膀胱内に貯留した尿のドレナージのために，導尿ないしは経尿道的にカテーテルを挿入・留置する。経尿道的操作が無理な場合は泌尿器科専門医にコンサルトする。

## 診断のチェックポイント

### 定義
❶頻尿は一般的に「尿が近い，尿の回数が多い」症状をいう。
❷「日中の排尿回数が多い自覚的な訴え」である昼間頻尿（実臨床では非就寝時に8回以上を目安）と「就寝後に1回以上排尿に起きる訴え」である夜間頻尿（通常2回以上を目安）に大別される。
❸しかし，1日の排尿回数は人によってさまざまであるため，1日に排尿回数が何回以上で異常と一概には言えず，8回以下の排尿回数でも排尿回数が多いと感じる場合には，「頻尿」として対応する場合がある。

### ❶病歴
❶いつから頻尿の症状があるのか，日中および夜間の排尿回数は何回程度なのか，排尿時に疼痛や血尿があるかどうか。
❷生活習慣，特に多飲傾向があるかどうか。
❸高血圧，糖尿病などの全身疾患があるかどうか，治療を受けているかどうか。

❹脳・脊椎疾患などの神経症状にかかわる疾患があるかどうか，治療を受けているかどうか。
❺男性なら前立腺肥大症，女性なら骨盤臓器脱などの下部尿路機能に影響する疾患があるかどうか，治療を受けているかどうか。

### ❷身体所見

❶尿閉かどうか（→慢性尿閉）：下腹部が膨隆しているかどうかを観察する。腹部超音波検査で膀胱内に尿が貯留し，過伸展になっていれば，「頻尿」ではなく，前立腺肥大症などの下部尿路閉塞に伴う慢性尿閉を疑う。
❷ADLに問題がないかどうか（→神経疾患・神経因性膀胱）：ADLが悪い場合，排尿にかかわる行動に時間がかかり，頻尿や尿失禁を訴える場合がある。
❸浮腫（下肢のむくみ）があるかどうか（→心不全）。

### ❸検査

❶問診
- 問診が重要で，自覚症状質問票「国際前立腺症状スコア（IPSS：International Prostate Symptom Score），過活動膀胱症状スコア（OABSS：Overactive Bladder Symptom Score）」などを用いて評価する。
- また，生活習慣の把握，既往症や病歴，利尿薬などの併用薬剤も確認しておく。

❷尿検査
- 下部尿路の局所病変の鑑別のため尿検査（検尿・尿沈渣）は必須で，全身疾患の鑑別や腎機能などの確認のために採血は実施したほうがよい。
- また，一般的な身体診察とともに，腹部超音波検査による残尿測定も行う。

❸排尿日誌
- 頻尿の原因検索に排尿日誌が最も重要である。
- 1回排尿量，1日尿量，排尿回数と排尿時刻などの記録により病態の絞り込みが可能で，原則3日間記録してもらう。
- 排尿日誌により夜間多尿「早期尿含む夜間尿量が1日尿量の33％（若年者で20％）以上」を診断できる。

## 原因疾患と頻度

頻尿の症状の主なタイプ（原因）を表1に示す。
1.の「多飲多尿」は，「血液をサラサラにする」ために水分摂取する人の多くが，結果として多尿になり，

**表1 頻尿の症状の主なタイプ**

1. 尿の量（回数）が多い（多尿）タイプ
- 水分の摂り過ぎ（多飲多尿）
- 尿崩症や心因性多飲による水利尿と糖尿病などによる浸透圧利尿が原因となる多尿
- うっ血性心不全，高血圧などによる夜間多尿
- 高血圧治療で利尿薬内服による多尿
- 加齢などによる腎機能低下による多尿

2. 尿が全部出ない（残尿がある）タイプ
- 糖尿病などによる膀胱の神経障害（神経因性膀胱）
- 前立腺肥大症などによる下部尿路（尿排出）機能障害

3. 1回に出る尿の量が少ないタイプ
- 脳梗塞・脊髄損傷などによる中枢神経系障害（神経因性膀胱）
- 過活動膀胱，前立腺肥大症などによる下部尿路（蓄尿）機能障害
- 下部尿路の局所病変（尿路感染症，膀胱癌，間質性膀胱炎など）による膀胱容量減少
- 加齢による膀胱容量減少
- 睡眠障害

排尿回数が増え「頻尿」を訴えることが多く，比較的頻度は高い。

## 重要疾患の鑑別のポイント

❶多尿をきたす原疾患を有する場合：問診によって想定されることが多く，既往症や病歴の聴取が重要である。
❷下部尿路の局所病変：疼痛や血尿を伴うことが多く，排尿回数が多い「頻尿」とは鑑別できることが多い。

## どうしても診断のつかないとき試みること

❶高血圧，糖尿病，心不全などの既往もしくは疑う場合：内科にコンサルトして確認が必要である。
❷睡眠障害や心因性多飲，心因性頻尿を疑う場合：精神科にコンサルトする。

## 帰してはならない患者・帰してもよい患者

前述の「緊急処置」を必要とする場合は，腎後性腎不全を悪化させる場合があるため帰してはならない。

# 蛋白尿
Proteinuria

**山縣 邦弘** 筑波大学大学院教授・腎臓内科学

## 診断のチェックポイント

❶わが国では，学校健診，職場健診，特定健診など生涯にわたって，年1回の尿蛋白検査を健診で受けることが法的に定められており，健診を受診していれば，蛋白尿の有無は確実に把握することができる。

❷尿蛋白試験紙は薬局などで購入も可能であり，尿中の泡立ちなどの変化があるときには，患者自身で蛋白尿の有無を確認することも可能である。

❸蛋白尿は将来の腎機能低下を予測する強力なリスク因子であり，蛋白尿出現の原因の把握と，その対処，治療が将来的な末期慢性腎不全への進展を予防するためにきわめて重要である。

### 定義

❶尿中に異常な量の蛋白が検出された場合を蛋白尿という。

❷蛋白尿検査としてはその主成分であるアルブミン尿検査と総蛋白を検出する蛋白尿検査がある。

❸蛋白尿は尿中に 150 mg/日（または 150 mg/gCr）以上の蛋白を認めた場合，アルブミン尿は30 mg/日（または 30 mg/gCr）以上を認めた場合，陽性と判断する。試験紙法では，陽性は(＋1)以上であるが，(±)であってもその約半数が微量アルブミン尿レベルで陽性であることが知られている。

### ❶病歴

❶ほとんどの蛋白尿陽性者に自覚症状はなく，蛋白尿の有無を自覚症状で診断することは不可能である。

❷多量の蛋白尿があるときには自覚所見として，排尿時の違和感，尿の泡立ちが観察されたり，低蛋白血症となり，浮腫が出現する。

❸健診などで蛋白尿を指摘された場合には蛋白尿がいつから，どの程度出ているのか，持続的なのか，一過性なのかの確認をする。

❹蛋白尿には生理的蛋白尿と病的蛋白尿がある。

❺生理的蛋白尿は，発熱・過激な運動，交感神経系の活性化，姿勢の変化に伴うもの（起立性）などがある。

● 直前の発熱,感染症への罹患の有無を確認する。

● 激しい運動を実施したか否か。

● 急に血圧の変動などがなかったか。

● 起立性蛋白尿は主に成長期の小児，青年期に散見される。

❻病的蛋白尿は腎前性，腎性（糸球体性，尿細管性），腎後性に分類できる。

● 腎前性蛋白尿は，糸球体をろ過可能な低分子量の蛋白が血中に増加，尿細管での再吸収を上回って,オーバーフローして検出されるもので，代表的なものとして，多発性骨髄腫などに伴うBence Jones 蛋白尿，横紋筋融解症に伴うミオグロビン尿，大量溶血に伴うヘモグロビン尿などがあげられる。

● 腎前性蛋白尿を呈する疾患の病歴などは各疾患の項目を参照されたい。

● 腎性蛋白尿のなかの糸球体性蛋白尿は，蛋白尿の原因として最も多い。

● 糸球体性蛋白尿は糸球体係蹄壁のろ過膜の破綻によるもので，主にアルブミン主体の高分子量蛋白質が尿中に認められる。原発性，二次性の糸球体腎炎，ネフローゼ症候群が主な原疾患である。

● 尿細管性蛋白尿は，血中の低分子量蛋白濃度が正常で，近位尿細管の蛋白再吸収障害により尿中に低分子蛋白が増加する場合で，さまざまな原因による尿細管間質障害で認められる。

● 腎後性蛋白尿は，腎臓以後の尿管，膀胱，前立腺，尿道などの炎症による滲出液などが尿中に混入して認められるものである。多くは尿路刺激症状を伴うが，慢性炎症で自覚症状を欠く場合もある。

### ❷身体所見

❶健診などで偶然の機会にみつかる蛋白尿（いわゆるチャンス蛋白尿）は，自覚症状，他覚的所見とも欠くことが多い。

❷蛋白尿が大量のときは，低蛋白血症の進行に伴い，主に下腿を中心に圧痕性浮腫を認める。浮腫は高度になると，臥位での背面，顔面など全身におよぶ。さらに腹水，胸水などの出現の可能性がある。

❸高度の蛋白尿下では，低蛋白血症の進行とともに，血液の膠質浸透圧の低下により循環血漿量の減少をきたし，乏尿，無尿となる場合があり，尿量の確認は必須である。血圧の変動も確認が必要である。

❹そのほか,蛋白尿出現の原疾患に伴う身体所見,

**表1** 健診における年齢世代別蛋白尿陽性率(%)の変化

| | 年齢(男) | | | | 総数 | | 年齢(女) | | | | 総数 |
|---|---|---|---|---|---|---|---|---|---|---|---|
| | 40〜49 | 50〜59 | 60〜69 | 70〜 | | | 40〜49 | 50〜59 | 60〜69 | 70〜 | |
| 1980 年 | 1.9 | 3.3 | 4.4 | 7.2 | 3.2 | 1980 年 | 2.0 | 2.1 | 2.7 | 5.3 | 2.5 |
| 1990 年 | 2.8 | 3.5 | 4.2 | 7.5 | 3.5 | 1990 年 | 2.4 | 1.6 | 2.1 | 2.5 | 1.8 |
| 2000 年 | 3.4 | 6.0 | 6.3 | 5.5 | 5.0 | 2000 年 | 2.1 | 2.3 | 4.0 | 3.4 | 2.9 |
| 2020 年 | 3.3 | 4.2 | 5.9 | 7.8 | 4.4 | 2020 年 | 2.2 | 1.8 | 2.4 | 3.8 | 2.3 |
| 2020 年 ±以上 | 13.5 | 13.8 | 16.2 | 18.0 | 13.0 | 2020 年 ±以上 | 10.2 | 7.3 | 8.7 | 11.6 | 8.6 |

(1980 年, 1990 年, 2000 年は循環器疾患基礎調査報告による。2020 年は NDB オープンデータによる全国調査を元に集計)

特に全身性疾患に続発する蛋白尿の場合, 多彩な身体所見を認めることがある。

### ❸検査

❶試験紙法による検査では, 希釈尿と濃縮尿の影響を排除するため, 尿蛋白定量と尿中 Cr の同時測定により, 尿蛋白と尿中 Cr の比をとり, 1 g の Cr 排泄量あたりの尿蛋白量を確認するか, 24 時間の蓄尿から 1 日の排泄量を確認する。

❷ 0.5 g/gCr または 0.5 g/日以上の蛋白尿を認める場合, もしくは, それ以下の軽度尿蛋白(0.15〜0.49 g/gCr または 0.15〜0.49 g/日)であっても, 血尿同時陽性例では将来の腎機能低下の危険性が高く, 腎生検の適応などを考慮する必要があり, 腎臓専門医への紹介のもと精密検査を勧める。

❸糖尿病の場合には, 糖尿病性腎症の早期発見を目的に定期的(3 か月に 1 回程度)に尿中の微量アルブミン尿検査を実施する。その他の詳細は「糖尿病関連腎臓病(糖尿病性腎症)」(⇨985 頁)を参照のこと。

❹尿細管性蛋白尿の場合には $\beta_2$ ミクログロブリンや $\alpha_1$ ミクログロブリンなどに代表される低分子量蛋白の定量で評価する。

❺尿細管性蛋白尿の原因の大半が近位尿細管の障害にあり, 近位尿細管細胞内のライソゾーム酵素である $N$-acetyl-$\beta$-D-glucosaminidase(NAG)の尿中排泄量の増加, L-type fatty acid binding protein(L-FABP), kidney injury molecule-1(KIM-1)などの尿細管障害マーカーの上昇を認める。

## 原因疾患と頻度

❶健診での蛋白尿陽性者の頻度を**表1**に示す。

❶成人の蛋白尿の陽性率は若年では男女差は少なく, 中高年以降で男性の陽性率が高くなる。この傾向は過去 40 年にわたり大きな変化はない。

❷日本透析医学会の調査によると, わが国の透析導入原疾患の年次推移では, 1980 年代は慢性糸球体腎炎が全体の 60%を超えていたが, 1998 年以降, 糖尿病性腎症が首位となり, 2018 年には腎硬化症が第 2 位となった。2021 年には日本の慢性維持透析導入の原疾患は糖尿病性腎症が 40.2%, 腎硬化症が 18.2%, 慢性糸球体腎炎が 14.2%となっている。

❸**表1**に示すように, 蛋白尿の陽性率は年齢とともに変動し, その原因も年齢により異なる。若年層の蛋白尿陽性率には変化ないものの, 慢性糸球体腎炎による新規透析導入患者は経時的に減少している。これは, 慢性糸球体腎炎の発症そのものが減ったのではなく, 治療法による重症化抑制効果である可能性が高い。

❹中高年以降の男性の蛋白尿陽性率の上昇については, 糖尿病性腎症, 腎硬化症の発症に明確に男女差があり, 男性での発症者が圧倒的に多い。この差は日本人だけでなく欧米でも同様である。

❷**表2**に小児期, 成人期, 高齢者にみられる腎疾患について, 糸球体性と, 尿細管・間質性疾患, および一次性, 二次性に分け, おおよそ頻度順に記載した。

❶無症候性蛋白尿の原因として最も多い慢性糸球体腎炎については, 腎生検の病型別にみると最も多いのが IgA 腎症である。高齢者でもネフローゼに至らない程度の蛋白尿を呈する疾患に積極的に腎生検を実施することで, IgA 腎症と判明する可能性がある。

❷ネフローゼ症候群については, 小児期では微小変化型ネフローゼ(MCNS:minor change nephrotic syndrome)が最多で, 中高年以降は膜性腎症が多いが, MCNS の新規発症が成人にもある。

**表2** 年齢別原因疾患

a：小児期

|  | 一次性 | 二次性 | 遺伝性・先天性 |
|---|---|---|---|
| 糸球体疾患 | ・微小変化型ネフローゼ症候群<br>・IgA 腎症<br>・巣状分節性糸球体硬化症<br>・急性糸球体腎炎<br>・膜性増殖性糸球体腎炎 | ・IgA 血管炎<br>・ループス腎炎 | ・良性家族性血尿<br>・Alport 症候群<br>・（そのほかの）遺伝性腎炎<br>・先天性ネフローゼ症候群 |
| 尿細管・間質ならびに尿路系疾患 | ・Fanconi 症候群 | ・Fanconi 症候群 | ・先天性水腎症<br>・膀胱尿管逆流<br>・低形成・異形成腎<br>・多発性嚢胞腎<br>・Dent 病<br>・ネフロン癆 |

b：成人期

|  | 一次性 | 二次性 | 遺伝性・先天性 |
|---|---|---|---|
| 糸球体疾患 | ・IgA 腎症<br>・膜性腎症<br>・微小変化型ネフローゼ症候群<br>・巣状分節性糸球体硬化症<br>・半月体形成性腎炎<br>・膜性増殖性糸球体腎炎 | ・糖尿病性腎症<br>・ループス腎炎<br>・顕微鏡的多発血管炎<br>　（ANCA 関連腎炎）<br>・肝炎ウイルス関連腎症<br>・高血圧性腎症（腎硬化症）<br>・虚血性腎症 | ・良性家族性血尿<br>・Alport 症候群<br>・Fabry 病 |
| 尿細管・間質ならびに尿路系疾患 | ・慢性間質性腎炎 | ・痛風腎<br>・薬剤性腎障害 | ・多発性嚢胞腎<br>・ネフロン癆 |

c：高齢者

|  | 一次性 | 二次性 | 泌尿器科疾患 |
|---|---|---|---|
| 糸球体疾患 | ・膜性腎症<br>・微小変化型ネフローゼ症候群<br>・巣状分節性糸球体硬化症<br>・IgA 腎症 | ・糖尿病性腎症<br>・顕微鏡的多発血管炎<br>　（ANCA 関連腎炎）<br>・腎アミロイドーシス<br>・肝炎ウイルス関連腎炎<br>・高血圧性腎症（腎硬化症）<br>・虚血性腎症 |  |
| 尿細管・間質ならびに尿路系疾患 | ・慢性間質性腎炎 | ・骨髄腫腎<br>・痛風腎<br>・薬剤性腎障害 | ・前立腺肥大症（腎後性腎不全）<br>・尿路結石<br>・腎尿路悪性腫瘍 |

## 重要疾患の鑑別のポイント

**1** 健診での蛋白尿陽性時の対応を**図1**に示す。

**❶** 試験紙法尿蛋白（±）の場合，健診においては生活習慣病関連の異常があれば，その是正に努める。

**❷** 医療機関においては，尿蛋白と尿中 Cr 濃度の同時測定を実施し，希釈尿と濃縮尿の鑑別を行う。

**2** 微小変化型ネフローゼでは突然発症する症例が多く，蛋白尿出現から数日以内に全身性の浮腫が出現する。

**3** 一方，中高年に多い膜性腎症では，健診など偶然の機会に蛋白尿を認めてから数か月以上の期間をかけて浮腫などの自覚症状が現れる場合がある。

**4** 糖尿病性腎症では，典型例では 10 年以上の糖尿病罹患歴の後，蛋白尿（アルブミン尿）陽性となる。

**❶** 同時に眼底に糖尿病性増殖性網膜症を併発することが多い。

**❷** 早期発見にはアルブミン尿検査が有用であり，微量アルブミン尿では，加療により可逆性であるが，顕性蛋白尿となると進行性腎障害を呈することが多く，糖尿病患者では 3 か月に 1 回程度の定期的なアルブミン尿検査の実施が重要である。

## どうしても診断のつかないとき試みること

**1** 尿細管性蛋白尿の出現は，尿所見が軽微であるにもかかわらず，腎機能の低下が明らかな場合など，他の精密検査で疑われる場合がある。近位尿細管障害では，血中の重炭酸塩濃度の低下，代謝性アシドー

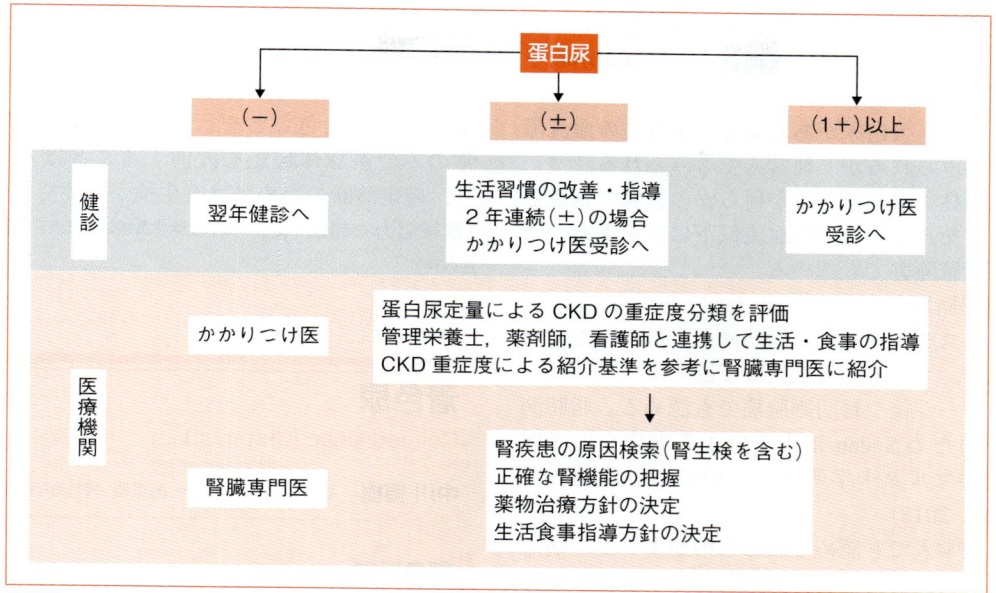

**図1 蛋白尿の評価とその対処法**

（日本腎臓学会 編：CKD 診療ガイド 2024. p16 より）

シスの併発，血清 K，Ca，P の異常などで気づく場合もある。

❷血液中の単クローン性グロブリン（M-蛋白）増加により，尿中に軽鎖（light chain）が検出される場合において，試験紙法による尿蛋白定性では陰性となる場合がある。さらに尿中異常軽鎖の量によっては，尿細管での再吸収により尿蛋白定量検査でも検出不能となる場合もある。このような場合には，軽鎖沈着症（LCDD）なども視野に入れ，血液，尿の免疫電気泳動所見を繰り返す。腎機能低下などのある場合には，腎生検を含めた精密検査を検討する。

---

## 円柱尿・結晶尿（尿沈渣異常）
Urinary Cast / Urinary Crystal
(Urinary Sediment Abnormality)

鈴木 仁　順天堂大学医学部附属浦安病院
腎・高血圧内科 教授

### 診断のチェックポイント

**■定義**

❶尿円柱とは，尿細管腔で形成され遠位尿細管上皮細胞から分泌される Tamm-Horsfall ムコ蛋白を基質として血漿蛋白がゲル状に凝固したもので

ある。尿が一時的に尿細管腔内で停滞したことで形成される（検と技 44: 836-841, 2016）。

❷尿中の結晶とは，腎臓でろ過された成分が含有濃度，pH，温度，共存物質などにより溶解度が低下して析出したものである。

**■病歴**：先行する感冒症状，肉眼的血尿の有無，尿の泡立ちの有無，紫斑の有無，下腿浮腫の有無，高尿酸血症の有無，カルシウム製剤やサプリメントなどの内服の有無などの聴取が円柱尿や結晶尿の病的意義の判断に重要である。

### 原因疾患と頻度

❶円柱：健常人でみられるものもあるが，急性および慢性糸球体腎炎，ネフローゼ症候群，腎不全などでみられ，病的意義のみならず疾患の活動性を示唆する。

❶赤血球円柱：糸球体からの出血が示唆される重要な所見である。IgA 腎症，急性糸球体腎炎，膜性増殖性糸球体腎炎，ループス腎炎などで認める。

❷白血球円柱：腎炎における糸球体の炎症が強い病期や感染症で認める。

❸脂肪円柱：ネフローゼ症候群，糖尿病性腎症などの多量の尿蛋白を呈する病態において認める。

❹顆粒円柱：赤血球や白血球が顆粒変性したものである。腎実質の障害を示唆する。

❺蝋様円柱：顆粒成分の変性がさらに進行したものである。長期にわたる尿細管腔の閉塞が示唆される。

❻硝子円柱：蛋白尿がある場合や全身性の血流障害などでみられるが，健常人でもみられる。

❼上皮円柱：尿細管上皮が何らかの影響で剝離されたことを示唆する。腎血流低下による虚血や薬剤性尿細管障害でも認める。

❽卵円形脂肪体(OFB：oval fat body)：コレステロールエステルからなる脂肪滴を多数含んだ卵形の細胞で，ネフローゼ症候群で認める。また前立腺マッサージ後や腎明細胞癌でも認める。脂肪滴の確認のため Sudan Ⅲ 染色による赤染や偏光顕微鏡でのマルタ十字所見が有用である(臨検 62: 462-463, 2018)。

❷結晶：健常人でも認められるものが多いが，病的意義をもつ結晶もある。

❶通常結晶：尿 pH によって析出する結晶が異なる。

- 酸性尿：尿酸結晶，シュウ酸カルシウム結晶など。
- アルカリ性尿：リン酸カルシウム結晶，リン酸アンモニウムマグネシウム結晶，尿酸アンモニウム結晶など。

❷病的結晶：ビリルビン結晶(→胆嚢炎や胆道閉鎖症などの直接型ビリルビンが上昇する病態)，コレステロール結晶(→ネフローゼ症候群や多発性嚢胞腎など)，シスチン結晶(→先天性シスチン尿症，Fanconi 症候群など)，2,8-ジヒドロアデニン結晶(→先天性アデニンホスホリボシルトランスフェラーゼ欠損症)など(Med Technol 47: 1232-1238, 2019)。

### 重要疾患の鑑別のポイント

❶ネフローゼ症候群(⇨ 967 頁)：多量の尿蛋白による低アルブミン血症をきたし，同時に下腿浮腫，脂質異常症などを呈する。脂肪円柱，OFB などがみられる。

❷ IgA 腎症(⇨ 964 頁)，膜性増殖性糸球体腎炎，ANCA 関連腎炎：顕微鏡的血尿や蛋白尿を認める。顆粒円柱や赤血球円柱を認め，病勢が強い状況では白血球円柱も認める。高度蛋白尿を呈する症例では，ネフローゼ症候群と同様に脂肪円柱や OFB がみられる。

❸腎不全：各種円柱の生成をきたす原疾患の進行により尿細管腔内の流量が低下し，蝋様円柱を認める。

### 確定診断による適切な治療に向けて

円柱に含まれる成分が観察しにくい場合には，Sternheimer 染色などを行うこともある。尿沈渣異常のみで糸球体疾患を鑑別することは不可能であり，確定診断のためには腎生検が必要である。

(執筆協力：越田 剛生　順天堂大学医学部附属浦安病院・腎・高血圧内科)

# 着色尿
## Colored Urine (Chromaturia)

**中川 直樹**　旭川医科大学教授・循環器・腎臓内科学分野

### 緊急処置

❶着色尿は，全身状態に問題ない場合は緊急性を要することは少ない。ただし，全身症状を伴う場合，緊急対応を要する可能性がある。

❷尿の色の変化が，全身疾患を示唆するものなのか，あるいは，薬剤などの影響で緊急性を要しないものなのかの鑑別が必要である。

### 診断のチェックポイント

健常者における尿の色調は，主にウロクロム(黄色)色素による。その他，少量のウロビリン(橙茶色)とウロエリトリン(桃色)も色調の原因となる。尿の色調変化は，1)存在する物質の量，2)尿の pH，3)経時的変化が影響する。さらに濁りも影響する。

また，尿の色調は，尿の濃縮や体内の水分状態のおおよその尺度となる。希釈尿で無色に近づき，濃縮尿で黄褐色を呈する。尿の色調を検討する際のポイントを以下に示す。

❶尿の色が観察された環境について検討する。

- 新鮮尿で観察：長期間放置した尿では空気に触れる時間が長くなることで，色調変化を認めることがある。また，塩類の析出により混濁を呈することもある。
- 尿の色が，環境の影響を受けていないか。患者からの訴えでは，観察時の明るさ，便器の色などの影響も考慮する。
- 体内からでなく，排尿後に色調変化をきたす，異物の混入も考慮する。

❷病的意義について検討する(表 1)。

- 病的意義が少なくよく認めるもの：多飲に伴う

希釈尿は無色に近い。濃い黄色を呈する濃縮尿は，ほとんどは水分摂取不足による。また乳白色は，さまざまなものの混入として，リン酸塩や，炭酸塩の析出を認めることがある。

- 入院患者で観察され，病的意義が少ないもの：紫色採尿バッグ症候群がある。膀胱留置カテーテル使用中に蓄尿バッグが紫色に着色する病態である。便秘と関連したトリプトファン代謝異常によりインジカンが産生され尿中に排泄，尿路内細菌増殖によるアルカリ環境下でインジカンが，インジゴ(青色)・インジルビン(赤色)などの色素に変わり，その色がプラスチックやポリマーに溶け込む性質があるため，採尿バッグを変色させると想定されている。ただし，尿自体は黄色を呈する。

### 1 病歴

❶尿の色調に影響を与える基礎疾患や，病態，薬物・食事摂取に関する情報を得る。

❷問診：基礎疾患，既往歴，家族歴，薬物服用，検査薬使用，食事内容，水分摂取量，体重変化，体温，発汗量，筋肉挫傷，筋肉痛の有無，長時間歩行や運動の有無，随伴症状として，発熱，腹痛，排尿時痛，神経症状，精神症状の有無などを聴取する。

### 2 身体所見

❶バイタルチェック：全身状態(意識状態)，血圧，体液量などを評価。

❷全身所見：浮腫，筋肉痛，皮膚，外傷。

❸中枢神経症状の有無。

### 3 検査

❶尿検査：尿 pH，尿比重，尿浸透圧，尿蛋白，尿潜血，尿 WBC，尿中細菌，尿沈渣中 RBC 数，尿沈渣中 WBC，尿中細菌，尿中ビリルビン，尿中ウロビリノーゲン。

❷血液検査：一般，生化学，止血。

## 原因疾患と頻度

❶病的な状態を示唆する尿の色調変化のなかで，緊急を要する病態に合併するもの

❶透明の希釈尿：上記のように，水分摂取が多いことによる希釈尿が多いが，尿崩症や尿細管障害に伴う，病的意義をもつ希釈尿もある。

❷濃い黄色を呈する尿：上記の軽度の体液量減少だけでなく，重度の体液量減少に伴うものもあるので注意を要する。また，ウロビリン尿(肝疾患)，ビリルビン尿(黄疸を呈する疾患)に伴い生じることもある。

❸赤色尿

- ポルフィリン症：ヘモグロビンやチトクロムの構成要素であるヘムの合成経路の酵素異常により，中間代謝産物のポルフィリンが体内に蓄積する遺伝性の代謝疾患である。急性ポルフィリン症の代表的な症状としては，激しい腹痛・嘔吐などの消化器症状，不安・不眠などの精神症状，四肢の麻痺や筋力低下などの神経症状があげられる。ポルフィリンは，紫外線に曝露されると赤く蛍光を発する。赤い尿で血液の混入がなく，食物や薬物の影響が否定されれば，ポルフィリン症も考える必要がある。

- ヘモグロビン尿：溶血性疾患に伴い，血管内での赤血球の大量崩壊により，血中にヘモグロビンが増加した結果として，尿中にヘモグロビンが排泄される病態。尿潜血反応が陽性となり，赤褐色の尿を認めるが，尿沈渣にて赤血球を認めない。

- ミオグロビン尿：横紋筋融解症などでの，筋肉の障害や壊死にて，筋肉中のミオグロビンを尿中に認める病態。ヘモグロビン尿と同様に，尿潜血反応が陽性となり，赤褐色の尿を認めるが，尿沈渣にて赤血球を認めない。

- 肉眼的血尿：腎尿路系の異常に伴う赤血球の混入。原因によっては緊急性を要する場合がある。「血尿」(⇨396 頁)を参照。

❷薬剤やサプリメント内服に伴うもの。

## 重要疾患の鑑別のポイント

❶表 1 を参照し，尿の色調より，原因，それを引き起こす意義を検討する。

❷尿沈渣：血尿の鑑別が必須である。

❶赤血球を認めないときは，ミオグロビン尿，ヘモグロビン尿，薬剤の影響を考える。

❷変形赤血球や病的円柱を認めるときは糸球体病変を疑う。

❸均一赤血球を認めるときは，腎以下の尿路系異常の可能性が高いが，糸球体病変の存在は否定できない。腹部超音波検査，腹部骨盤 CT，尿細胞診などの施行を検討する。

## どうしても診断のつかないとき試みること

❶病的意義を検討する。

❷薬物中止を試みる。

**表1** 着色尿における病的意義

| | 色調 | 原因 | 意義 |
|---|---|---|---|
| 1) 頻度：高，病的意義：小 | 透明 | 希釈尿 | 多くは多飲。3) の透明も参照 |
| | 濃い黄色 | 濃縮尿 | 水分摂取不足。3) の濃い黄色も参照 |
| | 乳白色 | 塩 | リン酸塩，炭酸塩 |
| 2) 頻度：中，病的意義：小 | 紫色 | 紫色採尿バッグ症候群 | 本文説明を参照 |
| 3) 病的意義：大 | 透明 | 希釈尿 | 尿崩症，高血糖などの浸透圧利尿，尿細管障害 |
| | 濃い黄色 | 濃縮尿 | 重度の体液量減少（脱水，発熱） |
| | 黄褐色 | ウロビリン尿 | 肝疾患，溶血，腸閉塞 |
| | 黄褐色〜褐色 | ビリルビン尿 | 黄疸を呈する疾患 |
| | 褐色 | 赤血球の混入 | 腎尿路系の異常に伴う赤血球の混入 |
| | | ポルホビリノーゲン | ポルフィリン尿 |
| | 暗褐色〜黒色 | メトヘモグロビン尿 | 放置により黒色色調増強 |
| | | ホモゲンチジン酸尿 | アルカプトン尿症。アルカリ性で黒色調増強 |
| | | メラニン尿 | 全身転移性の悪性黒色腫 |
| | | アルカプトン尿 | アルカプトン尿症。アルカリ性で黒色調増強 |
| | 赤色 | ヘモグロビン尿 | 溶血性疾患に伴う |
| | | ミオグロビン尿 | 横紋筋融解症に伴う |
| | | ポルホビリノーゲン | ポルフィリン尿 |
| | 乳白色 | 乳び尿 | リンパ液の混入：フィラリア，エキノコックス，悪性腫瘍，咳嗽，胸管の圧迫・閉塞 |
| | | 脂肪尿 | ネフローゼ症候群 |
| | | 白血球尿 | 尿路感染症 |
| | 緑〜青色 | ビオシアニン色素 | 緑膿菌感染症 |
| 4) 薬剤，サプリメント内服に伴うもの | 透明尿 | 希釈尿 | 利尿薬 |
| | 橙黄色 | 原薬（橙黄色）の未変化体の排泄 | 止血薬（カルバゾクロムスルホン酸ナトリウム） |
| | 橙色 | 不明 | ワルファリンカリウム |
| | （濃い）黄色 | 色調がそのまま尿中に排泄 | ビタミン $B_2$ 剤（リボフラビン，FAD） |
| | 茶色 | 本剤の代謝物 | カルバペネム系抗菌薬（パニペネム・ベタミプロン） |
| | 黄赤色 | 尿がアルカリ性の場合のみ着色 | サルファ剤（サラゾスルファピリジン） |
| | 黄褐色〜赤色 | センノシドおよび，その代謝物のアントラキノン誘導体が尿と反応 | 漢方薬（ダイオウ），下剤（センナ，センノシド） |
| | | 薬の成分および代謝物の色 | 抗糖尿病性末梢神経障害薬（エパルレスタット） |
| | 赤橙色〜赤色 | 本剤および代謝物 | 抗結核薬（リファンピシン），抗急性白血病薬（ダウノルビシン），鎮咳去痰剤（チペピジンヒベンズ酸塩） |
| | 暗赤色 | 腸内細菌と本剤との反応による化合物 | 抗トリコモナス剤（メトロニダゾール） |
| | 赤褐色 | 本剤の代謝物 | カルバペネム系抗菌薬（イミペネム・シラスタチン） |
| | 褐色〜黒色 | 本剤および代謝物 | 血圧降下薬（メチルドパ），キニーネ |
| | 黒褐色〜黒色 | 本剤の代謝物 | 抗 Parkinson 病薬（レボドパ・ベンセラジド） |
| | 緑〜青色 | 本剤の代謝物 | 全身麻酔薬（プロポフォール） |
| | | 本剤の色素成分 | NSAIDs（インドメタシン） |
| | | 不明 | $H_2$ 受容体拮抗薬（シメチジン），カリウム保持性利尿薬（トリアムテレン） |
| | 青緑色 | 不明 | 抗うつ薬（アミトリプチリン） |
| | 琥珀色〜黄緑色 | 本剤の代謝物 | 前立腺癌治療剤（フルタミド） |
| | 桃色 | 不明 | 悪性症候群治療剤（ダントロレンナトリウム） |

## 帰してはならない患者・帰してもよい患者

尿色調異常を呈する原因として，緊急性を要する病態の存在が疑われる場合は，帰してはならない。

# 男子性発育の異常
## Disorders of Male Pubertal Development

守屋 仁彦　自治医科大学教授・とちぎ子ども医療センター　小児泌尿器科

## 診断のチェックポイント

### 定義

❶世界保健機関（WHO）による思春期の定義は，二次性徴の出現から性成熟までの段階とされている。

❷男児においては，精巣の大きさが3〜4 mL以上になったときを思春期の開始と考えられる。

❸男子性発育の異常は，思春期の開始が早期に起こる思春期早発症と，遅発する思春期遅発症が問題となる。

❹9歳未満に思春期の徴候がみられる場合に思春期早発症と定義される（J Pediatr 90: 582–589, 2023）。2003年厚生労働省研究班による「中枢性思春期早発症診断の手引き」では男子の主症候として，1）9歳未満で精巣，陰茎，陰嚢などの明らかな発育が起こる，2）10歳未満で陰毛発生をみる，3）11歳未満で腋毛，ひげの発生や声変わり（変声）をみる，としている。

❺思春期早発症には，ゴナドトロピン放出ホルモン（GnRH）依存性（中枢性）と，GnRH非依存性（末梢性の性ホルモン作用）とがある（表1）。

❻中枢性の場合，特発性のほか中枢神経系の腫瘍や過誤腫，外傷・放射線などの原因がある。

❼末梢性の場合には，先天性副腎過形成や副腎癌，hCG産生腫瘍や性ホルモン産生精巣腫瘍などが原因となる。

❽思春期遅発症は，14歳を超えても思春期の徴候がみられない場合とすることが多い。また，二次性徴の発来から5年経過しても完了しない場合も思春期遅発とされる（Am Fam Physician 96: 590–599, 2017）。

❾男児では約9割が体質性成長遅延によるものであり，家族歴が参考になることが多い。

❿思春期遅発症には，原発性（精巣が原因）もしく

### 表1　思春期早発の分類と原因疾患

| GnRH依存性（中枢性）思春期早発症 | 50% |
|---|---|

- 特発性
- 中枢神経系腫瘍
- 外傷
- 放射線
- その他

| GnRH非依存性（末梢性）思春期早発症 | 50% |
|---|---|

- McCune-Albright症候群
- hCG産生腫瘍
- 性ホルモン産生性腺腫瘍
- 先天性副腎過形成
- 副腎腫瘍（癌）
- 家族性男性思春期早発症
- その他

### 表2　思春期遅発症の分類と原因疾患

**原発性（高ゴナドトロピン性）思春期遅発症**
- 染色体異常（Klinefelter症候群，混合性性腺異形成など）
- ステロイドホルモン合成障害・アンドロゲン不応症

**二次性（低ゴナドトロピン性）思春期遅発症**
- 特発性思春期遅発症（90%以上）
- Kallmann症候群
- 低ゴナドトロピン性性腺機能低下症
- 脳腫瘍
- その他（低栄養・先天性疾患など）

は二次性（中枢性：ゴナドトロピン分泌不全）がある（表2）。

⓫慢性疾患，糖尿病などの内分泌疾患，低栄養や薬物中毒なども原因となる。

⓬幼児期より小陰茎，停留精巣，尿道下裂，無嗅覚症（Kallmann症候群）などの症状がみられることがある。

### 1 病歴

❶陰毛，腋毛，髭，変声，成長曲線や家族の思春期発来時期を確認する。

❷家族歴とともに，既往歴として先天性疾患や内分泌疾患，全身病，慢性疾患，中枢神経系外傷，脳腫瘍，放射線治療，けいれんなどの神経症状，ホルモン治療の有無，栄養失調などに注意する。

### 2 身体所見

❶身長と体重，Tanner分類（精巣容量，陰嚢，陰茎，陰毛の発達により診断）。

❷思春期発来が遅い場合には嗅覚異常の有無。

### 3 検査

❶ゴナドトロピン（LH・FSH），ステロイド性性ホ

ルモン，テストステロン，血算，生化学，甲状腺ホルモン，コルチゾール，ソマトメジン C，血中ヒト絨毛性ゴナドトロピン（hCG：思春期早発の場合）。

❷GnRH 負荷試験。

❸頭部 MRI。

❹骨年齢。

❺染色体検査（思春期遅発が疑われる場合）。

❻嗅覚検査（思春期遅発が疑われる場合）。

## 原因疾患と頻度

思春期早発症は，5,000〜10,000 児に 1 児と推察され，男子では女子の 1/10 程度とされている。遅発症は 3% とされ，体質性遅発症は男児に多い（Hum Reprod Update 7: 292-302, 2001）。

## 重要疾患の鑑別のポイント

**1** 思春期早発症

❶精巣容積の増大があれば GnRH 依存性，なければ GnRH 非依存性が示唆される。

❷基礎値 LH および FSH が高値であれば GnRH 依存性，低値であれば GnRH 非依存性が疑われる。

❸中枢性早発症では，中枢神経系腫瘍を念頭におき頭部 MRI による評価を行う。

❹末梢性早発症では，副腎性アンドロゲン過剰分泌（先天性，腫瘍）や性ホルモン産生精巣腫瘍（Leydig 細胞腫）の評価が必要である。

**2** 思春期遅発症

❶思春期発来が遅い家族歴は，特発性思春期遅発症を示唆する。

❷基礎値 LH および FSH が高値であれば原発性，低値であれば二次性を考慮する。

❸ Klinefelter 症候群では，染色体異常（47XXY），言語障害，高身長・やせ・小精巣（精巣容積 2 mL 未満）などの症状を認める。

❹ Kallmann 症候群では，無嗅覚症・遺伝子変異・腎形成異常や難聴，口唇口蓋裂，鏡像運動などを合併。

## どうしても診断のつかないとき試みること

**1** 問診と理学的所見から性発育が病的か否かの鑑別が難しい際には，経過観察により病勢を確認する。

**2** 中枢性性腺機能低下症と思春期遅発症の鑑別は，性成熟前には困難なことも多いため GnRH 負荷試験と hCG テストなどの負荷試験を参考とするが，判別が困難な場合も少なくない。

## 帰してはならない患者・帰してもよい患者

頭痛や嘔気などの中枢神経症状が疑われる思春期早発症では，頭部 MRI を施行すべきである。

# 10 産科・婦人科の症候

責任編集：亀井 良政

# 女性の下腹痛・腰痛
Lower Abdominal Pain and Lumbago in Women

秋山 梓　筑波大学講師・産科婦人科学

## 緊急処置

**1** 異所性妊娠破裂，持続する卵巣出血により，大量腹腔内出血，出血性ショックを発症した症例には緊急手術を要する（血色素量 8 g/L 未満，腹腔内出血 500 mL 以上が目安となる）。

**2** 卵巣腫瘍茎捻転は，栄養血管の途絶による卵巣・卵管壊死を起こす可能性があり，妊孕性のため卵巣を温存する場合は迅速に緊急手術を要する。また疼痛が強い場合も緊急手術を要する。

## 診断のチェックポイント

### 1 病歴

**❶** 月経歴：月経周期，最終月経開始日，月経不順の有無を確認する。

**❷** 婦人科既往歴：子宮筋腫や子宮腺筋症（月経困難症），子宮・卵巣内膜症（月経困難症），卵巣腫瘍の有無，骨盤内炎症性疾患（PID：pelvic inflammatory disease）治療歴，子宮内避妊具挿入の有無を確認する。

**❸** 妊娠・分娩歴：妊娠回数，分娩回数，流産歴を確認する。

**❹** 性交渉歴：多数のパートナー（PID）。避妊をしているか，その方法はどれか（ピル内服，コンドーム，子宮内避妊具の装着など）を確認する。

### 2 身体所見

**❶** 性器出血の有無を確認する。

**❷** 疼痛部位：子宮や付属器は通常臍より下部，骨盤内に位置する（骨盤外に進展する巨大子宮，付属器腫瘍を除く）。触診や内診による子宮・付属器に一致する圧痛の有無，子宮頸部移動痛の有無を確認する。

**❸** 帯下増多，異臭の有無を確認する。

**❹** 体温上昇の有無を確認する。

### 3 検査

**❶** 画像検査

- 経腟・経腹超音波検査（卵巣腫瘍，卵巣出血，卵巣子宮内膜症性囊胞，骨盤腹膜炎，妊娠，異所性妊娠などの鑑別）を行う。
- 卵巣腫瘍：成熟奇形腫（石灰化や hair ball など多様な超音波像），漿液性囊胞（単房性囊胞），粘

液性囊胞（多房性囊胞），悪性腫瘍（充実性と囊胞性の混合），血性腹水（骨盤腔の液体貯留，混濁，凝血塊）。

- CT 検査（子宮・付属器腫瘍/膿瘍の有無，腹腔内出血の有無・出血の範囲）を行う。
- MRI 検査（子宮，付属器腫瘍の性状，悪性の可能性の鑑別）を行う。

**❷** 血液検査，尿検査

- 妊娠反応検査：尿検査で妊娠反応陽性・陰性の確認を行う。
- 貧血（異所性妊娠破裂，卵巣出血による腹腔内出血，子宮腫瘍からの出血），白血球・CRP 高値（PID）。
- 腫瘍マーカー。
1) CA125，CA19-9，CEA 高値（子宮，卵巣内膜症，悪性腫瘍）。
2) AFP，hCG，LDH（若年の卵巣腫瘍であれば胚細胞性腫瘍が多い）。
- 微生物学的検査：腟分泌物，頸管分泌物（クラミジア，淋菌，好気性菌，嫌気性菌）培養，クラミジア・淋菌核酸増幅（PCR）法，Douglas 窩膿瘍・腹水穿刺・培養を行う。

## 原因疾患と頻度

**1** 産婦人科疾患で腹痛をきたす原因を**表 1**に示す。

**2** 妊娠反応陽性で子宮内に胎囊が確認できない場合，ごく初期の妊娠，流産，異所性妊娠，絨毛性疾患を鑑別する。

**3** 妊娠中期以降（16 週〜）の場合，出血を伴う腹痛は切迫流産，切迫早産のほかに常位胎盤早期剥離，HELLP 症候群，（切迫）子宮破裂が鑑別に挙がる。

| **表1** 産婦人科疾患で腹痛をきたす原因 |
| --- |
| **妊娠反応陽性** |
| ・異所性妊娠 |
| ・切迫流産（22 週未満），切迫早産（22 週以降） |
| ・陣痛 |
| ・常位胎盤早期剥離 |
| ・HELLP 症候群 |
| ・子宮破裂 |
| **妊娠反応陰性** |
| ・月経困難症 |
| ・卵巣腫瘍茎捻転，卵巣腫瘍破裂 |
| ・PID |
| ・会陰，腟，子宮腟部の損傷，裂傷 |
| ・悪性腫瘍，癌性疼痛 |

| 表2 救急外来での急性腹症の原因疾患 | |
|---|---|
| 原因 | 頻度(%) |
| 腸管感染症 | 11.0 |
| 腸閉塞 | 8.0 |
| 子宮もしくは付属器腫瘍 | 7.9 |
| 急性虫垂炎 | 7.2 |
| 子宮・付属器炎 | 6.6 |
| 腹膜炎 | 4.8 |
| 感染以外の子宮付属器疾患 | 4.0 |
| 妊娠関連疾患 | 3.4 |
| 便秘 | 3.3 |
| 胃腸炎, 憩室炎, 虚血性腸炎, 尿路結石, 子宮内膜症, 胆嚢炎, 膵炎 | 3.0 以下 |

2009〜2011 年に救急外来に急性腹症で受診した女性 6,941 人の内訳。

(Murata A, et al: Age-related differences in outcomes and etiologies of acute abdominal pain based on a national administrative database. Tohoku J Exp Med 233: 9-15, 2014 より)

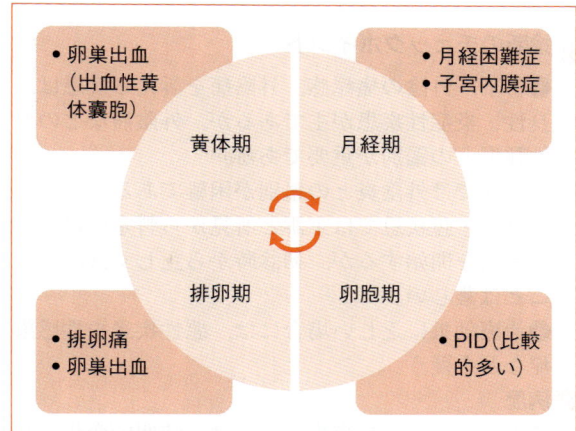

図1 月経周期による女性の腹痛の予測

❹腹腔内出血をきたす婦人科急性腹症では, 異所性妊娠, 卵巣出血の順で頻度が高い(表2)。

## 重要疾患の鑑別のポイント

❶月経周期を確認することにより, 女性の腹痛の予測ができる(図1)。
❷月経期は月経困難症, 子宮, 卵巣内膜症による疼痛が多く, PID は卵胞期に比較的多いとされる。
❸排卵期は排卵に伴う排卵痛・出血, 黄体期は出血性黄体嚢胞による卵巣出血というように鑑別することが可能である。

## どうしても診断のつかないとき試みること

❶虫垂炎や憩室炎や胃腸炎などの消化管疾患, 尿路結石や尿路感染症, 尿閉などの泌尿器疾患, 動脈解離, 動脈瘤破裂などの循環器疾患による腹痛の可能性がないか検討する。消化器内科・外科, 泌尿器科, 血管外科などにコンサルテーションを行う。
❷患者が妊娠を否定しても気づいていない, もしくは妊娠を隠している可能性もあり, 閉経前の女性には必ず妊娠を疑い, 忘れないこと。妊娠反応検査を行うことが必要である。

## 帰してはならない患者・帰してもよい患者

❶妊娠反応陽性, 子宮内に胎嚢構造が確認できない, かつ腹腔内出血がある場合は異所性妊娠が疑われ, 入院管理, 精査が必要である。

❷16 週以降の妊娠で, 出血, 腹痛がある場合は切迫流早産などの可能性があり, 産婦人科医の診察が必要である。

# 帯下・外陰瘙痒・外陰痛
Vaginal Discharge, Vulvar Itch, Vulvar Pain

横山 良仁　弘前大学主任教授・産科婦人科学

GL 産婦人科診療ガイドライン—婦人科外来編 2023

❶帯下異常をきたす疾患としては, 感染性腟炎(カンジダ腟炎, トリコモナス腟炎, 細菌性腟症), 萎縮性腟炎, 子宮悪性腫瘍に伴うものをよくみる(日プライマリケア連会誌 35：157-161, 2012)。
❷外陰瘙痒は, 上記感染性腟炎, 萎縮性腟炎に随伴する症状としてよくみる。外陰部の接触性皮膚炎, 湿疹もよくみる疾患である(日プライマリケア連会誌 35：157-161, 2012)。
❸外陰痛とは, 「3 か月以上続く, 灼熱感と表現されることが多い慢性的な外陰部の不快感であり, 視診で明らかな所見や特異的な神経学的異常がないもの」と定義され, 全女性の 3〜14％が経験する(Obstet Gynecol 127: 745-751, 2016)。しかしここでの外陰痛は, 器質的疾患のなかで頻度が高いものに絞り解説する。

## 診断のチェックポイント

❶帯下, 外陰の瘙痒感, 外陰痛を訴える疾患は, 良性・炎症性疾患が主であるが, 外陰癌などの悪性腫瘍との鑑別が重要である。

❷早期では外陰炎との鑑別が困難である。

❸外陰・腟疾患では主訴と所見から暫定的に診断し治療を開始するが, 初診時から正しく診断することは難しい。

❹治療効果に乏しい場合には, 悪性疾患や性感染症などを疑う。

### ① 病歴

❶ポイントは, 発症のきっかけ, 時間的変化, 月経周期との関連, 閉経の有無, 性交歴を問診することである。

❷糖尿病などの全身性疾患, アレルギー素因, 抗菌薬内服歴も大切な問診である。

### ② 身体所見：帯下の色, 量, 性状, 臭い。同時に外陰, 腟壁の発赤, 腫脹, 潰瘍の有無も観察する。子宮頸部病変, 出血の有無, 子宮頸管からの膿性分泌物の有無も確認する。

❶帯下：疾患により特徴的な性状がある。

● カンジダ腟炎：白色で酒粕様またはチーズ様の帯下がみられる。

● トリコモナス腟炎：黄色〜緑色, 悪臭があり泡沫状の帯下がみられる。

● 細菌性腟症：灰色で漿液性, 悪臭を伴う。

● 萎縮性腟炎：黄褐色の漿液性, 感染すると膿性帯下, 悪臭, 腟入口部の違和感がみられる。

● 淋菌感染症：悪臭を伴う膿性帯下。排尿痛, 外尿道口から排膿がみられる。

● 子宮頸癌/子宮体癌：血性帯下, 腐敗臭がみられる。

❷外陰瘙痒：上述の腟炎の随伴症状として現れる。

● 帯下異常がある外陰瘙痒は, それぞれの腟炎を診断する。

● 帯下異常がない外陰瘙痒がみられる。

1) 接触性皮膚炎：原因物質が接触した部位に一致した浮腫性紅斑がみられる。

2) 湿疹：丘疹, 小水疱, 膿疱, びらん, 痂皮を形成する。

3) 慢性単純性苔癬：慢性湿疹の一型であり, 強い瘙痒のため掻破行動を繰り返して苔癬化する。

4) 皮膚瘙痒症：明らかな皮疹がないにもかかわらず瘙痒を伴う。基礎疾患(糖尿病), 感染性瘙痒など(毛ジラミ, 尖圭コンジローマなど)の瘙痒症を除外する。

5) 硬化性苔癬：会陰部, 腟, 肛門周囲に象牙色をした萎縮性の角化性丘疹, 不整形の白色硬化局面を形成し, 白斑の外観をとる。疼痛, 灼熱感も伴う。

6) 外陰白斑症：皮膚粘膜移行部に発生する表面平滑で軽度角化を伴う白斑である。陰核, 小陰唇などに生じる。

❸外陰痛：視診, 触診で診断がつくが, 悪性を否定できない場合は生検を行う。

● バルトリン腺膿瘍：腟開口部の 5 時, 7 時方向に腫瘤を形成し発赤, 疼痛を伴う。

● 外陰ヘルペス：小陰唇の内側に浅い潰瘍や水疱を単発〜多発性に認め, kissing ulcer 様に左右対称にみられることがある。

### ③ 検査

❶帯下の鏡検や培養を行う。鏡検はスライドガラスに腟分泌物と生理食塩液 1〜2 滴を滴下混合しカバーガラスを置き観察する。真菌や腟トリコモナス原虫の有無で確定診断される。

❷外陰ヘルペスは, 滲出液がある場合ウイルス抗原検査で確定診断できる。時間が経過した場合の抗体検査の診断的意義は低くなる。

## 重要疾患の鑑別のポイント

**1** 淋菌感染症：クラミジア感染と併存することが少なくなく, 核酸増幅(PCR)法検査で確定診断しておく。放置すると卵管性不妊症に進展することがある。

**2** 外陰 Paget 病：湿疹様の紅斑に鱗屑や白斑などの所見から単なる湿疹や接触性皮膚炎, 白癬などとして治療されるが, ステロイド治療抵抗性の場合, 生検が必須である。

**3** 難治性の 硬化性苔癬：有棘細胞癌を生じることがあり, 治療抵抗性の場合は生検を行う。

**4** 外陰ヘルペス：Behçet 病, 梅毒, Lipschutz 潰瘍などの外陰部に潰瘍を形成する疾患との鑑別が必要である。治療法が異なるため, 性交歴, 抗原検査, 血液検査, 全身的検索を行うことが重要である。

## どうしても診断のつかないとき試みること

**1** 帯下が生理的範囲内であるが不快感を訴えて外来を受診することがある。その場合は, 培養検査, 細胞診などの検査を行い, 器質的疾患がないことを示すことが必要である。また, 外陰瘙痒でも心因性のものがあり, 器質的疾患を除外して納得させること

が必要である。

❷外陰瘙痒の皮膚病変や硬化性苔癬，外陰白斑症は，ステロイド治療が基本であるが，治療抵抗性の場合，悪性疾患が発症していることがあり，生検を試みる。

# 不正性器出血
## Abnormal Genital Bleeding

矢内原 臨 東京慈恵会医科大学准教授・産婦人科学

GL 産婦人科診療ガイドライン―婦人科外来編2023年版

## 緊急処置

❶妊娠および器質的疾患がある緊急処置では，原疾患の治療を優先する。

❷非器質性出血で急を要する緊急処置として，子宮内膜搔爬術，子宮内留置バルーン，子宮動脈塞栓術，子宮摘出術，子宮内膜アブレーションなどがある。

## 診断のチェックポイント(図1)

### 定義

❶わが国において不正性器出血の用語について明確な定義はない。

❷近年，生殖年齢女性における異常子宮出血（AUB：abnormal uterine bleeding）は，不正性器出血のうち妊娠性出血，腟・子宮腟部からの出血を除いた子宮頸管または子宮内腔からの出血と定義される。

❸生殖年齢女性における AUB は，FIGO（International Federation of Gynecology and Obstetrics）AUB System 1 により規定された正常な月経周期，持続期間，規則性，経血量から逸脱した子宮出血と定義され，過多月経や月経周期異常などを包括する。

❹生殖年齢女性における AUB は，FIGO AUB System 2 において器質性子宮出血と非器質性子宮出血（≒機能性子宮出血）に分類され，PALM-COEIN に従って系統的に鑑別診断を行う。

❺器質性子宮出血は「子宮内膜ポリープ（AUB-P）」「子宮腺筋症（AUB-A）」「子宮平滑筋腫（AUB-L）」「悪性腫瘍（AUB-M）」に分類され，非器質性子宮出血は「凝固異常（AUB-C）」「排卵障害（AUB-O）」「子宮内膜機能異常（AUB-E）」「医原性（AUB-I）」「その他（AUB-N）」に分類される。

❻閉経後にきたす出血は，上記のごとく定義された AUB と同様の原因でも，閉経後出血と分けて定義され，悪性腫瘍の鑑別が重要となる。

### ❶病歴

❶妊娠の可能性を常に念頭に，産科歴および挙児希望について聴取を行う。

❷月経に関して，周期・持続期間・規則性・経血量（患者主観）・月経間期出血を確認する。またホルモン療法中の予定しない出血の有無について聴取する。

❸性交後出血の有無について聴取する。

❹随伴症状（疼痛・帯下・排便状態・排尿状態など）および全身症状（体重減少・貧血徴候など）について聴取する。

❺既往歴（出血性疾患・内分泌疾患など）および家族歴（凝固異常症など）について聴取する。また現在服用している薬について確認する。

### ❷身体所見

❶腟鏡診：出血部位の確認を行い，子宮腟部腫瘍および子宮頸管ポリープの有無を確認する。

❷内診・触診：子宮の大きさ，硬さ，可動性を確認する。腹部腫瘤の有無および圧痛・反跳痛の有無を確認する。

### ❸検査：妊娠反応陰性を確認のうえ，FIGO AUB System 2 による鑑別診断では，以下の検査が有用である。

❶ AUB-P：経腟超音波断層法・子宮鏡・ソノヒステログラフィー。

❷ AUB-A：経腟超音波断層法・MRI 検査。

❸ AUB-L：経腟超音波断層法・MRI 検査。

❹ AUB-M：経腟超音波断層法・MRI 検査・子宮内膜細胞診・子宮内膜組織診。

❺ AUB-C：血液検査・凝固機能検査（von Willebrand 因子など）。

❻ AUB-O：基礎体温・各種内分泌検査（ホルモン値測定）。

## 原因疾患と頻度

❶わが国の AUB 実態調査研究において，AUB を主訴とした初診患者は約 13% であった（J Obstet Gynaecol Res 49: 321-330, 2023）。また，約 8,000 人の AUB 患者を対象とした PALM-COEIN による原因疾患の頻度を表1に示す。

❷ AUB の原因として器質性疾患では子宮平滑筋腫が多く，非器質性疾患では排卵障害が多い。

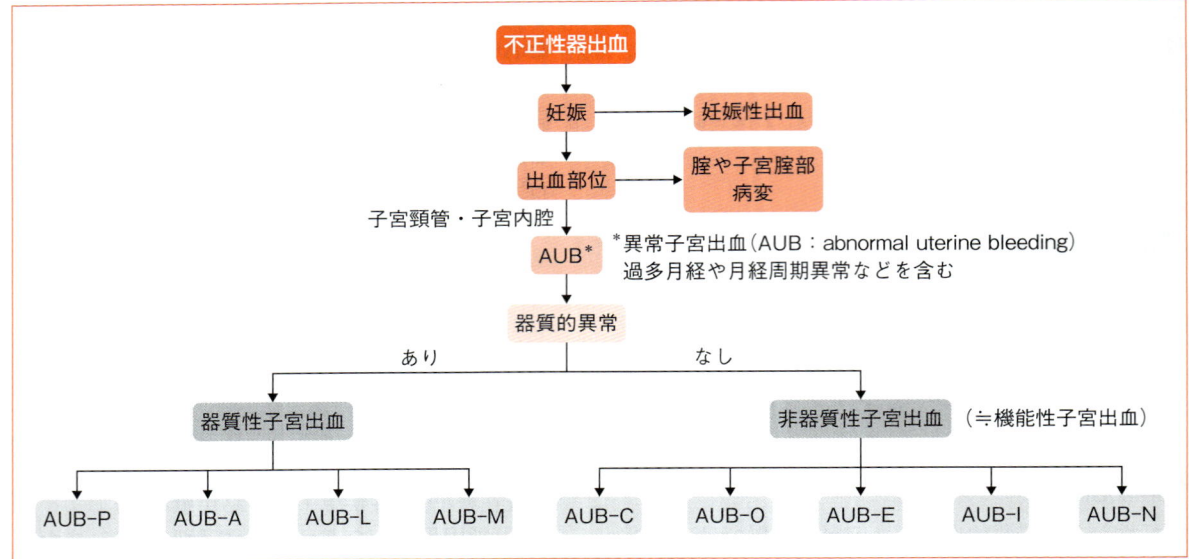

**図1** 生殖年齢女性の AUB 分類

**表1** 全国調査における PALM-COEIN による原因疾患の頻度

| PALM-COEIN による<br>原因疾患 | のべ症例数<br>（N=8,199 重複回答含） |
|---|---|
| **器質性疾患** | |
| 子宮内膜ポリープ（P） | 461 |
| 子宮腺筋症（A） | 614 |
| 子宮平滑筋腫（L） | 1,143 |
| 悪性腫瘍・子宮内膜増殖症（M） | 273 |
| **非器質性疾患** | |
| 凝固異常（C） | 14 |
| 排卵障害（O） | 2,981 |
| 子宮内膜機能異常（E） | 1,016 |
| 医原性（I） | 308 |
| その他（N） | 1,389 |

〔Kitahara Y, et al: National survey of abnormal uterine bleeding according to the FIGO classification in Japan. J Obstet Gynaecol Res 49（1）: 321-330, 2023 より〕

## 重要疾患の鑑別のポイント

❶生殖年齢女性における不正性器出血では，まず妊娠性出血を念頭におく。また腟炎，子宮腟部腫瘍，子宮腟部びらんなどの腟や子宮腟部の病変についても検索を行う。

❷生殖年齢女性における AUB は，症状別分類法である FIGO AUB System 1 および疾患別分類法である FIGO AUB System 2 を用いて系統的に鑑別する。

❸更年期（閉経後）女性における不正性器出血では，まず腟癌，外陰癌（⇨1693 頁）を含む悪性腫瘍の鑑別を要する。次に萎縮性腟炎，骨盤臓器脱，尿道カルンクルなどの老化に伴う器質的変化による出血の鑑別を行う。これらが除外された場合に，非器質性子宮出血（≒機能性子宮出血）と診断される。

## どうしても診断のつかないとき試みること

悪性腫瘍が局所に存在する場合など，診断がつかない場合がある。病理学的検査，画像検査および子宮鏡検査などにより総合的に診断する。

# 子宮下垂・子宮脱（骨盤臓器脱）
Uterine Prolapse (pelvic organ prolapse: POP)

羽室 明洋　大阪公立大学大学院講師・産科婦人科学

GL　産婦人科診療ガイドライン―婦人科外来編 2023

## 診断のチェックポイント

骨盤臓器脱（POP）における診断のポイントは，子宮や腟の下垂度の評価とともに，QOL 疾患としての多彩な症状（下垂感，頻尿，排尿障害，排便障害，性機能障害）を評価することである。

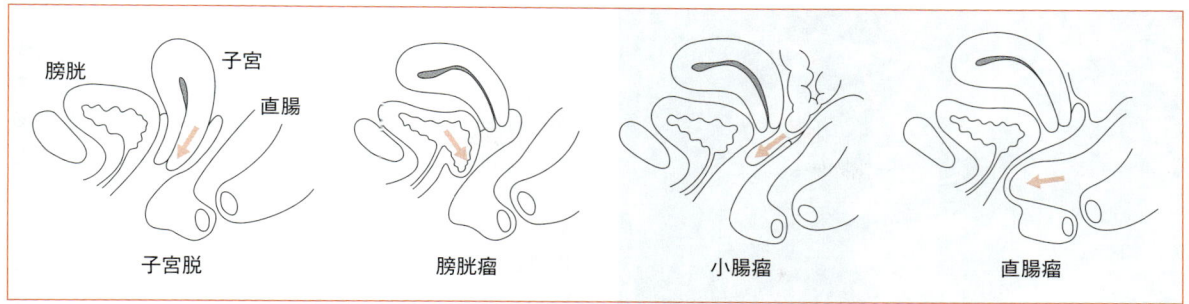

**図1** POP のシェーマ

脱出している臓器によってそれぞれ子宮脱，膀胱瘤，小腸瘤，直腸瘤に分類される。

### ■定義

❶POP は骨盤底臓器(尿道，膀胱，子宮，腟，会陰，直腸，肛門)がその支持機構を失って，主として腟(直腸)から下垂・脱出する骨盤底のヘルニアである。

❷脱出している臓器によって疾患名が異なり，子宮が脱出している子宮脱のほか，腟壁を介して脱出する膀胱瘤，小腸瘤，直腸瘤などがあり(図1)，肛門から直腸が反転して脱出するものを直腸脱としている。

### 1 病歴

❶高齢，妊娠・分娩歴，肥満，慢性的な便秘，呼吸器疾患歴(喘息など)などが POP のリスク因子であるため，これらの情報は必ず聴取する。

❷看護・介護職や肉体的な重労働などで，腹圧が慢性的にかかる職業かどうかの聴取も重要である。

❸骨盤内の外科的手術既往や放射線治療歴なども，医原性の POP を引き起こす可能性があることを認識しておく必要がある。

### 2 身体所見

❶外陰部の違和感・下垂感の自覚が主であり，症状は臥位で改善し立位で増悪する。痛みを訴えることは少なく，下垂による不快感の訴え，また脱出した子宮や腟壁が下着に接触して腟壁びらんをきたし，不正性器出血を訴えることも多い。

❷頻尿，尿失禁・排尿困難，性交障害，残便感，便失禁・排便困難，便秘などの症状が続発することが多いため，これらの症状の有無を確認する。

❸POP の分類として，POP-Q システムを用いる。処女膜瘢痕部の位置を＝0 として最下垂点の位置を表記する。詳細は(表1)に示す。stage Ⅰでは通常，骨盤底筋トレーニングを行い経過観察で

**表1** POP-Q システムによる stage 分類

| stage | 定義 |
|---|---|
| Ⅰ | 腟壁の最も下降している部位が処女膜瘢痕部より 1 cm 以上上方にある |
| Ⅱ | 腟壁の最も下降している部位が処女膜瘢痕部より 1 cm 上方と 1 cm 下方の間にある |
| Ⅲ | 腟壁の最も下降している部位が処女膜瘢痕部より 1 cm 以上下方にある |
| Ⅳ | 後腟円蓋部が完全に脱出し，腟壁の最も下降している部位が(腟長 −2)cm 以上 |

対応する。stage Ⅱ以上の POP に対する医学的介入として，保存的治療と外科的治療が施行される(Am J Obstet Gynecol 175: 10-17, 1996)。

### 3 検査

❶外陰部・腟の視診・内診：子宮や腟壁の下垂度を評価する。内診台で安静時と努責時にそれぞれ POP-Q スコアを評価する。また，午前より午後のほうが下垂度は増悪することが多いため，午後や夕方に診察を行うほうがより正確な所見を取ることができる。

❷尿失禁検査：腹圧性尿失禁の訴えがある際には，尿道過可動検査(Q チップテスト)，咳ストレステスト，尿失禁定量テスト(パッドテスト)などを実施する。また切迫性尿失禁を疑う際には，排尿日誌をつけるように指導する。

❸血液検査・尿検査：排尿困難により腎機能障害や尿路感染症をきたすことがあるため，腎機能評価や炎症反応の確認は必須である。

❹画像検査：経腟超音波断層法，経会陰超音波断層法(図2)は簡便に行うことができ，努責時の骨盤臓器の動的な変化の評価に有用である。また子宮，卵巣，膀胱や直腸などに腫瘍性病変が疑われ

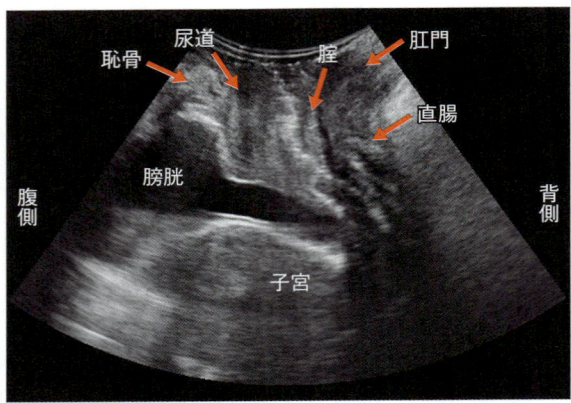

**図2 経会陰超音波断層法**

示した図は安静時の状態である。経会陰超音波断層法は努責時の骨盤臓器の動的な変化の評価に有用である。

た際には，骨盤 MRI 検査による画像評価も有用である。

❺質問票を用いた QOL 評価：POP を伴う患者における QOL 評価の質問票として，P-QOL（prolapse quality of life questionnaire）（日泌会誌 99：531-542，2008）や PFDI-20（Pelvic Floor Distress Inventory-Short Form 20）（Int Urogynecol J 24：1039-1046，2013）で客観的な評価を行う。

## 原因疾患と頻度

❶原因疾患：POP の原因として，過去のリスク因子（出産歴や加齢，過去の骨盤内手術歴など）と現在のリスク因子（肥満や便秘など）があり，現在のリスク因子を改善させるために，減量や排便コントロールを指導することが重要である。

❷頻度：わが国における POP の有症率のデータはない。海外の報告では，女性が一生の間に骨盤臓器脱や尿失禁などの骨盤底のゆるみのために医学的治療を受ける頻度は 11％で，出産歴のある女性の 50％が骨盤臓器脱の症状を有する，と報告されている（Obstet Gynecol 89：501-506，1997）。

## 重要疾患の鑑別のポイント

❶腫瘍性病変の鑑別：子宮頸部悪性腫瘍（⇨1689頁）や膣腫瘍〔外陰癌（⇨1693頁），膣癌，外陰 Paget 病〕によって外陰部の不快感や腫瘤感を訴えることがあるため注意を要する。また，まれではあるが，膀胱腫瘍（⇨1655頁）や直腸腫瘍（⇨682頁）が膣壁を圧迫して下垂を認めることがあるため，これらの疾患の有無を念頭に診察することが重要で

ある。

❷直腸脱：直腸脱は肛門から直腸が反転して脱出する疾患であり，POP のなかに含まれる疾患ではあるが，産婦人科医のみでの対応は困難であることが多く，下部消化器外科の専門医へコンサルトすることが望まれる。

❸腎後性腎不全：重症の膀胱瘤（stage Ⅲ 以上）では慢性的な排尿障害のため，腎後性腎不全をきたしていることがあるので注意を要する。

❹尿失禁（⇨1672 頁）の鑑別：POP により腹圧性尿失禁や切迫性尿失禁を併発しやすいが，溢流性尿失禁（糖尿病性末梢神経障害，腰部脊椎管狭窄症，椎間板ヘルニア，骨盤内術後の神経障害などが原因の尿失禁）や機能性尿失禁（認知症や身体運動障害などによる尿失禁）など，ほかの疾患が原因となる尿失禁があることを認識しておく（女性下部尿路症状診療ガイドライン［第2版］：14-15，2013）。

## どうしても診断のつかないとき試みること

❶POP の診断は，stage Ⅰ・Ⅱの軽症例では内診により診断を行う必要があるが，stage Ⅲ・Ⅳの重症例では外陰部の視診のみで容易に診断がつく。

❷排尿困難が強く尿閉をきたしている際には，尿道留置カテーテルを考慮し，すみやかに産婦人科医にコンサルトを行うことが望ましい。

（執筆協力：橘 大介 大阪公立大学大学院教授・産科婦人科学）

# 月経異常・排卵障害
## Menstrual Disturbance, Ovulatory Disorder

岡田 英孝 関西医科大学主任教授・産科学・婦人科学講座

GL 産婦人科診療ガイドライン—婦人科外来編 2023

## 診断のチェックポイント

### 定義

❶月経の定義は，約 1 か月の間隔（25〜38 日）で自発的に起こり，限られた日数で自然に止まる子宮内膜からの周期的な出血である。正常月経および月経周期の範囲を**表 1** に，月経異常を**表 2** に示す。

❷月経異常は，月経周期日数，周期の変動，出血持続日数，経血量により分類される。排卵は，視床下部-下垂体-卵巣系で制御されており，排卵障

**表1 正常月経および月経周期の範囲**

| 月経周期日数 | 25～38 日 |
|---|---|
| 周期の変動 | ±6 日以内 |
| 卵胞期日数 | 17.9±6.2 日 |
| 黄体期日数 | 12.7±1.6 日 |
| 出血持続日数 | 3～7 日 |
| 経血量 | 20～140 mL |

**表2 月経異常と病名**

| | 異常 | 病名 |
|---|---|---|
| 月経周期日数 | ≦24 日 | 頻発月経 |
| | ≧39 日 | 希発月経 |
| | ≧90 日 | 無月経 |
| 周期の変動 | ≧7 日 | 不整周期月経 |
| 出血持続日数 | ≦2 日 | 過短月経 |
| | ≧8 日 | 過長月経 |
| 経血量 | <20 mL | 過少月経 |
| | >140 mL | 過多月経 |

害はこの系の機能異常に起因する。

❸世界保健機関（WHO）は排卵障害を 3 つのグループに分類している（表3）。

❹本項では，月経異常のなかで排卵障害と密接な関係がある月経周期日数の異常，すなわち「月経周期異常」について記述する。

**1 病歴**

❶初経の時期，周期，量，持続期間，随伴症状の有無など，月経に関する詳細な情報を得る。

❷無月経に関しては，満 18 歳でも初経発来のない原発性無月経と，初経以後の月経が 3 か月以上停止した続発性無月経を鑑別するため，初経や無月経の時期を確認する。

❸生理的無月経である妊娠・産褥を念頭において，最終月経，妊娠の有無，分娩歴を聴取する。

❹月経周期異常には，精神・肉体・内分泌因子が関与しているので，精神ストレス，既往歴（卵巣手術，抗癌薬治療による卵巣不全），体重の増減，激しい運動負荷，乳汁分泌，男性化徴候，甲状腺疾患などについての詳細な問診を行う。

❺服用薬剤の情報から，薬剤性高プロラクチン（PRL）血症を疑う。

**2 身体所見**

❶原発性無月経：子宮・卵巣・外陰部の異常所見の有無，乳房の発達，陰毛の状態をみる。（→アン

**表3 WHO による排卵障害の分類**

| | グループ 1 | グループ 2 | グループ 3 |
|---|---|---|---|
| 障害部位 | 視床下部・下垂体 | 視床下部-下垂体-卵巣系全般 | 卵巣 |
| 頻度 | 10% | 85% | 5% |
| 疾患 | 体重減少性無月経など | PCOS，高PRL 血症など | 早発卵巣不全など |
| 女性ホルモン値 | FSH・LH・E₂ 低値 | 正常（PCOS 除く） | FSH・LH 高値，E₂ 低値 |

ドロゲン不応症，副腎性器症候群，性腺形成不全症，Müller 管分化異常）

❷続発性無月経や月経周期異常：BMI（肥満ややせの有無），やせ願望の有無，乳汁漏出の有無などをチェックする。

❸男性化徴候の有無〔→多嚢胞性卵巣症候群（PCOS：polycystic ovary syndrome）〕：多毛，痤瘡，陰核肥大があるかを確認する。

**3 検査**

❶画像診断

- 経腟超音波検査で子宮や卵巣を観察する。
- 性交歴のない場合には，経直腸・経腹超音波検査，MRI 撮像で評価する。

❷血液検査

- 卵胞刺激ホルモン（FSH），黄体形成ホルモン（LH），エストラジオール（E₂），プロゲステロンを測定（視床下部-下垂体-卵巣系の障害部位を評価）する。
- 男性ホルモン高値（→ PCOS）。
- PRL 高値（→薬剤性・機能性・器質性高 PRL 血症）。
- 甲状腺刺激ホルモン（TSH）の異常（→甲状腺機能亢進・低下症）。

❸基礎体温測定：基礎体温は排卵後に上昇して二相性となる。一相性であれば，無排卵との補助診断に有用である。

## 原因疾患と頻度

❶排卵障害は 3 つの WHO グループに分類される。排卵障害に占める割合は，グループ 2 が約 85%，グループ 1 が約 10%，グループ 3 が約 5%である（表3）。

❷グループ 2 の主な疾患として，PCOS と高 PRL 血症が含まれる。PCOS は月経周期異常の原因疾患で最多であり，生殖年齢女性の 6～10%にみられる。

高 PRL 血症は無月経患者の 20％を占める。

**❸** グループ 1 の代表疾患は，体重減少性無月経であり，続発性無月経の 12％を占める。

**❹** グループ 3 の早発卵巣不全は，40 歳以下で FSH 高値の無月経を伴い，40 歳未満女性の 1％程度にみられる。

## 重要疾患の鑑別のポイント

### **❶** PCOS（⇨ 1710 頁）

**❶** 排卵障害，卵巣の多嚢胞所見，男性ホルモンあるいは LH 基礎値高値。

**❷** 不妊，多毛，肥満，インスリン抵抗性。

**❸** AMH（抗 Müller 管ホルモン）高値。

### **❷** 高 PRL 血症

**❶** 月経異常，乳汁漏出，甲状腺機能低下。

**❷** ドパミン作用を抑制する薬剤（スルピリド，ハロペリドール，リスペリドンなど）。

**❸** PRL 異常高値，頭痛や視力障害：MRI で下垂体腫瘍の評価する。

### **❸** 体重減少性無月経

**❶** ダイエットや過度の運動による急激な体重減少。

**❷** LH，FSH，$E_2$ 低値。

**❸** 極端なやせ，食行動異常，乏しい病識，体重や体形へのゆがんだ認識（→神経性やせ症）。

## どうしても診断のつかないとき試みること

**❶** 神経性やせ症を疑った場合は，不整脈などの合併症，飢餓，自殺などの可能性を考慮して，精神科，心療内科，内科などにコンサルトして，適切な診断を心がける。

**❷** 原発性無月経の原因は，視床下部‐下垂体‐卵巣系の障害だけなく，染色体異常，性分化疾患，性器発生異常，アンドロゲン不応症，副腎性器症候群など多様であり，小児科や生殖医療専門医に相談する。

# 閉経後女性の不定愁訴
Unidentified Complaints of Postmenopausal Women

**篠原 康一** ── 愛知医科大学特任教授・産婦人科学講座

GL ・ホルモン補充療法ガイドライン 2017 年度版
・産婦人科診療ガイドライン―婦人科外来編 2023

## 緊急処置

**❶** 希死念慮および自殺企図歴のある場合や，症状の改善がみられない際には心療内科・精神科などの専門医へのコンサルテーションを行う必要がある。

**❷** 不定愁訴で来院する患者のなかには，うつ病が含まれることもある。うつ病患者の最初の受診科としての精神科は 10％以下であるという報告もあり，これらのなかには自殺などといった不幸な転帰をとる場合もあり，鑑別は重要なポイントとなる。

## 診断のチェックポイント

不定愁訴の診断には更年期障害とうつとの鑑別が重要である。

### **❶** 病歴

**❶** 多彩で変化する自覚的な身体症状を呈することが特徴である（1 つの症状だけを訴え続ける場合に「不定愁訴」とはいわない）。

**❷** 他覚的検査では異常が認められないことも特徴である（症状を説明する身体的疾患を特定できないし，身体的疾患が絶対ないと言い切るのも難しい）。

### **❷** 身体所見

**❶** 不定愁訴の患者では，話が長く，訴えが多彩であり，経過が長い。また背景が複雑でもある。

**❷** 血液や画像などの検査では明解な診断に至らないため，診断が難しい。

**❸** 有効な処置や投薬が少ないことも診断を難しくしている。

### **❸** 検査

**❶** 不定愁訴と更年期障害鑑別にはさまざまな尺度があり，月経の状況の問診やエストラジオール（$E_2$），卵胞刺激ホルモン（FSH）の測定も診断の一助になるが，そのなかでも，抑うつに対しては SDS（Self-rating Depression Scale：自己評定式抑うつ尺度）が用いられていることが多い（Int Clin

Psychopharmacol 12: 19-29, 1997)。

❷精神疾患の鑑別の目的では M I.N.I.（Mini-International Neuropsychiatric Interview：精神疾患簡易構造化面接法）が有用である。大うつ病性障害やパニック症，自殺傾向など 19 疾患が診断可能であり，精神科への紹介の根拠としても有用である。

## 原因疾患と頻度

❶更年期とは閉経の前後 5 年間をいい，この期間に現れる多種多様な症状のなかで，器質的変化に起因しない症状を更年期症状とよぶ。これらのなかで日常生活に支障をきたす病態が更年期障害であり，その成因には卵巣機能の低下，環境要因，気質要因が絡んでいる。

❷閉経に関連するうつ病は，更年期障害としての「抑うつ気分・抑うつ症状」と「更年期に発症した，あるいは顕在化したうつ病」とに分けられる。

❸一方，更年期や閉経後の不定愁訴は多彩であるため，どの症状がどの程度出現しているのかを理解することが必要である。精神的・心理的要因は重要な因子であり，特に更年期や閉経後における女性の心理的背景を考慮すると，最大の精神的要因としては種々の喪失感に伴う抑うつと不安があげられる（日産婦会誌 56：N651-N659，2004）。

## 重要疾患の鑑別のポイント

❶患者の訴えが"不定愁訴"かどうかを問題とするよりは，患者が現在抱えている問題を適切に拾い上げて，評価・対応することが重要である。

❷更年期の不定愁訴は多彩であるが，更年期における女性の心理的背景を考慮すると，最大の精神的要因としては種々の喪失感に伴う抑うつと不安があげられるため，どの症状がどの程度出現しているのかを理解することが必要である（日産婦会誌 56：N651-N659，2004）。

## どうしても診断のつかないとき試みること

除外診断ではうつ病，悪性疾患，甲状腺疾患には特に注意をはらう必要がある。

## 治療法ワンポイント・メモ

❶症状がいわゆる「不定愁訴」とよばれる多彩な症状を訴える場合，漢方療法を用いる。

❷更年期障害としての「抑うつ気分・抑うつ症状」にホルモン補充療法（HRT）は中等度以上の効果がある。

❸「更年期に発症した，あるいは顕在化したうつ病」には抗うつ薬である選択的セロトニン再取り込み阻害薬（SSRI）が推奨されている。HRT の有効性に関しては一定のコンサンサスがない。

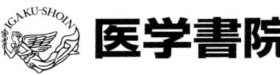

# II 疾患編

# 1 救急疾患

責任編集：佐々木 淳一

# ● 救急疾患　最近の動向

## 救急医療における AI の活用—倫理的課題の克服が重要

**佐々木淳一**　慶應義塾大学教授・救急医学

　医療の現場では，人工知能（AI：artificial intelligence）を活用することにより，迅速な診断や適切な治療方針の決定が行われ，診療の質向上に大きな可能性を秘めていると考えられている。救急医療の分野では，画像診断やバイタルデータの分析，緊急度の判定など，さまざまな場面で AI 活用の試行が始まりつつある。一方で，現場における AI の活用には課題も多く存在し，特に倫理的な課題は救急医療の分野でも避けて通ることはできない。現状で想定し得る倫理的課題を考えてみる。

**1. 患者視点の軽視**　AI による判断が医学的に適切であっても，患者の価値観や意向が十分に反映されない可能性がある。患者の人格や尊厳を損なうことなく，患者中心の医療を実現することが重要である。

**2. 医療従事者の役割と責任**　AI が医療従事者の判断を支援する一方で，過度に依存することにより，医療従事者の自律性や専門性が損なわれるおそれがある。また，医療従事者には，AI の活用に伴う新たな責任が生じる可能性があることは忘れてはならない。

**3. データの倫理的な取り扱い**　AI システムの学習には大量のデータが必要になるが，患者情報の適切な取り扱いと保護が課題となる。データの収集，利用，管理に関する透明性と説明責任が求められることになる。

**4. 技術的な信頼性と安全性**　AI システムの判断の根拠が不透明であったり，エラーを生じる可能性がある。医療現場での安全性と信頼性を確保することがきわめて重要である。

**5. 社会的影響の考慮**　AI の活用により，医療の質や公平性に影響が及ぶ可能性がある。医療格差の拡大や，特定の集団への偏りのないシステム設計が求められる。

**6. 新たな倫理指針の策定**　上記のような倫理的課題に対応するためには，医療現場での AI 活用に関する新たな倫理指針の早急な策定が求められている。

　このように，救急医療における AI の活用にはさまざまな倫理的課題があるも　　適切に対応すれば患者中心の医療の実現に貢献できると考えられる。医療　　　　　そして社会全体で，AI の活用に伴う倫理的影響を十分に検討し，　　　　　　に活用していくことが重要である。

# 心停止の原因診断
## Cause of Cardiac Arrest

山畑 佳篤　京都府立医科大学大学院講師・救急・災害医療システム学

頻度 よくみる
GL JRC 蘇生ガイドライン 2020

## 診断のポイント

❶心停止の原因は多岐にわたるが，治療介入可能な原因を優先して考える（4H4T，表 1）。
❷心肺蘇生中は場所を移動しての検査が難しく，その場で実施可能な情報収集を優先する（4 つの「か」，表 2）。
❸蘇生に反応して循環回復しても，原因除去ができていなければ再度心停止になりうるため，原因検索・治療を続ける。
❹心肺蘇生に反応せず死亡に至った場合，原因診断のための死亡時画像診断（Ai：autopsy imaging）を考慮する。

## 緊急対応の判断基準

❶心停止に陥る瞬間の目撃があり，目撃者により直ちに心肺蘇生が開始されていれば社会復帰の可能性が上がるため，二次救命処置の開始が急がれる。
❷初期波形が心室細動（VF：ventricular defibrillation）であれば電気的除細動による心拍再開が見込まれるため，除細動器（自動対外式除細動器を含む）を早期に準備する。
❸電気的除細動が無効の場合（難治性 VF）であれば，体外循環を用いた蘇生が考慮される。

## 症候の診かた

心停止の原因検索は心肺蘇生と並行して行い，表 1 の治療介入可能な原因の診断を優先する。質の高い心肺蘇生を続けるために，その場から移動せずに行える方法として 4 つの「か」で情報収集する（表 2）。

## 確定診断の決め手

心肺蘇生中には，治療介入可能な原因を優先して考える。ここではその原因のリストとして 4H4T を紹介する（表 1）。

## 誤診しやすい疾患との鑑別ポイント

心停止の結果，$CO_2$ が貯留してアシデミアになっていたり，十分な $CO_2$ の排出ができないような病態の場合，炭酸水素ナトリウムを投与することで組織のアシデミアを増悪させてしまうため，ルーチンでの投与は推奨されない。

## 確定診断がつかないとき試みること

循環回復しない場合には，蘇生よりも原因診断を

**表2 4 つの「か」**

| | |
|---|---|
| か：家族/関係者 | 目撃者から直前の様子や家族から基礎疾患などを聴取。 |
| か：からだ | 患者の身体診察を行い，上記の鑑別診断につながる所見を探す。 |
| か：カルテ | 過去の受診歴があれば基礎疾患などを確認。お薬手帳も有用。 |
| か：簡単な検査 | 移動せずに行え，結果がすぐに出る検査として，超音波検査，ポータブル X 線撮影，血液ガス分析などを行う。 |

**表1 4H4T**

| | | 原因 | 検査 |
|---|---|---|---|
| H | hypoxia | 低酸素症 | 血液ガス分析，病歴 |
| H | hypovolemia | 循環血液量の減少 | 超音波検査，血液ガス分析 |
| H | hypo- /hyper- kalemia metabolic（$H^+$） | 低カリウム/高カリウム血症 代謝性アシドーシス | 血液ガス分析，既往歴 血液ガス分析 |
| H | hypothermia | 低体温症 | 身体診察，深部体温測定 |
| T | tension pneumothorax | 緊張性気胸 | 身体診察，ポータブル X 線 |
| T | tamponade, cardiac | 心タンポナーデ | 超音波検査，病歴 |
| T | toxins | 急性中毒 | 病歴，既往歴 |
| T | thrombosis, coronary thrombosis, pulmonary | 急性冠症候群 肺血栓塞栓症 | 病歴，既往歴 病歴，身体診察 |

優先して全身の CT 撮影を試みることがある。死亡診断前であれば診療の一環としての CT 撮影となり，死亡診断後の撮影は Ai となる。

### 予後判定の基準

　循環回復した場合，回復から 72 時間以内は神経学的予後を判定できるマーカーや検査はないため，体温管理療法を行いながら再度心停止に陥らないように全身管理を行う。

### 治療法ワンポイント・メモ

**❶** 基本的には検査所見で異常があり，すぐに治療介入が可能なものであれば介入する。

**❷** 低体温症，代謝性アシドーシスは，心停止の原因となりうるが，心停止の結果起こることもある。

**❸** 低体温が原因で心停止になったと思われる場合は，積極的復温で十分な体温上昇が得られるまで心肺蘇生を継続する。

**❹** 代謝性アシドーシスが原因で心停止になったと思われる場合は，炭酸水素ナトリウムを 1 mEq/kg〔60 kg くらいの成人であればメイロン静注 8.4％を 3A 60 mL〕投与してよい。

### 専門医へのコンサルト

　急性冠症候群や肺血栓塞栓が強く疑われる場合は，体外循環を回しながらカテーテル検査・治療を行う必要があり，循環器科へのコンサルトを躊躇しない。

# 外傷初期診療
## Initial Assessment and Management for Trauma Victims

**西村 哲郎**　大阪公立大学准教授・救急医学

GL　改訂第 6 版 外傷初期診療ガイドライン JATEC(2021)

### 診断のポイント

**❶**「外傷初期診療ガイドライン JATEC」が推奨する手順に従って診療を開始することが望ましい。

**❷** Primary survey，Secondary survey から構成される 2 段階アプローチに従う。

**❸** Primary survey は ABCDE アプローチとよばれる手順に基づいて行われる。これは，A（Airway：気道），B（Breathing：呼吸），C（Circulation：循環），D（Dysfunction of CNS：意識障害），E（Exposure & Environmental control：環境因子による体温異常），から構成されている。大切なポイントとして，これらは生理学的指標であり，これらを各段階で蘇生処置により安定させることが優先される。

**❹** Primary survey によって全身状態の安定が得られれば，Secondary survey に移る。これらは受傷機転や病歴とも合わせて，全身の解剖学的損傷を系統的に評価するものである。

**❺** 移送については Primary survey を終了して，生理学的状態が安定していることを条件とする。安定を得られない状態で，移送を行うことはしばしば生命の危機に直結する。

### 症候の診かた①

**❶** 救急車から初療室に移すまでの短時間に「第一印象」とよばれる観察を行う。ABCDE のどの部分に異常がありそうかを短時間に評価して，以下の Primary survey につなげる。

**❷** A（Airway：気道）：患者の気道が確実に確保されているかどうかを評価する。外傷では異物や血液が気道を塞いでいる場合も多く，必要に応じて気道を確保する手技(頭部後屈法など)を行う。気道緊急の場合にはすみやかに気管挿管を試みるが，挿管不可であれば，輪状甲状靱帯穿刺 → 輪状甲状靱帯切開の順で外科的気道確保を行うことを考慮する。

**❸** B（Breathing：呼吸）：患者の呼吸が適切かどうか評価する。$SpO_2$ の低下が認められる，あるいは以下が認められる場合には血胸・気胸の可能性を念頭におく。

　**❶** 視診で：胸郭運動左右差，呼吸様式・呼吸数の異常。

　**❷** 聴診で：呼吸音の消失や左右差がある。

　**❸** 触診で：胸郭の動揺性，皮下気腫がある。

　**❹** 打診で：前胸部鼓音，側胸部濁音が認められる。

**❹** C（Circulation：循環）：循環が安定しているかを評価する。脈拍や血圧をモニターする以外に，以下のような所見に気をつける（「SHOCK」として覚えるのもよい）。

　**❶** Skin(冷感，湿潤の有無)。

　**❷** HR(脈の強弱，速さ)。

　**❸** Outer bleeding(活動性外出血の有無)。

　**❹** Capillary refill time(2 秒以上の延長の有無)。

　**❺** Ketsuatu(外傷受傷早期には当てにならない)。

**❺** D（Dysfunction of CNS：意識障害）：意識状態を評

価し，症状に基づいて神経機能の評価を行う。具体的には"切迫するD"には早期介入を行う。GCS ≦ 8点または短時間でのGCS 2点以上の低下または瞳孔不同の出現など脳ヘルニア徴候出現，いずれかがあれば"切迫するD"と考え生理学的異常があると判断する。

**6** E（Exposure & Environmental control：環境因子による体温異常）：患者を脱衣して，体表を露出させて全身の傷や異常を評価しているときは，思いもよらぬ体温低下をきたしている場合があり，注意を要する。必要があれば体温の調節に努める。

## 検査所見とその読みかた

**1** 上記と並行して以下の画像検査を行う。

**❶** FAST（focused assessment with sonography for trauma）：以下の所見があるかを短時間にチェックする。
- 上腹部で心嚢水貯留。
- 右側腹部でMorrison窩と右胸腔の液体貯留。
- 左側腹部で脾周囲と左胸腔の液体貯留。
- 下腹部で膀胱直腸・Douglas窩の液体貯留。

**❷** 胸部および骨盤X線（ポータブル）。

**❸** これら2つの画像検査は，まず出血性ショックの原因検索のためである。この時点では詳細な読影は必要ではない。すなわち胸部X線では大量血胸と多発肋骨骨折，骨盤X線では明らかな不安定型骨盤骨折があるかどうかのみをチェックする。

**❹** これら2つの検査のチェックポイントを「MAP」と覚え，以下の有無を診断する。
- Massive hemothorax（大量血胸）。
- Abdominal hemorrhage（腹腔内出血）。
- Pelvic fracture（骨盤骨折）。

**2** 外傷によるショックのほとんどが出血性ショックであり，これらを認めない場合，次に閉塞性ショックを考慮する。すなわち心タンポナーデ，緊張性気胸であるが，2つの画像検査により検索可能である。

## 症候の診かた②

Primary surveyが終わった時点で生理学的指標は安定しているはずであり，Secondary surveyでは，受傷機転や既往歴などの聴取から始まり，頭部から足先・背部に至るまで全身をくまなく観察・診断を行う。この際，気をつけるべきは，Primary surveyで"切迫するD"が認められた場合，Secondary surveyの最初に頭部CTを撮るべきである，というこ

とである。

## 誤診しやすい疾患との鑑別ポイント

Secondary surveyが終了している場合に，見落としがないかをチェックするため「FIXES」と覚えておくとよい。

**1** Finger or tube into every orifice：耳孔や鼻孔，外尿道孔などの人体にあるすべての穴をチェックして，必要な器具（胃管や尿道カテーテルなど）挿入できているか。

**2** IV/IM：破傷風ワクチンや抗菌薬を投与できているか。

**3** X-ray：Primary surveyのX線の再読影や，追加が必要なCT撮像など行ったか。

**4** ECG：12誘導心電図は行ったか。

**5** Splint：骨折に対して副子固定を行ったか。

## 確定診断がつかないとき試みること

Secondary surveyまで進んでいる場合は，生理学的安定が得られているはずである。しかし，外傷においては，「診療途中で遅れて出現する」徴候もよく経験する。特に生理学的指標が悪化した場合は，それまでの診療に拘泥せず，いったんPrimary surveyに立ち戻って改めて再評価することが非常に重要である。

---

# 広範囲熱傷
## Extensive Burn Injury

松山 重成　兵庫県災害医療センター・高度救命救急センター 副センター長兼救急部長

**頻度** あまりみない

**GL** 熱傷診療ガイドライン（改訂第3版）（2021）

## 診断のポイント

**1** 熱傷面積が体表面積の30%以上に及ぶものを広範囲熱傷とよぶ。広範囲熱傷患者の救命には厳密な呼吸循環管理に加えて連日の処置や複数回の手術ならびに感染管理，栄養管理などきわめて多大な医療資源を必要とする。そのため，広範囲熱傷の治療は救命救急センターやそれに準じる専門施設に限られているのが現状である。

**2** 熱傷の診断自体はきわめて容易であるが，専門施設に転送するための重症度判定が重要である。

## 症候の診かた

❶まず受傷原因が火焔によるものか，高温液体によるものかによって重症度が変わりうる。総じて火焔熱傷のほうが熱傷深度が深く重症である。また受傷場所が屋内であれば気道熱傷や一酸化炭素中毒の合併を，消火などで汚染水に曝露された場合はエロモナス（Aeromonas）属などの感染の合併を考慮する。

❷熱傷の重症度判定は熱傷面積と熱傷深度の推定によって行われる。

❸9の法則や5の法則は初診時におおまかに面積を推定するのに有用である。正確な推定には Land & Browder の法則を用いる。小範囲の熱傷では手掌法が簡便である。

❹熱傷深度の推定には肉眼的観察法が臨床的に最も広く行われている。表皮の発赤のみであるⅠ度熱傷（epidermal burn）は通常，治療の対象とならず，熱傷面積に加えない。水疱形成を認める場合はⅡ度熱傷（superficial/deep dermal burn），白色あるいは羊皮紙様の場合はⅢ度熱傷（deep burn）と推定されるが，受傷早期にこれらの推定を正確に行うことは容易ではない。さらに，時間の経過とともに血流障害や感染の合併により熱傷深度が深くなり重症化することも珍しくないことに留意する。

❺より精度の高い推定方法として，レーザー・ドプラ血流計測法やビデオマイクロスコープの併用が推奨される。

## 誤診しやすい疾患との鑑別ポイント

熱傷自体を誤診することはまずないが，受傷機転によっては熱傷に臓器損傷などの他の外傷を合併している場合がある。そのため，熱傷創の評価の前に「外傷初期診療ガイドライン JATEC」に準じて Primary/Secondary survey を行い，外傷の合併を除外する。

## 合併症・続発症の診断

❶受傷早期の熱傷性ショックは熱傷創からの体液喪失や炎症性メディエーターによる血管透過性の亢進による重度の循環血液量循環減少性ショックであり，蘇生には熱傷面積や深度に応じた大量の輸液が必要となる。過少輸液はショックを遷延させ，腎をはじめとする多臓器障害の原因となり，過剰輸液はショック離脱後の心不全，呼吸不全や腹部コンパートメント症候群を引き起こす。

❷顔面熱傷や気道熱傷による気道閉塞には注意を要する。大量輸液によって気道閉塞が生じる前に予防的気管挿管を行う。

❸ショック期を離脱したのちは熱傷創が治癒するまで感染期が続く。創感染のみならず肺炎やデバイス感染など全身性の感染，さらに敗血症や多臓器不全の合併が生命予後を決定する。

## 予後判定の基準

熱傷の予後予測には熱傷面積が最も基本的な因子として用いられる。わが国では「Ⅲ度熱傷面積 ＋ Ⅱ度熱傷面積/2」で算出する熱傷指数（Burn Index）や，熱傷指数に年齢を加えた熱傷予後指数（Prognostic Burn Index）が，死亡率の予測に広く用いられている。

## 治療法ワンポイント・メモ

❶気道熱傷や大量輸液を要する広範囲熱傷では予防的気管挿管を行う。

❷受傷後2時間以内に細胞外液 500 mL/時で初期輸液を開始し，熱傷面積計算後は 2×体重×熱傷面積（%）mL の半分量を8時間で投与する輸液速度とし，以後は時間尿量を指標にして輸液速度を調整する。

❸低体温を予防するために熱傷創の冷却は行わず，保温に努める。

❹熱傷創に対しては清潔な非固着性ガーゼが望ましいが，なければ清潔なガーゼなどで被覆する。転送前にスルファジアジン銀（ゲーベンクリーム）などの局所抗菌薬は不要であり，用いない。

## 専門医へのコンサルト

❶熱傷面積が成人で体表面積の15%以上，小児で10%以上であれば，熱傷専門施設へ転送する。

❷緊急での止血術を要する出血性ショックと違い，広範囲熱傷はその病態から受傷後数時間以上，時に受傷翌日であっても転送が可能である。

---

# 気道損傷（気道熱傷，吸入損傷）
Inhalation Injury

佐藤 幸男　慶應義塾大学専任講師・救急医学

頻度 **ときどきみる**

GL ・日本熱傷学会熱傷診療ガイドライン（改訂第3版）(2021)

・創傷・褥瘡・熱傷ガイドライン6：熱傷診療ガイドライン（2017）

## 診断のポイント

1. 病歴：火炎や煙への曝露，閉鎖空間での受傷，一過性意識障害。
2. バイタルサイン：呼吸数の増加，$SpO_2$ の低下。
3. 身体所見：顔面熱傷の存在，鼻毛の焦げ，顔面または口腔内への煤の付着，口腔咽喉頭粘膜の浮腫，嗄声，喘鳴，気道狭窄音。

## 緊急対応の判断基準

1. 気道損傷を疑った時点で救急的対応，入院加療を要する。熱傷専門治療施設へ受け入れを依頼する。
2. 嗄声や気道狭窄音を聴取する場合は気道閉塞に陥る可能性があり，一刻を争う。

## 症候の診かた

熱損傷は主に上気道に起こり（上気道型），下気道は有毒ガスの吸入により損傷を受ける。
1. 嗄声：声門の炎症・浮腫により生じる。
2. 喘鳴：気道内分泌物の増加により生じる。
3. 気道狭窄音：気道の浮腫により生じる。

## 検査所見とその読みかた

1. COHb（カルボキシヘモグロビン）値：基準範囲は2％未満。異常高値は気道損傷を疑い，意識障害も認める場合は一酸化炭素（CO）中毒を疑う。
2. CT画像検査：間質影の増強，すりガラス影，浸潤影（consolidation），気管支壁の肥厚を認める。
3. ファイバー気管支鏡検査：気管支の発赤や腫脹，煤の付着，分泌物，閉塞，壊死を認める。

## 確定診断の決め手

ファイバー気管支鏡検査の実施である（J Burn Care Res 37: e27-32, 2016）。

## 誤診しやすい疾患との鑑別ポイント

気道損傷が疑われるにもかかわらず気管支鏡検査を実施しなかった場合，気道確保の判断を誤る危険性がある。

## 確定診断がつかないとき試みること

侵襲的ではあるが，気管支鏡検査を実施すれば診断自体は容易である。

## 合併症・続発症の診断

1. 肺水腫・気道閉塞：浮腫は通常受傷後24時間で最大となり，その後数日間で改善する（J Burn Care Res 30: 190-191, 2009）。
2. 肺炎：予防的抗菌薬の投与は推奨されない。気道の監視培養は抗菌薬の選択に有益である。
3. 急性呼吸窮迫症候群（ARDS：acute respiratory distress syndrome）：吸入物質や熱損傷の程度と患者側要因の影響により起こる。
4. 声門下狭窄：長期的な合併症として起こる。

## 予後判定の基準

気道損傷を合併する熱傷患者の予後は，合併していない患者より不良である。

## 経過観察のための検査・処置

経過観察をする場合は患者を常時監視し，いつでも気道確保ができる環境下で行う。

## 治療法ワンポイント・メモ

1. 気道損傷の治療は支持療法が基本であり，特異的な治療はない。
2. 一酸化炭素中毒が疑われる場合は高濃度酸素投与をすみやかに開始する。高圧酸素療法の有効性について結論は出ていない。シアン中毒が疑われる場合にはヒドロキソコバラミン（シアノキット）を投与する。
3. 最適な人工呼吸管理方法は明らかでないが，一般的に低用量（＜6 mg/kg）かつ低圧換気で管理する（Anaesth Intensive Care Med 9: 404-408, 2008）。高頻度パーカッション換気法（HFPV：high-frequency percussive ventilation）が酸素化を改善するとの報告があるが，予後の改善は明らかではない。

## さらに知っておくと役立つこと

1. ヘパリン吸入は気管内のフィブリン塊による偽膜形成を防ぐために行われるが，保険適用はない。
2. N-アセチルシステイン吸入もヘパリン吸入と同様の目的で実施される。去痰目的の保険適用がある。
3. β刺激薬の投与は，喘鳴や気管支けいれんを認める場合に気管支拡張作用を目的として投与されている。
4. 腹臥位療法は熱傷患者でも安全に実施可能で酸素化を改善するが死亡率は依然として高い，との報告

がある（J Trauma Acute Care Surg 72: 1634-1639, 2012）。

❺体外式膜型人工肺（ECMO：extracorporeal membrane oxygenation）の有効性についてはまだ明らかでない。

## 専門医へのコンサルト

全例，熱傷専門医に紹介する。

# 化学損傷
## Chemical Injury

**清住 哲郎**　防衛医科大学校教授・救急部

（頻度）日本熱傷学会の熱傷入院患者レジストリー2021によれば，2011～2021年に登録された急性期治療症例17,223例のうち，化学損傷は579例（3.4％）であった。死亡症例1,618例中のうち化学損傷が原因であるものは18例で，化学損傷の死亡率は3.0％であった。

## 診断のポイント

❶化学損傷を疑う。
❷原因物質を特定する。
❸事業所等では薬品の登録情報，容器のラベルを確認する。
❹損傷部位が特異的な性状や色調を呈する物質がある。
❺医療者の防護に配慮する。

## 症候の診かた

❶初期評価と蘇生：気道，呼吸，循環，意識の状態を評価し，状態に応じて気道確保，酸素投与，補助呼吸，静脈路確保と輸液などを行う。
❷化学物質の特定と曝露状況の確認：化学物質への曝露を疑ったら，該当化学物質の特定を試みる。化学物質の特性，濃度に加え，曝露部位と曝露の形態（皮膚への付着なのか，吸入なのか），曝露面積，曝露または接触の時間，除染の有無および治療開始までの時間などが，損傷の程度に影響を及ぼす。
❸化学物質の除去：組織損傷の程度を推測することは一般的に困難であるが，初期治療は組織損傷の進行を防ぐために，付着した化学物質の物理的な除去が最も重要（Am Surg 53: 652-653, 1987）で，受傷後可及的早期に洗浄を行うことが強く推奨される〔「熱

傷診療ガイドライン（第3版）」エビデンスレベルⅥ，推奨度D〕。ただし冷水での長時間の洗浄は低体温症のおそれがあり注意が必要である。洗浄水との化学反応により熱やアルカリを発生する物質に対しては，直接除去してから洗浄すべきとの意見がある。

❹局所の観察と全身所見：皮膚症状（発赤，腫脹，びらん，色調変化），疼痛，浮腫，水疱形成などに重点をおいて行う。加えて，呼吸器刺激症状，眼症状（羞明，灼熱感，流涙），臓器障害（全身倦怠感，悪心嘔吐，頭痛，めまい）などにも留意する。

## 検査所見とその読みかた

❶臓器障害の評価：吸収された化学物質による臓器障害の有無／程度を，血液生化学検査，血液ガス分析，心電図検査などで判断する。
❷吸入による呼吸器障害の評価：化学物質の吸入による呼吸器症状を呈する場合には，加えて胸部X線撮影，CT検査，気管支鏡検査によって損傷の程度を評価する。

## 確定診断の決め手

❶化学物質に曝露された事実の確認
❷特異的な性状や色調を呈する物質
　❶酸による化学損傷は，組織の凝固壊死を主体として固い痂皮を形成する。特異的な損傷部の変色として，硝酸による黄色，硫酸による黒色があげられる。
　❷アルカリによる化学損傷は，組織の液化壊死と蛋白変性を主体とし，白っぽく湿潤してぬめりがあり，時間経過とともに深達化することがある。
　❸有機化合物では表在性のびらんを生じる。

## 誤診しやすい疾患との鑑別ポイント

当初は化学損傷であるとわからないことも多い。傷病者本人や現場の関係者，警察・消防，傷病者が複数の場合には，他の搬送先医療機関など，さまざまな情報を総合的に判断して，化学損傷の可能性に思いを至らせる。

## 確定診断がつかないとき試みること

公益財団法人日本中毒情報センターの中毒110番で情報提供が得られる（有料）（⇨1323頁）。

# 電撃傷
## Electrical Injury

織田 順　大阪大学教授・救急医学

**頻度** **情報なし**（労働災害だけで年間約 100 例が感電によるものであり，家庭などを合わせた件数はさらに多いものと推測される）

## 診断のポイント

❶電流による損傷である。

❷電流が人体を通り抜ける際にジュール熱が起こす損傷のほか，体表面に生じる flash（閃光），arc（アーク放電），身につけている装飾品の発熱，着衣に着火することによる損傷・熱傷を含む。

## 緊急対応の判断基準

　受傷直後に心肺停止，呼吸停止をきたしていれば心肺蘇生を行う。

## 症候の診かた

❶通電による皮膚の熱傷，深部組織さらには内臓の損傷を生じうる。

❷軟部組織損傷が強い場合，コンパートメント症候群や横紋筋融解症を引き起こす。

❸皮膚，組織損傷の有無にかかわらず，通電による不整脈や呼吸停止，けいれんをきたすことがある。心臓，脳に通電した可能性がある。

❹電源との接触点に皮膚熱傷，電流斑を生じている場合は電流の通過経路を推測できるが，皮膚所見がはっきりしない場合もある。

## 検査所見とその読みかた

❶心電図検査，心エコーにより不整脈や心損傷がないか確認する。

❷血液・尿検査でミオグロビン血症，ミオグロビン尿があれば深部組織損傷が疑われる。代謝性アシドーシス，高乳酸血症，血清 CK 値上昇も重要な手がかりとなる。心筋逸脱酵素上昇は心損傷を疑う。

❸軟部組織損傷が疑われる場合，筋区画内圧測定を行う。高電圧に曝露された場合は遅れて内臓損傷が明らかになる場合がある。疑わしい場合は造影 CT，MRI 検査を併用する。

## 確定診断の決め手

❶病歴が重要で，患者本人や目撃者から情報を得る。

周囲の状況も有力な手がかりとなる。

❷上記の症候，検査所見を参考にする。

## 誤診しやすい疾患との鑑別ポイント

❶よくよく確認すると，熱傷（⇨1902 頁），熱中症（⇨469 頁），外傷など通電していない傷病である場合がありうる。

❷逆に，通電の際に跳ね飛ばされる，転落する，などにより生じた外傷を見落とすことがある。

❸通電部である皮膚熱傷が小さくても，深部組織損傷が大きい場合がしばしばである。

## 経過観察のための検査・処置

　特に体幹への通電が考えられる場合，12 時間以上の心電図モニタによる経過観察を行うのが一般的である。

## 治療法ワンポイント・メモ

❶現場には電撃傷の原因があるため，救助者は必ず自身・周囲の安全を確保する。

❷皮膚の熱傷は通常の熱傷処置に準じる。

## さらに知っておくと役立つこと

❶皮膚熱傷がないからといって電撃傷でないとは確定できない。また，皮膚熱傷の重症度は電撃傷の重症度を必ずしも反映しない。

❷高電圧による損傷では数日〜数年の経過で中枢神経症状（記銘力低下，けいれん，頭痛など），末梢神経障害，自律神経症状を生じることがある。

## 専門医へのコンサルト

　自施設での診療が困難な場合は熱傷専門施設にコンサルテーションを行う。

# 破傷風
## Tetanus

田熊 清継　川崎市立川崎病院・救命救急センター所長（神奈川）

**頻度** **あまりみない**（破傷風は，5 類感染症全数把握疾患。保健所に届出を 7 日以内に行う）

## 診断のポイント

❶急性発症の筋緊張亢進および/または有痛性筋収縮（顎と頸部の筋肉が多い），および病態不明の全身

性けいれんの症候群
❶開口障害で疑う。
❷破傷風は確定診断が難しいため，顔面筋の強直性けいれんがあれば直ちに抗毒素血清を投与し，専門医にコンサルト。
❸四肢強直への進行，意識清明，外傷歴（不明例10〜30％）で可能性を考慮。
❹破傷風免疫歴なし，または破傷風免疫歴不明例や，60歳以上に多い。
❷破傷風の病態：破傷風菌は嫌気性グラム陽性有芽胞桿菌で土壌や動物糞便に高頻度に生息。破傷風菌は，挫創や咬創などから体内に侵入し，壊死組織内など嫌気性環境下で，「テタノライシン」（神経筋遮断作用があり，けいれんを起こす）と「テタノスパスミン」（神経毒であり，血行性伝播と逆行性神経細胞内輸送により広がり，神経伝達を遮断し交感神経の過活動や，カテコールアミン濃度を上昇させけいれんや血圧変動などを起こす）を産生し，特有の臨床経過を示す。

## 緊急対応の判断基準

破傷風の疑いで次の❶〜❸を開始。
❶抗毒素療法を直ちに行う。治療の遅れで死亡率（35〜40％）上昇。
❷原則，集中治療室への入院。
❸創部があれば，滲出液の細菌培養検査，創開放，創洗浄。

## 症候の診かた

❶臨床分類：破傷風は古典的に4つのタイプに分類される。
❶全身性破傷風（generalized tetanus）：最も多い。
❷限局性破傷風（local tetanus）：創に近い筋群が硬直し数週間〜数か月で軽快。全身性破傷風の前駆症状の可能性あり。死亡率1％。
❸頭部破傷風（cephalic tetanus）：頭部の創や中耳炎から感染し，第Ⅶ脳神経領域の致命的な麻痺を発症し予後不良。
❹新生児破傷風（neonatal tetanus）：破傷風免疫がない母親から生まれ，不潔な器具による臍帯の切断により感染。高死亡率。わが国では皆無。
❷全身性破傷風の病期
❶第1期（前駆期，潜伏期）：潜伏期（破傷風の侵入から最初の症状までの期間）3〜21日間ののち，全身倦怠感，咽頭痛，頭重感などの不定愁訴を認め，1〜2日続く。この時点での診断は困難。

❷第2期（発病期）：牙関緊急（trismus，lockjaw：三叉神経障害および咬筋の強直による開口障害，上口唇がまっすぐに伸びる），痙笑（sardonic smile：顔面筋けいれんにより特有の笑い顔に見える）などの特徴的な症状を発症後，嚥下障害，発語障害，歩行障害へと進行。歯科や耳鼻咽喉科を受診することが多い。数日で第3期に入る。
❸第3期（交感神経過緊張期）：死亡が多い時期。1)全身の強直性けいれん，項部強直，後弓反張（opisthotonus：背部の筋群が強直性にけいれんし身体が弓状に反る），腱反射亢進，喉頭けいれん・呼吸筋の強直性けいれんによる呼吸停止，嚥下困難により誤嚥性肺炎を併発することが多い。2)交感神経過緊張による頻脈，激しい血圧変動，大量発汗，高熱，多尿を認める。毒素作用が消失するまで2〜4週間。低酸素性脳症や脳出血などの二次性脳障害や，頭部破傷風以外では意識障害はない。3)腱反射の亢進，Babinski反射，クローヌス。
❹第4期（回復期）：数週間。筋緊張・けいれんが消失し嚥下や発語が回復。

## 検査所見とその読みかた

❶創の細菌培養：破傷風菌を同定すれば確定診断となるが検出率は低い。
❷血液生化学検査：けいれんが持続すると好中球，CK などの筋原性酵素が上昇。

## 確定診断の決め手

❶「外傷の既往」「牙関緊急，強直性けいれん，交感神経過緊張などの特有の臨床経過」「破傷風免疫歴」「他の疾患の除外」などで総合的に診断。
❷創部からの *Clostridium tetani* の培養・同定：1)*C. tetani* 偽陰性が多い，2)*C. tetani* 陽性の場合でも，毒素産生の判定は困難。また，破傷風抗体価が高い患者では破傷風でない場合が多い。

## 誤診しやすい疾患との鑑別ポイント

❶顎関節症：全身症状がない。
❷てんかん重積発作（⇨606頁），髄膜炎（⇨1239頁），脳炎（⇨519頁）などの中枢神経系疾患：意識障害あり。
❸ストリキニーネ中毒：痙笑や後弓反張があり，全身性破傷風の臨床像に近い。
❹狂犬病：わが国では皆無。汚染動物との接触。脳症型80％，麻痺型20％。麻痺型では受傷部の麻痺

**表1** 破傷風免疫療法

| 破傷風トキソイド接種歴 | 小さな非汚染創 | | 汚染創や挫滅創，ほか | |
| --- | --- | --- | --- | --- |
| | 破傷風トキソイド（混合ワクチンとして接種） | 抗破傷風ヒト免疫グロブリン：TIG | 破傷風トキソイド（混合ワクチンとして接種） | 抗破傷風ヒト免疫グロブリン：TIG |
| 不明または3回未満 | 必要：4週間後と6か月後に接種。計3回 | 不要 | 必要：4週間後と6か月後に接種。計3回 | 必要 |
| 3回または以上 | 最後の接種から10年以上では1回必要 | 不要 | 最終接種から5年以上では1回必要 | 不要 |

〔You AX, et al: Tetanus. In Tintinalli JE（ed）: Tintinalli's Emergency Medicine. 9th ed, pp1048-1051, McGraw-Hill, 2020 より〕

→両側顔面脱力と進行。

## 合併症・続発症の診断

❶横紋筋融解症。
❷激しい筋収縮に続発する長管骨骨折。
❸誤嚥性肺炎。
❹混合感染による敗血症：緑膿菌などのグラム陰性桿菌など。
❺全身けいれんなどで，人工呼吸器の回路が外れるなどの医療事故あり。暗室では注意が必要。

## 予後判定の基準

❶第Ⅶ脳神経を中心とする脳神経麻痺では予後が悪い。
❷循環動態，呼吸の安定化が生命予後に影響。

## 治療法ワンポイント・メモ

❶破傷風を疑った段階で，破傷風免疫を考慮した介入が必要。
❷集中治療室：人工呼吸器での管理が必要。
❸抗毒素血清〔抗破傷風ヒト免疫グロブリン（TIG：tetanus immunoglobulin）〕：外毒素であるテタノスパスミンの中和。組織に結合したテタノスパスミンには無効。
❹破傷風トキソイド：能動免疫ができにくいため，発症後でも破傷風トキソイドを使用。
❺抗菌薬：菌自体は抗菌薬で抑制できるが，壊死組織や遺残物があると抗菌薬の効果は低い。*C. tetani* 自体はペニシリン系などの多くの抗菌薬に感受性がある。メトロニダゾールが推奨。毒素には無効。
❻感染部の処置，創の開放と洗浄が，*C. tetani* を減らす。
❼鎮静・抗けいれん薬：ベンゾジアゼピン系薬はテタノスパスミンによる症状の緩和。ジアゼパム，ミダゾラムなど。
❽筋弛緩薬：全身の筋硬直が著しい場合，気管挿管または気管切開，調節呼吸下にベクロニウム，あるいはダントロレンを使用。
❾交感神経異常の管理
　❶硫酸マグネシウム：自律神経の不安定性と筋スパズムを減少させるが，死亡率改善に寄与しない。
　❷β遮断薬・α遮断薬：自律神経機能障害を軽減する可能性。
　❸中枢性交感神経抑制薬：デクスメデトミジンは $\alpha_2$ 作動薬として交感神経を抑制。
　❹モルヒネ硫酸塩：α作用と中枢性交感神経遠心性放電の低下に寄与し，末梢動脈および静脈の拡張作用を示す。
❿ストレス潰瘍予防

## 専門医へのコンサルト

破傷風を疑った場合は集中治療室がある施設の感染症専門医へコンサルトする。

## 破傷風発症の予防

受傷時，破傷風免疫歴，高侵襲時や汚染創などの状況や，血液透析，免疫不全などの既存症，高齢により，破傷風トキソイドや抗毒素血清が必要（表1）。集中治療を要し死亡率が高いため，受傷時の予防が重要。

# ガス壊疽
Gas Gangrene

井上 貴昭　筑波大学医学医療系教授・救急・集中治療医学

（頻度）あまりみない

## 診断のポイント

❶軟部組織を構成する皮膚，皮下組織，浅在性筋膜，深在性筋膜，筋肉を感染の主座とする壊死性軟部組

**表1** 壊死性軟部組織感染症の鑑別

| | 壊死性軟部組織感染症 | | |
|---|---|---|---|
| | ガス壊疽 | | 壊死性筋膜炎 |
| 異常ガス像 | あり | | なし |
| 起因菌 | *Clostridium* 属（狭義のガス壊疽）<br>*C. perfringens*, *C. novyi*,<br>*C. septicum* | 非 *Clostridium* 属（広義のガス壊疽）<br>*Escherichia coli*, *Klebsiella*,<br>*Bacteroides fragilis*,<br>*Peptostreptococcus* | Type 1：好気性菌・嫌気性菌混合感染<br>Type 2：β溶血性レンサ球菌（A, B, C, G 群）<br>Type 3：*Vibrio vulnificus*, *Aeromonas hydrophila* |
| 好発患者 | 健常者にも発症<br>外傷後の不適切な創処置 | 易感染性宿主（高齢, 糖尿, 肝硬変, 悪性疾患）<br>褥瘡, 痔核, 陰部・会陰創, 齲歯, 扁桃炎, 導尿病性壊疽 | Type 1 は易感染性宿主（高齢, 糖尿, 悪性疾患, 腎不全）に多い<br>Type 2, 3 は健常人にも起こりうる。*Vibrio* は肝硬変患者に多い |
| 好発部位 | 四肢 | 四肢, 陰部・会陰部, 齲歯・頸部〜縦隔 | 四肢 |
| 感染巣 | 皮下組織〜筋組織 | 深筋膜（筋内はまれ） | 浅筋膜 |
| 進行 | 激烈 | 緩徐 | 激烈 |
| 予後 | 適切な処置により比較的良好 | 不良 | 不良 |
| 治療 | 切断を含むデブリードマン<br>ペニシリン G ＋クリンダマイシン<br>高気圧酸素治療 | デブリードマン<br>カルバペネム系抗菌薬 | 切断を含むデブリードマン<br>ペニシリン G ＋クリンダマイシン／ドキシサイクリン＋第 3・4 セフェム系抗菌薬 |

織感染症のうち，ガス産生菌感染により組織内に異常ガス像を伴うものをガス壊疽と診断する。

❷感染は皮下組織から筋組織にまで及ぶことが多く，時に激烈なスピードで進行し，数時間以内に多臓器障害から致死的状態に至ることがある。

❸診断には画像上異常ガス像が確認されることが必須であり，必ず CT でガスや膿瘍など感染巣の広がりを確認する。

❹ガス壊疽の起因菌として，*Clostridium* 属（狭義のガス壊疽）あるいは非 *Clostridium* 属（広義のガス壊疽）の鑑別は，感染の進行速度を予測する点からも重要である（表1）。

❺菌種の同定には日数を要するが，迅速に実施可能なグラム染色で陽性球菌（レンサ球菌など），陽性桿菌（*Clostridium* 属），陰性桿菌（大腸菌，*Bacteroides fragilis* など）の鑑別は進行性の予見や手術範囲決定の重要な情報となる。

❻ *Clostridium* 属によるものは，*Clostridium perfringens*（ウェルシュ菌）が最多である。土壌雑菌であり，外傷後の不適切な創処置など特徴的な病歴をもつことが多い。感染は皮下組織から筋組織にまで及ぶことが多く，菌が産生する外毒素 α-toxin（phospholipase C）が細胞膜傷害を惹起し，創内出血をきたす。健常者にも生じ，進行がきわめて早い。切断

など適切な処置により予後は良好である。近年はまれである。

❼非 *Clostridium* 属によるものは，大腸菌，*Bacteroides fragilis* などの陰性桿菌，*Peptostreptococcus* などの嫌気性レンサ球菌が高頻度に検出される。深筋膜に炎症が波及することが多く，筋内には及びにくい。陰部・会陰部の創，褥瘡や齲歯から広がることが多く，糖尿病や悪性疾患など易感染性宿主に生じやすい。進行は緩徐であるが，予後不良である。

## 緊急対応の判断基準

❶敗血症性ショックをきたしている場合は，気管挿管・人工呼吸管理，補液，血管収縮薬投与など，適切な治療によるバイタルサインの安定化に努め，すみやかな抗菌薬投与を実施する。

❷一方で，場合によっては，四肢切断を含む適切なデブリードマンを実施しなければバイタルサインの安定化がはかれないことが多い。

❸前述のように，創部のグラム染色による菌種の情報により，感染の進行程度の予測をつけ，躊躇なく十分なデブリードマンを実施する。

## 症候の診かた

❶四肢，陰部・会陰部，頸部が感染巣となることが

多く，腫脹，発赤のほか，自壊して異臭を伴う膿の流出を伴うことがある。皮膚自体が暗紫色になり，水疱を生じることがある。

❷ *Clostridium* 属では，潜伏期6時間〜3日程度で初期には強い疼痛が出現し，数時間内に創部の黒色・暗赤色変化，水疱形成をきたす。短時間内に多臓器障害〜致死的状態に至ることがある。

❸四肢では創内に発生したガスが，いわゆる握雪感として触知されることがある。

### ■ 検査所見とその読みかた

❶壊死性軟部組織感染症のうち，ガス産生を伴わない壊死性筋膜炎のリスク評価をする指標としてLRINEC スコア（laboratory risk indicator for necrotizing fasciitis スコア）（表2）が診断の補助的に使用される。

❷前述のように，感染巣の拡大や血管との関係性を評価し，デブリードマン範囲を決定するためにも造影CT は必須である。

❸泌尿・生殖器感染から進展する Fournier 症候群や，齲歯から波及する頸部壊死性筋膜炎や下降性壊死性縦隔炎など，感染巣の拡大を正しく評価する。

### ■ 確定診断の決め手

　四肢，殿部，陰部・会陰部，頸部などに局所の感染所見があり，画像上異常ガス像が確認されれば確定診断される。

### ■ 誤診しやすい疾患との鑑別ポイント

　画像上異常ガス像を認め，軟部組織の感染所見を伴うため，比較的診断は明らかであるが，穿刺や創処置に伴う医原性に創内に入ったガスを見誤ることがある。

### ■ 確定診断がつかないとき試みること

　ガス像がない，いわゆる壊死性筋膜炎では，診断に迷う場合は局所小切開にて直接筋膜の感染状況の確認や，検体採取による鏡検を実施する。

### ■ 治療法ワンポイント・メモ

❶抗菌薬投与が必須であり，外科的治療としてのドレナージ，デブリードマン，切断術の選択がポイントとなる。*Clostridium* 属には高気圧酸素治療を実施することもある。

❷感染源の削減の観点からは，可及的すみやかに必要十分量のデブリードマンを要する。救命のために

**表2** LRINEC スコア（壊死性筋膜炎診断スコア）

| | 検査結果 | スコア |
|---|---|---|
| CRP（mg/dL） | <15 | 0 |
| | ≧15 | 4 |
| WBC（/μL） | <15,000 | 0 |
| | 15,000〜25,000 | 1 |
| | >25,000 | 2 |
| Hb（g/dL） | >13.5 | 0 |
| | 11.0〜13.5 | 1 |
| | <11.0 | 2 |
| Na（mEq/L） | ≧135 | 0 |
| | <135 | 2 |
| Cr（mg/dL） | ≦1.59 | 0 |
| | >1.59 | 2 |
| Glu（mg/dL） | ≦180 | 0 |
| | >180 | 1 |
| リスク | 感染率 | 合計スコア |
| 低度 | <50% | ≦5 |
| 中等度 | 50〜75% | 6〜7 |
| 高度 | ≧75% | ≧8 |

は切断を余儀なくされることがある。

❸創閉鎖にこだわらず，安全のために開放ドレナージで経過観察後，二期的に閉創することも検討する。

❹頸部ガス壊疽は，スキルに習熟した施設においては侵襲的開放ドレナージから適切な閉鎖ドレナージで治療も可能になっている。

---

# 外傷性脳損傷
## Traumatic Brain Injury (TBI)

荒木 尚　埼玉県立小児医療センター・外傷診療科科長/
埼玉医科大学教授・総合医療センター高度救命救急センター

**頻度** よくみる

**GL** 頭部外傷治療・管理のガイドライン（第4版）（2019）

### ■ 診断のポイント

❶頭部に受傷した状況など，病歴を正確に聞き取る。

❷意識障害を含む神経学的異常の有無を確認する。

❸意識レベルに基づく重症度の判断を行う。

❹嘔吐，けいれんなどの症状の有無を確認する。

❺画像診断（CT/MRI）を行う。

❻一次性脳損傷，二次性脳損傷の定義を理解しておくとよい。

❶一次性脳損傷：外力が身体に作用した結果，脳

組織に認められる構造の破壊・損傷。

❷二次性脳損傷：全身因子が一次性脳損傷に伴う生体反応を増悪させ進展する損傷。

## 緊急対応の判断基準

❶重度の意識障害に伴う気道閉塞，血圧低下などがみられる場合は，蘇生処置を優先する。

❷意識レベル低下，瞳孔不同など脳ヘルニアサインを認めた場合，緊急で CT 画像検査を行う。

❸ CT にて頭蓋内出血性病変を認めた場合，外科的治療の適応について必ず検討する。

## 症候の診かた

❶意識レベル：JCS（Japan Coma Scale）および GCS（Glasgow Coma Scale）を用いて評価する。

❷神経学的所見：脳神経系所見（動眼神経，顔面神経など），運動感覚異常などを確認する。

❸頭皮下血腫，挫創，擦過傷，鼻腔や外耳孔からの髄液漏の有無などを確認する。

❹嘔吐，けいれんなど一般状態を観察する。

## 検査所見とその読みかた

❶頭部画像検査（図 1）

　❶ CT が頻用される。

　❷頭皮下血腫は打撲部に発生し，直下あるいは近傍に頭蓋骨骨折を伴いやすい。

　❸急性期頭蓋内出血性病変は高感度で高吸収性病変として描出される。

　❹特に急性硬膜下血腫，急性硬膜外血腫のように占拠性病変となるものは，手術適応について脳神経外科への相談が必須である。

　❺昏睡など強い意識障害にもかかわらず CT にて明らかな病変が認められない場合などは，びまん性軸索損傷を念頭におき，MRI にて脳実質病変の描出を試みる。

　❻磁化率強調画像法（SWI：susceptibility-weighted imaging）は微小脳実質内出血性病変の描出に優れ，びまん性軸索損傷の診断に有用である。

　❼脳挫傷は salt and pepper 様といわれるような混合吸収性病変として現れるが，時間経過とともに増大し遅発性脳内血腫となることがあるため注意が必要である。

❷血液検査所見

　❶重症脳損傷では白血球増多が顕著である。

　❷超急性期では受傷から 3 時間をピークに線溶亢進が生じ D ダイマー上昇，フィブリノゲン低

下が認められることが多い。

❸低ナトリウム血症を伴うことがあるため適宜補正を行う必要がある。

## 確定診断の決め手

❶来院時の神経学的所見とその時間経過。

❷画像診断による頭蓋内外傷性脳損傷の同定。

❸ MRI（特に SWI を用いた）評価による微小脳実質内病変の評価。

## 誤診しやすい疾患との鑑別ポイント

❶ **外傷後けいれん**

　❶ MRI 検査にて否定されるまで外傷性脳損傷の可能性がある。

　❷時間経過とともに回復する意識障害。

　❸受傷直後のけいれんに対しては画像評価が行われないことが多い。

❷ **海綿状血管腫**

　❶ CT 上，石灰化した病変が脳実質内高吸収域として認められる。

　❷ MRI にて確定診断することができる。

❸他の石灰化病変：偶発的に石灰化病変（脳腫瘍，脳動脈瘤，脳血管構造，脈絡叢，先天性病変など）が描出されることがある。出血性病変と鑑別が困難な場合には MRI を推奨する。

## 確定診断がつかないとき試みること

❶ CT にて診断がつかない場合は MRI を実施する。

❷ MRI（SWI を実施すること）にて描出されない場合，脳実質損傷は存在しないと解釈する。

❸小児では受傷後 6 か月〜1 年程度経過したあたりから，学力低下など高次脳機能障害が顕在化することもあるため，脳機能評価を行うこともある。

## 合併症・続発症の診断

❶受傷後 1 週間は外傷後けいれんの予防に，抗けいれん薬を投与することがある。

❷入院時に明らかでなかった運動麻痺や感覚異常など神経症状が出現することがある。

❸高次脳機能障害の発症は多岐にわたり，精神神経疾患や行動異常と鑑別が容易でないため専門医へ紹介を検討する。

## 予後判定の基準

❶症状固定の判断は受傷後 6 か月〜1 年をかけて行うことが多い。小児では症候の改善が認められるこ

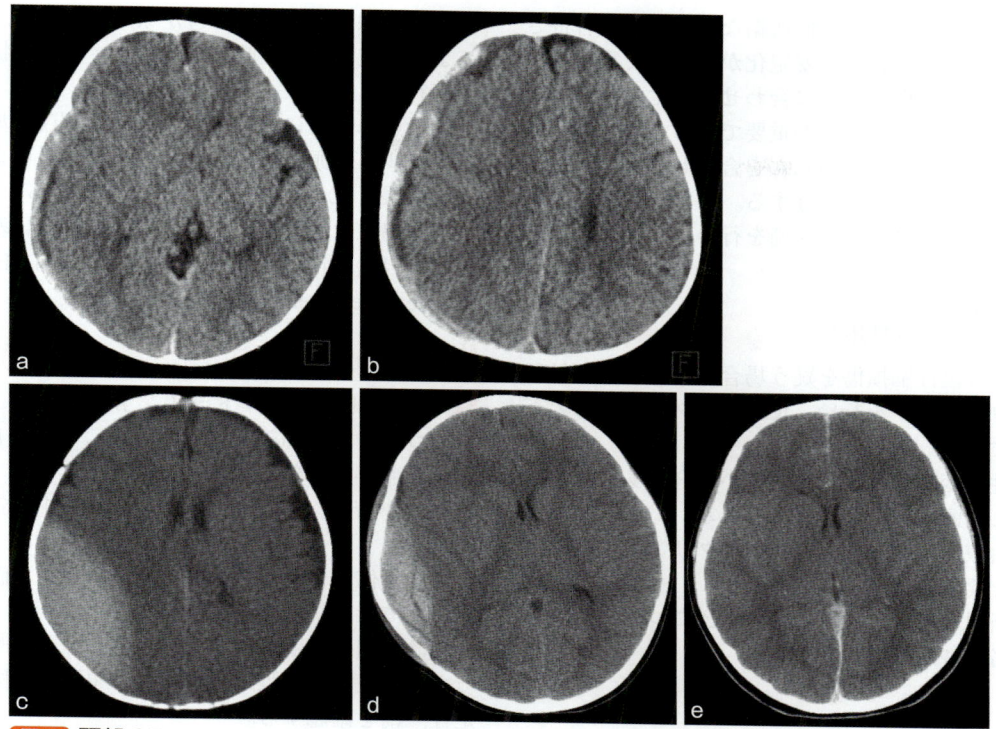

**図1** 頭部CT

a, b：急性硬膜下血腫。右前頭部から側頭部にかけて混合吸収性の硬膜下血腫を認め，中心線偏移を伴う。
c, d：急性硬膜外血腫。c：右頭頂部に凸レンズ型の血腫。d：右側頭部に凸レンズ型の血腫。
e：びまん性軸索損傷。半球間裂に外傷性くも膜下出血を認める。

ともあるため，より長く経過観察する傾向にある。
**2** GOS（Glasgow Outcome Scale）がよく用いられる。小児には小児用脳機能カテゴリースケール（Pediatric Cerebral Performance Category Scale）が用いられることが多い。

### 経過観察のための検査・処置

**1** 出血性病変のある場合：CTを受傷後3時間，翌日，4〜5日目，7日目と実施しながら高吸収域が等吸収域となることを確認する。また浮腫が低吸収域として描出されるが，浮腫に伴い正常構造が偏移している場合は，さらにCTあるいはMRIを追加する。
**2** 脳波検査：脳損傷の解剖学的診断後6か月程度で，機能的評価として脳波検査を行うとよい。抗けいれん薬継続の要否や成長発達予測に有用である。
**3** 頭蓋内圧モニタリング（intracranial pressure：ICP）：GCS 8点あるいはそれ以下の重症例の場合，ICPモニタリングによる治療ガイドラインが広く知られており，特に系統だった集合治療に有効と考えられて

おり，保険収載されている。

### 治療法ワンポイント・メモ

**1**「頭部外傷治療・管理のガイドライン（第4版）」は最新の知見が包括的にまとめられた指針であり，大変わかりやすい。
**2** 外傷性脳損傷が診断された場合，自施設で対応するか，高次機関に転院搬送するか事前に取り決めを行う。重症化してからの転院搬送は転帰に影響すると考えられている。
**3** 薬物療法：重症例に対する集中治療において，薬物療法は中心的役割を果たす。特に高浸透圧利尿薬，鎮静鎮痛薬，筋弛緩薬は急性期頭蓋内圧亢進の治療薬として頻用されている。抗けいれん薬の積極的使用が近年推奨されており，特に小児例において脳波モニタリングを活用しながら投与される。

### さらに知っておくと役立つこと

**1** 外傷性脳損傷の治療の主眼は，「二次性脳損傷の進展を防止すること」にあり，低酸素，低血圧，高

炭酸ガス血症，高血糖・低血糖などの病態を合併させないような全身状態の安定化がきわめて重要であるため，頭部外傷の観察に合わせて蘇生の基本を念頭において診療することが重要である。

❷1分以上持続するけいれんを合併した場合は，積極的に抗けいれん薬を投与する。呼吸抑制が懸念される場合には気管挿管の準備を行い，呼吸補助に努める。

## 専門医へのコンサルト

❶急性期外傷性脳損傷を疑う場合，必ず脳神経外科医へのコンサルトを行い，ICP モニタリングの要否を検討する。

❷出血性病変の進行は予期しない場合があり，入院後急変し開頭術を要することもある。

❸集中治療室に収容し，ICP モニタリング下に綿密な観察を要する。

❹画像所見の解釈や MRI 適応などについては，必ず受傷当日に確認する。

# 顔面外傷
Facial Injury

葉 季久雄　平塚市民病院・救急科・救急外科部長（神奈川）

頻度 よくみる

GL ・改訂第 6 版 外傷初期診療ガイドライン JATEC（2021）
・改訂第 3 版 外傷専門診療ガイドライン JETEC（2023）

## 診断のポイント

❶触診は必須で，圧痛，感覚障害，顔面骨の軋音，開口・咬合障害を確認する。

❷感覚器（視覚・聴覚・嗅覚）損傷の評価を行う。

❸鼻腔，口腔，外耳道の評価を行う。

❹顔面骨の評価（画像）を行う。

## 緊急対応の判断基準

❶気道閉塞の解除と大量出血のコントロールが最優先。

❷鼻出血，口腔出血，下顎骨骨折に伴う舌根沈下が気道閉塞を惹起し，気道確保を要する。意識障害を併発している場合や，止血処置を要する出血は確実な気道確保を行う。

❸気道確保は経口気管挿管が原則であるが，喉頭鏡による気道確保困難時は，躊躇せず輪状甲状間膜切開を行う。

❹大量の鼻出血に対しては，前方，後方（バルーンカテーテルを咽頭に挿入し，バルーンを膨らませて軽く引っ張る）からのパッキングで止血する。

❺口腔出血は圧迫および縫合にて止血を試みる。アプローチが困難な場合，動脈塞栓術（TAE：transcatheter arterial embolization）を行う。

## 症候の診かた

❶「外傷初期診療ガイドライン JATEC」の ABCDE アプローチ（A：気道，B：呼吸，C：循環，D：中枢神経障害，E：全身の露出と保温）に則り Primary survey を行い，生命に危機を及ぼす損傷を検索する。

❷頸椎損傷が併存していることがあり，評価が完了するまでは頸椎を愛護的に扱う。

❸視診で損傷が明らかなこともあるが，触診は必須である。圧痛，腫脹，感覚障害，顔面骨の軋音・安定性，創を確認する。

❹早期に視機能（視力，眼球周囲所見，視野，眼球運動，瞳孔所見，複視の有無）の評価を行う。

❺開口障害，咬合障害の有無を確認する。

❻頬部，顎下部に創がある場合は唾液腺損傷を，眼瞼内眼角部に創を有する場合は涙小管損傷の可能を考える。

❼顔面の片側麻痺があり，耳下部から外眼角部に創を有する場合，末梢性顔面神経麻痺の可能性を念頭におく。

❽眼窩周囲（パンダの眼徴候），耳介後方の乳様突起部（バトル徴候）の皮下出血斑は頭蓋底骨折の合併を示唆する。

❾鼻出血，外耳道出血がある場合は，髄液瘻，鼓膜損傷の合併を検索する。

## 検査所見とその読みかた

❶CT 検査を行い，水平断，冠状断，矢状断，3D で再構築画像を評価する。
　❶頭蓋底骨折の評価を行う。
　❷眼窩骨折の評価，眼球の評価，外眼筋の骨折部への嵌頓の有無を評価する。
　❸上顎骨骨折は Le Fort 分類に基づいて評価を行う。
　❹開口障害・咬合障害がある場合，下顎骨骨折を評価する。

**❺**視神経管骨折の有無を確認する。

**❷**出血が顕著な場合，造影 CT 検査を行う。

**❸**外傷後に眼球突出，結膜充血，血管雑音，頭痛などの症状がある場合，内頸動脈海綿静脈洞瘻を疑う。

## 確定診断の決め手

視診（腫脹，変形），触診（圧痛，出血，視機能など），CT 検査結果を踏まえて診断する。

## 誤診しやすい疾患との鑑別ポイント

**❶**「症候の診かた」の**❽**，**❾**を参照。頭部外傷の合併を見逃すことがある。

**❷**視機能が低下している場合，視神経管骨折を見逃すことがある。

## 確定診断がつかないとき試みること

**❶**CT 検査は水平断，冠状断，矢状断，3D で再構築し評価を行う。

**❷**視機能の異常は視神経の異常に基づく場合がある。CT 画像を見直し視神経の走行に沿った評価を行う。

## 合併症・続発症の診断

生命に危機を及ぼす外傷を併発していることもある。ABCD の異常が出現すれば，まず ABCD の安定化をはかる。

## 予後判定の基準

**❶**気道閉塞徴候があれば直ちに気道確保を行う。

**❷**感覚器損傷は生命には直結しないが，見落とした場合は生活の質を著しく低下させる。視覚，聴覚，嗅覚の評価を行う。

## 専門医へのコンサルト

**❶**視機能に異常がある場合　眼球の損傷（→眼科），視神経が走行する視神経管骨折（→形成外科もしくは脳神経外科），外眼筋の嵌入を伴う眼窩下壁骨折（→形成外科）では早期に手術が必要となる。

**❷**唾液腺，唾液腺管，涙小管，顔面神経損傷を疑う場合。

# 頸椎・頸髄損傷
## Cervical Spine and Spinal Cord Injury

**武田 宗和**　東京女子医科大学臨床教授・救急医学

**頻度**　**ときどきみる**〔100 万人あたり，年間 49 人（2018 年日本脊髄障害医学会 外傷性脊髄損傷全国疫学調査）〕

## 診断のポイント

**❶**平地での転倒（特に顔面の外傷），交通事故，高所からの転落外傷などにより，機械的外力が頸部に加わったのち，新たに生じた，四肢・体幹の感覚異常，筋力低下，腱反射の異常。

**❷**臥位での頭部の挙上困難。

**❸**頸部を自発的に動かすことで生じる疼痛や四肢の知覚異常。

**❹**球海綿体反射（直腸指診をしながら，亀頭部または陰核に刺激を加えることで，肛門括約筋反射が収縮する）の消失，および，肛門反射（肛門に入れた示指で肛門粘膜を刺激すると，肛門括約筋が収縮する）の消失。

## 緊急対応の判断基準

**❶**C3 レベルに達する頸椎・頸髄損傷で呼吸筋麻痺が生じている場合，人工換気を考慮する。

**❷**神経原性ショックに対しては，急速輸液を行い，低血圧を防止する。

**❸**上記**❷**で反応がみられない場合，収縮期血圧 90 mmHg 以上を目標にドパミンを使用する。

**❹**高度な徐脈（40 回/分以下）に対しては，アトロピン硫酸塩を投与する。

## 症候の診かた

**❶**完全脊髄損傷では，損傷を受けた髄節以下の感覚・運動機能が完全麻痺となる。

**❷**肛門周囲の感覚（S4〜S5）や肛門括約筋の随意収縮（S4〜S5）が残存する仙髄回避（sacral sparing）を認めれば，不全麻痺と判断する。

**❸**中心性脊髄損傷では，下肢に比べて上肢に強い運動麻痺とさまざまな感覚障害が出現する。

**❹**脊髄損傷の重症度評価として ASIA（American Spinal Cord Injury Association）機能障害スケール〔A：完全麻痺，B：感覚のみ残存，C：損傷レベル以下の主要筋群の過半数で徒手筋力テスト（MMT）が3 未満，D：損傷レベル以下の主要筋群の過半数で

MMT が 3 以上，E：麻痺なし〕を用いる。

**5** 神経症状は経時的に変化するため，繰り返し評価することが肝要である。

### 検査所見とその読みかた

**1** 頸椎 X 線だけでは見落とされる部分もあるため，頸椎 CT は必須である。骨折・脱臼所見がなければ，頸椎損傷は否定される。

**2** 麻痺，知覚障害がみられる場合，MRI の STIR 像で脊髄の信号変化や圧迫所見を確認する。

### 確定診断の決め手

髄節に一致した神経所見がみられれば診断は確定する。

### 誤診しやすい疾患との鑑別ポイント

**1** 脊髄血管障害（硬膜外血腫など），頸椎・頸髄腫瘍：丁寧な問診を重ねて，受傷機転として頸部への機械的外力がないか確認する。

**2** 頭部外傷を合併する意識障害患者：積極的に CT 検査を実施し，頸椎・頸髄の病変を検索する。

**3** 脊髄ショックの合併例：一過性にすべての脊髄反射機能が消失し，完全麻痺や不全麻痺の診断が困難となるため，球海綿体反射，または，肛門反射が出現（ショックから離脱したと考えられる）する時期に再評価する。

### 確定診断がつかないとき試みること

患者要件で MRI が実施できない場合，CT と臨床診断から判断する以外にはない。

### 合併症・続発症の診断

**1** 急性期の転院搬送では，脊髄の 2 次損傷を起こさないように頸部・体幹を固定する。

**2** 頸椎損傷の約 10％で遠隔部位に脊椎損傷が同時に発生するため，全脊椎を評価する。

### 経過観察のための検査・処置

**1** 頸椎・頸髄損傷が否定されるまでは，原則，頸椎カラーを継続して検査・処置を進める。

**2** 完全型や重症例の急性期は呼吸・循環の全身管理が必要となるため，ICU 管理が可能な医療機関への搬送を検討する。

### 治療法ワンポイント・メモ

**1** 頸椎脱臼は，頭蓋直達牽引による非観血的整復を行う。

**2** 骨傷を伴う頸髄損傷では，可及的早期の神経除圧が麻痺の改善度に有効である。

**3** 急性期に限らず，体位変換，頸部の刺激による迷走神経反射で，突然の心停止に至ることがあり，症状が繰り返しみられる場合は，薬物療法やペースメーカによる治療を要する。

### 専門医へのコンサルト

診断がつき次第，整形外科医と協働で治療にあたる。

---

# 心タンポナーデ
## Cardiac Tamponade

渋沢 崇行　国立病院機構熊本医療センター・救命救急センター長

（頻度）**あまりみない**

### 診断のポイント

**1** 心嚢液貯留によって閉塞性ショックに陥っているものを心タンポナーデという。

**2** 心タンポナーデ以外のショックが合併している可能性も考慮する。

**3** 急性（出血）か慢性（非出血性）かを意識する。

**4** 超音波検査で心嚢液貯留を確認する。

### 緊急対応の判断基準

**1** 心タンポナーデは全例高次医療機関に緊急で転送すべき病態である。

**2** 心タンポナーデと診断したら，転送前に可能であれば心嚢穿刺やドレナージを行う。

**3** 急性出血による心タンポナーデに対して心嚢穿刺を施行すると，さらに出血が助長される可能性がある。

**4** 高次医療機関では心嚢穿刺に引き続いて剣状突起下心膜開窓術，開胸手術による心膜切開が必要になる。

### 症候の診かた

**1** 身体所見として Beck の 3 徴（頸静脈怒張，血圧低下，心音減弱）が古典的に有名である。

**2** 奇脈（吸気時に収縮期血圧が 10 mmHg 以上低下する），Kussmaul サイン（吸気時に中心静脈圧が上昇する），中心静脈圧上昇にもかかわらず脈圧が 30

mmHg 以下といった所見もあるが，観血的動脈圧および中心静脈圧測定を行っている環境下でないと評価できない。

❸循環血液量減少を合併していれば頸静脈は必ずしも怒張しない。

❹ショックの徴候（皮膚の冷感・湿潤，頻脈，毛細血管再充満時間2秒以上，意識変容，血圧低下）があり，超音波検査で心囊液貯留があれば診断できる。

### 検査所見とその読みかた

❶超音波検査では心臓と心外膜の間に心囊液によるエコーフリースペースが出現する。心筋は拡張障害をきたす。下大静脈径は拡張し，呼吸性変動は低下する。超音波プローブはコンベックス型・セクタ型どちらでもよく，胸壁あるいは心窩部から評価する。

❷ 12 誘導心電図では低電位を認めることがある。

❸胸部 X 線では診断できない。

❹ショック状態で CT 検査を行ってはならないが，CT でも心囊液の有無は診断可能である。

### 確定診断の決め手

❶胸部外傷（鈍的か鋭的かを問わず）や胸痛をきたす内因性疾患（急性大動脈解離や急性心筋梗塞）があり，ショック状態で，超音波検査で心囊液貯留を認めれば確定診断となる。

❷慢性の心囊液貯留でも，ショック状態であれば確定診断となる。

### 誤診しやすい疾患との鑑別ポイント

❶閉塞性ショック

❶緊張性気胸（⇨ 445 頁）：一側の気胸により縦隔が健側へ圧排されショック状態となる。心囊液は認めない。

❷肺塞栓症（⇨ 838 頁）：肺動脈内の血栓により右心拍出が障害されショック状態となる。心囊液は認めない。

❷心原性ショック：急性心筋梗塞（⇨ 774 頁）などで心筋の収縮力自体が低下してショック状態となる。心破裂や大動脈解離（⇨ 842 頁）があれば心囊液貯留を合併することもある。

### 確定診断がつかないとき試みること

❶他のショックの原因を探索する（出血性ショック，脱水による循環血液量減少性ショック，前述した閉塞性ショックおよび心原性ショック，神経原性ショック，敗血症性ショック，アナフィラキシー

ショック）。

❷超音波検査を繰り返し行う。

### 合併症・続発症の診断

❶心損傷による心タンポナーデの場合，隣接臓器の損傷（肺・肋骨・胸骨・気管・食道・縦隔・横隔膜・胃・肝臓）を必ず精査する。不整脈や脚ブロックをきたすこともあり，12 誘導心電図を施行する。採血で心筋マーカーを測定することも有用である。

❷突然の心停止に備え，蘇生器具や除細動器を準備する。

❸慢性の心囊液貯留については，その原因疾患を精査する。

### 治療法ワンポイント・メモ

❶心囊穿刺は心タンポナーデの一時的な解除を目的としており，根治術ではない。

❷ドレナージチューブを心囊内に留置した場合は，バイタルサインをみながらドレナージ量を調整する。ドレナージし続けると出血が増加することがあるためである。

❸剣状突起下心膜開窓術や開胸による心膜切開は高次医療機関で行う。

### 専門医へのコンサルト

❶心タンポナーデを診断あるいは疑ったら，直ちに高次医療機関へコンサルトするべきである。

❷可能であれば心囊穿刺か心囊ドレナージを行い，バイタルサインを維持しながら高次医療機関へ搬送する。

# 高血圧緊急症

Hypertensive Crisis

武田 聡　東京慈恵会医科大学主任教授・救急医学

頻度 ときどきみる
GL 高血圧治療ガイドライン 2019

### 診断のポイント

高血圧緊急症とは，血圧の高度上昇（多くは 180/120 mmHg 以上）によって，脳，心臓，大血管，腎臓などの標的臓器に急性の障害が生じ，急速に進行する病態であり，迅速に診断して直ちに降圧治療を開始しなければならない。

## 症候の診かた

❶具体的には，高血圧性脳症〔PRES（posterior re-versible encephalopathy syndrome）を含む〕，高度の高血圧を伴う脳出血，急性大動脈解離を合併した高血圧，重症高血圧による肺水腫を伴う急性心不全，高度の高血圧を伴う急性冠症候群，褐色細胞腫クリーゼなどが高血圧緊急症にあたる。

❷身体診察では標的臓器に焦点をおき，神経学的診察，心血管系の診察，さらに眼底検査などを行う。意識障害，けいれん，片麻痺などの中枢神経系の異常は高血圧性脳症や脳卒中が示唆される。胸痛は急性冠症候群を，また血圧の左右差や痛みの移動は急性大動脈解離が示唆される。頸静脈怒張，肺底部の断続性ラ音，およびⅢ音の聴取は急性心不全に伴う肺水腫が示唆される。眼底の異常（出血，軟性白斑，網膜浮腫，乳頭浮腫など）の確認も忘れてはならない。

❸また妊婦における子癇や妊娠高血圧症候群にも注意が必要である。これらの高血圧緊急症では入院治療が原則であり，経静脈的に降圧薬を投与して降圧をはかる。

## 検査所見とその読みかた

❶臓器障害の有無の判断のため，12誘導心電図検査，血液検査（血清BUN，血清Crなど），尿検査などが行われる。神経学的所見を認める患者では，脳症や脳卒中を疑い頭部CTや頭部MRIが必要である。胸痛や呼吸困難を訴える患者では，急性冠症候群や急性大動脈解離を疑い12誘導心電図検査や胸部X線・胸部CT検査が必要である。

❷標的臓器障害を示唆する心電図異常としては左室肥大や虚血性変化などがある。腎障害に典型的な尿検査異常には，赤血球，赤血球円柱，蛋白尿などがある。

## 確定診断の決め手

著しい血圧上昇と臓器障害があれば確定診断は容易である。

## 誤診しやすい疾患との鑑別ポイント

高血圧緊急症であるかどうかは血圧レベルだけで判断すべきではない。血圧が異常高値であっても臓器障害の急速な進行がない場合は高血圧切迫症とされる。この場合，緊急な降圧による生命予後改善を証明した報告はなく，緊急降圧の対象とはならない。

したがって緊急症か切迫症かの判断が重要となる。

## 治療法ワンポイント・メモ

❶高血圧緊急症では，直ちに経静脈的に降圧薬を開始し，集中治療室などで循環動態をモニタリングする。

❷血圧の急激な低下に起因する臓器虚血を回避するため，推奨される降圧目標は，初めの1時間以内には平均血圧25％未満の低下，次の2〜6時間で160/100 mmHg程度までの降圧，を目標とする。

# フレイルチェスト
Flail Chest

山元 良　慶應義塾大学・救急医学

（頻度）あまりみない

## 診断のポイント

❶胸部の鈍的外傷患者。
❷受傷エネルギーが大きい。
❸胸部視診にて胸壁の部分的な奇異性運動（吸気時に陥凹）を認める。
❹同部位に強い圧痛と肋骨（胸郭）の動揺性を認める。
❺胸部X線写真で多発肋骨骨折を認める。

## 緊急対応の判断基準

❶自発呼吸時に激しい胸郭の痛みを生じるため，呼吸不全に陥ることが多い。十分な疼痛コントロールを行っても呼吸状態が安定しない場合は，気管挿管を行い人工呼吸器管理とする。

❷外傷性血気胸や胸腔内臓器損傷を合併することが多く，フレイルチェスト以外の呼吸不全の検索や，胸腔内出血への対応を遅延なく行う必要がある。

## 症候の診かた

❶胸壁の部分的な奇異性運動，胸部の強い圧痛，胸郭の動揺がフレイルチェストの特徴的な所見であるが，合併する外傷によって意識障害を認めることも多く，それらの身体所見をとらえることができないこともある。

❷高エネルギー外傷で受傷することが多く，初期蘇生中に撮影する胸部X線写真で多発肋骨骨折を認める場合，上記身体所見の有無に注目すべきである。

## 検査所見とその読みかた

❶胸部 X 線写真で多発肋骨骨折を認める場合，フレイルチェストを疑う。外傷性気胸・外傷性血胸にも合併することがあり，胸部 X 線写真でそれらを認めた場合，胸部 CT 検査にてフレイルチェストの検索を行う。

❷胸部 CT 検査では，隣り合う 3 本以上の肋骨にそれぞれ 2 か所以上の骨折があるかを検索する。

## 確定診断の決め手

❶身体所見にて胸壁の部分的な奇異性運動と胸郭の動揺を認める。

❷胸部 CT 検査では，隣り合う 3 本以上の肋骨にそれぞれ 2 か所以上の骨折を認め，同部位が自発呼吸下で奇異性運動を認める（背側の肋骨骨折では，隣り合う 3 本以上の肋骨にそれぞれ 2 か所以上の骨折を認めていても，臨床的にフレイルチェストを発症しないことがある）。

## 誤診しやすい疾患との鑑別ポイント

❶多発肋骨骨折
　❶隣り合う 3 本以上の肋骨にそれぞれ 2 か所以上の骨折があるが，動揺性がない。
　❷隣り合う 3 本以上の肋骨にそれぞれ 2 か所以上の骨折がない。
❷胸部打撲
　❶肋骨骨折がない。
　❷胸郭の動揺性がない。
　❸呼吸時の奇異性運動がない。

## 確定診断がつかないとき試みること

❶胸部 CT 検査を行い，隣り合う 3 本以上の肋骨にそれぞれ 2 か所以上の骨折を検索する。

❷上記所見を認めた場合，胸郭の動揺性の有無を確認する。

## 合併症・続発症の診断

❶疼痛による呼吸不全に陥る頻度が高く，十分な疼痛管理を行う。

❷合併する胸部外傷の頻度が高く，それらの治療を行う。

❸疼痛による吸気努力の低下から，無気肺や肺炎を続発することが多い。

## 経過観察のための検査・処置

❶呼吸循環モニタリングを必ず行う。

❷十分な疼痛コントロールを行う。

❸フレイルチェストによる呼吸不全を認めた場合，遅延なく気管挿管を行い，人工呼吸器管理を開始する。

## 治療法ワンポイント・メモ

❶疼痛管理が非常に重要であり，人工呼吸器管理下であっても硬膜外麻酔などによる疼痛管理を積極的に検討する。

❷人工呼吸器管理開始後にフレイルチェストが診断されることもあり，その場合も疼痛・呼吸管理が必要となる。

## 専門医へのコンサルト

　フレイルチェストは重症外傷であり，重症外傷の管理が可能な専門医（外傷専門医など）へのコンサルトが必須である。

# 窒息
Asphyxia

竹内 一郎　横浜市立大学主任教授・救急医学

（頻度）ときどきみる

❶窒息は乳児と高齢者に多い疾患であり，脳虚血に陥ると数分で不可逆的障害となることから初期対応がきわめて重要である。医療者はその対応に精通しておく必要がある。

❷乳児の死亡の原因で一番多いのが窒息で，その 80% 程度を占めていて，原因となるものは，あめ玉・タバコ・玩具・硬貨・ビー玉となっている。乳幼児は近くにあるものを口にいれる習性があることから，周囲の人がこれら誤嚥，窒息する危険がある物体をあらかじめ認識し，近くに置かないという予防策の実行が求められる。

❸一方で，高齢者においても窒息の症例が増加している。厚生労働省の統計では，近年わが国での交通事故死亡者は漸減しているのに対して，窒息による死亡は年々増加している。わが国の人口の高齢化に伴い，老人保健施設や自宅での高齢者の窒息が増えている。脳梗塞後遺症による嚥下障害，意識障害があるような患者では食事介助にも注意を要する。ま

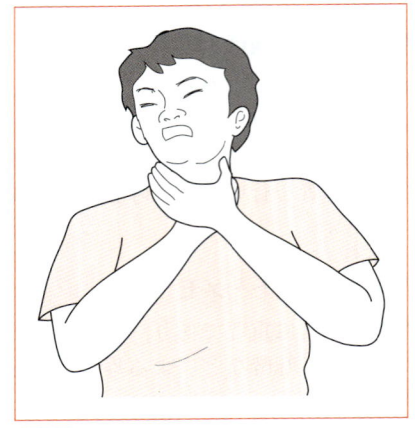

**図1** 窒息のサイン

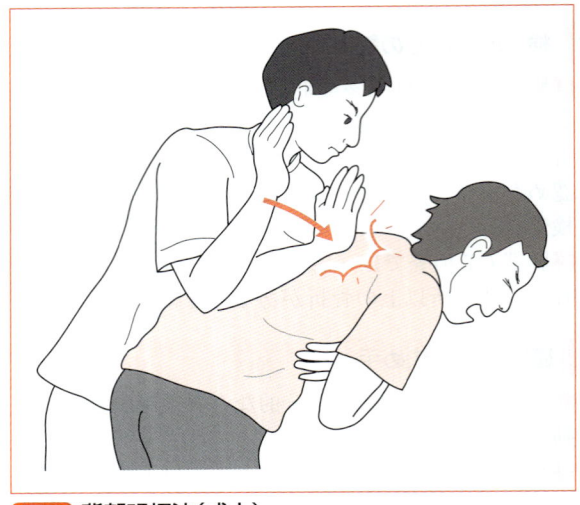

**図2** 背部叩打法（成人）

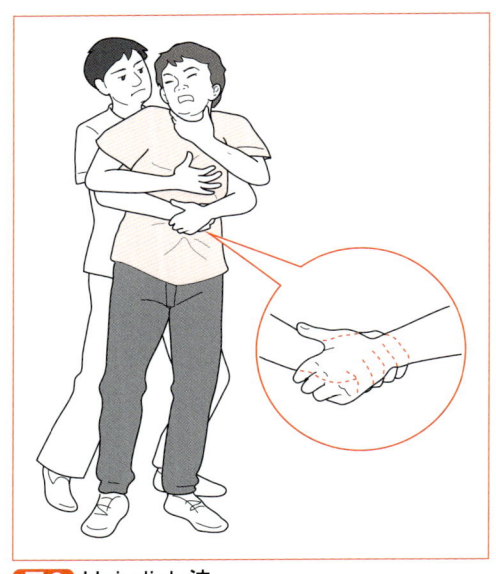

**図3** Heimlich法

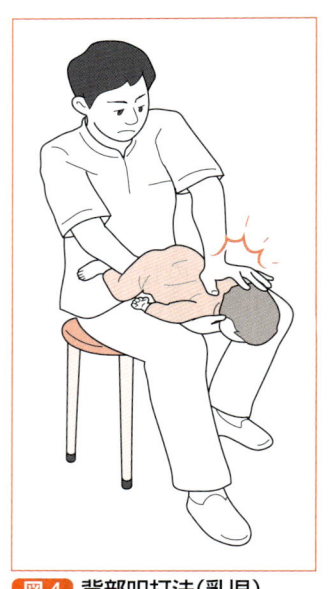

**図4** 背部叩打法（乳児）

た窒息が発生した際には，下記の項目のように異物除去をすみやかに行える知識と技術が介護者にも求められている。

## 診断のポイント

窒息のサイン（親指と人差し指で喉をつかむ仕草で，これをチョーキング・サインという。**図1**）は世界共通のものである。窒息の徴候を呈する人をみればすみやかに以下の初期対応を実行することが重要である。その後意識がなくなれば，異物除去に固執

せずに，遅滞なく心肺蘇生法に移行しなければならない。

**１** 意識があれば，最初に背部叩打法（**図2**）を行い，その後Heimlich（ハイムリック）法を行う（**図3**）。

**２** 1歳未満の乳児の窒息の場合Heimlich法は行わず，背部叩打法のみを行う。乳児では体幹部を頭を下向きのうつぶせ姿勢にし，大人の膝の上へ乗せた状態で背部を強く叩く（**図4**）。

## 緊急対応の判断基準

❶傷病者の意識があれば窒息の原因となっている異物除去を目的に，背部叩打法と Heimlich 法を行う。
❷体への酸素供給ができなくなれば皮膚の色が紫へ変化してくるが，これはきわめて危険なサインととらえなければならない。その後意識消失をきたせばすみやかに心肺蘇生法へ移行し，以後絶え間なく心肺蘇生法を継続する。

## 症候の診かた

❶チョーキング・サインを有する傷病者を発見した場合には，異物除去を試みながら意識状態の増悪にも注意を払う。
❷背部叩打法を行う途中で患者が意識を消失したら，すみやかに胸骨圧迫の心肺蘇生法に移行する。

## 検査所見とその読みかた

❶窒息は緊急対応が求められる病態である。検査を行う前にまず異物除去の背部叩打法，Heimlich 法を優先して行う。
❷異物除去のあとは肺胞出血や肺水腫，腹部臓器損傷の可能性があるので入院のうえ，経過観察するのが望ましい。

## 確定診断の決め手

❶異物を除去できれば原因ははっきりするが，小児でピーナッツ誤飲による窒息などでは，窒息は解除できたとしても異物が奥に入り込んでしまうことがある。
❷その場合は CT による部位同定，その後気管支鏡による異物除去も検討する。ただし，CT 画像においてもピーナッツなどの異物と喀痰との鑑別が難しい場合もある。

## 誤診しやすい疾患との鑑別ポイント

急性喉頭蓋炎（⇨ 1610 頁）は喉頭の強い痛みや嚥下困難から病態の急激な進行がみられ，最悪の場合には窒息に至る。短時間で窒息に陥る可能性があるのですみやかな気管挿管による気道確保，それも間に合わない，あるいは上気道の狭窄が強い緊急時には輪状甲状靱帯切開による気道確保が必要である。

## 確定診断がつかないとき試みること

❶意識がなくなれば胸骨圧迫による心肺蘇生法を続けることが最も重要である。

❷異物除去に固執しない。異物を除去しようとしてむしろ奥に押し込んでしまうことがある。

## 治療法ワンポイント・メモ

Heimlich 法は妊婦には禁忌である。また，それにより異物を除去できたとしても腹部臓器損傷の可能性があるため（Intern Med J 48: 1272-1273, 2018, Resuscitation 156: 174-181, 2020），CT などで画像検索をしながら入院して経過観察することが望ましい。

# 緊張性気胸
## Tension Pneumothorax

栗原 智宏　国立病院機構東京医療センター・救急科科長

**頻度**　自然気胸の発症率は 10 万人あたり男性で 7.4 人，女性で 1.2 人との報告（Am Rev Respir Dis 120: 1379-1382, 1979）や，10 万人あたり 22.7 人で男性は女性の 3.3 倍の発症率であるとの報告（Thorax 70: 653-658, 2015）があるが，緊張性気胸に限った頻度に関する報告は一定しない。

## 診断のポイント

❶症状：呼吸苦・胸痛・動悸・呼吸促迫など。
❷身体所見：ショック，片側の胸部膨隆や頸静脈怒張，気管偏位，皮下気腫，呼吸音の減弱または消失，打診での鼓音，酸素化の低下。
❸意識障害など自覚症状を訴えられない場合も，典型例では身体所見から診断可能。

## 緊急対応の判断基準

❶疑えば全例緊急対応が必要である。
❷14 G より太く，胸壁を貫通可能な十分な長さの穿刺針で脱気する（Can J Surg 53: 184-188, 2010）。
❸基本的には，続いてすみやかな胸腔ドレーン留置を行う。
❹穿刺針による脱気は，臨床的に有効な効果が得られない場合も多い。

## 症候の診かた

❶自然気胸でも外傷性でもなりうる。
❷典型例では症候と身体所見から診断する。
❸ショックの程度は一定しない。

445

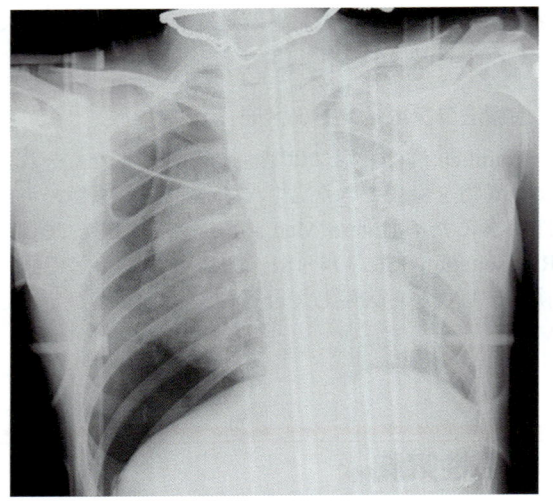

**図1** 緊張性気胸の胸部 X 線写真

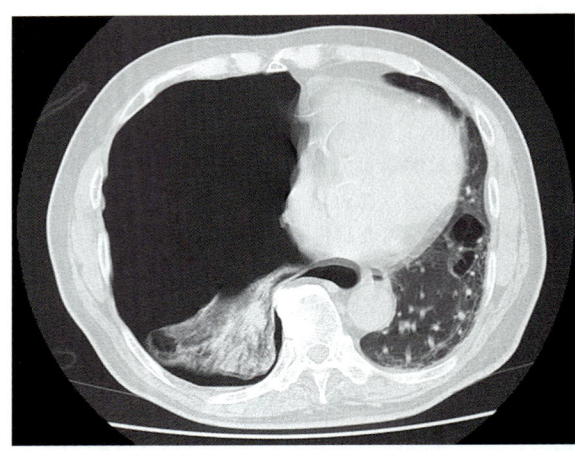

**図2** 緊張性気胸の胸部 CT 像

❹胸腔内圧がわずかな上昇の場合，重篤なショックにはならず，超音波検査や胸部 X 線検査が行われる場合がある。

### 検査所見とその読みかた

　実際には身体所見のみでは診断に迷う場合もある。
❶超音波検査による lung sliding の消失確認。
❷胸部 X 線写真（図 1）。
❸胸部 CT（施行の際には細心の注意が必要）（図 2）。

### 確定診断の決め手

❶穿刺針の挿入時，または胸腔ドレーン挿入時に胸腔を開放した際，脱気音が聞こえる。
❷治療とともに確定診断となる。

### 誤診しやすい疾患との鑑別ポイント

❶外傷症例では気胸（⇨ 948 頁）に出血性ショックを合併し，緊張性と迷う場合がある。
❷緊張性気胸と鑑別を要するような気胸はいずれにせよ胸腔ドレーン留置が必要となるので，早い段階での留置を行う。
❸心タンポナーデ（⇨ 440 頁）も鑑別疾患の 1 つで，超音波検査で鑑別が可能である。

### 確定診断がつかないとき試みること

❶非典型的でも胸部 X 線写真にてほぼ確定診断が可能である。

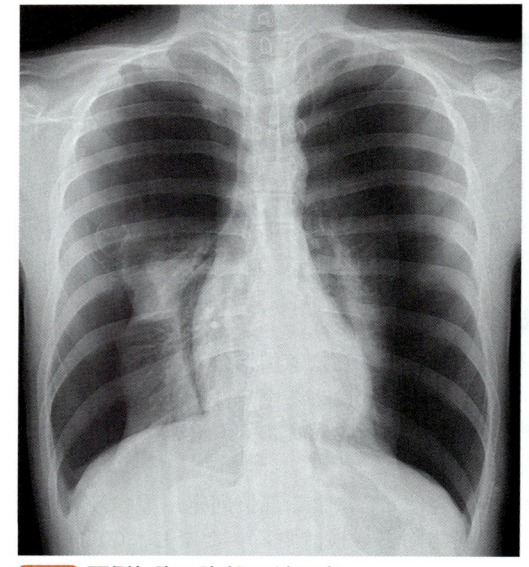

**図3** 両側気胸の胸部 X 線写真

❷循環動態が低めで安定していても急激に悪化することがあり，CT を施行する際には細心の注意が必要である。

### 合併症・続発症の診断

❶陽圧換気とする場合，わずかでも気胸があれば緊張性気胸になる可能性を考慮する。
❷両側気胸（図 3）では左右同時，もしくは続けてのドレナージを考慮。片側のドレナージ後に縦隔が圧排され，緊張性気胸になる可能性がある。

### 予後判定の基準

すみやかに緊張性気胸が解除されれば予後は良好である。

### 経過観察のための検査・処置

1 循環動態のモニタリング。
2 胸部 X 線写真。
3 胸部 CT。
改善が乏しければ追加の胸腔ドレーン留置を検討する。

# 過換気症候群
### Hyperventilation Syndrome

**本間 宙** 東京医科大学主任教授 救急・災害医学分野

(頻度) 不安障害患者の 20〜80％ に生じるとされており，頻度にはばらつきがある。女性に多くみられることが示唆されている。

### 診断のポイント

1 広く受け入れられている診断基準がなく，他疾患の除外で診断される。
2 他疾患が除外され，動脈血液学ガス分析で $PaCO_2$ 低下に伴う呼吸性アルカローシスを認めた場合に診断される（代謝性アシドーシスの呼吸性代償は否定せねばならない）。
3 呼吸困難，動悸，頭痛，めまいなど，多彩な訴えが生じうる。
4 手指の筋けいれん・硬直（いわゆるテタニー）症状は 10％ 以下との報告もあり，決して多い随伴症状ではない。

### 緊急対応の判断基準

1 気道閉塞の有無。
2 低酸素血症・高炭酸ガス血症の有無。
3 循環不全の有無。
4 JCS Ⅲ桁以上の意識障害の有無。

### 症候の診かた

まずは，「過換気症候群だと決めてかからないこと」が重要であり，他疾患が背景にある可能性を前提に診察を行う。診察を行う際は，患者本人の不安を除くべく，高圧的にならないように留意した声か

けも重要である。

### 検査所見とその読みかた

動脈血液ガス分析で $PaCO_2$ 低下に伴う呼吸性アルカローシスを認められるかはポイントで，代謝性アシドーシスの呼吸性代償所見を認めた場合は，他疾患を考えなければならない。

### 確定診断の決め手

1 他疾患が除外された呼吸性アルカローシス。
2 既往歴の聴取。
3 精神的背景の関与。

### 誤診しやすい疾患との鑑別ポイント

以下の疾患などの可能性を考え，診察・検査を行い，鑑別・除外する。
1 代謝性アシドーシス（の呼吸代償）をきたす疾患
   ❶ 糖尿病性ケトアシドーシス。
   ❷ アルコール性ケトアシドーシス（⇨464 頁）。
   ❸ サリチル酸，メタノール，エチレングリコール中毒。
   ❹ 慢性腎不全（⇨973 頁）。
2 甲状腺機能亢進症（⇨1063 頁）。
3 急性冠症候群。
4 心不全（⇨762 頁，764 頁）。
5 肺塞栓症（⇨838 頁）。
6 気胸（⇨948 頁）。
7 喘息（⇨888 頁）・COPD（⇨897 頁）・窒息（⇨443 頁）。
8 敗血症（⇨1277 頁）。
9 中枢神経系疾患。

### 確定診断がつかないとき試みること

1 動脈血液ガスの分析。
2 末梢血・生化学的血液検査。
3 心電図。
4 各種画像検査。

### 合併症・続発症の診断

単純な過換気症候群では合併症・続発症をきたす可能性は少ないが，その背景疾患を見逃すことで重大な合併症や続発症をきたす可能性があることには注意したい。

### 予後判定の基準

過換気症状の収束と精神状態が安定して独歩可能

となれるかがポイントであり，基礎疾患・背景疾患がないことが帰宅させられるかの判断基準となる。

## 経過観察のための検査・処置

❶低酸素血症がないことを確認するためにも，パルスオキシメータは経過観察時の簡便かつ有用なツールになりうる。

❷また可能であれば，繰り返しての血液ガス分析は，他疾患除外の再確認や $PaCO_2$ 値の正常化確認の意味で有用である。

## 治療法ワンポイント・メモ

❶まずは，他の緊急を要する疾患を除外する。

❷過換気症候群と診断できたなら，患者の不安を取り除くような声かけを行い，ゆっくり呼吸するように指示する。

❸声かけなどの精神療法でも過呼吸が続く場合には，ヒドロキシジン（アタラックス-P注）やジアゼパム（ホリゾン注）の静注や，ベンゾジアゼピン系経口内服薬の投薬も考慮するが，呼吸抑制のリスクも考慮して，モニタリング下に使用する。

＊治療法として，過去には紙袋を患者の口にあてて呼気を再呼吸させるペーパーバッグ法が行われていた時期もあったが，重大な低酸素血症をきたすリスクがあり，最近では行われなくなっている。特に呼吸器・心血管系の基礎疾患を有する患者での低酸素血症発症のリスク，さらには代謝性アシドーシスを有する患者では呼吸代償が妨げられ，アシドーシスが急激に悪化するリスクがある。

## 専門医へのコンサルト

　過換気症候群自体での専門医へのコンサルトは不要だが，過換気が収束したあとも不安感が継続している場合や，何度も過換気を繰り返しているエピソードがある場合は，精神科・メンタルヘルス科の紹介受診を勧める。

# 腹腔内出血
Intra-abdominal Hemorrhage

船曳 知弘　藤田医科大学病院・高度救命救急センター長

**頻度** あまりみない

❶内因性疾患ではまれ。内臓動脈瘤破裂や腫瘍（肝細胞癌など）破裂，卵巣出血など。

❷腹部外傷では腹部実質臓器（肝臓・脾臓）損傷で被膜損傷があれば必発。その他，腸間膜損傷で認められる。

GL ・改訂第 6 版 外傷初期診療ガイドライン JA-TEC（2021）
・改訂第 3 版 外傷専門診療ガイドライン JETEC（2023）

## 診断のポイント

❶突然の腹痛。

❷外傷の簡易迅速超音波検査＊（FAST：focused assessment with sonography for trauma）（図 1）で陽性（腹腔内液体貯留）。

＊FAST は本来，外傷患者に対して，心嚢液貯留・腹腔内液体貯留・胸腔内液体貯留を検索するために簡易的に焦点を絞って行う検査であるが，広義的には内因性疾患における腹部のスクリーニングとしても用いられることがある。

❸繰り返し行うことで，その経時的変化を確認。

❹FAST で陽性もしくは，不明瞭な場合は造影 CT を施行。

❺常に循環状態に配慮し，診断と並行して治療を行う。

## 緊急対応の判断基準

❶循環状態が不良（頻脈，血圧の低下，脈圧の減少，皮膚の蒼白・湿潤・冷感）ならば重症（出血性ショック）と診断し緊急輸血を開始し，可能な範囲内で原因も同時並行で検索。

❷自施設で緊急開腹術など止血術が困難な場合は，治療までの時間を短縮するため早期に高次医療機関に転送する。

❸搬送中の心停止を回避するために大動脈遮断バルーン（REBOA：resuscitative balloon occlusion of the aorta）（図 2）の留置を考慮するが，これを行うため時間を浪費するようなら，施行せずに早期に転送する。

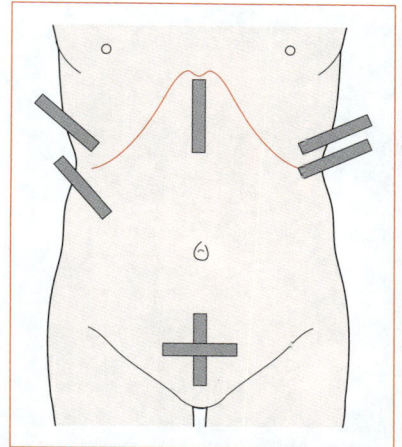

**図1** FASTにおける超音波プローブを当てる位置

FASTでは，腹腔内液体貯留以外に心嚢液貯留や両側の胸水の有無に関しても検出する。

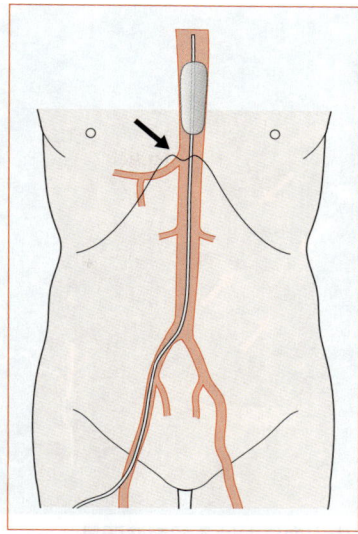

**図2** REBOAによる大動脈遮断

鼠径部の大腿動脈から挿入し，腹腔動脈（➡）よりも上流でバルーンを拡張して閉塞する。

## 症候の診かた

❶視診：腹部膨満とその経時的変化（出血量が多くないとわかりにくい）。

❷触診：腹痛の部位を確認し，圧痛や反跳痛を確認する。肝硬変などによる漏出性の腹水であれば圧痛はない。しかし，腹腔内出血であれば腹膜刺激徴候がみられることがある。

❸細菌性腹膜炎でも腹膜刺激徴候がみられる。身体所見では判別困難であるが，腹膜刺激徴候は腹膜炎のほうが強い。

## 検査所見とその読みかた

❶ FAST：腹腔内液体貯留が血液であっても無エコー領域にみえることが多い（図3）が，無エコー領域のなかに血球成分を疑うような高エコー領域が混在することがある（図4）。FAST自体による異常所見の検出率は高い。病院前で感度63％，特異度97％と報告されている（Injury 2023, Online ahead of print）。少量であれば，検出困難なこともあるが，できるだけ早期に行うことで，治療方針を決定することができる。

❷血液検査：Hbの低下，Htの低下に注意する。ただし，出血早期には血液検査で変化がみられない。

❸ CT：単純CTでは腹水（0〜20 HU程度）に比して吸収値が高い（30〜50 HU前後）（図5）。造影CTで出血源となるような臓器に着目をして観察する。内

因性疾患であれば，内臓動脈瘤や腫瘍の有無を検索する。外傷であれば，実質臓器の造影効果から損傷の有無を検索する。血管外漏出像があれば，現在進行形の出血があるので循環状態の変化に注意する。

## 確定診断の決め手

❶突然発症の腹痛（外傷であれば，受傷後からの腹痛）。

❷ FASTでの腹腔内液体貯留。

❸循環状態に猶予があれば，腹部CT。

## 誤診しやすい疾患との鑑別ポイント

❶肝硬変（⇨713頁）による腹水

　❶超音波検査での無エコー領域：血球成分は存在しないため。

　❷ CTで吸収値が尿や胆汁と同様。

　❸超音波・CTで肝臓表面の凹凸と辺縁の鈍化。

❷癌性腹水

　❶超音波検査での無エコー領域：血球成分は存在しないため。

　❷ CTで原発巣の確認。

❸細菌性腹膜炎・腸閉塞（⇨686頁）

　❶ CTで吸収値が尿や胆汁と同様。

　❷病歴の確認およびCTで腫瘍や拡張腸管の存在。

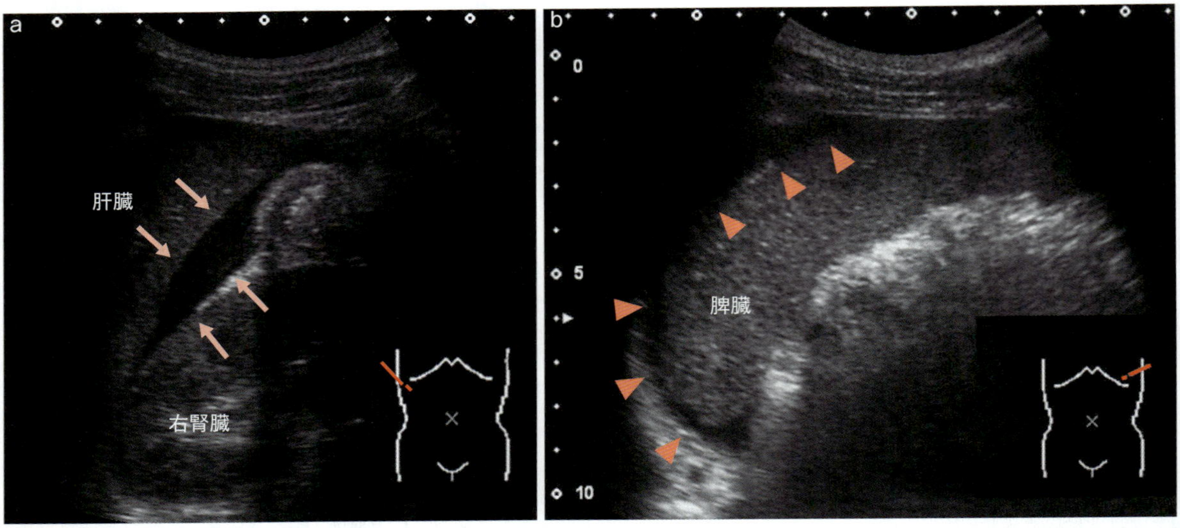

図3 腹腔内出血における超音波所見

a：肝腎境界（Morrison 窩）における液体貯留（→）が無エコー領域として描出されている。
b：脾臓周囲の液体貯留（▶）が無エコー領域として描出されている。

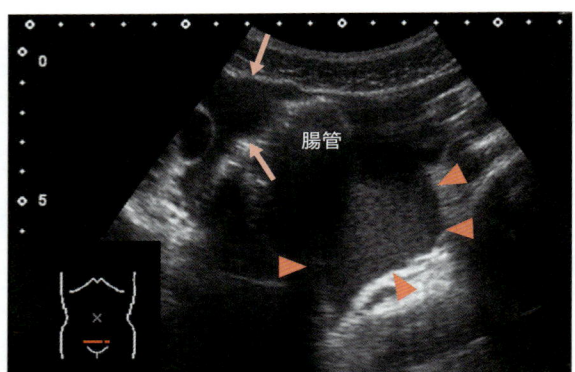

図4 Douglas 窩における腹腔内出血における超音波
所見

腹腔内液体貯留が無エコー領域だけでなく，背側に高エコー
領域が貯留している（▶）。
右側には無エコー領域の液体貯留が存在している（→）。こ
ちらも腹腔内出血である。

## 4 外傷性膀胱破裂

❶ CT で吸収値が尿と同様。
❷造影 CT の排泄相や膀胱造影で膀胱から造影剤
の流出。

### 確定診断がつかないとき試みること

❶外傷で，ごく少量の腹腔内液体貯留が認められた
場合，循環状態が安定しているのであれば，必ずし

も緊急で確定診断をつけなくてもよい。増量しない
かを身体所見，FAST もしくは CT で経過観察。
❷腹腔内液体貯留量が多く，CT で診断がつかず，
循環状態が安定しているのであれば，穿刺吸引。
❸腹腔内液体貯留量が多く，循環状態が不安定であ
れば，緊急開腹手術。

### 合併症・続発症の診断

外傷では腸管損傷を合併している可能性がある。
初診時の CT で腸管損傷を検出できる（腹腔内遊離
ガスを検出できる）のは，50％程度（Injury 46: 100-
104，2015）。経過観察を行い，発熱，腹部所見の増
悪，炎症反応の悪化があれば，早期に CT でフォロー
する。

### 予後判定の基準

循環状態が予後を左右する。止血術が遅れれば，
致命的になる。

### 経過観察のための検査・処置

❶バイタルサインの経時的変化。
❷血液検査。
❸ FAST：侵襲性はないので，繰り返しベッドサイ
ドで行う。
❹ CT：循環状態が不安定化するようであれば，CT
を施行せずに緊急止血術（経カテーテル的動脈塞栓

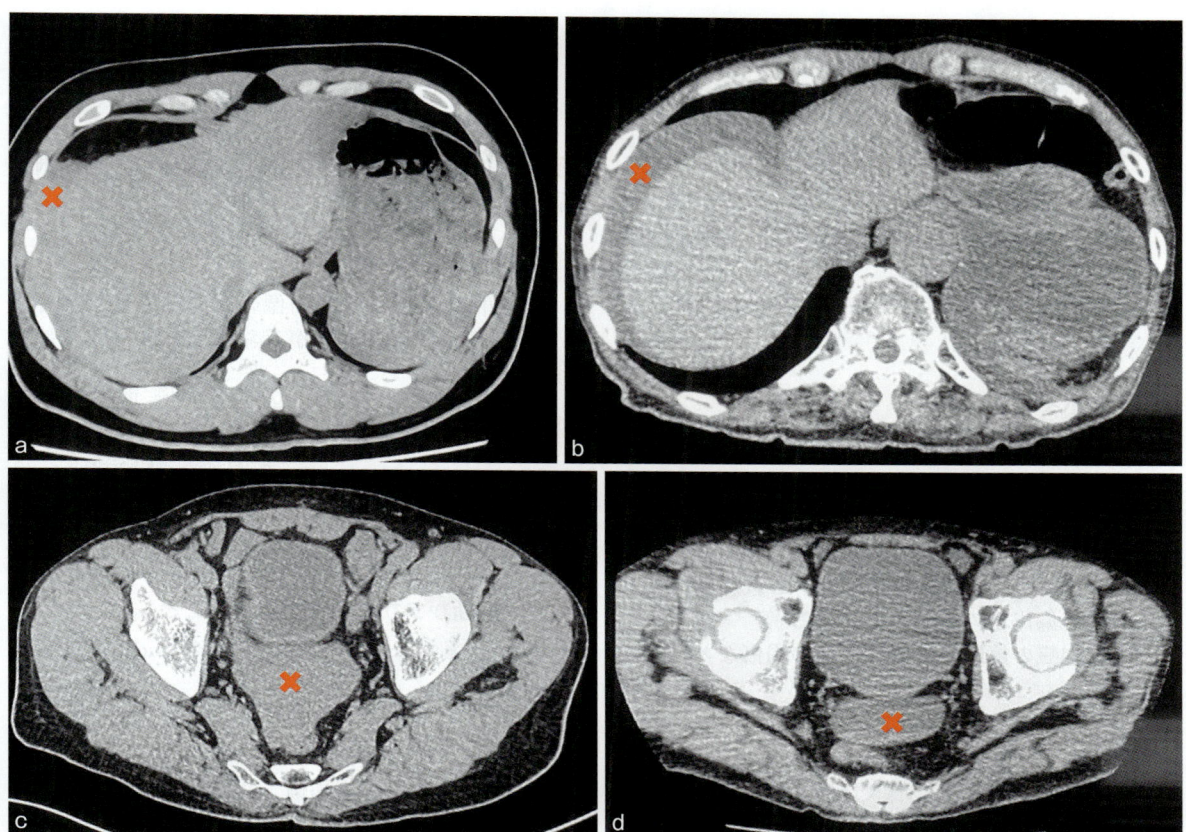

**図5** 腹腔内液体貯留の CT 値の違い(a, c：脾損傷症例, b, d：腸閉塞症例)

左図(a, c)の症例では，膀胱背側に腹腔内液体貯留(✖印)が認められ，膀胱内の CT 値に比して，液体貯留のほうが CT 値が高く(50 H.U. 程度)，腹腔内出血と考えられる。右図(b, d)の症例においても，膀胱背側に液体貯留(✖印)が認められるが，膀胱内の CT 値と同等(15 H.U. 程度)であり，腹水と考えられる。

術もしくは開腹手術)。

### 治療法ワンポイント・メモ

**1** トラネキサム酸の投与：外傷の場合は受傷早期(3時間以内)にトラネキサム酸 1 g を静注する(Crit Care Clin 33: 88-99, 2017)。

**2** 早期輸血：細胞外液の輸液で血圧を維持するのではなく，輸血の必要性を判断する。血液型判定などで時間を要するのであれば，状況により異型輸血も考慮する(施設の規定による)。

### さらに知っておくと役立つこと

**1** 抗凝固薬内服中の患者に対する中和薬の投与：ワルファリン・DOAC(直接作用型経口抗凝固薬)内服中の場合，自然止血が得られにくいため中和薬の投与を考慮する(改訂第 3 版 外傷専門診療ガイドライン JETEC)。

**2** 凝固障害の出現：外傷では線溶亢進型の凝固障害が出現しやすい。血液検査で APTT や PT ではなく，フィブリノゲン値や FDP 値を参考にする。

**3** 気管挿管：循環状態が不安定であれば，気管挿管を行い呼吸管理にも努める。気管挿管の際に鎮静薬を使用して血圧がさらに低下してしまうことに注意。

### 専門医へのコンサルト

**1** 腹腔内出血が疑われた時点で，早期に外科にコンサルト。

**2** 原因疾患が特定できれば当該診療科にコンサルト。卵巣出血であれば産婦人科など。

# 骨盤骨折
Pelvic Fracture

森下 幸治 東京科学大学教授・救急災害医学

**頻度** ときどきみる

**GL** ・改訂第6版 外傷初期診療ガイドライン JA-TEC（2021）
・改訂第3版 外傷専門診療ガイドライン JETEC（2023）

## 診断のポイント

❶骨盤骨折は出血性ショックを招く危険があり，早期の診断が重要である。
❷単純X線写真正面像で骨盤輪の不安定性を迅速に判断する。
❸造影CTでは，1）骨盤骨折の型，2）後腹膜血腫，3）造影剤の漏出像の有無を確認する。
❹小骨盤内臓の泌尿生殖器・直腸の損傷などにも注意を払う。

## 緊急対応の判断基準

❶骨盤単純X線写真正面像で不安定型骨折を認め，出血性ショックの一因となっている可能性があれば，まずは呼吸，循環の管理を行い，骨盤の簡易固定（シーツラッピングなど）や創外固定をすみやかに考慮する。
❷循環動態が不安定な骨盤骨折で経カテーテル的動脈塞栓術（TAE：transcatheter arterial embolization）が行えない場合，骨盤パッキングを考慮する。
❸造影CTにて，骨盤骨折に伴う造影剤の漏出像を伴う後腹膜出血を認めた場合には，TAEを考慮する。
❹TAEが行えないショック患者を転院搬送する場合には，REBOA（resuscitative endovascular balloon occlusion of the aorta）の挿入（後述）を考慮する。

## 症候の診かた

受傷機転（高エネルギー外傷など），主訴，理学的所見（骨盤の変形，圧痛，動揺）などを総合して判断する。

## 検査所見とその読みかた

❶まずは，単純X線写真やCTにて❶安定型骨盤骨折と❷不安定型骨盤骨折を評価する。
　❶安定型骨盤骨折：骨盤の輪状構造の破綻を伴わ
ない骨折をいう。
　❷不安定型骨盤骨折：骨盤輪前方部および後方部の少なくとも2か所に骨折転移や脱臼（離解）があり，輪状構造が破綻した骨折をいう。
❷造影CT検査では，さらに後腹膜血腫，造影剤の漏出像の有無を確認する。

## 確定診断の決め手

骨盤単純X線写真正面像のみでは感度が高くないため，呼吸・循環動態が落ち着き次第，CTで評価する。

## 誤診しやすい疾患との鑑別ポイント

誤診しやすい疾患は少ない。
❶大腿骨近位部骨折（⇨1451頁）。
❷股関節脱臼。

## 確定診断がつかないとき試みること

画像で確定診断に至ることが多い（確定診断率98％）。

## 合併症・続発症の診断

❶主には，膀胱・尿道損傷，生殖器損傷，直腸損傷，神経損傷に注意する。
❷会陰部と殿部の視診を行う。会陰部に出血がみられるときは，直腸診や女性では内診を行い，内壁の損傷の有無を確認する。
❸直腸損傷ではCTにて会陰部周囲のガス像がみられることがあり，診断のために注腸造影や内視鏡検査を行うこともある。
❹尿路系の損傷が疑われる場合は，尿路造影や膀胱造影を行う。
❺仙骨に骨折がある場合には，下肢の神経学的所見も確認する。

## 予後判定の基準

出血量は完全不安定型＞部分不安定型＞安定型といわれている。

## 経過観察のための検査・処置

❶輸血：大量に出血した場合には，輸血を行う。
❷骨盤の安定化
　❶簡易固定：両下肢を閉じて膝上で軽く縛り，既製品のペルビックバインダー（SAM Slingなど）やシーツで骨盤部を緊縛する。側方圧迫型では転位が助長されるおそれがあるので，推奨されない。

長時間の簡易固定は褥瘡のおそれがあるので注意する。

❷その他の方法としては，創外固定，Cクランプがある。

❸救命後は内固定を行う。

❸後腹膜出血対応：TAEや骨盤パッキングを行う。

## 治療法ワンポイント・メモ

多発外傷では，損傷部位の治療の優先順位を考慮して対応する。

## さらに知っておくと役立つこと

REBOA：大腿動脈から経皮的に挿入したバルーンカテーテルを膨らませることで，以遠の出血を一時的に制御する方法で，出血性ショックが切迫している場合に行う。

## 専門医へのコンサルタント

❶救急医など：蘇生やREBOAの挿入のためにコンサルト。

❷放射線科医：動脈性出血に対するTAEのためにコンサルト。

❸外科医：TAEが施行できないほどの不安定な全身状態の場合の後腹膜ガーゼパッキングや，直腸損傷を認めた場合の人工肛門造設のためにコンサルト。

❹泌尿器科医：膀胱損傷，尿道損傷などを認めた場合，手術適応についてコンサルト。

❺整形外科医：創外固定，Cクランプや，内固定(救命後の早期離床や機能回復)のためにコンサルト。

# シートベルト損傷
Seat Belt Injury

**関根 和彦** 東京都済生会中央病院・副院長

GL 改訂第6版 外傷初期診療ガイドライン JA-TEC(2021)

## 診断のポイント

❶シートベルトに一致した圧迫痕や内出血がシートベルトサインとして重要。

❷シートベルトサインと腸管損傷をはじめとした腹腔内損傷の合併とが典型的。

❸シートベルトにより脊椎，骨盤，胸腔，腹腔，後腹膜腔にさまざまな外傷が生じうる。

## 緊急対応の判断基準

ショック状態または短時間でショックに陥る可能性がある場合は，「外傷初期診療ガイドライン JA-TEC」に則った診療を行いながら，救命救急センターに高次搬送する。

## 症候の診かた

❶「外傷初期診療ガイドライン JATEC」による初期診療で，初期輸液療法により循環動態の安定性を評価する。

❷シートベルトサインがある場合，約10%に管腔臓器損傷を認め(J Trauma 45: 69-75, 1998)，ない場合よりも死亡率が5倍，腹部管腔臓器損傷が8倍，腹部実質臓器損傷が5倍，脾損傷が24倍，肝損傷が2倍，肋骨骨折が2.4倍増加した(Am Surg 75: 822-827, 2009)

❸エアバッグが普及した近年の報告では，シートベルトサインがある場合は，ない場合よりも頸部・胸腔内損傷が有意に多かった(有54.3%，無42.9%)が，腹腔内・腰椎・骨盤損傷の発生率および死亡率に有意差を認めなかった。

## 検査所見とその読みかた

❶初期診療では，胸部・骨盤部単純X線撮影とFAST(focused assessment of sonography for trauma)により，胸腔内・腹腔内・骨盤部での重症外傷の有無をスクリーニングする。

❷循環動態が安定で，体腔内損傷が疑わしい場合は，造影CT検査で精査する。

❸CTによる小腸損傷の確定診断には限界がある(「誤診しやすい疾患との鑑別ポイント」を参照)ため注意を要する。

## 確定診断の決め手

単純X線検査またはCT検査による。

❶頸部・胸腔内損傷：第1または第2肋骨骨折，内頸動脈損傷，鎖骨下動脈損傷，胸骨骨折，心・肺損傷，横隔膜損傷，頸椎損傷。

❷腹腔内臓器損傷：腹壁ヘルニア，腹壁内血腫，腸管損傷，実質臓器損傷(肝・脾・膵・腎)。小児の腸管損傷では十二指腸損傷の割合が多い。

❸チャンス骨折：シートベルトを支点とした脊椎の過剰な屈曲により生じる骨折で，下位胸椎や上位腰椎の横断骨折が多い。

## 誤診しやすい疾患との鑑別ポイント

❶小腸穿孔・破裂の CT 診断の限界（J Trauma Acute Care Surg 86: 642-650, 2019）。

　❶小腸損傷の発生率は鈍的外傷患者の 0.06％と，まれである。

　❷来院後 6 時間以内の初回 CT では，57％が遊離腹腔内ガスを認めない。

　❸来院後 6 時間以内の初回 CT では，4.2％が正常範囲の所見のみ。

❷遅発性腸管穿孔：腸間膜損傷による腸管虚血に続発して生じる。

❸チャンス骨折で見逃されやすい外傷：50〜65％に腹腔内・後腹膜損傷（大動脈，膵，腎，膀胱など）を合併する。

## 確定診断のつかないとき試みること

　腸管穿孔については，来院後 8 時間以上の診断遅延は予後不良となりうるので，確定診断がつかなければ，早期の CT 再検，診断的腹腔洗浄，診断的腹腔鏡のいずれかを検討すべきである。

# 多発外傷
## Multiple Injury

**工藤 大介** 東北大学大学院准教授・救急医学

GL ・改訂第 3 版 外傷専門診療ガイドライン JETEC（2023）
　　・改訂第 6 版 外傷初期診療ガイドライン JA-TEC（2021）

## 診断のポイント

　明確な診断基準は確立していないが，以下の❶もしくは❷を満たす外傷があり，かつ❸を満たす場合が多発外傷であると提唱されている（J Trauma Acute Care Surg 77: 780-786, 2014）。

❶頭頸部，顔面，胸部，腹部，四肢・骨盤，体表の 6 身体部位のうち 2 か所以上で重症な外傷〔Abbreviated Injury Scale（AIS）3 以上〕がある。

❷Injury Severity Score（ISS）16 以上であること（ISS：AIS が高い 3 つの身体部位を選び，各々の平方の和）。

❸以下 5 つの生理学的因子のうち，少なくとも 1 つに該当する。

❶低血圧：収縮期血圧 90 mmHg 以下。

❷意識障害：GCS 8 点以下。

❸アシドーシス：base excess（BE）−6.0 以下。

❹凝固障害：APTT 40 秒以上または PT-INR 1.4 秒以上。

❺年齢 70 歳以上。

## 緊急対応の判断基準

　病院前での患者観察において，生理学的異常，重大な解剖学的損傷，高エネルギー事故による受傷がある場合，および病院到着時の第一印象として気道，呼吸，循環，意識に異常がある場合は緊急対応を要する。

❶病院前の評価

　❶生理学的評価

　● 呼吸：成人で 10 回未満または 30 回以上，乳児で 20 回未満。

　● 循環：収縮期血圧 90 mmHg 未満。

　● 意識：JCS 100 以上。

　❷解剖学的評価：頭頸部の高度な損傷，頸部・胸部の皮下気腫，胸郭動揺，腹部膨隆，骨盤動揺，大腿骨骨折など。

　❸受傷機転：車両の高度な損傷，車外放出，車に轢かれた，5 m 以上跳ね飛ばされた，高所からの墜落などの高エネルギー事故。

❷病院到着時の第一印象

　❶気道，意識：通常の発声がない。

　❷呼吸：前頸部や胸部で呼吸が速いあるいは遅い，浅くて努力様。

　❸循環：末梢の皮膚が蒼白・冷感，脈が微弱。

## 症候の診かた

　Primary survey では，気道，呼吸，循環，意識の異常をできる限り同時に評価して蘇生処置を行う。

❶気道狭窄・閉塞：頭蓋底骨折や顔面外傷による口腔への出血および頸部外傷による気道狭窄・閉塞に対して，気管挿管や外科的気道確保を行う。

❷閉塞性ショックおよび出血性ショック

　❶緊張性気胸に対して脱気・胸腔ドレナージ，心タンポナーデに対して心囊穿刺や心膜開窓術を行う。

　❷出血性ショックの主な出血源は胸腔内，腹腔内，後腹膜出血である。手術や経カテーテル的塞栓術で止血を行う。

❸GCS 8 点以下の高度な意識障害や瞳孔不同などがあれば，重症頭部外傷の可能性がある。二次性脳

損傷を回避するために，気道確保，酸素化，血圧維持を行う。

## 検査所見とその読みかた

1 Primary survey：呼吸不全およびショックの原因検索目的に限定し，3つの画像検査を行う。

❶超音波検査：心囊液貯留（心タンポナーデ），腹腔内出血，大量血胸。

❷胸部 X 線：大量血胸，重度肺挫傷，フレイルチェストをきたしうる多発肋骨骨折。

❸骨盤 X 線：不安定型骨盤骨折

2 多発外傷の治療戦略決定には，バイタルサインに加えてアシドーシス，および凝固障害の評価が重要である。

❶血液検査

● フィブリノゲン値の低下に最も注意し，血小板数低下，PT-INR および APTT の延長に注意する。

● 凝固異常があれば，早期にフィブリノゲン補充および新鮮凍結血漿：血小板濃縮製剤：赤血球比を 1：1：1〜2 とした輸血を行う。

❷動脈血液ガス：pH，重炭酸イオン濃度，BE の低下が継続する場合は，止血と汚染源処置を優先し，根治的治療にこだわらない手術戦略（damage control surgery）を選択する。

3 Secondary survey：バイタルサイン安定後に，系統的な全身の診察に基づき CT などの画像検査を行い，根治的治療の必要性を決定する。

## 確定診断の決め手

バイタルサインが不安定な場合は，緊急度が高い。確定診断にこだわらずに気道，呼吸，循環の異常に対して迅速に蘇生処置を行う。

## 誤診しやすい疾患との鑑別ポイント

1 目立つ損傷，意識障害，患者の訴えに注目すると，生理学的異常をきたす致死的病態を見逃す可能性がある。

2 Primary survey では，生理学的異常をきたす損傷・病態の検索と蘇生処置にフォーカスする。

## 確定診断がつかないとき試みること

バイタルサイン安定後は，Secondary survey の 1 回のみに限定せずに，繰り返し全身を診察する。

## 合併症・続発症の診断

感染症・敗血症，深部静脈血栓症/肺塞栓症，脂肪塞栓，腎障害，肺障害などのさまざまな合併症が起こりうる。

## 予後判定の基準

1 日本外傷データバンクによると，死亡率は ISS 16〜24 で 8%，25〜40 で 33%，41〜75 で 59% である（Japan Trauma Data Bank Report 2021）。

2 生理学的指標として，来院時の GCS，収縮期血圧，呼吸数，解剖学的指標としての ISS を組み合わせた計算式による予測死亡率が用いられている（J Trauma 30: 1356-1365，1990）。

# 圧挫症候群（クラッシュ症候群）
## Crush Syndrome

佐々木 亮　国立国際医療研究センター（NCGM）病院・救急科診療科長

## 診断のポイント

1 長時間（通常 4〜6 時間以上）四肢が圧迫されていた状況。

2 圧迫されていた四肢の運動・感覚障害。

3 ミオグロビン尿（褐色〜黒色尿）。

4 横紋筋融解症，高カリウム血症。

## 緊急対応の判断基準

1 圧挫症候群はコンパートメント症候群，およびショックや急性腎不全，播種性血管内凝固（DIC）といった多彩な病態を呈する可能性があるため，疑われる場合は腎代替療法などの集中治療管理が可能な高次医療施設への搬送が望ましい。

2 搬送の状況や有無にかかわらず，早期からの急速輸液（カリウムを含まない生理食塩液や 1 号輸液）が重要である。

## 症候の診かた

Crush は和訳すると「粉砕」や「つぶす」となるため，広範な筋肉の挫滅障害をイメージしがちであるが，本症の病態は長時間の圧迫による血流・循環障害と圧迫解除後の再灌流による障害である。経過により臨床症状が急速に増悪する可能性がある点に留意する（図 1）。

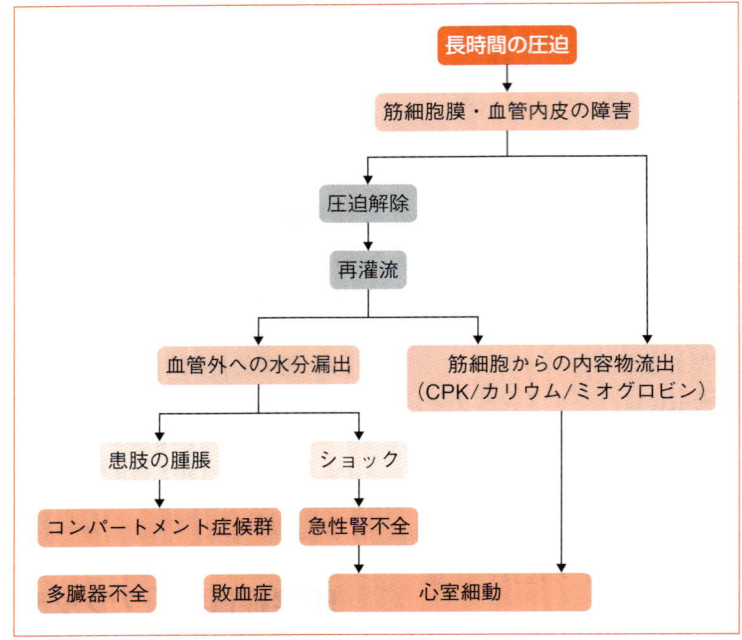

**図1** 圧挫症候群の発症機序

〔阿南英明：災害時の圧挫症候群と環境性体温異常．日内会誌 101（7）：2108-2114，2012 より改変〕

❶ショック・血圧低下：当初は意識やバイタルサインが正常な場合もあるが，経過により血管外への水分漏出のため循環血漿量が低下しショックに陥る。
❷患肢の著明な腫脹：救出直後は圧痕や擦過傷程度で腫脹も軽度のことが多いが，経過により著しく腫脹し，紅斑や水疱，壊死といった所見が現れる。
❸患肢の運動・感覚障害：ほぼ必発である。

## 検査所見とその読みかた

❶血液検査所見：CK 高値（通常 1 万〜数万 IU/L 以上），高ミオグロビン血症，高カリウム血症，低カルシウム血症，高リン血症，血液濃縮所見を認める。
❷血液ガス分析：阻血によって筋細胞内に貯留した乳酸が血管内に流入して高度の乳酸アシドーシスをきたす。
❸尿所見：ミオグロビン尿を反映して尿が褐色〜黒色を呈する。

## 確定診断の決め手

これまでに述べた，1）受傷機転（例：倒壊家屋からの救助後，意識障害や手術などのため長時間にわたる四肢圧迫後），2）理学所見：患肢の腫脹や運動・感覚障害，3）尿所見：ミオグロビン尿（褐色〜黒色

尿），4）血液検査所見：CK 高値，高カリウム血症など，以上から総合的に診断することができる。

## 誤診しやすい疾患との鑑別ポイント

❶当初は比較的元気であり，圧挫部位の表面上の外傷は目立たないことから過小評価される場合がある。また，積極的に疑わないと診断されないので注意が必要である。
❷両下肢麻痺の場合，脊髄損傷との鑑別が必要になる。脊髄損傷では肛門括約筋の弛緩や持続陰茎勃起などを認めることがポイントとなる。
❸ミオグロビン尿は血尿やヘモグロビン尿との鑑別を要する。尿潜血反応ではすべてにおいて陽性となるが，尿沈渣にてミオグロビン尿・ヘモグロビン尿では赤血球（−）となる。また，ヘモグロビン尿は血清での溶血が陽性であることに対して，ミオグロビン尿の場合は溶血はみられない。

## 合併症・続発症の診断

時間経過とともにさまざまな続発症や合併症が出現する。
❶救出直後：高カリウム血症による心室細動の発生。
❷数時間後：ショックやコンパートメント症候群，

急性腎不全。

❸数日後：臓器不全（DIC，急性呼吸窮迫症候群），敗血症。

## 治療法ワンポイント・メモ

❶大量輸液：循環血漿量を維持してショックの是正をするとともに腎不全の予防を行う。輸液製剤としては生理食塩液や1号輸液などカリウムを含有しないものが望ましい。適正尿量を2 mL/kg/時以上に設定する。

❷重炭酸水素ナトリウムの投与：K値の低下作用と尿のアルカリ化（pH 6～7）による腎不全予防を行う。

❸腎代替療法：乏尿性腎不全に至った場合には救命のために必要となる。アシドーシス・高カリウム血症の是正や水分出納管理，老廃物除去に有効である。

## 専門医へのコンサルト

圧挫症候群を疑う場合は，すみやかに専門医へのコンサルトを行うことが望ましい。

# 脂肪塞栓症候群
## Fat Embolism Syndrome (FES)

**鈴木 昌** 東京歯科大学市川総合病院教授・救急科

（頻度）外傷患者ではまれではない。

## 診断のポイント

❶おおむね3日以内の骨折を伴う外傷の既往。
❷意識障害。
❸進行する呼吸不全。
❹腋窩周辺に多い赤色から褐色調の皮膚点状出血斑。

## 緊急対応の判断基準

❶進行する呼吸不全に対して，適切な酸素投与と必要に応じた人工呼吸管理を要する。人工呼吸管理では急性呼吸窮迫症候群（ARDS）の治療方針に従う。
❷心拍や血圧に異常がある場合には，必用な心拍血圧管理を行う。一般的な集中治療の原則に従う。

## 症候の診かた

❶大腿骨のような長管骨や，骨盤のように骨髄の豊富な骨の骨折が主たる原因となるが，その他の骨関節などの手術，心肺蘇生，骨髄輸液，骨髄移植，脂肪吸引術に伴うことがある。これら侵襲から24～72時間後に発症するのが典型である。

❷古典的3徴は，意識障害，呼吸不全，皮膚点状出血斑だが，特異的ではなく，これらが揃わないこともしばしば経験される。

❸呼吸器症状が最も典型的で，呼吸困難，頻呼吸，低酸素血症が早期に出現する。ARDSに進展し，人工呼吸管理を必要とすることが少なくない。神経学的異常は，呼吸器症状に引き続き，意識障害やけいれん，巣症状をはじめとした症候を呈する。皮膚には，赤色から褐色調の小出血斑が引き続いて出現しうる。その他の症候として，発熱，視力・視野障害，ショックがある。

## 検査所見とその読みかた

❶特異的検査項目はない。
❷通常みられる所見は，貧血や血小板減少，播種性血管内凝固（DIC），CRP高値。
❸脂肪尿が診断に有用とされてきたが，尿中脂肪滴の証明の診断的価値は低い。
❹肺野の画像検査で，胸部単純X線検査は広く行われるが，多くの患者で肺野異常はみられない。胸部CTでも多くは異常を示さないが，呼吸不全を伴うような重症の場合にすりガラス様陰影をはじめとした多彩な異常が出現しうる。肺動脈のCT血管造影は，肺血栓塞栓症などの鑑別のために有用である。
❺頭部CTではほとんどの場合で異常はみられないが，神経学的異常を示す患者ではMRIで拡散強調画像やT2強調画像で異常を示す。
❻BAL（気管支肺胞洗浄）で，脂肪滴を含む細胞数の増加が観察される場合がある。

## 確定診断の決め手

❶各種症候から診断する症候群であり，確定診断できる検査などはないといっても過言でない。
❷確立された診断基準はないが，スコアリングシステムとしてGurd criteria（Gurdの基準）が汎用される（表1）。

## 誤診しやすい疾患との鑑別ポイント

❶肺血栓塞栓症（⇨838頁）
　❶静脈血栓症の存在。
　❷Dダイマーの上昇。
❷脳血管障害
　❶神経学的な巣症状が明確。

| 表1 Gurd の基準 | |
|---|---|
| **大基準** | **小基準** |
| ・$PaO_2$＜60 torr<br>・意識障害<br>・点状出血 | ・高体温<br>・頻脈<br>・黄疸<br>・乏尿・無尿<br>・貧血<br>・血小板減少<br>・血沈亢進<br>・網膜病変<br>・喀痰中脂肪滴 |

大基準≧1つ，小基準≧4つ

〔Gurd AR, et al: Fat-embolism syndrome. Lancet 300（7770）: 231-232, 1972 より〕

❷単一の血管領域病変。

❸**びまん性軸索損傷**：頭部 MRI 検査で前頭側頭葉の皮質灰白質境界領域や脳梁に病変を認めることが多い。

❹**感染性心内膜炎**（⇨1279 頁）

❶明らかな全身性感染で，心エコー検査で疣贅を認めうる。

❷点状出血斑や皮疹は四肢末梢に多くみられる。

## 確定診断がつかないとき試みること

❶外傷などを契機にして，前記の古典的3徴やGurd の基準にある諸項目の出現がある場合，単に外傷後の変化と決めつけず，スコアリングを行う。特異的診断は困難なため，疑いをもって評価を続ける。

❷確定診断がつかなくても特異的治療はなく，臓器機能と全身状態を支持的に維持する。

## 合併症・続発症の診断

ARDS：発症時は ARDS の治療方針に従う。

## 治療法ワンポイント・メモ

❶特異的治療はない。各種臓器機能の維持を行う。その原則は，脂肪塞栓や脂肪塞栓症候群によって発生した各病態に対する支持療法を行うことである。

❷全身管理が主体となる。

❸静脈血栓症予防としてのヘパリン投与は考慮されうるが，脂肪塞栓症や脂肪塞栓症候群に対してのヘパリン投与については議論があり，一般的ではない。

❹副腎皮質ステロイド薬の有用性は確立していない。

## さらに知っておくと役立つこと

❶脂肪塞栓症は，脂肪滴が肺循環系に存在することによって発生する病態である。一方，脂肪塞栓症候群は脂肪滴が循環内に放出されることによって生じる全身の病態である。

❷骨折では早期固定が有用とされる。また，牽引のみより観血的整復がリスク軽減に役立つとされる。

## 専門医へのコンサルト

❶骨折をはじめとした外傷後に呼吸機能や神経学的異常をきたした場合，本症候群を積極的に疑う必要がある。

❷除外診断が必要となるため，呼吸機能や脳神経機能，あるいは画像診断に精通した各専門医へのコンサルトが必要になる。

❸治療には，集中治療が可能な体制，各種の臓器支持療法ができる体制を準備する必要がある。

# 多臓器不全
## Multiple Organ Failure

藤谷 茂樹 聖マリアンナ医科大学主任教授・救急医学

**頻度** よくみる

**GL** 日本版敗血症診療ガイドライン 2020

## 診断のポイント

❶SOFA（sequential organ failure assessment）スコア（表1）に表されている6つの臓器不全について理解する。

❷評価項目として，呼吸器，凝固能，肝臓，循環器，中枢神経，腎の6つの臓器システムが用いられる。

❸6つの臓器不全のなかで，2つ以上の臓器，システムが同時に，短時間に連続して機能不全に陥る。

❹敗血症による多臓器不全がコモンである。

❺そのほかに，重度の熱傷，急性膵炎，多発外傷，大量出血が原因となることもある。

❻多臓器不全は，サイトカインストームによる血管内皮細胞の拡張による capillary leakage（毛細血管漏出）の循環血液量減少，血液分布異常性ショックによる右左シャント，血管内皮障害による凝固障害で生じる毛細血管微小血栓による臓器血流障害がある。

### 表1 SOFA スコア

| | 0点 | 1点 | 2点 | 3点 | 4点 |
|---|---|---|---|---|---|
| 呼吸器<br>PaO₂/FiO₂(mmHg) | ≧400 | <400 | <300 | <200＋呼吸補助 | <100＋呼吸補助 |
| 凝固能<br>血小板数(×10³/μL) | ≧150 | <150 | <100 | <50 | <20 |
| 肝臓<br>ビリルビン値(mg/dL) | <1.2 | 1.2～1.9 | 2.0～5.9 | 6.0～11.9 | ≧12 |
| 循環器 | MAP≧<br>70 mmHg | MAP<<br>70 mmHg | DOA<<br>5 μg/kg/分<br>or DOB | DOA 5.1～15 μg/kg/分<br>or Ad≦0.1 μg/kg/分<br>or NOA≦0.1 μg/kg/分 | DOA>15 μg/kg/分<br>or Ad>0.1 μg/kg/分<br>or NOA>0.1 μg/kg/分 |
| 中枢神経<br>Glasgow Coma Scale | 15 | 13～14 | 10～12 | 6～9 | <6 |
| 腎機能<br>クレアチニン(mg/dL)<br>尿量(mL/日) | <1.2 | 1.2～1.9 | 2.0～3.4 | 3.5～4.9<br><500 | ≧500<br><200 |

MAP：平均血圧，DOA：ドパミン，DOB：ドブタミン，Ad：アドレナリン，NOA：ノルアドレナリン
〔Vincent JL, et al: The SOFA（Sepsis-related Organ Failure Assessment）score to describe organ dysfunction/failure. On behalf of the Working Group on Sepsis-Related Problems of the European Society of Intensive Care Medicine. Intensive Care Med 22(7): 707-710, 1996 より〕

## 緊急対応の判断基準

　一般病棟では，早期に多臓器不全の徴候のある患者を検知することが必要である。敗血症性ショックのスクリーニングには qSOFA を利用することがあるが，最近では院内急変対応チームシステム（rapid response system）で用いるスコアリング NEWS（national early warning score）を用いる施設も出てきている。qSOFA は，意識レベルの変化，収縮期血圧，呼吸数の 3 つであるが，英国国民保健サービス（NHS：National Health Service）で用いられている NEWS は 7 つのファクター（呼吸数，SpO₂，酸素投与の有無，体温，収縮期血圧，心拍数，意識状態）から自動検査をしている。

## 症候の診かた

　呼吸器，凝固能，肝臓，循環器，中枢神経，腎の 6 つの臓器システムについて，それぞれの指標を理解する。

1 呼吸器システム：呼吸数，呼吸パターン（呼吸窮迫，エアハンガー，肋間筋など呼吸補助筋の使用），SpO₂ の低下，網状皮斑。

2 凝固能：血尿や吐血，下血など全身に出血症状が起こる。皮膚に紫色の斑点（紫斑）が現れることも特徴。

3 肝臓：黄疸や腹水，凝固因子の欠損による出血傾向。

4 循環器：心不全徴候である，呼吸困難，チアノーゼ，低血圧，頸部静脈怒張，泡沫状の痰，下腿浮腫，起坐呼吸，尿量低下。

5 中枢系システム：GCS の項目にある，開眼状態，発語，体動の 3 点はもちろんのこと，せん妄，けいれん，瞳孔の大きさ・不同，対光反射異常，ミオクローヌスの出現。

6 身体所見に現れる腎機能の症候として，時間尿量の推移，そして，脱水の所見，浮腫の所見が重要である。そのためには，1 日のインとアウトのボリューム管理が必要となる。

## 検査所見とその読みかた

1 呼吸器システム：PaO₂/FiO₂ 比に着目をするが，酸素投与が新たに開始された時点で，PaO₂/FiO₂ 比は，300 未満であることが多く，呼吸不全と診断される。動脈血液ガスの測定が必要となる。画像として，胸部 X 線写真，胸部 CT。

2 凝固能：全血血算，PT，APTT，FDP/D ダイマー，フィブリノゲン。

3 肝臓：一般肝機能検査（総蛋白，Alb，AST，ALT，LD，総ビリルビン，直接ビリルビン），アンモニア，PT(INR)。

4 循環器：心エコーにて左室駆出率（LVEF），E/A，E/e'，下大静脈(IVC)径，弁膜症の増悪，心電図にて不整脈の有無。

5 中枢系システム：CT，MRI，脳波。

❻血液ガス分析での酸塩基平衡と AG（アニオンギャップ）の測定：Na，K，Cl の測定は行うが，ICU では Ca，Mg，P もモニタリングが必要である。そして，尿沈渣での顆粒球円柱の有無の確認が必要である。尿電解質を用いた FeNa の測定で，腎前性もしくは腎性の鑑別をつける。

### ▌確定診断の決め手

❶重度の熱傷，多発外傷，大量出血は，明らかな外因によるものであり，確定診断は明らかである。
❷敗血症や急性膵炎は，炎症所見やアミラーゼ・リパーゼの測定，各種培養，画像により確定診断に結びつける。

### ▌誤診しやすい疾患との鑑別ポイント

❶膠原病による血管炎：血管炎による紫斑や赤血球沈降速度（ESR）などの上昇がある場合，組織生検などを行い診断を確定させる。
❷血管内リンパ腫：LDH や脾腫などがあり，進行する多臓器不全がある場合に鑑別としてあげる。複数の皮膚生検が必要となる。
❸感染性心内膜炎（⇨1279 頁）：感染性心内膜炎に特徴的な，爪下血腫，結膜血腫，Osler 結節，Janeway 結節，心雑音などがある場合，心エコーでの検査が必要となる。
❹真菌血症：術後，経中心静脈栄養，免疫不全，カンジダのコロニゼーションが複数から検出されている場合，鑑別疾患として可能性が高くなる。結膜充血といわれるレッドアイがある場合，真菌血症による眼内炎を除外する必要がある。
❺深部膿瘍：腸腰筋膿瘍，回盲部膿瘍など，深部膿瘍は造影 CT で積極的に探しにいかないと見落とされる可能性があり，特に持続する多臓器不全で原疾患が不明の場合に鑑別にあげる。
❻熱中症（⇨469 頁）：高熱と多臓器不全が合併しており，高温環境への曝露が重要となる。

### ▌確定診断がつかないとき試みること

❶多臓器不全をきたすベースとなる疾患は多岐にわたる。治療の原則はアップストリームの治療となるため，ベースとなる診断はできるだけ早期につけることが必要となる。
❷感染の場合ソースコントロールが重要となるため，膿瘍など見逃しがないか，造影 CT で積極的に探しにいくことが必要であり，発熱時の血液培養検査（真菌培養検査も含めて），経食道心エコーによる

感染性心内膜炎の除外，そして，膠原病や血液疾患なども考慮する必要がある。

### ▌治療法ワンポイント・メモ

❶多臓器不全をきたす原疾患の治療（アップストリームアプローチ）が優先される。敗血症であれば，感染源の治療を開始しながら各臓器不全に対するダウンストリーム治療を行う。
❷多臓器不全では，臓器間のクロストークが問題となる。そのため，各臓器のみに目を向けるのではなく，臓器全体を俯瞰して治療をする必要がある。

# 全身けいれん
## Generalized Convulsion

**櫻井 淳**　日本大学診療教授・救急集中治療医学

（頻度）救急を受診する患者の 1〜2％がけいれんを主訴にしている。

（GL）てんかん診療ガイドライン 2018

### ▌診断のポイント

❶全身の筋群の発作生の不随意収縮であり，さまざまな原因がある（表1）。
❷全身けいれんは症候名であり，てんかんは病名である。
❸原因の一部にてんかんがある。
❹脳の無秩序な電気的発射に由来するのがてんかん発作の病態であり，その一症状として全身けいれんがある。
❺原因として，てんかん以外に脳障害・代謝障害に起因する症候性けいれん（てんかん）や感染症や精神疾患に伴うものもある。

### ▌緊急対応の判断基準

❶てんかんの診断がついている場合は，発作が 5 分以上続けば重積状態として，脳障害防止のため直ちに治療を開始する。
❷全身けいれん中は，気道，呼吸，循環，意識のすべてが障害されるため，すぐに停止しない場合は緊急と考えて診療を行う。

### ▌症候の診かた

❶てんかんの既往歴の聴取，内服などの情報を得ることが重要である。

## 表1 全身けいれんの主な原因

1. 特発性（真性）てんかん
2. 症候性けいれん（てんかん）
   1) 頭蓋内器質的疾患：脳腫瘍，脳外傷，脳血管障害，結節性硬化症，周産期脳損傷
   2) 頭蓋内感染症：髄膜炎，脳炎，脳寄生虫，神経梅毒，脳膿瘍，敗血症
   3) 脳循環障害：心停止直後，Adam-Stokes 発作など不整脈による失神，ショック，高血圧脳症，子癇
   4) 代謝性疾患：低血糖，高血糖，電解質異常（低ナトリウム血症，高ナトリウム血症，低カルシウム血症，低マグネシウム血症），高浸透圧状態，低酸素血症，尿毒症，肝性脳症，副腎・甲状腺疾患，熱中症
   5) 中毒・薬剤性：コカインなどの幻覚薬，リチウム，リドカイン，三環系抗うつ薬，テオフィリン，アルコール離脱症候群（振戦せん妄），退薬症候群，一酸化炭素中毒，重金属（鉛中毒など），Reye 症候群
3. その他
   1) 感染症：破傷風のオピストトーヌス（後弓反張），高熱による悪寒戦慄
   2) 精神科疾患：心因性発作（転換性障害，ヒステリー），偽性けいれん発作（心因性けいれん発作），過換気症候群，パニック発作
   3) その他：乳幼児の息こらえ発作，熱性けいれん，非てんかん性ミオクローヌス

〔日本救急医学会 監：改訂第5版 救急診療指針．へるす出版．p283，2018 より〕

## 表2 患者・発作目撃者から得る情報

1. 発作の頻度
2. 発作の状況と誘因
3. 発作前および発作中の症状（身体的，精神的および意識障害）
4. 症状の持続
5. 発作に引き続く症状
6. 外傷，咬舌，尿失禁の有無
7. 発作後の頭痛と筋肉痛
8. 複数回の発作のある患者では初発年齢
9. 発作および発作型の変化・推移
10. 最終発作
11. 発作と覚醒・睡眠との関係

## 表3 全身けいれんの緊急対応

・背景に緊急疾患（心停止，ショックによる脳循環不全など）がありうるため，すぐにバイタルサインを評価しモニタリングを行う。
・全身けいれんにより酸素消費量が著増するため高濃度酸素投与（リザーバーマスクで 10 L/分）を行い，場合によってはバッグバルブマスクで補助換気を行う。
・全身性けいれんはすぐに停止させる必要があり，ジアゼパムの投与を行うため静脈路を確保する。
・抗けいれん薬（ジアゼパム，ミダゾラム）は，呼吸抑制や意識障害による気道の不安定を生じる可能性があり，その際は気管挿管を行う。

2 けいれんの頻度，状況や誘因，タイプ，随伴する症状などの情報を得る（表2）。
3 初発ではさまざまな疾患（表1）がありうるので，診断と鑑別のための検査が必要となる。
4 全身けいれん発作中であれば，発作そのものや治療のための鎮静薬投与により気道，呼吸が障害されるため，蘇生対応が必要となる（表3）。

### 検査所見とその読みかた

1 初発やいつものてんかん発作と異なると考えた際は，原因を同定する必要がある。
2 初発では疾患が急を要する場合があるため，採血（高・低血糖，電解質異常，肝不全，腎不全など），心電図やモニタリング（不整脈など），頭部CT（脳出血，陳旧性の脳梗塞・頭部外傷など）を緊急で行い評価する。
3 状況が落ち着いたところで，必要があれば頭部MRI，脳波，髄液検査を行う。
4 採血，画像診断，髄液検査で原因疾患の特定ができれば，必要に応じてその疾患に対する治療を開始する。

5 原因が特定できなければ脳波検査などを行い，てんかんの確定診断をする（図1）。

### 確定診断の決め手

1 てんかんは，複数回の発作と脳波異常で診断される（「てんかん」⇨606 頁参照）。
2 すでにてんかんの診断がされており，何度も同様な発作を繰り返している場合には，診断のための詳細な検査は必要なく，そのままてんかん発作としてフォローすることもある。
3 原因となるバイタルサイン・心電図の異常，検査・画像の異常，誘発要因（小児の熱発で熱性けいれんなど）があれば，診断は容易な場合が多い。
4 脳の画像での異常の反対側よりけいれんが発生して全身けいれんに移行した場合（Jacksonian March）は，その画像異常による症候性けいれんの可能性が高い。

### 誤診しやすい疾患との鑑別ポイント

　全身けいれんは症候であり，発作性の全身筋肉の不随意収縮がみられれば診断が可能である。

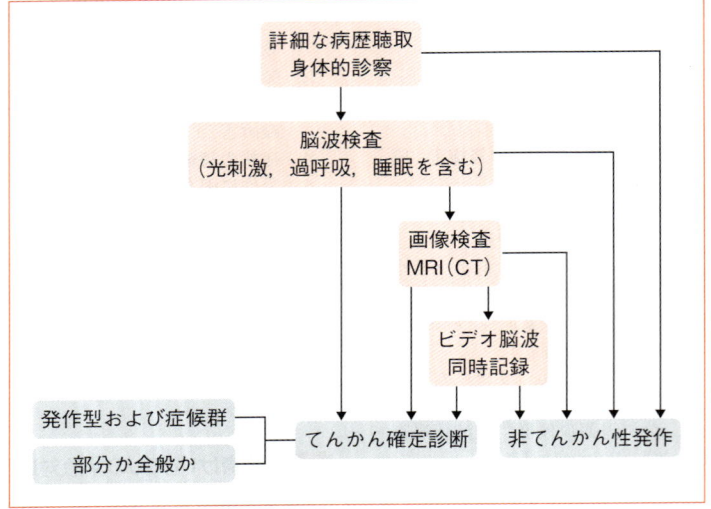

**図1** てんかん診断の手順

（日本神経学会 監：てんかん診療ガイドライン 2018. 医学書院. p15, 2018
より）

## 確定診断がつかないとき試みること

**1** 全身けいれんの原因は多岐にわたるため，原因の
確定診断が困難な場合がある。

**2** アルコールや薬物の離脱症状，職業被曝の中毒の
場合もあるため，生活歴や職歴を詳しく聴取する。

**3** 一般的な検査で診断がつかない場合は，内分泌・
代謝疾患，自己免疫疾患，特殊感染症，薬物中毒，
特殊な脳炎・脳症，心因性非てんかん性発作などを
考えて検査を進める。

**4** 意識障害症例で非けいれん性てんかん重積状態
（NCSE：nonconvulsive status epilepticus）の場合があ
りうるので，疑わしい場合は脳波モニタリングを行
う必要がある。

## 代謝性意識障害
### Metabolic Causes of Consciousness Disturbance

**本間 康一郎** 慶應義塾大学准教授・救急医学

(頻度) 正確な頻度は不明であるが，意識障害を呈し
た救急外来患者では，60％が代謝性疾患で
あったとの報告がある（Postgrad Med J 79：
49-51, 2003）。

## 診断のポイント

**1** 既往歴，内服歴やアルコール歴など，詳細な病歴
聴取が重要であるが，本人からの聴取は困難であり，
家族やかかりつけ医から聴取する必要がある。

**2** 鑑別疾患は多岐にわたる。

**3** 鑑別疾患の記憶方法として AIUEOTIPS（アイウ
エオチップス）が広く知られている（表1）。

## 緊急対応の判断基準

意識障害を認める場合，最初に ABC（Airway：気
道，Breathing：呼吸，Circulation：循環）を評価し，
異常がある場合にはすみやかに安定化をはかる。

## 症候の診かた

**1** 意識障害の評価は JCS と GCS で行い，経時的に
評価する。

**2** 意識障害の患者では，瞳孔不同や四肢麻痺の有無
など頭蓋内疾患に直結する神経学的診察を迅速に行
う。

**3** 意識障害では患者の協力が得られないことが多
く，状況に応じた身体診察を行う必要があるが，一
般的な全身の身体診察を行うことは鑑別の絞り込み
や合併症の評価に有用である。

**4** 外傷に伴う意識障害が疑われる患者では，頭部の
変形や腫脹に加えて，全身の外傷の有無をチェック
する。

**表1** 意識障害の鑑別疾患；AIUEOT'PS

| A | Alcohol | エタノール，メタノール，エチレングリコール，イソプロピルアルコール，Wernicke脳症，アルコール離脱せん妄 |
|---|---|---|
| | Aorta | 急性大動脈解離 |
| | Acidosis | 糖尿病性ケトアシドーシス，乳酸アシドーシス，D型乳酸アシドーシス，アルコール性ケトアシドーシスなど |
| I | Insulin | 低血糖，高血糖高浸透圧症候群，糖尿病性ケトーシス |
| U | Uremia | 尿毒症，血栓性血小板減少性紫斑病 |
| E | Electrolytes | 電解質異常：高ナトリウム血症，低ナトリウム血症，高カルシウム血症，低カルシウム血症，高マグネシウム血症，低マグネシウム血症，高リン血症，低リン血症 |
| | Encephalopathy | 高血圧性脳症，肝性脳症 |
| | Endocrinopathy | 甲状腺クリーゼ，粘液水腫性昏睡，副腎クリーゼ，副腎皮質機能低下症，下垂体疾患，褐色細胞腫クリーゼ，下垂体卒中など |
| | Environmental | 熱中症，低体温症，極度の栄養失調，脱水 |
| O | Oxygen | 低酸素血症，異常ヘモグロビン（一酸化炭素中毒，シアンガス中毒，メトヘモグロビン血症），$CO_2$ナルコーシス |
| | Overdose | インスリン，SU剤，ビグアナイド，メトロニダゾール，オピオイド，ジギタリス中毒，睡眠剤中毒，メトクロプラミドなど |
| T | Trauma | 急性硬膜外出血，急性硬膜下出血，くも膜下出血，（両側性の）慢性硬膜下血腫 |
| | Temperature | 熱中症，低体温症 |
| I | Infection | 髄膜炎，脳炎，脳膿瘍，敗血症，肺炎，腹腔内感染症，尿路感染症，皮膚軟部組織感染症，腸チフスなど |
| P | Psychiatric | せん妄，転換性障害など |
| | Porphyria | 急性間欠性ポルフィリン症 |
| S | Shock | 出血性ショック，心原性ショック，敗血症性ショック，脊髄性ショック，アナフィラキシーショックなど |
| | Stroke | 脳出血，脳梗塞 |
| | Seizure | けいれん発作（けいれん後混乱状態含む），非けいれん性てんかん重積状態 |
| | SAH | くも膜下出血 |

## 検査所見とその読みかた

❶血糖値はすぐに評価できるため，簡易血糖測定を必ず行う。

❷意識障害，せん妄患者では神経学的巣症状を認めなくても頭部CTで異常所見を認めることがあるため（Acad Emerg Med 4: 1107-1110, 1997），頭部CTは必須である。

❸その他，血液検査，尿検査，培養検査，生理検査（心電図や脳波），中毒関連検査（薬物中毒検出用キットやアルコール血中濃度）や髄液検査が追加される。

## 確定診断の決め手

❶既往に糖尿病を有する場合，高血糖や低血糖の可能性を考慮し簡易血糖測定検査を行う。

❷既往に慢性腎臓病を有する場合，尿毒症の可能性を考慮し血液検査を実施する。

❸既往に肝不全を有する場合，血中アンモニアを測定する。

❹そのほかの代謝性意識障害を疑う場合，血液ガス分析とともに電解質，甲状腺機能や副腎ホルモンも測定する。

❺体温異常を伴う場合，低体温症や熱中症などの環境障害による意識障害に加えて感染症の可能性も考慮する。

## 誤診しやすい疾患との鑑別ポイント

❶意識障害患者の横断研究において，来院時収縮期血圧＜90 mmHgでは頭蓋内病変の可能性は低く，来院時収縮期血圧＞170 mmHgでは頭蓋内病変の可能性が高いとの報告がある（BMJ 325: 800-802, 2002）。

❷中毒により意識障害と診断する場合は，原因薬物との因果関係が明確であり，他の原因が否定的なと

きである。

❸ 意識障害であっても，短時間であり，すみやかに自然回復するものは一過性意識消失発作(失神)としてのアプローチを考慮する。

❹ 外傷に引き続いた意識障害であっても，内因性の疾患により意識を失い転倒したケースもあり，注意が必要する。

❺ 非けいれん性てんかん(⇨606頁)では，けいれん発作を認めないが意識障害をきたす。けいれん発作のない意識障害患者を調査した研究では，脳波検査により19%が非けいれん性てんかんと診断されたという報告がある(Neurology 62: 1743-1748, 2004)。

### 確定診断がつかないとき試みること

❶ 診断がつかない場合の対処として以下の Do Don't が知られている。

D：Dextrose，ブドウ糖(低血糖)
O：Oxygen，酸素(低酸素決症)
N：Naloxone，ナロキソン(麻薬中毒)
T：Thiamin，ビタミン $B_1$ (ビタミン $B_1$ 欠乏症)

迅速に行える介入方法であるため，病歴や身体所見からこれらの疾患が疑わしい場合には実施を検討する。

❷ 発熱や項部硬直などを認め髄膜炎を疑う場合には，すみやかに血液培養や髄液検査を行い，適切な抗菌薬を投与する。

# アルコール性ケトアシドーシス
## Alcoholic Ketoacidosis (AKA)

上野 浩一　川崎市立川崎病院・救命救急センター所長・救急科部長(神奈川)

(頻度) ときどきみる

### 診断のポイント

❶ アルコール常用者(依存症)。

❷ 低栄養(飢餓)と脱水が主な病態。

❸ 中年男性(女性は30歳台)。

❹ アニオンギャップ開大を伴う代謝性アシドーシス。

❺ $\beta$-ヒドロキシ酪酸がメインのケトン体が高値。

### 緊急対応の判断基準

❶ 食事を摂取せずに飲酒を継続し，低体温，低血糖，

代謝性アシドーシスなどを呈しながら急死する大酒家突然死症候群が提唱されている。

❷ 大酒家突然死症候群は重症化したアルコール性ケトアシドーシス(AKA)の終末期ととらえられ，著明なアシドーシス，ショック・意識障害を呈する場合には緊急対応を要する。

### 症候の診かた

❶ アルコール多飲による消化器症状で，来院数日前から経口摂取ができていない(問診)。

❷ 臨床症状で多いのは，悪心・嘔吐・腹痛。低血糖をきたすと意識障害を認める。

❸ るいそう著明。

❹ 身体所見は頻脈・頻呼吸・腹部の圧痛。

### 検査所見とその読みかた

❶ アニオンギャップ開大を伴う代謝性アシドーシス。

❷ $\beta$-ヒドロキシ酪酸高値(グリコーゲンの枯渇により脂質の $\beta$ 酸化促進)。

❸ 血中インスリン低値(飢餓・低血糖)，乳酸高値。

❹ 低栄養のため貧血や電解質異常。

❺ 消化器症状で飲酒もできなくなっており，血中アルコール濃度は0(ゼロ)〜低値。

### 確定診断の決め手

アルコール多飲歴，身体所見，消化器症状，検査所見から総合的に判断する。

### 誤診しやすい疾患との鑑別ポイント

❶ 血糖が高値とならず，糖尿病性ケトアシドーシスとの鑑別点となる。

❷ 腹痛などの消化器症状がメインで，急性腹症(⇨335頁)との鑑別が難しいケースがある。

### 確定診断がつかないとき試みること

❶ 試験紙法の尿中ケトン体測定はアセト酢酸を測定しているため，$\beta$-ヒドロキシ酪酸優位の AKA では偽陰性が多い。

❷ 血中ケトン体分画の測定が望ましい。

### 予後判定の基準

的確な治療で直ちに軽快するが，著明なアシドーシスや重篤な疾患の合併例は，ショックや心肺停止で搬送されることもある。

## 治療法ワンポイント・メモ

1 糖質投与と脱水補正。

2 重度の脱水であり，12 時間で 3〜5 L 程度の細胞外液を輸液する。重症例ではさらに必要なケースもあり，尿量，中心静脈圧や下大静脈径などを参考にして投与する。

3 糖質投与と輸液で代謝性アシドーシスは改善することが多く，pH ≧ 7.2 では重炭酸の投与は不要。

## さらに知っておくと役立つこと

1 低栄養状態によりビタミン $B_1$ も低下するため，補充する。

2 糖質補充によりクエン酸回路が活性化し，refeeding syndrome を発症することがある。血中リン濃度 2.0 mg/dL 以上を目標にリンの補充も考慮。

## 専門医へのコンサルト

　AKA が改善してもアルコール依存や，過剰飲酒に伴う身体合併症の治療は必要であり，専門施設での治療は必須となる。

# 溺水

Drowning

**進藤 綾夏**　君津中央病院・救急・集中治療科医長（千葉）

（頻度）**ときどきみる**

## 診断のポイント

1 顔が水に浸かっていたという状況の確認。

2 酸素化障害。

3 胸部画像検査での異常陰影。

4 誘因となる疾患および合併症の検索。

## 緊急対応の判断基準

1 心停止：低酸素血症による心停止が多く，換気が最も重要な初期治療となるため，胸骨圧迫のみによる蘇生よりも人工呼吸も行う蘇生が望ましい。

2 重篤な酸素化障害：高濃度酸素投与でも $SpO_2$ が低値である場合は，気管挿管もしくは非侵襲的陽圧換気（NPPV：non-invasive positive pressure ventilation）を行う。

3 自己心拍再開後や重篤な酸素化障害がある場合には，高次医療機関へ転送する。

## 症候の診かた

1 呼吸：呼吸数の増加，聴診上のラ音，$SpO_2$ の低下。

2 意識：GCS で評価，けいれんの有無。

## 検査所見とその読みかた

1 動脈血液ガス分析：P/F ratio（$PaO_2/F_1O_2$）の低下。

2 胸部画像検査：X 線，CT で両側肺野のすりガラス影および浸潤影がみられる。陰影の程度は肺門周囲のみであるもの，限局しているもの，びまん性肺水腫など，症例により異なる。

## 確定診断の決め手

1 顔が水に浸かったと思われる状況。

2 酸素化障害。

3 胸部画像検査での異常陰影。

## 誤診しやすい疾患との鑑別ポイント

1 心不全（⇨762 頁，764 頁）：起坐呼吸，心臓超音波検査での心機能低下，ナトリウム利尿ペプチド高値。冬季の入浴で心不全が惹起されることがある。

2 急性アルコール中毒：血中アルコール濃度高値。飲酒後の入浴や遊泳は溺水のリスクを高めるため，溺水患者では急性アルコール中毒を合併していることがある。また，アルコールの影響により，頸髄損傷など外傷の評価が不正確になる可能性がある。

## 確定診断がつかないとき試みること

　特異的な検査所見はなく，発症状況の確認が診断に最も重要である。

## 合併症・続発症の診断

1 低酸素脳症：意識障害が遷延する場合は，頭部画像検査や脳波検査を行う。

2 低体温症：低水温で溺水した場合に合併する。不整脈のリスクがあるため，すみやかに復温する。

3 外傷：飛び込みや転落症例は，頸髄損傷などの外傷を合併している可能性がある。

4 細菌性肺炎：溺水後，遅れて発症する場合がある。

5 溺水の誘因疾患：心疾患，不整脈，脳血管障害，けいれん発作などが溺水の誘因となりうる。

## 予後判定の基準

　下記の場合は，死亡もしくは低酸素脳症となる可能性が高い。そのため早期発見，早期蘇生処置開始

が重要となる。

1 水没時間：5分以上。

2 蘇生処置開始までの時間：10分以上。

3 蘇生時間：25分以上。

### 経過観察のための検査・処置

1 低酸素脳症

❶来院時の神経学的評価はアルコールや低体温症などの影響を受けるため，経時的な意識の評価が必要である。意識障害が遷延する際には頭部画像検査，脳波検査を行う。

❷二次性脳損傷の予防には，低酸素血症，高二酸化炭素血症，低血圧および高体温を避けて管理する。頭部挙上も有効だが，先に頸髄損傷を否定して行う。

2 呼吸障害

❶ $SpO_2$ をモニタリングし，酸素投与量を調整する。

❷痰の性状や胸部X線検査などの変化に注意し，細菌性肺炎を合併した際には抗菌薬投与を開始する。予防的な抗菌薬は必要ないが，汚水での溺水については広域抗菌薬を投与する。

### さらに知っておくと役立つこと

1 海水溺水と淡水溺水の区別は，治療内容や予後に影響しないため臨床的に重要ではない。

2 低水温による溺水では，低体温による脳保護作用により神経学的予後が期待できる場合がある。

# 減圧症（潜水病）
## Decompression Sickness: DCS

**椎野 泰和** 川崎医科大学教授・救急医学

頻度 **あまりみない**

### 診断のポイント

1 潜水や潜函などの高気圧に曝露された病歴。

2 症状・身体所見，危険因子。

3 バイタルサインの異常，意識障害，血痰，胸痛，大理石斑などの出現は重症化のリスクとなる。

### 症候の診かた

1 病歴：上記に加えて，潜水と発症の時間的関係，減圧表（日本潜水協会）からの逸脱などを確認する。

2 時間経過：発症は水面浮上後8時間以内が大部分で，48時間以内が基本（U.S. Navy Diving Manual 2016）だが，航空機搭乗などの低圧曝露をきっかけに時間が経過してから受診する場合もある。

3 身体所見：皮膚の発赤（瘙痒感），四肢の浮腫のみであればⅠ型減圧症として比較的軽症と判断されるが，神経症状（知覚・運動・膀胱直腸障害），意識障害，けいれん，片麻痺，胸痛，咳，血痰，呼吸苦，めまい，聴力低下，悪心，強い全身倦怠感などがあればⅡ型減圧症であり，重症と判断する（U.S. Navy Diving Manual 2016）。大理石斑は重症化の前兆となる場合があるので注意を要する。

### 検査所見とその読みかた

1 減圧症の診断に決定的な検査はない。

2 CT検査やMRI検査の意義は限定的である。

### 確定診断の決め手

1 潜水や潜函などの病歴。

2 減圧表からの逸脱の有無。

3 瘙痒感を伴う皮膚症状，筋骨格の疼痛が多いが，神経症状，呼吸不全，意識障害，内耳症状などにも注意する。

### 誤診しやすい疾患との鑑別ポイント

1 圧外傷：環境圧変化により中耳圧外傷，内耳圧外傷，副鼻腔圧外傷などがあるが，基本的に潜航時に発症する。

2 圧変動性めまい：浮上時の耳管通気不良で生じるが，基本的に症状は一過性である。

### 確定診断がつかないとき試みること

Ⅱ型減圧症が疑われる場合，確定診断がつかなくとも再圧治療を検討する必要がある。

# 高山病
## Mountain Sickness

**清水 敬樹** 東京都立多摩総合医療センター・救命・集中治療科部長

頻度 **ときどきみる**

GL 高山病と関連疾患の診療ガイドライン（2017）

1 高地では気圧が低下して大気中の酸素分圧も低下するため低酸素血症に陥りやすい。この低酸素血症

を主病態とした症候群を高山病とよぶ。

❷症状は頭痛・めまい・疲労感などのほか，頻呼吸，頻脈などでさらに重症になると肺うっ血，心不全で死亡する場合もある。

❸標高 2,000 m を超える高地で発症しうる。

## 診断のポイント

❶診断は屋外で高地という現場であることから臨床症状でなされることが一般的である。

❷大きく急性高山病，高地脳浮腫，高地肺水腫の 3 つの症候群が知られており，病態は低酸素症を主としてオーバーラップしている。

❸通常は軽度の急性高山病を呈して，毛細血管の圧力が上昇することで，それが脳に漏出した場合に高地脳浮腫，肺に漏出した場合に高地肺水腫に陥る。

  ❶急性高山病：頭痛，倦怠感，虚脱感，めまい，朦朧感，悪心，嘔吐，睡眠障害など。

  ❷高地脳浮腫：急性高山病の重症型で，精神状態の変化と運動障害など。

  ❸高地肺水腫：呼吸困難，咳，胸部圧迫感，チアノーゼ，頻呼吸，頻脈など。

## 緊急対応の判断基準

❶高地脳浮腫，高地肺水腫などの症状を認めた場合には緊急下山の必要があり，ヘリコプターなどの要請が必要になりうる。

❷つまり，頭痛などに加えて，精神症状，運動失調，呼吸困難，頻呼吸を呈した場合には緊急対応を要する。

❸やはりいずれも臨床症状の認識が鍵となる。

## 症候の診かた

❶頭痛は本人の自覚症状であり，本人の訴えを注視する。

❷精神症状，運動失調，頻呼吸，咳嗽などは同伴者がいる場合には観察することと，常に高山病の発症の可能性を念頭におくことで非医療従事者でも診断しうる。

## 検査所見とその読みかた

❶低酸素血症が主病態であり，また屋外であるため検査所見としては酸素飽和度の低下が目安になる。

❷パルスオキシメータが手元にある場合には唯一の検査所見になる。

## 確定診断の決め手

臨床症状に依存している。高地で頭痛を呈した場合にはほぼ診断は確定となる。

## 誤診しやすい疾患との鑑別ポイント

❶3 つの症候群ともに頭痛が生じるため，一部のくも膜下出血（⇨491 頁）や脳出血（⇨489 頁），脳梗塞（⇨478 頁，480 頁，485 頁）などは鑑別に苦慮しうる。

❷同様に，もともと心疾患，腎疾患などがあり純粋なうっ血性心不全（⇨762 頁）を呈した場合も鑑別に苦慮する。

## 確定診断がつかないとき試みること

❶高地において症状が発現した場合にはほぼ診断が確定する。

❷悩ましい場合でも，対処方法は下山して高度を下げることと，酸素投与であり，まずはこの対応を行い，症状改善の有無を判断する。

## 治療法ワンポイント・メモ

❶治療の大原則は高度を下げること，下山になる。また，低酸素血症が主病態であることから酸素投与も有効である。

❷薬物的治療法としては以下が有効である。

  ❶急性高山病：アセタゾラミド 250 mg，1 日 2 回の経口投与，あるいはデキサメタゾン 2〜4 mg，6 時間ごとの経口投与，筋肉内投与，または静脈内投与。

  ❷高地脳浮腫：デキサメタゾンを最初 8 mg，続いて 4 mg，6 時間ごとの投与。デキサメタゾンは経口で投与すべきであるが，もし不可能である場合には筋注または静注で投与する。さらにアセタゾラミド 250 mg，経口，1 日 2 回を追加。

  ❸高地肺水腫：ニフェジピン 30 mg の徐放性製剤，経口，12 時間ごと，またはホスホジエステラーゼ阻害薬のシルデナフィル（50 mg，経口，12 時間ごと），またはタダラフィル（10 mg，経口，12 時間ごと）など。

❸高山病の症状が出現しても，その進行には時間を要する特徴がある。つまり，高山病に陥ったことを早期に認識することが重要であり，原則として下山することで重症化を防ぐことが可能である。その判断，見極めが生命予後にもかかわる。

## さらに知っておくと役立つこと

❶予防

　❶最も重要な対策は高度を徐々に上げることである。そのためには登山の計画をゆとりがあるスケジュールで組むことも重要な予防対策になる。これにより，身体が高地での低酸素状態を許容できるようになる高地順化を認める。

　❷高地肺水腫を過去に発症したことのある患者は，徐放性ニフェジピン30 mg，経口，1日2回，またはタダラフィル10 mg，経口，1日2回による予防を考慮する。しかしながら保険適用外での処方扱いになることに留意する。急性高山病による頭痛の軽減には鎮痛薬も有効である。アセタゾラミドも予防目的で使用されうる。アルコール，睡眠薬，安定剤など睡眠中の呼吸に影響を与えるような摂取も急性高山病が発症するリスクを上げる可能性があるので避ける。

# 偶発性低体温症
## Accidental Hypothermia

井上 弘行　札幌医科大学講師・救急医学

（頻度）**ときどきみる**

## 診断のポイント

❶深部体温35℃以下。

❷65歳以上が80％（Acute Med Surg 8: e694，2021）

❸原因は急性内因疾患が約半数，若年者は外傷やアルコール中毒などの外因が多い（Acute Med Surg 8: e694，2021）。

❹発生機序は寒冷環境，熱喪失，熱産生低下，体温調節能低下が複合し，寒冷曝露がない場合も多い。

❺屋内発症は屋外発症の3倍多い（Acute Med Surg 8: e694，2021）。

## 緊急対応の判断基準

❶体温が低いほど重症となる。

❷モニタリング，バイタルサインを確認して，適切な気道確保，酸素投与，静脈路確保などの蘇生を行いながら，集中治療と積極的な復温が可能な高次施設へすみやかに搬送する。

❸30℃以下では致死的な不整脈を発生しやすく，患者の移乗などには愛護的な配慮が必要。

❹重症例では，復温後も呼吸・循環管理を中心とした集中治療の継続を要する。

## 症候の診かた

❶軽度（35〜32℃）：震え，血圧上昇，寒冷利尿，不穏。

❷中等度（32〜28℃）：筋硬直，不整脈，血圧低下，意識障害。

❸高度（28℃以下）：昏睡，反射消失，呼吸停止，心停止。

❹20℃まで低下すると蘇生はきわめて難しい。

❺全体の30日死亡率は24.5％（Acute Med Surg 8: e694，2021）。

## 検査所見とその読みかた

❶心電図：種々の不整脈がみられ，特徴的な所見はQRSの終末に出る陽性動揺J波（Osborn wave）。

❷心エコー：心機能低下。

❸血液検査：代謝性アシドーシス，白血球増加，凝固障害。

❹X線，CT：肺炎，肺水腫。

❺高アミラーゼ血症を50％で呈し，急性膵炎への進行に注意する（Am J Emerg Med 37: 189-193，2019）。

❻確定診断は体温測定のため診断的意義はないが，原因や合併症の検索に必要。

## 確定診断の決め手

❶皮膚に触れて冷たければ，深部体温を測定する。

❷深部体温（膀胱温，直腸温，食道温，血管内温度など）で35℃以下で確定診断。

❸膀胱温：温度センサー付き膀胱バルーンカテーテルを留置し，測定値は比較的正確である。

❹直腸温：冷却された糞便のある直腸では，誤った温度が表示される可能性がある。

❺鼓膜温：簡便で迅速かつ非侵襲的だが，不正確な場合が多い（臨床体温 31: 15-22，2013）。

## 誤診しやすい疾患との鑑別ポイント

❶感染症など，他の傷病が先行している場合があり，復温と同時に，潜在する傷病を検索する。

❷心肺停止例で，死亡と判断したあとに心拍再開するという事例があり注意する。

❸死亡しているようにみえる場合でも，復温するまでは蘇生を中止しない，あるいは死亡判定を安易には行わない。

## 確定診断がつかないとき試みること

❶深部体温を測定するための特殊計測器がない，時間的余裕がない場合は，腋窩温から推測せざるを得ない。

❷いずれにしても蘇生中，復温中は同じ体温計を使用する。

## 合併症・続発症の診断

不整脈，肺炎，膵炎，電解質異常，凝固障害など。

## 予後判定の基準

死亡の予測因子は，年齢(75歳以上)，男性，ADL(全介助)，意識レベルの低下，高カリウム血症(5.5 mEq/L)。予後良好は外傷が原因，高度な酩酊(Acute Med Surg 8: e694, 2021)。

## 経過観察のための検査・処置

❶低体温による異常だけではなく，原因となった傷病を検索するため，血液検査，心電図，CTなどをチェックする。

❷低体温は酸素消費量が増加するため，酸素投与は十分に行う。

❸加温して適切な体温まで復温する。

## 治療法ワンポイント・メモ

❶積極的な加温方法は外部加温(電気毛布，温風器，温水浴など)，内部加温(加温輸液，血管内カテーテル，体外循環など)。

❷基本的に侵襲の少ない方法が優先されるが，早く復温することが重要である。重症の場合は特にスピード重視とする。

## さらに知っておくと役立つこと

❶低体温は酸素消費量を抑制し脳保護作用があるため，長時間の心停止でも回復する場合がある。

❷高次医療施設において，予後の期待できる心停止または高度循環抑制例では，経皮的人工心肺装置(PCPS/VA-ECMO)の使用が考慮される。

(執筆協力：成松 英智　札幌医科大学教授・救急医学)

# 熱中症
Heat Stroke

横堀 將司　日本医科大学大学院教授・救急医学

（頻度）**ときどきみる**(特に6～10月にかけての気温が高いときに多い)

（GL）熱中症診療ガイドライン2015

## 診断のポイント

❶高温多湿の環境下で発症することが多い。

❷立ちくらみや筋肉痛，大量の発汗，こむら返りなどが初期症状である。

❸重度になるにつれて頭痛や吐き気，意識障害，血液凝固障害，小脳症状などを起こす。発汗停止と意識障害は重症を見つけるサインである。

❹わが国では高齢者，屋内での発症(非労作性熱中症)が多い。

## 症候の診かた

❶バイタルサインを確実に確認する。腋窩温などの表面体温は発汗や表面冷却の影響を受けやすいため，正確な体温とならないことがある。深部体温(直腸温・食道温・膀胱温など)を測定することが望ましい。

❷大量の発汗が初期症状であるが，重症になるにつれ脱水が増悪する。特に口腔内や粘膜の乾燥，皮膚のツルゴールを確認し早期に細胞外液を輸液する。

❸熱中症の重症度は症状により図1のごとくⅠ～Ⅲ度に分類される(「熱中症診療ガイドライン2015」)。

## 検査所見とその読みかた

❶血液検査所見：脱水と血液濃縮所見(ヘモグロビン濃度上昇，BUN/クレアチニンの上昇)，肝機能障害，凝固機能障害などは見逃してはならない所見である。特に「急性期DIC診断基準」において，DICと診断された場合はⅢ度の熱中症として入院加療を要する。

❷意識障害をきたしている症例においては，代謝性疾患を除外すべく血糖値やアンモニア値，電解質異常などをチェックする。また脳卒中など器質的疾患を除外すべく頭部CTを施行する必要がある。その際，高体温に対する冷却と輸液は同時並行で行う。

| | | 症状 | 重症度 | 治療 | 臨床症状からの分類 |
|---|---|---|---|---|---|
| **Ⅰ度**（応急処置と見守り） | | めまい，立ちくらみ，生あくび大量の発汗筋肉痛，筋肉の硬直（こむら返り）意識障害を認めない（JCS 0） | | 通常は現場で対応可能→冷所での安静，体表冷却，経口的に水分とNaの補給 | 熱けいれん熱失神 |
| **Ⅱ度**（医療機関へ） | | 頭痛，嘔吐，倦怠感，虚脱感，集中力や判断力の低下（JCS≦1） | | 医療機関での診療が必要→体温管理，安静，十分な水分とNaの補給（経口摂取が困難なときには点滴にて） | 熱疲労 |
| **Ⅲ度**（入院加療） | | 下記の3つのうちいずれかを含む(C)中枢神経症状（意識障害JCS≧2，小脳症状，けいれん発作）(H/K)肝・腎機能障害（入院経過観察，入院加療が必要な程度の肝または腎障害） | | 入院加療（場合により集中治療）が必要→体温管理（体表冷却に加え体内冷却，血管内冷却などを追加）呼吸，循環管理DIC治療 | 熱射病 |
| | | (D)血液凝固異常〔急性期DIC診断基準（日本救急医学会）にてDICと診断〕⇒Ⅲ度の中でも重症型 | | | |

右側の注記：
- Ⅰ度の症状が徐々に改善している場合のみ，現場の応急処置と見守りでOK
- Ⅱ度の症状が出現したり，Ⅰ度に改善が見られない場合，すぐ病院へ搬送する（周囲の人が判断）
- Ⅲ度か否かは救急隊員や，病院到着後の診療・検査により診断される

**図1** 熱中症の症状と分類（日本救急医学会熱中症分類2015）

（日本救急医学会「熱中症に関する委員会」：熱中症診療ガイドライン2015．p7，日本救急医学会，2015より）

## 確定診断の決め手

❶患者の体調が悪くなった環境を把握する必要がある．すなわち患者が発症した場所が高温多湿の環境であったか，屋内であればエアコンの使用状況はどうだったか，などの詳細な情報を周囲の人や救急隊員などから聴取する．

❷また報道されるWBGT（Wet Bulb Globe Temperature），いわゆる暑さ指数も参考に，熱中症発症の可能性を常に念頭におくことが重要である．

## 誤診しやすい疾患との鑑別ポイント

❶熱中症による高体温と感染症による発熱を鑑別することは難しい．熱中症は粘膜の血流障害から腸管虚血を引き起こし，敗血症（⇨1277頁）を併発することもある．各種血液培養を採取し，身体所見や画像所見で敗血症をきたす病態が隠れていないか，常に確認を怠らない．

❷また症状の発生が突発的か，気温の上昇に伴っているか，平時の既往歴（利尿薬の服用，高血糖）など，情報収集に努め，熱中症の可能性を考慮する一助とする．

❸悪性高熱症や悪性症候群なども高体温が特徴であ

るが，麻酔薬など薬剤の使用歴，精神神経用薬の服用の履歴や中断・増量のエピソードの有無の確認を要する．

## 確定診断がつかないとき試みること

熱中症であっても，そのほかの発熱性疾患であっても，確実な気道，呼吸，循環の確保，および脱水の補正と体温管理は重要である．初期診療を進めつつ高体温の原因検索を並行して行うことが肝要である．

## 専門医へのコンサルト

Ⅲ度熱中症は入院のうえ，経過を追う必要がある，またDICを併発した場合は死亡率が高く集中治療を要する．

# 毒蛇咬症
## Venomous Snake Bite

伊関 憲　福島県立医科大学主任教授・救急医療学

(頻度)　**あまりみない**(マムシ咬症：年 2,000〜3,000 件，ヤマカガシ咬症：年 1 件程度，ハブ咬症：年 100 件程度)

## 診断のポイント

1. 牙痕。
2. 牙痕周囲の腫脹。
3. 創部の疼痛。
4. 横紋筋融解症とコンパートメント症候群。
5. 多臓器不全。

## 緊急対応の判断基準

1. 日本において毒蛇は，本州ではマムシ，ヤマカガシ，沖縄と鹿児島県の奄美群島でにハブが生息する。
2. 蛇毒には出血毒，神経毒が含まれるため，症状を認識する。
3. 腫脹するために相対的な脱水になりやすいので，補液を行い全身状態を安定化する。
4. 重症化を予見したら，抗毒素血清が投与できる病院へ転送する。

## 症候の診かた

1. マムシ，ハブは牙痕部から中枢側に向かって腫脹が広がる。
2. ヤマカガシは出血毒により歯茎や鼻腔からの出血がみられる。その後播種性血管内凝固症候群へと進行する。

## 検査所見とその読みかた

1. マムシ咬症では血小板数の低下がみられる。著明な血小板減少はマムシ毒の血管内注入を考えて，抗毒素を投与する。
2. ヤマカガシ咬症ではフィブリノゲンの低下($< 100 \text{ mg/dL}$)がみられる。
3. 腫脹の進行に合わせて，CK(クレアチンホスホキナーゼ)が上昇する。

## 確定診断の決め手

1. 現場で蛇の目撃があれば確定である。
2. 牙痕部の確認をする。

## 誤診しやすい疾患との鑑別ポイント

1. 最も多いのは無毒蛇咬症である。症状を経時的に観察する。
2. 昆虫やムカデなどの刺咬症と区別する。腫脹が認められればマムシやハブの可能性が高い。

## 確定診断がつかないとき試みること

1. 目撃がなくても，問診で草むらに手やスリッパを入れたら痛みがあったというときは蛇咬症を疑う。
2. 牙痕部と思われる創部から腫脹が始まったときには蛇咬症を疑う。
3. 血液検査で血小板とフィブリノゲンを測定する。

## 合併症・続発症の診断

1. 下肢のマムシ咬症では，しびれなどの症状が残存しやすい。
2. 咬症部に壊死，水疱などができるため，創傷部の処置を行う。

## 予後判定の基準

1. マムシ咬症では腫脹の進行度で重症度を判定する「崎尾の分類」がある。
2. マムシ咬症で複視などの眼症状があるときは，全身症状と考えられ重症化しやすい。
3. ヤマカガシ咬症で 1 時間以内に一過性の頭痛を認めたものは，重症化する。

## 経過観察のための検査・処置

1. 細胞外輪液製剤の投与を行い，循環の安定化をはかる。
2. 抗菌薬や破傷風予防を行う。

## 治療法ワンポイント・メモ

1. 抗毒素血清はウマの血清であるため，アナフィラキシーや血友病が起こる可能性がある。アドレナリンなどショックへの対応を準備しておく。
2. 2 回目の咬症では，前回での抗毒素血清の投与の有無を確認する。

## さらに知っておくと役立つこと

　乾燥ハブウマ抗毒素，乾燥マムシウマ抗毒素は承認薬であるのに対して，乾燥やまかがしウマ抗毒素は研究目的に作製された未承認薬である。患者および家族に説明したのちに使用する。

## 専門医へのコンサルト

❶抗毒素血清がある病院へ転送する。

❷多臓器不全の所見など重症化が予測されたら，集中治療が行える病院へ転送する。

❸蛇咬症で困ったときには日本蛇族学術研究所(毒蛇 110 番，0277-78-5193)に相談する。

❹乾燥やまかがしウマ抗毒素も毒蛇 110 番に相談する。

# 急性放射線障害
## Acute Radiation Injury

廣橋 伸之　広島大学教授・原爆放射線医科学研究所

頻度 あまりみない

## 診断のポイント

❶事故発生状況(原子力施設，医療施設，研究室，工場，テロなど)。

❷被ばくのタイプ(外部被ばく，内部被ばく，放射性物質の体表面汚染)の鑑別。

❸急性放射線症候群(全身に急性被ばくが 1 グレイ以上)では，前駆症状(嘔吐，下痢，頭痛，意識障害，唾液腺の腫脹・疼痛・圧痛)と末梢血リンパ球の減少，血中唾液アミラーゼの上昇。

❹局所放射線障害では，皮膚症状(浮腫，紅斑，脱毛，落屑，水疱，潰瘍，壊死)。

## 緊急対応の判断基準

❶急性被ばくでの急死はまずないので落ち着いて対応する。搬入時にバイタルサインが不安定な場合は，放射線事故・災害に伴う外傷，熱傷，中毒，疾病悪化がその原因であるため，原因の検索とバイタルサインの安定化を優先する。

❷被ばくのタイプを鑑別し，高線量外部被ばくのみであれば集中治療室での管理，内部被ばくが疑われた場合は，早期の除染剤投与と体内汚染検査が可能な施設への搬送，体表面の汚染がある場合は汚染拡大防止と除染を行う。

## 症候の診かた

❶急性放射線症候群では前駆症状に留意する。特に嘔吐があれば 1 グレイ以上の被ばくが示唆される。被災した患者が嘔吐するまでの時間が 1 時間以内

であれば 4～6 グレイの被ばくをしている。

❷指先など局所の被ばくでは前駆症状は認められない。

❸前駆症状ののち，潜伏期を経て臓器障害発症期となり，造血器障害(感染・出血)，消化管障害(水様性下痢，下血)，皮膚障害(浮腫，紅斑，脱毛，落屑，水疱，潰瘍，壊死)，神経・血管障害が顕著になる。

## 検査所見とその読みかた

　急性放射線症候群では，血液検査における白血球数(特にリンパ球数)の減少，異常染色体の検出(二動原体染色体，未成熟染色体凝縮)は，被ばく線量の推定に有用だが，臨床症状や他の検査と総合的に判断する(表 1)。

## 確定診断の決め手

❶事故発生状況から被ばくのタイプを想定する。

❷外部被ばくは前駆症状と血液検査(リンパ球数，異常染色体検査)。

❸内部被ばくは鼻腔スミアや WBC (whole body counter)，尿・便を用いたバイオアッセイで検出。

❹体表面の汚染は GM サーベイメータなどを用いて検出。

## 誤診しやすい疾患との鑑別ポイント

　高線量外部被ばくによる前駆症状は一般的な疾病で認められるため，現場の状況，就業内容や発症までの時間，生活歴を聴取する。

## 確定診断がつかないとき試みること

　放射線被ばくが疑われるが被ばくのタイプが確定できない場合は，原子力災害拠点病院，高度被ばく医療支援センターに相談する。

## 合併症・続発症の診断

　造血器障害，消化管障害，皮膚障害，神経・血管障害は外傷，熱傷，中毒，疾病を伴う場合(複合障害)，相互に影響し治癒遅延が顕著である。

## 予後判定の基準

❶被ばく線量 1～2 グレイでは死亡しない。

❷$LD_{50/60}$(50％が 60 日に死亡する被ばく線量)は，未治療で 3.25～4.0 グレイ，加療して 6～7 グレイとされる。

❸10～12 グレイでは現在の医療では救命困難と考えられている。

**表1** 被曝線量推測に用いられる検査法と臨床症状

| 被曝線量（グレイ） | 推奨される線量評価法 | 臨床症状 |
| --- | --- | --- |
| 0.1〜1.0 | 二動原体染色体頻度 | 血球減少なし，あるいはわずかに減少 |
| 1.0〜3.5 | リンパ球減数動態／二動原体染色体頻度 | 中等〜重症の骨髄障害 |
| 3.5〜7.5 | リンパ球減数動態／未成熟染色体凝縮法 | 汎血球減少症，中等〜重症の消化管障害 |
| 7.5〜10.0 | リンパ球減数動態／未成熟染色体凝縮法 | 骨髄障害と消化管障害 |
| >10.0 | 未成熟染色体凝縮法 | 消化管，神経，心血管系障害 |

〔Radiation Emergency Assistance Center/Training Site（REAC/TS）: The Medical-Aspects-of-Radiation-Incidents, 4th ed. p43, 2017 より〕

### 経過観察のための検査・処置

**1** 前駆症状が確認されたら4〜6時間ごとに末梢血を採取し，白血球分画(好中球，リンパ球数)の推移を追っていく。

**2** 異常染色体検査は被ばく24時間後にヘパリン採血管に採血し，常温で専門機関へ輸送する。

### 治療法ワンポイント・メモ

**1** 急性放射線症候群を疑う場合，無菌室での集中治療が望ましい。

**2** 前駆症状には対症療法を行う。

**3** 骨髄障害では，サイトカイン(G-CSF，GM-CSF，EPO，TPO など)療法を行う。

**4** 骨髄幹細胞移植の対象例は限られる。

**5** 皮膚障害は熱傷治療に準ずるが，間葉系幹細胞移植も試みられている。

### さらに知っておくと役に立つこと

急性放射線症候群は，身体的なダメージだけでなく，精神的なストレスももたらす。そのため，心理的サポートやリハビリテーションも重要な部分を占める。

### 専門医へのコンサルト

診断や専門治療が困難と判断した場合は，原子力災害拠点病院や高度被ばく医療支援センターへの搬送を考慮する。

# 病態生理と神経解剖からアプローチする
# レジデントのための
# 神経診療

**監修** 塩尻俊明 総合病院国保旭中央病院 総合診療内科部長

**執筆** 杉田陽一郎 東京ベイ・浦安市川医療センター 神経内科医長

## ＼＼ 日常診療で普遍的に役立つ神経診察を学ぶ ／／

神経領域は「難しい」「分かりにくい」と敬遠されがちだが、体系的に理解できると面白いと感じることができる。本書は初心者向けに、領域横断的に内容をまとめ、オリジナルのシェーマを多用し概念を整理して提供することで、**研修医、若手医師の学習に有用な1冊**となっている。日常診療で普遍的に役立つ神経診察の方法、症候学、コモンな疾患を扱っており、**非専門医であればここまで把握しておきたい**という線引きを明示した。

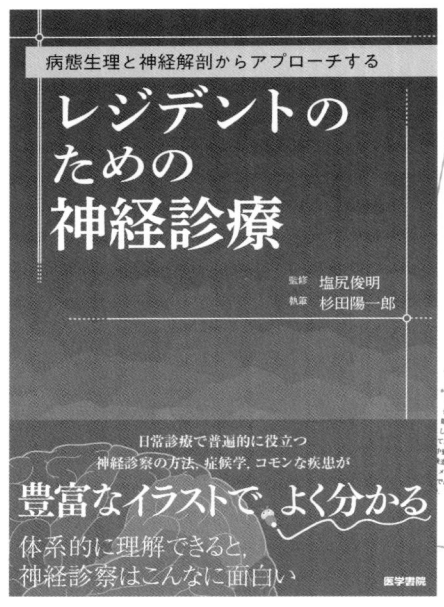

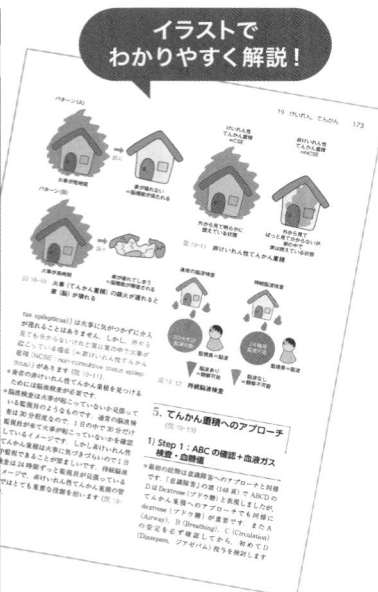

イラストでわかりやすく解説！

●B5 頁392 2023年 定価：5,720円（本体5,200円＋税10%） ［ISBN 978-4-260-05246-7］

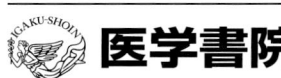
**医学書院**
〒113-8719 東京都文京区本郷1-28-23 ［WEBサイト］https://www.igaku-shoin.co.jp
［販売・PR部］TEL：03-3817-5650 FAX：03-3815-7804 E-mail：sd@igaku-shoin.co.jp

# 2 神経・筋疾患

責任編集：西山 和利，貴島 晴彦

# ● 神経・筋疾患（内科）　最近の動向

**西山 和利**　北里大学主任教授・脳神経内科学

　本書の前版である第 8 版は 2020 年に出版されている。前版から今回の改訂までの期間は約 5 年にすぎないが，神経・筋疾患領域の進歩は目を見張るものがある。

　まず神経・筋疾患領域の common disease では，片頭痛に対する抗 CGRP 抗体や抗 CGRP 受容体抗体といった薬剤が標準治療となり，てんかんに対してもさまざまな新規抗てんかん薬が登場している。国民が高齢化するわが国において認知症は国家的課題の 1 つであるが，認知症のなかで最も患者数が多い Alzheimer 病に対する抗アミロイド β 抗体薬が保険収載された。この新しい治療の導入と関連して Alzheimer 病の診断のためのアミロイド PET や脳脊髄液でのバイオマーカー検査がわが国でも可能になったことも注目される。認知症についてはいわゆる「認知症基本法」が 2023 年に国会で成立して 2024 年から施行されており，認知症は社会的にも大きな注目を集めている。認知症とならんで高齢者における大きな課題は脳卒中であるが，2018 年に成立し 2019 年に施行された「脳卒中・循環器病対策基本法」は社会実装の局面をむかえ，各地域で脳卒中克服に向けたさまざまな取り組みが始まっている。

　一方で神経・筋疾患領域には数多くの希少疾患が存在し，難病とよばれる疾患も少なくない。こうした難病の分野でも診断や治療において長足の進歩がみられる。例えば，重症筋無力症，多発性硬化症，視神経脊髄炎関連疾患などの神経免疫性疾患に対しては分子標的治療薬が次々と登場し予後を大きく改善しつつある。筋疾患では Duchenne 型筋ジストロフィーへのエクソンスキッピング治療が開発されている。さまざまな神経・筋の難病に対する画期的な治療法が登場しつつある。

　また，脳神経内科医の基盤学会である日本神経学会や関連する学会から最近発刊されたガイドラインとしては次のようなものがある：「慢性炎症性脱髄性多発根ニューロパチー，多巣性運動ニューロパチー診療ガイドライン 2024」「ギラン・バレー症候群，フィッシャー症候群診療ガイドライン 2024」「筋萎縮性側索硬化症（ALS）診療ガイドライン 2023」「重症筋無力症／ランバート・イートン筋無力症候群診療ガイドライン 2022」「頭痛の診療ガイドライン 2021」「筋強直性ジストロフィー診療ガイドライン 2020」「プリオン病感染予防ガイドライン 2020」。

　神経・筋疾患領域は急性期疾患から慢性期疾患まで非常に広範囲な分野であるが，多くの疾患で顕著な進歩がみられる。有効な治療法に乏しかった神経・筋疾患領域であるが，分子標的治療や核酸医薬，疾患修飾薬を含め本格的な治療が可能になりつつあることは画期的であり，脳神経内科医である筆者にとっても大きな喜びである。適切な治療の機会を逃さないためには適切な診断が必要ということは自明であり，神経・筋疾患分野での診断はますますその重要性が増していると言えよう。本書が神経・筋疾患診療の一助になることを期待している。

# 神経・筋疾患（外科）　最近の動向

**貴島 晴彦**　大阪大学大学院教授・脳神経外科

　脳神経外科領域では，診断や治療に用いる機器の開発が神経・筋疾患の臨床に貢献している。特に，最近は体内で使用するデバイスの開発が進んでおり，これらを用いた治療の進展が目覚ましい。

　脳血管障害を対象とする血管内手術に関連する多くのデバイスが開発・導入された。脳動脈瘤に用いるデバイスでは flow diverter が急速に普及している。すでに数種のデバイスが上市されており，その有効性や適応についての報告が散見される。ほかにも脳動脈瘤治療に用いる籠状の塞栓デバイス（WEB）が使用できるようになった。これは動脈瘤のなかで細かい網目の籠状のデバイスを広げ動脈瘤を血栓化するものである。脳梗塞急性期に用いられる血栓回収のデバイスも改良や開発が続いており，またその治療適応となる発症からの時間も延長されている。ほかには，くも膜下出血後の脳血管れん縮を予防するクラゾセンタンが登場し，本疾患の治療ストラテジーが大きく変化した。

　脳腫瘍の領域でに，2021 年版の WHO の脳腫瘍分類が導入され，より遺伝子分類の重要性が高まった。治療としては，神経膠芽腫に対する腫瘍治療電場療法が可能となっている。また，機能温存かつ最大摘出を目的とする覚醒下手術が広く普及し，脳機能解明につながる神経科学にも大きく貢献している。低悪性の神経膠腫の摘出範囲と予後について，臨床研究が開始されている。中枢神経原発悪性リンパ腫に対しては従来の放射線化学療法のほかにも，新しいプロトコールが導入されている。また，手術手技についても，内視鏡や外視鏡を用いたより低侵襲の手術の報告が散見される。

　Parkinson 病に対してレボドパ・カルビドパを 24 時間持続皮下投与する治療法が導入された。脳深部刺激療法では閉鎖回路を用いる adaptive-DBS が世界で初めて適応となった。これは患者の深部核の電位を感知しそれに応じた刺激を送ることができるシステムである。

　てんかん外科の領域では，定位的頭蓋内脳波（SEEG）が広く焦点診断に用いられるようになっている。これまでの硬膜下電極に比較し，低侵襲な頭蓋内電極留置が実現し，また島回や帯状回などへの電極留置が容易となったといえる。わが国での症例を重ねることにより，より効率的な使用方法と結果の解析方法が構築されるものと考えられる。そのほかにも焦点切除が困難であるてんかんに対する視床前角をターゲットとした DBS が保険適用となり，次第に普及していくものと考えられる。

　小児神経外科領域では，胎児手術が自主臨床試験として開始され症例を重ねている。これは脊髄髄膜瘤の診断を受けた胎児を対象として，胎生期に修復術を行い，子宮に戻す手法である。

　神経疾患の外科治療は診断方法，手術適応，治療などあらゆる面で絶えず進歩している。本書でそれらを体感していただきたい。

# 脳梗塞(ラクナ梗塞)
Ischemic Stroke (Lacunar Infarction)

**板橋 亮** 岩手医科大学教授・脳神経内科・老年科

**頻度** よくみる
**GL** 脳卒中治療ガイドライン 2021〔改訂 2023〕

## 診断のポイント

**1** わが国において「ラクナ梗塞」の定義は，おおむね NINDS-CVD-Ⅲ 分類に基づくと理解されているが，臨床研究では基準が明確である TOAST 分類における small-artery occlusion(小血管閉塞)を用いることが多い(表 1)。ただし，いずれの分類も，中大脳動脈狭窄などの頭蓋内血管病変には十分触れておらず，MRI/MRA が広く用いられる現在のわが国の実臨床と乖離している点は否めない。

**2** 前述の事情を踏まえ，実臨床では以下のような診断基準が用いられることが多い。

**❶** 画像上の梗塞巣最大径が 15 mm ないし 20 mm 未満。

**❷** 典型例では古典的ラクナ症候群(表 2)を呈する。

**❸** 心房細動や責任血管の有意狭窄など，他の原因を伴わない。

**❹** 高血圧，脂質異常，糖尿病，喫煙，加齢などの危険因子の存在も参考になる。

**3** 病理学的には穿通枝のリポヒアリノーシス(脂肪硝子変性)が典型的とされているが，実際には穿通枝の動脈硬化性病変による症例も少なくないと考えられている。

## 緊急対応の判断基準

**1** ラクナ梗塞であることのみを理由として t-PA 静注療法の適応外と判断することはできない。

**2** 発症から 4.5 時間以内，発症時刻不明でも発見 4.5 時間以内の場合は t-PA 静注適応を検討する。

**3** ただし，ラクナ梗塞に限らず症候がごく軽度の場合は，後述する dual antiplatelet therapy(DAPT)と t-PA 静注療法に差がなかったとの無作為化試験の報告がある(JAMA 329: 2135-2144，2023)。

## 症候の診かた

**1** 古典的ラクナ症候群(表 2)が典型的である。

**2** もちろん，古典的ラクナ症候群を呈しても，画像検査などよりラクナ梗塞以外に分類診断されること

**表1** TOAST 分類における small-artery occlusion

| | 所見 | small-artery occlusion (lacune) |
|---|---|---|
| 臨床症候 | 皮質もしくは小脳症状 | − |
| | ラクナ症候群 | + |
| 画像 | 皮質，小脳，脳幹，もしくは皮質下の径>15 mm 梗塞 | − |
| | 皮質下もしくは脳幹の径<15 mm 梗塞 | +／− |
| 検査 | 頭蓋外内頸動脈の狭窄 | − |
| | 心臓の塞栓源 | − |
| | 他の異常検査所見 | − |

**表2** 古典的ラクナ症候群

| | |
|---|---|
| pure motor hemiparesis | 運動症状のみ |
| pure sensory stroke | 感覚障害のみ |
| sensorimotor stroke | 感覚障害＋運動症状 |
| ataxic hemiparesis | 失調＋運動症状 |
| dysarthria and clumsy hand syndrome | 構音障害＋巧緻運動障害 |

は十分ありうる。

**3** 逆に，画像上はラクナ梗塞に矛盾しないが，古典的ラクナ症候群以外の症候を呈することも珍しくはない。

## 検査所見とその読みかた

**1** 症候を説明しうる責任病巣として，MRI もしくは CT で単一穿通枝領域の梗塞が確認される。最大径「15 mm」がその上限として広く用いられるが，2005 年に発表された SSS-TOAST 分類では，20 mm が最大径上限になっている。実際は，急性期に単一穿通枝領域と思われる梗塞巣の最大径が 15 mm を超えることは珍しくない。

**2** MRA もしくは CTA で，責任病巣を灌流する穿通枝の起始する主幹動脈に 50% 以上の狭窄や閉塞がない(図 1)。

**3** 心房細動を含めた高リスク塞栓源は確認しておきたい。NINDS-CVD-Ⅲ 分類では，心由来塞栓源合併例の扱いは明確にされていないが，TOAST 分類では複数の原因として，その他の脳梗塞になる。

## 確定診断の決め手

**1** 入院当日の確定診断にこだわる必要はない。

**2** 発症から数日経過した時点で，他の原因が確認さ

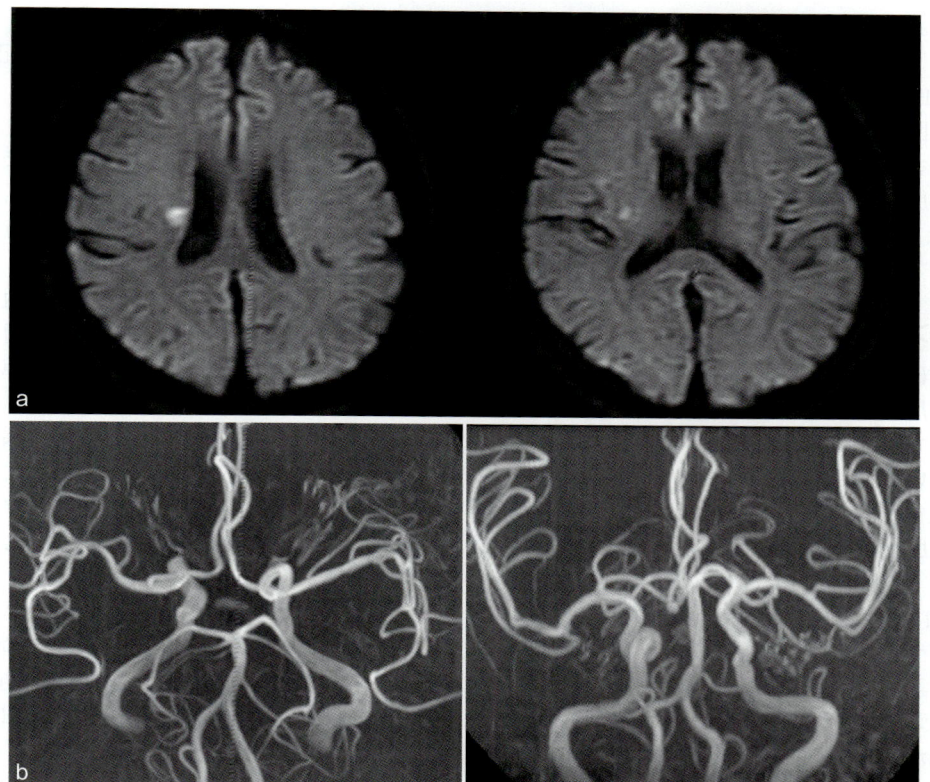

**図1** 65歳男性。左不全片麻痺で発症し24時間後の拡散強調画像(a)と頭蓋内MRA
(b)

右レンズ核線条体動脈領域に径15mm以下の高信号を認め，右中大脳動脈水平部に有意狭窄は認めない。ラクナ梗塞と診断した。

れず，複数の心血管危険因子を有しているような典型的症例は，ほぼ確定診断と考えてもよい。

❸ただし，当初は穿通枝単一梗塞でラクナ梗塞と判断していたが，心電図モニタリングで発作性心房細動が確認され，画像を再検すると梗塞巣が増加しており，最終診断は心原性脳塞栓症ということもありうるので注意が必要である。

### 誤診しやすい疾患との鑑別ポイント

#### ❶ Branch atheromatous disease（BAD）

❶動脈硬化性病変により穿通枝起始部から閉塞を認める病理学的概念であるが，わが国では，おそらくこのような病理学的基盤を背景として，数日かけて梗塞巣が拡大し麻痺が進行する症例を指して，臨床的概念もしくは病型診断として扱うことがしばしばみられる。

❷しかし，BADは既存の病型診断分類には含まれていないため，ラクナ梗塞に分類されるものも

あれば，最大径がその上限を超えた結果，その他の脳梗塞に分類されるものもある。

#### ❷ 小梗塞

❶皮質下であっても，髄質動脈の支配領域に認める小梗塞は塞栓症を考えるべきである。

❷例えば，半卵円中心の小梗塞は，髄質動脈とレンズ核線条体動脈（LSA）両者の関与が想定される場所であり，ラクナ梗塞と塞栓症いずれの可能性も念頭におくべきである。

❸判断に迷う場合は，冠状断の画像で，梗塞巣が髄質動脈とLSAいずれの血管走行に一致しているか確認するなどの工夫が必要である。

❹同様に，視床や中脳の穿通枝領域小梗塞も，部位によっては塞栓症の可能性があり注意が必要である。

### 確定診断がつかないとき試みること

❶病歴は間違いなく脳血管障害で症候も古典的ラク

ナ症候群であるが，画像上病巣が確認できないことがある。

**❷** 例えば MRI 撮像が禁忌の場合，しばしば小さな梗塞は確認困難となり，病型分類診断に苦慮するかもしれない。この場合，可能な範囲で頭蓋内外の血管狭窄や心房細動を含めた塞栓源を除外できれば，最終的にはラクナ梗塞と分類診断するべきであろう。

### 治療法ワンポイント・メモ

**❶** わが国では，ラクナ梗塞に対して，オザグレルナトリウムが用いられるが，急性期脳梗塞の標準抗血栓療法として強く推奨されているアスピリンとの比較試験はない。

**❷** ラクナ梗塞も含まれうる，発症 24 時間以内の軽症非心原性脳梗塞に対する急性期抗血栓療法としては，アスピリンに加えてクロピドグレルを loading dose で開始する DAPT が標準治療であり，「脳卒中治療ガイドライン 2021〔改訂 2023〕」では推奨度 A としている。

**❸** ただし，ラクナ梗塞において急性期 DAPT がどれほどの効果があるか確定はしていない。無作為化試験のサブ解析ではラクナ梗塞における DAPT の効果は確認できなかったが，一方で症状進行を抑制しえたとの観察研究もある。

### さらに知っておくと役立つこと

**❶** 病型診断分類により急性期治療が変更になることはさほど多くはないし，前述したように，情報がまだ不十分な急性期における暫定的な病型分類診断が，最終的に変更になることは珍しくはない。

**❷** 心房細動がなければ，ラクナ梗塞であるか BAD であるか，それとも塞栓症なのかを入院当日に決定することにはこだわらず，まず軽症非心原性脳梗塞例としてとらえ，DAPT を含めて十分な抗血小板療法を開始したうえで，検査治療を進めながら病型分類診断を随時検討していくほうが合理的であろう。

---

# 脳梗塞（アテローム血栓性脳梗塞）
## Ischemic Stroke (Atherothrombotic Infarction)

**井上 学** 国立循環器病研究センター・脳卒中集中治療科特任部長（大阪）

**頻度** **よくみる**〔脳梗塞の 31.5％がアテローム血栓性（ATBI：atherothrombotic brain infarction）と

---

されている〕

**GL** 脳卒中治療ガイドライン 2021〔改訂 2023〕

### 診断のポイント

**❶** 突然発症の神経脱落所見をみたら，まず疑う。

**❷** 神経症状：四肢の片麻痺，顔面の麻痺，構音障害，失語，半身の感覚障害などが代表的。意識障害をきたすことは比較的少ない。

**❸** 前段階として，先行する一過性脳虚血発作（TIA：transient ischemic attack）や神経症状の増悪寛解を繰り返すことがある（一過性の脱力，片麻痺，しびれ感，黒内障など）。

**❹** リスク：高血圧，脂質異常症，糖尿病，喫煙，大量飲酒，動脈硬化など。脱水もリスクになりうる。

**❺** 頭蓋内外の動脈狭窄が主で，全身性アテローム性血栓症，虚血性心疾患なども合併することがある。

### 緊急対応の判断基準

**❶** 4.5 時間以内の発症であれば，静注血栓溶解（rt-PA）療法の適応となる可能性がある。起床時発症/発症時刻不明例でも，頭部 MRI における病変の DWI（陽性）-FLAIR（陰性）間のミスマッチがあれば，発症を 4.5 時間以内とみなして，rt-PA の投与が可能である。また主幹動脈に閉塞があれば，発症 8 時間以内，条件次第では最大 24 時間まで機械的血栓回収療法の適応となる可能性がある。

**❷** テント上の広範な前方循環系の梗塞，もしくはテント下の椎骨脳底動脈系の梗塞は意識障害に加え，脳ヘルニアによる呼吸抑制や不整脈を誘発することがあるので，急変に対応できる体制で臨む。

### 症候の診かた

閉塞した血管に応じた脳組織の部位によりさまざまな症状を呈する。NIHSS（NIH Stroke Scale）を点数化することで重症度を客観的に評価できる。

**❶** 片麻痺：テント上下，脳幹であれば病巣と対側に運動麻痺が出現する。

**❷** 顔面麻痺：開閉眼・鼻唇溝の左右差などが脳幹病巣でみられる。

**❸** 構音障害：口輪筋の麻痺や，舌運動に関連する小脳・脳幹の障害でも生じる。

**❹** 失語：優位半球の Broca 野の障害では，運動性失語が生じる。発語量は低下し，非流暢性失語になる（言語理解は良好）。優位半球の Wernicke 野の障害では感覚性失語が生じる。発語量は変わらず流暢ではあるが，言語理解は不良である。

**5** Gerstmann 症候群：優位半球角回が障害されると，失算・失書・左右失認・手指失認などの症状が起こる。

**6** 半側空間無視：劣位半球頭頂葉が障害されると生じる。半盲と鑑別が必要。

**7** 同名半盲：後頭葉の障害で生じる。

**8** 共同偏視：テント上病変では患側を見ることが多いが，脳幹などのテント下病変では健側を見ることが多い。

### 検査所見とその読みかた

**1** 採血：一般的な血算・生化学（肝機能・腎機能）・凝固系を評価する。血糖・HbA1c・TG・LDL はリスクファクターに対する治療介入の是非に有用であり，血小板・PT-INR・APTT・肝機能は rt-PA の投与に必要である。D ダイマーの異常値があれば，Trousseau 症候群や静脈血栓塞栓症などが鑑別にあがる。

**2** 胸部 X 線：頭部挙上を避けるため，臥位での評価が一般的である。心不全による心拡大，縦隔の拡大をみることで，胸部大動脈解離の有無や肺炎の有無などが鑑別できる。

**3** 頸部動脈エコー：ベッドサイドで簡便に施行可能で，狭窄・閉塞や流速の測定を行うことができる。同時にプラーク性状の評価も可能であり，診断に有用である。石灰化が強いと信号が入らず，他のモダリティでの評価も併せて検討する。

**4** 経頭蓋ドプラ：頸動脈から遊離していく微小塞栓を micro embolic signal としてリアルタイムで評価することが可能である。

**5** 頭部単純 CT

**❶** 発症して間もなく，閉塞血管が高吸収になる hyperdense MCA sign（中大脳動脈主幹部閉塞），hyperdense Sylvian fissure MCA dot sign（中大脳動脈分岐 M2 閉塞），hyperdense ICA sign（内頸動脈閉塞）などがみられることがある。高齢者における動脈の石灰化と鑑別が難しいことがある。

**❷** 発症 3 時間過ぎから，早期虚血性変化（EIC：early ischemic change）がみられる。

- EIC は，early CT sign といわれる，島回皮質の濃度低下，基底核の輪郭の不明瞭化，灰白質/白質境界の不明瞭化，脳回の腫脹/脳溝の消失などがあげられる。この EIC をスコアリング化したのが，ASPECTS（Lancet 355: 1670-1674, 2000）である。
- 単純 CT の 2 断面（基底核レベルと側脳室体部

レベル）を 10 部位〔C：caudate（尾状核），L：lentiform（レンズ核），IC：internal capsule（内包後脚），I：insular ribbon（島皮質），M1〜6〕に分け，減点法で評価する。
- 一般的に 6〜7 点以下の症例は rt-PA 療法での治療効果が乏しく，再灌流療法後の頭蓋内出血が多いとされている。
- EIC は脳幹病変などの小さな変化は見落としやすいことに留意する。

**❸** 発症から 6〜8 時間程度で，低吸収領域は明瞭化し，脳組織の浮腫が始まる。

**❹** 発症 3〜5 日間で脳浮腫のピークが訪れ，その間，テント切痕（鉤），大脳鎌下，上行性テント切痕，小脳扁桃などのヘルニアや，正中偏位（midline shift）が出現する。

**6** 造影 CTA・CTP

**❶** CTA

- 閉塞血管があるか否かの同定が可能であり，その後の機械的血栓回収療法の適応を決定するのに必要である。
- 体重あたりの換算量でヨード造影剤を急速静注し，血管内の造影効果で CT 値が上昇している画像から血管のみを抽出し，血管像を 3 次元画像に再構成する。
- 血管の閉塞部位や血栓の長さを明瞭に評価することが可能である。

**❷** CTP（CT perfusion：CT 灌流画像）

- 不可逆的な虚血性コアと可逆的なペナンブラ領域（早期に血流が再開すれば救済可能な領域）を検出することができる。
- 虚血性コアとペナンブラ領域のミスマッチをみることで，機械的血栓回収療法を最大 24 時間まで延長できるすることができる。
- また後述の MRI が撮像できない症例でも，虚血性病変を描出することができる利点がある。

**7** MRI・MR angiography（MRA）

**❶** 拡散強調画像（DWI：diffusion weighted image）

- 発症 15〜30 分で新規梗塞が高信号に描出される，最も感度が高い画像検査である。
- しかしながら DWI の高信号は急性期脳梗塞，脳腫瘍以外の疾患（けいれんなど）や，T2 shine through 現象（亜急性期脳梗塞で T2 強調画像の高信号が起こると DWI でも高信号となる）でも起こることがあるため，必ず血管支配領域と照らし合わせながら，ADC（apparent diffusion coefficient：みかけの拡散係数）map で ADC が

481

低下（黒）していることを確認し，DWI 高信号の妥当性を判断する必要がある。

**❷ FLAIR（fluid attenuated inversion recovery）画像**

- 4.5 時間程度から虚血の信号変化がみられるため，前述の DWI-FLAIR ミスマッチをみることで発症時間を予測することができる。
- その他，閉塞血管が高信号にみえる FVH（FLAIR vessel hyperintensity）または HVS（hyperintense vessel sign）がみられることがある。
- また，くも膜下出血や脳内出血を鑑別することも可能である。

**❸ T2*（磁化率強調）画像**

- 脳内の微小出血の同定に優れるが，同時に閉塞血栓を描出することも可能である。
- T2*画像により，血栓の位置や大きさを予想することで，機械的血栓回収療法の治療戦略に役立つことがある。

**❹ MRA**

- 撮像範囲により頭蓋内外の動脈狭窄・閉塞をみることができる。
- 造影剤を使用しないため，動脈内に過流や狭窄による血流遅延が生じている箇所は血管像が途絶したり，狭窄を過大評価することがあることに注意する。

**❽ 脳血管撮影（DSA：digital subtraction angiography）**

- 侵襲的ではあるが，CT や MRI より詳しくリアルタイムで脳の動脈/静脈の走行や側副血行路の灌流状態，血管閉塞部位を特定することができる。
- 隠れた小さい動脈瘤などの評価もできる。
- 利点として，そのまま頸動脈の狭窄に対する頸動脈ステント留置術（CAS）・脳動脈瘤に対するコイル塞栓術・脳動脈の狭窄および閉塞に対する経皮的脳血管形成術などの血管内治療を行うことができる点があげられる。

**❾ 核医学検査（SPECT/PET）**

- 動脈硬化が進行すると，血管拡張，血流量低下，酸素摂取率増加，および酸素代謝率低下が段階的に起こり，脳循環障害の程度を正確に評価することができる。
- その後の STA（浅側頭動脈）-MCA（中大脳動脈）バイパス術（EC-IC バイパス）の適応の指標になる。

## 確定診断の決め手

**❶** 突然発症の神経脱落症状。

**❷** 頭部画像における急性期脳梗塞の同定。

**❸** 脳・頸動脈の 50%以上の狭窄。

## 誤診しやすい疾患との鑑別ポイント

**❶ 脳内出血（脳出血）**（⇨ 489 頁）

**❶** 神経症状は脳梗塞に類似し，鑑別がつきにくいため，頭部画像検査は必須。

**❷** 発症時に異常な高血圧があれば，脳出血の可能性が高まる。単純 CT での高吸収域，FLAIR 画像の高信号，T2*画像での低信号で鑑別する。

**❷ 心原性脳塞栓症**（⇨ 485 頁）

**❶** 原因として心房細動や心不全などがある。

**❷** 主幹動脈が遊離した心内血栓により突然閉塞するため，前駆症状はなく，突発的で重症であることが多い。

**❸** 皮質に到達するまでの比較的大きい梗塞を呈し，眼球共同偏視・失語・意識障害をきたすことが多い。

**❹** 救急受診までに主幹動脈閉塞（LVO）予測スケールなどで判定すると診断の感度・特異度が上がる（Stroke 49: 2096-2101，2018，Transl Stroke Res 11: 664-670，2020）。

**❸ 脳静脈血栓症**

**❶** 動脈分布に一致しない梗塞をみた場合，静脈系の血栓症を疑う。

**❷** D ダイマーが高値であったり，T2*画像で静脈の欠損像がみられることがある。

**❸** 脳梗塞と異なり頭痛を呈することが多いのも特徴的である。

## 確定診断がつかないとき試みること

ATBI は発症機序が多様であるため，以下のパターンを想定しながら診療にあたる。

**❶** 血栓性機序：頭蓋内外のプラークが動脈の狭窄部位に進行性に起こり，最終的に閉塞させた病態。前述の通り，神経脱落の前駆症状が起きていることが多い（図 1）。

**❷** 塞栓性機序：脆弱な性状のプラークが剝がれ，狭窄血管を閉塞させるため，比較的突発的な神経脱落症状を呈する。梗塞巣も大きめである（図 2）。

**❸** 血行力学的機序：頭蓋内の狭窄血管に脱水などの外的要因が加わり脳灌流が低下し，特に分水嶺領域にまばらな梗塞巣を呈する。補液で改善することもある（図 3）。

**❶** 頭蓋内外に動脈硬化性のプラークが存在しない場合は大動脈原性塞栓症を疑い，心電図同期の胸

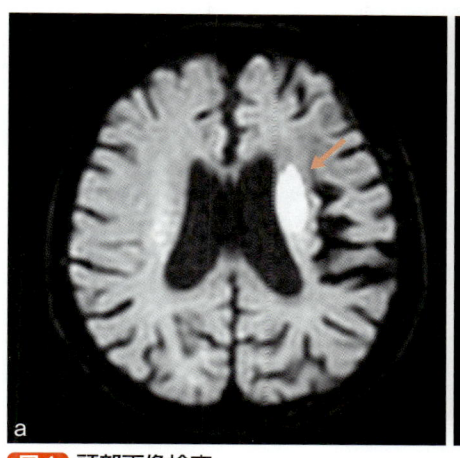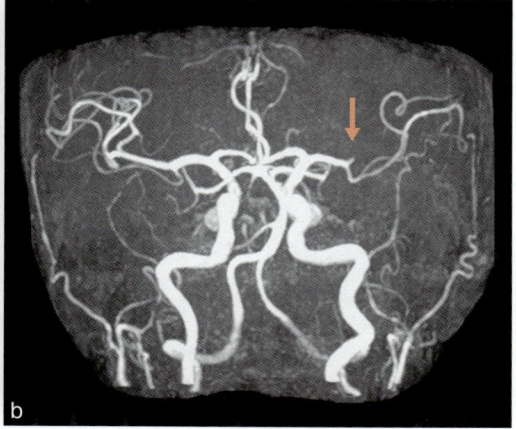

**図1** 頭部画像検査

a：MRIのDWIにて血栓性機序にて発症した高信号がみられる（→）。
b：MRAでは該当する血管の狭窄・途絶がみられる（→）。

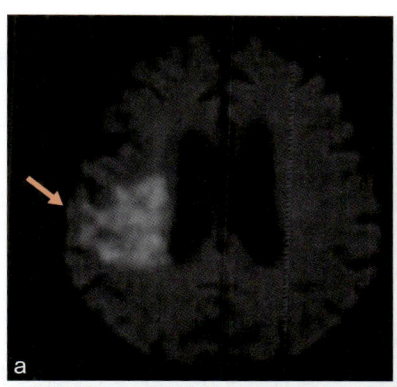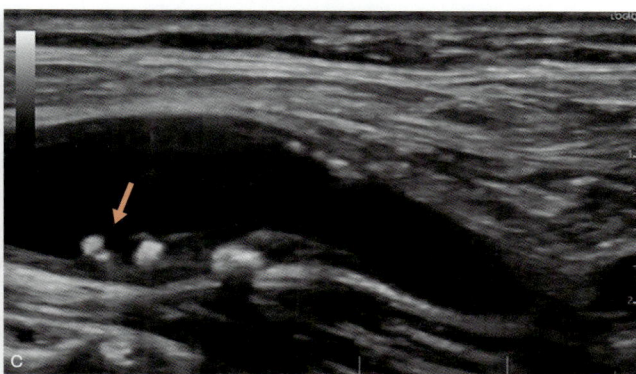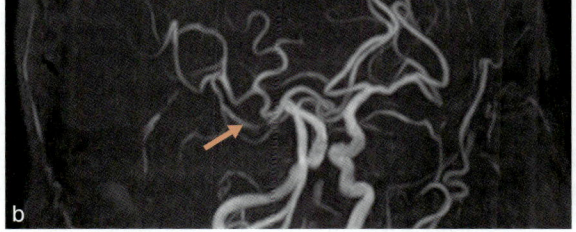

**図2** 頭部画像検査

頸動脈のプラークが遊離し，血管閉塞を起こした塞栓性機序のアテローム性血栓性梗塞。MRI（a）のDWIで高信号がみられ（→），MRA（b）では該当する血管の途絶がみられる（→）。心房細動がなく，頸部エコー（c）で潰瘍を伴う頸部病変が見つかったため（→），アテローム性血栓性梗塞と診断される。

部造影CTや経食道心エコーなどを試みる。
❷心原性脳塞栓症が否定できないときには，心房細動の検出のため，24時間Holter心電図や植込み型心電図記録計（ICM：insertable cardiac monitor）にて探索を行う。

### 合併症・続発症の診断

❶高血圧，糖尿病，脂質異常症，喫煙，大量飲酒，慢性腎臓病は，ATBIのリスク因子として知られている。特に脂質異常症は，LDLを下げることで再発予防に努める。

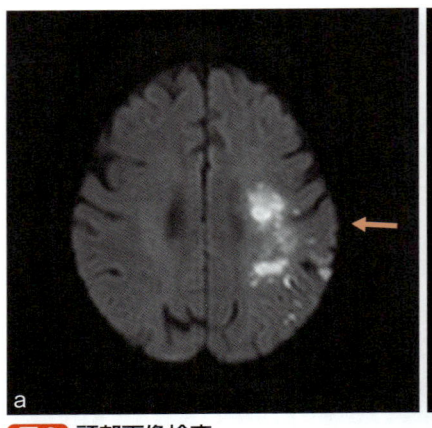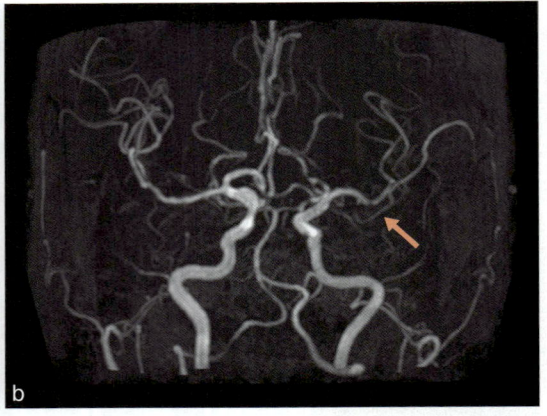

**図3 頭部画像検査**

a：MRI の DWI にて血行力学機序にて発症した散在性の高信号がみられる（→）。
b：MRA では該当する血管の狭窄がみられる（→）。高度の脱水が契機となって脳灌流が低下し，脳梗塞を発症したと思われる。

**❷**全身性アテローム性血栓症を合併することが多く，虚血性心不全，末梢性動脈閉塞症，腎動脈硬化症があると再発のリスクが高まる。

## 予後判定の基準

**❶**頭蓋内動脈の高度狭窄，複数血管の狭窄，脱水，頸部動脈に可動性プラークがある場合は，発症後も症状は進行する場合があり，注意が必要である。
**❷**椎骨脳底動脈系の狭窄は，側副血行路が発達している場合を除き，脳幹症状が進行する場合があり，嚥下障害や呼吸障害など，その後の QOL に大きな影響を与える場合がある。

## 経過観察のための検査・処置

**❶**発症直後は SCU（Stroke Care Unit）で管理する。
　**❶**意識状態，瞳孔，血圧，脈拍（不整脈），呼吸状態，酸素飽和度，神経症状などに留意して，管理する。
　**❷**再灌流療法を行った症例は，特に出血性合併症に注意する。
**❷**24 時間前後を目安に頭部画像にて，梗塞拡大や出血性梗塞に至っていないか確認する。
**❸**バイタルサインや神経症状が著しく変動していなければ，できるだけ早期のリハビリテーション介入を心がける。

## 治療法ワンポイント・メモ

**❶**超急性期
　**❶**発症 4.5 時間以内であれば，rt-PA 療法を行う。

また起床時発症/発症時刻不明例であっても，DWI-FLAIR ミスマッチがあれば rt-PA 療法を行ってもよい。
**❷**発症 8 時間以内でかつ閉塞血管が同定できれば，前述の静注血栓溶解（rt-PA）療法に続き，機械的血栓回収療法の適応を検討する。こちらは画像条件で最大発症 24 時間まで可能である。（J am Heart Assoc 10: e022880, 2021）
**❷**急性期
　**❶**早期の抗血栓療法を行う。
　● アスピリンを含む 2 剤の抗血小板薬を投与し（発現が遅いため，チエノピリジン系抗血小板薬を投与する場合は初期に 300 mg をローディングする），強力な高血小板作用を期待する。
　● 出血性イベントに注意し，約 3 週間を目処に単剤にする（N Engl J Med 369: 11-19, 2013）。
　**❷**症状の進行がみられた場合は，アルガトロバンの静注を併用する。
　**❸** 24 時間以内の発症であれば，脳保護を期待してフリーラジカルスカベンジャーであるエダラボンを最大 14 日間点滴投与することができる。
　**❹**発症早期からストロングスタチンを導入し，脂質異常症の管理を行う。アレルギーや副作用に注意する。
　**❺**梗塞が大きい場合，発症 3〜5 日目まで脳浮腫が進行する可能性があるため，心不全に注意してグリセオールを点滴投与する。

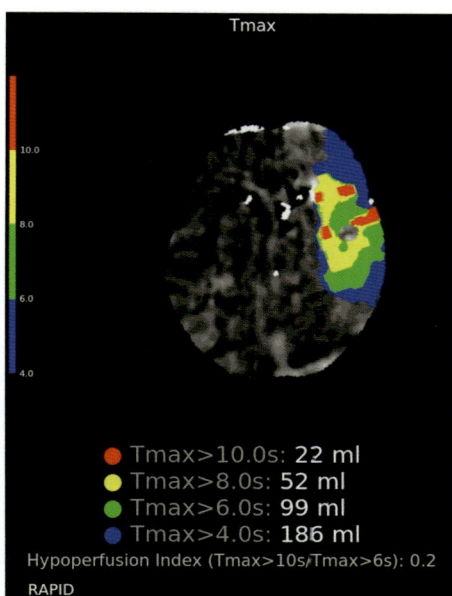

**Tmax**

- ● Tmax>10.0s: 22 ml
- ● Tmax>8.0s: 52 ml
- ● Tmax>6.0s: 99 ml
- ● Tmax>4.0s: 186 ml

Hypoperfusion Index (Tmax>10s/Tmax>6s): 0.2

RAPID

**図4 頭部画像検査**

脳灌流画像における造影剤の到達速度に応じた time-to-maximum（Tmax：最大到達時間）map。Tmax＞4秒・Tmax＞6秒・Tmax＞8秒・Tmax＞10秒の各々の脳灌流異常領域をそれぞれ青・緑・黄・赤で識別した Tmax マップにおいて，ATBI はまだらなパターンを呈することが多い。

## さらに知っておくと役立つこと

**1** 発症時の造影灌流画像において，Tmax の分布がまだらにみえる場合は，病型として ATBI を予測することができる（図4）。

**2** 脳卒中地域連携パスなどを使用することにより，効率的なリハビリテーションに加え急性期病院，回復期リハビリテーション病院，維持期病院への転院を円滑に行うことができる。

## 専門医へのコンサルト

**1** 24時間以内の神経脱落症状がみられた場合，早急に脳神経内科・脳神経外科の脳卒中専門医へ相談をすることで，急性期再灌流療法が受けられる場合がある。

**2** しびれ・めまい・ふらつきなど，不定愁訴にみえても，はっきりとした発症時刻があれば神経脱落症状の1つである可能性があるので，迷わずに専門医へコンサルトする。

# 脳梗塞（心原性脳塞栓症）
Ischemic Stroke (Cardiogenic Embolism)

木村 和美　日本医科大学大学院教授・脳神経内科

**頻度** よくみる

**GL** 脳卒中治療ガイドライン2021〔改訂2023〕

## 診断のポイント

**1** 多くは60歳以上。
**2** 突発発症。
**3** 塞栓源の多くは心房細動。
**4** BNP が高値。
**5** CT・MRI で，皮質梗塞，特に島皮質を含むことが多い。多領域に梗塞があることもあり。
**6** 閉塞血管の再開通現象。
**7** 出血性梗塞を呈することが多い（図1）。

## 緊急対応の判断基準

**1** 脳梗塞発症後，4.5時間以内であれば静注血栓溶解（rt-PA）療法の適応。「静注血栓溶解（rt-PA）療法適正治療指針 第三版」を厳守し投与を決める。
**2** 脳梗塞発症後，24時間以内の脳主幹動脈閉塞であれば，機械的血栓回収療法の適応を考慮。適応があれば，高次医療機関へ搬送する。

## 症候の診かた

**1** 脈：不整でないか？ 不整の場合は心房細動を疑い，心電図検査を行う。
**2** 心雑音：多くの場合で，心雑音を聴取できる。心房細動，心筋症，弁膜症，心筋梗塞，感染性心内膜炎（IE：infectious endocarditis）など。
**3** 四肢の動脈触知：触知動脈が触れない場合は，塞栓症（シャワーエンボリズム）を疑う。
**4** 神経所見：意識障害，失語，半側空間無視，同名性半盲，病態失認，眼球偏位，眼球運動，構音障害，顔面の麻痺と感覚障害，片側上下肢の運動麻痺と感覚障害，運動失調，腱反射，病的反射（Babinski 徴候）。特に意識障害，失語，半側空間無視，病態失認，眼球偏位がある場合は，脳主幹動脈閉塞を疑う。

## 検査所見とその読みかた

**1** 胸部 X 線：心拡大はないか？ 心不全はないか？ 胸水がたまってないか？ 腫瘤陰影はないか？ 肺癌が疑われる場合は，癌関連血栓塞栓症を疑う。
**2** CT：early CT sign（hyperdense MCA sign，レンズ

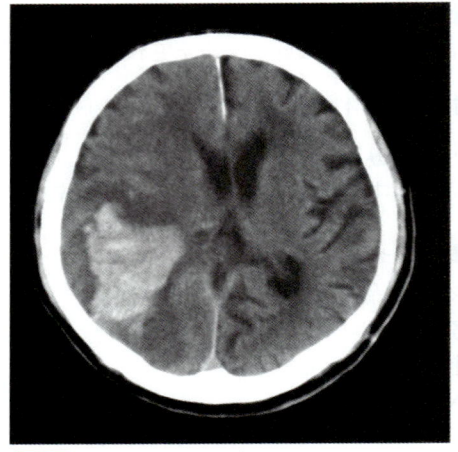

**図1** 出血性梗塞（CT）

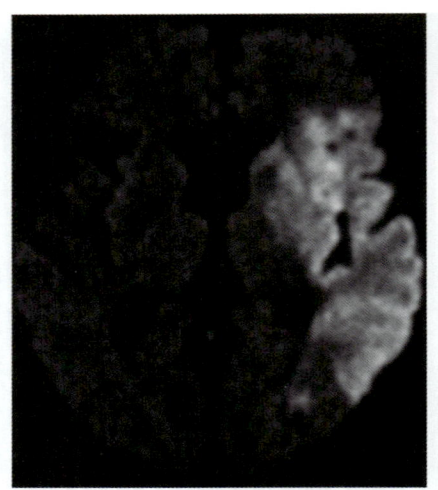

**図2** 心原性脳塞栓症（DWI）

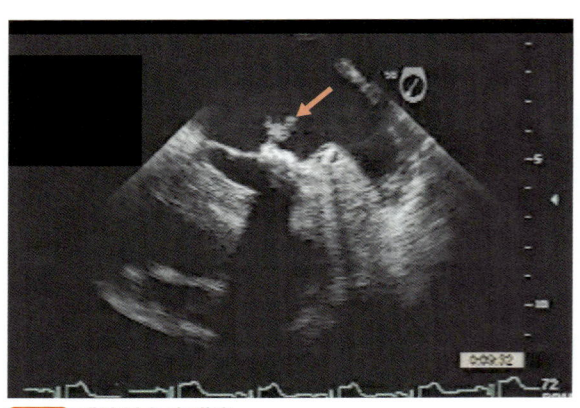

**図3** 感染性心内膜炎

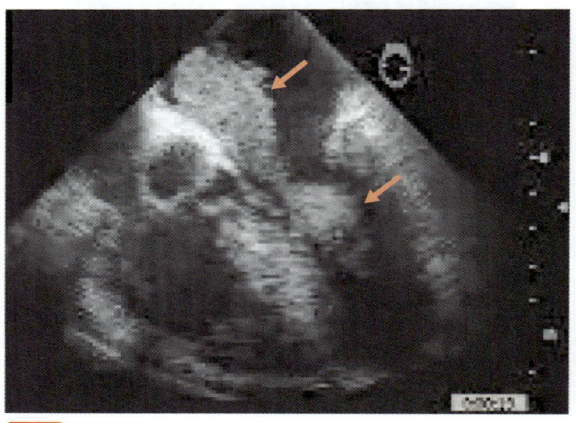

**図4** 粘液腫

核の輪郭不明瞭化，皮質・白質境界・島皮質の不明瞭化，脳溝の消失・脳実質の低信号化）はないか？

**3** MRI

❶拡散強調画像（DWI：diffusion weighted image）で，発症1時間くらいで高信号がみられる（図2）。皮質梗塞，島皮質を含むことが多い。また，多領域に高信号がみられることもある。3 territory sign の場合は，癌関連血栓塞栓症が疑われる。

❷FLAIR：発症4〜5時間以内は，病巣がはっきりしない。ゆえに，DWI で高信号がみられるが，FLAIR で病変がはっきりしない場合は，発症4.5時間以内の可能性がある。intraarterial（IA）-signは，閉塞血管の存在を意味し，側副血行路を描出している。

❸T2$^*$：出血性変化を，CT より鋭敏にとらえることができる。microbleeds（MBs）がみられることがある。閉塞血栓を，susceptibility vessel sign（SVS）としてとらえることができる。

❹MRA：閉塞血管がわかる。経時的検査をすると再開通現象をとらえることが多い。

**4** 血管造影検査：閉塞血管が明確にわかる。塞栓症の場合は，カニ爪様にみえる。側副血行路がわかる。

**5** 心エコー検査：弁の異常，心房細動の場合は，左房に血栓がみられることがある。心筋梗塞の場合は，左室の壁運動異常。IE の場合は，弁の付着する疣贅がみられることがある（図3）。経食道心エコー（TEE：transesophageal echocardiography）で心臓腫瘍（図4）を観察することがある。卵円孔開存は，バブ

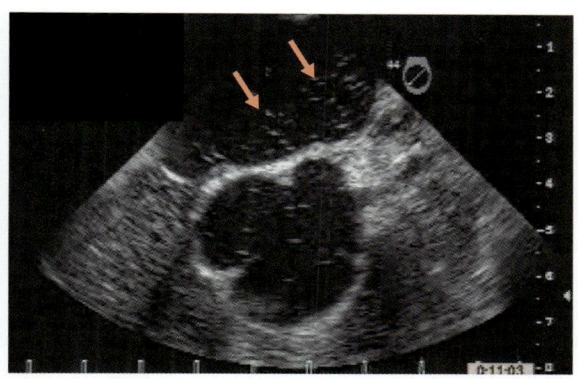

**図5** 経食道心エコー図検査(バブルテスト)による卵円孔開存の診断

〔Adams HP Jr, et al: Classification of subtype of acute ischemic stroke. Definitions for use in a multicenter clinical trial. TOAST. Trial of Org 10172 in Acute Stroke Treatment. Stroke 24(1): 35-41, 1993 より〕

| **表1** TOAST 分類における塞栓源心疾患 |
|---|
| **1. 高リスク塞栓源(high-risk source)** |
| 人工弁,心房細動を伴う僧帽弁狭窄症,心房細動(孤立性を除く),左房血栓,洞不全症候群,心筋梗塞(4週未満),左室血栓,拡張型心筋症,左室壁運動消失,左房粘液腫,感染性心内膜炎 |
| **2. 中等度リスク(medium-risk source)** |
| 僧帽弁逸脱,僧帽弁輪石灰化,心房細動を伴わない僧帽弁狭窄症,左房もやもやエコー,心房中隔瘤,卵円孔開存,心房粗動,孤立性心房細動,生体弁,非細菌性心内膜炎,うっ血性心不全,左室壁運動障害,心筋梗塞(4週以上6か月未満) |

ルテスト(図5)で検出できる。

❻頸部血管エコー検査:内頸動脈閉塞の場合,内頸動脈の血流の低下(拡張末期血流速度が観察できない)や,oscillating thrombus を観察することがある。

## 確定診断の決め手

心臓に塞栓源を同定すること(表1)。心電図と心エコー検査は必須。

## 誤診しやすい疾患との鑑別ポイント

アテローム血栓性脳梗塞(⇒480頁):心房細動があっても,必ずしも心原性脳塞栓症でない場合がある。鑑別のポイントは,血管造影検査で,閉塞血管が分岐直後の場合はアテロームが多く,分岐手前では塞栓症が多い。内頸動脈閉塞では,頸動脈エコー検査で oscillating thrombus を観察する場合は,塞栓症である。BNP が低値の場合は,アテロームを疑う。

## 確定診断がつかないとき試みること

❶心原性塞栓症が疑われるが,心疾患があきらかでない場合は,TEE を施行し,卵円孔開存の有無,左心耳の大きさなどを,評価する。

❷心房細動を検出するために,Holter 心電図検査を数回行う。Holter 心電図検査を行っても,心房細動が検出されない場合は,植込み型心電図(ICM:insertable cardiac monitor)を考慮する。

## 合併症・続発症の診断

❶塞栓症は,脳だけでなく,手足,腸管,腎臓,脾臓などにも,同時に生じることがある(シャワーエンボリズム)。

❷心房細動がある場合は,心不全を合併していることが多い。

❸奇異性塞栓症では,下肢の深部静脈血栓症,肺塞栓症の合併がみられることがある。

❹IE では,発熱や指頭部に Osler 結節などがみられることがある。

## 予後判定の基準

発症時の National Institutes of Health Stroke Scale (NIHSS)スコアの高値,年齢(高齢),高血糖値,梗塞体積(ASPECTS 低値)など,転帰不良の予測因子である。

## 経過観察のための検査・処置

神経症候の経過をみるには NIHSS スコアを用いる。梗塞巣の拡大,出血の有無などは,CT や MRI を用いる。閉塞血管の再開通現象を評価するには,MRA やエコーを用いる。

## 治療法ワンポイント・メモ

❶発症から 4.5 時間以内であれば,rt-PA 療法の適応となる。

❷発症から 24 時間以内であれば,症例によっては,機械的血栓回収療法の適応となる。

❸抗凝固薬(DOAC:direct oral anticoagulant)は,重症度に合わせて,発症早期から投与する。

❹ヘパリンは必要な症例のみに使用し,ルーチン投与は控える。

## さらに知っておくと役に立つこと

❶出血性梗塞は，発症 48 時間以内と 7 日前後にみられる。

❷若年者(60 歳以下)の奇異性塞栓症の卵円孔開存に対して，カテーテル的閉鎖術を再発予防に考慮する。

❸ ELVO screen(眼球偏位，時計をみせて，これは何ですか？ と問う，指 4 本法)を用いて脳主幹動脈閉塞を疑い，機械的血栓回収療法の適応患者を見逃さない。

## 専門医へのコンサルト

　心原性塞栓症と診断された場合は，再発予防に，心疾患のケアのため，循環器内科の医師にコンサルトを行う。特に心房細動患者は心不全での死亡が多い。また，腫瘍がみつかった場合は心臓外科医に，癌が見つかった場合は，その専門領域の医師にコンサルトする。

# 一過性脳虚血発作
## Transient Ischemic Attack (TIA)

**豊田 一則**　国立循環器病研究センター・副院長(大阪)

**頻度** よくみる
**GL** 脳卒中治療ガイドライン 2021〔改訂 2023〕

## 診断のポイント

❶局所脳または網膜の虚血に起因する神経機能障害の一過性エピソード。

❷症候は 24 時間以内に消失。

❸画像所見で急性脳梗塞の所見を伴わない。

❹脳梗塞発症リスクを迅速に評価する。

❺めまい，失神，片頭痛などとの鑑別を要する。

❻一過性脳虚血発作(TIA)と脳梗塞を包括した，急性脳血管症候群(acute cerebrovascular syndrome)という概念を意識して対応する。

## 緊急対応の判断基準

❶発症後 24 時間以内の神経症候を認める場合は，脳卒中を疑って脳卒中診療施設へ緊急搬送する。

❷神経症候が消失している場合も，1)発症後早期(例えば 48 時間以内)の場合や，2)発症後 7 日以内に 2 回以上の発作を認めた場合，3)発症後 7 日以内

**表1** ABCD$^2$ スコア：TIA 後の脳梗塞早期発症の予測スコア

| A：年齢(Age) | 60 歳以上 | 1 点 |
|---|---|---|
| B：血圧<br>(Blood<br>pressure) | 収縮期血圧 140 mmHg 以上<br>または<br>拡張期血圧 90 mmHg 以上 | 1 点 |
| C：臨床症状<br>(Clinical<br>features) | 片側の運動麻痺 | 2 点 |
|  | 麻痺を伴わない言語障害 | 1 点 |
| D：持続時間<br>(Duration) | 60 分以上 | 2 点 |
|  | 10〜59 分 | 1 点 |
| D：糖尿病<br>(Diabetes) | 糖尿病 | 1 点 |
| 合計点 |  | 最高 7 点 |

で脳卒中発症リスク予測スコアである ABCD$^2$ スコア(表1)が高値(例えば 4 点以上)の場合，4)心房細動や責任血管病変(50％以上の狭窄または閉塞)を認める場合は，すみやかに脳卒中診療施設へ紹介，転送する。

❸心房細動や責任血管病変(50％以上の狭窄または閉塞)の評価が困難な施設では，すみやかに脳卒中診療施設へ紹介する。

## 症候の診かた

❶脳梗塞と同じ症候を呈する。この症候は 24 時間以内，多くは 1 時間以内に消失する。

❷代表的な症候は，片側性の運動麻痺，言葉の障害(構音障害，失語)，視覚の障害(半盲などの視野障害，一過性黒内障)，片側性の感覚障害である。

❸このうち一過性黒内障は網膜虚血に起因する単眼性の視力障害であり，神経診察ないし問診で左右各単眼視時の異常の有無などを確認する。

❹初診時にすでに症候が消失している場合が多く，問診が診断に占める比重は大きい。軽微な神経症候(手の第五指徴候など)の存在に留意して診察する。

❺検脈(心房細動の除外)，頸動脈雑音の聴診(頸動脈狭窄の除外)を行う。

## 検査所見とその読みかた

❶脳画像診断(頭部 CT・MRI)：できる限りすみやかに行う。虚血病変は存在するとしてもしばしば小さく，拡散強調画像を含めた MRI のほうが病変を同定する能力が高い。なお画像診断で虚血病変が同定された場合は，診断名が脳梗塞に変わり，その急性期診療を進める。国内では 2019 年以降，この tissue-based definition に基づく診断が用いられるよ

うになった。

**2** TIA も脳梗塞と同様に，発症要因としてアテローム血栓性，心原性，ラクナ，その他の発症機序が考えられる。各機序での TIA を考え，以下の検査を行う。

**❶**脳血管画像診断（頸動脈エコー，経頭蓋ドプラ，CT 血管撮影，MR 血管撮影）：臨床症候から考えられる責任血管の狭窄，閉塞性病変を確認する。

**❷**心疾患の診断：特に心房細動の評価が重要で，12 誘導心電図に加え，Holter 心電図などの長時間心電図を検査する。心エコー検査で弁膜症や心室壁の運動異常，右左短絡性疾患（卵円孔開存症）などの塞栓源心疾患を評価する。

**❸**血液検査：D ダイマーや BNP の高値は，心疾患や腫瘍性疾患（腫瘍関連脳卒中），深部静脈血栓症（右左短絡を介して奇異性脳塞栓症を起こしうる）の存在を示唆する。

## 確定診断の決め手

**1** 急性脳血管症候群の概念に則れば，脳画像診断での虚血病変の同定が重要である。ただし虚血病変が存在した時点で脳梗塞の診断に変わる。

**2** TIA の診断としては，問診（診察時に症候が持続している場合はその神経学的診察）が決め手になる。

**3** 頸部・脳動脈病変や心房細動の存在は，TIA の可能性を高める。

## 誤診しやすい疾患との鑑別ポイント

**1** めまい（⇨201 頁）：末梢性めまいとの鑑別がしばしば困難である。注視方向性眼振や垂直方向性眼振は，中枢性めまいの可能性を高める。

**2** 失神（⇨285 頁）：短時間の意識消失は，徐脈性不整脈などの心原性失神や迷走神経反射との鑑別が重要である。他の局所神経症候の有無が重要で，意識消失のみでは通常 TIA と診断しない。

**3** その他，次の疾患との鑑別が必要である：片頭痛関連症候（閃輝暗点，片麻痺性片頭痛）（⇨608 頁），てんかん（⇨606 頁），低血糖（⇨102 頁），過換気症候群（⇨447 頁），周期性四肢麻痺（⇨569 頁），頸椎症，心因反応など。

## 確定診断がつかないとき試みること

問診が診断の決め手となることが多く，上記の誤診しやすい疾患との鑑別が困難なことも多い。めまいに対して耳鼻咽喉科，心因反応に対して精神科への受診を要することもある。

## 予後判定の基準

**1** TIA 後の脳梗塞早期発症の予測スコアとして，ABCD$^2$スコアが有名である（表 1）。

**2** 原著では TIA 発症から 2 日以内の脳梗塞発症リスクは，同スコア 0〜3 で 1.0％，4〜5 で 4.1％，6〜7 で 8.1％，90 日以内にはそれぞれ 3.1％，9.8％，17.8％と報告されている（Lancet 369: 283-292，2007）。

**3** 一方で日本も含めた国際観察研究 TIAregistry.org では，TIA 発症 2 日後，90 日後，1 年後の脳梗塞発症率を，それぞれ 1.5％，3.7％，5.1％（N Engl J Med 374: 1533-1542，2016），国内多施設共同研究では 1 年後の脳梗塞発症率を 8.1％と報告しており（Int J Stroke 12: 84-89，2017），TIA への適切な再発予防治療の普及によって脳梗塞発症率が下がっている。

**4** 近年欧米では，ABCD$^2$スコアの高リスク判別能がそれほど高くないことを根拠に，このスコアを緊急対応の判断基準としない指針が発表されるようになった。

## 治療法ワンポイント・メモ

**1** TIA を疑い画像診断で頭蓋内出血が否定されれば，適切な抗血栓療法を急いで開始する。

**2** 心房細動など心原性機序が疑われるものには抗凝固薬を，それ以外の TIA にはアスピリンなどの抗血小板薬を，原則として用いる。

**3** 高リスク TIA（ABCD$^2$スコア 4 点以上）には，急性期に限定した抗血小板薬 2 剤併用療法も妥当とされている。

**4** そのほか，脳梗塞に準じて治療方針を検討する。

---

# 脳内出血（脳出血）
Intracerebral Hemorrhage (Cerebral Hemorrhage)

**斉藤 敦志** 弘前大学大学院教授・脳神経外科学

**頻度** 人口 10 万対年間 42 程度
**GL** 脳卒中治療ガイドライン 2021〔改訂 2023〕

## 診断のポイント

**1** 50 歳以上。

**2** 高血圧の既往。

**3** 片麻痺，感覚障害，言語障害などの局所神経症状や突然の意識障害で発症。

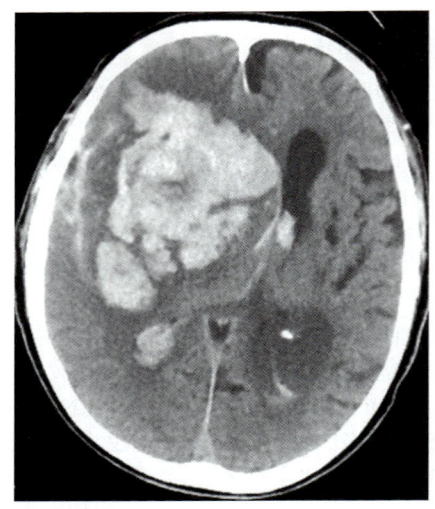

図1 被殻出血

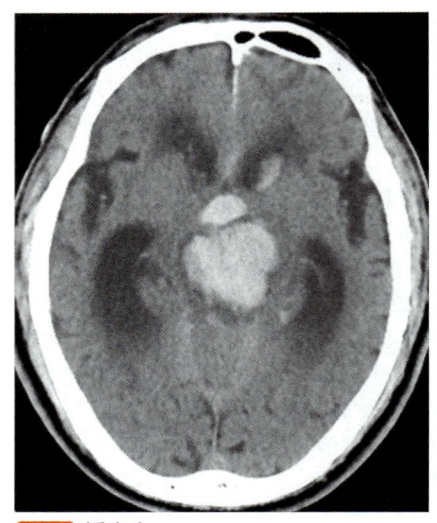

図2 橋出血

4 被殻・視床・橋・小脳に多い。

5 頭部 CT 上の境界明瞭な高吸収域。

### 緊急対応の判断基準

1 被殻出血（図1）

　❶血腫量が 31 mL 以上でかつ血腫による圧迫所見が高度な被殻出血は血腫除去術を考慮する。

　❷ Japan Coma Scale 20～30 程度の意識障害を伴う場合は定位的血腫除去術を行うことは妥当であり，開頭血腫除去術や神経内視鏡手術を考慮する。

2 小脳出血：最大径が 3 cm 以上で神経学的症候が増悪している場合，または脳幹を圧迫し閉塞性水頭症をきたしている場合は血腫除去術を考慮する。

3 皮質下出血：脳表から 1 cm 以下のものは手術を考慮する。

4 脳室内出血や閉塞性水頭症を併発している脳内出血では脳室ドレナージを行う。

### 症候の診かた

1 被殻出血：片麻痺，感覚障害，同名半盲，患側への共同偏視，高次脳機能障害。

2 視床出血：感覚障害，片麻痺，失語，多彩な眼球運動障害。

3 橋出血（図2）：意識障害，呼吸障害，縮瞳，水平性眼球運動障害，四肢麻痺，過高熱。

4 小脳出血：回転性めまい，歩行・起立障害，嘔吐，頭痛。

5 皮質下出血：頭頂葉では対側感覚障害，後頭葉では同名半盲，側頭葉では感覚性失語，視野障害，前頭葉では対側運動麻痺と頭痛。

### 検査所見とその読みかた

1 頭部 CT

　❶境界明瞭な高吸収域で血腫の局在が判断できる。

　❷血腫周囲の脳浮腫は低吸収域として描出される。

　❸脳室内への穿破，血腫による脳の圧迫程度も判断できる。

2 頭部 MRI

　❶血腫の経時的な信号変化が評価できる。

　❷ 1 週間以内：T1 では等～低信号，T2 では低信号。

　❸ 1 週～1 か月：T1 では血腫辺縁の高信号が中心へ拡大，T2 では T1 より遅れて高信号。

　❹ 1 か月以上：T1 ではやや低信号，T2 では著明な低信号。

### 確定診断の決め手

1 頭部 CT 上の境界明瞭な高吸収域。

2 突然の意識障害，片麻痺，感覚障害，言語障害などの局所神経症状の出現。

### 誤診しやすい疾患との鑑別ポイント

　脳内出血の原因として高血圧性以外の下記の原因を検索すべきである。

❶脳動脈瘤
❷脳動静脈奇形
❸海綿状血管腫
❹アミロイド血管症
❺脳腫瘍（⇨512 頁）

## 確定診断がつかないとき試みること

　頭部 CT 上の境界明瞭な高吸収域により確定診断は容易である。出血時期は頭部 MRI 上の経時的な信号変化を参考にする。

## 合併症・続発症の診断

❶けいれん発作。
❷高血糖。
❸電解質異常。
❹上部消化管出血。
❺呼吸器系感染症。
❻深部静脈血栓症・肺塞栓症。

## 予後判定の基準

❶血腫量。
❷意識障害の程度（Japan Coma Scale 20～30）。
❸局所神経症状。

## 経過観察のための検査・処置

❶頭部 CT を繰り返し，出血拡大や脳浮腫の程度，水頭症の併発をフォローする。
❷高血圧以外の原因を精査するために MRA や CTA，脳血管撮影による評価を行う。

## 治療法ワンポイント・メモ

　脳出血急性期ではできるだけ早期に収縮期血圧 140 mmHg 未満へ降圧し 7 日間維持する。また，収縮期血圧の下限を 110 mmHg 超に維持する。

## さらに知っておくと役立つこと

❶ビタミン K 阻害薬を服用し PT-INR が 2.0 以上に延長している場合は，プロトロンビン複合体製剤やビタミン K を併用する。
❷直接トロンビン阻害薬や直接作用型第 Xa 因子阻害薬を服用中の場合は，中和製剤の投与を検討する。

## 専門医へのコンサルト

　下記の場合は，脳神経外科医に早急にコンサルトすべきである。
❶血腫量 31 mL 以上，小脳出血で径 3 cm 以上，Ja-

pan Coma Scale 20～30 の意識障害を認める，脳室内穿破を伴い水頭症が否定できない。
❷出血原因として脳動脈瘤や脳動静脈奇形が否定できない。

# くも膜下出血
## Subarachnoid Hemorrhage

**鈴木 秀謙**　三重大学大学院教授・脳神経外科学

（頻度）**ときどきみる**
（GL）脳卒中治療ガイドライン 2021〔改訂 2023〕

## 診断のポイント（Stroke 54: e314-e370, 2023）

❶40 歳以上。
❷労作時に発症。
❸すぐにピークに達する雷鳴頭痛。
❹頸部痛，項部硬直，頸部屈曲制限。
❺意識消失の目撃。

## 緊急対応の判断基準

❶再破裂予防のため，基本的に破裂脳動脈瘤に対する可及的早期の手術が必要。
❷脳ヘルニア（Japan Coma Scale 30 以上の意識障害や瞳孔不同）を伴う場合，緊急での開頭術が必要。
❸重症例では神経原性肺水腫，カテコールアミン心筋症，不整脈などを伴うため，バイタルサインを安定させるため，気管挿管を含む救急処置が必要。

## 症候の診かた

❶典型的には金槌で殴られたような突然の激しい頭痛や嘔吐で発症するが，非典型的な症状の軽症例もあるので，頭痛の診療の際には常に本症を念頭におくことが重要。
❷意識障害は一過性のことが多いが，重症例では昏睡や心肺停止状態で救急搬送される。時にけいれんを伴う。
❸発症後数時間より髄膜刺激症状（項部硬直など）を認める。

## 検査所見とその読みかた

❶頭部単純 CT
　❶第 1 選択の検査で，くも膜下腔の高吸収で診断する（図 1）。
　❷ただし，軽症例（出血量が少量）や発症後数日以

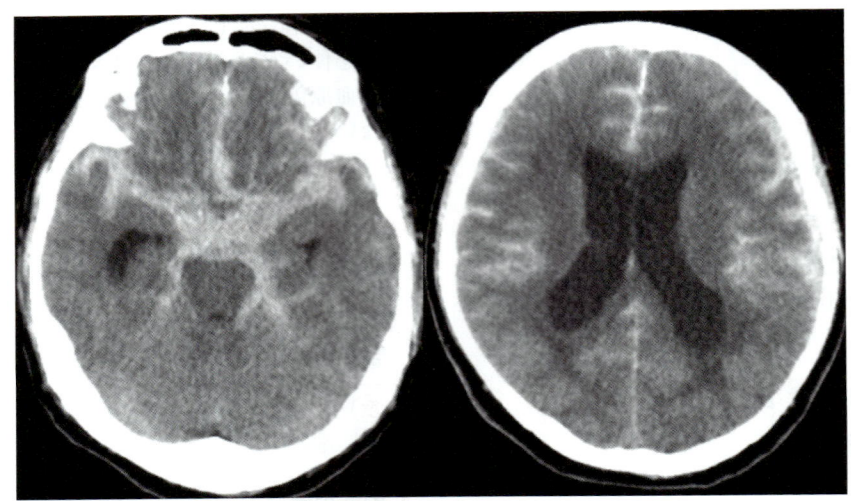

**図1** 典型的なくも膜下出血（頭部単純 CT）

くも膜下出血はくも膜下腔の高吸収域（白色）として広く認める。

上経過した症例では高吸収が不明瞭となり診断困難である。

❷頭部 MRI：FLAIR（fluid attenuated inversion recovery）画像は CT で診断困難な少量の出血や血腫吸収期（亜急性期）のくも膜下出血でも，くも膜下腔の高信号として容易に診断可能である。

❸腰椎穿刺

　❶画像診断で確定できない場合に行う。

　❷脳脊髄液は発症直後より血性で（髄膜炎と異なり赤血球：白血球 ≒ 500：1），4〜6 時間後より上澄み液はキサントクロミー（黄色調）となる。

　❸くも膜下出血の検出能力は最も高いが，施行時の痛みによる血圧上昇が脳動脈瘤の再破裂リスクになる。

❹脳血管造影または 3D-CTA：脳動脈瘤などの血管性病変の確定診断に必要である（図 2）。

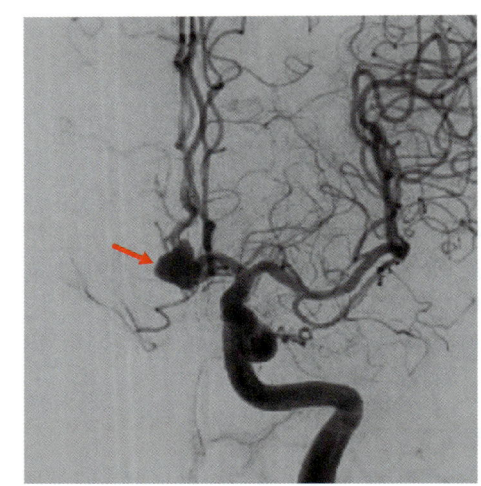

**図2** 前交通動脈瘤（脳血管造影）

前交通動脈分岐部に不整形をした脳動脈瘤（➡）を認める。

### 確定診断の決め手

❶突然の激しい頭痛，嘔吐。

❷頭部単純 CT でくも膜下腔が高吸収。

❸頭部 MRI の FLAIR 画像でくも膜下腔が高信号。

❹発症 6 時間以上経過している場合，腰椎穿刺で上澄み液がキサントクロミー。

### 誤診しやすい疾患との鑑別ポイント

❶突然の動脈瘤側の頭痛や眼窩周囲痛であることが多く，片頭痛（⇨608 頁）と誤診されやすい。頭痛診療の際には髄膜刺激症状の有無や頭部 CT でくも膜

下出血を除外すべきである。

❷くも膜下出血発症時の意識障害のため，頭部外傷を合併することがあり，外傷性くも膜下出血との鑑別を要する。3D-CTA や MRA などで脳動脈瘤などの血管性病変を除外する。

### 確定診断がつかないとき試みること

❶頭部単純 CT が一見，正常でも臨床的にくも膜下出血が否定できない場合，単純 CT に続いて 3D-

CTA で脳動脈瘤などの血管性病変，造影 CT でその他の疾患を検索する。

❷特発性(非外傷性)くも膜下出血の原因の約80〜90%は囊状脳動脈瘤破裂であるが，他の脳動脈瘤(解離性，感染性，外傷性や腫瘍性)，脳動静脈奇形，もやもや病，硬膜動静脈瘻，頭部外傷，脳内出血からの進展，出血性素因，抗凝固療法，脳血管炎，ヘルペス脳炎，脳静脈・硬膜静脈洞血栓症，原発性・転移性脳腫瘍，脊髄病変，アルコール乱用やコカインなどの薬物などが原因のこともあるので鑑別すべきである〔新臨床内科学(第10版)．pp1282-1286，2020〕。

## 合併症・続発症の診断

❶ 遅発性脳虚血

❶くも膜下出血発症後 4〜14 日目頃に遅発性に神経症状の悪化を認める場合，疑う。

❷標準的な画像，電気生理，血液検査で治療合併症を含む他原因を除外するとともに，経頭蓋超音波ドプラ検査，3D-CTA，MRA や脳血管造影で原因となる脳血管れん縮の診断をしたり，脳血流検査で脳血流の低下を確認する。

❷ 正常圧水頭症

❶くも膜下出血発症後 2〜6 週頃に意識障害や歩行障害の緩徐な再増悪を認める場合や遷延性意識障害を伴う場合に疑う。

❷頭部 CT や MRI で脳室の緩徐進行性拡大を認める。

❸ 硝子体出血〔Terson(テルソン)症候群〕

❶重症例で伴うことがある。視力低下を認める場合に疑う。

❷自然軽快しない場合，眼科にて手術治療を行う。

## 予後判定の基準

❶予後は患者因子(既存疾患・障害，年齢，入院時重症度，再出血など)，脳動脈瘤因子(大きさ，部位など)，施設因子(症例数，設備など)，生理学的パラメータ，合併症(手術合併症，遅発性脳虚血，肺炎など)などに規定される。

❷発症 1 年後の予後を予想する FRESH (Functional Recovery Expected after Subarachnoid Hemorrhage) score は，入院時の Hunt & Hess grade，APACHE (acute physiology and chronic health evaluation) Ⅱ score，年齢，発症後 48 時間以内の再出血の有無で計算されるが，このうち介入可能な規定因子は再出血予防のみである(Ann Neurol 80: 46-58, 2016)。

❸発症 3 か月後の転帰として死亡 25%，自立 55% という報告があるが，治療対象となる患者群により治療成績は異なる(Lancet Neurol 8: 635-642, 2009)。

## 経過観察のための検査・処置

❶くも膜下出血では脳動脈瘤が否定できない限り，またくも膜下出血が不明瞭でも突然の激しい頭痛患者に脳動脈瘤を認めた場合，脳動脈瘤破裂によるくも膜下出血と考え，再破裂予防のため早急に血圧コントロール(降圧薬の持続静脈内投与により収縮期圧 140 mmHg 以下を目標)，鎮痛，鎮静を十分に行う(Stroke 54: e314-e370, 2023)。

❷破裂脳動脈瘤は再破裂しやすく，再破裂は不可逆的脳損傷や心肺停止の原因になりうるので，可及的早期の外科的治療を考慮する。

❸くも膜下出血の原因が脳動脈瘤以外であれば，再出血の危険はそれほど高くないので，十分な検査を施行したのち，原因疾患に応じた治療を行う。

❹入院時検査で出血源となる血管異常を認めない場合，時間をあけて再度出血源検査を行う〔脳卒中治療ガイドライン 2021(改訂 2023)．pp160-161, 2023〕。

## 治療法ワンポイント・メモ

❶重症例では救命処置と呼吸循環管理，次いで全身状態の改善と頭蓋内圧管理を行う。

❷可及的早期に開頭クリッピング術または瘤内コイル塞栓術を行い，脳動脈瘤の再破裂を防ぐ。

❸急性水頭症や頭蓋内圧の亢進を伴う場合は脳脊髄液ドレナージを施行する。

❹遅発性脳虚血対策として，栄養管理，血管内脱水や低ナトリウム血症の予防などの全身管理を基本とし，さまざまな薬物治療を併用する。

❺慢性期に正常圧水頭症を併発した場合，脳脊髄液シャント術を施行する。

## さらに知っておくと役立つこと

❶くも膜下出血の発症数時間〜数週間前に微小漏出 minor leak(警告頭痛，warning headache)が生じることがある(脳動脈瘤破裂によるくも膜下出血患者の 30〜60%)。

❷内頚動脈瘤の場合，同側の動眼神経麻痺(散瞳＞複視＞眼瞼下垂の順で出現)を伴うこともある。

❸脳動脈壁の脆弱性や血行力学的ストレスに関連する多発性囊胞腎や大動脈縮窄症などを伴うことがある。

❹まれに遅発性脳虚血や脳梗塞を呈してから来院する症例があり，初期診断の盲点になる〔新臨床内科学（第10版），pp1282-1286，2020〕。

## 専門医へのコンサルト

特に脳動脈瘤破裂によるくも膜下出血は治療の遅れが転帰悪化につながるため，くも膜下出血と診断したら直ちに専門医にコンサルトする。

---

# 慢性硬膜下血腫
## Chronic Subdural Hematoma

中川 一郎　奈良県立医科大学教授・脳神経外科

(頻度) **ときどきみる**（一般的な脳神経外科医が最も遭遇する疾患）

## 診断のポイント

❶ 65歳以上，男性に多い。
❷ 数週間〜数か月前の軽微な頭部外傷の既往。
❸ 頭痛，記憶障害，片麻痺，失語，尿失禁などの症状。
❹ 頭部外傷の既往のない例が10〜20％ある。
❺ 少しでも疑えば頭部CTを撮影する。

## 緊急対応の判断基準

❶ 意識障害や片麻痺などの巣症状を伴っている場合は緊急手術が望ましいので，専門医へコンサルトする。
❷ 本疾患が疑わしいが頭部CTが撮影できない場合は，撮影できる施設に転送する。
❸ 転送の際には，頭部外傷の既往やその他の既往歴，抗血栓薬の内服などの処方歴について情報共有する。

## 症候の診かた

❶ 数週間〜数か月前に軽微な頭部外傷の既往がないかの問診が重要である。高齢者では本人が忘れている場合もあるので，家族含めしっかりと確認する。
❷ 頭痛，認知症状，片麻痺，尿失禁などの症状が数週間〜数か月の期間で緩徐に進行する場合が多く，症状の経過についても本人，家族に問診する。
❸ 認知症との鑑別は症候のみでは困難な場合があり，本病態の可能性を想定して頭部CT検査を行うことが重要である。

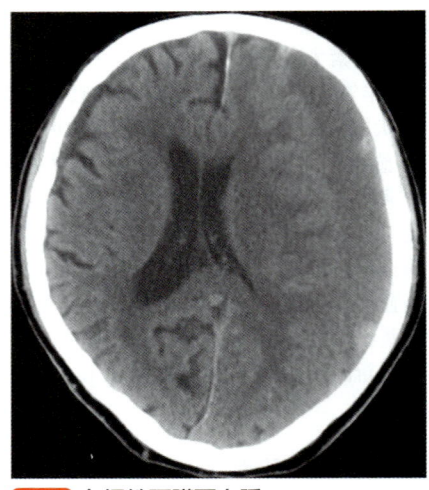

**図1 左慢性硬膜下血腫**
左脳溝の消失，脳室や正中構造の右側への偏位が認められる。

## 検査所見とその読みかた

❶ 頭部単純CTにて頭蓋骨と脳実質の間に三日月状またはレンズ状の占拠性病変を認める（図1）。
❷ 血腫輝度は，低・等・高吸収域とさまざまであり，それらが混在するものや液面（niveau）を形成するものがある。
❸ 脳組織と同じ等吸収域を示す血腫もあり，診断が難しいものがある。その場合は，病側脳溝の内側偏位や消失，脳室の偏位，正中偏位などで判断する（図1）。
❹ 頭部MRIは，CT検査よりも血腫と大脳の区別が明確に描出され，血腫はT1およびT2強調画像にて高信号域を示す場合が多い。

## 確定診断の決め手

❶ 数週間〜数か月前の頭部外傷の既往。
❷ 記憶障害や片麻痺，失語などが月単位で出現。
❸ 頭部CTにて大脳表面の血腫と脳溝消失所見。

## 誤診しやすい疾患との鑑別ポイント

**❶ Alzheimer型認知症**（⇨595頁）
　❶ 麻痺や失語などの巣症状を認めない。
　❷ 頭部単純CTにて血腫を認めない。
**❷ 急性硬膜下血腫**
　❶ 麻痺や失語などの症状の急速進行。
　❷ 頭部CTで強い高吸収域を示す血腫。
　❸ 頭蓋骨骨折や脳挫傷を伴う。

2

### ❸ 特発性正常圧水頭症

❶ 単症状を認めない。
❷ CT で脳室拡大などを認める。

### ▋ 確定診断がつかないとき試みること

❶ 高齢者では症候がわかりにくい場合があるので，本疾患を否定する意味でも頭部 CT を撮影することを厭わない。
❷ 頭部 CT が撮影できない場合は，頭部 MRI を撮影するか，画像検査ができる施設へ転送する。

### ▋ 合併症・続発症の診断

❶ 脳梗塞や狭心症，心房細動などで抗血栓薬を内服している場合は，本疾患を発症しやすい。
❷ 転倒による頭部外傷の原因として，Parkinson 病や脳梗塞，頸椎症性脊髄症や脊髄小脳変性症などの疾患を併存している場合がある。

### ▋ 予後判定の基準

❶ 多くの場合，穿頭血腫洗浄術によって症状は劇的に改善し治癒する。
❷ 抗血栓薬の内服，両側性病変，脳萎縮の強い高齢者，肝機能障害などの症例では再発を繰り返す場合があり，CT 検査で再発の有無を確認する必要がある。
❸ 高齢者の場合，手術や入院を契機に認知症やフレイルが急速に進行し，自宅療養が困難となる場合がある（J Neurosurg 128: 222-228, 2018）。できるだけ早期の離床，退院を目指す。

### ▋ 経過観察のための検査・処置

❶ 無症状または頭部 CT にて大脳の圧迫が軽微な場合は，経過観察を行う。1〜3 週間後に頭部 CT を行い，血腫の増大がないかを確認する。
❷ 記憶障害や片麻痺，失語，尿失禁などの症状があれば，すぐに受診するように本人・家族に説明する。

### ▋ 治療法ワンポイント・メモ

❶ 穿頭血腫洗浄術：症状がある場合には，第 1 選択の治療である。局所麻酔下に穿頭し，ドレーンを挿入して血腫を洗浄するのみであるが，治療効果は高く 80〜90％は本手術で治癒する。
❷ 薬物療法：無症候の場合や再発予防目的にて行われることがある。五苓散などの漢方薬（J Neurotrauma 35: 1537-1542, 2018）やトラネキサム酸などの止血薬，スタチンやコルチコステロイドや ACE 阻害

薬など，薬剤のランダム化比較研究が現在も進んでいるがいずれも保険適用外である。
❸ 中硬膜動脈塞栓術：穿頭血腫洗浄術で治癒しない難治性再発慢性硬膜下血腫には，根治的治療として行われることが増えてきている〔Neurol Med Chir (Tokyo) 63: 327-333, 2023〕。

### ▋ さらに知っておくと役立つこと

❶ 併存疾患やフレイルなどにより転倒を繰り返す場合には，再発リスクが高いため，併存疾患の治療やケアマネジャーの介入や介護保険の申請などにより，福祉サービスを活用するように勧める。
❷ 慢性硬膜下血腫は「治癒可能な認知症を呈する疾患」として知られており，Alzheimer 型認知症，特発性正常圧水頭症の除外診断として一考することが望ましい。

### ▋ 専門医へのコンサルト

❶ 症候性の場合や頭部 CT にて正中偏位を認める場合は，専門医へのコンサルトが望ましい。
❷ 一方，無症候性や頭部 CT で血腫が薄く，圧迫所見が乏しい場合には自然退縮する場合もあるので，自施設で経過観察してもよい。

---

# Trousseau 症候群（がん関連血栓症）に伴う脳梗塞
### Cancer-associated Stroke

**野川 茂** 東海大学医学部付属八王子病院教授・脳神経内科

**頻度** **よくみる**
Trousseau 症候群〔癌関連血栓症（CAT：cancer-associated thrombosis）〕に伴う脳梗塞の割合は，韓国の登録研究（J Stroke 19: 77-87, 2017）によれば，約 6％前後と推定される。
注）悪性新生物（癌）＝上皮性悪性腫瘍（癌腫）＋ 非上皮性悪性腫瘍（肉腫 ＋ 造血器腫瘍）

**GL** 脳卒中治療ガイドライン 2021〔改訂 2023〕

### ▋ 診断のポイント

❶ 1865 年に Trousseau は，胃癌患者に認められた遊走性血栓性静脈炎を報告したが，狭義の Trousseau 症候群とは「肺癌，膵癌，胃癌などの担癌患者の胸部や上肢の表在静脈にみられる反復性・遊走性血栓症」を指す。

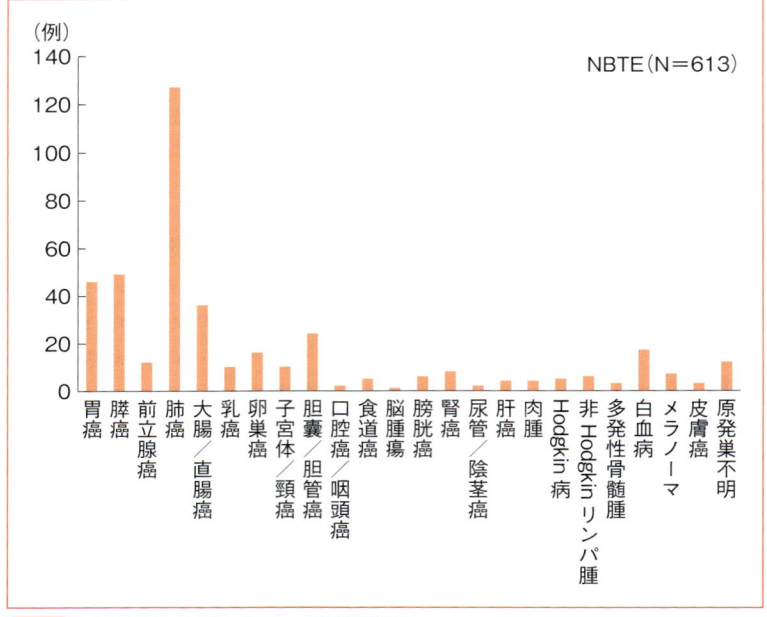

**図1** NBTE を合併しやすい悪性腫瘍

NBTE は全剖検例の 1.3％に確認され，その約半数に悪性腫瘍（その多くが腺癌）を認めた。

〔Lopez JA, et al: Nonbacterial thrombotic endocarditis: a review. Am Heart J 113（3）: 773-784, 1987 より引用改変〕

**2** 近年，癌患者では静脈血栓塞栓症（VTE：venous thromboembolism）のみならず，脳梗塞を含む動脈塞栓症を高頻度に合併し，その機序に非細菌性血栓性心内膜炎（NBTE：non-bacterial thrombotic endocarditis）がかかわっていることが明らかにされたが，NBTE は腺癌と造血器腫瘍に多くみられる（**図1**）（Am Heart J 113: 773-784, 1987）。

**3** 1977 年に Sack ら〔Medicine（Baltimore）56: 1-37, 1977〕が，本病態では通常の VTE と異なり，ワルファリンの有効性が低いのに対し，ヘパリンが有効であることを報告して以降，Trousseau 症候群（Trousseau syndrome）という用語がしばしば用いられるようになった。

**4** 1993 年に Callander らは，「既知あるいは潜伏癌における静脈血栓症および NBTE などによる動脈塞栓症」と Trousseau 症候群を定義した（West J Med 158: 364-371, 1993）。さらに，多くの症例で凝固能亢進症がみられ，癌から放出されるムチン（Blood 110: 1723-1729, 2007）をはじめ，炎症性サイトカイン，NETs（neutrophil extracellular traps）などのさまざまな物質が関与することが報告されている。すなわち，Trousseau 症候群のモダンコンセプトは，「悪性腫瘍に伴う（凝固能亢進を基盤とした）静脈血栓塞栓症（VTE）＋（NBTE などによる）動脈塞栓症（全身性塞栓症，特に脳梗塞）」と理解される。

**5** わが国では，「悪性腫瘍（癌）に合併した脳梗塞」に対して，Trousseau 症候群という名称が用いられることがあるが，凝固能亢進，NBTE の形成機序を含めて脳梗塞の発症機序は不明である。したがって，現時点では，脱水，感染症，腫瘍塞栓症，抗癌薬による血管炎，心房細動，卵円孔開存などによるさまざまな機序によるものも含めて，「癌関連脳卒中（cancer-associated stroke あるいは cancer-related stroke）」とよぶのが妥当と思われる。

## 緊急対応の判断基準

**1** 播種性血管内凝固症候群（DIC）がみられた場合，予後は不良である。

**2** NBTE（**図2**）がみられた場合，（婦人科系のムチン産生腫瘍を除き）転移を有する進行例が多く，DIC，多領域梗塞を有し，脳梗塞再発をきたしやすく，死亡率が高い（J Stroke 22: 245-253, 2020）。

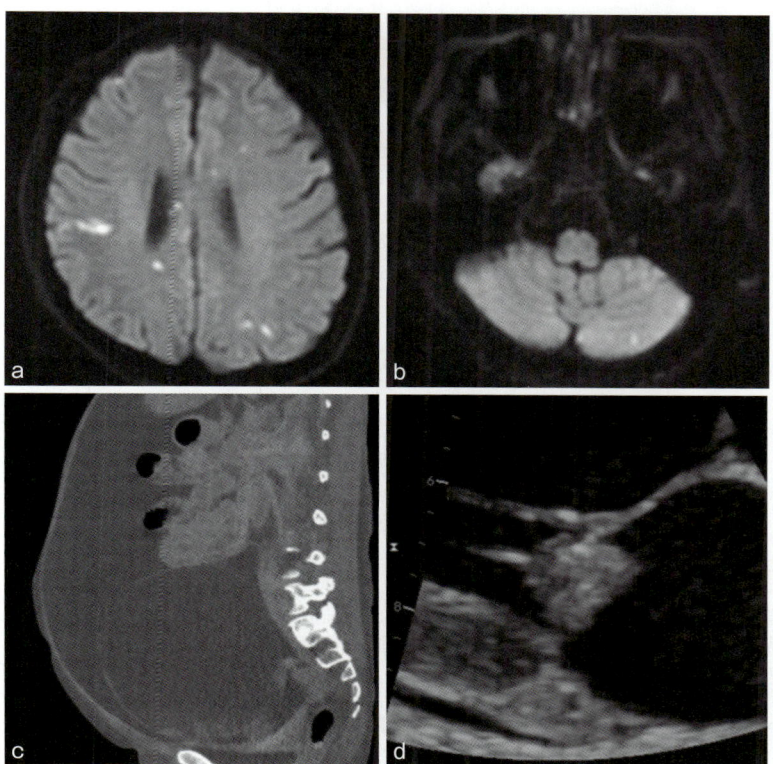

**図2** 卵巣癌患者にみられた脳梗塞と NBTE

40 歳台女性。頭部 MRI 拡散強調画像（DWI）では，両側大脳半球（a）および小脳（b）に新鮮梗塞を認めた。腹部 CT（矢状断，c）で巨大な卵巣腫瘍あり。経胸壁心エコー（d）では，僧帽弁に付着する大きな疣贅を認め NBTE と診断された。

## 症候の診かた

**1** 悪性疾患に伴う一般的な症状として，食思不振，るいそう，発熱，四肢筋力低下などがみられる。

**2** 凝固能亢進による静脈炎・静脈血栓症，肺塞栓症による呼吸不全，NBTE による弁膜症・心不全症状，末梢動脈閉塞症がみられる。

**3** 脳梗塞を発症した場合，意識障害，せん妄，片麻痺，感覚障害，けいれん，視力障害などがみられ，特に，後方循環系に好発するため，中枢性視覚障害（同名半盲，変形視，色覚異常など），認知能低下，性格変化などがみられることも多い。

## 検査所見とその読みかた

**1** 凝固系マーカー（D ダイマー，FDP など）の上昇がみられることが多く，DIC をきたすこともある。

**2** 膵癌，婦人科系腫瘍以外でも CA19-9，CA125 などのムチン腫瘍マーカーが上昇していることが多い

（Int J Clin Exp Med 8: 4455-4463, 2015）。このほか，消化管癌，膵癌，肺癌では癌胎児性抗原（CEA：carcinoembryonic antigen），肺腺癌ではシアリルLex-i 抗原（SLX），前立腺癌では prostate-specific antigen（PSA）が診断に有用である。

**3** 頭部 CT・MRI では，脳主幹動脈から末梢まで新旧多発性の境界明瞭な大小不同病変が（Am J Med 83: 746-756, 1987），3 つの脳主幹領域にわたりみられることが多い（3 territory sign，**図 2a，b**）（Neurol Clin Pract 9: 124-128, 2019）。ただし，これは無症候性の小梗塞が多発している所見で，他の心原性脳塞栓症でもみられることがある。時に，単一脳動脈領域の大きな梗塞を呈することもある。

**4** 癌と診断される 1 か月前に脳梗塞を発症するリスクは 5 倍に増加するとされる（Blood 133: 781-789, 2019）。3 territory sign をみた場合は，積極的に腫瘍マーカー検査，便潜血，（造影）CT・MRI 画像，上部・下部消化管内視鏡などで悪性腫瘍を除外する

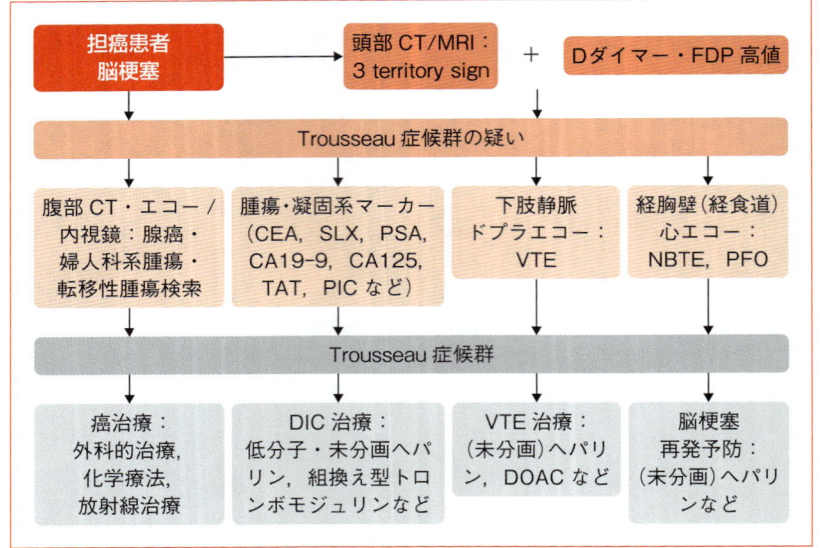

**図3** 癌関連脳卒中の診断と治療

担癌患者が脳梗塞を合併した場合，あるいは3 territory signや凝固能亢進が認められた場合，本疾患を疑い，画像検査，腫瘍・凝固系マーカー，下肢静脈ドプラエコー，心エコーの検索を行う．本疾患と診断されれば，癌治療と並行して，DIC治療を行い，VTEがあれば，未分画ヘパリンまたはDOACを開始する．脳梗塞再発予防治療は確立していないが，未分画ヘパリン皮下注などを検討する．

必要がある．

⑤約60％の症例で，下肢静脈ドプラエコーで下肢深部静脈血栓症（DVT：deep vein thrombosis）がみられる．

⑥韓国の登録研究によれば，NBTEは約8％でみられるが（J Stroke 22: 245-253, 2020），経食道心エコーを施行して初めて検出されることも多く，正確な合併率は不明である．

### 確定診断の決め手

①癌患者に脳梗塞を併発した場合，あるいは原因不明の脳梗塞で，凝固能亢進（DダイマーあるいはFDP高値）がみられ，かつ頭部CT・MRIで3 territory signを認める場合，本疾患を積極的に疑う（図3）．

②本疾患は腺癌，特に婦人科系腫瘍，あるいは転移性腫瘍に多いため，これらの病態では積極的に凝固能のチェックを行う．

### 誤診しやすい疾患との鑑別ポイント

①心房細動（Neurol Clin Pract 9: 124-128, 2019）や感染性心内膜炎による脳塞栓症では，比較的1つの脳主幹動脈領域にとどまるものが多い．

**表1** 担癌患者における脳梗塞発症機序

・NBTEによる心原性脳塞栓
・DICによる微小血栓・塞栓
・脱水・過粘稠症候群（hyperviscosity syndrome）による低灌流状態（hypoperfusion）
・脳静脈・静脈洞血栓症（venous thrombosis）
・細菌性塞栓（septic infarction）
・腫瘍塞栓（tumor embolism）
・抗癌剤による血管炎

②感染性心内膜炎からの細菌性塞栓では，感染性動脈瘤破裂をきたしやすく，T2*強調画像における脳微小出血（cerebral microbleeds）がみられることがある．

③担癌患者では，NBTEによる心原性脳塞栓症，DICに伴う微小血栓・塞栓のほかに，表1のようなさまざまな機序で脳梗塞をきたす．

### 確定診断がつかないとき試みること

血液検査，頭部MRIで本疾患を疑うも，胸腹部CTで悪性腫瘍が認められない場合，上部・下部消化管検査やPET検査を行う．

## 治療法ワンポイント・メモ

**1** VTE 合併例の再発予防治療としては，ワルファリンの効果は不確実であることが多く，欧米では低分子（量）ヘパリン（LMWH）皮下注（わが国では未承認），あるいは活性化第 X 因子（Xa）阻害薬が用いられる。

**2** わが国では，VTE に対する LMWH は未承認で，未分画ヘパリン皮下注あるいは Xa 阻害薬が用いられることが多い。

**3** 脳梗塞再発予防に対するエビデンスを有する治療はないが，多施設後向き研究で，Xa 阻害薬より未分画ヘパリン皮下注のほうが有効であるとする報告がある（Thromb Res 206: 99-103, 2021）。

**4** 消化管腫瘍などで出血が問題となる場合，抗血栓療法を施行できない場合もあり，原病の進行度および患者の全身状態，社会的背景を勘案して治療を進める必要がある。

## さらに知っておくと役立つこと

　脳梗塞や TIA を発症して脳卒中専門医にコンサルトされる癌種は，NBTE を合併する癌とはやや異なり，婦人科系腫瘍が 20％と最も多く，次いで腎/生殖尿路系腫瘍，消化器系腫瘍，リンパ腫，前立腺癌，肺癌，乳癌の順であった。

## 専門医へのコンサルト

**1** 超急性期の脳梗塞の場合，静脈血栓溶解（rt-PA）療法や機械的血栓回収療法の適応があるため，脳卒中科にコンサルトする。

**2** エビデンスはないが，出血のリスク，長期的な予後を考慮し，再発予防治療も検討する。

**3** VTE 合併例では，循環器科などにコンサルトする。

# 脊髄血管障害
## Vascular Disorders of Spinal Cord

松本 省二　藤田医科大学教授・脳卒中科

**頻度** 情報なし

## 診断のポイント

**1** 顔面を含まない麻痺（四肢麻痺，両側下肢麻痺，片麻痺），感覚障害，膀胱直腸障害，高度の頸部痛・腰

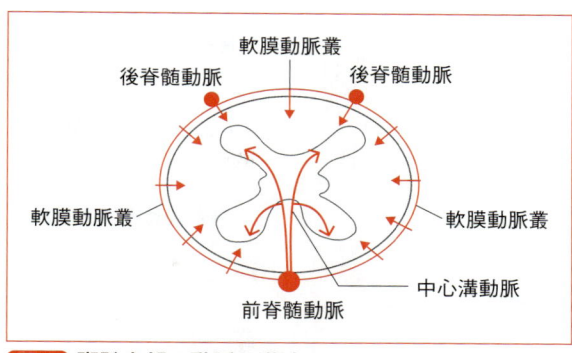

**図1** 脊髄内部の動脈の灌流

〔小宮山雅樹：詳細版 1 脳脊髄血管の機能解剖．9.5 髄内の動脈．メディカ出版，2011 より一部改変〕

背部痛。

**2** 大動脈解離や，そのほかの大動脈の手術の術中・術後。

## 緊急対応の判断基準

**1** 片麻痺の際には脳梗塞との鑑別が重要。

**2** 脊髄硬膜外血腫症例を，脳梗塞と誤診し組織プラスミノーゲン活性化因子（tPA：tissue plasminogen activator）を投与すると重篤な転帰となる。

**3** 脊髄硬膜外血腫は，緊急で外科的治療が必要。

## 症候の診かた

**1** 脊髄の血管支配

**❶**前脊髄動脈は脊髄腹側を縦走し，途中，中心溝動脈を原則左右 1 本ずつ総数約 200 本分岐し，脊髄の腹側の 3 分の 2 の主に灰白質を栄養する。中心溝動脈 1 本の閉塞では脊髄の片側の梗塞が生じる。

**❷**脊髄背側には 2 本の後脊髄動脈があり，脊髄の背側 3 分の 1 を栄養する。2 本の後脊髄動脈と前脊髄動脈の間には軟膜動脈叢が存在し，ここから無数の穿通枝が脊髄白質を貫き，脊髄を栄養する（図 1）。

**❸**前脊髄動脈には，椎骨動脈，鎖骨下動脈，大動脈，内腸骨動脈から約 6〜10 本の血管が流入する。最大のものが Adamkiewicz（アダムキービッツ）動脈で，75％が大動脈の T9〜12 のレベルから分岐し，脊髄の下位半分の前脊髄動脈を栄養する（図 2）。

**2** 脊髄症状

**❶**頸部痛・腰・背部痛：脊髄梗塞，脊髄硬膜外血

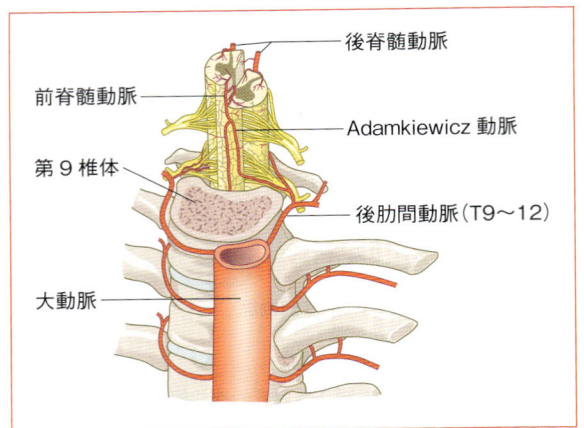

**図2 大動脈から前脊髄動脈への血流供給**

〔Amato ACM, et al: Anatomy of spinal blood supply. J Vasc Bras14(3):248-252, 2015 より一部改変〕

腫，脊髄動静脈奇形（AVM：arteriovenous malformation）の出血例では，突発性の高度の頸部痛・腰背部痛が生じることがある。

❷片麻痺，対麻痺，四肢麻痺：脊髄の側索に存在する運動の経路である皮質脊髄路（前脊髄動脈の支配領域）の両側の障害で，頸髄病変では四肢麻痺，胸髄・腰髄病変では両下肢麻痺となる。片側の障害では，顔面を含まない片麻痺や単下肢麻痺となる。

❸感覚障害：脊髄の側索に存在する温・痛覚の経路である脊髄視床路（前脊髄動脈の支配）の障害により，障害脊髄レベル以下の温・痛覚障害が生じる。前脊髄動脈の閉塞による脊髄梗塞の際には，触覚や自分の体の位置を感じる深部感覚の経路である後索路（後脊髄動脈の支配）は障害を免れるため，温・痛覚障害が生じるが，触覚や深部感覚は保たれる解離性感覚障害となる。

❹膀胱直腸障害：前脊髄動脈の支配領域の脊髄の側索に存在する排尿の経路の障害により，最初は尿閉となり，徐々に反射性膀胱となる。

❸ 疾患別

❶脊髄梗塞：脊髄梗塞133症例の検討では，発症年齢の中央値は60歳で，76％が高血圧などの血管危険因子を有していた。さらに，脊髄症状は突然発症し，77％の症例で12時間以内に症状のピークに達していた（JAMA Neurol 76: 56-63, 2019）。大動脈の動脈瘤や手術に伴い Adamkiewicz 動脈が閉塞すると，広範囲の脊髄梗塞が生じうる。

❷脊髄硬膜外血腫：頸椎レベルの硬膜外血腫では，後頸部から肩，上腕へ放散する高度の疼痛と顔面を含まない片麻痺が出現することが多く，脳梗塞との鑑別が重要となる。

❸脊髄動静脈奇形（AVM）：AVM の場合には，異常血管（nidus）や合併した動脈瘤が破綻した際に，脊髄内出血やくも膜下出血を生じ，突発的に脊髄症状が出現する。

❹脊髄硬膜動静脈瘻（AVF：arteriovenous fistula）：脊髄硬膜内に動静脈シャントができ，異常な血流が脊髄髄内静脈に流入することで，脊髄のうっ血が生じ，徐々に脊髄症状が出現する。

## 検査所見とその読みかた

❶脊髄 MRI（脊髄血管障害を疑った場合，最も有用な画像診断）

❶脊髄梗塞：急性期に T2 強調画像の矢状断で脊髄の中心部を上下方向に伸びる鉛筆状（pencil-like）の高信号所見や，水平断でのフクロウの眼（owl-eyes）様の高信所見を呈する。拡散強調画像では，梗塞巣は高信号となる。

❷脊髄硬膜外血腫：初期には T1 強調画像では等信号，T2 強調画像で不均一な高信号を示し，亜急性期以降の T1・T2 強調画像において高信号となる。

❸脊髄 AVM および脊髄 AVF：T2 強調画像で脊髄内に nidus や脊髄周囲に拡張した静脈による flow void が認められる。静脈還流障害により脊髄に浮腫が生じた場合，T2 強調画像で高信号を呈する。

❷胸・腹部造影 CT：大動脈解離などの脊髄梗塞の原因となる大動脈病変の精査に有用。

❸選択的脊髄動脈造影：脊髄 AVM や脊髄 AVF の正確な診断に必須で，全身麻酔下に行う。

❹（脳脊）髄液検査：脊髄梗塞では細胞数は通常増加せず，脊髄炎などとの鑑別に有用。

❺血液検査：脊髄梗塞では大動脈解離，動脈硬化，抗リン脂質抗体症候群などが原因となることがあり，Dダイマーなどの血液凝固マーカー，血液生化学，膠原病関連マーカーの検査が必要。

## 確定診断の決め手

❶顔面を含まない麻痺，感覚障害，膀胱直腸障害，頸部痛・腰背部痛などの症状。

❷脊髄 MRI 検査で特徴的な所見の同定。

❸髄液検査で炎症性疾患などの除外。

## 誤診しやすい疾患との鑑別ポイント

**❶脳梗塞**(⇨478 頁，480 頁，485 頁)
　**❶**顔面を含む片麻痺。
　**❷**高度の痛みを伴わないことが多い(例外：椎骨動脈解離)。
**❷脊髄炎**：髄液の炎症性変化(細胞数増多，蛋白上昇)。
**❸視神経脊髄炎**(⇨540 頁)
　**❶**採血検査での抗アクアポリン 4 抗体陽性。
　**❷**視神経炎の合併。

## 確定診断がつかないとき試みること

　脊髄 MRI 検査では，急性期に異常所見が描出されないことがあるので，繰り返し行うことも必要。

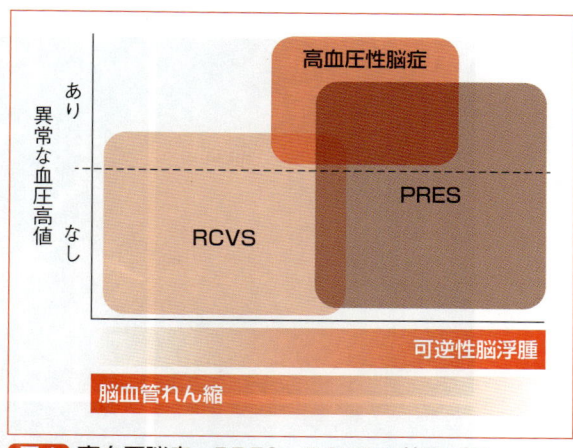

**図1** 高血圧脳症，PRES，RCVS の位置づけ

---

# 高血圧性脳症・PRES・RCVS

Hypertensive Encephalopathy, Posterior
Reversible Encephalopathy Syndrome and
Reversible Cerebral Vasoconstriction Syndrome

**藥師寺 祐介** 関西医科大学主任教授・神経内科学

**頻度** 高血圧性脳症(HE)，PRES：**情報なし**
　　　RCVS：**あまりみない**(100 万人に 3 人)

## 診断のポイント

　HE，PRES，RCVS は同一疾患ではないが，臨床的にはオーバラップする(図 1)。初期は異常血圧・脳血管れん縮の有無で大まかに分類する。HE と PRES は類似しており，最近の慣例に従い本項でも HE/PRES として取り扱う。HE/PRES や RCVS では，脳血管自動調節能障害に伴う血液脳関門破綻が共通の病態基盤となっている。病初期は以下をポイントとして HE/PRES もしくは RCVS を考え診断を進める。
**❶**急性の頭痛，嘔気，脳症(せん妄や意識障害)，けいれん，視力障害で発症し，巣症状を欠く。
**❷**異常な血圧高値：収縮期 160〜300/拡張期 110〜200 mmHg)・急激な血圧の上昇・変動。
**❸**腎障害，輸血・免疫抑制剤・抗癌剤の使用，分娩中の発症(子癇)などの背景因子。
**❹**雷鳴様頭痛(突然発症かつ 1 分未満で痛みの強さがピークに達する重度の頭痛)。

## 緊急対応の判断基準

　専門的診断・治療のために脳神経内科・脳神経外科医のいる高次医療機関へ搬送する。

## 症候の診かた

　主要な症候は異常な血圧高値，脳症，けいれん，頭痛，視覚障害である。
**❶**異常な血圧高値：HE では必須。PRES の 20％ほどにはみられない。RCVS では必須ではない。
**❷**脳症(せん妄や意識障害)：HE/PRES で 50％以上にみられる。
**❸**けいれん：HE/PRES の約 70％にみられ，一部は重積発作に至る。RCVS では 20％に全身性強直間代発作がある。
**❹**頭痛：HE/PRES の半数にみられ，頭部全体の鈍痛が徐々に増悪する。RCVS では雷鳴様頭痛が約 80％にみられる。多くは 1 週間のうちに数回繰り返したのち消失する。HE/PRES でも雷鳴様頭痛がある。
**❺**視覚障害：HE/PRES には 33％でみられる。RCVS のほとんどで霧視を訴える。

## 検査所見とその読みかた

**❶**血圧：慢性高血圧患者では 220/110 mmHg 以上となることが多い。正常血圧者では 160/100 mmHg でも本疾患群を呈する。左右差は大動脈解離を疑う。
**❷**血液・尿検査：腎疾患，褐色細胞腫，Cushing 症候群などの鑑別を行う。

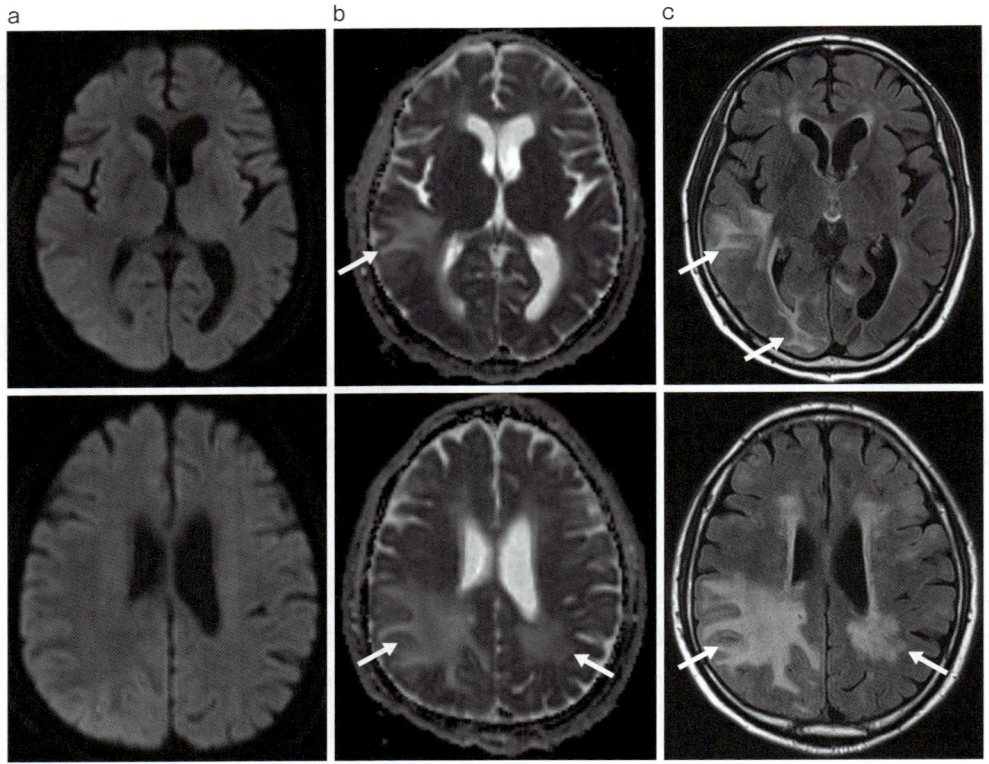

**図2** HE/PRES の MRI 所見

ADC（b），FLAIR（c）では，右側頭葉〜後頭葉，左後頭葉に高信号を呈する病変がみられる（⟹）。同部位は拡散強調画像（a）では明らかな高信号を呈さない。
（写真提供：自治医科大学内科学講座神経内科学部門・藤本茂先生）

**❸頭部画像**

**❶ MRI**

- HE/PRES では後頭葉から頭頂葉にかけて大脳白質に両側対称性に広がる T2 強調画像・FLAIR 像での高信号，拡散係数画像（ADC）map での高信号病変（図2）を認める。基底核，小脳にも病変を呈しうる。
- 原則的に血管性浮腫のため，血管支配に一致しない ADC 高信号が急性期脳梗塞との鑑別点となる。
- 約 20％に脳出血・くも膜下出血がみられる。
- 75％の患者に脳梗塞，血管性浮腫（図3），円蓋部のくも膜下出血，脳出血がみられる。

**❷ CT**：HE/PRES では❶と同領域に低吸収域を認める。RCVS でも同様の所見を呈しうるため，血管画像検査を追加する。

**❸血管画像（CT・MRA，脳血管撮影）**：血管評価で多巣性・分節性の脳血管れん縮がみられたら RCVS を疑う（図3）。脳血管れん縮は PRES の 30％にもみられる。

### 確定診断の決め手

❶診断ガイドラインはなく，総合的に臨床診断を行う。

❷ HE/PRES の診断において臨床・画像所見の可逆性を要するか否かは一定していない。

### 誤診しやすい疾患との鑑別ポイント

急性発症の神経症状と血圧上昇を呈する疾患として，脳梗塞（⇨478 頁，480 頁，485 頁），脳出血（⇨489 頁），くも膜下出血（⇨491 頁），脳静脈洞血栓症（⇨505 頁），尿毒症性脳症，てんかん（⇨606 頁），大動脈解離（⇨842 頁）を鑑別する。

### 確定診断がつかないとき試みること

❶ HE/PRES：原因となりうる基礎疾患や薬物摂取

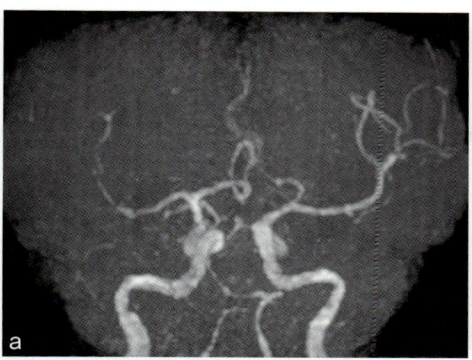
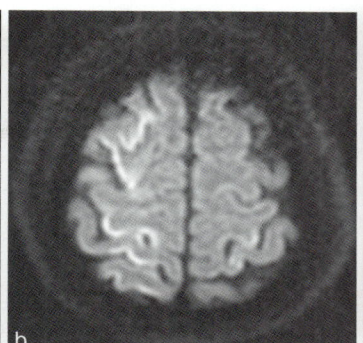
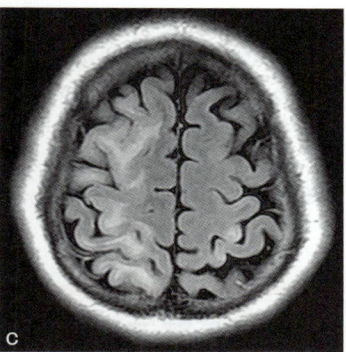
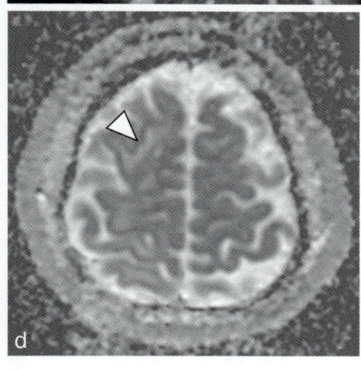

**図3 RCVS の MRI 所見**

急性期 MRA（a）で右 MCA に多巣性・分節性の脳血管れん縮あり。FLAIR 像（b），拡散強調画像（c）で右 MCA 領域の皮質に高信号がみられる。ADC（d）では一部高信号を呈する血管性浮腫を認める。これらの画像所見は 1 か月後には改善した。

歴を確認する。複数の頭部画像検査の経時的変化を評価する。

**2** RCVS：RCVS$_2$ スコア（表1）は 5 項目の所見の有無でスコア化される。5 点を閾値とすると，RCVS 診断が感度 99％，特異度 90％ で可能である。

### 予後判定の基準

**1** 治療により血圧が低下すると症状が消失する。

**2** HE/PRES では 1 週間程度で約 80％ が完全に回復する。RCVS では脳卒中所見の合併があっても 90％ 以上は自立した状態で退院する。再発はまれである。

### 経過観察のための検査・処置

**1** 血圧測定：厳密な血圧管理が重要であり，治療中は繰り返して血圧測定を行う。

**2** 頭部画像検査：暫定診断に至った画像診断装置で経過を追う。

### 治療法ワンポイント・メモ

**1** HE/PRES

**❶** 降圧：呼吸・心拍監視下で降圧薬（ニカルジピンなど）の持続静注を行う。脳虚血回避のため，最初の 1 時間は 25％ の降圧にとどめる。その後の

**表1 RCVS$_2$ スコア**

| 基準 | 配点 |
|---|---|
| **再発性・単発の雷鳴様頭痛** | |
| あり | 5 |
| なし | 0 |
| **頭蓋内内頸動脈の異常狭窄** | |
| あり | −2 |
| なし | 0 |
| **血管れん縮の誘因** | |
| あり | 3 |
| なし | 0 |
| **性別** | |
| 女性 | 1 |
| 男性 | 0 |
| **くも膜下出血** | |
| あり | 1 |
| なし | 0 |

〔Rocha EA, et al: RCVS$_2$ score and diagnostic approach for reversible cerebral vasoconstriction syndrome. Neurology 12: 92（7）: e639-e647, 2019 より〕

2〜6 時間は 160/100〜110 mmHg を目標とする。

**❷** その他：被疑薬があれば中止する。背景因子・合併症に応じて推奨される治療を行う。

❷ RCVS
❶血管れん縮に対して血管拡張薬（ニカルジピン，ベラパミル，硫酸マグネシウム）を用いる。
❷安静：誘因〔労作，Valsalva 手技，感情（的になること），入浴・シャワー，屈伸，性行為〕を避けて安静にする。

# 一過性全健忘
## Transient Global Amnesia (TGA)

大槻 美佳 北海道大学大学院保健科学研究院准教授

（頻度）あまりみない

## ▌診断のポイント

1 50 歳以上。
2 突然発症の健忘症状。
3 意識障害・神経学的異常，その他の認知機能障害は認めない。
4 1 時間以上継続，24 時間以内に健忘症状消失（平均 4〜6 時間）。

## ▌症候の診かた

1 発症状況を目撃者から聴取（誘因：冷水・熱湯の刺激，身体活動，痛み，性行為，精神的ストレス，Valsalva 負荷などの報告あり）。
2 鑑別：片頭痛・てんかん・頭部外傷・アルコール・薬物使用（ベンゾジアゼピン系薬剤，オピオイド，コカイン）の既往確認。
3 意識障害および健忘以外の神経学的異常所見のないことは要確認。
4 発作中，新しく記憶を取り込めない（前向性健忘）ため，患者は「ここはどこ」「なぜここにいるのか」などを繰り返し質問する。物品を覚えさせても数分後には思い出せない。数日〜数か月前のエピソードも思い出せない（逆向性健忘）。年単位の古い記憶は保存。
5 不安気で落ち着かない場合，頭痛・嘔気・めまいの訴えはありうる。自己同一性は保存，エピソード記憶以外の記憶や認知機能は保存。数唱・逆唱・計算・呼称や言語理解可能。物事のスキルは（手続き記憶）保存。

## ▌検査所見とその読みかた

1 他疾患の除外
❶脳 MRI 拡散強調画像（DWI）：脳血管障害（CVD：cerebrovascular disorder）の除外。
❷脳波：てんかんの除外。
❸血液検査：電解質異常，肝機能障害，低血糖，ビタミン $B_1$，$B_{12}$ 欠乏の除外。
2 一過性全健忘（TGA）を支持する所見：発症から 24〜96 時間後，DWI（3 mm スライス，3T 推奨）で海馬 CA1 領域に限局した点状（1〜5 mm）高信号域。1〜数個，一側または両側。7〜10 日後には消失。

## ▌確定診断の決め手

1 突然発症の前向性健忘 ＋ 逆向性健忘のみ。
2 他疾患が除外できる。
3 24 時間以内に改善（24 時間以後に MRI 所見）。

## ▌誤診しやすい疾患との鑑別ポイント

1 脳血管障害（CVD）：通常は何らかの神経学的異常を伴うが，記憶に関与する部位（海馬領域，視床前核・内側核，尾状核頭部，脳弓，帯状回後部）の損傷で，記憶障害のみが出現しうる。
❶ CVD では，MRI DWI で発症直後から異常が出現。TGA では 24 時間以降に顕在化。
❷ MRI 異常所見は，TGA では海馬 CA1 に限局。CVD では他領域にも出現。
2 てんかん（⇨ 606 頁）
❶発作の既往。
❷一過性てんかん性健忘（TEA：transient epileptic amnesia）との鑑別が重要。
・TEA：1 時間以内に消失，起床時発症が多い，TGA の誘因やリスクファクターは認めない。
・過去の記憶を引き出せない（逆向性健忘）は必須だが，同じ質問を繰り返す（前向性健忘）は必須でない。
・幻嗅，自動症などを伴う場合あり。
・1）脳波異常，2）てんかん性症候，3）抗てんかん薬で改善のうち，1 つ以上を満たす。
・約半数に，発作間欠期で，30 分程度前のことは覚えているのに日〜月単位の前のことは忘れる加速的長期健忘がある。
3 解離性健忘（dissociative amnesia）
❶ 20〜40 歳。
❷自身のアイデンティティが失われ，自身の経験記憶（自叙伝的記憶）の障害が中等度。

❸前向性健忘はない。

## 確定診断がつかないとき試みること

**1** 発症 24 時間経過後の MRI DWI で海馬 CA1 領域に限局した点状高信号域を確認。

**2** 脳波検査の繰り返し。

## 治療法ワンポイント・メモ

**1** 治療は不要。症状消失まで経過観察。その間，不安除去，血圧コントロール，胸腔内圧が上がる活動を控える（TGA と静脈うっ滞の関連が報告されている）。

**2** 症状消失に見えたら，認知機能スクリーニングテストを再確認。もし，記憶障害の遷延があれば，CVD の可能性などを再度確認。

## さらに知っておくと役立つこと

**1** 再発：2.6〜26.3％。若年発症者のほうが再発が多い。

**2** リスクファクター：片頭痛，抑うつ・不安症。

**3** TGA 発症とその後の CVD や認知症発症の関連は証明されていない。

# 脳静脈洞血栓症
## Cerebral Sinus Thrombosis

八木田 佳樹　川崎医科大学教授・脳卒中医学

**頻度** あまりみない

## 診断のポイント

**1** 若年から中年期に好発する。

**2** 頭痛，けいれん，意識障害で発症する。

**3** 血栓性素因となる基礎疾患，薬剤，患者背景を有する。

**4** D ダイマー高値，頭部 MRI で脳静脈洞の血栓や脳静脈拡張所見。

**5** まず本疾患を念頭におき，鑑別にあげることが最大のポイントである。

## 緊急対応の判断基準

**1** 本疾患を疑う場合は，早急に診断，治療介入を行うことが必要であるため，専門医に紹介・転送する。治療開始が遅れれば，後遺症を残したり死亡に至ったりする場合がある。

**2** けいれん，意識障害を呈する場合は，直ちに治療開始するか，治療可能な施設へ転送する。

## 症候の診かた

　症状は数日かけて進行悪化することが多い。非特異的なものが多く，本疾患を疑うことができるかどうかが診断のカギである。

**1** 頭痛：90％の症例で発症早期の症状としてみられる。

**2** けいれん：約 40％の症例でみられる。

**3** 意識障害・精神症状：せん妄状態や性格変化が主な症状の場合もありうる。

**4** その他の神経症状：麻痺や視野障害をきたす例もある。麻痺は両側性のこともある。

## 検査所見とその読みかた

**1** 頭部 CT：出血例では有用である。造影 CT では脳静脈洞内の血栓による造影欠損像を観察しうる。

**2** 頭部 MRI

❶ T2*強調画像や磁化率強調画像（SWI：susceptibility weighted imaging）では，発症早期から静脈洞が低信号となり，早期診断に有用である（図 1）。

❷ また皮質静脈の拡張や軽微な出血性変化も観察できる。MRV（MR venography）では静脈血流の途絶を観察しうる。

**3** 脳血管造影検査（図 2）：診断には必ずしも必須ではない。CT や MRI で診断に至らない場合や，血管内治療を考慮する場合には実施する。

**4** 血液検査：全例ではないが，D ダイマーが上昇していることが多い。

## 確定診断の決め手

**1** 急性・亜急性に進行する頭痛，けいれん，意識障害。

**2** 頭部単純 MRI T2*強調画像もしくは SWI で，静脈洞内の低信号や皮質静脈の拡張を認める。

## 誤診しやすい疾患との鑑別ポイント

**1** 片頭痛（⇨608 頁），てんかん（⇨606 頁）：すでに片頭痛やてんかんと診断されていることが多い。初発例では本疾患の除外診断が必要。

**2** せん妄（⇨166 頁）：せん妄をきたしうる基礎疾患，薬剤，環境がある。頭部 MRI で脳静脈洞内に異常を認めないことを確認する。

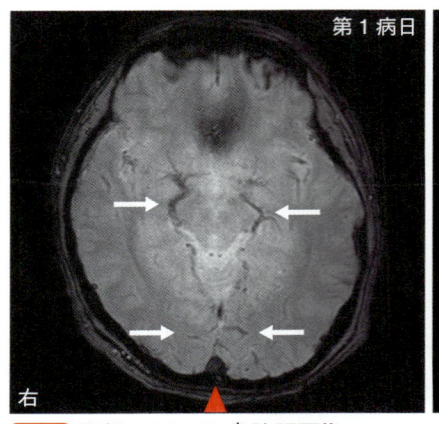
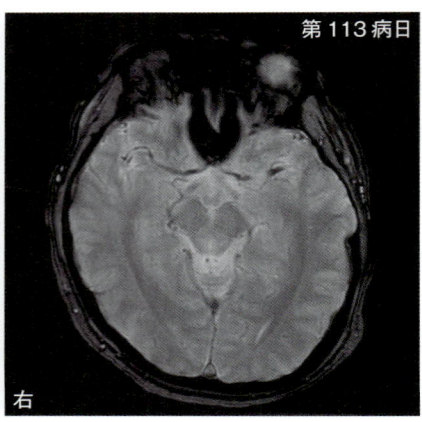

**図1** 頭部 MRI　T2\* 強調画像

上矢状静脈洞の低信号(▶)が第 113 病日には消失している。

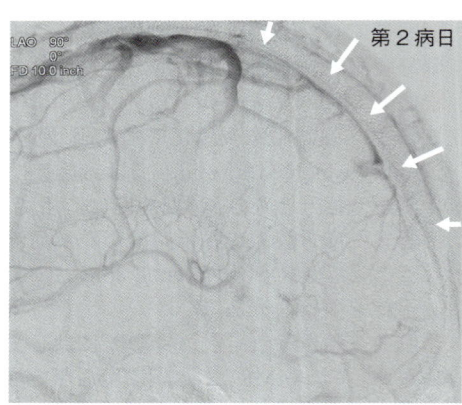
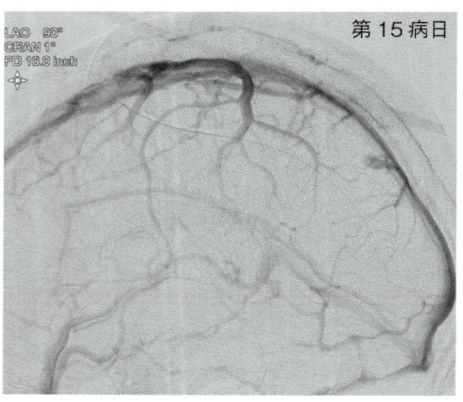

**図2** 脳血管造影検査

第 2 病日の脳血管造影検査では上矢状静脈洞内の造影欠損を認めるが，第 15 病日では良好に造影
されている。

## 確定診断がつかないとき試みること

**1** 血栓がすでに消失しており，診断がつかないが本
疾患を否定できない場合には，基礎疾患の検索を行
う。

**2** また経過観察を行い，2～3 か月後に頭部 MRI の
再検査を行う。症状の変化があったときにはすみや
かに画像診断を行う。

## 合併症・続発症の診断

**1** 基礎疾患として，先天性，後天性の凝固異常症を
合併していることが多い。先天性凝固異常症では，
アンチトロンビン欠損症，プロテイン C/S 欠損症，
後天性では抗リン脂質抗体症候群などをスクリーニ
ングする。

**2** 経口避妊薬使用，妊娠・産褥，貧血，悪性腫瘍，
中枢神経感染症，脱水が合併していることもある。

## 予後判定の基準

**1** 診断・治療開始が遅れるほど予後は不良となる。
1990 年以前は死亡率 50％前後と報告されていた
が，頭部画像検査による早期診断が可能となったこ
とで，死亡率は数％程度となっている。

**2** 悪性腫瘍，中枢神経感染症を合併している例では
予後不良である。

## 経過観察のための検査・処置

**1** 頭部単純 MRI（T2\*，SWI，MRV を含む）を 3～6

か月おきに実施する。

**2** 症状再発時にも頭部単純 MRI を実施する。

### 治療法ワンポイント・メモ

**1** 急性期：ヘパリン持続静注による抗凝固療法を開始する。

**2** 慢性期：ワルファリン内服による抗凝固療法を行う。抗凝固療法の継続期間は，基礎疾患を考慮し，症例ごとに決定する。

### さらに知っておくと役立つこと

**1** 発症早期の症状は，頭蓋内圧亢進が関連しているものが多い。

**2** 頭蓋内圧亢進があると眼底の乳頭浮腫や両側外転神経麻痺をきたすことがある。

### 専門医へのコンサルト

本疾患を疑った時点で，専門医にコンサルトすることが望ましい。

# 特発性正常圧水頭症

Idiopathic Normal Pressure Hydrocephalus
(iNPH)

**鮫島 直之** 東京共済病院・脳神経外科部長

**頻度** よくみる〔疫学調査では地域在住高齢者（65歳以上）の約 1.6%（加重平均）(0.2%～3.7%の報告)〕

**GL** 特発性正常圧水頭症診療ガイドライン（第3版）(2020)

### 診断のポイント

以下のすべての項目を満たした場合，特発性正常圧水頭症（iNPH）を疑う（possible iNPH）。その時点で，脳神経内科あるいは脳神経外科に紹介するのが望ましい。

**1** 60 歳台以降に発症。

**2** 歩行障害，認知障害および排尿障害の1つ以上を認める。

**3** 脳室拡大（Evans index＞0.3）。

**4** 他の神経疾患，非神経疾患で症候のすべてを説明しえない。

**5** 脳室拡大をきたす可能性のある先行疾患（くも膜下出血，髄膜炎，頭部外傷，先天性水頭症，中脳水

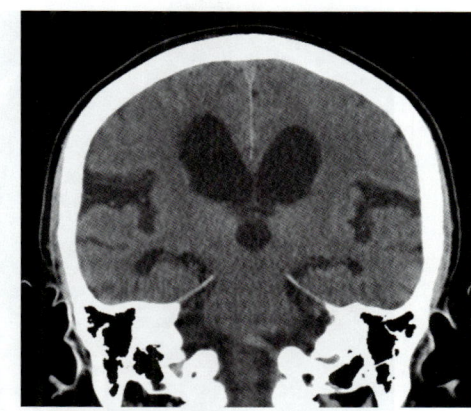

**図1** 頭部 CT 冠状断による DESH 所見

道狭窄など）がない。

### 症候の診かた

歩行障害が最も多く（約 90%），次いで認知障害が多い。3 徴がそろうのは 50～60%。

**1** 歩行障害：歩幅が狭い，すり足，開脚，方向転換時に不安定，突進がみられる。初期から転倒しやすい。

**2** 認知障害：自発性，集中力，遂行能力の低下が顕著。

**3** 排尿障害：尿意切迫，尿失禁。

### 検査所見とその読みかた

**1** 画像検査：頭部 MRI（CT）

**❶** DESH（disproportionately enlarged subarachnoid-space hydrocephalus）：脳室拡大に加えて Sylvius 裂の拡大，高位円蓋部および正中部の脳溝・くも膜下腔の狭小化がみられる（図1）。

**❷** Callosal angle（CA）

- DESH の高位円蓋部の脳溝狭小化の有無を客観的に評価する指標と考えられている。高位円蓋部の脳溝狭小化があると CA は小さくなる（図2）。

- CA は iNPH では正常例や Alzheimer 型認知症よりも有意に小さく（平均 66 度），カットオフを 90 度にすると iNPH は Alzheimer 型認知症から感度 97%，特異度 88% で鑑別できる。

**❸** Non-DESH：脳室拡大はあるが，DESH を呈さないタイプの iNPH が存在する。

**2** （脳脊）髄液検査（腰椎穿刺）が正常：圧が 200 mmH$_2$O 以下。髄液・蛋白がすべて正常。

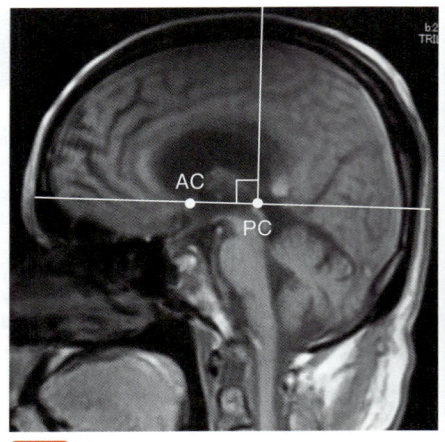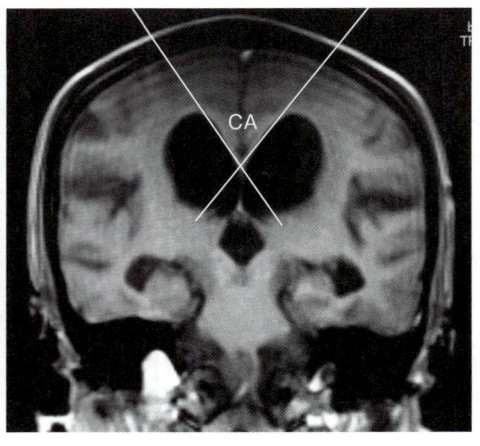

**図2** CA

前交連（AC）と後交連（PC）を通る平面に対し，後交連を通り垂直の冠状断面で得られる側脳室の
なす角を callosal angle（CA）と定義する。
〔間瀬光人：特発性正常圧水頭症．永井良三 総編集：今日の診断指針（第8版），p571，医学書院，
2020 より〕

❸歩行障害：タップテスト（髄液排液試験：腰椎穿刺
で 30 mL の髄液を排液）の前後で TUG（timed up and
go test）を計測して改善を判定する。初期の患者で
は TUG の時間と 3 次元的加速度を組み合わせた
iTUG スコアが判定に有用。

❹認知機能：タップテストの前後で MMSE（Mini-
Metal State Examination），FAB（frontal assessment
battery）を用いて評価する。最近では Stroop Test の
有用性が報告されている。

### 確定診断の決め手

❶ Possible iNPH のすべての項目を満たし，かつ髄
液検査が正常で，さらに以下のいずれかを認める場
合を iNPH とし，髄液シャント手術の適応ありと診
断する。

　❶歩行障害および DESH 所見がある。

　❷タップテストで症状の改善を認める。

　❸ドレナージテスト（腰部持続脳脊髄液ドレナー
　ジ）で症状の改善を認める。

❷上記❶の場合はタップテストなしでも髄液シャン
ト手術の適応である。しかし髄液検査（腰椎穿刺）は
必須なので，多くの場合，同時にタップテストも行
われている。

❸ DESH 所見がなくても，タップテストあるいはド
レナージテストが陽性であれば髄液シャント手術適
応である。

### 誤診しやすい疾患との鑑別ポイント

❶ Alzheimer 型認知症（⇨595 頁）

　❶軽症の iNPH で目立つ前頭葉機能症状（注意障
　害，処理速度の低下，語想起障害など）がみられな
　い。歩行障害は病気が進行するまでみられない。

　❷見当識障害や記憶障害は Alzheimer 型認知症の
　ほうが重症。

　❸タップテストは陰性。

❷ Parkinson 病（⇨578 頁）

　❶歩行障害はあるが開脚していない。

　❷目印や言葉など外的なキュー（きっかけ），ある
　いはレボドパや抗 Parkinson 病薬により症状の改
　善がある。

　❸振戦がある。脳室拡大はなく，タップテストも
　陰性。

❸二次性正常圧水頭症（secondary NPH：sNPH）：く
も膜下出血，髄膜炎，頭部外傷，先天性水頭症，中
脳水道狭窄などの先行疾患がある。

### 確定診断がつかないとき試みること

❶タップテストの際，穿刺針は太いほうがよい（通
常 19 G 以上）。穿刺部での髄液漏れが症状改善に
寄与するため。

❷タップテストが陰性であった場合は，以下を行う。

　❶タップテストを繰り返す（より太い針で，髄液
　排液量も初回よりも多く）。

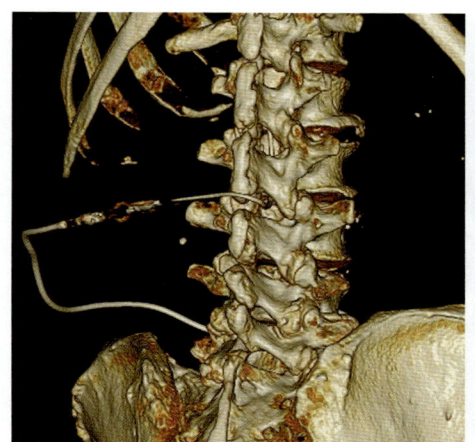

**図3** LP シャント術後腰部 3D-CT

❷ドレナージテストを行う（1 日 100〜150 mL を数日間持続排除）。
❸経過観察あるいは鑑別診断の再考を行う。

### 予後判定の基準

❶髄液シャント手術後に症状が改善した場合，definite iNPH として診断は確定する。
❷歩行障害はシャント術直後から改善しやすい。
❸髄液シャント手術までの期間（罹患）が長いと症状は改善しにくい。
❹iNPH に Alzheimer 型認知症や Parkinson 病あるいは脳血管障害が併存していることがあり，その場合には症状に加えて種々の画像やバイオマーカーを使用しながら診断し，シャント術後の経過をみていくことが重要になってきている。

### 治療法ワンポイント・メモ

❶治療は髄液シャント術が第 1 選択となる。手術法には VP シャント（脳室腹腔短絡術），LP シャント（腰部くも膜下腔腹腔短絡術）（図3），VA シャント（脳室心房短絡術）がある。近年は高齢者に優しく低侵襲な手術として LP シャント術が増えている。いずれの場合も圧可変式バルブを用いることが多い。
❷高齢者の疾患であり，85 歳を超えても改善が期待できる場合には治療を行う（年齢制限を設けていない）。
❸シャント術後も効果を最大限に発揮するためにシャント機能不全の確認，適正圧への調整や生活習慣指導などが大切。

# もやもや病（特発性 Willis 動脈輪閉塞症）
## Moyamoya Disease (Spontaneous Occlusion of the Circle of Willis)

新妻 邦泰　東北大学大学院教授・神経外科先端治療開発学

**頻度** ときどきみる
**GL** もやもや病（ウイリス動脈輪閉塞症）診断・治療ガイドライン（改訂版）（2018）

### 診断のポイント

❶5〜10 歳と男性 35〜39 歳，女性 45〜49 歳の二峰性の年齢分布。
❷家族性を 10〜20％に認め，男女比は 1：1.8〜2.0，有病率は 10 万人に対して 3〜10.5 人。
❸無症状のものから一過性，固定性の神経症状を呈するものまで，軽重・多岐にわたる。
❹小児では虚血発症が大半を占め，成人では出血発症もみられる（30〜40％）。
❺両側もしくは片側の内頸動脈終末部を中心とした狭窄/閉塞と，異常血管網（もやもや血管）の増生を認める。

### 緊急対応の判断基準

❶人工呼吸管理が必要になる場合には，normocapnia を維持する（過換気を避ける）。
❷出血発症時には降圧を考慮してよいが，虚血発作出現の可能性も念頭におく。

### 症候の診かた

❶一過性脳虚血発作（TIA：transient ischemic attack）：もやもや病の症候として最も頻度が高く，一過性の脱力や失語などを生じる。典型的にはうどんを食べる，リコーダーやハーモニカの演奏，啼泣などの過呼吸で誘発される。
❷脳梗塞・脳出血：これらで発症した際には，障害された脳の部位に応じた巣症状を認める。
❸頭痛：もやもや病による頭痛は特徴的で，朝の起床時に激しい頭痛があり，嘔吐も伴うことがある。昼頃には軽快することが多い。
❹不随意運動，けいれん発作：小児ではこれらで発症することがある。
❺MRI の普及などから無症候で見つかることも増えてきた（3〜16％）。

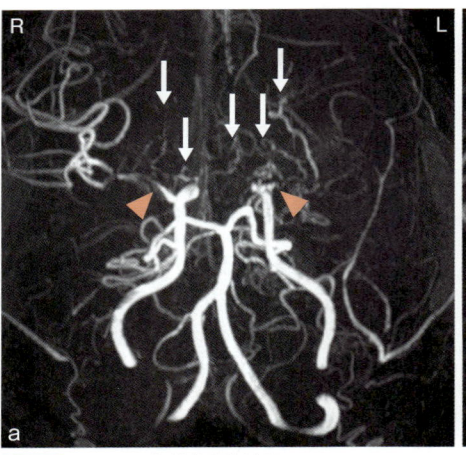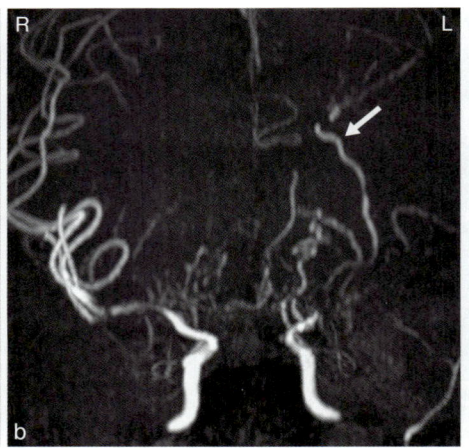

**図1** 脳 MR 血管撮影所見

a：左内頸動脈終末部閉塞，右内頸動脈終末部から中大脳動脈にかけての狭窄を認める（▶）。前大脳動脈も描出されていない。両側レンズ核線条体動脈と左前脈絡叢動脈が拡張し，もやもや血管として描出されている（⇒）。

b：内頸動脈終末部近傍の partial MIP（maximum intensity projection）画像。もやもや血管増生がより明瞭に観察できる。左レンズ核線条体動脈のうちの 1 本が脳皮質にまで吻合するチャンネルになっている（⇒）。

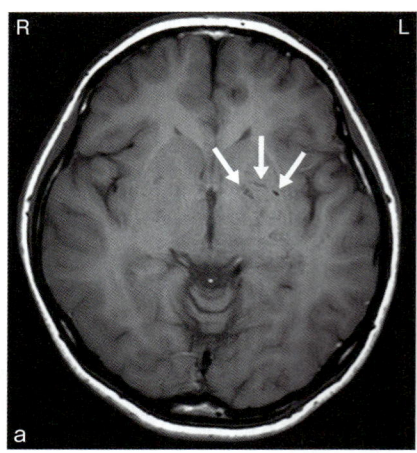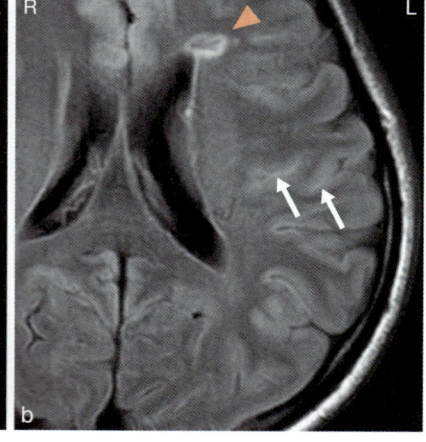

**図2** 脳 MRI 所見

a：T1 強調画像。左基底核部に点状あるいは線状の低信号域（flow void）を複数認め，もやもや血管と判断できる。

b：FLAIR（fluid-attenuated inversion recovery）画像。脳溝に沿った高信号として描出される ivy sign（⇒）を認め，脳循環不全の所見と考えられる。脳室周囲には陳旧性の脳梗塞を認める（▶）。

## 検査所見とその読みかた

**1** MR 血管撮影：内頸動脈終末部の狭窄もしくは閉塞と，もやもや血管の増生を認める（図 1）。病期が進行してくると，後大脳動脈狭窄などが生じてくる

場合もある。

**2** 脳 MRI：もやもや血管が flow void として描出される（図 2a）。また，ivy sign という特徴的な所見がみられることもある（図 2b）。heavily T2 強調画像での血管外径の狭小化も重要な所見である（図 3）。

**❸脳血管撮影**：内頸動脈終末部，前および中大脳動脈近位部の狭窄・閉塞と，もやもや血管増生が特徴である。後方の発達した脳室周囲吻合は，出血の危険因子とされている（図4）。

**❹脳血流画像（PET，SPECTなど）**：脳循環動態の評価は，虚血発症例の重症度評価や，手術適応の決定，手術リスクの予測，治療効果の判定において有用である。

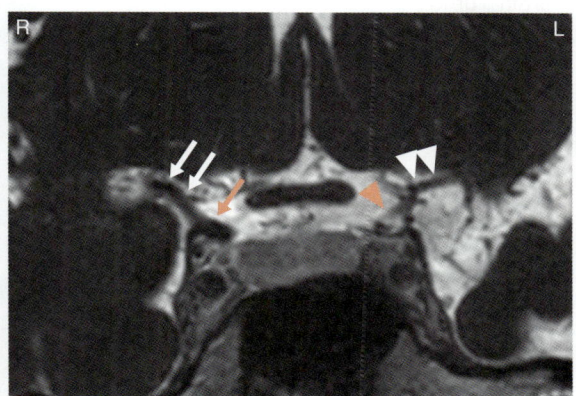

**図3 heavily T2 強調画像所見**

内頸動脈終末部から中大脳動脈近傍の再構成画像である。右内頸動脈（➡）〜中大脳動脈（⇒）と比較して左内頸動脈（▶）〜中大脳動脈（▷）において血管外径が狭小化していることがわかる。病初期には血管外径の狭小化は明らかでないことも多いが，病気の進行とともに確認できるようになる場合が多い。

## 確定診断の決め手

**❶**特に小児では，過呼吸で誘発される脳虚血発作の出現。

**❷**若年者に生じた脳虚血あるいは頭蓋内出血。

**❸**両側または片側の内頸動脈終末部から，前大脳動脈・中大脳動脈近位部の狭窄/閉塞。

## 誤診しやすい疾患との鑑別ポイント

**❶類もやもや病**

**❶**もやもや病は原因不明の疾患であり，以下に伴う類似の脳血管病変は，「類もやもや病」として除外。

**❷**自己免疫疾患，髄膜炎（⇨1239頁），脳腫瘍（⇨512頁），Down 症候群，von Recklinghausen 病，頭部放射線照射の既往。

**❸**甲状腺機能亢進症合併例は，もやもや病として診断してよい。

**❷動脈硬化性頭蓋内動脈狭窄**

**❶**動脈硬化の危険因子（高血圧，糖尿病，脂質異常症，喫煙など）を合併。

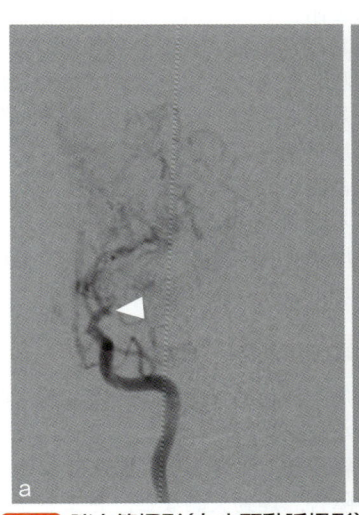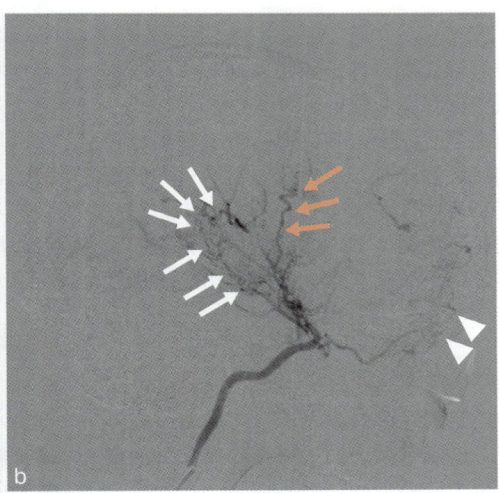

**図4 脳血管撮影（左内頸動脈撮影）所見**

a：左内頸動脈撮影正面像。左内頸動脈終末部での閉塞（▷）ともやもや血管の増生を認める。

b：左内頸動脈撮影側面像。眼動脈から篩骨動脈を経由して前大脳動脈の皮質枝との吻合（▷），レンズ核線条体動脈からの脳室周囲吻合（➡），前脈絡叢動脈からの脳室周囲吻合（⇒）などを認める。前脈絡叢動脈など，後方の脳室周囲吻合は出血の危険性が高い。

❷ Heavily T2 強調画像にて狭窄部の血管外径狭小化なし。

❸ もやもや血管の増生を認めないことが多い。

### 確定診断がつかないとき試みること

❶ MRI で，以下の 3 つの所見がすべてそろう場合には，もやもや病と確定診断できる。3 つの所見がそろわない場合には，確定診断に脳血管撮影が必要である。

  ❶ 両側内頸動脈終末部の狭窄または閉塞。

  ❷ 内頸動脈終末部や中大脳動脈水平部の血管外径縮小。

  ❸ もやもや血管増生。

❷ 疾患感受性遺伝子 *RNF213* の遺伝子多型検査が参考所見になる。

### 合併症・続発症の診断

❶ もやもや病は，肺動脈狭窄や腎動脈狭窄など他臓器の血管疾患を合併することがある。

❷ 近年，*RNF213* 遺伝子多型と全身血管病の関連が注目されており，全身のスクリーニングも検討すべきと考えられる。

### 経過観察のための検査・処置

❶ 無症候例でも，経過観察中に病期進行の可能性があるため，注意深く観察する必要がある。

❷ 半年〜1 年に 1 度の MRI を検討。

### 治療法ワンポイント・メモ

❶ もやもや病の血管病変自体を回復させるような根治療法は，現状では存在しない。

❷ 外科治療：虚血発症(TIA，脳梗塞)および出血発症(特に後方出血型)例に対しては，頭蓋内外の血管を吻合するバイパス手術が広く行われている。

❸ 内科治療：虚血発症例においては抗血小板薬の服用を考慮してもよいが，確立された内科治療法は存在しない。

### さらに知っておくと役立つこと

  本疾患は国の指定難病の対象となっているので，診断確定後は直ちに臨床調査個人票を作成し，治療費の公費負担申請を進める。

### 専門医へのコンサルト

❶ もやもや病が疑われる場合には，脳神経外科専門医にコンサルトする。

❷ TIA 頻発例や急性期脳梗塞，頭蓋内出血を生じている場合には，すみやかに脳神経外科専門医にコンサルトすることが望ましい。

# 脳腫瘍
Brain Tumor

武笠 晃丈　熊本大学大学院教授・脳神経外科学

頻度 ときどきみる

GL 2024 年版 脳腫瘍診療ガイドライン

### 診断のポイント

❶ 発症年齢は組織型により小児〜成人までさまざま。

❷ 持続的な頭痛・嘔気(起床時に強いことが特徴)。

❸ 片麻痺や失語症，視野障害などのさまざまな巣症状をきたしたり，脳神経麻痺を生じたりする。

❹ 症状は徐々に増悪することが多い。

❺ 頭部 CT，MRI などによる画像診断が基本。

### 緊急対応の判断基準

❶ 悪性脳腫瘍は急速に増大することが多く，神経症候増悪や意識障害悪化が日・週の単位で進行するため，早急な専門医への紹介が必要となる。

❷ 中脳水道近傍など，部位によっては腫瘍が髄液の流れを阻害して閉塞性水頭症を生じる。この場合，しばしば，頭痛・嘔気から意識障害をきたすなど神経症状の急速な悪化を認めて生命に危険が及び，早急な対応が必要となるため，脳神経外科手術が可能な医療機関へ迅速に紹介する。

❸ 頭蓋内圧亢進の進行を認め，脳ヘルニアに至りつつある緊急時には，グリセオール・マンニトールなどの浸透圧利尿薬の投与により，脳圧コントロールをはかる。

### 症候の診かた

❶ 頭痛：持続的な頭痛で，特に起床時に強いのが典型的な症状。

❷ 神経症候：腫瘍の発生部位により，麻痺，失語症，視野障害，運動失調など，さまざまな巣症状を認める。また，脳神経麻痺をきたしうる。特にこれらが徐々に悪化する場合は脳腫瘍を疑う。脳腫瘍による神経症候は，左右どちらかに生じることが多いのが特徴。

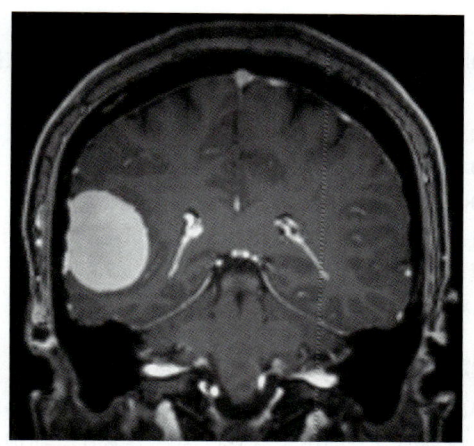

**図1** 髄膜腫

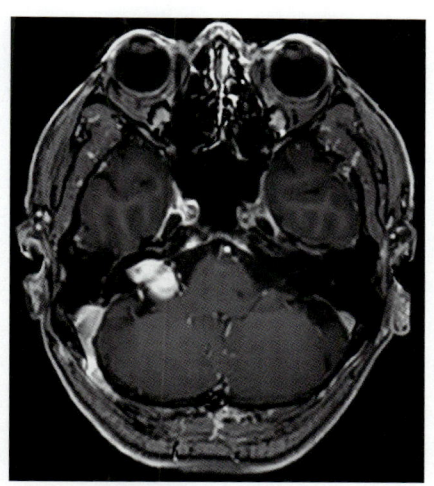

**図2** 聴神経腫瘍

❸精神症状・記憶障害：前頭葉の腫瘍では，意欲低下や精神症状をきたし，側頭葉・海馬などの腫瘍では記憶障害をきたすことがある。これらは，うつ病や認知症などと診断され治療を受けていることがあり，脳腫瘍も鑑別診断にあげる必要がある。

❹てんかん発作：脳腫瘍にしばしば併発し，初発症状ともなる。

❺聴神経腫瘍では，めまいや片側の聴力低下が初発症状となり，他の耳科的疾患との鑑別が必要となる。

## 検査所見とその読みかた

**1** スクリーニング検査

❶頭部単純 CT によるスクリーニング検査にて，多くの場合腫瘍を同定することが可能である。ただし，腫瘍が脳実質と等吸収である場合は見落とされることがある。

❷症状から予想される脳部位について，画像の左右差の有無などを注意深く確認することが必要となる。

❸ MRI 撮像が可能であれば，頭部単純 MRI にてスクリーニングすることも勧められる。

❹小さな聴神経腫瘍も通常の単純 CT では判別困難なことがあり，骨条件下に内耳道拡大の有無も確認する。

**2** 絞り込む検査

❶スクリーニングで脳腫瘍を疑う場合，造影を含む頭部 MRI による精査が有用である。

❷造影により腫瘍の描出が明瞭となり，その形状から鑑別に有用な情報が得られる。また，脳膿瘍

との鑑別には拡散強調画像が有用である。

❸このほか，FDG-PET をはじめとした核医学検査が，腫瘍の性状を調べたり，転移性脳腫瘍を疑う場合は原発巣同定のために用いられる。

❹転移を疑う場合はこのほか，癌の既往歴の聴取，腫瘍マーカー測定や，全身 CT などによる原発巣の探索が必要となる。

**3** 禁忌

❶脳病変の診断では，時に腰椎穿刺による（脳脊）髄液検査が有用であるが，頭蓋内圧亢進を認める際は，腰椎からの髄液排出が脳ヘルニアを惹起することがあり危険である。

❷特に頭痛・嘔気などの脳圧亢進と関連した症状を認める際は，腰椎穿刺前に，眼底検査でうっ血乳頭がないことや，画像検査で頭蓋内占拠性病変がないことを確認しておく必要がある。

## 確定診断の決め手

**1** 確定診断には病理組織診断が必須。

**2** 頭部 MRI・CT 画像上の特徴

❶脳実質外に発生する以下の良性腫瘍では，画像所見からおよその診断が可能である。

● 髄膜腫：硬膜に接する境界明瞭で均一に造影される腫瘤（しばしば付着部硬膜が増強される dural tail sign を示す）（図1）。CT で石灰化を示すことがある。

● 聴神経腫瘍：後頭蓋窩の小脳橋角部に生じる腫瘤で，しばしば内耳道の拡大を伴う（図2）。

● 下垂体神経内分泌腫瘍（下垂体腺腫）：トルコ鞍

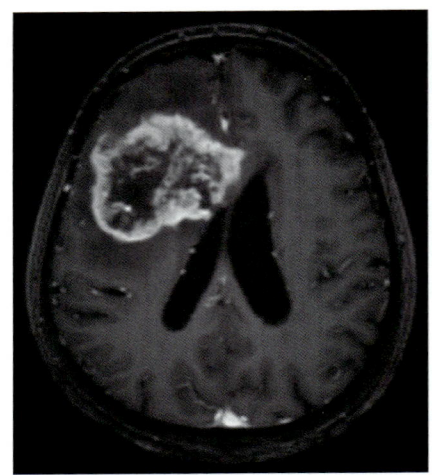

図3 膠芽腫

の拡大(ballooning)を伴う下垂体部の腫瘤。
❷脳実質内にリング状の増強効果を認める場合，膠芽腫(図3)，転移性脳腫瘍，脳膿瘍などが鑑別診断としてあがる。悪性リンパ腫や脱髄疾患も同様の画像所見を呈することがある。
❸経時的な撮像により，病変の形態変化や，増大の有無を観察することが，しばしば鑑別診断に有用であり，また，増大速度から悪性度を推定できる。
❸腫瘍マーカー：転移性脳腫瘍では時に上昇を認める。胚細胞腫瘍では，αフェトプロテイン(AFP)やhCG(hCG-β)が有用である。
❹癌の病歴が明らかで，転移に矛盾しない腫瘤を脳実質内に認めるときは，組織診断を行わず，転移性脳腫瘍と診断して放射線治療を施行することも多い。
❺悪性リンパ腫を疑う場合，組織診断前に脳浮腫軽減のためにステロイドの投与を行うと，腫瘍に細胞死が生じ，その後の診断が困難になることがあるので，できる限り診断前には投与しないようにする。

## 誤診しやすい疾患との鑑別ポイント

❶脳梗塞(⇨478頁，480頁，485頁)
　❶発症様式(急な発症か否かなど)。
　❷急性期脳梗塞ではMRI拡散強調画像で拡散低下。
❷脳膿瘍(⇨518頁)・脳炎(⇨519頁)
　❶感染の原因となる患者状態・既往。
　❷発熱・炎症・髄液所見(脳膿瘍では所見に乏しい

ことも多い)。
　❸脳膿瘍では，MRI拡散強調画像における拡散低下。
❸ Tumefactive multiple sclerosis(脱髄疾患)
　❶多発性硬化症でみられる臨床・検査所見。
　❷画像の特徴：open ring sign，低血流など。
❹肉芽腫病変：サルコイドーシス(⇨924頁)，IgG4関連疾患(⇨1214頁)など，頭蓋内に肉芽腫を生じうる疾患との鑑別を行う。

## 確定診断がつかないとき試みること

❶特に原発性悪性脳腫瘍では，画像検査などの非侵襲的検査のみでの確定診断は困難であり，病理組織診断が必須である。病理診断は，腫瘍が切除可能であれば摘出検体にて行うが，切除困難な部位に存在する際などには，定位的手術やナビゲーションガイド下での生検術が施行される。
❷脳血管撮影やCT・MRIによる腫瘍血管・血流評価が，診断に有用なことがある。
❸ FDG-PETをはじめとした各種の核医学検査が，診断に有用なことがある。
❹確立された方法ではないが，主に髄液を用いたリキッドバイオプシーにより，これに含まれるcell free DNAの腫瘍特異的遺伝子異常を同定することで，診断を行うことが試みられている(Neuro Oncol 21: 1509-1518, 2019)。

## 合併症・続発症の診断

❶てんかん発作：脳腫瘍の悪性度にかかわらず合併することがあり，しばしば初発症状ともなる。けいれん発作がない場合は，気づきづらいこともあり，家族を含めた詳細な病歴聴取や脳波検査により診断する。
❷深部静脈血栓症：悪性脳腫瘍や麻痺により臥床が必要な場合などに合併頻度が高い。血液検査にてDダイマー測定によりスクリーニングし，上昇を認めた場合は，下肢静脈超音波検査や造影CTにより血栓の同定を行う。血栓を認めた場合は，病態に合わせて抗凝固療法などの治療をすみやかに施行する(Ann Oncol 32: 171-182, 2021)。

## 予後判定の基準

❶ WHOグレード：脳腫瘍はWHO(世界保健機関)により，組織分類とグレード1〜4の悪性度分類がされている。グレード1が最も予後良好で，髄膜腫の多くや神経鞘腫，血管芽腫はこれにあたる。一方

でグレード4は最も予後不良で，膠芽腫はこれにあたる。全国脳腫瘍集計調査（2005〜2008年）によれば，髄膜腫，神経鞘腫，血管芽腫，膠芽腫，中枢神経原発悪性リンパ腫の5年生存率は，それぞれおよそ，97％，98％，95％，16％，48％である〔Neurol Med Chir（Tokyo）57（Suppl 1）: 9-102, 2017〕。

**2** 髄膜腫：多くはグレード1だが，一部はグレード2または3と診断される。グレード1の腫瘍であっても，脳深部に局在するなどして手術による摘出が不十分となるものでは再発をきたしやすい。

**3** 膠芽腫：高齢の患者，発症時の全身状態（KPS: Karnofsky Performance Status）が悪い患者の予後が不良である。

**4** 転移性脳腫瘍：非小細胞肺癌，乳癌，メラノーマ，腎細胞癌，消化器癌といったような原発巣ごとに，年齢，全身状態，転移の個数，頭蓋外転移の有無，組織型や遺伝子異常などにより，およその予後を予測する Graded Prognostic Assessment（GPA）と呼ぶ方法が用いられる（J Clin Oncol 38: 3773-3784, 2020）。

## 経過観察のための検査・処置

**1** 診断後直ちに治療を開始しない場合
　**①** 主に頭部 MRI による定期的なフォローアップを行う。
　**②** 検査間隔は，疑う腫瘍の病態に合わせて，悪性脳腫瘍を疑う場合は1〜3か月に一度ほどチェックし，良性脳腫瘍を疑う場合は，6か月〜2年に一度ほどチェックする。
　**③** 腫瘍の増悪を認めた場合や，関連する神経症状の増悪を認めた場合は専門医にコンサルトする。
**2** 治療後の経過観察
　**①** 専門医の指示のもと経過観察を行うことが望ましいが，悪性脳腫瘍では，その病態に合わせて2〜3か月に一度ほどチェックし，良性脳腫瘍では，6か月〜2年に一度ほどチェックする。
　**②** 腫瘍の再発を認めた場合や，関連する神経症状の増悪を認めた場合は専門医にコンサルトする。

## 治療法ワンポイント・メモ

**1** 髄膜腫：増大を認めるものに対しては，手術による腫瘍摘出が治療の基本となる。腫瘍が小さい場合は，定位放射線治療を行うこともある。術後の残存腫瘍や再発腫瘍にも放射線治療が行われる。
**2** 聴神経腫瘍（神経鞘腫）：手術による腫瘍摘出や，定位放射線治療が行われる。

**3** 血管芽腫：手術による腫瘍摘出が基本だが，摘出困難な病変などでは，定位放射線治療が行われる。
**4** 膠芽腫（グリオブラストーマ）：手術で神経症状を悪化させない範囲での最大限の腫瘍摘出施行後に，放射線照射とテモゾロミドを用いた化学療法の併用が標準的治療となる。
**5** 中枢神経原発悪性リンパ腫：生検術により病理診断を確定したあとに，大量メトトレキサートを基盤とした多剤併用化学療法の施行が治療の基本となる。病変や患者の状態によっては，放射線全脳照射や大量化学療法なども施行される。
**6** 髄芽腫：手術による腫瘍摘出ののち，多剤併用化学療法と，局所および全脳全脊髄照射が行われる。
**7** 胚細胞腫瘍：予後良好群の胚腫（ジャーミノーマ）では，多くの場合，内視鏡などを用いた生検術と，水頭症をきたしている場合は，第三脳室底開窓術が施行され，その後，化学療法と全脳室照射が行われる。
**8** 転移性脳腫瘍：手術による腫瘍摘出，放射線照射，薬物療法（化学療法，分子標的療法，免疫療法）などを組み合わせた集学的治療が必要であり，multidisciplinary なチームにより治療を行うことが望ましい。薬物療法が著効するものがあるため，組織型に応じ，専門医と相談しつつ治療を進める。放射線治療においては，治療装置や技術的な進歩により，全脳照射よりも定位放射線治療が行われる機会が増加している。
**9** 小児の脳腫瘍：髄芽腫，胚細胞腫瘍以外にも小児には多種多様な脳腫瘍が発生し，それらの治療では多くの場合，成人とは異なる対応が必要となる。小児脳腫瘍に詳しい専門医にコンサルトする。

## さらに知っておくと役立つこと

**1** 脳腫瘍の一部には，視神経膠腫を生じる神経線維腫症Ⅰ型，両側性の聴神経腫瘍や髄膜腫を生じる神経線維腫症Ⅱ型，脳や脊髄に血管芽腫を生じる von Hippel-Lindau（VHL）病，上衣下巨細胞性星細胞腫を生じる結節性硬化症など，遺伝性に生じるものがある。例えば VHL 病は，常染色体顕性遺伝の疾患であり，血管芽腫のほかにも，網膜の血管腫，腎細胞癌，副腎褐色細胞腫，膵臓腫瘍などをきたす。
**2** 特に VHL 病では早期治療介入により予後の改善が見込まれるため，本疾患の適切な診断を行って病態をよく説明し，関連して生じうる疾病をサーベイランスするとともに，家族を含めた遺伝子診断を行うことなどについても，遺伝カウンセリングなどを

経て検討することが望ましい。

## 専門医へのコンサルト

**1** 脳腫瘍の手術には，適切な神経機能モニタリングや術中ナビゲーション，術中蛍光診断システムなどの専門的設備・技術を必要とすることが多く，脳腫瘍診療に詳しい脳神経外科専門医が常勤する専門施設にコンサルトを行う必要がある。

**2** 悪性脳腫瘍を中心とした脳腫瘍の多くに，確定診断のための分子遺伝学的検査が必要となってきており，これに対応可能な施設にて病理診断を受けることが望ましい。

**3** 悪性脳腫瘍の治療では，手術，放射線治療，化学療法・分子標的療法など，多角的なアプローチが考えられるため，外科治療，放射線治療，薬物治療など，集学的なチーム医療を行える施設にコンサルトを行うことが望ましい。

# 下垂体神経内分泌腫瘍／下垂体腺腫
Pituitary Neuroendocrine Tumor (PitNET) /
Pituitary Adenoma

**吉本 幸司** 九州大学大学院教授・脳神経外科

(頻度) **ときどきみる**（人口 10 万人対年間 50〜150人。成人に多い）

GL 間脳下垂体機能障害と先天性腎性尿崩症および関連疾患の診療ガイドライン 2023 年版

下垂体腺腫の診断名は，下垂体神経内分泌腫瘍：下垂体 NET（PitNET：pituitary neuroendocrine tumor）に変更されることになったが，しばらくの間混乱を避けるため，下垂体腺腫の名称も併記することとなっている。

## 診断のポイント

**1** 成人に多い。
**2** 腫瘍からの下垂体ホルモンの分泌により非機能性と機能性に分類。
**3** 視機能障害（視野・視力障害）。
**4** 動眼神経などの脳神経障害。
**5** 下垂体ホルモン分泌亢進とそれに伴う症状。
**6** 下垂体機能低下に伴う倦怠感。

## 緊急対応の判断基準

**1** 腫瘍内の出血や虚血に伴う下垂体卒中の場合は，頭痛，嘔気，急激な視機能障害，眼球運動障害，下垂体機能低下，意識障害などが起こることがある。その場合は，症状によっては，緊急の減圧術（経鼻手術）とホルモン補充が必要になる。

**2** 下垂体腫瘍による下垂体機能低下により，副腎クリーゼを生じることがあり，この場合は副腎皮質ホルモンの投与が必要である。

## 症候の診かた

**1** 視野障害：視交叉が正中部で圧迫された場合は，典型的な両耳側半盲が生じるが，片側からの視野異常が始まることも多い。

**2** 視力障害：視野障害のあとに起こることが多く，視野障害と同じく，片側から視力が低下するのが通常である。

**3** 手足の容積の増大・先端巨大症様顔貌：先端巨大症（GH 産生 PitNET）の場合は，眉弓部の膨隆，鼻・口唇の肥大，下顎の突出などの特徴的な顔貌を呈し，手足の容積が増大する。

**4** 満月様顔貌・中心性肥満：Cushing 病（ACTH 産生 PitNET）に特徴的な所見である。

**5** 高血圧・耐糖能異常：先端巨大症や Cushing 病などでは，これらの症状で診断につながることもある。

**6** 月経異常・乳汁分泌：女性のプロラクチン産生腫瘍（PRL 産生 PitNET，プロラクチノーマ）の場合は，これらの症状で見つかることが多い。したがって初診は婦人科が多く，高プロラクチン血症の場合に脳神経外科に紹介される。男性プロラクチン産生腫瘍の場合は，これらの症状がないため，腫瘍が大きくなり，頭痛や視機能障害で見つかることが多い。高プロラクチン血症をきたす薬物があるため，薬剤服用歴の聴取は必須である。

**7** 甲状腺中毒症状：TSH 産生下垂体腫瘍（TSH 産生 PitNET）の場合は，動悸，頻脈，発汗増加，体重減少などを認める。

## 検査所見とその読みかた

**1** 下垂体ホルモン検査：下垂体前葉ホルモンである，GH，ACTH，TSH，PRL，LH，FSH などのホルモン基礎値を調べる。基礎値に異常がない場合は，非機能性の可能性が高いが，PRL 産生腫瘍の場合は，非機能性であっても PRL 値が軽度〜中等度の上昇がみられることがある。基礎値が高い場合は，機能性

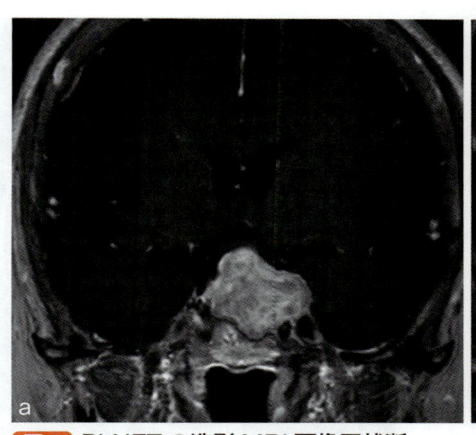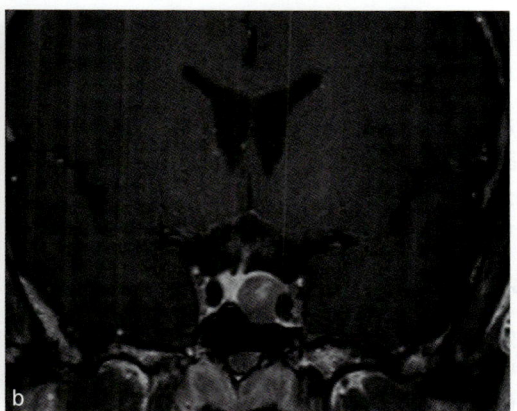

**図1** PitNET の造影 MRI 画像冠状断

a：非機能性 PitNET，b：GH 産生 PitNET

PitNET の可能性を考え，負荷試験を行う。

❷画像検査：下垂体腫瘍を疑う場合は，CT 検査や MRI 検査で，造影検査まで行う。非機能性 PitNET は発見時にサイズが大きく視交叉への mass effect を認めるのが典型的である一方（図 1a），機能性 PitNET ではサイズが小さくても治療対象となる（図 1b）。小さな腫瘍の場合は，dynamic study が有用なこともある。

## 確定診断の決め手

❶ CT や MRI による画像検査で下垂体腫瘍が見つかれば，下垂体腫瘍の診断はつく。MRI ではっきりとした下垂体腫瘍を認めず，Cushing 病を疑う場合は，選択的海綿静脈洞サンプリングを行う。

❷下垂体ホルモン基礎値に異常がなければ，非機能性であり，基礎値が高値であったり，負荷試験で異常が認められる場合や臨床症状も含めて診断基準に合致すれば診断可能である。

## 誤診しやすい疾患との鑑別ポイント

❶ Rathke 嚢胞：嚢胞性病変であり，嚢胞壁の増強はないか，薄い増強を示す。

❷頭蓋咽頭腫：発症年齢は，小児と成人の二峰性であり，画像上石灰化を伴うことが多い。下垂体後葉障害による症状である尿崩症を伴うことが多い。

❸ジャーミノーマ（胚腫）：思春期から若年成人に発症し，鞍上部以外に松果体部にも病変を伴うことがある。尿崩症で発症することが多い。診断には β-hCG や PLAP などの腫瘍マーカーの測定が有用である。

❹鞍結節髄膜腫：画像上 dural tail sign を伴うことがあり，腫瘍と下垂体組織ははっきり区別されることが多い。下垂体組織は圧迫されるが，ホルモン機能は正常なことが多い。

## 合併症・続発症の診断

❶治療により下垂体前葉機能が低下することがある。また後葉機能障害として尿崩症が起こることがあるので対処が必要である。

❷尿崩症は術後一過性のことも多い。

❸術後に一過性の低ナトリウム血症が起こることも多いので注意が必要である。

## 予後判定の基準

❶視機能障害の場合は，術後に眼科的な視野，視力検査を行う。

❷機能性 PitNET の場合は，それぞれの治療ガイドラインの治癒基準に則って判定する。

## 経過観察のための検査・処置

定期的な画像検査と下垂体ホルモン検査を行う。

## 治療法ワンポイント・メモ

❶非機能性 PitNET：症候性の場合は手術を行う。近年は下垂体腫瘍に対しては経鼻的に内視鏡手術で行われることが多い。腫瘍のサイズや進展形式によっては，開頭手術を行ったり，開頭手術と経鼻手術を同時に行ったりすることがある。

❷機能性 PitNET：腫瘍サイズが小さくても，ホルモン分泌過剰症状があれば治療の適応となる。GH 産

生 PitNET（先端巨大症）や ACTH 産生 PitNET（Cushing 病），TSH 産生 PitNET は手術治療が第 1 選択であり，手術で寛解に至らない場合に，薬物治療や放射線治療を検討する。PRL 産生 PitNET に関しては，薬物治療が第 1 選択であり，薬物治療が副作用で行えない場合や薬物治療に抵抗性の場合に手術が選択される。

## 専門医へのコンサルト

　無症状の場合や症状が軽い場合でも手術のタイミングについては専門医へのコンサルトが必要。また内分泌評価についても下垂体機能について精査が必要な場合があり，専門家へのコンサルトが必要である。

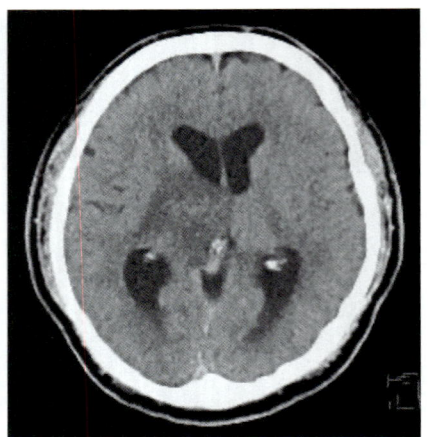

**図1** 頭部 CT
右視床に低吸収域の病変をみる。

# 脳膿瘍
## Brain Abscess

**周郷 延雄**　東邦大学医療センター 大森病院教授・
　　　　　　　脳神経外科

（頻度）**あまりみない**（頭蓋内占拠病変の約 2%）

## 診断のポイント

1 中耳炎，副鼻腔炎，歯科感染症の有無。
2 右左短絡血流のある先天性心疾患や肺動静脈瘻，Osler 病の既往，免疫不全状態。
3 頭痛，けいれん，片麻痺，失語。
4 発熱や炎症所見。
5 MRI の拡散強調画像（DWI：diffusion weighted imaging）で高信号を示す病変。

## 緊急対応の判断基準

　意識障害が悪化する場合は，頭蓋内圧が亢進しているか，脳膿瘍の脳室内穿破の危険性があり，専門施設への救急搬送が必要である。

## 症候の診かた

1 頭痛：最も頻度が高く，70% でみられる。
2 精神症状や意識障害：65% でみられる。
3 運動麻痺や失語の局所神経症状：50〜65% でみられる。
4 発熱：45〜53% にみられる。
5 けいれん：25〜35% でみられる。

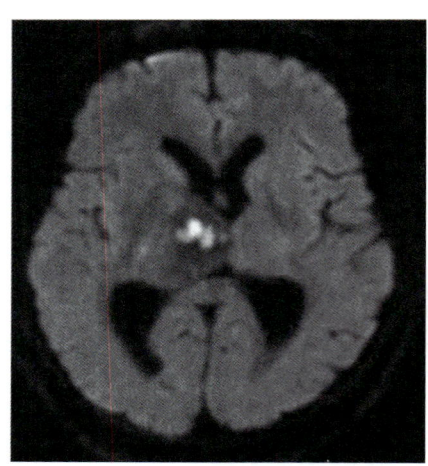

**図2** 頭部 MRI の DWI
右視床に高信号を示す病変を認める。

## 検査所見とその読みかた

1 血液検査上，白血球数増加および CRP 上昇はともに 60% であり，正常範囲を示すことも少なくない。
2 脳脊髄液検査のための腰椎穿刺は頭蓋内圧亢進時には禁忌である。
3 頭部単純 CT では低吸収域を示し（図 1），MRI 上，DWI で明らかな高信号として描出される（図 2）。典型例では造影 CT や造影 MRI でリング状増強を示す（図 3）。

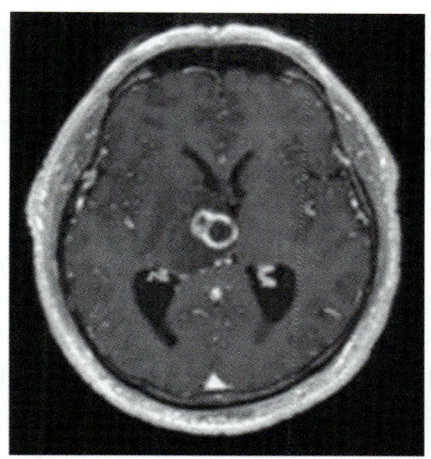

**図3** 頭部造影 MRI
右視床にリング状増強を示す病変を認める。

## 確定診断の決め手

**1** 炎症所見。
**2** 頭痛，片麻痺や失語の局所神経症状。
**3** MRI の DWI で高信号を示す病変。

## 誤診しやすい疾患との鑑別ポイント

**1** 脳腫瘍（膠芽腫などの悪性神経膠腫）（⇨512 頁）
　**❶** 造影 MRI でのリング状増強は，脳膿瘍よりも不整形のことが多い。
　**❷** 炎症所見はない。
　**❸** MRI の DWI で高信号を示すことは少ない。
**2** 転移性脳腫瘍
　**❶** MRI の DWI で高信号を示すことは少ない。
　**❷** 癌の既往。
**3** 脳梗塞（⇨478 頁，480 頁，485 頁）
　**❶** MRI の DWI で高信号を示すが，リング状増強は示さないこと多い。
　**❷** 片麻痺などの神経症状に突然生じる。
　**❸** 頭痛はきたさない。

## 確定診断がつかないとき試みること

**1** 脳膿瘍を疑う患者で，確定診断がつかない場合，magnetic resonance spectroscopy（MRS）を行う。
**2** 悪性神経膠腫では N−アセチルアスパラギン酸（NAA）の低下，コリン（Cho）の上昇をみるが，脳膿瘍では示さない。
**3** 脳膿瘍では，酢酸，乳酸，アミノ酸が上昇しやすい。

## 合併症・続発症の診断

**1** 中耳炎，副鼻腔炎，歯科感染症の検索。
**2** 右左短絡血流のある先天性心疾患，肺動静脈瘻，Osler 病の検索。
**3** 免疫不全の検索。

## 予後判定の基準

**1** 脳膿瘍の死亡率 20%，完治率 60% である。
**2** ヒト免疫不全ウイルス（HIV）感染例の予後はきわめて悪い。
**3** 脳室穿破した例は予後が悪い。

## 経過観察のための検査・処置

　感染源が治癒緩解し，脳膿瘍が消退していれば，はじめの 1 年間は 3〜6 か月ごと，その後 12 か月ごとに CT や MRI で評価する。

## 治療法ワンポイント・メモ

**1** 頭蓋内圧亢進症状がなく膿瘍径 2.5 cm 以下であれば抗菌薬による内科治療を行う。
**2** 膿瘍径が 2.5 cm 以上で，頭蓋内圧亢進を認め，被膜形成期にある場合は膿瘍穿刺排膿ドレナージ術を行う。

## さらに知っておくと役立つこと

　MRI の磁化率強調画像（SWI: susceptibility weighted imaging）では，脳膿瘍の被膜が二重の辺縁として描出され，外側は低信号，内側は高信号を示す dual rim sign が特徴であり，他疾患との鑑別に役立つ（AJNR Am J Neuroradiol 33: 1534-1538, 2012）。

## 専門医へのコンサルト

　脳膿瘍を疑い，意識障害やけいれんをきたした際には脳神経外科へのコンサルトが必須である。

---

# 脳炎
Encephalitis

**新堂 晃大**　三重大学教授・神経病態内科学

**頻度** ときどきみる
**GL** ・単純ヘルペス脳炎診療ガイドライン 2017
　　・細菌性髄膜炎診療ガイドライン 2014

## 診断のポイント

1. 意識障害
2. 発熱
3. けいれん発作
4. 神経巣症状
5. (脳脊)髄液細胞数増多
6. 画像異常
7. 脳波異常

## 緊急対応の判断基準

1. 気道(airway)，呼吸(breathing)，循環(circulation)に異常をきたすことがあり，ABC アプローチによる評価を行う。舌根沈下による気道閉塞，呼吸抑制などを認めた際には，気管挿管などの処置を躊躇なく行う。
2. 脳浮腫などに伴い脳ヘルニアをきたすことがあるため，視神経乳頭浮腫，一側瞳孔散大，動眼神経麻痺，除脳硬直などの出現に注意を要する。このような所見を認めた際には，前述した ABC の確保がまず優先され，急ぎ画像検査などを施行し対処法を検討する。

## 症候の診かた

　　単純ヘルペスウイルスによる脳炎は，側頭葉や大脳辺縁系を好発部位として意識障害，けいれん発作と記憶障害を認めることが多い。非ヘルペス性辺縁系脳炎でも同様の症状を呈する。日本脳炎は視床や脳幹が好発部位であり，四肢麻痺や錐体外路症状を認める。

1. 意識障害・意識変容：意識障害は重度でないことがあり，会話可能であり簡単な認知機能検査でも異常を認めない症例も存在する。
2. 発熱：他の部位に明らかな原因がない発熱を認める。特に原因なく排尿障害を伴うときは，脳炎の存在に注意が必要である。
3. けいれん発作・不随意運動：意識障害を伴う全身けいれんをきたしたり，不随意運動を認めたりすることがある。
4. 神経巣症状：片麻痺，失語を含む言語障害，視野障害，眼球運動障害，記憶障害など局所の脳障害に伴う症状が出現することがある。
5. 髄膜刺激徴候：頭痛，嘔気，項部硬直の存在に注意が必要である。
6. 精神症状：抗 NMDA 受容体脳炎の場合は，上述したような脳炎症状の出現前，数週間にわたり精神

症状が出現することがある点に注意が必要である。

## 検査所見とその読みかた

1. 血液検査：炎症所見として，CRP 上昇や赤沈の亢進を認めることがある。
2. 髄液検査

　❶ウイルス性脳炎の場合，外観は水様だが日光微塵を認め，通常単核球優位の細胞数増加，蛋白の上昇を認めるが，一般的に髄液糖は低下しないことが多い。一方，髄液外観が混濁，膿性を呈し，多角球優位の細胞数増多を認める際には細菌性髄膜炎を考える必要がある。

　❷真菌，結核に伴う髄膜脳炎の場合はウイルス性髄膜炎と同様の傾向を示すが，髄液糖が低下傾向である。

　❸自己免疫性脳炎の場合は，髄液細胞数および蛋白量が軽度～中等度に増加するが，正常なこともあるため，一般髄液検査で異常がないからといって否定が完全にできない点に注意が必要である。

　❹視神経乳頭浮腫，瞳孔固定や散大，除脳・除皮質硬直肢位，Cheyne-Stokes 呼吸，固定した眼球偏位は脳ヘルニアの徴候であり腰椎穿刺が禁忌である。

3. 頭部画像検査

　❶脳炎を疑った際には，頭部 MRI，FLAIR(fluid attenuated inversion recovery) や DWI (diffusion weighted image)を用いて精査する。

　❷単純ヘルペスウイルス脳炎の場合，側頭葉や前頭葉に非対称性の炎症性病変を呈する。自己免疫性辺縁系脳炎でも両側性に側頭葉内側に異常信号を呈することがある。日本脳炎では視床，基底核，黒質に異常を呈する。

　❸頭部 MRI 検査は，初期に異常を認めず，症状から遅れて異常を呈することがある点に注意が必要である。

4. 脳波

　❶精神疾患，非けいれん性てんかん重積発作との鑑別に用いる。さらに治療モニターとしても重要である。局所性の徐波やてんかん波，一側性周期性放電なども認める。

　❷抗 NMDA 受容体脳炎では，extreme delta brush とよばれる特徴的な脳波所見が報告されており，前頭部優位の両側性・高振幅の全般性 δ 波に，律動性 β 波を認める。

5. 体幹部画像検査：自己免疫性脳炎を疑う際には，腫瘍性病変の検索が必要であり，CT の精査を考慮

する。

**⑥ウイルス PCR・マイクロアレイ**：単純ヘルペス脳炎の確定診断は，髄液 PCR を用いる。FilmArray による髄膜炎・脳炎パネルにより，髄液中の大腸菌，インフルエンザ菌，サイトメガロウイルスなどの検査について有用性が示されている。

**⑦抗体検査**：自己免疫性脳炎では，NMDA 受容体抗体や抗 LGI1 抗体などをはじめとする自己抗体，傍腫瘍性脳炎の場合は，抗 Yo 抗体や抗 Hu 抗体などの腫瘍神経抗体が陽性となれば，診断に有用である。

## ▍確定診断の決め手

**①症状**：意識障害，発熱，けいれん発作，神経巣症状などが出現し，多彩な症状を呈することを認識する。

**②炎症病態の存在**：髄液細胞数増多，頭部 MRI での局所変化で中枢神経の炎症病態を確認する。

**③脳波異常**：初期には頭部 MRI で異常を認めないことがあり，そのような際に脳波異常は診断に有用である。

## ▍誤診しやすい疾患との鑑別ポイント

**①感染症**：敗血症（⇨1277 頁）に伴う脳症では，中枢神経の炎症を伴わなくても意識障害などを呈する。

**②炎症性疾患**：中枢神経の血管炎（⇨1185 頁），Behçet 病（⇨1195 頁）に伴う局所炎症などに注意が必要である。

**③代謝性疾患**：低血糖（⇨102 頁），低ナトリウム血症（⇨107 頁），肝性脳症（⇨355 頁），薬物・アルコール中毒。

**④腫瘍性疾患**：原発性脳腫瘍，転移性脳腫瘍（⇨512 頁）。

## ▍確定診断がつかないとき試みること

　画像検査で局所の炎症性疾患が疑われるが，さまざまな検査を行っても確定診断に至らない際には，脳生検による精査も検討する。

## ▍治療法ワンポイント・メモ

**①**発症から治療開始までに時間を要すると，予後に影響する可能性がある。

**②**原因微生物が想定される際には，有効な薬物の早期投与を行う。

**③**単純ヘルペス脳炎が疑われる際には，確定診断の結果を待たずに抗ヘルペスウイルス薬の投与を行う。

**④**細菌性髄膜炎を髄液検査で疑った際には，菌の同定を待たずに抗菌薬の投与を行う。

# 肥厚性硬膜炎
## Hypertrophic Pachymeningitis

**松下 拓也**　高知大学教授・脳神経内科学

**頻度** あまりみない

## ▍診断のポイント

**①**原因不明の慢性頭痛。

**②**多発脳神経障害。

**③**頭部 MRI ガドリニウム造影 T1 強調画像で増強効果を伴う肥厚した硬膜の確認。

**④** ANCA 関連血管炎，サルコイドーシス，IgG4 関連疾患，関節リウマチの併発。

**⑤**転移性腫瘍，感染性肥厚性硬膜炎の除外。

## ▍症候の診かた

**①頭痛**：初発症状の 35%，全経過中の 70% に出現する症状であり，亜急性・慢性に出現する。髄膜刺激徴候は伴わないことが多い。

**②脳神経症状**：60% に脳神経障害を認め，半数以上は複数の脳神経が障害されており，視神経，外転神経，動眼神経，内耳神経の順に多い。症状としては視覚障害，複視，聴覚障害が多く，下位の脳神経障害は比較的少ない。

**③発熱**：全経過中 25% に認めるが，ANCA 関連血管炎に伴う症状として出現している頻度が高い（J Neurol Neurosurg Psychiatry 85: 732-739, 2014）。

## ▍検査所見とその読みかた

**①血液・生化学検査・免疫学的検査**
　**❶**併存疾患の診断のために行う。
　**❷** ACE，可溶性 IL-2 受容体，MPO-ANCA，PR3-ANCA，リウマチ因子，抗 CCP 抗体，抗 SS-A 抗体，抗 SS-B 抗体，IgG4 を測定する。
　**❸**その他感染症の除外のため梅毒，HTLV-1 に対する血清学的検査，β-D-グルカン，インターフェロンγ遊離試験を行う。

**②（脳脊）髄液検査**
　**❶**髄液細胞数増多は 60%，蛋白増多はほぼ全例に確認される。

❷感染症の除外のため細菌・抗酸菌培養を行う。
❸転移性腫瘍の除外のため髄液細胞診を行う。

❸ 頭部・脊髄 MRI

❶診断に際しては必須の検査となる。

❷硬膜は通常，T1 強調画像では等信号でガドリニウムにより造影される。肥厚性硬膜炎では造影により肥厚した硬膜が描出されるが，厚さは不均一で，局所的となる。

❸硬膜は T2 強調画像では低信号を呈し，硬膜の肥厚を確認できる。

❹脊髄硬膜にも肥厚が生じうるため，頭部で硬膜肥厚が確認された場合は，脊髄についても検査を行う。まれではあるが，脊髄硬膜にのみ肥厚を認める例もある。

❹ 胸腹部 CT：原発性腫瘍のスクリーニング，IgG4 関連疾患を示唆する所見(後腹膜線維症，大動脈周囲炎)，リンパ節腫脹を評価する。

## 確定診断の決め手

❶ ガドリニウム造影 MRI による硬膜の不均一肥厚。
❷ 肥厚性硬膜炎を引き起こす背景疾患の診断。

## 誤診しやすい疾患との鑑別ポイント

❶ 低髄液圧症候群

❶硬膜の増強が均一で局所的な違いがない。

❷ T2 強調画像の低信号で確認される硬膜の肥厚がない。

❷ 結核性肥厚性硬膜炎

❶結節性の硬膜肥厚を伴うが，疾患特異的な所見ではない。

❷インターフェロンγ遊離試験で結核の可能性について検討する。髄液中アデノシンデアミナーゼ(ADA)が上昇している場合はその蓋然性が高いと判断するが，ADA については非結核性肥厚性硬膜炎での上昇も報告されている。

## 確定診断がつかないとき試みること

❶感染，転移性腫瘍による肥厚性硬膜炎については確定的な所見を欠き，診断困難となりやすい。FDG-PET における中枢神経外の異常集積が，結核感染や潜在性腫瘍の同定に寄与する場合がある。

❷背景疾患が確定できない場合は，硬膜生検を行う。組織の病理所見，培養により確定診断が可能となる。

## 合併症・続発症の診断

❶肥厚性硬膜炎は，全身炎症性疾患の一症状として

出現する場合と，直接的な感染や腫瘍浸潤により発生する場合があり，これらの続発性要因が否定された場合に特発性肥厚性硬膜炎と判断する。

❷肥厚性硬膜炎の原因となる全身炎症性疾患としては，ANCA 関連血管炎，IgG4 関連疾患，サルコイドーシス，関節リウマチ，Sjögren 症候群，全身性エリテマトーデス，抗リン脂質抗体症候群，巨細胞性動脈炎，混合性結合組織病などが知られ，感染症としては結核，梅毒，緑膿菌，アスペルギルス，ボレリア，HTLV-1 などが原因となりうる。腫瘍性としては肺癌，乳癌の転移，髄膜腫，悪性リンパ腫，組織球症があげられる。

## 経過観察のための検査・処置

治療は原因となる疾患によるが，治療効果の判定は造影頭部・脊髄 MRI にて行う。治療導入から 1 か月後に画像評価を行い，硬膜肥厚の改善があるか確認する。

## 治療法ワンポイント・メモ

❶治療法は原因疾患によるが，腫瘍，感染性以外の肥厚性硬膜炎については，基本的にステロイド治療が中心となる。

❷30％程度はステロイド治療への反応が不良であり，漸減中に再燃する場合もある。その際は，アザチオプリンやメトトレキサートといった免疫抑制薬の併用，リツキシマブの使用を検討する。

# 進行性多巣性白質脳症

Progressive Multifocal Leukoencephalopathy (PML)

**三條 伸夫**　東京科学大学特任教授・脳神経病態学分野

(頻度) **あまりみない**(1000 万人あたり 0.9 人。免疫力が低下している，あるいは免疫療法を受けている場合に多い)

GL 進行性多巣性白質脳症(Progressive multifocal leukoencephalopathy：PML)診療ガイドライン 2023

## 診断のポイント

❶免疫力が低下している，あるいは免疫療法(疾患修飾療法)を受けている。

❷これまでみられなかった，神経・精神症状(片麻

痺・四肢麻痺・認知機能障害・失語・視覚異常）が出現。

③脳 MRI で，大脳白質や小脳脚に新たな病変が出現。

## 緊急対応の判断基準

　免疫療法中の患者の場合は，定期的脳 MRI 検査にて PML が疑われる病変が発見される場合がある。

## 症候の診かた

①初期症状として，認知機能の低下，呂律が回らない，言葉が出ない，手足のしびれ・麻痺，性格変化，異常行動，感覚障害を訴える場合がある。

②それらの症状は週単位で進行し，適切な対応をとらないと，数か月以内に寝たきりになる。

## 検査所見とその読みかた

①画像（脳 MRI）

　❶FLAIR と T2 強調画像が有用である。

　❷典型的な症例では，大脳を主体とした皮質下白質から深部白質に向かって淡くなる斑状病変がみられる。

　❸白質病変は大小不同である場合も多く，それらは癒合した不整形高信号病変を呈する。

　❹多くの場合は浮腫や mass effect を示さない。

　❺病変の辺縁は不鮮明で，増強されないことが多いが，時に淡く増強効果がみられたり，増強効果を伴う微小囊胞病変や空洞化を伴ったりする病変もある。

　❻大脳以外では，小脳・小脳脚や脳幹のテント下病変や灰白質病変を認めることもあるが，必ず白質病変を伴う。

　❼また，拡散強調像での病巣辺縁部の高信号は，急性炎症や炎症を伴う活動性の脱髄を反映する。

②（脳脊）髄液

　❶JC ウイルス：髄液中 JC ウイルスの PCR 検査の感度は，72〜92％，特異度は 92〜100％であることが報告されている。

## 確定診断の決め手

　下記の 4 項目をすべて満たせば臨床的に確定診断となる。

①急速進行性の脳症。

②典型的な頭部 MRI/CT 所見。

③髄液から PCR で JC ウイルス DNA が検出。

④白質脳症をきたす他疾患を臨床的に除外できる。

## 誤診しやすい疾患との鑑別ポイント

①多発性硬化症（⇨538 頁）などの脱髄疾患：多発性硬化症では既存の脱髄病巣との鑑別が必要で，新たに DWI 高信号がみられる場合は PML の発生が示唆される。

②中枢神経系リンパ腫・転移性脳腫瘍：ガドリニウム造影効果を認め，腫瘍周囲に浮腫を伴う。

③自己免疫性脳炎（⇨544 頁）：自己抗体の検索により鑑別する。

④薬剤性白質脳症：使用薬剤により疑われる場合には，薬剤の変更や中止を考慮する。

## 確定診断がつかないとき試みること

　初回髄液 JC ウイルスの PCR 検査が陰性であった場合は，1 か月後に髄液再検査もしくは脳生検による病理検査を検討する。

## 合併症・続発症の診断

　免疫再構築症候群を伴う PML の場合には，主病変周辺部の強い造影効果や，造影効果を有する点状病変，さらには mass effect や浮腫がみられることが特徴である。特に，分子標的薬投与による PML で多くみられる。

## 予後判定の基準

①後天性免疫不全症候群など，免疫力が高度に低下している場合は，週単位で増悪し，数か月から 1 年以内に死に至る。

②分子標的薬による PML では，病変の急速な拡大がある場合には，生命予後が悪い。

## 経過観察のための検査・処置

　脳 MRI による病変の拡大や縮小，および髄液検査で JC ウイルス量を確認する。

## 治療法ワンポイント・メモ

　確立した治療法はなく，薬剤関連 PML の治療の基本は，誘因薬剤（特にステロイドや疾患修飾薬）の減量または中止によって，宿主の免疫学的回復を促すことである。

## さらに知っておくと役立つこと

①鑑別が難しい場合には，PML サーベイランス委員会に連絡をすると，委員会のサポート（画像所見

や検査結果の判定)が活用できる。

**2** 鑑別が困難な場合に，脳生検による病理学的診断が必要となることもまれではない。

# 脊髄腫瘍
## Spinal Cord Tumors

**髙見 俊宏** 大阪医科薬科大学特務教授・脳神経外科学

(頻度) **あまりみない**

## 診断のポイント

**1** 四肢・体幹症状・歩行障害だけでなく，排尿・排便障害を呈することあり。症状の進行速度(急性悪化，緩徐進行性)に注意が必要。

**2** 脊髄腫瘍は，その局在によって硬膜外腫瘍，硬膜内髄外腫瘍，髄内腫瘍に分類される。

**❶硬膜外腫瘍**
- 骨軟部腫瘍と重複する部分が多分にある。
- 中高年以上あるいは悪性疾患の既往があれば，転移性脊椎腫瘍の可能性を考慮する。

**❷硬膜内髄外腫瘍**
- 神経鞘腫および髄膜腫の良性腫瘍が代表的である。
- わが国での統計では，神経鞘腫の頻度が高い。
- 髄膜腫は女性に多く発生する傾向がある。

**❸髄内腫瘍**
- 良性腫瘍である上衣腫の頻度が高い。
- その他には，星細胞腫あるいは血管芽腫が代表的である。
- 血管病変である海綿状血管腫も髄内腫瘍と同様に扱う。
- 悪性浸潤性腫瘍の頻度は低いが，可能性としては考慮する必要がある(特に小児・若年者)。

## 緊急対応の判断基準

急性麻痺症状，高度の感覚障害(特に疼痛)，あるいは排尿・排便症状を呈する場合には，手術治療を早急に判断する必要がある。

## 症候の診かた

**1** 軽微な症状で偶然に発見されることもまれではないが，多くは運動障害あるいは感覚障害で発症する。持続的な局所疼痛症状には注意を要する。局所の痛みだけでなく，四肢・体幹への放散痛を呈すること

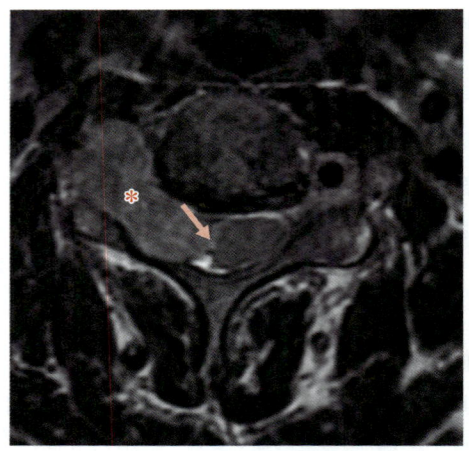

**図1** 脊髄腫瘍(頸椎，髄外腫瘍，Schwann細胞腫)：MRI T2強調画像，水平断

髄外腫瘍(＊)のダンベル型伸展のため，脊柱管内では脊髄を反対側へ圧排し(→)，外側へは椎間孔を越えて傍脊柱伸展している。

もある。

**2** 身体の自覚症状だけでなく，排尿・排便障害を問診することも重要である。

**3** 神経症状は，神経根障害と脊髄障害に大別される。

**❶神経根障害**：神経支配領域の感覚障害(しびれ感，疼痛など)あるいは筋力低下を呈する。

**❷脊髄障害**：四肢あるいは体幹症状(歩行障害，運動失調，Brown-Séquard症候群など)を呈する。

## 検査所見とその読みかた

**1** 疼痛部位を中心とした単純X線撮影，CTあるいはMRIを詳細に評価する。

**2** 硬膜外腫瘍：骨破壊性あるいは骨硬化性，脊柱の支持性への影響(椎体圧潰，椎間腔への浸潤など)，さらに傍脊柱領域への浸潤を確認する。

**3** 硬膜内髄外腫瘍：脊髄との位置関係，さらには傍脊柱伸展〔ダンベル型腫瘍(砂時計腫)〕の有無を確認する(図1)。

**4** 髄内腫瘍：脊髄内部での局在および随伴所見(脊髄空洞，出血，脊髄浮腫など)の有無を確認する(図2)。

## 確定診断の決め手

**1** ガドリニウム造影MRI検査にて，腫瘍局在および性状に関する画像診断が可能である。

**2** 骨浸潤あるいは破壊の程度には，CT検査が有用である。

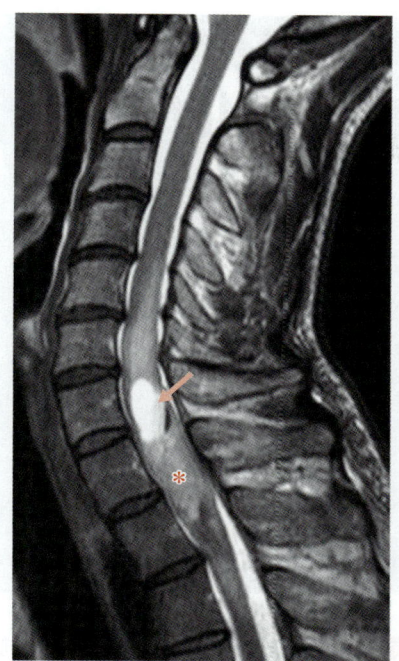

**図2 脊髄腫瘍（上位胸椎，髄内腫瘍，上衣腫）：MRI T2 強調画像，矢状断**

髄内腫瘍（＊）の増生があり　脊髄軟化症による髄内信号変化のみならず，囊胞形成（→）を同時に認める。

## 誤診しやすい疾患との鑑別ポイント

❶椎間板ヘルニア（⇨1431頁）あるいは脊椎症との鑑別では，症状あるいは神経所見だけでは困難なことが多い。確定診断のためには，MRIが必須である。ガドリニウム造影MRI検査を追加することで診断精度が向上する。
❷画像診断が類似する神経・筋疾患との鑑別には，神経所見，血液・（脳脊）髄液などの検体検査，さらに電気生理検査が鑑別の一助となる。
❸脊髄空洞症（⇨525頁）との鑑別には，Chiari奇形，外傷既往あるいは癒着性脊髄くも膜炎の有無を確認する。
❹脊髄動静脈奇形などの脊髄血管障害（⇨499頁）との鑑別には，脊髄内部あるいは辺縁の異常血管の程度および有無を確認する。

## 確定診断がつかないとき試みること

　血液・髄液などの検体検査あるいは電気生理検査，さらには画像検査にて診断確定が困難な場合には，

手術による脊髄生検を考慮する。

## 合併症・続発症の診断

❶硬膜外腫瘍では悪性腫瘍の可能性があり，急性麻痺症状を呈することがある。転移性脊椎腫瘍では，原発巣の検索と関連診療科との連携が重要となる。
❷神経線維腫症が基礎疾患の場合には，脳腫瘍あるいは脊髄腫瘍が多発することがある。
❸硬膜内髄外腫瘍および髄内腫瘍の手術治療では，四肢・体幹障害を後遺することがある。

## 治療法ワンポイント・メモ

❶硬膜外腫瘍の治療方針は，腫瘍病理診断によって大きく異なる。手術根治が可能な腫瘍から，化学療法・放射線治療などの集学的治療が必要な腫瘍までさまざまである。転移性脊椎腫瘍の可能性が示唆される場合には，関連診療科との連携が重要となる。
❷硬膜内髄外腫瘍・髄内腫瘍では良性腫瘍が多いため，顕微鏡下に安全に摘出できれば，中・長期的に良好な術後経過が期待できる。ダンベル型腫瘍では，脊柱支持性を考慮した腫瘍露出および切除を行い，必要に応じて脊柱再建を行う必要がある。
❸悪性髄内腫瘍の場合には，腫瘍摘出だけでは十分ではなく，化学療法・放射線治療による集学的治療が必要である。

## さらに知っておくと役立つこと

　神経線維腫症に関連する脊髄腫瘍の場合には，国の指定難病の対象となっているので，診断確定後は直ちに臨床調査個人票を作成し，治療費の公費負担申請を行う。

## 専門医へのコンサルト

　症状の程度にかかわらず，画像的に脊髄腫瘍を疑う場合には，専門医にコンサルトを行う必要がある。

# 脊髄空洞症
**Syringomyelia**

**安原 隆雄**　やすはらクリニック・院長（香川）

頻度　**あまりみない**

## 診断のポイント

❶神経学的異常所見。

❷ MRI による脊髄空洞の証明。
❸ Chiari 奇形，外傷や癒着性くも膜炎，arachnoid web（Neurosurgery 90: 581–587，2022）などの存在。
❹ 脊髄腫瘍などの除外診断。
❺ 側弯の存在。

### 緊急対応の判断基準

❶ 原則として緊急対応が必要なケースはまれ。
❷ 呼吸障害や四肢麻痺が進行性に増悪する場合や，急速に運動麻痺が増悪する場合には，早急な外科治療を考慮する。
❸ 急性の疼痛増悪時には，さまざまな鎮痛薬を用いる。

### 症候の診かた

❶ 緩徐に発症，増悪することが多い。
❷ 中心灰白質の障害により，温痛覚が侵されやすく，深部感覚や触覚は保たれやすい。
❸ 頸髄や上位胸髄レベルの空洞による，宙づり型感覚障害は有名である。
❹ 運動麻痺，腱反射異常，筋萎縮，自律神経症状，めまい，嗄声，嚥下障害などの脳神経症状も生じる。
❺ 側弯を伴いやすい。

### 検査所見とその読みかた

❶ MRI の T1 強調画像，T2 強調画像で（脳脊）髄液と同じ信号強度の空洞を脊髄内に認める。
❷ 空洞は，中心にある場合もあれば偏在する場合もある。
❸ 脊髄空洞を形成する前段階に，脊髄の浮腫や腫大を伴う presyrinx state とよばれる状態を示すことがある。
❹ 脊髄空洞は，胸髄で特に広がりやすい。

### 確定診断の決め手

❶ 緩徐進行性の神経症状。
❷ MRI での脊髄空洞の存在。
❸ 脊髄腫瘍などの除外診断が必須。

### 誤診しやすい疾患との鑑別ポイント

❶ 脊髄腫瘍（⇨524 頁）（血管芽腫，上衣腫，その他神経膠腫）：しばしば造影される占拠性病変の存在。
❷ 胎生期中心管遺残
　❶ 胎生期の神経管の遺残であり，病的意義に乏しい。
　❷ 通常小さく，脊髄への圧迫所見に乏しい。

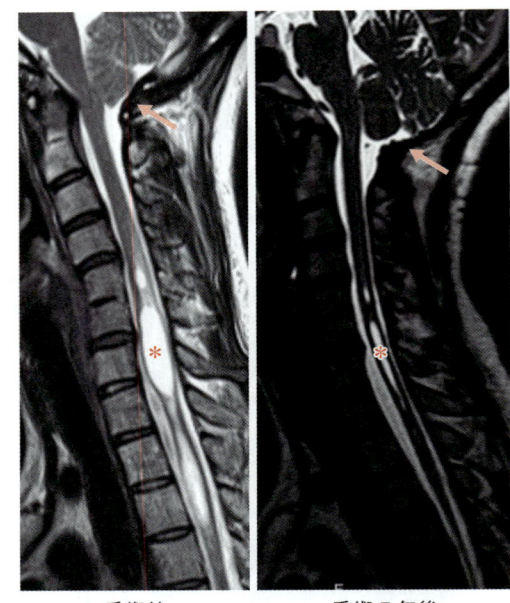

**図1** Chiari 奇形に伴う脊髄空洞症（手術前・手術後）

30 歳女性。高度の上肢痛にて大孔部減圧術を施行。大孔部は拡大し（→），顕著な空洞の縮小が得られ（*），症状は消失した。

❸ 脊椎変性疾患
　❶ 環軸椎亜脱臼・椎間板ヘルニアを含む変性。
　❷ 画像所見と神経診察が異なる。
❹ 運動ニューロン疾患：感覚障害の欠如・画像所見。

### 確定診断がつかないとき試みること

❶ 脊髄空洞は MRI で簡単に指摘できるので，脊髄空洞症が診断できないことは考えにくい。
❷ 一方，脊髄空洞症の原因が Chiari 奇形であるか外傷や癒着性くも膜炎などであるかは病歴が重要である。
❸ 画像診断としては，MRI の constructive interference in steady state（CISS）による 0.5～1 mm 程度の薄切り画像が有用な場合がある。

### 合併症・続発症の診断

❶ 頭蓋頸椎移行部の骨奇形。
❷ 側弯。

### 予後判定の基準

❶ 空洞のサイズなどから予後を絶対的に予測することはできない。

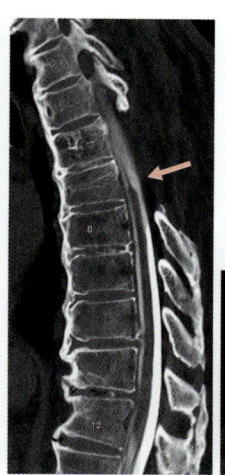
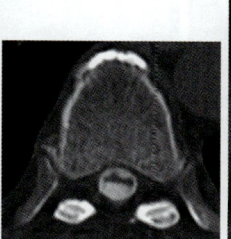
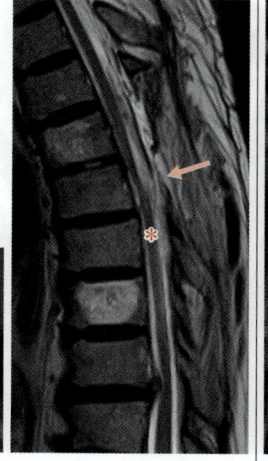
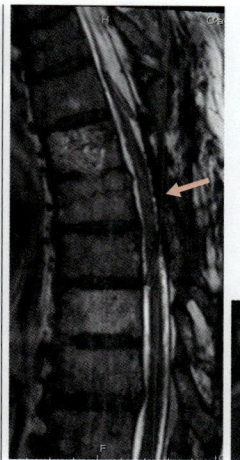
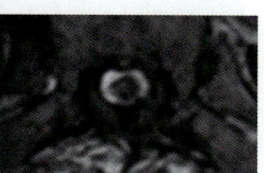

脊髄ヘルニア手術 5 年後
癒着性脊髄炎治療前ミエロ CT　　MRI T2 強調画像

癒着性くも膜炎治療 3 年後
MRI T2 強調画像

**図2　癒着性くも膜炎に伴う脊髄圧迫（→）と presyrinx state（*）**

65 歳男性。脊髄手術 5 年後に高度の歩行障害を呈し，精査で高度の脊髄圧迫を認めた。
癒着剝離し，同部の頭側・尾側髄液腔をシャントでつなぎ髄液流を再建した。
脊髄圧迫は解除され，症状は改善し，両杖歩行可能な状態を維持している。

❷長期間の神経症状や筋萎縮，変形をきたしているケースでは，外科治療による改善が難しい。

### 経過観察のための検査・処置

　以下に筆者の方法を示す。

❶保存的治療を行う場合は，神経症状が悪化する姿勢や運動，努責を避けるように生活指導する。

❷脊髄空洞の発見後，空洞のサイズと神経症状の変化を 1 年間は数か月ごとに確認する。

❸数年の間は，1 年に 1 度は MRI 検査を行い，神経症状を確認する。

❹悪化時には外科治療を要することを話す。

❺症状や画像が落ち着いても数年に 1 度はフォローを継続し，状態悪化時には連絡するように指示する。

### 治療法ワンポイント・メモ

❶Chiari 奇形に伴う脊髄空洞症に対しては大孔部減圧術が有効であるが，小脳扁桃の脊柱管内への下垂が高度の場合には小脳扁桃切除を検討する（図 1）（J Neurosurg Pediatr 17: 343-352, 2016）。

❷癒着性くも膜炎に伴う脊髄空洞に対しては，癒着剝離，硬膜形成，癒着部の頭側尾側の髄液流を再建するような手術を要するが，治療困難例も存在する（図 2）。

❸脊髄空洞の縮小が得られにくい場合には，空洞に対するシャント術も考慮されるが，再手術を要することも多い。

### さらに知っておくと役立つこと

❶脊髄空洞症は国の指定難病の対象となっているので，診断確定後に臨床調査個人票を作成し，治療費の公費負担申請を進める。

❷脊髄空洞は自然軽快する場合もあり，慎重に経過を追う必要がある（図 3）（J Neurosurg Case Lessons 2: CASE21341, 2021）。

### 専門医へのコンサルト

　脊髄空洞の拡大や神経症状の悪化をみる場合には，脊椎脊髄外科専門医に早めに相談する。

# プリオン病
## Prion Disease

**佐藤 克也**　長崎大学大学院教授・医療科学専攻（神経内科学）

（頻度）**あまりみない**（人口 100 万対年間 1～2 人程度）

GL　・プリオン病診療ガイドライン 2023
　　・プリオン病感染予防ガイドライン 2020

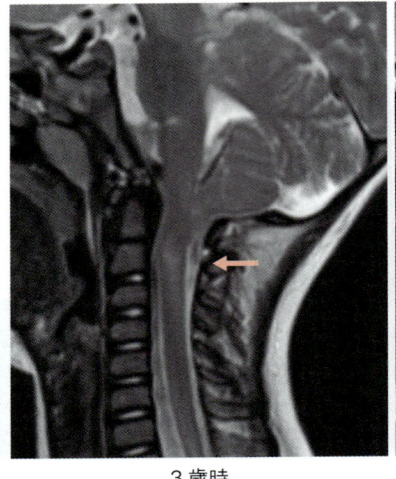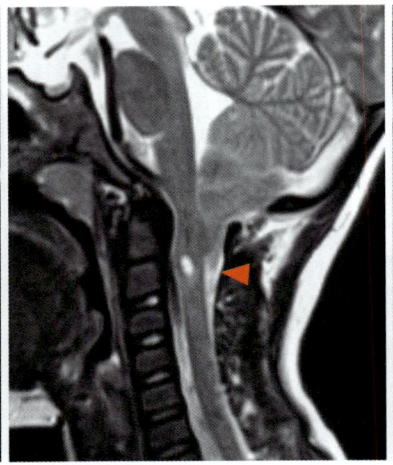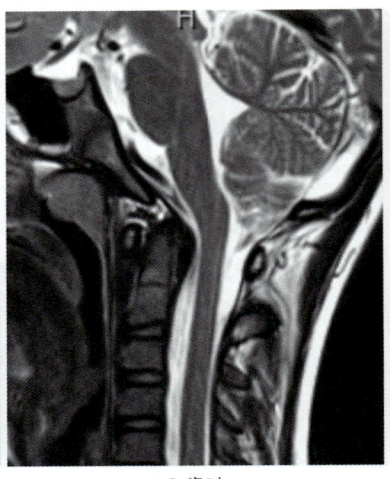

3 歳時　　　　　　　　　4 歳時　　　　　　　　　8 歳時

**図3** Chiari 奇形に伴う脊髄空洞の出現と消失

3 歳時に偶然発見された Chiari 奇形男児。presyrinx state（──▶）を認めた。
4 歳時に小さい脊髄空洞の出現を認めた（▶）。
8 歳時に後頭蓋の拡大，小脳扁桃の挙上，脊髄空洞の消失を認めた。
腱反射を含め，完全に無症候で経過している。

## 診断のポイント

**1** 急速進行性認知機能障害。
**2** MRI 拡散強調画像にて，大脳皮質と基底核領域に高信号領域。
**3** 不随意運動（ミオクローヌス），小脳失調，錐体路症状，錐体外路症状。
**4** 脳波にて周期性同期性放電（PSD）。
**5** （脳脊）髄液検査にて，14-3-3 蛋白陽性また RT-QuIC 法にて異常プリオン蛋白を検出。特記事項として，髄液以外の組織から RT-QuIC 法にて異常プリオン蛋白を検出。

## 症候の診かた

**1** プリオン病の分類と症候の特徴
　**❶** 孤発性プリオン病の分類と症候の特徴を**表 1**に示す。
　**❷** プリオン蛋白遺伝子のエクソン 3 に Open Reading Frame（ORF）があり，その ORF の遺伝子変異で孤発性プリオン病と遺伝性プリオン病に分類できる。ORF のコドン 129 は多型が存在する。
　**❸** 孤発性プリオン病と遺伝性プリオン病は臨床症状と臨床経過が異なる。さらにコドン 129 の多型のパターンによっても臨床症状と臨床経過が異

なる。典型例は孤発性プリオン病の古典型といわれている。
**2** 急速進行性認知機能障害
　**❶** 典型例は，約 3 か月以内で急速に認知機能障害が進行し意思疎通がとれなくなる。緩徐進行型でも，約 1〜2 年で意思疎通がとれなくなる。
　**❷** 緩徐進行型もある。
　**❸** 遺伝性プリオン病の遺伝子変異の部位により，臨床症状および経過は異なる。
**3** 不随意運動（ミオクローヌス）
　**❶** プリオン病の不随意運動としては，主にミオクローヌスが認められる。
　**❷** ミオクローヌスは，瞬間的な筋収縮ないし筋放電停止によって引き起こされる電撃的な不随意運動である。
**4** 臨床症状：孤発性プリオン病の臨床症状はプリオン病の分類によって異なる。
**5** 無動性無言
　**❶** 無動性無言とは，四肢の自発運動はみられず発語はないが，嚥下機能は保たれ，睡眠・覚醒リズムはある。対象を注視したり，追視するなどの眼球運動もみられる。嚥下障害や逃避反射は存在する。
　**❷** 典型例は約 3 か月以内で無動性無言に至る。

**表1** 孤発性プリオン病の各型別特徴

2

| | MM1 型 | MV1 型 | MM2-皮質型 | MM2-視床型 | MV2 型 | VV1 型 | VV2 型 |
|---|---|---|---|---|---|---|---|
| PrP 遺伝子 codon129 多型 | Met / Met | Met / Val | Met / Met | Met / Met | Met / Val | Val / Val | Val / Val |
| PrP 型 | Type 1 | Type 1 | Type 2 | Type 2 | Type 2 | Type 1 | Type 2 |
| 以前の分類 | 古典型，ミオクローヌス型，Heidenhain 型 | | not established | 視床変性症（孤発性致死性不眠症） | Kuru 斑型 | not established | 運動失調型，Brownwell-Oppenheimer 型 |
| **頻度** | | | | | | | |
| 欧米例(%) | 67.6 | 2.7 | 2 | 2 | 9 | 1 | 15.7 |
| 本邦例(%)* | 85.3(MM1+2 の 6.7%を含む) | 2.7 | 6.7 | 4.0(MM2-皮質＋視床型の1.3%を含む) | 1.3 | 0 | 0 |
| **臨床所見** | | | | | | | |
| 発症年齢 | 65.5 (42〜91) | 62.1 (51〜72) | 64.3 (49〜77) | 52.3 (36〜71) | 59.4 (40〜81) | 39.3 (24〜49) | 61.3 (41〜80) |
| 全経過(月) | 3.9 (1〜18) | 4.9 (2.5〜9) | 15.7 (9〜36) | 15.6 (8〜24) | 17.1 (5〜72) | 15.3 (14〜16) | 6.5 (3〜18) |
| 臨床症候 | 典型的な CJD の経過，急速進行性の認知症，視覚症状 | | 進行性認知症 | 不眠，精神的過活動，運動失調，認知症 | 進行性の認知症と運動失調，長期経過 | 比較的若年発症，進行性認知症 | 運動失調で発症，認知症は後に出現 |
| ミオクローヌスの出現率(%) | 97 | 100 | 67 | 50 | 77 | 67 | 66 |
| PSD の出現率(%) | 80 | 71.4 | 0 | 0 | 7.7 | 0 | 7.1 |
| 脳脊髄液中の14-3-3 蛋白 | 陽性 | 陽性 | 陽性 | 陰性 | 一部で陽性 | 陽性 | 陽性 |
| MRI DWI にて特徴的な所見 | 基底核と大脳皮質に広範囲に異常信号あり | 基底核と大脳皮質に広範囲に異常信号あり海馬や島にも異常信号あり | 大脳皮質に広範囲に異常信号を示す。基底核の信号は限局的 | DWI の高信号を示すことは多くない | 皮質の信号の変化は限局的 | | |
| **病理学的所見** | | | | | | | |
| 神経病理所見 | 典型的な海綿状変化，病変はしばしば後頭葉に強い傾向 | | 大型で癒合する空胞，小脳は保たれる | 視床と下オリーブ核の高度障害，大脳皮質，基底核，小脳病変はほとんどない | VV2 と類似，小脳に Kuru 斑 | 大脳皮質と線条体の障害が強い，小脳，脳幹は保たれる | 脳幹など皮質下諸核の障害が強い，海綿状変化は皮質深層に限局 |
| PrP 沈着 | シナプス型 | | 空胞周囲の沈着 | ほとんどない（弱いシナプス型） | VV2 と類似するがプラーク型，局所的沈着が目立つ | きわめて弱いシナプス型 | プラーク型，局所的沈着，神経細胞周囲型 |

Met：methionine, Val：valine, PSd：脳波上の周期性同期性放電(periodic synchronous discharge), PrP：プリオン蛋白(prion protein)
〔Parchi P, et al: Classification of sporadic Creutzfeldt-Jakob disease based on molecular and phenotypic analysis of 300 subjects. Ann Neurol 46(2): 224-233, 1999 より改変。本邦例は Iwasaki Y, et al: Clinicopathologic characteristics of sporadic Japanese Creutzfeldt-Jakob disease classified according to prion protein gene polymorphism and prion protein type. Acta Neuropathol 112(5):561-571, 2006 より作成〕

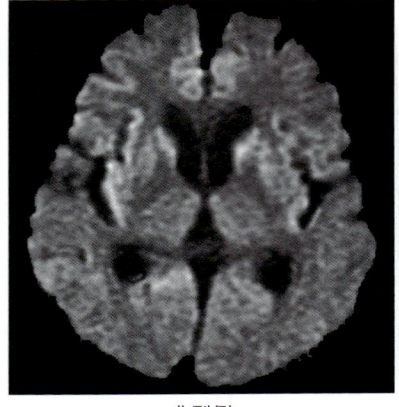 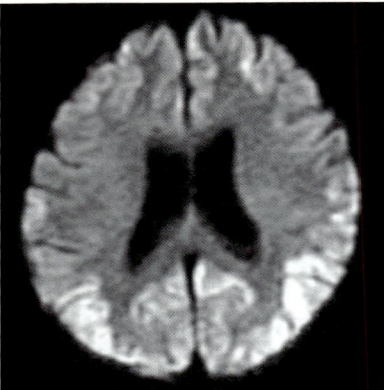 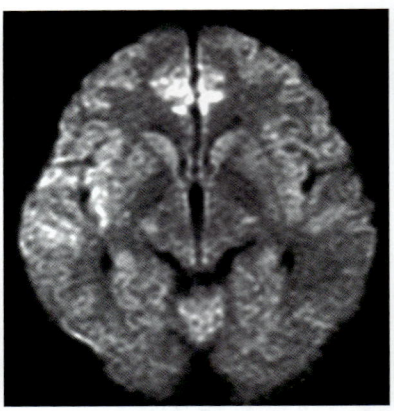

| 典型例<br>（MM1） | 非典型例<br>（MM2-皮質型） | 拡散強調画像で高信号を<br>きたした他の神経疾患<br>（例：症候性けいれん） |
|---|---|---|

孤発性プリオン病

**図1** MRI 拡散強調画像における高信号

## 検査所見とその読みかた

**1** MRI 拡散強調画像における高信号（図1）

❶大脳皮質に沿った高信号病変があり，時折 FLAIR 画像でも認める。

❷大脳皮質に沿った高信号病変は，基底核領域，または少なくとも 2 つの皮質領域（側頭葉，頭頂葉，後頭葉）に高信号領域がある。

❸高信号を認められる病変は，大脳白質ではなくて大脳皮質のみ存在する。

❹ ASL 画像や脳血流シンチグラフィなどを含め，血流が低下することが多い。

❺類似画像を示す疾患として，てんかん発作，低酸素脳症，自己免疫性脳症・脳炎でも認められる。ASL 画像や脳血流シンチグラフィなどが鑑別のポイントになる。

**2** 脳波にて周期性同期性放電（図2）

❶ 0.5〜2.0 Hz 程度の一定の周期で，すべての領域または片側性に規則的に反復する全般性の同期性徐波が出現する。

❷周期性同期性放電を示す疾患として，ヘルペス脳炎のような急性破壊性病変，またはてんかん重積（非けいれん性てんかん重積状態を含む）を示唆する一側性周期性放電（PLEDs：periodic lateralized epileptiform discharges）がある。

❸プリオン病の周期性同期性放電では，ベースがフラットになる傾向があり，びまん性の鋭波を呈するてんかんやヘルペス脳炎とは異なる。

❹プリオン病の病型ごとに感度・特異度は異なる。

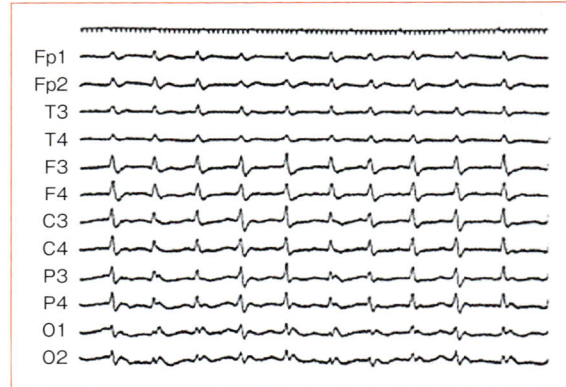

**図2** プリオン病の典型的な脳波

プリオン病患者における特徴的な脳波所見である周期性同期性放電。

**3** 髄液検査

❶ 14-3-3 蛋白，総タウ蛋白

● 髄液中の 14-3-3 蛋白，総タウ蛋白の高値は，神経細胞の障害または細胞死として意味づけされている。

● けいれん，脳炎，低酸素血症など，広範囲に脳が障害される疾患においても髄液中の 14-3-3 蛋白，総タウ蛋白は高値となる。

● プリオン病の病型ごとに感度・特異度は異なる。

❷ Real-time quaking-induced conversion（RT-QuIC）法

● RT-QuIC 法とは，髄液中のごく微量の異常プリオン蛋白を高感度増幅法にて検出する方法で

あったが，現在，涙・尿などのさまざまな生体材料にて異常プリオンを検出できるようになっている。

- 罹病期間と病型でも検出感度が異なるが，検出感度は 89％，特異度は 98〜100％である。

**4 遺伝子検査**

❶プリオン病における遺伝子検査では，プリオン蛋白遺伝子上の遺伝子変異について検討し，孤発性プリオン病と遺伝性プリオン病とに分ける。

❷遺伝子変異や遺伝子のコドン 129 の遺伝子多型により病型，臨床症状，経過が異なる。

## 確定診断の決め手

**1 孤発性プリオン病（表 1，2）**

❶孤発性プリオン病において臨床症状に加え，MRI 拡散強調画像・髄液検査の 3 つの結果を総合的に判断する。

❷一方で，コドン 129 の遺伝子多型を考慮に入れ慎重に診断する。

❸また診断基準に準拠して，"確実"，"ほぼ確実"，"疑い"に分類する。

**2 遺伝性プリオン病**

❶プリオン蛋白遺伝子の上の遺伝子変異の結果を検討し，臨床症状・髄液検査・画像検査から総合的に診断する。

❷遺伝性プリオン病は，Gerstmann-Sträussler-Scheinker 病（GSS），致死性家族性不眠症（FFI：fatal familial insomnia），遺伝性 Creutzfeldt-Jakob 病（CJD）の 3 分類があり，それぞれの WHO 診断基準が存在している。この 3 つはかなり臨床症状が異なり，髄液検査・画像検査の感度が異なるので注意しなければいけない。

**3 獲得性プリオン病**

❶獲得性プリオン病は，硬膜移植後 CJD と変異型 CJD の 2 つに分類できる。

❷硬膜移植後例は，まずは乾燥硬膜移植をしている病歴が重要である。硬膜移植後例は病理学的にプラーク型と非プラーク型の 2 つに分けることができ，臨床症状が異なる。

**4 変異型 CJD**：2016 年以降，世界的な発症は認められていない。

## 誤診しやすい疾患との鑑別ポイント

**1 てんかん発作，てんかん重積，続発性てんかん**（⇨ 606 頁）：症状の変動，さらにはてんかん発作が改善すると，MRI 拡散強調画像の範囲が縮小傾向とな

**表2 孤発性プリオン病の新規診断基準とそのカテゴリー**

**確実例（definite）**
進行性認知機能障害を呈し，脳組織において CJD に特徴的な病理所見を証明する，またはウエスタンブロット法か免疫組織学的検査にて異常プリオン蛋白が検出されたもの。

**ほぼ確実例（probable）：**
病理所見・異常プリオン蛋白の証明は得られていないが，

主項目
Ⅰ：進行性認知機能障害
Ⅱ：A．ミオクローヌス
　　 B．視覚異常または小脳失調
　　 C．錐体路徴候か錐体外路徴候
　　 D．無動性無言

Ⅰ＋Ⅱの 2 項目を満たし，脳波上の周期性同期性放電を認める。
Ⅰ＋Ⅱの 2 項目を満たし，典型的な MRI 所見を認める。
Ⅰ＋Ⅱの 2 項目を満たし，髄液中 14-3-3 蛋白陽性を認める。
進行性認知機能障害を呈し，髄液中または他の組織にて RT-QuIC 法にて陽性を認める。
＊その際に他の疾患を除外すること。

**疑い例（possible）：**
Ⅰ＋Ⅱの 2 項目を満たし，全臨床経過が 2 年未満であるもの。

り，髄液検査のバイオマーカー値が減少する。

**2 ウイルス性または自己免疫疾患に伴う脳炎・脳症**（⇨ 1233 頁，544 頁）：髄液検査，血清または髄液からの自己抗体の検出，ステロイドへの反応性（治療が遅くなった場合，ステロイド反応性が悪い症例があるので注意）。

## 確定診断がつかないとき試みること

**1** 確定診断がつかないときは，最初の検査から数週間経って再検査を施行する。

**2** 数週間経っても診断がつかない場合，地域の担当のサーベイランス委員に連絡を行い，診断に対する支援を要請する。

**3** プリオン病を疑っている患者に対する脳生検は慎重に判断し，プリオン病サーベイランス委員会に連絡する。

## 予後判定の基準

**1** 孤発性プリオン病の病型と遺伝性プリオン病の遺伝子変異により，予後は異なっている。

❷最近の研究では，プリオン病の予後の経過は髄液または血漿中のニューロフィラメントの値によって決定する可能性が証明されている。

### 治療法ワンポイント・メモ

❶現在，プリオン病において有効な治療法はない。

❷ミオクローヌスは，軽度のものからベッドから落ちるほど激しいものまで程度は異なるが，クロナゼパムなどの対症療法が主体である。

❸ただし，プリオン病に対する有効な治療法がないために，てんかんや脳炎・脳症との鑑別が難しいときは，てんかんや脳炎・脳症を前提とした治療を開始することを勧める。

### さらに知っておくと役立つこと

❶診療および治療に関して「プリオン病診療ガイドライン 2023」は，詳細でコンパクトにまとまっている。

❷「プリオン病感染予防ガイドライン 2020」では，髄液採取の際のポイント，髄液などの感染性のある体液で汚染されたシーツや，体液で処理された衣類などの処理方法について詳細に記載されており，参考となる。

### 専門医へのコンサルト

❶各県ごとに地域の担当のプリオン病のサーベイランス委員が決まっており，診断がつかないときにコンサルトすることを勧める（日本を 10 ブロックに分け統括しているサーベイランス委員がいる）。

❷これでも診断がつかないときは，そのブロックを統括しているサーベイランス委員にコンサルトすることを勧める。

# 神経 Behçet 病
Neuro-Behçet Disease

廣畑 俊成　信原クリニック・副院長（兵庫）

頻度 あまりみない
GL ベーチェット病診療ガイドライン 2020

### 診断のポイント

❶ Behçet 病の診断基準を満たす（不全型または完全型）（診断基準，表 1）。

❷急性ないし亜急性に発症した頭痛，発熱，局所神

---

表1 神経 Behçet 病の診断基準

**急性型神経 Behçet 病の診断基準**

1. 厚生労働省の Behçet 病の診断基準の不全型または完全型の基準を満たす
2. 急性ないし亜急性に発症した頭痛，発熱，局所神経症状を示す
3. 髄液の細胞数が 6.2 μL 以上

1〜3 のすべてを満たすものを急性型神経 Behçet 病と診断する

除外：中枢神経系の感染症
注：シクロスポリンで誘発される亜型が存在する

**慢性進行型神経 Behçet 病の診断基準**

1. 厚生労働省の Behçet 病の診断基準の不全型または完全型基準を満たす
2. 認知症様症状・精神症状，体幹失調，構語障害が潜在性に出現し進行する
3. 次の a，b のいずれかが認められる：
   a. 髄液 IL-6 の 17.0 pg/mL 以上の増加が 2 週間以上の間隔で 2 回認められる
   b. 髄液 IL-6 の 17.0 pg/mL 以上の増加があり MRI で脳幹の萎縮が認められる

1〜3 のすべてを満たすものを慢性進行型神経 Behçet 病と診断する

参考所見：HLA-B51 陽性，喫煙歴

〔厚生労働科学研究費補助金（難治性疾患克服研究事業）ベーチェット病に関する調査研究班（編）：神経ベーチェット病の診療のガイドライン．2013 より〕

---

経症状〔急性型神経 Behçet 病（急性型 NB）〕。

❸潜在性に出現した認知症様症状，体幹失調，構語障害が進行（慢性進行型 NB）。

❹慢性進行型の約 90％が男性，喫煙者，HLA-B51 陽性。

### 症候の診かた

❶急性型：発熱（56％）・頭痛（54％）に，種々の局所徴候（内包から脳幹の障害）を伴う。

❷急性型で腫瘤性病変を示し，脳腫瘍との鑑別に苦慮することがある。

❸急性型の約 30％は，シクロスポリン投与中に発症している。

❹慢性進行型：進行性の精神症状（認知症様症状・人格変化）（51％），体幹失調（49％），構語障害（43％）がみられる。

### 検査所見とその読みかた

❶（脳脊）髄液細胞数：細胞数 6.2/μL 以上で，感度 97.4％，特異度 97.0％で急性型 NB と診断。ただし，中枢神経の感染症の除外が必要。

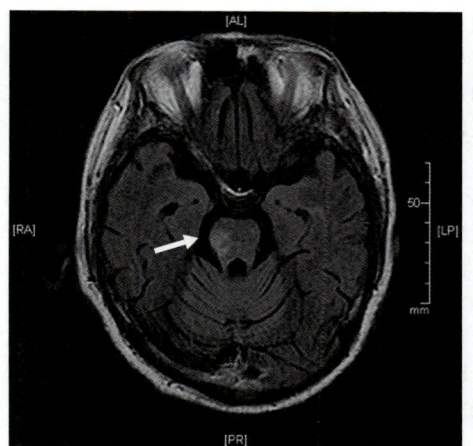

**図1** 急性型神経 Behçet 病の MRI 所見

FLAIR 画像で橋右側に高信号域がみられる（⟹）。

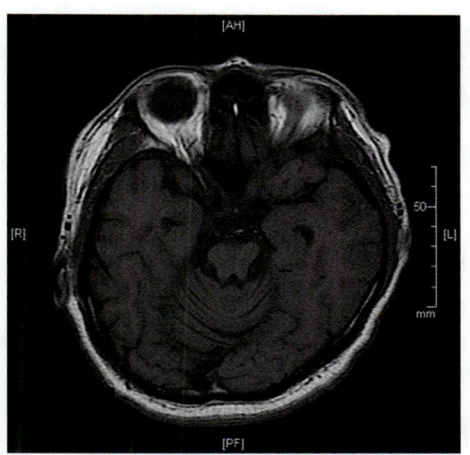

**図2** 慢性進行型神経 Behçet病 の MRI 所見

T1 強調画像で脳幹（中脳）の萎縮がみられる。

**2** 髄液 IL-6：髄液 IL-6 の 17 pg/mL 以上の持続は，感度 86.7％，特異度 94.7％で慢性進行型を疑う。

**3** 脳 MRI：急性型では，新たに出現した高信号域（T2 強調画像または FLAIR 画像）（図1），慢性進行型では脳幹の萎縮がみられる（図2）。

## 確定診断の決め手

**1** 急性型：亜急性ないし急性発症の神経症候で，MRI で T2 高信号域を示し，髄液細胞数の増加を認める。

**2** 慢性進行型：緩徐進行性の精神症状（認知症様症状・人格変化），体幹失調，構語障害で，MRI で脳幹の萎縮を示し，髄液 IL-6 が 17 pg/mL 以上で持続する。

## 誤診しやすい疾患との鑑別ポイント

**1** 中枢神経の感染症

**❶** 細菌性および真菌性髄膜炎（⇨ 1239 頁）では，髄液中の糖の減少と，塗抹・培養による病原微生物の検出。

**❷** 梅毒（⇨ 537 頁）では，血清および髄液の梅毒反応（RPR，TPHA，FTA-ABS）。

**❸** ウイルスでは，血清ウイルス抗体価や髄液の PCR 検査でのウイルスの検出。

**2** 悪性リンパ腫（⇨ 1046 頁，1050 頁，1052 頁，1542 頁）

**❶** 髄液 IL-6 の上昇はなく，腫瘍マーカーが上昇。

**❷** MRI 所見では，高信号域があるが，脳幹の萎縮はみられない。

**3** 多発性硬化症（⇨ 538 頁）：再発寛解型と進行型（一次性，二次性）は，それぞれ急性型 NB と慢性進行型 NB との鑑別が必要。多発性硬化症では，いずれの型でも髄液 IL-6 の上昇はみられない。

## 確定診断がつかないとき試みること

画像上，悪性腫瘍との鑑別が困難な場合には，脳生検による病理組織診断を行う。

## 予後判定の基準

**1** 急性型では，MRI での脳幹病変の存在は後遺障害を残す可能性が高く，予後を左右する。

**2** 慢性進行型では，発症後治療開始までの時間が長いほど予後が悪い。

## 経過観察のための検査・処置

**1** 急性型の治療中には，髄液細胞数と MRI を 1 か月に 1 回チェックする。

**2** 慢性進行型の治療中には，髄液 IL-6 の測定を毎月，脳 MRI を 6 か月に一度行い，IL-6 の上昇がないか，脳幹の萎縮が進行していないかチェックする。

## 治療法ワンポイント・メモ

**1** 急性型の神経病変（髄膜脳炎）に対しては，中等量以上のステロイドの全身投与（パルス療法を含む）が行われる。

**2** シクロスポリンが投与されていた場合には，直ち

に中止する。

❸急性型の発作予防には，コルヒチンが用いられる。

❹慢性進行型には，ステロイドやアザチオプリン・シクロホスファミドは無効であるが，メトトレキサートが有用である。効果不十分例にはインフリキシマブが有効である。

### さらに知っておくと役立つこと

本疾患（Behçet 病）は国の指定難病となっているので，診断確定後は直ちに臨床個人調査票を作成し，患者に治療費の公費負担申請を勧める。

### 専門医へのコンサルト

慢性進行型が疑われる症例についてはすみやかに専門医にコンサルトし，診断の確定と治療方針の決定を行う。

# HTLV-1 関連脊髄症

HTLV-1-associated Myelopathy /Tropical Spastic Paraparesis (HAM/TSP)

**松浦 英治** 太子病院内科（兵庫）

[頻度] **ときどきみる**（九州や大都市では）

[GL] HTLV-1 関連脊髄症（HAM）診療ガイドライン 2019

### 診断のポイント

❶50 歳前後が多いが，全世代で発症。

❷傍脊柱筋と腸腰筋の障害を特徴とする痙性対麻痺。

❸感覚障害は概して軽度，排尿障害は徐々に進行。

❹血液・（脳脊）髄液中の抗 HTLV-1 抗体陽性。

❺ブドウ膜炎や Sjögren 症候群などの合併。

### 緊急対応の判断基準

❶急に足が弱くなるなどの症状増悪時は，整形外科的疾患を疑う。

❷尿閉の患者のなかには時に HTLV-1 感染例がいる。

### 症候の診かた/合併症・続発症の診断

❶50 歳台発症が多いが全世代で発症し，どの世代でも女性が 2〜3 倍多い（J Neurol Sci 371: 112–116, 2016）（図 1）。

❷HAM は脊髄炎によるびまん性の索路障害であることを踏まえると症候が理解しやすい。すなわち，運動症状では下肢痙性は必須で，Babinski 徴候や腹壁反射消失もほぼ必発であるが，筋萎縮はなく左右差も少ない。

❸感覚障害は概して軽く HAM 患者の半数を超える程度にみられ，その程度は違和感から激痛までさまざまだが，感覚脱失はほぼなく左右差も少ない。すなわち，巣症状がない。

❹自律神経症状では排尿障害は徐々に顕在化するが，HAM 発症に先行する例もある。下半身が発汗消失するため，患者は上半身の多汗を訴える。便秘やインポテンツも合併する。

❺その他，リンパ球浸潤による腺分泌障害と思われる乾燥性角結膜炎や総義歯を多くに認め Sjögren 症候群と診断されていることも多い。

❻HTLV-1 関連ぶどう膜炎を合併していることもあるので，眼科診察も行う。

### 検査所見とその読みかた

❶感染スクリーニング検査は擬陽性が多く，陽性の場合はラインブロット（LIA）法で確認する（保険適用）。

❷血液中 sIL-2R 値は多くが上昇している。髄液中のネオプテリンや CXCL10 などの炎症マーカーが上昇しており，治療により低下するため治療判定に有用である。

❸しかし，病勢の弱い HAM では健常者との差が小さく，診断の決め手には使えない（Front Microbiol 25: 1651, 2018）。

### 確定診断の決め手

❶厚生労働省診断基準にもある，髄液中抗 HTLV-1 抗体陽性をもって診断の根拠とする例もあるが，それでは HTLV-1 キャリアの頸椎症性脊髄症や視神経脊髄炎も HAM と診断されかねない。

❷HAM の症候の特徴を踏まえ site of lesion を決定することが大事である。

### 誤診しやすい疾患との鑑別ポイント

❶Babinski 徴候が陰性の場合や，下肢遠位筋に限局する筋力低下などは HAM らしくない。

❷HAM で病初期から進行期まで一貫して最も障害される筋は腸腰筋とハムストリングスで，その筋力低下も最も強い（Pathogens 12: 592, 2023）（図 2）。事実，初期には両筋だけ障害されている患者も多い。

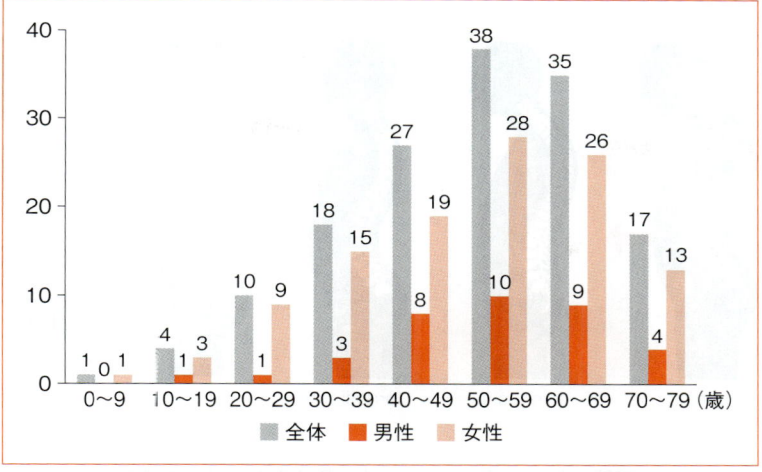

**図1** HAM 患者発症年齢の分布

〔Matsuura E, et al: HTLV-1 associated myelopathy/tropical spastic paraparesis (HAM/TSP): A comparative study to identify factors that influence disease progression. J Neurol Sci 371: 112-116, 2016 より改変〕

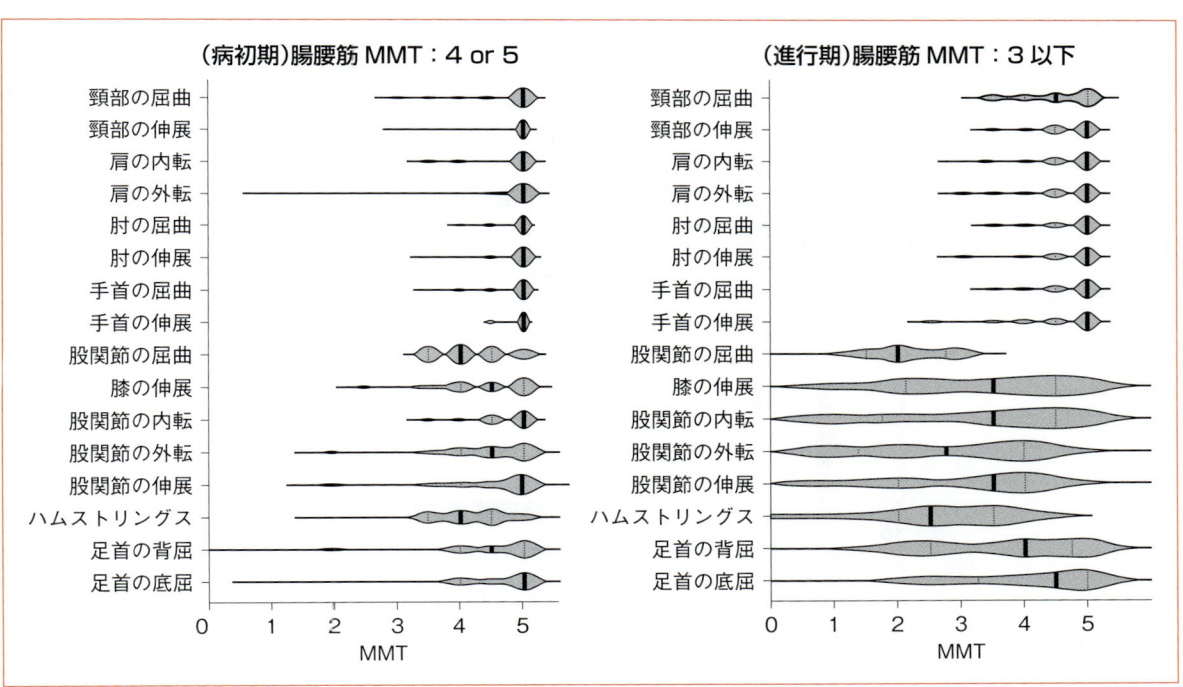

**図2** HAM 患者の筋力低下パターン

〔Matsuura E, et al: Iliopsoas Muscle Weakness as a Key Diagnostic Marker in HTLV-1-Associated Myelopathy/Tropical Spastic Paraparesis (HAM/TSP). Pathogens 12(4): 592, 2023 より改変〕

❸ HAM は傍脊柱筋の萎縮も特徴的なため，近位筋障害が目立つ疾患といえる。その結果，典型的痙性歩行よりも lordosis（脊柱前弯），sway-back 姿勢で歩くものもいれば，kyphosis（脊柱後弯），stooping（前かがみ）姿勢で歩くものも多い（図3）。

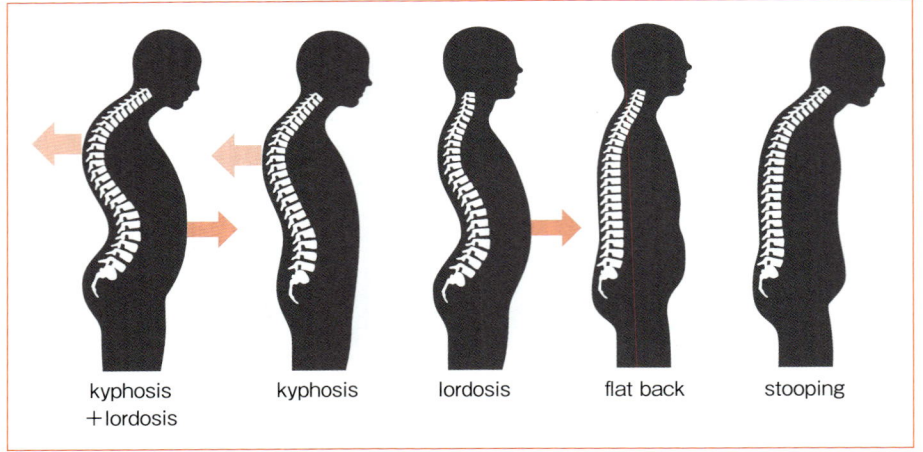

**図3** 脊柱/骨盤付着筋の筋力低下に伴う HAM 患者のさまざまな姿勢

kyphosis：脊柱後弯，lordosis：脊柱前弯，flat back：平背，stooping：前かがみ

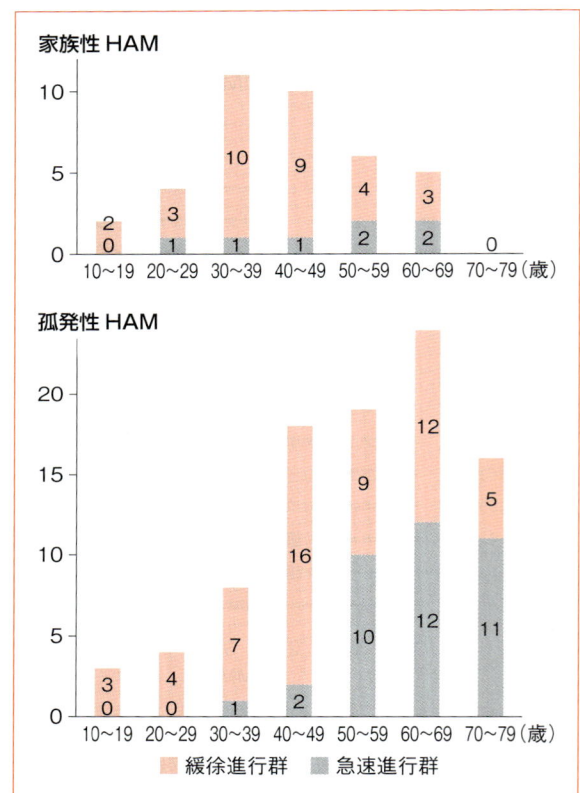

**図4** 家族性発症 HAM と孤発性 HAM での発症年齢

〔Nozuma S, et al: Familial clusters of HTLV-1-associated myelopathy/tropical spastic paraparesis. PLoS One 9(5): e86144, 2014 より改変〕

## 確定診断がつかないとき試みること

脊椎・脊髄疾患を合併する場合は，診断に難渋する。経過やステロイド治療に対する反応性なども考慮して総合的に判断する。

## 予後判定の基準

**1** 最終的には完全対麻痺かつ自己導尿に至るが，その進行速度は年齢・性別によって異なる。
**2** 高齢男性が発症すると半分程度の患者が急速に進行する一方，若年発症の場合緩徐進行が多い（図4）。
**3** 家族内に HAM 患者がいる場合は，罹患同胞危険率は約8倍と高く，発症年齢は低いが進行は遅い（PLoS One 9: e86144, 2014）。

## 経過観察のための検査・処置

**1** 納の運動障害重症度スケール（OMDS），10 m 歩行テスト（10 MWT）や 3 m time up & go test（TUGT）の所要時間などのカルテ記載が，病状の経過把握に有用である。
**2** 髄液中の細胞数や蛋白，ネオプテリンや CXCL10，末梢血中のプロウイルス量なども病勢評価の一助となりうる。
**3** 脊椎 X 線検査や骨粗鬆症の評価も定期的に行う。

## 治療法ワンポイント・メモ

筆者らは，急性期にはステロイドパルス療法，慢性期には少量のプレドニゾロンやサラゾスルファピ

リジンを投与しているが，いずれも保険適用外である。

## さらに知っておくと役立つこと

**1** HAM 患者の約 3 割が，発症後 2 年で車いす生活を余儀なくされる一方，それ以外は車いす生活まで 15〜20 年程度かかる。

**2** ほぼ進行のない患者も若干存在する。

## 専門医へのコンサルト

血液検査で，sIL-2R 値の著明上昇やモノクローナルな増殖が確認された場合は，血液内科へコンサルトする。

# 神経梅毒
## Neurosyphilis

**中嶋 秀人**　日本大学主任教授・神経内科学

(頻度)　**あまりみない**(全国的に梅毒の感染者が増加しており，2023 年の日本国内の報告数は 14,000 例を超えて過去最高となった。神経梅毒が増加する可能性がある)

## 診断のポイント

**1** 梅毒感染の既往とリスクの確認。

**2** 頭痛，脳神経障害，けいれん，精神状態の変化(早期神経梅毒)。

**3** 若年性脳梗塞。

**4** 亜急性辺縁系脳炎。

**5** 進行麻痺(後期神経梅毒)：認知機能の低下と精神症状。

**6** 梅毒血清学的検査が陽性。

**7** (脳脊)髄液検査で細胞数増多または蛋白上昇。

## 症候の診かた

**1** 早期神経梅毒

　**❶** 無症候性髄膜炎：無症状だが血清と髄液の梅毒試験陽性で，髄液検査で軽度の細胞数増多がみられる。

　**❷** 髄膜型神経梅毒：頭痛，脳神経障害，けいれん，精神状態の変化を生じ，脳神経障害ではⅡ・Ⅷ・Ⅶ脳神経の頻度が高い。感染後 2 年以内に発症する。

　**❸** 髄膜血管型梅毒：広範に小血管から大血管系の

脳動脈障害を生じる。感染後 6〜7 年に発症することが多い(図 1a，b)。

**2** 後期神経梅毒：進行麻痺・脊髄癆

　**❶** 抑うつ症状，感情鈍麻，立ち振る舞いの異常，脱抑制や易怒性などの精神症状，理解力・判断力の低下，記憶障害などを示す。

　**❷** 神経所見として構音障害，ミオクローヌス，振戦，てんかん発作，錐体路徴候，Argyll Robertson 瞳孔を認める。

　**❸** 15 年以上に及ぶ慢性髄膜炎による，広範な大脳皮質の障害。

**3** 辺縁系脳炎

　**❶** MRI で，一側または両側の側頭葉内側病変を示すことがある(図 1c)。

　**❷** けいれん，異常行動，高次脳機能障害を生じ，単純ヘルペス脳炎や自己免疫性辺縁系脳炎との鑑別を要する。

## 検査所見とその読みかた

**1** 梅毒血清試験は，非トレポネーマ検査の RPR とトレポネーマ検査である TPHA あるいは FTA-ABS を用いる。

**2** RPR は，感度が高く早期診断に有用だが特異度が低い。

**3** FTA-ABS は，鋭敏で特異度が高い。しかし，RPR より陽性時期が遅れ，治療後も陽性が持続し，陽性血液の混入により髄液が偽陽性になる。

**4** 血清でいずれかが陽性の場合は，髄液の検査を行う。

## 確定診断の決め手

**1** 神経梅毒に一致する神経症状。

**2** 梅毒血清試験(TPHA・FTA-ABS)陽性。

**3** 髄液 TPHA 陽性。

**4** 髄液 FTA-ABS 陰性であれば，神経梅毒は否定できる。

## 誤診しやすい疾患との鑑別ポイント

**1** 結核性髄膜炎(⇨1239 頁)

　**❶** 髄液細胞数増多，蛋白上昇(より高度)，糖低下。

　**❷** 脳神経麻痺。

　**❸** 頭部 MRI での脳底部髄膜造影所見。

**2** 単純ヘルペス脳炎(⇨1233 頁)

　**❶** 髄液単純ヘルペスウイルス PCR 陽性。

　**❷** 急性発症様式。

**3** 脳梗塞(⇨478 頁，480 頁，485 頁)：若年性脳梗

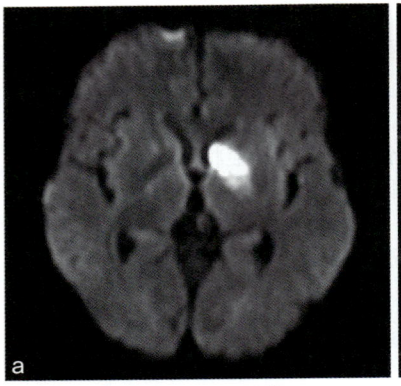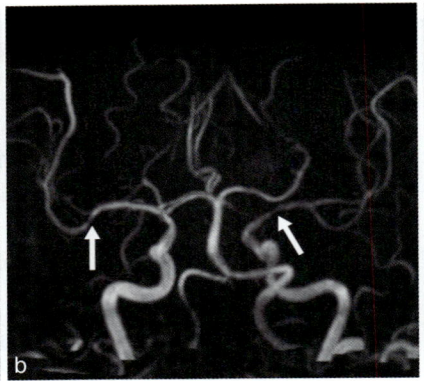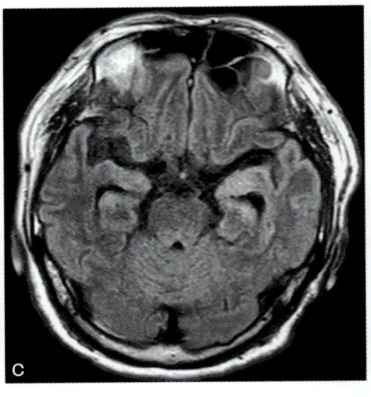

**図1 神経梅毒の MRI 画像**

髄膜血管型梅毒：脳梗塞と多発血管狭窄を認める（a，b）。辺縁系脳炎：側頭葉内側部の高信号病変を認める（c）。
a：拡散強調画像，b：MRA，c：FLAIR 画像

塞では神経梅毒を原因の1つとして鑑別する。

## 確定診断がつかないとき試みること

神経梅毒に一致する神経症状があり，梅毒血清試験（TPHA・FTA-ABS）陽性だが，髄液 TPHA 陰性の場合，以下❶❷のいずれかがあれば神経梅毒の治療を行う。

❶髄液検査で細胞数増多（>5/μL）または蛋白上昇（>50 mg/dL）を認める。

❷他の原因を否定できない。

## 合併症・続発症の診断

❶無症候性髄膜炎か髄膜型神経梅毒の段階で治療された場合の予後は良好である。

❷進行麻痺や脊髄癆の後期神経梅毒では，治療完了しても症状の回復は困難である。

## 治療法ワンポイント・メモ

❶神経梅毒の治療として，ペニシリン G を1日2400万単位14日間の点滴静注を行う。

❷治療開始後24時間以内に，Jarisch-Herxheimer 反応とよばれる発熱や発疹などの症状が起こることがあり，注意が必要である。

❸ペニシリン G の代替治療として，セフトリアキソン1日2g の点滴静注10〜14日間も有効とされる。

## さらに知っておくと役立つこと

梅毒は全数報告対象（5類感染症）であり，診断したら7日以内に保健所に届け出なければならない。

## 専門医へのコンサルト

梅毒血清試験陽性から神経梅毒を疑うことが重要であり，該当する場合は神経内科専門医にコンサルトする。

---

# 多発性硬化症
## Multiple Sclerosis (MS)

中原 仁 慶應義塾大学教授・神経内科学

**頻度** ときどきみる

**GL** 多発性硬化症・視神経脊髄炎スペクトラム障害診療ガイドライン 2023

## 診断のポイント

❶20〜40歳台で発症。

❷中枢神経系（視神経・脳・脊髄）に由来する症状（視力障害・運動/感覚障害・失調など）。

❸症状は1か月以内にピークアウト（無治療で自然寛解することも珍しくない）。

❹頭部 MRI で多発する T2 病変（T2 強調画像で高信号を呈する病変）。

❺血清抗 AQP4 抗体陰性により視神経脊髄炎スペクトラム障害（NMOSD：neuromyelitis optica spectrum disorders）を除外できる。

## 緊急対応の判断基準

多発性硬化症（MS）は一般論として緊急対応は不

要だが，しばしば鑑別診断が難しい NMOSD は治療の遅れにより神経学的予後不良となるため，MS 確定診断前においては，NMOSD に準じて可及的すみやかにステロイドパルス療法などを行うことが望ましい。

## 症候の診かた

**1 Uhthoff 現象**

❶体温の上昇に伴い，一過性に神経症状が増悪する現象であり，脱髄病変の存在を示唆する。

❷入浴時の症状変化を問診する。

**2 Lhermitte 徴候**：頸部前屈により電撃痛が下方に放散する現象で，高位頸髄病変の存在を示唆する。

## 検査所見とその読みかた

**1 血液検査**

❶ MS に特異的な所見はないが，鑑別すべき NMOSD を示唆する抗 AQP4 抗体が陰性であることを確認する。

❷ただし保険適用の ELISA 法は感度が低い（約60〜70%）ため，偽陰性が疑われる場合には保険適用外の CBA 法による再検査が望ましい。

**2 脳脊髄液検査**

❶一般髄液所見は正常であることが多いが，MS ではオリゴクローナルバンド（OCB）が陽性で IgG index が高値となることが多い。

❷いずれも中枢神経系における液性免疫の活動性が亢進していることを示す。

**3 MRI 検査**

❶中枢神経系に多発する T2 病変を認めるが，その形状は楕円形が多く〔ovoid lesion（図1）〕，中心に小血管構造がみられることも多い（central vein sign）。

❷矢状断で脳梁病変がまるで指のように見える Dawson's finger は MS に特異性が高い。

❸数週間以内に新出した病変ではしばしば造影（ガドリニウム）効果を認めるが，open-ring sign を呈することが多い。

## 確定診断の決め手

**1** McDonald 診断基準に基づく，空間的多発性を満たす，MRI 上の多発 T2 病変〔脳室周囲病変，（傍）皮質病変，テント下病変，脊髄病変の 4 か所のうち 2 か所以上〕。

**2** McDonald 診断基準に基づく，時間的多発性を満たす，MRI 所見（1 回の MRI で造影効果を有する/

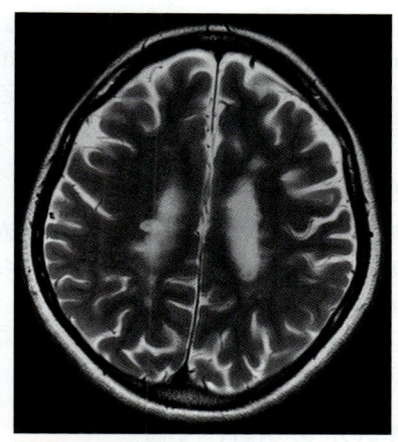

**図1** ovoid lesion

有さない T2 病変の混在を示すか，フォローアップの MRI で T2 病変の新出を示す）。

**3** 他疾患が除外できる（特に NMOSD）。

## 誤診しやすい疾患との鑑別ポイント

**1 NMOSD**（⇨ 540 頁）

❶血清抗 AQP4 抗体陽性。

❷中高年女性に生じる突発的な神経症状。

❸水平性半盲や神経痛を伴う脊髄症。

❹しばしば治療抵抗性（後遺症が遺りやすい）。

**2 抗 MOG 抗体関連疾患**（MOGAD: myelin oligodendrocyte glycoprotein antibody-associated disease）

❶血清抗 MOG 抗体陽性（脳脊髄液のみ陽性のこともある）。

❷感染症やワクチンを契機として発症。

❸けいれん発作や膀胱障害。

❹ステロイドパルスへの反応性がよい。

## 確定診断がつかないとき試みること

**1** 悪性リンパ腫など，腫瘍性疾患との鑑別ができない場合（tumefactive MS）は脳生検を検討する。

**2** 抗 AQP4 抗体や抗 MOG 抗体が陰性だが，NMOSD を完全に除外できない（MS として典型的でない）場合は，MS 専門医にセカンドオピニオンを求めることが望ましい。

## 合併症・続発症の診断

**1** 長期的には脳萎縮が生じてくることが知られている。特に視床の萎縮による第三脳室幅の拡大（central atrophy）が生じてくる。

❷高次脳機能障害は見落とされがちである。Symbol Digit Modalities Test（SDMT）または iPad アプリである CogEval（Biogen 社）による評価を定期的に実施することが望ましい。

### 予後判定の基準

❶男性例，30 歳台での発症，IgG index 高値などは予後不良因子として知られ，再発回数によらず，二次性進行型への移行が早い。
❷MS の歩行障害は，麻痺よりも運動失調により顕在化することが多いことに注意する。

### 経過観察のための検査・処置

❶良好な長期予後のためには，再発なし，神経障害増悪なし，MRI 変化なしをすべて満たす，NEDA（no evidence of disease activity）が望ましいとされる。
❷NEDA 評価のために，再発有無の確認はもちろん，少なくとも半年ごとに神経学的診察と頭部 MRI 評価を行うことが望ましい。

### 治療法ワンポイント・メモ

❶わが国では 8 種類の疾患修飾薬が承認されており，いずれかの疾患修飾薬を，できるだけ早期に開始することが望まれる。
❷疾患修飾薬は少なくとも 45～55 歳までは継続することが望ましく，長期治療を前提としておくことが必要である。
❸疾患修飾薬の選定には，効果，副作用に加えて，妊娠や出産などのライフイベントへの影響や患者希望などを考慮する必要がある。

### さらに知っておくと役立つこと

血清バイオマーカーとして serum neurofilament light chain（sNfL）が注目されており，治療法の選択や治療効果のモニタリングに応用される可能性がある。

### 専門医へのコンサルト

MS・NMOSD の鑑別に悩む場合は専門医にコンサルトする。2024 年より，日本神経免疫学会が認定する神経免疫診療認定医制度が発足した。認定医リストは当該学会が公開している。

# 視神経脊髄炎

Neuromyelitis Optica Spectrum Disorders (NMOSD)

磯部 紀子　九州大学大学院教授・神経内科学

頻度 あまりみない
GL 多発性硬化症・視神経脊髄炎スペクトラム障害診療ガイドライン 2023

### 診断のポイント

❶急性発症。
❷難治性の嘔吐や吃逆，片眼または両眼の視力障害，複視，運動・感覚障害，排尿障害を呈する。
❸血清中にアクアポリン 4（AQP4）抗体が存在。
❹MRI 上，視交叉に及ぶ視神経病変，長い脊髄病変，脳幹最後野に病変をきたす。
❺障害度が強い。

### 症候の診かた

❶吃逆・嘔吐：繰り返す症状により，しばしば消化器内科を受診し，内視鏡検査を中心とする精査が行われることがある。
❷視力障害：経過中，約 6 割に視神経炎が出現し，その 3 分の 1（全体の 2 割弱）で両側性に，霧視，視力低下，水平性半盲などがみられる（Sci Rep 11: 607, 2021）。視神経炎の約半数で眼球運動時痛を認める（Ophthalmology 126: 1385–1398, 2019）。
❸感覚障害・疼痛：脊髄病変の部位により両下肢以下，体幹以下，あるいは四肢・体幹の感覚鈍麻，異常感覚などを呈する。時にかゆみで始まることもある。体幹の帯状絞扼感や激しい疼痛を呈する。
❹運動障害：対麻痺，片麻痺，四肢麻痺など，障害部位に応じた筋力低下，痙性を呈する。
❺意識障害・間脳症状：頻度は非常にまれであるが，耐えがたい眠気，傾眠，意識障害，抗利尿ホルモン不適合分泌症候群（SIADH：syndrome of inappropriate secretion of ADH）による意識障害などがみられることがある。
❻排尿・排便障害：脊髄病変により尿閉，排尿困難，便秘などを呈し，自己導尿を要する場合がある。

### 検査所見とその読みかた

❶血清 AQP4 抗体測定：本疾患に特異的な自己抗体（特異度はおおむね 90％以上）。現状，ELISA 法での測定のみ保険収載されているが，cell-based assay

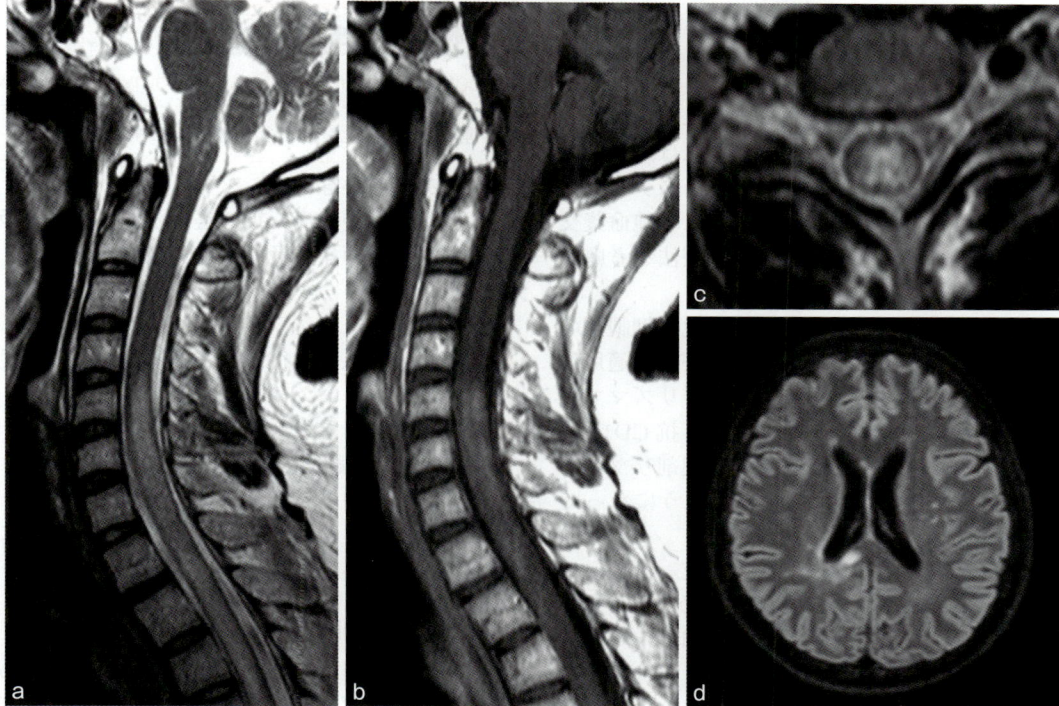

**図1** MRI 画像検査

a：頸胸髄 MRI 矢状断（T2 強調画像）
b：頸胸髄 MRI 矢状断（T1 造影強調画像）
c：頸髄 MRI 軸状断（T2 強調画像）
d：頭部 MRI 軸状断（FLAIR 画像）
頸髄 C4/5 レベル～上位胸髄に及ぶ長大病変を認め，一部造影効果を伴う。軸状断では灰白質を中心に両側性に病変が広がる。
頭部では非特異的な T2 延長像がみられる。

（CBA）法よりも感度が低く（Brain Pathol 23: 661-683, 2013），本疾患を強く疑う際には，CBA 法での測定を要することが少なくない。

**2** MRI 画像検査（図1）：頭部 MRI では，視神経の後方，時に視交叉に及ぶ病変や脳幹背側の最後野病変をきたしやすい。約6割の患者において3椎体以上に及ぶ長大で，軸状断では両側中心灰白質に広がる横断性の病巣を呈する（Sci Rep 11: 607, 2021, Radiographics 38: 169-193, 2018）。

## 確定診断の決め手

**1** 急性に出現する神経症状。

**2** 血清 AQP4 抗体陽性。

**3** 急性期 MRI 画像における，造影効果を伴う視神経の腫大や脊髄長大病変，脳幹最後野病変の存在。

## 誤診しやすい疾患との鑑別ポイント

**1 虚血性視神経症**

**1** 視神経の循環障害による視力・視野障害（水平性半盲をきたすことも）。

**2** 眼球運動時痛がない（ただし，NMOSD による視神経炎でも痛みがないこともある）。

**2 多発性硬化症**（⇨538 頁）

**1** 視神経炎は通常一側性。

**2** 脳 MRI にて側脳室周囲，皮質，皮質直下，テント下に多発する脱髄巣。

## 確定診断がつかないとき試みること

保険適用である ELISA 法で血清 AQP4 抗体が陰性であっても，CBA 法で血清 AQP4 抗体が陽性のことがあり，強く疑う場合には CBA 法での測定も

試みる。

## 治療法ワンポイント・メモ

❶急性期治療と再発予防治療に分けられる。

❷急性期治療：新規症状が出現した際には，できるだけすみやかに治療を開始する。通常，ステロイドパルス療法を行い，不応例では，早期に単純血漿交換療法や免疫吸着療法などの血液浄化療法を考慮する。

❸再発予防治療：経口ステロイド薬，免疫抑制薬の内服のほか，最近では複数の生物製剤が保険適用となり（抗 C5 抗体製剤エクリズマブ/ラブリズマブ，抗 IL6 受容体抗体製剤サトラリズマブ，抗 CD19 抗体製剤イネビリズマブ，抗 CD20 抗体製剤リツキシマブ），より強力に再発を抑制できるようになっている。

❹その他，脊髄炎の後遺症として，四肢一側性に一時的な疼痛，こわばりが出現することがある（有痛性強直性けいれん）。ミロガバリンやプレガバリン，不応時はカルバマゼピンが考慮される。

## さらに知っておくと役立つこと

❶国の指定難病であり，軽症高額基準あるいは重症度基準を満たす場合，本疾患にかかわる医療費助成の適応となるため，医療受給者証交付に必要な手続きを勧め，難病指定医は臨床調査個人票を作成する。

❷再発のリスクが高く，再発予防治療の長期継続が必要である。

❸再発予防で生物製剤を使用する際には，各薬剤の特性，適用基準，特に注意するべき副作用などを十分に確認して使用する。

## 専門医へのコンサルト

❶急性期治療としてのステロイドパルス療法が無効で，すみやかな血液浄化療法の実施が困難な場合。

❷寛解期における再発予防治療の選択時（ただし，再発後は再発しやすい時期であり，無治療での紹介は避ける）。

# 急性散在性脳脊髄炎
Acute Disseminated Encephalomyelitis (ADEM)

中島 一郎　東北医科薬科大学教授・脳神経内科学

**頻度** あまりみない

**GL** 多発性硬化症・視神経脊髄炎スペクトラム障害診療ガイドライン 2023

## 診断のポイント

❶中枢神経疾患の既往がない多巣性の炎症性脱髄疾患である。

❷発熱で説明できない脳症がある。

❸脳 MRI で特徴的な画像を認める。

❹一部でミエリンオリゴデンドロサイト糖蛋白（MOG：myelin oligodendrocyte glycoprotein）に対する血清自己抗体（MOG 抗体）を認める。

## 緊急対応の判断基準

❶意識障害を伴うけいれん重積に対処するためには ICU 管理が必要となる。自施設で挿管，麻酔管理が困難な場合，高次医療機関へ搬送する。

❷症状が重篤な場合，メチルプレドニゾロン大量静注療法に加えて血漿浄化療法もしくは免疫グロブリン大量静注療法が適用される。自施設で実施困難な場合，実施可能な施設へ搬送する。

## 症候の診かた

❶多くの場合，急性散在性脳脊髄炎（ADEM）は単相性の経過をとり，症状発現後 3 か月以内に自然回復する。

❷典型的には，発熱，頭痛，倦怠感，嘔気・嘔吐などの前駆症状を示す。

❸小児では過敏性や錯乱などの行動変化と，傾眠，昏迷，昏睡などを伴う脳症による意識障害を呈する。

❹臨床症状は多様である。言語障害，視力障害，脳幹障害，運動障害，感覚障害，排尿障害など。

❺小児 ADEM における急性期症状・所見の頻度を示す（表 1）。

## 検査所見とその読みかた

❶ MRI 検査

❶ ADEM の診断に必須であり，多発性硬化症や他の疾患の鑑別に重要である。

❷ ADEM は通常，T2 強調画像および FLAIR 画像において，皮質下，深部白質，視床，脳幹，脊

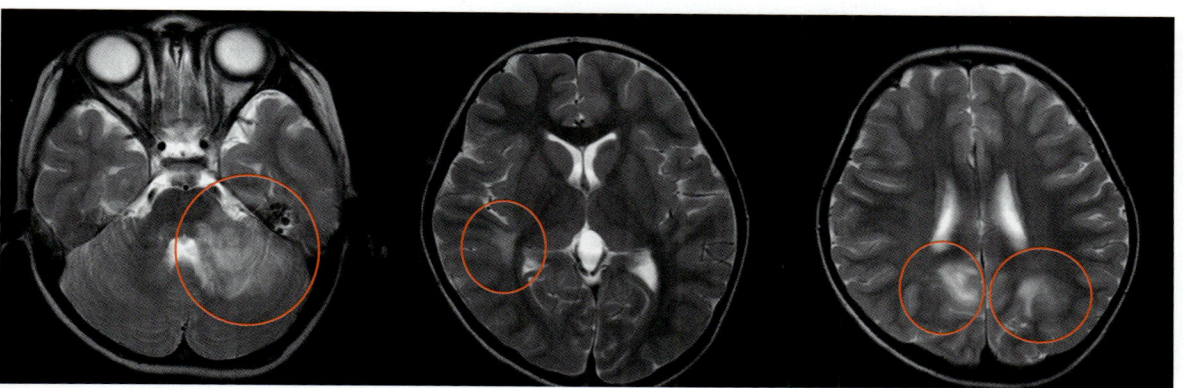

**図1** ADEM を発症した 3 歳女児の T2 強調画像

MOG 抗体陽性。左小脳脚付近，右側蝶葉白質，両側後頭頭頂葉白質などに散在性の高信号病変を認める（○囲み）。

**表1** 小児 ADEM における急性期症状・所見の頻度

| 急性期の症状・所見 | 頻度(%) | 急性期の症状・所見 | 頻度(%) |
|---|---|---|---|
| 脳症 | 100（診断基準） | 錐体路症状 | 18～60 |
| 発熱 | 12～68 | 感覚障害 | 0～9 |
| 頭痛 | 6～64 | 小脳失調 | 36～47 |
| けいれん | 12～50 | 視神経炎 | 1～15 |
| 脳神経症状 | 18～39 | 排尿障害 | 6～25 |
| 言語障害 | 7～44 | | |

髄などに辺縁不明瞭な病変を複数認める（図 1）。

**2** 血液検査

❶ MOG 抗体の測定が重要である。MOG 抗体は，HEK293 細胞などの膜表面に強制発現させた MOG 蛋白を抗原とした免疫組織染色法（CBA 法：cell-based assay 法）で同定することが必要である。

❷ ADEM の症状があり，血清 MOG 抗体が陽性であれば MOG 抗体関連疾患（MOGAD）と診断され，再発のリスクに留意する。

**3** （脳脊）髄液検査

❶ ADEM に特徴的な所見はなく，通常，髄液細胞数増多，髄液蛋白上昇を認める。

❷ 10～30％程度の頻度で髄液オリゴクローナルバンドが陽性となる。

## 確定診断の決め手

**1** MRI における散在性の病変。

**2** 発熱で説明できない脳症に巣症状が加わる。

**3** MOGAD による ADEM は血清 MOG 抗体陽性。

## 誤診しやすい疾患との鑑別ポイント

**1** ウイルス性脳炎（⇨1233 頁）

❶ 髄液ウイルス抗体価の上昇。

❷ PCR でウイルス DNA 同定。

❸ けいれん重積状態の頻度が高い。

**2** 自己免疫性脳炎（⇨544 頁）

❶ 髄液中の自己抗体（NMDA 受容体抗体など）の同定。

❷ けいれん重積状態の頻度が高い。

**3** 多発性硬化症（⇨538 頁）

❶ 脳症やけいれんを認めない。

❷ MRI で特徴的な卵円形の病変や脳室周囲病変。

❸ MRI で時間的多発性を認める。

## 確定診断がつかないとき試みること

**1** MOGAD の約 10％は MOG 抗体が髄液のみで陽性になる。血清の MOG 抗体が陰性でも，髄液の MOG 抗体が陽性で ADEM に矛盾しない症状があれば MOGAD と診断しうる。

**2** 悪性腫瘍が鑑別にあがる場合には，脳生検による病理診断が必要となることもある。

# 自己免疫性脳炎
Autoimmune Encephalitis

**飯塚 高浩** 北里大学診療教授・脳神経内科学

（頻度） **あまりみない**

## 診断のポイント

**1** 急速進行性（＜数か月）の精神・行動異常，記銘力障害，意識障害。
**2** （脳脊）髄液細胞数増加・オリゴクローナルバンド陽性。
**3** 脳炎を示唆する頭部 MRI 異常所見。
**4** 抗 NMDA 受容体脳炎：若年女性に好発し，卵巣奇形腫を合併し，意識障害とジスキネジアが持続する。

## 緊急対応の判断基準

抗 NMDA 受容体脳炎：50〜60％は急性期に人工呼吸器装着が必要となるため，本疾患を疑ったら早期に専門施設へ搬送する。

## 症候の診かた

**1** 発熱・頭痛に引き続き幻覚・妄想が急速に出現した若年女性：抗 NMDA 受容体脳炎を疑う。
**2** 抗 NMDA 受容体脳炎：昏睡・無反応にもかかわらず，口・顔面・四肢に多彩な不随意運動が持続する。
**3** 片側下部顔面筋と同側の前腕が一瞬収縮する faciobrachial dystonic seizure：抗 LGI1 脳炎に特異的な発作。
**4** 精神・行動異常，記銘力障害：辺縁系の障害を示唆（NMDA 受容体，LGI1，AMPA 受容体，GABA_B 受容体，Hu などに対する抗体）。

## 検査所見とその読みかた

**1** 血液検査：抗 LGI1 脳炎では低ナトリウム血症を認めるが，自己免疫性脳炎に特徴的な所見はない。
**2** 髄液検査：細胞数は軽度増加するが，抗 LGI1 脳炎では上昇しないこともある。抗 NMDA 受容体脳炎ではオリゴクローナルバンドが陽性のことが多い。
**3** 頭部 MRI：左右対称性側頭葉内側病変（図 1a）は辺縁系脳炎（AMPA 受容体，Hu），片側の側頭葉内側病変は LGI1 と GABA_B 受容体，多発する皮質・皮質下病変（図 1b）は GABA_A 受容体にしばしば認める所見。
**4** 腫瘍：抗 NMDA 受容体脳炎では卵巣奇形腫，抗 LGI1 脳炎や抗 GABA_A 受容体脳炎では胸腺腫の検索を行う。
**5** 脳波：extreme delta brush は抗 NMDA 受容体脳炎に特徴的な所見である。

## 確定診断の決め手

**1** IgG 型の抗神経表面抗体の証明
　**❶** 検査委託機関：cell-based assay 法（CBA 法，図2）を実施。
　**❷** 専門機関：齧歯類の脳切片を用いた免疫組織化学，CBA 法，あるいは live neurons を実施。
　**❸** 抗 NMDA 受容体脳炎：髄液で GluN1 抗体を測定する。

## 誤診しやすい疾患との鑑別ポイント

**1** 単純ヘルペス脳炎（HSE：herpes simplex encephalitis）（図 1d）
　**❶** 急速進行性左右非対称性の MRI 病変（側頭葉内側・島皮質・眼窩前頭皮質）および層状皮質壊死。
　**❷** 髄液 PCR（HS ウイルス DNA の証明）。
　**❸** ただし，約 25％は発症数か月後に自己免疫性脳炎（Post-HSE，主に抗 NMDA 受容体脳炎）を発症する。
**2** 一次性精神症性障害〔統合失調症（⇨1366 頁）〕：頭部 MRI，脳波，髄液検査では原則異常なし。
**3** その他の鑑別疾患：特発性新規発症難治性てんかん重積状態（cryptogenic NORSE），MELAS，CNS lymphoma，橋本脳症（⇨622 頁），抗 GFAP 抗体関連疾患，抗 MOG 抗体関連疾患。

## 確定診断がつかないとき試みること

**1** 専門医に相談し，鑑別疾患を再考する。
**2** 専門施設に凍結保存検体（髄液・血清）を送る。
**3** 脳生検。

## 合併症・続発症の診断

**1** 抗 NMDA 受容体脳炎：深部静脈血栓症，肺梗塞，肺炎を高率に合併する。抗 MOG 抗体関連疾患を合併することがある。
**2** 随伴腫瘍：卵巣奇形腫は CT，MRI，経腟超音波，胸腺腫は CT，MRI で検索する。

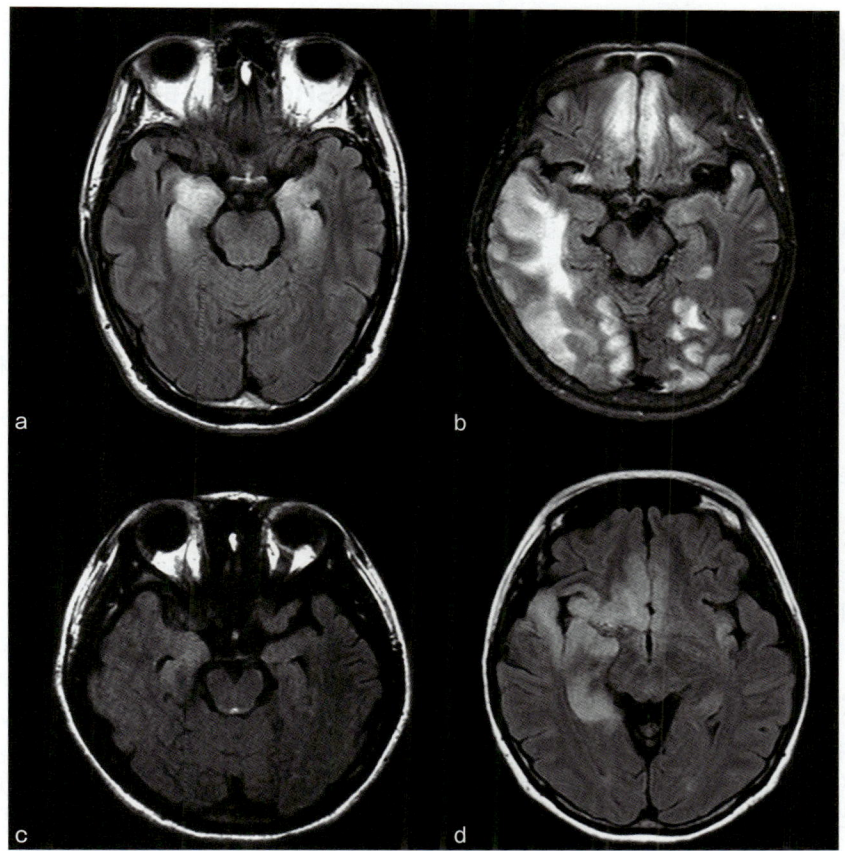

**図1** 頭部 MRI

a：抗 AMPA 受容体脳炎，b：抗 GABA$_A$ 受容体脳炎，c：抗 NMDA 受容体脳炎，d：単純ヘルペス脳炎

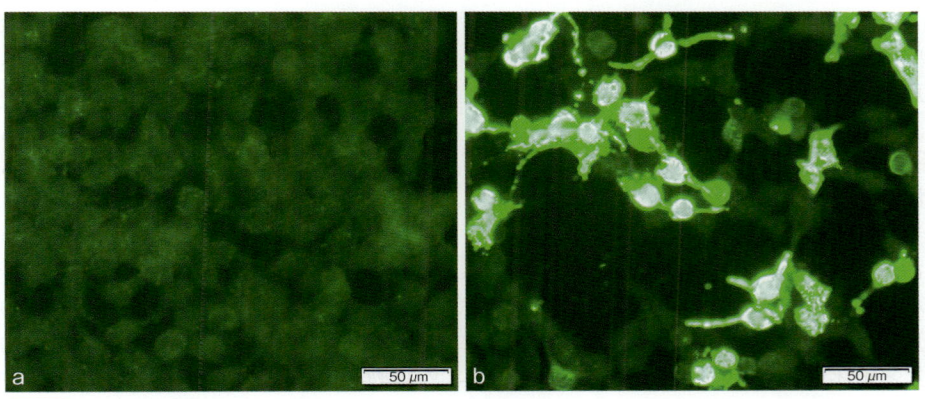

**図2** cell-based assay

a：NMDA 受容体を発現していない細胞，b：発現している細胞

## 予後判定の基準

**1** 抗 NMDA 受容体脳炎

**❶** 数か月〜数年かけて緩徐に回復し，80％は 2 年後には modified Rankin Scale（mRS）2 以下まで改善する。

**❷** 1 年後の機能予後を予測する NEOS score が報告されている。ICU 入室，発症 4 週以内に治療を開始していない，4 週以内に症状が改善しない，頭部 MRI 異常，髄液細胞数増加（＞20/μL）は独立した予後不良因子（Neurology 92: e244-e252, 2019）。

**2** 抗 LGI1 脳炎：高次機能障害が遷延する。

**3** 傍腫瘍性症候群：腫瘍が長期予後に影響する。

## 経過観察のための検査・処置

抗 NMDA 受容体脳炎において発症時奇形腫のなかった若年女性では，発症数年間は年 1〜2 回，骨盤 CT あるいは MRI で検索する。

## 治療法ワンポイント・メモ

**1** 抗 NMDA 受容体脳炎

**❶** ステロイドパルス療法，免疫グロブリン静注法，血漿交換などの第 1 選択薬は約半数でしか奏効しないことから，難治例では第 2 選択療法を積極的に導入する（わが国では未承認）。

**❷** けいれん発作に対し多種類の抗てんかん薬を使用するのではなく，積極的に免疫療法を行う。

**❸** 挿管後の早期抜管や呼吸器からの早期離脱を試みるのではなく，十分な免疫療法を行う。

**❹** 典型例では半年以上の入院が必要であり，カテーテル感染・深部静脈血栓症・歯の損傷・関節拘縮に注意する。

## さらに知っておくと役立つこと

自己免疫性脳炎は単一な疾患ではない。神経表面抗原ごとに表現型は異なる。神経難病には指定されていない。治療薬も CBA 法も保険適用されていない。診断確定には検体が決め手となるため，除外診断目的で消費することなく，治療開始前に髄液・血清（2.5 mL）を凍結保存する。

## 専門医へのコンサルト

感染性脳炎や腫瘍がある程度除外されたら，早期に専門医に相談する。

# Guillain-Barré 症候群（Fisher 症候群を含む）

Guillain-Barré Syndrome (including Fisher Syndrome)

**海田 賢一** 埼玉医科大学総合医療センター教授・脳神経内科

**頻度** Guillain-Barré 症候群（GBS）：**あまりみない**（発症率：人口 10 万対年間 2〜3 人）
Fisher 症候群（FS）：**あまりみない**（わが国では GBS の約 4 分の 1。欧米では GBS の 10％未満）

**GL** ギラン・バレー症候群，フィッシャー症候群診療ガイドライン 2013

## 診断のポイント

**1** 急速進行性の対称性四肢筋力低下。

**2** 深部腱反射の減弱・消失。

**3** 数日〜2 週間前に先行感染を認める。

**4** （脳脊）髄液検査における蛋白細胞解離。

**5** 血清 IgG ガングリオシド抗体陽性。

## 緊急対応の判断基準

**1** 呼吸筋麻痺の進行により緊急に人工呼吸器管理を要する場合がある。呼吸筋麻痺を予測する所見は，急速な進行（発症から入院まで 1 週間以内），咳ができない，上腕を水平以上に挙上できない，頸部前屈筋の筋力低下，球麻痺の存在，立位不能，努力性肺活量が 50％以下などである。

**2** 著明な自律神経障害を呈する場合も生命にかかわり，緊急の対応を要する。著明な血圧変動，頻脈性あるいは徐脈性不整脈，尿閉，イレウスなどの出現に留意する。

## 症候の診かた

**1** 急性進行性の末梢神経障害：GBS では筋力低下が二肢以上にみられ，日ごとに進行する，左右対称性であるが，多少の左右差，上下肢の差はあってもよい。

**2** 深部腱反射：四肢で減弱・消失する。中等症以下の運動軸索型 GBS では腱反射が保たれることがある。

**3** 感覚障害：一般に軽度である。重度の場合は自律神経障害（血圧変動，不整脈，膀胱直腸障害）の合併に留意する。

**4** 脳神経障害：約半数にみられる。顔面神経麻痺が

最も多く，球麻痺，外眼筋麻痺もみられる。

**5** 疼痛：約半数に腰背部，頸部，四肢に痛みを伴う。約 3 割の例で疼痛が筋力低下に先行する。腱反射が保たれていること，疼痛の存在は誤診の原因として知られている。

**6** FS：複視（外眼筋麻痺），深部腱反射の減弱・消失，運動失調の 3 徴を特徴とする。初発症状は複視，ふらつき（運動失調）が大半を占め，四肢異常感覚，嚥下障害，眼瞼下垂，羞明などもある。3 徴のみで経過する症例は約半数であり，残る半数では種々の脳神経障害（瞳孔異常，眼瞼下垂，顔面神経麻痺，球麻痺），四肢感覚障害などを合併する。

## 検査所見とその読みかた

**1** 髄液検査：蛋白細胞解離が特徴であるが，発症後 1 週間以内では約半数にしか蛋白上昇がみられない。細胞数は正常であるが，まれに上昇する。

**2** 神経伝導検査：複合筋活動電位の低下，伝導ブロック，神経伝導速度の低下，潜時延長がみられる。発症初期では F 波の消失以外異常所見に乏しいことがあり，正確な評価には 1，2 週間あけて再検する。FS ではほとんどの例で異常はみられない。

**3** 血清 IgG 型ガングリオシド抗体：急性期に GBS では約 60％に，FS では GQ1b 抗体が 90％に陽性となる。陰性でも GBS，FS を否定できない。外注検査では GM1，GQ1b，GD1a 抗体のみ測定可能である。それ以外のガングリオシド抗体，複合体抗体は一部の研究施設，大学に測定を依頼する。IgM 型抗体は病的意義に乏しい。

## 確定診断の決め手

**1** 急性進行性の筋力低下と腱反射消失（GBS）。
**2** 急性進行性の複視，深部腱反射消失，運動失調（FS）。
**3** 先行感染の存在（70％）。
**4** 髄液検査における蛋白細胞解離。
**5** 神経伝導検査異常。
**6** IgG 型ガングリオシド抗体。

## 誤診しやすい疾患との鑑別ポイント

**1** 慢性炎症性脱髄性多発ニューロパチー（⇨548 頁）の急性発症（acute CIDP）
  **❶** 発症後 9 週以降の増悪または 3 回以上の治療関連変動。
  **❷** 呼吸筋麻痺はまれ。

**2** 急性アルコール性ニューロパチー
  **❶** アルコールの慢性的な過量摂取，体重減少，肝障害の存在。
  **❷** 軸索型ニューロパチー。

**3** 急性脊髄圧迫（頸部脊柱管狭窄症，急性脊髄硬膜外血腫など）
  **❶** レベルのある感覚障害。
  **❷** 脊椎 MRI での異常所見。
  **❸** 急性排尿障害。

**4** 神経筋接合部疾患〔重症筋無力症（⇨ 552 頁）の急性増悪，ボツリヌス中毒〕
  **❶** 急性の外眼筋麻痺，顔面神経麻痺，球麻痺，頸部筋力低下を呈し，FS や咽頭頸部上腕型 GBS と類似する。
  **❷** 反復神経刺激試験（筋電図検査）で異常を認める。
  **❸** 抗アセチルコリン受容体抗体陽性（重症筋無力症）。

**5** ビタミン $B_1$ 欠乏による Wernicke 脳症（⇨618 頁）
  **❶** 眼筋麻痺，眼振，運動失調を呈する（FS に類似）。
  **❷** 急性錯乱，意識障害を呈する。
  **❸** 脳 MRI で乳頭体，中脳，内側視床に病変を認める。

## 確定診断がつかないとき試みること

**1** 神経伝導検査を再検し，伝導障害や複合筋活動電位の低下，時間的分散の出現をみる。発症初期には異常が軽微である。

**2** 造影脊椎 MRI で神経根，馬尾の造影効果をみることがある。

**3** 発症 2 週目以降における髄液検査の再検で蛋白上昇がより顕著になる。

## 合併症・続発症の診断

**1** 可逆性後白質脳症症候群（PRES：posterior reversible encephalopathy syndrome）：自律神経障害が顕著な例で生じることがあり，50 歳以上の女性に多い。著明な高血圧の出現，頭痛，意識障害をきたす。経静脈的免疫グロブリン療法（IVIg：intravenous immunoglobulin）施行後に出現することもある。

**2** 肺塞栓症・深部静脈血栓症：下肢麻痺が強く，独歩不能の重症例で生じやすい。凝固能異常，急激な胸痛，呼吸苦に注意する。低分子ヘパリンの皮下注などで予防することもある。

## 予後判定の基準

**1** Modified Erasmus GBS outcome score（mEGOS）：下痢の先行，年齢，四肢の筋力低下を入院時あるいは入院後 1 週間目に評価して，半年後の独歩不能の可能性を予測する。

**2** Erasmus GBS respiratory insufficiency score（EGRIS）：発症から入院前の期間，顔面神経麻痺または球麻痺の存在，四肢筋力低下を入院時に評価し，1 週間以内に人工呼吸器を装着する可能性を予測する。

## 経過観察のための検査・処置

**1** 神経学的診察：筋力低下，脳神経障害，腱反射の回復をみる。

**2** 神経伝導検査：伝導ブロック，伝導速度低下の改善，軸索変性の出現の有無を確認する。入院直後，発症後 1 か月，3 か月，6 か月などで評価する。

## 治療法ワンポイント・メモ

**1** GBS では独歩不能例に発症後 2 週以内に IVIg および血漿浄化療法を行う。早期の施行が有効である。独歩可能例でも症例により治療を検討する。

**2** FS では発症後 3 か月で症状はほぼ回復する。歩行障害，外眼筋麻痺が強い例に GBS に準じて IVIg，または血漿浄化療法を急性期に施行する。

## さらに知っておくと役立つこと

**1** 急性期からのリハビリテーション介入が機能回復に重要である。回復期でもリハビリテーションの継続が有用な場合がある。

**2** 再発はきわめてまれである。

## 専門医へのコンサルト

**1** 治療関連変動（初期免疫療法で症状が改善したあと，あるいは進行が止まり 1 週間以上安定したあとに再増悪する現象）を呈する場合。

**2** 呼吸筋麻痺がみられる場合。

**3** 自律神経障害が顕著な場合。

---

# 慢性炎症性脱髄性多発ニューロパチー

Chronic Inflammatory Demyelinating Polyneuropathy (CIDP)

**山﨑 亮** 九州大学大学院准教授・神経内科学

**頻度** あまりみない

 慢性炎症性脱髄性多発根ニューロパチー，多巣性運動ニューロパチー診療ガイドライン 2024

## 診断のポイント

**1** 2 か月以上をかけて緩徐に進行する四肢近位筋・遠位筋筋力低下と感覚障害。

**2** 神経伝導検査における脱髄性変化（伝導速度低下，複合筋活動電位（CMAP：compound muscle action potential）の時間的分散，伝導ブロック，遠位潜時延長）。

**3** （脳脊）髄液検査における蛋白細胞解離。

**4** MRI 検査における脊髄神経根の肥厚。

## 緊急対応の判断基準

CIDP は緊急対応の対象ではないが，鑑別疾患には悪性血液腫瘍など致命的なものもあり注意を要する。

## 症候の診かた

**1** 四肢の脱力：通常 2 か月以上かけて緩徐に進行する。典型例では近位筋と遠位筋が障害される。左右非対称型，遠位優位型では鑑別診断が重要。四肢の腱反射は減弱〜消失する。

**2** 四肢の感覚障害：対称性ないし非対称性の表在覚・深部覚低下を認める。一方，再発時に頸部や障害肢の疼痛を訴える場合もある。

## 検査所見とその読みかた

**1** 髄液検査における蛋白細胞解離：髄液細胞数が 10 μL 以下，蛋白上昇（通常 50 mg/dL 以上）。

**2** 神経伝導検査異常：ガイドラインの電気診断基準参照。典型的には左右対称性の CMAP 遠位潜時延長，時間的分散，伝導速度低下などが参考になる。

## 確定診断の決め手

**1** 2 か月以上進行する四肢の筋力低下，感覚障害の進行，深部反射の低下。

❷髄液蛋白細胞解離。
❸神経伝導検査での脱髄性変化。

## 誤診しやすい疾患との鑑別ポイント

❶ Guillain-Barré 症候群（⇨546 頁）：先行感染の有無，2 週間以内の症状完成，抗ガングリオシド抗体陽性。
❷自己免疫性ノドパチー：亜急性発症，上肢の姿勢時振戦，髄液蛋白の著明高値（100 mg/dL 以上），MRI における神経根肥厚，抗 NF155 抗体陽性。
❸家族性アミロイドポリニューロパチー：集積地（熊本県，長野県）出身，遠位優位型，下痢などの自律神経症状，組織生検でアミロイド沈着の証明。

## 確定診断がつかないとき試みること

❶ Charcot-Marie-Tooth 病などの遺伝子検査。
❷ M 蛋白や抗ガングリオシド抗体の測定。
❸抗 NF155 抗体，抗 CNTN1 抗体の測定。
❹腓腹神経生検による病理診断。

## 合併症・続発症の診断

治療薬による副作用を考慮する。
❶副腎皮質ステロイド（→骨粗鬆症，糖尿病）。
❷免疫グロブリン大量静注（IVIg）（→深部静脈血栓症，各種抗体の非特異的上昇）。
❸免疫抑制薬（→易感染性，腎機能障害，肝機能障害）。

## 予後判定の基準

治療反応性，寛解維持期間などが重要。再発を繰り返す場合は他疾患の鑑別も必要。

## 経過観察のための検査・処置

神経伝導検査は有用な病勢代用マーカーとなる。握力の推移も有用。髄液蛋白の推移も有用だが繰り返し行うことは困難。

## 治療法ワンポイント・メモ

❶副腎皮質ステロイド，IVIg，血漿交換はそれぞれ同等の効果があるとされており，これらのうち最も有効な方法が見つかるまで順次試行すべき（神経治療 36：439-444，2019）。
❷治療反応性が悪い場合は鑑別診断に立ち戻る。維持療法も患者によって反応性がさまざまであり，症例ごとの検討がきわめて重要。

## さらに知っておくと役立つこと

海外のガイドライン改訂に伴い CIDP から分離された自己免疫性ノドパチーは CIDP と異なり IVIg に対する治療反応性が乏しい。膜性腎症を合併する場合もある（Eur J Neurol 28: 3556-3583, 2021, Front Neurol 9: 997, 2018）。

## 専門医へのコンサルト

治療反応性に乏しい，急速進行性，疼痛を伴う，家族歴がある，遠位優位型・左右非対称型などは鑑別診断が重要なため，専門医へのコンサルトを考える。

# 多巣性運動ニューロパチー
## Multifocal Motor Neuropathy (MMN)

三澤 園子　千葉大学大学院准教授・脳神経内科学

頻度 あまりみない
GL 慢性炎症性脱髄性多発根ニューロパチー，多巣性運動ニューロパチー 診療ガイドライン 2024

## 診断のポイント

❶左右非対称の上肢（または下肢）の筋力低下。
❷緩徐もしくは階段状の進行。
❸強い球麻痺，上位運動ニューロン徴候，顕著な感覚障害の欠如。
❹神経伝導検査での伝導ブロックと抗 GM1-IgM 抗体陽性。
❺免疫グロブリン療法による症状改善。

## 症候の診かた

❶筋力低下：典型的には一側上肢遠位に始まる進行性の筋力低下で筋萎縮を伴う。罹患肢の腱反射は低下または消失する。2 神経以上の支配領域の筋力低下を認めると診断確度が上昇する。
❷易疲労性・寒冷麻痺：罹患肢の易疲労性や寒冷時の運動麻痺を伴うことが多い。

## 検査所見とその読みかた

❶神経伝導検査：伝導ブロック（もしくはその他の脱髄所見）の検出は診断の中核的な位置づけの検査所見である。しかし近位（神経叢や神経根）の伝導ブ

ロックは検出できないことがある。伝導ブロックが検出できなくても，MMN を否定できないことを念頭におく。

② IgM 型抗 GM1 抗体：MMN の 40〜60％で検出される。診断を支持する所見となる。

## 確定診断の決め手

① 典型的な経過，症状，検査所見がそろえば，MMN の可能性は高く，免疫グロブリンへの反応性があれば，診断は確定できる。

② 伝導ブロックが検出されない際も，その他の症候などが MMN と矛盾しない場合，免疫グロブリンへの反応性が認められる例があるとされる。典型的な所見がそろわない場合も，治療の可能性を適切に考慮する。

## 誤診しやすい疾患との鑑別ポイント

① 筋萎縮性側索硬化症（ALS）（⇨ 582 頁）
　❶ ALS との鑑別が問題になりうる。
　❷ 強い球麻痺，上位運動ニューロン徴候の有無を評価する。MMN では通常認めない。
　❸ 線維束性収縮は MMN と ALS の双方で認められうる。

② Multifocal CIDP（多巣性慢性炎症性脱髄性多発ニューロパチー）
　❶ Multifocal CIDP との鑑別は，原則感覚障害の有無に基づく。
　❷ MMN であっても軽度の下肢の振動覚低下や感覚神経活動電位の低下はありうる。

## 確定診断がつかないとき試みること

① 脳脊髄液検査での蛋白上昇，MRI・超音波検査での神経肥厚や信号強度上昇，神経生検での脱髄は MMN の診断を示唆する。しかしこれらの所見の特異度は高くないことに留意が必要である。

② 診断的治療を念頭においた免疫グロブリンの投与を適切に検討する。

## 治療法ワンポイント・メモ

① 免疫グロブリン静注療法が標準治療である。

② 導入療法として，400 mg/kg/日の 5 日間連続投与を行う。

③ 反応性があるが，筋力の維持ができない例で，維持療法を行う。

④ 維持療法は 1,000 mg/kg/日の 1 日または 500 mg/kg/日の 2 日投与を原則 3 週間隔で行う。

⑤ 維持療法を開始後，1 年程度をめどに，治療継続の是非を適宜検討する。

## さらに知っておくと役立つこと

　MMN は指定難病である。認定基準に該当する重症度を有する場合，臨床症状が軽症であっても筋力の維持に免疫グロブリン療法の維持治療が必要な場合は，診断確定後に医療受給者証の申請を検討する。

---

# 封入体筋炎
## Inclusion Body Myositis (sIBM)

**杉江 和馬**　奈良県立医科大学教授・脳神経内科

(頻度) あまりみない
GL　封入体筋炎　診療の手引き（2023 年改訂版）

## 診断のポイント

① 40 歳以上，特に高齢で発症。

② 大腿四頭筋と手指屈筋の筋力低下・筋萎縮。

③ 緩徐進行性。

④ 血清クレアチンキナーゼ（CK）値の上昇（2,000 IU/L 以下）。

⑤ 生検筋での単核球浸潤と縁取り空胞の出現。

## 緊急対応の判断基準

　急激な症状悪化はみられないが，転倒による骨折や外傷，嚥下困難による誤嚥には注意を要する。

## 症候の診かた

① 四肢筋力低下・筋萎縮：他の部位に比して，特に大腿四頭筋と手指屈筋で顕著である。起立や階段昇降困難，握力低下，手指の細かい運動困難がみられる。左右非対称。高齢者に多く，数か月以上の経過で緩徐に進行する。

② 嚥下障害：病状の進行に伴い，半数以上の患者でみられる。

## 検査所見とその読みかた

① 血液検査：安静時の血清 CK 値の正常〜軽度上昇。2,000 IU/L を超えない。

② 針筋電図：随意収縮時の早期動員，安静時の線維自発電位・陽性鋭波がみられる。ただし，高振幅長持続時間多相性の神経原性変化を思わせる運動単位電位が高頻度にみられることに注意を要する。

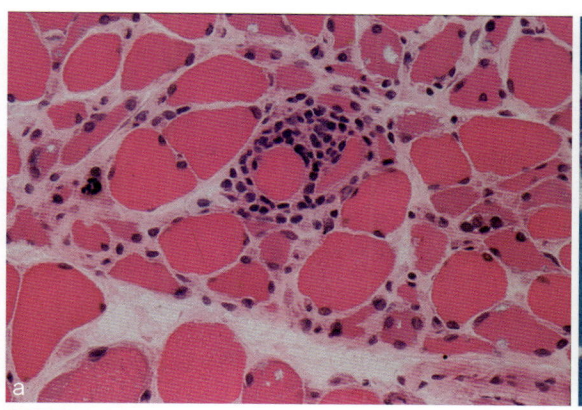
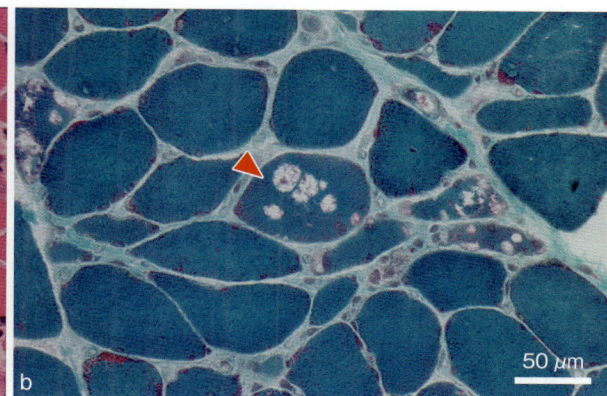

**図1** 筋病理所見

a：非壊死線維を取り囲む単核球浸潤（ヘマトキシリン・エオジン染色），b：多数の筋線維内の縁取り空胞（ゴモリ・トリクローム変法染色）。

❸骨格筋 MRI：大腿直筋を除き大腿四頭筋や内転筋，腓腹筋内側頭に強い脂肪変性を伴う筋変性がみられる。
❹筋生検：非壊死線維を取り囲む CD8 陽性 T 細胞浸潤と縁取り空胞を伴う筋線維の出現が特徴的である（図 1）。

## 確定診断の決め手

❶緩徐進行性の大腿四頭筋と手指屈筋の筋力低下・筋萎縮。
❷生検筋での非壊死線維を取り囲む CD8 陽性 T 細胞浸潤と縁取り空胞の出現。
❸特徴的な骨格筋 MRI と針筋電図所見。

## 誤診しやすい疾患との鑑別ポイント

❶多発性筋炎（⇨1175 頁）などの自己免疫性筋炎
　❶左右対称性の四肢近位筋優位の筋力低下。
　❷筋炎特異自己抗体の出現。
　❸皮膚筋炎や免疫介在性壊死性ミオパチー，抗ARS 抗体症候群に特徴的な生検筋所見。
❷筋萎縮性側索硬化症（⇨582 頁）
　❶脱神経所見を伴う神経原性変化を主体とする針筋電図所見。
　❷四肢腱反射亢進と病的反射陽性。
　❸四肢遠位筋優位の筋力低下・筋萎縮。
❸縁取り空胞を伴う他の筋疾患：GNE ミオパチーや眼咽頭型筋ジストロフィー，眼咽頭遠位型ミオパチー，筋原線維性ミオパチーなど
　❶特徴的な筋障害分布を呈する。
　❷原因遺伝子の同定。

## 確定診断がつかないとき試みること

❶約 3 分の 1 の症例で血清抗 cN1A（NT5C1A）抗体が出現する。
❷下腿筋での筋超音波検査で，ヒラメ筋より内側腓腹筋でエコー輝度が高い場合，多発性筋炎などの自己免疫性筋炎よりも本疾患を示唆する。

## 合併症・続発症の診断

❶C 型肝炎ウイルスやヒト T 細胞白血病ウイルス I 型，ヒト免疫不全ウイルスによる感染症を一部の症例で合併する。
❷多発性筋炎などの自己免疫性筋炎とは異なり，悪性腫瘍や間質性肺疾患，皮膚病変は伴わない。

## 予後判定の基準

　現状では確立した基準はない。抗 cN1A 抗体陽性患者では，球麻痺や呼吸筋障害が強く致死率が高いと報告されている。今後，疾患バイオマーカーとしての確立が期待される。

## 経過観察のための検査・処置

　疾患特異的な封入体筋炎機能評価スケール（IBMFRS）が重症度とその推移の評価に有用である。

## 治療法ワンポイント・メモ

❶現状では確立した治療法はない。
❷一部の症例で，初期に副腎皮質ステロイドが一時的な改善を示す場合があるが，長期にわたる大量の

副腎皮質ステロイドや免疫抑制薬の使用は病状を急速に進行させる報告もあり避けるべきである。

**3** 免疫グロブリン大量静注療法は嚥下障害を有する患者では限定的な効果を示す場合があるが、その効果は短期的である。

## さらに知っておくと役立つこと

**1** 本疾患は国の指定難病であり、一定以上の重症度を満たせば公費負担が受けられる。

**2** 本疾患は孤発性であるが、一方、縁取り空胞を有する遺伝性筋疾患を総じて遺伝性封入体筋症と呼称することがあり、異なる疾患であることに留意する必要がある。

**3** 海外で mTOR 阻害薬であるシロリムスの治験が実施され、有効性を示す結果が報告された。

## 専門医へのコンサルト

血清 CK 値の上昇とともに、高齢者で緩徐進行性の大腿四頭筋あるいは手指屈筋の筋力低下を認めた場合は、特に脳神経内科へコンサルトする必要がある。

# 重症筋無力症
## Myasthenia Gravis (MG)

**今井 富裕** 国立病院機構箱根病院・院長（神奈川）

**頻度** ときどきみる

**GL** 重症筋無力症/ランバート・イートン筋無力症候群診療ガイドライン 2022

## 診断のポイント

**1** 小児期から老年期まで幅広く発症。

**2** 70％以上が眼瞼下垂・複視などの眼症状で初発。

**3** 病原性自己抗体の証明。

**4** 病原性自己抗体が陰性ならば神経筋接合部障害の証明。

**5** 胸部画像検査で胸腺異常の有無を確認。

## 緊急対応の判断基準

**1** 急激な呼吸不全によって気管挿管や人工呼吸器管理が必要になった状態を MG クリーゼといい、多くの場合、嚥下・構音障害などの球麻痺も伴う。

**2** 非侵襲的換気療法や気管挿管を含めた全身管理を行いながら血漿浄化療法あるいは免疫グロブリン療

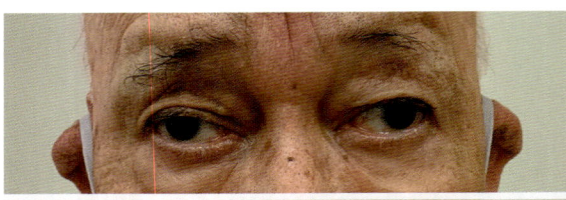
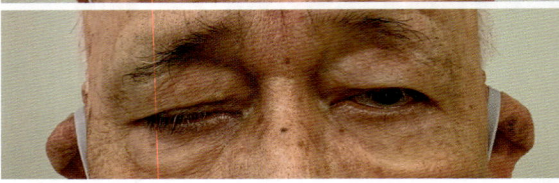

**図1 眼瞼の易疲労性試験**
上方視開始（上）から約 30 秒後（下）で眼瞼下垂が出現している。

法を行う。

**3** 転院が適切と判断した場合は、気道確保・全身管理を継続して搬送する。

## 症候の診かた

**1** 骨格筋の疲れやすさが特徴であり、特定の筋収縮を続けると筋力が低下する。この筋力低下は休息によって回復する。

**2** 初発症状として、最も頻度が高いのは眼瞼下垂や複視などの眼症状である。

**3** 眼症状に次いで、頸部・四肢筋力低下、球症状、顔面筋力低下、呼吸困難の順に罹患頻度が低下するが、一部には、球麻痺や呼吸困難で初発する症例がある。

**4** 高齢者の MG 症状は加齢変化や合併症に起因する症状と誤診されやすい。

## 検査所見とその読みかた

**1** 病原性自己抗体：約 80～85％の症例から抗アセチルコリン受容体（AChR）抗体が、約 5％の症例から抗筋特異的受容体型チロシンキナーゼ（MuSK）抗体が検出される。

**2** 神経筋接合部障害：病原性自己抗体が検出されない症例では、確定診断のために以下のいずれかの検査所見が必要になる。
　**❶** 眼瞼の易疲労性試験陽性（図 1）。
　**❷** アイスパック試験陽性。
　**❸** エドロホニウム（テンシロン）試験陽性。
　**❹** 反復刺激試験陽性（図 2）。
　**❺** 単線維筋電図でジッターの増大。

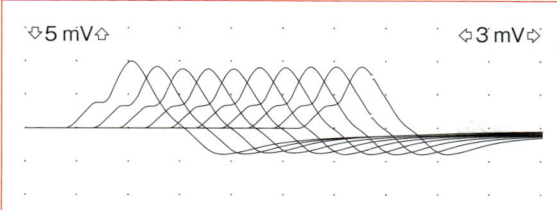

**図2 反復刺激試験（小指外転筋）**
10 Hz の連続刺激で，第1刺激から第5刺激にかけて約17%の複合筋活動電位の減衰がみられる。

❸胸部画像検査：縦隔の異常陰影（胸腺腫，過形成胸腺の存在）。

## 確定診断の決め手

❶易疲労性や日内変動を呈する筋力低下。
❷病原性自己抗体の存在。
❸神経筋接合部障害を示す検査所見。

## 誤診しやすい疾患との鑑別ポイント

❶誤診しやすい疾患
　❶眼瞼けいれん
　❷動眼神経麻痺
　❸ Horner 症候群
　❹筋萎縮性側索硬化症（⇨582 頁）
　❺眼咽頭型筋ジストロフィー
　❻ミトコンドリア脳筋症
❷鑑別ポイント：MG 症状があって病原性自己抗体が陽性であれば，誤診されることは少ない。病原性自己抗体が検出されず，眼瞼下垂や複視が主訴の場合は誤診しやすくなる。病原性自己抗体陰性の場合は神経筋接合部障害を示す検査所見が重要である。

## 確定診断がつかないとき試みること

「重症筋無力症診断基準 2022」には支持的診断所見として，血漿浄化療法による MG 症状の改善が加えられている。病原性自己抗体や神経筋接合部障害を証明できなくても，臨床症状から MG が強く疑われ，他の疾患が十分鑑別できる場合には血漿浄化療法の治療反応性をみることによって probable と判定できる。もし血漿浄化療法が無効であった場合は自己免疫性ではない筋無力症候群の可能性を再考する（重症筋無力症/ランバート・イートン筋無力症候群診療ガイドライン 2022：20-24，2022）。

## 合併症・続発症の診断

❶胸腺腫：胸腺摘除が必須となる。胸部・縦隔 CT により検索する。
❷非胸腺腫：50 歳未満の発症で，発病早期の AChR 抗体陽性過形成胸腺の場合に胸腺摘除を考慮する（重症筋無力症/ランバート・イートン筋無力症候群診療ガイドライン 2022：57-58，2022）。

## 経過観察のための検査・処置

　MG 症状を定量的に評価し，経過観察するために種々の臨床評価スケールを用いる。MG の定量的な重症度評価には MG-ADL スケール，QMG スコア，MG composite を用い，治療介入後の改善レベル評価には MGFA Postintervention Status を用いる。MG 患者の QOL 評価には MG-QOL15r を用いる（重症筋無力症/ランバート・イートン筋無力症候群診療ガイドライン 2022：25-30，2022）。

## 治療法ワンポイント・メモ

❶ MG の治療目標は，経口プレドニゾロン 5 mg/日以下で minimal manifestations レベル（MM-5 mg）。
❷経口ステロイドは少量にとどめ，早期からカルシニューリン阻害薬を併用。
❸非経口速効性治療（血漿浄化療法，ステロイドパルス療法，免疫グロブリン静注療法）の積極的な活用。
❹難治性 MG（重症筋無力症/ランバート・イートン筋無力症候群診療ガイドライン 2022：50-53，2022）に対しては，分子標的薬（補体標的薬，抗 FcRn 抗体フラグメント，CD20 標的薬など）の適応を考慮。

## さらに知っておくと役立つこと

　本疾患は国の指定難病なので，診断確定後は直ちに臨床個人調査票を作成し，治療費の公費負担申請を進める。

## 専門医へのコンサルト

　病原性自己抗体が検出されない症例（seronegative MG）の診断を確定する場合には，MG を専門とする医師にコンサルトすることが多い。

# Lambert-Eaton 筋無力症候群
## Lambert-Eaton Myasthenic Syndrome (LEMS)

村井 弘之 国際医療福祉大学教授（代表）・脳神経内科学

（頻度） **あまりみない**〔有病率は 100 万人当たり 2.7 人である（BMJ Neurol Open 4: e000291, 2022）〕。

（GL） 重症筋無力症/ランバート・イートン筋無力症候群診療ガイドライン 2022

## 診断のポイント

　Lambert-Eaton 筋無力症候群（LEMS）の診断基準を表 1 に示す。

## 症候の診かた

❶中核となる症状は四肢近位筋の筋力低下，自律神経症状，腱反射の低下である。同じく神経筋接合部疾患である重症筋無力症と異なり，眼症状はまれである。

❷ LEMS は傍腫瘍性神経症候群であり，小細胞肺癌を合併する頻度が高い。また，低頻度ながら，小脳失調を呈する症例がある。小脳失調と四肢筋力低下を併せもつ疾患として本症を鑑別にあげる必要がある。

### 表1 Lambert-Eaton 筋無力症候群診断基準

A. 症状
　(1) 四肢近位筋の筋力低下
　(2) 腱反射低下
　(3) 自律神経症状
B. 反復刺激試験の異常
　(1) 1 発目の複合筋活動電位の振幅低下
　(2) 低頻度刺激（2〜5 Hz）で 10％以上の漸減現象
　(3) 高頻度刺激（20〜50 Hz）あるいは 10 秒間の最大随意収縮後に 60％以上の漸増現象
C. 病原性自己抗体
　P/Q 型電位依存性カルシウムチャネル抗体
D. 判定
　以下の場合，LEMS と診断する。
　A のうち(1)を含む 2 項目以上があり，B の 3 項目がすべて認められる。
　A のうち(1)を含む 2 項目以上があり，B のうち(3)を含む 2 項目以上を満たし，C が陽性。

（日本神経学会 監：重症筋無力症/ランバート・イートン筋無力症候群診療ガイドライン 2022. p160, 南江堂, 2022 より許諾を得て転載）
（注）B, C についてはガイドライン本文を参照

## 検査所見とその読みかた

❶電気生理検査所見が重要である。表 1 の診断基準に記載しているように，高頻度刺激あるいは 10 秒間の最大随意収縮後に 60％以上の漸増現象が認められることが必須である（図 1）。

❷ P/Q 型電位依存性カルシウムチャネル（VGCC）抗体は約 90％の症例で陽性になる。ただし，本抗体が陽性となっても診断基準（表 1）の B(3)が陰性であれば LEMS とは診断できないので注意を要する。

❸必ず胸部画像診断を行い，小細胞肺癌の有無を確認する。

## 確定診断の決め手

　確定診断の決め手は診断基準の B(3)が陽性であることである。

## 誤診しやすい疾患との鑑別ポイント

❶慢性炎症性脱髄性多発ニューロパチー（CIDP：chronic inflammatory demyelinating polyneuropathy）（⇨548 頁）や筋萎縮性側索硬化症（ALS：amyotro-

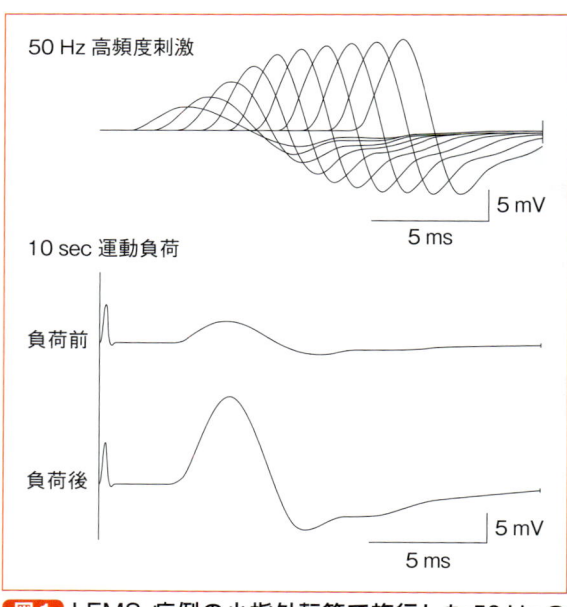

### 図1 LEMS 症例の小指外転筋で施行した 50 Hz の高頻度反復試験と 10 秒間の運動負荷試験

50 Hz の高頻度刺激では 250％の複合筋活動電位増大，10 秒間の運動負荷では 300％の複合筋活動電位増大がみられる。
（日本神経学会 監：重症筋無力症/ランバート・イートン筋無力症候群診療ガイドライン 2022. p161, 南江堂, 2022 より許諾を得て転載）

phic lateral sclerosis)（⇨582 頁）などが鑑別疾患としてあがる。

**2** CIDP は四肢の筋力低下を呈するが，感覚障害を呈することが多い。

**3** ALS は上位運動症状としての腱反射亢進，下位運動症状としての筋萎縮や線維束性収縮がみられる。

### 確定診断がつかないとき試みること

以前は P/Q 型 VGCC 抗体の測定は研究レベルであったが，2021 年より保険適用となっている。本抗体を測定するとともに反復刺激試験における高頻度刺激あるいは 10 秒間の最大随意収縮後にみられる 60％以上の漸増現象を確認する。

### 合併症・続発症の診断

合併症として最も留意すべきは小細胞肺癌である。50％以上の症例で合併するといわれている。

### 予後判定の基準

LEMS の予後を決定するのは小細胞肺癌である。小細胞肺癌の側からみると，LEMS を合併した症例のほうが予後がよいとされている。

### 経過観察のための検査・処置

胸部画像検査で小細胞肺癌が陰性であっても LEMS 診断後 2 年程度は数か月ごとに画像診断を繰り返し，腫瘍が出現していないかフォローする必要がある。

### 治療法ワンポイント・メモ

現時点で，LEMS に保険適用になっている治療法はない。3,4-ジアミノピリジンほか，重症筋無力症に準じた治療を行う。

## 側頭動脈炎（巨細胞性動脈炎）

### Temporal Arteritis (Giant-cell Arteritis)

濱野 忠則　福井大学診療教授・脳神経内科

**頻度** あまりみない〔発症年齢は 50 歳以上。60 歳台後半から 70 歳台にピーク（平均 71.5 歳）。男女比 1：1.7。日本での 50 歳以上の発症率は 1.48/10 万人。アジア人に少なく，HLA-DRB1*04 遺伝子の保有に関連する〕

**GL** 血管炎症候群の診療ガイドライン（2017 年改訂版）

頭蓋型巨細胞性動脈炎（cranial GCA）は浅側頭動脈など頭蓋領域内の動脈に血管炎が限局するものを指す。大血管型巨細胞性動脈炎（large vessel GCA）は頭蓋領域外の大血管に動脈炎が存在するものを指す。

### 診断のポイント

**1** 50 歳以上。
**2** 側頭部痛や頭皮痛が突然発症する。
**3** 片眼の一過性黒内障，あるいは永続的失明。
**4** 咀嚼時に顎が痛くなる顎跛行（jaw claudication）。
**5** 高熱を伴わない原因不明の炎症反応高値〔赤血球沈降速度（ESR）亢進（＞50 mm/時），高 CRP 血症〕。
**6** 浅側頭動脈の怒張，拍動低下。

### 症候の診かた

**1** 全身の炎症所見としての全身倦怠感，微熱，体重減少，関節痛，筋痛など。
**2** 動脈炎性虚血性視神経症としての片眼の視力低下以外に複視も生じうる。
**3** 顎跛行は GCA の診断に非常に重要。視力障害のリスク因子である（J Rheumatol 42: 309-315, 2015）。体重減少の原因にもなる。
**4** リウマチ性多発筋痛症（PMR：polymyalgia rheumatica）の合併が多い（30〜60％）。

### 検査所見とその読みかた

**1** ESR，CRP：初診時両者を測定。多くは ESR＞50 mm/時。CRP：高値。両者とも正常の場合はまれ（4％）（Semin Arthritis Rheum 41: 866-871, 2012）。
**2** 浅側頭動脈生検：内膜の肥厚，単核球浸潤，肉芽腫形成などの血管炎の所見（図 1）があれば確定的だが，10〜44％で偽陰性となる。組織は最低 1 cm 長以上であることが望ましい。
**3** 側頭動脈ドプラエコー：浅側頭動脈周囲に dark halo が検出（初診時感度 40％）。
**4** 血算，生化学：正球性正色素性貧血，血小板増加，低アルブミン血症を呈する場合もある。筋痛があっても CK は正常。血清 IL-6 が増加。
**5** 造影 MRI・CT：血管壁肥厚，造影効果を MRI では 81％，CT では 45％に認める。FDG-PET では GCA の約 80％で血管集積がみられる。
**6** 眼底検査：視神経乳頭の蒼白浮腫を認める。視力低下がなくとも軟性白斑を認める場合もある。

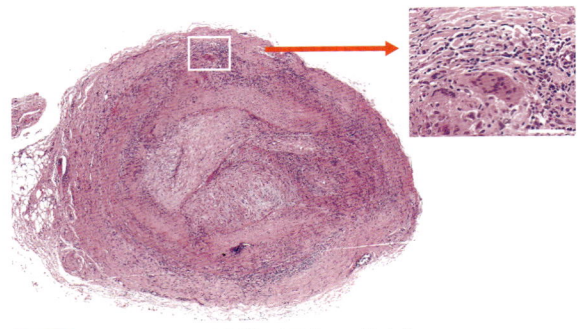

**図1** 左浅側頭動脈生検所見(HE 染色)

79 歳，女性。急激な左目の視力低下を主訴に受診。CRP 高値を認める。またリウマチ性多発筋痛症を合併している。
病理所見では，内膜の著明な線維性肥厚，内腔の閉塞，中膜における巨細胞を含む肉芽腫変化を認める。リンパ球やマクロファージの浸潤もみられる。
内弾性板の断裂，外膜の線維化がみられる。Bar：50μm
(写真提供：福井大学医学部附属病院病理診断科・今村好章先生)

## 確定診断の決め手

巨細胞性動脈炎の分類基準(1990 年，米国リウマチ学会)(表1)に基づき判定する。

## 誤診しやすい疾患との鑑別ポイント

❶高安動脈炎(⇨ 835 頁)
❷片頭痛(⇨ 608 頁)，三叉神経痛(⇨ 610 頁)，帯状疱疹(⇨ 1518 頁)
❸非動脈炎性虚血性視神経症：ESR，CRP 正常。超音波検査などで血管炎の所見がみられない。糖尿病，高血圧，夜間低血圧，睡眠時無呼吸症候群が発症リスク。

## 確定診断がつかないとき試みること

側頭動脈炎が強く疑われ，視力障害が出現しているが側頭動脈生検がすぐには実施できない場合はステロイド治療を優先させる。ステロイド開始 1〜2 週間は生検結果に影響を及ぼさない。

## 経過観察のための検査・処置

❶ ESR，または CRP の定期フォロー：PMR 同様 GCA では再発例が多い。再発例の 40〜50％は ESR，CRP の上昇のみで GCA の臨床症状はなかった(Arthritis Rheum 54: 3310-3318, 2006)。
❷生命予後を左右する大動脈病変の合併につき血管の画像診断を定期的に行う。

**表1** 巨細胞性動脈炎の分類基準(1990 年，米国リウマチ学会)

1. 50 歳以上で初発症状，あるいは所見が出現
2. 初めて経験する，あるいは今まで経験したことがないタイプの局所の頭痛
3. 頸動脈の動脈硬化と因果関係のない側頭動脈に沿った圧痛あるいは拍動低下
4. ESR 50 mm/時以上
5. 動脈への著明な単核細胞浸潤あるいは肉芽腫像と，通常，多核性巨細胞を伴う血管炎所見を認める

上記 5 項目中少なくとも 3 項目以上が認められる場合，巨細胞性動脈炎と判定する(感度 93.5%，特異度 91.2%)

## 治療法ワンポイント・メモ

❶プレドニゾロン 1 mg/kg を経口投与する。側頭動脈炎であればすみやかに症状が改善する。
❷一過性黒内障などの眼症状があった場合には，失明すると回復は不可能であり，早急にステロイドパルス療法を実施する。

# 糖尿病性ニューロパチー
Diabetic Neuropathy

真田 充　国立病院機構紫香楽病院・病院長(滋賀)

**頻度** よくみる
**GL** 糖尿病診療ガイドライン 2019

## 診断のポイント

❶糖尿病細小血管合併症のなかで最も頻度が高い(日臨 68：538-541, 2010)。
❷末梢神経障害と自律神経障害が主体である。
❸自覚症状と神経所見(アキレス腱反射・振動覚)の確認が重要である(末梢神経 31：174-176, 2020)。

## 症候の診かた

❶自覚症状：糖尿病性ニューロパチーに基づくと思われる自覚症状の有無を確認する。具体的には両側性に足趾先および足底の「しびれ」「疼痛」「異常感覚」のうちいずれかの症状を確認する。上肢の症状のみの場合や「冷感」のみの場合はニューロパチーに由来する症状とは考えない。
❷アキレス腱反射異常：両側を確認し可能であれば膝立位での検討が望ましい。腱反射の低下あるいは消失を認める場合，同疾患由来の所見と評価する。

### 表1 糖尿病性多発神経障害の簡易診断基準

| | |
|---|---|
| 必須項目 | 以下の2項目を満たす。<br>1. 糖尿病が存在する。<br>2. 糖尿病性多発神経障害以外の末梢神経障害を否定し得る。 |
| 条件項目 | 以下の3項目のうち2項目以上を満たす場合を"神経障害あり"とする。<br>1. 糖尿病性多発神経障害に基づくと思われる自覚症状。<br>2. 両側アキレス腱反射の低下あるいは消失。<br>3. 両側内踝の振動覚低下。 |
| 注意事項 | 1. 糖尿病性多発神経障害に基づくと思われる自覚症状とは,<br>　(1)両側性。<br>　(2)足趾先および足底の'しびれ''疼痛''異常感覚'のうちいずれかの症状を訴える。<br>　　　上記の2項目を満たす。<br>　　　上肢の症状のみの場合および'冷感'のみの場合は含まれない。<br>2. アキレス腱反射の検査は膝立位で確認する。<br>3. 振動覚低下とはC128音叉にて10秒以下を目安とする。<br>4. 高齢者については老化による影響を十分考慮する。 |
| 参考項目 | 以下の参考項目のいずれかを満たす場合は,条件項目を満たさなくても"神経障害あり"とする。<br>1. 神経伝導検査で2つ以上の神経でそれぞれ1項目以上の検査項目(伝導速度,振幅,潜時)の明らかな異常を認める。<br>2. 臨床症候上,明らかな糖尿病性自律神経障害がある。しかし,自律神経機能検査で異常を確認することが望ましい。 |

〔糖尿病性神経障害を考える会：糖尿病性多発神経障害(distal symmetric polyneuropathy)の簡易診断基準. Peripheral Nerve 末梢神経 35：174-176, 2024 より一部改変〕

**❸振動覚異常**：両側下肢内踝で確認する。C128 音叉の使用が望ましく,両側10秒以下の場合,振動覚低下と判断する。

**❹起立性低血圧**：仰臥位で10分間安静を保つ。その際に血圧・心拍数を2分間隔で測定し,安静時血圧を同定する。その後起立してもらい,起立直後から1分間隔で血圧・心拍数を測定する。少なくとも3分間は起立させ,収縮期血圧が20 mmHg 以上の低下を認める場合,起立性低血圧ありと評価する。

### 検査所見とその読みかた

**❶電気生理学的検査**：最も信頼度の高い検査である。具体的には末梢神経伝導検査にて2つ以上の神経で各々1項目以上の検査項目(伝導速度,振幅,潜時)の明らかな異常を認める場合,ニューロパチーありと評価する。最近,簡便に腓腹神経伝導速度を評価できるDPNチェックが使用可能となり,保険適用となっていることから広く活用されることが期待されている。

**❷心電図 CVR-R 検査**：仰臥位にて連続100心拍の心周期(心電図R波の頂点の間隔)を安静時および深呼吸時で計測し,変動係数(CVR-R%)を求める検査である。健常人でも加齢に伴いCVR-Rは低下するが,安静時において2.0%未満であれば心血管自律神経障害の存在が疑わしい。

### 確定診断の決め手

**❶**電気生理学的検査で確定診断を得ることができるが,糖尿病性神経障害を考える会から簡易診断基準(**表1**)が提唱されており,感度68%,特異度74%との診断成績(Diabetes Res Clin Pract 77: S178-S183, 2007)を示している。糖尿病が存在すること,糖尿病性ニューロパチー以外の末梢神経障害を否定しうることを必須項目とし,1)糖尿病性多発神経障害に基づくと思われる自覚症状,2)両側アキレス腱反射の低下あるいは消失,3)両側内踝の振動覚低下,以上3項目のうち2項目以上を満たす場合を「ニューロパチーあり」とする。

### 誤診しやすい疾患との鑑別ポイント

**❶頸椎症**(⇨1430頁)・**腰椎症**
　**❶**左右非対称性が多い。
　**❷**自覚症状が手袋靴下型ではなく髄節性分布を示す。

**❷アルコール性ニューロパチー**
　**❶**詳細な問診が重要。
　**❷**ビタミン $B_1$・$B_{12}$ 測定も参考になりうる。

**❸慢性炎症性脱髄性多発ニューロパチー(CIDP)**(⇨548頁)
　**❶**詳細な電気生理学的検査が必要。

❷免疫グロブリン大量静注療法が有効。

## 確定診断がつかないとき試みること

糖尿病性ニューロパチーの有病率は糖尿病罹病期間とともに増加するため，半年～1年後に再検討を行う。

# 遺伝性ニューロパチー
Hereditary Neuropathy

髙嶋 博　鹿児島大学大学院教授・脳神経内科・老年病学

(頻度) **ときどきみる**

## 診断のポイント

❶遺伝性ニューロパチーの病型としては，運動・感覚性の障害を呈する Charcot-Marie-Tooth 病（CMT）がほとんどであるが，他の病型として感覚・自律神経を主に障害される HSAN（hereditary sensory and autonomic neuropathy），遺伝性トランスサイレチン型（ATTRv）アミロイドーシスなどがある。
❷ CMT は，緩徐進行性で，通常小児期から成人期に発症する。
❸ CMT は，幼小児期から運動が苦手な例が多いが，成人期や老年期の発症も多く二峰性を呈する。
❹ CMT の臨床的重症度は多様であるが，両下肢遠位部の筋力低下・筋萎縮で発症する。
❺ HSAN は，無汗無痛症の症状や高度な感覚低下により，熱傷，骨髄炎，Charcot 関節などを呈する。
❻家族歴の詳細な聴取が重要であるが，孤発例も存在し，家族歴の有無で本症を否定してはならない。
❼ CMT の病型は，遺伝形式，正中神経伝導速度，原因遺伝子により決定される。

## 症候の診かた

❶ CMT では，下肢遠位筋優位部の筋力低下と筋萎縮が著しく，逆シャンパンボトル足や下垂足，鶏歩を呈する。軽症例では，筋萎縮がみられない場合もある。
❷ CMT では，凹足（pes cavus），ハンマー趾（hammer toe）などの足変形が高頻度にみられる。
❸ CMT では，手袋靴下型の感覚障害を呈するが，運動障害と比べて自覚症状は軽い。
❹ CMT では，四肢深部腱反射は早期から減弱ないし消失する。

❺ HSAN では，手指や足趾の繰り返す障害により，手指の切断や骨の変形がみられる。嗅覚低下，味覚低下などの感覚器の異常や発汗障害，排尿障害などの自律神経症状がみられる。

## 検査所見とその読みかた

❶末梢神経伝導検査：CMT を疑ったら実施すべき検査である。運動・感覚神経ともに，伝導速度の低下や振幅の減少が全般性に認められる。正中神経の運動神経伝導速度 38 m/秒以下の遅延が認められるものは脱髄型，それ以上では軸索型に分類される。HSAN では，感覚神経の異常をみることもあるが，検査が正常でも否定できない。
❷針筋電図検査：CMT では慢性脱神経所見（高振幅・長持続性運動単位）が主体で急性脱神経所見はまれ。
❸遺伝子検査：CMT の原因遺伝子は 80 以上あるが，脱髄型では *PMP22* 遺伝子の重複（CMT1A）が最多で外注委託検査で検査可能。軸索型では *MFN2* 変異（CMT2A）が最多である。CMT1A 以外の遺伝子検査は，研究的に鹿児島大学脳神経内科などで，HSAN などの類縁疾患を含めて網羅的な検査が行われている。
❹腓腹神経生検：脱髄型ではオニオンバルブ形成や髄鞘低形成，有髄神経線維の減少がみられる。軸索型で軸索変性がみられる。脱髄型の場合は CMT1A の遺伝子検査により確定可能であり，遺伝子検査が優先される。
❺常染色体顕性遺伝形式で脱髄型は CMT1，常染色体潜性遺伝形式で脱髄型は CMT4，常染色体顕性遺伝形式で軸索型は CMT2，常染色体潜性遺伝形式で軸索型は AR-CMT2，X 染色体性遺伝形式は CMTX とよばれる。その後遺伝子・座位の違いが，アルファベットで記載され，CMT1A などの詳細な病名が決定される。
❻足関節，膝関節の変形について手術適応がある場合も多く，足の外科医による定期的な診察も必要である。
❼（脳脊）髄液検査では，特に脱髄型では髄液蛋白の上昇を高頻度に認めるため，慢性炎症性脱髄性多発ニューロパチー（CIDP）との鑑別には用いることはできない。
❽軸索型では血清クレアチンキナーゼの異常をみることがある。
❾ MRI 検査では，神経根および末梢神経の肥厚，遠位筋の筋萎縮がとらえられる場合がある。

## 確定診断の決め手

**❶** 臨床経過，神経所見，電気生理所見，生検所見，遺伝子検査などを総合して診断を確定する。

**❷** 緩徐進行性の経過でポリニューロパチーを呈し，家族歴，幼小児期発症があれば，CMT の可能性が高い。

**❸** 詳細な病型確定には，遺伝子検査が必要。

**❹** トランスサイレチン(*TTR*)遺伝子の異常により起こる ATTRv アミロイドーシスの場合は感覚および自律神経障害が強いニューロパチーであるが，本症ではいくつかの治療薬が開発されており，早期診断と早期治療が望まれる

## 誤診しやすい疾患との鑑別ポイント

　緩徐進行性の末梢神経障害はすべて鑑別の対象となる。

**❶** 糖尿病性多発神経障害：common disease なので耐糖能の評価は必須である。運動障害より感覚障害のほうが強く，起立性低血圧などの自律神経障害をきたしやすい。

**❷** 慢性脱髄性多発ニューロパチー(CIDP)(⇨548頁)：成人発症で，比較的進行が早く，寛解増悪を繰り返す。家族歴はない。足関節の変形をきたす例はまれ。髄液蛋白上昇，MRI での神経根の肥厚所見は脱髄型 CMT と共通であり，鑑別は難しい。発症年齢，特に幼小児期からの運動能力の障害は CMT を示唆する。CMT には CIDP の合併がみられ，治療反応性が報告されている。

**❸** その他：アルコール性ニューロパチー，多巣性運動ニューロパチー(⇨549頁)，遠位型ミオパチー，脊髄性筋萎縮症(⇨1880頁)などを鑑別する。

## 確定診断がつかないとき試みること

**❶** 高齢発症で家族歴がなくても，遺伝子検査によって CMT が明らかになることがある。

**❷** 神経生検が他疾患との鑑別に有用な場合がある。

## 合併症・続発症の診断

**❶** CMT の病型によっては，中枢神経障害(難聴，小脳失調，錐体路徴候，脳梗塞様症状)を示す例がある。

**❷** CMT の重症例では，呼吸障害，嗄声，嚥下障害を呈する場合がある。

**❸** HSAN では，外傷や骨髄炎，四肢のみならず虫垂炎などの感染症の悪化に注意する。

## 予後判定の基準

**❶** Dejerine-Sottas 型などの重症例を除いて，生命予後はよい。病型がきわめて多様であり，進行を予測することは不可能である。最多の CMT1A に限っては，発症年齢が早いほど運動障害が重い傾向があるが，年単位の進行はわずかであることが判明している。

**❷** CMT では著明な神経伝導速度の低下を示すのにもかかわらず，症状が軽微もしくは無症状の例も存在する。このことから，神経伝導速度の低下の程度は機能予後を必ずしも規定せず，軸索変性の程度が機能予後を規定する。

## 経過観察のための検査・処置

**❶** 足部や膝部の変形，アライメントに注意し，手術適応について確認する。

**❷** 進行に伴い握力，筋力，振動覚，検査では複合筋活動電位(CMAP：compound muscle action potential)，感覚神経活動電位(SNAP：sensory nerve action potential)の低下がみられる。

## 治療法ワンポイント・メモ

**❶** エビデンスに基づいた原因治療はない。

**❷** ATTRv アミロイドーシスでは，核酸医薬品やトランスサイレチン四量体安定化薬などで治療される。

**❸** 継続的なリハビリテーションが，筋力維持や関節拘縮の予防に重要である。

**❹** CMT は，HAL(hybrid assistive limb)医療用下肢タイプが保険適用であり，リハビリテーションの一部として施行される。

**❺** 感覚障害の陽性症状(疼痛・しびれ)に対しては，抗てんかん薬や抗うつ薬などで症状緩和を期待できる。

**❻** HSAN では，熱傷や外傷を避けるように努力する。

**❼** 手術適応のポイント

　❶ CMT の足変形やアキレス腱の短縮には手術適応がある。

　❷ 内反凹足には足底解離術や中足骨切除術，尖足にはアキレス腱移行術，下垂足には後脛骨筋腱背側移行術などが適応になる。

## さらに知っておくと役立つこと

**❶** CMT の有病率は欧米ではおおよそ 2,500 人に 1

人，わが国では 5,000〜10,000 人に 1 人程度と推測されている。HSAN は，わが国では 100 万人に 1〜3 人程度。

**2** 下肢症状には，必要に応じて装具（足底板，膝足のサポーター，短下肢装具など）を用いるとよい。

**3** 国の指定難病である。

# POEMS（Crow・深瀬）症候群
## POEMS (Crow-Fukase) Syndrome

**桑原 聡** 千葉大学大学院教授・脳神経内科学

**頻度** **あまりみない**（人口 10 万対 0.3 人程度）

## 診断のポイント

**1** 多発ニューロパチー（四肢のしびれ感・筋力低下）に **2** 以下を伴う全身性疾患。

**2** 浮腫・胸腹水。

**3** M 蛋白血症。

**4** 血清血管内皮増殖因子（VEGF）値上昇。

## 症候の診かた

全身性疾患であることを認識する。

**1** 左右対称性・遠位部優位のしびれ感・筋力低下（多発ニューロパチー）：100％でみられる。

**2** 皮膚症状（色素沈着，剛毛，血管腫）：90％でみられる。

**3** 下腿浮腫，胸腹水：90％でみられる。

## 検査所見とその読みかた

**1** 単クローン性形質細胞増殖：血清 M 蛋白，骨髄生検，形質細胞腫で証明する。

**2** 末梢神経伝導検査：神経伝導速度低下を中心とする脱髄所見がみられる。

**3** 血清 VEGF 値上昇：1,000 pg/mL 以上が基準であり，100％で認められる。

**4** 骨硬化性病変：脊椎・骨盤に多く単純 X 線，CT で特徴的な骨硬化像がみられる。

**5** 脳脊髄液検査で蛋白細胞解離が認められる。

## 確定診断の決め手

3 項目の大基準（多発ニューロパチー，M 蛋白陽性，血清 VEGF 値上昇）をすべて満たし，小基準 4 項目〔浮腫・胸腹水，皮膚症状，臓器腫大（肝脾腫，リンパ節腫大），骨硬化性病変〕のうち 2 項目以上

があれば診断が確定する（診断基準）。

## 誤診しやすい疾患との鑑別ポイント

**1** 慢性炎症性脱髄性多発ニューロパチー（CIDP）（⇒548 頁）：自己免疫性脱髄性ニューロパチーの代表的疾患であり頻繁に誤診される。POEMS 症候群にみられる全身症状を欠くことに着目すれば鑑別できる。

**2** 原発性アミロイドーシス：多発ニューロパチー，M 蛋白を伴う全身性疾患である。皮膚症状・血清 VEGF 値上昇がないことから鑑別できる。

## 確定診断がつかないとき試みること

**1** 皮膚症状の 1 つである血管腫は 70％に認められ，生検にて糸球体様体血管腫の所見を呈する。この所見はほぼ POEMS 症候群に特異的であり，診断に有用である。

**2** 血清 M 蛋白が陰性の場合（約 10％），尿中 Bence Jones 蛋白陽性，骨髄生検における形質細胞の単クローン性所見が認められれば，形質細胞増殖の根拠となる。

## 合併症・続発症の診断

**1** 大量の胸腹水による多臓器不全がしばしば死因となる。

**2** 血栓・塞栓症（肺塞栓，脳梗塞，心筋梗塞）を合併しやすい。

**3** 右冠動脈れん縮による高度徐脈・心停止が起こることがある。

## 治療法ワンポイント・メモ

疾患の本体は形質細胞の単クローン性増殖とそれに伴う高サイトカイン血症であることから，多発性骨髄腫に対する治療が応用される。

**1** 免疫調節薬であるサリドマイドが 2021 年に本疾患に対して承認されている。

**2** 若年発症（65 歳以下）では自己末梢血幹細胞移植を伴うメルファラン大量化学療法が考慮される。

## さらに知っておくと役立つこと

**1** 国内患者数約 400 名の超希少疾患であるが，治療可能であり特徴的な全身症状を認識し，見逃さないことを心がける。

**2** 本疾患は国の指定難病となっているため，診断が確定したら臨床調査個人票を作成・難病申請を行い，治療費の公費負担を勧める。

# 単ニューロパチー
## Mononeuropathy

**畑中 裕己** 帝京大学病院教授・脳神経内科

　本項では「Bell 麻痺」と「動眼神経麻痺」について述べる。

[頻度]

**1** Bell 麻痺：年間発症率は 10 万人あたり 37.7 人。男女比はなく，70 歳以上にピークがあるとされる（BMJ Open 3: e003121, 2013）。85％は 3 週間以内に回復が始まる（Am J Otol 4: 107-111, 1982）。再発率は 6.5％である（Clin Otolaryngol 44: 305-312, 2019）。

**2** 動眼神経麻痺：年間発症率は 10 万人あたり 4 人。60 歳以上の発症率は未満よりも高かった（12.5 vs 1.7）。原因は推定微小血管が 42％，外傷 12％，新生物 11％，手術後 10％，動脈瘤による圧迫 6％。推定微小血管原因の動眼神経麻痺では 16％に瞳孔病変を認めるが，圧迫性動眼神経麻痺では 64％に瞳孔病変を認めた（JAMA Ophthalmol 135: 23-28, 2017）。

[GL] 標準的神経治療：Bell 麻痺（2019）

## 診断のポイント

**1** Bell 麻痺
❶原因不明の一側末梢性顔面神経障害の呼称。
❷急性発症，peak は 3〜7 日。
**2** 動眼神経麻痺：一側の動眼神経麻痺のみの症状。

## 緊急対応の判断基準

**1** Bell 麻痺：両側性の場合は Guillain-Barré 症候群などが鑑別にあがる。
**2** 動眼神経麻痺：瞳孔散大を呈した場合は IC-PC（internal carotid-posterior communicating）動脈瘤増大が疑われるため，至急脳神経外科にコンサルト，MRA などで確認が必要。側頭葉内側部に急性脳浮腫が発生すると鉤ヘルニアにより中脳が圧迫され対光反射の消失，瞳孔散大を呈する。迅速に減圧開頭術適応を検討する。

## 症候の診かた

**1** Bell 麻痺
❶前頭筋：両側支配であるため，中枢性の場合は不全麻痺であることが多い。
❷眼輪筋：瞬目，閉眼が弱くなる。閉眼しても健側と比較するとまつ毛を可視できる。

❸Bell 現象：眼輪筋を収縮させると通常は連合運動として，眼球は上転するが，閉鎖不全で，白目の下半分が見える現象で，中枢性が原因のときは認めない。
❹アブミ骨筋麻痺：鼓膜の緊張を緩和する効果が薄れ，麻痺側の聴覚が過敏となる。
❺味覚異常：舌前 3 分の 2 の味覚障害。
**2** 動眼神経麻痺
❶同側の眼瞼下垂。
❷複視：眼球外転および内下方以外の全方向への眼球運動麻痺。
❸瞳孔散大，対光および輻輳反射消失：糖尿病性では保たれる。
❹眼球の外斜視：外転筋は動眼神経支配でないため外転してしまう。

## 検査所見とその読みかた

**1** Bell 麻痺
❶MRI，CT では異常を認めない。
❷発症から 4〜14 日後以内に行う顔面神経伝導検査にて予後を予測する。複合筋活動電位（CMAP：compound muscle action potential）を健側と比較して 4 分の 1 以下になると 88％は不完全回復とされる（Cochrane Database Syst Rev 7: CD01942, 2016）。
❸ペア血清：単純ヘルペスウイルス I 型，帯状疱疹ウイルスを計測する。
**2** 動眼神経麻痺：一次性では画像異常が検出されないが，二次性の原因として MRA もしくは血管造影 CT で IC-PC 動脈瘤や脳浮腫による圧迫所見を認めることがある。

## 確定診断の決め手

**1** Bell 麻痺
❶前頭筋，口角の麻痺の突然発症。
❷複視，嚥下障害など他の脳神経症状を認めない。
**2** 動眼神経麻痺
❶一側外転筋麻痺・複視・一側眼瞼下垂の突然発症。
❷角膜反射，顔面知覚低下など他の脳神経症状を認めない。緩徐進行，日内変動の場合は他疾患を考える。

## 誤診しやすい疾患との鑑別ポイント

**1** Bell 麻痺
❶脳梗塞（⇨478 頁，480 頁，485 頁），多発性硬

化症(⇨538頁)など脳内病変：前頭筋は両側神経支配であり麻痺はごく軽度である。聴覚過敏，味覚障害を認めない。

❷ Ramsay Hunt 症候群：耳介，外耳道に水疱出現後に神経痛を生ずる。めまい，難聴を呈することがある。

❸両側性は Guillain-Barré 症候群(⇨546頁)やサルコイドーシス(⇨924頁)の確率が高く，四肢腱反射の低下や後者の場合は肺病変，血清 ACE 上昇などがあげられる。

② 動眼神経麻痺

❶ Tolosa-Hunt 症候群(⇨568頁)：眼窩後部の持続性疼痛と滑車神経，外転神経麻痺と三叉神経第一領域の感覚障害，造影 MRI での肉芽腫様病変を伴った海綿静脈洞の拡大所見。

❷脳梗塞・多発性硬化症：MLF 症候群でみられる核間性眼筋麻痺〔橋の内側縦束(MLF：medial longitudinal fasciculus)病変〕，輻輳時に内転麻痺を認めない。

❸ Fisher 症候群(⇨546頁)：症状は進行し四肢腱反射低下や運動失調が生ずる。血清抗 GQ1b 抗体陽性となる。

❹眼筋型重症筋無力症：日内変動を認めることが多い。

## 確定診断がつかないとき試みること

❶いずれも中枢性疾患の検索のため MRI，場合により造影を追加する。悪性リンパ腫，リウマチ系疾患，IgG4 関連疾患などの鑑別に脳脊髄液検査などの全身検索を行う。

❷重症筋無力症では抗体検査のほかに反復神経刺激法・単線維針筋電図などを脳神経内科医に依頼する。

## 合併症・続発症の診断

❶ Bell 麻痺後，筋力強化のため粗大な随意運動を行いすぎると過運動により患側表情筋に短縮が生じてしまうことがある。リハビリテーションのしすぎにより本来とは違う他の支配筋に過誤再支配となり病的連合運動が生ずると，安静時に表情筋が非対称性になり顔面拘縮，いわゆる「ひょっとこの顔」になることがある(J Clin Rehabil 29: 798-802, 2020)。顔面拘縮に対してはボツリヌスの注射で緩和する方法がある。

❷動眼神経麻痺発症後に対側や他の神経に症状が及ぶときは，全身疾患の可能性が高くなる。

## 予後判定の基準

❶ Bell 麻痺：発症 10〜14 日目の顔面神経伝導検査にて，患側の CMAP が健側の 20％以下の場合，予後不良とされている(Clin Otolaryngol 44: 305-312, 2019)。

② 動眼神経麻痺

❶鉤ヘルニアが認められる場合，減圧開頭手術をするかの迅速な判断が必要。

❷糖尿病性動眼神経麻痺であれば，予後は良好であるが糖尿病の他の合併症を確認する。

## 治療法ワンポイント・メモ

❶ Bell 麻痺

❶急性期には，できるだけ早期に副腎皮質ホルモンと抗ウイルス薬を開始する。重症度にかかわらず成人ではプレドニゾロン 50 mg/日を 10 日間，もしくは 60 mg/日を 5 日間投与し，その後 5 日で漸減終了する(エビデンスレベル Ia，推奨度 A)。抗ウイルス薬の併用(エビデンスレベル I，推奨度 B)はバラシクロビル 3,000 mg/日を 7 日間，アシクロビル 4,000 mg/日を 7 日間のエビデンスはあるが，新規帯状疱疹薬のエビデンスはまだ構築されていない(神経治療 36：619-634, 2019)。

❷急性期リハビリテーションは後遺症予防・軽減に留意してしわをよく伸ばす程度にとどめる。Bell 麻痺は 7 割は正常な表情に戻るが，残りは後遺症が残り，16％に異常な神経再支配が生じてしまう(Cochrane Datebase Syst Rev 7: CD1942, 2016)。

② 動眼神経麻痺

❶鉤ヘルニアによる場合：脳出血などでは脳神経外科的治療を検討する。

❷ IC-PC 動脈瘤による場合：脳神経外科に直ちにコンサルトをする。

❸糖尿病性動眼神経麻痺の場合：血糖コントロールなどを行う。

## さらに知っておくと役立つこと

❶顔面神経麻痺では 2 神経が障害される。顔面神経核を起始とする運動枝で顔面筋とアブミ骨筋を支配する狭義の顔面神経と，上唾液核と孤束核を起始とする副交感神経である中間神経である。中間神経は涙分泌に関与する大錐体神経と，舌前 3 分の 2 味覚に関与し顎下腺と舌下腺の分泌を促進する鼓索神

経より構成される。

**2** 上記症状の有無の診察より膝状神経節, 鼓索神経分岐部, 茎乳突孔を通過する前か後かを鑑別できる。

### 専門医へのコンサルト

Bell 麻痺後のリハビリテーションは重症と軽症では方針が違い, 電気刺激療法, 手術による神経管解放術についても行われている施設は少ない。審美的な心配がある場合は, 発症後早めのコンサルトが推奨される。

# 圧迫性ニューロパチー（手根管症候群を含む）

Compression Neuropathy (including Carpal Tunnel Syndrome)

**小池 春樹** 佐賀大学教授・脳神経内科

（頻度）**よくみる**

### 診断のポイント

**1** 主な圧迫・絞扼によるニューロパチーとして, 手根管症候群（正中神経）, 回内筋症候群（正中神経）, 前骨間神経麻痺（正中神経）, 肘部管症候群（尺骨神経）, Guyon 管症候群（尺骨神経）, 橈骨神経麻痺, 後骨間神経麻痺（橈骨神経）, 腓骨神経麻痺, 足根管症候群（脛骨神経）などがある。

**2** 感覚障害を伴うことが多いが, 前骨間神経麻痺や後骨間神経麻痺のように運動障害のみが生じるものもある。

**3** 診察所見とともに病歴を確認することが重要。

**4** 神経伝導検査は診断に有用。

### 症候の診かた

**1** 感覚障害や筋力低下が圧迫・絞扼された神経の支配に一致するかどうかを確認する。

**2** 症状は機械的圧迫または絞扼部位より遠位部に限局していることが多いが, 手根管症候群で前腕部から肘, さらには肩までしびれや痛みを自覚する（proximal symptoms）ことがあるなど, 近位部の症状を訴えることもある。

**3** 特徴的な病歴を聴取する。手根管症候群では, 夜間から早朝にかけてしびれ・痛みが増強, 運転や読書などの手を使う作業で増悪, 手を振ると改善する, など。橈骨神経麻痺では, いわゆるサタデーナイト

麻痺やハネムーン麻痺とよばれる腕枕をして就寝した際に生じることが有名であるが, 実際には飲酒後に酩酊状態となって寝た際に生じた圧迫が原因となることが多い。

**4** 誘発試験を行う。例えば, 手根管症候群では手根部を叩くと, その神経の支配部位にしびれが放散する Tinel 徴候, 手関節屈曲位保持でしびれが誘発される Phalen 徴候などがみられる。

**5** 正中神経の障害による母指球の萎縮（猿手）や尺骨神経の障害による母指球以外の手内筋の萎縮（鷲手）のように, 進行例では筋萎縮が目立つことが多い。

### 検査所見とその読みかた

**1** 神経伝導検査：圧迫・絞扼部位で伝導障害が生じる。例えば, 手根管症候群では正中神経の運動神経遠位潜時延長と感覚神経伝導速度低下がみられること, 肘部管症候群では肘より遠位部と比較して近位部での尺骨神経運動神経伝導速度低下がみられることで病態と診察から推定された診断を確認することができる。

**2** わが国では正座や胡座の習慣があり, 足甲部で深腓骨神経が潜在的に障害されていることが多い。このため, 腓骨神経の伝導検査では, 無症候でも短趾伸筋の複合筋活動電位が膝刺激と足甲刺激の両者ともに低下していることがある。

**3** 筋電図：圧迫部位によっては通常の神経伝導検査で特異的な異常所見をとらえられないこともあり, 例えば, 前骨間神経麻痺では支配筋の神経原性変化の有無を筋電図で評価することが診断に有用である。

**4** 超音波検査：圧迫されている神経の近位部での腫大が観察できる。

### 確定診断の決め手

**1** 典型的な圧迫・絞扼性ニューロパチーは病歴と診察所見から診断が可能であるが, より客観的な指標として電気生理学的検査が重要な位置を占めている。

**2** 電気生理学的検査の感度は高いが, 偽陽性も存在することを念頭におく。特に糖尿病患者では無症状でも絞扼部位に伝導障害がみられることが多い。

### 誤診しやすい疾患との鑑別ポイント

**1** 遺伝性圧脆弱性ニューロパチー：圧迫性ニューロパチーを繰り返す場合は本疾患を疑う必要がある。神経伝導検査では無症状の神経にも伝導障害がみら

れ，遺伝子検査では *PMP22* の欠失を認める。

**❷慢性炎症性脱髄性多発ニューロパチー**（⇨548頁）（CIDP：chronic inflammatory demyelinating poly-neuropathy）：典型的CIDPは四肢対称性・びまん性の筋力低下をきたすが，multifocal CIDP や focal CIDPのような亜型が存在することを念頭におく。神経伝導検査では圧迫と関係のない部位にも伝導障害がみられることが多く，脳脊髄液検査での蛋白細胞解離はCIDP診断の支持所見となる。

**❸多巣性運動ニューロパチー**：運動障害に限局したニューロパチーであり，神経伝導検査では伝導ブロックを認める。

## ▍確定診断がつかないとき試みること

**❶MRI検査**：脳梗塞などの中枢神経疾患や頸椎症・腰椎症などとの鑑別に有用であるだけでなく，神経の腫脹の有無や，神経を圧迫する病変の有無を含めた圧迫部位の形態を描出することも可能である。また，画像技術の進歩に伴い，MR neurographyとよばれる末梢神経を選択的に描出する撮影法が可能となり，CIDPなどの圧迫とは関係のない部位にも神経の腫大が生じる疾患との鑑別に有用であることが示唆されている。

**❷手根管症候群**では通常の神経伝導検査で陽性と判定できない異常所見を虫様筋-骨間筋比較法，環指比較法，母指比較法などの鋭敏な手法でとらえることが可能である。

# 神経痛（神経障害性疼痛）
## Neuralgia (Neuropathic Pain)

**髙橋 牧郎** 関西医科大学教授・神経難病医学講座

**頻度** よくみる

**GL** ・慢性疼痛診療ガイドライン（2021）
・標準的神経治療：三叉神経痛（2021）
・神経障害性疼痛薬物療法ガイドライン 改訂第2版（2016）．追補版（2022）

## ▍診断のポイント

**❶**末梢または中枢の体性感覚神経路の病変にて引き起こされる疼痛。

**❷**痛みは疼く，電気ショック様，灼熱感などと表現され，通常はしびれやヒリヒリ感を伴う。

**❸**疼痛領域は必ずしも損傷部位と同一ではなく，損傷された神経支配に沿うことが多い。

**❹**NSAIDsやシクロオキシゲナーゼ（COX）阻害薬に反応しにくい。

**❺**典型的三叉神経痛，舌咽神経痛にはトリガーポイントがあることが多い。

## ▍緊急対応の判断基準

**❶**突発的な急性の神経痛はくも膜下出血などの脳卒中，脊髄梗塞，癌の浸潤や血管炎症候群など重篤な疾患に伴うことがあり，MRI検査を可及的すみやかに行う必要がある。

**❷**三叉神経痛や舌咽神経痛の場合はMRI検査にて当該脳神経の血管との接触や腫大の有無を確認する。水痘・帯状疱疹ウイルス（VZV）などによる場合はすみやかに抗ウイルス薬を投与し，症状により副腎皮質ステロイドを併用する。

## ▍症候の診かた

**❶**痛みの範囲が解剖学的に神経支配に沿った領域で，かつ体性感覚神経系病変を示唆すれば，神経障害性疼痛の可能性が高い。

**❷**疼痛を説明する神経病変もしくは疾患を診断する検査（MRI，ウイルスPCR検査，電気生理検査など）の異常がみられる。

**❸**典型的三叉神経痛，舌咽神経痛にはトリガーポイントがあることが多い。カルバマゼピン，プレガバリンなどが奏効するが，血管の神経への圧迫があれば，微小血管減圧術も考慮する。

**❹**頭頸部痛，顔面痛は三叉神経，中間神経，舌咽・迷走神経，後頭神経により伝達される。神経痛の背景疾患の治療が優先されるが，器質的病変を伴わない場合，各種抗てんかん薬や鎮痛薬が奏効する。

**❺**VZVによる神経痛では急性期にデルマトームに沿った皮疹，水疱がみられる。特にRamsay Hunt症候群では末梢性顔面神経麻痺，耳介水疱，耳痛，時に軟口蓋や舌の水疱がみられ，アシクロビル，ステロイド併用療法が奏効する。

**❻**舌咽神経痛はまれであるが，高齢者にみられ，口蓋扁桃をトリガーとし嚥下などで誘発される電撃痛で，徐脈，失神，心停止など迷走神経刺激症状が同時に出現することがある。

## ▍検査所見とその読みかた

**❶**MRI画像検査
　**❶**疼痛の神経支配領域に一致した局在神経の評価を行う。

❷炎症性・腫瘍性疾患では MRI 造影 T1 強調画像や拡散強調画像が役立つことがある。

❸くも膜下出血では T2* 低信号の脳表へモシデリン沈着がみられるが，脳動脈瘤や血管奇形などの有無を確認する。

❹障害神経根や脊髄，脳神経近位部などを詳細に観察し，障害神経腫大の有無，左右差などに着目する。

**❷血液，脳脊髄液検査**

❶軽度のくも膜下出血や炎症性疾患が疑われる場合は髄液検査を行い，細胞数，蛋白などの上昇の有無を確認する。

❷ Guillain-Barré 症候群では蛋白細胞解離がしばしばみられる。

❸ VZV による神経痛は比較的頻度が高いので，VZV 抗体価の上昇や髄液 PCR 検査を行う。

**❸電気生理学的検査，腓腹神経生検**

❶顕微鏡的多発血管炎，好酸球性肉芽腫性血管炎などでは多発性単神経炎の所見がみられる。

❷障害神経の神経伝導検査を行い，下肢の症状が強い場合は腓腹神経生検も検討する。

## 確定診断の決め手

❶ MRI にて障害支配神経の信号異常。

❷ NSAIDs などの鎮痛薬の効果は乏しく，急性期を過ぎたあとも慢性疼痛として残存。

❸ VZV によるものは障害神経に沿った皮疹，水疱の出現，血清／髄液 VZV 抗体価の上昇。

❹腓腹神経生検による原因の同定（炎症性，中毒性，薬剤性，遺伝性ニューロパチーの有無）。

## 誤診しやすい疾患との鑑別ポイント

### ❶侵害受容性疼痛

❶疼痛は局所的であり，神経支配に一致しない。

❷痛みは損傷組織が治癒すると消失する。

❸ NSAIDs などの鎮痛薬によく反応する。

❹整形外科疾患（関節リウマチ，変形性膝関節症，肩関節周囲炎など）に伴うことが多く，関節可動域制限がみられ，運動時に疼痛が増悪する。

## 確定診断がつかないとき試みること

炎症性末梢神経痛の場合，神経超音波検査にて神経肥厚が同定されることがあり，長軸，短軸面で左右末梢神経の径・断面積を比較する。

## 合併症・続発症の診断

❶多発性単神経障害による神経痛は血管炎症候群（顕微鏡的多発血管炎，好酸球性肉芽腫性血管炎など），サルコイドーシス，悪性リンパ腫などの腫瘍性疾患が潜在することがある。必要に応じて各種血管炎マーカー（MPO-ANCA，PR3-ANCA など），血液検査（好酸球数，ACE，sIL-2R，腫瘍マーカーなど）をチェックする。

❷多発性神経障害の原因には代謝性（糖尿病，アルコール，アミロイドーシス，脚気，ペラグラなど），薬物性（抗レトロウイルス薬，シスプラチン，オキサリプラチン，サリドマイド，ビンクリスチン，タキソイドなど），中毒性（アクリルアミド，ヒ素，タリウムなど），遺伝性（家族性アミロイド神経障害，Fabry 病・Charcot-Marie-Tooth 病など），多発性骨髄腫（POEMS 症候群など）があり，中枢性疼痛をきたすものには脳卒中（脳幹，視床），多発性硬化症，外傷性脊髄損傷，腫瘍，膿瘍，てんかん，Parkinson 病（ドパミン枯渇による）などがあげられる。

## 予後判定の基準

❶悪性疾患に伴う神経痛は予後不良なものが多いが，血管炎症候群や免疫疾患に伴うものはステロイド，大量γグロブリン，血漿交換，免疫抑制薬などにより寛解する。

❷三叉神経痛，舌咽神経痛で VZV によるものではアシクロビルなど抗ウイルス薬にて寛解する。

❸しかし，いずれも治療が遅れれば後遺症としての神経障害性疼痛を後遺する。

## 経過観察のための検査・処置

❶障害神経の炎症性肥厚があれば，MRI や超音波検査で障害神経の断面積，径などをフォローする。

❷神経伝導検査にて感覚神経誘発電位の導出を確認する。

## 治療法ワンポイント・メモ

❶急性発症の神経痛で原因疾患の究明に時間を要する場合はまず副腎皮質ステロイドの投与を考慮し，原因が判明すれば，原疾患に応じた治療を併用する。

❷後遺症としての神経障害性疼痛にはプレガバリン，ミロガバリンなどの $Ca^{2+}$ チャネル遮断薬投与を行う。

❸痛みは主観的なものであるが，VAS（visual analogue scale）などを用いた客観的評価を行い，薬物治

療効果を判定する。

## さらに知っておくと役立つこと

慢性の神経痛は抑うつを併発することも多く，少量の三環系抗うつ薬や選択的セロトニン再取り込み阻害薬（SSRI），セロトニン・ノルアドレナリン再取り込み阻害薬（SNRI）の併用が有効な場合がある。三叉神経痛，舌咽神経痛にはカルバマゼピンも有効である。

## 専門医へのコンサルト

原因不明の神経痛には初期対応と後遺症としての神経障害性疼痛への対応の両者が求められる。脳神経内科をはじめペインクリニック，麻酔科，整形外科，心療内科，精神科など痛みのエキスパートへの早期の紹介が患者の QOL を左右する。

# 血管炎性ニューロパチー
## Vasculitic Neuropathy

**小平 農** 信州大学医学部附属病院・脳神経内科，リウマチ・膠原病内科講師

**頻度** あまりみない

## 診断のポイント

❶急性から亜急性の経過。
❷疼痛を伴う軸索障害型多発単神経障害。
❸発熱，呼吸器症状，腎障害，皮疹，関節痛などの併発。
❹血管炎症候群のなかでも顕微鏡的多発血管炎（MPA：microscopic polyangiitis），好酸球性多発血管炎性肉芽腫症（EGPA：eosinophilic granulomatosis with polyangiitis），多発血管炎性肉芽腫症（GPA：granulomatosis with polyangiitis）などの小血管炎を引き起こす ANCA（antineutrophil cytoplasmic antibody）関連血管炎が基礎疾患となることが多い（Lancet Neurol 13: 67-82, 2014）。

## 症候の診かた

❶感覚障害：急性から亜急性に出現，進行し，疼痛を高率に伴う。四肢に出現しうるが，上肢より下肢での頻度が高く，病初期を中心に左右差を認めることが多い。
❷運動障害：急性から亜急性に出現，進行し，上肢より下肢での頻度が高く，病初期を中心に左右差を認めることが多い。特に総腓骨神経が障害されやすく，下垂足を呈することが多い。

## 検査所見とその読みかた

❶血液検査：末梢血白血球数の上昇（EGPA では好酸球数増加）や CRP の上昇，血沈の亢進，MPO-ANCA・PR3-ANCA 陽性（30〜90％）（Lancet Neurol 13: 67-82, 2014）。
❷末梢神経伝導検査：神経障害の程度を反映した神経間や左右差の目立つ軸索障害に伴う複合筋活動電位振幅および感覚神経活動電位振幅の低下。
❸末梢神経生検：神経束内および神経束ごとに程度の差がある急性の軸索障害および小血管の血管炎。

## 確定診断の決め手

❶急性から亜急性に出現，進行し，痛みを伴う軸索障害型多発単神経障害。
❷末梢神経もしくは他の罹患臓器の生検による血管炎の病理学的証明。

## 誤診しやすい疾患との鑑別ポイント

❶腰部脊柱管狭窄症（⇨ 1437 頁）や腰椎椎間板ヘルニア（⇨ 1431 頁）などの腰椎疾患
　❶ Lasègue 徴候陽性や MRI での圧迫病変に対応した神経障害。
　❷炎症反応陰性。
　❸末梢神経伝導検査で感覚神経活動電位振幅の低下なし。

## 確定診断がつかないとき試みること

初回生検部位以外の罹患臓器からの生検による血管炎の病理学的証明。

## 合併症・続発症の診断

❶呼吸器疾患：MPA では間質性肺炎が多く，EGPA では気管支喘息を高率に認め，GPA では多発結節性病変を合併する。
❷アレルギー疾患：EGPA ではアレルギー性鼻炎の合併が多い。
❸腎障害：MPA や GPA では急速進行性糸球体腎炎を合併することが多い。
❹関節痛，皮疹：それぞれ半数程度の症例で合併する（Lancet Neurol 13: 67-82, 2014）。

## 予後判定の基準

診断や治療介入が遅れた場合や，重度の筋力低下，

筋萎縮を呈した場合には機能予後が不良である。

### 経過観察のための検査・処置

経過観察中は CRP や血沈などの炎症反応の陰性化を維持することが重要である。

### 治療法ワンポイント・メモ

❶薬物療法：大量ステロイド投与による初期治療に加えて，基礎疾患や重症度に応じてシクロホスファミドパルス療法，免疫抑制薬，免疫グロブリン大量静注療法などの追加を検討する。
❷リハビリテーション：全身状態が落ち着いていれば，発症早期よりリハビリテーションを開始する。後遺症が残る場合にはリハビリテーションの継続や装具の作製，利用も検討していく。

### さらに知っておくと役立つこと

血管炎性ニューロパチーの基礎疾患として多い MPA，EGPA，GPA は指定難病である。診断確定後は直ちに臨床調査個人票を作成し，治療費の公費負担申請を行う。また，四肢の強い運動障害などを後遺した際には身体障害者手帳（肢体不自由）の申請を行い，医療や福祉面でのサポートを行っていく。

### 専門医へのコンサルト

血管炎性ニューロパチーは血管炎に伴う末梢神経栄養血管の閉塞による末梢神経虚血が病態の本体である。診断や治療介入が遅れた場合には，運動麻痺や痛みを中心とする感覚障害などを後遺することが多い神経緊急疾患の１つであることから，血管性ニューロパチーを疑った際にはすみやかに脳神経内科へコンサルトを行う必要がある。

# アミロイドニューロパチー
Amyloid Neuropathy

**植田 光晴** 熊本大学大学院教授・脳神経内科学

(頻度) あまりみない

### 診断のポイント

❶軸索障害型ポリニューロパチー：病初期は，下肢末梢優位の異常感覚，痛み，感覚低下。
❷多彩な自律神経障害：起立性低血圧，消化管障害，排尿障害など。

❸本症の家族歴（遺伝性の場合）。
❹他の臓器障害（心，腎，眼など）併発。
❺組織生検でアミロイド沈着の確認および病型診断：トランスサイレチン（ATTR）アミロイドーシス，免疫グロブリン性（AL）アミロイドーシス，ゲルソリンアミロイドーシスなど病型により治療法や予後が異なる。

### 症候の診かた

❶末梢神経障害：下肢遠位部に強い感覚障害を認める。特に足趾，足背の温痛覚低下，異常感覚に注意する。左右差は目立たない場合が多い。
❷自律神経障害：起立性低血圧，水様性下痢，交代性の下痢・便秘，排尿障害，勃起障害などの有無を確認する。
❸手根管症候群：本症により手根管症候群を生じる場合がある。
❹ゲルソリンアミロイドーシスの場合は，顔面神経麻痺を中心とした脳神経障害，皮膚弛緩症，格子状角膜ジストロフィーが主な症候である。

### 検査所見とその読みかた

❶スクリーニング検査：神経診察により末梢神経障害の評価，M 蛋白の精査〔免疫固定法（IFE），遊離軽鎖，尿中 Bence Jones 蛋白（BJP）〕，心障害の精査（心電図，BNP，心筋トロポニン T など），腎障害の精査（蛋白尿）を検討する。
❷神経伝導検査：軸索障害主体の所見を認めるが，病初期には異常所見が検出されにくい場合がある。
❸*TTR* 遺伝子検査：遺伝性 ATTR アミロイドーシスが疑われる場合は，遺伝カウンセリングを行ったうえで *TTR* 遺伝子検査（保険適用）を検討する。
❹ピロリン酸心筋シンチグラフィ：ATTR アミロイドーシスによる心病変の検出に優れている。
❺MIBG 心筋シンチグラフィ：本症による心臓交感神経機能障害の精査に用いられる。

### 確定診断の決め手

❶本症の確定診断には病理学的にアミロイド沈着の確認および原因蛋白質の同定によるアミロイド・タイピングが必要である。ATTR アミロイドーシスの場合は，確定診断に *TTR* 遺伝子検査が必要である。
❷アミロイドーシスに関する調査研究班の診断基準（2020 年）を参照し診断を行う。

## 誤診しやすい疾患との鑑別ポイント

❶本症は，慢性炎症性脱髄性多発ニューロパチー（CIDP）（⇨548頁），糖尿病性ニューロパチー（⇨556頁），手根管症候群（⇨563頁），腰部脊柱管狭窄症（⇨1437頁）と誤診されることが多い。

❷各種の治療反応性が不良で症状が進行傾向の場合は，本症を含めて鑑別疾患を見直す必要がある。

## 確定診断がつかないとき試みること

❶組織生検でアミロイド沈着が検出されない場合は部位（皮膚，皮下脂肪，消化管，神経，心筋など）や時期を変えて積極的に病理学的検索を繰り返すことが診断につながる場合がある。

❷生検による精査が困難な場合は，画像診断や遺伝子検査を併用し総合的に診断を行う。

## 合併症・続発症の診断

❶心アミロイドーシス：心障害を併発する場合が多い。日本循環器学会「心アミロイドーシス診療ガイドライン」を参照する。

❷腎アミロイドーシス：AL アミロイドーシスの場合は腎障害を併発する場合がある。蛋白尿，ネフローゼ症候群を含めた精査を考慮する。

❸眼アミロイドーシス：遺伝性 ATTR アミロイドーシスの場合は，硝子体混濁，ドライアイ，緑内障を生じるため，定期的（年1回以上）な精査が必要である。

## 治療法ワンポイント・メモ

❶疾患修飾療法：アミロイドーシスの病型により治療法が異なる。遺伝性 ATTR アミロイドーシスに対しては，核酸医薬（*TTR gene silencing*），TTR 四量体安定化薬の使用を考慮する。AL アミロイドーシスの場合は血液内科へコンサルトし CD38 を標的とする分子標的薬の使用を検討する。

❷対症療法：神経障害性疼痛，多様な自律神経障害，他の臓器障害（手根管症候群，心障害，腎障害，眼障害など）に対する対症療法を検討する。

## 専門医へのコンサルト

本症の診断，治療方針に迷う場合は専門医療機関へのコンサルトを考慮する。

# Tolosa-Hunt 症候群
### Tolosa-Hunt Syndrome

進藤 克郎　倉敷中央病院・脳神経内科主任部長（岡山）

**頻度** ときどきみる

## 診断のポイント

❶急性発症の前額部痛（三叉神経第一枝痛）と複視。

❷三叉神経第一枝痛領域の感覚障害と片眼性外眼筋麻痺。

❸頭部 MRI による，海綿静脈洞あるいは上眼窩裂に腫瘤を認め，同時に動脈瘤切迫破裂・腫瘍・鼻性眼症（副鼻腔炎の浸潤）・膿瘍の除外が可能。

## 症候の診かた

❶一側の三叉神経第一枝（$V_1$）領域の激しい疼痛があり，眼周囲，前額部から前頭部・頭頂部にかけての痛みを訴える。疼痛部位はティッシュペーパーなどの接触で違和感を訴える。

❷動眼神経（Ⅲ）・滑車神経（Ⅳ）・外転神経（Ⅵ）障害のため，外眼筋麻痺による眼球運動障害から複視を生じる。動眼神経麻痺による内眼筋麻痺から散瞳を生じることもある。

❸Ⅲ・Ⅳ・$V_1$・Ⅵの障害が生じることから，海綿静脈洞症候群あるいは上眼窩裂症候群をきたすが不全型も多い。

❹まれに視神経（Ⅱ），顔面神経（Ⅶ），内耳神経（Ⅷ）の障害をきたすこともある。

## 検査所見とその読みかた

❶海綿静脈洞あるいは上眼窩裂に炎症性肉芽腫病変が存在し，これが生検で証明されれば確定。

❷MRI にて，海綿静脈洞あるいは上眼窩裂に造影効果を伴った典型的異常が同定されれば診断は容易であるが，非典型的であれば時に生検を要する。

❸動脈瘤切迫破裂・腫瘍・鼻性眼症（副鼻腔炎の浸潤）・膿瘍を除外するため早急な MRI 検査が必須である。

❹感染・腫瘍の除外も必須である。

## 確定診断の決め手

❶急性発症の一側性眼周囲痛。

❷同側の眼球運動障害。

❸頭部 MRI における海綿静脈洞あるいは上眼窩裂の造影異常所見。

④脳脊髄液で腫瘍・感染を示唆する結果の不存在。

### 誤診しやすい疾患との鑑別ポイント

❶動脈瘤・腫瘍・鼻性眼症・膿瘍が重要で，多くはMRIで鑑別可能であるが，腫瘍・膿瘍などは生検が必要となることもある。
❷ペースメーカ接着などでMRI不可の場合は，CT・アンギオなどで動脈瘤切迫破裂・副鼻腔炎(⇨1606頁)の除外を行い，感染に留意しながら，ステロイドの反応で判断することもある。

### 確定診断がつかないとき試みること

疼痛が強い場合あるいは複視のため日常生活に支障がある場合は，感染・腫瘍などの除外を行ったうえで，少量のステロイドへの反応をみてみることもある。

### 合併症・続発症の診断

通常はステロイド加療72時間以内に疼痛はほぼ改善し，複視も改善傾向が明らかになるが，経過が定型的でない場合，診断の再検討が必要である。

### 経過観察のための検査・処置

症状消失までは頻回の経過観察を行い，症状増悪の際は診断の再検討を行う。

### 治療法ワンポイント・メモ

少量のステロイドにてすみやかに疼痛は改善し，眼球運動障害の改善は数日を要する。

### 専門医へのコンサルト

非定型的経過であればすみやかに専門医へのコンサルトが望まれる。

# 周期性四肢麻痺
## Periodic Paralysis

髙橋 正紀　大阪大学大学院教授・臨床神経生理学

頻度 あまりみない

### 診断のポイント

❶発作性に繰り返す下肢優位の筋力低下。
❷甲状腺機能亢進症によるものがほとんど。
❸麻痺発作時に血清カリウム異常をみることが多い。

④低カリウム性は運動，高炭水化物食，高カリウム性は寒冷，運動後の安静が発作誘因となる。
⑤家族歴，遺伝性のものは常染色体性顕性遺伝。

### 緊急対応の判断基準

高度のカリウム異常の場合は致死的不整脈の可能性があり，入院観察が必要である。

### 症候の診かた

❶麻痺発作：両側対称性で下肢優位の四肢麻痺。呼吸筋が著明に侵されることはまれ。
❷筋強直：高カリウム性では眼瞼・手指などにミオトニー現象を認めることがある。
❸他の神経徴候がない：感覚障害，失調などはない。
④頻脈・甲状腺腫大：原因として最も頻度の高い甲状腺機能亢進症の症状を確認する。

### 検査所見とその読みかた

❶血清カリウム：麻痺発作時に低値あるいは高値のことが多いが，極期でなければ正常，回復期では逆方向に変化することもある。
❷二次性の鑑別：甲状腺($FT_4$, TSAbなど)，血清電解質($Na^+$, $K^+$, $Ca^{2+}$, $Mg^{2+}$など)，レニン，アルドステロン。
❸心電図：麻痺発作時の不整脈のチェック。後述のAndersen-Tawil症候群では間欠期でもU波が特徴的である。

### 確定診断の決め手

❶反復する麻痺発作。
❷血清カリウム異常。
❸二次性をきたす基礎疾患・薬剤の確認。

### 誤診しやすい疾患との鑑別ポイント

❶重症筋無力症(⇨552頁)
　❶日内・日差変動を伴う易疲労性。
　❷眼瞼下垂，複視。
　❸抗アセチルコリン受容体抗体陽性。
❷反復発作性運動失調症
　❶眼振，失調症状。
　❷頭部CT, MRIで小脳萎縮。

### 確定診断がつかないとき試みること

❶神経生理検査：運動後の複合筋活動電位振幅の低下(prolonged exercise test)が，麻痺の生理学的再現として有用。

569

❷遺伝学的検査：家族歴を認めるなど，遺伝性が疑われる場合に行う。

### 合併症・続発症の診断

❶不整脈：Andersen-Tawil 症候群では周期性四肢麻痺，小骨格奇形，不整脈・心電図異常を認める。
❷ミオパチー：麻痺発作は中年以降減るが，遺伝性では永続的な筋力低下を認めることが多い。

### 治療法ワンポイント・メモ

❶基礎疾患の治療：甲状腺機能亢進症，腎機能異常，薬剤性など二次性では基礎疾患を治療する。
❷生活指導：過食，過度の運動，寒冷刺激などの誘因を避ける。
❸カリウムの補充：低カリウム性の場合は発作時・間欠期ともにカリウムの補充が有用であるが，経口摂取が原則。
❹アセタゾラミド：高カリウム性・低カリウム性の両方の発作を予防（保険適用外）。

### さらに知っておくと役立つこと

❶甲状腺機能亢進症に伴う低カリウム性周期性四肢麻痺はほとんどが男性である。
❷遺伝性のものは国の指定難病 115 であり，基準を満たせば医療費助成がある。

### 専門医へのコンサルト

Andersen-Tawil 症候群を疑う場合は，必ず循環器内科にコンサルトする。神経生理検査，遺伝学的検査についても脳神経内科などにコンサルトのうえ行う。

# ミトコンドリア病

Mitochondrial Disease

小坂 仁　自治医科大学教授・小児科学

(頻度) **ときどきみる**（出生 5,000 人あたり 1 人，10 万人に 9〜16 人）。

### 診断のポイント

表1 にミトコンドリア病でよくみられる症状を示す。

**表1 ミトコンドリア病でよくみられる症状**

| | |
|---|---|
| 中枢神経 | てんかん発作，ミオクローヌス，失調，脳卒中様症状，嚥下障害，知能低下，片頭痛，精神症状（抑うつなど），ジストニア，ミエロパチー |
| 骨格筋 | 筋力低下，易疲労性，高 CK 血症，ミオパチー |
| 心臓 | 伝導障害，Wolff-Parkinson-White（WPW）症候群，心筋症，肺高血圧症 |
| 眼 | 視神経萎縮，外眼筋麻痺，網膜色素変性 |
| 肝 | 肝機能障害，肝不全 |
| 腎 | Fanconi 症候群，尿細管機能障害，糸球体病変，ミオグロビン尿 |
| 膵 | 糖尿病，外分泌不全 |
| 血液 | 鉄芽球性貧血，汎血球減少症 |
| 内耳 | 感音難聴 |
| 大腸・小腸 | 下痢，便秘 |
| 皮膚 | 発汗低下，多毛 |
| 内分泌腺 | 低身長，低カルシウム血症 |

❶エネルギー需要の高い，中枢神経系，骨格筋・心臓障害
　❶中枢神経系症状：脳卒中様症状，けいれん，小脳性運動失調，ミオクローヌス，精神症状（抑うつ），視力低下など。
　❷骨格筋・心筋障害：進行性筋力低下，筋肉痛，運動不耐，眼瞼下垂，眼球運動障害，心筋症（緻密化障害），伝導障害，Wolff-Parkinson-White（WPW）症候群。
❷易疲労性，感音難聴，網膜色素変性症，低身長，糖尿病，体重増加不良，性腺機能低下，肝機能障害，多毛など。
❸血中・（脳脊）髄液中の乳酸高値。母系遺伝を示唆する家族歴（ミトコンドリア遺伝子異常の場合。核遺伝子異常の場合は当てはまらないことに注意）。

### 緊急対応の判断基準

❶感染や嘔吐・下痢，脱水などを契機とし，重篤な代謝性（乳酸性）アシドーシスをきたした場合：重炭酸リンゲル液で点滴を確保し，脱水の補正を行う（乳酸リンゲル液，酢酸リンゲル液と異なり，代謝を受けずに重炭酸イオンの補充が可能）。炭酸水素ナトリウムを適宜使用。
❷意識障害，てんかん重積症，脳卒中様発作：けいれん発作への対応を行い，脳卒中様発作では，アルギニンの静注を行う。

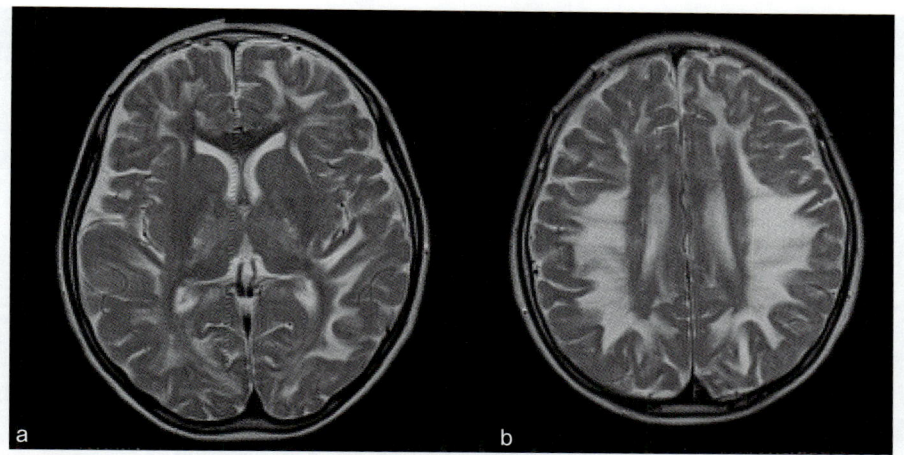

**図1** CPEO の頭部 MRI

12 歳女児。徐々に進行する，眼瞼下垂・眼球運動障害あり。頭部 MRI ではびまん性の大脳白質および一部の皮質，内包に高信号を認める（a，b）。

## 症候の診かた

**1** 病型別の症候の特徴：4 つの病型が代表的であるが，境界例もある。

**❶** 慢性進行性外眼筋麻痺（CPEO：chronic progressive external ophthalmoplegia）：進行性の眼瞼下垂，全方向性眼球運動障害を呈する。心伝導障害と網膜色素変性症を合併するものを Kearns-Sayre 症候群という。徐々に進行する眼瞼下垂，全方向性の眼球運動障害が特徴で，患者は複視を訴えないことが多い。髄液蛋白の上昇（＞100 mg/dL）が特徴的である。mtDNA の単一大欠失による CPEO は通常孤発性である。

**❷** ミトコンドリア筋症・脳症・乳酸アシドーシス・脳卒中様発作症候群（MELAS：mitochondrial myopathy, encephalopathy, lactic acidosis, and stroke-like episode）：脳卒中様発作，てんかん，反復する頭痛，精神症状，ミオパチー，高乳酸血症に，難聴・低身長・糖尿病・心筋症などを特徴とする。やせ，多毛を認めることが多い。消化器系では，便秘，下痢，胃運動障害，周期性嘔吐症，繰り返す膵炎などの報告がある。偽性腸閉塞が 40％にみられる。

**❸** 赤色ぼろ線維（RRF：ragged-red fiber）を伴うミオクローヌスてんかん（MERRF：myoclonus epilepsy associated with ragged-red fibers）：進行性ミオクローヌスてんかんの臨床像をとり，ミオクローヌス，てんかん，運動失調，ミオパチー（筋力

低下），感音難聴，認知機能障害，小脳・脳幹・大脳皮質の萎縮を認め，小児期から中年期に発症する。

**❹** Leigh 脳症：主として乳幼児期に発症し，基底核，脳幹の壊死性病変に対応した，慢性進行性の運動・知的機能の遅延および退行を呈する。感染などを契機に段階的に症状が悪化し，慢性に進行する。

## 検査所見とその読みかた

**1** 血中・髄液中の乳酸・ピルビン酸測定：血中乳酸値＞20 mg/dL（2.1 mM），安静時測定。10〜20％の患者では高乳酸血症を欠く。血中よりも髄液中の乳酸値が高いことは重要な所見となる。

**2** 脳 MRI：CPEO ではびまん性白質異常を認める（図1）。MELAS の脳卒中様発作急性期では，大脳後部を中心とし，大脳皮質に血管支配に一致しない異常信号域を認める（図2）。Leigh 脳症では脳幹，大脳基底核，視床に両側対称性の壊死性病変を認める（図3）。MR スペクトロスコピーでは，乳酸値の上昇，*N*-acetyl-L-aspartate（NAA）の低下をみる。

**3** 呼吸鎖酵素活性：皮膚線維芽細胞もしくは罹患臓器（筋・肝臓など）で低下する。

**4** 遺伝子検査

**❶** CPEO では mtDNA の単一大欠失，MELAS と MERRF では点変異（前者では m.3243A＞G，後者では m.8344A＞G が約 70〜80％を占める）が原因であるが，末梢血白血球では変異が検出されない

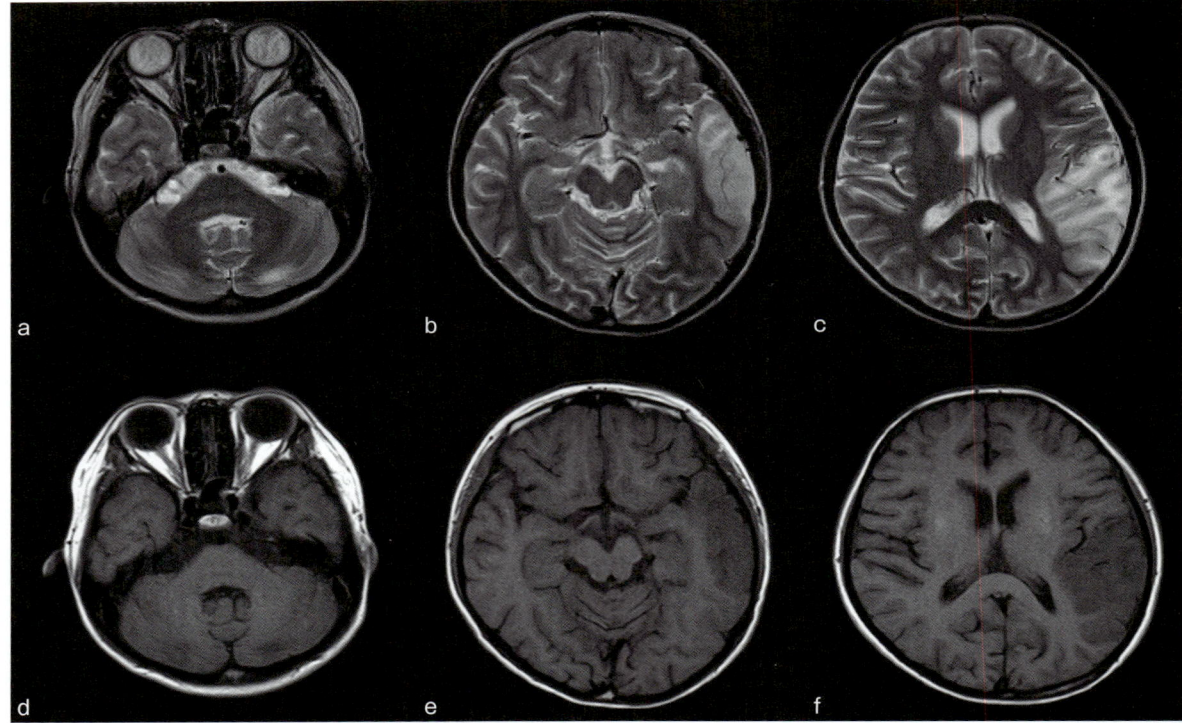

**図2** MELAS の脳卒中様発作時の頭部 MRI

20 歳女性（m.3243A＞G）。発熱に伴い頭痛，右上下肢麻痺，焦点起始全般強直間代発作で発症。病変部位は T2 強調画像で高信号，T1 では低信号となっている。各部位での病変を示す：小脳半球（a，d），左大脳側頭（b，e）・頭頂部（c，f）。

ことがある。その場合ヘテロプラスミー率の高い筋組織・尿沈渣などを用いて遺伝子検査を行う。

❷ Leigh 脳症では，核遺伝子の異常の割合が多く，パネルシークエンスが保険収載されている。

**5** 筋生検検査：骨格筋病理における，シトクロム c 酸化酵素活性低下，赤色ぼろ線維（Gomori trichrome 変法染色），コハク酸脱水素酵素活性の高い血管，電子顕微鏡によるミトコンドリア病理学的異常など。近年では遺伝子検査の重要性が増している。

### 確定診断の決め手

**1** 遺伝子検査により mtDNA や核遺伝子に既知の病因変異が同定される。

**2** 筋生検でミトコンドリアの病理異常所見を認める。

**3** 生化学検査でミトコンドリア関連酵素活性の欠損を認める。

**4** MELAS と Leigh 脳症については診断基準が策定されている。

### 誤診しやすい疾患との鑑別ポイント

**1** 眼瞼下垂や眼球運動障害を呈する場合

❶ 重症筋無力症（⇨ 552 頁）：日内変動，テンシロンテスト，抗アセチルコリン受容体抗体，反復刺激誘発筋電図，で鑑別。

❷ 眼咽頭型筋ジストロフィー，筋強直性ジストロフィー（⇨ 577 頁）：家族歴，針筋電図，ミオトニア現象，遺伝子検査で鑑別。

**2** 脳卒中様発作：若年性脳梗塞をきたすもやもや病（⇨ 509 頁），抗リン脂質抗体症候群（⇨ 1174 頁），posterior reversible encephalopathy syndrome（PRES）（⇨ 501 頁）などの疾患を鑑別。

**3** 小脳性運動失調を呈する場合：脊髄小脳変性症（⇨ 589 頁）を鑑別。

**4** ミオクローヌスを呈する場合：他の進行性ミオクローヌスてんかんを呈する疾患を鑑別。

**5** 頻度はまれであるが，治療可能な疾患：ピルビン酸脱水素酵素複合体欠損症，チアミン代謝異常症候群，コエンザイム Q10 代謝関連などは鑑別する必

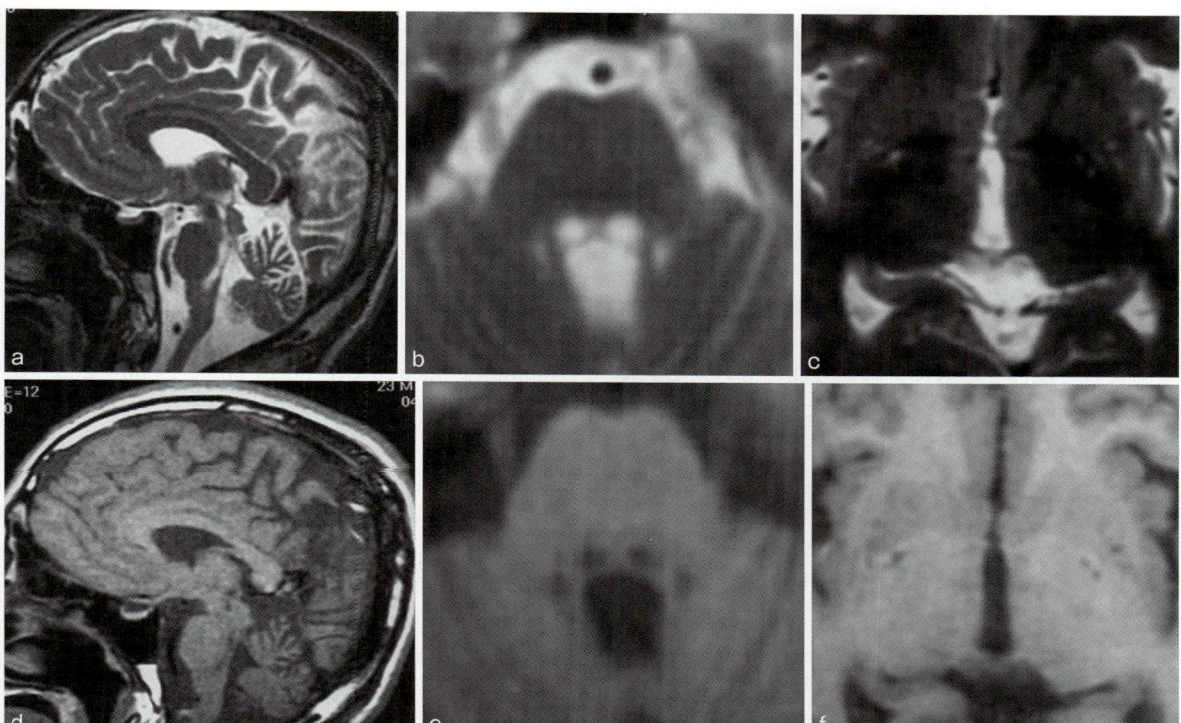

**図3** Leigh 脳症の急性増悪時頭部 MRI

24 歳男性（SURFI 変異による呼吸鎖複合体 IV 欠損）。失調性呼吸，嚥下困難，傾眠傾向，呼吸停止にて発症。小脳萎縮に加え T2 強調画像で高信号，T1 では低信号病変を認める〔矢状断での小脳萎縮(a, d)，橋被蓋病変(b, e)・基底核；視床，淡層球，被殻病変(c, f)を示す〕。

要がある。また低身長の鑑別疾患に，MELAS を含むミトコンドリア病は考慮する。

### ■ 確定診断がつかないとき試みること

mtDNA の全塩基配列解析や次世代シークエンサーによる全エクソーム・全ゲノム解析。

### ■ 治療法ワンポイント・メモ

**1** MELAS の脳卒中様発作抑制にタウリン補充療法を行う。

**2** ミトコンドリア機能を補うビタミン剤(B₁, B₂)，コエンザイム Q10，カルニチンなどが使用される。

**3** MELAS の脳卒中様発作の急性期治療にはアルギニンの点滴静注が行われる。

### ■ さらに知っておくと役立つこと

ミトコンドリア病は国の指定難病であり，重症度分類で中等症以上の患者が医療費助成の対象となる。

# 筋ジストロフィー
## Muscular Dystrophy

**三方 崇嗣**　国立病院機構下志津病院・副院長（千葉）

**頻度** **ときどきみる**

GL ・筋強直性ジストロフィー診療ガイドライン 2020
・デュシェンヌ型筋ジストロフィー診療ガイドライン 2014

### ■ 診断のポイント

**1** 緩徐進行性の筋力低下・筋萎縮。

**2** 家族歴。

**3** 筋電図の筋原性変化，筋 CT での萎縮筋の分布。

**4** 筋生検での筋線維の壊死再生像，免疫染色による病原蛋白の同定。

**5** 遺伝子検査による診断確定。

## 緊急対応の判断基準

❶慢性心不全の急性増悪の場合：安静，絶食，補液，強心薬投与で改善困難な場合は専門施設や高次医療機関へ搬送。

❷慢性呼吸不全の急性増悪の場合：救急車中で $O_2$ 投与されることによる $CO_2$ ナルコーシス合併の可能性を必ず念頭におく。

❸肺炎になっていた際も安易に酸素増量せず，非侵襲的換気（NIV）との併用を考える。

❹肺炎の可能性とともに気胸の可能性も考える。体幹変形があることからX線のみならず，胸部CTで確認することが望ましい。

## 症候の診かた

❶筋ジストロフィーは筋線維の壊死変性を主たる病変とし，臨床的には進行性の筋力低下が生じる遺伝性の疾患とされる。

❷わが国の指定難病では代表的な7病型（表1）があげられている。そのうち筋強直性ジストロフィーは次項（⇨577頁）で詳述される。

❸図1に示す尾方による肢帯型筋ジストロフィーを疑う患者の病型診断を進める際のフローチャートに従うと考えやすい。

　❶筋萎縮・筋力低下：緩徐進行性であること，家族歴も含め病歴聴取が重要になる。筋力低下の分布は基本的には近位筋優位だが，遠位筋優位の場合もある。ジストロフィノパチーの下腿の仮性肥大や顔面肩甲上腕型筋ジストロフィーの翼状肩甲など特徴的な分布を示すこともある。

　❷呼吸不全：慢性の経過であるため呼吸苦で見つかることは少ない。起床時の頭痛や傾眠傾向，食思不振として訴えることがある。

## 検査所見とその読みかた

❶血清CK上昇：初期は4～5桁になることもある。進行例では正常値になることもある。

❷針筋電図：筋力低下が筋原性か神経原性かの判断に最重要な検査。経過の長い筋疾患の場合，一見神経原性にみえる場合もあり熟練者による判断が必須。

❸筋生検：筋線維の大小不同，壊死・再生，間質の増大，免疫染色による欠損蛋白の同定（図2：ジストロフィノパチー）。二次性に炎症細胞浸潤を伴うことがあり，筋炎に関連した免疫染色も必要。

❹遺伝子検査：ジストロフィン遺伝子のMLPA

### 表1 筋ジストロフィーの主な病型

・ジストロフィン異常症（Duchenne型/Becker型筋ジストロフィー）
・肢帯型筋ジストロフィー
・顔面肩甲上腕型筋ジストロフィー
・Emery-Dreifuss型筋ジストロフィー
・眼咽頭型筋ジストロフィー
・福山型先天性筋ジストロフィー
・筋強直性ジストロフィー

（multiplex ligation-dependent probe amplification）法の診断率は60～70％。保険適用となっているのはほかに福山型先天性筋ジストロフィー遺伝子と筋強直性ジストロフィー。ほかの型は研究機関に依頼することになる。

## 確定診断の決め手

❶緩徐進行性の筋力低下と筋萎縮。針筋電図において筋原性変化。

❷筋生検にてジストロフィー変化と欠損蛋白の同定。

❸遺伝子検査。

## 誤診しやすい疾患との鑑別ポイント

❶免疫介在性壊死性ミオパチー

　❶詳細な病歴の聴取。

　❷抗SRP抗体，抗HMG-CoA抗体陽性。

　❸生検筋にてMHC class1の発現亢進。

❷封入体筋炎（⇨550頁）

　❶大腿四頭筋・手指屈筋の筋力低下という特徴的な分布。

　❷生検筋にて炎症細胞浸潤と縁どり空胞，電子顕微鏡での封入体の証明。

❸脊髄性筋萎縮症（⇨585頁）

　❶舌や指先のfasciculation。

　❷針筋電図での神経原性変化。

## 確定診断がつかないとき試みること

❶経過をみながら，血清学的に筋炎や免疫介在性壊死性ミオパチーの可能性が否定された場合，針筋電図の再検査を行い筋原性変化であることを確認する。

❷筋原性変化であることを確認できたなら部位を変えて筋生検を再施行することも考える。ただし侵襲を伴う処置であるので生検筋の再染色は施行しておく。

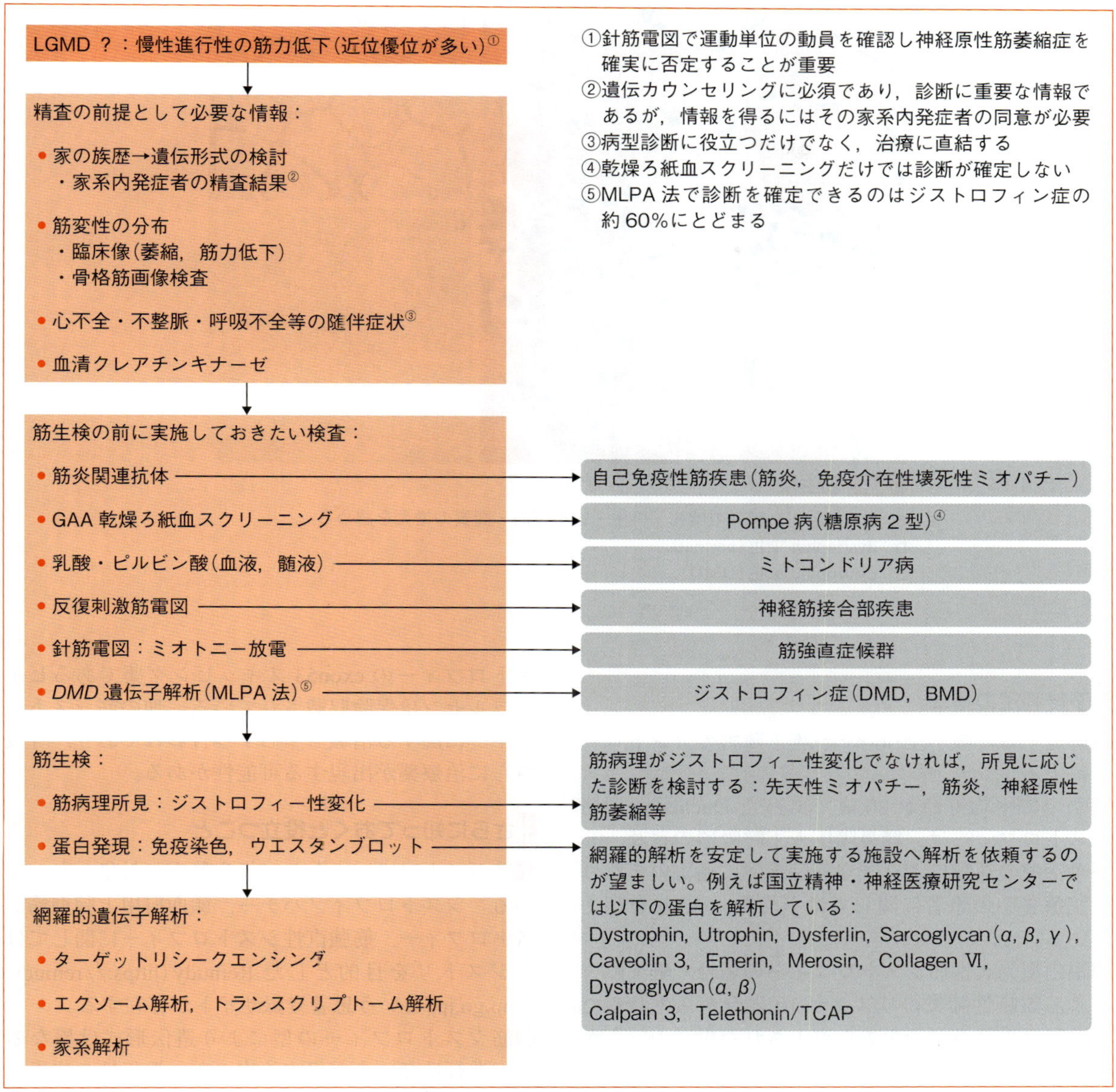

**2**

LGMD ？：慢性進行性の筋力低下（近位優位が多い）①

精査の前提として必要な情報：

- 家の族歴→遺伝形式の検討
  ・家系内発症者の精査結果②

- 筋変性の分布
  ・臨床像（萎縮，筋力低下）
  ・骨格筋画像検査

- 心不全・不整脈・呼吸不全等の随伴症状③

- 血清クレアチンキナーゼ

①針筋電図で運動単位の動員を確認し神経原性筋萎縮症を確実に否定することが重要
②遺伝カウンセリングに必須であり，診断に重要な情報であるが，情報を得るにはその家系内発症者の同意が必要
③病型診断に役立つだけでなく，治療に直結する
④乾燥ろ紙血スクリーニングだけでは診断が確定しない
⑤MLPA 法で診断を確定できるのはジストロフィン症の約 60％にとどまる

筋生検の前に実施しておきたい検査：

- 筋炎関連抗体 ──→ 自己免疫性筋疾患（筋炎，免疫介在性壊死性ミオパチー）
- GAA 乾燥ろ紙血スクリーニング ──→ Pompe 病（糖原病 2 型）④
- 乳酸・ピルビン酸（血液，髄液）──→ ミトコンドリア病
- 反復刺激筋電図 ──→ 神経筋接合部疾患
- 針筋電図：ミオトニー放電 ──→ 筋強直症候群
- *DMD* 遺伝子解析（MLPA 法）⑤ ──→ ジストロフィン症（DMD，BMD）

筋生検：

- 筋病理所見：ジストロフィー性変化 ──→ 筋病理がジストロフィー性変化でなければ，所見に応じた診断を検討する：先天性ミオパチー，筋炎，神経原性筋萎縮等

- 蛋白発現：免疫染色，ウエスタンブロット ──→ 網羅的解析を安定して実施する施設へ解析を依頼するのが望ましい。例えば国立精神・神経医療研究センターでは以下の蛋白を解析している：
Dystrophin, Utrophin, Dysferlin, Sarcoglycan($\alpha$, $\beta$, $\gamma$), Caveolin 3, Emerin, Merosin, Collagen VI, Dystroglycan($\alpha$, $\beta$)
Calpain 3, Telethonin/TCAP

網羅的遺伝子解析：

- ターゲットリシークエンシング
- エクソーム解析，トランスクリプトーム解析
- 家系解析

**図1** 肢帯型筋ジストロフィーを疑う患者の病型診断を進める際のフローチャート

〔尾方克久：筋ジストロフィーの診断と治療．脳神経内科 99(2)：201-208，2023 より〕

## 合併症・続発症の診断

**1** 呼吸不全：可能であれば年 1 回程度の定期的な呼吸機能評価と夜間の $SpO_2$ トレンド検査を行う。

**2** 心不全：定期的に心臓超音波検査および胸部 X 線，BNP などの検査。不整脈を呈することもあり Holter 心電図も定期的に必須。

**3** 脊柱側弯：側弯を呈することも多いので定期的に全脊椎 X 線検査を行う。

**4** 嚥下障害による誤嚥性肺炎を起こしやすい。

**5** おそらく長期臥床に伴う腎結石も多く，CT や X 線での評価が必要。

**6** てんかんの合併を認めることがある。

**7** 胸部痛の際に気胸を発症していることがあり，脊柱側弯や関節拘縮のため単純 X 線のみでは見逃される可能性があるため，胸部 CT での評価が望ましい。

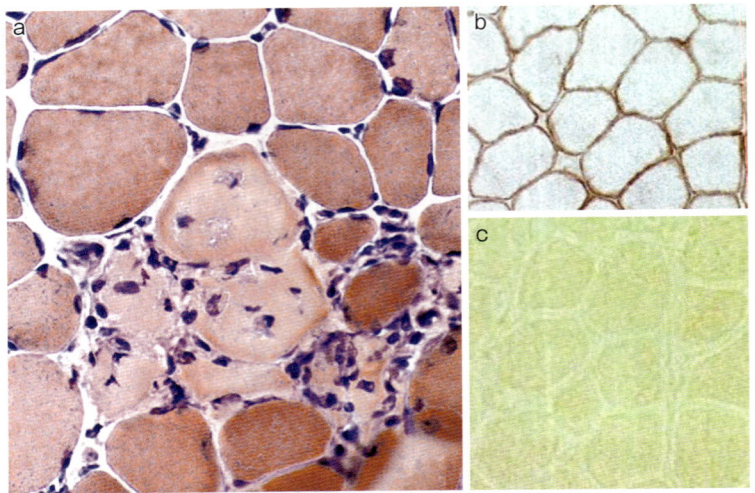

**図2** 筋生検

a：HE 染色：筋線維の壊死・再生・大小不同・間質の増大を認める。
b：dystrophin 染色（normal）
c：dystrophin 染色（DMD）

### 予後判定の基準

❶必発する呼吸不全・心不全・嚥下障害のコントロールによる。

❷かつて平均寿命が 20 歳であった Duchenne 型筋ジストロフィーは，経鼻陽圧人工呼吸器の普及，心不全治療の進歩により国立病院機構に通院中または入院療養中の患者に関しては平均寿命 30 歳を超えている。

❸福山型先天性筋ジストロフィーの場合，嚥下障害による誤嚥性肺炎のリスクが 10 歳台から生じるため，胃瘻や経鼻経管栄養を導入された患者のほうが生命予後はよい傾向がある。

### 経過観察のための検査・処置

❶前述した通り心不全・呼吸不全・嚥下障害などのモニタリングのため，定期的な呼吸機能検査，胸部 X 線/CT，心臓超音波検査，心電図，Holter 心電図，採血，全脊椎 X 線，嚥下機能検査が必要。

❷嚥下障害に対し，早期に胃瘻を作る傾向もある。

### 治療法ワンポイント・メモ

❶根本的な治療法はないが，上述の合併症の治療と並行して，呼吸リハビリテーションや筋力維持を目的としたリハビリテーションを行う。

❷近年の創薬技術の進歩により，Duchenne 型筋ジストロフィーの exon53 スキッピング薬であるビルトラルセンは保険収載されている。他の筋ジストロフィーに関する治験も少しずつ行われており，今後さらに治療薬が出現する可能性がある。

### さらに知っておくと役立つこと

❶筋ジストロフィーとして指定難病の対象となっている。ジストロフィノパチー，顔面肩甲上腕型筋ジストロフィー，筋強直性ジストロフィーに関してはレジストリを目的とした Remudy（https://remudy. ncnp.go.jp）という患者登録サイトが存在する。

❷筋ジストロフィーの型により遺伝形式は異なるが，進行性でいまだ根本治療のない遺伝性の疾患であるため，家族への遺伝カウンセリングが必要となることがある。

### 専門医へのコンサルト

❶歩行不能となる時期からさまざまな合併症が出てくることが多く，かつ体幹変形も出やすくなるので，専門医療機関にて定期受診をしたほうがよい。

❷心不全が急速に増悪することもあるので，心エコーで駆出率（EF）の低下や採血で BNP 上昇を認めた場合は循環器科へのコンサルトが望ましい。

# 筋強直性ジストロフィー1型
## Myotonic Dystrophy Type 1 (DM1)

中森 雅之　山口大学大学院教授・臨床神経学

(頻度) **ときどきみる**

GL 筋強直性ジストロフィー診療ガイドライン 2020

## 診断のポイント

❶ 筋強直症状。
❷ 四肢遠位部優位の筋力低下。
❸ 特徴的な顔貌(斧様顔貌，前頭禿頭)。
❹ 白内障，糖尿病の合併。
❺ 針筋電図検査での筋強直放電(急降下爆撃音)。

## 緊急対応の判断基準

　心伝導障害による高度・完全房室ブロックがみられる際は，循環器内科をもつ高次医療機関へ転送する。

## 症候の診かた

❶ **筋強直症状**：力いっぱい手を握ったあとに手を開くのに時間がかかる把握ミオトニアや，母指球や舌(舌圧子をのせて)をハンマーにて叩打すると筋が収縮(母指の対立，舌のクローバー状変形)する叩打ミオトニアがみられる。

❷ **筋力低下**：頸部の胸鎖乳突筋や，手内筋・前脛骨筋など四肢の遠位部から始まることが多い。顔面筋の萎縮は，左右に細く前後に長い斧様顔貌という，一見して筋強直性ジストロフィー1型(DM1)を疑わせる所見を呈する(図1)。症状の進行に伴い，近位筋・体幹筋も侵され最終的には慢性臥床状態となる。さらに呼吸筋や嚥下筋も障害され，呼吸不全や誤嚥性肺炎が死因となることが多い。

❸ **心筋障害**：房室ブロックなどの心伝導障害や心室性頻拍といった不整脈がみられ，頻度は低いが心筋症を起こすこともある。

❹ **中枢神経障害**：高次脳機能障害として，無頓着，無気力に見える性格的特徴や認知機能障害，日中傾眠や睡眠障害といった症状がみられる。

## 検査所見とその読みかた

❶ **スクリーニング検査**：血液検査上は血清クレアチンキナーゼ(CK)値が高値を示すが，Duchenne型筋ジストロフィーなどのように数千 IU/L を超えるこ

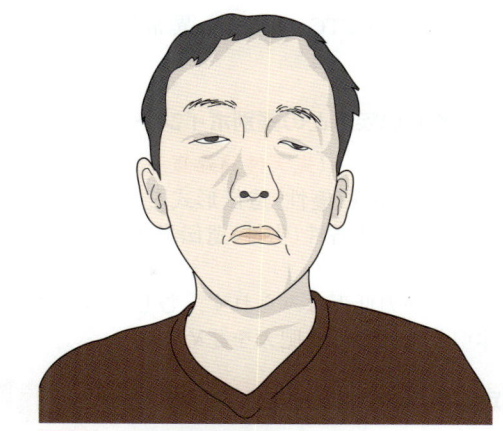

**図1** DM1の斧様顔貌

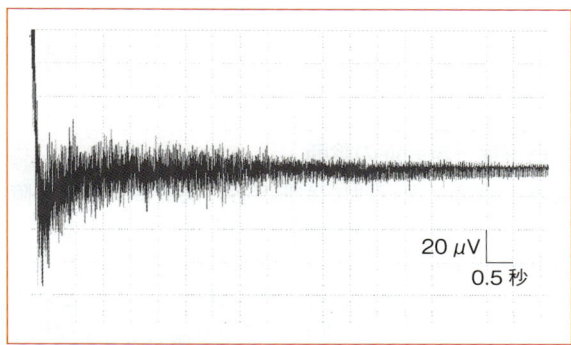

20 μV
0.5 秒

**図2** 筋強直放電 (myotonic discharge)

とはまれである。また筋萎縮が進行すると CK 値は正常化することも多い。このほか，血糖値や HbA1c，血清インスリン値の上昇や，甲状腺機能低下，性腺ホルモン値や IgG の低下などもみられることがある。

❷ **針筋電図検査**：針筋電図では刺入時のミオトニア放電が特徴的である(図2)。これは針の動きに伴ってみられる持続性の高頻度放電で，スピーカーでは「急降下爆撃音」あるいは「モーターバイクのふかし音」と称される音が聞かれる。

❸ **心電図検査**：PR 間隔が延長しており，Ⅰ度房室ブロックがみられることが多い。Holter 心電図で発作性の徐脈や心房細動・粗動，心室性頻拍がみられることもある。

## 確定診断の決め手

　確定診断は患者血液での遺伝子診断による。血中リンパ球から DNA を採取し，サザンブロット法で

*DMPK* 遺伝子の CTG リピート異常伸長を同定する。

### 誤診しやすい疾患との鑑別ポイント

**❶先天性ミオトニー（先天性筋強直症）**
　❶常染色体顕性（優性）遺伝形式をとる Thomsen 病と，常染色体潜性（劣性）遺伝形式をとる Becker 病がある。
　❷一般に筋力低下はみられず，むしろヘラクレス様体型とよばれる筋肥大を認める。

### 確定診断がつかないとき試みること

　遺伝子診断で DM1 が否定された場合，他疾患の可能性も考え筋生検を行う。DM1 と類似の症状を呈する筋強直性ジストロフィー 2 型（DM2，*CNBP* 遺伝子の CCTG リピートの異常伸長が原因）について，遺伝子診断の可能性も検討する（ただしわが国には数例の報告しかない）。

### 合併症・続発症の診断

**❶嚥下障害**：進行期には嚥下筋力低下による嚥下障害が必発であり，誤嚥性肺炎の合併に留意する。
**❷呼吸不全**：進行とともに呼吸筋障害による呼吸不全を呈するが，患者は呼吸困難感を訴えることは少なく，無自覚のうちに進行している場合も多いので，肺機能検査や動脈血ガス測定は特に重要である。
**❸白内障**：細隙灯検査での，水晶体の虹色に光る混濁物や後嚢下皮質の混濁が特徴的といわれている。
**❹内分泌機能異常**：耐糖能障害，脂質異常症，甲状腺機能低下，性腺機能障害を合併することが多い。
**❺腫瘍**：甲状腺・大腸・婦人科領域などの良性・悪性腫瘍の合併も多い。

### 経過観察のための検査・処置

**❶**過度な運動負荷は筋障害を助長するおそれがあり，無理な運動や重労働は避けるよう指導する。
**❷**予後を改善するためには，時期を逸しない非侵襲的陽圧呼吸補助（鼻マスクを用いた小型の人工呼吸器などによる）の開始や，ペースメーカや植込み型除細動器の導入が重要となる。そのため呼吸機能・心機能を含めた定期的なフォローアップが必要となる（少なくとも 1 年に 1 度）。
**❸**症状の有無にかかわらずⅢ度房室ブロック，高度房室ブロックの患者にペースメーカ治療を行う。心電図で PR 間隔が 240 ms，QRS 幅が 120 ms を超える場合には，心臓電気生理学的検査を行い，HV 時間が 70 ms を超えるようであればペースメーカ治療を考慮すべきとされている。心室性頻脈性不整脈に対しては，日本循環器学会の「不整脈非薬物治療ガイドライン」に準じて植込み型除細動器を導入する。

### 治療法ワンポイント・メモ

**❶**現時点で DM1 の根治的治療は存在しない。筋強直症状に対しフェニトインやメキシレチンが用いられることもある。また白内障や糖尿病，脂質異常症の合併がある場合は，これらの治療が必要となる。
**❷**切迫早産の際などに用いられるリトドリンは，DM1 で横紋筋融解症を誘発することがあり，注意が必要である。

### さらに知っておくと役立つこと

**❶**本疾患は国の指定難病であるので，診断確定後は患者の希望があれば申請を行う。
**❷**常染色体顕性（優性）遺伝疾患であり，患者からは50％の確率で子へ遺伝する。特に母親が DM1 の場合，重症型である先天性 DM1 の子が出生する可能性がある。このため，遺伝カウンセリングのうえ，出生前診断が行われる場合がある。
**❸**わが国では患者レジストリ「Remudy」（https://remudy.ncnp.go.jp/）も整備されているほか，患者会（https://dm-family.net/）も組織されており，これらの情報も適宜提供する。

# Parkinson 病
## Parkinson's Disease (PD)

**望月 秀樹**　大阪大学大学院教授・神経内科学

**頻度**　**よくみる**（120/10 万人）
**GL**　パーキンソン病診療ガイドライン 2018

### 診断のポイント

**❶** 50〜60 歳以上。
**❷** レボドパ治療が有効である。
**❸** 発症早期からみられる運動症状
　❶無動，動作緩慢。
　❷静止時振戦（4〜6 Hz）。
　❸筋強剛（歯車様，鉛管様）。
**❹** 発症後期からみられる運動症状
　❶姿勢反射障害（進行期にみられる）。
　❷歩行障害（小刻み歩行，前傾姿勢）。

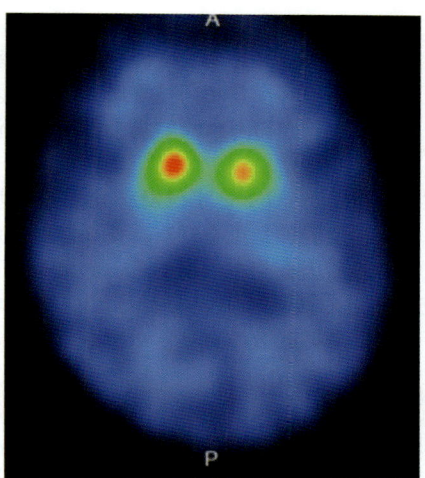

**図1** PD 患者の DAT シンチグラフィ

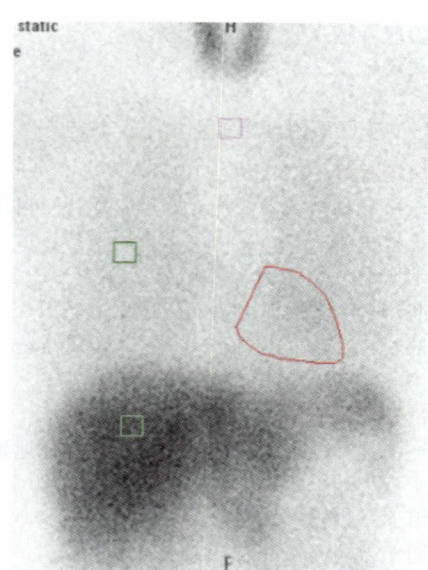

**図2** PD 患者の MIBG 心筋シンチグラフィ

5 発症早期からみられる非運動症状
  ① 嗅覚障害。
  ② 便秘。
  ③ レム期睡眠行動異常症。
6 発症後期からみられる非運動症状
  ① 認知機能障害。
  ② パレイドリア。
  ③ 幻覚。
7 ドパミントランスポーター（DAT）シンチグラフィ取り込み低下，MIBG 心筋シンチグラフィ取り込み低下。

## 症候の診かた

1 無動：指タップ，足タップで左右差あり，振幅の減少を注意しながら観察する。
2 仮面様顔貌：Parkinson 病（FD）の診断には大変有用である。
3 振戦：静止時で 4〜6 Hz の振戦で左右差があり，姿勢時に減弱するかを観察する。
4 Re-emergent 振戦：姿勢時にいったん消失していた振戦が 10 秒程で再度出現する。
5 筋強剛：上肢では，肘より手首がわかりやすい。ゆっくり動かし抵抗を感じる。左右差に注意する。対側の手を挙げて指を折るなどすると抵抗が増強する。
6 立位：坐位から両手を前に組んで立ち上がりができなければ Hoehn-Yahr 重症度分類 3 以上。
7 歩行：手のふりの減少，左右差あり，前傾姿勢で小刻み歩行。

8 姿勢保持障害：病初期にはみられない。同じ姿勢を保てなくなる。

## 検査所見とその読みかた

1 血液検査：異常なし。
2 頭部 CT 検査：異常なし。
3 頭部 MRI 検査：異常なし。
4 DAT シンチグラフィ：特に PD 発症早期で取り込み低下を認める（図1）。
5 MIBG 心筋シンチグラフィ：PD とそれ以外の疾患の鑑別に有効である。PD 患者では取り込み低下を認める（図2）。
6 遺伝子検査：遺伝性 PD の原因遺伝子がこれまでに 20 以上報告されている。

## 確定診断の決め手

2015 年の Movement Disorder Society（MDS）の診断基準は以下のように定められている（Mov Disord 30: 1591-1601, 2015）。
1 無動，動作緩慢があり，静止時振戦（4〜6 Hz）もしくは筋強剛（歯車様，鉛管様）が存在。
2 臨床的確定診断にはさらに次の症状が 2 項目以上。
  ① レボドパ治療に反応性を示す。
  ② 静止時振戦がみられる。
  ③ 嗅覚障害がみられる，MIBG 心筋シンチグラ

フィの取り込み低下を呈する。
❹ジスキネジアがみられる。

## 誤診しやすい疾患との鑑別ポイント

### ❶ 多系統萎縮症（⇨591頁）

❶パーキンソニズムに加え，小脳症状，自律神経症状を呈する。
❷レボドパの効果が乏しい。
❸早期から姿勢反射障害が出現する。
❹頭部 MRI 検査で小脳の萎縮，橋の hot cross bun sign，線条体のスリットがみられる。

### ❷ 進行性核上性麻痺（⇨581頁）

❶パーキンソニズムに加え，垂直性眼球運動障害を呈する。
❷レボドパの効果が乏しい。
❸早期からの姿勢反射障害が出現する。
❹頭部 MRI 検査で中脳被蓋部の萎縮（humming-bird appearance），上小脳脚の萎縮がみられる。

### ❸ 血管障害性パーキンソニズム

❶急性に発症し，階段状に増悪することがある。
❷症状の左右差が不明瞭で早期から姿勢反射障害がみられる。
❸歩隔が拡大する。
❹レボドパの効果が乏しい。
❺MIBG 心筋シンチグラフィの集積は正常である。
❻皮質下白質に広範な梗塞もしくは虚血性変化を認める。

### ❹ 特発性正常圧水頭症（⇨507頁）

❶歩隔が拡大する。静止時振戦はみられない。
❷レボドパの効果が乏しい。
❸脳脊髄液排除試験で症状が改善する。
❹頭部 MRI 検査では，シルビウス裂の拡大や高位円蓋部の脳溝狭小化といった DESH（dispropor-tionately enlarged subarachnoid space hydrocepha-lus）を呈する。

## 確定診断がつかないとき試みること

　L-dopa infusion test を行い，症状の改善がみられるかを評価することがある。

## 合併症・続発症の診断

❶誤嚥性肺炎：嚥下障害により引き起こされる。嚥下障害の原因特定のためスクリーニングテストや嚥下造影検査，嚥下内視鏡検査を考慮する。
❷Wearing off：薬剤服用のタイミングを調整するほ

か，COMT 阻害薬の併用を検討する。
❸ジスキネジア：ジスキネジア誘発性の高い薬剤から減量し，レボドパ少量頻回投与に変更する。薬物療法で十分な改善が得られない場合は手術療法も検討する。
❹幻覚（hallucination）：まずは身体疾患や環境要因といった促進要因の是正を行う。薬剤性が疑われる場合にはその原因薬剤を中止する。次にレボドパ以外の抗 PD 薬の減量・中止を行う。コリンエステラーゼ阻害薬や抑肝散の有効性が示されている。

## 予後判定の基準

❶PIGD（postural instability and gait difficulty）型の PD 患者は，振戦優位の PD 患者と比較して進行が急速で，予後が不良であった。また嚥下障害は PD の予後を決定する重要な因子である。

## 経過観察のための検査・処置

❶MIBG 心筋シンチグラフィの集積低下の感度は PD の発症早期では低くなることが示されている。また，振戦優位型の PD では無動強剛型と比較して集積低下を認めにくいともされている。したがって，集積低下を認めなかった例でも，経過観察中の再検を検討する。

## 治療法ワンポイント・メモ

❶レボドパ治療に対する反応性をみることは診断の一助となる。
❷進行期には姿勢反射障害がみられるようになるため，転倒には十分に注意が必要である。

## さらに知っておくと役立つこと

❶最初に公的制度について説明し，情報提供することが重要である。
❷本疾患は，国の指定難病の対象であるので，臨床調査個人票を作成し，治療費の公費負担申請を勧める。Hoehn-Yahr 重症度分類が3度以上かつ生活機能障害度2度以上の患者では難病医療費助成制度の対象に含まれる。

## 専門医へのコンサルト

　Wearing off やジスキネジアが出現し，治療が困難になった際にコンサルトを行う。

# Parkinson 症候群（進行性核上性麻痺・大脳皮質基底核変性症）

Parkinson Syndrome 〔Progressive Supranuclear Palsy (PSP) and Corticobasal Degeneration (CBD)〕

花島 律子　鳥取大学教授・脳神経内科学

**頻度** ときどきみる

**GL** ・進行性核上性麻痺（PSP）診療ガイドライン 2020
・大脳皮質基底核変性症（CBD）診療マニュアル 2022

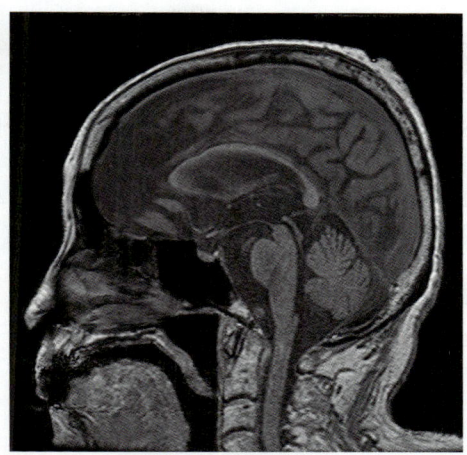
**図1** 進行性核上性麻痺（PSP）

## 診断のポイント

Parkinson 症候群とはパーキンソニズムを示すもので Parkinson 病以外の疾患を指すが，本項では進行性核上性麻痺（PSP）と大脳皮質基底核変性症（CBD）を取り上げる。
**1** 孤発性。
**2** 多くは 60 歳前後で発症し，進行性の経過。
**3** レボドパ抵抗性のパーキンソニズム。
**4** PSP では発症早期から繰り返す転倒や眼球運動障害が特徴。
**5** CBD では左右差の目立つ神経症候が特徴。

## 症候の診かた

**1** パーキンソニズム：動作緩慢に加え筋強剛もしくは静止時振戦があることをパーキンソニズムというが，PSP や CBD では静止時振戦は少ない。PSP では体軸優位の筋強剛，3 年以内の姿勢反射障害と易転倒性を示すことが多い。
**2** 眼球運動障害：PSP では垂直性の核上性眼球運動制限がみられ，進行すると全方向性に制限される。核上性の障害であり垂直性の頭位変換眼球反射は保たれる。上方視の障害は加齢によっても生じることがあるが，下方視の障害は PSP に特徴的である。
**3** 大脳皮質症状：CBD では肢節運動失行，失語，皮質性感覚障害，他人の手徴候などがみられる。初期には一側上肢のぎこちなさで気づかれる場合が多いが，進行すると両側性に障害される。
**4** 認知症：PSP では思考緩慢や注意障害などのいわゆる皮質下認知症をきたす。CBD では全般性の認知機能低下や行動変化をきたす。

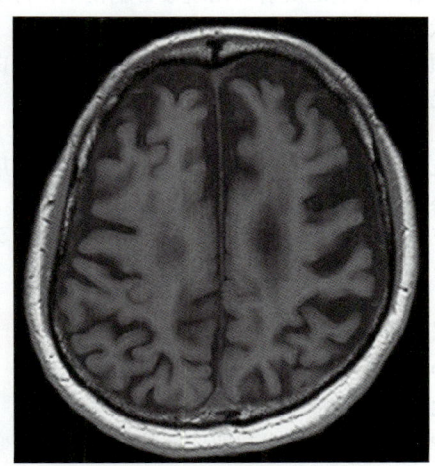
**図2** 大脳皮質基底核変性症（CBD）

## 検査所見とその読みかた

**1** 頭部 MRI 検査：PSP では中脳被蓋部の萎縮（humming bird sign）（**図1**）や前頭葉の萎縮，CBD では症状優位側と反対側の前頭葉・頭頂葉皮質（**図2**）や脳梁の萎縮がみられる。
**2** MIBG 心筋シンチグラフィ：PSP や CBD では心筋への集積は保たれる場合が多い。
**3** ドパミントランスポーターシンチグラフィ（DaT Scan）：PSP や CBD では線条体への集積低下を認める。
**4** 嗅覚検査：PSP や CBD では Parkinson 病と比較して嗅覚低下は軽度〜正常となることが多い。

## 確定診断の決め手

**1** レボドパ抵抗性のパーキンソニズム。
**2** PSP の場合は発症早期から繰り返す転倒や眼球運動障害。
**3** CBD の場合は非対称性のパーキンソニズム＋大脳皮質徴候。

## 誤診しやすい疾患との鑑別ポイント

**1** Parkinson 病（⇨578 頁）
  **❶** レボドパによく反応する。
  **❷** 4〜6 Hz の安静時振戦。
  **❸** MIBG 心筋シンチグラフィでの集積低下。
**2** 脳血管性パーキンソニズム
  **❶** 下半身のパーキンソニズムが目立つ。
  **❷** 片麻痺や病的反射の出現など脳梗塞に付随した症状がある。
  **❸** 頭部 CT/MRI で大脳基底核，視床，大脳白質に多発する脳梗塞。
**3** 薬剤性パーキンソニズム
  **❶** 抗精神病薬や制吐薬などドパミン拮抗作用のある薬品を使用している。
  **❷** 左右差の乏しいパーキンソニズムや口舌ジスキネジア。

## 確定診断がつかないとき試みること

**1** PSP および CBD の臨床診断は困難であり，確定診断には神経病理学的検査が必要である。
**2** PSP や CBD では病初期には特徴的な画像変化をきたさない症例であっても，経時的に中脳萎縮や大脳皮質の萎縮が顕在化する場合があるので定期的に頭部画像検査を行う。
**3** 年単位で比較的急速に症状進行する場合や発症2〜3 年以内にレボドパ抵抗性が出現する場合には，PSP や CBD を疑う。

## 治療法ワンポイント・メモ

**1** PSP・CBD とも症状の進行抑制に有効な薬剤は存在しない。病初期にはレボドパが有効である症例もあるが，Parkinson 病に比べ効果は乏しい。
**2** 早期に ADL 低下する場合も多く，特に PSP では姿勢反射障害に前頭葉障害による注意力低下も加わりさらに転倒しやすい。後方への転倒により重症な外傷をきたす恐れがあるため，予防策を講じることが望ましい。
**3** リハビリテーションは全般的な症状改善に有効と

考えられる。

## さらに知っておくと役立つこと

**1** 前頭葉徴候や言語障害が目立つタイプなどさまざまな臨床亜型が存在し，生前診断と病理診断が解離する症例も多い。
**2** PSP および CBD は国の指定難病の対象となっているので，診断確定後は重症度に応じて臨床調査個人票を作成し，治療費の公費負担申請を勧める。
**3** わが国では将来的な病態修飾治療を見据えてバイオマーカー開発研究を行っている（JALPAC：Japan Longitudinal Biomarker Study in PSP and CBD）。

## 専門医へのコンサルト

レボドパ抵抗性のパーキンソニズムや Parkinson 病としては非典型的な症候を合併する場合には，専門家にコンサルトを行う必要がある。

（執筆協力：種田 建太　鳥取大学医学部附属病院・脳神経内科）

---

# 筋萎縮性側索硬化症
## Amyotrophic Lateral Sclerosis (ALS)

**永井 真貴子**　北里大学診療准教授・脳神経内科学

**頻度** あまりみない（発症率 1〜2.5 人/10 万人/年）
**GL** 筋萎縮性側索硬化症（ALS）診療ガイドライン 2023

## 診断のポイント

**1** 中年期以降（家族性では若年発症もある）。
**2** 構音障害や一肢の筋力低下・筋萎縮で発症。
**3** 進行性（他部位へ進展し広範囲に及ぶ）の筋力低下と筋萎縮をきたし，腱反射亢進や病的反射を伴う。
**4** 体重減少をきたす。
**5** 全体の約 5％が家族性。

## 緊急対応の判断基準

呼吸筋の筋萎縮により肺活量が低下し，急速にⅡ型呼吸不全をきたすことがある。安易に高濃度酸素を投与すると意識障害が増悪するため，注意が必要である。

## 症候の診かた

脳幹・頸髄・胸髄・腰仙髄の4 領域に分けて，上位および下位運動ニューロン障害を評価する。

2

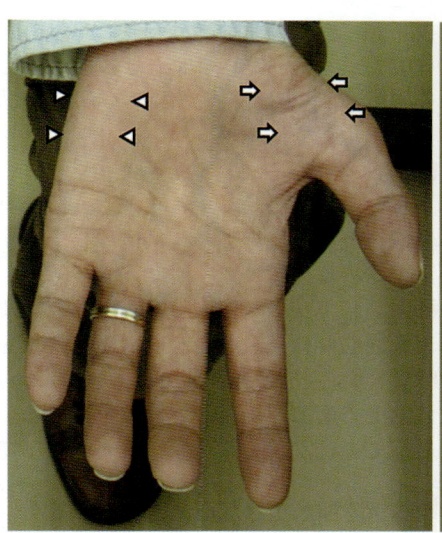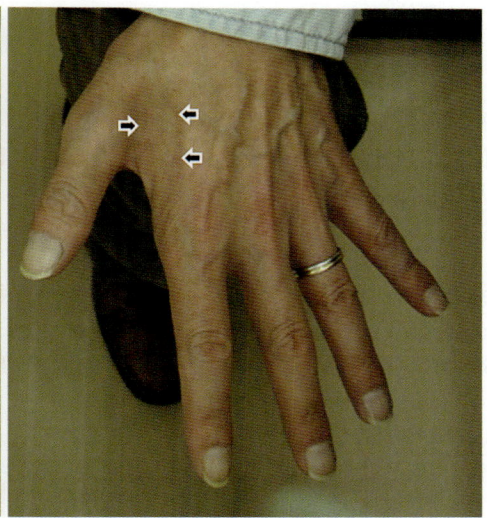

**図2** split＋hand＋atrophy

**1**上位運動ニューロン障害：下顎反射陽性，四肢腱反射の亢進，腹壁反射の消失，Hoffmann 反射や Babinski 反射の病的反射陽性，痙性を認める。萎縮筋の腱反射残存は亢進と考える。

**2**下位運動ニューロン障害：筋萎縮と線維束性収縮を観察し，筋力低下は徒手筋力テストで評価する。舌，背部の棘上（図1⬆）・棘下筋（図1▽）を含めて体幹，上下肢と順に全身の筋を診察する。手内筋において，母指球筋（図2⬆）と第一背側骨間筋（図2⬆）の萎縮に比べ小指球筋（図2▽）の萎縮が目立たない split hand atrophy は筋萎縮性側索硬化症（ALS）

を示唆する所見である。線維束性収縮は筋の細かい不規則な収縮で，ALS では安静時や軽い刺激で出現する。

**3**診断基準は改訂 El Escorial 診断基準や Updated Awaji 基準（表1）が使用される。

### 検査所見とその読みかた

**1**電気生理：針筋電図では，前角細胞の減少によって筋肉に対する脱支配が生じ，急性・慢性脱神経所見を認める。下位運動ニューロン障害を示唆する。
　**1**急性脱神経所見：陽性鋭波と線維性収縮電位。

**表1** Updated Awaji 基準

**definite**
- 脳幹と脊髄2領域における上位・下位運動ニューロン障害の臨床徴候あるいは電気生理学的異常
- 脊髄3領域における上位・下位運動ニューロン障害の臨床徴候あるいは電気生理学的異常

**probable**
- 2領域における上位・下位運動ニューロン障害の臨床徴候あるいは電気生理学的異常，かつ下位運動ニューロン徴候より頭側の領域に上位運動ニューロン徴候

**probable-laboratory supported**
- 1領域における上位・下位運動ニューロン障害の臨床徴候，かつ2領域における下位運動ニューロン障害の電気生理学的異常

**possible**
- 1領域における上位・下位運動ニューロン障害の臨床徴候あるいは電気生理学的異常
- 2領域以上の上位運動ニューロン徴候のみ
- 1領域の上位運動ニューロン徴候とそれより頭側の下位運動ニューロン徴候

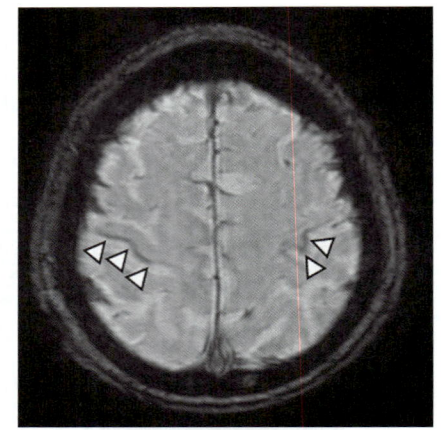

**図3** 中心前回の鉄沈着

❷慢性脱神経所見：長持続時間・多相性・高振幅の運動単位電位（MUP：motor unit potential），十分な干渉波形が得られないこと，不安定な MUP の出現。

**2** 頭部 MRI：T2 強調画像で中心前回の低信号を認めることがあり，鉄沈着を反映する。susceptibility-weighted imaging（SWI）や susceptibility-weighted angiography（SWAN）（図3 ▽）といった磁化率強調シークエンスでより鋭敏に検出できる（J Int Med Res 49: 300060521992222，2021）。

**3** 遺伝子検査：30 近くの ALS 関連遺伝子が同定されているが，わが国における主要な遺伝子は *SOD1*，*FUS* である（Neurobiol Aging 53: 194.e1-194.e8，2017）。*SOD1* 遺伝子検査は保険収載された。

### 確定診断の決め手

**1** 成人発症で経過が進行性である

**2** 脳幹・頸髄・胸髄・腰仙髄の4領域のうち，1つ以上の領域に上位運動ニューロン徴候を認めかつ2つ以上の領域に下位運動ニューロン症候がある。

**3** ALS 関連遺伝子異常を認める。

**4** 他の疾患が除外できる。

### 誤診しやすい疾患との鑑別ポイント

**1** 頸椎症性筋萎縮：頸椎症はその頻度から ALS と合併することもある。除圧後に症状の増悪を認める

ことがあり注意を要する。一方，ALS の一型である flail arm 型（両上肢近位筋萎縮で発症）と感覚障害を伴わない Keegan 型頸椎症は鑑別が難しい。頸髄病変以外の所見（球麻痺や体幹・下肢の筋電図異常）の有無が重要である。

**2** 慢性炎症性脱髄性多発ニューロパチー（⇨548頁），多巣性運動ニューロパチー（⇨549頁）：脳脊髄液検査で蛋白増加，神経伝導検査で伝導速度の低下を認める。

**3** 封入体筋炎（⇨550頁）：筋 MRI で大腿四頭筋，前腕屈筋群に炎症所見を認める。

**4** 球脊髄性筋萎縮症（⇨次頁）：初期から舌の筋萎縮が高度で顔面の線維束性収縮を認める。比較的若年発症で進行が緩徐，遺伝子検査が有用である。

### 確定診断がつかないとき試みること

病初期には筋萎縮が限局し，また上位運動ニューロン障害を欠く場合，確定診断に至らないことがある。数か月の単位で臨床徴候の経過観察を行い，他の疾患を除外するための検査を行うことが重要である。

### 合併症・続発症の診断

**1** 嚥下障害：基礎代謝率の低値は ALS の予後不良因子とされている。胃瘻造設は，嚥下障害の進行がなくても肺活量の低下があれば胃内視鏡の挿入が困難となるため早期に検討する。

**2** 呼吸不全：呼吸機能検査や動脈血ガス検査は初期から定期的に行う。呼吸苦の自覚，スパイロメータで%FVC ≦ 50%，あるいは動脈血ガス分析で

$PaCO_2 \geqq 45$ Torr の場合に非侵襲性陽圧換気の導入を検討する。

❸認知症：前頭側頭型認知症が運動機能障害に伴う場合がある（ALS-FTD）。

### 予後判定の基準

❶初発部位が多様なことや亜型（進行性球麻痺，flail arm 型，ALS-FTD）の存在により予後はばらつきが大きいが，平均して発症から3〜5年の経過で嚥下障害・呼吸不全をきたして死に至る。

❷わが国の前向き調査（JaCALS）によれば，頸部筋力低下の有無が予後予測に有用である（J Neurol Neurosurg Psychiatry 84: 1365-1371, 2013）。

### 治療法ワンポイント・メモ

❶治療薬：効果は限定的であるがリルゾール内服，エダラボン点滴薬・内服がある。

❷対症療法
  ❶こむら返り：芍薬甘草湯。
  ❷流涎：アミトリプチリン，トリヘキシフェニジル，スコポラミン軟膏（院内製剤として調製）塗布（いずれも適応外使用）。

❸コミュニケーションツール：文字盤や文字パッド，コンピュータを用いた意思伝達装置を使う。

❹侵襲を伴う処置：胃瘻や気管切開，人工呼吸器の装着については，本人・家族に将来予想される状態を正確に伝え，時には多職種を交えて話し合い意思決定することが重要である。

❺緩和医療：呼吸苦にはモルヒネ，酸素投与を使用。

### さらに知っておくと役立つこと

❶ ALS は国が定める指定難病である。

❷ SOD1 遺伝子異常をもつ家族性 ALS 患者の遺伝子治療が米国で認可された。

### 専門医へのコンサルト

　ALS 初発時に球麻痺は耳鼻咽喉科，四肢の筋力低下は整形外科を受診することが多い。ALS を疑った場合は専門医にコンサルトが必要である。

# 球脊髄性筋萎縮症
## Spinal and Bulbar Muscular Atrophy

橋詰 淳　名古屋大学大学院講師・臨床研究教育学

（頻度）**あまりみない**〔2021年度の，本疾患の特定疾患医療受給者証所持者数は1,641人であり，近年増加傾向にある（https://www.nanbyou.or.jp/entry/5354 より）。有病割合は人口10万対2程度と推定されていることから，受給者証を所持しない患者も含めれば，本疾患患者は，全国で2,500人程度と考えられる〕

### 診断のポイント

❶緩徐に進行する舌・体幹・四肢の筋萎縮や筋力低下に加え，遺伝歴を確認することで疑うことが可能である。

❷口周囲に目立つ contraction fasciculation のほか，手指の姿勢時振戦，女性化乳房や陰萎などのアンドロゲン不全症状を認め，血液検査において血清 CK 値の上昇や血清クレアチニン（Cr）値の低下を認めれば，ほぼ診断は確実である。

❸確定診断には，X 染色体長腕近位部（Xq 11-12）に位置するアンドロゲン受容体（AR）遺伝子第1エクソン内にある CAG の繰り返し配列の異常伸長を確認することが重要である（正常例：9〜36，本疾患患者：38以上）（表1）（J Neurol Neurosurg Psychiatry 91: 1085-1091, 2020）。

### 症候の診かた

❶受診の契機となる症状は，緩徐に進行する四肢・体幹の筋萎縮・筋力低下，および球麻痺であることがほとんどである。

❷家族歴などから，それらの症状が明確とはなっていない早期に受診することもありうるが，その際は，手指振戦や有痛性筋けいれんのエピソードが筋力低下に先行することが多いことをあらかじめ理解しておくことが役立つ（Neurology 90: e1501-e1509, 2018）。

❸特に顔面において観察されやすい contraction fasciculation は，本疾患の特徴的症候として重要である。

❹神経学的所見以外の症候，具体的には，女性化乳房や陰萎など，アンドロゲン不全症状の存在を併せて確認したい。

## 表1 球脊髄性筋萎縮症診断基準（厚生労働省）

**A. 神経所見：以下の神経所見（ア）（イ）（ウ）（エ）のうち2つ以上を示す。**

（ア）球症状
（イ）下位運動ニューロン徴候
（ウ）手指振戦
（エ）四肢腱反射低下

**B. 臨床所見，検査所見**

1. 成人発症で緩徐に進行性である
2. 発症者は男性であり，家族歴を有する
3. アンドロゲン不全症候（女性化乳房，睾丸萎縮，女性様皮膚変化など）
4. 針筋電図で高振幅電位などの神経原性変化を認める

**C. 鑑別診断ができている**

**D. 遺伝子診断**

アンドロゲン受容体遺伝子における CAG リピートの異常伸長

上記の A．B．C．をすべて満たすものまたは A と D の両方を示すものを球脊髄性筋萎縮症と診断する。

## 検査所見とその読みかた

**1 血液検査**

❶血清 Cr 低値と血清 CK 高値が特徴的である。血清 Cr 値については，運動機能が低下するのに従い低値となることが知られており，極早期には低下が目立たないが，血清 CK は，筋力低下の発症前から高値となっていることが知られており，1,000 IU/L を超えることも珍しくない。

❷そのほか，肝機能異常，脂質異常，耐糖能異常を合併しやすいことも知られている（Brain 135: 2838-2848，2012）。

**2 生理学的検査**

❶心電図では，10％を超える患者で，Brugada 型心電図を呈する（Neurology 82: 1813-1821，2014）。

❷筋電図では，高振幅電位，interference の減少など神経原性変化を認める。

## 確定診断の決め手

アンドロゲン受容体（AR）遺伝子第1エクソン内にある CAG の繰り返し配列の異常伸長を確認することが決め手となる。

## 誤診しやすい疾患との鑑別ポイント

**1** 進行する筋萎縮や筋力低下に加え，血清 CK 値の上昇が特徴的であることから，筋萎縮性側索硬化症

（ALS：amyotrophic lateral sclerosis）（⇨582頁）をはじめとする運動ニューロン疾患や，筋炎を含めた各種筋疾患が鑑別の対象となる。

**2** ALS は，多くの場合本疾患より進行が急速であり，また，腱反射の亢進など上位運動ニューロン徴候を認めやすいことから比較的鑑別は容易である。

**3** 先行する手指振戦の存在，舌萎縮を含めた下位運動ニューロン徴候の存在を慎重に見極めれば，筋疾患も鑑別は可能である。

**4** 迷った場合には，遺伝子検査によって，早期に確実な診断を下すことが重要である。

## 確定診断がつかないとき試みること

アンドロゲン受容体（AR）遺伝子第1エクソン内にある CAG の繰り返し配列の異常伸長を確認することで，本疾患の診断確定は可能となる。

## 治療法ワンポイント・メモ

「球脊髄性筋萎縮症の進行抑制」を追加効能として，2017年8月に，リュープリン SR 注射用キット 11.25 mg が製造販売承認を取得しており，遺伝子検査にて診断が確定した本疾患患者に適応がある。

## さらに知っておくと役立つこと

**1** 本疾患は成人発症の遺伝性神経筋疾患であり，臨床的には X 連鎖潜性の遺伝形式をとり，男性のみに発症するものと考えられている。

**2** 男性患者の母親もしくは娘（保因者）を対象とした検討では，保因者にも，軽微な筋力低下や，電気生理学的検査における脱神経所見を認めることが指摘されており，注目されている（Neurology 100: e84-e93，2023）。

# 痙性対麻痺
## Spastic Paraplegia / Spastic Paraparesis

髙橋 祐二 　国立精神・神経医療研究センター病院・特命副院長（東京）

**頻度** あまりみない

**GL** 脊髄小脳変性症・多系統萎縮症診療ガイドライン 2018

## 診断のポイント

**1** 緩徐進行性。

**2** 両側性，下肢に強い運動機能障害。

**表1** 痙性対麻痺の診断基準

| | |
|---|---|
| 主要徴候 | 1. 緩徐進行性の両下肢の痙縮と筋力低下<br>2. 両下肢の腱反射亢進，病的反射 |
| 随伴症状 | 複合型では末梢神経障害，精神発達遅滞，小脳失調，てんかん，骨格異常，視神経萎縮，網膜色素変性症，魚鱗癬などを伴うことがある（純粋型でも膀胱直腸障害，下肢振動覚低下，上肢腱反射亢進を伴ってもよい） |
| 遺伝性 | 常染色体顕性（最多），常染色体潜性（まれ），X連鎖性（非常にまれ），ミトコンドリア遺伝（非常にまれ）を認め，一部家族歴の明らかでない孤発例もある |
| 初発症状 | 痙性対麻痺による歩行障害や下肢痛が多く，複合型では小脳失調での発症もある（末梢神経障害，精神発達遅滞，てんかんでの発症もある） |
| 検査所見 | MRIにて大脳萎縮，大脳白質病変，小脳萎縮，脊髄萎縮，脳梁の菲薄化，脳幹の線状病変を認めることがある |
| 鑑別診断 | 脱髄性疾患：多発性硬化症，視神経脊髄炎，急性散在性脳脊髄炎<br>変性疾患：筋萎縮性側索硬化症，原発性側索硬化症，脊髄小脳変性症，家族性Alzheimer病，アレキサンダー病，Charcot-Marrie-Tooth病，dopa-responsive dystonia<br>感染症：HTLV-1関連性脊髄症，HIV脊髄症，梅毒，プリオン病<br>代謝性疾患：副腎白質ジストロフィー，亜急性連合変性症，ミトコンドリア異常症<br>その他：膠原病関連疾患，サルコイドーシス，脊髄空洞症，脊髄腫瘍，脳脊髄血管障害，外傷性脊髄障害，脊椎疾患，Chiari奇形，Chediak-Higashi症候群 |
| 診断の判定 | 主要徴候1，2を認め，上記疾患を鑑別できる<br>（末梢神経障害を伴う場合は2を認めないことがある）<br>病型診断は遺伝子診断により確定する（同じ病型であっても臨床像が異なっていたり，異なる病型であっても同じような臨床像がみられることがある） |

（瀧山嘉久，他：痙性対麻痺の診断基準の提案．厚生労働省難治性疾患等克服研究事業，運動失調症の病態解明と治療法開発に関する研究班 平成25年度研究報告書，pp87-90，2014より一部改変）

**3** 上位運動ニューロン徴候（痙性，腱反射亢進，病的反射陽性，膝・足クローヌス）。
**4** 家族歴の有無。
**5** 他疾患の除外（**表1**）。
**6** 遺伝子検査。

## 症候の診かた

**1** 痙性対麻痺は臨床的に純粋型と複合型に分類される。
　**❶** 純粋型は痙性対麻痺のみ，あるいは軽度の上肢腱反射亢進，深部感覚障害，膀胱直腸障害を伴うものを含む。
　**❷** 一方，複合型はそれに加えて多彩な神経症状・神経外症状を合併する（「合併症・続発症の診断」に詳述）。
**2** 歩行障害
　**❶** 両下肢の痙性による歩行障害を呈する。
　**❷** 膝関節を伸ばしたままあまり足を上げずに，内反尖足位で歩行する。
　**❸** 足趾と足の外縁で床をこすりながら歩くため，靴底の外側がすり減る傾向がある。
　**❹** 階段昇降では一般に昇りよりも降りが困難である。

　**❺** 脳性小児麻痺でははさみ脚歩行が特徴的である。
**3** 筋力低下
　**❶** 下肢屈筋群の筋力低下が特徴である。
　**❷** すなわち，股関節・膝関節・足関節の屈筋の筋力低下が伸筋に比して顕著である。
**4** 錐体路徴候
　**❶** 痙縮，下肢腱反射亢進，Babinski/Chaddock徴候陽性，膝・足クローヌスが認められる。
　**❷** 末梢神経障害を合併した場合はアキレス腱反射亢進が目立たないこともある。

## 検査所見とその読みかた

**1** 血液・生化学検査：血球形態，血清ビタミン$B_{12}$，血清銅，HTLV-1抗体，極長鎖脂肪酸などの所見に留意し，痙性対麻痺症状をきたしうる疾患の鑑別を行う。
**2** 脳脊髄液検査：細胞数・蛋白，ミエリン塩基性蛋白・オリゴクローナルバンド，AQP4抗体・MOG抗体，髄液IL-6上昇，HTLV-1抗体などの所見に留意し，感染症，脱髄性疾患，免疫性疾患など治療可能な疾患の鑑別を行う。

### ❸画像検査

❶頭部・脊髄 MRI により，感染症，炎症，脱髄性疾患，脊椎疾患，腫瘍，血管障害などの鑑別を行う．必要に応じて造影検査を行う．

❷症状が下肢のみであっても頸髄などより上位の領域に病変を認める場合もあり注意する．

❸脳梁菲薄化，錐体路信号異常，小脳萎縮などの所見に留意する．

### ❹神経生理学的検査

❶神経伝導検査，体性感覚誘発電位検査，運動誘発電位検査，針筋電図検査などの検査を実施する．

❷針筋電図で脱神経所見を認める場合は筋萎縮性側索硬化症（ALS：amyotrophic lateral sclerosis）の可能性も考慮する．

### ❺遺伝子検査

❶遺伝性痙性対麻痺をきたしうる遺伝子の検査を行う．

❷遺伝性痙性対麻痺は 2023 年末時点で SPG1〜89 の病型が同定されているが［Online Mendelian Inheritance in Man（OMIM）：https://www.ncbi.nlm.nih.gov/omim/］，わが国において頻度の高い病型は SPG4 である（J Hum Genet 59: 163-172, 2014）．

❸脳梁菲薄化を伴う場合は SPG11 の可能性も考慮する．

## 確定診断の決め手

❶遺伝子検査で原因遺伝子変異陽性であれば診断は確定する．

❷孤発性痙性対麻痺と鑑別が必要な疾患は数多く，確定診断のためには，脊髄血管障害（脊髄梗塞・出血，脊髄硬膜動静脈瘻），脊髄腫瘍，多発性硬化症，視神経脊髄炎，急性散在性脳脊髄炎，感染性・感染後脊髄炎，HTLV-1 関連脊髄炎，神経サルコイドーシス，Sjögren 症候群，神経 Behçet 病，代謝性疾患（亜急性連合変性症，銅欠乏症），副腎白質ジストロフィー，脊椎疾患，Chiari 奇形などの鑑別が必要である．

## 誤診しやすい疾患との鑑別ポイント

❶原発性側索硬化症（PLS：primary lateral sclerosis）

❶緩徐進行性の下肢痙性・筋力低下を呈し，しばしば孤発性痙性対麻痺と鑑別が必要である．

❷ PLS のほうが発症年齢が高く進行が早く，下肢のみならず早期に上肢・球症状を呈する傾向があるが，臨床症状のみでは鑑別が難しい場合も多い（Arch Neurol 66: 509-514, 2009）．

❸なお，当初 PLS と診断されている患者が経過中に下位運動ニューロン症状もきたし ALS と診断される場合もある．神経学的診察，針筋電図検査などによる定期的評価が重要である．

## 確定診断がつかないとき試みること

遺伝子検査で診断が確定できない場合は，家族歴（類症，血族婚）の有無，緩徐進行性の経過，神経学的所見，他疾患の除外により臨床的に診断する．

## 合併症・続発症の診断

複合型の場合，末梢神経障害，精神発達遅滞，小脳失調，てんかん，骨格異常，視神経萎縮，網膜色素変性症，魚鱗癬などを伴うことがある．

## 予後判定の基準

❶一般に数十年の経過で緩やかに痙縮の悪化と廃用性筋萎縮をきたす．

❷発症から 22 年で半数の症例は歩行補助具が必要となり，37 年で約 4 分の 1 の症例が車椅子を必要とする（Ann Neurol 79: 646-658, 2016）．

❸ただし病型や発症年齢によっても予後は異なる．

## 経過観察のための検査・処置

❶ Ashworth scale（アシュワーススケール）あるいは修正 Ashworth scale が痙縮の評価法として用いられている．

❷痙性に伴う尖足などの関節拘縮，褥瘡，尿路感染を予防する．

## 治療法ワンポイント・メモ

❶痙縮に対しては抗痙縮薬の内服投与を行う．

❷局所的な痙縮の緩和には，ボツリヌス毒素の局注が用いられる．

❸バクロフェン持続髄注療法（ITB：intrathecal baclofen）は痙縮の緩和に有効である（Front Neurol 10: 901, 2019）．

❹ただしこれらの治療は脱力をきたす可能性もあり注意が必要である．

❺強化リハビリテーション療法は歩行機能の改善に有効である．ロボットスーツを活用したリハビリテーションも行われている（Front Neurol 14: 1256392, 2023）．

## さらに知っておくと役立つこと

遺伝子診断については，わが国の痙性対麻痺に関

する全国多施設共同研究 Japan Spastic Paraplegia Research Consortium（JASPAC）に相談する。

## 専門医へのコンサルト

緩徐進行性の両下肢痙性症状を呈し，一般検査で他疾患を疑う明らかな所見を認めない場合，遺伝子検査の実施も含めて専門医にコンサルトする。

# 脊髄小脳変性症
## Spinocerebellar Degeneration (SCD)

池田 佳生 群馬大学大学院教授・脳神経内科学

頻度 **ときどきみる**
GL 脊髄小脳変性症・多系統萎縮症診療ガイドライン 2018

## 診断のポイント

❶脊髄小脳変性症（SCD）は小脳や脊髄を中心とした神経系の変性による疾患の総称であり，運動失調が主症候となる。

❷遺伝性例の頻度が高い（約30%）：常染色体顕性（優性）遺伝性 SCD が多く，原則的に脊髄小脳失調症（SCA：spinocerebellar ataxia）とよばれる。同定された遺伝子座もしくは遺伝子の順に番号がつけられ，現在までに脊髄小脳失調症1型（SCA1）〜50型（SCA50）および歯状核赤核淡蒼球ルイ体萎縮症（DRPLA：dentatorubral-pallidoluysian atrophy）の病型が確認されている。常染色体潜性（劣性）遺伝性 SCD の頻度は低いが，近年，小脳性運動失調，感覚神経障害，前庭機能障害を3徴とする cerebellar ataxia with neuropathy and vestibular areflexia syndrome（CANVAS）の報告が散見されている。

❸孤発例には多系統萎縮症と支質性小脳萎縮症があり，前者は小脳外症候（自律神経症状や錐体外路症状）を伴い，後者はほぼ小脳症候のみを呈する。

❹頭部 MRI では，小脳や脳幹の萎縮を認める。

❺腫瘍，血管障害，感染，自己免疫疾患，内分泌疾患，代謝異常などの二次性失調症の原因となる疾患を除外する。

❻緩徐進行性の経過を呈する。

## 症候の診かた

❶小脳性運動失調：多くの病型で起立や歩行時の動揺が主訴になる。その後，失調性構音障害や四肢の

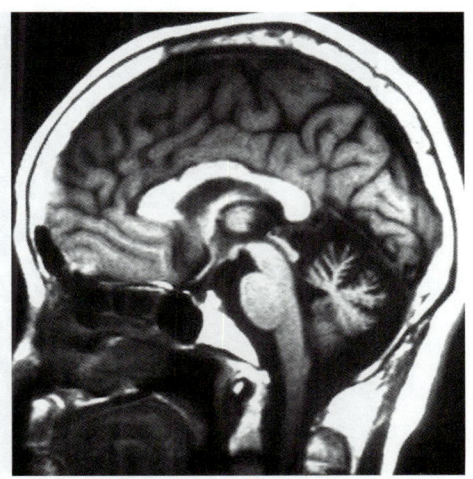

**図1** 脊髄小脳失調症6型（SCA6）T1強調正中矢状断像

臨床的には純粋小脳型であり，小脳虫部（特に上部）に強い萎縮を認めるが，脳幹はよく保たれている。

協調運動障害が明らかになってくることが多い。SCD の多くの病型の中心症候となる継ぎ足歩行は，体幹失調を検出する鋭敏な診察項目である。

❷眼振：SCA3 や SCA6 で顕著である。SCA6 では下眼瞼向き眼振を認めることもある。

❸眼球運動障害：滑動性追従運動の障害は多くの病型で認められる。緩徐眼球運動は SCA2 で認められやすい。

❹腱反射異常：腱反射亢進は SCA1 や SCA3 で認められる。腱反射低下は SCA2 で認められる。

❺認知機能障害：SCA17 や DRPLA で認められる。

❻パーキンソニズム：多系統萎縮症，SCA2 や SCA3 で認められる。

❼舞踏様運動：SCA17 や DRPLA で認められる。これらの病型では小脳性運動失調も認める点で Huntington 病と鑑別がされる。

## 検査所見とその読みかた

❶症候性（二次性）運動失調症の鑑別：血液・脳脊髄液中の各種の生化学的マーカー，自己抗体，甲状腺機能などの検査が必要である。

❷頭部 MRI・CT 画像：純粋小脳型 SCD であれば小脳虫部や小脳半球のみの萎縮を認めることが多く，小脳外症候を伴う多系統障害型 SCD であれば小脳に加えて脳幹（特に橋）や大脳の萎縮所見や脳実質の信号異常を認めることが多い（図1〜3）。

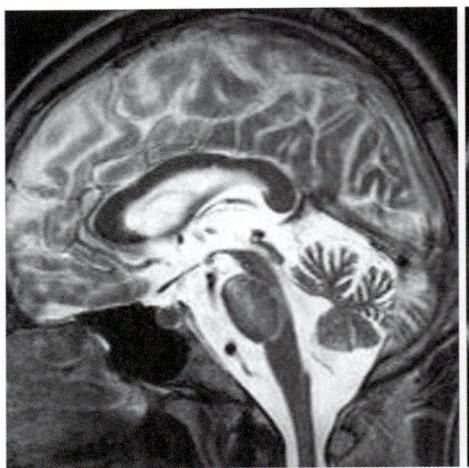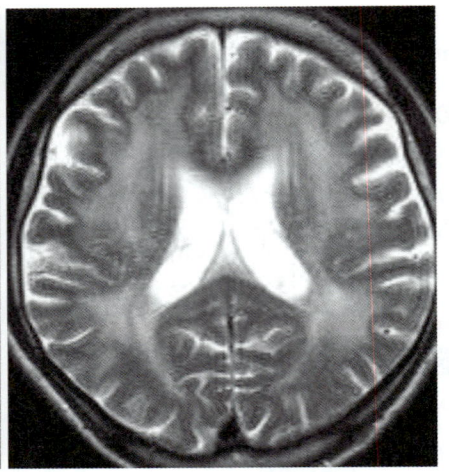

**図3** 歯状核赤核淡蒼球ルイ体萎縮症（DRPLA）T2 強調正中矢状断像/水平断像

臨床的には多系統障害型であり，大脳白質に広範な高信号病変を認める。

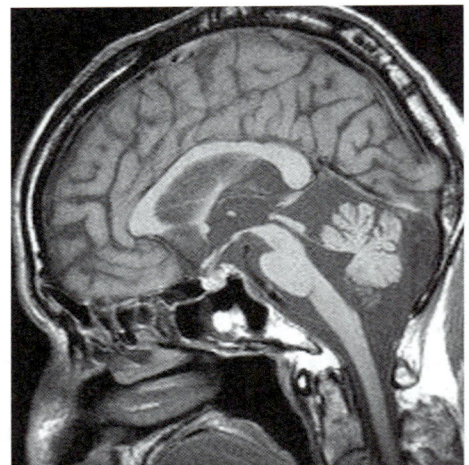

**図2** 脊髄小脳失調症 3 型（SCA3）/ Machado-Joseph 病（MJD）T1 強調正中矢状断像

臨床的には多系統障害型であり，小脳の萎縮に加え，脳幹（橋）も萎縮している。

**3** 自律神経機能検査：起立性低血圧の有無と重症度を判定する目的で起立試験（Schellong 試験）が，また排尿障害に関して，尿排泄機能の障害に起因する残尿量の測定には膀胱用超音波画像診断装置が用いられる。

**4** 遺伝子検査：遺伝性が明らかな症例では，正確な病型診断とそれぞれの病型に応じた療養指導を行うため実施を考慮する。

## 確定診断の決め手

**1** 緩徐進行性の小脳性運動失調。

**2** 頭部 MRI/CT 画像における，小脳や脳幹の萎縮所見。

**3** 症候性（二次性）運動失調症の否定。

**4** 遺伝性の病型では，患者の家族に同症者の存在。

## 誤診しやすい疾患との鑑別ポイント

**1** 感覚性運動失調症

　**❶** Romberg 徴候が陽性。

　**❷** 深部感覚障害が陽性。

　**❸** 構音障害が陰性。

**2** 傍腫瘍性小脳失調症

　**❶** 亜急性進行性の小脳性運動失調症。

　**❷** 脳画像検査で小脳萎縮が軽度，もしくはほとんど認めない。

　**❸** 血液中の腫瘍マーカーが上昇。

**3** 脳血管性 Parkinson 症候群

　**❶** 上肢の運動障害は乏しく歩行障害が中心。

　**❷** 脳画像検査で小脳萎縮は認めず，線条体領域に虚血性変化を認める。

## 確定診断がつかないとき試みること

**1** 脳画像検査で小脳萎縮所見が軽度で判定困難な場合，脳血流 SPECT を行うと，小脳の機能障害を反映して顕著な小脳血流低下所見を認めることがある。

❷小脳系や前庭系に障害を生じる可能性のある薬剤を服用していないか確認を行う。

## 合併症・続発症の診断

進行期においては，嚥下障害に起因する誤嚥性肺炎や，排尿障害に起因する尿路感染症を生じやすくなる。

## 予後判定の基準

❶CAG リピート伸長変異を原因とする SCA 病型では，リピート伸長度が大きいほど若年発症となり病状の進行も速い。
❷純粋小脳型の SCD 病型よりも，多系統障害型の SCD 病型のほうで機能的予後が不良であり，感染症などの合併症を生じやすい。

## 治療法ワンポイント・メモ

❶運動失調に対する薬物療法：タルチレリンやプロチレリンなどの甲状腺刺激ホルモン放出ホルモン製剤に，運動失調・構音障害・歩行障害に対する改善作用が認められている。
❷小脳外症候に対する薬物療法：多系統萎縮症や SCA2 などの病型に認められるパーキンソン症状に対しては，抗 Parkinson 病薬を用いる。SCA1 や SCA3 などの病型に認められる痙縮については抗痙縮薬を用いる。
❸起立性低血圧に対する薬物療法：臥位高血圧に注意しつつミドドリンなどを用いる。
❹排尿障害に対する薬物療法：蓄尿障害（頻尿・尿失禁）にはミラベグロンなどを，排出障害（残尿・尿閉）にはジスチグミンなどを用いる。

## さらに知っておくと役立つこと

❶本疾患は国の指定難病であるので，認定基準に該当する場合，治療に関する公費負担申請を行う。
❷リハビリテーション，生活指導：残存機能の維持と有効活用を促進するためのリハビリテーションや，種々の装具や機器を用いた支持療法や生活指導を行って ADL の保持・向上をはかる。

## 専門医へのコンサルト

❶原因不明の小脳性運動失調を認めた場合，SCD の病型を確定するため神経内科専門医へコンサルトを行う必要がある。
❷遺伝性 SCD の患者や患者の未発症血縁者に対する遺伝カウンセリングが必要な際には，神経内科専門医もしくは臨床遺伝専門医へコンサルトを行う必要がある。

# 多系統萎縮症
## Multiple System Atrophy (MSA)

**小野寺 理** 新潟大学脳研究所教授・脳神経内科学

頻度 **ときどきみる**
GL 脊髄小脳変性症・多系統萎縮症診療ガイドライン 2018

## 診断のポイント

❶原則，家族内に類症がない。
❷中年期（ここがピーク）以降に緩徐発症。
❸自律神経症状がある（経過中必ず合併）。
❹小脳症状か，錐体外路症状がある（進行期には両者がある）。
❺MRI で橋底部と中小脳脚，もしくは線条体の萎縮・信号強度変化がある。

## 緊急対応の判断基準

❶失神の背景となる諸疾患は除外する。
❷喘鳴は，直接的，もしくは間接的に，生命予後にかかわる可能性がある。

## 症候の診かた

❶自律神経症状：大多数で認める。排尿後残尿量が 100 mL 以上。尿意切迫性尿失禁。神経原性起立性低血圧（起立後 3 分以内に収縮期血圧が 20 mmHg 以上，または拡張期血圧が 10 mmHg 以上の低下）のいずれかを認める。
❷小脳性失調症状：書字や構音など，獲得した熟練した無意識な運動の障害。歩行時のふらつき。
❸錐体外路症状：固縮，無動のパーキンソニズム。安静時振戦はない。早期からの易転倒性，自転車に乗れない，レボドパ反応性は低い。レボドパによる頸部ジストニア（四肢ジスキネジアではない）を認めることがある。

## 検査所見とその読みかた

❶頭部 MRI 検査：パーキンソニズムを伴う場合は，被殻の萎縮，信号強度の変化（および鉄感受性シーケンスでの信号減少）（図 1）。小脳失調優位の場合は，中小脳脚の萎縮，hot cross bun 徴候（HCBS）（図

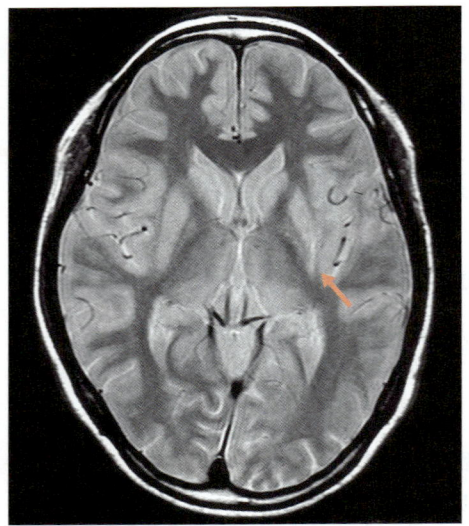

**図1** T2 強調画像 水平断

橋底部の萎縮, hot cross bun 徴候(➡), 中小脳脚,
小脳半球の萎縮を認める。

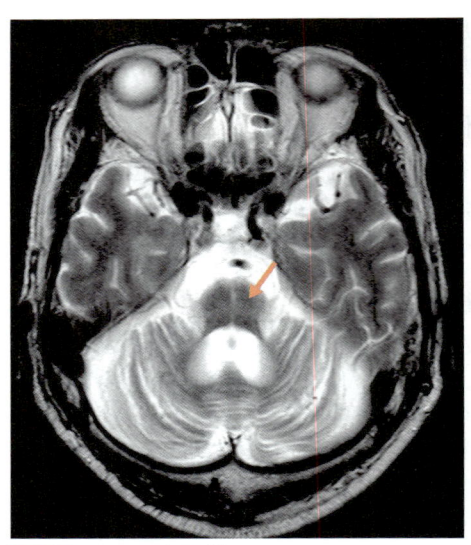

**図2** FLAIR 水平断

左被殻の萎縮と, 外側にスリット状の高信号域
(➡)を認める。

2), 小脳半球の萎縮。橋横走線維の高信号を明瞭に
認める HCBS は, 発症後 2 年の孤発性失調症患者
で, 感度は約 80%, 特異度は約 95% である。
❷研究レベルでは, 血清, 脳脊髄液を用い, 特別な
手技により他のシヌクレイン関連疾患との鑑別が可
能である。

### 確定診断の決め手

❶緩徐発症で, 自律神経症状があり, かつ, 小脳,
もしくは錐体外路症状をもつ。
❷MRI 所見で典型的な変化を認める。

### 誤診しやすい疾患との鑑別ポイント

❶遺伝性脊髄小脳変性症(⇨589 頁)
　❶家族歴。
　❷遺伝子診断。
❷傍腫瘍症候群(⇨626 頁)
　❶悪性腫瘍の合併(肺癌, 乳癌, 卵巣癌)。
　❷ Lambert-Eaton 筋無力症候群(LEMS)など, 他
　の傍腫瘍症候群の合併。
　❸脳幹・小脳の画像変化が乏しい。
❸ Parkinson 病(⇨578 頁)
　❶初期には姿勢反射障害を認めない。
　❷レボドパが著効する。
　❸ MIBG 心筋シンチグラフィで集積の低下を認
　める。

❹進行性核上性麻痺(⇨581 頁)
　❶MRI にて, 中脳の萎縮を認める。
　❷垂直方向の衝動性眼球運動速度の低下。
　❸体幹の固縮が強い。

### 確定診断がつかないとき試みること

❶中小脳脚および被殻の, 拡散テンソル画像やスペ
クトロスコピー(MRS)が有用である。
❷神経メラニン画像により, Parkinson 病との鑑別
ができる。

### 合併症・続発症の診断

❶失神：起立試験, head up tilt 試験, 心筋 MIBG シ
ンチグラフィ。
❷睡眠時呼吸障害：終夜睡眠ポリグラフ検査。

### 予後判定の基準

❶発症から死亡までの中央値は 6〜10 年であるが,
かなりばらつく。
❷予後不良因子として, 錐体外路症状が主体, 高齢
発症, 早期または重度の自律神経障害, 早期の喘鳴,
女性などがある。

### 経過観察のための検査・処置

❶睡眠時呼吸機能検査。
❷起立性低血圧。

❸嚥下機能検査。

## 治療法ワンポイント・メモ

❶起立性低血圧や，睡眠時呼吸障害に対する対症療法が主体。

❷わが国では，失調に対し TRH 誘導体が保険適用である。

❸生命予後の延長効果は，気管切開のみで認められる。

## さらに知っておくと役立つこと

❶本疾患は国の指定難病の対象となっているので，治療費の公費負担が重要度に応じてなされる。

❷身体障害者，障害者年金の申請を考慮できる。

## 専門医へのコンサルト

❶失神は循環器内科にコンサルトを行う。

❷睡眠時呼吸障害は，呼吸器内科，耳鼻咽喉科にコンサルトを行う。

❸運動症状のリハビリテーションが必要な場合は，リハビリテーション科にコンサルトを行う。

# Huntington 病

## Huntington's Disease (HD)

長谷川 一子　国立病院機構相模原病院・臨床研究センター
神経難病研究室室長（神奈川）

（頻度）**あまりみない**（全国で 1,000 人程度）

GL　Huntington 病の診断，治療，療養の手引き（2020）

## 診断のポイント

診断基準は難病情報センターのホームページ（https://www.nanbyou.or.jp/entry/318）参照。

❶ Huntington 病（HD）は浸透性の高い常染色体顕性遺伝疾患であるため，多くは家族内に発症者がみられる。

❷運動症状には巧緻障害，舞踏運動，ジストニア，運動持続困難などがある。

❸精神症状には遂行機能障害，人格障害，衝動性行動障害，認知機能障害などがある。

❹幼児〜青年期発症の若年型 HD は進行が速く，幼少であるほど舞踏運動の発現が少なく，学習障害，中毒性精神病などの精神症状で発症することが少なくない。

❺臨床像，家族歴などから臨床診断は可能であるが，診断確定は遺伝子診断による。

## 緊急対応の判断基準

❶自殺企図が少なくないため留意する。うつによる自殺企図，診断確定に対する反応，衝動行動としての自殺企図がある。

❷運動持続困難，および不随意運動のため外傷，転倒の頻度が高い。

## 症候の診かた

❶運動症状

❶舞踏運動（chorea）が主徴であるが，他の不随意運動もみられる。

❷舞踏運動は不規則で速度の速い運動で，四肢遠位部や顔面にみられることが多い。

❸運動の持続困難（motor impersistence）と巧緻障害が早期からみられる。

❹運動の持続困難の症状は，挺舌の持続ができない，把持の持続ができない，転倒などがあり，巧緻障害としては，書字や箸の使用困難などがある。

❺随伴する不随意運動にはジストニアが多く，次いで振戦，ミオクローヌスなどがある。

❷精神症状

❶症例により多彩であるが，運動症状よりも社会生活や家庭生活の継続を阻害する要因となりやすい。

❷精神症状の主体は人格変化と認知障害で，脱抑制や衝動性障害，強迫性障害の頻度が高い。

❸うつなど感情障害もみられ，自殺企図も早期には留意する必要がある。

❹進行するとてんかん発作を併発し，失外套状態となる。

❺小児期発症の HD は早期からてんかん発作を認めることが多い。

❸発症年齢は幼児期から老齢期までさまざまであるが，好発年齢は 30〜40 歳台である。HD の有病率には人種差があり，わが国では 10 万人あたり 0.5 人である。全経過は 15〜20 年が多い。死因は転倒などによる外傷，窒息，誤嚥性肺炎が多い。

## 検査所見とその読みかた

❶頭部 MRI：画像診断で図 1 に示すような側脳室前角の開大を認める。病態の進行とともに全脳萎縮も目立つようになる。発症初期の場合はスライスにより前角の開大が検出しがたいこともある。

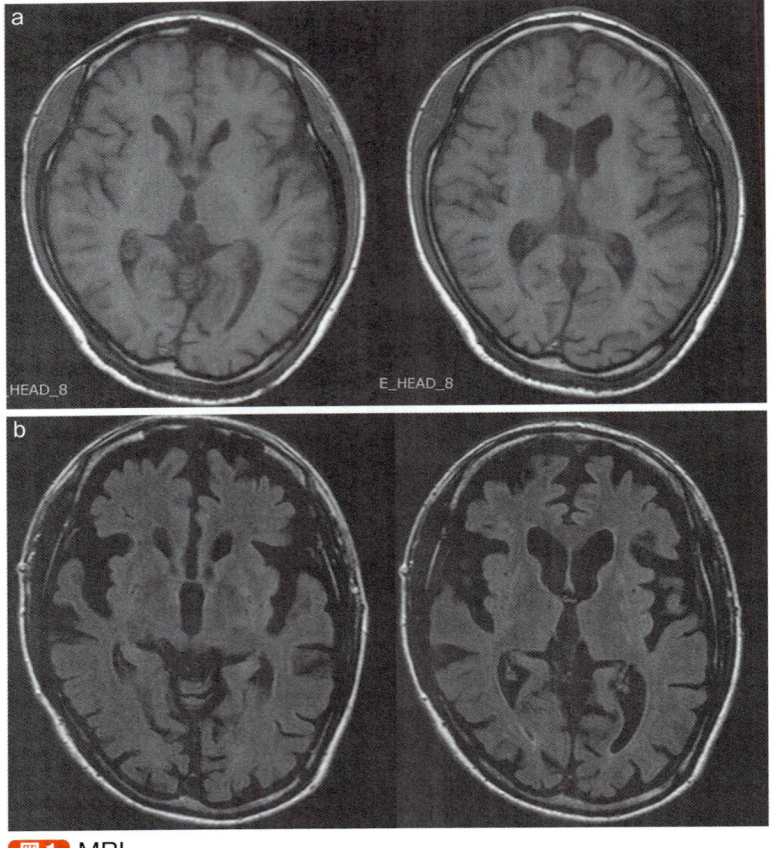

**図1** MRI

発症早期であっても b のように全脳萎縮が明らかなこともある。
a：HD 超早期，b：HD 早期〜中期

❷脳血流シンチグラフィ：前頭葉，側頭葉の血流低下を示すことが多い。

❸さまざまな心理検査が病態の評価に有用である。前頭葉，側頭葉の機能低下が目立つ。

## 確定診断の決め手

❶家族歴が明らかな場合には舞踏運動などの不随意運動と精神症状により診断は容易である。MRI は診断を補強するのに有用である。

❷遺伝子診断：家族歴が明らかでない場合や HD の確定診断には遺伝子診断が必要である。遺伝子検査は保険収載されているが，遺伝子診断にあたっては日本神経学会「神経疾患の遺伝子診断ガイドライン2009」を遵守し，十分なインフォームドコンセントとカウンセリングが必要である。また，小児期発症 HD の場合には親世代が未発症の場合もあり，この場合には子の遺伝子診断が親の非発症者の遺伝子診断となることがあり，より慎重に遺伝子診断を行う必要がある。

## 誤診しやすい疾患との鑑別ポイント

❶有棘赤血球症（chorea-acanthocytosis もしくは neuroacanthocytosis）：末梢血で有棘赤血球がみられる。体軸の舞踏運動の頻度，咬舌，咬唇，末梢神経障害を認める。

❷歯状核赤核淡蒼球ルイ体萎縮症（DRPLA：dentatorubral-pallidoluysian atrophy）：小脳症状を認める。幼児期発症ではてんかん発作と精神発達遅滞，舞踏運動，ミオクローヌス，成人発症では舞踏運動，認知障害の頻度が高い。

❸SCA17（脊髄小脳変性症17型）：優性遺伝型の遺伝性小脳変性症で，HD よりも小脳症状が目立つ。

❹その他：良性家族性舞踏病，脳血管障害に由来する舞踏運動，薬剤性舞踏病など。

## 確定診断がつかないとき試みること

1. 鑑別すべき諸疾患を再考すること。
2. 遺伝子検査の再検を考慮すること。

## 合併症・続発症の診断

1. 合併症，続発症は嚥下障害の程度，歩行障害の程度により，誤嚥，窒息，転倒による骨折，脳挫傷などが生じる。
2. 強迫性もしくは衝動性障害による食物の詰め込みによる窒息などが認められる。
3. さらに *HTT* 遺伝子が全身に発現していることによると思われるが，進行期には貧血，視床下部・下垂体系ホルモンの低下症，骨変化，心機能低下などがある。

## 予後判定の基準

1. 発症年齢が早い症例のほうが，進行が速く機能予後，生命予後ともに不良である。
2. 社会活動に関しては精神症状の内容（人格変化や強迫症状，衝動性障害など）と運動面での巧緻性の低下，運動の持続困難の程度，構音・構語障害の障害の程度に依存する。

## 治療法ワンポイント・メモ

1. 運動症状のコントロールにはテトラベナジン，抗精神病薬を使用する。テトラベナジンはうつ病を惹起する可能性があるので，自殺企図などに留意して使用する。
2. 精神症状には非定型および，定型抗精神病薬，抗うつ薬，抗てんかん薬を使用する。

## さらに知っておくと役立つこと

日本神経学会「神経疾患の遺伝子診断ガイドライン 2009」では，治療法が未確定な成人発症遺伝性神経疾患の at risk の遺伝子診断は原則として行わない立場にある。これは，たとえ診断結果告知後の臨床心理的，社会的支援を医療機関ができる状況であったとしても，ガイドラインでの発症前診断が許容され得る要件としての「検査結果が陽性あるいは陰性であった場合の自分自身・家族の将来に対して十分な見通しを持っていること（十分な anticipatory guidance がなされていること）」を十分に満たすことは少ないことによる。

# Alzheimer 型認知症
## Alzheimer's Disease

松川 則之　名古屋市立大学大学院教授・神経内科学

**頻度** よくみる
**GL** 認知症疾患診療ガイドライン 2017

## 診断のポイント

表 1 に米国国立老化研究所/Alzheimer 病協会ワークグループ（NIA-AA）による診断基準を示す。
1. 70～80 歳台が多い。
2. 緩徐進行性の近時（エピソード）記憶障害が前景。時間的見当識障害や薬剤管理困難・料理の段取りの悪さなどを伴う。
3. 形態画像（MRI もしくは CT）評価では，側頭葉内側の萎縮を認める。
4. 脳血流シンチグラフィで後部帯状回の血流低下を認める。
5. せん妄・うつ病・薬剤関連症状や脳血管障害など他の原因疾患では説明できない。

## 症候の診かた

1. 週 3～4 回以上会う家族や介護者から日常生活の問題を聴取することが望ましい。
2. 介護者情報と比較しながら，本人から日常生活の出来事把握の程度・困りごとを確認する。
3. 初期症状は，最近の出来事が思い出せない，同じことを何度も繰り返して話す，物を置いた場所がわからない，物の名前が出てこなくなる。
4. 次いで時間的見当識障害の出現がみられる。
5. 比較的早期から料理・金銭管理や薬剤管理など手段的日常生活動作（IADL：instrumental activities of daily living）能力障害を生じる。
6. 礼節は保たれ，わからないことを取り繕う。
7. 意欲低下（アパシー）や抑うつ気分を伴いやすい。
8. 進行すると道に迷ったり，道具使用が困難になる。
9. 非典型 Alzheimer 型認知症として，posterior variant（後頭側頭葉型：早期に対象，顔の視覚認知機能障害，両頭頂葉型：Gerstmann 症候群，Balint 症候群，肢節運動失行や半側空間無視などの視空間機能障害），Logopenic variant（喚語困難，語想起や文の復唱が早期から進行性に障害）および frontal variant（アパシー，脱抑制や遂行機能障害が早期から進行性に生じる）がある。

**表1** NIA-AA による診断ガイドライン

**ほぼ確実な Alzheimer 型認知症**
1. 認知症あり
   - A. 数か月から年余に緩徐進行
   - B. 認知機能低下の客観的病歴
   - C. 以下の1つ以上の項で病歴と検査で明らかに低下
     - a. 健忘症状　b. 非健忘症状：失語，視空間機能，遂行機能
   - D. 以下の所見がない場合
     - a. 脳血管障害　b. Lewy 小体型認知症　c. Behavioral variant FTD
     - d. 進行性失語症（semantic dementia, non-fluent/agrammatic PPA）
     - e. 他の内科・神経疾患の存在，薬剤性認知機能障害

**ほぼ確実性の高い Probable Alzheimer 型認知症**
  - 認知機能検査の進行性低下例，原因遺伝子変異キャリア

**疑いのある Alzheimer 型認知症**
  - 非定型な臨床経過
  - 他疾患の合併例
    - a. 脳血管障害　b. Lewy 小体型認知症
    - c. 他の神経疾患や内科疾患，薬剤性

**Alzheimer 病病理が存在するほぼ確実な Alzheimer 型認知症**
  - 脳 Aβ 蓄積バイオマーカー：CSF Aβ42 低下，アミロイド PET 陽性
  - 二次性神経変性や障害のバイオマーカー：
    脳脊髄液総タウ/リン酸化タウ増加，側頭・頭頂葉の糖代謝低下（FDG-PET）
    側頭・頭頂葉の萎縮（MRI 統計画像処理）

**Alzheimer 病病理が存在する疑いのある Alzheimer 型認知症**
  - 非 Alzheimer 型認知症の臨床診断，バイオマーカー陽性か AD の脳病理診断

〔McKhann GM, et al: The diagnosis of dementia due to Alzheimer's disease. Alzheimers Dement 7(3): 263-269, 2011 より一部改変〕

## 検査所見とその読みかた

**1** 神経心理検査により，記憶障害・見当識障害・遂行機能障害や視空間認知障害の程度を把握する。

❶ Mini-Mental State Examination（MMSE）では，記憶障害（遅延再生），見当識障害や視空間認知障害（五角形模写）などが評価できる（23 点以下認知症疑い）。

❷ Montreal Cognitive Assessment Japanese Version（MoCA-J）では，記憶や見当識以外に注意力・抽象概念・遂行機能も同時に評価し，軽度認知機能障害のスクリーニングが可能（カットオフ値 25 点以下）。

❸ 日本版 Wechsler 記憶検査は，年齢別の平均値・標準誤差により −2 SD 以下は病的低下。

❹ Alzheimer Disease Assessment Scale（ADAS）は Alzheimer 型認知症患者の認知機能評価である（カットオフ値 10 点以下）。

**2** Clinical Dementia Rating（CDR）は，介護者面接による全般的認知（記憶，見当識，判断力，地域生活，家庭生活，介護状況）評価法（健常 0，疑い 0.5，軽度 1，中等度 2，重度 3）。

**3** 日本語版 Neuropsychiatric Inventory（NPI）は，介護者面接により出現頻度・程度から行動・心理症状（BPSD：behavioral and psychological symptoms of dementia）を評価する。

**4** 日常生活能力評価は，介護者からの聴取による基本的生活機能（PSMS：physical self-maintenance scale）や手段的日常生活動作（IADL）評価法などによって行う。

**5** 形態画像検査：MRI で側頭葉内側領域の萎縮を認める。T1 強調 3D 撮像を用いた統計学的容量測定では，海馬関心領域萎縮の Z スコア（2.0 以上）が診断に有用と考えられている（図 1a）。

**6** 機能画像検査：脳血流シンチグラフィで後部帯状回・楔前部および後方連合野の血流低下を認める（図 1b）。

## 確定診断の決め手

**1** 現時点で確定診断は病理診断による。

**2** 臨床診断は緩徐進行性と特徴的な臨床症候。

**3** 形態画像においては，典型例では側頭葉内側萎縮（海馬型），その他非典型例では前頭葉萎縮（frontal variant），頭頂後頭葉萎縮（posterior variant）や上側頭

a：MRI T1 強調冠状断像　VSRAD

b：脳血流シンチグラフィ　eZIS

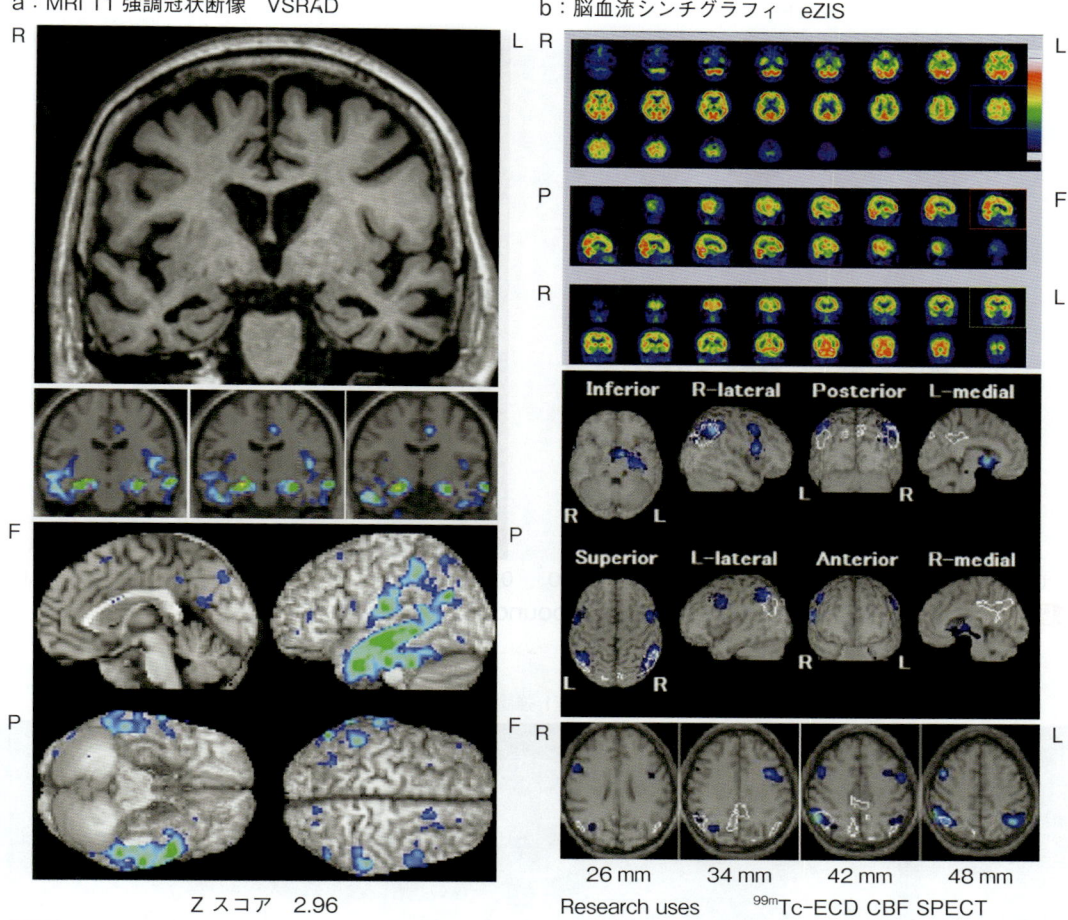

Z スコア　2.96

Inferior　R-lateral　Posterior　L-medial

Superior　L-lateral　Anterior　R-medial

26 mm　34 mm　42 mm　48 mm
Research uses　$^{99m}$Tc-ECD CBF SPECT

**図1** 画像検査（自験例）

回下頭頂小葉萎縮（logopenic variant）を確認する。

**❹** 採血・画像検査などにより，他の認知症性疾患，せん妄，うつ病や薬剤誘発性認知機能低下を否定する。

**❺** 診断に迷う症例では，脳血流シンチグラフィにおいて特異的部位の血流低下を確認する。

**❻** 脳脊髄液中のアミロイド $\beta 42$（A$\beta 42$）の低下，総タウあるいはリン酸化タウ上昇，およびアミロイドPET 陽性（図2）は，診断バイオマーカーとして有用。

**❼** 血液 A$\beta$1-42/A$\beta$1-40 比，リン酸化タウ 181，GFAP，ニューロフィラメント軽鎖測定の診断バイオマーカーとしての有効性が期待される。

## 誤診しやすい疾患との鑑別ポイント

**1** せん妄（⇨166 頁）

**❶** 比較的急速に現れる不安・興奮や注意障害が前

景にある。

**❷** 症状は時間帯により変容することが多い。

**2** うつ病（⇨1363 頁）

**❶** うつ病（仮性認知症）では，摂食障害・睡眠障害や希死念慮を伴うことがある。

**❷** 精神科医による早期診断・介入も推奨される。

**❸** 脳血流シンチグラフィで，特異的部位の血流低下を示さないことを確認する。

**3** 薬剤誘発性認知機能障害：睡眠薬などの向精神薬を始め，中枢機能を有する抗てんかん薬・鎮痛薬や抗腫瘍薬など多くの薬剤が一因になりうる。

**4** てんかん性病態（⇨606 頁）

**❶** 一過性に生じる逆向性健忘と不完全な前向性健忘が特徴。

**❷** 内側側頭葉てんかん症状（特徴的な前兆，意識減損・運動停止，運動自動症）を合併することも

陰性例　　　　　　　　　　　　　　　　　陽性例

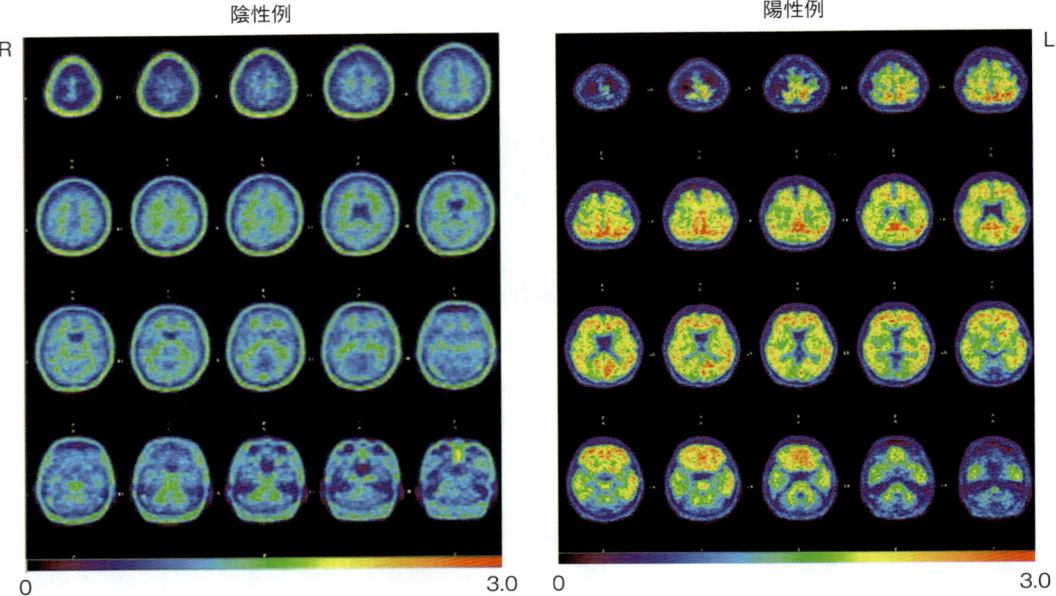

**図2** アミロイド PET（[¹¹C] Pittsburgh compound-B；PIB）（自験例）

頭部 MRI T1 強調冠状断像

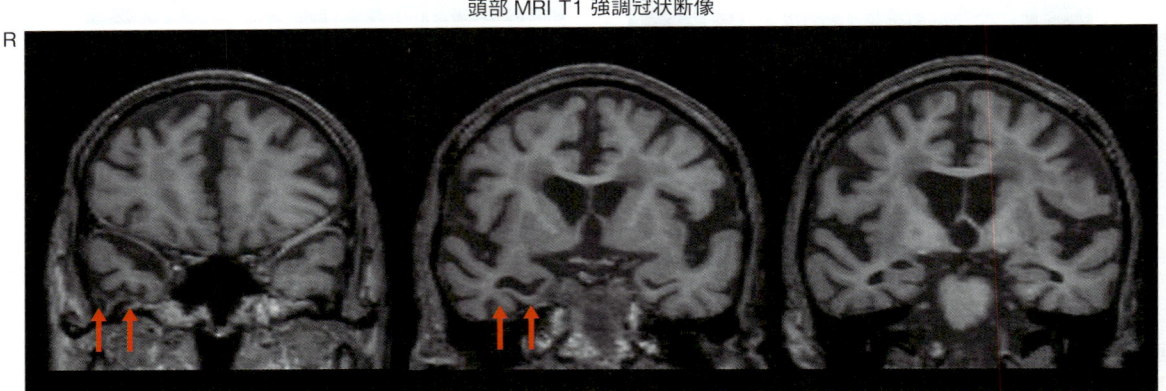

**図3** 嗜銀顆粒性認知症（自験例）

迂回回，扁桃体を含めた辺縁系の非対称性萎縮。側頭極を含めた側頭葉や辺縁系の萎縮は前方優位。

ある。

**5** 脳血管性認知症（⇨604頁）：多発梗塞性認知症，認知機能に関する部位の梗塞病変による認知症，脳小血管病性認知症，脳表ヘモジデリン沈着症など画像診断が有用。

**6** 神経原線維変化型老年期認知症

❶臨床的鑑別は困難。

❷80歳台以降の高齢発症が多い。

❸記憶障害と見当識障害主体。他の認知機能障害や人格変化は比較的軽度。

❹形態画像では，海馬萎縮は後方優位が多い。

**7** 嗜銀顆粒性認知症

❶臨床的鑑別は困難。

❷80歳台以降の高齢発症が多い。

❸記憶障害で発症。初期より易怒性・頑固・被害妄想・性格変化や暴力行為を伴いやすい。

❹形態画像では，左右差を伴う前方側頭葉内側（迂回回）萎縮（図3）。

**8** Lewy 小体型認知症（⇨600頁）

❶具体的幻視・認知機能障害の程度の変容・REM

睡眠行動障害・Parkinson 運動症状の存在。

❷ MIBG 心筋シンチグラフィ，ダットスキャン（DaT Scan）による鑑別。

**⑨ 前頭側頭型認知症**（⇨602 頁）

❶発症が比較的若い（50～60 歳台）。

❷行動障害型：初期は記憶障害が目立たず，他者への共感・社会通念の欠如や行動障害が主体。記憶や見当識障害を主体としたスクリーニング検査では異常が確認できないことがある。

❸進行性非流暢性失語：進行する非流暢性失語・失行や単語想起障害が特徴。

❹意味性認知症：進行する意味記憶の選択的障害。語義理解や物品の同定が障害される。

❺形態画像では，前頭葉（行動障害型），優位半球前頭葉後部（非流暢性失語），優位半球側頭葉（意味性認知症）を主体とした萎縮を認める。

❻脳血流シンチグラフィでは，前頭葉・側頭葉に限局した機能低下が確認される。

**⑩ 進行性核上性麻痺**（⇨581 頁）

❶記憶障害と思考の緩慢さ主体の認知機能障害。初期から吃音や同語反復などの構音障害，語彙の低下や言語・動作の保続を認めることがある。

❷形態画像：MR Parkinsonism index（MRPI，橋と中脳の面積比に中小脳脚幅と上小脳脚幅の比を掛け合わせた値）（カットオフ値 13.55 以上）は参考になる。

## 確定診断がつかないとき試みること

❶介護者・ケアマネジャーなどによる生活環境の詳細な状況確認。

❷せん妄の原因として全身状態を検索。

❸精神科医によるうつ病治療介入を優先し，治療反応性および認知機能変化を確認。

❹経過観察と 6 か月後の再評価。病的な認知機能の増悪の有無確認。

## 予後判定の基準

❶独居者，意欲低下や身体機能低下例（フレイル状態）や社会参加の少ない例は，悪化リスク。

❷生活環境の急激な変更は，悪化リスク。

❸若年者は，進行が早く失行症などを呈しやすい。

❹側頭葉内側萎縮症例は，症状進行のハイリスク群。

❺非典型例は，生活機能障害進行リスク。

❻脳血管病変合併は，生活機能障害進行リスク。

## 経過観察のための検査・処置

❶中核症状：MMSE，ADAS-cog。

❷全般的重症度：CDR。

❸行動・心理症状：NPI。

❹日常生活動作能力：PSMS，IADL。

❺必要に応じて頭部 MRI，脳血流シンチグラフィ。

## 治療法ワンポイント・メモ

❶疾患修飾薬として，抗アミロイド抗体薬（レカネマブ）が薬事承認され，臨床応用による疾患進行抑制が期待される。

❷中核症状改善薬は，コリンエステラーゼ阻害薬（ドネペジル，ガランタミン，リバスチグミン）および NMDA 受容体拮抗薬（メマンチン）である。

❸症状改善薬は認知機能の改善効果に加え，コリンエステラーゼ阻害薬は意欲亢進効果があり，メマンチンは気分を落ち着かせる効果がある。一方副作用として，前者は消化器症状・易怒性や徐脈が，後者ではめまい感が問題になることがある。

❹中等度以上ではコリンエステラーゼ阻害薬とメマンチンの併用療法を考慮する。

❺興奮などに対する向精神薬使用は，転倒・過鎮静などの副作用と死亡リスク上昇が懸念される。使用時には，十分なインフォームドコンセントが必要。

## さらに知っておくと役立つこと

❶疾患修飾薬治療は，適切な基準により行われた検査（髄液中バイオマーカーもしくはアミロイド PET）の結果を基に行われる。

❷社会参加支援・認知訓練および脳血管障害リスク管理は認知症発症・進行を予防しうる。

❸認知症診断時の生活環境整備には，各地区の認知症初期集中支援チームが利用できる。

❹生活維持のためには，妄想・暴力や徘徊などの BPSD への対処がきわめて重要である。

❺初期からの「person-centered care」は，問題となる BPSD 発症を抑制しうる。

❻患者・家族支援

❶患者家族情報交流の場として，各地域で患者家族やカフェ形式で交流会が開催されている。

❷行政や認知症疾患センターの認知症患者相談窓口。

❸認知訓練目的や介護者負担軽減のために，介護保険制度によるデイサービスなどの社会資源を導入すべきである。

❹特に若年性認知症患者・家族では生活維持が困難になるために，早期から疾患修飾薬治療の検討や行政サービス導入など積極的介入を心がける。

## 専門医へのコンサルト

1 初期診断時：軽度認知障害や初期認知症の診断に迷うとき。

2 Alzheimer 病亜型など鑑別に迷うとき。

3 比較的進行が早く他疾患の鑑別が必要なとき。

4 経過中に急激な悪化が認められ，その原因が特定できないとき。

5 一般診療医では対応困難な BPSD を有するとき。

# Lewy 小体型認知症
## Dementia with Lewy Bodies (DLB)

**小野 賢二郎** 金沢大学大学院教授・脳神経内科学

頻度 よくみる
GL 認知症疾患診療ガイドライン 2017

## 診断のポイント

1 進行性の認知機能低下。

2 注意や明晰さの著明な変化を伴う認知の変動。

3 繰り返し出現する具体的で鮮明な幻視。

4 パーキンソニズムの以下の症状の 1 つ以上：動作緩慢，寡動，静止時振戦，筋強剛（筋固縮）。

5 認知機能低下に先行することが多いレム期睡眠行動異常症（RBD：rapid eye movement sleep behavior disorder）。

## 症候の診かた

1 認知機能障害

❶進行性の認知機能低下により，日常生活に支障をきたしている（表1）。

❷認知機能障害の特徴は，視空間認知障害や注意・遂行機能障害であり，初期は記銘力障害が目立たないことが多いため，簡易認知機能検査ではカットオフ値を下回らないことがある。

❸ Mini-Mental State Examination（MMSE）では，遅延再生の項目が保持される一方で，注意（シリアル 7），空間認知（五角形模写）の失点が目立つ。

2 認知機能の変動

❶認知機能，注意や覚醒状態が自然に変化し，数分〜数時間，時に数か月に及ぶことがある。

❷会話中に予想もできないような別の話題になってしまったり，注意力が散漫になったり，一点をじっと見つめたり，ぼーっとする意識変容をきたすエピソードを繰り返したりする。悪化時にはせん妄様の状態となる。

3 幻視

❶実際にそこに存在しない物が見えることを幻視という。また，外界に存在する対象が実際の物とは異なって見える現象を錯視という。

❷典型的には再現性があり，形がはっきりしており，詳細に説明することができる。

4 パーキンソニズム：動作緩慢，寡動，静止時振戦，筋強剛のうち 1 つ以上を認め，Parkinson 病に比して左右差や振戦が少ない。

5 レム期睡眠行動異常症（RBD）

❶通常レム睡眠時には全身の骨格筋の緊張が低下しているが，何らかの原因で筋緊張の抑制が障害されているために，夢で見たことをそのまま行動に移してしまう。

❷話す，笑う，四肢を動かすものから，大声を上げる，ベッドから飛び上がるものまで症状に幅がある。

❸患者が無自覚なこともあり，本人だけでなく，同居者への問診が重要である。

❹認知症発症と同時期あるいは先行して出現することが多く，病初期の DLB 診断において重要な臨床症状である。

6 高度の自律神経障害：起立性低血圧，便秘，尿失禁などが高頻度に生じる。

7 精神症状：うつ，不安，神経質，無気力などの精神症状を伴うことがある。

## 検査所見とその読みかた

1 頭部画像

❶ CT/MRI：Alzheimer 型認知症（AD）に比べ，側頭葉内側の萎縮は目立たないことが多い。

❷ SPECT/PET：後頭葉の取り込み低下を認める。また AD と比較したとき，後部帯状回の血流が保持される cingulate island sign が診断に有用なことがある（図1）。

2 脳波：pre $\alpha$ から $\theta$ 帯域における周期的な変動を伴う後頭葉の顕著な徐波がみられる。

3 $^{123}$I-metaiodobenzylguanidine（MIBG）心筋シンチグラフィ：心臓交感神経機能を評価する検査で，本疾患では全身の末梢自律神経に Lewy 病理を有する結果，取り込み低下（図2）を認める。

**表1** Lewy 小体型認知症（DLB）の臨床診断基準（2017）

DLB の診断には，社会的あるいは職業的機能や，通常の日常活動に支障をきたす程度の進行性の認知機能低下を意味する認知症であることが必須である．初期には持続的で著明な記憶障害は認めなくてもよいが，通常進行とともに明らかになる．注意，遂行機能，視空間認知のテストによって著明な障害がしばしばみられる．

**1. 中核的特徴（最初の3つは典型的には早期から出現し，臨床経過を通して持続する）**
　・注意や明晰さの著明な変化を伴う認知の変動
　・繰り返し出現する構築された具体的な幻視
　・認知機能の低下に先行することもあるレム期睡眠行動異常症
　・特発性のパーキンソニズムの以下の症状のうち1つ以上：動作緩慢，寡動，静止時振戦，筋強剛

**2. 支持的特徴**
抗精神病薬に対する重篤な過敏性，姿勢の不安定性，繰り返す転倒，失神または一過性の無反応状態のエピソード，高度の自律機能障害（便秘，起立性低血圧，尿失禁など），過眠，嗅覚鈍麻，幻視以外の幻覚，体系化された妄想，アパシー，不安，うつ

**3. 指標的バイオマーカー**
　・SPECT または PET で示される基底核におけるドパミントランスポーターの取り込み低下
　・$^{123}$I-MIBG 心筋シンチグラフィでの取り込み低下
　・睡眠ポリグラフ検査による筋緊張低下を伴わないレム睡眠の確認

**4. 支持的バイオマーカー**
　・CT や MRI で側頭葉内側部が比較的保たれる
　・SPECT，PET による後頭葉の活性低下を伴う全般性の取り込み低下（FDG-PET により cingulate island sign を認めることあり）
　・脳波上における後頭部の著明な徐波活動

**Probable DLB は，以下により診断される**
　a. 2つ以上の中核的特徴が存在する
または
　b. 1つの中核的特徴が存在し，1つ以上の指標的バイオマーカーが存在する
Probable DLB は指標的バイオマーカーの存在のみで診断するべきではない

**Possible DLB は，以下により診断される**
　a. 1つの中核的特徴が存在するが，指標的バイオマーカーの証拠を伴わない
または
　b. 1つ以上の指標的バイオマーカーが存在するが，中核的特徴が存在しない

**DLB の診断の可能性が低い**
　a. DLB の診断を除外せず臨床症状に関与する複数の病理を示すことに役立つとしても，部分的にあるいは全体的に臨床像を説明しうる他の身体疾患または脳血管疾患などの脳の障害が存在する場合
　b. 重篤な認知症の時期になって初めてパーキンソニズムが出現した場合

DLB は，認知症がパーキンソニズムの前か同時に出現したときに診断されるべきである．PDD は，明らかな Parkinson 病の経過中に起こった認知症を記載するために用いられるべきである．実際の場では，その臨床的状況に最も適した用語が用いられるべきで，Lewy 小体病（Lewy Body Disease）といった総称がしばしば役立つ．DLB と PDD の区別が必要な研究では，認知症の発症がパーキンソニズム発症の1年以内の場合 DLB とする"1年ルール"を用いることが推奨される．

〔McKeith IG, et al: Diagnosis and management of dementia with Lewy bodies: Fourth consensus report of the DLB Consortium. Neurology 89(1): 88-100, 2017 より邦訳・一部改変〕

**4** ドパミントランスポーター：黒質線条体系（黒質ドパミン神経細胞シナプス前終末）の変性を反映し，基底核における取り込み低下（図3）を認める．

**5** 睡眠ポリグラフ検査
　❶ RBD を有していると Lewy 小体病理を有している可能性が高い．
　❷睡眠ポリグラフで筋緊張低下を伴わないレム睡眠を確認すれば確定診断できる．

**‖ 確定診断の決め手**

**1** 4つの中核的特徴のうち2項目以上，あるいは，1項目の中核的特徴かつ1項目以上の指標的バイオマーカーが存在する場合，probable DLB の確定診断に至る（表1）．

**2** 中核的特徴が1項目で指標的バイオマーカーが存在しない，あるいは指標的バイオマーカーが1項

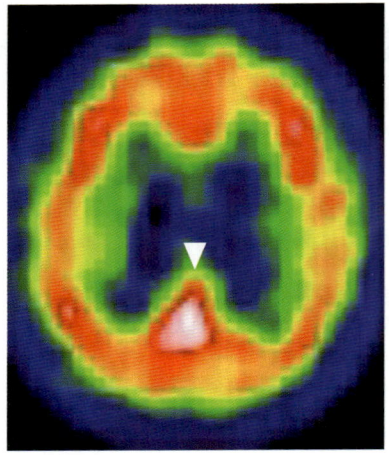

**図1** 脳血流 SPECT における
cingulate island sign

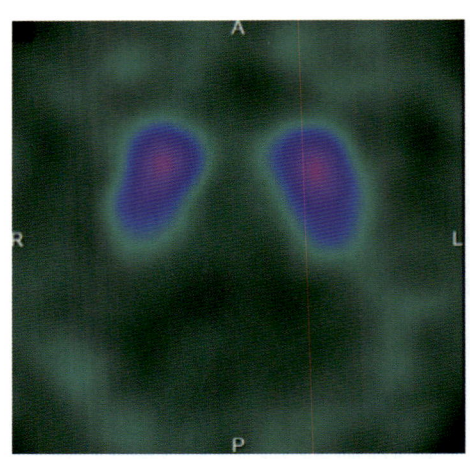

**図3** 基底核ドパミントランスポーター
SPECT における取り込み低下

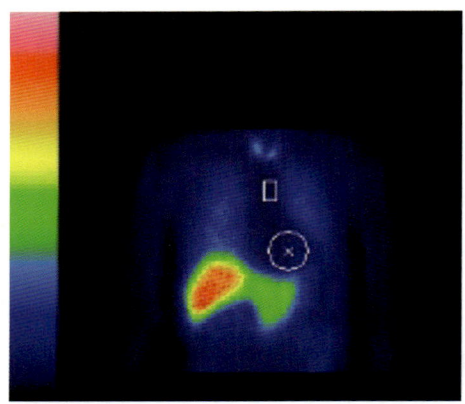

**図2** $^{123}$I-MIBG 心筋シンチグラフィにお
ける取り込み低下

目以上で中核的特徴が存在しない場合は，possible
DLB にとどまる（表1）。

### 誤診しやすい疾患との鑑別ポイント

**1** Alzheimer 型認知症（⇨595 頁）

❶認知機能低下の比較的早い段階で中核的特徴の
有無を確認することが重要である。

❷幻視やパーキンソニズムは初期から目立たない
一方で，便秘や嗅覚障害，抑うつ症状，RBD が認
知症発症に数年以上前から先行することが多いこ
とに留意すべきである。

❸臨床経過から鑑別が困難な場合に，ドパミント

ランスポーターや心筋シンチグラフィ検査，
SPECT 検査が有用なことが多い。

### 確定診断がつかないとき試みること

　上述の便秘や立ちくらみなどの自律神経症状，嗅
覚障害，抑うつ症状などといった前駆期症状と合わ
せて，中核的特徴の出現を縦断的に追跡していくこ
とが本疾患の確定診断につながる。

## 前頭側頭型認知症
Frontotemporal Dementia

**古和 久朋** 神戸大学大学院教授・保健学専攻

（頻度）**ときどきみる**（認知症の約 5％程度で，患者
は 1 万人前後と推計される）

（GL）認知症疾患診療ガイドライン 2017

### 診断のポイント

**1**進行性の異常行動や認知機能障害を認め，それら
により日常生活が阻害。

**2**特徴的な症状は，脱抑制行動，無関心または無気
力，共感や感情移入の欠如，固執・常同性，口唇傾
向と食習慣の変化。

**3**前頭葉や側頭葉前部に MRI・CT での萎縮か

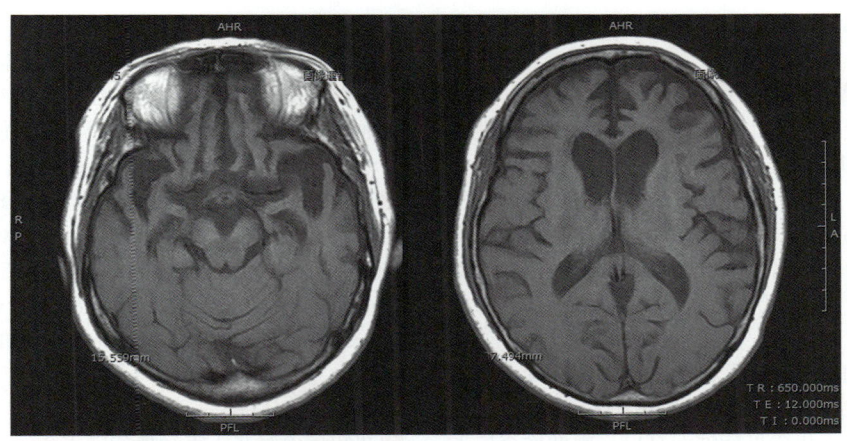

**図1** 本疾患の頭部 MRI 水平断像

PET・SPECT での代謝や血流の低下がみられる。

❹高齢で発症する例も存在するが，70 歳以上で発症する例はまれ。

### 症候の診かた

❶脱抑制行動：具体的には社会的に不適切な行動，礼儀やマナーの欠如，衝動的で無分別や無頓着な行動が含まれる。万引きや交通違反を繰り返し，指摘されても悪びれることなくあっけらかんとしている，診察途中にもかかわらず部屋を出ていくなど。

❷共感や感情移入の欠如：他人の話を聞かない，周囲を思いやる発言や行動がない。風邪で寝込んでいる妻に対して，いつも通りに平然と食事を要求するなど。

❸固執・常同性：毎日同じ時刻に同じコースを散歩し（時刻表的行動）これを邪魔されると激怒する，同じ食事のメニューに固執するなど。

❹口唇傾向と食習慣の変化：アイスクリームや饅頭を何個も食べる，ご飯に醤油や塩をかける，珈琲に何杯も砂糖を入れるなど。食事を一気にかきこみ，多くを周囲にこぼしてしまうことも多い。

❺神経学的には前頭葉徴候として把握反射（掌に触れた物を勝手に握ってしまい離さない），手掌頤反射（母指球を軽く擦ると同側の頤の筋肉が収縮する），吸引反射（口を軽く開かせ口唇や口角をこすると口をとがらせる）がみられる。

❻前頭葉機能のスクリーニング評価スケールとして Frontal Assessment Battery（FAB）が用いられる。

### 検査所見とその読みかた

❶頭部の形態画像〔CT あるいは MRI（図1）〕によ

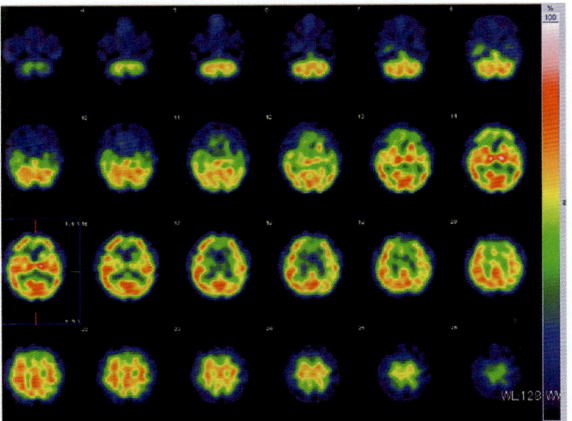

**図2** 本疾患の脳血流 SPECT 像

り両側性の前頭葉，側頭葉前部の境界明瞭な萎縮を確認する。前頭葉の皮質下白質病変（FLAIR で高信号）を伴うこともある。症状が出現した時点で萎縮していることが多いが，はっきりしない場合には機能画像を実施する。

❷頭部の機能画像〔脳血流 SPECT（図2）あるいは FDG-PET 画像，後者は保険適用外〕により両側性の前頭葉，側頭葉前部の血流（代謝）低下を確認する。

### 確定診断の決め手

❶特徴的な症状とそれを裏付ける画像上の変化を確認して診断する。

❷本疾患に特異的なバイオマーカーは現時点では存在しない。

❸ Alzheimer 型認知症，Lewy 小体型認知症などの

除外が必須である。

## 誤診しやすい疾患との鑑別ポイント

**1** Alzheimer 型認知症 (⇨ 595 頁) は病期や病前性格などにより脱抑制や無気力などの前頭葉障害による症状が出現しうるが，頭頂葉を含む後方領域の症状がほぼ必発である。一方で前頭側頭型認知症では疾患名が示す通り，晩期に至っても後方領域の症状や同部位の萎縮，血流低下といった症状はみられない。

**2** 70 歳以上で前頭葉症状が目立つ場合には，本疾患よりも進行性核上性麻痺 (⇨ 581 頁) や嗜銀顆粒性認知症などの疾患の可能性が高い。画像検査により中脳被蓋の萎縮や第三脳室の拡大を伴っている場合にはこれらの疾患をまずは考える。

## 確定診断がつかないとき試みること

経過を観察することで，より症状や画像所見がはっきりとして診断しやすくなる。

## 治療法ワンポイント・メモ

**1** 現状，認知機能を改善する治療法は残念ながら存在しない。

**2** 行動障害が目立つ場合には，抗うつ薬のトラゾドンが有効な場合がある (保険適用外)。

**3** 時刻表的行動をとることを利用して，同じ時間帯の入浴誘導など日常生活動作を習慣化することによるケアも行動障害には有効な場合がある。

## 専門医へのコンサルト

本疾患の症状は特徴的で管理が困難なことが多く，初期より認知症専門医へコンサルトすることが望ましい。

# 血管性認知症
## Vascular Dementia

**猪原 匡史** 国立循環器病研究センター・脳神経内科部長 (大阪)

**頻度** よくみる

**GL** 認知症疾患診療ガイドライン 2017

## 診断のポイント

**1** 1) 認知症があり，2) MRI や CT 画像上脳血管障害がみられ，3) 両者の因果関係がある，という 3 点

を満たすこと。

**2** Alzheimer 型認知症とは異なり，記憶障害は必発ではなく，実行機能障害や注意障害を呈しやすく，脳血管障害によるさまざまな神経局所徴候を伴うことが多い。

**3** 遺伝性の血管性認知症である CADASIL (cerebral autosomal dominant arteriopathy with subcortical infarcts and leukoencephalopathy)，CARASIL (cerebral autosomal recessive arteriopathy with subcortical infarcts and leukoencephalopathy) が知られる。

## 症候の診かた

**1** 認知症の存在：実行機能障害や注意障害が特徴であり，記憶障害は必発ではない。

**2** 非均一な高次脳機能障害：いわゆる「まだら認知症」であり，知的能力の低下や記憶障害があっても，病識や判断力は保たれている。

**3** 局所脳機能障害：運動麻痺，偽性球麻痺 (構音・嚥下障害，病的泣き笑い)，脳血管性パーキンソニズムなどを伴うことが多い。

## 検査所見とその読みかた

**1** 頭部 MRI，CT 画像で脳血管障害の所見 (図 1)。

**2** 頭部 MRA や頸部血管超音波検査で頸部・頭部血管狭窄・閉塞。

**3** 脳血流 SPECT で脳血流低下の所見。

**4** 遺伝性血管性認知症を疑う場合は，診断確定のために遺伝子検査を行う。

  **❶** CADASIL では *NOTCH3* 遺伝子変異。

  **❷** CARASIL では *HTRA1* 変異。

## 確定診断の決め手

**1** 認知症がある。

**2** 臨床像が以下のいずれかの血管性の特徴を有する。

  **❶** 認知機能障害の発症が 1 つ以上の脳卒中発作に時間的に関連。

  **❷** 障害が情報処理速度を含む複合的な注意力，前頭葉性の実行機能に顕著。

**3** 病歴，理学所見，神経画像所見から，認知機能障害を十分に説明しうる脳血管障害が存在する。

**4** 症状は他の脳疾患や全身疾患で説明されない。

## 誤診しやすい疾患との鑑別ポイント

他の認知症疾患，すなわち Alzheimer 型認知症や Lewy 小体型認知症との鑑別にあたっては，血管性

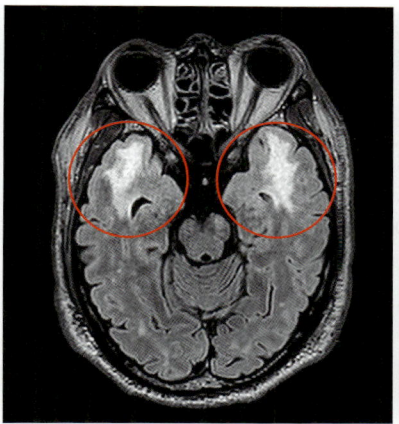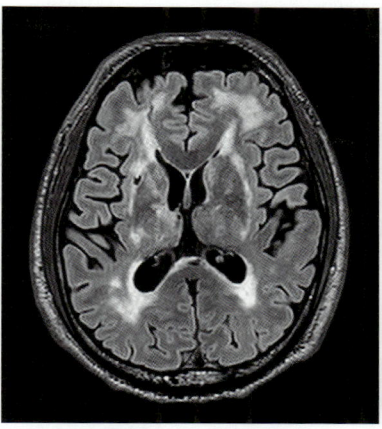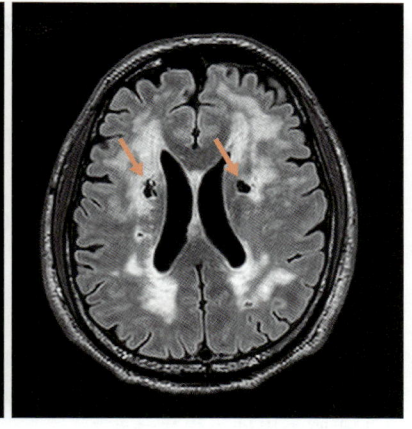

**図1** 遺伝性血管性認知症 CADASIL の頭部 MRI 所見（FLAIR 画像）

側頭極に大脳白質病変がみられる（○囲み）ことが CADASIL の特徴であるが，その他の領域の大脳白質病変や多発性梗塞（➡）は孤発性の血管性認知症と同様の所見である。

---

認知症には血管リスク因子（高血圧症，糖尿病など）を伴うこと，進行が階段状であること，実行機能障害が特に顕著であることがあげられる。

### 確定診断がつかないとき試みること

高齢者では Alzheimer 型認知症との合併がみられることがあり，混合型認知症といわれる。そうした場合，臨床的あるいは画像所見上 Alzheimer 型認知症の特徴があるか検討を要する。

### 合併症・続発症の診断

**1** 血管性認知症の進行に伴い，片麻痺や歩行障害などの局所神経症候を伴うことが多くなる。
**2** 廃用症候群が加われば寝たきりとなり，さらに認知症を悪化させる。

### 予後判定の基準

わが国の「久山町研究」によると，血管性認知症の 10 年生存率が 13.2％，Alzheimer 型認知症は 18.9％と，血管性認知症で不良の傾向がある。

### 経過観察のための検査・処置

**1** 食事療法，運動療法，薬物療法により血管リスクの管理を行いながら，脳卒中の再発予防に努める。
**2** 頭部 MRI，MRA を 6 か月〜1 年ごとに行う。
**3** 認知機能を 6 か月ごとにフォローする。

### 治療法ワンポイント・メモ

**1** 高血圧症，糖尿病，脂質異常症などの血管リスク

管理に加えて，抗血栓薬，脳循環・代謝改善薬が病態に応じて用いられる。
**2** 攻撃性や焦燥性興奮など精神症状に対しては抗精神病薬が，Alzheimer 型認知症の合併例では抗認知症薬が用いられる。
**3** 適度な身体活動など非薬物療法やリハビリテーションも考慮される。

### さらに知っておくと役立つこと

CADASIL（指定難病 124）と CARASIL（指定難病 123）は治療費の一部が公費の補助を受けることができる。CADASIL はこれまで 10 万人あたり数人の希少疾患とされてきたが，軽症のものまで含めると有病率はその 100 倍に上るという試算もある。

### 専門医へのコンサルト

**1** 初期評価：脳血管障害の病勢評価のために必要な CT・MRI，頸部血管エコーなどの検査が可能な医療機関への紹介を検討する。
**2** 初期評価後の紹介：脳卒中予防の経験豊富な脳神経内科医のいる医療機関への紹介を検討する。
**3** フォローアップ時の注意事項：認知機能障害に加えて，運動障害，感覚障害，構音障害，嚥下障害，排尿障害などの局所脳機能障害を伴うことがあり，脳卒中を包括的に診療できる医療機関でのフォローアップが望ましい。

# てんかん

Epilepsy

**松本 理器** 京都大学大学院教授・臨床神経学

**頻度** よくみる
**GL** てんかん診療ガイドライン 2018・追補版・追補版 2022

## 診断のポイント

❶てんかんは,脳の神経細胞が過剰興奮する性質(てんかん原性)を獲得することで,てんかん発作を繰り返す脳の慢性の病気である。

❷てんかん発作では,けいれん(強直間代発作)するとは限らない。

❸発作症状には常同性(毎回,同様の発作症状)がある。

❹焦点意識減損発作(旧分類の複雑部分発作)は側頭葉由来が多く,動作停止,呼びかけに無反応,一点凝視,口部(口をモグモグ,舌をクチャクチャ)・手(周りをまさぐる)の自動症などが出現する。

❺診察時に発作を目撃することはまれで,目撃者からの病歴聴取や携帯電話などのビデオ記録が重要となる。

❻脳波でてんかん原性の指標であるてんかん性放電を記録することが大切である。

## 緊急対応の判断基準

　以下の場合は,発作が自然に止まらなくなる。てんかん重積状態として,ベンゾジアゼピン系などの静注薬による緊急対応が必要となる。治療は「てんかん診療ガイドライン 2018」を参照されたい。

❶全身けいれん(強直間代発作)が 5 分以上続く。

❷焦点意識減損発作が 10 分以上続く。

## 症候の診かた

　てんかん発作の代表的症状を記す。問診やビデオ記録からどの発作型か見極める。全般発作は全般てんかん,焦点発作は焦点てんかんで出現する。全身けいれん(強直間代発作)は,焦点てんかんで過剰放電(てんかん性放電)が脳全体に広がれば二次性に出現することもある点に留意する。発作症状のイラストは,神戸大学医学部附属病院てんかんセンターホームページを参照(https://www.hosp.kobe-u.ac.jp/epilepsy/about/)。

❶全般発作

❶強直間代発作:持続的な筋収縮(強直期)から間代的な筋収縮(間代期)へ移行する一連の発作性の運動症状で,発作後にもうろう状態(5〜10 分)が出現する。発作時は眼球は上転し(白目をむく),口から泡を吹く(唾液の過剰分泌があるところに,間代期の顎の動きで泡沫化する)ことが多い。発作後に咬舌,全身の筋痛,尿失禁を伴うことがあり,問診で確認する。

❷ミオクロニー発作:寝起きに手を中心にぴくつきが生じる。意識は減損しない。左右差がみられることもある。若年ミオクロニーてんかんで出現する。

❷焦点発作:焦点てんかんのなかでは側頭葉てんかんが最も多く,その発作症状には特徴がある。

❶発作時には動作が停止し,呼びかけに反応がなくなる。

❷顔の表情が変わり,眼の焦点が合わず,一点を見つめる。

❸無意識な動作である自動症が口部(口をモグモグさせる,舌・唇をクチャクチャならす)や手(周りを手でまさぐる,モゾモゾ動かす)に出現する。

❹発作が起きたことを覚えていない,気がついたら時間が進んでいた(てんかん性放電が記憶の中枢である海馬を巻き込み,記銘力が一過性に障害されるため)。

## 検査所見とその読みかた

❶脳波

❶発作間欠期(発作が出ていないとき)にもてんかん原性の指標であるてんかん性放電が脳波検査で記録できる。

❷睡眠時の脳波を記録するとてんかん性放電の検出率が増加する。

❸てんかん性放電が,全般性なら全般てんかん,焦点性なら焦点てんかんが示唆される。

❹発作出現後 24 時間以内の脳波測定では検出率が増加するので,救急受診の際は早期の脳波記録が望まれる。

❷MRI

❶全般てんかん(特に特発性＝素因性)では正常のことが多い。

❷焦点てんかんでは,てんかん焦点が MRI 画像で「見える」ことが多い。CT 検査では不十分である。具体的には,海馬硬化症,限局性皮質形成異常,脳血管奇形(海綿状血管腫,脳動静脈奇形な

ど），先天性脳奇形，陳旧性脳梗塞・出血，頭部外傷，脳腫瘍，脳炎後遺症，周産期脳障害などが「見える」。

## 確定診断の決め手

❶ 病歴で常同性がある発作症状の聴取。
❷ 脳波で発作間欠期のてんかん性放電の記録。
❸ 急性症候性発作でないことの確認（下記参照）。

## 誤診しやすい疾患との鑑別ポイント

❶ 急性症候性発作：急性疾患〔脳梗塞（⇨478頁），脳出血（⇨489頁），低血糖（⇨102頁），代謝障害，中枢神経感染症など〕による症候性の発作で，原因が除去されると再発しない。
❷ 失神（神経調節性失神）（⇨285頁）：脳の低灌流から脳幹の虚血が一過性に生じ，全身の強直性けいれん，ぴくつきやふるえが出現する場合がある。けいれんは短く（通常10秒以内，長くても20秒以内），けいれん後のもうろう状態はない。咬舌，全身の筋痛，尿失禁も伴わない。
❸ 心因性非てんかん性発作：いわゆる転換性障害としての心因性の発作（けいれん様症状や意識減損）が生じる場合がある。発作症状に常同性がない，ストレスを契機に誘発されやすい，発作時閉眼する，などが鑑別点となる。真のてんかん発作に，心因性発作を合併する患者もあり注意する。

## 確定診断がつかないとき試みること

❶ 病歴聴取が最も重要である。本人からの病歴聴取しかできていない場合は，可能な限り目撃者からの病歴聴取を行う。
❷ 脳波検査では，1回の脳波検査では発作間欠期のてんかん性放電の検出率は約50％にとどまる。睡眠時の脳波検査，可能なら終夜の持続脳波検査が確定診断には望まれる。
❸ 病歴，脳波，画像検査でも診断できない場合は，てんかん専門診療施設に紹介し，ビデオと脳波を同時に記録する長時間ビデオ脳波モニタリング検査を依頼する。発作時のビデオと脳波の同時記録から，てんかん病型（焦点てんかん，全般てんかん）や心因性発作の診断が可能となる。発作が記録されずとも，病歴と併せ，発作間欠期のてんかん性放電の検出からてんかんの病型（全般てんかん，焦点てんかん）が診断できる。

## 予後判定の基準

　2種類以上の抗てんかん発作薬で，単独あるいは併用療法を行い，1年治療しても発作が消失しない場合は薬剤抵抗性と判断とする。

## 発作後の経過観察のための検査・処置

❶ 初発のてんかん発作であれば，急性症候性発作の可能性もあり，血液検査，脳波，画像検査，必要に応じて脳脊髄液検査を行う。
❷ 慢性のてんかんと診断されており，発作が救急外来来院時に終了し，発作後もうろう状態もなければ，経過観察を行う。けいれん発作であれば，採血を行い高クレアチンキナーゼ（CK）血症や腎機能悪化がないか確認する。高CK血症があれば程度に応じて補液を行う。
❸ もうろう状態が遷延化している場合は，けいれん発作後に続発した非けいれん性てんかん重積状態を鑑別に緊急脳波を施行する。
❹ 発作後24時間以内の脳波検査では，発作間欠期てんかん性放電の検出率が高くなるので，診断されていない症例では迅速に脳波検査を行う。

## 治療法ワンポイント・メモ

❶ 全般発作（全般てんかん）：バルプロ酸ナトリウム（妊娠可能年齢の女性は，催奇形性率を考慮し，ラモトリギン，レベチラセタム）で治療する。
❷ 焦点発作（焦点てんかん）：レベチラセタム，ラモトリギン，カルバマゼピンで治療，多剤併用の際はカルバマゼピンは酵素誘導効果あり使用を控える。
❸ 薬疹歴（特に抗てんかん発作薬）を有する患者では，薬疹のリスクの低いクロバザム，レベチラセタム，ラコサミド，ペランパネルが推奨される。
❹ 高齢発症てんかんに対しては，薬物吸収・代謝・排泄の変化を考慮して，添付文書での用量の半減，すなわち開始量，増量の用量，維持量，すべての半減が望まれる。

## さらに知っておくと役立つこと

　自立支援医療制度は，てんかんで通院治療を続ける患者が利用できる制度である。入院以外の対象となる医療費の自己負担が1割となる。

## 専門医へのコンサルト

❶ 約3割のてんかん患者は薬剤抵抗性であり，そう判断された場合は，漫然と内科治療を継続せずに，

てんかん専門医に紹介する。

**2** てんかん診療専門施設では，長時間ビデオ脳波モニタリング検査が可能であり，診断の見直し(発作型が異なる，免疫治療が奏効する自己免疫性てんかんである，心因性発作・けいれん性失神など非てんかん発作である)や外科治療(てんかん焦点切除術，デバイス治療・脳梁離断などの緩和治療)の適応などを検討できる。

**3** 厚生労働省のてんかん地域診療連携体制整備事業により都道府県レベルでてんかん支援拠点病院が設立され，病診連携・相談支援体制が整えられている。日本てんかん学会でも高度診療を担う包括的てんかん専門医療施設の施設認定を行っている。

# 片頭痛
Migraine

今井 昇 　静岡赤十字病院・脳神経内科部長/頭痛センター長

**頻度** よくみる
**GL** 頭痛の診療ガイドライン 2021

## 診断のポイント

片頭痛は「国際頭痛分類(第3版)」では6つのサブタイプに分類される(**表1**)。ここでは最も頻度の高い「前兆のない片頭痛」の診断のポイントを示す。
**1** 繰り返す中程度以上の頭痛。
**2** 日常的な動作により頭痛が増悪。
**3** 頭痛時に悪心，嘔吐，音過敏，光過敏を伴う。
**4** 片側性，拍動性。
**5** 頭痛の持続時間は半日〜3日。

## 緊急対応の判断基準

**1** 頻回に嘔吐する場合。
**2** くも膜下出血などの緊急疾患の併発が疑われる場合。

## 症候の診かた

**1** 片頭痛に特徴的な他覚的所見はなく，病歴から診断する。頭痛の頻度，強さ，持続時間，部位，性状，随伴症状の有無，発症年齢，家族歴，誘発因子，増悪因子などを確認する。
**2** 音過敏，光過敏がはっきりしない場合，発作時に安静になる際に暗く静かな環境を好んでいれば音過敏，光過敏があると推定できる。

**表1** 片頭痛の分類(国際頭痛分類 第3版)

| | |
|---|---|
| 1.1 | 前兆のない片頭痛 |
| 1.2 | 前兆のある片頭痛 |
| 1.3 | 慢性片頭痛 |
| 1.4 | 片頭痛の合併症 |
| 1.5 | 片頭痛の疑い |
| 1.6 | 片頭痛に関連する周期性症候群 |

〔日本頭痛学会・国際頭痛分類委員会 訳：国際頭痛分類(第3版)．p2，医学書院，2018 より〕

**3** 誘発因子・増悪因子としては，精神的因子(ストレス，ストレスからの解放，疲労，睡眠の過不足)，内因性因子(月経周期)，環境因子(天候の変化，温度差，におい，音，光)，ライフスタイル因子(運動，欠食，性的行動，旅行)，食事性因子(空腹，脱水，アルコール，特定の食品)がある。
**4** 問診票を併用すると情報収集が容易になる。

## 検査所見とその読みかた

**1** 片頭痛を積極的に診断できる検査はない。今までとは異なった頭痛の出現など二次性頭痛の鑑別が必要な場合，頭部MRI・CT，血液検査，脳脊髄液検査など適宜行う。
**2** 病歴から二次性頭痛の可能性が否定的であれば検査をする必要はない。

## 確定診断の決め手

**1** 国際頭痛分類(第3版)の診断基準に従い診断する。前兆のない片頭痛(**表2**)，前兆のある片頭痛(**表3**)，慢性片頭痛(**表4**)の診断基準を示す。なお慢性片頭痛に対し，前兆のない片頭痛と前兆のある片頭痛を合わせて反復性片頭痛とよぶ。
**2** 慢性片頭痛を診断するには月15日以上の頭痛日数とそのうち8日以上の片頭痛日数の確認が必要である。診断に迷う場合は頭痛ダイアリーを記載してもらい確認する。

## 誤診しやすい疾患との鑑別ポイント

**1** 緊張型頭痛(⇨612頁)
　❶頭痛は軽度から中程度で日常的な動作により頭痛が増悪しない。
　❷寝込むことはない。
　❸緊張型頭痛は肩こりを伴うことが多いが，肩こりは片頭痛患者の約75%にもあり鑑別点にならない。

**表2** 前兆のない片頭痛の診断基準

A. B〜Dを満たす発作が5回以上ある
B. 頭痛発作の持続時間は4〜72時間(未治療もしくは治療が無効の場合)
C. 頭痛は以下の4つの特徴の少なくとも2項目を満たす
　①片側性
　②拍動性
　③中等度〜重度の頭痛
　④日常的な動作(歩行や階段昇降など)により頭痛が増悪する,あるいは頭痛のために日常的な動作を避ける
D. 頭痛発作中に少なくとも以下の1項目を満たす
　①悪心または嘔吐(あるいはその両方)
　②光過敏および音過敏
E. ほかに最適なICHD-3の診断がない

〔日本頭痛学会・国際頭痛分類委員会 訳:国際頭痛分類(第3版).p3,医学書院,2018より〕

### 2 群発頭痛

❶常に片側性の激痛発作。
❷発作時間は3時間未満(通常1〜2時間)。
❸頭痛と同側の流涙,結膜充血,鼻漏,鼻閉などの頭部交感神経症状を伴う。

## 確定診断がつかないとき試みること

❶診断基準を確認する。前兆のない片頭痛の診断基準のC項目は,非片側性,非拍動性頭痛でも中等度以上の頭痛で日常的な動作により増悪すれば満たす。
❷頭痛ダイアリーを記録してもらい,頭痛の頻度,性状,服薬状況を確認する
❸二次性頭痛の鑑別を再度行う。

## 合併症・続発症の診断

❶薬剤の使用過多による頭痛:慢性片頭痛ではほぼ全例合併している。頭痛薬の服薬日数(表5)を確認し,はっきりしない場合は頭痛ダイアリーを記載してもらい確認する。
❷片頭痛の共存症には,高血圧,心疾患,脳血管障害,うつ病,双極症,不安症,てんかん,喘息,アレルギー性疾患,自己免疫性疾患などがある。未治療な専門外の共存症があれば専門科と連携し治療介入を行う。
❸思春期の難治例では体位性頻脈症候群を伴っていることがあり,能動的起立試験で心拍数の増加を確認する。

**表3** 前兆のある片頭痛の診断基準

A. BおよびCを満たす発作が2回以上ある
B. 以下の完全可逆性前兆症状が1つ以上ある
　①視覚症状
　②感覚症状
　③言語症状
　④運動症状
　⑤脳幹症状
　⑥網膜症状
C. 以下の6つの特徴の少なくとも3項目を満たす
　①少なくとも1つの前兆症状は5分以上かけて徐々に進展する
　②2つ以上の前兆が引き続き生じる
　③それぞれの前兆症状は5〜60分持続する
　④少なくとも1つの前兆症状は片側性である
　⑤少なくとも1つの前兆症状は陽性症状である
　⑥前兆に伴って,あるいは前兆発現後60分以内に頭痛が発現する
D. ほかに最適なICHD-3の診断がない

〔日本頭痛学会・国際頭痛分類委員会 訳:国際頭痛分類(第3版).p5,医学書院,2018より〕

**表4** 慢性片頭痛の診断基準

A. 片頭痛様または緊張型頭痛様の頭痛が月に15日以上の頻度で3カ月を超えて起こり,BとCを満たす
B. 1.1「前兆のない片頭痛」の診断基準B〜Dを満たすか,1.2「前兆のある片頭痛」の診断基準BおよびCを満たす発作が,併せて5回以上あった患者に起こる
C. 3カ月を超えて月に8日以上で,下記のいずれかを満たす
　①1.1「前兆のない片頭痛」の診断基準CとDを満たす
　②1.2「前兆のある片頭痛」の診断基準BとCを満たす
　③発症時には片頭痛であったと患者が考えており,トリプタンあるいは麦角誘導体で改善する
D. ほかに最適なICHD-3の診断がない

〔日本頭痛学会・国際頭痛分類委員会 訳:国際頭痛分類(第3版).p10,医学書院,2018より〕

## 予後判定の基準

❶片頭痛の自然史として,男女とも加齢により寛解する。諸外国のデータからは60歳以降で有病率が大きく低下している。
❷年間反復性片頭痛の約3%は慢性片頭痛に移行する。片頭痛慢性化に関連する危険因子として,過剰な急性期治療薬の使用,カフェイン摂取,肥満,他の疼痛症候群の存在,睡眠時無呼吸症候群,ストレスなどの介入可能なものと,先天的要因,女性,低所得,未婚などの介入不可能なものがある。

**表5** 薬剤の使用過多による頭痛における服薬日数

| 8.2 「薬剤の使用過多による頭痛（薬物乱用頭痛，MOH）」 | 服薬日数 |
|---|---|
| 8.2.1 「エルゴタミン乱用頭痛」<br>8.2.2 「トリプタン乱用頭痛」 | 1 か月に 10 日以上 |
| 8.2.3 「非オピオイド系鎮痛薬乱用頭痛」<br> 8.2.3.1 「パラセタモール（アセトアミノフェン）乱用頭痛」<br> 8.2.3.2 「非ステロイド性抗炎症薬（NSAID）乱用頭痛」<br> 8.2.3.2.1 「アセチルサリチル酸乱用頭痛」<br> 8.2.3.3 「その他の非オピオイド系鎮痛薬乱用頭痛」 | 1 か月に 15 日以上 |
| 8.2.4 「オピオイド乱用頭痛」<br>8.2.5 「複合鎮痛薬乱用頭痛」<br>8.2.6 「単独では乱用に該当しない複数医薬品による薬物乱用頭痛」<br>8.2.7 「特定不能または乱用内容未確認の複数医薬品による薬物乱用頭痛」<br>8.2.8 「その他の治療薬による薬物乱用頭痛」 | 1 か月に 10 日以上 |

（日本神経学会，他 監：頭痛の診療ガイドライン 2021．p349，医学書院，2021 より）

## 治療法ワンポイント・メモ

❶市販の頭痛薬では十分な効果が得られないため受診しているので，急性期治療薬はトリプタンやラスミジタンを使用する。

❷トリプタンは服薬タイミングが重要であり，早期服薬を指導する。

❸片頭痛発作が月に 2 回以上，あるいは生活に支障をきたす頭痛が月に 3 日以上あれば予防薬の投与を考慮する。

❹経口予防薬の効果が不十分，または忍容性に問題があり投与困難な場合はカルシトニン遺伝子関連ペプチド（CGRP：calcitonin gene-related peptide）関連薬を投与する。

❺反復性片頭痛であっても頭痛頻度や頭痛薬の服薬頻度が高い場合は，慢性片頭痛への移行を阻止するため積極的に予防薬の投与を考慮する。

❻前兆のある片頭痛は喫煙，経口避妊薬により脳梗塞のリスクが増加するので禁煙を指導し，経口避妊薬の服薬の中止を処方医に依頼する。

## さらに知っておくと役立つこと

片頭痛患者は頭痛がある生活が当たり前となり，片頭痛による生活への障害を軽視していることがある。HIT-6（Headache Impact Test-6）などの支障度・重症度の質問票を用いて評価することが望ましい。

## 専門医へのコンサルト

有効性が高く忍容性が良好な CGRP 関連薬の登場により，片頭痛診療は積極的に予防療法を行う時代になっている。発作が頻回に起こっていても予防薬を希望しない場合や経口予防薬の効果が乏しい場合は，専門医にコンサルトする。

# 三叉神経・自律神経性頭痛
Trigeminal Autonomic Cephalalgias (TACs)

**古和 久典** 国立病院機構松江医療センター・院長（島根）

**頻度** ときどきみる
**GL** 頭痛の診療ガイドライン 2021

## 診断のポイント

❶男性に多い（群発頭痛の場合）。

❷一側性の重度の頭痛，あるいは疼痛発作。

❸頭痛と同側に呈する顕著な頭部自律神経症状。

❹発作時に落ち着きがなく，時に興奮した様子になる。

❺睡眠中に頭痛発作で覚醒（群発頭痛の場合）。

## 症候の診かた

❶頭痛：強さは非常に厳しいか，重度悪化を伴う中等度である。TACs には，群発頭痛などの 4 つのタイプが含まれる。各タイプで発作頻度や持続時間は異なるが，重複する部分もある（表1）。

❷頭部自律神経症状：1) 結膜充血または流涙（あるいはその両方），2) 鼻閉または鼻漏（あるいはその両方），3) 眼瞼浮腫，4) 前額部および顔面の発汗，5) 縮瞳または眼瞼下垂（あるいはその両方）の少なくとも 1 つを認める。ただし，SUNCT（結膜充血および流涙を伴う短時間持続性片側神経痛様頭痛発作）/

**表1** 三叉神経・自律神経性頭痛(TACs)の各タイプの特徴

| | | 群発頭痛 | 発作性片側頭痛 | SUNCT/SUNA | 持続性片側頭痛 |
|---|---|---|---|---|---|
| 頭部自律神経症状あるいは症候 | | あり | あり | あり | あり |
| 片頭痛様症状 | | 時に | 時に | まれ | しばしば |
| 発作頻度(回数/日) | | 0.5〜8 | 5〜50(平均11) | 3〜200(平均59) | 連日またはそれ以下の悪化を伴う継続 |
| 発作持続時間 | | 15〜180分(平均72) | 2〜30分(平均17) | 1〜600秒(平均56) | 数時間〜数日 |
| 頭痛の強さ | | 非常に厳しい | 非常に厳しい | 非常に厳しい | 重度悪化を伴う中等度 |
| 有病率 | | 0.1% | 1/50,000 | 1/10,000 | (データなし) |
| 性差(男性：女性) | | 2.5：1 | 1：1 | 1.5：1 | 1：2 |
| 慢性型 | | 10% | 65% | 75% | 82% |
| 急性期治療の有効性[*1] | 酸素 | 70% | 0 | 0 | 0 |
| | スマトリプタン | 90% | 17% | 0 | 0 |
| 予防療法の有効性[*2] | ベラパミル | + | ± | ± | − |
| | トピラマート | + | ± | ± | ± |
| | インドメタシン | ± | +++ | − | +++ |
| 悪化因子 | | アルコール，睡眠 | 首の動き | 皮膚，熱，機械的刺激 | さまざま |

SUNCT：結膜充血および流涙を伴う短時間持続性片側神経痛様頭痛発作
SUNA：頭部自律神経症状を伴う短時間持続性片側神経痛様頭痛発作
[*1] 有効な患者の割合
[*2] 予防療法に対する効果：+++ 絶対的な効果，+ 多数の患者で良好な効果，± 患者のわずかな割合である程度の効果，− 効果の報告なし
〔古和久典：三叉神経・自律神経性頭痛．Brain Nerve 74(3)：263-270，2022 より引用改変〕

SUNA(頭部自律神経症状を伴う短時間持続性片側神経痛様頭痛発作)以外では必須ではない。
❸眼瞼下垂：Horner 症候群と同様で閉眼することはなく，縮瞳を伴う。

## 検査所見とその読みかた

❶頭頸部画像検査：MRI・MRA 検査により，器質的疾患による TACs(二次性 TACs)の可能性を否定する。
❷肺尖部画像検査：喫煙者では肺癌の評価を考慮する。

## 確定診断の決め手

❶同側に頭部自律神経症状を伴い，一定時間に繰り返す一側性で重度の頭痛。
❷画像診断で二次性 TACs を否定。
❸インドメタシンプロドラッグが有効〜著効(発作性片側頭痛および持続性片側頭痛の場合)。

## 誤診しやすい疾患との鑑別ポイント

### 1 片頭痛(⇨608 頁)
❶発作頻度や持続時間が異なる。
❷常に一側性であることはまれ。
❸光・音過敏を伴い，睡眠により頭痛が改善する。
❹両者を共存する患者もまれではない。

### 2 三叉神経痛
❶トリガーポイントがある。
❷三叉神経枝の支配領域に限局した電撃痛。
❸自律神経症状を伴わない。

### 3 二次性 TACs：なかでも症候性群発頭痛の原因疾患としては，1)脳動脈解離，脳動脈瘤，脳動静脈奇形，海綿状血管腫，海綿静脈洞瘻，鎖骨下動脈盗血症候群，脳幹部脳梗塞，頸動脈血栓症，脳静脈血栓症などの血管障害，2)下垂体腫瘍，髄膜腫，膠芽腫，類上皮腫などの腫瘍，3)副鼻腔炎，巨細胞性動脈炎，アスペルギルス腫，肉芽腫性下垂体病変などの炎症性/感染性疾患，そのほかに，多発性硬化症，Arnold-Chiari 奇形，サルコイドーシス，緑内障，特発性頭蓋内圧亢進などが報告されている。

❶一側性が明確でないことがある。
❷自律神経症状が明確でないことがある。
❸疑うことにより，画像診断が有用となる。

## 確定診断がつかないとき試みること

❶頭痛ダイアリーを用いて，より詳細な頭痛の性状や程度，随伴症状の記録を患者に依頼し，評価する。
❷入院による頭痛発作時の様子や症状を観察するとともに，治療効果を検討する。

## 合併症・続発症の診断

❶片頭痛：痛みの程度や発作の性状，随伴症状が異なる頭痛の有無を，問診で確認する。
❷三叉神経痛：群発頭痛や慢性発作性片側頭痛において，両者の診断基準を満たす患者が報告されている。

## 予後判定の基準

発作が1年間以上起こっており，寛解期がないか，または寛解期があっても3か月未満である慢性型の患者もある。

## 治療法ワンポイント・メモ

❶群発頭痛の発作時には，スマトリプタン皮下注射や，フェイスマスクによる7 L/分で15分の酸素吸入が推奨される。
❷群発頭痛の予防療法として，ベラパミル，ステロイドの短期間服用などがある。
❸発作性片側頭痛，持続性片側頭痛に対して，インドメタシンプロドラッグが第1選択薬である。
❹SUNCT/SUNAに対して，ラモトリギンが最も有効であると報告されている。

## さらに知っておくと役立つこと

群発頭痛患者の約3%では自律神経症状を呈さない。典型的な症状や徴候がそろっている場合には診断に苦慮することは少ないが，そうでない場合には診断に至るまでに時間を要することがある。

## 専門医へのコンサルト

非典型例や診断・治療に苦慮する場合は，頭痛専門医にコンサルトすることを勧める。

# 緊張型頭痛
### Tension-type Headache

工藤 雅子 　岩手医科大学講師・内科学講座・脳神経内科・老年科分野

(頻度) **よくみる**（一次性頭痛のなかで最も頻度が高い）

GL 頭痛の診療ガイドライン2021

## 診断のポイント

❶最も頻度の高い一次性頭痛。
❷両側性で圧迫されるまたは締め付けられるような頭痛。
❸日常生活動作で増悪しない。
❹頭痛は3か月を超えて続いている。
❺二次性頭痛を確実に否定する。

## 緊急対応の判断基準

通常，緊急対応を要することはない。

## 症候の診かた

❶詳細な問診を行い頭痛の性状を確認する。頭痛の性状は典型的には両側性で非拍動性，強さは軽度〜中等度である。歩行や階段昇降のような日常生活動作により増悪しないのも特徴である。随伴症状として，嘔気や嘔吐はなく，光・音過敏はあってもどちらか一方であることが診断基準に記載されている。
❷問診時に外傷の既往や鎮痛薬の使用過多を否定する必要がある。副鼻腔炎や齲歯，緑内障その他頭頸部の疾患・精神疾患の有無などについても聴取しておく。また，発熱および意識障害を含めた神経学的異常がないことも診察により確認する。

## 検査所見とその読みかた

❶頭部CTやMRIを行い脳内器質的異常を否定する必要がある。MRAなどで頭蓋内血管の検索も行っておく。
❷一般的な採血検査で異常がないことも確認する。

## 確定診断の決め手

❶「国際頭痛分類（第3版）」の診断基準に準拠して診断する。緊張型頭痛は一次性頭痛に含まれ，いずれも前述の頭痛の性状のほかに，その他の頭痛性疾患が否定されていることが診断の条件になる。
❷頭痛の持続時間や頻度により，稀発反復性・頻発反復性・慢性のサブタイプに分類される。

## 誤診しやすい疾患との鑑別ポイント

❶同じ一次性頭痛である片頭痛(⇨608頁)は，日常生活動作での増悪と中等度以上の頭痛であること，頭痛の持続時間(4〜72時間)などで鑑別できる。しかし，両側性で非拍動性の片頭痛発作の場合などは鑑別が困難なことがある。

❷片頭痛の予兆として頸部や肩のこり感を伴う症例も多く，緊張型頭痛に伴う肩こりや頭蓋周囲筋の圧痛との鑑別が困難な場合がある。肩こりの存在のみで安易に緊張型頭痛と診断しないように留意する。

## 確定診断がつかないとき試みること

患者に頭痛ダイアリーを記載してもらいそれを確認する。頭痛の性状や頻度，誘発・増悪因子，急性期治療薬の服用回数や有効性などを把握することができ診断が得られる場合がある。長期にわたって記載してもらうことが重要である。

## 病態と誘発因子

❶病態や発症機序に関してはいまだ不明であるが，反復性緊張型頭痛では末梢性感作，慢性緊張型頭痛では中枢性感作による疼痛メカニズムの異常が予想されている。

❷危険因子，誘発因子に確定されたものはない。

❸心理・社会的ストレスおよび不安・抑うつなどとの関連性が指摘されている。

## 予後判定の基準

予後は良好である。

## 治療法ワンポイント・メモ

❶急性期治療と予防療法があり，それぞれに薬物療法と非薬物療法がある。

❷急性期(頓挫)療法は，薬物療法が中心でアセトアミノフェンやNSAIDsの有効性が報告されている。薬剤の使用過多による頭痛(MOH：medication-overuse headache)の発症に注意する。

❸予防療法のなかで薬物療法としては，抗うつ薬(アミトリプチリンなど)や筋弛緩薬がある。非薬物療法としては筋電図バイオフィードバック療法，認知行動療法，リラクゼーション法，理学療法，鍼灸などの効果が報告されている。

## さらに知っておくと役立つこと

頭痛の頻度が低い場合は通常治療の対象にならな

い。頭部MRIなどで異常がないことを説明するのみで安心が得られる場合がある。

## 専門医へのコンサルト

難治例や薬剤の使用過多が疑われる例，ほかの疾患との鑑別が困難な例では専門医へコンサルトを考慮してもよい。

# 薬剤の使用過多による頭痛
## Medication-overuse Headache (MOH)

滝沢 翼　慶應義塾大学専任講師・神経内科

頻度 よくみる
GL 頭痛の診療ガイドライン2021

## 診断のポイント

❶以下の3項目が診断のポイントである。
　❶もともと背景となる頭痛疾患を有する。
　❷頭痛日数が月15日以上。
　❸急性期治療薬について3か月を超えて定期的に乱用している(急性期治療薬を月10日以上，アセトアミノフェンやNSAIDsのみの場合は月15日以上)。

❷1日あたりの内服回数についての規定はなく，あくまで日数のみで定義されている(Cephalalgia 38: 1-211, 2018)。

❸以前は「薬物乱用頭痛」とよばれていた。

## 症候の診かた

❶頭痛ダイアリーを用いて頭痛日数および急性期治療薬の内服日数を確認する。

❷背景にあるもともとの一次性頭痛としては，片頭痛(最大で8割程度)，緊張型頭痛があげられる。群発頭痛単独でMOHを起こすことはまれである。

❸背景にある頭痛疾患の特定は，MOH治療として予防療法を選択するうえで重要である。

❹片頭痛が慢性化し，MOHを合併すると，緊張型頭痛様の性状を示すことが多い。背景にある頭痛疾患については，薬剤の使用過多に至っていない，頻度が少なかった頃の頭痛の特徴についても聴取が必要である。

## 検査所見とその読みかた

❶MOHにおいては各種検査で異常所見がみられな

い。MOH 以外の二次性頭痛の可能性がないか，確認のための検査を考慮する。

**2** 頭部 MRI・MRA：頭蓋内外の異常がないか。

**3** 血液検査：甲状腺機能（FT$_3$，FT$_4$，TSH）の，炎症反応の上昇がないか。

**4** 腰椎穿刺：発熱を伴う，もしくは髄膜刺激徴候が陽性の場合は髄膜炎の除外目的の施行を検討する。

### 確定診断の決め手

　頭痛日数や内服日数などが曖昧な患者の場合は特に，頭痛ダイアリーも用いて頭痛日数および内服日数を確認していく。

### 誤診しやすい疾患との鑑別ポイント

**1** 片頭痛（⇨ 608 頁）や緊張型頭痛（⇨ 612 頁）の患者に，何かしらか器質的な疾患（例えば，副鼻腔炎や脳腫瘍）を合併し，頭痛日数が増え，結果的に急性期治療薬の内服日数が増えているケースもある。

**2** 二次性頭痛をきたす他の疾患が潜んでいないか，必要に応じて検査も施行する。

### 確定診断がつかないとき試みること

　「国際頭痛分類（第 3 版）」（ICHD-3）の乱用の基準である「月 10 日あるいは 15 日以上」を満たしていなくても，急性期治療薬の内服日数が多い，または増加傾向を認めている患者については，MOH に準じた治療（特に予防薬）を検討してもよい。

### 合併症・続発症の診断

**1** 抑うつ：約 4 割で合併。

**2** 不安：約 6 割で合併。

**3** MOH への的確な治療によって一部の患者においては上記精神症状も改善しうる（Cephalalgia 34: 426-433，2014）。

### 治療法ワンポイント・メモ

**1** 患者教育：治療の第一歩は，MOH について患者に知ってもらうことである。

**2** 急性期治療薬の減量・中止（場合によっては乱用していない急性期治療薬への変更も検討する）。

**3** 予防薬：予防薬を開始する。すでに使用している場合は強化する。MOH に対して RCT でのエビデンスが確立されている予防薬としてはトピラマート（保険適用外），A 型ボツリヌス毒素（保険適用外），カルシトニン遺伝子関連ペプチド（CGRP：calcitonin gene-related peptide）関連抗体薬があり（Eur J Neurol 27: 1102-1116，2020），経験的にアミトリプチリンも使用する。

**4** 予防薬の種類については背景の頭痛疾患に準じて選択する。片頭痛がベースにある場合は CGRP 関連抗体薬（以前に他の予防薬が効果不十分であったなどの確認が必要），緊張型頭痛がベースにある場合はアミトリプチリンの選択が考慮される。

### さらに知っておくと役立つこと

**1** MOH は適切な治療によって約 7 割が改善するが，長期的には約 3 割で再発する（Lancet Neurol 18: 891-902，2019）。

**2** 改善後も，頭痛ダイアリーを用いながら再発していないか定期的なフォローも検討する。

**3** 最近の研究では，急性期治療薬を強制的に制限・変更させなくても，予防薬を使用することで，頭痛日数，さらには急性期治療薬の内服日数が減少していくことが報告されている（Neurology 98: e1409-e1421，2022）。

### 専門医へのコンサルト

　MOH が疑われた時点で専門医にコンサルトしてよいと思われる。

---

# 本態性振戦
## Essential Tremor

坪井 義夫　つつみクリニック福岡パーキンソン病
専門外来センター・センター長（福岡）

**頻度** よくみる

**1** 本態性振戦は日常診療で出会うことの多い不随意運動であり有病率は 2.5～10％ とされている。

**2** 高齢者に多く，65 歳以上では 5～14％ 以上の有病率とされ，発症者の年齢の分布は 20 歳台と 60 歳台の二峰性を呈する。

**3** 若年発症と，高齢発症の本態性振戦の症状や病態は類似と考えられるが，若年発症者は家族歴を伴うことが多い。

### 診断のポイント

**1** 姿勢時振戦。

**2** 若年および高齢発症の二峰性を示す。

**3** 若年発症者は家族歴が多い。

**4** アルコール効果が特徴である。

**5** ジストニア，運動失調，パーキンソニズムなどの

他の神経学的症候を伴わない。

## 症候の診かた

**1** 姿勢時振戦が主で，時に静止時，運動時にもみられる。手指，手首の律動的な伸展・屈曲運動が特徴で，振戦の周期は 4～12 Hz の範囲が多い。左右差はないことが多いが一側性に発症し両側性に進展することがある。他の身体部位では頭部，口唇，声帯にもみられることがある。

**2** 本態性振戦は精神的なストレスや緊張で増強する。動作時では水が入ったコップを持つときに，ふるえが増強し水をこぼしてしまうことがある。書字や箸を使用する際もふるえが強くなる。

**3** アルコール摂取による振戦の改善は本態性振戦の特徴である。

## 検査所見とその読みかた

**1** 本態性振戦は頭部 MRI などの画像検査，脳波，血液検査に異常を呈さない。

**2** 振戦を有する疾患の鑑別では薬剤性振戦，甲状腺機能亢進症があるので，必要に応じて薬剤の血中濃度，甲状腺機能の検査が必要である。

**3** Parkinson 病や抗精神病薬による薬剤性パーキンソニズムでは他の錐体外路症状を伴うほかドパミントランスポーター SPECT による鑑別が有用である。

## 確定診断の決め手

**1** 本態性振戦の診断基準(Mov Disord 13 Suppl 3: 2-23，1998)

❶ 振戦：両側性の手と前腕の姿勢時または運動時振戦で肉眼的に観察ができる持続的の振戦。

❷ 罹病期間：5 年以上の持続。

**2** 除外基準

❶ 年齢不相応な他の神経学的徴候を伴う。

❷ 生理的振戦を増強させる原因の存在。

❸ 振戦を生じさせる薬剤曝露あるいは中断。

❹ 振戦の発症 3 か月以内に神経系の外傷歴。

❺ 心因性を示唆する原因。

❻ 突然発症，または階段状の症状悪化。

## 誤診しやすい疾患との鑑別ポイント

**1** 薬剤性振戦：時に企図振戦の要素も伴う。既往症，合併症に注意して原因薬剤の中止で改善する。

**2** 甲状腺機能亢進症(⇨1063 頁)：姿勢時振戦のみならず安静時や運動時にも出現しやすい。また多

汗，体重減少，頻脈，甲状腺腫大などの全身症状に注意して鑑別を行い，機能正常化に伴い振戦も軽減する。

**3** Parkinson 病(⇨578 頁)：振戦は静止時が主体で運動時に軽減する。上肢挙上時に数秒の潜時のあとに振戦が再出現する re-emergent tremor がみられることがあり，Parkinson 病の特徴的な姿勢時振戦である。本態性振戦では，姿勢を保持して振戦が出現するまでの潜時は短いので鑑別となる。

**4** 抗精神病薬に関連したパーキンソニズム：他の錐体外路症状を伴い Parkinson 病に類似する。抗精神病薬の内服で本態性 Parkinson 病が顕在化する症例もあり，その区別にはドパミントランスポーター SPECT による評価が有用である。

**5** 頭部の no-no 振戦：ジストニアに伴う姿勢異常を伴う場合が多い。

**6** Holmes 振戦：静止時振戦と企図振戦が混在して粗大で遅い周期(2～5 Hz)を示す。他の小脳性運動失調や構音障害，歩行障害の有無を確認する。

**7** 機能性振戦：手指のみならず他の部位に生じやすく，注意がほかにそれると軽減し，振戦のある肢を拘束すると他の部位に波及するなどの特徴がある。心的外傷を契機に突然発症することもある。

## 確定診断がつかないとき試みること

**1** 本態性振戦に特徴的な症状が存在し，薬剤性の病歴がなく，甲状腺機能亢進症や Parkinson 病の合併がみられないが，発症からの期間が短く，機能性振戦との鑑別も難しい場合がある。

**2** 鑑別がつかない際は，患者の治療希望により β 遮断薬などの薬物反応性を確認する方法がある。

**3** 海外で推奨されている薬剤は β 遮断薬のプロプラノロールと抗てんかん薬のプリミドンであるが，日本で保険適用のあるものはアロチノロールのみであり，10～30 mg/日の内服で半数以上の効果がみられる。

## さらに知っておくと役立つこと

**1** 良性成人型家族性ミオクローヌスてんかん
(BAFME：benign adult familial myoclonus epilepsy)

❶ 本態性振戦と見誤る可能性のあるてんかん性疾患である。

❷ 10 歳以降の発症で皮質由来の振戦がみられる。

❸ 正確にいえば大脳皮質由来のミオクローヌスであり，まれに全身てんかん発作を呈する。

❹脳波，体性感覚誘発電位で異常を呈する遺伝疾患である。

# ジストニア
Dystonia

**高橋 一司** 東京都立神経病院・院長

頻度 **ときどきみる**（一次性ジストニアは人口 10 万人あたり 16.4 人，二次性ジストニアを加えればさらに多い）

GL ジストニア診療ガイドライン 2018

## 診断のポイント
1 持続性筋収縮による異常な運動 and/or 姿勢。
2 動作特異性。
3 感覚トリック。
4 オーバーフロー現象。
5 拮抗筋間の同期性の共収縮。

## 緊急対応の判断基準
　全身性ジストニアの急激な増悪に伴い，まれに全身の消耗・横紋筋融解・呼吸不全などを生じること（ジストニア重積，dystonic storm）があり，専門医による緊急対応が必須となる。

## 症候の診かた
1 ジストニア運動 and/or ジストニア肢位：異常な筋収縮（ねじれ運動，振戦様運動など）が特定の姿勢や運動に際して，定型的に出現し随意運動の遂行が障害される。持続する姿勢異常（頸部ジストニアなど），体のふるえ，眼瞼けいれん，声のとぎれ，頭痛・肩こり・腰痛などの多様な症状が生じる。ビデオ記録が望ましい。
2 動作特異性：特定の随意運動により出現・増悪する（書痙，音楽家のジストニア，スポーツ選手に生じる職業性ジストニアなど）。診察の際に症状を再現できる状況を提供するか（書字や楽器演奏，階段昇降など），症状を記録したビデオを持参させる。
3 感覚トリック：体の一部に自身の手などで感覚入力を与えると症状が軽快する。
4 オーバーフロー現象：本来の随意運動の遂行には必要ではない筋群にまで筋収縮が波及する。
5 早朝効果（morning benefit）：起床時に症状が軽快する場合がある。

表1 **ジストニアの原因**

### 1. 遺伝性（inherited）
・常染色体顕性：DYT1（DYT-*TOR1A*），DYT5a（DYT/PARK-*GCH1*）（瀬川病），DYT6（DYT-*THAP1*），DYT10（PxMD-*PRRT2*），DYT11（DYT-*SGCE*），DYT12（DYT/PARK-*ATP1A3*），DYT18（PxMD-*SLC2A1*），DYT25（DYT-*GNAL*），DYT28（DYT-*KMT2B*），neuroferritinopathy，歯状核赤核淡蒼球ルイ体萎縮症，Huntington 病など
・常染色体潜性：Wilson 病，PKAN（NBIA1），PLAN（NBIA2A），type 2 juvenile Parkinson disease（PARK2）ほか，多数の代謝性疾患
・X 連鎖性潜性：Lubag〔DYT/PARK-*TAF1*（DYT3）〕，Lesch-Nyhan 症候群など
・ミトコンドリア病

### 2. 後天性（acquired）
周産期脳障害，感染，薬剤性，中毒性，血管性，新生物，脳外傷，機能性（心因性）など

### 3. 特発性（idiopathic）
・眼瞼けいれん，Meige 症候群
・顎・口・舌ジストニア
・頸部ジストニア（痙性斜頸）
・喉頭ジストニア（けいれん性発声障害）
・書痙
・職業性ジストニア，音楽家のジストニアなど

## 検査所見とその読みかた
1 ジストニアは症候名であり，その診断は神経診察によって行う。
2 診断支持のための検査：表面筋電図が重要で，骨格筋のやや長い収縮，拮抗筋間の同期性の共収縮やオーバーフロー現象が認められる。
3 原因検索のための検査
　❶血液・尿・脳脊髄液などのスクリーニング。
　❷頭部 MRI などの画像検査。
　❸遺伝子検査など。

## 確定診断の決め手
1 表面筋電図所見。
2 画像検査などによる原因疾患の診断。
3 遺伝子検査。
　なお，ジストニアを呈する疾患は多岐にわたる（表1）。

## 誤診しやすい疾患との鑑別ポイント
1 ジストニア運動の鑑別
　❶チック（⇨1373 頁）：感覚障害があり自制可能である。

❷感覚性偽アテトーシス：深部感覚障害を伴う。
❸機能性(心因性)ジストニア：パターン化していない奇妙な運動，過度の運動緩慢などがみられる。
**2** ジストニア肢位の鑑別
❶代償性頭位障害：前庭神経障害，滑車神経麻痺など。
❷骨・関節軟部組織の異常：脊椎側弯，肩関節亜脱臼，ばね指，関節リウマチ(⇨1181頁)など。
❸筋けいれん：テタニー〔低カルシウム血症(⇨116頁)，低マグネシウム血症(⇨118頁)〕，stiff-person症候群，Isaacs症候群，破傷風(⇨431頁)，ミオトニアなど。
❹機能性(心因性)ジストニア：固定ジストニア姿勢，発作性の症状出現，奇妙な姿勢，他動的に動かそうとすると強い抵抗がみられる。

## 確定診断がつかないとき試みること

**1** ビデオ記録や表面筋電図の所見を専門医へコンサルトする。
**2** ドパ反応性の確認：レボドパ投与が著効するドパ反応性ジストニアが存在することから，特に若年発症例では，治療的診断も試みられる。

## 合併症・続発症の診断

他の不随意運動やパーキンソニズムなどを伴う複合性ジストニアの場合，神経変性疾患など鑑別疾患を幅広く考慮する。

## 予後判定の基準

**1** 痙性斜頸の寛解率は，ボツリヌス治療が普及する以前では11〜22%。普及後の系統的な研究はないが，小規模の報告では50%に及ぶとされる。
**2** 全身性ジストニアでも脳深部刺激療法(DBS：deep brain stimulation)により症状が軽快，消失することも少なくない。

## 経過観察のための検査・処置

**1** ビデオ記録。
**2** 表面筋電図。

## 治療法ワンポイント・メモ

**1** 薬物療法：エビデンスに基づいた治療薬はなく，保険適用のある内服薬はない。最も効果が期待できる薬剤は，抗コリン薬(トリヘキシフェニジル)だが，高齢者には認知機能の低下などのリスクがあるため慎重に投与する。そのほか，バクロフェン，クロナ

ゼパム，メキシレチン，ゾルピデムなどが試みられる。一部の症例(ドパ反応性ジストニア)ではレボドパが著効する。
**2** ボツリヌス治療：本症に対する保険適用は，眼瞼けいれんと痙性斜頸であるが，海外では口顎部ジストニア，けいれん性発声障害，上肢ジストニアへの有効性も報告されている。
**3** Muscle afferent block：局所麻酔薬や純エタノールを筋肉内注射し，筋弛緩をはかる。
**4** 手術療法：保存的治療で十分な効果が得られない場合に選択される。
❶定位脳手術：淡蒼球内節(GPi)や視床Vo核などに対して，DBSや凝固術が施行される。特に薬剤抵抗性の全身性ジストニアでは両側GPi-DBSが推奨される。
❷選択的末梢神経遮断術：ボツリヌス治療が奏効しない頸部ジストニアで選択される。
❸バクロフェン髄注療法：ジストニアの緩和効果があるバクロフェン薬液を，体内へ植え込んだポンプシステムにて髄腔内へ投与する。
**5** リハビリテーション：単独での効果は乏しく，ボツリヌス治療との併用が報告されている。

## さらに知っておくと役立つこと

**1** 遺伝性ジストニアは，国の指定難病の対象となっているので，診断確定後は直ちに臨床個人調査票を作成し，治療費の公費負担申請を勧める。
**2** 遺伝性ジストニアが疑われ，検査の施行を予定する際には，遺伝カウンセリングが必須である。
**3** 感覚トリックや早朝効果のある患者では，日常生活で積極的に利用することを勧める。

## 専門医へのコンサルト

正確な診断，それに基づく的確な治療が必須であり，本症を疑った段階から専門医にコンサルトすることが勧められる。

# ビタミン欠乏症（Wernicke 脳症およびビタミン B₁₂ 欠乏症）

Vitamin Deficiency (Wernicke Encephalopathy and Vitamin B12 Deficiency)

**久原　真**　札幌医科大学教授・神経内科学

**頻度**　ときどきみる

## 診断のポイント

**1** Wernicke 脳症

❶アルコール多飲。

❷妊娠（特に悪阻のある場合）。

❸極端な偏食，長期の非経口的栄養管理。

❹意識障害，眼球運動障害，小脳失調，末梢神経障害。

❺慢性期の Korsakoff 症候群は記憶障害や作話を呈する。

**2** ビタミン B₁₂ 欠乏症

❶極端な菜食主義。

❷胃全摘，萎縮性胃炎，回盲部病変。

❸貧血症状：倦怠感，動悸，息切れ，蒼白顔貌。

❹巨赤芽球性貧血，大球性貧血。

❺プロトンポンプ阻害薬，H₂ 受容体遮断薬，メトホルミンなどの薬剤が吸収阻害の原因になることがある。

❻亜急性脊髄連合変性症（SACD：subacute combined degeneration of the spinal cord）による四肢筋力低下，感覚障害。

## 緊急対応の判断基準

**1** Wernicke 脳症が疑われる場合，チアミン 300〜500 mg を静注する。

**2** 意識障害患者において低血糖状態と鑑別が困難な場合，ブドウ糖代謝の際にビタミン B₁ を消費することを考慮してチアミン，ブドウ糖の順で投与する。

## 症候の診かた

**1** Wernicke 脳症

❶古典的 3 徴として意識障害，外眼筋麻痺，小脳失調がある。

❷意識障害は見当識障害，注意障害，無関心など。アルコール離脱を伴うと易興奮性も観察される。

❸動眼・外転・前庭神経障害を呈する。眼振も観察されることがある。

❹体幹失調による歩行困難を呈する。末梢神経障

害や前庭機能障害を伴うとより重篤になる。

**2** ビタミン B₁₂ 欠乏症

❶白髪，萎縮性舌炎（Hunter 舌炎）による味覚障害や舌痛，舌の感覚異常を伴うことがある。

❷ SACD は痙性麻痺，深部感覚低下による四肢筋力低下，しびれ，疼痛，振動覚，位置覚の低下，Romberg 徴候陽性となる。しばしば病的反射陽性となる。

❸脊髄障害以外にポリニューロパチーを呈する。

❹脳症として精神症状，記銘力障害，記憶障害などを呈することがある。

## 検査所見とその読みかた

**1** Wernicke 脳症

❶全血ビタミン B₁ 20 ng/mL 未満を欠乏と診断する。

❷頭部 MRI において拡散強調・FLAIR・T2 強調画像で中脳水道周囲灰白質，乳頭体，第三脳室周囲視床背内側に高信号を呈する（図 1）。感度 53％，特異度 93％（Lancet Neurol 6: 442-455, 2007）。

**2** ビタミン B₁₂ 欠乏症

❶一般に血清ビタミン B₁₂ 200 pg/mL 未満となる。

❷ MCV＞130 fL の大球性貧血を伴うことがある。

❸低栄養，アルコール依存の場合，葉酸も低下していることがある。

❹ SACD において脊髄 MRI T2 強調画像において楔状束が高信号になる inverted V sign を呈することがある。

## 確定診断の決め手

**1** Wernicke 脳症：血中ビタミン B₁ 値の低下があればほぼ確実である。古典的 3 徴を満たす症例は 10％未満ともいわれており，低栄養の病歴がある場合，1 つでも徴候があれば同疾患を疑う。

**2** ビタミン B₁₂ 欠乏症：臨床症状，血清ビタミン B₁₂ 値測定が決め手となる。Schilling test も有用である。

## 誤診しやすい疾患との鑑別ポイント

**1** アルコール関連症（⇨ 1385 頁）・アルコール離脱症候群：意識障害，失調は血中アルコール高濃度でも観察され，離脱症候群における振戦せん妄状態では精神症状や認知機能低下を呈することがある。こ

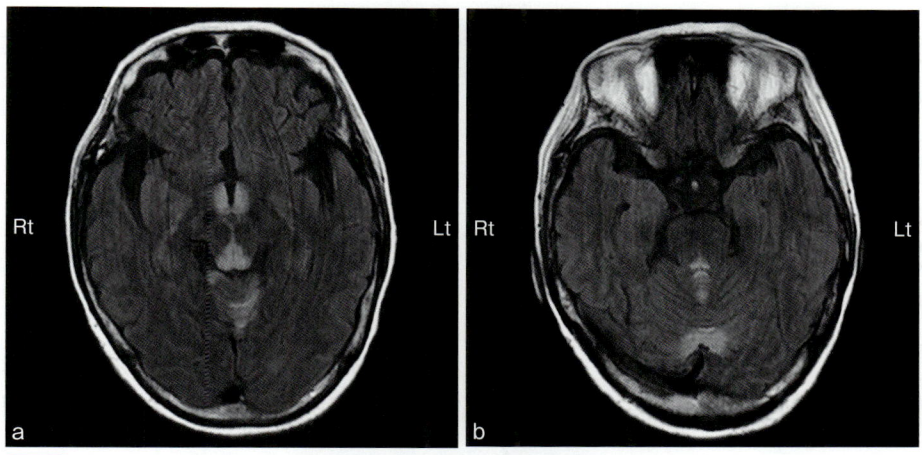

**図1** Wernicke 脳症における頭部 MRI 画像所見（自験例）

FLAIR 画像を示す。両側第三脳室周囲灰白質，中脳水道，小脳虫部の一部に高信号を呈する（a, b）。
〔Miyanaga R, et al: Hyperemesis-induced Wernicke-Korsakoff syndrome due to hypergastrinemia during long-term treatment with proton pump inhibitors. Intern Med 59（21）: 2783-2787, 2020 より〕

の場合，チアミンを投与する。

**2** 代謝性脳症：低酸素血症，高二酸化炭素血症，Na や Ca などの電解質異常，アンモニア上昇を伴う肝性脳症，甲状腺機能低下，薬物中毒は意識障害を呈する。

**3** Miller Fisher 症候群：外眼筋麻痺や小脳失調を呈することがある。先行感染の有無を確認する。また血中抗 GQ1b 抗体が陽性になる。脳脊髄液では蛋白細胞解離を認める。

**4** 血管障害：両側視床穿通枝梗塞，深部静脈血栓症（⇨859 頁）の場合，Wernicke 脳症の MRI 所見に類似した画像を呈することがある。MRA，CTA，MRV，血管造影を行う。

**5** 脱髄疾患：多発性硬化症（⇨538 頁），視神経脊髄炎スペクトラム障害（⇨540 頁）は Wernicke 脳症や SACD の画像に類似した所見を呈することがある。時間的・空間的多発性の有無を確認する。多発性硬化症では脳脊髄液オリゴクローナルバンドが陽性となる。

**6** 認知症：亜急性ないし慢性に進行した場合，ビタミン B$_1$，B$_{12}$ 欠乏症いずれも認知機能低下を呈する。ビタミン補充で改善しうる treatable dementia であることに留意する。

## 確定診断がつかないとき試みること

**1** Wernicke 脳症：診断よりも治療を優先する。血中ビタミン B$_1$ 測定採血後，すみやかにチアミン投

与を行う。数時間程度で意識障害が改善することがある。

**2** ビタミン B$_{12}$ 欠乏症：測定値が境界付近であった場合，血清ホモシステイン，メチルマロン酸測定が有用のことがある。いずれも上昇する。

## 合併症・続発症の診断

Korsakoff 症候群は Wernicke 脳症の後遺症として知られており，85％が移行するといわれる（Alcohol Alcohol 44: 148-154, 2009）。記銘力低下，見当識障害，作話を特徴とする。

## 予後判定の基準

**1** Wernicke 脳症は致死率 17％と推定されている（Contemp Neurol Ser 7: 1-206, 1971）。無治療，臓器障害や精神症状を合併すると予後不良である。

**2** ビタミン B$_{12}$ 欠乏症の感覚障害は補充後も遷延しやすく，効果を呈するまで数か月から 1 年程度要する。

## 治療法ワンポイント・メモ

**1** Wernicke 脳症：治療開始時点でチアミン 300～500 mg/回を 1 日 3 回行う。これを 5 日間程度行う。経口摂取が可能になれば 100～150 mg/日の内服治療を継続する。

**2** ビタミン B$_{12}$ 欠乏症：補充には筋注と経口投与があるが，神経障害が強い場合や吸収障害が想定され

る場合はすみやかに 0.5〜1 mg/日の筋注を開始するべきである。2 週間継続し，以後症状改善まで同量を週 1 回とし 4〜8 週間続けたあと月 1 回としていく。

# 急性間欠性ポルフィリン症
## Acute Intermittent Porphyria (AIP)

**漆谷 真** 滋賀医科大学教授・脳神経内科

頻度 **あまりみない**(遺伝性ポルフィリン症全体で国内 200 名)

## 診断のポイント

**1** 腹痛(先駆症状としてほぼ必発)。
**2** 数日経過したのち，以下のいずれかが出現。
　**❶**急性発症の運動・感覚性ニューロパチー：急性発症の筋力低下，疼痛(四肢痛，背部痛)。
　**❷**精神・神経症状：不安，行動異常，幻覚妄想，けいれん。
　**❸**自律神経症状：便秘，排尿困難，交感神経の過活動症状(高血圧，頻脈など)。
　**❹**赤色尿。

## 緊急対応の判断基準

**1** 急激な腹痛と嘔吐を呈するため，しばしば急性腹症と誤診される。
**2** 腹痛後に数日して精神，末梢神経，自律神経症状が続くことがポイント。
**3** このため，消化器感染症に続く運動・感覚性ニューロパチーとして Guillain-Barré 症候群と誤診されることがある。本症では腹痛からの期間が短いことと尿所見に留意することが重要。

## 症候の診かた

**1** 腹部症状と神経症状，自律神経症状に注目する。
　**❶**腹部症状：嘔気・嘔吐を伴い，急性腹症様の激痛を訴えることがある。
　**❷**神経症状：運動症状が主体であり，感覚系は感覚低下より疼痛の訴えが多い。四肢に加え，顔面麻痺や球症状を呈することもある。中枢神経症状(精神症状やけいれん)の合併があれば本症を疑いやすい。
　**❸**自律神経症状：頻脈，発汗異常，血圧変動。
**2** しばしば誘因が存在する：ストレス，薬剤(フェノ

**表1 ポルフィリン症に禁忌とされる薬剤**

- バルビツール酸
- トリクロホスナトリウム
- 抗けいれん薬(フェニトイン，カルバマゼピン)
- ヒドロキシジン
- サルファ剤
- ダナゾール
- 経口避妊薬，エストロゲン製剤

バルビタール系薬剤，経口避妊薬，フェニトイン)(**表1**)，月経や妊娠・出産，タバコ，アルコール，感染症，栄養不良など。
**3** 成人女性に多いが，思春期前や閉経後はまれ。
**4** 他のポルフィリン症と異なり皮膚症状(光線過敏)は認めない。

## 検査所見とその読みかた

**1** 尿中ポルフィリン体
　**❶**発作時
　　● 尿中 δ-アミノレブリン酸(ALA)の著明な増加：基準値平均値の 3 倍以上。
　　● 尿中ポルフォビリノーゲン(PBG)の著明な増加：基準値平均値の 10 倍以上。
　　＊発作時尿は褐色であるが，時間とともにコプロポルフィリンに酸化されポートワイン色を呈する。
　**❷**緩解期：ALA，PBG が高値(基準値上限の 2 倍以上)を示す。
**2** 神経生理学的検査
　**❶**神経伝導検査では軸索障害による複合筋活動電位(CMAP)が低下する一方，伝導速度は保たれることが多い。感覚神経伝導検査でも感覚神経活動電位(SNAP)の低下がみられる。
　**❷**筋電図では著明な線維自発電位(fibrillation potential)や陽性鋭波(positive sharp wave)が発症後 1〜2 週間みられる。
　＊神経伝導検査では初期は正常のこともある。

## 確定診断の決め手

ポルフォビリノーゲン脱アミノ酵素(PBGD)遺伝子検査：2022 年 4 月から保険適用となった。

## 誤診しやすい疾患との鑑別ポイント

**1** Guillain-Barré 症候群(⇨546 頁)：腹痛と運動・感覚性症状出現までの間隔が短い。脳脊髄液蛋白細胞解離。尿ポルフィリン異常なし。

**②急性自律神経生感覚性ニューロパチー**（AASN：acute autonomic and sensory neuropathy）：運動症状を通常欠く。尿ポルフィリン異常なし。

**③家族性アミロイドポリニューロパチー**（FAP：familial amyloid polyneuropathy）：感覚障害と自律神経障害を主徴とする。通常は慢性経過であるが，自律神経障害の訴えが強い場合，急性発症と診断されることもありうるため，注意が必要。特にトランスサイレチン型 FAP は核酸治療によって進行阻止が可能となっており，鑑別が重要。生検によるアミロイドの沈着と遺伝子診断を行う。

**④糖尿病性ニューロパチー**（⇨556 頁）：HbA1c，尿ケトン体の存在，尿ポルフィリン異常なし。

**⑤急性膵炎**（⇨743 頁），**虫垂炎**（⇨669 頁），**胃・十二指腸潰瘍**（⇨649 頁），**腸閉塞**（⇨686 頁）：急性腹症を呈する疾患群である。精神，神経所見を見落とさない。尿異常なし。

**⑥鉛中毒症**：ニューロパチーの進行は緩徐。

**⑦解離性障害**：尿ポルフィリン正常。

### 確定診断がつかないとき試みること

上記の診断について鑑別する。特に急性の腹部症状に続く運動・感覚性ニューロパチーと精神症状を呈する疾患に注目する。

### 合併症・続発症の診断

**①長期合併症**：高血圧，慢性腎臓病，肝硬変，肝腫瘍の合併，筋力低下は急性期に高度な場合に遷延することがある。

**②妊娠合併症**：妊娠高血圧，妊娠糖尿病，低体重児出産のリスクが増加するという報告がある。

### 予後判定の基準

**①誘因を解除しても，あるいは誘因不明で，バイタル不良例では ICU 管理が必要な場合がある。

**②通常，急性症状は数日で自然軽快し生命予後は基本的に良好である。しかし筋力低下は数か月〜数年持続し，頭痛や他の疼痛，精神症状が遷延することもある。

### 専門医へのコンサルト

AIP は稀少疾患であるが，ヘム生合成中間体の産生抑制効果を有するヘミン製剤（ノーモサング）やヘム生合成である 5′-アミノレブリン酸合成酵素 1（ALAS1）遺伝子の mRNA を標的とする二本鎖の低分子干渉 RNA（siRNA）製剤（ギブラーリ）が，急性期患者に対して使用が可能である。よって早期から急性肝性ポルフィン症のこれら専門治療に精通した診療機関に転送することが望ましい。

---

# Wilson 病（肝レンズ核変性症）
## Wilson Disease (Hepatolenticular Degeneration)

**清水 教一**　西多摩療育支援センター・センター長（東京）

**（頻度）** あまりみない

### 診断のポイント

**①発症年齢は 3〜50 歳台であり，ピークは 6〜10 歳，性差はない。

**②3 歳以降の肝障害または 8 歳以降の神経障害（特に錐体外路症状）。

**③Kayser-Fleischer 角膜輪の存在（必須ではない）。

**④血清セルロプラスミン値低下と尿中銅排泄量増加。

**⑤*ATP7B* 遺伝子変異 and/or 肝銅含量増加。

### 緊急対応の判断基準

溶血を伴う急性肝不全をみたときには本症の可能性を考え，診断を進めるとともに肝移植を前提として血液浄化療法などの治療を行う。

### 症候の診かた

**①肝障害
　**❶ほぼ必発。
　**❷易疲労感，黄疸あるいは下腿浮腫など，非特異的な症状が多い。
　**❸血液検査での肝酵素の上昇のみを認める症例も少なくない。
**②神経症状
　**❶錐体外路症状が主体であり，構音障害，羽ばたき振戦，流涎などが高い頻度でみられる。
　**❷その他は，歩行障害，書字障害，知能障害，ジストニアなどである。
　**❸精神症状を呈する症例もみられる。
**③Kayser-Fleischer 角膜輪
　**❶眼科にて slit lamp を用いて確認する。
　**❷ただし年少例や軽症例では認められない。

### 検査所見とその読みかた

**①スクリーニング検査**：血清セルロプラスミン値低下。
**②絞り込む検査**：尿中銅排泄量増加。

❸さらなる特殊検査：*ATP7B* 遺伝子の変異同定ならびに肝銅含量増加。

## 確定診断の決め手

❶血清セルロプラスミン値低下（20 mg/dL 未満）と1日尿中銅排泄量増加（100 μg/日，小児では 1.5 μg/kg/日）。

❷*ATP7B* 遺伝子の両アリルに病的変異を同定。

## 誤診しやすい疾患との鑑別ポイント

❶肝障害

　❶自己免疫性肝炎，非アルコール性脂肪肝炎，胆汁うっ滞性肝硬変など。

　❷血清セルロプラスミン値測定，尿中銅排泄量測定が鑑別のポイントとなる。

❷神経障害

　❶無セルロプラスミン血症，Niemann-Pick 病 C 型など。

　❷*ATP7B* 遺伝子ならびに各疾患の原因遺伝子の解析が鑑別のポイントである。

## 確定診断がつかないとき試みること

肝銅含量の測定：250 μg/g dry tissue または 200 μg/g/wet tissue 以上であれば Wilson 病と診断を確定できる。

## 合併症・続発症の診断

❶肝障害（肝硬変）に伴って脾腫と食道静脈瘤が合併しうる。

❷腹部画像検査ならびに上部消化管内視鏡検査によって診断を行う。

## 予後判定の基準

❶本症の予後は，診断・治療開始の時期と服薬コンプライアンスに依存する。

　❶早期あるいは発症前に治療が開始されれば，十分な社会復帰や発症予防が可能である。

　❷逆に発症から診断・治療開始まで時間がかかり，肝臓あるいは中枢神経に不可逆的変化が生じた場合は，治療を行っても各臓器の機能が十分に回復しない。

❷本症の内科的治療は，薬により銅代謝を良好な状態に維持するものであり治癒させるものではない。治療は生涯にわたって継続する必要があり，良好な服薬コンプライアンスの維持はきわめて重要である。

## 経過観察のための検査・処置

❶定期的（1〜6 か月ごと）な血液・尿検査（血清セルロプラスミン値，血清銅値，スポット尿による尿中銅排泄量測定を含む）を行う。

❷年 1 回程度の腹部ならびに頭部の画像検査（腹部超音波検査あるいは腹部 MRI 検査ならびに頭部 MRI 検査）を行う。

## 治療法ワンポイント・メモ

❶薬物療法：銅キレート薬（D-ペニシラミンあるいはトリエンチン塩酸塩）あるいは亜鉛薬（酢酸亜鉛）による治療を行う。

❷食事療法：低銅食療法を併用する。

❸肝移植：急性あるいは慢性に肝不全に陥った症例は肝移植の適応となる。

## さらに知っておくと役立つこと

❶本症は小児慢性特定疾病ならびに指定難病の対象疾患である。診断確定後は各症例の年齢に応じての公費負担の申請を勧める。

❷常染色体潜性遺伝の疾患であるため，新たに診断した患者に同胞がいる場合は，すみやかに家族内検索を行う。

## 専門医へのコンサルト

診断ならびに特殊検査結果の解釈に苦慮している場合は，専門医へのコンサルトを行う。

---

# 橋本脳症
### Hashimoto's Encephalopathy

**松永 晶子**　福井大学特命講師・地域健康学講座

（頻度）**情報なし**

## 診断のポイント

❶精神・神経症状は多彩で，特異的な症状はない。

❷血清抗甲状腺抗体が陽性。

❸頭部 MRI は正常範囲，または軽微な変化。

❹脳波・脳血流 SPECT が高頻度で異常。

## 緊急対応の判断基準

粘液水腫性昏睡や甲状腺クリーゼを合併している場合は，すみやかにそれらに対する治療を開始。

## 症候の診かた

❶意識障害：昏睡から傾眠まで程度はさまざまである。

❷精神症状：幻覚，妄想，せん妄，興奮，抑うつ，無気力，意欲低下，無関心などさまざまである。認知症をきたすこともある。

❸小脳性運動失調：歩行時の身体のふらつきをきたすことが多く，重度になれば独歩不能となる。

❹不随意運動：振戦，ぴくつき（ミオクローヌス）などを呈することがある。

## 検査所見とその読みかた

❶スクリーニング検査：血清抗甲状腺抗体（抗 TPO 抗体，抗 TG 抗体，抗 TSHR 抗体）のいずれかが陽性。甲状腺機能は正常であることが多い。

❷抗 N 末端 α エノラーゼ（NAE）抗体：陽性。特異度 約90%，感度 約50%（Neuroimmunological Diseases．pp235-244，2016）（抗体測定は保険適用外，コスミック社に測定依頼可能）。

❸頭部 MRI 検査：正常範囲，または大脳深部白質の虚血性変化や散在性病変など非特異的病変が多い。ただし，辺縁系脳炎症例は，片側性/両側性の側頭葉内側に T2 強調・FLAIR 画像にて高信号病変を呈する〔Medicine（Baltimore）96: e6181，2017〕。

❹脳血流 SPECT での血流低下。

❺脳波検査：全般的な徐波化が多い。

## 確定診断の決め手

❶精神・神経症状。

❷血清抗甲状腺抗体陽性。

❸抗 NAE 抗体陽性。

❹免疫療法（主にステロイド治療）が奏効。

## 誤診しやすい疾患との鑑別ポイント

❶各種感染性脳炎

　❶髄膜刺激症状がない。

　❷脳脊髄液の顕鏡，培養，PCR などで病原体が検出されない。

❷統合失調症（⇨ 1366 頁）

　❶抗精神病薬治療への抵抗性。

　❷自然軽快歴。

❸脊髄小脳変性症（⇨ 589 頁）

　❶著明な小脳萎縮がない。

　❷眼振を欠くかまれ。

　❸脳波異常をきたすことがある。

## 確定診断がつかないとき試みること

　診断的治療目的にステロイド治療を試みる。

## 合併症・続発症の診断

　けいれん発作：けいれん重積発作，非けいれん性てんかん重積発作，複雑部分発作などが認められることがある。

## 予後判定の基準

　診断・治療が遅れた症例では，治療効果が限定されることが多く，認知機能低下を後遺症として残すことが多い。

## 経過観察のための検査・処置

❶治療反応性の判断に脳波の改善所見が有用である。

❷頭部 MRI 検査：症状の変動に伴い，大脳白質病変の拡大や縮小，拡散強調画像上で大脳皮質下の点状高信号病変が出現する症例がある。

## 治療法ワンポイント・メモ

❶甲状腺機能の正常化：甲状腺機能異常を伴っている場合は，内分泌的な治療を優先する。

❷てんかん：病態を修飾している可能性があり，治療を優先する。

❸副腎皮質ステロイド療法：症状が重篤である場合は，ステロイドパルス療法を考慮する。続いて，経口プレドニゾロン投与を行い，症状の改善とともに漸減する。

❹免疫グロブリン大量療法，血漿交換療法：ステロイド治療が困難な場合や，ステロイド抵抗性であった場合に考慮する（保険適用外）。

❺免疫抑制薬（アザチオプリンなど）：ステロイド漸減に伴い，症状の再燃を繰り返す場合に考慮する（保険適用外）。

## 専門医へのコンサルト

　診断・治療に迷った時点で脳神経内科医へのコンサルトを考慮する。

# 神経核内封入体病
Neuronal Intranuclear Inclusion Disease (NIID)

石浦 浩之　岡山大学学術研究院教授・脳神経内科学

頻度　あまりみない

## 診断のポイント

❶認知症もしくは末梢神経障害を主症状とする。
❷60歳以降の高齢発症が多いが，末梢神経障害優位型では若年例も存在する。
❸常染色体顕性（優性）遺伝を呈するが，孤発例も多く存在し，浸透率は不明である。
❹その他自律神経障害，不随意運動，小脳性運動失調症などが頻度の高い症候である。
❺網膜症，眼咽頭型ミオパチーを呈する症例もある。

## 緊急対応の判断基準

❶15〜20%の患者で発熱などを契機に脳炎様発作（脳症）を呈することがある。
❷腸管運動障害による逆流や嚥下障害による肺炎には注意が必要である。

## 症候の診かた

❶認知機能障害：高齢者では主症状になる。記憶障害に加え前頭葉機能障害が目立つ。
❷末梢神経障害：運動麻痺，感覚障害ともに存在し，若年者では前景に立つ。
❸自律神経障害：70〜90%の患者で縮瞳，排尿障害，腸管運動障害・便秘，起立性低血圧などを認める。
❹不随意運動：20〜40%の患者で振戦を呈する。
❺網膜症：夜盲を訴え，視力低下する患者がいる。

## 検査所見とその読みかた

❶頭部MRI検査（図1）：T2強調画像，FLAIR画像で白質の高信号を認める。拡散強調像で皮髄境界に持続的高信号を認める。中小脳脚，小脳傍正中部にT2/FLAIR高信号を呈する症例もある。
❷神経伝導検査：無症状であっても伝導速度の低下を認めることが多い。
❸皮膚生検：ユビキチン・p62陽性核内封入体は脳とそれ以外の全身臓器にも存在する。現在では皮膚生検で診断されることが多い。
❹遺伝学的検査：*NOTCH2NLC*のexon 1にCGG（GGC）リピート伸長変異を認める。

## 確定診断の決め手

皮膚生検ののち，遺伝子学的検査を行って診断確定する。

## 誤診しやすい疾患との鑑別ポイント

❶頭部MRI所見では，Binswanger病，CADASIL（cerebral autosomal dominant arteriopathy with subcortical infarcts and leukoencephalopathy）やCARASIL（cerebral autosomal recessive arteriopathy with subcortical infarcts and leukoencephalopathy）などの血管障害，HDLS（hereditary diffuse leukoencephalopathy with spheroids）などの遺伝性白質脳症などが鑑別となる。
❷わが国には少ないが，*FMR1*のCGGリピート伸長変異（premutation）による脆弱X随伴振戦・失調候群（FXTAS：fragile X-associated tremor/ataxia syndrome）は臨床的，画像的，病理学的に類似所見を呈しうる。鑑別には遺伝学的検査を行う。
❸眼咽頭型ミオパチー症状を呈する症例では眼咽頭遠位型ミオパチー（OPDM：oculopharyngodistal myopathy）との鑑別が必要である。

## 確定診断がつかないとき試みること

研究として遺伝子解析を行う。

## 治療法ワンポイント・メモ

根本的治療法はいまだ存在せず，対症療法を行う。

## さらに知っておくと役立つこと

CGGリピート伸長変異によって白質脳症，末梢神経障害，眼咽頭遠位型ミオパチーが生じることが明らかとなり，これらの疾患は1つの疾患スペクトラムと考えられている。

## 専門医へのコンサルト

❶皮膚生検，遺伝学的検査による確定診断には専門医へのコンサルトが有用である。
❷遺伝相談には臨床遺伝専門医や神経内科専門医，認定遺伝カウンセラーとともに対応するのがよい。

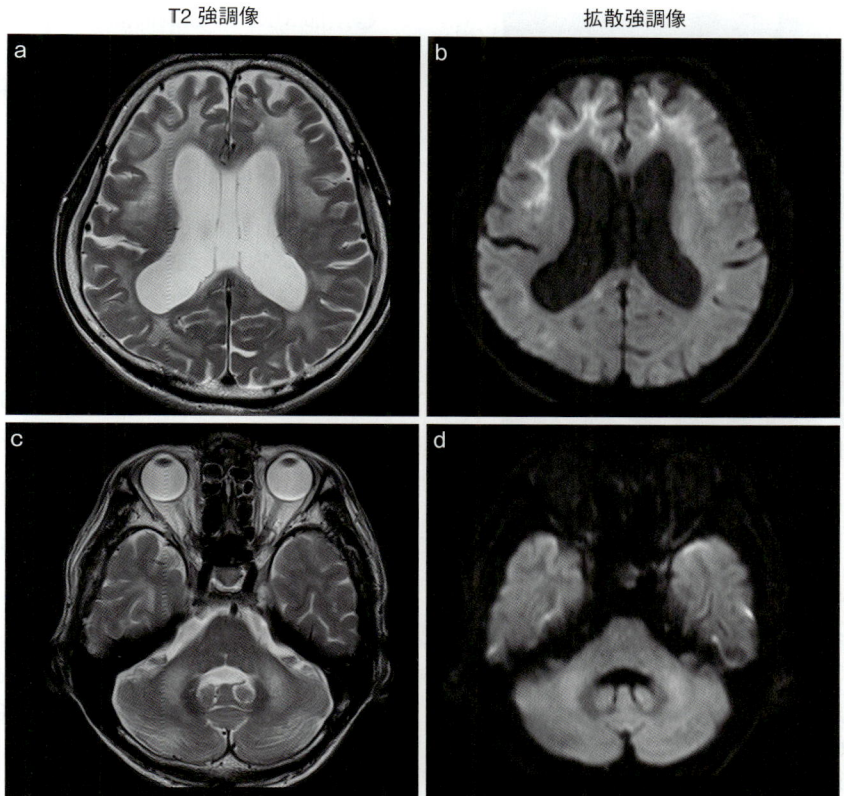

T2 強調像　　　　　　　　　　　拡散強調像

**図1** 60 歳台男性，NIID 症例の MRI 所見

T2 強調画像で大脳白質（a），中小脳脚（c）に高信号を認める。拡散強調像では皮髄境界に沿うような高信号を認める（b）。拡散強調像では中小脳脚の高信号は淡い（d）。小脳傍正中部病変は本症例では認めない。
（写真提供：岡山大学学術研究院脳神経内科学・山下　徹先生）

# 橋中心性髄鞘崩壊（浸透圧性脱髄症候群）

## Central Pontine Myelinolysis

**太田　康之**　山形大学大学院教授・内科学第三講座
　　　　　　　　神経学分野（脳神経内科）

**（頻度）あまりみない**

## 診断のポイント

**1** 亜急性に進行する構音障害，四肢麻痺，意識障害。
**2** アルコール中毒，肝機能障害，栄養障害を背景に，低ナトリウム血症およびその急なナトリウム補正で発症。
**3** 頭部 MRI T2 強調画像で橋中心に左右対称性な高信号領域を認める（図1 ⇨次頁）。

## 緊急対応の判断基準

**1** 早期診断が重要であり，亜急性に進行する構音障害と意識障害を認めれば，頭部 MRI 撮影を行う。
**2** 低ナトリウム血症を認めれば緩やかに補正を行い，低ナトリウム血症の補正が急であれば補正速度を緩める。

## 症候の診かた

**1** 構音障害・嚥下障害。
**2** 四肢麻痺：痙性または弛緩性運動麻痺。
**3** 外眼筋麻痺：全方向性に眼球運動制限を認める。
**4** 意識障害：亜急性に意識混濁・変容が進行。
**5** 不随意運動：振戦，ジストニアなど。
**6** けいれん発作。

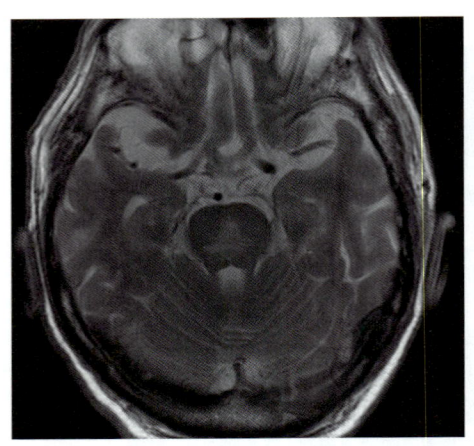

**図1** MRI

## 検査所見とその読みかた

❶スクリーニング検査：低ナトリウム血症の頻度が高い。

❷頭部 MRI 画像検査：橋中央（被蓋部）中心に T2 強調画像・FLAIR 画像で高信号，T1 強調画像で低信号の領域を認める。発症後，数日〜1 週間後に認めることが多い。同部位は，拡散強調画像で高信号や，造影効果を認めることもある。

## 確定診断の決め手

❶亜急性に進行する構音障害，嚥下障害，四肢麻痺，意識障害，などを認める。

❷血液検査で低ナトリウム血症を認めるか，低ナトリウム血症を急に補正している。

❸頭部 MRI T2 強調画像にて橋中央に左右対称性の高信号病変を認める。

## 誤診しやすい疾患との鑑別ポイント

❶視神経脊髄炎（⇨540 頁）

　❶血清抗 AQP4 抗体陽性。

　❷脊髄 MRI T2 強調画像で 3 椎体以上の長い脊髄高信号病変。

❷急性散在性脳脊髄炎（ADEM）（⇨542 頁）

　❶ウイルス感染後やワクチン接種後に急性発症の意識障害，頭痛，嘔気。

　❷頭部・脊髄 MRI T2 強調画像で大脳，脳幹，小脳，脊髄に多発性の高信号病変。

❸多発性硬化症（⇨538 頁）

　❶さまざまな神経症状の再発と寛解の病歴。

❷頭部 MRI T2 強調画像で側脳室周囲白質の多発性高信号病変。

❸脊髄 MRI T2 強調画像で脊髄辺縁の多発性高信号病変。

## 確定診断がつかないとき試みること

発症後数日以内では頭部 MRI で脳幹病変を認めないことがあり，発症 1 週間後に頭部 MRI を再検する。

## 予後判定の基準

早期の全身管理で改善することが期待できるが，後遺症を残したり，死亡することもある。

## 治療法ワンポイント・メモ

低ナトリウム血症を認めたら，緩徐に補正し，全身管理をする。

## さらに知っておくと役立つこと

肝移植後では，低ナトリウム血症の頻度は低く，予後不良（Eur J Neurol 21: 1443-1450, 2014）。

## 専門医へのコンサルト

けいれん発作や意識障害が遷延する場合。

# 悪性腫瘍に伴う神経障害（傍腫瘍性神経症候群）
Paraneoplastic Neurological Syndrome (PNS)

下畑 享良　岐阜大学大学院教授・脳神経内科学

（頻度）　**あまりみない**（悪性腫瘍の 300 分の 1 程度に合併する。しかし近年，新規抗体の発見や免疫チェックポイント阻害薬の使用などにより増加している）

## 診断のポイント

❶ 2004 年より使用されてきた臨床診断基準（J Neurol Neurosurg Psychiatry 75: 1135-1140, 2004）が，新しい表現型と抗体の同定などの研究の進歩により 2021 年に改訂された（Neurol Neuroimmunol Neuroinflamm 8: e1014, 2021）。

❷臨床表現型と，抗体および腫瘍の有無と種類，経過観察期間を考慮した評価システム（PNS-Care スコア）により，3 段階の診断の確実性（definite,

## 表1 PNS-Care スコア

| | ポイント |
|---|---|
| **臨床表現型** | |
| 高リスクの表現型 | 3 |
| 中間リスクの表現型 | 2 |
| 疫学的に腫瘍と関連しないと定義された表現型 | 0 |
| **抗体** | |
| 高リスク抗体(腫瘍との関連性70%以上) | 3 |
| 中リスク抗体(30〜70%) | 2 |
| 低リスク抗体(30%未満)または陰性 | 0 |
| **がん** | |
| 発見された,表現型と(存在する場合)抗体と一致する,または一致しないが抗原発現が実証された | 4 |
| 発見されなかった(または一貫性がなかった)が,経過観察が2年未満 | 1 |
| 見つからずに経過観察が2年以上 | 0 |
| **診断レベル** | |
| Definite | ≧8 |
| Probable | 6〜7 |
| Possible | 4〜5 |
| Non-PNS | ≦3 |

PNS: paraneoplastic neurologic syndrome
〔Graus F, et al: Updated Diagnostic Criteria for Paraneoplastic Neurologic Syndromes. Neurol Neuroimmunol Neuroinflamm 8 (4): e1014, 2021 より改変〕

probable, possible)を決定する(**表1**)。
❸可能な限り急性期の血清・(脳脊)髄液を保存する。
❹抗体によって血清または髄液の感度と特異度は異なることを測定にあたって注意する(両検体とも抗体検査を行うことが望ましい)。

### 症候の診かた

❶傍腫瘍性神経症候群(PNS)の可能性が高い高リスク表現型としては,1)脳脊髄炎,2)辺縁系脳炎,3)急速進行性小脳症候群,4)オプソクローヌス・ミオクローヌス症候群(OMS),5)感覚性ニューロノパチー,6)偽性胃腸閉塞,7)Lambert-Eaton筋無力症候群(LEMS)の7つがあり,これらを呈する場合,高リスク抗体の存在を疑う(**表2**)。

❷中間リスク表現型としては,1)possibleの自己免疫性脳炎の診断基準を満たすが,辺縁系脳炎の診断基準は満たさず,高リスクないし中間リスク抗体が検出された脳炎,2)抗NMDAR脳炎,3)脳幹脳炎,4)Morvan症候群,5)孤発性ミエロパチー,6)Stiff-person症候群,7)多発根ニューロパチーがある(**表3**)。

❸免疫チェックポイント阻害薬により神経学的な免疫関連有害事象(irAE)を発症した患者で,上述の高リスクないし中間リスク表現型を呈する場合,PNS関連抗体検査をルーチンで行う。

### 検査所見とその読みかた

❶後述する鑑別診断を除外しつつ,症状からPNSを疑い,PET検査を含めた腫瘍検索を行う。
❷急速進行性小脳症候群では早期の場合,小脳萎縮を伴わない。
❸PNS関連抗体は,腫瘍との関連の強さから3群に分類される。高リスク抗体(**表2**),中間リスク抗体(**表3**),低リスク抗体(**表4**)は,それぞれ70%以上,30〜70%,30%以下で腫瘍が合併する。
❹高リスク抗体の多くは細胞内抗原を認識する抗体であり,各抗原の合成蛋白を用いたラインブロット法で検出できる。また複数の抗体を同時にスクリーニングできるイムノドットアッセイが実用化され,受託臨床検査ではEUROLINE PNS 12 Agが利用できる。amphiphysin,CV2/CRMP5,PNMA2(Ma2/Ta),Ri,Yo,Hu,recoverin,SOX1,titin,zic4,GAD65,Trの12種類の抗原を検索できる。
❺いずれの検査も感度と特異度は不明で,陽性サンプルをその他の方法で再測定した研究では,特にYo抗体やバンド強度弱陽性例ではその正確性は高くない。少なくともバンド強度弱陽性例や,陽性となった抗体と臨床像が合致しない場合には,結果を疑う必要がある(Neurol Neuroimmunol Neuroinflamm 7: e701, 2020)。
❻中間リスク抗体,および低リスク抗体は細胞表面抗原を認識するものが多く,その検出にはcell-based assayが必要である(多くは研究室レベルで行われている)。

### 確定診断の決め手

❶definite PNSの診断には高リスク抗体,または中間リスク抗体の存在が必要である(OMSを除く)。
❷腫瘍の検索は年齢や性別,陽性となった抗体を参考にして,存在しうる腫瘍を推定しつつ行う。

### 誤診しやすい疾患との鑑別ポイント

腫瘍による中枢神経に影響をきたす疾患,具体的には脳転移,癌性髄膜炎,凝固異常症による血管障害,抗癌薬の副作用,代謝性神経障害,感染症などを鑑別する。

**表2** 高リスク抗体（腫瘍との関連性が70%以上あるもの）

| 抗体 | 神経症状 | 腫瘍の頻度(%) | 頻度の高い腫瘍 |
|---|---|---|---|
| Hu | 脳脊髄炎，辺縁系脳炎，感覚性ニューロノパチー，偽性胃腸閉塞 | 85 | 肺小細胞癌 |
| CV2/CRMP5 | 脳脊髄炎，感覚性ニューロノパチー | >80 | 肺小細胞癌，胸腺腫 |
| SOX1 | LEMS（＋急速進行性小脳症候群） | >90 | 肺小細胞癌 |
| PCA2 | 急速進行性小脳症候群，脳脊髄炎，感覚運動ニューロパチー | 80 | 肺小細胞癌，非肺小細胞癌，乳癌 |
| Amphiphysin | 脳脊髄炎，SPS，多発性神経根炎，感覚性ニューロノパチー | 80 | 肺小細胞癌，乳癌 |
| Ri | 脳幹症候群，小脳症候群，OMS | >70 | 乳癌，肺癌 |
| Yo | 急速進行性小脳症候群 | >90 | 卵巣癌，乳癌 |
| Ma2 | 辺縁系脳炎，間脳炎，脳幹脳炎 | >75 | 精巣癌，非肺小細胞癌 |
| Tr | 急速進行性小脳症候群 | 90 | Hodgkin リンパ腫 |
| KLHL11 | 脳幹症候群，小脳症候群 | 80 | 精巣癌 |

CRMP5: collapsin response-mediator protein-5, SOX1: SRY-related HMG-box gene 1, PCA2: Purkinje cell cytoplasmic antibody, KLHL11: Kelch-like protein 11, LEMS: Lambert-Eaton myasthenic syndrome, SPS: Stiff-person syndrome, OMS: opsoclonus-myoclonus syndrome
〔Graus F, et al: Updated Diagnostic Criteria for Paraneoplastic Neurologic Syndromes. Neurol Neuroimmunol Neuroinflamm 8(4): e1014, 2021 より改変〕

**表3** 中間リスク抗体（30〜70%が腫瘍との関連性あり）

| 抗体 | 神経症状 | 腫瘍の頻度(%) | 頻度の高い腫瘍 |
|---|---|---|---|
| AMPAR | 辺縁系脳炎 | >50 | 肺小細胞癌，悪性胸腺腫 |
| GABAᴮR | 辺縁系脳炎 | >50 | 肺小細胞癌 |
| P/Q VGCC | LEMS，急速進行性小脳症候群 | 50（LEMS の場合）＊ | 肺小細胞癌 |
| mGluR5 | 脳炎 | 〜50 | Hodgkin リンパ腫 |
| NMDAR | 抗 NMDAR 脳炎 | 38 | 奇形腫 |
| CASPR2 | Morvan 症候群 | 50 | 悪性胸腺腫 |

AMPAR: AMPA receptor, GABAᴮR: GABAᴮ receptor, VGCC: voltage-gated calcium channel, mGluR5: metabotropic glutamate receptor 5, NMDAR: NMDA receptor, CASPR2: contactin-associated protein 2
＊急速進行性小脳症候群の場合は90%近い。
〔Graus F, et al: Updated Diagnostic Criteria for Paraneoplastic Neurologic Syndromes. Neurol Neuroimmunol Neuroinflamm 8(4): e1014, 2021 より改変〕

## 確定診断がつかないとき試みること

最初の腫瘍スクリーニングが陰性の場合，高リスク表現型をもつ患者と，高リスク抗体を認める患者では，4〜6か月に1回，2年間，腫瘍スクリーニングを繰り返す。

## 治療法ワンポイント・メモ

❶高リスク抗体群に対する免疫療法の効果は乏しい。

❷細胞表面抗原に対する抗体を生じる中間リスク抗体群，低リスク抗体群では腫瘍が存在しても免疫療法で神経症状が顕著に改善する症例が存在するので，積極的な治療を行う。

**表4** 低リスク抗体（腫瘍との関連性 30%未満）

| 抗体 | 神経症状 | 腫瘍の頻度(%) | 頻度の高い腫瘍 |
|------|----------|--------------|----------------|
| mGluR1 | 小脳性運動失調症 | 30 | 血液腫瘍 |
| GABAAR | 脳炎 | ＜30 | 悪性胸腺腫 |
| CASPR2 | 辺縁系脳炎，Isaac 症候群，Morvan 症候群 | ＜30 | 悪性胸腺腫 |
| GFAP | 髄膜脳炎 | ≈20 | 奇形腫，腺癌 |
| GAD65 | 辺縁系脳炎，SPS，小脳性運動失調症 | ＜15 | 肺小細胞癌，神経内分泌腫瘍，悪性胸腺腫 |
| LGI1 | 辺縁系脳炎 | ＜10 | 悪性胸腺腫，神経内分泌腫瘍 |
| DPPX | 中枢神経系 hyperexcitability と PERM を伴う脳炎 | ＜10 | B 細胞性腫瘍 |
| GlyR | 辺縁系脳炎と PERM | ＜10 | 悪性胸腺腫，Hodgkin リンパ腫 |
| AQP4 | 視神経脊髄炎スペクトラム障害 | ＜5 | 腺癌 |
| MOG | MOG 抗体関連疾患 | 5 症例報告 | 卵巣奇形腫 |

mGluR1: metabotropic glutamate receptor 1, GABAAR: GABAA receptor, CASPR2: contactin-associated protein 2, GFAP: glial fibrillary acidic protein, GAD65: glutamic acid decarboxylase, LGI1: leucine-rich glioma-inactivated 1 protein, DPPX: dipeptidyl-peptidase-like protein 6, GlyR: glycine receptor, AQP4: aquaporin 4, MOG: myelin oligodendrocyte glycoprotein, SPS: Stiff-person syndrome, PERM: progressive encephalomyelitis with rigidity and myoclonus
〔Graus F, et al: Updated Diagnostic Criteria for Paraneoplastic Neurologic Syndromes. Neurol Neuroimmunol Neuroinflamm 8(4): e1014, 2021 より改変〕

# レストレスレッグス症候群（下肢静止不能症候群）
## Restless Legs Syndrome (RLS)

**西嶌 春生** 弘前大学講師・脳神経内科

**頻度** よくみる（日本で 1〜4%）

**GL** 標準的神経治療：Restless legs 症候群

## ▌診断のポイント

■1 脚を動かしたいという強い欲求があり，通常不快な下肢の異常感覚を伴う。

■2 安静状態（臥位，坐位）で出現または増悪する。

■3 下肢の運動（歩行やストレッチ）により軽減する。

■4 日中よりも夕方・夜間に増悪する。

■5 上記 ■1〜■4 の症状が筋痛，うっ血，下肢浮腫，関節炎，筋けいれんなどに付随する訴えとしてだけでは説明できない。

## ▌症候の診かた

2012 年改訂の国際レストレスレッグス症候群研究グループの診断基準では，前記の 5 点の症候が必須である。患者の主観的訴えが基本であり，丁寧に問診することが大事である。診断の参考になる事項として以下があげられる。

■1 通常両側に症状がある。

■2 脚だけでなく腕や他部位の症状を呈することがある。

■3 異常感覚はむずむずする，虫が脚の中を這う，痛だるいなどと表現され，表面の異常感覚よりも内部の不快感として感じられる。

■4 周期性四肢運動障害（睡眠中に主に下肢が周期的に短く動く）を合併する頻度が高い。

■5 家族歴を認めることがある。

■6 ドパミン作動薬の有効率が高い。

■7 特発性と二次性があり，後者の背景として Parkinson 病などの神経疾患，鉄欠乏，肺線維症，腎不全，妊娠，リウマチ性疾患，糖尿病などの内分泌代謝疾患，注意欠如多動症やうつ病などの精神疾患，過敏性腸症候群などの消化器疾患，ドパミン遮断薬などによる薬剤副作用があげられる。45 歳以前の発症では特発性が多く，45 歳以降の発症では二次

性が多い。

## 検査所見とその読みかた

**1** 睡眠ポリグラフ検査による睡眠中の周期性四肢運動の有無や頻度の確認。1時間当たり15回以上あれば病的と考えられる。ただし日常診療上必須ではない。

**2** 二次性RLSのうち鉄欠乏の頻度が高いので，フェリチンなどの鉄代謝関連の検査は必須である。50 ng/mL未満が低値の目安である。

**3** 鉄欠乏以外の二次性RLSを疑う場合は必要に応じて鑑別のための検査を行う。

## 確定診断の決め手

「診断のポイント」にあげた5項目を満たせば診断確定としてよい。

## 誤診しやすい疾患との鑑別ポイント

**1** RLSに似た症候を呈する疾患として痛む脚と動く足趾症候群，睡眠時ミオクローヌス，アカシジア，下肢の血管疾患，感情障害などがあげられる。

**2** 鑑別に際してのRLSの特徴
  **❶** 特定の体位でのみ生じることは少ない。
  **❷** 動作中の症状開始・出現はない。
  **❸** 脚を動かしたい衝動や静止時の苦痛が比較的強い。
  **❹** 痛みの合併は少ない。
  **❺** 不眠症状が多い。

## 確定診断がつかないとき試みること

ドパミン作動薬の有効率が高いので，診断的治療としてレボドパやドパミンアゴニストの投与を試みてもよい。

## 経過観察のための検査・処置

国際レストレスレッグス症候群研究グループが提唱しているレストレスレッグス症候群重症度スケールがあり，経過観察や治療効果判定に有用である。

## 治療法ワンポイント・メモ

**1** 非薬物療法：睡眠衛生の見直し(例えば，就床時間を遅らせる)，激しい運動を避ける，悪影響がある物質・薬剤(例えば，アルコール，カフェイン，ドパミン遮断薬)の中止または減量など。

**2** 血清フェリチン値が50 ng/mL未満で経口鉄剤。

**3** 鉄欠乏がない場合や鉄補充だけでは改善しない場合，少量のドパミンアゴニスト。

**4** ドパミンアゴニストが効果不十分またはオーグメンテーションを発現させる場合，ガバペンチン エナカルビル。

＊オーグメンテーション：ドパミン作動性薬剤の長期投与で治療開始前よりも症状の増悪や発現時刻の前進を生じること。

＊保険適用がない治療についてはここでは言及しなかった。

（執筆協力：冨山 誠彦　弘前大学教授・脳神経内科）

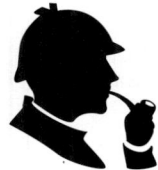

# 気概、情熱、好奇心。
## General Neurologyの必読書、待望の改訂！

# 神経症状の 診かた・考えかた
## General Neurologyのすすめ 第3版

**福武敏夫** 亀田メディカルセンター脳神経内科部長

脳神経内科学の肝である神経症状の診かた・考え方を、本領域の第一人者である著者が、その経験を踏まえてまとめた実践的な教科書。診断への道筋を著者がどのようにたどったかがわかる臨場感のある記載が多くの読者に支持され、初版以来、幅広い層に読まれた定番書。今回の改訂では、「臨床力とは何か？」「肩こり」の章が追加。さらに新たな症例、知見を盛り込み、全体にわたってアップデート。

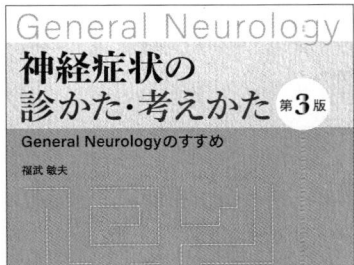

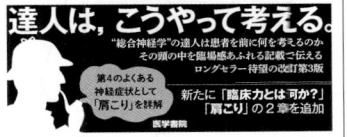

### 目次

序　章　臨床力とは何か？

**第Ⅰ編　日常診療で遭遇する患者**
第 1 章　頭痛
第 2 章　めまい
第 3 章　しびれ
第 4 章　肩こり──第4の神経症状
第 5 章　Parkinson病とその周辺
第 6 章　震えの診かた
第 7 章　物忘れ・デメンチア（認知症）
第 8 章　脊髄症状
第 9 章　精神症状，高次脳機能障害
第 10 章　「心因性」と間違えられやすい疾患
第 11 章　「奇妙」な症状

**第Ⅱ編　緊急処置が必要な患者**
第 1 章　けいれん
第 2 章　意識障害
第 3 章　急性球麻痺
第 4 章　急性四肢麻痺
第 5 章　脳梗塞

**第Ⅲ編　神経診察のポイントと画像診断のピットフォール**
第 1 章　神経学的診察の実際
第 2 章　画像診断のピットフォール

詳しくはこちらから

● B5　頁440　2023年　定価：**5,940円**（本体5,400円＋税10%）［ISBN978-4-260-05103-3］

## 医学書院

〒113-8719　東京都文京区本郷1-28-23　［WEBサイト］https://www.igaku-shoin.co.jp
［販売・PR部］TEL：03-3817-5650　FAX：03-3815-7804　E-mail：sd@igaku-shoin.co.jp

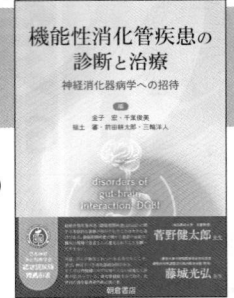
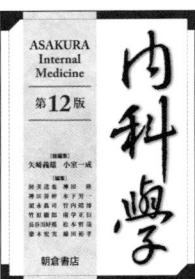

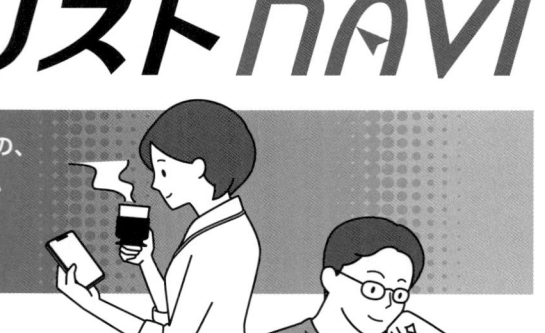
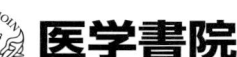

# 3 消化器疾患

責任編集：松本 主之，持田 智

# 消化管疾患　最近の動向

**松本 主之**　岩手医科大学教授・消化器内科分野

　消化管は悪性腫瘍の好発臓器であり，食道癌，胃癌，大腸癌の診断と治療は大きな命題である。特に表在食道癌，早期胃癌・大腸癌の診断はがん検診の普及と内視鏡機器の進歩に伴い大きく進歩している。

　最近のトピックスとしては，消化管癌の存在診断のみならず質的診断に至る AI 技術の開発とその急速な普及があげられる。なかでも早期胃癌の診断における AI 内視鏡の進歩は特筆すべきといえよう。特に，*Helicobacter pylori* 陰性胃粘膜にも発生する胃型形質胃癌の疾患概念を考慮した診断学の構築が進んでいる。また，近年では十二指腸上皮性腫瘍も注目され，組織学的特徴を加味した内視鏡診断学も構築されつつある。

　一方，早期消化管癌に対する内視鏡治療手技も次々と改良が加えられ，内視鏡的粘膜下層剝離術(ESD)に関連する内視鏡機器と処置具の改良が進んでいる。さらに，ESD は十二指腸腫瘍に対しても試みられている。上部消化管では ESD の発展型である内視鏡を用いた粘膜下層へのアプローチが，粘膜下腫瘍に対する全層切除，アカラシアや逆流性食道炎などの上部消化管機能性疾患，あるいは憩室性疾患に対する内視鏡治療へ展開されるに至った。

　下部消化管疾患の領域では，鋸歯状病変が前癌病変として全世界的に注目されている。組織学・分子生物学的特徴を考慮した分類に改訂が加えられており，それらに基づく内視鏡診断も新展開を迎えている。また，比較的大型の早期大腸癌に対する ESD の適応拡大に向けた議論が進むなか，いわゆる前癌病変が除去された状態(clean colon)を目指した cold polypectomy も普及している。一方，炎症性腸疾患の領域では，遺伝的背景や病態の解明による新規治療薬の開発が診療に大きな影響を与えている。すなわち，生物学的製剤や低分子化合物などの薬剤が次々に導入されており，治療指針においてこれらの治療薬による advanced therapy をどのように位置づけるかが今後の課題である。また，治療法の進歩により手術回避が可能となり，特に潰瘍性大腸炎では大腸癌の予防，診断，さらに前癌病変・早期癌に対する内視鏡治療の是非が議論されている。炎症性腸疾患と同様に，過敏性腸症候群に代表される機能性疾患に関してもエビデンスが集積されており，種々のガイドラインの作成や改訂が進んでいる。

　最後に，免疫チェックポイント阻害薬は消化管癌を含む悪性腫瘍の診療に多大なる影響を与え，患者に福音をもたらしている。それとともに，消化管は同薬による免疫関連有害事象の標的にもなりうることを強調したい。

# 肝・胆道・膵疾患　最近の動向

持田　智　埼玉医科大学教授・消化器内科・肝臓内科

　第 59 回日本肝臓学会総会（2023 年）において，わが国における肝硬変の成因別実態が報告された。成因の第 I 位はアルコール性（35.4%）で，この検討開始以来 I 位であった C 型（23.4%）を上回り，非アルコール性の脂肪性肝疾患（14.6%）も加えると，生活習慣病に起因する肝硬変が 50% に達していた。これに伴って，同年，日本肝臓学会は奈良宣言を発表し，血清 ALT 値が 30 U/L 以上の場合はかかりつけ医を受診することを推奨した。かかりつけ医は末梢血血小板と FIB-4 インデックスによって脂肪性肝疾患のリスクを評価し，肝線維化が進展していると推定される症例は消化器病専門医を紹介する。奈良宣言の趣旨には日本消化器病学会も賛同し，全国規模での脂肪性肝疾患への対策が開始されている。一方，欧州，米国およびラテンアメリカの肝臓学会は，2023 年に脂肪性肝疾患の病名と分類を改訂した。非アルコール性脂肪性肝疾患（NAFLD：non-alcoholic fatty liver disease）は代謝機能障害関連脂肪性肝疾患（MASLD：metabolic dysfunction associated steatotic liver disease）に置き換えられ，代謝機能障害アルコール関連肝疾患（MetALD）という新たな病型も提案された。日本消化器病学会と日本肝臓学会もこの改訂に賛同し，両学会によってわが国における診断基準の検討が進められている。

　以上のように，2023 年は肝疾患の診療，研究の背景が大きく変化する画期的な年であった。しかし，近年になって，生活習慣病以外の領域でも，肝，胆道，膵疾患の診療は多大な進歩を遂げた。悪性腫瘍に関しては，分子標的薬，免疫療法，複合免疫療法の進歩が著しく，新たな治療法が次々と登場している。がん遺伝子パネル検査に基づいた個別化医療も日常の診療行為として定着した。さらに，胆道および膵の領域では，各種デバイスの開発によって，内視鏡的検査と治療が年々進歩を続けている。また，難治性の肝，胆道，膵疾患に関しては，厚生労働省研究班が対策法を検討しており，一定の成果が得られている。しかし，一方では胆道癌と膵癌および脂肪性肝疾患に発症する肝癌は，いまだ早期発見が困難である状況を脱してはいない。

　このように転換期を迎えて，日本消化器病学会は計 II の診療ガイドラインすべてを改訂することを決定した。肝，胆道，膵の領域では，肝硬変，脂肪性肝疾患，胆石症，慢性膵炎の 4 ガイドラインがこれに相当し，肝硬変と脂肪性肝疾患に関しては日本肝臓学会との共同作業になる。「今日の診断指針（第 9 版）」の刊行は時宜を得ており，新たな時代の診断体系が紹介されるものと期待される。

# 機能性ディスペプシア
## Functional Dyspepsia (FD)

川見 典之 　日本医科大学講師・消化器内科学

**頻度** よくみる
**GL** 機能性消化管疾患診療ガイドライン 2021－機能性ディスペプシア（FD）（改訂第 2 版）

## 診断のポイント

❶症状の原因となる器質的，全身性，代謝性疾患がなく，慢性的に心窩部痛や胃もたれなどの心窩部を中心とする腹部症状を呈する疾患である。

❷機能性消化管疾患の国際的基準である Rome Ⅳ 基準では，食後膨満感または早期満腹感を有する食後愁訴症候群と心窩部痛または心窩部灼熱感を有する心窩部痛症候群に分けられる。

❸上部消化管内視鏡検査は必須ではないが，器質的疾患が疑われた場合には内視鏡検査などの精査を積極的に行う。

❹ *Helicobacter pylori* 除菌後 6 か月～1 年経って症状が消失または改善した場合は，機能性ディスペプシア（FD）ではなく *H. pylori* 関連ディスペプシアとして取り扱う。

## 症候の診かた

❶つらいと感じる食後のもたれ感や早期満腹感，心窩部痛などの心窩部を中心とした腹部症状が含まれる。

❷症状の直接的な因子としての胃・十二指腸運動機能異常と内臓知覚過敏に加え，心理社会的因子，胃酸分泌，遺伝的要因，生育環境，感染性胃腸炎の既往，ライフスタイルなどの因子が関与しているため，これらの疾患背景を問診することが重要である。

## 検査所見とその読みかた

❶一般の血液・尿検査により代謝内分泌疾患などを除外する。

❷器質的疾患が疑われた場合には，上部消化管内視鏡検査，腹部超音波検査，腹部 CT 検査などを施行し器質的疾患を除外する。

❸上部消化管内視鏡検査で *H. pylori* 感染を疑う所見があれば，*H. pylori* 感染の有無を調べる。

## 確定診断の決め手

　心窩部痛や胃もたれなどの心窩部を中心とする腹部症状を慢性的に呈しており，身体所見や血液検査，内視鏡検査などで器質的疾患が除外されれば診断できる。

## 誤診しやすい疾患との鑑別ポイント

　アラームサイン（警告徴候）である高齢での新規症状出現，体重減少，再発性の嘔吐，出血，嚥下障害，嚥下痛，腹部腫瘤，発熱，食道癌や胃癌の家族歴などを認めた場合には，悪性疾患，逆流性食道炎（⇨637 頁），胃・十二指腸潰瘍（⇨649 頁），慢性膵炎（⇨749 頁），慢性胆嚢炎などを疑い血液検査や内視鏡検査を含めた画像検査を行う。

## 確定診断がつかないとき試みること

　薬物療法の効果は 4～8 週間で判定し，症状の改善が認められない場合は器質的疾患の精査を含めて専門医にコンサルトし，また高度の不安やうつが合併している場合は心療内科的治療が必要な場合がある。

## 合併症・続発症の診断

　FD は過敏性腸症候群，胃食道逆流症（非びらん性逆流症），機能性便秘，不安障害などを合併しやすい。

## 治療法ワンポイント・メモ

❶FD は生命予後に影響する可能性が低いこと，症状に対して医学的に対応していくという説明と保証を行うことで良好な患者-医師関係を構築することが重要である。

❷規則的な食事，定期的な運動，十分な睡眠をとるように指導する。

❸ *H. pylori* 陽性であれば除菌治療を行う。

❹1 次治療薬としては，酸分泌抑制薬，アコチアミド，六君子湯を投与する（酸分泌抑制薬は FD に対して保険適用外）。

❺2 次治療薬としては，抗不安薬，抗うつ薬，アコチアミド以外の消化管運動機能改善薬，六君子湯以外の漢方薬を投与する（抗不安薬，抗うつ薬，アコチアミド以外の消化管運動機能改善薬は保険適用外）。

# 食道アカラシア
## Esophageal Achalasia

塩飽 洋生　福岡大学准教授・消化器外科

**頻度** **あまりみない**〔0.8〜1.4 人/10 万（J Gastroen-
terol 54: 621-627, 2019）。20〜60 歳の間に多
く発症するが, 小児や高齢の患者も存在する〕

**GL** POEM 診療ガイドライン（2018）

## 診断のポイント

❶水分や食物のつかえ感, 食道内容の嘔吐, 胸痛,
体重減少が主な症状である。

❷症状よりアカラシアが疑われるときには, 上部消
化管内視鏡検査, 食道造影検査, 胸腹部 CT 検査を
行い, 食道内圧検査で確定診断となる。アカラシア
様の所見を呈するもののなかに食道胃接合部癌の患
者も存在するので注意を要する。

❸初期のアカラシアの診断は時に困難で, 胃食道逆
流症（GERD：gastroesophageal reflux disease）, 冠れ
ん縮性狭心症, 精神疾患, 原因不明の気管支喘息や
肺炎と診断されている場合がある。「酸分泌薬抑制
薬が奏効しない GERD」「心臓カテーテル検査で異
常所見のない慢性的な胸痛」「繰り返す気管支喘息
や肺炎」のような症例については, 専門施設での精
査が勧められる。

## 症候の診かた

❶アカラシアは, 下部食道括約部（LES：lower
esophageal sphincter）の弛緩不全と食道体部の蠕動
障害を認める原因不明の食道運動機能障害である。

❷水分や食物のつかえ感, 食道内容の嘔吐, 胸痛,
体重減少, 睡眠障害などの症状により, 患者の生活
の質は著しく低下する。特に高齢者では, 嘔吐によ
る誤嚥で致命的な経過をたどる場合もあるため, 注
意を要する。

## 検査所見とその読みかた

　症状よりアカラシアが疑われるときには, 上部消
化管内視鏡検査, 食道造影検査, 胸腹部 CT 検査を
行い, 食道内圧検査で確定診断となる。

❶内視鏡検査

　❶アカラシアの内視鏡診断のポイントは, 病気の
本態である「LES」と,「食道体部」に分けて観察
することである。健常人では, 柵状血管（≒ LES）
全体を観察することができるが, 典型的なアカラ

シア患者では, LES の狭窄により, 柵状血管全体
を観察することができず, 全周性の放射状の襞像
を認める（図 1a：esophageal rosette）（J Gastroen-
terol 54: 621-627, 2019）。内視鏡先端にフードを
装着すると, LES の狭窄像を, より客観的にとら
えやすい（図 1b：corona appearance）（PLoS One 13:
e019955, 2018）。アカラシアでは, LES の狭窄部
を通過する際, 強い抵抗感を認めるが, 管腔の伸
展性は保たれているため, 胃内に到達するにつれ
て, 消化管内腔は大きく広がる（図 1c, d）。この
変化はアカラシア様の所見を呈する腫瘍性病変や
瘢痕狭窄ではみられない。

　❷一方, 食道体部では, 唾液や食物残渣の貯留,
食道内容のうっ滞による慢性食道炎の所見（粘膜
の白色化・肥厚）, 食道粘膜の縦走する細かいひだ
（pinstripe pattern）（PLoS One 10: e0101833,
2015）, 食道の形態変化（食道内腔の拡張・屈曲）,
高い食道内圧によって生じた食道憩室などを認め
る。

❷食道造影検査：屈曲の程度により, 直線型, シグ
モイド型, 進行シグモイド型に分類される（図 2）。
直線型のうち, 食道体部に強い収縮像を伴うものは,
後述する Chicago 分類 type Ⅲ に相当することが多
い。

❸食道内圧検査

　❶近年, 高解像度食道内圧検査による Chicago 分
類が, 診断や治療の選択において, 重要な役割を
果たしている（Gastroenterology 135: 1526-1533,
2008）。嚥下時の弛緩不全を評価する IRP（inte-
grated relaxation pressure）が基準値を超えるもの
をアカラシアとし, type Ⅰ（すべての嚥下で蠕動
波が認められないもの）, type Ⅱ（すべての嚥下で
正常な蠕動波がなく, 20％以上に同期性収縮を認
めるもの）, type Ⅲ（すべての嚥下で正常な蠕動波
がなく, 20％以上に spasm を認めるもの）に亜分
類されている（図 3）。

　❷type Ⅰ・Ⅱ は LES を中心とした治療でよいが,
type Ⅲ は, LES に加え, 食道体部の spasm も含め
た治療を行わないと症状の軽快が得られない。

## 治療法ワンポイント・メモ

❶内視鏡的バルーン拡張術, 腹腔鏡下 Heller-Dor 手
術, 内視鏡的筋層切開術（POEM：per-oral endo-
scopic myotomy）（Endoscopy 42: 265-271, 2010）が
主たる治療法である。現在は, 単回の内視鏡治療で,
恒久的かつ高い効果を期待できる POEM が治療の

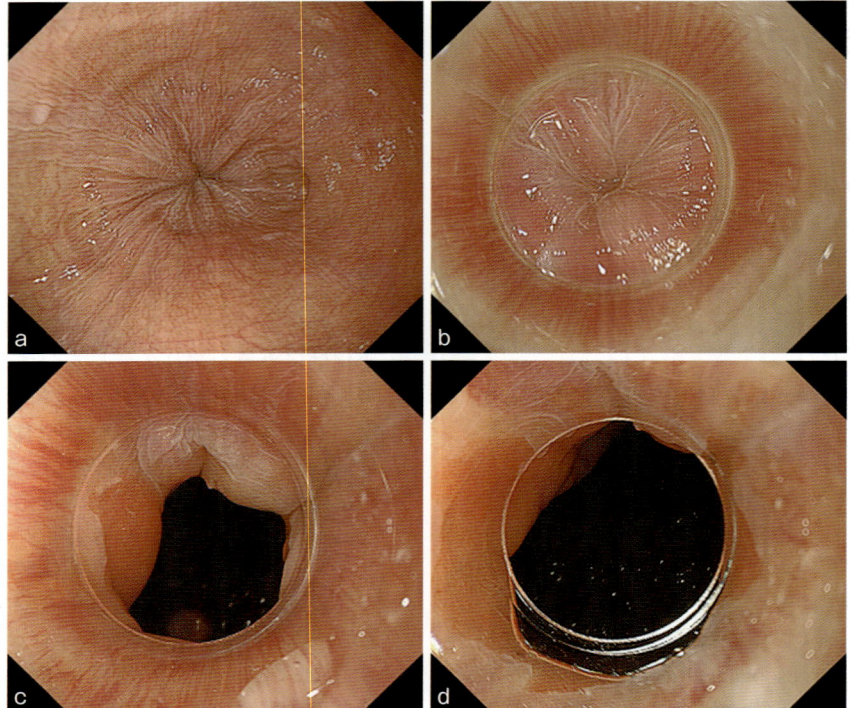

**図1** LES 部の内視鏡所見

〔Iwakiri K, et al: The appearance of rosette-like esophageal folds ("esophageal rosette") in the lower esophagus after a deep inspiration is a characteristic endoscopic finding of primary achalasia. J Gastroenterol 45(4): 422-425, 2010, Shiwaku H, et al: New endoscopic finding of esophageal achalasia with ST Hood short type: Corona appearance. PLoS One 13(7): e0199955, 2018 より〕

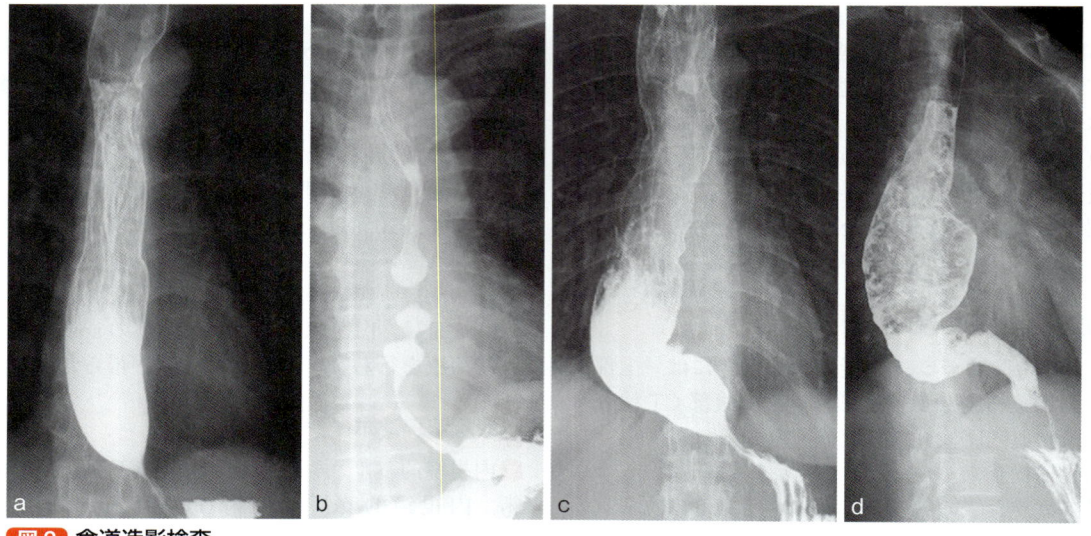

**図2** 食道造影検査

a, b：直線型, c：シグモイド型, d：進行シグモイド型

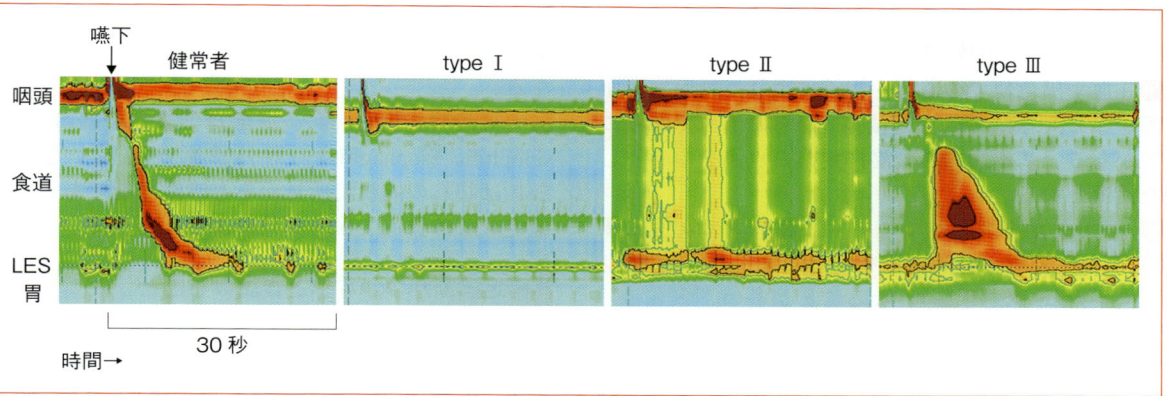

**図3** 高解像度食道内圧検査の所見

中心を担っている。

**2** 内視鏡的バルーン拡張術は，簡便かつ低侵襲な治療法であるが，効果を維持するためには，複数回の治療が必要となる。

**3** POEM と腹腔鏡下 Heller-Dor 手術は，単回の治療で，恒久的かつ高い治療効果を期待できる。

**4** アカラシアの多くは，病悩期間が長くなると，食道が拡張や屈曲し，食道体部の蠕動も障害される。このような病期に至ると，有効な治療を行っても，食道の粘膜治癒が得られず，なかには食道癌を併発する症例も存在する。そのため，アカラシアと診断がついた時点で，できるだけ早期に，効果の高い治療を行うことが望ましい。

## 患者説明のポイント

**1** アカラシアが自然に改善することは期待できない。また，疾患を放置すると食道の機能や形態が不可逆的に障害され，ひいては，それが食道癌の発生につながる。医療機関でアカラシアと診断された場合には，すみやかに効果的な治療を受けることが勧められる。

**2** アカラシアの患者は，食道癌の発症リスクがあるため，治療によって，症状の軽快が得られたあとでも，定期的な内視鏡検査を受けることが望ましい(J Gastroenterol 56: 360-370, 2021)。

# 胃食道逆流症・食道炎・食道潰瘍・食道裂孔ヘルニア

Gastro-Esophageal Reflux Disease (GERD), Esophagitis, Esophageal Ulcer and Hiatal Hernia

**井上 晴洋** 昭和大学江東豊洲病院特任教授・消化器センター

**頻度** よくみる

**GL** 胃食道逆流症(GERD)診療ガイドライン 2021(改訂第3版)

## 診断のポイント

**1** 「胃食道逆流症(GERD)」は病態に基づく疾患名。「食道炎，食道潰瘍」は内視鏡所見に基づく疾患名である。そして，「食道裂孔ヘルニア」は解剖学的変化に基づく疾患名である。

**2** 「胃食道逆流症」は，逆流症状の有無が診断のポイントとなる。詳細な問診が必要である。内視鏡検査で「食道炎，食道潰瘍」が認められれば，「胃食道逆流症」と診断できる。一方，びらんなどの内視鏡所見を伴わない場合〔非びらん性胃食道逆流症(NERD：non-erosive reflux disease)〕では，その確定診断は24時間インピーダンスpHテストによる。

**3** 「食道裂孔ヘルニア」があっても無症状の場合も多くみられる。治療対象は症状があることが前提となる。

**4** 胸やけの鑑別診断として，虚血性心疾患(狭心症，心筋梗塞など)があるが，両方が共存することもあるので，それぞれの診断が必要である。

## 緊急対応の判断基準

❶吐血や黒色便での緊急内視鏡により，ほかに出血源がなく，「食道炎，食道潰瘍」からの出血であることがある。基本的に酸分泌抑制薬の点滴を中心とした治療となる。

❷「巨大な食道裂孔ヘルニア」は高齢者の女性に多く，胸部圧迫感や呼吸困難を主訴とすることが多い。待機手術(準緊急手術)となることが多い。

❸「食道潰瘍」に伴う瘢痕により食道狭窄をきたすことがある。出血や食事のつかえを主訴に緊急に来院することもある。悪性疾患による狭窄との鑑別が重要となる。

## 症候の診かた

❶食道の症状として，胸やけ，呑酸などがあり，食道外症状として，むせ，咳，肺炎などの呼吸器症状が多い。

❷問診表は症状の客観的把握に有用であり，Fスケール(FSSG：Frequency Scale for the Symptoms of GERD)が有用である。

❸咽頭違和感などの症状は，GERD のみならず，心身症も含め，さまざまの理由で起こることが多いので留意する必要がある。

## 検査所見とその読みかた

❶「食道炎，食道潰瘍」は内視鏡所見に基づく，Los Angeles 分類が有名である。びらんの範囲により，A〜D まで分かれるが，大きく A，B(軽症)と C，D(重症)に分けてとらえることができる。食道潰瘍がある場合は，食道癌との鑑別が重要となり，生検診断による確認は必須となる。

❷「食道裂孔ヘルニア」の有無や程度は，内視鏡の胃内での反転視での評価がわかりやすい。

## 確定診断の決め手

❶逆流症状があり，食道びらんがあれば，「胃食道逆流症」ということになる。

❷逆流症状があり，胃酸分泌抑制薬により症状が緩和すれば，「胃食道逆流症」が強く疑われる。

❸しかしながら，確定診断には 24 時間インピーダンス pH テストが必要である。

## 誤診しやすい疾患との鑑別ポイント

❶機能性胸やけ(functional heartburn)は，逆流がないにもかかわらず，胸やけなどの GERD 類似症状

を呈する場合であり，心身症にあたる。これらの鑑別には 24 時間インピーダンス pH テストが必須となる。

❷内視鏡検査施行時に，好酸球性食道炎(EoE：eosinophilic esophagitis)の除外診断が必要となる。EoE は特有の内視鏡所見からも診断可能であるし，確定診断は食道生検の結果による。

## 確定診断がつかないとき試みること

逆流性過敏症(reflux hypersensitivity)と機能性やけの診断には，24 時間インピーダンス pH テストが不可欠である。また複雑な症例では，24 時間インピーダンス pH テストを中心とした食道運動機能検査一式，内視鏡所見，そして詳細な問診が重要となる。

## 合併症・続発症の診断

❶食道裂孔ヘルニアが高度の症例では，腹圧がかかっただけで口腔内まで胃液が上がってくるような場合もある。内視鏡でヘルニアの有無を確認するのは容易である。

❷食道外症状として，呼吸器合併症が多い。肺炎や喘息の原因となることもしばしばである。

❸食道炎や食道潰瘍があると，組織欠損部の治癒過程に伴い Barrett 食道が発生することがある。

## 予後判定の基準

❶生命を直接脅かすのは，高度の食道裂孔ヘルニアにより，腹部臓器(胃，横行結腸，大網，小腸など)が縦隔に脱出して，肺や心臓を圧迫している場合である。

❷また GERD による呼吸器症状として，喘息や肺炎を繰り返す場合は予後に影響してくる。

❸ Barrett 食道癌となると，特に進行癌ではステージが予後に直接影響する。

## 経過観察のための検査・処置

❶酸分泌抑制薬を中心とした薬物療法が主体となる。

❷胃切除 Billroth Ⅰ法再建の症例では，非酸逆流が中心となることが多く，酸分泌抑制薬に加えて，膵酵素阻害薬などの投与が有効な場合もある。

## 治療法ワンポイント・メモ

❶近年，内視鏡的逆流防止術が注目されている。明らかな食道裂孔ヘルニア(3 cm 以上)を伴わない

GERD では，内視鏡的逆流防止術が実施可能である。

**②** ただし治療前には 24 時間インピーダンス pH テストを行い，GERD の確定診断が必要である。これは機能性胸やけを除外するためである。

**③** 逆流性過敏症は，内視鏡的逆流防止術の適応となる可能性がある。

## さらに知っておくと役立つこと

**①** 逆流症状と「食道炎，食道潰瘍」には必ずしも相関関係はない。NERD のほうが，強い逆流症状を呈することはしばしばある。一方，食道びらんが高度（Los Angeles 分類-C，D）であっても，症状をほとんど呈さないこともよく経験する。

**②** 明確な食道裂孔ヘルニアを伴う症例では，外科手術（腹腔鏡下 Nissen 手術や腹腔鏡下 Toupet 手術）が必要となるが，これらの外科手術では腸管切除を伴わないため，比較的侵襲の低い手術となる。明らかな食道裂孔ヘルニア（3 cm 以上）を有しており，逆流症状がある場合，躊躇なく外科への紹介が望まれる。

## 専門医へのコンサルト

**①**「逆流性過敏症」の診断，また「機能性胸やけ」の除外診断には，インピーダンス pH テストを行っている施設への紹介が必要となる。

**②** 高度の食道裂孔ヘルニア症例で，特に有症状の場合は，外科への紹介が必要となる。

# 食道・胃静脈瘤
Esophago-gastric Varices

**藤野 靖久**　岩手医科大学准教授・救急・災害医学

**(頻度)** **ときどきみる**

## 診断のポイント

**①** 内視鏡検査で診断するが，その際は十分な送気により食道・胃が拡張した状態で，静脈瘤が内腔に突出しているのを確認する。

**②** 肝硬変などの基礎疾患がある場合は，定期的に内視鏡検査を行う。

**③** 吐下血例で肝硬変や大量飲酒者の場合は，本疾患を想定して内視鏡検査を行う。

## 緊急対応の判断基準

**①** 吐下血例では，まずバイタルサインの安定化をはかったのちに緊急内視鏡検査を行う。

**②** 自施設で静脈瘤出血に対する内視鏡治療などに対応できない場合は，すみやかに対応可能な施設への転送を検討する。必要に応じて輸血や，バルーンタンポナーデ法〔Sengstaken-Blakemore（S-B）チューブなどの挿入〕による対応を行ったうえで転送する。

## 症候の診かた

**①** 出血以外の自覚症状に乏しい。

**②** 手掌紅斑やくも状血管腫，下腿浮腫，腹壁静脈の怒張，腹水による腹部膨満などの門脈圧亢進症に伴う身体所見に注意する。

## 検査所見とその読みかた

**①** 血液検査では，出血による貧血のほか，血小板減少，肝機能障害，血清 Alb 低値，血清 ChE 低値，高アンモニア血症，PT 延長などの肝硬変を疑う検査値の異常に注意する。

**②** 時に胃癌検診などの X 線検査で食道・胃静脈瘤を指摘されることがある。

**③** 内視鏡検査では，「門脈圧亢進症取扱い規約」の内視鏡所見の記載項目（占拠部位，形態，色調，発赤所見，出血所見，粘膜所見）に基づいて評価する（**表 1**）。

**④** 超音波内視鏡により，静脈瘤径（diameter：D），貫通静脈（perforating vein：Pv），壁在傍食道静脈（peri-esophageal veins：Peri-v），並走傍食道静脈（para-esophageal vein：Para-v）を評価することにより，治療方針の決定に役立つ。

**⑤** CT により肝硬変などの基礎疾患の有無やその程度を評価できる。さらにダイナミック CT により血行動態を把握することにより，治療方針の決定に役立つ。

## 確定診断の決め手

**①** 内視鏡検査により診断する。

**②** 送気により食道・胃が十分拡張した状態で，内腔に突出しているのが静脈瘤である。

## 誤診しやすい疾患との鑑別ポイント

**①** 孤立性静脈拡張は，主に食道上・中部に認められる孤在性の青色隆起。門脈圧亢進症との関連は否定的で，治療の対象とはならない。

**②** 特に胃静脈瘤の場合，粘膜下腫瘍との鑑別に迷う

**表1** 食道・胃静脈瘤内視鏡所見記載基準

| | 食道静脈瘤 | 胃静脈瘤 |
|---|---|---|
| 占拠部位 location（L） | Ls：上部食道*にまで認められる静脈瘤<br>Lm：中部食道*まで認められる静脈瘤<br>Li：下部食道*にのみ限局した静脈瘤<br>*：「食道癌取扱い規約」における頸部食道と胸部上部食道を上部食道，胸部中部食道を中部食道，胸部下部食道と食道胃接合部領域を下部食道と定義する。 | Lg-c：噴門部に限局する静脈瘤（噴門部静脈瘤）<br>Lg-cf：噴門部から穹窿部に連なる静脈瘤（噴門穹窿部静脈瘤）<br>Lg-f：穹窿部に限局する静脈瘤（穹窿部静脈瘤あるいは胃底部静脈瘤） |
| 形態 form（F） | F0：治療後に静脈瘤が認められなくなったもの<br>F1：直線的で比較的細い静脈瘤<br>F2：連珠状の中等度の静脈瘤<br>F3：結節状あるいは腫瘤状の太い静脈瘤 | 食道静脈瘤の記載に準じる。 |
| 色調 color（C） | Cw：白色静脈瘤<br>Cb：青色静脈瘤 | 食道静脈瘤の記載に準じる。 |
| 発赤所見 red color sign（RC） | 発赤所見には，ミミズ腫れ（red wale marking：RWM），チェリーレッドスポット（cherry red spot：CRS），血マメ（hematocystic spot：HCS）の3つがある。<br>RC0：発赤所見が全く認められないもの<br>RC1：1条の静脈瘤のみに認められるもの<br>RC2：RC1とRC3の間<br>RC3：全周性にすべての静脈瘤に認められるもの | RC0：発赤所見が全く認められないもの<br>RC1：RWM，CRS，HCSのいずれかが認められるもの |
| 出血所見 bleeding sign（BS） | 出血中の所見<br>湧出性出血（gushing bleeding）：破裂部より大きく湧き出るような出血<br>噴出性出血（spurting bleeding）：破裂部が小さくjet様の出血<br>滲出性出血（oozing bleeding）：滲み出る出血<br><br>止血後間もない時期の所見<br>赤色栓（red plug）：出血から24時間以内の所見<br>白色栓（white plug）：出血から2〜4日後の所見 | 食道静脈瘤の記載に準じる。 |
| 粘膜所見 mucosal findings（MF） | びらん（erosion：E）：認めればEを付記する<br>潰瘍（ulcer：Ul）：認めればUlを付記する<br>瘢痕（scar：S）：認めればSを付記する | 食道静脈瘤の記載に準じる。 |

〔日本門脈圧亢進症学会：門脈圧亢進症取扱い規約（第4版）．金原出版，2022より〕

場合がある。色調や鉗子などで触った際の変形の仕方で鑑別可能である。超音波内視鏡や造影CTも有用である。間違っても生検してはならない。

## 確定診断がつかないとき試みること

❶内視鏡検査により確定診断できる。
❷細い静脈瘤で診断に迷う場合は，門脈圧亢進症をきたす基礎疾患について検索する。

## 合併症・続発症の診断

　肝硬変に代表される門脈圧亢進症をきたす疾患の評価のために，腹部超音波検査，CT，MRIなどを行う。

## 予後判定の基準

❶出血例ではショックの程度やその継続時間が予後を左右するため，すみやかにバイタルサインの安定化をはかるとともに，止血を行う。
❷内視鏡所見で，形態がF2以上や発赤所見陽性（特にRC2以上）は出血リスクが高いことがわかっており，出血の予防治療を検討する。

## 経過観察のための検査・処置

❶定期的な内視鏡検査により静脈瘤の評価を行い，出血を予防することが大切である。

❷治療後も定期的な内視鏡検査により再発の評価を行う。

❸肝硬変などの基礎疾患のコントロールも，出血の予防につながる。特にアルコール肝硬変では，禁酒が重要である。

## 治療法ワンポイント・メモ

❶出血例に対する内視鏡検査はそのまま治療につながる。孤立性胃静脈瘤以外の食道・胃静脈瘤の止血には内視鏡的静脈瘤結紮術（EVL：endoscopic variceal ligation）が有用であり，緊急内視鏡時には準備しておくことが望ましい。

❷孤立性胃静脈瘤の止血には，内視鏡的胃静脈瘤組織接着剤注入術（CA 法）が有用であるが，施行可能な施設が限られ，すみやかな転送が必要である。

❸転送に時間がかかる場合は，一時止血法としてバルーンタンポナーデ法を行う。通常の S-B チューブのほか，特に孤立性胃静脈瘤に有用と思われる胃バルーン単独で容量 700～800 mL の Linton-Nachlas（L-N）チューブがある。

❹バルーンタンポナーデ法の連続使用は 48 時間以内とされている。しかし，食道粘膜壊死や食道・胃接合部びらんなどの危険があり，6 時間ごとに 5 分間程度開放するとともに，できるだけ 12 時間以内の使用にとどめることが望ましい。

❺止血後の待機治療や非出血例の予防治療には，肝予備能などが許せば内視鏡的硬化療法（EIS：endoscopic injection sclerotherapy）が望ましい。孤立性胃静脈瘤にはバルーン閉塞下逆行性経静脈的塞栓術（BRTO：balloon-occluded retrograde transvenous obliteration）なども有用である。

## さらに知っておくと役立つこと

アルコール性肝硬変では禁酒が重要であり，状況に応じて精神科への紹介も検討する。

## 専門医へのコンサルト

❶静脈瘤を診断した場合は，専門医へのコンサルトを行う。

❷出血例では，すみやかに止血対応可能な施設に転送する。

# Mallory-Weiss 症候群
### Mallory Weiss Syndrome

飯島 克則　秋田大学大学院教授・消化器内科学・神経内科学

**頻度** **ときどきみる**（上部消化管出血症例の約 10% を占める）

**GL** 非静脈瘤性上部消化管出血における内視鏡診療ガイドライン（2015）

## 診断のポイント

❶問診は最重要。すなわち，初めから吐血ではなく，「頻回嘔吐後の吐血」。

❷典型例では，飲酒後，頻回嘔吐後の新鮮血吐血で搬送となる。

❸本症が疑われた場合は，出血源の検索目的も含め，緊急上部内視鏡の適応となる。

❹上部内視鏡検査にて，食道・胃接合部に裂創，および消化管出血の所見を認めた場合，本症と診断される。

❺活動性出血を伴う場合は，引き続き内視鏡的止血術が施される。

## 症候の診かた

❶バイタルサインを確認し，出血性ショックの有無を確認する。

❷本症では通常は多量出血とはならず，全身状態は比較的良好である。

❸出血の重症度と関連する問診事項として，肝疾患（それに伴う食道・胃静脈瘤）の合併，抗血栓薬の内服状況を確認する。

❹発熱，胸痛を伴う場合は，より重篤な特発性食道破裂も鑑別に入れる。

## 検査所見とその読みかた

❶問診上，本症が疑われれば内視鏡検査に進むことになるが，その場合でも一般採血，X 線検査を行う必要がある。

❷内視鏡検査前に一般検査では軽度の貧血を認めるのみで，X 線上も異常を認めないことを確認する。

## 確定診断の決め手

❶問診にて本症が疑われた場合は，出血源検索とともに緊急上部内視鏡検査の適応となる。

❷頻回嘔吐後の吐血の問診とともに，上部内視鏡で食道・胃接合部の裂創，および消化管出血の所見（裂

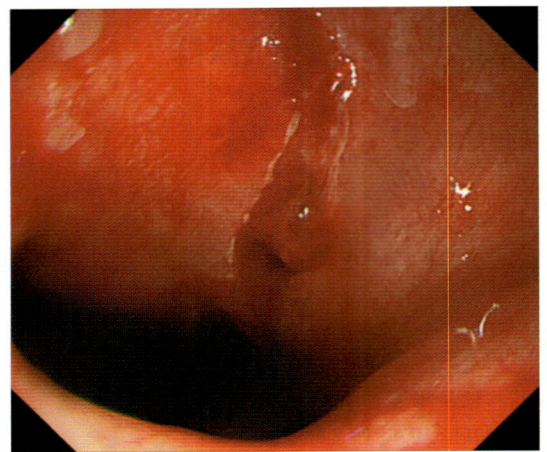

**図1** 上部内視鏡検査

創からの活動性出血，または胃内凝血塊の貯留）を認めることで診断される（図1）。

## 誤診しやすい疾患との鑑別ポイント

1 他の原因による上部消化管出血
　❶活動性出血を伴わない裂創とともに胃内に凝血塊を認めた場合の診断は慎重になされる必要があり，凝血塊をできるだけ除去しつつ他の出血源（消化性潰瘍など）の存在を否定する。
　❷すなわち，裂創形成による吐血（Mallory-Weiss症候群）ではなく，吐血（嘔吐反射）による裂創形成の場合もありうる。
2 特発性食道破裂（Boerhaave 症候群）
　❶頻回嘔吐後の胸痛，発熱（時に吐血も伴う）は，より重篤な特発性食道破裂（Boerhaave 症候群）を疑う症候であり，血液検査，X線検査で炎症，free air の有無を確認する。
　❷特発性食道破裂では，内視鏡検査にて病状を悪化させる可能性があり，その前に本症を除外しておく必要がある。

## 確定診断がつかないとき試みること

1 食道・胃接合部裂創からの活動性出血がみられる場合は多くはなく，また，吐血から時間経過（5〜6時間）したあとの検査では，出血の所見も消失していることがある。
2 この場合は，他原因疾患を除外しつつ総合的に診断する。

## 予後判定の基準

1 出血の程度によって重症度が決定される。
2 本症の多くは大量出血に至ることはなく，予後は良好である。

## 治療法ワンポイント・メモ

1 内視鏡検査で活動性出血を伴う本症を認めた場合は，引き続き内視鏡的止血術が施される。
2 種々の止血法のうち，ピンポイントの止血とともに裂創の縫縮も可能なクリップ止血法が推奨されている。
3 ただし，多くの症例では内視鏡観察時にはすでに自然止血されており，その場合内視鏡操作の物理的刺激による再出血を防ぐためすみやかに検査を終了する。
4 緊急で内視鏡検査が施行できない状況では，絶食・補液とともに酸分泌抑制薬を投与し待機する。

## 専門医へのコンサルト

発熱，胸痛を伴う場合，肝硬変症，抗血栓薬内服など多量出血のリスクを有する場合は専門医へのコンサルトが望ましい。

# 食道癌
Esophageal Cancer

小山 恒男　佐久医療センター・内視鏡内科部長（長野）

頻度 **ときどきみる**〔癌登録によると，わが国における 2019 年の食道癌罹患数は 28,756 例であり，癌全体の 7 位である。その罹患数は胃癌の約 5 分の 1 で，頻度は増加傾向である。食道癌の約 90％は扁平上皮癌（ESCC：esophageal squamous cell carcinoma）だが，近年食道腺癌（EAC：esophageal adenocarcinoma）の頻度が増加しつつある。欧米でも以前は扁平上皮癌が主であったが，現在では過半数が腺癌となっており，注意が必要である〕

GL 食道癌診療ガイドライン 2022 年版（第 5版）

## 診断のポイント

1 ESCC は男性に多く，代表的な危険因子は喫煙と飲酒である。最も感度のよい診断法は内視鏡検査で

3

あり，白色光観察で，わずかな隆起，陥凹，発赤に注目する。近年普及してきた narrow band imaging（NBI）などの画像強調法を併用すると，白色光で発見が困難な，平坦病変の発見が容易になる。ヨード染色は範囲診断に有用だが，食道炎を惹起するため，スクリーニングではなく，内視鏡治療直前に使用するとよい。

**2** 食道癌のステージは深達度（T），リンパ節転移（N），遠隔臓器転移（M），の有無によって決定されるため，内視鏡検査に加え，超音波内視鏡，CT，PET などが用いられる。また，確定診断には内視鏡下生検による病理診断が用いられる。

## 症候の診かた

**1** 食道癌は，その初期には自覚症状がないことが特徴である。したがって，飲酒，喫煙歴という ESCC のリスクを有する患者では，年に 1 回程度の定期的な内視鏡検査が重要である。また，Barrett 食道癌に関して，「食道癌診療ガイドライン」（以下 GL）では CQ37「Barrett 食道に対して上部消化管内視鏡によるサーベイランスを行うことを推奨するか？」にて，1）最大長 3 cm 以上の Barrett 食道に対して上部消化管内視鏡検査によるサーベイランスを行うことを弱く推奨する（合意率 100％，エビデンスの強さ C）。2）最大長 3 cm 未満の Barrett 食道に対しては，現時点で推奨を決定することができない（合意率：96.4％，エビデンスの強さ：C）としている。すなわち，long segment Barrett's esophagus（LSBE）では発癌リスクが高いため Barrett 食道の長さによってサーベイランスの推奨が異なっている。

**2** 一方，食道癌が進行すると，嚥下時違和感，しみる感じ，痛み，つかえ感などの自覚症状が出現し，さらに進行すると反回神経麻痺による嗄声が生じる。

## 検査所見とその読みかた

**1** 表在型の食道扁平上皮癌は白色光内視鏡観察にて発赤や褪色，わずかな陥凹，隆起を呈するが，深達度が T1a-EP の場合は 0-Ⅱb 型が多く，通常光による発見は困難である（図 1a）。しかし，この場合でも，空気量を減らすと，わずかな隆起陥凹が強調されるため，空気量をやや減らした観察が重要である。NBI に代表される画像強調内視鏡では茶色を呈するため，その発見に有用である（図 1b）。ヨード染色を施行すると病変境界はさらに明瞭になるが，ヨード液は刺激が強く被検者に胸やけなどの苦痛を

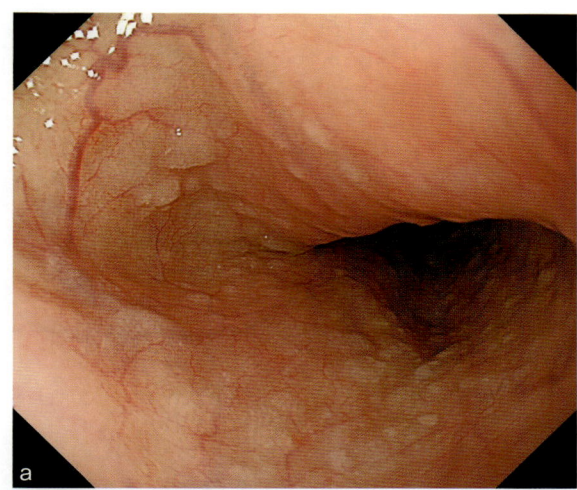
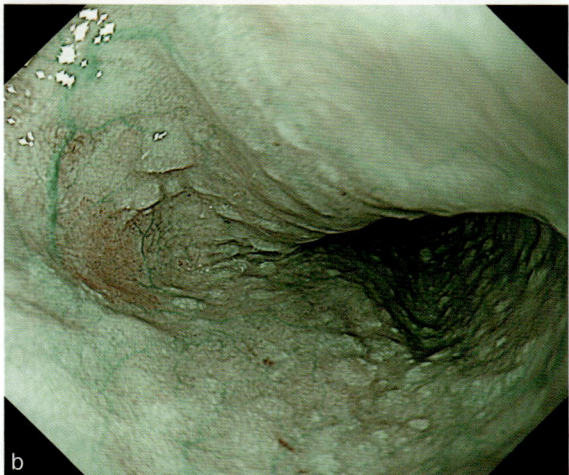
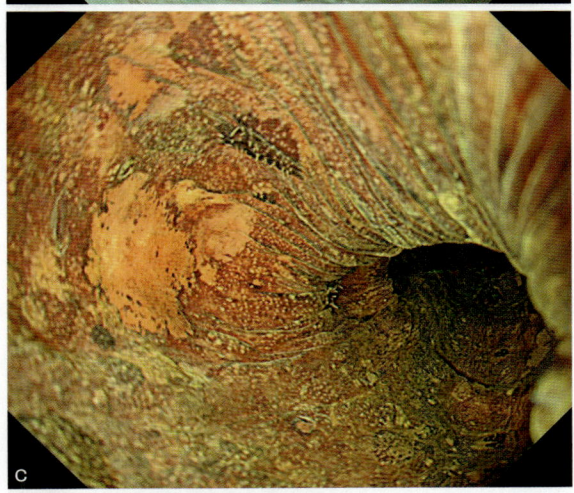

**図1** 表在型の食道扁平上皮癌

a：胸部上部食道（Ut）左壁に発赤領域を認めたが，通常観察での発見は困難であった。
b：同病変は NBI にて Brownish area として認識された。
c：ヨード染色では境界明瞭な不整形不染帯を呈した。

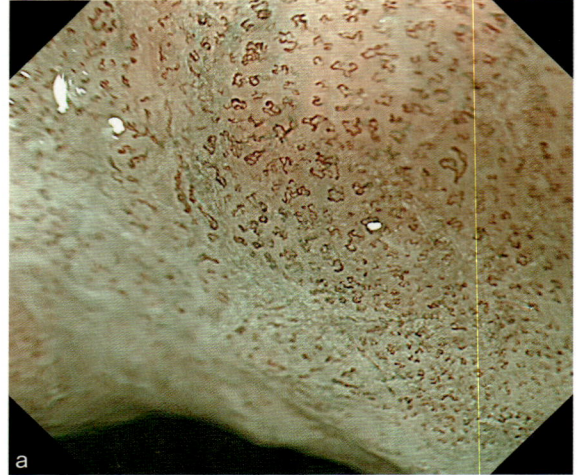

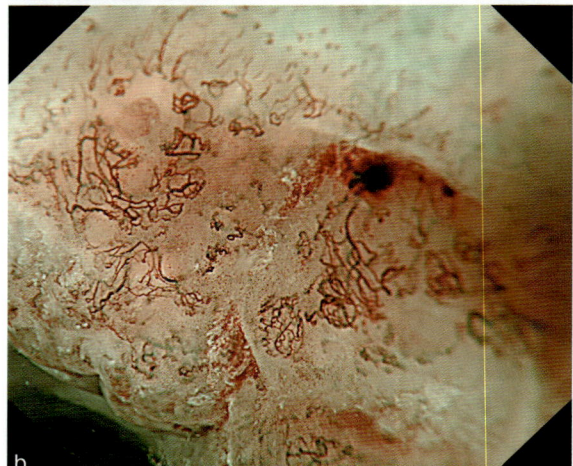

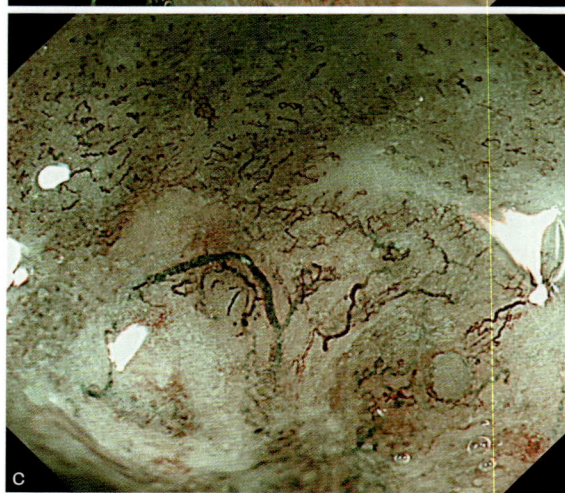

**図2** NBI 拡大内視鏡による日本食道学会分類

a：B1。口径不同，形状不均一を呈するループ様の異常血管
b：B2。口径不同の非ループ様の異常血管
c：B3。口径が 60 $\mu$m を超える太い異常血管

与える。また，ヨード散布後には食道炎が惹起されるため，病変境界が一時不明瞭となる。このため，ヨード液はスクリーニングには使用せず，内視鏡治療の直前に使用するとよい（図1c）。

❷一方，癌が粘膜下層へ浸潤すると，明らかな隆起陥凹を呈し，空気量を変化させても厚みが不変となる。固有筋層以深へ浸潤すると狭窄をきたし，十分な内視鏡観察が困難となる。その場合は，食道造影検査やCT，PET などを用いて，壁外浸潤の程度を検索する。気管浸潤が疑われる場合は気管支内視鏡による判定が必要な場合もある。

## 確定診断の決め手

❶確定診断には，生検による組織診断が用いられるが，近年では内視鏡診断学が進歩したため，典型例では拡大内視鏡所見から確定診断することが可能となった。日本食道学会拡大内視鏡分類では，血管構造を詳細に検討し，拡張，蛇行，口径不同，形状不均一がみられるものを Type B とした。さらに血管のループ様構造の有無に注目し，ループ形成がみられるものを B1（図 2a），ループが消失したものを B2（図 2b），口径が 60 $\mu$m を超える太い異常血管を B3（図 2c）に亜分類した。この亜分類は深達度診断に有用であり，B1 が深達度 EP-LPM，B2 が深達度 MM-SM1，B3 が深達度 SM2 以深に相当する。したがって，日本食道学会拡大内視鏡分類の Type B 血管が認められた場合は，内視鏡的に食道扁平上皮癌と確定診断可能である（Esophagus 14: 105-112, 2017）。

❷腺癌に対しては日本食道学会 Barrett 食道拡大内視鏡分類（Esophagus 15: 153-159, 2018）に従って表面構造，血管構造を観察し，不整のある部分から的確に生検を採取することが，確定診断の決め手となる。

## 誤診しやすい疾患との鑑別ポイント

❶逆流性食道炎（⇨637 頁）でも発赤や陥凹を呈し，時に炎症性ポリープが併存するため，食道癌との鑑別を要する。

❷典型的 papilloma はイソギンチャク様隆起を呈するため，容易に診断可能であるが，顆粒集簇型の papilloma では 0-Ⅱa型食道癌との鑑別を要する場合がある（図 3）。

## 確定診断がつかないとき試みること

炎症が高度な時期に生検を採取すると，組織学的

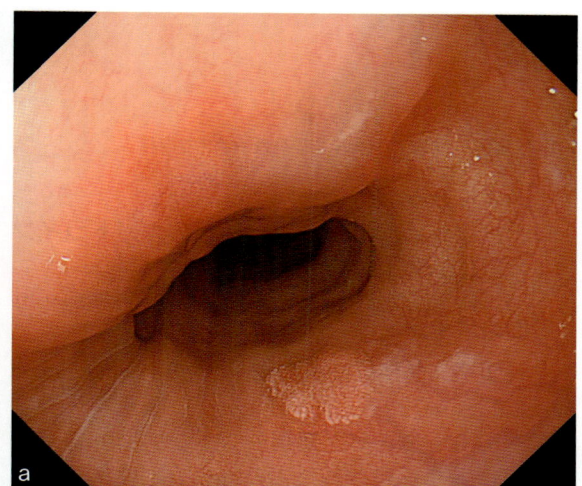

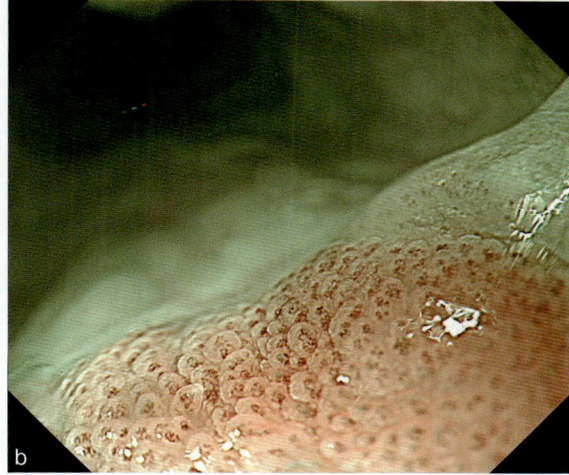

**図3** 顆粒集簇型の papilloma

a：胸部中部食道(Mt)後壁に褪色調の 0-IIa 病変を認め，SCC の鑑別を要した。
b：NBI 拡大観察にて，顆粒は整形で，内部に不整のない血管を認めた。生検にて papilloma と診断した。

に炎症異型と腫瘍の鑑別が困難な場合がある。したがって，内視鏡的に非癌だが，生検で癌疑いと診断された場合は，PPI や PCAB による消炎療法後の内視鏡再検，再生検が望まれる。

### 合併症・続発症の診断

食道扁平上皮癌患者では頭頸部癌の合併頻度が高いため，頭頸部科と連携し，頭頸部領域の同時，異時多発癌の検索が重要である。

### 予後判定の基準

**1** GL ではステージ分類にしたがって治療法を推奨

している。Stage 0(T1a)では，深達度 T1a-EP/LPM は原則として内視鏡的切除(ER)の適応だが，5 cm を超える全周性病変では内視鏡切除では高度の狭窄を引き起こすため，ER ではなく，手術(Ope)または化学放射線療法(CRT)，放射線療法(RT)を推奨している。一方，同じ Stage 0 でも T1a-MM の非全周性病変は ER の適応だが，全周性病変は耐術能がある場合は Ope または CRT，耐術能がない場合は CRT または RT が推奨されている。

**2** cStage I (T1b)では，耐術能ありでは Ope または CRT が，耐術能なしでは CRT または RT が推奨されている。両者の選択法に関しては GL CQ5「cStage I (T1bN0M0)胸部食道癌に対して食道切除術と根治的化学放射線療法のどちらを推奨するか？」にて，「食道切除術を弱く推奨するが，食道温存を希望する症例に対しては適切な経過観察とサルベージ治療をすることで，根治的化学放射線療法も弱く推奨する(合意率 92.3%，エビデンスの強さ C)」としている。

**3** 一方 Stage II，IIIで耐術能のある場合は化学療法(CT)＋Ope が推奨され，耐術能はないが CRT が可能な場合は根治的 CRT を，CRT 不能の場合は RT または CT，緩和的対症療法を推奨している。この選択法に関して CQ7「cStage II，III食道癌に対して，種種療法を中心とした治療と根治的化学放射線療法のどちらを推奨するか？」にて「手術療法を中心した治療を行うことを弱く推奨する(合意率 100%，エビデンスの強さ C」としている。

**4** さらに cStage IVAでは PS (performance status)によって方針が異なり，PS 良好では CRT や RT，CT が推奨されるが，PS 不良では RT または緩和的対症療法の適応とされる。これに関して CQ 12「切除不能 cStage IVA　食道癌に対して化学放射線療法を行うことを推奨するか？」にて「根治的化学放射線療法を行うことを弱く推奨する(合意率 100%，エビデンスの強さ C)」としている。

**5** 一方，cStage IVBに対しては通過障害なしでは CT を，通過障害ありでは CRT あるいは RT を，PS 不良例では緩和的対症療法を推奨している。また CQ18「通過障害がある cStage IVB食道癌に対して緩和的放射線療法を行うことを推奨するか？」にて「緩和的放射線療法を行うことを弱く推奨する(合意率 100%，エビデンスの強さ C)」としている。

**6** これらの治療法決定には，術前診断による Staging が重要であり，内視鏡，超音波内視鏡，CT，PET などを用いて，進行度を診断するとともに，全身状

態を見極め，耐術能の評価が重要である。

**7** 食道癌の予後は Stage との相関があり，「食道癌取扱い規約（第 12 版）」によると，その 5 年生存率は臨床的進行度 cStage 0：81.3%，cStage Ⅰ：79.8%，cStage Ⅱ：63.6%，cStage ⅢA：43.6%，cStage ⅢB：38.8%，cStage ⅣA：33.9%，cStage ⅣB：33.2% であり，その予後改善には早期発見が重要である。

## 経過観察のための検査・処置

**1** 内視鏡切除後や化学放射線療法後の食道には，高頻度で異時多発癌が発生するため，最低でも年に 1 回程度の内視鏡検査が必要である。また，食道亜全摘術後であっても，頸部食道に異時多発癌が発現する危険があるため，やはり surveillance 内視鏡が必要である。

**2** 食道扁平上皮癌患者は他臓器癌に加え咽頭，口腔底癌を合併するため，CT による全身検索のほか，頭頸部科での surveillance も重要である。

## さらに知っておくと役立つこと

**1** 食道癌の代表的危険因子は喫煙，飲酒であり，特に 2 型アルデヒド脱水素酵素（ALDH2）のヘテロまたはホモ欠損では飲酒による食道癌の発生頻度が高い。

**2** 欠損者は少量の飲酒で顔色が赤くなる特徴があり，問診が重要である。しかし，飲酒を継続すると，アルデヒドに対する耐性が生じ，飲酒に伴う顔面紅潮が低下する。そのため，飲酒時に顔面紅潮がないと申告された場合でも，「初めてお酒を飲んだときは赤くなりましたか？」あるいは，「若いときは飲酒時に赤くなりましたか？」という問診で，飲酒継続による顔面紅潮偽陰性を発見することが重要である。

## 専門医へのコンサルト

**1** 逆流性食道炎を合併し，その内視鏡診断が困難な場合は内視鏡専門医にコンサルトする。

**2** 内視鏡診断と生検診断に乖離が生じた場合は，内視鏡専門医，消化器病理専門医へのコンサルトが必要である。

**3** 高度進行癌で切除の可否に悩む場合は食道外科専門医へのコンサルトが重要である。

**4** CT にて気管浸潤が疑われる場合は呼吸器科へコンサルトし，気管支鏡による観察が必要である。

# 胃炎
**Gastritis**

**塩谷 昭子** 川崎医科大学主任教授・消化器内科

**頻度** よくみる

**GL** *H. pylori* 感染の診断と治療のガイドライン 2016 改訂版

## 診断のポイント

**1** 急性胃炎，急性胃粘膜病変（AGML：acute gastric mucosal lesion）

**❶** NSAIDs を含めた薬剤やストレスなど種々の病因により惹起された胃の急性炎症性疾患であり，詳細な問診により病因を確認する。

**❷** 炎症が高度の AGML では，内視鏡検査で多発性潰瘍や顕性出血を認める。

**2** 慢性胃炎

**❶** 主に内視鏡所見から診断し，*Helicobacter pylori* 現感染あるいは既往感染を確認する。

**❷** *H. pylori* 未感染の場合は，基礎疾患および薬剤の服用歴から病因を特定する。

**❸** 自己免疫性胃炎（A 型胃炎）・好酸球性胃炎は，血液検査，生検組織により診断する。

## 症候の診かた

**1** 急性胃炎，AGML

**❶** 急激に発症し，心窩部痛，上腹部痛，悪心・嘔吐，食欲不振などの症状を呈する。

**❷** 吐血・下血を伴うこともあるが，高齢者は自覚症状に乏しい場合も多い。

**❸** 上腹部に圧痛を認めることが多い。

**2** 慢性胃炎

**❶** 上腹部もたれ感や膨満感，上腹部痛，悪心，食欲不振などがみられることがあるが，通常，無症状で，胃検診などで診断されることが多い。

**❷** 自他覚症状のみでは確定診断に至らない。

## 検査所見とその読みかた

**1** 内視鏡検査

**❶** 急性胃炎，AGML，好酸球性胃炎

- 胃粘膜の発赤，浮腫，地図状びらん，出血など。
- AGML では，強い浮腫や出血性びらん，多発性の浅い潰瘍を認める。
- 好酸球性胃炎では，深い潰瘍病変を伴うことがある。

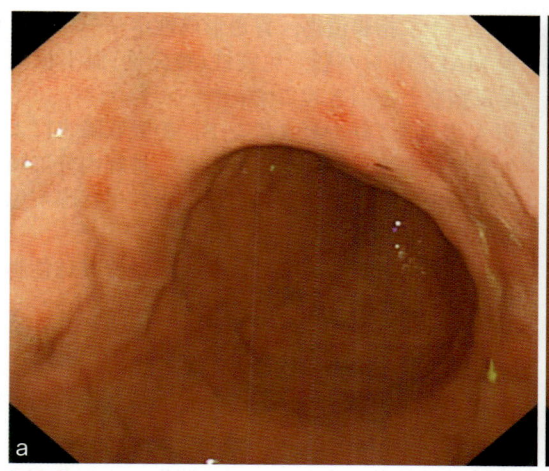
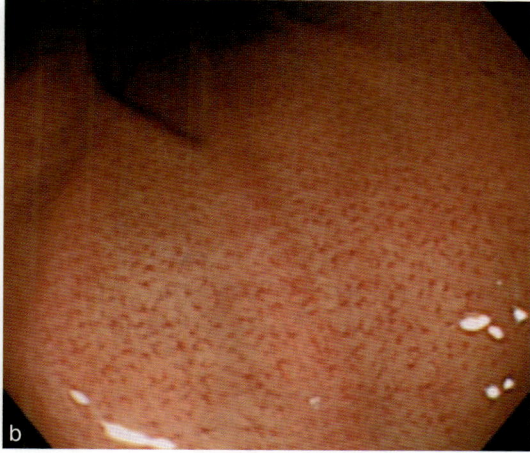

**図1** *H. pylori* 未感染

稜線状発赤（a）および RAC（b）に *H. pylori* 未感染者に認められる内視鏡所見である。

❷ *H. pylori* 感染胃炎

- 胃粘膜萎縮・腸上皮化生・黄色腫。
- 萎縮の広がりは「木村・竹本分類」で評価し，内視鏡的萎縮境界が胃体部小弯側で噴門を越えない closed type（C-1〜C-3）と，それを越え大弯側に進展する open type（O-1〜O-3）に分類される。
- 皺襞腫大・鳥肌・過形成ポリープ・白濁粘液の付着などは現感染を疑う所見で，発赤陥凹や地図状発赤は既感染を示唆する所見である。
- 鳥肌胃炎：鳥肌状顆粒あるいは結節が前庭部に出現し，*H. pylori* 感染小児において高率に認められ，成人では女性に多い。若年者胃癌の高危険群と考えられている。
- *H. pylori* 未感染：胃底腺ポリープ，regular arrangement of collecting venules（RAC），稜線状発赤など（図1）。

❸ A 型胃炎

- 穹窿部から胃体部に高度萎縮を認めるが，前庭部には萎縮がない，胃体部優位の萎縮（逆萎縮）。
- 固着粘液ややや隆起した残存胃底腺粘膜（図2）。

❷ 血清ペプシノゲン（PG）・ガストリン値

❶ PG：胃粘膜の炎症と萎縮を反映し，萎縮性胃炎の診断および胃癌のスクリーニング（ABC 検診）で用いられている血清マーカー（保険適用外）。

❷ 慢性炎症により PG Ⅰ，PG Ⅱはともに上昇し，萎縮の進展とともに PG Ⅰが低下する。

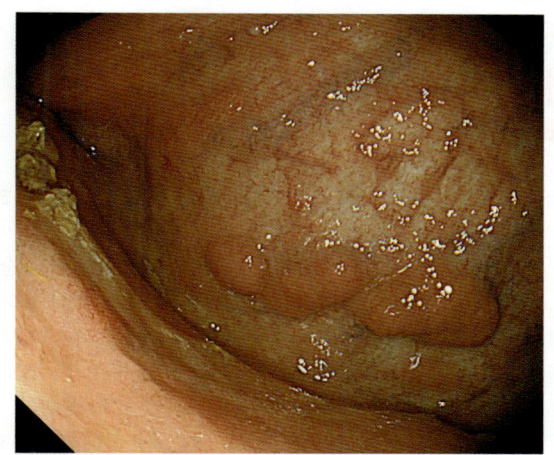

**図2** 自己免疫性胃炎

固着粘液や残存胃底腺粘膜がやや隆起して認められる。

❸ 一般的に PG Ⅰ ≦ 70 ng/mL かつⅠ/Ⅱ比 ≦ 3.0 を PG 法陽性と判定する。

❹ ガストリン：酸分泌機能の間接的指標として用いられ（保険適用外），萎縮性胃炎や酸分泌抑制薬の内服で上昇する。A 型胃炎で異常高値となる。

## 確定診断の決め手

❶ *H. pylori* 感染胃炎：内視鏡の現感染を疑う内視鏡所見，迅速ウレアーゼ試験（RUT）陽性。血清抗体価は，除菌後も疑陽性が多い。

❷ 好酸球性胃炎：症状に加えて生検組織で 20 個/HPF 以上の好酸球浸潤。

❸ A 型胃炎：逆萎縮内視鏡所見。抗胃壁細胞抗体および抗内因子抗体(保険適用外)陽性。

## 誤診しやすい疾患との鑑別ポイント

❶ 消化性潰瘍(⇨ 649 頁)，胃癌(⇨ 657 頁)，循環器疾患〔狭心症(⇨ 770 頁)，心筋梗塞(⇨ 774 頁)〕，肝胆膵疾患〔胆石症(⇨ 736 頁)，膵炎(⇨ 743 頁)〕など：上腹部症状を呈するため血液検査，十二誘導心電図，腹部超音波検査などで鑑別する。

❷ 機能性ディスペプシア(⇨ 634 頁)：H. pylori 陰性で内視鏡で病変を認めない。

❸ Ménétrier 病：粘膜壁が肥厚し，大脳回転様の外観を呈するまれな疾患で，低蛋白血症を伴う蛋白漏出性胃腸症で，H. pylori 感染胃炎に合併することがある。

❹ 肉芽腫性胃炎：Crohn 病(⇨ 671 頁)，サルコイドーシス(⇨ 924 頁)，結核(⇨ 881 頁)，梅毒，多発血管炎性肉芽腫症などに合併。

## 確定診断がつかないとき試みること

❶ 慢性胃炎

　❶ 内視鏡で H. pylori 感染を疑うにもかかわらず，1 つの H. pylori 検査で確定診断できない場合には，複数の方法で確認する。

　❷ 除菌判定は，便中抗原・尿素呼気試験(UBT)を用いて除菌後 8 週以降に行う。抗菌薬，プロトンポンプ阻害薬(PPI：proton pump inhibitor)，カリウムイオン競合型アシッドブロッカー(P-CAB：potassium-competitive acid blocker)などの薬剤は，偽陰性になる可能性があるため，検査前に 2～3 週間の休薬が望ましい。

　❸ スキルス胃癌や悪性リンパ腫は，H. pylori 感染に合併することが多く，生検組織診断で診断がつかなくても，疾患が疑われる場合には，再検査や経過観察が重要である。

❷ A 型胃炎

　❶ H. pylori 感染が合併している場合や初期の症例では，診断がつかないことが多い。経過により体部の萎縮の進行に注意する。迅速ウレアーゼ検査が擬陽性になることがあり，注意が必要である。

　❷ 除菌後にも萎縮が進行する場合には A 型胃炎を疑い，ガストリン値が高値の場合には抗胃壁細胞抗体および抗内因子抗体を測定する。

## 合併症・続発症の診断

❶ H. pylori 胃炎：慢性炎症を背景に萎縮性胃炎，胃潰瘍，十二指腸潰瘍，胃過形成性ポリープ，胃癌，胃 MALT リンパ腫，免疫性(特発性)血小板減少性紫斑病などを引き起こす。

❷ A 型胃炎：鉄やビタミン B$_{12}$ の吸収障害による鉄欠乏性貧血や悪性貧血をきたす。神経内分泌腫瘍や胃癌の合併に注意する。自己免疫性甲状腺疾患を合併しやすい。

❸ 好酸球性胃炎：好酸球性食道炎や好酸球性腸炎を合併することが多い。

## 経過観察のための検査・処置

❶ H. pylori 感染胃炎に対する除菌治療により，胃潰瘍・十二指腸潰瘍の再発は抑制され，胃 MALT リンパ腫や胃過形成性ポリープは消失することが多く，免疫性血小板減少症も改善する症例が多い。

❷ 慢性胃炎は除菌により，好中球・リンパ球浸潤を中心とする組織学的胃炎は改善するが，除菌成功後も胃癌発生のリスクはあり，定期的に胃の内視鏡検査や胃癌検診を受けるように指導する。

❸ 高度萎縮に伴う自然除菌例は，最も胃癌のリスクが高いため，年 1 回の内視鏡検査による長期にわたるサーベイランスが必要である。

## 治療法ワンポイント・メモ

❶ 急性胃炎

　❶ 病因の除去：薬剤やストレスなど病因を取り除くことで胃粘膜の炎症は急速に改善する。

　❷ 薬物治療：酸分泌抑制薬が中心となるが，潰瘍形成を確認すれば，PPI や P-CAB で治療を行う。

　❸ NSAIDs の中止が困難な場合は，シクロオキシゲナーゼ 2(COX-2)選択的阻害薬への変更を考慮し，プロスタグランジン製剤(ミソプロストール)や PPI や P-CAB を併用する。

❷ 慢性胃炎

　❶ H. pylori 1 次除菌：P-CAB(1 日量は通常の倍量) ＋ アモキシシリン(1 日量 1,500 mg) ＋ クラリスロマイシン(1 日量 400 mg あるいは 800 mg)。PPI と比較して P-CAB の除菌率が高いことが報告されている。

　❷ 2 次除菌治療薬：PPI or P-CAB(1 日量は通常の倍量) ＋ アモキシシリン(1 日量 1,500 mg) ＋ メトロニダゾール(1 日量 500 mg)。

　❸ 除菌治療の有害事象：薬疹，軟便・下痢，口腔内違和感・味覚異常などがあげられる。ペニシリンアレルギーに留意し，薬剤アレルギーに関する問診および副作用の説明を行う。

❹除菌治療成功後：除菌後の逆流性食道炎の発生または増悪，肥満やコレステロール上昇など，生活習慣病の出現の可能性について留意する。

## さらに知っておくと役立つこと

❶ Non-*H. pylori Helicobacter*（NHPH）は，胃に生息する胃型と肝臓・胆道・腸管に生息する腸肝型に大別される。胃型 NHPH として *H. suis*，*H. felis*，*H. heilmannii* などの菌種が存在する。宿主はイヌ，ネコ，サル，ブタなどであり，ヒトの胃疾患との関連は *H. suis* が最も多く報告されている。

❷ NHPH 胃炎は，RAC を認める霜降り所見（体下部から前庭部にかけて白色の網目状のまだら粘膜）が特徴で，*H. pylori* 陰性の鳥肌胃炎や胃 MALT リンパ腫との関連性が報告されている。

# 胃潰瘍・十二指腸潰瘍
## Gastric Ulcer, Duodenal Ulcer

**永塚 真** 岩手医科大学特任講師・消化器内科

**頻度** よくみる
**GL** 消化性潰瘍診療ガイドライン 2020（改訂第3版）

## 診断のポイント

❶症状は上腹部痛が多く，胃潰瘍では食後に，十二指腸潰瘍では空腹時に出現する傾向がある。

❷吐血・下血やめまい，ふらつき，動悸などの貧血症状で発症することがある。

❸強い腹膜刺激症状を認める場合は穿孔合併を疑い，外科手術を検討する。

❹原因の大部分は *Helicobacter pylori*（*H. pylori*）感染，あるいは非ステロイド性抗炎症薬（NSAIDs）や低用量アスピリンなどの薬剤であり，内服歴を含めた病歴聴取が重要である。

❺上部消化管内視鏡検査で潰瘍性病変を認める。胃癌やリンパ腫などを否定することが重要である。

## 緊急対応の判断基準

❶腹部症状の有無にかかわらず，急激な貧血の進行や吐血・下血がみられる場合は内視鏡的止血術が可能な施設に搬送する。その際は輸液ラインを確保し，点滴補液や輸血により血行動態の安定化をはかる。

❷穿孔合併や内視鏡的止血が困難な場合は緊急手術が可能な施設へ搬送する。

## 症候の診かた

❶腹痛：上腹部痛，心窩部痛を認める。胃潰瘍では摂食により痛みが誘発され食後痛が多く，十二指腸潰瘍では空腹時や夜間の腹痛が多い。穿孔例では腹痛の程度が強く，腹膜刺激症状を伴う。

❷悪心・嘔吐：潰瘍による狭窄のみならず，非狭窄例でも認められる。

❸吐血：出血後一定時間胃内に血液が滞留した場合は，胃酸によりヘモグロビンが塩酸ヘマチンに変化し，血液が黒褐色化してコーヒー残渣様の嘔吐をきたす。大量出血の場合は新鮮血の嘔吐がみられる場合もある。

❹下血：黒色のタール便がみられる。大量出血では暗赤色，あるいは新鮮血の排泄がみられる場合もある。

❺めまい，ふらつき，動悸，冷汗，意識障害：出血性ショックとその程度によりみられる症状である。

## 検査所見とその読みかた

❶上部消化管内視鏡検査：粘膜上皮が欠損し，白苔で覆われた潰瘍として観察される。活動期には潰瘍周囲粘膜の浮腫が目立つ。潰瘍底の露出血管は出血の原因と考える。治癒期には潰瘍は縮小し，周囲粘膜の浮腫が目立たなくなり，再生上皮で被覆され瘢痕化する（図1）。

❷上部消化管造影検査：組織欠損部に境界明瞭なバリウムの溜まり（ニッシェ）として描出される。

❸ CT：大きな消化性潰瘍の間接所見として消化管壁の限局的な肥厚がみられることがある。消化管穿孔をきたしている場合は穿孔部近傍や肝周囲に遊離ガス像が出現する。

❹血液検査：出血例では貧血に加えて尿素窒素・クレアチニン比の上昇を認める。消化管穿孔をきたした場合は白血球やC反応性蛋白の上昇を認める。

## 確定診断の決め手

　上部消化管内視鏡検査で潰瘍性病変を確認し，生検で腫瘍性病変が否定されれば確定診断となる。

## 誤診しやすい疾患との鑑別ポイント

❶胃潰瘍

　❶胃癌（⇨657 頁）：潰瘍辺縁が不整で不均一な隆起，不整な陥凹面を伴い，潰瘍に向かう胃皺襞に

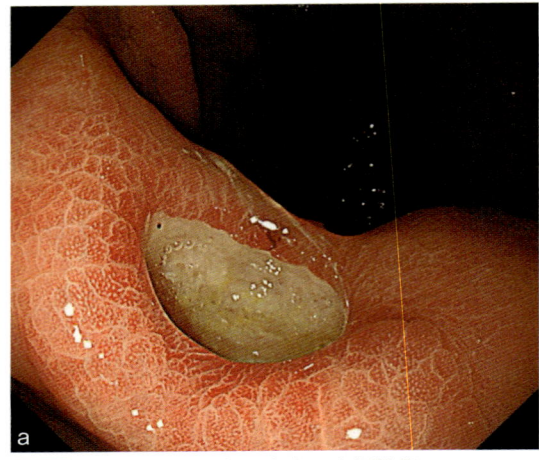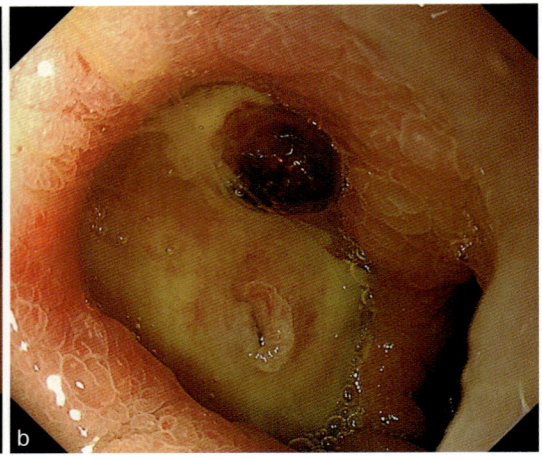

**図1** 胃潰瘍，十二指腸潰瘍の内視鏡像

a：胃潰瘍。胃角部小弯に潰瘍を認める。
b：十二指腸潰瘍。十二指腸球部前壁に潰瘍を認める。潰瘍底には露出血管を認める。

太まりや癒合がみられる。潰瘍辺縁からの生検は必須である。

❷悪性リンパ腫：MALT（mucosa-associated lymphoid tissue）リンパ腫では境界不明瞭な顆粒状粘膜や褪色調の多発陥凹がみられる。びまん性大細胞型B細胞性リンパ腫では幅の狭い耳介様周堤を伴う潰瘍性腫瘤が典型像である。

❸その他の疾患：まれな胃腫瘍，特殊な胃炎などとの鑑別は生検所見が重要である。

**2 十二指腸潰瘍**

❶十二指腸癌・悪性リンパ腫：潰瘍の周辺隆起が目立つ。生検による鑑別が必須である。

❷Zollinger-Ellison症候群：難治性あるいは再発性の多発十二指腸潰瘍では本症を疑い，ガストリンを測定する。

### 確定診断がつかないとき試みること

内視鏡検査が禁忌，あるいは施行困難な場合が相当する。

❶腹膜刺激症状やCTで遊離ガスを認め，穿孔が疑われる場合は外科医にコンサルトする。

❷食後のため内視鏡検査ができない場合は，まずプロトンポンプ阻害薬やカリウムイオン競合型アシッドブロッカーを投与し，日を改めて絶食下で内視鏡検査を行う。

❸緊急で内視鏡的止血を要する出血例ではスコープ先端に円筒型フードを装着，内視鏡での吸引，鉗子，回収ネットを用いて食物残渣や貯留した血液を回

**表1** 改変 Forrest 分類

| |
|---|
| **Type I Active bleeding（活動性出血）** |
| 　a：spurting bleed（噴出性出血） |
| 　b：oozing bleed（湧出性出血） |
| **Type II Recent bleeding（出血の痕跡を認める潰瘍）** |
| 　a：non bleeding visible vessel（出血のない露出血管） |
| 　b：adherent blood clot（血餅付着） |
| 　c：black base（黒色潰瘍底） |
| **Type III Clean based ulcer（きれいな潰瘍底）** |

収，体位変換で食物残渣や貯留した血液を移動させて観察対象の視認性を高める工夫をする。

### 予後判定の基準

潰瘍からの出血状態や露出血管の有無による内視鏡所見から分類されるForrest分類で評価を行う（表1）。Forrest Ⅰa，Ⅰb，Ⅱaは内視鏡的止血術の適応となる。

### 治療法ワンポイント・メモ

❶出血例に対しては内視鏡的止血を試み，止血不成功の場合は血管内治療や外科手術を考慮する。

❷出血，穿孔など合併症を伴わない胃・十二指腸潰瘍の治療は胃酸分泌を抑えることが基本である。プロトンポンプ阻害薬やカリウムイオン競合型アシッドブロッカーを用いる。

❸胃・十二指腸潰瘍の原因となりうるNSAIDsなどの薬剤内服は可能な限り中止する。

❹ *H. pylori* 現感染が確認された場合は除菌治療を行う。

❺ 残胃にできた潰瘍には，プロトンポンプ阻害薬投与を行う。

# 胃粘膜下腫瘍

## Gastric Submucosal Tumor (SMT)

**引地 拓人** 福島県立医科大学附属病院・内視鏡診療部病院教授

(頻度) **あまりみない**

❶ 胃粘膜下腫瘍（SMT）のなかで最多である消化管間質腫瘍（GIST：gastrointestinal stromal tumor）の頻度は 5 万人に 1 人程度とされている。

❷ GIST の約 7 割が胃に発生する。

### 診断のポイント

❶ 胃の粘膜下層以深に存在し，周囲と同様の粘膜により被覆され，半球状ないし球状に内腔に突出した病変と定義される（胃と腸 52：1259-1330，2017）。したがって，さまざまな病変の総称である（表1）。

❷ 実際には，粘膜固有層や粘膜筋板の由来で粘膜上皮に被覆されるものや非腫瘍も含まれることから，近年は「上皮下病変（SEL：subepithelial lesion）」と称されることが多くなっている〔J Med Ultrason（2001），51：195-207，2024〕。

❸ 検診の内視鏡検査などをきっかけに発見される。

❹ CT や MRI で胃壁由来の腫瘍として発見されることもある。

❺ 超音波内視鏡検査（EUS：endoscopic ultrasonography）や EUS 下穿刺吸引法（EUS-FNA：endoscopic ultrasound-guided fine needle aspiration）が診断に有用である〔J Med Ultrason（2001）51：195-207，2024〕。

### 症候の診かた

❶ 通常は無症状である。

❷ 増大に伴い，粘膜面が脱落することで出血をきたし，吐血あるいは下血を生じることがある。

❸ 噴門部や幽門部に発生したものが増大した場合，食事のつかえ感を生じる。

❹ 粘膜下層の異所性胃腺などから発生した SMT 様胃癌が増大して進行胃癌となった場合，食欲低下や体重減少をきたすことがある。

| 表1 | 主な胃粘膜下腫瘍 |
|---|---|

1. **非上皮性腫瘍**（粘膜下層や筋層の由来）
   1）良性：平滑筋腫，神経鞘腫，脂肪腫など
   2）悪性：GIST，グロームス腫瘍など
2. **上皮性腫瘍**（粘膜固有層や粘膜筋板の由来）
   1）粘膜下発育をする胃癌（リンパ球浸潤癌，胃底腺型胃癌，粘液癌など）
   2）神経内分泌腫瘍
   3）悪性リンパ腫
3. **非腫瘍**
   異所性膵，粘膜下異所性胃腺，炎症性線維性ポリープ，アミロイドーシスなど

### 検査所見とその読みかた

❶ 内視鏡検査で，粘膜上皮に異常がない隆起性病変を認める（図1a）。

❷ 消化管造影で，なだらかに立ち上がり，辺縁が整ったバリウムでの陰影欠損を呈する。

❸ EUS は，病変が存在する胃壁の層や大きさを評価できる（図1b）。また，内部エコー所見で診断を推定できることもある〔J Med Ultrason（2001）51：195-207，2024〕。

### 確定診断の決め手

❶ 内視鏡検査で，なだらかな立ち上がりをもち，粘膜面の見えかたが周囲と変わらない隆起性病変を認める。病変によっては，中心部にびらんや潰瘍を伴うこともある。

❷ 内視鏡所見に加えて，EUS や CT などで病変が胃壁内にあることを確認できれば確定する。

❸ SMT に含まれる病変の組織学的な確定診断は，EUS-FNA や胃切除術の病理診断で行う。

❹ GIST などの間葉系腫瘍の確定診断には，免疫組織化学染色が必要である〔J Med Ultrason（2001）51：195-207，2024〕。

### 誤診しやすい疾患との鑑別ポイント

❶ 胃壁外の病変からの圧排：肝臓や膵臓，腹腔内の病変による圧排が SMT 様にみえることがある。EUS や CT などの画像診断で，胃壁外に病変がみられることで診断できる。

❷ 腸管ガスによる圧排：小腸や大腸などにガスが貯留した場合，内視鏡検査で SMT 様にみえることがある。鉗子での圧排で可動性がある軟らかい所見であれば，腸管ガスと診断できることが多い。診断が困難である場合には EUS や CT を行う。

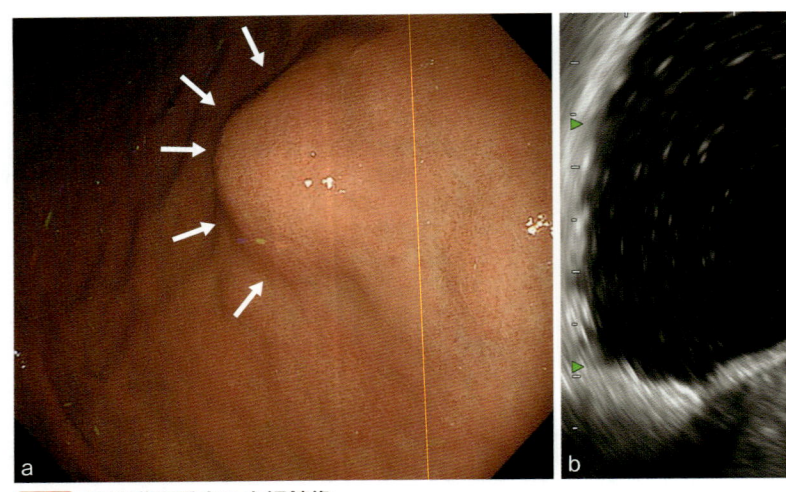
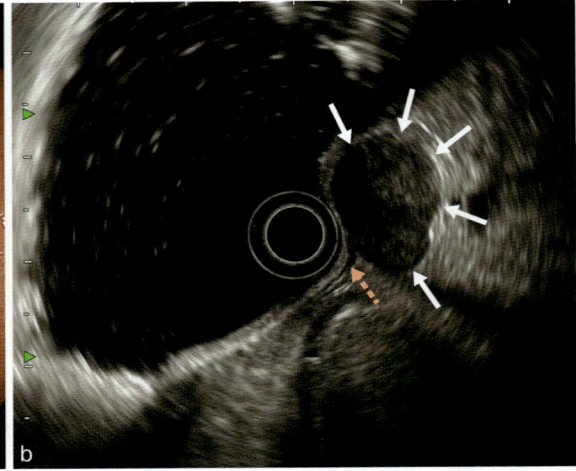

**図1 胃粘膜下腫瘍の内視鏡像**

a：胃体上部大弯に，なだらかな立ち上がりをもち，粘膜表面に異常を認めない隆起を認める（⟹）。
b：超音波内視鏡検査で，固有筋層（┅➡）と連続した 2.5 cm 大の低エコー腫瘤を認める（⟹）。
超音波内視鏡下穿刺吸引法で GIST と診断され，腹腔鏡内視鏡合同手術で治療された。

### 確定診断がつかないとき試みること

❶胃壁外発育型や漿膜層由来の SMT の場合，胃SMT か胃壁外の病変が胃に接しているのかの鑑別が EUS や CT でも困難な場合がある。その場合には，EUS-FNA を考慮する。しかし，穿刺に伴う腫瘍の腹膜播種の危険があるため，EUS-FNA の施行前に外科医との相談が必要である。

❷EUS-FNA での腹膜播種リスクが懸念される場合には，審査腹腔鏡や腹腔鏡による部分切除術を考慮する。

### 予後判定の基準

❶良性と悪性の病変が含まれるため，その病変により予後は異なる（表1）。

❷胃 SMT で最多である GIST では，切除後の再発リスクが，腫瘍径や核分裂像をもとに提唱されている〔GIST 診療ガイドライン（第4版），2022〕。

### 経過観察のための検査・処置

❶2 cm 以上の胃 SMT では，治療方針の決定にEUS-FNA などによる組織学的な診断確定が必要である。

❷GIST あるいは粘膜下発育型胃癌などの悪性腫瘍の場合には，切除術などの治療が必要である。

❸異所性膵，平滑筋腫，神経鞘腫などの良性の結果であれば，経過観察でよい。通常は年1回の内視鏡検査を行う。

❹2 cm 未満で組織学的診断が確定していない場合には，初回発見例では半年から1年後に内視鏡検査で形態の変化を確認する。そのうえで，増大がなければ年1回の内視鏡検査を行う。

### 治療法ワンポイント・メモ

❶GIST と診断されれば切除術が原則である。しかし，リンパ節転移の頻度が低いため，5 cm 未満であれば，部分切除術が選択される。

❷部分切除の方法として，腹腔鏡下切除術のほかに，近年は消化器内視鏡医との合同手術である腹腔鏡内視鏡合同手術が普及している。

### さらに知っておくと役立つこと

❶日本消化器内視鏡学会で EUS-FNA ガイドラインを作成中である。SMT に関するステートメントも記載予定である。

❷部分切除の方法として，消化器内視鏡医単独による内視鏡的全層切除術（endoscopic full thickness resection）が先進医療として一部の施設で行われている。今後の保険収載が期待されている。

# 胃ポリープ
## Gastric Polyp

石村 典久　島根大学准教授・内科学第二

## 診断のポイント

❶胃ポリープは胃粘膜から発生した限局性の隆起性病変であり，一般的に良性のものを指す。

❷過形成性ポリープと胃底腺ポリープが大部分を占める。

❸内視鏡的所見から過形成性ポリープと胃底腺ポリープの鑑別は比較的容易であり，通常，病理診断は不要である。

❹過形成性ポリープは *Helicobacter pylori* 感染による萎縮性胃炎を背景として生じることが多く，発赤調を呈する。

❺胃底腺ポリープは *H. pylori* 陰性の萎縮のない胃底腺粘膜領域に生じ，5 mm 未満で周囲粘膜と同等の色調を呈する。

## 症候の診かた

❶通常，無症状であり，検診または精査目的で行われた上部消化管内視鏡検査や胃 X 線検査で偶発的に発見される。

❷過形成性ポリープが増大すると，びらん・潰瘍を形成し，慢性出血による鉄欠乏性貧血を呈することがある。抗血栓薬投与中の患者では，出血のリスクが増加する。

❸幽門近傍に生じた有茎性ポリープが十二指腸に嵌頓し，嘔気・腹痛などの通過障害による症状を生じることがある。

## 検査所見とその読みかた

❶胃 X 線検査：透亮像として描出され，サイズ・形態を評価する。X 線で病変が指摘された場合は，内視鏡的な評価を行う。

❷上部消化管内視鏡検査

　❶過形成性ポリープ（図 1）：表面に強い発赤調を呈することが特徴であり，大きさが 1 cm を超えるものでは，亜有茎性，有茎性を呈する。多結節状や分葉状となり，表面に白苔やびらんを伴うことがある。胃内のどの部位にも生じうる。

　❷胃底腺ポリープ（図 2）：表面平滑で周囲と同様の色調を呈し，無茎性の形態をとることが多い。噴門部～胃体部の胃底腺領域に生じ，5 mm 未満

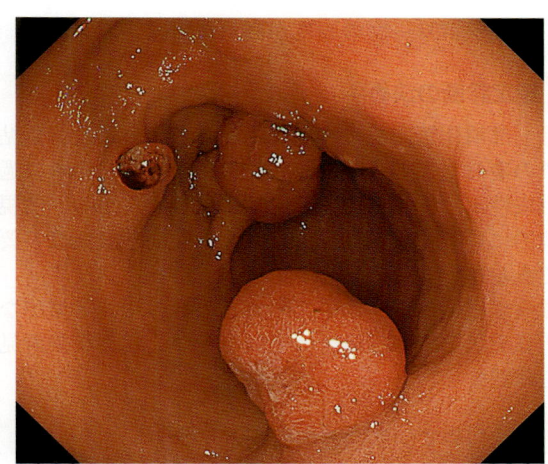

**図1** 胃幽門前庭部の過形成性ポリープ

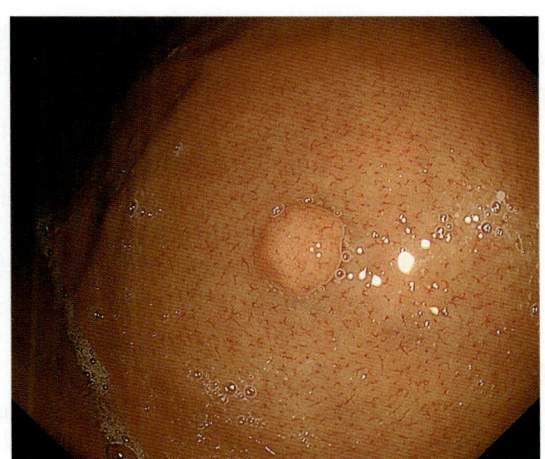

**図2** 胃体上部の胃底腺ポリープ

で散発性に認められる。

　❸頻度の低いものに炎症性線維性ポリープや過誤腫性ポリープがある。

❸病理組織学的検査

　❶過形成性ポリープ：腺窩上皮の延長，分岐，拡張などの過形成性変化および間質の浮腫を認め，炎症細胞浸潤を伴う。

　❷胃底腺ポリープ：胃底腺組織の過形成・嚢胞状の拡張腺管を認める。

❹罹患率

　❶検診目的の内視鏡検査で胃底腺ポリープは 3 割程度に認められる（J Gastroenterol Hepatol 35: 1158-1162, 2020）。

　❷近年，日本人の *H. pylori* 感染率の低下により，

胃底腺ポリープの頻度が高くなっている。

## 確定診断の決め手

**1** 上部消化管内視鏡検査：色調・形態および背景粘膜の萎縮の程度や *H. pylori* 感染の有無を参考に過形成性ポリープと胃底腺ポリープを鑑別する。内視鏡的に典型的な所見であれば，生検病理診断は不要である。

**2** 病理組織検査：サイズの大きなものや非定型的な所見を呈している場合は生検を行い，病理組織所見を確認する。

## 誤診しやすい疾患との鑑別ポイント

**1** 胃腺腫

　❶ *H. pylori* 感染による萎縮性胃炎を背景として生じる。

　❷ 腺腫は褐色調の病変で表面は均一な結節状を呈し，多くは丈の低い隆起である。

**2** ラズベリー様腺窩上皮型胃腫瘍(図3)

　❶ *H. pylori* 未感染胃の胃体部〜穹窿部に好発する腫瘍であり，発赤調の小隆起で 5 mm 弱のことが多い。表面は乳頭状でラズベリー様外観を呈する(Virchows Arch 479: 687-695, 2021)。

　❷ 過形成性ポリープと鑑別困難な場合は，内視鏡的に切除して免疫染色を含めた病理学的評価を行う。

**3** 消化管ポリポーシス

　❶ 家族性大腸腺腫症(FAP：familial adenomatous polyposis)では，胃底腺ポリープが 100 個以上みられることがある。多発ポリープを認めた場合は，大腸を含めた消化管全体の評価が必要である。

　❷ また，Peutz-Jeghers 症候群では大小不同の有茎性，亜有茎性の過誤腫性ポリープが散在してみられる。消化管を含めた悪性腫瘍の合併が多く，全身的な癌のサーベイランスが必要である。

## 合併症・続発症の診断

　過形成性ポリープの数％程度に腺癌の合併があるとされており，特に 2 cm を超える大きさのポリープの場合は内視鏡的に慎重に評価し，表面に不整を認める場合は狙撃生検を行うか，ポリープ切除を考慮する(Scand J Gastroenterol 48: 626-632, 2013)。

## 経過観察のための検査・処置

　過形成性ポリープでは，年 1 回程度，内視鏡によるサーベイランスを行う。

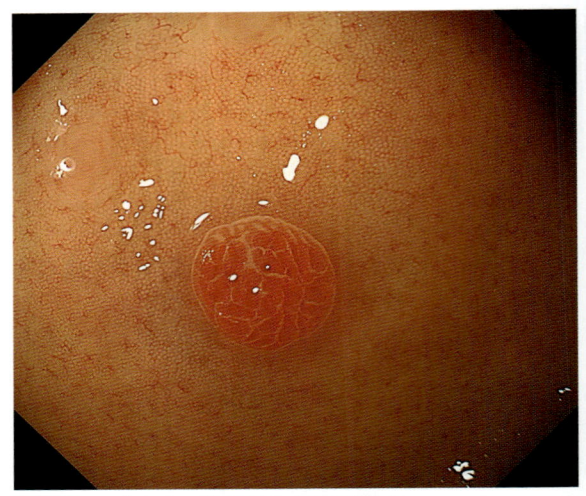

**図3** ラズベリー様腺窩上皮型胃腫瘍

## 治療法ワンポイント・メモ

**1** 過形成性ポリープ

　❶ *H. pylori* 陽性者では，除菌治療によって縮小・消失することがあるため，まず除菌を行う(*H. pylori* 感染の診断と治療のガイドライン 2016 改訂版)。

　❷ 除菌後は経過観察が基本だが，2 cm を超すサイズの大きいものでは，癌の合併，出血による貧血を呈することがあり，内視鏡的切除(ポリペクトミー，粘膜切除術)の適応について考慮する。

**2** 胃底腺ポリープ

　❶ 発癌リスクはきわめて低く，典型的なものでは無治療でよい。

　❷ プロトンポンプ阻害薬(PPI：proton pump inhibitor)長期投与で増大した多発ポリープを認める場合，内服中止によって縮小・消失することがあるため，内服の必要性を考慮し，減量・中止も検討する。

## さらに知っておくと役立つこと

**1** PPI 関連胃症：PPI の長期投与によって胃底腺ポリープ，過形成性ポリープ，多発白扁平隆起などのさまざまな胃粘膜変化を生じることが報告されている(図4)。PPI に関連した胃底腺ポリープは水腫様に増大したものが多発する傾向がある〔胃炎の京都分類(改訂第 3 版)〕。

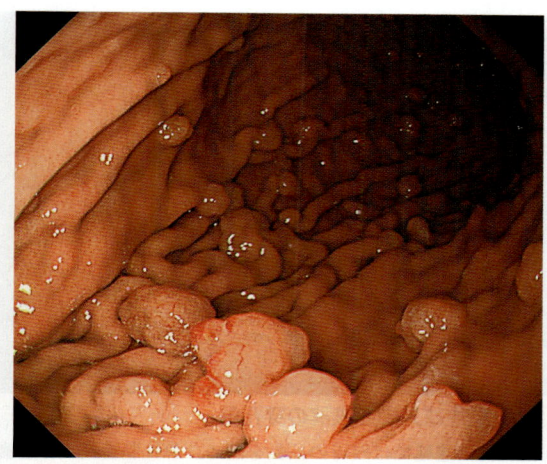

**図4** PPI 長期投与中にみられた多発胃底腺ポリープ

## 専門医へのコンサルト

　非典型的なポリープや癌の併存，出血，通過障害などの合併症を伴っているものでは，精査・治療目的で専門医にコンサルトを行う。

# 胃切除後症候群
### Postgastrectomy Syndrome

**永井 英司**　福岡赤十字病院・副院長

## 診断のポイント

■1 胃切除術後の機能的・器質的変化に伴う障害であり，胃切除範囲，再建方法によって症候は異なる。
　❶機能的な障害：ダンピング症候群，逆流性食道炎，輸入脚症候群，Roux-en-Y（RY）症候群，胃内容排出遅延。
　❷消化吸収障害：小胃症状，栄養障害，貧血，骨代謝障害。
　❸胆囊炎・胆石症。

## 緊急対応の判断基準

■1 急性輸入脚症候群の場合，画像診断で腸管壁の壊死や穿孔が疑われれば緊急手術が必要となる。
■2 急性胆囊炎の場合，重症度判定を行い，抗菌薬投与，胆囊ドレナージ術や腹腔鏡下胆囊摘出術などを考慮する。

## 症候の診かた

■1 ダンピング症候群
　❶早期：食後 30 分以内に発現する。高張な食物が小腸に急速に流入することで，腸管内に水分が移行し循環血液量が減少する。一連の過程で消化管運動が亢進し，血管作動性物質が放出される。腹痛，膨満感，下痢，嘔気，嘔吐などの消化器症状に加えて，動悸，倦怠感，冷汗，顔面紅潮などの全身症状を呈する。
　❷後期：食後 2〜3 時間後に発現する。小腸に急速に流入した食物による高血糖が原因でインスリン過剰分泌状態となり，反応性の低血糖発作による症状である。冷汗，倦怠感，動悸，手指の震えなどであり，腹部症状は伴わない。
■2 逆流性食道炎：下部食道括約筋などにより構成される逆流防止機構の破綻や胃内容排出障害により発症し，胸痛，胸やけ，口苦感などの症状を呈する。
■3 輸入脚症候群：Billroth Ⅱ 法や RY 再建後に癒着，狭窄，ねじれなどによる輸入脚の通過障害により発症し，食後に心窩部の膨隆を認め，大量の胆汁性嘔吐となる。急性発症では嘔気を伴う激しい心窩部痛や胆汁を含まない嘔吐がみられる。
■4 RY 症候群：挙上空腸（Roux 脚）の機能的な通過障害や残胃排出障害のため，器質的な通過障害がないにもかかわらず，食後に腹痛，嘔気，嘔吐が出現する。
■5 胃内容排出遅延：術後早期に胃内容の排出遅延が持続し，残胃の拡張と腹満，嘔気などの症状を呈する。
■6 栄養障害：吸収障害は脂肪で顕著であり，体重減少，下痢，貧血，浮腫などを認める。
■7 貧血
　❶鉄欠乏性貧血：胃酸分泌量の低下や再建法（食物が十二指腸，上部空腸を通過しない場合）によって鉄の吸収率が低下し，小球性低色素性貧血を認める。
　❷ビタミン $B_{12}$ 欠乏性貧血：胃壁細胞から分泌される内因子の減少により，ビタミン $B_{12}$ が低下し，巨赤芽球性貧血となる。
■8 骨代謝障害：カルシウムとビタミン D の吸収障害によって低カルシウム血症をきたし，骨軟化症，骨粗鬆症を認める。
■9 胆囊炎・胆石症：胃切除術に伴う迷走神経の切離やコレシストキニン（CCK）などのホルモン分泌の変化によって胆囊収縮能の低下，胆汁うっ滞が生じ，

急性胆囊炎や胆石症を発症する。急性胆囊炎では発熱，右上腹部痛，Murphy 徴候などを認める。

## 検査所見とその読みかた

**1** スクリーニング検査

❶後期ダンピング症候群では発症時の低血糖と糖分補給後のすみやかな改善を認める。

❷栄養障害では総蛋白，Alb の低下を，貧血では血清鉄，フェリチンの低下，ビタミン $B_{12}$ の低下を認める。

❸骨代謝異常では血清カルシウム・リンが低値となる。

❹輸入脚症候群では胆道系酵素，ビリルビン値，膵酵素の上昇を認めることがある。

❺急性輸入脚症候群や急性胆囊炎の場合には白血球数，CRP，血液凝固系検査で炎症の重症度を判定する。

**2** 腹部 CT 検査

❶輸入脚症候群では輸入脚の著明な拡張と消化液の貯留を認め，時に胆道系の拡張も認める。

❷急性輸入脚症候群の場合には輸入脚腸管壁の血流低下(図1 ➡)，Free air(図1 ⇨)，腹水の貯留(図1 ▶)を認めることがある。

**3** 腹部超音波検査：急性胆囊炎では胆囊の腫大と壁の肥厚を認め，胆石症では後方音響陰影を伴う strong echo として結石が確認できる。

**4** 上部消化管内視鏡検査：逆流性食道炎では食道粘膜の障害程度を評価する。

**5** 骨密度測定：骨代謝異常では骨密度の低下を認める。

## 確定診断の決め手

第一に術式，再建方法を確認する。

**1** ダンピング症候群：上記症候と低血糖発作時の糖分補給後のすみやかな改善を確認する。

**2** 逆流性食道炎：内視鏡検査で確診。

**3** 輸入脚症候群：上記症候と CT など画像所見。

**4** RY 症候群，胃排出遅延：残胃の拡張と器質的通過障害がないこと。

**5** 骨粗鬆症：骨密度の測定。

## 誤診しやすい疾患との鑑別ポイント

**1** 貧血：悪性腫瘍などによる出血性貧血との鑑別が必要である。CT 検査，内視鏡検査で出血源がないかを確認する。

**2** RY 症候群，胃内容排出遅延：癒着性，内ヘルニ

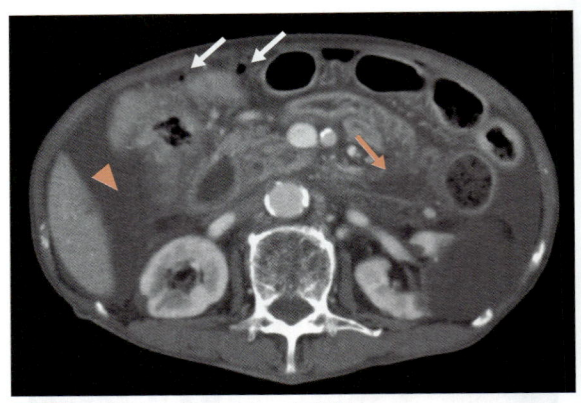

**図1** 急性輸入脚症候群の穿孔例

胃内容排出遅延では残胃の拡張を認め，急性胆囊炎では胆管の腫大，壁肥厚，周囲組織への炎症の波及を認める。

アなどによる腸閉塞(⇨686 頁)との鑑別が必要である。画像診断で腸閉塞があるかどうかを確認する。

**3** 急性胆囊炎：無石胆囊炎の場合，悪性腫瘍による胆囊炎の可能性があり，CT 検査などで精査を行う。

## 確定診断がつかないとき試みること

消化管通過障害の際に癒着，内ヘルニアなどによる絞扼性腸閉塞との鑑別診断がつかない場合には，審査腹腔鏡を試みる。

## 経過観察のための検査・処置

定期的に血液検査(血清鉄，ビタミン $B_{12}$，胆道系酵素・膵酵素，ビリルビンなど)，骨密度の測定を行う。CT 検査，腹部超音波検査を定期的に行う。

## 治療法ワンポイント・メモ

胃切除後の食事は「何回かに分けて」「よく噛んで」「少量ずつ」「ゆっくり」食べることを基本とする。

**1** 早期ダンピング：低炭水化物，高蛋白食を指導する。

**2** 後期ダンピング：症状発現時のための糖分(あめ玉，ブドウ糖など)の携帯を指導する。

**3** 栄養障害：高カロリー，高蛋白食を指導する。経腸栄養剤も利用する。

**4** 貧血：食事からの摂取が不十分な場合，鉄剤を投与する。ビタミン $B_{12}$ の補充には筋注するが，内服が有効な場合もある。

**5** 骨代謝障害：カルシウムと活性型ビタミン $D_3$ を投与する。

⑥逆流性食道炎：食後すぐに横にならないよう指導する。プロトンポンプ阻害薬，蛋白分解酵素阻害薬，腸管運動促進薬を投与する。
⑦輸入脚症候群：低脂肪食を指導する。狭窄部が明らかであれば，切除などの手術を考慮する。
⑧RY症候群：絶食や腸管運動促進薬を投与する。
⑨胃内容排出遅延：経鼻胃管による減圧や腸管運動促進薬を投与する。
⑩胆石症：症状がなければ経過観察，利胆薬の投与，有症状で腹腔鏡下胆嚢摘出術を行う。

# 胃癌
Gastric Cancer

**藤城 光弘** 東京大学大学院教授・消化器内科学

頻度 ときどきみる
GL ・胃癌治療ガイドライン医師用 2021 年 7 月改訂(第 6 版)
・胃癌に対する ESD/EMR ガイドライン(第2 版)(2020)

## 診断のポイント

①*Helicobacter pylori*(*H. pylori*)の感染歴，胃内視鏡検査時の胃粘膜萎縮の程度，腸上皮化生の有無などで胃癌罹患リスクの層別化が可能である。
②胃癌の確定診断には胃内視鏡検査および内視鏡下生検が必要不可欠である。
③胃癌の進展度診断には血清腫瘍マーカー(CEA，CA19-9など)，帯域制限(狭帯域)光下もしくは色素散布下の拡大内視鏡観察，腹部エコー，造影CTなどによる評価が必要である。
④リンパ節転移のない早期胃癌では内視鏡的切除の適応であることから，適応決定のため胃内視鏡検査により 1)組織型，2)大きさ，3)壁深達度，4)潰瘍合併の有無を診断する。
⑤腹部超音波検査，造影CT検査などにより遠隔転移の有無を診断し，内視鏡的切除，外科的切除，がん薬物療法，緩和療法の適応を決定するが，治療選択には全身状態の評価結果が優先される。

## 緊急対応の判断基準

吐下血や強い腹痛がみられ，バイタルサインが不安定の場合は胃癌に伴う動脈性出血や胃穿孔を考え，詳細な検査を行わず，輸液ルートを確保のうえ，高次医療機関へ搬送する。

**表1 Group 分類**

| Group | 病理診断 |
|---|---|
| Group 1 | 非腫瘍組織 |
| Group 2 | 腫瘍性か非腫瘍性か判断が困難 |
| Group 3 | 腺腫 |
| Group 4 | 腫瘍のうち癌が疑われる |
| Group 5 | 癌 |

## 症候の診かた

①胃癌特有の症候はない。心窩部痛や胃部不快感，胸やけ・嘔気，食欲不振などを呈することもあるが，その多くは，特に早期癌では随伴する胃炎や逆流性食道炎などによる症候である。
②進行癌になると出血に伴う貧血や黒色便・吐下血を認めたり，噴門部や幽門部の進行癌では胃入口，出口の内腔狭窄による嚥下困難感や腹部膨満感を呈したり，潰瘍性病変では穿通・穿孔をきたすこともある。
③かなり進行すると体重減少やるい痩，全身倦怠感を呈する。転移が生じると転移部位により呼吸困難感や黄疸，疼痛，腹水などを呈する。

## 検査所見とその読みかた

①スクリーニング検査：わが国では対策型胃癌検診として，40歳以上に対する逐年胃X線検査もしくは50歳以上に対する2年に一度の胃内視鏡検査が受けられることから，無症状かつ血液検査などで異常がみられない段階で発見されることが多い。
②胃X線検査：ひだ集中，陰影欠損，透亮像，弯入，変形，辺縁の不整，粘膜不整などの所見により胃癌の存在を疑った場合，胃内視鏡検査を実施し確定診断を得る。
③胃内視鏡検査：不整形で蚕食像を有する陥凹・潰瘍，緊満感や凹凸不整の目立つ隆起，領域性を有する色調変化，壁の硬化像，内腔の狭窄などの所見をとらえて，生検により胃癌を病理診断する。
④生検：Group分類を用いる(表1)。Group 2の場合は再生検による確定診断が望ましい。
⑤癌の場合は組織型についても診断を行う。一般型は，乳頭腺癌，高・中分化型管状腺癌(併せて分化型)，充実・非充実型低分化腺癌，印環細胞癌(併せて未分化型)，粘液癌に細分類される。特殊型は，カルチノイド腫瘍，内分泌細胞癌，リンパ球浸潤癌，胎児消

**表2 浸潤範囲による分類**

| 分類 | 浸潤範囲 |
|---|---|
| T1a | 粘膜まで |
| T1b | 粘膜下層まで |
| T2 | 固有筋層まで |
| T3 | 漿膜下層まで |
| T4a | 漿膜まで |
| T4b | 直接他臓器まで |

**表3 臨床病期分類**

| 臨床病期 | 転移 |
|---|---|
| Ⅰ期 | T1，T2 でリンパ節転移なし（N0） |
| ⅡA期 | T1，T2 でリンパ節転移あり（N1〜3） |
| ⅡB期 | T3，T4a で N0 |
| Ⅲ期 | T3，T4a で N1〜3 |
| ⅣA期 | T4b |
| ⅣB期 | 遠隔転移あり（M1） |

化管類似癌，肝様腺癌，胃底腺型腺癌，腺扁平上皮癌，扁平上皮癌，未分化癌，その他の癌に細分類される。

**6** がん薬物療法を検討する場合は，生検検体を用いて HER2，MSI/MMR，PD-L1（CPS：combined positive score），CLDN18 についても検査を行う。

**7** 胃癌の確定診断後，より簡便な画像診断検査である腹部超音波検査を用いて，主に肝転移や腹腔内リンパ節への転移の有無などを診断する（CT 撮影の場合は省略可）。

**8** CT は主にリンパ節転移および遠隔転移，腹膜播種，隣接臓器浸潤の有無などを診断する（可能であれば造影剤を使用）。

**9** 画像診断に加え，血清腫瘍マーカー（CEA，CA19-9，CA72-4 など）を測定するが，陽性率は全体の 2〜3 割であり，転移例に限っても 5 割程度である。

**10** 進行癌における遠隔転移，腹膜播種の診断において，CT で転移診断が困難な場合，PET 検査が有用な場合がある。

**11** 側方進展度診断のため，従来はひだの性状や境界所見，表面構造をより明瞭にする目的でインジゴカルミンによる色素内視鏡観察を併用してきたが，近年は帯域制限（狭帯域）光下の拡大内視鏡観察により，不整な表面微細構造または微小血管構築像の不整領域の境界線を同定することで確度の高い診断が可能となっている。

**12** 超音波内視鏡検査を用いると，胃壁内腔側から順に高（粘膜表層）・低（粘膜固有層，粘膜筋板）・高（粘膜下層）・低（固有筋層）・高（漿膜下層，漿膜）エコー層を呈する 5 層構造が観察可能であり，深達度の補助診断として有用である。

**13** 癌の浸潤範囲により**表2** のように分類する。

**14** 臨床病期を**表3** に示す。

## 確定診断の決め手

胃内視鏡検査で胃癌を強く疑い，生検による病理診断で確定診断する。

## 誤診しやすい疾患との鑑別ポイント

### 1 消化性潰瘍
**①** 比較的平坦できれいな潰瘍底。
**②** 潰瘍辺縁部に不整な陥凹面の存在がない。
**③** 周囲からのひだが一点に集中する。

### 2 胃ポリープ（胃底腺ポリープ，過形成性ポリープ）（⇨653 頁）
**①** 1 cm 以下で多発することが多い。
**②** 萎縮のない胃底腺領域にみられる正色調の小隆起（胃底腺ポリープ）。
**③** *H. pylori* 感染胃にみられる発赤調の小隆起（過形成性ポリープ）。

### 3 たこいぼびらん
**①** 主に胃前庭部に存在し多発する。
**②** びらん面に蚕食像はみられない。

### 4 胃腺腫
**①** 白色調の扁平もしくは広基性の低い隆起。
**②** 表面は平滑で凹凸不整は認めない。
**③** 時に癌との鑑別が難しいため，生検による病理診断が必要である。
**④** 生検で腺腫と診断されても，内視鏡的切除により癌と最終診断される病変もあるため注意を要する。特に 2 cm 以上，発赤を伴う，不整形，凹凸不整，緊満感，大小不同の結節がみられる，などの所見を有する病変は癌を疑う。

## 確定診断がつかないとき試みること

**1** 潰瘍を有する場合，1 回の生検で癌を証明できないことがあり，PPI 内服後 2 週間以上経過した段階で胃内視鏡検査を再検し，複数箇所から生検を行う。蚕食像のみられる病変境界部を中心に生検を行うと

### 表4 腫瘍因子による根治性の評価

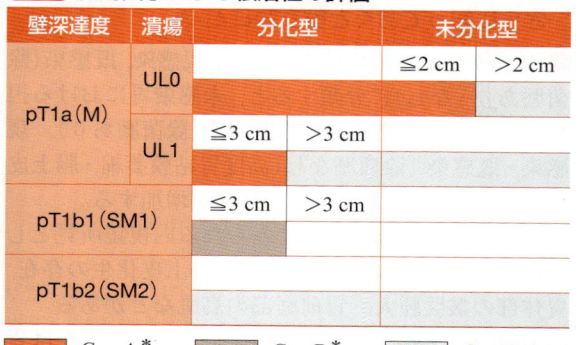

| 壁深達度 | 潰瘍 | 分化型 | | 未分化型 | |
|---|---|---|---|---|---|
| | | | | ≤2 cm | >2 cm |
| pT1a(M) | UL0 | | | | |
| | UL1 | ≤3 cm | >3 cm | | |
| pT1b1(SM1) | | ≤3 cm | >3 cm | | |
| pT1b2(SM2) | | | | | |

■ eCuraA*　　■ eCuraB*　　□ eCuraC-2

＊：一括切除かつ HM（水平断端）0，VM（垂直断端）0，Ly（リンパ管侵襲）0，V（静脈侵襲）0 の場合に限る。
pT1a(M)：粘膜内癌（病理診断），pT1b（SM）：粘膜下層浸潤癌（病理診断），UL：潰瘍（瘢痕）所見
〔小野裕之，他：胃癌に対する ESD/EMR ガイドライン（第2版）．Gastroenterol Endosc 62: 280, 2020 より〕

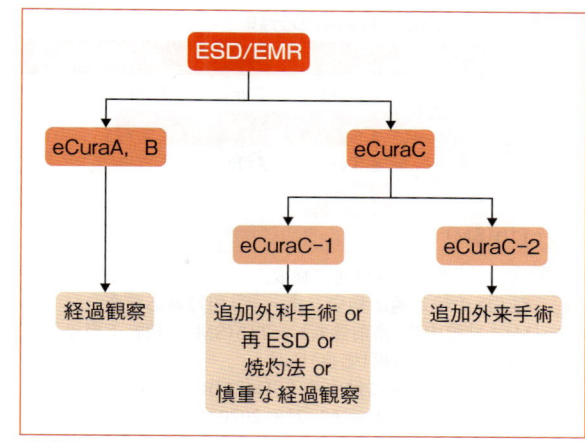

### 図1 ESD／EMR 後のフローチャート

〔小野裕之，他：胃癌に対する ESD/EMR ガイドライン（第2版）．Gastroenterol Endosc 62: 281, 2020 より〕

よい。

**2** 4 型（びまん浸潤型）胃癌では粘膜面への癌の露出がほとんどみられないことがあるため，小陥凹やびらん面を見つけて複数箇所から行う。壁の硬化像，内腔の狭小化を認めながら生検で癌を証明できない場合は，超音波内視鏡下穿刺吸引法（EUS-FNA：endoscopic ultrasound-guided fine needle aspiration）や小範囲の内視鏡的粘膜切除により診断をつける。

### 合併症・続発症の診断

**1** 9 割以上の胃癌の発生には *H. pylori* が関与していることから，*H. pylori* 感染診断を行う。

**2** 胃粘膜萎縮の程度，腸上皮化生の有無が胃癌の発症リスクの層別化に有用であり，これらの内視鏡所見を含めた「胃炎の京都分類」が提唱されている。

### 予後判定の基準

**1** 内視鏡的切除を行った場合，切除検体を用いて病理学的に根治性の評価を行う（表4）。

**2** 内視鏡的切除例全体の 5 年生存率は 89.0%であり，このうち eCura（endoscopic curability）A，B は同等の予後を示すが，eCuraC は 85.1%と若干予後不良である（Clin Gastroenterol Hepatol 21: 307-318, 2023）。

**3** 2013 年全国胃癌登録（日本胃癌学会）による外科的切除例の 5 年生存率は，ⅠA期：89.7%，ⅠB期：83.2%，ⅡA期：77.5%，ⅡB期：66.1%，ⅢA期：59.6%，ⅢB期：45.7%，Stage ⅢC期：31.2%，Stage

Ⅳ期：13.9%であった。

**4** 近年の切除不能進行・再発胃癌に対するがん薬物療法の臨床試験成績は生存期間中央値が約 17 か月である（Lancet Oncol 23: 234-247, 2022）。

### 経過観察のための検査・処置

**1** 内視鏡的切除後，外科的切除後に胃が一部でも残る場合は，*H. pylori* 陽性であれば *H. pylori* 除菌療法を行う。

**2** 内視鏡的切除後 eCuraA の場合，異時性多発胃癌の診断目的に年に 1 回程度の胃内視鏡検査を行う。

**3** 内視鏡的切除後 eCuraB の場合，胃内視鏡検査に加え，腹部超音波検査，CT 検査などで転移の有無を調べることが望ましい（図1）。

**4** 外科的切除後Ⅰ期の場合，問診，診察，血液検査（腫瘍マーカーを含む）を，術後 1 か月，6 か月，以後 6 か月～1 年ごとに施行し，腹部超音波検査もしくは CT 検査を 1 年ごと，胃内視鏡検査を 1 年後，以後 2 年ごとに行う。

**5** 外科的切除後Ⅱ～Ⅲ期の場合，問診，診察，血液検査（腫瘍マーカーを含む）を，術後 1 か月，3 か月，以後 3～6 か月ごとに施行し，腹部超音波検査もしくは CT 検査を 6 か月ごと，胃内視鏡検査を 1 年後，以後 2 年ごとに行う。

**6** がん薬物療法中は投薬のため定期的に来院いただき，問診，診察，血液検査（腫瘍マーカーを含む）を行う。治療効果判定については原則 CT 検査を用いて 2～3 か月ごとに行う。

### 表5 腫瘍因子による適応の分類

| 壁深達度 | 潰瘍 | 分化型 | | 未分化型 | |
|---|---|---|---|---|---|
| | | ≦2 cm | >2 cm | ≦2 cm | >2 cm |
| cT1a(M) | UL0 | ★ | | | |
| | UL1 | ≦3 cm | >3 cm | | |
| cT1b(SM) | | | | | |

**★** EMR/ESD の絶対適応病変,
ESD の絶対適応病変, □ 相対適応病変

cT1a(M):粘膜内癌(術前診断),cT1b(SM):粘膜下層浸潤癌(術前診断),UL:潰瘍(瘢痕)所見
〔小野裕之,他:胃癌に対する ESD/EMR ガイドライン(第2版).Gastroenterol Endosc 62: 278, 2020 より〕

**7** B 型肝炎ウイルス(HBV)キャリアおよび既感染者に対しては HBV 再活性化予防のための対策を行う。

## 治療法ワンポイント・メモ

**1** 内視鏡的切除の適応は,リンパ節転移の可能性がきわめて低く,病巣が一括切除できる大きさと部位にあることであり,1)組織型,2)大きさ,3)壁深達度,4)潰瘍合併の有無を診断することでリンパ節転移の危険性が 1% 未満と推定される病変を抽出することができる(表5)。

**2** 遠隔転移がなく,かつ,内視鏡的切除が適応されないほとんどの胃癌は外科的切除の適応となる。

**3** 外科的切除として腹腔鏡下手術が一般化しており,ロボット支援下手術も日本内視鏡外科学会技術認定医を中心に行われている。

**4** がん薬物療法を行うためには全身状態が比較的良好で主要臓器機能が保たれている必要がある。

**5** HER2 陰性 CLDN18 陰性胃癌に対してがん薬物療法を行う場合,化学療法とニボルマブの併用を検討する。

**6** HER2 陰性 CLDN18 陽性胃癌に対してがん薬物療法を行う場合,化学療法とゾルベツキシマブの併用を検討する。

**7** HER 陽性胃癌に対してがん薬物療法を行う場合,化学療法とトラスツズマブの併用を検討する。

**8** 高頻度マイクロサテライト不安定性(MSI-High)を有する胃癌にがん薬物療法を行う場合,2次治療以降にペムブロリズマブを検討する。

## さらに知っておくと役立つこと

**1** *H. pylori* の感染状態を未感染,現感染,既感染(除菌歴あり・なし)に分類すると,未感染胃における担癌リスクはきわめて低く,既感染(除菌歴あり),現感染,既感染〔除菌歴なし(高度胃粘膜萎縮・腸上皮化生あり)〕の順で,担癌リスクが増加する。

**2** 担癌リスクの高い患者にみられる内視鏡所見としては,胃粘膜萎縮の広範囲進展,腸上皮化生の存在,胃体部の皺襞腫大,胃前庭部の鳥肌などがある。

**3** *H. pylori* 感染胃炎とともに自己免疫性胃炎は胃癌発症リスクの高い背景疾患である。

**4** *H. pylori* 未感染胃にも少ないながら胃癌は発生し,代表的なものに胃底腺型胃癌,腺窩上皮型胃癌,粘膜に限局する印環細胞癌などがある。

**5** 保険適用外であるが,血清ペプシノゲンⅠ,Ⅱ値を測定することで胃粘膜萎縮の程度を客観的に評価できることから,血清 *H. pylori* 抗体価と組み合わせることで胃癌リスクの層別化が可能である。

**6** 遺伝性腫瘍症候群としての胃癌患者は全体の 1～3% であり,1)遺伝性びまん性胃癌(HDGC:hereditary diffuse gastric cancer),2)家族性腸型胃癌(FIGC:familial intestinal gastric cancer),3)GAPPS:gastric adenocarcinoma and proximal polyposis of the stomach,4)消化管ポリポーシス症候群に伴う胃癌,および,5)その他の遺伝性腫瘍症候群に伴う胃癌に分類される。

## 専門医へのコンサルト

**1** 遺伝性腫瘍症候群としての胃癌を疑う場合は,遺伝カウンセリングが可能な専門施設に紹介する。

**2** 胃炎様の変化のみで境界が不明瞭な早期胃癌の内視鏡診断に関しては消化器内視鏡専門医に紹介する。

**3** 再検査においても内視鏡診断と生検病理診断が乖離する場合や Group 2 もしくは Group 4 の診断が繰り返される場合,消化管病理専門医に相談する。

**4** 2次治療以降は,将来的ながん遺伝子パネル検査も念頭にがんゲノム医療が可能な専門施設と連携する。

**5** 抗血栓服用者など基礎疾患を有する患者の胃癌治療前評価,治療前後の服薬管理については,それぞれの臓器専門家にコンサルトする。

# 大腸憩室症
Diverticular Disease of the Colon

鳥谷 洋右　岩手医科大学講師・消化器内科

**頻度** よくみる
**GL** 大腸憩室症（憩室出血・憩室炎）ガイドライン（2017）

## 診断のポイント

1 わが国の大腸憩室保有者は増加傾向にある。
2 多くは無症状であり検査で偶然発見されるが，出血や憩室炎を契機に診断されることがある。
3 日本人では右側結腸に多く，加齢とともに左側結腸の割合が増加する。
4 大腸憩室出血は高齢者，男性に多く，肥満とNSAIDs・アスピリン内服がリスク因子である。
5 大腸憩室炎は若年者では右側結腸に，高齢者では左側結腸に好発し，リスク因子として喫煙と肥満が報告されている。

## 緊急対応の判断基準

1 大腸憩室出血では，出血性ショックをきたす場合がある。まず輸血，輸液でバイタルサインの安定を行い，造影CTで出血源の同定を試みる。内視鏡治療に不応な持続性の出血を認める場合は，動脈塞栓術もしくは大腸切除術を考慮する。
2 汎発性腹膜炎を認める大腸憩室炎は緊急手術の適応である。膿瘍や穿孔を伴う場合は待機的手術を検討する。自施設で緊急手術に対応できない場合は対応可能な高次医療機関へ搬送する。

## 症候の診かた

1 便通異常（通過障害）
❶膿瘍を伴う大腸憩室炎や反復性大腸憩室炎により癒着や狭窄をきたすことがある。
❷左側結腸，特にS状結腸の憩室に多い。
2 腹痛
❶大腸憩室炎ではほぼ必発であり，憩室部位に一致した圧痛を伴い，増悪すると腹膜刺激症状を伴う。
❷大腸憩室出血では腹痛を認めることはまれ。
3 出血
❶大腸憩室出血は下部消化管出血の原因として最も多い。
❷右側結腸からの出血は暗赤色の血便を呈する。

出血量が多い場合や左側結腸からの出血は新鮮血の排出をみる。
4 発熱：重症大腸憩室炎は発熱を伴う。

## 検査所見とその読みかた

1 血液検査
❶大腸憩室のみでは血液検査の異常は認めない。
❷大腸憩室出血では，出血の程度に応じて貧血を呈するが，尿素窒素・クレアチニン比（BUN/Cr比）は上昇しない。
❸大腸憩室炎では，白血球数およびC反応性蛋白（CRP）などの炎症反応の上昇を認める。
2 腹部CT
❶大腸憩室は内部にガスおよび便を伴う腸管外に突出した構造物として描出される。
❷大腸憩室出血では，造影CT下に造影剤の腸管内漏出像が描出されることがある。
❸大腸憩室炎では，炎症の原因である憩室およびその周囲の大腸壁肥厚と脂肪組織濃度の上昇を認める。
3 注腸造影検査：大腸憩室の存在診断として最も感度が高いが，大腸憩室出血の責任病変の特定には不向きである。大腸憩室炎では穿孔のリスクとなるため行わない。
4 下部内視鏡検査
❶大腸憩室は大腸癌スクリーニングなど他の目的で施行される内視鏡で偶然発見される。
❷大腸憩室出血疑い例の初回診断法として推奨されており〔大腸憩室症（憩室出血・憩室炎）ガイドライン（2017）〕，止血術まで可能である。
❸直近の出血源と考えられる憩室を stigmata of recent hemorrhage（SRH）とよぶ。1）活動性出血（図1a），2）非出血性露出血管（図1b），3）付着凝血塊（図1c）があり，SRHを伴う憩室は内視鏡的止血術が推奨される。

## 確定診断の決め手

1 大腸憩室出血：腹痛を伴わない血便。造影CTもしくは内視鏡による出血憩室の同定。
2 大腸憩室炎：下痢を伴わない腹痛と発熱。CTもしくは腹部超音波検査による憩室もしくは憩室周囲大腸の壁肥厚および血流の増加。

## 誤診しやすい疾患との鑑別ポイント

1 大腸憩室出血
❶上部消化管出血：一般には黒色便・タール便で

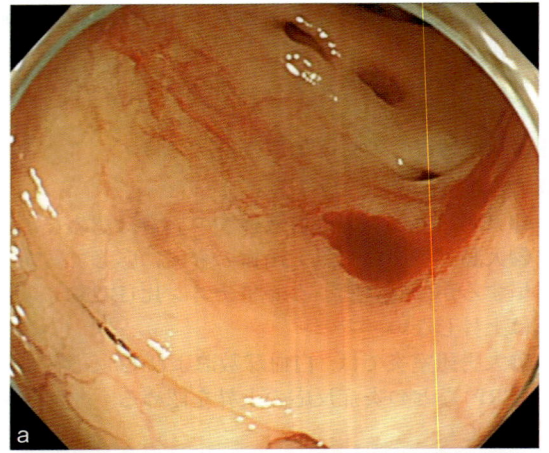

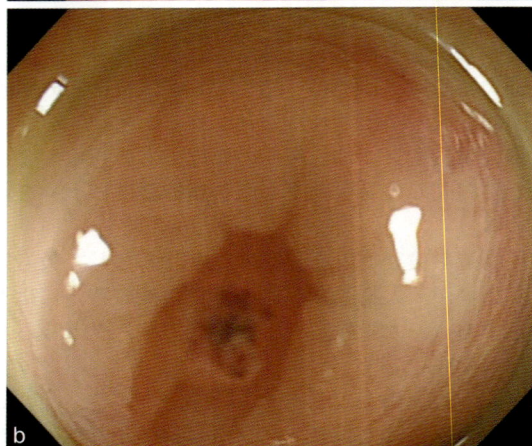

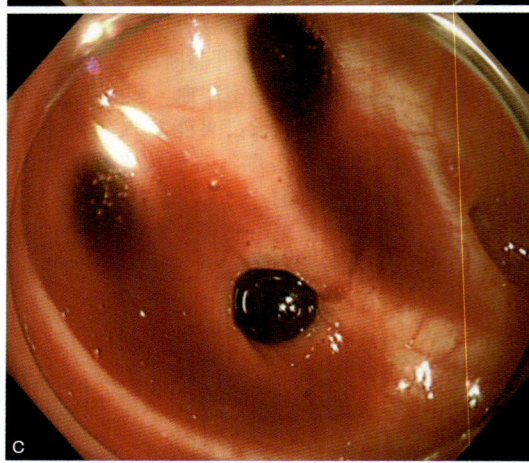

**図1** stigmata of recent hemorrhage(SRH)

a：活動性出血，b：非出血性露出血管，c：付着凝血塊

あり，BUN/Cr 比の上昇を伴う。

❷腸炎に伴う出血：腹痛および発熱を伴い，血液検査による白血球および CRP の上昇。

❷大腸憩室炎

❶尿路結石（⇨1645 頁）および腎盂腎炎（⇨1003頁）：血尿と背部叩打痛を認める。腹部画像検査における水腎症および腎周囲の炎症所見。

❷腸炎による腹痛：原因となりうる食事摂取歴や薬物使用歴。下痢を伴う。

❸虫垂炎（⇨669 頁）：腹部画像検査による虫垂腫大および炎症所見の同定。

## 確定診断がつかないとき試みること

❶大腸憩室出血：診断確定前に自然止血する場合が多い。止血状態であっても，他の出血源の否定目的に下部内視鏡検査を行うことが推奨される。

❷大腸憩室炎：高度の炎症を認める場合，内視鏡検査は禁忌であり，腹部超音波ないし CT を積極的に用いる。炎症所見の改善後に，下部内視鏡検査を行う。

## 経過観察のための検査・処置

❶大腸憩室出血

❶大部分で止血が得られるが，再出血率は高い。とはいえ，止血後は血栓塞栓症のリスクを考慮し抗血栓薬は再開すべきである。

❷ NSAIDs 中止による再出血リスクの低下が期待できるため，可能な場合には中止を提案する。

❷大腸憩室炎：発熱，腹膜刺激症状，高度の炎症反応の上昇がなく画像検査で膿瘍や穿孔を伴わない軽症例は，抗菌薬および疼痛コントロールで経過観察可能である。

## 治療法ワンポイント・メモ

❶大腸憩室出血：絶食，補液，必要に応じて輸血を行う。止血術として内視鏡的止血術，動脈塞栓術，緊急大腸切除術がある。

❷内視鏡止血術としてクリップ法，バンド結紮術，留置スネア法などがあり，わが国より内視鏡止血術の有用性や方法に関して多数の報告がある（Endoscopy 54: 735-744, 2022, Gastrointest Endosc 95: 1210-1222, 2022, United European Gastroenterol J 10: 93-103, 2022, Gastrointest Endosc 98: 59-72, 2023）。

# 腸炎（急性）

(Acute) Enterocolitis

桂田 武彦　北海道大学病院・光学医療診療部

**頻度** よくみる
**GL** JAID/JSC 感染症治療ガイド 2023

## 診断のポイント

**1** 症状：急激な発症の下痢，腹痛，発熱，悪心，嘔吐

**2** 問診：病原性微生物に汚染された食物摂取の有無（感染性腸炎が疑われる場合は，その潜伏期を考慮する），海外渡航歴，薬剤投与の有無（抗菌薬，非ステロイド性抗炎症薬，プロトンポンプ阻害薬，アンジオテンシンⅡ受容体拮抗薬など），ペットの有無など

## 緊急対応の判断基準

**1** 高度の脱水，飲水・摂食不良をきたしている場合は補液を行う。重症度は Hull らの重症度分類（**表1**）を参考に判定する。

**2** 腸管出血性大腸菌による溶血性尿毒症症候群（HUS：hemolytic uremic syndrome）を発症している場合は高次医療機関へ搬送する。

## 症候の診かた

**1** 下痢，腹痛，発熱，嘔吐。

**2** 血便の有無。

**3** ツルゴールの低下など，脱水徴候。

## 検査所見とその読みかた

**1** CBC：白血球増多，左方移動が炎症の程度によりみられる。脱水によりヘマトクリットの上昇をみる場合があるが，血便を伴い貧血を合併する場合はヘマトクリットに変化がないことがあり注意する。

**2** 生化学：炎症により CRP の上昇をみる場合がある。脱水，時に HUS による尿素窒素，クレアチニン上昇，電解質異常。

**3** 便培養：一般に感度は低く，治療経過が短い場合治癒後に結果をみることが多いため，難治が予想される症例など対象を絞って行う。

**4** 腹部 X 線：炎症による腸管運動低下があると小腸ガスなどの異常ガス像をみる場合がある。

**5** 腹部エコー：炎症の部位に一致して腸管の壁肥厚，血流増加をみる。病変の分布により，ある程度の原

因疾患の絞り込みが可能である。侵襲が少ない。

**6** 腹部 CT：炎症を起こしている範囲の腸管壁の肥厚がみられる。被曝が多いため，安易に行うべきではないが，重症例で診断を急ぐ場合には有用である。

**7** 大腸内視鏡検査：内視鏡検査も侵襲が強いため，明らかな感染性腸炎に対しては安易に行うべきではない。診断困難な場合には他の腸疾患との鑑別のために行う。

## 確定診断の決め手

**1** 糞便の培養検査により，病原性微生物が特定できれば確定診断となる。

**2** サイトメガロウイルス，アメーバ腸炎など，病原体によっては生検病理により診断確定する。

**3** 病原性微生物は必ず検出されるものではないので，臨床経過と除外診断により確定に至る場合があることを認識する。

## 誤診しやすい疾患との鑑別ポイント

**1** 大腸憩室症（⇨661 頁）：腹痛，発熱が主体で下痢が少ない。

**2** 虚血性腸管障害（⇨664 頁）：比較的急性の腹痛，血便が主体であり，画像診断で鑑別する。

---

**表1** 腸炎の重症度分類

**軽症**
・下痢
・腹痛
・テネスムス
・軽度白血球増多

**中等症**
・類白血病反応
・発熱
・脱水
・嘔気・嘔吐
・腹部圧痛

**重症**
・敗血症性ショック
　アシドーシス
　多臓器不全
・頻脈
・急性腹症（大腸穿孔）
・中毒性巨大結腸症
・腹水
・麻痺性イレウス
・低アルブミン血症
・重症例では下痢は減少

(Hull MW, et al: Clostridium difficile-associated colitis. Can Fam Physician 50: 1536-1540, 1543-1545, 2004 より改変)

❸潰瘍性大腸炎(⇨676 頁)・Crohn 病(⇨671 頁):慢性の経過に至る場合には鑑別診断に含める。

❹**コラーゲン性大腸炎**:原因薬剤(プロトンポンプ阻害薬,非ステロイド性抗炎症薬など)の投与が行われていた場合,中止による改善の有無,内視鏡生検によるコラーゲンバンド形成の有無を確認する。

## 確定診断がつかないとき試みること

❶経過が長くなり改善が乏しい場合には他疾患を考えて画像検査を行う。

❷内視鏡検査は他の腸疾患との鑑別に有用であるが,侵襲が強いため初期の段階からは行うべきではない。

## 治療法ワンポイント・メモ

❶基本的には対症療法である。飲水・摂食不良が著しい場合,脱水をきたす場合などは補液を行う。

❷ empiric therapy として抗菌薬投与を行う場合もあるが,罹病期間を短縮する効果がみられる場合と,腸管出血性大腸菌では毒素の排出を増加させることもいわれており,適応についてはよく検討すること。

# 虚血性腸管障害
## Ischemic Intestinal Disorder

立田 哲也　弘前大学医学部附属病院講師・消化器血液免疫内科

頻度　急性腹症の 1%程度

　虚血性腸管障害は,血流障害が要因となり腸管の一過性または持続性の虚血から腸管壊死をきたす症候群である。可逆性の虚血性腸炎と,非可逆性の腸間膜動脈閉塞症,腸間膜静脈閉塞症,非閉塞性腸管虚血(NOMI:non-occlusive mesenteric ischemia)に分けられる。

　頻度の高い虚血性腸炎と,迅速な診断,治療を行わなければ重篤な合併症を引き起こす腸間膜動脈閉塞症,NOMI について述べる。

## 診断のポイント

❶虚血性腸炎は動脈硬化症や便秘症を伴う高齢者に多い。

❷腸間膜動脈閉塞症は心房細動や弁膜症などによる塞栓が原因のことが多く,突然発症の腹痛はあるが腹部理学的所見に乏しいことがある。

## 緊急対応の判断基準

❶虚血性腸炎では,症状や下部消化管内視鏡検査所見が軽度の場合には外来加療が可能。強い腹痛,血便や発熱,下部消化管内視鏡検査で全周性の白苔や強い浮腫,狭窄を認めた際には入院のうえで絶食,補液管理を要する。

❷腹痛があり,上腸間膜動脈閉塞症や腸間膜静脈閉塞症,NOMI が疑われた場合には緊急入院による検査・治療を要する。

## 症候の診かた

　腹痛,悪心,嘔吐などの症状が虚血性腸管障害では生じる。

❶虚血性腸炎では,疝痛性の腹痛,下痢,血便が認められることが多い。発症前に便秘のことが多い。突然発症の下腹部痛とそれに続く水様性下痢や血便が特徴的である。悪心,嘔吐,発熱を認めることもある。

❷心臓血管系の基礎疾患を有する中高年で突然発症の腹痛や嘔吐があるが,腹部理学的所見に乏しいときには腸間膜動脈閉塞症を考慮し検査を進める必要がある。

## 検査所見とその読みかた

❶血液検査

❶虚血性腸炎では白血球増加,CRP 上昇を認める。血便を認めるが Hb 低下は目立たないことが多い。

❷腸間膜動脈閉塞症で腸管壊死が進行すると,WBC,LDH,CPK,AMY,CRP の上昇や代謝性アシドーシス,乳酸値の上昇がみられる。D ダイマーは高値となることが多い。

❷腹部単純 X 線検査:早期には異常を認めないことが多い。腸閉塞の鑑別のために施行する。

❸腹部超音波検査:カラードプラ法で腸間膜動脈の血流評価が可能であるが,腸間膜動脈描出や詳細な評価には高い技術を要する。

❹腹部造影 CT

❶ Thin slice の造影 CT で塞栓や血栓による血管内腔の造影欠損,血管の拡張や狭小化の有無,腸管虚血の有無を確認する。腹腔内遊離ガス像や門脈内ガス像,腸管壁気腫,腸管の拡張と壁の菲薄化,腸管の造影効果の消失は,腸管壊死の所見として重要である。

❷ MDCT(multi-detector low computed tomogra-

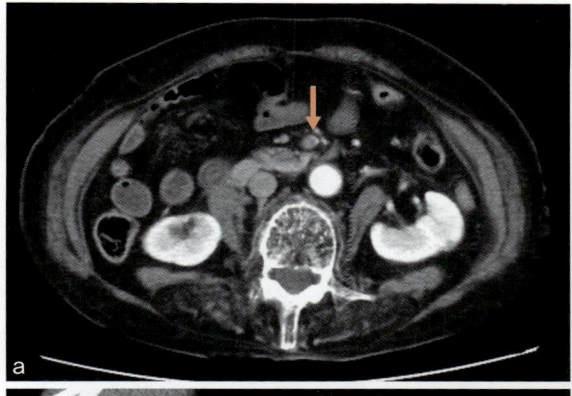

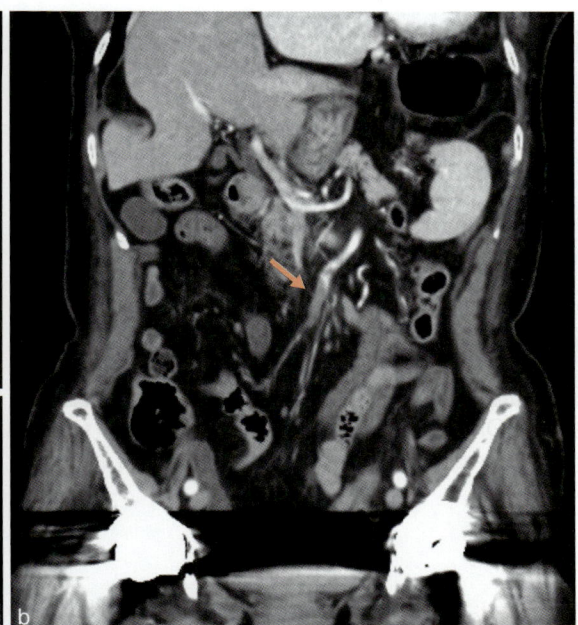

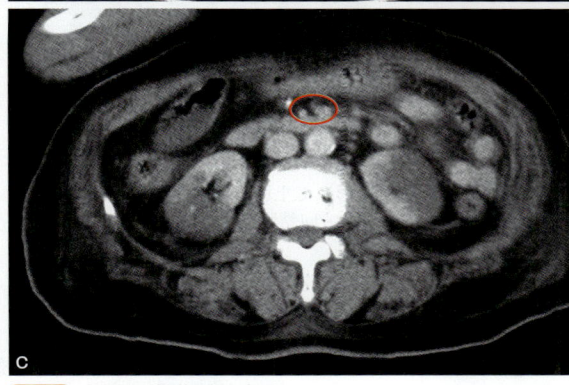

**図1** 上腸間膜動脈閉塞症

a：造影 CT にて上腸間膜動脈の造影欠損を認める（→）。
b：冠状断では，上腸間膜動脈の造影欠損と，その遠位の造影不良を認める（→）。
c：上腸間膜動脈よりも上腸間膜静脈が細くなっている（smaller SMV sign）。

phy）による冠状断や矢状断画像が，腸間膜の血管の走行や性状の評価に有用である。

❸上腸間膜動脈閉塞症では上腸間膜動脈の造影欠損を認める（図1）。上腸間膜静脈径が上腸間膜動脈径より細くなる smaller SMV sign がみられる。

❹腸間膜動脈起始部の開存にもかかわらず，末梢分枝のびまん性狭小化，造影欠損，腸管壁の造影不良を認める場合には NOMI を疑う（図2）。

**⑤注腸 X 線検査**：虚血性大腸炎では，急性期に粘膜下層の浮腫による母指圧痕像（thumb-printing）を認める。

**⑥下部消化管内視鏡検査**：虚血性腸炎を疑った場合に施行する。下行結腸や S 状結腸に区域性の粘膜発赤や浮腫，出血，びらん，結腸紐に沿った縦走潰瘍を認める（腹膜刺激症状を認める場合には内視鏡検査は行わない）。

**⑦血管造影検査**

❶腸間膜動脈の塞栓症の有無や血流途絶の有無を

確認する。

❷NOMI では，分岐のびまん性狭小化（図3），れん縮と拡張が交互にみられる（string-of-sausages sign）など，血管れん縮の特徴を認める。

## ▌確定診断の決め手

❶腹痛や血便があり，CT で虚血性腸炎が疑われた場合には，下部消化管内視鏡検査を施行し特徴的所見を認めれば確定診断となる。

❷腸間膜動脈閉塞症の診断確定にはカラードプラや造影 CT で血流の消失の有無を確認する。これら検査で診断がつかない場合には，血管造影検査を行うことで閉塞，狭窄の有無を確認できるため有用である。

## ▌誤診しやすい疾患との鑑別ポイント

❶潰瘍性大腸炎（⇨676 頁），Crohn 病（⇨671 頁）などの炎症性腸疾患，NSAIDs や抗菌薬などによる

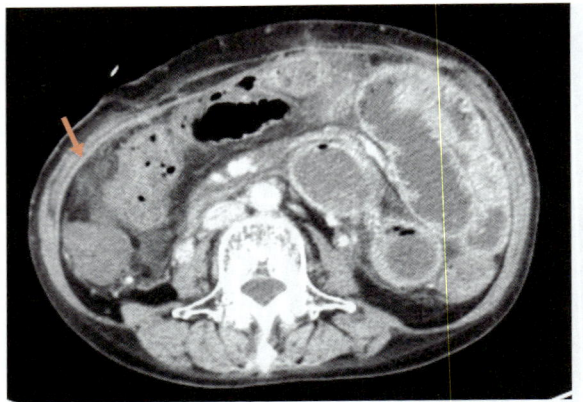

**図2** NOMI

造影CTで小腸と比較して上行結腸の造影効果が低下している（→）。

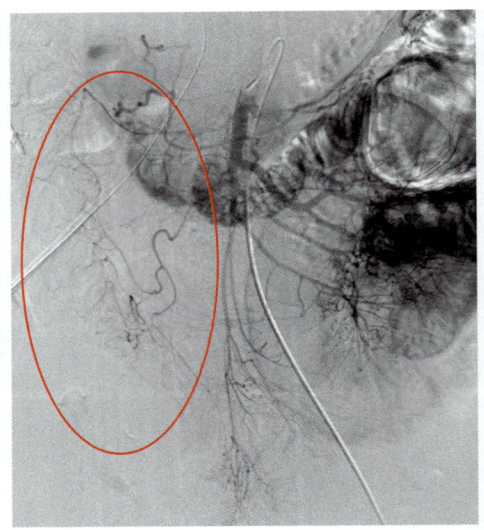

**図3** NOMI

上腸間膜動脈撮影にて上腸間膜動脈本幹は開存しているが，右結腸・回結腸動脈が狭小化している。

薬剤性腸炎，プロトンポンプ阻害薬（PPI）やNSAIDsによる膠原線維性大腸炎，腸管出血性大腸炎やサイトメガロウイルス腸炎との鑑別が重要である。
❷詳細な薬剤使用歴の確認，細菌培養を行って鑑別する。

### 確定診断がつかないとき試みること

❶造影CTで有意な所見がなくても，上腸間膜動脈閉塞やNOMIが疑われれば血管造影検査を行う。
❷診断的開腹術：腸間膜動脈閉塞を疑い，汎発性腹膜炎の徴候があれば，評価期間のいかなる時点においても診断的開腹術を行う。

### 予後判定の基準

❶虚血性腸炎：死亡率4〜12％，基礎疾患を有する例では5〜10％で再発がみられる。便秘例では下剤を処方し，予防に努めることが重要である。
❷腸間膜動脈閉塞：死亡率は改善傾向ではあるが18.2〜45％と高率である。発症から6時間以内に治療を開始できれば死亡率は10〜20％と比較的予後良好である。
❸NOMI：予後は基礎疾患によるが，心臓手術や透析患者での報告が多く，死亡率は50％以上との報告が多い。

### 治療法ワンポイント・メモ

❶虚血性腸炎
　❶症状が軽度で，内視鏡的に一過性と診断される場合には刺激の少ない食事摂取と安静による外来

治療を行うことで，数日で軽快，消失する。
　❷強い腹痛，血便や発熱，内視鏡でチアノーゼ様の粘膜，全周性の白苔，強い浮腫，狭窄を伴う，CRP高値，高齢者では入院のうえで絶食，補液管理を行う必要がある。発熱例では抗菌薬，腹痛が強い場合には鎮痙薬や鎮痛薬の投与を検討する。
　❸保存的加療で症状悪化の場合や腹膜刺激症状が出現時は，腸管壊死や腸管穿孔を考慮し消化器外科へ相談する。
❷上腸間膜動脈閉塞症
　❶発症から回復までの時間が予後を決定する。腹膜炎発症前であれば，ウロキナーゼ動注による血栓溶解療法やステント留置術，血栓吸引療法（図4）を検討する。IVR（interventional radiology）により一部のみの腸管虚血の改善でも，切除腸管の範囲を減らすことで短腸症候群の予防となり意義がある。
　❷腹膜炎が出現していれば緊急外科手術を行う。
❸NOMI
　❶血管造影で特徴的な血管のれん縮が描出された際には，血管拡張薬の動脈内投与を行い腸間膜動脈血流の改善をはかる。
　❷明らかな腹膜刺激症状を認める場合には緊急開腹手術を行う。

3

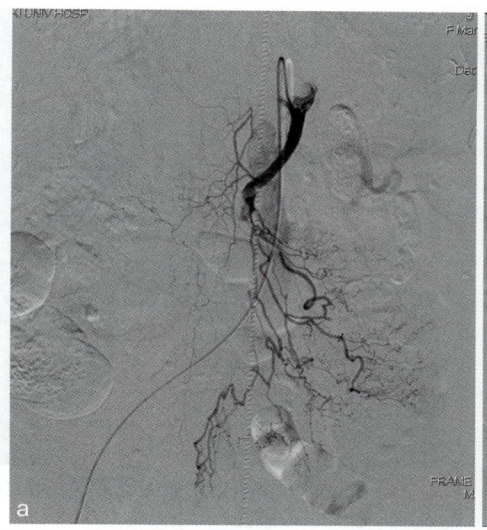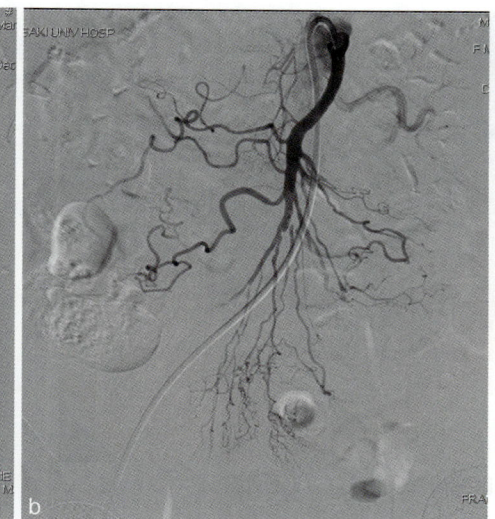

**図4** 上腸間膜動脈閉塞症に対する血栓吸引

IVR による上腸間膜動脈の血栓吸引。

## さらに知っておくと役立つこと

**1** 虚血性大腸炎の狭窄型と壊疽型

**❶** 狭窄型：虚血性大腸炎の約 25% に起こり，下痢や腹痛が約 1 か月持続したのちに閉塞症状が出現する。

**❷** 壊疽型：虚血性大腸炎の約 10% で不可逆的な腸管障害となり，死に至ることもある。

## 専門医へのコンサルト

　激しい腹痛，高度炎症反応，CT での門脈内ガス所見は壊疽型虚血性大腸炎を疑い，外科医と密な連携をとり手術のタイミングを逸することないように努める必要がある。

（執筆協力：櫻庭 裕丈　弘前大学大学院教授・消化器血液免疫内科学）

# 腸結核・腸管 Behçet 病
Intestinal Tuberculosis, Intestinal Behçet Disease

深田 雅之　地域医療機能推進機構東京山手メディカルセンター・炎症性腸疾患センター長

**頻度** あまりみない

## 診断のポイント

**1** 腸管 Behçet の場合は，Behçet 病の部分症である

場合と，腸管病変が主体のものが含まれるが，腸管病変のみのものは，単純性潰瘍/非特異性多発性小腸潰瘍症として独立した疾患概念が確立されつつある（胃と腸 47：759-760，2012）。

**2** 高齢者，発展途上国出身，HIV 感染などの免疫不全の背景が結核のリスク。

**3** 腸結核の場合は，肺結核の続発性病変である場合は胸部 X 線や CT が有用だが，消化管原発性の場合もある。

**4** 消化管に結核病巣を同定し，病変部もしくは便から，培養か核酸同定法で結核菌検出を試みる。

**5** いずれの疾患でも，大腸内視鏡検査は有用で，回盲部が病巣の好発部位である。

## 緊急対応の判断基準

**1** 消化管穿孔や大量出血，腹腔内膿瘍をきたしうる。

**2** 急性腹症，高熱や下血を伴う頻脈や血圧低下の場合は，必要に応じて輸液・輸血を行いながら，手術可能な高次医療機関に搬送する。

## 症候の診かた

**1** 慢性に続く原因不明の下痢，腹痛，発熱，体重減少などを呈し，疾患特異的な症状はない。既往歴，食事歴や渡航歴，結核感染者との接触，発症の様式など，詳細な問診が助けになる。右下腹部に腫瘤触知することがある。発症年齢のピークは腸管 Behçet 病で 30 歳台，腸結核が 50～60 歳台。両疾患と

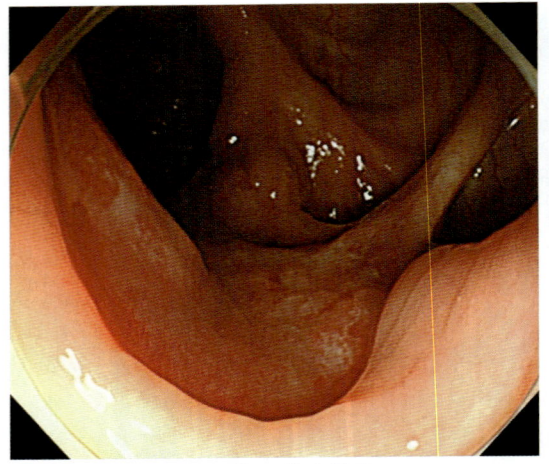

**図1** 回盲部の類円形打ち抜き潰瘍

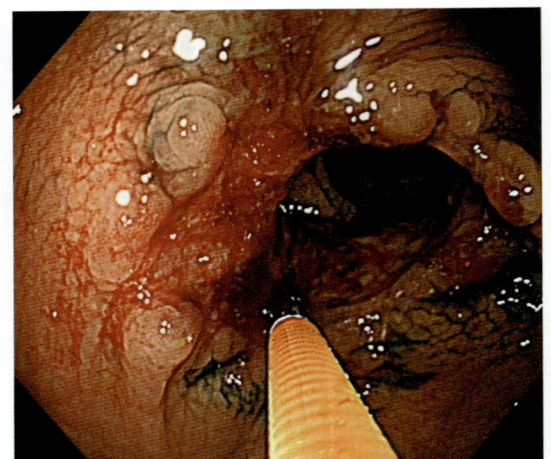

**図2** 上行結腸の狭小化を伴う輪状潰瘍と炎症性ポリープの散在

も男女差はない。

**2** Behçet 病では主症状として再発性の口腔内アフタ，外陰部潰瘍，皮膚，眼症状。副症状として関節炎，血管病変，精巣上体炎(副睾丸炎)，中枢神経病変の症状をチェックする。

## 検査所見とその読みかた

**1** 血液検査

　**❶** 白血球増多，血沈亢進，CRP 上昇などの炎症反応をみる。Behçet 病では血清補体価(CH50)の上昇をみるが，腸結核では補体価は上昇しない。

　**❷** 結核では IGRA (QuantiFERON と T-SPOT TB 陽性)が，Behçet 病では HLA(B51 もしくは A26 が陽性)が補助診断として有用。

**2** 皮膚反応：結核ではツベルクリン反応が，Behçet 病では針反応が陽性になるが，他の検査で診断に至ることが多い。

**3** 細菌学的検査：結核菌の検出は確定診断に至る。腸結核の場合，喀痰や糞便の培養陽性率は 50% 前後，腸粘膜の核酸増幅同定(PCR)検査の陽性率は 20〜60% (Int J Colorectal Dis 24: 1175-1180, 2009)。

**4** 画像検査：大腸内視鏡もしくは注腸検査で，回盲部に典型的な潰瘍性病変を同定することは診断を進める。

　**❶** 腸管 Behçet の典型は，回盲部に辺縁がシャープな類円形の深い打ち抜き様の潰瘍(図 1)。

　**❷** 腸結核では組織障害の程度によってさまざまな所見を呈するが(腸結核症の病理．医学書院，1952)，鑑別には輪状や帯状の潰瘍，片側でない強い変形と萎縮瘢痕帯(潰瘍瘢痕と萎縮した粘膜，

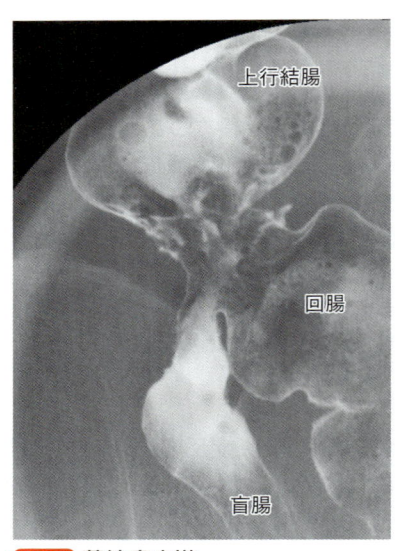

上行結腸

回腸

盲腸

**図3** 萎縮瘢痕帯

炎症性ポリープの多発からなる区域性病変)が有用(図2，3)。

**5** 病理検査：病変部に乾酪性肉芽腫が認められるか，Ziehl-Neelsen 染色などによる結核菌の検出で腸結核の確定診断が可能。腸管 Behçet では，組織学的に血管炎の所見が診断の助けになるが，生検組織で検出されることは少ない。

## 確定診断の決め手

**1** 大腸内視鏡検査で回盲部に特徴的な病変の検出。

**2** 病変部組織の培養，染色，PCR 法いずれかによる

結核菌の検出，もしくは乾酪壊死を伴った肉芽腫の検出で，腸結核の診断は確定する。

**❸** Behçet 病の主症状，副症状の有無をチェック。

**❹** 他疾患の除外。

## 誤診しやすい疾患との鑑別ポイント

**❶** Crohn 病（⇨671 頁）
- ❶ 縦走潰瘍，敷石像，難治性痔瘻。
- ❷ 非乾酪性肉芽腫の検出。
- ❸ 絶食による炎症反応の低下。

**❷** アメーバ性腸炎
- ❶ 粘血便のことが多い。
- ❷ 潰瘍は比較的浅く，汚い膿苔を付着する。
- ❸ 便，生検組織から嚢子の検出。

**❸** カンピロバクター腸炎
- ❶ 便培養で *Campylobacter jejuni* の検出。
- ❷ 急性期の内視鏡では，びまん性の炎症所見をみる。
- ❸ Bauhin 弁上の潰瘍は数か月間観察される。類円形だが比較的浅く，退色調だが膿苔の付着は軽い。

## 確定診断がつかないとき試みること

**❶** 喀痰や便の抗酸菌培養を繰り返す。

**❷** 胃液の抗酸菌培養が有効なことがある。

**❸** 結核初感染の場合，IGRA 陽性になるまで 2〜3 か月かかるため，一定期間後の再検は有効。

**❹** 内視鏡検査よりも，バリウムを使った造影検査のほうが病変をとらえやすいことがある。

**❺** 再度内視鏡検査を行う（生検組織検査も再度行う）。

**❻** Behçet 病の主症状，副症状の出現をチェックする。

**❼** Behçet 病の眼病変について眼科にコンサルトする。

## 合併症・続発症の診断

**❶** 上部消化管および小腸の内視鏡検査で病変の分布を確認する。

**❷** 結核の場合，CT で肺病変と腹腔内リンパ節の石灰化を確認する。

**❸** 背景の免疫不全状態がないかスクリーニングする（若年者では HIV，高齢者では悪性腫瘍）。

**❹** いずれの疾患でも，消化管の狭窄，瘻孔，膿瘍形成する可能性がある（小腸造影や注腸造影，造影 CT を行う）。

## 予後判定の基準

**❶** 背景に免疫不全状態があるか否か。

**❷** 狭窄や瘻孔形成など腸管変形の度合い。

**❸** 低栄養や高度貧血などの全身症状の有無。

**❹** 脳神経組織病変の有無。

**❺** 結核では薬剤耐性菌の有無，腸管 Behçet 病ではステロイドなどの治療への反応性。

## 治療法ワンポイント・メモ

**❶** 腸結核では，イソニアジド（INH）300 mg，リファンピシン（RFP）600 mg，エタンブトール（EB）1,000 mg，ピラジナミド（PZA）1,500 mg の 4 剤併用療法を 2 か月，その後 INH，RFP のみを 4 か月投与する（用量適宜調整）。治療 2 か月時点で培養陽性もしくは免疫不全者では INH，RFP をさらに 3 か月追加する。疑診例ではまず 2 か月間の抗結核療法を行い，内視鏡的に治療効果を確認する。

**❷** 腸管 Behçet 病では，コルヒチンの効果は確定されていない。メサラジン 2〜3 g やアザチオプリンが有効なことがある。症状が強い場合にはプレドニゾロン，難治例には抗 TNFα 抗体製剤の投与を検討する。大量出血や緊急性を要する場合には，シクロスポリンやタクロリムスも有効であるが，保険適用外である（Crohns Colitis 360: 4: otac 017, 2022）。

**❸** 内科的治療抵抗性の大量出血，消化管穿孔，狭窄による腸閉塞などの場合，手術療法選択の判断が遅れないように注意する。

## さらに知っておくと役立つこと

**❶** 結核は 2 類感染症で，診断後直ちに最寄りの保健所に「患者発生届」の提出が必要。

**❷** 結核の治療は申請により医療公費負担を受けられる。

**❸** Behçet 病は指定難病にあげられ，申請により医療費助成が受けられる。

# 急性虫垂炎
## Acute Appendicitis

**松田 圭二**　同愛記念病院・外科（東京）

**頻度** **よくみる**〔人口 10 万対年間 80〜140 程度であり，生涯罹患率は 7〜8％とされている。青年層から中年層を中心にあらゆる世代で罹

患する（World J Surg 21: 313-317, 1997）〕。

GL ・急性腹症診療ガイドライン 2015
・エビデンスに基づいた子どもの腹部救急診療ガイドライン 2017

## 診断のポイント

1 移動する腹痛部位。
2 嘔気，嘔吐，微熱，便秘。
3 右下腹部の圧痛。
4 白血球増多，好中球増加，核の左方移動。
5 CT 検査は必須。

## 緊急対応の判断基準

CT にて遊離ガス像を認める穿孔性虫垂炎，反跳痛や筋性防御を伴う汎発性腹膜炎，敗血症をきたした症例，全身状態不良症例は緊急手術の適応である。

## 症候の診かた

1 腹痛
❶ 初期は心窩部痛で発症し，痛みが右下腹部へ移動する。そのため初期は胃炎や胃痛と判断される。McBurney 点（臍と右上前腸骨棘を結んだ外側 3 分の 1 の点）や Lanz 点（左右上前腸骨棘を結ぶ右側 3 分の 1 の点）に圧痛を認めるが，虫垂が骨盤底，盲腸背側，回腸末端背側に位置するものは典型的な症候を示さない。
❷ 筋性防御や反跳痛がみられる場合は腹膜炎と考える。
2 発熱：37〜38℃ の微熱が多いが，膿瘍形成があるとより高熱になる。
3 嘔気・嘔吐：食欲は低下し，嘔気・嘔吐がみられる。Alvarado スコア（移動痛，食欲不振，嘔気・嘔吐，右下腹部痛，反跳痛，発熱，白血球数増加，白血球左方移動）に含まれている。

## 検査所見とその読みかた

1 血液検査：白血球増多，核の左方移動（好中球の割合増加）が高頻度にみられる。CRP 高値もあげられるが，上昇しない症例も少なくない。
2 CT 検査：感度 97%，特異度 95% とよく，必須の検査である〔Radiography（Lond）28: 1127-1141, 2022〕。造影 CT が単純 CT よりも感度，特異度とも高く，造影 CT が望ましい。CT で虫垂の腫大，壁肥厚，壁造影の有無，周囲脂肪濃度の上昇の有無，毛羽立ち像，糞石，虫垂穿孔を調べる。広範囲に撮影するため，虫垂以外の臓器も調べられる利点がある。

3 超音波検査：虫垂の腫大，壁肥厚，壁構造，膿瘍や糞石の有無を調べる。しかし CT よりも感度，特異度とも低く，検査を行う人によって診断力に差がでる。小児や妊婦では第 1 選択とされている。
4 MRI 検査：感度 95%，特異度 96% と良好で，妊婦や小児といった被曝を回避したい場合に選択肢の 1 つとなる（Cochrane Database Syst Rev 12: CD012028, 2021）。しかし現状では一般の施設において，緊急 MRI は容易ではない。また，腹痛を訴える急性虫垂炎患者に検査時間の長い MRI 検査を行うことは難しい。

## 確定診断の決め手

1 右下腹部痛：心窩部から痛みが移動するが，初めから右下腹部が痛いこともある。
2 血液検査：白血球数増多，核の左方移動。
3 画像（CT 検査や超音波検査）：虫垂の腫大，壁肥厚，糞石，膿瘍，遊離ガスのチェック。

## 誤診しやすい疾患との鑑別ポイント

1 結腸憩室炎（⇨ 661 頁）
❶ CT で憩室の有無，憩室周囲の毛羽立ちを確認する。
❷ 虫垂腫大がない。
❸ 虫垂腫大と憩室周囲の炎症が近接してみられる場合は鑑別困難。
2 尿管結石（⇨ 1645 頁）
❶ 腹痛よりも腰背部痛で，周期的に反復する疝痛である。
❷ CT，超音波検査で腎盂や尿管の拡張がみられる。
❸ 尿検査で潜血を認める。
3 大腸癌穿孔：CT で腫瘍を認める。
4 その他，炎症性腸疾患，卵巣出血，骨盤内炎症性疾患，異所性妊娠（⇨ 1743 頁），卵巣囊腫茎捻転，精巣捻転（⇨ 1898 頁），ウイルスによる急性腸炎（⇨ 663 頁）などがある。

## 確定診断がつかないとき試みること

1 汎発性腹膜炎や敗血症などがない場合は，抗菌薬を用いた保存的治療にて経過観察する。
2 逆に急性虫垂炎の確定診断が得られなくても汎発性腹膜炎，敗血症，全身状態悪化がみられる場合は，緊急手術を選択する。

## 合併症・続発症の診断

❶抗菌薬治療を選択した場合は，短期間に炎症が増悪して緊急手術を要する場合がある。軽快して退院しても，1年以内に20〜27％で虫垂炎が再発する。

❷手術治療の場合は，術後合併症として遺残膿瘍，創感染，イレウス，遺残虫垂がある。

## 予後判定の基準

基本的に予後は良好である。

## 経過観察のための検査・処置

❶抗菌薬治療を選択した場合，定期的な検査は不要である。

❷腫瘍が否定できない場合は大腸内視鏡検査を実施するが，虫垂癌は見つからないことがある。

## 治療法ワンポイント・メモ

❶急性虫垂炎の標準治療は手術であり，腹腔鏡下手術が普及している。

❷近年，保存的治療の有効性，保存的治療後の待機的手術（IA：interval appendectomy）の安全性が報告され，治療の選択肢が増えた。

❸膿瘍形成があっても抗菌薬投与とドレナージを行い，後日炎症が治まった状態で安全に手術を行うことができる。

❹しかし保存的治療中に悪化して手術となる可能性，退院後に再燃するリスク，虫垂癌を合併している危険性を説明しておく。

## さらに知っておくと役立つこと

❶虫垂癌は，頻度は少ないが予後は不良である。

❷肉眼的には虫垂炎であっても，癌を鑑別するために切除標本は病理検査に提出する。

## 専門医へのコンサルト

❶腹部症状が明らかな場合，症状が軽度であっても画像所見で虫垂炎が強く疑われる場合，糞石がみられる場合，抗菌薬の効果がみられない場合は手術適応につきすみやかに外科へコンサルトする。

❷多くの患者は，「急性虫垂炎なんて手術で簡単に治ってしまう」と考えている。患者が手術を希望すれば，すぐに外科へコンサルトする。抗菌薬を長期投与して悪化した場合にトラブルになりやすい。

# Crohn 病
## Crohn's Disease

仲瀬 裕志　札幌医科大学教授・消化器内科学

**頻度** ときどきみる

**GL** 炎症性腸疾患（IBD）診療ガイドライン2020（改訂第2版）

## 診断のポイント

❶反復性の下痢や腹痛（潰瘍性大腸炎と異なり血便の訴えは少ない）。

❷内視鏡所見では縦列するアフタ，敷石状粘膜，縦走潰瘍などが特徴的である。

❸若年者の痔瘻をみた場合には，Crohn病を疑う。

## 緊急対応の判断基準

❶腸閉塞の場合は，イレウス管留置による腸管減圧が必要となる。

❷内科的治療で改善しない膿瘍（腹腔内膿瘍，後腹膜膿瘍）ではドレナージを行う。

❸大量出血，腸管穿孔などの場合は緊急手術が必要となる。

## 症候の診かた

❶腹痛，下痢，体重減少：問診で，夜間の腹痛がないかどうかを聞くのもポイントである（夜間は，副交感神経が亢進して，腸液の分泌が亢進し，早朝に痛みが出現する）。

❷腹部症状を欠き，肛門病変に伴う症状，不明熱，関節痛などで発症することもある。

## 検査所見とその読みかた

❶血液検査は重要であり，貧血や低アルブミン血症が存在する場合は，精査を急ぐ。

❷感染性腸炎の除外のために必ず便培養を行う。

❸上部・下部消化管内視鏡検査・小腸内視鏡検査（主としてバルーン内視鏡を用いる。カプセル内視鏡による診断基準が確立していない），また消化管造影検査を行い，Crohn病に特徴的な消化管所見から診断する（図1）。

## 確定診断の決め手

上記の身体所見・検査所見ならびに表1の診断基準に沿って診断を行う。

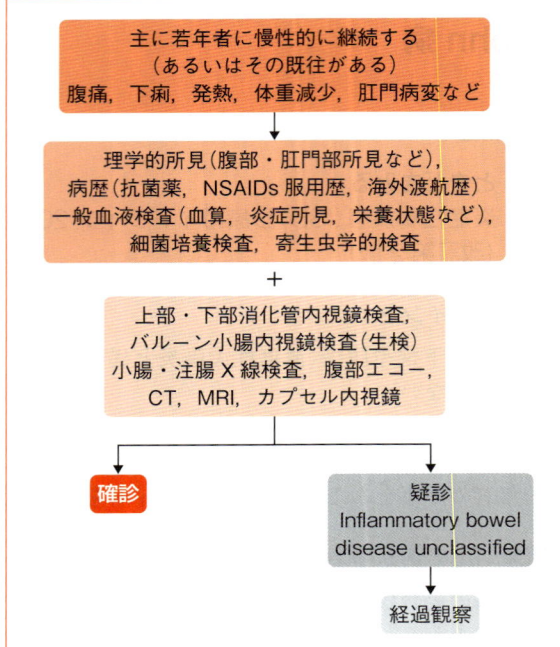

**図1** Crohn 病診断手順のフローチャート

〔厚生労働科学研究費補助金 難治性疾患政策研究事業「難治性炎症性腸管障害に関する調査研究」（久松班）：潰瘍性大腸炎・クローン病 診断基準・治療指針（令和4年度改訂版）より〕

## 表1 診断基準

**(1)主要所見**
- A. 縦走潰瘍
- B. 敷石像
- C. 非乾酪性類上皮細胞肉芽腫

**(2)副所見**
- a. 消化管の広範囲に認める不整形～類円形潰瘍またはアフタ
- b. 特徴的な肛門病変
- c. 特徴的な胃・十二指腸病変

**確診例：**
- ①主要所見のA またはB を有するもの
- ②主要所見のC と副所見のa またはb を有するもの
- ③副所見のa, b, c すべてを有するもの

**疑診例：**
- ①主要所見のC と副所見のc を有するもの
- ②主要所見のA またはB を有するが潰瘍性大腸炎や腸管型Behçet病，単純性潰瘍，虚血性腸病変と鑑別ができないもの
- ③主要所見のC のみを有するもの
- ④副所見のいずれか2つまたは1つのみを有するもの

## 誤診しやすい疾患との鑑別ポイント

　縦走潰瘍を特徴とする疾患との鑑別が重要である。

❶感染性腸炎：サルモネラ腸炎，腸管出血性大腸菌腸炎，腸結核（⇨667頁，通常は輪状潰瘍を呈するが，まれに縦走傾向のある潰瘍病変を伴う），サイトメガロウイルス腸炎，エルシニア腸炎。

❷薬剤性：NSAIDs起因性腸炎，collagenous colitis。

❸潰瘍性大腸炎（⇨676頁）：好発部位は下行結腸，横行結腸。縦走潰瘍周辺粘膜が発赤，顆粒状を呈する。

❹腸管Behçet病（⇨667頁），血管炎（結節性多発動脈炎，ループス血管炎）に伴う潰瘍性病変。

## 確定診断がつかないとき試みること

　Crohn病の確定診断に至らず，鑑別困難な場合にしばしば遭遇する。その場合には，患者の臨床経過をみながら，慎重にフォローしていく。

## 合併症・続発症の診断

❶腸管狭窄：消化管造影や内視鏡により確認する。

❷内瘻：消化管との間，膀胱・尿管などに瘻孔が形成される。また，腸間膜・腸腰筋などに穿通した場合は腹腔内膿瘍を形成する。

❸外瘻：消化管と皮膚，あるいは肛門・直腸の瘻孔が肛門周囲の皮膚に開口する。

❹発癌：痔瘻や瘻孔に癌が合併する場合がある。消化管の慢性炎症に伴う消化管癌にも注意を要する。

❺腸管外合併症：関節炎，皮膚病変など（結節性紅斑は，比較的予後はよい。壊疽性膿皮症などが認められた場合には，皮膚科へのコンサルテーションを考える）。

## 予後判定の基準

　痔瘻，広範な小腸病変，小腸～大腸に及ぶ広範囲病変，大腸の深い潰瘍病変，狭窄や瘻孔病変。初診時にこれら所見が認められた場合には，早期の段階から生物学的製剤などの使用を考慮する。

## 経過観察のための検査・処置

　治療中の患者にCrohn病の徴候または腹部症状の悪化を認めた場合，バイオマーカー（fecal calprotectin, LRG），小腸X線造影検査，内視鏡検査または横断的画像診断法（腹部エコー，CT, MRI）を用いて腸管炎症を評価すべきである。

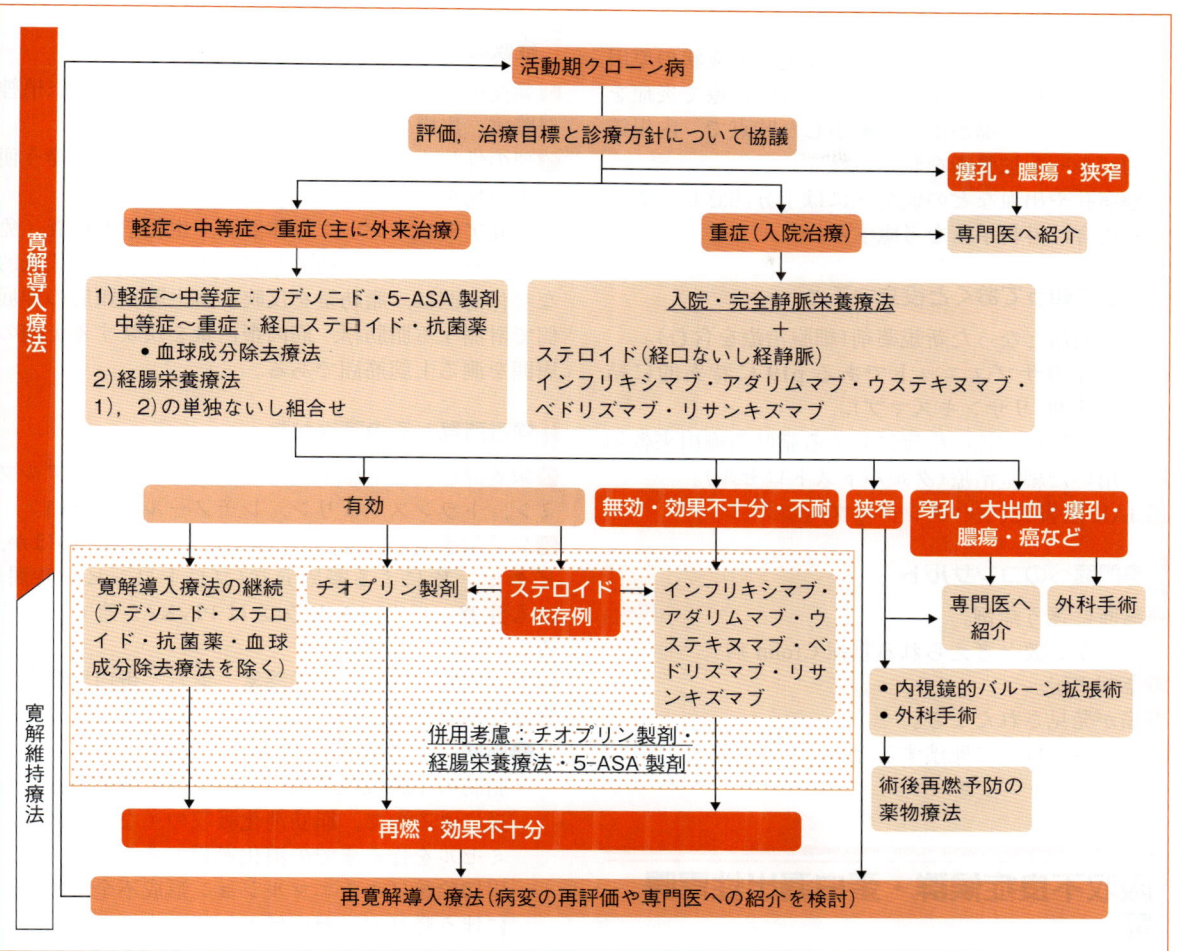

**図2** Crohn病治療フローチャート

〔厚生労働科学研究費補助金 難治性疾患政策研究事業「難治性炎症性腸管障害に関する調査研究」（久松班）：潰瘍性大腸炎・クローン病 診断基準・治療指針（令和4年度改訂版）より〕

## 治療法ワンポイント・メモ

**❶寛解導入療法**

❶活動期においては，患者の全身状態，病変の罹患範囲などを的確に診断し，基本的には「難治性炎症性腸管障害に関する調査研究」班の治療指針や日本消化器病学会のガイドラインが提案している治療指針に基づき，治療を進めていくことが必要である（図2）。

❷生物学的製剤を使用する前には，肝炎ウイルス・結核をはじめとした感染症に関する検査を必ず行う。

**❷寛解維持療法**

❶寛解維持療法として，在宅経腸栄養療法，薬物療法（5-ASA製剤，アザチオプリンなど）が用いられる。生物物学的製剤により寛解導入されたあとは，それぞれの定期的投与が寛解維持に有効である。

❷NUDT15遺伝子多型を調べることで，チオプリン製剤による重篤な副作用（白血球減少，脱毛）が回避できる。

**❸肛門部病変に対する治療**

❶痔瘻・肛門周囲膿瘍に対しては，必要に応じドレナージなどを行い，抗菌薬などで治療する。

❷生物学的製剤による治療は，上記により膿瘍がコントロールされたことを画像検査で確認したうえで考慮する。

❹狭窄の治療

　❶内視鏡が到達可能な箇所に通過障害症状の原因となる狭窄を認める場合は，内科的治療で炎症を鎮静化し，潰瘍が消失・縮小した時点で，内視鏡的バルーン拡張術を試みる。

　❷穿孔や出血などの偶発症には十分注意し，無効な場合は外科手術を考慮する。

### さらに知っておくと役立つこと

　保険適用となった新規薬剤(細胞治療を含む)。

**1** IL-23 のサブユニットである p19 に特異的に結合する薬剤(リサンキズマブ)。

**2** 薬物治療抵抗性の痔瘻に対する脂肪組織由来幹細胞を用いた細胞治療(ダルバドストロセル)。

**3** JAK 阻害薬(ウパダシチニブ)。

### 専門医へのコンサルト

**1** 診断に迷う症例。

**2** 入院が必要と考えられる重症 Crohn 病。

**3** 薬剤不耐。

**4** 癌が発見されたとき。

**5** 腸管外合併症に難渋するとき。

# 吸収不良症候群・蛋白漏出性胃腸症

Malabsorption Syndrome, Protein-losing Gastroenteropathy

**穗苅 量太**　防衛医科大学校教授・消化器内科

## I 吸収不良症候群

[頻度] **ときどきみる**

### 診断のポイント

**1** 3 大栄養素のほか，ビタミン・電解質・ミネラルなど微量栄養素を含む多彩な欠乏症状が想定される。

**2** 3 大栄養素のなかで最も障害を受けやすいのは脂肪である。

**3** 基礎疾患は，手術後の消化吸収障害，膵外分泌障害，Crohn 病，小腸切除，膵切除，乳糖不耐症などが多い。海外では Celiac 病が多い。

### 症候の診かた

**1** 頻度の高い症候：貧血，出血傾向，胃痛，末梢神経障害，皮膚炎，口角炎の頻度が高い。

**2** 便の性状：光沢があり，色調の薄く悪臭を伴う便は脂肪便を疑う。

**3** 栄養アセスメント：身体計測，生化学的検査，免疫学的パラメータ，筋力測定が中心となる。代表的な身体計測は，脂肪量を反映する上腕三頭筋の伸展側で計測する脂肪厚，筋肉蛋白量を反映する上腕の周囲を測る上腕筋囲である。

### 検査所見とその読みかた

**1** 栄養評価：血清総蛋白，アルブミン，プレアルブミン，トランスフェリン，レチノール結合蛋白。

**2** 欠乏栄養素の評価：胆汁酸やビタミン $B_{12}$ のほか，ビタミン K による凝固異常(プロトロンビン時間)にも注意。ビタミン K 欠乏は PIVKA2 値で代用する。

**3** 消化吸収試験：三大栄養素，糖質，蛋白，脂肪に分けて検査する。

　❶脂肪

　・脂肪の小腸吸収細胞への吸収は受動的な拡散輸送によるので，脂肪消化吸収の主な障害部位はミセルを作るまでの消化過程である。

　・胃切除後によるエマルジョン形成不全，膵疾患に伴う膵リパーゼの低下，胆道疾患によるミセル化障害などが基礎疾患になる。

　・脂肪便の定義は日本では 40 g 以上の脂肪摂取時に 5 g 以上の糞便脂肪排泄量を示すものである。より簡便には便の総量を 3 日間連続で計り，1 日あたり 200 g 以上のときに疑い，光沢ある外観が特徴である。

　・糞便中脂肪測定のゴールドスタンダードは van de Kamer 法である。Sudan Ⅲ 染色法は簡便なスクリーニングである。

　❷糖質

　・小腸上皮細胞刷子縁膜の酵素の欠損・低下が消化吸収障害の原因となる。

　・ラクターゼの低下・欠損による乳糖不耐症は乳糖 20 g を飲用後，血糖上昇が 10 mg/dL 未満か，呼気中水素ガス濃度が 20 ppm 以上増加する場合，診断される。

　・D-キシロース吸収試験は D-キシロース 25 g 負荷にて 5 時間の尿中排泄量が 5 g 以下を陽性とし，腸管実効面積減少型の吸収障害を考える。

❸蛋白質
- 蛋白質も刷子縁膜の分解酵素と輸送担体が吸収に重要である。
- 糖質と異なり多種類のペプチド分解酵素が存在し，基質特異性が低いため消化不良は生じにくい。

## 確定診断の決め手

1 消化吸収試験で診断することに加えて，栄養評価を怠らないこと。
2 ビタミン類や微量元素の低下を伴っていないか確認すること。

## 誤診しやすい疾患との鑑別ポイント

1 神経性無食欲症に代表される栄養摂取不良に伴う低栄養状態：詳細な病歴聴取が重要。
2 慢性炎症や悪性新生物に伴う消耗。
3 内分泌疾患。

## 確定診断がつかないとき試みること

管腔内細菌叢異常に基づくものを疑う際は，抗菌薬の使用が診断的に有用なことがある。

## 合併症・続発症の診断

皮膚症状，貧血，末梢神経障害，出血傾向など不足物質により多彩な合併症をきたしうる。

## 予後判定の基準

基礎疾患により異なる。

## 治療法ワンポイント・メモ

1 栄養アセスメントを経時的に行い治療の評価をする。
2 Crohn 病の短腸症候群に対してテデュグルチドが使用可能になった。
3 手術適応のポイント：小腸移植適応評価は，日本消化管学会の小腸移植検討委員会が全国の認定実施施設の選定やレシピエントの適応評価を行っている。

## さらに知っておくと役立つこと

まれな原因の検査として，血清ガストリン（Zollinger-Ellison 症候群），内因子および壁細胞抗体（悪性貧血），汗中塩化物（嚢胞性線維症），リポ蛋白電気泳動（無 $\beta$ リポ蛋白血症），血漿コルチゾール（Addison 病）がある。

## Ⅱ 蛋白漏出性胃腸症

頻度 ときどきみる（原発性はあまりみない）

### 診断のポイント

主たる症状は浮腫であり顔面や下肢の浮腫が唯一の症状である場合が少なくない。消化器症状の欠如する例もあることに注意する。

### 症候の診かた

低アルブミン血症をきたす他の疾患の鑑別を同時に行う。

### 検査所見とその読みかた

1 アルブミンの低下：浮腫，下痢。
2 IgG やリンパ球数の低下：免疫不全。
3 Ca 値，Mg 値：しびれ，テタニー。
4 $\alpha_1$ アンチトリプシンクリアランス（$\alpha_1$AT）：13 mL/日以上を異常とする。
5 ${}^{99m}$Tc ヒト血清アルブミンシンチグラフィ：簡便であり蛋白漏出の可能性と，大体の漏出の場所を類推することができる。
6 心エコー，右心カテーテル検査：右心不全，拡張不全。

### 確定診断の決め手

確定診断には消化管への蛋白漏出を定量的に証明することが不可欠であり，$\alpha_1$AT クリアランスが有用である。生理的にアルブミンは上部消化管で分泌され下部消化管で吸収されている。

### 誤診しやすい疾患との鑑別ポイント

1 低アルブミン血症をきたすものとしてネフローゼ（⇨ 967 頁）や肝硬変（⇨ 713 頁）があるが，鑑別は容易である。
2 栄養摂取不良に伴う低栄養状態，慢性炎症や悪性新生物に伴う消耗，内分泌疾患が鑑別に重要である。特に神経性無食欲症では病歴から鑑別が困難なことがある。

### 確定診断がつかないとき試みること

小腸の画像検査をする。造影検査のほか，CT，MRI，カプセル内視鏡，バルーン内視鏡などさまざまなモダリティがある。

## 合併症・続発症の診断

　低γグロブリン血症が高度であると日和見感染が問題となる。

## 予後判定の基準

　基礎疾患により異なる。

## 治療法ワンポイント・メモ

　ステロイドの使用に関しては，免疫不全状態であることを考え有効性が期待できる患者に期間を区切って使用すべきである。漫然と使用するべきではない。

## さらに知っておくと役立つこと

　原発性で遅発性の腸リンパ管拡張症の場合でも，1〜2年の経過でリンパ管の側副路が育ち改善する可能性がある。それまで易感染性に注意し，しっかりとした対症療法をすることが大事である。長期経過観察中，悪性リンパ腫が診断される場合がある。

# 潰瘍性大腸炎

## Ulcerative Colitis

**久松 理一**　杏林大学教授・消化器内科学

(頻度) 2015年度の疫学調査研究で日本の潰瘍性大腸炎患者数は推定22万人（J Gastroenterol 55: 131，2020）。

(GL) ・潰瘍性大腸炎・クローン病 診断基準・治療指針 令和4年度改訂版（2023）
　・炎症性腸疾患（IBD）診療ガイドライン2020（改訂第2版）（2020）

## 診断のポイント

**1** 持続性または反復性の粘血便・血性下痢（あるいはその既往）。

**2** 下部消化管内視鏡検査で特徴的な内視鏡所見。

**3** 鑑別疾患を除外。

## 緊急対応の判断基準

**1** 通常治療に反応しない治療抵抗例では，分子標的治療薬の経験のある専門施設へ搬送する。

**2** 外科手術の適応となる重症，劇症型，内科的治療抵抗例ではすみやかに外科手術可能な施設に搬送す

る。中毒性巨大結腸症（横行結腸径6 cm以上）は外科手術適応である。

## 症候の診かた

**1** 血便・下痢：患者によって表現が異なるため，詳細に聴取する。

　**❶** 血便の程度には有形便に付着する鮮血，粘液に混じる粘血便，ほぼ血液だけの血性下痢がある。下痢の程度にも，軟便，泥状便，水様便がある。

　**❷** 本疾患ではいずれかの時期に持続する粘血便が認められることが多い。

**2** 腹痛

　**❶** 排便時に左下腹部痛を自覚することが多い。重症例では腹膜刺激症状を認めることがある。

　**❷** 活動性の強い患者で心窩部の腸管拡張所見（腹部膨満，鼓音）を認めた場合は，中毒性巨大結腸症の可能性がある。

**3** 便意切迫感と便失禁：便意を感じてから我慢ができない症状（便意切迫感）と下着を汚してしまう状況（便失禁）は患者QOLを下げる。特に活動期には，排ガスと排便の区別がつかないことがある。

**4** 発熱：結節性紅斑や関節症状などの腸管外合併症を伴う場合に多い。腸管症状が強く，38℃以上の発熱が持続する場合は劇症型の可能性がある。

## 検査所見とその読みかた

**1** スクリーニング検査

　**❶** 軽症例では血液検査値に異常のないことがある。活動性が強くなると白血球数高値，貧血，低アルブミン血症，血清CRPの上昇を認める。

　**❷** 初診時や再燃時では，感染性腸炎の鑑別のために一般細菌便培養検査と Clostridioides difficile 検査（トキシン検査）は行う。

**2** 便中カルプロテクチン（fCP）と血清ロイシンリッチ $\alpha_2$ グリコプロテイン（LRG）

　**❶** fCPとLRGは血清CRPよりも鋭敏で内視鏡的活動性と相関性の高いマーカーであり，その陰性化は内視鏡的寛解達成の目安となる。

　**❷** fCPとLRGは3か月おきに測定できる。また両マーカーと内視鏡検査は同月に施行することはできない。

**3** 下部消化管内視鏡検査

　**❶** 直腸からびまん性，連続性に広がる粘膜を主体とした炎症で，粘液付着や鉗子や空気送入により出血する粘膜の脆弱性が認められる。活動性が強くなると深い潰瘍病変や自然出血を伴う。慢性に

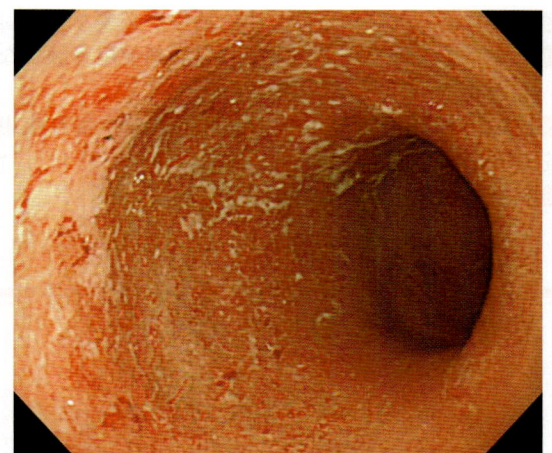

**図1** 潰瘍性大腸炎の内視鏡像

経過した症例はハウストラが消失し鉛管状を呈する（図1）。

❷原則として終末回腸まで観察する total ileocolonoscopy を行うが，重症例ではリスクを伴うため前処置なしの S 状結腸までの観察（flexible sigmoidoscopy）に留め深部挿入は行わない。

❹生検病理所見：病理所見のみで確定診断はできないが，典型的所見として陰窩膿瘍，陰窩のねじれ，basal plasmacytosis，杯細胞の減少などがある。

❺横断的画像検査：CT，MRI は重症例で内視鏡の深部挿入ができない場合の口側腸管の評価に用いることがある。特に腸管エコー検査は非侵襲的で，深部大腸の評価や治療反応性の評価に有用である。

### 確定診断の決め手

❶持続・反復する血便がある。

❷下部消化管内視鏡で特徴的な内視鏡像と病理所見。

❸鑑別疾患が除外できる。

### 誤診しやすい疾患との鑑別ポイント

**１** Crohn 病（⇨671 頁）

❶ Crohn 病の大腸病変は非連続性（skip lesion），深い縦走潰瘍や敷石像を特徴とするが，時に活動性の強い潰瘍性大腸炎で縦走傾向のある潰瘍を呈することがある。また治療介入により両者の鑑別が困難になることもある。過去の内視鏡所見，小腸病変の有無，病理所見などが参考になる。

❷潰瘍性大腸炎と Crohn 病の鑑別がつかない症例は IBD unclassified と分類する。

**２** 感染性腸炎（⇨ 663 頁）

❶感染性腸炎も粘膜主体に炎症を生じるが，分布が右側優位であることが多く直腸がスペアされることが多い。カンピロバクター腸炎では回盲弁の腫大やびらんなどが特徴的である。内視鏡所見も粘膜下出血が目立つことが多い。

❷ただし，初発急性期の潰瘍性大腸炎と感染性腸炎は内視鏡，病理所見的にも鑑別がつかないこともあり，病歴聴取は非常に重要である。

**３** 大腸赤痢アメーバ症（⇨1222 頁）

❶急性の下痢，血便を呈し，病変部位は全大腸，特に盲腸と直腸に好発する。典型的内視鏡所見は多発するタコイボ状変化と汚い粘液で診断は容易だが，重症例では不整な潰瘍を呈するなど典型的所見を呈さないこともあり，直腸病変を伴う全大腸炎として潰瘍性大腸炎と鑑別が必要になる。

❷問診とともに，病変部位からの生検病理診断（HE 染色もしくは PAS 染色）で赤血球を貪食したアメーバ栄養体を検出する。施設によっては腸液の鏡検法により生きた虫体を確認できる。

### 確定診断がつかないとき試みること

❶内視鏡下生検病理検査は病変部位だけではなく，炎症がないと思われる部位からも行うこと（特に直腸）。

❷感染症をまず否定すること。軽症例では時間的に余裕があるので少し経過観察を行う。感染性腸炎の多くは一過性で，潰瘍性大腸炎では症状は反復・持続する。

❸ Crohn 病との診断に困る場合は，積極的に小腸や上部消化管の検査を行う。

### 合併症・続発症の診断

❶腸管外合併症として，関節症状（関節炎，関節痛），皮膚症状（結節性紅斑，壊疽性膿皮症），原発性硬化性胆管炎（PSC）などが知られている。

❷潰瘍性大腸炎は深部静脈血栓症の中等度リスクであり，特に活動性が高い入院患者では D ダイマーや下肢静脈エコーでスクリーニング検査を行う。

❸左側型，全大腸炎型で発症から 10 年を経過した症例では潰瘍性大腸炎関連大腸癌のリスクが上昇する。このため発症 8 年後からはサーベイランス大腸内視鏡の施行が推奨される。

### 予後判定の基準

**１** 2020 年を境に，発症 10 年での全大腸摘出術のリ

スクは 15.2％から 9.6％に低下している（Clin Gastroenterol Hepatol 19: 2031-2045, e11, 2021）。

**❷** 内視鏡的寛解達成患者では累積非再燃寛解率，累積非手術率は高い。

**❸** 高齢潰瘍性大腸炎患者のうち，高齢発症患者では感染症合併率が高く，術後予後も非高齢発症者と比較して不良である（J Crohns Colitis 10: 176-185, 2016, BMC Surg 22: 215, 2022）。

### 経過観察のための検査・処置

**❶** 潰瘍性大腸炎のマネジメントは短期的な症状改善に加えて長期予後の改善（全大腸摘出術の回避，潰瘍性大腸炎関連大腸癌のリスク軽減）が目標となっている。内視鏡を治療ターゲットとした treat to target ストラテジーが提唱されている（Gastroenterology 160: 1570-1583, 2021）。

**❷** 疾患活動性のモニタリングには内視鏡所見を反映する fCP や LRG，もしくは非侵襲的な腸管エコーが有用である。

**❸** 新規治療介入の効果判定としての内視鏡は 6 か月後〜1 年後に行う。

### 治療法ワンポイント・メモ

**❶** 生活指導：寛解には過度な食事制限は必要ない。活動期には過剰な脂質や刺激物は避け，規則正しい食事摂取を心がける。寛解期では運動制限は必要ない。普段から睡眠は十分とるように心がける。

**❷** 薬物治療

　**❶** 基本治療薬である 5-アミノサリチル酸（5-ASA）製剤は寛解導入には最大用量で使用し，寛解期にはアドヒアランスに注意する。

　**❷** 副腎皮質ステロイドは寛解維持には用いない。十分量で投与し，3 か月以内にオフを目指す。

　**❸** チオプリン製剤使用前には *NUDT15* 遺伝子多型検査を行う。

　**❹** ステロイド抵抗例，ステロイド依存例は分子標的治療薬の適応であり，専門医での開始が望ましい。

**❸** 大量出血，穿孔，内科的治療抵抗例，大腸癌合併（high grade dysplasia を含む）は大腸全摘術の適応である。

### 専門医へのコンサルト

**❶** 劇症例，外科手術を考慮すべき重症例。

**❷** 診断がつかず治療を待てないような中等症以上の症状を有する場合。

**❸** ステロイド抵抗例で分子標的治療が必要な場合。

**❹** ステロイド依存例でチオプリン製剤使用経験がないとき。

**❺** 高齢患者（特に高齢発症潰瘍性大腸炎や併存疾患を有する場合）。

**❻** 腸管外合併症を有する患者。

# 過敏性腸症候群
## Irritable Bowel Syndrome (IBS)

福土 審 　石巻赤十字病院・心療内科部長（宮城）/東北大学名誉教授

**頻度** **よくみる**〔Rome Ⅳ 有病率 2.2％（IBS-C 0.5％，IBS-D 0.8％，IBS-M 0.8％，IBS-U 0.1％），Rome Ⅲ 有病率 9.3％（IBS-C 3.0％，IBS-D 3.1％，IBS-M 2.7％，IBS-U 0.6％）（Gastroenterology 160: 99-144, e3, 2021, Neurogastroenterol Motil 35: e14581, 2023）〕

**GL** 機能性消化管疾患疾患診療ガイドライン 2020 —過敏性腸症候群（IBS）（改訂第 2 版）

### 診断のポイント

診断は Rome Ⅳ 診断基準を用いる（**表 1**）。

**❶** 腹痛と便通異常（下痢，便秘またはその交代）が続く。

**❷** 腹痛と便通異常が独立ではなく，互いに関係している。

**❸** 発熱，血便，体重減少がない。

**❹** 通常検査で症状を説明する異常がない。

**❺** 刺激（心理社会的ストレスや食物）によって悪化する。

**❻** また，便通異常による便秘型（IBS-C），下痢型（IBS-D），混合型（IBS-M），分類不能型（IBS-U）などの型分類も Rome Ⅳ 基準では便通異常があるときの便形状だけから明確に定義する（Gastroenterology 150: 1393-1407, 2016）。便秘型は兎糞状便・硬便が 25％より多く水様便・泥状便が 25％未満，下痢型は水様便・泥状便が 25％より多く兎糞状便・硬便が 25％未満，混合型は兎糞状便・硬便が 25％より多くかつ水様便・泥状便も 25％より多く，分類不能型は以上のいずれでもないものである（**図 1**）。

### 症候の診かた

**❶** 主要症状：腹痛・腹部不快感と便通異常（便秘，下痢あるいはその交替）が相互に関連し合い，慢性の

### 表1 IBS の Rome Ⅳ診断基準

- 腹痛が，
- 最近 3 か月のなかの 1 週間につき少なくとも 1 日以上は生じ，
- 下記の 2 項目以上の特徴を示す。
  - (1) 排便に関連する
  - (2) 排便頻度の変化に関連する
  - (3) 便形状(外観)の変化に関連する

*少なくとも診断の 6 か月以上前に症状が出現し，最近 3 か月間は基準を満たす必要がある。

〔Lacy BE, et al: Bowel disorders. Gastroenterology 150 (6): 1393-1407, 2016 より〕

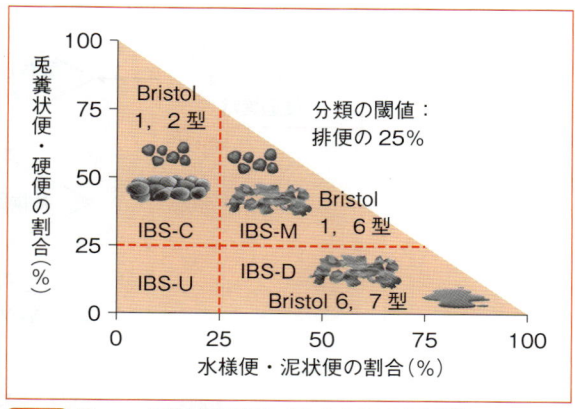

### 図1 Rome Ⅳ診断基準に基づく IBS 型分類

〔Lacy BE, et al: Bowel disorders. Gastroenterology 150 (6): 1393-1407, 2016 より〕

病像を呈する。血便，発熱，体重減少，関節痛(警告症状・徴候)は IBS では生じない。

❷便形状：Bristol 便形状尺度(図2)を用いて症状悪化時に優勢になる便形状の割合を判定する。

❸主要症状の刺激反応性亢進：心身症の病態を呈する場合が多く，心理社会的ストレス負荷後の発症もしくは症状増悪がみられる。摂食後の症状増悪もしばしば認められる〔機能性消化管疾患診療ガイドライン 2020 ―過敏性腸症候群〔IBS〕改訂第 2 版，J Gastroenterol 56: 193-217, 2021〕。

❹その他の消化管症状：腹部膨満感，ガスの増加，心窩部痛，季肋部痛，悪心，食欲不振，胸やけなどが多い。

❺消化管以外の身体症状：頭痛，頭重感，顎関節痛，めまい，動悸，頻尿，月経障害，筋痛，四肢末端の冷感，易疲労感をきたすことがある。

❻心理的異常：抑うつ感，不安感，緊張感，不眠，焦燥感，意欲低下，心気傾向をしばしば認める。

❼身体所見：触診にて下腹部，特に左下腹部の圧痛を示す症例が多い。腹部聴診では腸雑音の亢進がまれならず認められる。腹部腫瘤触知，腹部波動，直腸指針による腫瘤触知，血液付着はない。

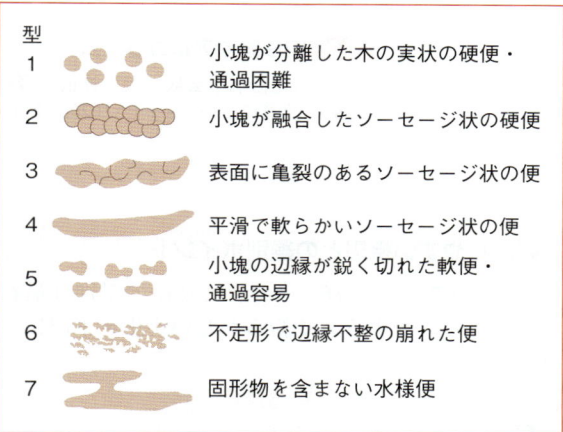

| 型 | |
|---|---|
| 1 | 小塊が分離した木の実状の硬便・通過困難 |
| 2 | 小塊が融合したソーセージ状の硬便 |
| 3 | 表面に亀裂のあるソーセージ状の便 |
| 4 | 平滑で軟らかいソーセージ状の便 |
| 5 | 小塊の辺縁が鋭く切れた軟便・通過容易 |
| 6 | 不定形で辺縁不整の崩れた便 |
| 7 | 固形物を含まない水様便 |

### 図2 Bristol 便形状尺度概念図

〔Lacy BE, et al: Bowel disorders. Gastroenterology 150 (6): 1393-1407, 2016 より〕

## 検査所見とその読みかた

❶スクリーニング検査：血液生化学検査，末梢血球数，炎症反応，尿一般検査，便潜血検査は基本的に陰性である。

❷大腸内視鏡検査：異常を認めない。

❸境界域検査所見：大腸内視鏡検査にて直径 5 mm 以下の良性ポリープ，炎症所見を伴わない非多発性大腸憩室が存在しても IBS の診断は妥当である。IBS-D の場合，高感度 CRP，糞便カルプロテクチンが軽度上昇する例もあるが潰瘍性大腸炎(UC：ulcerative colitis)または Crohr 病(CD：Crohn's dis-

ease)を合わせた炎症性腸疾患(IBD：inflammatory bowel disease)の水準ほど高値ではない。IBS では大腸生検組織像で軽度の非特異的炎症が認められる。

## 確定診断の決め手

❶症状が Rome Ⅳ基準を満たす。

❷悪性腫瘍と IBD に代表される器質的疾患の否定。

❸刺激(心理社会的ストレスや食物)によって悪化する脳腸相関の現象。

診断はガイドラインのアルゴリズムに沿って下す(図3)。

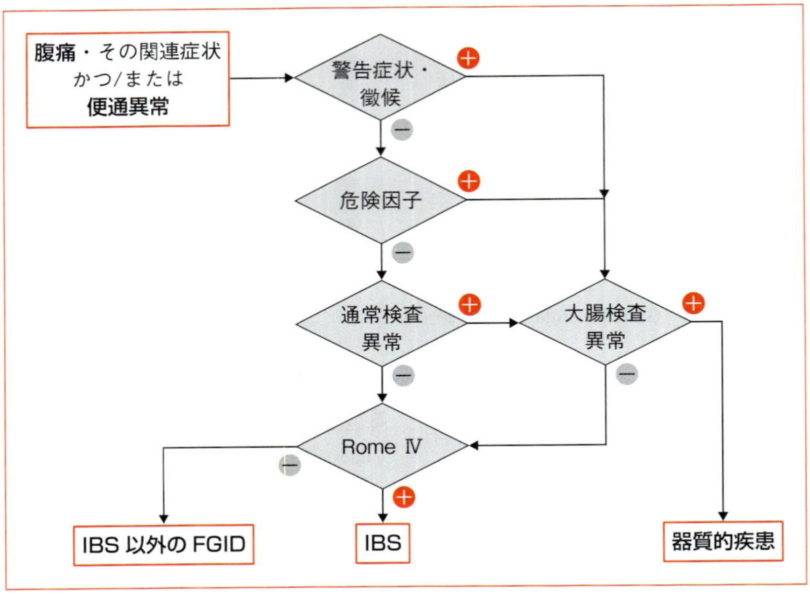

**図3** IBS 診断アルゴリズム

〔「日本消化器病学会編：機能性消化管疾患診療ガイドライン 2020 ─過敏性腸症候群(IBS), 改訂第 2 版. p.xvi, 2020, 南江堂」より許諾を得て転載〕

## 誤診しやすい疾患との鑑別ポイント

IBD(⇨671 頁, 676 頁)と悪性腫瘍の鑑別は最初に実施する。そのうえで紛らわしい疾患を下記にあげる。

### 1 *Clostridioides difficile* 感染症

❶ Bristol 便形状尺度≧ 5。

❷最近の抗菌薬使用, プロトンポンプ阻害薬使用, 癌化学療法。

❸年齢≧ 65 歳, 免疫不全, 長期入院, 消化器手術など脆弱要因。

❹ CD 毒素(*Clostridioides difficile* toxin), GDH(glutamate dehydrogenase), あるいは NAAT(nucleic acid amplification test)検査で陽性。

### 2 Microscopic colitis

❶慢性の水様性下痢, 時に腹痛, 体重減少。

❷大腸粘膜生検組織で上皮直下に厚さ≧ 10 $\mu$m の膠原線維束(collagenous colitis),

または,

❸大腸粘膜生検組織で上皮内リンパ球数≧ 20 個／上皮細胞 100 個(lymphocytic colitis)。

❹プロトンポンプ阻害薬あるいは NSAIDs 使用。

### 3 食物アレルギー(⇨1163 頁)

❶特定食物摂取に続く腹痛, 腹部不快感, 下痢。

❷アレルギー性疾患の病歴。

❸特定食物抗原への IgE 抗体値の上昇。

### 4 好酸球性胃腸炎

❶下痢, 腹痛, 嘔吐。

❷胃, 小腸, 大腸粘膜生検組織で粘膜内の好酸球数≧ 20/HPF。

❸腹水の存在, 腹水内好酸球数多数。

❹上記❶ +(❷ or ❸)必須, その他支持的所見：アレルギー性疾患の病歴, 末梢血好酸球増多, CT にて消化管壁肥厚, 内視鏡検査にて消化管の浮腫, 発赤, びらん, ステロイドの効果。

### 5 慢性偽性腸閉塞症, 巨大結腸症, colonic inertia

❶重症の便秘, 下痢・腐敗臭を伴う嘔吐(慢性偽性腸閉塞症)。

❷小腸, 大腸通過時間の顕著な延長。

❸消化管異常拡張〔腹部 X 線写真または CT 上, 小腸(慢性偽性腸閉塞症), 大腸(巨大結腸症)の拡張〕, または拡張のない大腸内糞便貯留(colonic inertia)。

### 6 以上のほかに, 糖尿病性胃腸症, 甲状腺疾患, 膵疾患, 胆道疾患, 胆汁性下痢(BAM：bile acid malabsorption), 乳糖不耐症(LMA：lactose malabsorption), 小腸内細菌異常増殖(SIBO：small intestinal bacterial overgrowth), 外国人の場合にはセリアック

病などが IBS と鑑別すべき疾患である。なお，BAM，LMA，SIBO は IBS に併存する病態とする見方もある。

## 確定診断がつかないとき試みること

**1** 鑑別の参考として，IBS-D では便形状が水様から泥状の割合が 25％以上だが，少量の硬便もみられ，不規則な便通が通常である。一方，胆汁性下痢ではほぼ水様便・泥状便が優勢である。

**2** 国際的には過剰な検査は好まれない。IBD と悪性腫瘍の可能性が低くなったら，IBS ガイドラインに沿って暫定的に診断し，治療をしたうえで検査結果の経過をみることにも妥当性がある。

**3** 典型例とは異なる症状の経過をたどる場合には大腸内視鏡検査再検，腹部 CT 検査，小腸内視鏡検査などを実施する場合がある。

## 合併症・続発症の診断

**1** 機能性ディスペプシア，胃食道逆流症，機能性便秘などの併存率が高い。

**2** 海外のデータだが，IBD の粘膜寛解が得られたのちに IBS 症状が残存する割合は UC が 33〜46％でオッズ比 5.7，CD が 45.6〜59.7％である。逆に IBS から IBD が発症する報告があり，3 年間の追跡で UC 発症が相対リスク 12.5，CD 発症が相対リスク 21.9 である。

**3** 片頭痛，緊張型頭痛，慢性疼痛，線維筋痛症，慢性疲労症候群，過活動膀胱，月経前症候群，顎関節症などの身体の不調を呈する疾患群を併存する。

**4** 不安症，うつ病，身体症状症の併存率も高く，前 2 者を有する者は IBS を新規発症しやすく，IBS や機能性ディスペプシアを有すると不安症，うつ病を新規発症しやすい。

## 予後判定の基準

**1** IBS が生命予後を悪化させる明確な根拠はない。

**2** IBS が Parkinson 病，認知症のリスクであることを示す疫学研究がある。

## 経過観察のための検査・処置

**1** 米国 FDA が推奨する IBS 症状の評価法がある。そのなかに腹痛を 0〜10 点の 11 段階で患者が表現する patient reported outcome（PRO）が含まれる。

**2** IBS 患者 57,851 例を 10 年間追跡したコホート研究では，最初の 3 か月の結腸癌の標準化発症比（SIR）8.42，直腸癌の標準化発症比 4.81 であったが，その後 4〜10 年間の結腸癌・直腸癌の標準化発症比は継続して 0.95 以下であった。ここから，初期の大腸内視鏡検査が重要であること，ならびに，IBS の診断から 3 年間は 6 か月に 1 回程度の血液検査などを行うことが推奨される。

## 治療法のワンポイント・メモ

**1** 患者医師関係がよいこと，患者の生活様式の改善が治療の基本になる。

**2** 腸で異常発酵を促し IBS 症状を悪化させるオリゴ糖，2 糖類，単糖類，ポリオール（FODMAP）を多含する食物を減じる低 FODMAP 食が注目されている。

**3** 治療は日本消化器病学会「機能性消化管疾患診療ガイドライン 2020 ―過敏性腸症候群（IBS）（改訂第 2 版）」のアルゴリズムに沿うことが原則となる。

**4** 薬物療法は消化管水準の治療（高分子重合体，消化管運動調整薬，プロバイオティクス，IBS-D への 5-HT$_3$ 受容体拮抗薬，IBS-C への上皮機能変容薬など）から開始し，無効であれば非ベンゾジアゼピン系抗不安薬，抗うつ薬などによる神経機能の調整に進む。

**5** 複数の薬物を併用する場合，薬効薬理に沿って処方する。薬理作用が相反する薬物を同時併用することは避ける。

**6** 薬物療法が無効な場合には認知行動療法をはじめとする心身医学的治療を適用する。

## さらに知っておくと役立つこと

**1** 癌や大きな炎症はないが，消化器症状が持続する科学的理由を，現在わかっている範囲で患者に十分情報提供したほうが治療しやすい。

**2** IBS では通常体重が減少しないが，食物刺激による症状増悪を回避しようとして摂食も回避し，体重が減少する回避制限性食物摂取症の続発が注目されている（「やせ」⇨72 頁参照）。

## 専門医へのコンサルト

IBS では心理社会的ストレスを惹起する状況を回避しようとする心理機制が働き，この回避行動が不安とともに主要症状の悪化，遷延化を招く。これをプログラムに沿って変容をはかるのが認知行動療法であり，メタ解析でも効果が示されている（J Gastroenterol 56: 193-217, 2021, Gastroenterology 150: 1393-1407, 2016）。心療内科をはじめ専門家に紹介する。

# 大腸癌
Colorectal Carcinoma

**石原 聡一郎** 東京大学教授・腫瘍外科

**頻度** よくみる
**GL** ・大腸癌治療ガイドライン 医師用 2022 年版
・遺伝性大腸癌診療ガイドライン 2020 年版

## 診断のポイント

**1** 60 歳台以降が多いが，50 歳未満の若年者大腸癌にも注意が必要(欧米を中心に増加傾向)。
**2** 症状が出にくいが，血便や排便習慣の変化が典型的な症状。
**3** 便潜血反応陽性。
**4** 大腸癌の既往歴や家族歴。
**5** 大腸内視鏡検査と病理検査によって確定診断。

## 緊急対応の判断基準

**1** 大腸癌で緊急対応が必要な場合は，腸閉塞，腸管穿孔，大量出血などを合併した場合であるが，なかでも腸閉塞が多い。
**2** 上記が合併，あるいは疑われる場合には，緊急手術などの対応を要する場合があるため高次医療機関への搬送が必要である。

## 症候の診かた

**1** 初期の段階では症状がでないことが多い。
**2** 血便：典型的で重要な所見であり，特に直腸癌など肛門に近い病変で現れやすいが，大腸口側の病変では肉眼的な血便は出にくい。患者自身が血便を正確に評価できない場合も少なくない(実際には血便ではない明るい便を血便と認識する，暗い色調の血便を血便と認識しない場合など)ので注意が必要である。
**3** 便通異常：狭窄による便秘や便柱狭小化が典型的であるが，下痢を主症状とすることも少なくない。いずれも一般的によくみられる症状だが，便通異常の出現や増悪が診断の重要なポイントである。
**4** 腹痛：一般的に頻度の高い愁訴であるが，大腸癌によって腹痛が出現する場合は，腸閉塞や腸管穿孔などを伴っている可能性もあり，注意が必要である。

## 検査所見とその読みかた

**1** スクリーニング検査：便潜血検査(2 回法)が広く行われており，感度は 30〜60％とされる。毎年受診することで大腸癌死亡率が 60％減少すると報告されている。
**2** 大腸内視鏡検査：病変の存在を確認し，生検組織の病理検査によって大腸癌の確定診断がなされる。壁深達度診断は特に重要であり，治療法を決定するファーストステップとなる。腺腫や鋸歯状病変の切除は大腸癌への進展を予防するのに有効である。
**3** CT 検査：進行度の決定において最も重要な検査であり，通常胸部から骨盤部の撮像を行う。壁深達度，リンパ節転移，遠隔臓器転移を診断し治療法を決定する。解像度や画像再構成技術の進歩により，血管の再構築像や CT colonography 画像の作成が可能となり，手術治療の計画に有用な情報が得られるようになった。
**4** MRI 検査：直腸癌の骨盤内進展(原発巣の局所進展，骨盤内リンパ節転移，extramural vascular invasion など)の診断には非常に有用な検査である。大腸癌の血行性転移として最も頻度の高い肝転移の質的診断，広がりの診断においても有用である。
**5** PET 検査：他の検査法によって診断が確定できない転移の診断に有用な検査である。狭窄を伴う大腸癌で大腸内視鏡が通過できない場合に，口側大腸における同時性重複病変の存在を判断するのに役立つ場合がある。

## 確定診断の決め手

**1** 検診異常あるいは症状に対する大腸内視鏡検査。
**2** 多くは典型的な内視鏡的肉眼所見によって診断が可能である。
**3** 生検検体の病理学的検査によって確定診断に至る。

## 誤診しやすい疾患との鑑別ポイント

**1** 痔核(⇨ 1904 頁，1905 頁)，裂肛などの良性肛門疾患
　**❶** 肛門鏡観察などによる局所の観察。
　**❷** 血便や肛門痛などの症状がある場合には，良性肛門疾患が認められても直腸癌など大腸癌の可能性を念頭におく。
　**❸** 症状が継続する場合などは大腸内視鏡検査を考慮する。
**2** 過敏性腸症候群(⇨ 678 頁)：腹痛，便秘，下痢など多彩な症状を呈するが，同じような症状が大腸癌によっても生じるので，鑑別診断のためには大腸内視鏡検査を考慮する。

❸ 炎症性腸疾患
　❶ **潰瘍性大腸炎**（⇨ 676 頁）は慢性の下痢や粘血便を主症状とし，大腸内視鏡検査によって診断される。長期経過例における大腸癌合併に注意が必要である。
　❷ **Crohn 病**（⇨ 671 頁）は腹痛や下痢を主症状とする。痔瘻などの肛門病変を高率に合併し，長期経過例における直腸肛門管癌の合併に注意が必要である。

## 確定診断がつかないとき試みること

❶ 大腸内視鏡検査と生検でほとんどの場合に確定診断がなされる。
❷ 強い狭窄や，病変の主座が粘膜下に存在するまれな場合などに，生検で癌組織をとらえられない場合がある。他の画像検査（CT，MRI，PET など）で大腸癌が否定できない場合には外科的あるいは内視鏡的切除を行い，切除検体の病理検査によって最終的に大腸癌の診断がつく場合がある。

## 合併症・続発症の診断

❶ 腸閉塞：排便停止，腹部膨満，腹痛などで発症する。大腸内視鏡検査などの前処置をきっかけに発症する場合が少なくなく，狭窄を伴う大腸癌が疑われる場合の下剤投与には注意が必要である。身体所見，腹部 X 線検査，CT 検査などによって診断される。
❷ 腸管穿孔・穿通：腹痛，発熱などで発症する。腸閉塞の状態を経て生じることも少なくない。遊離穿孔を生じれば汎発性腹膜炎を生じて非常に強い症状を呈するが，腸間膜などに穿通した場合には発熱以外の身体所見に乏しい場合があり注意が必要である。画像診断としては腹部 X 線検査，CT 検査などで診断される。

## 予後判定の基準

❶ 進行度分類としては壁深達度，リンパ節転移，遠隔転移を考慮した「大腸癌取扱い規約（第 9 版）」の進行度分類（Stage）がわが国では最も用いられている。
❷ 大腸癌研究会全国登録のデータでは，5 年全生存率は Stage Ⅰ：93.0%，Stage Ⅱ：88.2%，Stage Ⅲ：78.5%（根治度 A 症例），Stage Ⅳ：63.6%（根治度 B 症例），13.7%（根治度 C 症例）である。
❸ その他の予後因子としては，組織型（低分化腺癌，印環細胞癌，粘液癌），脈管侵襲（静脈侵襲陽性，リ

ンパ管侵襲陽性），大腸穿孔の有無（穿孔あり），CEA（高値）などがある（カッコ内は予後不良因子）。
❹ 免疫組織学的検査や遺伝子検査によるマイクロサテライト不安定性や *BRAF* 遺伝子変異も予後の層別化や治療方針決定に用いられる。

## 経過観察のための検査・処置

❶ 早期癌の内視鏡治療後：異時性大腸腫瘍，局所再発の検索を目的として大腸内視鏡検査によるサーベイランスを行う。一括切除かつ断端陰性の場合は 1 年前後，分割切除または水平断端陽性の場合は 6 か月前後を目安に行う。
❷ 外科的根治切除（根治度 A）後：局所再発や遠隔再発を対象としたサーベイランスを，5 年間を目安に行う。方法は癌の占拠部位（結腸か直腸）や進行度によって異なるが，術後 3 年間は問診・診察と腫瘍マーカー（CEA，CA19-9 など）測定を 3 か月間隔，以降は 6 か月間隔で行い，CT 検査は 6 か月間隔で行うことが多い。大腸内視鏡検査は術後 1 年目に行い，以降は 1〜2 年間隔で行う。
❸ 進行・再発大腸癌に対する薬物療法中：CT，MRI などの適切な画像検査を適宜用いて効果判定を行う。
❹ 遺伝性大腸癌に対するスクリーニング：Lynch 症候群は患者・家系内にさまざまな悪性腫瘍を発生することから，特に Amsterdam 基準 Ⅱ または改訂 Bethesda ガイドラインの基準を満たす場合には腫瘍組織のマイクロサテライト不安定検査によるスクリーニングを行う。

## 治療法ワンポイント・メモ

❶ 内視鏡治療：粘膜内癌，粘膜下層への軽度浸潤癌に対して行われる。粘膜下層浸潤癌に対して内視鏡治療が行われ，深部断端陽性の場合は強く外科的追加切除が推奨され，粘膜下層浸潤度 1,000 μm 以上，脈管侵襲陽性，低分化腺癌，印環細胞癌，粘液癌，簇出 BD2/3 が認められる場合には弱く外科的追加切除が推奨される。
❷ 手術治療：内視鏡治療の適応とならない Stage 0〜Ⅰ と Stage Ⅱ〜Ⅲ に対してはリンパ節郭清を伴う腸管切除が行われる。遠隔転移があっても切除可能な場合には切除による予後改善が期待できる。
❸ 薬物療法：殺細胞性抗癌薬，分子標的薬，免疫チェックポイント阻害薬が用いられる。高リスク Stage Ⅱ と Stage Ⅲ の術後には再発低減を目的とした補助化学療法が行われる。切除不能進行・再発大

腸癌に対して全身薬物療法が行われる。

❹放射線療法：進行下部直腸癌に対する術前照射などの補助放射線療法と，症状緩和目的の放射線療法がある。

### さらに知っておくと役立つこと

遺伝性大腸癌に家族性大腸腺腫症や Lynch 症候群に伴う大腸癌がある。これらは患者本人には腫瘍性病変を含むさまざまな随伴病変を伴うことから，それらに対するスクリーニングが必要である。また，患者本人のほかに，家族（血縁者）にも遺伝カウンセリングを行うことが望ましい。

### 専門医へのコンサルト

大腸癌の治療は内視鏡治療，外科的治療，薬物療法，放射線療法，緩和医療など多岐にわたるため，各専門領域，多職種の連携が重要である。

# 大腸ポリープ
## Polyp of the Colon and Rectum

斎藤　彰一　がん研有明病院・下部消化管内科部長（東京）

**頻度** よくみる

**GL** ・大腸ポリープ診療ガイドライン 2020（改訂第 2 版）
・大腸 EMR/ESD ガイドライン（第 2 版）（2019）

### 診断のポイント

❶大腸ポリープの約 8 割程度は腫瘍性病変で，そのうち半数以上は腺腫を主体とした良性腫瘍である（図 1a）。一般的に正常周囲粘膜と境界明瞭な淡発赤調，顆粒状の表面性状を呈する。

❷近年，「鋸歯状病変」とよばれるようになった群には，非腫瘍性病変である過形成性ポリープ（HP：hyperplastic polyp）（図 1b）から，腫瘍性病変として位置づけられる広基性鋸歯状病変（SSL：sessile serrated lesion）や鋸歯状腺腫（TSA：traditional serrated adenoma）までが広く含まれる。典型的な HP は 5 mm 以下で境界不明瞭，表面性状は平滑で白色調を呈する（図 1b）。

❸また鋸歯状病変のうち，HP に対しては放置可であるが，SSL や TSA と術前診断された病変に対しては内視鏡治療の適応となる。

❹遺伝性疾患を背景にした大腸ポリープ（過誤腫）では，Peutz-Jeghers 症候群，Cronkhite-Canada 症候群，Cowden 症候群，Turcot 症候群などがあげられる。

### 症候の診かた

❶便潜血検査 2 日法で 1 日のみの陽性反応でも必ず，患者に大腸内視鏡検査を推奨する。

❷家族内に大腸腫瘍の発生がみられる家系内では大腸内視鏡検査を推奨する。

### 検査所見とその読みかた

❶大腸ポリープの肉眼型は「大腸癌取扱い規約」に準じるが，さまざまな肉眼形態を呈するものがある（図 2）。

❷表面型病変であるⅡa，Ⅱbは隆起型に比して発見困難な場合が多く，わずかな発赤調変化に注意して観察すべきである（図 3a，b）。

❸特に表面陥凹型の場合は腫瘍径が小さい段階から粘膜下層（SM）浸潤がみられることが多いため，クリスタルバイオレット（CV）染色による拡大内視鏡観察や超音波内視鏡観察（EUS）を併用して評価する。これらの所見から粘膜内に限局する場合は内視鏡治療，SM 深部浸潤が疑われる場合は外科的治療を選択すべきである（図 3c）。

❹隆起型病変，例えば同じような肉眼形態を呈する有茎性ポリープでも，組織型はさまざまである。非腫瘍性病変の若年性ポリープ（図 4a）や，腺腫内癌（図 4b），頭部から SM 浸潤する「Head invasion」（図 4c）まで多種多様である。以上から，正常粘膜と境界の明瞭・不明瞭，表面性状（凹凸不整・陥凹やくずれ所見の有無）を慎重に観察して術前診断すべきである。

### 確定診断の決め手

❶色素散布による詳細な拡大内視鏡観察を行って，表層の腺管開口部の形態からポリープの組織像を予想する。腺管開口部の形態は pit pattern 分類（工藤・鶴田分類）として汎用されている。

❷また，画像強調内視鏡観察（IEE：image enhanced endoscopy）を用いて病変部表層の血管走行と表面模様を評価する場合は「JNET（Japan NBI Expert Team）分類」を用いる。

### 誤診しやすい疾患との鑑別ポイント

❶腫瘍性病変と非腫瘍性病変の鑑別のために，インジゴカルミン溶液を散布して通常観察を行う。それ

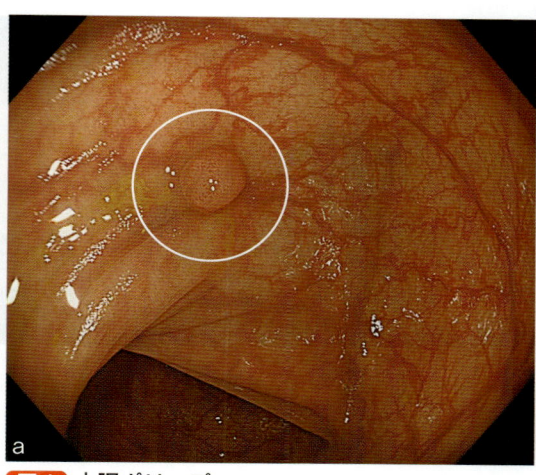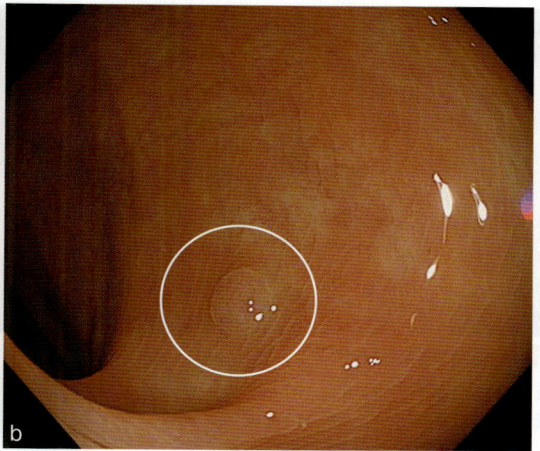

**図1** 大腸ポリープ

a：上行結腸にみられる通常型腺腫の典型例（Ⅰs，5mm大，○内）。
b：S状結腸にみられる過形成性ポリープの典型例（Ⅱa，3mm大，○内）。

でも鑑別が難しい場合は躊躇なく，CV染色下で拡大観察を行う。

❷腫瘍性病変である場合，良悪性の鑑別およびSM以深への浸潤の有無を慎重に見極めるべきである。

## 確定診断がつかないとき試みること

❶脱気水にて水中観察を行い，病変全体の可動性の有無，および生検鉗子などで触診して硬さの有無について観察する。

❷続いて，IEEおよびCV染色後の拡大観察を行う。

❸水中で観察することにより，病変部のハレーション（反射光）が消失し，より詳細に観察可能となる。

## 経過観察のための検査・処置

内視鏡治療後は内視鏡検査による定期的な経過観察が望まれるが，不可の場合は便潜血検査で代用する。

## 治療法ワンポイント・メモ

内視鏡治療時には，出血・穿孔といった偶発症を最大限，避ける必要がある。そのためには前処置を十分に行い，残渣・残液の吸引を事前に行う必要がある。

## さらに知っておくと役立つこと

すでに報告されている関連文献（胃と腸 55：671-682，2020）を熟読しておく。

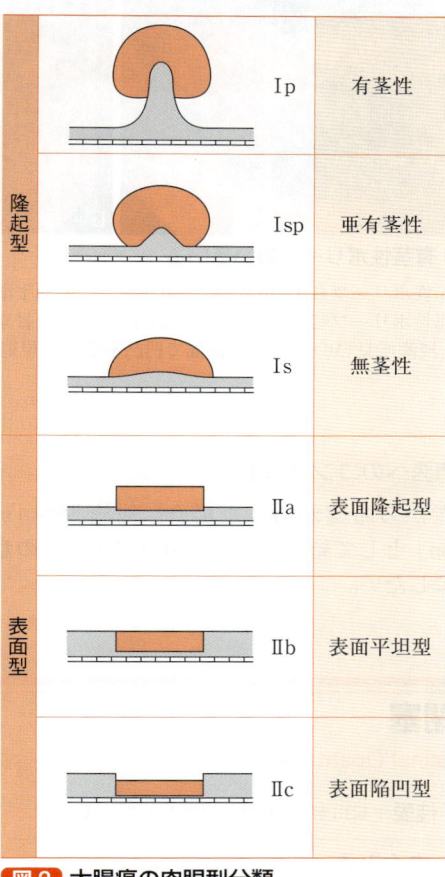

**図2** 大腸癌の肉眼型分類

〔大腸癌研究会 編：大腸癌取扱い規約（第9版）．金原出版，2018より〕

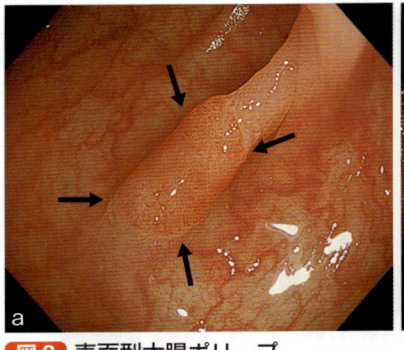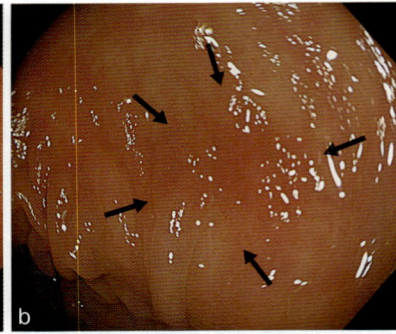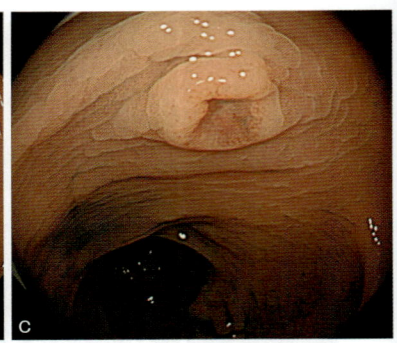

**図3** 表面型大腸ポリープ

a：表面隆起型ポリープ（Ⅱa，10 mm 大，➡）
b：表面平坦型ポリープ（Ⅱb，12 mm 大，➡）
c：表面陥凹型ポリープ（Ⅱa＋Ⅱc，5 mm 大）

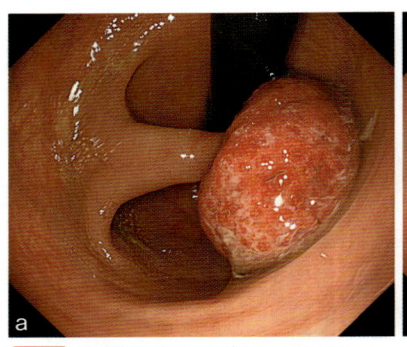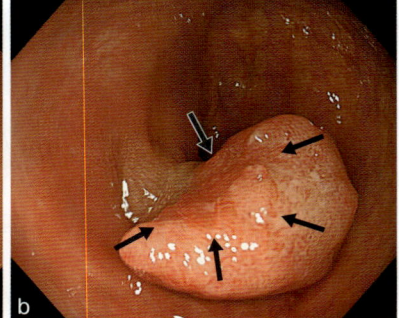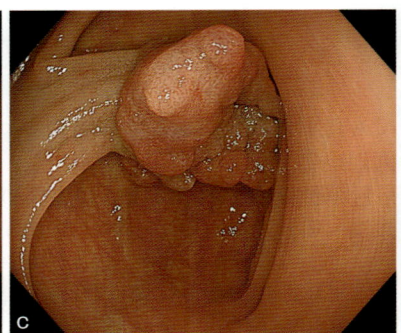

**図4** 有茎性ポリープのいろいろ

a：若年性ポリープ（20 mm 大）。強発赤調で，表面平滑。
b：腫瘍性ポリープ（20 mm 大）。表面の凹凸不整が目立ち，基部で崩れ所見を呈し（➡），同部で悪性所見が疑われる。
c：SM 浸潤所見（30 mm 大）。頭部で凹凸不整の不規則な陥凹面を認め，「Head invasion（SM 浸潤）」が疑われる。

## 専門医へのコンサルト

　患者から希望があった場合，他施設へ「second opinion」として紹介し，内視鏡専門医からの意見も参考にしたい。

---

# 腸閉塞
## Intestinal Obstruction

野坂 佳愛　松山赤十字病院・胃腸センター（愛媛）

**頻度** よくみる

**GL** 急性腹症診療ガイドライン 2015

　上記ガイドラインにおいて，「従来の機能性イレウス（腸管麻痺）のみをイレウスとし，従来の機械性イレウスはイレウスとはよばず，腸閉塞と定義する」とされた。

## 診断のポイント

**1** 腸閉塞とは，機械的な閉塞により腸管内容の肛門側への移動が障害される病態の総称である（胃と腸 54：740-741，2019）。腸管全体の運動性低下に起因するイレウスとは区別される（表1）。

**2** 排便・排ガスは停止し腸管拡張に伴う腹部膨隆，腹痛，悪心，嘔吐がみられる。

**3** 開腹手術歴を確認（原因として癒着性のものが過半数を占める）。

**4** 腹部所見で腹部膨隆や圧痛，腸雑音の異常。

**5** 腹部単純 X 線で腸管拡張と鏡面像〔ニボー（niveau）像〕。

**6** 腹部造影 CT で腸管拡張，閉塞機転，血流障害の

## 表1 腸閉塞の分類とその原因

1. **単純性腸閉塞：血流障害なし**
   - ①腸管癒着：開腹術後
   - ②腸管壁内疾患：腫瘍や炎症性腸疾患
   - ③腸管壁外性圧迫
   - ④腸管内異物
   - ⑤先天性異常　など
2. **絞扼性（複雑性）腸閉塞：血流障害あり**
   - ①腸重積症
   - ②腸捻転症
   - ③ヘルニア嵌頓症　など

有無を確認。

## 緊急対応の判断基準

❶絞扼性腸閉塞は緊急手術が必要になるので，迅速に診断し対応する必要がある。

❷緊急手術が必要になる臨床徴候

　❶持続する激烈な腹痛，腹膜刺激症状，腸蠕動音の減弱。

　❷絞扼性腸閉塞で腸管虚血が進行すると，乳酸値の上昇，代謝性アシドーシスを認める。

　❸腹部造影 CT では腸管血流の低下や腹水貯留，腹腔内遊離ガス像（free air）などに着目する。

## 症候の診かた

❶臨床症状

　❶腹痛

　- 初期は間欠性で次第に持続性になるが，嘔吐により一時的に腹痛が軽減することがある。
　- 絞扼性腸閉塞では初期から激烈な持続痛であることが多い。
　- 疝痛発作の周期から閉塞部位に関する手がかりが得られることもある（空腸閉塞は 4～5 分，回腸閉塞は 8～10 分，大腸閉塞は 15 分周期とされている）。

　❷嘔吐：吐物の性状は，小腸閉塞では最初は胃内容物であるが，次第に胆汁が混ざるようになり，最終的に糞便臭の液体を嘔吐するようになる。大腸閉塞では嘔吐がみられないこともある。

　❸排便・排ガスの停止：発症とともに排便・排ガスが停止する。腹部膨満を伴うが，その程度は上部小腸より下部小腸や大腸の閉塞のほうが高度である。

　❹全身状態

　- 脱水に伴う頻脈や倦怠感などを認める。
　- 絞扼性腸閉塞で腸管壊死や穿孔を合併すると

ショック状態となり，全身状態が急激に悪化する。

❷身体所見

　❶腹部所見

　- 腹部の膨隆や圧痛がみられる。
　- 絞扼性腸閉塞で腸管壊死や穿孔を合併すると，腹膜刺激症状を認めるようになる。
　- 腸雑音
　・単純性腸閉塞では亢進し，金属性雑音を聴取することがある。
　・絞扼性腸閉塞で腸管壊死が進行すると次第に腸雑音は減弱する。
　・イレウスでは腸雑音は減弱している。

　❷脱水や電解質異常：皮膚や口腔粘膜の乾燥，頻脈，尿量減少，血圧低下などを認める。

## 検査所見とその読みかた

❶血液検査

　❶白血球数の増加や CRP の亢進など，炎症反応を認めることが多い。

　❷嘔吐や腸管からの水分吸収不全により脱水が進行すると，血液濃縮により赤血球数や尿素窒素が上昇し，電解質異常を伴う。

　❸絞扼性腸閉塞により腸管壊死が進行すると血液ガスが代謝性アシドーシスを呈し，壊死後時間が経過すると CPK や LDH の上昇を認めるようになる。

❷画像検査

　❶腹部単純 X 線

　- 立位と臥位で撮影する。
　- 腸閉塞では，閉塞部位より口側に拡張した腸管ガス像を認め，立位では腸管内に貯留したガスと液体が分離するニボー像が特徴的である（図1）。
　- 絞扼性腸閉塞では腸管ガス像が目立たないことがある。
　- 単純性腸閉塞でも腸管内に腸液が充満しているとニボー像を認めないことがあり，注意が必要である。
　- 閉塞部位が小腸の場合は拡張した腸管に Kerckring 皺襞，大腸の場合はハウストラが観察される。
　- 小腸と大腸の広範囲にガス像を認める場合はイレウスを疑う。

　❷腹部 CT

　- 腸閉塞の診断に最も有用な検査法で，拡張した

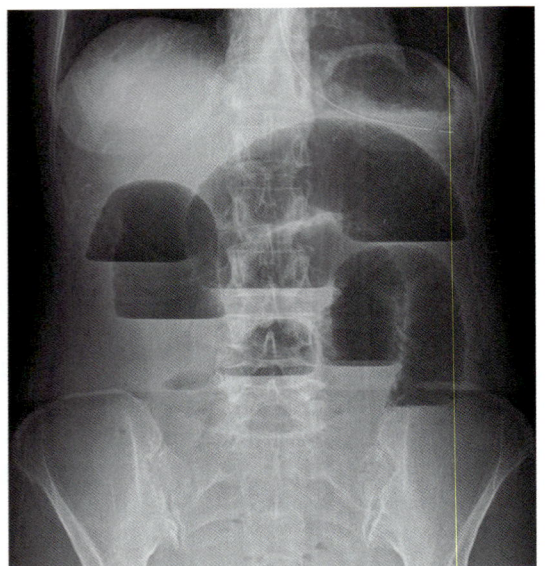

**図1 腹部単純X線写真(立位像)**

拡張腸管とニボー像を認める。拡張腸管にはKerckring
皺襞が確認できる。

腸管と内部に充満するガスや腸液が描出される。

- 腸閉塞では，腸管の拡張範囲から閉塞部位を類推でき，拡張した腸管と虚脱した腸管の移行部で管腔径差(caliber change)を認める(図2)。腫瘍や腹水の有無，腸間膜の変化も観察する。
- 血流障害の評価のため造影CTも可能なら撮像する。絞扼性腸閉塞を示唆する造影CT所見として，1)腸管壁の造影効果の低下や減弱，2)腸間膜の浮腫，3)腸間膜気腫像，4)closed loop(2箇所以上の閉塞部に挟まれた拡張腸管)の形成，5)腹水貯留，6)腸間膜内の渦巻き状血管などがあげられる。
- 腹部MDCT(multi-detector row CT)による薄いスライス厚での観察により，通常のCTでは同定困難な腸管壁在気腫像や腸管壁の造影不良，腸管壁の不連続性などが診断可能となる。また多方面を評価することにより腸管内の占拠性病変の診断や閉塞部位を推定することができる。

❸腹部超音波検査

- 検者の技量に診断能が左右されるが，ベッドサイドで簡便に行える利点がある。
- 単純性腸閉塞では，腸液で拡張した小腸のKerckring皺襞がみられ，腸蠕動の有無はto and fro signで確認できる。

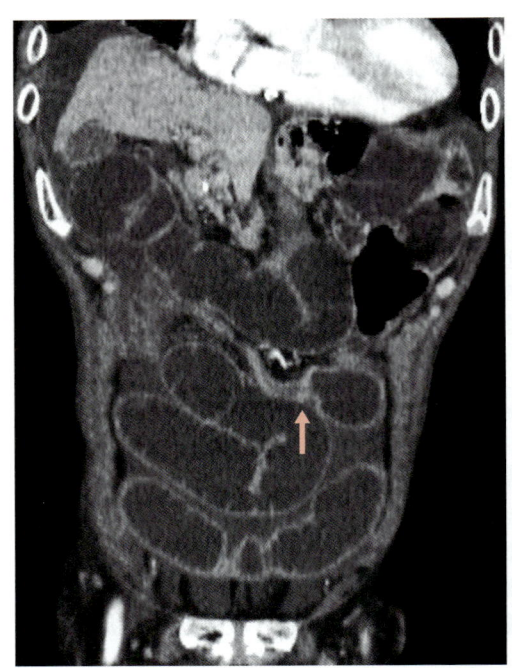

**図2 腹部CT写真(冠状断像)**

拡張した小腸に腸液が充満し，閉塞部位(→)では管
腔径差(caliber change)を確認できる。

- 絞扼性腸閉塞では腸内容の停滞，Kerckring皺襞の破壊や消失，腹水などが特徴的である。

## 確定診断の決め手

❶排便・排ガスの停止，腹痛や嘔吐の出現。
❷腹部単純X線で小腸ガスおよびニボー像。
❸腹部CTで腸管拡張を認め，腸液やガスが貯留。

## 誤診しやすい疾患との鑑別ポイント

❶非閉塞性腸管虚血(NOMI：non-occlusive mesenteric ischemia)は腸間膜動脈れん縮に起因する腸管虚血により致死的経過をたどる可能性が高い病態であるが，経過中にイレウスを呈するため，腸閉塞との鑑別が重要となる。

➊特に維持透析患者に腸閉塞様所見を認めた場合，本症の可能性を念頭におく。

➋鑑別には，MDCTないし造影CTにおける機械的閉塞の有無に加え，上腸間膜動脈起始部の狭小化・不整像の有無，腸間膜アーケードのれん縮や腸管・腸間膜の虚血性変化の有無の確認などが有用となる(日腹部救急医会誌 35：177-185, 2015, 胃と腸 48：1762-1768, 2013)。

❸ NOMI が疑われる症例では早急な外科コンサルトを要する。

## 確定診断がつかないとき試みること

　無ガス腸閉塞の場合は，腹部単純 X 線のみでは診断が難しい。腸閉塞を疑う場合は，腹部造影 CT を施行する必要がある。腹部超音波も簡便に実施でき有用となる。

## 合併症・続発症の診断

■1 腸穿孔：絞扼性腸閉塞では腸穿孔を合併することがある。
　❶診断には，腹部単純 X 線の立位像で横隔膜直下に腹腔内 free air を証明する。
　❷腹腔内 free air が少量の場合は腹部 CT が診断に有効である。

## 予後判定の基準

■1 絞扼性腸閉塞は，診断が遅れると生命予後が不良になる。
■2 単純性腸閉塞でも，脱水や敗血症によるショック状態を合併すると生命予後にかかわる場合がある。

## 経過観察のための検査・処置

■1 消化管造影
　❶腸閉塞の原因を診断するために病状が改善したら試みる。
　❷閉塞部位により，小腸造影または注腸造影を選択するが，経鼻的にイレウス管が小腸に挿入されている場合は，イレウス管から水様性造影剤（ガストログラフイン）を使用して造影を行う。
■2 大腸内視鏡検査
　❶大腸の閉塞や狭窄が疑われる場合に，原因疾患の診断のために行うことがある。大腸癌による閉塞の場合，ステント留置を考慮し，可能であれば内視鏡下に水様性造影剤（ガストログラフイン）を使用して造影検査を同時に行う。
　❷腸管前処置は浣腸または無前処置で検査を行う場合が多い。

## 専門医へのコンサルト

■1 絞扼性腸閉塞が疑われる場合はすみやかに外科へコンサルトする。
■2 癒着性腸閉塞においても，外科での診療が内科での診療に比べ予後および経済的に優位であることが米国の大規模調査で示されるなど，腸閉塞診療において外科医の関与が重要とされている。手術適応を迷う場合や保存的治療抵抗性の腸閉塞においては，早めの外科コンサルトが望ましい。

（執筆協力：蔵原 晃一　松山赤十字病院・副院長）

# 直腸肛門周囲膿瘍・痔瘻
## Periproctal Abscess, Anal Fistulas

辰巳 健志　横浜市立市民病院・炎症性腸疾患（IBD）科
　　　　　　診療担当部長（神奈川）

**頻度** **ときどきみる**（10 万人あたり 5.6〜20.8 人）
**GL** 肛門疾患（痔核・痔瘻・裂肛）・直腸脱診療ガイドライン 2020 年版（改訂第 2 版）

## 診断のポイント

■1 男性に多い。
■2 肛門周囲の疼痛・発赤・腫脹・持続的排膿。
■3 肛門管内（多く肛門陰窩）からの瘻孔の存在。
■4 裂肛・Crohn 病・結核・HIV 感染などを原因とすることもある。
■5 殿部膿皮症・感染性粉瘤・Bartholin 腺膿瘍などの肛門周囲の感染を合併した皮膚疾患との鑑別が必要。

## 緊急対応の判断基準

■1 直腸肛門周囲膿瘍で疼痛の強いものは原則的にはすみやかに切開排膿を行う。膿瘍の存在位置が皮下にあるものは局所麻酔下に行い，深部の膿瘍に対しては腰椎麻酔あるいは全身麻酔科に切開排膿を行う。
■2 直腸肛門周囲膿瘍・痔瘻を原因とし Fournier 壊疽（壊死性筋膜炎）を発症することがあるため注意を要する。糖尿病，アルコール中毒，HIV 感染など易感染性の基礎疾患を有する症例に合併することが多い。本症は腸内細菌や嫌気性菌が肛門周囲に広範囲に進展し，急激に肛門周囲の皮膚から筋膜までの軟部組織を壊死させる死亡率の高い重症感染症であり，早期の対応が必要である。皮膚の黒色壊死，著明な広範囲の肛門周囲痛，触診での握雪感，CT での会陰部の皮下脂肪組織の不整な腫脹とガス像などで診断する。治療は診断後可及的すみやかに全身麻酔下の開窓ドレナージ，デブリードマンと人工肛門造設術を行い，嫌気性菌をカバーした抗菌薬投与，全身管理を行う。

## 症候の診かた

**1** 肛門周囲の疼痛：浅部の直腸肛門周囲膿瘍は肛門周囲に著明な疼痛を認め，硬結を触知可能であるが，深部のものは肛門の深部の疼痛や腰部の鈍い痛みを認める。痔瘻は通常は痛みを認めないことが多い。

**2** 肛門周囲の腫脹，硬結：浅部の直腸肛門周囲膿瘍は肛門周囲に発赤を伴った腫脹，硬結を認める。深部のものでは皮膚表面からの視触診では異常を見つけることができないこともある。痔瘻では2次口周囲の腫脹，硬結を認めることがある。

**3** 肛門周囲からの排膿：自壊，切開後の肛門周囲膿瘍に認められる。痔瘻では2次口から持続的に排膿を認める。

**4** 発熱：深部の直腸肛門周囲膿瘍では発熱を認めることがある。

## 検査所見とその読みかた

**1** 視診：浅部の直腸肛門周囲膿瘍の場合，限局した発赤，腫脹，膿瘍の透見が認められ，深部の場合，広範囲の皮膚の発赤，皺の肥厚などを認めることもあるが，皮膚表面の変化がみられないこともある。痔瘻の場合，肛門周囲に2次口を認めることが多いが，2次口を認めない痔瘻も少なくない。

**2** 指診：直腸肛門周囲膿瘍では肛門周囲皮膚の触診，双指診により肛門周囲の硬結，圧痛，波動を確認することができる。痔瘻では肛門周囲皮膚の触診，双指診による索状の瘻管を触知することにより存在，範囲の診断が可能である。また周囲の正常な肛門小窩より硬く瘻管と連続している硬結として原発口を触知可能なことがある。

**3** 経肛門的超音波検査：膿瘍や瘻管は低エコー領域として描出される。比較的小さな膿瘍や深部の膿瘍でも描出可能なことが多く，痔瘻の瘻管および原発巣の部位や広がりの診断も可能である。

**4** 骨盤CT・骨盤MRI：坐骨直腸窩膿瘍・痔瘻や骨盤直腸窩膿瘍・痔瘻など広範囲に進展した痔瘻の広がりを診断する際に有用である。MRIのほうがCTよりコントラストの分解能に優れ，立体的に複雑痔瘻の進展様式を把握するのに有用である。

## 確定診断の決め手

**1** 双指診での硬結，瘻管の触知。

**2** 視診による発赤，腫脹，2次口の同定。

**3** 画像検査（超音波，CT，MRI）による膿瘍，瘻孔の同定。

## 誤診しやすい疾患との鑑別ポイント

**1** 殿部膿皮症（化膿性汗腺炎）（⇨1901頁）（日皮会誌131：1-28，2021）

　❶徐々に拡大する肛門周囲，殿部，大腿の硬結，排膿，色素沈着，瘻孔形成。

　❷中年男性に多く，肥満，喫煙がリスク因子。

　❸肛門管との瘻孔形成がない。

**2** 殿部感染性粉瘤（⇨1888頁）

　❶発赤，疼痛中心部に黒点を伴う境界明瞭な腫瘤。

　❷切開排膿時の粥状内容物の排出，腫瘤の外部の袋状の隔壁（嚢腫壁）の存在。

　❸肛門管との瘻孔形成がない。

**3** Bartholin腺膿瘍

　❶女性の外陰部の発赤，腫脹，疼痛，腫瘤形成，排膿。

　❷片側発生が多い。

　❸肛門管との瘻孔形成はない。

## 確定診断がつかないとき試みること

　確定診断がつかないことは多くはないが，すみやかに麻酔下に切開排膿することが症状改善のためには重要である。その際に膿瘍腔から消息子（ゾンデ）を挿入し，肛門小窩との交通が確認できれば痔瘻と診断できる。

## 治療法ワンポイント・メモ

**1** 直腸肛門周囲膿瘍は診断確定後，すみやかに切開・排膿ドレナージ術を行うことが原則である。切開・排膿ドレナージ術で完治することがあるが，多くは痔瘻へ移行する。

**2** 痔瘻は自然治癒しないため，治療の原則は手術である。痔瘻の根治性と肛門機能の保持を両立させるように，瘻管の走行や進展に応じて開放術式，括約筋温存術やseton法などを行う。

## さらに知っておくと役立つこと

　発症後長期に経過した痔瘻を背景に，痔瘻癌を発症することがまれにあるため留意が必要である。

## 専門医へのコンサルト

**1** 痔瘻の手術は括約筋機能への侵襲が避けられず専門性が高いため，痔瘻の診断がついたら肛門専門の外科医へのコンサルトが望ましい。

**2** 若年者の複雑な痔瘻はCrohn病による痔瘻であることがあるため，消化管精査を含めて炎症性腸疾

患の専門医にコンサルトする。

# 腹膜炎
## Peritonitis

有田 淳一　秋田大学大学院教授・消化器外科学

頻度 ときどきみる
GL ・急性腹症診療ガイドライン 2015
　　・日本版敗血症診療ガイドライン 2020

## 診断のポイント

　腹膜炎の概念に包含される疾患は多いため，結核性腹膜炎，真菌性腹膜炎，癌性腹膜炎，ループス腹膜炎などの慢性疾患や差異が大きい疾患を省き，急性腹症となりうる細菌性腹膜炎を念頭において重要なポイントを列記する。

1 腹部診察所見：圧痛，筋性防御，反跳痛あるいは打診痛（percussion tenderness あるいは tapping sign）。
2 バイタルサイン：体温，血圧，脈拍数，意識レベル，呼吸回数。
3 血液検査：血算，生化学，凝固能，血液ガス分析。
4 問診：最終食事，排便の有無，排ガスの有無，既往歴，痛みの移動。
5 画像検査（診断精度を高めるが，まず上記1～4で必要性を考慮する）：腹部超音波検査，造影CT検査，腹部単純X線。

## 緊急対応の判断基準

1 診察の早い段階でバイタルサインを確認し，意識障害，酸素飽和度低下，血圧低下，徐脈あるいは頻脈を認めた場合はまず輸液や酸素投与を開始する。
2 腹部診察で板状硬であったり筋性防御を呈したりする場合は緊急手術が必要な汎発性腹膜炎の可能性があり，早急に診断を進める。
3 「急性腹症診療ガイドライン」によると，バイタルサイン異常がある場合と激痛・突然発症・進行性増悪の場合に加え，出血・臓器虚血・臓器の急性炎症が考えられる場合に緊急手術あるいは緊急処置が必要である。

## 症候の診かた

1 ショックバイタルや意識障害などを呈していない症例では腹部診察所見が重要であるが，腹痛があり

緊張している状態で急に触診を始めたり，強い力で触診を行ったりすると誤って筋性防御ととらえてしまうことがある。
2 問診において，突然の発症かどうか，腹痛の増悪があるかどうかも治療適応の判断に重要である。
3 高齢者や基礎疾患の多い患者では，しばしば腹痛の表現に乏しく，腹部診察所見も弱くなることがあるため，病歴や検査所見と合わせて総合的に判断する必要がある。

## 検査所見とその読みかた

1 血液検査：白血球数上昇，CRP 上昇（発症後時間が必要）は腹膜炎に典型的な所見である。プロカルシトニンも腹膜炎の重症度診断に有用である（Crit Care Med 34: 1996-2003, 2006）。血液ガス分析で乳酸値上昇があれば腸管虚血も鑑別に上がる。PT 延長や血小板数減少は播種性血管内凝固症候群を疑う手がかりとなる。
2 腹部超音波検査：腹水，血腫，胆石，肝内胆管拡張，虫垂腫大の有無や腸管蠕動の程度がわかる。
3 造影 CT：腹部超音波検査でみられる所見も，より客観的にとらえられる。腸管周囲の炎症，膿瘍，急性膵炎所見，尿路結石，動脈解離の有無も確認する。
4 腹部 X 線：腹膜炎患者で異常がみられる頻度は高くないが（Ann Surg 197: 464-469, 1983），腹腔内遊離ガス，異物，腸閉塞所見，石灰化があれば疾患特定が早まる。

## 確定診断の決め手

1 血液検査で白血球数上昇や CRP 上昇があり，腹部診察で腹膜刺激徴候があれば腹膜炎である確率は非常に高い。
2 さらに画像検査で腹膜炎を惹起する疾患を特定するよう尽力する。

## 誤診しやすい疾患との鑑別ポイント

1 尿路結石（⇨1645 頁）：顔面蒼白となるような激痛が生じたり，腹膜刺激徴候と紛らわしい所見を呈したりすることがある。血液検査の炎症反応や尿潜血や画像検査での結石の指摘が有用である。
2 急性胆管炎（⇨738 頁）：胆石による急性閉塞性化膿性胆管炎は重篤であるが，緊急手術でなく緊急内視鏡的逆行性胆管造影による処置の適応となる。血液検査と CT が鑑別診断に有用である。
3 アニサキス症（⇨1289 頁）：地域によっては頻繁

に遭遇する。問診が重要である。本症を疑うときは上部消化管内視鏡検査を行う。

### 確定診断がつかないとき試みること

1 虫垂炎の典型例のように時間経過による症状の変化が出ることもあるため，繰り返し診察を行うことが重要である。

2 他の検査で確定診断がつかなければ上部・下部の消化管内視鏡検査も考慮する。

### 合併症・続発症の診断

緊急手術や緊急処置のあとも敗血症が継続したり，播種性血管内凝固症候群や臓器不全に陥ったりするので，バイタルサインや全身状態を頻回にチェックし，血液検査も継続する。

### 予後判定の基準

以下の症例は予後不良である。

1 臓器不全，播種性血管内凝固症候群を伴う敗血症。

2 腹膜炎に限らず炎症性疾患では，心拍数 100/分前後を境に死亡率が有意に上昇することが知られている（Crit Care Med 15: 923-929, 1987, Am Surg 62: 815-819, 1996）。

3 収縮期血圧 90 mmHg 以下の敗血症を伴う腹膜炎（J Clin Epidemiol 55: 563-572, 2002）。

4 救急受診した患者で低体温の場合は予後不良である（AM J Respir Crit Care Med 153: 684-693, 1996）。

5 血液ガス分析で乳酸値が 2.5 mM/L を超える症例（Scand J Trauma Resusc Emerg Med 19: 74, 2011）。

6 治療経過中にプロカルシトニンが減少しない症例（Crit Care 14: R205, 2010）。

### 経過観察のための検査・処置

1 腹膜炎が疑われるときは侵襲的治療を行わなくとも原則として入院での観察が推奨される。

2 診断が確実でないときは侵襲の少なさを考慮して腹腔鏡での観察を行うこともある。

3 腹膜炎の急速進行もありうるためバイタルサインは頻回にチェックし血液検査も原則として連日行う。

### 治療法ワンポイント・メモ

1 腹膜炎は疾患にもよるが時間単位で重症度が変わることもあり，緊急手術の判断は迅速性が重要である。

2 総胆管結石が原因となる急性胆管炎あるいは胆石

性膵炎のほとんどは，外科的手術ではなく内視鏡的逆行性膵胆管造影による治療が第 1 選択となる。

3 胆囊結石による胆囊炎で発症後日数が経過した場合には，経皮経肝胆囊ドレナージにより炎症を落ち着かせたあとに待機的に胆囊摘出術を行う。

4 胃十二指腸の潰瘍穿孔は，外科的手術を行わず経過観察で治療することもある。

### 専門医へのコンサルト

1 腹膜炎の理学的所見の取りかたは時に難しく，臨床経験が必要となることがある。腹膜炎の有無や重症度の診断に迷ったら，すみやかに臨床経験の多い外科医の診察を依頼することが外科的手術の時期を逸しないために肝要である。

2 内科的治療の適応と判断しても経過中に外科的手術が必要になる症例，あるいは当初の診断が不確実であることもしばしばあるので，外科医の診察は継続的に依頼すべきである。

---

# ウイルス性肝炎
## Viral Hepatitis

田中 靖人 熊本大学大学院教授・消化器内科学

（頻度）よくみる

### 診断のポイント

1 ヒトの肝臓に感染し，肝炎を起こすウイルスとして A～E 型までの 5 種類が判明している。そのうち D 型肝炎ウイルス（HDV）は，B 型肝炎ウイルス（HBV）の共在が必要な不完全なウイルスである。

2 A 型（HAV）および E 型肝炎ウイルス（HEV）：ウイルスを経口摂取することにより感染する。肝炎期のみでなく，無症状期や肝炎沈静後も数週間はウイルスの便中への排泄が続くため，この間は感染拡大の可能性があり，家族内発症も頻繁にみられる。感染経路の特徴については，本項「さらに知っておくと役立つこと」を参考にされたい。

3 ウイルス性肝炎：肝炎（急性と慢性）の診断マーカーを表 1 にまとめた。

4 HBV および C 型肝炎ウイルス（HCV）

❶血液や体液を媒体として感染する。持続感染が成立すると慢性肝炎から肝硬変へ移行する可能性がある。現在は，輸血や医療機関での医原性感染のリスクはほぼない。

**表1** 肝炎ウイルスマーカーと肝炎の診断

| 検査名 | 意義 | 急性肝炎 | 慢性肝炎 |
|---|---|---|---|
| **1. A型肝炎ウイルス（HAV）** | | | |
| IgM-HA 抗体 | 急性期に陽性 | **陽性** | － |
| HA 抗体 | 急性期と回復期のペア血清で4倍以上であれば現感染 | 低力価 | － |
| **2. B型肝炎ウイルス（HBV）** | | | |
| HBs 抗原 | 現在感染している | **陽性** | **陽性** |
| HBs 抗体 | 過去の感染またはワクチン接種後 | 陰性 | 陰性 |
| HBc 抗体 | HBV に感染したことがある | 陰性 | **陽性** |
| IgM-HBc 抗体 | B型肝炎の感染初期に一過性に出現する | **陽性** | 陰性/低力価陽性 |
| HBe 抗原 | ウイルスの増殖，免疫寛容状態を示す | 陽性 | 陽性/陰性*1 |
| HBe 抗体 | HBe 抗原の陰性化後に出現する | 陰性 | 陽性/陰性*2 |
| HBV-DNA | 血液中ウイルス量の指標 | **陽性** | **陽性***3 |
| HBcr 抗原 | cccDNA 活性を反映する | 陽性 | 陽性 |
| **3. C型肝炎ウイルス（HCV）** | | | |
| HCV 抗体 | スクリーニングに使用 | 陽性 | **陽性** |
| HCV RNA | 現在感染している/治療効果の確認 | 陽性 | **陽性** |
| HCV コア抗原 | 現在感染している<br>HCV RNA と相関し，迅速検査に対応 | 陽性 | 陽性 |
| **4. D型肝炎ウイルス（HDV）** | | | |
| HD 抗体（anti-HD） | スクリーニングに使用，慢性期に陽性 | 陰性/低力価陽性 | **陽性** |
| HDV-RNA | 血清中の HEV-RNA を検出 | 陽性 | 陽性 |
| **5. E型肝炎ウイルス（HEV）** | | | |
| IgM-HEV 抗体 | 急性期に陽性 | 陽性 | － |
| IgA-HEV 抗体 | スクリーニングに使用 | **陽性** | － |
| HEV-RNA | 血清または糞便中の HEV-RNA を検出 | 陽性 | － |

*1 HBe 抗原陽性→免疫寛容状態 or 活動期
*2 HBe 抗体陽性→セロコンバージョン後
*3 核酸アナログ製剤内服症例は陰性

❷ HBV の感染経路：持続感染した母親からの母児感染，乳幼児期の水平感染，成人期の性感染症が考えられる。新生児から乳幼児にかけての感染は，持続感染（キャリア化）しやすい。成人期の感染は，ほとんどが一過性の不顕性感染で経過するが，急性肝炎を発症する場合もあり，一部慢性化する。

❸ HCV の感染経路：HBV よりも感染力が弱く，母児感染や性行為感染はまれである。現在は，薬物乱用者の注射針の回し打ちによる感染，不衛生な状態での刺青（いれずみ）やピアス装着のための穴あけ作業による感染，出血を伴う民間療法による感染などの新規感染者が認められる。高頻度にキャリア化する。

### 緊急対応の判断基準

❶急性肝不全例：集中治療室での集学的治療が必要となり，肝移植も視野に入れた対処を要するため，専門医療施設へ搬送する。

❷通常型だが急性肝不全への移行が危惧される症例：プロトロンビン時間の延長がみられた場合（例えば60％未満），早めに専門医療施設と連携をとり対応にあたる必要がある。

### 症候の診かた

❶急性疾患としては臨床的に軽度で，一般的には気づかれないため，偶然診断に至るか慢性肝障害へと進展してから発見されることが多い。急性から慢性への移行は，通常無症状である。

**2 急性期症状**

❶一般的な風邪様症状であり，多くの急性ウイルス疾患と共通しているため肝炎ウイルス感染と診断されることはまれである。

❷ウイルス性肝炎に特徴的な症状（黄疸，褐色尿，食思不振，腹部不快感）といったものは少数でしかみられない。黄疸を認めていなければ，身体所見はほぼない。

## 検査所見とその読みかた

**1 血液検査所見**

❶肝細胞障害の指標となる AST，ALT，ビリルビンの上昇がみられる。

❷急性肝不全例では，プロトロンビン時間が延長する。

**2 肝炎ウイルスの同定**

❶ HAV：IgM-HA 抗体陽性。

❷ HBV：IgM-HBc 抗体陽性，HBs 抗原陽性，HBV-DNA 陽性。

❸ HCV：HCV 抗体陽性，HCV-RNA 陽性。

❹ HEV：IgA-HEV 陽性。

**3 重症度診断**

❶「正常肝ないし肝予備能が正常と考えられる肝に肝障害が生じ，初発症状出現から 8 週以内に，高度の肝機能障害に基づいてプロトロンビン時間が 40％以下ないし INR 値が 1.5 以上を示すもの」を急性肝不全と診断する。

❷急性肝不全は肝性脳症が認められない，ないしは昏睡度Ⅰ度までの「非昏睡型」と昏睡度Ⅱ以上の肝性脳症を呈する「昏睡型」に分類する。

❸「昏睡型急性肝不全」は初発症状出現から昏睡Ⅱ度以上の肝性脳症が出現するまでに期間が 10 日以内の「急性型」と，11 日以降 56 日以内の「亜急性型」に分類する（急性肝不全の診断基準 2015 年改訂版）。

## 確定診断の決め手

**1** 肝炎ウイルスの同定が診断の決め手となるが，各種抗体検査には，ウインドウ・ピリオドが存在することを知っておく必要がある。

**2** 強い肝障害が起こると急速にウイルスが排除され，血中に検出されない場合がある。

## 誤診しやすい疾患との鑑別ポイント

肝障害を起こす疾患すべてが鑑別疾患となりうる。

**1** 肝炎ウイルス以外で全身の随伴症状として肝炎を併発するウイルス：Epstein-Barr ウイルス（EBV），サイトメガロウイルス，単純ヘルペスウイルス，水痘・帯状疱疹ウイルス，ムンプスウイルス，風疹ウイルス，ヒト免疫不全ウイルス（AIDS）などを検査にて同定。

**2** 薬物性肝障害（⇨729 頁）：薬物服用歴，サプリメント服用歴，健康食品摂食歴の聴取。

**3** 自己免疫性肝疾患：自己抗体陽性，γグロブリン高値。

**4** 循環障害：うっ血性肝障害，播種性血管内凝固症候群（DIC）（⇨1028 頁）の合併など。

## 確定診断がつかないとき試みること

初回提出時陰性でも時間経過とともに，抗体が陽転化してくる場合がある。初診時の保存血清を専門施設によって解析することにより，診断が判明する場合もある。

## 合併症・続発症の診断

原因ウイルスや感染者の素因によって，経過が異なる。

**1** HAV や HEV：感染は通常不顕性感染，あるいは一過性急性肝炎で経過し，慢性化することはない。

**2** HBV：乳幼児期に感染すると高率に慢性化するが，成人初感染の場合は多くは一過性感染で経過する。ただし，遺伝子型 Ae（欧米型）の成人初感染では，慢性化することがある（約 10％）。

**3** HCV：いったん感染が成立すると高率（約 70％）に慢性化する。

## 予後判定の基準

**1** 急性ウイルス性肝炎は，一般的に予後良好とされる。

**2** 急性肝不全へ至ると予後は病型に依存し，救命率は急性型，亜急性型，遅発性肝不全の順に低下する。

**3** 高齢化とともに救命率は低下する。

**4** HBV キャリア例と自己免疫性疑い例はともに救命率が低く，特に B 型既往感染からの再活性化例はきわめて予後不良であるため，肝炎発症予防が唯一の対策となる。

## 経過観察のための検査・処置

**1** AST，ALT ともにビリルビンやプロトロンビン時間，アルブミン，アンモニアなどを定期的に測定する。

②超音波やCTなどの腹部画像検査にて，肝萎縮を認める症例では肝移植の適応を考慮する。

### 治療法ワンポイント・メモ

❶成人の急性可燃：C型肝炎を除き，一過性の経過が多く，対症療法で自然治癒することが多い。

❷B型肝炎の急性肝不全例，遷延例：エンテカビルやテノホビルを投与する。なお，重症化例では，すみやかにステロイドを投与する。

❸C型急性肝炎遷延例，慢性肝炎移行例：IFNフリーのウイルス蛋白を直接標的とした直接作用型抗ウイルス薬（DAAs：direct acting antivirals）の投与を行う。

### さらに知っておくと役立つこと

❶ A型肝炎

❶わが国では，衛生環境，特に上下水道の整備により大規模なA型肝炎の発生は減少し，散発的にみられるのみである。国内でも感染機会の減少に伴い，抗HAV抗体保有者が減少しており，人口の大部分がHAV感受性者となっている。感染経路は牡蠣などの生食による経口感染が主体であったが，近年，同性愛者を中心に糞口感染（性行為感染）が報告され，注意を要する。

❷ワクチン：不活化ワクチンの任意接種が可能であり，3回接種で長時間の肝炎予防効果が期待できる。流行地への渡航者，医療従事者，介護従事者，生鮮魚介類を扱う生産者や加工業者，調理従事者，高齢者などはワクチン接種が推奨される。

❷ B型肝炎

❶近年，遺伝子型AeのB型急性肝炎が増加し，成人初感染でも約10%が慢性化するとの報告があり，危惧されている。

❷ワクチン

● B型肝炎ワクチン（HBワクチン）はB型肝炎予防に有効でありWHO加盟国193か国中180か国（93%）で全新生児にHBワクチンを接種している。

● これに対し，日本，英国，北欧の数か国では，母子感染予防を含めたハイリスク群のみに選択的ワクチン接種とグロブリン併用投与を行っていた。

● 近年，母子感染以外の感染者が予想より多いこと，一過性感染者，既往感染者でも免疫抑制下では潜伏感染していたHBVが再活性化し重篤な肝炎が発症することが判明した。このような

知見の集積により，わが国でも2016年10月より予防接種法による1歳未満の乳幼児を対象としたHBワクチン定期接種が開始となっている。

● 家族内感染のリスクがある。家族内にHBVキャリアがいる場合，ワクチン接種を推奨する。

❸ D型肝炎

❶HDVがHBVと同時感染した場合：HBV単独感染よりも重篤になる場合があるが，慢性化はまれである。

❷HDVがHBVキャリアに感染した場合：高率にD型慢性肝炎に移行し，HBV単独感染よりも急速な線維化を引き起こし肝硬変への移行を早めるとされる。肝癌のリスクも高まる。

❸感染経路は，感染者の血液や体液への接触を介するが，母子垂直感染はまれである。

❹ワクチン：近年，D型肝炎に対する抗ウイルス療法が臨床応用されている。HBワクチンが有効であり，感染予防の手段となる。

❹ E型肝炎

❶人獣共通感染症と考えられ，シカやイノシシなどの生食による経口感染が報告されている。近年，診断法が保険収載されたこともあり，わが国でも感染報告例が増加傾向にある。

❷HEV感染は通常不顕性感染あるいは，一過性急性肝炎で経過し，慢性化することはないと考えられてきた。しかし，臓器移植や骨髄移植後，化学療法や免疫抑制薬投与といった免疫抑制下の患者において，慢性化することが報告されている。また，重症化や劇症化するケースも報告されている。

❸わが国では，予防ワクチンが存在しないため感染経路の特定が重要であるが，潜伏期間が2〜6週間と長く，容易ではない。

---

# 急性肝不全と類縁疾患
## Acute Liver Failure and Related Disorders

**中山 伸朗** 埼玉医科大学准教授・消化器内科・肝臓内科

頻度 **あまりみない**（人口10万対年間1〜2人）

### 診断のポイント

❶慢性肝疾患のない症例で，発熱，黄疸などの症候とともに，AST，ALTの上昇で，急性肝炎の診断。

❷正常肝ないし肝予備能が正常の症例に急性の肝障害が生じてプロトロンビン時間(PT)が40%以下ないしはINR値1.5以上を示すものを<u>急性肝不全</u>と診断(表1)。

❸急性肝不全では，ウイルス感染以外に，自己免疫性肝炎，薬物，循環不全，悪性腫瘍の肝浸潤，代謝性疾患，術後肝不全などが成因となる。

❹初発症状出現から昏睡出現までの期間が8週以降24週以内の場合は，類縁疾患である<u>遅発性肝不全</u>（LOHF：late on-set hepatic failure）と診断。

❺アルコール性肝硬変がアルコール多飲を契機にTB 5 mg/mL以上，INR 1.5以上を呈する場合は，後述する<u>acute-on-chronic liver failure（ACLF）</u>を鑑別。

## 緊急対応の判断基準

❶非昏睡型は比較的予後が良好であるが，昏睡型は専門施設（人工肝補助を含めた集学的治療が可能な施設）に至急移送すべきである。

❷非昏睡型でも下記の所見があれば劇症化（Ⅱ度以上の肝性昏睡出現）が危惧される。

  ❶ PT 40%以下

  ❷血清総ビリルビンの高値，および直接ビリルビン/総ビリルビン比（D/T比）の低下

  ❸肝萎縮

  ❹持続する強い自覚症状（食欲不振，全身倦怠感など）

❸岩手医科大学の肝炎劇症化予知式で20%を超えた場合（J Hepatol 51: 1021-1029, 2009）。

❹ PT-INR 1.3以上（PT 60%以下）を示す急性肝障害は有意に予後不良である（Hepatol Res 53: 160-171, 2023）。急性肝不全に進展する前に，早めに肝臓専門医にコンサルテーションするのが望ましい。

## 症候の診かた

❶急性肝炎では発熱，食欲不振，悪心，嘔吐，全身倦怠感などの初発症状で発症し，血清AST，ALT上昇とともに黄疸が出現し，肝炎極期を過ぎると自覚症状は軽減する。

❷劇症化する例では強い自覚症状が持続することが多いが，亜急性型では軽微なことも多い。

❸黄疸の進行とともに頻呼吸，肝性口臭，肝濁音界の縮小，浮腫，腹水，けいれんなどの身体所見が出現する場合には劇症化を疑う。

❹昏睡Ⅱ度に陥ると精神神経症状（指南力低下，失見当識，羽ばたき振戦など）を認める。

### 表1 急性肝不全の診断基準

正常肝ないし肝予備能が正常と考えられる肝に肝障害が生じ，初発症状出現から8週以内に，高度の肝機能障害に基づいてプロトロンビン時間が40%以下ないしはINR値1.5以上を示すものを「急性肝不全」と診断する。急性肝不全は肝性脳症が認められない，ないしは昏睡度がⅠ度までの「非昏睡型」と，昏睡Ⅱ度以上の肝性脳症を呈する「昏睡型」に分類する。また，「昏睡型急性肝不全」は初発症状出現から昏睡Ⅱ度以上の肝性脳症が出現するまでの期間が10日以内の「急性型」と，11日以降56日以内の「亜急性型」に分類する。

(注1)B型肝炎ウイルスの無症候性キャリアからの急性増悪例は「急性肝不全」に含める。また，自己免疫性で先行する慢性肝疾患の有無が不明の症例は，肝機能障害を発症する前の肝機能に明らかな低下が認められない場合は「急性肝不全」に含めて扱う。

(注2)アルコール性肝炎は原則的に慢性肝疾患を基盤として発症する病態であり，「急性肝不全」から除外する。ただし，先行する慢性肝疾患が肥満ないしアルコールによる脂肪肝の症例は，肝機能障害の原因がアルコール摂取ではなく，その発症前の肝予備能に明らかな低下が認められない場合は「急性肝不全」として扱う。

(注3)薬物中毒，循環不全，妊娠脂肪肝，代謝異常など肝臓の炎症を伴わない肝不全も「急性肝不全」に含める。ウイルス性，自己免疫性，薬物アレルギーなど肝臓に炎症を伴う肝不全は「劇症肝炎」として扱う。

(注4)肝性脳症の昏睡度分類は犬山分類(1972年)に基づく。ただし，小児では「第5回小児肝臓ワークショップ(1988年)による小児肝性昏睡の分類」を用いる。

(注5)成因分類は「難治性の肝疾患に関する研究班」の指針(2002年)を改変した新指針に基づく(表2)。

(注6)プロトロンビン時間が40%以下ないしはINR値1.5以上で，初発症状出現から8週以降24週以内に昏睡Ⅱ度以上の脳症を発現する症例は「遅発性肝不全」と診断し，「急性肝不全」の類縁疾患として扱う。

〔持田 智，他：肝臓 2011：52(6)：393-398〕

## 検査所見とその読みかた

病因と重症度（劇症化の可能性）を評価することが重要である。

❶成因へのアプローチ：急性肝不全の成因分類とその定義を表2に示す。

  ❶急性肝炎の原因となる肝炎ウイルスA型，B型，C型，E型の4種類について，IgM-HAV抗体，HBs抗原，IgM-HBC抗体，HCV抗体，IgA-HEV抗体をチェックする。

  ❷非ウイルス性の急性肝障害では，血中自己抗体（特に抗核抗体，抗平滑筋抗体など），IgG値，不均一な肝実質の画像所見（CT，MRI）などから自

**表2 急性肝不全の成因分類**

**Ⅰ．ウイルス性**：以下のウイルス検査等の基準を満たし，臨床経過から当該ウイルスが肝障害の原因と考えられる症例
　Ⅰ-① A型：IgM-HAV 抗体陽性
　Ⅰ-② B型：HBs 抗原または IgM-HBc 抗体が陽性，HBV-DNA のみが陽性の場合もある＊
　　Ⅰ-②-1. 急性感染例：以下の3項目のうち，いずれかに該当する症例
　　　　　　　・発症前に HBs 抗原が陰性で1年以内に免疫抑制・化学療法の未実施例
　　　　　　　・IgM-HBc 抗体が高力価の症例
　　　　　　　・HBc 抗体が低力価の症例
　　Ⅰ-②-2. キャリア例：以下の4項目のうち，いずれかに該当する症例
　　　　　　　・発症前に HBs 抗原が陽性の症例(A)
　　　　　　　・IgM-HBc 抗体が低力価の症例(B)
　　　　　　　・HBc 抗体が高力価の症例(C)
　　　　　　　・発症前に HBs 抗原陰性，HBc 抗体ないし HBs 抗体が陽性(D)
　　　Ⅰ-②-2-ⅰ. HBs 抗原陽性の無症候性キャリア(誘因なし)
　　　　　　　　上記 A，B，C の何れかに該当し，1年以内に免疫抑制・化学療法が未実施の症例
　　　Ⅰ-②-2-ⅱ. HBs 抗原陽性の無症候性キャリア(誘因あり：再活性化例)
　　　　　　　　上記 A，B，C の何れかに該当し，1年以内に免疫抑制・化学療法の実施した症例
　　　Ⅰ-②-2-ⅲ. HBs 抗原陰性の既往感染例(誘因なし)
　　　　　　　　上記 D に該当し，1年以内に免疫抑制・化学療法の未実施の症例
　　　Ⅰ-②-2-ⅳ. HBs 抗原陰性の既往感染例(誘因あり：再活性化例, *de novo* B型肝炎)
　　　　　　　　上記 D に該当し，1年以内に免疫抑制・化学療法の実施した症例
　　Ⅰ-②-3. 分類不能例：・上記の何れにも該当しない症例
　＊肝炎発症時には原則的に HBV-DNA 量が高値であることを考慮して診断する。

　Ⅰ-③ C型：HCV 抗体ないし HCV-RNA が陽性の症例
　Ⅰ-④ E型：IgA-HEV 抗体ないし HEV-RNA が陽性の症例
　Ⅰ-⑤ その他のウイルス：EBV，CMV などの急性感染，再活性化を抗体ないし遺伝子検査で証明した症例

**Ⅱ．自己免疫性**：国際診断基準を満たす症例，または抗核抗体陽性ないし血清 IgG 濃度が正常上限の 1.1 倍以上の症例＊＊
　＊＊上記基準を満たさない成因不明例ないし薬物性症例にも自己免疫性肝炎が含まれている可能性を念頭において治療を開始する。

**Ⅲ．薬物性**：臨床経過から内服している薬物が肝障害の原因と考えられる症例
　Ⅲ-① 薬物性(肝炎症例)：免疫チェックポイント阻害薬による肝炎(免疫関連有害事象：irAE)を含む＊＊＊
　Ⅲ-② 薬物性(肝炎以外の症例＝非肝炎症例)・中毒＊＊＊
　＊＊＊薬物性(肝炎)と薬物性(非肝炎)・中毒は，肝生検未施行例では薬物の種類，量および臨床経過によって分類する。

**Ⅳ．その他の肝炎以外の症例**：臨床経過に基づいて以下の成因に分類する
　Ⅳ-① 循環障害＊＊＊＊
　Ⅳ-② 代謝性：Wilson 病，神経性食欲不振症，急性妊娠脂肪肝，Reye 症候群など
　Ⅳ-③ 悪性腫瘍の肝浸潤
　Ⅳ-④ 肝切除後ないし肝移植後肝不全
　Ⅳ-⑤ その他
　＊＊＊＊肝切除後ないし肝移植後以外の術後肝不全，感染症ないし DIC に伴う肝不全，熱中症などは循環障害の病態を呈する場合が多いことを考慮して分類する。

**Ⅴ．成因不明**：十分な検査を実施したにも拘らず，上記の何れにも分類されない症例
**Ⅵ．評価不能**：十分な検査を実施されていないため，上記の何れにも分類されない症例

〔厚生労働科学研究費補助金難治性疾患政策研究事業 難治性の肝・胆道疾患に関する調査研究班：急性肝不全の成因分類2015年改訂版より(2020年度の全国調査より薬物性を修正して運用)〕

己免疫性肝炎を鑑別する。また薬物性を疑う場合は，病院の処方薬だけではなく，漢方薬，民間薬，健康食品などを含めて詳細に服用状況を調査し，好酸球増多，薬剤リンパ球刺激試験(DLST)，薬物性肝障害スコアリング(RECAM-J2023)を参考にする。
❸循環障害，急性妊娠性脂肪肝や Wilson 病などの代謝異常，血液悪性腫瘍の肝浸潤，欧米で多い

**表3** わが国における acute-on-chronic liver failure(ACLF)の診断基準

Child-Pugh スコアが5〜9点の代償性ないし非代償性肝硬変に，アルコール多飲，感染症，消化管出血，原疾患増悪などの増悪要因が加わって，28日以内に高度の肝機能異常に基づいて，プロトロンビン時間 INR が 1.5 以上ないし同活性が 40% 以下で，血清総ビリルビン値が 5.0 mg/dL 以上を示す肝障害を ACLF と診断する。なお，その重症度に関しては，肝，腎，中枢神経，血液凝固，循環器，呼吸器の臓器機能障害の程度に応じて 4 段階に分類する(表4)。

〔持田 智，他：肝臓 2022：63(5)：219-223〕

**表4** わが国における acute-on-chronic liver failure(ACLF)の関連病態の診断基準

**a)ACLF 拡大例(extended-ACLF)**

Child-Pugh スコアが 5〜9 点の代償性ないし非代償性肝硬変に，アルコール多飲，感染症，消化管出血，原疾患増悪などの増悪要因が加わって，28 日以内に高度の肝機能異常に基づいて，プロトロンビン時間 INR が 1.5 以上ないし同活性が 40% 以下および血清総ビリルビン値が 5.0 mg/dL 以上のいずれかを満たす肝障害を ACLF 拡大例と診断する。

**b)ACLF 疑診例(probable-ACLF)**

代償性ないし非代償性肝硬変アルコール多飲，感染症，消化管出血，原疾患増悪などの増悪要因が加わって，28 日以内に高度の肝機能異常に基づいて，プロトロンビン時間 INR が 1.5 以上ないし同活性が 40% 以下で，血清総ビリルビン値が 5.0 mg/dL 以上の肝障害を呈するが，増悪要因が加わる前の Child-Pugh スコアが不明の症例を ACLF 疑診例と診断する。

**c)ACLF 拡大疑診例(extended/ probable-ACLF)**

アルコール多飲，感染症，消化管出血，原疾患増悪などの増悪要因が加わって，28 日以内に高度の肝機能異常に基づいて，プロトロンビン時間 INR が 1.5 以上ないし同活性が 40% 以下および血清総ビリルビン値が 5.0 mg/dL 以上のいずれかを満たす肝障害を呈するが，増悪要因が加わる前の Child-Pugh スコアが不明の症例を ACLF 疑診例と診断する。

＊ACLF 拡大例，疑診例，拡大疑診例ともに，肝，腎，中枢神経，血液凝固，循環器，呼吸器の臓器機能障害の程度に応じて，その重症度を 4 段階に分類する(表5b)。

〔持田 智，他：肝臓 2022：63(5)：219-223〕

アセトアミノフェン中毒などによる非肝炎症例を疑う場合も，まず肝炎ウイルスマーカーなど確認し，肝炎を否定して診断を進める。

**❷重症度の評価**

**❶**急性肝炎の初期は，半減期の違いにより AST のほうが ALT よりも高く上昇する。AST，ALT 上昇の程度は必ずしも肝障害の程度を反映しない。

**❷**ビリルビン抱合能の低下は重症度と予後を反映し，D/T 比が低下する。

**❸** PT は肝の蛋白合成能をリアルタイムに反映している。

**❹**腹部エコーや CT 画像などで肝萎縮の有無を評価する。客観的な評価には，CT volumetry による肝容積の測定が有用である。肝萎縮は重症で予後不良を示す所見である。

## 確定診断の決め手

**❶**発症前には正常肝ないし肝予備能が正常な肝であったと考えられ，肝障害により PT が 40% 以下ないしは INR 値 1.5 以上を示していれば急性肝不全と診断する(表1)。Ⅱ度以上の脳症があれば，昏睡型，なければ非昏睡型になる。

**❷**昏睡型の病型を決定するには，病歴聴取の際に，初発症状の出現日を特定することが必須である。

**❸** B 型肝炎ウイルス(HBV)の無症候性キャリアからの急性増悪例は急性肝不全に含めて扱う。

**❹**急性型と亜急性型の予後(救命率)は大きく異なるため，病型分類は治療上，重要である。

## 誤診しやすい疾患との鑑別ポイント

**❶**閉塞性黄疸：腹部エコーや CT，MRI などの画像検査で確認する。

**❷**脳血管障害：頭部 CT や MRI により，脳卒中(脳出血，脳梗塞，くも膜下出血)，慢性硬膜下血腫などの頭蓋内の器質性疾患の有無を精査し，肝性昏睡と鑑別を行う。

**❸** acute-on-chronic liver failure(ACLF)と関連病態

**❶** Child-Pugh スコア 5〜9 点の肝硬変に，アルコール多飲，細菌感染症，消化管出血，原疾患増悪などの増悪要因が加わって，肝不全が短期間(28 日以内)に進行する病態は，肝硬変の慢性的な予備能増悪(chronic decompensation)と区別して，ACLF およびその関連病態と診断する(表3，4)。PT が 40% 以下ないしは INR 値 1.5 以上かつ血清総ビリルビン値が 5.0 mg/dL 以上を示す場合に ACLF，いずれかを満たす肝障害を ACLF 拡大例と診断する。重症度に関しては，肝，腎，中枢神経，血液凝固，循環器，呼吸器の臓器機能障害の程度に応じて 4 段階に分類する(表5)。

**❷**アルコール性肝硬変に発症した典型的 ACLF では，大量飲酒を契機に黄疸を呈し，食欲不振，全身倦怠感を訴える。

**表5** わが国における acute-on chronic liver failure（ACLF）の重症度分類

a）臓器不全の基準

| 臓器機能 | 基準 |
|---|---|
| 肝臓 | 血清総ビリルビン値≧12 mg/dL |
| 腎臓 | 血清クレアチニン値≧2 mg/dL ないし血液透析の実施 |
| 中枢神経 | 昏睡Ⅲ度以上の肝性脳症（犬山分類） |
| 血液凝固 | プロトロンビン時間 INR＞2.5 ないし末梢血血小板数≦20,000/$\mu$L |
| 循環器 | ドパミンないしドブタミンの投与 |
| 呼吸器 | 動脈酸素分圧（PaO$_2$）/吸入酸素分圧（FiO$_2$）≦200 ないし経皮的動脈酸素飽和度（SpO$_2$）/FiO$_2$≦200 |

b）重症度の基準

| Grade | 基準 |
|---|---|
| 0 | (1)臓器機能不全なし<br>(2)腎臓以外の単一臓器機能不全で，血清クレアチニン値が 1.5 mg/dL 未満かつ肝性脳症なし<br>(3)中枢神経の単一機能不全で，血清クレアチニン値が 1.5 mg/dL 未満 |
| 1 | (1)腎臓機能不全のみ<br>(2)肝臓，血液凝固，循環器ないし呼吸器いずれか単一臓器機能不全で，血清クレアチニン値が 1.5 mg/dL 以上 2 mg/dL 未満ないし昏睡Ⅰ，Ⅱ度の肝性脳症<br>(3)中枢神経の単一機能不全で，血清クレアチニン値が 1.5 mg/dL 以上 2 mg/dL 未満 |
| 2 | (1)2 臓器の機能不全 |
| 3 | (1)3 臓器以上の機能不全 |

〔持田 智，他：肝臓 2022：63（5）：219-223〕

## 確定診断がつかないとき試みること

**1** C 型肝炎の診断では，HCV 抗体が陽性化するには感染後約 2 か月を要するため，感染早期の診断には，HCV-RNA 測定によってウイルス血症を証明する必要がある。

**2** 近年の感染症発生動向調査で報告数が増加している E 型肝炎も忘れずにチェックする。

**3** 成因不明の急性肝不全では，自己免疫性，薬物性を念頭におき検査を進める。

**4** 凝固機能が低下して経皮的肝生検が困難な場合は，経頸静脈的肝生検の実施を検討する。

## 合併症・続発症の診断

　急性肝不全の主な合併症は，以下の 6 つで，合併症数が多い症例では予後不良である。全国調査における診断基準を示す。

**表6** 劇症肝炎の肝移植適応ガイドライン：スコアリングシステム（厚生労働省「難治性の肝・胆道疾患に関する研究」班：2008 年）

| スコア | 0 | 1 | 2 |
|---|---|---|---|
| 発症～昏睡（日） | 0～5 | 6～10 | 11≦ |
| PT（％） | 20＜ | 5＜≦20 | ≦5 |
| T.Bil（mg/dL） | ＜10 | 10≦＜15 | 15≦ |
| D.Bil/T.Bil | 0.7≦ | 0.5≦＜0.7 | ＜0.5 |
| 血小板（万） | 10＜ | 5＜≦10 | ≦5 |
| 肝萎縮 | なし | あり | |

〈スコア合計点と予測死亡率〉
0 点：ほぼ 0％，1 点：約 10％，2～3 点：20％～30％，4 点：約 50％，5 点：約 70％，6 点以上：90％以上

〔Naiki T, et al: Novel scoring system as a useful model to predict the outcome of patients with acute liver failure: Application to indication criteria for liver transplantation. Hepatol Res 42（1）: 68-75, 2012 より改変〕

**1** 感染症：1）感染の臓器症状または画像所見，2）発熱 38℃ 以上，3）白血球数 10,000/$\mu$L 以上，4）感染が疑われる臓器からの起炎菌培養陽性あるいは体液白血球増多のうち 2 項目以上陽性。

**2** 脳浮腫：1）頭部 CT 検査での典型的所見，2）脳圧測定：25 mmHg 以上，のいずれか。

**3** 消化管出血：1）吐血あるいは上部消化管留置カテーテルからの血液流出，2）タール便あるいは新鮮血下血，3）内視鏡での出血性病変の確認，のいずれか。

**4** 腎障害：1）1 日尿量 400 mL 以下，2）クレアチニン 2.0 mg/dL 以上，のいずれか。

**5** 播種性血管内凝固症候群（DIC）：日本救急医学会「救急領域の DIC 診断基準」スコア 4 点以上。

**6** 心不全：1）胸部 X 線 心拡大所見，2）胸部 X 線 肺うっ血所見，3）心エコー 駆出率 40％以下，のうち 2 つ以上。

## 予後判定の基準

**1** 劇症肝炎では，Ⅱ度以上の肝性脳症が出現した時点で，厚生労働省研究班の新スコアリング法（表6），データマイニング手法による決定木モデルなどにより予後予測を行い，肝移植の適応を判断する。肝萎縮あり，血清総ビリルビンの 17.9 mg/dL 以上，高齢者では，予後不良である。

**2** 内科的治療で昏睡度や D/T 比，PT が改善しない症例は予後不良である。

**3** 肝移植により 80％以上の救命が期待できるが，

実施率は約 20〜25％にすぎない。2009 年の臓器移植法の改正以降に脳死肝移植件数が増加したが，いまだ生体肝移植が 60％を超えている。

### 経過観察のための検査・処置

❶最近，ジェノタイプ A 型の B 型肝炎が増加しており，10％程度，慢性化することが報告されている。HBV-DNA 量，HBs 抗原量のモニタリングを行う。

❷C 型肝炎では 70〜80％の症例が慢性化するため HCV-RNA 測定を月 1 回行う。慢性化した場合には直接作用型の抗ウイルス薬（DAAs：direct antiviral agents）で治療を行う。

❸非昏睡型では，昏睡型へ移行する可能性があり，肝性脳症の発現，自覚症状，黄疸，肝萎縮，PT などを注意深く観察する。

### 治療法ワンポイント・メモ

❶ウイルス性急性肝炎はまれ（1〜2％）に劇症化するが，大多数において特別な治療を必要としない予後良好な疾患であり，対症療法が中心となる。

❷B 型急性肝炎では，重症化，劇症化のおそれがある場合に核酸アナログ製剤の早期投与を行う。副腎皮質ステロイドは早期に短期間の大量投与を行うと有用な可能性がある。

❸急性肝不全では，救命率の高い肝移植（脳死，生体）の実施可能性を念頭におき，血液浄化療法（人工肝補助療法）を主体とした内科的治療を開始する。

❹人工肝補助療法としては，high flow continuous hemodiafiltration（HDF），on line HDF で覚醒効果が高いことが報告されている。なお，血漿交換（PE）に覚醒効果は期待できない。

### さらに知っておくと役立つこと

❶厚生労働省研究班では，2020 年度の全国調査（2019 年発症例が対象）より，代謝性特異体質により肝障害を起こす薬物に起因する急性肝不全については，非肝炎の薬物性に分類することとした。具体的には，悪性腫瘍に対する分子標的薬に起因する急性肝不全が 2012 年から登録されるようになったが，それらの被疑薬であるレゴラフェニブなどのマルチキナーゼ阻害薬（multi-targeted tyrosine kinase inhibitors：mTKI）が該当する。このほか，イソニアジド，UFT，バルプロ酸ナトリウムは，代謝性特異体質により肝障害を起こす薬物として，厚生労働省発行の「重篤副作用疾患別対応マニュアル 薬物性肝障害」に掲載されている。

❷厚生労働省研究班は，2009 年に免疫抑制療法および化学療法による HBV 再活性化の予防ガイドラインを発表した。しかし，依然として医原性の HBV 再活性化による急性肝不全は根絶できていない。ごく少数ながら，ガイドラインの遵守にもかかわらず，劇症化した症例が報告されている。

---

# 慢性肝炎
## Chronic Hepatitis

疋田 隼人 　大阪大学大学院講師・消化器内科学

頻度 **よくみる**

GL ・C 型肝炎治療ガイドライン（第 8.2 版）（2023）
・B 型肝炎治療ガイドライン（第 4 版）（2022）
・NAFLD/NASH 診療ガイドライン 2020（改訂第 2 版）
・肝硬変診療ガイドライン 2020（改訂第 3 版）

### 診断のポイント

❶肝障害（AST・ALT 上昇）の 6 か月以上の持続。

❷肝腫瘍などの占拠性病変に伴う肝機能異常を除外。

❸罹患期間によっては肝線維化の進展を伴う。

❹特有の症状はない。

### 症候の診かた

❶線維化が進展していない症例では特徴的な症候がないことが多い。

❷慢性肝炎が持続すると，肝臓の線維化が進展し肝硬変・肝不全に至る。このような症例では肝硬変・肝不全による症候が出現する〔「肝硬変症」（⇨713 頁）を参照〕。

❸初診時には，慢性肝炎か急性肝炎か，直ちに区別することが困難なことも多い。急性肝炎の可能性も考慮し，黄疸や脳症などの急性肝不全による症候が出現していないか，診察することが重要〔「急性肝不全と類縁疾患」（⇨695 頁）を参照〕。

### 検査所見とその読みかた

❶血液検査

❶ AST・ALT の上昇とともに胆道系マーカー ALP，γGTP の上昇を伴うことがあるが，慢性肝炎の原因によって異なる。

❷慢性肝炎のなかでは，軽度線維化症例や代謝機能障害関連脂肪性肝疾患では AST より ALT の上昇のほうが大きい（AST/ALT＜1）ことが多い。一方，高度線維化症例やアルコール関連肝疾患では ALT より AST の上昇のほうが大きい（AST/ALT＞1）ことが多い。

② 腹部超音波検査

❶線維化の評価：肝炎が長期にわたり線維化が進展すると，肝臓辺縁の鈍化，表面の凹凸不整，内部エコーの粗雑化を認める。脾腫や門脈側副血行路の存在も肝硬変への進展を疑う所見である。

❷占拠性病変の評価：肝内に肝腫瘍などの占拠性病変がないかを除外することが重要である。

❸脂肪化の評価：脂肪性肝疾患は慢性肝炎の原因として最も多い疾患である。5％以上の肝細胞に脂肪滴が貯留すれば脂肪肝と診断されるが，腹部超音波検査では30％程度以上の肝細胞への脂肪滴貯留があれば脂肪肝として検出可能。

### 確定診断の決め手

**1** 6 か月以上にわたり AST・ALT が上昇しており，また肝内に AST・ALT の上昇をきたすような占拠性病変がなければ慢性肝炎と診断できる。

**2** 6 か月以上経過をみなくとも，腹部超音波検査などによる線維化進展を疑う所見があれば，慢性肝炎の存在を考える。

**3** 慢性肝炎と診断することより，治療やその後のマネジメントを考慮するうえで，慢性肝炎の原因を突き止めることが重要。

**4** 以下に慢性肝炎の原因とその診断スクリーニング方法について述べる（各疾患の詳細は各項を参照）。特に，ウイルス性肝炎として C 型および B 型慢性肝炎，非ウイルス肝炎として代謝機能障害関連脂肪性肝疾患とアルコール関連肝疾患は頻度が高い。

❶ C 型慢性肝炎（⇨692 頁）

- わが国で 100〜150 万人程度。
- HCV 抗体測定によるスクリーニング。
- HCV 抗体陽性であれば HCV RNA 測定を行い，陽性であれば持続感染していると考えられ，HCV による慢性肝炎と診断。

❷ B 型慢性肝炎（⇨692 頁）

- わが国で 110〜140 万人程度（無症候性キャリア含む）。
- HBs 抗原測定により，陽性であれば HBV 感染と診断。
- 肝障害が強い初診患者では，急性の B 型肝炎と

の鑑別が重要。一般的に HBs 抗原陽性で IgM 型 HBc 抗体陽性であれば急性 B 型肝炎，IgG 型 HBc 抗体高力価陽性であれば慢性 B 型肝炎と判断できる。

❸代謝機能障害関連脂肪性肝疾患（MASLD）（⇨723 頁，下記「さらに知っておくと役立つこと」の❷参照）

- わが国で 1,000〜2,000 万人程度。
- 腹部超音波により脂肪肝を認め，中等量以上の飲酒歴がなく，心血管イベントリスクを有していれば MASLD と診断する。
- しかし軽度脂肪肝症例については，腹部超音波検査では検出できず，超音波減衰量（CAP）測定による肝脂肪量が有用。MRI による脂肪定量でも評価可能。

❹アルコール関連肝疾患（⇨725 頁）

- わが国で 800 万人程度。
- 問診による飲酒歴の聴取が重要。
- 飲酒の間接マーカーとして，%CDT（糖鎖欠損トランスフェリン/トランスフェリン比），MCV（平均赤血球容積），γGTP がある。
- 純エタノール換算で 60 g/日以上の飲酒を長期（通常 5 年以上）継続しており，禁酒により AST，ALT，γGTP が改善し，他の肝疾患が否定される肝炎をアルコール性肝障害という。
- 女性およびアルデヒドデヒドロゲナーゼ 2（ALDH2）活性欠損者では，純エタノール換算で 40 g/日以上でも肝障害は出現する。

❺自己免疫性肝炎（⇨703 頁）

- 抗核抗体あるいは抗平滑筋抗体が陽性であることが多く，また IgG 高値症例が多い。
- 改訂版国際診断基準やわが国の診断指針を参考に肝生検による診断も考慮する。

❻原発胆汁性胆管炎（⇨705 頁）

- AST，ALT の上昇に加えて，胆道系酵素（ALP，γGTP），IgM が上昇。
- 抗ミトコンドリア抗体，サブタイプでは抗ミトコンドリア M2 抗体が陽性であることが多い。
- 肝生検による診断も考慮する。

❼硬化性胆管炎（⇨708 頁）

- ALP が上昇。
- 腹部超音波で散在する胆管内宮の狭窄や拡張，胆管内壁肥厚を認めることがある。
- 胆管病変については MRCP も有用である。
- 原発性と IgG4 関連，続発性に大別される。

❽薬物性肝障害(⇨729頁)

- 内服薬だけでなく，サプリメントや健康食品による肝障害も念頭においた問診が重要である。
- 被疑薬物の中止による肝障害改善によって診断。
- 被疑薬の開始から60日以内に肝障害が発症することが多いが，90日以上経過してから発症することも20%程度認める。

❾うっ血性肝障害

- 右心不全や肝静脈流出路閉塞症(HVOTO：hepatic venous outflow tract obstruction)でうっ血肝による肝障害を認める。
- AST，ALTの上昇は通常軽度。
- 肝障害は軽度でも線維化は進展しやすい。

❿代謝性および先天性肝疾患(⇨712頁)

- ヘモクロマトーシス，Wilson病，ガラクトース血症糖原病，チロシン血症，フルクトース不耐症，$\alpha_1$-アンチトリプシン欠乏症，サラセミア，ヘモクロマトーシス，囊胞性線維症，無$\beta$リポ蛋白血症，肝性ポルフィリン症，肝アミロイドーシス，栄養障害性脂肪肝〔飢餓，クワシオルコル(kwashiorkor)，急性妊娠性脂肪肝〕など多彩な疾患が存在する。
- 頻度が低く，当初は原因不明として扱われることも多い。

## 誤診しやすい疾患との鑑別ポイント

ASTは肝細胞だけでなく，心筋細胞，骨格筋細胞，赤血球にも多く含まれている酵素であり，ASTだけが上昇している場合は，肝障害ではなく心筋梗塞(⇨774頁，776頁)などの心疾患，多発性筋炎(⇨1175頁)などの筋疾患，溶結性疾患の可能性もあり鑑別が必要。

## 確定診断がつかないとき試みること

❶種々の採血や画像検査を行っても原因不明の慢性肝炎については，肝生検で有用な情報が得られることがある。現在は超音波ガイド下肝生検(針生検)が広く行われているが，出血のリスクが高い場合などでは経静脈的肝生検も行われている。

❷非アルコール性脂肪性肝疾患のなかでも，線維化進展速度の速い非アルコール性脂肪肝炎の確定診断には肝生検が必要となっている。

## 治療法ワンポイント・メモ

❶慢性肝炎の原因となる疾患ごとに治療法は異な

る。詳細は各項目を参照。

❷原疾患が同定できない場合でもAST，ALTの高値が持続する場合は肝線維化の進展が懸念される。

❸このような症例に対しては肝庇護療法として，ウルソデオキシコール酸の内服などを行うこともある。

## さらに知っておくと役立つこと

❶慢性肝疾患の早期発見を目的に，日本肝臓学会より，健康診断などでALT>30 U/Lであった場合，まずかかりつけ医などを受診することを推奨する「奈良宣言2023」が2023年6月に宣言された。ALT>30 U/Lの患者に対して，原因精査と，定期的なフォローないし消化器内科へのコンサルテーションが推奨される。

❷米国・欧州肝臓学会が中心となり，2023年6月に，脂肪性肝疾患の新たな呼称が発表された。概ねこれまでの非アルコール性脂肪性肝疾患は，中等量以上の飲酒歴がない(女性140 g/週未満，男性210 g/週未満)心血管イベントリスクを有する脂肪肝患者として代謝機能障害関連脂肪性肝疾患(MASLD：metabolic dysfunction associated steatotic liver disease)とよぶこととなった。また，アルコール関連肝疾患ほどの多量飲酒はないが，中等量のアルコール摂取者については，これまで疾患名が存在しなかった。心血管イベントリスクを有する脂肪肝患者のなかで1週間あたりのアルコール摂取量が中等度の患者(女性で140〜350 g/週，男性で210〜420 g/週)を代謝機能障害アルコール関連肝疾患(MetALD)とよぶこととなった(Hepatology 78: 1966-1986, 2023)。

## 専門医へのコンサルト

❶慢性肝炎では，長期間肝炎が持続すると肝線維化が進展する。肝線維化進展症例は肝発癌リスクが高い。肝硬変症例では肝不全に進展するリスクもあるため，線維化の程度を評価し，高度線維化進展を疑う症例は原疾患にかかわらず一度専門医へコンサルトすることが望ましい。

❷肝線維化については，肝線維化マーカー〔ヒアルロン酸やⅣ型コラーゲン，Ⅳ型コラーゲン・7S，プロコラーゲンⅢペプチド(P-Ⅲ-P)，Mac-2結合蛋白(M2BP)糖鎖修飾異性体(M2BPGi)，autotaxin(ATX)，ELFテスト〕の測定が利用できる(Hepatol Res 51: 725-749, 2021)。

❸C型慢性肝炎では血小板数は線維化を反映する。12万/$\mu$L未満では高度線維化進展を疑う。一方，代謝機能障害関連脂肪性肝疾患では，高度線維化症

例でも血小板は比較的保たれている症例が多く，20万/$\mu$L 未満で線維化進展リスクがある。

**4** 血小板数，年齢，AST，ALT を組み合わせた FIB-4 index は C 型慢性肝炎や代謝機能障害関連脂肪性肝疾患における線維化の指標として有用（日本肝臓学会ホームページなどのウェブサイト上で計算可能）である。C 型慢性肝炎では 3.25 以上で高度線維化進展を疑う。非アルコール性脂肪性肝疾患では 2.67 以上が線維化高リスク群，1.3 以上が線維化中リスク群であり，超音波エラストグラフィなどによる肝硬度の評価が推奨される（Hepatol Res 51: 1013-1025，2021）。

# 自己免疫性肝炎
## Autoimmune Hepatitis (AIH)

**梅村 武司**　信州大学教授・内科学第二教室

**[頻度]** **ときどきみる**（有病率 23.9/10 万，推定患者数約 3 万人）
**[GL]** 自己免疫性肝炎（AIH）診療ガイドライン（2021 年）

## ▌診断のポイント（表 1）

**1** 抗核抗体陽性，抗平滑筋抗体陽性。
**2** 血清 IgG 高値。
**3** AST，ALT 高値。
**4** 組織学的に interface hepatitis や形質細胞浸潤がみられる。
**5** 急性肝炎で発症することもある。

## ▌緊急対応の判断基準

**1** 重症度分類が定められている（表 2）。重症と診断された症例は遅滞なく，肝臓専門医のいる医療機関への紹介を考慮する。中等症の症例で高度の黄疸，60 歳以上の高齢者の場合も専門機関への紹介を考慮する。
**2** 急性肝炎様に発症した場合，抗核抗体陽性，IgG 高値など特徴的な所見がみられない症例が多い。この場合，診断・治療の遅れから肝不全へ進行してしまうため，血清学的に診断のつかない重症急性肝炎では自己免疫性肝炎の可能性および肝生検を考慮する。

## ▌症候の診かた

自己免疫性肝炎（AIH）に特異的な症状はないが，

**表1** 自己免疫性肝炎の診断

1. 抗核抗体陽性あるいは抗平滑筋抗体陽性
2. IgG 高値（＞基準上限値 1.1 倍）
3. 組織学的に interface hepatitis や形質細胞浸潤がみられる
4. 副腎皮質ステロイドが著効する
5. 他の原因による肝障害が否定される

典型例：上記項目で，1〜4 のうち 3 項目以上を認め，5 を満たすもの
非典型例：上記項目で，1〜4 の所見の 1 項目以上を認め，5 を満たすもの

〔厚生労働省難治性疾患政策研究事業「難治性の肝・胆道疾患に関する調査研究」班：自己免疫性肝炎（AIH）診療ガイドライン（2021 年）．p14，2021 より〕

**表2** 自己免疫性肝炎の重要度判定

| 臨床所見 | 臨床検査所見 |
|---|---|
| ① 肝性脳症あり<br>② 肝萎縮あり | ① AST または ALT ＞200 U/L<br>② 総ビリルビン＞5 mg/dL<br>③ プロトロンビン時間（PT-INR）≧1.3 |

**重症**
次のいずれかがみられる
1. 臨床所見：①または②，2. 臨床検査所見：③
**中等症**
臨床所見：①，②，臨床検査所見：③がみられず，臨床検査所見：①または②がみられる
**軽症**
臨床所見：①，②，臨床検査所見：①，②，③のいずれもみられない

〔厚生労働省難治性疾患政策研究事業「難治性の肝・胆道疾患に関する調査研究」班：自己免疫性肝炎（AIH）診療ガイドライン（2021 年）．p15，2021 より〕

以下の症状を認めることがある。
**1** 全身倦怠感：しばしば全身倦怠感，易疲労感，食欲不振などの自覚症状を伴う。
**2** 黄疸：急性肝炎様に発症する場合には黄疸がみられる。
**3** 自他覚症状を全く伴わず，偶然に健康診断などで肝障害を指摘され受診することも少なくない。
**4** すでに肝硬変へ進展した症例では診断時から浮腫，腹水などの非代償性肝硬変症状がみられることもある。

## ▌検査所見とその読みかた

**1** スクリーニング検査
　❶肝酵素，特に AST，ALT が上昇する。
　❷胆道系酵素（ALP，$\gamma$GTP）の上昇は多くの場合

軽度である。
**2** 絞り込む検査

**❶** 抗核抗体が陽性となり，血清 IgG が高値をとる。

**❷** 抗平滑筋抗体の陽性率も高い（ただし保険未収載）。

**❸** 慢性肝炎の原因となる B 型肝炎，C 型肝炎は，HBs 抗原，HCV 抗体を測定し，陰性であることを確認して除外しておく。

**3** 画像検査

**❶** 腹部超音波検査では自己免疫性肝炎に特徴的な所見はなく，他の成因による慢性肝疾患同様，肝辺縁の鈍化，肝表面の凹凸，内部エコー粗雑などの所見がみられる。進行すれば肝硬変の所見を呈する。腹部 CT も同様である。

**❷** 脂肪肝の所見を認める場合もあるが，両者が合併する症例もあり，脂肪肝があったからといって自己免疫性肝炎を否定することはできない。

**4** 肝生検

**❶** 自己免疫性肝炎の診断には肝生検が必須である。血液検査，画像検査では診断を確定することはできない。

**❷** 組織学的に interface hepatitis や形質細胞浸潤，肝細胞ロゼット形成，emperipolesis などがみられる。併せて肝線維化の程度を評価する。すでに肝硬変に進展している場合もある。

**❸** ただし，急性発症例では門脈域の炎症細胞浸潤を伴わないこともある。中心静脈域の壊死・炎症反応と形質細胞を含む単核球の浸潤を認めることが診断の鍵となる。

## 確定診断の決め手

**1** 慢性に経過する（時に急性発症する）肝炎。

**2** 抗核抗体または抗平滑筋抗体陽性。

**3** 血清 IgG 上昇。

**4** 組織学的に interface hepatitis，形質細胞浸潤がみられる。

**5** 他の原因による肝障害が否定される。

＊急性発症例では，**2**，**3** を認めない場合があることがある。

＊近年では診断時の血清トランスアミナーゼ，IgG が比較的低値の症例が増加している。

## 誤診しやすい疾患との鑑別ポイント

**1** 脂肪肝

**❶** 通常抗核抗体陰性・血清 IgG 正常。ただし抗核

抗体陽性となる脂肪肝症例，あるいは両者の合併例が存在する。

**❷** 組織所見では脂肪沈着が主体。

**2** 薬物性肝障害（⇨729 頁）

**❶** 被疑薬の中止により肝障害が改善する。

**❷** 薬物性肝障害に引き続いて AIH が発症する症例もあるので鑑別には注意を要する（ミノサイクリン，インフリキシマブ，アトルバスタチン，ジクロフェナクなど）。

**3** 原発性胆汁性胆管炎（⇨705 頁）

**❶** ALP，γGTP 上昇が主体。

**❷** 抗ミトコンドリア抗体陽性。ただし両者の合併例が存在する。

**4** 原発性硬化性胆管炎（⇨708 頁）

**❶** ALP，γGTP 上昇が主体。

**❷** 肝内外胆管の狭窄・拡張など（腹部超音波，CT，MRCP）。

## 確定診断がつかないとき試みること

　診断的治療として副腎皮質ステロイド投与が試みられることがある。特に急性発症から重症肝炎に至った場合には，確定診断がつかなくとも早急にステロイドを投与する。

## 合併症・続発症の診断

**1** 慢性甲状腺炎，Sjögren 症候群，関節リウマチなどの他の自己免疫性疾患を合併することが少なくない（約 30%）。

**2** 進行すると肝硬変に至り，食道静脈瘤や腹水，黄疸が出現する。肝細胞癌の発症も決してまれではない。

**3** 副腎皮質ステロイド投与が長期となるため，骨粗鬆症や糖尿病をしばしば合併する。

## 予後判定の基準

**1** ステロイド投与により肝酵素が正常化すれば長期予後は良好で，健常者と変わらない。

**2** 肝酵素の再上昇（再燃）を繰り返す症例では予後不良とされている。

## 経過観察のための検査・処置

**1** 治療中には定期的に肝酵素，IgG を測定し，この結果をみながらステロイド投与量を調整する。ステロイド治療を中断した症例では再燃する頻度が高いため，長期にわたり治療を継続する必要があるという患者指導が必要である。

❷肝線維化の程度ないし肝発癌のスクリーニングのために，定期的に腫瘍マーカーの測定や画像検査（腹部超音波検査，腹部 CT など）を行う．特に肝硬変例や高齢者，治療開始から寛解までの期間が長い症例は肝発癌に注意が必要である．

❸長期にわたるステロイド投与が必要となるため，定期的に骨密度を測定する．

❹肝硬変例では他の成因による肝硬変症例同様，より頻回の腹部画像検査および静脈瘤評価のための上部消化管内視鏡検査を行う．

❺自己免疫性肝炎患者においては QOL が低下しており，うつ症状や不安をもつ患者も少なくない．定期的に QOL や精神状態の評価が必要である．

### 治療法ワンポイント・メモ

❶薬物療法：副腎皮質ステロイドが第 1 選択薬となる．初期投与量として 0.6 mg/kg/日以上のプレドニゾロンを投与し，ALT と IgG の値をみながらプレドニゾロン投与量を漸減する．治療目標は ALT 30 U/L 以下である．最低量のプレドニゾロン（通常 5〜10 mg/日）を維持量として長期投与する．早すぎる減量は再燃の原因となるため，5 mg/1〜2 週の減量を目安とする．

❷ウルソデオキシコール酸（600 mg/日）はプレドニゾロンの減量時に併用あるいは軽症例に単独投与することがある．

❸再燃例やステロイド不耐例・抵抗例ではアザチオプリン 1〜2 mg/kg/日を併用する．アザチオプリンの副作用のなかで，服用開始後早期に発現する重度の急性白血球減少と全身脱毛が NUDT15 遺伝子多型と関連することが明らかとされている．よって，初めてアザチオプリンを開始する前に必ず本検査を施行し，NUDT15 遺伝子多型を確認したうえで治療適応を判断する必要がある．特にシステインホモ（Cys/Cys）型の場合は副作用が出現するリスクが高いため，原則使用は勧められない．

❹重症例ではステロイドパルス療法や肝補助療法（血漿交換や血液ろ過透析）が行われる場合がある．肝不全や非代償性肝硬変では肝移植の適応となる．

❺免疫抑制療法を開始する AIH 症例では，全例で治療前 HBV 感染スクリーニングを行い，日本肝臓学会による「免疫抑制・化学療法により発症する B 型肝炎対策ガイドライン」（2022）に準拠して慎重な観察および核酸アナログ製剤による治療介入が望ましい．

### さらに知っておくと役立つこと

❶自己免疫性肝炎は国の指定難病であり，重症度分類（表 2）の中等症以上，あるいは組織学的ないし臨床的に肝硬変であれば医療費助成の対象となるほか，これ以外でも医療費負担が高額の場合には助成される場合があるので，臨床調査個人票を作成し，所轄の保健所・行政機関を通じて申請をするよう患者に勧める．

❷自己免疫性肝炎の妊婦例では，妊娠中は自己免疫性肝炎の病状が安定するが，出産前後に病勢の増悪が高頻度に認められるので十分な注意が必要である．

### 専門医へのコンサルト

❶自己免疫性肝炎を疑った症例については，診断および治療方針を決定するために肝臓専門医への紹介が望ましい．また，重症例や急性発症例などの非定型例，再燃例，治療不応例は早期の紹介が望まれる．

❷維持療法中や寛解中においても，経時的に専門医のチェックが望ましい．

# 原発性胆汁性胆管炎
## Primary Biliary Cholangitis (PBC)

**小森 敦正**　国立病院機構長崎医療センター・難治性疾患研究部長

（頻度）　**ときどきみる**

GL　原発性胆汁性胆管炎（PBC）の診療ガイドライン（2023 年）

### 診断のポイント

❶血清胆汁うっ滞酵素（ALP と γGTP）が高値．

❷血清抗ミトコンドリア抗体（AMA：anti-mitochondrial antibody）もしくは AMA-M2 抗体が陽性．

❸肝組織での慢性非化膿性破壊性胆管炎（CNSDC：chronic non-suppurative destructive cholangitis）．

❹肝内胆管拡張を認めない．

❺男性患者も少なくない（有病率の男女比 1：3.9）（Hepatol Res 49: 881-889, 2019）．

### 症候の診かた

❶掻痒症：わが国での QOL 調査（PBC-40）（Sci Rep 8: 12542, 2018）では，≧ 50％に掻痒症を認め，約

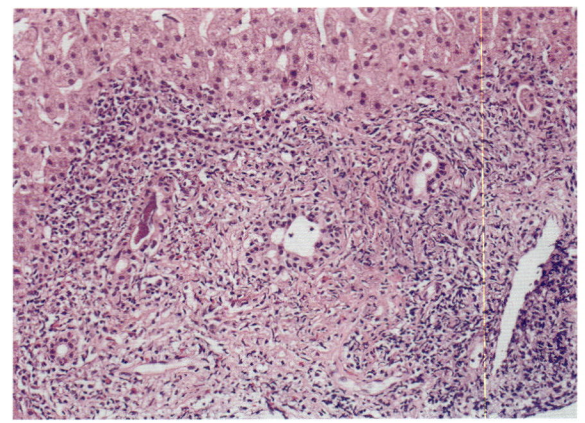

**図1** 慢性非化膿性破壊性胆管炎（CNSDC）
（写真提供：金沢大学人体病理学・原田憲一先生）

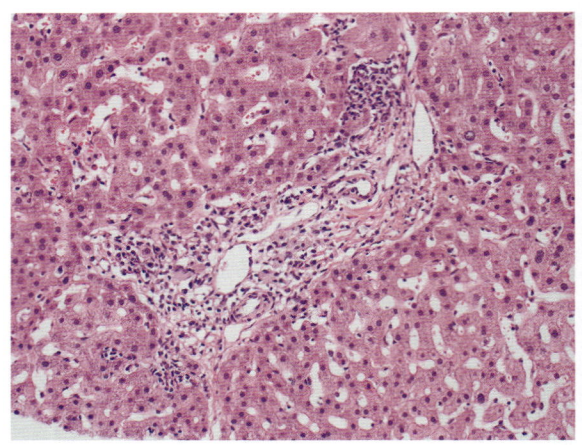

**図2** 小葉間胆管消失
（写真提供：金沢大学人体病理学・原田憲一先生）

30％は中等度以上であった。掻破痕のみで皮疹を伴わないことが多く，不眠の原因ともなる。肝機能や病期と必ずしも相関しないので，積極的に問診し，視覚的スケールなどを用いて評価することが重要である。

**2** 倦怠感：PBC-40 では約 40％に倦怠感を認める。

**3** 皮膚黄色腫：胆汁うっ滞による高脂血症合併例では，眼瞼黄色腫を認めることがある。

**4** 黄疸：球結膜の黄染から非代償性胆汁うっ滞性肝硬変期の全身黄染まで，程度に差がある。

**5** 消化管出血，腹水：肝硬変へ進行すると，門脈圧亢進症の症状として胃食道静脈瘤からの出血（吐血）や腹水が出現する。非硬変性門脈圧亢進症の初発症候となることもある。

**6** 骨粗鬆症：胆汁うっ滞による続発性骨粗鬆症の結果，圧迫骨折を初発症候として診断されることもある。

### 検査所見とその読みかた

**1** スクリーニング検査：肝内小型胆管の破壊による胆汁うっ滞により，血清 ALP と γGTP が高値となる。病初期では，前者が正常上限の 1.5×＞であることも少なくない。脂肪性肝障害（SLD：steatotic liver disease）との鑑別や，SLD/自己免疫性肝炎（AIH：autoimmune hepatitis）/アルコール関連肝障害を含む肝疾患との合併も念頭におく。

**2** 血清 AMA：AMA-M2 抗体も含め，約 90％の症例で陽性となる。特異度も高いが，AMA 陽性 AIH（約 10％）や，急性肝不全における一過性陽性例（Hepatology 46: 1436-1442，2007）も経験する。

**3** 肝組織病理所見（肝生検）：肝内小型胆管の病変〔CNSDC（図 1），肉芽腫，胆管消失（図 2）〕と肝炎性変化の有無，ならびに程度を診断する。病期（Scheuer 分類，Nakanuma 分類：オルセイン陽性顆粒沈着，線維化，胆管消失スコアの合計）の評価により，予後予測も可能となる。**1**＋**2**で血清学的な診断は可能であるが，AMA 陰性症例や，AIH とのオーバーラップ，SLD との合併が疑われる場合は，胆管病変の存在が診断に必要となる。

**4** 肝硬度測定：vibration-controlled transient elastography（VCTE）を用いて肝硬度（kPa）を測定する。非侵襲的な病期評価法であり，肝組織病期の代替診断能を有する（J Hepatol 77: 1545-1553，2022）。

### 確定診断の決め手

**1** 前項「検査所見とその読みかた」の**1**＋**2**，**1**＋**3**，**2**＋**3**のいずれか，もしくは**1**〜**3**（厚生労働省難治性の肝・胆道疾患に関する調査研究班による診断基準）。肝内胆管拡張を伴う胆汁うっ滞性肝疾患，および閉塞性黄疸は除外する。

**2** AMA が陽性であっても ALP 正常の場合は，経過観察のうえ ALP が高値となった時点で診断を行ってもよい。

### 誤診しやすい疾患との鑑別ポイント

**1** AIH（⇨ 703 頁）（胆汁うっ滞酵素高値の場合）

**❶** AMA 陰性（90％〜）。

**❷** CNSDC および胆管消失を認めない（肝炎性胆管障害のみ）。

**表1** ウルソデオキシコール酸(UDCA)の効果判定

| 二項判定 | 治療不応(定義) |
|---|---|
| Barcelona | ALP 低下≦40% and ALP≧1×ULN |
| Paris I | ALP＞3×ULN or AST＞2×ULN or T-Bil＞1 mg/dL |
| Paris II | ALP＞1.5×ULN or AST＞1.5×ULN or T-Bil＞1 mg/dL |
| Rotterdam | T-Bil＞ULN and/or Alb＜1×LLN |
| Rochester II | ALP≧2×ULN or T-Bil＞1 mg/dL |
| POISE 基準 | ALP≧1.67×ULN + ALP 低下＜15% + T-Bil＞ULN |
| 定量判定 | 使用項目と推定アウトカム |
| UK-PBC | ALP，AST or ALT，T-Bil，ALB，PLT → 5/10/15 年　肝移植＋肝関連死(%) |
| GLOBE | 年齢，ALP，T-Bil，ALB，PLT → 3/5/10/15 年　全生存率 |

ULN：正常値上限

**2 Small duct 原発性硬化性胆管炎**(⇨708 頁)
- **❶** AMA 陰性。
- **❷** 同心円状の胆管周囲線維化(onion-skin lesion)。
- **❸** 炎症性腸疾患の合併。

**3 SLD**(胆汁うっ滞酵素高値の場合)
- **❶** AMA 陰性。
- **❷** CNSDC および胆管消失を認めない。

**4 慢性薬物起因性肝内胆汁うっ滞，成人性肝内胆管減少症，サルコイドーシス，移植片対宿主病，肝移植拒絶反応**なども，鑑別の対象となる。**1** および **3** は合併することもある。

## 確定診断がつかないとき試みること

**1** 肝組織診断(CNSDC，肉芽腫，胆管消失)。
**2** PBC 特異的抗核抗体の測定(抗 gp210 抗体，抗 sp100 抗体)。
**3** 経時的な肝機能検査。

## 合併症・続発症の診断

**1** 自己免疫性疾患の合併：Sjōgren 症候群，関節リウマチ，慢性甲状腺炎，強皮症など。疾患特異的自己抗体を検査する。
**2** 続発性骨粗鬆症：妊娠後や閉経後骨粗鬆症の増悪要因となることがある。経過中の骨密度測定が望ましい。
**3** 肝発癌：肝細胞癌(HCC：hepatocellular carcinoma)も肝関連アウトカムであり，男性，肝硬変がリスクとなる(Dig Dis Sci 66: 2439-2451，2021)。線維化進展患者には，定期的なサーベイランスが望ましい。

## 予後判定の基準

**1** 若年発症，抗 gp210 抗体陽性，組織学的進行と，予後不良との関連が報告されている。
**2** 治療開始 1 年後の不十分な血清生化学的反応と予後不良との関連が報告されている。効果判定には二項判定法(Paris 基準等)や定量判定法(GLOBE スコアなど)を用いる(**表1**)。

## 経過観察のための検査・処置

**1** 肝機能検査：治療効果判定(開始後 1 年)，肝予備能評価(ALBI スコア)。
**2** 骨粗鬆症の評価：骨密度測定。
**3** 肝硬度測定：VCTE もしくは超音波エラストグラフィ。
**4** 食道・胃静脈瘤の評価：上部消化管内視鏡検査。
**5** HCC サーベイランス：腹部超音波検査，造影 CT・MRI。

## 治療法ワンポイント・メモ

**1** 薬物療法
**❶** ウルソデオキシコール酸(UDCA：ursodeoxycholic acid)：利胆および抗炎症(胆管細胞 + 肝細胞保護)療法である。13〜15 mg/kg/日による処方が望ましい。肝胆道系酵素の低下が十分な症例では，長期予後の改善が得られる(J Hepatol 71: 357-365，2019)。
**❷** ベザフィブラート：UDCA 治療開始 1 年後の血清生化学検査で改善が乏しい場合は併用を考慮する(わが国での適応症は高脂血症)。併用と長期予

後改善との関連が報告されている（J Hepatol 75: 565-571, 2021）。

**2 症候に対する治療**

**❶掻痒症**：opioid 受容体 κ 作動薬であるナルフラフィンを処方する（陰イオン交換樹脂製剤は，海外のガイドラインで第 1 選択薬であるが，わが国での適応はない）。

**❷骨粗鬆症**：骨折およびその既往，腰椎または大腿骨近位部の骨密度が YAM 値の 70％未満である場合に，ビスホスホネート製剤，抗 RANKL 製剤，活性型ビタミン D 製剤を処方する。

## さらに知っておくと役立つこと

国の指定難病であり，症候性（掻痒症，黄疸，門脈圧亢進症のいずれか）患者は，認定対象となる。診断確定後に臨床調査個人票を作成し，公費負担申請を勧める。

## 専門医へのコンサルト

**1** PBC-AIH オーバーラップを疑う場合〔ALT ≧正常値上限（ULN）×5，IgG＞1.1×ULN，抗平滑筋抗体陽性，抗核抗体高力価陽性，肝組織における中等度以上の interface hepatitis のいずれか〕や，UDCA に対する治療反応が乏しい場合は，肝臓専門医へのコンサルトが望ましい。

**2** 血清 T-Bil ≧ 5 mg/dL，難治性門脈圧亢進症，難治性掻痒症を認めた際には，肝移植医へコンサルトを行う。Child-Pugh ≧ B（8 点），Mayo リスクスコア 7.8＜，MELD スコア ≧ 15 点では移植の適応となる。

# 原発性硬化性胆管炎
## Primary Sclerosing Cholangitis (PSC)

**中本 伸宏** 慶應義塾大学准教授・消化器内科

**頻度** **あまりみない**〔わが国の推定患者数は約 2,300 人，人口 10 万人あたりの有病率は 1.80 であり，2007 年に行った全国疫学調査の有病率 0.95/10 万人と比較して約 2 倍に増加している。同全国疫学調査によると，男女比は 1：0.9 でやや男性に多く，好発年齢は若年層（20〜40 歳）と高齢層（65〜70 歳）の二峰性をとる〕

---

**表1 原発性硬化性胆管炎診断基準**

Ⅰ．大項目
  Ａ．胆道画像検査にて
    1）特徴的な胆管像を認める．
    2）非特異的な胆管像を認める．
  Ｂ．血液所見上持続性の胆汁うっ滞を認める．
Ⅱ．小項目
  ａ．炎症性腸疾患の合併
  ｂ．肝臓病理所見
      onion skin lesion または小葉間胆管の線維性消失
      慢性胆汁うっ滞所見（細胆管増生および線維化）

| | |
|---|---|
| A1）＋B，A1）＋a，A1）＋b，A2）＋B＋a＋b | 確診 |
| A1），A2）＋a＋b，A2）＋B＋a，A2）＋B＋b | 準確診 |
| A2）＋a，A2）＋b | 疑診 |

（厚生労働省難治性の肝・胆道疾患に関する調査研究班, 2016）

## 診断のポイント

**1** 無症状で発見される症例が半数以上を占め，健診などの肝機能異常の指摘を契機に原発性硬化性胆管炎（PSC）と診断される症例が少なくない。

**2** 診断は，胆汁うっ滞型の肝機能異常と肝臓内外の大胆管に特徴的な画像所見からなされ，肝生検は一部の症例以外では必須ではない。

**3** 炎症性腸疾患（潰瘍性大腸炎や Crohn 病）を高率に合併する（わが国では約 40％，海外では約 60〜70％）。

**4** 硬化性胆管炎を生じる他疾患（IgG4 関連疾患，二次性硬化性胆管炎）との鑑別が重要である。

**5** 診断基準（**表 1**）

**❶** わが国における PSC の診断基準が 2016 年に「難治性の肝・胆道疾患に関する調査研究」班により作成され，わが国において広く用いられている。本診断基準は 2 個の大項目と 2 個の小項目からからなり，その組み合わせにより確診，準確診，疑診と判定される。

**❷** なお，本症は 2015（平成 27）年 1 月 1 日に施行された「難病患者に対する医療に関する法律」において指定難病として医療費助成の対象疾患となった。1）有症状の患者（黄疸，皮膚瘙痒，胆管炎，腹水，消化管出血，肝性脳症など），あるいは 2）ALP が施設基準値上限の 2 倍以上の患者，このいずれかを満たす場合を指定対象としている。

## 症候の診かた

**1** 黄疸：PSC では肝外・肝内胆管の狭窄と拡張が生じ，狭窄が高度（dominant stricture）となると閉塞機

序による胆汁うっ滞のために閉塞性黄疸をきたす場合がある。狭窄部位は多数あることが多く，黄疸の責任部位を特定できないこともある。

**2** 発熱：胆管病変による狭窄のためにその病変を主座とする細菌性胆管炎を併発することがある。反復しやすく難治性の場合もある。

**3** 腹痛：細菌性胆管炎に伴う場合もあるが，併発する炎症性腸疾患（潰瘍性大腸炎や Crohn 病）に伴う場合もある。右上腹部痛の訴えが多い。

**4** 皮膚瘙痒感：長期にわたり胆汁うっ滞が続くと瘙痒感を生じる。

**5** 体重減少：PSC 自体による体重減少よりも PSC にしばしば合併する胆管癌や大腸癌，胆嚢癌によることが多く，注意が必要である。

**6** 肝硬変進展例では腹水，門脈圧亢進症状や肝性脳症などの症状を認める。

## 検査所見とその読みかた

**1** 肝機能検査

**❶** ALP や γGTP などの胆道系酵素が優位に上昇する。健康診断などにおいて軽度上昇で発見され，経過に伴い次第に増加することが多い。AST や ALT などのトランスアミナーゼの上昇を認める場合は自己免疫性肝炎の合併も念頭におく。

**❷** 胆管病変による狭窄が高度となれば総ビリルビン値も上昇する。ビリルビン値の上昇は，細菌性胆管炎による一過性のこともあり，その場合は白血球増多や CRP 上昇を伴うことが多く，抗菌薬による治療で改善する。狭窄が高度となり全体として胆汁うっ滞が生じた場合の黄疸は進行性であり，内科的治療に抵抗して上昇する。

**❸** 肝硬変，肝不全となった場合は肝蛋白合成能，凝固能も低下する。

**2** 画像検査

**❶** 胆道の画像変化所見は PSC の診断の決め手となる重要な検査である。内視鏡的逆行性胆管膵管造影（ERCP：endoscopic retrograde cholangiopancreatography）と核磁気共鳴胆管膵管撮影（MRCP：magnetic resonance cholangiopancreatography）が重要な検査手法である。

**❷** 肝内外胆管におよぶ多発性の狭窄・硬化像が特徴で，全周性の輪状狭窄，正常あるいは軽度拡張した部位が交互に現れる数珠状変化（beaded appearance）（図1），剪定様所見（pruned tree appearance），憩室様の内腔突出（diverticulum-like outpouching）が典型的な像である。

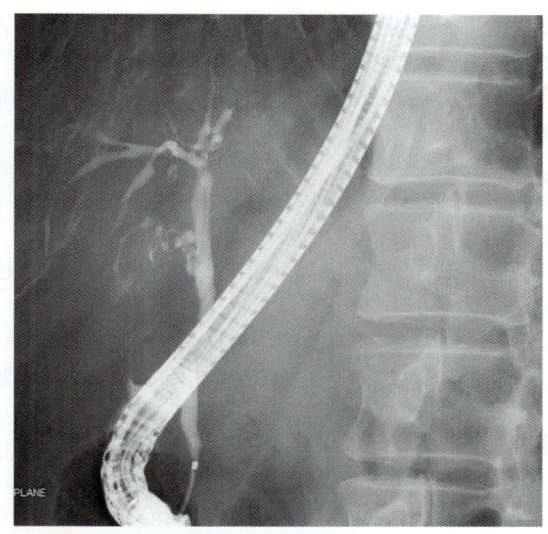

**図1** 胆管病変の数珠状所見

〔上野義之：原発性硬化性胆管炎．永井良三 総編集：今日の診断指針（第8版）．pp774-777，2020〕

**❸** 近年は非侵襲的・低費用な MRCP が汎用される傾向があり，海外からの報告では MRCP の感度と特異度はそれぞれ 86％と 94％とされる。

**❹** 正診率についての ERCP と MRCP の比較ではそれぞれ 97％と 90％とされ，肝内肝外胆管が広範囲で障害されている古典的 PSC ではほぼ同等に有用である。一方，胆管病変の変化が乏しい初期の PSC や，極端な高度狭窄があり（肝外胆管の径 1.5 mm 未満の狭窄），胆管癌を合併している可能性がある症例などでは，細菌培養や細胞診などの精査やバルーン拡張などの治療も行える ERCP が推奨される。

**3** その他の特殊検査

**❶** 他の自己免疫性疾患と同様に自己抗体の存在などが報告されているが，特異的な診断価値は低い。高 γグロブリン血症は約 30％，核周辺型抗好中球細胞質抗体（p-ANCA：peri-nuclear antineutrophil cytoplasmic antibody）は 30～80％，IgG4 高値は 9％に認められると報告されている。

**❷** わが国の p-ANCA は，一般に MPO-ANCA が ELISA 法で測定されているため，PSC における陽性例は多くない。自己抗体陽性と PSC の病勢との関係も証明されていない。

## 確定診断の決め手

**1** 他の原因を除外できる胆道系酵素優位の肝機能障害。

**②** PSC に特徴的な肝内・肝外胆管の枯れ枝状のびまん性胆管所見の存在。

**③** 炎症性腸疾患などの高率に随伴する合併症の存在。

### 誤診しやすい疾患との鑑別ポイント

#### **１** IgG4 関連硬化性胆管炎

**❶** 血清 IgG4 値の上昇（PSC でも約 15% 程度で上昇を認める）。

**❷** 組織中の IgG4 陽性細胞の浸潤。

**❸** 自己免疫性膵炎をはじめとする他の IgG4 関連疾患の合併の有無。

#### **２** 二次性硬化性胆管炎

**❶** 腹部外傷：病歴と画像診断。

**❷** AIDS 関連胆管病変：HIV 感染の有無と *Cryptosporidium parvum* 感染の有無。

**❸** 胆管癌（▷740 頁）：胆管細胞診，擦過細胞診などの病理検査と画像診断。

**❹** 好酸球性胆管炎：胆管細胞診や組織診での好酸球の浸潤の有無。

**❺** 移植片対宿主病：病歴と組織診。

**❻** 医原性胆管狭窄：病歴と画像診断。

**❼** 経動脈的化学療法：肝動脈を介したフルオロウラシル系抗腫瘍薬投与の病歴。

**❽** 虚血性胆管病変：胆管を支配する肝動脈分枝の血流異常の有無。

**❾** サルコイドーシス（▷924 頁）：全身性肉芽腫疾患の有無と病歴。

**❿** 反復性感染性胆管炎：進行性のびまん性の胆管狭窄と拡張像，しばしば結石を伴い，細菌培養で陽性。

### 確定診断がつかないとき試みること

#### **１** 肝生検

**❶** 典型例において肝内胆管周囲の輪状線維化（onion skin lesion）を認める（図2）が，典型的な組織所見を呈する症例は少数であり，診断に必須の検査ではない。

**❷** 肝内・肝外胆管がびまん性に異常を呈する古典的な PSC の場合（全体の 90% 程度）は上記で診断できることがほとんどであるが，5% 程度の症例は small duct PSC という特殊型で，通常の画像診断では検出不可能な太さの細い胆管が異常を呈する。この場合は肝生検が診断に有用である。

**❸** 自己免疫性肝炎との合併例（小児では約 30% 程度，成人では 5% 程度）も肝生検が有用となる。

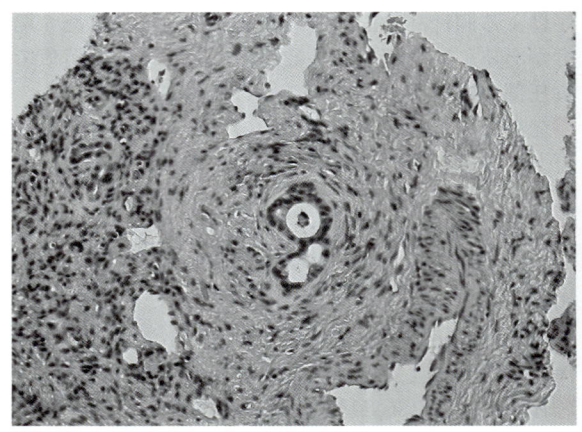

**図2** 肝内胆管周囲の輪状線維化像

〔上野義之：原発性硬化性胆管炎．永井良三 総編集：今日の診断指針（第 8 版）．pp774-777，2020〕

肝生検はできるだけ組織量が多いほうがよく，細い針生検であると偽陰性となる場合もある。

#### **２** 血清 IgG4 値

**❶** IgG4 関連硬化性胆管炎との鑑別には血清 IgG4 値が有用であるが，PSC においても高値を示す例が約 15% 程度存在する。

**❷** 両者は全く別の疾患で，IgG4 関連疾患の場合は，ステロイド治療が奏効することが多く，治療も予後も全く異なる。PSC における IgG4 高値例は治療抵抗性で予後が低値のものより悪いという報告もあるが一定の見解は得られておらず，大規模な検証が必要である。

### 合併症・続発症の診断

#### **１** 胆管癌

**❶** PSC の経過中，年率 0.6〜1.5%，生涯合併率 20% 程度と高率に胆管癌を合併し，PSC の診断時にすでに合併している場合もある。したがって，高度の狭窄や胆管癌を示唆する画像所見があった場合は擦過細胞診などの病理検査を行い，悪性疾患の合併を精査する。

**❷** CA19-9 などの胆管癌の腫瘍マーカーは胆管癌のサーベイランスに参考にはなるが，胆管狭窄による胆汁うっ滞を反映して上昇することも多く，注意を要する。

#### **２** 炎症性腸疾患（潰瘍性大腸炎や Crohn 病）

**❶** 高率に合併する炎症性腸疾患が併存する場合大腸癌の発生頻度が上昇し，PSC を合併しない潰瘍性大腸炎の場合に比してもそのリスクは高い。

❷自覚症状の有無にかかわらず PSC 診断時に下部消化管内視鏡検査を行うことが推奨され，炎症性腸疾患合併例においては，腸管病変の病勢に応じて 1 回/1〜2 年の組織検査を含めた内視鏡検査による十分なサーベイランスが推奨される。

❸胆嚢の隆起性病変やポリープ

❶健常人と比較して高率に胆嚢ポリープ，胆嚢癌を合併することが知られており，腹部エコーによる定期的なスクリーニングが推奨される。

❷8 mm 以上のポリープや急速にサイズが増大する場合には胆嚢癌の合併を考慮して胆嚢切除を検討する。

## 予後判定の基準

❶PSC の経過自体も多様であり，特に病早期症例の普遍的な予後判定式の作成を困難にしている。肝硬変，肝不全症例の予後予測判定として，Model for End-Stage Liver Disease（MELD）スコアや PSC-specific revised Mayo risk score が広く用いられている。

❷オランダで一般病院と肝移植施設での PSC の平均生存期間の比較では，前者が 21.3 年，後者が 13.2 年であった（Hepatology 58: 2045-2055, 2013）。後者はより進行例が含まれている可能性もあるが，PSC に有効な内科的治療が確立していない現状では，適応がある症例には肝移植が唯一の PSC の救命手段である。

❸わが国において，一般的に移植の登録を考慮する基準として Child-Pugh スコア 7 点以上で申請し，登録後は MELD スコアを順位に反映させる。また胆管炎を 1 か月に 1 回以上繰り返している場合も登録可能である。

## 経過観察のための検査・処置

　PSC の経過観察には，PSC 自体に対するものと合併症に対するものがある。

❶PSC 自体の経過観察：一般的な肝機能検査と凝固能，末梢血。

❷PSC に合併しうる胆管癌のスクリーニング：MRCP（年 1 回）と CA19-9（年 3〜4 回）。

❸PSC に合併する炎症性腸疾患：診断時に下部消化管内視鏡検査によるスクリーニングを行い，合併例は病勢に応じて 1〜2 年に 1 回の検査。

❹PSC に合併する胆嚢疾患：年 1〜2 回の超音波検査。

❺PSC に合併する食道静脈瘤：2〜3 年ごとのスクリーニング内視鏡。

## 治療法ワンポイント・メモ

❶PSC に確立した有効な内科治療法は存在しない。米国でのガイドラインでは推奨していないものの，欧州のガイドラインでは中等度用量（13〜15 mg/kg/日）のウルソデオキシコール酸の投与について肝機能改善を期待して認容している。その他のものについてはフィブラート薬やファルネソイド X 受容体（FXR：Farnesoid X receptor）アゴニストを含めて臨床試験が行われている。

❷進行例については肝移植のみが救命手段であり，その 1 年生存率は 86％，5 年生存率は 72％とされる。ただしわが国で多い生体肝移植で肉親ドナーを用いた場合は再発例が多く，移植後の再移植を早期に必要とする例も報告されている。

❸高度狭窄に対して，胆管炎が併発した場合は内視鏡治療が行われることがある。海外ではバルーン拡張が主体であり，ステント挿入は移植までの限定的な使用が多い。

❹腸内細菌の是正を目的としたバンコマイシン，メトロニダゾールなどの抗菌薬の投与や糞便微生物移植の有効性も報告されており，今後の進展が期待される。

## さらに知っておくと役立つこと

❶PSC について有効な病勢を反映するバイオマーカーや治療の目安は現時点で存在しないが，診断から 2 年後の血清 ALP 値が正常もしくはその 1.5 倍未満であるものは，それ以外の症例に比較して予後が良好であったとする報告もある（J Hepatol 58: 329-334, 2013）。

❷PSC は厚生労働省の指定難病となっており，重症度により患者は医療費助成を受けられる。詳細は難病情報センターのホームページ（https://www.nanbyou.or.jp/entry/3968）を参照のこと。

## 専門医へのコンサルト

　症状のある患者（特に黄疸のある患者），進行性の患者，悪性腫瘍の疑いのある患者（胆嚢ポリープを含む）は，肝移植を含めた経験豊富なセンターにおける治療を検討すべきである。

（執筆協力：金井 隆典　慶應義塾大学教授・消化器内科）

# 先天代謝異常による肝障害
# (Wilson 病, ヘモクロマトーシス)

Liver Disease due to Inborn Errors of Metabolism
(Wilson Disease, Hemochromatosis)

陶山 友徳 　済生会横浜市東部病院・小児肝臓消化器科
（神奈川）

<u>頻度</u> **あまりみない**（Wilson 病：人口約 3 万人に 1 人，ヘモクロマトーシス：日本ではまれ）

## 診断のポイント

**1** Wilson 病

❶ 3 徴候は肝硬変，錐体外路症状，Kayser-Fleischer（K-F）角膜輪である。

❷ 病型としては，発症前型，肝型，神経型などがある。

❸ K-F 角膜輪があれば，本症を強く疑うが，若年者では認められないことが多い。

❹ 血清セルロプラスミン低値や尿中銅排泄量の増加（100 $\mu$g/24 時間以上だが，40～100 $\mu$g/24 時間でも否定はできない）などが重要であるが，神経・精神症状，血尿などの腎障害や白内障などの症状も知られている。特に腎障害においては，血尿や蛋白尿が診断のきっかけとなることもある。

**2** ヘモクロマトーシス

❶ 多臓器における鉄の沈着と，それによる細胞障害を特徴とし，先天性と続発性がある。

❷ いずれも男性に多く，40 歳以降に多いが，まれに小児期から発症する例もある。

❸ 先天性の原因としては *HFE*，*HJV*，*HAMP*，*TFR2* などの遺伝子異常が報告されている。

❹ 続発性は大量の輸血，アルコール多飲，無効造血などがあげられる。

❺ なお，新生児ヘモクロマトーシスは，肝細胞内やその他の臓器に鉄沈着をきたす予後不良な疾患であるが，その病態は本疾患とは異なる。

## 症候の診かた

**1** Wilson 病

❶ 初発症状は若年者では肝障害が多く，脂肪肝，慢性肝炎，肝硬変，溶血を伴い，急激に肝不全となる劇症型もみられる。年齢とともに精神神経症状で発症する。

❷ 同胞が本疾患の場合，無症状でも本症の可能性はあり，トランスアミナーゼ値やセルロプラスミン値は確認しておく。

**2** ヘモクロマトーシス

❶ 易疲労感，筋力低下，体重減少，色素沈着，糖尿病，関節痛などを認める。

❷ 鉄の過剰沈着による色素沈着，肝硬変，糖尿病が 3 主徴である。

## 検査所見とその読みかた

**1** Wilson 病

❶ 3 歳以下ではトランスアミナーゼ値が正常なこともあるが，年長児～成人では高値である。しかし，肝硬変に至るとトランスアミナーゼ値は正常範囲になることも多く，血小板値やプロトロンビン活性値の低下を参考とする。

❷ そのほか，血清銅と血清セルロプラスミン値は低値であり，尿中銅排泄量の増加を認める。

❸ *ATP7B* 遺伝子解析も有用ではあるが，既知の変異が同定できない例もある。

**2** ヘモクロマトーシス

❶ 血清鉄の上昇，トランスフェリン飽和度（血清鉄/総鉄結合能）の上昇（60％以上），血清フェリチン値の上昇があげられる。

❷ 単純 CT では，肝臓が腫大し，実質がびまん性に高吸収であり，MRI では T1 強調像，T2 強調像で信号強度の低下を認める。

## 確定診断の決め手

**1** Wilson 病

❶ 肝生検で肝組織中の銅含有量が 200 $\mu$g/g 以上であれば本症と診断される。

❷ 肝硬変による腹水で肝生検が施行できない場合には，尿中銅排泄量の増加，血清セルロプラスミン低値，K-F 角膜輪を参考とする。

**2** ヘモクロマトーシス：血清鉄やフェリチンの増加，トランスフェリン飽和度の上昇が参考となるが，肝生検で肝細胞への鉄の過剰沈着がみられれば本症と診断される。

## 誤診しやすい疾患との鑑別ポイント

**1** Wilson 病：脂肪肝は，腹部エコーによる肝腎コントラストの増加や肝組織など，自己免疫性肝炎（⇨ 703 頁）は自己抗体や血清 IgG の上昇，原発性硬化性胆管炎（⇨ 708 頁）は胆道造影による胆道の異常など。

**2** ヘモクロマトーシス：慢性肝炎（⇨ 700 頁）や肝硬変（⇨ 713 頁）は肝炎ウイルスの既往や肝組織の評価，また腹部エコーや MRI による肝硬度の評価な

ど，Addison病（⇨1087頁）は内分泌学的検査，Wilson病など。

## 確定診断がつかないとき試みること

**1** Wilson病：D-ペニシラミン負荷試験による尿中銅の排泄増加をみる。

**2** ヘモクロマトーシス：デスフェリオキサミン（鉄キレート薬）の経静脈投与による尿中鉄の排泄増加をみる。

## 予後判定の基準

**1** Wilson病

**❶** 治療開始年齢，服薬コンプライアンス，神経・精神症状の有無により異なる。

**❷** 早期に診断，治療が開始された場合，神経・精神症状がみられない肝型，家族スクリーニングで発見される発症前型などでは予後は良好である。

**❸** 内服は一生続ける必要があるが，服薬コンプライアンス不良による怠薬により，急速に病態が悪化することがある。

**2** ヘモクロマトーシス

**❶** 肝細胞癌，糖尿病，心不全が予後に関与するほか，肝硬変になる前に瀉血療法が開始されれば予後は良好である。

**❷** 血清フェリチン値50 ng/mL以下，トランスフェリン飽和度30%以下を目安に瀉血を行う。

## 経過観察のための検査・処置

**1** Wilson病：血清銅，血清セルロプラスミン，尿中銅排泄量。銅は血中ではセルロプラスミンと結合した状態（セルロプラスミン結合銅）および結合していない遊離銅（セルロプラスミン非結合銅）として存在し，血清銅はその両者を合わせた値である。本疾患ではセルロプラスミンと血清銅の両者が低下しているが，遊離銅は上昇する。

**2** ヘモクロマトーシス：血清鉄や血清フェリチン値の上昇，トランスフェリン飽和度。鉄過剰になるとトランスフェリン飽和度が上昇し，血清フェリチンと並んで鉄過剰の判断の指標となる。

## 治療法ワンポイント・メモ

**1** Wilson病

**❶** 銅キレート薬，亜鉛製剤により病勢は改善されるが，血清セルロプラスミン値は生涯にわたり正常化することはない。

**❷** 劇症肝炎型Wilson病は人工肝補助療法による

救命例が増加しているが，それを行っても改善に乏しければ，肝移植を検討する。

**2** ヘモクロマトーシス

**❶** 瀉血療法が第1選択であるが，鉄過剰症治療薬であるデフェラシロクスの経口投与が有用との報告もあり，瀉血困難な患者には考慮する。

**❷** 除鉄が進むにつれてトランスアミナーゼ値は改善を認めるが，肝硬変は不可逆的とされる。そのため，除鉄が進んでも肝細胞癌のリスクは残り，半年ごとのスクリーニングは重要である。通常の瀉血療法が行われている限り，特別に鉄分に配慮した食事療法は不要である。

（執筆協力：十河 剛　済生会横浜市東部病院・小児肝臓消化器科部長）

# 肝硬変症

**Liver Cirrhosis**

清水 雅仁　岐阜大学大学院教授・消化器内科学

**頻度** よくみる

**GL** 肝硬変診療ガイドライン2020（改訂第3版）

## 診断のポイント

**1** 腹水，黄疸，肝性脳症などの肝不全徴候。

**2** 食道胃静脈瘤などの門脈圧亢進症。

**3** 腹部エコーによる肝の形態変化。

**4** 血小板数の低下。

**5** アルコール多飲，肝炎ウイルス感染などの背景肝疾患の存在。

## 緊急対応の判断基準

**1** 肝硬変の加療中に出血性ショックがみられた場合：静脈瘤破裂や肝癌破裂を念頭におき，腹部エコー，造影CTを行う。

**2** 吐血を合併している場合：特に食道胃静脈瘤破裂が想定されるため，全身管理を行いショック状態を安定化したうえで，上部消化管内視鏡検査を行う。

**3** 静脈瘤破裂では内視鏡的静脈瘤結紮術や内視鏡的静脈瘤硬化療法を，肝癌破裂では経カテーテル的肝動脈塞栓術を要する場合があるため，自施設での治療が困難な場合は，緊急内視鏡やIVRが行える高度医療機関への搬送を考慮する。

**4** acute-on-chronic liver failure（ACLF）を合併した場合も，多臓器不全に対して集学的治療を行うため

に，高度医療機関への搬送を考慮する。

## 症候の診かた

**❶浮腫**：低アルブミン血症による膠質浸透圧低下および門脈圧亢進を主因とする。レニン-アンジオテンシン系の亢進も関与している。下腿を中心とした圧痕性浮腫（pitting edema）である。

**❷胸腹水**：肝硬変では腹水の割合が多いが，胸水もみられる。発症機序は浮腫と同様で，通常は漏出性である。腹部膨満感によって食事摂取量が低下し，さらに低アルブミン血症が進行するという悪循環に陥ることがある。

**❸くも状血管腫，手掌紅斑**：くも状血管腫は，上肢，上胸部，上背部などに認められる直径 3〜10 mm ほどのクモの足状の末梢血管拡張所見である。手掌紅斑は，手掌や足底の拇指球や小指球が膨らみ，紅潮，発赤をきたした所見である。

**❹腹壁静脈拡張**：門脈圧亢進に伴う側副血行路の一部である。特に臍を中心として，表在静脈が放射状に蛇行しながら広がる形態を"メデューサの頭（caput medusae）"とよぶ。

**❺黄疸**：ビリルビンの代謝・排泄障害により眼球結膜や皮膚が黄染してくる。腎障害や皮膚瘙痒感の原因となる。

**❻皮膚瘙痒感**：肝硬変では瘙痒症を合併する頻度が高く，難治性のため不眠や QOL 低下の原因となる。内因性オピオイドが発症に関与している。皮膚炎と異なり，肉眼的に皮疹は認めない。

**❼筋れん縮**：こむら返りともよばれる。夜間や早朝に発症することが多く，不眠や QOL 低下の原因となる。

**❽女性化乳房**：エストロゲンなどの代謝障害により，男性において乳房が腫大し圧痛を認める。

## 検査所見とその読みかた

**❶血液生化学検査**

　**❶**合成能の低下を反映し，アルブミン，コリンエステラーゼ，コレステロールの低下と，プロトロンビン時間の延長がみられる。

　**❷**脾機能亢進の影響により，血小板数を中心とした汎血球減少を認める。特に血小板減少は，肝線維化の進展度評価となる。

　**❸**肝細胞障害および排泄障害により，血清ビリルビンや胆汁酸の上昇がみられる。インドシアニングリーン負荷試験で，15 分停滞率が高値となる。

　**❹**解毒作用低下および門脈-体循環シャントの形成により，高アンモニア血症がみられる。

　**❺**アミノ酸インバランスをきたし，Fischer 比（分岐鎖アミノ酸/芳香族アミノ酸）および BTR（分岐鎖アミノ酸/チロシンモル比）が低下する。

　**❻**線維化マーカーである血清ヒアルロン酸，Ⅲ型プロコラーゲンペプチド（PⅢP），Ⅳ型コラーゲン 7S，Mac-2 結合蛋白糖鎖修飾異性体（M2BPGi）が上昇する。

　**❼**腫瘍マーカーとして AFP，AFP-L3 分画，PIV-KA-Ⅱを測定し，肝癌の合併をスクリーニングする。

**❷画像診断**

　**❶**腹部エコーで肝臓の形態や腹水を観察する。腹部エコーは簡便で侵襲が少ないが，血管や腫瘍の評価においては，ダイナミック CT およびガドキセト酸ナトリウムを用いた造影 MRI が有用である。

　**❷**肝硬変では，右葉の萎縮と左葉や尾状葉の腫大，肝辺縁の鈍化，表面の結節状の凹凸，内部構造の粗造化・不均一化がみられる。また，胸腹水や側副血行路の発達，脾腫がみられることがある。

　**❸**エコー，フィブロスキャン，MRI を用いた肝硬度測定も行う。

　**❹**食道胃静脈瘤や門脈圧亢進症性胃腸症のスクリーニングのために，消化管内視鏡検査を行う。

## 確定診断の決め手

**❶肝硬変の診断**：確定診断は肝生検による組織診断によりなされる。しかし侵襲的な診断法であるため，身体所見，画像検査，血液生化学検査によって総合的に肝硬変と診断しうる場合は，必須ではない。

**❷原因検索**：肝硬変の原因は多岐にわたる。原因は治療および進行の抑制に直結するため，適切に検索する必要があるが，原因が特定できない場合もある。

　**❶ウイルス性肝炎**：C 型肝炎は HCV 抗体，HCV-RNA を，B 型肝炎は HBs 抗原，HBc 抗体，HBV-DNA を測定して診断する。

　**❷脂肪性肝炎**：アルコール性と非アルコール性に分類される。腹部エコー，CT，肝生検にて肝脂肪沈着を認めるが，肝硬変に至ると脂肪沈着が消失する（burn-out）場合があり，診断に苦慮することがある。

　**❸**自己免疫性肝炎では抗核抗体，抗平滑筋抗体を，原発性胆汁性胆管炎では抗ミトコンドリア M2 抗体を測定する。代謝性，薬物性などもあるため，アルコール摂取，内服薬，生活習慣などの問診が

重要である。

❹胆道系手術後の狭窄，胆管結石，胆道系悪性腫瘍などによって胆管の閉塞が長時間持続し，肝硬変に至ったものを続発性胆汁性肝硬変とよび，原発性胆汁性胆管炎と区別する。

❺うっ血性心不全が長時間持続・反復し，肝硬変像を呈したものを心原性肝硬変とよぶ。心筋症，三尖弁逆流症，僧帽弁逆流症，肺性心，収縮性心膜炎など右心不全の病態に生じることが多い。先天性心疾患に対する Fontan 手術後に，うっ血肝を背景として肝硬変や肝癌を発症することがある（FALD：Fontan associated liver disease）。

## 誤診しやすい疾患との鑑別ポイント

❶ 慢性肝炎（⇨700 頁）：肝硬変は徐々に移行する疾患であり，また，代償性肝硬変では検査値の異常や症状がほとんど認められないことも多いため，慢性肝炎と肝硬変を明瞭に区別することは容易でない。

❷肝組織の線維化と相関する，最も簡便かつ有用な指標は血小板数である。10 万/$\mu$L 以下になると肝硬変であると考えられている。肝線維化のスコアリングシステムとして，複数の検査結果を組み合わせて算出する FIB-4 Index や APRI も用いられる。

❸腹水がある場合は腹部臓器の悪性腫瘍や癌性腹膜炎と，門脈圧亢進症がある場合は特発性門脈圧亢進症や Budd-Chiari 症候群と，汎血球減少がある場合は血小板減少性紫斑病などの血液疾患と，肝性脳症がある場合は精神症状を呈する疾患との鑑別が必要である。

## 確定診断がつかないとき試みること

肝生検：原因検索や肝臓の炎症，線維化を評価するために，肝生検を行う。

## 合併症・続発症の診断

❶食道胃静脈瘤

❶門脈圧亢進により発生し，消化管出血の原因となる。上部消化管内視鏡検査にてスクリーニングを行い，破裂のリスクがある場合は内視鏡的静脈瘤結紮術などの予防的処置を行う。

❷静脈瘤破裂による大量出血は，ショック状態となり致死的である。また二次性肝不全を誘発し ACLF の原因となる。

❷肝性脳症

❶肝不全に伴う意識障害と定義され，腸管由来の

アンモニアを主体とした神経毒性物質が，肝の解毒作用の低下や門脈-体循環シャントの形成により，中枢神経を傷害することによって発症する。

❷便秘，脱水，消化管出血，高蛋白食，電解質異常などが誘因となる。

❸不顕性肝性脳症と顕性肝性脳症に分類される。不顕性肝性脳症は，NP-test など定量的精神神経機能検査によって診断される。

❹身体障害者福祉法における肝臓機能障害（身体障害者手帳）の医療費助成認定基準の診断書・意見書における肝性脳症の昏睡度分類は，犬山シンポジウムによる。同分類は 5 段階に分類されるが，昏睡度Ⅰ度は診断が困難であり，昏睡度Ⅱ度以上が顕性肝性脳症である。前方にまっすぐ腕をのばし，手のひらをそり返らせると，手が羽ばたくように動く羽ばたき振戦を認めれば，昏睡度Ⅱ度である。

❺血液検査ではアンモニア濃度の上昇，芳香族アミノ酸の増加，分岐鎖アミノ酸の減少，Fisher 比および BTR の低下を認める。

❻治療は急性期には分岐鎖アミノ酸製剤の点滴静注，再発予防には合成二糖類，腸管難吸収性抗菌薬（リファキシミン），肝不全用経腸栄養剤や分岐鎖アミノ酸顆粒製剤，カルニチン製剤，亜鉛製剤などが使用される。

❸特発性細菌性腹膜炎

❶明らかな感染の原因を伴わない，原因不明の細菌性腹膜炎と定義される。腹水中の好中球が 250/$\mu$L 以上に増加していることにより診断される。合併すると予後が著しく低下する。

❷症状は発熱や腹痛を認めるが，無症状である場合も多い。

❸治療は抗菌薬（セフェム系）の経静脈的投与を原則とする。発症予防を目的としてキノロン系薬剤の予防投与も行われる。

❹肝癌

❶肝硬変からの発癌率は背景肝疾患により異なり，年率発癌率は B 型肝硬変では約 3％，C 型肝硬変では約 5〜8％である。

❷サーベイランスおよび診断のために，定期的に画像検査や腫瘍マーカーの測定を行う。

## 予後判定の基準

❶予後：代償性では 5 年生存率が 78％，非代償性では約 25％である。

❷予後の指標：肝予備能が予後を規定する。肝予備

**表1** 肝予備能評価の代表的指標

1)Child-Pugh 分類

| | 1点 | 2点 | 3点 |
|---|---|---|---|
| 脳症 | ない | 軽度 | ときどき昏睡 |
| 腹水 | ない | 少量 | 中等度 |
| 血清ビリルビン値(mg/dL) | <2.0 | 2.0～3.0 | >3.0 |
| 血清アルブミン値(g/dL) | >3.5 | 2.8～3.5 | <2.8 |
| プロトロンビン活性値(%) | >70 | 40～70 | <40 |

| 重症度 | |
|---|---|
| A | 5～6点 |
| B | 7～9点 |
| C | 10～15点 |

各項目のポイントを加算し，その合計点で重症度を ABC の3段階に分類する。

2)MELD スコア

$$MELD スコア = 9.57 \times \ln(Cr) + 3.78 \times \ln(Bil) + 11.2 \times \ln(PT\text{-}INR) + 6.43$$

Cr：血清クレアチニン値(mg/dL)
Bil：血清ビリルビン値(mg/dL)

3)ALBI grade

| ALBI grade | |
|---|---|
| Grade 1 | $\leq -2.60$ |
| Grade 2 | $> -2.60$ to $\leq -1.39$ |
| Grade 3 | $> -1.39$ |

$$ALBI スコア = (\log_{10}(17.1 \times Bil \times 0.66) + (10 \times Alb \times -0.085)$$

Alb：血清アルブミン値(g/dl)
Bil：血清ビリルビン値(mg/dl)

能評価の代表的な指標は Child-Pugh 分類，MELD スコア，ALBI grade である（表1）。それぞれのスコアについては，必要な検査値を入力することで算出できる。

**3** 予後不良因子：肝癌，消化管出血，特発性細菌性腹膜炎，肝腎症候群の合併，アルコール多飲は予後を悪化させる。

## 経過観察のための検査・処置

**1** 血液検査：肝予備能関連の項目や腫瘍マーカーの測定を定期的に行い，肝予備能の悪化および肝癌を含む合併症の有無を定期的に評価する。

**2** 画像検査：静脈瘤の有無を上部消化管内視鏡検査にて，肝癌の有無を腹部エコー，CT，MRI にて定期的に評価する。

## 治療法ワンポイント・メモ

肝硬変の診療目標は，原因に対する治療と栄養療法および薬物療法を行うことで，肝不全および肝癌を含む肝硬変合併症の発症を予防あるいは早期に治療し，長期予後を改善することである。

**1** 原因の除去：肝硬変の進行を抑制するため，肝硬変の原因に対する治療を行う。ウイルス性肝炎に対する抗ウイルス療法，アルコール性肝硬変に対する断酒（減酒），自己免疫性肝炎に対するステロイド投

与がそれにあたる。

**2** 栄養療法，生活指導

**❶** 代償期：特別な食事療法は必要ない。筋肉量の維持のため適切な蛋白質の摂取と適度な運動が推奨される。肥満や糖尿病は肝硬変の病態を悪化させるため，低栄養とともに過栄養にも注意する。

**❷** 非代償期：合併症により栄養療法を変更する。脳症時には蛋白制限を行うが，サルコペニアの進展に注意する。腹水や浮腫時には塩分制限を行うが，食欲の低下に注意する。分割食や就寝前エネルギー投与（LES：late evening snack）は，蛋白・エネルギー低栄養対策として有用である。

**3** 薬物療法：低アルブミン血症に対して分岐鎖アミノ酸製剤，腹水・浮腫に対して利尿薬，肝性脳症に対して合成二糖類，腸管難吸収性抗菌薬（リファキシミン），カルニチン製剤，亜鉛製剤，瘙痒症に対してはオピオイドκ受容態作動薬が使用される。

## さらに知っておくと役立つこと

**1** 医療費助成：2016（平成28）年4月1日より身体障害者福祉法における肝臓機能障害（身体障害者手帳）の認定基準が見直され，認定対象が拡大された。Child-Pugh 分類の3段階（A〜C）のうち，これまで認定基準の対象とされていた分類 C（10点以上）に加え，分類 B（7点以上）も対象となっている。また，

2018 年 12 月より「肝がん・重度肝硬変治療研究促進事業」による医療費の助成制度が開始された。B 型・C 型肝炎ウイルスが原因の肝癌・重度肝硬変の入院治療または肝癌の通院治療に対して，対象条件を満たせば医療費助成が行われる。

**2** 肝臓リハビリテーション：サルコペニアの予防や予後および QOL の改善を目的として，肝硬変患者に対しても安全性に留意したうえで，運動療法を実施する必要がある。2023 年 4 月，日本肝臓学会はホームページ上に「肝臓リハビリテーション指針」を公開した。

# 肝悪性腫瘍
## Liver Malignant Tumor

**山下 太郎** 金沢大学教授・消化器内科学

頻度 **ときどきみる**
GL 肝癌診療ガイドライン 2021 年版

## 診断のポイント

**1** 肝悪性腫瘍は原発性肝癌と転移性肝癌に分類される。

**2** 原発性は肝細胞癌（89.3％），肝内胆管癌（7.8％），混合型肝癌（1.3％），その他に分類され，近年肝内胆管癌が増加傾向にある。

**3** 肝細胞癌の多くは B 型慢性肝炎，C 型慢性肝炎，肝硬変を合併するが，近年生活習慣病を背景に発症したと考えられる非 B 非 C 肝細胞癌が増加傾向にある。

**4** 肝細胞癌では AFP，PIVKA-Ⅱ，AFP-L3 分画が，肝内胆管癌では CEA，CA19-9 が腫瘍マーカーとして用いられる。

**5** 腹部超音波，ダイナミック CT，ダイナミック MRI，$^{18}$F-FDG PET-CT でそれぞれ特徴的な所見を示す。

## 症候の診かた

**1** 無症候：腫瘍が一定の大きさになっても，肝硬変を合併していない場合には，特徴的な症候，身体所見を認めない。

**2** 肝硬変に伴う症候：肝細胞癌の多くは肝硬変を背景に発症するため，手掌紅斑やくも状血管腫，黄疸，硬変肝の触知，脾腫，腹水貯留，下腿浮腫など，肝硬変に伴う身体所見を認める場合がある。

**3** 腹部膨満：巨大な肝腫瘍による圧迫や下大静脈閉塞による腹水貯留により生じる。

**4** 肝腫瘤の触知：巨大な肝腫瘍では圧痛のない，もしくは肝被膜浸潤により軽度の圧痛を伴う肝腫瘤を触知することがある。

**5** 黄疸：胆管浸潤を伴う肝悪性腫瘍では閉塞性黄疸を示す場合がある。この場合，褐色尿や白色便を伴う。

**6** 腹痛，腰背部痛：突然発症の腹痛，腰背部痛に加えて腹部膨満，貧血の進行，頻脈，血圧の低下が認められた場合，肝細胞癌破裂による腹腔内出血を疑い迅速に対応する必要がある。

## 検査所見とその読みかた

**1** 肝細胞癌

**❶** サーベイランス対象：B 型慢性肝炎，C 型慢性肝炎，肝硬変のいずれかが存在すれば肝細胞癌の高危険群であるとされ，そのなかでも B 型肝硬変，C 型肝硬変は超高危険群となる（肝癌診療ガイドライン 2021 年版）。

**❷** サーベイランス方法：高危険群に対しては 6 か月ごとの超音波検査と腫瘍マーカー検査（AFP，PIVKA-Ⅱ）が推奨されており，超高危険群に対しては 3〜4 か月ごとの超音波検査と腫瘍マーカー検査に加えて，6〜12 か月ごとのダイナミック CT・MRI 検査（オプション）の併用が考慮される（肝癌診療ガイドライン 2021 年版）。

**❸** 腫瘍マーカー

- AFP，PIVKA-Ⅱの上昇は約 40〜60％の肝細胞癌患者で認められる。筆者らの検討では腫瘍マーカーの感度，特異度は AFP で 76.5％，59.7％（cut off 10 ng/mL），PIVKA-Ⅱで 37.0％，94.6％（cut off 40 mAU/mL）であった（Hepatology 74: 760-775, 2021）。

- AFP-L3 分画の感度は 22〜33％と低いが，特異度は 93〜99％と高い傾向にある（肝癌診療ガイドライン 2021 年版）。

**❹** 腹部超音波

- 肝細胞癌では被膜を反映したハロー（halo）とよばれる低エコー帯，結節辺縁の後方陰影である外側陰影（lateral shadow），結節の後方でエコーが増強する所見（posterior echo enhancement），結節内にさまざまなエコーレベルの領域がモザイク状に存在する所見であるモザイクパターン（mosaic pattern）などが認められる。

- 一方，これらは比較的大きなサイズの肝細胞癌

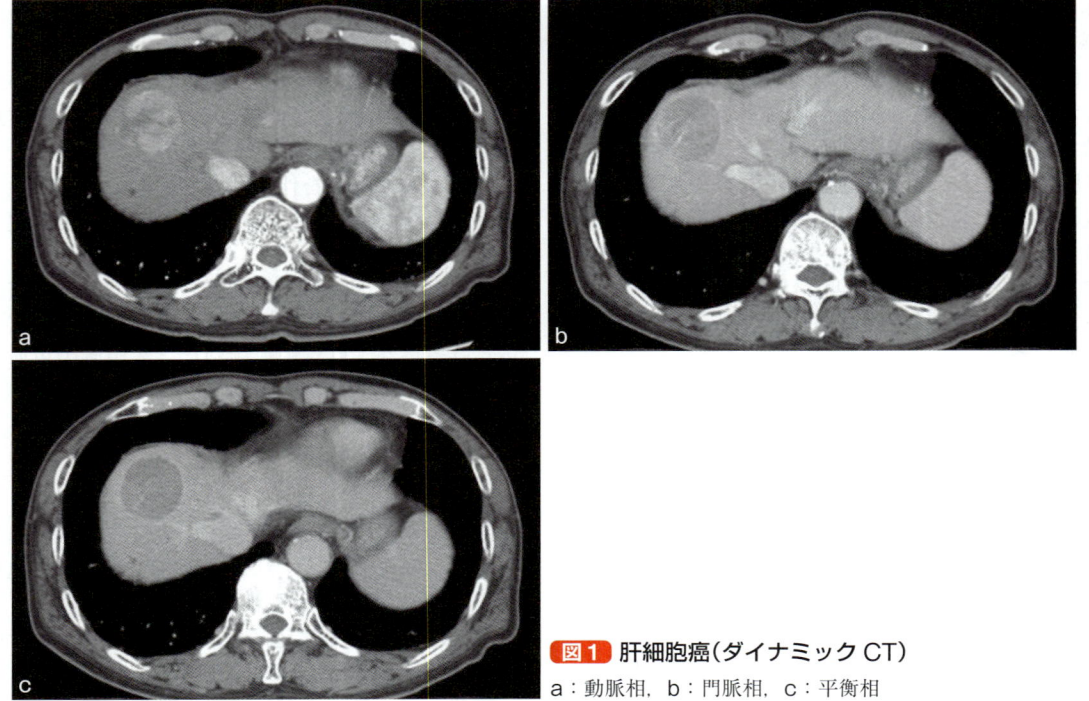

**図1** 肝細胞癌（ダイナミック CT）

a：動脈相，b：門脈相，c：平衡相

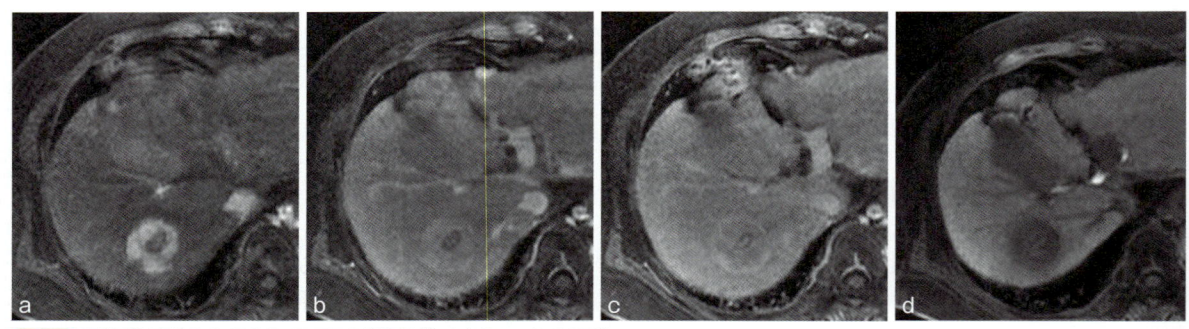

**図2** 肝細胞癌（Gd-EOB-DTPA 造影ダイナミック MRI）

a：動脈相，b：門脈相，c：平衡相，d：肝細胞相

で認められる所見であり，1〜1.5 cm 程度の小肝細胞癌結節では，周囲に比べ低エコー，もしくは高エコーを呈する境界不明瞭な領域としか認められないこともあり，病変の検出が困難な場合がある。

❺ダイナミック CT：典型的な多血性の肝細胞癌では，造影早期の動脈相で高吸収（濃染）を示し，造影後期の門脈相，平衡相では周囲の肝組織よりも低吸収（wash out）を呈する（図 1）。

❻ダイナミック MRI

- 単純 MRI は典型的な肝細胞癌では T1 強調像

で低・等・高信号とさまざまな信号強度を示し，T2 強調像では高信号を示す。

- 拡散強調像で高信号を呈する場合は中〜低分化肝細胞癌の可能性が高い。
- Gd-EOB-DTPA を用いたダイナミック MRI 撮像では早期濃染に加え，肝細胞相での低信号結節としてとらえられる（図 2）。

❼ $^{18}$F-FDG PET-CT：典型的な肝細胞癌での集積程度は背景肝と同程度である一方，低分化，未分化な肝細胞癌では強い集積を示す場合がある。肝外転移の検出にも有用である。

3

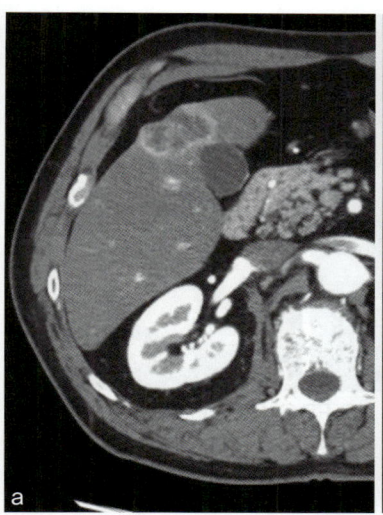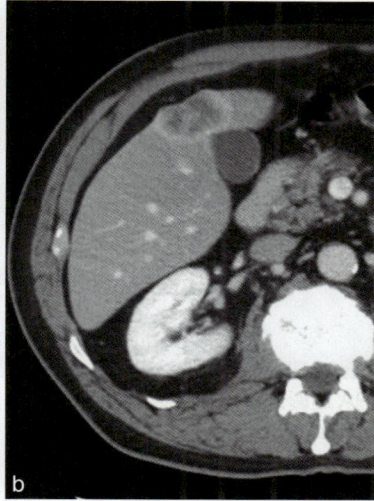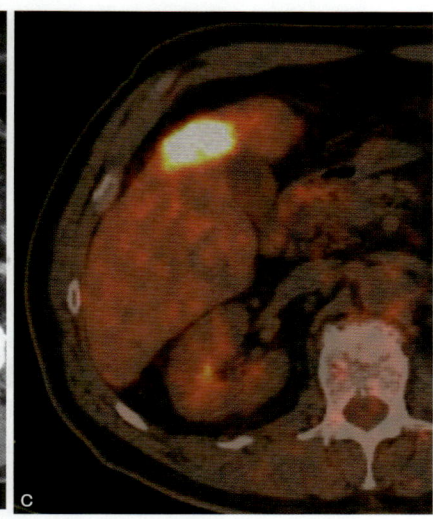

**図3** 肝内胆管癌〔ダイナミック CT(a, b)，¹⁸F-FDG PET-CT(c)〕
a：動脈相，b：門脈相，c：¹⁸F-FDG PET-CT

**②肝内胆管癌**

**❶危険因子**

- ウイルス性肝炎，肝硬変，原発性硬化性胆管炎，肝内結石症，肥満，糖尿病などがあげられており，前2者は肝細胞癌の高危険群と重なるため，定期的な画像サーベイランスの対象に入っている。
- ただし，CEA，CA19-9を測定することは推奨されておらず，肝内胆管癌の高危険群設定とそのサーベイランス方法は確立していない。

**❷肉眼形態**

- 肝内胆管癌は腫瘍形成型，胆管浸潤型，胆管内発育型に大きく分類され，発生部位により末梢型と肝門型に分類される。
- 末梢型は腫瘍形成型，肝門型は胆管浸潤型，胆管内発育型を呈する場合が多い。

**❸腫瘍マーカー**：CEA，CA19-9の上昇が40〜70％の肝内胆管癌患者で認められるが，両者を組み合わせた場合の感度，特異度は40〜98％，50〜100％と，報告により大きく異なり一定しない。

**❹腹部超音波**

- 肉眼形態に応じてさまざまな所見を取りうる。
- 腫瘍形成型では境界不明瞭な腫瘍として認識され，造影超音波検査では周囲のリング状濃染に引き続き内部が遅延性に濃染する。Kupffer イメージでは欠損像を示す。
- 一方胆管浸潤型，胆管内発育型では胆管の壁不整や末梢胆管の拡張が認められる場合がある。

**❺ダイナミック CT**

- 腫瘍形成型では造影早期の動脈相では腫瘍周囲のリング状濃染を示し(図3)，平衡相では遅延性濃染を呈する。
- 胆管浸潤型の診断は困難だが，拡張胆管の中枢側での壁肥厚と造影早期の濃染部としてとらえることが近年可能となり，正確な浸潤範囲の決定に重要である。
- 減黄処置によるステント留置は胆管炎を起こし正確な浸潤範囲の診断を困難にすることから，減黄処置前に正確に画像評価することが重要である。

**❻ダイナミック MRI**

- 腫瘍形成型ではダイナミック CT 所見に加え，肝細胞相での低信号を呈する。また拡散強調像で高信号を呈する。
- MRCP では胆管の不整，狭窄，拡張が認められる。

**❼¹⁸F-FDG PET-CT**

- 強い集積を示す場合が多い。
- 原発巣に加えてリンパ節転移，遠隔転移など肝外転移の検出にも有用である。

**③転移性肝癌**

**❶危険因子**

- 原発巣に準じる。原発性肝癌の20倍の頻度であり，悪性腫瘍により死亡した症例の20〜50％に肝転移が存在する。
- 大腸癌，胃癌，膵癌，胆道癌，食道癌，GIST，

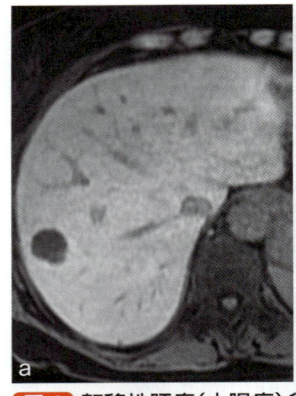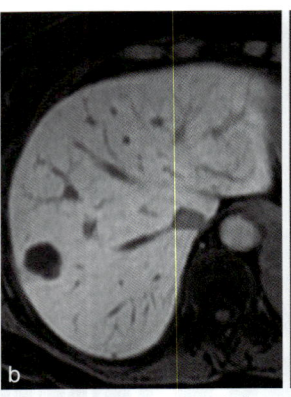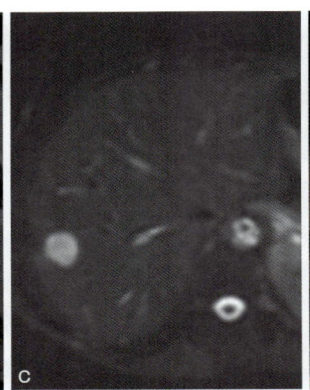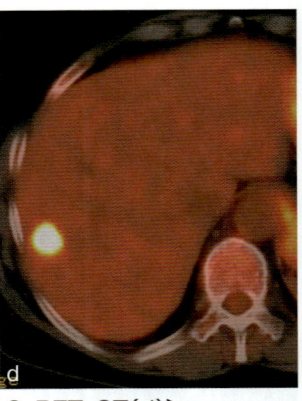

**図4** 転移性肝癌（大腸癌）〔Gd-EOB-DTPA 造影ダイナミック MRI（a〜c），$^{18}$F-FDG-PET-CT（d）〕
a：動脈相，b：肝細胞相，c：拡散強調像，d：$^{18}$F-FDG PET-CT

神経内分泌腫瘍などの消化器癌に加えて，肺癌，腎癌，乳癌，頭頸部癌など，多くの癌で認められる。

❷肉眼形態

- 結節型，塊状型，肝門・グリソン浸潤型，連続浸潤型に大きく分類され，発生部位により末梢型と肝門型に分類される。
- 血液癌では肉眼的に腫瘤を指摘できない顕微鏡型の転移性肝癌を呈する場合がある。

❸腫瘍マーカー：原発巣に準じる。

❹腹部超音波

- 肉眼形態に応じてさまざまな所見を取りうる。
- 結節型では中心部が高エコー，辺縁部が厚い低エコー帯で囲まれる Bull's eye sign が特徴とされる。

❺ダイナミック CT

- 多彩な画像所見を呈する。
- 結節型では造影早期の動脈相では腫瘤周囲のリング状濃染，平衡相では遅延性濃染を示す。
- GIST，神経内分泌腫瘍などの腫瘍では早期濃染を示す。
- 乳癌などでは造影パターンや脈管浸潤など肝細胞癌に類似した画像所見を呈する場合もある。

❻ダイナミック MRI

- ダイナミック CT 所見に加え，肝細胞相での著しい低信号が特徴である（図4）。
- 拡散強調像で高信号を呈する。

❼$^{18}$F-FDG PET-CT

- 強い集積を示す場合が多い。
- 原発巣に加えて肝外の転移巣の検出にも有用である。

## 確定診断の決め手

❶肝細胞癌高危険群，超高危険群において，ダイナミック CT，ダイナミック MRI の動脈相で高吸収，高信号域としてとらえられ，門脈・平衡相で周囲肝実質と比較して相対的に低吸収，低信号域として描出された場合，典型的な肝細胞癌と診断できる（肝癌診療ガイドライン 2021 年版）。

❷肝細胞癌の診断の際には海綿状血管腫やアルコール性肝硬変に発症する限局性結節性過形成などの良性病変を除外する。

❸腫瘍径が小さく早期濃染が認められないが wash out が明瞭な肝腫瘍については，高分化型肝癌の可能性も考え腫瘍生検を考慮する。

## 誤診しやすい疾患との鑑別ポイント

❶肝細胞癌の多くは B 型慢性肝炎，C 型慢性肝炎（⇨700 頁），肝硬変（⇨713 頁）のいずれかを合併することが多く，これらを認めない場合は早期濃染，wash out が認められた場合でも，転移性肝癌の可能性も考慮し原発となりうる臓器の精査を行う。

❷門脈腫瘍塞栓は進行肝細胞癌で多く認められるが，転移性肝癌でも認める場合があり，必ずしも肝細胞癌に特異的な所見ではない。

❸肝細胞腺腫や限局性結節性過形成，肝原発の血管筋脂肪腫，偽リンパ腫，海綿状血管腫など，良性疾患でも肝細胞癌類似の画像所見を認める場合がある。

## 確定診断がつかないとき試みること

❶経動脈性門脈造影下 CT/肝動脈造影下 CT

(CTAP/CTHA：CT during arterial portography/CT during hepatic arteriography)：詳細な肝血流動態イメージングによる肝細胞癌に特異的な濃染パターン（コロナ濃染），肝静脈への還流パターンの評価が可能となり，肝細胞癌と類似した画像所見を呈する他の肝腫瘍性病変との鑑別に有用な場合がある。

**2** 腫瘍生検：組織像に加えて，免疫組織化学によるサイトケラチンや腺癌マーカー，神経内分泌マーカーの発現を評価することが可能である。また，さまざまな分子標的薬や免疫チェックポイント阻害薬の開発が進むにつれ，がん遺伝子パネル検査の検体として用いる機会が増加している。

### さらに知っておくと役立つこと

**1** Gd-EOB-DTPA を用いたダイナミック MRI において，10〜15％程度の典型的な多血化した肝細胞癌で，肝細胞相で高信号を呈する結節が存在することが知られている。OATP1B3（organic anion transporter 1B3）の発現，$\beta$-catenin 変異や肝細胞機能を制御する転写因子 HNF4A（hepatocyte nuclear factor 4 alpha）の活性化との関連が報告されている（Hepatology 60: 1674-1685, 2014）。

**2** 筆者らは最近新たな肝細胞癌腫瘍マーカーとしてラミニン$\gamma$2 単鎖（LG2m：laminin $\gamma$2 monomer）を見いだし，血清 LG2m 高値が C 型慢性肝炎治療後の患者の高発癌リスクマーカーであることを報告した。また，AFP と PIVKA-II の組み合わせでは54％の肝細胞癌患者が陽性となるが，血清 LG2m を組み合わせることで86％の肝細胞癌患者が陽性となることを報告した（Hepatology 74: 760-775, 2021）。

# 肝良性腫瘍
## Benign Hepatic Tumors

平岡 淳　愛媛県立中央病院・消化器内科主任部長

## I　肝血管腫

(頻度) **よくみる**〔肝の非上皮性腫瘍で最も遭遇頻度が高く，肝良性腫瘍の80％を占めるとされ（Ann Surg 172: 239-245, 1970），剖検例において1〜20％程度の頻度でみられると報告される（Neoplasms of the liver, pp105-225, 1987）〕

### 診断のポイント

そのほとんどが無症状であり，検診などで偶然指摘されることが多い。

### 症候の診かた

非常にまれな自然破裂の報告はあるが，通常，治療は必要とならない。

### 検査所見とその読みかた

**1** 一般的に腹部造影超音波検査や肝ダイナミック CT では腫瘍辺縁部から造影がみられはじめて，徐々に内部に向かって造影効果が広がっていく「プーリング」像が特徴〔「腹部の超音波診断」（⇨363頁），「消化器疾患の CT・MRI 診断」（⇨370頁）も参照〕。

**2** ほとんどが海綿状血管腫であるが，まれに従来の海綿状血管腫の全体に退行性変化によって線維化，硝子化をきたして画像上多彩な像を呈する硬化性肝血管腫が存在する〔剖検例の0.2％（J Clin Pathol 38: 1278-1280, 1985）〕。

### 治療法ワンポイント・メモ

まれに巨大な肝血管腫においては周囲臓器の圧迫や破裂で腹痛などをきたすことや，内部に大量の血栓が形成されて播種性血管内凝固（DIC）が引き起こされたりすること（Kasabach-Merritt 症候群）があり，状況に応じて外科的治療を要することがある。

### さらに知っておくと役立つこと

エストロゲン補充療法や妊娠，ステロイド投与によって増大することがあり，エストロゲンの関与が原因の1つといわれている。

## II　肝限局性結節性過形成

(頻度) **あまりみない**〔肝血管腫に次いで多いとされるが本邦における頻度は不明で，比較的まれとされる。剖検例の0.9％にみられるという海外の報告がある（Am J Surg Pathol 23: 1441-1454, 1999）〕

### 診断のポイント

**1** 30歳台の女性に多い（男：女＝1：8）（Am J Surg Pathol 23: 1441-1454, 1999）。

**2** 限局性の血流増加による正常肝に発生する肝細胞

の反応性過形成とされる。病理学的特徴として結節内部に中心性瘢痕がみられ、この瘢痕から腫瘍辺縁に向かって放射状に広がる線維性結合織による隔壁がある。

## 検査所見とその読みかた

❶腹部超音波では低エコー結節として描出されるが、等エコー、高エコーを呈することもある。腹部造影超音波検査では腫瘍中心部から遠心性に車軸状（spoke-wheel appearance）の血流が確認され、Kupffer 相では造影剤の取り込みがみられる。

❷肝ダイナミック CT では動脈相で濃染され、平衡相まで造影効果が持続して、中心性瘢痕は後期相で濃染される。

❸ Gd-EOB-DTPA 造影 MRI では肝細胞相で造影剤の取り込みがあることが多い。

## 誤診しやすい疾患との鑑別ポイント

❶肝細胞癌(⇨717 頁)：腫瘍中心部から遠心性の車軸状（spoke-wheel appearance）の血流の有無。

❷肝細胞腺腫：肝細胞腺腫では内部に壊死や出血を認めることがある。

## 治療法ワンポイント・メモ

❶基本的には無症状のことが多く、経過観察が基本となる。

❷増大傾向がみられて腹痛や腹部膨満感を自覚する場合には、治療適応とされる。

# Ⅲ 肝細胞腺腫

頻度 **あまりみない**〔非常にまれで日本人における詳細は不明である。海外からは原発性肝腫瘍の 0.6％と報告されている（Ann intern med 86: 180-182, 1977）〕

## 診断のポイント

❶背景肝疾患を伴わないことが多い。

❷ 20〜50 歳台の女性に多く、経口避妊薬の服用がリスクファクターとされる。

❸蛋白同化ホルモン使用例や糖原病（1 型＞3 型）に合併することがある。

## 確定診断の決め手

❶画像診断は決定的所見が乏しい。腹部超音波検査では内部低エコー腫瘤として描出され、内部に脂肪

や壊死、出血を伴う場合は内部エコーが変化する。

❷肝ダイナミック CT では動脈相で造影され、門脈相で等〜高吸収域、平衡相で wash-out がみられる。

❸病理学的には充実性に増殖して肝細胞に類似して異型に乏しく、肝細胞のみで構成されて門脈域を認めない。

## 誤診しやすい疾患との鑑別ポイント

❶高分化型肝細胞癌(⇨717 頁)：病理学的にも鑑別が困難とされ、経口避妊薬の常用や 1a 型糖原病などの危険因子の有無を考慮して慎重に行う必要がある。

❷肝限局性結節性過形成：腫瘍中心部から遠心性の車軸状（spoke-wheel appearance）の血流の有無。

## 治療法ワンポイント・メモ

❶腫瘍径が 5 cm を超す場合は出血、破裂の危険性があるため外科的切除の適応となる。

❷出血に関する頻度は 10〜30％とされ、破裂をきたした場合は緊急で肝動脈塞栓術を行う。

❸ β カテニン発現変異があると悪性転化との関連が高いため、外科的切除を施行するとされる（Hepatology 50: 481-489, 2009）。

❹無症状のことが多いが、女性で経口避妊薬内服がある場合にはこれを中止する。男性では β カテニン活性化型がほとんどであり、手術を考慮する。

# Ⅳ 肝血管筋脂肪腫

頻度 **あまりみない**〔血管、平滑筋細胞、脂肪組織などがさまざまな割合で混在する間葉系腫瘍で腎臓に多いが、肝臓では非常にまれである。近年、画像検査の進歩に伴い指摘されることが多くなってきている〕

## 診断のポイント

女性に多いとされる（70％）。

## 検査所見とその読みかた

❶脂肪成分比率が 5〜90％と症例によって大きく異なっており、脂肪成分が多い場合は腹部超音波検査で高エコーを呈するが、混在する成分によって画像所見も多彩である（Am J Surg Pathol 8: 745-750, 1984）。

❷一般に肝ダイナミック CT では動脈相で早期濃染して、造影効果が持続することが多いが、肝細胞癌

と同様な所見を呈する場合があるとされる。周辺肝実質の静脈への還流所見（early venous return）がみられることがある（Hepatol Res 44: 700-706, 2014）。
❸組織学的にはきわめて多彩で，脂肪成分が乏しい場合は病理組織学的診断が困難なことが多い。

### 誤診しやすい疾患との鑑別ポイント

肝細胞癌（⇨717 頁）：肝ダイナミック CT や血管造影 CT で早期相において肝血管筋脂肪腫では流出静脈の描出（early venous return）がみられることがある。

### 治療法ワンポイント・メモ

❶無症状であることが多く，確定診断が得られていれば厳重な経過観察が可能である。
❷腹部症状がある場合，悪性腫瘍との鑑別が困難なものや増大傾向がみられる場合は外科的切除の適応となる。

# 非アルコール性脂肪性肝疾患
Nonalcoholic Fatty Liver Disease (NAFLD)

川口 巧　久留米大学教授・内科学講座（消化器内科部門）

**頻度** よくみる
**GL** NAFLD/NASH 診療ガイドライン 2020（改訂第 2 版）

### 診断のポイント

❶腹部エコーなどの画像診断で脂肪肝の判定。
❷飲酒量がエタノール換算で男性 30 g/日未満，女性 20 g/日未満。
❸ C 型肝炎，自己免疫性肝炎，Wilson 病やヘモクロマトーシスなどの他の慢性肝疾患を認めない。
❹甲状腺機能低下症など二次性脂肪肝を認めない。
❺健康食品を含む薬物性肝障害を認めない。

### 症候の診かた

非アルコール性脂肪性肝疾患（NAFLD）に特異的な症候はないが，下記を評価する必要がある〔肝硬変に関する症候は「肝硬変」（⇨713 頁）項を参照〕。
❶倦怠感：NAFLD 患者は高頻度に倦怠感を自覚している。倦怠感は社会生産性の低下にも関連している。
❷胸痛・胸部圧迫感：NAFLD 患者は動脈硬化性心

血管疾患を併発している場合がある。
❸睡眠障害・日中の眠気：NAFLD 患者は睡眠時無呼吸症候群を併発している場合がある。
❹皮疹：NAFLD 患者は乾癬を併発している場合がある。

### 検査所見とその読みかた

❶スクリーニング検査
❶腹部エコー検査 B モードにて高輝度肝，肝腎コントラスト，肝実質の深部減衰，脈管の不明瞭化のいずれかを認める場合に脂肪肝と判定する（図1）。
❷腹部エコー検査 B モードの注意点：脂肪肝は，5％以上の肝細胞に脂肪滴の沈着が認められる場合と定義されている。腹部エコー B モードの所見は 30％以上の肝臓内脂肪化を有する場合に有用である。一方，30％未満の肝臓内脂肪化では，B モードの所見の感度・特異度は低く，超音波減衰法による評価が有効である。
❸腹部エコー検査を行っていない施設では，脂肪肝指数（FLI：fatty liver index）がスクリーニングに有用である。BMI，腹囲，中性脂肪値，γGTP 値から算出される指数であり，FLI 30 以上の場合は脂肪肝が疑われるため腹部エコー検査が推奨される。
❷絞り込むための検査：他の肝疾患の鑑別のため下記の項目を評価する。HBs 抗原，HCV 抗体，抗核抗体 IgG，IgM，IgA，抗ミトコンドリア抗体，銅，セルロプラスミン，鉄，フェリチン，トランスフェリン飽和度など。
❸注意：血清 ALT 値の上昇は脂肪肝診断の契機になりうるが，ALT 値が基準範囲内の脂肪肝患者も存在する。

### 確定診断の決め手

❶腹部エコーなどの画像診断で脂肪肝を認める。
❷飲酒量がエタノール換算で男性 30 g/日以上，女性 20 g/日以上を除外する。
❸ C 型肝炎などの他の慢性肝疾患や甲状腺機能低下症などの二次性脂肪肝を除外する。
❹健康食品を含む薬物性肝障害を除外する。
❺ NAFLD は，病態がほとんど進行しない非アルコール性脂肪肝（NAFL：non-alcoholic fatty liver）と肝硬変や肝癌のリスクが高い非アルコール性脂肪肝炎（NASH：nonalcoholic steatohepatitis）に分類される。NAFL と NASH の鑑別組織学的の所見に基づく

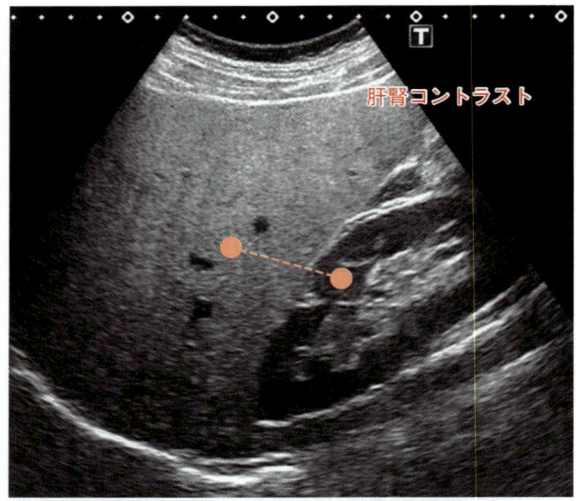

肝腎コントラスト

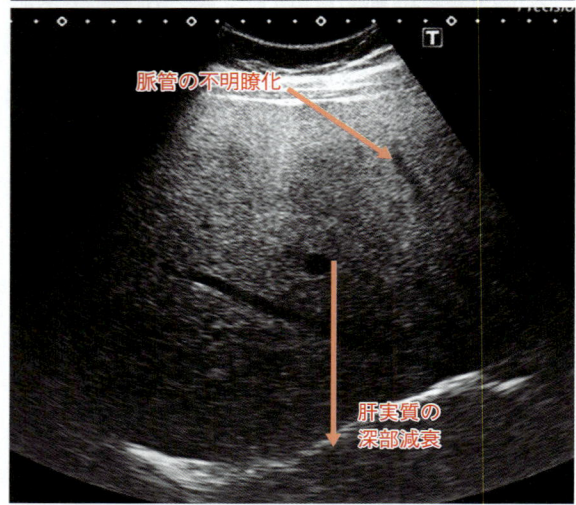

脈管の不明瞭化

肝実質の
深部減衰

**図1 脂肪肝の超音波所見**

ため肝組織検査が必要である。

**6** NAFL は肝細胞の風船様変性がない，もしくは風船様変性を認めても炎症を伴っていないものと定義されている。一方，NASH は肝細胞の風船様変性と炎症の 2 つの所見を認めるものと定義されている。

## 誤診しやすい疾患との鑑別ポイント

**1** アルコール性肝障害（⇨ 725 頁）
　**❶** 飲酒量がエタノール換算で 60 g/日以上。
　**❷** 血清 IgA 値が高値。
　**❸** 血清 γGTP や中性脂肪値の著明な高値。
**2** 薬物性肝障害（⇨ 729 頁）
　**❶** 生活習慣を改善しても脂肪肝や肝障害の程度に変化を認めない。

　**❷** ウルソデオキシコール酸にて肝障害が改善（NAFLD ではウルソデオキシコール酸による改善効果を認めない）。
**3** 自己免疫性肝炎（⇨ 703 頁），Wilson 病（⇨ 621 頁）
　**❶** 生活習慣を改善しても脂肪肝や肝障害の程度に変化を認めない。
　**❷** 自己免疫性肝炎：抗核抗体陽性，IgG 値高値。
　**❸** Wilson 病：Kayser-Fleischer 角膜輪，セルロプラスミン値低値。

## 確定診断がつかないとき試みること

**1** 肝生検：非侵襲的な肝線維化指数が高値の場合（FIB-4 index 1.3 以上もしくは NAFLD fibrosis score −1.455 以上），肝生検を検討する。
**2** 教育入院：教育入院による生活習慣の改善により脂肪肝や肝障害の程度に変化を認めるか否かが診断の助けとなる。

## 予後判定の基準

　NAFLD 患者の予後予測指標は肝線維化である。肝線維化評価のゴールドスタンダードは肝組織検査であるが，侵襲的な検査であることやサンプリングエラーの問題から近年では下記の非侵襲的検査が用いられている。
**1** 血小板数，FIB-4 index，NAFLD fibrosis score −1.455 以上。
**2** Mac-2 結合蛋白糖鎖修飾異性体（M2BPGi），Ⅳ型コラーゲン・7S，オートタキシン（注意：この 3 項目は保険適用の血液生化学検査であるが，複数の検査を同時算定できないため，いずれか 1 つを測定する）。
**3** 超音波による肝硬度測定。
**4** 肝 MR エラストグラフィ。

## 経過観察のための検査・処置

　腹部エコー検査と肝腫瘍マーカー（AFP，PIVKA-Ⅱ）により肝癌のスクリーニングを定期的に行う。スクリーニングの間隔は，非肝硬変であれば 6〜12 か月に一度，肝硬変であれば 3〜6 か月に一度検討する。

## 治療法ワンポイント・メモ

**1** 生活習慣の是正
　**❶** 適正摂取カロリーと炭水化物もしくは脂質摂取制限食。

❷果糖高含有食品の摂取制限。

❸飽和脂肪酸の摂取制限。

❹間食や就寝前の食事摂取の中止。

❺早食いや欠食の中止。

❻有酸素運動もしくはレジスタンス運動（45 分/回，週 3 回を推奨）。

❷薬物療法：NAFLD に適応を有する薬物療法はないが，下記の併存症に応じて薬物療法を検討する。

　❶糖尿病：SGLT2 阻害薬，GLP-1 アゴニスト，ピオグリタゾン。

　❷高中性脂肪血症：ペマフィブラート。

　❸高コレステロール血症：スタチン。

　❹高血圧症：アンジオテンシン II 受容体拮抗薬，アンジオテンシン変換酵素阻害薬。

　❺閉塞性動脈硬化症に伴う末梢循環障害：ビタミン E。

❸高度肥満の場合：減量手術を検討する。

❹非代償性肝硬変の場合：肝移植を検討する。

### さらに知っておくと役立つこと

❶ NAFLD では肝硬変や肝癌のリスクが高い NASH を同定することが重要であるが，NASH の診断には侵襲的な肝組織検査を要する。そのため，非侵襲的にリスクが高い脂肪肝を同定しうる新たな脂肪肝の基準の必要性が論じられてきた。

❷ 2020 年 32 か国，22 名の専門医からなる International Expert Panel により脂肪肝の新基準 metabolic dysfunction-associated fatty liver disease（MAFLD）が提唱された。

❸ MAFLD は，脂肪肝に「肥満」，「2 型糖尿病」，「内臓脂肪蓄積，高血圧，脂質異常症などのなかから 2 種類以上の代謝異常を有する」のいずれかを併発している場合に診断される。

❹ MAFLD は，NAFLD と比較して肝線維化や動脈硬化性心血管疾患のリスクが高い患者を効率的に同定しうることが報告されている。

❺ さらに 2023 年，NAFLD では，「non-alcoholic」が病態を的確に表現していないことや「fatty」がスティグマにあたるなどの理由から，56 か国 236 名のパネリストにより NAFLD の名称と定義が検討された。その結果，脂肪性肝疾患を steatotic liver disease（SLD）と総称し，代謝異常や飲酒量に基づき以下の 5 つに分類することが提唱された。2024 年 8 月に日本消化器病学会と日本肝臓学会から発表された日本語病名を併せて記す。

　❶代謝異常（cardiometabolic criteria）を併発してい

る場合：metabolic dysfunction associated steatotic liver disease（MASLD：代謝機能障害関連脂肪性肝疾患）/metabolic dysfunction associated steatohepatitis（MASH：代謝機能障害関連脂肪肝炎）

　❷飲酒量が男性 60 g/日超，女性 50 g/日超の場合：alcohol-related/associated liver disease（ALD：アルコール関連肝疾患）

　❸飲酒量が中等量で MASLD の基準を満たす場合：MetALD（代謝機能障害アルコール関連肝疾患）

　❹ Cardiometabolic criteria のいずれも満たさない場合：cryptogenic SLD（成因不明脂肪性肝疾患）

　❺薬物性や Wilson 病などに起因する場合：specific aetiology SLD（特定成因脂肪性肝疾患）

### 専門医へのコンサルト

❶肝線維化の進展が疑われる場合：血小板数 20 万/$\mu$L 未満，FIB-4 index 1.3 以上もしくは NAFLD fibrosis score -1.455 以上の場合に消化器内科医へのコンサルトを検討する。

❷動脈硬化性心血管疾患のリスクが高い場合：下記のいずれかを満たす場合に循環器内科医へのコンサルトを検討する。

　❶心電図異常を認める場合。

　❷血小板数 20 万/$\mu$L 未満もしくは FIB-4 index 2.67 以上。

　❸頸動脈プラークを認める場合。

　❹吹田スコア 40 点以上。

# アルコール性肝障害（アルコール関連肝疾患）

Alcoholic Liver Disease (Alcohol-related / associated Liver Disease)

**中川 勇人**　三重大学大学院教授・消化器内科学

（頻度）**よくみる**

GL　アルコール性肝障害（アルコール関連肝疾患）診療ガイド 2022

### 診断のポイント

❶ 5 年以上，1 日純エタノール 60 g（女性では 40 g）以上の飲酒歴（常習飲酒家）。

❷禁酒により AST，$\gamma$GTP，肝腫大が改善。

❸肝炎ウイルスマーカー，抗ミトコンドリア抗体，

**表1** Japan Alcoholic Hepatitis Score(JAS)

| Score | 1 | 2 | 3 |
|---|---|---|---|
| 白血球(/$\mu$L) | <10,000 | 10,000< | 20,000< |
| クレアチニン(mg/dL) | <1.5 | 1.5< | 3< |
| PT(INR) | <1.8 | 1.8< | 2< |
| 総ビリルビン(mg/dL) | <5 | 5< | 10< |
| 消化管出血や DIC | − | + | |
| 年齢(歳) | <50 | 50< | |

<7：軽症，8〜9：中等症，10<：重症
〔アルコール医学生物学研究会 編：アルコール性肝障害診断基準 2011 年版. 響文社，2012 より〕

**表2** アルコール性肝障害における F3 以上の診断能

| 評価法 | カットオフ | AUROC | 感度 | 特異度 |
|---|---|---|---|---|
| AST/ALT | ≧1 | 0.76 | 85% | 46% |
| FIB4 Index | ≧3.25 | 0.85 | 58% | 91% |
| APRI | ≧1 | 0.80 | 38% | 90% |
| Transient elastography | ≧15 kPa | 0.97 | 91% | 95% |

〔Thiele M, et al: Accuracy of the Enhanced Liver Fibrosis Test vs FibroTest, Elastography, and Indirect Markers in Detection of Advanced Fibrosis in Patients With Alcoholic Liver Disease. Gastroenterology. 154(5): 1369-1379, 2018 より改変〕

抗核抗体が陰性。

### 緊急対応の判断基準

❶錯乱，運動失調，眼球運動異常があり Wernicke 脳症が疑われる場合には，大量のビタミン $B_1$ を投与する。

❷白血球増多，高度の黄疸，プロトロンビン活性の低下は重症アルコール性肝炎を示唆する。アルコール性肝炎重症度スコア(JAS：Japan Alcoholic Hepatitis Score)(表1)で 10 点以上の重症例では副腎皮質ステロイドを投与し，血漿交換，血液濾過透析が可能な施設への転送を協議する。

### 症候の診かた

❶肝腫大を示すことが多いが，特異的な自覚症状や身体所見はない。

❷重症アルコール性肝炎は断酒にもかかわらず肝腫大が続き，腎不全，消化管出血，肝性脳症を合併する。

❸肝硬変では，全身倦怠感，くも状血管腫，女性化乳房，手掌紅斑，黄疸，腹水，浮腫，肝性脳症などがみられる。

### 検査所見とその読みかた

❶慢性飲酒の生化学的指標としては血清 $\gamma$GTP 高値が有用であり，AST が ALT より高値になることが多い。また，赤血球膜の脂質組成の変化により平均赤血球容積(MCV)が増大し，IgA が上昇する。

❷60 g/日を超える飲酒を 2 週間以上継続すると，ゴルジ体の糖鎖形成阻害が生じ糖鎖欠損トランスフェリン(CDT：carbohydrate-deficient transferrin)が産生される。CDT の半減期は約 15 日であり，直近の飲酒量を推定することができるが(Hepatol Res

52: 120-127，2022)，現時点で保険適用には至っていない。

❸脂肪肝の超音波像はエコー輝度の上昇であり，肝の CT 値は低下する。肝は腫大することが多い。

❹高度肝線維化の診断が重要であり，ヒアルロン酸，Ⅳ型コラーゲン 7S，FIB4 Index，APRI(aspartate aminotransferase to platelet ratio index)などのバイオマーカーやスコアリングシステムに加え，MRI や超音波を用いたエラストグラフィを施行する(表2)。例えば FIB4 Index ≧ 3.25 の患者を高リスク患者と判定し，FibroScan で高度肝線維化の有無を判定する(JAMA 326: 165-176，2021)。

### 確定診断の決め手

❶5 年以上，1 日純エタノール 60 g(女性では 40 g)以上の飲酒歴(家族からも病歴を聴取)。

❷$\gamma$GTP 高値，AST>ALT，MCV 増大。

❸禁酒により AST，$\gamma$GTP，肝腫大が改善。

❹脂肪肝，肝線維症，肝炎，肝硬変の病型分類(図1)には肝生検が必要。

### 誤診しやすい疾患との鑑別ポイント

❶非アルコール性脂肪性肝疾患(⇨ 723 頁)
　❶肝生検での鑑別は困難。
　❷断酒例では過去の飲酒状況を把握するが，飲酒自体を否認することも多く，家族からも病歴を聴取。
　❸飲酒のバイオマーカーを用いて問診を補完。

### 確定診断がつかないとき試みること

❶アルコール性(関連)肝硬変の組織病変は小結節性，薄間質性であるが，形態学的証拠が得られなくとも，臨床的にアルコール性(関連)肝硬変と診断で

過剰飲酒
70 ～ 90%
脂肪肝
節酒・断酒
30～40%
改善・正常化
肝線維症
断酒
10～20%
20～30%
アルコール性肝炎
肝硬変
重症アルコール性肝炎
10～30%
肝癌
肝不全
死亡

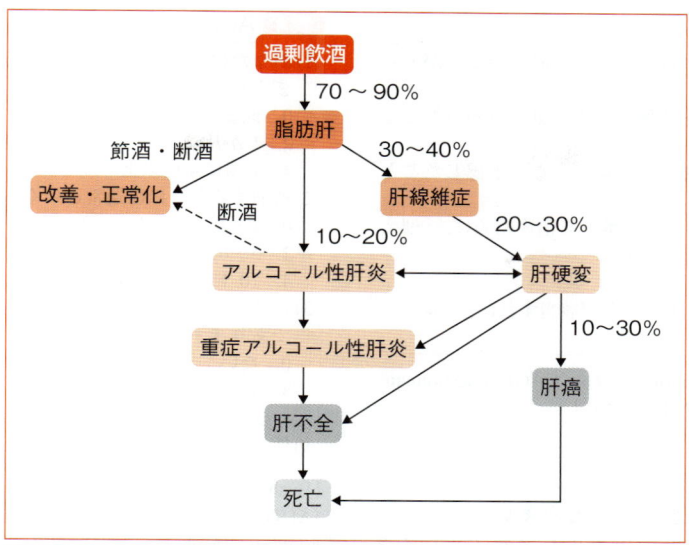

**図 1** アルコール性肝障害の臨床経過

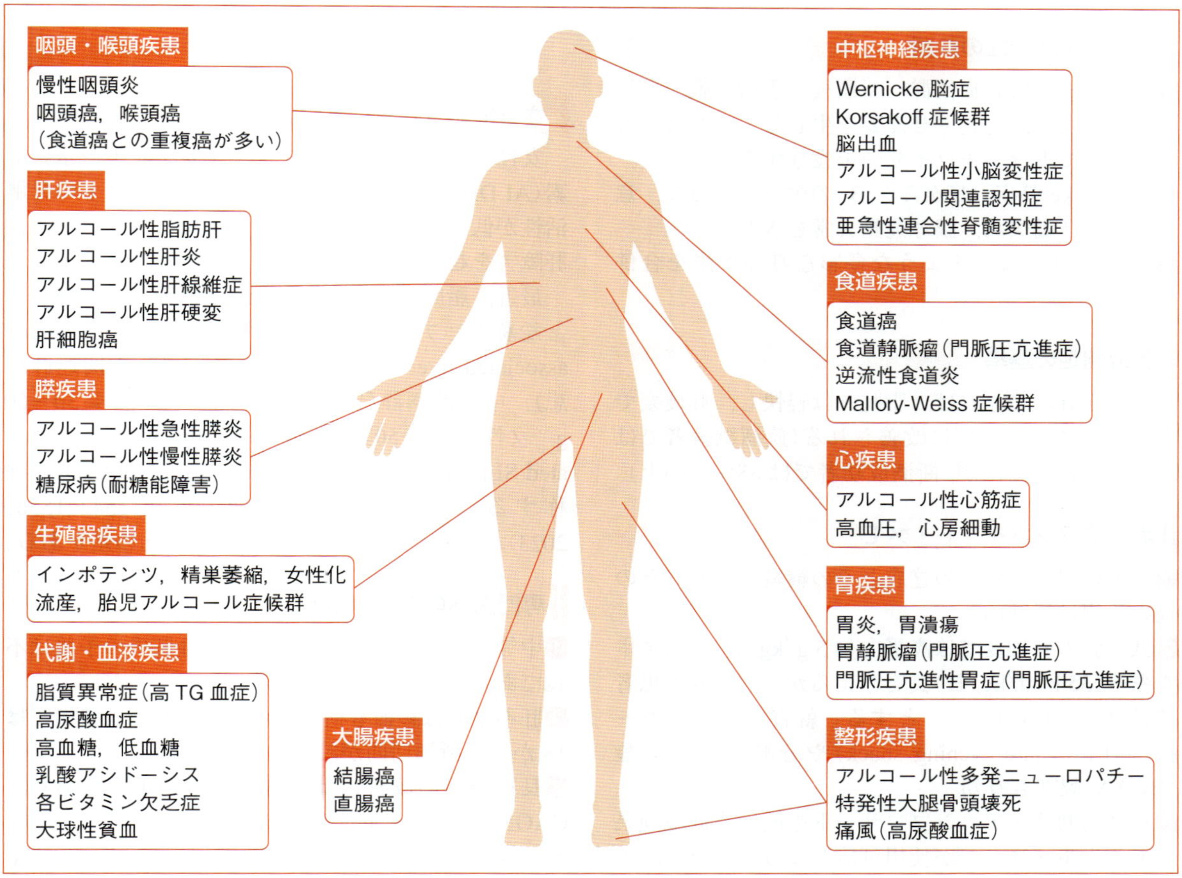

咽頭・喉頭疾患
慢性咽頭炎
咽頭癌，喉頭癌
（食道癌との重複癌が多い）
肝疾患
アルコール性脂肪肝
アルコール性肝炎
アルコール性肝線維症
アルコール性肝硬変
肝細胞癌
膵疾患
アルコール性急性膵炎
アルコール性慢性膵炎
糖尿病（耐糖能障害）
生殖器疾患
インポテンツ，精巣萎縮，女性化
流産，胎児アルコール症候群
代謝・血液疾患
脂質異常症（高 TG 血症）
高尿酸血症
高血糖，低血糖
乳酸アシドーシス
各ビタミン欠乏症
大球性貧血
大腸疾患
結腸癌
直腸癌
中枢神経疾患
Wernicke 脳症
Korsakoff 症候群
脳出血
アルコール性小脳変性症
アルコール関連認知症
亜急性連合性脊髄変性症
食道疾患
食道癌
食道静脈瘤（門脈圧亢進症）
逆流性食道炎
Mallory-Weiss 症候群
心疾患
アルコール性心筋症
高血圧，心房細動
胃疾患
胃炎，胃潰瘍
胃静脈瘤（門脈圧亢進症）
門脈圧亢進性胃症（門脈圧亢進症）
整形疾患
アルコール性多発ニューロパチー
特発性大腿骨頭壊死
痛風（高尿酸血症）

**図 2** 多彩な合併症

**表3** CAGE

1. 飲酒量を減らさなければいけないと感じたことがありますか
2. 他人があなたの飲酒を非難するので気にさわったことがありますか
3. 自分の飲酒について悪いとか申し訳ないと感じたことがありますか
4. 神経を落ち着かせたり，二日酔いを治すために，「迎え酒」をしたことがありますか

　　上記の4項目のうち，2項目以上が該当すれば，アルコール依存症の疑いがある。

〔Ewing JA: Detecting alcoholism. The CAGE questionnaire. JAMA 252(14): 1905-1907, 1984 より〕

**表4** AUDIT-C

1）あなたはアルコール含有飲料をどのくらいの頻度で飲みますか？
　　0. 飲まない　　1. 1か月に1度以下
　　2. 1か月に2〜4度　　3. 1週に2〜3度
　　4. 1週に4度以上
2）飲酒するときには通常どのくらいの量を飲みますか？
　　0. 1〜2 ドリンク　　1. 3〜4 ドリンク
　　2. 5〜6 ドリンク　　3. 7〜9 ドリンク
　　4. 10 ドリンク以上
3）1度に6ドリンク以上飲酒することがどのくらいの頻度でありますか？
　　0. ない　　1. 1カ月に1度未満　　2. 1か月に1度
　　3. 1週に1度　　4. 毎日あるいはほとんど毎日
「AUDIT」の最初の3項目
男性は5点以上，女性は4点以上が「危険な飲酒」である。

〔Bush K, et al: The AUDIT alcohol consumption questions (AUDIT-C): an effective brief screening test for problem drinking. Ambulatory Care Quality Improvement Project (ACQUIP). Alcohol Use Disorders Identification Test. Arch Intern Med 158(16): 1789-95, 1998 より〕

きる場合には生検を回避することが多い。
❷アルコール性肝炎は重症化すると予後不良になることから，白血球増多などアルコール性肝炎が疑われるときは，肝生検による確定診断が望ましい。

### 合併症・続発症の診断

❶アルコール離脱症候群：断酒後，手指振戦，発汗などをきたし，幻覚やせん妄を生じる。精神科医とも連携してトランキライザーを投与する。
❷Wernicke脳症：ビタミン$B_1$の欠乏によって，意識障害，運動失調，眼球運動異常をきたす。
❸他にも図2に示すような多彩な身体疾患を合併する。

### 予後判定の基準

　断酒が継続できれば，脂肪肝は軽快し，肝硬変であっても予後は著明に改善される（飲酒継続者では5年生存率35％だが，断酒成功者では88％に向上）。

### 治療法ワンポイント・メモ

❶治療の根幹は断酒の達成とその継続であり，その他の治療は補助的。
❷低栄養の肝硬変では高蛋白（1.5 g/kg/日），高エネルギー（35 kcal/kg/日）食を与えるが，過栄養の患者には25〜30 kcal/kg/日とする。就寝前エネルギー投与（LES：late evening snack）や分岐鎖アミノ酸（BCAA）製剤も有効。
❸断酒補助薬・アカンプロサートや飲酒量低減効果のあるナルメフェンが使用可能となった。なお，ナルメフェン処方には，日本アルコール・アディクション医学会，日本肝臓学会が主催するeラーニング研修の受講が必要。

### さらに知っておくと役立つこと

　女性やアジア人に多いアセトアルデヒド脱水素酵素（ALDH）2欠損者では，アセトアルデヒドの分解活性が低く，1日40 g程度の飲酒でもアルコール性肝障害を起こしうる。
　最近，脂肪性肝疾患を steatotic liver disease（SLD）と総称し，アルコール性肝障害は alcohol-related/associated liver disease（ALD：アルコール関連肝疾患），中間飲酒群（男性で1日純エタノール30〜60 g，女性で20〜50 g）は metabolic dysfunction associated SLD and increased alcohol intake（MetALD）と呼称することになった（J Hepatol 79: 1542-1556, 2023）。なお，女性は日本と欧米で10 gの差がある。

### 専門医へのコンサルト

❶中等症・重症の重症アルコール性肝炎の予後は不良であり，専門医と協議する。
❷肝不全では移植も検討されるが，脳死肝移植では18か月の断酒期間が設定されている。
❸長期予後の改善には断酒の継続が重要であり，CAGE（アルコール依存症スクリーニングテスト：cut down, annoy, guilty, eye opener）（表3）やAUDIT（Alcohol Use Disorders Identification Test），AUDIT-C（表4）で依存症が疑われる場合には，アルコール依存症専門医にコンサルトする。受診自体

を拒むことも多いが，受診の同意が得られない場合でも，治療継続を最低限の目標とし，肝障害増悪時などに専門医や自助団体とつなぐよう粘り強く対応する。家族など周囲のサポートも治療の鍵であり，院内や福祉事務所のケースワーカーの協力も得るようにする。

（執筆協力：岩佐 元雄 三重大学大学院・消化器内科学）

# 薬物性肝障害
## Drug-induced Liver Injury (DILI)

淺岡 良成 帝京大学准教授・内科学講座

（頻度）**よくみる**

## 診断のポイント

❶自然食品・健康食品やサプリメントを含めた薬物内服歴の聴取。
❷服用後 60 日以内が多いが，約 20％程度で 90 日以降の発症。
❸除外診断。

## 緊急対応の判断基準

❶PT が 40％未満，PT-INR 1.5 以上。
❷意識障害を伴う。
❸Common Terminology Criteria for Adverse Events (CTCAE)＊で Grade 4 の AST，ALT〔正常上限値 (ULN：upper limit of normal)≧ 20 倍〕，総ビリルビン値(ULN ≧ 10 倍)。
❹経時的に増悪傾向を伴う，または併存疾患により肝予備能低下や他の基礎疾患を有する CTCAE＊ Grade 3 以上の AST，ALT(ULN ≧ 5 倍)，総ビリルビン値(ULN ≧ 3 倍)。
＊CTCAE は主に抗癌剤で用いられる有害事象共通用語規準。

## 症候の診かた

　いずれの症候も被疑薬投与期間との時間的関係も考慮して聴取する。
❶黄疸：顕性黄疸の出現は重篤な肝障害を示唆する。尿濃染の自覚が先行することも多い。
❷倦怠感，食欲不振，吐き気・嘔吐：非特異的な症状であり，血液検査による肝障害の確認が必要である。
❸発熱，発疹，瘙痒感：アレルギー性特異体質によ

る肝障害を示唆する症状。ウイルス感染においても出現するため鑑別が必要。

## 検査所見とその読みかた

❶血算・血球像：アレルギー性特異体質では末梢血白血球増多，好酸球増多(診断基準では 6％以上)を認めるが，中毒性，代謝性特異体質では特異的な所見はない。
❷血液生化学所見：検査値から AST，ALT 上昇主体の肝細胞障害型，ALP，γGTP 上昇主体の胆汁うっ滞型，両者が上昇する混合型に分類される。
❸凝固系：PT が重症度の指標。
❹自己抗体：自己免疫性肝疾患との鑑別のため，抗核抗体，抗ミトコンドリア抗体の測定を行うが，ある種の薬物では自己抗体が出現することがあるため注意を要する。
❺ウイルスマーカー：IgM-HA 抗体，HBs 抗原，HCV 抗体，IgA-HEV 抗体，IgM-CMV 抗体，IgM-VCA 抗体，IgM-HSV 抗体によりウイルス性肝炎の除外診断を行う。
❻リンパ球刺激テスト (DLST：drug-induced lymphocyte stimulation test)：アレルギー性特異体質で陽性になるが，陰性であっても原因として否定できない。診断的スコアリングシステムに含まれるが保険適用外である。
❼画像検査：器質的疾患の除外および腹水や肝臓の萎縮，慢性肝障害，肝脂肪化の評価のために画像検査，特に腹部超音波検査は必須である。診断確定が困難な場合，MR 胆管膵管撮影(MRCP：magnetic resonance cholangiopancreatography)による胆管像の評価は侵襲も少なく，器質的疾患の鑑別に有用である。

## 確定診断の決め手

❶診断的スコアリングシステム：日本では，DDW-J 2004 薬物性肝障害ワークショップのスコアリングが用いられてきたが，2023 年 11 月，RECAM-J 2023 への改訂が進められている (Hepatol Res 54: 503-512, 2024)。
❷治療の基本は被疑薬の中止であり，中止後の肝障害改善を確認することが確定診断に必要である。
❸可能な限り避けるべきであるが，臨床上，偶然の再投与が行われ，再現性のある肝障害を認めた場合，薬物性肝障害の可能性は高い。

## 誤診しやすい疾患との鑑別ポイント

自己免疫性肝炎（⇨703頁）：テトラサイクリン，スタチン，インフリキシマブなどでは抗核抗体が陽転化する薬剤起因性自己免疫性肝炎を生じることがある。そのほかの薬剤においても，自己免疫性肝炎との鑑別は肝生検所見や副腎皮質ステロイドへの反応性から専門的に行う必要がある。

## 確定診断がつかないとき試みること

肝生検が診断の一助になることがある。特に経皮的な肝生検は血小板低下や凝固異常などを呈する前に行う。出血傾向を伴う場合は経頸静脈的肝生検を検討する。

## 治療法ワンポイント・メモ

❶被疑薬はすみやかに投与を中止する。
❷重症例では，急性肝不全として，肝移植も考慮し，可及的すみやかに専門施設と連携する。副腎皮質ステロイドの投与，血漿交換を中心とした人工肝補助療法を行う〔「急性肝不全」（⇨695頁）を参照〕。
❸軽症例では薬物療法は必要ない場合が多い。肝細胞障害型でグリチルリチンの静注，黄疸遷延例においてウルソデオキシコール酸を用いることがあるがエビデンスに乏しい。
❹アセトアミノフェンの過剰摂取では，アセチルシステイン内用液投与を行う。

## さらに知っておくと役立つこと

❶薬物性肝障害は一般型と特殊型に分類され，一般型は，アセトアミノフェン大量内服のように用量依存的に肝障害をもたらす中毒性と，臨床的に多く遭遇する特異体質性がある。
❷特異体質性は，さらに免疫反応から肝障害をもたらすアレルギー性特異体質と，薬物代謝や輸送蛋白の個人差により蓄積した代謝物が肝障害をもたらす代謝性特異体質に分類される。
❸特殊型には，副腎皮質ステロイド，メトトレキサート，タモキシフェン，イリノテカンなどによる脂肪性肝疾患，オキサリプラチンなどによる肝中心静脈閉塞症/肝類洞閉塞症候群（VOD/SOS：veno-occlusive disease/sinusoidal obstruction syndrome），免疫チェックポイント阻害薬による自己免疫機序からの肝障害，抗癌剤・免疫抑制薬による B 型肝炎再活性化など新たな機序の肝障害が含まれる。

## 専門医へのコンサルト

❶緊急対応の判断基準を満たす症例。
❷肝障害が持続し原因薬物の同定が困難な症例。
❸自己免疫性肝炎との鑑別が困難な症例。
❹特殊型。

# 体質性黄疸
## Constitutional Hyperbilirubinemia

池上 正 東京医科大学茨城医療センター教授・消化器内科

(頻度) **よくみる**（Gilbert 症候群は人口の 2〜7％とされる）

## 診断のポイント

❶黄疸（臨床徴候を伴わない，ビリルビン値の上昇）。
❷肝機能検査は正常。
❸直接・間接ビリルビンを測定する。
❹間接ビリルビン高値の場合，溶血性貧血を除外する。
❺Gilbert 症候群の割合が圧倒的に多い。

## 症候の診かた

❶高ビリルビン血症をみたときの鑑別診断として常に考えるべきである。
❷症状はなく，健康診断などで行った血液検査で異常値を指摘されて受診することが圧倒的に多い。常染色体潜性遺伝で遺伝することが判明しており，家族歴の聴取は参考になる。

## 検査所見とその読みかた

ビリルビンは 80％が老廃赤血球ヘモグロビンに由来し，脾臓で産生される。血中の非抱合型ビリルビン（間接型ビリルビン）は脂溶性であり，アルブミンと結合して運搬され，肝細胞に取り込まれ（取り込み機構は完全には解明されていない），肝細胞中のビリルビン UDP-グルクロン酸転移酵素（UGT1A1）によりグルクロン酸抱合を受けて水溶性の抱合型（直接型）ビリルビンとなる。抱合型ビリルビンは血液中に放出されるが，organ anion transporting polypeptide 1B1（OATP1B1）を介して肝細胞に再取り込みされる。さらに，抱合型ビリルビンは multidrug resistance-protein 2（MRP2）により毛細胆管内に排泄される。

**1 間接型ビリルビンが上昇している場合**

**❶ Gilbert 症候群**

- 体質性黄疸のなかで日常診療上最も多く遭遇する（有病率は 2〜5% とされ，男性に圧倒的に多い）。
- *UGT1A1* が責任遺伝子である。*UGT1A1* の遺伝子多型については，イリノテカンの副作用を予測するためのコンパニオン診断として測定が保険適用されているが，Gilbert 症候群の診断目的でこれを行うことは日常臨床上はまれ。

**❷ Crigler-Najjar 症候群（CJS）**：Type Ⅰ，Type Ⅱ のいずれも新生児期から著明な高間接型ビリルビン血症がみられる。

- Type Ⅰ：UGT1A1 活性が完全に欠損しているもの。放置すると核黄疸をきたし，致死的であるため，光線療法や血漿交換を行ったのち，肝移植が必要である。本疾患の場合血清ビリルビン値は 30〜50 mg/dL に達するとされる。発症頻度は 1000 万人に 1 人とされ，非常にまれである。
- Type Ⅱ：UGT1A1 活性が正常の 10% 以下に低下している。Type Ⅱ同様新生児期から黄疸が遷延し，血清ビリルビン値は 5〜20 mg/dL 程度に上昇する。フェノバルビタールにより UGT1A1 発現が誘導されビリルビンの低下がみられる。光線療法や交換輸血が行われることがあるが，核黄疸の発生はまれで予後は良好とされている。発症頻度は 100 万人に 1 人程度。

**2 直接型ビリルビンが上昇している場合**

**❶ Rotor 症候群**

- 第 12 染色体上の *SLCO1B1* と *SLCO1B3*（OATP1B1 と OATP1B3 をコードする遺伝子）両遺伝子のホモ接合体変異によって引き起こされる常染色体潜性遺伝疾患である。
- ICG 負荷試験を行うと著明な血中停滞を示す。かつては bromosulfophthalein（BSP）負荷試験が行われ，二相性の再上昇を示すことが特徴的とされたが，BSP 試薬はわが国では現在発売が中止されている。
- 予後は良好で，特別な治療は要しない。

**❷ Dubin-Johnson 症候群**

- *MRP2* 遺伝子の変異が原因とされる。
- ICG 負荷試験では異常は認められない。肝組織は特徴的な黒色肝を呈するが，診断目的で肝生検を行う必要性は乏しい。
- 予後は良好で，特別な治療は要しない。

## 確定診断の決め手

**1** 臨床徴候・肝胆道系酵素の上昇を伴わない高ビリルビン血症。

**2** 溶血性疾患の除外：CJS Ⅰ型以外は予後が良好であり，またその頻度から考えても通常診療では Gilbert 症候群の可能性が最も高い。不必要に侵襲的な検査を行わないようにすべきである。

## 誤診しやすい疾患との鑑別ポイント

**1** 臨床徴候や血液検査データから，急性・慢性肝疾患を除外できないと判断した場合は，すみやかにスクリーニング〔ウイルス性肝炎（⇨692 頁）や自己免疫性肝疾患（⇨703 頁），薬物性肝障害（⇨729 頁），代謝性肝疾患〕を行い除外診断する。また，腹部超音波などの画像検査で胆道系の異常をチェックする。

**2** 体質性黄疸（特に Gilbert 症候群）と判断する前に以上の疾患の可能性を考慮することが大切。

## 確定診断がつかないとき試みること

Gilbert 症候群は絶食などの低カロリー，感染の合併で黄疸が顕性化するため，臨床経過のなかで合致する変動がみられるときは診断の確率が上がる。*UGT1A1* 遺伝子多型を測定することは Gilbert 症候群の確定診断には役立つことがあるが，保険適用はない。

## さらに知っておくと役立つこと

良性疾患であり，また潜性遺伝疾患であるため，子，孫に発症する確率は低いことを説明する。

## 専門医へのコンサルト

**1** CJS Type Ⅰ以外の体質性黄疸は予後良好であり，治療を要しない。したがって体質性黄疸の病型分類を追求することは臨床的にはメリットは乏しい。

**2** 疾患分類の必要性があるときは専門医にコンサルトするが，遺伝学的な検査まで可能な施設は限られる。

# 肝循環異常〔特発性門脈圧亢進症（IPH），肝外門脈閉塞症（EHO），Budd-Chiari 症候群（BCS）〕

Aberrant Hepatic Hemodynamics (Idiopathic Portal Hypertension, Extrahepatic Portal Obstruction, Budd-Chiari Syndrome)

古市 好宏　東京女子医科大学附属足立医療センター　准教授・検査科・光学診療部（内視鏡内科）

（頻度）あまりみない

GL　門脈血行異常症ガイドライン 2018 年改訂版

## 診断のポイント

**1 IPH**

❶ 47 歳前後（診断時年齢）。

❷ 著明な血小板減少と脾腫。

❸ 肝機能異常は軽微。

❹ しばしば消化管静脈瘤を認める。

❺ 肝生検にて末梢門脈枝の潰れや狭小化。

**2 EHO**

❶ 10 歳未満もしくは 25 歳前後の二峰性（診断時年齢）。

❷ 画像検査にて，肝門部を含めた肝外門脈が閉塞し著明な求肝性側副血行路（海綿状血管増生）が発達。

❸ 難治性の異所性静脈瘤（十二指腸球部など）を認めることが多い。

**3 BCS**

❶ 38 歳前後（診断時年齢）。

❷ 画像検査にて肝静脈あるいは肝部下大静脈の閉塞や狭窄が認められる。

❸ 肝臓の尾状葉腫大，脾腫を認め，肝硬変に至れば肝萎縮を呈する。

❹ 肝生検にて，うっ血肝を認める。

## 緊急対応の判断基準

**1** 消化管静脈瘤破裂による出血中の症例では，一般的出血ショック対策，バルーンタンポナーデ法などで対症的に管理し，可及的すみやかに内視鏡的硬化療法，内視鏡的静脈瘤結紮術などの内視鏡的治療を行う。上記治療にても止血困難な場合は，緊急手術も考慮する。

**2** BCS により肝機能低下が著明な場合は，閉塞部に対して早急に IVR（interventional radiology）治療か外科的解除術を考慮する。

## 症候の診かた

**1** 脾腫：3 疾患とも認めるが，IPH で著明。

**2** 下腿浮腫，下肢静脈瘤，胸腹壁上行性皮下静脈怒張：BCS で特徴的。

**3** 貧血：IPH・EHO では 60％，BCS では 40％の症例に認める。

**4** 腹水：IPH・EHO では 20％未満，BCS では 40％の症例に認める。

**5** 消化管出血：3 疾患とも出現する可能性がある。

**6** 肝萎縮（肝硬変様肝触知）：IPH や EHO ではみられにくく，長期経過した BCS で認める。

## 検査所見とその読みかた

**1 IPH**

❶ 血小板の減少は顕著で，肝機能検査値は軽度異常にとどまる。

❷ 腹部画像検査：著明な脾腫，肝被膜下領域の萎縮。肝静脈造影で肝静脈枝相互間吻合としだれ柳様所見。肝内に良性腫瘍（過形成結節）を認めることがある。

❸ 内視鏡検査：しばしば消化管静脈瘤を認める。

❹ 肝病理検査：末梢門脈枝のつぶれや狭小化ならびに門脈枝の系統的硬化がみられる。

**2 EHO**

❶ 肝機能検査値は軽度異常にとどまることが多い。

❷ 腹部画像検査：肝門部を含めた肝外門脈が閉塞し著明な求肝性側副血行路（海綿状血管増生）が発達。脾腫もみられることが多い。

❸ 内視鏡検査：十二指腸，胆管周囲，下部消化管などに異所性静脈瘤を認めることがある。

**3 BCS**

❶ 肝機能検査値は，重症になるに従い障害度が変化する。

❷ 腹部画像検査：肝静脈主幹あるいは肝部下大静脈の閉塞や狭窄が認められる。脾腫，肝尾状葉腫大，肝腫大（進行すれば肝萎縮）を認める。肝細胞癌をしばしば合併する。肝部下大静脈圧は上昇し，肝静脈圧や閉塞肝静脈圧も上昇する。

❸ 肝病理検査：うっ血性変化を認め，線維化が進行すると肝硬変様所見を呈する。

## 確定診断の決め手

**1** IPH：肝生検および肝静脈造影（図 1）。

**2** EHO：腹部画像検査（図 2）。

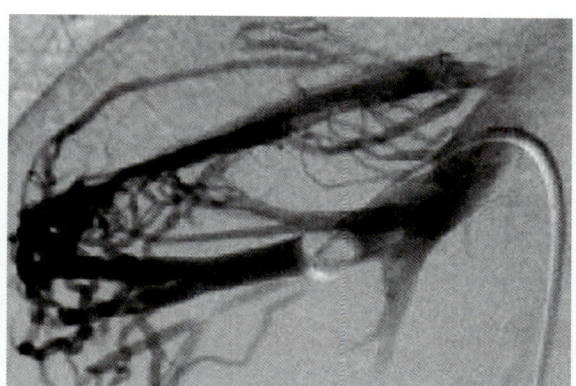

**図1** IPH の肝静脈造影

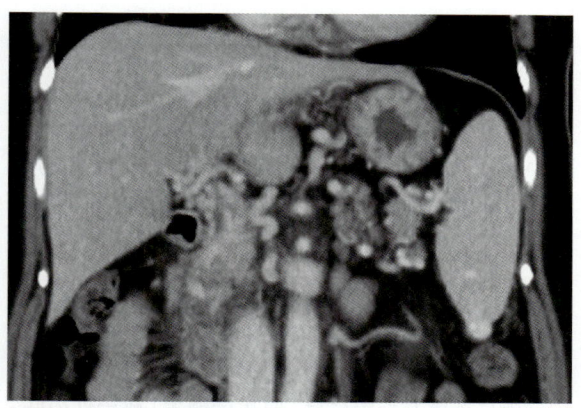

**図2** EHO の CT 像

❸ BCS：肝生検および腹部画像検査(特に肝静脈・下大静脈造影)(図3)。

## 誤診しやすい疾患との鑑別ポイント

**1** 肝硬変(⇨713 頁)
❶ IPH や EHO より肝機能が著明に低下している。
❷ 肝静脈や下大静脈は開存している(BCS との違い)。
**2** ショック肝(虚血性肝炎)：肝動脈(もしくは門脈にも)に血栓が生じ肝臓の壊死を伴わずに小葉中心壊死が生じる。
❶ トランスアミナーゼの劇的上昇(数千〜1 万)。
❷ 発症数時間以内に LDH の上昇。
❸ PT-INR の延長。

## 確定診断がつかないとき試みること

超音波エラストグラフィによる肝硬度・脾硬度測定。
**1** IPH：肝軽度上昇，脾著明上昇(肝硬変より高い)。
**2** EHO：肝正常〜軽度上昇，脾正常〜軽度上昇。
**3** BCS：肝上昇(肝硬変と同程度かそれ以上)，脾著明上昇(肝硬変より高い)。

## 合併症・続発症の診断

**1** 消化管静脈瘤(食道静脈瘤の合併：IPH 約 80％，EHO 約 70％，BCS 約 60％)。
**2** BCS では肝細胞癌。

## 予後判定の基準

以下の 5 因子の状態によって重症度分類を行う。
**1** 食道・胃・異所性静脈瘤の状態。

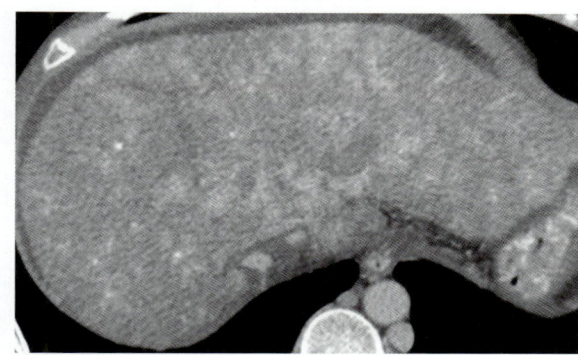

**図3** BCS の CT 像

**2** 門脈圧亢進所見。
**3** 身体活動制限。
**4** 消化管出血の有無。
**5** 肝不全の徴候。

## 経過観察のための検査・処置

**1** IPH，EHO：診断後，最低 3 か月おきに採血検査，6 か月おきに腹部画像検査(超音波, CT, MRI など)，1 年おきに消化管内視鏡検査を行う(消化管静脈瘤が生じている場合は重症度に応じて 3〜6 か月おきとする)。
**2** BCS：肝機能が安定している場合は上記に準ずる。肝機能が悪化している場合(肝うっ血がひどい場合)は 1〜2 か月おきに採血検査，3 か月おきに腹部画像検査・内視鏡検査を行う。

## 治療法ワンポイント・メモ

**1** 消化管静脈瘤・脾機能亢進症：バルーンタンポナーデ，内視鏡的治療，部分的脾動脈塞栓術，Hassab 手

術など。

**2** BCS に対しては，閉塞部に対する IVR，外科的直接解除，シャント形成術，肝移植など。

**3**薬物療法：肝硬変治療に準じる。肝炎の活動性が高い場合は肝庇護療法，低アルブミン血症には分岐鎖アミノ酸製剤，腹水には利尿薬を検討する。

## さらに知っておくと役立つこと

**1** IPH，EHO，BCS は国の指定難病の指定を受けているので，診断確定後は直ちに臨床調査個人票を作成し，治療費の公費負担申請を勧める。

**2**診断に苦慮した際には，厚生労働省「難治性の肝・胆道疾患に関する調査研究」班のホームページに相談メールアドレス先が記載されている。

# 肝膿瘍（細菌性）

Liver Abscess (Bacterial)

**小木曽 智美** 東京女子医科大学講師・消化器内科

**頻度** **ときどきみる**

**1**肝膿瘍とは，細菌や原虫（赤痢アメーバ），真菌が肝臓内に侵入し，そこで増殖し，膿が溜まった状態を指す。

**2**細菌性の起因菌は，日本では *Klebsiella pneumoniae* が最も多く検出される。

**3**細菌性の多くは右葉に局在する 10 cm 未満の単発の腫瘤を形成する。

**4**細菌性肝膿瘍は，感染経路により経胆道性，経門脈性，経肝動脈性，外傷性，特発性などに分類される。頻度は急性胆管炎や急性胆囊炎に生じた細菌感染症が逆行性に直接肝臓に及んで起こる経胆道性感染が多い（40％）（Sabiston Textbook of Surgery: 1534–1539, 2004）。しかし，明らかな原因がない特発性も 40％と高率に報告される。

**5**経門脈性の場合は，虫垂炎，大腸憩室炎など腸の感染症が原因で，腸管内の細菌が血流に沿って感染する。

**6**その他，経肝動脈性（口腔内感染症，感染性心内膜炎，耳鼻咽頭の敗血症）や外傷性（腹部外傷，ラジオ波焼灼術後，肝動脈塞栓術後，肝移植後），隣接臓器からの炎症の直接波及が報告される。

**7**リスク因子としては，糖尿病，肝移植，胆道系良性疾患，悪性腫瘍（特に大腸癌，小腸癌，膵癌），腹腔内感染があげられ，プロトンポンプ阻害薬の使用

に関連するとの報告もある。

## 診断のポイント

**1**血液検査では左方移動を伴う白血球数や CRP の上昇，肝機能障害などがみられることが多い。

**2**腹部超音波検査や腹部単純 CT 検査で肝に占拠性病変を認め，腹部造影 CT 検査を施行して確定診断が得られることが多い。

## 緊急対応の判断基準

播種性血管内凝固症候群（DIC）や敗血症性ショックをきたす場合，緊急的な処置を行う必要がある。

## 症候の診かた

**1**臨床所見は，発熱，腹痛，嘔気，食欲不振，体重減少などで本疾患に特異的なものはない。

**2**原因不明の発熱時には本疾患を念頭におく必要がある。

## 検査所見とその読みかた

**1**腹部超音波検査では，肝実質との境界不明瞭，辺縁がやや高エコーの実質エコーや後方エコーの増強がみられる。

**2**単純 CT 検査では低吸収域で膿瘍壁が周囲の肝実質よりやや低吸収域となる二重構造を呈する（double ring sign または target sign）。造影 CT では，膿は造影されず，膿瘍辺縁は炎症を伴う肝実質であり，徐々に等-高吸収域に造影される。*K. pneumoniae* による肝膿瘍では，ガス産生膿瘍となることが多く，air density を膿瘍内または壁在性に認める。急性期には炎症に伴う血流増加を反映し，周囲の肝実質に動脈相優位相で区域性濃染がみられる。

**3** MRI 検査では T1 強調画像で低信号，T2 強調画像で高信号となる。

## 確定診断の決め手

**1**症状，血液検査，画像所見により，本例を疑い，膿瘍液の培養やグラム染色，血液培養（好気・嫌気）を行う。

**2**しかし，膿瘍の培養陽性率は半数程度である。

## 誤診しやすい疾患との鑑別ポイント

**1**胆管癌（⇨ 740 頁）や転移性肝癌（⇨ 717 頁）との鑑別が困難な症例もある。

**2**消化管の悪性腫瘍のスクリーニングを行う。

## 確定診断がつかないとき試みること

❶原因菌の同定には肝膿瘍をドレナージし，膿瘍液の培養やグラム染色を行う。
❷血液培養での菌の同定も有用である。
❸診断に苦慮する場合，抗菌薬治療で効果があるか診断的治療を行うこともある。

## 合併症・続発症の診断

　*K. pneumoniae* による肝膿瘍では，眼内炎，髄膜炎，脳炎，椎体椎間板炎，骨髄炎，敗血症性肺塞栓症を合併することがある。

## 予後判定の基準

　死亡率は 10〜20％と報告され，死亡には年齢や心疾患の既往などが関連するが，特に敗血症が独立した危険因子であると報告される（Sabiston Textbook of Surgery: 1534-1539，2004，Eur J Gastroenterol Hepatol 19: 853-858，2007）。

## 経過観察のための検査・処置

　発熱，腹痛などの臨床症状，血液検査（白血球数，CRP），血液培養，超音波や CT 検査にて膿瘍径の増大の有無を確認する。

## 治療法ワンポイント・メモ

❶原因菌が検出されていない場合
　❶エンピリックな広域スペクトラムをもつ抗菌薬を選択する。
　❷一般的に，2〜3 週間は点滴で抗菌薬の投与を行い，その後内服薬の抗菌薬を合計で 4〜6 週間投与する。
　❸可能な限り原因菌の検索を行い，適切な抗菌薬に変更する。
❷抗菌薬投与で効果がみられない場合
　❶経皮的な肝膿瘍ドレナージを考慮する。
　❷ 5 cm 以上の巨大なものでは，ドレナージチューブを留置する。

## さらに知っておくと役立つこと

❶台湾を中心に市中感染の起因菌として病原性が強い *K. pneumoniae* の症例が増加しており，注目されている。髄膜炎や眼内炎など播種性病変を認めることがある。
❷画像所見の改善は遅く，特に巨大な病変，飲酒者や糖尿病患者では治癒までに長期間を要する。

## 専門医へのコンサルト

　抗菌薬を投与しても臨床症状の改善がみられない場合は，専門医への紹介を考慮する。経皮的ドレナージの効果が不十分な場合，外科的処置が必要となることがある。

# 肝寄生虫症
## Parasitic Liver Disease

須田 剛生　北海道大学大学院講師・消化器内科学

(頻度) **あまりみない**〔肝エキノコックス症（4 類感染症）の 2021 年度の発生動向調査ではわが国で 35 例が報告されている〕

## 診断のポイント

❶病歴聴取が重要となる。居住地，職業歴，食事，海外渡航歴なども疾患を疑う根拠となる。
❷好酸球増多症や肝障害。
❸各肝寄生虫症に特徴的な画像所見。
❹診断が疑われれば，虫卵の確認。
❺血清学的診断法。

## 症候の診かた

❶肝エキノコックス症
　❶わが国では，主に北海道を中心に認められる。
　❷イヌ，キツネとの接触歴，北海道居住など問診が重要となる。
　❸感染初期には自覚症状はなく，感染から数年〜10 数年症状がない。
　❹感染から数年〜10 数年後に，肝腫大に伴う上腹部膨満感，食欲不振，全身倦怠感，右季肋部痛などの自覚症状が出現。
　❺末期には黄疸，腹水，浮腫などが出現し，肝不全になる。
　❻診断された症例は，全数報告対象（感染症法 4 類感染症）となる。
❷日本住血吸虫症
　❶日本では甲府盆地，筑後川流域，広島で流行したが今では撲滅されて新たな患者発生はみられない。
　❷産卵された虫卵は血行性に各臓器の細動脈を塞栓し，肝腫大，肝硬変，腹水，肺高血圧，肺性心の原因となる。

**③肝吸虫症**

**❶**肝吸虫が肝臓の小胆管に寄生して生じる疾患である。

**❷**淡水魚を生食や加熱調理が不十分な状態で食べることにより感染する。

**❸**肝障害が進行すると肝硬変になり，腹水貯留や黄疸が出現する。胆管癌を合併することもある。

**④肝蛭症**

**❶**肝蛭症は，肝蛭（*Fasciola hepatica*）の肝臓への寄生により起こる。

**❷**肝蛭は，本来は羊，ウシなどの家畜の胆管に寄生する大型の吸虫で，まれにヒトに寄生する。

**❸**ヒトでは感染幼虫のメタセルカリアが付着したクレソンなどの水生植物を摂取，ウシのレバーや腸管の生食により感染する。

**❹**急性感染症では腹痛，発熱，黄疸，好酸球増多などがみられる。

**❺**慢性感染症では無症状のこともあるが，腹痛，胆石，胆管炎，閉塞性黄疸，膵炎に発展することがある。

## 検査所見とその読みかた

**①肝エキノコックス症**

**❶**北海道における移住歴の問診。

**❷**腹部超音波検査，腹部 CT 検査，腹部 MRI 検査で，不整な充実性病変，大小の囊胞像，種々の石灰化巣がみられる。

**❸**免疫血清学的検査（ELISA 法，western blot 法）で診断する。

**②日本住血吸虫症**

**❶**慢性期では，血清 γ グロブリンの上昇，Alb の減少，血清鉄の減少がある。

**❷**診断は糞便中の虫卵の検出，直腸生検，免疫学的検査（ELISA 法）を用いる。

**❸**画像診断では特徴的な亀甲状の表面，網目状の所見を呈する。

**③肝吸虫症**

**❶**血液検査では好酸球増多症，肝障害，ビリルビンの上昇がみられることがある。

**❷**糞便中あるいは胆汁中の虫卵を検出する。血清学的診断も有用である。

**❸**腹部超音波検査，腹部 CT 検査，逆行性膵胆管造影で，胆管拡張などの異常がみられる。

**④肝蛭症**

**❶**軽度～中等度の肝機能障害がみられる。

**❷**高度の好酸球増多症がみられる。

**❸**急性期には腹部 CT で低吸収域を認めることがある。

**❹**慢性期では胆管病変が画像診断で描出される。

**❺**血清学的検査と虫卵の検出により診断する。

## 確定診断の決め手

**❶**通常の抗菌薬投与により改善しない場合は寄生虫疾患を疑う。

**❷**血清免疫学的な検査で診断する。

**❸**糞便中や胆汁中の虫卵を証明し診断する。虫卵が少ない場合は診断できない場合もある。

**❹**各寄生虫肝疾患に特徴的な画像診断

**❶**肝エキノコックス症：単純 X 線検査，腹部超音波検査，腹部 CT 検査，腹部 MRI 検査で，不整な充実性病変，大小の囊胞像，種々の石灰化巣がみられる。

**❷**日本住血吸虫症：亀甲状や網目状の表面を示す。

## 誤診しやすい疾患との鑑別ポイント

**❶**肝囊胞，肝腫瘍（⇨717 頁，721 頁），肝膿瘍（⇨734 頁）との鑑別。

**❷**エキノコックス症（⇨1299 頁）：囊胞壁の卵殻状の石灰化，充実性部分を伴う多発小脳胞の所見を示す。

## 確定診断がつかないとき試みること

western blot 法などの他の免疫血清学的検査などを行う。

## 治療法ワンポイント・メモ

**❶**診断にあたっては虫卵，幼虫，中間宿主・終宿主など寄生虫の生活環を理解する。

**❷**治療：肝エキノコックスの根治的な治療は外科手術である。完全摘除により根治する。非手術適応例では，プラジカンテルなどの駆虫薬を内服する。

# 胆石症
Cholelithiasis

潟沼 朗生　手稲渓仁会病院・消化器病センターセンター長（北海道）

**頻度** よくみる

**❶**厚生労働省の「国民生活基礎調査」から推定したところ，1993 年には 1000 万人を超えて人口の約 10%に達したとされている（厚生の指標 39：29-35，

1993)。しかし，その後調査は行われておらず，最近 25 年あまりの推移については不明である。

**2** 日本胆道学会による胆石症受診者の全国調査では（胆道 28：612-617，2014），胆石症の部位別内訳比率を 1997 年と 2013 年で比較すると，胆嚢結石が 77.7％から 74.5％，総胆管結石（胆嚢結石合併含む）が 21.0％から 25.6％，肝内結石が 1.3％から 3.7％と大きな変化はみられなかったが，男女比については，2013 年度調査において胆嚢結石，肝内結石の男女比が逆転しており，胆石全体でも男性の比率が高かった（1：0.87）。

**GL** 胆石症診療ガイドライン 2021（改訂第 3 版）

## 診断のポイント

**1** 胆石の診断は臨床症状と画像診断によって行う。

**2** 「胆石症診療ガイドライン 2021（改訂第 3 版）」では診断のためのフローチャートが提示されている。すなわち病歴聴取，身体所見，血液検査，腹部超音波検査（US）を施行する。

**3** 胆嚢描出不良・結石診断困難な症例では CT，MRI/MRC，EUS によって診断する。

**4** 胆嚢結石が確診された症例であっても，総胆管結石の合併や，胆嚢癌併存が疑われる場合にはこれらの検査を行う。

## 緊急対応の判断基準

**1** 急性胆嚢炎の併発により，軽症から重症まで分類される。

**2** 急性胆嚢炎の診断には，現在「急性胆管炎・胆嚢炎診療ガイドライン」2013 年版（TG13）を改訂した 2018 年版（TG18）が用いられており，診断はこのガイドラインに基づいて進める。

**3** TG18 では，急性胆嚢炎に伴う臓器障害（循環障害，中枢神経障害，呼吸機能障害，腎機能障害，肝機能障害，血液凝固異常）および白血球の増多や胆嚢炎の身体所見，顕著な局所炎症所見を伴うかなどにより，急性胆嚢炎を重症，中等症，軽症に分類している。

**4** 臓器障害を伴うものを重症．臓器障害はないが白血球数が 18,000/$\mu$L 以上，右季肋部の有痛性腫瘤触知，症状出現後 72 時間以上の症状の持続，顕著な局所炎症所見を呈するものを中等症，それ以外を軽症と定義されている。これにより重症度に応じた対応が求められる。

## 症候の診かた

**1** 胆嚢結石の 60～80％は無症候性である（Br J Surg 77: 368-372，1990）。

**2** 症状としては右季肋部や心窩部の激しい胆道痛が特徴であるが，違和感程度のこともある。

**3** 持続時間は 15～30 分以上で，発作時には約 60％において右の肩甲骨から肩にかけての放散痛があり，悪心・嘔吐もしばしば伴う。

**4** 胆嚢炎を発症すると発熱を伴うようになる。

**5** 症状は食後数時間で起こることが多く，高脂肪食で誘発されることが多いとされている。

**6** 約半数の患者で初回発作から 1 年以内に発作を繰り返す。

## 検査所見とその読みかた

**1** 血液検査：全身の炎症所見（白血球数，CRP）が診断に重要であり，肝・胆道系酵素の上昇は総胆管結石や Mirizzi 症候群・合流部胆石の合併を疑う。

**2** 画像診断

**❶** 腹部 US が非侵襲的であり比較的高い診断能を有していることから，画像診断法のなかで第 1 選択である。胆石は，高輝度の strong echo と，その後方の陰影欠損（acoustic shadow）が見られる。また，体位変換により，結石の可動性も有用な所見である。特に sonographic Murphy's sign（超音波プローブによる胆嚢圧迫による疼痛）の感度はやや低いものの特異度に優れており診断に重要である。

**❷** CT では，胆嚢内に淡いリング状の高濃度がみられることから胆石の存在を疑う場合があるが，コレステロール胆石はカルシウム成分が少ないため CT では認識されにくい。

## 確定診断の決め手

**1** 画像診断で胆石を指摘することである。

**2** 急性胆嚢炎を伴う胆石は，急性胆嚢炎診断基準に従い確定診断を進めていく。すなわち，腹部 US に胆嚢腫大，胆嚢壁肥厚，胆嚢内の結石，デブリエコー，sonographic Murphy's sign，ガス像，胆嚢周囲の液体貯留，胆嚢壁 sonolucent layer などがある。

**3** CT や MRI/MRCP などは，腹部 US で確定診断が困難な場合や穿孔や膿瘍などの合併症，胆管結石や Mirizzi 症候群・合流部胆石の合併の診断に有用である。

### 誤診しやすい疾患との鑑別ポイント

❶無症状の胆石では，acoustic shadow を伴う strong echo として容易に鑑別が可能である。しかし胆石に合併する胆囊隆起性病変や胆囊癌（⇨740 頁）との鑑別は重要である。このため，CT はできるだけ造影ダイナミック CT を施行することが推奨され，胆囊床の早期濃染などが診断の参考となる。また，併存する胆囊癌の診断にも有用である。

❷有症状例では右上腹部，あるいは季肋部痛をきたす疾患が鑑別となる。すなわち十二指腸潰瘍（⇨649 頁），虫垂炎（⇨669 頁），Fitz-Hugh-Curtis 症候群（FHCS）などがある。このため病例の聴取と US を含めた画像診断を行う。

### 確定診断がつかないとき試みること

❶ US を含めた画像診断能は高く診断は比較的容易であるものの，小さな結石やアーチファクトの存在により胆囊が描出できないときもある。

❷このような場合には超音波内視鏡（EUS：endoscopic ultrasound）の施行を試みる。

❸ EUS は空間分解能が高く，消化管内から胆囊を描出するため，アーチファクトの影響が少なく，また胆囊から胆囊管，さらには胆管と連続した描出が可能である。

❹胆石の EUS 所見は，US と同様に acoustic shadow を伴う strong echo として認識される。

### 合併症・続発症の診断

❶胆石の合併症としては，胆囊から胆管へと結石が落下する胆管結石があげられる。

❷急性胆囊炎の合併症としては，膿瘍の形成，胆囊穿孔による胆汁の漏出，腫大や炎症した胆囊が胆管に影響を及ぼす Mirizzi 症候群などがある。

### 経過観察のための検査・処置

❶無症状の胆石は経過観察が望ましい。その際には，有症状化の可能性，急性胆囊炎の発症，胆囊癌の発生，などを説明し，腹部 US などの定期的な検査を行う。しかし，その頻度や間隔については明確に定められたものはない。

❷重要なことは，有症状化した場合には迅速に対処を行うこと，常に胆囊癌の合併の有無に注意して診断することである。

### 治療法ワンポイント・メモ

❶胆石に対する根本的な治療は，外科的（腹腔鏡下）胆囊摘出術である。

❷胆石は無症状例が多いため，手術の適応を慎重に判断することが重要である。

❸急性胆囊炎合併例では重症度判定を行い，重症度に応じた対応が望まれる。

### 専門医へのコンサルト

胆石症は頻度が高く，日常臨床で遭遇する機会の多い疾患である。画像所見で診断は容易であるが，急性胆囊炎を合併し，緊急の処置が必要な場合あるいは癌の合併が疑われる場合には，必ず専門医へのコンサルトが必要である。

---

# 胆道感染症（胆管炎，胆囊炎）
## Biliary Infection (Cholangitis and Cholecystitis)

**木暮 宏史** 日本大学医学部主任教授・消化器肝臓内科学

(頻度) よくみる

GL 急性胆管炎・胆囊炎診療ガイドライン 2018 （第 3 版）

### 診断のポイント

❶発熱，右季肋部痛・心窩部痛，黄疸（胆囊炎では認めない）。

❷炎症所見：白血球数の上昇，CRP の上昇。

❸肝機能検査異常（胆囊炎では認めない）：AST，ALT，ALP，γGTP，ビリルビンの上昇。

❹胆道系（肝内胆管・総胆管・胆囊）の拡張。

### 緊急対応の判断基準

❶胆管炎

❶ショック，意識障害，急性呼吸障害，急性腎障害，肝障害，DIC（血小板減少）のいずれかを認める場合は，適切な呼吸循環管理（人工呼吸管理，気管挿管，昇圧薬の使用など）とともに緊急胆管ドレナージを考慮する。

❷中等症・重症胆管炎患者に対し，内視鏡的胆管ドレナージ，集中治療管理が行えない施設では可能な施設に搬送する。

❷胆囊炎

❶中等症・重症胆囊炎患者に対しては，急性胆囊

炎手術に熟練した内視鏡外科医がいれば，早期の腹腔鏡下胆嚢摘出術を考慮する。手術高リスク例に対しては緊急または早期の胆嚢ドレナージを検討する。

❷中等症・重症胆嚢炎患者に対し，集中治療管理，早期の胆嚢摘出術や胆嚢ドレナージが行えない施設では可能な施設に搬送する。

## 症候の診かた

1️⃣胆管炎：腹痛・発熱・黄疸の Charcot の 3 徴，重症例ではショック・意識障害を加えた Reynolds の 5 徴。腹痛・発熱は胆管炎症例の 80％以上にみられるが，黄疸は 60〜70％程度。Charcot の 3 徴は特異度は 95.9％と非常に高いが感度は 26.4％と低く，胆管炎の拾い上げには適さない。

2️⃣胆嚢炎

❶右季肋部痛：最も典型的な症状であり，右季肋部痛と心窩部痛を合わせると 72〜93％の症例で認められる。

❷ Murphy's sign：吸気時に右季肋部を圧迫すると痛みのために呼吸が止まる徴候。48〜65％の症例で認められる。

❸悪心・嘔吐：60〜83％の症例で認められる。

❹発熱：高頻度ではなく（10〜62％），特に 38℃を超える高熱の頻度は約 3 割程度と高くはない。

## 検査所見とその読みかた

1️⃣胆管炎

❶血液検査所見：白血球数の上昇，CRP の上昇，肝胆道系酵素の上昇，直接ビリルビン優位のビリルビン上昇。

❷画像検査所見

● 腹部超音波検査で，胆道系の拡張を認めるようであれば，CT，MRCP で結石や胆管狭窄の有無をチェックする。

● ダイナミック CT では，胆管炎の範囲を反映して肝実質の一過性早期濃染を認める。肝門部閉塞例での区域性胆管炎の診断に有用である。

❸血液培養，胆汁培養：起因菌の同定のために行う。血液培養は菌血症の診断にも役立つ。

❹胆管結石の存在診断：MRCP が低侵襲かつ有用（感度 90％，特異度 95％）だが，5 mm 未満の小結石では描出率は 70％を下回る。小結石の診断能は超音波内視鏡が高い（感度 94％，特異度 95％）。

2️⃣胆嚢炎

❶血液検査所見：炎症所見（白血球数の上昇，CRP

の上昇）のみ認める。肝胆道系酵素上昇を認めるようであれば，胆管結石の併存や Mirizzi 症候群（胆嚢頸部や胆嚢管に嵌頓した結石による圧排や炎症により総胆管に狭窄をきたした病態）を考える。

❷画像所見

● 胆嚢腫大（長軸径＞8 cm，短軸径＞4 cm），胆嚢壁肥厚（＞4 mm），嵌頓胆嚢結石，胆泥。

● ダイナミック CT では胆嚢周囲の肝実質の早期濃染を認める。

## 確定診断の決め手

1️⃣胆管炎

❶画像検査で胆管拡張とその原因となる胆管結石や胆管狭窄を認める。

❷血液検査で炎症反応所見と肝機能検査異常を認める。

2️⃣胆嚢炎：sonographic Murphy's sign（超音波プローブによる胆嚢圧迫時の疼痛）。

## 誤診しやすい疾患との鑑別ポイント

1️⃣胆管炎

❶発熱を伴う急性肝炎・肝障害（⇨695 頁）：肝炎ウイルス陽性，画像検査で胆管拡張を認めない，浮腫性胆嚢壁肥厚。

❷敗血症（⇨1277 頁）による胆汁うっ滞：腹痛がない，胆道系以外の明らかな感染巣の存在。

2️⃣胆嚢炎

❶長期絶食による胆嚢腫大を伴う他の腹腔内感染症：sonographic Murphy's sign を認めない，胆嚢壁肥厚を認めない。

❷ Fitz-Hugh-Curtis 症候群（クラミジア感染による肝周囲炎）：クラミジア抗体陽性。

## 確定診断がつかないとき試みること

1️⃣胆管炎：内視鏡的胆管ドレナージを行い，胆汁の性状を確認し，胆汁培養に提出する。ドレナージの効果を確認する。

2️⃣胆嚢炎：経皮的に胆嚢穿刺吸引を行い，胆汁の性状を確認し，胆汁培養に提出する。ドレナージの効果を確認する。

## 合併症・続発症の診断

1️⃣胆管炎

❶肝膿瘍に進展していることがあるので，胆管だけでなく肝臓もチェックする。

❷胆石性膵炎を併発していることがあるので，膵酵素もチェックする。

❸胆管癌の併発に注意する（特に肝内結石例）。

**2**胆嚢炎：胆嚢癌の併存に注意する（特に無石性胆嚢炎）。必ず造影 CT や超音波内視鏡で確認する。

## 経過観察のための検査・処置

**1**胆管炎

❶胆管ドレナージで胆管炎改善後に，原因が結石であれば内視鏡的に除去し，狭窄であれば胆管ステント留置を行う。

❷胆嚢結石合併例では，結石落下による胆管炎再発や胆嚢炎のリスクがあるため，胆嚢摘出術を行う。

❸胆管結石は再発することがあるので，6 か月ごとに腹部超音波検査か MRCP で経過観察を行う。

❹ステント留置例では毎月血液検査で肝胆道系酵素をチェックし，上昇していたら画像検査で胆管拡張がないか確認する。

**2**胆嚢炎：原則は胆嚢摘出術。

## 治療法ワンポイント・メモ

**1**胆管炎

❶保存的治療：絶食・補液，抗菌薬投与，鎮痛薬投与。

❷胆管ドレナージ：内視鏡的経乳頭的ドレナージが第 1 選択。経皮経肝的胆管ドレナージや超音波内視鏡下胆管ドレナージも選択肢。

**2**胆嚢炎

❶保存的治療：絶食・補液，抗菌薬投与，鎮痛薬投与。

❷胆嚢ドレナージ：経皮経肝的胆嚢ドレナージが標準的なドレナージ法。内視鏡的経乳頭的胆嚢ドレナージや超音波内視鏡下胆嚢ドレナージも選択肢。

❸胆嚢摘出術（主に腹腔鏡下胆嚢摘出術）。

# 胆嚢癌・胆管癌

Gallbladder Carcinoma, Cholangiocarcinoma

笹平 直樹 がん研有明病院・肝胆膵内科部長（東京）

頻度 ときどきみる

GL 胆道癌診療ガイドライン（改訂第 3 版）（2019）

## 診断のポイント

**1**胆嚢癌・胆管癌ともに高齢者に多く，人口 10 万人あたりの罹患者数は 60 歳台で 10 人を超え，80 歳台で 100 人に達する〔「がん統計」（2019）〕。胆嚢癌は女性に多く，胆管癌は男性にやや多い。

**2**胆嚢癌・胆管癌の危険因子として膵・胆管合流異常症がある。膵精査で磁気共鳴胆管膵管撮像（MRCP）が行われる頻度が増し，無症状で指摘される機会も増えている。

**3**胆嚢癌の 75～90％と高頻度に胆石を合併するが，先行する胆石の存在により胆嚢癌の発生頻度が有意に増加するという報告はなく，胆嚢癌と胆石の直接的な因果関係については証明されていない。

## 緊急対応の判断基準

**1**胆嚢癌や胆管癌および併存する胆石などにより，重症の急性胆嚢炎や急性胆管炎を発症することがあり，緊急胆道ドレナージの適応となる。黄疸や腹痛に加え，高熱・血圧低下・意識低下をきたしている場合は，補液・血液培養・抗菌薬投与のうえ，高次医療機関への搬送を検討する。

## 症候の診かた

**1**胆嚢頸部～胆嚢管の胆嚢癌では，胆石発作と同様の胆嚢炎症状をきたす。

**2**肝門部領域胆管癌では，黄疸や尿濃染（コーラ・ウーロン茶色の尿）の出現前に瘙痒感が先行することがある。

**3**遠位胆管癌や乳頭部癌では，胆管結石の嵌頓と比べ，腹痛や発熱の頻度は少なく，黄疸や尿濃染が主な症状になる。膵癌と比べ体重減少や糖尿病の先行は少ない。

**4**肝内胆管癌や胆嚢底部の胆嚢癌では肝門部領域胆管へ浸潤するまでは症状は出ないことが多い。

## 検査所見とその読みかた

**1**血液生化学検査：γGTP と ALP の上昇に総ビリルビン上昇を伴う場合は総胆管の閉塞を，総ビリルビンの上昇を伴わない場合は，肝内～肝門部胆管の部分閉塞を疑う。胆管狭窄を伴わない胆嚢体部～底部の胆嚢癌では，肝・胆道系酵素の上昇がみられないことが多い。CA19-9 は感度 70％，特異度 90％程度であるが，胆管結石嵌頓のみでも異常高値となることがあり，注意を要する。血清 IgG4 の異常高値（＞200 mg/dL）は IgG4 関連硬化性胆管炎を疑う所

見である。

**2** 腹部超音波検査（US）：初期の胆嚢癌の多くは健診や胆石精査の US で指摘される。限局性の壁肥厚や広基性ポリープ，1 cm 超の有茎性ポリープの場合，癌を疑って追加精査に進む。一方，胆管癌の多くは，肝障害の精査としての US が診断の第一歩となる。胆管拡張がみられた場合，下流に追って閉塞機転を確認する。遠位胆管は消化管のガスの影響で US では観察できないことが多い。

**3** 腹部造影 CT 検査：診断と同時に治療方針決定に最も重要な検査である。肝門部領域胆管癌の場合，複数の肝内胆管枝がばらばらに先細り閉塞するが，腫瘍自体は認識できないことが多い。遠位胆管癌の場合，胆管閉塞部に一致して濃染性腫瘍が認められることが多い。X 線陽性結石との鑑別のため，単純 CT も同時に施行する。

**4** MRI・MRCP 検査：胆道癌ハイリスク群としての膵・胆管合流異常の診断に有用なほか，胆嚢癌類似の所見を呈する胆嚢腺筋腫症において，Rokitansky-Aschoff sinus（RAS）の描出に優れており，鑑別の一助となる。また，閉塞性黄疸例においては，拡張胆管とその閉塞部位が明瞭にとらえられ，胆管結石との鑑別や胆道ドレナージ前の肝門部領域胆管の走行確認に有用である。

**5** 超音波内視鏡検査（EUS）：胆嚢隆起性病変の診断や，胆管結石との鑑別，遠位胆管癌と膵頭部癌の鑑別，膵浸潤の有無の評価などに有用であるが，術者の技量に影響を受けやすい。

## 確定診断の決め手

**1** 切除可能胆嚢癌の場合，生検が困難な場合が多く，切除標本の病理検査で確定されることが多い。切除不能胆嚢癌の場合は，原発巣もしくは転移巣に対する経皮生検や内視鏡的生検を行う。

**2** 閉塞性黄疸を伴う胆管癌の場合，胆道ドレナージを兼ねて内視鏡的逆行性胆管膵管造影検査（ERCP）を行い，胆管擦過細胞診や胆管生検による病理学的診断を行うが，胆管生検の感度は 50〜60％程度である。ERCP と同時に行う胆道鏡観察が決め手となることもある。

## 誤診しやすい疾患との鑑別ポイント

**1** 胆嚢ポリープ：有茎性。
**2** 胆嚢腺筋腫症：RAS の存在，全周性の均一な肥厚。
**3** 慢性胆嚢炎：胆石の存在，均一な壁肥厚。
**4** 黄色肉芽腫性胆嚢炎：鑑別不能。

**5** IgG4 関連硬化性胆管炎：長めのなだらかな狭窄。
**6** 原発性硬化性胆管炎（⇨ 708 頁）：肝両葉・内外に多発する短い狭窄。

## 確定診断がつかないとき試みること

**1** 切除可能胆嚢癌の場合，診断的治療としての手術が許容される。

**2** 切除可能胆管癌の場合，特に膵頭十二指腸切除や大量肝切除を伴う場合は，術前に確定診断がついていることが望ましい。腫大リンパ節があれば，EUS 下穿刺吸引生検も検討する。積極的に癌以外の疾患が鑑別上位に来ない場合は，十分なインフォームドコンセントのうえ，手術を提案する。

## 予後判定の基準

**1** 胆嚢癌・胆管癌ともに，わが国では「胆道癌取扱い規約（第 7 版）」，国際的には「UICC 分類（第 8 版）」で病期分類を行う。

**2** 胆嚢癌・胆管癌の 5 年相対生存率は局所限局（N0）の場合で 61％，領域リンパ節陽性（N1）で 28.5％と報告されている（全国がん罹患モニタリング集計 2009-2011 年生存率報告）。

**3** 遠隔転移（M1）例に対する化学療法施行例の生存期間中央値は 10〜15 か月程度である（Lancet 401: 1853-1865，2023）。

## 経過観察のための検査・処置

**1** 胆嚢癌を鑑別にあげながらも，胆嚢ポリープや慢性胆嚢炎，胆嚢腺筋腫症などの良性胆嚢疾患をより強く疑う場合は，初回は 3〜6 か月後，その後は 6〜12 か月ごとに US や EUS による経過観察を行う。

**2** 胆管癌の可能性を有する胆管狭窄に対して経過観察とする場合，ステント交換を兼ねて，最初の 1 年は 3 か月ごとに ERCP および胆管生検を繰り返す。ERCP で得られる情報は胆管内腔に限られるため，適宜，造影 CT や EUS なども行う。

**3** IgG4 関連硬化性胆管炎を疑う場合は，副腎皮質ステロイド投与を行うことがある。

## 治療法ワンポイント・メモ

**1** 胆嚢癌のうち，体部〜底部側の癌に対しては，部位と深達度により，胆嚢全層切除・拡大胆嚢摘出術・もしくは肝切除が行われる。頸部側の癌に対しては，胆管切除を追加するかが議論される。

**2** 肝内〜肝門部領域胆管癌に対しては，肝葉切除以上の肝切除術が行われる。癌の進展範囲のほか，残

肝容積などを考慮して術式が選択される。残肝容積が少ない場合は，術前に門脈塞栓術を行い，切除肝の縮小と残肝の増大を待って手術を行う。

❸遠位胆管癌に対しては，膵頭十二指腸切除術が基本となる。

❹癌の進展が肝門部から遠位に及ぶ場合は両者を同時に行う大侵襲手術となる。

❺胆嚢癌・胆管癌に対する術前化学療法についてはエビデンスがなく，標準治療としては手術となる。術後補助化学療法については，わが国で行われた臨床試験の結果を受けて，TS-1 を 6 か月間行うことが一般的である（Lancet 401: 195-203，2023）。

❻切除不能胆道癌に対しては化学療法が行われる。従来のゲムシタビン ＋ シスプラチン併用療法に，免疫チェックポイント阻害薬のデュルバルマブを加えた 3 剤療法が現在の主たる標準治療である。

## さらに知っておくと役立つこと

❶肝内胆管癌は，肝細胞癌とともに原発性肝癌に含まれるが，腺癌という点で，肝外胆管癌や胆嚢癌・十二指腸癌とともに胆道癌として治療戦略が立てられている。

❷胆道癌においては，*FGFR2* 融合遺伝子のほか，治療薬と結びつきうるゲノム異常の頻度が比較的高く，薬物療法と並行して遺伝子パネル検査を行うことが望ましい。

## 専門医へのコンサルト

❶急性胆嚢炎のなかに胆嚢癌が紛れていることがある。安易に胆摘や経皮的胆嚢ドレナージを行うことなく，要すれば高次医療機関へ搬送する。

❷胆管癌による初回の閉塞性黄疸の多くは発熱がなく，胆道ドレナージに数日の猶予がある。手術検討例においてはドレナージ前に 2 mm 以下のスライスでのダイナミック CT が必要であり，実施不能な場合は高次医療機関へ紹介する。

❸肝門部領域胆管癌においては初回の胆道ドレナージの成否（正しい枝の選択）がその後の治療に影響を及ぼすため，十分な知識がないまま安易な胆道ドレナージを行わず，高次医療機関に紹介する。

# 先天性胆道拡張症，膵・胆管合流異常
## Congenital Biliary Dilatation and Pancreaticobiliary Maljunction

**北野 雅之** 和歌山県立医科大学教授・消化器内科

**頻度** よくみる

❶先天性胆道拡張症の発生率は 0.1％〜0.3％，膵胆管合流異常症の発生率は 4.1％である。

❷男女比はおよそ 1：3 である。

GL ・膵・胆管合流異常診療ガイドライン（2012）
・先天性胆道拡張症の診療ガイドライン（ダイジェスト版）（2016）

## 診断のポイント

❶先天性胆道拡張症は，肝外胆管が限局性に拡張する先天性の形成異常で，膵・胆管合流異常を合併する。

❷膵・胆管合流異常は，膵管と胆管が Oddi 括約筋の作用が及ばない十二指腸壁外で合流する先天性奇形である。

❸膵・胆管合流異常は，膵液と胆汁の相互逆流により胆道もしくは膵における炎症や結石形成の原因となる。

❹胆道発癌の高危険群である。

## 症候の診かた

❶膵胆管合流異常の主な症状は，腹痛，嘔吐，黄疸，発熱などである。

❷先天性胆道拡張症のほうが，胆管非拡張型膵・胆管合流異常よりも症状を呈することが多い。

❸先天性胆道拡張症の症状は，腹痛，黄疸，腹部腫瘤であるが，これら 3 主徴がそろうことは少ない。

❹無症状で経過する例が多く，検診または他疾患の精査中に偶然発見されることがある。

## 検査所見とその読みかた

❶血液検査では，膵液と胆汁の相互逆流による膵炎でアミラーゼなどの膵酵素上昇，胆管炎で胆道系酵素上昇がみられることがある。

❷先天性胆道拡張症の場合は，腹部超音波検査などで総胆管，肝内胆管の拡張が診断の契機となる。

❸膵・胆管合流異常は，内視鏡的逆行性胆管膵管造影（ERCP），超音波内視鏡，MR 胆管膵管撮影（MRCP）などの画像検査で，膵管と胆管が長い共通

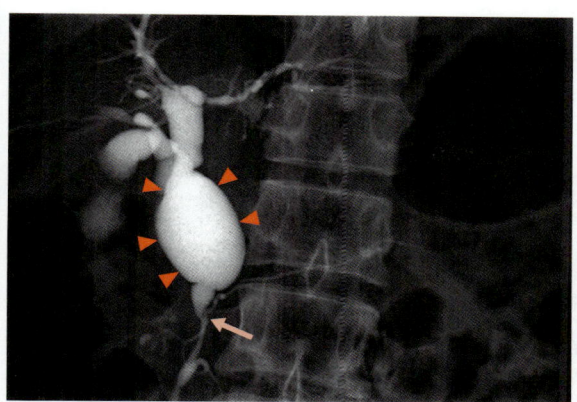

**図1** 先天性胆道拡張症を合併した膵・胆管合流異常のERCP像

胆管と膵管が十二指腸外で合流し（━►），肝外胆管が紡錘形拡張（▶）を呈している。

管をもって合流すること，異常な形で合流すること，または膵管と胆管が十二指腸壁外で合流することを確認する必要がある（図1）。

### 確定診断の決め手

❶膵・胆管合流異常は，共通管の存在，先天性胆道拡張症の合併が決め手となる。
❷先天性胆道拡張症は，囊胞状あるいは円柱・紡錘状拡張を認める所見が重要な決め手となる（図1）。

### 誤診しやすい疾患との鑑別ポイント

❶画像検査にて，胆管閉塞をきたす総胆管結石や腫瘍性病変の存在を否定する。
❷胆管非拡張型膵・胆管合流異常の場合は，膵液逆流に起因する胆囊内側低エコー層の肥厚を確認する。

### 確定診断がつかないとき試みること

ERCPの際に胆汁を採取し，胆汁中のアミラーゼ値上昇が認められれば，胆道への膵液の逆流の診断根拠となる。

### 合併症・続発症の診断

❶成人における胆道癌合併頻度は，先天性胆道拡張症22％，胆管非拡張型膵・胆管合流異常43％と非常に高率である。
❷先天性胆道拡張症では胆囊癌と胆管癌，胆管非拡張型膵・胆管合流異常では胆囊癌が発生しやすい。
❸先天性胆道拡張症では胆管結石，胆管非拡張型

膵・胆管合流異常では胆囊結石が高頻度に合併する。
❹成人の膵・胆管合流異常の約9％に急性膵炎を合併する。小児では，28～44％とさらに高率に合併する。
❺乳幼児では胆道穿孔による胆汁性腹膜炎で発症する例があり，注意が必要である。

### 経過観察のための検査・処置

❶胆道系酵素の測定に加え，腫瘍マーカーおよび画像検査により，胆道癌の発生の有無を定期的に確認する。
❷術後でも，約8％に何らかの合併症（胆管炎，膵炎，肝内結石，膵石など）を有し，さらに残存胆管の発癌の可能性があるので，長期にわたる定期的な経過観察が必要である。

### 治療法ワンポイント・メモ

❶膵・胆管合流異常に対する治療は，拡張胆管切除，胆管空腸吻合術である。胆管拡張のない合流異常症例では，胆囊摘出術が施行されることが多いが，胆管切除の必要性については結論が出ていない。
❷胆道癌が発見された場合，進行度に応じて根治術を行う。

### さらに知っておくと役立つこと

胆道癌と診断された患者においては，本疾患の合併を考慮して，ERCPや超音波内視鏡（EUS）により本疾患の有無を精査する必要がある。

### 専門医へのコンサルト

本疾患は，症状の有無にかかわらず，胆道癌の高危険群のため，診断された時点で胆道切除，胆道再建術の外科治療を検討する必要があり，治療が可能な施設へコンサルトすることが望ましい。

## 急性膵炎
### Acute Pancreatitis

**竹中 完** 近畿大学特命准教授・消化器内科

頻度 **ときどきみる**
GL 急性膵炎診療ガイドライン2021（第5版）

### 診断のポイント

❶急性腹症の鑑別疾患としてまず急性膵炎をあげ，

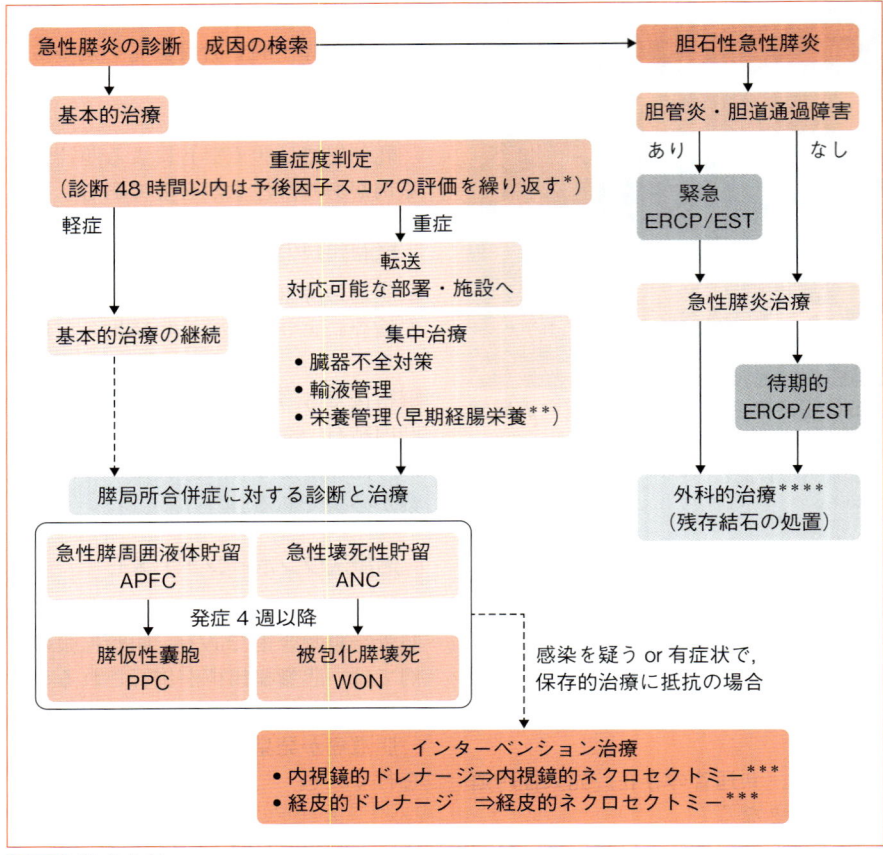

**図1 診療方針**

*診断時，診断後 24 時間以内，24〜48 時間以内に判定を繰り返す．

**診断後 48 時間以内に開始する（表1 参照）．

***ネクロセクトミーは，できれば発症 4 週間以降まで待機し，壊死巣が十分に被包化された WON の時期に行うことが望ましい（ただし，ドレナージは必要な際には発症 4 週間待つ必要はない）．

****軽症では早期に，重症でも膵炎沈静化後の速やかな胆道検索と胆囊摘出術が望ましい．膵周囲の液体貯留が持続する場合は発症から 4〜6 週以降の待機的手術が安全である．

〔高田忠敬 編：急性膵炎診療ガイドライン 2021（第 5 版）．金原出版，2021 より一部改変のうえ転載〕

診断後はすぐに重症度判定を行う．

❷重症度判定は入院時のみではなく，24 時間以内，24〜48 時間と頻回に行い，決して重症化が見逃されないように留意しなくてはならない（図1）．

❸診断後には成因診断もすぐに行い胆石性膵炎の可能性を確認する．

❹発症初期には緩衝液を中心とした積極的輸液療法を実施する．

❺蛋白分解酵素阻害薬，予防的抗菌薬の投与は推奨されない．

❻ Pancreatitis Bundles 2021 を遵守した治療を心掛

ける（表1，2）．

## 緊急対応の判断基準

❶重症であった場合は時間単位の対応が求められる（急性膵炎診療ガイドライン 2021）．

❷重症急性膵炎の死亡率は高く，ICU 管理，持続的血液ろ過透析（CHDF：continuous hemodiafiltration）の実施が必要である．

❸胆石性膵炎であった場合は緊急内視鏡的逆行性胆管膵管造影（ERCP）の施行が必要である．

❹自施設が対応できない場合，可能な施設への搬送

**表1** Pancreatitis Bundles 2021

急性膵炎では，特殊な状況以外では原則的に以下のすべての項が実施されることが望ましく，実施の有無を診療録に記載する。

1. 急性膵炎診断時，診断から 24 時間以内，および，24〜48 時間の各々の時間帯で，厚生労働省重症度判定基準の予後因子スコアを用いて重症度を繰り返し評価する。
2. 重症急性膵炎では，診断後 3 時間以内に，適切な施設への転送を検討する。
3. 急性膵炎では，診断後 3 時間以内に，病歴，血液検査，画像検査などにより，膵炎の成因を鑑別する。
4. 胆石性膵炎のうち，胆管炎合併例，黄疸の出現または増悪などの胆道通過障害の遷延を疑う症例には，早期の ERCP＋EST の施行を検討する。
5. 重症急性膵炎の治療を行う施設では，造影可能な重症急性膵炎症例では，初療後 3 時間以内に，造影 CT を行い，膵造影不良域や病変の拡がりなどを検討し，CT Grade による重症度判定を行う。
6. 急性膵炎では，発症後 48 時間以内はモニタリングを行い，初期には積極的な輸液療法を実施する。
7. 急性膵炎では，疼痛のコントロールを行う。
8. 軽症急性膵炎では，予防的抗菌薬は使用しない。
9. 重症急性膵炎では，禁忌がない場合には診断後 48 時間以内に経腸栄養（経胃でも可）を少量から開始する。
10. 感染性膵壊死の介入を行う場合には，ステップアップ・アプローチを行う。
11. 胆石性膵炎で胆嚢結石を有する場合には，膵炎沈静化後\*，胆嚢摘出術を行う。

\*：同一入院期間中か再入院かは問わない。

〔高田忠敬 編：急性膵炎診療ガイドライン 2021（第 5 版）. 金原出版，2021 より〕

をすみやかに行わなくてはなうない。

**5** Pancreatitis Bundles は遵守した実施項目が多いほど致命率が低いとされるため，原則的に 11 項目すべてを実施・検討する。

## 症候の診かた

**1** 腹痛

**❶** 急性膵炎の 92.1％が腹痛を訴え，急激に発症し増悪する持続性の腹痛が特徴である。

**❷** 腹痛部位は上腹部＞腹部全体＞臍部の順，圧痛部位は腹部全体＞上腹部＞右上腹部の順に多いといわれる（Br Med J 3: 393-398，1972）。

**❸** 高齢者や意識レベルが低下している症例では自覚症状として腹痛を認めないことがあり注意が必要である（Gut 17: 945-952，1976）。

**2** 腹痛以外の症状

**❶** 食欲不振，嘔気・嘔吐，発熱の頻度が多い。

**❷** 呼吸困難，意識障害，乏尿，ショック症状は重

**表2** Pancreatitis Bundles 2021 チェックリスト

**急性膵炎診断時**
- ☐ 厚生労働省重症度判定基準の予後因子スコアを用いて重症度を繰り返し評価する
- ☐ （〜発症 48 時間以内）重症度に応じたモニタリングを実施する
- ☐ 初期には積極的な輸液療法を実施する
- ☐ （〜適切な期間）疼痛のコントロールを行う
- ☐ 軽症急性膵炎では，予防的抗菌薬は使用しない

**診断から 3 時間以内**
- ☐ 病歴，血液検査，画像検査などにより，膵炎の成因を鑑別する
- ☐ 重症急性膵炎では，適切な施設への転送を検討する
- ☐ 重症急性膵炎の治療を行う施設では，造影可能な重症急性膵炎症例では，造影 CT を行い，造影不良域や病変の拡がりなどを検討し，造影 CT Grade による重症度判定を行う

**診断から 24 時間以内**
- ☐ 厚生労働省重症度判定基準の予後因子スコアを用いて重症度を繰り返し評価する
- ☐ 胆石性膵炎のうち，胆管炎合併例，黄疸の出現または増悪などの胆道通過障害の遷延を疑う症例には，早期の ERCP＋EST の施行を検討する

**診断から 48 時間以内**
- ☐ 厚生労働省重症度判定基準の予後因子スコアを用いて重症度を繰り返し評価する
- ☐ 重症急性膵炎では，禁忌がない場合には診断後 48 時間以内に経腸栄養（経胃でも可）を少量から開始する

**診断から 24〜48 時間以内**
- ☐ 厚生労働省重症度判定基準の予後因子スコアを用いて重症度を繰り返し評価する

**2 週以降**
- ☐ 感染性膵壊死の介入を行う場合には，ステップアップ・アプローチを行う
- ☐ 胆石性膵炎で胆嚢結石を有する場合には，膵炎沈静化後\*，胆嚢摘出術を行う

\*：同一入院期間中か再入院かは問わない。

〔高田忠敬 編：急性膵炎診療ガイドライン 2021（第 5 版）. 金原出版，2021 より〕

症膵炎で認められる。

## 検査所見とその読みかた

**1** 膵酵素

**❶** 血中あるいは尿中の膵酵素の上昇を認めることが急性膵炎の診断根拠の 1 つとなっている。臨床上測定可能な膵酵素として，血中ではアミラーゼ，リパーゼ，膵型アミラーゼ（アミラーゼ・アイソザイム），トリプシン，ホスホリパーゼ $A_2$（$PLA_2$），エラスターゼ 1。尿中ではアミラーゼ，トリプシノーゲン 2 定性があげられる。

**❷** 血中アミラーゼ測定が迅速に測定でき，普及率

も高いため汎用されているが診断の特異度は低く, 急性膵炎以外でも異常高値がみられ, 他の膵酵素に比べて異常高値が持続する期間が3〜5日と短いために発症から受診までの期間が長い場合正常値となっていることがあるため注意を要する (Am J Gastroenterol 97: 1309-1318, 2002)。

❸血中リパーゼは, 血中アミラーゼに比して高い感度を示し, 異常高値が持続する期間がアミラーゼよりも長いため, アミラーゼが正常となるような発症から比較的期日が過ぎた急性膵炎の診断にも有用とされる。

❹「急性膵炎診療ガイドライン2021」においては, 急性膵炎の診断には血中リパーゼの測定が推奨され, 血中リパーゼの測定が困難な場合は血中アミラーゼを測定すると推奨されている (強い推奨。エビデンスの確実性:中)。

❺尿中トリプシノーゲン2簡易試験紙検査は迅速検査であり, 救急外来や診療所でも簡易に, かつ迅速に急性膵炎の診断が可能であり, 血中アミラーゼ・リパーゼと比較して感度・特異度も遜色ないため血液検査を実施できない医療機関において有用である。

**❷膵酵素以外の血液検査**

❶予後因子スコアに血小板数, 血液生化学 (BUN, LD, 総カルシウム, CRP), 動脈血液ガス (PaO$_2$, BE) が含まれており, 特に総カルシウムは通常採血項目に含まれていないことが多いため留意する。

❷動脈血液ガス測定ができない場合, 「収縮期血圧<80 mmHgのショック」,「人工呼吸が必要な呼吸不全」がPaO$_2$, BEの代わりとできることを認識しておく。

❸血中プロカルシトニン (PCT) は急性膵炎と診断された患者の重症化・感染性膵壊死の判定で評価され, 重症化の指標として感度72%/特異度86%/AUC0.87, 感染性膵壊死の指標として感度80%/特異度91%/AUC0.91と有用であるとされる (レベル2, 推奨度B)。

**❸画像検査**

❶US・CT・MRIにより膵腫大, 膵実質の不均一化, 膵周囲の炎症性変化, 胸腹水の有無, 胆石の有無が評価される。

❷造影CTにより炎症の膵外進展度と造影不良域を評価して重症度を判定する。

❸胸部単純X線検査では胸水の有無や, 急性呼吸窮迫症候群 (ARDS:acute respiratory distress

| 表3 | 改訂急性膵炎診断基準 (2008) |

1. 上腹部に急性腹痛発作と圧痛がある
2. 血中または尿中に膵酵素の上昇がある
3. US, CTあるいはMRIで膵に急性膵炎を示す異常所見がある

上記3項目中2項目以上を満たし, 他の膵疾患および急性腹症を除外したものを急性膵炎とする。ただし, 慢性膵炎の急性増悪は急性膵炎に含める。
注:膵酵素は膵特異性の高いもの (膵アミラーゼ, リパーゼなど) を測定することが望ましい。
(武田和憲, 他:急性膵炎の診断基準・重症度判定基準最終改定案. 厚生労働科学研究補助金難治性膵疾患克服研究事業難治性膵疾患に関する調査研究, 平成17年度総括・分担研究報告書. pp27-34, 2006より)

syndrome) 像が認められる。

❹腹部単純X線検査では麻痺性イレウス像 (拡張した大腸ガス像の急な途絶:colon-cut-offサインや左上腹部の局所的な小腸拡張像:sentinel loopサイン) が認められる。

## 確定診断の決め手

**1** 1) 上腹部の急性腹痛発作と圧痛, 2) 膵酵素の上昇, 3) 膵の画像所見を総合判断し, これら3項目のうち2項目以上を満たし, 他の膵疾患および急性腹症を除外されれば急性膵炎と確定診断される (表3)。

**2** 確定診断後は急性膵炎重症度判定基準に従ってすみやかに重症度を判定し (表4), 成因診断では胆石性膵炎の除外を行う (Pancreatology 10: 523-535, 2010)。

## 誤診しやすい疾患との鑑別ポイント

急性膵炎の多くは急性腹症として受診するため下記疾患との鑑別が必要となる。重症膵炎は治療介入が遅れると致死率が上がるため, まず重症膵炎を念頭におきながら下記疾患を鑑別していく必要がある。

**1 消化管穿孔**
❶強い腹膜刺激症状。
❷腹腔内遊離ガス像 (胸腹部X線, CT)。

**2 急性胆嚢炎・胆管炎** (⇨738頁)
❶Murphey徴候, 閉塞性黄疸。
❷胆道系酵素値の異常値。
❸胆石の有無, 胆嚢腫大, 胆管拡張。

**3 腸閉塞** (⇨686頁)
❶頻回の嘔吐, 排便排ガスの低下・消失。

**表4** 厚労省重症度判定基準（2008）

〈予後因子〉

1. BE≦−3 mEq/L またはショック（収縮期血圧＜80 mmHg）
2. PaO$_2$≦60 mmHg（room air）または呼吸不全（人工呼吸が必要）
3. BUN≧40 mg/dL（または Cr≧2.0 mg/d$l$）または乏尿（輸液後も1日尿量が400 mL 以下）
4. LDH≧基準値上限の2倍
5. 血小板数≦10万/mm$^3$
6. Ca≦7.5 mg/dL
7. CRP≧15 mg/dL
8. SIRS 診断基準における陽性項目数≧3
9. 年齢≧70歳

SIRS 診断基準項目：（1）体温＞38℃あるいは＜36℃。（2）脈拍＞90 回/分。（3）呼吸数＞20 回/分あるいは PaCO$_2$＜32 Torr。（4）白血球数＞12,000/mm$^3$ か＜4,000 mm$^3$ または＞10%幼若球出現

〈造影 CT による CT Grade 分類〉

浮腫性膵炎は造影不良域＜1/3 とする。
原則として発症後 48 時間以内に判定する。

| 膵造影不良域 | 炎症の膵外進展度 前腎傍腔 | 結腸間膜根部 | 腎下極以遠 |
|---|---|---|---|
| ＜1/3 | | | |
| 1/3〜1/2 | | | |
| 1/2＜ | | | |

□：CT Grade 1
▨：CT Grade 2
▨：CT Grade 3

（武田和憲，他：急性膵炎の診断基準・重症度判定基準最終改定案．厚生労働科学研究補助金難治性膵疾患克服研究事業難治性膵疾患に関する調査研究，平成17年度総括・分担研究報告書．pp27-34，2006 より）

❷腸蠕動音の亢進。

❸腹部単純 X 線によるニボー像。

❹腸間膜動脈閉塞症：造影 CT による血流途絶の確認。

## 確定診断がつかないとき試みること

高齢者や意識障害がある患者は腹部症状の評価ができないことがあり，血中アミラーゼは慢性膵炎急性増悪，高脂血症性・アルコール性の急性膵炎では上昇しにくいこともあるため，急性膵炎を常に鑑別疾患の1つとしてあげて各種画像検査にて膵評価を行うことが重要である。

## 予後判定の基準

❶急性膵炎全体の死亡率は 1.8%であるが，重症膵炎は 6.1%である（2016 年調査）。

❷予後は重症度によって大きく左右されるため診断直後，24 時間以内，24〜48 時間と頻回に行う必要がある。

## 合併症・続発症の診断

❶膵局所合併症

❶急性膵炎発症からの時期と膵壊死の有無で4つに分類される（表5）。

❷感染の有無によりそれぞれは細分類され，定期的な画像評価にて感染性膵嚢胞の出現を評価する（Gut 62: 102-111, 2013）。

❸死亡時期別では膵炎発症2週間以内の致命率は 2011 年の 6.6%から 2016 年の 2.7%へと改善していたものの発症2週間以降では 3.5%から 3.4%とほぼ変わらず，発症2週間以降に死亡した重症膵炎症例では 42.3%で被包化壊死（WON：walled-off pancreatic necrosis）を合併していた。

❹感染を伴う症例では内視鏡的ドレナージ効果をまず行い，効果が得られない場合にネクロセクトミーを選択するステップアップ・アプローチが推奨されている。骨盤腔や右傍結腸溝など解剖学的に内視鏡的にアプローチが困難な部位には外科的ステップアップ・アプローチが適応となる。

❷播種性血管内凝固症候群（DIC：disseminated intravascular coagulation）

❶重症急性膵炎では局所炎症と全身性炎症反応症候群からの外因系凝固活性や敗血症からの凝固障害から DIC を合併しうる。

❷急性期 DIC スコアで DIC と診断する必要があ

**表5** 急性膵炎発症後の経過からみた膵・膵周囲貯留の定義（改訂アトランタ分類 2012）

| | 発症から 4 週間以内 | 発症から 4 週間以降 |
|---|---|---|
| 壊死（ー） | 急性膵周囲液体貯留<br>acute peripancreatic fluid collection（APFC）<br>無菌性，感染性 | 仮性嚢胞<br>pancreatic pseudocyst（PPC）<br><br>無菌性，感染性 |
| 壊死（＋） | 急性壊死性貯留<br>acute necrotic collection（ANC）<br>無菌性，感染性 | 被包化壊死<br>walled-off necrosis（WON）<br>無菌性，感染性 |

〔Banks PA, et al; Acute Pancreatitis Classification Working Group: Classification of acute pancreatitis—2012: revision of the Atlanta classification and definitions by international consensus. Gut 62（1）: 102-111, 2013 より〕

るが，"FDP 値 25 以上"が 3 点となるにもかかわらず測定されていないことが多いため留意する。

**❸腹部コンパートメント症候群（ACS：abdominal compartment syndrome）**

❶急性膵炎では，腹腔内圧（IAP：intra-abdominal pressure）亢進により胸腹部の臓器障害/不全を発症することがある。

❷ IAP は通常膀胱内圧で測定され，IAP ≧ 12 mmHg を腹腔内高血圧症（IAH：intra-abdominal hypertension），IAP ≧ 20 mmHg でかつ新たな臓器障害/臓器不全が発生した場合を ACS と定義する。

❸ IAH が持続する場合は IAP ≦ 15 mmHg を管理目標とした輸液管理をしつつ消化管内の減圧，経皮的ドレナージなどを行う。

❹ ACS をきたした場合には外科的減圧術も考慮される。

## ▌治療法ワンポイント・メモ

**❶初期大量輸液**

❶急性膵炎は血管透過性が亢進し膵周囲や後腹膜腔に大量の滲出液が貯留し循環血漿量は減少するため，発症初期には脱水・循環不全を伴うために緩衝液を中心とした積極的輸液療法を実施することが「急性膵炎診療ガイドライン 2021」でも推奨されている（弱い推奨）。

❷一方でその根拠となるエビデンスはいずれも症例数が比較的少なく，質は高くない。

❸過剰輸液とならないようモニタリングを行い，特に高齢者・心不全患者・腎不全患者では精度の高い綿密なモニタリングを行うことが必要である。

**❷蛋白分解酵素阻害薬**：日本では広く使われてきた

が予後を改善する明確なエビデンスはなく，「急性膵炎診療ガイドライン 2021」では蛋白分解酵素阻害薬の生命予後や合併症発生に対する明らかな改善効果は証明されていないと推奨されていない。

**❸感染症対策**

❶「急性膵炎診療ガイドライン 2021」では軽症の急性膵炎に対しては予防的抗菌薬の投与は行わないことが推奨され，Pancreatitis Bundles 2021 にも掲載されている。

❷重症急性膵炎または壊死性膵炎に対しても予防的抗菌薬投与の生命予後や感染性膵合併症発生に対する明らかな改善効果は証明されていない。

**❹鎮痛薬**

❶急性膵炎の疼痛は持続的な激痛でありその対策はきわめて重要である。

❷鎮痛薬としてアセトアミノフェン，NSAIDs，ペンタゾシンなどの非オピオイドとフェンタニルなどのオピオイドが使用されている。

❸オピオイドは鎮痛効果が高いが，嘔気・嘔吐，便秘，呼吸抑制などの有害事象が非オピオイドよりも多い。

**❺栄養療法（表6）**

❶重症例における栄養は，全身性炎症反応により必要量が増加したエネルギーを補給する意味に加えて，経腸栄養は感染予防策として重要であり，重篤な腸管合併症のない重症例には経腸栄養を行う。

❷経腸栄養は発症早期に開始すれば，合併症発生率を低下させ生存率の向上に寄与するので入院後 48 時間以内に少量からでも開始する。

❸軽症急性膵炎では疼痛が持続していても腸蠕動が回復すれば経口摂取が可能である。

## 表6 経腸栄養の適否

| 経腸栄養の禁忌条件 | 下記の定状・所見があっても経腸栄養可能 |
|---|---|
| 1. 高度の腸閉塞<br>2. 消化管閉塞<br>3. 消化管穿孔<br>4. 重篤な下痢<br>5. 難治性嘔吐<br>6. 活動性消化管出血<br>7. 汎発性腹膜炎<br>8. 膵性胸腹水 | 1. 腹痛<br>2. 嘔気<br>3. 血清膵酵素上昇<br>4. 腸管蠕動音消失<br>5. 胃内容逆流<br>　　（経鼻胃管からの排出） |

### さらに知っておくと役立つこと

　重症膵炎の搬送は地域連携の協力が必須であり，近年急性膵炎診療の地域連携構築の有用性が報告されている。

### 専門医へのコンサルト

　急性膵炎を診断した場合には重症度判定も含めて専門医にすみやかにコンサルトすることが求められる。

# 慢性膵炎
## Chronic Pancreatitis

**水野 卓**　埼玉医科大学准教授・消化器内科・肝臓内科

頻度　**ときどきみる**（52.4 人／人口 10 万人）
GL　慢性膵炎診療ガイドライン 2021（改訂第 3 版）

### 診断のポイント

1 アルコール多飲歴。
2 血中膵酵素の低下または上昇。
3 膵の石灰化。
4 主膵管の不規則な拡張。
5 膵実質の萎縮。

### 症候の診かた

1 腹痛

❶最も頻度が高く，約半数で認められる。上腹部痛を訴えることが多いが，背部痛を訴えることもある。症状発現の頻度は毎日〜年に数回程度とさまざまであり，アルコールや脂肪の摂取が増悪因子となることがある。

❷病期が早いほうが腹痛を伴う患者が多い。病期が進行して非代償期に至ると，腹痛を訴えることは減少する。

2 下痢

❶膵外分泌機能の低下による消化・吸収障害から，便回数の増加，便量の増加をきたす。

❷膵外分泌機能不全では膵リパーゼの減少とともに膵液中重炭酸塩濃度も低下するため，十二指腸内の pH が低下して胆汁酸の沈殿を生じ，脂肪のミセル化も障害される。その結果，脂質の消化・吸収が最も影響を受けやすく，脂肪便が認められるようになる。

3 黄疸：胆管狭窄を合併すると，閉塞性黄疸をきたす。皮膚や眼球結膜の黄染，尿の濃染を呈する。

4 口渇・多尿：膵内分泌機能の低下が進行すると，膵性糖尿病による症状を呈する。

5 体重減少

❶非代償期では膵外分泌機能低下により消化・吸収不良から体重減少をきたす。

❷近年，骨格筋量の減少と筋力や身体機能の低下をきたす症候群であるサルコペニアが慢性膵炎患者の 5 人に 1 人に認められたと報告されている（Pancreas 48: 1354-1359, 2019）。

### 検査所見とその読みかた

1 スクリーニング検査：血中膵酵素（アミラーゼ・リパーゼ）の低下や上昇がみられる。

❶進行した慢性膵炎では正常より低値を示すことが多いが，その特異度は 92〜98％と高いものの，感度は 20〜32％と低いことに注意が必要である（Digestion 54: 231-236, 1993）。

❷急性増悪時には上昇することが多いが，平時の低値から上昇するものの正常範囲内にとどまることもある。

2 膵外分泌機能検査

❶わが国で日常臨床において施行可能な検査法は BT-PABA 試験（PFD 試験）のみである。BT-PABA 内服後 6 時間の尿中 PABA 測定により，キモトリプシンの十二指腸内活性を間接的に測定する方法である。尿中 PABA 排泄率が複数回において 70％以下のときに膵外分泌機能障害ありと診断される。

❷軽度な外分泌機能障害の検出は困難であること，消化酵素薬をはじめ種々の内服薬の影響を受けること，および PABA の代謝経路（小腸での吸収，肝での抱合，腎での尿中排泄）の機能低下の影

響を受けることなどから，診断能には限界があることに注意が必要である。

❸海外では便中エラスターゼ1や$^{13}$C標識呼気試験が一般的であるが，わが国では保険未収載である。

❸腹部超音波検査：膵管の拡張や膵の石灰化がみられる。侵襲性が低く，最も簡便な検査であり，まず行うべき検査である。しかしながら，腹壁脂肪・内臓脂肪や消化管ガスの影響を受けやすいため，観察不十分となることも多い。

❹腹部単純X線検査：膵の石灰化がみられる。腹部CTで確認できる膵石のうち68％が診断可能とされている（膵臓10：9-18，1995）。正面のみの腹部X線では椎体と重なって診断が困難なこともあり，斜位の撮影も有用である。

❺腹部・膵胆管MRI（MRCP：magnetic resonance cholangiopancreatography）検査

❶膵管の拡張や膵の萎縮がみられる。近年のMRI機器の進歩に伴うMRCP解像度の向上により，内視鏡的逆行性胆管膵管造影（ERCP：endoscopic retrograde cholangiopancreatography）とほぼ同等の診断能が得られるようになった。

❷膵石の直接的診断は難しいが，膵管内の透亮像からの間接的な診断は可能である。合併する胆管狭窄の診断もできる。

❻腹部CT検査：膵の石灰化や膵管拡張，膵の萎縮がみられる（図1）。膵石灰化の程度と範囲診断においてきわめて有用である。造影剤を用いたダイナミック造影CT検査は，膵癌との鑑別に重要である。

❼超音波内視鏡（EUS：endoscopic ultrasonography）検査

❶膵の石灰化や膵管拡張，膵の萎縮がみられる。膵実質の詳細な観察が可能で，点状エコーや索状高エコー，分葉エコーなどの所見は早期慢性診断の診断に役立つ。

❷EUSガイド下穿刺細胞吸引（EUS-FNA：EUS guided fine needle aspiration）による組織採取が可能で，膵癌との鑑別に重要である。

❽ERCP：膵管内の結石や膵管拡張がみられる。分枝膵管の拡張など微細な所見も評価が可能ではあるが，侵襲性が高いため，診断目的の検査はMRCPで代用されることが多い。膵癌との鑑別のためや，膵石・膵管狭窄の治療として行われることが多い。

## 確定診断の決め手

❶膵管内の結石または膵全体に分布するびまん性の

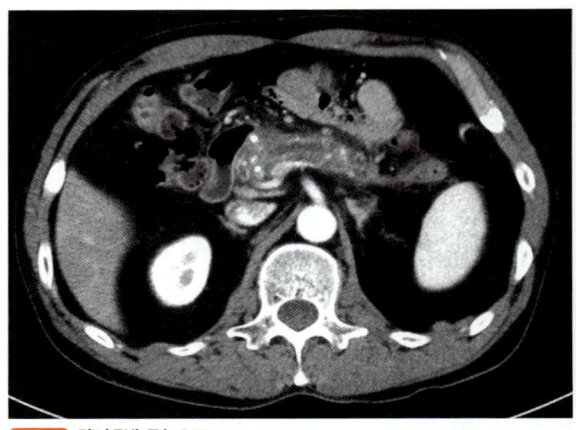

**図1** 腹部造影CT
膵の石灰化と膵管拡張を認める。

石灰化。

❷主膵管の不規則な拡張と，膵全体に不均一に分布する分枝膵管の不規則な拡張。

## 誤診しやすい疾患との鑑別ポイント

❶膵癌（⇨753頁）

❶ERCPで膵管途絶。

❷腹部CTで血管周囲の軟部組織影やリンパ節腫大。

❷膵管内乳頭粘液性腫瘍：内視鏡的観察で乳頭の開大および粘液流出を認める。

## 確定診断がつかないとき試みること

❶膵癌との鑑別が難しい場合，腫瘤を認める腫瘤形成性膵炎であればEUS-FNAを繰り返し行う。

❷腫瘤を認めないときには，ERCPで膵管狭窄部の擦過細胞診や，経鼻膵管ドレナージチューブを留置して連続膵液細胞診（SPACE：serial pancreatic juice aspiration cytological aspiration）を行う。

## 合併症・続発症の診断

❶膵癌：初診時に鑑別が問題となるだけでなく，慢性膵炎は膵癌の高危険群であり，経過中の膵癌合併にも注意が必要である。腫瘍マーカーの上昇や膵管拡張の増悪などがあれば，EUSや造影CTなどにより検索を行い，必要に応じてEUS-FNAやERCPを行う。しかしながら，慢性膵炎に合併した膵癌の診断は難しいことが多い。

❷膵仮性嚢胞：膵石や膵管狭窄による膵管内圧の上昇から膵管破綻をきたし，膵液が膵内または膵外に

貯留して形成される。炎症や感染を合併すると腹痛や発熱などの症状を呈し，増大して消化管の通過障害をきたすこともある。腹痛や腹部膨満感，食欲低下などの症状を認めた場合に，腹部超音波検査やCT，MRI検査などを行う。

**③膵性糖尿病**：インスリン分泌の低下から糖尿病を発症する。グルカゴン分泌も低下するため，血糖コントロールが不安定になることが多い。定期的に血糖値などを測定する。

**④骨粗鬆症**：膵外分泌機能不全により脂溶性ビタミンの吸収が低下すると，ビタミンD不足から骨密度が低下する。メタアナリシスによれば，慢性膵炎の23.4％に骨粗鬆症があり，39.8％に骨減少症がみられたと報告されている（Clin Gastroenterol Hepatol 12: 219-228，2014）。定期的に骨密度測定を行う。

## 治療法ワンポイント・メモ

**①栄養療法**：腹痛を有する代償期の患者には短期的な脂肪制限は有効である。一方，非代償期の患者には十分な膵消化酵素薬補充療法を行ったうえで，脂肪を制限しない食事摂取が望ましい。

**②内視鏡治療**：膵管狭窄や膵石に対して，侵襲性の低い内視鏡治療が行われる。しかし，疼痛改善効果などの点においては手術が勝っており，治療に難渋する症例においては外科的治療への移行を考慮する。

# 自己免疫性膵炎
## Autoimmune Pancreatitis (AIP)

**栗田 裕介** 横浜市立大学助教・肝胆膵消化器病学

**頻度** あまりみない
**GL** 自己免疫性膵炎診療ガイドライン 2020

## 診断のポイント

**①**閉塞性黄疸にて発症。
**②**膵腫瘤を形成。
**③**血清 IgG4 高値。
**④**無症状か，腹痛もしくは背部痛を軽度認める。
**⑤**しばしば膵外病変（涙腺唾液腺炎，後腹膜線維症，硬化性胆管炎）を随伴する。

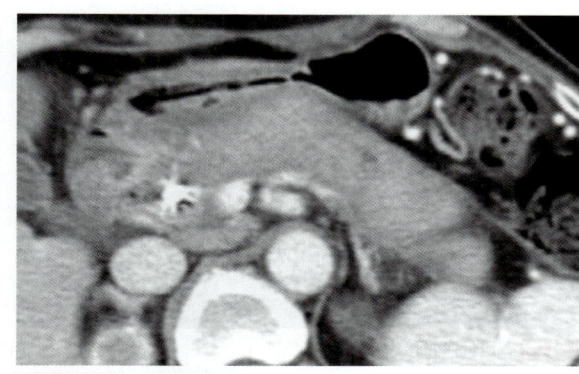

**図1 造影 CT 画像**
びまん性の膵腫大と被膜構造を認める。

## 症候の診かた

**①黄疸**：最も頻度が高く33〜59％の症例で黄疸を呈し，自己免疫性膵炎（AIP）を疑う所見として重要である。
**②腹痛**：半数の症例で軽度の腹痛を有する。症状に乏しい場合もある。背部痛を伴うこともある。
**③体重減少**：食欲不振，腹痛などに伴い，3〜15％の症例で体重減少を認める。

## 検査所見とその読みかた

**①血液検査**
　**❶**疾患特異的な検査所見はないが，血中膵酵素・肝胆道系酵素・総ビリルビンの上昇が多い。
　**❷**高 IgG4 血症は，68〜92％の症例で認められ，血清診断法のなかで単独で最も診断価値が高いが，特異的なものではない。
**②腹部 CT**：びまん性ないし，限局性の腫大を呈する（図1）。ダイナミック CT で被膜用構造，均一な遅延性濃染を認めれば AIP である可能性が高い（膵臓 35：465-550，2020）。
**③ MR 胆管膵管撮影/内視鏡的逆行性胆管膵管造影**（MRCP/ERCP：magnetic resonance cholangiopancreatography /endoscopic retrograde cholangiopancreatography）：AIP では MRCP・ERCP にて特徴的なびまん性あるいは限局性に膵管狭細像が認められる（図2）。
**④超音波内視鏡**（EUS：endoscopic ultrasonography）
　**❶**EUS では炎症部分に強い低エコー腫瘤を認め，皮膜を有することが多い（図3）。主膵管は狭細に伴い，描出困難な場合もある。慢性膵炎や膵癌の鑑別に有用な場合がある。EUS-FNA による組織

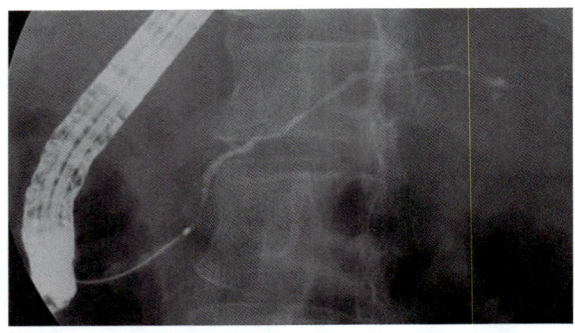

**図2** ERCP画像

びまん性に膵管の狭細像を認める。

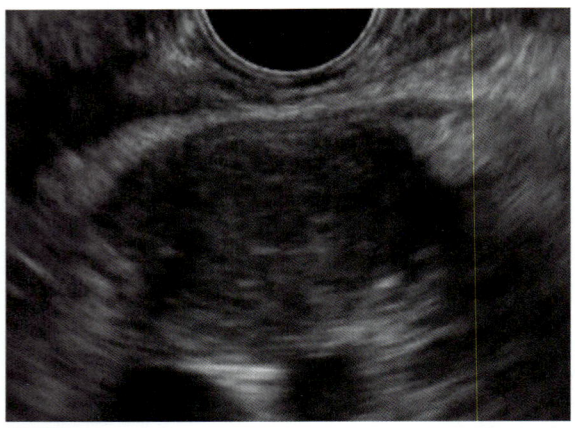

**図3** EUS画像

強い低エコーを呈し，皮膜構造を形成する。内部に点状高エコーが散見される。

検体採取を行い病理組織学的な診断を行う。

❷近年の穿刺針の進歩により，膵癌の否定のみならずAIPそのものの診断に有用である。

### 確定診断の決め手

膵画像所見，血液所見，病理組織所見，膵外病変，ステロイド治療反応性により総合的に診断する。

### 誤診しやすい疾患との鑑別ポイント

❶膵癌（⇨753頁）

　❶高度の腹痛。

　❷ステロイド非反応性。

### 確定診断がつかないとき試みること

❶ステロイドトライアルを行う。ステロイドに反応した場合はAIPである可能性を示唆するが，膵癌合併を否定するものではないことを留意する必要がある。

❷各種画像検査の再検，特にEUS-FNAあるいはERCPを繰り返し行い，悪性腫瘍の除外と病理組織学的所見による診断を試みる。

### 合併症・続発症の診断

糖尿病：AIP患者にステロイド治療を行うと，膵内外分泌機能の改善を認める場合もある。AIPと同時発症の糖尿病での改善率は高い。ただし，2型糖尿病の既往がある症例ではステロイド治療で耐糖能が悪化する場合が多い。

### 予後判定の基準

❶自己免疫性膵炎はステロイド治療により良好な予後が期待できる。生命予後も一般的にはよいとされる。

❷長期的には一定の症例で再燃が認められ，一部の症例では慢性膵炎に移行する。

### 経過観察のための検査・処置

治療を行わず経過観察を選択した場合，画像フォローアップを推奨する。黄疸など症状出現時はステロイド治療を開始する。

### 治療法ワンポイント・メモ

❶ステロイド：ステロイド寛解導入治療としては，経口プレドニゾロン0.6 mg/体重kg/日から投与を開始し，2〜4週間の継続投与後に漸減する。

❷胆道ドレナージ：中等度以上の黄疸症例はERCPによる胆道ドレナージを行う。

### さらに知っておくと役立つこと

近年，AIPは悪性腫瘍との関連性が報告されている（Am J Gastroenterol 108: 610-617, 2013）。傍腫瘍性症候群との性質や炎症性発癌の可能性が示唆されている（J Hepatobiliary Pancreat Sci 28: 524-532, 2021）。また膵癌との関連性も示唆されており，悪性腫瘍に対する適切なサーベイランスが望まれる。

### 専門医へのコンサルト

膵癌との鑑別がしばしば問題となり，診断に難渋する場合も少なくない。診断に難渋する場合は専門施設への紹介が望ましい。

（執筆協力：中島 淳　横浜市立大学教授・肝胆膵消化器病学）

# 膵癌
## Pancreatic Cancer

花田 敬士　JA 尾道総合病院・副院長(広島)

**頻度** ときどきみる(人口 10 万人あたり 34.8 人)
**GL** 膵癌診療ガイドライン 2022 年版(第 6 版)

## 診断のポイント

1. 60 歳以降の高齢の男性に多い。
2. 5 年生存率は 8.5%，0・Ⅰ期膵癌の予後は良好。
3. 初期では無症状が多い。進行膵癌では腹痛，背部痛，黄疸，体重減少など。
4. 危険因子(表 1)の保有に注意。
5. 早期診断には，膵管拡張，膵囊胞，限局的膵萎縮などの間接所見に注意。

## 症候の診かた

1. 軽症膵炎後の検査で早期の膵癌が発見される場合あり。
2. 家族歴，糖尿病や慢性膵炎の病歴，喫煙，飲酒歴などの有無を問診する。
3. 黄疸，リンパ節腫大，疼痛の有無，腫瘤の触知，胸腹水を確認。
4. 危険因子の保有，血清膵酵素や腫瘍マーカーの異常，膵の画像異常所見があれば精査。
5. 糖尿病の新規発症(特に 1 年以内)および増悪，慢性膵炎(特に診断後 2 年)は膵癌の発症を念頭に精査・経過観察を行う。
6. 膵管内乳頭粘液性腫瘍(IPMN：intraductal papillary mucinous neoplasm)では由来癌と併存癌を念頭に経過観察。
7. 家族歴から膵癌発生の遺伝性リスクを疑う場合は遺伝学的検査を検討。

## 検査所見とその読みかた

1. 血液検査所見
   ① 血清アミラーゼ，リパーゼなどの異常は膵癌に特異的ではない。アミラーゼ高値ではアイソザイムを測定し膵と唾液腺由来を鑑別する。腎機能低下に伴う排泄遅延を除外する。
   ② 腫瘍マーカーの感度は CEA：30〜60%，CA19-9：70〜80%，Dupan-2：50〜60%，Span-1：70〜80%。Ⅰ期膵癌では CA19-9：55.6% で早期診断に限界。このほど apoA$_2$-i が保険収載された。
   ③ CA19-9 高値は膵以外の悪性腫瘍，甲状腺機能

### 表1 膵癌の危険因子

| | 危険因子 |
|---|---|
| 家族歴 | ・散発性膵癌<br>・家族性膵癌家系 |
| 遺伝性 | ・遺伝性膵癌症候群 |
| 嗜好 | ・喫煙<br>・飲酒 |
| 生活習慣病 | ・糖尿病(特に発症後 1 年または増悪)<br>・肥満 |
| 膵疾患/<br>膵画像所見 | ・慢性膵炎(特に診断 2 年以内)<br>・膵管内乳頭粘液性腫瘍(IPMN)<br>　(由来癌と併存癌両者に注意)<br>・膵囊胞<br>・膵管拡張(主膵管 2.5 mm 以上) |
| その他 | ・胆石・胆囊摘出術<br>・血液型(A，B，AB 型)<br>・感染症(*Helicobacter pylori*，B 型・C 型肝炎) |

異常，非結核性抗酸菌症などでもみられる。
2. 画像検査所見
   ① 腹部超音波検査(US)：膵管拡張や狭窄，膵腫瘤(図 1a，b)がみられる。
   ② CT：進行膵癌の造影 CT では辺縁不整な乏血性腫瘤として描出(図 1c)。間接所見は膵管拡張・狭窄，膵の限局的な萎縮など。外科的切除の決定には，周囲血管・臓器への浸潤，リンパ節腫大，他臓器転移の有無を造影 CT で評価。
   ③ MRI：T1 強調画像で低信号(図 1d)，T2 強調画像(図 1e)および拡散強調画像で高信号(図 1f)。Gd-EOB-DTPA を用いた造影 MRI は，造影 CT より肝転移の検出感度が高い。MR 胆管膵管造影(MRCP：magnetic resonance cholangiopancreatography)は非侵襲的な膵胆管の描出に有用。
   ④ 超音波内視鏡検査(EUS：endoscopic ultrasonography)：膵管拡張，狭窄，辺縁不整な膵腫瘤(図 2a)。小型病変では CT や MRI で描出困難でも EUS で同定可能な場合あり。
   ⑤ 内視鏡的逆行性胆管膵管造影(ERCP：endoscopic retrograde cholangiopancreatography)：膵管の細かな異常を評価でき，EUS で描出不可の微小膵癌の診断に有用。ERCP 後膵炎(5〜10%)に注意。
   ⑥ PET：遠隔転移を疑う場合に検討。
3. 診断のアルゴリズム
   ① 臨床症状，膵酵素や腫瘍マーカーの異常，危険因子，膵画像に異常がある場合精査を行う。
   ② US や他の画像所見で膵管拡張，膵囊胞，膵腫

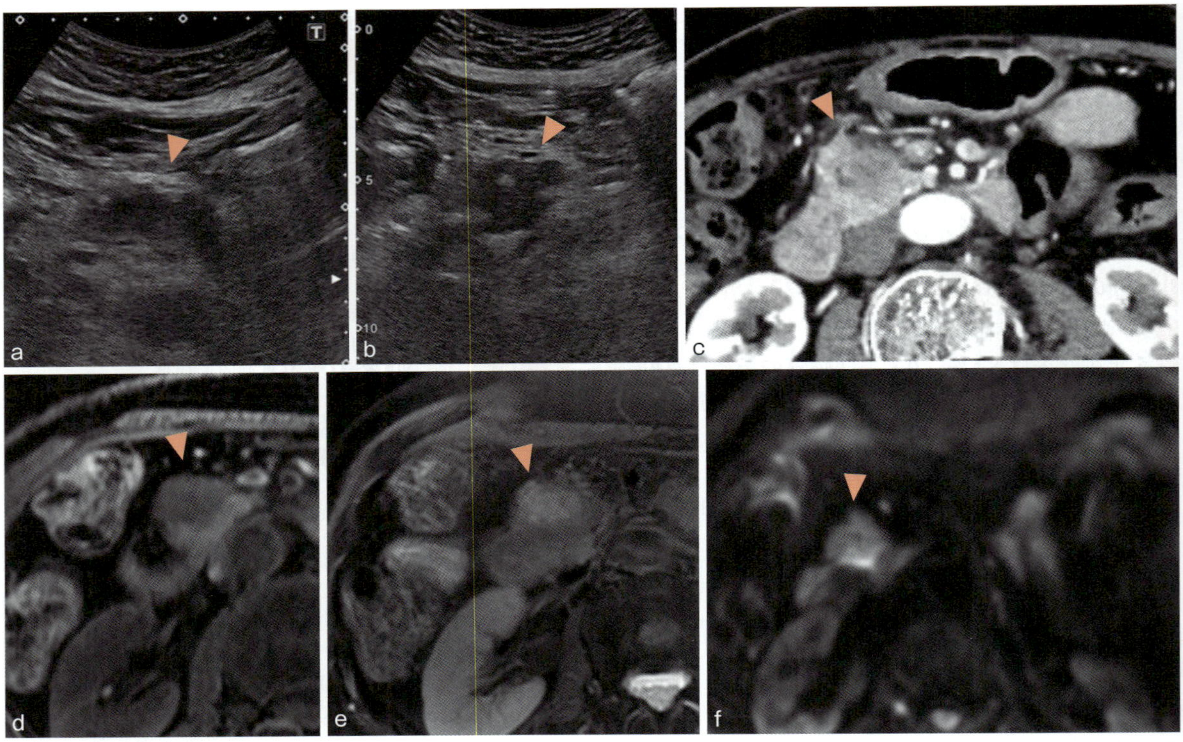

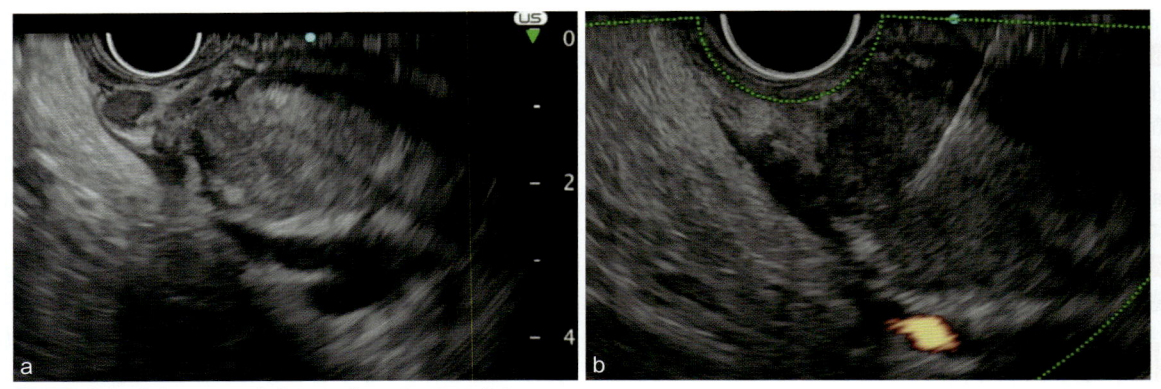

**図1** 進行膵癌の画像所見

a：US 横走査，b：US 縦走査，c：CT，d：MRI T1 強調画像，e：MRI T2 強調画像，f：MRI 拡散強調画像

**図2** 進行膵癌の EUS(a)および EUS-FNA(b)

瘤などを認めた場合，造影 CT/MRI（MRCP），
EUS を状況に応じて施行。

❸膵に腫瘤を認めた場合 EUS ガイド下穿刺吸引
法（EUS-FNA：EUS guided fine needle aspiration）
（図2b）。

❹膵管の異常があり微小膵癌を疑う場合 ERCP
の施行を考慮。

## 確定診断の決め手

❶ EUS-FNA は 86～91％で病理診断が可能。経胃
的穿刺の場合 needle tract seeding に注意。切除不能
例は遺伝子パネル検査を念頭に十分な組織採取を。

❷ ERCP で膵管の異常があれば膵液細胞診。単回
の正診率は約 35％，内視鏡的経鼻膵管ドレナージ

を留置する複数回連続膵液細胞診では約75%に改善。

❸EUS-FNA の正診率は 1 cm 未満の病変で低下するため，膵液細胞診を相補的に施行。

❹膵癌と確定診断後，病期（0期〜Ⅳ期）および切除可能性分類〔切除可能，切除可能境界，切除不能（局所進行），切除不能（遠隔転移）〕を決定。

## 誤診しやすい疾患との鑑別ポイント

**❶腫瘤形成性膵炎（慢性膵炎）**（⇨749頁）
❶腫瘍マーカーが正常。
❷造影 CT/MRI で周囲膵実質と同程度に造影される。
❸EUS-FNA で悪性所見なし。
**❷自己免疫性膵炎**（⇨751頁）
❶68〜92%で血清 IgG4 高値（一部膵癌でも高値）。
❷膵のびまん性腫大が特徴。限局的腫大では膵癌との鑑別が問題となる。
❸造影 CT/MRI で膵周囲の被膜様構造（capsule-like rim），均一な遅延性濃染。MRCP で膵管の狭細像。
❹EUS-FNA で悪性所見なし。IgG4 染色。
**❸膵神経内分泌腫瘍**
❶辺縁（輪郭）整な充実性病変。
❷造影 CT/MRI/EUS では早期に濃染（造影 EUS は保険収載なし）。
❸EUS-FNA による組織診断。クロモグラニン，シナプトフィジン染色。

## 確定診断がつかないとき試みること

❶膵癌を疑うが組織・細胞診で悪性所見がない場合，3〜6か月ごとに経過観察。画像所見，血液検査に変化があれば，EUS-FNA，膵液細胞診の再検を考慮。
❷膵癌と自己免疫性膵炎の鑑別困難例では副腎皮質ステロイドの内服を2週間程度行い画像所見を評価。

## 合併症・続発症の診断

❶上部消化管潰瘍：膵液の排出障害のため十二指腸液が酸性に傾き，上部消化管に潰瘍発生のリスクがあり制酸薬を併用。
❷黄疸，疼痛，胸腹水：病変の進行により閉塞性黄疸，神経浸潤による疼痛，癌性胸腹水などが出現するため，血液・画像所見の変化に注意。

## 予後判定の基準

❶予後は外科的切除の可否で異なる。0期からⅢ期が切除の主な対象。
❷5年相対生存率は8.5%。進行度別では，限局：42.1%，領域：12.4%，遠隔：1.8%。病期別の5年/10年相対生存率は，Ⅰ期：51.8%/35.1%，Ⅱ期：22.9%/14.4%，Ⅲ期：6.8%/2.7%，Ⅳ期：1.4%/1.0%。早期診断例では長期予後が期待できる。
❸切除可能例でも術前の腫瘍マーカーが高値の場合，術後早期再発に注意。
❹術前の栄養状態や体組成の評価は切除後の予後，術後合併症の予測に寄与する可能性あり。

## 経過観察のための検査・処置

❶体重，疼痛，食欲，便通，睡眠の状況，腹水や浮腫の有無などを確認。
❷血液検査：白血球，CRP，Alb，脂質などを測定し炎症，栄養状態の確認。肝胆道系酵素を測定し閉塞性黄疸の徴候を確認。CEA，CA19-9 などの腫瘍マーカーを測定し，治療効果判定と腫瘍の進展状況を評価。
❸画像検査：US，CT，MRI，PET などを用いて治療効果判定と腫瘍の進展度を評価。
❹外科手術5年後以降もより長期の定期的な観察を行う。

## 治療法ワンポイント・メモ

**❶外科的治療法**
❶腫瘍が膵頭部に局在する場合は膵頭十二指腸切除，膵体尾部に局在する場合は体尾部切除。腹腔鏡下で施行する場合もある。
❷術中に切除不能とされた場合，胆管空腸吻合術，胃空腸吻合術を行うことがある。
❸残膵再発例や切除不能（局所進行）に対して集学的治療が奏効し切除可能となった場合も切除を検討する。
**❷放射線療法**
❶切除不能（局所進行）膵癌：ゲムシタビン塩酸塩（GEM）またはフッ化ピリミジンを併用した化学放射線療法または化学療法（下記❸-❸）。
❷高精度放射線治療を用いた線量増加が有効。
❸術後の局所再発，疼痛を伴う切除不能膵癌，骨転移に対し施行を検討する。
**❸化学療法**
❶切除可能膵癌：術前補助療法として GEM と

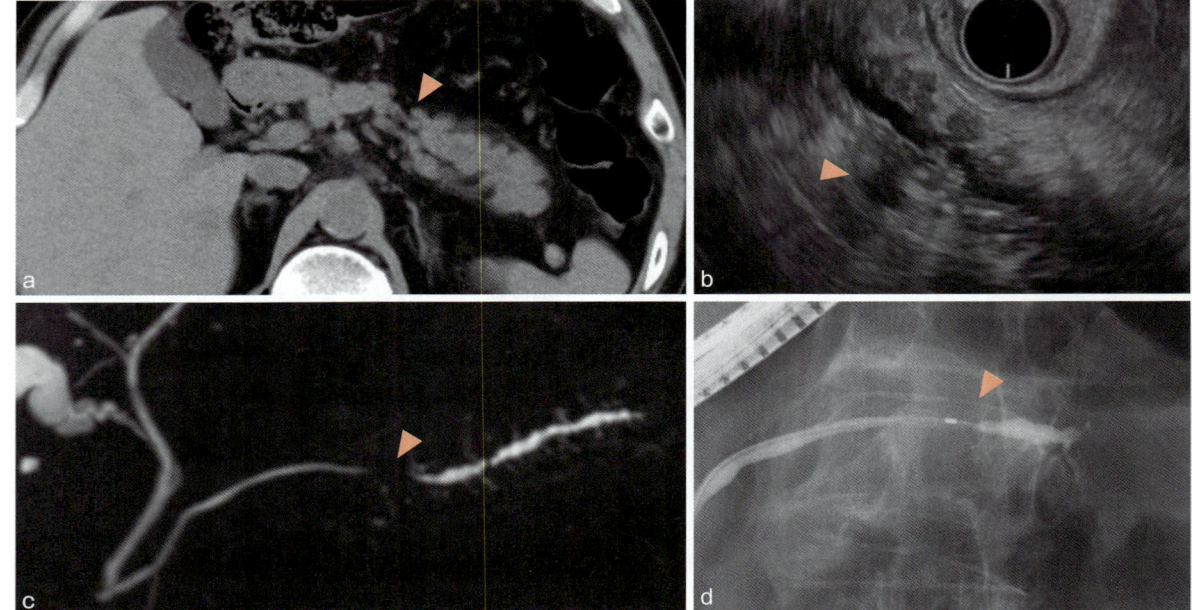

**図3** 0期膵癌の画像所見
a：CT，b：EUS，c：MRCP，d：ERCP

TS-1 の併用療法。

❷切除可能境界膵癌：術前補助療法の効果を評価し，切除の可能性を検討。術後補助化学療法として TS-1 単独または GEM 単独療法。

❸切除不能（局所進行/遠隔転移）膵癌：1 次療法として FOLFIRINOX（フルオロウラシル ＋ レボホリナートカルシウム ＋ オキサリプラチン ＋ イリノテカン塩酸塩）療法，GEM＋ ナブパクリタキセル併用療法，GEM 単独療法，TS-1 単独療法を年齢，全身状態を考慮し選択。不応な場合は 2 次化学療法を検討。マイクロサテライト不安定性，腫瘍遺伝子変異量，*NTRK* 融合遺伝子の所見も参考とする。*BRCA1/2* の病的バリアントを保有する場合は，プラチナレジメンの使用を検討。状況により静脈血栓塞栓症の予防目的で抗凝固療法を考慮。

■4 ステント療法

❶閉塞性黄疸の場合は経乳頭的胆道ドレナージ（EBD：endoscopic biliary drainage）を行う。ステントはプラスティック型と自己拡張が可能なメタリック型があり，状況に応じて選択。EBD が困難な場合，EUS ガイド下または経皮経肝的胆道ドレナージを行う。

❷消化管閉塞の場合は内視鏡的なメタリックステントの挿入または外科的胃空腸吻合術を検討。

■5 緩和・支持療法

❶チーム医療の実践：膵癌診断後の早期から，がん相談支援センターや緩和ケアチームなどを通じて多職種で介入し，身体的・心理的苦痛の軽減をはかる。

❷栄養療法：膵外分泌機能低下による体重減少，栄養障害などに対して高力価消化酵素薬の投与や栄養指導，糖尿病のコントロールが必要。悪液質に対してグレリン受容体作動薬を考慮。

❸疼痛管理：必要に応じてオピオイドの導入，神経ブロックの施行。

❹運動療法：術前後や治療中に運動療法を含むリハビリテーション治療。

❺人生会議：進行膵癌患者にアドバンス・ケア・プランニングを行う。

## さらに知っておくと役立つこと

■1 0，Ⅰ期膵癌の臨床像と画像所見：75％は無症状。腫瘍マーカーの感度は低率（30％）。診断契機は US の膵管拡張が重要。膵管狭窄は MRCP で高頻度に同定可。0 期膵癌の CT では限局的膵萎縮（**図 3a**），EUS では膵管狭窄周囲の淡い低エコー（**図 3b**），MRCP では膵管狭窄（**図 3c**），ERCP では膵管狭窄

部の分枝描出不良（図 3d）が重要。ERCP 下の複数回連続膵液細胞診が確定診断に有用。

❷がんゲノムプロファイリング検査：腫瘍および血液検体両者で可能。腫瘍の遺伝子変異を網羅的に解析した情報を治療薬選択に活用する目的で行う。がんゲノム医療中核拠点病院・拠点病院・連携病院で実施され，専門家会議で検討した内容を患者に説明。進行膵癌に対し標準療法が終了となった際に保険適用。

❸病診連携を生かした膵癌早期診断プロジェクト：危険因子に着目し，各医療圏での病診連携を生かした膵癌早期診断の取り組みが全国に広がっている。

## 専門医へのコンサルト

❶腹部症状に対して US や上部消化管内視鏡などの結果異常がない場合や，糖尿病の新規発症または増悪の場合，膵専門医へのコンサルトを考慮。

❷膵炎，閉塞性黄疸による胆管炎が重篤な場合は高次機関へ紹介を考慮。

❸家族歴に膵癌，卵巣癌，乳癌が多数みられる場合，専門医による遺伝カウンセリングを検討。

❹日本膵臓学会のホームページに学会指導医が掲載されている。

# 膵嚢胞性腫瘍
Cystic Neoplasm of the Pancreas

中井 陽介　東京女子医科大学教授・基幹分野長・消化器内科学

**頻度** ときどきみる
**GL** IPMN 国際診療ガイドライン 2017 年版

## 診断のポイント

❶人間ドックの MRI 検査での膵嚢胞診断率は 13.7% と報告されている（Pancreas 46: 801-805, 2017）。

❷良性から悪性までさまざまな嚢胞性腫瘍がある（表 1）。

❸腹部超音波・CT では低エコー・低吸収域として描出される。

❹次のステップとして MRI および MRCP（MR cholangiopancreatography）を行う。

❺悪性の可能性が考慮される場合には超音波内視鏡（EUS：endoscopic ultrasonography）を行う。

**表1　膵嚢胞性腫瘍の特徴**

| 診断 | 特徴 |
|---|---|
| 膵管内乳頭粘液性腫瘍（IPMN） | 膵管と交通のある多房性嚢胞。膵管拡張を伴う病変もある。多発病変も多い |
| 粘液性嚢胞腫瘍（MCN） | 中高年女性，体尾部に好発。膵管との交通はなく，多房性であるが周囲に被膜を伴う |
| 漿液性嚢胞腫瘍（SCN） | 典型例では小嚢胞が集簇し蜂巣状を呈する。血流が豊富で中心部石灰化を伴うことがある |
| 充実性偽乳頭状腫瘍（SPN） | 若年女性に好発。充実部と嚢胞部が混在し，石灰化を伴うことも多い |
| 膵内分泌腫瘍（pNEN） | 多血性充実性腫瘍であるが，内部に嚢胞変性を伴うことがある |

## 症候の診かた

❶膵嚢胞性腫瘍は無症候性で偶発的に診断されることが多く，特異的な症候はない。

❷IPMN では急性膵炎を合併することがまれにある。

## 検査所見とその読みかた

❶画像検査では嚢胞の特徴・大きさ・壁肥厚・結節などを評価する。

❷IPMN ではガイドラインに記載のある high risk stigmata（造影効果のある 5 mm 以上の結節・主膵管径 10 mm 以上など）や worrisome feature（造影効果のある 5 mm 未満の結節/壁肥厚・主膵管径 5〜9 mm・嚢胞径 30 mm 以上など）の有無が診療方針にかかわる。

❸MRI・MRCP 検査は嚢胞の特徴（多房性・単房性），膵管との交通，膵管の評価に適している。特に MRCP（図 1）は膵全体の膵嚢胞・膵管が描出されるため，経過観察時の経時的変化の評価に適している。

❹嚢胞内結節・嚢胞壁肥厚の造影効果の評価には，造影 CT 検査（図 2）や EUS が適している。

❺悪性例では CA19-9 などの腫瘍マーカーが上昇することもあるが，偽陽性例も多い。

## 確定診断の決め手

❶病理学的確定診断は困難なことが多いが，表 1 の特徴的な画像所見があれば診断は可能である。

❷確定診断が難しい症例も少なくないが，悪性所見がない場合は経過観察を行う。

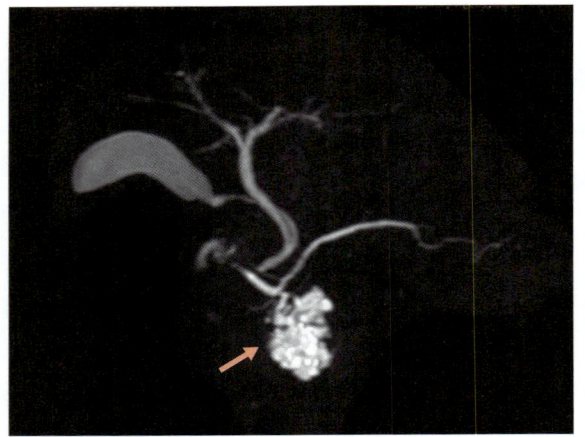

**図1** IPMN の MRCP 画像

膵頭部に膵管と交通のある 4 cm の多房性囊胞（➡）を認める。

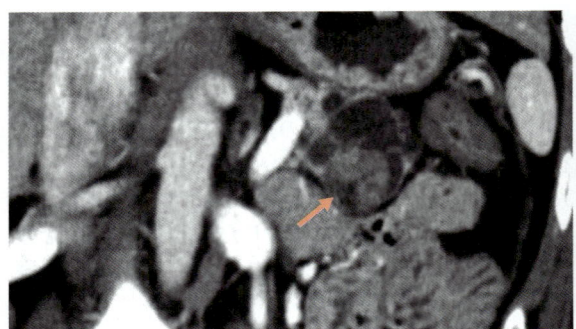

**図2** 囊胞内結節を伴う IPMN の造影 CT 冠状断像

膵尾部の囊胞内に造影効果を伴う 1 cm 超の結節（➡）を認める。

## 誤診しやすい疾患との鑑別ポイント

**❶急性膵炎後仮性囊胞**
　❶急性膵炎の既往歴を確認する。
　❷腹痛・発熱など有症状例が多い。
**❷膵臓癌**（⇨ 753 頁）に伴う貯留囊胞
　❶膵囊胞の近傍の固形性腫瘍を見落とさない。
　❷膵臓癌に伴う体重減少などの症状を確認する。

## 確定診断がつかないとき試みること

**❶**良悪性の診断が難しい場合には，EUS などの精査を行う。
**❷**画像検査で悪性が疑われる場合は，術前に病理学的に確定診断が得られなくとも外科切除を検討する。

## 経過観察のための検査・処置

**❶**診断時に悪性所見を認めない場合も，悪性化のリスクがあるため定期的な経過観察を行う。
**❷**ガイドラインではリスクに応じた経過観察が推奨

されているが，放射線被曝がない MRI・MRCP 検査が経過観察には適している。
**❸**悪性化のリスクが高い症例の経過観察では EUS も用いる。
**❹**IPMN では囊胞に発生する IPMN 由来癌に加えて，囊胞と離れた位置に発生する併存癌のリスクがあり，長期間にわたり囊胞だけでなく膵臓全体を評価する必要がある（Gastroenterology 158: 226-237, 2020）。

## さらに知っておくと役立つこと

　膵癌などの固形性腫瘍では病理診断法として超音波内視鏡下穿刺が広く行われているが，膵囊胞性腫瘍では囊胞の穿刺に伴う播種のリスクが高いとされわが国では推奨されていない。

## 専門医へのコンサルト

　以下の所見を認める症例は専門医において EUS などでの精査が望ましい。
**❶**囊胞径 2 cm 以上。
**❷**囊胞内結節・囊胞壁肥厚。
**❸**主膵管拡張・狭窄。

# 4 循環器疾患

責任編集：阿古 潤哉，國原 孝

# ● 循環器疾患（内科）　最近の動向

**阿古 潤哉**　北里大学主任教授・循環器内科学

　高齢化が進行するわが国において，疾病構造の変化は循環器疾患にも大きな影響を及ぼしている。動脈硬化性疾患，弁膜症，心房細動，さらには心不全など加齢に伴って増加する疾病が増えており，一般医家においてもこれらの循環器疾患を併存した患者を診療する時代が到来している。

　急性冠症候群の診断は循環器診療において非常に重要なものの１つであるが，高感度トロポニンなどのバイオマーカーが日常臨床でも一般化してきており，特に非 ST 上昇型心筋梗塞の診断治療およびリスク評価に用いられている。安定冠動脈疾患の診断においては CT が広くゲートキーパーとして用いられるようになり，ガイドラインでも前面に推奨されるようになってきた。特に血行再建の適応の決定には機能的虚血の有無の診断が重要と考えられるようになったが，機能的虚血の有無を CT から判断できる $FFR_{CT}$ や，冠動脈造影から診断する angioFFR などの診断法も普及してきた。

　非常に予後の悪い病態である心原性ショックの治療も変化がみられ，なかでも左室の補助デバイスである Impella は急性心筋梗塞に合併する心原性ショックの臨床現場を大きく変えつつある。新たなデバイスの出現により，ショックの診断にも変化が生まれようとしている。カテーテル技術を使った治療法である structural heart disease（SHD）治療も，弁膜症治療から先天性心疾患治療，さらには脳梗塞予防に至るまで広がりをみせるようになってきており，日常臨床のなかに深く浸透してきている。このような低侵襲治療の適応も考慮したうえでの診断を組み立てていく必要がある。

　成人先天性心疾患（ACHD：adult congenital heart disease）も次第に認知されるようになってきた臨床的問題である。手術療法や薬物療法の進歩により多くの先天性心疾患患者が成人となる時代となった。しかし，小児期に受けた治療のみでその疾患が完治するわけではなく，慢性期にさまざまな問題が生じることが認識されてきた。ACHD 患者に対して，内科的治療を提供するのみならず，不整脈治療や構造的インターベンションも含めた包括的な診断と治療を提供することが求められている。

　循環器診療は常に進化を続けている領域である。病歴聴取，身体診察に始まり多くの新たな検査および治療法を学び続けなければならない分野である。今後も最新の動向に注目してほしい。

# ● 循環器疾患（外科）　最近の動向

**國原 孝** 東京慈恵会医科大学主任教授・心臓外科学講座

　冠動脈バイパス術はオフポンプが半数強だが術中オンポンプ移行例の成績が悪い。グラフトは左内胸動脈と大伏在静脈が主で，右内胸動脈は2割以下に過ぎない。大伏在静脈を周囲組織とともに non-touch で採取する方法や内視鏡的採取も行われている。一部では内視鏡下に両側内胸動脈を使用したオフポンプバイパス術を施行している。

　大動脈弁狭窄症に対する大動脈弁置換術（SAVR：surgical aortic valve replacement）では，生体弁の構造劣化に対して経カテーテル大動脈弁留置術（TAVR：transcatheter aortic valve replacement）で治療する"TAVR in SAVR"が可能になり，生体弁の使用が増加傾向にある。そのため後々拡張可能な生体弁が出現し，弁輪拡大術も積極的に行われている。また，縫合が不要か最低限で済む sutureless valve，rapid deployment valve が出現し，小切開右開胸手術の普及に一役買っている。

　基部が拡張した大動脈弁閉鎖不全症に対しては人工血管に人工弁を縫着した composite graft を用いた Bentall 手術が一般的だが，弁温存基部置換術も施行されている。

　僧帽弁閉鎖不全症（MR：mitral regurgitation）に対する僧帽弁形成術は内視鏡下手術が増加傾向にある。弁自体は正常で左室や左房が拡張して生じる MR は機能性/二次性 MR と呼称され，後者は心房性 MR として世界で初めてわが国のガイドラインに記載された。弁輪形成リングに加え，前者は乳頭筋の吊り上げや接合を追加し，後者は左房縮小術を追加してより効果的になる。ハイリスク症例には経カテーテル的に両尖を接合する Mitraclip が使用されている。

　高度右室拡張により腱索が牽引されて生じる重度三尖弁閉鎖不全症に対し，乳頭筋を吊り上げる spiral suspension 法が現在レジストリーで効果を検証中である。

　心房細動には外科的アブレーションである Maze 手術が広く行われているが，最近はクライオアブレーションのデバイス改良により内視鏡手術にも積極的に行われている。

　大動脈手術では全弓部大動脈置換時に，二期的手術のために elephant trunk 法が用いられていたが，その先端にステントを内蔵して一期的治療を目指す frozen elephant trunk 法が盛んに行われ，急性大動脈解離でも全弓部大動脈置換の割合が上昇している。近年ではこれに弓部置換用の四分枝付き人工血管を結合したものが使用可能になり，この傾向に拍車をかけている。

　閉塞性肥大型心筋症に対する心室中隔切除術は従来の経大動脈アプローチに加え経心尖部，経僧帽弁アプローチが施行され，内視鏡的にも施行されている。

　植込み型補助人工心臓は長期在宅治療が2021年に保険収載され，実施施設が今後も増加予定である。

　2017年に補助循環用ポンプカテーテル（Impella）が保険収載され，心室中隔穿孔に対し Impella を留置して心筋の安定後に手術に臨むというストラテジーが増加しつつある。

# 急性心不全
## Acute Heart Failure

佐藤 直樹 康幸会かわぐち心臓呼吸器病院・副院長(埼玉)

**頻度** よくみる

**GL** ・急性・慢性心不全診療ガイドライン(2017年改訂版)
・2021年 JCS/JHFS ガイドライン フォーカスアップデート版 急性・慢性心不全診療

## 診断のポイント

**1** 心不全症状:労作時息切れ,前かがみ呼吸困難,発作性夜間呼吸困難,起坐呼吸,末梢浮腫,倦怠感。
**2** 心不全徴候:頸静脈圧上昇(頸静脈怒張),Ⅲ音,肝頸静脈逆流,心拡大(外側心尖拍動)。
**3** 心電図:心房細動などの頻拍性あるいは徐脈性不整脈,ST-T異常。
**4** 胸部X線:うっ血所見(上肺野血管陰影増強,Kerley's A,B,C線,気管支周囲浮腫,一過性腫瘤状陰影,蝶形像,肋骨横隔膜角鈍化,上大静脈突出)。
**5** 検査:BNP 100 pg/mL 以上あるいは NT-proBNP 300 pg/mL 以上。
**6** 心不全の診断とともに,その原因となる心疾患も同時に考慮する。特に重症化しやすい急性心筋梗塞,急性心筋炎,感染性心内膜炎は問診を参考に判断する。

## 緊急対応の判断基準

以下に該当する場合は,入院加療可能な施設に緊急搬送する。
**1** 血行動態不安定・低灌流の疑いあり:意識障害,四肢冷感,皮膚蒼白,網状皮斑,収縮期血圧 90 mmHg 未満,あるいは平均動脈圧 65 mmHg あるいは通常血圧より 30 mmHg 以上低下,心拍数 100/分以上。
**2** 肺水腫:肺野 coarse crackles,起坐呼吸,低酸素状態(室気で $SpO_2$ 90% 未満)。
**3** 著明な末梢浮腫。

## 症候の診かた

**1** 灌流所見:意識レベル,四肢冷感,皮膚蒼白,網状皮斑,乏尿の有無を評価する。
**2** 末梢浮腫
**❶** 足首,足背,前脛骨部,仙骨部の圧痕性浮腫。圧痕性浮腫とは,10秒間圧迫して40秒以上圧痕

が残る浮腫である。
**❷** 男性では陰嚢水腫の有無も評価する。
**3** 頸静脈圧評価
**❶** 坐位の状態で,内頸静脈の拍動のレベルを評価する。
**❷** 明確に拍動がみられる場合は,上昇と判断。内頸静脈拍動レベルが不明瞭の場合,半坐位で,右季肋部をゆっくり圧迫して内頸静脈のレベルが上昇すれば陽性と判断する。
**❸** 頸静脈が収縮期に膨隆している場合は,三尖弁閉鎖不全を考える。
**4** 聴診
**❶** 過剰心音であるⅢ音聴取。可能であれば左側臥位にしてベル型で聴診。
**❷** 心基部および心尖部で心雑音の有無。
**❸** 心基部で駆出性雑音あれば大動脈弁狭窄,ただし,高齢者では心尖部でも聴取する場合があるので注意。
**❹** 胸骨左縁第5肋間から心尖部にかけての汎収縮期雑音は,僧帽弁閉鎖不全の可能性を示唆する所見である。
**5** 肺野:coarse crackles の有無および聴取する範囲を評価する。打診により胸水貯留の有無を判断する。

## 検査所見とその読みかた

**1** 血液検査:BNP あるいは NT-proBNP の測定が可能であれば迅速に行う。各々 100,300 pg/mL 以上であれば心不全の可能性あり。炎症所見(白血球数増加,CRP上昇)は心不全悪化の要因になる。AST,LDH,CK,トロポニンの上昇は心筋梗塞を疑う。
**2** 心電図検査:心不全の原因となりうる不整脈の有無,特に頻脈性心房細動は心不全悪化の要因になることが多い。ST-T変化は虚血性心疾患を念頭におき,ST上昇・低下の場合は,心筋梗塞を念頭において対応。
**3** 胸部X線写真:上肺野血管陰影増強,Kerley's A・B・C線,気管支周囲浮腫,一過性腫瘤状陰影,蝶形像,肋骨横隔膜角鈍化,上大静脈突出の有無を評価。
**4** 心エコー検査:可能であれば心機能,弁膜症の有無,下大静脈径および呼吸性変動を評価。
**5** 肺エコー検査:少なくとも両側上肺野および下肺野のB線の有無およびその程度を評価して,肺水腫の有無および重症度を判定。

## 確定診断の決め手

1 心不全の症状・徴候。
2 胸部 X 線などによるうっ血所見。
3 BNP/NT-proBNP 上昇。

## 誤診しやすい疾患との鑑別ポイント

1 **気管支喘息**（⇨ 888 頁）
　❶ 胸部 X 線。
　❷ うっ血所見を認めない。
2 **肺炎**
　❶ 咳嗽・痰・上気道炎症状が強い。
　❷ 炎症所見（白血球数増加，CRP 上昇）。
　❸ 胸部聴診所見で限局性。
　❹ 胸部 X 線で肺炎像。
3 **腎不全**
　❶ 既往あり。
　❷ NSAIDs などの腎機能障害を起こしうる薬剤
　　服用。
　❸ 脱水あり（溢水状態であると心不全との鑑別は
　　困難というより併存しうる）。

## 確定診断がつかないとき試みること

1 心不全症状・徴候と心エコー検査を行い，心機能，
弁膜症の程度，下大静脈径および呼吸性変動を評価
するとともに BNP/NT-proBNP 測定を行えば確定
診断は可能である。
2 これらの検査が実施できない場合は，心不全の疑
いで迅速に対応可能な施設への搬送を行う。

## 合併症・続発症の診断

1 肺炎：胸部 X 線・CT 検査，血液検査により判断
する。
2 敗血症・感染性心内膜炎：血液検査，心エコー検
査（経食道エコー検査）により判断する。
3 急性心筋梗塞：心電図，血液検査（トロポニン），
心エコー検査，冠動脈造影検査を行う。
4 急性心筋炎：感染既往の有無，血液検査，心エコー
検査を行う。
5 急性腎障害：血液検査，尿量，尿検査を行う。

## 予後判定の基準

1 初診時収縮期血圧 100 mmHg 未満は予後不良。
2 初診時 NT-proBNP 5,000 pg/mL 以上は予後不
良。
3 入院後では，NT-proBNP が 30% 以上改善しない

場合やうっ血残存している場合は再入院率が高い。

## 経過観察のための検査・処置

1 心不全症状・徴候を経時的に評価する。特に入院
時・退院時は重要である。
2 BNP/NT-proBNP 測定は入院時および退院時に
行う。
3 腎機能悪化は心不全悪化に関連するため経時的に
eGFR の評価を行う。
4 心エコー検査により心機能やうっ血状態評価を行
う。入院時および退院時に行う。
5 退院後，うっ血の程度により上記検査を定期的に
行い経過観察する。

## 治療法ワンポイント・メモ

1 肺水腫に対しては，酸素投与，非侵襲的陽圧換気，
人工呼吸管理のいずれかに加えて，血管拡張薬を中
心に薬物療法を行う。
2 全身的うっ血に対しては，利尿薬投与を中心に薬
物療法を行う。尿量確保できない場合は，腎代替療
法を検討する。
3 低灌流に対しては強心薬を投与し，改善が乏しけ
れば，補助循環（大動脈内バルーンパンピング，補助
循環用カテーテル，およびこれらと ECMO 併用，人
工心臓）で対応する。

## さらに知っておくと役立つこと

1 急性心不全患者は退院後約 10% が 1 か月以内に
再入院する。ガイドラインに準じた薬物療法を可能
な限り行うことで予後改善が可能である。
2 適宜，専門医と連携をとることが重要である。
3 心不全の症状・徴候については，患者への啓発が
再入院回避のためには重要である。

## 専門医へのコンサルト

　急性心不全で入院歴がある患者で予後改善が必要
な場合は，定期的な心機能評価を含めた専門医の診
察が必要であるため，定期的に連携を行う。

# 慢性心不全
Congestive Heart Failure

桑原 宏一郎　信州大学教授・循環器内科学

**頻度** よくみる

**GL** ・急性・慢性心不全診療ガイドライン（2017改訂版）
・2021年 JCS/JHFS ガイドライン フォーカスアップデート版 急性・慢性心不全診療

## 診断のポイント

**1** 心不全は，構造的および/または機能的な心臓の異常に起因する症状および/または徴候を伴う臨床症候群であり，かつナトリウム利尿ペプチド血中レベルの上昇または肺あるいは全身うっ血の客観的証拠により裏付けられるもの，と定義される（J Card fail 27: 387-413, 2021）。一般的な診断の流れを図1に示す。

**2** 糖尿病，高血圧，冠動脈疾患の既往や心機能低下をきたす薬剤の投与歴，心疾患の家族歴などの心不全リスク因子。

**3** 労作時息切れ，起坐呼吸，発作性夜間呼吸困難などの症状。

**4** 頸静脈怒張，浮腫，四肢冷感などの身体所見。

**5** 胸部X線写真での心拡大や肺血管陰影増強などの肺うっ血所見。

**6** 脳性ナトリウム利尿ペプチド（BNP）または BNP 前駆体 N 端フラグメント（NT-proBNP）高値。

**7** 心エコーでの心機能や構造の異常所見。

## 緊急対応の判断基準

**1** 慢性心不全は，過労，塩分摂取過剰，感染，服薬アドヒアランス低下などに伴い急性増悪をきたす。

**2** 体重増加を伴う運動耐容能低下，四肢冷感などが急速に出現した場合には，精査，あるいは専門医にコンサルトする。

## 症候の診かた

**1** 労作時息切れ，呼吸困難：重症化すると夜間発作性呼吸困難や起坐呼吸を呈する。

**2** 四肢冷感

**3** 浮腫
　**1** 前脛骨部，顔面，眼瞼，陰嚢などに自覚する。
　**2** 体重増加を伴うことが多い。

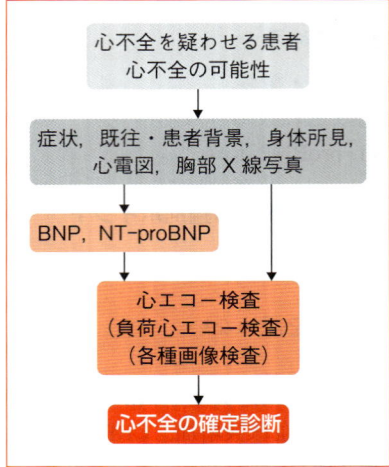

**図1** 慢性心不全診断の流れ

**4** 心音・呼吸音異常
　**1** Ⅲ音の聴取。
　**2** 肺野における水泡音の聴取。

**5** 頸静脈怒張
　**1** 静脈圧上昇により，吸気時に顕著となる頸静脈怒張を認める。
　**2** 仰臥位では健常者でも認めることがあるが，坐位にても認める場合は心不全を示す異常所見と考えてよい。
　**3** 上半身を45度挙上した状態で，胸骨角から内頸静脈拍動（頭側）の頂点までの垂直距離を計測し，その垂直距離が3 cm以上あれば静脈圧は上昇していると考える。

## 検査所見とその読みかた

**1** 胸部X線写真
　**1** 心拡大を認めることが多いが，必ずしも拡大していない場合もあり注意を要する。定量的な指標として心胸郭比を用い，予後予測能も有する。
　**2** 心陰影拡大とともに肺うっ血増がみられた場合，心不全の可能性が高い。
　● 軽度の肺うっ血では肺尖部への血流再分布所見（cephalization：角出し像）を認める。
　● 間質性肺水腫では，肺気管支周囲（peribronchial）や肺血管周囲（perivascular）の浮腫（cuffing sign）や Kerley's A・B・C 線の出現を認める。
　● さらにうっ血が進行し肺胞性肺水腫となると，蝶形像（butterfly shadow）を認める。ただし経過の長い心不全では肺リンパ管の発達により，肺

**4**

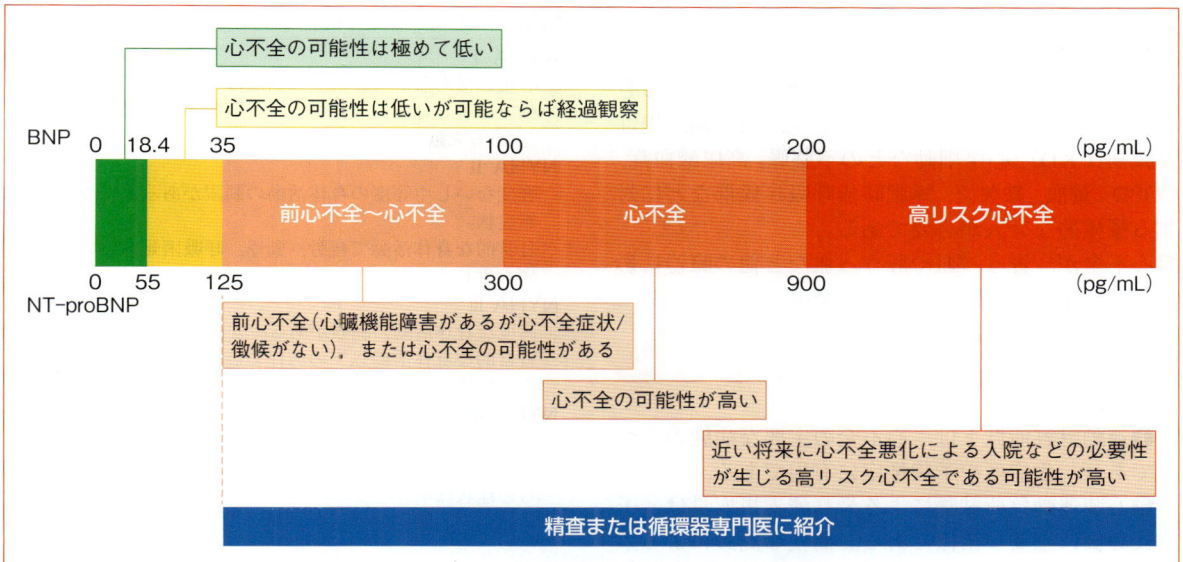

**図2** BNP/NT-proBNP を用いた心不全診断や循環器専門医への紹介基準のカットオフ値

（日本心不全学会：血中 BNP や NT-proBNP を用いた心不全診療に関するステートメント 2023 年改訂版. http://www.asas.or. jp/jhfs/topics/bnp20231017.html より）

うっ血像をきたしにくいことがある。
- 肋横隔膜角（CP angle）の鈍化は胸水を示唆し，右心不全単独よりも両心不全で多いとされる。

**2** BNP，NT-proBNP（図2）
❶主に心室から分泌されるホルモンであり，心負荷に鋭敏に反応することから，心不全マーカーとして，その診断，重症度評価，予後予測に有用である。また治療効果の判定にも一定の有用性が認められる。
❷心不全の可能性が低いカットオフ値は，BNP 35 pg/mL，NT-proBNP 125 pg/mL 未満である。

**3** 心エコー検査
❶心不全の確定診断に必須であるのみならず，血行動態評価，原因検索のためにも重要である。
❷左室駆出率は心不全の治療法選択において重要な指標となる。一方で左室駆出率が保たれていても，拡張能低下などにより心不全を呈する場合が心不全患者の約半数を占めているため，左室拡張能の評価も重要である。
❸下大静脈径の増大，呼吸性変動の消失は，体液貯留診断に有用な所見である。

**4** 遺伝子検査：遺伝子変異に基づく心疾患や家族性の心疾患が基礎疾患として疑われる場合に，遺伝子検査と遺伝カウンセリングを考慮する（わが国では一部保険適用）。

### 確定診断の決め手
**1** 典型的な心不全症状・身体所見。
**2** 何らかの検査により検出された心臓機能または構造の異常。
**3** BNP，NT-proBNP の上昇。

### 誤診しやすい疾患との鑑別ポイント
**1** 慢性閉塞性肺疾患（COPD：chronic obstructive pulmonary disease）（⇨897 頁）
❶呼吸困難に加えて，長期の喫煙歴，咳，痰の症状。
❷呼吸機能検査での 1 秒率の低下。
❸胸部 X 線写真における肺の透過性亢進，過膨張，高分解能 CT での肺胞破壊所見。

**2** ネフローゼ症候群（⇨967 頁）
❶呼吸困難を伴わない浮腫。
❷尿蛋白陽性，低蛋白血症。

### 確定診断がつかないとき試みること
**1** 症状が労作時に顕著である場合，運動負荷試験を必要とすることがある。
**2** 増悪因子の有無により症状が変化することがあるため，丁寧な問診を行い，経過を観察する。

## 合併症・続発症の診断

**1** 心不全では，基礎疾患に加え，増悪因子となるさまざまな併存症が存在する。高血圧，糖尿病，慢性腎臓病（CKD），心房細動などの不整脈，高尿酸血症，COPD，貧血，鉄欠乏，睡眠時無呼吸症候群などに対する積極的な介入が必要である。

**2** 心不全が，腎うっ血や肝うっ血など他の臓器に影響を及ぼす臓器連関も重要な続発症である。

## 予後判定の基準

**1** 運動耐容能

**❶** 運動耐容能低下は，心不全の主要な病態の1つであり，重症度や予後推定に有用である。

**❷** 心肺運動負荷試験による最高酸素摂取量は，予後評価に重要な指標である。簡便な問診による重症度診断としては，ニューヨーク心臓病学会（NYHA）心機能分類を用いる（**表1**）。

● 実際の問診方法としては，症状がなければクラスⅠ，階段や坂道昇降で症状が出る場合はクラスⅡ，平地歩行でも症状が出る場合はクラスⅢ，安静時やごく軽度の家事などでも症状が出る場合はクラスⅣと考える。

**❸** 他の比較的簡便な運動耐容能の検査法として，6分間歩行試験がある。

**2** BNP，NT-proBNP

**❶** BNP，NT-proBNP は，診断のみならず予後予測に有用なバイオマーカーである。

**❷** 心臓以外の要素として，腎機能（特に NT-proBNP）や高齢，全身の炎症状態や肥満などにより影響を受けることに留意する必要がある。

**❸** 治療経過中の BNP，NT-proBNP 値の変化と予後との強い相関が示されており，絶対値のみならず経過中の相対的変化も重要である。

**3** 画像診断

**❶** 各種画像診断による心機能・血行動態評価は，有用な予後予測指標である。

**❷** 左室駆出率は，心エコー図，MRI，RI シンチグラフィなどで評価可能である。

**❸** 心エコー図では，左室拡張能評価も併せて行うことが重要である。

**❹** $^{123}$I-MIBG 検査では，心不全患者における交感神経活性亢進に伴い，washout rate の上昇，後期像心筋/縦隔比の低下を示し，重症度，予後予測に有用である。

**表1** ニューヨーク心臓病学会（NYHA）心機能分類

**NYHA Ⅰ**
心疾患はあるが身体活動に制限はない。日常的な身体活動では著しい疲労，動悸，呼吸困難あるいは狭心痛を生じない。

**NYHA Ⅱ**
軽度ないし中等度の身体活動の制限がある。安静時には無症状。
日常的な身体活動で疲労，動悸，呼吸困難あるいは狭心痛を生じる。

**NYHA Ⅲ**
高度な身体活動の制限がある。安静時には無症状。
日常的な身体活動以下の労作で疲労，動悸，呼吸困難あるいは狭心痛を生じる。

**NYHA Ⅳ**
心疾患のためいかなる身体活動も制限される。心不全症状や狭心痛が安静時にも存在する。わずかな労作でこれらの症状は増悪する。

## 経過観察のための検査・処置

**1** 心不全の経過観察には，丁寧な問診が必須である。

**❶** 体重，血圧，脈拍を定期的に測定し，記録する。

**❷** 慢性心不全患者では，しばしば外出や運動を控えたり，階段昇降を避けエスカレーターやエレベーターを使用するなど，意識，無意識にかかわらず運動を制限していることも多いため，同年代の心疾患をもたない友人と一緒に歩行する場合など，より具体的な条件を付加した問診による症状の評価が重要である。

**2** 身体所見では，血圧や脈拍の変化，聴取，頸静脈怒張の出現，肺野での水泡音の増強，下腿浮腫の出現・悪化などに注意する。

**3** BNP，NT-proBNP を定期的に測定し，その変化に応じた対応を行う。

## 治療法ワンポイント・メモ

**1** 日常生活における注意

**❶** 処方薬，特に心不全予後改善のエビデンスのある薬剤の服薬を自己中断しないよう服薬アドヒアランスに関する指導，塩分制限・飲酒を控えるなどの食事・栄養指導，十分な休養と睡眠，適度な運動，精神的ストレスの回避などの生活習慣指導を行う。

**❷** 医師のみならず，多職種と協働したチーム医療を行うことが望ましい。

**2** 薬物療法：下記**❶**に示す4つのクラスの治療薬を基本薬として用い，病態に応じて他の**❷**併用薬を使

用する。

❶基本薬：できるだけ早期に開始し，忍容性のある限り，最大用量の投与を目指す。

- レニン-アンジオテンシン系阻害薬：アンジオテンシン変換酵素（ACE）阻害薬を基本とし，咳などの副作用で服用困難な場合は，アンジオテンシンⅡ受容体拮抗薬（ARB）の投与を行う。効果が不十分であれば，ACE阻害薬あるいはARBからアンジオテンシン受容体ネプリライシン阻害薬（ARNI）への切り替えを行う。わが国では保険適用外であるが，ACE阻害薬（またはARB）未使用の心不全患者へのARNIの使用も考慮されうる。
- 左室駆出率が低下している心不全患者には，β遮断薬を少量から開始し，増量する。
- 腎機能やK値に注意しながら，ミネラルコルチコイド受容体拮抗薬を併用する。
- 慢性心不全の標準的な治療を受けているにもかかわらず症状がある場合に，SGLT2阻害薬を使用する。

❷併用薬

- うっ血症状を有する患者に，症状改善目的でループ利尿薬，サイアザイド系利尿薬を投与する。予後改善効果はないため，最小限必要な期間投与することを心がける。
- ループ利尿薬をはじめとする他の利尿薬で効果不十分な場合に，体液貯留に基づく症状の改善を目的として，入院中にバソプレシン$V_2$受容体拮抗薬を投与開始する。
- 最適な薬物治療を受けているにもかかわらず症状があり，洞調律で心拍数75/分以上の収縮力の低下した心不全患者に，HCNチャネル阻害薬を投与する。
- 最適な薬物治療を受けているにもかかわらず，最近心不全悪化をきたした収縮力の低下した心不全患者に，可溶性グアニル酸シクラーゼ刺激薬を投与する。
- 最適な薬物治療を受けているにもかかわらず，症状のある収縮力の低下した心不全患者に，心不全入院抑制を目的にジギタリスの投与を考慮する。この場合，血中濃度を0.8 ng/mL以下に維持する。
- 最適な薬物治療を受けているにもかかわらず症状のある収縮力の低下した心不全患者に，QOL改善を目的とした経口強心薬の投与を考慮する。ただし，突然死などのリスクになるため必

要最小限とする。

❸合併症・増悪因子に対する薬物療法

- 脂質異常症，糖尿病，高血圧などの合併する生活習慣病のコントロールのための投薬。心不全に合併した糖尿病では，SGLT2阻害薬を投与する。
- 心房細動や心室頻拍などの不整脈に対して，抗不整脈薬が必要となる場合も多い。また心房細動があれば抗凝固薬を投与する。
- わが国では一部保険適用外となりうるが，鉄欠乏を合併する収縮力の低下した心不全に対し，症状の改善と心不全入院抑制を目的に静注鉄製剤の投与を考慮する。

❸非薬物療法

❶冠動脈疾患，不整脈，弁膜症などの基礎疾患に対し，それぞれカテーテル治療，デバイス治療，外科的治療を行う。

❷上記薬物・非薬物治療を行っても高度な身体活動の制限がある，またはいかなる身体活動も制限される治療抵抗性心不全患者には，補助人工心臓や心臓移植が考慮される。

### さらに知っておくと役立つこと

心不全緩和医療は，その必要性が幅広く認知されているとは言いがたい。終末期を含めた将来の状態の変化に備えるためのアドバンスト・ケアプランニング（ACP：advanced care planning）を必要に応じて行うことが重要である。

### 専門医へのコンサルト

❶心不全は予後不良の疾患症候群であり，その予後は悪性腫瘍全体の予後よりも悪いことが知られている。そのため，心不全では早期の診断，治療介入が重要である。

❶心不全を疑う，あるいは診断した場合は，必要に応じて早期に専門医にコンサルトすることが望ましい。

❷また経過中も症状や病態の変化に応じた適切な治療介入が重要であることから，適切な時期に専門医にコンサルトすることが望ましい。

❷おおむね年2回以上の心不全入院を繰り返し，有効性の確立している上記薬物療法・非薬物療法について治療ないしは治療が考慮されたにもかかわらず，NYHA心機能分類クラスⅢより改善しない心不全患者は，治療抵抗性心不全と考えられる。これらの患者に有効な治療は補助人工心臓や心臓移植であ

り，特に 65 歳未満の患者では専門医へのできる限り早期の相談が望ましい。

# 心原性ショック
## Cardiogenic Shock

**坂田 泰史** 大阪大学大学院教授・循環器内科学

（頻度）**ときどきみる**

## 診断のポイント

🔢① 心原性ショックとは，心臓の中に心臓ポンプ機能障害の理由があり，そのために心拍出量が低下したことによりショック状態となったものである。

🔢② 心原性ショックをきたす病態には，1)心筋由来（急性心筋梗塞，急性心筋炎，心筋症など），2)不整脈由来（心室頻拍，心室細動など），3)構造由来（急性僧帽弁逸脱など）の 3 種類が考えられる。

🔢③ 心原性ショックの診断には，血圧低下とそれに伴う臓器障害を満たす必要がある。日本循環器学会心原性ショックレジストリの基準を基に診断する（**表1**）。

## 救急対応の判断基準

心原性ショックと診断した場合は，補助循環を確立し心臓ポンプ機能障害への直接的な集中治療（急性心筋梗塞への緊急冠動脈形成術，心破裂時の緊急外科手術など）が可能な施設へすみやかに移送する。

## 症候の診かた

🔢① バイタルサインの確認：意識障害があり，頸動脈拍動が触知できないときには，直ちに心肺蘇生術を行う。収縮期血圧は 90 mmHg，平均血圧は 60 mmHg を下回ることが多い。

🔢② 病歴聴取：本人からが困難であっても，家人や目撃者からできるだけ情報を集める。

🔢③ 身体所見：皮膚は冷たく冷汗を伴う。心音はⅢ音，Ⅳ音を伴い奔馬調律（ギャロップ）となることが多い。多くの場合は左心不全を呈すため呼吸音は coarse crackles を聴取するが，急性肺塞栓症では呼吸音は整であることに注意する。緊張性気胸の場合は呼吸音を聴取しない部位がある。

## 検査所見とその読みかた

すみやかに施行できる検査の所見を組み合わせる

**表1** 心原性ショックレジストリの基準（日本循環器学会）

定義：院内外発症の心疾患による救急初療時ショック状態（初療前もしくは初療中：以下の大項目のうち 1 つと小項目を 1 つ以上満たしたもの）呈した患者。院外心停止患者については自己心拍再開後もショック状態が遷延しているものを含める。

**大項目**
① 収縮期血圧 100 mmHg 未満かつ心拍数 60 未満または 100/分以上
② 通常の収縮期血圧より 30 mmHg 以上の低下

**小項目**
① 冷汗
② 皮膚蒼白
③ チアノーゼ
④ 爪床反応 2 秒以上の遷延
⑤ 意識障害（JCS 2 以上）
⑥ その他 初療医が末梢循環不全と判断した場合

ことにより，ショックの程度を把握し，同時に心臓ポンプ機能障害の原因を早期に検知することが重要である。

🔢① 12 誘導心電図

❶ 心筋虚血の有無を判断する。左前下行枝近位部の病変では胸部誘導を中心に広範囲の ST 変化が認められる一方，左主幹部病変の場合は ST 上昇が aVR のみに生じ，それ以外は広範囲に ST 低下を認めることがある。特徴的な心電図変化は把握しておく。

❷ （心膜）心筋炎の場合は，広範囲の ST 上昇のみを示し，対側の ST 上昇低下（鏡像）を呈さないことが特徴である。

❸ 心室頻拍，心室細動，高度の徐脈など不整脈が認められた場合は，直ちに除細動や経皮的，一時的ペーシングを行う。

🔢② 胸部 X 線写真

❶ 緊張性気胸の有無を診る。

❷ 心拡大，肺うっ血の有無や程度を確認する。急性肺塞栓の場合は心陰影や肺野は正常のことがある。一方，大動脈解離の場合うっ血像を呈すことがある。

🔢③ 血液検査

❶ 動脈血液ガス分析にて動脈血酸素飽和度（$SaO_2$），pH，動脈血酸素分圧（$PaO_2$），動脈血二酸化炭素分圧（$PaCO_2$），乳酸（lactate）などを測定する。$SaO_2 < 90\%$ または $PaO_2 < 60$ mmHg は呼吸不全と考える。lactate $> 2$ mmol/L は組織低灌流が進行しているサインである。

❷腎臓低灌流になると BUN，Cr が上昇する。

❸急性心筋梗塞や急性心筋炎では時間の経過に伴い CPK，CPK-MB，トロポニン(T/I)など心筋逸脱酵素の上昇が認められる。

❹慢性心不全の急性増悪の場合は BNP の増加を示すことが多い。

4 心エコー図検査

❶心機能や血行動態を確認する。全周性の左室/右室収縮機能低下，一回拍出量の減少，左房圧上昇を示す所見を呈することが多い。

❷加えて，心臓ポンプ機能症例の原因を検出する。ショック状態を引き起こす原因として，特異的な局所壁運動低下，心タンポナーデ，僧帽弁逆流，心室中隔穿孔，上行大動脈解離，鑑別としての右室の急性機能不全を伴う左室の圧排像などを見逃さないようにする。

5 造影 CT 検査：急性肺塞栓症，大動脈解離(特に StanfordA 型)を鑑別する場合に必要である。

6 心臓カテーテル検査

❶冠動脈造影：急性心筋梗塞の診断と治療のために必須である。経皮的補助循環の装着時に行うことが多い。

❷右心カテーテル：血行動態の詳細な把握のために必須である。その後継続してモニタリングを行うことが多い。ただし，急性心筋梗塞による心原性ショックの際に右心カテーテルを用いて血行動態モニタリングを行うことと死亡率の相関は認められないという報告がある。

## ■ 確定診断の決め手

❶心原性ショックの診断は，上記診断基準を参考にするが，全身状態などの状況を加味して総合的に判断する。

❷治療の決め手は，心原性ショックを引き起こした心臓疾患の診断である。できるだけ早期に治療介入を開始することが望ましい。

## ■ 誤診しやすい疾患との鑑別ポイント

❶循環血液量減少性ショック：血液検査や造影 CT 検査などで出血を否定する。また，著明な低心機能の場合脱水でも血圧低下は起こりうる。

❷血液分布異常性ショック：重度の末梢血管拡張にて起こる。基礎疾患として，敗血症，アナフィラキシー，神経原性(外傷性脳・脊髄損傷)，甲状腺クリーゼなどがある。主に血液検査や画像診断を参考にする。敗血症(⇨1277 頁)や甲状腺クリーゼでは 2 次

的に心機能低下も認められることがあり，心原性ショックとの鑑別が重要である。

❸閉塞性ショック：心臓ポンプ機能低下の原因が心臓外にある場合を指す。緊張性気胸(⇨445 頁)，急性肺塞栓症(⇨838 頁)，Stanford A 型の大動脈解離(⇨842 頁)が代表的疾患である。上行大動脈解離は大動脈弁輪部に解離が入ると急性心筋梗塞を合併することがあり，心電図にて ST 上昇を伴う。大動脈解離を見逃して急性心筋梗塞の治療や大動脈内バルーンパンピング(IABP)を行うと致命的になることがあり，注意が必要である。

## ■ 確定診断がつかないとき試みること

もともと低心機能の患者では，血行動態の悪化が存在してもそれが心機能の低下によるか，他の病態が合併しているか判断が難しい場合もある。新しく出現した心機能低下なのか，その病態は何か，合併している病態はないのか，について広範囲に検討を行う。

## ■ 予後判定の基準

急性心筋梗塞による心原性ショックの予後は 30 日死亡率 40～50％とされている。血圧低下が進行し，pH＜7.2，lactate＞5 mmol/L となると「死に向かっている状態」と表現される。

## ■ 治療法ワンポイント・メモ

❶強心薬，昇圧薬静脈内投与：ノルアドレナリン，ドパミン，ドブタミンによる血圧維持をできるだけ早く確立する。同時に心臓ポンプ機能低下の原因への早期介入を開始する。

❷薬物治療による介入では血行動態が維持できない場合：IABP や，外科的に体外式膜型人工肺(ECMO)，左室補助人工装置(LVAD)を装着する。できるだけ悪化を予測し余裕がある状態で装着し合併症を防ぐ。

❸最近，循環補助用心内留置型ポンプカテーテル(IMPELLA)が，特に心原性ショックを合併した心筋梗塞に使用され，予後改善が期待されている。ただし，常に全身状態に注意を払い，流量不足となっていないか管理する必要がある。

## ■ さらに知っておくと役立つこと

近年，米国心血管インターベンション学会(SCAI)の専門家らによる consensus statement として心原性ショックの重症度分類が発表された(Catheter Cardiovasc Interv 94: 29-37，2019)。ステージを A（At risk），B（Beginning），C（Classic），D（Deteriorating/doom），E（Extremis）に分類し，それぞれに患者像，身体所見，生化学マーカー，血行動態が示されており参考になるが，挙がっている指標にはそれほど新しいものはない。むしろ時間軸を意識した分類となり，循環器内科・外科，他の内科・外科，医療スタッフなど Shock Team で医療を継続的に行うことの重要性が示されている。

# 狭心症
## Angina Pectoris

中埜 信太郎　埼玉医科大学国際医療センター教授・心臓内科

**頻度** よくみる

**GL** ・2023 年 JCS/CVIT/JCC ガイドライン フォーカスアップデート版 冠攣縮性狭心症と冠微小循環障害の診断と治療
・2022 年 JCS ガイドライン フォーカスアップデート版 安定冠動脈疾患の診断と治療

## 診断のポイント

まず狭心症のような症状があれば，緊急性を評価する。その後，種々の検査を行う前に，年齢（高年齢），性別（男性＞女性），および下記の狭心症を示唆する典型的症状から，患者の症状が冠動脈疾患由来である可能性がどの程度か（検査前確率）を推測する。狭心症周辺の疾患名はやや複雑であるため概略図を示す（図 1）。

**1** 安定狭心症（安定冠動脈疾患，いわゆる労作性狭心症）：**❶**〜**❸**のうち 3 つとも満たせば典型的狭心症状，2 つ満たせば非典型的狭心症状。

　**❶**胸骨下（または頸部，顎，肩，腕）の絞扼感または締め付けられるような痛み。
　**❷**運動や精神的ストレスによる増悪。
　**❸**安静もしくはニトログリセリンによる 5 分以内の症状緩和。

**2** 不安定狭心症・急性心筋梗塞〔急性冠症候群（ACS：acute coronary syndrome）〕：上記 **1**-**❶** の症状が以下のような状況で出現すれば ACS の可能性あり。

　● 新規発症。
　● 高い発作頻度や発作頻度の増加傾向。
　● 低い労作閾値で発症。

（持続時間が長ければ心筋梗塞を示唆）

**3** 冠れん縮性狭心症\*：上記 **1**-**❶** が以下のような状況で出現

　● 安静時（早朝など）。
　● 過換気，アルコールおよびストレスなどにより誘発。

\* 冠れん縮性狭心症と冠微小循環狭心症に伴う心筋虚血は "冠動脈閉塞を伴わない心筋虚血（INOCA：ischemia with non-obstructive coronary artery disease）" に分類されるようになった。

## 緊急対応の判断基準

問診で，症状が安定していれば緊急性に乏しい。問診で上記「診断のポイント」**2** が当てはまれば以下の優先順位で緊急対応を判断する。

**1** バイタルサインの破綻があれば直ちに高次の施設への搬送を検討する。

**2** 12 誘導心電図で ST 上昇があれば ST 上昇型心筋梗塞と判断し，すみやかに高次の施設への搬送を検討する。

**3** バイタルサインが保たれており，ST 上昇がなければ，心筋トロポニンや血液生化学的検査を追加して判断する。

## 症候の診かた

随時緊急搬送の必要性を判断しつつ，症候の診かたは以下の手順で行う。

**1** 緊急性の判断：バイタルサインの破綻，不安定性（「診断のポイント」**2**），ST 上昇の有無

**2** 症状は狭心症に典型的か（「診断のポイント」**1**-**❶**〜**❸**）：胸部症状に関しては問診である程度緊急性を評価することが可能であり，"チクチクする" や "体位によって痛みが起きる" などのキーワードがあれば非狭心症由来である可能性が高くなる（表 1）。

**3** 追加の病歴聴取・安静時の基礎的な検査

　**❶**安定していればさらなる病歴聴取（いわゆる冠動脈危険因子を含む）と安静時の基本的検査（表 2）を追加し，症状が冠動脈疾患由来であるか（狭心症症状であるか），その確からしさを推測する。
　**❷**なお，不安定な症状であり，心筋トロポニンが陽性なら非 ST 上昇型急性冠症候群を疑う。

## 検査所見とその読みかた

**1** 心電図

　**❶** 12 誘導心電図は，調律（房室ブロックは心筋梗塞の際にみられる）および ST 上昇（貫壁性虚血・

4

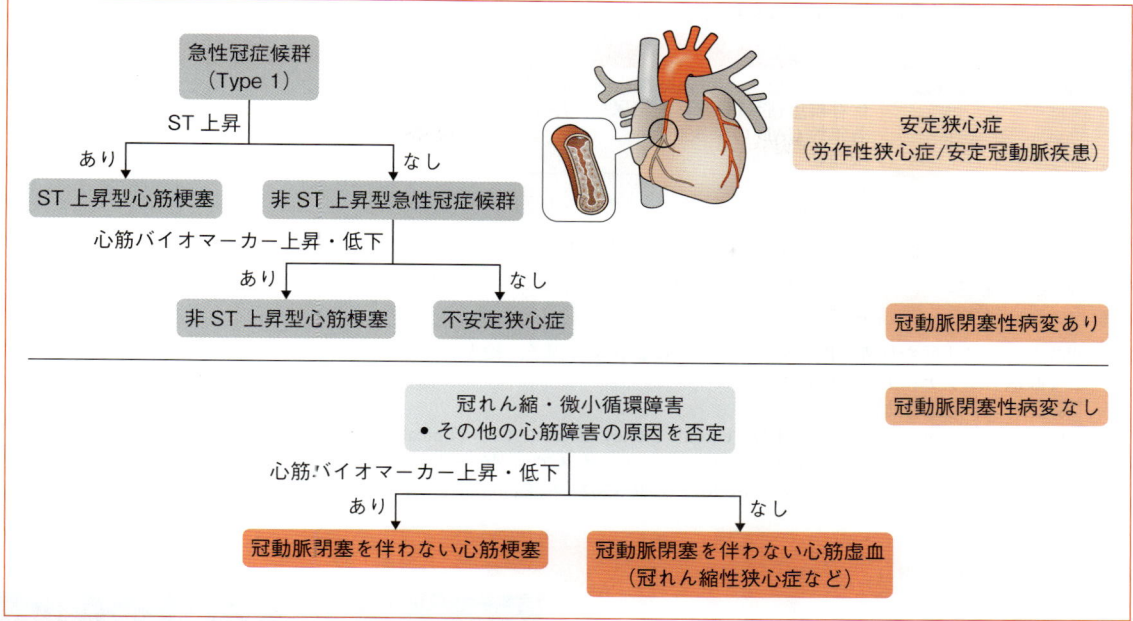

**図1** 狭心症関連用語の概念図

**表1** "時間"と"性状"にフォーカスした胸部症状に関する聴取項目

| 胸部症状の聴取項目 | 問診で用いるキーワード |
|---|---|
| 時間に関すること | ・今回の胸痛の発症はいつか(来院3時間の場合は特に早期血行再建が有用)<br>・何をしているときに起きたか(軽労作・安静時発症は特に重症の可能性あり)<br>・今も続いているか(続いている場合は積極的に早期血行再建)<br>・以前にも同様な症状があったか(増悪型狭心症は積極的に早期血行再建) |
| 性状に関すること | 以下の性状であれば特に冠動脈疾患由来を示唆する<br>・前胸部から始まる(場所をたずねると体表の1か所を示すことはできない)<br>・頸部，顎，心窩部，肩，腕などへの放散痛<br>・圧迫される感じ，締め付けられる感じ<br>・息切れ・呼吸困難感<br>　※高齢者，女性，糖尿病罹患患者では非典型的な症状を示すことがあり，注意が必要。 |

(参照：日本循環器学会 編：急性・慢性冠動脈疾患の診療ガイドラインを実臨床で使いこなすための一冊．ライフサイエンス出版，2023)

梗塞)，ST低下を観察する。以前の心電図があれば比較する。

❷なお，脚ブロックにおいてST変化の評価はしばしば困難であるが，ある程度の病態の推測は可能であることが多い。

❸以前は狭心症の診断に重要視されていたトレッドミルなどの負荷心電図は，近年ではその冠動脈疾患における診断能の低さから，一部の症例におけるオプションと位置づけられている。

❷血液生化学的検査

❶簡易キットも含めた心筋トロポニン測定は，心筋障害の指標として有用である。ACSを示唆する症状と非ST上昇型心電図がある場合，心筋トロポニンやクレアチンキナーゼ(CK)などの心筋バイオマーカーの上昇または下降があれば非ST上昇型心筋梗塞，これらの変化がなければ不安定狭心症と診断する。

❷血液検査では腎機能などの異常があれば，より短期的なリスクが高い可能性が示唆される。

❸心エコー図検査

❶左室壁の局所的もしくは全体的壁運動低下を観察し，冠動脈疾患が存在する可能性や緊急性を判

**表2** CAD の臨床的尤度（CL）を構成する要素

| 問診・検査 | CL を構成する要素の例 |
|---|---|
| 病歴・既往歴聴取 | 心血管疾患，poly-vascular disease の既往<br>併存疾患（脂質異常症，糖尿病，脳卒中，末梢血管疾患，CKD など）<br>若年性 CAD の家族歴*<br>喫煙歴 |
| 安静時心電図 | 異常 Q 波<br>ST-T 異常 |
| 安静時心エコー図 | 左室（全体的・局所的）壁運動異常 |
| 血液・尿検査 | 脂質プロファイルの異常<br>血糖値・耐糖能異常 |

問診および基本的な検査の際に得られる CL に影響する因子，検査前確率（PTP）はこれらの因子を組み入れることで順次アップデートされ修正される。
*家族歴：早発性冠動脈疾患など
CAD：coronary artery disease，CKD：chronic kidney disease，CL：clinical likelihood，PTP：pre-test probability
〔日本循環器学会：2022 年 JCS ガイドライン フォーカスアップデート版 安定冠動脈疾患の診断と治療．https://www.j-circ.or.jp/cms/wp-content/uploads/2022/03/JCS2022_Nakano.pdf（2024 年 7 月閲覧）〕

断する。
❷有意な弁膜症，心嚢液貯留，心室中隔穿孔などを否定する。特に大動脈弁狭窄は狭心症と類似の症状を呈するため，鑑別が必要である。

**４冠動脈 CT**
❶冠動脈 CT の主たる目的は，有意な冠動脈狭窄の除外，ないしは左主幹部病変などの重症疾患を除外することである。
❷プラーク性状や形態から将来の ACS 発症を予測できる可能性が示唆されており，治療方針決定のツールとしての役割も期待されている（図2）。

**５その他の非侵襲的画像検査**
❶機能的画像検査として，負荷心筋血流 SPECT（single photon emission computed tomography）画像検査（図3），負荷心筋血流心臓 MRI（CMR），負荷心エコー図，および負荷心筋血流 PET（positron emission tomography）画像があげられる。これらの画像診断では虚血や心筋生存性（バイアビリティ）を評価することが可能であり，重症冠動脈疾患の除外や将来のイベントリスクの評価に用いられる。
❷近年登場した FFR-CT（fractional flow reserve-computed tomography）により，CT による形態学的評価と血行学的評価の組み合わせが可能となった。
❸非侵襲的画像検査をどのように選択するかは，目的（機能を評価したいか，形態を評価したいか），検査前確率に依存する診断精度，および当該施設の画像診断の利用状況によって異なる。

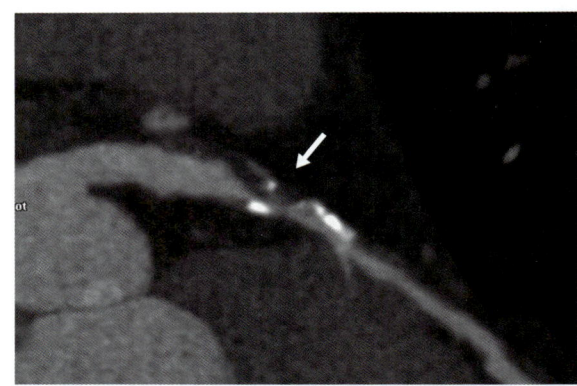

**図2** 冠動脈 CT で認められた左前下行枝の高度狭窄（閉塞所見）＋脆弱性プラーク

（日本循環器学会 編：急性・慢性冠動脈疾患の診療ガイドラインを実臨床で使いこなすための一冊．p73，ライフサイエンス出版，2023 より）

**６冠動脈造影（カテーテル検査）**
❶ ACS が疑われる場合は冠動脈造影をまず検討する。バイタルサインの破綻や ST 上昇型心筋梗塞の場合は特に可及的すみやかな血行再建を目指して予後改善をはかる。非 ST 上昇型心筋梗塞や不安定狭心症では，保存的加療の予後と手技リスクを評価してから冠動脈造影を計画する。
❷安定型狭心症の場合は，冠動脈造影や至適内科治療のみのリスクとベネフィットを患者や家族と十分に相談してから冠動脈造影を計画する（shared decision making）。安定型であってもコントロール不良な狭心症症状や，非侵襲的画像検査

**4**

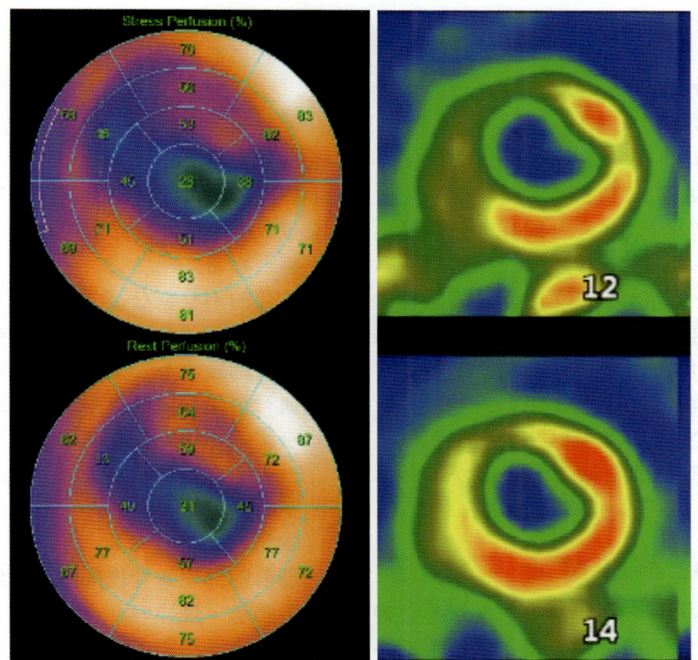

**図3** 負荷心筋血流 SPECT で認められた前壁高度虚血・梗塞混在（重症症例）

（日本循環器学会 編：急性・慢性冠動脈疾患の診療ガイドラインを実臨床で使いこなすための一冊．p73，ライフサイエンス出版，2023 より）

で高リスク冠動脈疾患が示唆される場合は積極的に冠動脈造影を考慮する。

❸冠動脈造影において中等度の冠動脈狭窄病変が見つかった場合，心筋虚血と関連しているか否かを評価するため FFR が用いられる。

### 確定診断の決め手

**1** 安定性・症状の典型性の判断：（「診断のポイント」**1**，**2**）で判断する。

**2** 緊急性の判断：バイタルサイン，12 誘導心電図，血液生化学的検査の順で判断する。

**3** 狭心症の確定診断（閉塞性冠動脈疾患による狭心症）

❶冠動脈造影で明らか（75％以上）な冠動脈狭窄があり，これを説明する症状があれば狭心症の診断ができる。

❷冠動脈造影で中等度以上の冠動脈狭窄があるものの，判定が困難な場合は，FFR などの機能的検査で虚血を証明し，狭心症の診断を行う。

❸なお，冠動脈疾患の"あるなし"に関する診断は，上記の冠動脈 CT や機能的検査のような非侵襲的画像検査で十分に判断できることがある。ただし，非侵襲的画像検査の正診率は前述の「検査前確率」によって異なる。

❹冠れん縮性狭心症や冠微小循環狭心症などの INOCA の診断に関しては，従来の冠動脈造影によるアセチルコリン/エルゴノビン誘発試験に加えて生理学的機能評価が用いられるようになった。

### 誤診しやすい疾患との鑑別ポイント

非心症由来の胸痛を示す疾患はほとんどが緊急治療を要さないものの，以下の緊急疾患に遭遇することもある。

**1** 急性大動脈解離・大動脈瘤破裂（⇨842 頁）

❶大動脈疾患と冠動脈疾患を有する患者はともに動脈硬化性疾患の既往歴を有することが多い。

❷締め付けられる痛みというよりは，叩かれたような痛みと表現することが多い。

❸痛みの出現が突発的であることが多い。

❹胸部大動脈瘤を伴っている場合は X 線で上縦隔陰影の拡大が認められることがある。

❺胸痛単独よりは背部痛を伴うことが多い。

### ② 気胸（⇨948 頁）

❶自然気胸は若年の（10〜30 歳台）やせ型の男性にみられることが多い。

❷Ｘ線では肺の虚脱がみられる。

### ③ 肺血栓塞栓症（⇨838 頁）

❶急性肺血栓塞栓症では ACS と同様，急性発症の胸痛や D ダイマーの上昇を伴うことがある。

❷下肢静脈血栓症を伴っていることがある。

❸重症例であれは SpO₂ の低下，中等症以上であれば心電図で右心負荷所見（V₁₋₃ の陰性 T 波，S1Q3T3，肺性 P 波など）がみられる。

❹典型例では胸部 X 線では中枢肺動脈拡張，末梢の透過性亢進あるいは左第 2 弓突出がみられる。

## 確定診断がつかないとき試みること

**1** ACS が疑われる症状があり，バイタルサインの破綻や ST 上昇があれば，血液検査などは不要であり，直ちに循環器医にコンサルテーションまたは専門施設に搬送する。バイタルサインが保たれており，ST 上昇がなくても，ACS が疑われる症状が持続する場合はこれと同様の扱いでよい。

**2** ACS が強く疑われなければ，心筋トロポニンや心電図上の ST 所見の変化を経時的に観察することも検討される。

**3** 新規発症ではなく低頻度の安定型狭心症の場合は，至適内科治療による狭心症緩和の効果を確認してから専門医へのコンサルテーションの必要性を検討してもよい。

（執筆協力：福島 賢慈 福島県立医科大学教授・放射線医学）

# 急性心筋梗塞
## Acute Myocardial Infarction

中川 義久 滋賀医科大学教授・循環器内科

**頻度** ときどきみる

**GL** 急性冠症候群ガイドライン（2018 年改訂版）

## 診断のポイント

**1** 突然に発症した持続する胸痛。

**2** 新たな虚血を示唆する心電図変化，典型的には ST 上昇。

**3** 心筋トロポニン上昇に代表されるバイオマーカー

の異常。

**4** 背景にある冠危険因子。

## 緊急対応の判断基準

**1** 壊死が進行中であることを示す ST 上昇型心筋梗塞においては，一刻も早く閉塞した冠動脈の再開通を達成することが必要であり，そのため迅速な診断が鍵となる。

**2** 致死的不整脈などで急変する場合も多く，心電図モニターなどの監視体制が重要である。

**3** 血行動態が不安定な重症患者では，救命のために冠血行再建および集中治療体制の整った施設への連携をすみやかに行うことが大切である。

## 症候の診かた

**1** 胸痛

❶前胸部や胸骨後部の圧迫感・絞扼感・息がつまる感じ・焼けつくような感じ。

❷痛みは，顎・頸部・肩・心窩部・左腕へ放散する場合がある。

**2** 病歴聴取

❶病歴をきちんと聴取することは，急性心筋梗塞の診断の基本である。

❷一刻も早い治療が要求される疾患なので，スピーディーに情報収集を行う。

❸ポイントとして，胸部症状と関連する徴候と症状，冠危険因子と家族歴がある。

❹冠危険因子として，高血圧，糖尿病，脂質異常症，喫煙習慣が重要である。

**3** 身体所見

❶症状が強い場合は苦悶様表情，肺水腫の合併例では呼吸困難や起坐呼吸，泡沫状血痰が認められる。

❷ショック例では，顔面蒼白，皮膚は冷たく湿潤しチアノーゼを伴う。

❸低拍出量による脳循環障害から意識レベルの低下を示すこともある。

**4** バイタルサイン

❶すみやかに血圧，脈拍，呼吸数，体温などのバイタルサインを把握する。

❷合併症のない場合は正常血圧であることも多い。

❸30 分を超えて遷延する 90 mmHg 以下の低血圧はショック状態と判断する。

❹皮膚が冷たいか温かいか，皮膚の湿潤の有無を確認する。

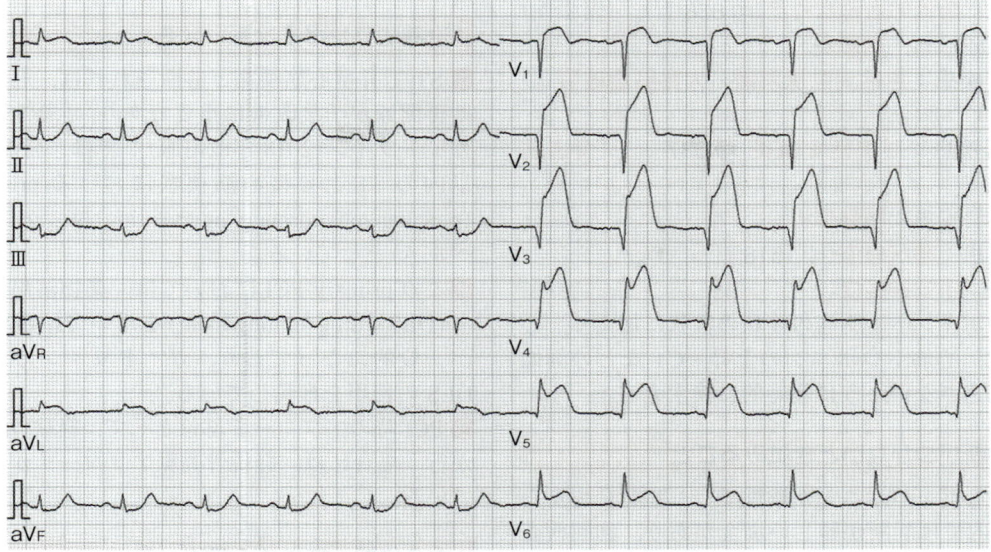

**図1** ST 上昇型心筋梗塞の急性期の心電図

前胸部誘導で ST 上昇があり，左冠動脈前下行枝の閉塞による前壁中隔が梗塞部位と推定される。

❺四肢の脈拍の確認は，緊急心臓カテーテル検査の動脈アクセス決定にも重要である。

## 検査所見とその読みかた

**1 心電図**

❶急性心筋梗塞が疑われる患者では，10 分以内に 12 誘導心電図を記録する。

❷ ST 上昇は，責任冠動脈の閉塞による貫壁性虚血部位に面した誘導でみられる（図 1）。

❸ ST 上昇部位から梗塞責任血管を推定することが可能となる。

❹ ST 上昇は再灌流療法の適用を決定する重要な所見である。

❺ ST 上昇の有無により ST 上昇型心筋梗塞と非 ST 上昇型心筋梗塞に分類する。

**2 バイオマーカー**

❶心筋細胞傷害のバイオマーカーは，心筋細胞の壊死後に血流中に放出される心筋逸脱酵素としてのクレアチンキナーゼ心筋型アイソザイム（CK-MB）や，心筋トロポニンやミオグロビンなどの細胞内容物である。

❷これらのマーカーは発症後の異なる時期に出現する。

❸心筋細胞傷害に対する感度および特異度は，心筋トロポニンが最も高く第 1 選択のマーカーとなっている。

❹急性心筋梗塞を疑う患者では，心筋バイオマーカーとしてすみやかに心筋トロポニンを測定する。

❺バイオマーカーに加えて，すみやかに血液生化学検査を施行する。

**3 心エコー**

❶新たな局所壁運動異常の出現などの心機能評価，心筋梗塞の重症度の判断。

❷機械的合併症の診断に心エコーが有用である。

**4 画像診断**：大動脈疾患との鑑別に CT などの画像診断が有用である。

## 確定診断の決め手

**1** 急性心筋梗塞の臨床診断では，心筋壊死を示す心筋トロポニンに代表されるバイオマーカーの上昇を認めることは必須となる。

**2** 加えて虚血の存在を示唆する胸痛や心電図所見のいずれかの存在により確定診断となる。

**3** 心筋トロポニンの上昇がなくても，心電図や症状から ST 上昇型心筋梗塞の診断が明らかな患者では，再開通療法の施行を優先する。

## 誤診しやすい疾患との鑑別ポイント

**1** 心臓疾患：心筋炎（⇨ 801 頁），心膜炎（⇨ 803 頁），たこつぼ心筋症（⇨ 796 頁），大動脈弁狭窄症，急性心不全（⇨ 762 頁）。

**2** 肺疾患：急性肺血栓塞栓症（⇨ 838 頁），（緊張性）気胸（⇨ 948 頁），胸膜炎。

**3** 大血管疾患：急性大動脈解離，大動脈瘤破裂（⇨ 842 頁）。

**4** 消化器疾患：逆流性食道炎（⇨ 637 頁），食道破裂。

**5** 整形外科疾患：肋骨骨折。

**6** 皮膚疾患：帯状疱疹（⇨ 1518 頁）。

**7** その他：不安神経症。

**8** 鑑別のポイント：胸痛の症状の性状に加えて，心電図変化，心筋トロポニンの上昇，CT などの画像診断を見逃さないように経時的に検索する。

## 確定診断がつかないとき試みること

**1** 初回の心筋トロポニンが陰性でも，症状発現から 6 時間以内では判断が難しい場合があり，初回検査から 1〜3 時間後に再測定する。

**2** 初回心電図に異常がなかったとしても急性心筋梗塞を除外することはできない。発症後早期にはまだ心電図変化が明らかでない場合もあり，経時的に記録した心電図や以前に記録された心電図と比較することで診断精度は向上する。

## 合併症・続発症の診断

**1** 急性心筋梗塞の合併症は，ポンプ失調・不整脈・機械的合併症の 3 つに大別される。

**2** ポンプ失調は，激烈な場合には心原性ショック，ポンプ機能の低下による心不全を引き起こす。

**3** 不整脈は，心室頻拍や心室細動など致死的不整脈の可能性があるので，心電図モニターが重要である。また，必要時にすみやかに電気ショックを使用できる体制が必要である。

**4** 機械的合併症として，心破裂・心室中隔穿孔・乳頭筋破裂がある。

## 予後判定の基準

**1** 急性心筋梗塞患者の包括的リスク評価として，GRACE リスクスコアが用いられている（BMJ 333: 1091, 2006）。

**2** 1）年齢，2）心拍数，3）収縮期血圧，4）初期血清クレアチニン，5）Killip 分類，6）心停止による入院，7）心筋バイオマーカーの上昇，8）ST 部分の偏位，この 8 つの危険因子に重みづけを行い評価する。

**3** 入院時および 6 か月後までに予測される死亡率が算出される。

## 治療法ワンポイント・メモ

**1** ST 上昇型心筋梗塞と診断されれば，冠動脈の早期再開通が予後改善に重要であり，「急性冠症候群ガイドライン（2018 年改訂版）」では，発症 12 時間以内の ST 上昇型心筋梗塞における primary PCI（percutaneous coronary intervention）は，クラス I（レベル A）としている。

**2** この primary PCI においては，薬物溶出性ステント（DES：drug-eluting stent）を用いて治療することが一般的になっており，ガイドラインにおいても DES の使用を推奨している。

**3** PCI 時のアプローチ部位として，経験豊富な術者が行う場合には，経橈骨動脈アプローチが推奨されている。

## さらに知っておくと役立つこと

心電図の aVR 誘導で ST 変化を伴う例は，左主幹部病変や多枝病変による重症虚血が疑われる。

## 専門医へのコンサルト

ST 上昇型心筋梗塞では primary PCI を中心とした再灌流療法の適用を判断するために，一刻も早い専門医へのコンサルトが必要である。

# 陳旧性心筋梗塞
Old Myocardial Infarction

**石井 秀樹** 群馬大学大学院・医学系研究科内科学講座 循環器内科学分野教授

**頻度** ときどきみる（陳旧性心筋梗塞は，心筋梗塞発症後初期から回復し，慢性期に移行した状態である。日本循環器学会 J-ROAD のデータによれば，日本での急性心筋梗塞発症は，7 万人程度であるとされ，その患者については慢性期になると陳旧性心筋梗塞ということになる）

**GL** ・急性冠症候群ガイドライン（2018 年改訂版）
・2022 年 JCS ガイドラインフォーカスアップデート版 安定冠動脈疾患の診断と治療

## 診断のポイント

**1** 急性心筋梗塞の既往。心筋梗塞を無症候性に発症した患者の場合，左室リモデリングによる心不全症状や不整脈に伴ってみつかることもある。

**4**

❷心筋梗塞による左心機能の低下は，心不全のリスクとなる。

❸動脈硬化性のイベントが生じるリスクが高く，心筋梗塞自体を再発することも多い。

❹残存心筋虚血の評価が重要である。心筋バイアビリティ領域が大きい場合には，薬物療法に加え，冠血行再建術を検討する。

❺2次予防がきわめて重要である。基本は生活習慣(食事，運動，禁煙)指導を行い，必要に応じて至適薬物療法を行う。

❻急性心筋梗塞発症時に，大きな梗塞となり左室収縮機能が低下した陳旧性心筋梗塞症例においては特に心不全徴候に注意し，より細やかな管理が必要となる。

❼一方，急性心筋梗塞後でも左室収縮機能が保たれている陳旧性心筋梗塞症例では，拡張能障害を合併することが多いことにも注意する。

## 症候の診かた

❶病歴にて，心筋梗塞の既往について聴取することが肝要である。

❷急性心筋梗塞巣は，時間をかけて線維化する。梗塞サイズが大きければ左室収縮機能の低下が認められることが多い。一方，左室収縮能が低下していなくても，拡張機能障害がみられることがあり，心不全発症リスクが高まる。

❸高齢，糖尿病，慢性腎臓病患者などでは，急性心筋梗塞の発症において，自覚症状がないことや，非典型症状しかみられないこともある。急性期に心筋梗塞の診断・治療が行われずに経過し，心不全症状などが悪化してから発見される例(急性期に治療されていない陳旧性心筋梗塞)もあることに注意する。

❹梗塞巣周囲に残存心筋があり，そこへの栄養血管である冠動脈狭窄があった場合には，労作性狭心症・無症候性心筋虚血となることもあり，冠動脈や側副血行路が途絶した際には，梗塞後心筋梗塞となることもある。

❺心筋梗塞により線維化した瘢痕組織・障害心筋とその周囲の正常心筋の領域が，心室頻拍・心室細動といった重篤な心室性不整脈のトリガーとなることがある。一時的に失神，意識消失が生じる症状のこともあるが，当然のことながら生命にかかわる事態になることもある。

## 検査所見とその読みかた

❶心電図と心エコーが診断の基本となる。心電図について，貫壁性梗塞であれば，梗塞部位によりそれに対応する誘導において R 波が減衰し，異常 Q 波がみられる。ただし，慢性期に R 波が増高し，Q 波が消失することもある。

❷特に広範前壁中隔梗塞の既往がある場合には，心室瘤合併があり，胸部誘導において広範な領域で QS pattern，ST 上昇がみられることがある。

❸過去の心電図があれば，比較することは大変重要である。

❹心エコーでは，梗塞部位に壁運動低下，壁菲薄化，輝度の上昇などの所見がみられる。非貫壁性梗塞であれば，small q 波がみられることもある。

❺心室瘤を合併している際には，心室内血栓があることがあるので，注意して観察する。

❻心機能の低下した陳旧性心筋梗塞は，胸部 X 線検査において，経過中に心胸郭比が大きくなることがある。心不全悪化の徴候なので注意する。BNP，NT-pro BNP が上昇した場合にも同様に，心不全悪化に注意する必要がある。

❼梗塞巣，その周囲のバイアビリティ評価については，心筋シンチグラム，造影 MRI，薬物負荷心エコーなどにより評価する。

❽梗塞領域に残存心筋がある場合，残存病変の機能的評価として，冠血流予備量比(FFR)や瞬時血流予備量比(iFR)も利用される。ステントが留置されていない際には，FFR-CT も有用な可能性がある。

## 確定診断の決め手

❶急性心筋梗塞の既往。

❷心電図(Q 波など)。

❸心エコー検査による壁運動異常，壁菲薄化，輝度の上昇。

## 誤診しやすい疾患との鑑別ポイント

❶急性冠症候群(⇨770 頁，774 頁)

  ❶胸痛などの胸部症状が急に生じる。

  ❷短時間での心電図変化がみられる。

  ❸心筋逸脱酵素の上昇がみられる。

❷ただし，陳旧性心筋梗塞後でも，残存心筋に急性冠症候群が発症する可能性があることに十分注意する。

## 確定診断がつかないとき試みること

❶通常は，これまで記載した症状・検査を総合すれば診断が可能である。

❷心電図，心エコーは，陳旧性心筋梗塞に限らず，

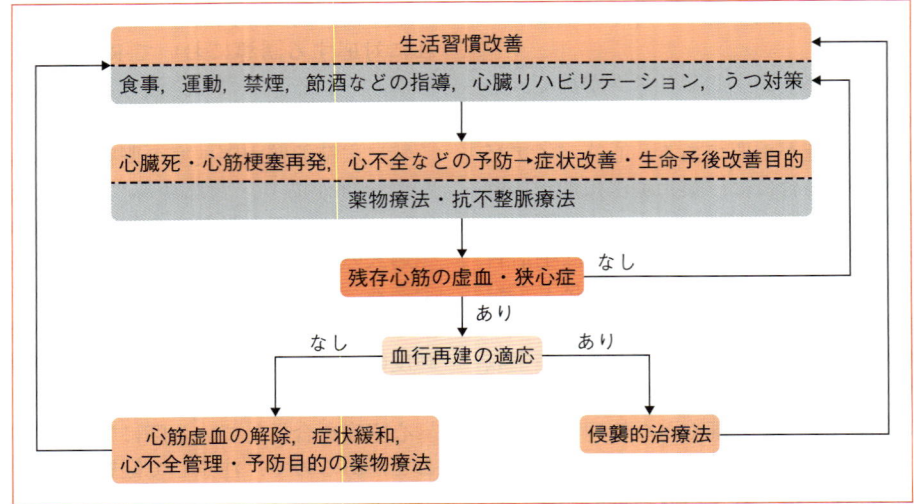

**図1** 陳旧性心筋梗塞の管理フローチャート

さまざまな心疾患鑑別に有用である。

❸急性心筋梗塞の既往が不明であった場合には，冠動脈 CT や，冠動脈造影において心筋梗塞の原因となった冠動脈の同定を行うことで診断できることがある。

❹心筋梗塞領域の同定がされていない場合，MRI，アイソトープ検査も有用である。

## 合併症・続発症の診断

**❶心不全**(⇨762 頁，764 頁)

❶急性期に大きなダメージを受けた心筋梗塞症例は，HFrEF となる。また，急性期に梗塞サイズが小さい場合でも，HFmrEF や HFpEF となることがあり，外来における注意深い経過観察が必要である。心不全治療薬の投与も検討が必要である。

❷左室リモデリングによる左室内腔の拡大に伴い，機能性の僧帽弁閉鎖不全症を引き起こし，心不全となる場合がある。広範な心筋梗塞を発症したのち，慢性期に心室瘤を形成し，症候性の心不全に移行することがある。臨床経過によっては，外科的治療も含めた介入が考慮される。

**❷不整脈**

❶陳旧性心筋梗塞部位が責任病変となり，心室性不整脈が生じることがある。

❷孤立性の心室性期外収縮のみであれば経過観察でよいことが多いが，慢性期に，致死的な不整脈を発症することもあり，その 1 次予防，2 次予防として植込み型除細動器の適応について検討が必

要な症例もある。

**❸左室内血栓**

❶左室壁運動低下があり，特に心室瘤などを形成した患者において左室内血栓がしばしばみられることがある。

❷心原性脳塞栓症などの原因となることがあり，ワルファリンなどの投与が必要になる症例がある。

## 治療法ワンポイント・メモ(図 1)

**❶心筋梗塞 2 次予防に対する生活習慣指導**

❶急性心筋梗塞で入院した際に，再発予防の重要性，そして生活習慣改善について十分に説明することが重要である。

❷特に，包括的心臓リハビリテーションプログラム，禁煙指導，塩分制限などの食事指導などを行うことが重要である。

**❷2 次予防に対する薬物療法**

❶日本循環器学会「急性冠症候群ガイドライン(2018 年改訂版)」，同学会「2022 年 JCS ガイドラインフォーカスアップデート版 安定冠動脈疾患の診断と治療」を参照。

❷近年 β 遮断薬は，心不全患者に投与されることも多くなっているが，心筋梗塞既往のある患者で，左室収縮能が保たれている症例には有用性が示されないという報告が相次いでいる。

❸欧米で心筋梗塞後に β 遮断薬が有効であったとする報告のほとんどは，再灌流療法が行われる

ようになった以前の検討であり，わが国のように primary PCI が幅広く行われるようなところでは参考にならない可能性がある。

❹さらに，わが国では急性冠症候群発症患者で，冠動脈スパズムを生じる可能性が高いという報告もあるため，この点も考慮した薬物療法を考える必要がある。

### さらに知っておくと役立つこと

❶年齢や背景因子なども含めて，症例ごとに多彩な病態がみられる。心機能の評価，心不全症状の有無，残存心筋虚血の評価が肝要であり，生活習慣の管理をしっかりと行う。

❷ともすれば，若年者は虚血性心疾患を発症しにくいと思われるかもしれないが，近年は若年発症の急性冠症候群が増加傾向にあるとされる。急性期に診断を怠らないことも重要であるが，心筋梗塞後慢性期において，心不全の悪化についても見逃さないことが最も重要である。

---

# 弁膜症
## Valvular Heart Diseases

泉 知里　国立循環器病研究センター・心不全・心移植部門長（大阪）

**(頻度)** よくみる

**GL** 2020 年改訂版 弁膜症治療のガイドライン

### 診断のポイント

❶心雑音を聴取。
❷心エコー断層像で弁の硬化や逸脱。
❸カラードプラで弁逆流や狭窄部のモザイク血流など異常血流。

### 症候の診かた

❶心雑音：ほとんどの症例で聴取される。無症状で検診などにより心雑音が聴取され，それがきっかけで弁膜症と診断されることがよくある。

❷息切れ：労作時息切れは，弁膜症で最もよくみられる症状である。

❸動悸：息切れに次いで頻度が高い。弁膜症に合併して心房細動などが生じると動悸が起こりやすい。

### 検査所見とその読みかた

❶血液検査：弁膜症で特異的にみられる血液検査所

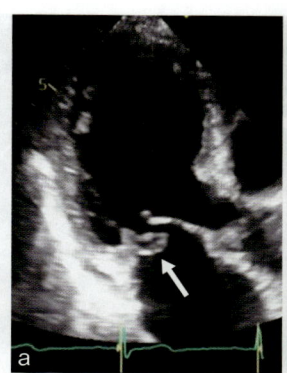
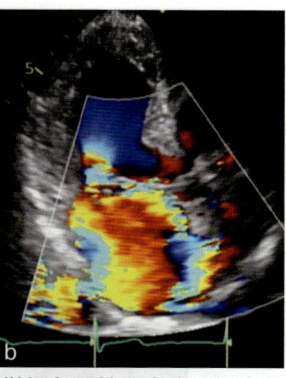

**図1** 僧帽弁逸脱症による僧帽弁閉鎖不全症の経胸壁心エコー図（a：断層像，b：カラードプラ）

後尖に逸脱がみられ（⟹）その部分から逆流シグナルがみられる。

見はないが，BNP 値は心負荷の程度を反映し，治療方針の決定の際に参考になる。

❷**経胸壁心エコー図検査（図1）**

❶弁膜症の診断において，1）重症度評価，2）弁の形態評価，3）弁膜症による心機能障害の程度や血行動態の評価が，手術適応および術式の決定に必須である。

❷これらの評価において経胸壁心エコー図検査が最も重要な位置を占める。

❸断層像で弁の硬化や開放制限の程度，逸脱の範囲，弁尖の数を評価するとともに，手術適応を決定するうえで重要な心機能（拡大の程度や駆出率など）を計測する。

❹ドプラ法により，逆流や狭窄の重症度，心内圧を評価する。

❸**経食道心エコー図検査**

❶弁の形態や逆流のより詳細な評価のために行う。

❷僧帽弁閉鎖不全症では，探触子から近いところに僧帽弁が位置するため，特に有用である。

❸3D 心エコー図が標準になり，逸脱部位の評価をより正確に行うことができる（図2）。

❹大動脈弁や大動脈基部の詳細な観察（図3）にも有用である。

❹**胸部 CT**

❶心臓 CT は，経カテーテル大動脈弁留置術において重要な役割を担う。

❷大動脈弁や弁輪の石灰化の程度，冠動脈の位置，弁輪や ST 接合部の径や面積など，詳細なストラテジーを術前に立てるために必須の検査である

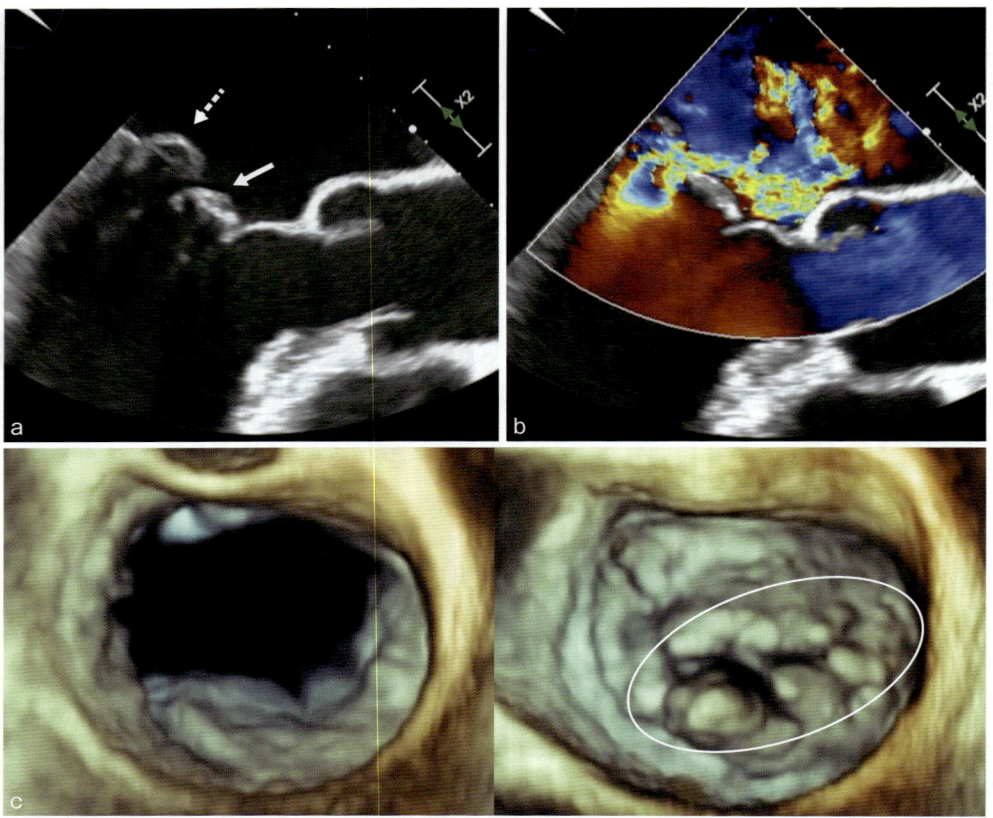

**図2　僧帽弁両尖逸脱による僧帽弁閉鎖不全症の経食道心エコー図**

a：断層像，b：カラードプラ，c：3D心エコー図。前尖（実線⟹），後尖（点線⟴）ともに逸脱しているが，後尖逸脱がより強く，後尖逸脱でみられる方向に逆流シグナルがみられる。3D心エコー図で広範囲に逸脱がみられる。

（図4）。

**5** 心臓カテーテル検査：心エコー図検査での評価が困難な患者や，臨床症状と心エコー図所見に乖離があるような患者では，心臓カテーテル検査による重症度・血行動態評価を行う。

### 確定診断の決め手

**1** 心雑音の聴取。

**2** 心エコー図検査による弁形態の異常，逆流や狭窄の存在，重症度の評価。

### 誤診しやすい疾患との鑑別ポイント

**1** 閉塞性肥大型心筋症（大動脈弁狭窄症と鑑別）

　**❶** 心雑音の部位や放散の有無，Valsalva負荷による雑音の大きさの変化の有無。

　**❷** 心エコー図で，大動脈弁石灰化の有無，非対称性心肥大の有無，僧帽弁収縮期前方運動の有無，

狭窄部位の確定により診断。

### 確定診断がつかないとき試みること

**1** 大動脈弁狭窄症の重症度評価で，大動脈弁通過血流の最大流速を計測することが最も重要である。半数近くの症例では，心尖アプローチからの流速が最大流速にならないため傍胸骨右縁や上位肋間など多方向からのアプローチを行う。

**2** 無症状の重症弁膜症患者における症状の有無の確認，有症状の中等症弁膜症患者における負荷時の重症度評価のために，負荷心エコー図検査を施行する。

**3** 心エコー図検査による大動脈弁逆流の定量評価が困難な場合，MRIのPhase contrast法により定量を行う（Circ Cardiovasc Imaging 6: 48-57, 2013）。

**4** 心エコー図検査などの非侵襲的検査による重症度と臨床所見が合わなかった場合に，心臓カテーテル検査で同時圧計測や左室/大動脈造影など重症度評

4

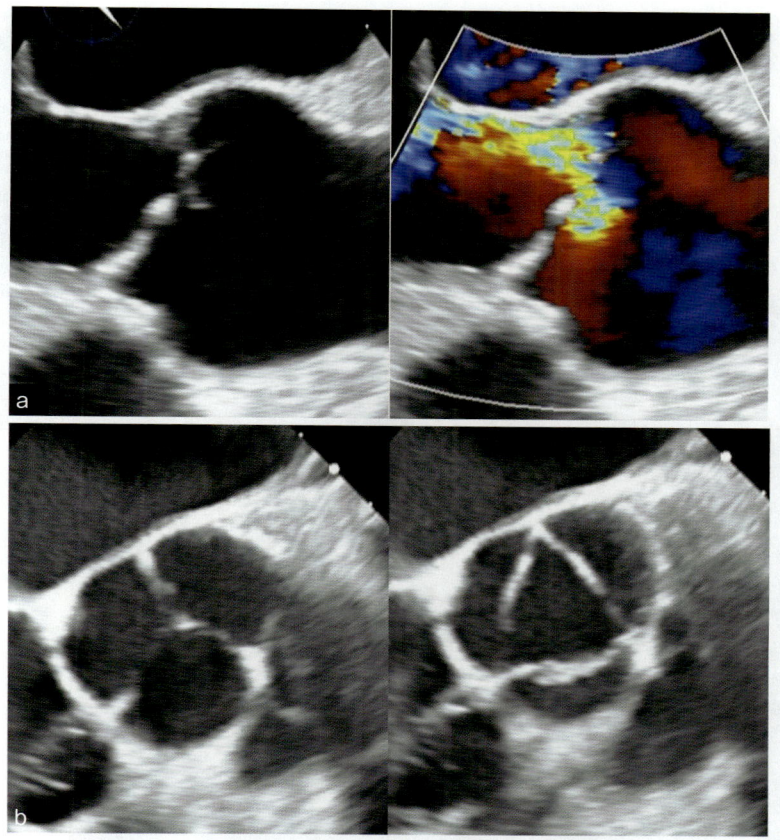

**図3** 経食道心エコー図による大動脈弁・大動脈基部の観察

長軸断面(a)では右冠尖の逸脱と逆流シグナル，大動脈基部が観察され，短軸断面
(b)では大動脈弁尖の観察ができる。

価を行う。

## 合併症・続発症の診断

**1** 感染性心内膜炎：ほとんどの弁膜症患者は感染性心内膜炎の中等度リスク患者である。血液培養と，心エコー図(疣腫や弁輪部膿瘍，新たな弁逆流の出現や弁逆流の増悪)，その他の画像で診断する〔感染性心内膜炎の予防と治療に関するガイドライン(2017年改訂版)〕。

**2** 左房血栓：僧帽弁狭窄症では左房血栓を高率に合併し，脳梗塞発症率も高い。左心耳血栓の検出において，経胸壁心エコー図では感度が低く，経食道心エコー検査で診断する。

## 予後判定の基準

**1** 重症大動脈弁狭窄症の予後：無症状重症大動脈弁狭窄症では，左室駆出率が保たれていれば予後は良

好で，無症状のまま大動脈弁置換術を受けることなく経過をみることができた場合の5年生存率は93％と報告されている(Circulation 111: 3290-3295, 2005)。一方，有症状重症大動脈弁狭窄症を放置した場合の予後は不良で，心不全，失神，胸痛を呈した患者の平均余命は1〜3年である。

**2** 一次性僧帽弁閉鎖不全症における術後の予後：弁置換術に比して弁形成術のほうが，周術期死亡率が低く(形成術：約1％，弁置換術：約4％)，術後遠隔期の生存率も良好である(Circulation 135: 410-422, 2017)。

## 経過観察のための検査・処置

**1** 診断時には手術適応のない症例において，フォローアップ心エコー図検査を施行し，適切な手術時期を逃さないようにすることが重要。

❶フォローアップ心エコー図の頻度は，弁膜症の

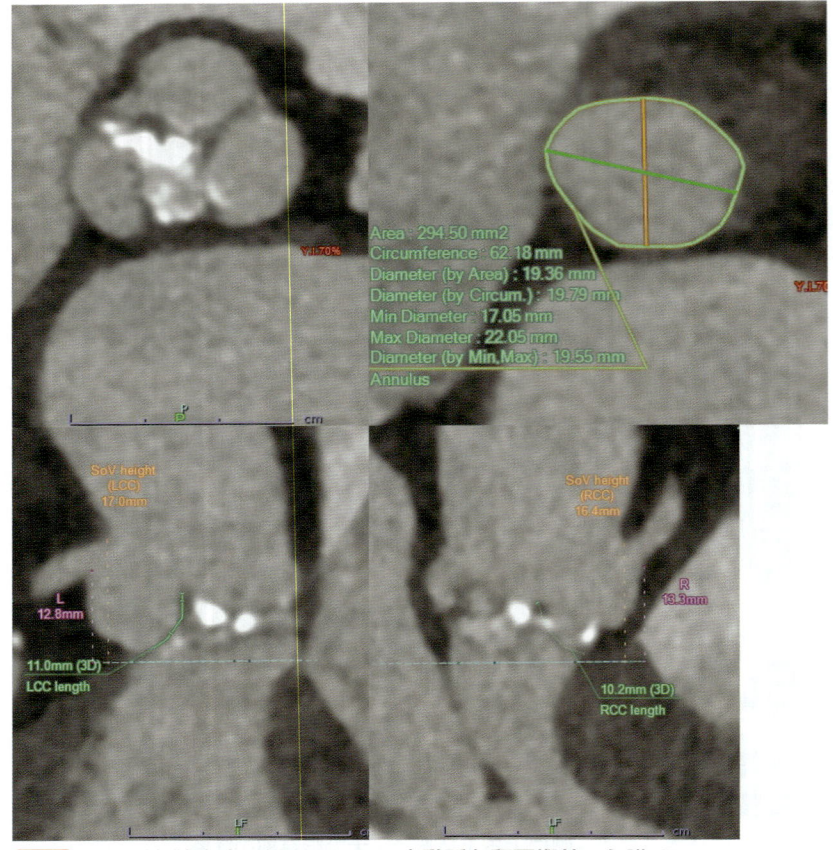

**図4** 大動脈弁狭窄症の経カテーテル大動脈弁留置術前の心臓 CT
弁の石灰化の分布，大動脈基部のサイズ，冠動脈との距離など詳細に計測する．

重症度によって異なる．

❷軽症は 3～5 年，中等症は 1～2 年，重症は半年から 1 年に 1 回の心エコー図検査が推奨されている．

**2** BNP は，心負荷の状態をある程度反映するため，経時的な変化を追うのに有用である．

### ┃治療法ワンポイント・メモ

**1** 薬物療法

❶二次性僧帽弁閉鎖不全症・二次性三尖弁閉鎖不全症を除き，基本的に症状を呈する重症弁膜症は介入（外科治療または経カテーテル治療）の適応であり，利尿薬や降圧薬を使用することもあるが，薬物治療によりむだに手術時期を遅らせるべきではない．

❷一方で，二次性僧帽弁閉鎖不全症・二次性三尖弁閉鎖不全症は，薬物治療による心不全治療が基本で，薬物治療を最大限に施行したうえで，心不

全症状を呈する場合に介入を考慮する．

**2** 外科治療と経カテーテル治療

❶重症弁膜症では術後の長期予後の観点から，有症状の症例に加え，無症状であっても心機能低下や心内圧の上昇の所見に基づいて手術適応となる（2020 年改訂版 弁膜症治療のガイドライン）．

❷従来からの開心術に加えて，大動脈弁狭窄症，僧帽弁閉鎖不全症に対して，カテーテルによる治療が可能となった．高齢者や外科手術リスクの高い症例などでは，カテーテル治療が選択される．

**3** 中等症弁膜症

❶僧帽弁狭窄症を除き，中等症弁膜症は基本，単独では手術適応にならない．

❷心不全を呈する中等症弁膜症では，弁膜症以外に心不全の原因がないか，重症度の過小評価の可能性や負荷をかけることによる重症化の有無などを評価する．

### さらに知っておくと役立つこと

❶弁膜症は進行性の病気であり，診断した時点で手術適応でなくても将来的に手術適応になることがある。そのため経過を追う必要があるということを，患者に十分説明しておく。

❷弁膜症患者における感染性心内膜炎の合併は大きな問題であり，予防や早期診断のためには患者の啓発が最も重要である。この疾患について，歯科治療前の予防的抗菌薬投与の必要性や，罹患時にどのような症状がみられるのかについて，十分説明しておく。

### 専門医へのコンサルト

　心雑音を聴取すれば，無症状であっても一度は心エコー図検査を施行し，専門家へのコンサルトを考慮する。

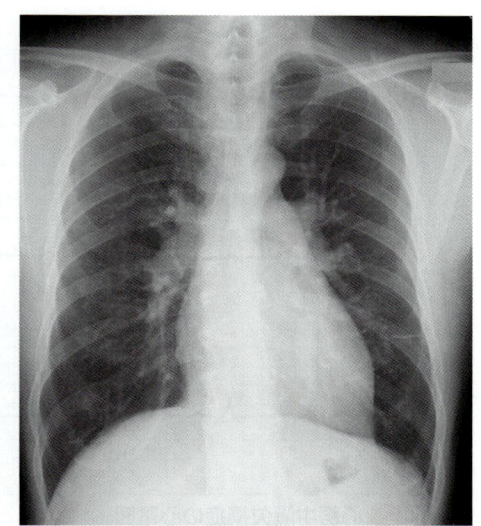

**図1** 心房中隔欠損症の胸部単純X線

左第2弓の突出，肺血管の拡大を認める。

# 先天性心疾患（成人）

## Adult Congenital Heart Disease (ACHD)

**石津 智子** 筑波大学教授・循環器内科

**頻度** **ときどきみる**

**GL** ・2022年改訂版 先天性心疾患術後遠隔期の管理・侵襲的治療に関するガイドライン
・2021年改訂版 先天性心疾患，心臓大血管の構造的疾患（structural heart disease）に対するカテーテル治療のガイドライン
・成人先天性心疾患診療ガイドライン（2017年改訂版）

## I 心房中隔欠損（ASD：atrial septal defect）

### 診断のポイント

❶成人期に診断される先天性心疾患として最多。
　❶心房中隔の欠損により，左房から右房へ血液が短絡し，右室容量負荷を呈する。
　❷成人期まで無症状であることが多い。
　❸肺血流が増加し，肺高血圧症を呈することもある。
　❹健康診断などで偶発的に発見できれば，症状が顕性化するまえに予防的に閉鎖術を行うことにより予後が改善できる（Eur Heart J 42: 563-645, 2021）。

❷胸部単純正面像での肺動脈拡大（図1）。
❸不完全右脚ブロック，crochetageパターン（Ⅱ，Ⅲ，aVFのQRSのノッチ：ASDに特異的）（図2）。
❹経胸壁心エコー図での右室拡大，欠損孔の描出（図3）。

### 症候の診かた

❶心音：Ⅱ音の固定性分裂。
❷心雑音はないことも多い。相対的肺動脈弁狭窄では収縮期駆出性雑音。

### 検査所見とその読みかた

　脳性利尿ペプチド（BNP）が軽度高値となることもある。

### 確定診断の決め手

❶経胸壁心エコー図
　❶右室拡大とカラードプラ法でASDの短絡血流が描出されれば診断できる。
　❷一次孔・二次孔欠損以外のASDでは描出困難。
❷経食道心エコー図：心房中隔欠損の有無，部位，サイズ，短絡の方向。

### 誤診しやすい疾患との鑑別ポイント

❶カラードプラ法で短絡血流が疑われても，右室拡

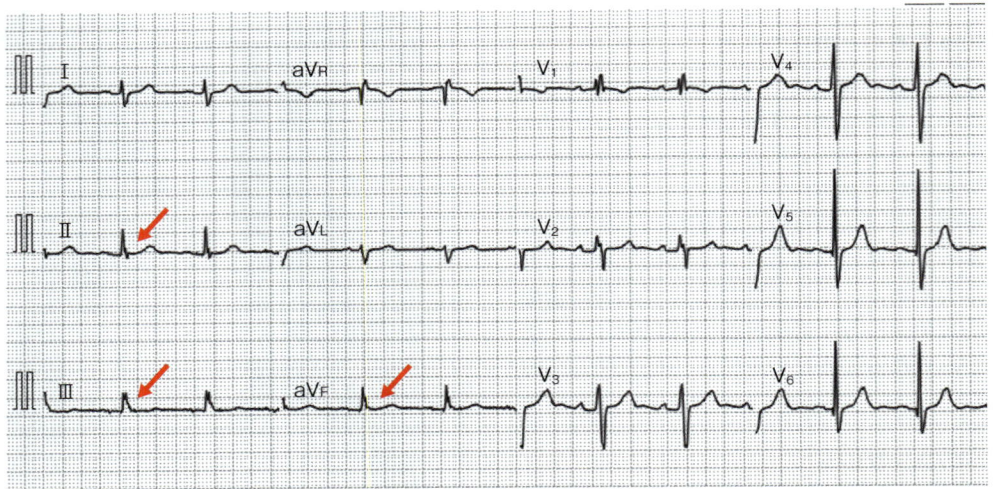

**図2 心房中隔欠損症の心電図**

不完全右脚ブロックに加えて，crochetage パターン（矢印：Ⅱ，Ⅲ，aVF の QRS のノッチ）を認める。

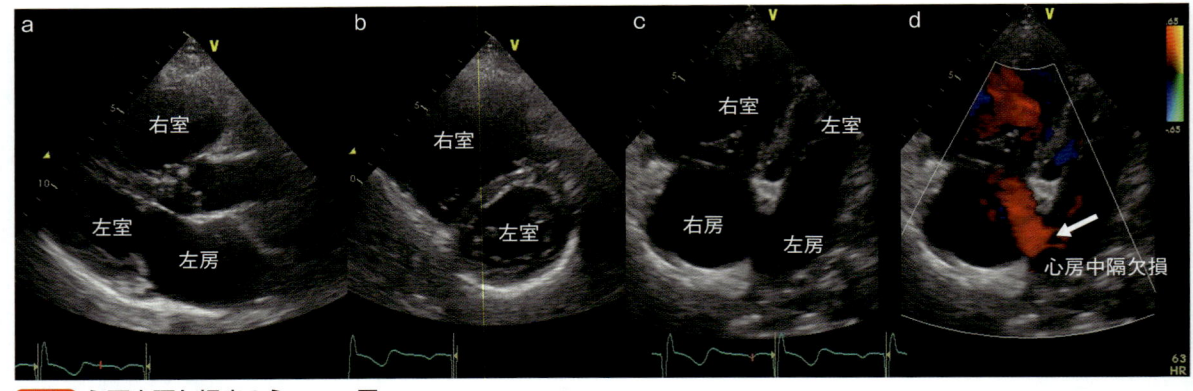

**図3 心房中隔欠損症の心エコー図**

拡大した右室（a，b），二次孔型心房中隔欠損を通過し，左房から右房に短絡する血流信号（c，d⟹）。

大がない場合は，ASD は否定的。

❷心エコーでの肺体血流比（Qp/Qs）は誤差もあるため参考程度。

### 確定診断がつかないとき試みること

　胸部造影 CT（静脈相，心電図同期，thin slice）：ASD の存在診断，部位，サイズ，部分肺静脈還流異常の合併の有無。

### 合併症・続発症の診断

❶心房細動（中年期以降）（N Engl J Med 340: 839-846，1999）。

❷肺高血圧（PH：pulmonary hypertension）：Eisen-menger 症候群，左右短絡に関係した PH，小欠損（≦2 cm）に合併した PH，修復術後の PH の 4 型に分類される（Eur Respir J 53: 1801913，2019）。

### 予後判定の基準

❶若年期には無症状であることが多いが，中年以降で徐々に右心不全徴候が明らかとなり，健康寿命に影響する。

❷25 歳より以前に治療されると予後は良好だが，40 歳以降の治療では将来の心房細動の予防は困難（Eur Heart J 42: 563-645，2021）。

### 治療法ワンポイント・メモ

❶成人症例では，無症状であっても右室拡大を呈する ASD は将来の合併症を予防するために閉鎖術を勧める。

❷二次孔欠損型では，経皮的カテーテルデバイスが低侵襲治療として全国で 84 の認可施設で行われている。

### 専門医へのコンサルト

❶胸部 X 線，心電図異常から ASD を疑う場合には，心エコー図が行える施設へコンサルトが望ましい。心エコー図で右室拡大を伴う容量負荷パターンが認められたら，ASD の欠損孔が描出されなくとも専門医へ紹介する。

❷肺動脈性肺高血圧（PAH：pulmonary arterial hypertension）を合併している場合には，経験豊富な施設での個別検討が必要。

## II 心室中隔欠損（VSD：ventricular septal defect）

### 診断のポイント

❶先天性心疾患のなかで最多の頻度で，心雑音が明瞭で小児期より指摘されていることが多い（Ann Thorac Surg 106: 1578-1589, 2018）。

❷小欠損では未治療であることが多い。

### 症候の診かた

❶胸骨右縁第 3～4 肋間を最強点とする汎収縮期雑音。

❷しばしば Thrill を触れる。

### 検査所見とその読みかた

❶心室間交通により，左房および左室の容量負荷による拡大を認める。

❷PH の合併がありうる。

### 確定診断の決め手

心エコー図カラードプラ法による左右短絡血流の描出。

### 誤診しやすい疾患との鑑別ポイント

❶収縮期雑音を呈する大動脈弁狭窄，左室流出路狭窄，僧帽弁逆流が鑑別にあがる。

❷大動脈弁狭窄は頸部に放散する収縮期駆出性雑音，左室流出路狭窄は収縮期駆出性雑音であるが，頸部には放散しない。

❸僧帽弁逆流は，汎収縮期雑音で，VSD と類似するが，最強点が心尖部である。

### 確定診断がつかないとき試みること

❶造影 CT。

❷経食道心エコー。

### 合併症・続発症の診断

❶円錐部欠損に伴う大動脈弁逸脱や大動脈弁逆流，Valsalva 洞動脈瘤破裂，右室二腔心に留意を要する。心エコーにより診断できるが，経験に乏しいと診断は容易ではないため，経験豊富な施設への紹介が有用。

❷VSD の術後あるいは小さな VSD に成人期に PAH が顕在化すると予後不良であり（Eur Heart J 35: 716-724, 2014），留意して早期診断に努める。

❸感染性心内膜炎のリスクが高い（Int J Cardiol 377: 45-50, 2023）。発熱時には経験的抗菌薬を投与する前に，血液培養を採取する。心エコーで短絡血流ジェットの向かう右室壁，欠損孔周囲など右心系の疣腫に留意する。

## III Fallot 四徴症術後（rTOF：repaired tetralogy of Fallot）

### 診断のポイント

❶Fallot 四徴症は，大動脈騎乗，心室中隔欠損，肺動脈弁狭窄，右室肥大を 4 徴とするチアノーゼ心疾患のなかで最多の奇形である。

❷小児期に心内修復術を受け，その後 10～20 年で肺動脈弁逆流を呈することが多い。進行性の右室拡大がある場合には，弁への介入を適切なタイミングで行う必要があるが，専門医への通院が中断していることがまれではなく，手術時期を逸すると予後不良となる（Can J Cardiol 35: 1772-1783, 2019）。

❸本人，家族が小児科医師から通院不要と説明されていることもあるが，生涯にわたる専門診療を要する。胸骨正中に手術痕があることが手がかりとなる。

### 症候の診かた

❶患者が労作時息切れを否定して無症状であると申

告しても，心肺運動負荷試験により心肺機能低下が明らかとなることが多い。生まれながらの異常で，「調子がよかった経験がない」「不調に慣れている」ことが一因とされている。

**2**肺動脈弁逆流では，胸骨右縁第2肋間を最強点とする往復性雑音。

> **❶**肺動脈弁逆流が高度となると，拡張期拡張早期雑音となる（Eur Heart J 42: 563-645，2021）。
> **❷**右室拡大のため，胸骨左縁大4～6肋間レベルで右室拍動（right ventricular heave）を触診する。

### 検査所見とその読みかた

心電図：完全右脚ブロック。QRS幅は右室容積と正相関し，180m秒以上では，突然死リスクが高い（Circulation 138: 2106-2115，2018）。

### 確定診断の決め手

**1**心エコー

> **❶**右室拡大を認める。
> **❷**四腔像での右室断面積が $30\ cm^2$ 以上はすでに肺動脈弁への介入を想定すべきサイズまで拡大している可能性がある（J Am Soc Echocardiogr 23: 905-911，2010）。
> **❸**カラードプラ像で観察すると，有意な肺動脈弁逆流では主肺動脈より遠位の左右の肺動脈内にも逆流信号が描出される。

**2**心臓MRI

> **❶**右室容積，右室駆出率，弁逆流率の定量評価に用いる。
> **❷**右室流出路病変への再介入時期の決定に必須。

### 誤診しやすい疾患との鑑別ポイント

**1**肺動脈狭窄が残存していると右室圧が高値となることがある。

**2**右室圧高値とPHとの鑑別が必要である。

**3**鑑別は聴診による収縮期雑音の聴取と心エコーや造影CTによる肺動脈狭窄（弁下，弁性，弁上および左右肺動脈狭窄など）の診断による。

### 確定診断がつかないとき試みること

造影CTは心血管の先天性構造異常を理解するのに有用である。

### 合併症・続発症の診断

**1**感染性心内膜炎のリスクが高い。多発肺膿瘍は右心系の心内膜感染を疑う。

**2**心房頻拍の合併は20%程度。心房頻拍は右房切開痕に関連した電気的な異常であるが，肺動脈弁逆流による右室障害を反映することが多く，右室構造の精査が必要である。

### 予後判定の基準

**1**QRS幅，上室性頻脈性不整脈，非持続性心室頻拍，左室機能低下，心臓MRIによる右室および左室の遅延造影像は予後不良因子（Can J Cardiol 35: 1772-1783，2019）。

**2**QRSのフラグメンテーションが心臓突然死のハイリスク（Circulation 142: 1612-1622，2020）。

### 治療法ワンポイント・メモ

**1**2023年3月より，わが国でも経皮的肺動脈弁留置術が実施開始となった。

**2**適応は以下の通り。

> **❶**有症状であり重度肺動脈弁逆流（逆流率30%以上）を認めるもの。
> **❷**無症状であり重度肺動脈弁逆流（逆流率30%以上）に加え，下記のいずれかを認めるもの。
> - 心肺運動負荷により運動耐容能低下が証明される。
> - 右室拡大（MRIあるいは右室造影により計測した右室拡張末期容積係数 $160\ mL/m^2$ 以上もしくは右室収縮末期容積係数 $80\ mL/m^2$ 以上）。
> - 経時的な右室収縮率低下。
> - QRS幅＞180 ms。

### さらに知っておくと役立つこと

**1**医学の進歩とともに，小児期の肺動脈弁に対する心臓手術は「根治術」ではなく「修復術」であることが認識されてきた。

**2**最先端のカテーテル治療を含め，生涯にわたる専門医診療が必要である可能性があり，専門医とかかりつけ医との2人の主治医をもつことが勧められる。

**3**2022年に，全都道府県に成人先天性心疾患の専門医修練施設が整備された。

### 専門医へのコンサルト

肺動脈弁逆流の定量，右室容積の定量は一般診療では困難である。無症状でも専門医へコンサルトを勧める。

# 拡張型心筋症
## Dilated Cardiomyopathy (DCM)

絹川 弘一郎　富山大学教授・第二内科

**頻度** ときどきみる
**GL** 心筋症診療ガイドライン（2018 年改訂版）

## 診断のポイント

**1** バイオマーカー：B 型ナトリウム利尿ペプチド（BNP）または N 末端プロ BNP（NT-proBNP）。BNP $\geq$ 40 pg/mL，NT-proBNP $\geq$ 125 pg/mL で心機能障害を疑う（Eur J Heart Fail 25: €16-631, 2023）。
**2** 心エコー検査：びまん性左室壁運動低下と左室内腔拡大。
**3** 胸部単純 X 線：心拡大。
**4** 冠動脈 CT や冠動脈造影（CAG）で冠動脈疾患の否定。

## 緊急対応の判断基準

心原性ショックや急性非代償性心不全を呈する場合（例：収縮期血圧＜90 mmHg や酸素飽和度＜90％などの循環不全や呼吸不全を合併）。

## 症候の診かた

以下は心不全を発症した場合の症候である。
**1** 呼吸困難
　❶初発は労作時息切れが多い。
　❷安静時呼吸困難の多くは起坐呼吸となり，左心不全の鋭敏な徴候である。
　❸しばしば咳嗽を伴う。
　❹重症肺水腫の際にピンク色の泡沫状喀痰を排出することもある。
**2** 浮腫：足背や下腿に多く，指で押すと凹んだまま戻らない（pitting edema）。
**3** 脈拍異常
　❶多くの場合，頻脈となる。
　❷重症例では，交互脈（pulsus alternans）もある。
　❸しばしば不整脈を合併する。
**4** 頸静脈怒張：静脈うっ血の鋭敏な指標である。
**5** 呼吸副雑音
　❶軽症時は間質浮腫による気管支れん縮から喘鳴（wheeze）を聴取するため，喘息と誤診されやすい。
　❷中等症以上で肺胞うっ血をきたすと湿性ラ音（coarse crackle）を聴取するようになる。

**6** 過剰心音・心雑音
　❶Ⅲ音・Ⅳ音を聴取する場合，ギャロップまたは奔馬調律ともよばれる。
　❷機能性僧帽弁逆流の合併により，心尖部に汎収縮期雑音を聴取することがある。

## 検査所見とその読みかた

**1** 胸部単純 X 線：（心不全症状がなくても）心胸郭比拡大，（心不全を発症した場合）肺うっ血，胸水，Kerley's B line など。
**2** 心電図：特異的な所見はないが，前胸部誘導の poor R progression（左室拡大）や左室高電位を認める場合が多い。心筋障害を反映して，異常 Q 波・QRS 幅延長・脚ブロックなどを認めることもある。
**3** 血液検査所見：一般採血では異常がないことがほとんどである。BNP または NT-proBNP は，無症状でも軽度上昇していることがある（BNP $\geq$ 40 pg/mL，NT-proBNP $\geq$ 125 pg/mL）。
**4** 心エコー検査：びまん性左室壁運動低下と左室内腔拡大〔明確な左室拡張末期径（LVDd）や左室駆出率（LVEF）のカットオフ値は示されていないが，おおむね LVDd＞50 mm，LVEF＜50％〕。
**5** 心臓 MRI：典型的には，左室壁中部に線状に縦走する Gd 遅延造影パターンとなる。

## 確定診断の決め手

（特に心不全発症前の診断法として）
**1** BNP または NT-proBNP を測定し，上昇があれば，
**2** 心エコー検査で左室拡大および壁運動低下を確認し，
**3** 最後に二次性心筋症を除外する。

## 誤診しやすい疾患との鑑別ポイント

**1** 虚血性心筋症
　❶心筋梗塞の既往とそれに対応する心電図異常。
　❷心エコーで冠動脈分布に一致する壁運動異常。
　❸ CAG で冠動脈近位部に高度狭窄〜閉塞（しばしば多枝病変）。
**2** 心サルコイドーシス
　❶心エコーで心室中隔基部の菲薄化や心室瘤。
　❷心筋病理で乾酪壊死を伴わない類上皮細胞肉芽腫や間質浮腫を伴ったリンパ球浸潤。
　❸ ¹⁸F-FDG PET で心臓への取り込みと，その部位に一致して心臓 MRI で Gd 遅延造影効果。

**❸心筋炎**(⇨801 頁)
　**❶**先行する感冒様症状と心筋逸脱酵素の上昇。
　**❷**心エコーで心筋浮腫・心嚢液。
　**❸**心筋生検で炎症細胞浸潤。
**❹拡張相肥大型心筋症**(⇨789 頁)
　**❶**肥大型心筋症の既往。
　**❷**心筋生検で錯綜配列の存在。
　**❸**左室拡大が軽度(LVDd が 50 mm 前後)。

## 確定診断がつかないとき試みること

　上記の鑑別診断以外では下記を確認する。
**1**筋ジストロフィー:CK 上昇・筋力低下。
**2**ミトコンドリア心筋症:眼症状・糖尿病。
**3**薬剤性心筋症:アントラサイクリン系またはトラスツズマブや免疫チェックポイント阻害薬などの使用歴。
**4**不整脈原性右室心筋症(ARVC):右室拡大・頻発する心室不整脈。
**5**周産期心筋症:妊娠または産褥期の場合。
**6**心アミロイドーシス:心エコーで壁肥厚や granular sparkling・手根管症候群(ATTR)・$\kappa/\lambda$ 比異常や M 蛋白(AL)・ピロリン酸シンチ陽性(ATTR)。
**7** Fabry 病:心肥大の既往・腎機能障害・左室後壁基部に限局した菲薄化。
　このうちいくつかは特異的診断法があり,専門医に相談することを勧める。

## 合併症・続発症の診断

**1**不整脈:ホルター心電図が有用であるが,検出力は十分でなく,発作時に来院して初めて判明することも多い。
**2**機能性僧帽弁閉鎖不全症:経胸壁もしくは経食道心エコーが有用である。
**3**血栓塞栓症:経胸壁もしくは経食道心エコーによる左室・左房内血栓の検索が有用である。

## 予後判定の基準

**1**心保護薬に対する反応:RAS 阻害薬〔アンジオテンシン変換酵素(ACE)阻害薬やアンジオテンシン受容体ネプリライシン阻害薬(ARNI)〕やミネラルコルチコイド受容体拮抗薬(MRA),$\beta$ 遮断薬,SGLT2 阻害薬などの投与により,心機能や BNP/NT-proBNP の改善が認められる場合は予後良好である。
**2**不整脈:心室頻拍や心室細動など,致死性不整脈出現例は予後不良である。

**3**心肺機能検査:最大酸素摂取量 14 mL/kg/分未満は予後不良とされ,心臓移植適応基準となっている。
**4**心臓 MRI:広範な遅延造影効果が存在する場合,予後不良とされる。
**5**遺伝子検査:ラミン A/C 変異は予後不良とされる一方で,タイチンの truncated variant は薬剤の反応がよい場合が多いとされる(Sci Rep 8: 1998, 2018)。

## 経過観察のための検査・処置

**1**治療経過は,心不全症状(NYHA 分類),BNP/NT-proBNP,心エコーなどでフォローする。
**2** BNP/NT-proBNP は,重症例では毎月,安定している場合は 3〜6 か月ごとに測定。心エコーは治療開始後 3〜6 か月に 1 回行い,リバースリモデリングの程度を確認し,安定したら年 1 回測定。

## 治療法ワンポイント・メモ

**1**生活指導:禁煙,塩分制限(1 日 6 g 以下),体重管理,服薬アドヒアランスの向上,症状増悪時の対処,心不全に対する知識などを教育指導することが重要である。
**2**ステージ B(心不全発症前):ACE 阻害薬と $\beta$ 遮断薬を投与する。
**3**急性心不全に対する治療
　**❶**ほぼ全例で酸素投与,酸素化不十分なら非侵襲的陽圧換気(NPPV)や気管内挿管も考慮。
　**❷**うっ血のある場合は利尿薬。
　**❸**血圧が保持された例では血管拡張薬,低灌流所見があればカテコールアミン。
　**❹**心原性ショックでは大動脈内バルーンポンプ,循環補助用心内留置型ポンプカテーテル(インペラ),経皮的心肺補助装置(PCPS),体外設置型左室補助人工心臓,などを考慮する。
**4**ステージ C(慢性心不全)
　**❶** ACE 阻害薬または ARNI,$\beta$ 遮断薬,MRA,SGLT2 阻害薬を併用する。
　**❷**症状に応じて利尿薬を用いる。
　**❸**適応があれば心臓再同期療法(CRT)や植込み型除細動器(ICD)を施行する。
　**❹**心不全増悪をきたす場合,可溶性グアニル酸シクラーゼ(sGC)刺激薬を追加する。
　**❺**重度の機能性僧帽弁逆流があれば,経皮的僧帽弁接合不全修復術(TEER)も検討する。
**5**ステージ D(難治性心不全):上記の治療を最大限使用しても症状が改善しない場合,植込み型左室補

助人工心臓（LVAD）や心臓移植の適応を検討する。
（Circ J 83: 2084-2184, 2019/J Card Fail 27: 1404-1444, 2021）

### さらに知っておくと役立つこと

本疾患は国の指定難病であり，診断確定後に臨床調査個人票で申請することにより，医療費の一部または全額公費負担が可能である。

### 専門医へのコンサルト

❶近年，拡張型心筋症の大部分に遺伝子異常が関与している可能性が示唆されており，患者本人と家族の遺伝子診断および適切な遺伝カウンセリングのために専門施設に相談する。
❷薬物治療やCRTに反応しない難治例は，心臓移植や植込み型LVADを実施可能な専門施設に相談する。

---

# 肥大型心筋症
## Hypertrophic Cardiomyopathy

**北岡 裕章** 高知大学教授・老年病・循環器内科学

頻度 **ときどきみる**
GL 心筋症診療ガイドライン（2018年改訂版）

### 診断のポイント

❶心電図異常や心雑音が診断のきっかけになることが多い。
❷約半数で家族歴を認める。
❸高血圧は認めないか，あっても軽度。
❹遺伝子変異を認めるか，心肥大をきたす他の二次性心筋症を除外する必要がある。

### 症候の診かた

❶労作時息切れ：多くは軽度の症状（NYHA class I/II）である。
❷失神
　❶心室頻拍などの重篤な不整脈による場合と，流出路狭窄による血圧低下から起こる脳血流減少による場合がある。
　❷突然死の危険因子の1つである。
❸心雑音
　❶心尖部から第4肋間胸骨左縁に聴かれ，収縮中期から後期にピークを有する収縮期雑音である。

❷通常，頸部への放散はない。
❸この雑音の特徴は，大動脈弁狭窄症と異なり，変動することにある。
❹Valsalva手技や立位負荷，期外収縮，脱水などで増強する。

### 検査所見とその読みかた

❶心電図
　❶多くの場合，何らかの異常を示し，しばしば診断のきっかけとなる。
　❷左室高電位は成人肥大型心筋症の65〜75％に認められる。
　❸中隔肥厚または右室肥大を反映して右側胸部誘導にもR波増高がみられることもある。
　❹異常Q波は，小児例の約半数，成人例の約30％に認められ，中隔の不均等な肥厚を反映して比較的病初期から幅の狭いQ波を呈することがある。
　❺ST-T変化および陰性T波は70〜95％に認められ，通常ストレイン型のST低下であるが，まれに前胸部誘導のST上昇を呈する症例もある。
　❻左側胸部誘導の巨大陰性T波（GNT：giant negative T wave）は，心尖部肥大型心筋症の診断のきっかけとなることが多い。
❷心エコー
　❶心肥大の程度と拡がり，心室内圧較差の有無や部位およびその定量評価，収縮期僧帽弁前方運動（SAM：systolic anterior motion of the mitral valve）などを確認する。
　❷30 mm以上の著明な左室肥大は，突然死の危険因子とされている。
　❸非対称性中隔肥厚（ASH：asymmetric septal hypertrophy）が特徴的とされたが，それ以外にもさまざまな肥大様式を認める。
　❹心室内圧較差の程度は心不全症状との関連も大きく，治療の重要な指標となる。心雑音同様，負荷の状態によって変動するため，安静時に圧較差を認めなくても，Valsalva負荷や運動負荷を行い，心室内圧較差の有無を確認することが重要である。
❸心臓MRI
　❶心エコー検査で十分な画像が得られない患者の心肥大評価に有用である。
　❷特に，心エコー検査での観察が困難な心尖部の一部に限局した壁肥厚や心尖部瘤の診断に有用である。
　❸造影MRIで認めるlate gadolinium enhancement

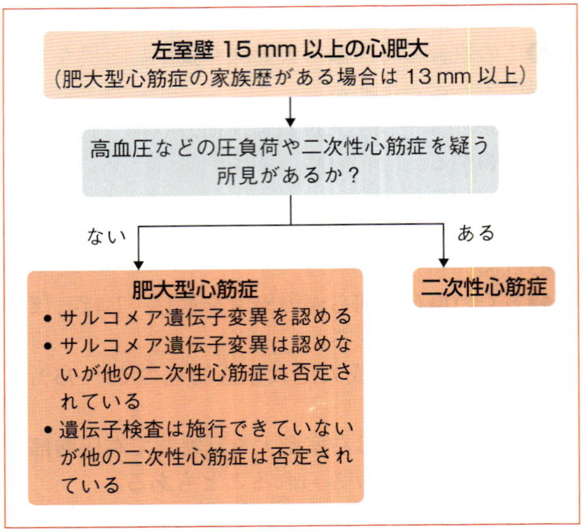

**図1　肥大型心筋症の定義**

〔日本循環器学会/日本心不全学会：心筋症診療ガイドライン（2018 年改訂版）．https://www.j-circ.or.jp/cms/wp-content/uploads/2018/08/JCS2018_tsutsui_kitaoka.pdf（2024 年 7 月閲覧）〕

（LGE）は，組織学的には線維化に相当すると考えられており，広範囲な LGE の存在は，予後推測に有用である。

## 確定診断の決め手（図1）

**1** 15 mm 以上の左室肥大（本症の家族歴がある場合は 13 mm 以上）。

**2** 他に心肥大の原因を認めない。

**3** 肥大型心筋症の原因遺伝子変異を認める（2022 年より本症に対する遺伝子検査が保険適用となった）。

## 誤診しやすい疾患との鑑別ポイント

**1 心 Fabry 病**（⇨ 1124 頁）

❶ X 連鎖性の遺伝形式をとる（しかし女性発症もある）。

❷ 全周性の心肥大が多い。

❸ 四肢末端疼痛や無・低汗症，被角血管腫などを認めることもある（古典型）。

**2 ミトコンドリア心筋症**（⇨ 570 頁）

❶ 通常は全身のミトコンドリア病の一部であるが，心病変だけのこともある。

❷ ミトコンドリア DNA 変異の場合は母系遺伝形式をとる。

❸ 遺伝子診断や酵素活性，病理検査など指定難病としての診断基準を参考に診断する。

**表1　肥大型心筋症患者の突然死リスク因子**

| 主要リスク因子 |
| --- |
| ・心室細動・心室頻拍による心停止の既往 |
| ・持続性心室頻拍の既往 |
| ・6 か月以内の心原性あるいは原因不明の失神 |
| ・左室壁厚 30 mm 以上の著明な肥大 |
| ・2014ESC ガイドライン計算式（HCM Risk-SCD Calculator）にてハイリスク（5 年間のイベント予測が 6%より大） |
| ・突然死の家族歴〔第 1 度近親者（両親，兄弟姉妹，子供）および第 2 度近親者（祖父母，孫，おじ・おば，甥・姪，片親の異なる兄弟姉妹），40 歳未満の突然死あるいは HCM 診断患者では年齢は問わず，突然死イベントには心肺停止蘇生成功およびICD 適切作動を含む〕 |
| ・非持続性心室頻拍 |
| ・運動時の血圧反応異常 |
| **修飾因子** |
| ・左室流出路閉塞（心エコー検査にて 30 mmHg 以上の圧較差：負荷時も含む） |
| ・CMR で広範囲な LGE |
| ・拡張相肥大型心筋症 |
| ・心室瘤 |

〔日本循環器学会，他：心筋症診療ガイドライン（2018 年改訂版）．https://www.j-circ.or.jp/cms/wp-content/uploads/2018/08/JCS2018_tsutsui_kitaoka.pdf（2024 年 7 月閲覧）〕

**3 心アミロイドーシス**（⇨ 1140 頁）

❶ AL アミロイドーシスとトランスサイレチン型アミロイドーシスが大部分を占める。

❷ トランスサイレチン型アミロイドーシスでは，手根管症候群や脊柱管狭窄症の合併が多い。

❸ 心エコーで apical sparing（心基部の長軸方向ストレインが低下し，相対的に心尖部では保たれている所見）を認めることが参考になる。

## 確定診断がつかないとき試みること

**1** 心臓 MRI における T1 mapping や extra cellular volume（ECV）による心筋組織性状の確認は，二次性心筋症の鑑別に有用である。心アミロイドーシスでは T1 mapping/ECV が高値，心 Fabry 病では低値，肥大型心筋症はその中間をとる。

**2** 心筋生検が鑑別診断に有用なことがある。

## 合併症・続発症の診断

**1** 突然死

❶ 頻度として高いものではないが，一部の患者で突然死を認める。

❷ 表1 に示す危険因子を勘案して，突然死のリスクを判定する。

❸突然死のリスクが高いと判断すれば，植込み型除細動器を検討する。

**2**心不全：1）左室拡張能の低下，2）左室内圧較差，3）左室収縮能低下（いわゆる拡張相肥大型心筋症）による心不全を認める。

**3**心房細動による脳塞栓症

❶心房細動は肥大型心筋症の 25％程度で認められ，合併の頻度の高い不整脈である。

❷心房細動は，脳塞栓症の原因や心不全の誘因となる。

### ▌治療法ワンポイント・メモ

**1**日常生活：競技的な運動は避け，圧較差増加につながる脱水に注意する。

**2**薬物治療

❶β遮断薬を基本とし，圧較差による症状が強いときにはシベンゾリンを併用する。

❷脱水は圧較差の増大につながるため，利尿薬の使用や投与量には注意する。

❸肥大型心筋症における心房細動は，CHADS$_2$ スコアや CHA$_2$DS$_2$-VASc スコアが低値であっても脳塞栓症を発症する危険があり，禁忌がない限り抗凝固療法を考慮する。

### ▌さらに知っておくと役立つこと

**1**難病医療費助成制度の対象である。NYHA class Ⅱで，かつ心不全，入院歴，突然死リスクのいずれかを満たす中等度以上が対象となる。

**2** 2022 年度より，遺伝子診断が保険診療として可能となった。

**3**病態の変化が生涯に渡り生じるため，定期的なフォローアップが必要である。

## 特定心筋症
### Secondary Cardiomyopathy

辻田 賢一　熊本大学大学院教授・循環器内科学

**1**わが国の心筋症ガイドラインでは，心筋症は特発性（原発性）心筋症と全身疾患の心病変である特定（二次性）心筋症に大別している。心筋症の診断のフローチャートにおいて，まずは鑑別すべき特定心筋症を評価し，これを否定したあとに特発性心筋症と診断される。

**2**特定心筋症は多岐にわたるが，大別すると肥大心

の場合には心アミロイドーシスや Fabry 病，ミトコンドリア病などを，拡大心の場合には心サルコイドーシスが鑑別に挙がる。二次性心筋症では，治療や予後，病態が異なるため正確な診断が必要である。

## Ⅰ 心アミロイドーシス

(頻度) **ときどきみる**

GL 2020 年版 心アミロイドーシス診療ガイドライン

### ▌診断のポイント

**1**高齢者心不全に潜在し，左室肥大をみた場合に鑑別にあげる。

**2**手根管症候群や腰部脊柱管狭窄症の合併例が多い。

**3**野生型トランスサイレチン型心アミロイドーシスは高齢男性に多く，右心不全を呈することが多い。

**4**心電図では左室肥大に比して低電位をとり，伝導障害や心房細動の合併が多い。

**5**トランスサイレチン型心アミロイドーシスでは骨シンチグラフィが診断に有用で，AL アミロイドーシス鑑別のため M 蛋白の評価を行う。

### ▌症候の診かた

**1**息切れ：胸水貯留や下腿浮腫など体液貯留を認めることが多い。特に AL アミロイドーシスの場合には急速に症状が悪化し，難治性心不全を呈することがある。

**2**手のしびれや腰痛：手根管症候群（＞50％）や腰部脊柱管狭窄症の合併が多く，母指球筋の萎縮を確認することで本疾患を想起することがある。

**3**腱断裂：肩腱板断裂による上肢挙上困難や上腕二頭筋断裂によるポパイサイン（力こぶを作ったときに上腕部が異常に膨隆する）を認めることがある。

**4**立ちくらみ：AL アミロイドーシスの場合には，自律神経障害のため起立性低血圧を認めることがある。

**5**巨舌：アミロイド沈着のため，舌側縁では歯圧痕を認めることがある。

**6**出血斑：血管壁にアミロイドが沈着して脆弱となるため，出血傾向が強くなり紫斑をきたしやすい。眼窩周囲の紫斑は，"raccoon eyes"や"panda eyes"といわれ特徴的な所見である。

**7**肝脾腫：アミロイド沈着により，硬く腫大した肝臓を触れる。

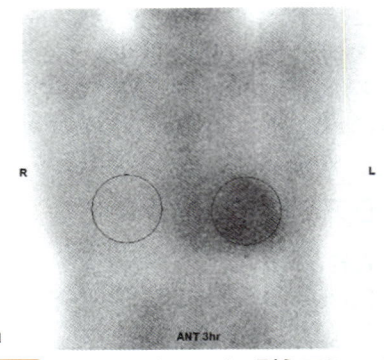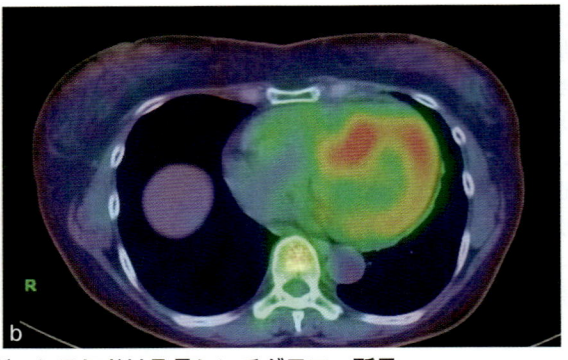

**図1** トランスサイレチン型心アミロイドーシスにおける骨シンチグラフィ所見

心筋に肋骨よりも強い核種の集積を認める（Grade 3）。

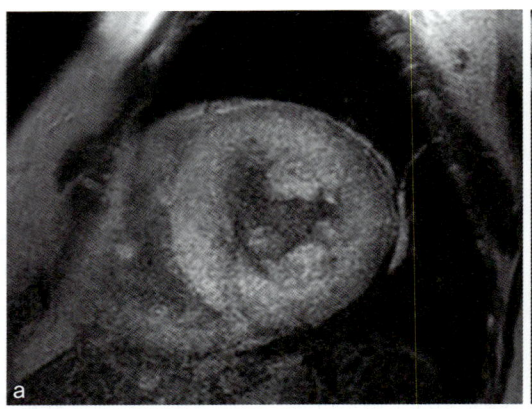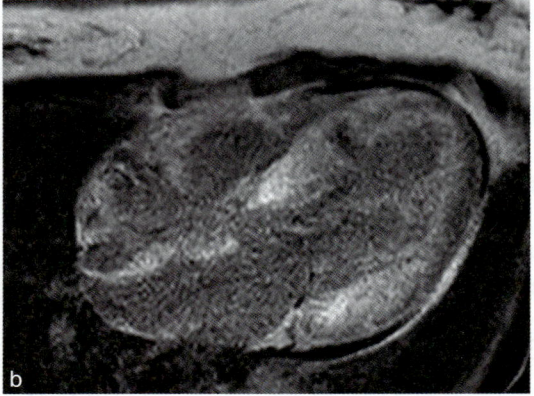

**図2** 心アミロイドーシスにおける造影 MRI 所見

左室肥大と左室心内膜下の全周性の造影遅延像を認める。

## 検査所見とその読みかた

**1** 心電図：一般的に，高血圧などにより左室肥大を呈した場合には前胸部誘導の R 波増高を認めるが，心アミロイドーシスの場合には左室肥大の程度に比して低電位であり，脚ブロックや房室ブロックなどの伝導障害を認めることがある。

**2** 心エコー：左室肥大に加えて，心基部の長軸方向ストレインが低下し，相対的に心尖部では保たれている所見（apical sparing）が診断に有用とされている。

**3** バイオマーカー：高感度トロポニン T の持続的な上昇は，心アミロイドーシスを疑う所見である。BNP や NT-proBNP は心不全の重症度把握に有用である。

**4** M 蛋白：トランスサイレチン型アミロイドーシスと AL アミロイドーシスを鑑別するために重要な検査である。free light chain，尿中免疫固定法および血清免疫固定法の 3 つを評価する。

**5** 骨シンチグラフィ：$^{99m}$Tc ピロリン酸シンチグラフィや DPD シンチグラフィなどの骨シンチグラフィで，心臓に有意な集積（肋骨と同等かそれ以上の集積：grade 2 以上）を認めた場合には，トランスサイレチン型心アミロイドーシスが疑われる（図1）。

**6** 心臓造影 MRI：心筋障害を反映する Native T1 値や細胞外基質量と相関する心筋細胞外容積分画（ECV：extracellular volume fraction）の異常高値，および心腔内の dark blood pool，左室心内膜下に造影遅延を認める（図 2）。

## 確定診断の決め手

**❶** 心アミロイドーシスを疑った場合には，まずは 1) 骨シンチグラフィと 2) M 蛋白の評価を行う。骨シンチグラフィが陽性であり，上記の M 蛋白評価に関する 3 つの検査がすべて陰性であれば M 蛋白の存在が否定でき，トランスサイレチン型心アミロイドーシスの可能性がきわめて高く，欧米ではこの段階でトランスサイレチン型心アミロイドーシスの確定診断としている。いずれの検査も陰性の場合には，心アミロイドーシスの可能性は低い。

**❷** 一方で M 蛋白が陽性となった場合には，AL アミロイドーシスの可能性を考慮する必要があり，病理学的なアミロイド沈着の同定と前駆蛋白を同定するため免疫組織化学染色や質量分析が必要となる。

**❸** 後述するタファミジスが使用可能である。

**❹** トランスサイレチン型心アミロイドーシスでは，トランスサイレチン遺伝子異常を有する遺伝性（ATTRv）と遺伝子変異を認めない野生型（ATTRwt）に大別される（図 3）。

## 誤診しやすい疾患との鑑別ポイント

**❶** 肥大型心筋症（⇨ 789 頁）

  **❶** 心アミロイドーシスと診断された症例のなかで，過去に肥大型心筋症と誤診されていた割合は 7％と報告されている（Eur J Heart Fail 24: 2342-2351, 2022）。

  **❷** 造影心臓 MRI や骨シンチグラフィによる鑑別が有用である。

**❷** 重症大動脈弁狭窄症

  **❶** 大動脈弁狭窄症は高齢者の心不全の原因として頻度が高く，左室肥大を呈するため，トランスサイレチン型心アミロイドーシスとの鑑別が必要になる。

  **❷** 手根管症候群の既往や高感度トロポニン T の上昇，伝導障害，画像診断による ECV の上昇が鑑別のポイントになる。

## 確定診断がつかないとき試みること

　病理診断においてトランスサイレチン型か AL か，また両方の合併症例なのか判断に迷う場合には，アミロイドーシス診療センターに問い合わせする。

## 治療法ワンポイント・メモ

**❶** トランスサイレチン型心アミロイドーシスに対しては，現在トランスサイレチンの安定化薬であるタ

ファミジスが使用可能であり，予後改善のデータが示されている（N Engl J Med 379: 1007-1016, 2018）。

**❷** AL アミロイドーシスに対しては，ヒト型抗 CD38 モノクローナル抗体であるダラツムマブを含む化学療法の有効性が示された（N Engl J Med 385: 46-58, 2021）。

# Ⅱ　心 Fabry 病

**頻度** あまりみない

**GL** ファブリー病診療ガイドライン 2020

## 診断のポイント

**❶** 左室肥大に加えて，四肢末端痛，発汗障害，角膜混濁，被角血管腫などの心外病変を伴う。

**❷** 本疾患は X 連鎖潜性遺伝疾患であり，Fabry 病の徴候を念頭において詳細に家族歴を聴取する。

**❸** 男性の場合には，$\alpha$Gal 活性低値で診断できる。

**❹** 女性の場合には，遺伝子検査が必要である。

**❺** 尿中マルベリー小体は特異的な所見といわれており，診断に有効である。

## 症候の診かた

**❶** 角膜混濁：角膜に渦巻き状の混濁が認められる。

**❷** 被角血管腫：真皮上層の毛細血管の拡張で，赤紫色の小さな赤い発疹が腹部や背部などに出現する。

**❸** 四肢末端痛：四肢末端に灼熱感や耐えがたい疼痛を自覚し，入浴や運動により体温が上昇したときにみられる。主に若年の古典型 Fabry 病にみられる。

**❹** 発汗障害：学童期から目立つ症状。

## 検査所見とその読みかた

**❶** 心電図：PQ 短縮や P 波の終了点から QRS までの時間（Pend-Q）が 40 ms 未満や QTc＜440 ms が知られている。

**❷** 尿沈渣：尿中マルベリー細胞（脱落した尿細管上皮細胞と考えられている）が非侵襲的に検査可能で Fabry 病に特徴的な所見といわれており，スクリーニング検査として有用である（Intern Med 55: 3475-3478, 2016）。

**❸** バイオマーカー：高感度トロポニン T の持続的な上昇は，心病変の進行と相関する（J Am Heart Assoc 5: e002839, 2016）。

**❹** 心エコー：左室肥大を認めるが，心エコー単独での診断は難しい。病態が進行した場合に，左室後側壁の壁運動が低下することがある。

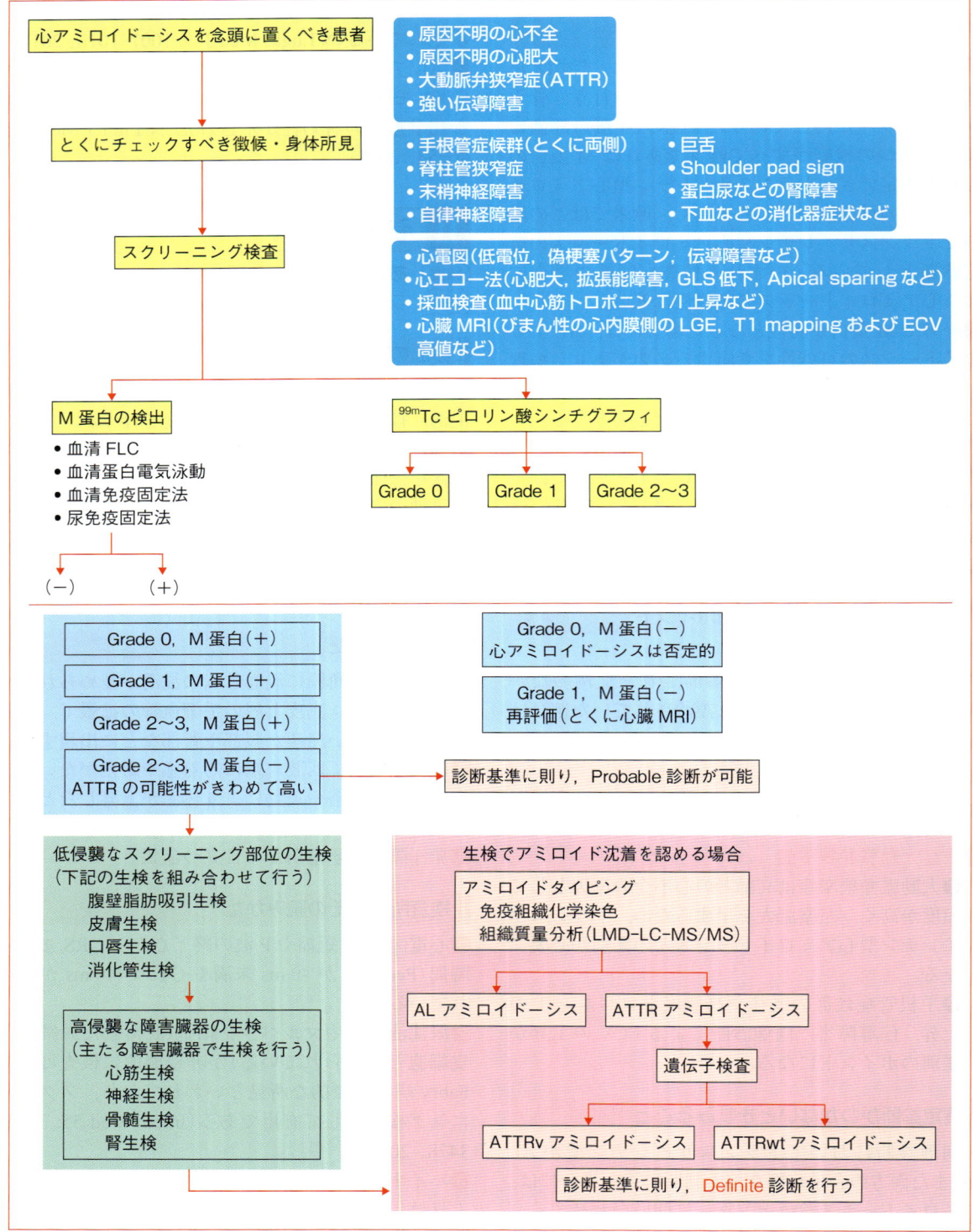

**図3** 心アミロイドーシスの診療アルゴリズム

〔日本循環器学会：2020 年版 心アミロイドーシス診療ガイドライン. https://www.j-circ.or.jp/cms/wp-content/uploads/2020/02/JCS2020_Kitaoka.pdf（2024 年 7 月閲覧）〕

AL：amyloid light-chain, ATTR：transthyretin amyloid

⑤心臓造影 MRI：病初期においては脂質沈着を反映して Native T1 値は低下するが，病態の進行とともに心筋線維化を反映して偽正常化する。左室側壁に造影遅延を認めることが多い（図4）。

### 確定診断の決め手

❶男性患者の場合は，αGal 活性が低値の場合に Fabry 病と診断される。

❷女性患者の場合は，αGal 活性軽度低下もしくは正常の場合もあり，確定診断には遺伝子検査が必要である。

❸心筋生検では空胞変性がみられ，電子顕微鏡では同心円状の構造物（ゼブラボディ）を認める。

### 誤診しやすい疾患との鑑別ポイント

肥大型心筋症（⇨789頁），高血圧性心臓病：男性患者の左室肥大症例では，必ず αGal 活性を確認して Fabry 病の評価を行う。

### 確定診断がつかないとき試みること

女性では αGal 活性のみでは診断できないため，心外病変や家族歴の聴取から Fabry 病を疑い，遺伝子検査を実施することが必要となる。

### 治療法ワンポイント・メモ

Fabry 病に対しては酵素補充療法や薬理学的シャペロン療法があり，心病変の進行を抑制することが示されている。

## Ⅲ 心サルコイドーシス

**頻度** ときどきみる

**GL** 2016 年版 心臓サルコイドーシスの診療ガイドライン

### 診断のポイント

❶若年発症の完全房室ブロックや心エコーで心室瘤や心室中隔基部の菲薄化の所見があれば本症を疑う。

❷ PET-CT による心病変の活動性の評価が診断や治療方針決定に有用である。

❸心筋生検による病理診断は陽性率が高くないので，心外病変での病理診断も考慮する。

❹ぶどう膜炎など心病変以外のサルコイドーシスの所見がないか検索する。

❺心臓以外に病変を認めない「心臓限局性サルコイ

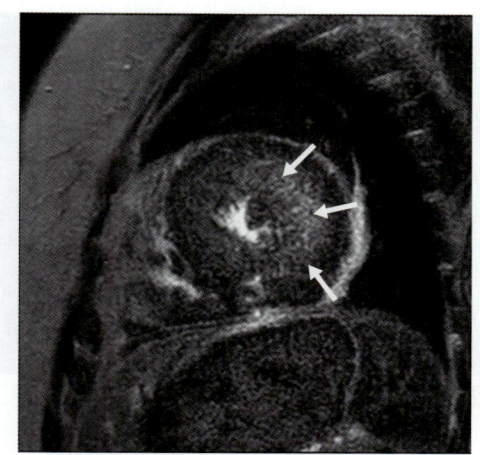

**図4** 心 Fabry 病における造影 MRI 所見
左室肥大と左室後側壁に造影遅延を認める。

ドーシス」が存在する。

### 症候の診かた

❶サルコイド結節：鼻の横や額，頬，上下肢などに無痛性の赤い斑点ができることが多い。

❷ぶどう膜炎：かすむ感じ（霧視）や飛蚊症のほか，充血やまぶしさといった症状を呈する。

### 検査所見とその読みかた

❶心電図：伝導障害を認めることが多く，特に中年女性の完全房室ブロックを認めた場合には本症を疑って精査する。

❷血液検査：ACE や可溶性インターロイキン 2（sIL-2）レセプターの上昇を認めるが，上昇していないからといって本症を否定することはできない。

❸胸部 X 線写真：両側肺門リンパ節腫脹を認める。

❹心エコー：特に心室中隔の菲薄化を認める（図5）。炎症が強い場合には，心筋浮腫により肥大を呈することもある。

❺心臓造影 MRI：心エコーで菲薄化や心室瘤を認める部位に造影遅延像が心外膜側または全層性にみられるが，非特異的な所見も少なくない。

❻ PET-CT：心筋における炎症を反映して FDG が集積する。心筋に局在性の集積が認められる focal パターン，またはびまん性の集積に局在性の集積を認める focal on diffuse パターンを陽性とする。

### 確定診断の決め手

❶病理学的に類上皮細胞肉芽腫を心筋から認めれば

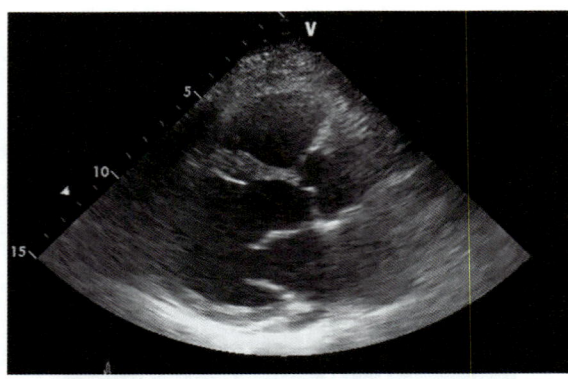

**図5** 心サルコイドーシスの心エコー所見
左室中隔基部の菲薄化を認める。

組織診断による診断が可能であるが，病理診断の陽性率が高くないので，画像所見や臨床徴候を組み合わせて「臨床診断」することも可能である。
**2**臨床診断群と組織診断群では臨床経過に差はないと報告されている。

### 誤診しやすい疾患との鑑別ポイント

拡張型心筋症（⇨787頁）：心臓造影MRIによる造影遅延のパターンや心外病変の有無，必要に応じてPET-CTによる評価を行う。

### 確定診断がつかないとき試みること

心筋生検による病理診断がつかない場合には，PET-CTで陽性となったリンパ節やサルコイド結節を疑う皮疹を生検することで病理診断を得ることがある。

### 治療法ワンポイント・メモ

**1**活動性のある心サルコイドーシスに対する治療は，プレドニゾロンなどの免疫抑制薬である。
**2**病態が進行し心機能が低下した症例よりも，心機能が保持された初期病態の症例のほうが治療効果は高いとされている。
**3**病初期は致死性不整脈に留意する。

（執筆協力：高潮 征爾 熊本大学客員講師・循環器内科学）

---

**表1** たこつぼ症候群の診断基準
（2018年 International Takotsubo Diagnostic Criteria）

1. 一過性[*1]の apical ballooning，または midventricular, basal, focal な左室壁運動異常を認める。右室の関与もありうる。また，それぞれのタイプの中間が存在する可能性もある。通常，壁運動異常は単独の心外膜冠動脈の支配領域を超えて存在するが，稀に冠動脈狭窄の支配領域に一致した局所的な壁運動異常を認める症例がある（focal type）。
2. 感情的ストレスや身体的ストレス，または両方がたこつぼ症候群の誘因となりうるが，誘因は必ずしも必要ではない。
3. 神経学的な障害（くも膜下出血，脳卒中，TIAなど）や褐色細胞腫は，たこつぼ症候群を誘発する。
4. 新しい心電図異常がある（ST上昇，ST低下，T波陰転化，QTc延長）。まれに心電図変化がない症例もある。
5. ほとんどの場合，トロポニンやCKは適度に上昇している。BNPの有意な上昇も一般的である。
6. 有意な冠動脈疾患によって，たこつぼ症候群を否定できない。
7. 感染による心筋炎の所見を認めない[*2]。
8. 閉経後の女性に多い。

[*1] 壁運動異常が長期間続く場合や，壁運動異常の回復を確認できない場合がある。例えば，回復を確認する前の死亡である。
[*2] 心筋MRIは，感染性心筋炎を除外し，たこつぼ症候群を診断するのに有用である。

〔Ghadri JR, et al: International Expert Consensus Document on Takotsubo Syndrome（Part I）: Clinical Characteristics, Diagnostic Criteria, and Pathophysiology. Eur Heart J 39 (22): 2032-2046, 2018 より〕

---

# たこつぼ症候群
## Tako-tsubo Syndrome (TTS)

**伊藤 智範** 岩手医科大学教授・医学教育学

**頻度** **あまりみない**〔国内レジストリーでは急性冠症候群の約3%がたこつぼ症候群（Intern Med 60: 2749-2755, 2021）〕

### 診断のポイント（表1）

**1**突然発症の胸痛・呼吸困難。
**2**多くは女性。
**3**急性心筋梗塞症を思わせる心電図変化（特にST上昇）。
**4**心尖部を中心とした，たこつぼ様の心機能障害。
**5**何らかのストレス（身体的・精神的）（Eur Heart J 39: 2032-2046, 2018）。
**6**一般的に冠動脈病変がない。

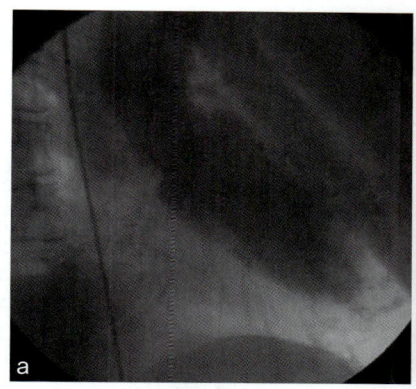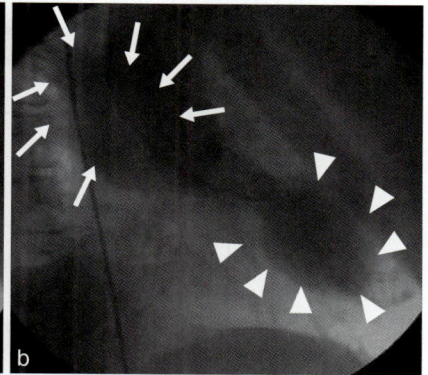

拡張期 収縮期

**図1** apical type のたこつぼ症候群（70 歳台女性）

左室駆出率：51％，僧帽弁閉鎖不全 sellers Ⅳ（⟹：心尖部壁運動異常，▷：僧帽弁逆流）：本症例では，左室流出路での圧較差あり，その後心破裂を合併して，緊急手術を行った。（Komuro K, et al: A case of cardiac oozing rupture in patient with takotsubo cardiomyopathy with left ventricular outflow tract stenosis. J Cardiol Jpn Ed 4: 78-82, 2009 より）

**7** 障害された心収縮能は回復。

## 緊急対応の判断基準

　入院治療が原則である。

**1** 血圧低下などショックバイタルであれば，その対応が必要。強心薬や補助循環を必要とするなら，高次医療機関へ転送が必要。

**2** 左室流出路狭窄による左室内圧較差を有する例があり，血管拡張薬や利尿薬で増悪しうる。収縮期雑音を認めた場合には，それを念頭に専門医へ紹介する。

**3** 身体的ストレスの原因になる併存疾患の重症度により，高次医療機関へ転送が必要。

**4** 心室性不整脈を生じることがあれば，専門医療機関へ紹介する。特に，QRS 幅 120 ms 以上では，その可能性が高まることが知られている（Circ J 81: 62-68，2016）。

## 症候の診かた

**1** 胸痛：急性冠症候群を疑わせる胸部症状（胸部絞扼感など）が多い。

**2** 呼吸困難：息苦しさで発症する例もある。無症状の場合もある。

**3** 収縮期雑音：左室流出路狭窄・僧帽弁閉鎖不全症（Venturi 効果などによる）の合併が考えられ，血行動態上，専門的管理を必要とする可能性がある。

## 検査所見とその読みかた

**1** 12 誘導心電図が重要である。典型的 TTS では，ST 上昇であるが，ST 非上昇型もある。典型的な ST 上昇を認める apical ballooning タイプでは，前胸部誘導，特に心尖部を中心とした誘導で確認できる（「誤診しやすい疾患との鑑別ポイント」「さらに知っておくと役立つこと」参照）。

**2** 心エコー図検査・左室造影（図1）：典型的な TTS（約 80〜90％）では収縮期に心尖部がたこつぼのように膨らんだ apical ballooning を認める。左室流出路で圧較差を認め，同時に僧帽弁閉鎖不全をきたす例がある。そのほか，壁運動異常の局在から，数は少ないものの亜型として midventricular type・basal type・focal type がある（約 10〜20％）（Intern Med 60: 2749-2755，2021，N Engl J Med 373: 929-938，2015）。壁運動異常は，経時的に回復する。

**3** 心筋逸脱酵素など：初診時のトロポニンや CK は，発症からの時間によって正常の場合と上昇している場合がある。BNP も異常値を示すことが多い。

## 確定診断の決め手

　診断アルゴリズムに，InterTAK Diagnostic Score が提唱されており，活用する（図2）。

**1** 突然の胸痛・呼吸困難

**2** 12 誘導心電図での ST 変化（ST 上昇が多い）

**3** 急性心筋梗塞症と冠れん縮性病変の否定（説明可能な冠動脈病変がない）

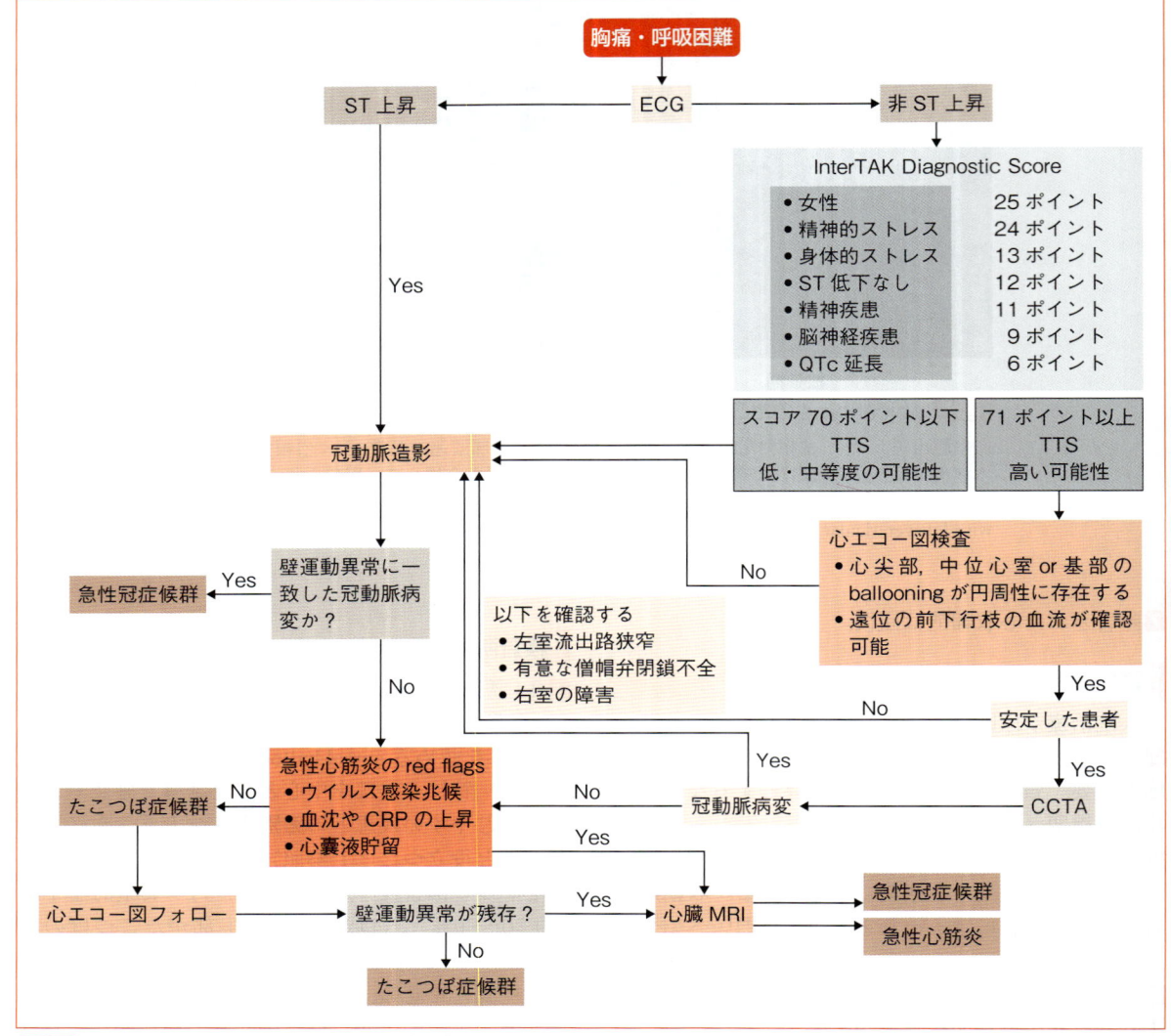

**図2** たこつぼ症候群の診断アルゴリズム（InterTAK Diagnostic Score）

ST上昇が認められれば，冠動脈造影を行う．ST上昇を認めない場合はInterTAK Diagnostic Scoreを計算して，71点以上でTTSの可能性が高まる．その後，心エコー図検査でTTSを示唆する壁運動異常，前下行枝末梢の血流確認ができれば，急性心筋梗塞の可能性は低く，冠動脈CT（CCTA）でもよい．前下行枝末梢の血流確認は，標準的な心エコーであれば，描出可能である．急性心筋炎を鑑別する．

〔Ghadri JR, et al: International Expert Consensus Document on Takotsubo Syndrome（Part II）: Diagnostic Workup, Outcome, and Management. Eur Heart J 39（22）: 2047-2062, 2018 より〕

**④心収縮能の回復**

### ┃誤診しやすい疾患との鑑別ポイント

**❶急性前壁心筋梗塞症**（⇨774頁）：鑑別のポイントは，12誘導心電図である．ST上昇の分布に違いがあることがわかっており，その特徴は，－aVR誘導（aVR誘導を180度反転させたもの：心尖部誘導）で

ST上昇を認め，$V_1$でST上昇を認めないことである（**図3**）．

**❷急性心筋炎・心膜炎**（⇨801頁，803頁）：同様にST上昇を認めるが，その範囲は一般に多数の誘導に及ぶ（ただし，劇症型では，ST上昇誘導数が少なくなる）（J Arrhythm 38: 763-771, 2022）．発熱などの先行する感冒様症状や，吸気時胸痛（心膜炎）の病

4

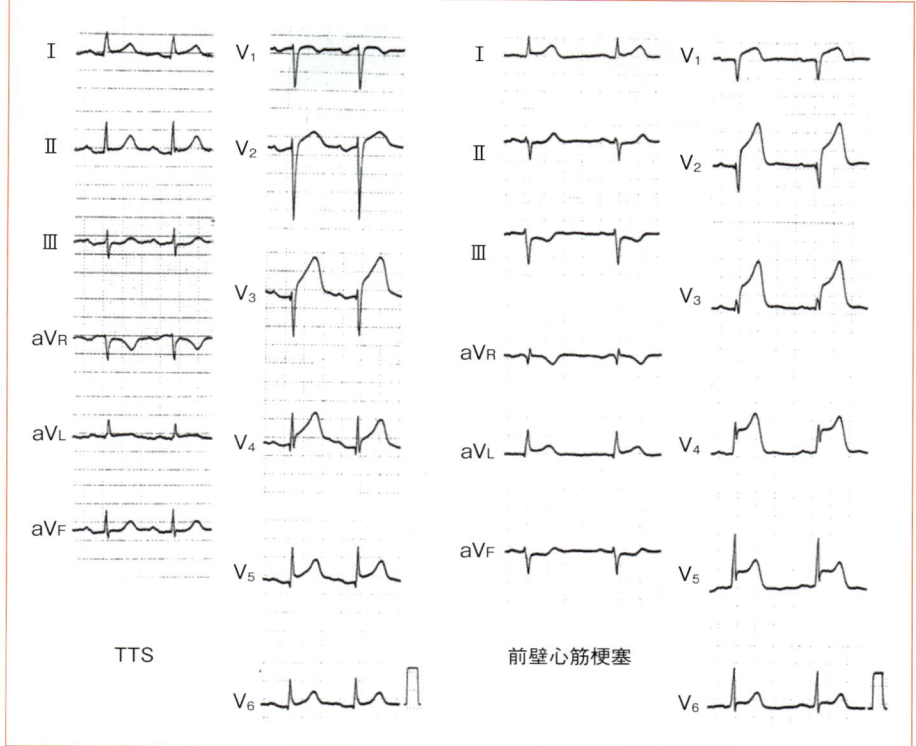

**図3** 12誘導心電図による鑑別—apical type TTS と急性心筋梗塞症

左がたこつぼ症候群で，右が急性心筋梗塞症（前壁）の心電図である。①−aVR誘導でST上昇，②V1でST上昇なし，①②の条件を満たした場合，感度91%，特異度96%とされている。ST上昇型かつapical typeのたこつぼ症候群のみ使用可能であることに留意する。
〔Kosuge M, et al: Simple and accurate electrocardiographic criteria to differentiate takotsubo cardiomyopathy from anterior acute myocardial infarction. J Am Coll Cardiol 55(22): 2514-2516, 2010 より〕

歴を聴取できれば，鑑別の糸口になる。心臓MRIが鑑別に有用である。

### 確定診断がつかないとき試みること

**1** 血圧が維持されていれば，硝酸薬舌下投与を行ってみる。冠れん縮や一部の急性心筋梗塞では，ST変化（特にST上昇）が寛解することがある。
**2** 舌下投与で寛解しない場合，TTSか，硝酸薬無効の急性心筋梗塞症，心筋炎・心膜炎を考える。

### 合併症・続発症の診断

**1** 過去には，TTSは予後良好とされてきたが，決してそうではない。重篤なものでは，心破裂，心内血栓，ショック，致死的不整脈も生じうる（表2）。
**2** 特に男性TTSでは，TTSを発症するきっかけになった身体的ストレスとして，交通外傷や手術侵襲

を伴う併存疾患を抱えている例が多く（Intern Med 60: 2749-2755, 2021），これら全身に対する集学的治療が必要になる。

### 予後判定の基準

InterTAK Registryよると，長期予後は死亡率が5.6%/patient-year，主要な心・脳血管イベント発生率が9.9%/patient-yearであった（Eur Heart J 39: 2047-2062, 2018）。特に，悪性腫瘍などの併存疾患を有する男性TTSが予後不良である（Intern Med 60: 2749-2755, 2021）。

### 経過観察のための検査・処置

**1** 1）12誘導心電図検査，2）心エコー図検査，3）心筋逸脱酵素が重要である。
**2** 12誘導心電図では，上昇していたSTが改善し

表2 たこつぼ症候群の院内合併症

| | 合併症（頻度） |
| --- | --- |
| よくみられる | 急性心不全（12〜45%）<br>左室流出路狭窄（10〜25%）<br>僧帽弁逆流（14〜25%）<br>心原性ショック（6〜20%） |
| 比較的みられる | 心房細動（5〜15%）<br>左室内血栓（2〜8%）<br>心停止（4〜6%）<br>房室ブロック（〜5%） |
| まれにみられる | 頻脈（2〜5%）<br>徐脈（2〜5%）<br>torsades de pointes（2〜5%）<br>死亡（1〜4.5%）<br>心室頻拍/細動（〜3%）<br>心破裂・急性心室中隔穿孔（<1%） |

〔Ghadri JR, et al: International Expert Consensus Document on Takotsubo Syndrome (Part II): Diagnostic Workup, Outcome, and Management. Eur Heart J 39(22): 2047-2062, 2018 より〕

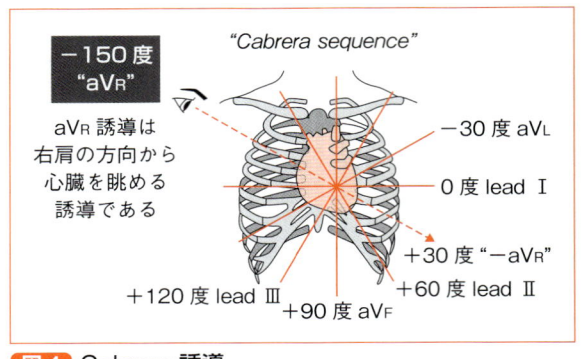

図4 Cabrera 誘導

aVR 誘導を 180 度反転させて–aVR 誘導とすると，心尖部の誘導となる．さらにほかの肢誘導を不関電極からベクトルを引くと，前額断で解剖学的に並んだ配列になる．
（小管雅美，他：予防と診断 急性冠症候群の心電図診断のポイント—aVR 誘導—．Cardiac Practice 22：35-40，2011 より）

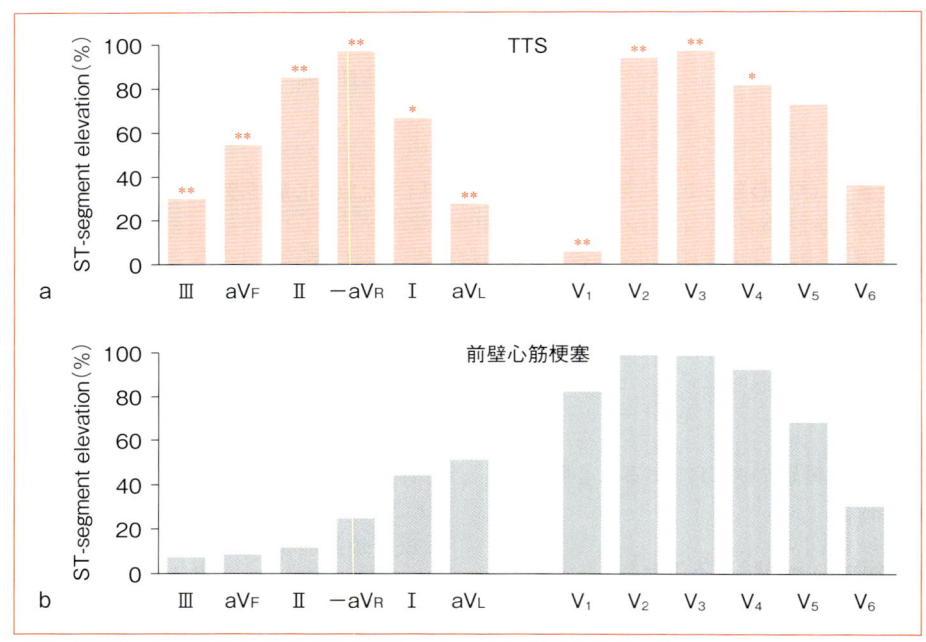

図5 TTS(a)と急性心筋梗塞症（前壁：b）の ST 上昇の分布の違い

TTS では，心尖部に近似するⅡ，–aVR，I 誘導と V2-4 誘導で ST 上昇を認める．急性心筋梗塞では，側壁を含む I，aVL 誘導から，前壁中隔 V1-4 までの誘導で ST 上昇を示す．
〔Kosuge M, et al: Simple and accurate electrocardiographic criteria to differentiate takotsubo cardiomyopathy from anterior acute myocardial infarction. J Am Coll Cardiol 55(22): 2514-2516, 2010 より〕

て，陰性 T 波を形成する．一般に Q 波の形成は少ない．

**3** 心エコーでは，僧帽弁閉鎖不全と，左室流出路での圧較差の出現がないか定期的に確認する．壁運動異常がほぼ正常まで回復することが特徴である．

**4** トロポニン・CK など心筋逸脱酵素の最大値は，軽度の上昇にとどまることが多い．経時的にサンプリングして最大値を確認する．

## 治療法ワンポイント・メモ

❶根治治療はない。

❷急性期薬物治療：血行動態を把握して，血管拡張薬，利尿薬などで心不全対策を行う。左室流出路狭窄による圧較差をきたす例では，β遮断薬が有効な例もある。

❸補助循環：稀ではあるが，心原性ショック例では，大動脈内バルーンパンピング(IABP)，インペラなどの補助循環を必要とする例がある。

❹再発予防：ACE 阻害薬や ARB が有効であるとの報告がいくつかある。一方，交感神経に関与する β遮断薬については一定の見解がない(Eur Heart J 39: 2047-2062, 2018)。原因として，たこつぼ症候群の発症機転として，心筋に局在する $\beta_1$ 受容体よりも交感神経に多い $\beta_2$ 受容体の関与が大きい可能性が指摘されている。

## さらに知っておくと役立つこと

❶医療面接：TTS は，何らかの精神的・身体的ストレスをベースに有していることが多く，一般に broken heart syndrome とよばれている。さまざまな災害後にも増加することが知られている(Circ J 85: 1834-1839, 2021)。また，激しく感激したことがきっかけで起こる TTS は，happy heart syndrome とよばれている(Eur Heart J 37: 2823-2829, 2016)。

❷12 誘導心電図：解剖学的に並んでいない肢誘導を，Cabrera 誘導(一般の心電計でその表示が可能)に並び替えてみれば，肢誘導が前額断で解剖学的に連続した配置になる(図4)。典型的な apical type の TTS では，心尖部中心に心電図変化がもたらされることが理解できる(図5)。

（執筆協力：芳沢 美知子　岩手医科大学助教・循環器内科）

# 急性心筋炎
## Acute Myocarditis

**猪又 孝元**　新潟大学大学院主任教授・循環器内科学

**頻度** **ときどきみる**

**GL** 2023 年改訂版 心筋炎の診断・治療に関するガイドライン

## 診断のポイント

❶症候として，ウイルス感染症状と心症状とが併存する。

❷心電図と心筋トロポニンの診断感度が高い。

❸冠動脈疾患の除外と心筋生検により診断が確定する。

❹心臓 MRI の有用性が増している。

❺劇症化の予見法は確立していない。

## 緊急対応の判断基準

❶病初期に無症状でも，短期間で血行動態が破綻する場合すらあり，確定診断もしくは疑い診断の時点で全例が緊急対応の対象と考える。

❷血行動態が不安定な症例では，集中治療室もしくはそれに準ずる管理体制に置く。

## 症候の診かた

❶前駆症状：心症状が出現する数日～1 週間ほど前に，発熱を伴う感冒様症状がある。嘔吐・下痢など消化器症状がみられることもある。

❷心症状：胸痛・呼吸困難・動悸・失神があるが，無症状例も存在する。

❸身体所見：低血圧，心ギャロップ音，脈の不整，高熱と乖離する徐脈，手足の冷感に留意する。

❹感冒で受診した症例に対して，症状や身体所見をヒントに，心電図をとろうと思うかどうかが発見の分かれ目である。

## 検査所見とその読みかた

❶心電図：ST-T 異常がみられ，冠動脈支配と一致しない広範誘導の ST 上昇が典型である。また，心ブロックなどの心伝導異常や心室性不整脈がみられる。

❷血液検査：心筋トロポニンの感度が CK-MB よりも高い。

❸心エコー図：心収縮能低下と壁肥厚がみられ，多くはびまん性に分布する。

❹心臓カテーテル検査：冠動脈造影による冠動脈疾患の除外と，心筋生検による炎症細胞浸潤と心筋細胞の融解像が確認できる。

❺心臓 MRI(図 1)：T2 強調画像による心筋浮腫と Gd 遅延造影像(LGE)，もしくは T1 マッピングによる心筋障害の 2 つがともに陽性となる。

## 確定診断の決め手

❶心臓カテーテル検査を用い，冠動脈造影による冠動脈疾患の除外と心筋生検による病理所見によって確定されることが原則であった。

❷最近では，冠動脈 CT と心臓 MRI により診断を

| | Day 0 | Day 4 | Day 30 | Day 120 |
|---|---|---|---|---|
| BNP(pg/mL) | 562 | 未測定 | 41.7 | 8 |
| cTnT(ng/mL) | 4.87 | 0.69 | <0.01 | <0.01 |
| 心エコー図 | LVDd/EF 42/22 | LVDd/EF 50/47 | LVDd/EF 49/60 | LVDd/EF 51/61 |
| T2 強調画像 | 未撮影 | | | |
| LGE | 未撮影 | | | |

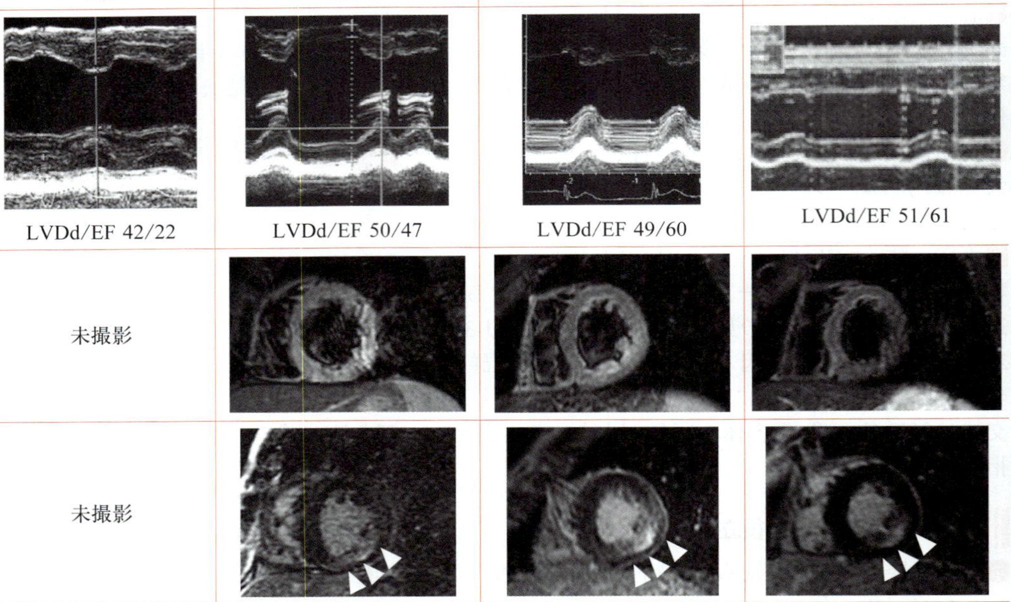

**図1** 急性心筋炎の経過

心エコー図（傍胸骨長軸 M モード像），心臓 MRI の T2 強調画像および Gd 遅延造影像（LGE， ▷）の経時的変化を示す。
cTnT：心筋トロポニン T，LVDd/EF：左室拡張末期径/駆出率

確定させる手法も増えてきている。

## 誤診しやすい疾患との鑑別ポイント

❶ 急性心筋梗塞（⇨774 頁）：急性心筋炎でもときに冠動脈支配に一致するような限局性 ST 上昇をきたすことがあり，鑑別には冠動脈造影もしくは冠動脈 CT が必要とされる。

❷ 急性心膜炎（⇨803 頁）：急性心筋炎の多くでは，急性心膜炎を併発する。心エコー図による心機能低下や心筋トロポニン上昇により，心筋障害の有無を確認する。心タンポナーデ併発の有無が血行動態評価に重要である。

## 確定診断がつかないとき試みること

❶ ガリウムシンチグラフィ：心筋に炎症がある場合，集積亢進として同定されるが，診断感度が低い点が問題である。

❷ FDG-PET：高い感度・特異度で，心筋炎症の診断および活動性評価に有用である可能性がある。生理的集積と保険適用に留意する。

## 合併症・続発症の診断

❶ 膠原病性，薬剤性では，現病や原因の洗い出しと介入が重要である。

❷ 循環補助装置のアクセスに起因する感染や下肢阻血が時に致死的となる。

## 予後判定の基準

❶ 急性期さえ乗り切れば予後は良好だが，急性期は時に致死的である（劇症型）。

❷ 循環補助装置を要する劇症型の死亡率は 20〜50％で，入院 30 日以内が多い。

❸ 劇症化を事前に予見する手法はきわめて乏しい。

## 経過観察のための検査・処置

❶ とにかく「劇症化するかもしれない」とまめに臨床経過を追う。

❷ 心電図と心エコー図により，心調律異常と心ポンプ異常を監視する。

❸ 血行動態評価が診断の要である。不安定例では，

Swan-Ganz カテーテルによりガイドする。

## 治療法ワンポイント・メモ

1 心ポンプ異常と心調律異常に対する徴候管理は，一般的な急性心不全あるいは不整脈への対処と何ら変わりがない。

2 末梢循環不全徴候の出現に応じ，静注カテコールアミン製剤，大動脈バルーンパンピング，VA-ECMO，インペラ（IMPELLA）と段階的に循環補助法をアップグレードさせる。

3 多くは，1週間〜10日で心筋の炎症が消退し，心機能の回復がはかられる。

4 特異的治療は，エビデンスとして確立していない。巨細胞性および好酸球性では，ステロイドなどの免疫調整治療が有効である。

## さらに知っておくと役立つこと

1 免疫チェックポイント阻害薬による抗癌治療が一般化し，免疫関連副作用としての急性心筋炎の報告が増加している。

2 非専門医による診断を容易にするため，事前に心電図と心筋トロポニン値を記録する体制を作っておく。

## 専門医へのコンサルト

1 先が読めないため，状態の如何にかかわらず，循環器医を交えた入院管理とする。

2 心臓カテーテル検査を行える基幹施設へ搬送するのが無難である。


# 心膜炎

Pericarditis

**石黒 まや**　岐阜大学・循環器内科学

（頻度）**あまりみない**

## 診断のポイント

　欧州心臓病学会（ESC）ガイドラインによる急性心膜炎の診断基準を**表1**に示す。

1 原因：特発性が最多，感染生，膠原病，代謝疾患，外傷，悪性腫瘍，薬剤性など（**表2**）。

2 症状：発熱，胸痛（→呼吸困難，下腿浮腫）。

3 検査所見

　❶聴診：心膜摩擦音。

### 表1　ESC ガイドラインによる急性心膜炎の診断基準

1. 胸痛
2. 心膜摩擦音の聴取
3. 心電図変化（広範な誘導での ST 上昇・PR 低下）
4. 心嚢液貯留

上記4項目のうち2項目以上を満たす場合，急性心膜炎と診断する。

### 表2　心膜炎の原因

| 特発性 | （最多） |
|---|---|
| 感染性 | ウイルス感染：コクサッキー，インフルエンザ，COVID-19 など<br>結核性，細菌性，真菌性など |
| 膠原病 | 全身性エリテマトーデス，関節リウマチなど |
| 周囲臓器からの炎症の波及 | 心筋梗塞に伴う Dressler 症候群，大動脈解離，肺炎など |
| 代謝疾患 | 尿毒症，甲状腺機能低下症など |
| 外傷 | 交通外傷，心臓手術後など |
| 悪性腫瘍 | 心膜中皮腫，粘液腫，心膜への転移，肺癌の直接浸潤など |
| 薬剤性 | 抗癌薬（ドキソルビシンなどのアントラサイクリン系），免疫チェックポイント阻害薬，ワクチン（COVID-19，インフルエンザなど），薬剤性ループス（ヒドララジン，プロカインアミド）など |

　❷血液検査：CRP・白血球の上昇。

　❸心電図：広範囲の ST 上昇。

4 画像診断

　❶心エコー図：心嚢液貯留，心膜の肥厚と輝度の上昇

　❷胸部 X 線検査：心拡大。

　❸ CT・MRI：心膜の肥厚・心嚢液貯留

5 心筋炎・収縮性心膜炎への進行

## 症候の診かた

1 発熱：炎症に伴い，発熱を認める。

2 胸痛

　❶心膜の炎症に伴う痛みで，前胸部に認めることが多い。

　❷深呼吸・仰臥位で増悪し，坐位・前傾位で軽減する。

3 呼吸困難・下腿浮腫

　❶心膜炎のため心嚢液貯留をきたすと，心タンポナーデに陥ることがある。

　❷心タンポナーデに陥ると，循環不全に伴う症状（呼吸困難，下腿浮腫など）をきたすことがある。

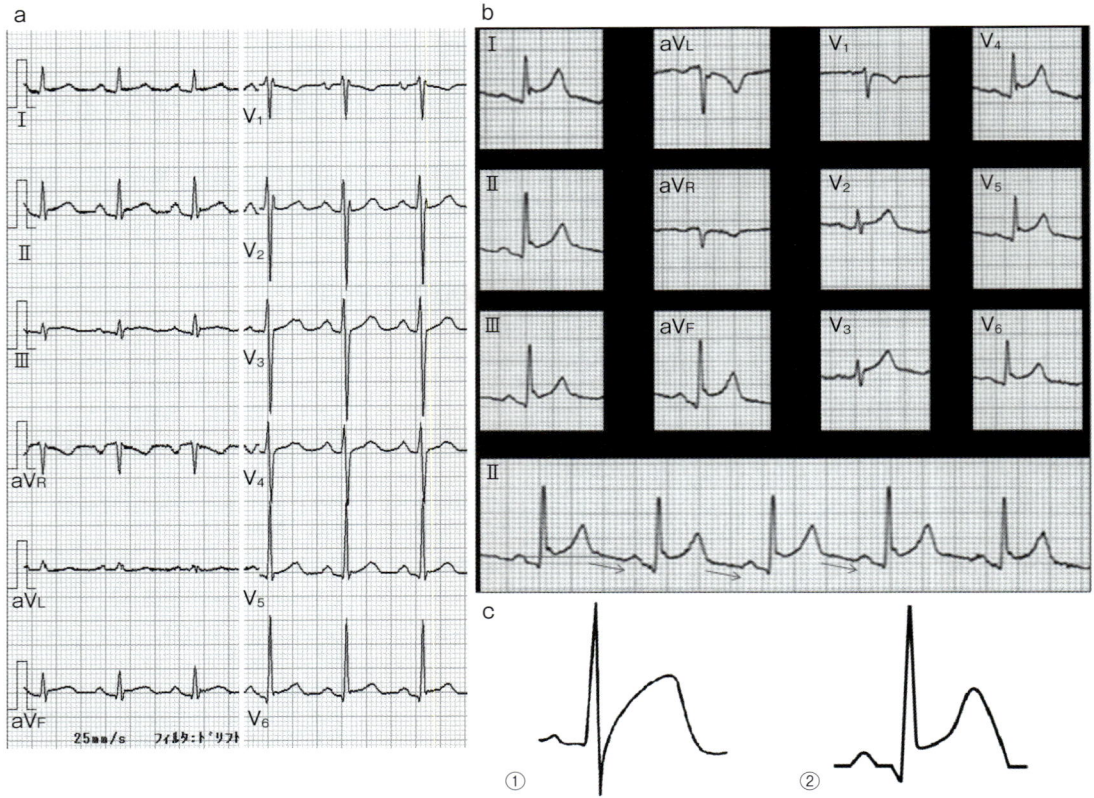

**図1** 心膜炎の心電図

a：広範囲の誘導で PR 低下と下に凸型の ST 上昇を認める（筆者施設症例）。

b：Spodick's sign（TP 間の傾斜）〔Vinod KC, et al: Spodick's sign: a helpful electrocardiographic clue to the diagnosis of acute pericarditis. Perm J 18（1）: e122, 2014 より〕

c：急性心筋梗塞では上に凸型の ST 上昇（①）になるのと比較し，心膜炎では下に凸型の ST 上昇（②）となる。〔Butta C, et al: Diagnostic and prognostic role of electrocardiogram in acute myocarditis: A comprehensive review. Ann Noninvasive Electrocardiol 25（3）: e12726, 2020 より〕

## 検査所見とその読みかた

### 1 身体所見

❶聴診で心膜摩擦音を聴取する。

❷ただし，心嚢液が増加すると心膜と心臓の摩擦が軽減し摩擦音を聴取しなくなるため注意が必要である。

### 2 血液検査

❶炎症に伴い，CRP・白血球の増加を認める。

❷しばしばトロポニン値の上昇を認める。

### 3 心電図

❶PR の低下を伴う ST 上昇（図 1a）。下に凸型（図 1c ②）を認める。

❷また，Spodick's sign とよばれる TP 間の傾斜が認められ，特にⅡ誘導で顕著である（図 1b）。

❸その後，ST 低下は経時的に T 波の陰転化へと変化し，最終的には炎症の改善とともに正常の波形に戻っていく。

### 4 心エコー図：心嚢液貯留，心膜の肥厚・輝度上昇を認める（図 2a）。

### 5 胸部 X 線検査：心嚢液貯留に伴う心陰影の拡大を認める。

### 6 CT：心膜の肥厚・心嚢液貯留を認める（図 2b）。

### 7 MRI：心膜の肥厚・心嚢液貯留・心膜への遅延造影を認める。

## 確定診断の決め手

### 1 発熱，胸痛，ST 変化，心嚢液貯留。

### 2 心電図で ST 上昇をきたすほかの疾患（急性心筋梗塞など）の否定。

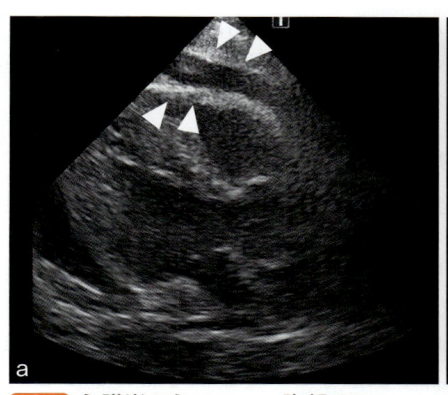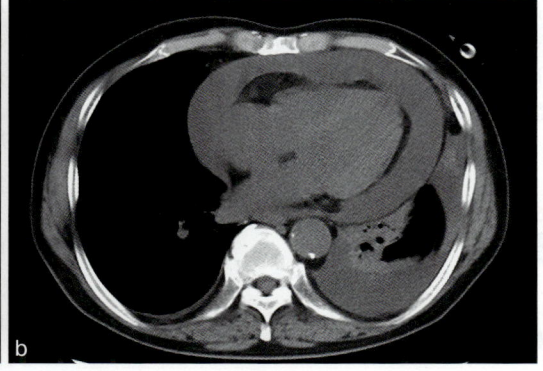

**図2** 心膜炎の心エコー・胸部 CT

a：全周性の心嚢液貯留と臓側心膜・壁側心膜の肥厚・輝度上昇（▷）を認める。
b：心嚢液貯留を認める。
（筆者施設症例）

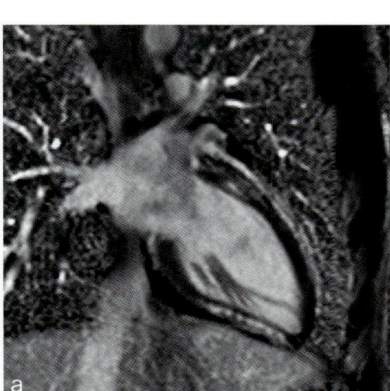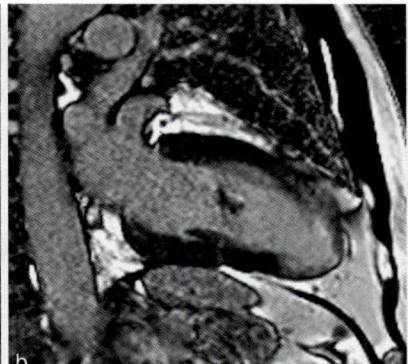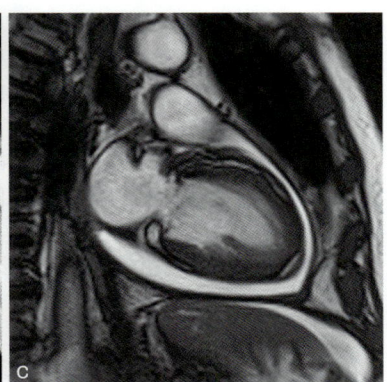

**図3** 心臓 MRI による鑑別

a：心膜心筋炎（心嚢液貯留と心外膜測有意の遅延造影を認める）。
b：急性心筋梗塞（心内膜側優位の遅延造影を認める）。
c：収縮性心膜炎（心嚢液貯留と心膜の肥厚を認める）。
（写真提供：榊原記念病院）

## 誤診しやすい疾患との鑑別ポイント

### ❶急性心筋梗塞（⇨774 頁）

❶心電図で ST 上昇（上に凸型）（図 1c ①），対側誘導で ST 低下。

❷血液検査で心筋逸脱酵素（クレアチンキナーゼ，トロポニン）の上昇。

❸心エコー図で局所壁運動異常あり。

## 確定診断がつかないとき試みること

急性心筋梗塞が否定できないときは，心臓カテーテル検査を考慮する。心筋梗塞の見落としは致死的となるため，すみやかな対応が必要である。

## 続発症の診断

### ❶心筋炎への進行

❶心膜から炎症が心筋に及ぶと，心筋炎へと進行することがある。

❷心筋炎へと進行すると心筋逸脱酵素の上昇や心機能低下を認めることがあり，注意が必要である。

### ❷収縮性心膜炎への進行

❶慢性期に収縮性心膜炎へと進行することがあるため，心膜炎治癒後も経時的なフォローが重要である。

❷収縮性心膜炎へと進行すると，下腿浮腫，頸静脈怒張といった症状を認め，利尿薬による治療や

心膜剝離術が必要となる場合がある。

❸これらの鑑別のために，血液検査，心エコー図に加え，心臓 MRI が有用である（図3）。

（執筆協力：大倉 宏之 岐阜大学大学院教授・循環器内科学）

# 心臓腫瘍

## Cardiac Tumor

山本 一博 鳥取大学教授・循環器・内分泌代謝内科学

頻度 あまりみない

## ▌診断のポイント

❶主要な 3 症状：全身性症状（腫瘍随伴症候群など），血行動態や心機能の異常に基づく症状，塞栓症状（肺循環の塞栓症が多い）。

❷経胸壁心エコー図検査による心内腫瘤の検出。

❸心内腫瘤は腫瘍と血栓の鑑別が重要であり，臨床背景と合わせて判断する。

❹CT，MRI，核医学検査などを併用して鑑別を進めると同時に，周囲臓器との連関の有無などをチェックする。

❺確定診断には病理組織診断が必要である。

## ▌緊急対応の判断基準

❶腫瘍の存在に伴う血流障害，心囊液貯留に伴う心タンポナーデなどによる血行動態悪化からうっ血や低心拍出を招いている場合。

❷可動性の高い腫瘍による塞栓症リスクが高いと思われる場合。

## ▌症候の診かた

無症候の場合が少なくない。また心臓腫瘍に特異的な症候もない。

❶腫瘍随伴症状：発熱，関節痛，食欲不振，体重減少，倦怠感など。

❷血行動態の異常に基づく症状：呼吸困難，失神，胸部不快感など。心囊液貯留による心タンポナーデ，心房に発生した腫瘍の房室弁への嵌頓による房室弁狭窄～閉塞に至ることもある。

❸塞栓症：腫瘍の一部，あるいは腫瘍表面に形成された血栓による肺循環/体循環の塞栓症を認めることがある。

## ▌検査所見とその読みかた

❶血液検査：粘液腫ではインターロイキン 6 など炎症系サイトカインの上昇を認めたり，悪性腫瘍では腫瘍マーカーが上昇することもあるなど，各腫瘍によって異常値をきたす項目は異なる。ただし血液検査では異常所見を呈さない腫瘍も少なくない。

❷胸部 X 線：特異的な所見はない。心囊液貯留や血行動態の異常に伴い心拡大をきたすことがある。腫瘍が心外臓器まで及んでいる場合，それに基づく異常陰影を認めることがある。

❸経胸壁心エコー図検査：最も有用である。腫瘍の

左房内腫瘍

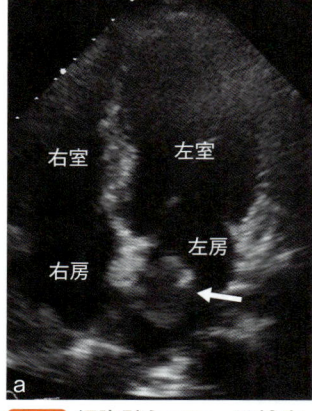

心囊液貯留

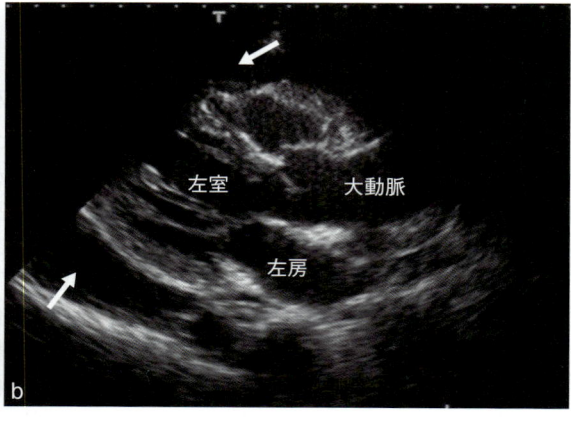

a：右室／左室／右房／左房

b：左室／大動脈／左房

**図1** 経胸壁心エコー図検査

a：左房内に腫瘍像を認めた左房粘液腫の例。
b：悪性リンパ腫に伴い心囊液貯留を認めた例。

**表1** 日本における良性および悪性心臓腫瘍のなかで発生頻度が比較的高い腫瘍（2009年）

| | 腫瘍 | 症例数 | 頻度 | コメント |
|---|---|---|---|---|
| 良性 | 心臓粘液腫 | 332 | 69.9% | 中高年，特に女性に多い |
| | 乳頭状線維弾性腫 | 46 | 9.7% | 中高年に多い |
| | 横紋筋腫 | 5 | 1.1% | 小児に多い |
| 悪性 | 悪性リンパ腫 | 43 | 9.1% | 成人が主 |
| | 血管肉腫 | 14 | 3.0% | 成人が主 |

〔Amano J, et al: Clinical classification of cardiovascular tumors and tumor-like lesions, and its incidences. Gen Thorac Cardio-vasc Surg 61(8): 435-447, 2013 を参考に作成〕

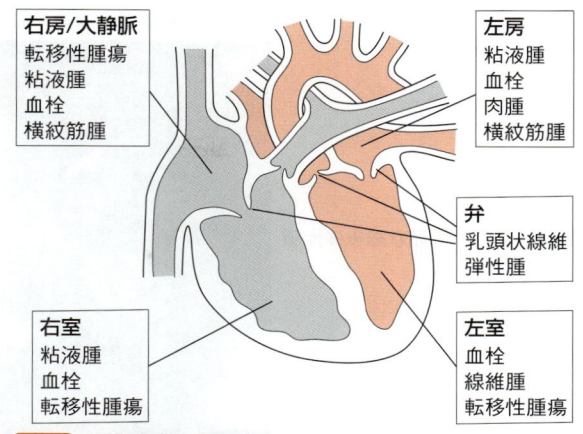

**右房/大静脈**
転移性腫瘍
粘液腫
血栓
横紋筋腫

**左房**
粘液腫
血栓
肉腫
横紋筋腫

**弁**
乳頭状線維弾性腫

**右室**
粘液腫
血栓
転移性腫瘍

**左室**
血栓
線維腫
転移性腫瘍

**図2** 心臓腫瘍の好発部位

〔Dujardin KS, et al: The role of intraoperative transesophageal echocardiography in patients undergoing cardiac mass removal. J Am Soc Echocardiogr 13(12): 1080-1083, 2000 を参考に作図〕

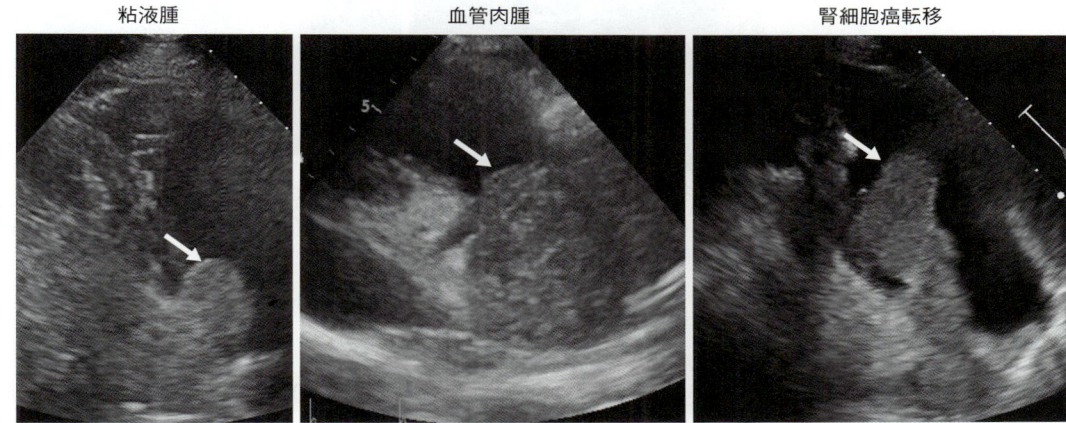

粘液腫　血管肉腫　腎細胞癌転移

右房内腫瘍

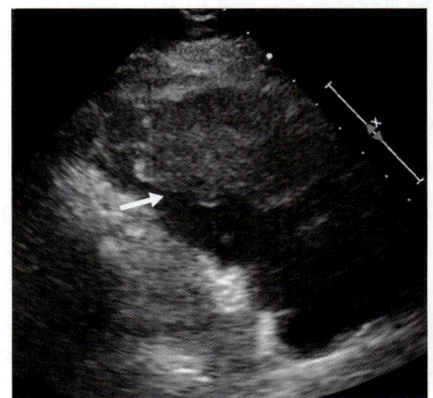

乳癌転移

右室内腫瘍

**図3** 経胸壁心エコー図検査で右心系に腫瘍像を認めた例

良性腫瘍（粘液腫など），悪性腫瘍（血管肉腫など），転移性腫瘍などさまざまである。

経胸壁心エコー図　　　　　　経食道心エコー図

乳頭状線維弾性腫

横紋筋肉腫

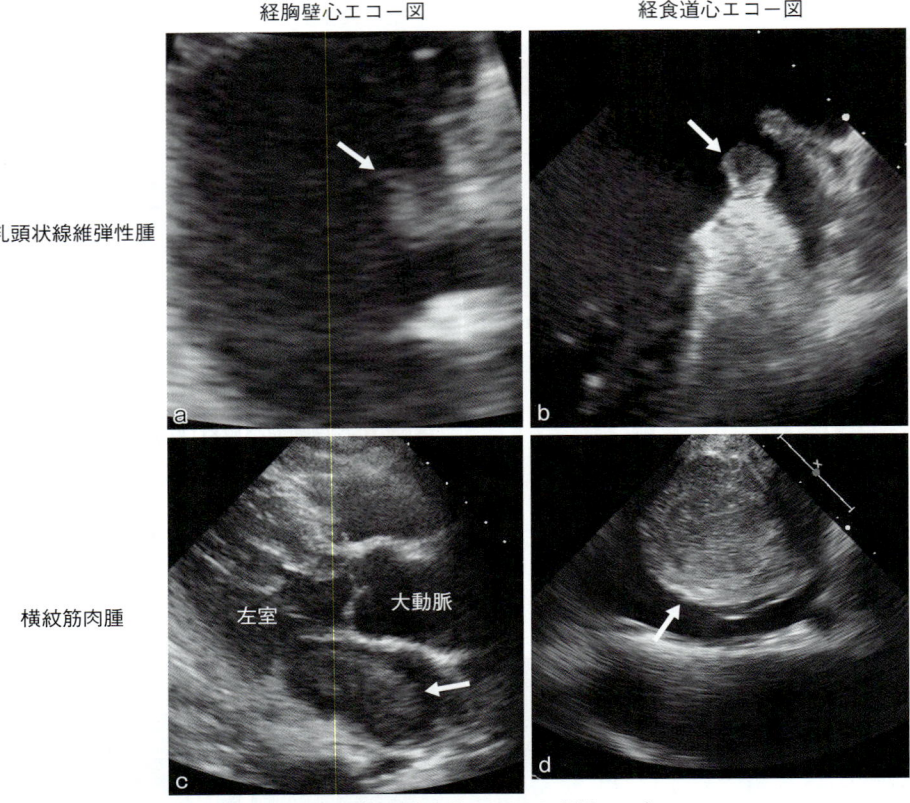

**図4** 経胸壁心エコー図検査で左房内に腫瘍像を認めた例(a, c)

乳頭状線維弾性腫(a, b), 横紋筋肉腫(c, d)とも, 経食道心エコー図検査(b, d)を行うことで, より明瞭な腫瘍像の観察が可能となっている。

存在部位, 大きさ, 可動性, 性状(石灰化の有無など), 心嚢液の評価が可能である(図1)。

❹その他の画像診断:経食道心エコー図検査, CT, MRI, 核医学検査を必要に応じて選択して実施する。

## 確定診断の決め手

❶左房に孤立性で存在し, 心房中隔卵円窩近くに付着する有茎性の腫瘤で一部に石灰化を認める場合は(図1a), 発症頻度(表1)や発生部位(図2)も考慮して粘液腫を強く疑う。このような特徴的な画像所見を認める場合は非侵襲的な検査で最も考えうる疾患名をあげることはできるが, やはり腫瘍の確定診断には病理組織診断が必要である。

❷治療も目的として外科的に腫瘍を摘出して組織診断, 穿刺した心嚢液の細胞診を行う。技術的に可能であれば生検を行うこともある。悪性腫瘍の転移が疑われる場合は, 原発巣の病理組織診断を行う。

## 誤診しやすい疾患との鑑別ポイント

❶血栓と腫瘍の鑑別

❶血栓は形成しやすい条件の場所にできることがほとんどである。心室瘤含め心室の壁運動異常部位, 心房細動時の左心耳, ペースメーカリードや人工弁などの人工物に形成することが多い。腫瘍がこのような部位に付着している場合は, 血栓を疑う。

❷背景疾患として抗リン脂質抗体症候群などの自己免疫疾患, 悪性腫瘍など易血栓傾向を伴う疾患を認める場合も, 血栓の可能性を考慮する。逆に, このような因子なく腫瘍を認める場合は腫瘍を疑う。他臓器の悪性腫瘍の場合は, 血栓の可能性と転移性腫瘍の可能性の両方が考えられることになる。

❸非侵襲的な画像診断で鑑別が困難な場合, 治療的診断として抗凝固療法を開始して, 腫瘍のサイ

4

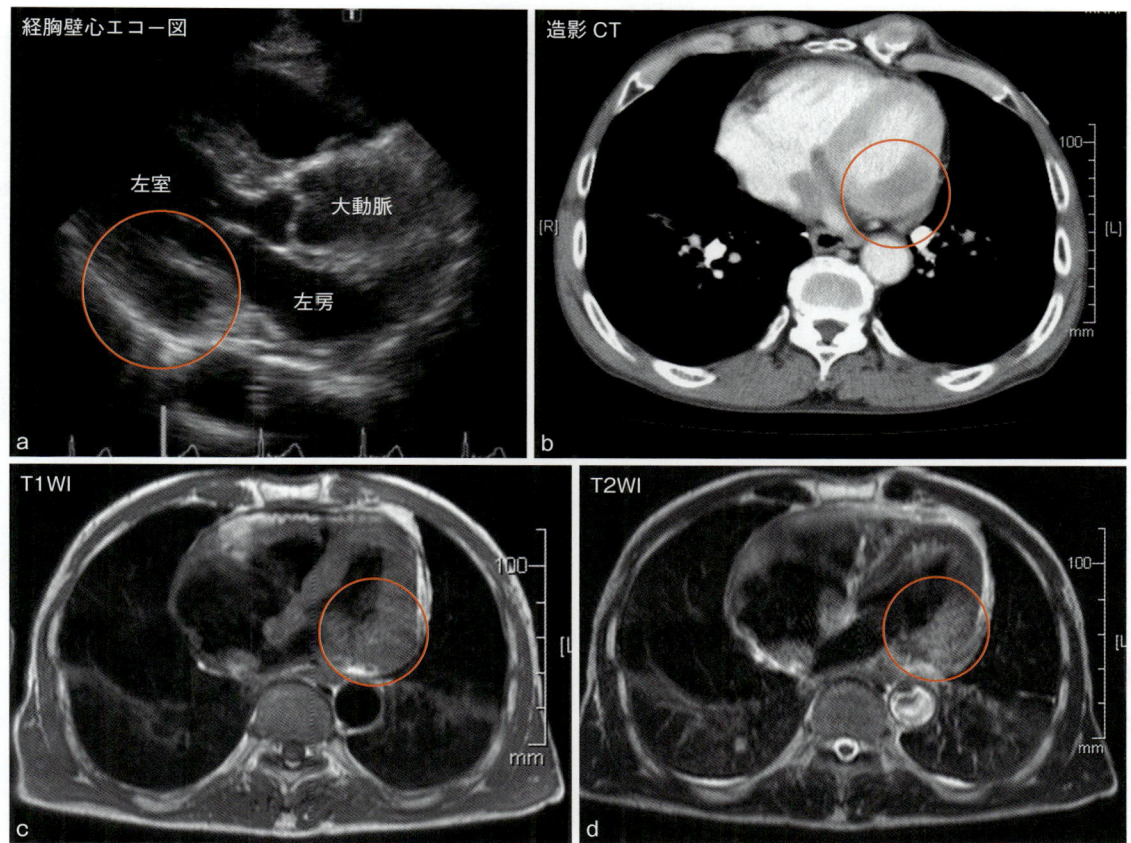

**図5** 経胸壁心エコー図検査で左室後壁基部心筋内に占拠性病変(a)を認めた悪性リンパ腫の一例

造影 CT では(b)，心エコーで占拠性病変を認めた部位に造影効果の乏しい腫瘍像を認める。心臓 MRI では，T1 強調画像(T1 WI)において周囲組織に比べ同信号〜低信号(c)，T2 強調画像(T2 WI)で若干高信号の腫瘍(d)を認めている。化学療法後，心筋内占拠性病変は消失した。

ズが縮小するか否かを評価することもある。

**②良性腫瘍と悪性腫瘍の鑑別**：表1に示すように良性腫瘍のほうが頻度は高く，そのなかでも粘液腫が多い。粘液腫は左房に認めることが多い。一方，原発性および転移性悪性腫瘍は右心系に多い(図3)。このような疫学的背景は鑑別において有用な情報である。

**③原発性と転移性悪性腫瘍の鑑別**：心臓内腫瘤の評価のみで両者の鑑別を行うことは難しく，全身検索を行うことが基本である。

## 確定診断がつかないとき試みること

**①**経胸壁心エコー図検査で心臓腫瘤が発見されることが多いと思われるが，経食道心エコー図検査(図4)，CT，MRI(図5)，核医学検査を組み合わせて施行し鑑別に努める。

**②**これら画像診断で評価が困難な場合，組織診断を行う。その際に技術的に可能であれば，カテーテル法による生検を考慮する。

## 合併症・続発症の診断

労作時息切れ，易疲労，浮腫など低心拍出やうっ血に伴う自他覚所見，麻痺や血尿などのように他臓器の塞栓症状を示唆する自他覚所見を認めた場合には，その評価に必要な検査を随時行う。

## 予後判定の基準

良性腫瘍か悪性腫瘍かで予後は大きく異なる。

## 治療法ワンポイント・メモ

**①**良性腫瘍であれば，外科的腫瘍摘出が原則として考慮される。

❷悪性腫瘍の場合は，化学療法なども含め，腫瘍専門医と治療法について検討するべきである。

❸心タンポナーデをきたしている場合は経皮的心嚢穿刺を行うが，頻回に穿刺を行わなければならないような状況下では心膜開窓術を検討する。

## さらに知っておくと役立つこと

❶原発性心臓腫瘍の発生頻度は 1 年間に 10 万人あたり 1.38 人との海外からの報告もあり，発生頻度は低い。

❷海外および国内の報告を見ると，原発性心臓腫瘍の 80〜90％は良性である。

❸転移性心臓腫瘍は原発性心臓腫瘍の数十倍の頻度とされている。この頻度は報告により大きなばらつきがあり，100 倍を超えるとの報告もある。つまり心臓腫瘍を認めたら，絶えず転移性腫瘍(つまり他臓器の悪性腫瘍)の可能性を念頭においた検査を心掛けるべきともいえる。

## 専門医へのコンサルト

心臓内に腫瘤像を認めたら，すぐに専門医にコンサルトすべきである。

# 徐脈性不整脈
Bradyarrhythmias

**森島 逸郎**　大垣市民病院・副院長(岐阜)

**頻度** よくみる

**GL** 2022 年改訂版 不整脈の診断とリスク評価に関するガイドライン

## 診断のポイント

❶心拍数 50/分未満を徐脈性不整脈と定義する。

❷徐脈性不整脈は，発生部位により洞不全症候群と房室ブロックに分けられる(表 1)。

❸脈拍数ではなく心電図から診断する。

❹めまい・失神(Adams-Stokes 発作)や心不全症状など，自覚症状の有無を確認する。

❺基礎心疾患と修飾因子の検索を行う。50 歳未満の若年発症には遺伝的要因を疑う。

❻心房細動など，頻脈性不整脈が合併することがある(徐脈頻脈症候群)。

❼必ずしも病的意義を伴わない場合がある。

| 表1 徐脈性不整脈の分類 |
| --- |

1. **洞不全症候群**
　① Ⅰ群：洞性徐脈
　② Ⅱ群：洞停止または洞房ブロック
　③ Ⅲ群：徐脈頻脈症候群

2. **房室ブロック**
　① 1 度房室ブロック
　② 2 度房室ブロック
　　・Wenckebach 型房室ブロック
　　・Mobitz Ⅱ型房室ブロック
　　・2：1 房室ブロック
　　・高度房室ブロック
　　・発作性房室ブロック
　③ 3 度房室ブロック(完全房室ブロック)

## 緊急対応の判断基準

❶失神・眼前暗黒感を伴う。

❷急性心筋梗塞・急性心筋炎を示唆する心電図変化を伴う。

❸高カリウム血症・腎不全を伴う。

❹心不全合併。

## 症候の診かた

❶失神・眼前暗黒感(Adams-Stokes 発作)：徐脈に伴う脳虚血による最も重篤な症状。発作性に心停止が起きる場合に生じる。

❷呼吸困難感・倦怠感・浮腫：徐脈性不整脈が長期間持続すると心不全症状を呈する。

❸運動耐容能の低下：運動時に心拍数が上がらないことに起因する。

❹動悸：徐脈頻脈症候群では，徐脈による症状に先行して，心房細動や発作性上室性頻拍など，頻脈による症状を伴う。

## 検査所見とその読みかた

徐脈性不整脈の診断には，12 誘導心電図，Holter 心電図，モニター心電図，携帯型心電図などで発作時の心電図を記録することが重要である。PP 間隔，PQ 間隔，RR 間隔，P 波や QRS 波の有無，細動・粗動波などに基づき診断する。

❶洞不全症候群：洞結節の機能障害や洞結節から心房への興奮伝播障害による。以下，Rubenstein 分類を示す。

　❶Ⅰ群：洞性徐脈。50/分未満の洞徐脈(図 1a)。

　❷Ⅱ群：洞停止・洞房ブロック。洞停止は洞結節

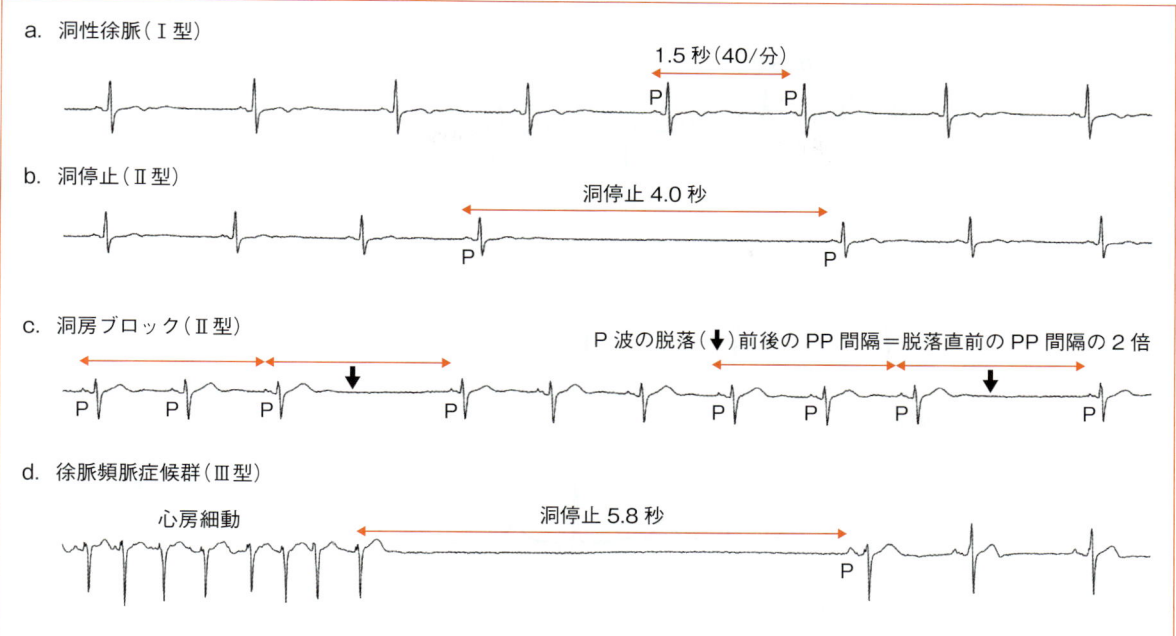

**図1** 洞不全症候群の分類と心電図

a. 洞性徐脈（Ⅰ型）
1.5秒（40/分）

b. 洞停止（Ⅱ型）
洞停止 4.0秒

c. 洞房ブロック（Ⅱ型）
P波の脱落（↓）前後のPP間隔＝脱落直前のPP間隔の2倍

d. 徐脈頻脈症候群（Ⅲ型）
心房細動　　洞停止 5.8秒

の機能停止（図1b）, 洞房ブロックは, 洞結節から心房への興奮伝播が障害された状態（図1c）である.

❸Ⅲ群：徐脈頻脈症候群. 心房細動や発作性上室性頻拍など, 上室性不整脈の停止直後に洞興奮がすみやかに回復しないことにより生じる長い洞停止（図1d）.

❷房室ブロック：心房から心室への興奮伝導が遅延または途絶した状態.

❶1度房室ブロック：PQ時間が正常上限（0.20秒）より延長しているが, 1：1房室伝導は保たれている（図2a）.

❷2度房室ブロック：房室伝導が間欠的に途絶し, P波に続くQRS波が脱落する.
- Wenckebach型：PQ時間が徐々に延長したのちにQRS波が脱落する（図2b）.
- Mobitz Ⅱ型：PQ時間が一定のままで突然QRS波が脱落する（図2c）.
- 2：1型：房室伝導が交互に脱落する（図2d）.
- 高度型：2：1より小さい伝導比で房室伝導が残存する（図2e）.
- 発作性房室ブロック：突然房室伝導が数拍以上連続して途絶し, 補充収縮がないため長時間心停止となる（図2f）.

❸3度房室ブロック：完全房室ブロックで, P波とQRS波は独立した周期で出現する（図2g）. 心房細動が合併すると, 心拍は規則的な遅い補充調律となる（図2h）.

## 確定診断の決め手
❶徐脈発作時の心電図記録による.
❷症状の重症度からペースメーカの適応の有無を判断する.

## 誤診しやすい疾患との鑑別ポイント
❶非伝導性上室性期外収縮（blocked PAC）（図3）
❶PAC（premature atrial contraction）が心室に伝導しないことによりRR間隔が延長することがある.
❷正常の房室伝導であっても短い連結期でPACが生じ房室結節の不応期に入ることで起きうる.
❸PACのP波はT波に重なることが多く, これを見落とさないことが肝要である.
❹P波と融合してT波の形が若干変化することに注目する.
❺房室が2：1伝導する場合は, 2：1房室ブロックとの鑑別が重要で, PP間隔が一定であれば2：1房室ブロック（図2d）, PP間隔が一定でなけれ

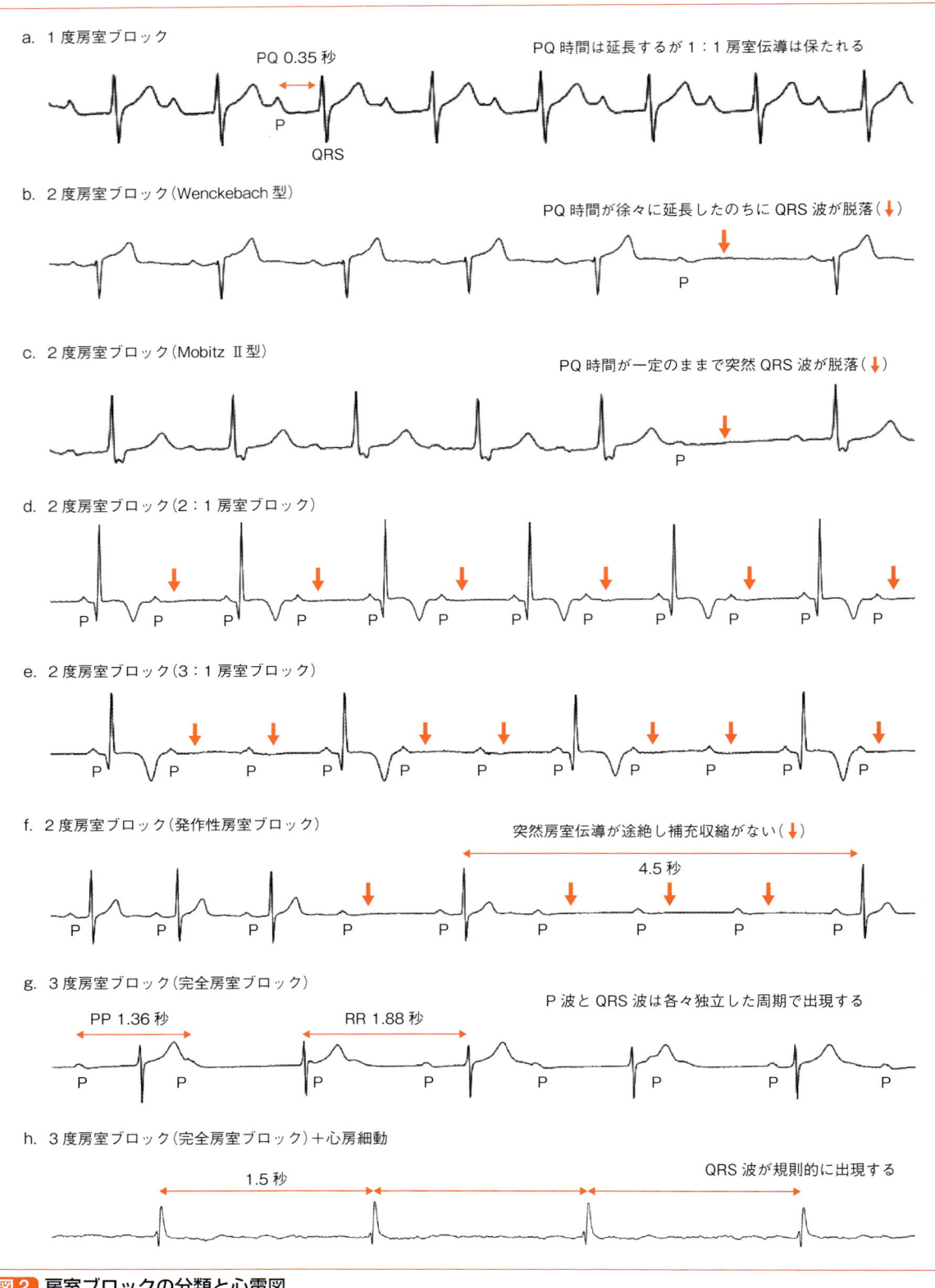

a. 1 度房室ブロック

PQ 0.35 秒

P

QRS

PQ 時間は延長するが 1：1 房室伝導は保たれる

b. 2 度房室ブロック（Wenckebach 型）

PQ 時間が徐々に延長したのちに QRS 波が脱落（↓）

P

c. 2 度房室ブロック（Mobitz Ⅱ型）

PQ 時間が一定のままで突然 QRS 波が脱落（↓）

P

d. 2 度房室ブロック（2：1 房室ブロック）

P P P P P P P P P P P P

e. 2 度房室ブロック（3：1 房室ブロック）

P P P P P P P P P P P P

f. 2 度房室ブロック（発作性房室ブロック）

突然房室伝導が途絶し補充収縮がない（↓）

4.5 秒

P P P P P P P P P

g. 3 度房室ブロック（完全房室ブロック）

PP 1.36 秒

RR 1.88 秒

P 波と QRS 波は各々独立した周期で出現する

P P P P P P P P

h. 3 度房室ブロック（完全房室ブロック）＋心房細動

1.5 秒

QRS 波が規則的に出現する

**図2** 房室ブロックの分類と心電図

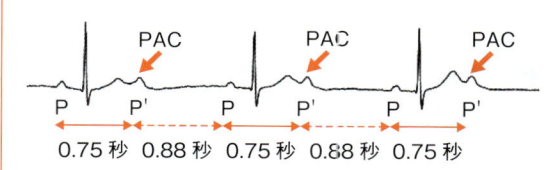

P | P' | P | P' | P | P'
0.75秒 0.88秒 0.75秒 0.88秒 0.75秒

**図3** Blocked PAC

ば blocked PAC である。

**❷反射性失神**
❶感情ストレス，長時間の立位，排尿排便などを契機に生じる良性の病態で，一過性の徐脈を伴う。
❷これらの要因が明らかであれば，徐脈性不整脈ではなく反射性失神ととらえる。

### 確定診断がつかないとき試みること

❶**植込み型ループ式心電計**
❶胸壁に差し込む形の超小型心電計。設定値以下の徐脈イベントを自動で記録したり，失神後のマニュアル起動で，失神前から失神後までの連続した心電図記録を残すことが可能である。
❷失神や眼前暗黒感など徐脈性不整脈を疑う症状があるにもかかわらず，従来の非侵襲的心電図記録では確定診断に至らない場合に用いる。

❷**心臓電気生理学的検査**
❶電極を経静脈的に心腔内に挿入し，ペーシングや電位の記録を行う。
❷長時間心電図記録でも診断が確定しない場合に補助的情報を得られる。
❸徐脈性不整脈の診断および重症度の判定に用いられる。

### 合併症・続発症の診断

❶**薬物**：ジギタリス製剤，カルシウム拮抗薬，β遮断薬，抗不整脈薬などの過剰投与。
❷**高カリウム血症**：腎不全，薬剤性。
❸**急性心筋梗塞**
❶典型的には下壁梗塞，時に前壁梗塞に合併する。
❷下壁梗塞に伴う房室ブロックは，大部分が房室結節内のブロックで一過性であることが多い。
❸前壁梗塞では中隔の広範な梗塞の結果であり，His 束以下のブロックであることが多い。
❹12 誘導心電図やトロポニン値の上昇から診断する。
❹**その他**：急性心筋炎，心サルコイドーシス，心ア

ミロイドーシス，修正大血管転位症，TAVI（transcatheter aortic valve implantation）弁による機械的圧迫など。

### 予後判定の基準

❶Adams-Stokes 発作を伴う場合など，重症例は心臓突然死につながりうる。突然死例では，心静止による直接的死亡よりも，徐脈依存性の QT 延長に伴う torsades de pointes（TdP）や心室細動によるものが多い。
❷ペースメーカ植込み後の重症例の予後は良好である。
❸軽症あるいは無症候性の場合や，1 度房室ブロック，Wenckebach 型 2 度房室ブロックの予後は一般に良好である。

### 経過観察のための検査・処置

❶軽症でペースメーカ適応なしと判断した場合，12 誘導心電図や Holter 心電図で経過観察する。
❷特に高齢者において，進行性に徐脈による症状が顕著になる場合がある。β遮断薬など，徐脈を助長する薬剤の服用を避けるよう留意する。

### 治療法ワンポイント・メモ

❶症候性の徐脈脈性不整脈の治療の基本は，恒久的ペースメーカである。
❷徐脈の原因が可逆性であれば，一時的ペースメーカを入れて徐脈を解消したのちに原因を除去する。
❸心房細動を合併する徐脈頻脈症候群では，塞栓症リスクを評価し，抗凝固療法の適応を判断する。

### さらに知っておくと役立つこと

❶**リードレスペースメーカ**：右室内に小型の本体を植込むことで完結するペースメーカ。経静脈リードや胸壁に植込む本体が不要となる。心房ペーシングができないという限界があるものの，近年，房室同期ペーシングが可能となるなど適応が広がっている。
❷**カテーテルアブレーション**：心房細動など頻脈性不整脈の停止直後のみに徐脈が顕在化する徐脈頻脈症候群では，カテーテルアブレーションによる頻脈性不整脈の根治によりペースメーカが回避できる場合がある。

# 頻脈性不整脈
Tachyarrhythmia

若松 雄治 日本大学・循環器内科学

頻度 **よくみる**

GL 2022 年改訂版 不整脈の診断とリスク評価に関するガイドライン

## 診断のポイント

**1** 頻脈性不整脈とは，100 回/分以上の脈拍数となる不整脈と定義される。

**2** 発生部位により，上室性不整脈と心室性不整脈に分けられる。

**3** 上室性不整脈は，刺激伝導系における His 束以上が不整脈の機序に関与するものを指し，心電図では QRS 幅が 3 mm（0.12 秒）未満の narrow QRS 波形を呈することが多い。

**4** 心室性不整脈は，刺激伝導系における His 束以下が不整脈の機序に関与するものを指し，心電図では QRS 幅が 3 mm（0.12 秒）以上の wide QRS 波形を呈する。

**5** 上室性不整脈には，心房細動，心房粗動，心房頻拍，発作性上室性頻拍（房室結節回帰性頻拍，房室回帰性頻拍）などがある。心室性不整脈には，心室頻拍，心室細動などがある。

## 緊急対応の判断基準

**1** 以下のような症状を呈している場合は，緊急対応が必要になる可能性が高い。

**1** 失神や眼前暗黒感を認めている場合。

**2** 心不全による呼吸不全を呈している場合。

**3** ショックを呈している場合。

**2** 以下のような心電図波形の場合は，緊急対応が必要となる可能性が高い。

**1** QRS 幅が 3 mm（0.12 秒）以上の wide QRS 波形の場合。

**2** torsades de pointes（TdP）などの多形性心室頻拍や心室頻拍の場合。

## 症候の診かた

**1** 動悸

**1** 頻脈性不整脈の最も一般的な症状である。

**2** 動悸は，脈の速拍感（脈が速い），脈の不整（脈が乱れる），脈の結滞（脈が飛ぶ）などさまざまであり，詳細な問診により，診断にいち早くたどり着

ける可能性がある。

**2** 失神・眼前暗黒感

**1** 不整脈により心拍出量の急激な低下をきたし，失神や眼前暗黒感などの脳虚血症状が生じることを Adams-Stokes 発作とよび，緊急度の高い症候の 1 つである。

**2** 心室性不整脈で生じることが多いが，上室性不整脈でも脈拍数が速い場合や，低心機能の患者の場合に生じることがある。

**3** 息切れ・呼吸困難

**1** 心不全症状の 1 つとして息切れや呼吸困難が出現することがある。

**2** 頻脈性不整脈が長時間持続することで，左室収縮能の低下をきたす頻脈誘発性心筋症が原因となることもある。

## 検査所見とその読みかた

頻脈性不整脈は，心電図波形と発生機序から以下の不整脈に分類される。

**1** 発作性上室性頻拍（PSVT：paroxysmal supraventricular tachycardia）：PSVT は，房室結節リエントリー性頻拍（AVNRT：atrioventricular nodal reentrant tachycardia），房室回帰性頻拍（AVRT：atrioventricular reciprocating tachycardia），心房頻拍（AT：atrial tachycardia）などの総称である。突然始まり突然停止する頻拍であり，心電図診断では，頻拍中の P 波の位置と形態が鑑別に有用である。

**1** 房室結節リエントリー性頻拍（AVNRT）

- 後述の AVRT と比較してやや遅い心拍数（100〜220 拍/分）を呈する。

- 房室結節内でのリエントリーが AVNRT の成因であり，大部分は順行性伝導に遅伝導路（SP：slow pathway）を，逆行性伝導に速伝導路（FP：fast pathway）を伝導する slow-fast 型であり，これを通常型 AVNRT とよぶ。

- AVNRT では，洞調律とは反対方向の心房内興奮伝播が起こるため，頻拍中は下壁誘導（Ⅱ，Ⅲ，aV$_\mathrm{F}$ 誘導）で陰性の P 波（逆行性 P 波）がみられ，逆行性 P 波は QRS 波のなかに埋没するか，QRS 波の直後にみられる（図 1a）。

- 順行性伝導に FP や SP を使用し，逆行性伝導に SP を使用する fast-slow 型または，slow-slow 型という稀有型 AVNRT も存在する。

**2** 房室回帰性頻拍（AVRT）

- AVNRT よりもやや速い心拍数（150〜250/分）を呈する。

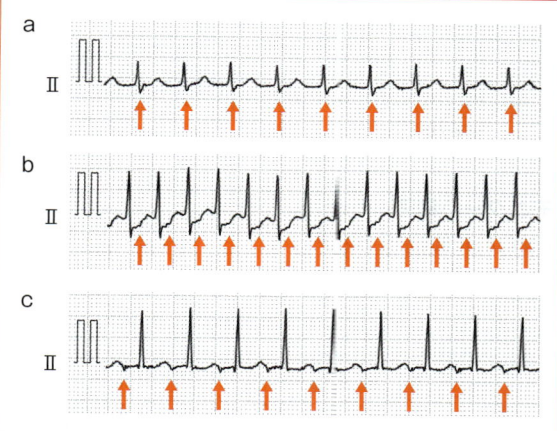

**図1** 発作性上室性頻拍（PSVT）の心電図

a：房室結節リエントリー性頻拍（AVNRT）：逆行性 P 波は QRS 波の直後にみられる。
b：房室回帰性頻拍（AVRT）：逆行性 P 波は T 波の立ち上がりにみられる。
c：心房頻拍（AT）：P 波は T 波の終末にみられる。

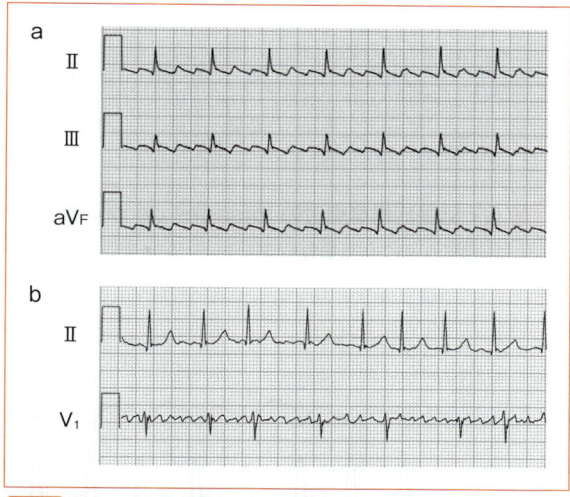

**図2** 通常型心房粗動と心房細動の心電図

a：通常型心房粗動：下壁誘導に鋸歯状波（F 波）を認める。
b：心房細動：不規則で細かい細動波（f 波）を認め，RR 間隔が不整である。

- AVRT は，Kent 束とよばれる心房心室間の副伝導路をもつ WPW 症候群の患者に起こり，房室結節と副伝導路を介したリエントリーが成因である。
- 副伝導路に順伝導を有するものを顕性 WPW 症候群とよび，デルタ波の成因となるが，逆伝導のみを有する副伝導路も存在し，潜在性 WPW 症候群とよぶ。
- 副伝導路を逆伝導する正方向性 AVRT は，narrow QRS 頻拍を呈し，T 波の立ち上がりに逆行性 P 波がみられる（図1b）。副伝導路を順伝導する反方向性 AVRT は wide QRS 頻拍を呈し，心室頻拍との鑑別が重要である。

**❸心房頻拍（AT）**

- AT の発生機序には異常自動能，撃発活動，リエントリーの 3 つに分けられる。
- 異常自動能の場合は，徐々に心拍数が増加する warm up 現象や徐々に遅くなり停止する cool down 現象により推定できる。
- リエントリー性 AT は，器質的心疾患をもつ患者や，心房細動に対するカテーテルアブレーション後，開心術後の患者に比較的多い。
- P 波の形態は AT の起源の推定に有用であり，一般的に P 波は T 波の終末から QRS 波の前にみられる（図1c）。

**❷心房粗動（AFL：atrial flutter）**

**❶** AFL は，規則性波形を有するマクロリエントリー性頻拍であり，最も典型的なものは，三尖弁輪周囲を反時計方向に旋回する通常型（common type）AFL であり，心電図で下壁誘導に鋸歯状波（F 波）を認める（図2a）。

**❷** 三尖弁輪以外を旋回する AFL は，非通常型（uncommon type）とよばれる。

**❸** 高率に AF と合併し，I 群抗不整脈薬投与後に生じることもある（Ia/Ic flutter）。

**❸心房細動（AF：atrial fibrillation）**

**❶** AF は，日常診療で最も遭遇する上室性不整脈である。

**❷** 心電図では基線に，高頻度心房興奮を反映する不規則で細かい細動波（f 波）を認め，RR 間隔が不整で規則性が認められないことが特徴である（図2b）。

**❹心室頻拍（VT：ventricular tachycardia）**

**❶** wide QRS 波形を呈し，QRS 波形が同一の VT を単形性 VT と呼び，QRS 波形が変化する VT を多形性 VT という。そのなかでも QRS 波形の極性が変化していく多形性 VT を TdP とよび，QT 延長に伴い出現する（図3）。

**❷** 特発性 VT は，右室流出路起源と左室後中隔起源の場合がある。右室流出路起源では，左脚ブロック型で下方軸の QRS 波形を呈する（図4）。

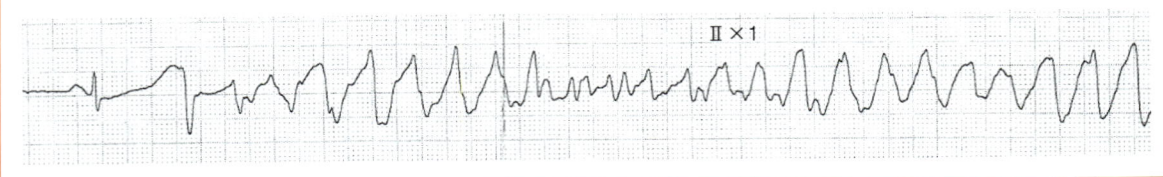

**図3** QT 延長症候群患者の torsades de pointes(TdP)のモニター心電図

延長した T 波の上に心室期外収縮が生じ(R on T)、それに引き続いて TdP が出現している。

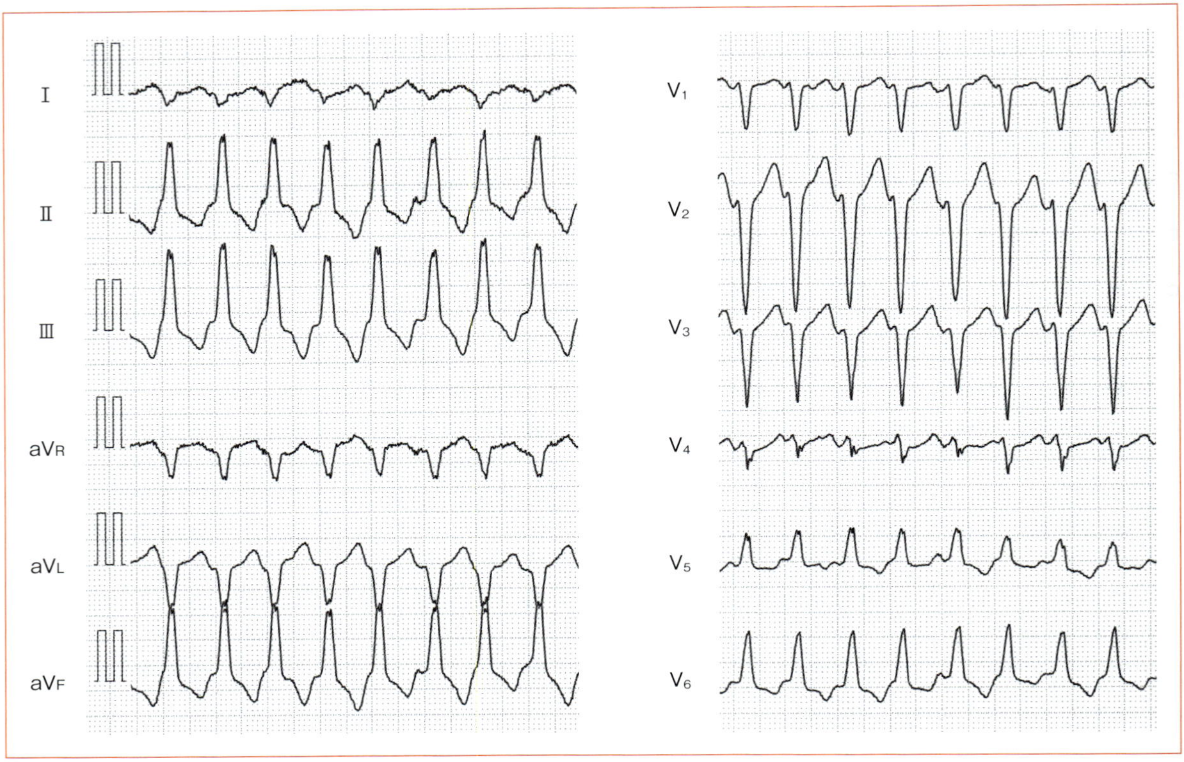

Ⅱ×1

**図4** 特発性心室頻拍(右室流出路起源)の 12 誘導心電図

右室流出路起源では、左脚ブロック型で下方軸の QRS 波形を呈する。

左室後中隔起源は一般的にベラパミル感受性心室頻拍とよばれ、右脚ブロックで上方軸の QRS 波形を呈する(図5)。

5 心室細動(VF：ventricular fibrillation)

❶心電図上、幅広い QRS 波形が不規則な形態となる。

❷十分な心拍出ができない状態となる致死的不整脈であるため、早急な除細動が必要である。

## 確定診断の決め手

1 診断には、発作時の 12 誘導心電図が必須である。

2 発作時の 12 誘導心電図が記録できない場合は、Holter 心電図、携帯型心電計、植込み型心電図記録計などを用いて発作時の心電図を記録するように努める。

3 場合によっては、電気生理学的検査(EPS)による確定診断が必要となることもある。

## 誤診しやすい疾患との鑑別ポイント

1 wide QRS 頻拍の鑑別

❶ wide QRS 頻拍は、心室頻拍だけでなく、心室内変行伝導(脚ブロック)や副伝導路を介した房室

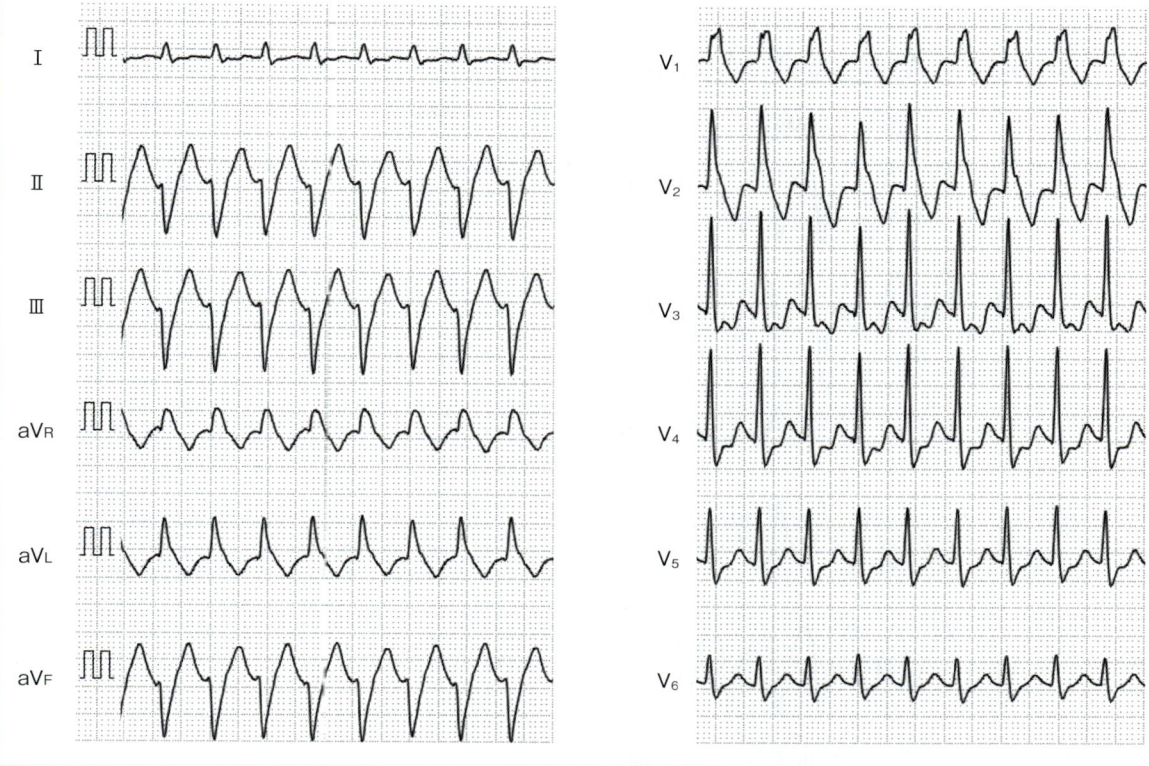

**図5** 特発性心室頻拍（左室後中隔起源）の12誘導心電図

左室後中隔起源では，右脚ブロックで上方軸のQRS波形を呈する。
このような心室頻拍はベラパミル投与で停止するため，ベラパミル感受性心室頻拍とよばれる。

伝導（いわゆるWPW症候群）などを有する上室性頻拍でも生じることがある。

❷脚ブロックやWPW症候群のデルタ波などは洞調律中でもみられるため，洞調律時と頻拍時の心電図の比較をすることで診断の手助けになる。

❸心電図上では，頻拍中に心房波（P波）と心室波（QRS波）が独立して興奮する室房解離（図6）や，心室頻拍中に洞結節からの興奮が房室結節を介して心室を早期に捕捉する心室捕捉現象（融合収縮：fusion beat）を認める場合は，心室頻拍と診断できる。

## 確定診断がつかないとき試みること

❶narrow QRS頻拍ではアデノシン三リン酸（ATP）製剤の急速静注により，AT，AFLとAVRT，AVNRTの鑑別が可能である。房室結節を頻拍回路に含むAVNRTとAVRTは，ATPを投与することで房室結節の伝導が抑制され頻拍は停止するが，

ATやAFLは停止せず，P波やF波が明瞭になるため鑑別が容易となる。

❷QRS幅の広い頻拍では，ATPの投与により室房解離が確認でき，心室内変行伝導を有する上室性頻拍と心室頻拍の鑑別に有用であるが，臨床上は血行動態が保てないことも多く投与できないことも多い。

## 予後判定の基準

❶上室性不整脈は一般的に予後良好な不整脈である。

❷AFは心不全や心内血栓による脳梗塞の発症が予後を左右するため，抗凝固薬や心不全治療薬といった内服薬を適切に使用することが重要である。

❸VTやVFなどの心室性不整脈は突然死の原因となるため予後不良な不整脈である。特に器質的心疾患を有する患者で，これらの不整脈を認めた場合は植込み型除細動器（ICD）が検討される。

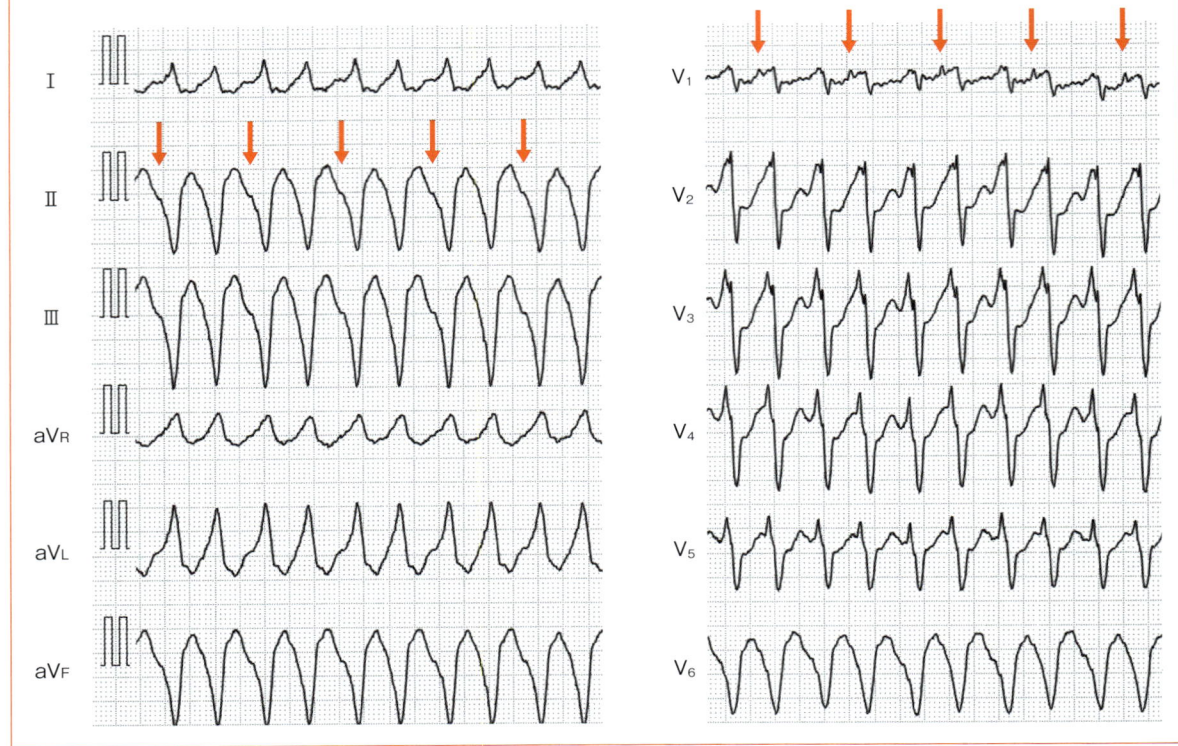

**図6** 心室頻拍中の 12 誘導心電図における室房解離
心房波（➡）と心室波（QRS 波）が独立して興奮している。

## ▍専門医へのコンサルト

　近年，カテーテルアブレーション治療は頻脈性不整脈に対する有効性と安全性が向上しており，広く施行されるようになってきている。頻脈性不整脈をみたら，カテーテルアブレーションの適応について一度専門医の意見を聞くことが望ましい。

（執筆協力：奥村 恭男　日本大学主任教授・循環器内科学）

---

# WPW 症候群
Wolff-Parkinson-White Syndrome

庭野 慎一　北里大学診療教授・循環器内科学

頻度 **ときどきみる**（有病率 1/1,000〜2,000 人）

GL 2022 年改訂版 不整脈の診断とリスク評価に関するガイドライン

## ▍診断のポイント

**1** Kent 束（房室を短絡する副伝導路）に順行（房室）伝導の存在する顕性 WPW 症候群では洞調律の 12 誘導心電図において以下の所見を認める（図1）。
　❶ PR 間隔の短縮。
　❷ QRS 波初期成分にスラー状の異常波（デルタ波）。
　❸ QRS 波幅の増大。
　❹ 2 次性の ST-T 変化。
**2** Kent 束に逆行（室房）伝導しか存在しない潜在性WPW 症候群では，洞調律時にデルタ波が出現せず，異常所見を認めない。
**3** 症候性 WPW 症候群では，1）順行性房室回帰性頻拍，2）逆行性房室回帰性頻拍，3）偽性心室頻拍などを呈する（図2）。

## ▍緊急対応の判断基準

**1** 洞調律時には緊急治療は不要。
**2** 房室回帰性頻拍は，順行性・逆行性とも一般に血

**4**

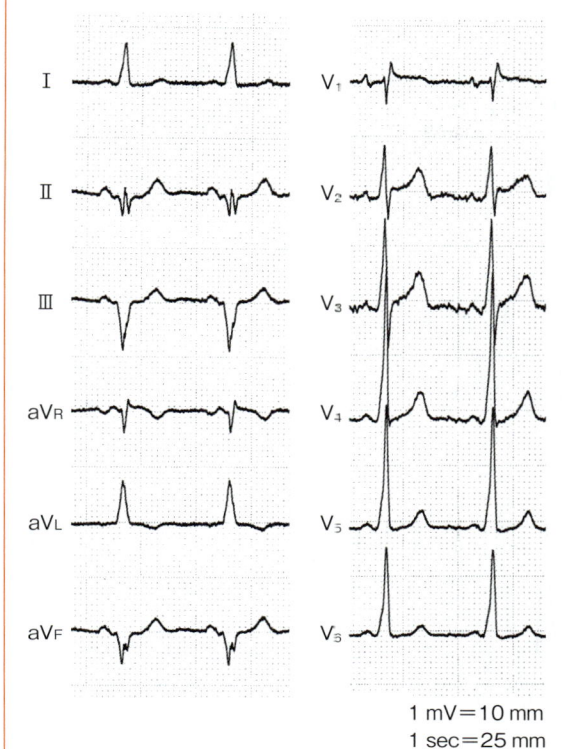

**図1** 顕性 WPW 症候群の 12 誘導心電図

洞調律中の心電図では，①PR 間隔の短縮，②QRS 幅の増大，③QRS 前半に三角形の異常波（デルタ波），④2 次性の ST-T 変化，を認める。デルタ波の極性は Kent 束の解剖学的局在に依存しており，症例によって異なる。

1 mV＝10 mm
1 sec＝25 mm

行動態が破綻しないが（図2a, b），念のため直流除細動を用意する。房室結節または Kent 束の伝導抑制で洞調律復帰を期待できるが，wide QRS を呈している場合は Kent 束伝導抑制を優先する。

❸偽性心室頻拍（図2c）は，血行動態の破綻や心室細動への移行の可能性があるため，すみやかな洞調律復帰が必要である。本態は心房細動だが，房室結節の伝導抑制は無意味である。すみやかに直流除細動を行うか，Kent 束伝導抑制作用のある薬物（Ia 群，Ic 群抗不整脈薬）を用いる。

### 症候の診かた

❶WPW 症候群は，症候性の頻拍発作を主訴とする場合と，健診などにおける心電図異常を主訴とする場合がある。

❷症候性頻拍をもつ症例は，頻拍での来院時や過去の記録などで，可能な限り発作時の 12 誘導心電図

を用意する。

❸潜在性 WPW 症候群や間欠性 WPW 症候群（Kent 束伝導が間欠的に出現する型）では，確定診断に心臓電気生理検査を要する。

❹頻拍の既往が明らかでない症例はアブレーションのクラス I 適応とはならないが，パイロット志望や発作を危惧する症例ではアブレーションを考慮してよい。

### 検査所見とその読みかた

❶12 誘導心電図で，Kent 束の順行（房室）伝導を示す所見（PR 間隔短縮，デルタ波，QRS 波幅増大，2 次性 ST-T 変化）が確認できれば診断を確定できる（図1）。

❷Kent 束経由の心室興奮の早期性が低い症例では，デルタ波が記録上小さくなり，診断が困難となる場合がある。心室興奮早期性を低下させる要因としては，左側自由壁の Kent 束，Kent 束伝導の遅延，房室結節伝導の亢進などがある。

❸潜在性 WPW 症候群や間欠性 WPW 症候群では，確定診断に心臓電気生理検査を要する場合があるが，現在ではカテーテルアブレーションと一期的に行われるのが一般的である。

### 確定診断の決め手

❶洞調律 12 誘導心電図における心室早期興奮所見の確認（図1）。

❷発作時ないし頻拍時の心電図所見の確認（図2）。

❸心臓電気生理検査における，副伝導路（Kent 束を含む）伝導所見の確認。

### 誤診しやすい疾患との鑑別ポイント

❶QRS 波初期成分が変形し，QRS 波幅が増大する疾患
  ❶陳旧性心筋梗塞（⇨776 頁）。
  ❷脚ブロック。

❷下部調律により QRS 波が変形する病態：促進性心室固有調律。

❸WPW 症候群は，心房興奮が Kent 束を経由して心室を早期興奮させることが病態の本質である。QRS 波には必ず P 波が先行し，PR 間隔の短縮を伴う。

### 確定診断がつかないとき試みること

❶長時間心電図により，間欠性のデルタ波出現や，頻拍発作の記録を試みる。

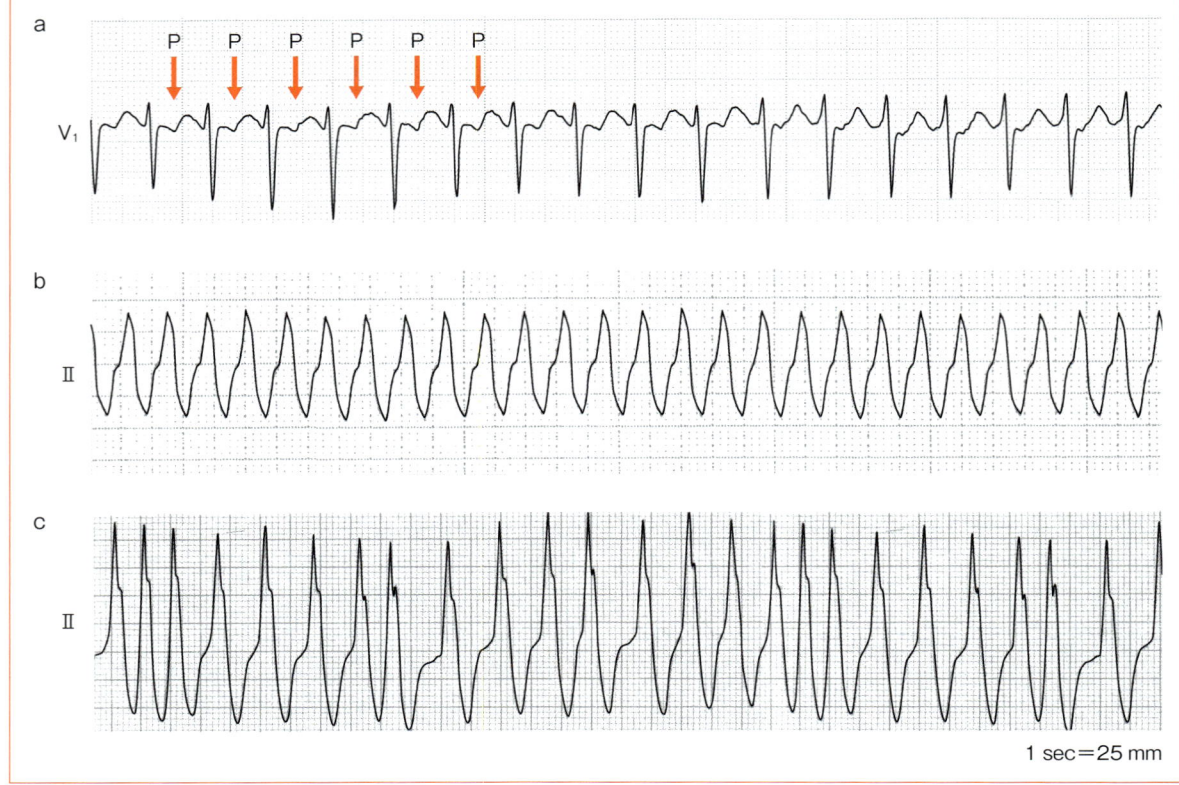

**図2** WPW 症候群に発生しうる頻拍発作

a：順行型房室回帰性頻拍：narrow QRS＋RR 整の頻拍で，逆行 P 波が QRS 波の後に記録される（図中 P）。心房−心室−房室結節−Kent 束によるマクロリエントリーで，興奮波が房室結節を順行するため QRS 波は narrow となる。

b：逆行型房室回帰性頻拍：wide QRS＋RR 整の頻拍。P 波は視認されない。a と同様のマクロリエントリーであるが，興奮波が Kent 束を順行するため QRS 波は wide となる。

c：偽性心室頻拍：wide QRS＋RR 不整だが，QRS の極性は変動しない。本態は心房細動だが，Kent 束経由で頻回の興奮が心室に伝導し，不規則な wide QRS 頻拍を示す。心電図上，心室頻拍に類似していることからこの名称が用いられる。

**2** 心臓電気生理検査により，副伝導路（Kent 束）の存在を確認する。

### 合併症・続発症の診断

**1** WPW 症候群では，一般に頻拍発作以外に特異的な症候をきたすことはない。

**2** 頻拍発作，特に偽性心室頻拍の既往が確認されている症例では，心室細動など重篤な発作へ移行するリスクがあるため，積極的に根治治療（アブレーション）を勧める。

### 予後判定の基準

**1** Kent 束の順行（房室）伝導の良好な症例では，偽性心室頻拍から心室細動へ移行するリスクが高い（頻拍中最短 RR 間隔＜250 ms）。

**2** 頻拍既往のない症例の初発発作による突然死のリスクは 10 万分の 1 以下とされるが，現在では比較的安全にアブレーションによる根治ができるため，患者の意向に沿って治療を決定する。

### 経過観察のための検査・処置

アブレーション治療を希望しない症例では，定期的心電図チェックを行うなど，医療機関へのコンタクトを絶やさないようにする。

### 治療法ワンポイント・メモ

**1** WPW 症候群の根治術は，カテーテルアブレーションである。治療の利点および治療を行わない場合のリスクを十分に説明して適応を決定する。

**2** 患者の意向により，やむを得ず継続的な抗不整脈

薬治療を行う場合は，長期内服による副作用の生じにくい薬物を選択する。

### さらに知っておくと役立つこと

WPW 症候群に対するアブレーションの成績はきわめて良好（成功率＞98.5％）であるが，Kent 束の局在によってはアブレーションできない場合がある。His 束近傍の Kent 束や心外膜側局在の Kent 束がその代表である。

### 専門医へのコンサルト

❶アブレーション手技を，常勤医が常態的（＞50例/年）に実施している施設が専門医療機関とよべる。

❷少数ながら，アブレーション困難例も存在するため，実際的には専門病院へ紹介してアブレーションを行うことが望ましい。

# 先天性 QT 延長症候群
## Congenital Long QT Syndrome (LQTS)

清水 渉　日本医科大学教授・循環器内科学

頻度 **ときどきみる**（2,000 人あたり 1 人）

GL ・遺伝性不整脈の診療に関するガイドライン（2017 年改訂版）
・不整脈非薬物治療ガイドライン（2018 年改訂版）
・2020 年改訂版 不整脈薬物治療ガイドライン
・2022 年改訂版 不整脈の診断とリスク評価に関するガイドライン

### 診断のポイント

❶心電図所見（QT 時間延長）（図 1），臨床症状，家族歴を点数化する Schwartz のリスクスコア（表 1）で合計 3.5 点以上の場合に診断確実とされるが，常に修正 QT 時間 ≧ 500 ms の場合にも臨床診断される。

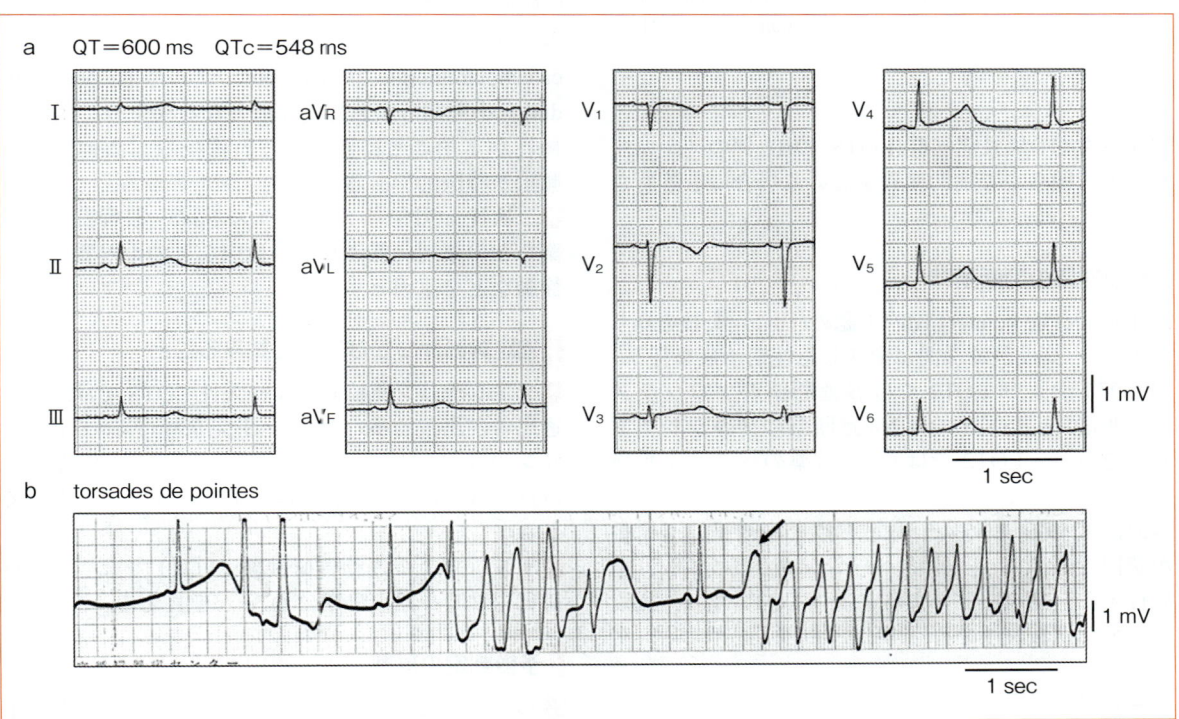

a　QT＝600 ms　QTc＝548 ms

b　torsades de pointes

**図1** LQT2 患者の 12 誘導心電図と torsades de pointes(TdP)

著明な QT 時間の延長（QT＝600 ms，QTc＝548 ms）を認め（a），心室期外収縮の連発に引き続いて TdP が出現している（b）。

## 表1　先天性 QT 延長症候群(LQTS)のリスクスコアと臨床診断基準

| 基準項目 | | 点数 |
|---|---|---|
| 心電図所見 | A. QT 時間の延長[*1](QTc) | |
| | 　　≧480 ms | 3 |
| | 　　460〜479 ms | 2 |
| | 　　450〜459 ms(男性) | 1 |
| | B. 運動負荷後 4 分の QTc≧480 ms | 1 |
| | C. torsades de pointes[*2] | 2 |
| | S. 視覚可能な T 波オルタナンス | 1 |
| | E. ノッチ型 T 波(3 誘導以上) | 1 |
| | F. 年齢不相応の徐脈[*3] | 0.5 |
| 臨床症状 | A. 失神[*2] | |
| | 　　ストレスに伴う | 2 |
| | 　　ストレスに伴わない | 1 |
| | B. 先天性聾 | 0.5 |
| 家族歴[*4] | A. 確実な先天性 LQTS 家族歴[*4] | 1 |
| | B. 30 歳未満での突然死の家族歴 | 0.5 |

点数の合計が，≧3.5：診断確実，1.5〜3 点：疑診，≦1 点：可能性が低い，に分類される。
*1 治療前あるいは QT 延長を起こす因子がない状態で記録し，Bazett の補正式を用いて QTc を算出する。
*2 TdP と失神の両方ある場合は 2 点。
*3 各年齢の安静時心拍数の 2 パーセンタイル値を下回る場合。
*4 先天性 LQTS リスクスコア≧3.5 の家族歴あり。
〔Schwartz PJ, et al: QTc behavior during exercise and genetic testing for the long-QT syndrome. Circulation 124(20): 2181-2184, 2011 より〕

**❷** 先天性 QT 延長症候群(LQTS)の 11 個のメジャー遺伝子に明らかな病的変異を認める場合にも診断される(表2 の赤文字)。

### 緊急対応の判断基準

**❶** Torsades de pointes(TdP)を認め(図 1)，失神を繰り返す場合，高度医療機関に搬送し急性期治療を行う。
**❷** LQT1 および LQT2 では β 遮断薬のプロプラノロール静注，LQT3 では Na 遮断薬のメキシレチン静注を行う。LQT2 では Ca 拮抗薬のベラパミル静注も有効である。
**❸** 血清 K 値を 4.0〜4.5 mEq/L 以上に補正し，徐脈が誘因であれば，一次的ペーシング(80/分以上)を施行する。薬剤などによる二次性 LQTS では，硫酸マグネシウム静注を行う。

### 症候の診かた

**❶** 症候は，TdP による失神，心停止，けいれん発作，突然死であり，初発症状として致死性イベントを

5%未満に認める。遺伝子変異を有していても約半数の患者が無症状である。
**❷** 初回イベントは学童期から思春期に多く，15 歳を過ぎると女性に多くなる。

### 検査所見とその読みかた

**❶** 12 誘導心電図：LQT1，LQT2，LQT3 では，QT の延長に加え，特徴的な T 波形態，LQT1 では幅広い(broad-based)T 波，LQT2 ではノッチを伴う平低(low-amplitude，notched)T 波，LQT3 では ST 部分の長い(late-appearing)T 波を認める。

### 確定診断の決め手

**❶** 遺伝子診断
　**❶** 2022 年に公開された 4 大陸不整脈学会(EHRA/HRS/APHRS/LAHRS)の遺伝子検査の合同ステートメントでは，遺伝子検査について，表3 の 4 つの項目をクラス I(“Should do this”)として推奨している。
　**❷** 臨床的に意義のある 11 個のメジャー LQTS 遺伝子に，明らかな病的変異を認める場合，先天性 LQTS と診断される。

### 誤診しやすい疾患との鑑別ポイント

**❶** カテコールアミン誘発多形性心室頻拍(CPVT：catecholaminergic polymorphic ventricular tachycardia)：小児期の突然死の原因となる疾患で，QRS の極性が 1 拍ごとに変化する特徴的な二方向性心室頻拍が特徴的である。
**❷** 二次性 LQTS(表4)：クラス I a 群，Ⅲ群抗不整脈薬などの薬剤，低カリウム血症などの電解質異常，徐脈などを原因とする。

### 確定診断がつかないとき試みること

**❶** アドレナリン負荷試験：先天性 LQTS では，非浸透患者が比較的多く存在し(不完全浸透)，アドレナリン負荷試験は，非浸透患者の検出だけでなく，LQT1，LQT2，LQT3 の遺伝子型の推定にも有用である。
**❷** トレッドミル運動負荷試験：LQT1 では，運動負荷ピーク時や回復早期に QTc が延長する。

### 予後判定の基準

**❶** QT 時間：LQT1，LQT2，LQT3 のいずれの遺伝子型でも，QTc 延長に伴いリスクが高くなる(特に QTc＞530 ms)。

**表2** 先天性QT延長症候群(LQTS)の原因遺伝子とイオンチャネル機能，頻度，ClinGen分類

| タイプ | 遺伝子座 | 遺伝子 | イオンチャネル | 機能 | 頻度 | ClinGen分類 |
|---|---|---|---|---|---|---|
| Romano-Ward症候群（常染色体顕性） | | | | | | |
| LQT1 | 11p15.5 | *KCNQ1* | $I_{Ks}$ | ↓ | 40〜55% | Definitive in LQTS |
| LQT2 | 7q35-36 | *KCNH2* | $I_{Kr}$ | ↓ | 30〜45% | Definitive in LQTS |
| LQT3 | 3p21-p24 | *SCN5A* | $I_{Na}$ | ↑ | 5〜10% | Definitive in LQTS |
| LQT4 | 4q25-27 | *Ankyrin-B* | Na-K ATPase, $I_{Na-Ca}$ | | | |
| LQT5 | 21q22.1 | *KCNE1* | $I_{Ks}$ | ↓ | <1% | Strong in aLQTS |
| LQT6 | 21q22.1 | *KCNE2* | $I_{Kr}$ | ↓ | <1% | Strong in aLQTS |
| LQT7 | 17q23 | *KCNJ2* | $I_{K1}$ | ↓ | <1% | Definitive in ATS |
| LQT8 | 12p13.3 | *CACNA1C* | $I_{Ca-L}$ | ↑ | <1% | Definitive in TS Moderate in LQTS |
| LQT9 | 3p25 | *CAV3* | $I_{Na}$ | ↑ | | |
| LQT10 | 11q23.3 | *SCN4B* | $I_{Na}$ | ↑ | | |
| LQT11 | 7q21-q22 | *AKAP-9* | $I_{Ks}$ | ↓ | | |
| LQT12 | 20q11.2 | *SNTA1* | $I_{Na}$ | ↑ | | |
| LQT13 | 11q23.3-24.3 | *KCNJ5* | $I_{KACh}$ | ↓ | | |
| LQT14 | 14q32.11 | *CALM1* | $I_{Ca-L}$ | ↑ | <1% | Definitive in LQTS |
| LQT15 | 2p21 | *CALM2* | $I_{Ca-L}$ | ↑ | <1% | Definitive in LQTS |
| LQT16 | 19q13.32 | *CALM3* | $I_{Ca-L}$ | ↑ | <1% | Definitive in LQTS |
| Jervell & Lange-Nielsen症候群（常染色体潜性） | | | | | | |
| JLN1 | 11p15.5 | *KCNQ1* * | $I_{Ks}(\alpha)$ | ↓ | | Definitive in JLNS |
| JLN2 | 21q22.1 | *KCNE1* * | $I_{Ks}(\beta)$ | ↓ | | Definitive in JLNS |
| TKOS | 6q22.31 | *TRDN* * | $I_{Ca-L}$ | ↑ | <1% | Strong |

*homozygous
aLQTS：二次性QT延長症候群，ATS：Andersen-Tawil症候群，JLN：Jervell and Lange-Nielsen症候群，RWS：Romano-Ward症候群，TS：Timothy症候群

**表3** 先天性QT延長症候群(LQTS)における遺伝子検査の推奨

2022年の4大陸不整脈学会(EHRA/HRS/APHRS/LAHRS)の遺伝子検査の合同ステートメント

1. Schwartz Score≧3.5の診断確実な先天性LQTS患者には，決定的な(definitive)疾患関連遺伝子（現在は*KCNQ1*, *KCNH2*, *SCN5A*, *CALM1*, *CALM2*, *CALM3*）の分子遺伝子検査を行う
2. 特定の臨床診断がついた先天性LQTS患者には，特定の遺伝子検査を行う（Jervell Lange-Nielsen症候群では*KCNQ1*, *KCNE1*，Timothy症候群では*CACNA1C*，Andersen-Tawil症候群では*KCNJ2*，Triadinノックアウト症候群の疑いがある患者には*TRDN*）
3. 疾患の原因となる変異が特定された場合，家族および適切な親族に対して変異特異的遺伝子検査を行う（専門家の意見）
4. 関連する小児における予測的な遺伝子検査は，出生以降（年齢を問わず）に行う（専門家の意見）

〔Wilde AAM, et al: European Heart Rhythm Association (EHRA)/Heart Rhythm Society (HRS)/Asia Pacific Heart Rhythm Society (APHRS)/Latin American Heart Rhythm Society (LAHRS) Expert Consensus Statement on the state of genetic testing for cardiac diseases. J Arrhythm 38(4): 491-553, 2022 より〕

**2** 遺伝子型：初回イベント発症年齢はLQT1, LQT2, LQT3の順に若く，失神に致死性イベント〔心室細動(VF)・心停止・突然死〕を加えた総イベント発生率はLQT3で少ないが，致死性イベント発生率は遺伝子型による差は認めず，総イベントに対する致死性イベントの割合はLQT3で高い。

**経過観察のための検査・処置**

12誘導心電図：QT時間には変動を認めるが，外来で12誘導心電図を定期的(2〜4か月に一度)に記録し，QTc時間だけでなくT波形態にも注意する。

**表4** 二次性 QT 延長症候群(LQTS)の主な原因

| 薬剤性 LQTS | (薬歴と添付文書，下記のウェブサイト* などを確認する)<br>抗不整脈薬，抗菌薬，抗真菌薬，抗アレルギー薬，抗精神病薬，脂質異常症薬，抗癌薬など |
|---|---|
| 徐脈性 LQTS | 房室ブロック，洞不全症候群 |
| 電解質異常 | 低カリウム血症，低カルシウム血症，低マグネシウム血症 |
| 心疾患に伴うもの | 急性心筋梗塞，心筋炎，たこつぼ心筋症，心筋症，肥大心 |
| 脳血管障害に伴うもの | 脳出血，くも膜下出血，脳梗塞，その他の脳神経系疾患 |
| 内分泌代謝疾患に伴うもの | 甲状腺機能低下症，神経性食思不振症，女性ホルモン |

*QT 延長に関与する薬剤の情報「CredibleMeds」のウェブサイト(https://www.crediblemeds.org/)

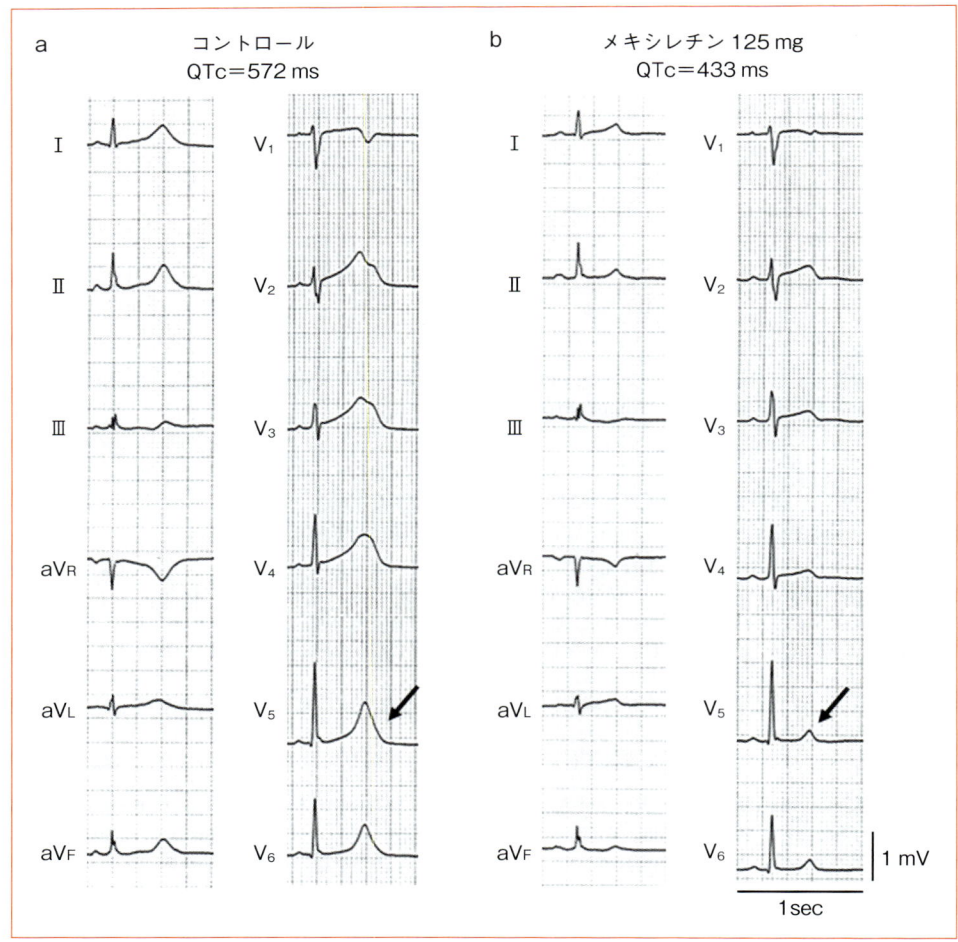

**図2** LQT3 患者におけるメキシレチンの効果

メキシレチン 125 mg の静注により，修正 QT(QTc)時間はコントロール時の 572 ms(a)から 433 ms へと著明に短縮し，正常化している(b)。

## 治療法ワンポイント・メモ

**❶**生活指導：LQT1 は運動制限が必須である。LQT2 は運動制限に加え，音刺激（目覚まし時計など）を避ける。いずれの遺伝子型でも QT 延長作用のある薬剤は服用しないよう指導する。

**❷**薬物治療：LQT1，LQT2 では $\beta1$ 非選択性の $\beta$ 遮断薬（プロプラノロールやナドロール）が有効である。LQT3 ではメキシレチンが有効であり（図2），女性では $\beta$ 遮断薬も有効である。

**❸**非薬物治療：VF または心停止既往例は，植込み型除細動器（ICD）のクラスI適応である。心室細動（VF）や心停止がない場合，1）TdP または失神，2）突然死の家族歴，3）$\beta$ 遮断薬に対する治療抵抗性のうち 2 項目以上を認める場合はクラスIIa，1 項目を認める場合はクラスIIbの ICD 適応となる。

## さらに知っておくと役立つこと

LQTS の遺伝子診断は，保険適用となっている。

## 専門医へのコンサルト

**❶**有症候例または中等度以上の QT 延長（QTc 470 ms 以上）例は，専門医に紹介する。

**❷**臨床診断が確実な症例では，遺伝子診断が可能な高度専門施設への紹介を考慮する。

# Brugada 症候群
## Brugada Syndrome (BrS)

**草野 研吾** 国立循環器病研究センター・副院長，心臓血管内科部門長（大阪）

**頻度** よくみる

**❶** Brugada 症候群（BrS）は，右側胸部誘導に特徴的な心電図波形を有する特発性心室細動である（J Am Coll Cardiol 20: 1391-1396, 1992）。心室細動は若年から中年男性に多く発生し，突然死の原因となる。

**❷**心電波形の特徴は右側胸部誘導の ST 上昇であるが，図1に示すように 3 つのタイプがあり，type 1 波形（coved 型）に心室細動の発生が多い（Circulation 106: 2514-2519, 2002）。

**❸**健康診断やスクリーニング検査で，0.1％から 0.2％前後の頻度で type 1 波形がみつかり，無症候例では 0.5％／年の頻度で心室細動が発生するといわれている。

**❹**他の心疾患と異なり，初発心室細動の発生頻度は

加齢とともに減少し 70 歳以上では初発の心室細動発生はきわめて少ない（Circ Arrhythm Electrophysiol 10: e005222, 2017）。

**GL** 遺伝性不整脈の診療に関するガイドライン（2017 年改訂版）

## 診断のポイント

**❶**本症における ST 上昇には日内変動や日差変動があること，ナトリウム（Na）チャネル遮断薬（ピルシカイニドなど）で顕在化することが知られている。心電波形の成因や心室細動発生のメカニズムはいまだ不明であるが，自律神経活動，特に副交感神経活動の亢進が，ST 上昇の悪化や心室細動発生に関連があると考えられている。また，体温上昇も ST 上昇や心室細動発生に関連することが知られており（J Cardiovasc Electrophysiol 13: 816-818, 2002），日常生活指導も重要である。

**❷**「遺伝性不整脈の診療に関するガイドライン（2017 年改訂版）」から，植込み型除細動器の適応に関して大きな変更があり，失神（特に不整脈原性失神）の有無と自然発生 type 1 波形が特に重要な因子となった。

**❸** SCN5A 遺伝子変異検査が重症 BrS の鑑別に役立つ可能性が報告され（Circulation 135: 2255-2270, 2017），重症度評価に有用である可能性がある（BrS の遺伝子検査は保険適用外）。

## 症候・検査所見の診かた

**❶**健康診断やスクリーニングなどの心電図異常で偶然に発見された例では，失神を認めなければ突然死リスクはかなり低くなるが，心電図には日差変動や日内変動があるため，定期的な心電図検査が必要である。

**❷**以前重要視されていた突然死家族歴の有無は，重要な項目から削除された。

## 確定診断の決め手

**❶**これまでの診断基準は，Na チャネル遮断薬の投与の有無にかかわらず，type 1 波形が通常肋間右側胸部誘導で 2 誘導以上みられ，さらに心室細動の既往，多形性心室頻拍の存在，45 歳未満の突然死の家族歴，type 1 波形の家族歴，電気生理学的検査での心室性不整脈の誘発性，失神歴，夜間の異常呼吸のいずれかを有するものを BrS と診断していた。

**❷**しかし，2013 年から，Na チャネル遮断薬投与の有無にかかわらず，通常肋間，高位肋間（第 2，3 肋

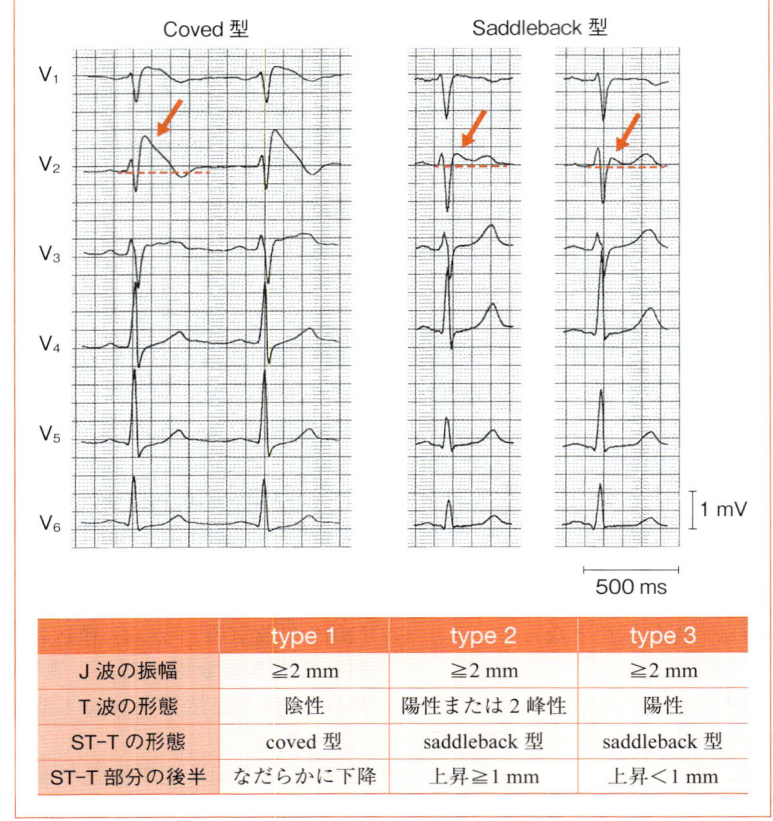

| | type 1 | type 2 | type 3 |
|---|---|---|---|
| J 波の振幅 | ≧2 mm | ≧2 mm | ≧2 mm |
| T 波の形態 | 陰性 | 陽性または 2 峰性 | 陽性 |
| ST-T の形態 | coved 型 | saddleback 型 | saddleback 型 |
| ST-T 部分の後半 | なだらかに下降 | 上昇≧1 mm | 上昇<1 mm |

**図1** Brugada 症候群におけるさまざまな心電図波形

間)右側胸部誘導(V$_1$，V$_2$)の 1 誘導以上で type 1 波形がみられるものを，BrS と診断するようになっており，現在は症状や突然死の家族歴は診断の必須項目ではなくなっている(Heart Rhythm 10: 1932-1963，2013)。

❸中壮年男性における原因不明の失神例において，V$_1$〜V$_3$ 誘導あるいは上位肋間で type 1 波形(coved 型)の ST 上昇を認める場合は，すみやかに不整脈専門医へコンサルトを検討する。

### 誤診しやすい疾患との鑑別ポイント

右側胸部誘導に ST 上昇をきたすさまざまな疾患が鑑別にあがるため(J Arrhythm 32: 315-339，2016)，心エコーや胸部 X 線(特に側面像で心外から右室への圧排がないことが重要)による画像検査や，内服薬のチェックが重要である。

### 確定診断がつかないとき試みること

Na チャネル遮断薬の投与によって，type 1 波形が

出現するかどうかを試みる。

## 本態性高血圧
Hypertension

田村 功一　横浜市立大学主任教授・循環器・腎臓・高血圧内科学

頻度 よくみる(日本全体で 4,300 万人，成人の 2.5 人に 1 人と推定されている)

GL ・高血圧治療ガイドライン 2019(JSH2019)
・高血圧診療ガイド 2020

### 診断のポイント

❶1)高血圧であるか否か，2)高血圧緊急症に該当するか否か，3)二次性高血圧が疑われるか否か，4)高血圧性臓器障害の有無とその程度，が診断のポイントである。

❷本態性高血圧の病態では，遺伝的要因として多く

の遺伝子やその組み合わせで影響しあう多遺伝子(ゲノム・エピゲノム)異常を背景にして,環境・後天的要因(食塩の過剰摂取,肥満,加齢)が作用して,血圧調節因子の異常が持続することが高血圧をもたらす。

❸ 診断の第一段階は,高血圧の診断である。JSH2019 における高血圧の診断基準は,診察室血圧 140/90 mmHg 以上(家庭血圧 135/85 mmHg 以上)であり,高血圧の診断は,診察室血圧および家庭血圧のレベルによってなされるが,家庭血圧の血圧診断基準が確立されていることから,両測定法の血圧に差がある場合には,家庭血圧による高血圧診断を優先する。

❹ また,診察室血圧にて 130〜139/80〜89 mmHg(家庭血圧では 125〜134/75〜84 mmHg)は高値血圧に分類され,リスクの程度に応じて生活習慣の修正/非薬物療法の推奨治療期間が異なるが,高リスク(脳心血管病既往,非弁膜症性心房細動,糖尿病,蛋白尿合併慢性腎臓病のいずれかが認められるなど)と判定され,降圧不十分な場合には薬物治療の適応となるため,診療において高血圧として対応する。

## 緊急対応の判断基準

❶ JSH2019 では,高血圧緊急症として,単に血圧が異常に高いだけの状態ではなく,血圧の高度の上昇(多くは 180/120 mmHg 以上)によって,脳,心,腎,大血管などの標的臓器に急性の障害が生じ進行する病態と定義している。そして,高血圧緊急症では迅速な診断と可及的すみやかな降圧治療の開始が必要であるとしている。

❷ 高血圧緊急症には,高血圧性脳症,急性大動脈解離を合併した高血圧,重症高血圧による肺水腫を伴う急性心不全,高度の高血圧を伴う急性冠症候群(急性心筋梗塞,不安定狭心症),褐色細胞腫クリーゼ,子癇や重症高血圧を伴う妊娠などが該当するとされている。

## 症候の診かた

❶ 病歴聴取

❶ JSH2019 では,高血圧を指摘された時期とその状況(健診,診察時,自己測定など),持続期間,程度,治療経過を確認することを推奨している。
❷ 特に,治療歴のある場合は,降圧薬の種類と有効性,副作用の有無を確認することが必要である。
❸ また,既往歴として高血圧のリスクにつながる

生下時低体重や幼小児期の体重増加,ならびに妊娠歴がある女性では,妊娠時の高血圧,糖尿病,蛋白尿を指摘されたことがないかを聴取する。
❹ 家族歴として,高血圧,糖尿病,脳心血管病の発症の有無と発症年齢を聴取する。
❺ 生活習慣に関しては,運動習慣,睡眠習慣,食習慣(食事内容や塩分や甘いものなどの嗜好),喫煙(量と期間),性格と精神心理状態(不安感や抑うつ傾向),ストレス度(職場,家庭)を聴取し,生活習慣の全体像を把握する。
❻ 高血圧患者は通常では無症状のことが多くサイレントキラーとされる理由にもなっているが,二次性高血圧や高血圧合併症,臓器障害に伴う特異的症状の有無を確認する。

❷ 患者の理学的所見の評価

❶ JSH2019 では,安静・坐位の血圧,脈拍のほか,初診時には脈拍(拍動)および上肢血圧の左右差,上下肢差や,血圧と脈拍の起立性変動を確認することを求めている。
❷ また,BMI(body mass index)による全身性肥満の評価,腹囲(臍周囲,立位測定)測定による腹部肥満の評価も必要である。
❸ さらに,二次性高血圧や,心不全徴候,動脈硬化所見,脳心血管病を示唆する所見の有無も確認する。
❹ 皮膚所見として,腹壁皮膚線条や多毛を,顔面・頸部所見として,満月様顔貌,粘性水腫顔貌,貧血・黄疸,甲状腺腫,頸部血管雑音,坐位における頸静脈怒張の有無や眼底所見を,胸部所見として,心尖拍動とスリルの触知(最強点と触知範囲),心雑音,Ⅲ音,Ⅳ音,不整脈,背部の血管雑音,および肺野のラ音の聴診を行う。
❺ 腹部の診察として,血管雑音とその放散方向,拍動性腫瘤の触知,肝腫大,腎臓腫大(多発性嚢胞腎),四肢は動脈拍動(橈骨動脈,下肢では足背動脈,所見があれば後脛骨動脈,膝窩動脈,大腿動脈の順に中枢側に移動)の触知(消失,減弱,左右差),冷感,虚血性潰瘍,浮腫,四肢の運動障害,感覚障害,腱反射亢進や減弱などを診察する。

## 検査所見とその読みかた

JSH2019 では,高血圧の検査は個人の標的臓器障害と脳心血管リスクの総合評価,ならびに二次性高血圧の診断につながる下記の検査を常に費用対効果を考慮しながら行うことを推奨している。

**1** 一般検査

❶高血圧患者の初診時に実施すべき検査として尿一般検査，血球数算定，血液生化学検査，胸部Ｘ線写真，心電図がある。これらは一般住民健診や職場の健康診断のデータを代用することも可能である。

❷初診時血液生化学検査では一般的な検査項目を測定し，経過観察時にはリスクに応じクレアチニン（Cr），尿酸，電解質，空腹時トリグリセライド（TG），HDLコレステロール，総コレステロール（またはLDLコレステロール），空腹時血糖，肝機能などを測定する。

❸血清CrからeGFRを算出するが，サルコペニアなど筋肉量の低下がある場合には，シスタチンCによるeGFRも利用する。特に降圧薬（利尿薬，レニン-アンジオテンシン系阻害薬）内服中の者，高齢者ではナトリウム（Na）を加える。尿中Na/K比およびgCr補正Naは食事内容の評価に有用である。

**2** 二次性高血圧の精査・鑑別のための検査

❶JSH2019では，病歴聴取，身体所見，一般臨床検査より特定の二次性高血圧が疑われる場合の推奨されるスクリーニング検査項目として，血漿レニン活性（または活性型レニン濃度），アルドステロン，コルチゾール，ACTH，TSH，IGF-1，カテコールアミン3分画，血中あるいは尿中のメタネフリン2分画などのホルモン検査や腹部エコーなどをあげており，それらのなかから疾患別に特定の項目を選択して検査する。

❷二次性高血圧をもたらす病態でもある睡眠時無呼吸症候群のスクリーニングとしては，夜間経皮酸素分圧モニタリングなどがある。

**3** 高血圧性臓器障害の評価のための検査

❶JSH2019では，高血圧の診療において，単に血圧を評価するだけでなく，高血圧による臓器障害も総合的に診ていくことを求めている。そのため，高血圧が影響を及ぼす可能性のある心臓血管腎臓系の各臓器障害の程度を反映する各種検査法の意味を理解して計測，評価していくことが求められる。

❷これら臓器障害の評価は，高血圧患者に加え，糖尿病や脳心血管病イベントの既往のある高リスク患者においては，正常高値血圧レベル（120/80 mmHg以上）以上を対象として行うことが提案されている。

## 確定診断の決め手

**1** JSH2019では，確定診断の根拠となる高血圧基準値は診察室血圧，24時間自由行動下血圧，家庭血圧で異なっている。

**2** 診察室血圧値は140/90 mmHg以上，家庭血圧値は135/85 mmHg以上，24時間自由行動下血圧値は130/80 mmHg以上の場合に高血圧と診断して対応する。

**3** エビデンスに基づき，JSH2019では，診察室血圧と家庭血圧の間に診断の差がある場合，家庭血圧による診断を優先することとしている。

## 誤診しやすい疾患との鑑別ポイント

**1** 初診時や治療抵抗性高血圧の診察の際は，病歴，理学的所見，尿血液・内分泌・画像検査所見をもとにして，高血圧全体の10%程度とされる二次性高血圧（⇨830頁）の鑑別を行うことが重要である。

**2** 二次性高血圧には，腎血管性高血圧（⇨983頁），内分泌性高血圧〔原発性アルドステロン症（⇨1090頁），Cushing症候群（⇨1092頁），褐色細胞腫（⇨1098頁）〕，薬剤誘発性高血圧（甘草，グリチルリチンなど），睡眠時無呼吸症候群（⇨950頁）などがある。

**3** 病歴聴取，身体所見診察，一般臨床検査より特定の二次性高血圧が疑われる場合の推奨されるスクリーニング検査項目については，上述の通りである。

## 確定診断がつかないとき試みること

**1** 血圧の測定・評価においては，診察室血圧レベルと家庭血圧計や自由行動下血圧（24時間血圧）計で測定した診察室外血圧レベルは，必ずしも一致しない。

**2** 診察室でのストレスによる血圧上昇は白衣現象といわれ，白衣現象の強さ（白衣効果）は，診察室血圧から診察室外血圧を引いて算出する。

**3** そして，JSH2019では，診察室血圧と診察室外血圧の組み合わせによる血圧日内変動評価の結果から，非高血圧，白衣高血圧，仮面高血圧，持続性高血圧の4つに分類している。

**4** 診察室血圧測定だけでは見つけることのできない仮面高血圧は，持続性高血圧と同等以上に心血管腎臓病の発症・増悪のリスクが高いことが明らかにされており，持続性高血圧の場合と同様に，すみやかな治療的介入が求められる。

## 治療法ワンポイント・メモ

**1** JSH2019 における降圧治療の基本方針として，生活習慣の修正を含む非薬物療法と薬物療法があげられている。

❶高リスクの高値血圧者および低・中等リスクの高血圧者（140/90 mmHg 以上）：生活習慣の修正を積極的に行い（生活習慣の修正/非薬物療法），約1か月後に非薬物療法の効果を再評価し，降圧が不十分であれば遅滞なく降圧薬治療を開始することが求められる。

❷高リスクの高血圧者（140/90 mmHg 以上）：生活習慣の修正/非薬物療法の開始と並行して降圧薬治療を開始する。

- 降圧治療における降圧目標は，JSH2019 では前版の JSH2014 と比較して全般的に厳格降圧が推奨されている。

- 診察室血圧での降圧目標は，75 歳以上，脳血管障害（両側頸動脈狭窄や脳主幹動脈閉塞あり，または未評価），CKD（蛋白尿陰性）では 140/90 mmHg 未満となっている。そして，75 歳未満，両側頸動脈狭窄や脳主幹動脈閉塞のない脳血管障害，冠動脈疾患，CKD（蛋白尿陽性），糖尿病，抗血栓薬服用中では 130/80 mmHg 未満が降圧目標である。

- 降圧目標を達成する過程ならびに達成後も過降圧の危険性には注意が必要であり，症状としてのふらつきや立ちくらみ，短期間での eGFR の 30％以上の腎機能低下（急性腎障害），電解質異常（低ナトリウム血症，高カリウム血症，低カリウム血症など）などを指標に経過を観察することが推奨されている。

**2** 一方で，高血圧診療の実態調査研究（神奈川高血圧スタディー 2021）による解析結果では，JSH2019 において厳格化された降圧目標（130/80 mmHg 未満）の達成率が約 20〜30％ときわめて低い状態であるなどの課題も明らかになっている（Hypertens Res 46: 2447-2459, 2023）。

## さらに知っておくと役立つこと

**1** 近年，欧米では患者を 1 人静かな環境下において，自動診察室血圧計により複数回測定した血圧〔自動診察室血圧（AOBP：automated office blood pressure）〕が用いられている。AOBP は手動での血圧測定より正確な測定値をもたらし，白衣効果を排除できることが示されている。また，SPRINT 研究では，AOBP の収縮期血圧 120 mmHg 未満を降圧目標とした積極的降圧治療により，脳心血管病イベント発生率および全死亡率が低下することが示されている（N Engl J Med 384: 1921-1930, 2021）。しかしながら，スペースの確保や患者指導が必要などのハードルがあり，日本では AOBP はほとんど普及しておらず，臨床現場における実施可能性および有用性，および家庭血圧と AOBP との関連についての検討も課題である。また，AOBP は，1）複数回（3 回以上）の測定，2）電子血圧計での自動記録，3）室内には被検者のみで他の第三者が入室しないなどの厳格な条件下で行われる外来血圧測定法であり，狭義の白衣効果を除外できるというメリットがある一方で，診察室効果の影響を受けるというデメリットも指摘されている。

**2** そこで日本高血圧学会は「日本版 SPRINT 研究検討ワーキンググループ」を組織し，日本の臨床現場における AOBP 値，家庭血圧値，通常診察室血圧値の関連性，再現性などを明らかにすることを目的に多施設共同観察研究である COSAC 研究を実施した（Hypertens Res 42: 1726-1737, 2019）。この COSAC 研究の結果，JSH2019 において他の血圧測定法よりも高い優先度に位置づけられた家庭血圧が，AOBP，診察室血圧と比べて高い再現性を有することが明らかにされた（J Hypertens 40: 398-407, 2022）。ただし，相関係数の観点からは，家庭血圧の再現性は 1 年間隔で低下し，降圧薬の変更などの測定値に影響を与える因子が多いことから，高血圧患者では定期的な家庭血圧測定を定期的に測定していくことが重要であることも示された。

## 専門医へのコンサルト

JSH2019 では，仮面高血圧などの血圧日内変動異常が高血圧緊急症・切迫症の場合，二次性高血圧症が疑われる場合，治療抵抗性高血圧が疑われる場合，降圧薬の開始や増量に伴って短期間で eGFR が 30％以上腎機能低下（急性腎障害）する場合，電解質異常（低ナトリウム血症，高カリウム血症，低カリウム血症など）が認められる場合などにおいては，高血圧・腎臓専門医に紹介することが推奨されている。

# 二次性高血圧
## Secondary Hypertension

**大石 充** 鹿児島大学教授・心臓血管・高血圧内科学

(頻度) **よくみる**

❶明らかな原因のない高血圧を本態性高血圧といい，それ以外を二次性高血圧という。以前より高血圧全体の約 10%が二次性高血圧であるとされていたが，実際はもう少し頻度が高いのではないかと推定されている。

❷二次性高血圧には表1に示すように多くの種類がある。このなかで特に頻度が高い原発性アルドステロン症は5〜10%を占めるとされ，睡眠時無呼吸症候群は，二次性高血圧の原因としても高い頻度を占めるとされている。各疾患の診断技術が向上し，二次性高血圧の存在が普及することにより二次性高血圧の頻度はさらに増加すると考えられる。

## 診断のポイント

❶二次性高血圧をみつける最大のポイントは"疑うこと"である。

❷表2に示すような，一見些細にみえるようなことに気を配り，疑わしい患者には二次性高血圧の鑑別を行う。

❸原発性アルドステロン症では低カリウム血症が有名であるが，近年の食塩摂取制限下では低カリウム血症を認めることが少なく，画像的にも副腎腫瘍を認めない微小腺腫や副腎過形成などの頻度も高いので注意が必要である。

❹腎血管性高血圧の発症年齢には高齢者(動脈硬化性)および若年者(線維筋性異形成)の2つのピークがあり，前者では動脈硬化性リスク因子の探索が診断の一助となる。さらに前者では両側腎動脈狭窄により，血圧上昇よりも体液貯留(肺うっ血，浮腫および心不全)の症状が前面に出ることがあるので注意を要する。

❺Cushing 症候群は，中心性肥満，満月様顔貌，野牛様脂肪沈着，赤色皮膚線条，皮膚の菲薄化，多毛，痤瘡など Cushing 徴候を注意して観察すれば，診断はそれほど難しくはない。

❻睡眠時無呼吸症候群も頻度が上昇している二次性高血圧である。肥満は最大のリスクであるが，下顎発達不良など肥満を伴わない睡眠時無呼吸症候群も増えてきており，昼間の傾眠傾向や睡眠中のいびきなどの問診がきわめて重要である。

## 検査所見とその読みかた

❶アルドステロン測定法

❶二次性高血圧の診断でよく用いられるアルドステロン測定法が，RIA 法から CLEIA 法に変更になったことに伴って，正常値や基準値が変更になっていることに十分な注意が必要である。

❷CLEIA 法で測定された血漿アルドステロン値(PAC)は，RIA 法の約半分くらいであることから，PAC と血漿レニン活性(PRA)とで測定される原発性アルドステロン症のスクリーニングは，PAC ≧ 60 pg/mL(CLEIA 法)および PAC/PRA 比(ARR)＞200 に変更された。

❸PAC は 120 から 60 pg/mL に半減されたが，PAC/PRA は＞200 の据え置きであることがポイントである。

❹降圧薬内服中でも積極的にスクリーニングを行うことが推奨されており，カットオフ境界域の場合にカルシウム拮抗薬や α 遮断薬に変更して再度行う(図1)。

❷腎血管性高血圧を疑う病態(表1)がある場合

❶腎動脈エコーでスクリーニングを行う(図2)。

❷低カリウム血症を伴う高血圧となるが，高 PAC および高 PRA を示すため，原発性アルドステロン症との鑑別は容易である。

❸腎動脈エコーで，収縮期最高血流速度(PSV：peak systolic velocity)が 180 cm/秒以上かつ拡張末期血流速度(EDV：end diastolic velocity)の比が 3.5 以上で，60%以上の有意狭窄と診断される。

❸褐色細胞腫を疑う場合のスクリーニング

❶随時尿中メタネフリン分画 ≧ 500 ng/mgCr で陽性と判定し，高値例では 24 時間蓄尿メタネフリン，ノルメタネフリン排泄量の増加(正常上限の3倍以上)を確認する。

❷また血漿遊離メタネフリン，ノルメタネフリン濃度をスクリーニングに使用可能となっており，蓄尿などの手間がかからずに有用である。

❸ノルアドレナリンからアドレナリンに代謝する酵素は副腎髄質に存在するために，副腎外由来の褐色細胞腫(パラガングリオーマなど)はノルアドレナリン優位のカテコールアミン上昇を示す。

❹Cushing 症候群

❶好酸球およびリンパ球の減少，好中球増加，低カリウム血症などが認められる。

❷近年，コルチゾールの自律的分泌および CT での副腎腫瘍の存在はあるものの，Cushing 徴候を

**表1** 二次性高血圧の原因疾患と示唆する所見，鑑別に必要な検査

| | 原因疾患 | 示唆する所見 | 鑑別に必要な検査 |
|---|---|---|---|
| 非内分泌性高血圧 | 腎実質性高血圧 | 血清 Cr 上昇，蛋白尿，血尿，腎疾患の既往 | 血清免疫学的検査，腹部 CT，超音波，腎生検 |
| | 腎血管性高血圧 | RA 系阻害薬投与後の急激な腎機能悪化，腎サイズの左右差，低 K 血症，腹部血管雑音，夜間多尿 | 腎動脈超音波，腹部 CTA，腹部 MRA |
| | 睡眠時無呼吸症候群 | いびき，肥満，昼間眠気，早朝・夜間高血圧 | 睡眠ポリグラフィ |
| | 薬物誘発性高血圧 | 薬物使用歴，低 K 血症，動揺性血圧 | 薬物使用歴の確認 |
| | 脳幹部血管圧迫 | 顔面けいれん，三叉神経痛 | 頭部 MRI |
| | 大動脈縮窄症 | 血圧上下肢差，血管雑音 | 胸部 CT，MRI・MRA，血管造影 |
| 内分泌性高血圧 | 原発性アルドステロン症 | 低 K 血症，副腎偶発腫瘍，夜間多尿 | 血漿レニン活性，血漿アルドステロン濃度，負荷試験，副腎 CT，副腎静脈採血 |
| | 褐色細胞腫 | 発作性・動揺性高血圧，動悸，頭痛，発汗，高血糖 | 血液・尿カテコールアミンおよび代謝産物，腹部超音波・CT，MIBG シンチグラフィ |
| | Cushing 症候群 | 中心性肥満，満月様顔貌，皮膚線条，高血糖，低 K 血症，年齢不相応の骨密度減少・圧迫骨折 | コルチゾール，ACTH，腹部 CT，頭部 MRI，デキサメタゾン抑制試験 |
| | サブクリニカル Cushing 症候群 | 副腎偶発腫瘍，高血糖，低 K 血症，年齢不相応の骨密度減少・圧迫骨折 | コルチゾール，ACTH，腹部 CT，デキサメタゾン抑制試験 |
| | 先端巨大症 | 四肢末端の肥大，眉弓部膨隆，鼻・口唇肥大，高血糖 | IGF-1，成長ホルモン，下垂体 MRI |
| | 甲状腺機能亢進症 | 頻脈，発汗，体重減少，コレステロール低値 | 甲状腺ホルモン，TSH，自己抗体，甲状腺超音波 |
| | 甲状腺機能低下症 | 徐脈，浮腫，活動性減少，脂質・CK・LDH の高値 | |
| | 副甲状腺機能亢進症 | 高 Ca 血症，夜間多尿，口渇感 | 副甲状腺ホルモン |

〔日本高血圧学会高血圧治療ガイドライン作成委員会（編）：高血圧治療ガイドライン 2019．p179，ライフサイエンス出版，2019 より一部改変〕

**表2** 二次性高血圧を示唆する所見

- 若年および中年以降発症
- 重症高血圧（180/110 mmHg 以上）
- 治療抵抗性高血圧：利尿薬を含む 3 剤でも降圧不良
- コントロール良好高血圧の管理が不良となる
- 急速に発症
- 血圧値に比較して臓器障害が強い
- 血圧変動が大きい

〔日本高血圧学会高血圧治療ガイドライン作成委員会（編）：高血圧治療ガイドライン 2019．p179，ライフサイエンス出版，2019 より作成〕

呈さないサブクリニカル Cushing 症候群の存在が知られており，副腎偶発腫瘍との鑑別が重要である。

**5** 睡眠時無呼吸症候群のスクリーニング

❶簡易ポリソムノグラフィ（SPG）で行われる。

❷簡易検査で無呼吸低呼吸指数（AHI）が 40 以上の場合は重症睡眠時無呼吸症候群と診断され，CPAP の適応となる。20 以上 40 未満の場合には入院して正式な SPG 検査を受ける必要があるとされ，10 未満が正常となる。

## 確定診断の決め手

**1** 内分泌性高血圧：スクリーニング⇒確定診断というプロセスがとられている。

**2** 原発性アルドステロン症

❶スクリーニング陽性であれば日本高血圧学会もしくは日本内分泌学会の専門医への紹介が推奨されている。

❷患者に精査希望がなければミネラルコルチコイド受容体（MR）拮抗薬の投与などで治療をしてもよいことになっている（図 1）。

❸確定診断は，カプトリル負荷試験，フロセミド立位負荷試験，生理食塩液負荷試験（経口食塩負荷試験）のうち 1 つが陽性であることが条件となる。

❹さらに手術を希望される場合には，副腎 CT で腫瘍の有無をチェックして，副腎摘出術の希望があれば副腎静脈サンプリングを行って病側を確定する。

❺副腎 CT での腫瘍側とサンプリングでの病側が一致しない場合には，微小腫瘍などを考えてサンプリング側を優先して摘出手術を行う。

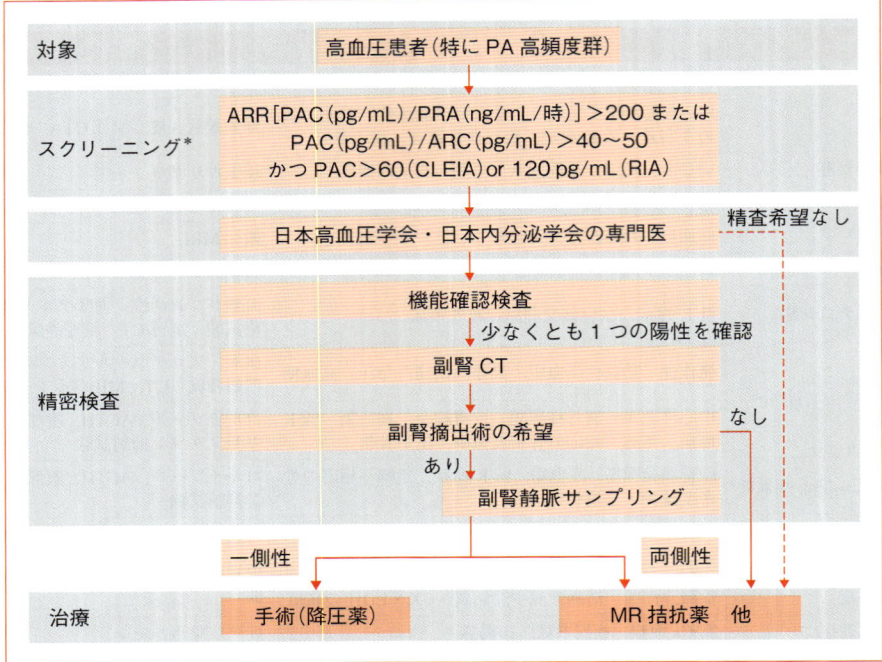

**図1 原発性アルドステロン症(PA)診療の手順**

*ARR がカットオフ境界域のときは降圧薬を Ca 拮抗薬，α 遮断薬などに変更し 2 週間後に
再検する。

〔日本高血圧学会高血圧治療ガイドライン作成委員会(編)：高血圧治療ガイドライン 2019.
p188，ライフサイエンス出版，2019 より一部改変〕

❸腎血管性高血圧

❶スクリーニングが陽性であれば，MR angiogra-
phy(MRA)もしくは CT angiography(CTA)で狭窄
の検索を行う。

❷腎血管性高血圧ではしばしば腎機能障害を合併
するので，非造影 MRA を用いたり造影剤量に注
意して検査を行う。

❸明らかな狭窄があり，1)線維筋性異形成，2)治
療抵抗性高血圧，3)増悪する高血圧・悪性高血圧，
4)原因不明または繰り返す肺水腫・心不全，5)両
側性または片腎での腎動脈狭窄といった経皮的腎
動脈形成術の適応がある場合には，腎動脈造影を
行う。

❹原発性アルドステロン症および腎血管性高血圧
ともに薬剤による治療成績も良好であり，手術適
応に関しては慎重に患者説明を行って決定すべき
である。

❹褐色細胞腫

❶ CT で腫瘍の局在を確認するが，造影剤の使用
は高血圧発作の誘発リスクがあり原則禁忌である。

❷腫瘍は血管が豊富で囊胞や石灰化を伴ったり，
一部壊死層を含むこともある。

❸ MRI では，T1 強調像で低信号，T2 強調像で高
信号が特徴である。

❹転移巣の検索やパラガングリオーマを疑う場合
には，$^{123}$I-MIBG シンチや$^{18}$F-FDG PET なども行
う。

❺ Cushing 症候群

❶ 24 時間尿中遊離コルチゾールの増加，夜間血
清コルチゾール高値，デキサメタゾン抑制試験で
のコルチゾール抑制の欠如(デキサメタゾン 1 mg
内服で翌朝コルチゾール>5 μg/dL)で確定診断
となる。

❷血漿 ACTH 抑制の有無から，ACTH 依存性か
否かを鑑別し，さらに画像診断で副腎性，下垂体
性，異所性 ACTH 産生腫瘍などの鑑別を行う。

### 誤診しやすい疾患との鑑別ポイント

❶原発性アルドステロン症と誤診しやすい疾患とし
て，偽性アルドステロン症があげられる。

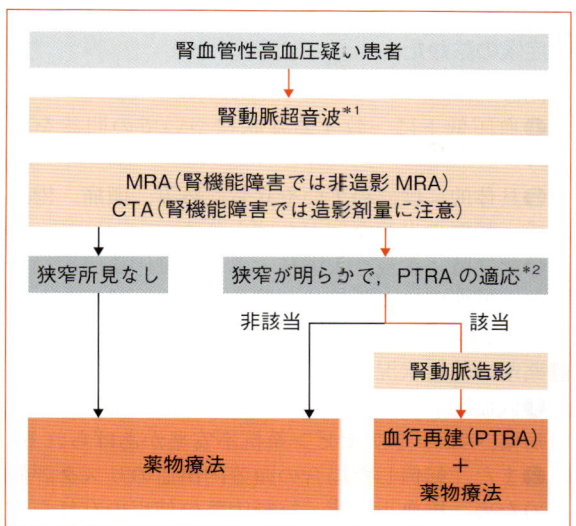

**図2** 腎血管性高血圧の確定診断のための検査

＊1 施行が困難な場合は MRA もしくは CTA を優先する。
＊2 血行動態的に有意な腎動脈狭窄症を有し，かつ，1）線維
筋性異形成，2）治療抵抗性高血圧，3）増悪する高血圧・悪
性高血圧，4）原因不明または繰り返す肺水腫・心不全，5）
両側性または片腎での腎動脈狭窄
〔日本高血圧学会高血圧治療ガイドライン作成委員会（編）：
高血圧治療ガイドライン 2019．p133，ライフサイエンス出
版，2019 より〕

❶甘草などに含まれるグリチルリチンによる腎
$11\beta$-HSD2 活性阻害により，コルチゾールがコル
チゾンに変換されないために，コルチゾールがミ
ネラルコルチコイド受容体（MR）と結合して MR
を活性化し，高血圧・低カリウム血症・尿中カリ
ウム排泄増加となる。
❷グリチルリチン製剤・甘草を含む漢方薬・仁丹・
強力ネオミノファーゲンシー注射・グリチルリチ
ン含有サプリメントなどの使用の有無を聴取する
ことと，血中アルドステロンが正常範囲内である
ことが鑑別ポイントである（表3）。
**❷** 発作性高血圧という観点では，白衣高血圧と発作
性の褐色細胞腫も鑑別を要する疾患である。
❶発作性の褐色細胞腫は非発作時のカテコールア
ミンが正常範囲内であることも多く，発作時のカ
テコールアミン測定や，24 時間蓄尿によるカテ
コールアミン代謝産物測定などが有用である。
❷また，5H といわれる褐色細胞腫の代表的な症
状（発汗過多，代謝亢進，高血糖，頭痛，高血圧）
も診断の助けとなる。

### 確定診断がつかないとき試みること

**❶** 内分泌性高血圧の場合には，内服薬の影響を除外
するために，疑っている疾患に影響を与える降圧薬

**表3** 薬剤誘発性高血圧の原因薬物と治療法

| 原因薬物 | 高血圧の原因 | 高血圧治療への対策 |
|---|---|---|
| 非ステロイド性抗炎症薬（NSAIDs） | 腎プロスタグランジン産生抑制による水・Na 貯留と血管拡張抑制，降圧薬の降圧効果を減弱 | NSAIDs の原料・中止，使用降圧薬の増量，Ca 拮抗薬 |
| カンゾウ（甘草）グリチルリチン含有肝疾患治療薬，消化器疾患治療薬，漢方薬，健康補助食品，化粧品など | $11\beta$-OH ステロイド脱水素酵素阻害によるコルチゾール半減期延長に伴う内因性ステロイド作用増強を介した水・Na の貯留と K 低下 | 漢方薬などの減量・中止，MR 拮抗薬 |
| グルココルチコイド | 十分には解明されていない | グルココルチコイドの減量・中止，主要降圧薬 |
| シクロスポリン・タクロリムス | 腎毒性，交感神経賦活，カルシニューリン抑制，血管内皮機能障害など | Ca 拮抗薬，Ca 拮抗薬と ACE 阻害薬の併用，利尿薬など |
| エリスロポエチン | 血液粘稠度増加，血管内皮機能障害，細胞内 Na 濃度増加など | エリスロポエチンの減量・中止，主要降圧薬 |
| エストロゲン経口避妊薬，ホルモン補充療法 | アンジオテンシノーゲンの産生増加 | エストロゲン製剤の使用中止，ACE 阻害薬，ARB |
| 交感神経刺激作用を有する薬物フェニルプロパノールアミン，三環系抗うつ薬，四環系抗うつ薬，SNRI，MAO 阻害薬など | $\alpha$ 受容体刺激，交感神経末端でのカテコールアミン再取り込みの抑制など | 交感神経刺激作用を有する薬物の減量・中止，$\alpha$ 遮断薬 |
| がん分子標的薬血管新生阻害薬（抗 VEGF 抗体医薬，複数のキナーゼに対する阻害薬など） | 細小血管床減少，NO 合成低下，腎機能低下など | 可能であれば分子標的薬の減量・中止，通常の降圧薬 |

〔日本高血圧学会高血圧治療ガイドライン作成委員会（編）：高血圧治療ガイドライン 2019．p195，ライフサイエンス出版，2019
より一部改変〕

は中止とし，原発性アルドステロン症の場合には，カルシウム拮抗薬とα遮断薬に変更する。

**②** 褐色細胞腫を疑っている場合の昇圧系負荷試験（グルカゴン，ヒスタミン，メトクロプラミド）は禁忌であることをもう一度強調しておく。

## 専門医へのコンサルト

**①** 基本的には，スクリーニング陽性もしくはボーダーラインの際には専門医へのコンサルトを考えるべきだと考える。

**②** 特に褐色細胞腫を疑った場合には，発作性血圧上昇による脳出血や褐色細胞腫クリーゼなど緊急性を要する病態を伴うことも多いので，迷った段階で専門医にコンサルトをするほうが安全である。

# 低血圧症
## Hypotension

**苅尾 七臣** 自治医科大学教授・循環器内科学

（頻度）**よくみる**

## 診断のポイント

**①** 高齢者に多い。

**②** 収縮期血圧 100 mmHg，拡張期血圧 60 mmHg 以下を目安とする。

**③** めまいや立ちくらみ，頭痛，倦怠感といった症状を伴う。

**④** 低血圧症の原因について精査する。

## 緊急対応の判断基準

**①** 経過観察可能な低血圧症と，緊急対応が必要なショックの状態について判別が必要である。

  **❶** ショックの 5 徴：Pallor（蒼白），Prostration（虚脱：身体的・精神的），Perspiration（発汗），Pulselessness（脈拍触知不能），Pulmonary deficiency（呼吸不全）

  **❷** 以上のような症例や意識障害，急速な臓器障害の進行を認める症例では，低血圧の原因を鑑別しつつ，厳重なモニタリングを行い，高次医療機関への搬送を考慮する。

**②** 搬送前に可能な処置として，下肢挙上，細胞外液による点滴，昇圧薬の使用，などがあげられる。

## 症候の診かた

**①** 問診

  **❶** 血圧低下に一致する症状についての問診を行う。

  **❷** 具体的には，めまいや立ちくらみ，頭痛，倦怠感，転倒や失神などがあげられる。

  **❸** 起立時，食後，入浴後，さらに降圧薬服用後など，低血圧による症状が発症しやすい状況がないか問診する。

**②** 薬剤の使用状況

  **❶** 低血圧症をきたす薬剤として，降圧薬や抗精神病薬，ベンゾジアゼピン系抗不安薬があげられる。

  **❷** また，転倒した場合の頭蓋内出血のリスク評価のため，抗血小板薬・抗凝固薬の使用の有無を確認する。

**③** 血圧測定

  **❶** 収縮期血圧 100 mmHg，拡張期血圧 60 mmHg 以下（WHO による基準）を目安とする。

  **❷** 診察室血圧のほかに，家庭血圧，自由行動下血圧を用いて評価する。

**④** 起立性低血圧：起立時に収縮期血圧が 20 mmHg 以上，または拡張期血圧が 10 mmHg 以上低下する場合に診断する（Hypertension 79: 2388-2396, 2022）。

## 検査所見とその読みかた

**①** 血液検査

  **❶** 貧血や脱水の有無を評価する。

  **❷** 自律神経異常の原因となる糖尿病がないかも確認する。

  **❸** 低血圧症による臓器障害，例えば腎障害などを呈していないか確認をする。

  **❹** ほかに，緊急性のある疾患として，心機能低下（虚血性心疾患を含む）のスクリーニングとして心筋逸脱酵素や BNP，肺塞栓や大動脈解離のスクリーニングとして D ダイマーなども場合によっては確認する。

**②** 心電図検査：特に失神などを伴う場合は，致死性不整脈がないか Holter 心電図による精査を行う〔失神の診断・治療ガイドライン（2012 年改訂版）〕。

**③** 心エコー図検査：心機能低下や弁膜症を確認する。

**④** 24 時間自由行動下血圧・家庭血圧

  **❶** 自宅や身体活動時，食後などの血圧の状況，さらに低血圧症状出現時に家庭血圧を測定し精査を行う。

❷ 24 時間自由行動下血圧は，起立性低血圧のスクリーニングに有用である（J Am Heart Assoc 12: e028704，2023）。起立性低血圧は夜間高血圧を伴いやすい。

**5** ティルト試験：起立後 1 分もしくは 3 分において収縮期で 20 mmHg 以上，または拡張期で 10 mmHg 以上血圧が低下する場合に起立性低血圧と診断する。

**6** 神経学的所見：低血圧症・起立性低血圧の原因として，神経変性疾患などを鑑別する。

**7** 頸動脈エコー・頭部 MRI：頸動脈および頭蓋内の主要な動脈に狭窄がある場合，血圧低下により脳血管障害を呈する場合があり，注意が必要である。

### 確定診断の決め手

**1** 症状に一致した血圧低下。
**2** 起立性低血圧や食後低血圧の確定診断。
**3** 原因となりうる薬剤の中止により改善が得られた場合。

### 誤診しやすい疾患との鑑別ポイント

**1** Parkinson 病（⇨ 578 頁）や 多系統萎縮症（⇨ 591 頁）などの神経疾患
　❶血圧低下時に正常な心拍数の増加がみられない。
　❷慢性的なめまい，失神，失禁，便秘，発汗異常などの症状を伴う。
**2** 降圧薬以外の薬剤副作用
　❶ベンゾジアゼピン系抗不安薬
　❷抗精神病薬や抗てんかん薬

### 確定診断がつかないとき試みること

**1** 原因が多岐にわたる場合があるため，循環器内科，脳神経内科，総合診療科などの多分野での精査を行う。
**2** 被疑薬の中止や場合によっては昇圧薬の使用など，診断的治療を優先する場合がある。

### 予後判定の基準

　起立性低血圧は心血管疾患および死亡リスクが高いことが報告されている（Circulation 98: 2290-2295，1998）。

### 治療法ワンポイント・メモ

**1** 生活指導：規則正しい生活，適切な水分・塩分摂取を指導する。

**2** 薬物治療
　❶昇圧薬としてアメジニウムや $\alpha_1$ 刺激薬ミドドリンを用いる。
　❷治療抵抗例にはドロキシドパやフルドロコルチゾンを用いる。
　❸高血圧患者には原則禁忌である。
　　　（執筆協力：成田 圭佑　自治医科大学・循環器内科学）

---

# 高安動脈炎（大動脈炎症候群）
## Takayasu Arteritis

磯部 光章　榊原記念病院・院長（東京）

**（頻度）** **あまりみない**（2017 年の研究班による全国疫学調査では，日本の患者数は約 5,000 人。毎年およそ 200〜300 人程度が新たに発症していると推定される）

**GL** 血管炎症候群の診療ガイドライン（2017 年改訂版）

### 診断のポイント（表 1〜3）

**1** 全身症状，局所症状。
**2** 画像診断で大動脈とその第一次分枝の両方あるいはどちらかに，多発性またはびまん性の肥厚性病変，狭窄性病変（閉塞を含む）あるいは拡張性病変（瘤を含む）のいずれかを認める。
**3** 鑑別疾患を除外する。
**4** 活動性がある大多数の症例で血液検査上の炎症所見の上昇が認められる。
**5** 疫学的特徴（若年女性に好発し，通常症状の発現が 40 歳以下）や，HLA-B*52 または HLA-B*67 の保有は，診断の参考所見となる。

### 症候の診かた

**1** 多くの症候が非特異的であり，訴えが多様であることに留意する。
**2** 全身症状では発熱，全身疲労，めまい，頭痛の順に多く，脈無しや血圧の左右差など上肢症状を訴える症例は以前ほど多くない。
**3** 高血圧，息切れや胸痛など心症状の鑑別としても重要な疾患である。
**4** 身体所見が診断の鍵となる。特に頸動脈部位の圧痛，雑音，腹部血管雑音に注意する。
**5** 歯痛，一過性の聴力障害，跛行，皮疹（結節性紅斑），下痢・腹痛など非特異的な症候も多い。

### 表1 初発時にみられる主訴

| | 有症率(%) |
|---|---|
| 頭頸部症状 | 26.6 |
| めまい | 9.4 |
| 頭痛 | 8.2 |
| 失神発作 | 2.6 |
| 咬筋疲労 | 0.4 |
| 頸部痛 | 9.7 |
| 眼症状 | 3.3 |
| 失明 | 0.1 |
| 視力障害 | 2.7 |
| 上肢症状 | 17.3 |
| 脈なし | 4.9 |
| 収縮期血圧左右差(≧10 mmHg) | 3.9 |
| 易疲労感 | 4.6 |
| 冷感 | 1.7 |
| しびれ感 | 3.6 |
| 心症状 | 11.1 |
| 息切れ | 4.4 |
| 動悸 | 2.1 |
| 胸部圧迫感 | 1.5 |
| 呼吸器症状 | 6.7 |
| 血痰 | 0.8 |
| 呼吸困難 | 4.4 |
| 高血圧 | 4.0 |
| 間欠性跛行 | 3.6 |
| 胸痛・背痛・腹痛 | 15.9 |
| 全身症状 | 41.0 |
| 発熱 | 34.7 |
| 全身倦怠感 | 12.1 |
| 易疲労感 | 1.7 |

〔Watanabe Y, et al: Current Clinical Features of New Patients with Takayasu Arteritis Observed From Cross-Country Research in Japan: Age and Sex Specificity. Circulation 132(18): 1701-1709, 2015 より〕

### 表2 見落としがちでしばしばみられる症状・訴え

・難聴・耳鳴り
・歯痛
・下顎痛
・下痢
・血便
・肩こり
・雨天(低気圧)での不調

在を念頭において診察にあたれば診断は難しくない。特に若年女性での局所の虚血症状やほかに説明のつかない局所疼痛では注意が必要である。

❷ 確定には,炎症所見と画像診断が必須である。特にFDG-PETの血管への取り込みは診断上有用であるが,診断のためのFDG-PET検査は2024年現在保険診療として承認されていない。

❸ またわが国ではHLA-B52を有する症例が約60%に及び,診断の助けになる。

❹ 時に心臓や大動脈の手術標本で病理診断されることがある。

## 誤診しやすい疾患との鑑別ポイント

❶ 鑑別すべき疾患は,動脈硬化症,先天性血管異常,炎症性腹部大動脈瘤,感染性動脈瘤,梅毒性中膜炎,巨細胞性動脈炎(側頭動脈炎)(⇨555頁),血管型Behçet病(⇨841頁),IgG4関連疾患(⇨1214頁)になる。

❷ 巨細胞性動脈炎は本症と類縁の疾患であり,頭部症状と発症年齢で鑑別をする。

❸ 炎症が消退したあと,特に高齢者での動脈硬化との鑑別はしばしば困難である。

❹ 丹念な病歴聴取が重要である。

## 確定診断がつかないとき試みること

FDG-PET,HLAのタイピングが有効であるが,現在は保険診療として承認されていない。

## 合併症・続発症の診断

❶ 特に診断上見落としやすい合併症としては,難聴発作(突発性難聴),歯痛,炎症性腸疾患,大動脈弁閉鎖不全,狭心症などがある。

❷ 本症が原因である可能性について常に留意する。

## 検査所見とその読みかた

❶ 本疾患に特異的な検査所見はない。

❷ 炎症が活動性である場合には,CRPや赤沈など非特異的炎症のバイオマーカーが高値となる。

❸ 決め手は画像診断で,大動脈およびその分枝の狭窄・閉塞・拡張・壁肥厚(図1)を証明する。

❹ 炎症の活動性と局在についてはFDG-PETでの取り込み増加で判断する。

## 確定診断の決め手

❶ 症状は多彩,非特異的であっても,この疾患の存

## 予後判定の基準

❶ 本症の重症度,臨床経過は無症候例もあり,軽症

## 表3 高安動脈炎の診断基準

### A. 症状

1. 全身症状：発熱，全身倦怠感，易疲労感，リンパ節腫脹（頸部），若年者の高血圧（140/90 mmHg 以上）
2. 疼痛：頸動脈痛（carotidynia），胸痛，背部痛，腰痛，肩痛，上肢痛，下肢痛
3. 眼症状：一過性又は持続性の視力障害，眼前明暗感，失明，眼底変化（低血圧眼底，高血圧眼底）
4. 頭頸部症状：頭痛，歯痛，顎跛行[*a]，めまい，難聴，耳鳴，失神発作，頸部血管雑音，片麻痺
5. 上肢症状：しびれ感，冷感，挙上困難，上肢跛行[*b]，上肢の脈拍及び血圧異常（橈骨動脈の脈拍減弱，消失，10 mmHg 以上の血圧左右差），脈圧の亢進（大動脈弁閉鎖不全症と関連する）
6. 下肢症状：しびれ感，冷感，脱力，下肢跛行，下肢の脈拍及び血圧異常（下肢動脈の拍動亢進あるいは減弱，血圧低下，上下肢血圧差[*c]）
7. 胸部症状：息切れ，動悸，呼吸困難，血痰，胸部圧迫感，狭心症状，不整脈，心雑音，背部血管雑音
8. 腹部症状：腹部血管雑音，潰瘍性大腸炎の合併
9. 皮膚症状：結節性紅斑

[*a] 咀嚼により痛みが生じるため間欠的に咀嚼すること
[*b] 上肢労作により痛みや脱力感が生じるため間欠的に労作すること
[*c] 「下肢が上肢より 10〜30 mmHg 高い」から外れる場合

### B. 検査所見

画像検査所見：大動脈とその第一次分枝[*a]の両方あるいはどちらかに検出される，多発性[*b]またはびまん性の肥厚性病変[*c]，狭窄性病変（閉塞を含む）[*d]あるいは拡張性病変（瘤を含む）[*d]の所見

[*a] 大動脈とその一次分枝とは，大動脈（上行，弓行，胸部下行，腹部下行），大動脈の一次分枝（冠動脈を含む），肺動脈とする。
[*b] 多発性とは，上記の 2 つ以上の動脈または部位，大動脈の 2 区域以上のいずれかである。
[*c] 肥厚性病変は，超音波（総頸動脈のマカロニサイン），造影 CT，造影 MRI（動脈壁全周性の造影効果），PET-CT（動脈壁全周性の FDG 取り組み）で描出される。
[*d] 狭窄性病変，拡張性病変は，胸部 X 線（下行大動脈の波状化），CT angiography，MR angiography，心臓超音波検査（大動脈弁閉鎖不全），血管造影で描出される。上行大動脈は拡張し，大動脈弁閉鎖不全を伴いやすい。慢性期には，CT にて動脈壁の全周性石灰化，CT angiography，MR angiography にて側副血行路の発達が描出される。

画像診断上の注意点：造影 CT は造影後期相で撮影。CT angiography は造影早期相で撮影，三次元画像処理を実施。血管造影は通常，血管内治療，冠動脈・左室造影などを同時目的とする際に行う。

### C. 鑑別診断

動脈硬化症，先天性血管異常，炎症性腹部大動脈瘤，感染性動脈瘤，梅毒性中膜炎，巨細胞性動脈炎（側頭動脈炎），血管型ベーチェット病，IgG4 関連疾患

〈診断のカテゴリー〉

Definite：A のうち 1 項目以上＋B のいずれかを認め，C を除外したもの。

（参考所見）
1. 血液・生化学所見：赤沈亢進，CRP 高値，白血球増加，貧血
2. 遺伝学的検査：HLA-B[*]52 または HLA-B[*]67 保有

〔日本循環器学会：血管炎症候群の診療ガイドライン（2017 年改訂版）．https://www.j-circ.or.jp/cms/wp-content/uploads/2020/02/JCS2017_isobe_h.pdf（2024 年 7 月閲覧）〕

---

例から急速に進展する重症例など多様である。

❷炎症の範囲が狭くても，冠動脈，腎動脈，頸動脈など重要血管に狭窄が進行したり，主要血管に急速な瘤形成をみることもあり，生命予後にかかわることがある。

❸コルチコステロイドによる寛解導入に反応の悪い症例，HLA-B52 陽性例では一般に難治性と考えられている。

❹心血管に外科的治療や血行再建治療が必要とされる症例は約 25％とされており，障害血管や心合併症が予後を左右する。

## 経過観察のための検査・処置

❶診断後は炎症が活動性であれば免疫抑制治療が導入される。
❷治療中，治療終了後の再燃には常に留意する。
❸重要なポイントは本人の訴えと，身体所見である。
❹CRP や赤沈などの炎症マーカーで定期的に活動性の有無を確認し，血管病変の出現，推移に関して必要に応じて画像診断を行う。

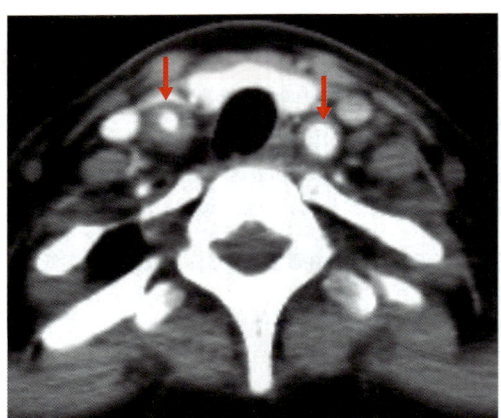

**図1** 造影 CT における両側頸動脈の肥厚（→）

**表1** 検査前臨床的確率評価法（改訂ジュネーブ・スコア簡易版）

| | |
|---|---|
| 66 歳以上 | ＋1 |
| 肺血栓塞栓症あるいは深部静脈血栓症の既往 | ＋1 |
| 1 か月以内の手術，骨折 | ＋1 |
| 活動性の癌 | ＋1 |
| 一側の下肢痛 | ＋1 |
| 下肢深部静脈の触診による痛みと片側性浮腫 | ＋1 |
| 心拍数 | |
| 　75～94/分 | ＋1 |
| 　95/分以上 | ＋2 |
| 血痰 | ＋1 |

合計スコア　0～1　：低い
　　　　　　2～4　：中等度
　　　　　　5 以上：高い

## 治療法ワンポイント・メモ

❶第 1 選択はコルチコステロイド，難治例ではトシリズマブ，アザチオプリン，シクロホスファミドなどの免疫抑制薬の併用が推奨されている。

❷最近の傾向として第 2 選択薬として保険診療が認められているトシリズマブが使用されることが多い。

❸血管合併症の治療にあたっては，血管内治療での再狭窄率が非常に高いこと，特に活動性炎症下では外科手術も含めて成績はきわめて不良であることを留意する。

## さらに知っておくと役立つこと

本疾患は指定難病であり医療費助成の対象となる。

## 専門医へのコンサルト

臓器障害が多様であること，治療抵抗症例が多いこと，心臓血管病変の治療の適否や時期設定など，治療には免疫内科医，循環器内科医，心臓血管外科医などが集学的にかかわることが求められるため，初期治療は経験のある専門医へのコンサルトの下で行われることが望ましい。

# 肺血栓塞栓症
## Pulmonary Thromboembolism (PTE)

山田 典一　桑名市総合医療センター・病院長（三重）

頻度 ときどきみる
GL 肺血栓塞栓症および深部静脈血栓症の診断，治療，予防に関するガイドライン（2017 年改訂版）

## 診断のポイント

❶検査前臨床的確率を評価する（表 1）（Arch Intern Med 168: 2131–2136, 2008, Eur Heart J 41: 543–603, 2020）。

❷高臨床的確率ならば直接確定診断がつけられる造影 CT，肺シンチグラフィ，肺動脈造影を施行する。

❸低・中臨床的確率なら，まず D ダイマーを測定し，陰性ならば肺血栓塞栓症は否定される。陽性ならば上記確定診断法を行う。

## 緊急対応の判断基準

血圧低下やショックで発症するような重症例で，造影 CT 施行が困難な場合には，心エコー図検査で右心負荷所見を認め肺血栓塞栓症の可能性が高いと判断されれば造影 CT などの結果を待たずに抗凝固療法を開始するとともに，血栓溶解療法開始を考慮する。

## 症候の診かた

❶呼吸困難が 72～76％，胸痛が 43～48％の症例でみられる（呼と循 41：773-777，1993，Ther Res 22：

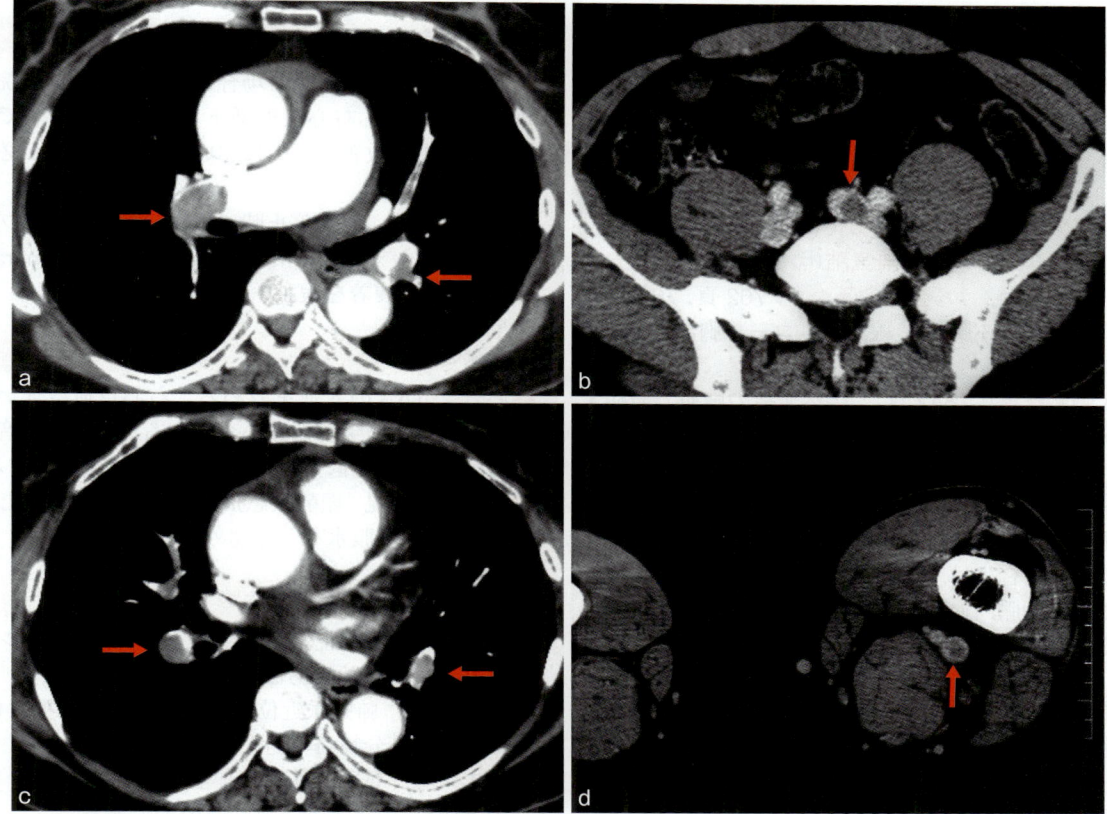

**図1** 造影 CT 検査

a，c：肺動脈内に血栓像を認める（➡）。b，d：静脈内に残存血栓を認める（➡）。

1481-1486，2001）。突然生じることが多い。

② 頻呼吸，頻脈は高率に認められ，肺動脈圧，右房圧の上昇に伴って頸静脈怒張，Ⅱ音肺動脈成分の亢進が認められる。

③ 肺梗塞を合併した場合には，胸膜痛，咳嗽，血痰，発熱がみられることがある。

### 検査所見とその読みかた

① D ダイマー値が増加するが，特異度は低いため，解釈には注意が必要である。高感度 D ダイマーが正常値ならば急性肺血栓塞栓症は否定的である。

② 心電図で新たに S1Q3T3 パターンや $V_{1-4}$ 誘導で陰性 T 波がみられれば疑いを強める。

③ 胸部 X 線で肺門部肺動脈拡張と末梢肺動脈の狭小化や消失（Westermark sign），局所的な肺血管陰影の減弱，肺梗塞を示唆する浸潤影や Hampton hump などがあれば疑いを強める。

④ 診断において超音波検査はきわめて重要であり，

心エコーにて右心負荷所見（右室拡張，心室中隔奇異性運動，左室側への偏位，三尖弁逆流速度から推定した肺動脈収縮期圧上昇）や下肢静脈エコーにて深部静脈血栓があれば可能性が高まる。まれに右心腔内の浮遊血栓が描出され確定診断につながることもある。

⑤ ただし，②〜④の所見がないからといって本疾患を否定することはできない。

### 確定診断の決め手

① 造影 CT（図1）や肺動脈造影で肺動脈内血栓を認めるか，腎機能障害や造影剤アレルギーで造影剤が使用できない場合には換気血流肺シンチグラフィで換気血流ミスマッチを証明する。

② 血流シンチグラフィのみしか行えない場合には胸部 X 線にて本疾患以外に血流欠損を生じる原因（肺炎，無気肺，肺気腫など）がないことを確認する必要がある。

### 誤診しやすい疾患との鑑別ポイント

❶**急性心筋梗塞**(⇨774 頁)，**狭心症**(⇨770 頁)：突然の胸痛で発症するが，心電図変化，心筋逸脱酵素上昇，心エコーの左室壁運動異常の有無にて鑑別可能。

❷**自然気胸**(⇨948 頁)，**肺炎**(⇨874 頁，877 頁)，**胸水貯留**(⇨314 頁)，**無気肺**(⇨318 頁)，**気管支喘息**(⇨888 頁)，**うっ血性心不全**(⇨762 頁，764 頁)：胸部聴診所見，胸部 X 線，心エコー，胸部 CT などにて鑑別可能。

❸**大動脈解離**(⇨842 頁)：突然発症の胸痛で発症するが，胸部造影 CT にて鑑別可能。

### 確定診断がつかないとき試みること

　重症で確定診断検査が困難な症例で気管内挿管されている場合には，経食道心エコーにて肺動脈主幹部や主肺動脈内血栓が描出でき，確定診断がつけられることがある

### 合併症・続発症の診断

❶塞栓源である深部静脈血栓の検索も忘れてはならない。

❷無症候性の深部静脈血栓も多いことに注意し，下肢静脈エコー，造影 CT などにて，できるだけ早期に残存血栓の有無を確認するべきである。残存血栓があり遊離した際に急変する可能性がある場合には，非永久留置型フィルターの留置を考慮する。

# 肺高血圧症
Pulmonary Hypertension

**福本 義弘**　久留米大学主任教授・心臓・血管内科

(頻度) **あまりみない**
GL　肺高血圧症治療ガイドライン(2017 年改訂版)

### 診断のポイント

❶労作時息切れが特徴的で早期に出現する。
❷聴診所見でⅡp の亢進を認める。
❸心電図上，右軸偏位，右室肥大が出現する。
❹心エコーで三尖弁逆流のピーク血流速から肺動脈収縮期圧が推定できる。
❺右心カテーテルで確定診断する。

### 緊急対応の判断基準

❶右心不全症状を認める場合にはすみやかな入院加療が望ましい。右心機能低下は予後不良因子であり，右室機能改善を念頭においた適切な治療が必要となる。

❷ショック時，心肺停止時には次の治療ステップを考慮したうえで ECMO (extracorporeal membrane oxygenation)装着を検討する。

### 症候の診かた

❶心音：Ⅱp 音の亢進を認める。右心負荷に伴い，傍胸骨拍動，三尖弁閉鎖不全による汎収縮期雑音を認め，右室収縮能低下に伴い右心性Ⅲ音を聴取する。

❷右心不全所見：頸静脈怒張，浮腫(下肢に出現しやすい)，胸水・腹水などを認める。

### 検査所見とその読みかた

❶心電図：右軸偏位，右室肥大，右室ストレイン，肺性 P 波が特徴的である。

❷胸部 X 線：肺動脈近位部の拡張，心陰影拡大(右室拡大：気管分岐角の開大)などを認める。

❸心エコー：右室の拡大，左室の圧排(D shape，心室中隔圧排)，三尖弁逆流が特徴的である。

❹採血：右室負荷を反映して BNP(NTproBNP)の上昇を認める。

❺肺換気血流シンチグラフィ：換気血流のミスマッチがあれば肺血栓症などの肺動脈閉塞を疑う。

❻胸部 CT：すりガラス状陰影，小葉間隔壁の肥厚があれば，肺静脈閉塞症(PVOD：pulmonary venoocclusive disease)や肺毛細管腫症(PCH：pulmonary capillary hemangiomatosis)の存在を疑う。

### 確定診断の決め手

❶右心カテーテル検査：肺高血圧症の確定診断のために施行する。従来，平均肺動脈圧 25 mmHg 以上と定義されていたが，新基準では 20 mmHg を超える場合と変更された(Eur Heart J 43: 3618-3731, 2022)。

❷肺動脈造影または胸部造影 CT 検査：肺動脈内血栓の検索を行う。

❸心エコー：左心疾患の有無，右心機能，推定肺動脈圧を評価する。

### 誤診しやすい疾患との鑑別ポイント

❶肺高血圧症のうち，肺動脈性肺高血圧症および慢

性血栓塞栓性肺高血圧症はまれで，左心疾患に伴う肺高血圧症・肺疾患および/または低酸素に伴う肺高血圧症を多く認める。いずれも肺高血圧症であるものの，左心疾患あるいは肺疾患がある場合は，基礎疾患の治療を優先する。

2 近年，診断基準上は左心疾患に伴う肺高血圧症と診断できない非典型肺動脈性肺高血圧症(atypical PAH)という概念があり，症例に応じて肺血管拡張薬または左心疾患の治療のいずれか，あるいはその組み合わせを検討するべきである。

3 肺動脈性肺高血圧症でも膠原病や先天性心疾患(⇨783頁，1816頁)，門脈圧亢進症(⇨354頁)など基礎疾患の有無を検索する必要がある。

## 確定診断がつかないとき試みること

1 初期の肺高血圧症では，平均肺動脈圧が正常範囲となり，診断基準を満たさない場合がある。そのような症例では運動負荷右心カテーテル検査を検討する。

2 また経時的観察(心電図，胸部X線，心エコー)が必要であり，診断に難渋する場合は専門施設に相談する。

## 予後判定の基準

1 短期的には右心機能の正常化・維持が予後を規定する。基準としては，心係数(CI：cardiac index)が正常化(2.5 L/分/m² 以上)するように肺血管拡張薬による右室後負荷軽減を行う(Circ J 74: 1965-1971, 2010)。

2 長期的には平均肺動脈圧低下，40 mmHg 未満を目指して肺血管拡張薬を増量する(J Cardiol 80: 432-440, 2022)。

## 経過観察のための検査・処置

1 症状，心電図，胸部X線，心エコーを定期的に観察する。

2 可能なら年に1回程度の右心カテーテル検査を施行し，薬剤量の調整を検討する。

## 専門医へのコンサルト

肺動脈性肺高血圧症および慢性血栓塞栓性肺高血圧症は希少疾病であり，継続的な専門医へのコンサルトが望ましい。

# 血管 Behçet 病
Vasculo-Behçet Disease

河野 肇 帝京大学教授・内科学

頻度 あまりみない
GL ベーチェット病診療ガイドライン 2020

## 診断のポイント

1 血管 Behçet 病は Behçet 病の特殊病型である。血管 Behçet 病の診断には完全型，または不全型 Behçet 病の診断を満たすことが必要である〔Behçet 病の診断については同項目(⇨1195頁)を参照〕。臨床的，画像的に比較的大きな動静脈に病変が確認される場合を血管型と定義する。

2 血管炎の分類として，Behçet 病は variable vessel vasculitis(多彩な血管を侵す血管炎)であり，Behçet 病に伴う免疫の異常活性化，特に好中球活性化がその機序として想定されている。

3 病変としては静脈病変，動脈病変(動脈瘤，閉塞)，肺病変(肺塞栓，動脈瘤)，心病変がありうる。ただし，表在性血栓性静脈炎は皮膚症状に分類される。しかし同所見があるときには深部血管病変の頻度も高いため，積極的に検索することが必要である。

4 血管 Behçet 病の約半数は Behçet 病の診断時に認められ，約半数は診断後10年程度までに出現する。

## 緊急対応の判断基準

疾患活動性があると判断される(陳旧性ではない)血管 Behçet 病は，いずれも緊急対応が必要な病態である。

## 症候の診かた

1 静脈病変は閉塞性炎症性血栓であり，病変部位の局所疼痛，その遠位部の腫脹，うっ滞性皮膚炎，皮膚潰瘍，側副血行路による表在性怒張などが認められる。

2 動脈病変では発熱，倦怠感などの炎症を反映した所見と罹患血管領域の虚血症状が出現する。動脈瘤は大動脈，中動脈に好発し，炎症が大動脈弁に及ぶ場合には閉鎖不全をきたす。

3 肺病変では肺出血，咳嗽，呼吸困難，胸膜痛などの症状を生じる。深部静脈血栓症がある場合には肺病変がその2次的な血栓塞栓症か，1次的な動脈炎かの鑑別は難しい。肺動脈瘤では致死的となる。

4 心病変では心外膜炎，心内膜炎，心内血栓症，冠

動脈血管炎などが報告されている。特に肺血管病変がある場合には3分の1に心内血栓が認められる。

## 検査所見とその読みかた

❶血管炎の局在による閉塞，動脈瘤を同定するために画像的検索を行う。

❷Dダイマーが陽性の際には深部静脈血栓症を検索するために超音波検査を施行する。

❸大静脈の血栓症および脳静脈洞血栓症（CVST：cerebral venous sinus thrombosis）の診断には，造影CTやMRIが用いられる。

❹動脈病変，肺病変の検索には造影CT，CT angiography（CTA）を行うが，必要に応じてMRI，MR angiography（MRA），血管造影を行う。

❺心病変は心臓超音波検査，冠動脈CTを行い，必要に応じてカテーテル検査を行う。

## 確定診断の決め手

不全型または完全型Behçet病が存在し，動静脈病変が存在することにより診断される。血管壁に炎症所見を認める。

## 誤診しやすい疾患との鑑別ポイント

❶Behçet病が安定している患者に深部静脈血栓症（⇨859頁）が発症した際には，血管Behçet病か，もしくは関連のない静脈血栓症かについて鑑別を行う。深部静脈血栓症をきたす背景因子は血液凝固能の亢進，静脈血流のうっ滞，静脈壁の障害であり，具体的には抗リン脂質抗体症候群，担癌状態，エストロゲン内服，手術，出産，外傷，癌，長期臥床などが誘因となる。

❷Behçet病の特徴である静脈壁の肥厚が認められることがあり，これは他の炎症性疾患との鑑別に役立つ。また，血管Behçet病の動脈病変との鑑別として，高安動脈炎，巨細胞性動脈炎，感染性動脈瘤，慢性動脈周囲炎を含むIgG4関連疾患（⇨1214頁），結節性多発動脈炎，Buerger病（⇨851頁），閉塞性動脈硬化症（⇨849頁），動脈硬化性動脈瘤など大型，中型動脈に病変を生じる疾患が鑑別となる。

## 確定診断がつかないとき試みること

FDG-PETは血管炎の部位同定に有用であるが，保険適用要件に血管Behçet病は含まれていない。

## 経過観察のための検査・処置

❶ドプラ超音波検査，CTA，MR血管造影などの画像検査を定期的に行い，血管病変の状況を観察する。

❷血栓症の評価にはDダイマーが有用。

## 治療法ワンポイント・メモ

❶免疫抑制療法が病態である炎症を抑制するための治療の基本となる。

❷下肢静脈血栓症を伴う場合には，動脈瘤など易出血病変の有無を確認しつつ抗凝固薬を併用する。

❸弾性ストッキングのような非薬物療法も推奨される。

❹動脈病変では免疫抑制療法を考慮するとともに，動脈瘤では破裂の可能性や閉塞の可能性がある際には準緊急のカテーテル療法，手術療法を考慮する。

❺急性動脈閉塞では緊急手術療法を考慮する。

❻肺病変では動脈瘤の有無を確認し，抗凝固療法や免疫抑制療法を考慮する。

## さらに知っておくと役立つこと

血管Behçet病では穿刺部動脈瘤が誘発される可能性があり，カテーテル検査は可能であれば回避する方策を考慮する。

## 専門医へのコンサルト

血管Behçet病が疑われる場合には専門医へコンサルトが望ましい。

# 大動脈解離・解離性大動脈瘤
Aortic Dissection/Dissecting Aortic Aneurysm

内田 敬二　横浜市立大学附属市民総合医療センター診療教授・心臓血管センター外科

頻度 ときどきみる

GL 2020年改訂版 大動脈瘤・大動脈解離診療ガイドライン

## 診断のポイント

❶20歳以上の全年齢でみられ，ピークは70歳台。

❷突然発症の胸背部激痛。

❸分枝血流障害による多彩な全身症状。

❹診察所見，胸部X線，心電図が正常でも本疾患を否定できない。

❺CT，超音波検査での大動脈内フラップ，偽腔の描出。

**4**

## 緊急対応の判断基準

1 急性大動脈解離は生命にかかわる重篤な疾患で，全例専門施設での救急対応が必要。特に Stanford A 型では，発症後 1 時間ごとに致死率が 1〜2% 上昇し，適切な治療を行わなければ 48 時間以内に約 50% が死亡。

2 症候から本疾患が疑われた場合，積極的に CT 検査を行う，もしくは CT 検査可能な専門施設に転送する。心臓血管外科を有する施設が望ましい。

3 無症状で CT 画像において偶発的に大動脈解離が発見された場合，緊急性はない。胸背部激痛の既往を確認し，専門医を早期に受診するよう定時の外来に紹介する。

## 症候の診かた

1 突然発症するこれまで経験したことがないような胸背部激痛，失神を伴うこともある。しかし解離の進展に伴い症状は変化する。診察時は軽快していても生命の危険は継続しており，一時的な軽快に騙されてはならない。

2 発症直後は異常高血圧を呈するが，心タンポナーデを併発すると低血圧，頻脈，ショックとなる。低血圧，頻脈だが，出血性ショックとは異なり頸静脈は怒張する。

3 分枝血流障害による多彩な全身症状（後述）を合併し，典型的な胸背部激痛が隠されることもある。

4 Marfan 症候群，Ehlers-Danlos 症候群など遺伝性素因の関与があり，大動脈疾患の家族歴は重要な情報。また Marfan 症候群の高身長くも状指，Ehlers-Danlos 症候群の膝の挫傷痕など身体的特徴にも注意。

5 血圧の左右差，大動脈弁閉鎖不全症の拡張期心雑音が時にみられる。

## 検査所見とその読みかた

1 胸部 X 線像：縦隔拡大がみられることがあるが，所見がなくても解離を否定してはならない。

2 心電図
　❶ 通常 ST 上昇を認めない。
　❷ 胸背部痛で搬送された患者の心電図で急性冠症候群の所見を認めないことが，解離を疑う出発点となる。
　❸ しかし冠動脈血流障害合併例では ST 上昇を認めるため，注意が必要。

3 血液検査：白血球数，CRP など急性炎症所見の上

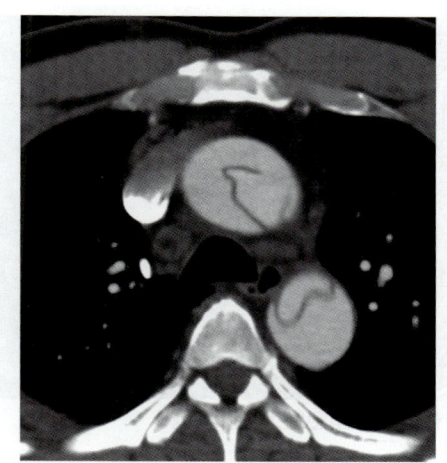

**図1** 偽腔開存型急性大動脈解離
上行大動脈にエントリーを認める。

昇に加え，D ダイマーの上昇は本疾患を疑う重要なポイント。

4 心エコー検査
　❶ 心嚢液貯留や大動脈基部の拡大，大動脈弁閉鎖不全症を認めたら，本疾患を強く疑う。
　❷ 解離を念頭におきながら心エコー検査を行うと，頸動脈や腹部大動脈でフラップを描出できることがある。

## 確定診断の決め手

1 積極的に CT 検査を施行する。CT 検査における大動脈内のフラップ，偽腔の存在によって大動脈解離を確定診断する。造影 CT を行えばフラップと偽腔の描出がより確かとなり，症候と合わせ分枝血流障害の有無も診断できる。手術適応となる症例では，造影 CT は手術戦略を立てるために重要な検査となるため，超音波，単純 CT で大動脈解離の確定診断がつけば，専門施設への搬送を優先し，手術可能な施設で高精度の CT を施行したほうがよい場合もある。

2 急性大動脈解離は，造影 CT 所見から偽腔開存型と偽腔閉塞型に分類される。CT 所見は大きく異なるが，どちらも重篤な大動脈解離である（図1，2）。

## 誤診しやすい疾患との鑑別ポイント

1 原因が急性大動脈解離であるにもかかわらず，頸動脈の血流障害により脳梗塞（⇨ 478 頁，480 頁，485 頁）と診断されたり，冠動脈の血流障害により心筋梗塞（⇨ 774 頁，776 頁）と診断されたりするこ

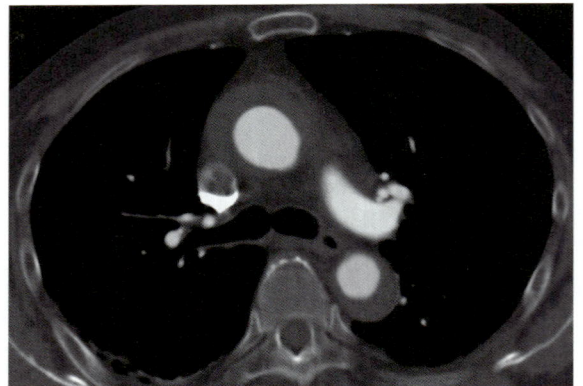

**図2** 偽腔閉塞型急性大動脈解離

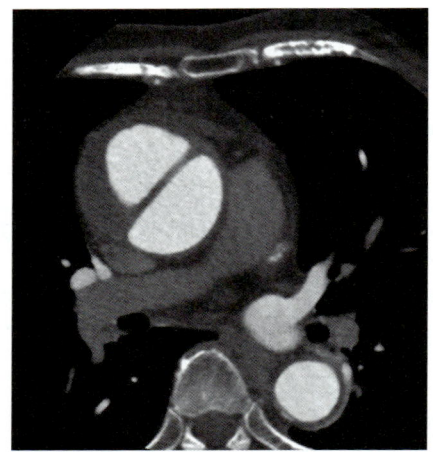

**図3** 慢性 A 型大動脈解離

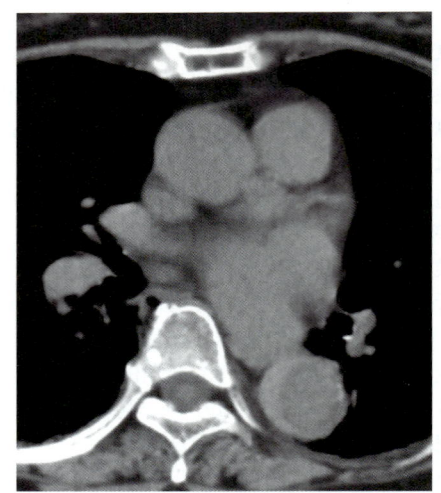

**図4** 下行大動脈の偽腔閉塞型大動脈解離

②新鮮血栓が充満した偽腔は，単純 CT で三日月型高輝度に描出される（**図4**）。

③また，石灰化内膜が解離により大動脈の内腔に偏位している所見をもって，大動脈解離と確定診断できる（**図5**）。

### 合併症・続発症の診断

①最大の合併症は，心嚢内で大動脈偽腔が破裂することによる心タンポナーデで，本疾患による突然死原因の 87％を占める。心エコーで診断する。

②また A 型解離では，大動脈弁交連部に解離が及ぶことにより，多くの症例で大動脈弁閉鎖不全が認められ，その重症度によっては急性心不全を呈する。

③さらに分枝血流障害による下記のさまざまな合併症が発生する。

❶脳梗塞：意識障害，半身麻痺をきたし，症状が血流により変化する。頸動脈エコーを行う。

❷心筋梗塞：冠動脈起始部で閉塞し重篤となる。緊急カテーテルの前に，エコーで慎重に解離の有無を確認する。

❸脊髄梗塞：解離により肋間動脈が閉塞し，脊髄梗塞，対麻痺を発症する場合がある。

❹腹部内臓虚血：腹腔動脈，上腸間膜動脈の血流障害により，腸管壊死，肝不全，膵壊死をきたす。患者は強い腹痛を訴え，救命のためには緊急の腹部血行再建が必要。

❺腎虚血：片側であれば生命予後にはかかわらないが，腎萎縮，腎機能低下をきたす。

とがある。t-PA や抗血小板薬を投与してしまうと，救命のために必要な緊急手術に重大な影響を及ぼしてしまう。常に大動脈解離の可能性を念頭において心エコー検査を行い，少しでも疑いがあれば積極的に CT 検査を施行する。

②無症状で偶発的に画像診断から発見された大動脈解離が急性か慢性か，判断に迷うことがある。急性解離のフラップは可動性に富み曲線的だが，慢性解離のフラップは肥厚し硬化しているため，直線的に描出される（**図3**）。また白血球，CRP が正常であれば慢性の可能性が高く，緊急性はない。

### 確定診断がつかないとき試みること

①腎機能低下，造影剤アレルギー，気管支喘息など，造影剤使用にリスクを伴うときはまず単純 CT を施行する。

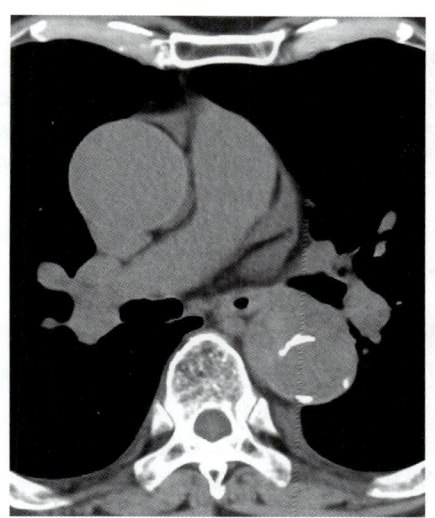

**図5** 石灰化内膜の内方偏位

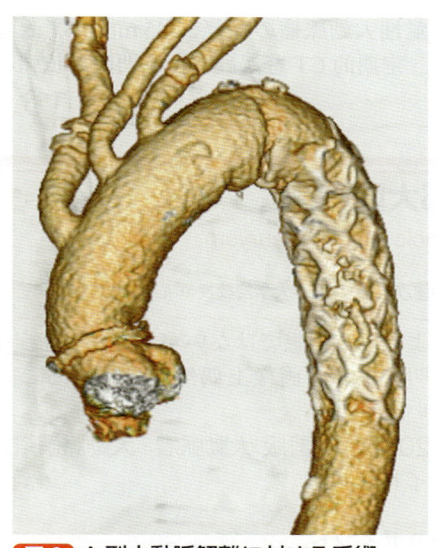

**図6** A型大動脈解離に対する手術

❻下肢虚血：下肢痛と運動麻痺をきたし，早期に血流を再開しなければ筋壊死から MNMS（myo-nephropathic metabolic syndrome）となり生命にかかわる。

### 予後判定の基準

❶ CT 検査により上行大動脈に解離がある Stanford A 型か，上行大動脈に解離のない Stanford B 型かを診断する。

❷ A 型は心タンポナーデの危険があり，緊急手術が必要。

❸ B 型は臓器血流障害があれば血行再建手術，また偽腔破裂があればステントグラフト治療を行う。それ以外の合併症のない B 型では，安静，降圧の保存治療。

❹ 慢性大動脈解離（解離性大動脈瘤）では瘤最大径が55～60 mm で破裂予防の手術が必要となるが，それ以下では半年～1 年おきに CT 検査で経過観察。

### 経過観察のための検査・処置

❶ 異常高血圧を呈する急性大動脈解離では，一刻を争う緊急降圧が必要となる。即効性からニカルジピン注射液，ニトログリセリン注射液が頻用されるが，大動脈壁へのストレス軽減のため β 遮断薬も併用する。

❷ A 型ですでに心タンポナーデとなった患者を専門施設に搬送する際は，十分な輸液で中心静脈圧を上げ，ノルアドレナリンを少量ずつ投与し最低限の血圧を保つ。血圧を上げすぎると破裂の悪化から心停止になる危険がある。十分な経験と技術があれば，剣状突起下心嚢穿刺による心嚢ドレナージが一時的に有効。

### 治療法ワンポイント・メモ

❶ A 型では，大動脈人工血管置換術を行う。

　❶解離のエントリー部位と大動脈径拡大の程度により，大動脈基部，上行大動脈，上行弓部大動脈と置換範囲を選択する。

　❷近年は上行弓部大動脈人工血管置換に加え，下行大動脈に FET（frozen elephant trunk）を挿入する拡大手術が増加（図6）。

❷ B 型では 2～3 週間の降圧安静を行う。

　❶注射薬で緊急降圧したのち，内服薬に切り替える。

　❷ β 遮断薬が中心となるが，尿量の得られる最低限の血圧を目指し，多種降圧薬を併用する。

❸ 解離性大動脈瘤では，血圧目標 130/80 mmHg 以下として管理し，瘤径 55～60 mm となった時点で手術を行う。

### さらに知っておくと役立つこと

　急性期を乗り越えても，遠隔期に解離性大動脈瘤に対し再手術，再々手術が必要となる場合がある。

### 専門医へのコンサルト

　急性大動脈解離は，全例専門医への緊急紹介が必

須。解離性大動脈瘤の瘤径が 45 mm 以上となった場合は，定期的 CT 経過観察を専門医に依頼。

# 胸部大動脈瘤
Thoracic Aortic Aneurysm

**岡田 健次** 神戸大学大学院教授・心臓血管外科

**頻度** よくみる疾患ではないが，正確な発症率は不明である。画像上偶然発見されることが多い。

**GL** 2020 年改訂版 大動脈瘤・大動脈解離診療ガイドライン

## 診断のポイント

**1** 胸部大動脈正常径（30 mm）の 1.5 倍（45 mm）に拡大した場合。

**2** 男性 70 歳台，女性 80 歳台，男性に多い。

**3** Marfan 症候群，Loeys-Dietz 症候群，Ehlers-Danlos 症候群などの遺伝性結合織疾患の場合には若年性（10〜20 歳）のこともある。

**4** ほとんどの場合無症状。

**5** 胸部単純 X 線写真での左右第一弓の突出で疑われることが多い（図 1a）。確定診断は胸部 CT で得られる（図 1b，c）。

## 緊急対応の判断基準

**1** 背部痛，意識消失，バイタルサインの急激な悪化，胸水貯留は破裂を疑い超緊急対応が必要なため専門病院へ搬送する。その際輸液・輸血ルートを確保する。

**2** ハイブリッド手術室のあるステントグラフト治療可能な施設に搬送する。

## 症候の診かた

**1** 無症状であることが多いが，咳，息切れ，嚥下困難などをきたすことがある。

**2** まれに反回神経圧排による嗄声を認める。

**3** 背部激痛を伴う場合，破裂，切迫破裂を疑う。

## 検査所見とその読みかた

**1** 特異的な血液検査所見はないが，Hb 低下を伴う場合は破裂を疑う。

**2** 瘤径が拡大し多量の血栓が付着する場合には血液凝固異常をきたすことがあり，フィブリン分解産物（FDP），D ダイマーの上昇を認めることがある。

**3** 炎症瘤の場合には CRP，白血球数，血沈値の上昇を伴うこともある。IgG4 関連疾患の場合には IgE の上昇や抗核抗体陽性を示すことがある。

## 確定診断の決め手

**1** 単純・造影（早期，後期相）CT により得られる。

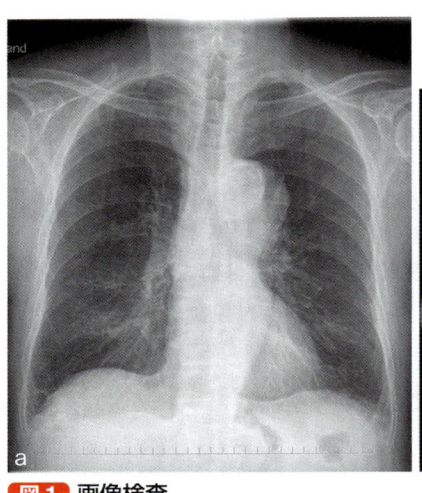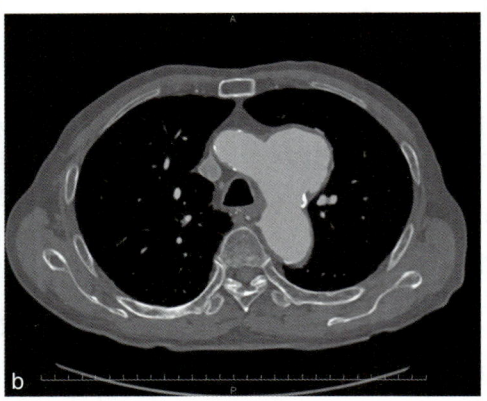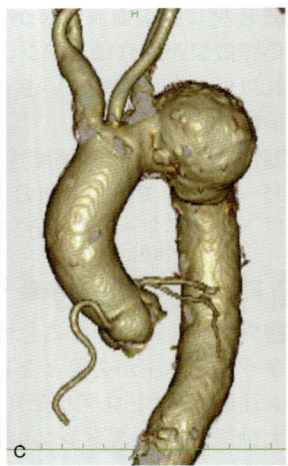

**図1 画像検査**
a：胸部単純 X 線。写真左第一弓の突出を認める。
b：胸部造影 CT。遠位弓部大動脈に嚢状瘤（歪な形態）を認める。
c：胸部 3D-CT。遠位弓部大動脈に左前方に突出する瘤を認める。

単純 CT は動脈硬化性病変の石灰化病変の評価に有用である。

**2** 瘤径が 50 mm を超える場合には手術治療(人工血管置換術，胸部ステントグラフト)を検討する必要があり専門病院に紹介する。

### 誤診しやすい疾患との鑑別ポイント

**1** 大動脈屈曲：CT で診断可能。血管径の拡大を認めない。

**2** 大動脈解離(⇨842 頁)：上行大動脈に解離が及ぶA 型解離は緊急手術を検討する。

**3** 動脈瘤に加え発熱，感染所見(CRP，白血球増多，血液培養陽性)を認める場合大動脈感染を疑う。急速拡大をきたすこともあり注意を要する。

**4** 先天性大動脈二尖弁を伴うことがあり，聴診は必須。雑音を有する場合は心エコー図を施行する。

### 確定診断がつかないとき試みること

**1** CT でほとんど診断可能である。

**2** 遠位弓部の比較的小さな嚢状瘤，穿通性動脈硬化性潰瘍(PAU：penetrating atherosclerotic ulcer)には注意を要する。CT 横断画像では判断しにくいことがあり，矢状断，冠状断，3D 画像を作成し瘤の有無，形態を確認する。

**3** 感染，炎症瘤の診断には PET-CT が時に有用である。

### 合併症・続発症の診断

**1** まれに反回神経圧排による嗄声がある。

**2** 周囲臓器への瘻孔形成は大変危険な合併症である。大動脈食道瘻，大動脈気管支瘻をきたすことがあり，吐血・喀血を呈する。破裂状態と診断し大動脈専門施設へすみやかに紹介する。

---

# 腹部大動脈瘤
## Abdominal Aortic Aneurysm (AAA)

坂野 比呂志　名古屋大学大学院教授・血管外科学

**頻度** **ときどきみる**

**GL** 2020 年改訂版 大動脈瘤・大動脈解離診療ガイドライン

### 診断のポイント

**1** 60 歳以上。

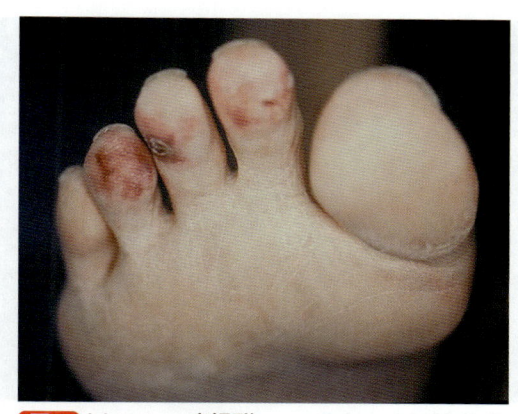

**図1** blue toe 症候群

**2** 男性。

**3** 喫煙者。

**4** 家族歴。

**5** 高血圧症。

### 緊急対応の判断基準

**1** 急激に発症した腹痛・腰痛と低血圧(出血性ショック)，意識消失を認める場合，腹部大動脈瘤破裂を疑う必要がある。腹部超音波検査もしくは CT で迅速に診断可能。

**2** 腹部大動脈瘤破裂と診断された場合，緊急手術(ステントグラフト内挿術，あるいは人工血管置換術)が必要。自施設では困難な場合，高次医療機関へ搬送する。転院が適切と判断した場合，詳細な検査は不要。

### 症候の診かた

**1** 無症状：ほとんどの腹部大動脈瘤は破裂するまで無症状。

**2** 腹部拍動性腫瘤：やせた患者，あるいは動脈瘤が一定程度増大した例では腹部拍動性腫瘤を自覚する，あるいは触れることがある。

**3** blue toe 症候群・急性下肢虚血：動脈瘤壁に付着しているコレステロールを多く含むプラークや血栓が剥がれ，血流に乗って足趾の細動脈の閉塞を引き起こすことがある(blue toe 症候群，図 1)。より中枢の動脈に塞栓を起こし，急性の下肢虚血症状で発症することもある。

**4** 腰痛：破裂をきたした患者が腰痛で自力歩行受診することもあり，注意を要する。

**5** 吐・下血：動脈瘤が隣接する消化管(多くは十二指腸)と交通することがあり，吐・下血を起こすことが

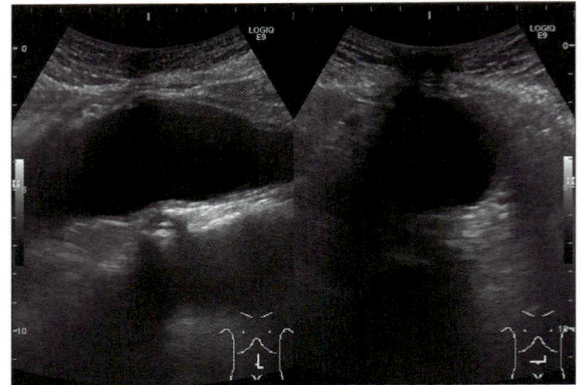

**図2** 腹部超音波検査

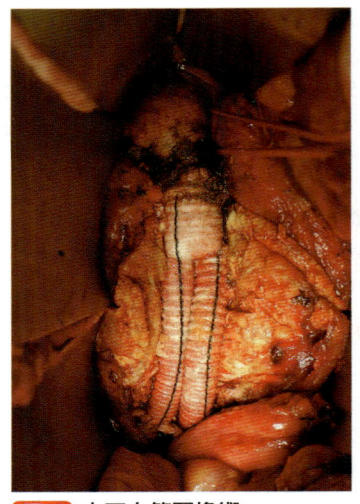

**図3** 人工血管置換術

ある（消化管瘻）。間欠的に出血することもあり（つまりいったん自然止血されることがある），疑うことが重要である。

❻心不全徴候：動脈瘤が隣接する下大静脈と交通することがあり，その場合に心不全症状で発症することがある。

### 検査所見とその読みかた

❶腹部超音波検査：腹部大動脈瘤は超音波検査では，多くは臍上付近，椎体の前方に低エコーの管腔構造として認める（図2）。非侵襲的な検査であり，検診あるいはほかの目的で施行された検査で発見されることがある。

❷ CT 検査：腹部超音波検査と同様，検診あるいは他の目的で施行された検査で発見されることがある。造影検査を付加することにより，大動脈の性状把握や 3D 画像の構築が可能となり，治療を行ううえでの詳細な情報を得ることができる。

❸ MRI 検査：上記と同様，ほかの目的（腰痛の精査目的で施行された腰椎 MRI が多い）で施行された検査で発見されることがある。

### 確定診断の決め手

❶腹部拍動性腫瘤。

❷画像検査による腹部大動脈の拡大。

### 誤診しやすい疾患との鑑別ポイント

腹部大動脈瘤破裂を示唆する徴候や症状を呈する患者がいた場合，ほかの鑑別診断の可能性を考慮することはきわめて重要。

❶大動脈解離（⇨ 842 頁）：CT 上，大動脈が解離している所見。

❷消化管穿孔

❶腹膜炎の徴候・所見。

❷ CT 上の遊離腹腔内ガス。

❸急性膵炎（⇨ 743 頁）

❶血清アミラーゼ値・リパーゼ値の上昇。

❷画像検査での膵腫大。

❹腎結石・尿路結石（⇨ 1645 頁）

❶尿潜血。

❷画像検査での水腎症。

ほかにも腸間膜虚血（⇨ 664 頁），虫垂炎（⇨ 669 頁），憩室炎（⇨ 661 頁），消化管出血など，急性腹痛を呈する疾患はいくつかある。

### 確定診断がつかないとき試みること

画像上明らかな破裂所見がないが，緊急治療が必要な場合（切迫破裂）がある。触診上動脈瘤自体の圧痛や CT 上動脈瘤周囲軟部組織の CT 値上昇が重要な所見となる。

### 治療法ワンポイント・メモ

❶禁煙：喫煙は唯一腹部大動脈瘤の拡大・破裂との関連を示されている危険因子であり，実は重要な指導である。

❷血圧コントロール：動脈瘤拡大を抑制できる薬物療法は 1 つとしてないが，血圧を 130/80 mmHg 未満にコントロールすることが推奨されている。

❸その他の薬物療法：動脈硬化を背景とした心血管イベントの抑制を目的として，スタチンや抗血小板薬の投与が推奨されている。

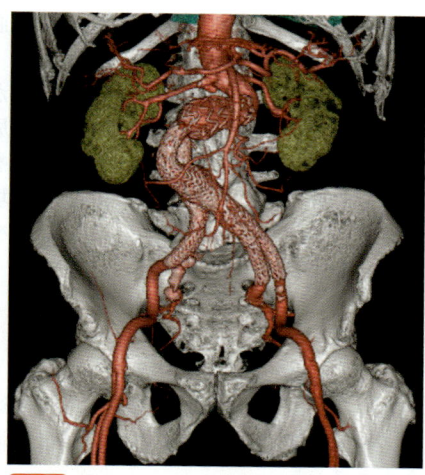

**図4** ステントグラフト内挿術

**表1** 臨床症状による下肢閉塞性動脈硬化症の重症度分類

| Fontaine 分類 | | Rutherford 分類 | |
|---|---|---|---|
| Ⅰ度 | 無症状 | 0群 | 無症状 |
| Ⅱ度 | 間歇性跛行 | 1群 | 軽度の間歇性跛行 |
| | | 2群 | 中等度の間歇性跛行 |
| | | 3群 | 重度の間歇性跛行 |
| Ⅲ度 | 虚血性安静時疼痛 | 4群 | 虚血性安静時疼痛 |
| Ⅳ度 | 潰瘍または壊疽 | 5群 | 小さな組織欠損 |
| | | 6群 | 大きな組織欠損 |

〔日本循環器学会／日本血管外科学会：2022年改訂版 末梢動脈疾患ガイドライン. https://www.j-circ.or.jp/cms/wp-content/uploads/2022/03/JCS2022_Azuma.pdf（2024年7月閲覧）〕

④手術治療：人工血管置換術（図3）とステントグラフト内挿術（図4）がある。全身状態や形態などを考慮し選択するが，特に破裂症例では解剖学的要件を満たしていればステントグラフト内挿術が第1選択として推奨されるなど，標準治療として確立した治療法となっている。

# 閉塞性動脈硬化症

## Arteriosclerosis Obliterans (ASO)

**墨 誠** 国際医療福祉大学教授・血管外科

　閉塞性動脈硬化症（ASO）の語は，わが国では下肢閉塞性動脈硬化症として使用されている。また，末梢動脈疾患（PAD：peripheral arterial disease）として使用されることもあるが，「2022年改訂版 末梢動脈疾患ガイドライン」で，下肢末梢動脈疾患を lower extremity artery disease（LEAD）と称することなった。LEAD の大部分は動脈硬化性 LEAD であり，日常診療で使用される下肢閉塞性動脈硬化症とほぼ同義であるため，本項では，動脈硬化性 LEAD を LEAD と記載し，ASO や PAD とほぼ同義として扱う。

（頻度）**よくみる**

（GL）2022年改訂版 末梢動脈疾患ガイドライン

## 診断のポイント

❶中高年者が多い。

❷臨床症状より重症度を判断する（**表1**）。

❶症候性 LEAD は，間欠性跛行症状（Fontaine Ⅱ度）が特徴的である。

❷安静時痛（Fontaine Ⅲ度），潰瘍や壊疽（Fontaine Ⅳ度）の場合，重症下肢虚血（CLI：critical limb ischemia）や包括的高度慢性下肢虚血（CLTI：chronic limb-threatening ischemia）といわれる。

❸血管病変があるが無症状の場合もあり無症候性 LEAD（Fontaine Ⅰ度）といわれる。

❸下肢動脈（大腿動脈・膝窩動脈・足背動脈・後脛骨動脈）の拍動を触知しない。

❹喫煙，高血圧，脂質異常症，冠動脈疾患，脳血管疾患などの危険因子（リスク因子）を有することが多い。

## 緊急対応の判断基準

❶LEAD のなかで，安静時痛，潰瘍，壊疽を有する患者は重症下肢虚血（CLI，CLTI）の可能性があり，下肢動脈の拍動の評価，足関節上腕血圧比（ABI：ankle brachial index）の測定と造影 CT 検査を行う。血管病変が疑われる場合は，血管外科などの血管専門医への早急な相談が必要である。

❷LEAD のなかでも急性増悪の場合，急性動脈閉塞の症状（皮膚蒼白，疼痛，知覚障害など）を呈することがあり，血管外科などの血管専門医への早急な相談が必要である（⇨857頁，「急性動脈閉塞症」参照）。

## 症候の診かた

❶問診・臨床症状より重症度を判断する（**表1**）。

❷間欠性跛行（Fontaine Ⅱ度）：症候性 LEAD の特徴的症状であるが，脊柱管狭窄との鑑別が重要である。下肢動脈の拍動と ABI 測定を行う。ABI 0.9 以下は，LEAD が疑われるため，造影 CT 検査などの画像診断を行う。

❸安静時痛（Fontaine Ⅲ度），潰瘍・壊疽（Fontaine Ⅳ度）：症候性 LEAD のなかで重症であり重症下肢虚血（CLI，CLTI）である。早急に下肢動脈の拍動の確認と ABI 測定を行う。透析患者などの石灰化が強い血管では，ABI では評価が不十分な場合もある。造影 CT 検査（または MRA）などの画像診断と合わせて総合的に診断する場合もあるため，早急に血管専門医に相談する必要がある。

❹無症候性 LEAD（Fontaine Ⅰ度）：血管病変があるが ADL が低い場合，無症候性となる。しびれ，冷感も Fontaine Ⅰ度であるが，脊柱管狭窄の場合も多い。そのため，リスク因子のある患者は，下肢脈拍の評価や ABI 測定を行うことが重要である。

## 検査所見とその読みかた

❶ABI：ABI は足関節収縮期血圧と，上腕収縮期血圧（左右のうち高い値）の比率で算出される。1.0〜1.4 が正常，0.9 以下が異常低値であり，下肢の狭窄・閉塞病変を疑う。透析患者などで石灰化が強い血管では，ABI が 1.4 より高値のこともある。体動や不整脈で数値が安定しない場合もある。

❷造影 CT 検査：動脈相で撮影することが必須であるが，症例により単純 CT や造影後期相も加える。axial 画像だけでなく，volume rendering 画像を参照すると閉塞病変が判断しやすい。しかし，volume rendering 画像のみで判断すると，動脈瘤や血栓の有無を見落とすため，axial 画像を確認することが重要である。石灰化病変の場合，閉塞や狭窄病変の判断が不十分となることもある。

❸非造影 MRA：腎機能低下や造影剤アレルギー患者に対しては，有用な検査と考える。しかし，MR 検査機器や撮影条件により下肢動脈の診断に向かない場合もある。石灰化の影響を受けないため，石灰化病変を有する患者には有用な場合がある。

❹超音波検査：非侵襲的で有用な検査であるが，施行者の影響が大きく，施行困難な施設もある。カラードプラ法やパルスドプラ法で狭窄・閉塞病変の評価をするが，下肢全体の検査では時間を要することもある。

❺血管造影検査：LEAD の診断において，侵襲的な検査となるが有用である。しかし，カテーテル治療を同時に施行する場合もあり，本検査の前に血管専門医に相談したほうがよい。

❻血液検査：LEAD に関し特有な所見はないが，リスク因子である脂質異常症，慢性腎不全，糖尿病などの把握は重要である。LEAD で壊疽，感染を伴う Fontaine Ⅳ度の重症下肢虚血（CLI，CLTI）の場合，CRP などの炎症所見や Alb などの栄養状態を把握することは重要である。

## 確定診断の決め手

❶ABI 0.9 以下。

❷造影 CT による下肢動脈の狭窄・閉塞を診断（石灰化のある血管病変は，造影 CT 検査では判断しづらい場合もある）。

❸腎機能低下患者は非造影 MRA や超音波検査などで下肢動脈の狭窄・閉塞を診断。

## 誤診しやすい疾患との鑑別ポイント

❶腰部脊柱管狭窄症（⇨1437 頁）
  ❶Fontaine Ⅰ〜Ⅱ度を呈する。
  ❷腰痛やしびれを伴うことが多い。
  ❸ABI が正常。

❷Buerger 病（⇨851 頁）
  ❶Fontaine Ⅰ〜Ⅳ度。
  ❷50 歳以下の若年に多い。
  ❸喫煙以外のリスク因子が少ない。
  ❹遊走性静脈炎の存在・既往。

❸膝窩動脈捕捉症候群（⇨853 頁）
  ❶Fontaine Ⅰ〜Ⅲ度。
  ❷スポーツ歴のある若年男性に多い。
  ❸膝伸展，足関節背屈位で末梢動脈の拍動消失。
  ❹造影 CT で膝下動静脈の走行異常（内方偏位）や異常筋肉の存在を認める場合がある。

❹膝窩動脈外膜囊腫
  ❶Fontaine Ⅰ〜Ⅳ度。
  ❷造影 CT や超音波で膝窩動脈狭窄と外膜に囊腫様変化を認める。

❺急性動脈閉塞（⇨857 頁）
  ❶Fontaine Ⅲ〜Ⅳ度。
  ❷急性発症（皮膚蒼白，疼痛，知覚障害など）。
  ❸LEAD の急性増悪の場合，同様な症状を呈することがある。

❻膝窩動脈瘤
  ❶Fontaine Ⅱ〜Ⅳ度。
  ❷膝窩動脈瘤が急性閉塞し，急性動脈閉塞で受診することが多い。

**7** 遺残坐骨動脈・動脈瘤
**❶**胎生期の発生異常であり，内腸骨動脈から下肢動脈が灌流する。
**❷**大腿動脈の低形成。

**8** 糖尿病性壊疽(⇨ 855 頁)：血流障害を伴う場合，Fontaine Ⅳ度の重症下肢虚血(CLI，CLTI)である。

**9** コレステロール塞栓症(⇨ 1007 頁)
**❶**足趾のチアノーゼ，壊疽。
**❷**足背動脈までは拍動を触知することが多い。
**❸**カテーテル治療後，動脈硬化の強い血管(shaggy aorta)，腹部大動脈瘤や胸部大動脈瘤からの artery to artery の塞栓症。

**10** 膠原病・血管炎症候群(⇨ 1185 頁)
**❶**Fontaine Ⅰ～Ⅳ度，症状が多彩。
**❷**膠原病科の専門医と相談が必要。

### 確定診断がつかないとき試みること

**1** 問診と診察，ABI，造影 CT 検査あるいは非造影 MRA で診断できることが多いが，石灰化の強い症例などは，診断が難しい場合もある。皮膚灌流圧 (SPP：skin perfusion pressure)測定，経皮酸素分圧 (tcPO$_2$：transcutaneous oxygen tension)など専門的検査や血管造影検査を行い診断する場合もある。
**2** 血管造影検査は侵襲的検査であり，診断と同時にカテーテル治療も行う可能性があるため，血管専門医に相談したほうがよい。
**3** 造影 CT 検査が行いづらい患者においても，動脈瘤(腹部大動脈瘤や膝窩動脈瘤など)の除外のために単純 CT 検査を行うことは有用である。

### 合併症・続発症の診断

LEAD は冠動脈疾患や脳血管疾患などの合併が多い。

### 経過観察のための検査・処置

**1** ABI
**2** 経過観察中に症状の悪化，ABI の低下がある場合には，超音波検査や造影 CT 検査などの画像検査を行う。

### 治療法ワンポイント・メモ

**1** 間欠性跛行の症候性 LEAD に関しては，リスク因子への治療と抗血小板薬(シロスタゾールなど)による薬物療法や運動療法を行うが，血行再建(カテーテル治療，外科手術など)の必要性に関して血管外

科などの血管専門医に相談する。
**2** 安静時疼痛・潰瘍・壊疽などの重症下肢虚血(CLI，CLTI)に関しては，早期の血行再建術が必要であるため，血管外科などの血管専門医に早急に相談する。

### さらに知っておくと役立つこと

LEAD は心血管イベントのリスクも高いため，リスク因子(喫煙，高血圧，糖尿病，脂質異常症，腎機能障害，メタボリックシンドロームなど)の管理が重要である。

### 専門医へのコンサルト

LEAD が疑われる患者は，薬物療法や運動療法に加えて，血行再建術であるカテーテル治療や外科治療(バイパス術など)が必要になる場合がある。カテーテル治療と外科手術には長所・短所があるため，両方の知識のある血管専門医にコンサルトする必要がある。

# Buerger 病(閉塞性血栓血管炎)
## Buerger's Disease (Thromboangiitis Obliterans： TAO)

**重松 邦広** 国際医療福祉大学教授・血管外科

**頻度** **あまりみない**(近年大幅に発症者減少)
**GL** 血管炎症候群の診療ガイドライン(2017 年改訂版)

### 診断のポイント(表 1)

**1** 50 歳未満の発症(男女比 9：1～8：2)。
**2** 喫煙歴(受動喫煙含む)。
**3** 膝窩動脈以下の閉塞。
**4** 上肢の動脈閉塞もしくは遊走性静脈炎の既往。
**5** 喫煙以外の動脈硬化の危険因子をもたない。

### 緊急対応の判断基準

虚血性安静時疼痛を認める場合には，早期に足趾壊死に陥る危険性が高く，血管外科(心臓血管外科)専門施設にすみやかに紹介する。

### 症候の診かた

**1** 冷感・色調変化：足趾・手指の尖端に生じることが多い。罹患した指趾は赤みを帯びる。虚血が長期に及ぶとチアノーゼを呈する。

**表1** 厚生労働省による Buerger 病診断基準

＜診断基準＞Definite を対象とする。

**A. 症状**
診断に必要な症状
① 四肢の冷感，しびれ感，色調変化，チアノーゼ，Raynaud 現象
② 間欠性跛行
③ 指趾の安静時疼痛
④ 指趾の潰瘍，壊死

**B. 検査所見**
血管画像診断所見(a)，四肢末梢の動脈(b)を含む四肢動脈に検出される閉塞性病変。以下の所見がみられる。
① 四肢末梢動脈病変に，動脈硬化性の壁不整がない(虫食い像，石灰化沈着など)
② 多発的分節的閉塞
③ 2 次血栓の延長による慢性閉塞の像
④ 閉塞が途絶状・先細り状
⑤ コイル状，樹根状，ブリッジ状の側副血行路
a：デジタルサブトラクション(DSA)血管造影法，CT angiography，MR angiography など
b：下肢では膝関節より末梢，上肢では肘関節より末梢の動脈

**C. 鑑別診断**
1. 閉塞性動脈硬化症
2. 外傷性動脈血栓症
3. 膝窩動脈捕捉症候群
4. 膝窩動脈外膜嚢腫
5. 膠原病および類縁疾患
6. 血管 Behçet 病
7. 胸郭出口症候群
8. 塞栓症(心原性など)

＜診断のカテゴリー＞

Definite：本症発症時，A のうち 1 項目以上および B のうち①を含む 2 項目以上を満たし，C の鑑別すべき疾患を除外したもの。

注釈：女性，喫煙歴が明らかでない患者，50 歳以上の発症者，動脈硬化の危険因子(糖尿病，高血圧，脂質異常症など)を有する患者では，他疾患との鑑別をより厳密に行う。新規の認定審査には，血管画像検査の電子ファイルまたは報告書のコピーの提出を要する。

**2** 間欠性跛行：歩行時に下肢筋肉の痛みを生じ，歩行不能に至るが，歩行休止により再度歩行可能となる。本疾患では下腿ではなく足底の痛みを生じることが特徴である。閉塞が大腿膝窩動脈領域まで至ると下腿の痛みを生じる。

**3** 安静時疼痛：病状が進行すると，安静時においても組織の酸素需要に応える血流が送られず，耐えがたい痛みを生じる。下肢下垂もしくは立位をとることで軽減するため，椅子に座って睡眠をとっていることが多い。

**4** 潰瘍・壊死：足趾・手指の尖端や爪周囲に生じる。

## 検査所見とその読みかた

**1** 血液検査：特記すべき所見はない。

**2** 生理検査：足関節や手関節以遠の末梢動脈の病変のため，同部位の皮膚灌流圧(SPP：skin perfusion pressure)や経皮的酸素分圧($tcPO_2$：transcutaneous oxygen tension)の低下やサーモグラフィによる皮膚温低下などは診断に有用である。

**3** 血管撮影(MRA，CTA 含む)：以下の特徴的な所見が本疾患の診断に重要である。
**❶** 膝関節・肘関節以遠の末梢動脈の閉塞性病変。
**❷** 2 次血栓に伴う閉塞像。
**❸** 虫食い像や石灰化などの動脈硬化性変化を認めない。
**❹** 途絶状・先細り状の閉塞。
**❺** コルク栓抜き状の側副血行路。

## 確定診断の決め手

厚生労働省の診断基準に基づく(**表1**)。

## 誤診しやすい疾患との鑑別ポイント

**1** 閉塞性動脈硬化症(⇨849 頁)：本疾患より高齢者に多く，糖尿病・高血圧などの併存疾患を有する。血管撮影所見で石灰化を伴う。

**2** 膠原病を背景疾患とする血管炎：抗核抗体陽性などの血液検査所見。

## 確定診断がつかないとき試みること

上記診断基準に示すように本疾患は各種疾患を除外診断したうえで診断される。

## 合併症・続発症の診断

若年発症であり，寛解に至ったのち，年齢の進行により動脈硬化性疾患を続発し，虚血の進行を認める症例も認める。

## 予後判定の基準

1980 年代までの発症者は 9〜10％が趾指切断に，6％程度が大切断に至っていたが，近年発症者の大幅な減少とともに，4〜5％が趾指切断のみに至り，大切断症例は大幅に減少している。生命予後は良好である。

## 経過観察のための検査・処置

**1** 足趾の虚血進行の有無の観察の継続：触診，SPP，

$tcPO_2$ などのチェック。

❷禁煙の確認・継続指導：喫煙継続は虚血を進行させるため，禁煙指導を継続する。

### 治療法ワンポイント・メモ

❶禁煙

❷薬物療法：経口薬としてシロスタゾール，ベラプロスト，サルポグレラート，リマプロスト アルファデクス，クロピドグレルが使用される。安静時痛や潰瘍・壊死症例など虚血が高度な場合にはアルプロスタジルを経静脈投与で使用する。

❸血行再建：安静時疼痛や潰瘍例に対して，薬物療法など保存的療法で症状が改善しない場合や悪化する場合には自家静脈を用いた血行再建（distal bypass）を行う。

### さらに知っておくと役立つこと

　本疾患は国の指定難病となっているので，診断確定後は臨床調査個人票を作成し，治療費の公費負担申請を勧める。

### 専門医へのコンサルト

　安静時痛・潰瘍・壊死症例などの重症例では，適切な治療介入を適切な時期に施行できない場合，大切断に至る可能性が高くなることから，安静時痛・潰瘍・壊死症例は血管外科・心臓血管外科へ早急にコンサルトする。

## 膝窩動脈捕捉症候群
### Popliteal Artery Entrapment Syndrome

藤村 直樹　慶應義塾大学外科

(頻度) あまりみない

[GL] 2022 年改訂版 末梢動脈疾患ガイドライン

### 診断のポイント

❶若年男性に多い間欠性跛行。

❷スポーツ選手や軍隊経験者に多い。

❸喫煙歴や，糖尿病など動脈硬化の危険因子がないことが多い。

❹両側性が 25％みられる。

❺画像検査で，血管の走行異常や，異常筋腹を認める。

### 緊急対応の判断基準

　基礎疾患のない若年者であっても，足趾潰瘍や安静時痛がある際には，感染を併発すると，下肢切断のリスクが生じるため，早期の血行再建が必要であり，外科的血行再建が施行可能な施設に紹介する。

### 症候の診かた

❶足関節部の脈拍欠如：60％程度の症例に認めるが，健常人であっても，足関節の他動的背屈，底屈で消失することがある（J Cardiovasc Surg 24: 243-249，1983）。

❷間欠性跛行：最も多い症状である。30 歳以下の間欠性跛行の 40％が本疾患による（J Vasc Surg 55: 252-262，2012）。通常の日常生活では生じず，運動中などの高負荷時のみ生じることもある。

❸足潰瘍・安静時痛：10％程度の症例にのみ認める（J Cardiovasc Surg 24: 243-249，1983）。

### 検査所見とその読みかた

❶ ABI（ankle brachial pressure index）：上肢と下肢の血圧比が 0.9 未満であれば，器質的な膝窩動脈病変が疑われるが，初期の段階では ABI 値は正常なことが多い。

❷超音波検査：膝窩動脈に器質的な病変や蛇行が生じていないか，異常な筋腹がないか確認できる。また検査中に足関節の他動的背屈・底屈を実施し，血流に変化が生じないか確認できる。

❸ CT・MRI 検査：血管病変や異常筋腹の有無，動脈の走行異常や，動脈と筋肉の位置関係がわかり，病型の決定に有用である（図 1）。特に CT 検査はわが国ではほぼ全例に実施されている（Eur J Vasc Endovasc Surg 66: 381-388，2023）。

❹血管造影：動脈の蛇行がわかる。検査中に足関節の他動的背屈，底屈を実施し，血流に変化が生じないか確認できる。

### 確定診断の決め手

❶若年者の間欠性跛行。

❷画像検査による血管の走行異常や，血管病変と異常筋腹の有無。

❸検査中の足関節の他動的背屈，底屈による血流の変化。

### 誤診しやすい疾患との鑑別ポイント

❶膝窩動脈外膜嚢腫：膝窩動脈や近傍に嚢腫性病変

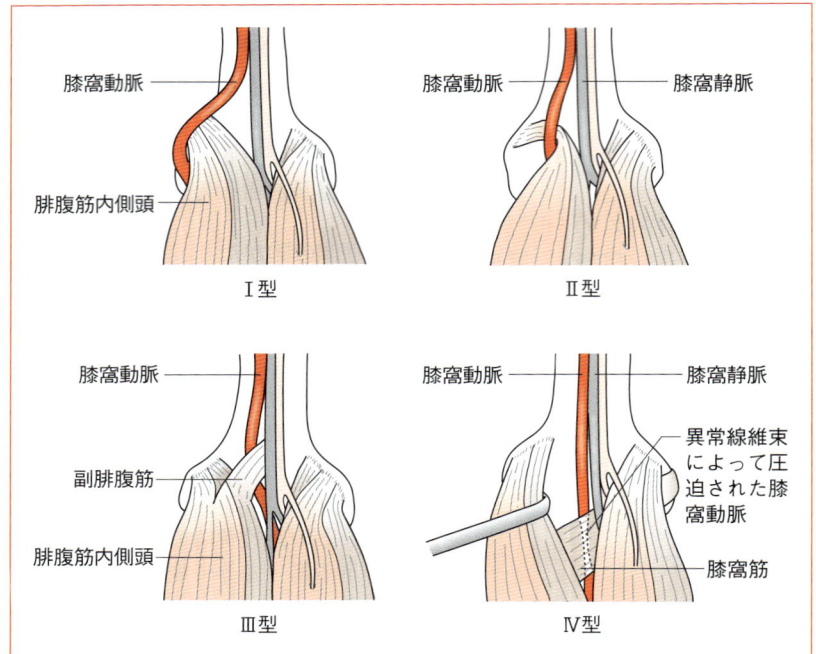

**図1** 膝窩動脈捕捉症候群の分類

Ⅰ型：膝窩動脈は腓腹筋内側頭のさらに内側を走行し，同筋より深部を走行する。

Ⅱ型：Ⅰ型と同様の走行異常であるが，腓腹筋内側頭がやや中央寄りに付着するため，膝窩動脈の走行はⅠ型より中央寄りとなる。

Ⅲ型：Ⅱ型と同様の走行異常であるが，腓腹筋内側頭から分離した副腓腹筋（いわゆる腓腹筋第3頭）によって圧排される。

Ⅳ型：膝窩動脈は通常よりやや内側を走行し，膝窩筋または異常線維束同筋によって圧迫される。

Ⅴ型：Ⅰ～Ⅳ型に膝窩静脈の捕捉を伴う。

〔Levien LJ, et al: Popliteal artery entrapment syndrome: more common than previously recognized. J Vasc Surg 30(1): 587-598, 1999 より〕

Copyright (1999) Society for Vascular Surgery and International Society for Cardiovascular Surgery, North American Chapter., with permission from Elsevier.

を認める。

**❷ Buerger 病**（⇨851 頁）

❶喫煙歴がある。

❷下腿動脈の閉塞と cork screw 状といわれるような側副血行路の発達を認める。

### ▌確定診断がつかないとき試みること

膝窩動脈の走行異常や血管病変，筋束の付着異常を認めない機能性膝窩動脈捕捉症候群（type 6）もあり，検査中の足関節の他動的背屈，底屈による血流の変化が重要となるが，その際は立位で行うのが一番よい（Eur J Vasc Endovasc Surg 66: 381-388, 2023）。

### ▌治療法ワンポイント・メモ

外科的な血行再建が唯一の治療であり，わが国での5年の1次開存率は72％，2次開存率は93％と良好な成績である（Eur J Vasc Endovasc Surg 66: 381-388, 2023）。

### ▌さらに知っておくと役立つこと

動脈に不可逆的な損傷が及んでいなければ，筋束切離のみで済むため，早期診断が重要であり，若年の間欠性跛行の場合には，本疾患を疑うべきである。

### ▌専門医へのコンサルト

カテーテル治療は禁忌であり，外科的な血行再建

ができる施設に相談する必要がある。

（執筆協力：尾原 秀明　慶應義塾大学准教授・外科）

---

## 足潰瘍壊疽

Foot ulcer /Gangrene, Chronic Limb-Threatening Ischemia (CLTI)

**小久保 拓**　札幌孝仁会記念病院血管外科・部長（北海道）

**頻度** **ときどきみる**

**GL** ・2022 年改訂版 末梢動脈疾患ガイドライン
　・創傷・褥瘡・熱傷ガイドライン―3：糖尿病性潰瘍・壊疽ガイドライン（2017）

### 診断のポイント

1. 虚血の有無。
2. 糖尿病や末期腎不全など内科疾患の把握。
3. 感染波及の程度。
4. 潰瘍壊疽の深達度（表皮にとどまるか，真皮に達するか）。

### 緊急対応の判断基準

1. 発熱，足部発赤，腫脹，悪臭を認める場合には緊急切開排膿が必要。自施設で対応が困難な場合には，対応可能な施設へコンサルトする。
2. 急性発症による下肢足部高度虚血，足部疼痛は急性動脈閉塞である。血行再建術が対応可能な施設へ

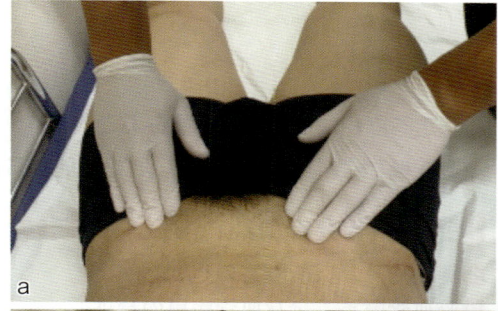
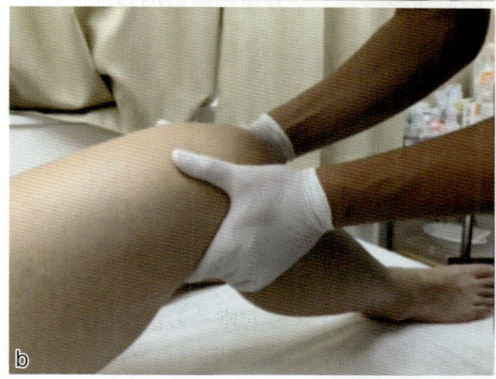
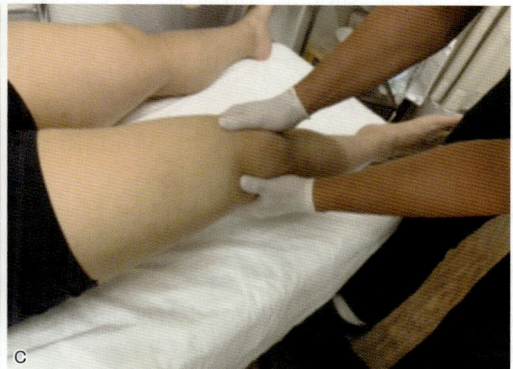
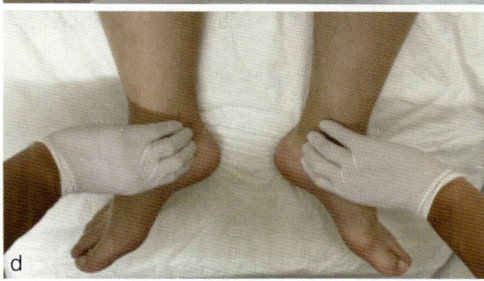
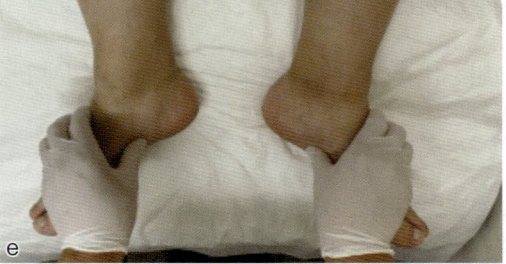

**図1** **下肢動脈の触診の仕方**

a：大腿動脈，b，c：膝窩動脈，d：後脛骨動脈，e：足背動脈

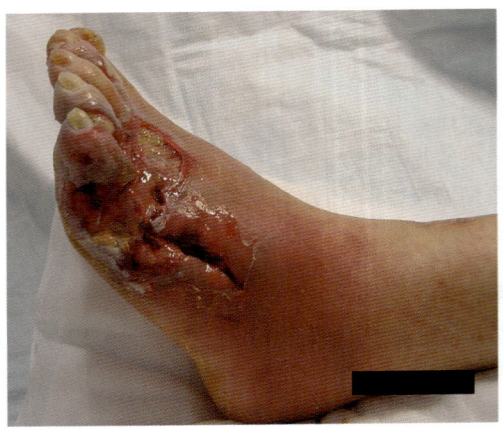

**図2** 深部感染をきたした足部

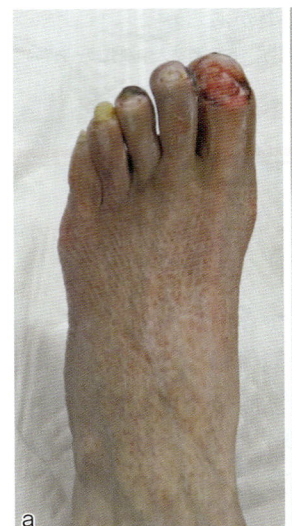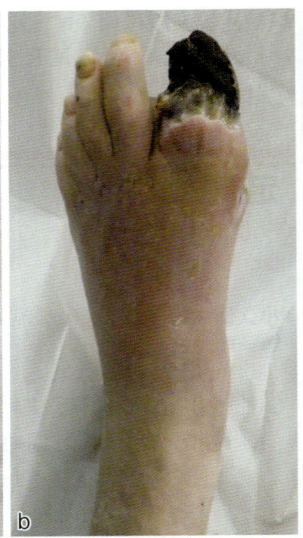

a　　　　　　　b

**図3** 虚血性足潰瘍（a），糖尿病性足壊疽（b）

転送する。

## 症候の診かた

①血流評価：血流障害がないかどうかは治療方針決定に重要である。足部動脈（足背動脈，足底動脈）の拍動を触知で確認する（図1）。

②潰瘍壊疽の評価：感染壊疽の深達度（真皮，腱，骨膜，骨に達する）と感染状態の評価が重要（図2）。

③糖尿病管理の状態：HbA1c，グリコアルブミン（透析例）の確認が重要。

## 検査所見とその読みかた

①理学所見と肉眼的所見が重要であり，確定診断となる。

②潰瘍をきたす併存疾患の確認。

## 確定診断の決め手

①足部冷感，色調不良は血流障害による足部虚血壊疽（図3a）。

②足部動脈触知良好で足趾色調良好は糖尿病性足壊疽（図3b）。

③発赤腫脹を伴う感染（深部感染）の場合には，早期外科治療対象。

④膠原病や皮膚疾患も念頭におく。

## 誤診しやすい疾患との鑑別ポイント

①急性発症による急性下肢動脈閉塞。

②さまざまな原因疾患があり，原因疾患の同定が重要である。

## 確定診断がつかないとき試みること

動脈触知（鼠径部，膝窩部，足背，足底部）。

## 合併症・続発症の診断

①糖尿病，腎機能障害の程度。

②脳血管障害：全身血管疾患の合併。

## 予後判定の基準

①虚血性の場合には，動脈閉塞区間が長いものや下腿病変は予後不良。

②透析合併例も予後不良。

③糖尿病コントロール不良例は大切断となる可能性が高い。

## 治療法ワンポイント・メモ

①まずは下肢の動脈触知を行い虚血の有無の判定。

②感染が波及していないかを見極める。

## さらに知っておくと役立つこと

膠原病関連による足部潰瘍形成例もあり，病歴聴取が重要である。

## 専門医へのコンサルト

①血流障害を疑う場合には，血管外科医にコンサルトを行う。

②血流障害がなければ，形成外科あるいは皮膚科に

コンサルトを行う。

③糖尿病の管理が不十分であると思われる場合には，糖尿病管理強化のため併せて糖尿病内科へコンサルトを行う必要がある。

# 急性動脈閉塞症
## Acute Arterial Occlusion

**赤松 大二朗** 東北大学病院・総合外科准教授

**[頻度]** ときどきみる

**[GL]** 2022 年改訂版 末梢動脈疾患ガイドライン

## 診断のポイント

①突発的な下肢痛を訴える患者を診察するにあたり，本疾患を常に念頭におくことが重要である。
②下肢を触れ，動脈拍動を診察することが診断の一歩となる。可能であればドプラ法による動脈の聴診も行う。
③症候は下記の "5P" が特徴だが常に揃うわけではない。
④心疾患や下肢動脈の治療歴を聴取する。抗凝固薬の内服歴があっても本疾患を除外する根拠にはならない。
　❶心疾患既往(心房細動，低心拍出)→塞栓症を疑う。
　❷下肢動脈硬化，下肢血行再建術既往→血栓症を疑う。
　❸その他，大動脈解離，膝窩動脈瘤，外傷，悪性腫瘍(Trousseau 症候群)なども原因となりうる。

## 緊急対応の判断基準

本疾患は原則，緊急入院または緊急手術の適応となる。

## 症候の診かた

①2 次血栓を形成して進行性に悪化することが多いため早期の診断と治療が肝要である。
②特徴的な 5P は以下の通り(健側との比較も重要)。
　❶蒼白(paleness)：急激な血流低下による。
　❷疼痛(pain)：最も多くみられる症状。進行すると感覚が消失し，疼痛が軽減するため注意が必要。
　❸脈拍消失(pulselessness)：大腿，膝窩，足背，後脛骨の各位で診察する。閉塞部位遠の拍動が触れ

ない。
　❹知覚鈍麻(paresthesia)：危険な下肢の状態を示す症候の 1 つ。経過とともに悪化する。
　❺運動麻痺(paralysis)：危機的な下肢の状態を示す。高度な運動麻痺は血行再建を行わず，一期的切断を考慮しうる症候。

## 検査所見とその読みかた

①血液検査では特異的なものはない。
②心原性塞栓の場合は心電図(心房細動など)や心臓超音波検査(心内血栓，低心拍出など)で異常を認めることが多い。
③何より本疾患では超音波検査や造影 CT 検査で動脈閉塞を確認することが重要。

## 確定診断の決め手

①突発的な下肢症状(5P)と下肢冷感，動脈拍動消失により疑いを強め，画像検査で動脈閉塞を確認すれば診断に至る。
②心原性塞栓の場合，他臓器への塞栓も生じていることがあるため，禁忌がない限り全身の造影 CT 検査を実施する。

## 誤診しやすい疾患との鑑別ポイント

①神経性疼痛：下肢冷感や動脈拍動消失を認める際は動脈閉塞を疑う。また動脈閉塞では姿勢による症状の変化に乏しい。
②深部静脈血栓症(⇨859 頁)：下肢腫脹・皮膚うっ血所見(暗赤色)を急性動脈閉塞で認めることはまれである。高度の浮腫を伴う場合はドプラ法による動脈音聴診が鑑別に有用。

## 確定診断がつかないとき試みること

　画像検査で動脈閉塞所見を認めなければ，本疾患は除外できる。

## 合併症・続発症の診断

①虚血による組織傷害が不可逆となる前に血行再建を行わなければ，救命のため大切断を免れない。
②以下の合併症は血行再建後(再灌流後)に生じる。
　❶筋腎代謝症候群(MNMS：myonephropathic metabolic syndrome)：虚血組織から放出されたカリウム，ミオグロビン，サイトカインなどが血流再開により循環することで生じる全身性の傷害。致死性不整脈，急性腎障害，呼吸不全など。
　❷コンパートメント症候群：虚血により微小血管

透過性が高まるところへ再灌流することで間質に浮腫をきたす。特に下腿では神経・血管は筋膜と骨に囲まれているため組織圧が高まりやすく、さらなる血行障害と神経障害を生じうる。内圧測定値 30 mmHg 以上で診断されることが多い。

### 予後判定の基準

不可逆的な虚血障害に至り、下肢温存が困難と考えられる所見には、①重度の感覚消失②重度の運動麻痺③ドプラ法による静脈音聴取不能（動脈のみならず）がある。

### 経過観察のための検査・処置

❶本疾患は何らかの治療介入を要するため、疑わしければすみやかに専門医へ相談のこと。
❷搬送前には禁忌がない限り、未分画ヘパリン 5,000 単位程度を静脈内投与しておきたい。

### 治療法ワンポイント・メモ

外科的およびカテーテル治療の両方に精通し、術後の合併症に対応可能な医療施設への搬送が望ましい。

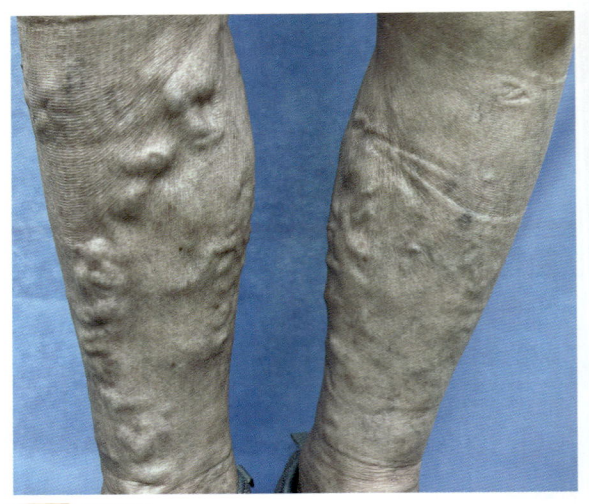

**図1 静脈瘤**
下肢にこぶ状に膨れた静脈がみられる。

# 下肢静脈瘤
## Varicose Veins

**今井 崇裕** 西の京病院・血管外科センター長（奈良）

**頻度** よくみる
**GL** 下肢静脈瘤に対する血管内焼灼術のガイドライン 2019

### 診断のポイント

❶下肢のこぶ状に膨れた静脈（図1）。
❷深部静脈から表在静脈への逆流。
❸妊娠を契機に発症。
❹長時間の立ち仕事に従事。
❺家族歴。

### 症候の診かた

❶下肢のだるさ、むくみ：長時間の立位や夕方に自覚しやすい。
❷こむら返り：夜間就寝中にみられる。
❸色素沈着：血流の停滞している皮膚が茶褐色になり、瘙痒感を伴う。

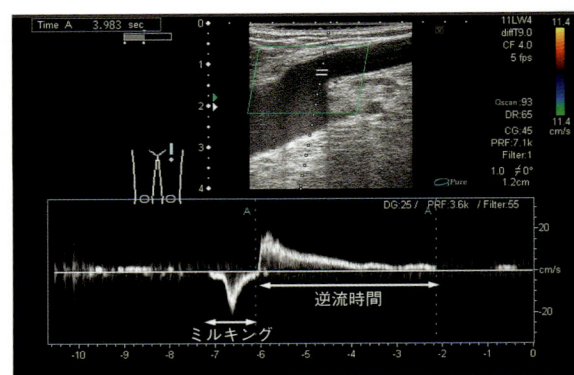

**図2 下肢静脈エコー検査**
急速な順行性血流に続き、持続時間の長い逆行性のパルスドプラ波形が検出される。

### 検査所見とその読みかた

❶下肢静脈エコー検査
❶患者を立位とし、ミルキング法など逆流誘発手技を用いて、伏在大腿静脈接合部（SFJ：saphenofemoral junction）もしくは伏在膝窩静脈接合部（SPJ：saphenopopliteal junction）を観察する。
❷同部の静脈径拡張と急速な順行性血流に続き持続時間の長い逆行性のパルスドプラ波形が検出される（図2）。
❸逆流時間 500 ms 以上を病的とする〔静脈学 30（Suppl）：25-27, 2019〕。

**4**

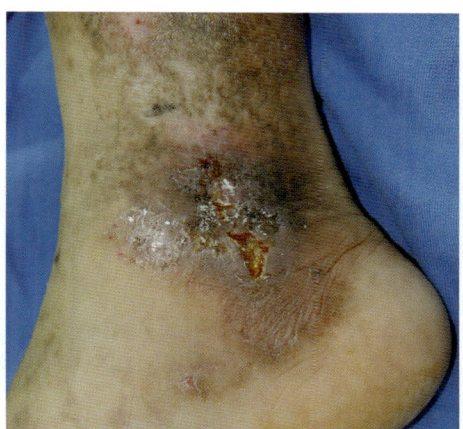

図3 静脈うっ滞性潰瘍

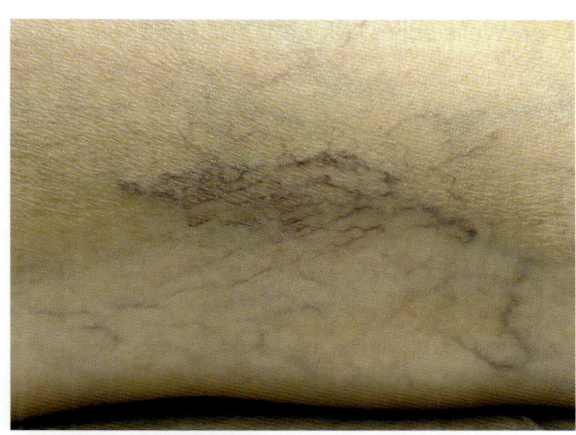

図4 クモの巣状静脈瘤

## 確定診断の決め手

1️⃣ 下肢の静脈瘤形成。
2️⃣ 下肢静脈エコー検査による深部静脈から表在静脈への病的逆流の検出。

## 誤診しやすい疾患との鑑別ポイント

1️⃣ 深部静脈血栓症（DVT：deep vein thrombosis）（⇨ 859 頁）
　❶ 突然の下肢腫脹，疼痛，皮膚色調変化の出現。
　❷ 下肢静脈エコー検査で深部静脈の血栓。
　❸ D ダイマー値上昇。
2️⃣ リンパ浮腫（⇨ 862 頁）
　❶ 皮膚変化を伴わない下肢のむくみ。
　❷ 骨盤内腫瘍（子宮癌，卵巣癌など）の既往。

## 確定診断がつかないとき試みること

　下肢静脈エコー検査で上手く逆流誘発できないとき，大腿部内側，腓腹部や足部など筋肉量が多く圧迫しやすい位置でミルキングを試みる。

## 合併症・続発症の診断

1️⃣ 静脈うっ滞性潰瘍：下腿の下 3 分の 1 の内側に好発（図3）。下腿潰瘍の 8 割は静脈性である（Geriatrics 54: 43-54，1999）。
2️⃣ 脂肪皮膚硬化症：皮膚や脂肪織が肥厚，線維化を起こして萎縮する。
3️⃣ 血栓性静脈炎：静脈瘤内に血栓ができ，炎症による痛みを生じる。

## 治療法ワンポイント・メモ

1️⃣ 弾性ストッキングによる圧迫療法：症状を緩和。
2️⃣ 血管内治療：焼灼術（レーザー，高周波），塞栓術（グルー）。
3️⃣ 外科治療：ストリッピング術，高位結紮術。
4️⃣ 硬化療法：主に網目状，クモの巣状静脈瘤に行う（図4）。
5️⃣ DVT の既往がある場合は治療の慎重適応〔静脈学 30（Suppl）：51-56，2019〕。

## さらに知っておくと役立つこと

1️⃣ 下肢静脈瘤など慢性静脈疾患には CEAP 分類を用いる。臨床症候（C：clinical manifestation），病因（E：etiologic），解剖（A：anatomic distribution），病態生理（P：pathophysiologic）の 4 項目を記述する。
2️⃣ 明らかな原因のない一次性静脈瘤と深部静脈の還流障害による二次性下肢静脈瘤（続発性静脈瘤）がある。

---

# 深部静脈血栓症
## Deep Vein Thrombosis (DVT)

森景 則保　関西医科大学診療教授・心臓血管外科学講座

**頻度**　ときどきみる〔10 万人あたり 19.2 人とされている（Circ J 82: 555-560，2018）〕。

**GL**　肺血栓塞栓症および深部静脈血栓症の診断，治療，予防に関するガイドライン（2017 年改訂版）

**表1** Wells score による検査前臨床的確率

| 臨床的特徴 | 点数 |
|---|---|
| 活動性の癌（6 か月以内の治療や緩和的治療を含む） | 1 |
| 完全麻痺，不全麻痺あるいは最近のギプス装着による固定 | 1 |
| 臥床安静 3 日以上または 12 週以内の全身あるいは部分麻酔を伴う手術 | 1 |
| 下肢深部静脈分布に沿った圧痛 | 1 |
| 下肢全体の腫脹 | 1 |
| 腓腹部（脛骨粗面の 10 cm 下方）の左右差＞3 cm | 1 |
| 症状のある下肢の圧痕性浮腫 | 1 |
| 表在静脈の側副血行路の発達（静脈瘤ではない） | 1 |
| DVT の既往 | 1 |
| DVT と同じくらい可能性のある他の診断がある | −2 |

0 点：低確率，1〜2 点：中確率，3 点以上：高確率
〔Wells PS, et al: Does this patient have deep vein thrombosis? JAMA 295（2）: 199-207, 2006 より〕

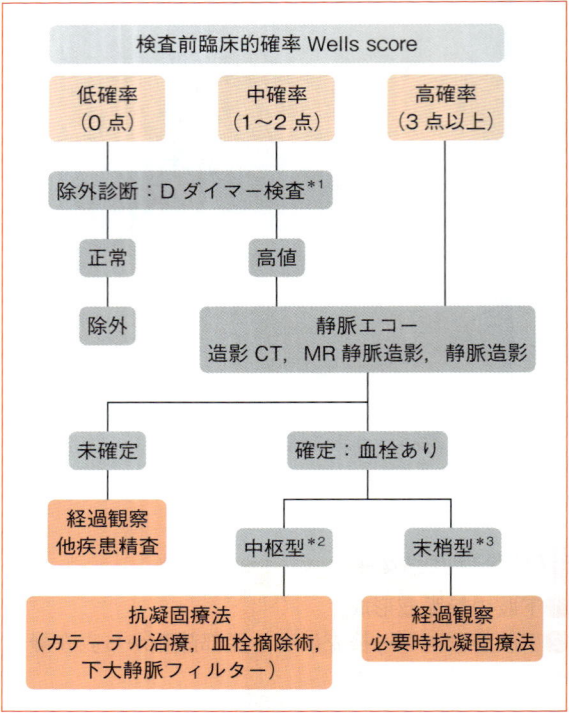

**図1** DVT の診断手順と治療

＊1 D ダイマーを使用できない場合は静脈エコーなどを行う。
＊2 膝窩静脈を含みより中枢側に血栓。
＊3 膝窩静脈より末梢側にのみ血栓。

## 診断のポイント

DVT の症状である下肢腫脹，疼痛，発赤などを呈する疾患は多く，症状のみでの確定診断は難しい。そのため Wells score を用いて検査前臨床的確率を計算する（JAMA 295: 199-207，2006）（表1）。
❶低確率，中確率の場合は D ダイマーを測定して除外診断を行う。除外できないときに画像診断を実施する（図1）。
❷高確率の場合は初めから画像診断を行う。まず静脈エコー検査を行い，評価困難な場合は造影 CT や MRI 検査を行う（図1）。

## 緊急対応の判断基準

❶呼吸困難，頻呼吸や胸痛を認める場合は肺血栓塞栓症（PTE：pulmonary thromboembolism）の合併を疑い，呼吸循環維持に努めるとともに検査を進める。
❷非常にまれではあるが，高度下肢緊満，疼痛，びまん性チアノーゼを呈する有痛性青股症では下肢切断に至ることがあるので，外科的血栓摘除術が可能な専門施設への搬送が望ましい。

## 症候の診かた

❶急性期：血栓症の既往，発症時期，両側性あるいは片側性，下腿のみあるいは下肢全体について問診および診察を行う。

❶血栓の存在部位より末梢に腫脹をきたすことが多いため，閉塞範囲が予測される。
❷色調変化は静脈うっ滞による充血が原因のため多くは暗赤色となり，下肢挙上で色調が薄くなり下垂で濃くなることが多い。
❸ Homans 徴候や Lowenberg 徴候は特異性がなく，陰性の場合も多い。
❷慢性期再発：二次性静脈瘤，色素沈着，うっ滞性皮膚炎などの慢性静脈不全の所見に急性期の所見が加わる。

## 検査所見とその読みかた

❶ D ダイマーの上昇は DVT に特異的ではないが，除外診断には有用であり，正常であれば急性 DVT はほぼ否定しうる。
❷画像検査
❶非侵襲的な静脈エコー検査が第 1 選択である。プローブで静脈を圧迫し，静脈の圧縮性を判定する（静脈圧迫法）。血栓が存在せず血液だけだと静脈は圧排されるが，血栓があると完全には圧排さ

4

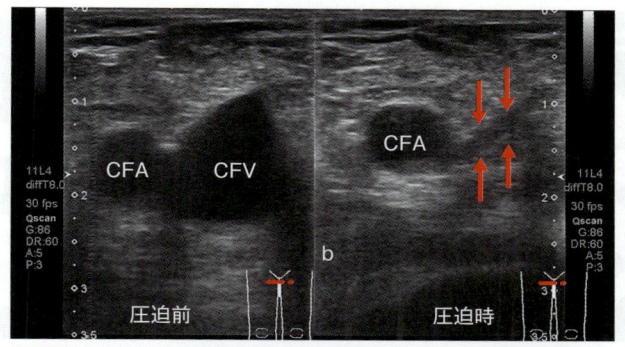

**図2** 右大腿部の圧迫法による静脈エコー横断像（正常例）

CFA：総大腿動脈，CFV：総大腿静脈。
プローブ圧迫により静脈は圧縮されて内腔が消失している（矢印）。

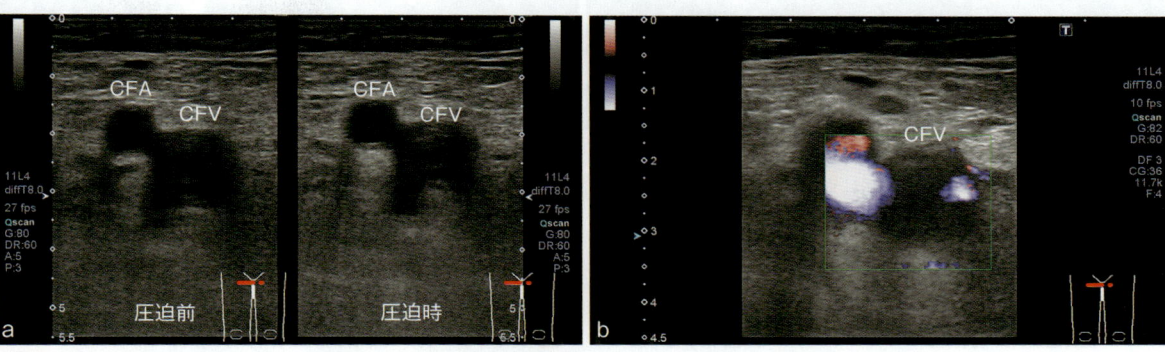

**図3** 右大腿部の圧迫法による静脈エコー横断像（血栓例）

CFA：総大腿動脈，CFV：総大腿静脈。
a：CFV内には等〜高輝度の血栓が存在し，プローブ圧迫により静脈は圧縮されず内腔が残存する。
b：カラードプラ法では血栓の辺縁のみ血流が確認される。

れない。長軸では圧迫の力が確実に伝わらないことがあるため，短軸での操作が基本である（図2，3）。

❷造影CTは下大静脈，腸骨静脈，大腿静脈，膝窩静脈の中枢型DVTの診断能に優れ，PTEの診断も同時に可能である（図4）。

❸MRIは診断精度が一定ではない。

❹静脈造影は血管内治療や外科手術時に限定的に施行する。

## 確定診断の決め手

画像診断による静脈内血栓によって確定診断となる。

## 誤診しやすい疾患との鑑別ポイント

蜂窩織炎，リンパ浮腫，リンパ管炎，廃用性浮腫，外傷，筋内筋間出血，関節炎などとの鑑別が必要である。

❶蜂窩織炎：炎症部分が比較的局所に限局し，局所の発赤腫脹はDVTより強く発現している。

❷リンパ浮腫（⇒862頁）：指で患側趾の皮膚がつまめない（Stemmer sign）。エコー所見で皮下組織の肥厚と敷石状所見を認める。

## 確定診断がつかないとき試みること

❶エコー所見上診断困難で，造影CTが実施できない場合は1週間後に再度エコー検査を行う。

❷臨床的にDVTが高度に疑わしいが診断困難な場

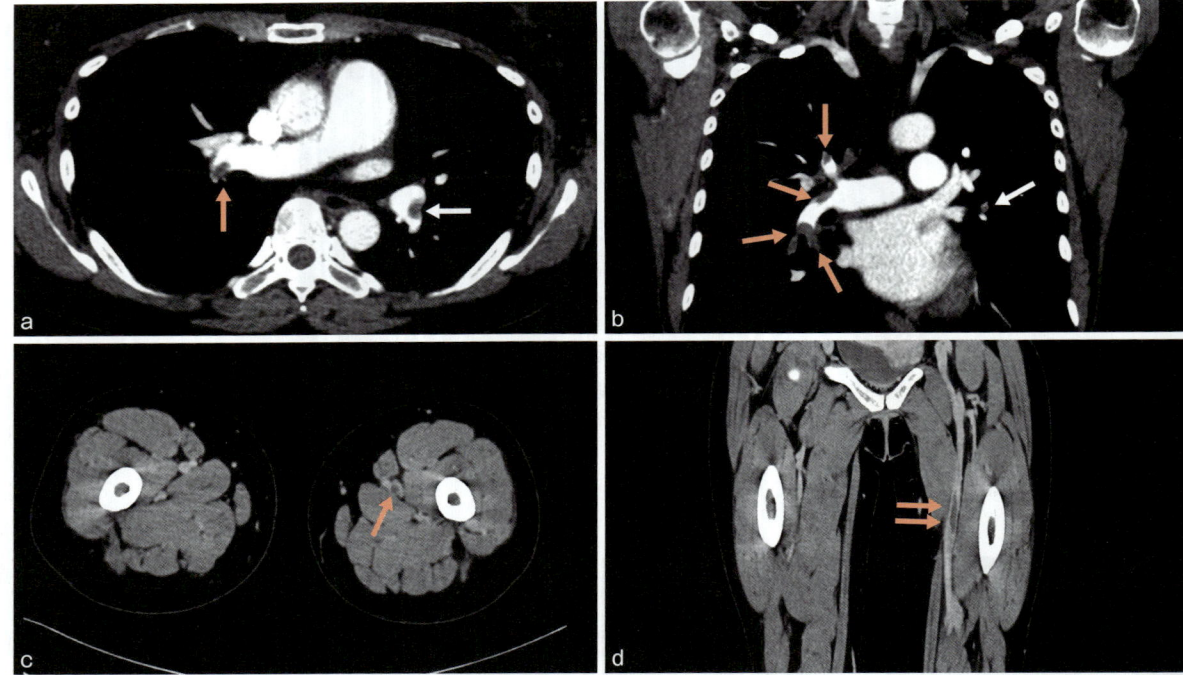

**図4** 造影 CT

a（水平断），b（冠状断）：両肺動脈に血栓を示唆する陰影欠損を認める（➡）。c（水平断），d（冠状断）：左大腿静脈に血栓を示唆する陰影欠損を認める（➡）。

合は，圧迫療法（弾性ストッキングや包帯）などの DVT 予防策の実施を考慮する。

### 合併症・続発症の診断

❶急性 PTE は最も重篤な合併症であり，造影 CT での検索が望ましい。また，奇異性脳塞栓では塞栓源となる DVT とともに卵円孔開存などの診断が必要である。

❷DVT 後に慢性的に静脈うっ滞性の症状・所見を呈する血栓後症候群（PTS：post-thrombotic syndrome）は中枢型では約 40％に発症する。また，DVT 再発の多くは抗凝固療法中止後に生じる。再発例では血栓性素因の検索が必要である。

### 治療法ワンポイント・メモ

❶中枢型 DVT は PTE と同様に抗凝固療法を行う。未分画ヘパリンあるいはフォンダパリヌクスをワルファリンと併用するか，直接作用型経口抗凝固薬（DOAC）を投与する。

❷巨大な浮遊血栓を伴わず，一般状態が良好であれば安静にせず早期に歩行させる。

❸重症例，特に動脈虚血を伴う場合は，カテーテル治療や外科的血栓摘除術を行う。

❹下大静脈フィルターは，抗凝固療法が行えない場合かつ PTE の危険性が高い場合に検討する。その場合も回収可能型が望ましい。

### 専門医へのコンサルト

　有痛性青股腫，急性 PTE，再発を繰り返す例は専門医へのコンサルトが望ましい。

# リンパ浮腫

Lymphedema

**林 明辰** 亀田総合病院・リンパ浮腫センター
特任センター長（千葉）

（頻度）よくみる

GL リンパ浮腫診療ガイドライン 2024 年版（第 4 版）

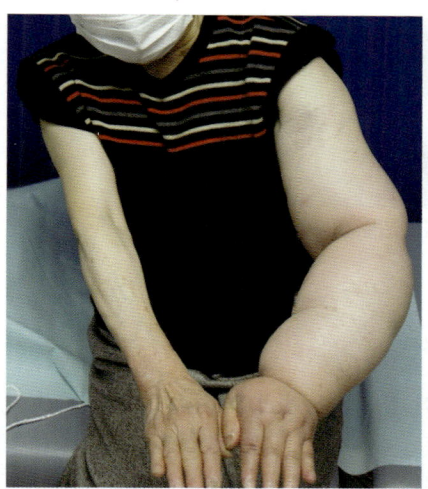

**図1** 乳癌術後左上肢リンパ浮腫

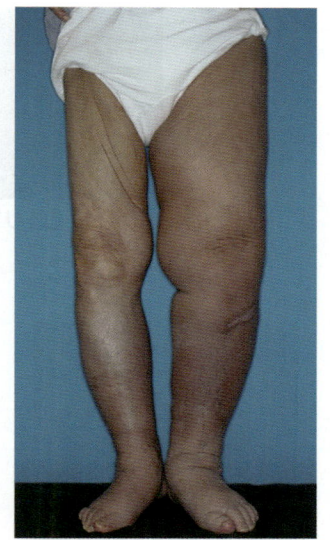

**図2** 婦人科癌術後左下肢リンパ浮腫

## 診断のポイント

①乳癌治療歴あり。
②婦人科癌治療歴あり。
③前立腺癌治療歴あり。
④上肢の場合は乳癌罹患側。
⑤下肢の場合は左右片側どちらか優位に浮腫が進行していることが多い。

## 緊急対応の判断基準

　リンパ浮腫は蜂窩織炎を併発することが多く，重篤な蜂窩織炎を認める場合や経口療法が不成功に終わった患者には，入院させ患肢を安静にしたうえで静注での薬剤投与を要する。

## 症候の診かた

①四肢体積増大：浮腫の進行に伴い，リンパ液貯留量・脂肪沈着量が多くなり浮腫側四肢の体積が増大する。浮腫側は色調の変化があまりなく，健側よりも静脈が見えにくい。肥満を伴うことが多く，初期・軽度の時期を除いて多くの場合左右差を認める（図1，2）ので，両側で対称性浮腫の場合は他疾患の浮腫との鑑別から開始する。
②皮膚変化：浮腫の進行に伴い，皮膚は徐々に硬化し，そのために皮膚をつまみにくくなる。
③蜂窩織炎：外傷や白癬菌が原因で患側四肢に起こることが多いが，通常の蜂窩織炎と比較し，細菌の感染源については不明なことが多い。

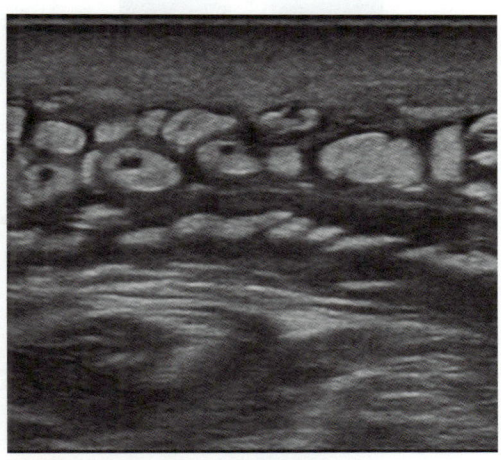

**図3** 中等度リンパ浮腫の超音波像
浮腫液の貯留，増大した脂肪組織像，敷石状所見が認められる。

## 検査所見とその読みかた

①超音波検査：15〜20 MHz の高周波リニアプローブを用いた超音波検査を行うことで，スクリーニングが可能である。皮膚と皮下組織の境界が不鮮明となり，表皮から筋膜間に浮腫液の貯留が低エコー領域として認められる。皮膚および皮下組織の肥厚と皮下組織内コントラストの低下，線維化および断裂した線維組織像，増大した脂肪組織像，敷石状所見が典型的な所見である（図3）。

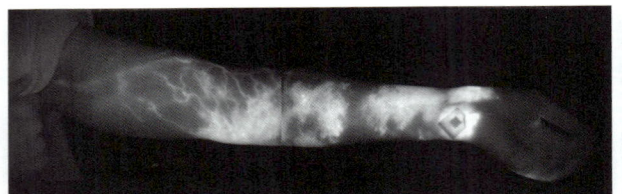

**図4** 左上肢リンパ浮腫の ICG リンパ管造影画像

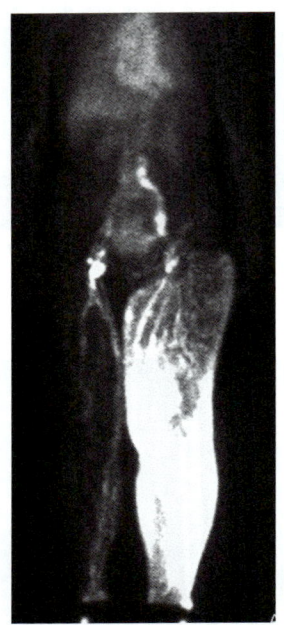

**図5** 左下肢リンパ浮腫
のリンパシンチグ
ラフィ画像

② リンパ管造影検査：リンパ浮腫はリンパ管造影検査をもって確定診断が可能である。リンパ管造影検査には，インドシアニングリーン（ICG）蛍光リンパ管造影検査とリンパシンチグラフィの 2 種類があるが，後者はより深部のリンパ管も描出可能である。正常ではリンパ管が線状所見として観察されるが，リンパ浮腫においては，リンパ管像の不連続性や不明瞭化，リンパ流のうっ滞に伴う皮膚逆流所見を認める（図4，5）。

### 確定診断の決め手

**1** 乳癌・婦人科癌・前立腺癌・大腸癌などの癌治療歴があり，四肢の左右差を認める。

**2** リンパ管造影検査においてリンパ流の皮膚逆流所見を認める。

### 誤診しやすい疾患との鑑別ポイント

**1 静脈性浮腫**
**❶** 画像検査で血栓や静脈瘤を認める。
**❷** 色素沈着や皮膚炎，潰瘍を伴う。
**❸** 血液検査上 D ダイマーの上昇。

**2 肥満性浮腫**
**❶** 術後体重増加。
**❷** BMI 高値。
**❸** 両側性。

**3 廃用性浮腫**
**❶** 日常 ADL の低下。
**❷** 高齢。
**❸** 両下腿浮腫。

**4 低蛋白性浮腫**
**❶** 栄養状態不良。
**❷** 両側性。
**❸** 血液検査上アルブミン値の低下。

**5 心原性浮腫**
**❶** 画像検査で心不全所見を認める。
**❷** 血液検査上 NT-ProBNP 高値。
**❸** 両側性。

### 確定診断がつかないとき試みること

　癌治療後でなくても，原発性・特発性にリンパ浮腫を発症することがあり，その場合も同様に左右差があることが多い。

### 合併症・続発症の診断

　皮膚の合併症を伴うことが多く，リンパ漏・リンパ小胞・多毛症・皮膚潰瘍・象皮症などに注意する必要がある。

### 予後判定の基準

**1** 複合的理学療法導入後も浮腫の状態が不変あるいは徐々に増悪傾向である場合は，手術を検討する。

**2** 手術の適応がある場合は，さらなる増悪を防ぐことができ，改善を見込める場合もある。

### 経過観察のための検査・処置

**1** 診断後直ちに治療を開始しない場合：3〜6か月に一度超音波でチェック。明らかな増悪を認めた場合には，リンパ管造影検査を行う。

**2** 治療中：3か月に一度超音波検査，6か月〜1年に一度リンパ管造影検査を行う。

### 治療法ワンポイント・メモ

**1** 複合的理学療法：スリーブ・ストッキング・包帯を用いた圧迫療法，リンパドレナージ，スキンケア，運動療法を軸とした治療法で，リンパ浮腫治療の根幹となる。

**2** 外科療法：うっ滞したリンパ液を静脈内に流入させ皮膚逆流量を軽減するリンパ管細静脈吻合術や，中等症以上の症例で多くみられる脂肪沈着に対して行う脂肪吸引術などがある。これらは複合的理学療法のみでは効果が限定的である場合に考慮される。

### さらに知っておくと役立つこと

**1** リンパ浮腫があっても，静脈怒張や静脈うっ血がある場合は，静脈性浮腫の治療が優先される。

**2** 乳癌・婦人科癌術後リンパ浮腫に，癌の再発・転移による静脈性浮腫が合併することもあり，長期経過観察中の急激な浮腫の増悪を認める場合には注意が必要である。

**3** リンパ浮腫により静脈自体が圧迫され静脈性浮腫を起こすことがあるが，そのような場合はリンパ浮腫を主体として治療するとよい。

### 専門医へのコンサルト

リンパ浮腫は早期診断・早期治療が重要である。重症度が進行すると治療への抵抗性が高まるため，患者の主観的症状の変化や皮膚の変化，蜂窩織炎の発症に注意し，増悪傾向を疑う場合は早い段階で専門家にコンサルトを行う必要がある。

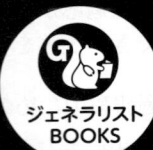

# 5 呼吸器疾患

責任編集：宮崎 泰成

# 呼吸器疾患　最近の動向

**宮崎 泰成**　東京科学大学教授・統合呼吸器病学

　肺炎は呼吸器疾患のなかで常に日本人の死因の上位を占める。2022 年の厚生労働省死因統計では，肺炎は第 5 位，誤嚥性肺炎は第 6 位，両者を合わせると第 4 位となっている。肺炎の死亡数はやや減少傾向であるが，誤嚥性肺炎の死亡数は増加傾向であり，超高齢社会における高齢者肺炎の増加を反映している。新型コロナウイルスの感染症法上の位置づけが，2023 年 5 月 8 日に「5 類」に移行した。新型コロナウイルス肺炎の流行に応じて，さらなるパンデミックも踏まえてウイルス性肺炎が注目されている。

　結核は減少傾向にあり，2022 年結核罹患率は 10 万人対 8.2 となり結核低まん延国となった。高齢者結核，外国出生者の結核，多剤耐性結核などが課題となっている。非結核性抗酸菌症は中後年女性を中心に増加傾向にある。「成人肺非結核性抗酸菌症化学療法に関する見解―2023 年改訂―」が日本結核・非結核性抗酸菌症学会より発表され注目された。社会保険診療報酬支払基金の審査事例として 2019 年に注射用アミカシン，2020 年にアジスロマイシン，2021 年にはイミペネムとクロファジミンが保険審査上認められることになった。さらに 2021 年にはアミカシンリポソーム吸入用懸濁液が難治性肺 MAC 症に適応承認された。

　気管支喘息は，ステロイド吸入薬に加え，長期作用型 $\beta$ 刺激薬や抗コリン薬の併用により臨床的寛解が得られるようになっている。さらに，サイトカインを標的とした生物学的製剤が開発され難治性喘息への治療適応が承認されている。

　新たに健康増進法として「健康日本 21（第三次）」が 2024 年 4 月 1 日より開始された。そのなかで COPD 対策は引き続き認知度の向上を行うことに加え，「COPD の発症予防，早期発見・治療介入，重症化予防」など総合的対策を講じていくことになった。2021 年度死亡統計で人口 10 万人あたり 13.3 人を 2032 年には 10.0 まで減少させる。

　特発性肺線維症の治療の分野での進歩が注目される。抗線維化薬として 2008 年にピルフェニドンが世界に先駆けて日本で承認され，2014 年にはニンテダニブが承認された。さらに 2020 年には「進行性線維化を伴う間質性肺疾患」に対してニンテダニブが承認され，特発性肺線維症以外にも進行性線維化を伴う間質性肺疾患患者の治療選択肢が広がった。難治性疾患である自己肺胞蛋白症では，治療として全肺洗浄があるが，侵襲を伴うため新たな治療法が期待されている。GM-CSF 吸入療法が国内第 III 相臨床試験で有効性が示され注目されている。

　原発性肺癌の治療の進歩は目覚ましいものがある。治療標的となる多くの分子が同定され，最近では，腫瘍細胞に選択的に薬物を届ける抗体薬物複合体による治療が臨床で使用できるようになった。

# ウイルス性肺炎
## Viral Pneumonia

**具 芳明** 東京科学大学大学院教授・統合臨床感染症学

**頻度** よくみる（市中肺炎の 13〜50％を占める）
**GL** 成人肺炎診療ガイドライン 2024

## 診断のポイント

**1** 5 歳未満と 50 歳以上に多い。
**2** 急性の発熱，乾性咳嗽，呼吸苦。
**3** 高齢者，免疫不全患者では重篤となりうる。
**4** さまざまなウイルスが原因となる。

## 緊急対応の判断基準

　重篤な呼吸不全や血圧低下があれば，集中治療が可能な高次医療機関へ搬送する。

## 症候の診かた

**1** 軽症例：発熱，乾性咳嗽，喘鳴，鼻汁，筋肉痛，頭痛，倦怠感など。
**2** 重症例：頻呼吸，呼吸困難，チアノーゼ，血圧低下，意識障害，臓器障害（腎障害，肝障害など），血小板減少など。
**3** 多くは軽症だが，高齢者，抗癌化学療法中の患者，免疫不全患者では，急速に進行し重篤となることがある。重症化の徴候がないか注意深く判断する。
**4** インフルエンザ肺炎では，咳，咽頭痛，筋肉痛，頭痛などの症状が 3〜5 日以上持続し，呼吸不全に進行することがある。
**5** RS ウイルス（respiratory syncytial virus）感染症は細気管支炎から肺炎に進展し，乳幼児だけでなく成人のウイルス性肺炎の原因となる。喘鳴が目立つことがある。
**6** COVID-19 では発症から 1 週間程度経過したところでウイルス性肺炎に進展し，呼吸不全に進行することがある。

## 検査所見とその読みかた

**1** ウイルス性肺炎の原因として，A/B 型インフルエンザ，RS ウイルス，ヒトメタニューモウイルス，アデノウイルス，パラインフルエンザウイルス，ライノウイルスなどが報告されている。細菌性肺炎との合併も多い。
**2** 2020 年以降は COVID-19 によるウイルス性肺炎の頻度が高くなっている。

**3** 単純ヘルペスウイルス，サイトメガロウイルス，EB ウイルス（Epstein-Barr virus）は，免疫不全患者の重篤な肺炎の原因となることがある。
**4** 患者背景，ウイルス感染症の流行状況，臨床経過や症状を踏まえ，これらのウイルスに対する迅速抗原検査や PCR 検査で診断する。マルチプレックス PCR は同時に複数のウイルスの PCR 検査が可能である。
**5** PCR 検査は感度が高く，最近の既往のために陽性となることがある。臨床経過と合わせて慎重に判断する。
**6** ペア血清による抗体価測定は診断を最終的に確認するのに役立つが，急性期の診断には適さない。
**7** ウイルス分離・同定検査は長時間を要し，一部の重症例を除いて適応とならない。
**8** 胸部画像検査：すりガラス影を主体とした肺炎像や気管支肺炎像をきたすことが多い。細菌性肺炎を合併したときなどは浸潤影が目立つこともある。

## 確定診断の決め手

**1** 急性発症の発熱と呼吸器症状。
**2** 胸部画像ですりガラス影や気管支肺炎像。
**3** 患者背景，流行状況，臨床経過を踏まえて病原体診断や血清診断を行う。

## 誤診しやすい疾患との鑑別ポイント

**1 細菌性肺炎**
　**1** 湿性咳嗽が主体。
　**2** 画像検査で浸潤影をきたすことが多い。
　**3** ウイルス性肺炎と合併することも多く，ウイルス学的検査が陽性でも細菌性肺炎を除外することはできない。

## 確定診断がつかないとき試みること

　重症例や免疫不全症例で，咽頭や鼻咽頭ぬぐい液を用いた検査で確定できない場合は，気管支鏡で下気道検体を採取し，PCR 検査に加え，生検や細胞診（核内封入体・細胞質内封入体の評価），ウイルス分離培養検査を検討する。

## 治療法ワンポイント・メモ

**1** 多くは対症療法のみで改善する。
**2** 重症例では人工呼吸管理が必要となる。
**3** 薬物療法：インフルエンザ肺炎ではオセルタミビルやペラミビルを用いる。COVID-19 肺炎ではレムデシビル，デキサメタゾン，バリシチニブまたは

トシリズマブなどを用いる。

### さらに知っておくと役立つこと

市中でのウイルス感染症流行状況を知っておくことが適切な診断につながる。

### 専門医へのコンサルト

重症例では呼吸器内科，感染症内科，集中治療科などへのコンサルトを行う必要がある。

# クラミジア肺炎
Pneumonia due to *Chlamydia pneumoniae*

小宮 幸作　大分大学教授・呼吸器・感染症内科学

頻度 あまりみない
GL 成人肺炎診療ガイドライン 2024

### 診断のポイント

❶家庭内や職場内での流行はあるが，マイコプラズマ肺炎ではない。
❷乾性咳嗽が典型的であり発熱はみられにくい。
❸若年より中高年にみられやすい。
❹β-ラクタム系抗菌薬が無効の市中肺炎（非定型肺炎）。
❺ただし，軽症例が多く（感冒症状や気管支炎としてとどまることも多い），かつ市中肺炎の原因菌としてきわめてまれであるため，臨床上問題になることは少ない。

### 症候の診かた

❶乾性咳嗽：マイコプラズマに似て線毛細胞に感染することから乾性咳嗽を主とするが，他の細菌性肺炎と合併すると湿性咳嗽となる。
❷発熱：高熱は生じにくいとされる。

### 検査所見とその読みかた

❶末梢血検査：偏性細胞内寄生微生物であり，白血球や CRP などの炎症反応は上昇しにくく，正常範囲～軽度上昇を呈する。
❷胸部画像検査：特異的な所見はなく，気管支肺炎から大葉性肺炎までさまざまである。他の細菌性肺炎と合併することが多く，画像による本疾患の推測および他疾患との鑑別は困難である。

### 確定診断の決め手

❶非定型肺炎を疑うものの，マイコプラズマ肺炎やレジオネラ肺炎が否定される状況で本疾患を疑う。
❷*C. pneumoniae* には成人期までに 50％以上，65 歳までに 80％程度が不顕性感染をきたしているため（無症候性キャリアの状態もある），気道検体から分離培養や PCR 法などで検出することに診断的意義はない。
❸同様に IgG 抗体のシングル血清では診断できないため，ペア血清による判定が必要である。
❹血清 IgM 抗体の上昇は急性期を示唆するが，再感染では上昇しにくいことがある。

### 誤診しやすい疾患との鑑別ポイント

❶市中肺炎における頻度はきわめて低く（1％程度），最近の 16S rRNA を用いた 140 例以上の市中肺炎における細菌叢解析では 1 例も検出されていない。特異的な症状や所見もなく，多くが軽症であることから，クラミジア肺炎の診断に固執するよりほかの市中肺炎をきたす病原微生物による肺炎を鑑別することが重要である。
❷症状や検査所見からはマイコプラズマ肺炎（⇨872 頁）を，画像所見からはすべての細菌性肺炎を鑑別する必要がある。

### 確定診断がつかないとき試みること

❶重症例もしくは非定型肺炎を強く疑う場合には，それらに抗菌活性のあるニューキノロン系抗菌薬，テトラサイクリン系抗菌薬，マクロライド系抗菌薬による治療（重症例では併用）を開始する。
❷IgG 抗体のペア血清や IgM 抗体の結果に時間を要するため，未診断であっても非定型肺炎を強く疑う場合には検体を提出したうえで治療を先行する。

# ニューモシスチス肺炎
*Pneumocystis jirovecii* Pneumonia (PCP)

石田 直　倉敷中央病院・呼吸器内科主任部長/副院長（岡山）

頻度 あまりみない

### 診断のポイント

❶免疫抑制状態を惹起する基礎疾患，治療の存在（特に HIV 感染症）。

**2**発熱(low grade)。

**3**乾性咳嗽。

**4**進行する呼吸困難，二酸化炭素の上昇を伴わない低酸素血症。

**5**特徴的な胸部画像。

### 緊急対応の判断基準

**1**呼吸不全を呈する症例では，人工呼吸管理，集中治療の可能性も考慮し，可能な施設への搬送を検討する。

**2**気胸をしばしば合併するため，呼吸状態が悪化する場合や胸痛が出現した場合は，胸部画像で有無を確認し，胸腔ドレナージなどの対応を行う。

### 症候の診かた

**1**乾性咳嗽，発熱，呼吸困難が3徴であるが，すべてがみられないこともある。

**2**胸部画像に比して，聴診所見が乏しいことが特徴である。

**3**AIDS症例では進行は緩徐であるが，非AIDS症例では急速な進行がみられることが多い。

### 検査所見とその読みかた

**1**胸部単純X線写真：両側の，肺門より拡がるびまん性のすりガラス影が典型である。初期や軽症例では，陰影が認められないこともある。

**2**胸部CT：高分解能CT(HRCT)が診断に有用である。両側の地図状分布を示す，すりガラス影(図1)がみられる。10～34%に片側あるいは両側の嚢胞形成がみられると報告されている。

**3**KL-6高値：PCP症例の2/3でKL-6が500 U/mLを超えるが，特異的な所見ではなく他の間質性肺疾患との鑑別が必要。

**4**β-D-グルカン高値(20 pg/mL以上)：PCP補助診断における感度は90～100%，特異度は86～96%と報告されている。AIDS患者では，非AIDS患者より感度が良好である。

**5**乳酸脱水素酵素(LD)値は肺障害を反映して上昇し，PCPの重症度と相関する。

### 確定診断の決め手

**1***Pneumocystis jirovecii*の菌体を，気道検体(喀痰，気管支肺胞洗浄液，経気管支生検組織)から，Diff-Quik染色あるいはGrocott染色にて証明する。AIDS患者では，非AIDS患者より菌量が多く，菌体を証明しやすい。

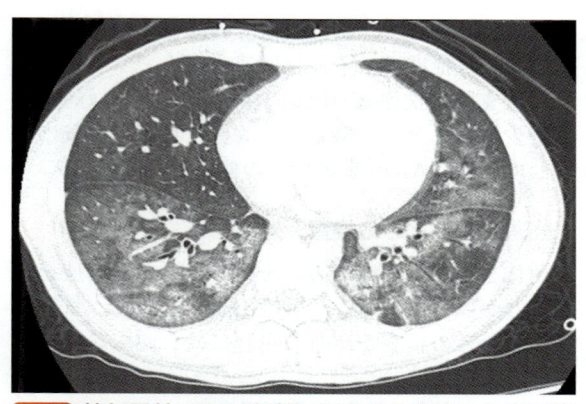

**図1** 若年男性AIDS患者にみられたPCPのHRCT画像

**2***P. jirovecii*遺伝子を，気道検体からPCR法によって検出する(症状と併せて診断する)。

**3**典型例では，患者背景と画像所見，KL-6およびβ-D-グルカン高値により，臨床診断が可能である。

### 誤診しやすい疾患との鑑別ポイント

**1**各種の間質性肺炎〔膠原病性肺炎(⇨911頁)，過敏性肺炎(⇨916頁)など〕，薬剤性肺炎(⇨912頁)

  **①**免疫不全を有する患者背景

  **②**β-D-グルカン高値

**2**他の感染症，非定型肺炎

  **①**免疫不全を有する患者背景

  **②**β-D-グルカン高値

### 確定診断がつかないとき試みること

**1**気管支鏡を用いて，気管支肺胞洗浄(BAL)または経気管支生検を行い，菌体検出を試みる。

**2**気道検体について，Diff-Quik染色あるいはGrocott染色を行う。

**3**HIV感染症のスクリーニング検査を行う。

### 合併症・続発症の診断

**1**AIDS患者では，他の感染症(サイトメガロウイルス感染症，抗酸菌症など)との合併に留意する。

**2**経過中の気胸発症リスクが高いので，必要に応じて胸部単純X線で確認する。

### 予後判定の基準

**1**非AIDS症例は，AIDS症例に比して一般に予後不良である。

**2**呼吸不全の程度，胸部画像での陰影の拡がり，基礎疾患の重症度が，予後に関連する。

**3**気管支肺胞洗浄液（BALF）中の炎症細胞（好中球）数が少ないことが，酸素化の改善と良好な予後に関連しており，AIDS 患者でその傾向がみられる。

### 経過観察のための検査・処置

**1**菌体を証明して確定診断を行ったあとに治療を行うことが原則であるが，呼吸不全が進行し，気管支鏡検査などの検査が困難な場合には，臨床診断にて治療を開始する。

**2**酸素化の状態，胸部画像所見，KL-6，$\beta$-D-グルカンにより，経過観察を行う。

### 治療法ワンポイント・メモ

**1**ST 合剤が第 1 選択で，ペンタミジンが第 2 選択である。

**2**上記薬剤に忍容性がない場合，アトバコンが使用される。

**3**呼吸不全がある場合，ステロイドを併用する。

### さらに知っておくと役立つこと

**1**AIDS の初発疾患として発症することも多く（「いきなりエイズ」），比較的若年の男性が，呼吸不全とびまん性の肺陰影を呈する場合には，鑑別に入れる必要がある。

**2**AIDS 症例では，PCP の治療を開始したのちに抗 HIV 治療（ART）を検討するが，ART 開始後の免疫再構築症候群による PCP の再増悪に注意する。

# マイコプラズマ肺炎

*Mycoplasma pneumoniae* Pneumonia

**宮下 修行**　関西医科大学教授・呼吸器感染症・アレルギー科

**頻度**　よくみる（小児科領域ならびに青年・若年成人で）

**GL**　成人肺炎診療ガイドライン 2024

### 診断のポイント

**1**年齢 60 歳未満。

**2**基礎疾患がない，あるいは軽微。

**3**頑固な咳がある。

**4**胸部聴診上所見が乏しい。

**5**迅速診断法（グラム染色や尿中抗原検査）で原因菌

が証明されない。

**6**末梢白血球数が 10,000/$\mu$L 未満。

**7**$\beta$-ラクタム系抗菌薬が無効。

### 症候の診かた

**1**肺炎像を認めても比較的軽症であることが多く，入院を必要としない場合が多いため"walking pneumonia（外来で治療を受ける肺炎）"と呼称されている。

**2**咳嗽と発熱は必発で，咳嗽での夜間覚醒や仕事への支障などが特徴である。

**3**感染の主座は，病初期は気管支〜細気管支領域であるため，聴診では副雑音を聴取しにくい。

### 検査所見とその読みかた

**1**末梢白血球数が正常であることが多い。

**2**細胞性免疫の過剰反応が気管支血管周囲間質への炎症細胞浸潤を増強し，細気管支壁での炎症が強くなり，内腔狭窄をきたし閉塞性気管支炎を生じる。このため，胸部画像では，病初期の陰影は気管支血管周囲間質肥厚や小葉中心性あるいは細葉中心性粒状影，すりガラス影を呈することが多い（図 1）。

### 確定診断の決め手

**1**迅速抗原検査法や遺伝子診断法が有用である。

**2**PPLO 培地による分離培養は確定診断となるが実施施設は限られる。

**3**抗体価測定法も有用だがレトロスペクティブな検査法である。

### 誤診しやすい疾患との鑑別ポイント

**1**細菌性肺炎：「成人肺炎診療ガイドライン」の細菌性肺炎と非定型肺炎の鑑別項目（「診断のポイント」の**1**〜**6**）で 3 点，4 点は鑑別が困難であるため，キノロン系抗菌薬の使用が推奨される。

**2**結核（⇨881 頁）・非結核性抗酸菌症（⇨883 頁）：画像所見で類似する症例があり，合併症例に注意を必要とする。

### 確定診断がつかないとき試みること

**1**遺伝子検査法は感度・特異度も高いが，検体採取法や時期によって陰性となることがある。COVID-19 同様，疑った場合には繰り返し検査を行い陽性となる症例がある。

**2**キノロン系抗菌薬は結核にも有効であるため，テトラサイクリン系抗菌薬投与による診断的治療を試

5

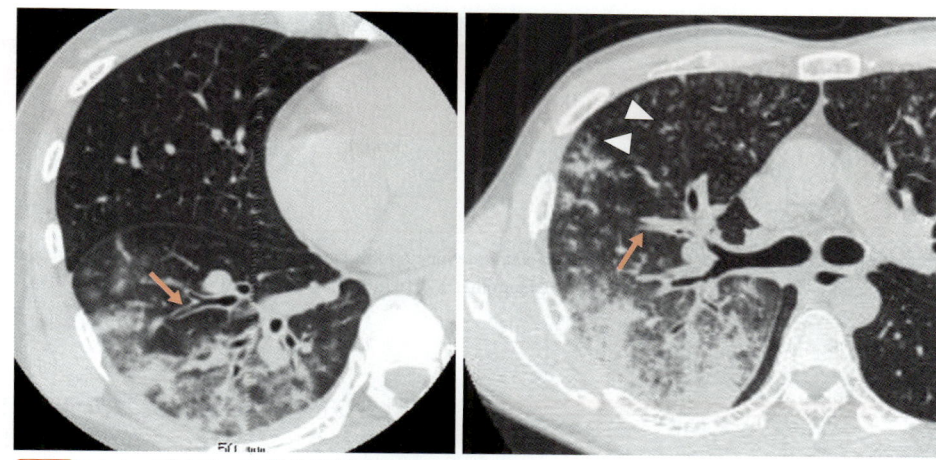

**図1** マイコプラズマ肺炎典型例の胸部 CT 所見

マイコプラズマ肺炎は，気管支血管周囲間質肥厚（➡）や小葉中心性粒状影（▷）が主体である。

**表1** マクロライド感受性および耐性マイコプラズマ分離株に対する各種抗菌薬の薬剤感受性（$MIC_{90}$ 値）

| 抗菌薬 | | 感受性株 n=66 | 耐性株 n=124 |
|---|---|---|---|
| マクロライド系薬 | エリスロマイシン | 0.0078 | >128 |
| | クラリスロマイシン | 0.0039 | >128 |
| | アジスロマイシン | 0.0005 | 128 |
| | ロキタマイシン | 0.0156 | 0.5 |
| リンコシン系薬 | クリンダマイシン | 2 | >128 |
| テトラサイクリン系薬 | ミノサイクリン | 2 | 2 |
| キノロン系薬 | トスフロキサシン | 0.5 | 0.5 |
| | ガレノキサシン | 0.0625 | 0.0625 |
| | レボフロキサシン | 0.5 | 0.5 |
| | モキシフロキサシン | 0.0125 | 0.125 |

〔Miyashita N, et al: Macrolide-resistant *Mycoplasma pneumoniae* pneumonia in adolescents and adults: clinical findings, drug susceptibility and therapeutic efficacy. Antimicrob Agents Chemother 57（10）: 5181-5185, 2013 より〕

みる。

## 治療法ワンポイント・メモ

**1** マクロライド耐性株が存在し，各種抗菌薬の臨床効果は，*in vitro* 抗菌活性をよく反映し，マクロライド系薬はミノサイクリンやニューキノロン系薬と比較し有意に劣っている（表1，2）。マクロライド系薬に効果が乏しい場合（投与後 48～72 時間で解熱しない場合）は，マクロライド耐性マイコプラズマ感染症を疑い，テトラサイクリン系，ニューキノロン系抗菌薬に変更することを推奨している。

**2** マイコプラズマ肺炎の炎症の主体は免疫反応による間接的な細胞障害とされている。IL-18 の過剰産生が難治例や重症化に関与しており，急速進行する症例や呼吸不全を伴う症例では早期からのステロイド併用を考慮する。

表2 成人マクロライド感受性および耐性マイコプラズマ肺炎に対する各種抗菌薬の治療成績

| | マクロライド感受性株による肺炎 | | | マクロライド耐性株による肺炎 | | |
|---|---|---|---|---|---|---|
| | マクロライド系 n=14 | キノロン系 n=16 | ミノサイクリン n=12 | マクロライド系 n=14 | キノロン系 n=9 | ミノサイクリン n=7 |
| 治療開始後 48時間以内の解熱 | 71% | 81% | 91% | 28% | 77% | 85% |
| 抗菌薬の変更 | 42% | 0 | 0 | 71% | 0 | 0 |

〔Miyashita N, et al: Macrolide-resistant *Mycoplasma pneumoniae* pneumonia in adolescents and adults: clinical findings, drug susceptibility and therapeutic efficacy. Antimicrob Agents Chemother 57(10): 5181-5185, 2013 より〕

# 市中肺炎
Community-acquired Pneumonia

矢寺 和博　産業医科大学教授・呼吸器内科学

頻度　よくみる
GL　成人肺炎診療ガイドライン 2024

## 診断のポイント

**1** 咳嗽，喀痰などの呼吸器症状と発熱，全身倦怠感などの全身症状を認め，重症例は意識障害やショックをきたす場合がある。

**2** CRP 上昇などの炎症反応と胸部 X 線写真で新規陰影を認める。

**3** 培養などによる原因微生物の同定が重要で，さらに問診でペット飼育歴（オウム病）や浴場使用歴（レジオネラ肺炎）などの原因微生物推定に有用な情報を得る。

**4** 治療方針の決定に際しては，重症度および敗血症の有無の確認と，細菌性と非定型病原体による肺炎の鑑別（表 1）が肝要である。

## 緊急対応の判断基準

治療方針決定のため，敗血症の有無と A-DROP（表 2）による肺炎の重症度を判定し，A-DROP が中等度以上で入院治療，敗血症性ショックや重症以上の症例は ICU などでの治療を検討する。

## 症候の診かた

**1** 発熱：悪寒戦慄を伴う場合は，肺炎球菌などによる菌血症を疑う。

**2** 咳嗽・喀痰

**❶** 膿性痰を伴う湿性咳嗽と喀痰のない乾性咳嗽があり，乾性咳嗽では肺炎マイコプラズマなどの非定型病原体による肺炎を考える。

**❷** 鉄さび色の喀痰は肺炎球菌，オレンジ色はクレブシエラやレジオネラ，緑色は緑膿菌による肺炎を，腐敗臭を伴う場合は嫌気性菌による肺化膿症を疑う。

**3** 胸痛：肺の炎症が胸膜へ波及し生じる。

**4** 呼吸困難：呼吸不全の評価は，経皮的動脈血酸素飽和度（SpO₂）や動脈血液ガス分析が重要である。

**5** 高齢者では典型的な呼吸器症状を呈しにくく，食欲低下や活動性低下などの肺炎と直接関連のない症状のみを呈する場合があり，より積極的な肺炎の診断や除外を要する。

## 検査所見とその読みかた

**1** 血液・生化学検査

**❶** 細菌性肺炎では，好中球優位の白血球増多，炎症反応（CRP，赤血球沈降速度，プロカルシトニンの上昇）を認めることが多いが，肺炎マイコプラズマなどの非定型病原体による肺炎は，白血球増加を認めないことが多い。

**❷** レジオネラ肺炎は，肝機能障害，低ナトリウム血症，CRP 高値を示すことが多い。

**2** 胸部画像所見

**❶** 胸部 X 線検査が重要だが，下記の場合は胸部 CT が推奨される。

- 他疾患（悪性腫瘍や心不全，非感染性肺炎など）との鑑別が必要な場合。
- 穿刺や気管支鏡検査などの侵襲的処置で正確な病変部位の同定が必要な場合。
- 既存肺疾患のため胸部 X 線検査で評価が困難な場合。

**❷** 肺葉全体に病変が拡がったものが大葉性肺炎，気管支と周囲の連続した肺胞にのみ病変がみられるものが気管支肺炎であり（図 1），大葉性肺炎では肺炎球菌，レジオネラ・ニューモフィラ，クレブシエラなど，気管支肺炎ではインフルエンザ菌，

| 表1 | 市中肺炎における細菌性肺炎と非定型肺炎の鑑別項目 |
|---|---|

1）年齢 60 歳未満
2）基礎疾患がない，あるいは軽微
3）頑固な咳がある
4）胸部聴診上所見が乏しい
5）迅速診断法で原因菌が証明されない
6）末梢血白血球数が 10,000/μL 未満である

非定型肺炎が疑われる：6 項目中 4 項目以上の合致
　　　　　　　　　　　1）〜5）の 5 項目中 3 項目以上の合致
細菌性肺炎が疑われる：6 項目中 3 項目以下の合致
　　　　　　　　　　　1）〜5）の 5 項目中 2 項目以下の合致

（日本呼吸器学会成人肺炎診療ガイドライン 2024 作成委員会 編：成人肺炎診療ガイドライン 2024．p32，日本呼吸器学会，2024 より一部改変）

| 表2 | A-DROP システム |
|---|---|

A（Age）　　　　　　：男性 70 歳以上，女性 75 歳以上
D（Dehydration）　　：BUN 21 mg/dL 以上または脱水あり
R（Respiration）　　：$SpO_2$ 90％以下（$PaO_2$ 60 torr 以下）
O（Orientation）　　：意識変容あり
P（Blood Pressure）：収縮期血圧 90 mmHg 以下

軽症　：上記 5 つの項目のいずれも満たさない
中等度：上記項目の 1 つまたは 2 つを有する
重症　：上記項目の 3 つを有する
超重症：上記項目の 4 つまたは 5 つを有する
　　　　ただし，ショックがあれば 1 項目のみでも超重症とする

（日本呼吸器学会成人肺炎診療ガイドライン 2024 作成委員会 編：成人市中肺炎診療ガイドライン 2024．p31，日本呼吸器学会，2024 より一部改変）

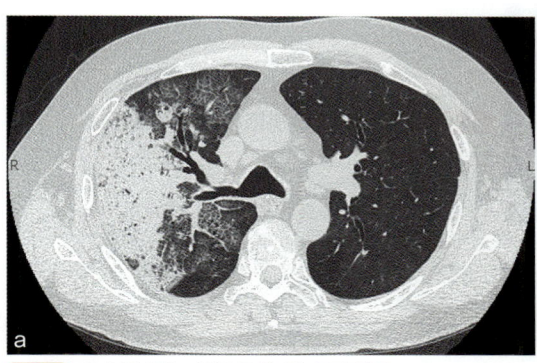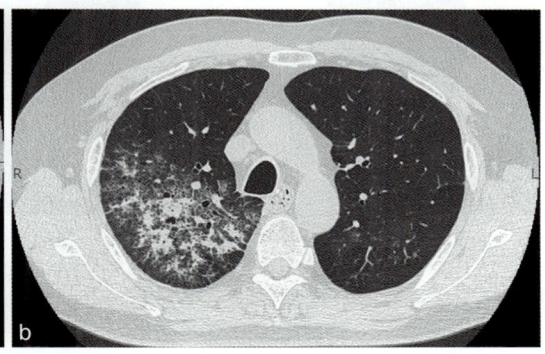

図1 市中肺炎における胸部 CT 所見
a：クレブシエラによる大葉性肺炎，b：*E.coli* による気管支肺炎

モラクセラ・カタラーリスなどが代表的である。
3 病原微生物の検出
　❶喀痰グラム染色：簡便で迅速性に優れ，菌種の推定が可能である。
　❷喀痰培養・同定：菌種の同定と薬剤感受性検査を評価する。結果判明に数日を要し，迅速性に劣る。
　❸血液培養：重症感染症例では重要である。
　❹抗原検出：簡便で迅速性に優れ，尿中抗原検査（肺炎球菌，レジオネラ・ニューモフィラ），咽頭ぬぐい液抗原検査（肺炎マイコプラズマ）などが広く利用されている。
　❺遺伝子検出：感度や迅速性に優れ，レジオネラ・ニューモフィラと肺炎マイコプラズマなどに保険適用がある。
　❻血清学的検査：培養などの検査が困難な肺炎マイコプラズマ，クラミジアなどでは血清抗体価による診断が利用されている。

### 確定診断の決め手

❶咳嗽，喀痰などの呼吸器症状，発熱などの全身症状，血液検査所見（炎症反応など），胸部 X 線所見（浸潤影など）から総合的に診断する。
❷他の鑑別すべき疾患を除外し，喀痰などの検体から原因微生物を可能な範囲で検出する。
❸細菌性肺炎，非定型病原体による肺炎の鑑別，肺炎の重症度判定を行って治療の場を決め抗菌薬治療を開始し，治療反応性の確認も行う。

### 誤診しやすい疾患との鑑別ポイント

❶うっ血性心不全（⇨ 762 頁，764 頁）（図 2a）
　❶浮腫や起坐呼吸，心拡大などで疑い，心エコー検査や血清脳性ナトリウム利尿ペプチド測定などを行う。

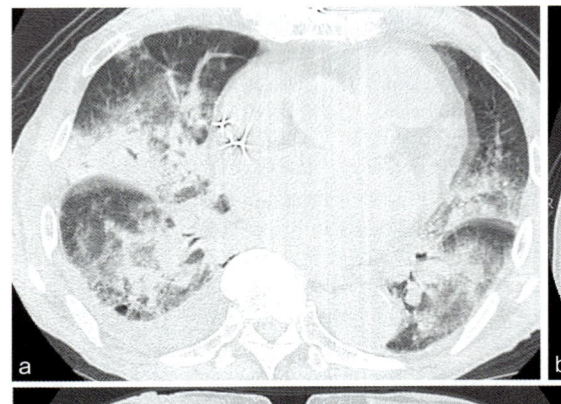
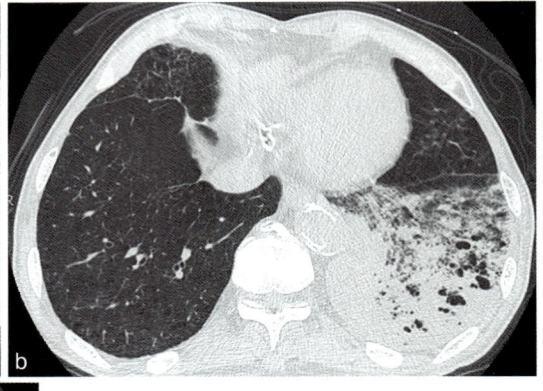
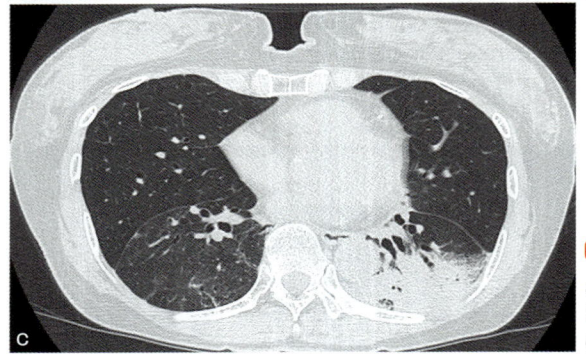

**図2** 誤診しやすい疾患の胸部 CT 所見

a：うっ血性心不全
b：粘液性肺腺癌
c：特発性器質化肺炎

❷胸部 CT で心拡大，両側胸水，小葉間隔壁や気管支血管束肥厚，浸潤影やすりガラス影などを認める。

**2 肺癌**（浸潤性粘液腺癌など⇨936 頁，940 頁）（図2b）

❶肺癌は通常結節影や腫瘤影を呈するが，浸潤性粘液腺癌などでは細菌性肺炎に類似した浸潤影を示すことがある。

❷喀痰細胞診，気管支鏡検査などで腫瘍細胞を特定する。血清腫瘍マーカー高値も参考となる。

**3 器質化肺炎**（⇨908 頁）（図2c）

❶細菌性肺炎に類似した浸潤影を呈し，気管支透亮像などが特徴的である。

❷気管支鏡検査による気管支肺胞洗浄液のリンパ球比率の増加や肺病理組織学的所見が診断に有用である。

## 確定診断がつかないとき試みること

初期治療不応時は，「初期治療不応時の鑑別疾患」（表3）を参考に非感染性の病態も含め再評価を行い，適切な診断と治療へ修正する。

## 合併症・続発症の診断

**1 肺化膿症**（肺膿瘍）

❶胸部 X 線写真や胸部 CT でニボーを伴う空洞性病変を認める。

❷肺実質の壊死性感染病巣の空洞内に膿が貯留し，フゾバクテリウム属などの嫌気性菌の関与が多い。

## 経過観察のための検査・処置

**1** 早期治療効果判定：治療開始 3 日後に体温，咳嗽，喀痰量の 3 項目で判定する。

**2** 治療終了時の臨床効果判定：咳嗽などの臨床症状と CRP 値などの炎症反応，胸部 X 線所見の改善を総合的に判断する。

**3** 改善がない場合：抗酸菌や真菌感染症の関与や非感染性の病態を再度診断・除外し（表3），必要に応じ気管支鏡検査などの追加検査を施行する。

## 治療法ワンポイント・メモ

初期治療では，原因微生物の適切な推定・同定による適切なエンピリック治療および耐性菌を蔓延させない対応が重要である。

**表3** 初期治療不応時の鑑別診断

| 非感染性 | |
|---|---|
| 病態 | 具体例 |
| A)CT, エコー等での鑑別が主体 | 心不全, 尿毒症肺, 肺塞栓 |
| B)気管支用検査などが適宜追加されるもの | 急性間質性肺炎, ARDS, 好酸球性肺炎, 器質化肺炎, 過敏性肺炎, 薬剤性肺障害, 放射線肺臓炎, 肺胞出血, 肺癌, リンパ増殖性疾患 |

| 感染性 | |
|---|---|
| 病態 | 具体例 |
| A)細菌側の要因 | |
| 1. 抗菌薬がカバーしない範囲の病原体の関与 | ウイルス, 真菌, 抗酸菌 |
| 2. 一般病原体に由来する肺炎 | |
| 1)非定型病原体(β-ラクタム系薬無効) | 肺炎マイコプラズマ, レジオネラ・ニューモフィラ, クラミジア属 |
| 2)抗菌薬耐性菌 | MRSA, PRSP, BLNAR, 緑膿菌, ESBL 産生菌 |
| 3)改善に時間のかかる病原体 | ノカルジア属, 放線菌 |
| 3. 日和見病原体等による入院後の2次感染 | |
| 4. 重症感染症による急速な病状悪化 | 敗血症性ショック, 劇症型肺炎 (肺炎球菌, レジオネラ・ニューモフィラ, クレブシエラ菌) |
| B)宿主側の要因 | |
| 1. 抗菌薬移行不良な病巣の形成 | 膿胸, 肺膿瘍, ブラ内感染 |
| 2. 肺外感染巣の形成 | 心内膜炎, 骨関節炎, カテーテル感染, 脳髄膜炎 |
| 3. 気道ドレナージの障害 | 中枢型肺癌, 気道異物, 反復性の誤嚥, 去痰不全, 慢性呼吸器疾患(気管支拡張症, 副鼻腔気管支症候群) |
| 4. 基礎疾患による全身免疫機能の低下 | HIV, 免疫抑制薬投与, 血液系悪性腫瘍 |
| 5. 医療機関受診の遅れによる重症化 | |
| C)薬剤側・医療側の要因 | |
| 1. 抗菌薬の不適切投与 | 投与量不足, 投与経路や回数が不適切 |
| 2. 治療介入開始の遅れによる重症化 | |
| 3. 抗菌薬に由来する有害事象 | 薬剤熱 |

(日本呼吸器学会成人肺炎診療ガイドライン 2024 作成委員会 編:成人市中肺炎診療ガイドライン 2024. pp42-43, 日本呼吸器学会, 2024 より一部改変)

❶細菌性肺炎(肺炎球菌, インフルエンザ菌, 黄色ブドウ球菌など):基本的に β-ラクタマーゼ阻害薬配合 β-ラクタム系薬を選択する。
❷非定型病原体による肺炎(肺炎マイコプラズマ, レジオネラ・ニューモフィラなど):β-ラクタム系抗菌薬には不応であるため, 原因微生物を迅速に推定・同定し, マクロライド系やミノサイクリン系, キノロン系抗菌薬などを選択する。
❸高齢者や呼吸器併存症合併時:レスピラトリーキノロンが有用だが, 特に市中肺炎と類似した所見を呈することもある肺結核の診断の遅れが生じないよう十分注意する。

（執筆協力：川口 貴子　産業医科大学・呼吸器内科学）

# 院内肺炎
Hospital-acquired Pneumonia

**藤倉 雄二**　防衛医科大学校准教授・内科学 （感染症・呼吸器）

**頻度** よくみる
**GL** 成人肺炎診療ガイドライン 2024

## 診断のポイント

❶入院後 48 時間以降に新たに発症した肺炎である。
❷気管挿管・人工呼吸器管理開始後 48 時間以降に新たに発症した肺炎は人工呼吸器関連肺炎とよぶ。

❸栄養不良や衰弱，全身状態の悪化，免疫抑制状態を背景とすることが多く，誤嚥の関与も多い。

❹発熱，咳嗽，喀痰，呼吸困難や低酸素血症から疑い，肺炎像と炎症反応を確認し診断する。

❺並行して敗血症，敗血症性ショックの有無を確認する。

### ▮ 緊急対応の判断基準

❶院内肺炎の重症度は I-ROAD システム（後述）により評価し，特に重症であれば専門家に相談する。

❷敗血症，敗血症性ショックを合併している場合は ICU 管理の必要性を早急に判断する。

❸そのほかの臓器の合併症状がある場合は各臓器の専門家と連携しながら治療にあたる。

### ▮ 症候の診かた

❶入院中に新規に生じた発熱や咳嗽などの呼吸器症状，呼吸困難から疑う。

❷免疫抑制状態や全身状態の悪化に伴うことが多く，誤嚥が契機となることも多い。

❸特に高齢者や意識障害のある場合は症状が非典型的になりやすく，訴えが乏しい場合がある。呼吸数や酸素飽和度などバイタルサインを慎重に観察する。

❹肺炎症状に加え，①意識変容（GCS＜15），②頻呼吸（呼吸数≧ 22 回/分），③収縮期血圧≦ 100 mmHg のうち 2 項目以上が該当するときには敗血症の合併を考える（qSOFA スコア）。

### ▮ 検査所見とその読みかた

❶画像検査

　❶胸部 X 線検査に加え，必要に応じて胸部 CT を撮影する。

　❷誤嚥性肺炎では重力方向，すなわち下葉背側に陰影が分布することがあり，参考になる。

❷採血検査

　❶白血球数や CRP で炎症の程度を確認する。

　❷敗血症合併が疑われる場合，血液ガス，血小板数，ビリルビン，クレアチニンにより SOFA スコアの評価ができる。

❸培養検査

　❶適正な抗菌薬治療のため，抗菌薬開始前に可能な限り培養検査（血液培養，痰培養）を行う。

　❷一部の病原体では迅速診断キットが可能である。

❹その他：誤嚥の関与を評価する場合は嚥下造影検査が参考になる。

### ▮ 確定診断の決め手

❶入院後 48 時間以上経過して新規に出現した発熱や呼吸器症状に加え，画像検査にて肺炎像を確認する。

❷誤嚥のリスクを有する場合は誤嚥性肺炎を意識する。

❸保菌している薬剤耐性菌を検出することもあるため，わが国における院内肺炎，人工呼吸器関連肺炎の病原微生物疫学を参考にしながら，検出された病原体の意義を判断する。

### ▮ 誤診しやすい疾患との鑑別ポイント

❶心不全（⇨762 頁，764 頁），肺水腫

　❶心拡大や両側胸水。

　❷BNP/NT-proBNP 上昇。

❷薬剤性肺障害（⇨912 頁）

　❶被疑薬剤の肺障害報告。

　❷薬剤リンパ球刺激試験（DLST）陽性。

　❸薬剤の中止による改善（再投与により悪化すれば確度は高いが，実施できないことも多い）。

❸肺梗塞

　❶胸痛や血痰など。

❹間質性肺炎

　❶改善に乏しい治療経過。

　❷KL-6，SP-D 上昇。

❺悪性腫瘍

　❶腫瘍マーカー上昇。

　❷喀痰細胞診陽性。

### ▮ 確定診断がつかないとき試みること

❶免疫抑制状態では非典型的な陰影を呈することもある。真菌性肺炎，ウイルス性肺炎，ニューモシスチス肺炎など幅広く鑑別する。

❷抗菌薬投与下では培養結果が参考にならないこともある。喀痰のグラム染色結果やプロカルシトニンなども含めて総合的に判断する。

❸3 日目の判定で改善に乏しい場合，他疾患の可能性についてもう一度鑑別を行う。抗菌薬治療をいったん中断し再評価することもある。

### ▮ 合併症・続発症の診断

❶急性呼吸窮迫症候群（ARDS）

　❶広範な陰影に加え高度の呼吸不全を呈する。

　❷画像検査で陰影の広がりを確認し，血液ガス検

査も合わせて病状を評価する。

**2 敗血症**

❶心不全や肺水腫，肝・腎機能障害を伴うことがある。

❷ SOFA スコアにより評価する。

**3 DIC**：血小板数，FDP，フィブリノゲン，プロトロンビン時間などを評価する。

### 予後判定の基準

**1** 30 日死亡率は院内肺炎で 13.6％，人工呼吸器関連肺炎で 18.2％である（Clin Infect Dis 68: 1080-1088, 2019）。

**2** 院内肺炎の重症度予測スコア（I-ROAD システム）は予後予測に有用である。

❶以下のうち 3 項目以上が該当する場合は重症と判定される。

1）I（Immunodeficiency）：悪性腫瘍または免疫不全状態。

2）R（Respiration）：$SpO_2 > 90％$を維持するために $FiO_2 > 35％$を要する。

3）O（Orientation）：意識レベルの低下。

4）A（Age）：男性 70 歳以上，女性 75 歳以上。

5）D（Dehydration）：乏尿または脱水。

❷ 2 項目以下でも，$CRP \geqq 20 mg/dL$ か，胸部 X 線にて陰影の広がりが一側肺の 3 分の 2 以上ある場合は中等症として扱う。いずれも満たさなければ軽症である。

❸ qSOFA による敗血症のスクリーニングや SOFA スコアを用いた敗血症の診断，敗血症性ショックの判断を別途行う。

### 経過観察のための検査・処置

**1** 呼吸数や酸素飽和度など日々の観察を怠らない。白血球数，CRP なども参考になる。

**2** 状況が悪化する際には胸部 X 線の悪化も伴うことが多い。一方で病状が改善傾向であっても陰影改善は緩徐である。

**3** 特に誤嚥性肺炎は繰り返すことがあるため，食事形態などに配慮する。

### 治療法ワンポイント・メモ

**1** 重症例，または活動性の低下や最近の抗菌薬投与など耐性菌のリスクが疑われる場合は広域抗菌薬で開始し，検出菌をみながら抗菌薬の狭域化（de-escalation）を考慮する。

**2** 軽症～中等症であっても耐性菌検出歴がある場合

は広域抗菌薬も考慮する。

**3** 老衰や基礎疾患の終末像として発症する場合は，本人，家族の意思を尊重し，多職種による話し合いのうえ，緩和治療を主体とした治療を優先することも検討する。

### さらに知っておくと役立つこと

**1** 基礎疾患が重篤，慢性化している場合は院内肺炎を繰り返しやすい。

**2** 1 週間程度の短期間抗菌薬治療でも十分とされるが，膿瘍病変を形成する場合にはより長期の治療が必要である。

### 専門医へのコンサルト

**1** 重症例や呼吸不全が著しい場合は専門医に相談する。

**2** 合併する臓器障害がある場合には各臓器の専門家と連携する。

# 医療・介護関連肺炎

Nursing and Healthcare-associated Pneumonia (NHCAP)

**松瀬 厚人** 東邦大学医療センター大橋病院教授・呼吸器内科

**頻度** よくみる

**GL** 成人肺炎診療ガイドライン 2024

### 診断のポイント

医療ケアや介護を受けている人に発症する肺炎である。以下の項目を 1 つ以上満たす。

**1** 療養病床に入院している，もしくは介護施設に入所している（精神病床も含む）。

**2** 90 日以内に病院を退院した。

**3** 介護〔performance status（PS）3；限られた自分の身の回りのことしかできない，日中の 50％以上をベッドか椅子で過ごす，以上を目安とする〕を必要とする高齢者，身体障害者。

**4** 通院にて継続的に血管内治療（透析，抗菌薬，化学療法，免疫抑制薬など）を受けている。

### 緊急対応の判断基準

**1** quick SOFA（qSOFA）スコアで意識レベル，血圧，呼吸数を評価し，敗血症を伴っていると考えられる場合，日本呼吸器学会の肺炎重症度分類（A-DROP）

や米国感染症学会/米国胸部学会の肺炎重症度指数
（PSI：pneumonia severity index）などの重症度判定シ
ステムで重症肺炎と判定される場合には，集中治療
室への搬送を考慮する。

2 医学的に重症肺炎と診断した場合でも，患者の精
神身体的状況によっては，個人の意思やQOLを考
慮した治療・ケアを優先し，集中治療室への搬送が
必要とならない場合もある。

3 基礎疾患を有する高齢者が多いため，肺炎そのも
のだけでなく，心不全や腎不全などの全身性併存症
への緊急対応も遅れないようにする。

## 症候の診かた

1 一般的に肺炎の症状は，発熱，咳嗽，膿性喀痰の
出現あるいは増加，息切れ，胸痛であるが，高齢者
肺炎が主体のNHCAPでは，食欲低下，失禁，日常
の活動性低下などの典型的な呼吸器症状を呈さない
場合がある。

2 身体所見では，呼吸数の増加や血中酸素飽和度の
低下などの所見に注意する。

3 肺の聴診では，誤嚥が原因の場合，右側優位に背
側でcoarse cracklesが聴取される。

## 検査所見とその読みかた

1 NHCAPにおいて血清CRPの推移（3〜5日目に
おけるCRP低下）は生命予後予測の目安になるが，
診断においては補助的意味しかない。

2 脱水を伴う場合には喀痰を得られないことが多い
が，可能な限り抗菌薬開始前に喀痰検査を施行する。
血液培養も2セット提出する。喀痰のグラム染色
で貪食像を伴う多様なグラム陽性菌やグラム陰性菌
が認められる場合は，誤嚥性肺炎を疑う。

3 誤嚥によるNHCAPは，胸部画像診断で右側の下
葉背側に浸潤影を認めることが多い。

## 確定診断の決め手

1 介護施設入所者に肺炎を疑う呼吸器および/また
は全身症状が複数認められ，胸部聴診所見でcoarse
cracklesが聴取され，胸部単純X線撮影で新しい浸
潤影が出現していれば，NHCAPが強く疑われる。

2 血液検査で白血球増加や炎症反応が認められれ
ば，よりNHCAPが疑われる。

3 喀痰や血液からの原因菌の検出や抗原検査が陽性
であれば，診断はさらに確実となる。

## 誤診しやすい疾患との鑑別ポイント

1 心不全（⇨762頁，764頁）
 ❶合併することも多い。
 ❷心電図，心臓超音波，血液中のバイオマーカー
 （BNP）などの循環器的検査を行う。
 ❸下腿の浮腫や聴診で全肺野でのwheezesを聴取
 する。

2 非感染性疾患
 ❶高齢者では薬剤性肺炎（⇨912頁），器質化肺炎
 （⇨908頁）などの免疫アレルギー性肺炎の頻度
 も高い。
 ❷抗菌薬に反応しない場合に疑い，患者の状態が
 許せば気管支内視鏡検査を行う。

3 肺結核（⇨881頁）
 ❶抗菌薬に反応しない高齢者の肺炎では常に念頭
 におく。
 ❷胸部画像所見，血液のインターフェロンγ遊離
 試験，喀痰（採れない場合は胃液）検査から鑑別す
 る。

## 確定診断がつかないとき試みること

画像で肺炎像があるにもかかわらず抗菌薬治療で
改善しない場合には，非感染性疾患である免疫・ア
レルギー疾患，悪性腫瘍などを想定した血液検査や
気管支内視鏡検査を行う。

## 合併症・続発症の診断

1 介護施設に入所中の高齢者では，発症前から低栄
養やサルコペニアを有することが多く，そのような
患者では肺炎により嚥下障害が発生しやすい（Ger-
iatr Gerontol Int 19: 91-97, 2012）。

2 肺炎発症早期からベッドサイドで嚥下評価を行
い，必要に応じて口腔ケアや嚥下リハビリテーショ
ンを積極的に行う。

## 予後判定の基準

1 耐性菌リスクや抗菌薬の選択はNHCAPの予後予
測因子にはならない。

2 男性，悪性腫瘍，低アルブミン血症，全身状態不
良など患者背景が予後不良因子となる（J Infect Che-
mother 26: 563-569, 2020）。

## 経過観察のための検査・処置

1 高齢者は肺炎時には脱水に陥りやすいが，心機能
も低下しているため，不適切な輸液により心不全を

引き起こさないよう輸液量に注意する。

**2** 抗菌薬治療を開始したあとは，治療効果の判定のみでなく，抗菌薬による副作用である肝腎障害，骨髄抑制などにも注意して，定期的な血液検査，尿検査を行う。

### 治療法ワンポイント・メモ

**1** NHCAP のなかでも，易反復性の誤嚥性肺炎のリスクが高い患者や基礎疾患の末期状態もしくは老衰の状態にある患者では，個人の意思や QOL を優先し，強力な抗菌治療を行わないこともある。

**2** 治療開始前の喀痰グラム染色や抗原検査で原因菌が同定あるいは推定できる場合は，原因菌に対する標的治療を行う。

**3** 患者が高齢で，痰の喀出ができず，気管支内視鏡などの侵襲的な検査が行えないことも多い NHCAP では，標的治療が行えないことが多く，その場合は重症度と以下に示す耐性菌リスクを基にして，エンピリック治療を行う。

❶ NHCAP の耐性菌リスク因子
- 90 日以内の経静脈的抗菌薬の使用歴。
- 過去 90 日以内に 2 日以上の入院歴。
- 免疫抑制状態。
- 活動性の低下（PS≧3，Barthel 指数＜50），歩行不能，経管栄養/中心静脈栄養法。

❷ 上記リスク因子の 2 項目以上に該当した場合，耐性菌の高リスク群と判断する。

**4** NHCAP のエンピリック治療には，軽症で耐性菌リスクのない場合に選択される escalation 治療（狭域抗菌薬を使用し，全身状態の改善がみられない場合に，必要に応じて広域抗菌薬への変更も考慮する治療）と，重症で耐性菌リスクを有する患者に選択される de-escalation 治療（広域抗菌薬で初期治療を開始し，全身状態の改善を確認し，原因菌を同定し感受性を確認したうえで可能であれば狭域抗菌薬への変更を考慮する治療）がある。

# 肺結核

Pulmonary tuberculosis

佐々木 結花　国立病院機構東京病院・副院長

　肺結核は結核菌による肺感染症であり，空気感染（飛沫核感染）によって感染が伝播する。

**頻度** ときどきみる

---

- 2021 年のわが国の結核罹患率（人口 10 万人当たり新規登録者数）は 9.2，肺結核罹患率は 6.7，喀痰塗抹陽性罹患率は 3.3 であり，2019 年以降継続して低下し，WHO による国際的な評価上，結核低蔓延状態に至った（厚生労働省：https://www.mhlw.go.jp/stf/seisakunitsuite/bunya/0000175095_00007.html）。
- COVID-19 パンデミックによる 3 密回避，マスクの着用，海外出生者の流入の停止などによる影響を受けたと考えられ，今後の傾向に注意が必要である。

GL　結核医療の基準（2021 年改正）

### 診断のポイント

**1** 高齢者が過半数を占める。

**2** 喀痰抗酸菌塗抹・培養検査を行う。喀痰抗酸菌塗抹・培養検査は日を別とし 3 回，核酸増幅法による迅速同定検査を 1 回施行する。

**3** 喀痰が採取できない患者の場合は胃液採取，次に侵襲度は高いが気管支内視鏡下検体採取を行う。

**4** 核酸増幅法は菌の同定を迅速に行うために重要であるが，排菌量の推測や薬剤感受性検査には寄与しないため，必ず塗抹・培養検査を実施する。

**5** 胸部画像検査では，典型的な空洞や気道散布性陰影が多くみられるが，高齢者では非空洞例の塗抹陽性率が他年齢よりも高く，非典型的な画像所見を呈することがまれではない。

### 緊急対応の判断基準

　喀痰塗抹検査陽性で，核酸増幅法にて結核菌と同定された場合，周囲への染源となるため，急ぎ空気感染予防対策を行う。

**1** 医療従事者は N95 マスクを，患者にはサージカルマスクを装着させる。

**2** 入院患者の場合，個室（可能な限り陰圧室）に移動させる。

**3** 他者へ感染を生じる肺結核患者は，陰圧病床ないしは結核病棟での入院が必要であり（勧告入院），結核専門医療機関に転院を要請すべきであるが，血液透析や脳血管障害急性期などの治療を受けている場合は，結核専門医療機関において十分な医療を提供できない場合があるため，一般医療機関において治療が認められている。その場合，結核治療経験のある医師と連携し治療を行うべきである。

**4** 非感染性結核患者は入院加療の必要はない。

## 症候の診かた

**1** 肺結核特異的な症候はない：患者の呼吸器症状の有無を丁寧に聴取し，体重減少，発熱，特に高齢者では起居動作での悪化についても聴取をする。高齢者ほど呼吸器症状に限らず全身状態の悪化が認められる。

**2** 視診，打聴診などにおいても特異的徴候はない：気管支結核を合併する場合は喘鳴が聴取でき，広範な肺病巣の場合は呼吸音の低下が生じる。

## 検査所見とその読みかた

**1** スクリーニング検査：胸部単純Ｘ線写真における浸潤影，空洞影，結節影などを認めた場合，肺結核も鑑別診断に入れて検索を行う。白血球増多やCRP上昇は軽度である場合が多く，異常がない場合もまれではない。高齢者の場合，一般細菌感染合併による炎症徴候が認められる場合も多い。

**2** 喀痰検査：抗酸菌塗抹・培養検査および核酸増幅法を施行する。

**3** 新規検査法：近年，結核菌の同定とキードラッグであるイソニアジド（INH：isoniazid）およびリファンピシン（RFP：rifampicin）などの薬剤に関し，耐性遺伝子を検出可能な検査キットが上市された。RFP耐性遺伝子の検出を行う Xpert，結核菌同定後であるが INH 耐性遺伝子や RFP 耐性遺伝子の検出を行う cobas MTB-RIF/INH が上市されている。

## 確定診断の決め手

喀痰ないしは胃液や気管支鏡検体より結核菌が同定されること。

## 誤診しやすい疾患との鑑別ポイント

**1** 一般細菌性肺炎
- **❶** 急性発症。
- **❷** 末梢白血球数の増加，核の左方移動。
- **❸** 喀痰検査。

**2** 慢性肺アスペルギルス症（⇨886頁）
- **❶** 末梢白血球数の増加，核の左方移動，CRP 高値。
- **❷** アスペルギルス IgG 抗体陽性。

**3** 肺非結核性抗酸菌症（⇨883頁）：核酸増幅法による結核の否定。

## 確定診断がつかないとき試みること

**1** インターフェロンγ遊離試験（IGRA：interferon-gamma release assay）：診断補助検査として有用な場合もある。高齢者で喀痰採取が困難で，観血的検査が不可であり，画像所見から肺結核が否定できない場合，参考とする。

**2** 観血的検体採取：気管支内視鏡下生検。

**3** エキスパートへのコンサルト：診断が遅れた場合は予後不良となる場合もあるので，診療経験の豊富な医師に適時相談すべきである。

## 予後判定の基準

**1** 年齢：肺結核は高齢者ほど死亡率が高い。90歳以上では50％以上が死亡する重篤な感染症である。後期高齢者は死亡率が高くなることを意識せざるを得ない。

**2** 広汎空洞型肺結核：胸部単純Ｘ線写真で空洞面積の合計が，第2肋骨前端上縁を通る水平線以上の面積を超え，肺病変の合計が一側肺に達するもの。予後不良である。

**3** 粟粒結核：予後不良である。

**4** INH，RFP 投与不可の場合：抗結核薬におけるキードラッグは INH，RFP であり，この両者が耐性である多剤耐性結核は予後不良であったが，近年新薬の登場で予後は劇的に改善しつつある。しかし，副作用で INH，RFP のいずれかが投与不可の場合，治療に難渋する。

## 治療法ワンポイント・メモ

**1** 結核標準治療：初期2か月に，INH，RFP，ピラジナミド（PZA：pyrazinamide），エタンブトール（EB：ethambutol）ないしはストレプトマイシン（SM：streptomycin）を併用し，維持期の4か月間は INH，RFP を内服する。

**2** 初期2か月終了時に採取した喀痰検査で培養陽性であれば，維持期の治療を3か月延長することが勧められる。

**3** 重症例，粟粒結核，重症肺外結核合併例，免疫抑制薬の併用などの場合，維持期の治療を3か月延長することができる。

## さらに知っておくと役立つこと

結核は感染症法に定められた2類感染症であり，診断後できるだけ早く，診断した医療機関の最寄りの保健所に発生届を提出する。

## 専門医へのコンサルト

肺結核治療で重要なことは，副作用で first line drugs のうち INH，RFP の投与が不可能となった場

合，治療方針に自信がない場合，INH，RFP のいずれか，あるいは両者に薬剤耐性がある場合，専門医にコンサルトすることである。

# 非結核性抗酸菌症
## Nontuberculous Mycobacteriosis (NTM)

**石井 誠**　名古屋大学大学院教授・呼吸器内科学

頻度 **よくみる**

GL 肺非結核性抗酸菌症診断に関する指針—2008 年

## 診断のポイント

1️⃣ 中高年。
2️⃣ やせ型女性。
3️⃣ 遷延する喀痰や咳嗽，血痰，体重減少。
4️⃣ 胸部 X 線写真や CT で中葉舌区に散布性の粒状・結節影(結節・気管支拡張型の症例)。
5️⃣ *Mycobacterium kansasii* は近畿地方に多く，*M. abscessus* は九州・沖縄に多い。

## 症候の診かた

1️⃣ 主に咳，喀痰を認めることが多いが，無症状で検診での画像検査を契機に診断される患者もいる。
2️⃣ 血痰，喀血はしばしば認める。安静と止血薬投与で軽快することが多いが，大量喀血の場合は血管内治療(気管支動脈塞栓術)が必要になることがまれにある。
3️⃣ 発熱は，高熱ではなく微熱であることが多い。

## 検査所見とその読みかた

1️⃣ 喀痰培養検査(塗抹検査，培養検査)：NTM は環境常在菌のため，喀痰検体では 2 回以上の培養陽性で原因菌としての基準を満たす。培養菌の菌種同定は，従来は 18 種が同定可能な DDH 法が行われていたが，現在は大規模施設では 150 種以上同定可能な質量分析法による同定が主流になっている。
2️⃣ *M. avium* あるいは *M. intracellulare* の場合は各々喀痰検体を用いて *M. avium*-PCR あるいは *M. intracellulare*-PCR 陽性。
3️⃣ 採血：抗 GPL-core-IgA 抗体陽性(カットオフ値を 0.7 U/mL とすると肺 MAC 症の診断的有用性は感度 51.7％，特異度 93.9％)(Eur Respir J 42: 454-460, 2013)。

## 確定診断の決め手

1️⃣ 喀痰培養 2 回陽性，あるいは気管支鏡洗浄液など下気道検体で 1 回培養陽性で菌の確定診断要件を満たす。インターフェロン γ 遊離試験〔IGRA：interferon-gamma release assay(T-SPOT，QFT-Plus)〕陽性や PCR 陽性は上記要件陽性 1 回としてカウントしない。
2️⃣ 胸部画像検査で異常陰影がみられる。
3️⃣ 上記 1️⃣，2️⃣ を満たし，かつ他の疾患を除外できれば確定診断とする。わが国の指針では無症状でも確定診断となる。
4️⃣ 抗 GPL-core-IgA 抗体陽性は補助診断所見である。

## 誤診しやすい疾患との鑑別ポイント

結核(⇨881 頁)：喀痰結核菌培養陽性や結核菌 PCR 検査陽性，IGRA 陽性，抗 GPL-core-IgA 抗体陰性，画像所見として病変が上葉や下葉 S6 に存在している。

## 確定診断がつかないとき試みること

1️⃣ 気管支鏡検査を施行する。気管支鏡検査でも陰性の場合には経過観察し，胸部画像検査や喀痰検査を行い慎重に経過観察する。
2️⃣ 気管支鏡検査施行より先に，3％程度の生理食塩液を吸入して誘発喀痰検査も行うことがある。
3️⃣ 胃液培養に関しては，消化管液に常在している可能性が高いため推奨はされていないが，実際は感度 63.9％，特異度 95.8％と，特異度は高く診断意義はあるかもしれない(Ann Am Thorac Soc 17: 1536-1541, 2020)。

## 予後判定の基準

以下の症例が予後不良と報告されている。
1️⃣ 空洞を有する症例：空洞を有しない結節・気管支拡張型，空洞を有する結節・気管支拡張型，線維空洞型の順で予後不良になる。それぞれ 5 年生存率は 93.7％，84.3％，64.9％である(Eur Respir J 55: 1900798, 2020)。
2️⃣ マクロライド耐性症例：5 年生存率は 71％である(Ann Am Thorac Soc 13: 1904-1911, 2016)。
3️⃣ その他，塗抹陽性，高齢，男性，基礎疾患(糖尿病，心疾患など)を有する症例(Sci Rep 13: 7348, 2023)。

### 経過観察のための検査・処置

❶無治療で注意深い経過観察（watchful waiting）の方針とした症例では，3か月程度の間隔で定期的に喀痰検査や胸部X線検査を行う。

❷化学療法を開始する症例では，エタンブトール（EB）投与の際は，開始前に眼科を受診しその後も眼科で定期的経過観察を行う。アミノグリコシドを投与する症例は，聴力に関して耳鼻咽喉科受診を行うとともに，採血で腎機能が異常値でないことも確認する。採血は末梢血や肝機能や腎機能検査を中心に，化学療法開始当初1〜2か月は2週ごと，以後は1〜3か月ごとを検討する。

❸病勢評価のための胸部X線は3か月ごと，CTは半年〜1年に一度程度行い，増悪が疑われる場合はより短期間の間隔で行う。

### 治療法ワンポイント・メモ

❶2020年ATS/ERS/ESCMID/IDSA国際ガイドラインを踏まえて，2023年に日本結核・非結核性抗酸菌症学会から「成人肺非結核性抗酸菌症化学療法に関する見解」が発出された。

❷ポイントは，非空洞結節・気管支拡張型に対して，国際ガイドラインで推奨されている週3回の間欠療法を新たに推奨し，従来の連日投与の推奨も残している。

❸また基本はクラリスロマイシン（CAM），EB，リファンピシン（RFP）の3剤加療であるが，RFPの投与が高齢者のように忍容性が低い場合や薬物相互作用を懸念する症例などでは，RFPの減量，さらにRFPを中止しCAM，EBでの2剤加療も認めている。

❹CAMの代替薬として，欧米で推奨されているアジスロマイシン（AZM）の投与も（わが国では保険適用外であるが保険審査上認められる審査事例であり）推奨に加えた。

### さらに知っておくと役立つこと

❶結節・気管支拡張型のほうが空洞を有する線維空洞型に比べて再発・再燃しやすい（Eur Respir J 50: 1602503, 2017, Antimicrob Agents Chemother 59: 2972-2977, 2015）。

❷再排菌の場合，以前に検出された菌を再び認める再燃でなく，新たな菌を検出する再感染のほうが多い（Chest 146: 276-282, 2014）。

❸マクロライド耐性の場合は，CAMやAZMの継続は推奨するものではないが，免疫調整効果を期待してのエリスロマイシン（EM）への変更は考慮される（Kekkaku 98: 177-187, 2023）。

### 専門医へのコンサルト

❶塗抹陽性症例や空洞症例など，治療が必要と考えられる症例。

❷非結核性抗酸菌症と確定診断され，治療方針の決定が困難な症例。

❸治療開始半年後も喀痰培養が陰性化しない難治例，喀血例，マクロライド耐性例。

---

# 肺真菌症
## Pulmonary Mycoses

渡邉 哲　千葉大学真菌医学研究センター教授・臨床感染症分野

（頻度）ときどきみる

### 診断のポイント

❶血液悪性疾患などの免疫低下宿主に発症する侵襲性肺真菌症，慢性呼吸器疾患患者に発症する慢性肺真菌症に大別される。

❷菌種や基礎疾患によっても診断方法が大きく異なる。

❸血清診断は信頼性が十分ではないものが多い。ただしクリプトコックス症における抗原や慢性肺アスペルギルス症における抗体（本項執筆時点で保険未収載）の意義は大きい。

❹疾患・病型によってはある程度の特徴的な画像所見を呈することがある。ただし，一般的には非特異的なことが多く画像所見から安易に判断しない。

❺クリプトコックス症や，いわゆる輸入真菌症（風土病型真菌症）では明らかな基礎疾患がない例がしばしばみられる。

### 症候の診かた

❶発熱，咳嗽，喀痰，胸痛など非特異的な症状が多い。無症状のこともある。血管侵襲性の強い真菌では気道出血（血痰，喀血）もみられる。

❷肺以外に他の臓器（髄膜，皮膚，肝，腎，骨髄など）に播種する疾患も多く，播種に伴う症状，所見に注意する。副鼻腔病変の合併も参考になる。

❸肺病変が播種性真菌症の一病変である可能性もある〔カンジダ血流感染症に伴う肺病変など（図 1）〕。

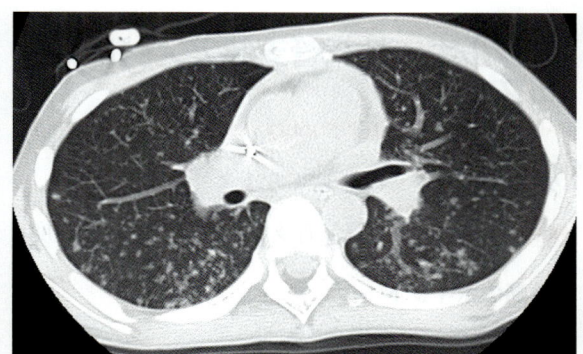

**図1** カンジダ血流感染症に伴う肺病変の CT 像
両側肺野にびまん性血行散布陰影を認める。

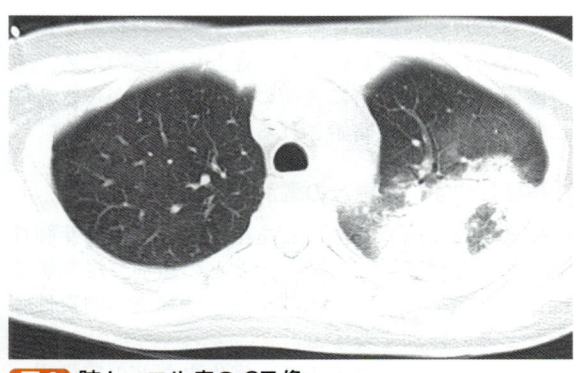

**図2** 肺ムーコル症の CT 像
陰影の中心部は淡い陰影、外側に強い濃度上昇域を認めるいわゆる reversed halo sign。

肺だけではなく他の臓器(皮膚粘膜、副鼻腔、中枢神経系、腹部臓器、泌尿生殖器、消化管、リンパ節など)を診ることも重要である。

## 検査所見とその読みかた

**❶**高度の免疫低下宿主に合併する侵襲型と、慢性肺疾患などに合併する慢性型とは分けて考える。

**❷**血清診断法については感度、特異度とも不十分なものが多いため、単なる陽性・陰性といった結果のみに依存しないように注意する。抗原診断のなかで、クリプトコックス抗原は髄液検体で陽性となった場合はクリプトコックス髄膜炎診断としての信頼性はきわめて高いことが知られている。肺クリプトコックス症においても血清クリプトコックス抗原の信頼性は比較的高いが、肺の孤立性病変、サイズが小さい病変では感度が低い。アスペルギルス抗原は発熱性好中球減少症では比較的有用性が高い。

**❸**β-D-グルカン検査は複数の真菌症において有用であるが、感度・特異度が高いとはいえない。また陽性とならない真菌症がある(ムーコル症、クリプトコックス症など)。抗アスペルギルス抗体は菌球型アスペルギルス症(アスペルギローマ)、慢性壊死性肺アスペルギルス症を疑う場合は有用性が高い(本項執筆時点で保険未収載)。また、BALF 検体を用いたアスペルギルス抗原検査は血清を用いた場合よりも検査性能が上昇するという報告がある。

**❹**喀痰は口腔内常在菌の汚染の可能性を考える。カンジダが検出されても肺カンジダ症と判断しない。気管支鏡検体も口腔内常在菌、気道内に定着した真菌を検出する場合がある。

**❺**真正担子菌(いわゆるキノコ)や植物病原菌などの稀少な真菌を検出した際は、検体汚染の可能性を頭

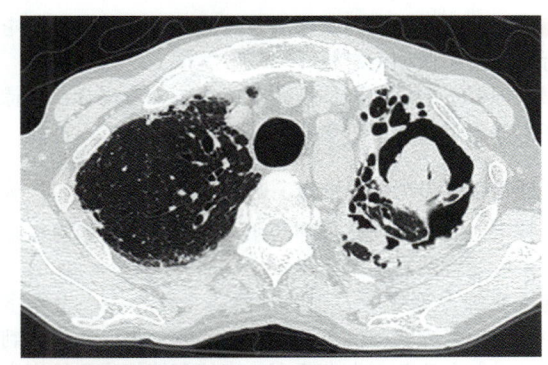

**図3** 慢性肺アスペルギルス症の CT 像
左上葉の空洞壁と内腔に容れている菌球との間隙が三日月形に見える(meniscus sign)。

に入れつつ、その起因性について十分検討を加える必要がある。

**❻**皮膚など比較的検体採取が容易な播種性病変が存在している場合は、その部位の培養・病理検査が診断に有用となる例も多い。

**❼**病巣の広がりと性状確認のために、胸部 X 線写真に加え、胸部 CT が有用である。疾患・病型によってはある程度特徴的な所見〔侵襲性肺アスペルギルス症における halo sign、ムーコル症における reversed halo sign(図2)や慢性肺アスペルギルス症における meniscus sign(図3)など〕がみられることがある。ただし他の疾患でも認めうる所見であることに注意する。

## 確定診断の決め手

本来無菌である組織から採取した検体の培養結果、あるいは経気管支鏡肺生検、外科的肺生検など

による病理組織診断に基づくが，患者の状態が重篤である場合はしばしば実施が難しい。そのため，確定診断が得られる前に各種の検査や所見から総合的に判断して治療が開始されることも多い。

### 誤診しやすい疾患との鑑別ポイント

**1** 画像上，結節，空洞などを呈する例では肉芽腫性病変，抗酸菌感染症，腫瘍などとの鑑別，浸潤影では他の感染症のほか，アレルギー性肺炎，間質性肺炎などとの鑑別を要する。

**2** 細菌，抗酸菌，ウイルス，寄生虫などの感染症。一般抗菌薬が無効であればある程度参考になる。

### 確定診断がつかないとき試みること

**1** 侵襲的な検査が困難な場合は繰り返し喀痰検査を行い，起因菌検索を行う。

**2** 病理標本のみで菌体を確認できている場合は，標本からの遺伝子解析を専門機関に依頼してみる。

### 経過観察のための検査・処置

**1** 特定のマーカーに依存せず，さまざまな所見や症状から総合的に判定する。

**2** 抗原価と重症度の相関は認められないことが多い。その後の変動はある程度の治療効果のための判断材料となることもあるが，高値が持続する検査もあるため，必ずしも陰性化を目標としなくてもよい場合も多い。

**3** アスペルギローマ，慢性肺アスペルギルス症も基本的に進行性の病変であるため，急性増悪，再燃には十分留意する。

**4** 喀血を繰り返す例では気管支動脈塞栓術を検討する。

**5** 治療しても陰影が残存することがあるので，胸部画像上の陰影の消失を治療終了の目標としない。

**6** 治療終了し病態が安定しても残存病変内部にはしばしば真菌が生存している。そのため外科的切除を積極的に検討する。

**7** 治療反応性が不良の場合は薬剤耐性菌による感染症の可能性を考え，起因菌の薬剤感受性測定を検討する。

# アレルギー性気管支肺アスペルギルス症

Allergic Bronchopulmonary Aspergillosis (ABPA)

**小熊 剛** 東海大学教授・呼吸器内科学

(頻度) **ときどきみる**（気管支喘息患者の約2％程度）

### 診断のポイント

**1** 約80％の症例で喘息に続発。

**2** 末梢血好酸球数・血清総 IgE 値高値。

**3** アスペルギルス特異的 IgE 抗体陽性。

**4** 中枢気管支の粘液栓または中枢性気管支拡張。

**5** 増悪（再燃）時か安定期かの判断が必要。

### 症候の診かた

**1** 鋳型様喀痰の喀出は特徴的（頻度は低い）である。

**2** 咳嗽，喀痰，発熱などを認める。

**3** 無症状で画像所見・血清総 IgE 上昇などから診断される症例もある。

**4** 増悪時は併発する喘息の増悪か，ABPA の活動性上昇かの判別が必要である。

### 検査所見とその読みかた

**1** 喘息症例に末梢血好酸球数高値，高 IgE 血症を認めた際には本症を疑い，アスペルギルス特異的 IgE 抗体，胸部画像検査，喀痰真菌検査を積極的に行う。

**2** 胸部 CT 縦隔条件で傍脊椎筋より高吸収の粘液栓（HAM：high attenuation mucus）は本症に特徴的とされる（図1）。

**3** 原因真菌としては *Aspergillus fumigatus* が最多だが，その他のアスペルギルス属も原因真菌となりうる。

### 確定診断の決め手

わが国より既報の診断基準に比し，感度・特異度に優れたアレルギー性気管支肺真菌症（ABPM：allergic bronchopulmonary mycosis）の診断基準が提唱された（表1）。本診断基準ではアスペルギルス以外の真菌による非アスペルギルス ABPM の診断も可能である。

### 誤診しやすい疾患との鑑別ポイント

**1** 真菌感作（重症）喘息

**❶** 1つ以上の真菌に感作陽性の重症喘息。

**❷** 中枢気道の粘液栓・気管支拡張は認めない。

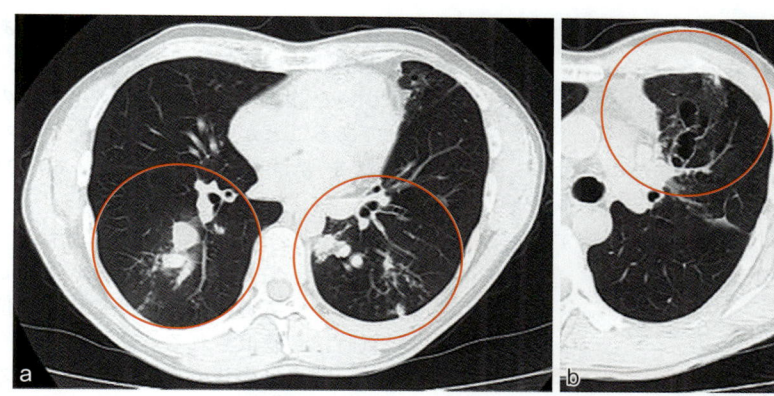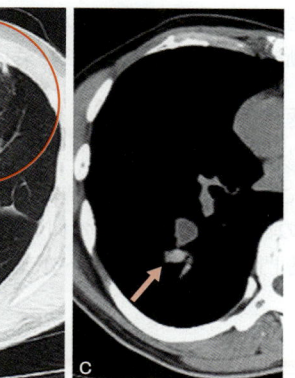

**図1** ABPA の CT 画像所見

a：粘液栓，b：中枢性気管支拡張，c：高吸収粘液栓（HAM）
→：高吸収粘液栓（HAM）。

**表1** アレルギー性気管支肺真菌症（ABPM）診断基準

1. 喘息の既往あるいは喘息様症状あり
2. 末梢血好酸球数（ピーク時）≧500/μL
3. 血清総 IgE 値（ピーク時）≧417 IU/mL
4. 糸状菌に対する即時型皮膚反応あるいは特異的 IgE 陽性
5. 糸状菌に対する沈降抗体あるいは特異的 IgG 陽性
6. 喀痰・気管支洗浄液で糸状菌培養陽性
7. 粘液栓内の糸状菌染色陽性
8. CT で中枢性気管支拡張
9. 粘液栓喀出の既往あるいは CT・気管支鏡で中枢気管支内粘液栓あり
10. CT で粘液栓の濃度上昇（HAM）

5 項目で ABPM 疑いと判定，6 項目以上で ABPM と診断する。4，5，6 については同じ属の糸状菌について陽性の項目のみ，合算できる。
（日本アレルギー学会，他 監：アレルギー性気管支肺真菌症の診療の手引き．p57, 医学書院，2019 より転載）

**2 慢性肺アスペルギルス症**

❶主に荒廃した気管支・肺にアスペルギルスが腐生して起こる慢性感染症。
❷本症に ABPA を併発する症例もある。

### ■ 確定診断がつかないとき試みること

❶診断基準を満たさず ABPA 疑いの症例には，気管支鏡検査での粘液栓の確認・採取（真菌染色・培養）を考慮する。
❷非アスペルギルス ABPM の可能性を考え，喀痰・粘液栓の真菌培養を行う。

### ■ 合併症・続発症の診断

診断の遅れにより，中枢性気管支拡張，肺の荒廃（囊胞・線維化）に至る症例がある。

### ■ 経過観察のための検査・処置

末梢血好酸球数，血清総 IgE 値，胸部単純写真（必要に応じて胸部 CT）など。特に血清総 IgE 値は疾患活動性の評価に有用である。

### ■ 治療法ワンポイント・メモ

❶初期治療：経口ステロイドを中用量（0.5 mg/kg/日）で開始・漸減する。4～6 か月間の投与が目安とされる。
❷再燃例・経口ステロイドが投与困難例：抗真菌薬治療（イトラコナゾール）を考慮する（ABPA には保険適用外）。4～6 か月の投与が目安とされる。
❸症例により初期治療より，経口ステロイドと抗真菌薬の併用も考慮する（Eur Respir J 59: 2101787, 2021）。
❹難治例かつ重症喘息併発例：インターロイキン（IL）-5（受容体）抗体などの生物学的製剤の使用を考慮する。

### ■ さらに知っておくと役立つこと

❶非アスペルギルス ABPM の原因真菌として，わが国では真正担子菌であるスエヒロタケ（Schizophyllum commune）の頻度が高い。
❷2021 年に保険収載された Asp f 1 特異的 IgE 抗体検査は，アスペルギルス粗抗原に対する特異的

IgE に比し，ほかの真菌との交差反応性が低く，本症の診断への有用性が期待されている。

### 専門医へのコンサルト

初期診断・治療に際し，一度は専門医へコンサルトすることが望ましい。特に非アスペルギルスABPM の診断は原因真菌の同定が診断に直結するため，専門医へのコンサルトが望ましい。

---

# 気管支喘息（小児を除く）
## Bronchial Asthma

**井上 博雅** 鹿児島大学大学院教授・呼吸器内科学

**頻度** よくみる

**GL** ・喘息予防・管理ガイドライン　2021（2024年改訂予定）
・喘息診療実践ガイドライン 2023
・難治性喘息診断と治療の手引き（第 2 版）2023

### 診断のポイント

❶喘鳴，呼吸困難，咳嗽，胸部圧迫感などの症状。
❷気流制限が，気管支拡張薬の吸入，治療や自然経過により変動する。
❸左心不全，腫瘍や結核による中枢気道狭窄，慢性閉塞性肺疾患（COPD）など，ほかの疾患の除外。

### 緊急対応の判断基準

❶呼吸不全を伴う緊急対応（喘息の急性増悪，発作）などの治療を優先せざるを得ない場合は，治療による酸素飽和度（$SpO_2$）や症状の改善をもって判断するが，その後の経過中の検査により診断の再評価を行うことが重要である。
❷中発作に対して約 1 時間の治療でも増悪する場合や大発作の場合（表 1）は，高次医療機関へ転送する〔転送前に酸素吸入，短時間作用性 $\beta_2$ 刺激薬（SABA）の吸入，ステロイドの全身投与を行う。準備可能であれば短時間作用性抗コリン薬の吸入を行う。0.1％アドレナリン（ボスミン）皮下注を検討する〕。

### 症候の診かた

❶変動性をもった症状
　❶喘鳴，呼吸困難，咳嗽の症状が変動をもって出

現し，夜間や早朝に増悪しやすい特徴がある。
　❷繰り返す喘鳴は比較的特異性が高いが，症状のみに基づいた診断や，スパイロメトリーの使用が不十分であることが過剰診断（誤診）につながるので，注意を要する（Eur Respir J 60: 2101585, 2022）。
❷呼吸音
　❶呼気性の連続性副雑音（wheezes, rhonchi）が特徴的であるが，気道狭窄の程度や狭窄部位によっては吸気時にも聴取される。
　❷ただし，喘息は症状の変動を特徴とする疾患であり，診察時の呼吸音に異常を認めなくても喘息を否定できない。
　❸断続性副雑音（crackles）が聴取される場合や明らかな呼吸音の左右差がある場合は，他疾患を疑う。
　❹常に同じ部位で局所性の wheezes が聴取される場合は器質的な狭窄の可能性を，主に吸気時のみの wheeze/stridor では上気道狭窄の可能性を考慮する。

### 検査所見とその読みかた

❶呼吸機能検査：喘息は，変動性を示す呼気の気流制限によって特徴づけられるため，正常から高度閉塞性障害までさまざまである。スパイロメトリーで 1 秒率（$FEV_1/FVC$）＜0.75 であれば気道可逆性試験を行う（「喘息予防・管理ガイドライン 2021」）。フローボリューム曲線のパターンから，上気道や中枢気道狭窄が疑われる場合がある（図 1）。
　❶気道可逆性試験
　　●吸入前と SABA 吸入〔一般に，吸入補助具を使用してサルブタモール pMDI（pressurized metered-dose inhaler）を 2～4 吸入する〕終了後 15～30 分に 1 秒量（$FEV_1$）を測定して変化を絶対量および改善率として計算し，気道の可逆性の程度を判定する。
　　改善率（％）＝〔（吸入後の $FEV_1$ − 吸入前の $FEV_1$）／吸入前の $FEV_1$〕×100
　　改善量（mL）＝吸入後の $FEV_1$ − 吸入前の $FEV_1$
　　●$FEV_1$ の 12％かつ 200 mL 以上の増加があれば可逆性陽性と判定し，喘息を示唆する症状があれば喘息と診断する。なお，呼吸機能が正常に近い場合などは喘息でも陰性となることが多く，COPD でも可逆性を認める例があるので注意を要する。
　　●SABA 吸入により閉塞性換気障害が正常化

**表1** 喘息の増悪強度の分類（成人）

| 増悪強度[*1] | 呼吸困難 | 動作 | 検査値[*3] | | | |
|---|---|---|---|---|---|---|
| | | | % PEF | SpO₂ | PaO₂ | PaCO₂ |
| 喘鳴/<br>胸苦しい | 急ぐと苦しい<br>動くと苦しい | ほぼ普通 | 80％以上 | 96％以上 | 正常 | 45 Torr 未満[*4] |
| 軽度<br>（小発作） | 苦しいが横に<br>なれる | やや困難 | | | | |
| 中等度<br>（中発作） | 苦しくて横に<br>なれない | かなり困難<br>かろうじて歩ける | 60〜80％ | 91〜95％ | 60 Torr 超 | 45 Torr 未満 |
| 高度<br>（大発作） | 苦しくて動け<br>ない | 歩行不能<br>会話困難 | 60％未満 | 90％以下 | 60 Torr 以下 | 45 Torr 以上 |
| 重篤[*2] | 呼吸減弱<br>チアノーゼ<br>呼吸停止 | 会話不能<br>体動不能<br>錯乱，意識障害，失禁 | 測定不能 | 90％以下 | 60 Torr 以下 | 45 Torr 以上 |

$*1$：増悪強度は主に呼吸困難の程度で判定し，他の項目は参考事項とする。異なった増悪強度の症状が混在するときは増悪強度の重いほうをとる。

$*2$：高度よりさらに症状が強いもの，すなわち，呼吸の減弱あるいは停止，あるいは会話不能，意識障害，失禁などを伴うものは重篤と位置付けられ，エマージェンシーとしての対処を要する。

$*3$：気管支拡張薬投与後の測定値を参考とする。

$*4$：喘息増悪時，通常は過換気となり PaCO₂ は低下する。PaCO₂ が正常域または上昇している場合は，気道狭窄が進んでいる可能性がある。

（日本アレルギー学会：喘息予防・管理ガイドライン 2021．協和企画，2021 より）

（$FEV_1/FVC ≧ 70％$）する場合は喘息と考えられるのに対し，正常化しない場合は，COPD をはじめとした閉塞性疾患との鑑別が必要となる。

❷変動性の気流制限：治療〔吸入ステロイド（ICS）を含む治療を 4〜6 週間行ったのち〕や自然経過により，$FEV_1$ が 12％かつ 200 mL 以上改善する場合，またはピークフロー（PEF）モニタリングで，2 週間以上の 1 日 2 測定を行い，PEF 値の日内変動（朝と夜の差を，その平均値で除して求める）が 20％以上の場合に，変動する気流制限ありと判断する。

**2 気道炎症の存在**

❶呼気中一酸化窒素濃度（FeNO）は IL-4 や IL-13 などによる気道炎症の程度を反映する。未治療の患者では，50 ppb 以上を喘息診断の目安とし，感度と特異度は〜56％と〜95％で喘息を示唆する（Eur Respir J 60: 2101585，2022：わが国では 35 ppb 以上とする報告もある）。ただし，FeNO 値が高いからといって喘息と診断することはできず，アレルギー性鼻炎などでも FeNO 値が上昇する場合がある。一方，FeNO 値が 40 ppb 未満でも喘息を否定できず，気流制限が高度となると FeNO 値は低下し，喫煙も FeNO 値を低下させる。

❷喀痰中好酸球は，自発痰あるいは高張食塩水を吸入して得た誘発痰中の好酸球比率が 3％以上であれば喘息を示唆する（高張食塩水の吸入は，喘息患者で気道収縮を誘発する場合があるので，前処置として SABA を吸入させ，専門施設で行うことが望ましい）。

❸血中好酸球数は，喀痰好酸球比率よりも喘息診断における感度，特異度が低い。喘息コントロール不良のリスク，喘息の表現型や抗体医薬の有効性の指標となる。

**3 気道過敏性試験**

❶健常者では気道が反応しない弱い刺激によって，喘息患者では気道収縮反応が生じる。

❷メサコリンなどの気管支収縮薬を低濃度から吸入させながら $FEV_1$ を測定し，$FEV_1$ を 20％低下させる薬剤濃度（PC₂₀）を評価の指標とする検査で，気道可逆性試験や変動性気流制限のチェックで陰性の患者に対して専門施設で実施される。

❸ ICS 未治療の患者では PC₂₀＜8 mg/mL を，ICS 既治療の患者では PC₂₀＜16 mg/mL であれば喘息と診断される（Eur Respir J 60: 2101585，2022）。

❹血中 IgE：血清総 IgE の高値，吸入アレルゲン（ダニ，ペット動物，真菌など）に対する血中特異的 IgE 抗体の存在，または吸入アレルゲンに対する即時型皮膚反応の陽性は，喘息を規定せず，アトピー素因

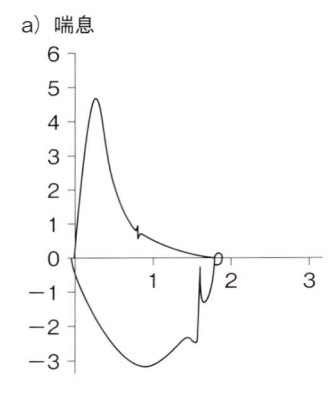

a) 喘息

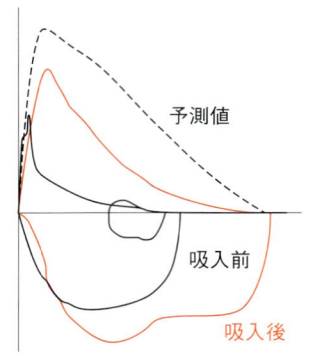

b) 喘息（β₂刺激薬吸入前後）

予測値

吸入前

吸入後

a) 閉塞性パターン，呼出曲線が凹となっている
b) 吸入後にFVC, PEF, $\dot{V}_{50}$, $\dot{V}_{25}$，すべてが改善しているが，予測値レベルまでは回復していない
c) 吸気曲線が異常
d) 吸気曲線は正常であるが，強い呼気性の閉塞パターンが認められる
e) 呼出早期から気流速度が低下している

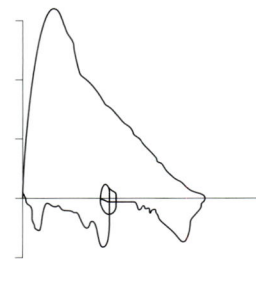

c) 声帯機能不全（VCD）

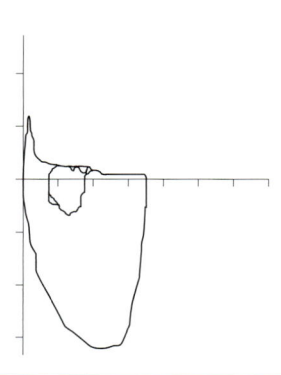

d) 気管軟化症

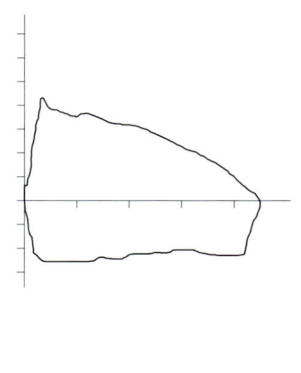

e) 気管狭窄症

**図1　フローボリューム曲線のさまざまなパターン**

（日本アレルギー学会：喘息予防・管理ガイドライン2021. 協和企画，2021より）

の存在を示し喘息の表現型の決定に寄与する。

**5** SpO₂，血液ガス分析

❶低酸素血症の把握に重要である。

❷急性増悪時のSpO₂モニターは呼吸管理上有用であり，大発作の場合やSpO₂が低値を示している場合には血液ガス測定は必須である。

**6** 胸部画像検査

❶慢性期の喘息患者では，胸部単純X線写真は正常のことが多いが，喘鳴をきたす疾患（心不全，肺癌など）の鑑別に用いる。喘息の急性増悪では，胸部単純X線写真は過膨張を示すことが多く，合併症（気胸，肺炎，無気肺，縦隔気腫，皮下気腫など）の検索に有用である。

❷胸部CT画像は，他疾患の合併の有無や鑑別に用いる。喘息では中枢から末梢の気管支壁が肥厚していることが多い。気腫性変化を伴う肺野の低吸収域（LAA：low attenuation area）はCOPDを示

唆し，COPDでも末梢に気管支壁の肥厚がみられる。

❸副鼻腔炎の合併の検索に，副鼻腔単純X線やCTを用いる場合がある。

**■ 確定診断の決め手**

下記3項目中，2つが当てはまればほぼ喘息と判断し，**1**〜**3**すべてが当てはまれば喘息と確定診断する。

**1** 発作性の呼吸困難，喘鳴，息苦しさ，咳といった変動性をもつ症状。

**2** 呼吸機能検査で，気流制限の可逆性や変動性の検知（症状の変動性についての客観的評価）。

**3** 疾患の本態である気道炎症の存在を，FeNO高値や喀痰中好酸球増加から判断する。

## 誤診しやすい疾患との鑑別ポイント

**1** 慢性閉塞性肺疾患(COPD)(⇨897頁)

❶タバコ煙を主とする有害物質への長期の吸入曝露などにより，末梢気道病変と気腫性病変をきたし，気流制限に至る疾患である。40歳を過ぎて発症し，慢性的な咳や痰がみられ，症状の日内変動はまれである。徐々に労作時の息切れを伴う。

❷呼吸機能検査で，SABA吸入後も気流閉塞($FEV_1/FVC<0.7$)を呈する。

❸CTでの気腫性変化を伴う肺野のLAAの検出，肺拡散能の低下が診断に有用である。

❹ただし，中高年者の喘息の15〜20％にCOPDを合併することもある(ACO：asthma and COPD overlap)

**2** 中枢気道の狭窄をきたす疾患：気管・気管支内の腫瘍，気道異物(⇨1620頁)，気管支結核，再発性多発軟骨炎(⇨1210頁)，気管軟化症など。呼吸機能検査でフローボリューム曲線のパターン(図1d, e)が参考となり，胸部CT検査や気管支鏡検査が有用である。

**3** 左心不全

**4** 過換気症候群(⇨447頁)

**5** 声帯機能不全：フローボリューム曲線の吸気相の平坦化と鋸歯状波(図1c)が参考となり，診断には喉頭ファイバーが有用である。

## 確定診断がつかないとき試みること

**1** 吸入気管支拡張薬を含む維持療法を受けており，服薬中の検査で気流制限の変動(可逆性や日内変動)が確認できない場合は，可能であれば吸入気管支拡張薬を気道可逆性検査前に休薬〔SABA：8時間，1日2回の長時間作用性$\beta_2$刺激薬(LABA)：24時間，1日3回のLABA：36時間，1日1回の長時間作用性抗コリン薬(LAMA)：48時間〕して検査を行う。

**2** すでにICSを含んだ治療薬を用いており，発作もなく呼吸機能も正常な場合は，治療を1ステップダウンし，症状や気流制限の変動などを観察する。

## 合併症・続発症の診断

**1** ACO：呼吸機能検査でSABA吸入後も気流閉塞($FEV_1/FVC<0.7$)を呈し，CTでの気腫性変化を伴う肺野のLAA，肺拡散能の低下を検出する。

**2** アレルギー性鼻炎(⇨1604頁)

**3** 慢性副鼻腔炎(⇨1606頁)

**4** 好酸球性副鼻腔炎(⇨1606頁)

**5** 好酸球性中耳炎

**6** アレルギー性気管支肺アスペルギルス症(ABPA：allergic bronchopulmonary aspergillosis)(⇨886頁)

**7** 好酸球性多発血管炎性肉芽腫症(EGPA：eosinophilic granulomatosis with polyangiitis，従来のChurg-Strauss症候群)(⇨1185頁)

**8** 気胸(⇨948頁)

## 予後判定の基準

**1** 呼吸機能検査でのFEV_1の低値(特に，予測値に対する%$FEV_1<60％$)は，将来の増悪の危険因子であり，呼吸機能の経年低下が進む危険因子であるため，定期的に確認する。一般的には，初診時と治療開始後1〜3か月以内に再検し，その後は年1回以上の測定が推奨される。増悪がみられる場合や呼吸機能の経年低下のリスクが高い場合はさらに頻回の測定が望ましい(2023 GINA Report, Global Strategy for Asthma Management and Prevention)。

**2** 喀痰中好酸球比率を指標として治療薬を調整することで，喘息増悪を抑制できたと報告されている(Cochrane Database Syst Rev 8: CD005603, 2017)。

## 治療法ワンポイント・メモ

**1** 喘息の家庭での急性症状への対処

❶SABA吸入のみで対処する方法から，速効性の気管支拡張薬とともにICSを併用する(AIR：anti-inflammatory reliever)ことで対処するエビデンスがそろってきた(Am J Respir Crit Care Med 205: 17-35, 2022)。

❷軽症喘息患者は維持治療の服薬アドヒアランスが不良となりがちであり，SABA単独使用による増悪リスクへの懸念もあることから，喘息の国際指針GINAでは軽症喘息に対して，ICS維持療法なしに発作時のみICS-ホルモテロールの頓用(上記AIR)を推奨している(2024 GINA Report, Global Strategy for Asthma Management and Prevention)。しかし，わが国では適応外使用の部分もあり注意を要する。

**2** 医療施設での急性症状/増悪への対処：バイタルサイン，呼吸困難や動作制限の程度，意識状態，$SpO_2$などから発作強度を判定し，初期評価と治療を同時並行で行う。治療に対する反応は，$SpO_2$や，可能であれば呼吸機能検査(PEFやFEV_1)でモニターする。会話不能な呼吸困難や起坐呼吸，奇脈，呼吸補助筋の使用，意識レベルの変化などは重症発

作の症状である。重症な場合は，動脈血ガス分析（ABG）を早期に行う。以下❶❷の併用ですみやかに改善がみられない場合や発作が重症な場合は，❸以降を適宜追加する。

> ❶ SABA 吸入液をジェットネブライザー吸入，またはスペーサーを用いて SABA インヘラー吸入を繰り返す（最初の 1 時間は 20〜30 分ごとに反復し，以後 1〜4 時間ごと）。
> ❷ SpO₂ 93〜95％維持を目標に酸素吸入を行う。

> ❸ステロイドの全身投与を行う。
> ❹短時間作用性抗コリン薬（SAMA）吸入を行う。
> ❺ネオフィリン薬の点滴静注を行う。
> ❻ 0.1％アドレナリンの皮下注を行う。
> ❼ GINA では，マグネシウム（マグネゾール 2 g を 20 分以上かけて静注，保険適用外であり要注意）の併用も推奨されている（2024 GINA Report, Global Strategy for Asthma Management and Prevention）。

## さらに知っておくと役立つこと

**1** 重症喘息と診断されたうちのかなりの患者は，吸入手技や服薬アドヒアランスに問題があると報告されている。外来での吸入手技の確認と指導が重要である。

**2** 抗体製剤はいずれも高額であるため，自己負担額を減らすことのできる制度の情報を提供する。所得税の医療費控除，高額療養費制度，自治体による補助などがある。

**3** アスピリン喘息〔NSAIDs 過敏喘息，AERD（aspirin-exacerbated respiratory disease）〕の可能性が否定できない場合は，ステロイドの全身投与には安全性の高いリン酸エステル製剤（ベタメタゾンやデキサメタゾン）を用い，30 分以上かけて点滴する。急速静注と筋注は禁忌である。コハク酸エステル製剤は避ける。

**4** 難治性喘息，重症喘息

> ❶「コントロールに高用量 ICS および LABA，必要に応じて LAMA，ロイコトリエン拮抗薬，徐放性テオフィリン薬，経口ステロイド，生物学的製剤の投与を要する喘息，またはこれらの治療でもコントロール不良な喘息」であり，「コントロールを不良にさせる因子に十分対応しているにもかかわらず，なおコントロール不良であるか，治療を減弱させると悪化する喘息」を，難治性喘息または重症喘息とよぶ。
> ❷コントロールを不良にさせる因子には，吸入手

技や服薬アドヒアランスが不良，増悪因子（アレルゲン，β 遮断薬，タバコ煙），併存疾患（アスピリン喘息，肥満，鼻・副鼻腔疾患など）がある。このような因子に対して未対応のコントロール不良な喘息は治療困難な（difficult-to-treat）喘息とよばれ，因子に十分対応後に真の難治性喘息と判断される。

## 専門医へのコンサルト

生物学的製剤は専門医での投与が推奨され，GINA のアプローチ（Difficult-To-Treat & Severe Asthma Guide）が参考となる。

---

# 慢性気管支炎
## Chronic Bronchitis

土谷 美知子 洛和会音羽病院・呼吸器内科部長（京都）

**頻度** よくみる

**GL** ・COPD（慢性塞栓性肺疾患）診断と治療のためのガイドライン 2022（第 6 版）
・咳嗽・喀痰の診療ガイドライン 2019（2024 年改訂予定）

## 診断のポイント

**1** 喀痰症状が年に 3 か月以上，2 年以上連続して認められる。

**2** 喫煙歴がある，もしくはタバコ煙を主とする有害物質の長期吸入曝露がある。

## 症候の診かた

**1** 喀痰を伴う咳嗽：安定期は無色の粘液性痰であるが，細菌感染を合併すると膿性に変化する。

**2** 労作時呼吸困難：発作性に症状が生じる場合は気管支喘息を疑う。

**3** 聴診所見：呼気の延長や，痰の貯留による rhonchi を聴取することがある。

## 検査所見とその読みかた

**1** スクリーニング検査：胸部 X 線では所見が乏しい。浸潤影や空洞性病変がみられる場合は結核や非結核性抗酸菌症を疑う。

**2** 胸部 CT：肥厚した気道壁が tram line（画像断面と平行して走行する場合に線路様に描出される），ring shadow（画像と直交している場合にリング状に描出

される）として確認される。気管支拡張像がみられる場合は気管支拡張症を考える。

**❸肺機能検査**：COPD では気管支拡張薬吸入後の $FEV_1/FVC<70\%$ が診断の定義とされている。慢性気管支炎でも同様の所見を認めるが，診断の必須項目ではない。

**❹喀痰細菌学的検査**：慢性的に緑膿菌が検出される場合があるが，発熱などの臨床症状を伴わない場合やグラム染色で貪食像を認めない場合は，保菌状態と考える。

**❺喀痰細胞診**：通常は好中球優位であるが，好酸球増多が認められる場合は，気管支喘息などアレルギー疾患の存在を疑う。

### 確定診断の決め手

**❶**現在もしくは過去の喫煙歴，またはそれに準じた有害物質の長期吸入曝露歴。

**❷**年に 3 か月以上，2 年以上連続して認められる慢性的な咳や痰。

**❸**副鼻腔炎がなく，CT や喀痰検査で他疾患が除外される。

### 誤診しやすい疾患との鑑別ポイント

**❶気管支喘息**（⇨ 888 頁）
　❶症状が発作性で夜間や早朝に多い。
　❷末梢血や喀痰中の好酸球増多を認める。

**❷気管支拡張症**（⇨ 895 頁）
　❶喀痰量が多い。
　❷胸部 CT で気管支拡張像を認める。

**❸慢性副鼻腔炎**（⇨ 1606 頁）
　❶鼻閉，鼻漏，嗅覚障害などの鼻症状がある。
　❷副鼻腔内視鏡で膿性もしくは粘稠な鼻汁や鼻茸を認める。
　❸画像検査で副鼻腔の陰影を認める。

**❹びまん性汎細気管支炎（DPB）**（⇨ 893 頁）
　❶副鼻腔炎の合併。
　❷胸部 CT でびまん性小葉中心性粒状影を認める。

**❺肺結核/非結核性抗酸菌症**（⇨ 881 頁，883 頁）
　❶胸部 X 線，CT で気道散布性陰影や空洞を認める。
　❷喀痰塗抹培養での菌体同定。

### 確定診断がつかないとき試みること

**❶**副鼻腔炎の合併が否定できない場合は，単純 X 線や CT，MRI で副鼻腔の陰影を評価し，副鼻腔内視鏡で膿性もしくは粘稠な鼻汁や鼻茸の有無を確認する。

**❷**結核や非結核性抗酸菌症は，単回の喀痰培養では確定診断に至らない場合があるため，疑わしい場合は複数回の抗酸菌培養を行う必要がある。

### 治療法ワンポイント・メモ

　喫煙中であれば禁煙指導が重要である。スパイロメトリーにて気流閉塞所見があれば，気管支拡張薬の吸入が有効である。低用量テオフィリンや喀痰調整薬，マクロライド系抗菌薬の効果も期待される。

### さらに知っておくと役立つこと

**❶**慢性気管支炎は疾患定義の歴史的背景より，COPD のフェノタイプの 1 つとして捉えられることが多いが，スパイロメトリーで気流閉塞を認めず COPD の診断基準に当てはまらない場合もある。

**❷**COPD における慢性気管支炎症状は，増悪，頻回入院，予後不良の関連因子とされる（Respir Med 105: 1118-1128, 2011）。

# びまん性汎細気管支炎

Diffuse Panbronchiolitis (DPB)

**神尾 孝一郎**　日本医科大学准教授・呼吸器内科学

**頻度**　有病率に関しての明らかなデータはないが，わが国での DPB の有病率自体は低下してきている。JR 東日本の職員約 68 万人を対象にした調査でも，1970 年代には 10 症例以上が確認されたが，1999 年から 2003 年までの間には発症者はみられなかったと報告されている（Sarcoidosis Vasc Diffuse Lung dis 29: 19-25, 2012）。

### 診断のポイント

**❶**慢性の咳嗽・喀痰，および労作時の息切れ。

**❷**慢性副鼻腔炎の合併ないし既往。

**❸**胸部 X 線で両肺野びまん性散布性粒状影，または胸部 CT で両肺野びまん性小葉中心性粒状病変。

### 症候の診かた

**❶呼吸器症状**
　❶慢性の咳嗽や膿性痰が持続する。
　❷進行例では労作時の息切れが増し，膿性痰は 1

日に 200〜300 mL にものぼることがある。

❸無治療例ではこれらの症状が年余にわたり持続・進行する。

❷鼻症状：多くの症例に慢性副鼻腔炎の合併・既往があるため，鼻閉や膿性鼻汁，嗅覚障害，後鼻漏などの症状を伴うことが多い。

❸診察所見

❶胸部の聴診では，両側肺底部に喀痰貯留による吸気時水泡音（coarse crackles）が聴取されるが，時に連続性ラ音（wheezes，rhonchi）や吸気時にスクウォーク（squawk）を伴う。

❷ばち指がしばしば認められる。

❸呼吸不全の進行に伴い，口唇，爪にチアノーゼを認めるようになる。

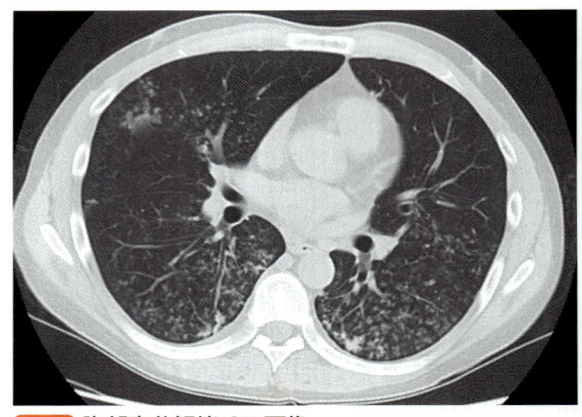

**図1** 胸部高分解能 CT 画像
両肺びまん性に小葉中心性粒状影が認められ，一部融合傾向を示している。

## 検査所見とその読みかた

❶血液検査所見

❶寒冷凝集素価の上昇（64 倍以上）を約 80％ の症例で認めるが，機序は不明である。

❷慢性気道感染・炎症のため，末梢血白血球数増加，CRP 上昇，赤沈亢進を認める。

❸血清 RA テスト陽性，IgG や IgA の高値も付随所見として認められる。

❹また日本人 DPB 患者では，HLA-B54 の DNA タイピングにおいて，遺伝子型で HLA-B$^*$5401 と HLA-B$^*$5404 に強い相関が認められる。

❷画像所見

❶胸部 X 線では両側中下肺野を中心にびまん性に散布性粒状影を認め，過膨張を呈する。ただし過膨張が著しいと，肺野の粒状影がマスクされることがあるため注意を要する。

❷胸部高分解能 CT（HRCT）画像を図1に示す。両肺野にびまん性に分布する小葉中心性の粒状影が認められ，air-trapping のために粒状影周辺が明るい低吸収域となる傾向がある。進行に伴い細気管支拡張を呈し，また中枢側の気管支壁肥厚も認められるようになる。

❸副鼻腔 X 線撮影では上顎洞炎が最も多いが，しばしば篩骨洞，前額洞炎を含む汎副鼻腔炎を呈し，前頭洞の低・無形成がみられることもある。

❸呼吸機能検査と血液ガス分析

❶一秒率が低下する閉塞性換気障害を特徴とする。

❷進行とともに肺活量が減少し，残気量は増加する。

❸一般的に肺拡散能の低下はみられないが，喫煙

が主病因である COPD との鑑別に有用である。

❹血液ガス分析では，病態の進行に伴い $PaO_2$ が低下，$PaCO_2$ が上昇しⅡ型呼吸不全を呈する。

❹細菌学的検査

❶本症の病態は慢性下気道感染症ともとらえられ，気道感染と炎症がその病態形成と自然経過に重要な役割をはたしている。

❷初期から中期にはインフルエンザ菌や肺炎球菌などの感染が多く，最終的には緑膿菌へと菌交代が生じる。

❸緑膿菌は，さまざまな菌体外毒素の産生やバイオフィルムの形成を通して，抗菌薬に抵抗性の慢性気道感染病態を形成し，予後に影響を与える。そのため定期的に喀痰の一般細菌検査と薬剤感受性検査を行う必要がある。

❹さらに肺非結核性抗酸菌症などとの鑑別のためにも，喀痰抗酸菌検査も必要である。

❺病理組織学的所見

❶呼吸細気管支領域にリンパ球や形質細胞の浸潤とともに泡沫細胞の集簇を認め，中枢気道には慢性の好中球性炎症を認める。

❷"びまん性汎細気管支炎"の"びまん性"とは，病変が両肺広範に分布することを意味するが，"汎"とは炎症が呼吸細気管支の全層にわたって生じていることを意味する。

## 確定診断の決め手

❶DPB の診断は，表1に記載の臨床診断基準を用いて行われる。

❷病理組織学的検査は本症の診断に必須ではないも

**表1** びまん性汎細気管支炎の臨床診断基準（第2次改訂）

**診断項目**

**1）必須項目**

①慢性の咳・痰，および労作時の息切れ
②慢性副鼻腔炎の合併ないし既往
③胸部X線で両肺野びまん性散布性粒状影，または胸部CTで両肺野びまん性小葉中心性粒状病変

**2）参考項目**

①胸部聴診で断続性ラ音
②1秒率低下（70％以下）および低酸素血症（80 Torr以下）
③血清寒冷凝集素高値

**臨床診断**

**1）診断の判断**

確実 ：必須項目①，②，③に加え，参考項目の2項目以上を満たすもの
ほぼ確実 ：必須項目①，②，③を満たすもの
可能性あり：必須項目のうち①，②を満たすもの

**2）鑑別診断**

慢性気管支炎，気管支拡張症，線毛不動症候群，閉塞性細気管支炎，囊胞性線維症など
病理組織学的検査は本症の鑑別診断上有用である

（厚生省特定疾患びまん性肺疾患調査研究班，1998年12月）

のの，他疾患との鑑別に有用な場合がある。

## 誤診しやすい疾患との鑑別ポイント

**1** COPD（⇨897頁）や，**表2**にあげられている他の副鼻腔気管支症候群などとの鑑別が必要である。
**2** さらに関節リウマチ（⇨1181頁）やSjögren症候群（⇨1184頁）などの膠原病に伴う細気管支炎や，びまん性嚥下性細気管支炎なども鑑別すべき疾患として考慮する必要がある。

## 確定診断がつかないとき試みること

**1** 病理組織学的検査のために，外科的肺生検が必要となる場合がある。
**2** また近年，クライオ肺生検が有用であるとの報告が散見される（Intern Med 60: 1457-1462, 2021, Heliyon 9: e15127, 2023）。

## 治療法ワンポイント・メモ

エリスロマイシン，クラリスロマイシンなどのマクロライド少量療法が基本治療であり，早期の症例ほどより高い臨床効果が得られるため，診断後はすみやかに治療を開始するべきである。

**表2** 副鼻腔気管支症候群に含まれる疾患・病態と鑑別の要点

1. びまん性汎細気管支炎-**表1**を参照
2. primary ciliary dyskinesia-精子運動能低下，電子顕微鏡による線毛構造異常の確認（鼻/気管支粘膜などで）
3. 免疫グロブリン欠損・低下症（IgA, IgGサブクラス, IgE）-IgA, IgGサブクラス, IgEの著減
4. common variable immunodeficiency-IgG, IgA, IgMの著減
5. Young症候群-男性不妊，精液検査で無精子症
6. bare lymphocyte症候群-HLAタイピングでclass Iの欠損
7. yellow nail症候群-成長遅延した黄色爪，リンパ管浮腫/胸水
8. cystic fibrosis-膵外分泌機能（BT-PABA検査）低値，汗中Cl⁻濃度高値，*CFTR*遺伝子の変異

（蜷井浩行，他：びまん性汎細気管支炎/副鼻腔気管支症候群. 門田淳一，他編：呼吸器疾患最新の治療2019-2020. pp294-297，南江堂，2019より）

## 専門医へのコンサルト

マクロライド少量長期療法は，慢性気道炎症性疾患に広く試みられるようになっているが，DPBを疑った場合には一度専門医に紹介することが望まれる。鑑別するべき疾患が複数存在することや，マクロライド療法の難治例が存在するためである。

# 気管支拡張症

## Bronchiectasis

**菊地 利明** 新潟大学大学院教授・呼吸器・感染症内科学

**頻度** ときどきみる
**GL** 咳嗽・喀痰の診療ガイドライン2019（2024年改訂予定）

## 診断のポイント

**1** 頻度は年齢とともに増加し，女性優位である。
**2** 高分解能胸部CTで，気管支拡張像とその分布や程度を確認する。
**3** 病因の検索や併存疾患の評価を行う。
**4** 喀痰の微生物培養検査を定期的に繰り返し行う。

## 緊急対応の判断基準

**1** 喀血を呈する症例は，気管支動脈塞栓術や外科的切除を検討できる高次医療機関へ紹介する。

**2** 感染などを契機に普段の状況より症状が増悪することがある。喀痰の微生物培養検査などで原因微生物の同定を試みつつ，抗菌薬治療を行う。

## 症候の診かた

**1** 通常，慢性の咳嗽と喀痰を認める。
**①** 咳嗽はほぼ全例で認め，乾性咳嗽から多量の膿性喀痰を伴う湿性咳嗽までさまざまである。胸痛や息切れを認めることもある。
**②** 喀血を認める例は多くはないが，間欠的な発熱や盗汗，体重減少，疲労といった全身的症状を認める例は多い。
**2** 胸部聴診では，ほとんどの症例で crackles や wheezing の呼吸副雑音を聴取する。ばち指を認める症例はわずかである。

## 検査所見とその読みかた

**1** 高分解能胸部 CT 検査では，次のいずれかの所見を認める。
**①** 気道の内径あるいは外径が隣接して伴走する肺動脈の直径と同じか大きい。
**②** 気管支先細り像が欠落している。
**③** 胸膜直下から 1 cm 以内の領域に末梢気管支を視認できる。
**2** 喀痰の微生物検査を，本症の診断時に，その後定期的に，そして増悪時に，と繰り返し行う。
**①** 一般細菌検査および抗酸菌検査を行う。
**②** 必要に応じて真菌培養検査を追加する。
**3** 血液検査として，白血球分画を含む血算や免疫グロブリン量(IgG/IgM/IgA/IgE)の測定は，病因の検索のため全例に行う。
**4** 呼吸機能検査を行う。病因の検索や併存疾患の評価だけでなく，本症の予後予測にも必要な情報となる。

## 確定診断の決め手

**1** 慢性の咳嗽と喀痰。
**2** CT 検査による気管支拡張所見の確認。

## 誤診しやすい疾患との鑑別ポイント

**1** 間質性肺炎
**①** 時に「牽引性気管支拡張」とよばれる所見を呈する。
**②** 気管支壁に破壊性病変を認めない。
**③** 周辺肺実質の線維化による容積減少が原因。

## 確定診断がつかないとき試みること

慢性の咳嗽と喀痰から本症を疑った際は，高分解能胸部 CT 検査を実施する。その CT 所見により，本症との確定診断をつけることができる。

## 合併症・続発症の診断

本症の特徴としてしばしば増悪を繰り返す。増悪は「以下の 3 項目以上が 48 時間以上持続し，安定期の治療の変更が必要となる状態」と定義されている(Eur Respir J 49: 1700051, 2017)。
**①** 咳嗽の増加
**②** 喀痰の量あるいは粘度の増加
**③** 喀痰の膿性の増加
**④** 息切れの増加あるいは運動耐容能の低下
**⑤** 疲労または倦怠感の悪化
**⑥** 喀血

## 予後判定の基準

**1** 予後を予測するスコアとして，FACED スケールと気管支拡張症重症度指数(BSI：bronchiectasis severity index)が開発されている。
**2** FACED は，予測 1 秒量，年齢，緑膿菌感染の有無，病変の肺葉数，息切れを元に算出される。BSI はこれらの項目に加え，入院回数，年間の増悪回数，ほかの病原微生物の定着，体格指数(BMI)も加えて算出される。

## 経過観察のための検査・処置

**1** 本症の病因として，感染による気道異常，先天性疾患，免疫不全症，自己免疫疾患，胃食道逆流症あるいは誤嚥，アレルギー性気管支肺真菌症，COPD，気管支喘息を鑑別にあげる。
**2** 病歴や症候から，これらを鑑別する特殊検査を適宜行う。

## 治療法ワンポイント・メモ

**1** 患者教育：基本的な本症の病態や治療を患者自身に理解してもらい，ワクチン接種，栄養管理，禁煙を指導する。
**2** 治療可能な病因や併存疾患がみつかった際にその治療を行う。
**3** 運動療法：安全で，喀痰量や呼吸機能を改善する可能性が指摘されている。
**4** 理学療法：体位ドレナージ，胸壁バイブレーション，タッピングで排痰を促す。

⑤喀痰調整薬：わが国で頻用されているものの，そのエビデンスは十分ではない。

⑥エリスロマイシン少量長期療法：年間3回以上増悪をきたす症例に考慮する。

### さらに知っておくと役立つこと

エリスロマイシン少量長期療法の代替として，クラリスロマイシンを使用することは保険適用上可能である。しかし，本症の病因や併存疾患として，クラリスロマイシンがキードラッグとなる肺非結核性抗酸菌症を否定することはしばしば困難であり，基本的にクラリスロマイシンへの代替は推奨されない。

### 専門医へのコンサルト

本症の病因として特殊な検査や治療を要するような疾患を疑った際や，頻繁に増発を繰り返し治療のさらなる強化に苦慮するような際は，専門家にコンサルトを行う必要がある。

# 慢性閉塞性肺疾患（COPD）
## Chronic Obstructive Pulmonary Disease

平井 豊博　京都大学大学院教授・呼吸器内科学

**頻度** よくみる

**GL** COPD（慢性閉塞性肺疾患）診断と治療のためのガイドライン2022（第6版）

### 診断のポイント（表1）

①中高年者。

②長期の喫煙歴。

③労作時呼吸困難（息切れ）。

④慢性の喀痰，咳嗽。

⑤スパイロメトリーで閉塞性換気障害（1秒率70%未満）。

### 緊急対応の判断基準

①感冒などを契機とした増悪時では，息切れの増加，咳や痰の増加，喘鳴などを認め，特に $SpO_2$ 低下や呼吸不全をきたした場合には，酸素療法とともに他疾患の鑑別も進める。

②COPDは慢性に進行する疾患であるため，自覚が乏しく普段気づかれずに増悪を契機に初診となる症例もあるので，注意が必要。

**表1 COPDの診断基準**

1. 長期の喫煙歴などの曝露因子があること。
2. 気管支拡張薬吸入後のスパイロメトリーで $FEV_1/FVC$ が70%未満であること。
3. 他の気流閉塞をきたしうる疾患を除外すること。

$FEV_1/FVC$：1秒率
$FEV_1$：forced expiratory volume in 1second（1秒量）
FVC：forced vital capacity（努力肺活量）
〔日本呼吸器学会COPDガイドライン第6版作成委員会 編：COPD（慢性閉塞性肺疾患）診断と治療のためのガイドライン2022［第6版］. p50，メディカルレビュー社，2022 より〕

**表2 COPDの病期分類**

| | 病期 | 定義 |
|---|---|---|
| Ⅰ期 | 軽度の気流閉塞 | %$FEV_1$≧80% |
| Ⅱ期 | 中等度の気流閉塞 | 50%≦%$FEV_1$<80% |
| Ⅲ期 | 高度の気流閉塞 | 30%≦%$FEV_1$<50% |
| Ⅳ期 | きわめて高度の気流閉塞 | %$FEV_1$<30% |

気管支拡張薬投与後の $FEV_1/FVC$ 70%未満が必須条件。
〔日本呼吸器学会COPDガイドライン第6版作成委員会 編：COPD（慢性閉塞性肺疾患）診断と治療のためのガイドライン2022［第6版］. p53，メディカルレビュー社，2022 より〕

### 症候の診かた

①呼吸困難，息切れ：最も特徴的な症状であり，当初は階段や坂道を上るなどの労作時にのみ認め，進行すると平地の歩行でも同年代の人と同じように歩けなくなり，さらには安静時にも自覚するようになる。

②慢性の咳，喀痰：喫煙や繰り返す感冒のせいだと患者が思い込んで訴えが乏しいことがあるため，注意して問診することが必要である。

③呼気の延長：進行すると視診で呼気の延長や口すぼめ呼吸がみられる。聴診では，呼気の延長や，特に増悪時には喘鳴を認めることがある。

④重症例では，やせ，樽状胸郭，胸鎖乳突筋などの呼吸補助筋の肥厚などがみられる。

### 検査所見とその読みかた

①スパイロメトリー：気管支拡張薬吸入後の1秒率が70%未満であることが診断の必要条件である。予測1秒量に対する比率（%$FEV_1$）は，病期分類にも用いられる（表2）。

②画像検査：本症を支持する気腫性病変や気道病変

の有無や程度の診断とともに，他疾患の鑑別に有用である。

❶胸部X線検査：進行した症例では肺過膨張所見として肺野の透過性亢進，横隔膜の平低化や肋間腔の開大などが認められる。

❷胸部CT検査：肺野の低吸収領域として気腫性病変を早期から検出できる。気道内腔の狭小化や気道壁肥厚など気道病変も評価可能である。

## 確定診断の決め手

❶喫煙などの長期曝露歴。
❷スパイロメトリーでの閉塞性換気障害。
❸画像診断による他疾患の鑑別。

## 誤診しやすい疾患との鑑別ポイント

❶気管支喘息(⇨888頁)
　❶若年でも発症，喫煙歴がなく，アトピーなどアレルギー歴がある。
　❷症状に変動性や発作性がある。
　❸血中・喀痰中の好酸球増加，血清IgE上昇，FeNO(呼気一酸化窒素)上昇。
　❹喘息とCOPDとが合併する症例もあり，鑑別が困難な場合も少なくない。
❷気管支拡張症(⇨895頁)，副鼻腔気管支症候群，びまん性汎細気管支炎(⇨893頁)，肺結核(⇨881頁)など
　❶画像検査による鑑別。
　❷喀痰検査(細菌，抗酸菌)。

## 確定診断がつかないとき試みること

胸部CT検査は，本症に特徴的な気腫性病変や気道病変の評価とともに，他疾患との鑑別にも有用である。

## 合併症・続発症の診断

❶肺の合併症：喘息，肺癌，肺炎，気胸，気腫合併肺線維症，肺高血圧症などがあり，画像検査などで診断する。
❷全身併存症：COPDは肺だけでなく，全身への影響があり，栄養障害，骨格筋機能障害(筋力低下やサルコペニアなど)，心血管疾患(高血圧，心筋梗塞など)，骨粗鬆症，不安・抑うつ，糖尿病，胃食道逆流症(GERD)，睡眠時無呼吸症候群(SAS)，貧血など多彩な併存症がある。逆に，これらの疾患の診療において，喫煙歴があればCOPDが合併していないかを想起することが重要である。

## 予後判定の基準

予後不良の因子として，高齢，喫煙指数が高い，呼吸困難が強い，1秒量が低い(5年生存率：Ⅰ期90%，Ⅱ期80%，Ⅲ期60%程度)，身体活動性が低い，増悪を繰り返す，全身併存症があることなどがあげられる。

## 経過観察のための検査・処置

通院中は，定期的にパルスオキシメータ($SpO_2$測定)や動脈血ガス分析，呼吸機能検査(スパイロメトリー)，胸部画像検査(胸部X線検査，必要に応じてCT検査)などを行い，COPDの進行や呼吸状態，合併症の評価をする。

## 治療法ワンポイント・メモ

❶禁煙：喫煙はCOPDの最大の危険因子であり，禁煙により1秒量の経年低下抑制や増悪の減少などを期待できるため，まず禁煙を勧める。禁煙外来受診も1つの手段である。
❷薬物療法：長時間作用性気管支拡張薬の吸入療法が主となる。重症度に応じて，長時間作用性抗コリン薬(LAMA)や長時間作用性$\beta_2$刺激薬(LABA)の単剤あるいは合剤を用いる。喘息病態を合併している場合や，頻回の増悪かつ末梢血好酸球増多を認める場合では，吸入ステロイドを併用する。
❸非薬物療法
　❶ワクチン接種(感染予防)：インフルエンザワクチンや肺炎球菌ワクチン接種による感染予防は，増悪の頻度を減少させる。
　❷呼吸リハビリテーション：運動療法，栄養療法などにより身体活動性を向上，維持させる。患者の疾患に対する理解を深め，セルフマネジメントできるように教育することも重要である。
　❸呼吸管理：慢性呼吸不全例では，在宅酸素療法が用いられる。さらに進行しⅡ型呼吸不全をきたした症例などでは，換気補助療法(非侵襲的陽圧換気療法；NPPV)が検討される。
　❹外科・内視鏡療法：最大限の内科治療でも管理が困難な場合，肺容量減量手術や肺移植などが検討される。

## さらに知っておくと役立つこと

❶COPDは，気道病変(慢性気管支炎)と気腫性病変(肺気腫)とが患者によりさまざまな割合で複合的に関与して閉塞性換気障害をきたし，徐々に進行す

る労作時呼吸困難や慢性の咳・痰を呈するが，症状に乏しい症例もあり注意を要する。

**2** わが国ではまれだが，$\alpha_1$-アンチトリプシン（AAT）欠乏症は，遺伝子異常により血中の AAT が欠乏し，COPD を発症する難病である。近年，わが国でも AAT 補充療法が可能となった。

**3** 増悪時の治療は，ABC アプローチ，すなわち，A（antibiotics）：抗菌薬投与，B（bronchodilators）：短時間作用性気管支拡張薬の吸入（反復投与），C（corticosteroids）：短期間の全身性ステロイド薬投与が基本となる。

### 専門医へのコンサルト

**1** 本症は認知度が低く，「診断のポイント」に該当すれば本症を想起することがまず重要である。疑われるが診断や治療の方針が決まらない場合は，専門医へコンサルトする。

**2** 増悪して初診となる症例もあり，入院治療が見込まれたり判断に迷ったりする場合なども，専門医へコンサルトする。

# 喘息・COPD オーバーラップ（ACO）

Asthma and COPD Overlap (ACO)

**長瀬 洋之** 帝京大学教授・呼吸器・アレルギー学

**頻度** よくみる（一般人口の 2.0%，喘息の 19〜49%，COPD の 25〜45%）

**GL** 喘息と COPD のオーバーラップ診断と治療の手引き（第 2 版）(2023)

### 診断のポイント

**1** 慢性の気流閉塞を有し，喘息と COPD の各々の特徴を有する場合に ACO と診断される。

**2** 慢性の気流閉塞：40 歳以上で気管支拡張薬吸入後 1 秒率（$FEV_1/FVC$）が 70% 未満。

**3** COPD と喘息の特徴：**表 1** を参照。

### 症候の診かた

ACO は喘息として診療されている場合と，COPD として診療されている場合に大別される。

**1** 喘息として診療されている場合
　**❶** 労作時呼吸困難：気流閉塞が固定している場合に認める。喫煙歴のある喘息患者で認める場合は

ACO を疑う。

**2** COPD として診療されている場合：喘息の特徴として，症状の変動性，安静時にもみられる発作的症状を聞き取る。以下の症状は COPD における ACO の診断に有意に寄与していた（Allergol Int 72: 394-401, 2023）。
　**❶** 夜間症状：息切れや咳嗽による夜間覚醒〔ACO 診断に対するオッズ比（OR）：10.7〕。
　**❷** 安静時症状：安静時の息苦しさの自覚（OR：10.3）。
　**❸** 季節変動：天候や季節変化による，咳嗽や息苦しさの悪化（OR：8.3）。
　**❹** 喘鳴：喘鳴の自覚や既往（OR：6.7）。

### 検査所見とその読みかた

**1** スクリーニング検査：スパイロメトリーで拡張薬吸入後の 1 秒率＜70% をまず確認する。治療中であれば，通常の吸入後に検査する。さらに，胸部 CT 検査と血液検査（好酸球数，総 IgE 値，ダニ特異的 IgE）を行う。
　**❶** 血液検査：血中好酸球数は，好酸球性気道炎症と相関する。血清総 IgE 値の ACO 診断におけるカットオフ値は 158 IU/mL で（Allergy Asthma Clin Immunol 17: 13, 2021），アレルゲンのなかでは，ダニ特異的 IgE 陽性が ACO 診断に寄与した（OR：3.7）。
　**❷** FeNO：喘息で特異的に高値であり，吸入ステロイド薬の反応性とも関連する。

**2** 喘息として診療されている場合：肺拡散能検査（DLco）を追加する。

**3** COPD として診療されている場合：FeNO を追加測定し，ACO の診断に至らなければ，気道可逆性検査を追加する。

**4** 初診時，あるいは喘息か COPD か不明な場合：スクリーニング検査を行い，ACO 診断に至らなければ，FeNO 測定，DLco，気道可逆性検査を検討する。

### 確定診断の決め手

**1** 喫煙歴を有し，1 秒率＜70% である。

**2** 喘息と COPD のそれぞれの特徴を満たす。

### 誤診しやすい疾患との鑑別ポイント

閉塞性換気障害や，喘鳴を呈する疾患として，びまん性汎細気管支炎（⇨ 893 頁），閉塞性細気管支炎，気管支拡張症（⇨ 895 頁），肺結核（⇨ 881 頁），じん肺症（⇨ 919 頁），リンパ脈管筋腫症（⇨ 932

**表1** ACO の診断基準

| 基本的事項 | | |
|---|---|---|
| 40 歳以上,<br>慢性気流閉塞：気管支拡張薬吸入後 1 秒率($FEV_1/FVC$)が 70％未満 | | |
| COPD の特徴(1, 2, 3 の 1 項目) | 喘息の特徴(1, 2, 3 の 2 項目あるいは<br>1, 2, 3 のいずれか 1 項目と<br>4 の 2 項目以上) | |
| 1. 喫煙歴(10 pack-years 以上), あるいは同程度の大気汚染曝露 | 1. 変動性(日内, 日々, 季節)あるいは発作性の呼吸器症状(呼吸困難, 喘鳴, 胸苦しさ, 咳) | |
| 2. 胸部 CT における気腫性変化を示す低吸収領域の存在 | 2. 40 歳以前の喘息の既往歴 | |
| 3. 肺拡散能障害(% $DL_{CO}$ < 80％あるいは% $DL_{CO}/V_A$ < 80％) | 3. 呼気中一酸化窒素濃度(FeNO)>35 ppb | |
| | 4-1)通年性アレルギー性鼻炎の合併<br>-2)気道可逆性($FEV_1$>12％かつ 200 mL)<br>-3)末梢血好酸球 >5％ あるいは 300/$\mu$L<br>-4)IgE 高値(総 IgE あるいは通年性吸入抗原に対する特異的 IgE) | |

〔日本呼吸器学会喘息と COPD のオーバーラップ(ACO)診断と治療の手引き 第 2 版 作成委員会 編：喘息と COPD のオーバーラップ(ACO)診断と治療の手引き 第 2 版 2023. p70, 日本呼吸器学会, 2024 より〕

頁), うっ血性心不全(⇨762 頁, 764 頁), 間質性肺疾患(⇨906 頁), 肺癌(⇨936 頁)などがあげられるが, 大部分の疾患は, 胸部 CT で鑑別可能である。心エコー検査, 細菌学的検査を必要に応じて追加する。

### 確定診断がつかないとき試みること

医療環境によって, 呼吸機能検査や FeNO 測定が困難な場合がある。

**❶**喘息では, 喫煙歴と CT 所見で ACO を確定できる。

**❷**筆者らは, COPD において検査なしで ACO を診断するための ACO-Q 問診票を作成した(Allergol Int 72: 394-401, 2023)。喘息の既往(2 点), 喘鳴の既往(1 点), 季節変動(1 点), 夜間症状(1 点), 安静時症状(1 点)を問診し, 3 点以上であれば, ACO 診断の陽性的中率は 100％であった。

### 合併症・続発症の診断

ACO では, 喘息と COPD 双方の合併症を検索する。

**❶**喘息では, アレルギー性鼻炎, 慢性副鼻腔炎, 胃食道逆流症(GERD)などの合併が多く, 合併症治療は喘息コントロールを改善する可能性がある。

**❷**COPD の合併症は, 虚血性心疾患, 心不全, GERD, 骨粗鬆症, 肺癌などがある。COPD の予後は心疾患や悪性腫瘍にも依存しているため, 検索は重要である。

### 予後判定の基準

**❶**喘息と比較して, ACO の呼吸機能は低値で, 増悪頻度が高く, 晩期発症 ACO では, 呼吸器関連死が喘息より多い。

**❷**COPD と ACO の比較では, 一定の見解が得られていない。

### 経過観察のための検査・処置

**❶**晩期発症 ACO での 1 秒量の経年低下は喘息より大きいため, 定期的な呼吸機能検査で経年低下を把握する。

**❷**COPD では肺癌発症リスクが高いため, ACO でも年 2 回程度の胸部 X 線撮影が望ましい。

### 治療法ワンポイント・メモ

**❶**ACO は ICS/LABA/LAMA(吸入ステロイド薬, 長時間作用性 $\beta_2$ 刺激薬, 長時間作用性抗コリン薬)の 3 剤で治療する。3 剤配合剤や, 喘息に適応のある生物学的製剤を使用してもよい。

**2** COPD における ICS の用量は，中用量に限られているが，ACO の場合は，高用量 ICS を使用してもよい。

### 専門医へのコンサルト

以下の場合に専門医へのコンサルトを考慮する。
**1** DLco，気道可逆性検査や FeNO 測定が困難な場合。
**2** 生物学的製剤の使用を考慮する場合。
**3** ICS/LABA/LAMA の 3 剤で治療してもコントロール不良の場合。

# 急性呼吸窮迫症候群
## Acute Respiratory Distress Syndrome (ARDS)

**一門 和哉** 済生会熊本病院・呼吸器内科部長

**頻度** ときどきみる
**GL** ARDS 診療ガイドライン 2021

### 診断のポイント

**1** 2012 年に発表された国際診断基準 Berlin 定義に基づいて診断されていたが，2023 年 5 月米国胸部疾患学会(ATS)にて新たな診断基準が発表された。
**❶** 酸素需要度により，非挿管 (non-intubated) ARDS，挿管 (intubated) ARDS，医療資源が限られた場合(modified definition for resource-limited settings)の 3 つの基準に分けられた。
**❷** 非挿管(non-intubated)ARDS の基準：高流量経鼻酸素療法(HFNO：high flow nasal oxygen)にて 30 L/分以上の酸素管理か，非侵襲的人工呼吸(NIV：noninvasive ventilation)で呼気終末陽圧換気(PEEP：positive end expiratory pressure) 5 $cmH_2O$ 以上の管理を要する急性呼吸不全．低酸素血症レベル：$PaO_2/FiO_2$ 比 300 mmHg 以下または，$SpO_2$ 97％以下で，$SpO_2/FiO_2$ 比 315 mmHg 以下であること。
**❸** 挿管(intubated)ARDS の基準：
軽症：$200 < PaO_2/FiO_2$ 比 $\leq 300$ mmHg または $235 < SpO_2/FiO_2$ 比 $\leq 315$ mmHg($SpO_2 \leq 97$％の場合に適応)。
中等症：$100 < PaO_2/FiO_2$ 比 $\leq 200$ mmHg または $148 < SpO_2/FiO_2$ 比 $\leq 235$ mmHg($SpO_2 \leq 97$％の場合に適応)。
重症：$PaO_2/FiO_2$ 比 $\leq 100$ mmHg または $SpO_2/$ $FiO_2$ 比 $\leq 148$ mmHg($SpO_2 \leq 97$％の場合に適応)。
**❹** 医療資源が限られた場合(modified definition for resource-limited settings)：$SpO_2$ 97％以下で，$SpO_2/FiO_2$ 比 315 mmHg 以下であること。PEEP 値や High-flow 流量を問わない。
**❺** 以下のモダリティの 1 つの画像所見で両側性であること：胸部 X 線，CT，肺エコー(十分に訓練された評価者による判断)。
**2** 前国際基準の Berlin 定義からの変更点
**❶** 従来，陽圧換気(PEEP 5 $cmH_2O$ 以上)管理下での診断であったが，COVID-19 パンデミック下の HFNO の汎用性から，HFNO 使用下でも診断可能となった。
**❷** 低酸素血症のレベルは，$PaO_2/FiO_2$ 比のみで規定されていたが，$SpO_2/FiO_2$ 比による基準が加わった。
**❸** 肺エコーが診断モダリティの 1 つに加わった。
**❹** 資源が限定される場合，PEEP，$O_2$ 流量，特定の呼吸補助装置の項目を不要とした。
**❺** 挿管(intubated)ARDS のみの重症度(軽症，中等症，重症)分類を残し，$SpO_2/FiO_2$ による分類を追加した。
**3** 新基準による診断の懸念事項
**❶** もともと多様な原因による多彩な病態であるが，HFNO が加わったことで，軽症例の幅が広がり，鑑別すべき疾患の多様性がさらに増すこと。
**❷** 資源が限定された地域での診断が可能となった反面，ARDS 診断名が濫用され，発症頻度などの疫学データに大きな影響が出ること。

### 緊急対応の判断基準

**1** 急性呼吸不全症例の鑑別として，ARDS の可能性を念頭におく。Berlin 定義を満たす 3,022 例中タイムリーな診断率は 34％に過ぎなかった(JAMA 315: 788-800, 2016)。
**2** ARDS の基準となる $PaO_2/FiO_2$ 比 300 mmHg 以下は，感染症であれば敗血症基準を満たすため，各種培養検査を行い，起炎病原体を予測した適切な抗菌薬の選択を行う。適切な抗菌薬の選択が予後を左右する(Eur Respir J 51: 1702215, 2018)。
**3** HFNO 管理下での診断例の場合，挿管人工呼吸への移行必要性を考慮する。$SpO_2/FiO_2/$呼吸数で示される ROX index は 1 つの指標になる(Am J Respir Crit Care Med 199: 1368-1376, 2019)。
**4** 膜型人工肺(ECMO)の適応が考慮される症例は，管理可能な高次専門医療機関への搬送を考慮する。

最重症 ARDS では早期 ECMO を考慮する必要がある（N Engl J Med 378: 1965-1975，2018）。

## 症候の診かた

❶呼吸困難，頻呼吸，頻脈，チアノーゼ，意識障害を呈することが多い。

❷理学所見：聴診上の crackles を認める。

❸胸部 X 線所見：両側性の陰影（必ずしもびまん性である必要はない）を認める。

❹ CT による評価を行い，両側性陰影であることを確認するとともに，腫瘍，無気肺，胸水などを除外する。

❺高分解能 CT（HRCT）は，急性呼吸不全をきたすさまざまな疾患の鑑別に有用である。

❻聴診所見，X 線所見に乏しい場合には，肺血栓塞栓症などの血管性病変を除外する必要がある。

❼起坐呼吸，聴診上の wheezes，頸静脈怒張，下腿浮腫などがあれば，心原性肺水腫を疑う。

❽病歴上に間質性肺炎・肺線維症の指摘がある場合には，間質性肺炎・肺線維症の急性増悪の可能性がある。

## 検査所見とその読みかた

❶原因病態の治療が最優先されるため，各種培養検査による感染巣の検索・同定を行う。

❷血液検査所見

  ❶白血球数，CRP などの炎症所見に加え，逸脱酵素である血清 LD の上昇を確認する。

  ❷肝障害，腎障害，凝固系異常のチェックを行う。

  ❸間質性肺炎の血清マーカーである KL-6 の上昇は，原因病態が間質性肺炎である可能性を示唆することがある。

❸胸部 HRCT 所見

  ❶びまん性肺胞傷害：両側肺野に広範な斑状のすりガラス陰影と背側の浸潤影に加え，内部に牽引性気管支拡張像（胸膜へ向かう気管支の先細りがなく，円柱状や数珠状の拡張を伴う気管支透亮像）。約 55% にみられる。

  ❷びまん性肺胞傷害以外のパターン：牽引性気管支拡張像を伴わない場合（約 15%）や区域性浸潤影のパターン（約 30%）もある（Sci Rep 11: 20051，2021）。

## 確定診断の決め手

❶ ARDS 病態の可能性を念頭におき，国際診断基準に沿うかどうか，酸素化障害の程度，画像上の両側性陰影の確認を行う。

❷臨床・画像所見を含めて総合的にほかの病態を鑑別する。

## 誤診しやすい疾患との鑑別ポイント

臨床所見に加え，HRCT 所見を基に，急性呼吸不全をきたす各病態の鑑別を行う。

❶心原性肺水腫：胸膜下がスペアされた肺門側優位の浸潤影・すりガラス陰影，右優位の胸水貯留，小葉間隔壁肥厚像がみられる。

❷間質性肺炎急性増悪：肺底部胸膜下の囊胞性病変の集簇（蜂巣肺）所見の存在が，唯一の鑑別点になることがある。

❸膠原病関連急速進行性間質性肺炎：皮膚筋炎，関節リウマチ，全身性エリテマトーデス（SLE）が併存症にあれば診断は容易であるが，初診例の場合は，皮膚症状（Gottron 徴候，mechanic hands など）の有無，抗 MDA-5 抗体などの自己抗体と合わせて診断する。皮膚筋炎では，両側上葉の斑状すりガラス陰影，下葉背側胸膜下の収縮した浸潤影を呈する。

❹肺胞出血：胸膜下がスペアされた浸潤影・すりガラス状陰影，病変の弱い領域の小葉中心性の濃度上昇域がみられる。

❺急性器質化肺炎：気管支血管束や胸膜下に収縮したすりガラス状陰影・浸潤影がみられる。

❻急性好酸球性肺炎（⇨ 930 頁）：小葉間隔壁肥厚像を伴う肺野の濃度上昇域がみられる。

❼薬剤性肺炎（⇨ 912 頁）：既往症の治療薬のなかで，薬剤性肺障害の報告の有無をチェックする。新たに開始された薬剤に限らず，長年服用中の薬剤であっても被疑薬となる。

## 確定診断がつかないとき試みること

臨床診断基準に沿った診断のため，確定診断がつかないことはないが，診断基準が広がったことで，安易に診断せずに，鑑別すべき病態を除外する。

## 合併症・続発症の診断

❶人工呼吸器関連肺炎

  ❶人工呼吸管理の遷延に関連があり，発熱の再現，痰の増加，X 線での新たな浸潤影の出現などの臨床像から疑うことが多いが，診断確度としては低い。

  ❷気管内吸引，気管支肺胞洗浄を行ったとしても，感度 71〜76%，特異度 68〜80% と報告されている（Intensive Care Med 46: 1170-1179，2020）。

❸ICU 死亡リスクを有意に増加させるという報告もある（Intensive Care Med 42: 871-878, 2016）。

**❷エアリーク**

❶突然の $SpO_2$ の低下とともに，聴診上の呼吸音の左右差が確認される。

❷X 線にて肺の虚脱を確認し，ドレナージを行う。

❸陽圧換気下にある場合には緊張性気胸へ移行し，血圧などのバイタルサインの悪化をきたすため，すみやかな対応を要する。

❹気胸の発症は，PEEP 値の高低に関連せず，肺実質の気腫や線維化嚢胞などの構造異常との関連がいわれている。死亡に関わる独立した因子にもなる（Intensive Care Med 30: 51-61, 2004）。

**❸播種性血管内凝固症候群（DIC）**

❶凝固線溶系の異常による DIC は，ARDS 診断時に認められる場合も少なくない。

❷COVID-19 パンデミック以前には，欧米では ARDS に合併する DIC への治療介入の認識が乏しかったが，COVID-19 が致死的な凝固異常をきたすことが判明し，病態の見直しが行われている。

❸わが国の救急医学会が提唱した急性期 DIC スコアは，ARDS の独立した予後因子となりうる報告（Sci Rep 11: 20051, 2021 他数編）がある。

**❹多臓器不全**

❶ARDS 診断時にすでに多臓器不全を呈し，多臓器不全の一臓器不全として ARDS が認められる場合と，ARDS から多臓器不全への進行がみられる場合がある。

❷人工呼吸管理の遷延による人工呼吸器関連肺炎，人工呼吸器関連肺損傷，エアリークなどにより，全身性炎症反応症候群が増悪し，多臓器不全をきたす。

❸DIC が多臓器不全に関与している場合も多く，定期的な血液検査から，腎障害や肝障害の進行などをチェックする。

## 予後判定の基準

予後不良因子は以下の通り。

❶宿主要因。

❷年齢（70 歳以上），肝硬変，基礎疾患の予後（McCabe スコア）。

❸発症要因。

❹敗血症，直接肺損傷。

❺重症度要因。

❻APACHE Ⅱ スコア（全身状態の重症度）。

❼SOFA スコア（多臓器不全の程度）。

❽$PaO_2/FIO_2$ 比。

❾右心負荷の存在（肺高血圧症の合併）。

❿急性期 DIC スコア。

⓫HRCT スコア（肺線維増殖性病変の広がり）。

## 経過観察のための検査・処置

❶白血球数，CRP などの炎症所見に加え，逸脱酵素である血清 LD の推移を確認する。

❷間質性肺炎の血清マーカーである KL-6 の経時的上昇は線維化進行を疑う。

❸胸部 X 線上の肺野の透過性の改善だけでなく，気管支透亮像の見え方，肺容積の減少の有無を評価する。また，縦隔線，横隔膜ライン，下行大動脈ラインなど，本来見えるべきラインの不鮮明化の有無もチェックする（無気肺，胸水，人工呼吸器関連肺炎などの合併の評価）。

## 治療法ワンポイント・メモ

❶「ARDS 診療ガイドライン 2021」における推奨

❶肺保護的人工呼吸管理

- 1 回換気量制限 4〜8 mL/kg 予測体重（強い推奨）。
- プラトー圧制限（30 $cmH_2O$ 以下）（条件付き推奨）。
- PEEP 高めの設定による虚脱予防（中等症・重症）（条件付き推奨）。

❷腹臥位療法：重症例への 12 時間以上の長時間施行（条件付き推奨）。

❸ECMO：最重症例への専門医療機関での早期導入（条件付き推奨）。

❹ステロイド

- 低用量（強い推奨）。
- 高用量（使用しないことを条件付き推奨）。

## さらに知っておくと役立つこと

　原因病態の多様性にかかわらず，臨床経過や予後の異なる，いくつかの臨床病型（フェノタイプ）に分けられることがわかってきており，これらのタイプの違いによる治療介入が今後変わっていく可能性がある。

## 専門医へのコンサルト

❶急性腎障害（AKI）の合併に対して，腎代替療法の適応を相談する。

❷敗血症性心筋障害やたこつぼ心筋症から心不全を

合併する場合があり，専門医と管理について相談する。

❸最重症例への ECMO の早期導入のために，専門医療機関への適応の相談を行う。

---

# 特発性肺線維症（IPF）
## Idiopathic Pulmonary Fibrosis

須田 隆文　浜松医科大学・理事・副学長

頻度 **ときどきみる**

GL ・特発性間質性肺炎 診断と治療の手引き 2022（改訂第 4 版）
　・特発性肺線維症の治療ガイドライン 2023（改訂第 2 版）

## 診断のポイント

❶ 60 歳以上，男性，喫煙者。
❷乾性咳嗽，労作時呼吸困難（慢性経過）。
❸肺底部の捻髪音（fine crackles），ばち指。
❹画像上（高分解能 CT，HRCT）の通常型間質性肺炎（UIP：usual interstitial pneumonia）パターン：胸膜下，下肺優位の網状影，牽引性気管支拡張，蜂巣肺（図 1）。
❺組織上（外科的肺生検）の UIP パターン（図 2）：小葉辺縁優位の線維化病変，線維芽細胞巣（fibroblastic focus），蜂巣肺。
❻ IPF 以外の特発性間質性肺炎（IIPs：idiopathic interstitial pneumonias）や，膠原病性間質性肺炎，その他の原因の明らかな間質性肺炎の除外。

## 緊急対応の判断基準

❶急性増悪：IPF は基本的には慢性に緩徐に進行するが，経過中，両肺にびまん性の新たなすりガラス陰影や浸潤影が出現し，急速な呼吸不全に至る「急性増悪」を発症する（図 3）。急性増悪は致死的な病態であり，直ちに専門施設に入院のうえ，ステロイド薬のパルス療法など強力な治療が必要となる。
❷その他の緊急対応を要する病態としては，肺感染症，心不全，気胸，肺血栓塞栓症などがある。

## 症候の診かた

❶乾性咳嗽と呼吸困難：呼吸困難は労作時にみられることが多く，症状は緩徐に進行する。
❷ばち指：IPF 患者の 30〜60％でみられる。

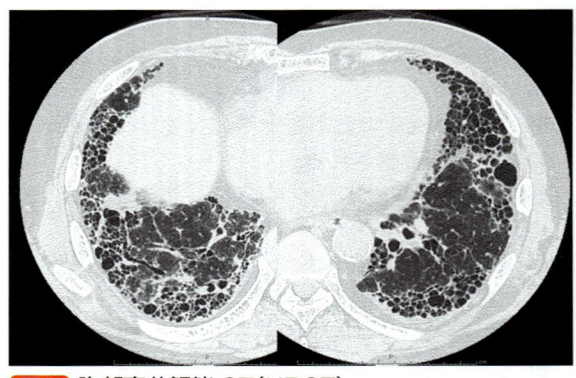

**図1** 胸部高分解能 CT（HRCT）
胸膜下優位の網状影と蜂巣肺を認める。

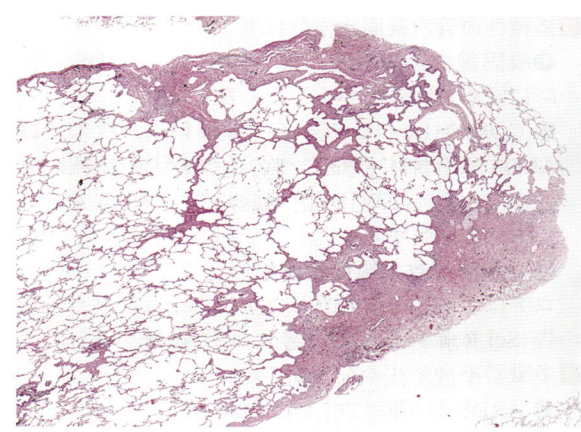

**図2** 外科的肺生検標本の病理像（HE 染色）
小葉辺縁部の斑状の線維化病変を認める。

❸捻髪音：両側の肺底部で聴取される。IPF 患者の 90％前後で認められる。早期の IPF 患者でも聴取され，本症の診察所見としてはきわめて重要である。
❹膠原病に合併した間質性肺炎との鑑別のために，皮疹や関節所見などの膠原病を疑う所見の有無の確認も重要である。

## 検査所見とその読みかた

❶血液検査：間質性肺炎の血清マーカーである KL-6 や，SP-D，SP-A が上昇する。これらの値は，診断のみならず，活動性や治療評価などの指標としても有用である。
❷胸部画像検査
　❶胸部 X 線写真：下肺野末梢優位のびまん性網状影がみられ，横隔膜挙上などの肺の容積減少を示唆する所見を伴う。進行例では蜂巣肺を反映し

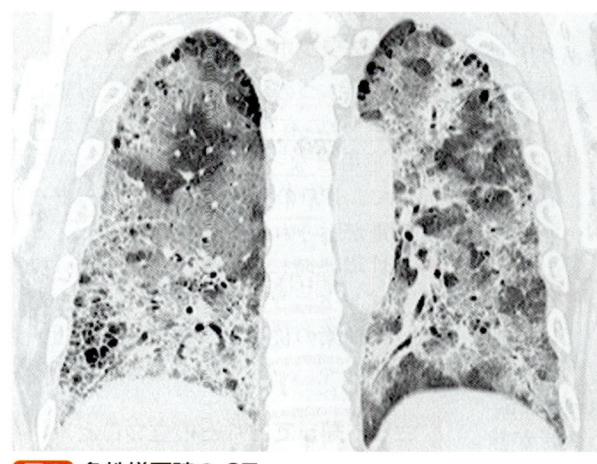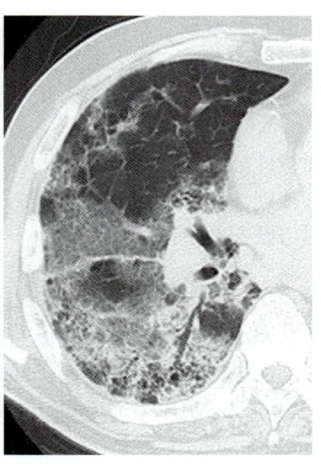

**図3　急性増悪時の CT**
網状影や蜂巣肺を背景にびまん性のすりガラス陰影〜浸潤影が広がる。

て，輪状影を認める。

❷胸部 HRCT：下肺野，胸膜下優位の網状影を認め，牽引性気管支拡張，蜂巣肺などの画像的な UIP パターンを示す。

❸呼吸機能検査：拘束性換気障害（肺活量および全肺気量の減少）と肺拡散能（DLco）の低下を認める。拘束性換気障害の程度に比べ DLco が低い場合は，気腫合併肺線維症や肺高血圧の合併を疑う。

❹動脈血ガス分析：進行例では安静時の低酸素血症を認める。

❺気管支鏡検査

　❶経気管支的肺生検（TBLB）：採取検体が小さいため，IPF の病理学的特徴である UIP パターンの診断はできないが，感染症や悪性腫瘍，肉芽腫性疾患の除外診断の目的で施行される。

　❷気管支肺胞洗浄検査（BAL）：IPF における診断的価値は乏しいが，感染症やその他の間質性肺炎との鑑別のために実施される。

　❸経気管支的クライオ肺生検（TBLC）：TBLB より大きな検体が採取できるため，クライオ肺生検の診断に習熟した病理医によって UIP パターンの診断はある程度可能とされる。

❻外科的肺生検：胸腔鏡下肺生検（VATS）が施行されることが多い。IPF では組織学的な UIP パターンを呈し，肺の小葉辺縁部優位に分布する肺の構造変化を伴う線維化病変がみられる。さらに線維芽細胞巣や顕微鏡的蜂巣肺を認める。ただ，外科的肺生検は侵襲が大きい検査法であり，また急性増悪の発症のリスクも伴うことから，その適応は患者への十分

なインフォームドコンセントのうえで慎重に決定すべきである。

❼6 分間歩行試験：安静時の PaO₂ や SpO₂ が正常でも，6 分間歩行試験で最低 SpO₂ が低下することが少なくなく，わが国の重症度分類にも用いられる指標の 1 つである。

## 確定診断の決め手

❶原因が特定できる間質性肺炎（膠原病性間質性肺炎や薬剤性間質性肺炎など）の除外。

❷ HRCT 上，前述した画像的な UIP パターンを示す。

❸ HRCT 所見が典型的な UIP パターンを示さない場合は，外科的肺生検を実施し，組織学的な UIP パターンを確認する。

## 誤診しやすい疾患との鑑別ポイント

❶ IPF 以外の特発性間質性肺炎（IIPs）：IIPs には IPF 以外に 8 疾患が含まれており，特に慢性の経過を示す特発性非特異性間質性肺炎（iNSIP）（⇨ 906 頁）や分類不能 IIPs などが鑑別として重要である。HRCT 所見で UIP パターンを示さない場合は，外科的肺生検などの組織学的な検討が必要となる。

❷膠原病性間質性肺炎：膠原病を疑う皮疹や関節症状などの臨床所見をチェックし，必要であれば各種自己抗体を測定する。間質性肺炎が先行し，後に膠原病を発症する場合もある。

❸線維性過敏性肺炎（FHP：fibrotic hypersensitivity pneumonitis）：線維化に至る慢性経過を示す FHP

は，臨床的に IPF と類似した所見を呈する。鳥飼病などが鑑別診断にあがる疾患として重要であり，鳥の飼育など過敏性肺炎の原因となる環境歴を詳細に聴取する。

**4** その他の間質性肺炎：石綿肺などのじん肺，薬剤性肺炎なども鑑別診断にあがる疾患であり，粉塵吸入歴，薬剤服用歴などを確認する。

## 確定診断がつかないとき試みること

　IPF を含むびまん性肺疾患の診断においては，呼吸器専門医，胸部専門の放射線科医，肺専門の病理医の 3 者が合議する MDD（multidisciplinary discussion）診断が gold standard とされている。診断が難しい場合は，MDD 診断の実施を考慮する。

## 合併症・続発症の診断

**1** 肺癌：IPF 患者は肺癌を合併する頻度が高いため，胸部 X 線に加え，定期的な胸部 CT の実施が勧められる。

**2** 肺高血圧・右心不全：NT-proBNP の測定や心臓超音波検査が有用である。確定診断には右心カテーテル検査を行う。

**3** 気胸：胸痛，呼吸困難の増悪などがみられた場合は，胸部 X 線撮影を行う。

**4** 肺気腫：気腫を合併する間質性肺炎は気腫合併肺線維症とよばれ，IPF 単独の場合より肺高血圧や肺癌の合併が多い。

**5** 感染症：アスペルギルスや非結核性抗酸菌などによる感染症を合併することがある。

## 予後判定の基準

　診断時の低肺機能（努力性肺活量や肺拡散能の低下），胸部 CT 上の蜂巣肺の広がり，肺高血圧の合併などが予後不良因子である。また国際的には，性別（Gender），年齢（Age），生理検査（Physiology：努力性肺活量と肺拡散能）の結果を点数化した GAP モデルが，本症の予後予測スコアとして広く用いられている（Ann Intern Med 156: 684-691, 2012）。

## 経過観察のための検査・処置

**1** 無症状例でも，疾患進行を評価するために定期的な経過観察（胸部 X 線，胸部 CT，呼吸機能検査などを含む）が必要である。

**2** 有症状例では，前述の予後因子や疾患進行を評価したうえで，治療導入を検討する。

## 治療法ワンポイント・メモ

**1** 現在，2 つの抗線維化薬（ピルフェニドンとニンテダニブ）の有用性が証明されており，わが国でも保険適用となっている。この 2 剤の有効性はほぼ同等で，IPF の疾患進行のスピードを半分程度にする効果が示されている。

**2** 急性増悪時には，高用量のステロイド薬投与（メチルプレドニゾロンのパルス療法）が行われるが，免疫抑制薬の併用については，最近，否定的な意見が多い。

## さらに知っておくと役立つこと

**1** IPF は特発性間質性肺炎のなかの 1 つの疾患として，国の指定難病となっている。重症度を満たす患者（重症度Ⅲ度とⅣ度）は公費助成の対象となる。したがって診断確定後は，臨床個人調査票を作成し，登録を行うことが勧められる。

**2** 重症度Ⅰ度やⅡ度の軽症例でも，抗線維化薬を投与する場合は，軽症高額制度が利用できる。

## 専門医へのコンサルト

　IPF を疑った場合，確定診断や治療導入の検討を行うために，基本的には専門医へコンサルトを行う。

---

# 非特異性間質性肺炎
## Nonspecific Interstitial Pneumonia (NSIP)

**齋藤 充史**　札幌医科大学講師・呼吸器・アレルギー内科学

（頻度）**ときどきみる**

GL　特発性間質性肺炎 診断と治療の手引き 2022（改訂第 4 版）

## 診断のポイント

**1** 慢性〜亜急性に進行する咳嗽，労作時呼吸困難。

**2** ほかの特発性間質性肺炎（IIPs：idiopathic interstitial pneumonias），膠原病肺，過敏性肺炎など，鑑別診断にあがる疾患の除外。

**3** 組織学的に比較的均一でびまん性分布を特徴とする NSIP パターンの確認。

## 症候の診かた

**1** 臨床的特徴は，慢性〜亜急性に進行する咳嗽，労作時呼吸困難である。

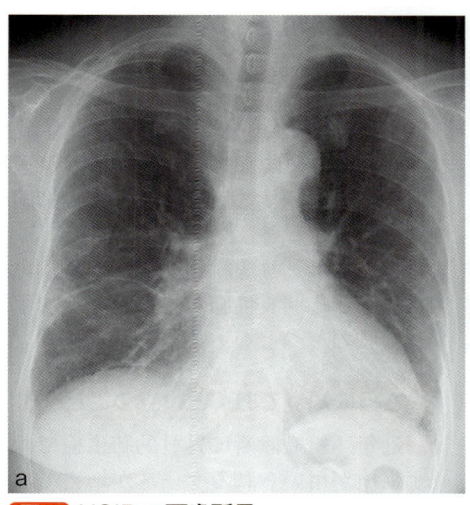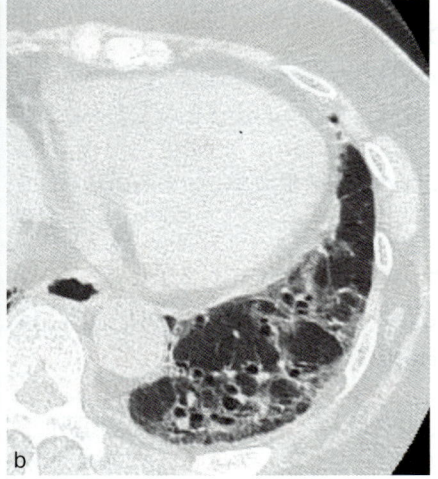

**図1** NSIP の画像所見

胸部 X 線写真（a）では，両側下肺野に線状網状影と透過性低下を認め，胸部 HRCT（b）では，両側下肺野主体に牽引性気管視拡張を伴ったすりガラス影と気管支血管束に沿った濃度上昇を認める。

2 全身症状はまれで，微熱や倦怠感を認めることがある。

3 関節痛，Raynaud 現象，皮疹，筋肉痛などの膠原病関連の症状を呈することも少なくない。

### 検査所見とその読みかた

1 身体所見：多くの症例で fine crackles を聴取する。膠原病の症状を確認するために，入念な身体診察が望ましい。判断に迷う場合は，膠原病内科へのコンサルトも検討する。

2 血液検査所見：LDH や KL-6・SP-D 値は病勢推移のマーカーとして有用であるが，疾患特異性はない。抗核抗体など膠原病関連の血清スクリーニング検査は必須である。

3 呼吸機能検査所見：肺活量や全肺気量，肺拡散能 DLco が低下し，拘束性換気障害と拡散障害の所見を呈する。

4 画像所見：胸部 X 線像では両側下肺野優位のすりガラス影と細かい網状影がみられる。高分解能 CT（HRCT）では，両側下肺野背側末梢優位のすりガラス影と網状影，牽引性気管支拡張像が連続的に均質に広がる。すりガラス影と網状影は混在することが多く，その程度はさまざまである。蜂巣肺を認める例は 5〜30％と低く，範囲も限られる（図1）。

5 気管支肺胞洗浄（BAL）：総細胞数の増加，細胞分画ではリンパ球比率の上昇（平均 30〜60％）を認める。軽度の好中球・好酸球比率の増加もみられ，

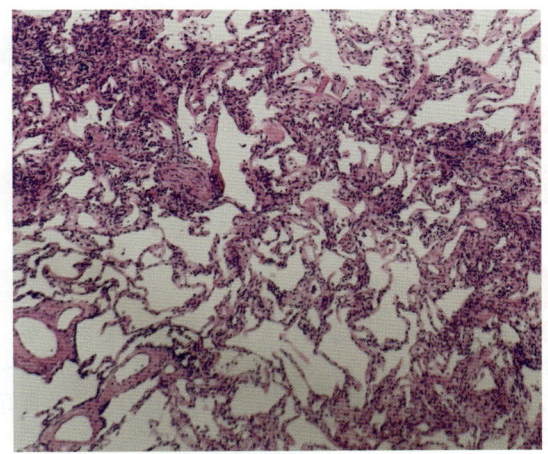

**図2** cNSIP の組織像

クライオ生検標本（HE 染色）。気管支粘膜や肺胞中核に軽度のリンパ球浸潤がみられ，所々に壁在型の線維化も認められる。

CD4/8 比は低値となることが多い。

6 病理学的所見：病変は胸膜側から内側にかけて比較的均一，びまん性に分布し，小葉内でもびまん性の広がりを示す肺胞壁のリンパ球主体の炎症細胞浸潤，もしくは線維化が特徴である。肺の基本構造は比較的保たれ，病変は比較的一様で時相もそろっている。症例により細胞浸潤型（cNSIP：cellular NSIP）と線維化型（fNSIP：fibrotic NSIP）に分類されるが，fNSIP が多く予後も不良とされる（図2）。

907

### 確定診断の決め手

❶臨床・画像所見で特異的所見はない。

❷ほかの肺の線維化を伴う各疾患との鑑別が必要である。

❸確定診断には外科的肺生検などによる組織診断が必須である。

### 誤診しやすい疾患との鑑別ポイント

　ほかの IIPs〔特に特発性肺線維症（IPF：idiopathic pulmonary fibrosis）（⇨904 頁），特発性器質化肺炎（⇨908 頁）〕，過敏性肺炎（⇨916 頁），好酸球性肺炎（⇨930 頁，931 頁），薬剤性肺炎（⇨912 頁），放射線肺炎（⇨914 頁），ウイルス性肺炎（⇨869 頁）などとの鑑別が重要である。

### 確定診断がつかないとき試みること

❶本疾患の診断には，呼吸器専門医，放射線専門医，病理専門医による MDD（multidisciplinary discussion）診断が重要である。

❷進行性の症例で外科的肺生検が行えない場合に診断的治療を行う場合もある。

❸軽症で症状に乏しい場合は経過観察を行う。

### 合併症・続発症の診断

　膠原病や肺高血圧症の発症に留意する。

### 予後判定の基準

❶一般的に IPF と比較して予後は良好であるが，fNSIP は予後不良なことも多く，5 年生存率が 74〜82.3％との報告がある。一方で cNSIP の予後は良好である。

❷NSIP における予後予測因子は不明だが，組織学的な細分類（cNSIP/fNSIP），年齢，6 分間歩行試験の desaturation などが予後と関連する。特に努力性肺活量（FVC：forced vital capacity）の推移は予後規定因子として有用な指標である（一般的な臨床試験では年 5％以上の低下は進行性の病態と評価される）。

### 経過観察のための検査・処置

❶1〜3 か月ごとに胸部 X 線，6〜12 か月ごとに HRCT・呼吸機能検査・血液ガス分析・6 分間歩行試験などを施行し評価する。受診時は自覚症状の変化に留意する。

❷KL-6，SP-D などの血清マーカーの推移も病状の把握に有用である。

### 治療法ワンポイント・メモ

❶cNSIP にはステロイド単独治療が選択される。一方，fNSIP にもステロイド治療が選択されるが再増悪を繰り返すことがあり，免疫抑制薬との併用も検討される。

❷近年では，抗線維化薬（ニンテダニブ）が進行性線維化を伴う間質性肺疾患に適応追加承認され，治療選択肢の 1 つとなっている。

### さらに知っておくと役立つこと

❶近年，組織診断に外科的肺生検ではなく，クライオ生検が用いられるケースが増えており，間質性肺疾患診断率は 70〜80％とされている（図 2）。

❷本疾患は国の指定難病の対象である。

### 専門医へのコンサルト

　NSIP の診断は専門医でも難しく，臨床的に本疾患を疑った際は呼吸器専門医へコンサルトが望ましい。

# 特発性器質化肺炎
Cryptogenic Organizing Pneumonia (COP)

**榎本 達治**　大船中央病院・呼吸器病センター長（神奈川）

**頻度**　あまりみない

**GL**　特発性間質性肺炎 診断と治療の手引き 2022（改訂第 4 版）

### 診断のポイント

❶急性から亜急性の乾性咳嗽，息切れ，発熱。

❷聴診上吸気時に crackles を聴取。

❸胸部 X 線写真で両側性ないし一側性の浸潤影で，通常は斑状分布や気管支血管束に沿った分布。

❹赤沈亢進，血清 CRP 上昇，プロカルシトニン正常。

❺抗菌薬無効の市中肺炎であることが診断の契機となることが多い。

### 症候の診かた

❶症状は急性から亜急性で持続性乾性咳嗽，息切れ，発熱，倦怠感を認めることが多い。体重減少，悪寒，間欠熱，筋肉痛を伴うこともある。ばち指は通常認められない。

5

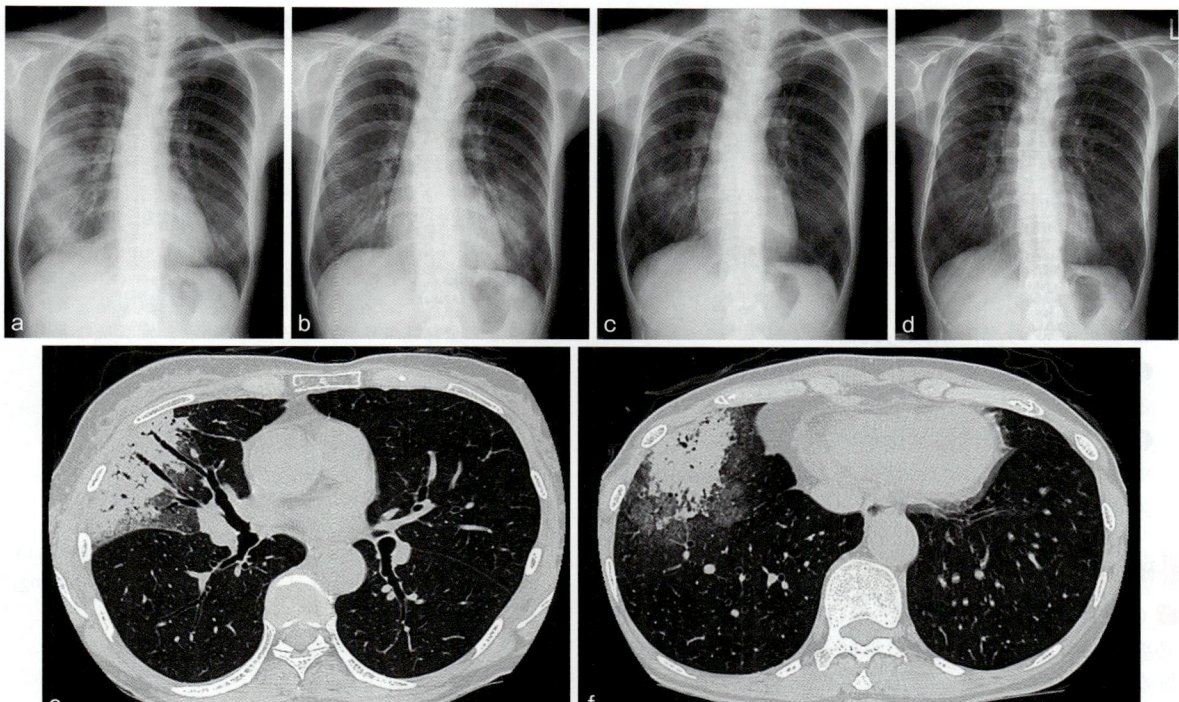

**図1** 62歳女性の画像所見

a：初診時の胸部X線写真．右中下肺野にすりガラス陰影から浸潤影を認める．
b，c，d：胸部X線写真の経過．初診時には右中下肺に認められた浸潤影が左下肺→右下肺→右中肺と移動していることがわかる．
e：初診時のHRCT．気管支血管周囲から胸膜直下に広がるすりガラス陰影と浸潤影を認める．気管支透亮像を伴っている．
f：初診時のHRCT．一部は腫瘤状を呈し周囲にすりガラス陰影を伴っている．

**2**これらの臨床症状は市中肺炎と酷似しているため，抗菌薬治療が行われたものの反応不良の肺炎のなかに発見されることが多い．

**3**胸部聴診上吸気時にcracklesを聴取する．

### 検査所見とその読みかた

**1**スクリーニング検査：特異的なものはなく，赤沈の亢進，血清CRPの上昇，末梢血白血球の増加を認めることが多い．通常，間質性肺炎マーカー（KL-6，SP-Dなど）は，正常か軽度上昇である．プロカルシトニンは正常である．

**2**呼吸機能検査：拘束性換気障害や拡散障害を示すが，正常なことも多い．

**3**胸部X線検査（**図1a～d**）：両側性ないし一側性の浸潤影を呈し，通常は斑状分布や気管支血管に沿った分布を呈する．約3分の1の症例において陰影は移動する．

**4**胸部CT所見（**図1e，f**）

**❶**中下肺野優位に両側性ないし一側性でしばしば胸膜直下ないし気管支血管周囲に強く分布する斑状の気管支透亮像を伴う浸潤影が典型的であり，浸潤影に接するすりガラス陰影も多くみられる．

**❷**隣接する正常領域との境界は病変側に凹であり，容積減少がみられる．

**❸**約20％の症例では，中心部のすりガラス陰影をリング状に取り囲むように周囲に高吸収域を示す"reversed halo sign"が認められる．

**❹**胸水もまれながら認められることがある．結節がCOPの25～50％の症例に認められ，個々の病変は辺縁不整で時に内部に気管支透亮像，周囲にスピキュラを伴うなど，原発性肺癌との鑑別が問題となる．

**❺**気管支肺胞洗浄（BAL：bronchoalveolar lavage）液所見：総細胞数の増加とリンパ球比率の上昇（25％以上）を認める．CD4/CD8比は低下（0.9未満）す

る。好中球や好酸球の比率も軽度に増加することがある。

**❻病理組織所見**

　**❶**病変の分布は複数の小葉にわたって斑状で，正常肺との境界は比較的明瞭である。

　**❷**病変の時相は均一で，小葉中心部の末梢気腔にポリープ型の腔内線維化を認める。

　**❸**周囲の肺胞壁に軽度から中等度のリンパ球・形質細胞の浸潤がみられ，肺胞腔内には泡沫状マクロファージの滲出がみられる。

　**❹**病変部においても既存の肺胞骨格は保たれている。

　**❺**ポリープ型腔内器質化巣の終末像とも考えられているコラーゲンの球状構造（collagen globule）がみられることもある。

## 確定診断の決め手

**❶**COP の確定診断は組織診断であり外科的生検が必要であるが，本疾患は自然軽快もあり得る予後良好な疾患であることから，実際に外科的生検が行われることは少ない。

**❷**経気管支的肺生検（TBLB：transbronchial lung biopsy）でもポリープ型の腔内線維化巣など器質化肺炎（OP）パターンの所見が得られることがある。

**❸**臨床経過，画像所見，BAL でリンパ球比率の上昇，CD4/CD8 比の低下，さらに抗菌薬に反応不良の肺炎，移動する浸潤影などから総合的に臨床診断することが多い。

## 誤診しやすい疾患との鑑別ポイント

**❶二次性器質化肺炎**（SOP：secondary organizing pneumonia）：COP と診断する前に原因が特定できる器質化肺炎（SOP），特に感染症，薬剤性，膠原病，有害物質の吸入など（**表1**）の可能性がないか，問診，身体所見，検査所見で確認することが大切である。

**❷細菌性肺炎**：初期には症状や身体所見は酷似している。末梢血白血球数の上昇と左方移動，プロカルシトニンの上昇や病変が区域性分布で陰影の辺縁が凸になるなどの点が，COP との鑑別となる。

**❸慢性好酸球性肺炎**（CEP：chronic eosinophilic pneumonia）（⇨931 頁）：画像所見から COP と CEP の鑑別は困難とされている。気管支喘息の併存，BAL で好酸球比率の上昇が鑑別点となる。

**❹浸潤性粘液腺癌**（従来の細気管支肺胞上皮癌），**悪性リンパ腫**：COP と似た肺浸潤影を呈することが知られている。生検することなく COP と臨床診断

**表1　二次性器質化肺炎の原因**

1. 感染症
   一般細菌，抗酸菌，寄生虫，真菌，ウイルス（SARS-CoV-2 含む）
2. 薬剤性
   抗悪性腫瘍薬（細胞障害性抗癌薬，分子標的治療薬，免疫チェックポイント阻害薬），抗不整脈薬（アミオダロン，β遮断薬など），抗けいれん薬，抗菌薬，抗リウマチ薬（メトトレキサートなど）など
3. 膠原病およびその類縁疾患
   関節リウマチ，Sjögren 症候群，皮膚筋炎/多発筋炎，強皮症，全身性エリテマトーデス（SLE），血管炎など
4. 血液悪性疾患
   悪例リンパ腫，白血病など
5. 臓器移植
   骨髄移植，肺移植，肝移植など
6. 放射線性
   乳癌に対する全乳房照射，肺癌に対する照射など
7. 有害物質の吸入
   コカイン吸入，硫化水素，産業ガス，電子タバコあるいは加熱式タバコの吸入（EVALI：e-cigarette, or vaping, product use associated lung injury）など
8. 胃内容物の誤嚥
9. 炎症性腸疾患
   Crohn 病，潰瘍性大腸炎
10. 先天性免疫不全症候群
11. ほかの肺疾患の周辺反応
    肺膿瘍，肺胞出血，肺腫瘍，気道閉塞など

してステロイド療法を開始したものの，反応性が悪いなどの場合には組織診断が必要である。

## 確定診断がつかないとき試みること

　診断的治療目的でステロイド療法を行う。通常，3 日以内に改善傾向がみられる。2 週間しても改善傾向がみられない場合は，他疾患を疑い外科的生検を含めた組織診断を試みる。

## 治療法ワンポイント・メモ

**❶**自然軽快することもあるがまれであり，多くの場合はステロイド療法が必要となる。

**❷**明らかなエビデンスはないものの，プレドニゾロン 0.5〜1 mg/kg を 2〜4 週間投与後に，約 2 週間ごとに 5 mg を目安に漸減するのが一般的な治療である。

**❸**呼吸不全を呈する場合はステロイドパルス療法を行ってもよい。

**❹**約 30％の症例でステロイド漸減中ないし中止後に再燃する。

## さらに知っておくと役立つこと

bronchiolitis obliterans organizing pneumonia（BOOP）とよばれていた疾患と同じ疾患である。

# 膠原病肺

Interstitial Lung Disease-associated with Connective Tissue Disease

**宮本 篤**　虎の門病院・呼吸器センター内科医長（東京）

（頻度）強皮症では 47%，全身性エリテマトーデス（SLE）では 6% と報告され，基礎疾患となる膠原病により差がある。

GL　膠原病に伴う間質性肺疾患 診断・治療指針 2020

## 診断のポイント

さまざまな膠原病に合併する肺疾患で各膠原病に固有のもの。

❶膠原病の確定診断があること。

❷膠原病固有に認められる病変には間質性肺病変，細気道病変，胸膜病変，肺高血圧，肺胞出血がある（表 1）。疾患により合併頻度が異なる。特に間質性肺炎は特発性間質性肺炎の組織分類に基づき分類される。

❸ HRCT で上記❷（表 1）の所見の有無を確認。

❹息切れ，咳，喀痰などの自覚症状。無症状もある。

## 緊急対応の判断基準

❶急な体動時呼吸困難，血痰，発熱は，膠原病肺のなかでも急性疾患を考慮する。

❷抗 MDA-5 抗体陽性急性間質性肺炎や SLE/血管炎に合併するびまん性肺胞出血，関節リウマチや強皮症など慢性間質性肺炎の急性増悪のように，専門病院での救急処置を要する病態である。

## 症候の診かた

❶異常呼吸音：間質性肺炎合併例では fine crackles を，気道病変合併例では wheeze，squawk を聴取する。

❷体動時に出現し，安静で回復する呼吸困難がある。

## 検査所見とその読みかた

❶ HRCT

❶慢性間質性肺炎：肺容積の減少，牽引性細気管支拡張，蜂巣肺。

❷急性間質性肺炎：非区域性すりガラス陰影～コンソリデーション。

❸気道病変：小葉中心性粒状病変，気管支拡張，気道壁肥厚，air trapping など。

❹胸膜炎：胸水貯留。

❺肺高血圧：肺動脈基部の拡張。

❷肺機能検査

❶間質性肺炎では拘束性換気障害，気道病変では閉塞性換気障害がみられる。これらの混在の程度により混合性換気障害がみられる。

❷肺活量低下に加え，肺気腫や肺高血圧を合併すると拡散能力の低下がみられる。

❸血液検査：間質性肺炎の指標に KL-6，SP-D がある。

## 確定診断の決め手

膠原病の確定診断のもと，感染症などの肺合併症を否定し，表 1 に矛盾しない HRCT 所見を呈する。

## 誤診しやすい疾患との鑑別ポイント

❶慢性経過

❶特発性間質性肺炎（慢性型）：膠原病をはじめとする原因がないことを臨床的に確認する。

❷過敏性肺炎（⇨916 頁）：吸入抗原の有無，生活背景などを考慮し判断する。

❷急性/亜急性経過

❶薬剤性肺炎（⇨912 頁）：被疑薬の有無を確認する。

❷特発性間質性肺炎（急性/亜急性型）：臨床的に原因を否定する。

❸サイトメガロウイルス肺炎（⇨1249 頁）やニューモシスチス肺炎（⇨870 頁）などの日和見感染症：免疫抑制宿主であるかどうかを臨床的に判断する。必要であれば気管支鏡を行う。

❹肺うっ血：心機能を臨床的に評価する。

❺肺塞栓・肺梗塞（⇨838 頁）

❻過敏性肺炎：吸入抗原の有無，生活背景などを考慮し判断する。

❸慢性例における急性悪化

❶慢性間質性肺炎の急性増悪：画像診断上慢性経過を示す線維化所見にすりガラス陰影の新規出現

**表1** 膠原病固有に認められる病変と頻度

| | 間質性肺病変 | | 細気道病変 | 胸膜病変 | 肺高血圧 | 肺胞出血 |
|---|---|---|---|---|---|---|
| 全身性強皮症(SSc) | 44〜50% | ＋＋＋ | － | － | ＋＋＋ | － |
| 関節リウマチ(RA) | 7〜15% | ＋＋ | ＋＋ | ＋＋ | ＋ | － |
| 特発性炎症性筋疾患(IIM) | 33〜50% | ＋＋＋ | － | － | ＋ | － |
| Sjögren 症候群(SjS) | 12〜21% | ＋＋ | ＋＋ | ＋ | ＋ | － |
| 全身性エリテマトーデス(SLE) | 3〜10% | ＋ | ＋ | ＋＋＋ | ＋ | ＋＋ |
| 混合性結合組織病(MCTD) | 39〜72% | ＋＋ | ＋ | ＋ | ＋＋ | － |

SSc：systemic sclerosis, RA：rheumatoid arthritis, IIM：idiopathic inflammatory myositis, SjS：Sjögren syndrome, SLE：systemic lupus erythematosus, MCTD：mixed connective tissue disease
－〜＋＋＋：疾患間での相対頻度[1]。
数値は systematic review で集積された症例に対する間質性肺炎の合併率(95%信頼区間)[2]。
〔1)Fischer, et al：Interstitial lung disease in connective tissue disorders. Lancet 380(9842)：689-698, 2012, 2)Joy GM, et al：Prevalence, imaging patterns and risk factors of interstitial lung disease in connective tissue disease：a systematic review and meta-analysis. Eur Respir Rev 32(167)：220210, 2023 より〕

と臨床的に呼吸困難の悪化で疑う。

## 確定診断がつかないとき試みること

❶原則, 重症度にかかわらず専門施設での確定診断が望ましい。
❷気管支鏡検査(気管支肺胞洗浄±クライオ生検), 6 分間歩行試験, 動脈血ガス分析, 外科的肺生検。

## 合併症・続発症の診断

❶気道病変合併例では H. influenzae や P. pneumoniae などの慢性下気道感染症を伴うことがある。
❷関節リウマチでは非結核性抗酸菌症が合併しやい。
❸肺アスペルギルス症や肺結核にも注意が必要。

## 予後判定の基準

　一般的に以下は予後不良。
❶慢性線維化性間質性肺炎における, 進行例病態(PF-ILD/PPF：progressive fibrosing interstitial lung disease/progressive pulmonary fibrosis)。
❷HRCT で UIP(usual interstitial pneumonia)または PPFE(pleuroparenchymal fibroelastosis)パターンの場合は, その他の慢性間質性肺炎のパターンに比べて予後不良。
❸慢性線維化性間質性肺炎の急性増悪。
❹急性型間質性肺炎でびまん性肺胞傷害。
❺特発性炎症性筋疾患(IIM)のうち, 抗 MDA-5 抗体陽性の急性間質性肺炎。

## 経過観察のための検査・処置

❶肺機能障害や自覚症状があるときには治療を開始する。
❷安定例, 無症状例, 肺機能正常例では, 症状の確認, 肺機能検査, HRCT を定期的に実施する。

## 治療法ワンポイント・メモ

　間質性肺炎, 気道病変などの病態別に, 原疾患である膠原病治療を考慮し, 肺病変の進行を抑制しうる治療を選択する。

## 専門医へのコンサルト

　膠原病肺を疑ったら専門施設へ相談する。

# 薬剤性肺障害
## Drug-induced Lung Injury

杉野 圭史　坪井病院・院長(福島)

**頻度** よくみる
**GL** 薬剤性肺障害の診断・治療の手引き 2018(第2版)

## 診断のポイント

❶新たな薬剤を内服後に, 呼吸器症状(発熱, 咳嗽, 呼吸困難), 皮疹に加えて, 新たな肺病変が出現した場合, 薬剤性肺障害を疑う。
❷薬剤性肺障害は, 原因薬剤によりさまざまな臨床病型があり, 多彩な病態を呈する。
❸同じ薬剤においてもさまざまな病型が生じうる。
❹発症機序として, 細胞障害性(肺胞・気道上皮細胞,

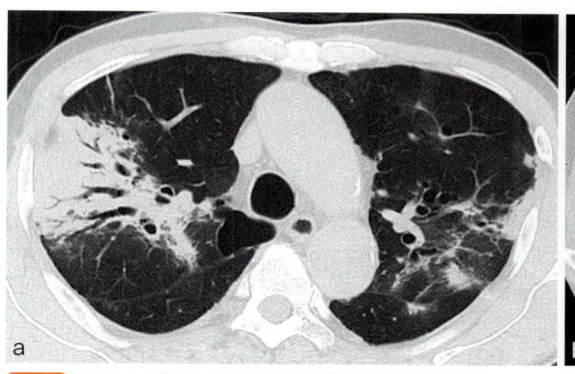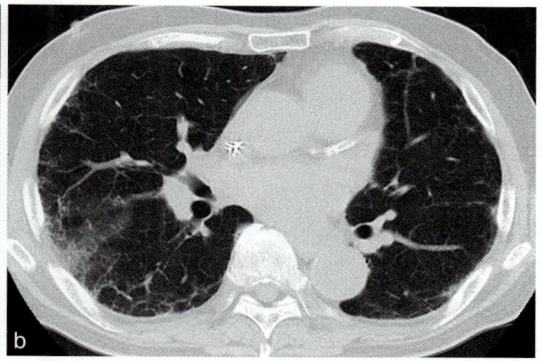

**図1 アミオダロン肺障害の胸部 HRCT 所見**

a：器質化肺炎パターン。両側上葉を中心に斑状の consolidation を散見。
b：急性好酸球肺炎パターン。両側の胸膜下優位にすりガラス陰影と不規則な線状病変を認める。

血管内皮細胞に対する直接障害)とアレルギー性(免疫系細胞の活性化誘導)に大別される。

⑤ほかの原因疾患を否定する(感染症，肺水腫，原疾患の増悪など)。

⑥末梢血の好酸球数や白血球数の増多，CRP の上昇などを認める。

⑦偶然の再投与により肺障害が再現する。

⑧被疑薬の中止あるいはステロイド薬の投与で軽快する。

### 緊急対応の判断基準

① 重度の呼吸不全を有する場合($PaO_2 < 60$ Torr あるいは $PaO_2/FiO_2$ 比 $< 300$)。

② 胸部 HRCT 画像で，びまん性肺胞障害を疑う場合。

### 症候の診かた

① 呼吸困難：薬剤開始時あるいは変更時に徐々に悪化する呼吸困難の出現は，薬剤性肺障害を疑う。

② 咳嗽：感染性の肺炎と異なり，喀痰を伴わない乾性咳嗽が典型的である。

③ 全身症状：発熱，皮疹，倦怠感などの症状は，全身性薬剤性障害を示唆する。

### 検査所見とその読みかた

① 末梢血の好酸球数や白血球数の増多，CRP の上昇などを認める。さらに，血清 KL-6，SP-D，SP-A 値なども薬剤性肺障害を反映する重要な指標である。

② リンパ球刺激試験(DLST：drug lymphocyte stimulation test)は，薬剤に感作されたリンパ球の存在を

*in vitro* で証明するもので，薬剤性肺障害の補助診断として利用されている。ただし，陽性率が 50% 程度であり，陰性でもその薬剤の関与は否定しきれない。また，偽陽性，偽陰性も多く認める。

③ 気管支肺胞洗浄液の細胞分画で，好酸球やリンパ球の増多を認める。

④ 胸部 HRCT は，薬剤性肺障害の早期発見において必要不可欠な検査法であるが，原因薬剤別あるいは同一薬剤においても種々の画像所見を認める(図1)。

### 確定診断の決め手

① 新たな薬剤投与あるいは変更時に肺障害を認めた場合。

② ほかの原因疾患を否定し得た場合。

③ 薬剤の中止により病態が軽快した場合。

### 誤診しやすい疾患との鑑別ポイント

① 感染症：細菌性肺炎に加えて，ニューモシスチス肺炎(PCP)(⇨870 頁)，サイトメガロウイルス肺炎(CMV)(⇨1249 頁)などに注意する。細菌性肺炎では喀痰培養検査，尿中抗原検査(肺炎球菌，レジオネラ)，血清プロカルシトニン検査，PCP では β-D グルカンや PCR 検査，CMV では抗原検査(アンチゲネミア法)などが鑑別に必要である。

② 肺水腫：心原性肺水腫の否定が必要である。心拡大の有無や心エコー検査，血清 BNP 値などを参考に鑑別していく。

③ 間質性肺炎(⇨906 頁)：既存の間質性肺炎の悪化(特発性，膠原病関連，過敏性肺炎など)との鑑別が

必要である。できるだけ過去の画像を取り寄せて，慢性間質性肺炎の存在の有無を確認することが重要である。

## 確定診断がつかないとき試みること

侵襲的な検査となるが，経気管支的肺生検（TBLB），クライオ肺生検あるいは胸腔鏡下肺生検を施行することにより，病理組織学的に鑑別していくことが可能となる。

## 予後判定の基準

以下は予後不良因子である。
❶高齢者や基礎疾患を有するもの。
❷呼吸不全合併時。
❸びまん性肺胞障害合併時（特に細胞障害性の抗悪性腫瘍薬に加え，分子標的治療薬などによるもの）。

## 経過観察のための検査・処置

無治療経過観察時および治療中ともに，1〜2か月に1度の胸部X線，血液検査を行い，軽快傾向にあるかを確認する必要がある。3〜6か月後には胸部CT検査，呼吸機能検査での評価が望ましい。

## 治療法ワンポイント・メモ

❶被疑薬の中止により病態の改善が得られるかを確認する。重症例（呼吸不全合併）においては，副腎皮質ステロイド投与や，時に人工呼吸器管理が必要となる。
❷すべての薬剤が肺障害をきたす可能性があり，薬剤投与中のみならず終了後でも発症しうることを念頭においておく必要がある。
❸症状および画像所見などの改善を確認しながら，約2か月を目安に漸減・中止とする。

## さらに知っておくと役立つこと

❶免疫チェックポイント阻害薬，分子標的治療薬，生物学的製剤などが相次いで開発・上市されているなか，薬剤性肺障害の増加と多様性が危惧されている。
❷日本人は欧米人に比べて，特定の薬剤において薬剤性肺障害の頻度が高く，日本人の肺脆弱性が指摘されている。
❸薬剤性肺障害の危険因子として，先行する間質性肺炎は重要である。

## 専門医へのコンサルト

診断に迷う場合，あるいは薬剤性肺障害の重症例は直ちに呼吸器内科医にコンサルトする。

# 放射線肺臓炎
## Radiation Pneumonitis

中山 雅之　自治医科大学准教授・呼吸器内科学

（頻度）ときどきみる
❶肺癌に対する根治放射線療法を行った場合，50〜60％の頻度で放射線肺臓炎が出現する。
❷ステロイド治療が必要となる放射線肺臓炎は2〜31％と報告によりさまざまである。

## 診断のポイント

❶咳嗽や息切れ，発熱などの自覚症状。
❷胸部に放射線照射の既往（多くは照射終了後1〜3か月で発症）。
❸原則として照射範囲に一致した肺野の陰影。
❹感染性肺疾患，薬剤性肺炎に加え，免疫関連有害事象など他病態との鑑別が重要である。

## 緊急対応の判断基準

❶放射線照射範囲を越えて両側びまん性に陰影が広がる場合。
❷呼吸不全を伴う場合。
❸以上では，多くはステロイド治療が必要である。

## 症候の診かた

❶咳嗽や息切れ，発熱。無症状のこともある。
❷典型例では，胸部聴診で乾性ラ音を聴取する。

## 検査所見とその読みかた

❶血液検査：白血球の増加，LDHやCRP，間質性肺炎マーカー（KL-6，SP-D）の上昇。ただし非特異的。いずれの上昇がない場合でも，放射線肺臓炎を否定できない。
❷胸部画像：胸部X線写真や胸部CTで照射範囲に一致したすりガラス陰影や浸潤影。胸部CTで陰影の辺縁は直線的で，肺葉・肺区域と無関係に広がる（図1）。
❸血液ガス：$PaO_2$低下があれば，呼吸不全への進展をモニタリングする。

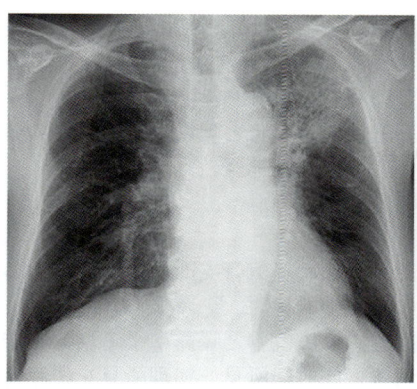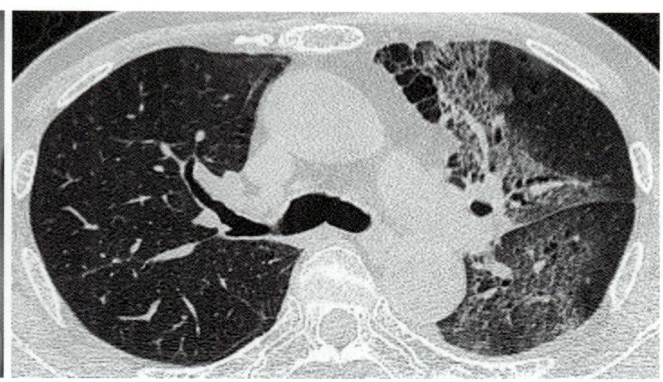

**図1 胸部画像検査**

74歳男性。肺小細胞癌に対する化学放射線治療後に発症した放射線肺臓炎。

❹呼吸機能検査：肺活量（VC）や拡散能（DLco）の低下。

## 確定診断の決め手

❶放射線照射終了から発症時期の関係。ピークは3か月である。

❷線量分布に一致したすりガラス陰影や浸潤影。

## 誤診しやすい疾患との鑑別ポイント

感染症（COVID-19を含む）や薬剤性肺炎などのびまん性肺疾患，心原性肺水腫，悪性腫瘍の増悪などの疾患が鑑別にあがる。

❶細菌性肺炎（⇨874頁）
  ❶膿性痰。
  ❷肺葉・肺区域に沿った陰影。
  ❸起炎菌の同定。

❷薬剤性肺炎（⇨912頁）
  ❶照射野に一致しない両側びまん性陰影。
  ❷新規に処方・投与された薬剤の存在。
  ❸軽症では被疑薬の休薬で改善することがある。

❸免疫関連有害事象
  ❶照射野に一致しない陰影が腫瘍周囲に強い場合は，鑑別が困難である。
  ❷ほかの免疫関連有害事象が併発することがある。

❹悪性腫瘍の増悪
  ❶小葉間隔壁の肥厚（癌性リンパ管症），肺内転移巣の出現。
  ❷腫瘍マーカーの上昇。

## 確定診断がつかないとき試みること

気管支鏡検査：他疾患の除外に有用だが，気管支肺胞洗浄（BAL）のリンパ球比率増加や，経気管支肺生検（TBLB）の器質化肺炎は非特異的である。TBLBの器質化肺炎所見は，放射線肺臓炎として非特異的である。

## 合併症・続発症の診断

❶放射線治療後，治癒過程で肺に線維化を起こし拘束性障害に至ることがある。

❷胸部放射線照射して，しばらく経過してから化学療法や免疫チェックポイント阻害薬，ホルモン製剤などの投与後，放射線肺臓炎が再燃することがある（recall現象）。

## 予後判定の基準

❶発症の危険因子：高齢，既存肺の間質性変化やCOPD，自己免疫性疾患，V20（20グレイ以上の線量が照射される正常肺の体積割合）≧30%，肺下葉病変への照射。

❷重症化の危険因子：発熱または息切れ，V20≧30%，照射直後の発症（終了6週以内），陰影の照射範囲外への広がり。

❸陰影が照射範囲外に広がり，呼吸不全で高濃度酸素が必要な場合は，ステロイドパルス療法が必要である。

❹ステロイド開始後，漸減中に再燃する場合は難治化しやすい。

### 経過観察のための検査・処置

自覚症状がなく，陰影が放射線照射範囲内の場合でもその後悪化することがあり，症状や $SpO_2$，胸部画像を注意深く経過観察する。

### 治療法ワンポイント・メモ

**❶** 陰影が照射範囲外に広がる場合，呼吸不全がある場合は，ステロイド治療を行う。

**❷** ステロイドはプレドニゾロン換算 0.5～1.0 mg/kg/日から開始し，治療反応をみて漸減する。

**❸** ステロイド投与中は血糖管理に注意する。

**❹** プレドニゾロン換算で 10 mg/日以上を 2 週間以上投与する場合，ニューモシスチス肺炎予防として，スルファメトキサゾール・トリメトプリム合剤を処方する。

### さらに知っておくと役立つこと

近年肺癌治療で行われている定位放射線照射の 3 次元原体照射（3D-CRT）や強度変調回転照射法（VMAT）では，CT で直線的な肺野陰影を認めないことが多い。

### 専門医へのコンサルト

**❶** 自覚症状がある場合，放射線照射範囲外に陰影が広がる場合は，ステロイド治療の適応であり，呼吸器科医に相談する。

**❷** 放射線照射の開始・終了時期，線量分布が不明な場合は，放射線治療医に確認する。

（執筆協力：前門戸 任　自治医科大学教授・呼吸器内科学）

---

# 過敏性肺炎
## Hypersensitivity Pneumonia (HP)

立石 知也　東京科学大学大学院准教授・呼吸・睡眠制御学

**頻度** あまりみない
**GL** 過敏性肺炎診療指針 2022

### 診断のポイント

**❶** 非線維性（急性・亜急性）過敏性肺炎
  **❶** 問診・訪問による明確な抗原曝露歴の確認。
  **❷** 血清特異抗体陽性。
  **❸** 高分解能 CT（HRCT）における小葉中心性粒状影。

**❹** 気管支鏡下肺生検により組織中の肉芽腫の確認，および気管支肺胞洗浄液（BAL 液）中のリンパ球増多の確認。

**❺** 抗原回避による改善と曝露による増悪の確認。

**❷** 線維性（慢性）過敏性肺炎
  **❶** 抗原曝露歴。
  **❷** HRCT 所見。
  **❸** 外科的もしくは経気管支凍結生検法による肺生検組織の病理学的検討。
  **❹** 抗原回避による改善と曝露による増悪の確認。
  **❺** 臨床情報，放射線所見，病理所見を組み合わせた多職種合議による診断。

### 緊急対応の判断基準

**❶** 非線維性過敏性肺炎：抗原曝露により強い呼吸不全を呈することがまれにある。副腎皮質ステロイドの投与で改善することが多いが，未診断の場合には病理組織所見を改善することにより診断がつきづらくなってしまうことに留意する。

**❷** 線維性過敏性肺炎：特異抗原の曝露に加え，感染など非特異的な炎症を契機に急性の呼吸不全（急性増悪と呼称）を呈することがある。この状況では副腎皮質ステロイドの投与をためらうべきではない。

### 症候の診かた

**❶** 咳嗽，呼吸困難
  **❶** 非線維性過敏性肺炎においてはほぼ必発の症状である。これらの症状がなかなか改善しないため，上気道炎が長引くと感じて受診することも多く，時折全身倦怠感も伴う。
  **❷** 線維性過敏性肺炎では，上記のような咳嗽や呼吸困難が数か月～数年にわたって繰り返され徐々に軽くなっていく発症形式（再燃症状軽減型）と，当初はこれらの症状がなく，徐々に症状を呈するようになる発症形式（潜在性発症型）がある。

**❷** 発熱
  **❶** 非線維性過敏性肺炎では微熱を呈することが多いが，抗原によっては 38～39℃ の高熱を呈することもある（加湿器肺炎など）。
  **❷** 線維性過敏性肺炎においては発熱の頻度は 10～20％ である。

**❸** 両背部下肺野における fine crackles の聴取：非線維性，線維性過敏性肺炎に共通して聴取される。特に長引く咳嗽，上気道炎として受診される症例において fine crackles の聴取が診断の契機となることが多い。

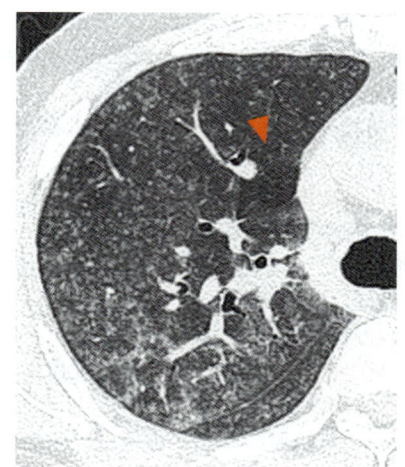

**図1** 小葉中心性粒状影
びまん性に小葉中心性粒状影を認める。
一部 air-trapping を認める（▶）。

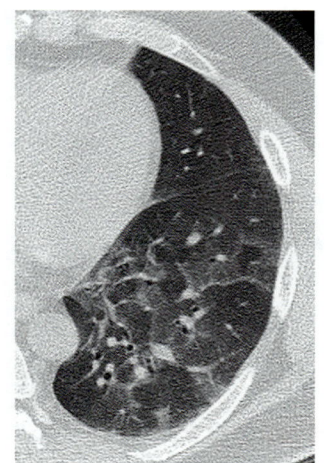

**図2** すりガラス影，モザイクパターン

## 検査所見とその読みかた

### 1 血液検査

❶非線維性過敏性肺炎では炎症を反映して CRP が軽度高値となる。間質性肺炎マーカーである KL-6 は著明高値となる。

❷線維性過敏性肺炎では発熱を伴わず，CRP は高値とならないことが多い。KL-6 は線維性過敏性肺炎においても高値を呈し，他の間質性肺疾患との鑑別の契機となることもある。線維性過敏性肺炎では SP-D も高値となる。

❸家庭内のカビが疑われる症例では血清 *Trichosporon asahii* 抗体価が有用であり，非線維性過敏性肺炎では感度 87%，特異度 96% である（日呼吸会誌 39：7-11，2001）。

❹鳥抗原が原因と疑われる場合には血清特異的鳥 IgG が測定でき，急性症状を伴う過敏性肺炎では感度 85%，特異度 80%，線維性過敏性肺炎では感度 48%，特異度 80% と報告されている（Allergol Int 70: 208-214，2021）。

### 2 胸部 X 線写真

❶非線維性過敏性肺炎では全肺野で軽度の透過性低下，すりガラス影を呈する。比較フィルムがない場合には異常を指摘することが難しいことも多い。

❷線維性過敏性肺炎では上肺野から下肺野にわたってびまん性にすりガラス影，網状影を呈する。

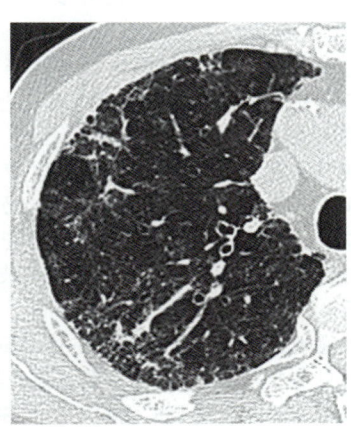

**図3** Three-density パターンを呈する線維性過敏性肺炎

### 3 HRCT 所見

❶非線維性過敏性肺炎では境界不明瞭な小葉中心性粒状影（図1），すりガラス影，モザイクパターン（図2）が特徴的である。

❷線維性過敏性肺炎では粒状影は目立たなくなる。線維化した細気管支病変を反映してすりガラス影，モザイクパターン，正常肺がミックスした three-density パターンをとる（図3）。また線維化が進行すると気管支血管束周囲に分布する（図4）（J Comput Assist Tomogr 35: 272-279，2011）。

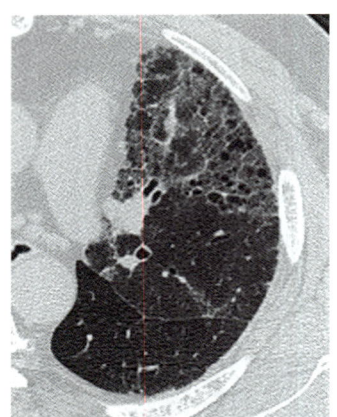

**図4** 気管支血管束を中心に
分布する線維化

**4** BAL 所見

❶非線維性過敏性肺炎ではリンパ球増多（＞
30％）を呈する。

❷線維性過敏性肺炎ではリンパ球比率は20％を
超えることが多いが，正常値となることもある。

**5** 病理組織所見

❶非線維性過敏性肺炎では吸入抗原へのⅢ型・Ⅳ
型アレルギーを反映して呼吸細気管支から肺胞管
にサイズの小さな肉芽腫（＜150 $\mu$m）を認める。
リンパ球性炎症が肺胞内および細気管支周囲に認
められる。

❷線維性過敏性肺炎では病変の主体は気道中心の
線維化所見となり，リンパ球や肉芽腫の数は減る。
線維化はリンパ路を通じて胸膜下に及ぶことがあ
り，これを架橋線維化とよぶ（Arch Pathol Lab
Med 142: 109-119, 2018）。

## 確定診断の決め手

**1** 非線維性過敏性肺炎は HRCT において典型的所
見を呈する場合，入院などで抗原回避することで症
状の改善を確認することが決め手となる。

**2** 非線維性過敏性肺炎では経気管支的肺生検におい
て肉芽腫を認める場合，診断の決め手となりうる。

**3** 線維性過敏性肺炎は診断に苦慮することも多く，
臨床所見，HRCT 所見，病理所見などを総合して多
職種合議によって診断を下す必要がある。

## 誤診しやすい疾患との鑑別ポイント

**1** 非線維性（急性・亜急性）過敏性肺炎

❶サルコイドーシス（⇨924 頁）

- HRCT 所見の小粒状影はランダム分布。
- BAL での CD4/CD8 比が高いリンパ球分画の
増多。
- 病理組織にてサイズの大きい肉芽腫（200〜300
$\mu$m）。

❷薬剤性肺障害（⇨912 頁）

- 被疑薬物の中止で症状改善。
- 薬剤リンパ球刺激試験（DLST）が陽性となる
（特異度は低い）。

**2** 線維性（慢性）過敏性肺炎

❶非特異性間質性肺炎（NSIP）（⇨906 頁）/特発性
肺線維症（IPF）（⇨904 頁）

- 問診による抗原の確認，画像所見，病理所見を
総合した多職種合議。

❷膠原病関連間質性肺炎（⇨911 頁）

- 関節リウマチや強皮症は線維性過敏性肺炎と似
た HRCT 所見を呈することがある。
- 血清特異的自己抗体の存在。
- 病理所見においてリンパ濾胞・形質細胞を認め
る。

## 確定診断がつかないとき試みること

**1** 過敏性肺炎において明らかな原因抗原が同定でき
ない場合，環境調査を行って抗原の探索を行うこと
がある。

**2** 複数の抗原が疑われる場合，誘発試験・チャレン
ジテストを行って原因抗原を検討することがある。
自宅において風呂場や加湿器など複数抗原が疑われ
るときは，風呂に入らない場合，加湿器を使わない
場合などに条件を変えて検討する（日呼吸誌 12：
69-73, 2023）。

## 予後判定の基準

**1** 非線維性過敏性肺炎は，抗原が特定でき線維性過
敏性肺炎に変化しない限り予後良好である。

**2** 線維性過敏性肺炎では抗原が同定できている場
合，抗原回避が達成されやすく予後がよい（Chest
144: 1644-1651, 2013）。

**3** 線維性過敏性肺炎では HRCT において蜂巣肺や
胸膜直下の無気肺硬化像がみられる症例で予後が悪
い（J Comput Assist Tomogr 35: 272-279, 2011）。

## 経過観察のための検査・処置

**1** 非線維性過敏性肺炎：抗原回避が成功した場合は
予後良好である。しばらく経過を追って再燃しない
場合は専門外来での診察を終了し，かかりつけ医で

の胸部 X 線，身体診察におけるフォローに移行する。

❷線維性過敏性肺炎：抗原回避が成功しており安定している場合は，胸部 X 線，採血（KL-6 を含む）を 3〜4 か月に 1 度程度チェックして悪化がないか監視する。進行例では胸部 X 線，採血（KL-6 を含む）を 1〜2 か月に 1 度程度，肺機能検査（主に FVC）を 3〜6 か月に 1 度，CT を 1 年に 1 度程度の割合で施行する。

### 治療法ワンポイント・メモ

❶非線維性・線維性によらず原因抗原からの回避が最も重要である。

❷非線維性過敏性肺炎：急性呼吸不全に対しては副腎皮質ステロイド治療を行う。抗原同定後も抗原回避を行わずにステロイド治療を継続することは推奨されない。

❸線維性過敏性肺炎：リンパ球性炎症を示唆する所見がある場合は副腎皮質ステロイド投与を開始し漸減する。高用量・長期間の使用にならないよう留意すべきである。蜂巣肺を伴う症例，リンパ球性炎症が乏しい症例では初期から抗線維化薬（ニンテダニブなど）の投与を検討する。

# じん肺症

Pneumoconiosis

大塚 義紀　北海道中央労災病院・院長

**頻度** **あまりみない**

❶ 1978 年に改訂されたじん肺法で，「粉じんを吸入することによって肺に生じた線維増殖性変化を主体とする疾病をいう」と定義される。

❶粉じん作業職場から離れても進行する疾患である。進行して大陰影を呈するようになると呼吸不全も進行し，肺癌や気胸を合併するようになる。

❷そうならないようにするため早期にじん肺を診断し，曝露の低減措置や作業転換などの管理が必要である。

❸離職するじん肺有所見労働者は，健康管理手帳を申請し，引き続き経過観察し，合併症の有無，じん肺の進行を管理することが重要である。

❷近年粉じん職場に従事し，じん肺健康診断を受診する者の数が増加している。

❶ 2021 年度で 29 万 7,837 人，そのなかでじん肺

新規有所見者は 136 人と少なくなったものの，依然発生がみられている。

❷じん肺健診の受診者数の増加とともに新しい素材による職業性肺疾患も報告され，じん肺健康診断に従事する産業医の役割が重要になっている。

### 診断のポイント

❶じん肺法で定められた 24 種の粉じん作業のうち，どの作業にあたるかを確認する。

❷じん肺を起こすのに十分な作業歴があるか（多くは 10 年間以上）を確認する。

❸画像上，多くは上肺野を中心に 1 cm 未満の粒状影または 1 cm 以上の結節影が基本病変である。

❹石綿肺では，プラーク以外に胸膜直下の細気管支病変や弧状の線状影がみられる。

❺じん肺法で定められた 6 つの合併症（肺結核，結核性胸膜炎，続発性気管支炎，続発性気管支拡張症，続発性気胸，原発性肺癌）の有無の確認を行う。

❻合併症がなければ，肺機能検査を行う。

❼石綿関連肺疾患には，石綿肺，石綿肺癌，中皮腫，良性石綿胸水，びまん性胸膜肥厚が含まれる。

### 緊急対応の判断基準

合併症である緊張性気胸に対処するため，トラカール挿入による脱気が必要である。癒着にて気胸による肺の虚脱や free air space の確認が通常の単純 X 線写真で困難なことがあり，肺 CT にて気胸の確認が必要なことが多い。

### 症候の診かた

❶粉じん職場に従事しているものが，咳，痰，息切れを自覚する。

❷じん肺の合併症である，肺癌（咳，血痰，息切れ，胸痛など），気胸（突然の息切れ），肺結核（2 週間以上の長引く咳，痰，発熱，胸痛），続発性気管支炎（1 年で 3 か月以上持続する咳，痰が 2 年以上持続）などがないかを調べる。

### 検査所見とその読みかた

❶胸部 X 線検査

❶必ず厚生労働省「じん肺標準エックス線写真集」（以下，標準 X 線写真）と比較して，第 1 型以上の X 線所見が必要である。

● 粉じんによると思われる影が存在しても，標準 X 線写真の第 1 型に達していない場合はじん肺と診断できない。

**表1** じん肺 X 線写真像の分類

| 型 | X 線写真の像 |
|---|---|
| 第0型 | じん肺の所見がないと認められるもの |
| 第1型 | 両肺野にじん肺による粒状影または不整形陰影が少数あり，かつ大陰影がないと認められるもの |
| 第2型 | 両肺野にじん肺による粒状影または不整形陰影が多数あり，かつ大陰影がないと認められるもの |
| 第3型 | 両肺野にじん肺による粒状影または不整形陰影がきわめて多数あり，かつ大陰影がないと認められるもの |
| 第4型 | 大陰影があると認められるもの<br>A：陰影の直径が 1〜5 cm<br>B：A と C の中間<br>C：陰影の和が 1 側肺野の 3 分の 1 を超える |

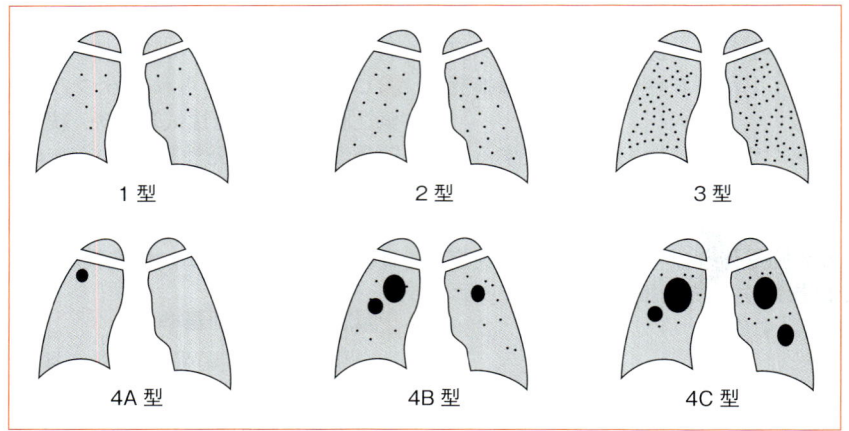

**図1** じん肺 X 線分類

（中野郁夫博士作図）

**表2** 細分類

| 分類 | PR0 | | | PR1 | | | PR2 | | | PR3 | | |
|---|---|---|---|---|---|---|---|---|---|---|---|---|
| 細分類 | 0/− | 0/0 | 0/1 | 1/0 | 1/1 | 1/2 | 2/1 | 2/2 | 2/3 | 3/2 | 3/3 | 3/+ |

PR0/0，PR1/1，PR2/2，PR3/3 は，標準 X 線写真と粒状影の密度が一致する場合を示し，分母でその強弱を示す。

- 病理学的に，珪肺結節が検出された場合も同様である。
- 1 cm 未満の粒状影や不整形陰影を小陰影，1 cm 以上を大陰影とし小陰影の数によって"なし"，"少数"，"多数"，"きわめて多数"の第 0〜3 型に区分し，大陰影を伴うものは第 4 型に分類する（表1，図1）。

❷ さらに，小陰影の型の区分を行う際には 12 段階尺度（表2）を用いる。

- 第 1 型の場合は，標準 X 線写真の第 1 型におおむね一致するものを PR（Profusion Rate）1/1 と表現し，それより軽いが第 0 型ではないものを PR1/0，それより粒状影が多く第 2 型に満たないものを PR1/2 と表現する。PR0/1 は「じん肺なし」に入る。
- PR0 か PR1 に迷う場合や他疾患との鑑別に迷う場合は，胸部 CT を考慮する。
- 不整形陰影を呈するじん肺では，石綿肺を想起する。これも標準写真と比較して分類する。

❷ 肺 CT 検査

❶ 小陰影が小葉中心性に分布することを確認する（図2）。

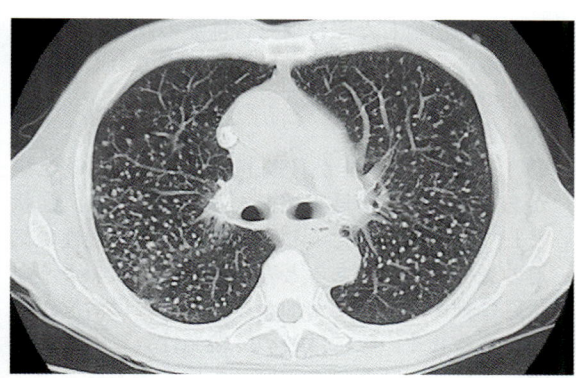

**図2** 珪肺症の肺 CT 画像

辺縁が明瞭で小葉中心性に粒状影が分布している。
(労働者健康福祉機構じん肺に合併した肺がんのモデル診断法の研究班：画像で診る今日の職業別じん肺症例選集．p49，2007 より)

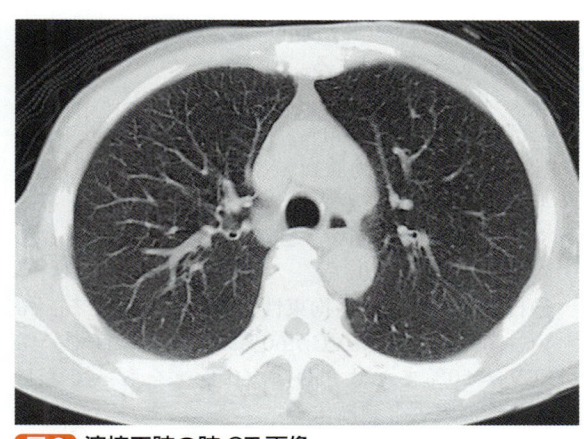

**図3** 溶接工肺の肺 CT 画像

特に左上肺野で小葉中心性に微細粒状影を呈する。
(労働者健康福祉機構じん肺に合併した肺がんのモデル診断法の研究班：画像で診る今日の職業別じん肺症例選集．p99，2007 より)

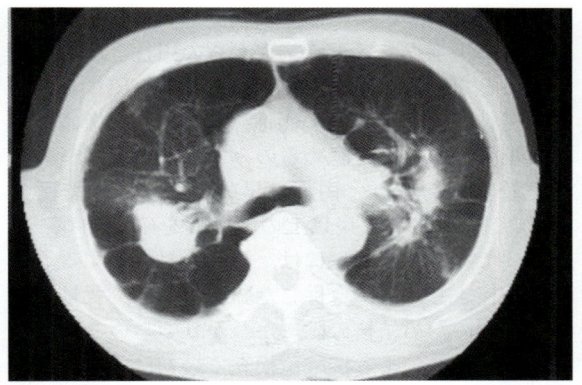

**図4** 炭坑夫肺症例の肺 CT 画像

気管分岐部のレベルで両側対称性に大陰影を認める。

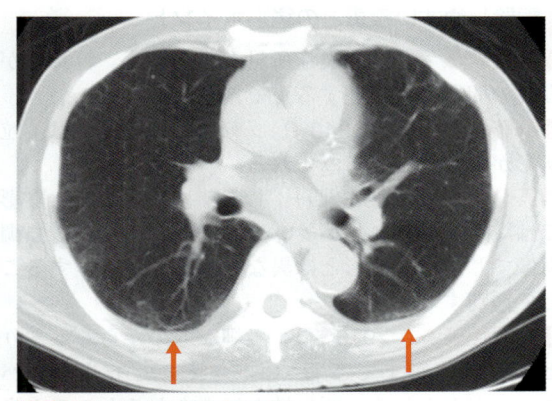

**図5** 石綿肺の肺 CT 画像

矢印(➡)で subpleural curvilinear shadow を示す。
(厚生労働省：じん肺標準エックス線写真集．掲載画像番号 17，鋳物工場内アーク溶接 38 年の症例より)

❷溶接工肺の肺野病変は，粉じん斑とよばれる病変に相当する。呼吸細気管支領域に微細粒状影を呈する(図3)。多くの場合は職場から離れると吸収され消失する。

❸また，大陰影の多くは左右対称性に上・中肺野に認められることが多い(図4)。

❹片方のみの場合，右肺に多い。この場合は，肺癌との鑑別が必要である。肺野病変が現れる前に，肺門リンパ節，縦隔リンパ節に粉じんが沈着し石灰化する。また，時に卵殻状石灰化を呈する。

❺単純写真で不整形陰影を呈する石綿肺では，高分解能 CT(HRCT)にて検査することが必要である。

● 石綿肺が細気管支病変から始まることを念頭に，病変の軽い上肺野で胸膜直下の subpleural dot や subpleural curvilinear shadow を確認し，細気管支病変から始まっていることを確認することが大切である(図5)。

● さらに，石綿肺もじん肺であるため，標準写真と比較して不整形陰影の数が PR1 の写真と同等かそれ以上であることの確認が必要である。

❸肺機能検査

❶多くの場合，COPD と同様に閉塞性換気障害，1 秒率の低下，1 秒量(以下，$FEV_1$)の低下を呈す

る。進行すると，肺活量（以下，VC）も低下して混合性換気障害を呈する。

❷1秒率70％未満かつ，対標準％$FEV_1$＜50％または対標準％VC＜60％，または$PaO_2 \leqq 60$ Torr，さらには肺胞気動脈血酸素分圧較差（$AaDO_2$）の年齢ごとに決められた限界値を超える開大をもって，著しい肺機能障害と判定する（よくわかるじん肺健康診断，2017）。

❸石綿肺の場合は，拘束性換気障害を呈する。％VC＜60％または％VCが60％以上80％未満で，％$FEV_1$＜50％または$PaO_2 \leqq 60$ Torr をもって著しい肺機能障害と判断する。

### 確定診断の決め手

多くの場合，粉じん作業歴が10年以上あるか，肺CTにて小葉中心性に粒状影がある。下記の鑑別診断を除外できていることが決め手となる。

### 誤診しやすい疾患との鑑別ポイント

**❶粟粒結核**：発熱や炎症所見がみられる。粒状影が広義の間質にも存在する点で鑑別する。

**❷転移性肺腫瘍**（⇨940頁）：転移性肺腫瘍では，粒状影が下肺野中心にみられる。

**❸原発性肺癌**（⇨936頁）：じん肺にみられる大陰影では，両側性のことが多い。肺癌はMRIのT2強調画像でじん肺大陰影とは異なり，高信号を呈することで鑑別する。

**❹過敏性肺炎**（⇨916頁）：微細なものからくっきりとした粒状影まで多彩である。CTでモザイクパターンがみられる。亜急性な経過をとるところや炎症反応がみられるところがじん肺と異なる。

### 確定診断がつかないとき試みること

気管支肺胞洗浄や経気管支肺生検（TBLB）を行い鑑別診断にあがる疾患の除外を試みる。

### 合併症・続発症の診断

**❶**じん肺法で決められた6疾患が合併症として認められていて，補償を受けることができる。

❶1）肺結核，2）結核性胸膜炎，3）続発性気胸，4）原発性肺癌においては通常の診断方法で診断し合併症の申請をすることができ，治療費が補償される。5）続発性気管支炎および6）続発性気管支拡張症においては，じん肺法で定められた診断基準があるため注意が必要である。

❷また，治癒可能な疾患が合併症として認められている。治癒した際には，合併症の認定が取り消されることを最初に患者に申し述べておくことが必要である。

**❷続発性気管支炎**

❶「1年のうち，3か月以上毎日のように咳と痰がある」ことを最低限把握する必要がある。症状として咳や痰を訴えるじん肺患者では，慢性の気道の炎症性変化があると考えられる。このような状態に細菌感染などが加わった場合には治療が必要である。その際にはじめて続発性気管支炎を念頭に，早朝1時間痰を採取して検査する。

❷検査結果の判定

- 痰の量について（**表3**）。
- 痰の性状について Miller & Jones の分類を参考に区分する（**表4**）。
- 痰の量の区分が2以上で，痰の性状がP1〜P3の場合には，続発性気管支炎に罹患していると判定し，治療の対象とする。
- 喀痰の検査の際には，細胞診を利用し，口腔内の扁平上皮ではなく気道からの円柱上皮を含むことを確認しながら判定することが望ましい。

**❸続発性気管支拡張症**：画像，特にCT画像にて気管支拡張症の所見を認めるのみではなく，かつ続発性気管支炎のときと同様に早朝の1時間痰で区分が2以上，かつP1痰以上の膿性痰を確認することが必要である。その際には，治療の対象とする。

**❹肺結核**：じん肺に合併した肺結核では，背景にある小陰影のため結核の陰影がわかりづらいことが多く，喀痰塗抹による抗酸菌検査で最初に診断されることも多い。

**❺原発性肺癌**：肺癌も，背景の小陰影で発見が遅れることがある。定期健康診断における喀痰細胞診検査でみつかることも多く重要である。さらに過去画像との比較読影を入念に行うことが大切である。大陰影と肺癌の鑑別では，MRIやCT画像の検討とともに気管支鏡検査による細胞診や組織診を併用する。

**❻**石綿に関連した呼吸器疾患には，石綿肺癌，中皮腫，良性石綿胸水，びまん性胸膜肥厚がある。

❶石綿肺癌では，プラークの確認が重要である。胸部X線検査で明らかな胸膜プラークを認めるかまたは肺CT検査にて胸郭半周の4分の1の長さを超えるプラークを認める際には，広範囲プラークを認めるとして石綿小体を計測せずとも石綿肺癌と診断できる。

❷以上のようなプラークを認めない場合は，手術

**表3** 痰の量の判定

| 判定 | 痰の量（早朝1時間痰） |
|---|---|
| 0 | 0 mL |
| 1 | 3 mL 未満 |
| 2 | 3 mL 以上 10 mL 未満 |
| 3 | 10 mL 以上 |

**表4** Miller & Jones 分類

| 判定 | 痰の性状 |
|---|---|
| M1 | 膿を含まない純粘液痰 |
| M2 | 多少膿性のある粘液痰 |
| P1 | 粘膿性痰1度（膿が痰の3分の1以下） |
| P2 | 粘膿性痰2度（膿が痰の3分の1～3分の2） |
| P3 | 粘膿性痰3度（膿が痰の3分の2以上） |

検体において石綿小体計測が必要となる。

❸中皮腫の診断では，腫瘍組織の病理組織診断，特に免疫組織診断が重要である。上皮様中皮腫では，陽性抗体2種類以上，陰性抗体2種類以上で検討することが求められる。

❹良性石綿胸水，びまん性胸膜肥厚の診断は，環境再生保全機構の「石綿健康被害者の救済へのご協力のお願い」を参考に診断する。

## 予後判定の基準

❶大陰影が出現すると，肺機能は悪化することが多い。合併症では，特に肺癌と気胸が多く，これらによって予後は左右される。

❷定期健診で早期に肺癌が発見されても，PS（performance status）の低下や肺機能の低下で手術が行えないことも多い。

❸また，続発性気胸の合併も多く，再発を繰り返す。肺機能が悪いことや背景のじん肺病変で手術できないことも多く，致命的になる場合もある。

## 経過観察のための検査・処置

❶健康管理手帳の交付を受けると，定められた項目による健康診断を決まった時期に，じん肺の健康管理手帳については年1回，石綿健康管理手帳については年2回，指定された医療機関または健康診断期間に，無料で受診できる。

❷健診項目は，管理2の粉じん作業についての職歴の調査およびX線写真による検査を行い，医師が必要と認める場合は胸部らせんCT検査および喀痰細胞診が追加される。管理3では，X線写真に加え，胸部に関する臨床検査および肺機能検査が行われる。石綿健康管理手帳に基づく健康診断では，自他覚症状の検査に胸部X線検査が行われ，検査結果にて医師が必要と認めるものには特殊なX線検査（胸部CT），喀痰細胞診または気管支鏡検査が行われる。

## 治療法ワンポイント・メモ

❶じん肺自体は，不可逆性な病変である。そのため早期にじん肺を診断して，管理区分にしたがって曝露の低減措置や作業転換の措置を行うことが重要である。

❷咳，痰や息切れを呈する場合にはCOPDに準じて吸入療法を中心に行う。喀痰溶解薬や鎮咳薬もときに使用を考慮する。

❸禁煙が重要である。喫煙者の呼吸器症状は禁煙にて改善する。合併症予防の観点からも積極的な働きかけを行う。

❹呼吸不全の進行で，在宅酸素療法を導入する。

## さらに知っておくと役立つこと

❶純度の高い二酸化ケイ素の大量の吸入により作業開始後数年で大陰影まで呈する急進じん肺，さらに航空機産業で使用するベリリウムや，液晶画面や太陽電池の材料に使用するインジウムによる肺障害が報告されている。

❷また，隧道など建設工事における粉じん障害防止対策として，電動ファン付きマスクの有用性が認識され，動力を用いた作業などでは使用を徹底することが求められている。

## 専門医へのコンサルト

健康管理手帳申請書の記載方法がわからない場合，また，良性石綿胸水やびまん性胸膜肥厚などの診断基準が不明な際には各地の労災病院などに連絡されたい。

# サルコイドーシス
Sarcoidosis

服部 健史　国立病院機構北海道医療センター・呼吸器内科医長

**頻度** **あまりみない**〔指定難病としての新規申請者は臨床診断群を含め年間 1,800 例程度で，2015 年の難病法成立後（重症度 Ⅲ 以上）は1,400 例程度である〕

**GL** サルコイドーシス診療の手引き 2023

## 診断のポイント（図 1）

**1** 男女比は 0.35：0.65 と女性が多く，中央値年齢は男性 42 歳，女性 58 歳である。罹患臓器として，両側肺門縦隔リンパ節腫脹（BHL：bilateral hilar-mediastinal lymphadenopathy）が 80.0%，肺野病変が43.8%，眼病変が 57.8%，皮膚病変が 24.8% に認められる。

**2** 呼吸器，眼，皮膚，心臓，神経を主とする全身のいずれかの臓器の臨床症状あるいは臓器非特異的全身症状を呈し（表 1），特徴的な検査所見（表 2）を参考に本症を疑う。

**3** 複数の臓器罹患に加え，病変部の生検で乾酪壊死を伴わない類上皮細胞肉芽腫の組織学的証明が得られれば診断確定となるが，組織診断が得られない場合は，臓器病変を強く示唆する所見（表 3）に即して臨床診断群としての診断が可能で，公費助成対象となりうる。

**4** 厚生労働省が定める指定難病の 1 つであるが，重症度分類（表 4）の重症度 Ⅲ と Ⅳ のみが医療費助成の対象となる。

## 緊急対応の判断基準

**1** 高度房室ブロックや心室性不整脈：刺激伝導路における肉芽腫病変を起因とした突然死の可能性があるため，本症が疑われた際の心臓病変精査と発症時のペースメーカ造設など早急な対応が必要である。

**2** 意識障害：中枢神経病変や急速に進行する高カルシウム血症で生じることがある。また，不整脈や重度の心不全によって意識消失が起こることもある。

## 症候の診かた

**1** 呼吸器症状

❶胸部異常陰影：無症状で健診や他疾患で受診中に，BHL を指摘されることがある。

❷咳嗽：多くは乾性咳嗽で，気管支病変，気道炎

症による気道過敏性亢進が関与している可能性がある。

❸息切れ：肺病変の進行で認めるが，心不全に伴って生じることもある。

**2** 眼症状

❶自覚症状として，霧視，視力低下，飛蚊症，充血，眼痛，羞明などがみられ，本症の発症契機となることが多い。

❷コモンディジーズとしての白内障や緑内障などを併存することもあり，留意する必要がある。

**3** 循環器症状

❶心不全症状に伴う体液貯留による症状として，浮腫，呼吸困難，咳嗽がある。

❷心拍出量低下による症状としては，乏尿，全身倦怠感，不眠，抑うつ，ふらつき，失神，意識レベル低下などがある。

**4** 皮膚症状

❶結節や局面を呈することが多い。

❷組織学的特徴を加味した福代の分類に基づき，特異的病変，瘢痕浸潤，非特異的病変に分けて考えられているが，視診のみでの特異的な所見に乏しく，生検によって診断がつくことも少なくない。

**5** 神経症状：神経症状は多彩で，病巣に応じた症状を示す。

❶髄膜病変

● 最も多く，無菌性髄膜炎として頭痛，項部硬直などの髄膜刺激症状を伴う。

❷実質内肉芽腫性病変

● 基底核病変では不随意運動やパーキンソニズムをきたす。

● 小脳・脳幹病変では小脳症状を認める。

● 下垂体病変で尿崩症を呈することもある。

● 脳症では，軽度不安から高度の認知症まで種々の精神症状を認める。

● 肉芽腫性血管炎では，くも膜下出血やてんかんを起こすこともある。

❸末梢神経病変

● 顔面神経麻痺が最も多く，次いで視神経が侵されやすい。

● 末梢神経障害では傷害神経の支配に一致した筋力低下，筋萎縮や感覚障害を生じる。

● 多発ニューロパチーでは手袋靴下型の運動・感覚障害を示す。

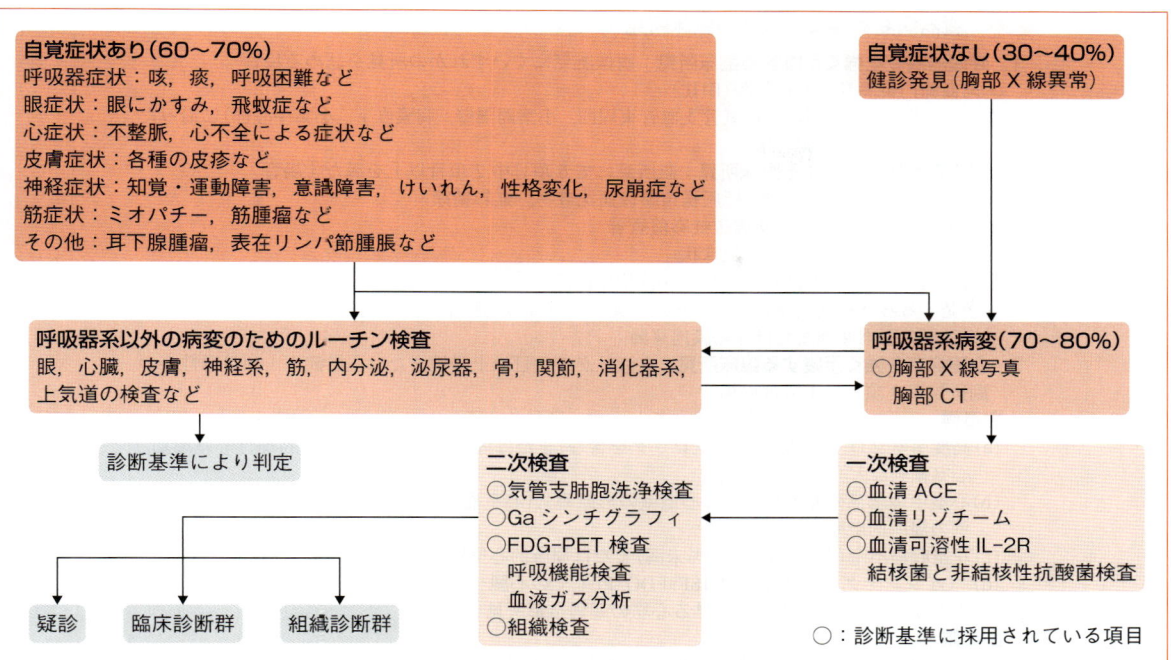

**図1** サルコイドーシス診断のアルゴリズム

（日本サルコイドーシス/肉芽腫性疾患学会 編：サルコイドーシス診療の手引き 2023．p52，克誠堂出版，2023 より）

**表1** 臨床症状の詳細

**臓器非特異的症状**：慢性疲労，慢性疼痛，息切れ，発熱，寝汗，体重減少
**呼吸器**：胸部異常陰影，咳，痰，息切れ
**眼**：霧視，飛蚊症，視力低下
**神経**：脳神経麻痺，頭痛，意識障害，運動麻痺，失調，感覚障害，排尿障害，尿崩症
**心臓**：不整脈，心電図異常，動悸，息切れ，意識消失，突然死
**皮膚**：皮疹（結節型，局面型，皮下型，びまん浸潤型，苔癬様型，結節性紅斑様型，魚鱗癬型，瘢痕浸潤，結節性紅斑）
**胸郭外リンパ節**：リンパ節腫大
**筋肉**：筋力低下，筋痛，筋肉腫瘤
**骨**：骨痛，骨折
**上気道**：鼻閉，扁桃腫大，咽頭腫瘤，嗄声，上気道狭窄，副鼻腔炎
**外分泌腺**：涙腺腫大，唾液腺腫大，ドライアイ，口腔内感染
**関節**：関節痛，関節変形，関節腫大
**代謝**：高カルシウム血症，尿路結石
**腎臓**：腎機能障害，腎臓腫瘤
**消化管**：食欲不振，腹部膨満，消化管ポリープ
**肝臓**：肝機能障害，肝腫大
**脾臓**：脾機能亢進症状（血球減少症），脾腫
**膵臓**：膵腫瘤
**胆道病変**：胆道内腫瘤
**骨髄**：血球減少症
**乳房**：腫瘤形成
**甲状腺**：甲状腺機能亢進，甲状腺機能低下，甲状腺腫
**生殖器**：不妊症，生殖器腫瘍

（日本サルコイドーシス/肉芽腫性疾患学会 編：サルコイドーシス診療の手引き 2023．克誠堂出版，2023 を参考に作成）

**表3** 臓器病変を強く示唆する臨床所見

1. **呼吸器病変を強く示唆する臨床所見**：画像所見にていずれかの所見を認める場合
   ①両側肺門縦隔リンパ節腫脹（BHL）
   ②リンパ路である広義間質（気管支血管束周囲，小葉間隔壁，胸膜直下，小葉中心部）に沿った多発粒状影または肥厚像

2. **眼病変を強く示唆する臨床所見**：眼所見にて6項目中2項目以上を満たす場合
   ①肉芽腫性前部ぶどう膜炎（豚脂様角膜後面沈着物，虹彩結節）
   ②隅角結節またはテント状周辺虹彩前癒着
   ③塊状硝子体混濁（雪玉状，数珠状）
   ④網膜血管周囲炎（主に静脈）および血管周囲結節
   ⑤多発するろう様網脈絡膜滲出斑または光凝固斑様の網脈絡膜萎縮病巣
   ⑥視神経乳頭肉芽腫または脈絡膜肉芽腫

3. **心臓病変を強く示唆する臨床所見**：主徴候が2項目以上陽性または主徴候が1項目陽性かつ副徴候が2項目以上陽性の場合
   **主徴候**
   （a）高度房室ブロック（完全房室ブロックを含む）または致死的心室性不整脈（持続性心室頻拍，心室細動など）
   （b）心室中隔基部の菲薄化または心室壁の形態異常（心室瘤，心室中隔基部以外の菲薄化，心室壁の局所的肥厚）
   （c）左室収縮不全（左室駆出率50%未満）または局所的心室壁運動異常
   （d）$^{67}$Gaシンチグラフィまたは18F-FDG/PETでの心臓への異常集積
   （e）ガドリニウム造影MRIにおける心筋の遅延造影所見
   **副徴候**
   （a）心電図で心室性不整脈（非持続性心室頻拍，多源性あるいは頻発する心室期外収縮），脚ブロック，軸偏位，異常Q波のいずれかの所見
   （b）心筋血流シンチグラフィ（SPECT）における局所欠損
   （c）心内膜心筋生検：単核細胞浸潤および中等度以上の心筋間質の線維化

*$^{18}$F-FDG/PETは，非特異的に心筋に集積することがあるので，長時間絶食や食事内容などの撮像条件の遵守が必要である。
（日本サルコイドーシス/肉芽腫性疾患学会 編：サルコイドーシス診療の手引き2023．p47，克誠堂出版，2023より）

**表2** 特徴的検査所見

1. 両側肺門縦隔リンパ節腫脹（BHL）
2. 血清アンジオテンシン変換酵素（ACE）活性高値または血清リゾチーム値高値
3. 血清可溶性インターロイキン2受容体（sIL-2R）高値
4. $^{67}$Gaシンチグラフィまたは$^{18}$F-FDG/PETにおける著明な集積所見
5. 気管支肺胞洗浄液のリンパ球比率上昇またはCD4/CD8比が3.5を超えて上昇

（日本サルコイドーシス/肉芽腫性疾患学会 編：サルコイドーシス診療の手引き2023．p46，克誠堂出版，2023より）

## 検査所見とその読みかた

**1** スクリーニング検査
❶健診やかかりつけ医の受診時に自覚症状なく，胸部写真で異常を指摘される場合と，霧視や皮疹，不整脈などの症状からサルコイドーシスが疑われる場合がある。
❷一般的には胸部X線や胸部CT，採血（血清ACE活性，リゾチーム，可溶性インターロイキン2受容体など），心電図，超音波検査を行う。
❸皮疹の有無についても確認する。

**2** CT検査
❶縦隔条件では，縦隔・肺門リンパ節の腫大を認め，腹腔内リンパ節腫大は大動脈近傍でしばしば認められる。
❷肺野条件では上葉優位にリンパ路に沿った粒状影や斑状影，網状影，気管支血管周囲束の肥厚を認める。

**3** 核医学検査
❶$^{18}$F-FDG/PETは心臓病変の炎症性部位の検出に用いられる。
❷$^{67}$Gaシンチグラフィは全身の臓器病変における活動性炎症性病変に集積するが，放射線被曝と検査で得られる利益について考慮する必要がある。

**4** 気管支鏡検査
❶気道病変として血管増生や顆粒状結節状隆起を認めることがある。

**表4 重症度分類**

次の3項目によるスコアの合計点で判定する。重症度Ⅲと
Ⅳを助成対象とする

1. 罹患臓器数
|  |  |
| --- | --- |
| 1または2臓器病変 | 1点 |
| 3臓器病変以上 | 2点 |

2. 治療の必要性の有無(全身ステロイド治療, 全身免疫抑
制剤治療)
|  |  |
| --- | --- |
| 治療なし | 0点 |
| 必要性はあるが治療なし | 1点 |
| 治療あり | 2点 |

3. サルコイドーシスに関連した各種臓器の身体障害の認
定の程度
|  |  |
| --- | --- |
| 身体障害なし | 0点 |
| 身体障害3級または4級 | 1点 |
| 身体障害1級または2級 | 2点 |

**合計スコアによる判定**
| | |
| --- | --- |
| 1点 | → 重症度Ⅰ |
| 2点 | → 重症度Ⅱ |
| 3点または4点 | → 重症度Ⅲ |
| 5点または6点 | → 重症度Ⅳ |

(四十坊典晴, 他:わが国におけるサルコイドーシスの診断基
準と重症度分類. 日サ会誌 35:3-8, 2015 より)

❷気管支肺胞洗浄では CD4/CD8 比やリンパ球比
率の上昇を認めるが, 喫煙の影響を考慮しなけれ
ばならない。

❸組織診断として, 縦隔肺門リンパ節の超音波気
管支鏡ガイド下針生検が有用で, 経気管支肺生検
よりも診断精度が高いとされる。

⑤**心電図検査**
❶刺激伝導系の特殊心筋障害による右脚ブロック
および房室ブロック, 左室固有心筋障害を反映し
た軸偏位, 異常 Q 波および ST 変化, 心室性不整
脈が高率に認められる。

⑥**心エコー検査**
❶左室長軸像において, 大動脈弁輪から心尖部寄
り 10 mm の位置にある中隔の壁厚が 4 mm 以下
あるいは同部の壁厚と健常中隔厚との比が 0.6 以
下であれば, 特異度はほぼ 100%である。
❷なかには壁肥厚を呈し, 肥大型心筋症と酷似す
ることもある。

⑦**生体検査**:生検検体は主に縦隔・肺門リンパ節,
肺, 皮膚, 心筋から得られる。

## 確定診断の決め手

❶複数臓器に本症を示唆する臨床所見を認めるこ
と。

❷乾酪壊死を伴わない類上皮細胞肉芽腫を証明する
こと。

❸本症に特徴的な検査所見が陽性であり, 他疾患を
除外すること。

## 誤診しやすい疾患との鑑別ポイント

❶**呼吸器病変からの鑑別**
❶**結核**(⇨881 頁)/**非結核性抗酸菌症**(⇨883
頁):細菌学的検査による菌体の証明, IGRA(in-
terferon-gamma release assays), 抗 MAC 抗体陽
性。
❷**悪性リンパ腫**:可溶性インターロイキン2受容
体の上昇を伴う, 組織学的に悪性所見の有無を確
認する。
❸**過敏性肺炎**(⇨916 頁):サルコイドーシスと類
似した組織像を呈するが, KL-6 高価を呈し, 夏
型では気管支肺胞洗浄液中の CD4/CD8 比は低下
する。
❹**じん肺**(⇨919 頁), **ベリリウム肺**:わが国では
まれであるが, 職歴の聴取が重要である。
❷**眼病変からの鑑別**
❶眼病変を強く示唆する臨床所見6つのうち, 2
つ以上陽性(表3)であれば本症の可能性がある。
❷眼病変の鑑別として, サルコイドーシスのほか,
Behçet 病, トキソプラズマ性網脈絡膜炎がある。
❸**皮膚病変からの鑑別**
❶サルコイドーシスの皮膚病変は多彩な所見を呈
し, 他疾患との鑑別は容易ではない。
❷全身症状のみならず, 他の臓器所見と併せて常
に本症の可能性を念頭におくことが重要である。
❹**心臓病変から鑑別**:心電図異常は非特異的所見で
あるが, 心エコー, MRI, $^{18}$F-FDG/PET の所見が参
考になる(表3)。

## 確定診断がつかないとき試みること

臓器病変が異時性に出現した場合, 診断基準を満
たさないことがしばしばあり, 診断確定に至らない
ことも少なくない。心臓病変は突然死のリスクであ
るため, 疑診例でも定期的な経過観察を考慮する。

## 予後判定の基準

❶かつては予後良好な疾患として 70～80%は 5 年
以内に自然寛解し, 特に若年での寛解率が高いとさ
れていたが, この数十年でサルコイドーシスの発症
年齢は高齢化しており, 診断から 5 年後の寛解率は
約 30%(Respirology 22: 1604-1608, 2017)と高くは

ない。

❷無症状の患者も多く無治療で観察されるが，定期的な経過観察をいつまで行うのが適切かはまだ明らかになっていない。

### ▍経過観察のための検査・処置

❶定期検査：診断後は 3〜6 か月ごとに定期検査（胸部 X 線，心電図など）を行う。

❷心臓病変は突然死のリスクになるため，心電図異常を認めた場合は慎重に経過観察を行う。

# ANCA 関連肺疾患

Anti-neutrophil Cytoplasmic Antibody (ANCA)-associated Lung Disease

坂東 政司　自治医科大学教授・呼吸器内科学

　本項では，抗好中球細胞質抗体（ANCA）関連血管炎（AAV：ANCA-associated vasculitis）に伴う肺疾患と，MPO-ANCA 陽性間質性肺炎について述べる。

（頻度）**あまりみない**

[GL] ・ANCA 関連血管炎診療ガイドライン 2023
・特発性間質性肺炎 診断と治療の手引き 2022（改訂第 4 版）

### ▍診断のポイント

❶ AAV は顕微鏡的多発血管炎（MPA：microscopic polyangiitis），多発血管炎性肉芽腫症（GPA：granulomatosis with polyangiitis），好酸球性多発血管炎性肉芽腫症（EGPA：eosinophilic granulomatosis with polyangiitis）の 3 疾患からなり，その肺病変は多彩で，疾患ごとに特徴的な肺病変を認める。

❷ AAV の診断は，厚生労働省による診断基準に準じて主要症状・症候や検査所見，組織所見などから行う。詳細は「血管炎症候群」（⇨1185 頁）を参照のこと。

❸ AAV の診断基準の主要項目に含まれる肺病変は，1)MPA の主要症候としての肺出血・間質性肺炎，2)GPA の主要症状としての血痰・咳嗽・呼吸困難，3)EGPA の主要臨床所見としての気管支喘息である。

❹特発性間質性肺炎（IIPs：idiopathic interstitial pneumonias）の約 7〜15％で MPO-ANCA が陽性である。MPO-ANCA 陽性間質性肺炎には前述した MPA などに伴う間質性肺炎とともに，MPO-ANCA

が陽性であるが，全身臓器に血管炎病変を伴わない間質性肺炎も含まれ，また肺病変先行型 AAV も含まれる。好発年齢は 50〜60 歳台で，男性にやや多く，喫煙者の割合が高い。

### ▍症候の診かた

❶肺胞出血

❶自覚症状は血痰・喀血であるが，血痰・喀血を認めない症例もある。

❷重症例では貧血や呼吸不全を認める。

❸胸部聴診では coarse crackles を聴取するが，軽症例では異常呼吸音を聴取しないこともある。

❷間質性肺炎

❶自覚症状は労作時呼吸困難と咳嗽であるが，病初期には無症状で，スクリーニングの胸部 CT 検査で発見されることもある。

❷胸部聴診で fine crackles を聴取する。

❸気管支喘息

❶ EGPA の主要な呼吸器病変で，自覚症状は発作性の喘鳴，咳嗽，呼吸困難であり，発作時には wheezes を聴取する。

❷ EGPA 発症に先行し気管支喘息の症状が認められ，気管支喘息発症から EGPA 発症までの期間は 3〜4 年以内が典型的である。

❸ EGPA に伴う気管支喘息の特徴としては，1)非アトピー型が多い，2)副鼻腔炎の合併が多い，3)コントロール不良例が多い，などがあげられる。

❹ ANCA 陽性 EGPA では肺胞出血が多く，ANCA 陰性 EGPA では気管支喘息が多いとされる。

### ▍検査所見とその読みかた

❶血清 ANCA 値は AAV の疾患マーカーであり，血管炎の疾患活動性を評価するうえで重要である。MPA や GPA では主要検査所見の 1 つ，EGPA では参考となる所見の 1 つである。

❷しかし，偽陰性を含めた ANCA 陰性症例や，ANCA の力価と疾患活動性が乖離する場合もある。

❶肺胞出血

❶胸部単純 X 線所見では典型的には肺門から広がる浸潤影を認める。

❷胸部 CT では両側びまん性に非区域性のすりガラス陰影や浸潤陰影を認める。

❷間質性肺炎

❶間質性肺炎の血清マーカーである KL-6 や SP-

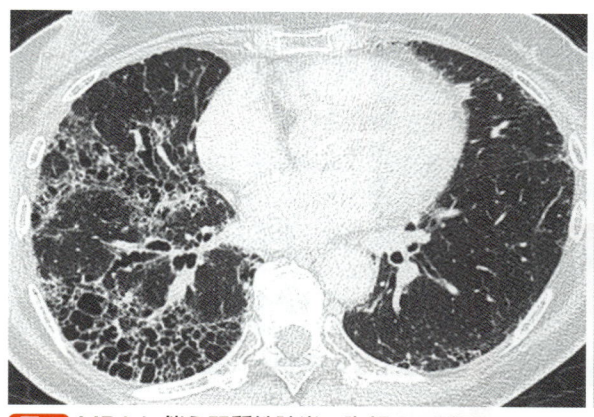
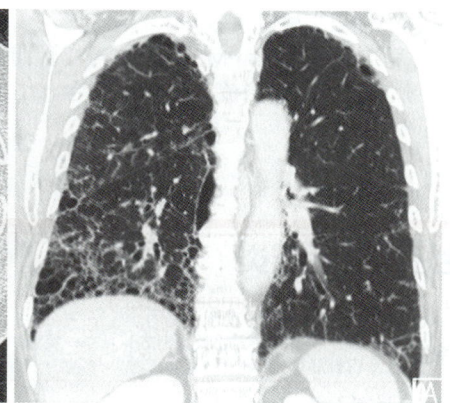

**図1** MPA に伴う間質性肺炎の胸部 CT 所見

D の上昇を認める。

❷胸部高分解能 CT（HRCT）所見では，通常型間質性肺炎（UIP：usual interstitial pneumonia）パターンが多いとされているが，非特異性間質性肺炎（NSIP：nonspecific interstitial pneumonia）パターンや気腫合併肺線維症パターンなど多彩な所見を呈する。蜂巣肺や牽引性気管支拡張周囲の濃度上昇が特徴的である（図1）。

❸呼吸機能検査では，拘束性換気障害と拡散能低下を認める。

**③ GPA の肺病変**

❶声門下狭窄および気管支狭窄，気管・気管支内腫瘤，細気管支炎，気管気管支軟化症，肺内結節・腫瘤性病変，肺胞出血などを認める。

❷胸部画像検査では数 mm〜10 cm 大の肺内結節・腫瘤を両側肺野に多発性に認めるが，単発性の場合もある。約 25〜50％で空洞を有する。

### 確定診断の決め手

厚生労働省による診断基準の診断のカテゴリーで definite の基準を満たせば，各 AAV の確定診断となる。しかし，病理組織学的検査を行っても壊死性血管炎や肉芽腫の所見が得られず，診療に難渋することもある。

❶肺胞出血：血痰を認めない場合においても，気管支鏡検査により肺胞出血の診断が可能で，気管支肺胞洗浄（BAL）による肉眼所見（図2）やヘモジデリン貪食マクロファージの確認を行う。

❷間質性肺炎：多分野による集学的検討（MDD：multidisciplinary discussion）を行い，IIPs や過敏性肺炎，その他の膠原病に伴う間質性肺疾患などとの鑑

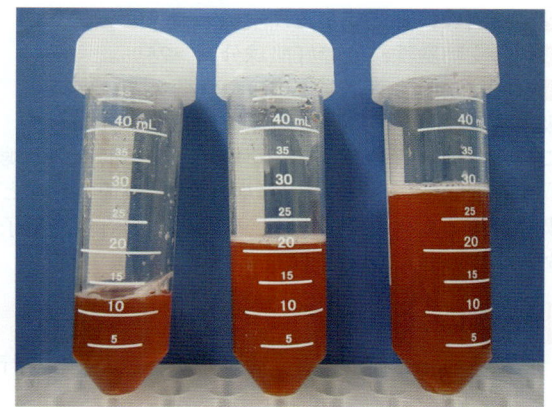

**図2** 肺胞出血の気管支洗浄液

別のため，気管支鏡や外科的肺生検により確定診断を行うこともある。

### 誤診しやすい疾患との鑑別ポイント

厚生労働省による各 AAV の診断基準の鑑別診断を参照のこと。

### 確定診断がつかないとき試みること

常に非典型例の存在も念頭におき，AAV の全身諸臓器病変の診療にかかわる複数科の専門医との連携を緊密に行い，多面的かつ包括的な評価を行う。

### 治療法ワンポイント・メモ

❶ AAV に対する治療は，「ANCA 関連血管炎診療ガイドライン 2023」に準じて行う。進行性線維化の経過を示す間質性肺炎の場合には，抗線維化薬ニ

ンテダニブの併用を検討する。

**2** AAV を発症していない MPO-ANCA 陽性間質性肺炎に対する標準的な治療戦略は確立されていない。

# 急性好酸球性肺炎
## Acute Eosinophilic Pneumonia (AEP)

武井 玲生仁　公立陶生病院・呼吸器・アレルギー疾患
内科部長（愛知）

**頻度**　ときどきみる

## 診断のポイント

**1** 発熱を伴う急性発症の呼吸器症状。
**2** 胸部画像検査でびまん性陰影。
**3** 気管支肺胞洗浄液で好酸球分画＞25％。
**4** 病歴：喫煙，薬剤，寄生虫や真菌などの感染症，吸入物質など多岐にわたる原因が指摘されており，これら原因物質への曝露がないか，包括的な病歴聴取を行う。特に喫煙はタバコの種類，喫煙本数など喫煙習慣の変化だけでなく，受動喫煙の有無，電子タバコの有無も重要である。

## 緊急対応の判断基準

　低酸素血症を伴う場合，すみやかな酸素投与を行う。

## 症候の診かた

**1** 発熱のほかに，咳嗽，呼吸困難，全身倦怠感，筋痛などを伴うことがある。
**2** 皮疹や末梢神経障害は基本的に認めず，これらを認める場合は好酸球性多発血管炎性肉芽腫症など他疾患の鑑別を行う。

## 検査所見とその読みかた

**1** スクリーニング検査：発症初期は末梢血好酸球数が上昇していないことが多い。KL-6 は通常は正常，SP-D や SP-A は高値を示すことが多い。ANCA は陰性である。
**2** 気管支肺胞洗浄液の細胞分画：好酸球＞25％。好中球やリンパ球の増加を示すことも多い。
**3** 胸部 CT 画像：両側びまん性のすりガラス陰影を認める。浸潤影や小葉間隔壁の肥厚，牽引性気管支拡張を伴うこともあり，気管支血管束の肥厚やリンパ節腫大，胸水を認めうる。

**4** 肺組織病理所見：肺胞腔および間質への顕著な好酸球浸潤を認める。

## 確定診断の決め手

**1** 発熱を伴う呼吸器症状の急性発症（1 か月以内，多くは 7 日以内）。
**2** 胸部画像検査でびまん性陰影。
**3** 低酸素血症。
**4** 気管支肺胞洗浄液で好酸球分画＞25％。

## 誤診しやすい疾患との鑑別ポイント

**1** 好酸球性多発血管炎性肉芽腫症
　**❶** 気管支喘息やアレルギー性鼻炎。
　**❷** 末梢血好酸球増多。
　**❸** 肺組織病理所見で好酸球浸潤を伴う微小血管の肉芽腫性または壊死性血管炎。
**2** びまん性肺胞出血
　**❶** 血痰。
　**❷** 気管支肺胞洗浄液で出血像。
　**❸** 抗血栓薬内服の病歴や ANCA 陽性。
**3** ニューモシスチス肺炎（⇨ 870 頁）
　**❶** 免疫不全を疑う病歴。
　**❷** KL-6 高値。
　**❸** $\beta$-D-グルカン高値。

## 確定診断がつかないとき試みること

　肺生検は診断に必須ではないが，ほかの疾患を疑う際には重要な所見となりうる。

## 予後判定の基準

**1** 一般にステロイドへの治療反応性は良好。
**2** 抗原回避のみで改善する例もある。
**3** まれに治療反応性が不良で死亡する例もあるが，予後不良因子は不明。

## 経過観察のための検査・処置

**1** ステロイド治療を施行しない場合：呼吸状態の評価（症状，呼吸様式，酸素化の推移）を連日行い，呼吸状態の悪化がある場合はすみやかにステロイド治療を検討する。
**2** 病状改善後の再燃はまれであるが，喫煙の再開や薬剤の再投与は再燃の誘因となりうる。

## 治療法ワンポイント・メモ

**1** 一般的に AEP の治療にはステロイドが使用されている。しかし，ステロイドの適切な量や投与期間

は定まっていないため，疾患の原因や経過，重症度などから総合的に判断して治療方針を決定する。
❷喫煙や薬剤などの原因が明らかな場合は，再曝露を避けるよう指導する。

### さらに知っておくと役立つこと

❶わが国では非ニコチン含有電子タバコや加熱式タバコが販売されている。これらは電子タバコ関連肺障害の1つとして AEP をきたしうるため，病歴聴取の際は注意する。
❷薬剤や漢方薬が原因の場合，他院を受診した際にアレルギー歴のある薬剤として聴取されず，原因の薬剤や漢方薬を再投与されうる懸念がある。再投与を避けるため，患者説明や診療情報提供を十分に行う必要がある。

### 専門医へのコンサルト

胸部画像検査で両肺のびまん性陰影がある場合，鑑別診断は多岐にわたる。さらに呼吸不全を伴う場合には治療導入をすみやかに行う必要があるため，早急に呼吸器内科専門医へのコンサルトを検討する。

# 慢性好酸球性肺炎
## Chronic Eosinophilic Pneumonia (CEP)

**新実 彰男**　名古屋市立大学大学院教授・呼吸器・
免疫アレルギー内科学

（**頻度**）**あまりみない**

### 診断のポイント

❶数週〜数か月の慢性経過，自然寛解は ≦ 10％。
❷30〜50 歳台に好発し，女性優位（男女比 1：2）。
❸非喫煙者に多い（現喫煙者は ≦ 10％）。喘息（50％），アレルギー性鼻炎の合併が多い。
❹病変は肺末梢側優位でしばしば多発性・移動性。
❺末梢肺での好酸球増多の確認〔気管支肺胞洗浄（BAL），経気管支肺生検（TBLB）〕。

### 緊急対応の判断基準

低酸素が進行したら適宜酸素投与（ただし急性好酸球性肺炎に比して重度呼吸不全は少ない）。

### 症候の診かた

❶咳，喘鳴，呼吸困難，発熱，全身倦怠感，体重減少や，時に胸痛（胸膜炎による），血痰，盗汗など。
❷喘息に伴う連続性ラ音に加えて断続性ラ音（coarse crackles）や胸膜摩擦音が聴かれることもある。

### 検査所見とその読みかた

❶血液検査：末梢血好酸球増多（20〜30％）は発症早期からほぼ全例で認め，CRP や総 IgE 値の上昇，血沈亢進もしばしばある。リウマチ因子，免疫複合体が時に陽性となる。
❷胸部画像：胸膜直下／末梢側優位の浸潤影は 85％に認める（典型例は "photographic negative of pulmonary edema"）。単純 X 線で異常なく，CT でのみ確認できる症例もある。時に胸水，縦隔リンパ節腫大をみる。
❸肺の好酸球増多：BAL 液好酸球は多くの例で ≧ 25％。病理では胞腔内／間質の著明な好酸球浸潤＋時に器質化肺炎像，肺胞腔内へのフィブリンやマクロファージ集簇，好酸球性膿瘍をみる。BAL 所見との乖離例に注意する。

### 確定診断の決め手

BAL，TBLB による肺胞領域での好酸球増多の証明（確立された診断基準はない）。

### 誤診しやすい疾患との鑑別ポイント

❶肺の好酸球増多を伴う他疾患（アレルギー性気管支肺真菌症，好酸球性多発血管炎性肉芽腫症）でも好酸球性肺炎（浸潤影）を呈しうる。特徴的な画像・血液所見や自覚症状などで鑑別する。薬剤性肺障害（⇨912 頁）も CEP 様病像を呈しうる。
❷特発性器質化肺炎（COP）（⇨908 頁）は画像，経過とも類似し，肺好酸球増多の有無・程度により鑑別する（ただし治療も CEP と同様）。

### 確定診断がつかないとき試みること

画像が典型的でない症例も多く，積極的に BAL を施行する。

### 合併症・続発症の診断

咳のみを呈する喘息の合併に注意する。喘息は経過中に重症化の傾向がある。CEP 発症後の発症に喘息を合併することもある。

### 経過観察のための検査・処置

末梢血好酸球数の定期的測定（上昇傾向があれば

画像を評価)を行う。

## 治療法ワンポイント・メモ

❶プレドニゾロン 0.5 mg/kg または 30 mg/日ですみやかに改善，以後漸減する。再発率は治療期間 3 か月（52.1％）と 6 か月（61.9％）で差がないとの報告がある（Eur Respir J 45: 1624-1631，2015）。

❷抗 IgE・抗 IL-5 抗体製剤は有効例はあるが，保険未収載である。抗 IL-4α 受容体抗体は一過性の好酸球増多をしばしば惹起し，好酸球性肺炎発症例もあり注意する。

❸吸入ステロイド（ICS）単剤での初期治療は無効も，ICS 維持療法が増悪を抑制する可能性がある。

## さらに知っておくと役立つこと

呼気 NO 測定が CEP のモニタリングに有用との報告がある（BMC Pulum Med 14: 81，2014）。

# リンパ脈管筋腫症

Lymphangioleiomyomatosis (LAM)

高田 俊範　新潟大学医歯学総合病院・魚沼地域医療
教育センター特任教授

（頻度）あまりみない

## 診断のポイント

❶30～40 歳台。

❷女性〔結節性硬化症（TSC：tuberous sclerosis complex）に合併した場合を除く〕。

❸特徴的な胸部 CT 所見。

❹ほかの囊胞性肺疾患の除外。

❺可能であれば病理学的診断。

## 症候の診かた

❶呼吸器症状：労作時呼吸困難感，咳嗽，喘鳴などを訴えることが多い。

❷気胸：気胸が初発症状となることがある。

❸その他：胸部 CT 画像により偶然診断される症例や，腹部合併症を契機に診断されることもある。

## 検査所見とその読みかた

❶胸部 CT 所見

　❶スライス厚 1～2 mm の高分解能 CT で，最大径 20～30 mm（数 mm～10 mm 大が多い）の境界明瞭な円形囊胞が，両側上～下肺野に比較的均等に分

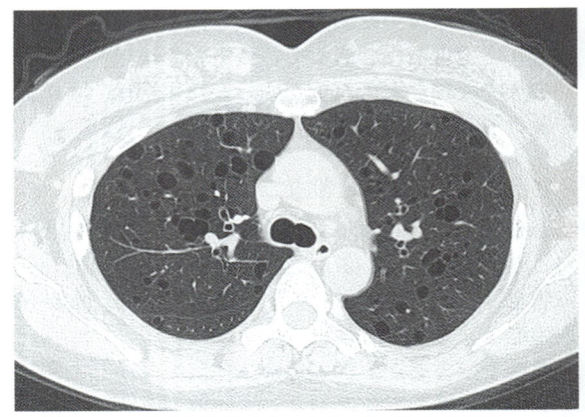

図1 リンパ脈管筋腫症（LAM）の胸部 CT 所見

布する（図 1）。

　❷一般的に内部構造をもたない。囊胞は経過とともに融合し，多角形や非定形になることがある。

❷病理診断

　❶LAM 病変では平滑筋様細胞（LAM 細胞）が腫瘍性に増殖している。LAM 細胞は，囊胞壁，血管，リンパ管，細気管支に沿って小さなクラスターを形成して分布する。

　❷結節状の LAM 病変の中心部には紡錘形の LAM 細胞，末梢部には類上皮形の LAM 細胞が分布する。

　❸LAM 細胞は，α-SMA，ビメンチン，デスミンなどの平滑筋抗原に対する抗体が陽性になる。

## 確定診断の決め手

❶特徴的な胸部 CT 所見。

❷ほかの囊胞性肺疾患の除外。

❸上記❶と❷に加えて TSC の存在が確認されれば TSC-LAM と確定する。

❹上記❶と❷に加えて血清 vascular endothelial growth factor（VEGF）-D 値が 800 pg/mL 以上（後述），腎血管筋脂肪腫（AML：angiomyolipoma）またはリンパ脈管筋腫，あるいは乳び/リンパ節/腫瘤の細胞診が陽性であれば LAM と確定する。

❺上記❶と❷に加えて経気管支肺生検（TBLB）あるいは外科的肺生検で LAM の特徴を確認できれば LAM と確定する。

## 誤診しやすい疾患との鑑別ポイント

「他の囊胞性疾患」として，以下を除外する。

**1 Langerhans 細胞組織球症**（⇨1830 頁）

❶胸部 CT で上肺野に類円形，あるいは不整形の
嚢胞。小葉中心性粒状影を伴う。嚢胞壁の厚さは
不均一である。背景に小結節影，すりガラス陰影，
線状影がみられる。

❷臨床的には，成人では喫煙と関連し，骨，皮膚，
腹部などの肺外病変を認めることがある。

**2 Sjögren 症候群**（⇨1184 頁）

❶胸部 CT で嚢胞を認めるが，一般に結節影，す
りガラス陰影，濃度上昇域，肺血管・気管支の肥
厚などを伴う。

❷臨床的には，乾燥症状，関節症状があり，血清
学的検査で SS-A や SS-B が陽性である。

**3 Birt-Hogg-Dubé 症候群**

❶胸部 CT で肺底部，縦隔側，胸膜下に少数のレ
ンズ様の嚢胞がみられる。嚢胞は薄壁の楕円形〜
不整形で，大きさは多様である。

❷臨床的には，肺の嚢胞形成を特徴とする遺伝性
疾患。反復性気胸や皮膚病変，腎腫瘍がみられる
ことがある。

**4 肺気腫，COPD**（⇨897 頁）

❶胸部 CT で，上肺野に嚢胞ではなく不整形の低
吸収領域が多発。進行例では，大小融合した低吸
収領域がみられる。

❷臨床的には，喫煙と関連し一般的に中高年で発
症する。

### 確定診断がつかないとき試みること

❶LAM の診断に，血清 VEGF-D が有用である。

❷血清 VEGF-D が 800 pg/mL 以上であれば，画像
などの所見と組み合わせて感度 60〜70%，特異度
ほぼ 100% で LAM と診断できる（Lancet Respir Med
1: 445-452, 2013）。

### 合併症・続発症の診断

❶半数以上が経過中に気胸を経験し，うち 7 割以上
に再発を認める。

❷AML は血管・平滑筋・脂肪成分からなる良性腫
瘍で，通常は腎臓に発生する。腎 AML は孤発性
LAM の 3〜4 割，TSC-LAM の 9 割程度に認める。

❸リンパ脈管筋腫：体軸リンパ系（胸部，腹部，骨盤
腔）に，LAM 細胞の増殖によるリンパ節腫大を認め
ることがある。後腹膜腔または骨盤腔に多く，孤発
性 LAM の 3〜4 割，TSC-LAM の 1 割程度にみら
れる。

❹全体の 1〜2 割に，乳び胸水または腹水を認める。

# 肺胞蛋白症

Pulmonary Alveolar Proteinosis (PAP)

**田澤 立之**　東京科学大学教授・保健管理センター

⊘頻度 **あまりみない**〔わが国の有病率は人口 100 万
人対 26.6 人（ERJ Open Res 5: 00190-2018,
2019）〕。

GL 肺胞蛋白症診療ガイドライン 2022

### 診断のポイント

❶わが国の自己免疫性 PAP の年齢中央値は 51 歳
で，男女比は 2.1：1 で男性に多く，喫煙や粉塵吸入
が本症の発症と関係する可能性がある。

❷労作時息切れや健診における胸部 X 線でのすり
ガラス陰影〜浸潤影の指摘で受診する。

❸胸部 CT ですりガラス陰影や小葉内間質/小葉間
隔壁肥厚像や双方の合わさった crazy-paving pattern
がみられる。

❹血清マーカー（KL-6，SP-D，SP-A，LDH，CY-
FRA）などの上昇をみる。KL-6 は他の ILD と比べ
ても高値を示すとされる。

❺以上の所見より PAP が疑われるとき，気管支鏡
による気管支肺胞洗浄や経気管支肺生検を行う。

❻PAP と診断されたら，血清抗 GM-CSF 抗体検査
（ERJ Open Res 6: 00259-2019, 2020）を行い，陽性の
場合には自己免疫性 PAP と診断される。

### 緊急対応の判断基準

本症は一般的には緩徐に進行する疾患である。繰
り返し肺洗浄が必要なまれな例や，感染症合併例は
呼吸器専門施設に紹介する。

### 症候の診かた

❶外出時，散歩や山歩きなどでの息切れの自覚や
咳・痰，健診における胸部 X 線写真での異常の指摘
が受診のきっかけとなる。

❷緩やかな発症が特徴で，症状を感じるようになっ
た時期を患者がはっきり覚えていないことも多い。

❸病初期には症状がほとんどないか軽度のことが多
く，その割に外来初診時の胸部 X 線所見が著明で，
診察室の患者の印象とモニター上の画像検査の間に
乖離が感じられることが本症の特徴の 1 つである。

### 検査所見とその読みかた

❶胸部単純 X 線写真では，中下肺野にすりガラス

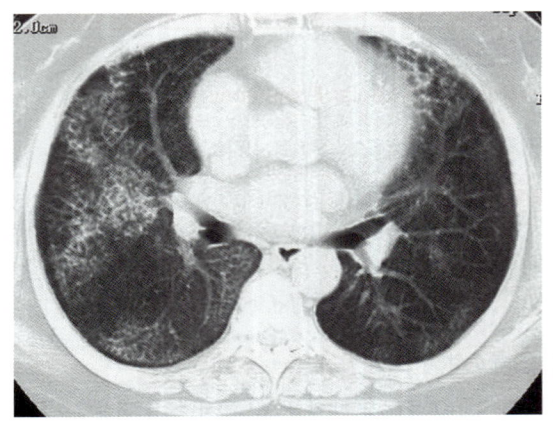

**図1** 胸部 HRCT での crazy-paving pattern

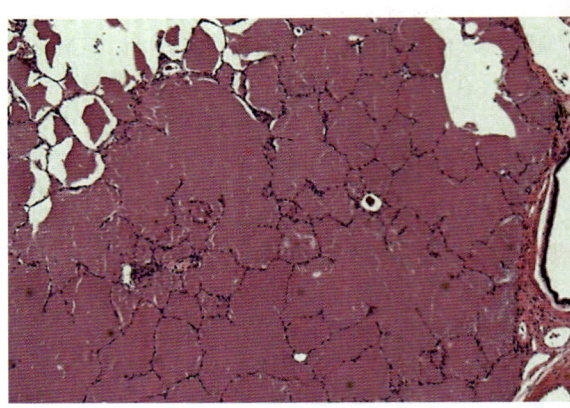

**図2** 肺胞内の好酸性微細顆粒状無構造沈着物

陰影〜浸潤影がみられる。横隔膜直上は陰影が薄いことがある。

② 胸部 CT では，すりガラス陰影や小葉内間質/小葉間隔壁肥厚像を合わせもつ crazy-paving pattern（図1）や境界明瞭に地図状に広がる geographic pattern が特徴とされる。両側肺にみられる。

③ 血清マーカーとしては，KL-6, SP-D, SP-A, LDH, CYFRA などの上昇をみる。

④ 気管支肺胞洗浄液（BALF：bronchoalveolar lavage fluid）の外観は「米のとぎ汁状」に白濁し，静置すると沈殿がみられる。鏡検で，PAS 陽性の無構造物質の沈着（図2）と，泡沫マクロファージがみられる。

⑤ 病理組織像では，好酸性顆粒状の PAS 陽性の無構造物質が肺胞腔内に貯留し，肺胞構造は維持されるのが特徴とされる。

## 確定診断の決め手

① 緩徐な発症。
② 画像所見と血清マーカー。
③ 気管支鏡での BALF 所見。
④ 抗 GM-CSF 抗体。

## 誤診しやすい疾患との鑑別ポイント

① 画像所見上，鑑別診断として，急性呼吸窮迫症候群（ARDS）（⇨901頁），肺水腫，間質性肺炎，薬剤性肺炎，ニューモシスチス肺炎（⇨870頁），サルコイドーシス（⇨924頁），肺胞出血，肺胞上皮癌などがあげられる。

② BALF 所見と抗 GM-CSF 抗体が鑑別に有用である。

## 確定診断がつかないとき試みること

① PAP の93％は，抗 GM-CSF 抗体陽性の自己免疫性 PAP である。

② 抗体陰性で，血液疾患（骨髄異形成症候群，白血病），悪性疾患，自己免疫性疾患などの基礎疾患がある場合は続発性 PAP と診断される。

③ 抗体陰性で基礎疾患もないときは，専門施設で先天性/遺伝性 PAP の鑑別診断に必要な分子生物学的な解析が試みられる。

④ それでも診断確定できないときは，未分類 PAP とする。

## 合併症・続発症の診断

① 感染症〔アスペルギルスなどの肺真菌症，ノカルジア症，非結核性抗酸菌（NTM）症，肺結核，肺炎など〕を合併することがあり，致死的となる場合もあるので留意する。

② 治療抵抗性の進行例で肺線維症をみることがある。

## 予後判定の基準

① 症状の有無と $PaO_2$ の値による重症度分類（表1）に沿って治療方針が決められる。

② GM-CSF 吸入治療研究では，%VC 80％が治療後の予後に関係する可能性が示されている（Chest 145: 729-737, 2014）。

## 経過観察のための検査・処置

自己免疫性 PAP では，自然軽快も2割程度みられるため，診断後まず一定期間，経過観察を行う。

## 表1 疾患重症度スコア

| 重症度 | 症状 | PaO₂ |
|---|---|---|
| 1 | なし | $PaO_2 \geqq 70$ Torr |
| 2 | あり | $PaO_2 \geqq 70$ Torr |
| 3 | 不問 | 70 Torr $> PaO_2 \geqq 60$ Torr |
| 4 | 不問 | 60 Torr $> PaO_2 \geqq 50$ Torr |
| 5 | 不問 | 50 Torr $> PaO_2$ |

〔井上義一, 他 監：肺胞蛋白症の診断, 治療, 管理の指針. 2012, 難病情報センター：肺胞蛋白症(自己免疫性または先天性)(指定難病229). https://www.nanbyou.or.jp/entry/4775 より〕

## 治療法ワンポイント・メモ

1 治療法は, 重症度に沿って, 重症度2以上では去痰薬・対症療法・酸素療法を行い, 増悪例や重症度4ないし5の例では, 標準治療である全肺洗浄, あるいは気管支鏡による区域洗浄を考える。

2 新規治療のGM-CSF吸入治療は, わが国の医師主導治験(N Engl J Med 381: 923-932, 2019)および18か国の国際治験(N Engl J Med 383: 1635-1644, 2020)で有効性と安全性が示された。吸入薬は2024年に薬事承認された。

## さらに知っておくと役立つこと

1 PAP(自己免疫性または先天性)は指定難病(229)となっている。

2 肺線維症合併, 反復・継続する感染症合併, 先天性/遺伝性PAPの場合, 重症度に1度加えて管理区分重症度(Ⅰ～Ⅵ度の6段階に分類)として, 管理区分重症度Ⅲ以上の場合, 医療費助成の対象になる。

## 専門医へのコンサルト

1 症状なく健診の胸部X線で上記のような異常所見を指摘された初診患者については, 呼吸器専門医の対診を求める。

2 経過観察中に症状・PaO₂の増悪がみられた場合や感染合併が疑われる場合には, 呼吸器専門医を受診させる。

# 肺胞微石症
## Pulmonary Alveolar Microlithiasis (PAM)

久田 修　自治医科大学准教授・呼吸器内科学

**頻度** あまりみない

**GL** 難治性びまん性肺疾患診療の手引き(2017)

## 診断のポイント

1 無症状で健康診断で発見される。

2 中年以降に呼吸不全が進行。

3 肺胞内の層状, 年輪状の微石形成がみられる。

4 *SLC34A2* を原因遺伝子とする常染色体潜性遺伝性疾患である。

## 症候の診かた

1 無症状健診発見

❶無症状で, 健康診断や家族検診で発見されることが多い(わが国の症例111例中85.6%)。

❷小児期の発見が多く, 50歳以降の発見はまれ(わが国の症例111例中52.9%が15歳以下での発見)である。

❸中年以降に徐々に呼吸不全が進行する。

2 同胞発生

❶家族内発生を認める。

❷両親や直系の祖先に血族結婚を認めることがある。

❸近親婚の家族歴が明確でない症例でも, 両親に共通祖先がある。

3 微石形成は肺に限局する。

## 検査所見とその読みかた

1 胸部画像所見

❶胸部X線写真では, 両側の中下肺野優位のびまん性粒状影(図1)がみられる。

❷胸部CTでは, びまん性すりガラス陰影が主体で, 高度の微石集積を反映してコンソリデーションを示すこともある。

❸小葉間隔壁の不整な肥厚といった小葉・細葉辺縁性陰影も特徴である(図2)。

2 病理

❶生検肺の病理所見では, 肺胞内に年輪状, 層状構造をもつ微石を認める。

❷末期には肺胞内のみならず, 気管支血管束, 小葉間隔壁, あるいは胸膜下に著明な微石形成がみられる。

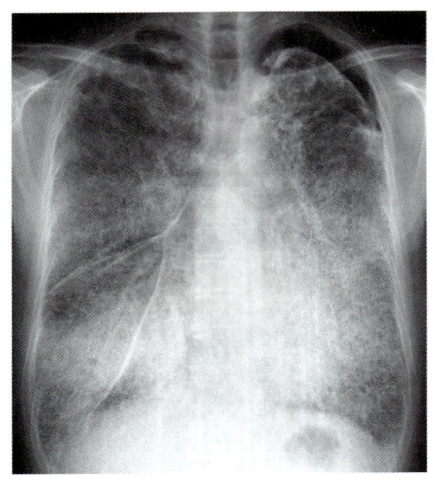

**図1** 胸部X線写真

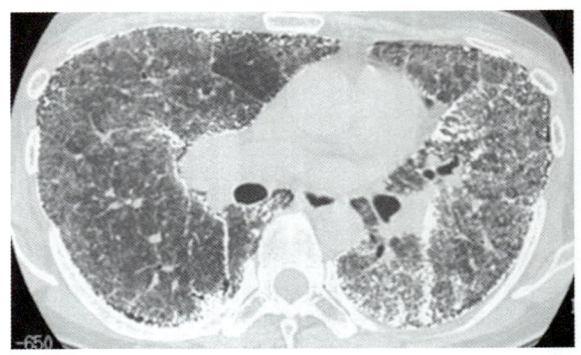

**図2** 胸部CT画像

❸肺機能検査：著明なびまん性肺陰影を示しても，初期には無症状で，％肺活量，％DLcoは軽度低下にとどまる。
❹血液検査所見：血清カルシウム，リンは正常範囲である。

### 確定診断の決め手

❶典型的な胸部画像所見がみられる。
❷肺生検により肺胞内の微石形成を確認する。
❸同胞発生を確認する。

### 誤診しやすい疾患との鑑別ポイント

❶**転移性肺石灰化症**
　❶慢性腎不全，悪性腫瘍などによるカルシウム代謝異常がみられる。
　❷血管などの他臓器にも石灰化がみられる。
　❸上肺野優位である。
❷**びまん性肺骨化症**
　❶CTで，高吸収域の小粒状影（結節状，樹枝状）がみられる。
　❷肺組織の異所性肺骨化がみられる。
　❸同胞発生は通常認めない。

### 確定診断がつかないとき試みること

❶遺伝子検査
　❶典型的な画像所見に加えて，*SLC34A2* の遺伝子異常が確認されれば診断が確定する。
　❷遺伝子検査は，研究室レベルでのみ可能である。

### 経過観察のための検査・処置

❶緩徐に進行し，中年以降に呼吸不全が出現することから，6〜12か月ごとに，診察，胸部X線を確認する。
❷数年ごとに，胸部CT，肺機能検査を確認する。

### 治療法ワンポイント・メモ

❶肺胞内の微石を除去する有効な治療法はない。
❷肺移植の適応となるが，わが国では実施症例はない。

### さらに知っておくと役立つこと

❶常染色体潜性遺伝性疾患であることから，患者，家族の意思を確認し，遺伝カウンセリングを行う。
❷潜性遺伝性疾患であるため，子孫が発症する可能性はきわめて低い。

### 専門医へのコンサルト

❶非常にまれな遺伝性疾患であることから，外科的肺生検も可能な専門施設への紹介が望ましい。
❷遺伝カウンセリングの体制が整っていることも必要である。

---

# 原発性肺腫瘍
## Primary Lung Tumor

**清家 正博**　日本医科大学大学院教授・呼吸器内科学

**頻度** よくみる
**GL** 肺癌診療ガイドライン2023年版

**5**

## 診断のポイント

　腺癌，扁平上皮癌，大細胞癌からなる非小細胞肺癌（NSCLC：non-small cell lung cancer）と小細胞肺癌（SCLC：small cell lung cancer）に分類される。

**1** 高齢者が半数（75 歳以上が肺癌全体の約 50%）である。

**2** 喫煙者は高リスク（男性 4.4 倍，女性 2.8 倍）である。

**3** 咳嗽，喀痰，胸痛，呼吸困難などの自覚症状または胸部異常陰影（健診など）にて発見される。

**4** 扁平上皮癌・小細胞癌は喫煙に関係し，中枢気道発生の腫瘍が多い。

**5** 腺癌は，末梢型腫瘍でドライバー遺伝子変異・転座を有することが多い。*EGFR* 遺伝子変異，*ALK* 遺伝子転座は，それぞれ 30〜40%，3〜5% に認める。

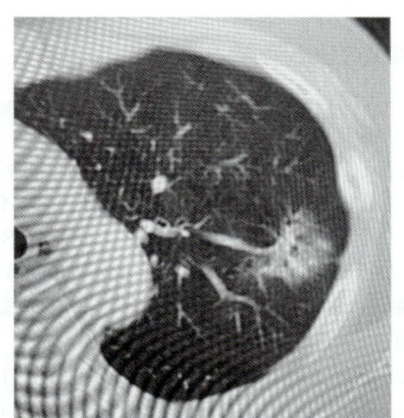

**図1** 肺腺癌の胸部 CT 所見（左上葉）

70 歳男性，スピキュラ，胸膜陥入，血管収束などを伴う非区域性のすりガラス陰影（一部浸潤影）を認める。

## 緊急対応の判断基準

　肺癌による oncologic emergency（がん救急）には，以下のような病態があり，緊急対応を有する。

**1** 気道狭窄：ステント留置や腫瘍焼灼（レーザー治療など）を考慮する。

**2** 上大静脈症候群：ステント留置や緊急での放射線治療，薬物療法を考慮する。

**3** 心タンポナーデ：心嚢ドレナージまたは外科的開窓術の適応となる。

**4** 脊髄圧迫による神経症状：両下肢麻痺や直腸膀胱障害のリスクがあり，ステロイド投与に加えて，緊急放射線治療または手術（除圧術）を考慮する。

**5** 高カルシウム血症：補正 Ca 14 mg/dL 以上では緊急対応が必要であり，生理食塩液点滴，カルシトニン製剤やビスホスホネート製剤（ゾレドロン酸など）の投与を行う。

## 症候の診かた

　原発巣の局在・進展やリンパ節転移および遠隔転移などにより症候が異なる。

**1** 扁平上皮癌・小細胞癌：中枢部発生が多く，咳嗽，喀痰，呼吸困難などの自覚症状を呈することが多い。

**2** 腺癌：胸部異常陰影のみで無症状のことが多いが，胸膜進展や悪性胸水などを伴うと胸痛や呼吸困難などの症状を呈する。

**3** 腫瘍の局所浸潤による症候

　**1** 肺尖部腫瘍による Pancoast 症候群（肩関節・上肢への放散痛）や Horner 症候群（縮瞳，眼瞼下垂，眼裂狭小，病側顔面の発汗低下など）。

　**2** 上大静脈症候群（顔面・上肢の腫脹，頭痛など）。

　**3** 悪性胸水に伴う胸痛または呼吸困難など。

　**4** 腫瘍の反回神経への浸潤による嗄声。

## 検査所見とその読みかた

**1** 胸部 CT

　**1** 胸部 X 線で肺癌が疑われる場合に，胸部 CT が第 1 選択となる。2 cm 以下の陰影では，高分解能 CT（HRCT：high-resolution CT）が望ましい。造影 CT は，肺門縦隔リンパ節転移の評価を含め有用性が高い。

　**2** 末梢型肺腺癌では，スピキュラ，胸膜陥入，血管収束などを有するすりガラス陰影が特徴的である（図 1）。

**2** 血清腫瘍マーカー

　**1** 治療判定や再発診断のモニタリングに用いられるが，早期診断のマーカーとしての有用性は示されていない。

　**2** 腺癌では CEA，SLX，扁平上皮癌では CYFRA，SCC，小細胞癌では ProGRP，NSE が用いられる。

**3** PET-CT（positron emission tomography-CT）

　**1** すりガラス陰影では感度が低く，抗酸菌症などの炎症性疾患においても，FDG 集積が高くなるため，原発巣の質的診断には適さない。

　**2** リンパ節転移や遠隔転移などの評価には有用である。

## 確定診断の決め手

　組織診または細胞診にて確定診断を行う。低侵襲な検査からの実施が原則である（図2）。

■1 経気管支生検（TBB：transbronchial biopsy）：肺末梢型肺癌に対しては気管支鏡に加えて，ガイドシース併用気管支腔内超音波断層法（EBUS-GS：endobronchial ultrasonography using a guide sheath）や仮想気管支鏡ナビゲーションなどの併用にて病変到達度の精度が高まる。

■2 超音波気管支鏡ガイド下針生検（EBUS-TBNA：endobronchial ultrasound-guided transbronchial needle aspiration）：肺門・縦隔リンパ節に対するアプローチに有用である。

■3 CT ガイド下肺生検：経気管支生検による診断が困難な場合に選択されるが，空気塞栓症や胸膜播種などの合併症に注意が必要である。

■4 喀痰細胞診：低侵襲であり，組織診断が難しい場合やハイリスク患者に選択される。中枢型の扁平上皮癌や SCLC では喀痰細胞診の陽性率は高い。

■5 胸水細胞診：癌性胸膜炎における陽性率は30％程度である。

■6 転移巣の生検：原発巣からの診断が困難な場合に，リンパ節，骨，脳などの病巣から生検を考慮する。

## 誤診しやすい疾患との鑑別ポイント

■1 細菌性肺炎：浸潤性粘液性腺癌との鑑別が必要であるが，区域性の浸潤影が多く，炎症反応が高い。

■2 器質化肺炎：周囲にすりガラス陰影を伴う浸潤影が特徴的な画像所見であるが，高分化肺腺癌との鑑別は難しく，組織学的な評価が必要である。

■3 肺結核症（⇒881頁）：壁の薄い空洞病変と周囲の気道散布性陰影が肺結核に特徴的である。肺結核腫は，内部に石灰化を伴う境界明瞭な孤立性結節が多い。

■4 クリプトコックス症：無症状で多発性の陰影が多く，空洞を伴うことがある。髄膜炎の合併もまれではない。

■5 過誤腫：境界明瞭な単発性の結節が多く，内部に脂肪成分や石灰化を認めることがある。

■6 サルコイドーシス（⇒924頁）：無症状での健診発見が多い。両側肺門・縦隔リンパ節転移が典型例である。

■7 転移性肺腫瘍（⇒940頁）：多発性の辺縁明瞭な大小不同の円形腫瘤が典型例である。

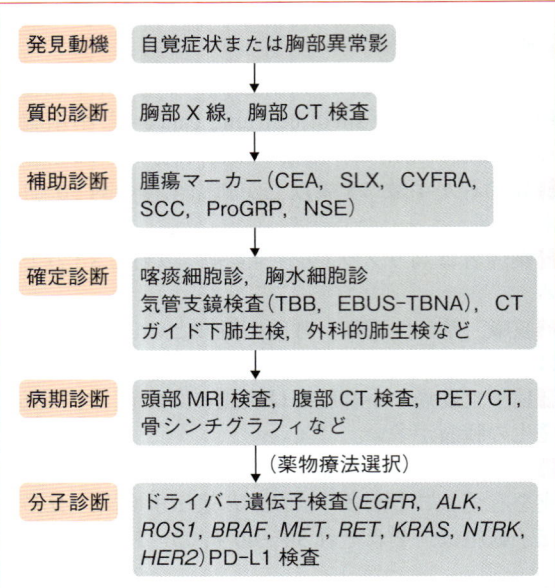

| 発見動機 | 自覚症状または胸部異常影 |
| --- | --- |
| 質的診断 | 胸部 X 線，胸部 CT 検査 |
| 補助診断 | 腫瘍マーカー（CEA，SLX，CYFRA，SCC，ProGRP，NSE） |
| 確定診断 | 喀痰細胞診，胸水細胞診<br>気管支鏡検査（TBB，EBUS-TBNA），CT ガイド下肺生検，外科的肺生検など |
| 病期診断 | 頭部 MRI 検査，腹部 CT 検査，PET/CT，骨シンチグラフィなど |
| （薬物療法選択） | |
| 分子診断 | ドライバー遺伝子検査（EGFR，ALK，ROS1，BRAF，MET，RET，KRAS，NTRK，HER2）PD-L1 検査 |

**図2** 肺癌の診断の流れ（筆者作図）

## 確定診断がつかないとき試みること

　気管支鏡検査などで確定診断ができない場合は，外科的肺生検（胸腔鏡下，ロボット支援下，開胸）を選択する。すりガラス陰影に対しては診断と治療を兼ねて施行されることもある。

## 合併症・続発症の診断

　腫瘍が産生するホルモンなどにより特徴的な症状を呈することがあり，腫瘍随伴症候群とよばれる。

■1 小細胞癌：Lambert-Eaton 症候群による下肢優位の筋力低下，ADH 不適合分泌症候群による低ナトリウム血症，辺縁系脳炎などの合併が多い。

■2 扁平上皮癌：PTHrP 産生による高カルシウム血症が多い。

## 予後判定の基準

■1 TNM 病期分類（表1）

❶ NSCLC Ⅰ-ⅢA期患者に手術適応があり，5年生存率は，Ⅰ期 76.7〜88.9％，Ⅱ期 56.1〜64.1％，ⅢA期 47.9％（J Thorac Oncol 14: 212-222, 2019）である。切除不能Ⅲ期患者は，化学放射線療法＋免疫チェックポイント阻害薬（ICI：immune checkpoint inhibitor）にて5年生存率は 47.5％である（J Clin Oncol 40: 1301-1311, 2022）。Ⅳ期患者の予後は不良であり，中間生存期間は 10〜12 か

**表1** TNM 病期分類

| 8版，2017年 | | N0 | N1 | N2 | N3 | M1a | M1b 単発遠隔転移 | M1c 多発遠隔転移 |
|---|---|---|---|---|---|---|---|---|
| T1 | T1a(≦1 cm) | I A1 | II B | III A | III B | IV A | IV A | IV B |
| | T1b(1〜2 cm) | I A2 | II B | III A | III B | IV A | IV A | IV B |
| | T1c(2〜3 cm) | I A3 | II B | III A | III B | IV A | IV A | IV B |
| T2 | T2a(3〜4 cm) | I B | II B | III A | III B | IV A | IV A | IV B |
| | T2b(4〜5 cm) | II A | II B | III A | III B | IV A | IV A | IV B |
| T3 | T3(5〜7 cm) | II B | III A | III B | III C | IV A | IV A | IV B |
| T4 | T4(>7 cm) | III A | III A | III B | III C | IV A | IV A | IV B |

（日本肺癌学会 編：肺癌診療ガイドライン 2023 年版．金原出版，2023 より）

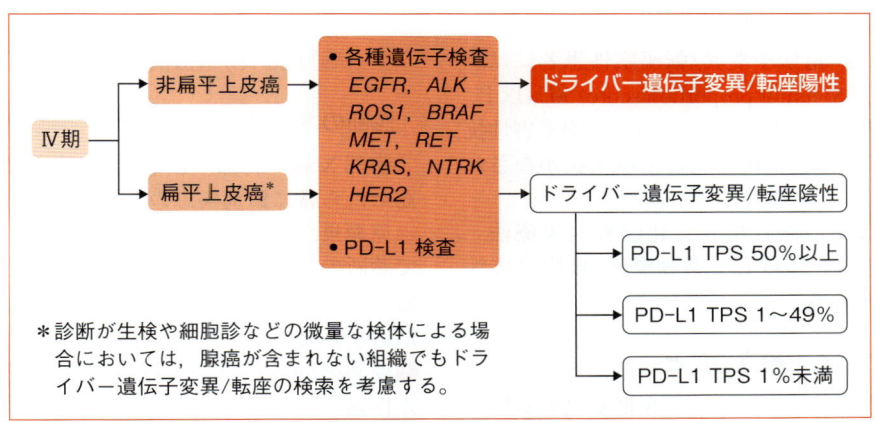

**図3** IV期非小細胞肺癌の薬物療法樹形図

（日本肺癌学会 編：肺癌診療ガイドライン 2023 年版．金原出版，2023 より）

月であるが，ICI 使用で 20 か月，分子標的薬使用で 4 年を超える予後が報告されている。

❷ SCLC は，限局型（LD-SCLC）（片側胸腔内に病変が限局）と進展型（ED-SCLC）で予後が異なる。

**2** 全身状態（PS：performance status）：ECOG PS 基準にて 0〜4 に分類される。PS 3 以上は緩和ケアに専念となる場合が多い。

**3** 年齢：75 歳以上は後期高齢者と定義され，治療方針選択にあたり判断基準の 1 つとなる。

**4** 併存症：既存肺疾患（間質性肺炎，COPD）有無，肝機能，腎機能，心機能は予後に影響を与える。

### 経過観察のための検査・処置

治療効果判定や再発診断には，胸部 X 線，胸部CT，PET/CT や血清腫瘍マーカーなどを用いる。

### 治療法ワンポイント・メモ

**1** 手術，放射線治療，薬物療法（細胞傷害性抗癌薬，分子標的治療，ICI）が主な治療法であり，組織型，病期分類，分子診断および全身状態（年齢，PS，併存症）などにより選択する（図3）。

**2** NSCLC II-III A期患者は，手術および従来の細胞傷害性抗癌薬に加えて ICI や分子標的薬を用いた術前および術後補助療法も保険適用となった。

**3** NSCLC III期の切除不能患者には，化学放射線療法 ＋ICI 地固め療法が推奨される。

**4** NSCLC IV期患者は，ドライバー遺伝子検査（*EGFR，ALK，ROS1，BRAF，MET，RET，KRAS，NTRK，HER2*）と PD-L1 検査結果により，治療方針を決定する（図3）。

**5** IV期ドライバー遺伝子変異/転座陽性患者には，対応する分子標的薬治療が中心となる。

**表2** 肺癌のマルチ遺伝子解析検査とコンパニオン診断薬

| | オンコマイン DX Target Test マルチ CDx システム | Amoy Dx 肺癌 マルチ PCR パネル | 肺がんコンパクト パネル Dx マルチ コンパニオン 診断システム | FoundationOne CDx がんゲノム プロファイリング | FoundationOne Liquid CDx がんゲノム プロファイリング |
|---|---|---|---|---|---|
| 機能 | コンパニオン診断 | コンパニオン診断 | コンパニオン診断 | がんゲノム プロファイリング コンパニオン診断 | がんゲノム プロファイリング コンパニオン診断 |
| 解析対象遺伝子 | 46 | 11 | 8 | 324 | 324 |
| コンパニオン 診断対象 | *EGFR, ALK, ROS1, BRAF, RET, HER2* | *EGFR, ALK, ROS1, BRAF, MET, KRAS, RET* | *EGFR, ALK, ROS1, RET, MET, BRAF, KRAS* | *EGFR, ALK, ROS1, MET, NTRK, HER2* | *EGFR, ALK, ROS1, MET, NTRK* |

(2024 年 4 月現在)
(日本肺癌学会 編：肺癌患者におけるバイオマーカー検査の手引き 2024 年 4 月より)

**6** Ⅳ期ドライバー遺伝子変異/転座陰性患者には，PD-L1 発現〔TPS(tumor proportion score)50％以上，1〜49％，1％未満〕により，ICI 単剤，細胞障害性抗癌薬，ICI＋細胞障害性抗癌薬の治療選択がなされる。

**7** LD-SCLC は完治を目指して化学放射線療法，ED-SCLC は延命を期待して薬物療法(細胞障害性抗癌薬 ± ICI)を行う。

### さらに知っておくと役立つこと

**1** 肺癌マルチ遺伝子診断(表2)：Ⅳ期肺癌の薬物療法の選択には，組織型分類に加えて，分子診断(ドライバー遺伝子変異/転座検査と PD-L1 検査)による個別化医療が推奨されている。各分子標的薬に対応するコンパニオン診断薬を一度に検査する肺癌マルチ遺伝子検査(オンコマイン Dx，Amoy Dx，コンパクトパネル)が承認・保険収載となった。

**2** がんゲノムプロファイリング検査〔CGP(comprehensive genome profile)検査〕(表2)：標準治療終了または見込患者には，100 以上のがん関連遺伝子を検索する CGP 検査(FoundationOne CDx，NCC オンコパネル，Guardant 360，GenMine TOP)も，がんゲノム医療拠点・連携病院を中心に施行可能となった。

# 転移性肺腫瘍
## Metastatic Lung Tumor

滝口 裕一　翠明会山王病院部長・腫瘍内科・呼吸器内科（千葉）

**頻度** よくみる

**GL** 原発不明がん診療ガイドライン(改訂第 2 版)(2018)〔改訂第 2.1 版(2023)〕

### 診断のポイント

**1** 胸部 X 線，胸部 CT で単発，または多発肺病変を認めたら常に鑑別疾患の上位とする。

**2** 原発巣が判明している場合と判明していない場合で診断のプロセスが異なる。

**3** 典型例では，境界明瞭・辺縁明瞭な大小不同の結節影が多発する。

**4** 浸潤影(単発・多発)，気管支・血管に沿ったびまん性陰影(癌性リンパ管症)にも注意する。

**5** 感染症(肺結核，粟粒結核，クリプトコックス症など)，その他の非悪性疾患(サルコイドーシス，多発血管炎性肉芽腫，じん肺，肺動静脈奇形など)との鑑別が重要である。

### 緊急対応の判断基準

**1** 進行期であっても早期治療により治癒率や生存期間の延長効果が高い疾患は，特に早急な対応が必要(例：胚細胞性腫瘍，悪性リンパ腫など)である。

**2** 気道狭窄，悪性胸水，悪性心嚢水の合併例では腫瘍緊急症を呈する場合がある。

**3** 胸部症状以外の症状は，原発巣や肺以外の転移巣に対する緊急対応が必要な可能性を示唆する。

### 症候の診かた

**1** 肺転移そのものの症状は示さないことが多い。

**2** 全身状態の評価：Performance Status(ECOG)，バイタルサイン，体重減少の有無。

**3** 胸部・腹部の一般的診察以外に，直腸診，表在リンパ節転移の評価を行う。必要により頭頸部，泌尿器領域，婦人科領域，乳腺の専門的診察を行う。

## 検査所見とその読みかた

**1** 血液・生化学検査，尿検査は，今後の鑑別診断の優先順位を決めるうえで有用である。胚細胞性腫瘍の可能性があれば AFP，hCG の測定を追加する。

**2** 画像診断：原発巣が既知であれば肺転移の確認・評価は単純胸部 CT のみ，場合によっては胸部 X 線のみで十分である（**図1**）。原発巣が既知でない場合は胸部〜骨盤までの造影 CT を行い，他臓器の病変と合わせて評価する。悪性であることが確実なら PET/CT も考慮する。

## 確定診断の決め手

**1** 生検による病理学的評価の必要性を判断する。

**2** 原発巣が既知であり，肺転移をきたすことに臨床的な矛盾がなく，肺転移の有無により治療方針が変わらない場合は画像診断のみで確定診断する。

**3** 原発巣が既知であっても，臨床的に肺転移をきたすことに疑念の余地がある場合は，安全な生検方法を検討する。

**4** 原発巣が既知でなく，画像診断によっても原発巣が明らかでない場合は，早急に生検・病理学的評価を行う。気管支鏡下生検が困難なことも多く，経皮生検，胸腔鏡併用肺生検も検討する。生検前の上部・下部消化管内視鏡検査の必要性は病理所見を参考に判断する〔原発不明がん診療ガイドライン改訂第 2 版(2018)，改訂第 2.1 版(2023)〕。

## 誤診しやすい疾患との鑑別ポイント

**1** 肺結核，粟粒結核（⇨881 頁）

❶発熱，CRP 上昇などの炎症所見（転移性肺腫瘍でも炎症所見を伴うこともある）。

❷インターフェロンγ遊離試験（IGRA）。

❸喀痰の塗抹・培養，粟粒結核を疑う場合は，尿，髄液などの培養。

❹生検検体の塗抹・培養。

**2** サルコイドーシス（⇨924 頁），多発血管炎性肉芽腫症（⇨1185 頁）：それぞれの疾患に特徴的な他臓器病変の検索を行う。

**3** 肺動静脈奇形（⇨942 頁）：造影 CT で濃染像，流出入血管を確認する。

## 確定診断がつかないとき試みること

病変の部位によっては生検が困難であり，確定診断が困難なことも多い。年齢，全身状態，種々の臓器機能を参考に以下のオプションを検討する。

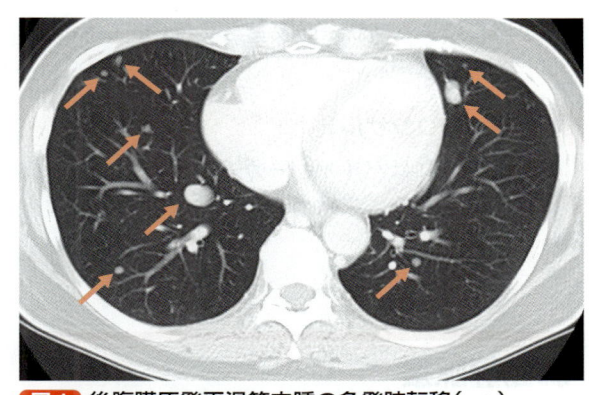

**図1** 後腹膜原発平滑筋肉腫の多発肺転移（→）

原発巣は巨大で切除不能であり，薬物療法の適応。多発肺病変は転移として矛盾なく，生検は不要と判断した。

**1** 原発巣が既知であれば，これの肺転移と判断する。

**2** 原発巣が不明で，個数が限定的で全病変の切除が可能なら摘出手術を行う。

**3** 原発巣が不明で，多数の転移である場合は部分的肺切除を行い，病理学的評価を行う。

## 合併症・続発症の診断

他臓器の転移部位を検索のため，全身の造影 CT，PET/CT 検査を検討する。

## 予後判定の基準

Performance status，原発部位，組織型（癌種によってはバイオマーカーの状態），全身の転移状況，臓器機能などにより規定される。

## 経過観察のための検査・処置

薬物療法を行う場合，肺転移のみの観察は胸部 X 線と必要に応じた胸部単純 CT で十分である。進行癌であるため，肺以外の病変の縮小・増大，新規転移巣の有無も評価する必要があれば，全身の造影 CT（脳病変の評価は造影脳 MRI が望ましい）を追加する。

## 治療法ワンポイント・メモ

**1** 個数が多い場合は切除の適応とならず，原発疾患の臨床病期Ⅳ期の標準治療を行う。

**2** 個数が少なく，他臓器転移がなく，原発病変が限局的であれば，oligometastatic disease として原発病変と肺転移の両方に局所治療（切除または定位照射）を行うことも検討する。特に最近研究が進んでお

り，専門科による判断が必要である(J Clin Oncol 38: 2830-2838, 2020)。

## 専門医へのコンサルト

病理診断時にはバイオマーカーの検索が必須となる癌種もあるため，生検前のコンサルトが必要である。

# 肺動静脈瘻
## Pulmonary Arteriovenous Malformations

**杉浦 寿彦** 千葉大学大学院診療准教授・呼吸器内科学

(頻度) あまりみない

## 診断のポイント

❶無症状で，健診などでの胸部画像で偶然，単発もしくは多発結節影で発見されることが多い。
❷右→左シャントが大きい症例は低酸素血症やチアノーゼをきたす。
❸脳膿瘍・脳梗塞など，全身の動脈系に血栓症・感染症を起こすことがある〔奇異性塞栓症(paradoxical embolism)〕。
❹肺動静脈瘻が破裂して血胸・喀血を起こすことがある。特に妊娠中にみられる。
❺家族歴がある場合，鼻出血の多い場合，脳・肝臓など他の臓器に動静脈奇形(瘻)がある場合に肺動静脈瘻を合併していることがある〔遺伝性出血性毛細血管拡張症(HHT：hereditary hemorrhagic telangiectasia, Osler 病)〕。

## 症候の診かた

❶胸部異常陰影：偶発的に結節性もしくは腫瘤性陰影として発見されることが多い。
❷低酸素血症，労作時呼吸困難，チアノーゼ：静脈血が肺内毛細血管を通過せず肺動静脈瘻内を通過すると，その静脈血は酸素化されないために起こる。右→左シャント率がある程度大きくなると発症する。
❸脳膿瘍，脳梗塞(奇異性塞栓症)：静脈血内に入り込んだ細菌や静脈内で生成された血栓が肺毛細血管でフィルタリングされず，肺動静脈瘻を通って体循環系へ直接流れ込んでしまうために起こる。特に脳膿瘍は右→左シャント率が正常に近くても発症することがある。

❹喀血，血胸：肺動静脈瘻の破裂により発症する。妊娠中に好発する。時に致死的になることがある。

## 検査所見とその読みかた

❶スクリーニング検査
　❶胸部単純X線写真(図1)：典型例は，辺縁平滑で時に分葉化を伴う円形～楕円形の結節・腫瘤影である。時にこれに流入もしくは流出する血管を示す帯状の陰影を認めることもある。
　❷胸部単純CT(図2上段)：濃度均一で境界明瞭な，時に分葉化を伴う結節・腫瘤影を認め，それに連続する血管影を認める。
❷胸部造影CT(図2下段)：肺動脈相で結節・腫瘤影の造影効果を認める。さらに病変に連続する拡張した流入肺動脈および流出肺動脈を確認できれば，診断はほぼ確定する。3次元CT再構成を行うと位置関係の把握がより容易になる(図3)。
❸右→左シャント率の測定：$^{99m}$Tc-MAA 肺血流シンチグラフィや100%酸素吸入下での動脈血ガス測定で評価する。5%以上あれば異常と考える。

## 確定診断の決め手

造影CTにて，造影された結節影とそれに連続した肺動脈・静脈を確認する(図4)。

## 誤診しやすい疾患との鑑別ポイント

❶肺癌，肺腫瘍(⇨936頁，940頁)：造影CTで肺動脈相での造影効果がないか弱い。
❷気管支動脈蔓状血管腫，気管支動脈瘤：造影CTで流入血管が気管支動脈なのか肺動脈なのかを判別する。造影CTで判別できなければ血管造影を行う。

## 確定診断がつかないとき試みること

造影CTで確定診断ができない場合は，血管造影を行う。

## 合併症・続発症の診断

❶遺伝性出血性毛細血管拡張症(HHT，Osler 病)
　❶肺動静脈瘻症例の約30%に合併する。
　❷反復性の鼻出血，皮膚・粘膜に末梢血管の拡張がある，肺や脳・肝臓などの内臓に動静脈奇形(瘻)がある，家族歴がある(常染色体顕性遺伝)の4徴のうち，3つを満たせば確定診断となる。
　❸遺伝子検査も有用である。
❷脳膿瘍，脳梗塞：MRIやCTで診断可能である。

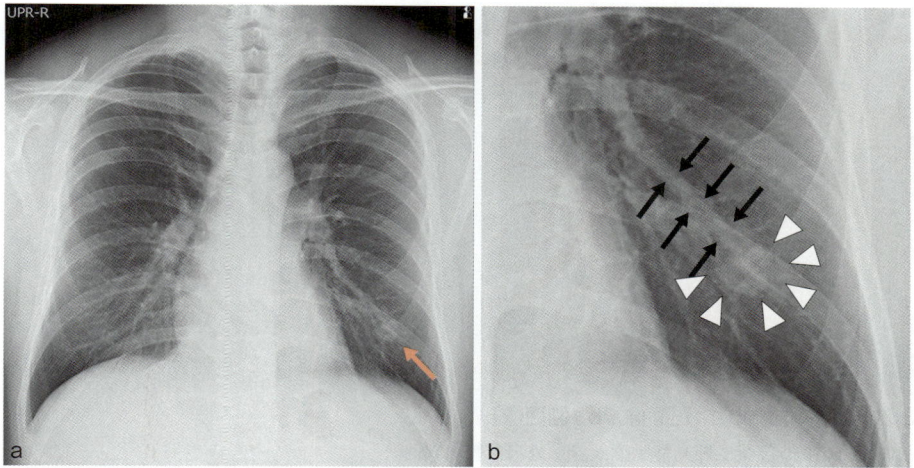

**図1** 胸部単純X線写真

結節影を認める（a：→）。拡大すると辺縁整の分葉化を伴う楕円形の結節影（b：▷）で，流入血管を思わせる帯状の陰影（⊃：➡）を伴っている。

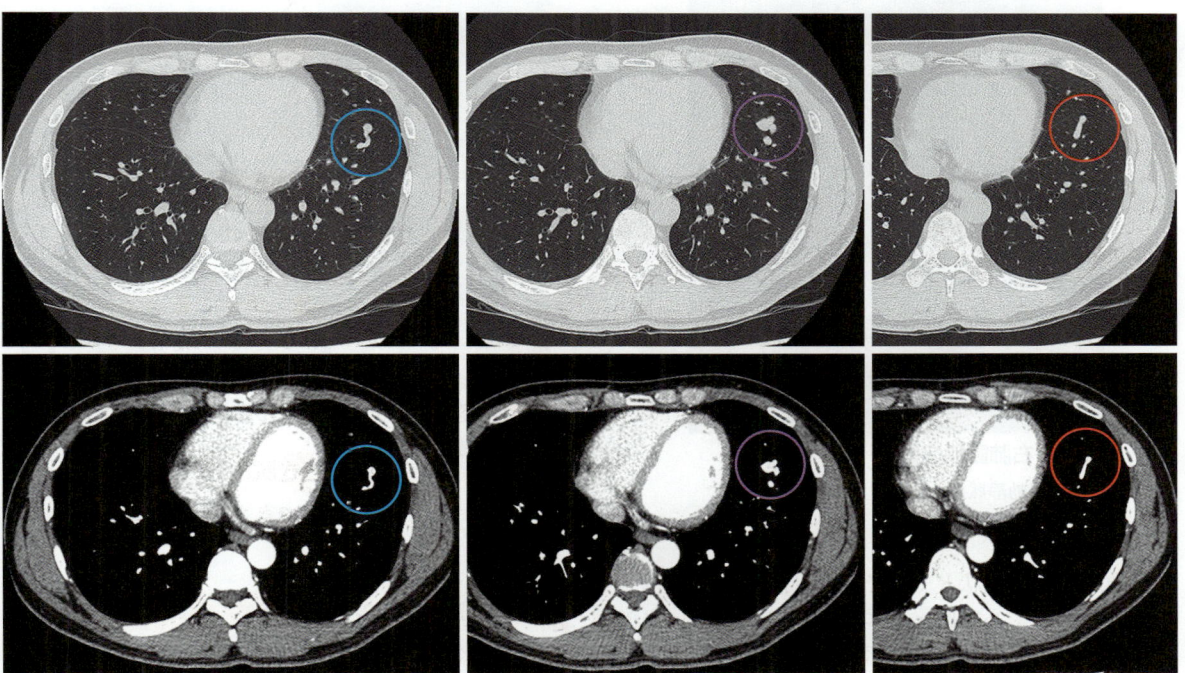

**図2** CT像（上段：単純CT，下段：造影CT）

単純CTでは境界明瞭で分葉化した結節影（紫円）と，それに連続する拡大した血管影（赤円と青円）を認める。造影CTでこれらの病変の造影効果を認める。

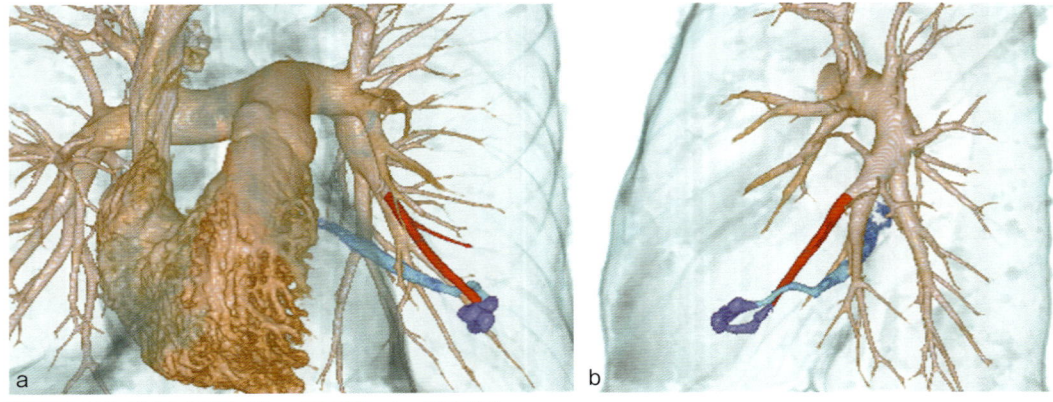

**図3** 3次元CT再構成（a：正面像，b：側面像）

赤：流入血管（肺動脈），紫：肺動静脈瘻，青：流出血管（肺静脈）

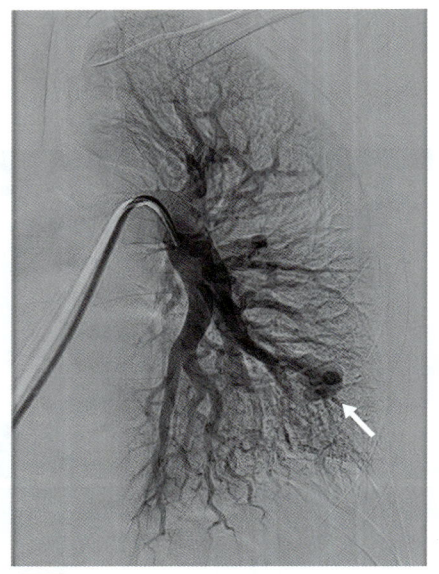

**図4** 右肺動脈造影

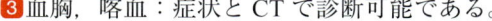 ：肺動静脈瘻

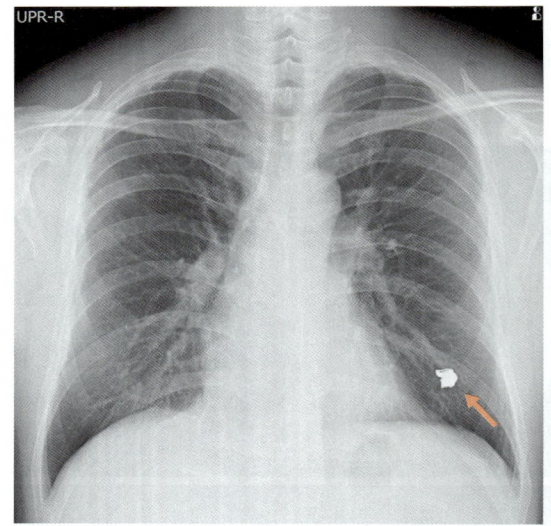

**図5** 経カテーテル的コイル塞栓術後胸部X線

➡：留置したコイル

❸血胸，喀血：症状とCTで診断可能である。

❹肺高血圧症：心電図・心エコーにてスクリーニングする。確定診断は右心カテーテル検査で行う。

## 経過観察のための検査・処置

❶自然寛解することはなく，年々増大することが多い。

❷治療後でもほかの部位に新たな肺動静脈瘻が顕在化することがあるので，数年に1度は胸部単純CTで定期的に経過観察を行う。

## 治療法ワンポイント・メモ

❶診断がついた段階で直ちに治療を検討する。

❷治療の第1選択は経カテーテル的コイル塞栓術である（図5）。何らかの技術的理由でカテーテル治療ができない場合は外科的切除を検討する。

❸びまん性多発肺動静脈瘻でカテーテル治療や外科的切除もできない場合は，肺移植を検討する。

## さらに知っておくと役立つこと

HHT は国の指定難病となっているので，本症に HHT を合併していた場合は直ちに臨床個人調査票を作成し，治療費の公費負担申請を進める。

## 専門医へのコンサルト

希少疾患であることから，診断がついた段階で，特に経カテーテル的コイル塞栓術に精通し治療経験豊富な施設へのコンサルトが望ましい。

# 肺分画症
## Pulmonary Sequestration

**仁多 寅彦** 聖路加国際病院・呼吸器内科部長（東京）

**（頻度）あまりみない**

## 診断のポイント

❶先天異常。
❷正常な気管支と血管とのつながりをもたない分画された肺組織（Acta Radiol Diagn 8: 337-352, 1969）。
❸正常肺と同じ臓側胸膜で覆われる肺葉内肺分画症（肺内型）と正常の肺とは別の胸膜に覆われる肺葉外分画症（肺外型）に分類（J Pathol Bacteriol 58: 457-467, 1946）。
❹肺分画症のうち 75% が肺内型，25% が肺外型。
❺胎児時に合併奇形とともに超音波検査で発見されることが多いが，成人時に無症状で健康診断における胸部異常陰影で指摘されたり，肺炎発症時に発見されたりすることもある。

## 症候の診かた

❶肺内型は，肺胞孔や異常気管支により既存の気管支との交通があり，呼吸器感染症を発症し反復しやすいため肺炎症状を起こしやすい。肺炎発症時には咳や痰を呈し，囊胞部分の炎症による異常陰影で発見されることも多い。
❷肺外型は通常の気管支との交通がないため感染は起こしにくく，胸部異常陰影で発見されることが多い。分画肺内の出血や拘束，胸腔内への出血で発見されることもある。
❸分画肺の栄養血管は大動脈であることが多い。肺内型は肺静脈に還流することが多く，肺外型は静脈系に還流することが多い。

❹分画症自体は悪性疾患ではないが，慢性下気道感染症を繰り返すリスクが高いため，外科的切除を行う。
❺肺アスペルギルス症，非結核性抗酸菌（NTM）症などほかの肺葉に広がり長期間の抗真菌薬，抗菌薬加療を必要とする感染症を併発していないかを確認する。

## 検査所見とその読みかた

分画肺は，胸部単純 X 線写真や CT 検査で，囊胞や囊胞内の粘液貯留部分を囊胞像や腫瘤像として指摘される。

## 確定診断の決め手

CT 検査にて分画肺の囊胞性病変を確認し，MRI 検査や造影 CT 検査，血管造影検査を行い，流入する異常動脈の存在を証明する（図1）。

## 誤診しやすい疾患との鑑別ポイント

❶肺底区動脈大動脈起始症：大動脈からの異常血管で栄養されている点は分画症と同じだが，胸部 CT 検査で気管支分岐異常がなく分画肺が存在しない点を確認することで，分画症と鑑別できる。
❷肺癌（⇒936頁）：分画肺の囊胞内に粘液が貯留することで腫瘤影となるため，胸部単純 X 線写真で肺癌疑いとされることもある。造影 CT 検査にて異常血管の描出や気管支の連続性と確認することで，分画症との鑑別を行うことができる。

## 確定診断がつかないとき試みること

特に肺外型では縦隔腫瘍との鑑別に難渋し，経過観察で陰影が増大傾向にあるときは胸腔鏡下に外科的切除を行い，確定診断する。

## 合併症・続発症の診断

❶肺外型では特に先天性横隔膜ヘルニアなどの先天異常の合併頻度が高い。
❷囊胞部分で肺炎を発症すると血痰，胸痛を呈し，その自覚症状を契機に診断されることもある。

## 予後判定の基準

外科的切除により根治する。

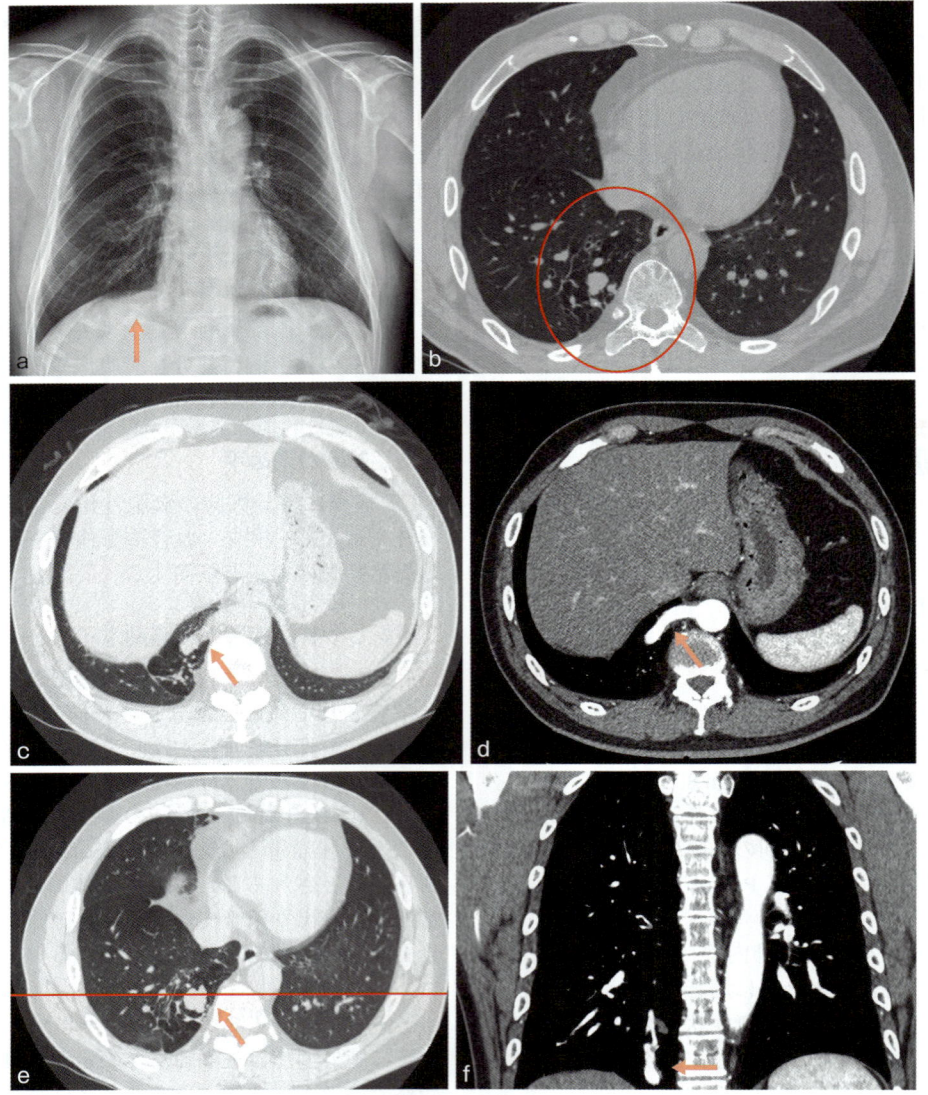

**図1** 43歳男性，腎臓癌手術時の術前のCT検査で発見された肺分画症（肺内型）

a, b：右下葉縦隔側に嚢胞性変化（➡）を認めるが，単純X線写真での指摘は困難である。胸部CTでは右下葉縦隔側に嚢胞性変化と内部の異常血管を認める。
c, d：嚢胞部分に下行大動脈からの流入が確認された。
e, f：嚢胞部分に流入した血流は肺静脈に流出している。

# 横隔膜ヘルニア
## Diaphragmatic Hernia

**板東 徹** 聖路加国際病院・呼吸器センター長（東京）

**頻度** よくみる
**GL** 新生児先天性横隔膜ヘルニア（CDH）診療ガイドライン第2版（2021）

横隔膜ヘルニアは先天性と後天性（外傷性と非外傷性）に分けられる。

**１** 先天性横隔膜ヘルニア

**❶** 胸腹膜裂孔ヘルニア（Bochdalek孔ヘルニア）は横隔膜背側外側に欠損孔があり，先天性横隔膜ヘルニアの95％を占める。発生頻度は出生2,000～5,000人に1人。染色体異常や心大血管奇形の合併が多く，肺の圧迫によって肺低形成，肺高血圧

（新生児遷延性肺高血圧症）が生じる。乳児期以降の発見例では肺低形成は軽度である。

❷胸骨後ヘルニアは胸骨後部がヘルニア門となり，先天性横隔膜ヘルニアの1〜6％を占める。右側のMorgagni孔ヘルニアが左側のLarrey孔ヘルニアより圧倒的に多い。中高年以降に発症する後天性の場合がある。

**2** 外傷性横隔膜ヘルニア

❶転倒，交通外傷など突然の腹圧の上昇で横隔膜が損傷して発生する。鈍的外傷の0.8〜1.6％の頻度である。

❷横隔膜損傷部から腸管が入り込むことによる呼吸困難や脱出腸管の捻転，絞扼で症状が起こる。

**3** 非外傷性横隔膜ヘルニア

❶食道裂孔ヘルニアが最も多く，横隔膜ヘルニア全体の80〜90％を占める。まれに先天性も存在する。

❷中高年の女性に多く，横隔膜の脆弱化により胃の上部が胸腔内に逸脱して起こる。

❸滑脱型，傍食道型，混合型に分類され，滑脱型が95％を占める。

❹食道裂孔ヘルニアと胆石症，大腸憩室を合わせてSaintの3徴候とよぶ。

## 診断のポイント

**1** 先天性横隔膜ヘルニア

❶胎児超音波や胎児MRI検査で出生前診断される場合が多い。

❷出生後はチアノーゼや呼吸困難と胸郭の膨隆，腹部の陥凹所見から本症を疑う。

❸90％は左側に発生する。

❹胸部X線写真で胸腔内に腸管や胃泡像，縦隔の健側（多くは右方）への偏位を認める。

**2** 外傷性横隔膜ヘルニア

❶左側に多い。

❷特有の症状に乏しく見逃されやすい。

❸多臓器の損傷を合併することが多い。

❹Multi detector CTによるmultiplanar reformation（MPR）画像が診断に有用である。

**3** 食道裂孔ヘルニア

❶中高年の女性に多い。

❷主な症状は胃食道逆流症に起因する。

## 緊急対応の判断基準

**1** 先天性横隔膜ヘルニア

❶出生前診断例は，本症の治療に習熟し設備の整った施設で計画出産する。

❷酸素を投与しても低酸素血症が改善しない場合は，気管挿管し，治療可能な施設に搬送する。

**2** 外傷性横隔膜ヘルニア

❶受傷直後から呼吸困難，胸痛，チアノーゼ，ショック症状を呈する場合は，多臓器損傷の可能性を念頭において全身評価を行う。

❷外科的横隔膜修復が唯一の治療法である。

❸慢性期に突然，絞扼性イレウスを起こすことがある。

## 症候の診かた

**1** 先天性横隔膜ヘルニア

❶チアノーゼ，陥没呼吸，多呼吸。

❷胸郭膨隆，腹部陥凹，患側胸部での呼吸音減弱・腸蠕動音聴取。

**2** 外傷性横隔膜ヘルニア

❶発症時期によって急性期，慢性期，閉塞絞扼期の3期に分類される。

❷胸郭の左右非対称，患側胸部での呼吸音減弱・腸蠕動音聴取。

❸慢性期に突然，イレウス症状，呼吸障害，縦隔偏位を起こすことあり。

**3** 食道裂孔ヘルニア：胸部鈍痛，食道のつかえ感や胸やけなど逆流性食道炎による症状を認める。

## 検査所見とその読みかた

**1** 先天性横隔膜ヘルニア

❶出生前の胎児超音波で患側胸腔内に多発囊胞状の腸管や肝臓を認める。

❷胎児MRIは診断および重症度の評価に有用である。

**2** 外傷性横隔膜ヘルニア

❶胸部X線写真やCTで胸腔内に腸管を認める。

❷受傷後早期の画像診断での診断率は50％以下である。

**3** 食道裂孔ヘルニア

❶胸部X線写真で心後部の腫瘤様陰影，内部に空気やair-fluid levelを認めることが多い。

❷胸部CTで胃上部の胸腔内への逸脱が確認できる。

## 確定診断の決め手

**1** 先天性横隔膜ヘルニア

❶胎児超音波やMRIで胸腔内への腹部臓器の逸脱がみられる。

❷出生後の特徴的胸部 X 線所見がある。

❷ 外傷性横隔膜ヘルニア

❶胸部 X 線写真や CT での胸腔内への腹部臓器の逸脱がみられる。

❷ MD-CT の MPR 画像での横隔膜の非連続性や損傷が確認できる。

❸食道裂孔ヘルニア：胸部 X 線写真や CT で胃上部の胸腔内への逸脱がみられる。

### 誤診しやすい疾患との鑑別ポイント

❶先天性横隔膜ヘルニア：肺の囊胞像を消化管ガスと見誤るため，先天性囊胞性肺疾患との鑑別が必要である。胸腹部 CT が鑑別に有用である。

❷外傷性横隔膜ヘルニア：外傷性血気胸や気腫性肺囊胞などが鑑別診断にあがるが，胸腹部 CT，特にMD-CT で鑑別は容易である。

### 確定診断がつかないとき試みること

❶先天性横隔膜ヘルニア：出生後の胸部 X 線写真で診断が困難な場合は，胸腹部 CT が有用である。

❷外傷性横隔膜ヘルニア：胃管から造影剤を注入し，胸部 X 線写真や CT を撮影する。

❸食道裂孔ヘルニア：上部消化管の造影を行う。

### 予後判定の基準

❶先天性横隔膜ヘルニア

❶生命予後は肺低形成の程度や合併奇形に規定される。新生児例の救命率は 75%で，近年の治療法の進歩によって治療成績が向上している。胎児超音波・MRI で肺容量や脱出臓器の状態を評価し，肺低形成の程度を予測する。

❷重症例では慢性呼吸不全，横隔膜ヘルニア再発，胃食道逆流症，難聴，精神運動発達障害などの後遺症が多く，長期予後は必ずしも良好ではない。

### 治療法ワンポイント・メモ

❶先天性横隔膜ヘルニア

❶呼吸不全に対して，高頻度振動換気（HFO：high frequency oscillation）や NO 吸入，ECMO を使用することがある。

❷肺高血圧，心不全が安定した時点で早期に手術を行う。腹腔臓器を腹腔内に還納し，横隔膜の欠損を閉鎖する。

❷外傷性横隔膜ヘルニア：外科的横隔膜修復を行う。経胸的アプローチ（慢性期に適する，胸腔内癒着を確認可），経腹的アプローチ（急性期に適する，腹腔

内臓の確認可）とその両者を併用する場合がある。

❸食道裂孔ヘルニア

❶無症状の場合は経過観察を行う。有症状例では，まず保存的治療を行う。

❷保存的治療で改善しない場合に，外科的手術を行う。

---

# 気胸
## Pneumothorax

**小倉 高志** 神奈川県立循環器呼吸器病センター・所長

（頻度）**よくみる**

### 診断のポイント

❶ 10 歳台後半〜20 歳台の細身，長身，扁平胸郭の男性が突然の胸痛と呼吸困難で発症した場合は，気腫性肺囊胞の破裂による原発性自然気胸（自然気胸の 80%を占める）を疑う。

❷高齢者で肺気腫，進行した間質性肺炎患者（特に上葉優位肺線維症など），肺悪性腫瘍，感染症（特に抗酸菌や真菌）の基礎疾患を有する患者が，胸痛，呼吸困難で発症した場合は続発性自然気胸を疑う。

❸再発率の高い疾患なので，過去の同様な症状や医療機関の受診があるか問診する。外傷について病歴も確認する。

❹女性気胸は基礎疾患がある場合が多く，月経との関係（月経随伴性気胸として異所性子宮内膜症）の問診，胸部 CT で多発性囊胞所見などからリンパ脈管筋腫症，Birt-Hogg-Dubé 症候群を鑑別すべきである。

### 緊急対応の判断基準

まず胸部単純 X 線写真で，緊張性気胸，胸水を伴う気胸（血気胸の可能性）など，緊急性を要する病態を鑑別する。

❶気胸を疑った場合に，呼吸困難が強くチアノーゼ，頸静脈怒張，血圧低下などが認められた場合は緊張性気胸を疑う。気漏部がチェックバルブになり，吸気時に持続的に胸腔内に侵入して陽圧化により縦隔が圧排され，静脈還流障害によるショックに至る場合がある。高度虚脱の両側気胸でも同様である。聴診・打診から患側を決定して緊急で脱気を行うべきである。

❷胸水を随伴する場合は血気胸の可能性を疑う。穿

5

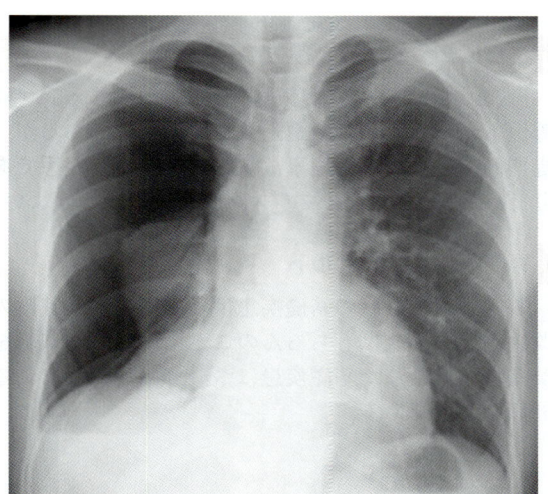

図1 原発性自然気胸（虚脱度Ⅲ度）

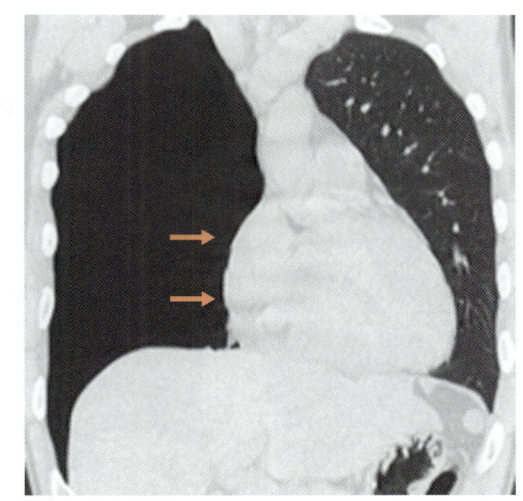

図2 緊張性気胸

刺で血胸を疑った場合は，ドレナージせずに胸部外科医が対応できる施設と連絡をとり移送を検討する。

### 症候の診かた

❶痛みは肩に放散することも多く，左気胸では虚血性心疾患との鑑別になる。

❷身体所見として患側の胸郭運動低下や呼吸音減弱，打診では鼓音を呈し声音振盪の減弱を認める。左気胸では，心雑音として収縮中期にクリック音が聴取されることがある（Hamman 徴候）。

❸皮下気腫を伴う場合は，上胸部，頸部の皮膚に握雪感を伴うので触診が有用である。

### 検査所見とその読みかた

❶胸部画像所見：肺虚脱の程度により，Ⅰ度（軽度）：肺尖が鎖骨より上，Ⅱ度（中等度）：Ⅰ度とⅢ度の中間，Ⅲ度（高度）：肺容積が一側の 50％ 以下に分類される。図1 に虚脱Ⅲ度の原発性自然気胸の胸部 X線写真を示す。軽度の気胸は，呼気時 X線で発見しやすい。

❷胸部 CT は，嚢胞の局在や基礎疾患の評価のほか，胸腔内に癒着や胸水がある場合はドレナージ部位の決定に有用である。図2 に右肺の緊張性気胸の胸部 CT（冠状断）を示すが，胸腔内の陽圧化により心臓が圧排されている（図2 ➡）。図3 には左気胸を合併した上肺優位肺線維症（PPFE）患者の胸部 CT（冠状断）を示すが，肺嚢胞が多数認められる。

### 確定診断の決め手

胸部 X線が診断の主体になるが，続発性気胸では呼吸困難があっても胸部 CT でしか検出できない場合がある。

### 誤診しやすい疾患との鑑別ポイント

緊張性気胸（➪445 頁）と巨大肺嚢胞は X線写真のみでは診断が困難な場合があるので，過去の胸部 X線との比較読影，胸部 CT で確認が必要である。

### 合併症・続発症の診断

❶ドレナージの期間が長引くと，感染を合併して膿胸を合併する。

❷高度の虚脱が長期間（3 日以上）続いたあとに治療を行う場合，急激な再膨張により再膨張性肺水腫が生じる。ドレナージ直後はまず水封して，徐々に脱気して予防する。発症したら酸素投与に加えて副腎皮質ステロイドを使用する。

❸続発性気胸では，胸腔ドレナージの胸壁刺入部から空気が皮下組織に侵入して皮下気腫が生じることがある。

### 予後判定の基準

自然気胸だけであれば予後はよい。胸腔ドレナージ後は 30〜50％，胸腔鏡下手術後でも 5％ と再発率の高い疾患である。

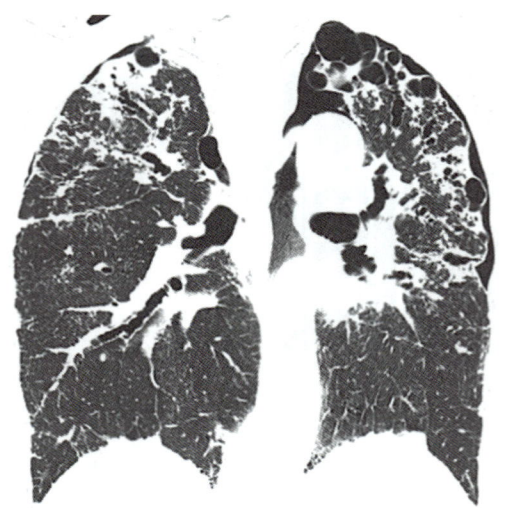

**図3** 続発性気胸（上葉優位肺線維症に伴う）

## 経過観察のための検査・処置

❶安静で経過をみる場合は，3〜7日後に再度胸部X線を撮影して追加治療を検討する。

❷胸部ドレナージして7日以上経過してもリークが止まらない場合は，外科的治療を検討する。

## 治療法ワンポイント・メモ

❶基本は肺の虚脱度により治療選択されるが，基礎疾患と症状も考慮される。

❷気胸が軽度で臨床所見が乏しい場合は，安静あるいは脱気を行い経過観察する。

❸中等度以上の気胸では胸腔ドレナージを行う。既治療例で癒着が疑われる場合は，胸腔ドレナージの段階で呼吸器外科にコンサルトしたほうが望ましい。簡易型気胸ドレナージキットによる外来治療も可能である。

❹気漏の持続，再発気胸，両側気胸，緊張性気胸，血気胸，再膨張不良例が外科的治療の対象になる。

❺外科的治療困難例では，胸膜癒着術，気管支鏡下気管支塞栓術を考慮する。

❻胸膜癒着術：ミノサイクリン，ピシバニールやタルクで化学的に胸膜炎を誘発したり，接着効果を期待する自己血で癒着したりする。

❼気管支鏡下気管支塞栓術：シリコン製充填剤で責任気管支を塞栓する方法である。

## さらに知っておくと役立つこと

「たかが気胸，されど気胸」といわれるように，研修医もかかわる日常で遭遇しやすい疾患であるが，専門医であっても医療事故が起こりやすい疾患であり，医療安全を意識してリスク管理したほうがよい。

## 専門医へのコンサルト

続発性自然気胸の基礎疾患は多様であり，気胸の改善が悪い場合はもちろんのことであるが，気胸を契機に発見された基礎疾患については専門医による評価が必要である。

---

# 閉塞性睡眠時無呼吸症候群
## Obstructive Sleep Apnea Syndrome (OSAS)

**陳 和夫** 日本大学特任教授・睡眠医学・呼吸管理学

**頻度** よくみる

**GL** 睡眠時無呼吸症候群（SAS）の診療ガイドライン2020

## 診断のポイント

❶25歳以上，激しいいびき，ベッドパートナーの睡眠中の呼吸停止の目視がある。

❷肥満（最大要因）・加齢・男性が3大要因である。女性は閉経後に頻度が急増，高血圧（特に治療抵抗性），糖尿病，虚血性心疾患，心房細動などの患者ではさらに頻度が高い。

❸肥満がなくても，習慣性の大きないびき，小顎症，下顎後退に留意する。

❹原因不明の日中の過度の眠気，疲労，不眠（くりかえす覚醒），睡眠中の窒息感，あえぎに留意する。

❺夜間の酸素飽和度の連続測定で，のこぎり様の周期的な酸素飽和度の低下がみられる。

## 緊急対応の判断基準

❶BMIが30 kg/$m^2$以上で$PaCO_2$値が45 mmHgを超えていて，原因不明であれば肥満低換気症候群の疑いがある。肥満が高度で$PaO_2$が60 mmHg（または$SpO_2$が90％）未満の呼吸不全状態になっているような場合，非侵襲的陽圧換気（NPPV：noninvasive positive pressure ventilation）療法も可能な呼吸器内科専門医に送る。

❷進行した呼吸器疾患患者および神経筋疾患，過量

薬物服用などでは OSAS ではなく，睡眠関連低換気障害あるいは OSAS 合併の睡眠関連低換気障害の可能性があり，動脈血ガス測定後，呼吸不全状態あるいは $PaCO_2$ が 50 mmHg を超えるようなときには呼吸管理可能な施設に転送する。

### 症候の診かた

**1** 無呼吸により中断する激しいいびきがみられる。

**2** 覚醒を伴う呼吸停止，あえぎ，あるいは窒息感がみられる。

**3** ほかの疾患，睡眠不足，薬剤服用では説明がつかない眠気，疲労感，不眠，夜間頻尿などがみられる。

**4** 肥満を伴う，高血圧，糖尿病患者に多い。

**5** 激しいいびきを伴う小顎症，下顎の後退がみられる。

### 検査所見とその読みかた

**1** スクリーニング検査

　**❶** ポリソムノグラフィ（PSG：polysomnography）の睡眠 1 時間あたりの無呼吸低呼吸指数（AHI：apnea hypopnea index）5〜30 に対して，Type3 の簡易モニター（$SpO_2$，呼吸運動，鼻・口気流測定，いびき音などを測定）では，感度 52％，特異度 76％であったと報告されている〔睡眠時無呼吸症候群（SAS）の診療ガイドライン 2020〕。簡易モニターは AHI が高いときには PSG の AHI と相関がよくなる。$SpO_2$ 単独測定は Type 4 とされ，Type 3 に比して感度，特異度が低くなるとされる。

　**❷** 日中の自覚的な眠気の検査として，Epworth Sleepiness Scale（ESS）がある。8 つの項目が 0〜3 の尺度で測定され，24 点満点で 11 点以上が過度の眠気ありとされるが，感度，特異度ともに低い。

**2** PSG：既述の簡易モニターに脳波，筋電図，心電図，眼電図などを装着する睡眠検査の標準法である。

**3** 反復睡眠潜時検査（MSLT：multiple sleep latency test）：十分な睡眠を規則正しく取っていても高度の眠気が存在する場合，日中の過度の眠気の頻度の高い OSAS を PSG にて否定して，翌日の朝から数時間ごとに 4〜5 回，睡眠状態に至る時間を客観的に評価する。ナルコレプシー，特発性過眠症などの鑑別に利用される。

### 確定診断の決め手

**1** PSG にて，AHI が 5 回以上あり日中の過度の眠気，窒息感，あえぎ呼吸に伴う覚醒，ベッドパートナーによる無呼吸の目撃などがあるか，あるいは AHI が 15 回以上あれば OSAS となる（表 1）。脳波がないと睡眠状態の有無がわからないので，AHI は測定できない。

**2** 脳波のないモニターでの無呼吸低呼吸によると考えられる異常呼吸は呼吸イベント（respiratory event）といわれ，測定 1 時間あたりの呼吸イベント数を呼吸イベント指数（REI：respiratory event index）という。欧米では OSAS と疑わしい症例は，REI で AHI を代用してよいと判断されることもある。

**3** 健康保険適用下で OSAS の標準的治療である持続陽圧呼吸療法（CPAP：continuous positive airway pressure）使用には PSG で AHI が 20 回以上，簡易モニターでは 40 回以上必要となる。

**4** 医科が OSAS（表 1）として診断し，歯科に依頼すれば，健康保険適用下で口腔内装置が使用可能となる。

### 誤診しやすい疾患との鑑別ポイント

**1** 睡眠関連低換気障害群

　**❶** 神経筋疾患，重症 COPD，重度の肥満などの中等・重度の低肺機能患者。

　**❷** 覚醒中に $PaCO_2$ が 45（特に 50）mmHg 以上を示す患者。

　**❸** PSG・簡易モニターで（REM 睡眠期に一致して）持続的な酸素飽和度の低下が認められる。

**2** 中枢性睡眠時無呼吸（CSA：central sleep apnea）

　**❶** 無呼吸中に OSAS のように呼吸努力はみられず，OSAS との合併も多いので，いびきがあることがあり，注意が必要である。

　**❷** 心不全，脳卒中後，心房細動などにみられることが多い。

　**❸** $PaCO_2$ 値が 38 mmHg 以下を示すことが多い（Am J Respir Crit Care Med 160: 1101-1106, 1999）。

### 確定診断がつかないとき試みること

**1** 基本的には PSG 検査にて診断可能であるが，OSAS は頻度が高くほかの睡眠呼吸障害（SDB：sleep disordered breathing）と合併することもあるので，睡眠関連低換気障害群は経皮 $PCO_2$ などで，睡眠中の $PaCO_2$ 値をモニターしないと確定診断できないこともある。過眠の強い人で OSAS がなければ，既述の MSLT を行う。

**2** OSA と CSA の鑑別に食道内圧を測定することもあるが，一般的には行われていない。

**表1** 閉塞性睡眠時無呼吸症候群の診断基準

〔(A と B)または C〕+ D を満たさなければならない。

A. **以下の最低 1 つが存在する。**
　1. 患者は眠気，疲労感，不眠，あるいは睡眠関連 QOL を障害するほかの症状[*1]を訴える。
　2. 患者は呼吸停止，あえぎ，あるいは窒息感とともに目覚める。
　3. ベッドパートナーやほかの観察者が患者の睡眠中に習慣性いびきあるいは呼吸の中断を報告する。

B. **ポリソムノグラフィ検査(PSG)，あるいは家庭内睡眠時無呼吸検査(HSAT：home sleep apnea test)[*2] で以下を認める。**
　1. PSG では睡眠 1 時間あたり，HSAT[*2] では測定 1 時間あたり，5 回以上の閉塞性優位な呼吸イベント[*3](閉塞性および混合性無呼吸，低呼吸あるいは呼吸努力関連覚醒反応(RERAs：respiratory effort related arousals[*4]))が認められる。

または，

C. **PSG，あるいは HSAT[*2] で以下を認める。**
　1. PSG では睡眠 1 時間あたり，HSAT[*2] では測定 1 時間あたり，15 回以上の閉塞性優位な呼吸イベント(閉塞性および混合性無呼吸，低呼吸あるいは呼吸努力関連覚醒反応(RERAs[*4]))が認められる。

D. **症状がその他の睡眠障害，医学的な障害，薬剤や物質によって，よりよく説明できない。**

[*1] 睡眠関連 QOL は，非回復性の睡眠，いびき，睡眠関連窒息感，不眠，夜間尿，早朝の頭痛，ベッドパートナーの睡眠の中断などに限らず，閉塞性睡眠時無呼吸関連症状によって，不都合な影響を受けうる。

[*2] HSAT は通常，脳波測定によって元来決定される実際の睡眠時間がしばしば記録されていないので，PSG によって測定された閉塞性イベント数を過小評価する。それゆえ，全睡眠時間よりも測定時間を基にした呼吸イベント指数(REI)がイベントの頻度を示す。

[*3] 呼吸イベントの定義は米国睡眠学会より示されている。

[*4] RERAs と低呼吸は睡眠からの皮質覚醒に基づいており，ほとんどの HSAT では脳波による覚醒反応を記録できないため，判定できない。

〔American Academy of Sleep Medicine: International Classification of Sleep Disorders, 3rd ed, Text Revision (ICSD-3-TR). American Academy of Sleep Medicine, 2023 より〕

## 合併症・続発症の診断

**1** OSAS は二次性高血圧の最も頻度の高い原因である。

**2** BMI が 25 kg/m² 以上で高血圧があれば 40% 弱，糖尿病があれば 40% 強が AHI 15 回以上の OSAS と報告されている。

**3** 降圧薬の種類が多い患者ほど OSAS の頻度は高くなる。

## 予後判定の基準

**1** AHI が 5〜15 回未満が軽症，15〜30 回未満が中等症，30 回以上が重症 OSAS と診断される。重症 OSAS は脳心血管障害が 3〜4 倍以上増え，予後が悪化すると報告されている。

**2** ビッグデータの経時的な資料では CPAP 使用患者の予後は未使用患者に対してよい。

**3** CPAP は 1 日平均 4 時間以上の使用が勧められている。

## 経過観察のための検査・処置

**1** 肥満・加齢・男性が 3 大要因で，一般的に体重の 1 割の増減で AHI が 3 割程度増減するとされる。

**2** 肥満例には必ず減量を促すが，減量は困難なことが多く，CPAP 治療などを行いながら減量を励行する。

**3** CPAP 使用により，夜間の代謝量の 5% 程度は落ちるので，CPAP 後の体重増加に注意が必要である(Am J Respir Crit Care Med 194: 729-738, 2016)。

**4** AHI は通常仰臥位で増え，側臥位で減るので，CPAP が使用できないときには口腔内装置の使用や側臥位睡眠を勧める。

## 治療法ワンポイント・メモ

**1** CPAP 機器のほとんどで CPAP 使用状況の遠隔モニタリングが可能なので，使用状況を確認しながら(1 日平均 4 時間以上の使用の)アドヒアランス向上を目指す。

**2** 口腔内装置は使用後数か月後の安定状態になったときに，効果判定の検査をすることが望ましい。

**3** 適正な設定の CPAP 使用にもかかわらず不眠が存在するときは，睡眠薬の使用を考えてもよい〔睡眠時無呼吸症候群(SAS)の診療ガイドライン 2020〕。

## さらに知っておくと役立つこと

❶ OSAS の頻度は高い（AHI 15 以上が成人男子の20％以上，閉経後女性の約 10％程度存在し，生活習慣病と相互作用も考えられる）ので，生活習慣病患者，特に肥満症患者や，生活習慣病の治療効果が乏しい患者では念頭におくべき疾患である。

❷肥満・加齢が大きな要因なので，一度検査を受けて治療対象にならなくても経時的に増悪する可能性もあり，注意が必要である。

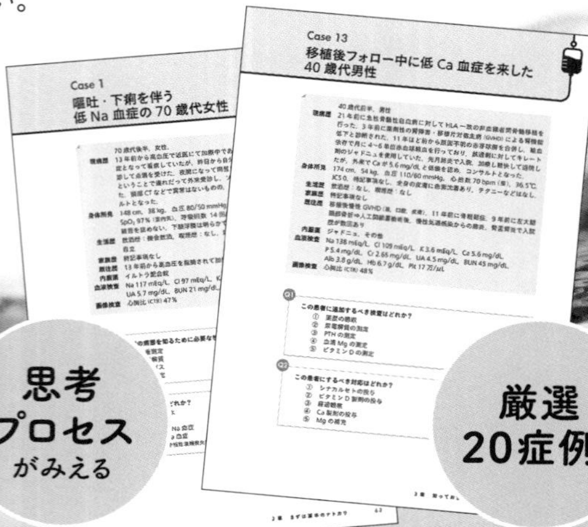

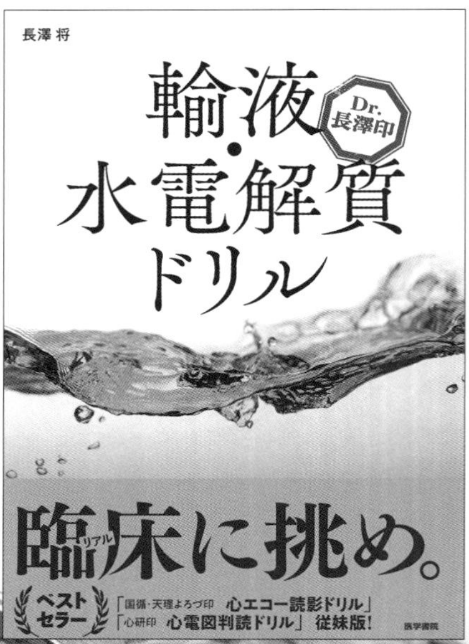

# 6 腎疾患

責任編集：鈴木 祐介

# 腎疾患　最近の動向

**鈴木　祐介**　順天堂大学教授・腎臓内科学

　近年，学会，行政などによる啓蒙活動により慢性腎臓病（CKD）および推算糸球体濾過量（eGFR）の概念がかかりつけ医や，一般市民に広く認知されるようになった。一方で，超高齢社会のなかでは，CKD患者は世界的な増加が予測され，腎疾患治療薬の開発が強く期待されている。

　このような背景を踏まえ，腎臓病薬の早期開発を促進するために，治療薬の臨床的有用性の評価方法として，長期予後予測に関する適切なサロゲートエンドポイントが再考され，新薬の開発と，その治験が急速に進んでいる。これまで，CKDにおける腎保護治療は，レニン-アンジオテンシン系阻害薬一辺倒の状況にあった。しかし，ここ数年の大規模臨床試験などの結果を踏まえ，SGLT2阻害薬，ミネラルコルチコイド受容体拮抗薬やエンドセリン受容体拮抗薬などが，糖尿病関連腎臓病（DKD）のみならず，非DKDにおいても腎保護作用が証明され，CKDの標準治療が変わろうとしている。

　この流れは，DKDやCKD全般に関する治療のみならず，いまだ末期腎不全の主要疾患である糸球体腎炎における疾患特異度の高い治療薬の開発にもあらわれている。なかでも最も頻度の高いIgA腎症の治療薬の開発が劇的に進んでいる。本症の大部分は発症から20年の臨床経過で緩徐に進行し，未治療の場合には約4割が末期腎不全になる予後不良の疾患である。しかし，臨床経過が長く緩徐ゆえに，治療薬の臨床開発が停滞していた。2016年以降，治療後9か月の尿蛋白の減少と，2年間後のeGFR slopeが長期予後のサロゲートマーカーとして有用なことが相次いで示され，これを契機に一気に治療薬開発が進み，現在10以上の，それも複数の作用機序が異なる薬剤の国際臨床治験が進行中である。このほか，ネフローゼ症候群，血管炎の治療薬・治療法の開発なども進んでおり，腎疾患治療は大きな転換期を迎えている。

# 急性糸球体腎炎
## Acute Glomerulonephritis

猪阪 善隆　大阪大学大学院教授・腎臓内科学

(頻度) **あまりみない**

## 診断のポイント

1 急激な血尿, 高血圧, 浮腫の出現。

2 若年者では A 群 β 溶血性レンサ球菌(溶連菌)による咽頭炎, 膿痂疹の先行感染。

3 成人では皮膚, 肺, 心臓, 尿路, 歯など多彩な部位でのブドウ球菌感染に続発。

4 パルボウイルス B19(PVB19)感染による発熱, 紅斑, 関節痛に引き続いた発症。

## 緊急対応の判断基準

1 溶連菌感染後急性糸球体腎炎ではしばしば腎機能障害による浮腫や尿量減少など体液貯留が生じる。血液透析などによる除水の必要性について, うっ血性心不全による呼吸不全や酸素化障害などの有無で判断する。

2 まれに高血圧性脳症により, 頭痛, 視力障害, 意識障害, けいれんなどの症状を一過性に認めることがあり, MRI にて可逆性後頭葉白質脳症の有無で判断する。

## 症候の診かた

1 血尿：血尿は必発の所見である。溶連菌感染後急性糸球体腎炎では約 3 分の 1 の患者は肉眼的血尿を呈する。

2 浮腫：GFR の急激な低下による Na, 水の貯留により生じる。

3 高血圧：半数以上で認めるが, 程度はさまざまである。

4 先行感染

❶ A 群 β 溶血性レンサ球菌による急性咽頭炎後 1～2 週間, 膿痂疹などの皮膚感染後 3～6 週間の潜伏期間を経て症状が出現する。

❷ 成人では感染部位は上気道以外に皮膚, 肺, 心臓, 尿路, 歯など多彩である。糖尿病, 悪性腫瘍, アルコール多飲などの基礎疾患を有している 50～70 歳台の高齢患者のブドウ球菌感染症に続発することが多い。

❸ PVB19 感染に続発することもある。

## 検査所見とその読みかた

1 尿所見

❶ 血尿：血尿はほぼ全例で認められる。肉眼的血尿は数日～2 週間程度で消失するが, 顕微鏡的血尿は 1～6 か月程度持続する。ブドウ球菌関連糸球体腎炎では, 顕微鏡的血尿のことが多い。

❷ 蛋白尿：溶連菌感染後急性糸球体腎炎では, 蛋白尿は軽度から高度までさまざまだが, ネフローゼを呈することはまれである。ブドウ球菌関連糸球体腎炎では, 高度の蛋白尿を伴うことが多い。

❸ 尿沈渣：変形赤血球や赤血球円柱, 顆粒円柱などを呈する。

2 腎機能検査：病初期より血清 Cr が上昇することが多いが, その程度はさまざまである。腎代替療法を必要とする程度の腎機能低下をきたすことはまれである。

3 補体異常：溶連菌感染後急性糸球体腎炎では補体第 2 経路の活性化により血清 C3 値および CH50 の低下がほぼ必発である。ブドウ球菌関連糸球体腎炎では, 補体低下の頻度は 30～50%程度である。PVB19 感染では C3, C4 ともに低下することが多い。

4 溶連菌による咽頭感染では抗ストレプトリジン O (ASO)や抗ストレプトキナーゼ(ASK)が高値となる。皮膚感染後の場合は抗デオキシリボヌクレアーゼ B(DNase B)抗体のほうが上昇しやすい。

5 咽頭培養で A 群 β 溶連菌感染を確認できることもあるが, 腎炎発症時は抗菌薬治療などによりすでに検出できないことも多い。

6 ブドウ球菌関連糸球体腎炎では蜂窩織炎や術後創部感染など皮膚感染が半数以上を占め, 培養検査から起炎菌が判明するのは半数程度である。腎炎が顕性化したあとも感染が持続していることが多い。

7 PVB19 感染後 7～10 日後で抗 PVB19-IgM 抗体が陽性となる。女性に多く, 白血球減少, 抗核抗体陽性を伴うことが多い。

## 確定診断の決め手

1 溶連菌感染後急性糸球体腎炎

❶ 急に出現した血尿, 蛋白尿, 高血圧, 浮腫, 乏尿などの徴候。

❷ 低補体血症。

❸ ASO, ASK, 抗 DNase-B 抗体上昇。

2 ブドウ球菌関連糸球体腎炎：培養検査による起炎菌同定。

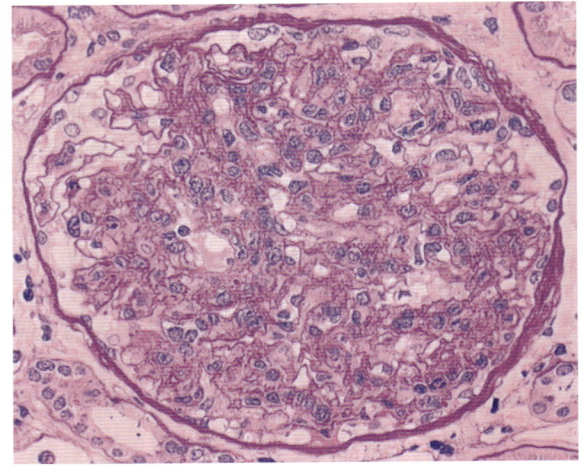

**図1** PAS 染色像（×400）

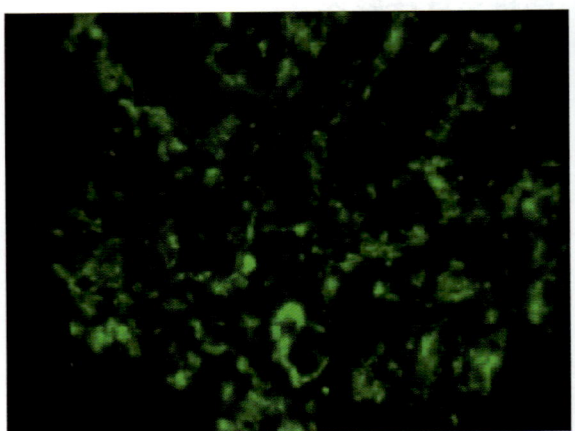

**図2** 蛍光染色

C3 が糸球体係蹄壁に顆粒状に沈着。

❸ PVB19 関連糸球体腎炎：腎生検組織での PVB19 抗原検出。

## 誤診しやすい疾患との鑑別ポイント

### 1 IgA 腎症（⇨964 頁）

❶急性糸球体腎炎と同様に上気道感染症に続いて血尿を呈することが多いが，より短期間（1〜5日以内）で発症することが多い。

❷急性糸球体腎炎では再発・再燃することはまれであるのに対して，IgA 腎症による肉眼的血尿はしばしば繰り返す。

❸ IgA 腎症では補体価の低下を認めない。

❹腎生検で，IgA の沈着を伴うメサンギウム細胞の増殖像が観察される。

### 2 C3 腎症

❶ C3 腎症も補体第 2 経路の活性化をきたすが，補体第 2 経路の遺伝子異常や C3 nephritic factor など自己抗体により惹起される。

❷腎生検で膜性増殖性糸球体腎炎像を呈する。

### 3 ループス腎炎（⇨987 頁）：PVB19 関連糸球体腎炎は臨床的にループス腎炎と類似した症候・所見を呈することがあるが，全身性エリテマトーデスに認められる Raynaud 現象や脱毛は PVB19 関連糸球体腎炎では認めない。

## 確定診断がつかないとき試みること

### 1 腎生検：腎機能障害や血圧上昇が 2 週間以上遷延する例や，非典型的尿所見異常（ネフローゼ症候群を呈する場合など）を呈する例，補体低下が 6 週間

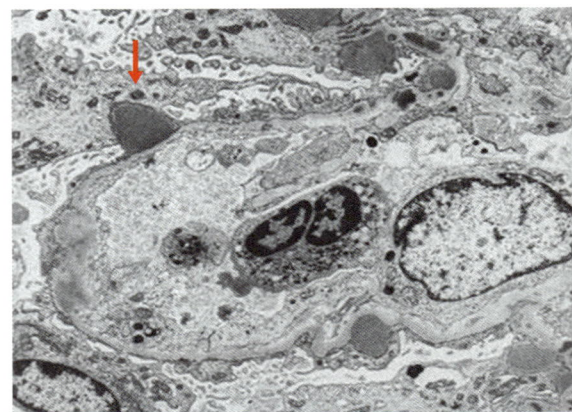

**図3** 電顕所見（×3,000）

上皮下の免疫複合体の沈着（hump；➡）。

以上持続する場合など，鑑別診断のために腎生検を施行する。病理所見の特徴は下記の通りである。

❶溶連菌感染後急性糸球体腎炎では著明な内皮細胞の腫大や増殖をきたす管内増殖性糸球体腎炎（図 1）を呈する。蛍光所見では係蹄壁への C3 沈着（図 2），電子顕微鏡では hump の沈着（図 3）を認める。

❷ブドウ球菌関連糸球体腎炎ではメサンギウム増殖性病変や管内増殖性病変などさまざまな腎生検所見を呈する。C3 とともに IgA の沈着を伴うことも多い。

❸ PVB19 関連糸球体腎炎では，管内またはメサンギウム増殖性糸球体腎炎を呈する。

## 予後判定の基準

**1** 溶連菌感染後急性糸球体腎炎

**❶** 小児や若年者では予後は良好で，末期腎不全に至ることはきわめてまれである。20％の症例では顕微鏡的血尿や軽度の蛋白尿が5年程度持続する。

**❷** 成人，特に高齢者の予後は良好とはいえず，腎機能障害が残存しやすい。

**2** ブドウ球菌関連糸球体腎炎：適切な抗菌薬治療を行っても，腎障害が遷延し，末期腎不全に至ることが多い。

**3** PVB19関連糸球体腎炎：予後は良好で自然寛解することが多い。

## 経過観察のための検査・処置

**1** 溶連菌感染後急性糸球体腎炎

**❶** 尿所見や腎機能，血圧をフォローし，適宜保存的に加療する。

**❷** 降圧治療などにより，蛋白尿の抑制や腎機能保持をはかる。

**2** ブドウ球菌関連糸球体腎炎：レニン・アンジオテンシン系（RAS）阻害薬などにより，蛋白尿の抑制や腎機能保持をはかる。

## 治療法ワンポイント・メモ

**1** 溶連菌感染後急性糸球体腎炎

**❶** 特異的な治療法はなく，保存的加療を行う。乏尿期は安静とする。

**❷** 乏尿期は塩分制限と水分制限，蛋白制限，十分なエネルギー摂取を行う。

**❸** 浮腫に対しては利尿薬，高血圧に対しては降圧薬を適宜使用する。

**❹** 抗菌薬は無効であり，ステロイドの有効性も確立していない。

**2** ブドウ球菌関連糸球体腎炎

**❶** 感染症の起炎菌が判明すれば，感受性結果などをもとに抗菌薬治療を行う。

**❷** 急性糸球体腎炎に対しては保存的に加療する。

**3** PVB19関連糸球体腎炎：重症化した場合には免疫抑制薬などを検討する。

## さらに知っておくと役立つこと

**1** 溶連菌と関連した腎炎惹起抗原として，nephritis-associated plasmin receptor（NAPlr）と streptococcal pyrogenic exotoxin B（SPEB）が知られている（J

Am Soc Nephrol 19: 1855-1864，2008）。これらの因子によるプラスミンの活性化により，補体活性化，糸球体障害が惹起される。

**2** 小児の感染後急性糸球体腎炎において，補体副経路の制御に関与するB因子に対する自己抗体の存在が報告されている（J Am Soc Nephrol 31: 829-840，2020）。

## 専門医へのコンサルト

臨床経過や検査所見が非典型的で診断が困難な場合やネフローゼなどの尿所見異常や腎機能低下が遷延する場合は他の腎疾患との鑑別のため，腎生検が必要であり，専門医へコンサルトする。

# 急速進行性腎炎

## Rapidly Progressive Glomerulonephritis (RPGN)

**要 伸也** 吉祥寺あさひ病院・副院長（東京）／杏林大学客員教授・腎臓・リウマチ膠原病内科

**1** 急速進行性腎炎（RPGN）は，腎炎性尿所見を伴い，数週から数か月の経過で急速に腎不全が進行する臨床症候群である。抗好中球細胞質抗体（ANCA：anti-neutrophil cytoplasmic autoantibody）関連腎炎と抗糸球体基底膜腎炎（抗GBM抗体型腎炎）が代表的疾患である（表1）。

**2** 最も頻度が高いANCA関連腎炎は，全身性血管炎のうちANCA関連小型血管炎に属する顕微鏡的多発血管炎（MPA：microscopic polyangiitis），多発血管炎性肉芽腫症（GPA：granulomatosis with polyangiitis）の腎病変として現れる。ANCAにはMPO（myeloperoxidase）-ANCAとPR3（proteinase 3）-ANCAの2つがあり，わが国では前者が90％以上を占める。腎限局型（RLV：renal-limited vasculitis）のこともあり，MPO陽性RPGN例に多い。

**3** 抗糸球体基底膜腎炎は，Chapel Hill分類（2012）では，免疫複合体型小型血管炎に分類され，抗GBM抗体陽性の血管炎を抗GBM抗体病（anti-GBM disease）とし，肺と腎のどちらかあるいは両者がみられる病態を含む。腎と肺の双方を障害する場合，Goodpasture症候群とよばれる。ほとんどがRPGNの経過をたどり，発見が遅れると腎予後は最も不良である。

**4** そのほか，免疫複合型腎炎に属するループス腎炎，IgA腎症，紫斑病性腎炎，溶連菌感染後糸球体腎炎，膜性増殖性糸球体腎炎などがRPGNの経過をとる

**表1** RPGN をきたす主な原疾患

| Ⅰ．一次性 | Ⅱ．二次性 |
|---|---|
| 1. 半月体形成性糸球体腎炎<br>　抗 GBM 抗体型半月体形成性糸球体腎炎<br>　免疫複合体型半月体形成性糸球体腎炎<br>　Pauci-immune 型半月体形成性糸球体腎炎<br><br>2. 半月体形成を伴う糸球体腎炎<br>　IgA 腎症<br>　膜性増殖性糸球体腎炎<br>　膜性腎症<br>　非 IgA 型メサンギウム増殖性糸球体腎炎<br>　そのほかの一次性糸球体腎炎<br><br>3. 急性間質性腎炎 | 1. 全身性疾患<br>　顕微鏡的多発血管炎（MPA）　┐<br>　多発血管炎性肉芽腫症（GPA）　├ ANCA 関連血管炎<br>　好酸球性多発血管炎性肉芽腫症（EGPA）┘<br>　　（Churg-Strauss 症候群）<br>　抗糸球体基底膜抗体病（抗 GBM 病）（Goodpasture 症候群）<br>　全身性エリテマトーデス（SLE）<br>　IgA 血管炎（Henoch-Schönlein 紫斑病）<br>　クリオグロブリン血症<br>　そのほかの壊死性血管炎<br>　悪性高血圧<br>　血栓性微小血管症<br>　関節リウマチ<br>　悪性腫瘍<br>　溶血性尿毒症症候群（hemolytic uremic syndrome：HUS）<br>　コレステロール塞栓症<br>2. 感染症<br>　溶連菌感染後糸球体腎炎<br>　MRSA 感染関連糸球体腎炎<br>　感染性心内膜炎，シャント腎炎<br>　C 型肝炎ウイルス<br>　その他の感染症<br>3. 薬剤性 |

〔厚生労働科学研究費補助金難治性疾患等政策研究事業（難治性疾患政策研究事業）難治性腎障害に関する調査研究班 編：エビデンスに基づく急速進行性腎炎症候群（RPGN）診療ガイドライン 2020．p2，東京医学社，2020 より〕

ことがある。

**頻度** RPGN の新規発症は毎年 2,400〜2,700 人と推測されている。日本腎臓学会の腎臓病総合レジストリー（J-RBR/J-KDR）の登録では，腎生検症例のうち RPGN は 6.6〜7％である。また，日本透析医学会が実施している慢性透析導入患者のデータによると，透析導入基礎疾患の第 5 位（約 1.6％）が急速進行性糸球体腎炎となっており，頻度は増えつつある。高齢化を背景に ANCA 関連血管炎（MPA，GPA）の患者数が増加していることを反映していると推測される。

　ANCA 関連血管炎については，MPA の年間発症率は 100 万人あたり 18 人，GPA は 100 万人あたり 2 人，したがって年間 2,500人程度と推測されている。一方，指定難病の医療受給証保持者数（令和元年度）は，それぞれ約 9,500 人，約 2,900 人である。わが国の血管炎コホート（ReMIT-JAV-RPGN）によると，腎限局型を含めた MPA 患者のうちの RPGN の比率は 72.7％（平均 Cr 3.20 mg/dL），GPA の RPGN 比率は 35.9％（平均 Cr 1.60 mg/dL）であった（Mod Rheumatol 26:

730-737，2016）。

**GL** エビデンスに基づく急速進行性腎炎症候群（RPGN）診療ガイドライン 2020

## 診断のポイント

**1** RPGN

❶腎炎尿所見，および亜急性に進行する腎機能悪化により臨床的になされる。RPGN が疑われる場合は，数週以内に腎機能を再検査し，ANCA 値，抗 GBM 抗体値を測定するとともに，基礎疾患の検索のため，胸部や上気道の画像検査のほか全身疾患のスクリーニング検査を行う。

❷既往歴としては，先行感染の有無，薬剤服用歴，間質性肺炎や RPGN の原因となる他の疾患の有無をチェックする。

❸最終的には，経皮的腎生検により病理診断を行う。

**2** ANCA 関連腎炎：RPGN のほかに腎外症状として，発熱，皮疹（紫斑），多発性単神経炎，肺病変（肺出血・間質性肺炎），眼症状（上強膜炎，視力低下），難聴，副鼻腔炎などがみられるため，全身症状を見逃さないことが重要である。

**3** 抗糸球体基底膜腎炎：発症初期は倦怠感や風邪症

6

### 表2 急速進行性糸球体腎炎早期発見のための診断指針

1) 尿所見異常(主として血尿や蛋白尿, 円柱尿)注1
2) eGFR<60 mL/分/1.73 m² 注2
3) CRP高値や赤沈促進

上記1〜3)を認める場合,「RPGNの疑い」として, 腎専門病院への受診を勧める。ただし, 腎臓超音波検査が実施可能な施設では, 腎皮質の萎縮がないことを確認する。なお, 急性感染症の合併, 慢性腎炎に伴う緩徐な腎機能障害が疑われる場合には, 1〜2週間以内に血清クレアチニンを再検し, eGFRを再計算する。
注1:近年, 健診などによる無症候性検尿異常を契機に発見される症例が増加している。最近出現した検尿異常については, 腎機能が正常であってもRPGNの可能性を念頭に置く必要がある。
注2:eGFRの計算は, わが国のeGFR式を用いる。

〔急速進行性腎炎診療指針作成合同委員会:急速進行性腎炎症候群の診療指針 第2版. 日腎会誌 53(4):509-555, 2011より改変〕

### 表3 急速進行性糸球体腎炎症候群の確定診断指針

1) 数週から数か月の経過で急速に腎不全が進行する(病歴の聴取, 過去の検診, その他の腎機能データを確認する)。3か月以内に30%以上のeGFRの低下を目安とする。
2) 血尿(多くは顕微鏡的血尿, 稀に肉眼的血尿), 蛋白尿, 円柱尿などの腎炎性尿所見を認める。
3) 過去の検査歴などがない場合や来院時無尿状態で尿所見が得られない場合は, 臨床症候や腎臓超音波検査, CTなどにより, 腎のサイズ, 腎皮質の厚さ, 皮髄境界, 尿路閉塞などのチェックにより, 慢性腎不全との鑑別を含めて, 総合的に判断する。

〔急速進行性腎炎診療指針作成合同委員会:急速進行性腎炎症候群の診療指針 第2版. 日腎会誌 53(4):509-555, 2011より改変〕

状などの非特異的症状と強い炎症所見で始まることが多い。血痰の有無も必ず確認する。腎機能悪化スピードが最も速いため, 早期発見に努めることが重要である。

❹急性間質性腎炎, 悪性高血圧, 一部の薬剤性腎障害, コレステロール塞栓症, 溶血性尿毒症症候群などもRPGNの経過をたどるため, 鑑別診断のなかに含めておく。

❺治療成績は早期治療ほど良好であり, 早期に診断することがきわめて重要である。早期発見のための診断指針が示されているので参考にする(表2)。尿潜血, 尿蛋白陽性の場合は, RPGNの可能性も念頭におき, 腎機能の経時的変化を確認する。

### 緊急対応の判断基準

腎障害が高度であれば直ちに専門医に紹介し, 透析導入を考慮する。

### 症候の診かた

身体所見では, 発熱, 体重減少の有無, 浮腫, 紫斑・紅斑などの皮疹, 肺雑音, 上気道病変, 末梢神経障害の有無などをチェックする。

### 検査所見とその読みかた

❶血液検査では, 血算(好酸球数も), CRP, 免疫グロブリン, 補体(CH50, C3, C4)のほか, 抗核抗体, ANCA(MPO-ANCAおよびPR3-ANCA), 抗糸球体基底膜(GBM)抗体, 抗核抗体, 抗DNA抗体などの自己抗体を測定する。

❷腎臓超音波, CTなどによって腎のサイズ, 形態異常の有無をチェックする。腎萎縮があればCKDの存在を示唆する。

### 確定診断の決め手

表3のような急速進行性糸球体腎炎症候群の確定診断指針が示されている。

### 誤診しやすい疾患との鑑別ポイント

❶急性糸球体腎炎(⇨957頁)とは経過による違いのみであるため, 両者の原因疾患を念頭におき, 乏尿・浮腫などの症状や各種自己抗体・血清補体価の測定などより鑑別する。

❷腎炎所見を伴うネフローゼ症候群(⇨967頁)では, 腎前性急性腎障害(AKI:acute kidney injury)が加わってRPGNと鑑別が難しいことがある。

❸慢性糸球体腎炎の経過中にRPGNを合併することもある。一方, 慢性糸球体腎炎に腎炎増悪以外の何らかのAKI(腎前性, 腎後性)が加わった場合は, RPGNと経過が類似することがあり, AKIの原因について鑑別していく。

### 確定診断がつかないとき試みること

❶腎生検未施行の場合は, 確定診断のために腎生検が有用である。壊死性半月体形成性糸球体腎炎の所見がみられれば, RPGNが示唆され, 蛍光抗体法でpauci-immune型, linear型, granular型を区別する。

❷ANCA関連腎炎の典型的な病理所見は, 壊死性半月体形成性糸球体腎炎であり, 蛍光抗体法でpauci-immune型となる。

❸抗GBM抗体型腎炎は蛍光抗体法でlinear型を呈

し，単独で RPGN を生じるほか，肺出血を伴うこともある。腎予後は最も悪い。

**4** 蛍光抗体法で granular 型（免疫複合型）を呈する RPGN の原疾患には，IgA 腎症，紫斑病性腎炎，ループス腎炎，溶連菌感染後糸球体腎炎，膜性増殖性糸球体腎炎，溶連菌感染後糸球体腎炎などが含まれる。

### ■ 合併症・続発症の診断

腎不全による症状と基礎疾患による腎外症状が混在する。

### ■ 予後判定の基準

**1** 臨床所見（血清 Cr 濃度，年齢，肺病変の有無，血清 CRP の 4 つ）のスコア化による重症度分類が示されており，総スコアにより規定される臨床重症度により，腎予後・生命予後が予測できることが報告されている（Mod Rheumatol 26: 730-737, 2016，日腎会誌 53：509-555, 2011）。

**2** ANCA 関連腎炎に対しては，腎予後予測のために，糸球体病変を硬化型，巣状型，半月体型，混合型の 4 つのクラスに分類する Berden 分類や，GFR に，腎生検所見における正常糸球体比率と尿細管萎縮/間質線維化の程度を加えた Brix 分類などが用いられる。

### ■ 経過観察のための検査・処置

血清 Cr 濃度（eGFR），尿所見（尿蛋白・尿潜血，尿蛋白定量）を経時的に検査する。

### ■ 治療法ワンポイント・メモ

**1** RPGN の原疾患を特定し，それぞれに対する治療を行うのが原則である。基本は副腎皮質ステロイドと免疫抑制薬の併用治療である。

**2** ANCA 関連腎炎の標準的な免疫抑制薬として，シクロホスファミド，またはリツキシマブの静脈注射が用いられる。最近は抗 C5 受容体拮抗薬であるアバコパンが使用可能になった。ステロイド節減や腎炎に対しても有効であることが判明しており，併用を検討する（Kidney Int Rep 8: 860-870, 2023）。

### ■ さらに知っておくと役立つこと

急速進行性糸球体腎炎は原疾患によらず指定難病（告示番号 220）の 1 つになっている。一定の重症度基準を満たせば医療費支給の対象になるため，必要に応じて検討するとよい。

### ■ 専門医へのコンサルト

原則として，RPGN が疑われれば早急に腎臓専門医に紹介する。紹介の基準は**表2**を参照されたい。

## 慢性腎炎症候群（無症候性蛋白尿・血尿を含む）
### Chronic Nephritic Syndrome (including Asymptomatic Proteinuria and /or Hematuria)

**坪井 直毅**　藤田医科大学教授・腎臓内科学

**頻度** よくみる（日本腎臓学会腎生検レジストリー登録症例の約半数が，臨床的に慢性腎炎症候群と診断されている。また，慢性腎炎症候群の原因疾患の 30〜40％を IgA 腎症が占める）

### ■ 診断のポイント

**1** 全年齢層にわたり発症。

**2** 蛋白尿，糸球体性血尿，円柱尿などの腎炎性尿所見。

**3** 3 か月を超えて所見が持続し，緩徐に腎機能低下が進行。

**4** 腎生検で原因となる糸球体疾患を同定。

### ■ 緊急対応の判断基準

急速進行性腎炎（RPGN：rapidly progressive glomerulonephritis）への移行例，透析治療の適応となる重度の腎機能低下症例，ネフローゼ症候群への移行例やコントロール不良の高血圧を呈する場合は，精査および安静・塩分制限，降圧治療のため入院が必要。

### ■ 症候の診かた

慢性腎炎とは血尿，蛋白尿が持続し，発見時あるいは経過中に高血圧，乏尿，GFR の低下を示す臨床症候分類であり，腎炎による症状を伴わない無症候性検尿異常（持続性蛋白・血尿症候群）と区別される。また，一般的に発熱や体重減少などの全身性炎症徴候や，他臓器症状を欠く。

**1** 高血圧：慢性腎炎の多くに合併するのみならず，高血圧自体が腎障害の悪化因子となる。CKD 重症度分類における蛋白尿と腎機能の程度に応じて，レニン-アンジオテンシン（RA）系降圧薬と，塩分制限により適切に治療介入する。

②浮腫：蛋白尿を多く伴う症例や CKD 重症度分類 3b〜G5 の高度腎機能障害例では，下肢，顔面，体幹に圧痕性浮腫がみられ，胸水・腹水を呈することもある。

③感染症：上気道炎後に肉眼的血尿を認めることがある。また B 型および C 型肝炎ウイルス，梅毒，HIV，パルボウイルスなど原因となる感染症の有無を鑑別する。

④皮膚所見：皮膚の色調変化(紅斑や紫斑)や硬化を認めた場合には，全身性エリテマトーデスや血管炎などの自己免疫疾患に伴う腎疾患を疑う。

⑤家族歴：Alport 症候群とその類縁疾患，Fabry 病，ミトコンドリア異常症などの遺伝性疾患でも慢性腎炎の経過をたどりうるため詳細に聴取する。

### 検査所見とその読みかた

①検尿：CKD の定義にならい 3 か月を超えて検尿異常が持続。

❶血尿

- 試験紙法だけでなく，尿沈渣で赤血球数(5 個/HPF 以上)と変形赤血球(糸球体性血尿)を確認する。同時に，円柱(赤血球，白血球，顆粒)が観察される場合には活動性の糸球体腎炎が示唆される。

- 尿沈渣で赤血球の形態異常がない場合は(非糸球体性血尿)，良性の血尿(経血混入，激しい運動，外傷)や泌尿器科的疾患による血尿(感染，結石，悪性腫瘍，ナットクラッカー現象，直近の泌尿器科的処置)を考え，後者は専門医に紹介。

❷蛋白尿

- 持続する蛋白尿は精査対象である。やせ型の若年者で，随時尿で陽性の場合には，早朝尿でも評価し起立性蛋白尿を除外する。また発熱，運動後に生理的蛋白尿がみられる場合もある。

- 正確性を求める際には 24 時間蓄尿での 1 日尿蛋白定量評価が望ましいが，昨今では診察時随時尿で尿蛋白，Cr 濃度を測定し，尿蛋白/Cr 比 (g/gCr)を算出することが多い。0.15 g/gCr 以上を有意とし，CKD 重症度分類の蛋白尿区分を決定する。

②腎機能評価

❶血清 Cr 値，年齢，性別から算出される推算糸球体ろ過量〔eGFR (mL/分/1.73 m$^2$)〕により CKD 重症度分類の GFR 区分を決定し，経過中の eGFR 変化から進行性の腎機能障害を確認する。

❷血清 Cr 値は，患者の筋肉量の影響を受けるため，るいそう，長期臥床，四肢切断例など筋肉量の少ない場合や，反対にアスリートなど多い場合では，血清シスタチン C 値(1 回/3 か月が保険適用)から eGFR を求める。

❸正確性を求める場合にはイヌリンクリアランスや 24 時間蓄尿でのクレアチニンクリアランスで評価する。

❹糸球体障害の持続により年単位で腎機能が低下するが，疾患活動性の上昇によっては急速に低下することがある。

③採血検査：血算，血液生化学(BUN，Cr，電解質，蛋白，Alb)，CRP，補体(CH50，C3，C4)，抗ストレプトリジン O 抗体(ASO)，自己抗体〔抗核抗体，抗DNA 抗体，抗好中球細胞質抗体(MPO-ANCA，PR3-ANCA)〕，リウマトイド因子，血糖および HbA1c，血清脂質，血清免疫グロブリン(IgG，A，M)，血清および尿蛋白電気泳動，感染スクリーニング〔HBs 抗原，HBs 抗体，HCV 抗体，梅毒トレポネーマ抗体(TPHA)，HIV 抗体〕が一次性・二次性糸球体疾患を鑑別するうえで参考になる。

### 確定診断の決め手

① CKD の定義にならい，3 か月以上蛋白尿および血尿が持続し，緩徐に腎機能低下が進行するものを慢性腎炎症候群と診断する。

②慢性腎炎の原因となる糸球体疾患は多岐にわたる。血尿，蛋白尿の程度や，経過中の腎機能推移から，腎生検による確定診断の可否を判断する。

③腎組織の観察では，原因疾患(表 1)が同定されるだけでなく，疾患活動性や重症度，予後推定，治療方針決定に有用な情報を得ることができる。

### 誤診しやすい疾患との鑑別ポイント

①急性腎炎症候群(⇨957 頁)：数日〜数週間で検尿異常，腎機能障害を呈する。頻度が高いものに溶連菌感染後急性腎炎がある。

②急速進行性腎炎症候群(⇨959 頁)：多数の血球成分(RBC，WBC)と円柱を含む多彩な尿沈渣像を示し，数日〜数週間で腎機能低下が進行する。自己抗体(ANCA，抗 GBM 抗体，抗 DNA 抗体など)が鑑別の一助となる。

③蛋白尿を欠く糸球体血尿単独陽性例では，Alport 類縁疾患，菲薄基底膜病を鑑別疾患に加え，家族歴を入念に聴取する。

**表1** 糸球体における増殖性変化と疾患分類

| 糸球体疾患の原因 | 腎組織観察による糸球体での増殖性変化 | |
|---|---|---|
| | **あり** | **なし** |
| 一次性 | **IgA 腎症**, 非 IgA 沈着型メサンギウム増殖性腎炎, 半月体形成性糸球体腎炎〔抗 GBM 抗体型, 免疫複合体型, 微量沈着型(pauci-immune 型)〕, **膜性増殖性糸球体腎炎** | 巣状分節性糸球体硬化症, **膜性腎症**, 微小変化型ネフローゼ症候群, 菲薄基底膜病 |
| 二次性 | ループス腎炎, 感染関連糸球体腎炎, ANCA 関連血管炎, Goodpasture 症候群, IgA 血管炎 | 糖尿病性腎症, アミロイドーシス, 軽鎖沈着症, HIV 腎症, Alport 症候群, Fabry 病, 薬剤性腎症 |

**太字**は慢性腎炎症候群の経過を示すことが多い一次性糸球体疾患。

## 確定診断がつかないとき試みること

原因となる腎疾患の同定には, 腎生検による組織診断が必要。

## 合併症・続発症の診断

多くが無症状で経過するが, 腎機能障害進行に伴い電解質異常, 酸・塩基平衡異常, 腎性貧血, 骨ミネラル代謝異常が顕性化する。

## 予後判定の基準

経過中の蛋白尿や血圧は, 初診時または診断時の尿蛋白, 血圧, 腎機能障害の程度や組織学的障害度よりも腎生存率とより強く関連することが明らかとなっている。一般的に尿蛋白が 0.5 g/日未満で経過した場合の予後は良好であるが, 尿蛋白 1 g/日以上が持続する場合には予後不良とされる。

## 経過観察のための検査・処置

❶検尿, 腎機能検査:定期的に実施し, 血尿と蛋白尿の程度および GFR 低下速度で疾患活動性を評価する。
❷治療方針の変更:支持療法での経過中に検尿所見の増悪を示す場合, GFR 低下速度が上昇した場合には, 他の疾患の合併や原疾患の増悪などを考慮し, 精査を検討すべきである。
❸降圧治療:高血圧は腎機能の増悪因子であるため, 適切にコントロールする。

## 治療法ワンポイント・メモ

❶原因疾患に応じた特異的治療に加え, CKD 重症度分類に応じた RA 系降圧薬と塩分制限を中心とした血圧管理, 生活指導(生活習慣病予防, 禁煙指導, 食事指導)により重症化を抑制する。
❷SGLT2 阻害薬ダパグリフロジンは, 非糖尿病性

CKD に対する腎保護効果(eGFR 低下速度と尿中 Alb 量減少, 末期腎不全への進展抑制)が示され, 慢性腎炎を含む CKD に保険適用となっている。

## さらに知っておくと役立つこと

❶透析導入の原疾患としては年々比率が低下し, 近年では糖尿病関連腎臓病, 腎硬化症あるいは高血圧性腎障害に続く頻度となっている。
❷SARS-CoV-2 ウイルス感染後だけでなく, SARS-CoV-2 ワクチン後に腎炎が顕性化する例も報告されている。

## 専門医へのコンサルト

腎生検適応症例に加え, CKD 重症度分類のヒートマップ(「CKD 診療ガイド 2024」参照)でオレンジ以上に分類される患者や, 経過中に GFR が急激に低下する例では専門医療機関へ紹介する。

# IgA 腎症・紫斑病性腎炎 (IgA 血管炎)
## IgA Nephropathy/IgA Vasculitis

**横尾 隆** 東京慈恵会医科大学教授・腎臓・高血圧内科

頻度 **ときどきみる**

❶IgA 腎症:日本において最も多い慢性糸球体腎炎であり, 有病率 3.9〜4.5 人/10 万人, 全国で腎生検にて確定診断された有病患者数は 33,000 人とされる。
❷紫斑病性腎炎(IgA 血管炎):IgA 血管炎は年間 10〜20 人/10 万人の発症とされ, そのうち腎炎を伴う症例は全体の 20〜60%とされる。

GL エビデンスに基づく IgA 腎症診療ガイドライン 2020

## 診断のポイント

**1** IgA 腎症

**❶**無症状であるため，学校健診や職場健診にて血尿あるいは蛋白尿の尿所見が契機となり発見されることが多い。

**❷**扁桃炎などの上気道感染症後，あるいはワクチン接種後に肉眼的血尿を呈し発見されることがある。

**❸**まれに家族性に発症することがある。

**2** 紫斑病性腎炎(IgA 血管炎)

**❶**紫斑，関節痛，腹痛などの全身症状発現後，尿所見異常として発現することが多いため発見されやすい。

**❷** IgA 腎症と同様に，感染・炎症が増悪機転となる。

## 症候の診かた

**1** IgA 腎症

**❶**自覚症状がないまま経過することが多いため病識が乏しい。しかし，健診などで尿異常を指摘され改めて問診すると，上気道炎後に尿がコーラ色になるなどの経験を有している症例が約 30%にみられる。

**❷**まれではあるがネフローゼ症候群による浮腫で発見されることがある。

**2** 紫斑病性腎炎(IgA 血管炎)：紫斑(下肢を中心に，両側対称性にわずかに隆起を触れる。圧迫により発赤が消失しない出血斑：図 1)に伴い，関節炎(両側対称性で足関節，手関節が中心)，腹痛(反復する強い痛みで血便や便潜血を認めることがある)，腎炎(肉眼的血尿)などの多臓器にわたる血管炎に伴う自覚症状がある。

## 検査所見とその読みかた

**1**両疾患とも必ずしも血清 IgA は高値にならず，特異的血液検査マーカーはない。ただし血尿が先行する尿所見異常を認め血清 IgA/C3 比が 3 以上である場合，IgA 腎症を疑う。

**2**特徴的な臨床経過より疑い，尿蛋白定性で 2＋ 程度の持続，1 日尿蛋白量が 0.3～0.5 g 以上(尿蛋白/クレアチニン比でも同様)の場合には腎生検にて確認する。

## 確定診断の決め手

**1** IgA 腎症：腎生検病理組織診断で確定診断する

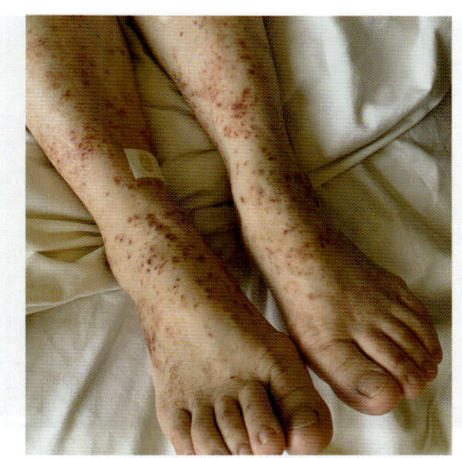

**図1** IgA 血管炎に伴う紫斑
主に下肢に出現し，圧迫により発赤が消失しない。

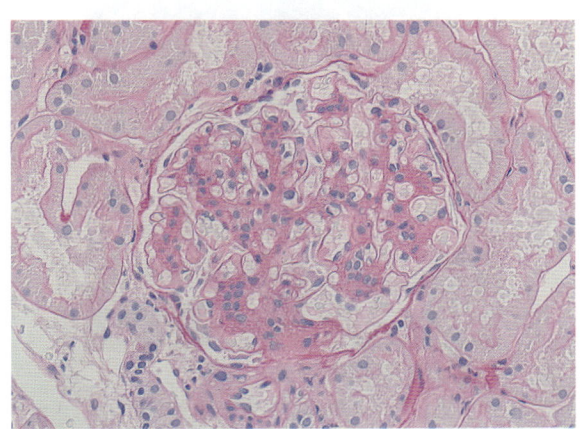

**図2** 光学顕微鏡所見(PAS 染色)
メサンギウム細胞増多とメサンギウム基質の増加を認める。

(Kidney Int 76: 534-545, 2009, 日腎会誌 53：123-135, 2011)。

**❶**光学顕微鏡所見：メサンギウム細胞の増多，メサンギウム基質の増加を特徴とし(図 2)，管内細胞増多，係蹄壊死，半月体を含む管外病変を認める。

**❷**免疫組織学的にメサンギウム領域を中心に IgA が優位に局在する(図 3)。IgG，IgM ならびに C3 も染色される。

**❸**電子顕微鏡所見：傍メサンギウム領域に特徴的な高電子密度物質の沈着(paramesangial electron dense deposit)が認められる(図 4 ➡)。

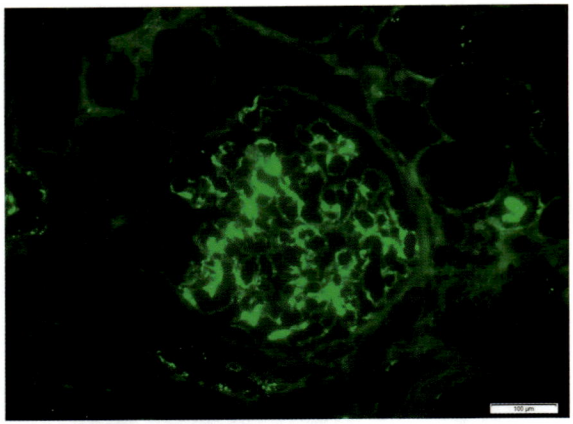

**図3** 免疫抗体染色(IgA)

メサンギウム領域中心に IgA 優位に染色される。

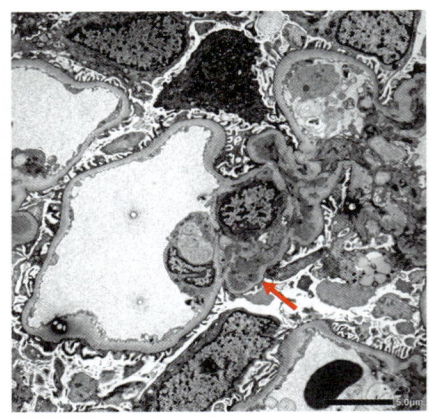

**図4** 電子顕微鏡所見

傍メサンギウム領域に高電子密度沈着物が確認される(➡)。

**2** 紫斑病性腎炎(IgA 血管炎)

　**❶** EULAR/PRINTO/PRES 分類基準(紫斑または点状出血を必須とし,腹痛,関節炎/関節痛,腎障害,IgA 沈着を伴う白血球破砕血管炎/IgA 沈着を伴う増殖性糸球体腎炎のいずれかにより診断)あるいは米国リウマチ学会の分類基準(隆起性の紫斑,急性の腹部疝痛,生検組織での小動脈壁の顆粒球の存在,年齢が 20 歳以下,のうち 2 つ以上を満たせば診断)が用いられる。

　**❷** 腎臓の病理所見は IgA 腎症に類似している。

## 誤診しやすい疾患との鑑別ポイント

**1** IgA 腎症と紫斑病性腎炎は病理所見での鑑別は難しいが,先行する随伴症状により鑑別は比較的難しくない。

**2** その他腎生検で IgA がメサンギウム領域優位に染色された場合には,IgA 腎症,IgA 血管炎とともに,ループス腎炎,肝性糸球体硬化症,C 型肝炎ウイルス(HCV)関連腎症,関節リウマチ(⇨1181 頁),炎症性腸疾患〔潰瘍性大腸炎(⇨676 頁),Crohn 病(⇨671 頁),セリアック病など〕に伴う二次性 IgA 腎症などが鑑別にあげられる。

**3** その他 IgA 血管炎は血小板減少性紫斑病や他の血管炎(過敏性血管炎,蕁麻疹様血管炎,クリオグロブリン血症性血管炎,皮膚型結節性多発血管炎,ANCA 関連血管炎)を鑑別する。

## 確定診断がつかないとき試みること

**1** 全身性エリテマトーデスや HCV 感染症,肝硬変などの肝疾患,関節リウマチなどの基礎疾患の有無が鑑別に重要である。

**2** 近年,糖鎖異常 IgA 特異的抗体が開発され,ループス腎炎や二次性 IgA 腎症との鑑別には,この抗体を用いた染色による糸球体糖鎖異常 IgA の有無が鑑別点にあげられる。

## 予後判定の基準

**1** IgA 腎症

　**❶** 国際的には組織学的重症度分類は「Oxford 分類」(Kidney Int 76: 534-545, 2009)が予後判定に用いられることが多い。

　**❷** 日本では独自の重症度分類を使用しており,「IgA 腎症診療指針(第 3 版)」における組織学的重症度分類,臨床的重症度分類,ならびに両者を合わせた透析導入リスク分類がある。

　**❸** 診断から 60 か月後までの腎機能低下リスクの Prediction Tool が公開されている(https://qxcalc.app.link/igarisk)。

**2** 紫斑病性腎炎(IgA 血管炎):国際小児腎臓病研究班(ISKDC)による組織分類に基づき判断される(表1)が,腎病変に関しては IgA 腎症に準拠して判断されることも多く,現在 Oxford 分類などに基づく予後評価などの解析が進んでいる。

## 経過観察のための検査・処置

**1** 疾患活動性評価と経過観察には,尿検査が重要である。血尿や尿蛋白の有無と,尿蛋白の程度評価が重要である。尿蛋白は蓄尿による評価が正確であるとともに,蛋白摂取量(EPI: estimated protein intake)や塩分摂取量が正確に評価できるため勧められる。

**表1** 国際小児腎臓病研究班(ISKDC)による紫斑病性腎炎の組織分類と予後

| Grade Ⅰ | 微小変化 |
|---|---|
| Grade Ⅱ | メサンギウム増殖のみ |
| Grade Ⅲ | a)巣状，b)びまん性メサンギウム増殖，半月体形成<50% |
| Grade Ⅳ | a)巣状，b)びまん性メサンギウム増殖，半月体形成 50〜75% |
| Grade Ⅴ | a)巣状，b)びまん性メサンギウム増殖，半月体形成>75% |
| Grade Ⅵ | 膜性増殖性腎炎様病変 |

しかし一般診療で難しい場合は，外来スポット尿の尿蛋白と尿中クレアチニン濃度による尿蛋白・クレアチニン比(g/gCr)で簡易的に評価する。

❷クレアチニンがすでに上昇し，CKD stage3 以上に進行している場合には，1〜2 か月に 1 回は採血を行い，電解質異常，腎性貧血の程度などを把握し，投薬管理とともに栄養指導などを適宜行う。

❸血圧上昇は腎予後の独立したリスクファクターであり，家庭血圧の自己測定を勧める。

### 治療法ワンポイント・メモ

❶蛋白尿 0.5〜1.0 g/日（または g/gCr）以上が持続する場合には，腎機能障害が進行するため尿蛋白減少に向けた積極的治療介入を考慮する。

❷その際，血尿が陽性であれば疾患活動性が持続している可能性があり，ステロイドなどを含む免疫抑制薬などの治療を考慮する。

❸わが国では扁桃摘出，扁桃摘出＋ステロイドパルス併用療法が施行され有効性が報告されている。扁桃摘出については国際的に否定されてきたが，最近になり国際的ガイドラインでも限定的には有効性が認められはじめている(Kidney Int 100: 753-779, 2021)。IgA 血管炎でもこの治療の有用性が報告されている。

❹血尿陰性で尿蛋白のみ持続の場合は，レニン-アンジオテンシン系(RAS)阻害薬を中心に糸球体血圧の制御と生活指導(減量，禁煙，生活習慣病合併予防など)を考慮する。

❺SGLT2 阻害薬が腎予後の改善効果があることが明らかとなり，初期から併用が勧められている(Kidney Int 100: 215-224, 2021)。

### さらに知っておくと役立つこと

❶近年，糖鎖異常 IgA1(Gd-IgA1)や Gd-IgA1 特異

的抗体をはじめとするバイオマーカーの探索研究が進められており，今後これらを用いた診断，疾患活動性，予後などの評価が可能となると期待されている。

❷糖鎖異常 IgA と関連免疫複合体の産生抑制や，炎症制御を目的とした補体活性化経路を標的とした IgA 腎症の根治治療薬などの開発が世界的に進められており，今後病期・病態に応じた治療戦略の個別化が進むことが期待されている。

# ネフローゼ症候群
## Nephrotic Syndrome

丸山 彰一　名古屋大学大学院教授・病態内科学腎臓内科

**頻度** **ときどきみる**(一次性ネフローゼ症候群の新規発症患者は，年間 6,000〜7,000 例と推測される)

**GL** エビデンスに基づくネフローゼ症候群診療ガイドライン 2020

### 診断のポイント

ネフローゼ症候群は，腎糸球体係蹄障害による蛋白透過性亢進に基づく大量の尿蛋白とそれに伴う低アルブミン血症を特徴とする症候群である。診断基準を**表1**に示す。

### 緊急対応の判断基準

下記のような状況があり自施設で対処が困難な場合は高次医療機関へ搬送する。

❶体液過剰：大量の胸水が貯留すると呼吸状態が悪化する。

❷急性腎障害：ネフローゼ症候群に伴う急性腎障害は予後不良因子の 1 つである。

❸感染症

　❶ネフローゼ症候群では，尿中喪失に伴う低γグロブリン血症や補体関連蛋白低下，T リンパ球反応不全などから，免疫力が低下する。

　❷原疾患治療のためのステロイドや免疫抑制薬などにより，易感染性をきたす。

### 症候の診かた

❶体液過剰(浮腫，胸腹水)

　❶主症状である浮腫は腎からのナトリウム排泄障害(overfilling 説)あるいはアルブミン血症による

**表1** 成人ネフローゼ症候群の診断基準

| | |
|---|---|
| 1 | 蛋白尿：3.5 g/日以上が持続する。<br>（随時尿において尿蛋白・クレアチニン比が 3.5 g/gCr 以上の場合もこれに準ずる） |
| 2 | 低アルブミン血症：血清アルブミン値 3.0 g/dL 以下。<br>血清総蛋白量 6.0 g/dL 以下も参考になる。 |
| 3 | 浮腫。 |
| 4 | 脂質異常症（高 LDL コレステロール血症）。 |

注：
1) 上記の尿蛋白量，低アルブミン血症（低蛋白血症）の両所見を認めることが本症候群の診断の必須条件である。
2) 浮腫は本症候群の必須条件ではないが，重要な所見である。
3) 脂質異常症は本症候群の必須条件ではない。
4) 卵円形脂肪体は本症候群の診断の参考となる。
〔厚生労働省難治性疾患克服研究事業進行性腎障害に関する調査研究班 難治性ネフローゼ症候群分科会：ネフローゼ症候群診療指針．日腎会誌 53(2)：78-122, 2011 より〕

血漿膠質浸透圧の低下（underfilling 説），または両者の混成によると考えられる。体重増加は時に数 kg〜数十 kg に及ぶ。

❷浮腫は身体の低圧部である眼瞼部から始まることが多く，重力により両側下腿や仙骨部に広がり，胸腹水を伴う全身性の浮腫に拡大する。

❸下腿浮腫は，圧痕性浮腫が特徴的である。

❹男性の場合，陰嚢水腫を呈することがある。

❺随伴する自覚症状として，頭痛，易疲労感，腹部膨満感，呼吸困難などがある。

❻腸管浮腫をきたすと腹痛，食欲不振，下痢などの症状が認められる。

**2** 尿の性状異常

❶高度の蛋白尿では尿の色調には変化がないが尿の泡立ちに気づくことがある。

❷原疾患の種類によっては時に肉眼的血尿を認める。

**3** 尿量減少：ナトリウム排泄障害や低アルブミン血症が高度な場合，尿量低下を自覚することがある。

**4** 高血圧：ネフローゼ症候群の 10〜60％の症例で発症時に高血圧を認める。

**5** 血栓症

❶ネフローゼ症候群では凝固線溶系の異常により凝固亢進状態となり血栓症のリスクが増大する。

❷静脈血栓症の好発部位は，腎静脈，下肢静脈，肺動脈である。下腿浮腫に左右差がある場合や，圧痛，発赤，熱感がある場合は，下肢深部静脈血栓症を疑う。

❸冠動脈，脳動脈，腸間膜動脈，四肢動脈などの動脈血栓症はまれだが致死的であり注意を要する。

❹ステロイドによる凝固能亢進も血栓症の原因となる。

## 検査所見とその読みかた

**1** 尿検査

❶尿蛋白尿

● 大量の蛋白尿がネフローゼ症候群の本質である。

● 尿蛋白定性では「3＋」以上となる。

● 随時尿で尿蛋白定量，尿 Cr 値を測定し，尿蛋白/尿 Cr 比が 3.5 g/gCr 以上であることを確認する。

● 可能であれば蓄尿を行い，1 日尿蛋白定量を測定することが望ましい。

● 24 時間蓄尿が困難な場合，夜間の 8 時間あるいは 12 時間蓄尿も参考になる。

❷尿潜血・尿沈渣

● 糸球体性血尿の有無と程度は基礎疾患の推定のために参考になる。

● 尿定性検査で尿潜血を認める場合は，尿沈渣を調べ赤血球数と糸球体由来と考えられる赤血球円柱や変形赤血球の存在を評価する。

❸蛋白尿の選択指数（SI：selectivity index）

● 蛋白尿の選択性も診断や予後予測に役立つ。

● SI は，IgG とトランスフェリン（tf）のクリアランス（C）比（CIgG/Ctf）で算出される。

● 寛解率は，高選択性（SI ≦ 0.10），中程度選択性（0.11 ≦ SI ≦ 0.20）および低選択性（SI ≧ 0.21）蛋白尿を呈する症例で，それぞれ 100％，50％，29％であり，高選択性蛋白尿の寛解に対する感度と特異度は，それぞれ 44％と 100％である。

● SI が 0.2 以下の症例には微小変化型ネフローゼ症候群が多く，良好なステロイド反応性が期待される。

**2** 血清蛋白・アルブミン検査

❶血清アルブミン値が 3.0 g/dL 以下であることを確認する。

❷血清総蛋白 6.0 g/dL 以下も参考になる。

**3** 腎機能検査：血清 Cr 値の上昇（eGFR の低下）を認めることがある。

**4** 凝固凝固線溶系検査

❶フィブリノゲン上昇，アンチトロンビンⅢ低下，プラスミノゲン低下を認めることがある。

❷FDP，D ダイマーが上昇する場合は血栓症の存在を疑う。

❺血液生化学検査

❶ネフローゼ症候群に随伴して LDL コレステロールの上昇などの脂質異常症が生じる。

❷二次性糸球体疾患の鑑別のために，B 型肝炎・C 型肝炎の有無，HbA1c，免疫グロブリン(IgG，IgA，IgE)，血清補体(補体価，C3，C4)，免疫電気泳動(血清，尿)，抗核抗体，抗好中球細胞質抗体(MPO-ANCA，PR3-ANCA)，抗糸球体基底膜(GBM)抗体などの自己抗体などを検査する。

❻画像検査

❶胸部 X 線検査により，胸水・心囊水，肺野のうっ血影の有無により体液量の評価を行う。

❷腹部超音波検査，腹部 CT を行い，腎の大きさを測定して，腎生検の可否の判定や予後推定のための参考にする。

## 確定診断の決め手

**1** 病歴の問診

❶発症様式は診断の参考になる。例えば，急激な浮腫出現は微小変化型ネフローゼ症候群や巣状分節性糸球体硬化症を，健診での蛋白尿の既往や緩徐な浮腫の進行は膜性腎症などを疑う。

❷腎疾患の家族歴の有無，膠原病や糖尿病などの併存症，先行感染の有無，随伴する全身症状など，詳細な病歴の聴取により発症時期や基礎疾患の推測が可能となる。

**2** 身体所見：基本的な全身所見のほか，皮膚所見(紅斑，皮疹)，関節の異常，リンパ節腫大，眼底(網膜症)の有無などを調べる。

**3** 腎生検

❶ネフローゼ症候群は，その原因疾患により治療法や予後が異なるため，原則として腎生検による病理組織診断を行う。しかし，腎生検は侵襲的な検査であるので，特にハイリスク病態(表2)がある場合には，適応を十分に検討する必要がある。

❷糖尿病罹患歴が長く経過から糖尿病性腎症が明らかな症例や，すでに高度の腎萎縮を認めるような進行例など，腎生検査を行っても治療方針の決定にかかわる情報が得られる可能性が低い場合は腎生検を行わない。

## 誤診しやすい疾患との鑑別ポイント

**1** 下腿浮腫を起こす疾患として，心不全(⇨ 762 頁，764 頁)，腎不全，深部静脈血栓症(⇨ 859 頁)，下肢静脈瘤(⇨ 858 頁)，肝硬変症(⇨ 713 頁)，甲状腺機能低下症(⇨ 1065 頁)などがある。

| 表2 | 超音波ガイド下経皮的腎生検のハイリスク病態 (相対的禁忌) |
| --- | --- |

・尿路感染症・腎盂腎炎・腎周囲膿瘍
・腎生検に同意が得られない場合
・検査に協力が得られない場合や検査中指示に従えない場合
・片腎
・萎縮腎，末期腎不全
・腎動脈瘤などや馬蹄腎などの腎臓の解剖学的な形態異常
・嚢胞性腎疾患
・水腎症
・降圧薬でコントロールできない重症高血圧
・補正できない出血傾向，抗血小板薬・抗凝固薬内服中，重篤な血小板減少
・妊娠後期
・生検部位の皮膚感染症

〔Hogan JJ, et al: The Native Kidney Biopsy: Update and Evidence for Best Practice. Clin J Am Soc Nephrol 11(2): 354-362, 2016/日本腎臓学会 編：腎生検ガイドブック 2020. 東京医学社，2020 より〕

❷尿検査で高度尿蛋白が存在しているか，血清検査で低アルブミン血症を認めるかをまず確認する。

❸片側性の下腿浮腫の場合は，足に原因があると考え，深部静脈血栓症や下肢静脈瘤などを疑う。

❹低アルブミン血症が存在するにもかかわらず高度蛋白尿がない場合は，肝硬変症を，圧痕を残さない浮腫は甲状腺機能低下症を疑う。

## 合併症・続発症の診断

**1** 治療に用いる副腎皮質ステロイドに関連した糖尿病が，合併症として最も頻度が高い。

**2** 感染症(細菌・真菌・ウイルス)の頻度は比較的高い。

**3** 死因として，腎予後が良好な微小変化型ネフローゼ症候群を含め，感染症が多いことは免疫抑制治療を行ううえで重要なポイントである。

**4** その他，悪性腫瘍，血栓症，急性腎障害に注意が必要である。

## 予後判定の基準

**1** 蛋白尿定量(表3)：蛋白尿の程度は治療効果の判定に有用である。

**2** 治療反応による分類(表4)

❶成人の基準を表4 に示す。

❷表中の「難治性ネフローゼ症候群」は，リツキシマブやセルセプトの対象疾患としての「難治性のネフローゼ症候群(ステロイド依存性または頻

**表3** ネフローゼ症候群の治療効果判定基準

治療効果の判定は治療開始後1か月，6か月の尿蛋白量定量で行う。

- ・完全寛解：尿蛋白＜0.3 g/日
- ・不完全寛解Ⅰ型：0.3 g/日≦尿蛋白＜1.0 g/日
- ・不完全寛解Ⅱ型：1.0 g/日≦尿蛋白＜3.5 g/日
- ・無効：尿蛋白≧3.5 g/日

注：
1) ネフローゼ症候群の診断・治療効果判定は24時間蓄尿により判断すべきであるが，蓄尿ができない場合には，随時尿の尿蛋白・クレアチニン比（g/gCr）を使用してもよい。
2) 6カ月の時点で完全寛解，不完全寛解Ⅰ型の判定には，原則として臨床症状および血清蛋白の改善を含める。
3) 再発は完全寛解から，尿蛋白1 g/日（1 g/gCr）以上，または（2＋）以上の尿蛋白が2～3回持続する場合とする。
4) 欧米においては，部分寛解（partial remission）として尿蛋白の50％以上の減少と定義することもあるが，日本の判定基準には含めない。

〔厚生労働省難治性疾患克服研究事業進行性腎障害に関する調査研究班 難治性ネフローゼ症候群分科会：ネフローゼ症候群診療指針．日腎会誌 53（2）：78-122，2011 より〕

**表4** ネフローゼ症候群の治療反応による分類

| | |
|---|---|
| ステロイド抵抗性ネフローゼ症候群 | 十分量のステロイドのみで治療して1か月後の判定で完全寛解または不完全寛解Ⅰ型に至らない場合とする |
| 難治性ネフローゼ症候群 | ステロイドと免疫抑制薬を含む種々の治療を6か月行っても，完全寛解または不完全寛解Ⅰ型に至らないものとする |
| ステロイド依存性ネフローゼ症候群 | ステロイドを減量または中止後再発を2回以上繰り返すため，ステロイドを中止できない場合とする |
| 頻回再発型ネフローゼ症候群 | 6か月間に2回以上再発する場合とする |
| 長期治療依存型ネフローゼ症候群 | 2年間以上継続してステロイド，免疫抑制薬などで治療されている場合とする |

〔厚生労働省難治性疾患克服研究事業進行性腎障害に関する調査研究班 難治性ネフローゼ症候群分科会：ネフローゼ症候群診療指針．日腎会誌 53（2）：78-122，2011 より〕

回再発型）」とは異なるものであり注意を要する。
❸小児では基準が異なる。

## 治療法ワンポイント・メモ

❶一次性ネフローゼ症候群の治療法については，「エビデンスに基づくネフローゼ症候群診療ガイドライン2020」が発刊されている。
❷免疫抑制治療中の患者は，感染リスクに応じて肺炎球菌およびインフルエンザなどの不活化ワクチンの接種が推奨される。
❸浮腫を軽減するために塩分制限が推奨される。
❹蛋白制限の有効性に関するエビデンスは十分ではなく過度の蛋白制限は推奨されない。
❺蛋白異化を抑えるために十分なエネルギー摂取（35 kcal/kg 標準体重/日）が推奨される。

## さらに知っておくと役立つこと

❶膜性腎症：腎生検検体のIgGサブクラスの染色やPLA2R，THSD7Aの免疫染色，血中の抗PLA2R抗体，抗THSD7抗体の測定が，特発性膜性腎症の診断に有効なことがある。
❷微小変化型ネフローゼ症候群・巣状分節性糸球体硬化症：一部の症例に抗ネフリン抗体が検出され，それが病因となっている可能性が示唆されている。
❸遺伝性疾患：難治性の若年例や家族歴がある場合は，遺伝性疾患の可能性を考え遺伝学的検査の実施を検討する。

# 急性腎障害
## Acute Kidney Injury (AKI)

寺田 典生　高知大学教授・内分泌代謝・腎臓内科

**頻度** ときどきみる
**GL** AKI（急性腎障害）診療ガイドライン2016

## 診断のポイント

❶急性腎障害（AKI）は急性（数時間～数日の単位）の腎機能低下あるいは尿量の減少により診断する。
❷2012年にKidney Disease: Improving Global Outcome（KDIGO）がガイドラインを作成し，このKDIGO分類が現在AKIの診断基準として広く用いられている。2016年のわが国のガイドラインもこれに準じており，AKIの定義を，下記❶～❸いずれかを満たした場合と定めている（表1）。
　❶血清Cr値が（7日以内の）前値から1.5倍以上に上昇。
　❷血清Cr値が48時間以内に0.3 mg/dL以上の上昇。
　❸尿量が6時間にわたって0.5 mL/kg/時 未満。
❸AKIの発症頻度が高いハイリスク因子として，高齢者，慢性腎臓病，心疾患，糖尿病，重症感染症があげられる。また救急診療あるいは集中治療を要する全身疾患，術後症例でも発症頻度が高い。

### 表1 急性腎障害（AKI）の診断基準；KDIGO 分類

| 定義 |
|---|
| 1. 48 時間以内に基礎値から 0.3 mg/dL 以上上昇<br>2. s-Cr の基礎値から 1.5 倍上昇（7 日以内）<br>3. 尿量 0.5 mL/kg/時以下が 6 時間以上持続 |

| ステージ | 血清 Cr | 尿量 |
|---|---|---|
| 1 | 血清 Cr 上昇≧0.3 mg/dL，または，基礎値から 1.5〜1.9 倍の上昇 | 尿量＜0.5 mL/kg/時間 5 時間持続 |
| 2 | 基礎値から 2.0〜2.9 倍の上昇 | 尿量＜0.5 mL/kg/時間 12 時間以上持続 |
| 3 | 基礎値から 3 倍以上の上昇<br>または血清 Cr 4.0 mg/dL 以上の上昇<br>または腎代替療法の開始，または 18 歳未満では，eGFR 35 mL/分/1.37 m² 未満への低下 | 尿量＜0.3 mL/kg/時間 24 時間以上<br>もしくは無尿が 12 時間以上持続 |

s-Cr：血清クレアチニン濃度
定義 1〜3 の 1 つを満たせば AKI と診断する。血清 Cr と尿量による重症度では重症度の高いほうを採用する。
〔Kidney Disease: Improving Global Outcomes（KDIGO）Acute Kidney Injury Work Group: KDIGO Clinical Practice Guideline for Acute Kidney Injury. Kidney Int Suppl 2(1): 1-138, 2012 より〕

## 緊急対応の判断基準

❶高度の酸塩基平衡や電解質異常を呈する場合には緊急透析が必要となる。腎代替療法（血液浄化療法）が必要な状況の場合，腎臓専門医のいる施設に移送する。特に高カリウム血症による心電図異常，pH 7.2 以下の代謝性アシドーシスに致命的になる。

❷身体所見上，高度の脱水が認められる，あるいは明らかな体液過剰がない場合は，末梢静脈路を確保して細胞外液投与を行う。

❸敗血症患者など血行動態異常の強い患者は，持続的血液ろ過透析などが施行できる集中治療室のある施設への移送を検討するが，移送前に昇圧薬や強心薬などで血行動態を安定させるようにする。

## 症候の診かた

❶血圧低下：腎灌流圧低下により腎前性 AKI をきたす。血圧低下は絶対的な低血圧だけでなく，相対的（普段の血圧からの有意な低下）でも特に高度動脈硬化患者や高齢者・慢性腎臓病患者などでは AKI を引き起こすことから，普段の血圧レベルの病歴聴取も重要となる。

❷脱水所見：いわゆる腎前性 AKI において高い頻度で認められる。

❸浮腫：院内で発症した AKI に多い。過剰な輸液によって生じうる。

❹尿所見
  ❶腎前性 AKI では乏尿とともに尿濃縮が，急性尿細管壊死（ATN：acute tubular necrosis）を伴う腎性 AKI では壊死脱落した尿細管上皮細胞の debris が尿沈渣で観察される。
  ❷横紋筋融解症では尿がワイン色を呈する（ミオグロビン尿）。

## 検査所見とその読みかた

❶血清 Cr 濃度：KDIGO の AKI 診断基準に採用されている検査項目であり，相対的な上昇により AKI の診断と重症度分類がなされる（表 1）。

❷血清尿素窒素（BUN）濃度
  ❶血清 Cr 濃度と同様に腎障害で上昇するが，高度脱水の場合には腎臓において尿素再吸収が亢進するため，血清 Cr 濃度よりもさらに上昇する〔血清尿素窒素/クレアチニン（BUN/Cr）比上昇〕。
  ❷ステロイド投与などによる異化亢進，消化管出血などによっても上昇する。

❸尿量：血清 Cr 濃度とともに診断基準に採用されている検査項目であり，乏尿の程度により AKI の診断と重症度分類がなされる（表 1）。

❹尿中 Na 濃度
  ❶腎灌流低下による腎前性 AKI と ATN に代表される尿細管の器質的障害に至った腎性 AKI との鑑別に有用である。
  ❷尿細管における再吸収能が障害されているか否かが鑑別でき，FENa（ナトリウム分画排泄率）や FEUN（尿素窒素分画排泄率）などの指標を用いて鑑別を行う（表 2）。

❺尿細管障害マーカー：ATN などの尿細管上皮細胞障害を反映して尿中濃度が上昇するものとして，N-acetyl-β-D-glucosaminidase（NAG），L 型脂肪酸結合蛋白（L-FABP：L-type fatty-acid binding protein），好中球ゼラチナーゼ関連リポカリン（NGAL：neutrophil gelatinase-associated lipocalin）がわが国の保険診療にて測定可能である。

❻超音波検査・CT：尿路閉塞所見（水腎症，尿路拡大）は腎後性 AKI の診断に有効であり，その機転（腫瘍，結石）の除去により治療となりうる。また腎の腫大や感染徴候（腎周囲組織の炎症所見）は，腎性 AKI の場合に認められる。既存の慢性腎臓病に

**表2** 腎前性と腎性急性腎障害の鑑別

| | 腎前性 | 腎性 |
|---|---|---|
| 尿浸透圧（mOsm/kg・$H_2O$） | ＞500 | ＜350 |
| 尿中 Na 濃度（mEq/L） | ＜20 | ＞40 |
| FENa（%） | ＜1 | ＞1 |
| FEUN（%） | ＜35 | ＞35 |

$$FENa = \frac{尿中\ Na\ 濃度 \times 血清\ Cr\ 濃度}{血清\ Na\ 濃度 \times 尿中\ Cr\ 濃度}$$

$$FEUN = \frac{尿中\ Urea\ 濃度 \times 血清\ Cr\ 濃度}{BUN \times 尿中\ Cr\ 濃度}$$

FENa：ナトリウム排泄分画，FEUN：尿素窒素排泄分画，BUN：血液尿素窒素
〔AKI（急性腎障害）診療ガイドライン作成委員会（編）：AKI（急性腎障害）診療ガイドライン 2016，東京医学社，2016 より〕

AKI が合併した場合は，腎萎縮がみられる。ただし糖尿病性腎症の早期では，むしろ肥大傾向になることがある。

## 確定診断の決め手

　KDIGO の AKI 診断基準（表1）が国際的に広く用いられており，わが国の「AKI（急性腎障害）診療ガイドライン 2016」においても KDIGO 診断基準を用いることが提案されている。

## 誤診しやすい疾患との鑑別ポイント

**1** 慢性腎臓病（⇨973 頁）：病歴の詳細な聴取と過去の腎機能検査結果を確認することが重要であり，画像診断により腎萎縮の程度を確認する（ただし糖尿病性腎症の早期ではむしろ肥大傾向になることがある）。
**2** 血清 Cr 濃度異常低値に生じた AKI：筋ジストロフィー（⇨573 頁），多発性筋炎（⇨1175 頁），筋萎縮性側索硬化症（⇨582 頁）などではベースライン値が異常低値であるため，発症時の血清 Cr 濃度が正常範囲内であっても AKI と診断すべきときがある。

## 確定診断がつかないとき試みること

**1** 腎前性を疑う場合には，輸液による体液量改善や，輸液・昇圧薬などによる診断的治療も考慮される。
**2** 腎毒性物質による AKI や急性間質性腎炎などを疑う場合は，その薬剤・物質の曝露を避けることによる診断的治療を考慮する。
**3** 禁忌でない限り，診断が不明の AKI では腎生検

による組織診断を考慮する。

## 合併症・続発症の診断

**1** 尿毒症：意識障害，羽ばたき振戦，消化器症状（食欲不振，嘔気・嘔吐），漿膜炎，出血傾向（凝固・血小板数異常）などの症状を呈する。
**2** 体液量過剰：胸部 X 線/CT，下大静脈径，中心静脈圧，心音，湿性ラ音，血漿 BNP 値などが診断に有用である。
**3** 酸塩基・電解質異常：血液生化学検査（Na，K，Cl，Ca，P，Mg），血液ガスの測定。

## 予後判定の基準

**1** 血液浄化療法を必要とする重症 AKI は院内死亡率が 50％前後であることが疫学調査で報告されている。
**2** AKI を発症すると，その後の慢性腎臓病あるいは維持透析が必要となる末期腎不全に至るリスクが上昇する。その確率は重症度が高いほど上昇する。

## 経過観察のための検査・処置

**1** AKI 発症後 3 か月を目安に腎機能と検尿所見をチェックし，慢性腎臓病への移行の有無，あるいは既存の慢性腎臓病の悪化などを評価する。
**2** AKI 発症後の心血管予後，腎予後，生命予後が不良であることが疫学的に報告されており，長期的な全身状態のフォローアップ，特に腎機能を含めた心血管合併症の有無の評価が必要である。

## 治療法ワンポイント・メモ

**1** 原疾患の治療：前述のように AKI と診断した場合，身体所見，尿所見，画像所見などから腎前性，腎性，腎後性の鑑別を行い，原疾患の治療を行うことが重要である。
**2** 原疾患によらず，血行動態維持と腎毒性物質の回避を行う。
**3** 上記治療でも腎不全が進行し，尿毒症，体液，酸塩基電解質異常が薬物療法などでは対応できない場合には，なるべく早期に血液浄化療法施行の判断を行う。
**4** AKI に対する特異的な薬物治療として十分なエビデンスに基づいて推奨されるものは現時点ではなく，AKI の発症予防は臨床的にはきわめて重要である。
**5** 侵襲度の大きい手術，造影剤を用いた検査，抗悪性腫瘍薬や抗菌薬の投与が予定されている場合に

は，十分な補液を行い，脱水の解除をしておくことが AKI の発症頻度を減少させる。

### さらに知っておくと役立つこと

**1** AKI は外来患者では年間 100 万人あたり 5,000 人に発症し，入院患者全体の 5％程度に認め，重症度の高い ICU 入院患者の 40〜50％に発症する頻度の高い病態である。

**2** AKI は必ずしも完全に回復する病態とは限らず，腎機能の回復が不完全となって慢性腎臓病へ移行したり，長期的に透析が必要となる慢性腎不全に移行したりすることがあり，長期的な経過観察が必要である。

## 慢性腎臓病
### Chronic Kidney Disease (CKD)

田中 哲洋　東北大学大学院教授・腎臓内科学

**頻度** よくみる

**GL** エビデンスに基づく CKD 診療ガイドライン 2023

### 診断のポイント

**1** 尿検査，画像診断，血液検査，病理診断で腎障害の存在が明らか，特に 0.15 g/gCr 以上の蛋白尿（30 mg/gCr 以上のアルブミン尿）の存在が重要。

**2** 糸球体ろ過量（GFR）＜60 mL/分/1.73 m²。

**3** 上記**1**，**2**のいずれか，または両方が 3 か月を超えて持続することで診断する。

### 症候の診かた

**1** 初期の CKD では通常，特異的な自覚症状を伴わないことが多い。

**2** CKD が進行すると体液過剰に伴う高血圧や浮腫，高カリウム血症，高リン血症，低カルシウム血症や代謝性アシドーシスなどの電解質・酸塩基平衡異常のほか，腎性貧血，CKD 骨ミネラル代謝異常症（CKD-MBD：CKD-mineral and bone disorder）などが顕在化するとともに，尿毒症に伴う各症状が認められる。

### 検査所見とその読みかた

**1** 腎機能は GFR を用いて評価し，CKD を 6 つのステージ（G1：GFR ≧ 90 mL/分/1.73 m²，G2：60〜89，G3a：45〜59，G3b：30〜44，G4：15〜29，G5：＜15）に分類する。日常診療では血清 Cr 値，年齢，性別から日本人の GFR 推算式（JSN eGFRcr）を用いて算出する。筋肉量が標準と大きく異なる症例など eGFRcr の正確性に懸念がある場合には，筋肉量の影響を受けないシスタチン C に基づく日本人の GFR 推算式（JSN eGFRcys）を参考にする。腎移植ドナーなどより正確な腎機能評価が必要な場合には，実測（m）GFR を考慮する。

**❶ JSN eGFRcr**
- 男性：$194 \times 血清\ Cr(mg/dL)^{-1.094} \times 年齢(歳)^{-0.287}(mL/分/1.73\ m^2)$
- 女性：$194 \times 血清\ Cr(mg/dL)^{-1.094} \times 年齢(歳)^{-0.287} \times 0.739(mL/分/1.73\ m^2)$

**❷ JSN eGFRcys**
- 男性：$104 \times 血清シスタチン\ C(mg/L)^{-1.019} \times 0.996^{年齢(歳)} - 8(mL/分/1.73\ m^2)$
- 女性：$104 \times 血清シスタチン\ C(mg/L)^{-1.019} \times 0.996^{年齢(歳)} \times 0.929 - 8(mL/分/1.73\ m^2)$

これらの推算式は 18 歳以上に適用する。

**2** 蛋白尿は随時尿を用いて尿蛋白定量と尿中 Cr 測定を行い，尿蛋白/Cr 比を算出して 3 つの区分に分ける（A1：＜0.15 g/gCr，A2：0.15〜0.49 g/gCr，A3：≧ 0.5 g/gCr）。海外ではアルブミン尿による分類が行われるが，わが国では保険診療上の制約があるため，通常蛋白尿を用いて分類を行う。

**3** その他，CKD の原因疾患によってそれぞれ関連する検査異常が認められる。

### 確定診断の決め手

CKD の確定診断には，蛋白尿や血尿などの尿所見異常，腎機能障害を示す血液検査の異常，腎臓の萎縮や囊胞などの画像所見異常，腎生検による組織学的異常などが重要である。

### 誤診しやすい疾患との鑑別ポイント

病歴が明らかでない腎機能障害の際，急性腎障害（AKI：acute kidney injury）（⇨970 頁）との鑑別が必要になる。超音波検査での腎臓の萎縮や貧血，高リン血症や低カルシウム血症の合併，易疲労感や悪心，瘙痒感などの慢性の症状が存在する場合には CKD である可能性が高まる。

### 確定診断がつかないとき試みること

蛋白尿は原疾患検索のための腎生検施行目安としても重要で，0.5 g/日以上の蛋白尿もしくは蛋白尿・

血尿ともに陽性の場合は腎生検を検討する。

## 合併症・続発症の診断

1. CKD は心血管疾患（CVD：cardiovascular disease）の高リスク病態であるため，CVD が疑われた場合には早期のスクリーニング検査を行う。また，CKD の重症度に伴って CVD のリスクは増大するため，G5 の段階，遅くとも腎代替療法（血液透析，腹膜透析，腎移植）開始前には CVD のスクリーニングを行うのが望ましい。

2. 腎性貧血は進行した CKD で高頻度に認められ，他の貧血の原因となりうる疾患を除外することで診断する。白血球数や血小板数は正常で，MCV は通常基準範囲内であるが，鉄欠乏を合併した場合には小球性貧血も呈しうる。大球性貧血であった場合には葉酸やビタミン $B_{12}$ を測定する。網赤血球は通常低値である。

3. CKD-MBD はリンの相対的過剰状態に端を発する Ca・P 異常，ビタミン D 代謝異常である。定期的に血清 Ca 値，血清 P 値，intact PTH または whole PTH を測定する。

## 予後判定の基準

CKD はさまざまな腎疾患を包含する疾患概念であり，原疾患によって治療方針や腎予後，生命予後が異なる。そのため，GFR と尿 Alb による GA 重症度に腎疾患の原因を加えた CGA 分類〔原因（Cause）：C，腎機能（GFR）：G，蛋白尿（Alb 尿）：A〕は，より予後を反映する。CKD と診断した場合には原因検索を行い，CKD 重症度に併記することが望ましい。

## 経過観察のための検査・処置

1. CKD のリスク評価や治療効果評価指標として，GFR および蛋白尿を定期的に検査して経過を慎重にフォローする。

2. 蛋白尿を伴う CKD の治療に用いられるレニン-アンジオテンシン系（RAS）阻害薬は，有効循環血漿量の低下に伴い急速な腎機能低下や高カリウム血症を引き起こす場合がある。特に高齢者などでは，夏季や利尿薬併用時などには腎機能や電解質を注意深くモニターする。

## 治療法ワンポイント・メモ

1. 血圧：140/90 mmHg 未満，とりわけ蛋白尿陽性または糖尿病合併 CKD では 130/80 mmHg 未満を目標に降圧療法を行う。6 g/日未満の塩分摂取制限とともに，蛋白尿を伴う CKD 症例では RAS 阻害薬を使用する。単独で降圧目標を達成できない場合，カルシウム拮抗薬や利尿薬を併用する。高齢者では，まずは 150/90 mmHg 未満を目指して降圧療法を行い，忍容性があれば 140/90 mmHg 未満を目指す。G4 以降の後期高齢者においては RAS 阻害薬の新規開始は避け，カルシウム拮抗薬を第 1 選択とする。降圧強化に伴う低血圧やめまいなどに注意する。

2. 脂質・尿酸：脂質異常症合併 CKD に対するスタチンおよびエゼチミブ併用による脂質低下療法は，CVD イベント発症を抑制し，腎機能低下を抑制する可能性がある。また，高尿酸血症合併 CKD に対する尿酸降下療法は腎機能低下を抑制する可能性がある。

3. 生活指導：飲酒がもたらす CKD 進展や死亡リスクへの影響はエビデンスが十分でない。禁煙は強く推奨される。日常的な運動は腎機能や身体的 QOL の改善をもたらす可能性があるため，合併症や心肺機能を考慮しながら可能な範囲で行う。

4. 腎性貧血：赤血球造血刺激因子製剤（ESA：erythropoiesis stimulating agent）または低酸素誘導因子-プロリン水酸化酵素（HIF-PH：hypoxia-inducible factor prolyl hydroxylase）阻害薬，および鉄補充療法によって治療を行う。Hb 値 10.0～13.0 g/dL を目標とするが，個々の症例の QOL や背景因子，病態に応じて柔軟に判断する。

5. CKD-MBD：適切な蛋白制限食のもとでカルシウム非含有リン吸着薬を使用して，血清リン濃度を基準範囲内に維持する。また，二次性副甲状腺機能亢進症に対しては活性型ビタミン D 製剤を用いて PTH 濃度を管理する。

6. 血清カリウム（K）値：高カリウム血症合併例では，K を多く含む食事を避けるよう食事療法を行うとともに高カリウム血症のリスクを有する薬剤の整理，および K 吸着薬の使用を検討する。CKD では血清 K 値を 4.0～5.5 mEq/L に管理する。

7. 代謝性アシドーシス：静脈血 $HCO_3^-$ 濃度をモニターし，21 mmol/L 未満で重曹を開始し，同濃度を 21～24 mmol/L に維持する。重曹投与はナトリウム負荷にもなるため，浮腫の悪化に注意する。

8. SGLT2 阻害薬：大規模臨床試験によって CKD の腎予後の改善と CVD 発症抑制が示され，本項執筆時点において一部の SGLT2 阻害薬〔ダパグリフロジンおよびエンパグリフロジン（CKD），カナグリ

フロジン（糖尿病合併 CKD）〕が CKD 治療薬として保険適用を取得している。

9 CKD の原疾患に対する特異的治療法と CKD 全般に適用される食事・生活指導や薬物療法を効率的に推進するためには，病診連携・多職種連携が重要である。

### さらに知っておくと役立つこと

CKD では腎機能の低下に伴い，いくつかの薬剤において減量や中止が必要となる。

1 疼痛のある CKD 患者への短期投与においては，NSAIDs よりもアセトアミノフェンが安全な可能性がある。

2 脱水状態では NSAIDs の投与によって AKI のリスクが，ビグアナイド投与により乳酸アシドーシスのリスクが高くなるため，適切なタイミングで休薬する。また，SGLT2 阻害薬に関してもケトアシドーシスのリスクが高まるため休薬する。

3 利尿薬や RAS 阻害薬の使用により AKI のリスクが高くなるが，休薬によって合併する心不全の増悪や CVD リスクが高まる懸念もあることから，病態に応じて休薬の適否を判断する。

4 CKD 患者への球形吸着炭については，末期腎不全や死亡の抑制効果は必ずしも明確でないが，腎機能悪化を抑制できる可能性があるため，忍容性がある場合には検討される。

### 専門医へのコンサルト

1 1)血尿，蛋白尿，腎機能低下の原因精査，2)進展抑制目的の治療強化〔治療抵抗性の蛋白尿（顕性アルブミン尿），腎機能低下，高血圧に対する治療の見直し，二次性高血圧の鑑別など〕，3)保存期腎不全の管理や腎代替療法の導入，などを目的として，「かかりつけ医から腎臓専門医・専門医療機関への紹介基準」（作成：日本腎臓学会，日本糖尿病学会，監修：日本医師会）が公表されている。

2 血尿および蛋白尿が陽性の場合，IgA 腎症などの専門的治療が必要な疾患が含まれる可能性がある。また，G3b〜G5 では将来的に末期腎不全に移行するリスクがあり，専門医や専門医療機関に紹介することが望ましい。40 歳未満の症例や A2 区分では，G3a でも紹介を検討する。A3 区分では，膜性腎症などネフローゼ症候群の原因疾患が含まれている可能性がある。

3 腎代替療法の選択および準備に要する時間を考慮し，遅くとも G4 の段階で腎臓専門医・専門医療機関に紹介することが望ましい。

## 長期透析の合併症（透析アミロイドーシス）
### Complication of Long-Term Dialysis (Dialysis-Related Amyloidosis)

深水 圭　久留米大学主任教授・腎臓内科学

(頻度) 透析歴 20 年以上の症例の 50%に手根管症候群（透析アミロイドーシス）がみられる。また，手関節周囲の骨嚢胞は透析歴 16 年以上の症例の 60%に発症する（腎と透析 61：573-577，2006）。

(GL) アミロイドーシス診療ガイドライン 2010

### 診断のポイント

1 10 年以上の透析歴がある。

2 多関節炎，手根管症候群，弾発指，破壊性脊椎関節症などを合併。

3 手根管症候群は弾発指より早期に出現する〔Nephrology (Carlton) 23: 640-645, 2018〕。

4 骨嚢胞を認める。

5 組織学的にアミロイドの沈着を確認する（図 1）。

### 症候の診かた

1 多関節炎：安静時に疼痛が増強する特徴がある。特に透析中，夜間に疼痛が増強する。透析歴 18 年以上では 70〜100%の患者に認められる（Kidney Int Suppl 24: S32-S34, 1988）。

2 手根管症候群：最も頻度が高く，20 年で 50%の透析患者が発症する（腎と透析 61：573-577，2006）。初期には示指，中指のしびれ，痛みが出現し，最終的には母指から環指の母指側のしびれが生じる（正中神経支配領域に沿って症状が出現する）。母指球筋の萎縮を伴う。典型例では Tinel 徴候，Phalen 徴候（図 2）がみられる。

3 弾発指：腱鞘にアミロイドが沈着し肥厚すると，屈筋腱がひっかかり，伸展不全となる。さらに腱鞘の抵抗により弾発現象をきたす。症状は弾発現象に加えて指根部の疼痛がある。

4 破壊性脊椎関節症：脊椎にアミロイドが沈着し，炎症が惹起され脊椎の破壊性病変が出現する。好発部位は C5/C6 椎間を中心とする下位頸椎であり，進行すると痛みが生じ，四肢麻痺に陥ることもある。

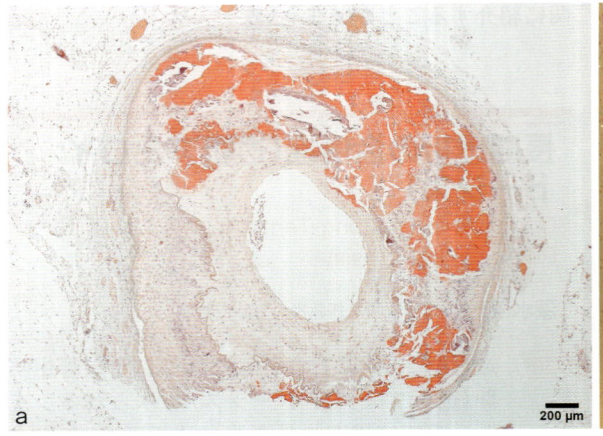
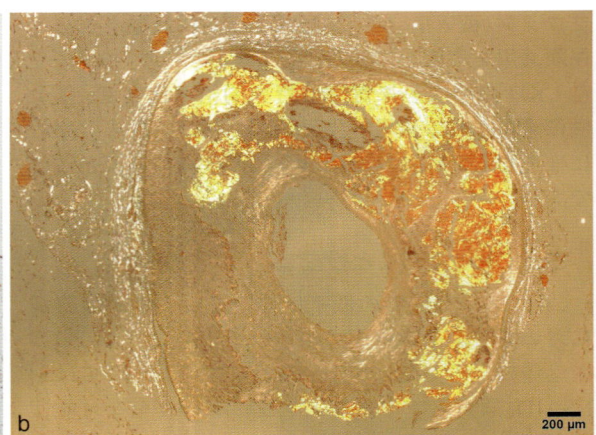

**図1** 動脈におけるアミロイドの沈着

a：Congo red 染色
b：Congo red 染色（偏光顕微鏡による撮影）

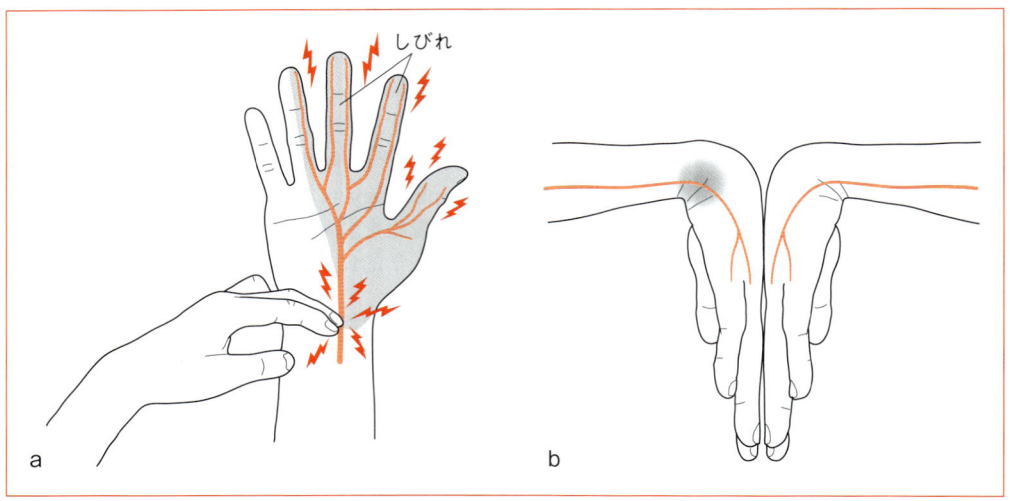

**図2** 手根管症候群の診断

a：Tinel 徴候
b：Phalen 徴候

## 検査所見とその読みかた

① 画像検査：X 線や単純 CT 撮影にて手指関節周囲や肩関節の骨嚢胞や脊椎病変を診断する（図3）。近年では MRI の有用性が報告されている。

② 正中神経運動伝導検査：探査電極を短母指外転筋上に置き，手首と肘から電気刺激を行う。遠位潜時の延長があれば，手首以遠の伝導遅延があると判断される。

## 確定診断の決め手

① 10 年以上の透析歴がある。

② 多関節炎，手根管症候群，弾発指などの自覚症状がある。

③ 画像的手法による骨合併症の確認。

## 誤診しやすい疾患との鑑別ポイント

① 変形性関節症：X 線撮影，MRI 検査にて鑑別。

② 関節リウマチ（⇨1181 頁）：X 線撮影，炎症反応

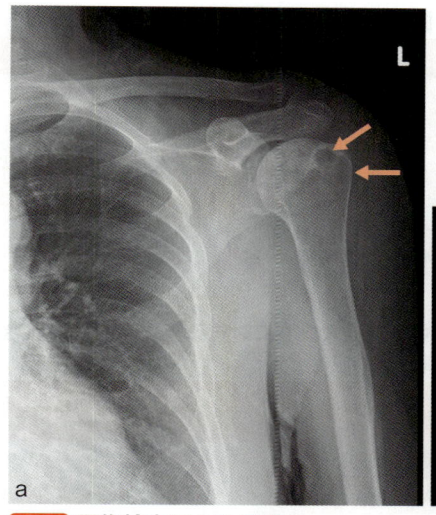
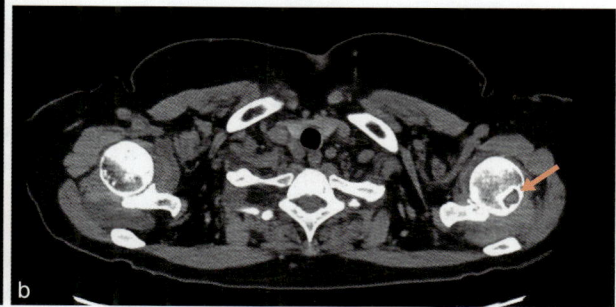

**図3** 画像検査による骨囊胞

a：上腕骨骨囊胞（X線撮影）
b：上腕骨骨囊胞（単純CT撮影）

高値，抗核抗体・抗CCP抗体陽性。

❸痛風（⇨1130頁）：尿酸の変動，発赤腫脹，炎症反応上昇。

❹偽痛風：発赤腫脹，炎症反応上昇。

❺変形性脊椎症：X線撮影，MRI検査にて鑑別。

❻化膿性関節炎：炎症反応高値　白血球増加（左方移動あり），血液培養陽性，ガリウムシンチグラフィにて集積あり。

## 確定診断がつかないとき試みること

❶手根管開放術の際に採取した関節滑膜，腱や生検組織のCongo red染色もしくはdirect fast scarlet（DFS）染色にてアミロイド沈着を確認（図1a）。

❷偏光顕微鏡によるアップルグリーンの偏光所見を確認（図1b）。

❸電子顕微鏡によるアミロイド細線維の確認。

## 合併症・続発症の診断

❶心アミロイドーシス：心電図異常，心臓超音波検査による心筋輝度上昇を確認する。

❷動脈硬化：足関節上腕血圧比（ABI：ankle brachial pressure index）や心臓足首血管指数（CAVI：cardio-ankle vascular index）などで動脈硬化の程度を確認する。

❸舌アミロイドーシス：舌へのアミロイドの沈着を確認する。

## 経過観察のための検査・処置

❶治療中の疼痛やしびれなどの自覚症状の改善を確認する。

❷血清$\beta_2$ミクログロブリン血中濃度の測定。

## 治療法ワンポイント・メモ

❶透析液の清浄化：透析用水のエンドトキシン0.050 EU/mL未満，細菌数100 CFU/mL未満。

❷透析用ダイアライザー：$\beta_2$ミクログロブリン除去率が高いⅣ，Ⅴ型を選択。

❸血液ろ過透析：オンライン補充液（エンドトキシン0.001 EU/mL未満，細菌数0.1 CFU/mL未満）。

❹$\beta_2$ミクログロブリン吸着カラム：1）手術または生検によりアミロイド沈着が確認されていること，2）透析歴が10年以上であり，以前に手根管開放術を受けている，3）画像診断により骨囊胞像が認められる，のすべてを満たす場合に1年間を限度として治療が可能。

❺$\beta_2$ミクログロブリン吸着カラムは現在2種類が保険適用となっている（リクセル，フィルトール）。

❻手根管症候群の場合，手根管開放術を行う。

## さらに知っておくと役立つこと

❶アミロイド染色とともに$\beta_2$ミクログロブリン染色が陽性となる。

❷$\beta_2$ミクログロブリンは蛋白の終末糖化産物

（AGE）修飾を介してアミロイド沈着を促進する（J Clin Invest 92: 1243-1252，1993）。

③ $\beta_2$ ミクログロブリン吸着カラムは骨嚢胞の大きさ・数の増加を抑制し，夜間の痛みなどの自覚症状を軽減させる可能性がある。

# 腎移植後合併症：感染症を中心に（CMV 感染症）

Complications after Kidney Transplantation : Infectious Disease (CMV)

**長浜 正彦** 聖路加国際病院・腎臓内科医長

頻度 **よくみる**（腎移植患者の死亡原因で感染症が最頻）

GL 臓器移植関連 CMV 感染症診療ガイドライン2022

## 診断のポイント（感染症一般）

❶ 服用している免疫抑制薬の種類や用量，さらに予防抗菌薬服用の有無を確認する。

❷ 時期によって異なる感染症を想起する。

　❶ 移植後早期（0〜1 か月）：細菌・真菌による創部感染や医療関連・手術関連感染症。

　❷ 移植後中期（1〜6 か月）：潜伏感染型病原体の初感染や再活性化。主な病原体としてサイトメガロウイルス（CMV），BK ウイルス，Epstein-Barr ウイルス，*Pneumocystis jirovecii* がある。

　❸ 移植後晩期（6 か月以降）：感染症のリスクが相対的に低くなり，市中感染症の割合が増加。

❸ 早期診断・早期治療が重要で，急激に悪化することがある。

❹ 移植患者は免疫抑制薬を服用しているため，血清学的検査の信頼性が低い。したがって，必要に応じて侵襲的検査による組織診断（病理・培養）が必要となる。

## 症候の診かた（感染症一般）

　免疫抑制薬を常用しており症状が乏しいことが多い。

## 検査所見とその読みかた（CMV 感染症）

❶ 抗 CMV IgM と IgG は免疫正常者における CMV 感染症のゴールドスタンダードであり，腎移植前にはドナー，レシピエントともに検査する。この結果

**表1 臓器移植における CMV 予防戦略**

| リスク | 抗 CMV 抗体 |
|---|---|
| 高リスク | D＋/R－ |
| 中等度リスク | D＋/R＋<br>D－/R＋ |
| 低リスク | D－/R－ |

D：ドナー，R：レシピエント
＋：陽性，－：陰性

**表2 中・高リスク群に対する予防治療と先制治療の比較**

| | 予防治療<br>Prophylaxis | 先制治療<br>Preemptive |
|---|---|---|
| CMV infection | 少ない | 多い |
| CMV disease | 少ない | 少ない |
| Delayed-onset CMV disease | 多い<br>（D＋/R－） | 少ない |
| 実践のしやすさ | 比較的容易 | やや難しい |
| 他のヘルペスウイルスの予防効果 | HSV，VZV の予防が可能 | 予防できない |
| その他の日和見感染症の予防 | 予防できる可能性あり | 予防できない |
| コスト | 薬剤費 | モニタリング費 |
| 安全性，副作用 | 薬剤の副作用<br>骨髄抑制 | 薬剤の副作用は少ない |
| 生命予後 | 良好 | 良好 |
| 腎予後 | 良好 | 良好 |

によって，CMV 感染症のリスクを層別化し（表1），中・高リスク群には予防治療か先制治療を行うことが推奨されている（表2）。一方で，腎移植レシピエントにおいては液性免疫応答の減弱により抗体価上昇が得られないことが多く，後述の核酸定量法や抗原血症法を行う。

❷ 核酸定量法（CMV 定量 PCR）は感度が高く定量性もあり，結果が迅速に得られるため，特に臓器移植患者の血中 CMV モニタリングにおいて最も推奨される。2020 年に移植レシピエントにおける CMV 核酸定量が保険収載されるまで，わが国では長らく CMV 抗原血症法（CMV アンチゲネミア法）が主流であった。PCR 法は CMV アンチゲネミア法に比べて標準化・定量化された結果を得ることができ，白血球減少をきたす患者でも信頼性が高い。陽性のカットオフ値は領域によって異なるが，腎移植領域では 500 IU/mL 以上を陽性とすることが多い。

❸ 組織病理学的検査は，組織障害を伴う CMV 感染

症の診断では必須である。しかしながら，生検検査は実施が難しいこともあり，臨床現場では CMV DNA 血症と臓器障害を示唆する臨床的な徴候や症状に基づいて，暫定的に CMV 感染症と診断することも多い。一方で，限局性の腸炎や網膜炎など CMV DNA 血症を伴わない局所の病変が存在することも知られており，これらの感染症の診断にはしばしば局所の病理所見の評価が必要である。典型的な CMV 感染症の組織所見としては，巨細胞封入体（細胞質および核の膨大化，好塩基性封入体）が知られているが，これらの所見は他のヘルペスウイルス感染でもみられることがある。病理診断の感度や特異度を向上させるためには，CMV 早期抗原に対する抗体を用いた免疫組織染色や，抗 CMV DNA プローブを用いた *in situ* hybridization（ISH）法が多くの場合利用される。

### 確定診断の決め手（CMV 感染症）

1 前提として「CMV infection」と「CMV disease」の区別は重要である。

2「CMV infection」：血中 CMV 抗原（antigenemia）または CMV-DNA が陽性（viremia）の状態。

3「CMV disease」：「CMV infection」＋ 臨床症状（あるいは組織病理学的検査）。

❶「CMV infection」の診断：CMV 定量 PCR 陽性（500 IU/mL 以上），あるいは CMV アンチゲネミア法陽性。

❷「CMV disease」の診断：組織病理学的検査。

### 誤診しやすい疾患との鑑別ポイント（CMV 感染症）

CMV は免疫抑制薬の使用や局所の炎症などによって再活性化され，症状の有無にかかわらず，血液や体液に検出されることがある（shedding）。そのため，血液や体液の核酸増幅検査で CMV が陽性となり，臓器感染を疑う症状があっても，CMV による臓器障害を伴う感染症と必ずしも同じではないことがある。他の病原体による感染症や非感染症による病態（拒絶や薬剤性など）を常に鑑別診断に考慮することが重要である。

### 確定診断がつかないとき試みること

移植患者では血清学的検査の信頼性が低く，必要に応じて侵襲的検査による組織診断（病理・培養）が必要となる。

# 腎硬化症
## Hypertensive Nephrosclerosis

**古市 賢吾** 金沢医科大学教授・腎臓内科学

頻度 よくみる
GL エビデンスに基づく CKD 診療ガイドライン 2023

### 診断のポイント

1 高血圧をはじめ，脂質異常，糖尿病，肥満，喫煙，高齢などの危険因子をもつ。

2 萎縮した腎臓で，腎皮質の菲薄化と腎表面の凹凸不整を認める，左右差はない。

3 腎機能低下を認めるが，蛋白尿の程度は多くない（通常 1.0 g/gCr 以下が多い）。

4 眼底に，動脈硬化性病変を認めることが多い。

5 腎機能の低下スピードは緩徐である。

### 緊急対応の判断基準

1 消炎鎮痛薬やレニン-アンジオテンシン系阻害薬の投与，脱水などにより急激に腎機能が悪化することがある（急性腎障害）。その際は，専門医へ紹介する。

2 腎機能障害が進行し，高カリウム血症，肺水腫などの尿毒症症状を認める場合は，専門医に紹介する。

3 高血圧性緊急症を呈し，腎機能障害が急速に進行するような加速型-悪性腎硬化症の場合は，専門医療機関に紹介する。腎機能障害のほか，心不全，脳出血，高血圧性脳症，眼底出血などを伴うことがある。

### 症候の診かた

1 一定の高血圧罹病期間を有した症例にみられる腎機能障害として発見されることが多い。末期腎不全に至るまで，ほとんどの場合に自覚症状はなく，身体所見でも異常を認めることは少ない。

2 採血検査で，腎機能障害として発見されることが多い。検尿所見も軽微なことが多い。

### 検査所見とその読みかた

1 腎機能低下を呈することも多いが，経時的な低下スピードは比較的小さいことが多い。

2 蛋白尿は，通常 1.0 g/gCr 以下が多く，陰性の場合もある。顕微鏡的血尿は陰性のことが多いが，陽性のこともある。肉眼的血尿を呈することはない。

❸腹部単純CTや超音波検査による画像は診断に有用である。両側に腎萎縮，腎皮質の菲薄化，腎表面の凹凸不整などを認める。

❹MRAや腎レノグラムなどにより，腎動脈の狭窄や腎血流の左右差がないことを確認する。

### 確定診断の決め手

❶高血圧の病歴に加えて，眼底にて動脈硬化性病変を認めること，および，検尿所見に乏しい腎機能障害の場合に本症を疑う。

❷画像検査にて，腎萎縮および腎表面の凹凸不整がある場合は，腎硬化症を積極的に疑う。

### 誤診しやすい疾患との鑑別ポイント

検尿所見に乏しい腎機能障害としては，尿路の障害に伴う腎障害や腎動脈狭窄などによる腎障害，あるいは間質性腎炎などが鑑別に挙がる。

❶尿路系の障害：画像診断が有用であり，水腎症の評価には腹部エコーが有用である。

❷腎動脈狭窄：単純CTによる腎動脈の石灰化や，身体所見での腎血管雑音，腎性高血圧あるいは，レニン-アンジオテンシンの亢進なども鑑別に有用である。腎のサイズに左右差があることも腎動脈狭窄を疑う所見となる。

❸緩徐に進行する間質性腎炎（⇨1001頁）：鑑別に苦慮する場合もある。間質性腎炎の発症早期や急性期は腎が腫大するが，線維化の進行とともに萎縮することがある。尿中 $\beta_2$ ミクログロブリンなど尿の間質マーカーなどをもとに鑑別を行う。

その他，以下の疾患も鑑別が必要である。

❹糖尿病性腎症（⇨985頁）の一部には，腎硬化症様の病態を呈する症例がある。それら症例では，糖尿病による腎障害か腎硬化症かを鑑別することは病理学的にも困難である。

❺慢性糸球体腎炎（⇨962頁）に高血圧が合併した場合は，検尿所見などをもとに鑑別する。しかし，腎機能が進行した場合は，臨床所見だけでは鑑別が困難であり，腎生検が必要となる。なお，腎機能障害が進行した場合は腎生検が施行できない。

❻長期カルシニューリン阻害薬による腎障害は，細動脈硝子化が進行し，本疾患と類似の病態となる。本薬剤の使用歴と血中濃度測定が重要である。

### 確定診断がつかないとき試みること

❶診断がつかない場合や他疾患の鑑別が必要な場合は，腎生検を施行する。

❷蛋白尿が増加する症例や腎機能低下スピードが速い症例は，腎硬化症以外の糸球体疾患や尿細管間質疾患の可能性もあり，腎生検を考慮する。

❸しかし，腎萎縮の進行した症例や間質の線維化が進行していることが推測される症例では，出血などのリスクが高いため，生検の適否を慎重に判断する必要がある。

### 合併症・続発症の診断

本症では，高血圧の病歴を有することが基本であるが，二次性高血圧の鑑別は重要である。二次性高血圧が疑われる場合は，レニン・アルドステロンの測定や，コルチゾール，ACTHの測定，画像検査など疑わしい原疾患鑑別のための検査を行う。

### 予後判定の基準

❶腎機能低下スピードは比較的ゆっくりしていることが多いが，蛋白尿が多い症例では腎機能が悪化する場合もある。

❷高血圧に伴う虚血性心疾患や脳血管障害の発症は生命予後にも関連するため，腎評価とともに定期的に評価を行う。

### 治療法ワンポイント・メモ

❶蛋白尿を認める場合には，レニン-アンジオテンシン系阻害薬を使用し血圧コントロールと蛋白尿を行う。降圧目標は130/80 mmHg未満とする。ただし，75歳以上の高齢者は，目標を150/90 mmHg未満とし，腎機能障害の進行などなく忍容性があると判断されれば，診察室血圧140/90 mmHg未満を目標とする。

❷腎機能が低下した症例や高齢者などで動脈硬化が進行した症例では，腎機能が急激に低下する場合もあり少量から投与を開始する。

❸減塩6 g/日未満を目標とした栄養指導を行う。

❹消炎鎮痛薬やヨード造影剤，あるいは脱水は腎能悪化を引き起こしやすく，腎硬化症症例では特に注意が必要である。

### 専門医へのコンサルト

❶腎硬化症は，除外診断を確実に行うことが重要である。腎硬化症に対しては特異性の高い治療法や腎機能を改善させる治療法が限られている。一方，糸球体腎炎や動脈狭窄などは，治療により病態が改善し，予後も改善する可能性がある。したがって，除外診断を的確に行う必要がある。蛋白尿が多い場

合，急激な腎機能障害が生じた場合（推算 GFR が 3 か月で 30％以上低下など），尿沈渣にて腎炎性の所見がみられるような場合には，専門医にコンサルトするのがよい。

❷レニン-アンジオテンシン系阻害薬や NSAIDs などによる急性腎障害も起きやすく，急性腎障害発症時は専門医にコンサルトすべきである。一度急性腎障害を引き起こした症例では，繰り返し急性腎障害を起こすリスクが高く，腎予後も不良である。

# 悪性高血圧症
## Malignant Hypertension

**鶴屋 和彦** 奈良県立医科大学教授・腎臓内科学

❶悪性高血圧は"高血圧性緊急症"ともよばれ，著明な血圧上昇を呈し，臓器の急性の血管障害を引き起こす病態で，"多臓器障害を伴う血圧性クリーゼ：hypertensive crisis with multiorgan damage"とも表現される（N Engl J Med 381: 1843-1852, 2019）。

❷乳頭浮腫を伴う"悪性高血圧"と，眼底の出血・滲出性病変のみを伴う"加速型高血圧"は，以前は分類されていたが，臓器障害の程度や予後に差がないため，最近では"加速型-悪性高血圧"とよばれるようになった。海外では"網膜出血や乳頭浮腫を伴う高血圧：hypertension with retinal hemorrhage and/or papilledema"とも称されている（Neth J Med 69: 248-255, 2011）。

**頻度** ときどきみる
**GL** 高血圧治療ガイドライン 2019

## 診断のポイント

❶拡張期血圧が常に 120〜130 mmHg 以上。
❷眼底に火炎状出血，軟性（綿花状）白斑あるいは乳頭浮腫。
❸腎機能障害，心不全，高血圧脳症，脳出血などの臓器障害の合併。

## 緊急対応の判断基準

　悪性高血圧症と診断されれば緊急対応の適応となる。特に緊急性を必要とされる病態には，高血圧性脳症，肺水腫を伴う高血圧性左室不全，高度の高血圧を伴う急性冠症候群（急性心筋梗塞，不安定狭心症），急性大動脈解離，褐色細胞腫クリーゼなどがあげられる。

## 症候の診かた

❶病歴・症状：高血圧の診断・治療歴，交感神経作動薬・他の服薬，頭痛，視力障害（網膜症や脳卒中などの評価），嘔気・嘔吐，胸部不快感や背部痛（急性冠症候群，急性心不全や大動脈解離など），心・呼吸器症状（急性心不全など），乏尿体重の変化などについて確認する。

❷身体所見
　❶血圧：拡張期血圧 120〜130 mmHg 以上。
　❷脈拍，呼吸，体温。
　❸体液量の評価：頻脈，脱水，浮腫，立位血圧測定など。
　❹中枢神経系：意識障害，けいれん，片麻痺など。
　❺眼底：線状-火炎状出血，軟性（綿花状）白斑，乳頭浮腫（図 1）など。
　❻頸部：頸静脈怒張，血管雑音など。
　❼胸部：心拡大，心雑音，Ⅲ音，Ⅳ音，肺野湿性ラ音など。
　❽腹部：肝腫大，血管雑音，（拍動性）腫瘤など。
　❾四肢：浮腫，動脈拍動など。

## 検査所見とその読みかた

❶検尿：1 日尿蛋白量〔尿蛋白/尿クレアチニン（Cr）比〕の増加，尿潜血陽性，尿沈渣で赤血球，顆粒円柱。
❷血算：Hb 値，破砕赤血球数の上昇，血小板数の減少。
❸血清学的検査：乳酸脱水酵素（LDH），尿素窒素（BUN），Cr，ハプトグロビン，トロポニン・CK-MB の上昇，推算糸球体濾過量（eGFR）の低下。
❹免疫学的検査：抗 Scl-70 抗体，抗 RNA ポリメラーゼⅢ抗体，抗セントロメア抗体などの抗体価の上昇。
❺内分泌学的検査：血液中の脳性ナトリウム利尿ペプチド（BNP），血漿レニン活性（PRA），アルドステロン（PAC），カテコールアミン，コルチゾールの上昇；尿中バニリルマンデル酸（VMA），17-ヒドロキシコルチコイド（17-OHCS），17-ケトステロイド（17-KS）の上昇。
❻心電図：左室高電位差，非特異的 ST-T 変化。
❼胸部 X 線検査：心胸郭比の拡大，肺うっ血像，肺線維症。
❽心エコー検査：心筋肥大，心収縮能の低下，大動脈解離。
❾腹部エコー検査：腎の萎縮，辺縁不整，腎血流の

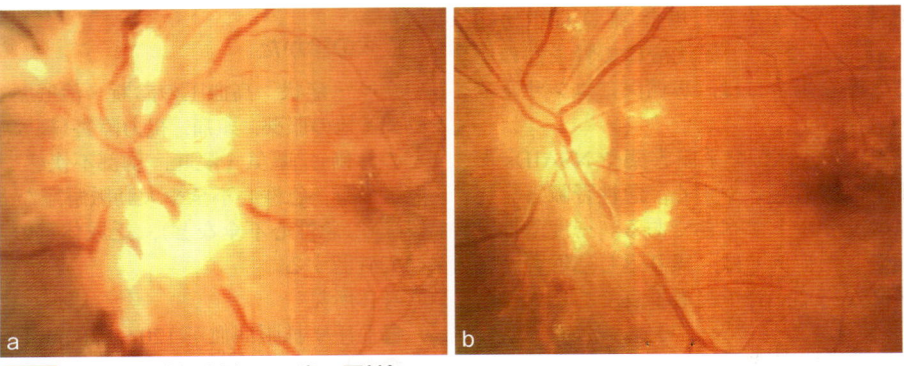

**図1** 眼底所見（自験例；41歳，男性）

a：治療前。乳頭浮腫，綿花様白斑（Keith-Wagener分類Ⅳ度）が認められる。
b：治療2か月後。上記病変の著明な改善がみられる。

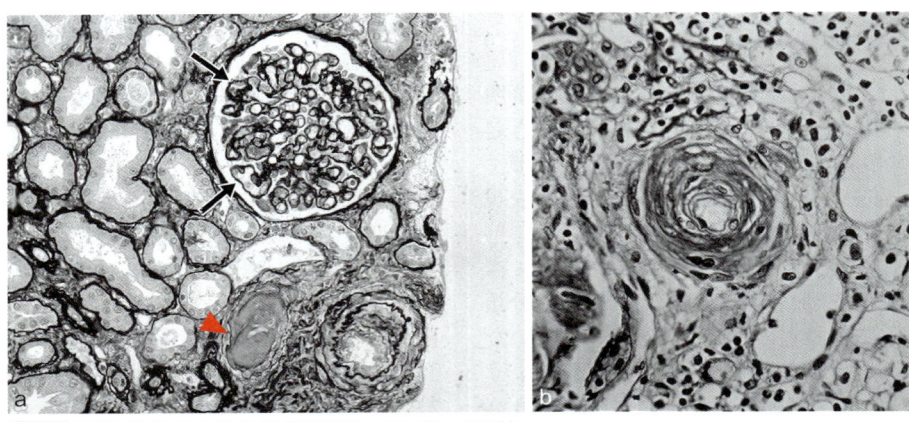

**図2** 腎生検PAM染色像（自験例；41歳，男性）

a：200倍，　→：基底膜の蛇行（wrinkling），　▶：細小動脈のフィブリノイド壊死
b：400倍，タマネギ皮様病変（onion skin lesion）

低下。

⑩頭部CT・頭部MRI検査：脳出血，脳梗塞，くも膜下出血，可逆性後頭葉白質脳症（PRES/RPLS）の所見。

⑪胸腹部造影CT：急性大動脈解離，腎動脈狭窄。

⑫腎生検：細小動脈のフィブリノイド壊死（壊死性細動脈炎，図2a▶），動脈狭窄に伴う虚血による糸球体基底膜の蛇行（wrinkling，図2a→），増殖性動脈内膜炎による内膜肥厚・内腔狭窄，中膜平滑筋細胞由来の紡錘状の細胞が求心性に層状に増生し，その間にコラーゲン様物質が多層に輪状となってみられるタマネギ皮様病変（onion skin lesion，図2b）。

## 確定診断の決め手

❶拡張期血圧が常に120〜130 mmHg以上。

❷眼底に火炎状出血や軟性白斑あるいは乳頭浮腫を呈していること。

## 誤診しやすい疾患との鑑別ポイント

❶慢性糸球体腎炎（IgA腎症）（⇨964頁）

❶尿沈渣：赤血球，顆粒円柱。

❷血清IgA/C3比の上昇。

❸腎生検：光学顕微鏡でメサンギウム増殖像，免疫抗体法でIgAとC3のメサンギウム領域へ沈着。

❷内分泌性高血圧症

❶褐色細胞腫（⇨1098頁）：血中カテコールアミン（アドレナリン，ノルアドレナリン，ドーパミン），尿中VMAの上昇。

❷Cushing症候群（⇨1092頁）：血中コルチゾー

ル，尿中 17-OHCS，17-KS の上昇。

❸**原発性アルドステロン症**（⇨1090 頁）：PAC 上昇および PRA 低下。

### ❸ 強皮症腎クリーゼ

❶全身性皮膚硬化症に伴う皮膚の腫脹・硬化や Raynaud 症状。

❷肺線維症，逆流性食道炎などの合併。

❸血液中の抗体検査陽性（抗 Scl-70 抗体，抗 RNA ポリメラーゼⅢ抗体，抗セントロメア抗体）。

### 確定診断がつかないとき試みること

腎機能障害の原因確定には腎生検が必要である。特に，尿潜血陽性で，尿沈渣で赤血球が多く，顆粒円柱や赤血球円柱が認められる場合や血中 IgA/C3 比が高値の場合には，慢性糸球体腎炎（IgA 腎症）の可能性が高く，腎生検が必要である。

### 合併症・続発症の診断

脳出血，くも膜下出血，アテローム血栓性脳梗塞，頭部外傷，急性大動脈解離，急性心不全，急性冠症候群，急性心筋梗塞，不安定狭心症などの合併症を呈する可能性があり，精査を行う。

### 予後判定の基準

❶血圧管理，合併症の有無と程度が重要である。

❷腎予後に関しては，本態性高血圧による悪性高血圧か慢性糸球体腎炎（IgA 腎症）に伴う悪性高血圧かで異なり，後者の腎予後は不良である（Clin Nephrol 29: 53-57, 1988）。

❸治療後の尿蛋白と腎機能が重要で，高度の尿蛋白や腎機能障害を呈する場合には，進行性の経過をとる可能性が高い。

### 経過観察のための検査・処置

❶経過観察には血圧が最も重要となるが，尿蛋白量と血清 Cr 値，eGFR も重要である。

❷疾患の評価として，BNP や心エコー，胸部 X 線，心電図も定期的にフォローする。

### 治療法ワンポイント・メモ

❶早急に経静脈的に降圧薬を投与して降圧を行うが，臓器障害や血管病変を有している場合が多く，急速で過度な降圧は臓器障害を増悪させる可能性がある。降圧目標は，1 時間以内は降圧を 25% 未満にとどめ，次の 2〜6 時間に 160/100 mmHg まで降圧し，その後 24〜48 時間で 140/90 mmHg 未満まで降圧する。

❷ただし，妊娠高血圧症候群，褐色細胞腫クリーゼの患者では，1 時間以内に収縮期血圧を 140 mmHg 以下に，急性大動脈解離を合併した高血圧では，1 時間以内に収縮期血圧を 120 mmHg 未満に降圧することが推奨されている。

### さらに知っておくと役立つこと

悪性高血圧症では，腎疾患の原因として，悪性腎硬化症のほかに慢性糸球体腎炎，急性腎炎症候群，急速進行性糸球体腎炎，進行性硬化症，全身性エリテマトーデスなどの可能性があり，鑑別する必要がある。

### 専門医へのコンサルト

腎機能障害については腎臓内科，心疾患（心不全，大動脈解離，急性心筋梗塞など）については循環器内科や心臓血管外科，内分泌性高血圧症については内分泌内科，脳疾患（脳出血，くも膜下出血，高血圧性脳症など）については脳神経内科や脳神経外科，眼底病変については眼科，妊娠高血圧症候群については産婦人科にコンサルトする。

## 腎血管性高血圧症
### Renovascular Hypertension (RVH)

**藤井 秀毅** 神戸大学大学院准教授・腎臓内科学

**頻度** 高血圧患者の 1〜2%

**GL** ・高血圧治療ガイドライン 2019
・2022 年改訂版 末梢動脈疾患ガイドライン
・エビデンスに基づく CKD 診療ガイドライン 2023

### 診断のポイント

❶繰り返す肺水腫。

❷急激な腎機能低下。

❸若年性高血圧。

❹ ACE 阻害薬または ARB 開始後の急激な血清クレアチニン値の上昇。

❺腹部血管雑音聴取。

### 緊急対応の判断基準

❶急激な腎機能低下を認め，片腎もしくは機能的片腎である場合は，狭窄側の腎機能を改善させ，残腎

機能を保つために緊急での経皮的腎動脈形成術（PTRA：percutaneous transluminal renal angioplasty）を施行する。

**2** 急性大動脈解離によるものであれば，緊急外科手術が必要な場合がある。

## 症候の診かた

**1** 動脈硬化性病変の存在。

**2** 腎サイズの左右差。

**3** 治療抵抗性高血圧。

## 検査所見とその読みかた

**1** 血液・尿検査：低カリウム血症，血漿レニン活性高値，尿中 K 排泄増加などが参考になる。

**2** 負荷試験：カプトプリル負荷による血漿レニン活性の変化測定が診断の参考になる〔負荷後のレニン活性 ≧ 12 ng/mL/時，レニン活性増加 ≧ 12 ng/mL/時，レニン活性の増加率 ≧ 150%（ただし，負荷前が ≦ 3 ng/mL/時の場合は 400%），以上 3 つを満たす〕。

**3** 画像検査：明らかな腎サイズの左右差（1.5 cm 以上），腎ドプラでの腎血流の狭窄パターンおよび収縮期最高血流速度の上昇（180 cm/秒 ≦），CT や MRA での腎動脈の狭窄，レノグラム・シンチグラフィ（カプトプリル負荷が有用）による左右差などが診断に役立つ。

**4** 腎静脈サンプリング：左右レニン比 ≧ 1.5 の場合，診断できる。

**5** ドプラワイヤー圧較差測定：狭窄前後での圧較差が ≧ 20 mmHg の場合，診断できる。

## 確定診断の決め手

**1** 治療抵抗性高血圧，若年性高血圧。

**2** CT や MRA での腎動脈狭窄の存在。

**3** 腎ドプラでの腎血流の狭窄パターン，加速血流の存在。

**4** カプトプリル負荷試験，腎静脈サンプリングでの陽性所見。

## 誤診しやすい疾患との鑑別ポイント

**1** 本態性高血圧（⇨ 826 頁）

**❶** 画像検査上，腎動脈狭窄を認めない（必ずしも除外はできないが，狭窄がなければ本態性の可能性が高い）。

**❷** 長期間にわたる高血圧で血圧の変化があまりない。

**❸** カプトプリル負荷テスト陰性，分腎レニン採血左右差なし。

**2** 原発性アルドステロン症（⇨ 1090 頁）

**❶** 低レニン，高アルドステロン血症。

**❷** 副腎腫瘍の存在。

## 確定診断がつかないとき試みること

**1** CT，MR angiography（MRA），レノグラム・レノシンチグラフィ，超音波検査など複数のモダリティでの評価を行う。

**2** ACE 阻害薬，ARB を投与した際に急激な血圧低下，腎機能低下を認める場合は疑う必要がある。

## 合併症・続発症の診断

**1** 低カリウム血症を認めることがある。

**2** 代謝性アルカローシスを認めることがある。

**3** 動脈硬化性腎動脈狭窄の場合は，心肥大やその他の動脈硬化性病変（脳血管病変，冠動脈病変，下肢動脈病変など）を認めることが多い。

**4** 線維筋性異形成の場合，もやもや病を合併することがある。

## 予後判定の基準

本疾患は予後に直接影響せず，心血管合併症が予後を規定する。

## 経過観察のための検査・処置

**1** 家庭血圧の継続的なモニタリングが重要であり，コントロールが不良となる場合は，薬物療法の変更やインターベンションを検討する必要がある。

**2** 特に動脈硬化性腎動脈狭窄の場合は，PTRA 後に再狭窄をきたす確率が高く，6〜12 か月ごとくらいの MRA もしくは超音波検査でのフォローを行う。

## 治療法ワンポイント・メモ

**1** 薬物療法

**❶** その病態から考えられるように，レニン-アンジオテンシン系を抑制する降圧薬を中心に血圧コントロールを行うのが望ましい。したがって，β遮断薬，ARB，ACE 阻害薬，直接的レニン阻害薬などが推奨される。単腎の腎動脈狭窄や両側腎動脈狭窄が存在する場合は，ARB，ACE 阻害薬の使用は原則禁忌となっているが，万が一使用する際はごく少量より使用し，副作用（過度の血圧低下，急激な腎機能悪化，高カリウム血症など）に注意しながら慎重に投与する必要がある。

❷これらの薬剤のみでは血圧コントロールを行うことは難しいことが多く，カルシウム拮抗薬などを併用しながら複数の薬剤で血圧コントロールをはかっていく。

### ❷経皮的腎動脈形成術（PTRA）

❶線維筋性異形成による腎動脈狭窄の場合は，PTRA の成功率が高く，再狭窄率および合併症のリスクも低い。さらに，血圧の正常化，降圧薬中止の可能性もあるので治療を考慮すべきである。一方，動脈硬化性腎動脈狭窄の場合，いくつかのランダム化比較試験が行われているが，腎保護に関してはいずれも有効な結果は示されていない。

❷適応に関しての決定は難しいが，腎ドプラでの resistance index（RI）が 0.8 未満の症例は PTRA が有効であったという報告が出されている。治療の適応については，個々の患者に対して慎重に検討すべきであり，狭窄を有する症例すべてにむやみに行うべきではない。

### ❸外科手術

❶外科的治療は近年減少している。腹部大動脈瘤など大血管手術を行う場合や PTRA が困難で腎動脈の血行再建が必要な場合に選択される。

❷大動脈-腎動脈バイパス術，内膜剥離術，パッチ形成術，狭窄部切除術，自家腎移植術などがある。

## さらに知っておくと役立つこと

腎動脈狭窄症を有する患者は他の心血管病変を合併することが多いので，心血管系の精査が必要であることをよく説明する。

## 専門医へのコンサルト

❶インターベンションを行うことが必ずしも適切であるとは限らないので，その適否に悩む場合は，専門医にコンサルトし，治療方針を決めるべきである。

❷インターベンションを行うと決まった場合は，PTRA に関しては放射線科医や循環器内科医に，外科的手術に関しては心臓血管外科医にコンサルトする。

# 糖尿病関連腎臓病（糖尿病性腎症）
## Diabetic Kidney Disease (DKD)

久米 真司　滋賀医科大学教授・糖尿病内分泌・腎臓内科

**頻度** 1 型糖尿病の患者の約 12％，2 型糖尿病の患者の約 22％にアルブミン尿（典型的な糖尿病性腎症）を認め，1 型糖尿病の患者の約 16％，2 型糖尿病の患者の約 30％にアルブミン尿あるいは eGFR 60 mL/分/m$^2$ 未満で定義される CKD を認める（BMJ Open Diabetes Res Care 6: e000521, 2018）。

**GL** エビデンスに基づく CKD 診療ガイドライン 2023

## 診断のポイント

❶糖尿病性腎症病期分類を用い診断する。また適宜，CKD 重症度分類（CGA 分類）を用いる。

❷アルブミン尿の出現が予後に最も影響を与えるため，糖尿病患者では定期的なアルブミン尿の測定が必要である。

❸病歴が 5 年未満，網膜症がない，糸球体性血尿を伴う，あるいは，アルブミン尿の程度に比し腎機能低下速度が速いなど，糖尿病性腎症に非典型的な経過をとる場合には，糖尿病に関連しない腎疾患の存在を念頭におく必要がある。

## 緊急対応の判断基準

❶進行した糖尿病関連腎臓病では，ネフローゼ症候群を呈する場合がある。腎機能低下がなくとも，ネフローゼ症候群に伴う全身性浮腫，胸水貯留による低酸素血症などが出現した際には，入院加療が必要となる。

❷糖尿病関連腎臓病を背景に腎不全が進行した場合にも，管理不良の体液貯留や高カリウム血症などの電解質異常が出現した際には，入院加療のうえ，血液浄化療法が必要となる。

## 症候の診かた

他の腎疾患と同様に基本的に無症状である。ただし，ネフローゼ症候群を呈する進行例では下腿浮腫や全身性浮腫を呈する場合がある。

## 検査所見とその読みかた

❶アルブミン尿

❶正常アルブミン尿期：30 mg/gCr 未満。

❷微量アルブミン尿期：30〜299 mg/gCr。

❸顕性アルブミン尿期：300 mg/gCr 以上：顕性アルブミン尿期では，保険制度上，アルブミン尿の測定ができなくなるため，尿蛋白定量の測定を行う。

❷血尿：糖尿病に伴う腎障害では，血尿を認めることはまれである。

❸腎サイズ：糖尿病初期には腎腫大を認めることがある。また腎機能が低下した場合でも，他の CKD でみられるような高度な腎萎縮を呈しない場合がある。

❹腎機能（eGFR）

❶糖尿病初期では過剰ろ過を反映して，eGFR が高値を呈する場合がある。

❷微量アルブミン尿の出現，顕性アルブミン尿への進展を経て，徐々に腎機能が低下する経過が典型的である。一方，アルブミン尿を呈さずに腎機能低下が先行する場合，アルブミン尿の程度にかかわらず急速に腎機能が低下する場合もある。

## 確定診断の決め手

❶本来，腎生検を行い，糖尿病性腎症に特徴的な糸球体基底膜の肥厚，結節病変などを認めた際に確定診断となる。しかしながら，糖尿病全例に腎生検を行うことは困難であるため，アルブミン尿，尿蛋白定量，eGFR を測定し，腎臓病の有無を確認する。

❷病歴が長く，糖尿病網膜症や神経障害を有し，腎形態異常や血尿がない症例で，アルブミン尿が出現した場合は糖尿病性腎症を強く疑う。臨床診断のためには，必ず定期的なアルブミン尿の測定とともに，上記の臨床情報を正確に把握する必要がある。

## 誤診しやすい疾患との鑑別ポイント

原発性糸球体疾患，尿細管・間質性疾患，遺伝性腎疾患との鑑別を時に必要とする。以下の 5 つの状況では，治療可能な腎疾患の積極的な鑑別を行う必要がある（日本糖尿病学会，日本腎臓学会「糖尿病専門医から腎臓専門医への紹介基準」）。

❶糖尿病網膜症を伴わない 0.5 g/gCr 以上の尿蛋白。

❷集学的治療後も遷延する 0.5 g/gCr 以上の尿蛋白。

❸円柱もしくは糸球体性血尿を伴う 0.5 g/gCr 以上の尿蛋白。

❹年齢不相応な顕性アルブミン尿を伴い腎機能低下。

❶40 歳未満：eGFR 60 mL/分/1.73 m$^2$未満。

❷40 歳以上 75 歳未満：eGFR 45 mL/分/1.73 m$^2$未満。

❸75 歳以上：eGFR 45 mL/分/1.73 m$^2$未満で腎機能低下が進行する場合。

❺3 か月以内に eGFR が 30％以上低下する急速な腎機能低下。

## 確定診断がつかないとき試みること

「誤診しやすい疾患との鑑別ポイント」の❶〜❺のいずれかに当てはまり，腎生検の禁忌事項がない場合には，腎生検での鑑別診断を行うことが望ましく，腎臓専門医へ紹介する。

## 予後判定の基準

予後予測には糖尿病性腎症病期分類が有用である。この病期分類は，日本人データを用い，腎予後，生命予後，心血管イベントの発生を勘案した病期分類である（Clin Exp Nephrol 18: 613-620, 2014）。特に日本人では，アルブミン尿の出現がその後の各種イベントに大きく寄与することが知られている（Diabetes Care 43: 1102-1110, 2020）。

## 経過観察のための検査・処置

❶アルブミン尿：定期的なアルブミン尿の測定により，典型的な糖尿病性腎症の発症の有無を確認する。その出現を確認した場合でも，早期の治療強化により寛解が期待できる。

❷eGFR：アルブミン尿を呈さずに腎機能が低下する症例，あるいはアルブミン尿の程度に比し急速に腎機能が低下する症例があるため，腎機能の評価として定期的に eGFR を測定し，年間 eGFR 低下速度の評価を行う。

❸尿定性試験：特に高齢者では，糖尿病に関連しない腎炎などの腎臓病併存のリスクが増大するため，定期的な尿定性試験を行い，血尿の出現がないかを確認する。

❹その他の血管合併症

❶網膜症の確認のため定期的な眼科受診を指導する。

❷下肢閉塞性動脈症や頸動脈狭窄などの血管合併症の出現に留意する。

❸糖尿病と慢性腎臓病の合併は，心不全発症のリスクであるため（Diabetes Obes Metab 24: 2283-2296, 2022），定期的に BNP 測定を行い，高値となる場合には循環器専門医へ紹介する。

## 治療法ワンポイント・メモ

**1**血糖管理：糖尿病血管合併症予防のための血糖管理目標値は HbA1c 7.0％であるが，低血糖リスクが少なく若い患者では HbA1c 6.0％の血糖正常化を目指すことも検討する。一方，高齢者や多くの併存症を有する場合には，低血糖リスクを避けた血糖管理が必要である。

**2**血圧管理

**❶**血圧目標値は 130/80 mmHg 未満である。糖尿病では塩分感受性高血圧が多いため，減塩指導が基本である。

**❷**目標値達成のため，アルブミン尿がない場合には，カルシウム拮抗薬，利尿薬，レニン-アンジオテンシン系阻害薬（ARB，ACE 阻害薬）のいずれかを第 1 選択薬とし，単剤あるいは併用療法を行う。アルブミン尿を有する場合には，禁忌がない限りレニン-アンジオテンシン系阻害薬を第 1 選択薬とし，目標値を達成できない場合には，他剤を追加投与する。

**❸**高齢者糖尿病では目標値を緩め，過降圧に留意する。

**3**脂質：動脈硬化の 1 次予防として，糖尿病関連腎臓病患者では，LDL 100 mg/dL 未満を目標とした食事療法を行い，目標が達成できない場合にはスタチンを投与する。1 次予防の目標値は LDL 70 mg/dL 未満とする。

**4**食事療法：減塩が基本である。蛋白制限食に関してはその有効性に確固たるエビデンスがないが，蛋白質の摂取過多は避けるべきである。高齢者でのサルコペニアの懸念もあるため，過度な蛋白制限にならないよう留意する。加工肉や赤身肉を避け，大豆などの良質な蛋白質の摂取を勧める。

## さらに知っておくと役立つこと

**1** SGLT2 阻害薬には糖尿病関連腎臓病の腎予後改善効果が示されているため，アルブミン尿を有する症例や持続的な腎機能低下が確認される場合には，禁忌がない限り投与が望ましい。投与の際には，日本糖尿病学会，日本腎臓学会からの recommendation を参照し，その適応や注意事項を確認する必要がある。

**2**一部のミネラルコルチコイド受容体拮抗薬では糖尿病関連腎臓病におけるアルブミン尿減少効果が示されているため，集学的治療を行ってもアルブミン尿が残存する場合には，高カリウム血症に留意しながら投与を検討する。

## 専門医へのコンサルト

**1**前述の腎生検適応症例では，腎臓専門医への紹介が望ましい。

**2**血糖不良が続く場合などは，糖尿病専門医への紹介を検討する。

**3** BNP 上昇など心不全併発を疑う場合には，循環器専門医へ紹介する。

# 膠原病に伴う腎病変
Renal Disease Associated with Collagen Disease

**黒澤 陽一**　新潟大学医歯学総合病院・腎・膠原病内科

**1**膠原病ではステロイド治療が必要となる場合が多いが，ステロイド治療開始前に必ず他疾患の鑑別と感染症のスクリーニングを行う。

**2**診断が重要である一方，重篤な病態では診断と同時並行で治療を開始する必要があり，個々の症例で病態や重症度を見極める必要がある。

## I ループス腎炎（lupus nephritis）

**頻度** ときどきみる
**GL** 全身性エリテマトーデス診療ガイドライン 2019

## 診断のポイント

**1** 20〜40 歳の女性に多い。

**2**蛋白尿，血尿が陽性。

**3**全身性エリテマトーデス（SLE）を腎症状以外の症状から診断したときに本症の合併があるかを確認する。

**4**蛋白尿，血尿を主訴に受診した患者も鑑別にあがる。

## 緊急対応の判断基準

**1**急性腎障害を呈する場合には血液透析が必要となることがある。

**2**精神神経ループスや肺胞出血などの重篤な臓器症状が合併している場合には，早急なステロイドによる治療介入が必要となる。

## 症候の診かた

**1** 皮疹：蝶形紅斑，口腔内潰瘍，脱毛，円板状紅斑などを合併することがある。

**2** 浮腫：ネフローゼ症候群を呈している場合などにみられる。

**3** その他：発熱，光線過敏症，関節炎，精神神経症状などさまざまな SLE の臓器症状による多彩な症候がみられる。

## 検査所見とその読みかた

**1** 蛋白尿，血尿：症例によって程度はさまざま，ネフローゼ症候群を呈することもある。

**2** 腎機能：蛋白尿や血尿などの尿所見の異常のみみられる症例から軽度の腎障害，あるいは急性腎障害を呈する場合もある。

**3** 抗核抗体：蛋白尿，血尿を呈する患者の初診時にはスクリーニング検査として抗核抗体を検査する。一般的にループス腎炎では抗核抗体は陽性となる。

**4** 補体：ループス腎炎の疾患活動性と相関し，疾患活動性が高いと C3 や C4 は低下する。

**5** 自己抗体：抗核抗体が陽性，特に Homogenous 型，Speckled 型，Peripheral 型を呈する場合には抗dsDNA 抗体，抗 Sm 抗体を調べる。これらの抗体はいずれも特異度が高い。SLE では抗リン脂質抗体症候群を合併することもあり，抗リン脂質抗体も調べる。

**6** 血球異常：SLE では白血球減少，貧血，血小板減少などがみられる。

## 確定診断の決め手

**1** SLE の診断には 1997 年改訂米国リウマチ学会（ACR：American College of Rheumatology）分類基準（Arthritis Rheum 40: 1725-1734，1997）や，Systemic Lupus International Collaborating Clinics（SLICC）による分類基準（Arthritis Rheum 64: 2677-2686，2012），欧州リウマチ学会（EULAR：European League Against Rheumatism）/ACR の 2019 分類基準（Ann Rheum Dis 78: 1151-1159，2019）などを参考にする。これらの感度，特異度は 1997 ACR 分類基準が 83％，93％，SLICC による 2012 年の分類基準が 97％，84％，EULAR/ACR の 2019 年分類基準が 96％，93％であった。なお，これらは診断基準ではなく分類基準であることに留意する必要がある。

**2** 全身の他の症状，検査所見から SLE と診断され，蛋白尿，血尿がある場合にはループス腎炎である可能性が高い。

**3** ループス腎炎の確定診断および病型診断には腎生検が必須である。

**4** ループス腎炎の光学顕微鏡での組織像は International Society of Nephrology（ISN）/Renal Pathology Society（RPS）2003 分類（2018 年改訂）を用いて分類する（Kidney Int 93: 789-796，2018）。

**5** 免疫染色では IgG，IgA，IgM，C3，C1q などがすべて陽性となる，"フルハウスパターン"といわれる所見が典型的である。

## 誤診しやすい疾患との鑑別ポイント

**1** 典型的な皮疹，血球減少，尿所見などが同時に出現すれば診断は比較的容易だが，尿所見のみ，関節所見などの場合には診断に難渋することがある。

**2** パルボウイルスなどのウイルス感染症：皮疹，関節炎，血球減少，低補体血症など SLE と類似する所見を呈することがある。

**3** 他の糸球体疾患：腎所見のみの場合，一次性原発性糸球体腎炎との鑑別，抗好中球細胞質抗体（ANCA：anti-neutrophil cytoplasmic antibody）関連血管炎などの二次性糸球体腎炎との鑑別も必要となる。膜性増殖性糸球体腎炎ではループス腎炎と同様に低補体血症を呈する。

## 確定診断がつかないとき試みること

抗リン脂質抗体症候群の合併で抗凝固薬や抗血小板薬が中止できず腎生検ができない場合は，SLE の診断と低補体血症，抗 DNA 抗体や抗 Sm 抗体陽性などを総合してループス腎炎と診断し治療介入する。

## 予後判定の基準

ISN/RPS 分類は腎予後にも関連しており，特にClass IV や Class IV＋V は予後不良である。

## 経過観察のための検査・処置

本疾患と診断した場合には原則として入院による精査，加療が必要である。

## 治療法ワンポイント・メモ

ステロイド以外の薬剤を組み合わせることで可能な限りステロイドの使用量を減らす。

**1** ステロイド治療と，シクロホスファミドやミコフェノール酸モフェチルによる寛解導入。

**2** 禁忌がなければヒドロキシクロロキン。

**3** レニン-アンジオテンシン系阻害薬。

**4** ベリムマブ，アニフロルマブなどの生物学的製剤。

### さらに知っておくと役立つこと

SLE は国の指定難病の対象となっているので，診断確定後は臨床調査個人票を作成し，治療費の公費負担を申請する。

### 専門医へのコンサルト

本疾患を疑った時点で，腎臓内科あるいは膠原病内科などで本疾患を専門に診療している診療科に診療を依頼する。

## II 強皮症腎クリーゼ（scleroderma renal crisis）

**頻度** あまりみない

### 診断のポイント

**1** 全身性強皮症（SSc：systemic sclerosis）での急激な血圧上昇，腎機能悪化と血小板減少。

**2** 抗 RNA ポリメラーゼ III 抗体陽性，ステロイド（プレドニゾロン 15 mg/日以上）やシクロスポリンの使用，新規発症の貧血や心病変，強皮症発症早期（4，5 年以内），急速な皮膚硬化の進行などがリスク因子。

### 緊急対応の判断基準

**1** 本疾患を疑った場合にはすみやかに腎臓内科にコンサルトする必要がある。

**2** 急性腎障害を呈する場合には血液透析が必要となることがある。

**3** 重篤な高血圧を合併する場合やけいれんなどの中枢神経症状，肺水腫などを呈する場合には集中治療室での治療も検討する。

### 症候の診かた

**1** 全身性強皮症による皮膚硬化，Raynaud 症状，指尖部潰瘍。

**2** 血圧上昇。

**3** 尿毒症症状，乏尿。

**4** 頭痛，視野・視力障害，肺水腫，けいれんなど。

### 検査所見とその読みかた

**1** 急激な Cr 値上昇，蛋白尿。

**2** 血小板減少。

**3** Hb，ハプトグロビンの低下，LDH，間接ビリルビンの上昇，末梢血塗抹標本で破砕赤血球など，微小血管溶血性貧血の評価。

**4** レニン活性上昇。

**5** ANCA 関連血管炎鑑別のため MPO-ANCA を測定。

### 確定診断の決め手

**1** 他疾患の鑑別のためなどに腎生検を検討することもあるが，高血圧，血小板減少のため腎生検のリスクは高い。

**2** 急激な血圧上昇，急性腎障害，微小血管溶血性貧血（貧血の進行，破砕赤血球，血小板減少など），高血圧性網膜症などの臓器障害，腎組織所見などを総合して診断する。

### 誤診しやすい疾患との鑑別ポイント

**1** 血栓性微小血管障害症（TMA：thrombotic microangiopathy）（時に合併），ANCA 関連血管炎の合併が鑑別となる。

**2** 血圧が正常範囲のままの場合もあるので血圧正常のみで強皮症腎クリーゼの除外をしない。

### 確定診断がつかないとき試みること

早急な治療介入が必要なため，禁忌がなければ ACE 阻害薬を開始する。

### 経過観察のための検査・処置

本疾患と診断した場合にはすみやかに入院による加療が必要である。

### 治療法ワンポイント・メモ

**1** ACE 阻害薬。

**2** ACE 阻害薬以外の降圧薬も併用して血圧を正常化。

**3** 急性腎障害を呈する場合には血液透析。

### さらに知っておくと役立つこと

**1** ACE 阻害薬を予防的に投与することは無効。

**2** ARB を降圧目的で使用することもあるが，第 1 選択は ACE 阻害薬。

**3** 全身性強皮症は国の指定難病の対象となっているので，全身性強皮症と診断した時点で臨床調査個人票を作成し，治療費の公費負担を申請する。

## 専門医へのコンサルト

全身性強皮症患者で本病態の発症が疑われたら，すみやかに腎臓内科あるいは膠原病内科などそれぞれの地域で本疾患を専門に診療している診療科にその後の診療を依頼する。

# III ANCA 関連腎炎（ANCA-related glomerulonephritis）

頻度 ときどきみる

GL エビデンスに基づく急速進行性腎炎症候群（RPGN）診療ガイドライン 2020

## 診断のポイント

❶蛋白尿，血尿がみられ，急速に進行する腎障害〔急速進行性糸球体腎炎（RPGN：rapidly progressive glomerulonephritis）〕を呈する。

❷ MPO-ANCA あるいは PR3-ANCA が陽性となる。

❸顕微鏡的多発血管炎（MPA：microscopic polyangiitis），多発血管炎性肉芽腫症（GPA：granulomatosis with polyangiitis），好酸球性多発血管炎性肉芽腫症（EGPA：eosinophilic granulomatosis with polyangiitis）の一臓器症状としてみられることもある。

## 緊急対応の判断基準

❶急速な腎機能の低下がみられる場合には早急な治療が必要である。血液浄化療法が適応となることもある。

❷ MPA，GPA，EGPA の臓器症状として肺胞出血，間質性肺炎など，腎臓以外でも重篤な臓器病変がある場合には早期に治療を開始する必要がある。

## 症候の診かた

❶非特異的な全身症状：発熱，倦怠感，体重減少，食思不振。

❷腎症状：腎障害が進行した場合には尿毒症症状，浮腫。

❸腎以外の臓器症状：MPA，GPA，EGPA の一症状として出現した場合にみられる。強膜炎，咳嗽，血痰，聴力低下，紫斑，消化管出血，多発単神経炎など。

❹ RPGN が受診の契機であっても他の臓器症状の合併も考慮し，最初に全身症状を評価する。

## 検査所見とその読みかた

❶尿検査：蛋白尿，顕微鏡的血尿がみられる。血尿は定性が陽性であれば尿沈渣で評価を行う。尿沈渣では赤血球円柱などの円柱もみられる。

❷腎機能：Cr の上昇，GFR の低下がみられる。

❸炎症所見：白血球上昇，CRP 上昇，貧血など全身性の炎症を反映する所見がみられる。

❹ ANCA：MPO-ANCA，あるいは PR3-ANCA が陽性となる。これらの検査は ELISA や CLEIA など酵素免疫測定法で定量的に検査を行うことが一般的である。間接蛍光抗体法では P-ANCA あるいは C-ANCA を定性的に評価する。酵素測定法の結果が偽陽性あるいは偽陰性が疑われる場合に検査することが多い。陰性であっても否定はできない。

## 確定診断の決め手

❶腎生検により壊死性半月体形成性糸球体腎炎を証明する。蛍光抗体法では pauci-immune 型で免疫グロブリンの沈着は通常みられない。

❷ MPO-ANCA あるいは PR3-ANCA 陽性。

## 誤診しやすい疾患との鑑別ポイント

❶ MPO-ANCA や PR3-ANCA は ANCA 関連血管炎以外でも陽性となる。したがって ANCA 陽性だけで ANCA 関連血管炎とは診断できない。

❷ ANCA が陽性となる疾患のなかでも，特に感染性心内膜炎（IE：infective endocarditis）（⇨1279頁）の除外は治療法が全く異なるため重要である。

❸ IE でも糸球体腎炎など ANCA 関連血管炎と類似する臓器症状を呈することがある。

❹ IE 除外のため血液培養を採取する。

❺ MPO-ANCA と PR3-ANCA が同時に陽性となることは ANCA 関連血管炎では一般的ではなく，IE など他疾患を疑う契機となりうる。

❻ IgA 血管炎，ループス腎炎などでも RPGN を呈することがある。

❼プロピルチオウラシル，チアマゾールといった抗甲状腺薬など薬剤により ANCA 関連血管炎を呈することもあるため，薬歴の確認を行う。

## 確定診断がつかないとき試みること

腎生検ができないが，MPO-ANCA あるいは PR3-ANCA 陽性で，RPGN を呈し，感染症などの除外が十分に行えていれば，ANCA 関連腎炎としてステロイド治療を行うことを検討する。

**表1** RPGN 臨床所見のスコア化による重症度分類

| スコア | 血清 Cr (mg/dL)* | 年齢 (歳) | 肺病変の有無 | 血清 CRP (mg/dL)* |
|---|---|---|---|---|
| 0 | [Cr]<3 | <60 | 無 | <2.6 |
| 1 | 3≦[Cr]<6 | 60〜69 | | 2.6〜10 |
| 2 | 6≦[Cr] | ≧70 | 有 | >10 |
| 3 | 透析療法 | | | |

| 臨床重症度 | 総スコア |
|---|---|
| Grade Ⅰ | 0〜2 |
| Grade Ⅱ | 3〜5 |
| Grade Ⅲ | 6〜7 |
| Grade Ⅳ | 8〜9 |

\* 初期治療時の測定値.
〔急速進行性糸球体腎炎診療指針作成合同委員会：急速進行性腎炎症候群の診療指針 第2版. 日腎会誌 53(4)：509-555, 2011 より〕

## 予後判定の基準

血清クレアチニン，年齢，肺病変の有無，血清CRP の4項目を使用し，Grade Ⅰ〜Ⅳに分類する重症度分類が提唱され，腎予後を予測するのに有用である（表1）。

## 経過観察のための検査・処置

本疾患と診断した場合には，すみやかに入院による加療が必要である。

## 治療法ワンポイント・メモ

❶ステロイドによる治療を行う。ステロイドパルスを行うこともある。
❷シクロホスファミド，あるいはリツキシマブも併用する。
❸選択的 C5a 受容体拮抗薬であるアトバコンも今後新たな治療選択肢となりうる。

## さらに知っておくと役立つこと

❶ MPO-ANCA と PR3-ANCA 陽性で RPGN を呈する症例のなかで，抗糸球体基底膜（GBM：glomerular basement membrane）抗体も同時に陽性となる症例がまれにみられる。腎障害の進行が急速である場合などには，抗 GBM 抗体も測定する。
❷ MPA，GPA，EGPA は国の指定難病の対象となっているので，診断確定後は臨床調査個人票を作成し，治療費の公費負担を申請する。

## 専門医へのコンサルト

急速進行性糸球体腎炎と判断した場合には，すみやかに腎臓内科にコンサルトする。

---

# 血液疾患・悪性腫瘍に伴う腎障害
## Kidney Disease associated with Hematological Disorder and Malignancy

**柳田 素子** 京都大学大学院教授・腎臓内科学

[GL] がん薬物療法時の腎障害診療ガイドライン
❶血液疾患・悪性腫瘍に伴う腎障害は多岐にわたる。
❷悪性腫瘍に伴う腎障害には，急性腎障害，がん薬物治療に伴う多彩な腎障害，膜性腎症をはじめとするネフローゼ症候群や電解質異常などが含まれる一方，血液疾患に伴う腎障害には，骨髄腫腎や M 蛋白血症に伴う腎障害，各種血液疾患に伴うネフローゼ症候群（悪性リンパ腫に伴う微小変化群，慢性リンパ性白血病における膜性腎症など），造血幹細胞移植後の腎障害などが含まれる。そのため，個々の背景疾患と用いた治療をもとに診断を進めていく必要がある。
❸本項では，悪性腫瘍に伴う膜性腎症，多発性骨髄腫（multiple myeloma）に伴う腎障害（骨髄腫腎），腫瘍崩壊症候群（TLS：tumor lysis syndrome），血栓性微小血管障害症（TMA：thrombotic microangiopathy）に伴う腎障害，免疫チェックポイント阻害薬による急性腎障害（ICI-AKI：acute kidney injury induced by immune checkpoint inhibitors）を概説する。

## Ⅰ 悪性腫瘍に合併する膜性腎症

### 診断のポイント

❶膜性腎症の数％に悪性腫瘍が合併する（欧米では10％，わが国では1％という報告あり）。
❷肺癌，前立腺癌，血液系腫瘍，大腸癌などの随伴が多い。

### 症候の診かた

浮腫（下腿，顔面，眼瞼）。

### 検査所見とその読みかた

約3分の2の症例が初診時にネフローゼ症候群

を呈し，蛋白尿，低蛋白血症，脂質異常症の所見を示す。

## 確定診断の決め手

**❶**腎生検で糸球体基底膜上皮下の免疫複合体沈着と基底膜の反応性変化（スパイク形成，点刻像，びまん性肥厚）を認める。

**❷**加えてスクリーニング検査などで悪性腫瘍を探索する。

## 誤診しやすい疾患との鑑別ポイント

**❶**ネフローゼ症候群を呈する他疾患（微小変化型ネフローゼ症候群，巣状分節性糸球体硬化症など）：腎生検で鑑別する。

**❷**特発性膜性腎症

　**❶**形態的には鑑別できない。

　**❷**沈着した免疫複合体内の IgG サブクラスでは，特発性では IgG4 が，悪性腫瘍関連では IgG1 と IgG2 が多い。

　**❸**血中の抗 PLA2R 抗体や糸球体の PLA2R 染色の有無が鑑別に役立つ可能性がある。

**❸**悪性腫瘍以外の続発性膜性腎症：NSAIDs や金製剤など薬剤によるもの，肝炎ウイルス（B 型や C 型肝炎ウイルス）によるもの，全身性エリテマトーデスによるものがあり，病歴や血清学的検査で鑑別する。

## 確定診断がつかないとき試みること

**❶**腎生検で膜性腎症と診断されれば，患者の癌の危険因子を見直す。

**❷**必要に応じて以下の検査を検討する。

　**❶**便潜血検査，内視鏡検査（消化器癌）。

　**❷**喫煙者：胸部 CT（肺癌）。

　**❸**50〜60 歳以上の男性：PSA 測定（前立腺癌）。

　**❹**女性：マンモグラフィを含めたスクリーニング検査（乳癌）。

**❸**検査で癌が診断できなければ，慎重に長期的フォローをする。

## 治療法ワンポイント・メモ

　悪性腫瘍の治療を優先する。悪性腫瘍の寛解とともに，ネフローゼ症候群も寛解することがある。

# Ⅱ 多発性骨髄腫に伴う腎障害

## 診断のポイント

**❶**大量に産生された単クローン性の免疫グロブリンの遊離軽鎖が，尿細管腔内で Tamm-Horsfall 蛋白と結合し，円柱を形成し尿細管を閉塞する円柱腎症が主病態だが，それ以外にも AL アミロイドーシスなど多彩な腎病理所見を合併しうる。

**❷**脱水，感染，NSAIDs，ACE 阻害薬，ARB，造影剤，利尿薬の使用，高カルシウム血症などの危険因子がある際に，急性腎障害として発症することが多い。

**❸**初診時に 15〜40％の患者に腎機能障害を認め，10％で透析が必要な末期腎不全を呈するとされる。

## 症候の診かた

**❶**急性腎障害（非乏尿性のこともある）

**❷**全身倦怠感や体重減少

**❸**骨痛

　**❶**初診時に 70〜80％の患者に骨病変を認める。

　**❷**脊椎の圧迫骨折が最も多い。

**❹**貧血：約半数の患者で Hb 10 g/dL 未満の貧血を認める。

**❺**アミロイドーシスに伴う症状：15％の患者に AL アミロイドーシスを合併し，ネフローゼ，心不全，下痢，巨舌，肝腫大，末梢神経障害，起立性低血圧，出血傾向などの症状が出現する。

## 検査所見とその読みかた

**❶**尿検査：Bence Jones 蛋白（BJP）は試験紙法では検出されず，尿蛋白定量と試験紙法に乖離がある場合は BJP の存在を疑う。

**❷**血液検査：Cr 上昇，M 蛋白血症（IgG，IgM，IgA のバランス異常を認める場合は，免疫電気泳動あるいは免疫固定法，および血清 FLC 検査），高カルシウム血症，貧血の所見を示す。

**❸**腎生検：急性腎障害，M 蛋白血症，BJP 陽性であれば骨髄腫腎と診断できるため診断目的の腎生検は必須ではないが，腎予後推測や AL アミロイドーシスの有無の検討，他疾患の除外目的には有用である。遠位尿細管および集合管内に円柱形成，尿細管周囲の炎症性細胞浸潤と線維化を認める。

**❹**画像検査：椎体圧迫骨折を高頻度に認め，進行すると頭蓋骨の打ち抜き像などの溶骨性変化が認められる。

## 確定診断の決め手

❶ M 蛋白血症の存在。

❷ 尿中 BJP の存在。

❸ 骨髄検査で異型性の強い形質細胞（骨髄腫細胞）の増加。

## 誤診しやすい疾患との鑑別ポイント

❶ 原発性副甲状腺機能亢進症（⇨ 1073 頁）：高 PTH 血症の存在。

❷ ビタミン D 中毒。
  ❶ 服用歴。
  ❷ 血中 25-水酸化ビタミン D の上昇。

## 確定診断がつかないとき試みること

前述のように腎生検は必須ではないが，多発性骨髄腫は高齢者に多いため，腎機能障害の原因が M 蛋白によるものか判断に迷う場合は腎生検を考慮する。

## 治療法ワンポイント・メモ

多発性骨髄腫の治療を実施する。すみやかな治療により病的 FLC を減少させることができれば腎機能回復が期待できる。

# III 腫瘍崩壊症候群（TLS）

## 診断のポイント

❶ 腫瘍量の多い腫瘍への化学療法後（まれに放射線治療や外科治療後）に起こる。

❷ 急性白血病，高悪性度リンパ腫といった血液腫瘍，一部の固形腫瘍（小細胞肺癌など）で起こりやすい。

❸ 腫瘍細胞の崩壊により，多量の核酸，K，P が放出され，高尿酸血症，高リン血症，高カリウム血症，低カルシウム血症とともに急性腎障害を引き起こす。

## 症候の診かた

急性腎障害に伴う症状（浮腫，倦怠感，不整脈，けいれん，突然死など）を確認する。

## 検査所見とその読みかた

❶ 血液検査：Cr 上昇，高尿酸血症，高リン血症，高カリウム血症，低カルシウム血症。

❷ 心電図：高カリウム血症によるテント状 T 波，P波の減高や消失，PQ 間隔・QRS 間隔の延長），低カルシウム血症による QT 間隔の延長，torsades de pointes），不整脈など。

## 確定診断の決め手

Cairo-Bishop の診断基準（2004 年）では，検査的 TLS と臨床的 TLS に分類され，それぞれ以下の項目で診断される。

❶ 検査的 TLS：治療 3 日前〜開始 7 日後の間に，高尿酸血症（≧ 8.0 mg/dL），高カリウム血症（≧ 6.0 mEq/L），高リン血症（≧ 4.5 mg/dL），低カルシウム血症（補正 Ca 値 ≦ 7.0 mg/dL）の 4 項目中 2 項目以上で正常範囲外，あるいは 25％以上の変動で診断される。

❷ 臨床的 TLS：検査的 TLS に加えて，急性腎障害，不整脈，突然死，けいれんのうち 1 項目以上認める場合に診断される。

## 誤診しやすい疾患との鑑別ポイント

薬剤性腎障害（⇨ 1005 頁）：高カリウム血症，高リン血症，低カルシウム血症などが顕在化しにくい。

## 治療法ワンポイント・メモ

❶ 検査的 TLS の有無，疾患によるリスク分類（腫瘍細胞の増殖速度，治療感受性など），腎機能・病態によるリスク調整（末梢白血球数や乳酸脱水素酵素値など）を経て患者のリスク評価を行い，必要に応じて予防さらに TLS 発症症例に対して輸液負荷，キサンチンオキシダーゼ阻害薬投与などの治療介入を行う。

❷ 高リスク群にはラスブリカーゼ（遺伝子組換え型ウリカーゼ）の投与も推奨される。

# IV 悪性腫瘍に伴う血栓性微小血管障害症（TMA）

## 診断のポイント

❶ TMA は，細血管障害性溶血性貧血，消耗性の血小板減少，血小板血栓による臓器障害の 3 徴候を呈する病理学的診断名である。

❷ 腫瘍関連の TMA には，薬剤，悪性腫瘍そのもの，造血幹細胞移植による TMA がある。

❸ 血管新生阻害薬（ベバシズマブ，ラムシルマブ，アフリベルセプト），チロシンキナーゼ阻害薬，ゲムシタビン，マイトマイシン C，シスプラチン，ブレオ

マイシン，シクロスポリン，タクロリムスなどが代表的な原因薬剤である。

4 悪性腫瘍そのものが原因となる TMA は，比較的まれな病態である。胃癌，乳癌，大腸癌が多い。

5 造血幹細胞移植に伴う TMA

❶ 10～25％の移植患者に認められ，通常移植数か月後に発症する。

❷ 前処置の全身放射線照射が主な原因とされ，移植片対宿主病（GVHD：graft-versus-host disease），感染，免疫抑制薬の投与も関係する。

### 症候の診かた

1 急性腎障害に伴う症状（浮腫，倦怠感，不整脈など）。

2 血栓形成による他臓器障害に伴う症状。

### 検査所見とその読みかた

1 血圧測定：高血圧。

2 尿検査：尿所見の異常（顕微鏡的血尿，蛋白尿）。

3 血液検査：細小血管障害性溶血性貧血を示唆する所見（Hb 値の低下，LDH の上昇，ハプトグロビンの著減，破砕赤血球の存在），血小板減少，Cr 上昇。

4 悪性腫瘍の検索：画像診断，腫瘍マーカー。

5 腎生検：内皮細胞障害を示唆する所見（内皮細胞腫大，内皮下腔拡大，基底膜の二重化）。

### 確定診断の決め手

1 「診断のポイント」の 1 であげた 3 徴候があれば TMA が疑われる。

2 TMA の原因となる，血栓性血小板減少性紫斑病（TTP：thrombotic thrombocytopenic purpura），志賀毒素産生大腸菌による溶血性尿毒症症候群（STEC-HUS：Shiga-toxin-production E coli hemolytic uremic syndrome），悪性腫瘍，薬剤，造血幹細胞移植後，補体制御異常，自己免疫疾患，感染症，妊娠などの検索を行う。

### 誤診しやすい疾患との鑑別ポイント

1 血小板減少をきたす疾患

❶ 特発性血小板減少性紫斑病（⇨ 1025 頁）：除外診断が主であり，血小板減少をもたらす基礎疾患や薬剤の関与を除外する必要がある。

❷ その他，薬剤性，感染症など。

2 溶血性貧血をきたす疾患〔自己免疫性溶血性貧血（⇨ 1016 頁）など〕：直接 Coombs 試験が陽性である。

3 急性腎障害をきたす他疾患〔薬剤性腎障害（⇨ 1005 頁）など〕：TMA を伴わない薬剤性腎障害であれば，血小板減少や溶血性貧血を伴いにくい。

4 播種性血管内凝固症候群（DIC）（⇨ 1028 頁）：DIC の診断基準を用いて鑑別する。

### 確定診断がつかないとき試みること

上記 TMA の原因疾患の検索に加えて，被疑薬があれば，可能であれば減量・中止する。

### 治療法ワンポイント・メモ

1 原因となる悪性腫瘍の治療，原因薬剤の中止。

2 血漿交換は推奨されない。

## Ⅴ 免疫チェックポイント阻害薬による急性腎障害（ICI-AKI）

### 診断のポイント

1 免疫チェックポイント阻害薬を投与されている症例の 2～5％に発症。

2 投与から発症までの期間は中央値 3 か月。

3 eGFR＜30 mL/分/1.73 m$^2$，プロトンポンプ阻害薬や NSAIDs の併用，ICI の併用，他臓器における免疫関連有害事象（irAE：immune-related adverse events）の合併，高血圧がリスク因子である。

### 症候の診かた

1 無症状であることが多く，投与中，投与後の定期的な検査が必要である。

2 薬剤性のアレルギー性尿細管性間質性腎炎にみられる古典的 3 徴（発熱，好酸球増多，皮疹）がそろうことはまれである。

3 ICI-AKI 発症前に他臓器の irAE を経験していることが多い。

### 検査所見とその読みかた

1 血液検査：血清 Cr 値上昇。

2 尿検査：軽度の尿蛋白陽性（多くは 1～2 g/日以下），尿中 NAG（N-アセチル-β-D-グルコサミニダーゼ），尿中 β$_2$ ミクログロブリン上昇を認めることが多い。

3 画像検査：腎臓への炎症細胞浸潤を反映して，$^{67}$Ga シンチグラムの腎への取り込みの増大が認められる。

## 確定診断の決め手

**1** 腎生検

**❶** ICI-AKI の腎生検では約 80～93％の症例で尿細管間質性腎炎の所見を認めたとする報告もあることから，危険因子がそろっている場合には治療を先行することもある。一方で，腎生検を行うことで不要なステロイドの投与や ICI の中止を回避できることもある。

**❷** ICI 使用後に糸球体腎炎を合併した症例では治療抵抗性で予後不良という報告もあることから，糸球体疾患が疑われる場合には腎生検が望ましい。

**❸** いずれの場合も，当該症例における腎生検の安全性と得られる情報を比較し，実施可否を判断する必要がある。

## 誤診しやすい疾患との鑑別ポイント

**1** 他の薬剤性腎障害（⇨1005 頁）：シスプラチン，ペメトレキセドといった急性尿細管壊死を引き起こす抗癌薬との併用があれば，それらによる腎障害も考慮する。

**2** 脱水（摂食低下，嘔吐，下痢）（⇨37 頁）：病歴や血液・尿所見をもとに判断する。

**3** 高カルシウム血症（⇨115 頁）による腎障害。

## 治療法ワンポイント・メモ

**1** Cr 上昇の程度に応じて，ICI 休薬，プレドニゾロン投与を行う。

**2** ICI 再投与の是非に関しては議論されているところであるが，メリットが再投与による腎症再発のデメリットを上回ると考えられる場合は考慮されうる。

（執筆協力：北井 悠一朗　京都大学大学院・腎臓内科学）

# ウイルス感染症による腎症

Nephropathy associated with Viral Infection

**淺沼 克彦**　千葉大学大学院教授・腎臓内科学

　表1にあげたように多くのウイルス感染症に起因する腎症が存在するが，紙幅の関係で，ここではB 型肝炎ウイルス関連腎症，C 型肝炎ウイルス関連腎症，HIV 関連腎症，COVID-19 関連腎症について述べる（Nat Clin Pract Nephrol 2: 254-262, 2006）。

　また，ウイルス感染症による腎症は多彩な病態を示すが，ここでは典型的な病態のみを抜粋する。

# Ⅰ B 型肝炎ウイルス（HBV）関連腎症

**頻度** 慢性 HBV 感染症の 3～5％に腎症が発症（Clin J Am Soc Nephrol 12: 1529-1533, 2017）。

## 診断のポイント

**1** HBs 抗原や HBc 抗体などの存在により血清学的に HBV の感染の持続。

**2** 蛋白尿（ネフローゼ症候群を含む），腎機能障害を呈する。

**3** 腎生検組織は膜性腎症の所見を示すことが多い。

## 症候の診かた

**1** 蛋白尿は無症候性からネフローゼ症候群を呈する症例まで症状はさまざまである。

**2** ネフローゼ症候群を呈する場合，末期腎不全への進行は 25～35％である。

## 検査所見とその読みかた

**1** 肝機能障害を呈することが多い。

**2** HBs 抗原や HBc 抗体など血清学的に HBV の持続感染が認められる。

**3** 蛋白尿は，中等度からネフローゼ症候群レベルを呈する。

## 確定診断の決め手

**1** 血清 HBs 抗原，HBc 抗体を認めることが多い。

**2** 腎生検で膜性腎症のパターンを示すことが多く，IgG のサブクラスは特発性膜性腎症では IgG4 が優位であるのに対して，HBV 関連膜性腎症では IgG1 が優位であることが多い。

## 誤診しやすい疾患との鑑別ポイント

　特発性膜性腎症の診断に有用とされる抗ホスホリパーゼ A$_2$ 受容体（PLA2R）抗体は，HBV 関連膜性腎症の多くで陽性になることがある。

## 確定診断がつかないとき試みること

　蛋白尿の原因となる疾患を鑑別し，B 型肝炎ウイルスに対する治療を行って経過をみる。

**表1** 腎症を引き起こすウイルス性疾患

| 1. 急性糸球体腎炎 | ヒトパルボウイルス B19，A 型肝炎ウイルス，麻疹，黄熱病，Epstein-Barr ウイルス |
|---|---|
| 2. 慢性糸球体腎炎 | B 型肝炎ウイルス，C 型肝炎ウイルス，HIV，ヒトパルボウイルス B19 |
| 3. 間質性腎炎(時に低血圧，多臓器不全，横紋筋融解症，肝腎症候群などを伴う) | ハンタウイルス，ARDS コロナウイルス，BK ウイルス，デング熱，Epstein-Barr ウイルス，A 型インフルエンザ，コクサッキー B ウイルス，サイトメガロウイルス(先天性) |

## 予後判定の基準

成人の HBV 関連膜性腎症では 25〜35％が腎不全に進行し，10％が維持透析を必要とする。

## 治療法ワンポイント・メモ

B 型肝炎の治療でインターフェロンもしくは核酸アナログ製剤を使用する。

# II C 型肝炎ウイルス(HCV)関連腎症

頻度 HCV 関連腎症の約 70％がネフローゼ症候群となる(腎と透析 92：49-53，2022)。

## 診断のポイント

1 HCV の持続感染。
2 蛋白尿，血尿(約 25％に認める)，進行性の腎機能障害を認める。
3 低補体とクリオグロブリン血症を認める。

## 症候の診かた

多くの患者では，クリオグロブリン血症に伴い，紫斑，関節痛，末梢の知覚障害，Raynaud 現象や腹痛などの全身症状を認める。

## 検査所見とその読みかた

1 肝機能障害，低補体，クリオグロブリン血症を認める。
2 蛋白尿，顕微鏡的血尿，腎機能低下を認める。

## 確定診断の決め手

血清学的に HCV 抗体陽性とクリオグロブリン血症，補体低下，肝機能障害に，腎生検でメサンギウム増殖性糸球体腎炎(MPGN：membranoproliferative glomerulonephritis)の所見を示す場合，HCV 関連腎症と診断する。

## 誤診しやすい疾患との鑑別ポイント

1 HCV 感染患者の 10〜15％でクリオグロブリンが陽性となる。
2 逆にクリオグロブリン陽性患者の 70〜100％に HCV 抗体や HCV RNA 陽性が認められる。
3 補体が低下する腎疾患としてクリオグロブリン血症以外にループス腎炎，溶連菌感染後糸球体腎炎などがある。

## 確定診断がつかないとき試みること

ほかに原因となる疾患を鑑別し，C 型肝炎ウイルスに対する治療を行い経過をみる。

## 予後判定の基準

約 10％の患者が末期腎不全まで進行する。

## 治療法ワンポイント・メモ

1 HCV 感染に対するインターフェロン(IFN)フリー直接作用型抗ウイルス薬(DAA：direct acting antivirals)が行われるようになり，HCV ジェノタイプによらず，腎機能障害者を含めたほぼすべての HCV 感染が治療可能となっている。
2 抗ウイルス療法により治療効果が十分得られない場合は，ステロイド治療や免疫抑制薬を使用する。
3 クリオグロブリンの除去のため血漿交換が行われることがある。

# III ヒト免疫不全ウイルス(HIV)関連腎症

HIV 感染患者は，急性腎障害(AKI：acute kidney injury)に陥りやすいほか，慢性腎臓病(CKD)を合併しやすい。HIV 感染者における腎障害の病態は，① HIVAN (HIV-associated nephropathy)，② HIVICK (HIV-associated immune complex disease of the kidney)，③血栓性微小血管症，④ anti-retroviral therapy nephrotoxicity〔抗レトロウイルス療法(ART)

による腎障害〕，⑤他腎障害との合併があるが，わが国では HIVAM や HIVICK は少なく，HIV 感染患者における他の腎障害の合併がほとんどである。

(頻度) 米国ではアフリカ系人種での発症が圧倒的に多い（Clin J Am Soc Nephrol 12: 1337-1342, 2016）。わが国における HIV 感染者の CKD 合併率は 12.9％といわれている。

### 診断のポイント

❶ HIV 感染に対し未治療の黒人 HIV 感染患者で腎機能障害がある場合は，HIVAN を疑う。
❷ 日本人 HIV 感染患者で蛋白尿，腎機能障害を認めた場合は，腎生検が必要である。

### 症候の診かた

HIV 感染患者の AKI の原因として HIVAN が考えられるが，HIVAN 以外の AKI として HIV 以外の感染症の合併（敗血症）や ART の治療薬による副作用が知られている。

### 検査所見とその読みかた

❶ HIV 抗体陽性，CD4 陽性細胞数 200 個/$\mu$L 未満。
❷ HIVAN の場合，血尿，高血圧，高度蛋白尿を認める。

### 確定診断の決め手

HIVAN の場合，腎生検で糸球体は巣状分節性糸球体硬化症（FSGS：focal segmental glomerulosclerosis）の虚脱型亜型（collapsing variant）を示す。

### 誤診しやすい疾患との鑑別ポイント

HIV 治療薬であるプロテアーゼ阻害薬（アタザナビル）は尿路結石による尿細管腔閉塞を起こしやすく，ヌクレオシド系逆転写酵素阻害薬（テノホビルジソプロキシルフマル酸）は急性尿細管壊死を起こすことがある。

### 確定診断がつかないとき試みること

ほかに原因となる腎疾患を鑑別する。

### 予後判定の基準

❶ HIVAN の腎予後は，ART を施されたとしても総じて悲観的である。
❷ 近年の ART の普及により，HIVAN が原疾患の末期腎不全は減少している。

### 治療法ワンポイント・メモ

HIV 感染に対する ART に加え，レニン-アンジオテンシン系阻害薬，ステロイドが使用される。

## Ⅳ COVID-19 による腎症

(頻度) COVID-19 における腎障害は，多くが AKI であり，発症率は入院患者で 8～36％といわれている。また COVID-19 による入院患者全体の約 5％に腎代替療法が必要となる重度の AKI が生じ，発症により死亡リスクは 9 倍にもなる（腎と透析 92：49-53，2022）。

### 診断のポイント

❶ COVID-19 による AKI 発症リスクとして高齢，糖尿病，高血圧，既存の CKD，人工呼吸や循環作動薬の需要がある。
❷ CKD 患者は，リスク因子を複数抱えることが多く，COVID-19 発症の際は，腎機能の注意深いモニタリングが必要である。

### 症候の診かた

❶ COVID-19 による呼吸障害を認める。
❷ 急激な腎機能悪化（急性腎障害）を認める。

### 検査所見とその読みかた

❶ 急激な腎機能悪化を認める。
❷ 重度の AKI に至らない COVID-19 患者でも尿中 L 型脂肪酸結合蛋白（L-FABP：L-type fatty-acid binding protein）や $\beta_2$ ミクログロブリンが上昇しており，尿細管障害が認められる。
❸ COVID-19 感染では，70％以上で蛋白尿が出現し，一部で 3.5 g/日を超えるネフローゼの状態となる。蛋白尿が出現した際は，AKI の併発や CKD への移行が多く，COVID-19 診療では腎機能だけでなく尿検査を随時評価する必要がある。

### 確定診断の決め手

❶ COVID-19 の抗原検査，PCR 検査で陽性を示す。
❷ COVID-19 による呼吸障害に加え，急激な腎機能悪化を認める。

### 誤診しやすい疾患との鑑別ポイント

COVID-19 ではさまざまな薬剤が使用されるが，腎機能障害時には薬剤性腎障害の併発を除外する必

要がある。

## 確定診断がつかないとき試みること

COVID-19 における腎障害はさまざまな要因が複合的に関与しており，その病態や予防・治療法についてはいまだ明らかでない部分が多い。

## 合併症・続発症の診断

COVID-19 感染患者は，退院後 6 か月の時点で35％に腎機能低下を認める。

## 経過観察のための検査・処置

COVID-19 感染患者における院内発症の AKI に関して，腎臓内科医による入院中・早期からのフォローアップが腎機能の改善と院内死亡率の低下に有益である。

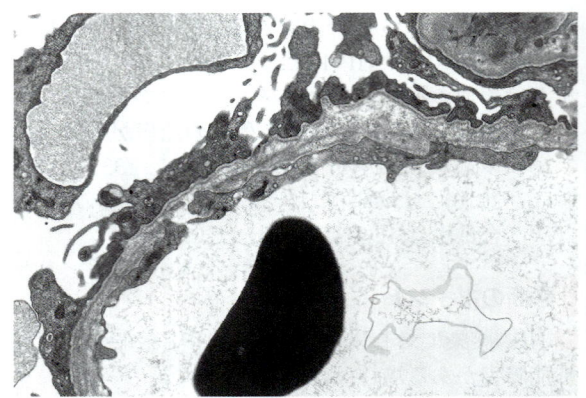

**図1** Alport 症候群における糸球体基底膜の電子顕微鏡所見

糸球体基底膜は部分的に肥厚し，緻密層に層状変化が認められ，一部に断裂がある。

# Alport 症候群
## Alport Syndrome

**田邊 克幸** 岡山大学病院・血液浄化療法部講師

頻度 あまりみない
GL アルポート症候群診療ガイドライン

## 診断のポイント

❶糸球体基底膜のⅣ型コラーゲン α5 鎖をコードする *COL4A5* 遺伝子変異による X 連鎖顕性遺伝形式が 80％を占め，α3 鎖または α4 鎖をコードする *COL4A3* または *COL4A4* の変異による Alport 症候群は 15％が常染色体潜性遺伝形式で，5％程度が常染色体顕性遺伝形式である。

❷典型例は以下の特徴を示す。
　❶腎不全の家族歴。
　❷持続性血尿。
　❸両側感音性難聴。
　❹前部円錐水晶体などの眼所見。
　❺電子顕微鏡による糸球体基底膜の特徴的所見。

## 症候の診かた

❶典型例：X 連鎖型は原則男性であり，幼少期までに顕微鏡的血尿が認められ，発熱時に肉眼的血尿を伴うことがある。進行に伴って蛋白尿も出現する。感音性難聴は 10 歳以降に発症し，その後に高血圧や腎機能低下が現れ，70％が 30 歳までに末期腎不全に至る。常染色体潜性型では男女差なく同様な経過をたどる。

❷非典型例：X 連鎖型の女性例や常染色体顕性型の症例では，一般的により軽症であり，進行が遅い。しかし，約 20％は中年期以降で末期腎不全に至る。

## 検査所見とその読みかた

❶尿検査：顕微鏡的血尿とともに通常は蛋白尿が認められ，ネフローゼレベルとなることもある。

❷聴力・眼検査：難聴は通常，両側性かつ進行性であるが，小児や非典型例では軽度なことが多く，検出には耳鼻咽喉科での聴力検査が必要である。角膜，水晶体（特に前部円錐水晶体），網膜に病変を生じることがあり，眼科検査が必要である。

❸腎生検：光学顕微鏡上，初期には変化に乏しく，軽度のメサンギウム細胞増殖を認めうる。進行に伴って糸球体の分節性硬化や尿細管萎縮・間質線維化を呈する。蛋白尿が高度な場合は間質への泡沫細胞の集簇がみられる。蛍光抗体法で免疫グロブリンや補体の沈着はなく，Ⅳ型コラーゲン α5 鎖の染色により，その欠損が示される。電子顕微鏡では，糸球体基底膜の不規則な肥厚を呈する。緻密層には断裂や層状変化が認められ（図 1），進行に伴って広範に糸球体係蹄へ変化が及ぶ。

❹遺伝子検査：*COL4A5* 遺伝子または *COL4A3* や *COL4A4* 遺伝子における変異を検出する。遺伝子検査は保険収載されている。

## 確定診断の決め手

**❶** 主要徴候として血尿があり，蛋白尿・腎不全，難聴，眼病変を伴う。

**❷** 免疫蛍光抗体法により糸球体基底膜でのⅣ型コラーゲン α5 鎖の染色欠損を確認する。ただし，典型例の 20％で欠損が確認できず，非典型例ではモザイク状または正常となる。

**❸** 電子顕微鏡で糸球体基底膜における上記の特徴的な所見を証明する。

**❹** 前記**❶**～**❸**に加えて遺伝子検査を考慮する。

## 誤診しやすい疾患との鑑別ポイント

**❶** IgA 腎症（⇨964 頁）：本症と同様な尿検査異常を呈し，鑑別には腎生検を要する。

**❷** 菲薄基底膜病：血尿のみを呈する非進行性の疾患であり，電子顕微鏡で本症に特徴的な所見を欠く。

**❸** 家族性に腎不全と難聴を引き起こしうる多数の疾患のすべてが鑑別診断となり，鰓耳腎症候群や May-Hegglin 異常症などが考慮される。

## 確定診断がつかないとき試みること

**❶** 腎生検の施行が困難な場合は皮膚生検を行い，皮膚基底膜でのⅣ型コラーゲン α5 鎖の染色欠損を証明する。

**❷** 腎生検でⅣ型コラーゲン α5 鎖の染色欠損や特徴的な電子顕微鏡所見を証明できない場合には，遺伝子検査による変異の検出が有用である。

## 合併症・続発症の診断

*COL4A5* から隣接する *COL4A6* まで及ぶ広範な遺伝子欠損があると，食道などにびまん性平滑筋腫症を伴いうる。

## 治療法ワンポイント・メモ

本症には根治的治療がなく，腎不全の進行を遅らせるための治療が主体となる。

**❶** 食事療法：慢性腎臓病患者への栄養指導に準じ，食塩制限や必要に応じて蛋白質制限を行う。

**❷** 薬物療法：蛋白尿や高血圧を呈する患者ではレニン-アンジオテンシン系阻害薬の積極的な投与が推奨される。SGLT2 阻害薬や MR 拮抗薬はいまだエビデンスに乏しい。シクロスポリンが有効との報告もあるが，その使用は専門医に委ねるべきである。

## さらに知っておくと役立つこと

本症は国の指定難病の対象疾患であり，診断が確定すれば治療費の公費負担申請を勧める。

## 専門医へのコンサルト

症候や検査所見から本症を疑った場合は，確定診断のため小児科または腎臓内科の専門医へコンサルトが必要である。

# 尿細管性アシドーシス
## Renal Tubular Acidosis (RTA)

芦田 明　大阪医科薬科大学教授・小児科学

**（頻度）** あまりみない

**❶** わが国では推定患者数は，100 人程度とされる〔難病情報センター：その他分野　尿細管性アシドーシス（平成 24 年度）https://www.nanbyou.or.jp/entry/3277〕

**❷** 欧米では遠位尿細管性アシドーシスは一次性，二次性を合わせて 10 万人当たり 4〜5 人程度との報告がある（Nat Rev Nephrol 19: 384-400, 2023）。

## 診断のポイント

**❶** 血液ガス分析でアニオンギャップ〔AG：anion gap ＝［$Na^+$］－｛［$HCO_3^-$］＋［$Cl^-$］｝（正常値：$12 \pm 2$ mEq/L）〕が正常（高クロール性代謝性アシドーシス）で，消化管からの $HCO_3^-$ 喪失が想定される下痢症やアセタゾラミドなどの服用が認められない場合に本症が疑われる。

**❷** 腎尿細管性アシドーシスは，腎集合管における水素イオン（$H^+$）の排泄障害，近位尿細管における重炭酸イオン（$HCO_3^-$）の再吸収障害，アルドステロンの量的/機能的作用不全の病態をもとに，Ⅰ型（遠位尿細管性アシドーシス），Ⅱ型（近位尿細管性アシドーシス），Ⅳ型（高カリウム血症性尿細管性アシドーシス）の 3 病型に分類される。

**❸** 各々の病型で一次性（遺伝性）と二次性が存在し，特に二次性の原疾患は鑑別診断を行ううえで，留意する必要がある。

## 症候の診かた

**❶** Ⅰ型（遠位型）尿細管性アシドーシス：筋力低下や多飲多尿といった低カリウム血症に関連した症候や

高カルシウム尿症，低クエン酸尿症による腎結石や腎石灰化症を呈する。小児期においては成長障害やくる病所見を呈する。

❷Ⅱ型（近位型）尿細管性アシドーシス：近位尿細管障害の症状として尿糖，汎アミノ酸尿，リン酸尿，尿酸尿などFanconi症候群の症状を呈する場合がある。また，一次性の場合には小児期の成長障害を呈する。

❸Ⅳ型（高カリウム型）尿細管性アシドーシス：高カリウム血症が特徴的である。高カリウム血症を呈し，腎不全の有無，K製剤やK保持性利尿薬の使用の有無などの確認が必要である。

## 検査所見とその読みかた

❶スクリーニング検査

❶血液ガス分析および血液・尿電解質，尿pHを測定する。AG正常の高クロール性代謝性アシドーシスが認められる場合に本疾患を疑う。アシデミア存在下での尿pHは近位型か遠位型かの鑑別に有用であり，尿AGは$HCO_3^-$の腎外喪失（下痢）の鑑別に有用である。

❷問診・医療面接において，便中への$HCO_3^-$喪失が想定される下痢の有無やアセタゾラミドなどの服用歴を確認する。

❸一般的な血液検査，尿検査を行うなかで，Cr測定による腎機能の把握や電解質（Na，K，Cl，Ca，無機リン）測定，特に血清K値についてはⅠ型，Ⅱ型では低値となり，Ⅳ型では高値となることから注目する。

❹画像検査として腹部超音波検査で腎石灰化症や腎結石の有無を確認する。

❷絞り込む検査

❶近位尿細管機能検査：尿中アミノ酸分析や低分子蛋白（$\beta_2$ミクログロブリンなど），尿糖の有無を検索し，Fanconi症候群などの合併の有無を確認する。

❷塩化アンモニウム負荷試験

● 十分な酸負荷の状況下で遠位尿細管における尿酸性化能を調べる検査で，血液pH 7.3以下にもかかわらず，尿pHが5.5以下とならない場合，尿酸性化障害があると考え，Ⅰ型（遠位型）尿細管性アシドーシスと診断する。

● pH 7.3未満の明らかなアシドーシスを呈している場合には本負荷試験の必要はなく，高度なアシドーシス下では負荷はかえって禁忌である。

❸フロセミド負荷試験：尿酸性化能を確認する検査で，フロセミド（0.5～1 mg/kg）を静脈内投与し，前後数時間にわたり尿pHを確認する試験で，尿pHが5.5以下にならない場合，尿酸性化障害を考慮し，Ⅰ型（遠位型）尿細管性アシドーシスを疑う。

❹重炭酸負荷試験

● 近位尿細管における$HCO_3^-$の再吸収能をみる検査で，重炭酸（2～3 mEq/kg/日）を投与しアシドーシスを補正したあとの$HCO_3^-$排泄率[$FEHCO_3^-$（％）＝（尿$HCO_3^-$×血液Cr/尿Cr×血液$HCO_3^-$）×100]を計算する。

● $HCO_3^-$の再吸収障害を呈するⅡ型（近位型）尿細管性アシドーシスでは，10～15％以上となり，$HCO_3^-$再吸収能が保たれるⅠ型（遠位型）尿細管性アシドーシスやⅣ型（高カリウム型）尿細管性アシドーシスでは5％未満となる。

❺遺伝子検査（診断）：近年の遺伝子解析技術の進歩，特に次世代シークエンサーの出現により，原因遺伝子の網羅的解析が可能となっている。そのため臨床的に一次性（遺伝性）の尿細管性アシドーシスが疑われる場合には直接，原因遺伝子の同定から確定診断に至る場合がある。

❻血中アルドステロン定量：Ⅳ型はアルドステロンの量的/機能的機能不全であり，血中アルドステロン濃度をはじめとする内分泌学的検索を行う。

## 確定診断の決め手

血液ガス分析でAG正常の代謝性アシドーシス（高クロール性代謝性アシドーシス）が存在し，各種負荷試験の結果，病型診断が確定したとき，もしくは遺伝子検査で原因遺伝子が同定された場合。

## 誤診しやすい疾患との鑑別ポイント

### ❶下痢症

❶消化管から多量の$HCO_3^-$が漏出する下痢においては，本症と同様にAG正常の高クロール性代謝性アシドーシスを呈する。

❷問診や医療面接では，感染性下痢ばかりでなく炎症性腸疾患や消化管手術歴なども含めて情報を収集する。

## 確定診断がつかないとき試みること

尿細管性アシドーシスの二次性の原因疾患を含め，各種検査から再検討する。

## 合併症・続発症の診断

Ⅰ型(遠位型)で一次性(遺伝性)の主な原因である*ATP6V1B1*や*ATP6V0A4*の異常では, 感音性難聴が合併することが知られている。

## 治療法ワンポイント・メモ

1 Ⅰ型(遠位型), Ⅱ型(近位型)では, アルカリとKの補充によるアシドーシス, 低カリウム血症の補正が基本である。

2 Ⅳ型(高カリウム型)では, アルドステロン欠乏の場合は, ミネラルコルチコイドの補充を行う。高カリウム血症に対して, カリウム摂取制限, イオン交換樹脂などで是正する。

# 尿細管間質性腎炎

## Tubulointerstitial Nephritis

岡田 浩一　埼玉医科大学教授・腎臓内科

本項では, 急性尿細管間質性腎炎(ATIN:acute tubulointerstitial nephritis)について記載する。

頻度 ときどきみる

## 診断のポイント

1 腎性の急性腎障害(AKI:acute kidney injury)(腎前性と腎後性が否定される)。
2 非乏尿性である。
3 高度蛋白尿や糸球体性血尿がない。
4 尿細管障害マーカーが陽性。
5 被疑薬の投与歴がある(表1)。

## 緊急対応の判断基準

尿毒症〔嘔気・嘔吐や意識障害, 肺水腫, 高カリウム血症(K>6 mEq/L), 代謝性アシドーシス($HCO_3^-$<15 mEq/L, pH<7.15)など〕が高度な場合には, 躊躇なく血液透析を導入して全身状態を改善させる。

## 症候の診かた

1 ほとんどの症例が無症状のまま血清 Cr 値の上昇から発見されるが, 腎機能低下が高度な場合には嘔気・嘔吐や全身倦怠感などの尿毒症症状を認めることがある。
2 尿量は非乏尿性の場合が多い。

## 表1 薬剤アレルギー性間質性腎炎の原因薬剤

- ・抗菌薬〔ペニシリン・セファロスポリン, フルオロキノロン系, リファンピシン, イソニアジド, サルファ剤(ST合剤を含む), マクロライド〕
- ・プロトンポンプ阻害薬, $H_2$受容体拮抗薬
- ・非ステロイド性抗炎症薬(NSAIDs)(選択的 COX-2 阻害薬を含む)
- ・免疫チェックポイント阻害薬(抗 PD-1 抗体, 抗 PD-L1抗体, 抗 CTLA-4 抗体)
- ・アロプリノール
- ・抗てんかん薬(カルバマゼピン, フェニトイン, フェノバルビタール)
- ・利尿薬(フロセミド, サイアザイド)
- ・抗ウイルス薬(アシクロビル, ホスカルネット)

3 NSAIDs による ATIN では全身性浮腫を示すことがある。
4 原因によっては特有の症候を伴うものがある〔唾液腺腫大や乾燥症状(Sjögren 症候群や IgG4 関連腎臓病), ぶどう膜炎〔尿細管間質性腎炎・ぶどう膜炎症候群(TINU 症候群:tubulointerstitial nephritis with uveitis syndrome)やサルコイドーシス〕, 自己免疫性内分泌異常(免疫チェックポイント阻害薬使用)など〕。

## 検査所見とその読みかた

1 血液・生化学所見
　❶血清 Cr 上昇については, 原因薬剤への曝露からの時間関係が診断に重要である。
　❷薬剤アレルギーの症例では, 末梢血好酸球増多を伴う場合がある。
　❸ Sjögren 症候群では抗核抗体や抗 SS-A/B 抗体などの自己抗体が陽性となり, また IgG4 関連腎臓病では血中 IgG4 上昇(135 mg/dL 以上)や補体低下が特徴である。
2 尿検査
　❶尿蛋白は<1 g/日程度と軽微で, $\beta_2$ミクログロブリンや NAG(N-アセチルグルコサミニダーゼ)などの尿細管性蛋白尿が主体となる。NSAIDs による ATIN では, ネフローゼ症候群を伴うことがある。血尿は通常軽微である。
　❷約半数の症例に認める無菌性膿尿は重要な所見である一方, 尿中好酸球の増加は薬剤アレルギー性 ATIN の診断における感度・特異度ともに低い。
3 画像検査
　❶超音波所見で腎は腫大し, 皮質輝度が上昇する。
　❷ IgG4 関連腎臓病では, CT で肥大した腎実質が

低吸収を示すことがある。

❸またガリウムシンチグラフィでの両側腎臓への強い集積所見は ATIN を示唆するが，特異度は低い。

**❹腎生検**

❶ ATIN の確定診断における標準検査である。典型例では糸球体はほぼ正常であり，さまざまな程度に傷害された尿細管の周囲間質に著明な細胞浸潤と浮腫を伴っている。浸潤細胞の主体は T リンパ球であり，有意なプラズマ細胞の混在は Sjögren 症候群・IgG4 関連腎臓病（IgG4 産生細胞 ≧ 40％）を示唆する。

❷間質における細胞浸潤と線維化の広がりは予後と相関し，後者の割合が大きいほどステロイド治療反応性が低く，腎機能予後が不良である。

## 確定診断の決め手

❶非乏尿性の腎性 AKI。

❷軽微な検尿所見と尿細管障害マーカー陽性。

❸腎生検による組織診断。

## 誤診しやすい疾患との鑑別ポイント

❶**急性尿細管障害（壊死）**：ショックなどの循環障害や腎毒性物質（抗癌剤やアミノグリコシド系抗菌薬など）の投与が前駆し，乏尿を呈する場合が多い。

❷**急速進行性糸球体腎炎**：中等度以上の蛋白尿や高度な糸球体性血尿などの検尿異常を伴う。抗好中球細胞質抗体（ANCA：anti-neutrophil cytoplasmic antibody）や抗 GBM（glomerular basement membrane）抗体などの特異的な免疫学的異常を伴うことがある。

❸**慢性腎臓病**（CKD）（⇨ 973 頁）：薬剤アレルギー性 ATIN でもプロトンポンプ阻害薬などによるものは進行が緩徐で，さらに CKD に合併するような場合には CKD 進展との鑑別が困難となる。臨床経過や検査所見の経時的な変化と腎生検所見が鑑別に有用である。

## 確定診断がつかないとき試みること

❶薬剤アレルギー性 ATIN を疑い，被疑薬を中止しても腎機能の改善が得られない場合には，腎生検による組織診断を行う。

❷腎生検が適用できない場合（萎縮腎や認知機能低下など），ガリウムシンチグラフィの集積所見などを参考に，腎臓専門医と相談のうえで副腎皮質ステロイドの試験的投与を考慮してもよい。

## 合併症・続発症の診断

❶薬剤アレルギーの場合，皮疹，関節痛や発熱などのアレルギー症状を伴うことがある。

❷原因によっては特有の合併症を伴うものがある〔唾液腺腫大や乾燥症状（Sjögren 症候群や IgG4 関連腎臓病），ぶどう膜炎（TINU 症候群やサルコイドーシス），自己免疫性内分泌異常（免疫チェックポイント阻害薬使用）など〕。

## 予後判定の基準

❶原因薬剤を中止して 1 週間後も腎機能の改善が認められない場合には，自然軽快は期待できないため，副腎皮質ステロイドを使用する。

❷副腎皮質ステロイド開始後 1 か月程度が経過しても腎機能の改善が不十分な場合，腎機能低下が遷延する可能性が高く，ステロイドの継続について腎臓専門医と相談する。

❸腎生検組織における高度な腎線維化の所見は，治療後も腎機能障害が遷延する可能性が高い。

## 経過観察のための検査・処置

❶腎機能の改善は数週から 2〜3 か月の経過で進み，その後も緩徐な改善が認められる場合が多く，1 年程度は定期的な血清 Cr 値のフォローを行う。

❷血清 Cr 値の変動がなくとも，尿細管障害マーカー（尿中 $\beta_2$ ミクログロブリンや NAG など）をフォローすることで，ATIN の改善や再燃をモニタリングすることができる。その際，尿中 Cr 値との比で評価しておくと，尿濃縮・希釈による影響を軽減できる。

## 治療法ワンポイント・メモ

副腎皮質ステロイド治療：被疑薬が不明，もしくは中止後にも腎機能の改善が認められない場合には，すみやかに副腎皮質ステロイドを導入する。プレドニゾロン 0.8〜1 mg/kg を連日 2〜3 週間投与し，その後は 3〜4 週間かけて漸減する（薬剤アレルギー以外の場合には，それぞれの原疾患に対する標準治療を行う）。

## さらに知っておくと役立つこと

❶原因薬剤については，再発を避けるために禁忌薬として十分な指導を行う。

❷免疫チェックポイント阻害薬に関連した ATIN では，併用薬（プロトンポンプ阻害薬など）による

ATIN を誘発させるメカニズムが想定されており，被疑薬となる併用薬も中止する。

## 専門医へのコンサルト

1 腎生検による診断が重要であり，腎臓専門医へ積極的に依頼する。

2 尿毒症症状を伴う場合には腎臓専門医に依頼し，すみやかに血液透析を導入する。

3 免疫チェックポイント阻害薬に関連する ATIN の場合，改善後に再投与を要する場合がある。その場合には，がん薬物療法専門医と腎臓専門医との間で risk-benefit を勘案しつつ，判断する。

# 急性腎盂腎炎・慢性腎盂腎炎
## Acute Pyelonephritis and Chronic Pyelonephritis

**星野 純一** 東京女子医科大学教授・腎臓内科学

頻度 **よくみる**

GL ・日本版敗血症診療ガイドライン 2024
・JAID/JSC 感染症治療ガイド 2023

## 診断のポイント

1 尿検査にて膿尿・細菌尿を認める。

2 肋骨脊柱角部圧痛（CVA tenderness）がある。

3 膀胱刺激症状（頻尿・残尿感・排尿時痛）が先行することが多い。

4 炎症反応の上昇（白血球，CRP など）。

5 女性または免疫低下状態の患者に生じやすい。ただし高齢者では男女比は同等になる〔欧州泌尿器科学会（EAU）ガイドライン 2023〕。

6 入院を要する患者は夏に多い（EAU ガイドライン 2023）。

7 成人女性に多い単純性腎盂腎炎と，基礎疾患を有する患者に多い複雑性腎盂腎炎に大別される。複雑性腎盂腎炎の場合は，適切な基礎疾患の把握が重要である。

## 緊急対応の判断基準

1 敗血症に移行しやすい疾患であり，初期段階での的確な診断および治療選択が重要。

2 入院を積極的に考慮する病態

 ❶敗血症が疑われる場合〔「敗血症」（⇨ 1277 頁）を参照。例：WBC＞12,000/$\mu$L，CRP 基準値の 2 SD 以上など〕。

❷腹膜刺激症状（悪心・嘔吐）を伴う場合。

❸画像検査にて腎結石や膿瘍の合併。

❹急性腎機能障害を示す場合。

❺糖尿病や免疫抑制薬内服などの免疫機能低下状態。

❻その他，全身状態不良・著明な炎症反応上昇など，入院が適切と判断される場合。

## 症候の診かた

1 発熱：最も頻度が高いが，高齢者でははっきりしないこともある。

2 細菌尿・膿尿：多くは，自覚症状（尿濁）や膀胱刺激症状（頻尿，残尿感，排尿時痛）を伴う。

3 肋骨脊柱角部圧痛・叩打痛：腎臓周囲への炎症の波及による症状。

4 悪心・嘔吐：炎症の波及により腹膜刺激症状が出現する場合がある。

5 バイタルサイン：敗血症に移行しやすい疾患であることから，頻回のバイタルチェックが必要である。血圧低下・頻脈・頻呼吸などを認めた場合には，積極的な全身管理を考慮する。

## 検査所見とその読みかた

1 治療開始前に，尿一般検査，尿沈渣，尿培養検査，薬剤感受性検査を必ず行う。

2 中間尿を採取する。自尿採取困難の場合は，カテーテル導尿でもよい。

3 膿尿の判定：尿沈渣法では尿中白血球数 5/HPF 以上，白血球算定では 10/$\mu$L 以上。

4 細菌尿の判定：尿培養にて細菌数 $10^4$ CFU/mL 以上。

5 尿定性検査：尿試験紙法にて，尿白血球（白血球エステラーゼ）検査と尿亜硝酸塩試験がともに陽性であれば，尿路感染症，特にグラム陰性菌感染である確率が高い。

6 尿白血球検査は，尿糖や蛋白尿が多い場合に偽陰性を示すことがある。

## 確定診断の決め手

1 尿路感染症状（膀胱刺激症状・膿尿細菌尿）に伴う肋骨脊柱角部の圧痛・叩打痛と炎症反応上昇（白血球数，CRP 上昇など）。

2 CT や超音波検査による腎臓腫大および腎周囲の炎症所見。

## 誤診しやすい疾患との鑑別ポイント

**1** その他の感染性疾患：膿尿・細菌尿が陰性で，臨床症状部位に合致した画像・検査所見を示す（例：咳嗽と肺炎像）。

**2** 膀胱炎（⇨1639頁）・尿道炎（⇨1682頁）：膀胱刺激症状は同一であるが，全身性炎症・発熱を伴わないことが多い。

**3** 腎結石（⇨1645頁）：画像検査によって鑑別する。血尿を伴うことが多い。

**4** 虫垂炎（⇨669頁）：画像検査によって鑑別する。膿尿・細菌尿は伴わない。

## 確定診断がつかないとき試みること

　全身性炎症性疾患のなかで最も頻度が高い疾患が感染症であり，尿路感染症はそのなかで肺炎に次いで頻度の高い疾患である（EAU ガイドライン2023）。また，腎盂腎炎に進展した場合には，重篤な敗血症に移行しやすい。したがって，確定診断がつかない全身性炎症性疾患で尿路感染症の可能性が否定できない場合には，血液培養・尿培養を採取したうえですみやかに empiric な抗菌薬の投与を検討する。

## 合併症・続発症の診断

**1** 尿路奇形や腎結石などの尿路系異常や腎膿瘍を合併することがあり，CT や超音波検査などの画像検査が必要。

**2** 敗血症に移行しやすい疾患であり，治療開始後も頻回のバイタルチェック，採血フォローが必要になる。

## 予後判定の基準

　敗血症性ショック，腎機能障害，意識障害，播種性血管内凝固症候群（DIC）を認める場合には予後不良である。

## 治療法ワンポイント・メモ

**1** 単純性腎盂腎炎の起因菌は大腸菌などのグラム陰性桿菌のことが多く，empirical therapy として $\beta$-ラクタム系抗菌薬・キノロン系抗菌薬などが推奨される。

**2** 複雑性腎盂腎炎の場合は，グラム陰性桿菌のほかにも *Pseudomonas* や *Enterococci* や *Staphylococci* などのグラム陽性菌が起因菌になりうる。疑わしい場合には，アンピシリンやバンコマイシン併用を考慮

する。

**3** 複雑性腎盂腎炎の起因菌は多岐にわたり耐性菌保有率も高いことから，尿培養検査は必須である。多剤耐性菌の可能性も考慮しながら empirical therapy には広域抗菌薬を選択し，治療3日後を目安に効果判定を行い，適切な抗菌薬に変更する（definitive therapy）。

**4** 重症例やキノロン系抗菌薬抵抗性が考慮される場合には，広域 $\beta$-ラクタム系抗菌薬，カルバペネム，タゾバクタム・ピペラシリンなどが用いられる。

**5** 抗菌薬投与前に尿・血液培養を正しく実施し，その結果に基づき可能な限り狭域スペクトラムの薬剤に de-escalation する。

**6** 抗菌薬の投与期間は単純性腎盂腎炎の場合は7日程度，複雑性腎盂腎炎や重症例では14日間の投与を考慮する（JAID/JSC 感染症治療ガイド2023）。

　【参考：EAU ガイドライン2023にて推奨される単純性腎盂腎炎への内服抗菌薬投与期間】
- シプロフロキサシン：7日間
- レボフロキサシン：5日間
- ST 合剤：14日間
- セフェム系：10日間

**7** 尿路閉塞を有する場合には閉塞解除，気腫性囊胞を有する場合には外科的治療を考慮する。

**8** 尿管ステントやカテーテルなどの人工物は極力抜去する。なお，長期間留置されたカテーテルは定着菌が検出される可能性があるため，病原菌検出のためには入れ替え後に採取した検体のほうが望ましい（JAID/JSC 感染症治療ガイド2023）。

## さらに知っておくと役立つこと

**1** 近年のわが国の報告では，尿路感染や腎盂腎炎で入院を要した患者の平均年齢は73.5歳で64.9％は女性であったが，高齢者に限ると入院回数の男女差は認めなかった。

**2** 入院中の死亡率は4.5％であり，男性，高齢，低体重（BMI 18.5以下），糖尿病など合併症の有無が危険因子にあげられている。

## 専門医へのコンサルト

　腎結石や腎膿瘍，尿路系異常所見を認めた場合には，泌尿器科へコンサルトを行う必要がある。

# 薬剤性腎障害
## Drug-induced Kidney Injury

菅野 義彦 東京医科大学主任教授・腎臓内科学

**頻度** ときどきみる

**GL** ・薬剤性腎障害診療ガイドライン 2016
・がん薬物療法時の腎障害診療ガイドライン 2022

## 診断のポイント

1 予期せぬ腎機能低下（すべての腎障害の発症と進行で常に薬剤の関与を疑う）。
2 蛋白尿。
3 皮疹。
4 抗菌薬，NSAIDs，造影剤の使用。
5 抗癌薬，ビタミン D 製剤の使用。

## 症候の診かた

1 皮疹：腎障害に気づいた頃には消退していることもある。病歴に残しておくことが重要である。
2 患者が自覚するような体調の変化をきたすことは少ない。浮腫もむしろまれである。
3 薬歴と検査値の経過の調査が最も重要となる。薬歴は本人の記憶だけではなく，おくすり手帳を利用するが，不明な場合には診療情報（造影 CT など）を照会する。

## 検査所見とその読みかた

1 予期せぬ腎機能低下：健康診断などの定期的な採血で，前回に比べて少し上昇していることで気づく場合がある。血清 Cr 値の変化は小さく変動の範囲と解釈されかねないので，eGFR 値を用いる。発症後の進行は比較的速いために，再検査は 2〜4 週で行う。
2 蛋白尿：軽度蛋白尿からネフローゼ症候群をきたすレベルまで多彩である。何度かの再検査でも陰性がなければ専門医受診を勧める。
3 血清 Ca 値：高齢者の骨粗鬆症対策としてビタミン D 製剤が多用されている。処方医が採血していないこともあるため，高カルシウム血症の症状（食欲低下など）を訴えたら採血項目に Ca を加える。
4 DLST（リンパ球幼若化試験）：結果判明までに時間がかかり，陽性的中率も低いために実際の有用性は高くない。

## 確定診断の決め手

1 該当する薬剤の投与後に新たに発生した腎障害であること。
2 該当薬剤の中止により腎障害の消失，進行の停止を認めること。
3 他の原因が否定できること。

## 誤診しやすい疾患との鑑別ポイント

1 原発性腎疾患：突然の蛋白尿出現や腎機能障害といった所見は類似するため，発症前の様子について問診を詳しく行い，薬剤の関与を推定する。
2 二次性腎疾患：高血圧，糖尿病などに伴う腎疾患では徐々に腎機能障害が進行する。尿所見，血液所見が変化した際には，その間の生活や体調の変化について詳しく問診する。

## 確定診断がつかないとき試みること

1 専門医の受診を勧める。
2 腎生検は診断以外にも腎障害の状況につき多くの情報を得ることができる。

　❶間質の浸潤細胞腫や線維化の状態からステロイドの有効性や治療効果を推測することができ，また糸球体疾患については必要に応じて免疫抑制薬などを用いた積極的治療の方針を立てる際に有益である。
　❷そのため，被疑薬の中止で改善がみられない腎障害において，アレルギー性間質性腎炎が疑われる場合や他の腎疾患との鑑別が必要な場合，糸球体障害が想定される場合は腎生検を積極的に検討する。

## さらに知っておくと役立つこと

1 被疑薬を適応症に対して用法・用量を守って使用されていれば医薬品副作用被害救済制度の対象となりうる。
2 日本腎臓学会のホームページ（https://jsn.or.jp/）では，「薬剤性腎障害診療ガイドライン 2016」「がん薬物療法時の腎障害診療ガイドライン 2022」などが非会員にも公開されている。
3 日本腎臓病薬物療法学会のホームページ（https://www.jsnp.org/ckd）では「腎機能低下時に最も注意が必要な薬剤投与方法一覧」など，腎臓と薬剤に関する情報が一部は非会員にも提供されている。
4 薬剤の副作用は予測不可能なことが多いので，患者に対して処方医を悪く言わない。

# 多発性囊胞腎

Autosomal Dominant Polycystic Kidney Disease
(ADPKD)

**西尾 妙織** 北海道大学病院・血液浄化部教授

頻度 **ときどきみる**

GL エビデンスに基づく多発性囊胞腎(PKD)診療ガイドライン 2020

## 診断のポイント

診断基準に従い診断する(表1)。多くは家族歴があるが，約5%に家族歴のない孤発例がある。

## 症候の診かた

❶初発症状：30〜40歳台まで無症状で経過することが多い。人間ドックや健診などで診断されることも少なくない。

❷腹痛・腰痛：急性の疼痛は囊胞出血，囊胞感染などが原因で起こり，慢性疼痛は腎臓が原因である腎臓痛や腎腫大による脊椎や腰背筋の負担で起こりうる。

### 表1 ADPKD 診断基準

1. 家族内発生が確認されている場合
   1) 超音波断層像で両腎に各々3個以上確認されているもの
   2) CT，MRI では，両腎に囊胞が各々5個以上確認されているもの
2. 家族内発生が確認されていない場合
   1) 15歳以下では，CT，MRI または超音波断層像で両腎に各々3個以上囊胞が確認され，以下の疾患が除外される場合
   2) 16歳以上では，CT，MRI または超音波断層像で両腎に各々5個以上囊胞が確認され，以下の疾患が除外される場合

除外すべき疾患
□多発性単純性腎囊胞(multiple simple renal cyst)
□尿細管性アシドーシス(renal tubular acidosis)
□多囊胞腎(multicystic kidney)〔多囊胞性異形成腎(multicystic dysplastic kidney)〕
□多房性腎囊胞(multilocular cysts of the kidney)
□髄質囊胞性疾患(medullary cystic disease of the kidney)〔若年性ネフロン癆(juvenile nephronophthisis)〕
□多囊胞化萎縮腎(後天性囊胞性腎疾患，acquired cystic disease of the kidney)
□常染色体劣性多発性囊胞腎(autosomal recessive polycystic kidney disease)
〔厚生労働省進行性腎障害調査研究班：常染色体優性多発性囊胞腎診療ガイドライン(第2版)より〕

❸肉眼的血尿：ADPKD の約半数は生涯に1回以上の肉眼的血尿を経験する。

❹高血圧：最も頻度の多い合併症である。平均発症年齢は30歳台と早い。

## 検査所見とその読みかた

❶腹部画像検査

❶腹部超音波検査，CT(図1)，MRI 検査にて両腎に多発する囊胞があること(表1参照)で診断となる。

❷囊胞が増える，あるいは大きくなるために腎臓は腫大する。

❸肝囊胞が多くに認められ，15〜24歳の58%，25〜34歳の85%，35〜46歳の94%に認めると報告されている(Clin J Am Soc Nephrol 1: 64-69, 2006)。

## 確定診断の決め手

❶家族歴。

❷腹部画像検査での両側に多発する腎囊胞(個数は表1参照)。

❸腎腫大。

## 誤診しやすい疾患との鑑別ポイント

❶多発性単純性腎囊胞

❶囊胞数が少なく，非一様に分布。

❷家族歴なし。

❷後天性囊胞性腎疾患

❶末期腎不全に先行して囊胞形成。

❷透析患者に多くみられる。

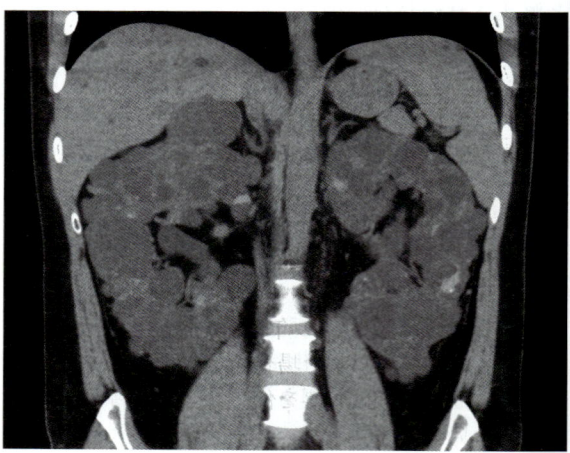

**図1** ADPKD の CT 画像

**❸常染色体潜性多発性嚢胞腎**（ARPKD：autosomal recessive polycystic kidney disease）
- ❶小さな嚢胞が多発。
- ❷家族歴なし。

## 確定診断がつかないとき試みること

家族歴がなく典型的な画像でない場合，遺伝子診断を行うことで確定診断が得られる可能性がある。かずさ DNA 研究所に発注できるが，保険適用外であり，自費検査となる。

## 合併症・続発症の診断

❶脳動脈瘤：未破裂脳動脈瘤の有病率は ADPKD ではない患者より有意に高く，MRA により 3〜5 年に 1 回のスクリーニングが必要である。
❷心臓合併症：心臓弁膜症・左室肥大の合併症が多いため，心臓超音波検査にてスクリーニングを行う。

## 予後判定の基準

❶総腎容積（TKV：total kidney volume）あるいは身長補正 TKV（htTKV：height adjust TKV）が腎機能低下の進行を予測するマーカーとされている。Mayo クラス分類という htTKV から eGFR 低下速度を予測する分類があり，腎臓の予後を推測するのに有用である（J Am Soc Nephrol 26: 160-172, 2015）。

## 経過観察のための検査・処置

❶ TKV 測定のため，経時的に単純 CT あるいは MRI 検査が必要である。難病指定を受けている場合，少なくとも年に 1 回は，TKV 計測が必要となる。
❷トルバプタンで治療している患者は，月 1 回の受診で電解質・腎機能・肝機能検査を行う。

## 治療法ワンポイント・メモ

❶トルバプタン治療：TKV 750 mL 以上，TKV 増大速度がおおむね年間 5% 以上，eGFR 15 mL/分/1.73 m² 以上の患者が適応となる。

## さらに知っておくと役立つこと

本疾患は国の指定難病の対象となっている。CKD 重症度分類ヒートマップで赤色部分，あるいは TKV 750 mL 以上かつ年間 TKV 増大速度 5% 以上のいずれかを満たした場合が対象となる。該当する場合は臨床調査個人票を作成し，治療費の公費負担申請を進める。

## 専門医へのコンサルト

❶ ADPKD は進行性で加齢とともに腎機能が低下していく疾患であり，ADPKD の疑いあるいは診断された患者は，腎臓専門医と連携して診療を行っていく。
❷腎機能が正常であってもトルバプタン治療の適応となる可能性があるため，治療方針決定のために専門医にコンサルトする。
❸嚢胞感染や嚢胞腫大による腹部圧迫症状はしばしば治療に難渋するため，専門医にコンサルトする。

# コレステロール塞栓症
## Cholesterol Embolization Syndrome (CES)

**井尾 浩章** 順天堂大学医学部附属練馬病院・腎・高血圧内科教授

**（頻度）** 特発性 CES：**あまりみない**
　　　　 医原性 CES：**ときどきみる**

## 診断のポイント

❶皮膚症状（blue toe 症候群など）。
❷腎障害（アテローム性腎塞栓性腎疾患）。
❸カテーテル検査・心臓血管手術・処置後。
❹抗凝固薬および線維素溶解薬の使用。
❺ CRP 高値。

## 緊急対応の判断基準

CES は複数の臓器でコレステロール結晶塞栓が形成されることによって引き起こされる予後不良の全身性疾患のため，腎・四肢・消化管・中枢神経・網膜を含めたさまざまな臓器に障害が起こりうる。

## 症候の診かた

❶皮膚症状：症例の約 3 分の 1 に認められ，その特徴的皮膚所見は livedo reticularis（網状皮斑），blue toe 症候群（足趾の塞栓症による疼痛とチアノーゼ：図 1），紫斑，紅斑性結節（図 2）である。
❷腎臓，消化器，中枢神経，網膜などに症状を認めることがある（表 1）。

## 検査所見とその読みかた

❶白血球増加，貧血，血小板減少，好酸球増加，低補体血症，赤血球沈降速度の増加，CRP 増加，フィブリノゲン増加。

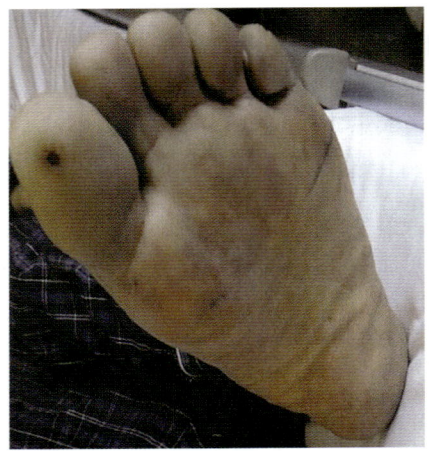

**図1** Blue toe 症候群

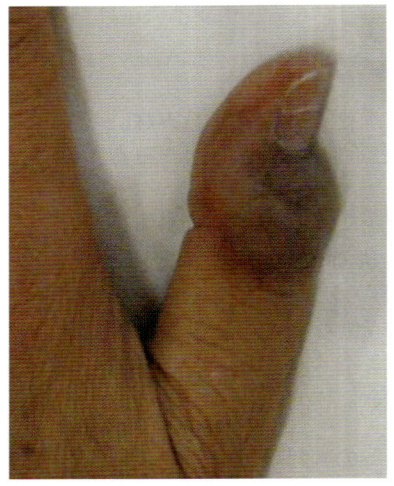

**図2** 紅斑性結節（透析シャント造影検査後）

**表1** コレステロール塞栓症における症状

| | |
|---|---|
| 皮膚 | livedo reticularis，blue toe，潰瘍，壊疽，紫斑 |
| 腎臓 | 急性・亜急性腎不全，治療抵抗性高血圧，腎梗塞 |
| 心臓 | 心筋虚血，心筋梗塞 |
| 消化器 | 腹痛，消化管出血，虚血・梗塞・閉塞，肝機能異常 |
| 中枢神経 | 一過性脳虚血，眼前暗黒，精神症状，脳梗塞 |
| 眼 | 網膜動脈塞栓症，Hollenhorst plaque |
| 全身症状 | 発熱，体重減少，筋肉痛，脱力，食欲不振 |

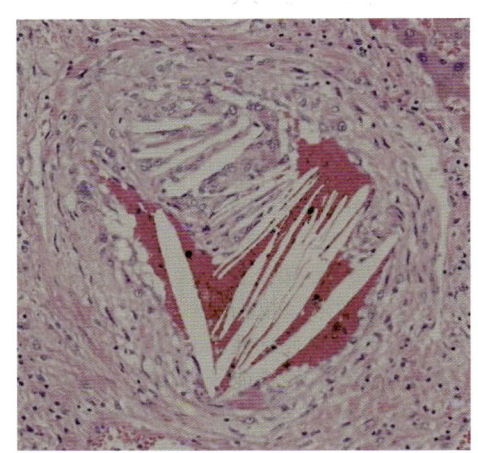

**図3** 皮膚生検

血管内に針状のコレステリン結晶を認める。
（写真提供：順天堂大学医学部附属練馬病院・病理診断科）

❷腎機能障害のある CES は，腎機能障害のない患者と比較して好酸球数のより大きな増加を示す。

## 確定診断の決め手

❶皮膚生検：比較的非侵襲的であり，特に足趾と下腿から得られた場合，感度が高い（図3）。
❷腎生検：虚血性損傷，組織梗塞，限局性分節壊死性糸球体腎炎，および三日月形糸球体腎炎が認められる（Br Med J 290: 205-206，1985）。
❸しかしながら，臨床診療においては，刺激事象と疾患の特徴的な症状との組み合わせが存在する場合に確定診断ができる。例えば，経皮的血管造影後，患者が網状皮斑や blue toe 症候群などの皮膚症状とともに急性腎障害の発症を有する場合，CES の臨床診断を確立することができる。

## 誤診しやすい疾患との鑑別ポイント

❶CES は小動脈と細動脈の病変のため，動脈脈拍は通常，関与する領域では触知可能である。
❷血栓塞栓症は通常，発症が突然であり，虚血および梗塞により急性臓器機能障害を引き起こす。しかし CES では，臨床症状は通常，亜急性および慢性であり，末端臓器機能障害は本質的に遅い。

## 確定診断がつかないとき試みること

ANCA 関連血管炎，結節性多発動脈炎，亜急性細菌性心内膜炎，薬剤性間質性腎炎，造影剤腎症が鑑別にあがる。

## 合併症・続発症の診断

❶最も一般的にはアテローム性腎疾患は亜急性の臨床経過をたどり，数週間以内に進行性の腎機能障害を伴う。28〜61％の患者で透析が必要であり，20〜30％は数回の透析後に腎機能は部分的に回復したと報告がある（Am J Kidney Dis 33: 840-850, 1999）。

❷Hollenhorst plaque は，網膜の明るく屈折性の病変として認められる CES の病理学的特徴であり，このプラークの最も一般的な原因は頸動脈である。

❸腎細動脈の閉塞によってレニン-アンジオテンシン-アルドステロン系の活性化につながる抵抗性および悪性高血圧と関連する。

## 予後判定の基準

❶CRP レベルは，CES 患者のほうが非 CES 患者よりも有意に高かった（2.4 対 0.7 mg/dL）。さらに，多変量解析では，CRP の増加が CES の独立した予測因子であることが報告されている（OR 4.6）（J Am Coll Cardiol 42: 211, 2003）。

❷アテローム性動脈硬化性腎動脈狭窄の存在は，腎動脈造影後における腎機能障害の重要な危険因子である。

## 経過観察のための検査・処置

CES は進行性アテローム性動脈硬化症の症状であり，心血管疾患の 2 次予防が最も重要である。これらの対策には，アスピリン，スタチン，禁煙，体重，血圧，血糖コントロールが重要である。

## 治療法ワンポイント・メモ

❶スタチンは，LDL-C レベルを低下させ，アテローム硬化性プラークを安定化させ，多面的な抗炎症効果を媒介することにより，CES に対して主要かつ有益な効果をもたらす可能性はあるが，エビデンスは不十分である。

❷抗凝固薬および血栓溶解薬と CES との関係は証明されていないが，CES を誘発することが報告されているため，心房細動や人工弁などの他の適応症についての使用のリスク・ベネフィットを考慮する。

❸抗血小板薬は CES の治療薬として証明されていないが，心血管疾患の 2 次予防に使用する場合がある。

❹LDL アフェレーシスが CES 患者の臨床症状を改善したとする報告もある。

❺コルチコステロイドやシクロホスファミドなどの抗炎症薬で有益な効果を示す報告はあるが，CES の治療においてこれらの薬を評価するランダム化比較試験はない。

❻血管介入では CES がさらに誘発されるリスクが常に高いため，手術は CES の生命を脅かす状況での救助療法としてのみ考慮されるべきである。

## さらに知っておくと役立つこと

❶カテーテル検査などの誘因のない場合などは気づかれにくいため，高齢者の腎障害では常に念頭におく必要がある。

❷誘発となる医療行為，亜急性腎障害，皮膚病変がそろえば診断は比較的容易である。

## 専門医へのコンサルト

❶急性腎障害，尿所見異常が認められた場合には，直ちに腎臓専門医へのコンサルトを行う。

❷多臓器にわたる疾患のため，それぞれの臓器専門家にコンサルトを行う必要がある。

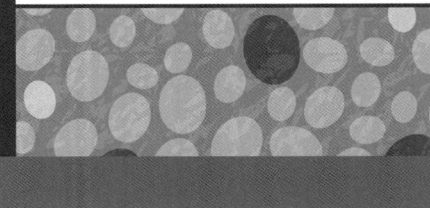

# 7 血液・造血器疾患

責任編集：神田 善伸

# 血液・造血器疾患　最近の動向

**神田 善伸**　自治医科大学教授・血液学

　本書の第 9 版への改訂にあたり，血液疾患領域においても腫瘍性疾患・非腫瘍性疾患にかかわらず数多くの新規治療法が追加された。腫瘍性疾患においては，キメラ抗原受容体 T 細胞（CAR-T）療法の適応が広がり，急性リンパ性白血病，びまん性大細胞型 B 細胞性リンパ腫，骨髄腫などに用いられている。そのほかにも抗体技術を活用した治療薬として二重特異性モノクローナル抗体，抗体薬物複合体が続々と開発，上市された。これらの治療法の開発により，正常組織の障害を軽減した抗がん治療が可能になっている。非腫瘍性疾患の血栓止血領域でも免疫性血小板減少症，血栓性血小板減少性紫斑病などの疾患において複数のモノクローナル抗体が有用な治療選択肢に加わった。発作性夜間ヘモグロビン尿症に対しては，従来の補体 C5 を標的としたモノクローナル抗体に抵抗性を示す患者に対する治療薬が 2023 年以降に立て続けに上市された。一方，腫瘍性疾患を中心にチロシンキナーゼ阻害薬などの小分子化合物の種類も増加し，他の薬剤との併用やより早期の病状への適応が広がっている。診断面でも，さまざまな遺伝子異常が造血器腫瘍の病型分類や予後予測だけでなく治療選択にも活用される場面が増加し，着実に日常診療に取り入れられるようになった。2024 年 9 月には，造血器腫瘍における遺伝子パネル検査が承認された。

　このような進歩は血液疾患の治療成績を向上させているが，薬剤費の高騰の問題のみならず，血液内科専門医の負担増加にもつながっており，働き方改革の実現がさらに遠ざかっているという反面もみられる。やはり，今後は限られた医療資源を効率的かつ公平に活用していくために，新規治療を適正に使用していくことが重要になるであろう。

# 鉄欠乏性貧血
## Iron Deficiency Anemia

川端 浩　国立病院機構京都医療センター・副院長

**頻度** よくみる
**GL** 鉄欠乏性貧血の診療指針（2024）

## 診断のポイント

**1** 月経のある年代の女性で高頻度。

**2** 小球性貧血。

**3** 血清フェリチン低値。

**4** トランスフェリン飽和度（TSAT：transferrin saturation）低値。

**5** 必ず原因があり，重大な原疾患を見落とさない。

## 症候の診かた

**1** 貧血：易疲労感，倦怠感，労作時の息切れなど。ヘモグロビン値の低下のわりに症状が軽いことが多い。重症になると心不全症状を呈することがある。

**2** 異食症：わが国では氷食症（氷を無性に食べたくなる症候）が多い。

**3** Plummer-Vinson 症候群：舌炎，嚥下障害（食道の膜状萎縮）を伴う鉄欠乏性貧血。わが国ではまれ。

**4** 匙状爪（スプーンネイル）：爪の中央部が陥凹で，長期にわたり鉄欠乏状態が持続している患者にみられる（図1）。

## 検査所見とその読みかた

**1** スクリーニング検査：血算では小球性低色素性貧血がみられる。血小板増多を伴うこともある。血清鉄は低値となるが診断の決め手にならない。CRPで炎症の評価をしておく。

**2** 絞り込む検査：血清フェリチン低値が重要である。フェリチンは細胞内の鉄貯蔵蛋白で，マクロファージから能動的に細胞外に放出されており，その血清濃度は体内貯蔵鉄をよく反映する（ただし，フェリチンは炎症でも増加する）。TSAT低値も重要な所見で，これは下記の式で求められる。

❶ TSAT ＝血清鉄÷総鉄結合能（TIBC：total iron binding capacity）

❷ TIBC ＝血清鉄 ＋ 不飽和鉄結合能（UIBC：unsaturated iron binding capacity）

## 確定診断の決め手

**1** 小球性低色素性貧血（MCV と MCHC が基準値以下の貧血）

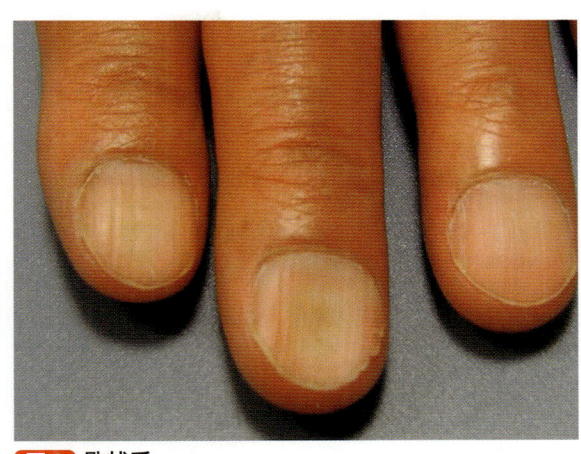

**図1** 匙状爪
爪の中央部が陥凹している。

**2** 血清フェリチン値＜12 ng/mL

**3** TSAT＜16％（背景に炎症性疾患があり血清フェリチン値の低下がみられない場合）

＊鉄欠乏性貧血には重大な原疾患が潜んでいる場合があり，原疾患の検索が重要である（表1）。
男性や閉経後の女性では便潜血検査は必須。陽性なら内視鏡検査を行う。

## 誤診しやすい疾患との鑑別ポイント

**1** β サラセミア

❶ 標的赤血球：末梢血塗抹標本で確認。

❷ サラセミア・インデックス低値：MCV（fL）÷赤血球数（×$10^6/\mu$L）＜13

❸ 遺伝子検査にて *HBB* 遺伝子変異（自費診療，検査には遺伝カウンセリングが必要）。

**2** 炎症性貧血（ただし，鉄欠乏性貧血に合併する場合あり）

❶ CRP 高値。

❷ アルブミン低値。

❸ 血清鉄と TIBC 低値。

**3** 血栓性微小血管症（TMA：thrombotic microangiopathy）：血栓性血小板減少性紫斑病（TTP：thrombotic thrombocytopenic purpura）（⇨1026 頁），溶血性尿毒症症候群（HUS：hemolytic uremic syndrome）（⇨1826 頁）。

❶ 破砕赤血球の増加：末梢血塗抹標本で確認。

❷ 溶血性貧血：LDH 増加とハプトグロビン低値。

❸ 血小板減少。

## 表1　鉄欠乏性貧血の主な原因

1. 出血・失血
   - 性器出血（過多月経，子宮筋腫，子宮癌，子宮内膜症など）
   - 消化管出血（胃・十二指腸潰瘍，炎症性腸疾患，セリアック病，胃癌，大腸癌，痔，大腸憩室，消化管の寄生虫症など）
   - 血尿（腎・尿路系の腫瘍，出血性膀胱炎など）
   - 献血，手術の際の自己血貯血
   - 頻回の血液検査
   - 瀉血（肝炎や多血症の治療，Münchhausen 症候群など）
   - 血液透析などに伴う回路内の残血
   - 大量出血を伴う外傷や外科手術
   - 遺伝性の出血性素因（血友病，von Willebrand 病，Osler-Weber-Rendu 病など）
2. 妊娠・授乳
3. 成長期やスポーツ選手にみられる筋肉量の増加
4. 貧血回復期などにみられる赤血球造血亢進
5. 血管内溶血（マラリア，発作性夜間ヘモグロビン尿症，人工弁による機械的破砕など）
6. 食事からの鉄の摂取不足（極端な菜食主義，ダイエット，摂食障害など）
7. 自己免疫性萎縮性胃炎
8. *Helicobacter pylori* 菌感染
9. プロトンポンプ阻害薬や $H_2$ 受容体拮抗薬の長期使用
10. 胃あるいは十二指腸切除後
11. セリアック病（家族性のグルテン不耐症。わが国ではまれ）
12. 慢性炎症（関節リウマチ，炎症性腸疾患，慢性感染症，慢性心不全，悪性腫瘍など）
13. *TMPRSS6* 遺伝子変異

### 確定診断がつかないとき試みること

　炎症性疾患や維持透析患者の貧血では，鉄欠乏性貧血を合併していても血清フェリチン値が低下しないことがある。その場合，血清フェリチン値＜100 ng/mL，TSAT＜20%であれば鉄剤に反応して貧血が改善する可能性がある。

### 経過観察のための検査・処置

　治療中は血算と血清フェリチン値を3か月に一度はチェックする。静注鉄剤を長期にわたって使用する場合は骨軟化症や低リン血症のリスクがあるので血清リン値もモニタリングする。

### 治療法ワンポイント・メモ

❶原疾患の治療：可能な限り原因を取り除く。
❷経口鉄剤投与：原則として経口鉄剤で治療を開始する（1日1回投与）。副作用としては，悪心，腹痛，下痢などの消化器症状が多い。

❸静注鉄剤：経口鉄剤不応，不耐容，もしくは迅速な鉄の補充が必要な場合に考慮。各添付文書に基づいて必要総鉄投与量を計算して計画的に投与する。最近，1〜3回の投与で治療が終了できる高用量の静注鉄剤が使用できるようになった。鉄剤投与後には，血清フェリチン値やTSATが一過性に増加するので，静注鉄剤の再治療は最終投与から少なくとも1か月以上を経てからのフェリチン値をみて検討する。
❹輸血：心不全症状を伴うほど貧血が重篤な場合を除けば輸血は必要ない。特に若年女性の場合は極力輸血を避け，鉄剤で対処する。

### 専門医へのコンサルト

　鉄剤を投与しても貧血が改善しない場合，他の原因がないか専門医にコンサルトする。

# 巨赤芽球性貧血

Megaloblastic Anemia

**樋口 敬和**　獨協医科大学埼玉医療センター・輸血部部長

**頻度**　ときどきみる

❶正確な頻度は不明であるが高齢者に多い。
❷大部分がビタミン $B_{12}$ 欠乏によるもので，葉酸欠乏によるものは約2%（表1）。ビタミン $B_{12}$ 欠乏は悪性貧血と胃切除後の内因子欠乏による頻度が高く，葉酸欠乏はほとんどが摂取不足による。

### 診断のポイント

❶平均赤血球容量（MCV）＞100 fL の大球性貧血。
❷白血球，血小板が減少することも多く，汎血球減少をきたすこともある。
❸末梢血塗抹標本で過分葉好中球がみられる
❹LDH と間接ビリルビン高値。
❺血清ビタミン $B_{12}$ または葉酸が低値。

### 症候の診かた

❶貧血症状：他の貧血と同様の貧血による症状を認める。進行が緩徐のため貧血が進行するまで症状をきたしにくい，初診時に高度の貧血を認めることもある。
❷皮膚症状：貧血による皮膚の蒼白と軽度の黄染を認め，レモン色状の皮膚になることもある。悪性貧血では年齢不相応の白髪を認めることもある。

## 表1 巨赤芽球性貧血の主な原因

**1. ビタミン B$_{12}$ 欠乏**
　1) 摂取不足：厳格なベジタリアン
　2) 吸収障害
　　①内因子欠乏
　　　a. 悪性貧血
　　　b. 胃切除後
　　　c. 萎縮性胃炎
　　　d. 薬剤性：プロトンポンプ阻害薬，H$_2$ 受容体拮抗薬，メトホルミンなど
　　②小腸での吸収不全
　　　a. 回腸切除後
　　　b. blind loop 症候群
　　　c. 炎症性腸疾患
　　　d. ハプトコリン分解不全：膵不全，Zollinger-Ellison 症候群

**2. 葉酸欠乏**
　1) 摂取不足：アルコール依存症，偏食
　2) 需要増大：妊娠，授乳，溶血性貧血
　3) 吸収障害
　　①空腸近位部切除
　　②小腸粘膜異常：炎症性腸疾患，セリアック病，腫瘍
　　③薬剤性：アルコール，経口避妊薬，フェニトインなど
　4) 葉酸利用障害（葉酸拮抗薬）：メトトレキサートなど

**3. 薬剤による DNA 合成障害**
　1) プリン合成阻害薬：メルカプトプリン，アザチオプリン，フルダラビンなど
　2) ピリミジン合成阻害薬：シタラビン，ゲムシタビン，フルオロウラシル，ヒドロキシカルバミドなど

■❸消化器症状：舌乳頭の萎縮により舌の表面が平滑になり発赤し，しばしば痛み，味覚障害を伴う（Hunter 舌炎）。胃粘膜萎縮による症状がみられることもある。

■❹神経症状：ビタミン B$_{12}$ 欠乏症で，末梢神経障害による異常知覚や知覚障害，亜急性連合性脊髄変性症による振動覚，位置覚の低下，歩行障害などをきたすことがある。認知症やうつ状態などの精神症状がみられることもある。神経症状は貧血の程度と必ずしも相関しない。葉酸欠乏では神経障害はみられない。

### 検査所見とその読みかた

■❶末梢血液検査：大球性貧血（MCV＞100 fL）となる。MCV＞120 fL であれば巨赤芽球性貧血の可能性が高い。好中球や血小板が減少することも多い。網赤血球は減少することが多いが正常のこともある。末梢血塗抹標本で，赤血球の大小不同と大型赤血球，過分葉好中球（5 分節以上の好中球が 5％以上あるいは 6 分節以上の好中球が 1％以上）がみられる（図1）。鉄欠乏性貧血などの小球性貧血を合併している場合には MCV が 100 fL 以下のことがある。

■❷血液生化学検査：無効造血を反映して LDH と間接ビリルビンが高値となり，LDH は著しい高値となることがある。血清ビタミン B$_{12}$ あるいは葉酸が低値となる。血清ビタミン B$_{12}$ は大部分で＜100 pg/mL となるが，感度・特異度は決して高くなく，200 pg/mL 未満（または施設の基準値未満）をカットオフ値とした場合の感度は 65～95％，特異度は 50～60％で，正常下限にとどまる場合もある。

■❸骨髄検査：診断に必ずしも必要な検査ではないが，他の疾患との鑑別や合併症の診断のために検査することがある。骨髄は過形成で，核と細胞質の成熟度が乖離した巨赤芽球を認め，巨大後骨髄球，巨大桿状核好中球がみられる（図1）。

■❹免疫学的検査：悪性貧血で抗壁細胞抗体は 80～90％で検出されるが，特異度は低い。抗内因子抗体の感度は 50～70％であるが，特異度は 90～100％と高い。

■❺上部消化管内視鏡検査：悪性貧血では自己免疫性胃炎の所見を認める（胃体部の萎縮性胃炎，粘膜萎縮）。

### 確定診断の決め手

■❶大球性貧血で血清ビタミン B$_{12}$ あるいは葉酸低値を認める。

■❷骨髄検査で巨赤芽球を確認すれば診断は確実。

### 誤診しやすい疾患との鑑別ポイント

■❶大球性貧血をきたす疾患
　❶アルコール多飲。
　❷甲状腺機能低下症。
　❸慢性肝障害。
　❹骨髄異形成症候群（⇨1031 頁）。

■❷骨髄所見が類似していることがある疾患
　❶骨髄異形成症候群。
　❷急性赤白血病。
　いずれも血清ビタミン B$_{12}$ あるいは葉酸低値がポイント。

### 確定診断がつかないとき試みること

■❶赤血球分布幅（RDW：red cell distribution width）は，赤血球の大きさのばらつきの範囲を示し高値となり，正常範囲となる骨髄異形成症候群との鑑別の参考になる。

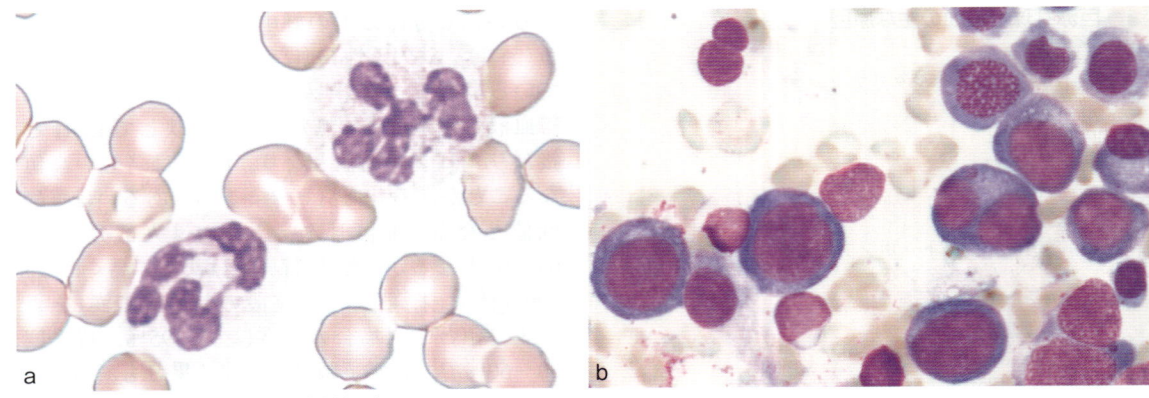

**図1** 末梢血(a)・骨髄(b)塗抹標本

a：過分葉好中球(末梢血, ×1,000)，b：赤芽球系細胞の過形成と巨赤芽球(骨髄, ×400)

❷ビタミン B12 欠乏症では，メチルマロニル CoA ムターゼの活性が低下して血中のメチルマロン酸が増加するため，尿中メチルマロン酸濃度が上昇し診断感度が高い。葉酸欠乏では上昇しないため，ビタミン B12 欠乏か葉酸欠乏か確定診断できない場合に参考になる。

### 合併症・続発症の診断

❶胃切除後は鉄吸収も低下して鉄欠乏性貧血が合併し，大球性貧血とならないことも多い。

❷悪性貧血は他の自己免疫性疾患や胃癌の合併率が高い。

### 治療法ワンポイント・メモ

❶ビタミン B12 または葉酸の補充で貧血はすみやかに改善するため，心不全などの重篤な合併症がなければ赤血球輸血は行わない。

❷ビタミン B12 欠乏症の大部分が内因子欠乏による吸収障害であり，ビタミン B12 の非経口投与で補充療法を行い，改善後は維持療法を行う。補充後に急速に赤血球造血が回復して鉄欠乏状態が顕在化することがある。大量のビタミン B12 の経口投与でも効果が期待でき，軽症例に対しては選択可能。

❸葉酸は通常は経口投与し，吸収障害がある場合は非経口投与する。ビタミン B12 欠乏症に葉酸を単独投与すると神経症状が増悪することがあるため，必ずビタミン B12 欠乏がないことを確認する。葉酸欠乏の原因が除去されれば，維持療法は不要。

---

# 自己免疫性溶血性貧血
## Autoimmune Hemolytic Anemia (AIHA)

**和田 秀穂** 川崎医科大学教授・血液内科学

(頻度) **あまりみない**

GL 自己免疫性溶血性貧血診療の参照ガイド 令和4年度改訂版(2023)

### 診断のポイント

❶後天性の貧血と黄疸。

❷網赤血球増加，間接ビリルビン高値，LDH 高値，ハプトグロビン低値。

❸直接 Coombs 試験陽性。

❹寒冷凝集素価 64 倍以上。

❺脾腫。

### 症候の診かた

❶黄疸：温式 AIHA ではほぼ必発であるが，肉眼的には比較的目立たない。

❷貧血：急激発症では発熱，全身衰弱，心不全症状，呼吸困難感があるが，潜在性では代償されて貧血症状がみられない。

❸脾腫：温式 AIHA では脾臓の触知率は 3〜4 割で，サイズも 1〜2 横指程度が多い。

❹末梢循環障害：冷式 AIHA である寒冷凝集素症(CAD：cold agglutinin disease)では寒冷曝露によるチアノーゼ，Raynaud 症状，皮膚網状疹などがみられる。

## 検査所見とその読みかた

**1** 末梢血液像：小型球状赤血球と多染性の大型赤血球（幼若な網赤血球）が混在し，時に赤血球凝集像を認める。赤血球凝集像は CAD で顕著である（図1）。

**2** 血液生化学・尿検査：溶血性貧血共通の検査所見として，1）ヘモグロビン濃度低下，2）網赤血球増加，3）血清間接ビリルビン高値，LDH 高値，4）尿中・便中ウロビリン体増加，5）血清ハプトグロビン低値，6）骨髄赤芽球増加などがしばしばみられる。

**3** 直接 Coombs 試験：広範囲直接 Coombs 試験を行い，陽性の場合はさらに特異的 Coombs 試験で赤血球膜上の IgG と補体成分（C3d）を確認する。IgG ± C3d 陽性であれば温式 AIHA と診断し，C3d のみ陽性（まれに IgG も弱陽性）であれば冷式 AIHA である。

**4** 寒冷凝集素価：冷式 AIHA と診断した場合は，寒冷凝集素価（生食法，4℃）を測定し 64 倍以上であった場合は CAD と考え，64 倍未満の場合は Donath-Landsteiner 抗体陽性であれば発作性寒冷ヘモグロビン尿症（PCH：paroxysmal cold hemoglobinuria）と診断する。

## 確定診断の決め手

**1** 直接 Coombs 試験陽性。

**2** 寒冷凝集素価が 64 倍以上を示し，かつ直接凝集試験（寒冷凝集素症スクリーニング）が陽性の場合は，病的意義のある寒冷凝集素であると判断できる（Br J Haematol 176: 395-411, 2017）。

**3** 原発性 CAD はリンパ増殖性疾患であり，モノクローナル IgM（κ 型が多い）が検出される（Blood 137: 1295-1303, 2021）。

## 誤診しやすい疾患との鑑別ポイント

**1** 薬剤起因性免疫性溶血性貧血
  **❶** 広範囲抗血清による直接 Coombs 試験が陽性となる点は同じ。
  **❷** 臨床経過，薬剤中止の影響，薬剤特異性抗体の検出を参考にする。

**2** 遺伝性球状赤血球症（HS：hereditary spherocytosis）
  **❶** 直接 Coombs 試験陰性。
  **❷** 家族歴（胆石症，脾摘）がある。
  **❸** 赤血球 EMA 結合能が低下する。ただし約 3 分の 1 は孤発例である。

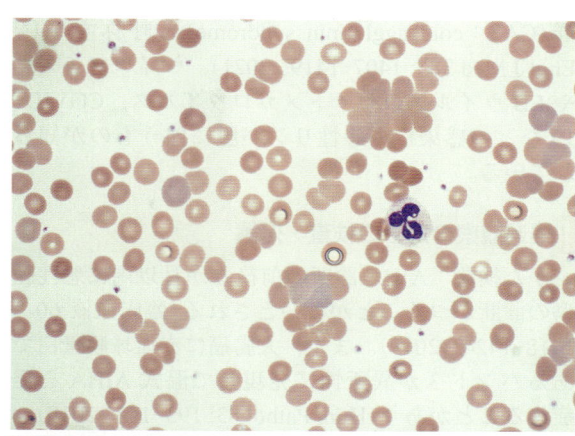

**図1** 寒冷凝集素症の末梢血塗抹標本（May-Grünwald Giemsa 染色）

小型球状赤血球，多染性赤血球に加えて赤血球凝集像を認める。

**3** 発作性夜間ヘモグロビン尿症（PNH：paroxysmal nocturnal hemoglobinuria）（⇨ 1022 頁）
  **❶** 直接 Coombs 試験陰性。
  **❷** グリコシルホスファチジルイノシトール（GPI）アンカー型膜蛋白の欠損赤血球が検出される。
  **❸** 好中球アルカリホスファターゼスコア低下。

## 確定診断がつかないときに試みること

**1** 赤血球結合 IgG 定量（フローサイトメトリー；FCM 法）
  **❶** 温式 AIHA の 5% 未満に直接 Coombs 試験陰性例があり，Coombs 陰性 AIHA とよぶ。
  **❷** 直接 Coombs 試験が陰性でも臨床的に AIHA が疑われる場合は，FCM 法で赤血球結合 IgG を定量することで診断が確定できる（基準範囲は 5.5～16.0 でカットオフ値 16.0 以上を陽性）。
  **❸** 保険適用はないが外注検査〔自己免疫性溶血性貧血検査（福山臨床検査センター社，https://www.fmlabo.com/service/erythrocyte/aiha/）〕で施行可能である。

## 合併症・続発症の診断

**1** 続発性 AIHA：自己免疫疾患，リウマチ性疾患，リンパ増殖性疾患，免疫不全症，腫瘍，感染症などが含まれる。特発性 AIHA で経過中にこれらの疾患が顕性化することがある。

**2** 続発性 CAD：何らかの基礎疾患に続発する CAD は原発性 CAD と区別するために，寒冷凝集素症候

群（CAS：cold agglutinin syndrome）と呼称する（N Engl J Med 385: 1407-1419, 2021）。マイコプラズマや EB ウイルス，サイトメガロウイルス，COVID-19 などの感染症や悪性リンパ腫に伴うものが知られている。

## 経過観察のための検査・処置

がん検診：AIHA 診断の前後 6 か月以内に悪性腫瘍の診断がつくことが多いとされる（臨床血液 60：1418-1424, 2019）。また，大腸癌に赤血球膜蛋白であるバンド 3 が異所性に発現して温式 AIHA を発症することがあり（Hum Pathol 83: 193-198, 2019），大腸内視鏡検査を含めたがん検診で早期発見を心がける。

## 治療法ワンポイント・メモ

❶薬物療法：温式 AIHA の 1 次治療は副腎皮質ステロイドのプレドニゾロン 1 mg/kg が推奨される。CAD に対しては副腎皮質ステロイドの有効性が乏しく，長期投与による副作用を避けるため，副腎皮質ステロイドを投与しないことが望ましい。
❷抗体療法：副腎皮質ステロイドが無効あるいは再発した温式 AIHA 患者にはリツキシマブが 2 次治療として優先される（保険適用外）。寒冷回避でも改善しない中等症以上の CAD に対しては確立された標準的治療法はない。CAD の溶血性貧血に対して保険適用がある抗補体 C1s 抗体薬（スチムリマブ），あるいは B 細胞を標的としたリツキシマブ単独あるいはベンダムスチンとの併用（保険適用外）が推奨されるが優劣は付け難い。末梢循環不全症状が強い場合は B 細胞を標的とした薬剤が推奨される。
❸脾摘：温式 AIHA の 2 次治療として脾摘により完全寛解が期待できるが，3 分の 1 は脾摘後に再発するため長期寛解（10 年以上）の可能性は不明である。
❹輸血療法：薬物に反応が得られるまでに時間を要するため，原則生命を脅かす高度貧血には躊躇せず輸血を実施する。CAD 患者では輸血を行う四肢を保温する必要があり，輸血時には血液ウォーマーを使用することが推奨される。

## さらに知っておくと役立つこと

❶血栓症：近年，温式 AIHA，CAD/CAS ともに健常人に比べて血栓症のリスクが高いとされており，注意を要する（Blood Rev 41: 1006-1048, 2020）。
❷本疾患は国の難病の対象となっている。研究班作成の自己免疫性溶血性貧血の重症度分類において，

Stage 3 以上を医療費助成の対象とするが，薬物療法を行っていてヘモグロビン濃度 10 g/dL 以上の者は対象外である。

# 再生不良性貧血・赤芽球癆
## Aplastic Anemia and Pure Red Cell Aplasia

山﨑 宏人　金沢大学附属病院特任教授・医療安全管理部

頻度 **あまりみない**（両疾患とも）
GL ・再生不良性貧血診療の参照ガイド 令和 4 年度改訂版（2023）
　・赤芽球癆診療の参照ガイド 令和 4 年度改訂版（2023）

## 診断のポイント

❶再生不良性貧血（表 1）
　❶2〜3 系統の血球減少，通常は血小板減少を含む。
　❷骨髄の低形成（図 1），特に巨核球減少は必須。
　❸汎血球減少をきたす他疾患の除外。
❷赤芽球癆
　❶網赤血球の著減を伴う貧血。
　❷通常，白血球数と血小板数は正常。
　❸骨髄赤芽球の著減。

## 緊急対応の判断基準

❶再生不良性貧血
　❶高度の好中球減少例は重篤な感染症を合併するリスクが高いので，直ちに専門医に紹介する。
　❷高度の好中球減少例であっても，骨髄検査前の安易な顆粒球コロニー形成刺激因子（G-CSF：granulocyte colony stimulating factor）投与は控える。発熱を認める場合は，直ちに広域抗菌薬投与による経験的治療（empiric therapy）を開始する。

## 症候の診かた

❶再生不良性貧血
　❶貧血（労作時の息切れ・動悸・立ちくらみ・頭重感など），出血傾向（皮下出血・歯肉出血・鼻出血・過多月経など），細菌（一部は真菌）感染症に伴う発熱が三大症状。
　❷症状から発症様式（急性型・慢性型）を判断する。
　❸急性型では発熱や出血傾向が主訴となることが多く，貧血はむしろ軽度である。

**表1** 再生不良性貧血の診断基準〔平成28(2016)年度改訂〕

1. 臨床所見として，貧血，出血傾向，ときに発熱を認める。
2. 以下の3項目のうち，少なくとも2つを満たす。
   ①ヘモグロビン濃度；10.0 g/dL 未満　②好中球；1,500/μL 未満　③血小板；10万/μL 未満
3. 汎血球減少の原因となる他の疾患を認めない。汎血球減少をきたすことの多い他の疾患には，白血病，骨髄異形成症候群，骨髄線維症，発作性夜間ヘモグロビン尿症，巨赤芽球性貧血，癌の骨髄転移，悪性リンパ腫，多発性骨髄腫，脾機能亢進症（肝硬変，門脈圧亢進症など），全身性エリテマトーデス，血球貪食症候群，感染症などが含まれる。
4. 以下の検査所見が加われば診断の確実性が増す。
   1) 網赤血球や未成熟血小板割合の増加がない。
   2) 骨髄穿刺所見（クロット標本を含む）は，重症例では有核細胞の減少がある。非重症例では，穿刺部位によっては有核細胞の減少がないこともあるが，巨核球は減少している。細胞が残存している場合，赤芽球にはしばしば異形成があるが，顆粒球の異形成は顕著ではない。
   3) 骨髄生検所見で造血細胞割合の減少がある。
   4) 血清鉄値の上昇と不飽和鉄結合能の低下がある。
   5) 胸腰椎体のMRIで造血組織の減少と脂肪組織の増加を示す所見がある。
   6) 発作性夜間ヘモグロビン尿症形質の血球が検出される。
5. 診断に際しては，1., 2. によって再生不良性貧血を疑い，3. によって他の疾患を除外し，4. によって診断をさらに確実なものとする。再生不良性貧血の診断は基本的に他疾患の除外による。ただし，非重症例では骨髄細胞にしばしば形態異常がみられるため，芽球・環状鉄芽球の増加や染色体異常がない骨髄異形成症候群との鑑別は困難である。このため治療方針は病態に応じて決定する必要がある。免疫病態による（免疫抑制療法が効きやすい）骨髄不全かどうかの判定に有用な可能性がある検査所見として，PNH型血球・HLAクラスⅠアレル欠失血球の増加，血漿トロンボポエチン高値（320 pg/mL 以上）などがある。

〔厚生労働科学研究費補助金 難治性疾患政策研究事業 特発性造血障害に関する調査研究班（班長 三谷絹子）：再生不良性貧血診療の参照ガイド 令和4年度改訂版. 2023 より〕

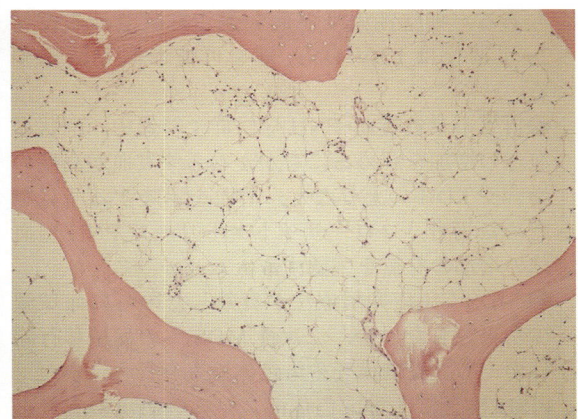

**図1** 重症再生不良性貧血患者の骨髄生検像(HE染色，40倍)

造血細胞が著減し，全体が脂肪髄に置き換わっている。

❹慢性型は通常無症状のため，健康診断などで偶然見つかることが多い。
❺貧血：高度の貧血は罹病期間の長さを反映するため，急性型ではむしろまれである。慢性型では貧血が高度であっても自覚症状に乏しいことが多い。
❻若年患者ではFanconi貧血を鑑別するため，先天奇形の有無を確認する。

**2** 赤芽球癆
❶通常は貧血症状のみである。
❷患者周囲に伝染性紅斑（いわゆるリンゴ病）患者がいた場合，パルボウイルス感染を除外する。

## 検査所見とその読みかた

**1** 再生不良性貧血
❶末梢血（血算）：Hb 10 g/dL 未満，好中球数1,500/μL 未満，血小板数10万/μL 未満のうち，少なくとも2つを満たすことが必要。ただし，血小板数が10万/μL 以上の場合は，血球減少をきたす他疾患の鑑別を慎重に行う。慢性型ではMCVがやや大きい（軽度の大球性）。経過がさかのぼれる場合，血小板減少が先行していることが多い。
❷網赤血球数：貧血の程度に見合った代償性の増加を認めない。
❸骨髄検査：低形成髄（脂肪髄）の確認のために骨髄生検は必須。細胞密度が比較的保たれている（低形成髄でない）慢性型でも，巨核球は減少している。

**2** 赤芽球癆
❶網赤血球数：1万/μL 未満または1%未満。

❷骨髄検査：赤芽球が 5％未満。

## 確定診断の決め手

**１** 再生不良性貧血

❶急性型の重症例では汎血球減少と骨髄の低形成（脂肪髄）により診断は容易。

❷慢性型の非重症例では巨核球の増加を伴わない血小板減少が診断の決め手。

**２** 赤芽球癆：網赤血球や骨髄赤芽球の著減を伴う貧血。

## 誤診しやすい疾患との鑑別ポイント

**１** 再生不良性貧血

❶芽球の増加を伴わない低リスク骨髄異形成症候群（MDS：myelodysplastic syndromes）（⇨1031 頁）

● 病態診断：形態学的な鑑別は困難なことが多いので後述の「確定診断がつかないとき試みること」の検査を試みる（Leukemia 30: 2127-2130, 2016）。

❷特発性血小板減少性紫斑病（⇨1025 頁）

● 未成熟血小板分画（IPF：immature platelet fraction）割合（IPF％）の著増。

● 骨髄巨核球の増加。

● 血漿トロンボポエチン（TPO：thrombopoietin）値の上昇なし。

❸骨髄不全型の発作性夜間ヘモグロビン尿症（PNH：paroxysmal nocturnal hemoglobinuria）（⇨1022 頁）

● 網赤血球の増加。

● LDH の上昇。

● フローサイトメトリーで GPI アンカー型膜蛋白欠失細胞（PNH 型血球）の増加。

❹有毛細胞白血病

● 可用性 IL-2 レセプター値の上昇。

● 異常リンパ球（腫瘍細胞）の表面マーカー検索。

❺骨髄線維症

● 骨髄生検が必須。

❻急性前骨髄球性白血病

● FDP や FDP-DD の上昇。

● 末梢血中に芽球や前骨髄球が出現していない段階では見落としやすいので骨髄像の確認が必須。

❼巨赤芽球性貧血（⇨1014 頁）

● MCV 高値（高度の大球性貧血）。

● 高 LDH 血症。

● ビタミン B₁₂ あるいは葉酸の低下。

## 確定診断がつかないとき試みること

**１** 再生不良性貧血：慢性型の非重症例では低形成髄の証明がしばしば困難なため，診断確定に躊躇する。このような場合は，以下の検査法による免疫病態の診断が有用である。ただし，いずれも保険適用外。

❶ PNH 型血球の検出：PNH 型血球陽性例のほとんどが 1％未満のため，それを検出できる高感度なアッセイが必要である。なお，赤芽球癆のような血小板減少を伴わない血球減少例では PNH 型血球が検出されることはないので検査は不要である。

❷ TPO の測定：TPO の上昇（≧ 320 pg/mL）は，免疫病態が関与した再生不良性貧血の診断確定に有用である。

## 合併症・続発症の診断

**１** 再生不良性貧血

❶ Epstein-Barr ウイルス（EBV）の再活性化：抗胸腺細胞グロブリン（ATG：antithymocyte globulin）投与後には EBV の再活性化を引き起こし，致死的な EBV 関連リンパ増殖性疾患に進展することもある。細胞性免疫が最も強く抑制される投与 2～4 週後は EBV-DNA 量を可能な限り測定する。

❷再生不良性貧血-PNH 症候群：経過中，網状赤血球の増加を認めるにもかかわらず貧血が高度の場合や LDH の上昇など，溶血を示唆する所見を認めた場合，フローサイトメトリーで PNH 型血球の増加の有無を確認する。

❸ MDS：免疫抑制療法が奏効したのちに血球減少が再燃した場合，二次性 MDS への病型移行除外のため，骨髄検査や染色体検査を行う。また，FISH 検査で 7 番染色体モノソミー出現の有無を調べる。

**２** 赤芽球癆：以下の疾患の合併がみられた場合は，続発性赤芽球癆と診断する。

❶パルボウイルス感染症：ヒトパルボウイルス B19 の DNA（保険適用外）が検出されれば確定できる。

❷胸腺腫（重症筋無力症の合併も認められる）：典型例では胸部 X 線写真で診断可能である。胸部 CT で転移の有無などを確認する。

❸大顆粒リンパ球白血病：末梢血において 2,000/$\mu$L 以上の顆粒リンパ球増多が 6 か月以上持続する。

**表2 再生不良性貧血の重症度基準〔平成29(2017)年度修正〕**

| stage 1 | 軽症 | 下記以外で輸血を必要としない。 |
|---|---|---|
| stage 2 | 中等症<br>a<br>b | 以下の2項目以上を満たし，<br>赤血球輸血を必要としない。<br>赤血球輸血を必要とするが，その頻度は毎月2単位未満。<br>　　網赤血球　　60,000/μL 未満<br>　　好中球　　　 1,000/μL 未満<br>　　血小板　　　50,000/μL 未満 |
| stage 3 | やや重症 | 以下の2項目以上を満たし，毎月2単位以上の赤血球輸血を必要とする。<br>　　網赤血球　　60,000/μL 未満<br>　　好中球　　　 1,000/μL 未満<br>　　血小板　　　50,000/μL 未満 |
| stage 4 | 重症 | 以下の2項目以上を満たす。<br>　　網赤血球　　40,000/μL 未満<br>　　好中球　　　　500/μL 未満<br>　　血小板　　　20,000/μL 未満 |
| stage 5 | 最重症 | 好中球　200/μL 未満に加えて，以下の1項目以上を満たす。<br>　　網赤血球　　20,000/μL 未満<br>　　血小板　　　20,000/μL 未満 |

〔厚生労働科学研究費補助金 難治性疾患政策研究事業 特発性造血障害に関する調査研究班(班長 三谷絹子)：再生不良性貧血診療の参照ガイド 令和4年度改訂版. 2023 より〕

このほか，リンパ系腫瘍・自己免疫疾患・固形腫瘍の合併例や薬剤性のものがある。

### 予後判定の基準

重症度と治療に対する反応性によって予後予測が可能である。

### 経過観察のための検査・処置

**1** 再生不良性貧血

**❶**単剤で用いられるシクロスポリンや蛋白同化ホルモンは通常投与開始から2～3か月で何らかの反応がみられる。4か月経過しても網赤血球や血小板の増加がみられない場合は無効と判断し，いたずらに長期投与しない。

**❷** TPO受容体作動薬を併用した場合は，新たな染色体異常の出現やMDSへの病型移行に注意する。

**2** 赤芽球癆：網赤血球数は常にモニタリングしておく。

### 治療法ワンポイント・メモ

**1** 再生不良性貧血

**❶**重症度を分類する(**表2**)。

**❷**輸血を必要としない例(stage 1, 2a)は，シクロスポリン単剤から開始する。

**❸**輸血を必要とする例(stage 2b～5)は，骨髄移植

の適応を検討したうえで，薬物療法が妥当と判断した場合は，ATG＋シクロスポリン＋TPO受容体作動薬(エルトロンボパグまたはロミプロスチム)の3剤併用療法を行う。

**2** 赤芽球癆

**❶**第1選択はシクロスポリン単剤。貧血改善後は減量するが，完全に中止できる例はまれであるため，維持量を探る。

**❷**パルボウイルス感染が原因の場合は自然寛解する。

**❸**胸腺腫合併赤芽球癆では胸腺の摘出術を行うが，胸腺摘出のみで貧血の改善が得られる例はまれである。

### さらに知っておくと役立つこと

**1**赤芽球癆は再生不良性貧血の亜型ではなく全く異なる疾患である。

**2**両疾患とも国の指定難病なので，診断確定後は直ちに臨床調査個人票を作成し，治療費の公費負担申請を勧める。

### 専門医へのコンサルト

早期診断・早期治療が肝要であるため，たとえ自覚症状がなくても経過観察のみとせず，血液専門医にコンサルトする。

# 発作性夜間ヘモグロビン尿症
## Paroxysmal Nocturnal Hemoglobinuria (PNH)

**西村 純一** 大阪大学大学院招聘教授・血液・腫瘍内科学

**頻度** あまりみない

**GL** 発作性夜間ヘモグロビン尿症診療の参照ガイド（令和 4 年度改訂版）（2023）

## 診断のポイント

PNH の診断基準を**表 1** に示す。

**1** グリコシルホスファチジルイノシトール（GPI）アンカー型膜蛋白の欠損血球（PNH タイプ赤血球）の検出と定量において，PNH タイプ赤血球（Ⅱ型 ＋ Ⅲ型）が 1% 以上である（**図 1**）。

**2** 血清 LDH 値が，正常上限の 1.5 倍以上である。

## 緊急対応の判断基準

**1** 抗補体薬であるヒト化抗 C5 抗体（エクリズマブ，ラブリズマブ）投与下における 37.5℃ 以上の発熱時には，髄膜炎菌感染症の可能性を念頭に，かかりつけ医療機関または近隣連携医療機関において，迅速に対処する。

**2** 大溶血発作により急性腎不全をきたすと，血液透析が必要となることがある。

**3** 腹部や脳内に血栓症が発症すると，入院（緊急処置）が必要となる。

## 症候の診かた

**1** 補体介在性の血管内溶血と，それに伴うヘモグロビン尿，骨髄不全，血栓症を三大症状とするが，それぞれの症状の程度と全体のバランスは症例ごとにさまざまで，1 例として同じ症例はない。

**2** ヘモグロビン尿は，PNH の病名にも由来する特徴的な症状であるが，典型的な肉眼的ヘモグロビン尿（**図 2**）を呈するのは全体の 4 分の 1～3 分の 1 である。

**3** 血管内溶血により，血漿中に遊離したヘモグロビンに一酸化窒素（NO）が吸着され，平滑筋緊張が高まることにより，嚥下痛，嚥下困難，腹痛，男性機能不全などの PNH に特徴的な症状を呈すると理解される。

## 検査所見とその読みかた

**1** 溶血所見：血清 LDH 値上昇，間接ビリルビン値上昇，血清ハプトグロビン値低下，網赤血球増加，尿上清の Hb 陽性，尿沈渣のヘモジデリン陽性を認める。

**2** PNH タイプ血球の検出

**❶** PNH は造血幹細胞疾患なので，赤血球のみならず好中球，単球など，複数の血球系統で PNH タイプ血球を検出する必要がある。

**❷** また，先天性の CD55 や CD59 の単独欠損症の報告があるので，複数の GPI アンカー型膜蛋白を検索しておく必要がある。

**❸** 診断には PNH タイプ赤血球の検出が重要であるが，赤血球は溶血や輸血の影響を受けるので，PNH クローン（病勢の進展）のモニターには好中球解析のほうが適している。

**3** 血栓症：血栓傾向のモニターには D ダイマーが有用であるが，溶血の影響も受けることを念頭においておく必要がある。

**4** ヒト化抗 C5 抗体に対する有効性：血清 LDH 値のすみやかな低下に加えて，補体活性 CH50 の低下を確認する。

**5** ヒト化抗 C5 抗体治療後の貧血回復不良：溶血（血管内と血管外），骨髄不全，腎性貧血，無効造血，鉄欠乏など複数の因子を鑑別し，適切に対処する必要がある。

**6** ヒト化抗 C5 抗体治療後の血管外溶血の顕在化：直接 Coombs 試験の陽転化に加えて，投与後の網赤血球数のさらなる増加，間接ビリルビン値のさらなる上昇が参考になる。

## 確定診断の決め手

PNH の確定診断には，血管内溶血を疑えば，PNH タイプ赤血球の検出と血管内溶血所見の確認が必須である（**表 1**）。

## 誤診しやすい疾患との鑑別ポイント

**1** 血管内溶血を呈する疾患（発作性寒冷ヘモグロビン尿症，行軍ヘモグロビン尿症，赤血球破砕症候群など）との鑑別が重要であるが，フローサイトメトリーによる PNH タイプ血球検査を行えば，PNH との鑑別は容易である。

**2** 汎血球減少を呈する疾患〔再生不良性貧血（AA：aplastic anemia）（⇨ 1018 頁），骨髄異形成症候群（MDS：myelodysplastic syndromes）（⇨ 1031 頁）〕との鑑別も問題になるが，これら 2 疾患とは骨髄不全症候群という共通の病態背景があり，互いに合併・相互移行もあるので，必ずしも鑑別は容易ではない。むしろ合併ととらえるべき疾患であろう。

**表1** PNH の診断基準（令和 4 年度改訂版）

**A. 検査所見**

以下の 1）かつ 2）を満たす。

1）グリコシルホスファチジルイノシトール（GPI）アンカー型蛋白質の欠損赤血球（PNH タイプ赤血球）の検出と定量において，PNH タイプ赤血球（II 型＋III 型）が 1% 以上。

2）血清 LDH 値が正常上限の 1.5 倍以上。

〈診断のカテゴリー〉Definite：A を満たすもの。

**B. 補助的検査所見**

以下の検査所見がしばしばみられる。

1）貧血および白血球，血小板の減少

2）溶血所見としては，血清 LDH 値上昇，網赤血球増加，間接ビリルビン値上昇，血清ハプトグロビン値低下が参考になる。

3）尿上清のヘモグロビン陽性，尿沈渣のヘモジデリン陽性

4）好中球アルカリホスファターゼスコア低下，赤血球アセチルコリンエステラーゼ低下

5）骨髄赤芽球増加（骨髄は過形成が多いが低形成もある）

6）Ham（酸性化血清溶血）試験陽性または砂糖水試験陽性

7）直接 Coombs 試験が陰性※

　※直接 Coombs 試験は，エクリズマブまたはラブリズマブ投与中の患者や自己免疫性溶血性貧血を合併した PNH 患者では陽性となることがある。

**C. 参考所見**

1）骨髄穿刺，骨髄生検，染色体検査などによって下記病型分類を行うが，必ずしもいずれかに分類する必要はない。

　（1）古典的 PNH

　（2）骨髄不全型 PNH

　（3）混合型 PNH※

　※混合型 PNH とは，古典的 PNH と骨髄不全型 PNH の両者の特徴を兼ね備えたり，いずれの特徴も不十分で，いずれかの分類に苦慮したりする場合に便宜的に用いる。

2）PNH Definite は，臨床的 PNH と同義語であり，溶血所見が明らかでない微少 PNH タイプ血球陽性の骨髄不全症（subclinical PNH）とは区別される。

（厚生労働科学研究費補助金 難治性疾患政策研究事業 特発性造血障害に関する調査研究班：発作性夜間ヘモグロビン尿症診療の参照ガイド 令和 4 年度改訂版. p4　2023 より）

注：「A. 検査所見」を満たすものが Definite（確定診断の要件）であり，「B. 補助的検査所見」「C. 参考所見」は参考として記載。

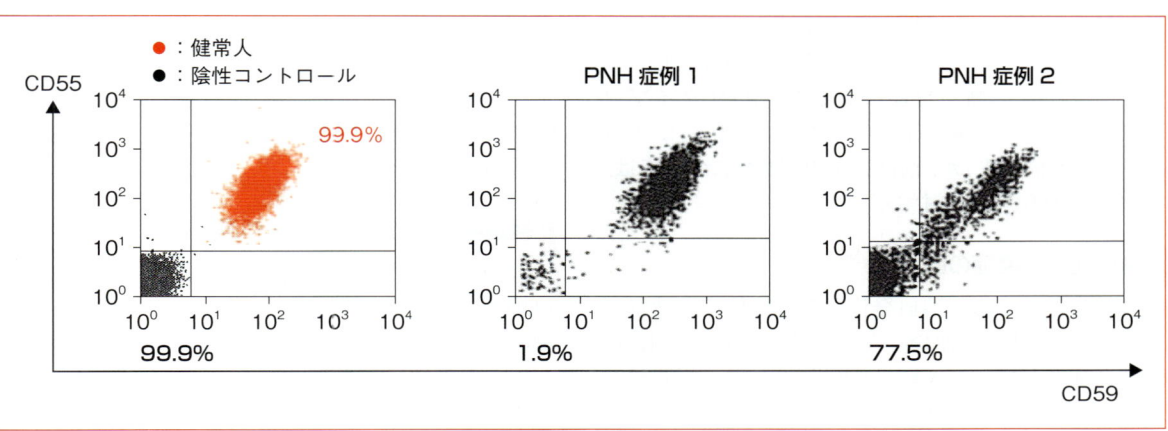

**図1** フローサイトメトリー（通常法）による PNH の診断

PNH の診断には，抗 CD55 および抗 CD59 モノクローナル抗体を用いたフローサイトメトリー（通常法）にて，1% 以上の PNH タイプ赤血球（II 型＋III 型）を検出することが必須である。

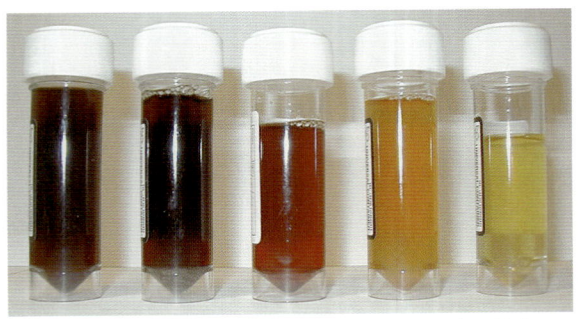

朝　　　　　　　　　　　　　→　　　　日中

**図2** 典型的な肉眼的ヘモグロビン尿

早朝尿は色調が濃く(コーラ色)，日中にかけてクリアな色調となっていく。このような典型的なヘモグロビン尿を呈する症例は，ごく一部に限られる。

### ❸先天性 CD59 欠損症

❶先天性 CD55 欠損症(Inab 表現型)では溶血所見を呈さないが，先天性 CD59 欠損症では血管内溶血に伴い軽度の貧血とヘモグロビン尿を呈するので，鑑別が必要になる。
❷フローサイトメトリー検査にて，CD59 欠損は認めるものの，他の GPI アンカー型膜蛋白(CD55など)の発現は正常であることを確認すれば鑑別できる。

## 確定診断がつかないとき試みること

Ham 試験や砂糖水試験など，従来の補体溶血法で診断を行っていた時代には，感度起因の偽陽性，偽陰性などにより，診断に苦慮する症例も存在したが，フローサイトメトリーによる診断が確立し，クリアカットな診断が可能になった。PNH タイプ血球を検出しても，臨床的 PNH(血清 LDH 値が正常上限の 1.5 倍以上)か，前臨床的 PNH かについては，溶血所見の有無を検討する。

## 合併症・続発症の診断

❶合併症としては，溶血発作とそれに伴う急性腎不全，感染症，出血，血栓症などに注意が必要である。
❷続発症としては，AA，MDS との合併・相互移行ならびに，まれではあるが急性白血病への進展にも注意が必要である。

## 予後判定の基準

PNH の溶血所見に基づいた重症度分類を表2に示す。
❶中等症以上が，指定難病の認定要件となっている。

**表2** 溶血所見に基づいた重症度分類(令和 4 年度改訂)

| 軽症 | 下記以外 |
|---|---|
| 中等症 | 以下のいずれかを認める<br>**溶血**<br>・中等度溶血※1，または時に溶血発作※2 を認める |
| 重症 | 以下のいずれかを認める<br>**溶血**<br>・高度溶血※3，または恒常的に肉眼的ヘモグロビン尿を認めたり頻回に溶血発作※2 を繰り返す<br>・定期的な輸血を必要とする※4<br>**溶血に伴う以下の臓器障害・症状**<br>・血栓症またはその既往を有する(妊娠を含む※5)<br>・透析が必要な腎障害<br>・平滑筋調節障害：日常生活が困難で，入院を必要とする胸腹部痛や嚥下障害(嚥下痛，嚥下困難)<br>・肺高血圧症※6 |

※1　中等度溶血の目安は，血清 LDH 値で正常上限の 3～5 倍程度。
※2　溶血発作とは，肉眼的ヘモグロビン尿を認める状態を指す。
　　時にとは年に 1～2 回程度，頻回とはそれ以上を指す。
※3　高度溶血の目安は，血清 LDH 値で正常上限の 8～10 倍程度。
※4　定期的な赤血球輸血とは毎月 2 単位以上の輸血が必要なときを指す。
※5　妊娠は溶血発作，血栓症のリスクを高めるため，重症として扱う。
※6　右心カテーテル検査にて，安静仰臥位での平均肺動脈圧が 25 mmHg 以上。

(厚生労働科学研究費補助金 難治性疾患政策研究事業 特発性造血障害に関する調査研究班：発作性夜間ヘモグロビン尿症診療の参照ガイド 令和 4 年度改訂版. p5，2023 より)

❷したがって，特殊な事例を除いて，中等症以上が抗補体薬の適応となる。

## 経過観察のための検査・処置

経過観察のための検査としては，溶血所見(血清 LDH 値，間接ビリルビン値，血清ハプトグロビン値，網赤血球数，尿沈渣)，骨髄不全(血球数)，鉄動態(血清鉄，総鉄結合能または不飽和鉄結合能，血清フェリチン値)，血栓症(D ダイマー)，MDS や白血病への進展(末梢血芽球出現の有無)などが必要である。

## 治療法ワンポイント・メモ

❶三大症状(補体介在性の血管内溶血と，それに伴うヘモグロビン尿，骨髄不全，血栓症)に対する対症療法がもっぱら治療の中心である。

❷ 根治療法としては造血幹細胞移植があるが，疾患の希少性から明確な適応基準になく，三大症状の最重症例に対して行われてきた。

❸ 慢性貧血に対しては，Hb 7 g/dL を目安にして，自覚症状により適宜輸血する。歴史的には洗浄赤血球が推奨されてきたが，赤血球濃厚液（RCC）で十分である。

❹ 骨髄不全の治療は，AA の治療方針に準じる。

❺ 血栓症に対しては，急性期にはヘパリン，慢性期にはワルファリンを中心に対処する。

❻ PNH 溶血の治療薬としてヒト化抗 C5 抗体（エクリズマブ，ラブリズマブ）が開発され，溶血のみならず血栓症の抑制効果も認めた。わが国においてエクリズマブ，ラブリズマブの効果がみられない不応例が約 4％ の割合で確認されている。

❼ 妊娠・出産に際してエクリズマブを併用することで，血栓症リスクを軽減し，比較的安全に出産可能となった。

### さらに知っておくと役立つこと

AA や MDS の一部に，微少（0.01〜1％程度）な PNH タイプ血球が検出されることが知られており，このことは免疫学的病態の関与を示唆している。すなわち，微少 PNH タイプ血球陽性例は陰性例に対し，免疫抑制療法（シクロスポリンや ATG など）に対する反応が良好（予後良好）である。したがって，微少 PNH タイプ血球を検出する，高感度フローサイトメトリー検査を行うことは，PNH 診断のみならず，AA や MDS の治療方針決定や予後予測に有用である。

### 専門医へのコンサルト

❶ ヒト化抗 C5 抗体は，専門医のもとで治療を行うこととなっているので，PNH の診断が確定すれば，まず専門医に紹介することが望ましい。

❷ 妊娠希望，または妊娠が判明した場合には，血液専門医のみならず，産科ならびに小児科と連携できる医療機関で診療を受けることが望ましい。

---

# 免疫性血小板減少症
# （特発性血小板減少性紫斑病）
Primary Immune Thrombocytopenia /
Idiopathic Thrombocytopenic Purpura (ITP)

横山 健次　東海大学教授・血液・腫瘍内科学

**頻度** ときどきみる

**GL** ・成人特発性血小板減少性紫斑病治療の参照ガイド 2019 改訂版
・成人免疫性血小板減少症診断参照ガイド 2023 年版

### 診断のポイント

❶ 血小板数 10 万/$\mu$L 以下。

❷ 出血症状は紫斑（点状出血および斑状出血）が主で，歯肉出血，鼻出血，下血，血尿，月経過多などもみられる。関節出血は通常認めない。

❸ 赤血球および白血球は数，形態ともに正常。時に失血性または鉄欠乏性貧血を伴う。

❹ 通常脾腫がみられない。

### 緊急対応の判断基準

❶ 重篤な出血症状（脳内出血，下血，吐血，血尿，多量の性器出血など）がみられる場合には，$\gamma$ グロブリン大量療法，血小板輸血など緊急時の対応が必要になる。

❷ 血小板数 1 万/$\mu$L 未満では重篤な出血症状を呈するリスクが高く，早急に治療が必要である。

❸ 緊急対応が必要な症例では，自施設で治療ができない場合にはすみやかに治療可能な施設を紹介する。

### 症候の診かた

❶ 皮下出血：点状出血，または斑状出血がみられる。

❷ 重篤な出血：血小板数が 1 万〜2 万/$\mu$L に減少すると，口腔内出血，鼻出血，下血，血尿，頭蓋内出血などがみられる。関節内出血，筋肉内出血などの深部出血はみられない。

❸ 無症状：血小板数が 5 万/$\mu$L 以上の場合は，出血症状は明らかではない。

### 検査所見とその読みかた

❶ スクリーニング検査：末梢血検査では血小板数が減少しており，白血球，赤血球は数，形態ともに異常はみられない。ただし鉄欠乏性貧血，溶血貧血を

7

合併することがある。また軽度の白血球増加がみられることもある。

❷ *Helicobacter pylori*，C 型肝炎が陽性になることもある。

❸凝固線溶検査では異常はなく，生化学検査でも特異的異常はない。

❹骨髄検査では巨核球は正常，または増加，赤芽球系，顆粒球系には異常はみられない。

### 確定診断の決め手

❶血小板数 10 万/μL 以下は必須である。

❷特異的な検査所見はなく，他の血小板減少をきたす疾患を除外する必要がある。

❸幼若血小板比率〔RP%（percentage of reticulated platelet）または IPF%（percentage of immature platelet fraction）〕が増加する。ただしフローサイトメトリーを用いる RP（網状血小板）の測定は一般には行われていない。また IPF（幼若血小板分画）は自動血球測定器で測定可能であるが，まだ標準化された正常値は存在しない。

❹血漿トロンボポエチン（TPO）濃度は正常〜軽度上昇にとどまる。ただし 2024 年 7 月現在，血漿 TPO 濃度測定は保険未収載である。

❺診断基準，重症度基準は難病情報センター，特発性血小板減少性紫斑病（指定難病 63）に記載されている（https://www.nanbyou.or.jp/entry/303）。

### 誤診しやすい疾患との鑑別ポイント

❶骨髄検査は，他の検査所見から確実に診断ができれば必須ではないが，骨髄異形成症候群（⇨1031 頁），再生不良性貧血（⇨1018 頁）など他の血小板減少をきたす血液疾患との鑑別には有用である。

❷血小板結合性免疫グロブリン G（PAIgG）は，特発性血小板減少性紫斑病では高値となることも，ならないこともある。他方，他の血小板減少症においても高値になることがあり，診断のために有用な検査ではない。

❸脾腫，リンパ節腫脹はリンパ増殖性疾患を，関節痛，抗核抗体陽性などは膠原病に続発する二次性の血小板減少症を疑う所見である。

❹先天性血小板減少症はまれな疾患ではあるが，しばしば免疫性血小板減少症（ITP）と誤診されることがある。幼少時から血小板減少が持続している，血縁者にも血小板減少症がみられる，末梢血塗抹標本で巨大血小板が増加している，白血球封入体がみられる，幼若血小板比率が著明に上昇している，などの場合は先天性血小板減少症を疑う必要がある。

### 確定診断がつかないとき試みること

ITP の診断は除外診断であり，膠原病，感染症など二次性の血小板減少症の原因となる疾患を鑑別するための検査を追加する。

### 経過観察のための検査・処置

血小板数 2 万〜3 万/μL 以上で出血症状がみられない症例は定期的に末梢血検査を行って経過観察する。

### 治療法ワンポイント・メモ

❶治療の目標は血小板数正常化ではなく，重篤な出血症状がみられない血小板数 3 万/μL 以上を維持することである。

❷ *H. pylori* 陽性の症例ではまず除菌療法を行う。

❸初期治療は副腎皮質ステロイド，効果が不十分な場合は 2 次治療（トロンボポエチン受容体作動薬，脾摘，リツキシマブ）を行う（臨床血液 60：877-896, 2019）。

### さらに知っておくと役立つこと

国の指定難病の対象となっているので，診断確定後直ちに臨床調査個人票を作成し，治療の公費負担申請をすすめる。

### 専門医へのコンサルト

消化管出血，脳出血など重篤な出血を起こした症例では，それぞれの臓器専門家にコンサルトする必要がある。

# 血栓性血小板減少性紫斑病
## Thrombotic Thrombocytopenic Purpura (TTP)

**松本 雅則** 奈良県立医科大学教授・血液内科

**頻度** あまりみない

**GL** 血栓性血小板減少性紫斑病診療ガイド 2023

### 診断のポイント

❶原因不明の血小板減少と溶血性貧血で疑う。

❷ ADAMTS13 活性著減で確定診断。

❸抗 ADAMTS13 自己抗体（インヒビター）があれば後天性 TTP。

**4** ADAMTS13 遺伝的異常によるものは先天性 TTP。

### 緊急対応の判断基準

　後天性 TTP が疑われる場合は，血漿交換療法が至急必要であるので，その設備が整った医療機関に移送する。

### 症候の診かた

**1** 血小板減少：3万/$\mu$L 未満。
**2** 溶血性貧血：直接 Coombs 試験陰性。
**3** 腎機能障害：血清クレアチニン 2 mg/mL 未満。
**4** 精神神経症状：必発ではなく，動揺することがある。
**5** 心筋虚血による突然死に注意。

### 検査所見とその読みかた

**1** スクリーニング検査：血小板減少（通常3万/$\mu$L 未満）と溶血性貧血（間接ビリルビン上昇，LDH 上昇，ハプトグロビン低下）を認める。
**2** 高度の腎機能障害（血清クレアチニン 3 mg/dL 以上）の場合は，溶血性尿毒症症候群（HUS：hemolytic uremic syndrome）を疑う。
**3** 凝固検査での異常が強い場合は播種性血管内凝固症候群（DIC）を疑う。
**4** Coombs 試験陰性の場合は，Coombs 陰性 Evans 症候群と誤診されていることがある。

### 確定診断の決め手

**1** 原因不明の血小板減少と溶血性貧血で疑い，ADAMTS13 活性著減（10%未満）で確定診断する。
**2** インヒビター陰性の場合は先天性 TTP が強く疑われる。インヒビター陰性の判定は通常検査では困難な場合がある。
**3** インヒビター陽性の場合は後天性 TTP と診断される。

### 誤診しやすい疾患との鑑別ポイント

**1** 溶血性尿毒症症候群（HUS）（⇨1826 頁）：志賀毒素産生性大腸菌（STEC：Shiga toxin-producing *Escherichia coli*）感染に関連した HUS は，志賀毒素や STEC 感染を証明する。
**2** 播種性血管内凝固症候群（DIC）（⇨1028 頁）：DIC でも破砕赤血球を伴う溶血性貧血を認めることがある。TTP でも FDP，D ダイマーの軽度上昇を認めるが，フィブリノゲン低下，アンチトロンビンの低下

を認めた場合は DIC が強く疑われる。
**3** Evans 症候群：Evans 症候群では Coombs 試験が陽性であるので，陰性の場合は TTP の可能性を考慮する。
**4** 巨赤芽球性貧血（⇨1014 頁）：大球性貧血（MCV>100）であり，血清ビタミン $B_{12}$ が低下している。

### 確定診断がつかないとき試みること

　ADAMTS13 活性が10%未満に著減していない症例のなかで TTP と臨床的に鑑別が困難な症例は，血栓性微小血管症（TMA：thrombotic microangiopathy）と診断し，腎機能障害などの病状が進行するようであれば血漿交換を3日間連続で施行して効果を確認する。

### 合併症・続発症の診断

**1** 急性期の虚血性心疾患で突然死することがあるので，心筋トロポニンを測定する。
**2** また，後天性 TTP で寛解後に認知機能低下が報告されているので，症状が明らかでない場合も，頭部 MRI の検査を実施しておく。

### 予後判定の基準

**1** 無治療の場合は致死率が90%以上であるが，血漿交換などの治療を実施すると致死率は20%以下に低下する。
**2** 意識障害を認める症例は予後不良である。
**3** 寛解期にも ADAMTS13 活性が著減している症例は再発が多い。

### 経過観察のための検査・処置

**1** 末梢血検査を経時的に行い，血小板数の推移を確認する。
**2** ADAMTS13 活性とインヒビター検査は，診断とともに治療効果の確認に重要である。
**3** 寛解となっても再発の多い疾患であるので，最低1年間は血液検査で経過観察する。

### 治療法ワンポイント・メモ

**1** 後天性 TTP と診断した場合は，できるだけ早期に血漿交換を含む治療を開始する。血漿交換は新鮮凍結血漿（FFP）を置換液とし，血小板数が15万/$\mu$L を連続2日間超えるまで連日実施する。副腎ステロイド治療と抗 von Willebrand 因子抗体カプラシズマブの併用を考慮する。

②後天性 TTP の再発，難治症例ではリツキシマブを使用する。

③先天性 TTP では 2〜3 週ごとに FFP の定期輸注を行うが，通常は無治療で TTP 発作時のみに FFP 輸注を受けている症例もある。

④ TTP に対して血小板輸血は禁忌である。

⑤先天性 TTP に対して，遺伝子組換え ADAMTS13 が，2024 年 5 月からわが国でも使用できるようになった。

## さらに知っておくと役立つこと

①本疾患は国の指定難病であるので，確定診断後は直ちに治療費の公費負担申請を行う。

②先天性 TTP の確定診断は ADAMTS13 遺伝子検査であるが，日常臨床では検査できないので，筆者まで相談いただきたい。

## 専門医へのコンサルト

①先天性 TTP の診断は，通常検査では困難であるので，専門医に相談すること。

②カプラシズマブを含む治療を実施した後天性 TTP で難治，再発の場合は，専門医へ相談する。

# 播種性血管内凝固
## Disseminated Intravascular Coagulation (DIC)

**池添 隆之**　福島県立医科大学主任教授・血液内科学

(頻度) 10 万人対年間 30 人（敗血症患者の約 30％，急性骨髄性白血病患者の約 30％，悪性リンパ腫患者の約 10％に合併）

(GL) ・日本版敗血症診療ガイドライン 2020 年版
・造血器腫瘍診療ガイドライン 2023 年版

## 診断のポイント

① DIC の原因となる基礎疾患がある。

②血小板減少。

③プロトロンビン時間の延長。

④フィブリン分解産物の血漿濃度上昇。

⑤凝固亢進マーカー（トロンビン・アンチトロンビン複合体（TAT：thrombin/antithrombin complex）や可用性フィブリン（SF：soluble fibrin））の血漿濃度上昇。

## 緊急対応の判断基準

急性前骨髄球性白血病（APL：acute promyelocytic leukemia）に合併する DIC では線溶系が異常活性化しており，脳出血などの出血関連死のリスクが高い。APL に使用するオールトランスレチノイン酸（ATRA：all-trans retinoic acid）には抗凝固作用と抗線溶作用があるため，APL を疑えば直ちに ATRA を投与すべきである。

## 症候の診かた

①臓器障害：敗血症をはじめ重症感染症に合併する DIC では，サイトカインにより誘発されるプラスミノゲン活性化抑制因子 1（PAI-1：plasminogen activator inhibitor 1）の作用で線溶系が抑制されるため微小血栓が溶解されず，臓器障害が出現しやすい。

②出血傾向：一方，白血病に合併する DIC では骨髄抑制に伴う血小板減少に加え，高度な線溶亢進もあるため出血傾向が目立つ。

## 検査所見とその読みかた

①血小板減少に加えフィブリノゲン・フィブリン分解産物（FDP：fibrinogen/fibrin degradation product）の上昇（≧ 10 μg/mL）やプロトロンビン時間の延長を認める。

② TAT や SF などの過凝固マーカーの上昇を確認する。

③ APL に合併する DIC ではしばしばフィブリノゲンの著減（< 100 mg/dL）を認める。

## 確定診断の決め手

①敗血症をはじめ，重症感染症に合併する凝固異常症には「急性期 DIC 診断基準」を使用し，4 点以上で DIC と診断する（日救急医会誌 16：188-202，2005）。

②産科・新生児領域以外の凝固異常症にはそれぞれの基礎疾患の病態に応じ，「日本血栓止血学会 DIC 診断基準 2017 年度版」の造血障害型あるいは基本型の診断基準を用いて，それぞれ 4 点以上と 6 点以上で DIC と診断する（血栓止血誌 28：369-391，2017）。

## 誤診しやすい疾患との鑑別ポイント

①肝不全：TAT や SF の上昇を認めない。

②血栓性微小血管障害症（TMA：thrombotic microangiopathy）：Coombs 試験陰性の溶血性貧血を認

める。

### 確定診断がつかないとき試みること

**1** 24 時間後に DIC を再評価する。

**2**「急性期 DIC 診断基準」では 24 時間後に血小板数の 50％以上の減少，「日本血栓止血学会 DIC 診断基準 2017 年度版」では血小板数の 30％以上の減少を認めればスコアが加点される。

### 合併症・続発症の診断

**1** 原因の判然としない凝固異常症をみた際は積極的に原因精査を行う。

**2** CT の撮影は腫瘍性病変や血管病変の検出に有用である。

### 予後判定の基準

APL に合併する DIC では白血球数 ≧ 2 万/μL の場合，脳出血などによる出血関連死亡のリスクが高くなる。

### 治療法ワンポイント・メモ

**1** DIC 治療の原則は基礎疾患の治療を行うことである。

**2** 出血リスクの高い APL に合併する DIC では，DIC から離脱するまで連日，あるいは 1 日に 2 回以上採血検査を繰り返しながら，血小板数 ≧ 3 万～5 万/μL，フィブリノゲン ≧ 100～150 mg/dL，PT-INR＜1.5 を目標に濃厚血小板と新鮮凍結血漿の補充療法を行う。

**3** 現在日本で最も高頻度に使用されている抗凝固薬は遺伝子組換えトロンボモジュリン製剤（rTM：recombinant thrombomodulin）である。

**4** rTM は感染症と造血器腫瘍に合併する DIC の離脱率と出血傾向の改善において未分画ヘパリンよりも優れていることが二重盲検比較試験で示されている（J Thromb Haemost 5: 31-41, 2007）。

### さらに知っておくと役立つこと

敗血症性 DIC では臓器障害を伴う重症例において，抗凝固薬を使用することで患者の生命予後が改善することが示されている（Crit Care 20: 229, 2016）。

---

# 血友病・後天性血友病 A
Hemophilia, Acquired Hemophilia A

**日笠 聡** 兵庫医科大学講師・血液内科

**頻度** **あまりみない**（血友病・後天性血友病 A ともに）

**GL** ・インヒビターのない血友病患者に対する止血治療ガイドライン 2013 年改訂版
・インヒビター保有先天性血友病患者に対する止血治療ガイドライン 2013 年改訂版
・血友病患者に対する止血治療ガイドライン 2019 年補遺版　ヘムライブラ（エミシズマブ）使用について
・後天性血友病 A 診療ガイドライン 2017 年改訂版

### 診断のポイント

**1** 血友病
**①** 乳幼児期からの出血症状。
**②** 止血スクリーニング検査で，活性化部分トロンボプラスチン時間（APTT）の単独延長。
**③** 血友病 A：凝固第Ⅷ因子（FⅧ）活性 40％未満，FⅧインヒビター陰性，von Willebrand 因子（VWF）活性正常。
**④** 血友病 B：凝固第Ⅸ因子（FⅨ）活性が 40％未満。
**2** 後天性血友病 A
**①** 生来出血傾向がないにもかかわらず，突然出血症状が出現。
**②** 止血スクリーニング検査で，APTT の単独延長。
**③** FⅧ活性 40％未満，FⅧインヒビター陽性，VWF 活性正常。

### 緊急対応の判断基準

**1** 血友病：多くは，乳幼児期の活動性が高まる時期に，青あざや関節内出血などを契機に診断に至る。まれに出生直後～幼児期に頭蓋内出血で発症する場合があるので，早急な診断・治療が必要である。

**2** 後天性血友病 A：生来出血傾向がなかったにもかかわらず，広範囲の紫斑や筋肉内出血を発症する。出血量が多い場合や，血腫による圧迫症状が強い場合には，早期の診断，止血治療が必要である。

### 症候の診かた

**1** 血友病：出血症状は乳幼児期から紫斑，皮下血腫などが出現し，しばしば虐待を疑われる。立位，歩

行などで関節や筋肉に負担がかかるようになると，関節内・筋肉内の出血が増加する。口腔内出血，鼻出血もしばしば認められる。

**2** 後天性血友病Ａ：突然広範囲の紫斑，皮下・筋肉内出血で発症する場合が多い。観血的処置，手術後の止血困難により診断される場合もある。

### 検査所見とその読みかた

**1** 血友病：血小板数，プロトロンビン時間（PT），APTT，フィブリノゲン，フィブリン分解産物などの止血スクリーニング検査でAPTTの単独延長があり，VWF活性正常，FⅧ活性40％未満，FⅧインヒビター陰性であれば血友病Ａ，FⅨ活性40％未満であれば血友病Ｂと診断する（Haemophilia 26: 1-158，2020）。

**2** 後天性血友病Ａ：止血スクリーニング検査でAPTTの単独延長があり，VWF活性正常，FⅧ活性40％未満，FⅧインヒビター陽性〔1ベセスダ単位（BU）/mL以上〕であれば後天性血友病Ａと診断する（血栓止血会誌 28：715-747，2017）。

### 確定診断の決め手

**1** 血友病Ａ：VWF活性正常，FⅧ活性40％未満，FⅧインヒビター陰性。

**2** 血友病Ｂ：FⅨ活性40％未満。

**3** 後天性血友病Ａ：VWF活性正常，FⅧ活性40％未満，FⅧインヒビター陽性，ループスアンチコアグラント（LA）陰性。

### 誤診しやすい疾患との鑑別ポイント

**1** VWF活性が低値の症例では，血友病Ａと von Willebrand病（VWD）との鑑別に迷う場合がある。特にVWDのType 2Nは，VWFのFⅧ結合部位の異常によってFⅧの半減期が短縮し，FⅧ活性が低下するため，しばしば血友病Ａと誤診される。

**2** また，LAは凝固検査試薬に含有されているリン脂質に反応し，凝固因子や凝固インヒビターの測定系に影響する場合がある。これに伴ってFⅧ活性の低下やFⅧインヒビターの陽性が認められる場合もあるので，判断に迷う場合は専門家にコンサルトするほうが望ましい。

### 確定診断がつかないとき試みること

**1** 血友病：血友病ＡとVWD Type 2Nの鑑別には，FⅧ製剤の投与試験が参考となる場合があり，FⅧ製剤の半減期が短縮している場合は，VWD Type 2N

の可能性が高いと考えられる。最終的にはFⅧ，VWFの遺伝子検査やVWFのFⅧ結合能検査を実施する必要がある。

**2** 後天性血友病：後天性血友病ＡとLAは，出血症状の有無によって推測が可能であるが，LAによってFⅧ活性が偽低下したり，FⅧインヒビターが偽陽性となっている場合は，検体を希釈して測定することで値が補正される。

### 合併症・続発症の診断

**1** 血友病

**❶** 関節内出血を繰り返すと，さらに出血しやすい血友病性滑膜炎を発症し，可動域制限や慢性関節痛を伴う血友病関節症へと進行する。最近は凝固因子製剤の定期補充療法などの出血を防止する治療法によって，血友病関節症の発症頻度や程度は以前より低くなっている。

**❷** また，一部の症例は投与された凝固因子を異物として認識し，それに対する同種抗体（インヒビター）を産生する。インヒビターを保有する血友病は，通常の凝固因子補充療法が無効となる。このため，FⅧ・FⅨ因子を介さずに止血を促すバイパス止血療法が実施されるが，止血効果が十分に得られない場合もある（血栓止血会誌 24：640-658，2013）。

**2** 後天性血友病Ａ：巨大な皮下・筋肉内血腫を発症した場合は，重度の貧血とともに，血腫による血管，神経の圧迫症状によって，循環不全による壊死や神経麻痺を起こすことがある。

### 治療法ワンポイント・メモ

**1** 血友病Ａ

**❶** 止血治療：第Ⅷ因子製剤の出血時補充療法（血栓止血会誌 24：619-639，2013）。

**❷** 出血防止：第Ⅷ因子製剤の定期補充，抗血液凝固第Ⅸa/Ⅹ因子ヒト化二重特異性モノクローナル抗体製剤（血栓止血会誌 31：93-104，2020）。

**2** 血友病Ｂ

**❶** 止血治療：第Ⅸ因子製剤の出血時補充療法（血栓止血会誌 24：619-639，2013）。

**❷** 出血防止：第Ⅸ因子製剤の定期補充。

**3** 後天性血友病Ａ

**❶** 止血治療：バイパス止血療法（血栓止血会誌 28：715-774，2017）。

**❷** 出血防止：抗血液凝固第Ⅸa/Ⅹ因子ヒト化二重特異性モノクローナル抗体製剤。

❸インヒビター除去：免疫抑制療法。

# 骨髄異形成症候群
## Myelodysplastic Syndromes（MDS）

松田 晃　埼玉医科大学国際医療センター教授・造血器腫瘍科

頻度 ときどきみる
GL 骨髄異形成症候群診療の参照ガイド 令和4年度改訂版（2023）

## 診断のポイント

❶高齢者に多いクローン性造血器腫瘍。
❷アポトーシスによる血球減少（無効造血）。
❸末梢血，骨髄での血球形態異常（異形成）と芽球の増加。
❹造血細胞の染色体異常（約半数の例で認められる）。
❺急性白血病への移行がみられる（前白血病）。

## 症候の診かた

　症状の多くは血球減少に基づくものである。血球減少は貧血の頻度が最も高い。慢性に経過するため初発症状を欠き，健康診断で偶然に血液異常所見を指摘されることも多い。
❶貧血：貧血の程度に応じて，倦怠感，易疲労感，動悸，労作時息切れなどが認められる。
❷易感染性：好中球減少は易感染性を引き起こす。好中球機能の低下も易感染性をもたらす。重篤な感染症（肺炎や敗血症など）を繰り返す例もあるが，ほとんど感染を生じない例もある。
❸出血傾向：血小板減少の程度による。血小板数が2万/μL未満で出血傾向が明らかとなってくる場合が多い。
❹急性骨髄性白血病への移行：急性骨髄性白血病への移行は，高リスク群で高率である。

## 検査所見とその読みかた

❶血液検査：末梢血で1血球系以上の持続的な血球減少を認めるが，明確な血球減少を欠くこともある。
❶貧血：軽度大球性貧血の頻度が高い。高齢者の大球性貧血では本疾患を鑑別にあげる必要がある。
❷好中球減少：白血球分画では好中球減少を伴うことがある。好中球に形態異常（異形成）が認めら

れることがある。
❸芽球増加：芽球増加も骨髄異形成症候群（MDS）の特徴である。末梢血にしばしば芽球が出現する。
❹血小板減少：血小板減少がみられることがある。巨大血小板が時に認められる。
❷骨髄検査（穿刺・生検）
❶骨髄：通常は過形成である。芽球増加を伴う場合は20％までであり，芽球割合が20％を超えると急性白血病と診断される。
❷造血細胞
　● 血球形態異常（異形成）を呈する。異形成は10％以上の細胞で同定される場合に，その血球系統の異形成が有意であると判定される。
　● 特異度が高い異形成は巨核球系の微小巨核球（図1a，b），好中球系の偽Pelger核異常と無（低）顆粒好中球（図2a，b），赤芽球系の環状鉄芽球（図3）である。
　● 骨髄生検による病理組織学的所見〔特に免疫組織化学（p53，HbF，CD34など）〕。骨髄線維化がある場合は必須。
❸染色体検査
❶約半数の例で造血細胞に染色体異常が認められる。特に5q-，-5，7q-，-7，+8，20q-などの頻度が高い。
❷染色体異常は予後予測因子である。複雑核染色体異常（1つの細胞に多数の染色体異常を有する）は予後不良である。

## 確定診断の決め手

　以下を総合的に判断し，確定診断をする。血球減少や異形成の原因となる他の造血器あるいは非造血器疾患の除外が重要である。症例によっては確定診断のために経過観察や，複数回の骨髄検査が必要となる。
❶無効造血による持続的な血球減少。
❷造血細胞の有意な異形成。
❸末梢血あるいは骨髄における芽球増加。
❹造血細胞の染色体異常。

## 誤診しやすい疾患との鑑別ポイント

❶二次性貧血：高齢者では，さまざまな血液以外の病気（基礎疾患）に関連した二次性貧血に注意を要する。
　❶有意な血球異形成（特に巨核球系，顆粒球形）がない。

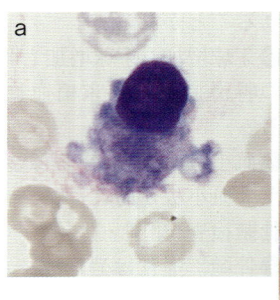
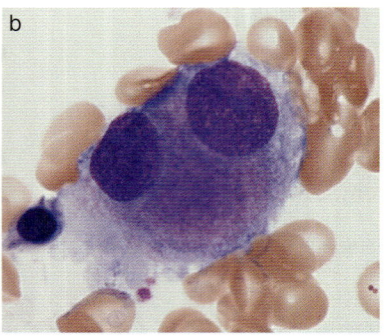

**図1** 微小巨核球（Micromegakaryocyte）（May-Giemsa 染色）

a：単核，b：2 核

細胞のサイズは前骨髄球と同等もしくはそれ以下である。時に 2 核もある（2 核の微小巨核球のサイズは単核の 2 倍またはそれ以下である）。

〔松田 晃：骨髄検査．南学正臣 総編集：内科学書（改訂第 9 版）vol 6. p51，中山書店，2019 より転載〕

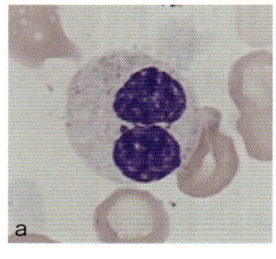
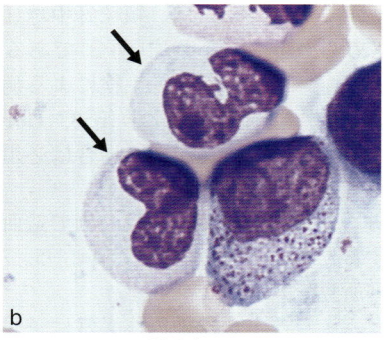
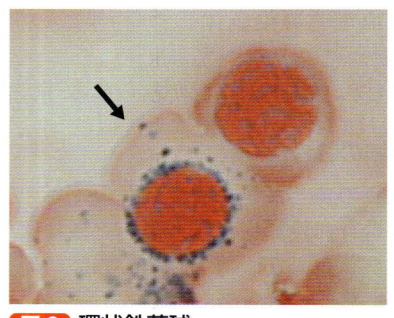

**図2** 好中球系の異形成（May-Giemsa 染色）

a：偽 Pelger 核異常（pseudo Pelger-Huët anomaly）。典型的には，偽 Pelger 核異常は鼻眼鏡状と表現される核を示す。

b：無（低）顆粒好中球（a- or hypogranular neutrophils）。細胞質顆粒が完全に消失した場合は無顆粒，8 割以上（もしくは 3 分の 2 以上）減少した場合は低顆粒とされる。

〔松田 晃：骨髄検査．南学正臣 総編集：内科学書（改訂第 9 版）vol 6. p50，中山書店，2019 より転載〕

**図3** 環状鉄芽球
（ring sideroblast）（鉄染色）

環状鉄芽球は，核周囲に全周の 3 分の 1 以上にわたって，5 個以上の鉄顆粒がみられる場合と定義される。

〔松田 晃：骨髄検査．南学正臣 総編集：内科学書（改訂第 9 版）vol 6. p50，中山書店，2019 より転載〕

❷芽球増加がない。

❸造血細胞の有意な染色体異常がない。

**❷薬剤性造血障害**：詳細な血球減少の経過と薬歴の聴取が必要である。

**❸再生不良性貧血**（⇨ 1018 頁）：特に，軽症・中等症との鑑別は重要である。

  ❶骨髄は低形成で，巨核球は減少している。

  ❷顆粒球系，巨核球系に有意な血球異形成がない。

  ❸芽球増加がない。

## 確定診断がつかないとき試みること

**❶経過観察**：低リスク MDS では，血球異形成が軽度で低頻度な例がある。その場合には，血球減少の経過を十分に観察する。他の原因（薬剤性，基礎疾患に関連した二次性貧血など）による血球減少の除外が必要である。

**❷再検査**：定期的な血液検査を行う。必要に応じて骨髄検査・染色体検査の再施行を行い，芽球割合，異形成，染色体所見の変化などをみる。

**❸造血器腫瘍遺伝子変異のパネル解析**：可能であれ

ば実施する。

## 予後判定の基準

**1** 改訂国際予後予測スコアリングシステム（IPSS-R：Revised International Prognostic Scoring System）：1）血球減少の程度，2）骨髄芽球割合，3）造血細胞染色体異常のリスク群，を点数化し，そのスコアの合計点によって全生存および白血病移行に関して5群に層別化する。

**2** 年齢補正 IPSS-R もある。ウェブサイト（https://www.mds-foundation.org/ipss-r-calculator/）にて，IPSS-R と年齢補正 IPSS-R の計算が可能である。治療法の選択では低リスク群と高リスク群に分けて対応することが多い。高リスクと低リスクを分ける際に，IPSS-R スコア点数≦3.5 と＞3.5 で分けることの妥当性が報告されている。

## 治療法ワンポイント・メモ

**1** 支持療法：経過観察，生活指導，貧血に対する赤血球輸血，感染症への対応など基本的な支持療法はリスク群に関係なく実施する。原則として血球減少が軽度で自覚症状のない患者は無治療で経過を観察する。

**2** 同種造血幹細胞移植：MDS に対する唯一の根治療法である。主に高リスク MDS に対して実施される。55 歳未満で，HLA 血清学的1座不適合以内の血縁ドナーが存在し，同種移植に耐えられる全身状態良好な患者が最もよい適応である。適応を十分に考慮する。

**3** アザシチジン：薬物療法として高リスク MDS の予後を改善しうる薬剤であるが，低リスク群では生存期間延長効果は期待されない。

**4** レナリドミド：症候性貧血の患者で5番染色体長腕の欠失（5q-）を有する症例にレナリドミドは，赤血球造血促進効果，細胞遺伝学的効果を認める。実臨床上は del（5q）陽性低リスク群に対して用いるのが適当である。

**5** ダルベポエチン アルファ：赤血球造血刺激因子製剤であるダルベポエチン アルファは，わが国では MDS に伴う貧血に対して保険適用となっている。

**6** ルスパテルセプト：赤血球成熟促進薬であるルスパテルセプトは，造血幹細胞から赤血球への分化過程の後期段階における分化を促進し，成熟赤血球の増加を誘導する。2024 年に骨髄異形成症候群に伴う貧血に対して保険適用になった新規治療薬である。

# 急性骨髄性白血病
Acute Myeloid Leukemia (AML)

**山口 博樹** 日本医科大学大学院教授・血液内科学

**頻度** **あまりみない**（10 万人に 2〜3 人で，発症率は年齢が高くなるにつれて増加する）

**GL** ・造血器腫瘍診療ガイドライン 2023 年版（第3版）
・造血細胞移植ガイドライン 急性骨髄性白血病（第3版）（2019）

## 診断のポイント

**1** 末梢血や骨髄に骨髄系芽球が増加する。
**2** 正常造血が抑制されることによる感染症，貧血や出血合併症を認めることがある。
**3** 症例によっては皮膚，歯肉，リンパ節，肝臓，脾臓，中枢神経に浸潤を認めることがある。
**4** 骨髄系芽球の芽球数，芽球形態や細胞化学，細胞表面抗原，染色体異常，遺伝子変異で診断する。

## 緊急対応の判断基準

**1** 急性骨髄性白血病（AML）は急性疾患でありかつ悪性腫瘍でもあるため，専門医による迅速な診断が必須である。AML が疑われる症例はできるだけすみやかに血液専門医のいる施設に紹介する。
**2** 貧血症状があり Hb 7 g/dL 以下の場合は赤血球輸血を，血小板数1万〜2万/μL 以下もしくは出血症状がある場合は血小板輸血を行う。発熱があり明らかな肺炎などの感染症の合併がある場合は，血液培養などの起炎菌の検査を行ったうえでセフェピム（CFPM）またはピペラシリン・タゾバクタム（PIPC/TAZ）で加療を行う。

## 症候の診かた

**1** 貧血による動悸，体動時息切れや全身倦怠感，血小板減少による口腔内粘膜や消化管粘膜からの出血，皮下出血，月経の止血困難などを確認する。
**2** 発熱がある場合は，齲歯などの口腔内感染症，副鼻腔炎，肺炎，消化管感染症など，好中球減少による感染症の合併がないかを確認する。
**3** 臓器浸潤によるリンパ節腫脹，歯肉腫脹，肝脾腫，皮下結節がないかを確認する。
**4** 中枢神経浸潤による意識障害，頭痛，四肢麻痺や感覚障害などの神経学的異常がないかを確認する。

## 検査所見とその読みかた

### 1 末梢血検査

**❶血算**：白血球分画を視算血液像で検査を行う。

- 多くの AML は WBC が増加し白血球分画において芽球の増加と正常白血球分画の減少を認める（白血病裂孔）。
- 一方，慢性骨髄性白血病（CML：chronic myeloid leukemia）は AML と同様に白血球数の増加を認めるが，白血球分画において芽球，前骨髄球，骨髄球，後骨髄球といった各分化段階の幼若球と正常白血球分画が認められる。
- 白血病裂孔のある白血球増加は急性の白血病を疑う大切な所見である。
- 症例によっては末梢血の芽球に Auer 小体を認めることがあり，診断に重要である。
- 一方で，急性前骨髄球性白血病（APL：acute promyelocytic leukemia）は WBC が減少し白血球分画に芽球を認めない症例も少なくない。

**❷凝固検査**

- AML では 10〜30％の症例で，特に APL は約70％の症例で播種性血管内凝固症候群（DIC）を合併する。また，合併する感染症によっても DIC が引き起こされることもある。
- 診断には，プロトロンビン時間比，フィブリノゲン，フィブリノゲン・フィブリン分解産物（FDP）以外にも DIC の線溶系亢進型か凝固亢進型かを鑑別する目的でトロンビン・アンチトロンビン複合体（TAT），プラスミン $\alpha_2$ プラスミンインヒビター複合体（PIC），D ダイマー，プラスミノーゲンアクチベーターインヒビター（PAI）なども検索を行う。

**❸生化学検査**：AML の腫瘍増殖を反映する LDH，UA 値，CRP，診断後の化学療法の適応や投与量の決定のために肝機能，腎機能，血清電解質のスクリーニング検査をする。

### 2 骨髄検査

これまで骨髄系芽球が 20％以上を占めることが AML の診断基準となっていたが，WHO 分類改訂第 5 版（2022）では，*BCR::ABL* と *CEBPA* 変異以外の AML の発症に関与する染色体異常や遺伝子変異があった場合は，芽球数に関係なく AML と診断することになった。一方で International Consensus Classification（ICC）では，AML を定義づけられる染色体異常や遺伝子変異があった場合は芽球数が 10％以上の症例を AML，それ以外の芽球が 10％以上 20％未満の症例を骨髄異形成症候群

**表1** ICC による AML 病型分類（2022）

**反復性遺伝子異常を伴う AML（末梢血もしくは骨髄で芽球を 10％以上認める）**

- t(15;17)(q24.1;q21.2)/*PML::RARA* を伴う APL
- t(8;21)(q22;q22.1)/*RUNX1::RUNX1T1* を伴う AML
- inv(16)(p13.1q22) or t(16;16)(p13.1;q22)/*CBFB::MYH11* を伴う AML
- t(9;11)(p21.3;q23.3)/*MLLT3::KMT2A* を伴う AML
- t(6;9)(p22.3;q34.1)/*DEK::NUP214* を伴う AML
- inv(3)(q21.3q26.2) or t(3;3)(q21.3;q26.2)/*GATA2, MECOM(EVI1)*)を伴う AML
- 他の反復性に認められる染色体転座を伴う AML
- *NPM1* 変異を伴う AML
- *CEBPA* bZIP 領域に in-frame 変異を伴う AML
- t(9;22)(q34.1;q11.2)/*BCR::ABL1* を伴う AML（20％以上の芽球を認める場合）
- 暫定病型：*RUNX1* 変異を伴う AML

**骨髄もしくは末梢血で 20％以上の芽球を認める場合は AML，10〜20％未満の場合は MDS/AML**

- *TP53* 変異を伴う AML
- MDS 関連遺伝子変異（ASXL1, BCOR, EZH2, RUNX1, SF3B1, SRSF2, STAG2, U2AF1, or ZRSR2）を伴う AML
- MDS 関連染色体異常を伴う AML
- 非特定型 AML

**顆粒球肉腫**

〔Arber DA, et al: International Consensus Classification of Myeloid Neoplasms and Acute Leukemias: integrating morphologic, clinical, and genomic data. Blood 140(11): 1200-1228, 2022 より〕

（MDS：myelodysplastic syndrome）/AML と診断することを提唱している（表1）。いずれにしても，芽球数よりも染色体異常や遺伝子変異が診断に優先されることになった。

**❶骨髄像検査**

- 一般染色（May-Giemsa 染色など）では，N/C 比の大きいときにはアズール顆粒や Auer 小体を伴う芽球を認める。APL では 1 つの細胞に Auer 小体を多数含むファゴット細胞を認めることがある。
- 特殊染色では，ミエロペルオキシダーゼ（MPO）染色またはズダンブラック B 染色で 3％以上陽性芽球を認めることが多い。しかし 3％以下であっても，細胞表面抗原検査で骨髄系の抗原が陽性の場合は AML の診断となる。非特異的エステラーゼ染色は急性骨髄単球性白血病では 20％以上，急性単球性白血病では 80％以上の芽球もしくは単球系幼若球で陽性となる。

❷細胞表面抗原検査

- 多くの AML では CD13，CD33，CD117 が陽性となる。また，MPO 染色陰性の症例で細胞質内 MPO が陽性となる場合がある。
- 単球系では CD11c，CD14，CD36，CD64 が，赤芽球系芽球では glycophorin A，巨核球系芽球では CD41，CD42b，CD61 が陽性となることが多い。

❸染色体検査，遺伝子検査

- AML に特徴的な染色体異常を染色体 G 分染法でスクリーニングする。転座型染色体異常によるキメラ遺伝子を標的とした定量 RT-PCR 法によるスクリーニングを併用することもある。
- AML と診断が確定された場合は，*FLT3*-ITD 変異をリューコストラット法で検索をする。AML は多くの遺伝子変異がその分類や予後に重要ではあるが，わが国では保険承認が得られていないため個別の研究に参加をして検索を行う。

## 確定診断の決め手

❶末梢血もしくは骨髄での骨髄球系芽球の増加。
❷ AML を定義づけられる染色体異常や遺伝子変異。

## 誤診しやすい疾患との鑑別ポイント

❶骨髄異形成症候群（MDS）（⇨1031 頁）
　❶血球の形態異常を伴い，経時的に芽球の増加を認め高率に AML に移行する。
　❷これまで芽球数 20％未満の場合は MDS と診断をしていたが，WHO は芽球数の定義をなくし，ICC も 10％以上 20％未満の症例を MDS/AML と診断することを提唱している（表1）。
　❸今後 MDS と AML の鑑別はさらに変化する可能性がある。
❷慢性骨髄性白血病（CML）（⇨1036 頁）
　❶慢性期には白血病裂孔のない末梢血への骨髄系幼若球の出現を認める。
　❷しかし，急性転化期で芽球が 20％以上ある場合は鑑別が難しいことがある。
　❸化学療法などの治療を行い寛解期の好中球の FISH 検査で *BCR::ABL* を検索し陽性であれば CML の急性転化を考える。
❸急性リンパ性白血病（⇨1041 頁）
　❶多くの症例では TdT 陽性でリンパ球系細胞表面抗原を認めるが，症例によっては骨髄系細胞表面抗原を認める場合もある。
　❷骨髄系とリンパ球系の両方の細胞特性を有した混合表現型急性白血病と，リンパ球系細胞表面抗原（CD7 単独陽性など）が付随する AML との鑑別が必要である。

## 確定診断がつかないとき試みること

❶造血器腫瘍の診断において，骨髄検査では骨髄穿刺と骨髄生検の両方を行うことを勧める。骨髄液の吸引が不十分な場合は骨髄で芽球が著増をしている場合や線維化を伴っている場合があるので，確定診断には骨髄生検は必須である。
❷顆粒球肉腫の場合は骨髄以外に病変形成をし，骨髄に AML 細胞を認めないこともある。この場合は腫瘤を形成した病変の生検を行い確定診断する。

## 合併症・続発症の診断

❶感染症：AML では原病や診断後の治療に伴い好中球減少症の程度が強く，その期間も長い。このため感染症の合併頻度が高く，症例によっては診断時より合併をしていることもある。発熱がある場合は，AML による腫瘍熱の可能性もあるが感染症を合併していることのほうが多い。感染症の部位としては肺炎などの呼吸器感染症の頻度が高く，その診断のためには胸部 X 線だけでなく積極的に胸部 CT を行う。さらに細菌感染症だけでなく真菌感染症の頻度も高いため，通常の培養検査だけでなく，(1→3)β-D-グルカンやアスペルギルス抗原などの血清学的検査も併用する。
❷ DIC：上述の凝固検査参照。
❸腫瘍崩壊症候群：著増した AML 細胞が化学療法に伴い急速に破壊された場合に，高尿酸血症，高カリウム血症，高リン血症を続発し，このため急性腎障害や致死性不整脈などを発症する。

## 予後判定の基準

　年齢（60 歳以上），全身状態（performance status 3 以上），発症様式（二次性），染色体異常や遺伝子異常（表2）などが予後因子となる。

## 経過観察のための検査・処置

❶診断後はすみやかに化学療法（APL は全トランス型レチノイン酸による分化誘導療法）を行う。化学療法による骨髄抑制や腫瘍崩壊症候群などの発生をチェックする目的で定期的に血液生化学検査，凝固検査を行う。

**表2** European LeukemiaNet による AML 予後分類（2022）

| | |
|---|---|
| 予後良好 | ・t(8;21)(q22;q22.1)/*RUNX1::RUNX1T1*[*1,2]<br>・Inv(16)(p13.1q22)もしくは t(16;16)(p13.1;q22)/*CBFB::MYH11*[*1,2]<br>・*NPM1* 変異陽性で *FLT3*-ITD 陰性<br>・*CEBPA* b-ZIP 領域 in frame 変異 |
| 予後中間 | ・*NPM1* 変異陽性 *FLT3*-ITD 陽性[*1,3]<br>・*NPM1* 変異陰性 *FLT3*-ITD 陽性(他の予後不良因子がない場合)<br>・t(9;11)(p21.3;q23.3)/*MLLT3::KMT2A*[*1,4]<br>・予後良好や予後不良以外の染色体異常や遺伝子異常 |
| 予後不良 | ・t(6;9)(q23;q34.1)/*DEK::NUP214*<br>・t(v;11)(v;q23)/*KMT2A* 再構成<br>・t(9;22)(q34.1;q11.2)/*BCR::ABL1*<br>・t(8;16)(p11.2;p13.3)/*KAT6A::CREBBP*<br>・inv(3)(q21.3q26.2)もしくは t(3;3)(q21.3;q26.2)/*GATA2, MECOM(EVI1)*<br>・t(3q26.2;v)/*MECOM(EVI1)*再構成<br>・−5, del(5q), −7, −17, abn(17p)<br>・複雑核型[*5], monosomal karyotype[*6]<br>・*ASXL1, BCOR, EZH2, RUNX1, SF3B1, SRSF2, STAG2, U2AF1, ZRSR2* 変異[*7]<br>・*TP53* 変異[*8] |

*1 標準化学療法を行った症例，微小残存病変の結果で治療方針の変更をした場合．
*2 KIT や FLT3 変異を認めても予後分類は変わらない．
*3 予後不良の染色体異常が併存した場合は予後不良とする．
*4 まれな予後不良遺伝子変異の重複よりも優先される．
*5 3つ以上の染色体異常を認め，他の予後因子となる染色体異常を認めない．3つ以上のトリソミーを認め構造染色体異常を認めない低倍体染色体異常は除外する．
*6 少なくとも1つ以上の付加的モノソミーまたは染色体構造異常(core-binding factor AML を除く)を伴う1つのモノソミー(X または Y 染色体欠失を除く)．
*7 予後良好因子に併存をした場合は予後不良とは扱わない．
*8 変異アレル頻度を少なくとも10%以上は認める必要がある．片アレルであっても両アレル変異であっても予後不良とする．染色体複雑核型や monosomal karyotype と関連する．

〔Döhner H, et al: Diagnosis and Management of AML in Adults: 2022 ELN Recommendations from an International Expert Panel. Blood 140(12): 1345-1377, 2022 より〕

**2** 血算が正常化，もしくは治療抵抗性や再発が疑われる場合は治療効果判定目的で骨髄検査を行う．
**3** 骨髄で血液学的寛解が確認された場合，*RUNX1::RUNX1T1* などの転座型遺伝子異常を認める症例は定量 RT-PCR 法による微小残存病変解析を行い，分子生物学的な治療効果判定を行う．

## 治療法ワンポイント・メモ

**1** APL 以外の AML の寛解導入療法は年齢，全身状態，臓器機能，合併症などが問題なければ，イダルビシンなどのアントラサイクリン系薬剤とシタラビンの併用療法が標準治療である．
**2** *FLT3*-ITD 陽性 AML においてはアントラサイクリン系薬剤とシタラビンによる寛解導入療法にFLT3 阻害薬であるキザルチニブを併用する．
**3** 全身状態や臓器機能などに何らかの問題があり標準的な寛解導入療法ができない場合は，BCL-2 阻害薬であるベネトクラクスとアザシチジンの併用療法を行う．
**4** APL は全トランス型レチノイン酸による分化誘導療法を寛解導入療法として行う．
**5** 同種造血幹細胞移植は治療関連毒性が強いため，第一寛解期では予後不良症例や同胞ドナーを有する予後中間群が適応となる．

# 慢性骨髄性白血病
Chronic Myeloid Leukemia (CML)

**木村 晋也**　佐賀大学教授・血液・呼吸器・腫瘍内科

**頻度** **あまりみない**（新規発生は約 1.5 人/10 万人/年）

**GL** 造血器腫瘍診療ガイドライン 2023 年版（第3 版）

## 診断のポイント

**1** 小児ではまれであり，年齢中央値は 55 歳である．男女とも高齢になるほど罹患率は高まる．
**2** 原因は不明だが，9 番と 22 番染色体の一部が相互に入れ替わったフィラデルフィア(Ph)染色体が形成され，*BCR::ABL* 融合遺伝子が生じると発症する．
**3** 70％以上が，健診や他疾患での受診で白血球や血小板の増加により偶然発見される．
**4** 染色体検査(G-バンド法)で Ph 染色体，あるいは末梢血好中球 FISH や PCR 法で *BCR::ABL* 融合遺伝子を証明する．

## 症候の診かた

**1** 慢性期，移行期，急性期と病気が進行していく．慢性期には，ほとんど症状はない．進行に伴い倦怠

感，寝汗，体重減少，脾腫による腹部膨満感などが現れる。

❷ 予後予測の算出に脾臓の大きさは重要である。脾臓のサイズは，触診で測定した肋骨縁から脾臓下縁までの最大距離を cm 単位で記録する。

❸ 急性期では，CML 細胞由来の髄外腫瘤としてリンパ節腫脹や腫瘤を認めることがある。

### 検査所見とその読みかた

❶ 末梢血検査

❶ 白血球増加あるいは血小板増加が発見の契機となる。幼若な骨髄球系細胞を認めることがある。

❷ 好塩基球が増加していることが多い。

❸ 好中球アルカリホスファターゼ（NAP）の低下やビタミン $B_{12}$ の増加を認めるが，遺伝子検査が容易にできるようになり，その診断的価値は低下した。

❷ 骨髄検査

❶ 骨髄系細胞の著しい増加を認める。骨髄芽球から成熟好中球まで連続して増加する。ほかにも細かい基準はあるが，慢性期では骨髄芽球が 10% 未満，移行期では 10～20%，急性期では 20% 以上となる。

❷ 初診時の骨髄検査で G-バンド法での染色体検査を行う。Ph 染色体以外にも存在する付加的染色体の種類によっては，予後に関与することがある。

### 確定診断の決め手

❶ Ph 染色体あるいは BCR::ABL 融合遺伝子が検出されれば，診断は確定する

❶ CML 患者の 95% で Ph 染色体が検出される。

❷ BCR::ABL 融合遺伝子には，主に慢性骨髄性白血病（CML）で認める major BCR::ABL と主に Ph 染色体陽性急性リンパ性白血病で認める minor BCR::ABL が存在する。

❸ まれに CML においても minor BCR::ABL や非典型的な型の major BCR::ABL を有することがある。

### 誤診しやすい疾患との鑑別ポイント

❶ 本態性血小板血症

❶ 本態性血小板血症では主に血小板数が増加するが，白血球数も増加し，CML と鑑別が難しいことがある。

❷ BCR::ABL 融合遺伝子は陰性であり，

JAK2V617F 点突然変異，CALR 変異，MPL 変異を認める。

❷ 慢性好中球性白血病（CNL：chronic neutrophilic leukemia）と非定型慢性骨髄性白血病（aCML：atypical CML）

❶ この 2 疾患は CML と病態は似ているが，BCR::ABL 融合遺伝子は検出されない。

❷ CNL では，CSF3R 遺伝子変異を高頻度（90%）に認めるが，aCML でも時に認める。そのほか，両者で SETBP1 や ASXL などの遺伝子異常を認めることがあり，遺伝子異常の重複も多く，鑑別は時に困難である。

❸ 反応性好中球増多症

❶ 炎症所見陽性，CRP 高値。

❷ 炎症性の基礎疾患がある。

❹ 類白血病反応

❶ 腫瘍性の基礎疾患がある。

❷ 顆粒球コロニー刺激因子（G-CSF）高値。

### 確定診断がつかないとき試みること

❶ 複雑な転座によって G-バンド法では検出できない masked Ph が存在する。このような場合でも，末梢血好中球 FISH 法や PCR 法で BCR::ABL 融合遺伝子は検出される。

❷ BCR::ABL 融合遺伝子検出用 PCR のプライマーの認識部位に変異があると，BCR::ABL 融合遺伝子が偽陰性となることがある。このような場合でも末梢血好中球 FISH は陽性となる。

❸ 診断が確定できないときは，種々の検査を組み合わせて行う。

### 合併症・続発症の診断

ヒスタミンによる消化性潰瘍を合併することがある。

### 予後判定の基準

Sokal, Hasford, ELTS などの予後予測スコアがあり，年齢，脾臓サイズ，血小板数，末梢血好塩基球割合，末梢血好酸球割合，末梢血芽球割合を入力すれば自動で各スコアを計算できるサイトがある（https://www.hemapedia.jp/hemapedia/specialty/cml/about/risk-scale-calculation）。

### 経過観察のための検査・処置

CML と確定診断された場合は，すみやかに治療を開始しなくてはいけない。

## 治療法ワンポイント・メモ

**①** 現在 5 種類の ABL チロシンキナーゼ阻害薬 (TKI) がある．1 次治療には，第 1 世代 TKI (イマチニブ) あるいは第 2 世代 TKI (ニロチニブ，ダサチニブ，ボスチニブ) のいずれかを使用する．第 2 世代 TKI はイマチニブより早く深い分子遺伝学的寛解を得られる (Lancet Haematol 2: e118-e128, 2015)．

**②** 1 次治療に耐性/不耐容の場合は，上記に加え第 3 世代 TKI のポナチニブが使用できる．耐性の原因が T315I 変異の場合は，ポナチニブのみが有効である．

**③** 2 次治療にも耐性/不耐容の場合は，上記に加え specifically targeting the ABL myristoyl pocket (STAMP) 阻害薬アシミニブが使用できる．

**④** European LeukemiaNet (ELN) の治療効果判定基準 (Leukemia 34: 966-984, 2020) に基づいて，治療を進めることがガイドラインで推奨されている．

## さらに知っておくと役立つこと

**①** それぞれの薬剤の副作用プロファイルが異なることから，合併症や既往症などの患者背景を考慮して治療薬を選択する．

**②** TKI や STAMP 阻害薬に耐性の変異 ABL によるものが多いため，耐性を疑ったときは変異解析が治療薬選択に有用である．ただし，変異解析は保険収載されていない．

**③** 治療薬の進化によって，CML 特に慢性期の患者では，健常人と同等の生命予後が得られるようになった (N Engl J Med 376: 917-927, 2017)．しかし，治療が長期になるにつれ，心血管障害などの有害事象が問題となることが多くなってきた．治療前の心血管系の評価とリスクファクター (喫煙，高血圧，高コレステール血症，糖尿病) の軽減に努める必要がある．

**④** TKI を 3〜5 年服用し，1〜2 年以上 *BCR::ABL* 遺伝子が陰性の患者では，約半数が TKI を中止しても再発しないことが明らかとなってきた (Lancet Haematol 7: e218-e225, 2020)．

## 専門医へのコンサルト

CML を疑った段階で，すぐに血液専門医にコンサルトすべきである．

# 骨髄増殖性腫瘍
## Myeloproliferative Neoplasms (MPN)

**下田 和哉** 宮崎大学教授・血液・糖尿病・内分泌内科学

**(頻度)** あまりみない

## 診断のポイント

**①** 1 系統以上の血球が腫瘍性に増殖．

**②** 真性多血症 (真性赤血球増加症)，本態性血小板血症，原発性骨髄線維症が代表疾患．

**③** *JAK2*，*CALR*，*MPL* 変異の検出．

## 症候の診かた

**①** 真性多血症 (PV：polycythemia vera)
**❶** 血栓症，出血を合併しやすい．
**❷** 瘙痒感 (特に入浴後に顕著)，全身倦怠感，睡眠困難，意欲低下，めまい，赤ら顔などを呈する．

**②** 本態性血小板血症 (ET：essential thrombocythemia)
**❶** 血栓症，出血を合併しやすい．
**❷** 肢端紅痛症 (微小血管障害による，繰り返す四肢末端の灼熱痛と紅斑) をきたすことがある．

**③** 原発性骨髄線維症 (PMF：primary myelofibrosis)
**❶** 巨大脾腫を呈する．
**❷** 全身倦怠感，発熱，体重減少などの全身症状を呈する．

## 検査所見とその読みかた

**①** PV
**❶** 末梢血：Hb＞16.5 g/dL (男性)，16.0 g/dL (女性)，あるいは Ht＞49％ (男性)，48％ (女性) の多血を生じる．好中球数，血小板数も増加していることが多い．
**❷** 骨髄：赤芽球系，好中球系，巨核球系の 3 系統の血球の汎過形成．
**❸** その他：血清エリスロポエチン低下．95％以上の症例に *JAK2* 変異を認める．

**②** ET
**❶** 末梢血：血小板数 ≧ 45 万/$\mu$L．時に好中球増加を認める．赤血球数は正常．
**❷** 骨髄：成熟巨核球の増加を認める．
**❸** その他：約50％に *JAK2* 変異を，約30％に *CALR* 変異を，数％に *MPL* 変異を認める．

**③** PMF
**❶** 末梢血：病初期 (前線維期) は，血小板数，好中

**表1** WHO 分類による真性多血症の診断基準（2017）

大項目 3 つすべてを満たすか，大項目 1 および 2 と小項目を満たしたときに診断する[*1]。

| 大項目 | 1. Hb 値：男性＞16.5 g/dL，女性＞16.0 g/dL，あるいは Ht 値：男性＞49％，女性＞48％，あるいは循環赤血球量の増加[*2]<br>2. 骨髄生検所見は，年齢相当より高細胞密度であり，著明な赤血球系，顆粒球系細胞の増殖，および多形性を示す大小さまざまな大きさの成熟巨核球を伴う巨核球系細胞の増殖を含む 3 系統の血球増加（汎骨髄症）を示す<br>3. JAK2V617F 変異または JAK2 exon12 変異を認める |
|---|---|
| 小項目 | 血清エリスロポエチン（EPO）の低下 |

[*1] 大項目 2（骨髄生検）は，持続する絶対的赤血球増加（男性で Hb 値＞18.5 g/dL あるいは Ht 値 55.5％，女性で Hb 値＞16.5 g/dL あるいは Ht 値 49.5％）を認め，大項目 3 と小項目を満たす場合は，必須ではない。ただし，最大 20％の症例に認められる骨髄線維症の初期は，骨髄生検のみで検知可能であり，そのような所見がみられると，より急速な線維化期の骨髄線維症への進展（post-PV MF）を予測できるかもしれない。

[*2] 平均正常予想値よりも 25％超の増加を認める場合，循環赤血球量の増加と判断。

〔Swerdlow SH, et al（ed）：WHO Classification of Tumors of Haematopoietic and Lymphoid Tissues, 4th ed, Revised. pp39-53, IARC press, Lyon, 2017 より〕

**表2** WHO 分類による本態性血小板血症の診断基準（2017）

大項目 4 つすべてを満たすか，大項目 1〜3 と小項目を満たしたときに診断する。

| 大項目 | 1. 血小板数≧45 万/μL<br>2. 骨髄生検所見は，過剰に分葉した核を有する大型成熟巨核球を伴う，主に巨核球系細胞の増殖を認める。顆粒球系細胞や赤芽球系細胞の明らかな増殖や，顆粒球系細胞の左方移動は認めない。細網線維の軽度の増加（グレード 1）はきわめてまれである<br>3. BCR-ABL 陽性慢性骨髄性白血病，真性多血症，本態性血小板血症，骨髄異形成症候群，あるいは他の骨髄系腫瘍の WHO 診断基準を満たさない<br>4. JAK2, CALR, MPL いずれかの遺伝子変異を認める |
|---|---|
| 小項目 | 染色体異常などのクローナルマーカーが存在，あるいは，反応性血小板増加症の所見がないこと |

〔Swerdlow SH, et al（ed）：WHO Classification of Tumors of Haematopoietic and Lymphoid Tissues, 4th ed, Revised. pp39-53, IARC press, Lyon, 2017 より〕

球数が上昇することが多い。進行期（線維期）になると，貧血，血小板数減少を呈する。末梢血へ涙滴赤血球，赤芽球，骨髄芽球が出現（白赤芽球症）。
❷骨髄：生検所見は，病初期は過形成，進行期には高度の線維化。骨髄穿刺検査では dry tap で骨髄液が穿刺できないことが多い。
❸巨大脾腫。
❹その他：約50％にJAK2変異を，約30％にCALR変異を，数％に MPL 変異を認める。

## 確定診断の決め手

❶骨髄増殖性腫瘍（MPN）の診断：臨床症状，血栓症の既往・存在，血球数の増加，脾腫などから MPN を疑った場合，JAK2, CALR, MPL 変異の検索を行う。いずれかの変異が陽性の場合，MPN である可能性がきわめて高い。これらの変異は ET，PMF の約15％には検出されないため，変異陰性の場合に「MPN が否定できる」わけではない。
❷病型の決定：表1〜3 の WHO 診断基準に基づき，PV，ET，PMF の各病型を決定する。

## 誤診しやすい疾患との鑑別ポイント

❶慢性骨髄性白血病（⇨1036 頁）：BCR::ABL 陰性であることを確認する。
❷二次性赤血球増加症：下記の疾患の除外が必要。
　❶脱水などによる循環血漿量の低下に伴う「見かけ上の多血」。
　❷ストレス多血症：喫煙，高血圧。
　❸エリスロポエチン上昇：低酸素症〔慢性閉塞性肺疾患，先天性心疾患（右左シャント），睡眠時無呼吸症候群などの換気障害など〕，エリスロポエチン産生腫瘍。
❸二次性血小板増加症：下記の疾患の除外が必要。
　❶感染症，急性・慢性炎症。
　❷種々の悪性腫瘍。
　❸出血後の造血回復期，鉄欠乏性貧血。
❹二次性骨髄線維症：下記の疾患の除外が必要。
　❶骨髄異形成症候群。
　❷悪性リンパ腫などのリンパ系腫瘍。
　❸自己免疫疾患や慢性炎症。

## 確定診断がつかないとき試みること

❶JAK2, CALR, MPL 変異を認めない場合は，血液検査，骨髄生検，画像診断などにより，二次性に血球増加をきたす疾患や，他の造血器腫瘍との鑑別を行う。
❷ASXL1, EZH2, TET2, IDH1/2 など骨髄系腫瘍に

**表3** WHO 分類による原発性骨髄線維症の診断基準（2017）

大項目3つすべてと，少なくとも1つの小項目を満たしたときに診断する。

| | 前線維化期(prefibrotic/early stage) | 線維化期(overt fibrotic stage) |
|---|---|---|
| 大項目 | 1. 巨核球の増殖と異型性を認める。グレード1を超える細網線維化はなく，年齢相当より過形成骨髄であり，顆粒球系細胞の増殖と，しばしば赤血球系造血の抑制を伴う | 1. グレード2または3の細網線維化や膠原線維化を伴う巨核球の増殖と異型性を認める |
| | 2. 慢性骨髄性白血病，真性多血症，本態性血小板血症，骨髄異形成症候群，あるいは他の骨髄系腫瘍の WHO 診断基準を満たさない<br>3. *JAK2*，*CALR*，*MPL* いずれかの遺伝子変異を認める。これらの遺伝子変異が存在しない場合は，他の造血細胞のクローン性増殖を示すマーカー[*1] を認めるか，あるいは，反応性の骨髄線維症[*2] でないこと | |
| 小項目 | 以下の少なくとも1つの所見が，2回連続して確認されること<br>a. 併存症によらない貧血，b. 白血球数≧1.1万/$\mu$L，c. 触知可能な脾腫，d. 血清 LDH の上昇 | |
| | | e. 白赤芽球症 |

[*1] *JAK2*，*CALR*，*MPL* いずれの遺伝子変異も認めない場合には，他の頻度の高い遺伝子変異（例：*ASXL1*，*EZH2*，*TET2*，*IDH1/IDH2*，*SRSF2*，*SF3B1*）の検索がクローン性疾患であることの同定に有用である。

[*2] 感染症，自己免疫疾患，他の慢性炎症性疾患，ヘアリー細胞白血病や他のリンパ系腫瘍，癌の転移，中毒性（慢性）骨髄障害など。

〔Swerdlow SH, et al（ed）: WHO Classification of Tumors of Haematopoietic and Lymphoid Tissues, 4th ed, Revised. pp39-53, IARC press, Lyon, 2017 より〕

---

伴う遺伝子変異の検出は，クローナルな造血が生じていることを意味しており，保険適用ではないものの，これらの遺伝子変異の検索は MPN 診断に有用である。

### 合併症・続発症の診断

❶血栓症・出血：MPN は血栓症・出血を合併しやすいため，その予防が重要となる。

❷病型移行：PV，ET の3〜5％は二次性の骨髄線維症へ，PV，ET，PMF の一部は急性白血病へと病型移行する。血球数の変動や脾腫の増大がみられる場合，病型移行を疑い骨髄検査を行う。

### 予後判定の基準

❶ PV，ET

　❶血栓症の合併が予後を規定する。年齢≧60歳，または血栓症の既往がある場合，血栓症の高リスク群である。

　❷10年無血栓症生存率：PV 93％，ET 85.9％。

　❸主な死因：二次がん，急性白血病，骨髄線維症への病型移行。

　❹10年総生存率：PV 85.4％，ET 85.3％。

❷ PMF

　❶年齢，持続する全身症状，貧血，白血球数増加，末梢血への芽球出現，血小板減少，赤血球輸血依存，予後不良染色体の存在が予後不良因子であり，該当する個数により低，中間-Ⅰ，中間-Ⅱ，高リ

スク群に分類する。

　❷主な死因：急性白血病への病型移行，出血，感染症。

　❸3年総生存率：全体で59％。低，中間-Ⅰ，中間-Ⅱ，高リスク群の3年生存率は，それぞれ94％，79％，59％，39％である。

### 経過観察のための検査・処置

持続する全身症状の出現・悪化，血球数の低下，末梢血への芽球出現，脾腫の増大の有無を定期的に検査する。

### 治療法ワンポイント・メモ

❶ PV：血栓症，出血イベントの予防が治療の主目的である。

　❶糖尿病，高血圧，脂質異常症などの心血管リスクを有する場合，その治療を行う。

　❷Ht＜45％を目標に瀉血を行う。禁忌がない限り，低用量アスピリンを投与する。

　❸血栓症の高リスク群には細胞減少療法を行う。第1選択薬はヒドロキシウレア。若年者にはロペグインターフェロン$\alpha$（保険適用は，既存治療が効果不十分または不適当な場合に限る）も考慮する。

　❹治療抵抗性・不耐容の場合，ルキソリチニブ。

❷ ET：血栓症，出血イベントの予防が治療の主目的である。

❶糖尿病，高血圧，脂質異常症などの心血管リスクを有する場合，その治療を行う。

❷血栓症の低リスク群は経過観察。ただし，*JAK2* 変異陽性例，心血管リスクを有する例には低用量アスピリンを投与してもよい。

❸血栓症の高リスク群には，低用量アスピリンに加え細胞減少療法を行う。第 1 選択薬はアナグレリド，またはヒドロキシウレア。

### ❸ PMF

❶造血細胞移植：中間-Ⅱ，高リスク群の若年者で，合併症がなく適切なドナーが得られる場合，造血細胞移植を検討する。治癒的治療法であるものの，高齢者に好発することから適応は限られる。

❷高・中間Ⅱリスク群，および脾腫に伴う症状や持続する全身症状を有する中間-Ⅰ・低リスク群には，ルキソリチニブが脾腫，症状の改善，予後の改善に有用である。

❸貧血に対し適宜輸血を行う。蛋白同化ホルモンも有用である。

### 専門医へのコンサルト

❶血栓症を起こした場合，それぞれの臓器の専門家にコンサルトを行う。

❷PV，ET の経過観察中あるいは治療中に，血球数の低下，末梢血への芽球出現，脾腫の増大が出現した場合，二次性骨髄線維症への移行の可能性があるため，専門医にコンサルトする。

# 急性リンパ性白血病
## Acute Lymphoblastic Leukemia (ALL)

八田 善弘　日本大学客員教授・血液膠原病内科学

**（頻度）** **あまりみない**（成人 ALL の発症は人口 10 万人あたり年間 1 人程度と推定されている。成人では 20〜60 歳までは年齢による発症頻度に差はみられないが，60 歳を超えると増加してくる。T 細胞性 ALL は若年に多い）

**GL** ・造血器腫瘍診療ガイドライン 2023 年版
　　・造血細胞移植ガイドライン 急性リンパ性白血病（成人）（第 3 版）（2020）

### 診断のポイント

❶血液検査で貧血，血小板減少，白血球増加を認め，末梢血に白血病細胞（芽球細胞）が出現する。白血球

分画ではリンパ球のほかは芽球と成熟顆粒球のみであり，中間の成熟段階の顆粒球系細胞がみられない（白血病裂孔）。

❷白血病細胞がペルオキシダーゼ染色で陰性であれば通常は ALL である。

❸フローサイトメトリーによる細胞表面マーカーで白血病細胞はリンパ球系表面マーカー（T 細胞または B 細胞）が陽性である。

❹染色体分析でリンパ性白血病に特徴的な染色体異常が認められることがある。

### 緊急対応の判断基準

❶血小板減少や播種性血管内凝固（DIC）による出血傾向がみられることがある。

　❶血小板数が 1 万/$\mu$L 以下であれば血小板輸血（通常は 10 単位）を行う。

　❷DIC が併存する場合は原疾患の診断にかかわらず，新鮮凍結血漿やアンチトロンビンの補充，低分子ヘパリンによる抗凝固療法，リコンビナントトロンボモジュリンの投与を考慮する〔詳細は「播種性血管内凝固」（⇨1028 頁）を参照〕。

❷好中球減少による感染症を併発している場合がある。

　❶胸部 X 線撮影，血液培養などで感染症の原因を検索し，広域抗菌薬の投与を開始する。

　❷重症感染症のときは顆粒球コロニー形成刺激因子（G-CSF）も投与する。

　❸一般に急性骨髄性白血病（AML：acute myeloid leukemia）であっても G-CSF 投与で予後が悪化することはないので，ALL の診断が確定していなくても好中球減少による重症感染症では G-CSF を投与すべきである。

### 症候の診かた

❶主訴は貧血症状，血小板減少や DIC による出血，発熱，全身倦怠感などである。

❷発熱は感染症が原因であることが多いが，腫瘍熱の場合もある。

❸白血病細胞浸潤による肝脾腫，リンパ節腫大が認められることもある。

### 検査所見とその読みかた

❶塗抹標本

　❶末梢血に白血病細胞（芽球細胞）が出現することが多い。

　❷末梢血に白血病細胞が認められないこともある

が，その場合でも ALL であれば骨髄穿刺で白血病細胞が認められる。

❸白血病細胞がペルオキシダーゼ染色で陰性であれば ALL の可能性が高い。AML はペルオキシダーゼ染色で陽性になる。

❷フローサイトメトリーによる細胞表面マーカー

❶白血病細胞は T 細胞，B 細胞のみのクローナリティのある集団として認められる。

❷ T 細胞性 ALL の診断では CD3 陽性が特異的である。

❸ B 細胞の表面マーカーでは CD19，CD22，CD10，CD79a が特異的であるが，B 細胞性 ALL の診断にはこれらの複数が陽性である必要がある。

❸染色体分析

❶特異的な染色体異常を検索する。

❷特に 9 番と 22 番染色体の相互転座 t(9;22)（Ph 染色体：Philadelphia 染色体）は急性白血病では ALL に特異的である。

❸ Ph 染色体陽性 ALL では分子標的薬チロシンキナーゼ阻害薬が有効であるので染色体分析は必須である。

❹遺伝子解析

❶通常はキメラ遺伝子スクリーニングを外注検査で行う。Ph 染色体陽性 ALL では t(9;22)により生じる融合遺伝子 *BCR::ABL1* が検出される。

❷そのほかにも症例ごとに特徴的な遺伝子を検出できれば，治療経過中の分子遺伝学的効果の評価に有効である。

## 確定診断の決め手

❶骨髄にペルオキシダーゼ染色陰性の白血病細胞（芽球細胞）が存在する。

❷白血病細胞に特徴的なリンパ球系表面マーカーが陽性である。

## 誤診しやすい疾患との鑑別ポイント

❶ AML（⇨ 1033 頁）：ペルオキシダーゼ染色陰性の AML が存在するが，この疾患では白血病細胞表面のリンパ球系マーカーは陰性で骨髄球系マーカーが陽性である。

❷混合性白血病

❶ペルオキシダーゼ染色が陽性で，さらに ALL の診断（T 細胞または B 細胞のマーカーが陽性）を満たす疾患が混合性白血病である。

❷ ALL の診断基準を満たすが，骨髄球系のマー

カー（CD13，CD33 など）を発現していると混合性白血病と診断してしまうことがあるが，これらのマーカーは骨髄球系に特異的ではないので ALL として扱う。

❸ Ph 染色体陽性と陰性 ALL

❶ Ph 染色体陽性 ALL でも染色体分析が提出できない場合などで Ph 染色体陽性 ALL と診断されないことがある。そのような場合でも，mRNA で特徴的な融合遺伝子 *BCR::ABL1* が検出されれば Ph 染色体陽性 ALL と診断する。

❷反対に *BCR::ABL1* が融合部位の variant などでまれに検出されないことがあるが，染色体で Ph 染色体が検出されれば Ph 染色体陽性 ALL である。

❸治療法（チロシンキナーゼ阻害薬の投与）と予後が全く異なるので，Ph 染色体陽性と陰性 ALL との鑑別は重要である。

❹悪性リンパ腫

❶ T 細胞性 ALL ではしばしば縦隔腫瘍を伴うことがあり，悪性リンパ腫との鑑別が必要になることがある。骨髄検査で ALL 細胞の存在を確認して鑑別する。

❷ただし，T 細胞性リンパ芽球性リンパ腫と T 細胞性 ALL は同一疾患と考えられており，骨髄に腫瘍細胞が存在するリンパ芽球性リンパ腫と縦隔腫瘍を伴う T 細胞性 ALL の境界は必ずしも明瞭ではない。

❸骨髄の有核細胞の 20〜25％以上を T 細胞性リンパ芽球が占めているときは T 細胞性 ALL と診断する。

## 確定診断がつかないとき試みること

骨髄に腫瘍細胞が充満していると骨髄穿刺で吸引できないことがある。このような場合は骨髄生検を行い，検体をスライドガラスに軽く押し当てることで細胞がスライド上に付着して形態の観察が可能になる（タッチスメア）。

## 合併症・続発症の診断

❶感染症：発熱や咳嗽などの症状，炎症反応，血液培養，尿検査などの検体検査，胸部 X 線，CT などの画像所見から診断する。

❷ DIC：出血傾向，PT と APTT の延長，フィブリノゲンの低下，TAT などの凝固系マーカーの増加，フィブリノゲン・フィブリン分解産物（FDP）や D ダイマーなどの線溶系マーカーの増加などから診断

する。

## 予後判定の基準

**1** 染色体異常，遺伝子異常で予後が異なる。

**❶** 一般臨床では詳細な遺伝子異常の検索はできないが，Ph 染色体とその融合遺伝子 *BCR::ABL1* は通常の外注検査でも可能である。

**❷** Ph 染色体陽性 ALL ではチロシンキナーゼ阻害薬の投与で劇的に予後が改善している。

**2** 初診時白血球数が多いこと（一般には 3 万/$\mu$L 以上）や高齢者は予後不良因子である。

## 経過観察のための検査・処置

**1** 白血病特異的な融合遺伝子（*BCR::ABL1* など）や T 細胞受容体または Ig 再構成が初診時に検出できれば，それを指標に治療効果判定，早期再発診断が可能である。

**2** WT1（Wilms Tumor-1）遺伝子は小児 Wilms 腫瘍の原因遺伝子として同定されたが，その後，この遺伝子は急性白血病では腫瘍促進的に働くことが明らかになった。

**❶** ALL においても WT1mRNA の発現は高く，経時的に測定することで治療効果判定，早期再発診断が可能である。

**❷** 診療報酬上は経過観察目的で月 1 回の測定が認められている。

## 治療法ワンポイント・メモ

**1** 多剤併用化学療法が基本であるが，初期治療は ALL の診断がつけばステロイド単剤が推奨される。

**❶** ステロイド単剤でも白血病細胞を十分に減らすことが可能であり，骨髄抑制が少なく合併症も抑えられる。

**❷** また，ステロイド初期治療中に染色体分析などの詳細な結果を得られて治療方針を決めることが可能である。

**2** 化学療法中は好中球が著減するので，クリーンルームやクリーンベッドを使用する。

**3** 初診時は白血病細胞が多く腫瘍崩壊症候群を生じることがある。特に白血球数の多い症例では，十分な補液や尿酸分解酵素薬であるラスブリカーゼの投与が推奨される。

**4** 原疾患による好中球減少などの易感染性のため，感染症の完治が困難なことも多い。

**❶** 数日間の抗菌薬投与で十分な改善が得られない場合は，それ以上感染症の治療を行っても感染症

完治は見込めないので抗菌薬併用で化学療法を開始する。

**❷** 好中球減少例では G-CSF を使用する。

**5** 以前は ALL は若年であれば多くの症例で同種造血細胞移植が行われていたが，化学療法の進歩と Ph 染色体陽性 ALL に対するチロシンキナーゼ阻害薬の登場で同種造血細胞移植の適応は減っている。

## さらに知っておくと役立つこと

**1** 治療法の進歩で予後は改善しており，初発 ALL では完全寛解率は 80〜90%，長期生存率は 35 歳までの若年者では 70% 以上，35〜60 歳までは約 50% に達している。

**2** 再発 B 細胞性 ALL では B 細胞の表面抗原を標的にした抗体療法や遺伝子改変 T 細胞療法が導入され予後が改善している。

**3** 男女とも化学療法や造血細胞移植のために不妊症になる可能性が高い。治療前の精子保存，卵子保存が望ましいが，治療に緊急性が高いことが多く，特に女性では卵子保存が間に合わないこともしばしばである。最近は卵巣保存も行われている。

## 専門医へのコンサルト

**1** 易感染性であるのでクリーンルームやクリーンベッドのある施設での治療が必要である。これらの施設や経験のある医師，血液専門医がいなければ，該当する病院への転院が望ましい。

**2** 不妊に関しては，可能な限り化学療法前に産婦人科・泌尿器科専門医に相談することが望ましい。

# 慢性リンパ性白血病
## Chronic Lymphocytic Leukemia (CLL)

**小島 研介**　高知大学教授・血液内科学

**（頻度）** **あまりみない**〔罹病率 0.5 人（対 10 万人年）と日本ではまれな白血病（欧米の約 10 分の 1）。リンパ系腫瘍の罹患者を一親等にもつ場合，発症リスクは 8.5 倍に増加するから，何らかの遺伝的背景があると考えられている〕

**GL** 造血器腫瘍診療ガイドライン 2023 年版

## 診断のポイント

**1** 高齢者。発症年齢中央値 72 歳。男女比 2：1。

**2** 診断時には無症状のことが多い。

**3** 3 か月以上続く成熟 B リンパ球のクローン性増加（5,000/μL 以上）。しばしばリンパ節腫脹，肝脾腫がみられる。

**4** フローサイトメトリー検査で，リンパ球は CD5 陽性かつ CD23 陽性。

## 緊急対応の判断基準

以下の際は早急に専門医/施設に紹介する。

**1** 自己免疫性血球減少症：自己免疫性溶血性貧血，自己免疫性血小板減少症による急激な血球減少をきたしたとき。

**2** 重症感染症：肺炎など重篤な感染を繰り返すとき。

**3** Richter 症候群（組織学的形質転換）：急激なリンパ節の増大を認めたとき。

**❶** びまん性大細胞型 B 細胞リンパ腫に転換することが大半で，一部は Hodgkin リンパ腫に転換する。

**❷** FDG-PET/CT で最も FDG 集積が認められるリンパ節など，活動性の高い病変から生検を施行して病理診断を得たのち，組織型に基づいた治療を行う。

## 症候の診かた

**1** 診断時の多くは無症候性。健診や定期採血での白血球（リンパ球）増加を契機に発見されることもある。

**2** 病勢進行とともに血球減少（貧血，血小板減少，好中球減少），リンパ節腫大，肝脾腫をきたす。

**3** 病期は Rai 分類（表 1）や Binet 分類が用いられる。いずれも貧血や血小板減少が出現すると進行期となる。

**4** 低 γ グロブリン血症による感染症，特に呼吸器感染症を繰り返すことがある。

## 検査所見とその読みかた

**1** 血液一般検査：末梢血で形態異常の乏しい成熟リンパ球の持続的増加（図 1）。

**2** フローサイトメトリー：クローン性 B 細胞の存在，すなわち κ，λ いずれかの表面免疫グロブリン軽鎖，もしくは CD5 陽性かつ CD23 陽性の細胞集団を確認する（図 2）。

**3** 画像診断

**❶** 全身 CT 検査あるいは胸部 X 線検査，腹部超音波検査などで深部リンパ節腫脹や肝脾腫の有無を確認する。

**表1** Rai 分類

| 病期 | 分類基準 | 生存期間中央値 |
|---|---|---|
| 0 | リンパ球増加 | 10 年 |
| Ⅰ | リンパ球増加<br>＋リンパ節腫大 | 7 年 |
| Ⅱ | リンパ球増加<br>＋脾腫大/肝腫大 | |
| Ⅲ | リンパ球増加<br>＋貧血（Hb＜11 g/dL） | 1.5～3 年 |
| Ⅳ | リンパ球増加<br>＋血小板減少<br>（＜10 万/μL） | |

〔Rai KR, et al: Clinical staging of chronic lymphocytic leukemia. Blood: 46(2): 219-234, 1975 より〕

**❷** CLL 細胞は FDG 取込みが乏しいため，Richter 症候群を除いて FDG-PET/CT 検査の有用性は乏しい。

## 確定診断の決め手

**1** 末梢血リンパ球の持続的増加（3 か月以上，5,000/μL 以上）。

**2** CD5 陽性かつ CD23 陽性の B 細胞の腫瘍性増殖（κ もしくは λ の表面免疫グロブリン軽鎖発現）。

## 誤診しやすい疾患との鑑別ポイント

**1** CLL 類縁疾患

**❶** マントル細胞リンパ腫：CLL と同様 CD5 陽性を特徴とする B 細胞腫瘍だが，通常は CD23 陰性。FISH（fluorescence in situ hybridization）法で CCND1-IGH 融合遺伝子陽性もしくは染色体検査で t（11；14）転座あり。免疫組織化学で Cyclin D1，SOX11 陽性を示す。

**❷** ヘアリー細胞白血病：CD5 陰性で，毛髪状の微細な細胞突起を有する細胞形態を示す。BRAF V600E 変異を特徴とする。

**❸** 辺縁帯リンパ腫の白血化：CLL 様の小型成熟リンパ球の細胞形態を示し，診断的なフローサイトメトリー所見がない。CLL に類似する症例では鑑別が難しい。臨床症候や病理，特に LEF1（大多数の CLL で陽性となる）や IRTA1（辺縁帯リンパ腫で陽性率が高い）などの免疫組織化学などで総合的に診断する。

**2** 異型リンパ球が出現する疾患：ウイルス感染など

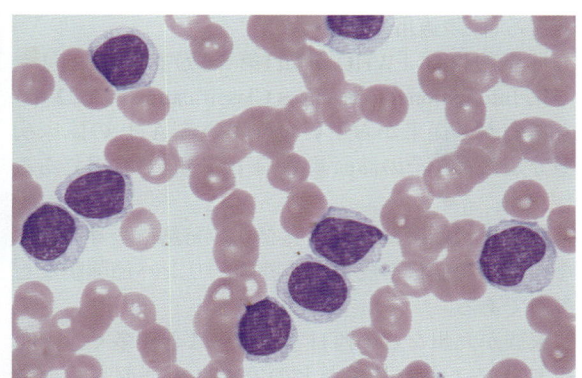

**図1 CLL の末梢血塗抹標本**

CLL 細胞は成熟リンパ球(典型的ににに赤血球長径 2 個分よりも小さな小型成熟リンパ球)の形態を示す。通常形態異常は目立たない。

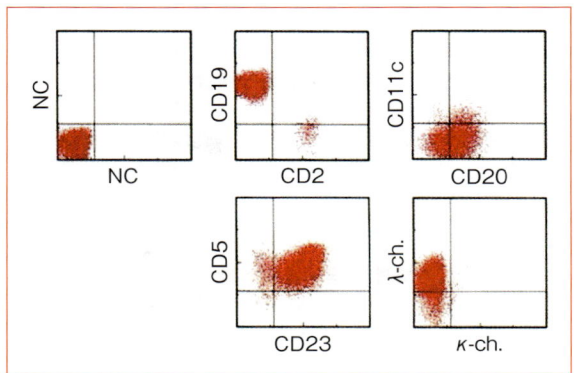

**図2 フローサイトメトリー検査**

CLL 細胞は CD19,CD20 陽性で B 細胞の特性を有する。表面免疫グロブリン軽鎖は κ が 79%,λ が 1% と著しい偏りがみられる(通常 κ/λ 比は 1~4 程度)。典型例では CD5 と CD23 を共発現する。

〔Hallek M, et al: iwCLL guidelines for diagnosis, indications for treatment, response assessment, and supportive management of CLL. Blood 131(25): 2745-2760, 2018 より〕

で反応性の異型リンパ球増加をきたすことがある。代表的疾患である 伝染性単核球症(Epstein-Barr ウイルス初感染)は若年者に多く,リンパ球増加は通常一過性である。

## 確定診断がつかないとき試みること

❶ 腫大リンパ節があればリンパ節生検を行う。
❷ 悪性リンパ腫総合解析検査 ML-NET(SRL 社への外注検査)により,病理組織検査とフローサイトメトリー,染色体検査,必要に応じて遺伝子解析までを含めた統合的解析が可能である。

## 合併症・続発症の診断

❶ 自己免疫性の血球減少(溶血性貧血,血小板減少)ではステロイド治療を行う。
❷ 重篤な感染を繰り返し,低 γ グロブリン血症が認められる例では,IgG 500 mg/dL 以上を保つように免疫グロブリンを補充する。
❸ Richter 症候群は病変の生検を行い,病理診断に基づいて治療する。

## 予後判定の基準

❶ p53 異常(FISH 法で 17p 欠失もしくは *TP53* 遺伝子変異)があると免疫化学療法の効果は期待できない。
❷ 再発を繰り返すと分子標的治療でも治療成績が低下する。

## 経過観察のための検査・処置

❶ 表2 の CLL 治療開始基準を参考に経過観察を行う。
❷ 安定した患者では数か月おきの身体診察と血算(白血球分類を含む),スクリーニング生化学検査を含む血液検査,年 1 回程度の画像検査(胸部 X 線検査と腹部超音波検査)などで経過観察が可能である。
❸ LDH 高値となった場合,溶血性貧血や Richter 症候群などとともに他の原因,例えば自己免疫性疾患や重複癌の可能性も考慮する。
❹ 無治療観察中の患者には,治療開始基準に照らして治療を開始する旨を説明する。

## 治療法ワンポイント・メモ

❶ CLL は年単位の緩徐な臨床経過をとることが多く,病勢が落ち着いていれば治療を必要としない。
❷ BTK 阻害薬(イブルチニブ,アカラブルチニブ)や BCL2 阻害薬(ベネトクラクス)の登場により,治療例の生存予後は一般住民のそれに近づきつつある。
❸ 2~3 割の患者は生涯にわたり治療を必要としないが,1 割は Richter 症候群により急激に病勢が進行する。
❹ 少数のクローナルな B リンパ球増加のみを認める場合をモノクローナル B リンパ球増多症とよぶ。

**表2 治療開始基準**

以下の活動性・症候性病態で治療を考慮する
①貧血(Hb<10 g/dL)もしくは血小板減少(<10万/μL)
②左季肋下≧6 cm あるいは進行性・症候性の脾腫
③長径≧10 cm もしくは進行性・症候性のリンパ節腫脹
④進行性のリンパ球増多(2か月以内に50%以上の増加もしくは半年以内の倍加)
⑤ステロイド抵抗性の自己免疫性溶血性貧血もしくは血小板減少
⑥症候性の髄外浸潤(皮膚,腎臓,肺,脊髄など)
⑦半年で10%を超える体重減少,PS2以上の倦怠感,感染によらない2週間以上の発熱,もしくは1か月以上続く盗汗

〔Hallek M, et al: iwCLL guidelines for diagnosis, indications for treatment, response assessment, and supportive management of CLL. Blood 131(25): 2745-2760, 2018 より〕

年1~2%が CLL に移行する。

## 専門医へのコンサルト

　経過観察は一般内科医で対応可能であるが,診断と治療方針の策定は専門医に相談する。

# 成人T細胞白血病・リンパ腫
## Adult T-cell Leukemia/Lymphoma (ATL)

**加藤 光次** 九州大学大学院准教授・病態修復内科学

**頻度** あまりみない

**GL** ・造血器腫瘍診療ガイドライン 2023年版(第3版)
・造血細胞移植ガイドライン 成人T細胞性白血病・リンパ腫(2018)
・HTLV-1感染の診断指針 第3版(2024)

## 診断のポイント

❶ flower cell と称する異常Tリンパ球が出現し,末梢血・リンパ節・皮膚もしくは節外性病変に増殖していることを組織学的または細胞免疫学的に同定する。

❷ HTLV-1(human T-cell leukemia virus type-1)抗体が陽性であれば,ATL の可能性がきわめて高い。

❸ 可能な限り,サザンブロット法などを用いてクローナリティを確認する。腫瘍細胞に HTLV-1 プロウイルス DNA のモノクローナルな組み込みをサザンブロット法などで確認することで,診断は確実

となる(保険適用外検査)。

❹ 世界的には「WHO分類(第5版)」(2022年)や「The International Consensus Classification」(2022年)もあるが,従来から用いられている ATL の臨床病型分類およびその診断基準(下山分類)が有用である(**表1**)。

❺ 臨床症状は病型ごとに異なり,発熱や全身倦怠感などの全身症状や皮疹,肝脾腫,リンパ節腫脹など多彩である。

❻ 家族が九州などの西日本出身のことが多く,ATL や HTLV-1 キャリアなどの家族歴の聴取も重要である。HTLV-1 感染の主経路は母乳で,50年以上の長い潜伏感染を経て,キャリアの2~3%に発症する。

## 緊急対応の判断基準

❶ アグレッシブ ATL〔急性型,リンパ腫型,予後不良因子(LDH,アルブミンまたは BUN が異常値)を有する慢性型〕で,高カルシウム血症や日和見感染症,ATL 細胞が浸潤した臓器の障害を伴っている場合,専門病院へのすみやかな入院が望ましい。

❷ 症候が乏しくても,アグレッシブ ATL と考えられる場合は,血液内科専門医にできるだけすみやかに相談する。

## 症候の診かた

❶ B症状:悪性リンパ腫患者一般で認められるような発熱・体重減少・盗汗を伴うことがある。

❷ リンパ節腫脹:無痛性で弾性硬のリンパ節を限局性あるいは全身性に触知する。可能ならば生検を行い,確定診断を得たいところであるが,アグレッシブ ATL の場合は病勢が強く,生検を行う時間的余裕がないため,末梢血の異常リンパ球や HTLV-1 抗体陽性の所見から診断する場合も少なくない。肝脾腫も合わせて認めることが多い。

❸ 白血球およびリンパ球増多:フローサイトメトリーを用いたリンパ球表面マーカー検索を積極的に行う。

❹ 皮膚病変:紅斑・局面・多発丘疹・結節腫瘤・紅皮症など,多彩な病変をとりうる。可能ならば生検を行い,確定診断を得たい。皮膚症状に対する局所療法などを検討する場合もあり,皮膚科との連携をはかる。

❺ 節外病変:消化管・肺・腎・骨など,臓器浸潤による症候を伴う場合もある。

❻ 高カルシウム血症:多尿や食欲不振による腎前性

**表1** ATL 臨床病型の診断基準

| 評価項目 | | くすぶり型 | 慢性型*1 | リンパ腫型 | 急性型 |
|---|---|---|---|---|---|
| 抗 HTLV-1 抗体*2 | | + | + | + | + |
| リンパ球（×10³/μL）*3 | | <4 | ≧4 | <4 | |
| 異常リンパ球*4 | | ≧5%*7 | +*8 | ≦1% | +*8 |
| flower cell | | *5 | *5 | No | + |
| LDH | | ≦1.5N | ≦2N | | |
| 補正 Ca 値（mg/dL）*6 | | <11.0 | <11.0 | | |
| 組織学的に腫瘍病変が確認されたリンパ節腫大 | | No | | + | |
| 腫瘍病変 | 皮膚 | *7 | | | |
| | 肺 | *7 | | | |
| | リンパ節 | No | | Yes | |
| | 肝腫大 | No | | | |
| | 脾腫大 | No | | | |
| | 中枢神経 | No | No | | |
| | 骨 | No | No | | |
| | 腹水 | No | No | | |
| | 胸水 | No | No | | |
| | 消化管 | No | No | | |

空欄は他の病型で規定される条件以外の制約はないことを示す。

N：正常値上限

*1 予後不良因子を有する慢性型：BUN＞施設基準値上限，LDH＞施設基準値上限，血清アルブミン＜施設基準値下限の1つでも満たす場合。

*2 PA 法あるいは ELISA 法や Western blot 法のいずれかで陽性であること。
Immunofluorescence 法や Western blot 法により，陽性反応が確認されていることが望ましい。測定可能な施設では，Southern blot 法により，HTLV-1 provirus の ATL 細胞への組み込みを確認する。

*3 正常リンパ球と異常リンパ球を含むリンパ球様細胞の実数の和。

*4 形態学的に明らかな ATL 細胞。

*5 ATL に特徴的な flower cell が認められてもよい。

*6 補正 Ca 値は以下の式で求める。
血清 Alb 値≧4.0（g/dL）の場合：補正 Ca 値（mg/dL）＝総 Ca 値（mg/dL）
血清 Alb 値＜4.0（g/dL）の場合：補正 Ca 値（mg/dL）＝総 Ca 値（mg/dL）－0.8［Alb（g/dL）－4］

*7 末梢血中の異常リンパ球が5％未満でくすぶり型と診断されるには，皮膚あるいは肺に組織学的に腫瘍病変が確認されることが必要である。

*8 末梢血中の異常リンパ球が5％未満で慢性型または急性型と診断されるには，組織学的に腫瘍病変が確認されることが必要である。

〔Shimoyama M: Diagnostic criteria and classification of clinical subtypes of adult T-cell leukaemia-lymphoma. A report from the Lymphoma Study Group（1984-87）. Br J Haematol 79（3）: 428-437, 1991 より改変〕

腎障害を合わせて認めることが多い。口渇の症状に加え，重症の場合，錯乱や意識障害を認めることもある。

**7** 意識障害：中枢神経浸潤を鑑別にあげ，髄液検査や頭部画像検査を検討する。

**8** 日和見感染症：細胞性免疫低下による高度の免疫不全を引き起こす。ニューモシスチス肺炎や糞線虫症を認めることがあり，その場合は ATL の併発を疑う。

## 検査所見とその読みかた

**1** 末梢血液像

❶急性型の典型的な ATL 細胞は，核に切れ込みを認める異常リンパ球や flower cell として同定される（図1）。

❷くすぶり型や慢性型は無症状の時期に，健診な

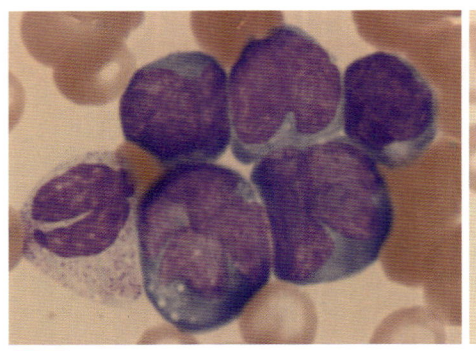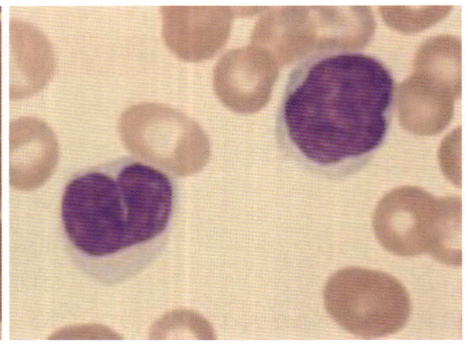

**図1** ATL 細胞の末梢血液像

Flower cell や核に切れ込みがある異常リンパ球を認める。

どで末梢血液像の異常で発見される場合もある。

❸核形態異常が乏しい場合，正常リンパ球としてカウントされることもあり，フローサイトメトリーによるリンパ球サブセットを評価する。

❷フローサイトメトリーを用いたリンパ球表面マーカー検索を積極的に行う。表面形質検査では CD2＋/CD3＋/CD4＋/CD5＋/CD7－/CD8－/HLA-DR＋，CD3 発現は弱陽性，CD25 は陽性である。まれに CD4－/CD8＋ もしくは CD4＋/CD8＋ のことがある。

❸フローサイトメトリーと免疫組織染色による CCR4 蛋白の検出も，ATL の診断およびヒト化 CCR4 モノクローナル抗体(モガムリズマブ)の治療選択に有用である。

❹血液検査

❶血清 LDH と血清可溶性インターロイキン 2 受容体(sIL-2R)が高値となり，病勢を反映，経過観察に有用である。

❷高カルシウム血症の原因として，ATL 細胞が分泌する副甲状腺ホルモン関連蛋白(PTHrP)が原因であることが多いが，骨病変が原因となることもある。

## 確定診断の決め手

❶組織学的または細胞免疫学的に末梢性 T 細胞腫瘍であることを確認する。

❷HTLV-1 抗体が陽性であれば，ATL の可能性がきわめて高い。

❸腫瘍細胞に HTLV-1 プロウイルス DNA のモノクローナルな組み込みをサザンブロット法などで確認する(保険適用外検査)。

## 誤診しやすい疾患との鑑別ポイント

❶末梢性 T 細胞腫瘍

❶特にリンパ節病変における ATL の病理像は多彩であり，その診断が困難なときがある。

❷また，皮膚病変を有するインドレント ATL は，皮膚 T 細胞リンパ腫である菌状息肉症や Sézary 症候群と同様に緩徐に進行することが多く，鑑別を要する。

❷慢性リンパ性白血病(⇨1043 頁)：細胞形態やフローサイトメトリーにより，鑑別は比較的容易である。

## 確定診断がつかないとき試みること

急激に進行する HTLV-1 抗体陽性の成熟細胞性白血病またはリンパ腫であれば，ATL と診断して治療する。

## 合併症・続発症の診断

❶初診時より，免疫不全を背景とした日和見感染症が併存している場合が多い。

❷通常の抗菌薬に反応しない肺炎などの感染症の場合，ニューモシスチスを含む真菌やサイトメガロウイルス感染症などを疑い，血清学的検査や画像検査を行う。

## 予後判定の基準

❶ATL の臨床病型分類(下山分類)は，予後予測としても有用である。アグレッシブ ATL〔急性型，リンパ腫型，予後不良因子(LDH，アルブミンまたは BUN が異常値)を有する慢性型〕とインドレント ATL(くすぶり型，予後不良因子を有さない慢性型)

に分類され, 診断と治療方針に広く活用されている。

**2** 各病型の生存期間中央値(MST)は, 急性型 6 か月・リンパ腫型 10 か月・慢性型 24 か月, くすぶり型 3 年以上であった。慢性型であっても, 予後不良因子である LDH, アルブミンまたは BUN 値が異常な場合は MST 15 か月であり, 急性型とリンパ腫型と同様に, アグレッシブ ATL に分類される。

**3** 最近の全国調査の予後解析で 急性型とリンパ腫型に限ると, 臨床病期・Eastern Cooperative Oncology Group Performance Status(ECOG PS)・年齢・アルブミン・sIL-2R が予後因子として抽出された。有する予後因子の数により 3 つのリスク群に分けられ, その MST は低・中・高リスク群でそれぞれ 3.6 か月・7.3 か月・16.2 か月であった(ATL-PI : ATL prognostic index)。

**4** インドレント ATL でも, sIL-2R が高い場合は高リスクとされ, より慎重な経過観察を要する。

### 経過観察のための検査・処置

**1** 診察によるリンパ節・皮膚・肝脾腫の評価を行う。

**2** インドレント ATL では, 末梢血リンパ球数・LDH・アルブミン・BUN・sIL-2R などの推移を定期的に経過観察しながら, 臨床病型の推移を確認する。

**3** アグレッシブ ATL では, 血清 LDH と sIL-2R の推移が病勢の判断や治療効果判定に有用である。緊急性を要する血清カルシウムの推移も注意したい。

### 治療法ワンポイント・メモ

**1** インドレント ATL では, 慎重な経過観察(watchful waiting)が基本であり, 早期の治療介入は推奨されない(造血器腫瘍診療ガイドライン 2023 年版)。

**2** くすぶり型で皮膚病変を有する症例については, 血液内科と皮膚科が連携して, 適切な局所治療を行う。

**3** 初発若年(70 歳未満)アグレッシブ ATL

**❶** 強力な多剤併用化学療法(modified LSG15 療法)と, 引き続いての同種造血幹細胞移植(同種移植)が標準療法で, 現時点で唯一治癒を望める治療法である(造血器腫瘍診療ガイドライン 2023 年版)。

**❷** 化学療法中にしばしば中枢神経系に再発するため, 予防的に抗癌剤髄注を併用し, 同種移植前にはコントロールしておきたい。

**❸** 初回治療に引き続き同種移植を計画されている場合, モガムリズマブの併用は移植後移植片対宿主病(GVHD)を増悪させる可能性があり, 移植前

のモガムリズマブ投与は慎重に考慮される(移植前にはできる限り使用しない, もしくは少なくとも移植前 2〜3 か月以内は投与を控える)。

**4** 初発若年アグレッシブ ATL 患者

**❶** すみやかにドナー検索を開始, 化学療法が奏効している寛解期の同種移植実施を目指す。

**❷** 適格な血縁ドナーや非血縁ドナーの確保が困難な場合は, 臍帯血移植や HLA 半合致移植も考慮する。

**5** 初発高齢(70 歳以上)アグレッシブ ATL

**❶** 年齢や臓器予備能を考慮して, 治療強度を減弱した化学療法(CHOP 療法など)が選択される。

**❷** モガムリズマブの併用については, 適切な投与タイミングも含めて, 上乗せ効果について現時点で結論は出ていない。

**6** ATL におけるゲノム変異など病態が明らかになることで, 新規分子標的薬も導入され始めた。初発および再発難治症例に対して, これらの薬剤を治療戦略にどのように組み込んでいくか議論されている。わが国で承認されている薬剤として, モガムリズマブ・ブレンツキシマブ ベドチン(CD30 に対する薬物抗体複合体)・レナリドミド(免疫調整薬)・ツシジノスタット(ヒストン脱アセチル化酵素阻害薬)・バレメトスタット(EZH1/EZH2 阻害薬)の有効性が示されている。

### さらに知っておくと役立つこと

**1** わが国の HTLV-1 ウイルスキャリア(ウイルス保持者)は約 108 万人と報告されており, そのうち生涯で ATL を発症する割合は約 2〜5% と考えられている。年間約 1,000 例の新規 ATL 患者が発症すると推計されている。キャリアの高齢化に伴い, ATL 発症平均年齢は 68 歳とさらに高齢化の傾向にあり, 高齢アグレッシブ ATL に対する治療開発が重要な課題となっている。

**2** HTLV-1 ウイルスの主な感染経路が母乳を介した垂直感染であることから, 妊婦健診として, HTLV-1 抗体検査が現在導入されている〔HTLV-1 感染の診断指針(第 2 版), 2019〕。育児など繊細な問題も含んでおり, 対応には十分な留意が必要である。陽性が判明した場合, 日本 HTLV-1 学会登録医療機関などの HTLV-1 キャリア外来への紹介を考慮する。また, HTLV-1 情報ポータルサイト(https://htlv1.jp)は, HTLV-1 キャリア・ATL 患者・家族・医療従事者にとってさまざまな情報を知りうる情報サイトであり, 参考にされたい。

### 専門医へのコンサルト

**1** アグレッシブ ATL で，高カルシウム血症や日和見感染症，ATL 細胞が浸潤した臓器の障害を伴っている場合，専門病院へのすみやかな入院が望ましい。

**2** 症候が乏しくても，アグレッシブ ATL と考えられる場合は，専門医にできるだけすみやかに相談する。

**3** インドレント ATL で症候がない場合でも，同様に専門医に相談することが望ましい。

**4** HTLV-1 抗体陽性が判明した場合，HTLV-1 キャリア外来への紹介も考慮する。

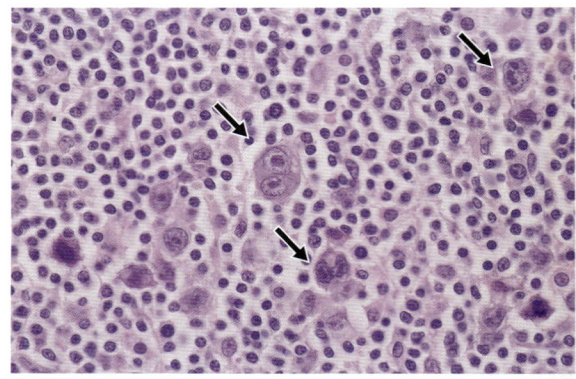

**図1** 古典的 Hodgkin リンパ腫

大型で複数の核を有する Reed-Sternberg 細胞（➡）や大型で単核の Hodgkin 細胞が特徴的。背景の小型細胞は反応性のリンパ球。

# Hodgkin リンパ腫
## Hodgkin Lymphoma

**富田 直人**　聖マリアンナ医科大学教授・血液・腫瘍内科学

**頻度**　**あまりみない**（悪性リンパ腫の 5〜10％程度を占め，人口 10 万対年間 2 人程度）

**GL**　造血器腫瘍診療ガイドライン 2023 年版（第 3 版）

### 診断のポイント

**1** 20 歳台と 50〜60 歳にピーク。

**2** 無痛性のリンパ節腫脹。

### 症候の診かた

**1** リンパ節腫脹

**❶** 無痛性表在リンパ節腫脹を有する症例が多く，約 75％は頸部・鎖骨上リンパ節腫脹で発見される。

**❷** 結節硬化型 Hodgkin リンパ腫では約 60％に縦隔病変を認める。

**2** 全身症状：病状が進行すると，1）38℃ 以上の原因不明の発熱，2）寝汗（シーツの取り替えを要するほど），3）6 か月以内に 10％以上の原因不明の体重減少（B 症状）を呈する。

**3** Pel-Ebstein 型発熱（約 1 週間の弛張熱と 2〜3 週間の平熱を繰り返す）を認めることもある。

### 検査所見とその読みかた

**1** 採血検査：白血球数の増加，リンパ球数の減少，好酸球増多，貧血，赤血球沈降速度亢進，CRP 上昇などを認めることが多い。

**2** 超音波検査：さまざまな大きさのリンパ節を集簇性に認め，癒着や浸潤傾向が低く，個々のリンパ節や周囲臓器との境界は明瞭であることが多い。

**3** 全身 CT または PET/CT

**❶** 局所あるいは全身性のリンパ節腫脹を認めるが，ほとんどの症例で横隔膜より上のリンパ節腫脹を認め，横隔膜下のみが病変である症例はきわめてまれである。

**❷** リンパ節以外の臓器に浸潤（節外病変）を有する症例はまれである。

**❸** PET では腫瘍の存在部位に FDG が集積しやすい（FDG-avid）。

### 確定診断の決め手

**1** リンパ節生検：確定診断にはリンパ節生検が必須である。

**❶** 病理組織学的には，結節性リンパ球優位型 Hodgkin リンパ腫と古典的 Hodgkin リンパ腫に大別されるが，前者はまれである。

**❷** 古典的 Hodgkin リンパ腫はさらに 1）結節硬化型，2）リンパ球豊富型，3）混合細胞型，4）リンパ球減少型に分類される。

**❸** 古典的 Hodgkin リンパ腫のリンパ節生検では，図 1 のように大型で複数の核を有する Reed-Sternberg 細胞や Hodgkin 細胞の存在が特徴的であり，細胞表面には CD30 が発現する。これらは確定診断の根拠となる。

**表1** Ann Arbor 分類の概要

| | |
|---|---|
| Ⅰ期 | 1つのリンパ節領域，あるいは1つのリンパ節外臓器に病変がある |
| Ⅱ期 | 2つ以上のリンパ節領域，あるいは1つのリンパ節領域と1つ以上のリンパ節外臓器に病変がある（横隔膜の上下どちらかのみ） |
| Ⅲ期 | 横隔膜の上下両方にリンパ節領域病変がある（リンパ節外臓器の病変を伴ってもよい） |
| Ⅳ期 | 1つ以上のリンパ節外臓器のびまん性または播種性病変（リンパ節領域病変の有無を問わない） |
| B症状 | ・38℃以上の原因不明の発熱<br>・掛け布団やシーツなどを替えなければならないほどの寝汗<br>・6か月以内に10%以上の原因不明の体重減少 |

〔Carbone PP, et al: Report of the Committee on Hodgkin's Disease Staging Classification. Cancer Res 31(11): 1860-1861, 1971 より改変〕

**表2** IPS（International Prognostic Score）

| 項目 | 予後不良因子 |
|---|---|
| 血清 Alb 値 | 4 g/dL 未満 |
| Hb 値 | 10.5 g/dL 未満 |
| 性別 | 男性 |
| 年齢 | 45 歳以上 |
| 病期 | Ⅳ期 |
| 白血球数 | 15,000/$\mu$L 以上 |
| リンパ球数 | 600/$\mu$L 未満，または白血球分画で8%未満 |

各予後不良因子の合計数が0，1，2，3，4，5〜7の順に予後不良。

〔Hasenclever D, et al: A prognostic score for advanced Hodgkin's disease. International Prognostic Factors Project on Advanced Hodgkin's Disease. N Engl J Med 339(21): 1506-1514, 1998 より〕

**7**

## 誤診しやすい疾患との鑑別ポイント

**1** 一般的な感染症に伴うリンパ節腫脹では通常，有痛性であり，体表で3cm以上のサイズとなることはまれである。

**2** それ以外に下記の疾患が鑑別としてあげられる。

**❶ 伝染性単核球症**（⇨ 1241 頁）

- Epstein-Barr ウイルス（EB ウイルス）の初感染により発熱，咽頭痛をきたす。リンパ節腫脹は頸部に目立ち，両側性であることが多い。
- 血液検査で異型リンパ球の出現，肝機能障害を認め，抗 VCA-IgM 抗体陽性，抗 EBNA 抗体陰性を示す。

**❷ 亜急性壊死性リンパ節炎**

- 若年女性に多い。発熱，咽頭痛，圧痛を伴う頸部リンパ節腫脹をきたす。
- 血液検査で白血球減少を認めることが多く，LDH 上昇を伴うこともある。確定診断にはリンパ節生検が必要である。

**❸ 結核性リンパ節炎**

- 結核の既往がある症例，初感染の症例のいずれにも生じうる。頸部に孤立性のリンパ節腫脹を認め，圧痛を認めない場合が多い。
- 血液検査でのクォンティフェロン（QFT-2G）検査が鑑別に有用となる。

## 確定診断がつかないとき試みること

診断には病理組織検査が必須であり，体表リンパ節の生検が困難な場合などは，状況に応じて縦隔鏡検査や CT ガイド下生検などで積極的に診断へのアプローチを試みる必要がある。

## 予後判定の基準

予後は一般に悪性リンパ腫の大部分を占める非 Hodgkin リンパ腫より良好であり，5 年生存率は70〜80%である。

**1** 病期分類

**❶** 表1 に示す Ann Arbor 分類が用いられる。Ⅰ期およびⅡ期を限局期，Ⅲ期およびⅣ期を進行期として区別することが多い。

**❷** Ann Arbor 分類は非 Hodgkin リンパ腫における病期分類にも用いられる。

**2** IPS（International Prognostic Score）

**❶** 進行期古典的 Hodgkin リンパ腫の予後因子分類である。

**❷** 表2 に示す7項目からなり，合計数が多いほど予後不良となる。

## 治療法ワンポイント・メモ

**1** 限局期では ABVD（ドキソルビシン ＋ ブレオマイシン ＋ ビンブラスチン ＋ ダカルバジン）療法または ABVD 療法 ＋ 放射線療法が行われる。

**2** 進行期では ABVD 療法または抗 CD30 モノクローナル抗体であるブレンツキシマブ ベドチン併用 AVD（ドキソルビシン ＋ ビンブラスチン ＋ ダカルバジン）療法が行われる。

## さらに知っておくと役立つこと

❶図1に示す病理組織の小型細胞はいずれも非腫瘍細胞（主に反応性のTリンパ球）であり，Reed-Sternberg細胞やHodgkin細胞のみが腫瘍細胞である。すなわち，悪性腫瘍であるにもかかわらず組織における腫瘍細胞の比率がきわめて低いという特徴をもつ。

❷関節リウマチに対するメトトレキサート（MTX）などの免疫抑制薬投与中の症例にしばしば本疾患を発症することがあり，MTX関連リンパ増殖性疾患とよばれる。

## 専門医へのコンサルト

❶リンパ節生検で確定診断が得られた場合には血液内科への紹介が勧められる。

❷生検を行う前であっても原因不明のリンパ節腫脹，特に無痛性の場合には血液内科へのコンサルトが勧められる。

# 非Hodgkinリンパ腫
Non-Hodgkin Lymphoma

永井 宏和　国立病院機構名古屋医療センター・副院長

頻度　ときどきみる
GL　造血器腫瘍診療ガイドライン2023年版（第3版）

## 診断のポイント

❶ 1.5 cm以上のリンパ節腫脹。
❷ 弾性硬，可動性，無痛のリンパ節腫脹。
❸ 発熱・体重減少・盗汗。
❹ 中高年での発症。

## 緊急対応の判断基準

腫大リンパ節による主要臓器の圧迫，高カルシウム血症，腫瘍崩壊症候群などoncologic emergencyを併発している場合は，すみやかに専門医にコンサルトを行う。

## 症候の診かた

❶表在リンパ節腫脹

❶非Hodgkinリンパ腫では，頸部リンパ節，腋窩リンパ節，鼠径リンパ節の表在リンパ節に腫大を認めることが多い。健常人においても長径1.5 cmまでの鼠径リンパ節腫脹は触知することがある。

❷非Hodgkinリンパ腫の腫大リンパ節は，弾性硬であり，可動性があり，無痛であることが多い。

❸低悪性度B細胞リンパ腫では，2〜3割の症例で，自然退縮をきたすことがあるので，注意を要する。

❷扁桃腺腫大

❶リンパ節腫大を認める場合，必ず扁桃腺の腫大の有無を確認する。リンパ腫では，正中を越えるような無症状の扁桃腺腫大を認めることがある。

❷初診時の視診が重要であり，扁桃腺腫大が疑われる場合は耳鼻咽喉科にコンサルトする。

❸脾腫大

❶脾腫大の合併を認めることがある。脾腫大は，脾臓へのリンパ腫の浸潤を意味する。

❷初診時に必ず，触診を行う。

❹皮膚所見

❶皮膚科から紹介されることがほとんどであるが，皮膚原発の非Hodgkinリンパ腫をまれに認める。約半数以上が，菌状息肉腫・Sézary症候群の皮膚T細胞リンパ腫である。

❷成人性T細胞白血病/リンパ腫では，皮膚病変を認めることが多い。紅斑，局面，多発丘疹，結節，紅皮症などさまざまな病態を示す。

❺全身症状の聴取

❶非Hodgkinリンパ腫の約20%にB症状〔原因が明らかでない1）38℃以上の発熱，2）6か月で10%以上の体重減少，3）寝具の交換が必要なほどの盗汗，のいずれか〕を認めるので，これら症状も念頭におき問診を行う。

❷B症状の基準を満たさない発熱，体重減少，盗汗がある場合も，リンパ腫の症状であることがあるので記録する。リンパ腫病勢の進行が速い症例に認められることが多い。

## 検査所見とその読みかた

❶スクリーニング検査：末梢血算（白血球分画），生化学検査，血清検査を行う。

❶末梢血算

- 白血球分画で，リンパ腫細胞を認めることがあり，異常リンパ球・異型リンパ球出現時には，専門医にコンサルトする。
- 貧血，血小板減少を認めることがある。

7

化学療法前 化学療法後

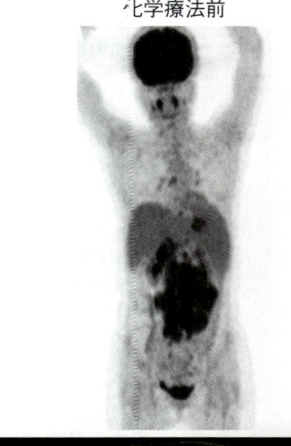
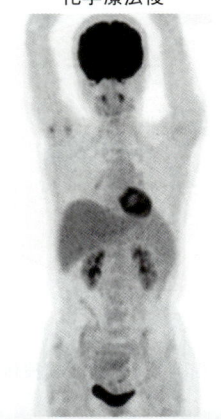
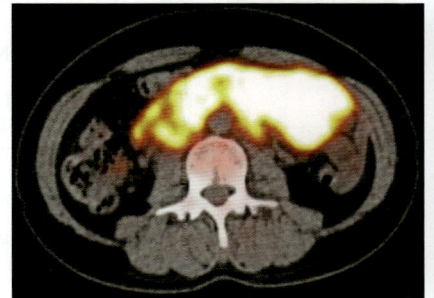
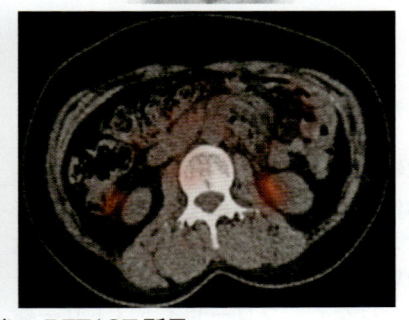

**図1** 濾胞性リンパ腫患者の化学療法前後の PET/CT 所見

後腹膜・腸間膜リンパ節領域を中心とした広範な領域に異常 FDG 集積を認める。
化学療法後，FDG 集積は消失し，完全寛解と判定される。

❷生化学検査

- LD 値上昇は非 Hodgkin リンパ腫の予後不良因子である。
- 腎機能，血清リン値，UA 値は，腫瘍崩壊症候群の診断に必要な検査である。
- Ca 値が上昇している症例は緊急対応が必要な場合がある。

❸インターロイキン 2（IL-2）受容体

- 非 Hodgkin リンパ腫の診断の補助目的で測定される。
- 非 Hodgkin リンパ腫以外でも，自己免疫疾患，ウイルス感染症，他の癌腫でも上昇することがある。ただ，2,000 U/mL を超える異常高値がある場合は，リンパ腫を強く疑う。
- リンパ腫でも IL-2 受容体値の上昇を認めない症例があることに留意が必要である。
- IL-2 受容体は腎臓から排泄されるため，腎機能障害時には高値を示すことがある。

❹感染症の検査

- 非 Hodgkin リンパ腫に分類される成人 T 細胞性白血病/リンパ腫は，ヒト T 細胞白血病ウイルス（HTLV-1：human T-cell leukemia virus type 1）感染が原因となる。非 Hodgkin リンパ腫を疑う場合，抗 HTLV-1 抗体の検査を行う。
- HIV 感染症は，非 Hodgkin リンパ腫発症の強いリスク因子であり，病理診断や治療方針にもかかわるため，必ず抗体検査をする。
- B 型肝炎および C 型肝炎の感染状態の検討も必要である。

**2 頸部から骨盤部の造影 CT**

❶表在リンパ節の注意深い診察のみでは，全身リンパ節腫脹の評価は困難である。CT 検査結果は確定診断のための生検部位の選定にもかかわる。
❷リンパ腫が疑われる場合は，造影（禁忌がなければ）CT をすみやかに行う。

**3 PET 検査**

❶リンパ腫の確定診断が得られたら，PET 検査を行う。PET 検査は，初回の臨床病期決定目的だけでなく，治療効果判定にも用いる（図 1）。
❷また，PET 検査の standardized uptake volume

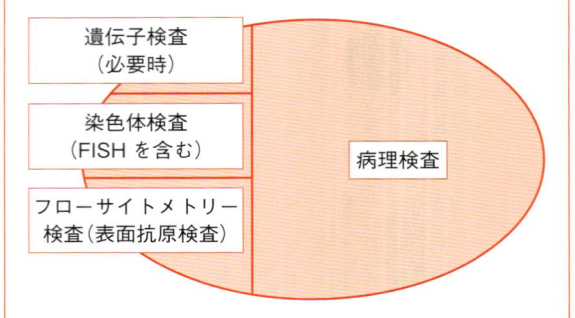

**図2** 生検検体の処理

担当病理医および検査部門と相談のうえ，生検検体を各種検査へ提出する。

（SUV）値は，疾患の進行性の予測にも役立つ。

## 確定診断の決め手

**1** 適切なリンパ節生検検体の病理検査にて確定診断を行う。症例によるが，一般的に鼠径リンパ節の生検は推奨されない。

**2** 病理検査のみではなく，フローサイトメトリー検査，染色体検査（FISH 検査を含む），遺伝子検査（必要時）を行う（図2）。

**3** 病勢が強く悪性度が高いと判断される B 細胞リンパ腫が疑われる症例では，*Myc* 遺伝子および *Bcl2* 遺伝子の再構成の FISH 検査を行う。

**4** 臨床症状を十分に病理検査科に提供する。非 Hodgkin リンパ腫の病型は 70 種類以上に及ぶ〔WHO 分類（第 5 版）〕（**表 1**）。

## 誤診しやすい疾患との鑑別ポイント

**1** 伝染性単核球症（⇨1241 頁）

　❶両側性の咽頭炎。

　❷急速な肝障害。

　❸ EB ウイルス抗 VCA IgM 抗体陽性。

**2** IgG4 関連涙腺・眼窩および唾液腺病変

　❶血清 IgG4 の上昇。

　❷涙腺・耳下腺・顎下腺の対称性腫脹。

　❸病理検査による鑑別。

**3** 特発性多中心性 Castleman 病

　❶多発性リンパ節腫脹。

　❷強い貧血，血小板増加，低アルブミン血症，B 症状などを合併することがある。

　❸多クローン性高 γ グロブリン血症，高 CRP 血症。

**表1** WHO 分類（第 5 版）の成熟リンパ系腫瘍の分類

| 成熟 B 細胞腫瘍 | ・前腫瘍性および腫瘍性小リンパ球増殖症<br>・脾 B 細胞リンパ腫/白血病<br>・リンパ形質細胞リンパ腫<br>・辺縁帯リンパ腫<br>・濾胞性リンパ腫<br>・皮膚濾胞中心リンパ腫<br>・マントル細胞リンパ腫<br>・インドレントリンパ腫からの形質転換<br>・大細胞型 B 細胞リンパ腫<br>・Burkitt リンパ腫<br>・KSHV/HHV8 関連 B リンパ増殖症/リンパ腫<br>・免疫欠失・不全関連リンパ増殖症/リンパ腫 |
|---|---|
| 成熟 T 細胞<br>および<br>NK 細胞腫瘍 | ・成熟 T 細胞および NK 細胞白血病<br>・皮膚原発 T 細胞リンパ増殖症/リンパ腫<br>・腸管 T 細胞および NK 細胞リンパ増殖症/リンパ腫<br>・肝脾 T 細胞リンパ腫<br>・未分化大細胞リンパ腫<br>・節性 T 濾胞ヘルパー細胞リンパ腫<br>・他の末梢 T 細胞リンパ腫<br>・EBV 陽性 T 細胞および NK 細胞リンパ腫<br>・小児 EBV 陽性 T 細胞および NK 細胞リンパ増殖症/リンパ腫 |

B 細胞と T 細胞/NK 細胞それぞれが複数の疾患に分類される。さらに 70 種類以上の病型に細分類される。
（日本語病型は筆者による翻訳が含まれている）
〔WHO Classification of Tumours Editorial Board: WHO Classification of Haematolymphoid Tumours, 5th ed. 〔Internet; beta version ahead of print〕 International Agency for Research on Cancer, 2022 より〕

　❹病理検査による鑑別。

## 確定診断がつかないとき試みること

**1** 診断困難症例では，再生検が必要となることがあり，生検部位の変更も考慮する。

**2** コアニードル生検にて診断に苦慮した場合は，開放生検で十分な検体を得ることを考慮する。

**3** FISH 検査，免疫グロブリン重鎖再構成・T 細胞受容体再構成の遺伝子検査結果は診断の補助となる。

**4** 前述のように病理病型は 70 種類を超える。リンパ腫病理を専門とする病理医へのコンサルトが必要な場合がある。

## 合併症・続発症の診断

**1** 腫瘍による圧迫症状

　❶病変部位により異なる。脳脊髄圧迫, 気道圧迫,

## 表2 代表的病型の臨床分類

| | B 細胞リンパ腫 | T 細胞リンパ腫 |
|---|---|---|
| インドレントリンパ腫<br>(年単位の進行) | ・慢性リンパ性白血病<br>・濾胞性リンパ腫<br>・MALT リンパ腫 | ・成人性 T 細胞白血病/リンパ腫(くすぶり型,一部の慢性型)<br>・皮膚原発 T 細胞リンパ腫 |
| アグレッシブリンパ腫<br>(月単位の進行) | ・びまん性大細胞型 B 細胞リンパ腫<br>・マントル細胞リンパ腫 | ・末梢性 T 細胞リンパ腫・非特定<br>・血管免疫芽球性 T 細胞リンパ腫 |
| 高度アグレッシブリンパ腫<br>(週単位の進行) | ・Burkitt リンパ腫/白血病 | ・成人性 T 細胞白血病/リンパ腫(急性型,リンパ腫型) |

〔Hiddemann W, et al: Lymphoma classification--the gap between biology and clinical management is closing. Blood 88 (11): 4085-4089, 1996 をもとに改変して作成〕

尿管圧迫,消化管閉塞を起こすことがある。
❷緊急の外科的な処置が必要な場合がある。

**2** 消化管穿孔
❶消化管にリンパ腫病変がある場合,穿孔をきたす場合がある。
❷化学療法後に穿孔を起こすこともある。

**3** 高カルシウム血症
❶病勢が強い症例ではときどき認められる。意識障害や腎機能障害を伴う場合がある。
❷成人 T 細胞性白血病/リンパ腫では,合併頻度が高い。

**4** 腫瘍崩壊症候群
❶腫瘍量が多いリンパ腫で認められる。化学療法を契機に発症することが多いが,化学療法前から合併してる場合もある。
❷腎機能,血清リン値,UA 値の異常がある場合は,腫瘍崩壊症候群を疑う。

### 予後判定の基準

**1** 非 Hodgkin リンパ腫は,病型により予後が異なる。

**2** リンパ腫の自然史に基づき,インドレントリンパ腫(年単位で進行),アグレッシブリンパ腫(月単位で進行),高度アグレッシブリンパ腫(週単位で進行)の 3 群に分けている(表2)。

**3** 病理型からこれら 3 群に分類することは,治療法の決定も含め臨床的に重要である。

**4** アグレッシブに分類されるリンパ腫は,国際予後指標(IPI:International Prognostic Index)を用いることにより,予後予測が可能である(B 細胞リンパ腫,T 細胞リンパ腫両方に適応できる)(表3)。

**5** 米 国 の SEER(Surveillance, Epidemiology, and End Results)の 2013〜2019 年レジストリーデータでは,びまん性大細胞型 B 細胞リンパ腫の 5 年生存

## 表3 国際予後指標(IPI)によるリスク分類(アグレッシブリンパ腫)

| IPI での予後因子 | 予後不良因子 | IPI リスク分類 |
|---|---|---|
| 年齢 | 61 歳以上 | 左記予後因子の数で以下のように分類される<br><br>0,1:低リスク<br>2　:低中間リスク<br>3　:高中間リスク<br>4,5:高リスク |
| 血清 LDH | 正常上限を超える | |
| Performance Status(ECOG) | 2〜4 | |
| 臨床病期 | III または IV | |
| 節外病変数 | 2つ以上 | |

〔The International Non-Hodgkin's Lymphoma Prognostic Factors Project: A predictive model for aggressive non-Hodgkin's lymphoma. N Engl J Med 329(14): 987-994, 1994 より作成〕

率は 64.7%と報告されている。

### 経過観察のための検査・処置

**1** 化学療法で寛解に至っても,3 年間は 2〜3 か月に一度の定期的な診察を行う。晩期再発や二次発がんの可能性があるため,3 年以降も診察を継続することが望ましい。

**2** 経過観察目的の PET 検査は推奨されない。

**3** インフルエンザワクチン,コロナウイルスワクチンの接種は推奨される。

### 治療法ワンポイント・メモ

**1** 非 Hodgkin リンパ腫は化学療法による治療が中心であるが,それぞれの病型によって治療法が異なる。

**2** びまん性大細胞型 B 細胞リンパ腫では,R-CHOP(リツキシマブ,シクロホスファミド,ドキソルビシン,ビンクリスチン,プレドニゾロン)療法,ポラツズマブ ベドチン ＋R-CHP 療法が標準療法である。

**3** 濾胞性リンパ腫では,ベンダムスチン,CVP(シ

クロホスファミド, ビンクリスチン, プレドニゾロン)療法または CHOP 療法にリツキシマブまたはオビヌツズマブを併用する。

❹濾胞性リンパ腫などの低悪性度リンパ腫では, 無症状で腫瘍量が少ない場合, 注意深く無治療経過観察を行うことも選択される。

### さらに知っておくと役立つこと

❶非 Hodgkin リンパ腫は悪性リンパ腫全体の 9 割を超える症例を占める。Hodgkin リンパ腫と比べて節外病変が多い。

❷希少なリンパ腫ではあるが, 血管内リンパ腫では, リンパ節腫脹を認めない。ランダム皮膚生検や骨髄検査による診断が可能である。

❸非 Hodgkin リンパ腫は適切な治療により治癒が期待できる疾患であるため, 化学療法などの晩期毒性の可能性についても治療開始前に必ず説明しなければならない。不妊の可能性(精子保存, 卵子保存), 二次発がんの可能性についても説明する。

### 専門医へのコンサルト

非 Hodgkin リンパ腫が疑われた場合は, 必ず専門医に紹介する。

---

# 血球貪食性リンパ組織球症・血球貪食症候群

Hemophagocytic Lymphohistiocytosis (HLH) and Hemophagocytic Syndrome (HPS)

**鈴木 律朗** 島根大学教授・血液・腫瘍内科学

**頻度** **あまりみない**〔わが国での発症頻度は, 年間 80 万人に 1 人とされている(Int J Hematol 86: 58-65, 2007)。これは, 日本全体で年間 160 人の発症に相当し, 本症候群が稀少疾患であることを示している。なお, 先天性 HPS は, 出生数 5 万〜30 万人あたり 1 人とされており, 年間 10 人前後となる〕

**GL** 小児 HLH 診療ガイドライン 2020 Vr. 1.0

### 診断のポイント

❶まずは疑うことである。ほかに理由のない持続する発熱・血球減少・臓器不全をみた場合に疑う。

❷疾患名の由来となっているマクロファージによる血球貪食像は, 末梢血よりも骨髄で認められるが,

必須ではない。

❸逆に, 血球貪食像を認めても HLH/HPS でない場合もある。総合的に診断することが重要である。

### 緊急対応の判断基準

❶血球減少や播種性血管内凝固(DIC)をきたしている際は, 緊急対応が必要になる。

❷骨髄検査のできる高次医療機関にすみやかに移送し, 治療を開始するべきである。

❸乳児以外の場合は二次性 HPS の可能性が高いため, 原疾患(感染症, 悪性腫瘍, 自己免疫疾患)の鑑別も重要である。

### 症候の診かた

❶持続する炎症性症候から疑い, 血液検査や骨髄検査から異常所見を収集し, 総合的に診断する。

❷1 つの所見やデータのみで診断することはできないので, 注意する必要がある。

### 検査所見とその読みかた

❶検査所見では, 血球減少, 凝固異常, 肝障害, 高トリグリセライド血症, 高フェリチン血症を呈するが, いずれも高サイトカイン血症に起因する。

❷原因となるサイトカインは複数あり, またその同定も困難であるため, 上記の通常検査データから診断する。

❸フェリチンは急性相反応蛋白の 1 つであるが, 肝細胞中に存在するため一般的な肝障害でも上昇する。HLH/HPS に特異的と誤解されていることがあるが, そうではないので注意が必要である(Blood 125: 1548-1552, 2015)。

### 確定診断の決め手

❶先天性(一次性)HLH/HPS:原因となる遺伝子変異の同定が確定診断の決め手である。

❷二次性 HLH/HPS:単一項目での診断の決め手はない。

### 誤診しやすい疾患との鑑別ポイント

❶二次性 HPS の場合, HPS の診断は決して診断におけるゴールではない。HPS 自体の治療と並行して原疾患の治療も行うのが鉄則である。

❷感染症の場合, 原因となる病原体は Epstein-Barr ウイルス(EBV)が最も多く, 次いでサイトメガロウイルス(CMV)である。

❸ EBV-HLH は EBV 初感染時に発症するものを指

すが，そのまま慢性活動性 EEV 疾患（CAEBV disease）に移行する場合があり，鑑別が困難な例もある。

**4** 悪性腫瘍関連 HPS の原疾患は，リンパ腫が最も多い。多種多様なリンパ腫病型で HPS をきたすが，血管内リンパ腫（IVL：intravascular lymphoma）の場合はリンパ腫の診断が困難なことが多く注意が必要である。

**5** 自己免疫疾患の場合，若年性関節リウマチ（⇨1181 頁）や全身性エリテマトーデス（SLE）（⇨1169 頁）が多い。

### 確定診断がつかないとき試みること

**1** HLH/HPS を疑った場合には，まず骨髄穿刺検査を実施する。これで通常の診断に関する問題はまず解決する。

**2** 一次性（先天性）HLH/HPS の確定診断には，家族歴のない場合，遺伝子検査が必要になる。高次医療機関への紹介や遺伝性疾患の専門家へのコンサルテーションを実施すべきである。

**3** 二次性 HPS の原疾患がわからない場合，特にリンパ腫を念頭において診断目的の組織生検は診断に有用である。

  **❶** リンパ節や肝脾などの腫大臓器の生検を実施する。

  **❷** 特殊なケースでは，IVL を疑ったランダム皮膚生検があるが（Am J Med 114: 56-58, 2003），トレパン針による生検でなく，皮下組織までしっかり生検する必要がある（Blood 133: 1257-1259, 2019）。

  **❸** 肺画像所見を認めない低酸素血症を認めた場合，経気管支肺生検や胸腔鏡下肺生検も有用である。

  **❹** 中枢神経の IVL を疑った場合は，画像所見のある脳生検も診断に有用である。

**4** EBV-HLH/HPS も小児では比較的多いが，この場合血中 EBV-DNA の検査が必要になる。ただし EBV-DNA が検出された場合でもリンパ腫は否定できないので，注意が必要である。

### 治療法ワンポイント・メモ

**1** HLH/HPS の治療原則は，基本は HLH-2004 プロトコールに基づいた多剤併用免疫抑制療法である（Pediatr Blood Cancer 48: 124-131, 2007）。しかしながら，画一的にこれを用いるのではなく，必要に応じてクーリング目的のステロイド単剤治療や免疫グ

ロブリンで治療開始することも考慮する。

**2** HLH-2004 で治療反応性が悪い場合は，これに含まれない免疫抑制療法の使用も考慮するとともに，基礎疾患として悪性腫瘍，特にリンパ腫が存在しないかを再考する。

**3** 二次性 HPS の場合は原疾患の治療が必要になるため，悪性腫瘍の場合は化学療法が必要になる。炎症性症状が強い場合には HLH-2004 などによる免疫抑制療法で開始することも考慮されるが，すみやかに抗腫瘍薬剤による化学療法を実施する。

**4** 一次性 HLH/HPS の場合，病勢が落ち着いたら造血幹細胞移植を実施する。二次性 HPS の場合，造血幹細胞移植まで実施するかは原疾患のリスクによる。

### 専門医へのコンサルト

**1** HLH/HPS は，しばしば急激な経過をたどる致死性疾患であるため，これを疑った場合には可及的すみやかに専門医へコンサルトすることが望ましい。

**2** 緩徐な経過から病勢が変化する場合もあり，注意が必要である。病態も多岐にわたり，二次性 HPS の原疾患の診断には困難な場合もある。

**3** 稀少疾患であるため，経験を積んだ専門医はコンサルテーションに好意的である。専門医同士のネットワークも構築されており，遠方の専門医であっても相談に乗ってくれるため，コンサルテーションを躊躇すべきでない。

---

# 骨髄腫
### Myeloma

**黒田 純也** 京都府立医科大学大学院教授・血液内科学

**（頻度）ときどきみる**

### 診断のポイント

**1** 血清総蛋白の増減と A/G 比の異常。

**2** 正球性貧血，骨痛，腎機能障害，高カルシウム血症。

**3** 血清 M 蛋白，尿 Bence Jones 蛋白の存在。

**4** 骨髄中のクローン性形質細胞の存在。

### 緊急対応の判断基準

**1** 病的骨折，骨痛：整形外科的処置と疼痛管理。

**2** 急性腎不全：早期の化学療法の導入，高度な場合

には血液透析が必要なこともある。

**❸高カルシウム血症**：生理食塩液の補液による脱水補正，ループ利尿薬やビスホスホネート製剤などの投与。

**❹過粘稠度症候群**：血漿交換を要する場合がある。

**❺脊椎病変による神経圧迫症状**：緊急放射線照射，すみやかな化学療法導入。

いずれも，専門治療施設へのすみやかな紹介・移送が必要。

## 症候の診かた

CRAB症候：高カルシウム血症（Hypercalcemia），腎障害（Renal dysfunction），貧血（Anemia），骨病変（Bone disease）を，骨髄腫診断事象（MDE：myeloma defining event）とよぶ。

**❶貧血**：倦怠感，息切れ，易疲労。

**❷骨病変**：腰痛など疼痛，病的骨折，神経圧迫症状。

**❸腎機能障害**：浮腫，食欲不振。

**❹高カルシウム血症**：口渇，食欲不振，倦怠感，脱力感，意識障害。

**❺過粘稠度症候群**：頭痛，倦怠感，神経障害，耳鳴り，視力低下。

**❻免疫力低下**：易感染性，日和見感染。

**❼ALアミロイドーシス**：心不全症状，胃腸症状，巨舌，皮膚症状，末梢神経障害など。

## 検査所見とその読みかた

クローン性形質細胞の同定，臓器症状の検討，染色体リスク評価により，確定診断，治療方針の決定，リスク評価を実施する。

**❶血液検査**

❶M蛋白の同定：血清総蛋白値の増減，A/G比異常，M蛋白分画の免疫グロブリン値の増加と正常グロブリンの減少を認め，蛋白分画でM-peak（図1a），免疫電気泳動でM-bow，免疫固定法でM-band（図1b）を確認。血清遊離軽鎖値の異常（病的軽鎖の増加，非病的軽鎖の減少，$\kappa/\lambda$比の異常）をしばしば伴う。

❷血算：ヘモグロビン値の基準値からの2g/dL以上の低下，または10g/dL以下への低下を伴う正球性貧血はMDEと判断。時に白血球数，血小板数の低下を伴う。

❸生化学検査：腎機能障害（血清クレアチニン2mg/dL以上，クレアチニンクリアランス40mL/分以下），高カルシウム血症（11mg/dL以上，基準値上限より1mg/dL以上の増加）はMDEと判断。その他，$\beta_2$ミクログロブリン（$\beta_2$-MG）上昇，各種臓器機能を検討。

**❷尿検査**

尿中蛋白の異常：蛋白分画，免疫電気泳動，免疫固定法によるM蛋白（BJP：Bence Jones蛋白）の同定と24時間排泄量の検討。

**❸骨髄検査**

❶骨髄穿刺吸引，骨髄生検：骨髄有核細胞の10%以上をクローン性形質細胞が占めることを塗抹標本（図1c）や組織診断で証明。腫瘍細胞の分化度の形態学的診断，細胞表面マーカーの検討，染色体G分染法やFISH法による染色体分析を実施。

❷高リスク染色体として，t(4；14)，t(14；16)，del(17p)，1q増幅などをFISH法で検討。

**❹画像検査**

❶単純X線検査：全身骨サーベイにより骨打ち抜き像（骨透亮像），骨粗鬆症を検討。

❷単純CT・MRI：脊椎をはじめ，より微細な溶骨性病変について高感度の検討が可能。

❸PET-CT検査：骨病変に加え，髄外病変について活動性を含めた検討が可能。

## 確定診断の決め手

2014年に国際骨髄腫作業部会によって改訂された基準に準じる（Lancet Oncol 15: e538-548, 2014）。下記**❶**～**❸**のほか，多発性骨形質細胞腫，形質細胞性白血病，POEMS症候群，全身性ALアミロイドーシスなど類縁病型が存在。

**❶多発性骨髄腫の診断**：骨髄にクローナルな形質細胞が10%以上，または骨生検で骨もしくは髄外の形質細胞腫を認め，かつCRAB症候，あるいは，診断時点でCRABを認めなくても2年以内に80%以上の頻度で臓器障害が出現するバイオマーカー（SLiM）である骨髄中のクローナルな形質細胞が60%以上（Sixty），FLC比100以上（Light chain）およびMRIで局所性骨病変（5mm以上）数が2個以上（MRI）のうち1つ以上を認めるもの。

**❷くすぶり型多発性骨髄腫の診断**：血清M蛋白（IgG，IgA）量が3g/dL以上もしくは尿中M蛋白量が500mg/24時間以上，または骨髄のクローナルな形質細胞が10～60%であるが，MDEやアミロイドーシスがないもの。

**❸意義不明の単クローン性γグロブリン血症**（MGUS：monoclonal gammopathy of undetermined significance）：M蛋白を有するが骨髄腫の診断基準を満たさない前骨髄腫状態であり，非IgM型

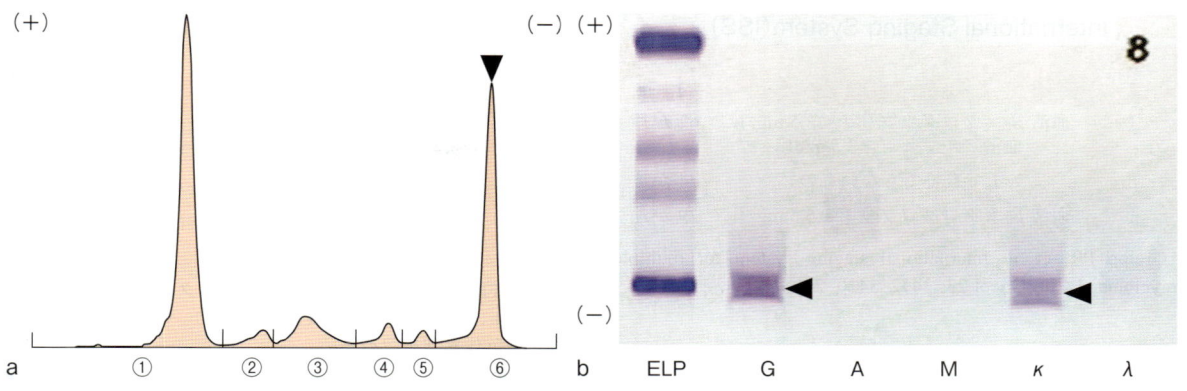

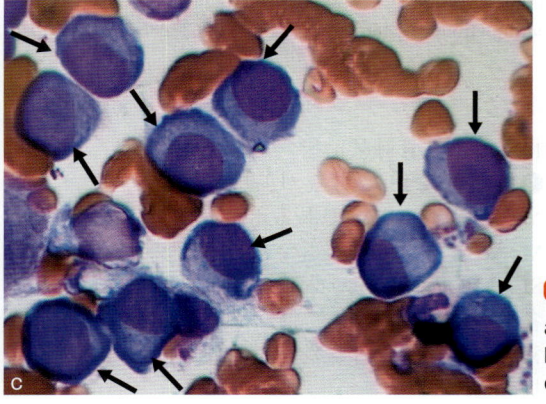

**図1** 検査所見の例
a：血清蛋白分画。▼は M peak。
b：免疫固定法（血清）。▶は M band。
c：骨髄塗抹像。多様な形態の骨髄腫細胞（→）を認める。

MGUS，IgM 型 MGUS，軽鎖型 MGUS に分類される。

### 誤診しやすい疾患との鑑別ポイント

**1** 悪性疾患に伴う M 蛋白血症：原発性マクログロブリン血症や慢性リンパ性白血病の一部など，成熟 B 細胞性リンパ腫には M 蛋白血症を伴うものがある。症状，血液データなどの臨床像が異なるほか，これらの疾患では腫瘍細胞の CD19 が陽性であることが異なる。

**2** 非腫瘍性疾患に伴う M 蛋白血症：膠原病，肝炎，感染症など基礎疾患を有し，骨髄腫の診断基準は満たさない。

### 確定診断がつかないとき試みること

骨髄検査，腫瘍生検による細胞・組織学的診断により確定。

### 予後判定の基準

従来，血清アルブミン，$\beta_2$-MG 値に基づく国際病期分類（ISS：International Staging System）（表1），さらにこれに血清 LD，FISH による予後染色体異常を組み入れた改訂版国際病期分類（R-ISS）が用いられてきた（表2）。さらに予後不良染色体異常として 1q 増幅を加えた R2-ISS が提唱されている（J Clin Oncol 40: 3406-3418, 2022）。

### 経過観察のための検査・処置

M 蛋白を含む免疫グロブリン，血清遊離軽鎖，血算，LDH，BUN，クレアチニン，カルシウム，総蛋白，アルブミン，CRP，蛋白分画，$\beta_2$-MG，尿蛋白量，尿 BJP などを観察し，病勢を判断。

### 治療法ワンポイント・メモ

CRAB 症候，その他，関連症状がある場合は治療適応。SLiM のみを有する場合は，長期間病状が進行しない症例もあることから，疾患進行速度，染色体リスクなどから，個別に治療適応を判断。

**1** 初発骨髄腫治療

**1** プロテアソーム阻害薬（PI）であるボルテゾミブ，免疫調節薬（IMiDs）であるレナリドミド，抗 CD38 モノクローナル抗体（MoAb）であるダラツ

**表1** International Staging System(ISS)

| Stage | 基準 | 50%生存期間 |
|---|---|---|
| I | 血清 $\beta_2$ ミクログロブリン＜3.5 mg/L<br>血清アルブミン≧3.5 g/dL | 62か月 |
| II | I でも III でもないもの | 44か月 |
| III | 血清 $\beta_2$ ミクログロブリン≧5.5 mg/L | 29か月 |

〔Greipp PR, et al: International staging system for multiple myeloma. J Clin Oncol 23: 3412-3420, 2005 より〕

**表2** Revised-International Staging System(R-ISS)

| Stage | 基準 |
|---|---|
| I | ISS stage I, かつ間期核 FISH にて標準リスク染色体異常, かつ血清 LD 正常範囲 |
| II | R-ISS stage の I でも III でもない |
| III | ISS stage III, かつ間期核 FISH で高リスク染色体異常, または血清 LD 高値 |

間期核 FISH による染色体異常。高リスク：del(17p)かつ/または t(4；14)かつ/または t(14；16)あり。標準リスク：高リスク染色体異常を認めない。
〔Palumbo A, et al: Revised International Staging System for Multiple Myeloma: A Report from International Myeloma Working Group. J Clin Oncol 33(26): 2863-2869, 2015 より〕

ムマブを併用したレジメンが中心。

❷主に 65 歳未満で重篤な合併症を有さない症例には，一般にはボルテゾミブ・レナリドミド・デキサメタゾン併用療法などの導入療法によって奏効を獲得後，自家末梢血幹細胞移植併用メルファラン大量化学療法を実施。

❸さらにレナリドミドやイキサゾミブによる後治療により，無増悪生存期間の延長が期待できる。

❹移植非適応症例では，ダラツムマブ・レナリドミド・デキサメタゾン療法，あるいはダラツムマブ・ボルテゾミブ・メルファラン・プレドニゾロン療法が推奨されるが，高齢，フレイル，performance status(PS)低下などの脆弱性因子を有する場合は，低毒性な代替治療レジメンを選択。

**❷** 再発難治性骨髄腫治療

❶第 2 世代 PI であるカルフィルゾミブ，イキサゾミブや，IMiDs であるポマリドミド，抗 CD38 MoAb であるダラツムマブ，イサツキシマブ，抗 SLAMF-7 MoAb であるエロツズマブなどを含む各種の併用療法から，前治療歴，MDE，染色体異常のタイプ，併存症などを考慮し，治療戦略を選択。

❷近年，抗 BCMA キメラ抗原受容体 T 細胞療法，二重特異性抗体による治療が実施可能となった。

# 8 内分泌疾患

責任編集：有馬 寛

# 内分泌疾患　最近の動向

**有馬 寛**　名古屋大学大学院教授・糖尿病・内分泌内科学

　内分泌疾患は視床下部，下垂体，甲状腺，副甲状腺，膵臓，副腎，性腺などから分泌されるホルモンの過不足により生じる。ホルモンの過剰は内分泌腺に発生する腫瘍によることもしばしばあり，治療に際しては腫瘍の悪性度も合わせて判断する必要がある。一方，ホルモンの不足は内分泌腺の炎症などによりその機能が損なわれる場合に生じる。以上の後天的な病態に加えて，遺伝子変異によりホルモン作用の異常が生じることもある。そしてその際にも生後から症状が出現する場合もあれば，徐々に症状が進行するもの，さらには成人になって初めて症状が出現するものもある。さらに1つのホルモンの異常による症状も，非特異的なものから特異的なものまでさまざまである。このように内分泌疾患は多数あり，症状も発症様式もさまざまであり，内分泌疾患の専門医であっても診断することは容易でないこともある。実際に，診断に至るまでに何年も要したエピソードを内分泌疾患の患者からよく耳にする。

　この数年間でも各種の下垂体疾患や原発性アルドステロン症の診断と治療の手引きや，「内分泌代謝・糖尿病内科領域専門医研修ガイドブック」などが刊行された。各種内分泌疾患の診療の環境がアップデートされているともいえる。しかし，どのようなガイドラインであってもすべての病態を網羅できるわけではない。また，患者を診察する医師が内分泌疾患を疑い，各種検査を行ってその結果をガイドラインと照らし合わせることで初めて診断基準は意味を成す。そして疾患を疑うためには各種内分泌疾患の特徴，すなわち症候や検査所見をあらかじめ理解しておく必要がある。

　本章においては下垂体，甲状腺，副甲状腺，副腎，遺伝性内分泌疾患，内分泌腫瘍のエキスパートの先生方に各種内分泌疾患の本質を執筆していただいた。また，内分泌疾患に伴う症候についても，「症候編」において専門の先生に解説していただいた。まずは本章を通読し，内分泌疾患の理解を深めていただきたい。そして内分泌疾患を疑った際には改めて本書でその疾患の病態を確認し，そのうえで各種の診断と治療の手引きを参照していただけると幸いである。

# 甲状腺機能亢進症

Hyperthyroidism

**橋本 貢士** 獨協医科大学埼玉医療センター主任教授・糖尿病内分泌・血液内科

**頻度** よくみる

**GL** ・甲状腺疾患診断ガイドライン 2021（2022年6月2日改定）
・バセドウ病治療ガイドライン 2019

## 診断のポイント

**1** 甲状腺でのホルモン産生亢進により血中の甲状腺ホルモンが過剰となる甲状腺中毒症の状態である。甲状腺刺激ホルモン（TSH）産生下垂体腫瘍やPlummer病などの自律性機能性甲状腺結節（AFTN）などが原因となることもあるが ほとんどの場合，自己免疫疾患である Basedow 病である。

**2** 頻脈，体重減少，手指振戦，発汗増加および下痢などの甲状腺中毒症症状。

**3** 遊離サイロキシン（FT₄），遊離トリヨードサイロニン（FT₃）の高値，甲状腺刺激ホルモン（TSH）低値。

**4** 抗 TSH 受容体抗体（TRAb）陽性。

**5** 20〜30 歳台の若い女性に多く，男女比は 1：3〜5 程度。

## 緊急対応の判断基準

不穏，せん妄などの中枢神経症状，38℃以上の発熱，130 回/分以上の頻脈，心不全症状あるいは嘔吐・下痢，黄疸を伴う場合は，甲状腺クリーゼの可能性が高いので集中治療室のある専門施設に搬送する。

## 症候の診かた

**1** 体重減少：多くの例でみられ，1〜2 か月で数 kg の体重減少を起こすことがある。しかし食欲亢進を伴う場合や高齢者ではあまり著明でないこともあり，注意を要する。

**2** 頻脈，動悸：しばしば心電図上，心房細動を認める。

**3** 手指振戦：安静時振戦であり，目立たないときは両手の上に紙を置いて，手指を開いてもらうと紙が震えるので明らかになる。

**4** びまん性甲状腺腫：Basedow 病ではゴムまり様の弾性をもつ甲状腺腫を認めることが多い。

**5** 眼球突出：程度が強い場合は眼球強膜の充血や複視を認める。眼瞼浮腫を伴うこともある。

## 検査所見とその読みかた

**1** スクリーニング検査：FT₄，FT₃ のどちらかもしくは両方の高値，TSH の低値（0.1 μU/mL 以下）を認めるが，TSH 産生下垂体腫瘍と甲状腺ホルモン不応症では TSH は正常または高値をとるので注意。

**2** 一般生化学検査：総コレステロール低下，肝トランスアミナーゼ（AST, ALT），アルカリホスファターゼ（ALP）およびクレアチンキナーゼ（CK）の上昇，クレアチニン（Cr）の低下を認めることが多い。またカルシウム（Ca）の上昇や急峻高血糖とよばれる食後の著明な高血糖を認めることがある。

**3** 絞り込み検査：甲状腺中毒症検査所見に抗 TSH 受容体抗体（TRAb，第 3 世代）陽性（2.0 IU/L 以上）ならまず Basedow 病と診断できる。TRAb が陰性の場合は，甲状腺刺激抗体（TSAb）を測定してみる。また両方の抗体が陰性で診断がつかない場合は，放射性ヨウ素（またはテクネチウム）甲状腺摂取率測定とシンチグラフィを行う。

## 確定診断の決め手

表1 に日本甲状腺学会の「Basedow 病の診断ガイドライン」〔甲状腺疾患診断ガイドライン 2021（2022年6月2日改定）〕を示す。

**1** びまん性甲状腺腫，眼球突出，頻脈（Merseburg の 3 徴）のいずれか 1 つ。

**2** 甲状腺中毒症（FT₄，FT₃ 高値，TSH 低値）かつ TRAb 陽性。

**3** 上記 2 つで確からしい Basedow 病と診断でき，さらに放射性ヨウ素（またはテクネチウム）甲状腺摂取率高値とシンチグラフィでびまん性集積があれば確定診断となる。

## 誤診しやすい疾患との鑑別ポイント

**1 無痛性甲状腺炎**

**❶** 分娩後の女性に多い。

**❷** 甲状腺自己抗体（抗サイログロブリン抗体，抗TPO 抗体）が陽性で潜在的に橋本病を有していることが多い。

**❸** 自然寛解することがある。

**2 亜急性甲状腺炎**（⇨ 1069 頁）

**❶** 甲状腺部の自発痛もしくは圧痛（疼痛部は移動することがある）。

**❷** 甲状腺超音波検査での有痛部と一致する低エコー域。

**❸** CRP や血沈値高値などの炎症所見。

## 表1 Basedow 病の診断ガイドライン

**a）臨床所見**
1. 頻脈，体重減少，手指振戦，発汗増加等の甲状腺中毒症所見
2. びまん性甲状腺腫大
3. 眼球突出または特有の眼症状

**b）検査所見**
1. 遊離 $T_4$，遊離 $T_3$ のいずれか一方または両方高値
2. TSH 低値（0.1 $\mu$U/mL 以下）
3. 抗 TSH 受容体抗体（TRAb）陽性，または甲状腺刺激抗体（TSAb）陽性
4. 典型例では放射性ヨウ素（またはテクネシウム）甲状腺摂取率高値，シンチグラフィでびまん性
   1) Basedow 病　　　　　　　a）の1つ以上に加えて，b）の4つを有するもの
   2) 確からしい Basedow 病　a）の1つ以上に加えて，b）の1，2，3を有するもの
   3) Basedow 病の疑い　　　　a）の1つ以上に加えて，b）の1と2を有し，遊離 $T_4$，遊離 $T_3$ 高値が3か月以上続くもの

【付記】
1. コレステロール低値，アルカリホスファターゼ高値を示すことが多い。
2. 遊離 $T_4$ 正常で遊離 $T_3$ のみが高値の場合が稀にある。
3. 眼症状があり TRAb または TSAb 陽性であるが，遊離 $T_4$ および TSH が基準範囲内の例は euthyroid Graves' disease または euthyroid ophthalmopathy といわれる。
4. 高齢者の場合，臨床症状が乏しく，甲状腺腫が明らかでないことが多いので注意をする。
5. 小児では学力低下，身長促進，落ち着きの無さ等を認める。
6. 遊離 $T_3$(pg/mL)／遊離 $T_4$(ng/dL) 比の高値は無痛性甲状腺炎の除外に参考となる。
7. 甲状腺血流増加・尿中ヨウ素の低下が無痛性甲状腺炎との鑑別に有用。

〔バセドウ病の診断ガイドライン（https://www.japanthyroid.jp/doctor/guideline/japanese.html#basedou）より〕

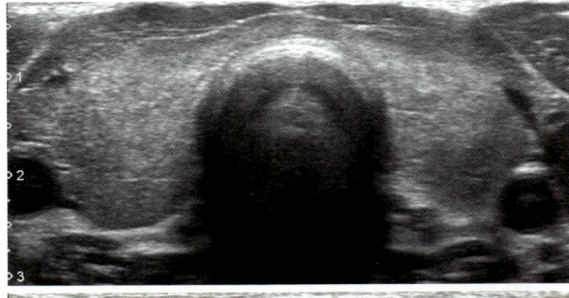
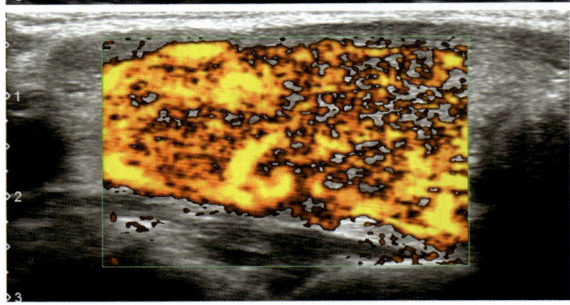

### 図1 Basedow 病の超音波検査画像
上段：甲状腺はびまん性に腫大し，内部エコーは不均一で「霜降り」様となる。
下段：ドプラエコーでは甲状腺内部の血流が著明に増加する（火炎様エコー）。

## 確定診断がつかないとき試みること

❶ 放射性ヨウ素（またはテクネチウム）甲状腺摂取率測定とシンチグラフィ：Basedow 病では摂取率高値とシンチグラフィでびまん性集積を認める。一方，無痛性甲状腺炎や亜急性甲状腺炎では摂取率が低下し，集積を認めない。

❷ 甲状腺超音波検査：Basedow 病では甲状腺内への著明な血流信号の増加を認める（図1）。

❸ 尿中ヨウ素測定：Basedow 病では尿中へのヨウ素排泄が低下しており，無痛性甲状腺炎では増加するため鑑別の一助となる。

❹ 罹病期間：亜急性甲状腺炎や無痛性甲状腺炎の罹病期間は数週であることが多いが，Basedow 病では罹病期間が3か月以上と長いことが多い。

## 合併症・続発症の診断

❶ 心房細動：特に高齢者に多い。

❷ 肝機能障害：甲状腺中毒症による肝臓への血流の増加と軽度右心負荷による肝うっ血，サイトカイン産生亢進による肝細胞障害などによると考えられる。

❸ 注意欠如多動症（ADHD：attention-deficit/hyperactivity disorder）：小児や学童では学力低下，落ち着

きのなさなどを認めることがある。

**4** 周期性四肢麻痺：若い男性に多い。必ずしも低カリウム血症を伴わない。

**5** 粘液水腫：前脛骨部に限局性に認めることがある。

**6** 自己免疫性多内分泌腺症候群（APS：autoimmune polyglandular syndrome）：1型糖尿病や副腎皮質機能低下症（Addison病）がBasecow病と合併することがある。

### 予後判定の基準

**1** 未治療Basedow病において，FT4値が5 ng/dL未満を軽症〜中等症，5 ng/dL以上を重症と判定する。

**2** 若年者および甲状腺腫が大きい（七條分類3度以上）Basedow病は難治であることが多い。

**3** 意識障害や高熱，循環不全，ショックおよび嘔吐下痢や黄疸を伴う場合は甲状腺クリーゼの可能性が高く，緊急治療を要する。

### 経過観察のための検査・処置

**1** Basedow病の薬物治療開始後，少なくとも2か月間は原則2週間隔で白血球分画，肝機能を含めた血液検査を行う。

**2** Basedow病の薬物治療中，初期はTSHが抑制されており測れないことが多いので，FT4とFT3を2〜4週ごとに測定し，抗甲状腺薬を漸減する。FT4が基準範囲内となったらTSHも測定する。

**3** 眼症状の程度は必ずしもBasedow病の病勢と相関しないので，眼症を認めたらなるべく早期に眼科にコンサルトする。

**4** 抗甲状腺薬のプロピルチオウラシル（PTU）の重篤な副作用にanti-neutrophil cyto-plasmic antibody（ANCA）関連血管炎が知られており，PTU長期投与の際は，尿蛋白の有無を確認し，年に1回は血中MPO-ANCA測定を行う。

### 治療法ワンポイント・メモ

**1** 抗甲状腺薬にはチアマゾール（MMI）とPTUがあるが，妊娠初期以外はBasedow病の薬物治療の第1選択はMMIである。妊娠中のBasedow病にはPTUを用いる。

**2** Basedow病の薬物治療開始時，軽症〜中等症（FT4値5 ng/dL未満）ではMMI 15 mg，重症（FT4値5 ng/dL以上）ではMMIは15 mgまでとして，無機ヨウ素（ヨウ化カリウム）を50 mg追加する。

**3** 頻脈，動悸，手指振戦などの甲状腺中毒症症状が強い場合は，β遮断薬（プロプラノロールやアテノ

ロールなど）を併用する。

**4** 抗甲状腺薬の重篤な副作用には無顆粒球症や劇症肝炎があり，多くは治療開始後3か月以内に起こるので，治療開始後少なくとも2か月間は原則2週間隔で血液検査を行い，副作用の早期発見に努める。

**5** 抗甲状腺薬の軽度の副作用に皮膚瘙痒感や蕁麻疹があり，適宜，抗ヒスタミン薬（フェキソフェナジンなど）を併用する。

**6** Basedow病の薬物治療中，治療後にヨウ素摂取を制限する必要はない。

**7** 2年間の薬物治療で甲状腺機能が正常化しないBasedow病は根治治療（外科手術もしくは放射性ヨウ素内用療法）を検討する。

**8** 喫煙はBasedow病の難治に関与するため，禁煙を指導する。

### さらに知っておくと役立つこと

**1** Euthyroid Graves' disease または euthyroid ophthalmopathy：FT4およびTSHが基準範囲内であるが，TRAbまたはTSAb陽性（多くは強陽性）で眼症状（眼球突出や眼球運動障害）を認める。

**2** 妊娠性一過性甲状腺機能亢進症（GHT：gestational hyperthyroidism）：妊娠初期に高値となるヒト絨毛性ゴナドトロピン（hCG）がTSH様作用をもつため，一時的に甲状腺機能亢進症が起こりうる。ほとんどの場合，治療の必要はなく胎盤が完成する妊娠16週ごろ自然寛解する。

**3** 甲状腺免疫関連有害事象（irAE：immune-related adverse events）：免疫チェックポイント阻害薬でBasedow病が起こる場合がある。

### 専門医へのコンサルト

甲状腺クリーゼが疑われる場合，妊娠合併症例は専門医にコンサルトすべきである。

---

# 原発性甲状腺機能低下症
## Primary Hypothyroidism

**山田 正信** 日本甲状腺協会・理事長

(頻度) **よくみる**〔筆者らの人間ドックのデータでは平均約50歳で女性1.88％，男性0.23％で年齢とともに増加する（Thyroid 334:428-439, 2023）〕。

GL ・甲状腺疾患診断ガイドライン2021（2022

年6月2日改定）
・粘液水腫性昏睡の診断基準（3次案）

## 診断のポイント

❶血清遊離$T_4$（$FT_4$）値低値，TSH値高値：筆者らの最近の報告で，健常者の血清TSH値は軽度女性に高く，年齢とともに増加する。$FT_4$値は若年男性で女性より軽度高値で年齢とともに低下する（Thyroid 334:428-439，2023）。
❷多くの場合，橋本病が原因。
❸ヨウ素の過剰摂取，使用薬剤（リチウムやアミオダロンなど）も原因になる。
❹亜急性甲状腺炎や無痛性甲状腺炎の回復期にも発症する。

## 緊急対応の判断基準

❶重度の甲状腺機能低下症に，何らかの誘因で意識障害，低体温，呼吸不全，循環不全などを起こした病態を粘液水腫性昏睡とよび，致死的な救急疾患である。
❷疑った場合は，直ちにICUにて保温し，呼吸や循環動態を管理しながら包括的治療をする。

## 症候の診かた

❶臨床症状は特異的なものは少ない。倦怠感や浮腫などを主訴とすることが多い。典型例では口唇や舌が厚く浮腫状の顔貌（粘液水腫様顔貌），嗄声，脱毛，眉毛外側3分の1が薄い，皮膚は乾燥し粗造，手掌のカロチンの沈着による黄染，手足には浮腫状で圧痕を残さないnon-pitting edema，徐脈，アキレス腱反射の弛緩相の延長などが認められる。
❷橋本病によるものであれば硬い甲状腺腫が触知されるが，萎縮性の場合もある。

## 検査所見とその読みかた

❶$FT_4$値が低値，TSH値が高値。
❷$FT_4$値が基準値内で，TSH値のみが高値を示す場合を潜在性甲状腺機能低下症とよぶ。
❸慢性甲状腺炎では，抗TPO抗体や抗サイログロブリン抗体陽性例が多い。
❹抗TSH受容体抗体が認められる場合は，阻害型の抗体の可能性がある。特に血清TSH値が高値の場合は考慮する。
❺血液検査では，CKやLDLコレステロールが高値になる。
❻心嚢液が貯留し心電図が低電位を示す。

## 確定診断の決め手

❶甲状腺機能低下症は$FT_4$値とTSH値で診断可能である。
❷その原因疾患は，硬い甲状腺腫があり甲状腺自己抗体陽性であれば橋本病が強く疑われる。
❸甲状腺超音波検査で，スポンジ様の橋本病に典型的所見を認める。

## 誤診しやすい疾患との鑑別ポイント

❶消耗性疾患の低$T_3$症候群（nonthyroidal illness）の重症例では$FT_4$値も低下することがあり，さらに重症だとTSH値も低下する。
❷中枢性甲状腺機能低下症でも$FT_4$低値，TSH軽度高値を示すことがある（Nat Clin Pract Endocrinol Metab 12:683-694，2008，J Clin Endocrinol Metab 104:4879-4888，2019）。

## 確定診断がつかないとき試みること

❶TRH試験は，原発性甲状腺機能低下症では血清TSH値が過大反応を示す。
❷間脳下垂体病変による中枢性甲状腺機能低下症では，原因の検索として間脳下垂体部のMRIなどの画像検査や各種下垂体ホルモンの分泌負荷試験を行う。
❸中枢性甲状腺機能低下症の原因として意識障害を伴う頭部外傷の既往，妊娠出産時の様子などにも注意する。
❹中枢性甲状腺機能低下症では，下垂体腫瘍による視野や視力障害，誘因となる薬剤使用歴，その他の下垂体前葉ホルモン系の機能低下に伴う症状，月経の異常やホルモンの過剰による先端巨大症や乳汁分泌などの症状を認める。
❺舌根部などに異所性の甲状腺腫があり，機能していないことがある。
❻原検索のため，甲状腺シンチグラフィ，遺伝子検査などが必要なことがある。

## 合併症・続発症の診断

❶粘液水腫性昏睡を鑑別に入れる。
❷脂質異常症：高コレステロール血症を合併することがある。
❸甲状腺機能低下症による循環器系への影響が少しでも疑われる場合は，胸部X線写真や心電図，できれば心臓超音波検査により心嚢液の貯留などを確認する。

④副腎不全や 1 型糖尿病に，橋本病や Basedow 病などの自己免疫性甲状腺疾患群を合併する場合，自己免疫性多内分泌腺症候群の可能性がある。

## 予後判定の基準

　意識障害，低体温，呼吸不全，循環不全などを起こした粘液水腫性昏睡は致死率が高い。

## 経過観察のための検査・処置

　L-$T_4$薬であるレボチロキシン（チラーヂン S）を少量（25 μg／日）から開始しゆっくりと漸増する。妊娠時にはただちに十分量を開始する。

## 治療法ワンポイント・メモ

①高齢者では，無症状でも冠動脈硬化症などが強い症例もあり，投与後は代謝の亢進による狭心症や冠不全に注意深い観察が必要である。ゆっくりと L-$T_4$薬を増量し，血清 TSH 値が基準範囲内になるように維持量を決定する。通常は 1.5〜2.5 μg／kg／日以下で維持される。

②粘液水腫性昏睡の場合 ICU にて保温し，呼吸や循環動態を管理しながら治療する。副腎不全を合併することもあるので，否定されるまで水溶性ヒドロコルチゾン製剤を投与する。意識障害がある場合は，静注用 L-$T_4$製剤あるいは胃管から投薬するか坐薬を調剤して使用する。

## さらに知っておくと役立つこと

①妊娠を希望する症例は，施設での血清 TSH 値の妊娠時の基準値設定をしておくことが望ましい。施設独自の基準値がない場合は，血清 TSH 値を〜4.0 μU／mL に調整する。

②妊娠前から L-$T_4$製剤で治療中の症例は，妊娠と同時に 30〜50％の増量が必要である。

③高齢者はさらに少量からの甲状腺薬の投与開始が望ましい。

④副腎不全の合併の場合は，必ず副腎皮質ホルモン製剤の投与から開始が必要。

⑤日本では世界に先駆けキットごとの補正係数を算出して，この係数を乗じた血清 TSH 値とするハーモナイゼーションが開始となっている。成人（20〜60 歳）では 0.61〜4.23 mIU／L を共通の基準範囲としている。

⑥血清 TSH 値には季節変動があり冬に高値，夏に低値を示す（J Endocr Soc 6: bvac054, 2022）。

## 専門医へのコンサルト

①妊娠症例は甲状腺専門医と婦人科へのコンサルトが望ましい。

②循環器症状がある場合は循環器内科との併診が望ましい。

# 慢性甲状腺炎（橋本病）

## Chronic Thyroiditis (Hashimoto's Disease)

田上 哲也　国立病院機構京都医療センター・内分泌・代謝内科診療部長

**頻度** よくみる（甲状腺自己抗体の保有率は男女合わせて 5 人に 1 人であるが，女性は男性の 2 倍）

**GL** 甲状腺疾患診断ガイドライン 2021（2022年 6 月 2 日改定）

## 診断のポイント

　診断ガイドラインを**表 1** に示す。

①びまん性甲状腺腫（まれに阻害型抗 TSH 受容体抗体により萎縮性になる）。

②血中抗甲状腺ペルオキシダーゼ抗体（抗 TPO 抗体）または抗サイログロブリン抗体が陽性。

③甲状腺機能低下症の原因としては最も多いが，甲状腺機能低下症になるのは橋本病の一部（10〜15％）である。

④時に一過性の甲状腺中毒症をきたす（無痛性甲状腺炎）。

⑤まれに急性増悪をきたす（有痛性の甲状腺中毒症）。

## 緊急対応の判断基準

　意識障害をきたすことがある。

①粘液水腫性昏睡は重度の甲状腺機能低下症による。内分泌または甲状腺専門医へ紹介。

②橋本脳症の甲状腺機能は通常正常である。脳神経内科医へ紹介。

## 症候の診かた

①甲状腺機能正常の橋本病の症候はびまん性甲状腺腫である。典型的には触診で弾性・硬の甲状腺腫を認めるが，初期には弾性・軟で Basedow 病の甲状腺腫と区別しにくい。

②甲状腺機能低下症をきたすと，無気力，易疲労感，

**表1 慢性甲状腺炎(橋本病)の診断ガイドライン**

**a)臨床所見**
1. びまん性甲状腺腫大(萎縮の場合もある)。ただし,Basedow 病など他の原因が認められないもの

**b)検査所見**
1. 抗甲状腺ペルオキシダーゼ抗体(抗 TPO 抗体)陽性
2. 抗サイログロブリン抗体陽性
3. 細胞診でリンパ球浸潤を認める

慢性甲状腺炎(橋本病):a)および b)の 1 つ以上を有するもの

**【付記】**
1. 阻害型抗 TSH-R 抗体などにより萎縮性になることがある。
2. 他の原因が認められない原発性甲状腺機能低下症は慢性甲状腺炎(橋本病)の疑いとする。
3. 甲状腺機能異常も甲状腺腫大も認めないが抗 TPO 抗体または抗サイログロブリン抗体陽性の場合は慢性甲状腺炎(橋本病)の疑いとする。
4. 自己抗体陽性の甲状腺腫瘍は慢性甲状腺炎(橋本病)の疑いと腫瘍の合併と考える。
5. 甲状腺超音波検査で内部エコー低下や不均質を認めるものは慢性甲状腺炎(橋本病)の可能性が強い。

〔慢性甲状腺炎(橋本病)の診断ガイドライン(https://www.japanthyroid.jp/doctor/guideline/japanese.html#mansei)より〕

眼瞼浮腫,寒がり,体重増加,動作緩慢,嗜眠,記憶力低下,便秘,嗄声などの症状を示す。
❸無痛性甲状腺炎により甲状腺中毒症をきたすと,動悸(頻脈),手指振戦,発汗増加などの甲状腺中毒症状を示す。
❹橋本病の急性増悪では発熱と有痛性甲状腺腫を呈する。

## 検査所見とその読みかた

❶血中の抗 TPO 抗体または抗サイログロブリン抗体のいずれかが陽性。
❷甲状腺機能は通常正常であるが,甲状腺機能低下症をきたせば(遊離)$T_4$ 低値かつ TSH 高値,無痛性甲状腺炎や急性増悪による甲状腺中毒症では(遊離)$T_4$ 高値かつ TSH 低値となる。
❸甲状腺超音波検査で内部エコー低下や不均質を認める。

## 確定診断の決め手

❶本来は〔発見者である橋本策博士の論文(Arch Klin Chir 97: 219-248, 1912)では〕,病理診断(「甲状腺へのリンパ球および形質細胞の浸潤,胚中心を伴うリンパ濾胞の形成,および線維症」に特徴づけられる甲状腺炎:リンパ腫様甲状腺腫)であり,細胞診

ではリンパ球浸潤を認める。
❷通常は,血中の「抗 TPO 抗体または抗サイログロブリン抗体のいずれか陽性」で診断する。

## 誤診しやすい疾患との鑑別ポイント

❶単純性甲状腺腫(甲状腺機能正常の橋本病と):思春期,妊娠中,閉経期にしばしば認められる。甲状腺腫は弾性・軟。血中の抗 TPO 抗体および抗サイログロブリン抗体が陰性。
❷Basedow 病(⇨1063 頁)(無痛性甲状腺炎と):抗 TSH 受容体抗体(TRAb・TSAb)が陽性。ただし,無痛性甲状腺炎でも一過性に TRAb が弱陽性となる例がある。甲状腺血管雑音を聴取する。
❸亜急性甲状腺炎(⇨1069 頁)(橋本病の急性増悪と):細胞診で多核巨細胞を認める。上気道感染症状の前駆症状をしばしば伴う。甲状腺超音波検査で疼痛部に一致した低エコー域を認め,しばしば反対側に移動する。

## 確定診断がつかないとき試みること

❶甲状腺中毒症で,甲状腺機能亢進症(Basedow 病など)と破壊性甲状腺中毒症(無痛性甲状腺炎など)との鑑別に,放射性ヨウ素($^{123}$I)またはテクネチウム($^{99m}$Tc)甲状腺シンチグラフィが有用である。摂取率が亢進症では高値,破壊性では低値となる。
❷血中遊離 $T_3$(pg/mL)/遊離 $T_4$(ng/dL)比は Basedow 病で高値(3.1 前後),無痛性甲状腺炎で低値(2.5 前後)となることが多いが,例外も少なくない。また,超音波ドプラ法による甲状腺血流量は Basedow 病で増加,無痛性甲状腺炎で減少,尿中ヨウ素排泄量は Basedow 病で増加,無痛性甲状腺炎で減少するが,いずれもオーバーラップが大きい。

## 合併症・続発症の診断

❶増大する甲状腺腫の多くは甲状腺機能低下症に伴う高 TSH によるものであるが,まれに橋本病を基礎とした悪性リンパ腫の発生によることがある。高齢者に多い。甲状腺生検によるリンパ球の単クローン性かどうかの検索が有用である。
❷IgG4 関連甲状腺疾患が合併・続発することがある(Endocrine 45: 236-243, 2014)。
❸橋本病に合併した Basedow 病はハシトキシコーシス(Hashitoxicosis)とよばれる。基礎に橋本病があるので,Basedow 病の治療により甲状腺機能低下症になりやすい。
❹甲状腺眼症の多くは Basedow 病に合併するが,

稀に橋本病にみられることがある。

**5** 橋本病を基礎とした潜在性甲状腺機能低下症〔(遊離)$T_4$ 正常かつ TSH 高値〕では脂質異常症の頻度が高く，レボチロキシン治療により改善する可能性がある(Endocr J 57: 253-258，2010)。

**6** 多腺性自己免疫症候群(APS：autoimmune polyglandular syndrome)の 2 型と 3 型に橋本病や Basedow 病が含まれる。特に，2 型(Schmidt 症候群)には Addison 病が含まれるため，治療では副腎皮質ホルモン薬の補充を先行させる。

### 予後判定の基準

**1** 診断時の甲状腺機能が正常でも，血中の抗 TPO 抗体や抗サイログロブリン抗体値が高い場合は将来甲状腺機能低下症になりやすい。

**2** 橋本病患者は出産後甲状腺炎を発症する頻度が高い。

**3** 橋本病を基礎とした潜在性甲状腺機能低下症は，不妊症や不育症の原因となりうる。

### 経過観察のための検査・処置

**1** 甲状腺機能低下症で発見されても一過性のことがあるので，低下症が軽度の場合はヨウ素制限を指示したうえで 1 か月後に再検する。

**2** 出産後甲状腺炎を含む無痛性甲状腺炎の多くは，一過性の甲状腺機能低下症を経て数か月で自然に軽快(甲状腺機能が正常化)するが，永続性の甲状腺機能低下症となる場合があるため，病状が固定するまで観察(検査)する。

**3** 診断時に甲状腺機能が正常でも，潜在性の甲状腺機能低下症になっていないか，年に 1 回程度の検診を受けてもらう。

### 治療法ワンポイント・メモ

**1** 橋本病自体の根治療法はない。橋本病ではヨウ素の過剰摂取により甲状腺機能低下症になりやすいので，ヨウ素含有量の多い昆布やひじき，わかめの多食はふだんから控えてもらう。

**2** 甲状腺機能低下症では TSH の正常化を目安にレボチロキシンを少量から補充する。治療が安定すれば，極端なヨウ素制限の必要はない。

**3** 無痛性甲状腺炎は自然に軽快するが，急性期に動悸などの甲状腺中毒症状が強い場合は $\beta$ 遮断薬で対症療法を行う。

**4** 急性増悪では副腎皮質ホルモン薬を用いることがある。

### さらに知っておくと役立つこと

Basedow 病と橋本病はどちらも自己免疫性甲状腺疾患に分類され，両者が混在して家族発生することが少なくない。小児で甲状腺腫を認めた場合などでは単純性甲状腺腫との鑑別に家族歴が参考となる。

### 専門医へのコンサルト

**1** 意識障害をきたした場合。

**2** 巨大甲状腺腫や縦隔甲状腺腫で気管を圧迫している場合。

**3** 甲状腺腫が急速に増大する(悪性リンパ腫の合併や IgG4 関連甲状腺疾患が疑われる)とき。

**4** バセドウ病との鑑別が難しい例，など。

---

# 亜急性甲状腺炎
## Subacute Thyroiditis

**赤水 尚史**　隈病院・院長(兵庫)

**頻度** **ときどきみる**

**GL** 亜急性甲状腺炎(急性期)の診断ガイドライン〔甲状腺疾患診断ガイドライン 2021(2022年 6 月 2 日改定)〕

### 診断のポイント

**1** 前頸部痛。

**2** 前頸部腫大。

**3** 甲状腺中毒症。

**4** 血清 CRP 上昇。

**5** 甲状腺ヨウ素(またはテクネチウム)甲状腺摂取率の低下。

### 症候の診かた

**1** 前頸部痛：発熱や感冒様症状を前駆症状として伴うことがある。疼痛の程度は軽度から激痛までさまざまである。激痛の疼痛部位が左右などに移動することがある。

**2** 前頸部腫大：疼痛に一致した甲状腺の部分的腫大を認め，通常圧痛を伴う。腫大は左右にも移動することがある。

### 検査所見とその読みかた

**1** 甲状腺中毒症状態，すなわち血中甲状腺ホルモン

の上昇と血中 TSH 低下を認める。破壊性のため，$T_3/T_4$ 比が Basedow 病に比してやや低い傾向になる。また，発症早期は TSH 抑制の程度が不完全である場合がある。

❷炎症を反映して，血清 CRP 高値，赤沈亢進を認める。それに比して，白血球数は軽度上昇にとどまる場合が多い。抗甲状腺自己抗体は通常陰性だが，軽度上昇を認めることもある。

❸甲状腺ヨウ素（またはテクネチウム）甲状腺摂取率の低下や，甲状腺超音波検査における圧痛部位に一致した低エコー領域の出現を認める。

## 確定診断の決め手

細胞診で多核巨細胞を認める。

## 誤診しやすい疾患との鑑別ポイント

❶橋本病の急性増悪，囊胞への出血，急性化膿性甲状腺炎，未分化癌の 4 つの疾患を鑑別する。

　❶橋本病の急性増悪では，抗甲状腺自己抗体陽性を認める。

　❷囊胞への出血は甲状腺超音波検査で鑑別する。

　❸急性化膿性甲状腺炎では，細菌感染を反映した高度の白血球数増加や梨状窩瘻の存在を確認する。

　❹未分化癌との鑑別では細胞診や甲状腺超音波検査が重要である。

## 確定診断がつかないとき試みること

細胞診，甲状腺ヨウ素（またはテクネチウム）甲状腺摂取率，甲状腺超音波検査を試みる。

## 合併症・続発症の診断

炎症消退後，甲状腺機能低下症になる場合があるので，甲状腺機能のフォローを行う。

## 予後判定の基準

明確な基準はないが，炎症が強いと消退後の甲状腺機能低下症になる場合がある。

## 経過観察のための検査・処置

甲状腺機能検査，CRP，甲状腺超音波検査を定期的に行う。

## 治療法ワンポイント・メモ

軽度の疼痛は鎮痛薬で対応する。中等度以上では経口ステロイドを投与する。

## さらに知っておくと役立つこと

橋本病に合併した場合は，橋本病の急性増悪との鑑別が困難である。通常，ステロイドによく反応するが，時にステロイド離脱困難な例がある。

## 専門医へのコンサルト

診断困難な場合やステロイド離脱困難な例では，専門医にコンサルトする。

# 甲状腺腫瘍
## Thyroid Tumors

菊森 豊根　名古屋大学医学部附属病院・乳腺・内分泌外科診療教授

頻度　ときどきみる
GL　甲状腺腫瘍診療ガイドライン 2024

## 診断のポイント

❶超音波ガイド下穿刺吸引細胞診が良悪性鑑別診断の基本である。

❷ほとんどの甲状腺腫瘍は嚥下運動と連動する。

❸触診で周囲との固定所見を認める場合は悪性の可能性が高い。

❹甲状腺の腫瘍とともに周囲のリンパ節腫大を認める場合は悪性の可能性が高い。

❺嗄声，誤嚥（特に液体を嚥下する際に顕著となる）などの随伴症状に留意する。

## 緊急対応の判断基準

❶急速増大をきたし，気道狭窄症状が危惧される状況の場合は高次医療機関へ搬送する。

❷血痰が多量に喀出される場合は，原因如何にかかわらず，高次医療機関へ搬送する。

## 症候の診かた

❶問診：頸部腫瘤の自覚の経緯について，腫瘤を自覚しているかどうか，健康診断（頸動脈エコーなど）で偶発的に指摘されたかどうかを問診する。急速に増大する腫瘤を自覚している場合は高次医療機関への紹介もしくは搬送が必要である。さらに，有痛性かどうか，嗄声・誤嚥・嚥下困難・血痰の自覚症状を伴っているかを問診する。有痛性の場合は亜急性甲状腺炎の可能性もある。家族歴・頸部への放射線被曝歴を聴取する。

**②視触診**：正面から両手母指で行う方法と背部に回って母指以外の指で行う方法がある。<u>正常甲状腺は触診では認識できない。</u>まず、びまん性腫大か結節性腫大（左右差があるかどうか）、結節性であれば、大きさ、単発か多発かを確認する。そして、結節の性状（硬・軟、整・不整など性状）、嚥下と連動するか、周囲組織に対して可動性があるか、有痛性であるか、頸部リンパ節腫大があるかどうかを確認する。

## 検査所見とその読みかた

**①**触診で発見された甲状腺結節が悪性である頻度は5〜17％、超音波検査で発見された場合のその頻度は2.6〜8.3％である。

**②**採血で評価できる甲状腺ホルモン値など〔遊離$T_3$、遊離$T_4$、TSH、サイログロブリン（Tg）、抗Tg抗体〕は甲状腺腫瘍の鑑別にはあまり有効ではない。ただし、甲状腺ホルモンを産生する機能性悪性腫瘍はまれである。TSHが上昇している場合は悪性の可能性がやや高くなる。人間ドックでCEAの高値を指摘されることがあるが、頸部腫瘤が存在する場合は髄様癌の可能性がある。

**③**腫瘍径については、長径3cm以上で悪性の可能性が高くなるが、6cm以上になると逆に低くなるとされている。急速増大する腫瘤は未分化癌の可能性が高くなる。

**④**甲状腺結節の診断には超音波検査が推奨されている。CT、MRI、FDG-PETは良悪性の鑑別の目的には推奨されていない。

**⑤**濾胞癌を疑う場合は血液中Tg値が参考になる。1,000ng/mL以上で濾胞癌の可能性が高くなる。しかし、抗Tg抗体陽性の場合はほとんど参考にならない。

**⑥**鑑別診断目的で超音波ガイド下穿刺吸引細胞診（図1）が頻用される。感度は95〜97％、特異度は47〜51％とされている。解釈については「確定診断の決め手」を参照。

**⑦**リンパ節穿刺の場合、穿刺した注射針を少量（1〜2mL）の生理食塩液で洗浄した液体中のTg値が血液中のTg値より高い場合は、細胞診で陽性所見がなくとも、甲状腺分化癌（乳頭癌、濾胞癌）のリンパ節転移陽性としてよい。この方法はカルシトニンにも適用でき、甲状腺髄様癌のリンパ節転移の診断にも有用である。

## 確定診断の決め手

**①**最も頻度が高い乳頭癌は穿刺吸引細胞診で診断可

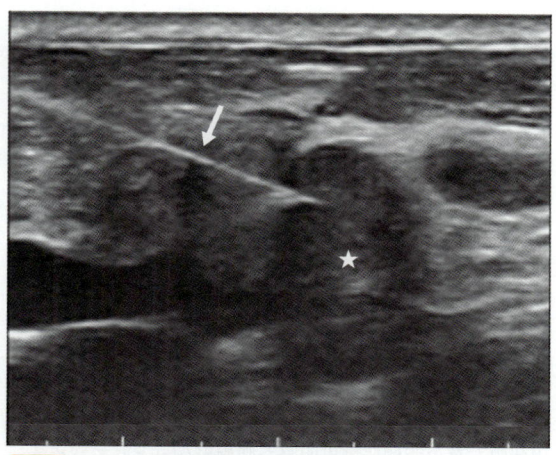

**図1** 甲状腺右葉結節に対する超音波ガイド下穿刺吸引細胞診

画面の左上から注射針（⇒）が穿刺され、先端が甲状腺右葉結節（☆）に刺入されている。

能である。濾胞癌は組織学的評価が必要である。乳頭癌は細胞異型で診断が可能だが、濾胞癌は構造異型（被膜浸潤の有無など）による診断が必要なためである。

**②**頸部の腫大リンパ節の穿刺吸引細胞診でリンパ球以外の異型細胞が検出された場合は、原発巣の推定が可能である。

## 誤診しやすい疾患との鑑別ポイント

**①**甲状腺に結節が生じる病態として<u>腺腫様甲状腺腫</u>がある。これは腫瘍ではなく過形成とされており、正確には甲状腺腫瘍には含まれない。しかし、甲状腺に通常複数の大小さまざまな結節を形成し、触診上結節性甲状腺腫と診断される。超音波検査では嚢胞変性を伴う平滑な結節を認める。細胞診は意義不明（良悪性鑑別困難）の結果となることが多い。明らかな自覚症状（整容上の問題、圧迫感など）がなければ、通常経過観察となる。

**②**甲状腺の有痛性の腫脹をきたす疾患として<u>亜急性甲状腺炎</u>（⇨1069頁）がある。感冒症状を伴うことが多く、有痛性の部位が移動することが特徴的である。<u>急性化膿性甲状腺炎</u>はまれな疾患であるが、頸部の有痛性腫脹をきたす。先天的な下咽頭梨状窩瘻が原因といわれている。若年に多く、ほとんど左側に発症する。嚢胞変性をきたした腺腫様結節内に出血をきたした場合も急速な有痛性腫大を認めることがある。

**③**頸部超音波画像検査で甲状腺結節と誤認しやすい

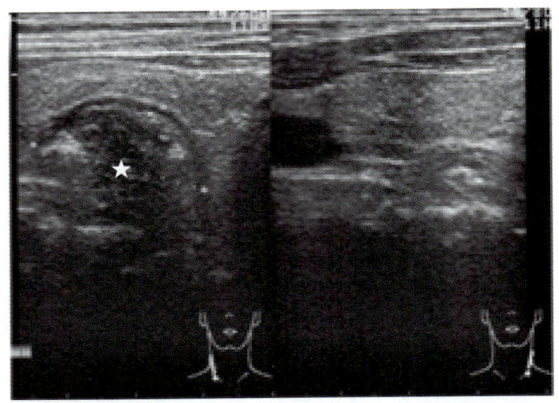

**図2 食道憩室**
甲状腺右葉の背側に境界明瞭な腫瘤影(☆)として認める。
内容物が嚥下とともに流動することで鑑別できる。

ものとして食道憩室(図2)がある。誤って穿刺しないよう注意が必要である。
❹甲状腺外の腫瘍としては副甲状腺腫瘍があげられる。甲状腺被膜に接して認められるので,甲状腺外であると認識できることが多い。採血で高カルシウム血症を伴うことが多い。副甲状腺腫瘍は良性でも穿刺により播種しやすいので,穿刺は原則禁忌である。

## 確定診断がつかないとき試みること

細胞診で診断が付かないときは針生検などによる組織診が必要となる。専門施設への紹介が望まれる。

## 予後判定の基準

他の悪性腫瘍と大きく異なるのは,病期分類に年齢の項目が含まれていることである。分化癌であれば,遠隔転移のない55歳未満はすべてⅠ期,遠隔転移があってもⅡ期である。55歳以上では,腫瘍径,リンパ節・遠隔転移の状態によりⅠ～Ⅳ期に分類される。それに対して,未分化癌はすべてⅣ期になる。

## 経過観察のための検査・処置

❶良性と診断されて経過観察中の腫瘍径増大傾向は悪性診断には関連しない。ただし,急速な増大(例:週単位で増大を認めるもの)とそれに伴う疼痛などの症状は甲状腺未分化癌の59%に認められる。
❷分化癌で高リスクと分類された場合は甲状腺全摘およびアブレーション(「治療法ワンポイント・メモ」

参照)を行うと,Tgを鋭敏な腫瘍マーカーとして用いることが可能となる。抗Tg抗体が陽性の場合では,この抗体値が持続的に上昇する場合は再発が示唆される。
❸術後の局所の経過観察のために頸部超音波検査が行われる。1年に1回程度実施する。甲状腺が存在していた部位(甲状腺床とよぶ)や頸部リンパ節腫大を評価する。

## 治療法ワンポイント・メモ

❶外科治療について
　❶分化癌,髄様癌は手術による摘出術が標準的治療である。再発リスク・遺伝的背景の有無などに応じて術式が決定される。
　❷甲状腺乳頭癌ではリンパ節転移をきたしやすいので,中央区域(甲状腺周囲および尾側の頸部気管周囲を指す)の予防的リンパ節郭清を甲状腺切除とともに行うことが推奨されている。それよりも外側の領域のリンパ節郭清実施は転移状態に応じて判断される。
❷術後放射性ヨウ素治療について:分化癌で高リスクと分類された場合は甲状腺全摘およびリンパ節郭清術,引き続いて,放射性ヨウ素を用いた内照射により術後にわずかに遺残する正常甲状腺組織を焼灼(アブレーションとよぶ)することが推奨されている。
❸分子標的薬治療について:根治切除不能な甲状腺癌に対しては,遺伝子パネル検査により腫瘍内遺伝子変異を同定し,適切な分子標的薬による治療が行えるようになりつつある。
❹分化癌の術後TSH抑制療法について:ハイリスクに分類される分化癌の術後には,体内に遺残しているかもしれない腫瘍細胞に増殖刺激が加わらないように,やや過剰の甲状腺ホルモンを内服することによりTSHを抑制することが推奨されている。採血でTSHが基準値下限以下,遊離$T_3$および$T_4$がごく軽度高値を示すが,意図した治療である。

## さらに知っておくと役立つこと

❶長径1cm以下の臨床的リンパ節転移を伴わない微小乳頭癌は,超低リスクに分類されて原則経過観察が推奨されている。ただし,反回神経の走行経路に近接している腫瘍では推奨されていない。
❷髄様癌は一見散発性に見えても,遺伝性の場合が10～15%程度あるとされている。髄様癌と診断された場合はRET遺伝子の遺伝学的検査が健康保険

で実施可能である。家族歴・既往歴を詳細に聴取するとともに多発性内分泌腫瘍症2型の可能性（褐色細胞腫，副甲状腺機能亢進症の有無）をチェックする。

## 専門医へのコンサルト

1 急速に増大する頸部腫瘤。
2 嗄声・嚥下困難・血痰を伴う頸部腫瘤。

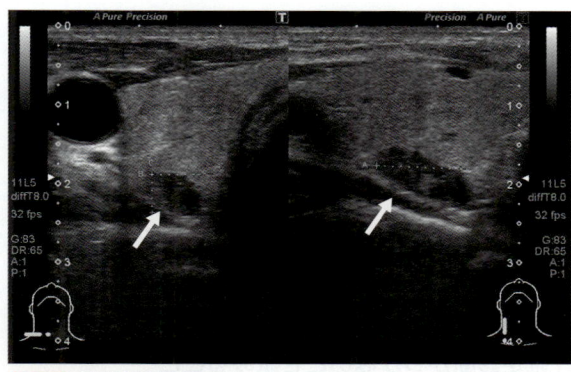

**図1** 超音波検査

# 原発性副甲状腺機能亢進症
Primary Hyperparathyroidism（pHPT）

**槙田 紀子** 東京大学大学院准教授・腎臓・内分泌内科

（頻度） **ときどきみる**

## 診断のポイント

1 男女比1：3，中高年女性に多い。
2 血清カルシウム値と副甲状腺ホルモン（PTH）値が高値。
3 古典的には高カルシウム血症による症状，尿路結石発作，骨折を契機に診断。
4 最近は多くが無症候性副甲状腺機能亢進症。

## 緊急対応の判断基準

1 意識障害，急性腎障害など高カルシウム血症クリーゼを呈する場合は緊急対応が必要。
2 生理食塩液の補液を第1に行う。

## 症候の診かた

1 高カルシウム血症：偶発的にみつかる高カルシウム血症を契機に診断される無症候性副甲状腺機能亢進症が増えている。
2 骨粗鬆症，脆弱性骨折：PTHによる皮質骨優位な骨吸収亢進，海綿骨にも骨質の低下をきたす。
3 尿路結石，腎石灰化：高カルシウム尿症を原因の1つとする。

## 検査所見とその読みかた

1 高カルシウム血症の診断：血清アルブミン＜4.0 g/dLの場合，補正カルシウム値で評価する。補正カルシウム値＝血清カルシウム値＋（4－血清アルブミン値）
2 高カルシウム血症にもかかわらずPTHが抑制されていない（基準範囲内であることもある）。
3 低リン血症：PTH作用により尿中リン排泄が増

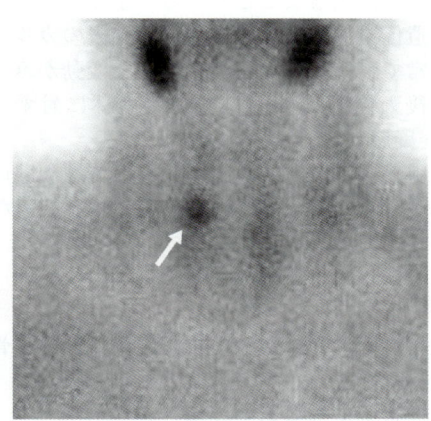

delay　　　　ANT

**図2** $^{99m}$Tc-sestamibi（MIBI）シンチグラフィ

える。

4 骨代謝マーカー高値：骨代謝回転が亢進するため，骨形成マーカー（骨型ALPやPINPなど），骨吸収マーカー（TRACP-5bなど）ともに高値を示す。
5 高カルシウム尿症：一般的には尿中カルシウム排泄率（FECa）が1％以上。
6 画像検査：超音波検査（図1），造影CTで副甲状腺腫大を認める。
7 機能的検査：$^{99m}$Tc-sestamibi（MIBI）シンチグラフィが参考になる（図2）。

## 確定診断の決め手

1 血清カルシウム高値かつPTH高値。
2 血清リン低値。
3 尿中カルシウム排泄率が高値（蓄尿でFECa ≧ 1％）。
4 副甲状腺腫瘍の存在。

1073

## 誤診しやすい疾患との鑑別ポイント

❶悪性腫瘍に伴う高カルシウム血症：PTH低値，PTH関連蛋白質（PTHrP）高値。
❷続発性副甲状腺機能亢進症：カルシウム低値，PTH高値。
❸家族性/後天性低カルシウム尿性高カルシウム血症：尿中カルシウム排泄率が低値（蓄尿でFECa＜1％）。

## 確定診断がつかないとき試みること

❶家族性/後天性低カルシウム尿性高カルシウム血症との鑑別が困難なことがある。家族性が疑われる場合は遺伝学的検査を考慮する。過去のカルシウム値が正常で，カルシウム値の大きな変動がみられる場合，後天性（カルシウム感知受容体に対する自己抗体）が疑われる。
❷腫大腺が小さい，複数腺腫大などで原因腺同定が困難なことがあり，術中の迅速PTHが有用なことがある。

## 合併症・続発症の診断

❶骨粗鬆症：大腿骨など皮質骨優位な部位で骨密度を測定。
❷椎体骨折：X線撮影で評価。
❸尿路結石，腎石灰化：腹部エコー，単純CTによるスクリーニング。

## 予後判定の基準

局在診断が可能で単腺腫大の場合，手術による治癒が期待できる。

## 経過観察のための検査・処置

❶手術を行わない場合：血清補正カルシウム値，血清リン値，PTH，血清クレアチニン（Cr）値を年1回測定する。骨密度，椎体骨折の評価を1～2年ごと，尿路結石・腎石灰化の評価を数年ごとに行う。
❷手術で治癒し，骨粗鬆症などの合併症がなければ経過観察不要。

## 治療法ワンポイント・メモ

❶手術療法：症候性では手術が基本である。無症候性であっても若年であること，あるいは骨粗鬆症や椎体骨折，尿路結石・腎石灰化があれば手術を行う。一方でこれらの合併症がなくても手術が唯一の治癒手段であり，手術を否定するものではない。
❷内科的治療：症候性の高カルシウム血症に対してはシナカルセトあるいはエボカルセトが有用。骨粗鬆症を合併する場合，ビスホスホネートあるいはデノスマブを用いる。

## さらに知っておくと役立つこと

❶リチウムやサイアザイド内服，腎機能障害があると尿中カルシウム排泄率が高くならないことがある。
❷原発性副甲状腺機能亢進症ではビタミンD欠乏を合併しやすく，手術しない場合は天然型ビタミンDをサプリメントで補充するとよい。

## 専門医へのコンサルト

❶確定診断されても，合併症の精査も含めて一度は専門医へのコンサルトが望ましい。特に，複数腺腫大，若年発症の場合は多発性内分泌腫瘍症1型などの家族性の病態が疑われるため，専門医受診が強く望まれる。
❷手術は専門医にまかせる。

# 副甲状腺機能低下症
Hypoparathyroidism

鈴木 敦詞　藤田医科大学教授・内分泌・代謝・糖尿病内科学

頻度 あまりみない

## 診断のポイント

❶低カルシウム血症。
❷口周囲や手足などのしびれ，錯感覚，テタニー，全身けいれんなどの神経症状。
❸糸球体ろ過率（eGFR：estimated glomerular filtration rate）30 mL/分/1.73 m²以上。

## 緊急対応の判断基準

❶重度のテタニーや全身けいれんを伴う低カルシウム血症で日常生活に著しい支障がある重症例では，緊急の対応が必要である。
❷呼吸機能障害が認められる場合，人工呼吸器管理が必要となることがある。

## 症候の診かた

❶副甲状腺機能低下症は，副甲状腺ホルモン（PTH：parathyroid hormone）分泌低下もしくはPTH作用障

8

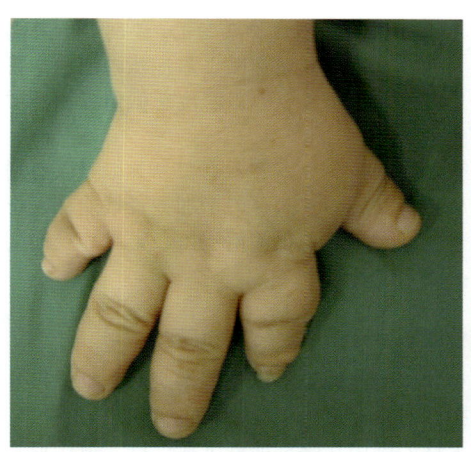

**図1** 偽性副甲状腺機能低下症Ⅰa型で示した第4・5中手骨の短縮

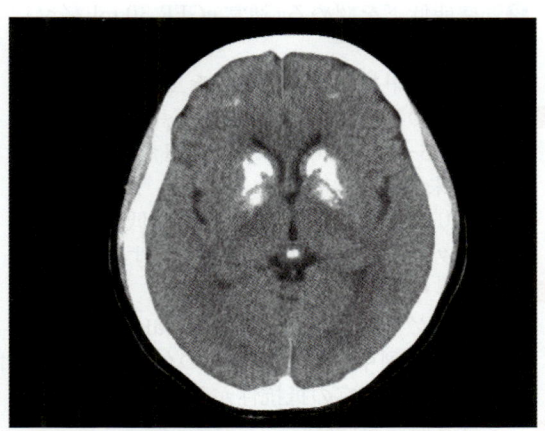

**図2** 大脳基底核を中心とした異所性石灰化

害により，低カルシウム血症や高リン血症が惹起される。

2 低カルシウム血症による口周囲や手足などのしびれ感・錯感覚，テタニー，喉頭けいれん，全身けいれんが発生する。

3 誘発試験として以下の2つの方法がある。
　❶ Trousseau 徴候：上腕に血圧計のマンシェットを巻き，動脈血を阻血すると，助産師手位を誘発できる。
　❷ Chvostek 徴候：顔面神経幹の叩打により口唇，尾翼，眼瞼などの顔面筋のけいれんを生じる。

4 白内障や大脳基底核の石灰化，抑うつ，不整脈，皮膚や毛髪の異常など，多彩な症候を呈しうる。

5 偽性副甲状腺機能低下症では，Albright 遺伝性骨異栄養症を示す場合がある。円形顔貌，低身長，第4・5中手骨の短縮(図1)などを示す。

## 検査所見とその読みかた

1 スクリーニング検査：血清カルシウム，リン，クレアチニン，アルブミン値を測定し，低カルシウム血症と正〜高リン血症を確認する。血清カルシウム値は，血清アルブミン値が 4.0 g/dL 以下の場合は必ず補正カルシウム値を用いる。腎機能が正常(eGFR 30 mL/分/1.73 m$^2$以上)であることを確認する。

2 インタクト PTH 値の測定：PTH 分泌不全型の副甲状腺機能低下症ではインタクト PTH 値が低値である。その一方，PTH 作用不全による偽性副甲状腺機能低下症では，インタクト PTH 値は基準値範囲内にとどまるか軽度高値を示す。血清 25-水酸化ビタミン D 値と血清マグネシウム値も必要に応じ測定する。

3 頭部 X 線 CT 検査：基底核を中心とした頭蓋内の異所性石灰化を示すことがある(図2)。

## 確定診断の決め手

1 慢性腎不全とビタミン D 欠乏は，早期に除外診断が必要。

2 低カルシウム血症・高リン血症とともに，インタクト PTH 値を測定することで PTH 不足性か PTH 反応不良型(偽性)かを診断する。

3 PTH 不足性であれば，低カルシウム血症にもかかわらずインタクト PTH は 30 pg/mL 未満である。

4 偽性副甲状腺機能低下症の確定診断と病型診断には，外因性のテリパラチドを投与する負荷試験(Ellsworth-Howard 試験)を行う。

5 二次性副甲状腺機能低下症の原因として下記の疾患がある。
　❶頸部手術後。
　❷放射線照射後。
　❸悪性腫瘍の浸潤。
　❹肉芽腫性疾患。
　❺ヘモクロマトーシス。
　❻ Wilson 病。
　❼母体の原発性副甲状腺機能亢進症(新生児・一過性)。

## 誤診しやすい疾患との鑑別ポイント

**1 慢性腎不全**
　❶低カルシウム血症と高リン血症を示し，高頻度に遭遇する。

❷腎機能低下を認める(通常 eGFR 30 mL/分/1.73 m²未満)。

❸続発性副甲状腺機能亢進症を呈する。

**2 ビタミンD欠乏**

❶血清 25-水酸化ビタミン D 値が低下する(15 ng/mL 未満)。

❷血清リン値は上昇しない(正常～低値)。

❸インタクト PTH 値は一般に上昇する。

**3 マグネシウム欠乏**

❶血清マグネシウム低値(1.0 mg/dL 未満)。

❷相対的な副甲状腺ホルモンの欠乏や PTH 作用に対する標的器官の抵抗性が引き起こされる。

**4 特発性基底核石灰化症**

❶骨ミネラル代謝異常を認めず,緩徐進行性の精神・神経症状を示す。

❷常染色体性顕性遺伝を示すことが多いが孤発例も存在する。

## 確定診断がつかないとき試みること

❶天然型ビタミン D を補充し,血清カルシウム値が回復するか確認する。

❷マグネシウムを補充する。マグネシウム補充により PTH の分泌や反応性が改善することがある。

## 合併症・続発症の診断

低カルシウム血症は,活性型ビタミン D₃ 製剤の投与である程度コントロール可能だが,治療により腎機能障害・腎結石を発症することがある。

## 予後判定の基準

❶全身けいれんで呼吸機能障害がある場合,すみやかな救命措置が必要。

❷発症すると生涯持続し治療は中断しない。

## 経過観察のための検査・処置

❶血清ならびに尿中カルシウム,リン,クレアチニン値のモニタリングを行う。

❷腎超音波検査で腎結石のスクリーニングを行う。

## 治療法ワンポイント・メモ

❶全身けいれんや重度のテタニーを示す場合,グルコン酸カルシウム水和物の静脈内投与により,血清カルシウム値を急速補正する。

❷血清カルシウム濃度を維持するために活性型ビタミン D₃ 製剤が用いられる。

❸高リン血症を助長せずに,血清カルシウム値を維持するように活性型ビタミン D₃ 製剤の用量調節を行う。低カルシウム血症による症状の消退を目標とし,比較的血清カルシウム濃度を低値で維持することが多い。

❹腸管からカルシウムとともにリンの吸収も増加するため,腎結石のリスクの増加や腎機能障害を助長する可能性がある。根治治療はないため長期間の治療を必要とする。

## さらに知っておくと役立つこと

❶副甲状腺機能低下症は難病指定がされており,公費負担の対象となっている。

❷先天性の副甲状腺機能低下症には,遺伝形式が明らかになっているものもあり,遺伝カウンセリングのもとに遺伝子診断を行うことも考慮される。

## 専門医へのコンサルト

❶治療薬の用量設定を含めて,早期から専門医に診療を依頼することが望ましい。

❷治療中に腎機能低下を認めたり,血清カルシウム値の調節に苦慮したりする場合は,専門医へのコンサルトが勧められる。

# 先端巨大症

Acromegaly

西岡 宏　虎の門病院・間脳下垂体外科部長/内分泌センター部長(東京)

(頻度) **あまりみない**(有病率は 50～70 人/100 万人,発症率は 3～5 人/100 万人/年。性差はなく,発症年齢は 40～50 歳が多いが広く分布)

GL 間脳下垂体機能障害と先天性腎性尿崩症および関連疾患の診療ガイドライン 2023 年版

## 診断のポイント

成長ホルモン(GH)とそれによるインスリン様成長因子-1(IGF-1)の分泌過剰による身体症候・内分泌所見と下垂体画像所見(GH 産生下垂体腫瘍)から診断。

## 症候の診かた

**1 GH・IGF-1 過剰による症状**

❶手足容積の増大,先端巨大症様顔貌(眉弓部の膨隆,鼻・口唇の肥大,下顎の突出など),巨大舌が診断に重要な主症候。

❷このほかに発汗過多，睡眠時無呼吸症候群，変形性関節症，手根管症候群，咬合不全，月経障害などや全身合併症（耐糖能異常，高血圧など）に伴う症状を呈する（副症候・参考所見）。

❷下垂体腫瘍による局所症状：頭痛や視力視野障害（両耳側半盲）。

## 検査所見とその読みかた

身体症候や合併症などから本症を疑った場合には血中 GH・IGF-1 値を測定。

❶ GH 基礎値はストレスや空腹時にも上昇するため，ブドウ糖負荷試験（75 g OGTT）により GH 値が正常域（0.4 ng/mL 未満）に抑制されないことを証明する。ただし空腹時血糖が著明高値（例：200 mg/dL 以上）だと OGTT は行わない。

❷ IGF-1 値は GH 値と異なり日内変動は乏しく，年齢・性別の基準値と比較し判断する（SD スコア）。

❸ MRI（または CT）で下垂体腫瘍の所見を確認する。下垂体腫瘍は，造影 MRI で周囲に圧排されている正常下垂体よりも造影の乏しい病変として描出されることが多い。

## 確定診断の決め手

❶上記の身体症候（主症候）。

❷血中 GH 値が OGTT で 0.4 ng/mL 未満まで抑制されない。

❸血中 IGF-1 が高値。

❹ MRI（または CT）で下垂体腫瘍の所見を認める。
すべてを満たすと診断が確定（確実例）。

## 誤診しやすい疾患との鑑別ポイント

❶多くは特徴的な身体症候と内分泌所見から診断は困難ではない。

❷ただし発症早期や血中 IGF-1 が軽度高値の場合などでは症候が乏しいこともある。

❸身体症候は緩徐に進行するため自覚症状が乏しく診断が遅れることもある。

❹主症候だけでなく副症候・参考所見から本症をまず疑うことが重要。

❺随時 GH 値が 1 ng/mL 前後（基準値内）を呈する症例（低 GH 先端巨大症）もある。

## 確定診断がつかないとき試みること

❶血中 IGF-1 値は肝機能障害，低栄養，コントロール不良の糖尿病，甲状腺機能低下症などでは上昇しないことがあり，また糖尿病，肝疾患，腎疾患，甲状腺機能亢進症などでは GH 値が 0.4 ng/mL 未満に抑制されないことがあるため注意する。

❷トルコ鞍空洞症（empty sella）やトルコ鞍周囲の線維性骨異形成（fibrous dysplasia：McCune-Albright 症候群）を伴うと，MRI で腫瘍の同定がしばしば困難になる。

❸まれだが，MRI で正常下垂体の腫大（過形成）が疑われる場合には異所性 GHRH 産生腫瘍を疑い，責任病巣（膵・消化管の神経内分泌腫瘍など）の検索を行う。

## 合併症・続発症の診断

❶高血圧や糖尿病（ともに 30〜50％に合併），脂質異常症，心疾患，変形性関節症，睡眠時無呼吸症候群，大腸ポリープや悪性腫瘍（特に大腸癌や甲状腺癌）などの全身合併症の評価が必要（J Clin Endocrinol Metab 105: e937-e946, 2020, Rev Endocr Metab Disord 20: 365-381, 2019）。

❷大きな腫瘍では下垂体前葉機能低下症に対する評価も必要。また他の前葉ホルモン（プロラクチンや TSH）同時産生腫瘍にも留意。

## 予後判定の基準

無治療（IGF-1 高値）の場合，標準化死亡率は 2.5 倍，死因は心脳血管疾患，呼吸器疾患，悪性腫瘍が多い。治療により IGF-1 値が正常化すると標準化死亡率はほぼ正常化（1.1 倍）（Eur J Endocrinol 159: 89-95, 2008）。

## 経過観察のための検査・処置

❶治療により内分泌寛解を目指す：GH・IGF-1 の正常値化と臨床的な活動性（頭痛，発汗過多，関節痛，感覚障害）の消失。

❷寛解後も血中 GH・IGF-1 値の長期フォローと全身合併症の適切な治療とフォローが必要。

❸治療のゴールは内分泌寛解だけでなく，全身合併症や長期生命予後の改善，さらに HR-QoL 向上。

## 治療法ワンポイント・メモ

❶手術（経蝶形骨洞的腫瘍摘出術）：治療の第 1 選択肢。60〜85％で内分泌治癒が得られる。最大の治癒阻害因子は，腫瘍の海綿静脈洞への浸潤。

❷薬物治療：手術非治癒例や手術困難例に行う。ソマトスタチン誘導体（第一世代・第二世代），GH 受容体拮抗薬，ドパミン作動薬を単独もしくは併用で用いる（ただし，カベルゴリンは保険適用外）。ソマ

トスタチン誘導体は治療効果予測因子が知られており，個別化治療に役立つことがある。

**❸（定位）放射線治療**：手術や薬物治療でコントロール困難な場合に検討。

## さらに知っておくと役立つこと

**❶** 診断基準には含まれないが，単純 X 線でトルコ鞍の拡大・二重底，手指末節骨の花キャベツ様変形，ヒールパッド肥厚（22 mm 以上），TRH や LHRH 負荷試験での GH 奇異性上昇なども参考となる所見。

**❷** 大多数は孤発例だが，一部は多発性内分泌腫瘍症（MEN）1 型，Carney 複合，McCune–Albright 症候群，家族性先端巨大症（AIP 遺伝子の胚細胞性変異）などに合併。

**❸** 指定難病（下垂体性成長ホルモン分泌亢進症）であり，医療費助成の対象。

## 専門医へのコンサルト

　身体症候や合併症などから先端巨大症が疑われ，血中 GH・IGF-1 が高値であった場合や CT・MRI で下垂体腫瘍を認めた場合，コントロール不良の糖尿病や高血圧があり，身体症候から本症が疑われた場合などは，内分泌内科専門医へのコンサルトが必要。

# 下垂体機能低下症

Hypopituitarism

**大月 道夫** 東京女子医科大学教授・内分泌内科学分野

**頻度** **ときどきみる**（2020 年度の特定医療費受給者証保持数は 18,653 人である）

**GL** 間脳下垂体機能障害と先天性腎性尿崩症および関連疾患の診療ガイドライン 2023 年版

## 診断のポイント

**❶** 全身倦怠感，食欲不振，血圧低下，微熱など非特異的な症状で受診することが多い。

**❷** 検査データとして低血糖，低ナトリウム血症，末梢血好酸球増多を認めた場合には副腎皮質刺激ホルモン（ACTH）分泌低下症を疑う。

**❸** 易疲労感，スタミナ低下，集中力低下，気力低下，うつ状態，性欲低下，無月経，勃起障害のような症状を呈することがある〔ゴナドトロピン分泌低下症，成人成長ホルモン（GH）分泌不全症〕。

**❹** 免疫チェックポイント阻害薬による免疫関連有害

事象（irAE：immune-related adverse event）により下垂体機能低下症を呈することがあり，注意が必要である。

## 緊急対応の判断基準

　原因不明のショック，腹部症状，発熱などを認めた場合には，内分泌緊急症として重要な病態である副腎クリーゼを疑い，躊躇せず ACTH，コルチゾール測定のための採血を行い，グルココルチコイドの投与を行う。

## 症候の診かた

　障害された下垂体ホルモンによって以下の症候を呈する。

**❶ ACTH 分泌低下症**：易疲労感，脱力感，食欲不振，体重減少，消化器症状（悪心，嘔吐，便秘，下痢，腹痛），血圧低下，精神障害（無気力，嗜眠，不安，性格変化），発熱，低血糖症状，関節痛。

**❷ 甲状腺刺激ホルモン（TSH）分泌低下症**：耐寒能の低下，不活発，皮膚乾燥，徐脈，脱毛，発育障害。

**❸ プロラクチン（PRL）分泌低下症**：産褥期の乳汁分泌低下。

**❹ ゴナドトロピン分泌低下症**：二次性徴の欠如（男子 15 歳以上，女子 14 歳以上）または二次性徴の進行停止，月経異常（無月経，無排卵周期症，または稀発月経），性欲低下，勃起障害，不妊，陰毛・脇毛の脱落，性器萎縮，乳房萎縮。

**❺ 成人 GH 分泌不全症**：易疲労感，スタミナ低下，集中力低下，気力低下，うつ状態，性欲低下，皮膚の乾燥と菲薄化，体毛の柔軟化，ウエスト/ヒップ比の増加。

## 検査所見とその読みかた

**❶一般検査**

**❶ ACTH 分泌低下症**：低血糖，低ナトリウム血症，末梢血好酸球増多，貧血，CRP 軽度上昇。

**❷ TSH 分泌低下症**：クレアチンキナーゼ（CK）上昇，コレステロール上昇。

**❸成人 GH 分不全症**：脂肪肝，非アルコール性脂肪性肝疾患/非アルコール性脂肪肝炎による肝機能障害。

**❷内分泌検査**

**❶症候**，一般検査より下垂体機能低下症が疑われた場合，下垂体前葉ホルモンとその標的内分泌腺から分泌されるホルモンの基礎値をチェックする（**表 1**）。

## 表1 下垂体前葉ホルモンとその標的臓器ホルモン

| 下垂体前葉ホルモン | 標的臓器 | 標的臓器ホルモン | |
|---|---|---|---|
| ACTH | 副腎皮質 | コルチゾール | |
| TSH | 甲状腺 | 遊離 $T_3$, 遊離 $T_4$ | |
| ゴナドトロピン (LH, FSH) | 性腺(男性 精巣, 女性 卵巣) | 男性 | テストステロン |
| | | 女性 | エストラジオール プロゲステロン |
| GH | 肝臓 | IGF-1 | |
| PRL | なし | なし | |

❷標的臓器からのホルモン値が低下しているにもかかわらず下垂体前葉ホルモンの基礎値が上昇していない(低値〜正常)の場合には,該当下垂体ホルモンの分泌低下が疑われる〔TSH は,生物活性の乏しい TSH の分泌により,軽度高値を呈することがある〕。

❸TSH 分泌低下症,ゴナドトロピン分泌低下症,PRL 分泌低下症は基礎値の評価により診断が可能であるが,ACTH 分泌低下症,成人 GH 分泌不全症はホルモン刺激試験による評価が必要である。

❸画像検査:頭部 MRI により視床下部・下垂体病変の評価を行う。

### 確定診断の決め手

「間脳下垂体機能障害と先天性腎性尿崩症および関連疾患の診療ガイドライン 2023 年版」の診断の手引きにより診断を行う(表2)。

### 誤診しやすい疾患との鑑別ポイント

表1 に示した下垂体ホルモンの標的臓器自身の障害による原発性ホルモン分泌低下症〔Addison 病(副腎皮質機能低下症),原発性甲状腺機能低下症,原発性性腺機能低下症〕は,症候が各下垂体ホルモン分泌低下症と同様であるため鑑別が必要である。いずれも下垂体ホルモン(ACTH, TSH, LH, FSH)の高値を認める。

### 確定診断がつかないとき試みること

頭部 MRI において下垂体およびその近傍に生じる腫瘍,肉芽腫,囊胞などの病変を認めなかった場合,遺伝子異常による先天性のもの,自己免疫病変,免疫チェックポイント阻害薬による下垂体機能低下症を考慮する。

### 治療法ワンポイント・メモ

❶ ACTH 分泌低下症:通常,ヒドロコルチゾンまたは他のグルココルチコイドを経口投与する。投与回数は 1 日 1〜2 回とし,1 日投与量の 3 分の 2 を朝,3 分の 1 を夕に投与する(例:ヒドロコルチゾン 15 mg/日の場合,朝 10 mg,夕 5 mg)。感冒による発熱などのシックデイの際には服用しているグルココルチコイドを 2〜3 倍とするように指示する。

❷ TSH 分泌低下症:レボチロキシンナトリウムを経口投与し,投与量は血中遊離 $T_4$ 濃度が基準範囲の上半分となるように調整する。ACTH 分泌低下症を合併する場合,甲状腺ホルモン補充を先に行うとグルココルチコイドの肝臓での代謝が促進し,副腎不全を誘発することがあるため,グルココルチコイド治療を先に開始する。

❸ゴナドトロピン分泌低下症

❶男性:エナント酸テストステロン 125 mg/回を 2〜3 週ごとに筋注または 250 mg/回を 3〜4 週ごとに筋注する。妊孕性獲得のためにはヒト絨毛性性腺刺激ホルモン(hCG)-遺伝子組換え FSH(rFSH)〔ヒト下垂体性性腺刺激ホルモン(hMG)〕療法(hCG 1,500〜3,000 単位/回,週 2 回皮下注,rFSH 75〜150 単位/回,週 2 回皮下注または hMG 75〜150 単位/回,週 2 回筋注)を行う。

❷女性:原則産婦人科に紹介する。挙児希望がない場合には,ホルムストローム療法,カウフマン療法を行う。また挙児希望がある場合には,クロミフェン療法,ゴナドトロピン療法を行う。

❹成人 GH 分泌低下症:重症成人 GH 分泌不全症の診断基準を満たした患者のみが保険適用となる。連日投与型 GH の場合,毎日就寝前に GH を皮下注射する。GH 投与は少量(3 μg/体重 Kg/日)から開始し,臨床症状,血中 IGF-1 値を参考に 4 週間単位で増量し,血中 IGF-1 値が年齢・性別ごとの基準範囲内に保たれるように調整する。長時間作用型 GH の場合,通常は 1.5 mg/週,60 歳以上では 1.0 mg/週,経口エストロゲン製剤服用中女性では 2.0 mg/週から開始し,1 回あたり 0.5〜10 mg の増量を検討する。IGF-1 値は注射後 2 日後に頂値,3〜4 日後に平均値となるので注意する。また GH 投与により,甲状腺ホルモンやグルココルチコイドの必要補充量の増加,テストステロンの体液貯留作用増強を認めることがある。一方,経口エストロゲン製剤は肝臓での IGF-1 産生を抑制するため,貼付型エストロゲン製剤に比べ高用量の GH が必要となる。

**表2** 各下垂体前葉ホルモン分泌低下症（GH は分泌不全症）の診断基準

## ACTH 分泌低下症

Ⅰ．主症候
1. 易疲労感，脱力感，2. 食欲不振，体重減少，3. 消化器症状（悪心，嘔吐，便秘，下痢，腹痛），4. 血圧低下，5. 精神障害（無気力，嗜眠，不安，性格変化），6. 発熱，7. 低血糖症状，8. 関節痛

Ⅱ．検査所見
1. 血中コルチゾールの正常低値〜低値。
2. 尿中遊離コルチゾール排泄量の正常低値〜低値。
3. 血中 ACTH は高値ではない。
4. ACTH 分泌刺激試験［CRH 試験（100 μg 静注），インスリン低血糖試験に対して，血中 ACTH およびコルチゾールは低反応ないし無反応を示す］。
5. 迅速 ACTH 試験（コートロシン 250 mg 静注）に対して血中コルチゾールは低反応を示すことが多い。ただし，ACTH-Z 試験（コートロシン Z 500 mg，3 日間筋注）に対しては増加反応がある。

［診断基準］
確実例：Ⅰの1項目以上とⅡの1〜4を満たすもの（Ⅱの5を満たす場合はより確実）。

## TSH 分泌低下症

Ⅰ．主症候
1. 耐寒能の低下，2. 不活発，3. 皮膚乾燥，4. 徐脈，5. 脱毛，6. 発育障害

Ⅱ．検査所見
1. 血中甲状腺ホルモン（特に遊離 $T_4$）の低値。
2. 血中 TSH は低値〜軽度高値。
3. 画像検査で間脳下垂体に器質性疾患を認める。あるいは，頭蓋内器質性疾患の合併，既往歴，治療歴，または周産期異常の既往歴を有する。
4. TRH 試験（200〜500 μg）に対する血中 TSH
   1）低反応または無反応
   2）遷延または遅延反応
   を示す。

［診断基準］
確実例：Ⅰの1項目以上とⅡの1, 2, 3 を満たす。または，Ⅰの1項目以上とⅡの1, 2 と 4 の 1）あるいは 2）を満たすもの。
ほぼ確実例：Ⅱの1と2を満たすもの。

## PRL 分泌低下症

Ⅰ．主症候
産褥期の乳汁分泌低下

Ⅱ．検査所見
1. 血中 PRL 基礎値の低下。
2. TRH 負荷試験 TRH 負荷（200〜500 μg 静注）に対する血中 PRL の反応性の低下または欠如を認める。

［診断基準］
確実例：ⅠとⅡのすべてを満たすもの。

## ゴナドトロピン分泌低下症

Ⅰ．主症候
1. 二次性徴の欠如（男子 15 歳以上，女子 14 歳以上）または二次性徴の進行停止，2. 月経異常（無月経，無排卵周期症，または稀発月経），3. 性欲低下，勃起障害，不妊，4. 陰毛・腋毛の脱落，性器萎縮，乳房萎縮

Ⅱ．検査所見
1. 血中ゴナドトロピン（LH，FSH）は高値ではない。
2. ゴナドトロピン分泌刺激試験（LHRH，クロミフェン，またはエストロゲン負荷）に対して，血中ゴナドトロピンは低反応ないし無反応。
3. 血中，尿中性ホルモン（エストロゲンまたはテストステロン）の低値。

［診断基準］
確実例：1. ⅠのいずれかとⅡのすべてを満たすもの。
　　　　2. Kallmann 症候群の基準を満たすもの。

（次頁につづく）

**表2**（つづき）

**成人成長ホルモン(GH)分泌不全症**

Ⅰ．主症候および既往歴
1. 小児期発症では成長障害を伴う。
2. 頭蓋内器質性疾患の合併ないし既往歴，治療歴または周産期異常の既往がある。

Ⅱ．内分泌検査所見
1. GH 分泌刺激試験として，インスリン負荷，アルギニン負荷，グルカゴン負荷，または GHRP-2 負荷を行い，下記の値が得られること：
1) インスリン負荷，アルギニン負荷，またはグルカゴン負荷において，負荷前および負荷後 120 分間(グルカゴン負荷では 180 分間)にわたり，30 分ごとに測定した血清 GH の頂値が 3 ng/mL 以下である。
2) GHRP-2 負荷において，負荷前および負荷後 60 分にわたり，15 分毎に測定した血清 GH 頂値が 9 ng/mL 以下である。
2. GH を含めて複数の下垂体ホルモンの分泌低下がある。

［診断基準］
成人成長ホルモン分泌不全症：
1. Ⅰの1または2を満たし，かつⅡの1で2種類以上の GH 分泌刺激試験において基準を満たすもの。
2. Ⅰの2およびⅡの2を満たし，かつⅡの1で1種類の GH 分泌刺激試験において基準を満たすもの。

［病型分類］
重症成人成長ホルモン分泌不全症(GH 補充療法の保険適用)：
成人成長ホルモン分泌不全症のうち，下記を満たすもの。
1. Ⅰの1または2を満たし，かつⅡの1で2種類以上の GH 分泌刺激試験における血清 GH の頂値が 1.8 ng/mL 以下(GHRP-2 負荷では 9 ng/mL 以下)のもの。
2. Ⅰの2およびⅡの2を満たし，かつⅡの1で1種類の GH 分泌刺激試験における血清 GH の頂値が 1.8 ng/mL 以下(GHRP-2 負荷では 9 ng/mL 以下)のもの。

〔間脳下垂体機能障害と先天性腎性尿崩症および関連疾患の診療ガイドライン作成委員会，他 編：間脳下垂体機能障害と先天性腎性尿崩症および関連疾患の診療ガイドライン 2023 年版. 日内分泌会誌 99(Suppl. July)：1-171，2023 より引用改変〕

**⑤ PRL 分泌低下症**：現在のところ特別な治療法はない。

### さらに知っておくと役立つこと

本疾患は下垂体前葉機能低下症として国の指定難病となっており，診断確定後，臨床調査個人票を作成し，治療費の公費負担申請に関して相談する。

### 専門医へのコンサルト

下垂体機能低下症は，下垂体およびその近傍に生じる腫瘍，肉芽腫，嚢胞などの病変が原因となることが多く，その場合には脳神経外科への相談，下垂体ホルモン分泌評価などが必要となることから，下垂体機能低下症を疑った場合には，内分泌専門医へコンサルトする。

# プロラクチノーマ
Prolactinoma

**西山 充** 高知大学教授・教育研究部医療学系 臨床医学部門

**頻度** ときどきみる
**GL** 間脳下垂体機能障害と先天性腎性尿崩症および関連疾患の診療ガイドライン 2023 年版

### 診断のポイント

1 月経異常(無月経)，乳汁漏出。
2 高プロラクチン(PRL)血症。
3 下垂体腫瘍の存在。
4 男性および閉経後女性では自覚症状に乏しい。
5 他疾患による高 PRL 血症の除外。

### 症候の診かた

1 本疾患は女性に多くみられ，男女比は 1：3 ほどである。高 PRL 血症に伴う症状として，性腺機能低下症(月経異常)および乳汁漏出がみられる。下垂体腫瘍に伴う局所症状として，頭痛や視力・視野障害などがみられる。
2 女性では月経異常，無月経，乳汁漏出など明確な

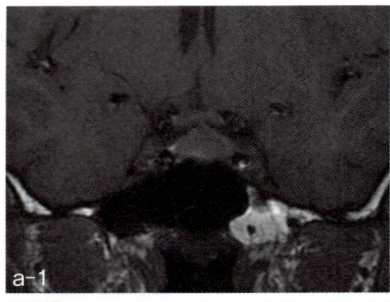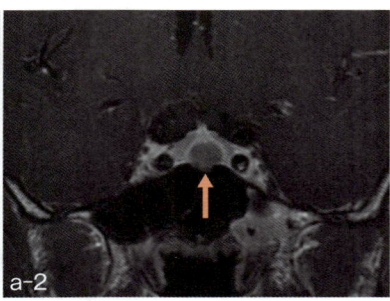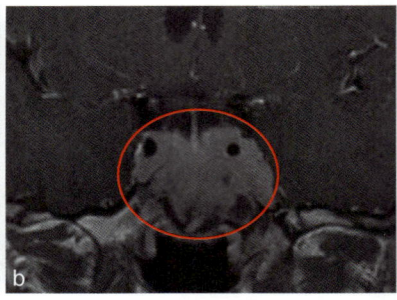

a-1 a-2 b

**図1 プロラクチノーマ MRI 画像所見**

症例1：20歳，女性。月経不順と乳汁漏出を主訴に受診，PRL 407 ng/mL。
　　　　単純 MRI（a-1）では腫瘍局在不明，造影 MRI（a-2）にて微小腫瘍が確認された。
症例2：40歳，男性。頭痛を主訴に下垂体巨大腫瘍を指摘された（b）。PRL 4,028 ng/mL。

自覚症状がみられ，下垂体微小腫瘍の段階で診断されることが多い。不妊症精査の過程で診断されることもある。

❸男性においても性腺機能低下症に関連して，性欲低下，勃起障害，女性化乳房などがみられるが，自覚に乏しい。頭痛，視力・視野障害の訴えを端緒として，下垂体巨大腫瘍の段階で診断されることが多い。

### 検査所見とその読みかた

❶内分泌検査：複数回採血して高 PRL 血症を確認する。妊娠および授乳により PRL は上昇するため注意が必要である。プロラクチノーマでは PRL 100〜200 ng/mL 以上を示すことが多く，PRL と下垂体腫瘍サイズの間には正相関がみられる。

❷画像検査：下垂体 MRI により下垂体腫瘍を確認する。下垂体微小腫瘍の描出にはガドリニウム造影 MRI が有用である（図1）。

### 確定診断の決め手

❶高 PRL 血症と関連する症候。
❷下垂体腫瘍の存在。
❸他疾患による高プロラクチン血症の除外。

### 誤診しやすい疾患との鑑別ポイント（表1）

❶視床下部-下垂体茎病変：PRL 分泌は視床下部ドパミンにより抑制されており，トルコ鞍上部の器質性病変により高 PRL 血症がみられる。下垂体 MRI により，プロラクチノーマ以外の腫瘍性疾患（頭蓋咽頭腫，胚細胞腫瘍，非機能性下垂体腫瘍など），炎症性疾患（下垂体炎，サルコイドーシス），血管障害（出血・梗塞）を鑑別する。

**表1 高 PRL 血症をきたす病態**

1. 下垂体病変
　1）PRL 産生腫瘍（プロラクチノーマ）
　2）先端巨大症（GH・PRL 産生腫瘍）
2. 視床下部・下垂体茎病変
　1）機能性
　2）器質性
　　（1）腫瘍・囊胞（頭蓋咽頭腫，ラトケ囊胞，胚細胞腫瘍，非機能性腫瘍 など）
　　（2）炎症・肉芽腫（下垂体炎，サルコイドーシス など）
　　（3）血管障害（出血，梗塞）
　　（4）外傷
3. 薬剤性
4. 原発性甲状腺機能低下症
5. マクロプロラクチン血症
6. その他
　慢性腎不全，胸壁疾患（外傷，火傷，湿疹），異所性 PRL 産生腫瘍

〔間脳下垂体機能障害と先天性腎性尿崩症および関連疾患の診療ガイドライン作成委員会，他 編：間脳下垂体機能障害と先天性腎性尿崩症および関連疾患の診療ガイドライン 2023年版．日内分泌会誌 99（Suppl. July）：15-17，2023 より引用改変〕

❷薬剤性高 PRL 血症：ドパミン作用を減弱させる薬剤などにより高 PRL 血症が惹起されることがあり（表2），内服薬に含まれていないか確認する。これらを内服中の場合は，2週間休薬した上で PRL を再検する。

❸マクロプロラクチン血症：PRL に対する自己抗体の存在により複合体が形成され，PRL クリアランスが低下することにより，高 PRL 血症を呈する。ポリエチレングリコール（PEG）法などにより，高分子化した PRL の存在を確認する。高 PRL 血症による症候はみられず，治療不要である。

### 表2 高PRL血症をきたす薬剤

| | |
|---|---|
| ドパミン受容体拮抗薬 | クロルプロマジン，ハロペリドール，メトクロプラミド |
| 抗精神病薬 | リスペリドン，クロルプロマジン，ハロペリドール，パリペリドン，オランザピン，クロザピン，アセナピン |
| ドパミン合成阻害薬 | α-メチルドパ |
| 降圧薬 | ラベタロール レセルピン，ベラパミル |
| 抗うつ薬 | クロミプラミン，アミトリプチリン，フルボキサミン |
| H$_2$受容体拮抗薬 | シメチジン，ラニチジン |
| 抗てんかん薬 | フェニトイン |
| エストロゲン製剤 | 経口避妊薬 |
| 麻薬 | モルヒネ，メサドン，アポモルヒネ |

〔間脳下垂体機能障害と先天性腎性尿崩症および関連疾患の診療ガイドライン作成委員会，他 編：間脳下垂体機能障害と先天性腎性尿崩症および関連疾患の診療ガイドライン 2023年版．日内分泌会誌 99（Suppl. July）：15-17，2023 より引用改変〕

### 確定診断がつかないとき試みること

下垂体腫瘍がみられない症例では，造影 MRI を実施して，注意深く微小腫瘍を探索する。表1に示すいずれの病態にも診断されない症例では，臨床的にドパミン作動薬の必要性を判断する。

### 合併症・続発症の診断

**1** 性腺機能低下症：高 PRL 血症により性腺機能低下症が惹起され，ゴナドトロピン〔黄体形成ホルモン（LH），卵胞刺激ホルモン（FSH）〕および性ホルモン（女性：エストロゲン，男性：テストステロン）は低値となる。性腺機能低下症に続発する骨粗鬆症にも注意が必要である。

**2** 下垂体機能低下症：下垂体巨大腫瘍を原因とする症例では，腫瘍圧迫により，下垂体機能低下症をきたす。下垂体ホルモンが低値であれば，確定診断のために下垂体ホルモン分泌刺激試験を実施する。必要に応じてホルモン補充療法を行う。

### 経過観察のための検査・処置

**1** 内分泌検査：ドパミン作動薬により高 PRL 血症は改善することが多く，1〜3か月ごとに PRL の経過を観察する。

**2** 画像検査：下垂体腫瘍については 6か月〜1年ご

とに下垂体 MRI による経過観察を行う。

### 治療法ワンポイント・メモ

**1** 薬物療法

**❶** ドパミン作動薬（カベルゴリン，ブロモクリプチン）が有効であり，長時間作用型のカベルゴリンが使用される。カベルゴリン少量投与（0.25〜0.5 mg/週）にて PRL が正常化することも多く，下垂体腫瘍の縮小効果もみられる。頭蓋底浸潤を伴う巨大腫瘍では，腫瘍縮小に伴い髄液漏や髄膜炎をきたすことがあり注意が必要である。

**❷** ドパミン作動薬の副作用として消化器症状（悪心，嘔吐），起立性低血圧，鼻閉などがみられ，まれに衝動制御障害が出現する。また高用量・長期間使用例では心臓弁膜症に注意する。

**2** 手術療法：ドパミン作動薬に抵抗性を示す症例に対しては，経蝶形骨洞的下垂体腫瘍摘出術が検討される。

### さらに知っておくと役立つこと

**1** フック効果：PRL 異常高値（5,000 ng/mL 以上）の場合，フック効果とよばれる偽低値を示すことがある。腫瘍サイズに応じた PRL 上昇がみられない症例では，希釈血清を用いて PRL を測定する。

**2** 衝動制御障害：ドパミン作動薬の副作用として，まれに衝動制御障害（ギャンブル依存症，異常な性欲亢進，強迫性購買，異常な食欲亢進など）が出現することがある。本副作用がみられた場合，同薬の減量・中止を考慮する。

**3** 妊娠中の管理：ドパミン作動薬には胎盤通過性があり，妊娠が判明したら原則中止する。微小腫瘍によるプロラクチノーマが妊娠中に増悪することはまれである。下垂体巨大腫瘍を伴う症例では，薬物療法により十分に腫瘍縮小が得られるまで避妊を指導する。

### 専門医へのコンサルト

プロラクチノーマは難病に指定されており，確定診断，薬物療法による管理，手術療法の検討，妊娠中の管理など，いくつか専門的な対応が必要である。診断および治療方針の決定について，専門医に委ねるのが望ましい。

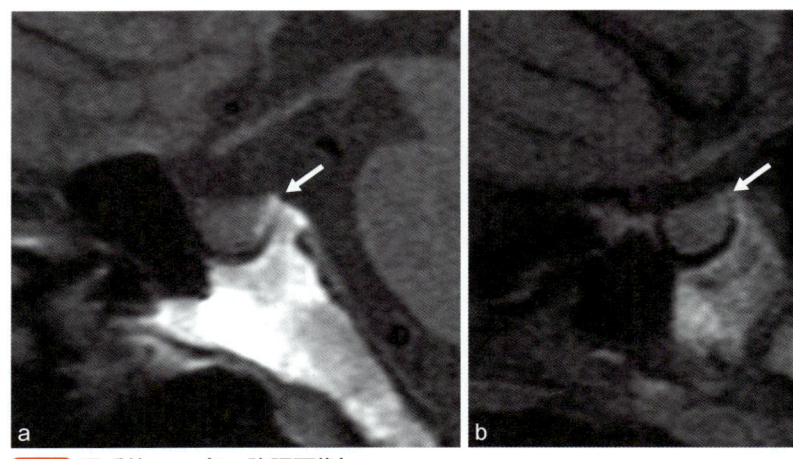

**図1** 下垂体 MRI(T1 強調画像)

健常者では下垂体後葉の高信号を認める(a：⟹)が，中枢性尿崩症では消失する(b：⟹)。

# 尿崩症

## AVP Deficiency and Resistance

萩原 大輔 名古屋大学医学部附属病院・糖尿病・
内分泌内科病院講師

**頻度** **ときどきみる**

**GL** 間脳下垂体機能障害と先天性腎性尿崩症およ
び関連疾患の診療ガイドライン 2023 年版

## ‖ 診断のポイント

❶口渇。

❷多飲。

❸低張性多尿。

## ‖ 症候の診かた

❶多尿：成人においては 1 日 3,000 mL または 40
mL/kg 以上，小児においては 2,000 mL/m²以上を多
尿と定義する。

❷口腔内乾燥：軽度の脱水傾向のために皮膚や口腔
粘膜の乾燥を認める。

❸睡眠障害：夜間にも尿意が持続するために睡眠障
害の原因となることもある。

## ‖ 検査所見とその読みかた

❶スクリーニング検査

❶尿量の測定と，血液検査〔血糖，腎機能，尿酸，
ナトリウム，カリウム，クロール，カルシウム，
リン，マグネシウム，血漿浸透圧，バソプレシン
(AVP)〕，尿検査(一般検尿，尿浸透圧，ナトリウ

ム，カリウム)を行う。低カリウム血症や高カル
シウム血症は，後天性腎性尿崩症の原因となる。

❷多尿の鑑別として，まずは尿浸透圧により浸透
圧利尿(尿浸透圧＞300 mOsm/kgH₂O)と水利尿と
を区別する。実臨床では多尿の原因として，糖尿
病の血糖コントロール不良に伴う浸透圧利尿の頻
度が高い。

❸水利尿の場合には，次に心因性多飲症，中枢性
尿崩症および腎性尿崩症の鑑別を行う。

❹心因性多飲症では，血清ナトリウム濃度は正常
低値となり，中枢性尿崩症および腎性尿崩症では
軽度の脱水を反映して血清ナトリウム濃度は正常
高値を呈することが多い。

❺中枢性尿崩症では血漿 AVP 濃度が血漿浸透圧
に比して低値となるが，腎性尿崩症では血漿
AVP 濃度の相対的高値を認める。

❷下垂体 MRI(図 1)

❶中枢性尿崩症の 85％以上は何らかの基質的疾
患を背景に発症する続発性中枢性尿崩症であり，
腫瘍や炎症を示唆する所見を認める。

❷健常者の T1 強調画像にて認められる下垂体後
葉の高信号は，貯蔵されている AVP の分泌顆粒
を反映していると考えられ，中枢性尿崩症では消
失 し て い る (J Neuroendocrinol 16: 297-302,
2004)。しかし，脱水などにより AVP 分泌が持続
的に亢進した場合に，下垂体後葉の高信号は減弱
および消失することがあるので注意が必要であ
る。

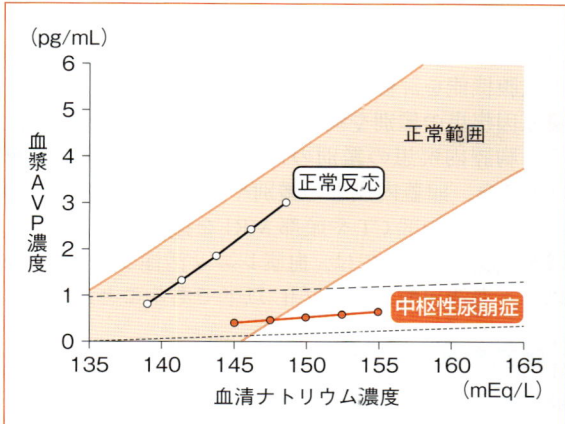

（pg/mL）

血漿AVP濃度

正常範囲

正常反応

中枢性尿崩症

血清ナトリウム濃度　（mEq/L）

**図2** 高張食塩水負荷試験における血漿 AVP 濃度

## 確定診断の決め手

**1** 高張食塩水負荷試験

❶高張食塩水の負荷による血清ナトリウム濃度の上昇に対する AVP の分泌反応を調べる検査である。

❷ 5％食塩水を体重 1 kg あたり 0.05 mL/分の速度で 2 時間点滴静注し，その間の血清ナトリウム濃度，血漿浸透圧および血漿 AVP 濃度を 30 分ごとに測定する。

❸健常者では血清ナトリウム濃度および血漿浸透圧の上昇に反応して血漿 AVP 濃度は増加するが，中枢性尿崩症では血漿 AVP の増加反応の減弱および消失を認める（図2）（Endocr J 67: 267-274，2020）。

❹腎性尿崩症では AVP は正常もしくは過剰分泌を示し，心因性多飲症では AVP 分泌は正常となる。

**2** 水制限試験およびバソプレシン負荷試験

❶絶水による血漿浸透圧の上昇と循環血液量の低下に対する尿濃縮力を調べる検査である。

❷水分制限を 6 時間半あるいは体重が 3％減少するまで継続し，その間の体重と尿量および尿浸透圧を 30 分ごとに測定する。

❸健常者では尿量が減少し尿浸透圧は増加する。尿崩症では尿量が多く尿浸透圧は低値のままであるが，心因性多飲症では健常者と同じく尿量が減少し，尿浸透圧は増加する。

❹水制限試験終了後に引き続いてバソプレシン負荷試験を行う。

❺バソプレシン 5 単位を皮下注射し，30 分後，60 分後に尿量と尿浸透圧を測定する。

❻中枢性尿崩症では尿浸透圧は 300 mOsm/kgH2O 以上に上昇するが，腎性尿崩症では尿浸透圧の上昇は認められず，300 mOsm/kgH2O 以下が持続する。心因性多飲症では，バソプレシン負荷にて尿浸透圧は上昇する。

## 誤診しやすい疾患との鑑別ポイント

**1** 心因性多飲症

❶血清ナトリウム濃度は正常低値。

❷高張食塩水負荷試験にて AVP 分泌は正常。

❸水制限試験にて尿量が減少し尿浸透圧は増加。

## 確定診断がつかないとき試みること

デスモプレシン試験：高張食塩水負荷試験や水制限試験の実施が何らかの理由で困難である場合に，診断的治療としてデスモプレシン試験を行う。

**1** 中枢性尿崩症の治療薬であるデスモプレシンの最小用量（口腔内崩壊錠 60 μg，経鼻製剤 2.5 μg）を投与して，1 日の尿量や飲水量，口渇の変化，血清ナトリウム濃度の推移などを観察する。

**2** 中枢性尿崩症では尿量の減少に伴って口渇・多飲は改善するが，心因性多飲症では尿量が減少するにもかかわらず口渇・多飲は改善せず低ナトリウム血症をきたすことがある。腎性尿崩症では尿量および尿浸透圧の変化は認めない。

## 治療法ワンポイント・メモ

**1** 中枢性尿崩症：デスモプレシンを最小用量（口腔内崩壊錠 60 μg，経鼻製剤 2.5 μg）から開始し，尿量や体重および血清ナトリウム濃度を確認しながら投与量や投与回数を調整する。水中毒による低ナトリウム血症の予防のため，1 日に 1 回はデスモプレシンの抗利尿効果が切れる時間帯を確保することが望ましい。

**2** 先天性腎性尿崩症：水分摂取や塩分制限による対症療法が主体となる。サイアザイド系利尿薬，インドメタシンなどの非ステロイド性抗炎症薬および高用量のデスモプレシンが有効な場合があるが，いずれも保険適用外である。

## さらに知っておくと役立つこと

中枢性尿崩症および先天性腎性尿崩症はともに指定難病であり，診断確定後に申請手続きを行うことで医療費助成の対象となる可能性がある。

# ADH 分泌不適合症候群

Syndrome of Inappropriate Secretion of ADH
(SIADH)

髙木 博史　名古屋市立大学医学部附属東部医療センター・
内分泌・糖尿病内科部長

**頻度** よくみる

**GL** 間脳下垂体機能障害と先天性腎性尿崩症およ
び関連疾患の診療ガイドライン 2023 年版

## 診断のポイント

❶脱水を示唆する所見を認めない。

❷低ナトリウム血症(135 mEq/L 未満)を認める。

❸血漿浸透圧低値(280 mOsm/kg 未満)を認める。

❹尿浸透圧が 100 mOsm/kg を超える。

❺尿中ナトリウム濃度が 20 mEq/L 以上である。

## 緊急対応の判断基準

　低ナトリウム血症が重度の場合,意識レベル低下,
けいれん,呼吸停止に至る危険性があり,迅速な対
応を要する。

## 症候の診かた

❶バソプレシンは下垂体後葉から分泌され,腎集合
管に作用して水の再吸収を促進する作用をもつた
め,抗利尿ホルモン(ADH:antidiuretic hormone)と
も称される。SIADH は,低ナトリウム血症におい
てもバソプレシンの分泌が抑制されず抗利尿作用が
持続している病態である。

❷バソプレシンの作用によって循環血液量が増加し
て,レニン-アンジオテンシン-アルドステロン系の
抑制,ナトリウム利尿ペプチドの分泌亢進によるナ
トリウムの尿中排泄が起こり,循環血液量がほぼ正
常範囲に回復する。

❸低ナトリウム血症が緩徐に進行した場合は,中枢
神経系で適応機構が働く結果,明らかな症状を呈さ
ないようにみえるが,歩行障害や認知機能障害に関
連することが報告されている。

❹低ナトリウム血症が重度か,急速に進行した場合
には中枢神経症状を呈する。軽度であれば全身倦怠
感,食欲不振を認める程度であるが,重度であれば
意識レベル低下,けいれん,呼吸停止に至ることも
ある。

## 検査所見とその読みかた

❶低ナトリウム血症を認めた場合,同時期の尿浸透

圧,尿中ナトリウム濃度,血漿バソプレシン濃度,
血中コルチゾール濃度,血漿レニン活性,腎機能,
甲状腺機能を評価する。

❷原因疾患の鑑別や病態評価のために画像検査を行
う。胸腔内疾患の鑑別のため,胸部 X 線写真や胸
部 CT を,頭蓋内疾患の鑑別や脳浮腫などの病態評
価のため,頭部 CT や頭部 MRI を撮像する。

❸SIADH においては,血漿レニン活性 5 ng/mL/時
以下,血清尿酸値 5 mg/dL 以下であることが多い。

## 確定診断の決め手

❶低ナトリウム血症にもかかわらず,血漿バソプレ
シン濃度が抑制されていない。

❷副腎皮質機能低下症,腎機能低下,甲状腺機能低
下を伴わない。

❸原因が同定される。原因として以下のようなもの
があげられる。中枢神経疾患(髄膜炎,脳炎,頭部外
傷,くも膜下出血,脳梗塞・脳出血,脳腫瘍,
Guillain-Barré 症候群),肺疾患(肺腫瘍,肺炎,肺結
核,肺アスペルギルス症,気管支喘息,陽圧呼吸),
異所性バソプレシン産生腫瘍(肺小細胞癌,膵癌),
薬剤(ビンクリスチン,クロフィブラート,カルバマ
ゼピン,アミトリプチリン,イミプラミン,選択的
セロトニン再取り込み阻害薬)。

❹SIADH では,水分摂取を制限すると脱水が進行
することなく低ナトリウム血症が改善する。

## 誤診しやすい疾患との鑑別ポイント

　鑑別を要する疾患として以下のようなものがあ
る。

❶細胞外液量が過剰な低ナトリウム血症:心不全
(⇨762 頁,764 頁),肝硬変(⇨713 頁),ネフロー
ゼ症候群(⇨967 頁)など。

❷ナトリウム喪失が著明で細胞外液量が減少する低
ナトリウム血症:原発性副腎皮質機能低下症,塩類
喪失性腎症,中枢性塩類喪失症候群,下痢,嘔吐,
利尿薬の使用など。

❸細胞外液量がほぼ正常な低ナトリウム血症:続発
性(下垂体性)副腎皮質機能低下症など。

## 確定診断がつかないとき試みること

❶軽度の脱水との鑑別が困難な場合,生理食塩液を
投与し,血清ナトリウム濃度を経時的に測定する。

❷脱水の場合は全身状態,検査所見の改善を認める
が,SIADH の場合は血清ナトリウム濃度がむしろ
低下することもある。

❸低ナトリウム血症を伴う脱水患者を治療する場合，脱水が改善すると，それまで亢進していたバソプレシン分泌が抑制され，水利尿が生じて血清ナトリウム濃度が急速に上昇する場合があるので注意する。

## 合併症・続発症の診断

❶脳浮腫：低ナトリウム血症が重度の場合に生じることがある。
❷浸透圧性脱髄症候群
　❶血清ナトリウム濃度が急速に上昇した場合に生じる危険性がある。
　❷画像所見は血清ナトリウム濃度上昇の数日後に明らかになることが多いため，初回のMRIでは病変が検出されない可能性に留意する必要がある。
　❸発症予防のため，治療中に血清ナトリウム濃度を頻回に測定する必要がある。

## 経過観察のための検査・処置

血清ナトリウム濃度の頻回のモニタリング。

## 治療法ワンポイント・メモ

❶原疾患の治療。
❷水分摂取制限（1日の総水分摂取量を体重1kgあたり15〜20 mLに制限する）。
❸食塩経口投与（成人の場合の例：食塩9 g/分3/日）。
❹3％食塩水持続点滴投与。
❺3％食塩水の急速投与（重篤な中枢神経症状がある場合に選択肢となる）。
❻バソプレシンV₂受容体拮抗薬（トルバプタン）。入院下で投与する。トルバプタン開始後は水分制限を解除し，口渇や尿量に応じて水分摂取を指導する。
❼いずれの治療においても，浸透圧性脱髄症候群の出現を防止するために血清ナトリウム濃度を頻回に測定し，血清ナトリウム濃度上昇を24時間で10 mEq/L以下，48時間では18 mEq/L以下とする。
❽補正前の血清ナトリウム濃度が110 mEq/Lを下回る低ナトリウム血症である場合や，低カリウム血症，低栄養，アルコール中毒，肝障害などの危険因子を伴う場合は，24時間で8 mEq/L未満を目指すなど，より緩徐に血清ナトリウム濃度を補正する。

# Addison 病
Addison's Disease

田辺 晶代　国立国際医療研究センター病院・糖尿病内分泌代謝科診療科長（東京）

頻度 **あまりみない**
GL 副腎クリーゼを含む副腎皮質機能低下症の診断と治療に関する指針（2015）

## 診断のポイント

❶多彩な症状および身体所見がみられるが，すべて非特異的である。
❷色素沈着（歯肉，関節，手掌の皮溝，爪床，乳輪，手術痕など）に注目する。
❸症状の進行が緩徐である。
❹初期には身体的ストレス時のみに症状が出現する。
❺一般検査所見では低ナトリウム血症，高カリウム血症，好酸球増多に注目する。

## 緊急対応の判断基準

急性に発症した低血圧，意識障害，けいれん，ショック症状，重症脱水を伴う症例において，本症による急性副腎不全（副腎クリーゼ）を疑い迅速に治療を開始する。

## 症候の診かた

❶体重減少，易疲労感，脱力感，体重減少，食欲不振，消化器症状（悪心，嘔吐，便秘，下痢，腹痛など）：不定愁訴ととらえられがちな非特異的症状が長期にわたり持続し，緩徐に悪化する。
❷色素沈着（歯肉，関節，手掌の皮溝，爪床，乳輪，手術痕など）：日焼けのような褐色の色素沈着がみられる。
❸精神症状（無気力，嗜眠，不安，性格変化など）：精神疾患と誤認される場合がある。
❹発熱：病状が進行すると微熱の持続，体調不良時の高熱が出現しやすくなる。

## 検査所見とその読みかた

❶末梢血の好酸球増多，相対的好中球減少，リンパ球増多，正球性正色素性貧血：病初期には軽微な異常であるが，病期の進行に伴い顕著な異常値となる。
❷血清ナトリウム低値かつ血清カリウム高値：病初期には軽微な異常であるが，病期の進行に伴い顕著な異常値となる。

8

❸低血糖，血清コレステロール低値，CRP陽性：病初期には軽微な異常であるが，病期の進行に伴い顕著な異常値となる。

❹単純CTで副腎腫大や萎縮，石灰化：感染症によるAddison病では病初期には副腎が腫大し，経過とともに萎縮する。副腎の石灰化は結核性で観察される頻度が高い。

## 確定診断の決め手

❶ACTH高値，血中コルチゾール低値：非ストレス下，早朝空腹安静時にACTH，血中コルチゾールを測定する。ACTHが100 pg/mL以上（基準7.2〜63.3），血中コルチゾールは測定感度未満あるいは10 $\mu$g/dL未満（基準4.5〜21.1）の場合が多い。

❷早朝コルチゾール値が
  ❶18 $\mu$g/dL以上であれば副腎不全症を否定できる。
  ❷4 $\mu$g/dL未満であれば副腎不全症の可能性が高い。
  ❸4 $\mu$g/dL以上かつ18 $\mu$g/dL未満は可能性を否定できない。

❸血中コルチゾール基礎値が❷-❷，❸の場合は，迅速ACTH負荷試験を施行する。

❹迅速ACTH負荷試験時の血中コルチゾール頂値が
  ❶18 $\mu$g/dL以上であれば副腎不全症を否定できる。
  ❷18 $\mu$g/dL未満であれば副腎不全症の可能性を否定できない。
  ❸15 $\mu$g/dL未満は原発性副腎不全症の可能性が高い。

❺血漿アルドステロン濃度低値，血漿レニン活性高値：コルチゾールとともにアルドステロン分泌も低下する。

## 誤診しやすい疾患との鑑別ポイント

❶悪性疾患，慢性炎症性疾患（慢性感染症，膠原病など）。

❷精神疾患，心因性の症状。

いずれも，問診，身体所見や徴候，一般検査所見に基づく鑑別はきわめて困難である。本症の可能性を想起してACTHを測定する必要がある。

## 確定診断がつかないとき試みること

定期的な診察，異常値が出る可能性がある血液検査項目の再検による経過観察。

## 合併症，続発症の診断

❶自己免疫性多内分泌腺症候群（APS：autoimmune polyglandular syndrome）：特発性（自己免疫性）Addison病に，特発性副甲状腺機能低下症，皮膚カンジダ症のうち少なくとも1つを合併する場合はAPS Ⅰ型（HAM症候群），Addison病（必須），自己免疫性甲状腺疾患（橋本病またはBasedow病），1型糖尿病のどちらかもしくは両方を合併する場合はAPS Ⅱ型（Schmidt症候群）と診断される。

❷急性副腎不全（副腎クリーゼ）：未診断の慢性副腎不全症患者に感染，外傷などの身体的ストレスが加わりステロイド需要が増加した場合，およびステロイド補充療法中のAddison病患者においてステロイドが不適切に減量・中止された場合に発症する。

❸高血圧，耐糖能異常，脂質異常症，骨粗鬆症：ステロイド補充療法中のAddison病患者において，ステロイド補充量が慢性的に過剰であると代謝合併症や骨粗鬆症を生じ医原性Cushing症候群となる。

## 予後判定の基準

❶適切な補充量のステロイド補充療法が生涯にわたり適切に継続されれば，予後は良好である。

❷急性感染症や外傷などのシックデイに，患者本人がステロイド補充量を適切に増量せずに急性副腎不全（副腎クリーゼ）を発症すると予後不良である。

## 経過観察のための検査・処置

❶ステロイド補充量が至適か否かの評価のために，血清ナトリウム，血清カリウム，白血球分画（好酸球など）を3〜12か月ごとにチェックする。

❷ステロイド過剰投与の指標として，高血圧，耐糖能異常，脂質異常症，骨密度低下の有無を3〜12か月ごとにチェックする。

## 治療法ワンポイント・メモ

❶塩分，水分摂取量：極端な減塩や水分制限をしないように指導する。

❷ステロイド補充療法：生涯にわたり継続する。

❸シックデイの際のステロイド増量：増量方法を記載した説明文やカードを本人や家族に渡し，携帯するように指導する。服用中断により急性副腎不全（副腎クリーゼ）を発症することを十分に説明する。

## さらに知っておくと役に立つこと

本症は国の指定難病の対象となっているので，診

断確定後は直ちに臨床調査個人票を作成し，治療費の公的負担申請を勧める。

### ■ 専門医へのコンサルト

**1** 治療開始時から至適なステロイド維持量になるまでのステロイド補充量の調整は専門医が行うことが望ましい。

**2** 慢性期にステロイド不足あるいは過剰症状や検査値異常がみられた場合は専門医にコンサルトを行う。

**3** 小児期から成人期への移行時期，妊娠時には専門医にコンサルトを行う。

# 急性副腎不全（副腎クリーゼ）
## Acute Adrenal Insufficiency

**宗 友厚** 川崎医科大学教授・糖尿病・代謝・内分泌内科学

**頻度** ときどきみる

**GL** 副腎クリーゼを含む副腎皮質機能低下症の診断と治療に関する指針（2015）

### ■ 診断のポイント

**1** 倦怠感，低血圧，脱水，食欲不振，腹痛，悪心・嘔吐，下痢，発熱，意識障害。

**2** 既知の慢性副腎不全。

**3** ステロイド長期投与と急な減量（医原性）。

**4** 感染症，外傷などの誘因。

### ■ 緊急対応の判断基準

**1** 急性副腎不全の症状には何一つ特異的なものがないので，意識障害，ショック例に接したときに，本症の可能性を頭の片隅においておくことが大切である。

**2** 血中副腎皮質刺激ホルモン（ACTH），コルチゾール測定のための採血後，結果を待たず直ちに治療を開始する。

**3** 入院下での全身管理が必要なため，対応困難な場合は高次医療機関へ搬送する。

### ■ 症候の診かた

**1** 倦怠感，脱力感，易疲労感などの非特異的症状で始まる。消化器症状を訴えることが多い。無気力，抑うつ，昏迷などの精神症状がみられることもある。

**2** 発熱は微熱程度だが，感染を伴うと高熱になる場

合がある。

**3** 続いて急激な脱水状態，血圧低下，意識障害を呈し，ショックに陥り死に至る。

**4** 慢性副腎不全の急性増悪として発症するものが大半であるため，視床下部・下垂体～副腎系疾患の症候を見逃さないようにするのが大切である。下垂体性は，免疫チェックポイント阻害薬による免疫関連有害事象として遭遇する機会が増えている。

**5** 原発性の Addison 病では，口腔粘膜・歯肉・舌・爪の色素沈着が特徴的であり，クリーゼ発症の誘因として感染症が多い。

**6** 女性の副腎皮質機能低下症では副腎アンドロゲンの低下のため，腋毛・恥毛の脱落を認める。

**7** 一方，ACTH 単独欠損症などの下垂体性では，色素沈着がなく低血糖が前面に出ることが多い。

### ■ 検査所見とその読みかた

**1** スクリーニング検査

**❶** 末梢血液像で好酸球数増多・相対的好中球減少・リンパ球増多，低ナトリウム血症がみられることが多い。

**❷** 感染を伴う場合は白血球増加や CRP 上昇をみる。

**❸** 肝糖新生減少による低血糖，ミネラルコルチコイド分泌不全もあれば，高カリウム血症がみられる。

**❹** 循環血漿量低下を反映する BUN や Cr 増加，低コレステロール血症を認める場合もある。

**2** 内分泌検査

**❶** 血中コルチゾールは大多数の症例で低値を示し，安静早朝時の測定で 4 μg/dL 未満であれば副腎不全の可能性が高く，18 μg/dL 以上ではほぼ否定的である。実際には低値とならない場合もあるが，ストレス時に必要とする量でなければ急性副腎不全が発症する。

**❷** 血中 ACTH は原発性では高値，下垂体性など続発性では低値～正常となる。

**❸** とにかく，コルチゾールと ACTH を同時に測定し，フィードバック機構に基づきバランスを考慮して解釈することが大切である。

**3** 初期治療後の検査：状態が安定すれば，内分泌負荷試験（CRH 試験，ACTH 試験，インスリン低血糖刺激試験）や免疫学的検査（抗下垂体抗体や IgG4），画像検査（下垂体 MRI や副腎 CT）を行い，成因を検索する。

## 確定診断の決め手

❶コルチゾールの分泌低下の証明（迅速ACTH負荷後コルチゾール18 $\mu$g/dL未満）。

❷血中ACTHにより，原発性か続発性（2次性あるいは医原性）を判断する。

## 誤診しやすい疾患との鑑別ポイント

❶急性腹症（⇨335頁）

  ❶超音波やCTなど腹部の画像検査で鑑別を行う。

  ❷感染性腸炎などの腹部疾患は副腎クリーゼの誘因となりうるが，不用意な消化器内視鏡検査は副腎不全では行うべきではない。

❷低血糖症（⇨102頁）：ブドウ糖の投与で全身状態が改善しない場合には，本症も考慮する。

## 経過観察のための検査・処置

❶急性期治療に伴い血清ナトリウム濃度が急速に回復すると浸透圧性脱髄症候群のリスクとなるため，慎重にモニターする。

❷慢性期治療に際しては，発熱・抜歯などのストレス時にヒドロコルチゾン増量を指導し，クリーゼを予防するとともに，慢性的な過量投与による副作用にも留意する。

## 治療法ワンポイント・メモ

❶すみやかにヒドロコルチゾンを静脈内投与し，細胞外液量減少と低血糖に対し，十分な補液と電解質の補正を行う。

❷急性副腎不全の引き金となった原疾患に対して，昇圧薬，抗菌薬などを投与する。

# 原発性アルドステロン症
Primary Aldosteronism (PA)

**柴田 洋孝** 大分大学教授・内分泌代謝・膠原病・腎臓内科学

**頻度** よくみる

**GL** 原発性アルドステロン症診療ガイドライン2021

## 診断のポイント

❶高血圧。

❷低カリウム血症合併（利尿薬投与例を含む）。

❸治療抵抗性高血圧。

❹副腎腫瘍合併。

❺睡眠時無呼吸症候群合併。

## 症候の診かた

❶高血圧：多くの症例は高血圧が唯一の症状である。食塩感受性高血圧を呈し，治療抵抗性高血圧をきたしやすい。

❷多尿，筋力低下：低カリウム血症がある症例では，多尿（低張尿，特に夜間多尿が多い），筋力低下，不整脈が惹起されることがある。周期性四肢麻痺は左右対称性で，下肢に強い傾向がある。代謝性アルカローシスによるテタニーは手指や口唇に認められることがある。

## 検査所見とその読みかた

❶スクリーニング検査：早朝〜午前中の採血で血漿アルドステロン濃度（PAC）（CLEIA法）高値と血漿レニン活性（PRA）または血漿活性型レニン濃度（ARC）低値を認める。PAC/PRA比≧200〔100〜200（境界域）でも暫定的に陽性〕かつPAC≧60 pg/mLで陽性とする。ARCを用いる場合は，PAC/ARC比≧40〔20〜40（境界域）でも暫定的に陽性〕かつPAC≧60 pg/mLを陽性とする。採血は随時坐位で行ってよい。降圧薬はカルシウム拮抗薬や$\alpha$遮断薬に変更後にスクリーニング実施することが推奨されるが，高血圧や低カリウム血症の管理を第1優先として，大半の症例では降圧薬の変更や休薬なしにスクリーニング可能である。

❷機能確認検査（表1）：少なくとも1種類以上の機能確認検査によりアルドステロンの自律的過剰産生を証明する。アルドステロン抑制試験（カプトプリル試験，生理食塩水負荷試験，経口食塩負荷試験）やレニン刺激試験（フロセミド立位試験）が推奨されており，優劣のエビデンスはない，外来ではカプトプリル試験（感度70〜100％，特異度68〜95％），経口食塩負荷試験（感度96％，特異度93％）が比較的安全に実施できる。

❸サブタイプ診断：副腎CTと副腎静脈サンプリングを行い，アルドステロン過剰分泌が片側性か両側性かを診断する。

## 確定診断の決め手

　スクリーニング検査陽性で，機能確認検査の少なくとも1種類で陽性のときにPAと確定診断される。

## 表1 機能確認検査の方法と判定基準

| 機能確認検査 | 方法 | 判定基準 |
|---|---|---|
| カプトプリル試験 | カプトプリル50 mg 経口投与 | 負荷（60分または90分）後 PAC/PRA 比≧200（100～200も暫定的に陽性）かつ PAC≧60 pg/mL |
| 生理食塩水負荷試験 | 生理食塩水2 L/4時間点滴静注 | 負荷後（4時間）PAC≧60 pg/mL（12～60も暫定的に陽性） |
| 経口食塩負荷試験 | 食事で塩分を十分摂取し外来にて24時間蓄尿 | 尿中アルドステロン＞6 μg/日（尿中 Na＞170 mEq/日）尿中 Na＜170 mEq/日では判定保留 |
| フロセミド立位試験 | フロセミド40 mg 静注・2時間立位 | 負荷後 PRA＜2.0 ng/mL/時（または，負荷後 ARC＜8.0 pg/mL） |

### 誤診しやすい疾患との鑑別ポイント

❶**低レニン性本態性高血圧**：低カリウム血症の合併はまれで，PAC/PRA 比は通常 200 未満を示す。PA に準ずる病態（境界域アルドステロン症）とも考えられ，ミネラルコルチコイド受容体（MR）拮抗薬が有効である可能性がある。

❷**低レニン低アルドステロン血症を呈する高血圧**：Cushing 症候群（⇨1092頁），DOC（11-デオキシコルチコステロン）産生腫瘍，先天性副腎皮質酵素欠損症（11β-ヒドロキシラーゼ欠損症，17α-ヒドロキシラーゼ欠損症）などでは，コルチゾールや DOC 高値により MR 活性化をきたすために低レニン低アルドステロン血症を示す。

❸**偽アルドステロン症**：漢方薬などに含まれる甘草（グリチルリチン酸）が，11β-ヒドロキシステロイド脱水素酵素2型（コルチゾールをコルチゾンに不活性化）を阻害し，腎尿細管細胞中にコルチゾールが蓄積してコルチゾールによる MR 活性化をきたす。

### 確定診断がつかないとき試みること

　スクリーニング陽性で機能確認検査以降の検査希望がない例および副腎摘出術の適応や手術希望がない例：「PA 疑い」例として，MR 拮抗薬による薬物治療の開始を優先して，高血圧と低カリウム血症を治療する。

### 合併症・続発症の診断

❶ PA は年齢，性別，血圧が一致した本態性高血圧と比較して，脳卒中，心肥大，心房細動，冠動脈疾患，心不全，蛋白尿などの脳・心血管，腎合併症の頻度が高い。脳・心血管，腎合併症では特に，高アルドステロン血症の程度，低カリウム血症，片側性病変，合併するコルチゾール過剰などが主な寄与因子である。

❷また，PA では本態性高血圧と比較して，肥満，耐糖能異常，睡眠時無呼吸症候群の合併が多い。

### 予後判定の基準

　治療法は片側病変か両側病変かのサブタイプにより異なるが，予後は高アルドステロン血症や低カリウム血症の改善，治癒（生化学的治癒）と高血圧の改善，治癒（臨床的治癒）に分けて評価する必要がある。

### 経過観察のための検査・処置

　厳格な降圧治療と MR 活性の阻害および減塩食が治療の柱である。血圧，血清カリウム濃度，検尿（尿蛋白），PAC，PRA（ARC），心電図，胸部 X 線写真などを定期的に行い経過観察を行う。

### 治療法ワンポイント・メモ

　片側性 PA に対しては，腹腔鏡下片側副腎摘出術の適応となるが，両側性 PA，根治手術を希望しない例，局在不明や手術適応がない例，スクリーニング以降の精密検査を希望しない例では，MR 拮抗薬を中心とする薬物治療を行う。

❶**外科治療**：片側病変に対して腹腔鏡下片側副腎摘出術による根治手術が原則である。術後は生化学的治癒が期待できる。高血圧の罹病期間や重症度，本態性高血圧の合併の有無などから術後の血圧正常化率は約 30％にとどまるが，残りの症例では降圧薬の減量が可能となる。術後に低カリウム血症や高アルドステロン血症はすみやかに改善するが，低レニン血症は遷延する。

❷**薬物治療**：MR 拮抗薬を中心として，血圧コントロールの不十分例ではカルシウム拮抗薬，利尿薬などを併用する。MR 拮抗薬の用量調整は，血圧，血清カリウム濃度のコントロールと血中レニン抑制の解除（PRA≧1 ng/mL/時または ARC≧5 pg/mL）を目安に行うと，本態性高血圧の心血管リスクと同程度の改善が期待できる。

### さらに知っておくと役立つこと

❶ MR 拮抗薬の使い分け

　❶スピロノラクトンは強い MR 拮抗作用があるが，アンドロゲン受容体拮抗作用やプロゲステロ

ン受容体刺激作用のため女性化乳房，月経不順などの性ホルモン関連副作用が多い。

❷エプレレノンは MR 拮抗作用は弱いが，MR 選択性が高く性ホルモン関連副作用は少ない。しかし，カリウム製剤の併用や蛋白尿陽性の糖尿病では禁忌である。

❸一方，エサキセレノンはカリウム製剤の併用や重度の腎機能障害(eGFR＜30 mL/分/1.73 m$^2$)では禁忌であるが，蛋白尿を伴う糖尿病患者や中等度の腎機能障害(eGFR 30〜60 mL/分/1.73 m$^2$)では 1.25 mg を 1 日 1 回投与から開始し，血清カリウム値など患者の状態に応じて増量を検討する。

❷治療後の eGFR 低下：高アルドステロン血症により糸球体過剰ろ過により eGFR が実際の腎機能より高値を示すため，手術や薬物治療により MR 作用が低下すると eGFR が低下する例が多いことに注意が必要である。長期的には蛋白尿の減少や腎機能の予後が改善する可能性がある。

## ▍専門医へのコンサルト

スクリーニング陽性例は，内分泌代謝科専門医，高血圧専門医に早期にコンサルトすべきである。

# Cushing 症候群
## Cushing's Syndrome

沖 隆　浜松北病院糖尿病内分泌センター・学術顧問

(頻度) あまりみない

❶1965〜1986 年の調査では，わが国で 1 年間に約 100 人の発症とされている。しかし現在では，画像診断法や検査法の進歩によって発見される例も増え，もっと頻度は高いと思われる。

❷副腎皮質刺激ホルモン(ACTH)産生下垂体腺腫が原因の Cushing 病と異所性 ACTH 症候群を合わせた ACTH 依存性 Cushing 症候群が約 40％，副腎の自律性コルチゾール分泌に原因がある ACTH 非依存性 Cushing 症候群が 50％となっている。残りは異所性 ACTH 症候群等の特殊型である。海外では，ACTH 依存性が最も多いとされている。

❸男女比は 1：4 で女性に多い。

❹画像診断で偶発的に発見される副腎偶発腫の約 10％はコルチゾール(F)産生腫瘍とされ，多くは典型的症状を呈さないサブクリニカル Cushing 症候群と考えられる。

❺本項では，ACTH 非依存性 Cushing 症候群の原因である副腎腺腫，副腎皮質癌，原発性大結節性副腎過形成(PMAH：primary macronodular adrenal hyperplasia)，原発性色素性結節性副腎病(PPNAD：primary pigmented nodular adrenocortical disease)について主に記載する(Cushing 病は⇨1096 頁を参照)。

## ▍診断のポイント

❶Cushing 症候群の特徴的症候を疑い，外因性のグルココルチコイドによる可能性(内服・外用などによる医原性 Cushing 症候群)を問診などで否定する。

❷スクリーニング検査：24 時間尿中コルチゾール(UFC)排泄量高値が 2 回以上，デキサメタゾン 1 mg 抑制試験による血中 F 値≧5 μg/dL，深夜血中 F 値≧5 μg/dL のいずれか 2 つを満たせば，スクリーニング陽性とする

❸ACTH 依存性の確定診断：血漿副腎皮質刺激ホルモン(ACTH)値が低値(＜7 pg/mL)の場合は ACTH 非依存性，ACTH 値正常域以上の場合は ACTH 依存性を考える。従来，ACTH のカットオフ値を 10 pg/mL としてきたが，ACTH 測定の高感度化などによって，7 pg/mL と考えるのが妥当である。ACTH 非依存性の場合，多くは測定感度以下なので問題になる場面は少ないが，サブクリニカル Cushing 症候群と非機能性副腎腺腫との鑑別の場合には注意を要する。

❹画像診断：CT を用いて，腺腫や過形成の形状を把握し，MRI のケミカルシフトイメージングによって脂肪含量を推測する。

## ▍緊急対応の判断基準

血中 F 値≧30 μg/dL の場合は，緊急性を要する高血圧・高血糖・免疫不全・精神障害を呈することがあり，ステロイド合成酵素阻害薬などを用いたコルチゾール低下治療や，合併症に対する治療が必要である。

## ▍症候の診かた

❶満月様顔貌，中心性肥満または水牛様脂肪沈着，皮膚の伸展性赤紫色皮膚線条(幅 1 cm 以上)，皮膚の非薄化および皮下溢血，近位筋萎縮による筋力低下など，Cushing 症候群に特徴的な症候を認めた場合に強く疑う(図 1)。

❷非特異的徴候として踝部の浮腫，高血圧症，耐糖能異常や糖尿病，若年性骨粗鬆症，易感染性，うつなどの精神障害がみられることが多い。

8

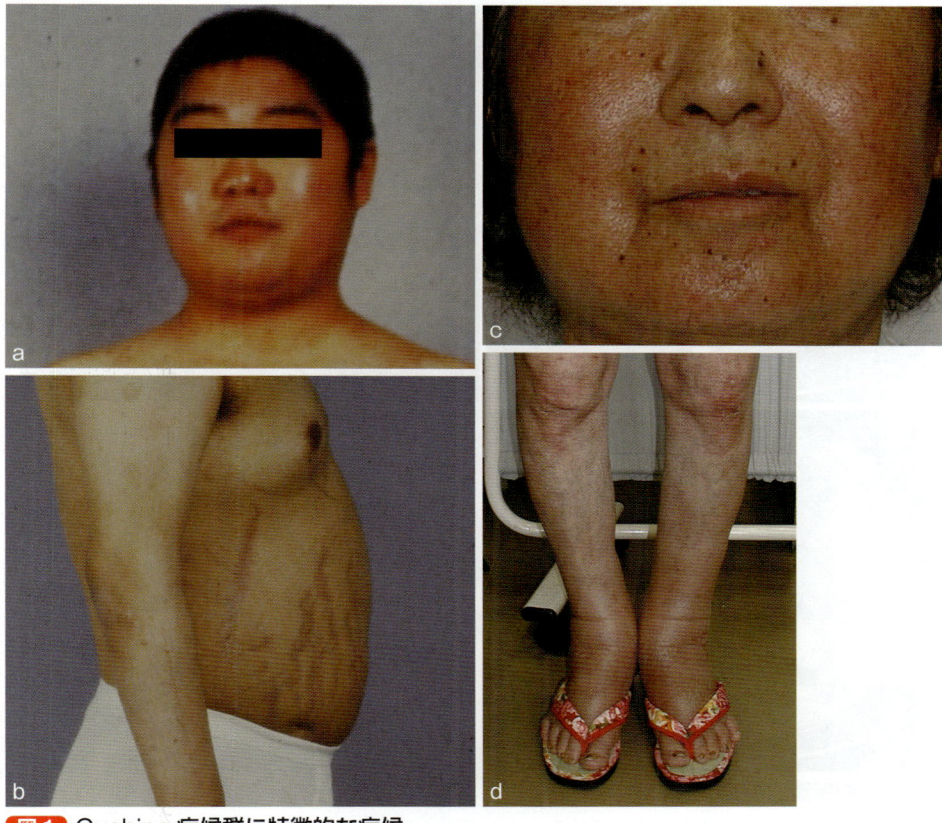

**図1** Cushing 症候群に特徴的な症候
a：満月様顔貌，b：赤色皮膚線条，c：頬部紅潮，d：踝部浮腫，皮膚菲薄化

❸女性において男性化徴候が顕著な場合には，副腎皮質癌も疑う。

❹副腎偶発種の一部に軽度の自律性コルチゾール産生を有し，特徴的 Cushing 徴候を認めないサブクリニカル Cushing 症候群がある。

## 検査所見とその読みかた

❶一般的検査：好中球の増加，好酸球の減少，赤血球の増加，血小板の増加がみられる。コルチゾールはミネラルコルチコイド受容体にも結合するため，低カリウム血症を呈することがある。耐糖能異常や高コレステロール血症を高頻度に認める。

❷内分泌検査：UFC の 1 日排泄量の増加（2 回以上），随時血中 F の高値，血中 F の日内変動消失（夜間血中 F 値≧ 5 μg/dL），1 mg デキサメタゾン抑制試験後の血中 F 値≧ 5 μg/dL を呈する。副腎性 Cushing 症候群では，血中 ACTH は低値となる。

❸副腎皮質癌の場合には，血中 LDH の高値や副腎アンドロゲン（デヒドロエピアンドロステロンサル

フェート：DHEA-S）の高値を認めることがある。

❹画像検査（図2，3）

❶ CT，MRI：副腎性 Cushing 症候群群では CT や MRI で所見が得られる。

● 副腎腺腫：通常片側に辺縁整な直径 2〜4 cm の円〜楕円形腫瘤を認める。脂肪含量を反映し，CT 値＜10 HU・内部均一となることが多く，MRI のケミカルシフトイメージで信号強度が低下する。造影 CT では早期に造影される。

● 副腎皮質癌：大きく（直径 3 cm 以上，時に 10 cm 以上となる），CT 画像上では急激な増大に伴う壊死や出血を反映し不均一なことが多い。MRI では，T2 強調画像で高信号を呈することが多い。

● PMAH：ほとんどが両側性であり，腺腫と同様の性質をもつ結節を複数認める。

● PPNAD：数 mm の微小結節が両側副腎内に発生するため，解像度の低い CT や MRI では検出できないことがある。解像度の高いマルチス

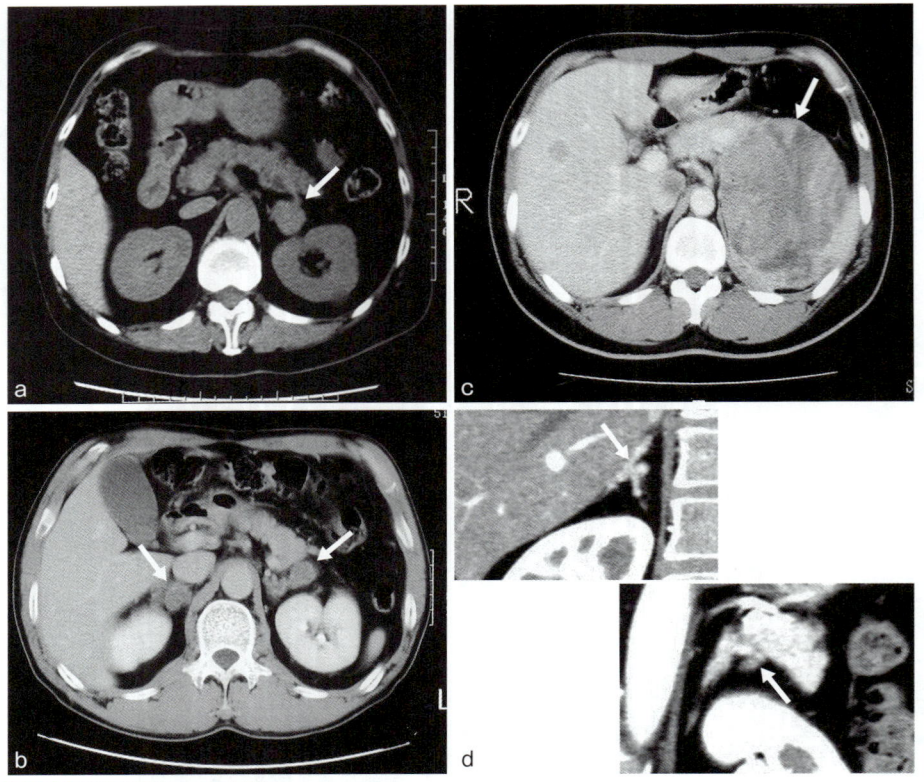

**図2** 副腎腫瘍の CT 所見

a：左副腎腺腫，b：両側大結節性過形成，c：左副腎皮質癌，d：PPNAD

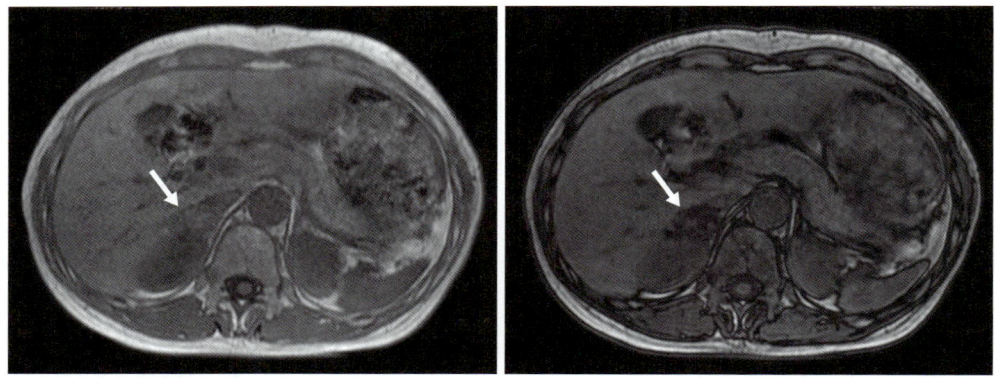

**図3** 右副腎腺腫のケミカルシフトイメージ

右図で信号強度の低下を認める。

ライス CT によって，微小結節を多数認める。

**❷核医学検査**

- $^{131}I$–アドステロールシンチグラフィ：コルチゾールを盛んに産生する部位に集積する。片側性腺腫の場合，対側の正常副腎への集積が抑制される。副腎皮質癌では，集積が疎となることが多い。

- FDG–PET：副腎皮質癌で高い集積を認めるが，腺腫でも弱いながら集積を認めるため，補助的手段程度と考える。

## 確定診断の決め手

**1** Cushing 徴候を認める。

**2** 随時血中 F が高値，夜間血中 F が高値，1 日 UFC 排泄量が高値，デキサメタゾン 1 mg 抑制試験で血中 F 値 ≧ 5 $\mu$g/dL，血中 ACTH が低値

**3** 画像診断で副腎に腫瘍（前述の画像診断参照）を認める。

**4** 摘出腫瘍の病理所見で，Weiss の基準の 9 項目中 3 項目以上満たせば，副腎皮質癌。

## 誤診しやすい疾患との鑑別ポイント

**1** 副腎偶発腫瘍を伴う Cushing 病（⇨1096 頁）：血中 ACTH が正常〜高値，CRH 試験で ACTH が上昇。

**2** 異所性 ACTH 症候群：血中 ACTH 高値，副腎は両側過形成（副腎転移がある場合は腫瘍を認める）頸部〜骨盤の画像診断で，腫瘍を認めることがあるが，微小腫瘍のため検出困難な場合も少なくない。

**3** サブクリニカル Cushing 症候群：自律性のコルチゾール分泌を有するが，軽度のため Cushing 徴候を呈さず，副腎偶発種として見いだされる。

**4** 偽性 Cushing 症候群：うつ病，アルコール依存症，神経性やせ症などは，そのストンスのため血中 F が高値となる。血中 ACTH は低値とならない。

**5** グルココルチコイド抵抗症：きわめてまれな疾患である。グルココルチコイド受容体異常による不応症であり，血中 ACTH と F は高値になる。しかし，Cushing 徴候を認めず，副腎不全症状を呈することもある。

**6** 医原性 Cushing 症候群：治療薬として薬理量のステロイドを用いた場合，Cushing 徴候を呈する。内服薬や注射薬のみならず，吸収の少ない外用薬でも大量に用いると発症する。血中 F や ACTH は低値となる。

## 確定診断がつかないとき試みること

**1** 患者の予後を規定する最も重要な診断は，副腎腺腫と副腎皮質癌の診断である。

**❶** 腫瘍径は癌では発見時に大きいことが多く，腺腫では径 3 cm 未満が多い。

**❷** CT 値は腺腫で低く，癌は高いことが多い。

**❸** 内部性状は腺腫で均一，癌で不整な例が多い。

**❹** $^{131}$I-アドステロールシンチグラフィでは，腺腫で均一な取り込みで対側の抑制を認める。癌では集積は不均一で集積も少ない。

**2** 片側のコルチゾール産生を確認する方法として，副腎静脈サンプリングも有用である。

## 合併症・続発症の診断

高コルチゾール血症によって，高血圧症，うっ血性心不全，糖尿病，うつ病など精神疾患，近位筋萎縮による運動障害，骨粗鬆症，免疫力低下による易感染性（白癬，カンジダ症，下肢蜂窩織炎など）を生じやすいため，それぞれについて注意深く診療する。

## 予後判定の基準

**1** Cushing 症候群の予後は，診断までの期間が長いほど低下する傾向がある。

**2** 感染症，筋萎縮や骨粗鬆症・骨折による，高血圧症，糖尿病，心血管系合併症の合併によって影響を受ける。

**3** 診断までの期間が短く，片側副腎腺腫の摘出が施行されれば，予後はよい。

**4** 両側病変（PMAH あるいは PPNAD）の場合，両側副腎摘出した例では，生涯のグルココルチコイド補充が必要である。

**5** コルチゾール産生が軽度の両側病変の場合に，片側の摘出のみ選択される例では，その後注意深い経過観察が必要である。

**6** 副腎皮質癌について，診断時ステージⅣの場合は，きわめて予後不良である。

## 経過観察のための検査・処置

**1** 副腎腺腫：片側副腎腺腫による Cushing 症候群の副腎腺腫摘出後は，グルココルチコイド（多くはヒドロコルチゾン）の補充を行いつつ漸減していく。その際，グルココルチコイド内服前（検査前日の朝に内服したあとは，検査まで内服しない状態）の血中 ACTH と F をモニターする。徐々に血中 ACTH・F は増加し，ACTH は正常よりも高値となってから正常高値に戻る。F が正常化したあとに迅速 ACTH 試験で，F の正常増加反応が得られたら，グルココルチコイド補充を中止する。

**2** 副腎皮質癌：多くの副腎皮質癌患者は手術後もミトタンを内服する。血中 ACTH・F に加え，術前に DHEA-S が高値であった例については，腫瘍マーカーとして DHEA-S を測定する。術後再発のチェックのため定期的に CT 検査を行う。当初は 3 か月など短間隔で施行し，徐々に間隔延長する。

## 治療法ワンポイント・メモ

**1** 副腎腺腫：腹腔鏡下片側副腎摘出を行う。高コル

チゾール血症が著しく，術前にコルチゾール低下を必要と認めた場合には，ステロイド合成酵素阻害薬のメチラポンやオシロドロスタットで，コルチゾール低下をはかる。

**2** 副腎皮質癌：ステージⅠ(径＜5 cm)の例では，慎重に腹腔鏡下片側副腎摘出を行うこともあるが，浸潤が少しでも疑われる場合には開腹下の摘出を行う。多くの例で術後にミトタンのアジュバント治療を行う。また，術後腫瘍床への放射線治療が局所再発予防に有用ともされている。進行例については，ミトタン ＋ エトポシド ＋ シスプラチン ＋ ドキソルビシンの EPD-M 療法あるいはストレプトゾシンを用いた治療を追加する。

**3** PMAH，PPNAD：Cushing 徴候や内分泌検査で高コルチゾール血症が著しい場合は，腹腔鏡下両側副腎摘出を行い生涯にわたりグルココルチコイドを補充する。偶発腫瘍として発見され，Cushing 徴候がなく検査値も軽度高値の場合には，腫瘍径の大きい病変側を摘出し，経過観察する場合もある。

## さらに知っておくと役立つこと

わが国において，顕性の副腎性 Cushing 症候群を診断するための内分泌検査としてコルチゾールなどの明確なカットオフ値はない。潜在性(サブクリニカル)Cushing 症候群の診断に用いられているカットオフ値(深夜血中 F 値 ≧ 5 μg/dL，デキサメタゾン 1 mg 抑制試験後血中 F 値 ≧ 5 μg/dL など)に Cushing 徴候を認めたものと考えるとわかりやすい。

## 専門医へのコンサルト

Cushing 症候群を疑った場合やさらに血中 F 高値を認めた例は，専門医へ紹介する。偶発的に認めた副腎腫瘍についてもサブクリニカル Cushing 症候群の可能性があるため，専門医へ紹介する。

# Cushing 病
Cushing's Disease

福岡 秀規　神戸大学医学部附属病院・糖尿病・内分泌内科講師

**頻度** あまりみない

**GL** 間脳下垂体機能障害と先天性腎性尿崩症および関連疾患の診療ガイドライン 2023 年版

## 診断のポイント
1 25〜45 歳。
2 女性(男性の 3〜8 倍)。
3 Cushing 症候群に特徴的臨床徴候。
4 急激な体重増加。
5 若年性に認める高血圧症，糖尿病，骨粗鬆症。

## 緊急対応の判断基準
1 コルチゾール抑制療法開始後 4〜5 日でニューモシスチス肺炎を発症することがあり，発症時には高度専門医療機関での管理が必要。
2 肺梗塞を起こすことがあり，呼吸苦や低酸素血症を認めた場合には血栓溶解療法やカテーテル治療の適否を判断し，専門医に素早く紹介する。
3 脳心血管イベントを起こすことがあるため，迅速な診断と専門医への紹介などの対応が必要。
4 うつ病，精神障害を合併することがあり，精神科との併診が望ましい場合もある。

## 症候の診かた
1 満月様顔貌，顔面紅潮：頬部に両側対称性に，若年者では腫脹として，中高年ではたるみとして認め，紅潮を伴うことが多い。患者自身も変化を自覚していることが多く，問診と合わせて診断する。
2 中心性肥満：腹部膨満に対して，四肢近位部(上腕，大腿部)では萎縮を認め，このコントラストにより診断する。正面からはとらえにくく，上腕や大腿部が可視できる状況で側面から診察すると明らかとなる。
3 皮膚菲薄化：指の皮膚にしわを寄せた際，そのしわが 2 mm 以下で菲薄化と診断する。

## 検査所見とその読みかた
1 スクリーニング検査
❶一般検査では末梢白血球数上昇，その分画における好酸球数，リンパ球数の低下や低カリウム血症，低アルブミン血症を認めることがある。本症を疑い測定した早朝空腹時血中 ACTH，コルチゾールが正常値でも本症を否定できない。
❷優れたスクリーニング検査は少量デキサメタゾン抑制試験，もしくは深夜採血であり，ともに血清コルチゾール 5 μg/dL 以上で次の鑑別検査に進む。1.8 μg/dL 未満であれば否定的である。
❸その他，24 時間尿中遊離コルチゾール値(UFC)高値も有用である。

### ❷鑑別検査

❶異所性 ACTH 症候群（EAS：ectopic ACTH syndrome）や副腎性 Cushing 症候群（ACS：adrenal Cushing's syndrome）などの Cushing 症候群との鑑別を行う。

❷ACTH 上昇を認めれば ACS は否定できる。

❸EAS との鑑別に CRH 試験（感度 82.2%，特異度 81.8%），DDAVP 試験（保険未承認）を行い，ACTH1.5 倍以上の上昇で Cushing 病を疑う。

### ❸画像検査

❶下垂体造影 MRI（3 テスラ）で腫瘍を同定する。

❷10 mm 以下の腫瘍が多く，各 MRI 装置の高感度検出法を用いる。腫瘍が同定できないこともある。

❸6 mm 以下の腫瘍では下錐体静脈洞サンプリング（IPSS：inferior petrosal sinus sampling）が推奨される。

## 確定診断の決め手

❶Cushing 症候群に特徴的臨床徴候を有する。

❷デキサメタゾン抑制試験でコルチゾールが抑制されない，UFC 高値を認める。

❸CRH 試験，DDAVP 試験で ACTH 上昇を認める。

❹MRI で腫瘍の同定，もしくは IPSS で ACTH のステップアップを認める。

## 誤診しやすい疾患との鑑別ポイント

❶異所性 ACTH 症候群（EAS）。

❶CRH 試験，DDAVP 試験で ACTH 上昇なし。

❷下垂体 MRI に腫瘍なし。

❸IPSS でステップアップなし。

❷副腎性 Cushing 症候群（ACS）

❶早朝空腹時血中 ACTH が低値（10 pg/mL 以下が多い）。

❷副腎腫瘍（片側が多い）を認める。

❸偽性 Cushing 症候群（PCS：pseudo Cushing's syndrome）

❶大酒家。

❷うつ病。

❸高度肥満。

❹コントロール不良な糖尿病など。

## 確定診断がつかないとき試みること

❶PCS の鑑別のためにデキサメタゾン抑制下 CRH 試験が有用である。

❷EAS との鑑別に PET やオクトレオスキャンが有用な場合がある。

## 合併症・続発症の診断

❶高血圧症，糖尿病，脂質異常症を合併しやすく，脳心血管イベントのリスクとなる。

❷骨粗鬆症を合併するため骨密度測定が必要である。

❸血栓症を呈しやすく，D ダイマー，下肢静脈超音波検査が必要である。

## 予後判定の基準

血清コルチゾール 30 μg/dL 以上，UFC 300 μg/日以上の症例は重症例として早急な治療介入が必要である。

## 経過観察のための検査・処置

❶薬物治療を行う場合：早朝血中 ACTH，コルチゾールや白血球分画，UFC などをモニターする。

❷術後寛解例：ヒドロコルチゾン補充を行う必要がある。ステロイド離脱症候群を呈することが多く，痛みや筋力低下，倦怠感などが出現するため症状と ACTH とコルチゾール値の回復に合わせ，1 年〜数年かけて漸減中止する。中止に至らない症例もある。

## 治療法ワンポイント・メモ

❶薬物療法：下垂体標的薬にパシレオチド，カベルゴリン（保険適用外），副腎標的薬にメチラポン，オシロドロスタットがある。

❷合併症予防：ST 合剤，プロトンポンプ阻害薬，骨粗鬆症薬などを状況に応じて併用する。

## さらに知っておくと役立つこと

本疾患は国の指定難病の対象となっているので，診断確定後は直ちに臨床調査個人票を作成し，治療費の公費負担申請を勧める。

## 専門医へのコンサルト

❶EAS との鑑別に苦慮することがあり，経験豊富な内分泌専門医，脳神経外科医にコンサルトする必要がある。

❷手術は Cushing 病手術経験の豊富な脳神経外科医に依頼する必要がある。

# 褐色細胞腫・パラガングリオーマ
Pheochromocytoma and Paraganglioma (PPGL)

方波見 卓行　聖マリアンナ医科大学横浜市西部病院教授・代謝・内分泌内科

**頻度** あまりみない

**GL** 褐色細胞腫・パラガングリオーマ診療ガイドライン 2018

## 診断のポイント

❶カテコールアミン過剰症候（発作性頭痛・高血圧，動悸など）の存在。

❷特定の薬剤によるカテコールアミン過剰症候，高血圧クリーゼの誘発。

❸褐色細胞腫・パラガングリオーマ（PPGL）の家族歴。

❹副腎偶発種の存在。

❺良悪性の判定が病理学的に困難で，全例を潜在性の悪性腫瘍として取り扱う。

## 緊急対応の判定基準

高血圧クリーゼや腸閉塞併発を疑う場合は，専門医のいる高度医療機関へ搬送する。

## 症候の診かた

❶カテコールアミン過剰症候：交感神経 $\alpha$ 受容体刺激症状が主体となる。頭痛，高血圧，起立性低血圧，動悸，発汗過多，振戦，悪心，体重減少の有無を詳細に検討する。

❷発作性の発症：典型例ではカテコールアミン過剰症候が突然，発症・増悪する。

❸症候群性の PPGL では甲状腺髄様癌（結節性甲状腺腫大）などの他疾患を併発する場合がある。

❹無症候の副腎偶発腫として発見される例が増加している。

## 検査所見とその読みかた

❶スクリーニング検査：随時尿または全尿中のメタネフリン分画か血中遊離メタネフリン分画の測定がよい。前者は基準値上限の 3 倍をカットオフとし，診断感度は高い（95％以上）が，特異度は低い（40〜80％）とされる。後者は日本人での明確な基準値が確定されておらず，30 分間の安静臥床後，非ストレス下に検体を採取する必要がある。

❷メタネフリン測定に際しては，禁止すべき食品（バナナ，トマト，カフェイン，チーズなど），薬剤（三

環系抗うつ薬，セロトニン・ノルアドレナリン再取り込み阻害薬，アセトアミノフェンなど）があるため，事前の説明と服薬歴の確認を必ず行う。

❸局在診断：多発，転移例が 10％程度存在するため，CT，$^{123}$I-MIBG シンチグラフィ，MRI，$^{18}$F-FDG-PET を適宜組み合わせ，効率よく責任病変を同定する。各検査の利点と欠点はガイドラインを参照すべきである。典型例の腫瘍は大きく，壊死を伴い，その実質部は MRI T2 強調画像で高信号を呈する。

❹24 時間自動血圧測定：高血圧の有無，血圧変動，脈拍数の把握に必須である。

❺遺伝学的検査：甲状腺髄様癌併発時の *RET* 遺伝子検査を除き保険適用はないが，PPGL では 20 種を超える関連遺伝子が同定されている。若年発症，両側副腎発生，多発，転移例などでバリアント陽性率は増加するが，*de novo* 発症例でもまれならずバリアントが検出される。コハク酸脱水素酵素関連遺伝子（*SDHx*）バリアント陽性例では陰性例と比べ転移リスクが高い。

## 確定診断の決め手

❶典型的症候。

❷MIBG シンチグラフィでの腫瘍に一致した核種集積。

❸カテコールアミン過剰分泌の証明。

## 誤診しやすい疾患との鑑別ポイント

❶**交感神経緊張型高血圧**

❶メタネフリン分画の過剰が基準値上限の 3 倍以内。

❷明らかな腫瘍が同定されない。

❷**甲状腺中毒症**（特に Basedow 病）（⇨ 1063 頁）

❶びまん性甲状腺腫の存在，前頸部血管雑音聴取。

❷交感神経 $\beta$ 受容体刺激作用が主体（便秘の欠如など）。

❸甲状腺ホルモン高値。

## 確定診断がつかないとき試みること

❶発作性 PPGL の場合はメタネフリン正常の場合があり，このような場合は全尿中のメタネフリン分画を複数回測定する。

❷MIBG 陰性例では，FDG-PET を実施し，異常集積があれば当該部の MRI で腫瘍の性状を検討する。

## 合併症・続発症の診断

**1** 甲状腺髄様癌（MEN2型），腎細胞癌（von Hippel-Lindau病）：血中カルシトニン測定，頸部超音波，腹部CTで精査する。

**2** 心不全，不整脈：胸部X線写真，心電図検査を行う。

**3** 重症の便秘，麻痺性腸閉塞：腹部X線写真，CTでその有無を評価する。

## 予後判定の基準

**1** 再発・遠隔転移を認める例，術後も腫瘍が残存する例，手術不能の例は病変を完全に切除できた例と比べて，予後不良である。

**2** 再発・転移後の経過，生存期間は症例によりさまざまだが，カテコールアミン過剰産生が制御困難，転移巣の急速な増加・増大を認める場合の予後は不良な場合が多い。

## 経過観察のための検査・処置

**1** PPGLの潜在的悪性性能から，初回手術により腫瘍が完全に切除され，血圧とカテコールアミン産生が正常化した例でも再発・転移のリスクがあるため，必ず経過観察を行う。

**2** 経過観察は尿中メタネフリン測定と画像検査（CTまたはMRI，MIBGシンチグラフィ，骨シンチグラフィなど）が主体となる。

**3** 適切な経過観察法，観察期間を定める明確なエビデンスはない。

## 治療法ワンポイント・メモ

**1** 降圧治療：治療の第1選択は腫瘍の摘出であるが，術前の循環動態の安定が重要である。降圧薬はまずα受容体遮断薬を用い，坐位血圧＜130/80 mmHg，立位収縮期血圧＞90 mmHg，心拍数は座位60〜70/分，立位70〜80/分を目安に用量調節を行う。

**2** 生活指導：慢性的なカテコールアミン過剰による循環血漿量減少の懸念があるため，正塩食と十分な水分摂取を推奨する。

**3** 高血圧クリーゼを誘発する薬剤の禁止：β受容体遮断薬の単独投与，ドパミン受容体拮抗薬（メトクロプラミドなど），グルカゴン，高用量のステロイドなどの禁忌薬がある。本症を疑う場合はリスクのある薬剤を明記し，十分な周知に努める。

## さらに知っておくと役立つこと

関連遺伝子の生殖細胞系列バリアントが比較的高頻度に認められ，遺伝形式も常染色体顕性遺伝であることから家系内の影響も含め検討する必要がある。

## 専門医へのコンサルト

稀少疾患であり，経験豊富な施設に紹介することが望ましい。

---

# インスリン抵抗症
# （遺伝的インスリン抵抗症，B型インスリン抵抗症）

Insulin Resistance Syndrome
 (Genetic Insulin Resistance Syndrome,
 Type B Insulin Resistance Syndrome)

**小川 渉** 神戸大学大学院教授・糖尿病・内分泌内科学

**頻度** あまりみない

## 診断のポイント

**1** 高インスリン血症（空腹時血清インスリン値30 μU/mL以上）。

**2** 若年発症の耐糖能障害を合併（遺伝的インスリン抵抗症）。

**3** 黒色表皮腫，多毛，多嚢胞性卵巣，低出生体重などの身体所見や臨床的特徴を伴う場合がある（遺伝的インスリン抵抗症）。

**4** 高血糖，低血糖，自己免疫疾患または免疫学的検査異常などの身体所見や臨床的特徴を伴う場合がある（B型インスリン抵抗症）。

**5** 特徴的顔貌〔遺伝的インスリン抵抗症のうち，Donohue症候群およびRabson-Mendenhall症候群，PI3Kp85α遺伝子（*PIK3R1*）異常〕

## 緊急対応の判断基準

**1** 遺伝的インスリン抵抗症のうち，Donohue症候群およびRabson-Mendenhall症候群では，インスリン作用の低下が著しく高度で，糖尿病性ケトアシドーシスや易感染性による重篤な合併症を併発することがあるため，高用量のインスリン注射，およびIGF-1製剤での治療を要する場合がある。

**2** B型インスリン抵抗症の場合には，低血糖が主徴

となることがあり，低血糖への対応を要する場合がある。

## 症候の診かた

❶ 遺伝的インスリン抵抗症では，黒色表皮腫（A 型 74％，Donohue/Rabson-Mendenhall 症候群 70％），多毛（A 型 39％，Donohue/Rabson-Mendenhall 症候群 90％），多囊胞性卵巣などを伴うことがある（J Diabetes Investig 11: 603-616，2020）。

❷ Donohue 症候群や Rabson-Mendenhall 症候群では子宮内発育不全を伴うが，A 型インスリン抵抗症や PIK3R1 異常でも出生時低体重を伴うことが多い。

❸ Donohue 症候群と Rabson-Mendenhall 症候群は特徴的顔貌や歯牙異常，松果体異常などの身体的特徴を伴うことがある。

❹ PIK3R1 異常では，小さくとがった顎，後頭部突出，大きく低位の耳介などの顔貌的特徴がほぼ全例に認められる。

## 検査所見とその読みかた

❶ 空腹時血清インスリン値 30 μU/mL 以上。ただし，治療の経過などによってはインスリン抵抗症であっても空腹時インスリン値が 30 μU/mL 未満となる例も存在する。

❷ A 型インスリン抵抗症を 2 型糖尿病と判別するための指標として，空腹時 C ペプチド（CPR）／インスリン（IRI）モル比 5.7 未満，OGTT 負荷後 2 時間 CPR/IRI モル比 3.4 未満があげられる。

❸ B 型インスリン抵抗症の約 76％に低血糖の併発を認め，高血糖と並んで重要な臨床的特徴である（J Diabetes Investig 11: 603-616，2020）。

❹ B 型インスリン抵抗症の自己免疫疾患や免疫学的検査異常が 67％に認められた。全身性エリテマトーデスが最も多いが（20％），混合性結合組織病，Sjögren 症候群，自己免疫性甲状腺疾患，自己免疫性血小板減少症，全身性強皮症，関節リウマチなどが併発する（J Diabetes Investig 11: 603-616，2020）。

## 確定診断の決め手

❶ 遺伝的インスリン抵抗症：インスリン受容体遺伝子または受容体の情報伝達に影響を及ぼす遺伝子（PIK3R1，AKT2，TBC1D4，PRKCE など）の異常。

❷ B 型インスリン抵抗症：インスリン受容体に対する自己抗体が陽性。

## 誤診しやすい疾患との鑑別ポイント

❶ 脂肪萎縮性糖尿病（遺伝的インスリン抵抗症）：脂肪肝の合併が多い。

❷ Silver-Russell 症候群（遺伝的インスリン抵抗症のうち PIK3R1 異常）：一般的には，成長障害が強い。

❸ インスリン自己免疫症候群（B 型インスリン抵抗症）：インスリン自己抗体が陽性。

## 確定診断がつかないとき試みること

併発する自己免疫疾患の治療により B 型インスリン抵抗症の寛解や治癒につながることが認められるため，併発する自己免疫疾患の検索を進めることが推奨される（B 型インスリン抵抗症）。

## 治療法ワンポイント・メモ

遺伝的インスリン抵抗症に伴う糖尿病治療において，SGLT2 阻害薬がある一定の効果を示すことが報告されている（Diabetes Ther 15: 533-545，2024）。

（執筆協力：廣田 勇士　神戸大学大学院准教授・糖尿病・内分泌内科学）

# 多発性内分泌腫瘍症（1 型および 2 型）

## Multiple Endocrine Neoplasia Type 1 (MEN1) and Type 2 (MEN2)

小澤 厚志　群馬大学大学院教授・保健学研究科

頻度 ときどきみる

GL 膵・消化管神経内分泌腫瘍（NEN）診療ガイドライン 2019 年 第 2 版

## 診断のポイント

❶ MEN1 は，下垂体，副甲状腺，膵・消化管内分泌腺の 3 臓器において，1）2 臓器以上の内分泌腫瘍の発症（同時性・異時性ともありうる），2）1 つの腫瘍と MEN1 と診断された 1 度近親者の存在，3）1 つの腫瘍と MEN1 病的バリアントの確認，のいずれかを満たせば臨床的に診断される。

❷ MEN2 は，1）甲状腺髄様癌と褐色細胞腫・パラガングリオーマの発症（同時性・異時性），2）1 つの腫瘍と MEN2 と診断された 1 度近親者の存在，3）1 つの腫瘍と RET 病的バリアントの確認，のいずれかで臨床的診断となる。MEN2 は MEN2A，MEN2B，

家族性甲状腺髄様癌（FMTC：familial medullary cancer）に細分される。

**❸** 下垂体，副甲状腺，膵・消化管の内分泌腫瘍を診断した際には，MEN1 を，甲状腺髄様癌，褐色細胞腫・パラガングリオーマを診断した際には MEN2 の合併を念頭において，他の関連腫瘍も含め必要な検索を行う。

**❹** 確定診断には，遺伝学的検査が必要であり，以下の場合は *MEN1* あるいは *RET* の遺伝学的検査を積極的に検討する。

**❶** 臨床診断基準を満たす。
**❷** 関連腫瘍の若年発症例。
**❸** 関連腫瘍の多発，再発例。
**❹** 関連腫瘍もしくはそれを疑わせる家族歴。
**❺** ガストリノーマおよび若年発症（20 歳未満）のインスリノーマ（*MEN1*）。
**❻** 甲状腺髄様癌（*RET*）。

## 症候の診かた

**1** MEN1

**❶** 副甲状腺機能亢進症（PHPT：primary hyperparathyroidism）：MEN1 における浸透率は 95％と最も高く，初発病変となることが多い。患者の半数は 20 歳台で発症するが，家系内発端者の平均診断時年齢は 40 歳台である。

**❷** 膵・消化管内分泌腫瘍（NEN：neuroendocrine neoplasia）：浸透率は約 60％で，臨床像は腫瘍が産生するホルモンによって患者ごとに異なり，同一家系内でも個人差が大きい。機能性腫瘍では十二指腸ガストリノーマが多い。

**❸** 下垂体 NEN：浸透率は約 50％で，プロラクチン産生腫瘍と非機能性腫瘍の頻度が高い。

**❹** その他：副腎皮質腫瘍，顔面血管線維腫の頻度が高い。胸腺 NEN は頻度は低いが悪性度が高い。

**2** MEN2

**❶** 甲状腺髄様癌：浸透率は 100％で，ほぼ全例が成人前に発症するが，家系内発端者の診断は 30〜40 歳台が多い。

**❷** 褐色細胞腫・パラガングリオーマ：MEN2A，MEN2B における浸透率は 60〜70％で，臨床症状は散発例と同じだが，両側性が多い。

**❸** その他：MEN2A では 10％に PHPT を，MEN2B では 80〜100％に粘膜神経腫と Marfan 様体型を認める。

## 検査所見とその読みかた

**1** MEN1

**❶** PHPT：複数の副甲状腺の過形成を呈する。血中 Ca 値や PTH 値の上昇は軽度の場合もある。

**❷** 膵・消化管 NEN：機能性腫瘍では腫瘍産生ホルモンが高値である。ダイナミック CT で肝動脈相〜門脈相で濃染される。多発病変が多く，超音波内視鏡やソマトスタチン受容体シンチグラフィも有用である。

**❸** 下垂体 NEN：散発例と同様。

**❹** 遺伝学的検査：家族性 MEN1 での *MEN1* 生殖細胞系列病的バリアント検出率は 90％だが，散発例では 50％程度。

**2** MEN2

**❶** 甲状腺髄様癌：血中カルシトニン，CEA 高値。超音波，CT で甲状腺腫瘤。

**❷** 褐色細胞腫・パラガングリオーマ：副腎内病変がほとんどで，悪性例はまれとされる。

**❸** 遺伝学的検査：ほぼ全例に *RET* 生殖細胞系列ミスセンス変異を認め，変異コドンと臨床像に明確な相関を認める。

## 確定診断の決め手

サーベイランスと血縁者の発症前診断への有用性も含め，典型例でも遺伝学的検査による確定診断が推奨される。

## 誤診しやすい疾患との鑑別ポイント

発症した腫瘍ごとに複数の診療科で診察されている患者は MEN が見落とされることがある。

## 確定診断がつかないとき試みること

**1** 遺伝学的検査が診断の決め手となるが，MEN1 では典型例であっても *MEN1* 病的バリアント検出率は 100％でないことに留意し，未発症腫瘍に対するサーベイランスは継続する。

**2** 甲状腺髄様癌患者で *RET* 病的バリアント陰性であれば MEN2 は否定してよい。

## 経過観察のための検査・処置

未発症腫瘍病変のサーベイランスとして，画像検査，生化学的検査が必要。

## 治療法ワンポイント・メモ

**1** MEN1

❶ PHPT：初回手術で，正常腺も含め副甲状腺全摘と一部自家移植を行うのが一般的。

❷膵・消化管 NEN：機能性腫瘍はサイズによらず手術適応。膵機能温存のため非機能性は腫瘍径によっては経過観察する。

❸下垂体 NEN：散発例と同様。

**2** MEN2

❶甲状腺髄様癌：甲状腺全摘と所属リンパ節郭清。

❷褐色細胞腫・パラガングリオーマ：散発例と同様。

## さらに知っておくと役立つこと

すべての甲状腺髄様癌患者に *RET* 遺伝学的検査が保険適用となる。血縁者への *MEN1*，*RET* 遺伝学的検査は自費診療である。

## 専門医へのコンサルト

発端者の遺伝学的検査は主治医が行うことが一般的だが，血縁者の発症前診断は遺伝医療専門家が取り扱うことが望ましい。

# Bartter 症候群／Gitelman 症候群

Bartter Syndrome (BS) / Gitelman Syndrome (GS)

**森 崇寧** 東京科学大学病院・血液浄化療法部

(頻度) Bartter 症候群（BS）：**情報なし**
Gitelman 症候群（GS）：**よくみる**

## 診断のポイント

**1** 低カリウム血症（血清カリウム：3.5 mEq/L 以下）。

**2** 代謝性アルカローシス（$HCO_3^-$：25 mEq/L 以上）。

**3** 血漿レニン活性（PRA）と血漿アルドステロン値（PAC）の増加。

**4** 羊水過多，早産，低出生体重（1, 2, 4 型 BS が疑われる）。

**5** 低マグネシウム血症，低カルシウム血症のいずれかまたは両方（3 型 BS または GS が疑われる）。

## 緊急対応の判断基準

重度の低カリウム血症では心電図異常（第 2 度ま

**表1** 尿中カリウム排泄量，酸塩基平衡による鑑別

| 尿中カリウム排泄 | 酸塩基平衡 | 考慮すべき疾患 |
|---|---|---|
| 亢進 | アルカローシス | Bartter 症候群，Gitelman 症候群<br>利尿薬使用 |
| 亢進 | アシドーシス | 尿細管性アシドーシス |
| 低下 | アルカローシス（またはアシドーシス） | 下痢（腸管からのカリウム喪失）<br>下剤濫用<br>カリウム摂取不足（神経性食思不振症，習慣性嘔吐，過度のダイエット，アルコール中毒）<br>遺伝性周期性四肢麻痺 |

たは第 3 度房室ブロック，心室細動）を合併し緊急対応が必要となる場合がある。

## 症候の診かた

**1** 倦怠感，めまい，筋力低下などは非特異的だが BS, GS に共通してみられる頻度の高い症候である。特に BS では，夜間尿や口渇・多飲を伴うことがある。

**2** 慢性的な塩喪失過剰のため，塩分（濃い味付け）を好む習慣が特徴的である。

## 検査所見とその読みかた

**1** スクリーニング検査：一般血液検査で低カリウム血症，代謝性アルカローシス，尿生化学検査で尿中カリウム排泄増加（一般に 20 mEq/L 以上）と同時に，尿中 Cl 排泄過剰（20 mEq/L 以上）があれば本疾患を疑う。

**2** 続いて PRA，PAC を確認し，いずれも上昇を認めることを確認する。

**3** 尿中カリウム排泄量や酸塩基平衡からの鑑別を（表1）に示す。

**4** 40 歳台以上の女性で腎機能低下を伴い，血清マグネシウム濃度の低下が軽度である場合には利尿薬や下剤濫用による偽性 BS/GS も鑑別にあげる（Hum Mutat 42: 300-309, 2021）。

**5** 利尿薬（サイアザイド・フロセミド）負荷試験は，急激な体液量減少，血圧低下や急性腎不全を招くリスクがあり，遺伝子検査が普及している現在，実施は推奨されていない。本疾患では一般に血圧は正常であることが多いが，高血圧は否定する根拠にならない（Kidney Int 91: 24-33, 2017）。

## 確定診断の決め手

正常または軽度の低血圧，尿カリウム排泄亢進を

伴う慢性的な低カリウム血症があり，PRA，PAC上昇を認め，利尿薬や下剤濫用のエピソードが否定的な場合に本症が疑われ，遺伝子検査によって確定診断する。

## 誤診しやすい疾患との鑑別ポイント

**1 偽性 BS/GS**

**❶** 利尿薬・下剤使用のエピソード。

**❷** 40歳台以上の女性で軽度腎機能障害あり。

**❸** 尿カリウム排泄量に変動あり。

## 確定診断がつかないとき試みること

塩喪失性腎疾患は多くの場合，臨床症候や検査結果のみからの鑑別はきわめて困難であり，遺伝子検査により確定する。その際，類縁疾患を含めた原因遺伝子群を網羅的にスクリーニングできるパネル遺伝子解析の実施が望ましい（Hum Mutat 42: 300-309，2021，Kidney Int 91: 24-33，2017）。

## 治療法ワンポイント・メモ

**1** 低カリウム血症に伴う重篤な心臓合併症の予防，慢性低カリウム血症からの腎機能低下を予防するため，経口カリウム製剤補充を行う。

**2** 低マグネシウム血症を伴う場合はマグネシウム製剤も投与する。

**3** NSAIDs 投与が奏効する場合もある。

**4** 根治療法はない。

# 異所性ホルモン産生腫瘍

Ectopic Hormone-producing Tumor

蔭山 和則　東北医科薬科大学准教授・腎臓内分泌内科

**頻度** あまりみない

## 診断のポイント

**1 異所性 ACTH（副腎皮質刺激ホルモン）産生腫瘍**

**❶** 肺小細胞癌，気管支・胸腺カルチノイド，膵 Langerhans 島癌などから産生。

**❷** 血中 ACTH とコルチゾールがともに高値。

**❸** 低カリウム血症。

**❹** 耐糖能障害。

**2 異所性 ADH（抗利尿ホルモン）産生腫瘍**

**❶** 肺小細胞癌，膵癌，中皮腫，胸腺腫，頭頸部癌などから産生。

**❷** 低ナトリウム血症，血漿浸透圧低値。

**❸** バソプレシン分泌過剰症（SIADH）：血漿 ADH 濃度が抑制されていない。

**❹** 全身倦怠感，食欲不振，意識障害。

## 症候の診かた

**1 異所性 ACTH 産生腫瘍**

**❶** Cushing の特異的症候：満月様顔貌，中心性肥満または水牛様脂肪沈着，皮膚の伸展性赤紫色皮膚線条，皮膚の菲薄化および皮下溢血などの典型的な症候を呈することは少ない。

**❷** 色素沈着：血漿 ACTH 値が高いことが多く，前駆体遺伝子である POMC（proopiomelanocortin）由来のペプチドも増加していることによる。

**❸** 体重減少：原疾患が悪性腫瘍であることによる。

**❹** 低カリウム血症，代謝性アルカローシス，高血糖を高率に認める。

**2 異所性 ADH 産生腫瘍**

**❶** 口腔粘膜や皮膚の乾燥といった脱水所見を認めない。

**❷** 明らかな浮腫を認めない。

**❸** 全身倦怠感，食欲不振，意識障害：低ナトリウム血症による。

## 検査所見とその読みかた

**1 異所性 ACTH 産生腫瘍**

**❶** 血中 ACTH とコルチゾール（同時測定）がともに高値〜正常を示す。

**❷** 尿中遊離コルチゾールが高値を示す。

**❸** 一晩少量デキサメタゾン抑制試験：前日深夜に少量（0.5 mg）のデキサメタゾンを内服した翌朝（8〜10時）の血中コルチゾール値が抑制されない。

**❹** 血中コルチゾール日内変動：深夜睡眠時の血中コルチゾール値が 5 $\mu$g/dL 以上を示す。

**2 異所性 ADH 産生腫瘍**

**❶** 血清ナトリウム濃度 135 mEq/L を下回る。

**❷** 血漿浸透圧 280 mOsm/kg を下回る。

**❸** 低ナトリウム血症，低浸透圧血症にもかかわらず，血漿 ADH 濃度が抑制されていない。

**❹** 尿浸透圧 100 mOsm/kg を上回る。

**❺** 尿中ナトリウム濃度 20 mEq/L 以上。

## 確定診断の決め手

**1 異所性 ACTH 産生腫瘍**

**❶** CRH 試験：ヒト CRH（100 $\mu$g）静注後の血中

ACTH 頂値が前値の 1.5 倍以上に増加しない。

❷一晩大量デキサメタゾン抑制試験：前日深夜に大量（8 mg）のデキサメタゾンを内服した翌朝（8～10 時）の血中コルチゾール値が前値の半分以下に抑制されない。

❸画像検査：全身 CT や PET-CT で腫瘍性病変（悪性腫瘍）の存在。

❹組織学的診断：腫瘍組織から抽出された液中の ACTH 濃度が高値であること，免疫組織化学染色で ACTH 陽性細胞を認める，*POMC* mRNA 発現などを確認する。

**2** 異所性 ADH 産生腫瘍

❶画像検査：全身 CT や PET-CT で腫瘍性病変の存在。

❷組織学的診断：腫瘍組織における ADH 産生を証明することで確定診断となる。免疫組織化学染色で ADH 前駆体に対する抗体で陽性細胞を認める，*ADH* mRNA 発現などを確認する。

## 誤診しやすい疾患との鑑別ポイント

**1** 異所性 ACTH 産生腫瘍

❶ Cushing 病（⇨ 1096 頁）

● CRH 試験：ヒト CRH（100 μg）静注後の血中 ACTH 頂値が前値の 1.5 倍以上に増加する。

● 一晩大量デキサメタゾン抑制試験：前日深夜に大量（8 mg）のデキサメタゾンを内服した翌朝（8～10 時）の血中コルチゾール値が前値の半分以下に抑制される。

● 画像検査：MRI 検査による下垂体腫瘍の存在。

**2** 異所性 ADH 産生腫瘍

❶脱水症，利尿薬の使用。

❷副腎皮質機能低下症（「下垂体機能低下症」⇨ 1078 頁，「急性副腎不全」⇨ 1089 頁を参照）。

❸薬剤性：ビンクリスチン，クロフィブラート，カルバマゼピン，アミトリプチリン，イミプラミン，選択的セロトニン再取込み阻害薬。

## 確定診断がつかないとき試みること

**1** 異所性 ACTH 産生腫瘍：選択的下錐体静脈洞血サンプリング：血中 ACTH 値の中枢・末梢比（C/P 比）が 2 未満（CRH 刺激後は 3 未満）。

**2** 異所性 ADH 産生腫瘍

❶体液量，循環血液量が正常であることを確認する。

❷低ナトリウム血症を呈する疾患の鑑別，他疾患の除外を行う。

## 治療法ワンポイント・メモ

**1** 異所性 ACTH 産生腫瘍

❶手術療法：可能なら腫瘍の切除が第 1 選択となる。

❷薬物療法：腫瘍にソマトスタチン受容体が発現している症例では，ソマトスタチンアナログ製剤が奏効する可能性がある。高コルチゾール血症に対するコルチゾール抑制療法としては，メチラポンやオシロドロスタット，トリロスタン，ミトタンを使用する。

**2** 異所性 ADH 産生腫瘍

❶腫瘍の切除など原疾患の治療を行う。

❷水制限

● 1 日の水摂取量を体重 1 kg あたり 15～20 mL に制限する。

● 水制限のみで低ナトリウム血症が改善しない場合は，食塩の経口投与や 3 ％食塩水の点滴投与を検討する。

● 治療の際は，急激な血中ナトリウムの上昇による浸透圧性脱髄症候群をきたさないように注意が必要である。

❸薬物療法：水制限で効果が十分でない場合には，薬物療法として V₂ 受容体拮抗薬トルバプタンの使用について検討する。

# 9 代謝性疾患

責任編集：山内 敏正

# ● 代謝性疾患　最近の動向

**山内　敏正**　東京大学大学院教授・糖尿病・代謝内科

　1型糖尿病は成因により自己免疫性と特発性に分類され，発症様式により急性発症，劇症，緩徐進行の3つに分類される。緩徐進行1型糖尿病の診断基準が改訂され，必須項目の満たす数により，緩徐進行1型糖尿病(definite)や緩徐進行1型糖尿病(probable)と診断される。糖尿病性腎症について，基本的な枠組みに変更はないが，日本腎臓病学会の CKD 重症度分類や国際的な表記との整合性を重視して，病期名が「正常アルブミン尿期(第1期)」「微量アルブミン尿期(第2期)」「顕性アルブミン尿期(第3期)」「GFR 高度低下・末期腎不全期(第4期)」「腎代替療法期(第5期)」へ変更された。日本糖尿病学会および日本腎臓学会の両学会から，DKD(diabetic kidney disease)の訳語について糖尿病関連腎臓病とすることが示された。低血糖を回避しつつ血糖値を改善するために持続グルコースモニタリングの活用が進んでいるが，間歇スキャン式持続血糖測定器が選定療養の枠組みで使用可能となった。日本糖尿病学会による「持続グルコースモニタリングデバイス適正使用指針」における該当する事項を遵守して，適切な使用が望まれる。

　脂質異常症について，「動脈硬化性疾患予防ガイドライン 2022 年版」では，空腹時 150 mg/dL 以上に加えて，随時 175 mg/dL 以上も高トリグリセライド血症と設定された。エビデンスはまだ不足しており，今後の研究成果の蓄積が待たれる。また，家族性高コレステロール血症(FH：familial hypercholesterolemia)について，1)高 LDL-C 血症(未治療時の LDL-C 値 180 mg/dL 以上)，2)腱黄色腫あるいは皮膚結節性黄色腫，3)FH あるいは早発性冠動脈疾患の家族歴，の3項目のうち，2項目以上を満たせば FH と診断する。アキレス腱肥厚は，男性 8 mm 以上，女性 7.5 mm 以上に変更された。2項目以上を満たさない場合でも，LDL-C 値が 250 mg/dL 以上，あるいは上記の 2)または 3)を満たして LDL-C 値が 160 mg/dL 以上の場合は FH を強く疑って治療を行うこととなった。

　肥満と判定されたものの(BMI≧25 kg/m$^2$)うち，肥満症の診断に必要な健康障害を合併する場合，肥満症と診断する。内臓脂肪型肥満と診断される場合は，健康障害を伴っていなくとも肥満症と診断する。BMI 35 kg/m$^2$ 以上を高度肥満と定義して，高度肥満のうち肥満に起因ないし関連し減量を要する健康障害，または内臓脂肪蓄積を伴う場合，高度肥満症と診断する。高度肥満症では，心不全，呼吸不全，静脈血栓などの合併に注意する。高齢者の肥満症は ADL の低下と関連し，サルコペニアとフレイルといった個々のリスクを考慮したうえで治療を行う必要がある。減量・代謝改善手術としてスリーブ状胃切除術に加えスリーブバイパス術が保険適用となり，GLP-1 受容体作動薬セマグルチドが肥満症治療薬として保険適用となり，効果の高い治療法が普及してきた。肥満症の治療目標は，肥満・肥満症をもつ個人の QOL 向上であり，スティグマの解消も重要である。

（執筆協力：**庄嶋伸浩**　東京大学大学院准教授・糖尿病・代謝内科）

# 糖尿病

## Diabetes Mellitus

稲垣 暢也　田附興風会医学研究所北野病院・理事長（大阪）

**頻度** よくみる

**GL** ・糖尿病診療ガイドライン 2024
・高齢者糖尿病診療ガイドライン 2023

## 診断のポイント

**1** 日本人糖尿病患者の約90％を占める2型糖尿病は主に40歳以上で発症し，通常，年単位で境界型を経て発症するが，最近，小児・若年者でも増加している。1型糖尿病は主に小児〜思春期に発症するが，中高年に発症する場合もある（**表1，2**）。

**2** 糖尿病の診断には，血糖値とHbA1c値を用いる。糖尿病が疑われる場合には，血糖値と同時にHbA1c値を測定することが推奨される。同日に，血糖値とHbA1c値が糖尿病型を示した場合，初回検査だけで糖尿病と診断できる（**図1**）。

**3** 1型糖尿病の診断には発症様式（急性発症，劇症，緩徐進行）と，膵島関連自己抗体の有無ならびに血中C-ペプチドの測定によるインスリン依存状態の判定が重要である（**表3**）。

**4** 膵外分泌疾患（急性膵炎，慢性膵炎，膵癌など），内分泌疾患（Cushing症候群，先端巨大症など），肝疾患（慢性肝炎，肝硬変など），薬剤（ステロイドなど），など糖尿病・糖代謝異常を引き起こす可能性のある疾患の既往の有無ならびに，妊娠中では，尿糖陽性，糖尿病家族歴，肥満，巨大児出産の既往，加齢の有無について確認する（**表2**）。

### 表2 糖尿病と糖代謝異常の成因分類

Ⅰ．1型　膵β細胞の破壊，通常は絶対的インスリン欠乏に至る
　　A．自己免疫性
　　B．特発性

Ⅱ．2型　インスリン分泌低下を主体とするものと，インスリン抵抗性が主体で，それにインスリンの相対的不足を伴うものなどがある

Ⅲ．その他の特定の機序，疾患によるもの
　　A．遺伝因子として遺伝子異常が同定されたもの
　　　①膵β細胞機能にかかわる遺伝子異常
　　　②インスリン作用の伝達機構にかかわる遺伝子異常
　　B．他の疾患，条件に伴うもの
　　　①膵外分泌疾患
　　　②内分泌疾患
　　　③肝疾患
　　　④薬剤や化学物質によるもの
　　　⑤感染症
　　　⑥免疫機序によるまれな病態
　　　⑦その他の遺伝的症候群で糖尿病を伴うことの多いもの

Ⅳ．妊娠糖尿病[注1]

注1）妊娠糖尿病は「妊娠中の糖代謝異常」を意味し，糖尿病合併妊娠や妊娠中の明らかな糖尿病とは異なる。
（日本糖尿病学会 編・著：糖尿病治療ガイド 2022-2023．p18，文光堂，2022 より）

**5** 家族歴：特に2型糖尿病ではしばしば家系内血縁者に糖尿病を認めるため（**表1**），血縁者に糖尿病がある場合は，糖尿病の発症年齢や肥満の有無などを聴取する。肥満を伴わず若年で発症する糖尿病で

### 表1 糖尿病の成因による分類と特徴

| 糖尿病の分類 | 1型 | 2型 |
| --- | --- | --- |
| 発症機構 | 主に自己免疫を基礎にした膵β細胞破壊。HLAなどの遺伝因子に何らかの誘因・環境因子が加わって起こる。他の自己免疫疾患（甲状腺疾患など）の合併が少なくない | インスリン分泌の低下やインスリン抵抗性をきたす複数の遺伝因子に過食（特に高脂肪食），運動不足などの環境因子が加わってインスリン作用不足を生じて発症する |
| 家族歴 | 家系内の糖尿病は2型の場合より少ない | 家系内血縁者にしばしば糖尿病がある |
| 発症年齢 | 小児〜思春期に多い。中高年でも認められる | 40歳以上に多い。若年発症も増加している |
| 肥満度 | 肥満とは関係がない | 肥満または肥満の既往が多い |
| 自己抗体 | GAD抗体，IAA，ICA，IA-2抗体，ZnT8抗体などの陽性率が高い | 陰性 |

GAD：glutamic acid decarboxylase（グルタミン酸脱炭酸酵素），IA-2：insulinoma-associated antigen-2
IAA：insulin autoantibody（インスリン自己抗体），ZnT8：zinc transporter 8（亜鉛輸送担体）
ICA：islet cell antibody（膵島細胞抗体）
（日本糖尿病学会 編・著：糖尿病治療ガイド 2022-2023．p19，文光堂，2022 より）

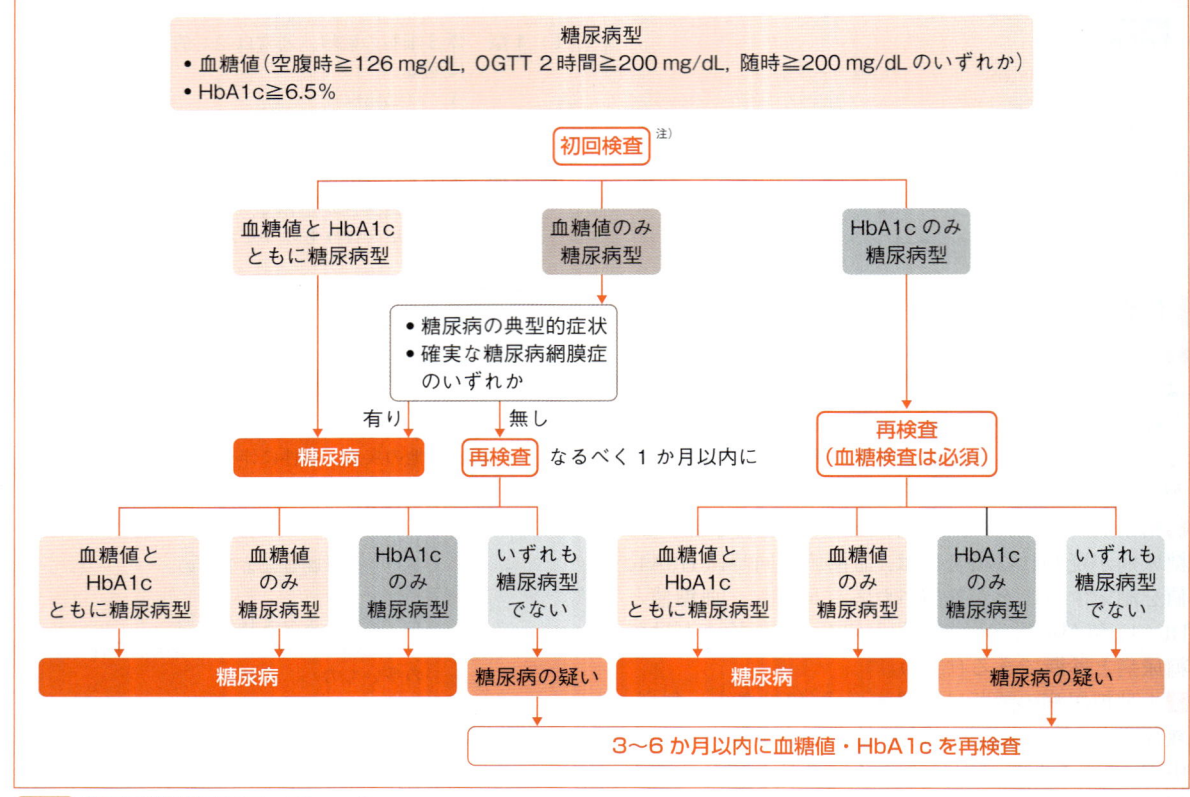

糖尿病型
• 血糖値（空腹時≧126 mg/dL，OGTT 2 時間≧200 mg/dL，随時≧200 mg/dL のいずれか）
• HbA1c≧6.5%

初回検査[注)]

血糖値と HbA1c
ともに糖尿病型

血糖値のみ
糖尿病型

HbA1c のみ
糖尿病型

• 糖尿病の典型的症状
• 確実な糖尿病網膜症
のいずれか

有り　　無し

糖尿病

再検査　なるべく 1 か月以内に

再検査
（血糖検査は必須）

血糖値と
HbA1c
ともに糖尿病型

血糖値
のみ
糖尿病型

HbA1c
のみ
糖尿病型

いずれも
糖尿病型
でない

血糖値と
HbA1c
ともに糖尿病型

血糖値
のみ
糖尿病型

HbA1c
のみ
糖尿病型

いずれも
糖尿病型
でない

糖尿病

糖尿病の疑い

糖尿病

糖尿病の疑い

3～6 か月以内に血糖値・HbA1c を再検査

**図1　糖尿病診断のフローチャート**

注）糖尿病が疑われる場合は，血糖値と同時に HbA1c を測定する。同日に血糖値と HbA1c が糖尿病型を示した場合には，初回検査だけで糖尿病と診断する。

（日本糖尿病学会 編・著：糖尿病治療ガイド 2022-2023．p26，文光堂，2022 より）

は，単一遺伝子異常による糖尿病の可能性がある（**表2**）。

❻患者背景：食事内容や運動習慣ならびに体重歴を聴取する。特に 2 型糖尿病では，肥満や肥満の既往が多く認められるため，20 歳時の体重や過去最大の体重とその年齢，ならびに体重の経過が参考となる。また，肥満に合併しやすい高血圧や脂質異常の有無についても確認する。

## 緊急対応の判断基準

著しい高血糖（≧ 250 mg/dL），尿ケトン体陽性や高ケトン血症，アシドーシス（pH7.3 未満），脱水症状を認める場合は，インスリン依存状態が疑われ，専門医への紹介，迅速な搬送が必要となる。

## 症候の診かた

❶高血糖などの代謝異常による症状として，口渇，多飲，多尿，体重減少，易疲労感がある。ただし，高血糖の程度が軽い場合は，無症状の場合もしばしばみられ，健康診断により初めて高血糖を指摘される場合も少なくない。

❷合併症が疑われる症状としては，網膜症による視力低下，神経障害による足のしびれ・疼痛・知覚低下・異常知覚，勃起障害，発汗異常，便秘，下痢，足潰瘍・壊疽，腎症による全身浮腫，動脈硬化性疾患による間欠性跛行，などがある。

## 検査所見とその読みかた

❶糖尿病の診断

❶糖尿病は血糖値と HbA1c 値を用いて診断を行う。血糖値には，早朝空腹時血糖値あるいは食事と関係なく測定した随時血糖値，あるいは 75 g 経口ブドウ糖負荷試験（OGTT：oral glucose tolerance test）の 2 時間値のいずれかを用いる。

表3 発症様式に基づく1型糖尿病の分類

**急性発症1型糖尿病診断基準**
1. 口渇，多飲，多尿，体重減少などの糖尿病（高血糖）症状の出現後，おおむね3か月以内にケトーシスあるいはケトアシドーシスに陥る。
2. 糖尿病の診断早期より継続してインスリンを必要とする。
3. 膵島関連自己抗体が陽性である。
4. 膵島関連自己抗体が証明できないが，内因性インスリン分泌が欠乏している。
判定：上記1〜3を満たす場合，「急性発症1型糖尿病（自己免疫性）」と診断する。1, 2, 4を満たす場合，「急性発症1型糖尿病」と診断してよい。内因性インスリン分泌の欠乏が証明されない場合，あるいは膵島関連自己抗体が不明の場合には，診断保留とし，期間をおいて再評価する。

**劇症1型糖尿病診断基準**
1. 糖尿病症状発現後1週間前後でケトーシスあるいはケトアシドーシスに陥る。（初診時尿ケトン陽性，血中ケトン体陽性上昇のいずれかを認める）
2. 初診時の（随時）血糖値≧288 mg/dL かつ HbA1c<8.7%。
3. 発症時の尿中C-ペプチド<10 μg/日，または空腹時血清C-ペプチド<0.3 μg/mL，かつグルカゴン負荷後（または食後2時間）血清C-ペプチド<0.5 μg/mL。
判定：上記1〜3のすべてを満たす場合，劇症1型糖尿病と診断する。

**緩徐進行1型糖尿病（SPIDDM）診断基準**
1. 経過のどこかで膵島関連自己抗体が陽性である。
2. 原則として，糖尿病診断時，ケトーシスもしくはケトアシドーシスはなく，ただちには高血糖是正のためインスリン療法が必要とならない。
3. 経過とともにインスリン分泌能が緩徐に低下し，糖尿病の診断後3か月を過ぎてからインスリン療法が必要になり，最終観察時点で内因性インスリン欠乏状態（空腹時血清C-ペプチド<0.6 ng/mL）である。
判定：上記1〜3のすべてを満たす場合，緩徐進行1型糖尿病（definite）と診断する。上記に，1, 2のみを満たす場合は，インスリン非依存状態の糖尿病であり，緩徐進行1型糖尿病（probable）とする。
　　　膵島関連自己抗体とは，GAD抗体，膵島細胞抗体（ICA），IA-2抗体，ZnT8抗体，IAA を指す。ただし，IAA はインスリン治療開始前に測定した場合に限る。

（日本糖尿病学会 編・著：糖尿病治療ガイド 2022-2023．p21，文光堂，2022 より一部改変）

| | 血糖測定時間 | | 判定区分 |
|---|---|---|---|
| | 空腹時 | 負荷後2時間 | |
| 血糖値（静脈血漿値） | 126 mg/dL 以上 ←または→ | 200 mg/dL 以上 | 糖尿病型 |
| | 糖尿病型にも正常型にも属さないもの | | 境界型 |
| | 110 mg/dL 未満 ←または→ | 140 mg/dL 未満 | 正常型 |

図2 空腹時血糖および75 g OGTT による糖代謝異常の判定区分

（日本糖尿病学会 編・著：糖尿病治療ガイド 2022-2023．p24，文光堂，2022 より）

HbA1c 値は採血時から過去1〜2か月間の平均血糖値を反映する。

❷以下1）〜4）のいずれかが確認される場合，「糖尿病型」と判定される（図1，2）。
1）早朝空腹時血糖値 126 mg/dL 以上。
2）随時血糖値 200 mg/dL 以上。
3）75 g OGTT で2時間血糖値 200 mg/dL 以上。
4）HbA1c 値が 6.5% 以上。
❸一方，以下5），6）の両方が同時に確認される場合，「正常型」と判定する（図2）。

5）早朝空腹時血糖値 110 mg/dL 未満。
6）75 g OGTT で2時間血糖値 140 mg/dL 未満。
❹「糖尿病型」と「正常型」のいずれにも属さない場合は，「境界型」と判定する（図2）。
❷ 1型糖尿病の診断
❶ 1型糖尿病は主に自己免疫を基礎にして膵β細胞が破壊されるため，その診断では膵島関連自己抗体の有無とインスリン分泌能の測定によるインスリン依存状態の有無を評価する。
❷ 1型糖尿病は成因別に，A）自己免疫性，B）特発

性に分類され(表2)，さらに発症様式別に，1)急性発症，2)劇症，3)緩徐進行，の3つに分類される(表3)。

❸通常，急性発症では何らかの膵島関連自己抗体が陽性であることが多く，大半が自己免疫性に分類され，緩徐進行(SPIDDM)は，定義上膵島関連自己抗体陽性が前提であるため自己免疫性に分類される。一方，劇症の多くは自己免疫の関与が不明であり，通常特発性に分類される。膵島関連自己抗体の測定には，通常，GAD抗体やIA-2抗体のほか，IAAやZnT8抗体などが用いられる(表1)。

❹また，インスリン分泌能の評価には通常血中Cペプチドの測定が行われ，インスリン依存状態の判定には血清Cペプチド0.6 ng/mL未満が目安となる。

## 確定診断の決め手

**1** 「糖尿病型」が確認され，別の日の採血で，もう一度「糖尿病型」が確認されれば，糖尿病と診断される。または，同時に採血した血液で，「検査所見とその読みかた」の **1**-**2** 1)～3)の血糖値のいずれかで「糖尿病型」が確認され，かつ，4)のHbA1c値で「糖尿病型」が確認されれば初回検査だけで糖尿病と診断できる。ただし，4)のHbA1c値のみの反復検査で糖尿病を診断することはできない(図1)。

**2** 空腹時血糖値が110～125 mg/dLの場合，随時血糖値が140～199 mg/dLの場合，HbA1c値が6.0～6.4%の場合は，糖尿病の疑いが否定できないため，75 g OGTTが強く推奨される(図2)。また，空腹時血糖値が100～109 mg/dLの場合は正常域ではあるが，正常高値とし，75 g OGTTを行うことが勧められる。

**3** 1型糖尿病は，膵島関連自己抗体が陽性で，インスリン依存状態であれば確定診断できる。また，急性発症あるいは劇症の場合，自己抗体が陰性であっても，インスリン依存状態であれば1型と診断される。急性発症・劇症・緩徐進行1型糖尿病の診断基準は表3に示す。

**4** 一方，妊娠糖尿病は「妊娠中に初めて発見または発症した糖尿病に至っていない糖代謝異常」を指し，75 g OGTTにおいて，1)空腹時血糖値≧ 92 mg/dL，2)1時間血糖値≧ 180 mg/dL，3)2時間血糖値≧ 153 mg/dLのうち1点以上を満たした場合に診断できる。妊娠中の明らかな糖尿病(先述の基準を満たす)および妊娠前にすでに糖尿病が診断されてい

る糖尿病合併妊娠とは異なる点に注意が必要である(表2)。

## 誤診しやすい疾患との鑑別ポイント

### **1** 腎性糖尿

❶腎臓の尿細管に存在するナトリウム-グルコース共輸送体の遺伝子異常により，血糖値が正常であっても尿中にブドウ糖が排泄されるため，尿糖が陽性になる。

❷血糖値やHbA1c値の測定，75 g OGTTによって糖尿病との鑑別は容易である。

❸ほとんどの場合，治療は必要ない。

❹頻度は低いものの，特に学校健診において尿糖が陽性の場合，鑑別が必要となる。

## 確定診断がつかないとき試みること

糖尿病の診断は，基本的に血糖値を用いて診断を行うため，確定診断がつかないという想定はない。

## 合併症・続発症の診断

糖尿病合併症には，高度のインスリン不足によって起こる急性合併症と，長年の高血糖によって起こる慢性合併症がある。

**1** 急性合併症：糖尿病性ケトアシドーシスと高浸透圧高血糖状態がある。前者では，著しい高血糖(≧ 250 mg/dL)，尿ケトン体陽性や高ケトン血症，アシドーシス(pH7.3未満)を認め，後者では，著しい高血糖(≧ 600 mg/dL)と高度な脱水に基づく高浸透圧血症により循環不全を起こすが，著しいアシドーシスは認めない(pH 7.3～7.4)。

**2** 慢性合併症

❶三大細小血管合併症である糖尿病網膜症(⇨1577頁)，糖尿病性腎症(⇨985頁)，糖尿病性神経障害(⇨556頁)，ならびに糖尿病性足病変(⇨855頁)があげられる(詳細はそれぞれの項目を参照)。糖尿病網膜症については，眼科との連携が必須であり，初診時には必ず眼科に診察を依頼する。腎症についても，GFRのほか，定期的に(3～6か月に1回)尿中アルブミンを測定する。また，神経障害や足病変については，両足の観察に加え，両側アキレス腱反射，両足の振動覚や触覚検査などを行う。

❷そのほか，糖尿病では，冠動脈疾患や脳血管疾患，末梢動脈疾患(PAD)のリスクも高くなるため，定期的に，血圧・血清脂質の測定，心電図検査，負荷心電図，足関節収縮期血圧/上腕収縮期

| 目標 | コントロール目標値[注4] | | |
|---|---|---|---|
| | 血糖正常化を<br>目指す際の目標[注1] | 合併症予防の<br>ための目標[注2] | 治療強化が<br>困難な際の目標[注3] |
| HbA1c（%） | 6.0 未満 | 7.0 未満 | 8.0 未満 |

**図3** 血糖コントロール目標（HbA1c）（65 歳以上の高齢者については図4を参照）

治療目標は年齢，罹病期間，臓器障害，低血糖の危険性，サポート体制などを考慮して個別に設定する。
注1）適切な食事療法や運動療法だけで達成可能な場合，または薬物療法中でも低血糖などの副作用なく
　　　達成可能な場合の目標とする。
注2）合併症予防の観点から HbA1c の目標値を 7%未満とする。対応する血糖値としては，空腹時血糖
　　　値 130 mg/dL 未満，食後 2 時間血糖値 180 mg/dL 未満をおおよその目安とする。
注3）低血糖などの副作用，その他の理由で治療の強化が難しい場合の目標とする。
注4）いずれも成人に対しての目標値であり，また妊娠例は除くものとする。
（日本糖尿病学会 編・著：糖尿病治療ガイド 2022-2023. p34，文光堂，2022 より）

血圧（ABI：ankle brachial index）の測定などを行う。糖尿病と歯周病は相互に密接に関連しており，口腔内の診察や歯科との連携も重要である。

## 予後判定の基準

❶糖尿病の治療目標は，血糖，血圧，脂質代謝の良好なコントロール状態と適正体重の維持，および禁煙の遵守により糖尿病細小血管合併症および動脈硬化性疾患の発症，進展を阻止し，糖尿病のない人と変わらない寿命と QOL を確保することである。

❷そのためには，合併症予防のための HbA1c 7.0%未満を目指すが，治療強化が困難な場合などでは個別に目標を設定する（図3）。また，高齢者では，認知機能や ADL が低下している場合には，HbA1c の目標値を 7.0%よりも高めに設定し，認知機能正常で ADL が自立している場合でも，重症低血糖が危惧される薬剤（インスリン，スルホニル尿素薬，グリニド薬）の使用時には，HbA1c の目標値には下限値を設定する（図4）。

❸血圧コントロール目標は収縮期血圧 130 mmHg未満，拡張期血圧 80 mmHg 未満，血清脂質のコントロール目標は LDL コレステロール 120 mg/dL 未満（合併症がある一次予防は 100 mg/dL 未満，二次予防は 70 mg/dL 未満），HDL コレステロール 40 mg/dL 以上，中性脂肪 150 mg/dL 未満であり，体重目標は 65 歳未満では BMI 22，65 歳以上の高齢者では BMI 22～25 とする。

## 経過観察のための検査・処置

血糖値ならびに HbA1c 値の経過を観察することが基本である。そのほかに，体重，血圧，血清脂質，腎機能，肝機能，尿アルブミン/蛋白などを定期的に測定する。眼科受診などその他の慢性合併症の検査も定期的に行う。

## 治療法ワンポイント・メモ

❶現在，わが国では注射薬（GLP-1 受容体作動薬ならびに GIP/GLP-1 受容体作動薬）も含めて 10 種類の 2 型糖尿病治療薬が用いられ，なかでも DPP-4 阻害薬，ビグアナイド薬，SGLT2 阻害薬，スルホニル尿素薬の処方が多く，GLP-1 受容体作動薬の処方も増加している。

❷これらの薬剤を，肥満の有無などの病態に応じて，また安全性，慢性腎臓病や心血管疾患，心不全などに対するベネフィット，さらに患者背景も考慮して処方する（日本糖尿病学会コンセンサスステートメント「2 型糖尿病の薬物療法のアルゴリズム（第 2 版）」，糖尿病 66：715-733，2023）。

## さらに知っておくと役立つこと

1 型糖尿病を有する 18 歳未満の児童（引き続き治療が必要であると認められる場合は，20 歳未満）では，患児家庭の医療費の負担軽減をはかるため医療費の自己負担分の一部を助成する「小児慢性特定疾病の医療費助成制度」がある。

| 患者の特徴・健康状態[注1] | | カテゴリーⅠ ①認知機能正常 かつ ②ADL自立 | カテゴリーⅡ ①軽度認知障害〜軽度認知症 または ②手段的ADL低下, 基本的ADL自立 | カテゴリーⅢ ①中等度以上の認知症 または ②基本的ADL低下 または ③多くの併存疾患や機能障害 |
|---|---|---|---|---|
| 重症低血糖が危惧される薬剤(インスリン製剤, SU薬, グリニド薬など)の使用 | なし[注2] | 7.0%未満 | 7.0%未満 | 8.0%未満 |
| | あり[注3] | 65歳以上75歳未満 7.5%未満(下限6.5%) ／ 75歳以上 8.0%未満(下限7.0%) | 8.0%未満(下限7.0%) | 8.5%未満(下限7.5%) |

**図4** 高齢者糖尿病の血糖コントロール目標(HbA1c値)

治療目標は,年齢,罹病期間,低血糖の危険性,サポート体制などに加え,高齢者では認知機能や基本的ADL,手段的ADL,併存疾患なども考慮して個別に設定する。ただし,加齢に伴って重症低血糖の危険性が高くなることに十分注意する。

注1:認知機能や基本的ADL(着衣,移動,入浴,トイレの使用など),手段的ADL(IADL:買い物,食事の準備,服薬管理,金銭管理など)の評価に関しては,日本老年医学会のホームページ(www.jpn-geriat-soc.or.jp/)を参照する。エンドオブライフの状態では,著しい高血糖を防止し,それに伴う脱水や急性合併症を予防する治療を優先する。

注2:高齢者糖尿病においても,合併症予防のための目標は7.0%未満である。ただし,適切な食事療法や運動療法だけで達成可能な場合,または薬物療法の副作用なく達成可能な場合の目標を6.0%未満,治療の強化が難しい場合の目標を8.0%未満とする。下限を設けない。カテゴリーⅢに該当する状態で,多剤併用による有害作用が懸念される場合や,重篤な併存疾患を有し,社会的サポートが乏しい場合などには,8.5%未満を目標とすることも許容される。

注3:糖尿病罹病期間も考慮し,合併症発症・進展阻止が優先される場合には,重症低血糖を予防する対策を講じつつ,個々の高齢者ごとに個別の目標や下限を設定してもよい。65歳未満からこれらの薬剤を用いて治療中であり,かつ血糖コントロール状態が図の目標や下限を下回る場合には,基本的に現状を維持するが,重症低血糖に十分注意する。グリニド薬は,種類・使用量・血糖値などを勘案し,重症低血糖が危惧されない薬剤に分類される場合もある。

【重要な注意事項】
糖尿病治療薬の使用にあたっては,日本老年医学会 編「高齢者の安全な薬物療法ガイドライン」を参照すること。薬剤使用時には多剤併用を避け,副作用の出現に十分に注意する。

(日本老年医学会・日本糖尿病学会 編著:高齢者糖尿病診療ガイドライン2023,p94,南江堂,2023 より)

## 専門医へのコンサルト

以下の場合,糖尿病専門医への紹介を考慮する。

❶血糖コントロール改善・治療調整のため,特に,新たな治療の導入に悩む場合や,インスリン分泌の枯渇(1型糖尿病),頻回に繰り返す低血糖発作,妊婦へのインスリン導入の検討,感染症合併などの場合。

❷教育入院目的。

❸慢性合併症発症のハイリスク患者や発症・進展時。

❹糖尿病性ケトアシドーシスや高浸透圧高血糖状態などの急性合併症が疑われる場合。

❺手術時。

# 糖尿病性昏睡
## Diabetic Coma

荒木 栄一　菊池郡市医師会立病院・顧問(熊本)

**頻度** DKA も HHS も正確な頻度はわかっていない。

**GL** ・糖尿病診療ガイドライン 2024
・高齢者糖尿病診療ガイドライン 2023

**1** 糖尿病を基盤として昏睡をきたす病態である。

**2** 糖尿病性ケトアシドーシス(DKA：diabetic ketoacidosis)と高浸透圧高血糖状態(HHS：hyperosmolar hyperglycemic state)がある。

**3** 重症低血糖による昏睡は鑑別すべき重要な病態である。

**4** DKA はインスリンの極度の欠乏とケトン体産生の増加を基盤とする。

**5** DKA は 1 型糖尿病などインスリン依存状態の患者に多い。

**6** 1 型糖尿病患者が体調不良(シックデイ)時にインスリンの減量・中止をした場合などに DKA が起こることがある。

**7** 1 型糖尿病の急性発症時に DKA を呈することがある。

**8** 2 型糖尿病患者が大量の糖質摂取(清涼飲料水の多飲など)により DKA を発症することもある(清涼飲料水ケトアシドーシス)。

**9** 清涼飲料水ケトアシドーシスは比較的若年の肥満男性で発症しやすい。

**10** HHS は高度の脱水と著しい高血糖を伴う高浸透圧血症を基盤とする。

**11** HHS はインスリン非依存状態の 2 型糖尿病患者に多い。

**12** HHS は 2 型糖尿病患者が，急性感染症，脳・心血管障害を併発したり，大手術，高カロリー輸液，ステロイド治療などの医療行為により高血糖をきたした場合に発症しやすく，高齢者に多い。

## 診断のポイント

**1** まず血糖値と尿中ケトン体を測定する。

**2** DKA では通常 250 mg/dL 以上*，HHS では 600 mg/dL 以上の高血糖を呈する〔*SGLT2 阻害薬内服下では，血糖値の著明な上昇を認めないことがある(euglycemic ketoacidosis，正常血糖ケトアシドーシス)〕。

**3** 尿中ケトン体が DKA では強陽性，HHS では陰

**表1** 主要な臨床的特徴と検査所見

| | DKA | HHS |
|---|---|---|
| **臨床的特徴** | | |
| 糖尿病の病型 | 1 型糖尿病が多い | 2 型糖尿病 |
| 病態 | インスリン依存状態が多い | インスリン非依存状態 |
| 発症年齢 | 若年が多い | 高齢が多い |
| 身体所見 | 脱水，アセトン臭，Kussmaul 大呼吸 | 脱水(著明) |
| **検査所見** | | |
| 血糖値* | 250～1,000 mg/dL 程度 | 600～1,500 mg/dL 程度 |
| 尿ケトン体 | 強陽性 | 陰性～弱陽性 |
| 血中ケトン体 | >3,000 $\mu$mol/L | 500～2,000 $\mu$mol/L |
| 浸透圧 | <300 mOsm/L | >320 mOsm/L |
| 動脈血 pH | <7.3 | 7.3～7.4 |
| $HCO_3^-$ | <18 mEq/L | >18 mEq/L |
| BUN | 上昇 | 著明上昇 |
| Na | 正常～軽度低下 | >150 mEq/L |
| K | 正常～軽度上昇 | 軽度上昇 |

*SGLT2 阻害薬内服時には著明な高血糖を呈さない場合があり注意

性～弱陽性となる。

**4** 動脈血 pH が DKA では 7.30 以下，HHS では 7.30～7.40 のことが多い。

**5** 主要な臨床的特徴と検査所見を**表1**に示す。

**6** 併発症の有無を確認する(CRP，白血球数，心電図，胸部 X 線，頭部 CT，心エコーなど)(「誤診しやすい疾患との鑑別ポイント」を参照)。

## 緊急対応の判断基準

**1** 昏睡を伴う病態であり，いずれも緊急対応を要する。

**2** 転送を要する場合，DKA，HHS では，転送前に生理食塩液の輸液を開始する。

## 症候の診かた

**1** DKA では，1～2 日の経過で急激な口渇，多飲，多尿，倦怠感が出現。腹痛や悪心などの消化器症状を伴うこともある。さらに脱水，意識障害を呈する。

**2** DKA では，深く大きな呼吸(Kussmaul 大呼吸)と呼気のアセトン臭を認めることがある。

**3** HHS では，脱水に基づく多飲，多尿，体重減少，倦怠感，意識障害などを呈する。

## 検査所見とその読みかた

**1** DKA では，高血糖（250 mg/dL 以上），ケトーシス〔β-ヒドロキシ酪酸の増加（3,000 μmol/L 以上）〕，アシドーシス（pH 7.30 以下，HCO$_3^-$ 18 mEq/L 以下）を呈する。

**2** HHS では，著しい高血糖（600 mg/dL 以上），高浸透圧（320 mOsm/kg 超）を呈する。

**3** HHS では，ケトーシスはあっても軽度であり，高度のアシドーシスは認めない（pH 7.30 以上，HCO$_3^-$ 18 mEq/L 超）。

**4** HbA1c，グリコアルブミン，血中 CPR，膵島関連自己抗体（GAD 抗体など）は，基盤となる糖尿病の病型診断に有用である。

## 確定診断の決め手

**1** DKA と HHS の鑑別点を**表 1** に示す。

**2** 高血糖の程度，ケトン体上昇の程度，動脈血 pH などが確定診断に役立つ。

**3** DKA と HHS の両病態が並存することもある。

## 誤診しやすい疾患との鑑別ポイント

**1** 脳血管障害による昏睡など，特に糖尿病に併発しやすい他の意識障害（⇨137 頁）をきたす疾患を除外する。

**2** DKA と HHS 以外に糖尿病患者において昏睡をきたす病態には，重症低血糖と乳酸アシドーシス（LA：lactic acidosis）がある。

**3** 重症低血糖

❶昏睡を生じるような重症低血糖はインスリンやスルホニル尿素薬使用中の患者に多い。

❷重症低血糖では動悸，発汗，脱力，意識障害などを呈する。ブドウ糖投与（20％ブドウ糖液，40〜80 mL 静注）により，症状の改善を認める。

❸低血糖では，血糖値 70 mg/dL 未満（昏睡の場合には 50 mg/dL 未満）を呈する。

❹血糖値が 50 mg/dL 程度に低下すると，眠気，脱力，めまい，見当識低下などの中枢神経症状が出現する。

❺血糖値が 30 mg/dL 程度に低下すると，けいれん，意識障害，昏睡といった症状が出現する。

❻低血糖性昏睡では，自宅であれば救急車到着前にグルカゴンの筋肉内注射もしくは経鼻投与を行うことを家人に指導しておく。

❼糖尿病治療薬以外の原因による低血糖を除外する（⇨102 頁，「低血糖」を参照）。

**4** 乳酸アシドーシス（LA）

❶ビグアナイド薬内服中の 2 型糖尿病患者での報告がある。

❷特にアルコール多飲や，肝腎機能障害，心血管・呼吸機能障害，感染症，外傷，悪性腫瘍などの重篤な併発症併発時に発症リスクが高まる。

❸過呼吸，消化器症状，意識障害を呈し，しばしばショック状態となる。

❹乳酸の産生過剰や代謝障害により血中の乳酸が著明に増加し，代謝性アシドーシスを生じた状態である。

❺血中乳酸値増加（5.0 mmol/L 以上）と代謝性アシドーシス（pH 7.35 未満）を呈する。

❻DKA や HHS に LA が合併することもある。

## 確定診断がつかないとき試みること

**1** DKA と HHS の両病態が並存することもあり，両者の鑑別が困難な場合がある。

**2** いずれも脱水の補正と血糖値の改善が重要であり，輸液とインスリン治療開始後の経過でいずれが主体であったかを判断できる場合がある。

## 合併症・続発症の診断

**1** DKA や HHS では，発症の誘因を明らかにすることが再発予防にも重要である。

**2** 脱水，感染，心・脳血管疾患などの合併や，インスリン量の不足・欠乏，使用中の薬剤などの確認が必要である。

**3** インスリンの過剰投与による低血糖に留意し，最初は 1 時間ごとに血糖を測定する。

**4** インスリン投与後すみやかに K が低下するので，低カリウム血症に留意する。

**5** 急速に血糖値を正常化すると，脳浮腫を惹起するおそれがある。意識障害が遷延する場合など，CT にて評価する。

## 予後判定の基準

HHS では死亡率は 10〜20％程度とされる。

## 経過観察のための検査・処置

**1** 1 型糖尿病の発症時に生じた DKA の場合，病態改善後に通常は強化インスリン療法が必要となる。

**2** 新規発症の 1 型糖尿病の診断には，膵島関連自己抗体（GAD 抗体など）の検査が有用である。

**3** 劇症 1 型糖尿病の場合には膵島関連自己抗体陰性で膵外分泌酵素の上昇を伴うことが多く，インス

リン依存状態を呈する。

**4** 清涼飲料水ケトアシドーシスの場合，病態改善後にはインスリンから離脱でき，経口薬あるいは食事療法のみでも治療可能な場合が多い。

**5** インスリン依存状態の判定には，血中や尿中のCPR 測定が有用である。

**6** インスリン依存状態では，空腹時血中 CPR＜0.5 ng/mL，尿中 CPR＜20 μg/日を呈する。

## 治療法ワンポイント・メモ

**1** DKA も HHS も，生理食塩液の輸液（通常 500〜1,000 mL/時）とインスリンの少量持続静注（0.05〜0.1 単位/kg/時）が基本となる。

**2** 速効型インスリン（100 単位/mL）50 単位（＝ 0.5 mL）＋ 生理食塩液 49.5 mL を準備し，輸液ポンプを用いて投与する。

**3** DKA ではインスリンによるケトアシドーシスの改善，HHS では著明な脱水の補正による高浸透圧血症の是正が治療の中心となる。

**4** 血糖値は 1 時間ごと，電解質も 2 時間ごとの測定が望ましい。

**5** 心・腎疾患などの合併例や高齢者では輸液速度・量などが過剰とならないように留意する。

**6** 急激な血糖値改善に伴う浸透圧低下による脳浮腫に注意する。

**7** 血糖値が 250〜300 mg/dL 以下になれば，ブドウ糖を含む低張電解質輸液（3 号液など）に交換する。

**8** 正常血糖ケトアシドーシスの場合，SGLT2 阻害薬を中止するとともに，治療の最初からインスリンとブドウ糖を併用する。

**9** インスリン治療開始後比較的急速に血清 K の低下が起こるので，血清 K 5.0 mEq/L 以下になれば，K を補充する。

**10** DKA ではアシドーシスの補正は推奨されない。

## 専門医へのコンサルト

DKA，HHS ともに専門医による治療が望ましい。

# 筋型糖原病

Muscle Glycogen Storage Disease
(Muscle Glycogenoses)

**中村 公俊**　熊本大学大学院教授・小児科学

 **あまりみない**

**GL** 新生児マススクリーニング対象疾患等診療ガイドライン 2019

## 診断のポイント

**1** 運動不耐。

**2** 運動時有痛性筋けいれん。

**3** ミオグロビン尿症。

**4** 持続するあるいは進行する筋力低下。

## 症候の診かた

**1** 発作性に筋症状を示す型：V 型（McArdle 病），VII 型（Tarui 病），IXd 型，ホスホグリセリン酸キナーゼ（PGK）欠損症，XI 型（Kanno 病），XIV 型では，強い短時間の等尺性運動で運動不耐，筋痛，有痛性筋けいれんが生じる。V 型（McArdle 病）では，筋症状（筋痛や有痛性筋けいれん）が出現しても運動を続けていると突然症状が軽減する second wind 現象が高い頻度でみられる。

**2** 固定性筋症状を示す型：0 b 型，II 型（Pompe 病），III 型（Cori 病），IV 型（Andersen 病），XII 型では持続するあるいは進行する筋力低下を認める。

## 緊急対応の判断基準

**1** 横紋筋融解症：筋肉痛，筋力低下，赤褐色尿などを発症し，臨床検査では血清クレアチンキナーゼ（CK），ミオグロビン，AST，ALT，LD（LDH）の上昇，高尿酸血症，低カルシウム血症，高カリウム血症，高リン血症などがみられる。大量輸液などにより，ミオグロビンによる 2 次的な腎障害の予防・治療を行う。

**2** 急性腎不全：横紋筋融解症により急性腎不全を発症した場合は，血液透析が必要になることがある。

## 検査所見とその読みかた

**1** スクリーニング検査：血清 CK の高値がみられる。特に運動誘発性筋症状出現時には著明な上昇を認める。血中・尿中ミオグロビン値や血清尿酸値，血清尿素窒素（BUN）値，血清クレアチニン値の上昇も認める。

**表1** 筋型糖原病の原因酵素と原因遺伝子

| 病型 | 原因酵素 | 原因遺伝子 | 病型 |
|---|---|---|---|
| 0b 型 | グリコーゲン合成酵素 | *GYS1* | 筋型 |
| Ⅱ型（Pompe 病） | 酸性 α-グルコシダーゼ | *GAA* | 肝筋型 |
| Ⅲ型（Cori 病） | グリコーゲン脱分枝酵素 | *AGL* | 肝型, 肝筋型 |
| Ⅳ型（Andersen 病） | グリコーゲン分枝鎖酵素 | *GBE1* | 肝型, 肝筋型 |
| Ⅴ型（McArdle 病） | グリコーゲンホスホリラーゼ | *PYGM* | 筋型 |
| Ⅶ型（Tarui 病） | ホスホフルクトキナーゼ | *PFKM* | 筋型 |
| Ⅸd 型 | ホスホリラーゼキナーゼ | *PHKA1* | 筋型 |
| PGK 欠損症 | ホスホグリセリン酸キナーゼ | *PGK1* | 筋型 |
| Ⅹ型 | ホスホグリセリン酸ムターゼ | *PGAM2* | 筋型 |
| Ⅺ型（Kanno 病） | 乳酸デヒドロゲナーゼ A | *LDHA* | 筋型 |
| Ⅻ型 | アルドラーゼ A | *ALDOA* | 筋型 |
| ⅩⅢ型 | β-エノラーゼ | *ENO3* | 筋型 |
| ⅩⅣ型 | ホスホグルコムターゼ | *PGM1* | 筋型 |
| ⅩⅤ型 | グリコゲニン 1 | *GYG1* | 筋型 |

❷溶血所見, 高ビリルビン血症, 網状赤血球増加：Ⅶ型（Tarui 病）や PGK 欠損症, Ⅻ型でみられる。

❸前腕運動負荷試験：阻血下と非阻血下で前腕の運動負荷を行い, 阻血下における血中の乳酸値とピルビン酸値が, 非阻血下における値の 1.5 倍未満の上昇であった場合陽性と判定する（Eur J Neurol 22: 933-940, 2015）。ただしⅡ型（Pompe 病）とⅨd型では正常な乳酸値上昇反応を認める。またⅪ型（Kanno 病）ではピルビン酸値の著明な上昇を認めるが乳酸値は上昇しない。

❹生検筋組織化学検査：筋漿膜下にグリコーゲンの蓄積を認める。Ⅴ型（McArdle 病）ではホスホリラーゼ染色が陰性である。

## 確定診断の決め手

❶生検筋組織における酵素活性測定により, 原因酵素の欠損または低下を証明することで確定診断となる（表1）。Ⅱ型（Pompe 病）は, リンパ球や皮膚線維芽細胞でも酵素活性測定が可能である。Ⅳ型（An-

dersen 病）, Ⅶ型（Tarui 病）, PGK 欠損症, Ⅻ型などでは, 赤血球中でも酵素活性測定が可能である。

❷原因遺伝子に病因となる遺伝子変異を同定することで確定診断となる（表1）。

## 誤診しやすい疾患との鑑別ポイント

**❶ミトコンドリア病**（⇨570 頁）
　❶知的退行や記銘力障害, けいれんなどの中枢神経症状を認める。
　❷血中や髄液中の乳酸・ピルビン酸値の上昇。
　❸頭部 MRI 検査における異常信号や脳萎縮所見。
**❷脂肪酸代謝異常症**
　❶血中アシルカルニチン分析で, 疾患に特徴的なアシルカルニチンの上昇。
　❷尿中有機酸分析で疾患に特徴的な有機酸の上昇。
　❸発作時に高アンモニア血症を示す。

## 確定診断がつかないとき試みること

　運動不耐または運動時有痛性筋けいれんが存在し, 前腕運動負荷試験で阻血下における乳酸値の上昇が, 非阻血下における値の 1.5 倍未満であった場合を疑診例とする。

## 合併症・続発症の診断

❶肝腫大：Ⅱ型（Pompe 病）とⅢ型（Cori 病）では肝腫大を認めることがある。

❷心筋障害：Ⅱ型（Pompe 病）では乳児型で肥大型心筋症を認めるが, 成人発症の遅発型ではほとんどみられない。Ⅲ型（Cori 病）では心肥大がみられ, 肥大型心筋症や心不全の症状が出現することがある。

❸精神発達遅滞：PGK 欠損症とⅫ型では精神発達遅滞を伴う例がある。

## 予後判定の基準

❶成人発症例の筋型糖原病の生命予後は比較的良好である。

❷ 0b 型では心停止に伴う突然死が報告されている（N Engl J Med 357: 1507-1514, 2007）。

❸Ⅲ型（Cori 病）では心筋障害を伴う例は予後不良である。

## 経過観察のための検査・処置

❶Ⅲ型（Cori 病）では, 心筋障害が予後に大きくかかわるため, 心臓超音波検査や胸部 X 線検査, 心電図などで定期的に評価する（Genet Med 12: 446-463,

2010)。

❷筋症状の予防のために，基本的には強い運動を避ける。

## 治療法ワンポイント・メモ

❶ Ⅱ型（Pompe 病）では酵素補充療法（アバルグルコシダーゼ アルファ）が承認されている。隔週の点滴静脈内投与により筋細胞内のライソゾームに蓄積するグリコーゲンを分解し，症状の進行を防ぐ（J Clin Med 10: 4828, 2021）。早期の治療開始により，より高い治療効果を得ることができる（J Inherit Metab Dis 33: 727-735, 2010）。

❷運動により症状が増悪する場合は，急速な運動は避け，準備運動をして徐々に運動をすることが勧められる。

## さらに知っておくと役立つこと

❶本疾患は国の指定難病の対象となっているので，診断後は直ちに臨床調査個人票を作成し，治療費の公費負担申請を進める。

❷本疾患のうちⅡ型（*GAA* 遺伝子）は Pompe 病遺伝子検査として，Ⅲ型（*AGL* 遺伝子），Ⅳ型（*GBE1* 遺伝子），Ⅸd 型（*PHKA1* 遺伝子）は筋型糖原病遺伝子検査として保険収載されている。0b 型（*GYS1* 遺伝子），Ⅴ型（*PYGM* 遺伝子），Ⅶ型（*PFKM* 遺伝子），PGK 欠損症（*PGK1* 遺伝子），Ⅹ型（*PGAM2* 遺伝子），Ⅺ型（*LDHA* 遺伝子），Ⅻ型（*ALDOA* 遺伝子），ⅩⅢ型（*ENO3* 遺伝子），ⅩⅣ型（*PGM1* 遺伝子）は鑑別診断として検査される。

❸Ⅸd 型と PGK 欠損症は X 連鎖性遺伝形式をとる。それ以外は常染色体潜性遺伝形式をとる。

（執筆協力：澤田 貴彰　熊本大学大学院・小児科学）

# 原発性高脂血症（脂質異常症）
## Primary Hyperlipidemia (Dyslipidemia)

武城 英明　東邦大学客員教授・医療センター佐倉病院内科

**頻度** よくみる

**GL** 動脈硬化性疾患予防ガイドライン 2022 年版

## 診断のポイント

❶脂質異常症のなかで，空腹時 LDL コレステロール（LDL-C）140 mg/dL，トリグリセライド（TG）150 mg/dL または non HDL-C 170 mg/dL 以上，随時 TG 175 mg/dL 以上が高脂血症。

❷続発性を除外し，まずハイリスクな原発性高脂血症〔家族性高コレステロール血症（FH：familial hypercholesterolemia），家族性Ⅲ型高脂血症，高カイロミクロン（CM）血症〕を疑う。

❸ LDL-C 180 mg/dL 以上で腱黄色腫か冠動脈疾患があれば FH を疑う。

❹ TC，TG ともに高く，電気泳動上 broad β パターンがあればⅢ型を疑う。

❺ TG 1,000 mg/dL 以上では高 CM を疑い急性膵炎に注意する。

## 症候の診かた

❶黄色腫：原発性高脂血症は通常は無症状で身体所見が乏しい。黄色腫は数少ない身体所見の 1 つであり，FH，家族性Ⅲ型高脂血症（Ⅲ型），原発性高 CM 血症（高 CM）で出現する。
　❶FH：腱黄色腫（手背，肘，膝など）やアキレス腱肥厚，皮膚結節性黄色腫が診断に有用。ホモ接合体は小児期より，手指，肘，膝に多発する。
　❷Ⅲ型：手掌線状黄色腫や皮膚結節性黄色腫が診断に有用である。
　❸高 CM：皮膚発疹性黄色腫が出現することがある。

❷動脈硬化性疾患：冠動脈疾患，腎動脈硬化，閉塞性動脈硬化症などの現病歴や既往歴を聴取し，狭心痛や間欠性跛行などの症候に注意する。

❸急性膵炎：妊娠中やアルコール多飲の成人，ミルクを主食とする小児で高 CM が増悪し発症する。繰り返す腹痛の症候や流産の既往に注意する。

## 検査所見とその読みかた

❶血清脂質のスクリーニング検査：原則として 10 時間以上絶食後の空腹時の総コレステロール（TC），TG，HDL-C を測定し，LDL-C は Friedewald 式（LDL-C ＝ TC－HDL-C－TG/5）で算出，または直接法で測定する。non-HDL-C は TG 400 mg/dL 以上や随時採血の場合に用いる（表 1）。

❷高脂血症型分類と病態
　❶脂質は血中でアポリポ蛋白との複合体粒子（リポ蛋白）をつくり，密度の違いから，CM，超低比重リポ蛋白（VLDL），中間比重リポ蛋白（IDL），低比重リポ蛋白（LDL），高比重リポ蛋白（HDL）に分類される。
　❷アポリポ蛋白 A-Ⅰ，A-Ⅱ，B，C-Ⅱ，C-Ⅲ，E

**表1** 脂質異常症の診断基準

| LDL コレステロール | 140 mg/dL 以上 | 高 LDL コレステロール血症 |
| --- | --- | --- |
| | 120～139 mg/dL | 境界域高 LDL コレステロール血症＊＊ |
| HDL コレステロール | 40 mg/dL 未満 | 低 HDL コレステロール血症 |
| トリグリセライド | 150 mg/dL 以上（空腹時採血＊） | 高トリグリセライド血症 |
| | 175 mg/dL 以上（随時採血＊） | |
| non-HDL コレステロール | 170 mg/dL 以上 | 高 non-HDL コレステロール血症 |
| | 150～169 mg/dL | 境界域高 non-HDL コレステロール血症＊＊ |

＊　基本的に 10 時間以上の絶食を「空腹時」とする。ただし水やお茶などカロリーのない水分の摂取は可とする。空腹時であることが確認できない場合を「随時」とする。
＊＊ スクリーニングで境界域高 LDL-C 血症，境界域高 non-HDL-C 血症を示した場合は，高リスク病態がないか検討し，治療の必要性を考慮する。
　　LDL-C は Friedewald 式（TC － HDL-C － TG/5）で計算する（ただし空腹時採血の場合のみ）。または直接法で求める。
　　TG が 400 mg/dL 以上や随時採血の場合は non-HDL-C（＝TC － HDL-C）か LDL-C 直接法を使用する。ただしスクリーニングで non-HDL-C を用いる時は，高 TG 血症を伴わない場合は LDL-C との差が＋30 mg/dL より小さくなる可能性を念頭においてリスクを評価する。
　　TG の基準値は空腹時採血と随時採血により異なる。
　　HDL-C は単独では薬物介入の対象とはならない。
（日本動脈硬化学会 編：動脈硬化性疾患予防ガイドライン 2022 年版．p22，日本動脈硬化学会，2022 より）

**表2** 高脂血症を示す脂質異常症の表現型分類

| 表現型 | Ⅰ | Ⅱa | Ⅱb | Ⅲ | Ⅳ | Ⅴ |
| --- | --- | --- | --- | --- | --- | --- |
| 増加する リポ蛋白分画 | CM | LDL | LDL VLDL | IDL CM レムナント | VLDL | CM VLDL |
| コレステロール | → | ↑～↑↑↑ | ↑～↑↑↑ | ↑↑ | →～↑ | ↑ |
| トリグリセライド | ↑↑↑ | → | ↑～↑↑ | ↑↑ | ↑～↑↑ | ↑↑↑ |

＊CM：カイロミクロン
（日本動脈硬化学会 編：動脈硬化性疾患予防のための脂質異常症診療ガイド 2023 年版．p37，日本動脈硬化学会，2023 より）

測定（3 項目まで保険算定可能）や電気泳動法（ポリアクリルアミドゲル，アガロース）またはイオン交換クロマトグラフィによるリポ蛋白分画検査（保険算定可能）により，増加したリポ蛋白に基づいてⅠ～Ⅴ型の表現型（WHO 分類）を決定する（表2）。

❸続発性の鑑別とハイリスク高脂血症の診断：病歴や症候に生化学検査や内分泌学的の検査を合わせ，甲状腺機能低下症，ネフローゼ症候群，Cushing 症候群，閉塞性肝・胆道疾患などによる続発性高脂血症を鑑別し，原発性高脂血症のなかでもハイリスクな FH，Ⅲ型，高 CM をまず疑う（表3）。

❹FH の診断（表4，5）
　❶FH は，LDL 受容体や PCSK9 などの遺伝子異常による LDL の代謝遅延により，出生時から高 LDL-C 血症を呈する頻度の高い常染色体遺伝疾患であり，早発性冠動脈疾患発症リスクがきわめて高い。
　❷必要であれば X 線撮影や超音波でアキレス腱肥厚を評価し確定する。
　❸未治療時の LDL-C 180 mg/dL 以上では FH を疑い，250 mg/dL 以上では強く疑う。
　❹FH ホモ接合体の多くは TC 600 mg/dL 以上で，小児期からみられる皮膚・腱黄色腫と動脈硬化性疾患，両親が FH ヘテロ接合体である特徴を有する。
　❺小児ヘテロ接合体は，主に高 LDL-C 血症と家族歴をもとに診断する。

**表3** 原発性高脂血症の分類と成因

**1. 原発性高カイロミクロン血症（指定難病262）**

・家族性リポ蛋白リパーゼ（LPL）欠損症
・GPIHBP1 欠損症
・LMF1 欠損症
・アポ蛋白 A-V 欠損症
・アポ蛋白 C-Ⅱ 欠損症
・原発性Ⅴ型高脂血症
・その他

**2. 原発性高コレステロール血症**

・家族性高コレステロール血症（FH）（FH ホモ接合体は**指定難病79**）
　➤LDL 受容体異常症
　➤PCSK9 異常症
　➤家族性アポ蛋白 B100 異常症
　➤LDLRAP1 異常症〔常染色体皆性（劣性）高コレステロール血症〕
　➤その他
・シトステロール血症（**指定難病260**）
・多遺伝子性高コレステロール血症
・家族性複合型高脂血症（FCHL）

**3. 家族性Ⅲ型高脂血症**

・アポ蛋白 E 異常症
・アポ蛋白 E 欠損症

**4. 原発性高トリグリセライド血症**

・家族性Ⅳ型高脂血症

**5. 原発性高 HDL-C 血症**

・CETP 欠損症
・HL 欠損症
・その他（EL 欠損症，SR-BI 欠損症など）

（日本動脈硬化学会 編：動脈硬化性疾患予防のための脂質異常症診療ガイド 2023 年版．p37，日本動脈硬化学会，2023 より）

**表4** FH の診断基準〔成人（15 歳以上）〕

1. 高 LDL-C 血症（未治療時の LDL-C 値 180 mg/dL 以上）
2. 腱黄色腫（手背，肘，膝など，またはアキレス腱肥厚）あるいは皮膚結節性黄色腫
3. FH あるいは早発性冠動脈疾患の家族歴（第一度近親者）

○他の原発性・続発性脂質異常症を除外したうえで診断する。
○すでに薬物治療中の場合，治療のきっかけとなった脂質値を参考にする。
○アキレス腱肥厚は X 線撮影により男性 8.0 mm 以上，女性 7.5 mm 以上，あるいは超音波により男性 6.0 mm 以上，女性 5.5 mm 以上にて診断する。
○皮膚結節性黄色腫に眼瞼黄色腫は含まない。
○早発性冠動脈疾患は男性 55 歳未満，女性 65 歳未満で発症した冠動脈疾患と定義する。
○2 項目以上を満たす場合に FH と診断する。
○2 項目以上を満たさない場合でも，LDL-C が 250 mg/dL 以上の場合，あるいは 2 または 3 を満たし LDL-C が 160 mg/dL 以上の場合は FH を強く疑う。
○FH 病原性遺伝子変異がある場合は FH と診断する。
○FH ホモ接合体が疑われる場合は遺伝学的検査による診断が望ましい。診断が難しい FH ヘテロ接合体疑いも遺伝学的検査が有用である。
○この診断基準は FH ホモ接合体にも当てはまる。
○FH と診断した場合，家族についても調べることが強く推奨される。

**表5** FH の診断基準〔小児（15 歳未満）〕

1. 高 LDL-C 血症（未治療時の LDL-C 値 140 mg/dL 以上，複数回確認）
2. FH の家族歴（親または同胞）
3. 親の LDL-C が 180 mg/dL 以上または早発性冠動脈疾患の家族歴（祖父母または親）

他の原発性・続発性高 LDL-C 血症を除外し，
・項目 1 と 2 で，FH と診断する。
・項目 1 と 3 で，FH 疑いと診断する。本人の LDL-C 180 mg/dL 以上の場合は FH と診断する。
・項目 1 のみでも，250 mg/dL 以上は FH，180 mg/dL 以上は FH 疑いと診断する。

○LDL-C が 250 mg/dL 以上の場合や黄色腫が認められる場合，ホモ接合体を鑑別する。
○本人に FH の病原性遺伝子変異がある場合は FH と診断する。親または同胞に FH 病原性遺伝子変異が判明すれば FH の家族歴（項目 2）に加える。
○早発性冠動脈疾患は，男性 55 歳未満，女性 65 歳未満で発症した冠動脈疾患と定義する。
○FH 疑い例は更なる精査や脂質低下療法が必要である。
（日本動脈硬化学会 編：動脈硬化性疾患予防ガイドライン 2022 年版．pp160-161，日本動脈硬化学会，2022 より）

**5 Ⅲ型の診断（表6）**

❶肝臓へのレムナント取り込みにかかわるアポリポ蛋白 E の異常により血中にレムナントが蓄積する常染色体遺伝疾患であり，動脈硬化性疾患を惹起しやすい。

❷アポリポ蛋白 E には E2，E3，E4 などのアイソフォームがあり，LDL 受容体との結合能が低下した E2/E2 でレムナントが蓄積する。

❸肥満，糖尿病や甲状腺機能低下症などを合併すると著しい高脂血症となる。

❹TC と TG がともに高値でアガロース電気泳動で broad β パターンを認め，黄色腫，アポ蛋白 E 濃度の増加，動脈硬化性疾患の合併などがあれば疑診となる。

**表6 家族性Ⅲ型高脂血症の診断基準**

| | |
|---|---|
| **大項目** | ①血清コレステロール値，血清トリグリセライド値がともに高値を示す |
| | ②血漿リポ蛋白の電気泳動で VLDL から LDL への連続性の broad β パターンを示す |
| | ③アポリポ蛋白の電気泳動で，アポリポ蛋白 E の異常（E2/E2，E 欠損など）を証明する |
| **小項目** | ①黄色腫（ことに手掌線状黄色腫） |
| | ②血清中のアポリポ蛋白 E 濃度の増加（アポリポ蛋白 E/総コレステロール比が 0.05 以上） |
| | ③VLDL コレステロール/血清 TG 比が 0.25 以上 |
| | ④LDL コレステロールの減少 |
| | ⑤閉塞性動脈硬化症，虚血性心疾患などの動脈硬化性疾患を伴う |
| **診断** | 大項目の 3 個すべてそろえば確診<br>大項目のうち 2 個および小項目のうち 1 個以上有すれば疑診 |

（日本動脈硬化学会 編：動脈硬化性疾患予防ガイドライン 2022 年版．p169，日本動脈硬化学会，2022 より）

**⑥高 CM の診断（表7）**

❶高 CM は，リポ蛋白リパーゼ（LPL）やその関連蛋白であるアポリポ蛋白 C-Ⅱ やアポリポ蛋白 A5，GPIHBP1 などの異常により CM の加水分解が障害され発症する常染色体遺伝疾患である。自己抗体が原因となることも多くある。

❷ 1,000〜5,000 mg/dL の著しい高 TG 血症を呈し，通常Ⅰ型の表現型を呈するが，Ⅴ型を示す場合もある。

❸特に急性膵炎の発症や繰り返す腹痛に注意が必要であり，黄色腫，肝脾腫，眼底検査による網膜脂血症を認める。動脈硬化性疾患を合併することもある。

❹血中の CM は，血清を 4℃ で 24 時間以上静置すると浮上しクリーム層として確認できる。

## 確定診断の決め手

**1** LDL-C 180 mg/dL 以上，腱黄色腫，早発性冠動脈疾患の家族歴の 2 項目を満たせば成人ヘテロ接合体 FH と診断。

**2** TC，TG ともに高く，電気泳動上 broad β パターンがあればⅢ型疑診である。

**3** TG 1,000 mg/dL 以上で血清クリーム層を確認し，繰り返す腹痛や急性膵炎を合併していれば高 CM と臨床的診断できる。

## 誤診しやすい疾患との鑑別ポイント

**1** 家族性複合型高脂血症（FCHL：familial combined hyperlipidemia）

❶Ⅱb 型を基盤としⅡa 型やⅣ型の表現型も呈し，動脈硬化性疾患を惹起する。家族にも同様の表現型の高脂血症が存在する。

❷多因子遺伝性疾患と考えられている。

❸アポリポ蛋白 B/LDL-C＞1.0，small dense LDL が存在する。

**2** コレステロールエステル輸送蛋白（CETP）欠損症

❶ TC は中等度の増加，HDL-C は 80〜250 mg/dL と著増する。

❷アポリポ蛋白 A-Ⅰ，C-Ⅲ，E が増加し，アポリポ蛋白 B は低値傾向となる。

❸ CETP 欠損症による高 HDL-C 血症では動脈硬化合併例も認められている。

**3** 腱黄色腫を有する他の原発性高脂血症：シトステロール血症（⇨ 1128 頁），脳腱黄色腫症（⇨ 1125 頁）

## 確定診断がつかないとき試みること

**1** FH：家系内（2 親等以内の血族）FH の診断，また，ホモ接合体の確定診断やヘテロ接合体疑いには LDL 受容体などの原因遺伝子診断（保険適用）。

**2** Ⅲ型：電気泳動によるアポリポ蛋白 E アイソフォームの同定（保険未収載）や遺伝子診断。

**3** 高 CM：ヘパリン静注後の血漿 LPL 活性の欠損。LPL や関連蛋白 GPIHBP1 などに対する自己抗体の同定（保険未収載）や遺伝子診断。

## さらに知っておくと役立つこと

FH ホモ接合体（指定難病 79）と高 CM（指定難病 262）は，診断確定後は直ちに臨床調査個人票を作成し，治療費の公費負担申請を勧める。無 β リポタンパク血症（MTP 異常症），家族性低 β リポタンパク血症（FHBL），家族性低 HDL 血症などの原発性低

**表7** 原発性高カイロミクロン血症の診断基準（難病情報センター）

必須条件：(1)および(2)を認め，鑑別診断（下記 D）が除外される。
 (1)血清トリグリセリド値　1,000 mg/dL 以上〔空腹時採血（食後 12 時間以上）〕
 (2)カイロミクロンの証明（血清静置試験[*1]，超遠心法，電気泳動法，HPLC 法による。）
  （[*1]：血清を 4℃で 24〜48 時間静置したあとに，血清の上清にクリーム層を認める。）

**A. 症状　主症状：1〜4，副症状：5，6**
 1. 繰り返す腹痛 AND/OR 急性膵炎
 2. 発疹性黄色腫
 3. 網膜脂血症の存在
 4. 肝腫大 AND/OR 脾腫大
 5. 呼吸困難感
 6. 神経精神症状（認知症，うつ病，記憶障害）

**B. 検査所見**
 1. LPL 活性の欠損あるいは著明な低下（正常の 10%以下）。（ヘパリン静脈注射後血漿，脂肪組織生検検体，単球由来マクロファージ。）
 2. アポリポ蛋白 C-Ⅱの欠損あるいは著明な低下（正常の 10%以下）。
 3. アポリポ蛋白 A5 の欠損あるいは著明な低下（正常の 10%以下）。
 4. LPL，ヘパリン，アポリポ蛋白 C-Ⅱに対する自己抗体の証明。

**C. 遺伝学的検査**
 1. リポ蛋白リパーゼ遺伝子の変異
 2. アポリポタンパク C-Ⅱ遺伝子の変異
 3. *GPIHBP1* 遺伝子の変異
 4. *LMF1* 遺伝子の変異
 5. アポリポタンパク A-Ⅴ遺伝子の変異

**D. 鑑別診断**
 1. Ⅲ型高脂血症
 2. 家族性複合型高脂血症（FCHL）
 3. 二次性高脂血症〔アルコール多飲，ネフローゼ症候群，神経性食思不振症，妊娠，糖尿病，リポジストロフィー，Weber-Christian 病，甲状腺機能低下症，先端巨大症，Cushing 症候群，ネルソン症候群，薬剤（エストロゲン，ステロイド，利尿薬，βブロッカー，SSRI など抗精神病薬，痤瘡治療薬，HIV 治療薬，免疫抑制剤など），その他高 TG 血症をきたす疾患（多発性骨髄腫，全身性エリテマトーデス，悪性リンパ腫，サルコイドーシスなど）〕

〈診断のカテゴリー〉
Definite（確定診断）：必須条件に，B あるいは C のいずれかの異常（疾患関連あり）が確認された場合。
Probable（臨床的診断）：必須条件に，A の主症状のいずれかを認める場合。
Possible（疑い例）：必須条件のみ，あるいは，必須条件に A の副症状を認める場合。

〔難病情報センターホームページ（https://www.nanbyou.or.jp/entry/4884）より〕

脂血症が疑われた場合も専門医へコンサルトする。

## 専門医へのコンサルト

下記のホームページを参照。
❶厚生労働省難病対策事業「原発性脂質異常症に関する調査研究班」（http://nanbyo-lipid.com）
❷難病情報センター（https://www.nanbyou.or.jp）

# 肥満症
## Obesity Disease

**小野 啓**　千葉大学大学院准教授・内分泌代謝・血液・老年内科学

（頻度）**よくみる**（肥満：男性 31.8%，女性 21.6%。高度肥満：15 歳以上の男性 1.2%，女性 0.6%。肥満のなかで肥満症がどの程度の割合であるか，については，7 割程度と考えられているが，必ずしも確立したデータは存在しない）

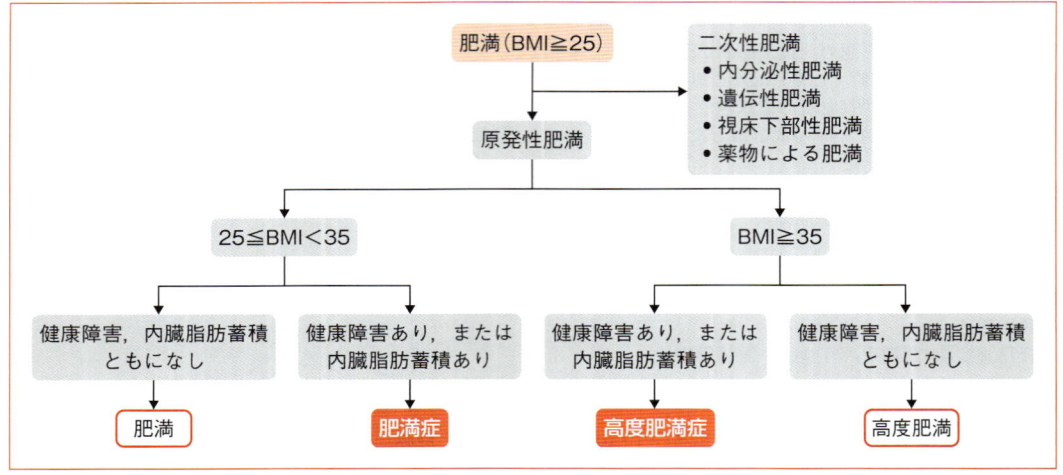

**図1** 肥満症診断のフローチャート

（日本肥満学会 編：肥満症診療ガイドライン2022．p2，ライフサイエンス出版，2022 より）

---

GL　肥満症診療ガイドライン2022

## 診断のポイント

❶肥満症の定義は，肥満に起因ないし関連する健康障害を合併するか，その合併症が予測される場合で，医学的に減量を必要とする病態である。

❷BMI の増加が脂肪組織の増大によるものであることが判明したら，肥満症診断のフローチャート（図1）に従って診断を進める。

❸健康障害については，肥満症の診断に必要な合併症および肥満症の診断には含めないが，肥満に関連する健康障害〔「肥満」（⇨70頁）の表2を参照〕を参考に，肥満症の診断を行う。

❹健康障害が存在しなくとも，内臓脂肪蓄積が存在する場合には肥満症（あるいは BMI ≧ 35 の場合，高度肥満症）と診断する。

❺内臓脂肪蓄積は，男性で腹囲 85 cm 以上，女性で腹囲 90 cm 以上にてこれを疑い，臍レベルの腹部CT にて内臓脂肪面積 ≧ 100 cm$^2$ あるいは内臓脂肪面積/皮下脂肪面積比＞0.4 にて確定診断を行う。

## 緊急対応の判断基準

　高度肥満症による肥満低換気症候群および心不全により，血中酸素濃度の低下，あるいは $CO_2$ ナルコーシスをきたす場合には，緊急対応が必要である。

## 症候の診かた

❶問診

❶生活歴，体重歴，既往歴，家族歴や薬剤歴，精神心理的要素を含めた幅広い問診が必要であるとともに，身体診察の重要性が高い。

❷食べ過ぎている，運動が不足しているといった自覚がある場合，原発性肥満が疑われる。

❸食事のパターンの聴取から，過食性障害，夜食症候群，気晴らし食い症候群，まとめ大食いなどの食行動異常を検出する。

❹遺伝子異常による肥満（遺伝性肥満）では知能低下を伴うものが多いため，学歴を聴取することも手がかりになる。

❺頭部の外傷や脳神経系疾患の既往から，視床下部性肥満の可能性を検討する。

❻服用中の薬剤があれば，体重増加の副作用の有無を調査する。

❼女性においては，月経異常や不妊についての問診を行う。

❷体重測定：体重計によっては 150 kg 以上の測定ができないなどの製品もあるため，体重を正確に測定できる体重計を用意し，自己申告にとどまらず診察室で測定する必要がある。

❸身体診察

❶身体診察においては Cushing 徴候や甲状腺機能低下症の症候を念頭におき，二次性肥満の否定を行う。

❷メジャーを用いて腹囲の測定を行うとともに，下腹部の赤色皮膚線条，腋窩の黒色表皮腫，腹水の有無を評価する。

❸下肢の診察において，前脛骨部を圧迫し，圧痕を残す浮腫(水分貯留)や，圧痕を残さない浮腫(粘液水腫やリンパ浮腫)，蜂窩織炎の有無などを評価する。

❹血圧と脈拍を測定し，高血圧の有無を評価する。

## 検査所見とその読みかた

❶血液検査：糖尿病，脂質異常症，高尿酸血症，非アルコール性脂肪性肝疾患を鑑別する。

❷尿検査

　❶尿蛋白の有無を確認し，1＋以上の陽性所見があれば尿蛋白/尿クレアチニン比を測定することにより定量的に評価する。

　❷糖尿病がないにもかかわらず尿蛋白が持続的に陽性であった場合，肥満関連腎臓病を疑い，治療対象と考える必要がある。

❸画像検査

　❶胸部X線や心電図にて心不全や虚血性心疾患のスクリーニングを行い，腹部CTにて内臓脂肪面積，脂肪肝，腎疾患，副腎腫瘍の評価を行う。

　❷視床下部性肥満を疑う場合，脳CTおよびMRIの撮像を行う。

　❸睡眠時無呼吸症候群の診断のため，いびきや無呼吸，日中の眠気などの問診に加え，簡易型無呼吸検査を行う。

## 確定診断の決め手

❶肥満症の診断はBMIと合併症あるいは内臓脂肪蓄積のみが評価基準であり，難しいものではない。

❷問診と身長と体重の測定，および身体診察を怠らずに行うことが重要である。

## 誤診しやすい疾患との鑑別ポイント

❶体重が増加する要因として，胸水・腹水・浮腫による体内水分量の過剰の可能性，トレーニングなどによる筋肉量の増加の可能性を念頭におく必要がある。

❷また，ステロイド過剰や加齢によって筋肉量が低下している場合，体内の脂肪組織は過剰であっても，体重の増加をきたさない場合もあり，留意する必要がある。

## 確定診断がつかないとき試みること

❶薬剤性肥満については，被疑薬を中止あるいは変更して減量が得られるかを観察する。

❷食事量が多いことが主因になっているかを判断するため，2週間程度の減量入院が役立つ。

## 合併症・続発症の診断

肥満に起因ないし関連する健康障害〔「肥満」(⇨70頁)の表2を参照〕について，それぞれの診断基準を用いて診断を行う。

## 予後判定の基準

合併症の種類と程度により，予後もさまざまであるが，1つの基準として，初診時から肥満症で3〜5％，高度肥満症で5〜10％の減量を目標とする。

## 経過観察のための検査・処置

二次性肥満の否定，行動療法(食事療法・運動療法を含む)の導入をもってしても有効な減量が得られない場合，薬物治療や外科治療についても検討の価値がある。

## 治療法ワンポイント・メモ

❶肥満や肥満症をもつ個人のQOLの維持・向上は，個人に対する医学的介入のみでは十分に達成できず，肥満スティグマの解消を含む社会的観点からのアプローチが重要である。

❷しばしば，生活習慣がよくない，自己管理能力が低いなどの先入観を医療者がもつことにより，患者の精神心理面に悪影響を及ぼすとともに，医師への信頼感の妨げとなり，治療の障害となる。

## 専門医へのコンサルト

肥満外科手術の適応(6か月以上の内科治療を行っても，BMI ≧ 35で2型糖尿病・高血圧・脂質異常症・睡眠時無呼吸症候群のうち1つ以上の合併症をもつ，あるいはBMI ≧ 32.5でHbA1c ≧ 8.4％の2型糖尿病と高血圧・脂質異常症・睡眠時無呼吸症候群のうち1つ以上の合併症をもつ)のある患者については，これを行っている施設への紹介が望ましい。

（執筆協力：横手 幸太郎　千葉大学・学長）

# Fabry 病
Fabry Disease

酒井 規夫　医誠会国際総合病院難病医療
推進センター・副センター長(大阪)

**頻度** 古典型 Fabry 病の発症率は，欧米人で 40,000 人に 1 人と推定されていたが，国内の新生児マススクリーニングの結果からは 7,000 人に 1 人ともいわれている。

**GL** ファブリー病診療ガイドライン 2020

## 診断のポイント

❶幼小児期からの発汗低下，四肢先端痛。
❷小児期以降の角膜の渦状混濁。
❸尿沈渣におけるマルベリー小体(細胞)。
❹皮膚の被角血管腫。
❺成人期以降の心不全，腎不全，脳血管障害。

## 症候の診かた

❶四肢先端痛は発熱，運動により増悪し，外気温の上昇や入浴で顕在化し，その痛みはピリピリするという程度から灼熱痛というように非常に激しいこともある。
❷角膜混濁は視力低下は伴わないが，渦状混濁とよばれる特徴的な形態をしており，特異的な所見である。
❸腎症状として蛋白尿，アルブミン尿を認め，尿沈渣のマルベリー小体は特異性の高い所見である。
❹皮膚の被角血管腫は小児期以降出現し，下腹部や殿部などに好発するが，特異性は高くない。同じように眼球結膜，網膜の蛇行した血管拡張も観察される。
❺心臓所見としては成人期以降に徐脈，心房細動，心肥大を認める。
❻脳血管障害としては，比較的若年発祥の一過性脳虚血発作(TIA)，脳梗塞時に脳出血をみることがある。

## 検査所見とその読みかた

　HE 染色にて糸球体上皮(ポドサイト)の空胞化や遠位尿細管を中心とした尿細管の空胞化，変性を認め，電子顕微鏡でゼブラ小体やミエリン様構造物とよばれる特徴的な構造を糸球体上皮に認める。

## 確定診断の決め手

❶男性ではリンパ球における α ガラクトシダーゼ

A の酵素活性の著明低値で診断できる。
❷女性ヘテロ接合体では酵素活性は正常のこともあり，*GLA* 遺伝子検査が必要である。病的変異が同定されない場合には，家族歴，血中 Gb3・lyso-Gb3 の測定，皮膚生検，腎生検での病理所見などで診断する。

## 誤診しやすい疾患との鑑別ポイント

❶四肢の痛みで受診した場合には関節リウマチ(⇨1181 頁)，肢端紅痛症などと誤診されることがあるが，痛みの場所や誘因(発熱，運動で悪化)などで鑑別する。
❷心肥大で見つかった場合には肥大型心筋症(⇨789 頁)として診断されていることもある。
❸蛋白尿の精査から慢性腎炎(⇨962 頁)，ネフローゼ症候群(⇨967 頁)として治療されることもある。

## 確定診断がつかないとき試みること

　女性で遺伝子検査で病的変異が同定されないときには，角膜混濁，尿沈渣でのマルベリー細胞家族歴，血中 Gb3・lyso-Gb3 の測定，皮膚生検，などを検討する。

## 治療法ワンポイント・メモ

❶現在国内で承認されている治療法として，酵素補充療法 3 製剤とシャペロン薬がある。前者はアガルシダーゼベータ(1 mg/kg/回)，アガルシダーゼアルファ(0.2 mg/kg/回)，アガルシダーゼベータ BS(1 mg/kg/回)であり，いずれも 2 週間に 1 回の静脈注射である。後者はミガーラスタットで，隔日の内服薬であり，12 歳以上が適応となっている。
❷四肢先端痛に対する対症療法としては，カルバマゼピン，ガバペンチンなどが有効である。

## さらに知っておくと役立つこと

　本疾患は X 連鎖性遺伝疾患であり，男性で重症，女性で軽症なことが多いこと，1 人診断されればその家系には複数の罹患者，保因者がいることが多いため，家系分析が重要で，遺伝カウンセリングの紹介もキーとなる。
　また近年，自治体により新生児マススクリーニングの対象疾患となっているところがある。

## 専門医へのコンサルト

　Fabry 病の専門医や Fabry 病の経験のある遺伝カ

ウンセリング施設への紹介が望ましい。

# 脳腱黄色腫症
## Cerebrotendinous Xanthomatosis (CTX)

小山 信吾　国立病院機構山形病院・脳神経内科部長

**頻度**　**あまりみない**〔疾患頻度に関する正確な疫学データは乏しいが，「脳腱黄色腫症の実態把握と診療ガイドライン作成」研究班が実施した全国調査では，2012 年 9 月～2015 年 8 月の 3 年間に日本全国で 40 例の脳腱黄色腫症患者の存在が確認されている（J Hum Genet 63: 271-280, 2018）〕

**GL**　脳腱黄色腫症診療ガイドライン 2018

## 診断のポイント

**1** 新生児期の黄疸・胆汁うっ滞，小児期発症の慢性的な下痢，若年性白内障，腱黄色腫などの全身症状や，多彩な精神・神経症状を臨床的特徴とする。
**2** 症状により好発年齢が異なる。
**3** 血清コレスタノールが高値を示す。
**4** *CYP27A1* 遺伝子変異による常染色体潜性（劣性）遺伝形式を示す疾患であり，遺伝子診断が可能である。

## 症候の診かた

　脳腱黄色腫症の臨床症状は全身症状と精神・神経症状に大別される。
**1** 全身症状として以下の症状があげられる。
**❶** 新生児期の遷延性黄疸・胆汁うっ滞：致死的となりうるが，自然軽快する例も多いとされる。
**❷** 慢性的な下痢：小児期に発症し，最も早期に本疾患を疑う臨床症状となりうる。
**❸** 若年性白内障
- 通常は両側性であり，10 歳台に生じることが多く，初発症状としても頻度が高い。
- 若年性白内障の鑑別では，本疾患を考慮する。
**❹** 黄色腫
- 黄色腫はアキレス腱に代表されるが，手指の伸筋腱，上腕三頭筋，膝蓋腱などにも生じうる（図1）。
- 本疾患の特徴的所見であるが，必須の症状ではない。
- 黄色腫は 20 歳台以降に出現することが多いた

め，特に小児例では黄色腫を欠いていることが想定される。
**❺** 若年性骨粗鬆症・病的骨折：多くは 30 歳以降に生じるが，時に若年でもみられる。
**❻** 若年性の冠動脈病変：成人以降に生じて致死的となりうる。
**2** 精神・神経症状には以下の症状があげられ，20～30 歳台以降に生じることが多い。精神発達遅滞/退行および認知症による認知機能障害，錐体路障害および小脳性運動失調が主体で出現頻度が高い。
**❶** 精神発達遅滞/退行および認知症による認知機能障害
- 精神発達遅滞/退行は 10 歳未満に学習障害をきたす。
- 成人発症の認知症は 20～30 歳台以降に発症することが多い。
**❷** 錐体路障害および小脳性運動失調：20～30 歳台以降に，痙性対麻痺あるいは小脳性運動失調により歩行障害をきたす。
**❸** その他
- パーキンソン症状やジストニアなどの錐体外路症状，てんかん，末梢神経障害，脊髄性感覚障害，精神症状などを呈しうる。
- てんかんは 10～20 歳台と，やや若年発症が多い。

## 検査所見とその読みかた

**1** 生化学的検査
**❶** 一般検査では疾患特異的所見を欠く。
**❷** 胆汁酸合成経路の障害により，ケノデオキシコール酸は低下し，血清コレスタノールや尿中胆汁アルコールが上昇する。
**2** 脳 MRI
**❶** 両側性の小脳歯状核病変が特徴的である。
**❷** その他，淡蒼球，皮質脊髄路，小脳脚，脳室周囲白質に，T2 強調画像や FLAIR 画像で高信号を呈する。
**❸** 大脳・小脳の萎縮性変化も呈しうる（図 2a～d）。
**3** 脊髄 MRI
**❶** T2 強調画像水平断で，後索および側索が高信号病変として認められる。
**❷** 長軸方向に長い病変となることが特徴的である（図 2e, f）。
**4** 脳波検査：てんかんを呈さなくとも脳波異常を高率で認め，背景活動は徐波化し，時に高振幅徐波が

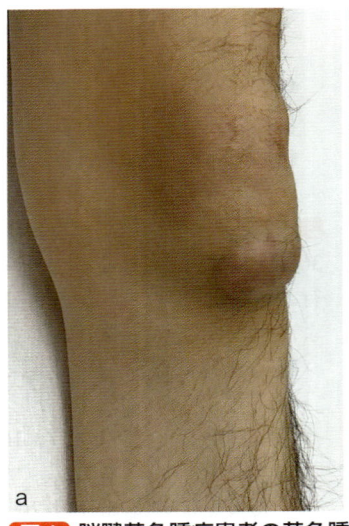
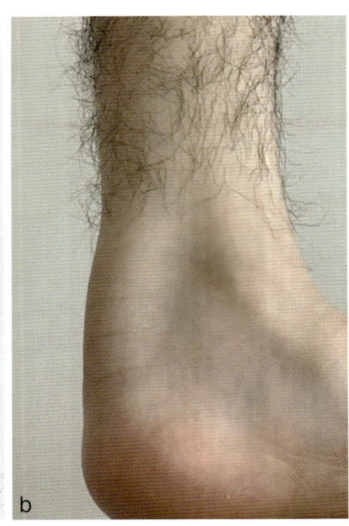

**図1** 脳腱黄色腫症患者の黄色腫

膝（a）およびアキレス腱（b）の黄色腫を示す。
〔Koyama S, et al. J Atheroscler Thromb 28（9）: 905-925, 2021 より〕

混入する。

⑤黄色腫の生検：泡沫状マクロファージや脂質結晶の間隙が認められる。

### 確定診断の決め手

「脳腱黄色腫症診療ガイドライン 2018」の診断基準を**表1**に示す。

①臨床症状から本疾患を疑い，生化学的検査として血清コレスタノールの上昇を認める。

②血清コレスタノールの上昇をきたしうる疾患を除外する。

③確定診断は，遺伝子検査で *CYP27A1* 遺伝子変異をホモ接合体または複合ヘテロ接合体として確認する。

### 誤診しやすい疾患との鑑別ポイント

①脳腱黄色腫症の鑑別診断は症状に依存する。

②黄色腫をきたす疾患として，家族性高コレステロール血症（⇨1117 頁）とシトステロール血症（⇨1128 頁）が鑑別診断にあがるが，これらの疾患では白内障や神経症状を欠く。

③錐体路障害あるいは小脳性運動失調を呈した場合は，痙性対麻痺（⇨586 頁）や脊髄小脳変性症（⇨589 頁）が鑑別診断にあがる。

#### ❶家族性高コレステロール血症

- 黄色腫と若年性冠動脈疾患を呈する。

- 著明な高 LDL コレステロール血症を認める。
- *LDLR* 遺伝子，*PCSK9* 遺伝子，*APOB* 遺伝子に変異を認める。

#### ❷シトステロール血症

- 黄色腫と若年性冠動脈疾患を呈する。
- 血清シトステロールの上昇を認める。
- *ABCG5* 遺伝子あるいは *ABCG8* 遺伝子に変異を認める。

### 確定診断がつかないとき試みること

①血清コレスタノールの上昇がわずかな場合でも，本疾患が考慮される場合には積極的に *CYP27A1* 遺伝子検査を考慮する。

②コレスタノール以外の胆汁酸合成経路の代謝物を包括的に測定できる施設に相談する。

### 予後判定の基準

①新生児期の遷延性黄疸・胆汁うっ滞は，致死的となりうる。

②早期に治療介入がなされた場合には，症状の改善が期待できる。しかし，重篤な精神・神経症状が確立してしまうと治療効果は限定的となり，症状は進行しうる。

③若年性動脈硬化症による冠動脈病変は致死的となりうる。

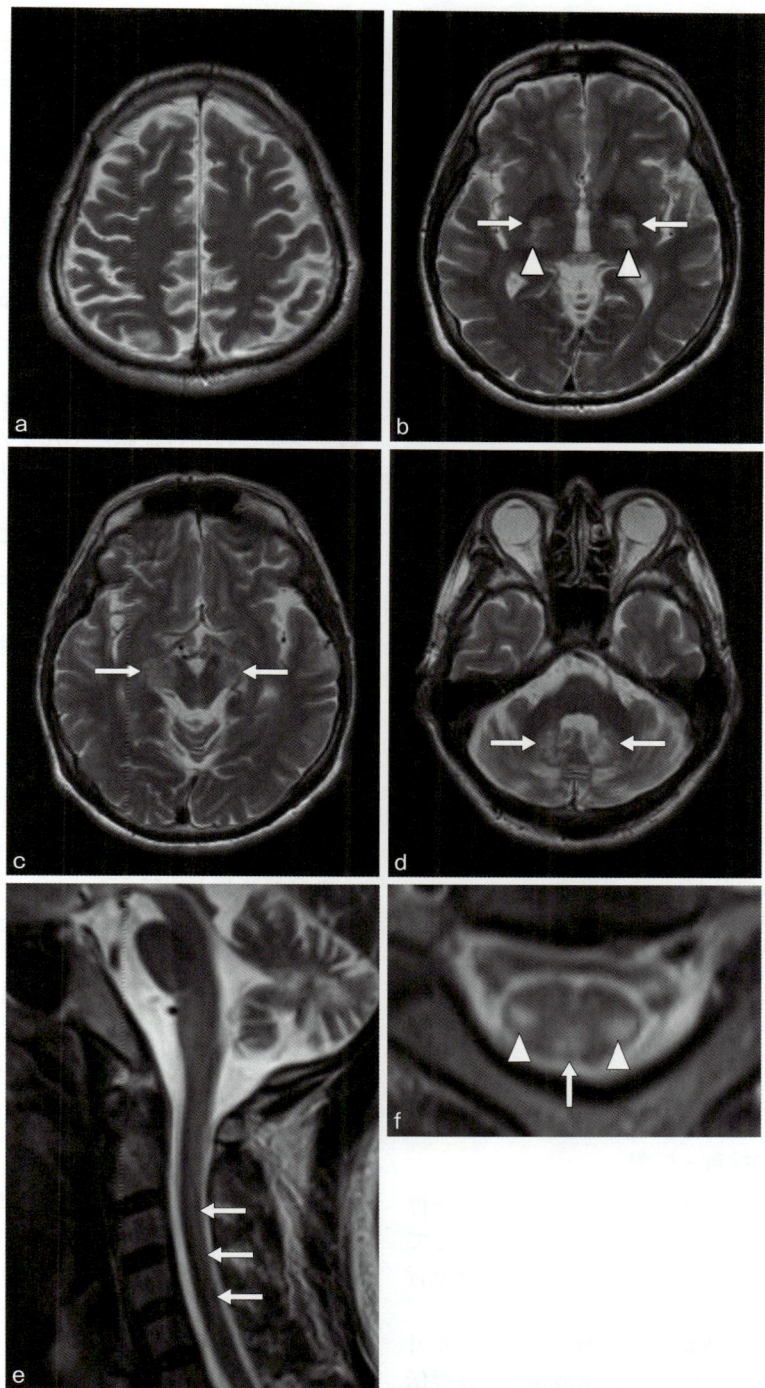

**図2** 脳腱黄色腫症患者の脳および脊髄 MRI(T2 強調画像)

大脳(a)および小脳(d)の萎縮性変化を認める。淡蒼球(b, ⟹)および内包(b, ▷)，大脳脚(c, ⟹)，小脳歯状核(d, ⟹)に高信号病変を認める。脊髄矢状断では長軸に伸びる脊髄病変を認める(e, ⟹)。脊髄横断面では後索(f, ⟹)および側索(f, ▷)に高信号病変を認める。

〔Koyama S, et al: J Atheroscler Thromb 28(9): 905-925, 2021 より〕

**表1** 脳腱黄色腫症の診断基準

**A　症状**
1. 腱黄色腫
2. 進行性の神経症状＊または精神発達遅滞
3. 若年発症の白内障
4. 若年発症の冠動脈疾患
5. 小児～若年発症の慢性の下痢
6. 若年発症の骨粗鬆症
7. 新生児～乳児期の遷延性黄疸・胆汁うっ滞
＊進行性の神経症状としては，認知機能障害，小脳症状，錐体路症状，錐体外路症状，けいれん，脊髄性感覚障害，末梢神経障害などの頻度が高い

**B　生化学的検査所見**
血清コレスタノール濃度 4.5 μg/mL 以上
（健常者の平均値±SD：2.35±0.73 μg/mL）

**C　遺伝学的検査**
CYP27A1 遺伝子の変異
（変異をホモ接合体または複合ヘテロ接合体で認める）

**D　鑑別診断**
以下の疾患による血清コレスタノール高値を除外する。
・家族性高コレステロール血症
・シトステロール血症
・閉塞性胆道疾患
・甲状腺機能低下症
上記疾患の鑑別が困難な場合や上記疾患と脳腱黄色腫症の合併が否定できない場合は，CYP27A1 遺伝子検査を実施する。CYP27A1 遺伝子の病原性変異が確認された場合は，上記の疾患を合併していても脳腱黄色腫症の診断が可能である。

＜診断のカテゴリー＞
Definite：A の 1 項目以上＋B＋C＋D
Probable：A の 1 項目以上＋B＋D
Possible：A の 1 項目以上＋B
〔厚生労働科学研究費補助金（難治性疾患政策研究事業）脳腱黄色腫症の実態把握と診療ガイドライン作成に関する研究班：脳腱黄色腫症診療ガイドライン 2018 より〕

## 経過観察のための検査・処置

**1** 血清コレスタノールの測定は治療効果判定の指標となる。治療開始後，数か月かけて徐々に低下していく。安定したら最低年 1 回は定期的な検査を行う。

**2** 認知機能評価を含む神経学的診察を，6～12 か月ごとに評価する。脳・脊髄 MRI，脳波検査，神経伝導検査などを，1～数年ごとに行う。

**3** 心電図・胸部 X 線・心エコーなどによる心機能評価を，1～数年ごとに行う。

**4** 骨粗鬆症の有無について，1～数年ごとに骨密度を測定する。

## 治療法ワンポイント・メモ

**1** 脳腱黄色腫症の治療は，ケノデオキシコール酸製剤の補充療法が中心となる。
　❶投与量は成人例では 750 mg/日，小児例では 15 mg/kg/日が奨励されている。
　❷副作用として肝機能障害に留意する。

**2** HMG-CoA 還元酵素阻害薬（スタチン製剤）がケノデオキシコール酸と併用される場合があるが，長期的な有効性についての明確なエビデンスは乏しい。

**3** 白内障に対しては，手術療法を考慮する。

**4** うつなどの精神症状，てんかん，痙性歩行，Parkinson 症状などに応じた対症療法を検討する。

## さらに知っておくと役立つこと

**1** 本疾患は指定難病に該当しており，臨床調査個人票を作成し治療費の公費負担申請を行う。

**2** 本疾患は常染色体潜性（劣性）遺伝形式をとる遺伝性疾患であるため，同胞は 25％で同症を罹患しうる。治療可能な疾患であるため，罹患の有無について積極的に検討すべきである。

## 専門医へのコンサルト

**1** 白内障などの眼科的合併症の評価のため，眼科医へのコンサルトを行う。

**2** 冠動脈病変が疑われる場合には，循環器内科へのコンサルトを行う。

**3** 神経症状の評価のため，神経小児科あるいは脳神経内科へのコンサルトを行う。

**4** 腱黄色腫の手術適応については，整形外科あるいは形成外科へコンサルトを行う。

# シトステロール血症
Sitosterolemia

**斯波 真理子**　大阪医科薬科大学特務教授・循環器内科

**頻度** あまりみない（20 万人に 1 人）

## 診断のポイント

**1** 乳幼児期の顕著な高 LDL コレステロール（LDL-C）血症。

**2** 皮膚黄色腫。

**3** 早発性冠動脈疾患（男性 45 歳未満，女性 55 歳

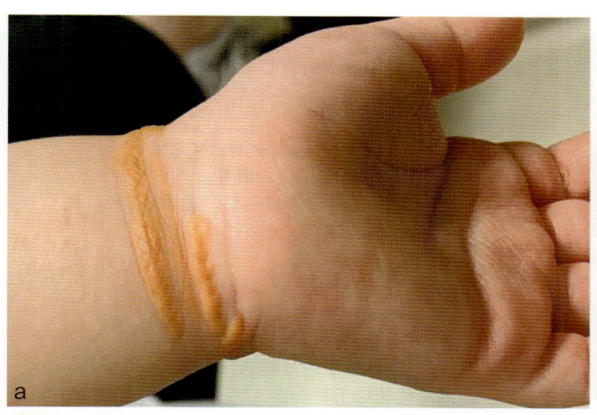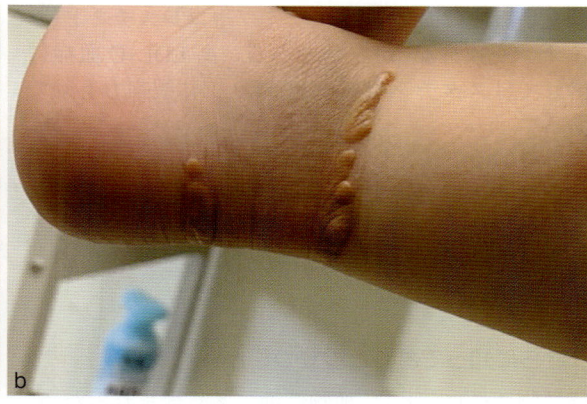

**図1** シトステロール血症の皮膚黄色腫の写真

a：手首に線状に並ぶ黄色の丘疹を認める。b：足首の皺に沿って黄色の丘疹を認める。

未満）。

4 血清シトステロール値が高値。

5 異常赤血球，溶血発作，血小板減少，関節炎など。

### 症候の診かた

1 皮膚黄色腫：乳幼児期より皮膚の皺に沿った黄色の皮疹が出現（図1）。

2 腱黄色腫：アキレス腱その他の腱の肥厚として出現。

### 検査所見とその読みかた

1 高 LDL-C 血症は，時に 600 mg/dL 以上を示し，家族性高コレステロール血症（FH：familial hyper-cholesterolemia）ホモ接合体と間違われる。食事療法やスタチン，エゼチミブにより低下を認めるところが，FH ホモ接合体と異なる。

2 血清シトステロール値：1 mg/dL（10 μg/mL）以上を示す。

### 確定診断の決め手

1 血清シトステロール濃度が 1 mg/dL（10 μg/mL）以上。

2 *ABCG5/8* 遺伝子の病原性変異。

以上により，確定診断ができる。ただし，いずれもまだ（2024 年 5 月現在）保険適用ではない。

### 誤診しやすい疾患との鑑別ポイント

**1 FH ホモ接合体**

❶ 両親が FH ヘテロ接合体であること。

❷ 高 LDL-C 血症が食事療法によってもあまり変

動しないこと。

❸ 血中シトステロール値。

❹ 遺伝学的検査により，LDL 受容体遺伝子，*PCSK9* 遺伝子に変異を有する。

**2 脳腱黄色腫症**（⇨ 1125 頁）

❶ 血清コレスタノール濃度 5 μg/mL 以上。

❷ 遺伝学的検査により，*CYP27* 遺伝子の病的変異を有する。

### 確定診断がつかないとき試みること

*ABCG5/8* 遺伝子の遺伝学的検査。

### 合併症・続発症の診断

1 動脈硬化性心血管疾患が若年齢より出現し，進展する。そのため，若年齢より頸動脈エコー，心エコーなどにより，動脈硬化の評価を行う。

2 必要に応じて，冠動脈 CT などの，冠動脈疾患の評価を行う。

### 予後判定の基準

シトステロール血症の予後を決めているのは，合併症である冠動脈疾患をはじめとする動脈硬化性心血管疾患である。若年齢より頸動脈エコー，心エコーを用いて動脈硬化の評価を行い，必要に応じて冠動脈 CT などを施行する。

### 治療法ワンポイント・メモ

1 植物ステロール制限食（植物油，ナッツ類，シリアルなどを避ける）およびコレステロール制限食（200 mg/日未満）が基本であり，きわめて有効である。

❷食事療法に加えて，エゼチミブやコレスチミド（陰イオン交換樹脂）が有効である。高 LDL-C 血症に対してはスタチン製剤や PCSK9 抗体製剤も有効である。

❸外科的治療法として，小腸におけるステロール吸収面積を低下させる部分的回腸バイパス手術がある。

❹LDL アフェレーシス治療が有効との報告がある。

## さらに知っておくと役立つこと

❶植物ステロールは，植物性油に多く含まれるため，通常の高 LDL-C 血症の食事療法とは，内容が異なる。例えば，とうもろこし・ごま・ピーナッツ・大豆・なたね油・ゴマ油・米油・マーガリン・ナッツ・アボカド・チョコレート・貝類などが植物ステロールの含有量が多いとされており，控える必要がある。

❷コレステロールの多い食品（動物性のレバー・臓物類・卵類）も控える必要がある。

## 専門医へのコンサルト

日本動脈硬化学会のホームページに，FH 紹介可能施設の記載がなされている。FH ホモ接合体の対応が可能な施設は，本疾患の対応も可能である。

# 痛風

Gout

久留 一郎　国立病院機構米子医療センター・病院長（鳥取）

**頻度** よくみる

**GL** 高尿酸血症・痛風の治療ガイドライン（第3版）（2019 年改訂，2022 年追補版）

## 診断のポイント

❶痛風の原因である高尿酸血症の診断は，血清尿酸値 7 mg/dL を超える場合とする。

❷痛風発作の経過には，前兆期，極期，軽快期，寛解期がある。

❸発作の完全な寛解を認める非対称性急性単関節炎が，拇趾基幹関節や足根関節に生じる。

❹痛風結節を認める。

❺確定診断は，関節液や痛風結節に尿酸塩結晶を証明することである。

❻尿酸塩結晶を証明できない症例では，臨床的特

**表1** 1977 年痛風分類基準（米国リウマチ学会）

| | |
|---|---|
| A | 尿酸塩結晶（好中球が貪食した）が関節液中に存在する（偏光顕微鏡）。 |
| B | 痛風結節の証明 |
| C | 以下の項目の内 6 項目以上を満たすこと |
| | ① 2 回以上の急性関節炎の既往。 |
| | ② 24 時間以内に炎症がピークに達する。 |
| | ③ 単関節炎である。 |
| | ④ 関節の発赤がある。 |
| | ⑤ 母趾基関節の疼痛または腫脹がある。 |
| | ⑥ 片側の母趾基関節の病変である。 |
| | ⑦ 片側の足根関節の病変である。 |
| | ⑧ 痛風結節（確診または疑診）がある。 |
| | ⑨ 血清尿酸値の上昇がある。 |
| | ⑩ X 線上の非対称性腫脹がある。 |
| | ⑪ 発作の完全な寛解がある。 |

A あるいは B の証明，または C の 6 項目以上満たす場合痛風と診断する

〔Wallace SL, et al: Preliminary criteria for the classification of the acute arthritis of primary gout. Arthritis Rheum 20(3): 895-900, 1977 より〕

徴・検査所見・画像検査から構成される分類基準を用いる。

❼尿路結石，腎障害や心血管疾患の合併がある。

## 緊急対応の判断基準

以下の場合は専門医へ紹介することが必要である。

❶血清尿酸値が正常にもかかわらず，痛風発作が継続する場合。

❷痛風結節症例で痛風発作が持続する場合。

❸巨大痛風結節のさまざまな部分で炎症が繰り返す場合。

❹痛風発作や痛風結節が腱の付着部にあり，物理的な刺激で発作を繰り返す場合や可動制限を伴う場合。

❺痛風発作の炎症が分裂種子骨などに波及し，炎症が遷延している場合。

❻感染や潰瘍形成，自壊，絞扼性神経障害などのある痛風結節。

❼靴を履けない，服を着られないなど機能的な問題を起こす痛風結節。

❽外見による著しい精神的苦痛を生じる美容的問題を起こす痛風結節。

## 症候の診かた

❶症候・症状の着目すべき点（**表1**）

❶2 回以上の急性関節炎の既往がある。

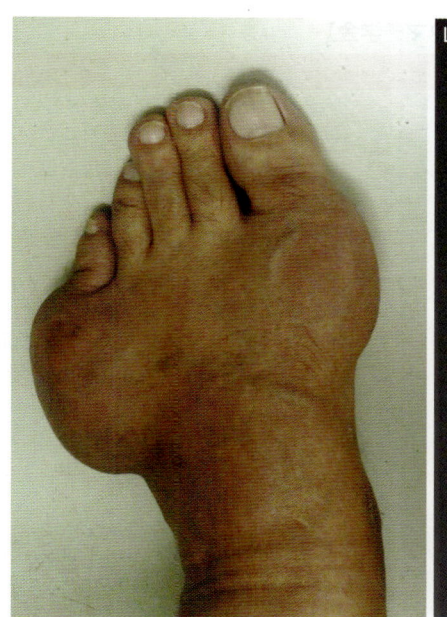
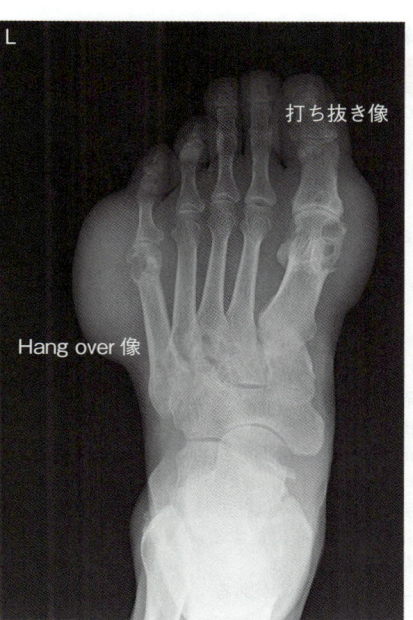

打ち抜き像

Hang over 像

L

**図1** 痛風結節の X 線写真

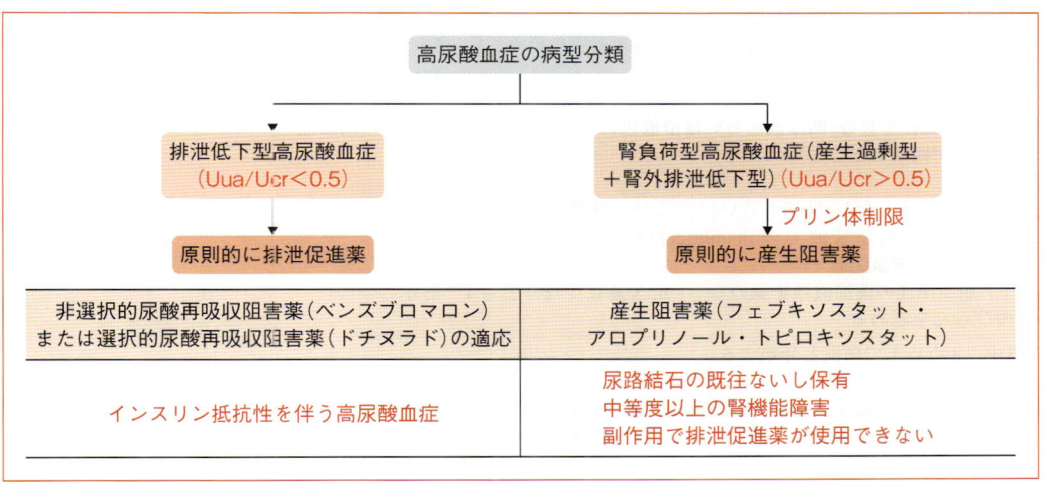

**図2** 一般的な尿酸降下薬の選択

（久留一郎：Dr. ヒサトメのかかりつけ医のための高尿酸血症・痛風診療 Q & A. p69, 診断と治療社, 2021 より）

❷ 24 時間以内に炎症がピークに達する。
❸ 単関節炎であり，関節の発赤がある。
❹ 片側の第 1 MTP 関節または足関節に炎症病変がある。
❺ 血清尿酸値の上昇がある。
❻ 発作の完全な寛解がある。

**2** 非典型的な症候・症状（尿酸値正常の痛風）
❶ 痛風の極期は血清尿酸値が高くない場合がある。
❷ 治療により尿酸値が正常化したときの痛風発作。
❸ 尿酸降下薬を長期服用中であっても，残存している尿酸塩結晶が，物理的な刺激により関節内に

**表2** 2015 年痛風分類基準(米国リウマチ学会/欧州リウマチ学会)

| | カテゴリー | スコア |
|---|---|---|
| Step 1：Entry criterion(必要条件) | 少なくとも 1 回は末梢関節あるいは滑液包に腫脹，疼痛，圧痛が生じたことがある | |
| Step 2：Sufficient criterion(十分条件) | 症状のある関節，あるいは滑液包，あるいは痛風結節に尿酸塩結晶を認める | |
| Step 3：Criteria(Step 2 を満たさない場合)<br>**臨床的特徴**<br>①痛風発作時の罹患関節パターン | 足関節または中足骨(単関節あるいは少関節炎，第 1MTP は除く)<br>第 1 MTP 関節(単関節あるいは少関節炎) | 1<br><br>2 |
| ②痛風発作時の特徴<br>・罹患関節の発赤(患者申告あるいは医師の確認)<br>・罹患関節に触れたり圧すことができない<br>・歩行困難や罹患関節の使用不可 | 左記の特徴を 1 つ認める<br>2 つ認める<br>3 つ認める | 1<br>2<br>3 |
| ③臨床経過<br>　抗炎症薬投与に関係なく，以下の特徴を 2 つ以上有する<br>・24 時間未満に最大の疼痛に達する<br>・14 日以内に症状が消失する<br>・症状の完全に消失する時間がある | <br><br>典型的なエピソードが 1 回ある<br>　　　　　　　　　複数回ある | 1<br><br> |
| ④痛風結節<br>　チョーク様物質が排出されたり皮膚から透けてみえる皮下結節，しばしば血管に重なり，関節，耳介，肘頭部滑液包，指腹，腱にみられる | あり | 4 |
| **検査所見**<br>①血清尿酸値：ウリカーゼ法で測定<br>　尿酸降下薬を開始する前，発作が生じてから 4 週間を超えている時期(間欠期)に測定すべきである | <4 mg/dL<br>6〜<8 mg/dL<br>8〜<10 mg/dL<br>≧10 mg/dL | −4<br>2<br>3<br>4 |
| ②症状のある(既往を含む)関節液あるいは滑液包の関節液分析(訓練された者が観察すること) | 尿酸塩結晶陰性 | −2 |
| **画像検査**<br>①症状のある(既往も含む)関節あるいは滑液包の画像での尿酸塩結晶の証明：関節超音波での double contour sign，あるいは DECT による尿酸塩沈着 | どちらかであり | 4 |
| ②画像上，痛風関連の関節破壊を認める：手足 X 線に少なくとも 1 か所のびらんを認める | あり | 4 |

最高 23 点中，8 点以上で痛風と分類する。

MTP：metatarsophalangeal

〔Neogi T, et al: 2015 Gout classification criteria: an American College of Rheumatology/European League Against Rheumatism collaborative initiative. Ann Rheum Dis 74(10): 1789-1798, 2015 より〕

剥がれ落ちて生じる痛風発作。

❹血清尿酸値がまったく正常な痛風。

**❸誤診しやすい疾患の鑑別**：偽痛風，外反母趾，回帰性リウマチ，単関節性関節リウマチ，蜂窩織炎，変形性関節症との鑑別を行う(後述)。

## 検査所見とその読みかた

**❶痛風の確定診断**

❶関節液に，好中球が尿酸塩結晶を貪食する所見や痛風結節の病理所見があれば確定診断となる。

❷病理診断が難しい場合は，血清尿酸値，血液一般検査，CRP の測定を行う。

❸画像診断として単純 X 線写真での骨抜き打ち像や overhanging の検出(**図 1**)，超音波検査による double contour sign や micronodular sign，Dual energy CT(DECT)による尿酸塩結晶の検出。

**❷高尿酸血症の病型診断**

❶病型の診断および尿酸降下薬の選択は，高尿酸血症が腎負荷型(産生過剰型および腎外排泄低下型)か尿酸排泄低下型かを尿酸クリアランス法で

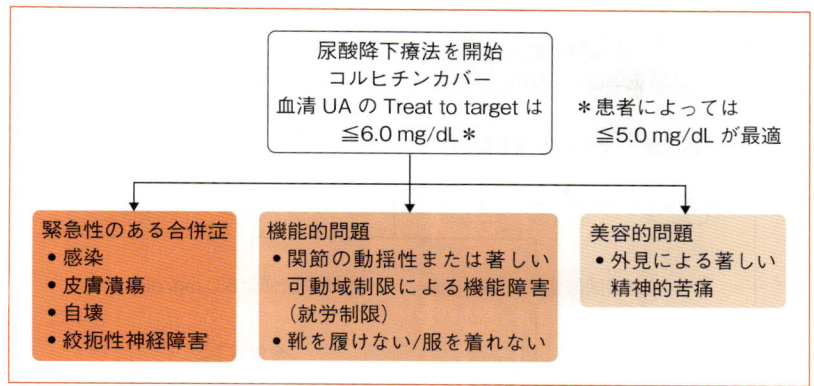

**図3** 痛風結節において手術を考慮する場合

（久留一郎：Dr. ヒサトメのかかりつけ医のための高尿酸血症・痛風診療 Q&A. pp61-62, 診断と治療社, 2021 より）

決める。

❷尿酸クリアランス法が難しい場合は, 随時尿を用いて尿中尿酸と尿中クレアチニンの比（Uua/Ucr）を求め, ＞0.5 では腎負荷型として産生阻害薬を, ＜0.5 では排泄低下型として排泄促進薬を使用する（図2）。

## 確定診断の決め手

1977 年の分類基準では症状のない時期の痛風に関しては述べられていないので, 2015 年の分類基準ではこの点が改訂され3ステップの診断となっている（表2）。

❶ Step 1：少なくとも 1 回は末梢関節あるいは滑液包に腫脹, 疼痛, 圧痛を認めるという必要条件がある。

❷ Step 2：症状のある関節, 滑液包, 痛風結節に尿酸塩結晶を認めるという十分条件で痛風と確定診断できる。

❸ Step 3：Step 2 を満たさない場合は, 臨床的特徴4項目, 検査所見 2 項目, 画像検査 2 項目の 8 項目で, それぞれ点数化し, 最高 23 点中 8 点以上で痛風と分類する。

## 誤診しやすい疾患との鑑別ポイント

❶偽痛風：CPP 結晶の関節内沈着で生じる。高齢者に多く痛風に比較して症状が長い。膝関節に多発しX 線で石灰化を認める。関節液中の CPP 結晶の証明で診断する。

❷外反母趾：中年以降の女性で長時間歩行やヒールの高い靴で起こる第 1 MTP 関節の脱臼または亜脱臼がある。

❸回帰性リウマチ：発作の持続が痛風に比して短時間で完成し, 回復も早い。関節の変形や骨破壊を伴わない。

❹単関節性リウマチ：女性の場合, 朝の手指のこわばり, 変形や RF 抗体や抗 CPP 抗体などの各種免疫学的検査や X 線検査所見が参考となる。

❺蜂窩織炎：関節付近の蜂窩織炎は痛風と鑑別が困難な場合がある。プロカルシトニン測定が必要である。

❻変形性関節症：炎症所見が乏しく膝関節に多く, 痛みは動作開始時に強く, 安静で弱まる。X 線上骨棘形成がある。

## 確定診断がつかないとき試みること

❶関節穿刺による尿酸塩結晶の証明が難しい場合は, 分類基準のスコアから確定する。

❷超音波検査や DECT による画像診断を試みる。

❸尿酸値正常の痛風を疑う場合は, 尿酸降下薬を用いて血清尿酸値を 4.5 mg/dL 以下にして発作が消失すれば痛風と診断してよい。

## 合併症・続発症の診断

❶日常生活に不都合な痛風結節, 機能的な問題を起こす痛風結節, 美容的問題は外科的な摘出が必要となる（図3）。

❷尿路結石, 腎障害, 脳血管障害, 心血管障害などの臓器障害ならびに高血圧, 糖尿病, メタボリック症候群, 肥満などの生活習慣病が合併するので, それぞれの診断が必要である。

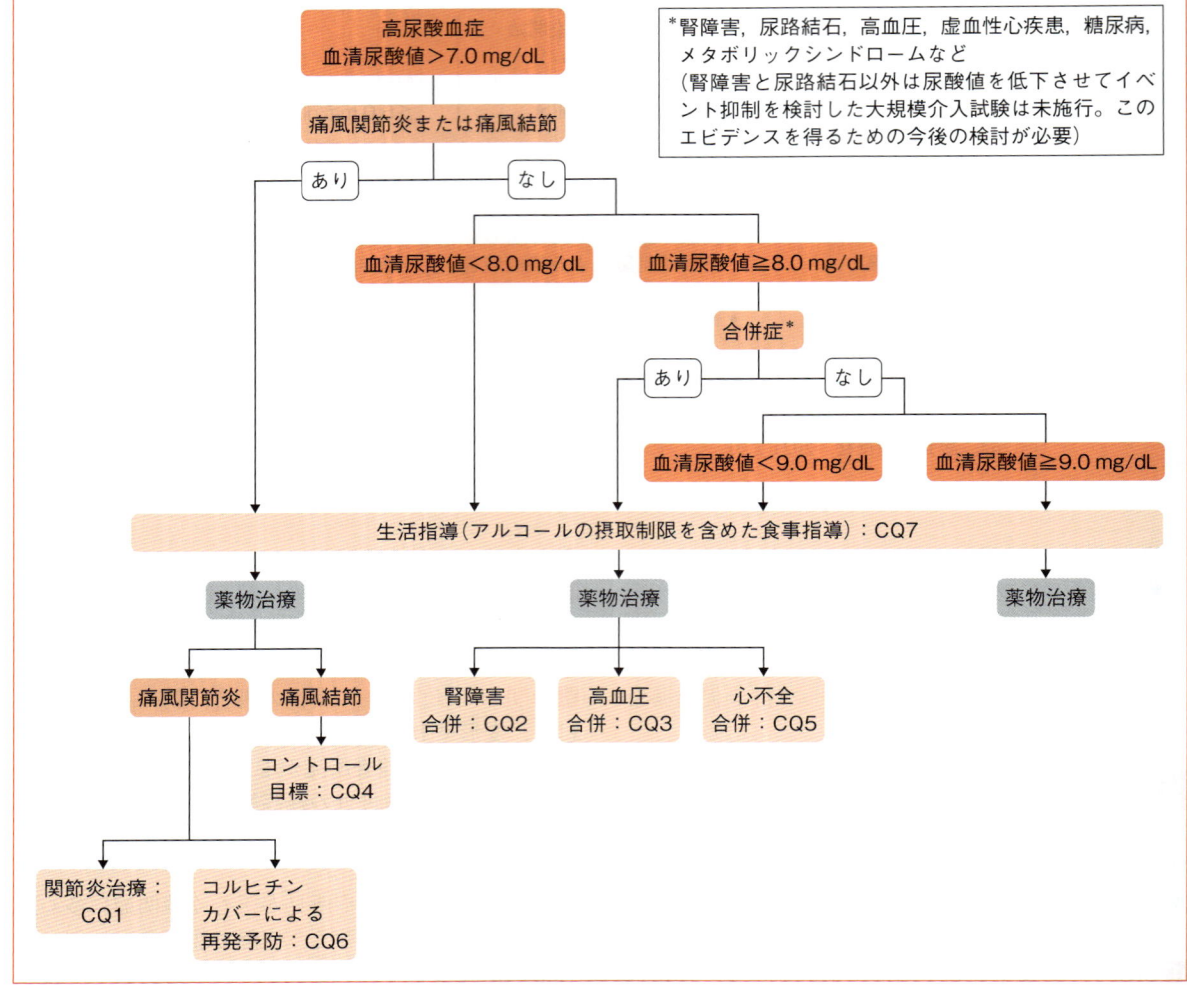

**図4** 高尿酸血症・痛風の診療アルゴリズムとCQとの関係

各CQは「高尿酸血症・痛風の治療ガイドライン（第3版）」参照。
〔日本痛風・尿酸核酸学会　ガイドライン改訂委員会：高尿酸血症・痛風の治療ガイドライン（第3版）．p4，診断と治療社，2018より〕

❸血清尿酸値は臓器障害のリスクとしての意義（男女とも8 mg/dL以上）と，臓器障害や生活習慣病合併のマーカーとしての意義（男性：7.0〜7.9 mg/dL，女性：5.5〜7.9 mg/dL）がある。

❹高尿酸血症患者ではガイドラインに沿って，リスクとしての血清尿酸値上昇（8 mg/dL以上）で臓器障害や生活習慣病がある場合は，生活習慣を修正したあとに尿酸降下薬を投与して6 mg/dL以下にコントロールする（図4）。

❺マーカーとしての血清尿酸値上昇の場合は，生活習慣を修正しながら血清尿酸値を定期的にモニターし，8 mg/dL以上になれば尿酸降下薬を使用する。

## 予後判定の基準

❶痛風発作が致死的になることはないが，痛風を放置すると，1）発作が持続し慢性痛風性関節炎となる，2）関節破壊が起こる，3）痛風結節が生じる。

❷血清尿酸値が6.5〜8.4 mg/dLの群と8.5 mg/dL以上の群は，4.9 mg/dL未満の群に比較して死亡リスクがそれぞれ1.21倍，1.74倍となる。

❸痛風患者の死因は，1982年までは痛風腎に伴う尿毒症が40％であり，虚血性心疾患が18％であっ

たが，1992年では尿毒症は10%に減少し，虚血性心疾患・脳卒中が17%，癌が29%である。

## 経過観察のための検査・処置

❶経過の長い患者は初診時と高尿酸血症の病型が異なるので，再度検査を行い，薬剤の選択を再考する。
❷キサンチン酸化還元酵素（XOR）阻害薬を使用すると高尿酸血症の病型が変化するので，再度検査を行い，薬剤の選択を再考する。

## 治療法ワンポイント・メモ

❶痛風発作はNSAIDs・ステロイド・コルヒチンがすべて第1選択薬であるが，関節炎が強い場合はNSAIDsとコルヒチン，あるいはステロイドとコルヒチン（腎障害のある人）の併用を行う。
❷痛風関節炎時に患部を冷却（アイスパックで1回30分を1日4回，1週間継続）することは，疼痛を減弱させる。
❸尿酸コントロール中の痛風再発を減らすためには，コルヒチンカバー（0.5 mg/日を3〜6か月間内服させる）が有効である。
❹痛風の再発予防のためには，血清尿酸値を6 mg/dL以下にする。

## さらに知っておくと役立つこと

❶痛風の再発を起こさない血清尿酸値の目標値は5〜6 mg/dL，血清尿酸値の低下速度は1か月で1 mg/dL以内とすると，痛風の再発が少ない。
❷尿酸降下薬使用中の再発症例は，尿酸降下薬をそのまま投与しNSAIDsを上乗せする。

## 専門医へのコンサルト

❶痛風結節を有する症例や慢性痛風のように，尿酸プール量の多い重症例では6か月以上のコルヒチン長期投与が有効である。
❷コルヒチンカバーは症例ごとに罹病期間を加味しながら投与期間を決定することが望ましいために，専門医に相談することを勧める。
❸コルヒチンカバーを行っているときに副作用が出て投与継続が難しい場合は，尿酸降下薬の最小量からの漸増が必要となるために専門医へ連絡する。
❹痛風結節が存在して，痛風発作が持続する場合は専門医へのコンサルトが必要となる。
❺痛風関節炎後の石灰化などにより，趾の可動制限のある例や痛風と鑑別すべき蜂窩織炎が疑われるときもコンサルトが必要である。

# 先天性アミノ酸代謝異常症
Inborn Errors of Amino Acid Metabolism

長尾 雅悦　国立病院機構北海道医療センター・名誉院長

（頻度）新生児マススクリーニング（NBS）対象疾患のなかで，フェニルケトン尿症が約9万人に1人と最も発症頻度が高いが，メープルシロップ尿症は約52万人に1人，ホモシスチン尿症は約80万人に1人とまれである。尿素サイクル異常症は複数の疾患を含むが全体で5万人に1人くらいであり，その他の疾患も正確な発症頻度が不明な場合が多い。

GL 新生児マススクリーニング対象疾患等診療ガイドライン2019

## 診断のポイント

❶新生児マススクリーニング対象疾患での陽性所見。
❷哺乳力低下，嘔吐，けいれん，筋緊張低下，肝腫大。
❸毛髪や皮膚の色素異常（→フェニルケトン尿症）。
❹特異的な尿臭（→メープルシロップ尿症）。
❺肝機能障害，高アンモニア血症，代謝性アシドーシス（→尿素サイクル異常症など）。

## 緊急対応の判断基準

尿素サイクル異常症やメープルシロップ尿症の急性増悪期に毒性物質を排泄する持続血液ろ過透析が必要となれば高次医療機関へ搬送する。特に新生児期に発症する重症病型では治療効果が大きい。

## 症候の診かた

❶新生児マススクリーニングの実施により発症前に発見されることが多いが，フェニルケトン尿症の赤茶けた毛髪，色白の皮膚，青い虹彩，メープルシロップ尿症の特異的な尿臭などの古典的な症候を忘れてはいけない。
❷一方で特徴的症候がない疾患が多いことも念頭におく。哺乳力低下，嘔吐，けいれん，筋緊張低下，肝腫大など日常的な疾患でも認める普通の症状が主体であり，鑑別診断の際にアミノ酸代謝異常ではないかと疑うことが大切である。

## 検査所見とその読みかた

❶アミノ酸代謝異常は血漿のアミノ分画の異常とし

て反映される。

**2** 血液だけでなく尿，髄液などの体液中のアミノ酸濃度から全身への影響や疾患ごとの特徴を知ることができる。

**3** 新生児マススクリーニングでは，ろ紙に染み込ませて乾燥させた血液（乾燥ろ紙血）を検査に用いる。枯草菌を用いる生物学的測定法である古典的ガスリー法から，現代はタンデムマスを用いた測定が主流となった。

**4** 病因となる酵素欠損による中間代謝産物の蓄積を尿中有機酸分析にて知ることができ，血液および尿のアミノ酸分析と組み合わせて診断に用いる。

### 確定診断の決め手

**1** 代謝経路の障害によって生じる中間代謝産物の定量（アミノ酸分析，有機酸分析，アシルカルニチン分析）。

**2** 障害の原因となっている酵素活性測定。

**3** 酵素蛋白をコードする遺伝子の変異解析（遺伝子検査）。

### 誤診しやすい疾患との鑑別ポイント

**1** 新生児期の各種肝疾患（新生児肝炎など）はアミノ酸異常を呈することが多い。一般臨床検査や画像所見と合わせて，特異的な代謝産物のプロフィールの有無を確認する。

**2** 乳児期の栄養過誤による異化亢進やビタミンの摂取不足がアミノ酸値の異常として現れる。身長体重の増加が標準的な範囲にあるかを確認する。

**3** ホモシスチン尿症ではその身体的特徴から Marfan 症候群（⇨1144 頁）との鑑別が重要である。

### 確定診断がつかないとき試みること

**1** 蛋白質の摂取量が少なければアミノ酸の異常値を検出しにくくなる。食事による十分な蛋白質の負荷がある条件下で代謝産物の定量を行う。

**2** 欠損酵素の活性測定は対象となる組織が限られ，血液などで容易に測定できる患者が少ない。肝生検や皮膚線維芽細胞の培養により得た検体を用いる際は，実際に測定可能な研究室などに事前に依頼する。

**3** 指定難病や小児慢性特定疾病に認定されている疾患では，保険収載で遺伝子検査できる対象が広がっている。遺伝カウンセリングを実施のうえ，可能性のある複数疾患の遺伝子異常を検索する。

### 合併症・続発症の診断

**1** てんかんや精神運動発達遅滞などの中枢神経障害の合併頻度が高い。脳波や MRI による定期的な評価を行う。

**2** 慢性的な肝機能障害を呈する疾患では，肝硬変の進行や肝癌の合併に注意する。

**3** 蛋白制限や特定のアミノ酸の摂取制限を必要とする疾患では，成長障害の原因となっていないか栄養評価をする。

### 予後判定の基準

**1** 疾患ごとに管理目標が設定されている。例えばフェニルケトン尿症では年齢や性別を問わず血中フェニルアラニン濃度を 2〜6 mg/dL で維持することにより，正常な知能発達を遂げ，よりよい社会生活を送ることができる。

**2** 代謝発作（代謝性アシドーシス，高アンモニア血症など）を繰り返す症例は生命予後が不良であり，知的発達や認知機能に大きな影響を及ぼす。

### 経過観察のための検査・処置

**1** 管理指標となっているアミノ酸や代謝産物を定期的に測定する。

**2** 成長曲線に沿った身長体重の増加の確認。

**3** 神経学的な評価（知能・発達検査，脳波）。

### 治療法ワンポイント・メモ

**1** 食事療法：蛋白制限食や治療用特殊ミルクを使用する疾患では定期的な栄養指導が欠かせない。

**2** 薬物療法：病因となる酵素の補酵素として，ビタミン類が効果を示す疾患がある。欠損酵素により障害された代謝経路をバイパスする薬剤が著効することがある。

**3** sick day への対応：発熱や飢餓によりエネルギー不足が蛋白異化を亢進させ，代謝発作の誘発，あるいは病的代謝が顕在化する。輸液などによる早期のエネルギー補給が重要である。

### さらに知っておくと役立つこと

アミノ酸代謝異常症の多くが小児慢性特定疾病の指定を受けており，20 歳未満まで医療費の公的支援を受けることができる。しかし成人となって指定難病の認定を受けることができる疾病は限られている。

## 専門医へのコンサルト

　新生児マススクリーニングで陽性となった場合は，各地域のコンサルタント医（自治体ごとに指名）に相談して精査治療を進める。

# 急性ポルフィリン症
## Acute Porphyrias

**大門 眞**　至誠堂総合病院・健康増進センター長（山形）

　急性ポルフィリン症はヘム合成経路の8つの酵素の先天性障害が病因の疾患のうち，腹部症状，精神症状，および，神経症状を3徴とする急性発作を生じる4つ〔ALA脱水酵素欠損ポルフィリン症（ADP：ALAD deficiency porphyria），急性間欠性ポルフィリン症（AIP：acute intermittent porphyria），遺伝性コプロポルフィリン症（HCP：hereditary copro-porphyria），多様性ポルフィリン症（VP：variegate porphyria）〕の総称。病型によらず，急性発作を抑えるのが治療目標。

**頻度**　**あまりみない**〔急性ポルフィリン症の有病率は，1980～84年にかけての全国的な調査では人口10万人対0.38人，2009年の厚生労働省ポルフィリン研究班の調査では，1年間の受療者は35.5人と推定されており，欧州での有病率（5.4人／100万人）と比して明らかに低く，多くの症例が診断されていないと思われる。急性ポルフィリン症の報告は半数以上がAIPで，ついでHCP，VPと続く。ADPはきわめてまれ〕

## 診断のポイント

❶急性ポルフィリン症発作は，1)原因不明の腹痛，2)不定の精神症状（不眠，不安など），3)原因不明の神経症状（四肢麻痺，球麻痺など）を3大症状とする。
❷上記の症状は同時ではなく，腹痛，精神症状，神経症状と経時的に変化する。
❸病型の確認には糞便中のコプロポルフィリン（CP）やプロトポルフィリン（PP）の検査が必要だが，急性ポルフィリン症の確定診断はヘム合成経路の基質のALAおよびポルフォビリノーゲン（PBG）の尿中の増加を確認すればできる（図1）。

## 緊急対応の判断基準

　以下の場合，入院のうえ，ヘム製剤を使用する。電解質の補正，血圧，循環の管理を行い，球麻痺に備える。
❶ブドウ糖補液にても腹痛が改善しない場合。
❷神経症状を呈した場合。

## 症候の診かた

❶急性腹症を思わせる腹部症状が初期にみられ，のちに，解離性障害を思わせるような精神症状を呈し，最後には四肢麻痺，球麻痺などの神経症状を呈する。
❷腹部症状に対応する器質的な異常は認められない。
❸病状の進行に応じて，症状が変化する。
　❶症状の消失した時期（非発作時）がある。
　❷HCPおよびVPでは光線過敏性皮膚炎が認められることがあるが，AIPでは認められない（陰性徴候）。
　❸非特異的な所見として，高血圧，頻脈を呈する。

## 検査所見とその読みかた

❶尿中PBG，ALAの増加：必ずみられる。
❷尿中ポルフィリンの増加：10～30％の症例で，肉眼的には特有のぶどう酒色（ポルフィリン尿）を呈する。なお，ポルフィリン尿は紫外線照射にて赤色蛍光を発する〔図2b（aは肉眼）〕。
　❶ADPやAIPでは，尿中ポルフィリンはあまり増加せず褐色調にとどまることが多い。
　❷HCPおよびVPでは，糞便中ポルフィリン（CP，PP）が増加する（図1）。
❸電解質異常：低ナトリウム（Na）血症，低クロール（Cl）血症が半数以上にみられ，抗利尿ホルモン（ADH）不適合分泌症候群（SIADH：syndrome of inappropriate secretion of ADH）による。
❹肝機能検査：軽度の黄疸，AST，ALT，アルカリホスファターゼ（ALP），γGTPの中等度の増加，コリンエステラーゼ（ChE）の低下などがあり，肝炎と誤診されることがある。血清総蛋白の減少，アルブミンの減少，γグロブリンの増加，βグロブリンの増加もみられる。
❺糖代謝異常：高血糖が60％，耐糖能異常はほぼ全例にある。
❻腎機能：尿蛋白，尿糖もみられ，約半数例で乏尿，高比重尿がみられる。尿素窒素（BUN），血清クレアチニンの軽度の増加がみられるが，フェノールスル

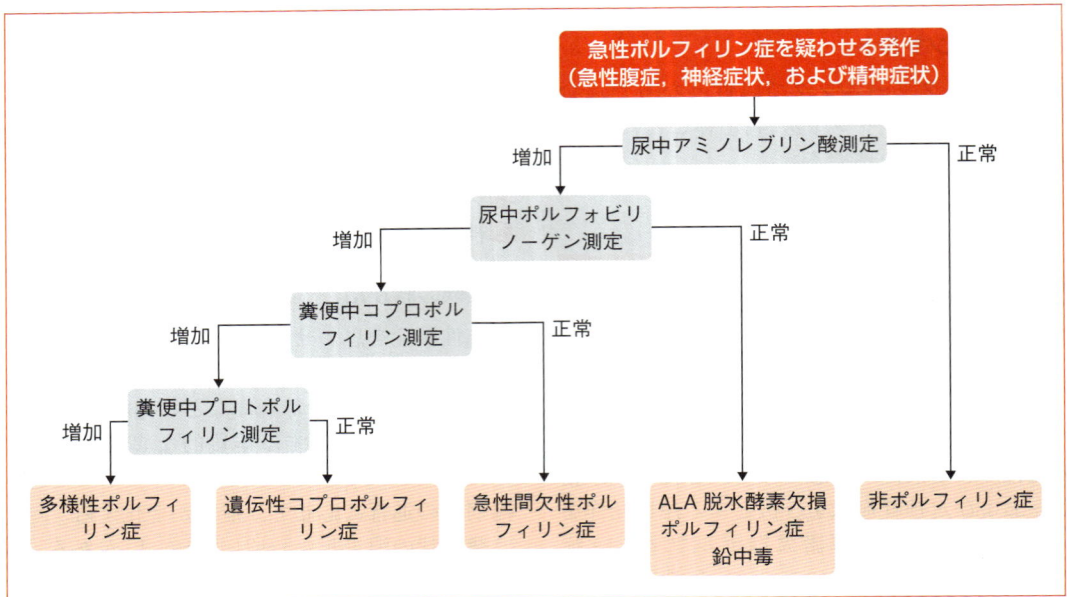

**図1** 急性ポルフィリン症診断のフローチャート

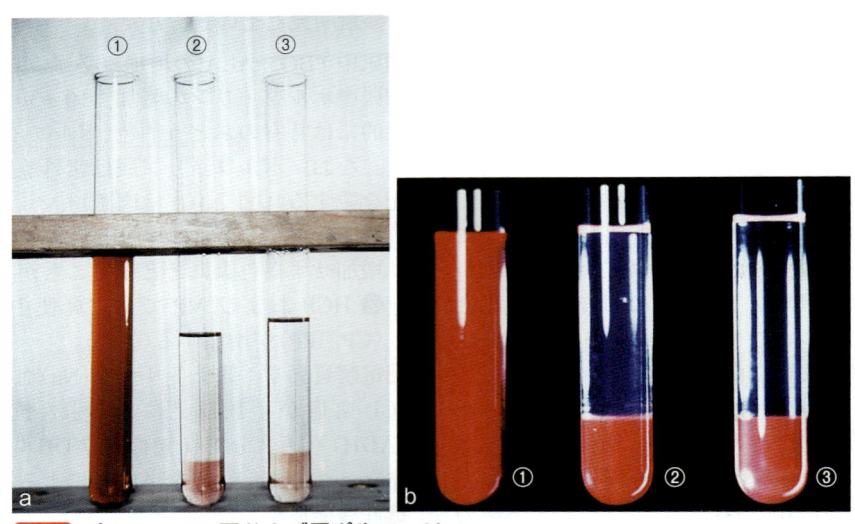

**図2** ポルフィリン尿および尿ポルフィリン

a：ポルフィリン尿（①）および Fischer-Brugsch 法で抽出した尿ポルフィリン（ウロポルフィリン（②），コプロポルフィリン（③）；下層，ピンク色に見える）。

b：同様検体の遠紫外線照射（強い赤色蛍光を発する）。

ホンフタレイン（PSP），クレアチニンクリアランスの異常は少ない。

**7** その他の血液検査：乳酸，ピルビン酸も増加し，ミトコンドリア異常も推定される。高コレステロー

ル血症，高中性脂肪血症も多い。また，極期には血清や尿のクレアチニンが著増するが，クレアチンホスホキナーゼ（CK）やアルドラーゼの異常は少ない。

**8** 内分泌系：抗利尿ホルモン（ADH），成長ホルモン

(GH)，プロラクチン（PRL），副腎皮質刺激ホルモン（ACTH），コルチゾールが高値となり，前三者では抑制試験で逆に増加する奇異性上昇がみられる。カテコールアミンも著増する。

**9** その他：胃腸の検査では一過性に腸けいれんがみられるが，大半は腸麻痺の所見を示す。心電図ではSTの低下や陰性化などの虚血性の変化が多い。

## ▊ 確定診断の決め手

**1** 急性ポルフィリン発作。

**2** 尿中PBG，ALAの著増（発作時には少なくとも正常上限の2倍以上）。

**3** 尿中PBGを定性的に調べるスクリーニング法（Watson-Schwartzテストなど）の感度は高くない。逆に，本法で陽性なら可能性大。

## ▊ 誤診しやすい疾患との鑑別ポイント

　急性ポルフィリン症発作にみられる種々の症状は，重なってはいるが連続的に起こってくる。病期により，以下のような疾患との鑑別が必要。尿中PBG，ALAの増加は，本症でのみみられる。

**1** 急性腹症（⇨335頁），イレウス，虫垂炎（⇨669頁）などの種々の腹痛を伴う疾患：本症では種々の腹部検査によっても原因が特定できない。

**2** ヒステリーなどの精神疾患：本症では腹部症状に引き続いて起こってくる。

**3** 末梢神経炎，Guillain-Barré症候群（⇨546頁），スモン，てんかん（⇨606頁）などの神経症状：本症では腹部症状，精神症状に引き続いて起こってくることが多い。

## ▊ 予後判定の基準

**1** いったん発症すれば，死亡率は20％を超えて，予後不良と考えられていた。これは，診断がつかないまま，バルビタールなどの使用禁忌薬剤や他の誘因が重なって病状が悪化した症例でのことで，診断がつき，適切な治療が行われた場合，大半は完全に回復する。

**2** 神経症状を呈する前に診断し，適切な治療を開始することが重要。

## ▊ 経過観察のための検査・処置

**1** 尿中PBG，ALA。

**2** 血清電解質〔Na，カリウム（K），Cl〕。

## ▊ 治療法ワンポイント・メモ

**1** 急性発作の予防

**❶** 潜在者を発見し誘因を避けるように指導することが大切。飢餓が誘因となるので，十分な摂食をさせる（ダイエットは禁忌）。

**❷** 医療機関での薬物投与に注意が必要。

**❸** 月経に伴い急性発作を起こす症例では，LH-RHアナログを用いて月経を止めることも効果がある。

**❹** 発作が頻回に起こるときには，ALAS1（5′-aminolevulinate synthase 1）を標的としたsiRNA製剤で，ALAS1発現を抑制し発作の発症予防効果があるギボシランが2021年より使用できるようになった。

**2** 発症時の治療

**❶** ブドウ糖補液：ALASを抑制し急性発作を改善させるといわれており，最も一般的に行われている治療法。

**❷** ヘム製剤：細胞内ヘムを上昇させ，ヘム合成系の相対的亢進を緩和させる。ポルフィリン症の治療としては病態に即した治療法であり，欧米では第1選択療法。わが国でも2013年にヘミンが保険適用され，広く使われだした。重症例に使用されることが多い。

**❸** シメチジン：作用機序が不明だが，ALAおよびPBGを減少させる効果がある。

**❹** 対症療法

- 疼痛，腹痛に対して：クロルプロマジンおよび麻薬。
- 不安，神経症に対して：クロナゼパム，クロルプロマジン。
- 高血圧，頻脈に対して：β遮断薬。
- SIADHに対して：補液による電解質の補充。

**❺** 血液透析：重症例で行われることがあるが，かかる重症例の予後はよくない。

## ▊ さらに知っておくと役立つこと

**1** 本症の病因は遺伝子異常だが，それだけでは発症しない（未発症者を潜在者とよぶ）。異常酵素とALASの酵素活性の逆転状況を助長させる刺激が誘因となり，急性発作を起こす。

**2** 誘因としては，外傷，感染症，ストレス，甲状腺ホルモン，妊娠，飢餓など（狭義の誘因）のほかに，バルビタール，サルファ剤，セドルミドなど種々の薬剤（禁忌薬剤）があるので注意（禁忌薬剤は，表1

① Drugs-porphyria.org
 (https://drugsporphyria.net)
② The American Porphyria Foundation
 (https://porphyriafoundation.org)
③ International Porphyria Network
 (https://porphyrianet.org/en/content/worldwide–network)

などのウェブサイトで検索可能)。

**3** 本症は国の指定難病の対象となっている。病因遺伝子解析は保険適用で検査会社に依頼可能。

# アミロイドーシス
Amyloidosis

**加藤 修明** 信州大学准教授・第三内科

**頻度** ときどきみる

**GL** ・アミロイドーシス診療ガイドライン 2010
・2020 年版 心アミロイドーシス診療ガイドライン
・腎アミロイドーシス診療ガイドライン 2020

## 診断のポイント

**1** 60 歳以上。
**2** 壁肥厚を伴い(目安として心室中隔＞12 mm)，収縮能の保たれた心不全(HFpEF)。
**3** 尿蛋白陽性(目安として＞0.5 g/日)。
**4** ALP 優位の肝酵素上昇を伴う肝腫大。
**5** 末梢神経障害(多発ニューロパチー，自律神経障害，手根管症候群)。

## 緊急対応の判断基準

NT-proBNP＞8,500 pg/mL を呈する免疫グロブリン軽鎖(AL)心アミロイドーシス患者および T-bil＞2 mg/dL を呈する AL 肝アミロイドーシス患者の予後は非常に不良であるため，可及的すみやかに専門医療機関へ紹介する。

## 症候の診かた

**1** 浮腫：心アミロイドーシスによっても腎アミロイドーシスに伴う低アルブミン血症によってもみられ，頻度が高い。
**2** 手足のしびれ：AL 型や遺伝性トランスサイレチン型アミロイドーシス(ATTRv 型)でみられる多発

ニューロパチーや，野生型トランスサイレチンアミロイドーシス(ATTRwt 型)に頻度の高い手根管症候群に伴ってみられる。
**3** 消化器症状：嘔気，食欲不振，吸収不良症候群，下痢，下血，便秘などがみられる。
**4** 軟部組織症状：紫斑，巨舌，関節腫大，脊柱管狭窄症などがみられる。

## 検査所見とその読みかた

**1** 心アミロイドーシス：心電図異常(四肢誘導低電位，胸部誘導 QS パターン，房室ブロック，心房細動など)，胸部 X 線写真での心拡大と胸水，心エコー異常(壁肥厚，拡張能低下，apical sparing pattern)，血中 NT-proBNP と高感度トロポニンの上昇，ATTRv 型の一部と ATTRwt 型では$^{99m}$Tc ピロリン酸心筋シンチグラフィ陽性。
**2** 腎アミロイドーシス：AL 型や続発性アミロイドーシス(AA 型)では尿蛋白を認める。
**3** 肝アミロイドーシス：ALP 優位の肝酵素上昇が特徴的。画像検査で肝腫大を認める。末期に T-bil が上昇する。
**4** 神経伝導検査：多発ニューロパチー(軸索障害優位)や手根管症候群(終末潜時の延長)を検出する。
**5** M 蛋白同定：AL 型では M 蛋白陽性(血清と尿の免疫固定法による)と血清遊離軽鎖(フリーライトチェーン，FLC)の異常がみられる。
**6** *TTR* 遺伝子検査：ATTRv 型では病的バリアントが検出される。
**7** 血清アミロイド A(SAA)：AA 型では血中 SAA の上昇がみられる。

## 確定診断の決め手

**1** 上述の症候や検査所見からアミロイドーシスの存在を疑うことが何より重要である。
**2** 罹患臓器あるいは比較的侵襲の少ない消化管粘膜や皮膚からの生検を行い，Congo red 染色陽性かつ偏光観察下で緑色～黄色の複屈折を示すアミロイドの沈着を証明することでアミロイドーシスの存在が確定診断される(図 1)。
**3** 次に免疫染色あるいは質量分析を行って沈着アミロイドの前駆蛋白を同定することにより病型が決定される。現在ヒトアミロイド前駆蛋白は 42 種類が同定されている(Amyloid 29: 213-219, 2022)。
**4** ATTR 型の場合はさらに *TTR* 遺伝子検査を追加することで ATTRv 型と ATTRwt 型が区別される。

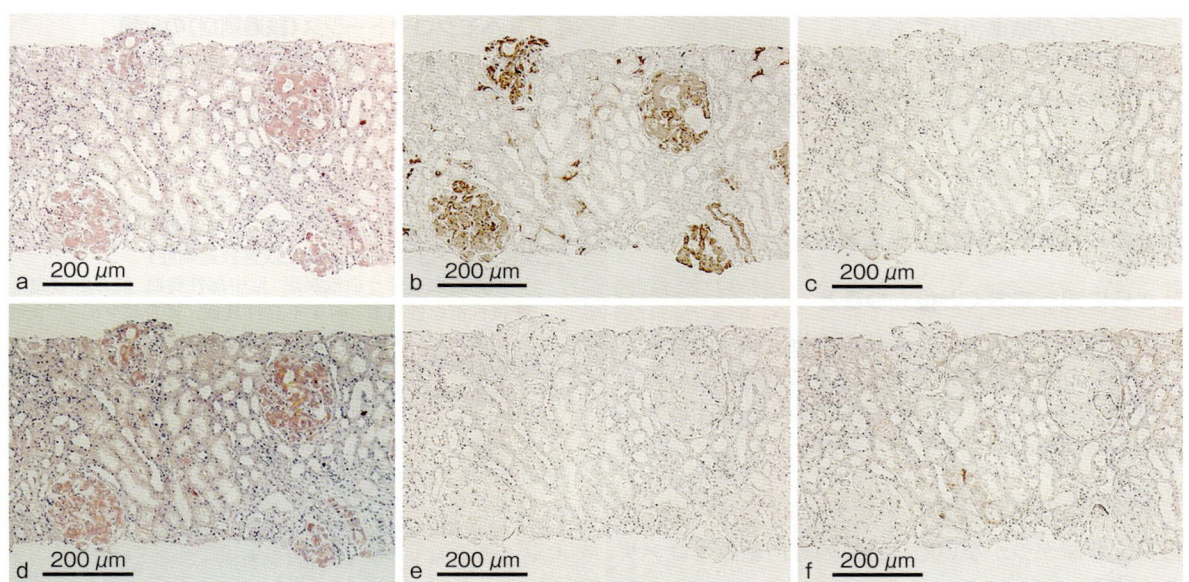

| a: | Congo red<br>10×10 | b: | Aκ<br>10×10 | c: | Aλ<br>10×10 |
|---|---|---|---|---|---|
| d: | Congo red<br>10×10，偏光 | e: | AA<br>10×10 | f: | ATTR<br>10×10 |

**図1** 腎生検標本

Congo red 染色陽性で偏光観察下にて複屈折（写真では一部黄色）を示すアミロイド沈着部位は抗 Aκ 抗体でのみ特異的に免疫染色され他の抗体では陰性であり，AL アミロイドーシス（κ型）と診断される。本症例では糸球体優位にアミロイド沈着が観察される。自験例。

## 誤診しやすい疾患との鑑別ポイント

**１** 心アミロイドーシス以外の心筋症
　**❶** 心筋壁肥厚を伴う場合は通常高振幅心電図となる。
　**❷** 心エコーで apical sparing がみられない。
**２** 通常のネフローゼ症候群（⇨957 頁）
　**❶** M 蛋白陽性がみられない。
　**❷** ステロイド治療に反応する。
**３** 慢性炎症性脱髄性多発根神経炎（CIDP）（⇨548 頁）
　**❶** 他の臓器障害を伴わない。
　**❷** 神経伝導検査では脱髄所見が優位で時に伝導ブロックを伴う。

## 確定診断がつかないとき試みること

**１** 生検でアミロイド沈着がとらえられない場合には，同じ臓器か，あるいは臓器を代えて再生検を試みる。
**２** 市販の抗アミロイド免疫染色抗体（特に抗 AL と抗 ATTR）は精度が不十分であるため，生検組織にアミロイド沈着が確認できても病型診断が困難であ

ることが多い。その場合には専門機関（アミロイドーシスに関する調査研究班，熊本大学医学部アミロイドーシス診療センター，信州大学第三内科アミロイドーシス診断支援サービスなど）へ精査を依頼する。

## 予後判定の基準

　AL 型は FLC，NT-proBNP（あるいは BNP），高感度トロポニンを用いて予後予測が可能である〔Mayo stage 分類 2012（J Clin Oncol 30: 989-995, 2012），改訂 Mayo cardiac stage 分類（Blood 126: 612-615, 2015）〕。

## 治療法ワンポイント・メモ

**１** AL 型に対しては DCyBorD 療法（ダラツムマブ皮下注，シクロホスファミド，ボルテゾミブ，デキサメタゾン）が標準治療である。
**２** ATTRv 型に対しては TTR 四量体安定化薬（タファミジス）や siRNA 薬（ブトリシラン）が標準治療である。現在，本症に対する肝移植治療の適応は限定的。
**３** ATTRwt 型心アミロイドーシスに対してはタ

ファミジスが標準治療である。

**④** 関節リウマチに合併する AA 型に対しては抗 IL-6 モノクローナル抗体(トシリズマブ)が標準治療である。

**⑤** 一定の条件を満たす透析アミロイドーシス(A$\beta_2$MG 型)に対しては $\beta_2$MG 吸着カラム(リクセル)を用いた血液透析が標準治療である。

### さらに知っておくと役立つこと

全身性アミロイドーシスは国の指定難病の対象となっているため診断確定後は直ちに申請を進める。ATTRv 型を含むいくつかの病型は遺伝性疾患であるため適切な遺伝カウンセリングを行う。

### 専門医へのコンサルト

**①** 確定診断がつかない際は上述の専門施設へコンサルトする。

**②** AL 型に対して自己末梢血幹細胞移植併用大量化学療法を施行しようとする際,および進行期の AL 型心あるいは肝アミロイドーシスを治療しようとする際には専門治療施設へコンサルトする。

**③** ATTR 型心アミロイドーシスに対してタファミジスを導入する際には認定施設への紹介が必要である。

# ヘモクロマトーシス(鉄過剰症)

Hemochromatosis (Iron Overload)

髙後 裕　国際医療福祉大学教授・消化器内科学

**頻度** **あまりみない**

遺伝性ヘモクロマトーシスと二次性ヘモクロマトーシスがある。わが国では,遺伝性ヘモクロマトーシスはまれである。特に HFE 遺伝子(HFE)異常の報告例は 1 例のみである。ヘモジュベリン(HJV),トランスフェリン受容体 2(TFR2)ならびにフェロポルチン遺伝子(FPN)異常をもつ家系が報告されている。ヘモクロマトーシスのほとんどは,二次性であり,その多くは,慢性貧血に対する頻回の輸血によるもの(輸血後鉄過剰症)である(**表1**)。

**GL** 輸血後鉄過剰の診療参照ガイド 令和 4 年度改定版(2023)

**表1** ヘモクロマトーシス(鉄過剰症)の分類

**遺伝性ヘモクロマトーシス(原発性ヘモクロマトーシス)**
1) HFE 関連ヘモクロマトーシス:C282Y/C282Y,C282Y/C282D。その他の HFE 遺伝子変異
2) 非 HFE 関連ヘモクロマトーシス:ヘモジュベリン遺伝子異常(HJV),トランスフェリン受容体遺伝子異常(TFR2),フェロポルチン病(SLC40A1),ヘプシジン遺伝子異常(HAMP),アフリカ鉄過剰症

**二次性ヘモクロマトーシス(二次性鉄過剰症)**
1) 無効造血を伴う血液疾患:地中海性貧血,鉄芽性貧血,慢性溶血性貧血,再生不良性貧血,ピルビン酸キナーゼ欠損症,ピリドキシン反応性貧血など
2) 赤血球輸血(輸血後鉄過剰症)
3) 静脈鉄剤,経口鉄剤過剰投与
4) 慢性肝疾患
5) 肥満,メタボリック症候群

**その他の希少疾患**
1) 新生児ヘモクマトーシス
2) 無セルロプラスミン血症
3) 先天性無トランスフェリン血症

### 診断のポイント

**①** 鉄過剰になっていることを示す理学所見,血液生化学的所見がみられる。

**②** 臓器の鉄沈着を示唆する画像所見,組織所見がある。

**③** 肝臓,心臓,膵臓,下垂体,皮膚,関節などに特徴的所見がある。

### 症候の診かた

**①** 自覚症状:自覚症状は出現しにくい。組織学的に鉄の沈着が認められても,症状出現までに 20〜40 年を要するため,40〜60 歳での発症が多い。

**②** 他覚所見

**❶** 皮膚病変:灰色から青銅色の色調変化があり,診断価値が高い(**図1**)。また,体幹体毛の脱毛がみられることがある。

**❷** 肝病変:肝腫大は高頻度にみられ,肝硬変に進展すると,くも状血管腫,脾腫,食道静脈瘤などの所見を呈する。肝細胞癌を合併することもある。

**❸** 内分泌異常:進行例では糖尿病や甲状腺・副甲状腺・下垂体の機能低下や性機能低下が現われる。

**❹** 心機能異常:進行例では心拡大,心不全,不整脈などがみられる。

**❺** 関節病変:中指骨および手関節,膝蓋,肩および腰部の有痛性関節症が現れる。

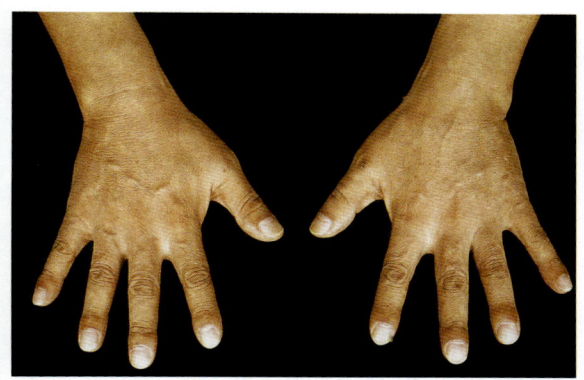

**図1** 皮膚の色素沈着

〔田村信司：ヘモクロマトーシス．亀山正邦，他 総編集：今日の診断指針（第5版）．pp1154-1156，医学書院，2002 より〕

## 検査所見とその読みかた

**1** 血液生化学検査：血清鉄，血清フェリチン値，血清トランスフェリン鉄飽和度の上昇を示す。

**2** 画像診断：CT で肝 density の上昇や，MRI の T2 強調画像で低信号を認める。

**3** 肝生検：病理学的に鉄染色陽性所見を示す（図2）。肝鉄濃度が 1,500 $\mu$g/g 乾燥肝重量以上の上昇で本症を考える。

**4** 遺伝子検査：遺伝性ヘモクロマトーシスが疑われた場合に実施する。

## 確定診断の決め手

**1** 遺伝性ヘモクロマトーシスでは，輸血歴がなく，肝腫大，皮膚色素沈着，糖尿病があれば本症を疑い，*HFE*，*HJV*，*TFR2*，*FPN* 遺伝子の変異を検索する。

**2** 輸血後鉄過剰症では，総赤血球輸血量 20 単位以上および血清フェリチン値 500 ng/mL 以上が基準となる（表2）。

## 誤診しやすい疾患との鑑別ポイント

**1** 非 B 非 C の肝硬変症（⇨713 頁）をみた場合，その原因の探索が重要である。

**2** 代謝性肝疾患が原因の肝硬変としては，アルコール性肝硬変（⇨725 頁），Wilson 病（⇨621 頁），その他の遺伝性代謝性疾患による肝硬変があり，遺伝性ヘモクロマトーシスも鑑別疾患の1つとして考慮する。

**3** アルコール性肝硬変は，二次性鉄過剰症の原因として重要であり，欧米では遺伝性ヘモクロマトーシ

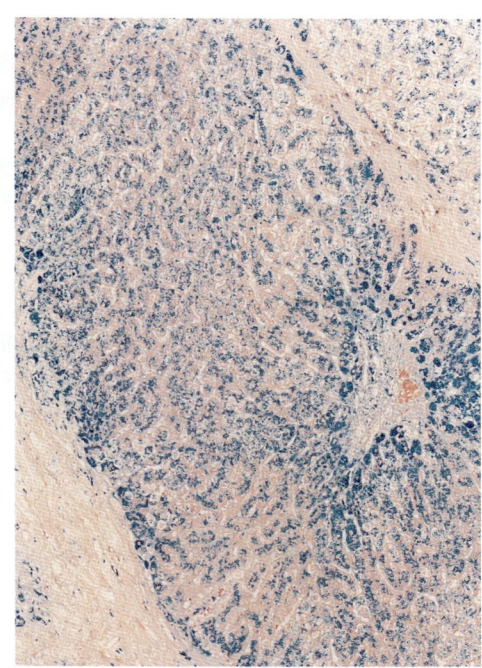

**図2** ヘモクロマトーシスの肝生検組織像（鉄染色）

肝細胞ならびに肝非実質細胞に鉄の著明な沈着を認める（青色の顆粒）。

〔田村信司：ヘモクロマトーシス．亀山正邦，他 総編集：今日の診断指針（第5版）．pp1154-1156，医学書院，2002 より〕

**表2** 輸血後鉄過剰症の診断基準

- （推奨グレード：カテゴリー 2B）血清フェリチン値が 500 ng/mL 以上であり，かつ総赤血球輸血量 20 単位（小児の場合，ヒト赤血球液 50 mL/体重 kg）以上の場合，輸血後鉄過剰症と診断する。
- （推奨グレード：カテゴリー 2B）総輸血量が 20 単位未満の場合でも，血清フェリチン値が 500 ng/mL 以上であり，輸血量の増大に従いフェリチン値が増加する場合など輸血後鉄過剰症を疑う合理性のある症例では，輸血後鉄過剰症と同様の注意を払うことが望ましい。

〔厚生労働科学研究費補助金 難治性疾患政策研究事業 特発性造血障害に関する調査研究班（研究代表者 三谷 絹子）：輸血後鉄過剰症の診療参照ガイド令和4年度改定版．2023 より〕

スの修飾因子とされている。

**4** Wilson 病では，溶血による二次性鉄過剰症が合併することが多く，血清銅と血中セルロプラスミンの低下が鑑別ポイントである。

## 確定診断がつかないとき試みること

**❶** 遺伝性ヘモクロマトーシスの可能性を考え，遺伝子診断を行う。

**❷** 確定診断がつかなくても，鉄過剰症は臓器障害を起こすので，瀉血療法により，体内鉄の除去を試みる。

## 合併症・続発症の診断

甲状腺・副甲状腺・下垂体の機能低下や性機能低下，有痛性の関節症が現れる。肝不全や心不全は死亡原因の主なものであるが，肝細胞癌を合併することもある。

## 予後判定の基準

肝不全，心不全，肝癌の合併は予後が悪い。肝不全では，肝移植の適応になる。

## 経過観察のための検査・処置

**❶** ヘモクロマトーシスの主な死因は心不全，肝不全，肝癌であり，特に進行例では心機能評価，肝硬変，肝癌の評価が重要であり，必要に応じて肝生検を考慮する。

**❷** 肝硬変への進展例では，肝不全，食道静脈瘤，肝癌などのリスクがあるため，定期的な血液生化学検査，画像診断，内視鏡検査を行う。

## 治療法ワンポイント・メモ

**❶** 体内鉄を除去するために，瀉血療法を実施する。1回に200〜400 mLの瀉血を週1回実施する。除鉄開始は，総赤血球輸血量40単位以上，血清フェリチン値1,000 ng/mLが基準となる。モニタリングには血清フェリチンの測定が有用で，50〜100 ng/mLに到達するのが目安である。

**❷** 瀉血が不耐または慢性貧血があって瀉血が不可能な場合には，静注剤のデフェロキサミンまたは経口剤のデフェラシロクスによる鉄キレート療法を行う。

## さらに知っておくと役立つこと

わが国の遺伝性ヘモクロマトーシスでは，*HFE* 遺伝子の異常はほとんどみられず，*HJV*，*TFR2* ならびに *FPN* 遺伝子異常が報告されているが，他に原因不明の症例が20〜30%存在する。新規の遺伝子異常がある可能性が残されている。

## 専門医へのコンサルト

**❶** ヘモクロマトーシス（鉄過剰症）の診断は，臨床症状，画像診断，血液生化学所見で可能であるので，原因疾患についての検索とそれに応じた治療を行う。

**❷** 遺伝性ヘモクロマトーシスが疑われる場合には，血液内科または肝臓内科でヘモクロマトーシスを扱っている施設に相談する。

**❸** 二次性ヘモクロマトーシスは，原因に応じて血液内科または肝臓内科に相談する。

# Marfan 症候群・Ehlers-Danlos 症候群

## Marfan Syndrome (MFS)/Ehlers Danlos Syndrome (EDS)

**森崎 裕子** 榊原記念病院・臨床遺伝科科長（東京）

**頻度** あまりみない

## 診断のポイント

**❶** Marfan 症候群（MFS）：改訂ゲント診断基準（表1，2）に従って診断。

  **❶** 大動脈基部拡張，若年性大動脈瘤・解離。

  **❷** 水晶体偏位（脱臼・亜脱臼）：約半数で認める。

  **❸** 特徴的身体所見：特に高身長と細長い指。Systemic score としてまとめて評価。

  **❹** *FBN1* 遺伝子の病原性バリアント。

  **❺** 家族歴：常染色体顕性遺伝。約75%の患者は親からの遺伝。

**❷** Ehlers-Danlos 症候群（EDS）

  **❶** 原因遺伝子により，主要症状の異なる13の病型に分類され（表3），診断基準も病型ごとに定められている。

  **❷** 共通して認める症状

   ● 皮膚症状：過伸展性，脆弱性，瘢痕形成など。

   ● 関節症状：過可動性，弛緩性，脱臼，腱断裂など。

   ● 内臓症状：ヘルニア（脱腸），憩室，腸管破裂，気胸，膀胱障害など。

  **❸** 遺伝形式は，病型により異なる。

## 緊急対応の判断基準

**❶** MFS では急性大動脈解離や大動脈瘤破裂，血管

**表1** Marfan 症候群（MFS）の改訂ゲント診断基準（2010）

**【家族歴を含まない場合】**（発端者の診断）
(1) 大動脈基部病変[1]（Z≧2）＋水晶体偏位→MFS
(2) 大動脈基部病変（Z≧2）＋*FBN1* 遺伝子異常[2]→MFS
(3) 大動脈基部病変（Z≧2）＋systemic score（7 点以上）→MFS*
(4) 水晶体偏位＋（大動脈病変との関連が既知の）*FBN1* 遺伝子異常→MFS

**【家族歴がある場合】**
(5) 水晶体偏位＋家族歴[3]→MFS
(6) systemic score（7 点以上）＋家族歴→MFS*
(7) 大動脈基部病変（Z≧2（20 歳以上），Z≧3（20 歳未満））＋家族歴→MFS*

・MFS*：この場合の診断は，類縁疾患である Shprintzen-Goldberg 症候群，Loeys-Dietz 症候群，血管型 EDS との鑑別を必要とし，所見よりこれらの疾患が示唆される場合の判定は，*TGFBR1/2* 遺伝子，*COL3A1* 遺伝子，コラーゲン生化学分析などの諸検査を経てから行う。
注1) 大動脈基部病変：大動脈基部径（Valsalva 洞径）の拡大（記載された Z 値で判定），または大動脈基部の解離
注2) *FBN1* 遺伝子異常の意義付けに関しては別に詳しく規定されている（子細省略）
注3) 上記の(1)〜(4)により，個別に診断された発端者を家族に有する
〔Loeys BL, et al: The revised Ghent nosology for the Marfan syndrome. J Med Genet 47(7): 476-485, 2010 より〕

**表2** 改訂ゲント診断基準における systemic score

| | |
|---|---|
| 手首徴候陽性かつ親指徴候陽性 | 3 |
| （手首徴候または親指徴候のいずれかのみ陽性） | (1) |
| 鳩胸 | 2 |
| （漏斗胸または胸郭非対称のみ） | (1) |
| 後足部の変形 | 2 |
| （扁平足のみ） | (1) |
| 自然気胸 | 2 |
| 脊髄硬膜拡張 | 2 |
| 寛骨臼突出 | 2 |
| （重度の側弯がない状態での）上節/下節比の低下，かつ指極/身長比の上昇 | 1 |
| 側弯または胸腰椎後弯 | 1 |
| 肘関節の伸展制限 | 1 |
| 特徴的顔貌（5 つのうち 3 つ以上）：長頭，眼球陥凹，眼瞼裂斜下，頬骨低形成，下顎後退 | 1 |
| 皮膚線条 | 1 |
| 近視（−3D を超える） | 1 |
| 僧帽弁逸脱 | 1 |

最大 20 点。7 点以上で systemic score 陽性と判断する。
〔Loeys BL, et al: The revised Ghent nosology for the Marfan syndrome. J Med Genet 47(7): 476-485, 2010 より〕

型 EDS では動脈解離・破裂，頸動脈海綿静脈洞瘻，血気胸，消化管穿孔などの可能性を常に考慮する。**2** これらの合併症を認めた場合には，可及的すみやかに手術介入や集中管理が可能な高次医療機関へ搬送する。

## 症候の診かた

**1** Marfan 症候群（MFS）
**❶** 大動脈基部（Valsalva 洞）の洋梨状拡張が最も重要な所見（図 1）。拡張の判定は，体格・年齢を考慮した平均値からのずれ（Z 値）で行う。
**❷** 水晶体偏位（亜脱臼・脱臼）は，類縁疾患では認めないため，診断的価値は高い。
**❸** 小児期より高身長で，特に手足が長い。手首徴候，親指徴候は特徴的（図 2）。側弯，漏斗胸，鳩胸，扁平足，僧帽弁逸脱，気胸，皮膚線条も高頻度で認める。
**❹** 遺伝学的検査は，診断確定および類縁疾患との鑑別のためにはきわめて有効である。
**2** Ehlers-Danlos 症候群（EDS）：コラーゲン，あるいはその成熟に関連する成分の遺伝子異常による全身性組織脆弱性が特徴。何らかの皮膚症状，関節症状を共通して認めるが，症状の傾向は病型により異なる。関節過可動性は Beighton 法で評価する。診断確定には遺伝学的検査が重要。
**❶** 古典型 EDS：皮膚の過伸展性，脆弱性（軽い外傷でも大きく裂け萎縮性瘢痕を生じる）が顕著。生下時からの全身関節の過可動性，脆弱性（捻挫，脱臼）。
**❷** 血管型 EDS：血管脆弱性（動脈解離・瘤・破裂，頸動脈海綿静脈洞瘻），組織脆弱性（消化管破裂・穿孔，妊娠中の子宮破裂），透見性で内出血しやすい皮膚，腱断裂，血気胸。
**❸** 過可動型 EDS：全身関節の過可動性による反復性非外傷性関節脱臼や，筋や関節の慢性疼痛が主症状。機能性消化管疾患や自律神経障害などを伴うことも多い。原因遺伝子が不明のため，診断は臨床診断のみ。最も患者数が多い。

## 検査所見とその読みかた

**1** スクリーニング検査
**❶** 胸腹部 X 線写真：側弯，胸郭変形，心臓，大動

**表3** Ehlers-Danlos 症候群の病型分類(2017)

| 病型分類 | 遺伝形式* | 原因遺伝子 | 特徴的症状 |
|---|---|---|---|
| 古典型 EDS | AD | COL5A1, COL5A2 など | 高度の皮膚過伸展性と萎縮性瘢痕, 全身性関節過可動性と易脱臼性, 皮膚脆弱性, 易出血性, 特徴的皮膚所見, 家族歴 |
| 類古典型 EDS | AR | TNXB | 特徴的皮膚所見, 全身性関節過可動性, 易出血性 |
| 心臓弁型 EDS | AR | COL1A2(null 変異) | 重度の進行性心臓弁膜症, 皮膚過伸展性 |
| 血管型 EDS | AD | COL3A1 など | 動脈瘤・解離, 消化管破裂・子宮破裂などの高度の組織脆弱性, 頸動脈海綿静脈洞瘻, 透明性の皮膚, 特徴的顔貌 |
| 過可動型 EDS | AD | 不明 | 関節過可動性と易脱臼性, 慢性疼痛, 自律神経機能障害 |
| 多発関節弛緩型 EDS | AD | COL1A1, COL1A2 | 先天性両側股関節脱臼, 重度の関節弛緩性, 皮膚過伸展性 |
| 皮膚脆弱型 EDS | AR | ADAMTS2 | 重度の皮膚脆弱性と弛緩性, 臍ヘルニア, 短い手足, 特徴的顔貌 |
| 後側弯型 EDS | AR | PLOD1, FKBP14 | 先天性あるいは出生後早期からの進行性後側弯症, 筋緊張低下, 関節過可動性と易脱臼性 |
| 脆弱角膜症候群 | AR | ZNF469, PRDM5 | 早期発症の進行性球形角膜, 角膜穿孔, 青色強膜 |
| 脊椎異形成型 EDS | AR | B4GALT7, B3GALT6, SLC39A13 | 低身長, 筋緊張低下, 四肢彎曲, 特徴的骨画像, 特徴的顔貌, 関節過可動性・拘縮 |
| 筋拘縮型 EDS | AR | CHST14, DSE | 先天性多発関節拘縮(特に母指の内転), 大泉門閉鎖遅延, 特徴的顔貌, 特徴的掌紋, 易出血性(巨大皮下血腫) |
| ミオパチー型 EDS | AD/AR | COL12A1 | 先天性の筋緊張低下・筋萎縮(成長とともに改善), 近位関節の拘縮, 遠位関節の過可動性 |
| 歯周型 EDS | AD | C1R, C1S | 早期発症(小児期または思春期)の重度で難治性の歯周炎, 歯肉欠損, 頸骨前面の色素沈着斑 |

\*AD：常染色体顕性遺伝, AR：常染色体潜性遺伝

〔Malfait F, et al: The 2017 international classification of the Ehlers-Danlos syndromes. Am J Med Genet C Semin Med Genet 175(1): 8-26, 2017 より〕

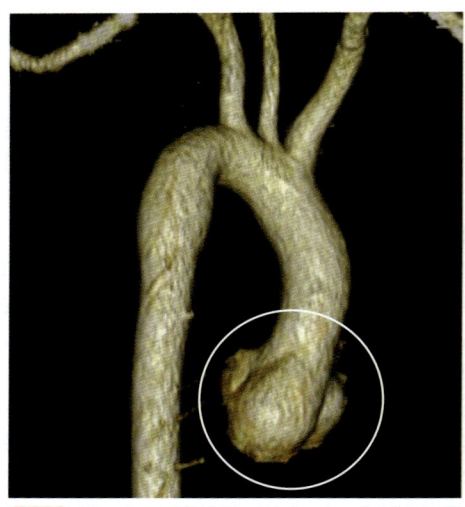

**図1** Marfan 症候群：Valsalva 洞部の洋梨状拡大

脈, 肺, 寛骨臼の評価。

❷心臓超音波検査：大動脈径(基部径含む)や解離の評価, 僧帽弁逸脱, 閉鎖不全などの心臓弁や心機能の評価。

**2**眼検査：視力, 眼圧, 網膜などの一般的検査に加え, MFS では水晶体の評価。

**3** CT・MRI 画像検査

❶胸腹部 CT または MRI：大動脈および分枝動脈の拡大(瘤)や走行の評価。気胸, 肺ブラ・肺嚢胞, 脊髄硬膜拡張の評価。必要に応じて造影 CT 検査を追加する。

❷脳 MRA：脳動脈瘤や走行異常(蛇行)の評価。

**4**遺伝学的検査：MFS と過可動型以外の EDS では, 遺伝子診断が可能。主要遺伝子については保険収載されている。

**5**血管型 EDS では, 高度の臓器脆弱性のため, カテーテル検査などの侵襲的検査は, 治療目的以外では避けることが推奨されている。

9

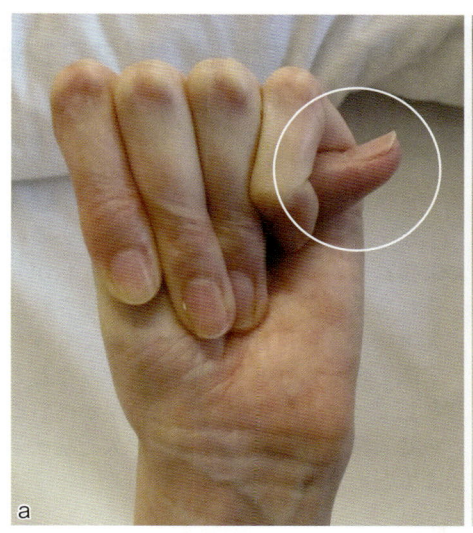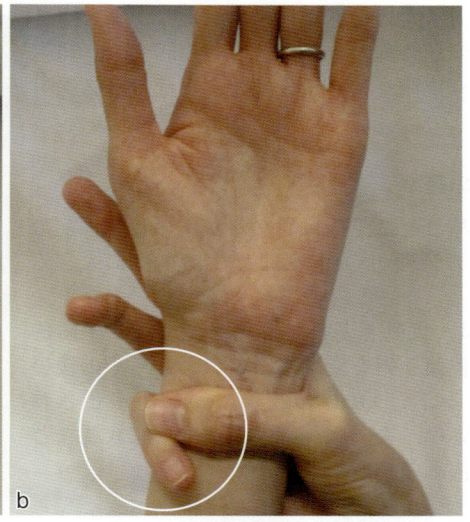

**図2** Marfan 症候群

a：親指徴候，b：手首徴候

## 確定診断の決め手

**1** Marfan 症候群：改訂ゲント診断基準（J Med Genet 47: 476-485, 2010）に従う。

**2** Ehlers-Danlos 症候群：病型ごとの診断基準に基づいて行う（Am J Med Genet C Semin Med Genet 175: 8-26, 2017）。過可動型 EDS 以外は遺伝学的検査が必須。

## 誤診しやすい疾患との鑑別ポイント

**1** Loeys-Dietz 症候群：TGF-β シグナル伝達系の遺伝子異常により生じる常染色体顕性遺伝性疾患で，MFS に酷似した骨格系症状や心血管系症状を認め，改訂ゲント診断基準を満たす症例もある。救急対応も MFS に準じる。

❶二分口蓋垂，頭蓋骨縫合早期癒合，動脈蛇行などを認めることが多い。

❷分枝動脈の動脈瘤・解離，小児期での大動脈解離発症など，血管病変がより重症で進行も早い例もある。

❸鑑別には遺伝子診断が必須。これまでに6種の原因遺伝子（*TGFBR1*，*TGFBR2*，*SMAD3*，*TGFB2*，*TGFB3*，*SMAD2*）が判明しているが，症状の傾向が少しずつ異なる（Adv Exp Med Biol 1348: 251-264, 2021）。

**2** 類似の骨格系症状を認める遺伝性結合織異常症：Beals 症候群（先天性拘縮性くも状指趾症），

Shprintzen-Goldberg 症候群，ホモシスチン尿症など。

❶血管病変はないか，あっても軽度。

❷疾患特有の症状を認める。

❸最終的には，遺伝学的検査により鑑別する。

**3** 血管組織を構成する遺伝子（*ACTA2*, *MYH11* ほか）の異常による家族性大動脈瘤・解離

❶骨格系症状は原則として伴わない。

❷若年での大動脈解離発症，あるいは大動脈解離の家族歴。

❸遺伝学的検査による鑑別が必須。

## 確定診断がつかないとき試みること

遺伝学的検査を行う。

## 合併症・続発症の診断

**1** 大動脈および分枝動脈の解離・破裂：造影 CT 検査。循環器科による迅速な対応が必要。

**2** 気胸：MFS および血管型 EDS で好発。

**3** 整形外科的合併症：関節病変・側弯・胸郭変形など。必要に応じて装具の使用・外科的介入。

**4** 眼科的合併症：水晶体偏位（MFS），白内障，緑内障，網膜剥離，斜視。

**5** 消化管合併症：鼠径ヘルニア，腹壁ヘルニア。EDS による消化管穿孔に対しては救急対応が必要。

**6** 妊娠・分娩時合併症：MFS と血管型 EDS では，妊娠中〜産褥期の大動脈解離リスクが高いため，妊

娠可否の検討も含めた妊娠前カウンセリングと専門施設での周産期管理が求められる。EDS では，組織脆弱性に伴う早産リスクや分娩時合併症のリスクも高い。

### 予後判定の基準

**1** 疾患・病型ごとに予後は異なるが，血管合併症の重症度とその管理が QOL および生命予後に大きく影響する。

**2** MFS では，大動脈基部拡大に対しては，予防的大動脈基部置換手術を受けることにより，その後の解離リスクを下げ QOL の改善につながるとされる。手術適応は，大動脈径，拡大速度，家族歴などを考慮して決める。

### 経過観察のための検査・処置

MFS の大動脈病変は，小児期には軽度でも思春期以降に拡張してくる場合が多いので，最低年 1 回の心エコーあるいは画像検査が必要。特に Valsalva 洞径の経時的評価が重要。

### 治療法ワンポイント・メモ

**1** MFS の大動脈拡大抑制には，β遮断薬およびアンジオテンシン II 受容体拮抗薬（ARB）が有効（N Engl J Med 371: 2061-2071, 2014）。心血管病変に対する手術適応については，心臓血管外科に適宜コンサルトする。

**2** 血管型 EDS では，セリプロロール内服が血管合併症のリスクを下げる，という臨床研究がある（Lancet 376: 1476-1484, 2010）。

### さらに知っておくと役立つこと

**1** 両疾患とも小児慢性特定疾病および指定難病に指定されており，重症度が該当すれば医療費助成が受けられる。

**2** 疾患理解と自己管理，遺伝に関する諸問題に対しては，臨床遺伝専門医による遺伝カウンセリングが有効。

### 専門医へのコンサルト

ともに全身性の希少難病であり，診療科の枠を超えたチーム医療が重要。

# ビタミン欠乏症・ビタミン過剰症
Vitamin Deficiency and Hypervitaminosis

**大薗 恵一** 医誠会国際総合病院・難病医療推進センター長（大阪）

**頻度** ときどきみる

ビタミンは，体外より摂取する必要のある必須の栄養素であり，歴史的には欠乏症状が先に知られ，それを改善する小分子として発見された。ビタミン欠乏症は，現代日本社会においてもみられ，その臨床像を理解し，鍵となる症状をみたときに鑑別診断としてビタミン欠乏症を思い浮かべることが重要である。参考のため，ビタミン欠乏症・過剰症を**表1**にまとめた。

### 診断のポイント

**1** 小児および高齢者。

**2** やせ，高度肥満。

**3** 偏食，食事制限，過度のアルコール摂取。

**4** 胃・腸管切除，慢性下痢など吸収不良患者。

**5** ビタミン欠乏症を念頭におくこと。

**6** ビタミン過剰症では，薬剤，サプリメント摂取の聴取が重要。

### 緊急対応の判断基準

**1** 心不全徴候

**❶** ビタミン $B_1$ 欠乏時にみられる。高拍出量性心不全を呈し，集中治療管理が必要。

**❷** 浮腫も高度なことが多く，知覚麻痺を伴う。

**❸** 悪化すると乳酸アシドーシスを伴い，致死率が高い。

**2** けいれん

**❶** 適切な問診と血液検査を行う。ビタミン D 欠乏症では低カルシウム血症からテタニー，全身けいれんに至ることがある。

**❷** ギンナンは，ビタミン $B_6$ の拮抗物である 4´-メトキシピリドキシンを含むので，その摂取により乳児ではけいれんが起こる。また，低ホスファターゼ症でみられるけいれんもビタミン $B_6$ の利用障害によるものである。

**❸** どちらの場合も一般的な鎮痙薬の使用のみでは対応が難しいので，原因に対する治療を行う（低カルシウム血症の是正，ビタミン $B_6$ 投与）。

### 症候の診かた

さまざまな皮膚症状を伴う。

**表1** ビタミン欠乏症

| ビタミン名 | 一般名 | 作用 | 欠乏症（脂溶性ビタミンについては過剰症も） |
|---|---|---|---|
| ビタミンB₁ | チアミン | 糖質代謝，神経・消化器・心臓・血管系の機能調整 | 脚気，多発性神経炎，Wernicke脳症，乳酸アシドーシス |
| ビタミンB₂ | リボフラビン | 生体内酸化還元反応，発育促進 | 口内炎，口角炎，舌炎，脂漏性皮膚炎，眼の炎症性疾患，脂質代謝障害，貧血 |
| ナイアシン | ニコチン酸アミド | 生体内酸化還元反応 | ペラグラ，胃炎 |
| パントテン酸 | パントテン酸 | CoAが関与する生化学反応 | 肢端紅痛症，焼足症候群 |
| ビオチン | ビオチン | 糖質・脂質・アミノ酸代謝，抗卵白障害因子 | 湿疹性皮膚炎，幻覚，嗜眠，免疫系低下，低血圧 |
| 葉酸 | プテロイルグルタミン酸 | ヘモグロビンの生成，核酸・アミノ酸代謝 | 巨赤芽球性貧血，舌炎，口内炎 |
| ビタミンB₆ | ピリドキシン，ピリドキサール，ピリドキサミン | 脂質・アミノ酸代謝 | 小球性低色素性貧血，脂漏性皮膚炎，多発性神経炎，舌炎，口角炎，結膜炎 |
| ビタミンB₁₂ | シアノコバラミン，メコバラミン | 赤血球生成，葉酸代謝，蛋白質・核酸合成，脂質・糖質代謝 | 巨赤芽球性貧血，進行性髄鞘脱落 |
| ビタミンC | アスコルビン酸 | コラーゲンの生成，薬物代謝，鉄吸収促進 | 壊血病，薬物代謝活性低下 |
| ビタミンA | レチノール | 成長促進，上皮組織の維持，視覚の機能，生殖機能，制癌作用 | 眼球乾燥症，夜盲症，生殖機能低下，成長停止，抵抗力低下<br>過剰：脳圧亢進症状（急性），四肢疼痛性腫脹（慢性），皮膚剝離（慢性），肝臓・脾臓肥大（慢性） |
| ビタミンD | エルゴカルシフェロール，コレカルシフェロール | カルシウム・リンの吸収，骨の石灰化，血中カルシウム濃度維持 | くる病，骨軟化症，骨粗鬆症，石灰沈着<br>過剰：腎障害，消化器症状 |
| ビタミンE | トコフェロール | 抗酸化剤，生体膜の機能維持 | 神経機能異常，筋萎縮症<br>過剰：起こりにくい |
| ビタミンK | フィロキノン，メナキノン，メナジオン | 血液凝固因子生成，骨の石灰化（カリウム依存性蛋白質） | 血液凝固遅延，出血症，骨形成不全<br>過剰：溶血性核黄疸（未熟児） |

**9**

■1 乾燥，角化（ビタミンA欠乏症）。

■2 口唇の鱗屑と口角のひび割れを伴う皮膚炎（ビタミンB₆欠乏症）。

■3 点状出血，創傷治癒遅延（ビタミンC欠乏症）。

■4 日光照射を受けた部分の痛みを伴う紅斑性発疹（ナイアシン欠乏症，ペラグラ）。

■5 アトピー性皮膚炎（食事制限によるビタミンD欠乏）。

■6 広く皮膚炎（ビオチン欠乏症，生の卵白に含まれるアビジンと結合し不活性となるので，卵白障害時にも）。

■7 ビタミンD過剰に伴う高カルシウム血症では，多尿，腎石灰化，腎機能低下，便秘，嘔吐，意識障害，心電図でのQT短縮などがみられる。

## 検査所見とその読みかた

■1 貧血

　❶巨赤芽球性貧血（ビタミンB₁₂や葉酸の欠乏症）

　● 悪性貧血は，胃粘膜が侵されることにより胃の萎縮を引き起こす自己免疫疾患であり，壁細胞

の破壊，胃酸欠乏，内因子の産生不良を引き起こし，ビタミンB₁₂の吸収不全を生じる。

　● 平均赤血球容積（MCV）が大きくなる大球性貧血の検査値を呈する。

　❷小球性貧血（ビタミンB₆，ビタミンC欠乏症）。

■2 高ホモシステイン血症

　❶ホモシステインは必須アミノ酸であるメチオニンの代謝産物であり，メチオニンの合成ルートの1つでもある。

　❷この代謝には，ビタミンB₆・B₁₂，葉酸がかかわり，これらの欠乏でホモシステインは高値となる。

　❸ホモシステインは血管内皮細胞傷害作用があり，その高値は血栓症や動脈硬化のリスク因子と考えられているが，ビタミン欠乏が原因となる可能性の考慮も必要である。

■3 骨X線像の異常

　❶長管骨骨幹端の杯状陥凹，骨端線の拡大，毛羽立ちといったくる病変化（ビタミンD欠乏症によるくる病）（図1，2）。

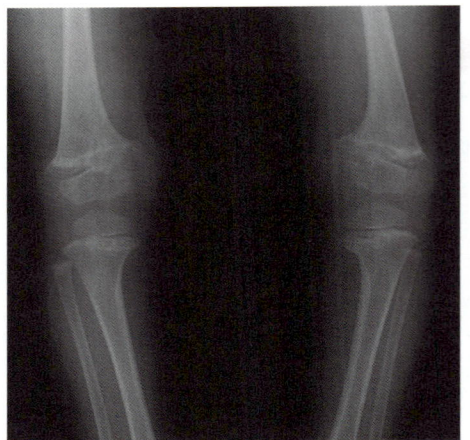

**図1 ビタミンD欠乏性くる病患者の骨X線像**

長管骨骨幹端の杯状陥凹，骨端線の拡大，毛羽立ちなどくる病所見が認められる。

❷骨膜反応など骨の過剰な形成（ビタミンA過剰症）。

❸長管骨骨端の腫瘤（ビタミンC欠乏症）。

### 確定診断の決め手

臨床症状から疑われるビタミン欠乏症の代謝産物の測定が基本である。

**1 ビタミンD欠乏・不足**

❶血清25-水酸化ビタミンD〔25(OH)D〕の値を基に判定される。25(OH)Dは肝臓においてビタミンDが水酸化を受けて産生される代謝物であり，体内のビタミンDの貯蔵状態を最もよく表す。

❷2016年以降，ビタミンD欠乏性くる病において血清25(OH)Dの測定が保険適用で可能となった。

**2 ビタミンB₁欠乏症**：ビタミンB₁の血中濃度の測定が欠乏症の判定に利用されるが，ビタミンB₁の利用障害の場合は高値もありうるので注意が必要である。

**3 ビタミンK欠乏**：腸内細菌から供給されるが，新生児や抗菌薬使用時，そしてワルファリン使用時にビタミンK欠乏症が問題となり，PIVKA-Ⅱ（protein induced in vitamin K absence or antagonist-Ⅱ）は高値となる。

### 誤診しやすい疾患との鑑別ポイント

**1 ビタミン代謝異常症**：例えば，1α位水酸化酵素異

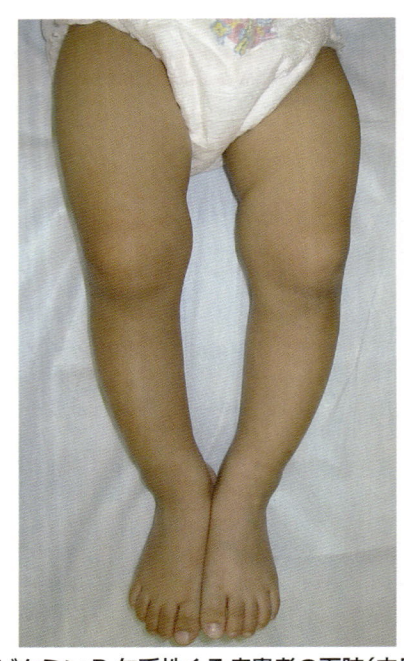

**図2 ビタミンD欠乏性くる病患者の下肢（内反膝）**

図1とは別患者でみられた内反膝（O脚）。膝間は離れ，両側内果上で弯曲がみられる。

常症であるビタミンD依存性くる病Ⅰ型では，ビタミンD欠乏症と同様の症状を呈するが，血中25(OH)Dは低くなく，1,25(OH)₂D値は低い（欠乏症では後者の値は，正常から高値をとることが多い）。

**2 微量元素不足**：貧血（銅欠乏）や皮膚炎（亜鉛欠乏）を伴うことがある。

**3 リン酸の欠乏**：くる病を呈する。

### 確定診断がつかないとき試みること

ビタミン補充を行い，症状が改善するかどうか観察する。症状の改善があれば，欠乏症であった可能性が高いと判断する。再発する可能性を考えて，確定診断が必要となる。

### 合併症・続発症の診断

欠乏症，過剰症の症状を特異的検査も行って，因果関係を明らかにする。

# Werner 症候群
## Werner Syndrome

**前澤 善朗** 千葉大学大学院講師・内分泌代謝・血液・老年内科学

**頻度** **あまりみない**（わが国では 700〜2,000 人と推定）

**GL** ウェルナー症候群の診療ガイドライン 2020 年版

## 診断のポイント

30〜40 歳台で下記の主要徴候が出現する。
1 白髪，秃頭などの毛髪変化。
2 若年性の両側白内障。
3 皮膚の硬化，萎縮，難治性皮膚潰瘍。
4 アキレス腱など軟部組織の石灰化。
5 鳥のような，鼻と口が尖った顔貌。
6 甲高いしわがれ声。

## 症候の診かた

1 上記の主要症候（6 項目）が 30 歳台以降に早期出現する場合に疑う。主要徴候 1 〜 5 の陽性率は 9 割以上である。加えて「その他の徴候」として，1）耐糖能異常，脂質異常症，脂肪肝，2）骨の変形などの異常，骨粗鬆症，3）非上皮性腫瘍または甲状腺癌，4）血族結婚，5）早期に現れる動脈硬化（狭心症，心筋梗塞など），6）原発性性腺機能低下，7）低身長および低体重も参考になる。
2 平均身長は 154 cm，平均 BMI は 18.4 kg/m$^2$ と報告されている。皮膚変化は足部に多く，赤みと光沢のある色調変化，足底や側部の胝胼，鶏眼，潰瘍がみられる。

## 検査所見とその読みかた

1 脂肪肝（約半数に合併）に伴うトランスアミナーゼ，γGTP，LD の上昇を認める。
2 耐糖能異常を 71％の患者で認め，血糖値や HbA1c の上昇を認める。
3 脂質異常症の合併率は 68.5％であり，高 TG 血症が多い。

4 アキレス腱の軟部撮影では，火焰状と表現される強い石灰化を認める。
5 CT での内臓脂肪面積は平均 102.3 cm$^2$ と報告されており，小柄な体格と比較して内臓脂肪が蓄積する〔Aging（Albany NY）12: 24940-24956, 2020〕。

## 確定診断の決め手

「診断のポイント」の主要 6 徴候のすべてを有する場合確定診断できる。3 つ以上の主要徴候を有する場合や，主要徴候の 1，2 に加えて主要徴候やその他の徴候から 2 つ以上を有する場合は，遺伝子診断を追加する。

## 誤診しやすい疾患との鑑別ポイント

1 **強皮症**（⇨ 1178 頁）
  ❶ 若年性の白内障を伴わない。
  ❷ 糖尿病などの代謝異常は関係しない。
  ❸ 肺線維症，消化管蠕動障害を合併しやすい。
2 **Atypical Werner 症候群**
  ❶ 発症年齢が早く（20 歳台前半またはそれ以前），進行速度が速い。
  ❷ 白内障は認められない。
  ❸ 核膜裏打ち蛋白ラミン A/C をコードする *LMNA* 遺伝子の変異により発症する。

## 確定診断がつかないとき試みること

遺伝子診断を行う。

## 合併症・続発症の診断

1 難治性皮膚潰瘍，骨髄炎，糖尿病，脂質異常症，動脈硬化性疾患の評価と治療を行う。
2 甲状腺腫瘍や軟部組織腫瘍の合併が多く，甲状腺エコーや，症状があるときは画像検査を行う。

## さらに知っておくと役立つこと

Werner 症候群の診療ガイドライン，患者用パンフレットが千葉大学内分泌代謝・血液・老年内科学のホームページ内（https://www.m.chiba-u.ac.jp/dept/clin-cellbiol/werner/）で公開されている。

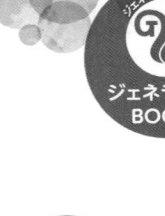
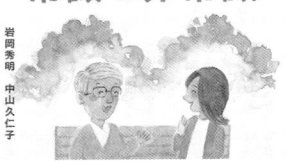

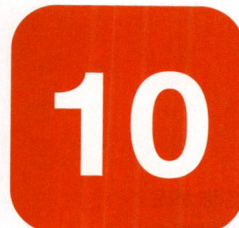

# 10 アレルギー疾患

責任編集：山口 正雄

# ● アレルギー疾患　最近の動向

**山口 正雄**　帝京大学教授・第三内科学講座

　国民の半数以上が何らかのアレルギー疾患に罹患しており，国民病の名称が定着している。2014 年にアレルギー疾患対策基本法が公布，アレルギー疾患対策の推進に関する基本指針が 2017 年に告示，そして 2022 年に改正された。全都道府県においてアレルギー拠点病院が指定され，国の中心拠点病院(国立病院機構相模原病院，国立成育医療研究センター)と協調して専門医療の提供，専門の医師やコメディカルの育成，国民への啓蒙といった施策を進めているところである。アレルギー疾患は小児科，内科，耳鼻科，皮膚科，眼科が主な診療科であるが，現実にはあらゆる科で遭遇しうる。アレルギーを専門とする医師は，total allergist として自身の基盤領域以外についてもある程度の知識経験を積んでおくことが期待されている。

　近年，アレルギー疾患の病態の考え方が大きく変化し，治療にも影響している。気管支喘息では，Th2 リンパ球に加えて自然リンパ球 ILC2 が IL-5，IL-13，さらには状況次第で IL-4 の産生源と考えられ，これらのサイトカインが病態形成の中心をなす機構は Th2 炎症から 2 型炎症の呼称に置きかえられた。また上皮細胞が発揮すべき防御機能の破綻がアレルギーの発症につながりうることも広く知られている。病態にかかわる分子が診断やフェノタイプ・エンドタイプ分類に結びつき，しかも治療薬選択に直結するようになっている。重症喘息に対して現在 5 種類の抗体製剤が使用可能である。季節性アレルギー性鼻炎(スギ花粉症)，アトピー性皮膚炎，好酸球性副鼻腔炎，さらには遺伝性血管性浮腫についても重症例に対して抗体製剤あるいは分子標的薬の選択が可能となり，治療薬の選択肢が広がっている。

　診療においてアレルゲンの特定はきわめて重要である。そしてアレルギー性鼻炎の根本的治療としてアレルゲン免疫療法への信頼が高まり，ダニおよびスギ花粉に関する体質改善の効用が期待されている。欧米ではアレルゲン免疫療法により将来の新規アレルゲン感作の抑制や喘息の新規発症の抑制効果が示されている。わが国でもアレルゲン免疫療法がアレルギー疾患の natural history を修飾し，国民の間での疾患拡大の制御につながることが期待される。

　食物アレルギーについては，特に小児で患者数が多く卵や牛乳などが主な原因である。原因食物は給食や外食に含まれていることも多く，その厳重な回避を続けることは QOL に大きな影響を及ぼす。血液検査による特異的 IgE 抗体は即時型症状の発現確率を示すにとどまり，症状を考慮せず数値だけで摂取可否を決めるのはよくない。症状が発現するか否かに基づく原因アレルゲン確定と最小限必要な食物回避の原則は小児の専門医により啓発が進められている。食物アレルギーをもつ小児に対して少量ずつ経口摂取させ寛容を導入する手法は専門施設で行われるが，リスクを無視できず保険適用となっていない。個々の患者の体内で起きている免疫学的寛容を今後可視化できると有益であろう。近年の主な変化として，成人においても食物アレルギーが増えていること，木の実による即時型アレルギーが急増していること，IgE が関与しない食物アレルギーも臨床現場で目にするようになっていること，を指摘しておきたい。

# アナフィラキシー
Anaphylaxis

今井 孝成　昭和大学教授・小児科学

**頻度** ときどきみる
**GL** アナフィラキシーガイドライン 2022

## 診断のポイント

❶診断基準として以下の 2 つの基準のいずれかを満たす場合，アナフィラキシーである可能性が非常に高くなる。

❶皮膚，粘膜，またはその両方の症状（全身性の蕁麻疹，瘙痒または紅潮，口唇・舌・口蓋垂の腫脹など）が急速に（数分～数時間で）発症した場合で，かつ以下の 3 つの臓器症状のうち少なくとも 1 つを伴う場合。

- 気道/呼吸：重度の呼吸器症状〔呼吸困難，呼気性喘鳴・気管支れん縮，吸気性喘鳴，最大呼吸流量（peak flow）低下，低酸素血症など〕。
- 循環器：血圧低下または臓器不全に伴う症状（筋緊張低下，虚脱，失神，失禁など）。
- 重度の消化器症状（重度のけいれん性腹痛，反復性嘔吐など）。

❷典型的な皮膚症状を伴わなくても，当該患者にとって既知のアレルゲンまたはアレルゲンの可能性がきわめて高いものに曝露されたあと，血圧低下または気管支れん縮または喉頭症状（吸気性喘鳴，変声，嚥下痛など）が急速に（数分～数時間で）発症した場合。

❷単に複数の臓器症状があるだけで，アナフィラキシーとは診断しないことに注意する。

## 緊急対応の判断基準

❶アナフィラキシー症状はいずれも緊急対応を要する状況である。

❷このため原則的にチームで加療することが理想的である。

❸アドレナリン筋肉注射が，循環器症状を含め，さまざまな症状に対して効果的である。

❹血圧低下の定義は，成人では収縮期圧 90 mmHg 未満，または本人のベースライン値に比べて 30% を超える低下であり，小児では収縮期圧 70＋〔2×年齢（歳）〕mmHg 未満である。

## 症候の診かた

❶症状は全身性皮膚症状を呈することがほとんどであるが，10% 程度は皮膚症状を伴わず，また皮膚症状が必ず先行するわけではない。

❷症状の進行が早いので，モニターを装着し目を離さずに診療・評価する必要がある。

❸急激な体位の変換（臥位から立位など）は，急激な循環動態の悪化の原因となりうる。また尿意や便意をもよおすのもショックの前兆であることが多く，注意を要する。

## 検査所見とその読みかた

❶血清トリプターゼ値やヒスタミン値の上昇がアナフィラキシーのときに報告されているが，保険適用はなく，事後の報告となる。

❷急性期対応に活用できる疾患特異的なバイオマーカーはない。

## 確定診断の決め手

❶全身性の皮膚症状を中心に，急速に複数臓器症状が出現して悪化する。

❷アレルギー病歴がある，またはアナフィラキシー既往がある。

❸アレルゲンに曝露され，かつ曝露後急速に症状が悪化している。

## 誤診しやすい疾患との鑑別ポイント

❶全身性の症状を呈するので，鑑別診断にあがる疾患も多い。

❷広範囲の皮膚症状を伴う場合は，主に皮膚科疾患との鑑別，伴わない場合は非常に多岐の疾患との鑑別を必要とする。

❸しかしアナフィラキシーは急速進行性かつ致死的な経過をたどる可能性があり，迅速かつ的確に診断を進める必要がある。

❹皮膚・粘膜症状：急性全身性蕁麻疹（⇨1480 頁），遺伝性血管浮腫，血管性浮腫，接触皮膚炎（⇨1475 頁）など。

❺気道症状：気管支喘息（⇨888 頁），異物誤飲・窒息，過換気症候群（⇨447 頁）。

❻精神・神経症状：迷走神経反射，神経調節性失神，てんかん（⇨606 頁），脳血管障害，解離性障害など。

❼消化器症状：急性胃腸炎，消化管アニサキス症（⇨1289 頁），食中毒（⇨1226 頁）など。

**⑧循環器症状**：急性冠症候群，肺血栓塞栓症（⇨838頁），心不全（⇨762頁，764頁）など。

### 確定診断がつかないとき試みること

アナフィラキシーは急速進行性かつ致死的な経過をたどる可能性があるので，確定診断がつかなくてもアナフィラキシーに準じた治療を積極的に行う必要がある。

### 治療法ワンポイント・メモ

**❶**アドレナリン 0.01 mg/kg（最大量成人 0.5 mg，小児 0.3 mg）を大腿外側中央部に筋肉注射する。

**❷**必要であれば 5〜15 分ごとに繰り返し再投与する。多くの場合は 1〜2 回の投与で回復する。

**❸**すべてのアナフィラキシー患者には高流量酸素投与を行い，必要な患者に生理食塩液などの急速輸液（初めの 5〜10 分で成人は 5〜10 mL/kg，小児は 10 mL/kg）を並行して実施する。アナフィラキシーショックは血液分布異常性ショックなので，初期はウォームショックを呈する。

**❹**呼吸促迫や重度の消化器症状に対しても，アドレナリンは効果的である。

**❺**ヒスタミン $H_1$ 受容体拮抗薬は皮膚・粘膜症状にのみ効果を発揮するものであり，かつ鎮静効果もあるため，アナフィラキシーにおける投与の適応は慎重に考慮するべきである。

**❻**副腎皮質ステロイドは二相性反応（いったん症状が落ち着いたあと，数時間経ってからアナフィラキシー症状が再燃する反応）の予防効果を期待して投与されるが，有益とするエビデンスは乏しい。

**❼**アドレナリン筋肉注射を複数回投与しても安定しない場合は，救命救急医療チームに対応を委ねる。グルカゴンやヒスタミン $H_2$ 受容体拮抗薬などの選択肢があるが，有益とするエビデンスは乏しい。経験的には，アドレナリン持続静注は症状の緩和および安定化に効果的である。

**❽**二相性反応は大半が 6〜12 時間後に発症し，発症率は報告によりばらつきがある。最大で小児が 11％，成人が 23％程度である。

**❾**アナフィラキシーのなかには，アレルゲン曝露の数時間後に発症するタイプもある。

### さらに知っておくと役立つこと

**❶**アレルゲン曝露の問診は，診断のうえで重要である。原因は食物（鶏卵・牛乳・小麦・木の実類・落花生など）と薬物〔β-ラクタム系抗菌薬，非ステロイド性抗炎症薬（NSAIDs），生物学的製剤など〕が多く，地域や職種によっては刺咬昆虫（ハチなど），また造影剤，ラテックスなども原因となりうる。小児は圧倒的に食物が原因であることが多い。

**❷**発症危険因子として，気管支喘息は重要であり，アナフィラキシーリスクがある場合は，喘息の管理を日頃から十分にしておく必要がある。

**❸**増悪因子として，運動，急性感染症，情動性ストレス，非日常的な活動（旅行など），月経前状態などがある。

**❹**βアドレナリン遮断薬，アンジオテンシン変換酵素（ACE）阻害薬，NSAIDs の服用は増悪因子となりうる。

**❺**アナフィラキシーに罹患した場合，アレルゲンの同定を進めつつ，患者には再発予防のノウハウと，次に医療機関外でアナフィラキシーに陥ったときに適切かつ迅速に対応できる能力を身に着けさせることが重要である。アドレナリン自己注射薬を処方して，注射のタイミングと取り扱い方を十分に説明する。

**❻**Kounis 症候群は，アナフィラキシーに伴い急性冠症候群を認める病態である。

**❶**アナフィラキシー症状に伴い胸痛が出現し，加療してもショックからの離脱が困難で，心原性肺水腫を呈する場合は強く疑われる。

**❷**Kounis 症候群は，3 つのタイプに分類される。すなわち Type Ⅰ：冠動脈疾患なし，Type Ⅱ：もともと冠動脈疾患あり，Type Ⅲ：冠動脈内ステントありである。

**❸**治療は，アナフィラキシーへの対応に加え，急性冠症候群に対する治療（心筋への再灌流）を行う必要がある。

**❹**アナフィラキシー治療と急性冠症候群治療は相互に影響し合うので，治療は複雑かつ困難となる。

### 専門医へのコンサルト

アナフィラキシー患者は，アレルゲンによっては症状を繰り返すリスクが高い。このため，症状が落ち着いたらアレルギーを専門とする医師に必ずコンサルトし，再発予防・緊急時対応のノウハウを身に着けさせる。

# 血管性浮腫（Quincke 浮腫）
Angioedema

猪又 直子　昭和大学主任教授・皮膚科講座

**頻度** よくみる

**GL** ・蕁麻疹診療ガイドライン 2018
・遺伝性血管性浮腫（Hereditary angioedema：HAE）ガイドライン改訂 2023 年版

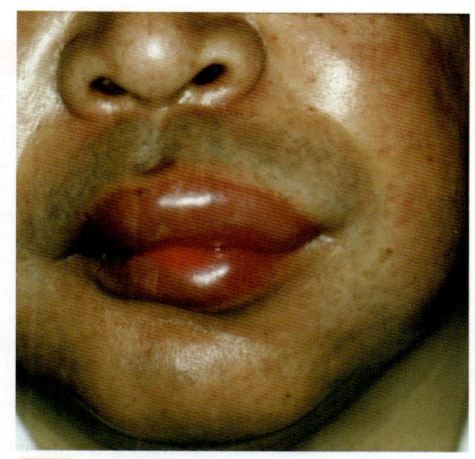

**図1** 左口唇から頬部にかけて生じた血管性浮腫

〔猪又直子：血管性浮腫の診断と治療．日皮会誌 133（11）：2581-2587，2023 より〕

## 診断のポイント

**1** 皮膚や粘膜の限局した範囲に生じる深部浮腫。

**2** 非圧痕性。

**3** 数時間〜数日以内に跡形なく消退する。

**4** 顔面（特に眼瞼や口唇）や四肢末端に好発。

**5** 局所熱感や発赤に乏しい。

## 緊急対応の判断基準

**1** 気道閉塞のリスクがある場合

　❶喉頭浮腫による嗄声，舌腫大などによる呼吸困難がみられれば，すみやかに救急治療が可能な施設へ搬送する。

　❷機序不明の場合，まず通常の蕁麻疹に準じた治療（アドレナリン筋注や抗ヒスタミン薬，ステロイド全身投与など）を行い，無効かつ家族歴があれば遺伝性血管性浮腫（HAE：hereditary angioedema）が疑われ，C1 インヒビター（C1-INH）製剤やブラジキニン $B_2$ 受容体拮抗薬の投与を検討する。

**2** アナフィラキシー症状を伴う場合

　❶通常の蕁麻疹とともに現れることが多く，喘鳴などの呼吸器症状，腹痛，嘔吐・下痢などの消化器症状，意識障害，血圧低下などを伴う。

　❷ショック症状があれば，アドレナリン筋注を行い，救急治療が可能な施設へ搬送する。

## 症候の診かた

**1** 皮膚・粘膜の症状：表面平滑で境界不明瞭な浮腫。明らかな熱感や発赤はない（図 1）。

**2** 好発部位は顔面，特に口唇や眼瞼に多い。HAE では陰部，手足末梢の浮腫も現れやすい。

**3** 蕁麻疹の有無で機序を推定する。

　❶蕁麻疹を伴う場合，かゆみがあり，マスト細胞メディエーター起因性が疑われる（表 1）。

　❷蕁麻疹を伴わない場合，ブラジキニン起因性〔HAE やアンジオテンシン変換酵素阻害薬（ACE-

I）による薬剤性など〕の可能性があり，つっぱるような痛みが主体である。

**4** 気道症状：HAE の約 50％は喉頭絞扼感，嗄声，呼吸困難を生じる。特発性では，軽度の気道違和感を生じることはあっても窒息に至るリスクは低い。

**5** 腸管症状：HAE の 50％に腹部症状（腹痛，嘔気，嘔吐，腹部膨満感，下痢など）がみられ，急性腹症との鑑別を要する。診断に腹部 CT や超音波検査が有用である。

## 検査所見とその読みかた

　基本的には臨床的に疑われる病型（表 1）に基づいて実施する。

**1** 特発性：感染症などの誘因が疑われれば，関連した検査を実施する。

**2** 刺激誘発型：蕁麻疹に準じて検索を行う。

　❶アレルギー性の場合：病歴から疑われる抗原に対する血清抗原特異的 IgE 検査，皮膚試験，必要に応じて負荷試験を行う。

　❷非アレルギー性の場合：例えば，非ステロイド性抗炎症薬（NSAIDs）の血液検査や皮膚試験は参考にならないため，必要に応じて負荷試験を行う。

　❸アトピー性皮膚炎が併存するコリン性蕁麻疹では，眼瞼浮腫が強く現れることがある。

**3** ブラジキニン起因性

　❶薬剤性では，原因薬を中止し，再発がないことを確認する。

**表1** 血管性浮腫の病型と病態

| 血管性浮腫の病型 | 病態 | 蕁麻疹の合併 |
|---|---|---|
| 1. 特発性の血管性浮腫 | **マスト細胞/ヒスタミンに起因** ・特発性 | あり得る |
| 2. 刺激誘発型の血管性浮腫 | ・アレルギー性 ・食物依存性運動誘発アナフィラキシー ・非アレルギー性 ・NSAIDs 不耐症 ・物理的刺激(物理性蕁麻疹に伴う) ・発汗刺激 | あり得る |
| 3. ブラジキニン起因性の血管性浮腫 | ACE-I 内服によるブラジキニンの代謝阻害, 骨髄増殖性疾患による C1-INH の消耗, 抗 C1-INH 自己抗体など | なし |
| 4. 遺伝性血管性浮腫 | ・C1-INH 遺伝子の変異/欠損 ・その他の遺伝子異常 | なし |

ACE-I：angiotensin converting enzyme inhibitor, C1-INH：C1 esterase inhibitor

〔秀 道広, 他：蕁麻疹診療ガイドライン 2018. 日皮会誌 128(12)：2503-2624, 2018 より一部改変〕

❷高齢発症で, 血中 C4, C1-INH 活性, C1q の低下がある場合, 後天性血管性浮腫の可能性がある。

**4 HAE**

❶血中 C4 と C1-INH 活性の低下があれば, HAE1 型・2 型の可能性が高く, 再検して診断を確定する。

❷HAE1 型・2 型では C1-INH 活性が 50% 以下に低下する。

❸血中 C4 も発作の有無にかかわらず低下するとされ, 感度は 81〜100% と報告されている。

❹C1-INH 活性の低下が軽度で診断しがたい場合は, 遺伝子検査(後述)により確定する。

❺さらに C1-INH の蛋白定量の低下があれば 1 型, 正常であれば 2 型と分類できる。

❻C1-INH 活性が正常でも, 家族歴があれば 3 型(C1-INH 正常 HAE)が疑われるため, 遺伝子検査を検討する。

## 確定診断の決め手

**1** 一過性の皮膚や粘膜の深部浮腫。

**2** 血中 C4, C1-INH 活性の低下, および家族歴により HAE の診断または除外する。

❶C4, C1-INH 活性の低下があれば, HAE1 型・2 型の可能性が高い。高齢発症では, 後天性血管性浮腫の鑑別を要する。

❷臨床的に HAE が強く疑われ, C4, C1-INH 活性が正常な場合, 家族歴がある, または遺伝子検査(F12, ANGPT1, PLG など)で変異が検出されることで, HAE3 型(C1-INH 正常 HAE)と診断できる。

❸腹痛発作ないし喉頭浮腫のみを繰り返す例もあるため, 皮膚症状を欠いても HAE を疑い, 上記検査を施行する。

**3** 刺激誘発型の分類を行う。蕁麻疹を伴う場合は, 特発性やアレルギー性, アスピリン蕁麻疹など, 蕁麻疹に準じた病型分類を行う。

## 誤診しやすい疾患との鑑別ポイント

**1** 肉芽腫性口唇炎

❶持続性の腫脹で, 数日で消退しない。

❷ゴム様に硬い皮疹がみられる。

❸皮膚生検で, 非乾酪性類上皮細胞肉芽腫を呈する。

**2** 丹毒(A 群 β 溶血性レンサ球菌による真皮の感染症)

❶境界明瞭な浮腫性紅斑がみられる。

❷局所の熱感, 発赤, 疼痛あり。

❸発熱を伴う。

❹血液検査で白血球増多, 核の左方移動, CRP 上昇がみられる。

❺ASO, ASK 上昇がみられる(ないこともある)。

## 確定診断がつかないとき試みること

**1** 蕁麻疹に準じた治療(抗ヒスタミン薬などの投与)を行い, 反応すればマスト細胞メディエーター起因性の可能性があり, 無効な場合はブラジキニン起因性を疑う。

**2** 器質的疾患との鑑別には, 皮膚生検を実施する。

**3** 腹部症状のみを訴える場合, 超音波や腹部 CT で限局性の腸管浮腫像を確認する。

## 合併症・続発症の診断

**1** HAE は，致死的リスクが高く治療も特異的なため，確実に除外する。

**2** 薬剤性では，薬剤単独で血管性浮腫を誘発する場合と，HAE 発作の誘発閾値を低下させる因子として作用していることがある。例えば，エストロゲン製剤（ピルなど），ACE-I（高血圧），DPP-4 阻害薬（糖尿病），ネプリライシン阻害薬（心不全）などが原因薬の場合，HAE のスクリーニングも行う。

**3** C1-INH が低下し，家族歴がない場合，後天性血管性浮腫の基礎疾患になりうる骨髄増殖性疾患などを除外する。

**4** 刺激誘発性，特にアレルギー性ではアナフィラキシーショックに陥るリスクがあるため，全身症状の評価を行う。

**5** 蕁麻疹を伴う場合，通常の蕁麻疹に準じた薬物治療で治療できる。

## 予後判定の基準

**1** HAE および基礎疾患を伴うものを除き，血管性浮腫の予後を予測することは難しい。

**2** HAE の予後は，適切に管理されればおおむね良好である。遺伝性疾患ではあるが，思春期以降に発症することも多く，診断後に発作を発症しない患者もいる。喉頭浮腫は生命予後にかかわるので，適切な治療が必要である。

**3** 薬剤性は，原因薬剤を避けることで予後良好である。

## 経過観察のための検査・処置

**1** 口腔〜気道浮腫を伴う場合，窒息に備えて入院のうえ，経過観察が望ましい。

**2** HAE 1 型・2 型の診断例：浮腫発作の頻度，重症度とともに，適宜 C4 値を測定しながら治療方針を見直す。

**3** HAE 1 型・2 型の小児例：乳児期は生理的に C1-INH が低値のため，1 歳以降に検査する。

**4** 特発性血管性浮腫の治療の目安：症状出現頻度が 1 か月に 1 回程度以下の場合は，継続的な薬物治療はせず，次回症状出現に備えて頓服薬を携行させ，その治療効果を評価する。

## 治療法ワンポイント・メモ

**1** 刺激誘発型では第 1 に原因を避ける。

**2** 特発性や刺激誘発型などの多くは，マスト細胞メディエーター起因性に生じると考えられているため，通常の蕁麻疹に準じる。

**3** HAE

**❶** 急性発作に備え，イカチバント，ヒト血漿由来乾燥濃縮 C1-INH 製剤をいつでも迅速に投与できる態勢を，主治医，患者，製薬会社が連携して整えておく。

**❷** 長期予防：発作頻度や重症度を評価しながら，適宜 C4 値で病勢を確認し，長期予防薬（ベロトラルスタット内服，ラナデルマブ皮下注，C1-INH 補充療法）の必要性を検討する。保険適用外であるが，軽症例ではトラネキサム酸を長期予防薬として処方されることもある。

**❸** 短期予防：抜歯などの歯科治療や侵襲を伴う手術前の 6 時間以内に，C1-INH 製剤の予防的投与を検討する。

## さらに知っておくと役立つこと

**1** HAE では，国の指定難病となっているため治療費の公費負担申請を勧める。

**2** HAE の遺伝子検査は，かずさ遺伝子検査室にて「補体欠損症遺伝子検査（panel2）（遺伝性血管性浮腫含む）」で，*SERPING1*, *F12*, *ANGPT1*, *PLG* を保険適用で検査できる。

## 専門医へのコンサルト

原因不明の浮腫発作（腹痛発作，喉頭浮腫を含め）を繰り返す場合，家族内に同症がある場合など，喉頭浮腫やアナフィラキシーなど重篤な場合には専門家に紹介する。

# 薬物アレルギー

## Drug Allergy

**岩永 賢司**　近畿大学病院教授・睡眠センター

**GL**　アナフィラキシーガイドライン 2022

## 診断のポイント

**1** 薬物アレルギー症状のうち最多を占める薬疹を呈する原因薬剤を高い順に抜粋すると，中枢神経用薬（22.1%），その他の代謝性医薬品（20.0%），抗生物質製剤（8.2%），腫瘍用薬（7.0%），循環器用薬（6.7%），化学療法剤（6.2%），ホルモン剤（5.2%）となる。

❷薬物服用後，即時型の場合は原因薬剤の投与後数分（注射薬）～1時間以内で発症する皮疹やアナフィラキシーである。遅延型の場合は6時間以降に発症する皮疹である。

❸詳細な医療面接

　❶薬物投与開始時期と症状（薬疹）出現までの期間（感作に要する期間）。

　● 抗菌薬：5～14日。

　● 非ステロイド性抗炎症薬（NSAIDs）：1週間～数年間。

　● 造影剤：5～14日間。

　● 高血圧治療薬など：数週間～数か月間（時に数年間）。

　❷薬剤中止による改善があるか。

　❸薬疹をきたしやすい基礎疾患があるか〔全身性エリテマトーデス（SLE），Sjögren症候群，後天性免疫不全症候群など〕。

　❹既存症の悪化である可能性はないか。

　❺薬物再投与による症状再発であるか。

❹薬剤リンパ球刺激試験（DLST：drug lymphocyte stimulation test）

❺皮膚テスト

## 緊急対応の判断基準

❶あらゆる薬剤でアナフィラキシー発症の可能性がある。特に注射剤のうち，造影剤，抗菌薬，筋弛緩薬などはアナフィラキシー発症の危険性が高い。

❷薬剤投与後，皮膚症状に限らずアナフィラキシーを呈したとき，（静注の場合は直ちに投与中止し）アドレナリン0.3～0.5mg（成人）を大腿部前外側部に筋注する。

## 症候の診かた

❶皮疹（薬疹）：最も頻度が高く，60～70％を占める。

❷肝胆道系障害：20～30％。胆汁うっ滞型障害や肝細胞障害を起こす。これらの障害の程度に応じた症状を呈する。

❸血液系障害：4～6％。顆粒球減少，血小板減少，赤血球減少（貧血），汎血球減少などを呈する。

❹発熱：2～3％。薬剤熱とよばれる。

❺ショック：2～3％。アナフィラキシーショックが大部分を占める。

❻呼吸器系障害：2～3％。喘息増悪，気管支けいれん，好酸球性肺炎，間質性肺炎などを起こす。

## 検査所見とその読みかた

❶DLST：唯一保険適用されている原因薬剤特定のための in vitro 検査である。しかしながら，感度と特異度はそれぞれ53.9％と61.5％と高くなく（肝臓57：571-576，2016），偽陽性や偽陰性の可能性がある。

❷皮膚テスト：即時型反応を証明するプリックテストと皮内テスト，および遅延型反応を証明するパッチテストがある。前二者では希釈液を用意して，安全性の高いプリックテストから開始し，陰性なら皮内テストを行う。特に皮内テストではアナフィラキシー反応出現の可能性があり，救急処置ができる体制を整えて行う。パッチテストの感度と特異度はそれぞれ70～80％である（Br J Dermatol 145: 877-885，2001）。

❸薬剤負荷試験：医療面接やこれらの検査で原因薬剤が確定できず，どうしても原因薬剤を特定したい場合に行われる。ただし，重症薬疹や重篤な臓器障害（肝障害，腎障害，急性間質性肺炎など）では禁忌である。

## 確定診断の決め手

❶原因薬剤の投与後，数分（注射薬）～1時間以内で出現する皮疹やアナフィラキシーを確認（即時型）する。6時間以降に皮疹が出現する場合は，遅延型を考える。

❷個々の症例について，詳細な医療面接と症状，一般血液検査などを含めた検査所見を把握して被疑薬を推定し，薬剤添付文書や文献などを検索して確認する。

❸被疑薬中止で症状の改善が認められる場合は，それ自体で薬物アレルギーの重要な診断根拠となる。

❹皮膚テスト（上記「検査所見とその読みかた」❷参照）。

## 誤診しやすい疾患との鑑別ポイント

❶感染（薬剤熱との鑑別）

　❶薬剤熱では原因薬剤中止後2日以内に消失することが多い。

　❷薬剤熱では感染によるものに比べて重症感に欠ける。

　❸薬剤熱ではCRPは正常か軽度上昇にとどまる。

❷感染（薬疹との鑑別）：「薬疹」（⇨1492頁）を参照。

## 確定診断がつかないとき試みること

薬剤負荷試験（上記「検査所見とその読みかた」③参照）を行う。

## 予後判定の基準

1 アナフィラキシーを発症した場合は，迅速な治療が予後に直結する。
2 症状が軽快して以降，原因薬剤回避を続ける限り再発はなく，予後は良好である。
3 原因薬剤が確定されない場合は，以降の薬物療法に十分注意しなければならない。

## 経過観察のための検査・処置

1 アナフィラキシーを発症した直後は不応期となり，即時型皮膚テストは陰性化する可能性があるため，4週間以降の検査が勧められる。
2 原因薬剤が判明すれば，以降再処方されないように，禁忌薬剤名を記した患者用カードを作成して手渡す。

## 治療法ワンポイント・メモ

1 原因と考えられる薬剤をすべて中止する。
2 症状に応じて必要な対症療法を行う。
3 アナフィラキシーを発症した場合は，すみやかにアドレナリン 0.3〜0.5 mg（成人）を大腿部前外側部に筋注し，下肢挙上，血管確保と大量輸液，酸素投与などを行う〔「アナフィラキシー」（⇨ 1155 頁）を参照〕。
4 皮膚症状：「薬疹」（⇨ 1492 頁）を参照。

## さらに知っておくと役立つこと

1 代替薬の選択
❶ 抗菌薬（アナフィラキシーショックの場合）：類似抗菌薬の投与は原則禁忌だが，同じ β-ラクタム系薬でも系統が異なる抗菌薬は，皮膚反応試験陰性を確認したうえで慎重投与することができる。〔抗菌薬投与に関連するアナフィラキシー対策のガイドライン（2004 年版）〕
❷ 造影剤：造影剤アレルギーの既往がある場合または喘息患者では原則禁忌だが，ステロイドや抗ヒスタミン薬を前投与すると副作用発現を低減することが報告されている。しかしながら，日本医学放射線学会造影剤安全性委員会から，ステロイド前投薬を積極的に推奨することは不適切であるとの見解が 2022 年 12 月に出された〔ヨード造影剤ならびにガドリニウム造影剤の急性（即時性）副作用発症の危険性低減を目的としたステロイド前投薬に関する提言（2022 年 12 月改訂第 3 版）〕。
2 代替薬がない場合：薬剤の脱感作を検討する。ただし重症薬疹では禁忌，重症アナフィラキシーでは避けたほうがよい。

## 専門医へのコンサルト

原因薬剤が不明な場合，代替薬選択に難渋する場合，脱感作を要する場合などはアレルギー専門医にコンサルトする。

# 昆虫アレルギー
## Insect Allergy

**夏秋 優** 兵庫医科大学教授・皮膚科学

(頻度) **ときどきみる**
GL アナフィラキシーガイドライン 2022

## 診断のポイント

1 刺咬性昆虫アレルギー
❶ 刺咬性昆虫（主にハチ類，アリ類）に刺されて数分〜数 10 分以内に蕁麻疹，腹痛・下痢，喘鳴・呼吸困難，気分不良などの全身症状が出現。
❷ 血清中ハチ毒特異的 IgE 抗体が陽性。
2 吸入性昆虫アレルギー
❶ ゴキブリ，ガ，ユスリカなどのアレルギー：主に家屋内での日常生活で喘息，鼻炎，結膜炎などの症状が出現。
❷ 個々の環境吸入アレルゲンに対する特異的 IgE 抗体が陽性。

## 緊急対応の判断基準

1 ハチ刺症でアナフィラキシー症状が現れた場合，生命の危険があるため救急対応を要する。
2 分単位で症状が進行する可能性があり，直ちにルート確保，補液，酸素投与を行う。
3 血圧低下を認めれば，アドレナリン筋肉注射を行う。
4 喘息発作に対しては，一般的な喘息治療に準じて対応する。

## 症候の診かた

1 皮膚粘膜症状：蕁麻疹，口唇・眼瞼の腫脹。
2 呼吸器症状：咳嗽，鼻汁，鼻閉，くしゃみ，喘鳴，

呼吸困難。

**3** 消化器症状：喉頭部違和感，腹痛，嘔吐・下痢。

**4** 循環器症状：頻脈，血圧低下。

**5** 神経症状：眠気，不穏，意識消失。

上記の症候のうち，皮膚粘膜症状はアナフィラキシー患者の 80〜90％，呼吸器症状は 70％，消化器症状，循環器症状は 45％程度にみられる。環境吸入アレルゲンに対しては喘息症状が主体となる。

## 検査所見とその読みかた

**1** スズメバチ，アシナガバチ，ミツバチで毒成分に対する特異 IgE が測定可能。前二者は抗原性に交差反応性がある。

**2** ハチ類に刺された直後は IgE の上昇を認めない場合があるので，1 か月以上経過してから検査を行う。

**3** ハチ毒特異的 IgE 抗体が陽性（クラス 2 以上）であれば，次回のハチ刺症で即時型反応が出現する可能性が高いが，陰性でもアナフィラキシー出現の可能性が否定できない。

## 確定診断の決め手

**1** アナフィラキシーについてはハチ・アリなどによる刺咬の病歴と臨床症状で診断する。

**2** 原因の確定には血清特異 IgE 値を参考にする。

**3** 皮膚テスト用抗原があるものについては，プリックテストや皮内テストが決め手になるが，ハチ毒抗原は国外からの輸入が必要。

## 誤診しやすい疾患との鑑別ポイント

**1** 血管迷走神経反射：血圧低下を生じるが，蕁麻疹，呼吸器症状，消化器症状を伴わない。臥位で症状が軽減。

**2** 不安発作：息切れや頻脈，不安感を生じるが，蕁麻疹，喘鳴，血圧低下を生じない。

**3** 喘息（⇨ 888 頁）：蕁麻疹，腹痛・下痢，血圧低下などを生じない。

## 確定診断がつかないとき試みること

迷走神経反射や不安発作が疑われる場合は，臥位にして足をやや高くして安静にさせ，バイタルサインをチェックしながら慎重に経過観察する。

## 合併症・続発症の診断

アナフィラキシーでは，初期の症状出現から 6〜12 時間以内に二相性反応を生じることがあるので，注意を要する。

## 経過観察のための検査・処置

過去にハチ・アリ刺症でアナフィラキシーを生じた，あるいはハチ毒特異的 IgE が陽性の場合，次回の刺症時にアナフィラキシーを生じるリスクがあるため，アドレナリン自己注射薬（エピペン）を処方する。

## 治療法ワンポイント・メモ

**1** アナフィラキシーの薬物療法の第 1 選択薬はアドレナリンである。

**2** 抗ヒスタミン薬（$H_1$ 受容体拮抗薬）は，早期の投与で皮膚症状を緩和させる。

**3** ステロイドホルモン（グルココルチコイド）は，早期の効果は期待できない。コハク酸エステル型ステロイドは，アスピリン不耐症では症状悪化の可能性がある。

## さらに知っておくと役立つこと

**1** 近年，ヒアリ類が輸入貨物などに混入して国内に侵入しており，今後はヒアリ刺症の事例が増えることが予想される。ヒアリ毒はハチ毒との交差反応性がある。

**2** 吸入アレルゲンとなる昆虫として，国内ではゴキブリよりチャタテムシが重要とされる。しかし実際には，昆虫以外の節足動物（ヒョウヒダニ類）のアレルゲンのほうが重要である。

**3** カやブユなどの吸血性昆虫による皮膚炎は，注入される唾液腺物質に対するアレルギー反応によって生じ，遅延型あるいは即時型のアレルギー反応として出現するが，体質による個人差がある。

**4** 従来「蚊アレルギー」とされていた疾患は，慢性活動性 EB ウイルス感染症に伴う特殊な病態である。カ刺症に伴い，高熱や水疱・血疱形成，潰瘍化を生じる。EB ウイルス抗体価の高値，EB ウイルス遺伝子の検出で診断する。予後不良の場合が少なくない。

## 専門医へのコンサルト

**1** 想定されるアレルゲンに対する血清特異 IgE 値が陰性の場合や，診断の確定が必要な場合。

**2** アドレナリン自己注射薬の処方が必要な場合（登録医にしか処方権がない）。

# 食物アレルギー
## Food Allergy

海老澤 元宏　国立病院機構相模原病院・臨床研究センター長(神奈川)

# I　IgE 依存性

**頻度**　よくみる(数％：小児期＞成人期)

**GL**　・食物アレルギー診療ガイドライン 2021
・食物アレルギーの診療の手引き 2023
・食物経口負荷試験の手引き 2023

## 診断のポイント

❶小児期に多いが成人でも増えている。
❷いくつかの臨床型に分類される(**表 1**)。
❸特定の食物摂取後に症状の誘発を繰り返す。
❹抗原特異的 IgE 抗体などの免疫学的機序の証明。
❺食物経口負荷試験が陽性である。

## 緊急対応の判断基準

❶アナフィラキシーへの対応が必要で, アドレナリンの筋注が第 1 選択(0.01 mg/kg, 最大 0.5 mg)。アナフィラキシーの判断は臨床症状による(⇨1155頁, 「アナフィラキシー」参照)。
❷アナフィラキシー歴を有する　あるいはリスクの高い患者ではプレホスピタルケアとしてエピペンが処方され, 使用した場合には医療機関の受診が必須である。

## 症候の診かた

❶**表 1** に示したように IgE 依存性の食物アレルギーにはいくつかの臨床型が存在するので, それぞれの症候の診かたに注意する。
❷疑われる原因食物, 摂取時の症状と時間経過, 発症年齢, 乳児期の栄養方法, 食習慣, 環境因子, 既往歴, アレルギー疾患の家族歴, 服薬状況〔成人における β 遮断薬, 非ステロイド性抗炎症薬(NSAIDs)〕, 運動との関連などを確認する。特に成人では, 発症の原因となるアレルゲン曝露ルートの検索のために, 花粉症状, 職業性の食物曝露の有無, ラテックス手袋・化粧品など使用時のアレルギー症状の有無などについても確認する。
**1**食物アレルギーの関与する乳児アトピー性皮膚炎
　❶食物に対する IgE 抗体の感作を認め, 食物が湿疹の増悪に関与するタイプ。
　❷ただし, すべての乳児アトピー性皮膚炎に食物が関与しているわけではない。
　❸皮疹が消失したのちには, 即時型症状に移行することも多い。
**2**即時型症状
　❶食物アレルギーの最も典型的なタイプ。
　❷原因食物摂取後, 通常 2 時間以内にアレルギー反応による症状を示すことが多い。
　❸最も多い即時型の臨床症状を**表 2** にまとめた。
**3**食物依存性運動誘発アナフィラキシー(FDEIA：food-dependent exercise-induced anaphylaxis)

### 表1　IgE 依存性食物アレルギーの臨床型分類

| 臨床型 | 発症年齢 | 頻度の高い食物 | 耐性獲得(寛解) | アナフィラキシーショックの可能性 | 食物アレルギーの機序 |
|---|---|---|---|---|---|
| 食物アレルギーの関与する乳児アトピー性皮膚炎 | 乳児期 | 鶏卵, 牛乳, 小麦など | 多くは寛解 | (＋) | 主に IgE 依存性 |
| 即時型症状(蕁麻疹, アナフィラキシーなど) | 乳児期〜成人期 | 乳児〜幼児：鶏卵, 牛乳, 小麦, ピーナッツ, 木の実類, 魚卵など<br><br>学童〜成人：甲殻類, 魚類, 小麦, 果物類, 木の実類など | 鶏卵, 牛乳, 小麦などは寛解しやすい<br><br>その他は寛解しにくい | (＋＋) | IgE 依存性 |
| 食物依存性運動誘発アナフィラキシー(FDEIA) | 学童期〜成人期 | 小麦, エビ, 果物など | 寛解しにくい | (＋＋＋) | IgE 依存性 |
| 口腔アレルギー症候群(OAS) | 幼児期〜成人期 | 果物・野菜・大豆など | 寛解しにくい | (±) | IgE 依存性 |

FDEIA：food-dependent exercise-induced anaphylaxis, OAS：oral allergy syndrome
(海老澤元宏, 他：食物アレルギーの診療の手引き 2023. p4 より)

## 表2 食物アレルギーの症状

| 臓器 | 症状 |
|---|---|
| 皮膚 | 紅斑，蕁麻疹，血管性浮腫，瘙痒，灼熱感，湿疹 |
| 粘膜 | 結膜充血・浮腫，瘙痒感，流涙，眼瞼浮腫<br>鼻汁，鼻閉，くしゃみ<br>口腔・咽頭・口唇・舌の違和感・腫脹 |
| 呼吸器 | 喉頭違和感・瘙痒感・絞扼感，嗄声，嚥下困難<br>咳嗽，喘鳴，陥没呼吸，胸部圧迫感，呼吸困難，<br>チアノーゼ |
| 消化器 | 悪心，嘔吐，腹痛，下痢，血便 |
| 神経 | 頭痛，活気の低下，眠気，不穏，意識障害，失禁 |
| 循環器 | 血圧低下，頻脈，徐脈，不整脈，四肢冷感，蒼白<br>（末梢循環不全） |

❶原因食物を摂取後に運動することによってアナフィラキシーが誘発される病態。

❷原因食物摂取から2時間以内に誘発されることが多い。

❸感冒，睡眠不足や疲労などのストレス，月経前状態，NSAIDs服用，アルコール摂取や入浴なども誘発因子となる。

❹FDEIAとして経過観察されていても，運動なしに食物の摂取だけで症状が出ることがあるので注意が必要である。

**4** 口腔アレルギー症候群（OAS：oral allergy syndrome）

❶口唇・口腔・咽頭粘膜におけるIgE抗体を介した即時型アレルギー症状を呈する病型。

❷食物摂取直後から始まり，口唇・口腔・咽頭のかゆみ，咽頭違和感，血管性浮腫などをきたす。

❸花粉-食物アレルギー症候群（PFAS：pollen-food allergy syndrome）では，生の果物や野菜の摂取によるOASをきたすことが多い。

### 検査所見とその読みかた

**1** 抗原特異的IgE抗体陽性（＝感作されていることを示す）と食物アレルギー症状が出現することとは，必ずしも一致しないことを念頭におくべきである。抗原特異的IgE抗体価と食物アレルギーの可能性を示すプロバビリティカーブのコンセプトを図1に示す。

**2** 花粉と果物など吸入抗原と食物抗原間，甲殻類と軟体類など食物抗原間の交差抗原性により抗原特異的IgE抗体陽性になることがある。わが国における抗原特異的IgE抗体価（卵白・オボムコイド，牛乳，小麦・ω-5グリアジン，大豆，ピーナッツ，ソバ，イクラ）による食物経口負荷試験（OFC：oral food

challenge）のプロバビリティー（症状誘発の可能性）が報告されている。主にイムノキャップによるものだが，アラスタット3g Allergyの報告もある。

**3** アレルゲンコンポーネントに対する特異的IgE抗体検査（オボムコイド，ω-5グリアジン，Ara h 2，Ana o 3，Jug r 1，Gly m 4）を併用することで，食物アレルギーの診断精度は高くなる（表3）。

### 確定診断の決め手

**1** OFC。

**2** アレルゲンコンポーネントのある一定以上の抗体価を示す場合には，前述のコンポーネントのみで確定診断が可能である。

**3** OASのPFASでは，prick-to-prick test（原因食物そのものを用いた皮膚プリックテスト：果物をプリック針で刺してから皮膚に適用する）の有用性が高い。

### 誤診しやすい疾患との鑑別ポイント

**1** 魚介類摂取後のアレルギー症状の鑑別として，アニサキスアレルギー（アニサキス特異的IgE抗体の検出）とヒスタミン中毒がある。いずれの場合も魚介類特異的IgE抗体が陰性あるいはprick-to-prick testが陰性の場合に疑う。

**2** 小麦アレルギーと間違えやすい病態として，ダニの経口摂取によるアナフィラキシー（OMA：oral mite anaphylaxis）：不適切に保存されたお好み焼きの粉などの生きたダニの鏡検がある。

### 確定診断がつかないとき試みること

FDEIAの場合にはアスピリン負荷後の食物＋運動誘発試験を行うこともあるが，重篤なアナフィラキシーも起こりうるので適応の判断と十分な注意深い観察などが必要である。

### 合併症・続発症の診断

アナフィラキシー：アナフィラキシーの診断基準に基づいて判断する。

### 予後判定の基準

小児期発症の即時型では，食物抗原特異的IgE抗体価の低下あるいは皮膚テストの膨疹反応の減弱などが予後改善の指標となる。

### 経過観察のための検査・処置

**1** 食物抗原特異的IgE抗体価や皮膚テストを定期的

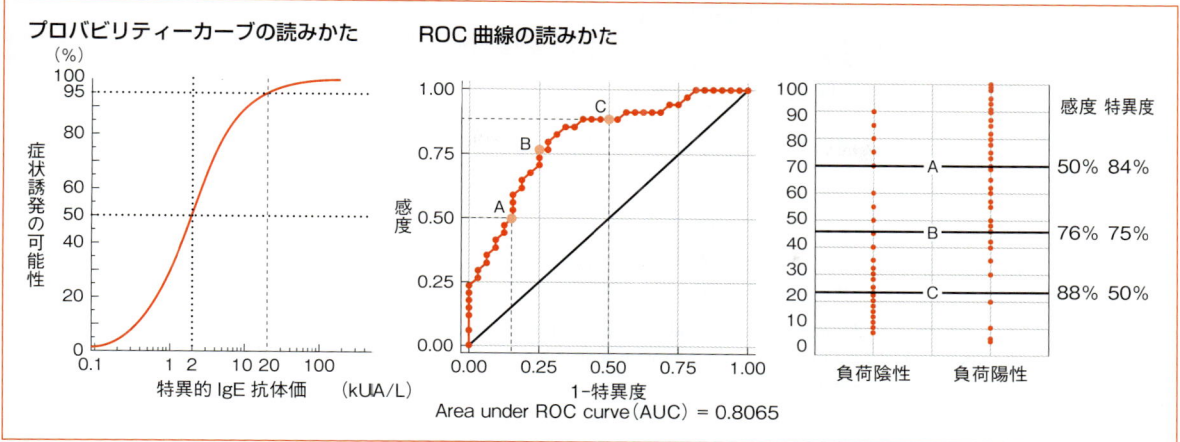

**図1** プロバビリティカーブのコンセプト

**表3** 保険収載されている食物アレルゲンコンポーネント特異的 IgE 検査

| 粗抗原 | コンポーネント |
|---|---|
| 卵白 | Gal d 1(オボムコイド) |
| 牛乳 | Bos d 4(α-ラクトアルブミン) |
| | Bos d 5(β-ラクトグロブリン) |
| | Bos d 8(カゼイン) |
| 小麦 | Tri a 19(ω-5 グリアジン) |
| 大豆 | Gly m 4(PR-10) |
| ピーナッツ | Ara h 2(2S アルブミン) |
| クルミ | Jug r 1(2S アルブミン) |
| カシューナッツ | Ana o 3(2S アルブミン) |

(海老澤元宏, 他: 食物アレルギーの診療の手引き 2023. p13 より)

に繰り返す。

❷ OFC を定期的に行っていく。

### 治療法ワンポイント・メモ

　寛解が期待される小児期発症の即時型では, わが国のガイドラインで推奨されている段階的な OFC(Stepwise OFC)により反応閾値以下の原因食物を摂らせることで, 生活の質の改善・予後の改善が期待できる。

### さらに知っておくと役立つこと

　閾値が低く少量も摂取できない重症例では, 研究的な段階の管理法として経口免疫療法(OIT: oral immunotherapy)が行われるが, 倫理委員会での承認

の方法でリスクとベネフィットを患者および保護者が理解したうえで, 行うかどうかを決定する。

### 専門医へのコンサルト

❶ OFC が必要なケース。

❷ アナフィラキシー症例や閾値が低い患者。

❸ 原因食物の特的ができずにアナフィラキシーを繰り返すような場合。

❹ OIT を希望されるケース。

## II 非 IgE 依存性

**頻度** よくみる(新生児で 0.21%)

**GL** ・食物アレルギー診療ガイドライン 2021
　　・新生児・乳児食物蛋白誘発胃腸症診療ガイドライン(実用版)(2019)

### 診断のポイント

❶ 新生児および乳児期発症の食物蛋白誘発性胃腸炎(FPIES: food protein-induced enterocolitis syndrome)がほとんどである(表4)。近年, 成人期でも魚介類などの報告が増加している。

❷ 特定の食物摂取後に消化器症状(反復性の嘔吐や下痢など症状の誘発を繰り返す)がみられる。

❸ 国際的なガイドラインの診断基準において, 病歴ではメジャークライテリアと 3 つ以上のマイナークライテリア, OFC ではメジャークライテリアと 2 つ以上のマイナークライテリアを満たす(J Allergy Clin Immunol 139: 1111-1126, 2017)。

❹ 新生児期は調製乳, 乳児期以降では固形物, 成人

**表4** 新生児・乳児食物蛋白誘発胃腸症の臨床型分類

| 臨床型 | | | 発症年齢 | 主な症状 | 診断 | 頻度の高い食物 | 耐性獲得・寛解 |
|---|---|---|---|---|---|---|---|
| 新生児・乳児食物蛋白誘発胃腸症(Non-IgE-GIFAs)[*1] | FPIES[*2] | 非固形 | 新生児期乳児期 | 嘔吐・下痢, 時に血便 | 負荷試験 | 牛乳 | 多くは耐性獲得 |
| | | 固形物 | 乳児期後半 | 嘔吐 | 負荷試験 | 大豆, コメ, 鶏卵, 小麦など | 多くは耐性獲得 |
| | FPIAP[*2] | | 新生児期乳児期 | 血便 | 除去(負荷)試験[*3] | 牛乳 | 多くは耐性獲得 |
| | FPE[*2] | | 新生児期乳児期 | 体重増加不良・嘔吐 | 除去試験[*3]・病理 | 牛乳 | 多くは耐性獲得 |

non-IgE-GIFAs：non-IgE-mediated gastrointestinal food allergies, FPIES：food-protein induced enterocolitis syndrome, FPIAP：food-protein induced allergic proctocolitis, FPE：food-protein induced enteropathy
*1 新生児・乳児消化管アレルギーとも同義
*2 英語名が一般的
*3 わが国では行うが，国際的には負荷試験は必須ではない。
(海老澤元宏，他：食物アレルギーの診療の手引き 2023. p8 より一部改変)

期では魚介類が原因である。

## 緊急対応の判断基準

激しい嘔吐などの消化器症状を呈するので，ルート確保のうえ経静脈的輸液を行う。

## 症候の診かた

❶国際的なガイドラインがあり，原因食物摂取後1〜4時間で嘔吐し，その後下痢(時に血便)を認める典型例を急性 FPIES，原因食物の連日摂取で発症し，除去後の原因食物の摂食では急性 FPIES を示すものを慢性 FPIES と定義している。わが国では慢性 FPIES の症例が多い。また最近では卵黄や大豆，コメ，小麦などによる solid(固形物)FPIES が増加している。
❷急性 FPIES
　❶間欠的食物曝露，1〜4時間以内の嘔吐がみられる。倦怠感と蒼白を伴う。
　❷下痢は 24 時間以内(通常 5〜10 時間)で発症する。
　❸原因食物の除去後 24 時間以内に改善する。
❸慢性 FPIES
　❶原因食物の連日摂取で発症する。
　❷間欠性嘔吐，慢性下痢，体重増加不良または成長障害がみられる。
　❸重症では一時的な腸の安静と静脈内輸液が時に必要である。
　❹原因食物の除去後 3〜10 日以内に改善する。
　❺除去後の原因食物の摂食では急性症状を示す。

## 検査所見とその読みかた

臨床症状による病歴と OFC による診断クライテリアのみ。

## 確定診断の決め手

❶疑う食物の除去(食物除去試験)を行う。
❷OFC は重症度や施設の状況も十分に考慮して行うことが望ましい。

## 誤診しやすい疾患との鑑別ポイント

消化器症状を伴う感染症，代謝性疾患，壊死性腸炎，炎症性腸疾患，外科疾患など他疾患の鑑別が重要である。

## 確定診断がつかないとき試みること

❶新生児・乳児 FPIES 全体として OFC の時期や方法についての一定の見解はないが，少なくとも症状が十分に安定したのちに少量から段階的に増量する点は共通している。
❷基本的には非即時型のため摂取との因果関係がはっきりしない場合もある。

## 予後判定の基準

乳児期に耐性を獲得する例も多い。わが国では 1 歳で半数以上，2 歳で 9 割前後が耐性を獲得できており一般に予後は良好である。

## 専門医へのコンサルト

OFC の依頼(確定診断・耐性化の判断)。

# 11 膠原病・免疫疾患

責任編集：山口 正雄

# ● 膠原病　最近の動向

**山口 正雄**　帝京大学教授・第三内科学講座

　特定の疾患・病態に特異性の高い検査が臨床に導入されると，正確な診断を早く得るだけでなく，早期の治療導入にも結びつくため，診療の流れが様変わりする。膠原病において，自己抗体を含む正確な診断は大変に重要である。

　多発性筋炎・皮膚筋炎では従来より抗 Jo-1 抗体，次いで抗 Jo-1 抗体を含みさらに広い検査である抗 ARS（アミノアシル tRNA 合成酵素）抗体検査が用いられてきた。これらの抗体検査の陽性項目は，間質性肺炎や関節炎の合併予測の参考となる。抗 ARS 抗体陽性例では，肺病変を呈する場合には慢性の間質性肺炎を呈することが多く，また免疫抑制治療が比較的良好な効果を示す。抗 ARS 抗体とは別個の抗体としては，抗 Mi-2 抗体陽性例では間質性肺炎や悪性腫瘍の合併が少なく治療反応性が良好という特徴があり，一方，抗 TIFI-γ 抗体陽性例では悪性腫瘍を高率に合併するという特徴がある。これに対し，抗 ARS 抗体が陰性であり，筋症状が目立たないにもかかわらず急速進行性の間質性肺炎を呈するタイプの皮膚筋炎（CADM：clinically amyopathic dermatomyositis）では早期の診断が難題であった。CADM では間質性肺炎が予後を規定することが多く，できるだけ早い時点で診断することが望まれていた。抗 MDA5 抗体の導入は CADM の診断に寄与する画期的な進歩であった。これらの進歩は，専門家にとどまらず，一般医家にも関連している。すなわち，疾患の徴候，とりわけ特徴的な皮膚所見であるヘリオトロープ疹や Gottron 徴候などに着目し，聴診所見（下背部における fine crackles）を見つけていち早く専門家に委ねることが重要となっている。

　治療については関節リウマチを始めとする各種の膠原病で生物学的製剤・分子標的薬の位置づけが高まっている。関節リウマチでは TNF-$\alpha$，IL-6 受容体および T 細胞共刺激分子に対する生物学的製剤や細胞内刺激伝達分子（JAK）阻害薬，バイオシミラーの TNF-$\alpha$ や IL-6 受容体に対する製剤が使われて臨床効果を上げている。血管炎の治療薬としては，大型血管炎である高安動脈炎や巨細胞性動脈炎について抗 IL-6 受容体抗体トシリズマブが，ANCA 関連血管炎のうち顕微鏡的多発血管炎や多発血管炎性肉芽腫症（Wegener 肉芽腫症）に対して抗 CD20 抗体リツキシマブや補体 C5a 受容体拮抗薬アバコパンが，好酸球性多発血管炎性肉芽腫症（Churg-Strauss 症候群）に対して抗 IL-5 抗体メポリズマブが臨床で用いられている。

　さらに，さまざまな臨床領域とリウマチ膠原病医との連携が深まっていることに触れておきたい。癌治療に用いられる免疫チェックポイント阻害薬（ICI）は一部の患者で自己免疫疾患を新規に発症させ，I 型糖尿病，甲状腺炎，間質性肺炎，肝障害，腸炎や皮疹といったさまざまな臓器障害を引き起こすことがある。癌を診療するさまざまな診療科が，内分泌科，呼吸器科，消化器科，皮膚科だけでなくリウマチ膠原病医とも協力して免疫関連有害事象に対処する状況が生まれている。免疫調整薬の有害事象への対応，さらには癌免疫の理解のために，リウマチ膠原病医は基礎臨床の両面で貢献が期待されている。

# 全身性エリテマトーデス
## Systemic Lupus Erythematosus (SLE)

**桑名 正隆** 日本医科大学大学院教授・アレルギー膠原病内科学分野

**頻度** ときどきみる

**GL** 全身性エリテマトーデス診療ガイドライン2019

## 診断のポイント

**1** 20〜30歳台の若年層での発症が大半を占め，男女比は1：9程度と圧倒的に女性に多い。

**2** 臨床項目と検査項目を組み合わせ，さらに感染症，リンパ増殖性疾患，他の膠原病などを除外することで診断する。

**3** 各種分類基準が提案されているが，2019年に米国リウマチ学会（ACR）と欧州リウマチ学会（EULAR）が作成した分類基準（**表1** ⇨次頁）が感度，特異度ともに優れており，診断に参考になる。

**4** 発熱，関節炎，蛋白尿など非特異的な徴候は本疾患を疑うきっかけとなり，蝶形紅斑（**図1**）や腎生検によるループス腎炎の病理組織所見は特異性が高く診断の決め手となる。

**5** 自己抗体陽性，血清補体低下は診断において重要な検査項目で，80倍以上の抗核抗体陽性がエントリー基準となる。

**6** 発症時に高頻度にみられる徴候として発熱，関節痛，リンパ節腫脹があり，腎障害，神経精神症状，漿膜炎などの臓器障害は遅れて出現することが多い。

**7** 自己免疫と関連する遺伝素因を有する場合が多く，家系内に膠原病，自己免疫性甲状腺疾患など自己免疫疾患の病歴をもつ者がしばしばみられる。

## 症候の診かた

**1** 全身症状：発熱，全身倦怠感，リンパ節腫脹，易疲労感，体重減少などがみられるが特異性は低い。

**2** 皮膚粘膜症状

❶特異疹として，浮腫性で日光露光部に一致して分布する蝶形紅斑を含む急性皮膚ループス，環状で表面に軽度の鱗屑を伴う亜急性皮膚ループス，慢性皮膚ループスのうち鱗屑が付着した類円形の角化性紅斑で，しばしば萎縮や瘢痕を伴う円板状ループスがあげられる。慢性皮膚ループスには，四肢末端や耳介に出現する凍瘡状ループス，皮下脂肪織に炎症の主座がある深在性ループスも含ま

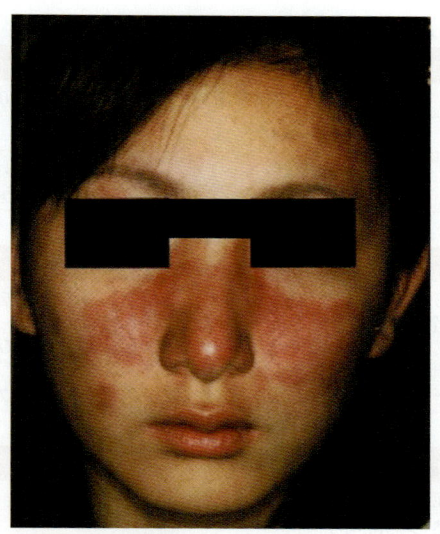

**図1** 蝶形紅斑

れる。

❷非瘢痕性脱毛，上口蓋に好発する浅く，痛みのない口腔内潰瘍も活動期に一致してみられる徴候である。

❸非定型疹として，爪囲紅斑，網状皮斑，蕁麻疹様皮疹，皮下石灰化などがある。

**3** 漿膜炎：胸膜炎，心外膜炎は胸痛で発現することもあるが，慢性で胸水，心嚢液貯留を呈し，無症状のことも多い。

**4** 関節炎：多関節に滑膜炎，腱鞘滑膜炎，腱鞘炎を伴う。関節リウマチにみられる骨びらんや強直などの関節破壊はまれだが，腱病変に伴う弛緩によって手指変形をきたすことがある（Jaccoud関節症）。

**5** 神経精神症状

❶中枢神経障害は，けいれん，意識障害，認知障害，せん妄，精神障害などびまん性徴候に加え，脳血管障害，横断性脊髄炎，無菌性髄膜炎などの末梢性徴候に分けられる。

❷単神経炎，神経根炎，自律神経障害などの末梢神経障害も起こりうる。

**6** 腎障害：蛋白尿に加え，尿沈渣で軽度の顕微鏡的血尿から telescoped sediment とよばれる多数の赤血球，白血球などの各種細胞成分，赤血球円柱，顆粒円柱，白血球円柱などの混在を認める尿所見まで多様である。重症例ではネフローゼ症候群や急速進行性腎炎を呈する。

**7** その他：蛋白漏出性胃腸症，虚血性腸炎，大腸多発潰瘍などループス腸炎，間質性膀胱炎，心筋炎，

**表1** ACR/EULAR 分類基準 2019

| エントリー基準 |
|---|
| HEp-2 細胞を用いた抗核抗体検査が 80 倍以上，または，それと同等の検査が陽性（これまでに） |

↓

もしなければ，SLE と分類しない
もしあれば，以下の付加基準へ

↓

| 付加基準 |
|---|
| ・SLE 以外に説明可能なものがある場合には，それを基準の 1 つとしてカウントしない<br>・該当項目は少なくとも一回認められればよい<br>・SLE 分類には少なくとも 1 つ以上の臨床項目および合計 10 点以上必要<br>・各項目が同時に存在しなくともよい<br>・各ドメイン内では，最も高い点数の項目だけをカウントする |

| 臨床ドメインと項目 | 点数 | 免疫ドメインと項目 | 点数 |
|---|---|---|---|
| 全身症状<br>　発熱（> 38.3℃） | 2 | 抗リン脂質抗体陽性<br>　抗カルジオリピン抗体<br>　抗 β2GP1 抗体<br>　ループスアンチコアグラント | 2 |
| 血液<br>　白血球減少（< 4,000/μL）<br>　血小板減少（< 10 万/μL）<br>　自己免疫性溶血性貧血 | 3<br>4<br>4 | 補体蛋白<br>　低 C3 または低 C4 血症（正常下限以下）<br>　低 C3 かつ低 C4 血症（正常下限以下） | 3<br>4 |
| 神経症状<br>　せん妄<br>　精神症状<br>　けいれん<br>粘膜皮膚症状<br>　瘢痕のない脱毛<br>　口腔内潰瘍<br>　亜急性皮膚または円板状ループス<br>　急性皮膚ループス | 2<br>3<br>5<br><br>2<br>2<br>4<br>6 | 特異的自己抗体<br>　抗 ds-DNA 抗体<br>　抗 Sm 抗体 | 6 |
| 漿膜炎<br>　胸水または心嚢液貯留<br>　急性心外膜炎 | 5<br>6 | | |
| 関節炎：以下のいずれかの滑膜炎所見<br>　2 関節以上の腫脹または液体貯留<br>　2 関節以上の圧痛 + 30 分以上の朝のこわばり | 6 | | |
| 腎病変<br>　蛋白尿 > 0.5 g/24 時間<br>　腎生検で Class ⅡまたはⅤのループス腎炎<br>　腎生検で Class ⅢまたはⅣのループス腎炎 | 4<br>8<br>10 | | |
| 合計 10 点以上で SLE と分類する | | | |

〔Aringer M, et al: 2019 European League Against Rheumatism/American College of Rheumatology classification criteria for systemic lupus erythematosus. Ann Rheum Dis 78(9): 1151-1159, 2019 より〕

肺動脈性肺高血圧症，肺胞出血，間質性肺炎など多彩な徴候が初発症状となる場合がある。

## 検査所見とその読みかた

**1** 急性期反応物質：赤血球沈降速度（ESR）の上昇はほぼ全例でみられるが，漿膜炎，関節炎，血管炎を

**表2** SLICC 障害度指数（SDI）

| A. 眼病変（いずれかの眼） | a. 白内障<br>b. 網膜病変ないし視神経萎縮 |
|---|---|
| B. 精神神経病変 | a. 認知障害（記憶障害，計算困難，言語障害，集中力障害，重篤な精神症状など）<br>b. けいれん（6 か月間の治療を必要としたもの）<br>c. 脳血管障害（6 か月以内に反復している場合はスコア 2）<br>d. 脳障害ないし末梢神経障害（視神経を除く）<br>e. 横断性脊髄炎 |
| C. 腎病変 | a. 糸球体ろ過率 50％以下<br>b. 蛋白尿 3.5 g/日以上 |
| D. 肺病変 | a. 肺高血圧症<br>b. 肺線維症<br>c. 萎縮肺（画像による）<br>d. 胸膜線維化<br>e. 肺梗塞（画像による） |
| E. 心血管病変 | a. 狭心症ないしバイパス術施行<br>b. 心筋梗塞（6 か月以内に反復している場合はスコア 2）<br>c. 心筋症（心室機能障害）<br>d. 心嚢炎（6 か月間）ないし心外膜切除術施行 |
| F. 末梢血管障害 | a. 間欠性跛行（6 か月間）<br>b. 小組織の欠損<br>c. 組織欠損（指趾切断等，1 指以上であればスコア 2）<br>d. 腫脹や潰瘍を伴う血栓性静脈炎 |
| G. 胃腸病変 | a. 十二指腸以降の腹部消化管，肝，脾，胆嚢などの梗塞ないし切除（原因は問わない，2 つ以上あればスコア 2）<br>b. 腸間膜不全<br>c. 慢性腹膜炎<br>d. 上部消化管狭窄ないし外科的手術 |
| H. 筋骨格病変 | a. 筋萎縮ないし筋力低下<br>b. 関節変形ないしびらん性関節炎（Jaccoud 様関節炎を含む，骨壊死は除外）<br>c. 圧迫骨折ないし虚脱を伴う骨粗鬆症（骨壊死は除外）<br>d. 無菌性骨壊死（1 つ以上あればスコア 2）<br>e. 骨髄炎 |
| I. 皮膚病変 | a. 痂皮を伴う慢性脱毛<br>b. 頭皮と口蓋以外の著明な瘢痕<br>c. 皮膚潰瘍（6 か月間，血栓を除く） |
| J. 性腺機能障害 | |
| K. 糖尿病（治療と関連しない） | |
| L. 悪性腫瘍（異形成は除く，複数あればスコア 2） | |

〔Gladman D, et al: The development and initial validation of the Systemic Lupus International Collaborating Clinics/American College of Rheumatology damage index for systemic lupus erythematosus. Arthritis Rheum 39（3）: 363-369, 1996 より〕

合併しなければ CRP は上昇しない。

**2** 自己抗体検査：80 倍以上での抗核抗体陽性が診断の前提となる。染色パターンとしては，均質型（homogeneous），辺縁型（peripheral），斑紋型（speckled）のいずれか，または混合型である。二本鎖 DNA 抗体，抗 Sm 抗体は疾患特異自己抗体であり，疾患特異性はないものの抗 U1RNP 抗体，抗 SS-A 抗体，抗 SS-B 抗体，抗リン脂質抗体もしばしば検出される。溶血性貧血がなくても，直接 Coombs 試験が高率に陽性となる。

**3** 免疫血清検査：多クローン性の高γグロブリン血症，低補体血症（C3，C4 低下）を高率に伴う。

**4** 末梢血検査：白血球（特にリンパ球），赤血球，血小板の減少を高率に認める。血球成分に対する自己抗体が主な原因で自己免疫性溶血性貧血，免疫性血小板減少症，顆粒球減少症をきたす場合もある。まれに破砕赤血球，溶血性貧血，血小板減少を伴う血栓性微小血管症をきたす。

**5** 尿検査：尿蛋白，潜血に加えて，尿沈渣では赤血球，白血球などの各種細胞成分，赤血球円柱，顆粒円柱など多彩な成分を認める。

**6** 穿刺液検査：徴候に応じて実施。胸水，腹水では

細胞数, 滲出性/漏出性, IgG インデックスが参考になる. 脳脊髄液では蛋白細胞解離がみられることが多く, 他疾患との鑑別に IL-6 濃度が役立つ.

**⑦画像検査**：徴候に応じて X 線, CT, エコー, MRI, RI 検査などを行う.

**⑧腎生検**：尿所見で異常があれば実施する. 腎組織は診断だけでなく, ループス腎炎の国際腎臓学会/腎病理学会 (ISN/RPS) 分類に基づいた治療方針の決定にも必須である. 直接蛍光法では免疫グロブリン, 補体が沈着する full-house パターンを呈する.

**⑨皮膚生検**：紅斑部位と非露光部位の無皮疹部の生検が望ましい. 基底膜の液状変性を認め, 蛍光抗体法 (ループスバンドテスト) で基底膜に一致した免疫グロブリン, 補体の沈着を認める. 無皮疹部でもループスバンドテストは陽性となることが多い.

### ▌確定診断の決め手

**❶**若年女性, 発熱などの病歴, 紅斑などの身体所見, 抗核抗体を含めた血液検査を組み合わせて診断する.

**❷** ACR/EULAR 分類基準 2019 (**表 1**) が診断にも有用である. 16 か国, 21 施設の患者データを用いて従来の分類基準と比較した研究では, 性, 人種, 罹病期間にかかわらず ACR/EULAR 分類基準 2019 が感度, 特異度が最も優れていた (Ann Rheum Dis 79: 1333-1339, 2020).

### ▌誤診しやすい疾患との鑑別ポイント

　持続する発熱, リンパ節腫脹, 関節痛, 紅斑などをあわせてもつ疾患が鑑別疾患となる.

**❶**感染症：パルボウイルス B19 感染症.

**❷**リンパ増殖性疾患.

**❸**菊池病.

**❹**薬剤誘発性ループス：多彩な薬剤が誘因となる. ヒドララジン, プロカインアミドが有名だが, これら薬剤の使用頻度が減り, 最近は TNF 阻害薬, ミノサイクリンが多い.

**❺**他の膠原病：Sjögren 症候群 (⇨ 1184 頁), 混合性結合組織病 (⇨ 1200 頁), 関節リウマチ (⇨ 1181 頁), 原発性抗リン脂質抗体症候群 (⇨ 1174 頁) など.

### ▌確定診断がつかないとき試みること

　発症までに数年間の前駆期間があり, この間は倦怠感, 微熱, 筋骨格系の不定の痛みやこわばりに加えて抗核抗体などの自己抗体が陽性となる. その場

---

**表3 低疾患活動性 (LLDAS)**

**疾患活動性**
1. SLEDAI-2K≦4 かつ主要な活動性臓器病変 (腎・中枢神経・心肺・血管炎・発熱) がなく, 溶血性貧血, 活動性消化管病変がない
2. 前回評価時と比較して新たな SLE に伴う症候がない
3. 医師による全般的な疾患活動性評価≦1 (0-3)

**免疫抑制治療**
4. グルココルチコイドの現在の投与量 (プレドニゾロン換算)≦7.5 mg/日
5. 一般的な免疫抑制薬か承認された生物学的製剤が維持量で問題なく用いられている

〔Franklyn K, et al: Definition and initial validation of a Lupus Low Disease Activity State (LLDAS). Ann Rheum Dis 75 (9): 1615-1621, 2016 より〕

合, 紫外線曝露を避けるなど生活指導とともに慎重に経過観察する.

### ▌合併症・続発症の診断

**❶**合併症：Sjögren 症候群, 慢性甲状腺炎, 抗リン脂質抗体症候群などの自己免疫疾患をしばしば伴う.

**❷**続発症：SLE 患者の非可逆的ダメージの指標として SLICC 障害度指数 (SDI：systemic lupus international collaborating clinics damage index) が用いられる (**表2**). SLE による直接的な障害より, 治療に用いるグルココルチコイドの副作用が要因として大きい.

### ▌予後判定の基準

**❶** 10 年生存率は 95% 以上まで改善したが, 若年発症であるがゆえに長期予後の改善についてはいまだ十分でない. 死亡年齢の中央値は 60 歳程度とされ, 感染症, 心血管イベント, 悪性腫瘍が 3 大死因である.

**❷** SDI 上昇が生命予後を悪化させることから, 診療ではダメージ蓄積予防が短期的な目標となる.

### ▌経過観察のための検査・処置

**❶**低疾患活動性 (LLDAS：lupus low disease activity state) (**表3**) の維持を治療目標とする.

**❷**そのために疾患活動性指標 (SELENA SLEDAI：safety of estrogens in LE national assessment SLE disease activity index) (**表4**), 医師による全般的な疾患活動性評価を定期的に行い, 頻繁に薬剤調整, 特にグルココルチコイドの減量を実践する.

### 表4 SLE 疾患活動性指標（SELENA SLEDAI）

| 加重値 | 項目 | 定義 |
|---|---|---|
| 8 | けいれん | 10 日以内に発症。代謝性，感染症，薬剤性または不可逆的な中枢神経系の障害によるけいれんは除外 |
| 8 | 精神症状 | 現実認識の重度の障害による正常な機能の変化。幻覚，思考散乱，連合弛緩，貧困な思想内容，著明な非論理的思考，奇異な，混乱した，緊張病性の行動を含む。尿毒症，薬剤性は除外 |
| 8 | 器質的脳障害 | 見当識，記憶，その他の知能機能障害による認知機能の変化，変動する急性発症の臨床所見を伴う。注意力の低下を伴う意識混濁，周囲の環境に対する継続した注意の欠如を含み，かつ以下のうち少なくとも 2 つを認める：知覚障害，支離滅裂な発言，不眠症あるいは日中の眠気，精神運動興奮。代謝性，感染性，薬剤性は除外 |
| 8 | 視力障害 | SLE による網膜および眼球の変化。細胞様小体，網膜出血，脈絡膜における漿液性の滲出あるいは出血，視神経炎，強膜炎あるいは上強膜炎を含む。高血圧，感染または薬剤性は除外 |
| 8 | 脳神経障害 | 脳神経領域における感覚あるいは運動神経障害の新出。SLE によるめまいも含む |
| 8 | ループス頭痛 | 高度の持続性頭痛：片頭痛様だが，麻薬性鎮痛薬に反応しない |
| 8 | 脳血管障害 | 脳血管障害の新出。動脈硬化または高血圧によるものは除外 |
| 8 | 血管炎 | 潰瘍，壊疽，手指の圧痛を伴う結節，爪周囲の梗塞，線状出血，生検または血管造影による血管炎の証明 |
| 4 | 関節炎 | 2 関節以上の関節痛あるいは炎症所見（例：圧痛，腫脹，関節液貯留） |
| 4 | 筋炎 | CK・アルドラーゼの上昇を伴う近位筋の疼痛/筋力低下，あるいは筋電図変化，筋生検における筋炎所見 |
| 4 | 尿円柱 | 顆粒円柱あるいは赤血球円柱 |
| 4 | 血尿 | >5 赤血球/HPF。結石，感染性，その他の原因は除外 |
| 4 | 蛋白尿 | 新規発症あるいは最近の > 0.5 g/24 時の増加 |
| 4 | 膿尿 | >5 白血球/HPF。感染性は除外 |
| 2 | 発疹 | 持続している炎症性皮疹の発症 |
| 2 | 脱毛 | 持続している限局性あるいはびまん性の異常な脱毛 |
| 2 | 粘膜潰瘍 | 持続している口腔あるいは鼻腔潰瘍 |
| 2 | 胸膜炎 | 高度の胸膜痛，胸膜摩擦音，胸水，あるいは新規発症の胸膜肥厚 |
| 2 | 心膜炎 | 高度の前胸部痛，心膜摩擦音，心囊液貯留，あるいは心膜炎の心電図所見 |
| 2 | 低補体血症 | CH50，C3，C4 の正常下限以下の低下 |
| 2 | 抗 dsDNA 抗体上昇 | Farr assay で>25％の結合，あるいは正常上限以上 |
| 1 | 発熱 | >38℃，感染性は除外 |
| 1 | 血小板減少 | <100,000 血小板/μL |
| 1 | 白血球減少 | <3,000 白血球/μL，薬剤性は除外 |

8 つの臓器系に関する臨床所見 24 項目がそれぞれ点数化され，10 日以内に認められた所見項目により，合計 0～105 のスコアを算出する。

〔Petri M, et al: Combined oral contraceptives in women with systemic lupus erythematosus. N Engl J Med 353(24): 2550-2558, 2005 より〕

## 治療法ワンポイント・メモ

**1** SLE と診断したら，まず全例でヒドロキシクロロキンを開始する。使用前，使用中は定期的に網膜症の評価が必要である。

**2** 病変分布と重症度から寛解導入に用いるグルココルチコイドの投与量をプレドニゾロン換算 0.2～1 mg/kg で調整し，重症病型にはメチルプレドニゾロンによるパルス療法を組み合わせる。また，免疫抑制薬（ミコフェノール酸モフェチル，シクロホスファミド，タクロリムス，メトトレキサート，アザチオプリン）を初期から併用する。

**3** グルココルチコイド減量中の再燃や減量が困難な場合にベリムマブ，アニフロルマブを追加併用する。最近は寛解導入療法早期からこれら分子標的薬の併用が行われるようになった。また，治療抵抗例ではリツキシマブの使用を検討する。

**4** 治療目標は LLDAS で，達成後にはその維持に努める。早期からグルココルチコイドを急速に減量し中止を目指す。

❺治療期間を通して感染症，動脈硬化，骨粗鬆症など合併症対策を徹底する。

## さらに知っておくと役立つこと

本疾患は指定難病であることから，確定診断後，中等度以上の重症度を有する場合は直ちに臨床個人調査票を作成し申請する。

# 抗リン脂質抗体症候群
Antiphospholipid Syndrome (APS)

**奥 健志** 北里大学准教授・リウマチ膠原病・感染内科学

頻度 **あまりみない**〔罹患率は 1～2 人/10 万人年，有病率は 40～50 人/10 万人で，人種差は乏しい(Curr Rheumatol Rep 23: 85，2022)。わが国ではおよそ 6 万人以上の患者が存在すると推定されている〕

## 診断のポイント

❶抗リン脂質抗体(APL)陽性と抗リン脂質抗体症候群(APS)の病態を認めることが必要である。APL は分類基準上，抗カルジオリピン抗体(aCL)，抗 $\beta_2$ GPI 抗体($a\beta_2$GPI)，ループスアンチコアグラント(LA)の 3 種が定義されている。

❷若年性の血栓症や頻度の低い希少部位の血栓症(副腎梗塞，門脈血栓症，網膜動静脈閉塞症など)を認めた場合は APS を疑う。全身性エリテマトーデス(SLE)に合併しやすいことや，血小板減少症や低補体血症を伴うことも多いことは診断の一助になる。

## 緊急対応の判断基準

❶あらゆる部位の血栓症を起こしうるので，急性期には臓器専門科とコンサルトしながら対応する。血栓症の急性期の対応は，それぞれの臓器血栓症の一般的対応と同様である。

❷一方，治療中の APS 患者でワルファリン投与中に PT-INR が延長するケースがあるが，不用意なビタミン K 製剤の投与やワルファリンの長期中止により血栓症を誘発する場合がある。ビタミン K 製剤の投与は，PT-INR 値と出血症状の有無を合わせて検討し判断する。

❸劇症型の APS は非典型血栓性微小血管障害症(TMA：thrombotic microangiopathy)に類似するまれ

な合併症で予後不良であり，集中的な治療が必要となる。

## 症候の診かた

❶血栓症の出現部位は多彩だが，脳梗塞，虚血性心疾患や深部静脈血栓症・肺血栓症の頻度が高い。

❷血栓症・妊娠合併症以外の病態(舞踏病，横断性脊髄炎，腎症，血小板減少症，網状皮斑，皮膚潰瘍，心弁膜症)も合併しうる。

❸急激な視力障害は網膜血栓症，下肢痛や下腿腫脹は深部静脈血栓症，腹痛は腹腔内臓器や血管の血栓症などを疑う。

❹妊娠関連では，習慣流産や不育症，妊娠高血圧症候群や子宮内胎児発育遅延に注意する。

## 検査所見とその読みかた

❶ APL のうち，LA は凝固検査で判定するため，抗凝固薬投与中の判定は困難である。

❷ APL の 3 種陽性(LA，aCL，$a\beta_2$GPI 抗体)例は血栓症再燃リスクが高く，強力な予防治療が必要である。さらに，APL のプロファイルをスコア化して血栓リスクを判定する抗リン脂質抗体スコアや GAPSS とよばれるリスク判定スコアがあるが，臨床の現場で用いるには一般的ではない(Curr Rheumatol Rep 19: 51，2017)。

❸ APS では 5～10 万/$\mu$L 前後の血小板減少症を認めることがある。通常は重度の血小板減少症に至らず，出血を伴ったり血小板数 3 万/$\mu$L 以下になるようなケースは他の原因による血小板減少症を考える(Mod Rheumatol 30: 116-124，2020)。

## 確定診断の決め手

❶ APS の分類基準を参考に診断する。これまで札幌基準シドニー改変(J Thromb Haemost 4: 295-306，2006)が用いられてきたが，2023 年に ACR/EU-LAR 分類基準(Ann Rheum Dis 82: 1258-1270，2023)が発表された。

❷札幌基準シドニー改変では 1)動静脈・小血管の血栓症もしくは，2)妊娠合併症(妊娠 10 週以降の原因不明の胎児死亡，重症子癇前症・子癇または高度の胎盤機能不全による 34 週前の早産，妊娠 10 週以前の習慣流産)に，3)前述した抗リン脂質抗体のいずれかが 12 週以上 5 年未満の間隔で 2 回以上陽性になることで APS が分類された。

❸ ACR/EULAR 基準でも APS 症状・病態と APL 陽性の両者が必要十分条件になっているのは変わり

ないが，1)心弁膜症，2)血小板減少症が APS の病態として加わっていることと，APS の病態や抗体検査の結果が APS 診断におけるオッズ比を元にスコア化されている点などが異なる。

**4** 両者ともに分類基準であるため，あくまでもこれらを参考にして最終的には専門医（臨床医）が診断をする。

## 誤診しやすい疾患との鑑別ポイント

**1** APL 陽性は感染症などを契機に一時的に出現することがある。大抵は低力価で 1 種もしくは 2 種の APL が陽性となる。

**2** SLE（⇨1169 頁）では高率に APL が陽性化するが，APS 発症に至るのはその半数程度である。また，SLE 自体も血栓性疾患であるので，APL 陰性例でも血栓症を頻発する場合がある。

**3** 血栓症の場合，動脈硬化症や感染症に伴う血栓症，血管炎症候群など自己免疫疾患に伴う血栓性疾患のほか，わが国ではプロトロンビン S 異常症による血栓症の頻度が高く，鑑別疾患として検討すべきである。

## 確定診断がつかないとき試みること

**1** 血栓症・妊娠合併症はともに多因子性疾患であり，若年性の発症や再発を繰り返す例であっても APS 以外の鑑別疾患を検討することは重要である。

**2** ワルファリンなど抗凝固薬の使用時には LA が正確に検出できない。その場合，ホスファチジルセリン依存性抗プロトロンビン抗体（Semin Thromb Hemost 34: 335-339, 2008）の測定が有用である（2024年 6 月現在，日本血栓止血学会学術評価委員会などが運営する J-RAPS でも測定を受託している）。

## 合併症・続発症の診断

**1** APS の 40〜50% に SLE が合併する。

**2** 慢性肺血栓症による肺高血圧症を認める場合があるため，特に深部静脈血栓症や肺塞栓症の既往があり APL3 種陽性など血栓リスクの高い例では注意する。

## 予後判定の基準

**1** 予後不良因子は，APL の特定のプロファイルと，追加的な因子とに分けられる。

**2** APL は複数種陽性（3 種陽性），高力価，IgG サブタイプなどがより強力なリスクとなる。

**3** 追加的因子として血小板減少症や低補体血症の存

在も APS 再発のリスクと考えられている。また，動脈硬化因子や喫煙など一般的な血栓症・妊娠合併症リスク因子も予後悪化に寄与する。

## 経過観察のための検査・処置

**1** ワルファリン投与例では PT-INR を病態や出血リスクなどに応じて 1.5〜2.5 程度にコントロールする。海外の報告では 2.5〜3.0 前後の高い PT-INR が推奨されているケースもあるが，日本人では特に頭蓋内出血をはじめとした出血症状のリスクが高いため避ける。APS における血栓症の 2 次予防は原則として生涯継続する。

**2** 妊娠合併症により発症した APS 患者における血栓症の予防治療は，3 種陽性や SLE 合併例のように血栓リスクが高い場合には考慮するが，一般には行われない。

## 治療法ワンポイント・メモ

**1** 抗凝固薬の投与について，特に血栓症の高リスク例ではワルファリンに比べて有意に DOAC（直接経口抗凝固薬）治療例で再発を認めると報告されている。

**2** 一般的に，3 種陽性例ではより強力な血栓予防治療を行い，SLE 例ではヒドロキシクロロキンの併用が効果的とされる。詳細は「抗リン脂質抗体症候群・好酸球性多発血管炎性肉芽腫症・結節性多発動脈炎・リウマトイド血管炎の治療の手引き 2020」を参照いただきたい。

## 専門医へのコンサルト

**1** APL 陽性例では非陽性例と比べて血栓症や妊娠合併症の 2 次予防が異なる。そのため，一度は専門医へのコンサルトを検討するのがよい。

**2** APS の診断困難例や不確定な例も専門医へのコンサルトが望ましい。

---

# 多発性筋炎・皮膚筋炎
## Polymyositis (PM)/Dermatomyositis (DM)

**田中 良哉**　産業医科大学教授・第 1 内科学

**頻度** **ときどきみる**

## 診断のポイント

**1** 上肢または下肢の近位筋の自発痛，把握痛，進行

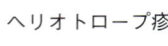

ヘリオトロープ疹

Gottron 徴候

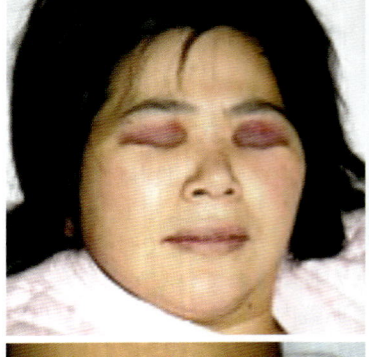
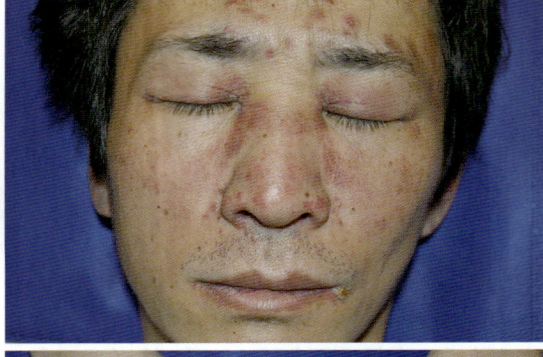
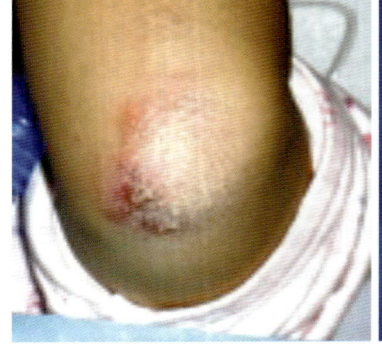

皮膚筋炎（47 歳女性）

皮膚筋炎（42 歳男性）

**図1** 皮膚筋炎の特徴的な皮膚症状

性の筋力低下。しばしば血清 CK，LDH，AST，ALT
値などが上昇。

② 特徴的な皮膚所見として，ヘリオトロープ疹，
Gottron 徴候，Gottron 丘疹。

③ 全身性炎症（発熱，CRP，ESR 値上昇）や嚥下障害，
食道運動障害などの臨床症状。

④ 抗アミノアシル tRNA 合成酵素（ARS）抗体（抗
Jo-1 抗体を含む）などの自己抗体が陽性。

⑤ 筋生検所見にて，縁取り空胞，筋束周辺部の萎縮，
筋線維内には侵入しない筋線維周囲の単核球の浸潤
などの特徴的所見。

## 緊急対応の判断基準

① 抗 MDA5 抗体陽性症例では，しばしば筋力低下
や筋原性酵素上昇の少ない無筋症型皮膚筋炎
（ADM：amyopathic dermatomyositis）を呈し，予後が
きわめて不良な急速進行性間質性肺炎を発症するた
め，可及的すみやかに専門施設に移送する。

② まれに汎血球減少，肝酵素上昇，フェリチン高値
を伴う血球貪食症候群を合併し，専門施設でのすみ
やかな対応が必要である。

## 症候の診かた

① 全身症状：発熱，易疲労感，倦怠感，多発関節炎
などの非特異的な全身症状が多い。

② 筋症候

❶ 四肢近位筋の左右対称性筋力低下が特徴的で，
階段昇降困難，上肢挙上困難，歩行困難やしゃが
んで立てない（Gowers 徴候）などの症状がみられ
る。

❷ 早期には近位筋の自発痛，把握痛，進行すると
筋萎縮を認めることもある。

❸ 頸部屈筋の病変による頭部挙上困難，咀嚼筋障
害による開口障害，咽喉筋障害による嚥下困難・
発声障害がみられ，食道横紋筋が侵されると嚥下
困難が起こる。

❹ 筋力低下の評価指標として，徒手筋力テストが
使用される。

③ 皮膚症候（図 1）

❶ 筋症状に先立ってみられることが多い。

❷ 典型的な皮膚所見として，顔面，頸部，前胸部に
浮腫状紅斑がみられ，上眼瞼部にできる紫紅色の
紅斑はヘリオトロープ疹とよばれる。ほとんどか

ゆみを伴わないのが特徴で，日光曝露で増悪することがある。

❸また，手指，肘，膝の関節伸側面にも鱗屑を伴う紅斑がみられ，指節筋背面にみられる紅色丘疹は Gottron 徴候である。

❹手指の角化を伴う皮疹は機械工の手とよばれる。

❺その他，前頸部～上胸部（V サイン），肩・上背部の落屑性紅斑（ショールサイン），爪周囲紅斑，爪床部小梗塞，皮膚の難治性潰瘍，毛細血管拡張，色素沈着・脱失，皮膚萎縮，湿疹様，蕁麻疹様発疹など多彩な皮膚症状を示す。Raynaud 現象も約30％の症例にみられる。

❻小児では，指尖潰瘍や皮下石灰化などが多くみられる。

**4** 呼吸器症候

❶間質性肺疾患を高率に併発し，しばしば予後を左右する。

❷労作時息切れや乾性咳嗽を訴え，両側下肺野に捻髪音を聴取する。

❸筋力低下や筋原性酵素上昇の少ない ADM では，予後不良な急速進行性間質性肺炎を呈することがある。

❹縦隔気腫はグルココルチコイドによっても生じ，予後不良である。

**5** 心症候：心筋障害による心筋炎を伴い，心不全症状を呈すると予後不良である。刺激伝導系の障害による不整脈や心膜炎もみられる。

**6** 悪性腫瘍：皮膚筋炎では悪性腫瘍を一般人口の約3 倍，50 歳以上では半数に合併するとされる。抗TIF-1γ 抗体陽性は悪性腫瘍と強く関連し，日本では，上部・下部消化管，肺，婦人科臓器の悪性腫瘍が多く，十分な検索を要する。

## 検査所見とその読みかた

**1** 炎症反応：CRP 陽性，赤沈亢進，高 γ グロブリン血症。

**2** 一般検査

❶血清筋原性蛋白質として CK，アルドラーゼ，AST，ALT，LD，ミオグロブリン値などが上昇し，CK アイソザイムでは MM 型が増量する。

❷尿クレアチン排泄量増加，クレアチン/クレアチニン比増加，ミオグロビン血症を呈することがあり，ミオグロビン尿症では腎障害に留意する。

❸血球貪食症候群では，汎血球減少，肝酵素上昇，フェリチン高値を呈する。

**3** 自己抗体

❶抗核抗体は 3～8 割で陽性と報告により一定していないが，陰性例も多い。

❷抗 ARS 抗体は 25～30％に陽性である。本抗体は抗 Jo-1，抗 PL-7，抗 PL-12，抗 EJ，抗 OJ，抗KS，抗 Zo，抗 Ha 抗体などを含み，陽性例は筋炎，間質性肺疾患，多関節炎，Raynaud 現象，発熱，機械工の手を伴いやすく，抗 ARS 抗体症候群とも呼ばれる。

❸抗 MDA5 抗体は 10～20％で陽性で，その半数は急速進行性間質性肺炎を伴う ADM である。

❹抗 TIF-1γ 抗体は 10～20％，抗 NXP 抗体は 5％に陽性で，悪性腫瘍関連筋炎を伴いやすく，発症1 年以内は特に留意する。

❺抗 SRP 抗体は 5～10％が陽性となり，重症，難治性，再発性，壊死性筋炎を伴いやすい。

❻抗 HMGCR 抗体は 5～8％が陽性となり，スタチン関連筋炎を伴いやすい。

❼抗 Mi-2 抗体は 3～10％が陽性となり，グルココルチコイド好反応性筋炎を伴いやすい。

❽抗 SAE 抗体は 5％が陽性となり，嚥下障害を伴いやすい。

❾これらの抗体は同一患者で重複して陽性となることはきわめて稀である。

**4** 筋電図：筋原性パターンを呈し，安静時細動，電極刺入時の活動性電位上昇と高頻度発射，随意収縮時は持続が短く振幅が小さく多相性となる。

**5** 筋 MRI 検査：STIR 像や脂肪抑制 T2 強調像で高信号を呈し，筋の炎症性浮腫を反映する。

**6** 呼吸機能，画像検査

❶動脈血液ガス，呼吸機能検査が有用で，後者では拘束性障害のパターンを呈する。

❷胸部 X 線では両側下肺野を中心に網状影，胸部 CT 所見（HRCT）では両側下肺野を中心に胸膜下から拡がるびまん性すりガラス影，コンソリデーション，線状影，網状影，小葉間隔壁肥厚影を呈する。

**7** 筋生検：縁取り空胞，筋束周辺部の萎縮，筋線維内には侵入しない筋線維周囲の単核球の浸潤，筋周囲あるいは血管周囲の単核球の浸潤など，特徴的組織所見は診断の決め手となる。

**8** 皮膚生検：真皮のムチン沈着を伴う浮腫，真皮血管周囲のリンパ球浸潤，表皮基底層の液状変性などが認められる。

### 確定診断の決め手

❶病歴，臨床症候，検査成績，画像所見，組織所見を総合的に評価して診断する。

❷わが国では厚生労働省研究班から「多発性筋炎・皮膚筋炎の診断基準」（2019年改訂版）が公表されている。

❸国際的には2017年欧州/米国リウマチ学会による成人/若年者の特発性炎症性筋炎の分類基準を使用する。

### 誤診しやすい疾患との鑑別ポイント

❶筋症状，血清CK値上昇をきたす疾患：心筋梗塞や心筋炎などの重篤な循環器疾患，外傷，過度の運動，薬剤，脱水，熱中症，低カリウム血症などによる横紋筋融解症，ペニシラミンやトリプトファンなどによる薬剤誘発性ミオパチー，甲状腺機能低下症など内分泌異常に伴うミオパチーなど。

❷リウマチ性多発筋痛症（⇨1207頁）：高齢発症で，頸部から両側肩，上腕，腰部のこわばり，筋痛，筋圧痛，著明な炎症所見を呈するが，CK値は上昇しない。診察により鑑別診断は可能。

❸線維筋痛症候群：全身性の疼痛，筋痛，頭痛，睡眠障害，感覚異常を訴えるが，検査所見，画像所見などに異常はない。特徴的な圧痛点を診察すれば鑑別診断は可能。

❹封入体筋炎（⇨550頁）：高齢発症で，手指屈筋の筋力低下が多いが，近位筋も障害される慢性進行性疾患である。自己抗体は陰性である。組織診断で鑑別する。

❺筋ジストロフィー（⇨573頁）：家族歴があり小児発症である。責任遺伝子の変異，蛋白の発現異常の確認により鑑別診断される。

❻グルココルチコイド誘発性ミオパチー：グルココルチコイド治療により生じる医原性ミオパチーで筋量の減少による筋力低下が進行する。グルココルチコイドの適応を考慮し，最小限，最短期間の使用にとどめることが必要である。

❼Weber-Christian病（小葉性脂肪織炎），好酸球増多性筋炎（Shulman症候群），好酸球増多・筋痛症候群，Pompe病，重症筋無力症（⇨552頁）などとも鑑別を要する。

### 確定診断がつかないとき試みること

❶病歴，臨床症候，検査成績，自己抗体検査，画像所見，組織所見を総合的に評価すれば診断は容易で

あるが，上記の疾患との鑑別は慎重に行う。

❷ADMはしばしば緊急性を要するがいずれの基準でも確定診断できない場合があり，病歴を徹底的に聴取，顔面，体幹，四肢を徹底的に診察し，典型的皮疹や機械工の手の出現を確認する。抗MDA5抗体が陽性で，急速進行性間質性肺炎を呈すれば，特発性間質性肺疾患として治療介入する。

### 治療法ワンポイント・メモ

❶治療の必要性，グルココルチコイドの初期治療量，免疫抑制薬の適応は，疾患活動性，障害臓器，感染症や心疾患などの合併症などを総合評価して決定する。

❷疾患活動性や重症臓器病変があれば，グルココルチコイドパルス療法に続き，大量（プレドニゾロン換算1mg/kg/日）と免疫抑制薬（シクロホスファミドパルス）の併用療法を開始する。筋炎に対しては免疫グロブリン大量療法も併用される。

❸抗MDA5抗体陽性の急速進行性間質性肺炎に対しては，グルココルチコイドパルス，シクロホスファミドパルス，タクロリムスの併用療法をすみやかに開始する。

## 全身性強皮症
Systemic Sclerosis (SSc)

藤本 学　大阪大学大学院教授・皮膚科学

（頻度）**ときどきみる**

### 診断のポイント

診断基準を**表1，2**に示す。

❶女性に好発する。

❷手指を含む皮膚の硬化がある（**図1**）。

❸Raynaud現象が高率にある。

❹爪上皮の出血点や爪郭部の毛細血管異常がみられる。

❺抗核抗体が陽性で，特に疾患特異的抗核抗体が陽性である。

### 緊急対応の判断基準

❶突然の著明な高血圧の出現：強皮症腎クリーゼが疑われるので，直ちに専門家のいる病院に移送する。

❷頭痛，悪心などを伴い，血清クレアチニンの上昇が認められる。

**表1** 厚生労働省研究班全身性強皮症診断基準(2016年)

**大基準**

両側性の手指を越える皮膚硬化

**小基準**

1　手指に限局する皮膚硬化[*1]
2　爪郭部毛細血管異常[*2]
3　手指尖端の陥凹性瘢痕，あるいは指尖潰瘍[*3]
4　両側下肺野の間質性陰影
5　抗 Scl-70(トポイソメラーゼⅠ)抗体，抗セントロメア抗体，抗 RNA ポリメラーゼⅢ抗体のいずれかが陽性

**除外基準**

以下の疾患を除外すること

腎性全身性線維症，汎発型限局性強皮症，好酸球性筋膜炎，糖尿病性浮腫性硬化症，硬化性粘液水腫，ポルフィリン症，硬化性萎縮性苔癬，移植片対宿主病，糖尿病性手関節症，Crow-Fukase 症候群，Werner 症候群

**診断の判定**

大基準，あるいは小基準 1 および 2〜5 のうち 1 項目以上を満たせば全身性強皮症と診断する

注釈

[*1] MCP 関節よりも遠位にとどまり，かつ PIP 関節よりも近位に及ぶものに限る。
[*2] 肉眼的に爪上皮出血点が 2 本以上の指に認められる[#]，または capillaroscopy あるいは dermoscopy で全身性強皮症に特徴的な所見が認められる[# #]。
[*3] 手指の循環障害によるもので，外傷などによるものを除く
[#] 爪上皮出血点は出現・消退を繰り返すため，経過中に 2 本以上の指に認められた場合に陽性と判断する。
[# #]毛細血管の拡張，消失，出血など。

〔日本皮膚科学会:全身性強皮症　診断基準・重症度分類・診療ガイドライン. 日皮会誌　126(10)：1831, 2016 より〕

**表2** 米国リウマチ学会(ACR)/ 欧州リウマチ学会(EULAR)による全身性強皮症分類基準(2013年)

1)両手における手指より近位に及ぶ皮膚硬化　9点
2)手指に限局する皮膚硬化(点数の高い項目のみ)
　　手指腫脹(Puffy fingers)　2点
　　手指硬化(MCP より遠位だが，PIP より近位に達する)　4点
3)指尖部病変(点数の高い項目のみ)
　　指尖部潰瘍　2点
　　指尖部潰瘍瘢痕　3点
4)毛細血管拡張　2点
5)爪郭部毛細血管異常　2点
6)肺動脈性肺高血圧症 または/および 間質性肺疾患(最高で 2点)　2点
7)Raynaud 現象　3点
8)強皮症関連自己抗体(抗セントロメア抗体，抗トポイソメラーゼⅠ抗体，抗 RNA ポリメラーゼⅢ抗体)　3点

1)または 2)以下で 9点以上で全身性強皮症と分類する。ただし，他の疾患によりすべての症状を説明可能な場合はこの基準で判断しないこと。

〔van den Hoogen F, et a: 2013 classification criteria for systemic sclerosis: an American college of rheumatology/European league against rheumatism collaborative initiative. Ann Rheum Dis 72 (11): 1747-1755, 2013 より〕

**❸**本症は比較的慢性の経過をとる病態が多いが，強皮症腎クリーゼは急速な経過をとり，治療が遅れると透析が必要となったり死に至ることもあるため，早急にアンジオテンシン変換酵素阻害薬の投与を検討する。

## 症候の診かた

**❶** 皮膚硬化

❶手指の硬化は必発であり，中枢側に向かって進行する。
❷皮膚硬化が肘・膝より中枢側に及ぶびまん皮膚硬化型と，それよりも遠位にとどまる限局皮膚硬化型の 2 型に分類される。
❸軽症例では，手指の硬化は「硬い」というより，「はれぼったい」や「太い」という印象を受ける。
❹顔面に硬化が及ぶと仮面様顔貌を呈する。

**❷** Raynaud 現象

❶寒冷時に発作性に指が白くなる症状で，初発症状として最も多く，ほとんどの例に認められる。
❷問診で明らかであるが，判断しにくい場合は，スマートフォンなどで撮影してきてもらうとよい。

**❸** 爪上皮出血点・爪郭部毛細血管異常

❶爪上皮に点状・線状の黒色出血点がみられ，ダーモスコープやキャピラロスコープ(血流スコープ)で爪郭部の毛細血管ループの拡張などが認められる。
❷進行した例では，爪郭部の血管が消失して，爪上皮出血点も認められなくなる。

**❹** 指尖部陥凹性瘢痕・指尖潰瘍

❶手指，特に示指，中指の尖端に虫喰状の瘢痕や潰瘍を生じる。
❷指尖以外にも皮膚潰瘍を呈することがある。

**❺** 胸やけ・逆流症状:逆流性食道炎に認められる。

**❻** 咳・労作時呼吸困難:間質性肺疾患のほか，肺高血圧症でも出現する。

**❼** その他:毛細血管拡張，色素沈着・脱失，石灰沈着，手指屈曲拘縮など。

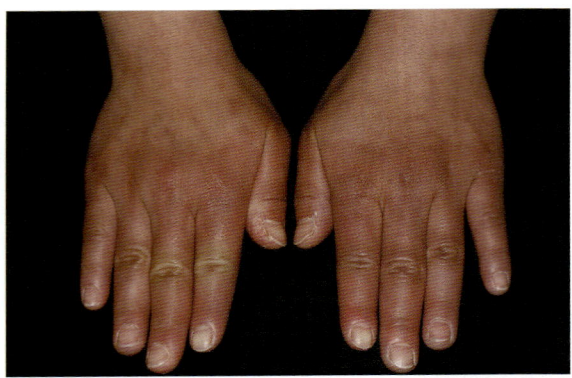

**図1** 皮膚硬化

## 検査所見とその読みかた

■抗核抗体（蛍光抗体間接法）：抗核抗体は，ほとんどの例で陽性となる。Discrete speckled 型は，抗セントロメア抗体を示唆する。Nucleolar（核小体）型は，全身性強皮症に特徴的な染色型で，抗 Th/To 抗体や抗 U3RNP 抗体などの存在を示唆する。

■疾患特異的抗核抗体の検査：抗トポイソメラーゼⅠ抗体（抗 Scl-70 抗体），抗セントロメア抗体，抗 RNA ポリメラーゼⅢ抗体は疾患特異性が高く，臨床的な病型とも密接に相関する。抗 U1-RNP 抗体は疾患特異的ではないが，陽性となることがある。これらの抗核抗体は，1 人の患者では通常 1 種類の抗体のみ陽性になり，経過や合併症の予測に有用である。力価が変動することは少なく，疾患活動性や治療の指標とはならない。

■抗トポイソメラーゼⅠ抗体：わが国の患者の約 25％。びまん皮膚硬化型に多く，間質性肺疾患を高率に合併する。

■抗セントロメア抗体：わが国の患者の約 30％。限局皮膚硬化型に多く，肺高血圧症を合併することがある。

■抗 RNA ポリメラーゼⅢ抗体：わが国の患者の 5〜10％。びまん皮膚硬化型に多く，強皮症腎クリーゼを合併しやすい。悪性腫瘍の合併率が高い。

■その他の血液検査：シアル化糖鎖抗原 KL-6 や肺サーファクタント蛋白-D（SP-D）は間質性肺疾患，脳性ナトリウム利尿ペプチド（BNP），BNP 前駆体 N 端側フラグメント（NT-proBNP）は肺高血圧症で上昇する。

■胸部 X 線・コンピュータ断層撮影（高分解能），呼吸機能検査：間質性肺疾患のスクリーニングや評価に用いる。

■心超音波検査：肺高血圧症のスクリーニングや評価に用いる。

### 確定診断の決め手

1) 血管障害（Raynaud 現象や爪郭部毛細血管異常），2) 線維化（皮膚硬化や間質性肺病変），3) 自己免疫（疾患特異的自己抗体）の 3 つの特徴がそろっていれば確実である。

### 誤診しやすい疾患との鑑別ポイント

■他の膠原病
❶混合性結合組織病（MCTD）（⇨1200 頁）や抗 ARS 抗体症候群で，手指の硬化やソーセージ様の手指腫脹をみることがある。
❷関節リウマチ（⇨1181 頁）で，手指関節の腫脹が皮膚の腫脹と紛らわしいことがある。

■原発性 Raynaud 病
❶爪上皮の出血点や，爪郭部の毛細血管異常がない。
❷抗核抗体が陰性である。

■好酸球性筋膜炎（びまん性筋膜炎）
❶四肢の板状硬化はあるが，手指や顔面には硬化がない。
❷抗核抗体は通常陰性である。
❸ MRI で筋膜の浮腫・炎症などの変化が認められる。

■限局性強皮症（⇨1490 頁）
❶類円形，不整形，線状・帯状などの境界明瞭な皮膚硬化を呈する。
❷手指の硬化を欠く。
❸ Raynaud 現象や爪郭部の毛細血管異常を伴わない。

■薬剤・化学物質による強皮症類似病態
❶タキサン，ゲムシタビン，ブレオマイシンなどの投与歴。
❷悪性腫瘍合併の全身性強皮症との鑑別は，時に困難である。

### 確定診断がつかないとき試みること

■抗核抗体の染色型を確認する。特異抗体が陰性でも，抗核抗体の染色型が核小体型であるときは，抗 Th/To 抗体や抗 U3RNP 抗体といった全身性強皮症に特異性の高い抗体である可能性が高い。

■経過観察にて，数年後に特徴的な症状が出現する場合がある。

## 合併症・続発症の診断

1 間質性肺病変：胸部 CT（高解像度）。
2 肺高血圧症：心臓超音波検査でスクリーニングし，心臓カテーテル検査で診断。
3 強皮症腎クリーゼ：突然の高血圧。血清クレアチニン上昇，血漿レニン活性上昇。
4 原発性胆汁性肝硬変：抗ミトコンドリア M2 抗体。抗セントロメア抗体陽性の限局皮膚硬化型の症例の約 10％に合併する。
5 他の膠原病：全身性エリテマトーデスや筋炎とのオーバーラップ，Sjögren 症候群の合併。

## 予後判定の基準

間質性肺疾患や肺高血圧症が生命予後に大きく関係する。

## 経過観察のための検査・処置

1 皮膚硬化：全身のスキンスコアをとり定期的に評価する。
2 間質性肺疾患や肺高血圧症：血液検査（KL-6，SP-D，BNP など），胸部 X 線，胸部 CT，呼吸機能検査，心臓超音波検査を定期的に行い評価する。
3 抗 RNA ポリメラーゼⅢ抗体陽性など強皮症腎クリーゼのリスクが高い例：自宅での毎日の血圧測定を指導する。

## 治療法ワンポイント・メモ

1 疾患修飾療法として，シクロホスファミドやミコフェノール酸モフェチルなどが用いられる。
2 リツキシマブ，ニンテダニブなども考慮する。
3 個々の症状に対する対症療法として，カルシウム拮抗薬，プロスタグランジン製剤，プロトンポンプ阻害薬などを使用する。
4 皮膚潰瘍を繰り返す例では，ボセンタンが潰瘍新生の抑制に用いられる。

## さらに知っておくと役立つこと

本疾患は指定難病であり，中等度以上の重症度を有する場合は公費負担の対象となる。

# 関節リウマチ
Rheumatoid Arthritis (RA)

藤尾 圭志　東京大学大学院教授・アレルギー・リウマチ学

頻度 よくみる
GL 関節リウマチ診療ガイドライン 2020

## 診断のポイント

1 手指を中心とする関節腫脹。
2 血清学的にリウマトイド因子（RF），抗シトルリン化ペプチド（CCP）抗体陽性。
3 骨 X 線検査を含む画像検査における骨びらん。
4 十分な鑑別診断の重要性。
5 診断が単一の症状や検査では決まらず，分類基準が用いられる。

## 緊急対応の判断基準

1 激しい関節炎により，日常生活が困難な場合。
2 間質性肺炎，皮膚潰瘍，発熱などの全身症状を認める場合。
3 治療中に，肺炎などの重篤な感染症を合併した場合。

## 症候の診かた

1 多発関節炎が重要な症候であり，典型的な場合には腫脹・発赤・熱感・疼痛の炎症の 4 徴候を伴う。症状が本当に関節由来か，関節炎が存在するか，に留意する。
2 手指・手首などの小関節炎が特徴だが，高齢発症例では膝など大関節炎が主体であることがある。
3 日〜週のオーダーで亜急性に発症する。
4 疾患活動性が高い場合には，関節伸側の皮下にリウマトイド結節を生ずることがある。
5 長期罹患例では，スワンネック変形，ボタンホール変形，尺側偏位などの特徴的な変形がみられる。

## 検査所見とその読みかた

1 抗 CCP 抗体
　❶ RA における感度は 50〜70％だが，特異度は 90％以上とされている。
　❷ 2010 年の米国リウマチ学会/欧州リウマチ学会による RA の分類基準においても重要な項目であり，診断に有用である。
　❸ 陽性例は関節破壊が進行しやすく，予後不良因子とされている。

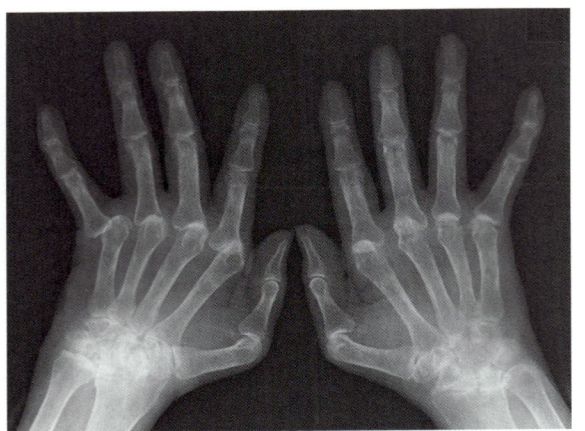

**図1** 関節リウマチの骨X線写真

**表1** 関節リウマチの分類基準(米国リウマチ学会 1987年)

1. 朝のこわばりが1時間以上(6週間以上)
2. 3領域以上の関節腫脹(6週間以上)
3. 手関節,MP関節,PIP関節の腫脹(6週間以上)
4. 対称性関節腫脹
5. 典型的X線所見
6. リウマトイド結節
7. リウマトイド因子陽性

上記7項目中4項目以上を満たす際にRAと分類する。
〔Arnett FC, et al: The American Rheumatism Association 1987 revised criteria for the classification of rheumatoid arthritis. Arthritis Rheum 31(3): 319, 1988 より〕

**2 RF**

❶RAの60〜80％で陽性になるが,他の自己免疫疾患や感染症などの慢性炎症を伴う病態でも陽性になり,特異性は高くない。

❷2010年のRAの分類基準においては重要な項目であり,診断に有用である。

❸陽性例は関節破壊が進行しやすく,予後不良因子とされている。

**3 炎症反応**

❶CRPと赤血球沈降速度(赤沈)は関節炎症を反映する。

❷いずれも関節炎に特異的でない点は注意が必要である。

❸また手指などの小関節に限局した関節炎では陰性のこともあるため,関節炎の有無は炎症反応ではなく身体所見により判断すべきである。

**4 マトリックスメタロプロテイナーゼ-3(MMP-3)**

❶滑膜線維芽細胞などから分泌される蛋白分解酵素で,RAでは血清MMP-3濃度の高値と骨破壊が関連する。

❷ステロイド治療などで上昇し,診断的特異性は低い。

**5 骨X線検査**

❶骨X線検査は,RAにおける画像検査の基本となっている。

❷発症初期には変化がみられないことも多いが,進行すると傍関節領域の骨粗鬆症,関節裂隙狭小化や骨びらんが出現する。

❸進行すると骨同士が癒着する強直となる(図1)。

**6 画像検査**:関節超音波およびMRIは,骨X線検査では検出が難しい滑膜炎,滑膜肥厚,骨びらんや骨髄浮腫を検出することが可能である。

## 確定診断の決め手

**1** RAの診断は単一の症状や検査では決まらず,それらを組み合わせて総合的に判断する。診断にあたっては分類基準を参考にする。

**2** 分類基準は1987年の米国リウマチ学会のものが用いられてきたが(表1),より早期の分類を可能にするために2010年に米国リウマチ学会と欧州リウマチ学会が合同で新分類基準を作成した(表2)。

**3** 関節腫脹があり,抗CCP抗体陽性,骨X線検査上骨びらんが認められる場合には,RAと診断可能である。

## 誤診しやすい疾患との鑑別ポイント

**1 変形性関節症**

❶DIP関節主体の病変。

❷高齢者に多い。

❸軟部組織の腫脹よりも骨性の隆起が主体であり,硬く触れる。

**2 乾癬性関節炎**(⇨1192頁)

❶銀白色の鱗屑を伴い,境界明瞭な盛り上がった紅斑を特徴とする皮疹の存在。

❷DIP関節主体の病変で,骨X線検査上,骨破壊性の変化だけでなく骨形成変化を伴う。

❸付着部炎によりソーセージ様の指炎を呈する。

**3 リウマチ性多発筋痛症**(⇨1207頁)

❶発症時期が明確で高齢者に多い。

❷肩や上腕,大腿部など,四肢近位筋主体の痛み。

❸悪性腫瘍を伴うことがあり,スクリーニングが必要。

**表2** 関節リウマチの新分類基準(米国リウマチ学会/欧州リウマチ学会2010年)

リウマチ専門医が用いる基準であり,1か所以上の関節腫脹があって他の疾患と診断できない場合に以下のスコアを用いる。6点以上で関節リウマチと分類する。

**A. 罹患関節数**

| | |
|---|---|
| 1個の大関節 | 0 |
| 2〜10個の大関節 | 1 |
| 1〜3個の小関節(大関節罹患は考慮せず) | 2 |
| 4〜10個の小関節(大関節罹患は考慮せず) | 3 |
| 11個以上の関節(少なくとも1個の小関節を含む) | 5 |

**B. 血清学的所見(少なくともRF,抗CCP抗体いずれかの結果が必要)**

| | |
|---|---|
| 陰性 | 0 |
| RF,抗CCP抗体いずれかの低レベル陽性 | 2 |
| RF,抗CCP抗体いずれかの高レベル陽性 | 3 |

**C. 炎症反応(少なくともESR,CRPいずれかの結果が必要)**

| | |
|---|---|
| ESRとCRPともに正常 | 0 |
| ESR,CRPいずれかの上昇 | 1 |

**D. 症状の持続期間**

| | |
|---|---|
| 6週未満 | 0 |
| 6週以上 | 1 |

〔Aletaha D, et al: 2010 Rheumatoid arthritis classification criteria: an American College of Rheumatology/European League Against Rheumatism collaborative initiative. Arthritis Rheum 62 (9): 2574, 2010 より〕

❹ 他の膠原病
　❶抗核抗体陽性。
　❷皮疹や肺病変の存在。特に抗ARS抗体陽性の特発性炎症性筋疾患では,高頻度に手指の関節炎がみられ,RAと診断されることがある。

## 確定診断がつかないとき試みること

❶診断困難例では経過とともに症状がはっきりすることが多いため,継続して診察と検査を繰り返していく。

❷サルコイドーシス,抗酸菌感染症,アミロイドーシスなどは,滑膜生検により診断がつくことがある。

## 合併症・続発症の診断

❶関節リウマチの関節外症状として,リウマトイド結節,間質性肺疾患などの肺病変,強膜炎,アミロイドーシスによるネフローゼ症候群,血管炎などがみられる。

❷特に間質性肺疾患は生命予後に影響する重大な合併症であり,定期的な胸部CTや呼吸機能検査によるフォローが必要である。

## 予後判定の基準

❶高疾患活動性,抗CCP抗体またはRF高値,骨びらんの存在は,予後不良因子とされている。

❷また治療開始の遅延は治療抵抗性と関連するため,すみやかな診断と治療開始が重要である。

## 経過観察のための検査・処置

❶病勢の評価は,単一の所見や検査ではなく総合的に判断する。RAの疾患活動性の評価のため,腫脹関節数,圧痛関節数などの身体所見,炎症反応であるCRPおよび赤沈,患者VAS(visual analogue scale)を定期的にフォローする。

❷骨破壊の評価のため,6〜12か月に1回骨X線検査を行う。

❸副作用のモニタリングのため,血算,生化学,尿定性を定期的にフォローする。胸部X線検査も12か月に1回フォローする。

## 治療法ワンポイント・メモ

❶治療は,日本リウマチ学会の「関節リウマチ診療ガイドライン2020」あるいは2019年の欧州リウマチ学会によるRA診療のリコメンデーションに沿って進める。

❷診断後は,すみやかに従来型の抗リウマチ薬を開始し,疾患活動性のコントロールをはかる。標準となる薬剤はメトトレキサート(MTX)である。

❸MTXで加療して3〜6か月経過しても改善が不十分な場合,分子標的薬を追加する。分子標的薬としては,TNF阻害薬,IL-6受容体阻害薬,T細胞共刺激阻害薬,JAK阻害薬があり,製剤ごとの特徴を理解したうえで選択する。

❹治療の目標は,症状が消失する臨床的な寛解,骨破壊が進行しなくなる構造的寛解,日常生活が保たれる機能的寛解である。寛解を達成することで長期予後の改善が期待できる。

## 専門医へのコンサルト

　RAの分類基準は専門医が使うことが前提であること,治療が分子標的薬の使用など専門化していることから,疑った場合には専門医にコンサルトすることが望ましい。

# Sjögren 症候群
Sjögren's Syndrome (SS)

川口 鎮司　東京女子医科大学臨床教授・膠原病リウマチ内科学

**頻度**　Sjögren 症候群は日本では難病に指定され，臨床調査個人表からの統計では，毎年，7 万人程度が指定されている。この数字からは，0.6〜0.7%の有病率である。つまり，10 万人に 60 人程度であると推定される。しかし，その頻度は，過小評価の可能性もあり，海外の有病率で推測すると 20〜30 万人が潜在していることが示唆されている。

## 診断のポイント

1. 50 歳台の女性。
2. 眼の乾燥症状，ドライアイ。
3. 口腔内乾燥，齲歯の多発。
4. 多関節痛。
5. 他の膠原病との合併。

## 症候の診かた

1. 眼の乾燥：眼がゴロゴロとした感じや，羞明感がみられる。
2. 口腔内乾燥：齲歯の多発，口内炎，味覚障害が生じることがある。
3. 関節痛：関節リウマチのような急速に進行し関節破壊を伴うものではないが，手指や手関節を中心に多関節痛が生じる。
4. 他の膠原病との合併が認められる。特に関節リウマチや全身性強皮症に頻度が高い。原発性よりもこれらの二次性 Sjögren 症候群が多い。

## 検査所見とその読みかた

1. スクリーニング検査：末梢白血球数の低下がみられる。抗核抗体陽性，特に，抗 SSA 抗体および抗 SSB 抗体が陽性となる。自己抗体の出現とともに高γグロブリン血症もみられる。唾液腺造影（シアログラフィ）では小点状陰影がみられる（図 1）。
2. 合併症：肝障害が認められる場合は，自己免疫性肝炎や原発性胆汁性胆管炎の合併を考える。胸部 X 線でのすりガラス影が認められる場合は，間質性肺疾患の合併を考える。環状紅斑などの紅斑が認められることがある。

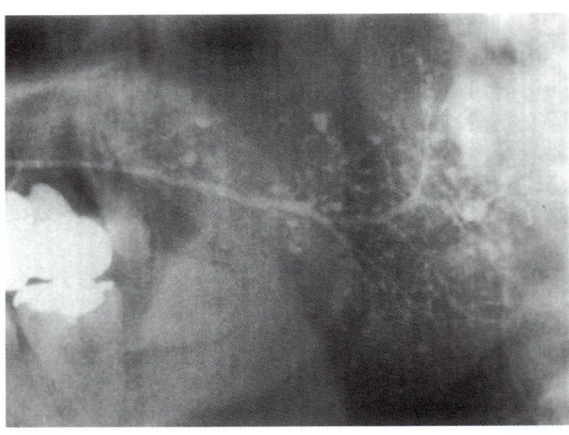

**図1** 典型的なシアログラフィ

直径 1 mm 以下の小点状陰影。

**表1** Sjögren 症候群改訂診断基準（厚生労働省研究班，1999 年）

1. 生検病理組織検査で次のいずれかの陽性所見を認めること
   A）口唇腺組織でリンパ球浸潤が $4\,mm^2$ 当たり 1 focus 以上
   B）涙腺組織でリンパ球浸潤が $4\,mm^2$ 当たり 1 focus 以上

2. 口腔検査で次のいずれかの陽性所見を認めること
   A）唾液腺造影で stage Ⅰ（直径 1 mm 以下の小点状陰影）以上の異常所見
   B）唾液分泌量低下（ガムテスト 10 分間で 10 mL 以下，又は Saxon テスト 2 分間で 2 g 以下）があり，かつ唾液腺シンチグラフィにて機能低下の所見

3. 眼科検査で次のいずれかの陽性所見を認めること
   A）Schirmer 試験で 5 mm/5 分以下で，かつローズベンガルテスト（van Bijsterveld スコア）で陽性
   B）Schirmer 試験で 5 mm/5 分以下で，かつ蛍光色素（フルオレセイン）試験で陽性

4. 血清検査で次のいずれかの陽性所見を認めること
   A）抗 SS-A 抗体陽性
   B）抗 SS-B 抗体陽性

診断のカテゴリー
　以上 1. 〜4. のいずれか 2 項目が陽性であれば Sjögren 症候群と診断する。

## 確定診断の決め手

1. 厚生労働省研究班の作成した診断基準に従って診断する（表 1）。
2. 他の膠原病を合併する場合には，二次性と考える。

## 誤診しやすい疾患との鑑別ポイント

乾燥症状の鑑別としては，涙液の減少をきたす眼疾患，更年期障害があげられる。また，ドライアイと診断される日本人は，現在，10人に1人以上と推定されており，コンタクトレンズの不適切使用，パソコンの長時間使用，エアコン，高齢などとその原因は多様である。抗核抗体や自己抗体の出現が鑑別に有用である。

## 確定診断がつかないとき試みること

非侵襲的な検査で診断がつかないときには，口唇腺組織生検または涙腺組織生検を行う。診断基準にあてはまれば，診断の根拠となる。

## 合併症・続発症の診断

1 血球減少：白血球の減少が最も頻度が高い，時に血小板減少を呈する。
2 関節症状：手指，手関節などの小関節を中心に関節炎を呈する。
3 甲状腺：甲状腺機能低下症，甲状腺腫。
4 肺病変：間質性肺疾患，慢性気管支炎。
5 肝臓：自己免疫性肝炎，原発性胆汁性胆管炎。
6 消化器症状：萎縮性胃炎。
7 腎障害：間質性腎炎，尿細管性アシドーシス，腎石灰化。
8 皮膚症状：環状紅斑，下肢の網状皮疹や点状紫斑。
9 Raynaud現象
10 悪性リンパ腫
11 末梢神経炎

以上のように多様な合併症が報告されているが，乾燥症状以外の症状では，白血球減少症，関節痛，Raynaud現象以外はまれである。

## 経過観察のための検査・処置

1 診断後は，乾燥症状のみであれば，3〜6か月に1度程度の血液検査にて，合併症の出現や進行がないかどうか，関節炎が生じていないかどうかをチェック。
2 膠原病内科だけでなく，眼科，耳鼻咽喉科，歯科との連携で，乾燥症状を治療する。

## 治療法ワンポイント・メモ

1 乾燥症状に対して対症治療を行う。点眼治療（ヒアルロン酸ナトリウム，ジクアホソルナトリウム，レバミピド），セビメリンまたはピロカルピンの内服により唾液腺分泌量を増加させる。唾液の補充療法として，人工唾液が用いられる。
2 日常生活としては，齲歯の予防，シュガーレスガムによる唾液分泌促進。

# 血管炎症候群
## Vasculitis Syndrome

藤井 隆夫　和歌山県立医科大学教授・リウマチ・膠原病内科学

頻度 ときどきみる（血管炎全体としては）
GL ・血管炎症候群の診療ガイドライン（2017年改訂版）
・ANCA関連血管炎診療ガイドライン2023

## 診断のポイント

1 全身症状：発熱，倦怠感，関節・筋肉痛。
2 皮膚症状：紫斑，結節，血疱など。
3 呼吸器症状：間質性肺疾患，肺胞出血。
4 腎症状：急速進行性糸球体腎炎。
5 神経症状：多発性単神経炎。

血管炎を診断するためには，上記の症状より傷害されている血管のサイズを推定することが重要である。加えて発症年齢，抗好中球細胞質抗体（ANCA：anti-neutrophil cytoplasmic antibody）の有無より疑うべき血管炎を絞る。

## 緊急対応の判断基準

1 急速進行性糸球体腎炎，肺胞出血：これらはANCA関連血管炎（AAV：ANCA-associated vasculitis）でしばしば認められ，強力な免疫抑制療法とともに人工透析や呼吸管理が必要なこともあり，緊急入院が必要となる。
2 急速な視力低下：巨細胞性動脈炎（GCA：giant cell arteritis）で認められることがある。失明に至るケースがあるため，緊急入院のうえ，ステロイド大量療法を含めた免疫抑制療法が必要となる。

## 症候の診かた

1 発熱：ほとんどの症例で認め，抗菌薬でも反応がないために不明熱の原因となることも多い。特にGCAは特異的な症状が乏しいため，原因不明熱で他疾患が否定的な場合，浅側頭動脈生検を考慮してもよい。
2 皮膚症状：紫斑や結節，血疱など多彩な皮膚症状

を呈し，皮膚生検により確定診断が得られることが多い。

❸肺症状：間質影，浸潤影，空洞形成を伴う腫瘤影など多彩な画像所見を呈する。

❹腎症状：AAV では急性腎不全となる場合があるため，血尿などの検尿所見と血清クレアチニンの変動に注意する。

❺眼症状：GCA や高安動脈炎（TAK：Takayasu's arteritis）を疑われる場合には，眼科的チェックが必要である。

❻神経症状：多発単神経炎など末梢神経症状が多い。

❼耳鼻咽喉部症状：難治性中耳炎を認めることがあり，otitis media with ANCA-associated vasculitis（OMAAV）とよばれる。

## 検査所見とその読みかた

❶ ANCA：血管炎症候群を疑った場合には必ず測定する。MPO-ANCA と PR3-ANCA が保険診療で測定できる。どちらかが陽性の場合，AAV が強く疑われる。

　❶ MPO-ANCA が陽性の場合，顕微鏡的多発血管炎（MPA：microscopic polyangiitis）または好酸球性多発血管炎性肉芽腫症（EGPA：eosinophilic granulomatosis with polyangiitis）を考えるが，わが国では MPO-ANCA 陽性でも臨床的に多発血管炎性肉芽腫症（GPA：granulomatosis with polyangiitis）と診断される症例が少なくない。PR3-ANCA 陽性の場合は GPA を考える。

　❷ ANCA 陰性でも AAV を否定できない。EGPA では約 60％，GPA では約 20％で ANCA は陰性である。

　❸ AAV が強く疑われるが，MPO/PR3-ANCA が陰性の場合には間接蛍光抗体法で ANCA を測定してもよい。MPO/PR3 以外を抗原とする ANCA も存在する。

　❹抗甲状腺薬のプロピルチオウラシル服用中では MPO-ANCA の産生が認められることがあるので注意する。

❷造影 CT，造影 MRI：大型血管炎を疑うときには施行する。TAK では大動脈の分枝の異常（動脈瘤や狭窄）や造影効果を伴った壁肥厚が認められ，確定診断につながる。また GCA では頭蓋内病変が主ではあるものの，大動脈病変がある場合予後不良であることが知られている（Arthritis Res Ther 22: 72, 2020）。

❸超音波検査：TAK ではマカロニサイン（頸動脈），

GCA ではハローサイン（側頭動脈）がみられることが多く，診断に有用である。

❹ $^{18}$F-FDG-PET：現在のところ診断目的では保険適用がない。すでに TAK あるいは GCA と診断確定している患者で，「他の検査で病変の局在または活動性の判断のつかない患者に使用する」のが本検査の適用基準である。

❺組織所見

　❶ GCA：浅側頭動脈生検（3〜5 cm 採取する必要がある）が確定診断に重要である。巨細胞を伴う肉芽腫性炎が特徴である。

　❷結節性多発動脈炎（PAN：polyarteritis nodosa）：フィブリノイド壊死を伴う壊死性血管炎が特徴である。

　❸ GPA/EGPA：病名に含まれるように副鼻腔や肺生検で肉芽腫が証明されることが必要である。腎生検では肉芽腫あるいは壊死性血管炎が認められる。EGPA では局所でも好酸球の浸潤を認め，尿細管間質性腎炎が認められることもある（Rheumatology 60: 359-365, 2021）。

　❹ MPA：肉芽腫は認められない。腎生検では壊死性血管炎，半月体形成性糸球体腎炎を認める。

## 確定診断の決め手

❶大型血管炎

　❶ TAK は若年女性が多い。造影 CT あるいは MRI で特徴的な異常を認めれば診断しうる。

　❷ GCA は通常 50 歳以上で，頭痛があり，顎跛行（顎動脈の阻血により，食事や会話が中断してしまう現象）なども認められることがポイントとなるが，浅側頭動脈の組織所見が重要である。

❷ AAV

　❶ MPO-ANCA が陽性で，好酸球増多がない場合には MPA を疑う。厚生労働省の診断基準を参考に診断する（表1）が，診断基準を満たさず間質性肺疾患のみの場合あるいは腎障害のみの場合もあるので注意する。

　❷ MPO-ANCA 陽性で好酸球増多を認める場合には EGPA の可能性が高い（表2）が，通常気管支喘息や好酸球性副鼻腔炎が前駆症状として存在する。MPO-ANCA が陰性でも EGPA は否定できない。

　❸ GPA では副鼻腔炎が必発である。副鼻腔の粘膜生検で肉芽腫や壊死性血管炎が認められる（表3）。ただし繰り返し生検を行っても特異的所見が得られないケースも存在し，頭蓋内に限局して

**表1** 顕微鏡的多発血管炎の診断基準(厚生省,1999年)

【主要項目】
(1)主要症候
　①急速進行性糸球体腎炎
　②肺出血または間質性肺炎
　③腎・肺以外の臓器症状：紫斑，皮下出血，消化管出血，多発性単神経炎など
(2)主要組織所見
　細動脈・毛細血管・後毛細血管細静脈の壊死，血管周囲の炎症性細胞浸潤
(3)主要検査所見
　①MPO-ANCA 陽性
　②CRP 陽性
　③蛋白尿・血尿，BUN，血清クレアチニン値の上昇
　④胸部 X 線所見：浸潤陰影(肺胞出血)，間質性肺炎
(4)診断のカテゴリー
　①確実(definite)
　　(a)主要症候の 2 項目以上を満たし，組織所見が陽性の例
　　(b)主要症候の①および②を含め 2 項目以上を満たし，MPO-ANCA が陽性の例
　②疑い(probable)
　　(a)主要症候の 3 項目を満たす例
　　(b)主要症候の 1 項目と MPO-ANCA 陽性の例

**表2** 好酸球性多発血管炎性肉芽腫症の診断基準(厚生省,1998 年)

1. 主要臨床所見
(1)気管支喘息あるいはアレルギー性鼻炎
(2)好酸球増加
(3)血管炎による症状：発熱(38℃以上，2 週間以上)，体重減少(6 か月以内に 6 kg 以上)，多発性単神経炎，消化管出血，多関節痛(炎)，筋肉痛(筋力低下)，紫斑のいずれか 1 つ以上
2. 臨床経過の特徴
　主要臨床所見(1)，(2)が先行し，(3)が発症する。
3. 主要組織所見
(1)周囲組織に著明な好酸球浸潤を伴う細小血管の肉芽腫性またはフィブリノイド壊死性血管炎の存在
(2)血管外肉芽腫の存在
4. 診断のカテゴリー
(1)Definite
　(a)1. 主要臨床所見 3 項目を満たし，3. 主要組織所見の 1 項目を満たす場合
　(b)1. 主要臨床所見 3 項目を満たし，2. 臨床経過の特徴を示した場合
(2)Probable
　(a)1. 主要臨床所見 1 項目および 3. 主要組織所見の 1 項目を満たす場合
　(b)1. 主要臨床所見を 3 項目満たすが，2. 臨床経過の特徴を示さない場合

いる場合には PR3-ANCA が陰性の場合も多い。

❸結節性多発動脈炎：血管炎のプロトタイプとして有名ではあるが，典型的な症例は少ない。厚生労働省の診断基準(表4)を参考にする。内臓病変の乏しい皮膚動脈炎はしばしば経験する。

## 誤診しやすい疾患との鑑別ポイント

❶特発性好酸球増多症候群：ANCA 陰性で好酸球増多がある場合，鑑別が必要である。腎障害や多発性単神経炎があれば EGPA と考えられる。

❷悪性リンパ腫：不明熱で副鼻腔病変がある場合，GPA との鑑別を要する。

❸ Goodpasture 症候群：抗 G3M 抗体をチェックする。MPA と診断されていても，抗 GBM 抗体が陽性となることがあり，その場合はさらに予後不良である(Kidney Int 66: 1535-1540，2004)。

❹その他血管炎を伴う膠原病：抗核抗体なども必ずチェックし，他の膠原病の分類基準に該当しないかを確認する。

## 確定診断がつかないとき試みること

❶上記の鑑別疾患を念頭におきながら，傷害臓器の生検を繰り返す。

❷全身性疾患であるため，傷害臓器の診療科とも連携をとりながらグルココルチコイド(GC)導入の必要性を検討するが，安易に GC を導入してはならない。

## 合併症・続発症の診断

❶血管炎症候群は全身性疾患であり，下記以外にも多くの合併症や続発症が起こりうる。
　❶ TAK：脳梗塞，大動脈弁閉鎖不全症(外科手術を要することがある)。
　❷ GCA：失明，脳梗塞，大動脈病変。
　❸ MPA：間質性肺疾患，肺胞出血，末梢神経障害。
　❹ GPA：肥厚性硬膜炎。
　❺ EGPA：気管支喘息，好酸球性肺炎，多発単神経炎，脳血管炎，間質性腎炎。

❷またほぼすべての症例で GC が使用されるため，GC の副作用(糖尿病や感染症など)にも注意する。

## 予後判定の基準

❶ Vasculitis Damage Index(VDI)：VDI は血管炎および治療による後遺症を示したもので不可逆的ダメージの指標として用いられる。

❷ Five Factor Score(FFS)：以前より EGPA におい

**表3** 多発血管炎性肉芽腫症の診断基準(厚生省,1998年)

**1. 主要症状**
(1)上気道(E)の症状
　鼻(膿性鼻漏,出血,鞍鼻),眼(眼痛,視力低下,眼球突出),耳(中耳炎),口腔・咽頭痛(潰瘍,嗄声,気道閉塞)
(2)肺(L)の症状
　血痰,咳嗽,呼吸困難
(3)腎(K)の症状
　血尿,蛋白尿,急速に進行する腎不全,浮腫,高血圧
(4)血管炎による症状
　①全身症状:発熱(38℃以上,2週間以上),体重減少(6か月以内に6kg以上)
　②臓器症状:紫斑,多関節炎(痛),上強膜炎,多発性単神経炎,虚血性心疾患(狭心症・心筋梗塞),消化管出血(吐血・下血),胸膜炎
**2. 主要組織所見**
　①E,L,Kの巨細胞を伴う壊死性肉芽腫性炎
　②免疫グロブリン沈着を伴わない壊死性半月体形成腎炎
　③小・細動脈の壊死性肉芽腫性血管炎
**3. 主要検査所見**
Proteinase 3-ANCA(PR3-ANCA)(蛍光抗体法でcytoplasmic pattern,C-ANCA)が高率に陽性を示す。
**4. 診断のカテゴリー**
(1)確実(definite)
　(a)E,L,Kのそれぞれ1臓器症状を含め主要症状の3項目以上を示す例
　(b)E,L,K,血管炎による主要症状の2項目以上および,組織所見①~③の1項目以上を示す例
　(c)E,L,K,血管炎による主要症状の1項目以上と組織所見①~③の1項目以上およびC(PR-3)ANCA陽性の例
(2)疑い(probable)
　(a)E,L,K,血管炎による主要症状のうち2項目以上の症状を示す例
　(b)E,L,K,血管炎による主要症状のいずれか1項目および,組織所見①~③の1項目を示す例
　(c)E,L,K,血管炎による主要症状のいずれか1項目とC(PR-3)ANCA陽性を示す例

**表4** 結節性多発動脈炎の診断基準(厚生労働省,2005年)

**【主要項目】**
(1)主要症候
　①発熱(38℃以上,2週以上)と体重減少(6か月以内に6kg以上)
　②高血圧
　③急速に進行する腎不全,腎梗塞
　④脳出血,脳梗塞
　⑤心筋梗塞,虚血性心疾患,心膜炎,心不全
　⑥胸膜炎
　⑦消化管出血,腸閉塞
　⑧多発性単神経炎
　⑨皮下結節,皮膚潰瘍,壊疽,紫斑
　⑩多関節痛(炎),筋痛(炎),筋力低下
(2)組織所見
　中・小動脈のフィブリノイド壊死性血管炎の存在
(3)血管造影所見
　腹部大動脈分枝(特に腎内小動脈)の多発小動脈瘤と狭窄・閉塞
(4)診断のカテゴリー
　①Definite
　　主要症候2項目以上と組織所見のある例
　②Probable
　　(a)主要症候2項目以上と血管造影所見の存在する例
　　(b)主要症候のうち①を含む6項目以上存在する例

### 経過観察のための検査・処置

**1** CRPや検尿,腎機能検査に加え,間質性肺疾患がある場合にはKL-6や胸部CT,肺機能検査などのフォローが必須である。

**2** ANCAの抗体価は疾患活動性と並行し,また再燃を予測する因子でもあるため,治療中は定期的に測定する。

**3** 治療前の造影CT,MRI検査で血管異常が認められた場合には,定期的にフォローする必要がある。

**4** 大動脈閉鎖不全症がある場合やEGPAで心症状がある場合には定期的な心臓超音波検査が必要である。

**5** 大型血管炎では,治療中の活動性評価に$^{18}$F-FDG-PET検査を用いることが可能である。

### 治療法ワンポイント・メモ

**1** TAK/GCA:GCに加え,抗IL-6R抗体製剤であるトシリズマブが保険適用となっている。

**2** MPA/GPA:近年,シクロホスファミドよりもリツキシマブをGCと併用することが多い。またC5a受容体阻害薬であるアバコパンが保険収載された。

**3** EGPA:GCや免疫抑制薬治療に抵抗性の場合,

て使用されている。重症とは,FFS≧1,すなわち血清クレアチニン濃度>1.58 mg/dL,1日尿蛋白量>1 g,重症の消化管病変(出血,穿孔,梗塞,膵炎),心筋病変,中枢神経病変,のいずれかを満たす症例を指す。

**3** EULARの基準:2022年に発表されたEULARのAAV診療ガイドライン(Ann Rheum Dis 83: 30-47, 2024)において,糸球体腎炎,肺胞出血,髄膜症状,中枢神経症状,眼窩後部疾患,心症状,腹膜症状,多発単神経炎がAAVの臓器/生命予後不良因子として示されている。

メポリズマブ（抗 IL-5 抗体）が使用できるように
なった。

### さらに知っておくと役立つこと

　GC は寛解導入期には必要であるが，寛解維持期
には最小限の量にすることが好ましい。近年リツキ
シマブを併用することで，重症病態のない MPA/
GPA における初期ステロイド量を減量できること
が示されている（JAMA 325: 2178-2187, 2021）。

### 専門医へのコンサルト

　血管炎症候群はしばしば重篤な内臓病変を起こす
難病であり，経験豊富な専門医のもとで治療するこ
とが望ましい。疑わしい場合にはすぐ専門施設に紹
介すべきである。

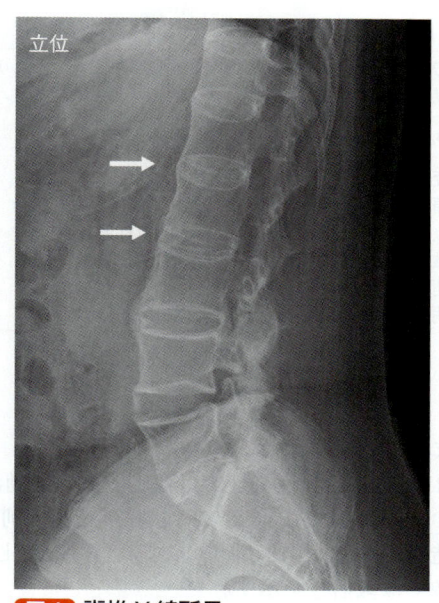

**図1** 脊椎 X 線所見

# 強直性脊椎炎（体軸性脊椎関節炎）

Ankylosing Spondylitis：AS
(Axial Spondyloarthritis：axSpA)

松井 聖　兵庫医科大学特別招聘教授・糖尿病内分泌・
免疫内科学

**頻度** あまりみない

**GL** 脊椎関節炎診療の手引き 2020

### 診断のポイント

❶遺伝的素因：HLA-B27 が重要。
❷年齢・性別：45 歳未満の若年発症，男女比は約
3：1。
❸症状：炎症性腰背部痛，安静で改善せず運動で改
善する。
❹脊椎 X 線所見：対称性の脊椎靱帯骨棘（syndes-
mophyte）形成が特徴的である。
❺仙腸関節 X 線基準を満たす進行例が強直性脊椎
炎である。
❻仙腸関節 X 線基準を満たさず MRI 所見で仙腸関
節炎の認める早期症例を non-radiographic axial
spondyloarthritis（nr-axSpA）とよぶ。

### 症候の診かた

❶炎症性背部痛：40 歳未満の若年者で緩徐に発症
し，3 か月以上持続する腰痛は安静時に悪化し，体
動時に改善する。
❷可動域制限
　❶胸郭拡張測定：第 4 肋間の胸囲を最大吸気時と

最大呼気時で測り，その胸囲差を測定する。差が
2.5 cm 以下では可動域制限あり。
　❷腰椎可動域測定（Schober 試験）：直立した状態
で上後腸骨棘を結ぶ線を基準に 10 cm 頭側に印を
つけ，前屈した際，どれぐらい伸びたかを計測す
る。5 cm 以下で可動域制限あり。
❸付着部炎：踵のアキレス腱付着部，腸骨稜や腸骨
骨棘，脊椎棘突起の靱帯付着部などで腱や靱帯の付
着部に圧痛を認める。
❹ぶどう膜炎や末梢関節炎などをしばしば認める。

### 検査所見とその読みかた

❶ HLA-B27：わが国では 0.3 ％程度であり，AS 患
者の 50 ％以上は HLA-B27 陽性であるので参考と
なる。
❷リウマトイド因子（RF）・抗環状シトルリン化ペ
プチド抗体（抗 CCP 抗体）陰性：以前は血清反応陰
性脊椎関節炎と総称されていた。また，抗核抗体も
陰性であることから他の膠原病との鑑別に参考とな
る。
❸赤沈・CRP：赤沈の軽度亢進，CRP の軽度の増加
がみられることが多い。特に CRP では高感度検査
で評価する。
❹脊椎 X 線，仙腸関節 X 線所見：胸腰椎において，
椎間関節の癒合，方形化，靱帯骨棘を認める（図 1）。
仙腸関節では骨びらん，硬化，関節裂隙の拡大，狭

## 表1 BASDAI の指標

以下の A)〜F)について VAS(10 cm スケール)により評価し，以下の計算式で算出した値(0〜10)とする。

$$BASDAI = 0.2〔A + B + C + D + 0.5(E + F)〕$$

A) 疲労感の程度
B) 頸部や背部〜腰部または臀部の疼痛の程度
C) 上記 B 以外の関節の疼痛・腫脹の程度
D) 触れたり押したりしたときに感じる疼痛の程度
E) 朝のこわばりの程度
F) 朝のこわばりの継続時間(0〜120 分)

## 表2 ASDAS-CRP(ESR)の指標

1. 背部痛(back pain)(0〜10)
   最近の 1 週間で背部痛はどのくらいですか。
2. 朝のこわばり(morning stiffness)(0〜10)
   どのくらい続きますか。

   | 0 | 5(1 h) | 10(2 h) |

3. 疾患活動性(patient global)(0〜10)
   最近の 1 週間で疾患活動性はどれくらいですか。
4. 末梢の疼痛/腫脹(peripheral pain/swelling)(0〜10)
   末梢関節の疼痛・腫脹はどの程度ですか。
   (首，背中，股関節以外)
5. CRP(ESR)

$$ASDAS\text{-}CRP = 0.12 \times back\ pain + 0.06 \times duration\ of\ morning\ stiffness + 0.11 \times patient\ global + 0.07 \times peripheral\ pain/swelling + 0.58 \times Ln(CRP + 1)$$

小化または強直を認める。

**⑤** MRI 画像：活動性炎症では仙腸関節に骨髄浮腫・骨炎の所見が，STIR 像，T2 強調像(脂肪抑制)もしくは造影剤増強脂肪抑制 T1 にて高信号を呈し，T1 強調像では低信号を示す。

**⑥** 超音波検査：血流増加を示すパワードプラ信号などで末梢の付着部炎を検出するには簡便で有用である。

### 確定診断の決め手

**①** 炎症性背部痛。
**②** 体軸関節の可動域制限。
**③** HLA-B27 陽性。
**④** 画像診断の所見。

### 誤診しやすい疾患との鑑別ポイント

**①** 乾癬性関節炎(⇨1192 頁)：乾癬の皮疹を認める。
**②** 炎症性腸疾患関連関節炎：炎症性腸疾患が存在する。
**③** 反応性関節炎：先行感染症がある。
**④** SAPHO 症候群・掌蹠膿疱症性骨関節炎(⇨1191 頁，1508 頁)：胸鎖関節炎が主体，膿疱性皮疹病変を認める。HLA-B27 通常陰性。
**⑤** 硬化性腸骨骨炎：出産後の女性に好発する。仙腸関節 X 線の骨硬化像が腸骨側のみに認める。
**⑥** びまん性特発性骨増殖症(DISH：diffuse idiopathic skeletal hyperostosis)：炎症性背部痛を認めず，仙腸関節 X 線像は正常，脊椎の骨棘は右側に強い優位性があり，水平方向で認める。
**⑦** 線維筋痛症：圧痛点は付着部炎の部位と似ているが，混同しないように注意を要する。炎症性背部痛，ぶどう膜炎や滑膜炎の既往がない。

### 確定診断がつかないとき試みること

**①** 脊椎や仙腸関節の MRI 検査を実施する。

**②** 皮膚科，消化器内科，眼科，整形外科と連携をして精査を進める。
**③** HLA-B27 を検査する。

### 合併症・続発症の診断

**①** 骨粗鬆症や骨折：骨密度の測定。
**②** 皮疹：皮膚科と連携して診断する。
**③** ぶどう膜炎：眼科と連携して診断する。
**④** 炎症性腸疾患：消化器内科と連携して診断する。
**⑤** 大動脈弁閉鎖不全：循環器科と連携して診断する。

### 予後判定の基準

**①** 前項の合併症が機能予後に影響を及ぼす。
**②** 体軸性関節炎の機能予後に関連する因子は男性，若年発症，HLA-B27 陽性，炎症反応高値などがあげられている。
**③** 生命予後は良好で 30 年生存率が 90％以上ある。

### 経過観察のための検査・処置

**①** 臨床評価の指標として，ASDAS(Ankylosing Spondylitis Disease Activity Score)，BASDAI(Bath Ankylosing Spondylitis Disease Activity Index)などが用いられている。

**❶** BASDAI は 5 主徴 6 項目の患者自身の自己評価による指標である(表 1)。

**❷** 国際的には ASDAS が用いられている(表 2)。患者の VAS(visual analogue scale)および血液検査の CRP または ESR を組み合わせてスコア化して評価する方法である。VAS の 4 つの質問のうち，3 つは BASDAI と同じ質問である。採血検査は CRP が推奨されており，ASAS(Assessment of

SpondyloArthritis international Society) のホームページにウェブ上およびスマートフォンのアプリによる計算ツールが公開されており，使用可能である（https://www.asas-group.crg/clinical-instruments/asdas-calculator）。ASAS で算出された数値に応じて活動性を分類しており，1.3 未満は非活動性，2.1 未満は低疾患活動性，3.5 未満は高疾患活動性，3.5 以上は超高疾患活動性としている。

❷可能な限り，寛解をめざし，少なくとも低疾患活動性を達成するように，3〜6 か月で評価をする。また，画像評価の結果を加えて見直しをすることが必要である。

## 治療法ワンポイント・メモ

❶薬物療法の第 1 選択薬は非ステロイド性抗炎症薬であり，鎮痛効果だけでなく，脊椎靱帯の骨化を抑制する効果があるので，定期的に内服をきっちりしてもらうように指導する。

❷薬物療法と並行して，理学療法は有用で，可動域制限を抑える効果がある。

❸従来型合成抗リウマチ薬（メトトレキサート・サラゾスルファピリジンなど）は体軸性病変には無効である。

❹サイトカインを標的とした生物学的製剤のうち，TNF 阻害薬，IL-17 阻害薬が有効である。

❺JAK 阻害薬ウパダシチニブが有効である。

## さらに知っておくと役に立つこと

強直性脊椎炎は指定難病である。申請により医療補助を受けることができる。

# SAPHO 症候群

SAPHO (Synovitis-Acne-Pustulosis-Hyperostosis-Osteitis Syndrome)

**金子 祐子** 慶應義塾大学教授・リウマチ・膠原病内科

**頻度** ときどきみる

**GL** 掌蹠膿疱症性骨関節炎診療の手引き 2022

## 診断のポイント

❶掌蹠膿疱症。

❷前胸壁に非化膿性骨関節炎（圧痛または腫脹，画像上びらんや骨硬化）。

❸前胸壁以外の骨・関節・脊椎・仙腸関節に非化膿性骨関節炎（圧痛または腫脹，画像上びらんや骨硬化）。

## 症候の診かた

❶骨・関節症状：約 80％に前胸壁痛を認める。特に，胸鎖関節炎，胸肋関節炎が多い。約 30％に脊椎・骨盤症状として，椎体炎，仙腸関節炎，脊椎強直などを認める。約 20〜40％に肩，膝，足，手指などの末梢関節炎を認める。

❷皮膚症状：手掌，足底の無菌性小膿疱，小水疱，痂皮，落屑などを特徴とする。Köbner 現象が陽性となる。掌蹠外病変として，足背，膝，殿部などに茶褐色斑や小膿疱を認めることもある。

## 検査所見とその読みかた

❶血液検査：特異的な検査はないが，疾患活動期には CRP などの炎症反応が上昇する。リウマチ因子や抗 CCP 抗体，抗核抗体は陰性。

❷単純 X 線：症状のある前胸壁，関節，仙腸関節に骨硬化，骨びらん，骨破壊を認める。

❸MRI 検査：症状のある部位の骨・関節に，T1 強調画像で低信号，脂肪抑制画像で高信号となる骨髄浮腫を認める。T1 強調画像では骨硬化や靱帯・腱付着部などの骨増殖も検出しやすい。

❹CT 検査：MRI よりも広範囲に撮像可能であり，骨過形成，骨硬化，びらん，関節面不整などが検出される。

## 確定診断の決め手

基本的には臨床診断で，皮膚科専門医による掌蹠膿疱症の存在を必須とし，前胸壁に非化膿性関節炎を示す圧痛または腫脹および X 線もしくは MRI 画像による骨硬化や骨髄浮腫の存在，または前胸壁以外の骨・関節・脊椎・仙腸関節に非化膿性骨関節炎を認める場合に，診断する。

## 誤診しやすい疾患との鑑別ポイント

❶外傷，骨折：外傷歴の聴取や画像検査による損傷同定が重要。

❷感染症：一般細菌や結核などによる化膿性骨髄炎（⇨1393 頁），化膿性関節炎との鑑別では，関節穿刺，滑膜生検なども必要となることがある。

❸悪性腫瘍：骨 Paget 病，骨転移などは身体所見や他の全身性精査が必要となる。

❹その他：関節リウマチ（⇨1181 頁），強直性脊椎炎（⇨1189 頁），びまん性特発性骨増殖症など。

## 確定診断がつかないとき試みること

❶約8割は掌蹠膿疱症と骨関節炎が同時に発症するが，約1割は骨関節炎が先行する。時間をあけて手掌・足底を診察する。
❷非活動期にはMRIなどで炎症が不明瞭なこともあるため，時間をあけて症状が強いときに再検する。
❸皮膚科，リウマチ・膠原病内科，整形外科との連携が重要である。

## 合併症・続発症の診断

❶掌蹠膿疱症性骨関節炎の病態は病巣感染と強く関連することから，病巣扁桃，歯性病巣，副鼻腔炎，上咽頭炎などを確認する。
❷その他，喫煙，金属アレルギーなどとも関連する可能性がある。

## 治療法ワンポイント・メモ

❶病巣感染除去として歯性病巣，病巣扁桃などの処置。
❷禁煙，口腔ケアなどの生活指導。
❸ピアス，ネックレスなどの除去（歯科金属除去は推奨されない）。
❹免疫抑制薬，IL-23阻害薬，TNF阻害薬（保険適用外）。

## 専門医へのコンサルト

診断や治療も専門性が高く，複数科の連携が必要なことも多いため，疑った時点で専門医へコンサルトする。

---

# 乾癬性関節炎

## Psoriatic Arthritis (PsA)

岸本 暢将　杏林大学准教授・腎臓・リウマチ膠原病内科学

**頻度**　乾癬の頻度は最大で人口の約0.4％，乾癬患者中の乾癬性関節炎（PsA）の有病率は約10〜15％で，関節炎患者ではよくみる。

## 診断のポイント

❶30〜50歳台で男女比は3：2と男性に多い。
❷関節炎発症時皮膚に乾癬が90％にみられる。
❸爪病変も高頻度（最大約8割）。
❹関節リウマチ（RA）と異なりDIP関節病変が多い。

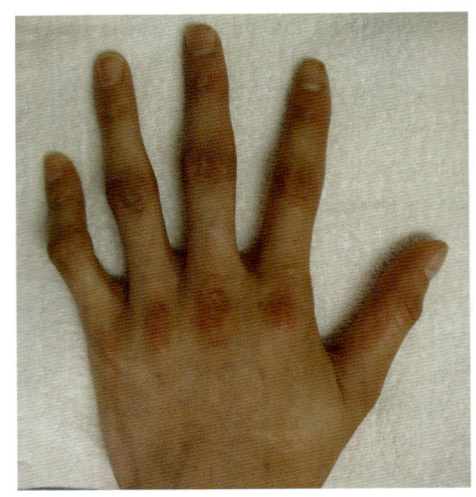

**図1**　PsA 末梢関節炎

❺付着部炎，指趾炎，体軸関節炎（脊椎炎や仙腸関節炎）は約半数にあり。

## 緊急対応の判断基準

頻度は少ないが，全身に膿疱を形成するびまん性膿疱性乾癬では時に発熱・炎症反応高値もみられ2次感染も鑑別として重要であり，直ちに皮膚科のある高次医療機関へ搬送する。

## 症候の診かた

❶末梢関節炎：RA同様多関節炎で手指関節の病変が多いが，どの関節も侵すRAと異なりDIP関節に病変が多い。関節表面が若干紫色で色調の変化が強い（図1）。
❷指趾炎：PsAの約半数に認め，その約3分の2は足趾のみに認める（図2）。
❸付着部炎：アキレス腱や足底腱膜の付着部炎（踵部，図3），四頭筋腱や膝蓋腱の付着する膝蓋骨周囲，肘の内側および外側上顆の付着部炎は約半数で認める。
❹体軸関節炎：仙腸関節炎，脊椎の炎症を約40％で認める。炎症性腰背部痛は約半数。強直性脊椎炎と異なり頸椎に病変が多い。
❺皮疹と爪病変：PsA発症前に皮膚の乾癬は約70％で先行し，同時発症が10〜20％であり，PsA診断時に皮疹を90％で認める。体幹や四肢の皮疹の有無，Köbner現象により肘や膝の伸側部（図4），頭皮，また鼠径部や陰部，殿裂部，臍周囲などの間擦部の乾癬の有無。爪病変も最大約9割に認めるため手足

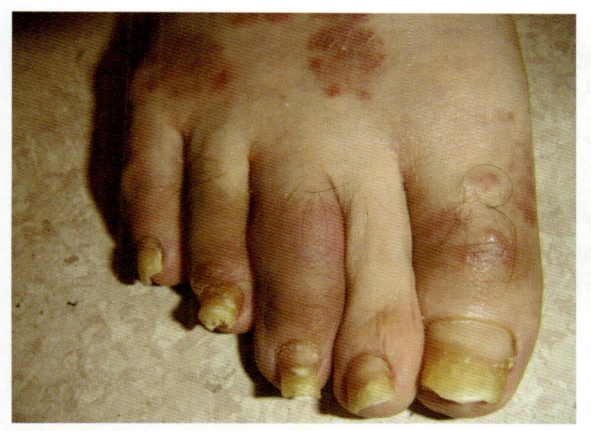

**図2** 指趾炎と爪病変

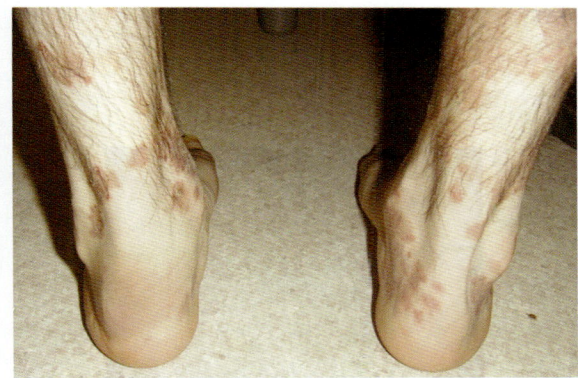

**図3** 左足アキレス腱付着部炎

指の観察を行う（図2）。

## 検査所見とその読みかた

❶スクリーニング検査：CRP 正常例も多い。RA で
みられるリウマトイド因子や抗 CCP 抗体は通常陰
性。表1 の CASPAR 基準は感度 91.4％，特異度
98.7％で PsA 診断時参考になる（Arthritis Rheumatol
54: 2665-2673, 2006）。
❷手指単純 X 線写真では図5 のように DIP 関節近
傍の骨新生と関節辺縁の骨びらんの両者がみられ
る。
❸体軸関節病変を疑う場合，脊椎 and/or 仙腸関節
の単純 X 線や MRI（T1 および STIR または T2 脂肪
抑制画像）が参考になる。

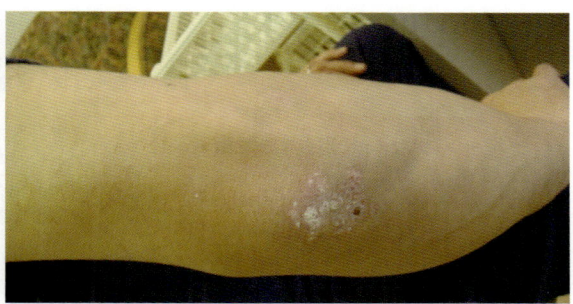

**図4** 肘乾癬

## 確定診断の決め手

❶末梢関節炎に皮膚の乾癬 and/or 爪病変を認める。
❷関節炎は DIP 関節で多い。
❸付着部炎，指趾炎の存在。

## 誤診しやすい疾患との鑑別ポイント

❶変形性指関節症：遠位指節間（DIP）関節や第 1 手
根中手（CM）関節の骨性腫脹。単純 X 線にて骨棘形
成と gull-wing 様中心性骨びらんを認める（図6）。
❷関節リウマチ（RA）（⇨1181 頁）：リウマトイド因
子や抗 CCP 抗体が陽性，通常手指の近位指節間
（PIP）and/or 中手指節（MCP）関節に関節炎を認め，
DIP 関節炎や指趾炎，付着部炎は認めず，乾癬の皮
膚，爪病変はない。
❸反応性関節炎：性行為感染症のクラミジアトラコ
マティスの証明（尿中 PCR または血清 IgG・IgA 検
査）。

## 確定診断がつかないとき試みること

疼痛や圧痛がみられるが腫脹・熱感・発赤などの
炎症所見が乏しい関節炎，付着部炎や指趾炎の診断
に MRI や関節エコー検査も有用である。

## 合併症・続発症の診断

❶乾癬・PsA に合併することの多い合併症・併発症
を図7 に示す。
❷脊椎関節炎の遺伝的背景に伴い付着部炎と病態が
重なる虹彩炎（前部ぶどう膜炎），大動脈弁閉鎖不全，
肥満と炎症に起因する脂肪肝，メタボリック症候群，
虚血性心疾患に注意する。その他，炎症性サイトカ
インや疾患ストレスなどさまざまな原因が考えられ
るうつ病の合併が多い。

**表1** PsA の CASPAR 基準

| 炎症性筋骨格系疾患（関節，脊椎，または付着部）があり，下記5項目で3点以上であれば，<br>PsA と診断する（感度91.4%，特異度98.7%） | | | |
| --- | --- | --- | --- |
| 1. 乾癬の証拠<br>（a，b，c の<br>うちの1つ） | a. 現存する乾癬 | （2点） | 皮膚科医あるいはリウマチ医によって診断された乾癬性の皮疹や頭皮症状が認められる |
| | b. 乾癬の既往歴 | （1点） | 患者の申告，かかりつけ医，皮膚科医，リウマチ医あるいは他の医療従事者により乾癬の既往が確認されている |
| | c. 乾癬の家族歴 | （1点） | 第一親等，第二親等の家族に乾癬の既往歴がある |
| 2. 爪乾癬 | | （1点） | 爪甲剝離，点状陥凹，爪甲下角質増殖などの典型的な乾癬性爪病変が認められる |
| 3. リウマトイド因子（RF）陰性 | | （1点） | リウマトイド因子陰性（基準値以下）<br>測定はラテックス法以外の ELISA 法または比濁法が好ましい |
| 4. 指趾炎（a か b<br>のどちらか） | a. 現存する指趾炎 | （1点） | 指全体の腫脹が認められる |
| | b. 指趾炎の既往歴 | （1点） | リウマチ医によって診断・記録された既往歴がある |
| 5. 関節近傍部の骨新生の画像所見 | | （1点） | 手足の単純X線画像所見で関節辺縁近くに境界不明瞭な骨形成（骨棘形成は除く）が認められる |

〔日本皮膚科学会乾癬性関節炎診療ガイドライン作成委員会・厚生労働科学研究費補助金難治性疾患等政策研究事業　乾癬性関節炎研究班：乾癬性関節炎診療ガイドライン 2019．日皮会誌 129（13）：2680，2019 より〕

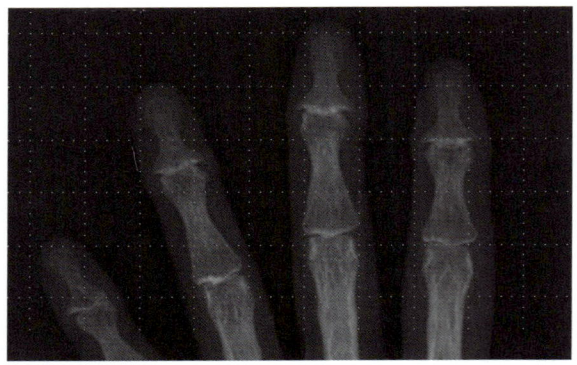

**図5** 手指単純X線所見

DIP 関節近位部に辺縁の骨びらん，遠位部に骨新生を認める（Mouse-Ear サイン）。

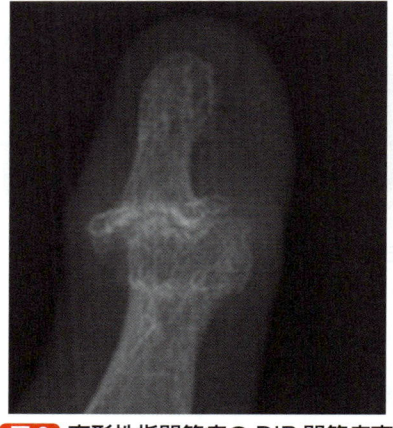

**図6** 変形性指関節症の DIP 関節病変

骨棘形成，中心性骨びらん（gull-wing 様），骨囊胞，骨硬化像。

### 予後判定の基準

❶関節の骨びらんは発症後2年で約40～50%に認められ，診断・治療の遅れがリスクとなる。

❷関節破壊の予後不良因子として，骨びらんの存在のほか，多関節炎，炎症反応上昇，指趾炎，爪病変がある。

### 経過観察のための検査・処置

❶診断時：血算・生化学および CRP などの炎症反応を含む血液検査に加え，両側手足X線（正面と斜位）および症状のある関節（体軸関節を含む）の単純X線。

❷治療中：選択薬によるがメトトレキサートや生物学的製剤などの免疫抑制薬使用前には B 型および C 型肝炎の検査，結核や間質性肺炎のスクリーニングにインターフェロンγアッセイ（IGRA），KL-6 や単純胸部X線のチェック，1～3か月ごとに血算・生化学および CRP 検査を行う。年に1度両側手足X線（正面と斜位）および症状のある関節の単純X線を行い，関節破壊進行がないことを確認する。

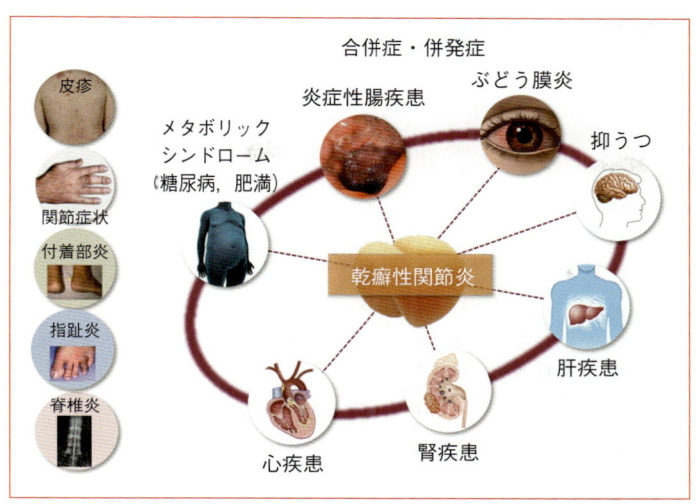

**図7** 乾癬の合併症・併発症

〔岸本暢将：乾癬性関節炎. 土屋弘行，他：今日の整形外科治療指針（第8版）．p 220，医学書院，2021 より〕

## 治療法ワンポイント・メモ

**❶非薬物療法**

**❶**乾癬では肥満が多く，肥満が PsA 発症リスクでもあり，減量指導（食事指導，運動指導を含む）を行う。減量で症状軽快，薬物治療の反応性もよくなる場合がある。

**❷**喫煙はメトトレキサートや生物学的製剤の治療反応性を低下させるばかりでなく，肺炎などの副作用のリスク，心疾患の合併のリスクにもなるため禁煙指導を行う。

**❷薬物療法**

**❶**予後不良因子のない末梢の少関節炎（4関節以下）や軽度の付着部炎や体軸関節炎では，NSAIDsを4週間使用し症状軽快することもある。

**❷**軽快しない場合や，多関節炎，指趾炎，予後不良因子のある少関節炎では，経口抗リウマチ薬であるメトトレキサートの使用をすみやかに検討する。

**❸**治療開始後3〜6か月，十分量のメトトレキサートを使用しても軽快しない場合，生物学的製剤または JAK 阻害薬，または PDE4 阻害薬などの追加使用を検討する（Ann Rheum Dis online: Mar 18, 2024）。

## 専門医へのコンサルト

**❶**末梢関節炎を有する患者で乾癬を疑う皮疹や爪病変を認めた場合，皮膚科コンサルトを行い白癬やその他皮膚疾患の除外を行う。

**❷**図7の合併症・続発症を認めた場合，各専門家にコンサルトを行う。

# Behçet 病
Behçet's Disease

**菊地 弘敏** 帝京大学教授・医療共通教育研究センター

**頻度** **ときどきみる**（わが国の推定患者数は約2万人，男女比は1：1）

**GL** ベーチェット病診療ガイドライン 2020

## 診断のポイント

**❶** Behçet 病は特異的検査がないため，臨床症状と検査・画像所見から総合的に判断する。

**❷**口腔内再発性アフタ性潰瘍，皮膚病変，外陰部潰瘍，眼症状の4つの主症状があるが，口腔内再発性アフタ性潰瘍はほぼ必発である。

**❸**副症状には関節炎，精巣上体炎，消化器病変，血管病変，中枢神経病変があるが，完全型または不全型の診断基準（**表1**）を満たしていない場合，特殊型の診断は慎重に行われる必要がある。

**表1** 厚生労働省 Behçet 病診断基準（主要項目）（2016 年小改訂）

(1) 主症状
  ① 口腔粘膜の再発性アフタ性潰瘍
  ② 皮膚症状
    (a) 結節性紅斑様皮疹
    (b) 皮下の血栓性静脈炎
    (c) 毛嚢炎様皮疹，痤瘡様皮疹
    参考所見：皮膚の被刺激性亢進（針反応）
  ③ 眼症状
    (a) 虹彩毛様体炎
    (b) 網膜ぶどう膜炎（網脈絡膜炎）
    (c) 以下の所見があれば(a)(b)に準じる。(a)(b)を経過したと思われる虹彩後癒着，水晶体上色素沈着，網脈絡膜萎縮，
        視神経萎縮，併発白内障，続発緑内障，眼球癆
  ④ 外陰部潰瘍
(2) 副症状
  ① 変形や硬直を伴わない関節炎
  ② 精巣上体炎（副睾丸炎）
  ③ 回盲部潰瘍で代表される消化器病変
  ④ 血管病変
  ⑤ 中等度以上の中枢神経病変
(3) 病型診断の基準
  ① 完全型：経過中に 4 主症状が出現したもの
  ② 不全型：
    (a) 経過中に 3 主症状，あるいは 2 主症状と 2 副症状が出現したもの
    (b) 経過中に定型的眼症状とその他の 1 主症状，あるいは 2 副症状が出現したもの
  ③ 疑い：主症状の一部が出現するが，不全型の条件を満たさないもの，及び定型的な副症状が反復あるいは増悪するもの
  ④ 特殊型：完全型又は不全型の基準を満たし，下のいずれかの病変を伴う場合を特殊型と定義し，以下のように分類する。
    (a) 腸管(型)ベーチェット病―内視鏡で病変(部位を含む)を確認する。
    (b) 血管(型)ベーチェット病―動脈瘤，動脈閉塞，深部静脈血栓症，肺塞栓のいずれかを確認する。
    (c) 神経(型)ベーチェット病―髄膜炎，脳幹脳炎など急激な炎症性病態を呈する急性型と体幹失調，精神症状が緩徐に進
        行する慢性進行型のいずれかを確認する。

## 緊急対応の判断基準

　Behçet 病と診断されている患者に，急激な視力低下，精神・神経症状，下血，浮腫，呼吸困難，喀血などの症状を認めた場合，難治性病態を合併した可能性があるため，各症状に対応した臓器別の専門医への緊急受診が必要である。

## 症候の診かた

**❶ 主症状**

**❶ 口腔内再発性アフタ性潰瘍**（図 1a, b）
- 学童期頃から自覚されることが多く，本症の初発症状として現れることが一般的である。
- 口唇，頰粘膜，舌，歯肉，口蓋などに出現し，発症早期では大きく，多発し，強い疼痛を伴う。
- 経過とともに発現頻度は減少し，潰瘍も小型化する傾向にあるが，他の主症状が消失したあとも長年にわたって患者を悩ませることがある。

**❷ 皮膚病変**（図 1c）
- 結節性紅斑様皮疹，毛嚢炎様皮疹または痤瘡様皮疹が多くみられる。
- 結節性紅斑様皮疹は下肢に多発することがよくあり，発熱や炎症反応の上昇を伴うことがある。
- 皮下の血栓性静脈炎では，索状の有痛性硬結を触知する。

**❸ 外陰部潰瘍**（図 1d）
- 陰茎，陰嚢，小陰唇，腟壁などに口腔内アフタに似た潰瘍を形成する。
- Behçet 病の診断初期に多くみられるが，口腔内アフタと比べ再発頻度は低い。
- 陰部の疼痛や違和感はさまざまな原因で起こりうるので，患者の訴えだけで安易に判断せず，婦人科や皮膚科で確実に評価する必要がある。

**❹ 眼症状**（図 1e）
- ぶどう膜炎は，前部ぶどう膜炎（虹彩毛様体炎）と後部ぶどう膜炎（網脈絡膜炎）に分類される。
- 前者では充血，眼痛，羞明を伴い，前房蓄膿

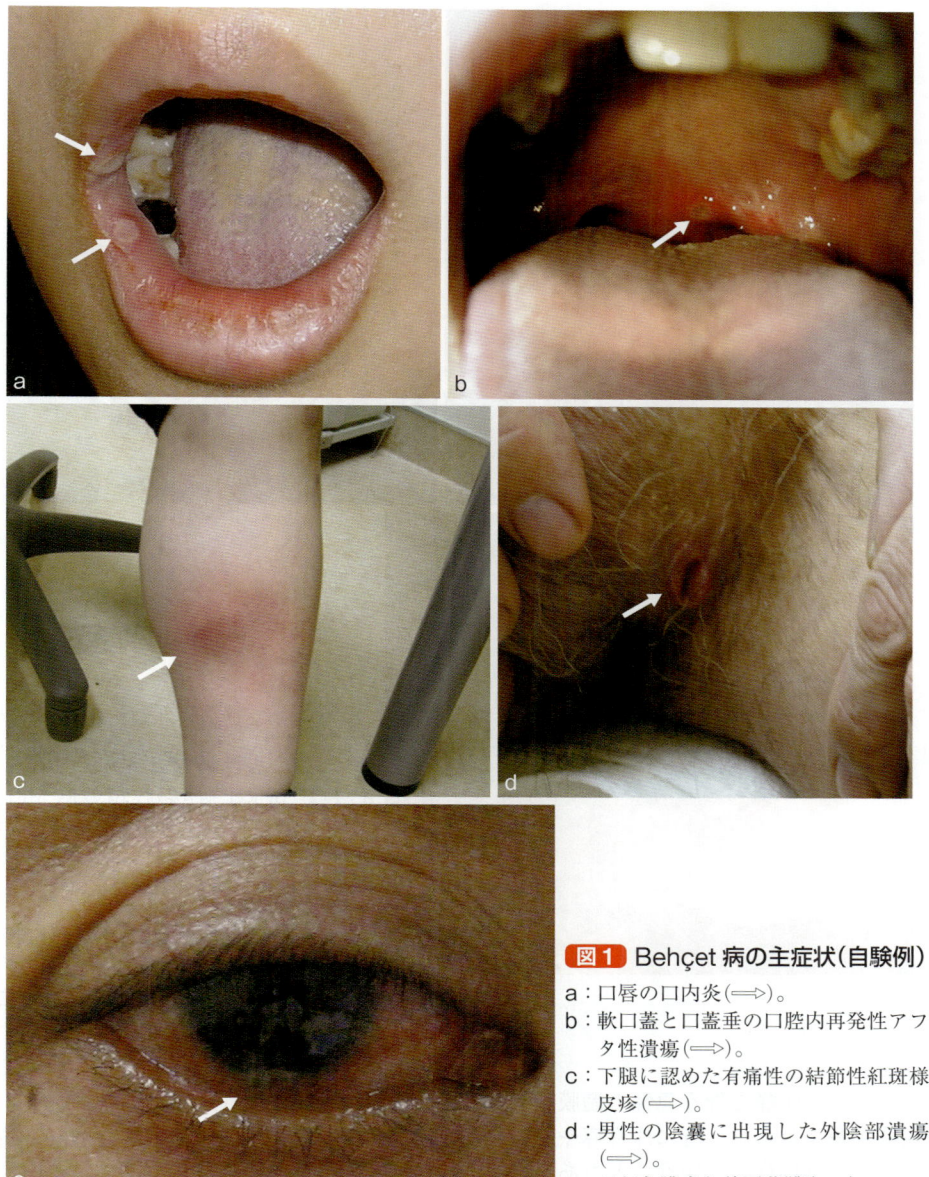

11

**図1** Behçet 病の主症状（自験例）

a：口唇の口内炎（⟹）。
b：軟口蓋と口蓋垂の口腔内再発性アフ
タ性潰瘍（⟹）。
c：下腿に認めた有痛性の結節性紅斑様
皮疹（⟹）。
d：男性の陰嚢に出現した外陰部潰瘍
（⟹）。
e：ぶどう膜炎と前房蓄膿（⟹）。

（hypopyon）を呈することがある。
- 一方，後者では充血を伴うことは少ないが，発
作を繰り返すと眼底出血により著しい視力障害
や視野障害を生じる危険がある。

## 2 副症状
### ❶関節炎
- 関節症状は主に大関節に多く，関節リウマチの
ような骨破壊に進行する症例は認めない。
- また，強直性脊椎炎や仙腸関節炎などの脊椎関
節炎も認めることはない。

### ❷精巣上体炎
- 男性 Behçet 病患者の約 5％に合併し，発現頻度
は高くない。
- 精巣の疼痛，陰嚢の発赤，腫脹，腫大を認める
ことがあり，数日から 2 週間程度続く。
- 再発を繰り返す精巣上体炎ではしこりとして触
知されることがある。

## 3 特殊型
### ❶神経 Behçet 病（図 2a）
- 最も重篤な病態の 1 つであり，急性型と慢性進

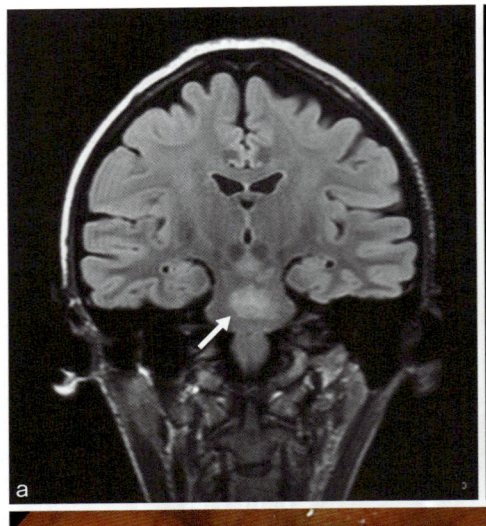
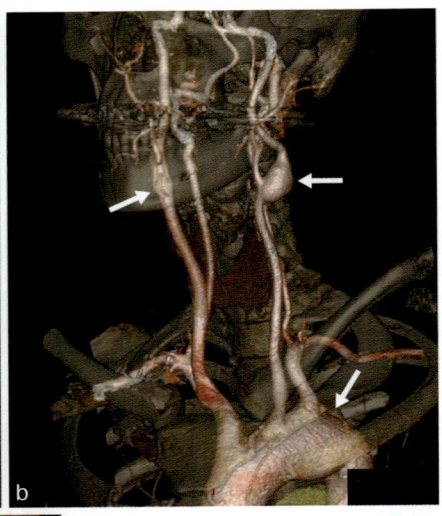
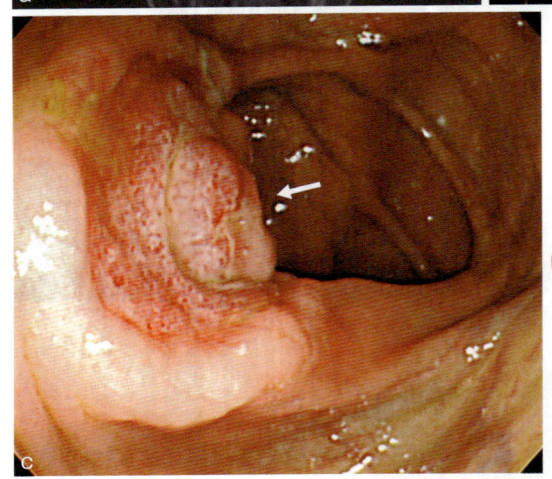

**図2** Behçet 病の特殊型（自験例）

a：神経 Behçet 病：急性型の脳 MRI（FLAIR）所見．発症時，脳幹部に淡い斑状高信号域を認める（⟹）．

b：血管 Behçet 病：内頸動脈および弓動脈に動脈瘤を認める（⟹）．

c：腸管 Behçet 病：回盲部に巨大な円形の深掘れ潰瘍を認める（⟹）．

行型が存在する．

- 急性型は，発熱や頭痛を伴う急性の髄膜炎や脳炎様の症状が多くみられ，時に片麻痺や脳神経麻痺などの局所神経症状を伴うこともある．
- 慢性進行型は，急性型と類似した脳の局所神経症状や髄膜炎，脳炎症状が一過性に出現したのちに，小脳失調による歩行障害，構音障害，排尿障害が出現する．無治療では認知機能や精神症状，人格変化が徐々に進行していく．

❷血管 Behçet 病（図2b）

- Behçet 病を発症後，数年経過したのちに顕在化することもある．
- 静脈系に血栓性閉塞をきたす頻度が高く，動脈系に比較すると重症度は下がるが，深部静脈血栓による肺塞栓症のリスクを伴うことがある．
- 一方，動脈系においては致死的な原因となる動

脈瘤や動脈閉塞を認める．

❸腸管 Behçet 病（図2c）

- どこの消化管にでも潰瘍性病変を生じうるが，好発部位は回盲部で，深掘れの円形または類円形の潰瘍を形成する．
- このような定型的回盲部病変以外にも，潰瘍性大腸炎様病変や Crohn 病様，腸管狭窄などを示す場合もある．近年，これらの非定型病変の割合が増加している．

## ▌ 検査所見とその読みかた

❶活動期には末梢血白血球増加，赤沈亢進，CRP 陽性化がみられる．

❷補助的検査として針反応（pathergy test）は Behçet 病に特異性が高い．

❸HLA-B51 の陽性率は，Behçet 病患者で 50〜

**表2** Behçet 病の重症度分類とそれに応じた治療方針（Stage I から V に進むに従い重症となる）

| Stage I | 粘膜皮膚症状のみ | ステロイド外用療法<br>アプレミラスト（2019） |
|---|---|---|
| Stage II | 虹彩毛様体炎 | コルヒチン＋ステロイド外用療法 |
| | 関節炎・精巣上体炎 | コルヒチン＋NSAIDs |
| Stage III | 網脈絡膜炎 | コルヒチン，シクロスポリンおよびステロイド外用療法 |
| Stage IV | 重度の網脈絡膜炎 | コルヒチン，シクロスポリンおよびステロイド外用療法あるいはステロイドの全身投与<br>インフリキシマブ（2007）<br>アダリムマブ（2016） |
| | 特殊病型（腸管・血管・神経） | 中等量以上のステロイドの全身投与に加えて個々の病態に応じた治療を行う<br>抵抗性の場合インフリキシマブ併用（2015）<br>腸管型にはアダリムマブが適用（2013） |
| Stage V | 生命予後に危険のある特殊病型 | 大量のステロイドにステロイドパルス療法<br>あるいはシクロホスファミド，アザチオプリンなどを加える |
| | 慢性進行型神経 Behçet 病 | 少量のステロイドに加えてメトトレキサート<br>少量パルス療法を行う<br>抵抗性の場合インフリキシマブ併用（2015） |

60％，日本人では 10〜15％程度で陽性のため参考所見とする。

**❹**神経 Behçet 病の急性型と慢性進行型の鑑別に，脳脊髄液（CSF）中の IL-6 が有用である。慢性進行型の多くは脳幹部や小脳の萎縮を伴うことが特徴的でもあるが，萎縮する以前に診断し，治療を開始する必要がある。すなわち精神，神経症状が疑われた場合はできるだけ早急に CSF IL-6 を確認し，かつ治療効果判定に CSF IL-6 をフォローする。

## 確定診断の決め手

Behçet 病の診断基準（表1）に照らし合わせ，主症状および副症状は各臓器別に専門医の目で確認し，類似する他の疾患を確実に除外することが非常に重要である。

## 誤診しやすい疾患との鑑別ポイント

口腔内再発性アフタ性潰瘍の鑑別診断においては，単純ヘルペス（⇨1518頁）ばかりでなく，近年増加傾向にある梅毒，HIV（⇨1281頁），類天疱瘡，白斑症，およびその他の炎症性疾患に伴うものなどを確実に除外することが重要である。

## 確定診断がつかないとき試みること

**❶**蛍光眼底造影検査で Behçet 病に特有とされるシダ状の造影剤漏出所見を確認する。
**❷**炎症性腸炎と腸管 Behçet 病の鑑別では陰部潰瘍の有無を確認する。
**❸**慢性進行型神経 Behçet 病では HLA-B51 陽性率

が高く有用である。

## 予後判定の基準

重症度分類として Stage 分類が示されている（表2）。この分類は，病期の進行や治療の選択に重要な指標となる。

## 治療法ワンポイント・メモ

Behçet 病の治療は，主症状や副症状，特殊型の有無や程度により大きく異なるので，それぞれの病態を理解して，適切な治療を選択する必要がある（表2）。

## さらに知っておくと役立つこと

Behçet 病は「難病の患者に対する医療等に関する法律」における指定難病であり，Stage II 以上の場合，認定されると医療費自己負担の一部が公費による補助の対象となる。

## 専門医へのコンサルト

**❶**ぶどう膜炎の活動性チェックと合併症確認のため，眼科への定期的なコンサルトを行う。
**❷**女性で外陰部の症状を頻回に訴える場合は，必ず婦人科専門医に診察を依頼する。
**❸**年齢に不相応な認知機能低下を疑う場合は，脳神経内科に依頼して CSF IL-6 を確認する。
**❹**腸管 Behçet 病の場合，症状や炎症所見が改善しても回盲部潰瘍は残存していることがあり，定期的な内視鏡検査を検討する必要がある。

# 混合性結合組織病
## Mixed Connective Tissue Disease (MCTD)

川畑 仁人　聖マリアンナ医科大学主任教授・リウマチ・膠原病・アレルギー内科

**頻度** あまりみない

**GL** MCTD（混合性結合組織病）診療ガイドライン 2021

## 診断のポイント

1 Raynaud 現象。

2 指ないし手背の腫脹。

3 抗 U1-RNP 抗体陽性。

4 混合所見（全身性エリテマトーデス様所見，全身性強皮症様所見，多発性筋炎/皮膚筋炎様所見）。

5 特徴的な臓器所見（肺動脈性肺高血圧症，無菌性髄膜炎，三叉神経障害）。

## 症候の診かた

1 Raynaud 現象

❶寒冷刺激や情緒などを誘因とし，四肢末梢の小動脈のれん縮により誘発される手指や足趾の色調変化。まず手指や足趾が白くなり，その後紫色，最後に赤色を経て元に戻る。冷感やしびれ感を伴う。

❷ Raynaud 現象は混合性結合組織病の 80～90％以上にみられ，強皮症と同様に高頻度に認める。

2 指ないし手背の腫脹：手指から手背の腫れが混合性結合組織病の 60～94％にみられ，病期が長くなっても持続することが特徴であり，強皮症とは異なる。

3 全身性エリテマトーデス様所見

❶多発関節炎は 80％程度と多くの患者で認められる所見であり，一過性や急性の症状の場合もある。50～70％でリウマトイド因子を認め，4～5％程度から約半数でびらん性の関節炎を呈するとの報告もある。

❷リンパ節腫脹は約 30％に出現し，頸部や腋窩に認めることが多い。

❸頬部紅斑は 37％に認められるほか，手指の紅斑や日光過敏症，脱毛なども認める場合がある。

❹胸膜炎および心膜炎は各々 14％に認め，胸痛や発熱を認める。

❺血小板減少は 15％程度だが，白血球減少は 44％とより頻度が高くリンパ球減少も比較的頻度が高い所見である。

❻腎障害に関しては腎炎症状（尿蛋白や尿潜血）を

16％で認めるとの報告もあるが，一般的に重度の例は少なく，診断基準にも含まれてはいない。

4 全身性強皮症様所見

❶手指に限局した皮膚硬化は 58％に，間質性肺疾患は 32％に認める。

❷食道蠕動低下または拡張は 22％に認め，胸やけや胸部中央の不快感などを呈する。

5 多発性筋炎/皮膚筋炎様所見：筋力低下は 42％に認めるが，その程度は軽い場合も多い。筋痛を認めることもある。

6 肺高血圧症：労作時の息切れや顔面や下肢の浮腫，P-2 音肺動脈成分の亢進などを認める。

7 無菌性髄膜炎：発熱や頭痛，嘔気・嘔吐を呈し，10％程度に認めるとする報告もある。混合性結合組織病自体の症状として，もしくは非ステロイド性抗炎症薬（イブプロフェンやジクロフェナクなど）や抗菌薬（ペニシリンや ST 合剤，イソニアジドなど）を使用した際に認めることがある。抗 U1-RNP 抗体との関連が指摘されている。

8 三叉神経障害：障害領域の感覚鈍麻や異常感覚，疼痛，味覚異常などの症状を呈し，10％程度に認めるとする報告もある。初発症状の 1 つとして認められることもある。3 枝とも障害されうるが，第 2，3 枝領域が最も多く，複数領域にわたることが多い。

## 検査所見とその読みかた

1 血液検査

❶自己抗体検査および臓器障害を評価するための生化学検査を行う。

❷自己抗体では抗 U1-RNP 抗体の測定が重要であり，診断には陽性所見が必須である。ただし抗 U1-RNP 抗体は混合性結合組織病以外の膠原病でもしばしば認められ，全身性エリテマトーデスでは 20～40％，強皮症では 2～14％，筋炎では 6～9％に認められることに注意が必要である。抗二本鎖 DNA 抗体や抗 Sm 抗体などの自己抗体測定も行う。

❸これらの疾患標識抗体が陽性の場合は必ずしも混合性結合組織病を除外するものではないが診断を慎重に行う必要がある。補体低下を示す例も少ない。

2 画像検査：間質性肺炎や漿膜炎を評価するために胸部 X 線や胸部 CT 検査を行う。肺高血圧症の診断や評価のための心臓超音波検査も重要である。

3 その他の検査：間質性肺炎や肺高血圧症の評価に呼吸機能検査を行う。肺高血圧症が疑われる際は心

臓カテーテル検査が行われる。

## 確定診断の決め手

1 共通所見（Raynaud 現象もしくは指・手背の腫脹）。
2 抗 U1-RNP 抗体陽性。
3 特徴的所見もしくは混合所見（全身性エリテマトーデス様所見，全身性強皮症様所見，多発性筋炎/皮膚筋炎様所見のうち少なくとも 2 項目以上）。

## 誤診しやすい疾患との鑑別ポイント

1 **重複症候群**（overlap syndrome）
❶複数の膠原病の疾患概念を同時に完全に満たす場合を重複症候群とよぶことがある。
❷抗 U1-RNP 抗体陰性で複数の膠原病の特徴的所見や免疫学的特徴を有している場合を指すこともある。
❸混合性結合組織病も重複症候群の 1 つとしてとらえる考え方もあるが，混合性結合組織病は特徴的所見や予後を有するため，1 疾患単位とすることは妥当とも考えられている。
❹抗 Sm 抗体や高力価の抗二本鎖 DNA 抗体，抗トポイソメラーゼ I 抗体（抗 Scl-70 抗体），抗アミノアシル tRNA 合成酵素（ARS：aminoacyl-tRNA synthetase）に対する抗体や抗 Mi-2 抗体などを認める場合は，混合性結合組織病の診断は慎重に行う。

## 確定診断がつかないとき試みること

1 抗 U1-RNP 抗体の検出は二重免疫拡散法あるいは酵素免疫測定法（ELISA）のいずれでもよい。ただし，二重免疫拡散法が陽性で ELISA の結果と一致しない場合には，二重免疫拡散法を優先する。
2 全身性エリテマトーデスや全身性強皮症，多発性筋炎/皮膚筋炎の疾患標識抗体の測定を行う。抗 Sm 抗体や高力価の抗二本鎖 DNA 抗体，抗トポイソメラーゼ I 抗体（抗 Scl-70 抗体），抗 ARS 抗体が陽性の場合は，混合性結合組織病の診断は慎重に行う。
3 肺高血圧症を伴う抗 U1-RNP 抗体陽性例は，臨床所見が十分にそろわなくとも混合性結合組織病に分類される可能性が高い。

## 治療法ワンポイント・メモ

1 生活指導：Raynaud 現象を避けるには保温が重要であり，寒冷刺激を避け体全体が温まるよう日常生活を工夫する。喫煙者は禁煙も重要である。

2 薬物治療：患者の有する最も重篤な病態に対して，ステロイドや免疫抑制薬による免疫抑制療法が行われる。
3 肺動脈性肺高血圧症：ステロイドや免疫抑制薬による免疫抑制療法および血管拡張薬（プロスタサイクリン製剤，エンドセリン受容体拮抗薬，PDE5 阻害薬，グアニル酸シクラーゼ刺激薬）が用いられる。

# 免疫不全症
Immunodeficiencies

森尾 友宏　東京科学大学高等研究府特別教授・免疫・分子医学研究室

（頻度）あまりみない

## 診断のポイント

1 10 のカテゴリーに分類される 150 以上の疾患（500 前後の責任遺伝子）が含まれ，総体として 10 万人あたり 20〜100 人の頻度と推定されているため，疑うことが最も重要である（表 1）。
2 第 1 の古典的要件は易感染性があることである。「免疫不全症を疑う 10 の徴候」（表 2）を参考にする。
3 免疫不全の家族歴があることも重要な所見である（孤発例も多いが必ず聴取しておく）。
4 一部では，不明熱，自己免疫疾患，血球貪食症候群などを主体とする場合がある。
5 「患者・家族のための原発性免疫不全症候群疾患概説書」（2012）では総論に加えて，19 の代表的疾患が記載されている。大まかな概念をつかんでおくとよい。

## 緊急対応の判断基準

移送の判断基準を以下に示す。
1 乳児期を主体とするニューモシスチス肺炎，サイトメガロウイルス（CMV）肺炎など重症肺炎（→ ICU 管理）。
2 上記以外の難治性深部感染症の合併（→ ICU，外科へのコンサルト）。
3 上記1，2にかかわらず重症疾患で「免疫学的緊急疾患」に属する場合（重症複合免疫不全症や DiGeorge 症候群など）は，専門施設に可及的すみやかに移送する。
4 上記にかかわらず「免疫不全症」の診断がなされれば，少なくとも定期的な専門医の診療が必要である。

**表1** 先天性免疫異常症(IEI：inborn errors of immunity)の国際分類

| カテゴリー | 疾患 |
|---|---|
| 1 | 複合免疫不全症<br>immunodeficiencies affecting cellular and humoral immunity |
| 2 | 特徴的な所見や症候群を呈する複合免疫不全症<br>combined immunodeficiencies with associated or syndromic features |
| 3 | 抗体産生不全を主とする疾患<br>predominantly antibody deficiencies |
| 4 | 免疫調節異常症<br>diseases of immune dysregulation |
| 5 | 貪食細胞の数あるいは機能の異常<br>congenital defects of phagocyte number or function |
| 6 | 内因性あるいは自然免疫異常<br>defects in intrinsic and innate immunity |
| 7 | 自己炎症性疾患<br>autoinflammatory disorders |
| 8 | 補体異常症<br>complement deficiencies |
| 9 | 骨髄不全症候群<br>bone marrow failure |
| 10 | 免疫異常症を模倣する疾患<br>phenocopies of inborn errors of immunity |

**表2** 先天性免疫異常症(IEI)を疑う10の徴候(小児版)

1. 乳児で呼吸器・消化器感染症を繰り返し，体重増加不良や発育不良がみられる
2. 1年に2回以上肺炎にかかる
3. 気管支拡張症を発症する
4. 2回以上，髄膜炎，骨髄炎，蜂窩織炎，敗血症や，皮下膿瘍，臓器内膿瘍などの深部感染症にかかる
5. 抗菌薬を服用しても2か月以上感染症が治癒しない
6. 重症副鼻腔炎を繰り返す
7. 1年に4回以上，中耳炎にかかる
8. 1歳以降に，持続性の鵞口瘡，皮膚真菌症，重度・広範な疣贅(いぼ)がみられる
9. BCGによる重症副反応(骨髄炎など)，単純ヘルペスウイルスによる脳炎，髄膜炎菌による髄膜炎，EBウイルスによる重症血球貪食症候群に罹患したことがある
10. 家族が乳幼児期に感染症で死亡するなど，原発性免疫不全症候群を疑う家族歴がある

注) Jeffrey Modell Foundation を中心として作成された10 warning signs of Primary Immunodeficiency をもとにして，厚生労働省原発性免疫不全症班(原寿郎班)と理化学研究所が許諾を得て作成した。難病情報センター(https://www.nanbyou.or.jp/entry/254)にも10の徴候についての記載がある。また元資料は https://info4pi.org/library/educational-materials/で確認できる。

⑤造血細胞移植が必要な疾患(後述)では，経験のある専門施設に移送して移植を実施する。

## 症候の診かた

①易感染性：副鼻腔炎，中耳炎，肺炎の反復，気管支拡張症などいわゆる sino-pulmonary disease が多い。またいわゆる日和見感染症のほか，重症感染症(髄膜炎，骨髄炎，敗血症など)，深部感染症，頑固な鵞口瘡や，まれな感染症(播種性BCG症，全身性疣贅)なども注意すべきである。

②発熱：感染症による発熱に加えて，血球貪食症候群に伴う発熱，自己炎症性疾患に伴う周期性発熱がある。熱型や持続期間および随伴症状が重要である。

③皮膚症状：高IgE症候群，Wiskott-Aldrich症候群，Omenn病などでの重症湿疹や，Chediak-Higashi症候群などにおける色素脱失など，疾患に比較的特徴的な皮膚症状を呈することがある。

④肝脾腫・リンパ組織腫大縮小：血球貪食症候群，自己免疫性リンパ増殖症候群，分類不能型免疫不全症などにおける肝脾腫・リンパ節腫大や，重症複合免疫不全症における胸腺陰影の欠如などが重要で

ある。

## 検査所見とその読みかた

①スクリーニング検査〔血算(分画)，IgG，A，M，E〕：好中球減少，リンパ球減少，低IgG，低IgM，高IgM，低IgA，高IgEなどに注意が必要である。免疫グロブリンの正常値は年齢ごとに異なることにも注意する。

②特異抗体：肺炎球菌ワクチンを受けていれば肺炎球菌IgG2抗体を測定する。そのほか麻疹抗体，風疹抗体などを参考にする。また血液型裏試験も低倍率でのみ検出する場合は，多糖体抗原に対する低反応と判断する。

③リンパ球サブセット：①，②の1次スクリーニングののち，CD19またはCD20(B細胞)，CD3，CD4，CD8(T細胞とサブセット)，CD16またはCD56(NK細胞)，CD14(単球)程度は検査しておいてもよい。B，T，NK細胞の欠損症が明らかになる。より詳しい亜群解析は専門施設に任せる。

④その他の特殊検査：好中球機能検査としての活性酸素産生能(慢性肉芽腫症で低下)，貪食能検査(接着異常症で低下)，Tリンパ球機能解析としての

**表3 免疫不全症の診断・検査手順**

1. **初診医療機関にて実施**
   - 病歴（家族歴，既往歴，現病歴）および身体所見（含：身長，体重）
   - 血算および白血球分画
   - IgG，A，M，E
2. **中核病院にて実施**
   - 特異抗体〔タンパク：破傷風・ジフテリア（保険適用外），多糖体抗原：肺炎球菌（保険適用外），ウイルス抗体：麻疹，風疹など，血液型裏試験など〕
   - IgG サブクラス
   - リンパ球表面抗原（CD3，CD4，CD8，CD19，CD56）
3. **専門施設にて実施**
   - C3，C4，CH50（補体欠損症を疑うときは最初から）
   - リンパ球増殖試験〔PHA，ConA，抗 CD3/CD28（保険適用外），PMA（保険適用外）など：特に T 細胞異常症を疑うとき〕
   - 活性酸素産生能〔FACS 解析（保険適用外）：好中球異常症を疑うとき〕
   - NK 細胞活性
   - この時点である程度判断ができれば，パネル遺伝子解析に入ってもよい→確定診断
4. **専門施設にて実施（特殊解析例）**
   - TRECs/KRECs（B 細胞，T 細胞新生能の異常を疑うとき）
   - 酵素活性測定（ADA，PNP など），キナーゼの異常の場合にはリン酸化アッセイ
   - FACS やウエスタンブロットなどでの欠損分子の解析，詳細なリンパ球亜群解析
   - サイトカイン産生能
   - 放射線感受性（DNA 損傷修復異常症）
   - 網羅的遺伝子解析など

(Jeffrey Modell Foundation: 4 stages of testing for primary immunodeficiency より改変)

PHA（phytohemagglutinin）に対する芽球化反応，NK 活性（血球貪食症候群で低下）などが特殊検査としてあげられる。

**❺** 診断に向けた検査の手順は **表 3** に記載した。

## 確定診断の決め手

**❶** ウエスタンブロットあるいは FACS（fluorescence activated cell sorting）：γC 欠損症（重症複合免疫不全症：γC），X 連鎖無γグロブリン血症（BTK：Bruton's tyrosine kinase），Wiskott-Aldrich 症候群（WASP：Wiskott-Aldrich syndrome protein），家族性血球貪食症候群（perforin など），毛細血管拡張性小脳失調症（ATM：ataxia telangiectasia mutated）などでは，遺伝子産物欠失あるいは切断型遺伝子産物の検出によりほぼ診断が確定する。

**❷** 遺伝子検査：確定診断は遺伝子解析により行われ

る（保険収載されている）。日本では幸いにして中央診断システムが確立している。日本免疫不全・自己炎症学会による PIDJ 事業のウェブサイト（https://jsiad.org/pidj/）を参考に専門家に相談するのが最も確実である。

## 誤診しやすい疾患との鑑別ポイント

**❶** 二次性免疫不全症
　**❶** 薬剤性（医原性）によるものが多く，化学療法薬，ステロイドを含む免疫抑制薬などが代表的である。抗てんかん薬も低免疫グロブリン血症となることが知られており注意する。
　**❷** 世界的にはおそらく低栄養を含む長期消耗性疾患が多い。その他疾患としては骨髄不全症候群（Fanconi 貧血，先天性角化異常症など），悪性腫瘍（特に白血病，リンパ腫），腸管疾患・腎疾患などによる蛋白漏出などがあげられる。
　**❸** 感染症では AIDS（⇨1281 頁）や麻疹（⇨1243 頁）などがあげられる。慢性感染症も長期消耗性疾患としてとらえられる。
**❷** 自己免疫疾患・膠原病
　**❶** Evans 症候群では自己免疫性リンパ増殖症候群などの除外が必要である。
　**❷** 乳児の好中球減少症では自己免疫性好中球減少症が多く，抗好中球抗体検査（外注ではなく専門施設での測定）が必要である。
　**❸** 発熱，関節炎，漿膜炎，皮疹などを主訴とする疾患では，膠原病に加えて自己炎症性疾患を鑑別にあげる必要がある。発症時期や，発熱の期間，身体所見などに特徴がある場合が多いが，疑えば迷わずに専門施設に相談するとよい。
**❸** 血球貪食症候群：ウイルス関連血球貪食症候群では，特に反復する場合には家族性血球貪食症候群を鑑別すべきである。

## 確定診断がつかないとき試みること

**❶** 特徴的な症状や所見，検査データを呈する疾患以外は診断が困難であり，上記の PIDJ などを利用して専門医に積極的に相談することが望ましい。
**❷** 初期の相談においては血算（白血球分画），IgG・A・M・E などの基本的な検査程度で十分であり，家族歴，詳細な病歴，感染症の種類（微生物や場所），身体所見などの情報がより重要である。

## 合併症・続発症の診断

**❶** 感染症：疾患により比較的特徴的な感染症に罹患

### 表4 免疫不全症のカテゴリーと罹患しやすい病原体

| | 原因病原体 | 免疫不全症のカテゴリー |
|---|---|---|
| **A. ウイルス** | 一般ウイルス* | T細胞異常(複合免疫不全症など) |
| | サイトメガロウイルス* | 重症T細胞異常(複合免疫不全症など) |
| | EBウイルス | T細胞異常(複合免疫不全症など)<br>EBV関連免疫不全症(血球貪食症候群あるいは慢性感染症) |
| | パピローマウイルス* | T細胞異常(複合免疫不全症など)<br>自然免疫異常症など |
| | 単純ヘルペス(脳炎) | 自然免疫異常症など |
| | 細胞融解型ウイルス(コクサッキーウイルスなど) | 抗体産生不全症 |
| **B. 細菌** | 細胞外寄生菌 | 抗体産生不全<br>貪食細胞の数あるいは機能の異常 |
| | 　肺炎球菌 | (上記に加えて)自然免疫異常症 |
| | 　ブドウ球菌 | (上記に加えて)高IgE症候群 |
| | 　ナイセリア | 補体異常症 |
| | 細胞内寄生菌(サルモネラ,結核など) | 貪食細胞の数あるいは機能の異常<br>自然免疫異常症 |
| **C. 真菌** | カンジダ | T細胞異常(複合免疫不全症など)<br>自然免疫異常症など |
| | アスペルギルス | T細胞異常(複合免疫不全症など)<br>貪食細胞の数あるいは機能の異常 |
| | ニューモシスチス | T細胞異常(複合免疫不全症など) |

する(表4)。診断には培養に加えて,ニューモシスチス肺炎やその他の真菌症では$\beta$-D-グルカン,ウイルスではPCR検査などが必要である(抗体産生が悪く特異抗体価が診断に有用でない場合があることに注意する)。

❷自己免疫疾患:自己免疫性溶血性貧血や,特発性血小板減少性紫斑病,甲状腺機能低下症などに注意する。自己抗体やホルモン検査などを行う。

❸悪性腫瘍(造血系・リンパ系):血球分化異常,DNA損傷修復異常,免疫学的監視異常などの要因により悪性腫瘍(特に造血系・リンパ系)の頻度は高い。疾患に応じて骨髄穿刺,リンパ節生検,キメラ遺伝子検査などが必要になる。

❹消化器症状:頑固な下痢などの場合は,細菌やウイルスに加えて,クリプトスポリジウム,ランブル鞭毛虫などを除外する必要がある。さらに内視鏡検査などを考慮する。

### 予後判定の基準

❶疾患により予後は大きく異なるが,一般的に予防的抗菌薬投与や十分量の免疫グロブリン補充にもかかわらず感染症を反復するものでの予後は不良である。T細胞欠損・機能不全や食細胞欠損・機能異常

を呈するものでは,早期に重篤な感染症を起こす危険性が高く,造血細胞移植などの根治的治療が選択される。

❷低免疫グロブリン血症を呈する患者においても,T細胞新生能低下などT細胞異常を呈するものの予後は悪い。

### 経過観察のための検査・処置

❶血算(分画),免疫グロブリンは数か月に1度は検査する。

❷免疫グロブリン補充の効果判定の第1の要件は,感染症頻度の低下である。数か月〜1年にわたる時間軸で,その効果が明らかになることがある。

❸予防接種に対する考え方は「患者・家族のための原発性免疫不全症候群疾患概説書」の記載を参考にする。

### 治療法ワンポイント・メモ

❶$\gamma$グロブリン補充が必要な場合は最低値としてIgG 700 mg/dL以上を目標とし,感染症などを指標にさらに増量する。例えばIgG最低値が0ではなく300〜500 mg/dL程度ある場合は,IgG最低値が+300〜500 mg/dLとなるよう補充が必要である。

❷T細胞性免疫不全症(例えば**表4**でウイルス感染症に「＊」がついている疾患)の場合はニューモシスチス感染症予防が必要であり,通常ST合剤を用いる。

❸手術適応のポイント:造血細胞移植が選択される疾患として,重症複合免疫不全症,Wiskott-Aldrich症候群,X連鎖高IgM症候群,外胚葉形成異常を伴う免疫不全症,慢性肉芽腫症,重症好中球減少症,白血球接着異常症,家族性血球貪食症候群などがあげられる。疾患により異なるが,その5年生存率は約70%程度である。

### さらに知っておくと役立つこと

今まで免疫不全症といえば,「まれで,幼小児期発症,遺伝性があり,重症かつさまざまな日和見感染症に罹患する,予後不良の疾患」としてとらえられてきた。近年明らかになっている免疫不全症には「比較的頻度が高く,成人発症もあり,孤発例もある,数少ない感染症に脆弱性を示したり,易感染性が主たる症状でなかったりする免疫異常症」が加わりつつある。いずれにせよ,易感染性を主座とする疾患を第1に鑑別する必要がある。

---

# 成人発症 Still 病
## Adult-Onset Still's Disease

**沢田 哲治**　東京医科大学主任教授・リウマチ・膠原病内科学分野

**頻度** あまりみない

**GL** 成人スチル病診療ガイドライン 2017 年版[2023 年 Update]

### 診断のポイント

1 39℃以上で1週間以上持続する弛張熱(1日1～2回のスパイク状に発熱したのち平熱に戻る)。
2 2週間以上持続する関節痛・関節炎。
3 発熱時に一過性に出現するサーモンピンク色の皮疹。
4 リンパ節腫脹。
5 血清フェリチン値の著増。
6 過半数は35歳以下で発症し,やや女性に多い。高齢発症は女性に多い。

### 緊急対応の判断基準

血球貪食症候群(hemophagocytic syndrome)を併発した場合は,早急に治療を開始する必要がある。

### 症候の診かた

1 発熱
❶典型的には39℃を超える一峰性あるいは二峰性の発熱を毎日繰り返す。一峰性の場合,夕方から夜間にかけての発熱が多い。
❷発熱の日内変動は大きく,数時間で解熱して間欠期には平熱に戻る(約8割)。
❸1週間以上続く発熱にもかかわらず消耗感は少なく,全身状態は比較的良好である。
❹不明熱の鑑別診断として重要である。

2 咽頭痛
❶非化膿性の強い咽頭痛を発症時や再燃時に認めることが多く,発熱や関節痛に先行して数日～数週間前から出現することもある。
❷口腔内を観察しても身体所見は乏しく,輪状甲状軟骨の軟骨周囲炎などが想定されている。

3 筋骨格系症状
❶筋骨格系症状(関節痛・関節炎,筋肉痛)は発熱とともに成人発症Still病の主要症状である。
❷関節痛はほぼ全例で認める。圧痛のみでなく,腫脹や熱感を伴う関節炎を呈することが多い。罹患関節の分布は,大関節優位で(膝関節・手関節・足関節・肘関節など),手指小関節の罹患は比較的少ない。罹患関節数は5か所以上のことが多いが,2～4か所の少関節炎のこともある。一部の症例は慢性関節炎に移行する。
❸発熱時に筋肉痛をきたすことも多いが,筋力低下はきたさない。CKも通常基準範囲内である。

4 皮疹
❶典型的には,発熱と一致して一過性にサーモンピンク色の斑状から斑丘疹状の紅斑性皮疹が,体幹や四肢近位部に出現し,サーモンピンク疹やリウマトイド疹とよばれる。かゆみは通常伴わない。Köbner現象が陽性となることもある。
❷非定型的な皮疹として,持続性紅斑を顔面,頸部,体幹,四肢伸側に認めることがある。線状皮膚炎(scratch dermatitis)や蕁麻疹様皮疹がみられることもある。

5 リンパ節腫脹
❶約半数で軽度の圧痛を伴う頸部リンパ節腫脹をきたす。
❷リンパ節生検の病理像は通常反応性過形成であり,診断的意義は乏しいが,悪性リンパ腫や感染性リンパ節炎の除外診断には有用である。

❻その他：肝脾腫，心膜炎，胸膜炎，間質性肺炎，無菌性髄膜炎，播種性血管内凝固（DIC），血球貪食症候群をきたすことがある。

### 検査所見とその読みかた

❶好中球優位の白血球増加と炎症反応の亢進〔赤血球沈降速度や血清 C 反応性蛋白（CRP）〕を認める。

❷リウマトイド因子や抗核抗体などの自己抗体はすべて陰性である。

❸活動期に AST/ALT 上昇を中心とする肝機能障害を認めることが多い。

❹血清フェリチンは炎症性疾患では非特異的に上昇する。一方，成人発症 Still 病では他の炎症性マーカー（CRP など）と比較して不釣り合いに上昇し，基準値の約 5 倍以上となり（>1,000 ng/mL），3,000 ng/mL を超えることも多い。フェリチンの著増は成人発症 Still 病に特徴的ではあるが，血球貪食症候群や播種性ヒストプラズマ症などでもみられる。

❺TNF-α や IL-6，IFN-γ，IL-18 をはじめとする種々の炎症性サイトカインや可溶性 IL-2 受容体の血中濃度が上昇するが，特に IL-18 は活動期に著しく上昇し，フェリチンや疾患活動性と相関する（IL-18 測定は保険適用外）。

### 確定診断の決め手

❶成人発症 Still 病の 3 徴候は，発熱，皮疹，多関節炎であり，症候群としてのパターン認識と除外診断が重要である。

❷血清フェリチンや IL-18 の著しい上昇は診断の参考になる。

❸感染症と悪性腫瘍を除外したうえで，Yamaguchi らの分類基準（1992 年）に従って診断を行う（表 1）。

### 誤診しやすい疾患との鑑別ポイント

❶感染症〔感染性心内膜炎（⇨ 1279 頁），膿瘍，伝染性単核球症，慢性活動性 EB ウイルス感染症（⇨ 1241 頁）〕や膠原病（主に血管炎），悪性腫瘍（特に悪性リンパ腫）などとの鑑別が重要である。

❷悪性リンパ腫の可能性があると考えられる際は，リンパ節生検や肝生検（肝障害を伴う場合），ランダム皮膚生検（血管内リンパ腫を疑う場合）を考慮する。

❸成人発症 Still 病では，他の疾患と比較して消耗感は少なく，解熱時の全身状態は比較的良好である。

❹不明熱の鑑別の際，リウマチ性疾患や悪性リンパ腫で咽頭痛・嚥下痛をきたすことはまれなので，成

**表1 成人発症 Still 病の分類基準（Yamaguchi ら，1992 年）**

**大項目**
1. 発熱（39℃ 以上，1 週間以上）
2. 関節痛（2 週間以上）
3. 定型的皮疹
4. 白血球増加（10,000/μL 以上）および好中球増加（80％ 以上）

**小項目**
1. 咽頭痛
2. リンパ節腫脹あるいは脾腫
3. 肝機能異常
4. リウマトイド因子陰性および抗核抗体陰性

**判定**
　合計 5 項目以上（大項目 2 項目以上含む）で診断する
　ただし，除外項目は除く

**除外項目**
Ⅰ　感染症
Ⅱ　悪性腫瘍
Ⅲ　膠原病

人発症 Still 病を疑う根拠の 1 つとなる。

### 確定診断がつかないとき試みること

❶保険適用外であるが，血清 IL-18 の測定を行う（Rheumatol Ther 10: 343-355, 2023）。

❷副腎皮質ステロイドによる加療を開始せざるを得ないケースもありうるが，感染症や悪性腫瘍の可能性について注意深く経過観察を行う必要がある。

### 合併症・続発症の診断

　成人発症 Still 病の経過中に汎血球減少，脾腫，フェリチンの 5,000 ng/mL 以上への上昇，中性脂肪高値などをきたした場合は，血球貪食症候群の合併を疑う。確定診断のために，骨髄生検が行われることが多い。マクロファージ活性化症候群ともよばれる。

### 予後判定の基準

❶臨床経過から単周期型，間欠型，慢性型に分類される。慢性型では関節機能障害をきたすリスクがある。

❷難病指定における重症度は，表 2 により判定する。

❸一般に生命予後は良好であるが，血球貪食症候群や急性肝不全，間質性肺炎などの重篤な合併症や免疫抑制療法に伴う感染症は生命予後に影響する。

## 表2 重症度スコア

| | |
|---|---|
| 漿膜炎 | 1点 |
| DIC | 2点 |
| 血球貪食症候群 | 2点 |
| 好中球比率85％以上 | 1点 |
| フェリチン高値(3,000 ng/mL 以上) | 1点 |
| 著明なリンパ節腫脹 | 1点 |
| 副腎皮質ステロイド治療抵抗性<br>(プレドニン換算0.4 mg/kg 以上で治療抵抗性) | 1点 |
| スコア合計点 | 0〜9点 |

1点以下を軽症，2点を中等症，3点以上を重症と判定する。

### 経過観察のための検査・処置

**1** 急性期は，月に数回(入院中は毎週)血算(白血球数, Hb, 血小板)，炎症反応(CRP や赤血球沈降速度)，フェリチン，肝機能(AST，ALT)などを適宜測定して疾患活動性を評価する。

**2** 副腎皮質ステロイドや免疫抑制薬投与中は，副作用のモニタリングを定期的に行う。

### 治療法ワンポイント・メモ

**1** 通常，副腎皮質ステロイドの全身投与が行われる。重篤な臓器障害を有する場合はステロイドパルス療法も考慮する。

**2** 副腎皮質ステロイド抵抗性の場合は，臨床症状の改善や副腎皮質ステロイド減量効果を期待して，メトトレキサートやシクロスポリンなどの併用を行う。治療抵抗性の場合は，IL-6阻害薬(トシリズマブ)の投与が考慮される。

### さらに知っておくと役立つこと

**1** 成人発症 Still 病では薬物アレルギーの頻度が高いことが指摘されている(アレルギー 70：965-975, 2021)。発熱，皮疹，肝障害などが出現した際には，薬剤の副作用の可能性も考慮する必要がある。

**2** 成人発症 Still 病で増加するフェリチンは通常のフェリチンと異なり，非糖化型が増加することが報告されている。Fautrel らの分類基準には(Medicine 81: 194-200, 2002)，糖化フェリチン 20％以下の項目が含まれている(わが国では測定できない)。

### 専門医へのコンサルト

**1** 熱型が弛張熱から持続的発熱に変化した場合や汎血球減少など血球貪食症候群の合併が疑われる際は，血液内科専門医へのコンサルトを考慮する。

**2** 手 X 線検査で手根関節や手関節に骨びらんをきたしている症例や関節炎が慢性化している症例では，リウマチ専門医へのコンサルトを考慮する。

# リウマチ性多発筋痛症
## Polymyalgia Rheumatica (PMR)

**亀田 秀人** 東邦大学教授・膠原病学分野 (大橋)

**頻度** ときどきみる

### 診断のポイント

**1** 発症年齢 50 歳以上で，ほとんどは 65 歳以上の高齢者。

**2** 近位部の上・下肢帯における筋痛とこわばりが主症状。

**3** 典型的には日増しに悪化し 2 週以内に症状がピークに到達。

**4** 血液検査で赤沈(ESR)や C 反応性蛋白(CRP)，マトリックスメタロプロテイナーゼ(MMP)-3 は必ず増加。

**5** 10〜20％の患者に巨細胞性動脈炎を合併し，予後や治療方針が異なることに留意。

### 緊急対応の判断基準

**1** 巨細胞性動脈炎を合併し，視神経虚血による失明の危険があれば，すみやかにステロイドパルス療法を開始する。

**2** 全身の激痛による体動困難で，日常生活が高度に障害されている場合にはすみやかな入院対応を行う。

### 症候の診かた

**1** 微熱：通常は微熱，38℃以上の発熱が持続する場合には血管炎の合併を疑う。

**2** 肩・上腕・大腿の把握痛と肩関節・股関節の可動域制限。特に肩の挙上困難は典型的な症状である。

**3** 大関節の関節炎はあってもよいが，手指・足趾の関節炎は通常みられない。

### 検査所見とその読みかた

**1** 血液検査で赤沈や CRP，MMP-3 は必ず増加し，自己抗体は通常陰性。

**2** 関節 X 線では関節破壊所見なし。

**3** 関節超音波(US)や MRI 検査で近位部の上・下肢

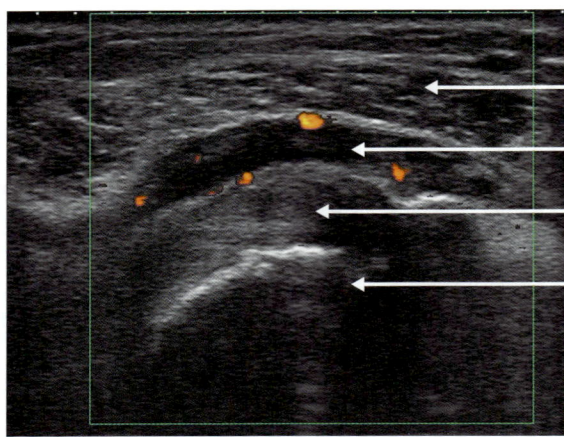

三角筋

肩峰下-三角筋下滑液包

上腕二頭筋腱

上腕骨

**図1** 関節超音波所見

帯における滑液包炎や腱鞘滑膜炎の所見（**図1**）。

## 確定診断の決め手

**1** 病態が不明瞭で，決定的な所見がないために確定診断はできない。

**2** 鑑別・除外診断が重要であり，治療後の経過も含めて診断が確定される。

**3** 欧州・米国リウマチ学会による暫定分類基準が診断の参考になる（**表1**）。

## 誤診しやすい疾患との鑑別ポイント

**1** 関節リウマチ（特に高齢発症が最も鑑別困難）（⇨1181 頁）：小関節の滑膜炎が通常存在。

**2** 転移性悪性腫瘍：症候の上下肢・左右対称性に乏しく，全身的な画像診断で鑑別。

**3** 全身性血管炎（⇨1185 頁）：肺・腎などの臓器炎症，自己抗体（抗好中球細胞質抗体）陽性，大血管の陽性画像所見。

**4** 関節周囲炎：血液検査での炎症反応陰性，異なる関節超音波・MRI 画像所見。

**5** 偽痛風：関節 X 線所見における石灰化。

## 確定診断がつかないとき試みること

**1** PET-CT 検査。

**2** NSAIDs の投与。

**3** 副腎皮質ステロイドの全身投与は，必ず専門医に任せる。

## 合併症・続発症の診断

**1** 巨細胞性動脈炎の合併を造影 CT や頸部・側頭部超音波などの画像検査で検索。

**表1** PMR 暫定分類基準（欧州・米国リウマチ学会，2012 年）

前提条件：50 歳以上，かつ両側の肩痛，かつ CRP または赤沈上昇

US なし：4 点以上，US あり：5 点以上で PMR と分類

| 項目 | ポイント<br>（US なし） | ポイント<br>（US あり） |
|---|---|---|
| 45 分を超える朝のこわばり | 2 | 2 |
| 殿部の疼痛または可動域制限 | 1 | 1 |
| RF や ACPA が陰性 | 2 | 2 |
| 他の関節罹患の欠如 | 1 | 1 |
| 少なくとも片側肩の<br>　三角筋下滑液包炎 and/or<br>　二頭筋腱の腱鞘滑膜炎 and/or<br>　肩甲上腕関節の滑膜炎<br>および少なくとも片側の<br>　股関節滑膜炎 and/or<br>　転子部の滑液包炎 | － | 1 |
| 両側肩の<br>　三角筋下滑液包炎 or<br>　二頭筋腱の腱鞘滑膜炎 or<br>　肩甲上腕関節の滑膜炎 | － | 1 |

〔Dasgupta B, et al: 2012 provisional classification criteria for polymyalgia rheumatica: a European League Against Rheumatism/American College of Rheumatology collaborative initiative. Ann Rheum Dis 71（4）: 484-492, 2012 より〕

**2** 疼痛に関連した不眠症や抑うつに配慮。

## 予後判定の基準

**1** 本疾患自体の生命予後は良好。

**2** 身体機能の正常化（Health Assessment Questionnaire-Disability Index ≦ 0.5）が重要。

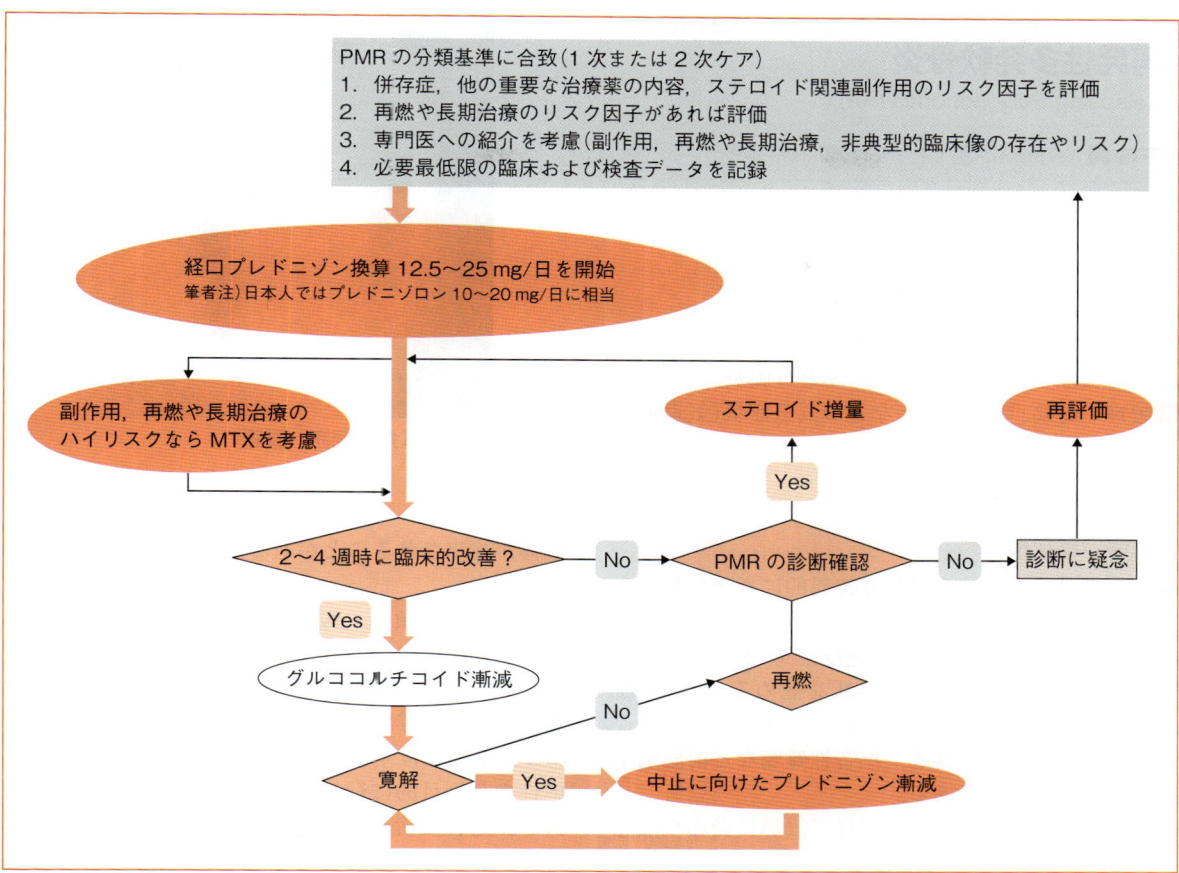

PMR の分類基準に合致（1 次または 2 次ケア）
1. 併存症，他の重要な治療薬の内容，ステロイド関連副作用のリスク因子を評価
2. 再燃や長期治療のリスク因子があれば評価
3. 専門医への紹介を考慮（副作用，再燃や長期治療，非典型的臨床像の存在やリスク）
4. 必要最低限の臨床および検査データを記録

経口プレドニゾン換算 12.5〜25 mg/日を開始
筆者注）日本人ではプレドニゾロン 10〜20 mg/日に相当

副作用，再燃や長期治療の
ハイリスクなら MTX を考慮

ステロイド増量

再評価

2〜4 週時に臨床的改善？　No　PMR の診断確認　No　診断に疑念

Yes

Yes

グルココルチコイド漸減

再燃

寛解　Yes　中止に向けたプレドニゾン漸減

No

**図2** 診療フローチャート

〔Dejaco C, et al: 2015 Recommendations for the management of polymyalgia rheumatica. A European League Against Rheumatism/American College of Rheumatology Collaborative Initiative. Arthritis Rheum 67(10): 2569–2580, 2015 より〕

## 経過観察のための検査・処置

**1** 血液検査：赤沈・CRP（寛解導入期は 1〜2 週ごと，寛解維持期は 2〜3 か月ごと），MMP-3 は原則月 1 回まで，副腎皮質ステロイドによる増減にも留意。
**2** 必要に応じて関節超音波検査による寛解や再燃の確認。
**3** 高齢であるために副腎皮質ステロイドの副作用が発現しやすいため，血圧，血糖・血中脂質，骨粗鬆症，白内障・緑内障などに留意。

## 治療法ワンポイント・メモ

プレドニゾロンは 15 mg/日・分 3 で開始し（**図2**），治療反応性が得られたら朝夕の分 2 にしながら 1〜2.5 mg/日ずつ，まずは 5 mg/日まで減量。

## さらに知っておくと役立つこと

ステロイド減量困難例や再燃例では，メトトレキサートや IL-6 受容体阻害薬の併用が有用であるが保険適用外。

## 専門医へのコンサルト

診断と治療は専門医が行うべきであり，疑われた段階で専門医へ紹介する。

# 再発性多発軟骨炎
## Relapsing Polychondritis (RP)

中村 潤　自治医科大学・アレルギー膠原病学部門

頻度 **あまりみない**

## 診断のポイント

❶ 耳介の発赤・熱感・腫脹(耳介軟骨炎)。

❷ 鼻の発赤・熱感・腫脹(鼻軟骨炎)。

❸ 眼の炎症(強膜炎,結膜炎,ぶどう膜炎)。

❹ 嗄声・咳嗽・喘鳴・喀痰などの気道症状(気道軟骨炎)。

❺ 不明熱・炎症反応上昇。

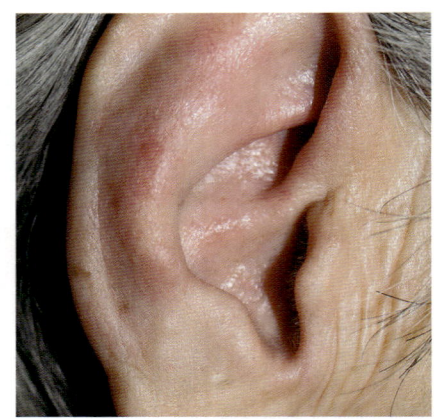

**図1** 耳介の発赤,腫脹

## 症候の診かた

❶ 耳介軟骨炎：本疾患は軟骨特異的に炎症が起きる疾患であるが,耳介軟骨炎の発症頻度は 85〜95% 程度と最も頻度が高い(日臨免疫会誌 35：157-167, 2012)。耳介に発赤・熱感・腫脹を認めるため,診断は比較的容易である(図1)。耳介に変形が生じることもある。めまい,耳鳴,感音性難聴など前庭蝸牛障害が生じることもある。

❷ 鼻軟骨炎：耳介軟骨炎と同様に,鼻に発赤や熱感が生じる。

❸ 眼症状：強膜炎,結膜炎,ぶどう膜炎など眼の炎症症状を伴うことがあり,結膜充血がないかなどを確認する。

❹ 気道症状：喉頭・気管軟骨が侵され,喀痰貯留・咳嗽・嗄声などが起きる。下気道軟骨に炎症が生じる場合,喀痰排泄が困難となり,肺炎を繰り返すこともある。

❺ 関節痛：手・指の腫脹など大関節・小関節を含めた多関節炎がみられることがある。通常は非破壊で,自然寛解する少関節炎であることが多い。

❻ 皮膚症状：好中球性皮膚症である Sweet 病を合併することがある。そのため全身に何らかの皮疹がないか問診・視診を行うことは重要である。Sweet 病を合併している場合,骨髄異形成症候群(MDS：myelodysplastic syndromes)が併存している可能性が高い。

## 検査所見とその読みかた

❶ 血液検査：白血球数の増加や CRP 上昇など,非特異的な炎症反応上昇の所見を一般的にみる。Ⅱ型コラーゲンに対する自己抗体である抗Ⅱ型コラーゲン抗体が検出されることがあるが,保険収載はされていない。

❷ 画像検査：頸部〜胸部 CT で気管・気管支壁の浮腫・肥厚を検出できることがある。また,慢性経過の症例では気管支の狭窄も生じうる。MRI では活動期の炎症・浮腫所見を検出するのに有用である。PET-CT 検査は全身の軟骨炎の活動性評価や治療反応性の評価目的に行われることがある。

❸ 心臓超音波検査：後述するように弁膜症を伴うことがあるため,心病変・心機能スクリーニングとして行うべきである。

❹ 病理学的検査：軟骨炎を証明する最も確実な方法であり,本疾患を疑う場合は考慮するが必須ではない。侵襲性・美容の観点から耳介軟骨生検が最も一般的である。軟骨やその周囲への炎症細胞浸潤,軟骨破壊,血管増生をみる(図2)。

## 確定診断の決め手

❶ McAdam らの診断基準(1976年)(表1)を満たすもの。

❷ McAdam らの診断基準を満たさずと満たすもの,耳介軟骨炎に加え,もう1か所の軟骨病変があればそれをもって一般的に診断できる。

❸ 気道軟骨炎所見は画像診断が有用である。

❹ 耳介軟骨などからの病理学的検査。

## 誤診しやすい疾患との鑑別ポイント

❶ 耳介軟骨炎

　❶ 細菌・真菌感染性。

　❷ 自己免疫性疾患：Behçet 病(⇨ 1195頁),脊椎関節炎,ANCA 関連血管炎〔特に多発血管炎性肉

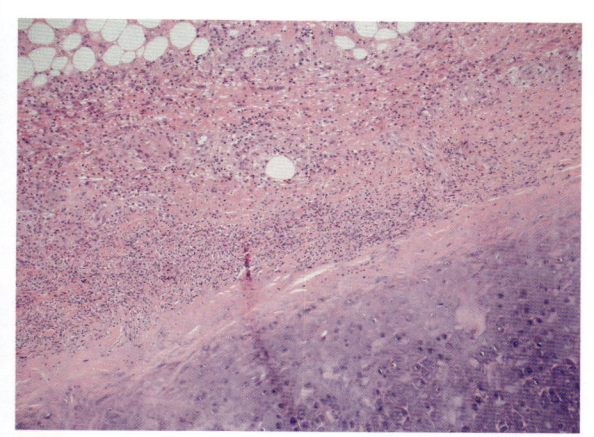

**図2 再発性多発軟骨炎の軟骨・軟骨周囲組織病理**

上方が軟骨周囲組織，下方が軟骨組織。脂肪組織・真皮深層には，好中球，リンパ球，組織球など炎症細胞浸潤がみられ，また，膠原線維の増生・膠原線維間の離開がみられる。軟骨組織では好塩基性染色性の低下を認める。

<br>

芽腫症（⇨1185 頁）〕，関節リウマチ（⇨1181 頁）など。
❷ 大血管炎：巨細胞性動脈炎・高安病（⇨1185 頁），Behçet 病など。

## 確定診断がつかないとき試みること

❶ 生検可能であれば軟骨病変の病理学的検査を検討する。
❷ 軟骨炎の有無がはっきりしない場合は MRI 検査で炎症・浮腫の有無を検索することも有用である。

## 合併症・続発症の診断

❶ 心・血管疾患：弁膜症（特に大動脈起始部の炎症に伴う大動脈弁閉鎖不全症）の発症率が高い。続いて大動脈炎・大動脈瘤が多いが，さまざまなサイズの血管炎が起こりうる。心臓超音波検査のほか，PET/CT や MRI などが有用である。
❷ 悪性腫瘍や他の自己免疫疾患：悪性腫瘍では血液腫瘍，特に MDS の合併率が高く，予後を左右する。好中球性皮膚症である Sweet 病の合併も多い。
❸ VEXAS 症候群
 ❶ 2020 年に Beck らより報告された VEXAS 症候群が近年注目されている。何らかの自己免疫性炎症が疑われる患者の網羅的遺伝子解析により *UBA1* 遺伝子の体細胞変異が検出され，本変異のある患者では，再発性多発軟骨炎・Sweet 病・結節性多発動脈炎・巨細胞性動脈炎などの炎症性疾患，および MDS などの造血性腫瘍を高頻度で合

**表1 再発性多発軟骨炎の診断基準（McAdam ら）**

・両側耳介の再発性軟骨炎
・非びらん性の炎症性多関節痛
・鼻軟骨炎
・結膜炎・角膜炎・強膜炎・ぶどう膜炎
・気道（喉頭・気管）軟骨炎
・前庭蝸牛障害（感音性難聴，耳鳴，めまい）

上記 6 つのうち 3 つを満たすもの。
〔McAdam LP, et al: Relapsing polychondritis prospective study of 23 patients and a review of the literature. Medicine 55（3）: 193-215, 1976 より〕

併していた。
❷ *UBA1* 遺伝子は X 染色体上に存在する蛋白質のユビキチン化に関与する E1 酵素であり，そのため本疾患は成人男性に発症する。VEXAS は，"vacuoles（空胞），E1 enzyme（E1 酵素），X-linked（X 連鎖），autoinflammatory（自己免疫性），somatic（体細胞性）"の略であり，*UBA1* 遺伝子の体細胞変異による蛋白質の異常処理と免疫系の調節障害が原因と考えられている。
❸ VEXAS 症候群の予後は一般的に不良と考えられており，感染症，MDS の進行，心血管イベントなどで死亡する例が多い。再発性多発軟骨炎で MDS や Sweet 病の合併率が高い原因は明らかでなかったが，VEXAS 症候群のように特定の遺伝子異常が原因となっていることが明らかにされたことは意義深い。しかし，再発性多発軟骨炎患者のどの程度が VEXAS 症候群に当てはまるかは現段階で不明である。

## 予後判定の基準

予後は必ずしも悪くないが，気管・気管支軟骨炎があれば気道閉塞や肺炎，心血管障害が死因となりうる。また，MDS の合併は予後規定因子になりうる。

## 経過観察のための検査・処置

❶ 耳・鼻・眼に異常所見がないか確認し，定期的に血液検査で炎症反応をチェックする。
❷ 気道病変の出現が疑われた場合は，その都度胸部 X 線や CT 検査での画像評価を検討する。

## 治療法ワンポイント・メモ

❶ 中等量から高用量の副腎皮質ステロイドが用いられることが多く，シクロホスファミド・アザチオプリン・メトトレキサート・シクロスポリンを併用す

ることもある。

❷治療抵抗性の場合，TNF 阻害薬や IL-6 阻害薬が用いられることもある。

### さらに知っておくと役立つこと

❶国の指定難病となっている。

❷VEXAS 症候群に対し JAK 阻害薬，なかでもルキソリチニブが有効であることが報告されている（Blood 140: 927-931，2022）。

### 専門医へのコンサルト

　全身の精査が必要であり，また治療法は確立しているわけではないため，疑われた場合はすみやかに専門医にコンサルトすることが望ましい。

# 自己炎症性疾患
## Autoinflammatory Disease

右田 清志　聖フランシスコ病院・副院長（長崎）

頻度　**あまりみない**〔わが国における患者数は，家族性地中海熱（FMF：familial mediterranean fever）は数千名，TNF 受容体関連周期性症候群（TRAPS：TNF receptor-associated periodic syndrome）は 100 名程度存在すると考えられるが，他の患者は 100 名以下と考えられる〕

　自己炎症性疾患は新しく提唱された疾患概念で，誘因が明らかではない炎症所見（発熱），高力価の自己抗体や自己反応性 T 細胞が存在しないこと，先天的な自然免疫の異常によるという 3 項目がその特徴として定義された。獲得免疫の異常が原因である自己免疫疾患とは対照的な疾患概念である。

### 診断のポイント

❶遺伝的要因などにより発熱などの炎症症状を繰り返す，あるいは持続する疾患である。

❷発作時に CRP，SAA などの急性期蛋白の上昇がみられる。

❸発熱以外に，皮疹，関節炎，滑膜炎，漿膜炎，筋膜炎，リンパ節炎，ぶどう膜炎，髄膜炎，難聴，発育障害など多彩な症状を呈する。

❹リウマチ性疾患と類似の臨床像を呈する。

❺典型例は臨床的特徴と検査所見から診断が比較的容易であるが，非典型例も存在するため注意が必要である。

❻遺伝子検査が確定診断には有用であるが，遺伝子異常が検出できない症例もみられ臨床診断が重要である。

### 分類（表 1）

　自己炎症性疾患はその病因から以下のように分類される。

❶インフラマソームの異常（inflammasomopathy）に起因する疾患。

❷NF-κB や TNF 受容体のシグナル異常に起因する疾患。

❸Ⅰ型インターフェロン（IFN）のシグナル異常（interferonopathy）に起因する疾患。

### 症候の診かた

❶特徴的な臨床症状

❶発熱：熱型に特徴があり診断の参考所見となる。FMF では 1〜3 日程度の持続時間の短い発熱を認めるが，TRAPS では 2 週間程度の持続する弛張熱がみられる。

❷皮膚・粘膜症状：寒冷蕁麻疹はクリオピリン関連周期熱症候群（CAPS：cryopyrin-associated periodic syndrome），NLRC4 関連自己炎症症候群で観察され，TRAPS では有痛性の紅斑，CANDLE 症候群（chronic atypical neutrophilic dermatosis with lipodystrophy and elevated temperature syndrome）では凍瘡様皮疹，結節性紅斑，脂肪織炎がみられる。

❸関節・骨症状

● 関節症状は，FMF，CAPS，Blau 症候群，CANDLE 症候群などでみられる。

● FMF の関節炎は下肢の関節の単関節炎として発症する。

● 慢性乳児神経皮膚関節症候群/新生児期発症多臓器系炎症性疾患（CINCA：chronic infantile neurologic cutaneous, and articular syndrome/NOMID：neonatal onset multisystem inflammatory disease）の関節病変は，左右対称の骨幹端の軟骨過形成による関節痛・変形・拘縮をきたす。

● Blau 症候群では，関節滑膜炎に，肉芽腫性の腱鞘滑膜炎がみられる。

❹腹部・胸部症状：FMF，TRAPS では漿膜炎による腹痛・胸痛を認める。

❺眼症状

● CINCA 症候群では，ぶどう膜炎・虹彩炎，結膜

**表1** 自己炎症性疾患の分類

| 病因 | 疾患名 | 責任遺伝子 | 遺伝形式 | 臨床所見 |
|---|---|---|---|---|
| inflammasomopathies | | | | |
| パイリンインフラマソームの活性化 | FMF | *MEFV* | 常染色体顕性もしくは常染色体潜性 | 発熱，漿膜炎，滑膜炎 |
| | PAAND | *MEFV* | 常染色体潜性 | 発熱，壊疽性膿皮症 |
| | MKD | *MVK* | 常染色体顕性 | 発熱，腹部症状，発疹 |
| | PAPA | *PSTPIP1* | 常染色体潜性 | 壊疽性膿皮症，関節炎 |
| NLRP3 インフラマソームの活性化 | FCAS | *NLRP3* | 常染色体潜性 | 寒冷蕁麻疹(蕁麻疹)，発熱 |
| | MWS | *NLRP3* | 常染色体潜性 | 寒冷蕁麻疹，発熱，聴力障害，結膜炎 |
| | NOMID | *NLRP3* | 常染色体潜性 | 発熱，寒冷蕁麻疹，中枢神経症状，成長障害 |
| NLRC4 インフラマソームの活性化 | FCAS/NOMID | *NLRC4* | 常染色体潜性 | 寒冷蕁麻疹，発熱 |
| NF-KB，TNF-α レセプターのシグナル異常 | | | | |
| NF-KB 経路の異常 | HA20 | *TNFAIP3* | 常染色体潜性 | 粘膜症状，発熱，腹部症状 |
| TNF のシグナル異常 | Blau 症候群 | *NOD2* | 常染色体潜性 | ぶどう膜炎，関節炎肉芽腫性皮膚炎 |
| | TRAPS | *TNFRSF1A* | 常染色体潜性 | 発熱，有痛性紅斑眼瞼浮腫，脂肪織炎 |
| interferonopathy | | | | |
| 核酸シグナルの異常 | SAVI | *TMEM137* | 常染色体顕性 | 血管炎，関節炎 |
| プロテアゾームの異常 | CANDLE | *PSMB4，PSMB3，PSMB8 POMP，PSMG2，PSMB9 PSMB10* | 常染色体潜性 | 発熱，凍瘡様皮疹脂肪織炎，脳内石灰化 |

CANDLE：chronic atypical neutrophilic dermatosis with lipodystrophy and elevated temperature
CAPS：cryopyrin-associated periodic syndrome
CINCA：chronic infantile neurological cutaneous and articular syndrome
FCAS：familial cold autoinflammatory syndrome
FMF：familial Mediterranean fever
HA20：haploinsufficiency of A20
MKD：mevalonate kinase deficiency
MWS：Muckle-Wells syndrome
PAAND：pyrin-associated autoinflammation with neutrophilic dermatosis
PAPA：pyogenic arthritis with cryopyrin and acne
SAVI：STING-associated vasculopathy with onset in infancy
TRAPS：TNF receptor-associated periodic fever syndrome

炎，髄膜炎に伴ううっ血乳頭を認める。
- Blau 症候群では，ぶどう膜炎・虹彩炎がみられる。

❻聴力異常：CINCA 症候群では感音性難聴を幼小児期から認める。

❼中枢神経症状：CINCA 症候群では慢性無菌性髄膜炎に伴う頭蓋内圧亢進/うっ血乳頭，易刺激性，精神発達遅滞を認める。

## 検査所見とその読みかた

一般臨床検査：ほとんどの自己炎症性症候群では，発作時，あるいは持続的に炎症反応の増加がみられる。

❶白血球数，好中球数の増加，CRP，SAA が上昇する。

❷NLRC4 関連自己炎症症候群では血清フェリチン値の上昇や血球貪食性リンパ組織球症(HLH)

を併発することがある。

## 確定診断の決め手

**1** 発熱のパターン，特徴的な臨床所見（皮疹，関節症状などの臓器病変），遺伝子解析結果を総合的に評価し診断する。遺伝子解析結果は専門医の判断が必要になることがある。

**2** 各疾患の診断基準は，難病情報センターに公開されている。

## 確定診断がつかないとき試みること

以下の検査が参考になる。

**1** 画像検査

**❶** CANDLE を含むインターフェロノパシーでは頭蓋内石灰化病変を認めることがある。

**❷** CINCA 症候群では，膝蓋骨と骨端の過成長による変形と拘縮をきたす。

**❸** FMF では，発作時の漿膜炎を CT 検査などで検出できる。

**2** 遺伝子検査

**❶** 2016 年に CAPS，メバロン酸キナーゼ欠損症（MKD：mevalonate kinase deficiency），化膿性関節炎・壊疽性膿皮症・痤瘡（PAPA：pyogenic sterile arthritis, pyoderma gangrenosum, acne）症候群の 3 疾患の遺伝子検査が保険収載された。

**❷** 2018 年には，複数の遺伝性自己炎症性疾患の遺伝子検査が可能なパネル検査として保険収載（保険点数 8,000 点）されている。

## 誤診しやすい疾患との鑑別ポイント

**1** 周期性の発熱を呈する疾患であり，感染症〔非結核性抗酸菌症（⇨883 頁），慢性活動性 Epstein-Barr（EB）ウイルス感染症（⇨1241 頁）など〕，血液疾患（リンパ腫，骨髄増殖性疾患など），悪性疾患，亜急性壊死性リンパ節炎，Castleman 病など，発熱をきたす疾患の鑑別は必須である。

**2** また膠原病・リウマチ性疾患（自己免疫疾患）との鑑別は重要である。

## 合併症・続発症の診断

慢性炎症による AA アミロイドーシスは重篤な合併症である。

## 治療法ワンポイント・メモ

**1** 自己炎症性疾患は治療法が確立されているものがあるが，未確立のものも多い。また，治療の有効性

が報告されてされていても，保険収載された治療法ではないものもある。

**2** FMF に対してはコルヒチンが第 1 選択薬であるが下痢などの副作用による不耐あるいは無効の症例も一部みられ，これらコルヒチン耐性例には抗 IL-1 阻害薬であるカナキヌマブが使用される。カナキヌマブは CAPS，TRAPS，MKD に対して有効である。

**3** A20 ハプロ不全症（HA20）に対しては抗 TNF-$\alpha$ 療法が有効であるが，保険収載された治療法ではない。

**4** Blau 症候群のうち，全身炎症，関節炎が強い場合，眼病変を伴う場合，ステロイドが使用されるが，病勢がコントロールできない場合や減量困難の場合は抗 TNF-$\alpha$ 療法が有効である。

# IgG4 関連疾患
IgG4-related Disease (IgG4RD)

正木 康史　金沢医科大学教授・血液免疫内科学

**頻度** ときどきみる

**GL** 2020 年改訂 IgG4 関連疾患包括診断基準

## 診断のポイント

**1** 中高年。

**2** 病変分布：全身諸臓器が同時性あるいは異時性に腫大（図 1）。

**3** 多クローン性高 $\gamma$ グロブリン血症（IgG 増加），血清 IgG4 増加。

**4** 典型的な臓器病変の病理組織像（IgG4 陽性形質細胞増多，花筵様線維化，閉塞性静脈炎）（図 2）。

**5** 類似疾患の除外・鑑別。

## 緊急対応の判断基準

**1** 緊急対応を要することはまれ。

**2** 閉塞性黄疸，後腹膜線維症に伴う腎後性腎障害・尿閉，大動脈病変に伴う解離や出血，肥厚性硬膜炎に伴う神経合併症などでは各科固有の対応を要する。

## 症候の診かた

**1** 症候・症状の着目すべき点

**❶** 臓器腫大：身体所見でわかる臓器腫大は，涙腺，耳下腺，顎下腺，甲状腺である。腫大臓器に疼痛・熱感など炎症徴候を認めない。涙腺・唾液腺（多

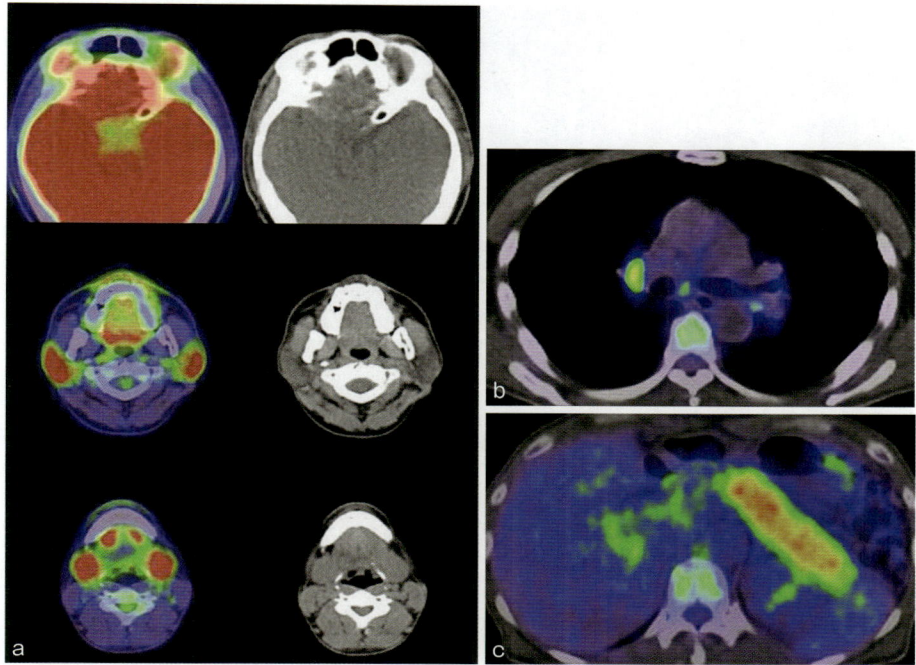

**図1** $^{18}$F-FDG-PET/CT

典型的な多臓器の同時多発病変。
a：対称性涙腺・耳下腺・顎下腺・舌下腺へのFDG集積を認める，b：右肺門部リンパ節への集積，
c：膵臓のびまん性腫大とFDG集積。

くは対称的，MD：Mikulicz disease），膵臓の単独病変やその組み合わせ，それらと共存するリンパ節腫大は本症を疑う所見。

**2** 非典型的な症候・症状と誤診しやすい疾患との鑑別ポイント

**❶** 全身的な発熱は認めない。

**❷** リンパ節腫大や皮膚病変，肺病変も時に認めるが，典型的な臓器病変と共存する際はよいが，それら単独の際は鑑別疾患が重要。リンパ節単独病変はリンパ腫や多中心性 Castleman 病（MCD：multicentric Castleman disease）などその他鑑別疾患の可能性が高い。

## 検査所見とその読みかた

**1** スクリーニング検査：血清 IgG 増加（IgA，IgM は正常範囲内），IgE 増加や軽度の好酸球増多も時に伴う。

**2** 赤沈亢進〔CRP は軽度（＜2 mg/dL まで）の上昇にとどまる〕。血清アミラーゼ上昇は膵病変でみられる。膵病変を有する例では耐糖能異常も併発することが多い。

**3** 貧血は軽度にとどまる。白血球数や血小板数も感染を伴わない限り正常。

**4** 血尿・蛋白尿は軽度で，尿細管間質性腎炎では種々の程度の腎機能障害。

**5** 低補体血症は腎病変を有する症例に多い。

**6** 絞り込む検査：血清 IgG4 増加（135 mg/dL 以上），IgG4/IgG 比が 8％ 以上。

**7** 著明な貧血，著明な好酸球増多（10％ 以上を呈するような例），IgA，IgM の増加例はその他の疾患を示唆する所見である。

## 確定診断の決め手

**1** 厚労省研究班の IgG4 関連疾患包括診断基準に従って確定する（Mod Rheumatol 31：529–533，2021，日内会誌 110：962–969，2021）。

**❶** 臨床的および画像的診断：単一または複数臓器に特徴的なびまん性あるいは限局性腫大，腫瘤，結節，肥厚性病変（リンパ節単独は除く）。

**❷** 血清学的診断：高 IgG4 血症（135 mg/dL 以上）。

**❸** 病理組織学的診断（3 項目中 2 つ以上）。

a) 組織所見：著明なリンパ球，形質細胞の浸潤と

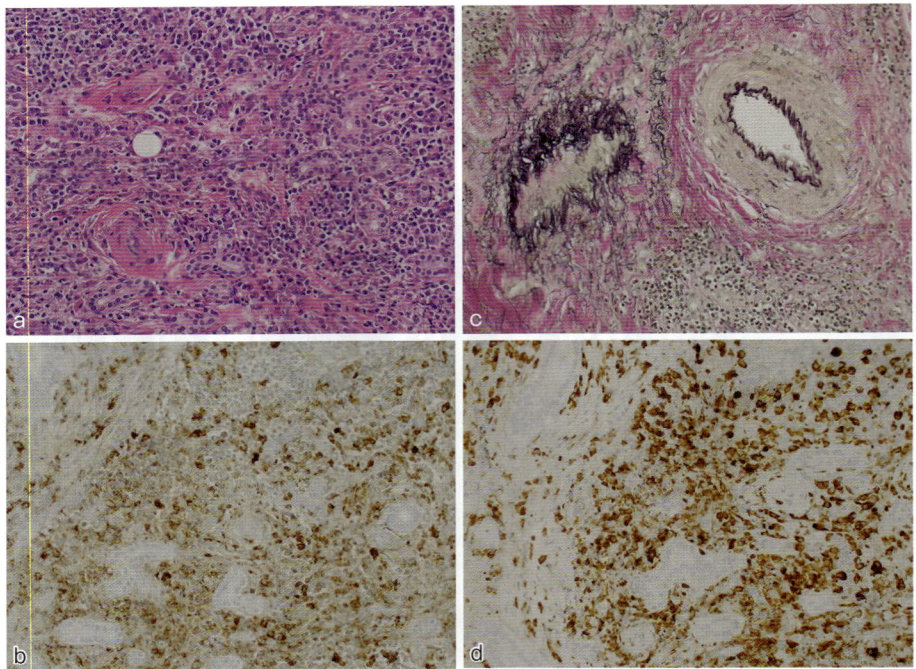

**図2 顎下腺炎症例の病理組織所見**

a：HE 染色。著明なリンパ球・形質細胞浸潤と軽度の線維化を認める，b：IgG 免疫染色。c：EVG
染色。閉塞性静脈炎を左に認める，d：IgG4 免疫染色。IgG4 陽性/IgG 陽性形質細胞≧70％。

線維化。

b）IgG4 陽性形質細胞浸潤：IgG4/IgG 陽性細胞比
40％以上，かつ IgG4 陽性形質細胞が 10/高倍
率視野を超える。

c）特徴的な線維化，特に花筵様線維化あるいは閉
塞性静脈炎のいずれかを認める。

❹以上の 3 項目から成り，❶＋❷＋❸を満たすも
のを確診群，❶＋❸は準確診群，❶＋❷は疑診群
とする。

**2**鑑別診断が重要で，できる限り組織診断を加えて
各臓器の悪性腫瘍や類似疾患を除外することが重
要。

### ‖誤診しやすい疾患との鑑別ポイント

**1**リンパ腫（ML：malignant lymphoma），多中心性
Castleman 病（MCD）

❶リンパ節病変が主体の際は，これらの疾患が疑
わしい。

❷LDH 増加例では ML を，IgA・IgM も含む多ク
ローン性高γグロブリン血症や貧血，血小板増加
を伴う例は MCD を強く示唆する。

❸いずれもリンパ節病理組織で鑑別する。

❹ML の腫瘍マーカーとして認知されている可
溶性 IL-2 レセプターは本症でも軽度上昇を示す
ため鑑別の手がかりにはならない。

**2**Sjögren 症候群（SjS：Sjögren syndrome）（⇨1184
頁）

❶涙腺・唾液腺病変（MD）では鑑別を要する。

❷SjS は女性に多い自己免疫疾患であり，リウマ
トイド因子（RF），抗核抗体は 9 割以上に陽性で，
さらに抗 SS-A 抗体も 70〜90％，抗 SS-B 抗体も
30〜40％に陽性となる。一方 IgG4 関連疾患で
は，RF，抗核抗体の陽性率は 25％程度，抗 SS-A
抗体・抗 SS-B 抗体はほとんど検出されない。

❸また SjS では眼乾燥・口腔乾燥と乾燥症状が主
体であるが，MD は涙腺・唾液腺腫大はあっても
乾燥症状がそれほど顕著ではない。

**3**膵臓癌（⇨753 頁）・胆管癌（⇨740 頁）

❶膵病変では膵臓癌が，胆管病変では胆管癌が鑑
別として重要となる。

❷いわゆる腫瘍マーカー（CA19-9，SPan-1，DU-
PAN-2，CEA，CA50 など）が増加していれば多少
の手掛かりとなるが，最終的には病理診断が重要
である。

## 確定診断がつかないとき試みること

**1** $^{18}$F-FDG-PET/CT は本症に保険適用はないが，病変分布が重要なため有用である。
**2** 涙腺・唾液腺，膵〜胆管，後腹膜など典型的な臓器病変が存在する場合は本症の可能性が高くなる。
**3** FDG 集積の高い組織を生検することで，鑑別診断も行いやすくなる。

## 合併症・続発症の診断

**1** 膵病変合併例では糖尿病を高率に合併する。
**2** 明らかな膵病変を認めない例でも，ステロイド治療開始後にインスリン投与が必要な糖尿病を呈する例も多く，治療開始時には糖尿病内分泌内科医との連携も重要。

## 予後判定の基準

本疾患の生命予後は良好。

## 経過観察のための検査・処置

**1** 各臓器特有の症状および検査値異常を 2〜3 か月ごとに経過観察。
**2** 血清 IgG4 値は検査当日に結果が出ないことが多い。血清 IgG と並行して変動する例が多いため，IgG と合わせて経過観察する。1 回だけの増加では病態の増悪とは考えるべきでなく，間隔をあけて 2〜3 回連続で IgG4 値が増加する際に，どこの臓器病変の増悪かを全身 CT などで検索する。

## 治療法ワンポイント・メモ

**1** 中等量グルココルチコイド(ステロイド)
　**❶** プレドニゾロン 0.5〜0.6 mg/kg/日の初期量を分 2〜3 で開始する。
　**❷** 本症では治療開始後すみやかに効果が得られるため，開始 1 か月後頃に CT で画像評価を行い腫大臓器の縮小を確認する。この時点で効果の乏しい例は，鑑別疾患の誤診の可能性もあり，臨床像・画像・病理などを再評価すべきである。
　**❸** 以後は 2〜4 週単位で 1 割ずつ漸減し，10 mg/日からはさらに慎重に 1 mg ずつ漸減する。

## さらに知っておくと役立つこと

**1** 悪性腫瘍ではないが，長期の療養を要する難病であること，21 世紀に入って日本より発信された疾患で研究が進んでいることを伝えると，患者の理解が得られやすい。
**2** 本症は国の指定難病であるが，治療介入不要例は軽症，要治療例は中等症以上とされ，重症例が経済的支援の対象とされる。治療開始後 6 か月で重症(ステロイド治療依存性)あるいは抵抗性で治療しても臓器障害が残ると判断された症例が助成対象となる。
**3** 臓器障害としては以下の病変が定義されている。
　**❶** 腎臓：CKD 重症度分類で G3b あるいは A3 以上。
　**❷** 胆道：閉塞性黄疸によるステント挿入，重度の肝硬変(Child Pugh B 以上)。
　**❸** 膵臓：閉塞性黄疸によるステント挿入，膵石などを伴う重度の膵外分泌機能不全。
　**❹** 呼吸器：$PaO_2$ が 60 Torr 以下の低酸素血症の持続。
　**❺** 後腹膜・血管：尿路の閉塞持続，血管破裂，その予防のステント挿入。
　**❻** 下垂体：ホルモンの補償療法を要する。

## 専門医へのコンサルト

典型的な臓器分布で確診できる際は問題ないが，本症は鑑別すべき周辺疾患が多く，準確診群，疑診群やステロイド治療の反応が不良な症例では，診断の見直しを含め専門医へコンサルトすべきである。

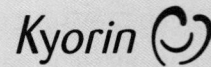
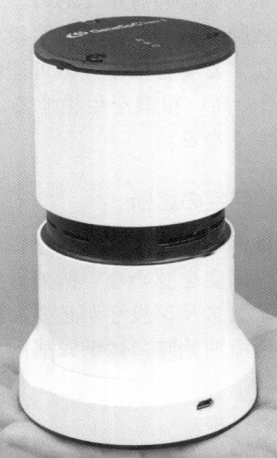
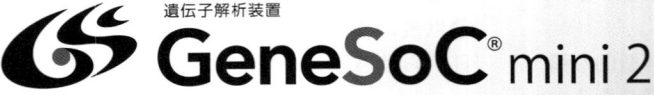

# 12 感染性疾患

責任編集：山本 善裕

# ● 感染性疾患　最近の動向

**山本　善裕**　富山大学大学院教授・感染症学講座

　2019 年末から始まった新型コロナウイルス感染症(COVID-19)によるパンデミックは全世界に大打撃を与えた。しかしながら，人類はその苦難に立ち向かい，全世界の科学者たちの叡智を結集し，抗原検査・遺伝子診断の普及，ワクチン技術の促進，治療薬の開発など，さまざまな対応策を打ち出してきた。今後も未知の感染症が世界的流行を起こす可能性はあり，そのときに備え，私たちは日々精進していく必要がある。このような背景のなか，わが国では 2024 年からの第 8 次医療計画のなかに，新興感染症への対応が追加された。これまでの 5 疾病 5 事業に加えて，「新興感染症発生・まん延時における医療」が新たに 6 事業目として定められた。感染症指定病床の確保などのハード面とリーダーシップを発揮できる感染症医療人材育成などのソフト面の両者を着実に進めていく必要がある。また，2024 年 1 月に起こった能登半島地震においても，避難所等におけるCOVID-19，インフルエンザ，感染性腸炎などの流行が問題となった。わが国において，災害時の感染対策は残念ながらいまだ不十分であると思われる。国にも働きかけて，進めていく必要がある。

　さて，感染症治療に関しては新規抗微生物薬の開発が滞っているなか，わが国においても antimicrobial stewardship 活動が定着してきており，全国の医療機関で抗菌薬適正使用が推進されている。診断においては，COVID-19 対策として多くの医療機関で遺伝子診断が可能となってきたことは喜ばしいと考える。さらに多種類の病原微生物を一度に検出できるマルチプレックス PCR 検査などの普及も診断力向上に大きな影響を与えている。今後もさらなる diagnostic stewardship 活動の推進が期待される。

# 腸チフス・パラチフス
## Typhoid Fever and Paratyphoid Fever

三鴨 廣繁　愛知医科大学大学院教授・臨床感染症学

**頻度** **あまりみない**（わが国では，腸チフス・パラチフスは年間 20〜30 例で推移しており，70〜90％程度が輸入事例である）

**GL** JAID/JSC 感染症治療ガイド 2023

## 診断のポイント

❶臨床診断は遷延する発熱などの臨床症状のほかに，過去 2 か月以内の開発途上国などへの海外渡航歴も参考にする。

❷確定診断は，細菌学的検査による臨床検体からの病原体の分離で，腸チフスはチフス菌（Salmonella Typhi），パラチフスはパラチフス A 菌（Salmonella Paratyphi A）である。

❸原因菌の検出には血液培養に加え，糞便，胆汁，尿などの培養を行うが，骨髄を採取することもある。ただし，培養検査での菌検出率に低いため（血液培養：40〜80％，便培養：30〜65％），疑わしい症例には培養検査を繰り返す必要がある。

❹骨髄培養は侵襲を伴うが，比較的検出感度が高い（骨髄培養：80〜90％）。

## 緊急対応の判断基準

適切な抗菌薬を使用していても解熱まで数日を要することや，治療終了後も再発や排菌の可能性があることを認識する必要がある。

## 症候の診かた

❶腸チフスとパラチフスの臨床症状や重症度はほとんど同じで，通常，7〜14 日（報告によっては 3〜60 日。摂取した菌量が多ければ潜伏期間は短縮する）の潜伏期間を経て，発熱，頭痛，食欲不振，全身倦怠感などの症状を発症する。

❷定型的な経過は，4 病期に分けられる。

　❶第 1 病期：体温が段階的に上昇して 39〜40℃に達し，腸チフスの 3 主徴とされる，比較的徐脈，バラ疹，脾腫が出現する。ただし，3 主徴すべてが出現する確率は低く，疾患特異性に欠ける（特にバラ疹は輸入事例の 4〜6％程度にしかみられない）。また，病初期に下痢がみられないことが特徴の 1 つとされていたが，最近では半数程度にみられるとされている。

　❷第 2 病期：40℃ 台の稽留熱となり，チフス性顔貌とよばれる無欲状顔貌がみられ，下痢または便秘を呈する。重症時には意識障害，難聴などがみられることもある。

　❸第 3 病期：弛張熱を経て，徐々に解熱する。この時期に腸出血とそれに続く腸穿孔といった合併症を起こすこともあるが，ニューキノロン系抗菌薬が治療に使用されるようになってからはまれである。

　❹第 4 病期：解熱し回復に向かう。

❸腸チフスとパラチフスの症状はほとんど同じであるが，パラチフスは腸チフスに比べて症状は軽い傾向があるのも事実である。

## 検査所見とその読みかた

❶生化学的検査所見：成人では核の左方移動を伴った白血球減少，CRP 値上昇，小児では白血球増加がみられることが多い。しかし，白血球正常範囲，好酸球消失所見を認めることもある。

❷血液検査所見：特異的なものはないが，AST，ALT は 300 IU/L 程度まで軽度上昇し，LDH も中程度上昇し 1,000 IU/L 以上となる場合もある。

❸CT や超音波検査：脾腫や回盲部の腫脹所見を伴っている場合には疑わしい。

❹チフス菌，パラチフス A 菌は通性嫌気性，無芽胞性グラム陰性桿菌で集毛性鞭毛をもち，運動性を有する腸内細菌科サルモネラ属に分類される。

❺菌体由来の O 抗原，鞭毛由来の H 抗原をもち，チフス菌は O9 群，パラチフス A 菌は O2 群に属する。またチフス菌は莢膜抗原の Vi 抗原をもっているが，パラチフス A 菌にはない。

❻チフス菌，パラチフス A 菌ともに宿主特異性があり，感染源がヒトに限定される。

❼ヒトの糞便で汚染された食物や水が疾患を媒介するため，感染リスクは衛生環境の改善とともに減少する。

## 確定診断の決め手

❶遷延する発熱などの臨床症状のほかに，過去 2 か月以内の開発途上国などへの海外渡航歴も参考にする。

❷確定診断は，細菌学的検査による臨床検体からのチフス菌，パラチフス A 菌の分離である。

## 誤診しやすい疾患との鑑別ポイント

輸入感染症として代表的なマラリア（⇨ 1312 頁）

やデング熱（⇨1257頁）などと初期症状が類似しており，渡航先や潜伏期間を考慮したうえでこれらの疾患と常に鑑別を要する。

### 合併症・続発症の診断

❶遷延する発熱を認める場合には，菌血症を早期に診断するためにも，繰り返しの血液培養検査が必要である。

❷第3病期には，腸出血とそれに続く腸穿孔といった合併症を起こすこともあるので，強い症状が持続する場合には，CTや超音波検査などを積極的に実施する。

### 予後判定の基準

❶発症早期に適切な抗菌薬治療を行えば，通常は予後良好である。

❷重症例は意識障害や腸穿孔などの合併症がみられることがあるため，注意深い経過観察が重要である。

### 経過観察のための検査・処置

❶脱水などの症状が強い場合には，入院しての治療が推奨される。

❷AST，ALT，LDHが上昇している場合には，定期的な血液検査が推奨される。

### 治療法ワンポイント・メモ

❶ニューキノロン系抗菌薬が第1選択薬として認識されているが，アジア地域ではニューキノロン低感受性菌が高頻度で分離されており，該当地域での感染が疑われる場合には，第3世代セファロスポリン系抗菌薬（点滴）やアジスロマイシン（内服）を選択する。

❷適切な抗菌薬を使用していても解熱まで数日を要することや，治療終了後も再発や排菌の可能性があることを認識する必要がある。

### さらに知っておくと役立つこと

❶感染症法による位置づけは3類感染症で，確定患者，疑似症患者，無症状病原体保有者，死亡者も含め，診断した医師は直ちに最寄りの保健所に届け出なければならない。

❷病原体を保有しなくなるまで，飲食物の製造，販売，調整または取扱いの際に飲食物に直接接触する業務への就業は制限する。

❸学校保健安全法では第3種の感染症に定められており，学校医またはその他の医師により，感染の

おそれがないと認められるまでは出席停止とする。

❹食中毒が疑われた場合は，食品衛生法に基づき24時間以内に最寄りの保健所に届け出る。

❺流行している地域では，生水，氷，生野菜，カットフルーツなどの食品を喫食しないよう指導する。

❻腸チフスにはワクチンがあるが，わが国では未承認である。希望する場合は，輸入ワクチンを取り扱うトラベルクリニックなどで接種することができる。

### 専門医へのコンサルト

❶正確な診断，適切な抗菌薬治療が必要とされることから，輸入感染症診療経験のある感染症専門医のもとでの管理が望ましい。

❷診断した医師は，直ちに最寄りの保健所に届け出なければならない。

# 細菌性赤痢
Bacterial (Bacillary) Dysentery ; Shigellosis

有吉 紅也　長崎大学熱帯医学研究所教授・臨床感染症学

（頻度）あまりみない

### 診断のポイント

❶下痢症患者との接触があった。

❷海外渡航歴がある。

❸急性の血性または粘液性下痢がある。

❹腹痛（テネスムス）と発熱を伴う。

### 症候の診かた

❶潜伏期間：1〜3日（平均2日，最長8日）。

❷典型例では大腸病変による粘液性の下痢と腹痛（テネスムス：しぶり腹）。粘液便はしばしば血性を伴うが，水様性のみで終わることもある。

❸随伴症状：発熱，食欲不振，嘔吐，倦怠感，頭痛などで始まる。脱水の頻度は，水様性下痢を主体とする小腸病変よりも少ない。

### 検査所見とその読みかた

　通常の下痢症に対する病原体検索は行わないが，本症を疑う患者においては，便培養を積極的に行うべきである。

❶スクリーニング検査：好中球の増加・左方移動を認めることがあるが，血算・生化学検査で特異的な

所見はない。合併症リスクの高い患者では，感染後1週間は溶血性貧血，血小板減少，血清クレアチニン高値などの溶血性尿毒症症候群の初期徴候がないか観察すべきである。

**2**便検査：便の塗抹検鏡にて好中球を多数認める。アメーバ赤痢との鑑別において重要である。

**3**微生物学的検査：新鮮便の一般細菌培養がゴールドスタンダードであり感受性も高い。超多剤耐性（XDR）赤痢菌が報告されており培養・薬剤感受性検査は必須である。重症例では，血液培養も積極的に行う。一方，MALDI-TOF MS や遺伝子検査で，近縁である腸管侵入性大腸菌（EIEC）と区別ができないことがある。

**4**画像検査：腸内合併症を疑う場合は，腹部単純X線や腹部CT検査を実施する。回腸末端・結腸・直腸の壁肥厚と巨大結腸所見から気づかれるケースもある。

### 確定診断の決め手

**1**曝露歴。
**2**急性発症。
**3**大腸の炎症を示唆する症状・所見。
**4**培養結果。

### 誤診しやすい疾患との鑑別ポイント

**1**赤痢菌以外の細菌性下痢症：血性下痢症をきたす細菌性病原体として，腸管出血性大腸菌（EHEC），カンピロバクター，サルモネラ，エルシニア，抗菌薬投与後の患者では *Clostridioides difficile* 感染症があるが，臨床的所見のみで赤痢菌による下痢症と区別することは困難である。

**2**非細菌性下痢症：アメーバ赤痢や AIDS 患者のサイトメガロウイルス腸炎でも血性下痢をきたすことがあるが，通常慢性の経過をたどる。便の塗抹鏡検にて白血球を認めない場合はアメーバ赤痢を疑う。

**3**非感染性疾患：成人患者では虚血性大腸炎(⇨664頁)，炎症性腸疾患(⇨671頁，676頁)，小児患者では，腸重積(⇨1843頁)，急性虫垂炎(⇨669頁)を鑑別に入れるべきである。

### 確定診断がつかないとき試みること

新鮮便の採取が困難な場合は肛門スワブを試みる。便培養が陰性患者において培養を繰り返す意義は低い。

### 合併症・続発症の診断

**1**腸内合併症：中毒性巨大結腸症，腸穿孔。
**2**腸外合併症：溶血性尿毒症症候群，脳症，反応性関節炎（結膜炎，尿道炎，関節炎）。

### 予後判定の基準

5歳未満の小児，高齢者，AIDS など免疫不全患者で重症合併症をきたすリスクが高い。

### 経過観察のための検査・処置

感染症法上の3類感染症に定められており，診断した医師は直ちに保健所に届出を行わなければならない。

### 治療法ワンポイント・メモ

**1**支持療法：原則は，経口補液または輸液による脱水と電解質異常の補正が主体である。ロペラミドなどの止瀉薬は推奨されない。

**2**抗菌薬：第1選択は，経口フルオロキノロンまたはアジスロマイシン，重症例には，第3世代セファロスポリン系の静注である。細菌性赤痢患者への抗菌薬投与のメリットはあるが，血性を伴わない軽症の下痢症に対する抗菌薬の投与は慎重にすべきである。海外ではシプロフロキサシン耐性，アジスロマイシン低感受性菌の流行が問題になっている。

### さらに知っておくと役立つこと

**1**胃酸に強く，非常に少数の菌数で糞口感染が成立する。
**2**海外では，男性同性愛者間の性的接触を介した感染伝播の割合が増えている。
**3**また，保育園，障害者支援施設，高齢者施設などでは，オムツなどを通じて感染が拡大する可能性も高い。
**4**以前は輸入海産食品に関連した食中毒事例もあったが，対策が強化された。
**5**英語の dysentery は，急性の（通常発熱と腹痛を伴う）粘血性の下痢を呈する症候群を指す。日本語では「赤痢」と訳されているが，dysentery をきたす細菌性病原体が赤痢菌感染症（Shigellosis）とは限らない。

### 専門医へのコンサルト

中毒性巨大結腸症や溶血性尿毒症症候群などの重篤な合併症が発生した患者は，三次医療機関での集

中治療が必要になる可能性が高い。

# コレラ
Cholera

山城 哲　琉球大学大学院教授・細菌学講座

**頻度** **あまりみない**（ほとんどがコレラの常在する地域での感染帰国例，または海外からの輸入魚介類を食べたのちに感染する例である）

## 診断のポイント

❶ 発熱を伴わない大量の急性水様性下痢。
❷ コレラが常在する地域への渡航歴。
❸ 急激な脱水症状（口腔・皮膚の極度の乾燥，頻脈，血圧低下，乏尿）。
❹ 急激な血清電解質異常値。
❺ 患者下痢便を塗布した TCBS 寒天培地上の黄色コロニーの発育。

## 緊急対応の判断基準

　コレラによる大量の急性水様性下痢により急激な脱水および電解質喪失に関連する症状を呈する。以下の症状が見られるときには，中等度以上の脱水と考えてよい。
❶ 身体所見として患者の落ち着きがなくなりイライラし始める，目が落ちくぼみ涙量が極端に少なくなる（図1），口腔内や舌が乾燥する，皮膚の乾燥と弾力の消失，喉の渇きを訴える。
❷ 検査所見として血圧の低下，乏尿または無尿，頻脈，脈の微弱化，急激な血清電解質異常があげられる。

## 症候の診かた

❶ コレラの常在する地域への渡航歴があり，継続する水様性下痢を呈し，急激な脱水や電解質喪失を示唆する所見があれば，積極的にコレラを疑う。
❷ コレラの中等症以上の脱水所見として，落ち着きがなくなる，目・口腔・皮膚の乾燥，血圧の低下・頻脈，尿量の低下が重要である。
❸ 電解質喪失の所見として，血清カリウム，ナトリウム，カルシウム値の低下とともに，アシドーシス傾向，筋けいれんなどがある。
❹ さまざまな病原微生物が急性水様性下痢症の原因となるため，コレラ特有の下痢症状などは存在しな

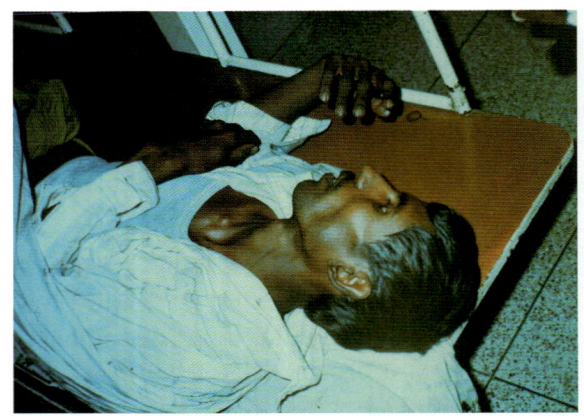

**図1** コレラによる脱水：陥凹した眼窩・頬部，屈曲した手
（写真提供：岩永正明博士）

い。急激な脱水を伴う際にはコレラを疑い，特異的な検査を行う。

## 検査所見とその読みかた

　コレラの検査所見として，急激な脱水と血清電解質異常値があげられる。
❶ 中等症以上の脱水の検査所見として，急激な血圧低下，橈骨動脈触知困難，頻脈，急激な尿量低下を示す。
❷ 下痢便からのイオンと水分の過剰漏出のために，血清電解質異常，特に低カリウム，低カルシウム，低ナトリウムがみられる。ナトリウム値は変化がない場合もある。重症例では一般的にアシドーシスを示す。小児では重篤な低血糖症状をきたす場合がある。

## 確定診断の決め手

❶ コレラ菌の検出
　❶ 新鮮下痢便を塗布した TCBS 培地上に発育した黄色のコロニーを用い，生化学的性状の組み合わせでコレラ菌を同定する。
　❷ 特異抗体を用いて，O1 または O139 血清群であることを確認し，続いて小川または稲葉の血清型を決定する。
　❸ 下痢便中の菌量が少ないことが想定される場合はアルカリペプトン水で増菌後，菌の検出を行う。
　❹ 他施設に下痢便を送る場合は，Cary-Blair 培地に十分量接種して輸送する。

②コレラ毒素遺伝子または毒素の検出

❶コレラ毒素遺伝子領域の検出は，発育したコロニーを用いて調整したテンプレートと特異プライマーを用いた PCR などの遺伝子増幅法で行われる。コレラ毒素の誘導には一定の設備が必要である。

❷コレラ毒素は逆受身ラテックス凝集反応（RPLA）などで検出する。

③迅速診断法として，下痢便中に含まれるコレラ菌の O1 または O139 抗原をイムノクロマト法で検出するキットがあり，診断の一助となる。

## 誤診しやすい疾患との鑑別ポイント

コレラの常在する地域への渡航歴があり，継続する下痢を呈する患者に対しては積極的にコレラを疑う。以下の感染症により起こる下痢症との鑑別が必要である。

①細菌性下痢症：下痢原性大腸菌群，特に毒素原性大腸菌（ETEC：enterotoxigenic *Escherichia coli*），カンピロバクター，サルモネラ，エロモナス感染症。

②ウイルス性下痢症：ノロウイルス，ロタウイルス，アデノウイルス，サポウイルス感染症。

③原虫性下痢症：ジアルジア，クリプトスポリジウム感染症。

症状だけでの鑑別は困難であるため，multiplex PCR などを用いて起炎病原微生物を検出する。

## 確定診断がつかないとき試みること

①下痢便中の菌量が極端に少ないことが想定される場合は，アルカリペプトン水での増菌を複数回行い，TCBS 培地に塗布して菌の検出を試みる。

②現在流行中のエルトール生物型コレラ菌を対象としたコレラ毒素誘導には，AKI-SW 法を用いる（Microbiol Immunol 30: 1075-1083, 1986）。

## 合併症・続発症の診断

コレラの主症状の本態である大量の水様性下痢による脱水症の評価治療が重要であるが，以下の合併症も念頭におく。

①小児のコレラでは，グリコーゲン貯蔵量の枯渇と不十分な糖新生により，重篤な低血糖症状をきたす場合がある。無気力または意識障害時には血糖値の測定も重要である。

②同じく小児のコレラでは，頻回の嘔吐による吐物誤嚥性肺炎にも注意が必要である。

## 予後判定の基準

コレラによる症状の本態は脱水と血清イオン濃度の異常である。

①脱水症：重症脱水症の指標としては，10％以上の体重減少，無気力または傾眠，極端な目の落ちくぼみ，口腔内・皮膚の極度の乾燥，皮膚弾性の低下，非常に速い脈または触知困難な脈，急激な血圧低下，著しい眼窩の陥凹，乏尿などがある。

②コレラ下痢便にはナトリウム，塩素，重炭酸イオンなどが多量に排出され，カリウムも排出されるので，大量の下痢便がある場合には，これらイオンの血清濃度が低下するため注意を要する。

## 経過観察のための検査・処置

①治療中は下痢便の排泄量を計測し補液量の参考にする。計測が困難なときには，体液の推定喪失量として，水様便や嘔吐の 1 回につき体重 1 kg あたり 10〜20 mL とする。

②下痢・嘔吐の消失，血清電解質値の正常化，抗菌薬使用後の糞便中のコレラ菌消失が退院の目安となる。

## 治療法ワンポイント・メモ

①下痢による水分と電解質の喪失がコレラ患者の病態の最重要課題であり，これを適切な輸液療法によって補充する。

②コレラによる軽度（体重減少率<5％）〜中等度（体重減少率 5〜10％）の脱水症に対する治療では，経口補水液（ORS）が第 1 選択と考えてよい。わが国でも各種の市販薬がある（日生気誌 52：151-164, 2015）。

③コレラによる中等度〜重度（体重減少率>10％）の脱水症に対する治療では，経静脈的補液を行う。市販製剤ではラクトリンゲル液が組成的に適しているとされる。

④抗菌薬としてテトラサイクリン系，マクロライド系，フルオロキノロン系が使用される。下痢期間の短縮，1 回あたりの下痢量の減少，コレラ菌排泄期間の短縮が期待される。

⑤水分，電解質喪失の補正に目処がついたら，早めに食事を開始する。小児の急性下痢症においては，亜鉛やビタミン A の補給も考慮する。

## さらに知っておくと役立つこと

①*Vibrio cholerae* 血清群 O1 または O139 のコレラ

毒素産生菌の感染が原因で，世界中で年間約300万人の発生数があり，10万人程度が死亡するとされている（PLoS Negl Trop Dis 9: e0003832, 2015）。

2 血清群 O1 にはクラシカル，エルトールと2つの生物型があり，それぞれ小川，稲葉の血清型が存在する。この30年ほどは，コレラ菌エルトール型が主流である。

3 近年，国内でのコレラ発症の報告は少なく，ほとんどがコレラが常在する地域での感染例である。

4 エルトール生物型によるコレラは比較的軽症例が多く無症候性も一定数あるとされ，コレラ常在地域への渡航歴がある患者に対しては，コレラを念頭においた積極的な検査が必要である。

5 海外渡航歴がなくても海外から輸入されたエビなどの食品を介して感染する例もあり，注意を要する。

## 専門医へのコンサルト

近年はエルトール生物型によるコレラが主流を占め，比較的軽症例が多いとされるが，症状，身体所見で急激な脱水が疑われる場合は，専門医へ紹介する。

# 細菌性食中毒
## Bacterial Food Poisoning

**古本 朗嗣** 長崎大学病院感染症医療人育成センター教授

頻度 **よくみる**

GL ・JAID/JSC 感染症治療ガイド 2023
・抗微生物薬適正使用の手引き（第三版）（2023）
・腸管感染症検査ガイドライン（第2版）（2021）

## 診断のポイント

1 細菌性食中毒は感染型食中毒と毒素型食中毒の2つに分けられる。

2 詳細に食事歴（食事内容，調理方法など）を聴取し，潜伏期間から起炎菌を推定する。

3 初期評価として全身状態（意識状態，体温，血圧，脈拍，呼吸数）と脱水の程度の評価を行い，補液の必要性を判断する。

4 下痢の性状（水様性，血便の有無など），腸管症状（嘔気，嘔吐，腹痛，テネスムスなど）から腸炎としての重症度の評価を行う。

5 症状の重症度および患者背景〔年齢，基礎疾患（免疫抑制の有無も），手術歴（人工血管，人工弁，人工関節などの有無），常用薬，喫食歴，職業歴，海外渡航歴，野外活動歴，周囲の同様の症状者の有無など〕から抗菌薬の適応を決定する。

## 緊急対応の判断基準

1 バイタルサインに異常をきたしている場合（意識レベル低下，血圧低下，頻脈，頻呼吸，高熱，悪寒戦慄，低酸素血症）は輸液を開始し，入院のうえ精査加療が必要である。

2 腸管出血性大腸菌による感染が疑われる場合や，腎機能悪化や血小板数低下など溶血性尿毒症症候群（HUS：hemolytic uremic syndrome）が考えられる場合は高次医療機関へ紹介する。

3 神経麻痺をきたしている場合

❶先行する消化器症状のあとの四肢末梢の筋力低下，感覚障害がある場合はカンピロバクター腸炎に起因する Guillain-Barré 症候群の可能性があり，脳神経内科へ紹介する。

❷先行する消化器症状のあとにめまい，頭痛を伴う倦怠感，眼症状（霧視，複視など），球症状などが出現してきた場合はボツリヌス症を考え，呼吸不全なども呈してくるため高次医療機関へ紹介する。

## 症候の診かた

1 症状から起炎菌の推定

❶発熱：感染型であると発熱をきたすことが多いが，ウイルス性腸炎や原虫感染との鑑別はできない。高熱の場合は細菌性や赤痢アメーバが示唆される。腸管出血性大腸菌の場合，38℃を超えないことも多い。

❷腹痛：腸管出血性大腸菌，サルモネラ，赤痢菌，カンピロバクター，エルシニア，非コレラビブリオ属。

❸持続する腹痛 ＋ 発熱：エルシニア属は虫垂炎に類似する。

❹持続時間 24 時間未満の悪心，嘔吐：エンテロトキシン産生の黄色ブドウ球菌，セレウス菌（嘔吐型）。

❺下痢と 1〜2 日間続く刺しこむような腹痛：ウェルシュ菌あるいはセレウス菌（下痢型）。

❻血便：感染型が原因となる。腸管出血性大腸菌，赤痢菌，サルモネラ，カンピロバクター，非コレラビブリオ属，エルシニア，プレジオモナス（注：

カンピロバクターの場合, 高熱が消化器症状に1〜2日程度先行することがあり, 髄膜炎やインフルエンザとの鑑別が困難なこともある)。

**2** 問診からの起炎菌推定(食事摂取歴の確認)

**❶** 加熱滅菌されていない牛乳や乳製品の摂取：サルモネラ, カンピロバクター, エルシニア, 黄色ブドウ球菌毒素, 腸管出血性大腸菌, リステリア, ブルセラ(山羊乳チーズ), コクシエラ。

**❷** 生あるいは加熱不十分な肉, 鶏肉：腸管出血性大腸菌(牛肉), ウェルシュ菌(牛, 鶏肉), サルモネラ(鶏肉), カンピロバクター(鶏肉), エルシニア(豚肉, 豚小腸), 黄色ブドウ球菌(鶏肉)。

**❸** 果物, 滅菌処理されていない果物ジュース, 野菜, 葉物野菜, もやしなど)：腸管出血性大腸菌, 非チフス性サルモネラ, リステリア。

**❹** 生卵(調理不十分なものも含む)：サルモネラ, 赤痢菌(卵サラダ)。

**❺** 貝, 甲殻類, 鮮魚：ビブリオ属, プレジオモナス。

**❻** 焼き飯：セレウス。

## 検査所見とその読みかた

**1** スクリーニング検査(末梢血液検査, 生化学検査, 尿検査など)：末梢血白血球数の増加, 核の左方移動がみられることもある。脱水(ヘマトクリット値上昇, BUN, クレアチニン値の増加, 尿比重高値など)や電解質異常などの評価も行う。腸管出血性大腸菌や志賀毒素産生菌によるHUSの合併を評価するために, 頻回の末梢血液所見での貧血進行, 血小板数, 腎機能の評価を行う。溶血性所見では末梢血液像での破砕赤血球, 間接ビリルビン上昇, LDH上昇, ハプトグロビン低値などを認める。

**2** 便検査

**❶** グラム染色：便には複数菌種が多数含まれているため, 病原細菌評価は困難であるが, カンピロバクターの場合, 特徴的ならせん型の細長いグラム陰性桿菌として観察される。白血球を伴う場合, 大腸粘膜上皮を障害する大腸型の細菌感染かどうか鑑別可能である。

**❷** 便培養：細菌性食中毒が考えられる場合は便培養を実施する。タイムリーに下痢便検体を採取できない場合は, 直腸擦過検体を利用する。細菌検査室に患者情報を伝えることで, 可能性の高い病原細菌に対し適切な培地, 条件下での培養が実施でき, 正確な病原体診断に繋がる。なお, 毒素型食中毒の黄色ブドウ球菌が疑わしいときは当該食品の培養が必要である。

**❸** ベロ毒素：HUSが疑わしい際に, 毒素産生の有無を専用キットにて確認する(ラテックス凝集反応法, EIA法, イムノクロマト法)。

**❹** 血液培養：腸チフスが疑われるとき(流行地訪問歴あり), 感染による全身症状をきたしている状態, 免疫不全者, 溶血性貧血のリスクのある患者, 敗血症が示唆される場合は実施する必要がある。

**❺** 定性的マルチプレックスPCR検査：一度に複数の細菌やウイルス, 寄生虫(原虫)から核酸を検出・同定することができる。特定の病原体の診断補助を目的としており, 結果はほかの臨床データおよび検査データ, 疫学データと併せて検討する必要がある。微生物の分離と菌種同定には, 検体の培養が必要である。

**3** 画像検査：エルシニアでは腸間膜リンパ節炎をきたし, 虫垂炎に類似した所見を認めるため, 急性虫垂炎との鑑別や, 大腸憩室炎, 腹膜炎との鑑別を要する場合, 腹部CT(造影がより情報を得られる)が有用である。

## 確定診断の決め手

**1** 下痢便検査(グラム染色, 培養, ベロ毒素, PCR)で原因微生物の特定が可能である。

**2** (集団)食中毒事例：保健所調査での汚染食品の検査で原因微生物が検出される。

## 誤診しやすい疾患との鑑別ポイント

**1** ウイルス性腸炎：冬季にはノロウイルス, 夏季はエンテロウイルス。

**2** *Clostridioides difficile* 腸炎：抗菌薬治療歴のある患者, 医療曝露歴のある患者の場合, 便中CDトキシンの確認を行う。

**3** 赤痢アメーバ：腹痛, 血便の鑑別。潜伏期間は2〜3週間と, 細菌性に比較すると長い。

**4** アメーバ以外の腸管原虫症：海外渡航歴があり2週間以上の下痢が遷延する場合。

**5** 急性虫垂炎(⇨669頁), 大腸憩室炎(⇨661頁)：エルシニアやサルモネラなどで疼痛部位が近傍であり, 画像検査での確認を行う。

**6** 2週間以上遷延する場合は細菌以外の病原微生物も考慮する。腸結核(⇨667頁), 蟯虫, 線虫〔糞線虫(⇨1292頁)など〕疾患。

**7** 下痢は非特異的症状であることにも注意する必要があり, 消化管感染症以外についても考慮が必要である。

❶脾摘後敗血症。

❷毒素原性ショック症候群（黄色ブドウ球菌）。

❸レジオネラ症（⇨1263頁）。

❹呼吸器病原性ウイルス：COVID-19（⇨1268頁），季節性インフルエンザ（⇨1267頁），アデノウイルスなど。

❺節足動物媒介感染症：重症熱性血小板減少症候群（SFTS）（⇨1261頁），マラリア（⇨1312頁）など。

❻ウイルス性出血熱（⇨1231頁），デング熱（⇨1257頁）など。

❼毒素性食中毒：化学薬品，自然毒（キノコ類など）。

## 確定診断がつかないとき試みること

❶詳細な問診で感染性微生物の再検討，薬剤の関与を確認する。

❷下痢の原因が腸管外由来ではないのかを確認する。

❸定性マルチプレックス PCR 検査を行う。

❹大腸内視鏡検査：必要に応じて組織採取し，組織培養，病理組織学的検査を行う。

## 合併症・続発症の診断

❶HUS：腸管出血性大腸菌，*Shigella dysenteriae* serotype 1，臓器障害の評価，溶血の有無，ベロ毒素産生の有無。

❷結節性紅斑：エルシニア，カンピロバクター，サルモネラ，赤痢菌。

❸糸球体腎炎：赤痢菌，カンピロバクター，エルシニア。

❹Guillain-Barré 症候群：カンピロバクター。

❺IgA 腎症：カンピロバクター。

❻反応性関節炎：サルモネラ，赤痢菌，カンピロバクター，エルシニア。

❼髄膜炎：リステリア，サルモネラ（3か月以下の乳児は高リスク）。

❽腸管穿孔：腸チフスも含めサルモネラ，赤痢菌，カンピロバクター，エルシニア。

❾Ekiri 症候群（疫痢：致死的な毒素性脳症），けいれん：赤痢菌。

❿大動脈炎，感染性動脈瘤，骨髄炎，血管外深部組織感染：サルモネラ，エルシニア。

⓫感染後過敏性腸症候群：カンピロバクター，サルモネラ，赤痢菌，腸管出血性大腸菌。

## 予後判定の基準

❶多くの細菌性食中毒は予後良好だが，小児や高齢者では脱水や合併症に注意が必要である。

❷腸管出血性大腸菌では HUS のリスクがあるため，特に小児，高齢者は注意深くフォローが必要である。

## 経過観察のための検査・処置

血便の場合は HUS の合併の評価が必要であり，便中ベロ毒素，血液像，腎障害の評価を行う。

## 治療法ワンポイント・メモ

❶脱水の評価を行い，まずは飲水での補正をはかる。脱水が重症，飲水困難な場合は輸液療法を行う。

❷抗菌薬治療について（JAID/JSC 感染症治療ガイド2023）：健常人の多くの細菌性食中毒に対する抗菌薬は不要。

❶抗菌薬の適応
- 血圧低下，悪寒戦慄など敗血症が疑われる。
- 重度の下痢による脱水やショック状態などで入院加療が必要。
- 菌血症のリスクが高い場合（CD4 数値が低値の HIV 感染症，ステロイド・免疫抑制薬投与中などの細胞性免疫不全者など）。
- 合併症のリスクが高い患者群（50歳以上，人工血管，人工弁，人工関節など）。
- 渡航者下痢症。
- サルモネラ腸炎の場合：重症化の可能性が高く，以下は抗菌薬を考慮すべき症例。

1）3か月未満の小児または65歳以上の高齢者。

2）ステロイドおよび免疫抑制薬投与中の患者。

3）炎症性腸疾患患者。

4）血液透析患者。

5）ヘモグロビン異常症（鎌状赤血球症など）。

6）腹部大動脈瘤がある患者。

7）心臓人工弁置換術後患者。

❸止瀉薬（Clin Infect Dis 65: e45-e80, 2017）

❶急性下痢をきたした18歳未満の小児には投与すべきでない。

❷急性水様性下痢の免疫正常の成人では投与可能であるが，中毒性巨大結腸症が炎症性下痢や発熱を伴った下痢に起因している場合は，どの年齢でも避けるべきである。

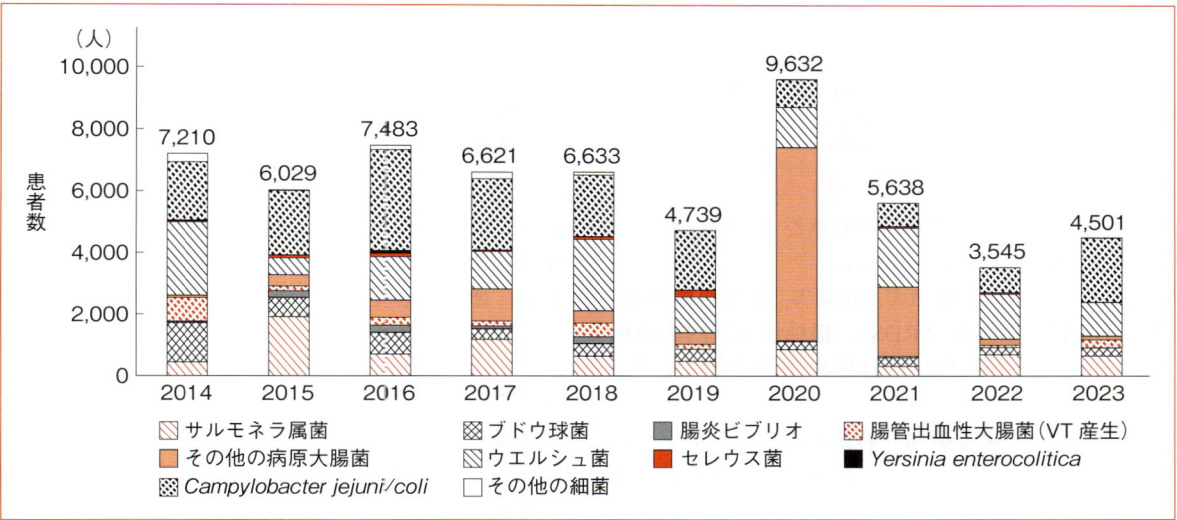

（人）

**図1** 最近10年間の主要な細菌による食中毒患者数

（厚生労働省 食中毒統計資料より筆者作成）

## さらに知っておくと役立つこと

**❶** 感染症法に基づく届出疾患
- 3類感染症：コレラ，細菌性赤痢，腸管出血性大腸菌，腸チフス，パラチフス。
- 4類感染症：ボツリヌス症。
- 5類感染症：小児科定点 感染性胃腸炎。
  注）5類感染症基幹定点 感染症胃腸炎はロタウイルス腸炎である。

**❷** 食品衛生法63条：食中毒患者などを診断し，またはその死体を検案した場合は，直ちに最寄りの保健所長に届け出なければならない。

**❸** 細菌性食中毒の原因としてカンピロバクター，ウェルシュ菌が多い（図1）。

## 専門医へのコンサルト

　以下の場合は高次医療機関や専門施設へ紹介する。

**❶** 重症例や海外渡航歴のある症例。

**❷** HUS合併が示唆される症例。

# 劇症型A群レンサ球菌感染症
Invasive Group A Streptococcal Infection

**栁原 克紀** 長崎大学大学院教授・病態解析・診断学

**頻度** ときどきみる

## 診断のポイント

**❶** 劇症型A群溶血性レンサ球菌感染症は，1987年に米国で最初に報告（国内は1992年）された，死亡率のきわめて高い疾患である。

**❷** 四肢の疼痛・腫脹・発熱・血圧低下などの初期症状ののち，急激に病状が進行し，急性腎不全や多臓器不全などを引き起こしショックから死に至る。病態には病原菌そのものの感染に加え，産生する毒素が大きく関与している。

**❸** 化膿性レンサ球菌（*Streptococcus pyogenes*）は，Lancefieldの血清型でA群に分類され，血液寒天培地上でβ溶血（完全溶血）を起こすので，A群β溶血性レンサ球菌とよばれる。

**❹** 高齢者，糖尿病，肝疾患，腎疾患，担癌患者ならびにステロイドや免疫抑制薬の投与がハイリスクとされているが，基礎疾患がない成人でも発症することがある。

**❺** 皮膚軟部組織病変としての壊死性筋膜炎を合併する場合がほとんどであるが，皮膚所見が明らかでない場合もある。

## 緊急対応の判断基準

急速に進行し予後も悪いため，疑った時点で外科治療や集中治療の開始を検討する。

## 症候の診かた

❶初発症状として，咽頭痛や微熱などの感冒様症状を 3〜5 日間認める場合がある。

❷併発症状として，腎障害，肝障害，軟部組織壊死，急性呼吸窮迫症候群（ARDS），播種性血管内凝固症候群（DIC）ならびに中枢神経症状などが高頻度で認められる。

❸他の病原体による壊死性筋膜炎より進行が早く，ARDS，DIC などをきたし，ショックや多臓器不全に陥る。

❹日常生活を送っている状態から 24 時間以内に多臓器不全になるほどの急速な進行を示す。心肺停止状態で搬送されることもある。

❺A 群 β 溶血性レンサ球菌はガス産生菌でないため，軟部組織内にガス貯留を認めない。

## 検査所見とその読みかた

❶細菌検査

　❶皮膚軟部組織から A 群 β 溶血性レンサ球菌がグラム染色で観察され，培養で陽性となる。

　❷血液培養検査は必ず実施する。異なる部位から 2 セット以上，検体を採取する。

　❸菌数が多い症例では，血液検体の塗抹によっても菌体を確認できることがある。

❷血液生化学検査

　❶白血球数，CRP 値，プロカルシトニン値などから炎症所見の強さを評価する。白血球の低下が認められる場合もあることに注意する。

　❷腎機能検査や肝機能検査で腎障害・肝障害の有無を確認する。

　❸多臓器不全および DIC についても評価する。

　❹壊死性筋膜炎では，CK 値の著明な上昇も診断の一助になる。

❸画像所見：四肢 CT において，壊死性筋膜炎では，筋膜に沿った低吸収域が認められる。ガス壊疽と異なり，筋層にガス像は認めない。ARDS をきたした症例では，胸部 X 線写真や CT で肺水腫像をしばしば認める。

## 確定診断の決め手

ショック，多臓器不全および DIC などをきたした症例において，血液または無菌部位から A 群 β 溶血性レンサ球菌が分離されること。

## 誤診しやすい疾患との鑑別ポイント

壊死性筋膜炎は，ガス壊疽（*Clostridium perfringens* を含むガス産生菌），*Vibrio vulnificus* や *Aeromonas* 属などのグラム陰性桿菌感染症などのさまざまな細菌で引き起こされる。治療薬が大きく異なるため，塗抹・培養検査を確実に実施して，鑑別することが大切である。

## 確定診断がつかないとき試みること

培養後に菌を同定し，確定診断となるが，無菌部位からの検体が得られたら迅速診断キットで検査ができる。感度・特異度ともに高いと報告されている。2023 年より，さらに感度が高い核酸診断キットも使用可能になった。

## 治療法ワンポイント・メモ

❶急速に病態が進行するため，早期診断・治療が大切である。壊死が広がるため病変部は大量の細菌が存在するにもかかわらず，抗菌薬の移行が悪くなる。救命を最優先として，デブリードマンなどの外科的処置を躊躇せず行う。救命のために，デブリードマンの一環として四肢の切断なども行われる可能性もある。

❷抗菌薬は高用量および併用療法が原則である。抗菌薬としては，ペニシリン G の高用量（1,800 万〜2,400 万単位/日）とクリンダマイシンの併用を行う。

❸免疫グロブリン製剤の大量投与の効果も報告されている。蛋白合成阻害作用を有する抗菌薬は外毒素抑制効果があることが知られている。重症患者であり，適切な全身管理が必要である。

## さらに知っておくと役立つこと

❶劇症型 A 群溶血性レンサ球菌感染症は，5 類感染症として全数把握疾患に定められており，診断した医師は 7 日以内に届出が必要である。

❷致死率は 30％と高率であり，診断したら集中治療設備が整った施設に搬送することも検討する。

❸本疾患が急速に進行し，予後も悪いことから「人食いバクテリア」という表現が用いられるようになった。

# ウイルス性出血熱
## Viral Hemorrhagic Fever (VHF)

**加藤 康幸** 国際医療福祉大学教授・感染症学

頻度 **あまりみない**

**❶** VHF は特定の RNA ウイルス（アレナウイルス，ブニヤウイルス，フィロウイルス，フラビウイルス）を病原体とする急性の発熱性疾患群である。特に致命率が高く，感染症法で 1 類感染症に指定されている 5 疾患（表1）が本項で解説する狭義のウイルス性出血熱である。

**❷** これらの疾患はいずれも日本国内には常在しないため，1 例目は海外で感染した旅行者に発生することが想定される。なお，国立感染症研究所村山庁舎にこれらの病原体は保管されている。

## 診断のポイント

発熱，頭痛，筋肉痛などの全身症状に加えて，消化器症状，出血傾向，意識障害などの臓器不全の徴候を認める患者のうち，下記の項目を満たす場合には，VHF の可能性を考慮して診断を進める必要がある。

**❶** 発症前 21 日以内に VHF の患者の血液・体液に接触したことがある。

**❷** あるいは，VHF が常在する地域において，サルなどの病原体保有動物の血液・体液に接触したことがある。あるいは，マダニなどの病原体を保有する節足動物に刺咬されたことがある。あるいは，実験室内で病原体に曝露されたことがある。

**❸** 頻度の高い発熱性疾患（サハラ以南のアフリカではマラリアなど）を除外できる。

## 緊急対応の判断基準

上記の項目を満たす患者は疑似症患者に相当すると考えられるため，入院勧告・措置の対象となりうる。最寄りの保健所に連絡して，特定・第一種感染症指定医療機関への移送を含めて対応を協議する。

## 症候の診かた

**❶** 一定の潜伏期間（2〜21 日間）ののちに，発熱，倦怠感，頭痛，筋肉痛，咽頭痛が出現することが多い。この初期症状から数日して，嘔吐や下痢などの消化器症状が多くの患者に認められる。結膜充血や紅斑などの皮疹を認めることもある。ラッサ熱では扁桃は腫大し白苔を伴うことがある。

**❷** エボラウイルス病（エボラ出血熱）やマールブルグ病では発症後 7 日前後の時期に臓器不全の徴候が出現しやすい。ラッサ熱や南米出血熱では 2 週目に入ってからが多い。障害された臓器に応じて，エボラウイルス病では急性腎障害を反映して乏尿，ラッサ熱や南米出血熱では意識障害を伴うことがある。

**❸** 出血傾向は病状が進行すると顕著となり，点状出血，歯肉出血，血尿や吐血を認めることがある。クリミア・コンゴ出血熱は出血傾向が顕著で，採血部の紫斑がよくみられる。

## 検査所見とその読みかた

**❶** 血液検査

**❶** 白血球数は正常か，やや低下している場合が多い。臓器不全期に白血球増多を認める場合は予後不良と考えられる。

**❷** 血小板数は低値を示すことが多い。

**❸** 血清トランスアミナーゼは上昇し，AST＞ALT となることが多い。

**❹** LDH や CK は血中ウイルス量と相関する傾向がある。

**❺** 腎障害を合併する場合は，クレアチニンの上昇を認める。

**❻** プロトロンビン時間の延長など凝固障害を伴うことが多い。

## 確定診断の決め手

症候から VHF を診断することは困難であり，病原体診断を行う。血液から病原体遺伝子を RT-PCR 法によって検出することが一般的である。国立感染症研究所で行政検査として実施されるため，適切な検体と検体の搬送方法については，同所や保健所の指導を受ける。

## 誤診しやすい疾患との鑑別ポイント

**❶** マラリア（⇨ 1312 頁）

**❶** サハラ以南のアフリカに滞在歴のある発熱患者では最も多い疾患である。

**❷** 熱帯熱マラリアは致命的であり，発症から 1 週間以内に意識障害，急性腎障害などが出現する。

**❸** 血液検査で血小板数減少，総ビリルビン，トランスアミナーゼ，CRP の増加がみられる。

**❷** デング熱（⇨ 1257 頁）

**❶** アジア・ラテンアメリカの熱帯地方に滞在歴のある発熱患者では比較的多い疾患である。アフリカでも近年患者が増加している。

**表1** 1類感染症に指定されているウイルス性出血熱

| 疾患名 | | 病原体 | 病原体保有動物 | 媒介節足動物 | 常在地 | 感染症法 |
|---|---|---|---|---|---|---|
| ラッサ熱 | アレナウイルス（陰性一本鎖RNAウイルス） | Lassa virus | 齧歯類 | なし | 西部アフリカ | 1類感染症 1種病原体 |
| 南米出血熱 | | Junin virus | 齧歯類 | | アルゼンチン | |
| | | Machupo virus | 齧歯類 | | ボリビア | |
| | | Guanarito virus | 齧歯類 | | ベネズエラ | |
| | | Sabia virus | 不明 | | ブラジル | |
| | | Chapare virus | 不明 | | ボリビア | |
| エボラウイルス病（エボラ出血熱） | フィロウイルス（陰性一本鎖RNAウイルス） | Ebola virus, Sudan virus, Bundibugyo virus, Taï forest virus | 不明 | | 西・中部アフリカ | |
| マールブルグ病 | | Marburg virus | オオコウモリ | | 東・中部アフリカ | |
| クリミア・コンゴ出血熱 | ブニヤウイルス（陰性一本鎖RNAウイルス） | Crimean-Congo hemorrhagic fever virus | 家畜・野生動物 | マダニ | アフリカ，アジア，ヨーロッパ | |

❷白血球および血小板数の減少，CRP は陰性となる。

### 3 感染性腸炎

❶途上国に滞在した旅行者では最も多い疾患である。

❷まれに粘血便を伴うが，通常，血小板数は正常である。

❸多くの患者は1週間以内に症状が改善する。

### 4 腸チフス・パラチフス（⇨1221 頁）

❶緩徐な発症で2週目でも比較的落ち着いているが，体幹にバラ疹を認めることがある。

❷白血球数正常，好酸球消失，血小板数減少がみられる。

❸まれに急性腎障害，意識障害を合併する。

❹血液培養が陽性である。

### 5 リケッチア症（⇨1258 頁）

❶アジア・サハラ以南のアフリカに渡航歴のある発熱患者では比較的多い疾患である。

❷白血球数正常，好酸球消失，血小板数減少がみられる。

❸体幹を中心に紅斑がみられる。

❹まれに意識障害，急性腎障害がみられる。

### 6 急性 A 型肝炎

❶発症早期は白血球・血小板数減少がみられる。

❷トランスアミナーゼの上昇が高度である。

❸解熱後に高度の黄疸，高齢者ではまれに劇症化する。

### 7 麻疹（⇨1243 頁）

❶通常，激しい咳嗽を伴う。

❷口腔内 Koplik 斑がみられる。

❸紅斑は隆起して融合性で顔面に顕著である。

### 合併症・続発症の診断

❶回復後に倦怠感や関節痛が遷延し，抑うつ傾向を認めることもある。

❷ラッサ熱やエボラウイルス病などでは，ぶどう膜炎による視力障害や脱毛症を認めることがあり，免疫学的な機序が示唆されている。

❸エボラウイルス病では回復後に髄膜脳炎を合併した症例が報告されている。

### 治療法ワンポイント・メモ

❶1類感染症の患者（無症状病原体保有者・疑似症患者を含む）に対して，特定，または第一種感染症指定医療機関に入院勧告・措置が行われる。

❷有効性の確立した抗ウイルス薬はないため，臓器不全期における支持療法が患者の予後改善に重要と考えられる。

❸2013〜2016 年におけるエボラウイルス病の流行では，欧米で治療を受けた27 人の患者の致死率は18.5％であり，西アフリカの 60〜70％と大きな差が示されている。

### さらに知っておくと役立つこと

❶1987 年に東京都内の病院で，シエラレオネから帰国した旅行者にラッサ熱が診断された事例がある（国内2次感染なし）。1999 年に感染症法が施行されてから，VHF 患者の発生報告はない。2000〜2018 年の欧米における輸入症例は約 30 例で，その大半をラッサ熱が占めた。流行地で患者を診療ケア

した医療従事者の感染が多い。

**2** 患者の血液・体液との接触によるヒト-ヒト感染のしやすさは病原体や血液のウイルス量に影響されると考えられる。エボラウイルス病，マールブルグ病は家族や医療従事者にクラスターが発生する傾向が強いが，ラッサ熱，南米出血熱，クリミア・コンゴ出血熱ではまれである。血液検査について，自動化機器であれば医療従事者への感染リスクは一般にきわめて小さいと考えられる。ただし，マラリアの診断に末梢血塗抹標本を作製する場合には，スライドガラスによる切創事故に注意するとともにメタノールで固定してから Giemsa 染色する。確定診断後は特定・第一種感染症指定医療機関に転院として，患者専用の検査機器を使用することが望ましい。

**3** エボラウイルス病ではモノクローナル抗体が治療薬として欧米で承認されている。ヒト-ヒト感染するウイルス性出血熱患者を診療する医療従事者は，標準予防策，接触予防策，飛沫予防策を遵守する必要がある。エボラウイルス病のワクチン（水疱性口炎ウイルスをベクターとし，エボラウイルスの糖蛋白質を発現させたリコンビナントワクチン）が 2019 年に欧米で承認され，流行地における濃厚接触者や医療従事者を対象に接種が行われるようになった。

### 専門医へのコンサルト

VHF を疑った場合には，早期に国立感染症研究所や国立国際医療研究センターの専門家に相談することが望ましい。

# ウイルス性脳炎
## Viral Encephalitis

**細矢 光亮** 福島県立医科大学教授・周産期・小児地域医療支援講座

**頻度** あまりみない（成人では年間 100 万人あたり 3.5～3.9 人と推計）

**GL** 単純ヘルペス脳炎診療ガイドライン 2017

### 診断のポイント

**1** 急性脳炎の原因ウイルスはさまざまであるが，最も頻度が高く治療薬が存在する，単純ヘルペスウイルスによる脳炎の診断が最重要である。

**2** 成人では発熱や頭痛，上気道炎症状で発症する。数日後に意識障害やけいれん，異常言動などの多彩な高次機能障害，あるいはさまざまな神経巣症状を

呈する場合が多いので，感冒症状が先行し，中枢神経症状を認める場合はウイルス性脳炎を疑う。

**3** 小児では発熱や活気の低下などの非特異的症状で発症する。けいれんや意識障害，構音障害，性格変化などの中枢神経症状を認める場合は，ウイルス性脳炎を含む中枢神経感染症を疑う。新生児においては，非特異的症状のみで中枢神経症状を認めない場合であっても，ほかの明らかな原因が認められない場合は，ウイルス性脳炎を考慮する。

### 緊急対応の判断基準

単純ヘルペス脳炎は，初期治療が患者の転帰に大きく影響する，緊急対応を要する疾患（neurological emergency）である。したがって，ウイルス性脳炎が疑われた時点で，単純ヘルペス脳炎を想定し，緊急搬送について集中管理が可能な中核病院に相談する。

### 症候の診かた

**1** 発熱や頭痛，上気道炎症状が先行する場合が多いので，症状出現時の状況を確認する。

**2** 高次機能障害を示唆する意識障害やけいれん，異常言動などの中枢神経症状の有無を確認する。

**3** 局所病変を示唆する神経巣症状の有無を確認する。特に単純ヘルペス脳炎では，辺縁系～側頭葉病変により，精神症状，人格変化，異常言動，記銘力低下，感覚失語，性的異常，ミオクローヌスなどを呈することに留意する。

### 検査所見とその読みかた

**1** 血液生化学的検査：細菌性髄膜炎や敗血症などの重症細菌感染症との鑑別や，さまざまな代謝異常との鑑別に有用である。

**2** 頭部画像検査

**❶** CT では脳出血や脳梗塞などの脳血管障害や脳腫瘍などの粗大な病変が否定できる。

**❷** 病初期の局所病変の検出には MRI 検査が有用である。炎症性病変は，T2 強調画像，T2 FLAIR 画像，拡散強調画像で高信号を呈する。単純ヘルペス脳炎では，側頭葉内側部を中心に高信号がみられる。

**3** 髄液検査

**❶** ウイルス性脳炎の診断には必須であるが，まず頭部画像検査で脳ヘルニアがないことを確認してから行う。

**❷** 髄液所見は，初圧の上昇，単核球優位の軽度細

胞数増加，蛋白の軽度増加を呈する。

❸採取した脳脊髄液を用いて PCR 検査による病原体診断を行う（脳炎の場合は髄液中のウイルス量がきわめて少ないので，高感度 PCR 法を用いる）。

### 確定診断の決め手

❶脳脊髄液の高感度 PCR 診断

❶通常，脳脊髄液中には病原体は存在しないので，ウイルス遺伝子を検出すれば，そのウイルスに起因すると考えられる。髄膜炎に比較して脳炎では脳脊髄液中のウイルス量が少ないので，病原体の検出や陰性確認には高感度 PCR 法が必要である。

❷発症早期や発症後 2 週以降は陽性率が低下する。臨床的に単純ヘルペス脳炎が強く疑われて，初回の高感度 PCR 検査が陰性の場合は，数日後に再度高感度 PCR 検査を行う。初回が発症後 2 週以降になり，その検査で陰性の場合は，脳脊髄液中の単純ヘルペスウイルス特異抗体価の測定が診断の参考になる。

❷診断確定を待たずに治療開始

❶単純ヘルペス脳炎が疑われる場合は，脳脊髄液採取後，PCR 検査結果を待たずに，エンピリックにアシクロビルを投与する。

❷PCR 結果が陽性の場合はそのままアシクロビルを継続し，結果が陰性で単純ヘルペス脳炎を疑う所見がない場合はアシクロビルを中止する。

### 誤診しやすい疾患との鑑別ポイント

❶ウイルス性髄膜炎（⇨ 1239 頁）：髄液中の単核球優位の細胞増加を示すが，通常，髄膜刺激症状のみで，中枢神経症状は伴わない。

❷急性脳症：発熱，けいれん，意識障害を呈し，ウイルス性脳症との鑑別を要するが，脳症では通常髄液中細胞数増加は認めない。

❸非ウイルス性脳炎：急性散在性脳脊髄炎（ADEM：acute disseminated encephalomyelitis）が鑑別の対象になる。発熱，けいれんなどの中枢神経症状や局所神経症状があり，鑑別を要する。頭部 MRI 所見が特徴的である。

❹自己免疫性辺縁系脳炎（⇨ 544 頁）：精神症状，人格変化，異常言動，記銘力低下など，単純ヘルペス脳炎と同じような症状を呈する。抗 NMDA 抗体などの自己抗体の測定が鑑別の参考になる。

❺ミトコンドリア脳筋症：発熱，けいれん重積をきたす場合がある。既往歴や乳酸・ピルビン酸値など

が参考になる。

### 確定診断がつかないとき試みること

❶脳脊髄液を用いた高感度 PCR 法で特定のウイルス遺伝子が検出されなかった場合，次世代ゲノムシーケーンサーを用いた網羅的病原体検索が試みられている。

❷また，脳生検組織を用いて，組織病理学的に脳炎の診断を確定し，分子生物学的手法で原因ウイルスの同定を試みることもできる。

### 合併症・続発症の診断

単純ヘルペス脳炎の後遺症としては，成人では，記憶障害や人格障害，てんかん，見当識障害，運動障害，味覚障害，嗅覚障害などが多く，小児ではてんかん，発達障害，認知障害，麻痺，視覚障害などが多いため，診断には神経学的な評価が重要である。

### 予後判定の基準

❶単純ヘルペス脳炎の予後不良因子としては，高齢者や新生児・早産児，治療開始の遅れ，免疫抑制状態などがある。

❷海外における成人の予後は，死亡が 8〜14％，死亡と高度後遺症を合わせた転帰不良が 27〜35％，軽度〜中等度後遺症が 40〜51％，完全回復例が 14〜23％とされている。

❸米国における小児の予後は，死亡が 19％，重篤な後遺症が 53％，中等度後遺症が 9％，正常が 38％とされており，成人に比して転帰不良の割合が多い。

### 経過観察のための検査・処置

❶単純ヘルペス脳炎の場合は，初回の高感度 PCR 検査後，7 日ごとに髄液を採取し，高感度 PCR 検査を再検することが望ましい（保険適用外）。

❷ウイルス性脳炎の場合は，後遺症の程度を把握する補助として，初回検査の 2〜3 か月後に頭部 MRI 検査を再検する。

### 治療法ワンポイント・メモ

❶ウイルス性脳炎が疑われるすべての患者において，脳脊髄液を用いて，高感度 PCR 法による単純ヘルペスウイルス遺伝子の検索を行い，脳脊髄液検体採取後すぐに十分量のアシクロビル投与を開始する。

❷成人では 1 回 10 mg/kg　1 日 3 回，3 か月〜15 歳の小児では 1 回 15 mg/kg　1 日 3 回，新生児〜2

か月の乳児では1回20 mg/kg　1日3回で開始する。

## さらに知っておくと役立つこと

❶初回の脳脊髄液を用いたPCR検査で単純ヘルペスウイルス遺伝子が陽性の場合，7日ごとにPCR検査を行い，2回連続しての陰性確認を目安にアシクロビル投与を中止する。

❷初回の脳脊髄液を用いたPCR検査で単純ヘルペスウイルス遺伝子が陰性の場合，初回から24〜48時間後あるいは発症から72時間以上後の脳脊髄液で単純ヘルペスウイルス遺伝子陰性で，かつ急性脳炎を疑う所見がない場合は，アシクロビル投与を中止する。

## 専門医へのコンサルト

ウイルス性脳炎（単純ヘルペスウイルス脳炎を含む）は，一般に神経学的予後が不良であるので，疑われた時点で集中管理が可能な中核病院の神経専門医にコンサルトする。

# 重症急性呼吸器症候群（SARS）
## Severe Acute Respiratory Syndrcme (SARS)

**矢寺 和博**　産業医科大学教授・呼吸器内科学

## 診断のポイント

❶発熱や全身倦怠感，筋肉痛などのインフルエンザ様症状ののち，下気道症状主体の病態へ移行する。

❷両側びまん性すりガラス影を呈し，急性呼吸窮迫症候群（ARDS：acute respiratory distress syndrome）へ進行し人工呼吸器管理を要する。

❸新型コロナウイルス感染症（COVID-19）などの病態や胸部画像所見が類似した疾患との鑑別のため，流行地域への渡航歴や病原体保有者との接触歴などによる感染経路の特定が重要である。

## 緊急対応の判断基準

❶2類感染症で，診断後直ちに最寄りの保健所に届け出る。都道府県知事の指示のもと，特定感染症指定医療機関，第一・二種感染症指定医療機関に入院させる。

❷ARDSへ進行しやすく，人工呼吸器管理や体外式膜型人工肺（ECMO）などの集中治療が可能な施設

への搬送を要する。

❸主に飛沫および接触感染であるが，感染力が高く空気感染対策も重要で，患者の適切な隔離（陰圧個室管理）や医療従事者に対する厳密な感染対策が大切である。

## 症候の診かた

❶コロナウイルス（SARS-CoV-1）によるウイルス感染症である。

❷潜伏期間は2〜7日間で，95％以上は感染から10日以内に発症する。

❸38℃以上の発熱や筋肉痛などのインフルエンザ様症状が3〜7日間持続したのちに，乾性咳嗽，呼吸困難を生じ，約25％が人工呼吸器管理を要する呼吸不全およびARDSへ進行し，死亡率は高い（9.6％）。

## 検査所見とその読みかた

❶血液・生化学検査：特異的な所見はないが，リンパ球や血小板の減少，乳酸脱水素酵素やALTの上昇などの報告がある。

❷画像検査：両側広範囲末梢側優位のびまん性すりガラス影が主体で，経過で網状影および小葉間隔壁の肥厚などの線維化を示唆する所見を呈する。

❸病理検査：びまん性肺胞障害パターン（硝子膜形成や間質および肺胞壁の浮腫所見）を呈し，経過で線維芽細胞増殖などの線維化所見を示す。

❹ウイルス検査：喀痰や鼻咽腔ぬぐい液，血清などの異なる2検体から検体採取を行う。SARS-CoV-1検査には逆転写ポリメラーゼ連鎖反応（RT-PCR）法，LAMP法，血清抗体やウイルス分離があるが，感染早期の感度が低いことや抗体産生には感染・発症後数週間を要することなどから，早期診断は困難である。

## 確定診断の決め手

❶臨床的症例定義
　❶38℃以上の高熱，咳嗽，呼吸困難のいずれかの症状。
　❷胸部X線検査で肺炎の所見。
　❸上記❶，❷の病態を完全に説明できる診断がつかない場合。

❷微生物・血清学的症例定義：臨床上SARSを示唆する症状があり，それに加えて以下のSARS-CoV-1検査で1つ以上の陽性所見を示す。
　❶PCR検査。

❷抗体検査。
❸ウイルス分離。

## 誤診しやすい疾患との鑑別ポイント

❶ COVID-19（⇨1268 頁）：SARS-CoV-2 による呼吸器感染症で，症状や画像検査では鑑別困難であり，流行状況や検査による診断が重要である。
❷インフルエンザ（インフルエンザ肺炎や鳥インフルエンザなど）（⇨1267 頁）：類似症状を呈する。迅速診断キットなどによる鑑別や流行状況の確認が重要である。
❸非定型病原体による肺炎〔マイコプラズマ肺炎（⇨872 頁），ニューモシスチス肺炎（⇨870 頁），サイトメガロウイルス肺炎（⇨1249 頁）など〕：類似した画像所見を呈する。流行状況や免疫抑制状態などの患者背景の確認が重要である。迅速診断キットやバイオマーカー（β-D-グルカンなど），気管支肺胞洗浄液などによる精査も参考になる。

## 確定診断がつかないとき試みること

❶ SARS を含め上記に示したいずれの鑑別疾患も重症 ARDS となりやすく，適切な感染対策や呼吸器管理を行い，確定診断につながる各種検査を進める。気管支肺胞洗浄液など採取された検体をウイルス分離等の検査が可能な国立感染症研究所などに送付して同定を行う。
❷ SARS-CoV-1 の流行地域への渡航や病原体保有者との接触歴の確認が必要である。

## 合併症・続発症の診断

　院内感染などの 2 次感染の注意が必要である。検査や治療の際の医療従事者への伝播が懸念されるため，十分な感染防御策を講じて診療にあたることが重要である。

（執筆協力：川口 貴子　産業医科大学・呼吸器内科学）

# 中東呼吸器症候群（MERS）
MERS (Middle East Respiratory Syndrome)

関 雅文　埼玉医科大学国際医療センター教授・感染症科・感染制御科

頻度 あまりみない

## 診断のポイント

❶ MERS 流行地への渡航歴の聴取が重要である。
❷渡航先でのヒトコブラクダや MERS 患者などとの接触歴を確認する。
❸潜伏期間が 2～14 日（中央値は 5 日程度）であり，渡航歴や接触歴からの日数は診断に有用である。
❹発熱，咳嗽などのインフルエンザ様症状から始まって急速に肺炎を発症し，しばしば呼吸管理が必要となる。
❺下痢などの消化器症状のほか，多臓器不全（特に腎不全）や敗血症性ショックを伴う場合もある。

## 緊急対応の判断基準

❶ 2 類感染症であり，直ちに保健所へ届け出する必要がある。
❷そのうえで，保健所により，特定感染症指定医療機関，第一種もしくは第二種感染症指定医療機関に移送される。
❸人工呼吸管理をはじめとする，集中治療が可能な施設への搬送が重要となる。
❹医療機関におけるヒト-ヒト感染や一部の患者から予想を超えて多くの 2 次感染が起こる「super spreading 現象」が報告されているため，陰圧個室対応を含めた厳重な感染対策が可能な施設での管理が望ましい。

## 症候の診かた

❶コロナウイルス科ベータコロナウイルス属の MERS コロナウイルス（MERS-CoV）によるウイルス性疾患である。
❷潜伏期間は 2～14 日で，平均 5 日程度とされている。
❸ MERS-CoV 感染の臨床症状は，無症状や軽度の呼吸器症状から重症急性呼吸器疾患や死亡まで多岐にわたる。
❹発熱，咳，息切れなど呼吸器症状が一般的であり，急速に肺炎，さらに急性呼吸窮迫症候群（ARDS）に至ることがありうる。
❺下痢などの消化器症状も報告されている。
❻重症の場合，人工呼吸器や集中治療室での治療を必要とする呼吸不全を起こすことがある。

## 検査所見とその読みかた

❶ MERS に特異的な血液学的，生化学的パラメータはないが，病状とともに急速に進行するリンパ球減少，血小板減少，LDH 上昇，血清電解質の異常のほか，ALT，AST，CPK の上昇が報告されている。
❷多臓器不全を引き起こすため，腎不全や敗血症性

ショックに準じた検査所見を示すことがある。
**❸** 肺炎を呈し，浸潤影や間質性のすりガラス影など多彩な画像所見を示す。

### ▌確定診断の決め手

**❶** 現時点では，患者発生地域が限局していることから，流行地への渡航歴やヒトコブラクダなどとの接触の有無から本疾患を疑うことが重要である。
**❷** そのうえで，鼻腔吸引液，鼻腔ぬぐい液，咽頭ぬぐい液，喀痰，気道吸引液，肺胞洗浄液，剖検材料などを材料として，分離・同定による病原体の検出，もしくは検体から直接の PCR 法による病原体の遺伝子の検出により確定診断する。検査は通常医療機関では実施できないので，まず保健所に相談する。

### ▌誤診しやすい疾患との鑑別ポイント

**❶** まず何よりも COVID-19（⇨ 1268 頁）とインフルエンザ（⇨ 1267 頁）であろう。症状の重篤度や周囲への影響，そして同じウイルス性疾患であるため，PCR や迅速診断キットを用いた SARS-CoV-2 やインフルエンザウイルス感染の否定は最優先となる。症状が類似するため，流行の状況をみながら臨床的にも診断する。
**❷** 非定型肺炎〔マイコプラズマ（⇨ 872 頁），ニューモシスチス肺炎（⇨ 870 頁）など〕：画像所見が類似している。流行状況（古典的にはオリンピックイヤーなど）や患者背景（免疫抑制状態など）を確認しつつ，迅速診断キットやバイオマーカー（$\beta$-D-グルカンや KL-6），場合によっては気管支肺胞洗浄（BAL）が施行できれば参考となる。
**❸** マラリア（⇨ 1312 頁），デング熱（⇨ 1257 頁），チクングニア熱，腸チフス（⇨ 1221 頁）など：流行地域が類似する。流行時期を確認しつつ，迅速診断キットや血液スメア所見などの確認が必要となる。

### ▌確定診断がつかないとき試みること

**❶** 保健所に相談する。
**❷** 不用意に侵襲的な検査を繰り返さないことが重要である。気管支鏡検査などで術者が感染するリスク，2 次感染には厳重に注意しておく。

### ▌合併症・続発症への注意

前述のように，家族らのほかに検査や治療の際の医療従事者への伝播が懸念されるため，十分な感染防御対策を講じて診療にあたることが重要である。

### ▌予後判定の基準

**❶** 致死率は 34% ときわめて高い。一方で報告されていない軽症例や不顕性感染例もあるとされている。
**❷** 高齢者および糖尿病，腎不全などは重症化のハイリスクである。

### ▌経過観察のための検査・処置

基本的には経過観察はしない。前述のように直ちに保健所を通じて専門施設へ患者を移送する。不用意な検査はしないことが原則である。

### ▌治療法ワンポイント・メモ

現時点でヒトに対して有効性と安全性の確立した治療薬はない。対症療法を行う。ワクチンもない。

### ▌さらに知っておくと役立つこと

**❶** 感染対策として，本症は致死率が高く，特異的な治療薬・予防薬がないこと，また一部の症例で super spreading 現象がみられることから，医療現場で感染患者をケアする場合はレベルの高い感染防護策が求められる。米国 CDC（疾病予防管理センター）は全例に接触予防策と空気予防策を導入すべきであるとしている。特に ICU などでの感染に注意が必要である。
**❷** 医療施設外での感染対策としては，流行地域ではラクダとの接触を避け，手指衛生などに配慮することが勧められる。十分に加熱されていないラクダの乳や肉を食すことも避ける。

---

# ポリオ（急性灰白髄炎）
Poliomyelitis

宮崎 泰可　宮崎大学教授・呼吸器・膠原病・感染症・脳神経内科学

**頻度** あまりみない

### ▌診断のポイント

**❶** 発熱や疲労感などが先行し，筋緊張低下を伴う筋力低下（弛緩性麻痺）が出現する。
**❷** 麻痺は下肢を中心に左右非対称性だが，球麻痺や呼吸筋麻痺が出現することもある。
**❸** 糞便，直腸ぬぐい液，咽頭ぬぐい液からのポリオウイルスの分離，またはペア血清で 4 倍以上の抗体

価の上昇で診断する。

**4** 野生株の流行は，ナイジェリア，アフガニスタン，パキスタンで認められ，ポリオワクチン未接種者の輸入感染症となりうる。

### 緊急対応の判断基準

　急激に球麻痺や呼吸障害が進行する場合は，集中治療が可能な病院へ搬送する。

### 症候の診かた

**1** 非特異的症状：2～3日の潜伏期間ののちに発熱，頭痛，倦怠感，咽頭痛などを認める。

**2** 髄膜炎：通常のウイルス性髄膜炎と同様の臨床症状で，後遺症を残さずに完治する。

**3** 麻痺：発熱直後に出現し，数日でピークを認める弛緩性麻痺。下肢の近位筋優位に障害され，早期より萎縮を伴う。呼吸筋麻痺を呈することもある。

**4** 感覚および自律神経障害：脊髄前角の病態であるため，感覚障害は一般的に認めない。

**5** 腱反射：四肢腱反射は消失あるいは低下する。Babinski反射などの異常反射は出現しない。

**6** 中枢神経症候：脳幹では舌咽，迷走神経が障害されやすく，構音障害，鼻声，嚥下障害をきたす。

### 検査所見とその読みかた

**1** 血液検査：特異的な所見はない。

**2** 髄液検査：細胞数および蛋白の軽度の上昇が認められるが，無菌性髄膜炎と同様の所見である。

**3** MRI：脊髄前角にT2強調画像で高信号域が認められ，急性期にはガドリニウム造影増強効果も伴う。

**4** ウイルス分離：糞便，直腸ぬぐい液，咽頭ぬぐい液からポリオウイルス1～3型が検出される。

**5** ペア血清：急性期と回復期の血清で中和抗体価の4倍以上の上昇を認める。

### 確定診断の決め手

　臨床検体からのポリオウイルスの検出。

### 誤診しやすい疾患との鑑別ポイント

**1** Guillain-Barré症候群（⇨546頁）

❶左右対称性のことが多い。

❷感覚障害や自律神経障害を認めることが多い。

❸髄液所見で細胞数増多がなく，蛋白細胞解離を呈する。

**2** 脊髄炎

❶上位運動ニューロン障害による痙性や腱反射亢

進，Babinski反射陽性を伴うことが多い。

❷感覚障害や膀胱直腸障害を認めることが多い。

**3** 急性弛緩性麻痺：ほかのエンテロウイルス感染症でもポリオ様の麻痺を呈することがある。

### 確定診断がつかないとき試みること

　初発症状の出現以降，糞便からは約2週間ウイルスが分離されるため，24時間以上の間隔を空けて，少なくとも2回以上採取する。また，血液（EDTA加全血），脳脊髄液，呼吸器由来検体（咽頭ぬぐい液など）も採取する。

### 合併症・続発症の診断

**1** 誤嚥性肺炎：嚥下障害や呼吸筋麻痺がリスクとなる。

**2** ポリオ後筋萎縮症（PPMA：post-polio muscular atrophy）：ポリオ回復から15～40年を経て，20～40％の患者で以前麻痺が出現した肢に新たに脱力が進行する病態。再感染ではないのでウイルスの排出はない。

### 予後判定の基準

**1** 90～95％は不顕性感染に終わるが，4～8％は発熱などの非特異的症状，1～2％程度が無菌性髄膜炎を呈する。典型的な弛緩性麻痺は0.1～2％である。

**2** 約75％の症例で麻痺は6か月以内に改善するが，発症から12か月時点で残存している麻痺は後遺症となる。

**3** 死亡率は小児では2～5％であるが，成人では15～30％と高い。

### 経過観察のための検査・処置

　嚥下障害や呼吸筋麻痺をきたすことが問題であり，連日の症状観察が重要である。

### 治療法ワンポイント・メモ

　特異的な治療法はなく，対症療法が主体となる。

### さらに知っておくと役立つこと

**1** 感染症法では2類感染症（全数把握対象）に定められており，診断した際には直ちに最寄りの保健所に届け出る。

**2** わが国のワクチン接種率は高いが，1940～1980年代生まれ（特に1975～1977年生まれ）は中和抗体の保有率が低いので，渡航歴があれば輸入感染症の可能性に留意する。

## 専門医へのコンサルト

1. 急速に進行する弛緩性麻痺を認めた場合。
2. 嚥下障害や呼吸筋麻痺を呈する場合。

# 髄膜炎
### Meningitis

**荒岡 秀樹** 虎の門病院・臨床感染症科部長(東京)

**頻度** 細菌性髄膜炎(成人):**あまりみない**
無菌性髄膜炎(成人):**情報なし**(質の高いわが国の疫学データがなく,実態は不明であるが,2000年の論文では成人の細菌性髄膜炎は年間400〜500人と推定される)

**GL** 細菌性髄膜炎診療ガイドライン2014

## 診断のポイント

1. 発熱。
2. 項部硬直。
3. 意識障害(以上が古典的3徴)。
4. 頭痛(以上が4徴)。
5. 髄液検査で細胞数,蛋白,糖の評価を行い,かつ原因微生物の検索を行う。

## 緊急対応の判断基準

1. 髄膜炎は内科的な緊急疾患である。特に細菌性髄膜炎の場合は,可及的すみやかな治療開始が求められる。
2. 場合によっては血液培養採取後,髄液検査の結果を待たずに抗菌薬の投与を開始することが許容される。
3. 転院が適切と判断した症例においても,場合によっては抗菌薬の投与を開始してから転院としてよい。
4. 抗ウイルス薬での治療可能な単純ヘルペス性脳炎,髄膜炎には注意を要する。

## 症候の診かた

1. 発熱,項部硬直,意識障害(古典的3徴)と頭痛(4徴)が典型的な症状である。
2. しかしながら,3徴あるいは4徴がそろわないことも多く,特に高齢者や糖尿病など基礎疾患のある患者では注意を要する。
3. 悪心,嘔吐,けいれん,原因不明のショック状態

など,4徴がそろわなくとも髄膜炎を否定できない場合は,積極的に髄液検査を行う。

4. 髄膜刺激症状(項部硬直,Brudzinski徴候,Kernig徴候)は感度が低い。jolt accentuation(頭部を水平に1秒間に2〜3回の速さで回転させると,頭痛が増強すること)は感度が高く,陰性の場合は除外に有用との報告があったが,これも質の高い追加報告はなく,参考程度にとどめる。
5. 市中感染か医療関連感染(特に中枢神経系の異物の有無)か,免疫正常者か免疫不全者か,50歳未満か50歳以上か,患者背景をすみやかに整理する。

## 検査所見とその読みかた

髄液検査が最重要である。提出すべき(観察すべき)髄液検査を下記に示す。その他,髄液検査以外として,血液培養の提出は必須である。

1. 髄液圧。
2. 髄液細胞数,白血球分画。
3. 糖(髄液/血清)(注:必ず血糖を測定する。髄液/血清比が2/3あるいは1/2以下の場合は要注意)。
4. 髄液蛋白。
5. (結核疑いの症例では)髄液ADA。
6. 髄液細菌塗抹:グラム染色,抗酸菌染色,墨汁染色。
7. 髄液培養:一般細菌,抗酸菌,真菌。
8. (必要に応じて)髄液肺炎球菌抗原,髄液単純ヘルペスウイルス(HSV)PCR,髄液水痘・帯状疱疹ウイルス(VZV)PCR,髄液結核PCR,髄液クリプトコックス抗原。
9. (施行できる施設では)核酸多項目同時検出(multiplex PCR;髄液)。

## 確定診断の決め手

1. 髄液所見,グラム染色,髄液肺炎球菌抗原などで初期治療を選択する。ただし,表1の髄液所見は典型的な所見を呈さないことも多いため,参考程度にとどめる。
2. 確定診断は,病原体の培養やPCRなどによる検出である。

## 誤診しやすい疾患との鑑別ポイント

1. 脳炎:脳炎か髄膜炎かの鑑別は容易でない。人格変化や記憶障害など高次大脳機能中心の障害の場合は,ウイルス性脳炎の可能性が高まる。しかしながら,特に急性期の鑑別は困難であり,常に細菌性髄膜炎の可能性を念頭においた診療を心がける。

**表1** 典型的な髄膜炎の髄液所見

| | 正常 | 細菌性髄膜炎 | ウイルス性髄膜炎 | 結核性・真菌性髄膜炎 |
|---|---|---|---|---|
| 外観 | 透明 | 混濁 | 透明〜やや混濁 | 透明〜やや混濁 |
| 初圧(mmH₂O) | 70〜180 | 上昇(200以上) | やや上昇 | やや上昇 |
| 髄液細胞数(/μL) | 0〜5<br>リンパ球 | 500〜数万<br>多核球 | 10〜1,000<br>リンパ球(初期は多核球も) | 25〜500<br>リンパ球 |
| 髄液蛋白数(mg/dL) | 15〜45 | 上昇(100〜1,500) | やや増加(〜100) | やや増加(〜500) |
| 髄液糖(mg/dL) | 50〜80 | 低下(〜20) | 正常 | やや低下(20〜40) |

**2** **非感染性髄膜炎**：悪性腫瘍，全身性疾患〔全身性エリテマトーデス(SLE)，サルコイドーシスなど〕による髄膜炎もあるため，病歴聴取を大切にする。

**3** **脳膿瘍**(⇨518頁)，**硬膜外膿瘍，硬膜下膿瘍**：造影MRIなどの画像検査で局在診断されることが多い。

## 確定診断がつかないとき試みること

いわゆる「無菌性髄膜炎」のカテゴリーに入る病原体や病態は，非常に多岐にわたる。原因菌が不明で，糖の髄液/血清比が2/3あるいは1/2以下の場合は，特に結核を鑑別の上位に入れる。場合により治療を開始することもあり，専門家へコンサルトする。

## 合併症・続発症の診断

難聴，けいれん，水頭症，片麻痺，視覚障害などが合併症や後遺症として報告されており，これらの徴候に注意しながら，画像検査や専門的な検査を行う。

## 予後判定の基準

成人の細菌性髄膜炎の致死率は20%前後と報告されており，高齢者，入院時の意識障害，髄液細胞数低値，原因微生物が肺炎球菌は予後不良因子となる。

## 経過観察のための検査・処置

細菌性髄膜炎の成人患者において，治療に対する反応を評価するための一律の髄液検査再検は不要である。髄液再検を検討する状況としては，以下の場合とされる。

**1** 初期治療開始後48時間経過し，臨床的改善が得られない場合。

**2** 標準的な抗菌薬に耐性の微生物(例えば，ペニシリン耐性肺炎球菌感染症)による髄膜炎の治療開始後2〜3日後，特にデキサメタゾン投与も受けていて期待された反応がない場合，またはグラム陰性桿菌による感染症(医療関連感染)の場合。

**3** 説明がつかない8日を超える発熱が持続する場合。

## 治療法ワンポイント・メモ

**1** 細菌性髄膜炎の場合

**❶** 市中発症かつ50歳未満の成人：バンコマイシン + セフトリアキソン(+ デキサメタゾン)。

**❷** 市中発症かつ(50歳以上の成人または細胞性免疫不全)：バンコマイシン + セフトリアキソン + アンピシリン(+ デキサメタゾン)。

**❸** 医療関連感染：バンコマイシン + セフタジジムまたはバンコマイシン + セフェピム。

**❹** デキサメタゾンの適応：肺炎球菌髄膜炎を疑う場合には，抗菌薬に先行して投与が原則である。先行できない場合も，なるべく早期に投与する。

**2** ウイルス性髄膜炎の場合：抗ウイルス薬で治療可能な単純ヘルペスや水痘・帯状疱疹ウイルスによる髄膜炎・脳炎に対し，アシクロビルの投与を行う。特に，尿閉や排尿障害を伴う髄膜炎尿閉症候群とよばれる病態には注意する。

## さらに知っておくと役立つこと

**1** 近年，核酸多項目同時検出(multiplex PCR)による病原体の特定がなされるようになった。髄液においても保険収載され，臨床現場でも導入する施設が増えている。

**2** 髄液検査の禁忌を知っておく。

**❶** わが国の診療ガイドラインでは，視神経乳頭浮腫，一側・または両眼の瞳孔固定または散大，除脳・除皮質肢位，Cheyne-Stokes呼吸，固定した眼球偏位は脳ヘルニアの徴候であり，腰椎穿刺は禁忌となる(グレードB)としている。

**❷** また，高度な凝固障害，出血症状の際にも注意

を要する。

❸臨床現場では，頭部 CT 撮影のタイミングが問題となることがある。

❶わが国の診療ガイドラインでは，頭部 CT 撮影は必ずしも全例で行う必要はないとしている。意識障害，神経巣症状，けいれん発作，乳頭浮腫，免疫不全患者，60 歳以上の患者では，頭部 CT が推奨される。ただし，頭部 CT のために治療開始が 1 時間以上遅れるような場合にはこの限りではない（グレード B）。

❷頭部 CT 撮影のために髄液検査と治療開始が遅れるような場合には，血液培養採取後，抗菌薬治療を開始し，頭部 CT で所見を確認してから髄液検査を施行することも許容される。

## 専門医へのコンサルト

❶初期検査で原因微生物の診断がつかない場合は，すみやかに専門医へコンサルトすることが望ましい。

❷また，原因微生物が判明した場合でも，多剤耐性菌など治療が困難とされるものの場合は，専門医へコンサルトすることが望ましい。

# EB ウイルス感染症
## Epstein-Barr Virus Infection

**伊藤 嘉規** 愛知医科大学教授・小児科学

EB ウイルス感染症は，多彩な疾患の原因ウイルスである。本項では，EB ウイルス関連伝染性単核球症と慢性活動性 EB ウイルス病について概説する。EB ウイルス関連血球貪食性リンパ組織球症は，他項を参照（⇨1056 頁）。

# Ⅰ 伝染性単核球症

**頻度** よくみる

## 診断のポイント

❶発熱，扁桃・咽頭炎，頸部リンパ節腫脹，および肝脾腫が主要な臨床症状。
❷青年期以降が多いが，乳幼児の症例もあり。
❸末梢血でのリンパ球優位の白血球増多，10% 以上の異型リンパ球。
❹血清抗 VCA-IgM 陽性，あるいは VCA-IgG ペア

血清陽性。

## 緊急対応の判断基準

急激に腫大した扁桃による気道閉塞の場合には，気道確保を行う。

## 症候の診かた

❶発熱，咽頭炎，およびリンパ節腫脹が古典的 3 徴である。
❷典型例では，肝脾腫や疲労・倦怠感を伴うことが多いが，特異的な症候はない。

## 検査所見とその読みかた

❶血清ウイルス特異抗体価は，保険診療では 1 回の採血で 1 項目に限定されるため，血清 VCA-IgM 陽性，あるいは VCA-IgG のペア血清による診断を選択する。蛍光抗体法が EIA 法より定量性に優れ，評価しやすい。
❷VCA-IgM は乳幼児期の陽性率は相対的に低く，幼児期以降の症例で選択するのが望ましい。
❸末梢血でのリンパ球増多や 10% 以上の異型リンパ球のほか，AST/ALT の上昇を認める場合も少なくない。

## 確定診断の決め手

❶末梢血リンパ球の増多（リンパ球 ≧ 50% あるいは ≧ 5,000/$\mu$L）。
❷血清 VCA-IgM 陽性，あるいは VCA-IgG のペア血清上昇（蛍光抗体法は 4 倍以上の上昇で陽性，EIA 法の場合は 2 倍以上の上昇で陽性）。

## 誤診しやすい疾患との鑑別ポイント

❶血球貪食性リンパ組織球症（⇨1056 頁）および慢性活動性 EB ウイルス病
❶著明な血球減少や 2 系統以上の血球減少を認めた場合。
❷全身状態が重篤な場合。

## 確定診断がつかないとき試みること

❶全身状態が良好であれば経過観察。
❷慢性活動性 EB ウイルス病の鑑別診断を目的として，血液検体中 EBV ウイルス核酸定量（リアルタイム PCR）を行う。

## 予後判定の基準

原発性免疫不全の存在により重症化する。

## 経過観察のための検査・処置

❶通常は予後良好のため，対症療法を行い，経過を観察する。

❷一部の症例では，肝障害などの再燃や，易疲労性の数週間以上の持続がある。

## 治療法ワンポイント・メモ

❶気道閉塞，心筋炎，溶血性貧血などの合併症を伴う場合にはステロイド投与を考慮する。

❷ペニシリン系薬剤投与で発疹の出現頻度が増大するため，投与を避ける。

## さらに知っておくと役立つこと

運動により脾破裂が誘発される場合があり，発症後3週間は激しい運動・コンタクトスポーツを避ける。

## Ⅲ 慢性活動性 EB ウイルス病（慢性活動性 EB ウイルス感染症）

頻度 あまりみない（100万人に1人程度）

GL 慢性活動性 EB ウイルス病とその類縁疾患の診療ガイドライン 2023

## 診断のポイント

❶持続的あるいは再燃する伝染性単核症様症状。

❷末梢血中の EB ウイルス DNA 量の増加。

❸EB ウイルスが T 細胞あるいは NK 細胞に感染していることを調べる（専門施設でのみ可能）。

❹血清抗 VCA-IgM・抗 VCA-IgG による診断は困難。

## 緊急対応の判断基準

著明な血球減少，全身状態が重篤な場合，高次医療機関に紹介する。

## 症候の診かた

❶持続する発熱，リンパ節腫脹，肝脾腫を認めることが多い。

❷顔面，耳介，手背などの日光露出部にヘルペス様小水疱・丘疹・痂皮（種痘様水疱症）を認める場合がある。

❸蚊などの虫刺部やワクチン接種部位に，発熱とともに皮膚発赤・腫脹・潰瘍を生じたり，瘢痕を残す症状を呈する場合がある（重症蚊刺アレルギー）。

## 検査所見とその読みかた

❶血清ウイルス特異抗体価は，VCA-IgG 640 倍以上，EA-IgG 160 倍以上（蛍光抗体法）となることが多いが，抗体価高値を認めない症例も存在する。

❷リアルタイム PCR 法を用いて全血の EBV DNA を定量した場合，一般に 10,000 IU/mL（4.0 logIU/mL）以上が診断の目安となる。

## 確定診断の決め手

診断基準は以下の4項目を満たすことである。

❶伝染性単核症様症状が3か月以上持続（連続的または断続的）。

❷末梢血または病変組織における EB ウイルスゲノム量の増加。

❸T 細胞あるいは NK 細胞に EB ウイルス感染を認める。

❹既知の疾患とは異なること。

## 誤診しやすい疾患との鑑別ポイント

❶血球貪食性リンパ組織球症（⇨1056頁）：診断基準により判断。

❷種痘様水疱症リンパ増殖異常症：皮膚症状以外の臓器病変・合併症を認めない。

❸重症蚊刺アレルギー：皮膚症状以外の臓器病変・合併症を認めない。

## 確定診断がつかないとき試みること

本症の診断には，保険収載されていない検査や，さまざまな血液腫瘍疾患，免疫不全の除外診断が必要になる。

## 合併症・続発症の診断

❶冠動脈病変。

❷悪性リンパ腫や白血病への病態進展。

## 予後判定の基準

血球貪食性リンパ組織球症，悪性リンパ腫，白血病への病態進展を認めた場合には予後不良である。

## 経過観察のための検査・処置

❶診断後に合併症の精査が必要である。

❷急激な増悪の可能性があるため，直ちに治療を開始しない場合でも，治療戦略の早急な立案が重要である。

## 治療法ワンポイント・メモ

**❶** 同種造血幹細胞移植が，根治的治療法として推奨される。

**❷** 疾患活動性の抑制（特に，同種造血幹細胞移植前）を目的として薬物療法が行われるが，薬物療法の至適レジメンは標準化されていない。

## さらに知っておくと役立つこと

本疾患は，小児慢性特定疾病の対象疾患であり，治療費の公費申請を進める。

## 専門医へのコンサルト

本症の診断には，保険収載されていない検査が必要であり，根治療法は造血幹細胞移植のため，確定診断・治療は専門施設へのコンサルトが必要である。

# 麻疹
## Measles

**中野 貴司** 川崎医科大学特任教授・小児科学

**頻度** **あまりみない**（予防ワクチンの普及により）

**❶** 全数報告対象となった 2008 年：11,013 例の報告。

**❷** 2009〜2019 年：35〜744 例で推移。

**❸** 2020 年：10 例，2021 年：6 例（COVID-19 パンデミックの行動制限と普遍的感染予防策励行により減少）。

**❹** 2023 年：COVID-19 対策の緩和により，輸入例に端を発した国内での感染例を確認。

**❺** 2024 年：海外とのリンクのある感染例は 2023 年よりも増加。

## 診断のポイント

**❶** 感染源との疫学的リンク（周囲での患者発生，流行国への渡航後，インバウンドとの接触機会が多い）。

**❷** ワクチン接種歴がない，あるいは不明。

**❸** 発熱とカタル症状（咳，鼻汁，結膜充血，眼脂）で発症，その後に発疹が出現。

**❹** 口腔内頬粘膜の Koplik 斑。

**❺** 血算で白血球減少（特にリンパ球）。

## 緊急対応の判断基準

感染力のきわめて強い疾患であり，かつ空気感染するため，一定時間空間を共有しただけで感染する。麻疹を疑ったら，陰圧室や開放空間に隔離する。

## 症候の診かた

**❶** 潜伏期間：感染源と接触し 11 日前後で発症。

**❷** カタル期：38〜39℃ の発熱とカタル症状（咳，鼻汁，結膜充血，眼脂）で発症。2 日前後で口腔内頬粘膜に Koplik 斑が出現。

**❸** 発疹期：カタル期終盤（3 病日前後）に体温は一時的にやや下降するが，発疹が頭部や顔面から出現する。体温は 39〜40℃ 台に上昇し，発疹は上から下に向かい，体幹や四肢など全身に広がり癒合傾向を認める。

**❹** 回復期：発疹期が 5 日程度持続したのち，解熱傾向となり，発疹は褐色調の色素沈着を伴い，その後消退する。

## 検査所見とその読みかた

**❶** 末梢血白血球は減少し，特にリンパ球減少が著明である。

**❷** 細菌感染を合併しなければ，CRP は正常である。

**❸** 熱性けいれんを合併すれば，緊急反応により白血球増多や高血糖を認めることがある。

## 確定診断の決め手

**❶** PCR 法により麻疹ウイルスを検出する。検体は血液，咽頭ぬぐい液，尿で，全数報告疾患のため保健所に行政検査として依頼できる。

**❷** 急性期の血清診断として，酵素免疫測定（EIA：enzyme immunoassay）法による麻疹 IgM 抗体陽性がある。

**❸** 2 週間程度の間隔で採取したペア血清の測定による，麻疹 EIA-IgG 抗体や HI 抗体の有意な変動がみられる。

## 誤診しやすい疾患との鑑別ポイント

**❶** 風疹（⇨ 1244 頁），突発性発疹，伝染性紅斑（⇨ 1271 頁）などのウイルス性発疹症。

**❷** 乳幼児であれば川崎病（⇨ 1864 頁）。

**❸** 成人でしばしば薬疹（⇨ 1492 頁）と誤診される。

**❹** 麻疹ワクチン接種後に獲得された免疫が減衰した者，免疫グロブリン製剤投与後の者，母体からの移行抗体を有する乳児など麻疹に対する免疫を不十分に有する者は，通常より軽症の「修飾麻疹」に罹患することがある。

**❺** 免疫力が低下した者では，典型的な発疹や Koplik 斑を認めずに，重症の肺炎や脳炎など急激に病状が増悪する例がある。

**6** いずれの場合も，病原体である麻疹ウイルスの検出あるいは麻疹特異血清抗体による病原体診断で鑑別。

## 確定診断がつかないとき試みること

**1** PCR 法による麻疹ウイルス検出は発症直後から陽性であるが，発疹出現後 1 週間程度経過すると陰性となる場合が多い。尿の PCR 検査は陽性が比較的長く持続する。

**2** 血清 EIA-IgM 抗体は，発疹出現後 4 日未満では偽陰性の場合がある。一方，陽性は 1 か月以上持続するので，以前の罹患やワクチン接種による偽陽性にも注意する。

**3** 修飾麻疹では，血清 IgM 抗体陰性や急性期から IgG 抗体が高値の場合がある。

## 合併症・続発症の診断

**1** 麻疹そのものの重篤性に加えて，肺炎，中耳炎，クループ症候群，熱性けいれん，下痢，栄養障害（主に中・低所得国）などを合併する。

**2** 宿主に免疫抑制を誘導し，細菌感染を合併する。

**3** ビタミン A が欠乏した宿主では角膜障害がみられる。

**4** 1,000〜数千人に 1 人の頻度で脳炎を合併する。

**5** 回復後（数年〜10 年後）の合併症として，数万人に 1 人の頻度で予後不良な亜急性硬化性全脳炎（SSPE：subacute sclerosing panencephalitis）を発症する。

## 予後判定の基準

**1** 低年齢児や免疫力が低下した者では重症化のリスクが高い。

**2** 妊婦の罹患は肺炎など重症化や流早産のリスクとなる。

**3** 乳児の麻疹罹患は SSPE 発症のリスクが高まる。

## 治療法ワンポイント・メモ

**1** 麻疹ウイルスに対する抗ウイルス薬などの特異的治療法はなく，対症療法や支持療法を行う。

**2** 細菌感染の合併があれば抗菌薬，呼吸不全や脳炎など重篤な病態に対しては集中治療を行う。

## さらに知っておくと役立つこと

麻疹に対する最も大切な対策は，ワクチンによる予防である。1 歳以上で 2 回の生ワクチン接種を推奨する。

# 風疹・先天性風疹症候群
Rubella, Congenital Rubella Syndrome (CRS)

齋藤 昭彦　新潟大学大学院教授・小児科学

**頻度** あまりみない

## 診断のポイント

**1** 風疹

**❶** 潜伏期間は約 14 日（範囲：12〜23 日）で，飛沫感染で伝播する感染力の高い疾患である。

**❷** 周囲での流行状況と患者との接触歴が病歴聴取で最も重要。

**❸** 風疹ワクチンの接種歴を必ず聴取する。

**❹** 発疹は小紅斑や紅色丘疹で，顔から全身に広がる。

**❺** 成人女性では，関節痛や関節炎を合併することがある。

**2** 先天性風疹症候群（CRS）

**❶** 妊婦が特に妊娠初期に感染すると高率に胎児に症状が現れる。

**❷** 3 徴は白内障，感音性難聴，心奇形である。

**❸** それ以外に，子宮内発育遅延，発疹，血小板減少，肝脾腫などがみられることがある。

**❹** 成人での流行後，一定期間後（妊娠期間をおいて）に報告される。

## 緊急対応の判断基準

先天性風疹症候群が疑われた場合には，小児感染症専門医へのコンサルテーションが望ましい。

## 症候の診かた

**1** 風疹

**❶** 発疹

- 発熱，上気道症状などの非特異的症状が出現したあとに出現する。
- 小紅斑や紅色丘疹で，顔から出現し，体幹と四肢に広がる。
- かゆみを伴うことがある。
- 通常，3 日ほど続き，色素沈着は残さない。

**❷** リンパ節腫脹

- 発疹出現の数日前からみられ，5〜8 日持続する。

## 表1 先天性風疹症候群の主な症状

| 視覚器系 | 白内障<br>色素性網膜症<br>緑内障<br>小眼症 |
|---|---|
| 循環器系 | 動脈管開存症<br>肺動脈狭窄<br>心筋障害 |
| 聴覚器系 | 感音性難聴 |
| 神経系 | 行動異常<br>小頭症<br>髄膜脳炎<br>精神発達遅滞 |
| その他 | 血小板減少性紫斑病<br>溶血性貧血 |

- 耳介後部や後頭部, 後頸部のリンパ節が腫脹する。
❸発熱：軽度であることが多い。
❷先天性風疹症候群(表1)
　❶白内障
- 患者の約30%にみられる。
- 水晶体全体が白濁すると肉眼でも確認できるが, 部分的な水晶体混濁では肉眼での確認は難しく, 眼科医による診察が必要。
- 視性刺激遮断弱視を避けるためにも早期の発見が重要。
　❷色素性網膜症
- 患者の約20%に認める。
- 網膜色素上皮の低形成と萎縮により, ごま塩眼底(salt-and-pepper retinopathy)を呈する。
　❸緑内障
- 患者の約10%に認める。
- 眼圧上昇により角膜径の拡大, 角膜混濁, 視神経・網膜の神経障害を生じ, 視力障害につながる。
　❹感音性難聴
- 患者の約90%にみられる。
- 軽度～高度難聴まで程度には喎がある。
- 一側の難聴だけでなく, 両側難聴になることもある。
　❺先天性心疾患
- 患者の約60%にみられる。
- 動脈管開存症, 肺動脈弁狭窄症などが主な病態である。
　❻心筋障害：胎児期からのウイルスによる心筋炎などによって起こる。

### 検査所見とその読みかた

❶ウイルス学的検査：咽頭や尿からのPCR法の感度は高く, 最も一般的に実施されている。
❷血清学的検査：血清IgMの上昇, 2～3週間後のペア血清IgGの上昇。

### 確定診断の決め手

❶流行状況が最も重要。
❷患者の症状が合致し, 他の疾患が否定できる。
❸ウイルス学的, または, 血清学的検査が陽性。

### 誤診しやすい疾患との鑑別ポイント

❶麻疹(⇨1243頁)
　❶麻疹の流行状況, ワクチン接種歴の聴取が重要。
　❷カタル症状が強く, 発熱はより高熱で2峰性。
　❸発疹は, 癒合する紅丘疹で全身に広がり, 色素沈着を残す。
　❹発疹の出始める前後で頬粘膜にKoplik斑を認める。
❷猩紅熱
　❶溶連菌による感染症で, 咽頭炎・扁桃炎の所見がある。
　❷鮮紅色の紅斑, 口囲蒼白などを認める。
❸パルボウイルスB19感染症
　❶頬部に限局した紅斑が特徴的である。
　❷四肢の網状紅斑を認める。
❹突発性発疹
　❶原因ウイルスはヒトヘルペスウイルス6, 7型。
　❷発疹は通常発熱が終息したあとに出現する。
　❸乳児から早期幼児に多い。
❺伝染性単核球症(⇨1241頁)
　❶原因ウイルスはサイトメガロウイルス, EBウイルスなどである。
　❷咽頭炎, 扁桃炎, 頸部リンパ節腫脹, 肝脾腫などを認める。
　❸血液検査で異型リンパ球を認める。

### 合併症・続発症の診断

❶風疹
　❶関節痛や関節炎(5～30%)が特に若い女性でみられる。
　❷血小板減少性紫斑病(3,000に1人), 脳炎(6,000人に1人)なども報告されている。
❷先天性風疹症候群
　❶難聴は, 出生時認めなくても, 2～3歳頃までに

遅発性に起こることもある。

❷小学校就学前まで年1〜2回の定期的な聴力評価(出生直後,生後3か月,6か月以降3歳まで6か月ごと,3歳以降1年ごと)を行う。

## 予後判定の基準

**1** 先天性風疹症候群

❶出生時の臓器障害の程度が大きいほど,予後が悪い。

❷特に中枢神経系への障害,難聴,眼症状は児のその後の発達に大きな影響を与える。

## 経過観察のための検査・処置

**1** 風疹

❶特に経過観察中の検査は必要ない。

❷学校保健安全法では発疹が消失するまでは出席停止である。

**2** 先天性風疹症候群

❶感染児はウイルスを咽頭,唾液,尿などから長期間排出するので,周囲に感染を広げないための接触感染対策が必要である。

❷感染児の感染性を否定するには,生後3か月以降に尿のPCRで1か月以上の間隔を空けて,検査陰性を2回連続確認する。

## 治療法ワンポイント・メモ

**1** 風疹

❶対症療法が中心となる。

❷発熱や関節炎などに対し,症状が強い場合は,アセトアミノフェンなどの解熱鎮痛薬を用いる。

**2** 先天性風疹症候群

❶それぞれの症状に応じた治療が必要である。

❷白内障:濁った水晶体を摘出する。必要に応じて人工水晶体を挿入する。

❸心疾患:内科的治療に加え,手術適応があれば手術を行う。

❹難聴:必要があれば,人工内耳を挿入する。

## さらに知っておくと役立つこと

**1** 風疹

❶風疹は,ワクチンで予防できる疾患で,風疹含有ワクチンを2回確実に接種することがその予防に重要。

❷定期接種として,1歳と5〜6歳(小学校就学前1年間)に,麻疹・風疹混合ワクチンとして2回接種する。

❸未接種者は,この時期以外でも,任意接種として接種が可能である。

**2** 先天性風疹症候群

❶予防には,妊婦周囲の家族がワクチン接種を徹底すること,妊娠前に2回の風疹ワクチンの接種を行うこと,または,妊娠前に風疹に対する十分な抗体価があることを確認することである。

❷妊娠中に風疹に対する抗体価が低いと確認された場合,妊娠終了後のフォローアップ早期に風疹含有ワクチンを接種する。

❸全数報告対象(5類感染症)であり,診断した医師は7日以内に保健所に届け出なくてはいけない。

## 専門医へのコンサルト

**1** 先天性風疹症候群:診断と感染管理に関しては小児感染症専門医,先天性心疾患に対しては小児循環器医,白内障に対しては眼科医,難聴に対しては耳鼻咽喉科医に相談し,診療を進める。

# 流行性耳下腺炎

Mumps

**新庄 正宜** 慶應義塾大学専任講師・小児科学

(頻度) **あまりみない**(流行するとよくみる)

## 診断のポイント

**1** 地域での流行,12〜25日の潜伏期。

**2** 耳下腺や顎下腺に,有痛性の腫脹。

**3** 血清アミラーゼ(唾液腺分画)の上昇。

**4** 後天的で恒久的な感音性難聴のまれな併発。

**5** 髄膜炎,思春期以降の精巣炎・卵巣炎の併発。

## 緊急対応の判断基準

**1** 発熱,嘔吐,項部硬直を呈した場合には髄膜炎を考えるが,根本的な治療はない。通常は自然軽快する。意識障害を伴う場合には脳炎の合併を考え,高次医療機関へ搬送する。

**2** 思春期以降に15〜30%に併発する精巣炎では激しい陰嚢部痛を呈するが,根本的治療はない。

## 症候の診かた

**1** 耳下腺の腫脹

❶発赤や硬結は伴わないが,疼痛を伴う。

❷下顎のラインが消失する。

❸最終的に両側性となるのは 70% 程度。

❹患者は耳介後部・頸部のリンパ節腫脹で本疾患を疑って受診するが，耳下腺は「耳の下の前」と説明するとよい。ただし，リンパ節も腫脹することがある。

❺通常，発熱を伴う。

❷顎下腺や舌下腺病変は 10% 程度。全体で 3 分の 1 は，臨床的な耳下腺炎を伴わない。

❸臨床的な再感染がまれにみられる。

## 検査所見とその読みかた

　血液生化学検査：耳下腺が腫脹すれば，血清アミラーゼの上昇がみられる。感度と特異度は，不明。特異的な検査データはないが，通常，白血球は上昇せず，CRP は軽度上昇までにとどまる。

## 確定診断の決め手

　ムンプスウイルス(RNA ウイルス，パラミクソウイルス科)に対する血清 IgM 抗体価の上昇：潜伏期間の長い(12〜25 日)本疾患では，発症時にはすでに血清ムンプス IgM のみならず血清ムンプス IgG も陽性となっていることが多い。ただし，検査結果が出るまでは，外注検査で 3〜4 日かかる。

## 誤診しやすい疾患との鑑別ポイント

❶頸部リンパ節炎(腫脹部位が不明確な場合)

❶アミラーゼは通常，高値を示さない。

❷超音波検査で腫脹部位がリンパ節であることを確認する。

❷細菌性耳下腺炎，ほかのウイルス性耳下腺炎(エンテロウイルスやパラインフルエンザウイルス)

❶ムンプス IgM(EIA)抗体陰性。

❷細菌性の場合には，末梢血白血球の増加，核の左方移動がみられる。

❸反復性耳下腺炎，唾石症，Sjögren 症候群(⇨1184 頁)など

❶あまり発熱しない(反復性耳下腺炎，唾石症)。

❷超音波検査で多発小囊胞状構造(反復性)，唾管の拡張や結石(唾石症)がみられる。

❸ムンプス IgM 抗体陰性。

❹自己抗体陽性(Sjögren 症候群)。

## 確定診断がつかないとき試みること

❶血清ムンプス IgM，IgG の再検。ただし，診断がついても対症療法である。

❷保険適用外であるが，ムンプスウイルスの PCR 検査(口腔など)。

## 合併症・続発症の診断

❶無菌性髄膜炎

❶頭痛，発熱，嘔吐がみられる場合には，無菌性髄膜炎を考える。

❷項部硬直を伴うなど，臨床的な髄膜炎の合併率は 10% 未満である。

❸脳炎などの神経合併症もまれにある。

❷精巣炎(男性)・卵巣炎(女性)

❶それぞれ，男性の精巣部痛・腹痛で考える。

❷精巣炎・卵巣炎は，思春期以前にはまれである。

❸精巣炎の合併率は思春期以降では 15〜30%，不妊はまれであるが精巣萎縮は 50%，精子減少は 25% である。

❹卵巣炎の合併率は思春期以降では 5% である。

❸膵炎

❶腹痛，嘔吐で鑑別に挙がる。

❷血清膵アミラーゼが上昇する。

❸合併率は 5% 程度である。

❹難聴：1,000〜2,000 例に 1 例で，多くは一側性で，恒久的な感音難聴である。

## 予後判定の基準

❶特に指標はない。脳炎を合併しなければ，無菌性髄膜炎は通常，自然治癒する。

❷難聴は恒久的となるが，対症療法しかない。

## 経過観察のための検査・処置

❶急性期：合併症に応じて，髄液検査，腹部超音波検査・精巣超音波検査・血清アミラーゼの変化を確認する。

❷回復期以降：聴力に異常がある場合には，聴力検査を行う。

❸定点報告対象(5 類感染症)である。

## 治療法ワンポイント・メモ

❶何よりも，罹患しないために生ワクチンを接種しておくことが重要である。

❶2023 年時点，定期接種対象疾患ではないが，自治体によって小児接種料金を補助している。

❷なお，患者曝露後に予防接種を行っても，予防効果は期待できない。

❷髄膜炎を合併した場合には，髄液検査で髄液圧が抜けると軽快することが知られている。

## さらに知っておくと役立つこと

**❶** わが国全体の流行状況は，国立感染症研究所で毎週更新される。2023 年までの数年間は大きな流行がない（定点報告）。

**❷** 基本再生産数が高い疾患（4〜14）であり，入院患者については飛沫予防策を個室管理で行うべきである。

## 専門医へのコンサルト

**❶** 髄膜脳炎を発症した場合には，集中治療が可能な高次医療機関に搬送する。

**❷** 精巣部痛の場合には泌尿器科にコンサルトとするが，通常，対症療法となる。

# ジフテリア
Diphtheria

**飯沼 由嗣** 金沢医科大学教授・臨床感染症学

（頻度） 1999 年の 1 例以後，国内での発生なし

## 診断のポイント

**❶** 咽頭痛。

**❷** 嗄声・犬吠様咳嗽。

**❸** チアノーゼ。

**❹** ジフテリア流行地への旅行，あるいは感染者との接触歴（潜伏期間 2〜5 日間）。

**❺** ジフテリアワクチン未接種または未完了。

## 緊急対応の判断基準

**❶** 喉頭および気管支に感染が拡大すると，嗄声，犬吠様咳嗽や吸気性呼吸困難を呈し，呼吸不全に陥る。緊急の気管切開や気管挿管などの気道確保が必要となる。

**❷** 心筋炎を合併した場合には，心不全，不整脈の治療を行い，心臓専門医に紹介する。

## 症候の診かた

**❶** 咽頭・扁桃偽膜：扁桃から咽頭部に拡大する偽膜（厚く灰白色の滲出物）がみられる。倦怠感と咽頭痛を伴う。

**❷** 頸部リンパ節腫脹：著しく腫脹すると牛頸（bull neck）様となる。

**❸** 嗄声・犬吠様咳嗽：喉頭および気管支に進展した場合に認める。吸気性呼吸困難から急速に呼吸不全に進展する。

## 検査所見とその読みかた

**❶** 病変部位（偽膜など）のグラム染色による coryneform bacteria の検出：ジフテリアの原因菌である *Corynebacterium diphtheriae* はグラム陽性に染色され，細長い桿菌，棍棒状や彎曲したものが，柵状，松葉状に混在する所見を示す（coryneform bacteria）。Neisser 染色により異染小体が観察される。

**❷** 毒素産生 *C. diphtheriae* の検出：検体からの分離培養および同定，毒素遺伝子の検出を行う。分離培養用としてレフレル培地などが知られているが，常備は困難である。ジフテリア以外の菌の分離も含めて，血液寒天培地を用いて培養を試みる。ジフテリアを疑う菌が分離培養された場合には，質量分析装置による同定を行う。毒素産生性については，毒素遺伝子の有無により判定される（衛生研究所などの専門機関に依頼する）。

## 確定診断の決め手

**❶** 流行地への旅行あるいは感染者との接触歴。

**❷** 咽頭・扁桃偽膜形成。

**❸** 嗄声・犬吠様咳嗽，呼吸困難，チアノーゼ。

**❹** 病変のグラム染色で Coryneform bacteria 検出。

## 誤診しやすい疾患との鑑別ポイント

**❶** 溶血性レンサ球菌による扁桃炎
　**❶** 高熱，咽頭痛，扁桃白苔形成，頸部リンパ節腫脹。
　**❷** グラム染色でグラム陽性レンサ球菌。
　**❸** 溶連菌迅速抗原検査陽性。

**❷** 伝染性単核球症（⇨ 1241 頁）
　**❶** 高熱，咽頭痛，扁桃白苔形成，著明な頸部リンパ節腫脹。
　**❷** 思春期に発症することが多い。
　**❸** 血液検査で異型リンパ球出現。

**❸** *Corynebacterium ulcerans* 感染症（Emerg Infect Dis 29: 1505–1515，2023）
　**❶** 愛玩動物，家畜との日常的な接触（動物由来感染症）。
　**❷** ジフテリア類似の症状を示す。
　**❸** 分離された菌の同定で鑑別する。

## 確定診断がつかないとき試みること

**❶** 菌の同定を専門機関に依頼する。

❷検体(咽頭スワブなど)からの直接のジフテリア毒素遺伝子検出を行う。

### 合併症・続発症の診断

❶心筋炎：10〜22％の頻度で認められる，最も重篤な合併症であり，予後不良である。感染2〜3週後に発症することが多い。心不全とともに，不整脈，伝導ブロックなどが認められる。

❷末梢神経炎：5〜75％（最大）で認められる。軟口蓋麻痺，毛様体筋麻痺，動眼神経麻痺，四肢末梢神経炎などが認められる。

### 予後判定の基準

　致死率は約10％であり，乳幼児や高齢者では予後不良である（最大20％）。

### 治療法ワンポイント・メモ

❶抗毒素療法：乾燥ジフテリア抗毒素を用いる。発症後できるだけ早期に投与する。

❷抗菌薬治療：抗毒素とともに直ちに投与する。ペニシリン，エリスロマイシン，アジスロマイシンなどが用いられる。

### さらに知っておくと役立つこと

❶感染症法の2類感染症に該当し，直ちに所管の保健所に届出するとともに，第二種感染症指定医療機関において入院治療する。

❷患者から発せられた感染性飛沫により感染する。皮膚病変からの接触伝播も起こりうる。入院患者では，飛沫・接触感染対策が必要である。

❸濃厚接触者に対して，鼻腔あるいは咽頭粘膜から検体を採取し，ジフテリア菌の分離培養を試みると同時に，予防的な抗菌薬投与を開始する。

### 専門医へのコンサルト

❶呼吸不全が急速に進行した場合。
❷心筋炎が疑われる場合。
❸末梢神経炎が疑われる場合。

# サイトメガロウイルス感染症
Cytomegalovirus Infection

四柳 宏　東京大学医科学研究所教授・感染症

頻度　よくみる（20〜49歳の女性を対象にしたIgG抗体陽性率は2015年時点で80％弱である）

GL　・造血細胞移植ガイドライン ウイルス感染症の予防と治療 サイトメガロウイルス感染症（第5版）（2022）
・腎移植後サイトメガロウイルス感染症の診療ガイドライン2011
・臓器移植関連CMV感染症診療ガイドライン2022

### 診断のポイント

❶下記「症候の診かた」の項目にある症候がみられた場合は本疾患を疑い検査を行う。

❷確定診断はウイルス抗原を検出するためのanti-genemia法，ウイルス特異的IgM抗体の測定が保険適用されており，こうした検査が陽性の場合はウイルスの増殖が起こっていると判断される。

### 緊急対応の判断基準

　緊急対応の可能性があるのは免疫不全者のみである。

❶造血幹細胞移植（ドナー陰性，レシピエント陽性の再活性化時はハイリスク）。

❷固形臓器移植（ドナー陽性，レシピエント陰性の初感染はハイリスク）。

❸HIV感染症（CD4陽性細胞が$500/\mu$L以下，特に$50/\mu$L以下になるとハイリスク）。

### 症候の診かた

❶免疫異常の青年期以降の初感染では伝染性単核球症様の症状を呈することが多い。発熱，咽頭痛，肝機能異常などが主な症状・所見である。頸部リンパ節腫脹，肝脾腫などはEBウイルスによる伝染性単核球症よりも軽い。臓器移植を受けた患者では発熱，間質性肺炎，腸炎，肝炎，網膜炎，脳炎などさまざまな臓器に症状が起こる。造血幹移植の場合は骨髄抑制もみられる。

❷HIV感染者の場合も症状・症候はほぼ同様であるが間質性肺炎の頻度は低い。

## 検査所見とその読みかた

❶健常成人の初感染の診断は，IgM クラスの抗体で行うことが多い。活発なウイルス増殖が持続することは少ないためである。

❷臓器移植，HIV 感染者など免疫不全患者の場合は感染既往者からの再活性化が多いため，ウイルスの増殖を反映する検査が行われる。通常健康保険の通っている antigenemia 法でモニターする。antigenemia 法は，2 種類の方法（C7HRP，C10C11）によりウイルス抗原陽性細胞が末梢血多形核白血球中に何個あるかの定量を行う。このほか NASBA（nucleic acid sequence based amplification）法による mRNA の定量，PCR 法による DNA の定量が行われる。IgG 抗体の検査を行うこともあるが，再活性化リスクのある人のスクリーニングが主な目的である。

❸増殖が活発な場合は生体内の細胞質細胞は，周囲の細胞より 2〜4 倍大きく，しばしば 8〜10 $\mu$m の核内封入体を含み，この封入体は偏心して配置され，透明な後光に囲まれて「フクロウの目」のような外観を呈する。

## 確定診断の決め手

症状だけでサイトメガロウイルス感染症の確定診断を行うことは困難であるため，上記「検査所見とその読みかた」にあるようなウイルス検査が陽性であることで初めて確定診断が可能である。

## 誤診しやすい疾患との鑑別ポイント

❶免疫異常者の初感染では急性肝障害，リンパ球増多，異型リンパ球の出現を伴う疾患〔EBV による伝染性単核球症（⇨1241 頁），急性 HIV 感染症（⇨1281 頁）〕が鑑別にあげられる。

❷ウイルス抗原/抗体，遺伝子検査が鑑別には必要である。

## 確定診断がつかないとき試みること

❶急性期の診断は IgM クラスの抗体測定によるが，抗体の誘導が遅い場合もあるため，数日遅らせて再検査を行う。

❷慢性期では血中抗原の再検が行われる。NASBA 法による mRNA の定量，PCR 法による DNA の定量を追加で行うこともある。これでも診断がつかない場合，感染が起こっている臓器の生検を行い，特有の細胞の検出や免疫染色を行う。

## 合併症・続発症の診断

基礎疾患・感染臓器により多様な所見を呈する。

## 治療法ワンポイント・メモ

ウイルス感染症であるため，ガンシクロビル，バルガンシクロビルの投与でウイルス増殖を抑えるのが疾病特異的治療である。

## 専門医へのコンサルト

免疫抑制状態にある患者で問題になる疾患であるため，本疾患を疑った段階で専門医に早めに相談することが望ましい。

---

# 腸管出血性大腸菌感染症

Enterohemorrhagic *Escherichia coli* (EHEC) Infection

山岸 由佳　高知大学教授・臨床感染症学講座

頻度 **あまりみない**
GL JAID/JSC 感染症治療ガイド 2023

## 診断のポイント

❶同じ食品を喫食した人が同じような症状をきたすことで気が付かれる。また，腸管出血性大腸菌に汚染された食品や食材，飲料水，感染者や保菌者，動物との接触歴がある。

❷全年齢層。

❸夏季に多いが一年中発生している。

❹無症状例もある。

❺症状がある場合は，腹痛，水様性下痢便，血性の下痢便，発熱。

## 緊急対応の判断基準

❶溶血性尿毒症症候群（HUS：hemolytic uremic syndrome）発症の初期症状（乏尿，浮腫，出血斑，頭痛，傾眠傾向など）や異常検査値（血小板減少，破砕赤血球の存在，クレアチニン上昇，尿中蛋白陽性，尿潜血反応陽性など）があれば緊急対応となり，必要に応じて高次医療機関へ搬送する。

❷脳症の初期症状（意識障害，けいれんなど）がある場合は緊急対応となり，必要に応じて高次医療機関へ搬送する。

## 症候の診かた

① 無症候性から重度までさまざまである。

② 腹痛：激しい腹痛。

③ 下痢：頻回の水様性下痢で発症する。

④ 血便：水様性下痢に続いてみられることが多く，次第に鮮血便になる。

⑤ 発熱：一部に発熱を伴うが軽度である。

⑥ 発症数日から2週間以内に HUS や脳症が発症する場合がある。

## 検査所見とその読みかた

① 糞便からの大腸菌の分離を行う。下痢が激しい場合には，水様便を遠心して沈渣を検査に使用する。

② 分離された大腸菌についてベロ毒素（VT：vero toxin），志賀毒素（Stx：Shiga toxin）の検査を行う。

❶ Stx 産生の確認：イムノクロマト（IC）法，逆受身ラテックス凝集反応（RPLA 法），酵素抗体（EIA）法などがある。いくつかの製品では VT1，VT2 の型別が可能である。IC 法は RPLA 法に比べ4倍程度低い。IC 法はキット間差によって検出感度・特異度に差があることが報告されている。RPLA 法は約1 ng/mL と高い。EIA 法は RPLA 法と同程度かやや高い感度を有している。なお，検査前の菌液調製の際に株によってその後の検出感度に差がみられる場合がある。

❷ Stx 遺伝子の検出：PCR，LAMP（loop mediated isothermal amplification）法などを行う。

③ その他の方法：便中の Stx を直接検出する，または血清中の抗大腸菌 LPS 抗体価（O 抗原凝集抗体）を測定する。抗大腸菌 LPS 抗体価は下痢発症2～6日目に上昇する。O157 抗原を直接検出可能なキットが市販されているが，他菌（*Citrobacter* 属や *Salmonella* 属）の偽陽性が報告されている。

④ 大腸菌リポ多糖（O 抗原：O 群），鞭毛（H 抗原）の組み合わせで血清型が分類されている。O157（O157：H7/H−；H−）によるものが多いが，ほかに O26（O26：H11/H−），O111（O111：H−/H8）の3種類で全体の約85%を占める。EHEC のほかの O 群は O121（O121：H19/H−），O103（O103：H2，H11，H25/H−），O145（O145：H−/H28，H34），O165（O165：H−/H25）がある。

## 確定診断の決め手

① 腸管出血性大腸菌に汚染された食品や食材，飲料水，感染者や保菌者，動物との接触および症状や所見から本症が疑われる場合，感染症法届出基準では，下記の項目を満たした場合に確定診断することとなっている。

❶ 便から大腸菌が分離され，かつ分離した菌の Stx 産生を，1），2）のいずれかの方法で確認した場合。

1）Stx 産生の確認。

2）PCR 法などによる Stx 遺伝子の検出。

❷ HUS を発症した例に限り，便から Stx を検出した場合。

❸ HUS を発症した例に限り，血清 O 凝集抗体または抗 Stx 抗体を検出した場合。

## 誤診しやすい疾患との鑑別ポイント

① 血便をきたす 感染性腸炎

❶ 十分な問診（喫食歴），臨床症状，画像検査所見など総合的に評価を行う。

❷ 画像検査では回盲部から下行結腸までの広範な壁肥厚，結腸の麻痺性拡張，腹水などが認められる。

❸ 便培養を行い菌の分離，同定検査をする。抗菌薬投与前の採便検体で菌の検出感度が高いため，菌が検出されなくても疑う場合は鑑別診断から除外しないようにする。

❹ 便中 Stx 陽性や血清中抗大腸菌 LPS 抗体価（O 抗原凝集抗体），抗 Stx 抗体のみで本症の確定はできない（HUS は除く）が，本症が否定できない場合は鑑別診断から除外しない。

❺ なお，軽度の場合便培養が行われないことがあるが，5～10日目以降の便培養検査では検出感度が低下しているため，正確な原因菌の同定ができていない現状がある。

## 確定診断がつかないとき試みること

抗菌薬投与後などで便培養から大腸菌が検出されない場合は，便中の Stx を直接検出する。また，患者血清中の大腸菌の LPS 抗体をラテックス・スライド凝集法によって検出する方法がある（保険適用は O157 のみである）。

## 合併症・続発症の診断

① HUS：溶血性貧血，血小板減少，急性腎不全を3主徴とする。前述の「緊急対応の判断基準」に記載した症状から疑う。診断は溶血性貧血（ヘモグロビン 10 g/dL 未満），血小板数減少（血小板 15 万/μL 未満），急性腎障害（血清クレアチニンが正常値の

12

1.5 倍以上）の 3 徴候で診断するが，本症による HUS には STEC（志賀毒素産生性大腸菌）感染の証明が必要である。

❷脳症：意識障害，けいれんなどから疑う。診断には画像検査などが有用である。

❸虫垂炎，腸重積などの消化管合併症がみられる場合があり，一部は消化管壊死や消化管穿孔をきたす場合がある。

### 予後判定の基準

❶本症の 1〜10% に HUS や脳症を発症し，HUS 発症の 3〜4% が死亡，20〜40% が慢性腎不全に移行するとされている。

❷HUS の予後不良因子は診断時の白血球数増多，CRP 上昇，D ダイマー上昇，血清アルブミン値低下，ALT，LDH，尿素窒素，Cr 上昇，フィブリン分解産物上昇，血清ナトリウム低下などが示されている。

### 経過観察のための検査・処置

❶本症では，菌の陰性化の確認が必要である。手法は，「24 時間以上の間隔をあけて連続 2 回の便検査を行い，菌が検出されないことである。HUS などの合併症が残っていても陰性確認は可能である。ただし，抗菌薬が投与された場合は投与中と投与終了 48 時間以降経過した時点の 2 回を連続とする。無症状の保菌者の場合は直近の 1 回の検便で病原体が検出されなかった場合は，菌陰性化とみなしてよい」〔平成 11（1999）年 3 月 30 日健医感発第 43 号〕とされている。

❷陰性確認は分離株の O 群ごと（O157，O26，O111 など）に選択分離培地を使用するか，増菌培養後に PCR または LAMP 法を行う。この場合，増菌培養液を用いた PCR が陽性の場合は，これに選択分離培地上のコロニースイープ PCR または LAMP 法での陰性確認が必要である。

### 治療法ワンポイント・メモ

❶抗菌薬投与の是非については議論の余地がある。投与する場合は発症 2 日以内の抗菌薬投与が行われる。

❷抗菌薬はレボフロキサシン錠やホスホマイシン錠（500 mg）3〜5 日などが用いられる。

❸止痢薬は投与しない。整腸薬は有効であるとする報告がある。

❹抗菌薬投与の有無にかかわらず，症状改善後に急激に悪化する場合がある。

### さらに知っておくと役立つこと

❶無症候性保菌者も感染源となりうるため，無症候性保菌者に対しても手指衛生や消毒といった感染対策は必要である。

❷診断した場合は 3 類感染症ととして保健所に全数届け出る。

### 専門医へのコンサルト

HUS や脳症が疑われる場合は，集学的医療が必要となるため専門家にコンサルトする。

# オウム病
## Psittacosis

**宮下 修行** 関西医科大学教授・呼吸器感染症・アレルギー科

(頻度) あまりみない（4 類全数報告対象疾患で年間 10 例程度の報告がある）

GL 成人肺炎診療ガイドライン 2024

### 診断のポイント

❶鳥との接触歴や飼育歴を詳細に問診することが最も重要。

❷発症年齢は 50〜60 歳台に多くみられ，30 歳以上が全体の 80% 以上を占めている。

❸迅速診断法（グラム染色や尿中抗原検査）で原因菌が証明されない。

❹末梢白血球数が 10,000/$\mu$L 未満である。

❺$\beta$-ラクタム系抗菌薬が無効である。

❻鳥類の繁殖期である 4〜6 月に多いほか，1〜3 月もやや多い傾向にある。

### 症候の診かた

❶肺炎球菌性肺炎やマイコプラズマ肺炎と比較して咳嗽や喀痰など呼吸器症状の頻度が低く，頭痛や筋肉痛など肺外症状が多い（表 1）。

❷比較的徐脈は有名だが，頻度は 15% 程度である。

### 検査所見とその読みかた

❶末梢白血球数が正常であることが多い（表 2）。

❷肺炎球菌性肺炎やマイコプラズマ肺炎と比較して肝機能障害症例が多い（表 2）。

**表1** 各種肺炎の臨床所見

|  | オウム病<br>n=72 | レジオネラ<br>n=176 | 肺炎球菌<br>n=576 | マイコプラズマ<br>n=412 |
|---|---|---|---|---|
| 咳嗽* | 43(60) | 123(70) | 461(80) | 405(98) |
| 喀痰* | 27(38) | 90(51) | 403(70) | 253(61) |
| 呼吸困難感* | 24(33) | 120(68) | 173(30) | 66(16) |
| 胸痛* | 6(8) | 12(9) | 58(10) | 52(13) |
| 精神症状の変化* | 21(29) | 62(35) | 102(18) | 4(1) |
| 頭痛* | 24(33) | 21(12) | 58(10) | 107(26) |
| 消化器症状* | 8(11) | 17(10) | 69(12) | 37(9) |
| 体温(℃)** | 38.9<br>(38.2〜39.2) | 39.0<br>(38.4〜39.7) | 38.5<br>(38.1〜39.1) | 39.0<br>(38.3〜39.4) |

*n(%)，**中央値(四分位範囲)
〔Miyashita N, et al: Validation of JRS atypical pneumonia score in patients with community-acquired *Chlamydia psittaci* pneumonia. J Infect Chemother 29(7): 863-868, 2023 より〕

**表2** 各種肺炎の検査成績

|  | オウム病<br>n=72 | レジオネラ<br>n=176 | 肺炎球菌<br>n=576 | マイコプラズマ<br>n=412 |
|---|---|---|---|---|
| WBC(/μL) | 7,600<br>(6,100〜8,900) | 11,450<br>(9,400〜14,300) | 11,800<br>(9,100〜13,800) | 6,500<br>(5,100〜7,900) |
| CRP(mg/dL) | 16.1<br>(10.2〜23.2) | 25.3<br>(19.7〜32.0) | 14.3<br>(5.2〜21.0) | 6.3<br>(3.2〜11.5) |
| AST(U/L) | 90(64〜134) | 59(34〜104) | 24(18〜35) | 27(18〜37) |
| ALT(U/L) | 76(57〜98) | 45(27〜78) | 15(11〜26) | 21(16〜35) |
| LD(U/L) | 234(194〜285) | 302(240〜458) | 232(193〜281) | 212(174〜255) |
| Cr(mg/dL) | 0.76<br>(0.62〜1.08) | 1.00<br>(0.81〜1.21) | 0.78<br>(0.64〜1.11) | 0.69<br>(0.54〜0.86) |
| Na(mEq/L) | 137(135〜139) | 133(131〜139) | 137(135〜139) | 138(136〜140) |

各数値は，中央値(四分位範囲)
〔Miyashita N, et al: Validation of JRS atypical pneumonia score in patients with community-acquired *Chlamydia psittaci* pneumonia. J Infect Chemother 29(7): 863-868, 2023 より〕

## 確定診断の決め手

❶分離培養は確定診断となるが培養細胞が必要で実施施設は限られる。
❷抗体価測定法が主流だがレトロスペクティブな検査法である。

## 誤診しやすい疾患との鑑別ポイント

❶非定型肺炎:「成人肺炎診療ガイドライン」の細菌性肺炎と非定型肺炎の鑑別表を用いた場合，非定型肺炎を疑う感度は65％と低い。しかし，胸部画像所見は浸潤陰影が主体で，マイコプラズマ肺炎とは異なる。
❷細菌性肺炎:鳥との接触歴・飼育歴が明確でない場合，β-ラクタム系抗菌薬無効の場合に考慮する。

## 確定診断がつかないとき試みること

❶遺伝子検査法は感度・特異度も高いが，検体採取法や時期によって陰性となることがある。COVID-19同様，疑った場合には繰り返し検査を行い陽性となる症例がある。
❷テトラサイクリン系，マクロライド系抗菌薬投与による診断的治療を試みる。

**表3** 各種抗菌薬のクラミジアに対する抗菌活性

| 抗菌薬 | | 最小発育阻止濃度($\mu$g/ mL) | | |
| --- | --- | --- | --- | --- |
| | | *C. pneumoniae* | *C. psittaci* | *C. trachomatis* |
| テトラサイクリン系薬 | ミノサイクリン | 0.016 | 0.031 | 0.016 |
| | ドキシサイクリン | 0.031 | 0.031 | 0.031 |
| マクロライド系薬 | クラリスロマイシン | 0.016 | 0.031 | 0.016 |
| | ロキシスロマイシン | 0.125 | 0.063 | 0.125 |
| | アジスロマイシン | 0.125 | 0.125 | 0.125 |
| | エリスロマイシン | 0.125 | 0.25 | 0.25 |
| ケトライド系薬 | テリスロマイシン | 0.063 | 0.063 | 0.063 |
| | セスロマイシン | 0.016 | 0.016 | 0.016 |
| ニューキノロン系薬 | シタフロキサシン | 0.063 | 0.031 | 0.063 |
| | ガチフロキサシン | 0.063 | 0.063 | 0.063 |
| | モキシフロキサシン | 0.063 | 0.063 | 0.063 |
| | スパルフロキサシン | 0.063 | 0.063 | 0.063 |
| | トスフロキサシン | 0.125 | 0.125 | 0.125 |
| | レボフロキサシン | 0.25 | 0.5 | 0.5 |
| | オフロキサシン | 0.5 | 1.0 | 1.0 |
| | シプロフロキサシン | 1.0 | 1.0 | 2.0 |
| $\beta$-ラクタム系, アミノグリコシド系薬 | アンピシリン | >200 | >200 | >200 |
| | セフォペラゾン | >200 | >200 | >200 |
| | ゲンタマイシン | >200 | >200 | >200 |

## 治療法ワンポイント・メモ

❶治療に際し重要なことは，抗菌薬が細胞内に十分移行することである。ペニシリン系やセフェム系などの $\beta$-ラクタム系薬は細胞内移行がきわめて低く，その標的とする細胞壁をクラミジア属は有さないため，抗クラミジア活性を全く示さない。同様にアミノグリコシド系薬も細胞内移行が低く，抗クラミジア活性を有さない。細胞内への移行性が良好かつクラミジアの強い増殖抑制を示す薬剤には，テトラサイクリン系薬，マクロライド系薬，ニューキノロン系薬（レスピラトリー・キノロン）およびケトライド系薬などがある（表3）。

❷各種薬剤の最小発育阻止濃度（MIC）は，クラミジア種間で差はみられず現在まで *C. trachomatis* を除いて耐性化の報告はない。

# 成人の百日咳
Pertussis in Adults

**國島 広之** 聖マリアンナ医科大学主任教授・感染症学

**(頻度)** **ときどきみる**（2019 年には約 1.5 万例を超える報告）

## 診断のポイント

❶学童期の小児に多く，成人では 30～50 歳台が好発年齢である。

❷周囲や同居家族に同様の症候がみられる。

❸潜伏期は 7～10 日（最大 3 週間程度）である。

❹ワクチン接種歴や罹患歴を有する成人例では，乳幼児のような重篤な痙咳性の咳嗽はまれであり，持続する咳嗽が所見としてみられることも多い。

❺症候や抗体検査，流行状況，届出に寄与するため，百日咳含有のワクチン接種歴を確認する。

## 症候の診かた

❶約 2 週間続く上気道症状のカタル期に続き，2～3

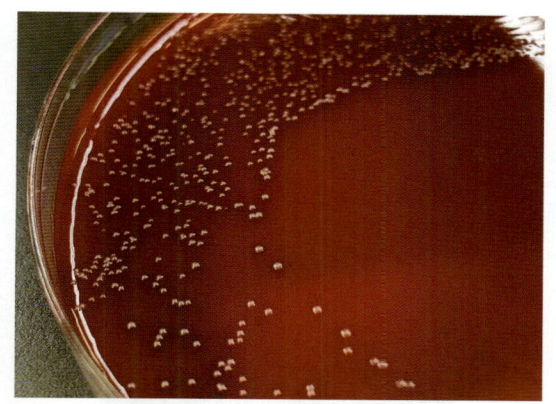

**図1** 百日咳菌(*Bordetella pertussis*)

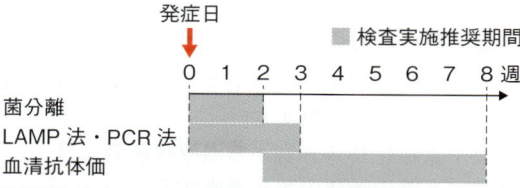

**図2** 発症日からの経過期間(週)に基づいた各種検査の実施タイミング

〔国立感染症研究所：感染症法に基づく医師届出ガイドライン(第二版)百日咳. 2021 より〕

週間続く痙咳期，2〜3か月咳嗽が続く回復期となる。

**②** 発熱は少ない。

**③** 発作性の咳込み，咳込み後の空嘔吐がみられる。

### 検査所見とその読みかた

**①** 培養検査：Bordet-Gengou 血液寒天培地を用いた百日咳菌(*Bordetella Pertussis*)の培養(図1)。グラム染色では陰性球桿菌である。スワブは不飽和脂肪酸を含まないレーヨン製のものを用いる。

**②** 抗原検査：リボテスト百日咳。

**③** 核酸増幅検査：LAMP (loop-mediated isothermal amplification)法・PCR 法。

**④** 抗体検査：抗 PT-IgG 抗体 100 EU/mL 以上，ノバグノスト百日咳 IgM・IgA 抗体のいずれか，あるいは両方陽性。

**⑤** 健常者でもワクチン接種後や罹患後などは，抗 PT-IgG 抗体が 100 EU/mL 以上のことがある。

**⑥** 発症からの時間により適切な検査を選択する(図2)。

**⑦** 白血球増多や炎症所見はみられない。

**⑧** 胸部画像検査で肺炎はまれである。

### 確定診断の決め手

**①** 同居家族において同様の症状がみられる。

**②** 2 週間以上の日中夜間の咳嗽がみられる。

**③** ほかの感染性および非感染性咳嗽を鑑別する。

### 誤診しやすい疾患との鑑別ポイント

**①** 感染性咳嗽

　**❶** ウイルス性感冒，マイコプラズマなど。

　**❷** ウイルス性感冒は自然軽快する。マイコプラズマは発熱や咽頭痛，周囲に同様の症状がみられることが多い。

**②** 非感染性咳嗽

　**❶** 気管支喘息(⇨888 頁)，慢性閉塞性肺疾患(COPD)(⇨897 頁)，喫煙，胃食道逆流症(GERD)(⇨637 頁)，後鼻漏，アンジオテンシン変換酵素(ACE)阻害薬など。

　**❷** 気管支喘息は咳嗽が夜間〜早朝に増悪し，季節性やアレルゲンの存在，吸入ステロイドなどによる効果がみられることが多い。

### 確定診断がつかないとき試みること

**①** カタル期に続く痙咳期や成人では菌量が少ないため，培養陰性となることが多い。

**②** 抗 PT-IgG 抗体をペア血清による 2 倍以上の上昇を確認する。

**③** まれに百日咳症状としてパラ百日咳菌(*Bordetella parapertussis*)や *Bordetella holmesii* などの類縁菌がみられる。FHA 抗体は上昇し，抗 PT-IgG 抗体の上昇がみられない場合は考慮する。

**④** 全自動遺伝子解析装置である FilmArray は呼吸器パネル 2.1 において百日咳菌を含めた多項目(ウイルス 18 種，細菌 3 種)を検査できる。ジーンキューブ百日咳は，百日咳菌とパラ百日咳菌を鑑別できる。

### 治療法ワンポイント・メモ

**①** クラリスロマイシンもしくはエリスロマイシンを投与する。

**②** カタル期より痙咳期のほうが抗菌薬の効果は劣る。

**③** 抗菌薬投与により約 5 日で菌は消失し，周囲への感染性は下がる。

**④** 咳嗽は 2〜3 か月持続する。

## さらに知っておくと役立つこと

**1** 5類全数把握対象疾患として，診断した医師は7日以内に保健所に届出する。

**2** 家族や重症化リスク有する濃厚接触者には，マクロライド系薬の予防内服を考慮する。

**3** 海外では成人用三種混合(百日咳・ジフテリア・破傷風混合)ワクチン(Tdap)があり，妊娠27〜36週の妊婦などに推奨されている。

# ボレリア感染症(ライム病・回帰熱)
Borreliosis (Lyme Disease and Relapsing Fever)

長岡 健太郎　富山大学准教授・感染症学

**頻度** あまりみない

## 診断のポイント

ボレリア感染症は稀少な感染症ではあるが，国内で感染しうるマダニ媒介感染症の1つである。回帰熱は輸入感染症であったが，2013年以降，*Borrelia miyamotoi*による新興回帰熱(BMD：*Borrelia miyamotoi* disease)が国内でも発生している(衛動物70：3-14，2019)。

**1** 国内外・流行地でのマダニ生息域への立ち入り歴あるいはマダニを保有したペット・動物との接触歴の確認。

**2** 患者皮膚上のマダニ虫体の発見や刺口の確認。

**3** 発症初期の特徴的な症状の確認。

　**1** ライム病：マダニ刺咬部を中心とする限局性遊走性紅斑。

　**2** 回帰熱：特徴的な熱型。BMDでは再帰性がみられる頻度は低い。

## 症候の診かた

**1** ライム病

　**1** 感染初期(Stage Ⅰ)：マダニ刺咬から数日〜1か月程度を経て，マダニ刺咬部に限局した紅斑性丘疹を呈し，特徴的な遊走性紅斑に発展することが多い(図1)。随伴症状としては筋肉痛，関節痛，頭痛，発熱，悪寒，全身倦怠感などのインフルエンザ様症状がある。

　**2** 播種期(Stage Ⅱ)：体内循環を介して病原体が全身性に拡散する。皮膚症状(多発性遊走性紅斑)，神経症状(髄膜炎や顔面神経麻痺)，心疾患(房

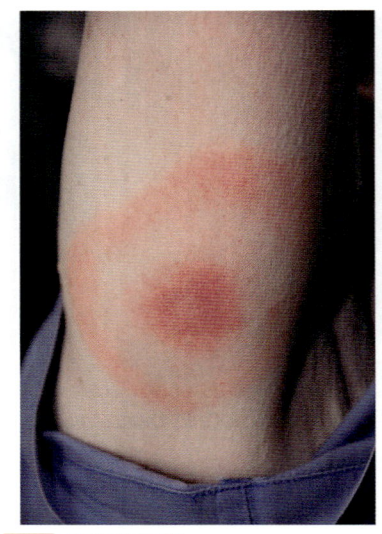

**図1** 遊走性紅斑

〔Centers for Disease Control and Prevention (CDC)：Public Health Image Library (PHIL). https://phil.cdc.gov/より〕

室ブロックや心筋炎・心膜炎)，眼症状，関節炎，筋肉炎などがみられる。

　**3** 慢性期(Stage Ⅲ)：感染から数か月〜数年後に移行する。播種期の症状に加え，重度の皮膚症状，慢性の関節炎，神経障害を起こすとされるが，わが国ではきわめてまれである。

**2** 回帰熱：マダニ刺咬から12〜16日を経て，**1** 発熱期と**2** 無熱期を交互に3〜5回繰り返す。

　**1** 発熱期(高度菌血症を伴う時期)：3〜6日間持続する発熱。頭痛，筋肉痛，関節痛，羞明，咳などを伴う。点状出血，紫斑，結膜炎，肝臓や脾臓の腫大，黄疸がみられる場合もある。

　**2** 無熱期(高度菌血症を伴わない時期)：8日程度続く。

## 検査所見とその読みかた

ライム病も回帰熱もスピロヘータ科ボレリア属菌が病原体である。わが国での主な媒介マダニはシュルツェマダニである。

**1** ライム病

　**1** 紅斑部の皮膚や髄液(髄膜炎や脳炎の場合)からの病原体の分離・同定。

　**2** PCR法による病原体特異的遺伝子の検出。

　**3** ウエスタンブロット法による抗体の検出。

**2** 回帰熱：発熱期の血液を用いて各種検査診断を行う。

❶分離・同定による病原体の検出。

❷暗視野顕微鏡下鏡検による病原体の検出。

❸蛍光抗体法による末梢血スメアの観察による病原体の抗原の検出。

❹ PCR 法による病原体遺伝子の検出(同定には 16S rRNA 遺伝子や鞭毛遺伝子の塩基配列決定など)。

## 確定診断の決め手

　流行地での媒介マダニとの接触機会などの疫学的背景，臨床症状に加え，紅斑部皮膚や髄液からの病原体の分離培養ならびに特異的遺伝子の検出。

## 誤診しやすい疾患との鑑別ポイント

❶ボレリア感染症以外のマダニ媒介性感染症：国内発症例では，重症熱性血小板減少症候群(SFTS)(⇨1261 頁)，つつが虫病，ダニ媒介性脳炎，日本紅斑熱(⇨1258 頁)などが鑑別にあがる。限局性遊走性紅斑の有無が鑑別ポイントとなる。

❷リウマチ性疾患：海外では鑑別診断にあがる疾患とされることが多い。

## 確定診断がつかないとき試みること

　検査診断を国立感染症研究所へ相談する。

## 治療法ワンポイント・メモ

❶外来症例(マダニ刺咬後の予防投与も含む)：テトラサイクリン系抗菌薬の経口投与(妊婦や 8 歳未満の小児にはペニシリン系抗菌薬かマクロライド系抗菌薬)を選択する(Clin Infect Dis 43: 1089-1134, 2006)。

❷髄膜炎・脳炎などの入院症例：セフトリアキソンの点滴静注投与を選択する(Clin Infect Dis 43: 1089-1134, 2006)。

## さらに知っておくと役立つこと

❶疫学と感染対策

❶国内でのボレリア感染症を媒介するマダニは，本州以北の山間部(具体的には富士山では 1,200 m 以上)に生息する(NEUROINFECTION 25: 118-124, 2020)。北海道では平地でもみられる。一般家庭内のダニで感染することはない。

❷ 1999〜2021 年の間の感染症発生動向調査全数把握 4 類の年別報告数をみると，回帰熱は 1999〜2009 年は毎年 0 例，2010〜2019 年は各 7 例以下，2020〜2021 年は各 10 例/年以上が報告

されており，特に 2020 年以降は増加傾向である。同じ期間，ライム病は 298 例報告があり年平均 13 例(5〜27 例/年)が報告されている。

❸感染予防は，標準予防策(ヒト–ヒト感染はしない)。

❷ライム病も回帰熱も感染症法上の 4 類感染症に指定されている(全例診断後直ちに報告が必要)。

# デング熱
Dengue Fever

忽那 賢志　大阪大学教授・感染制御学

(頻度)　あまりみない

GL　蚊媒介感染症の診療ガイドライン(第 5.1 版)(2023)

## 診断のポイント

❶海外渡航歴(東南アジア，南アジア，南米など)。

❷白血球減少。

❸血小板低下。

❹解熱する前後での皮疹。

❺ CRP はあまり高くならない。

## 緊急対応の判断基準

❶発症から 5〜7 日目前後では血管透過性亢進により体液貯留所見(胸水，腹水，浮腫)や出血症状がみられることがある。

❷ヘマトクリット値の上昇，頻脈および血圧の低下などの所見があれば大量の輸液が必要となる。また明らかな出血症状がある場合は，輸血が必要になることがある。

## 症候の診かた

❶発熱：デング熱で最も頻度の高い症状であり，約 9 割の患者でみられる。

❷皮疹：発症から 5〜7 日が経過し解熱する頃に現れることが多い。およそ 5 割の患者でみられる(図1)。

❸後眼窩痛：患者が「目の裏側が痛い」とよく表現する頭痛である。

## 検査所見とその読みかた

❶白血球数減少，血小板数減少，ヘマトクリット値上昇がみられることが多いが，発症早期では顕著で

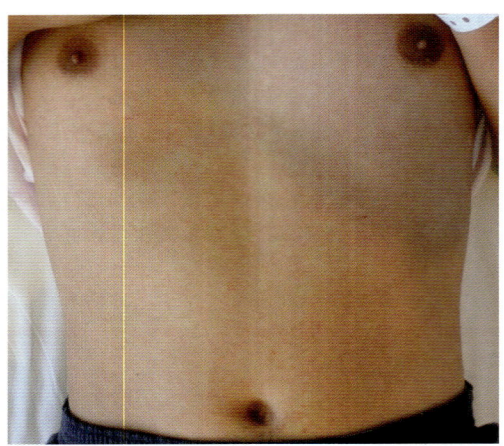

**図1** 皮疹

はないことがある。発症5〜7日目までにかけて進行し，デング出血熱に至らない症例ではその後回復する。

2 発熱が長期間持続するものの，CRP はほとんど上昇しない症例が多い。この所見はほかの輸入感染症との鑑別に有用である（Am J Trop Med Hyg 90: 444-448, 2014）。

### 確定診断の決め手

発症からの時間経過によって陽性となる項目が異なる。発症から5〜7日以内では NS1 抗原や PCR が陽性になりやすく，発症から7日目以降では IgM 抗体や IgG 抗体での診断となる。

### 予後判定の基準

1 デング出血熱に移行する予兆として警告徴候がある。これには，腹痛および圧痛，繰り返す嘔吐，体液貯留所見，粘膜出血，昏睡，不穏，2 cm 以上の肝腫大，血液検査上，急激なヘマトクリット値の上昇および血小板数の減少が含まれる。

2 初回のデング熱の感染よりも2回目の感染のほうが重症化しやすい。

### 経過観察のための検査・処置

解熱して白血球，血小板の回復がみられるまでは連日〜数日おきに末梢血の測定を行い，ヘマトクリット値をみながら輸液を行う。

### 治療法ワンポイント・メモ

1 特異的な治療はなく，対症療法が中心となる。
2 デング熱では特に発症から7日目前後に重症化することがあり，慎重に経過観察を行う。時に重症デングとして集中治療を要する。

### さらに知っておくと役立つこと

熱帯・亜熱帯地域で流行しておりわが国では主に輸入感染症として診断されるが，2014 年にはわが国でもデング熱がアウトブレイクし，160 名の感染者がみられた（Emerg Infect Dis 21: 517-520, 2015）。今後もわが国でデング熱が流行する可能性がある。

### 専門医へのコンサルト

渡航後の発熱で診断困難な事例や診断後に重症化した場合は，日本渡航医学会「帰国後診療医療機関リスト」の医療機関に紹介する。

# リケッチア感染症（日本紅斑熱を中心に）

## Japanese Spotted Fever and other Rickettsial Diseases

岩﨑 博道　福井大学医学部附属病院教授・感染制御部/感染症膠原病内科

日本紅斑熱は，わが国で発見された紅斑熱群リケッチア感染症である。病原体保有マダニに刺された際に，リケッチアが皮下に注入され感染する。

（頻度）**あまりみない**（年間 400〜500 例の届出あり）

### 診断のポイント

1 野外活動など感染機会（マダニ刺症）の聴取。
2 発熱，皮疹，刺し口を3主徴とする。
3 潜伏期は2〜8日。
4 季節はマダニが活動する夏季が中心。
5 強い炎症所見（CRP 強陽性など）。

### 緊急対応の判断基準

β-ラクタム系抗菌薬に不応性の高熱持続がみられる。意識障害，脳髄膜炎，心筋梗塞，播種性血管内凝固症候群（DIC）の合併がある。

### 症候の診かた

1 発熱：40℃ 前後と高い傾向にあり，頭痛，悪寒戦

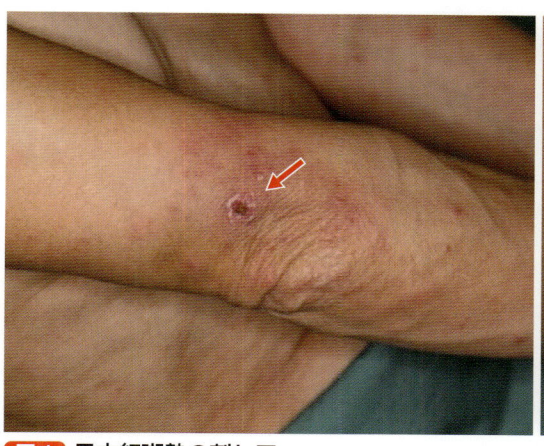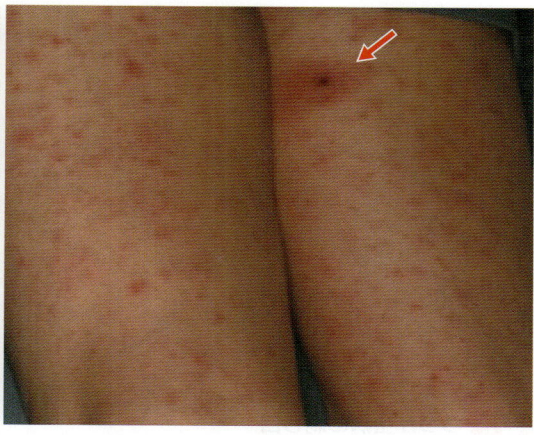

**図1** 日本紅斑熱の刺し口

（岩﨑博道：リケッチア症診療の手引 き～つつが虫病と日本紅斑熱～．p 11，2019．https://www.hosp.u-fukui.ac.jp/department/infection/より）

慄，全身倦怠感，関節痛，筋肉痛，結膜充血，咽頭発赤，下痢，嘔吐ならびに浮腫などを伴い，つつが虫病と比較して重症例が多い。

❷皮疹：体幹部に比べ，顔面や手掌・足底を含む四肢末端部に強く出現し，瘙痒感のない紅斑および紫斑を呈する。

❸刺し口：マダニによる刺し口は特徴的形状を呈し，5 mm 程度の大きな紅斑の中心に痂皮を形成することが多いが，つつが虫病に比べやや小さく，痂皮形成もわずかである（図1）。疼痛も瘙痒感も伴わず，患者は自覚していないこともある。

❹リンパ節腫脹は目立たないことが多い。

### 検査所見とその読みかた

❶一般血液検査：血小板数減少，低ナトリウム血症，Cr，AST，ALT，LD，CK ならびに CRP の上昇をみる。

❷一般尿検査：尿蛋白，尿潜血が陽性になることが多い。

❸その他：検査値異常はつつが虫病より目立つ。重症例では血球貪食症候群を合併することもあり，その背景には高サイトカイン血症の関与がある（J Clin Microbiol 52: 1938-1946，2014）。

### 確定診断の決め手

❶刺し口を確認できれば診断に近づくため，日本紅斑熱を疑えば全身皮膚の入念な視診を実施する。

❷刺し口部の痂皮，または生検された刺し口病変部皮膚を，診断確定のために提出する。事前に，最寄

りの保健所に相談したうえで，地方衛生研究所などの公的機関において検査を実施する。*Rickettsia japonica* 由来の遺伝子が PCR により検出されれば，診断が確定される。

❸急性期と回復期（発症後約 2 週間程度）に採血したペア血清にて *R. japonica* に対する特異抗体価（IgG）を測定し診断することも有用である。時に急性期の IgM 抗体価が参考になることもある。抗体検査に関しても，事前に保健所に相談する。

### 誤診しやすい疾患との鑑別ポイント

❶つつが虫病（*Orientia tsutsugamushi* 感染症）

❶ツツガムシによる刺し口は径 10 mm に及び日本紅斑熱より大きいことが多い。痂皮形成も著明である（図2）。

❷皮疹（紅斑）は四肢に比べ，体幹部に多い。

❸潜伏期は 5～14 日である。

❹季節はツツガムシが活動する秋または春に多い。

❺リンパ節腫脹が目立つ。

❷重症熱性血小板減少症候群（SFTS：sever fever with thrombocytopenia syndrome）（⇨1261 頁）

❶全身性の皮疹はまれである。

❷刺し口は通常認めない。

❸CRP が陰性または低値にとどまる。

❸その他のリケッチア感染症：国内でのリケッチアによる感染例のほとんどは，日本紅斑熱またはつつが虫病であるが，まれに発疹熱も診断される。海外での感染を考慮する場合は，対象となる地域におい

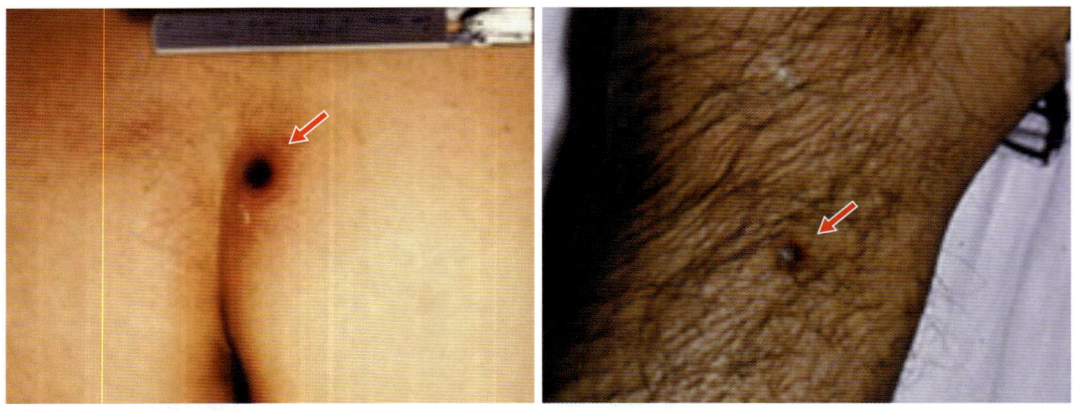

**図2　つつが虫病の刺し口**

（岩﨑博道：リケッチア症診療の手引き〜つつが虫病と日本紅斑熱〜．p 5，2019．https://www.hosp.u-fukui.ac.jp/department/infection/ より）

**表1　世界の主なリケッチア（リケッチア目リケッチア科）感染症一覧**

| | 疾患名 | 病原体 | 主な関連動物 | ベクター | 地理的分布 |
|---|---|---|---|---|---|
| つつが虫病群 | つつが虫病* | *Orientia tsutsugamushi* | 各種野生動物 | ツツガムシ | 日本，アジア，オーストラリア |
| 紅斑熱群 | 日本紅斑熱* | *Rickettsia japonica* | 野鼠類 | マダニ | 日本，アジア |
| | ロッキー山紅斑熱* | *Rickettsia rickettsii* | 野鼠類，イヌ | マダニ | 北米 |
| | シベリアマダニチフス | *Rickettsia sibirica* | 各種野生動物 | マダニ | シベリア，中欧，中央アジア |
| | 地中海紅斑熱（ボタン熱） | *Rickettsia conorii* | 野鼠類，イヌ | マダニ | 地中海沿岸，アフリカ，インド |
| | クイーンズランドマダニチフス | *Rickettsia australis* | 有袋類 | マダニ | 北オーストラリア |
| | 極東紅斑熱 | *Rickettsia heilongjiangensis* | 各種野生動物 | マダニ | 北アジア |
| | リケッチア痘 | *Rickettsia akari* | イエネズミ | トゲダニ | 北米，ロシア，南アフリカ，韓国 |
| 発疹チフス群 | 発疹チフス* | *Rickettsia prowazekii* | ヒト | コロモジラミ | 世界全域 |
| | 発疹熱 | *Rickettsia typhi* | ネズミ | ネズミノミ | 世界全域 |

＊感染症法指定疾患（4類感染症，2024年5月現在）

て流行するリケッチア感染症（表1）を鑑別診断に含める。

### 確定診断がつかないとき試みること

❶ Weil-Felix 反応：感度は 30〜60％と高くはないが，日本紅斑熱では，<u>OX-2</u> または <u>OK-19</u> 株が陽性になる。つつが虫病の場合は，<u>OX-K</u> 株が陽性となる。

❷ 皮疹からの遺伝子検査：刺し口が探しきれない場合，全身に出現している一部の紅斑部位の生検から

PCR が陽性になることがある。血液から遺伝子が検出されることもある。

### 治療法ワンポイント・メモ

❶ 治療は，テトラサイクリン系薬（ミノサイクリン 200 mg/日など）を点滴または経口にて 7〜14 日間投与することが標準とされる。

❷ 適切な時期に診断・治療がなされれば予後は一般的に良好である。ただし，日本紅斑熱では治療開始から解熱まではつつが虫病に比べ長時間を要するこ

とが多い。

❸つつが虫病では，テトラサイクリン系薬投与後，48 時間以内に 90％は解熱するが，日本紅斑熱では解熱までに数日を要する。

### さらに知っておくと役立つこと

❶テトラサイクリン系薬投与後に重症化した事例に対し，ニューキノロン系薬を併用し救命し得た症例も報告されている（J Infect Chemother 28: 211-216, 2022）。

❷テトラサイクリン系薬とニューキノロン系薬の併用により 2 日程度早く解熱するとの報告もある（Int J Antimicrob Agents 62: 106895, 2023）。

### 専門医へのコンサルト

　本症を疑った場合，電話でよいので診断や治療について専門家に相談することを勧める。

# 重症熱性血小板減少症候群
## Severe Fever with Thrombocytopenia Syndrome (SFTS)

**吉田 將孝**　長崎大学病院・感染制御教育センター

(頻度) あまりみない

### 診断のポイント

❶農業などの野外活動歴（マダニ刺咬歴）がある。

❷発熱，消化器症状があり，皮疹がない。

❸末梢血液検査で血小板減少，白血球減少。

❹生化学検査で AST，ALT，LDH が上昇。

❺高熱にもかかわらず CRP が陰性，あるいは低値。

### 緊急対応の判断基準

❶発症から 1～2 週間経過して播種性血管内凝固症候群（DIC），急性呼吸窮迫症候群（ARDS），急性腎障害，心機能障害などをきたしてから受診することがある。

❷急激な血小板数減少に伴う出血性合併症により急変する可能性があり，様態変化時には積極的な精査が必要。適宜赤血球，血小板の輸血を行い，出血リスクが高い症例では新鮮凍結血漿の投与も考慮する。

### 症候の診かた

❶非特異的症状：6～14 日間の潜伏期間後，発熱，倦怠感，頭痛などで発症する。時に意識障害を伴う。

❷消化器症状：嘔吐，下痢，腹痛など合わせると約 90％の症例でみられる。

❸マダニに咬まれることで SFTS ウイルスに感染するが，刺し口が確認できる症例は少なく，皮疹はみられない。

### 検査所見とその読みかた

❶血小板数減少（＜10 万/$\mu$L），白血球数減少（＜4,000/$\mu$L）が特徴で，AST，ALT，LD が上昇する。データは発症後 1 週間で経時的に悪化するため，急性期は軽度の異常にとどまる点に注意する。CRP は正常か軽度上昇にとどまる。

❷多くの症例で顕微鏡的血尿を認める。

### 確定診断の決め手

❶血液，尿，咽頭ぬぐい液から病原体や病原体遺伝子を検出，もしくは血清から抗体を検出する。

❷保健所に依頼すると，地方衛生研究所や国立感染症研究所で上記検査が実施される。

### 誤診しやすい疾患との鑑別ポイント

❶ダニ媒介感染症であるリケッチア症（日本紅斑熱，つつが虫病）（⇨1258 頁）では発熱に加え，刺し口，特徴的皮疹を認める。通常，CRP が高値となる。

❷汚染された水や土壌で感染するレプトスピラ症（Weil 病）では黄疸，肺胞出血などを認める。

❸その他にはリンパ腫などの血液悪性腫瘍，DIC を伴う重症感染症などが鑑別にあがるが，SFTS を疑い検査を行うことが重要である。

### 確定診断がつかないとき試みること

　遺伝子検査で診断がつかない場合は，ウイルス分離検査を行う，あるいは急性期と回復期のペア血清で有意な抗体価上昇を確認する。ただし，保健所を通じて国立感染症研究所に依頼する必要があり，結果判明には時間を要する。

### 合併症・続発症の診断

❶骨髄検査では血球貪食症候群を認めることが多い。

❷発症 2 週目頃に多臓器機能不全を合併する。

❸消化管出血，脳出血などが疑われる場合は，積極的に画像検査や内視鏡検査を実施する。

❹致死率の高い侵襲性肺アスペルギルス症を合併することがあり，呼吸不全があれば疑って精査する。

## 予後判定の基準

❶致死率が 27〜31％と高い。

❷わが国の症例解析では，神経学的症状，出血傾向，紫斑，消化管出血がみられた症例で死亡例が多かった。

❸高齢，血小板数減少，肝酵素上昇，APTT 延長，SFTS ウイルス量高値などが予後不良因子となる。

## 治療法ワンポイント・メモ

❶有効な治療法がないため，敗血症治療に準じた全身管理を行う。

❷抗ウイルス薬であるファビピラビルは，医師主導型臨床研究において 70 歳以下，低ウイルス量患者で致死率が低下することが確認され，2024 年 6 月に承認された。

❸重症例では，細菌感染合併も考慮した抗菌薬投与が推奨される。リケッチア症の常在地では診断確定するまでテトラサイクリン系抗菌薬投与を検討する。

## さらに知っておくと役立つこと

❶ 4 類感染症であり，診断後直ちに届出が必要である。

❷ SFTS を発症した動物から感染する可能性があり，屋内外にかかわらず動物との接触歴聴取が重要である。

❸患者の血液や体液には感染性のあるウイルスが存在するため，症状消失までは標準予防策，飛沫予防策，接触予防策，空気予防策（エアロゾル発生時）を行う。

❹好発地域は西日本で，患者の発生時期はマダニが活発化する夏季に多い。

## 専門医へのコンサルト

　重症化する症例が多く，集中治療が可能で院内感染防止体制の整った医療機関で治療する必要があるため，感染症専門医のいる中核病院などの専門施設に搬送することが推奨される。

（執筆協力：泉川 公一　長崎大学大学院教授・臨床感染症学）

# リステリア症
Listeriosis

中村 敦　名古屋市立大学大学院教授・臨床感染制御学

（頻度）**あまりみない**

## 診断のポイント

❶ *Listeria monocytogenes* に汚染された生野菜，乳製品，食肉加工品食の摂取。

❷妊婦，乳幼児，高齢者，免疫不全者，制酸薬服用者や胃切除患者はハイリスク者。

❸ハイリスク者の髄膜炎や敗血症。

❹臨床症状から他の細菌感染症と鑑別することは困難。

❺細菌性食中毒でみられる典型的な急性胃腸炎症状を示さない場合が少なくない。

## 緊急対応の判断基準

　本症が疑われる患者が敗血症や髄膜炎など重篤な病態を呈している場合には，すみやかな抗菌薬投与とともに全身管理を行う。

## 症候の診かた

❶妊婦：細胞性免疫の低下する妊娠 26〜30 週に発症しやすく，流産や死産をきたす。母体自体は発熱，倦怠感，頭痛，胃腸症状などのインフルエンザ様症状など比較的軽症で，無治療でも軽快する。

❷新生児：早期発症型（乳児敗血症性肉芽腫症）は子宮内感染により分娩早期に多臓器に播種性膿瘍，肉芽腫形成を，遅発性発症型は産道感染により分娩 2〜3 週後に髄膜炎や髄膜脳炎を発症する。

❸健常成人：感染しても無症候ないし発熱，胃腸炎など軽い症状である場合が多い。

❹高齢者，免疫不全者：敗血症，髄膜炎など重症の感染症をきたす。

## 検査所見とその読みかた

❶本菌の名称の由来である単球増多は必ずしもヒトではみられず，血液検査や髄液の検査所見に特徴的なことはない。

❷血液，髄液，羊水などの培養から血液寒天培地などを用いて *L. monocytogenes* を検出する。髄液や羊水でグラム染色で 0.5〜2.0×0.4〜0.5 $\mu$m のグラム陽性短桿菌を認めた場合には本菌を疑う。

❸培養コロニーは，コロニー直下に $\beta$ 溶血を示す。

微嫌気性であり，半流動高層寒天培地では特徴的な雨傘状の発育を呈する。

## 確定診断の決め手

❶患者由来検体の細菌培養検査で *L. monocytogenes* を検出する。

❷近年は PCR 法などの遺伝子診断法も開発されており，これらの検査が可能な施設では病原診断に有用である。

## 誤診しやすい疾患との鑑別ポイント

❶その他の原因微生物による髄膜炎（⇨ 1239 頁，1785 頁），脳炎（⇨ 519 頁，18C3 頁），敗血症（⇨ 1277 頁，1775 頁，1784 頁）が鑑別疾患となる。

❷臨床症状や一般検査での特徴的な所見は乏しいため，患者の背景因子の問診から本症を疑い病原診断を行う。

## 確定診断がつかないとき試みること

❶培養検査では比較的容易に本菌を分離できるが，ジフテリア菌やレンサ球菌，腸球菌，*Corynebacterium* 属菌などと誤認する場合がある。

❷培養検査で判断がつかない場合には，近年，普及してきている遺伝子検査による診断が有用であり，検査が可能な施設に相談する。

## 予後判定の基準

❶健康成人や妊婦は軽症である場合がほとんどであり，死亡例のほとんどが高齢者や免疫不全者である。

❷髄膜炎合併例の死亡率は 20～50％で，生存者でも中枢神経に重篤な後遺症を示す。

## 治療法ワンポイント・メモ

❶抗菌薬治療：アンピシリン（ABPC）やベンジルペニシリン（PCG）の単独投与ないしゲンタマイシン（GM）の併用を行う。

❷ペニシリンアレルギーのある患者には ST 合剤を投与する。

❸セファロスポリン系抗菌薬は無効である。

## さらに知っておくと役立つこと

　妊婦，乳幼児，免疫不全者などのハイリスク者は，長期冷蔵保存された乳製品や食肉加工品の摂取を避けるか，加熱後に摂取する。

# レジオネラ症（在郷軍人病）
Legionellosis (Legionnaires' Disease)

**宮良 高維**　神戸大学教授・医学部附属病院感染制御部

（頻度）**あまりみない**（2019 年および 2020 年の報告数は，それぞれ 2,316 例と 2,059 例。人口 10 万人あたりの年間報告数は，それぞれ 1.84 人と 1.64 人。感染者数は，夏から秋にかけての気温が高い時期が多く，冬季は少ない。男性および 65 歳以上の罹患者が多い）

（GL）成人肺炎診療ガイドライン 2024

## 診断のポイント

　以下の病歴の 1 つ以上に該当するような肺炎で本症を疑う。

❶重篤感のある進行の速い肺炎（ただし，肺炎球菌や肺炎桿菌が原因菌でも同様なので注意を要する）。

❷病歴で特に発症 2～10 日以内に自宅以外での入浴歴がある（銭湯，温泉，宿泊施設，病院，スポーツジム，ゴルフ場など）または，気温上昇時期の人工水系環境（噴水などの修景水，屋外に設置されている渦流浴設備，管理不十分なクーリングタワーなど）への接触歴がある。

❸免疫抑制薬による治療中あるいは細胞性免疫能が低下するような疾患の罹患者（本菌は食細胞内増殖菌であるため，細胞性免疫が感染防御の主体となることが本症発症のリスクとなる）。

❹抗菌薬治療開始前の気道検体塗抹標本のグラム染色で有意菌を認めない。

❺気道検体や胸水の通常の細菌培養で原因病原体が特定されていない。

❻細胞内に移行しない $\beta$-ラクタム系薬，アミノ配糖体系薬による先行治療が奏効していない。

## 症候の診かた

❶わが国の「成人肺炎診療ガイドライン 2024」を参考に重症度評価をまず行う。

❷酸素投与が必要で重症化が予測される症例，あるいはすでに重症の症例で，上記の「診断のポイント」に合致する項目がある症例に対しては，培養用検体の採取後に尿中抗原検査が陰性であっても，本菌感染症の可能性も考えて抗菌薬を選択する。

❸本菌は食細胞内増殖菌であるため，細胞内移行度の良好なキノロン系薬もしくはマクロライド系薬のアジスロマイシンを選択する必要がある。

❹画像所見は通常，一般細菌性肺炎とは鑑別できない浸潤影が中心である。

## 検査所見とその読みかた

❶イムノクロマトグラフィ法による尿中抗原検出検査では，従来わが国で使用されていた Binax Now レジオネラなどは，陽性であった場合の特異度はほぼ100％，感度は91％程度と良好である（Respir Investig 60: 205-214，2022）。しかし，検出対象菌種は Legionella pneumophila 血清群 1 のみであり，その他の血清群 2〜15 の L. pneumophila 種や非 L. pneumophila 種のレジオネラ属菌による感染症は診断できない点に注意が必要である。

❷同じイムノクロマトグラフィ法による尿中抗原検出検査のなかで，わが国で開発されたリボテストレジオネラは，菌の保有する LPS の血清群抗原1の認識に加えて，リボソーム蛋白質の菌固有領域の両者を認識可能である。このため，L. pneumophila 種の血清群によらない検出が可能となっており，L. dumoffii，L. bozemanae など一部の非 L. pneumophila 種のレジオネラ属菌も検出可能となっている。

❸尿中抗原検査は，発症初期には偽陰性となることがあるので，注意が必要。

❹最も確実な本症診断法は，気道検体(喀痰，気道内分泌物，気管支洗浄液など)および胸水をレジオネラ用培地(BCYE-α，WYO 培地など)上での培養で生菌を検出することである。このため担当医は，検査室に特殊培養の指示を出さなければならない。

❺培養検査は，特に治療開始後に採取した検体では培養陽性率が低下する。また，培地上でレジオネラ属菌と考えられる外観のコロニーが陽性となるまでに通常は 72 時間程度を要する。したがって，本症の治療薬選択は，本症を疑った段階で培養結果を待たずに行うべき点に注意を要する。培養陽性後に当該コロニーがレジオネラ属菌であることを確定するまでにはさらに検査を要する。

❻培養検査を実施する利点は，1)尿中抗原検査の検出対象から外れるレジオネラ属菌も検出可能であること，2)患者から得られた臨床分離株と感染源と考えられる環境分離株の遺伝子型が一致した場合には，感染源の浄化対策を採るための重要な疫学的証拠となり，症例の続発を停止させることが可能となることである。

❼気道検体の特異遺伝子検出検査(PCR 法，LAMP 法)は，尿中抗原検査に次いで迅速にレジオネラ属菌を検出することができる。

❽感染後の血清抗体価の診断に足る上昇には数週間を要するため，治療薬の選択には利用できない。Pontiac 熱型を含む回復者集団での疫学的解析などには利用される。

## 確定診断の決め手

❶いずれの検査も検出感度が 100％ではないため，複数の検査を併行することが見逃し防止につながる。

❷レジオネラ用特殊培地は，有効期限の問題から常備していない施設が大半である。その場合は，検体採取後に 4℃ で冷蔵保存を行い，至急培地の取り寄せを行う。

## 誤診しやすい疾患との鑑別ポイント

❶悪性リンパ腫などの免疫抑制状態の症例では，ニューモシスチス肺炎(⇨870 頁)と合併した症例の報告もある(Intern Med 38: 160-163，1999)。したがって，先に一方の疾患の診断がついた場合にも免疫抑制状態に罹患しうる疾患の鑑別と治療への反応は，本症に限らず経過を注意して追うべきである。

❷免疫抑制状態では一般的な肺炎ではなく，急速に増大する膿瘍を形成する例がある(Intern Med 41: 133-137，2002，Intern Med J 41: 715-721，2011)。

❸レジオネラ症の病型には，感染源に曝露後 1 日程度の潜伏期間で生じる頭痛，発熱，筋肉痛などの症状のみで発症し，肺炎を伴わない Pontiac 熱型がある。これは，集団発生でなければ気づかれないが，予後は良好である。

# バンコマイシン耐性腸球菌(VRE)感染症
Vancomycin-Resistant Enterococcal Infection

森永 芳智　富山大学大学院教授・微生物学

(頻度) あまりみない

## 診断のポイント

❶日和見感染症。

❷術後感染症。

❸カテーテル関連感染症。

❹バンコマイシン耐性腸球菌の分離と感染症状の存在。

## 症候の診かた

❶腸球菌は主に悪性疾患などの基礎疾患を有する易感染状態の患者において，日和見感染症や術後感染症，カテーテル性敗血症などを引き起こす。発熱やショックなどの症状を呈し，死亡することもある。VRE とバンコマイシンに感性を示す腸球菌では，起こす感染症に差はない。

❷腸球菌の保菌が観察されやすい材料として，腸，尿路，腟などがある。これらで VRE 感染症と診断するには，感染症状を伴うことが必須である。

❸VRE 感染症と診断したら，5 類感染症として 7 日以内に届出を行う。

## 検査所見とその読みかた

❶グラム染色：感染源を疑う検体のグラム染色で，グラム陽性球菌として観察される。同じグラム陽性球菌の黄色ブドウ球菌と比較すると，やや小さく，集簇傾向は少なく，単一菌かレンサ球菌様に観察されやすい。

❷同定・薬剤感受性検査：*Enterococcus faecalis* か *Enterococcus faecium* と同定され，バンコマイシンへの最小発育阻止濃度が 16 $\mu$g/mL 以上の場合を VRE とする。ごくまれに *Enterococcus gallinarum* が薬剤耐性を獲得することがある（J Infect Chemother 24: 237-246, 2018）。

❸薬剤耐性遺伝子として *vanA* と *vanB* が重要である。これらの遺伝子は，プラスミドやトランスポゾンによって細菌の間で受け渡される。*vanA* を獲得していると，バンコマイシンならびにテイコプラニンへの高度耐性が誘導される。*vanB* を獲得していると，バンコマイシンへの中〜高度耐性が誘導されるが，テイコプラニンの耐性度には影響を与えない。

❹VRE を疑うとき，あるいは VRE が検出されたときに，一部の検査室では，薬剤耐性遺伝子の検出に対応できる体制をとっていることがある。VRE の補助診断として *vanA* あるいは *vanB* の陽性をもって判断することも可能である。

## 確定診断の決め手

❶無菌的材料（血液，腹水，胸水，髄液など）から VRE が検出されること。

❷無菌的でない材料（尿，膿，喀痰など）から VRE が検出され，同材料を採取した部位に関係した感染症状が認められること。

## 誤診しやすい疾患との鑑別ポイント

腸球菌自体は腸管に常在している細菌であり，感染症を起こしていなくても腸管，尿路，腟などから VRE が培養されうる。この場合，5 類感染症としての届出は不要であるが，VRE が拡散する可能性に対応するために，施設内の院内感染対策チームと情報を共有すべきである。

## 確定診断がつかないとき試みること

❶グラム陽性菌による感染症を考えてバンコマイシンあるいはテイコプラニンで治療を行っているにもかかわらず治療効果が乏しい場合には，改めて感染巣の細菌培養検査を行う。感染性心内膜炎を疑う場合には，血液培養検査を 2〜3 セット行い，培養陽性率を上げることが望ましい。

❷VRE 感染症あるいは VRE の保菌を疑う場合には，検査室側と事前に相談しておくことがよい。体制が整っている検査室であれば，VRE 選択培地や *vanA*・*vanB* の核酸検査を利用できることがあり，VRE の存在を早く知ることができる。

## さらに知っておくと役立つこと

VRE は検出されない地域が多いが，いったん検出されると地域でのアウトブレイクにつながったり，その地域で長期間にわたり検出されたりする傾向がある。近年は，VRE 検出歴がある地域が増えてきており，症例数も漸増している。

## 専門医へのコンサルト

VRE が検出された場合には，感染症専門医や感染対策チームに連絡し，指示を仰ぐことが望ましい。

# セラチア感染症
Infections caused by *Serratia* Species

時松 一成　昭和大学教授・臨床感染症学部門

(頻度) あまりみない

## 診断のポイント

❶セラチア属菌による感染症。

❷免疫不全や術後患者に発症する日和見感染症や医療関連感染症。

❸敗血症，菌血症，肺炎，髄膜炎，尿路感染症，手

術部位感染などさまざま。

❹医療機関内での感染患者が集団発生（アウトブレイク）することもある。

## 症候の診かた

❶セラチア感染症の特有の徴候はない。

❷平素無害菌であり，土壌や水など環境中に存在し，健常者の糞便などから分離される。

❸カテーテル関連血流感染症，手術部位感染症，人工呼吸器関連肺炎，尿路感染症などの医療関連感染を引き起こす。

❹エンドトキシンを産生し，敗血症性ショックになる。血圧が急激に下がり，肝臓や腎臓の機能障害が起こり，多臓器不全に陥る。

## 検査所見とその読みかた

❶セラチア感染症に特徴的な検査所見はない。

❷主な原因菌種は *Serratia marcescens* である。

❸薬剤感受性試験では，ペニシリン系薬や第1世代セフェム系薬に耐性を示し，第3世代セフェム系薬に耐性傾向，第4世代セフェム系薬，セファマイシン系薬，カルバペネム系薬に感性を示すことが多い。

## 確定診断の決め手

培養による。

## 誤診しやすい疾患との鑑別ポイント

❶本菌が分離されたからといっても，直ちに感染症ではなく，定着菌か病原菌か判断する。

❷同じグラム陰性菌で，院内感染の原因となるSPACE菌〔S：*Serratia*（セラチア），P：*Pseudomonas*（緑膿菌），A：*Acinetobacter*（アシネトバクター），C：*Citrobacter*（シトロバクター），E：*Enterobacter*（エンテロバクター）〕感染症と患者背景や臨床像が類似する。

## 確定診断がつかないとき試みること

❶血液培養検査を繰り返し行う。

❷直接感染巣から得られた検体の培養を試みる。

## 合併症・続発症の診断

敗血症（⇨1277頁）を起こしうる。

## 予後判定の基準

❶死亡率はほかの細菌感染症よりも高い。

❷多剤耐性（カルバペネム耐性やキノロン耐性）では治療が難治化する。

## 経過観察のための検査・処置

❶感染巣を特定するために，全身の診察，手術部位の観察や画像検査を行う。

❷薬剤感受性試験の結果を確認する。

❸多剤耐性の場合は，院内感染防止のため接触予防策を行う。

## 治療法ワンポイント・メモ

❶セフェム系，カルバペネム系，ニューキノロン系などの感性を示す抗菌薬を使用する。

❷感染巣の除去のためのデブリードマン，手術，デバイスの抜去を行う。

## さらに知っておくと役立つこと

❶消毒薬に抵抗性の株があり，汚染したアルコール綿が原因との報告がされている。冷温などの厳しい環境でも生存が可能であるため，作りおきヘパリンロック液や輸液が原因のアウトブレイクの報告もある。これまでも，たびたび行政から，セラチアによる院内発生防止に関する通知や省令が出されている。

❷染色体上に *ampC* 遺伝子をもち，AmpC型 $\beta$ ラクタマーゼを産生する。

❸メタロ-$\beta$-ラクタマーゼの産生によるカルバペネム耐性もある。多剤耐性は多くはないが，今後世界的に増加するのではないかと懸念されている。

## 専門医へのコンサルト

❶デブリードマンやドレナージ，手術などの感染巣の除去のため，それぞれの臓器専門家にコンサルトする。

❷多剤耐性セラチア感染症では，抗菌薬の選択について，感染症専門家にコンサルトを行う。

❸無菌部位（血液や髄液）から複数患者で検出されたり，喀痰や尿からの検出頻度が急に上昇したりするなど，院内感染が疑われた場合は，感染ルートの特定や院内感染の制御のため，感染症専門家にコンサルトを行う。

# インフルエンザ

Influenza

**石田 直** 倉敷中央病院・呼吸器内科主任部長/副院長(岡山)

**頻度** よくみる

**GL** ・成人の新型インフルエンザ治療ガイドライン(第2版)(2017)
・インフルエンザ脳症ガイドライン(改訂版)(2009)

## 診断のポイント

1 季節,地域における流行。
2 家族内・集団内で発症がみられる。
3 突然の発熱,筋肉痛・関節痛。
4 全身倦怠感。

## 緊急対応の判断基準

1 呼吸不全,ショックを呈する症例では,人工呼吸管理,集中治療を考慮し,可能な施設への搬送を検討する。
2 脳症を疑う症例では,高次医療施設へ搬送する。

## 症候の診かた

1 急性に,発熱,頭痛,全身倦怠感,筋肉痛・関節痛などの全身症状が出現し,鼻汁・咳などの呼吸器症状が同時にみられるが,いわゆる「普通感冒」と比べて全身症状が強いことが特徴である。
2 咽頭のインフルエンザ濾胞が診断に有用なことがある。
3 高齢者では,非定型的な症状を呈することも多く,食思不振,倦怠感,脱力などの全身症状が前面に出ることがある。
4 小児において,けいれん,意識障害,異常行動が認められた場合には,脳症併発を考える。

## 検査所見とその読みかた

1 イムノクロマト法を用いた迅速抗原検査が簡便で有用性が高い。AまたはB型の判定,A型亜型の判定が可能であり,最近はSARS-CoV-2も同時に検査可能なキットも発売されている。
2 発症早期では,迅速抗原検査の感度が低下するので,陰性であっても,臨床症状,流行状況,曝露状況を総合して判断する。
3 入院を要する患者,重症化リスクを要する患者,発症後24時間以内で抗ウイルス薬投与が検討され

る患者では,PCR法などのインフルエンザ核酸検出検査を積極的に活用することが推奨されている。
4 高齢者では,細菌性肺炎の合併が問題となり超過死亡の原因となっている。経過中に膿性痰の喀出がみられるようなときは,積極的に細菌学的検査を行う。

## 確定診断の決め手

1 迅速抗原検査陽性。
2 気道検体でのPCR陽性。
3 流行状況や周囲の発症者,典型的な症状より,臨床診断することも可能である。

## 誤診しやすい疾患との鑑別ポイント

1 他のウイルスによる感冒症候群(ライノウイルス,アデノウイルス,コロナウイルス,RSウイルス,ヒトメタニューモウイルスなど)
  ① 疫学情報を参考とする。
  ② 普通感冒よりは全身症状が強い。
  ③ 呼吸器ウイルスを網羅的に検査できるmultiplex PCRキットも実用化されている。
2 COVID-19(⇨1268頁)
  ① 両者の流行がみられる状況下では,鑑別は重要である。
  ② 迅速診断キット,PCR法によって判定する。
  ③ インフルエンザは,より臨床症状が強いが,画像所見はCOVID-19より乏しいと報告されている。

## 確定診断がつかないとき試みること

1 迅速抗原検査の再検査:ウイルス量の少ない初期には陰性になることもあるので,24時間後を目安として行う。
2 ウイルス肺炎が疑われる場合,気管支鏡検査を行い,気管支肺胞洗浄液での迅速抗原検査やPCR検査を試みる。

## 合併症・続発症の診断

1 サイトカインストームによる重症例として,小児ではインフルエンザ脳症,成人では純インフルエンザウイルス肺炎に留意する。
2 高齢者では,二次性の細菌性肺炎のリスクが高い。

## 予後判定の基準

1 インフルエンザ合併症の危険因子として,表1にあげたグループが考えられている。

## 表1 インフルエンザ合併症のハイリスクグループ

- ・65 歳以上の高齢者
- ・5 歳未満(特に 2 歳未満)の幼児
- ・慢性呼吸器疾患(喘息や COPD)
- ・心血管疾患(高血圧単独を除く)
- ・慢性腎・肝・血液・代謝(糖尿病など)疾患
- ・神経筋疾患(運動麻痺,けいれん,嚥下障害)
- ・免疫抑制状態(HIV 感染や,薬物によるものを含む)
- ・妊婦
- ・長期療養施設の入所者
- ・著しい肥満
- ・アスピリンの長期投与を受けている者
- ・担癌患者

**2** 純ウイルス肺炎では,呼吸不全の程度が予後に関連し,人工呼吸や体外式膜型人工肺(ECMO)を要するような症例は予後不良である。

**3** 2 次性の細菌性肺炎では,敗血症の合併が予後に関連する。特に,肺炎球菌,黄色ブドウ球菌による肺炎が重要である。

**4** インフルエンザ脳症の予後不良因子として,41℃以上の最高体温,下痢,使用薬剤(ジクロフェナクNa,メフェナム酸),検査所見の異常(Hb 14 g/dL 以上,血小板 10 万/$\mu$L 未満,AST・ALT 100 U/L 以上,CK 1,000 U/L 以上,血糖 50 mg/dL 未満または150 mg/dL 以上,PT 70%未満,アンモニア 80 $\mu$g/dL 以上),血尿,蛋白尿,頭部 CT 検査での浮腫,出血,低吸収域があげられている。

### 経過観察のための検査・処置

**1** 急性期(発症後 24〜48 時間)を過ぎたのちは,続発性細菌性肺炎の合併がみられることがあるため,発熱や膿性痰の出現に留意する。

**2** 必要に応じて,胸部単純 X 線にて肺炎の有無を確認する。

### 治療法ワンポイント・メモ

**1** 抗インフルエンザ薬は,肺炎の合併を減少させ,入院の抑制・死亡率の低下を導くことが知られているが,発症後早期(48 時間以内)に投与することが有効である。

**2** わが国では,4 種類のノイラミニダーゼ阻害薬と1 種類のキャップ依存性エンドヌクレアーゼ阻害薬が使用可能であり,治療場所,重症度に応じて選択する。

**3** 二次性の細菌性肺炎に対しては,起炎菌を推定・同定して,至適抗菌薬を投与する。

**4** インフルエンザ脳症に対しては,抗ウイルス薬投与に加えて,メチルプレドニゾロンのパルス療法,$\gamma$ グロブリン大量療法が行われる。

### さらに知っておくと役立つこと

**1** COVID-19 とインフルエンザの重複感染では,重症化率が上昇することが報告されている。

**2** 冬季の代表的な呼吸器感染症であるが,近年は,地域により夏季の流行も認められている。

# COVID-19

Coronavirus Disease 2019

迎 寛　長崎大学大学院教授・呼吸器内科学分野
(第二内科)

**頻度** **よくみる**(2020 年から出現した感染症であり,現時点では)

**GL** ・新型コロナウイルス感染症 診療の手引き 第10.0 版(2023)
・新型コロナウイルス感染症 病原体検査の指針 第6 版(2022)
・COVID-19 に対する薬物治療の考え方 第15.1 版(2023)

### 診断のポイント

**1** 地域の流行状況を把握する。

**2** 流行地域への渡航歴や,家庭・学校・職場などでの本症患者との接触歴を確認する。

**3** 発熱,呼吸器症状,倦怠感などのインフルエンザ様症状を呈するが,無症状の患者も多い。

**4** 多くは軽症だが,一部で重症化する。

### 緊急対応の判断基準

**1** 2020 年 2 月に「指定感染症」となり,当初は一部の医療機関で対応していた。2021 年 2 月から「新型インフルエンザウイルス等感染症」に含まれ 2 類感染症相当となった。2023 年 5 月以降は 5 類感染症・定点報告に変更された。

**2** パルスオキシメータによる呼吸不全の有無,呼吸数,意識レベルを確認する。低酸素血症でも呼吸困難を訴えない場合がある。

**3** 重篤な呼吸不全を呈する症例では,感染対策と人工呼吸器管理が可能な施設への搬送を検討する。5 L/分までの経鼻カニューレまたは酸素マスクでSpO$_2$ 93%を維持できるかが 1 つの目安になる。

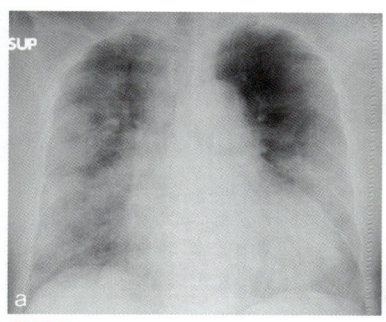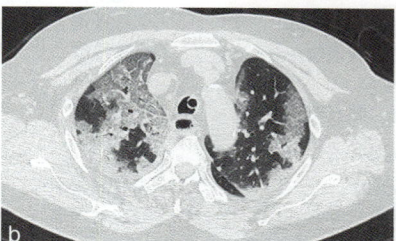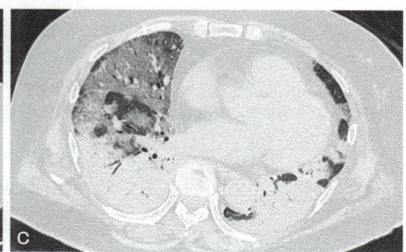

**図1** 重症 COVID-19 の胸部画像所見

## 症候の診かた

SARS コロナウイルス 2（SARS-CoV-2）による感染症であり，流行株によって感染性や重症化率が異なる。2023 年夏時点で主な流行株であるオミクロン株系統について述べる。

**1** 潜伏期間は平均約 3 日で，ほとんどは曝露から 7 日以内に発症する。無症状の患者も多い。

**2** 発熱，呼吸器症状，倦怠感などを呈するが，症状のみでインフルエンザや感冒と鑑別することは困難である。

**3** 味覚障害，嗅覚障害が多いとされていたが，オミクロン株では頻度が減少した。

**4** 罹患後症状：感染性が消失したのちに，急性期から持続する症状や，新たに出現した症状が持続することがある。倦怠感，呼吸困難，筋力低下，集中力低下，脱毛，睡眠障害など多彩な症状が報告されている。

## 検査所見とその読みかた

**1** 鼻咽頭ぬぐい液，鼻腔ぬぐい液，唾液を用いた抗原定性検査，抗原定量検査，核酸検出検査が利用できる。核酸検出検査は喀痰を用いることもできる。正しい診断のためには事前確率が重要であり，疫学情報，接触歴，症状を確認して検査を実施する。

**2** 診断の決め手となる血液検査，生化学検査はない。

**3** 画像検査：肺炎の典型例は胸膜直下に有意な多発性のすりガラス影であり，進行すると器質化像を呈する（図1）。

## 確定診断の決め手

**1** 抗原定性検査：簡便なポイントオブケア検査（POCT）である一方で，核酸検出検査と比較して感度は低い。事前確率が十分に高い場合，陽性であれ

ば COVID-19 と診断できるが，陰性の場合でも本感染症を否定できない。

**2** 抗原定量検査：感度・特異度ともに抗原定性検査より優れ，簡易な核酸検出検査と同等の感度だが，専用の測定機器が必要である。

**3** 核酸検出検査：リアルタイム RT-PCR が最も感度が高い検査であるが，実施できる施設が限られる。LAMP 法，TRC 法，TMA 法，NEAR 法といった等温核酸増幅法はリアルタイム RT-PCR より感度は劣るが，短時間で結果が判明する利点がある。

## 誤診しやすい疾患との鑑別ポイント

感冒，インフルエンザ（⇨ 1267 頁），その他のウイルス感染症（RS ウイルス，ヒトメタニューモウイルスなど）：症状や身体所見での鑑別は困難であり，疫学情報や各種抗原検査・核酸検出検査などを活用する。複数の呼吸器ウイルスを同時に検出するマルチプレックス PCR 検査も利用できる。

## 確定診断がつかないとき試みること

抗原定性検査は発症早期では感度が低く，翌日以降に再検することで感度が上昇する（JAMA Intern Med 182: 701-709, 2022）。また，感度に優れる核酸検出検査での評価が有用である。

## 合併症・続発症の診断

**1** 非感染合併症：心血管系イベント，血栓塞栓症などを合併することがある。心不全マーカー，FDP・D ダイマーなどを評価する。

**2** 細菌感染症：特に高齢者では誤嚥性肺炎をはじめとした細菌感染症の合併が多い。

**3** 真菌症：重症例でアスペルギルス症，ニューモシスチス肺炎，カンジダ血症などを続発することがある。画像，β-D-グルカン，各種抗原検査，培養検査

表1 重症度分類

| 重症度 | 酸素飽和度 | 臨床状態 |
|---|---|---|
| 軽症 | SpO$_2 \geqq$96% | 呼吸器症状なし or 咳のみで呼吸困難なし 肺炎なし |
| 中等症Ⅰ | 93%<SpO$_2$<96% | 呼吸困難，肺炎所見 |
| 中等症Ⅱ | SpO$_2 \leqq$93% | 酸素投与が必要 |
| 重症 | | ICU に入室 or 人工呼吸器が必要 |

酸素飽和度と臨床状態に差がある場合には重症度が高いほうに分類する。

**表2** 重症化リスク因子

- ・65 歳以上の高齢者
- ・悪性腫瘍
- ・慢性呼吸器疾患(COPD など)
- ・慢性腎臓病
- ・糖尿病
- ・高血圧
- ・脂質異常症
- ・心血管疾患
- ・脳血管疾患
- ・肥満(BMI 30 以上)
- ・喫煙
- ・固形臓器移植後の免疫不全
- ・妊娠後半期
- ・免疫抑制・調節薬の使用
- ・HIV 感染症(特に CD4 200/$\mu$L 未満)

などを確認する。

❹罹患後症状：多彩な症状を呈するため，内科・外科・精神科など症状に応じた診療科の受診が必要となる。

## 予後判定の基準

❶重症度判定：日本では表1の重症度分類が用いられる。

❷重症化リスク因子：主なリスク因子として表2があげられている。

❸重症化マーカー：メタ解析で①リンパ球減少，②血小板減少，③ D ダイマー上昇，④ CRP 上昇，⑤プロカルシトニン上昇，⑥クレアチンキナーゼ上昇，⑦ AST 上昇，⑧ ALT 上昇，⑨クレアチニン上昇，⑩ LDH 上昇，が人工呼吸および死亡に関連していた(BMJ Evid Based Med 26: 107-108, 2021)。また，IFN-$\lambda$3，TARC が重症化マーカーとして保険収載されている。

## 治療法ワンポイント・メモ

❶抗ウイルス薬

❶軽症，中等症Ⅰ：重症化リスクがあればニルマトレルビル/リトナビル，レムデシビル，モルヌピラビルを考慮する。エンシトレルビルは重症化リスクがない症例にも使用できる。軽症では自然軽快する症例が多いことに留意する。

❷中等症Ⅱ：レムデシビルに下記❸の免疫抑制・調整薬を併用する。

❸重症：呼吸管理が重要である。体外膜型人工肺(ECMO)の適応を判断する。

❷中和抗体：オミクロン株では効果が減弱している。

❸免疫抑制・調整薬：中等症Ⅱ以上で使用する。

❶デキサメタゾン(副腎皮質ステロイド)

❷バリシチニブ：レムデシビルと併用する。高流

量酸素必要時に考慮する。血栓塞栓症の合併に注意。

❸トシリズマブ：ステロイドと併用する。高流量酸素必要時に考慮する。

## さらに知っておくと役立つこと

COVID-19 の臨床像，治療薬，ワクチンの有効性は流行株によって変わる可能性がある。最新の疫学情報やガイドライン・診断の手引きを参照する。

# 水痘
## Varicella (Chickenpox)

森内 浩幸　長崎大学大学院教授・小児科

(頻度) **ときどきみる**

## 診断のポイント

❶ 10〜21 日前の sick contact。

❷紅斑→丘疹→水疱→膿疱→痂皮の各段階の発疹が混在する。

❸(鑑別困難な場合は)水疱病変検体の水痘・帯状疱疹ウイルス(VZV：varicella-zoster virus)抗原検出。

## 緊急対応の判断基準

免疫不全(特に細胞性免疫不全)宿主が感染した場合は，迅速に抗ウイルス療法を開始する。

## 症候の診かた

❶発熱：程度はさまざま。

❷発疹：発熱とほぼ同時に始まる。紅斑→丘疹→水疱→膿疱→痂皮と進んでいき，急性期はこれら各段階の発疹が混在する。集簇傾向がみられる。頭皮にもみられるほか，粘膜にも出現する。かゆみがある。

### 検査所見とその読みかた

**1** VZV 抗原検査：通常は疫学情報（sick contact）と発疹の特徴から診断は可能である。鑑別が困難な場合に抗原検査を行う。水疱または膿疱の内容物またはびらん・潰瘍部のぬぐい液（上皮細胞をぬぐい取る）を検体とし，イムノクロマト法を測定原理とした VZV 抗原キット（デルマクイック VZV）で検出する。

### 確定診断の決め手

**1** 発症 10～21 日前に水痘または帯状疱疹患者とのコンタクト（水痘や播種性帯状疱疹は空気感染，帯状疱疹は接触感染）がある。
**2** 特徴的な発疹がみられる。
**3**（必要に応じて）発疹病変検体からの VZV 抗原検出を実施する。

### 誤診しやすい疾患との鑑別ポイント

**1 播種性帯状疱疹**
　**❶** 水痘の既往歴がある。
　**❷** 免疫不全状態にある（免疫不全があると VZV 抗体検査の結果は判断困難）。
**2 手足口病**
　**❶** 特にコクサッキーウイルス A6 が原因ウイルスの場合は鑑別困難。
　**❷** VZV 抗原検査で鑑別する。
**3 エムポックス（サル痘）**
　**❶** 流行地域での感染動物の接触または感染者との濃厚接触（特に男性同性愛者間，その他家庭内や医療施設内）で感染する。
　**❷** 発疹出現前に発熱，頭痛，筋肉痛，リンパ節腫脹が先行することが多い。
　**❸** 発疹は陰部，直腸・肛門，口腔内，眼粘膜に出現することもある。
　**❹** 発疹部は痛みが強いことがある。
　**❺** VZV 抗原検査で鑑別する。

### 確定診断がつかないとき試みること

**1** VZV リアルタイム PCR：抗原検査の感度は高いが，検体採取量不足または検査手技が不完全な場合に偽陰性になる。また，検査に適した水疱・膿疱病変がなくなってしまった場合には感度が落ちる。この場合でも，より感度が高いリアルタイム PCR であれば VZV DNA を検出できる場合がある。
**2** コクサッキーウイルス A6 などのエンテロウイル

スやその他のウイルス性発疹症を疑う場合は，最寄りの保健所を経由して地方衛生研究所または国立感染症研究所でウイルス分離または（RT-）PCR 検査で調べる。検体は発疹部に加えて血液，咽頭ぬぐい液，便なども用いる場合がある。エムポックスウイルスが疑われる場合は，最寄りの保健所を経由して国立感染症研究所で，発疹部検体を用いた PCR 検査やウイルス分離を行い確定診断する。

### 合併症・続発症の診断

**1** 二次性細菌感染症（伝染性膿痂疹，蜂窩織炎，壊死性筋膜炎，溶連菌毒素性ショック症候群など）：通常無菌的な部位から菌を検出する。
**2** 急性小脳失調症：特徴的な検査・画像所見はない。水痘の先行感染と神経学的に小脳失調をとらえることで診断する。
**3** Reye 症候群：サリチル酸化合物服用の有無を確認する。急性脳症と肝臓の脂肪変性を呈する。
**4** 肺炎，脳炎など：免疫（特に細胞性免疫）不全宿主においてはさまざまな臓器に日和見感染症を起こすが，特に肺炎と脳炎が重要である。可能な場合は前者では気管支肺胞洗浄液（BAL），後者では脳脊髄液から VZV DNA を PCR で検出する。

### 治療法ワンポイント・メモ

**1** 13 歳以上の年長児や成人（重症化のリスク），慢性皮膚疾患（細菌の 2 次感染を起こすリスクが高い），重篤な心臓や呼吸器の合併症をもつ患者には積極的に抗ウイルス薬（アシクロビルまたはバラシクロビル）を経口投与する。
**2** 免疫不全のある患者，ステロイドや抗癌薬の投与を受けている患者，肺炎などの合併症がある患者，重症水痘の患者には必ずアシクロビル静注で治療する。

---

# 伝染性紅斑
Erythema Infectiosum

**大石 智洋**　川崎医科大学教授・臨床感染症学

**頻度** よくみる

### 診断のポイント

両頬部の紅斑と四肢のレース状皮疹（小児）。

## 症候の診かた

**1** 皮疹：両頬部のびまん性紅斑が最も特徴的。平手打ち様といわれる。その後発疹は四肢にも広がるが，それらが癒合したのち，数日で退色し，レース状になる。

**2** インフルエンザ様症状：感染初期（発疹の出る前）に，発熱や悪寒，頭痛や筋肉痛などのインフルエンザ症状をきたすことがあり，この時期にウイルス血症を起こしており，感染力が最も強い。

**3** 関節痛：成人の伝染性紅斑では皮疹よりも高率に認める。強い関節痛では歩行困難になることもあるが，関節破壊は起こさず，3週間ほどで改善する（Am Fam Physician 75: 373-376，2007）。

## 検査所見とその読みかた

**1** 抗体検査：原因となるヒトパルボウイルスB19（HPV-B19：human parvovirus B19）に対するIgM抗体やIgG抗体をEIA（enzyme immunoassays）法で測定する（保険適用は妊婦への感染が疑われた際のIgM抗体のみ）。急性期診断はIgM抗体で行われ，紅斑が出現する時期から上昇する。IgG抗体はIgM抗体出現後，生涯持続するため，感染の既往の判断に用いられる。

**2** PCR法：HPVB19-DNAの検出による（保険適用外）。紅斑出現前のウイルス血症の時期に検出される。

## 確定診断の決め手

**1** 両頬部の紅斑と四肢のレース状皮疹（小児）。

**2** HPVB19 IgM抗体の検出。

## 誤診しやすい疾患との鑑別ポイント

**1** 貧血をきたす疾患

**❶** 本症では，基礎疾患に赤血球寿命の短い先天性血液疾患（遺伝性球状赤血球症など）や後天性溶血性疾患（自己免疫性溶血液貧血など）の患者への感染により，重度の貧血発作を起こす。

**❷** しかしながら，貧血発作は発疹出現前に起こることがあるため，すでに上記の基礎疾患がある場合は，本症を強く疑い，HPVB19 IgM抗体検査を施行し，また，基礎疾患が明らかではない場合も常に鑑別疾患として本症を念頭におき，これらの検査を考慮する。

**❸** ただし，HPVB19-DNAはすでに減少傾向にあるため検査施行時の結果の解釈に注意を要する。

**2** 関節炎をきたす疾患

**❶** 成人で多く，かつ，発疹が出現しない場合もあるため，本症の既往を聴取し，特に，これまで本症の既往がない場合は，HPVB19 IgM抗体検査を施行する。

**❷** HPVB19-DNAはこちらもすでに減少傾向にあるため検査施行時の結果の解釈に注意を要する。

## 確定診断がつかないとき試みること

周囲の流行はあるが発疹が典型的でない，あるいは重度の貧血や成人の関節痛などから本症を疑う場合に適するのは，HPVB19 IgM抗体である。特にこれまで本症の既往がない場合は診断確率が高くなる。

## 合併症・続発症の診断

**1** 無形成発作（aplastic crisis）：先天性の慢性溶血性貧血患者において，HPVB19の感染により急激に重症貧血となる。初発症状は発熱・頭痛・嘔吐・全身倦怠感などの非特異的症状であるが，その後の高度の貧血により顔面蒼白や動悸，息切れなどが出現し，その折のヘモグロビン値は2〜5 g/dLまで低下していることが多い。

**2** 胎児水腫：妊婦がHPVB19に感染し，その感染が胎児に及んでしまうと，頻度は数％であるが胎児にも無形成発作が起こり，貧血により心不全を起こし，胎児水腫に至ることがある（Am J Obstet Gynecol 179: 985-988，1998）。

## 治療法ワンポイント・メモ

**1** 対症療法：ウイルス特異的な治療はなく，強い瘙痒には抗ヒスタミン薬，関節痛では非ステロイド系抗炎症薬が用いられる。

**2** 重度の貧血：赤血球輸血を考慮する。また，免疫不全患者での慢性骨髄不全には免疫グロブリンの使用が考慮される。

# メチシリン耐性黄色ブドウ球菌（MRSA）感染症

Methicillin-Resistant *Staphylococcus aureus* (MRSA) Infection

**松本 哲哉** 国際医療福祉大学主任教授・感染症学

**頻度** よくみる

**GL** MRSA 感染症の診療ガイドライン 2024

## 診断のポイント

**1 呼吸器感染症（肺炎）**

❶臨床的に肺炎と診断された場合，市中肺炎，医療・介護関連肺炎，院内肺炎の判別を明らかにすることで，MRSA の感染リスクが推定できる。

❷市中肺炎における MRSA の分離率は低いが，それ以外の肺炎では MRSA が主要な分離菌となっている。

❸通常は肺炎患者から MRSA が分離されれば，肺炎の原因菌であると推定される。ただし，MRSA は上気道に定着することもあるため，気道分泌物から MRSA が分離されるだけでは定着していた菌を検出したのみで，肺炎の原因菌の確定診断には至らない場合も多い。

❹そのため，喀痰だけでなく血液培養からも MRSA が分離されれば，肺炎の原因菌の可能性が高いと判断される。

❺さらに，気管支鏡を用いて上気道の汚染を防ぐ方法で採取された検体から一定量以上の菌数が分離された場合も，肺炎の原因菌と判定される。

**2 菌血症**

❶ MRSA による菌血症の診断は，血液培養によってなされる。

❷汚染の鑑別を行うために血液培養は 2 セットで採取し，複数のボトルから MRSA が分離された場合は，菌血症の原因菌の可能性が高いと判断する。

❸なお，MRSA による菌血症は予後が悪いため，血液培養検体からブドウ球菌が推定されるクラスターが観察されれば，細菌培養の結果が判明する前に MRSA の可能性を考慮してバンコマイシンの投与を開始しておく必要がある。

**3 感染性心内膜炎**

❶感染性心内膜炎の主要な原因菌として黄色ブドウ球菌があげられ，MRSA が原因となっている場合は予後が悪いため，的確に診断を行う必要が

ある。

❷感染性心内膜炎の診断が確定した患者においては，血液培養を積極的に実施して，原因菌の究明に努める。その一方で，血液培養で繰り返し菌が分離されるにもかかわらず，その原発巣が不明な場合は，感染性心内膜炎の可能性を考慮して心エコー検査を積極的に実施する。

**4 皮膚・軟部組織感染症**

❶皮膚・軟部組織感染症は，皮膚表面に定着していた菌が傷口などから侵入して化膿性病変を形成する場合が多い。

❷一般的に，抗菌薬に反応しない皮膚・軟部組織感染症は MRSA 感染症の可能性を考慮する必要があり，培養検査を積極的に行う。ただし，MRSA は皮膚に保菌状態の場合もあるため，病巣表面の培養で MRSA が分離されたとしても，感染症の原因菌か定着かの鑑別が必要となる。

❸褥瘡や皮膚潰瘍から MRSA が分離されても，創部に定着した細菌が増殖し創傷治癒が遅延している critical colonization の場合も多い。

❹蜂窩織炎など深部の感染症では，病変部位の生検組織片や吸引組織液を検査して MRSA を分離することが診断につながる。

**5 腹腔内感染症**

❶消化器術後の縫合不全などによる腹腔感染や，腹膜透析患者における腹膜炎では MRSA 感染のリスクがある。

❷腹腔内ドレナージ排液などから MRSA が分離された場合に，原因菌としての診断が可能となる。

❸なお，腹腔内ドレーン長期留置例では，MRSA による挿入路感染が問題となりうる。

**6 骨・関節感染症**

❶化膿性骨髄炎の場合，無菌的な手法で感染部位から採取した検体を培養し，MRSA が分離されれば診断に結び付く。

❷化膿性関節炎では関節液の培養が重要である。さらに血液培養で MRSA が分離されれば診断の重要な根拠となりうる。

**7 中枢神経系感染症**

❶ MRSA による中枢神経系感染症は頭部外傷，脳外科手術後，脳室-腹腔シャント造設後などに細菌性髄膜炎としてみられることが多い。

❷脳脊髄液あるいは膿瘍穿刺液から MRSA が分離されれば診断が確定する。

**8 尿路感染症**

❶ MRSA による尿路感染症は，尿路カテーテル

留置例や尿路系の各種基礎疾患を有する患者において，複雑性尿路感染症の原因菌としてみられることがある。しかし，特に急性単純性膀胱炎のように基礎疾患を有しない患者の尿路感染症の原因菌となることはまれである。

❷尿路感染症の症状がないにもかかわらず細菌尿を認める無症候性細菌尿は，妊婦や術前の症例以外は治療対象とはならない。

## 緊急対応の判断基準

❶血液培養が陽性となり，黄色ブドウ球菌が疑われるクラスターが観察された場合は，MRSA の可能性を考慮して早期からバンコマイシンなどの抗MRSA 薬の投与を開始する。

❷敗血症の合併が考えられる症例においては，原発巣のドレナージなど侵襲的な処置も必要になる。

## 症候の診かた

❶入院患者は各種の基礎疾患を有するために，感染症を発症するリスクが高い。MRSA 感染症は院内感染の主要な原因菌であるため，発熱やその他の症状によって入院患者に細菌感染症が疑われたら，MRSA 感染症の可能性は考慮しておかなければならない。

❷MRSA はあらゆる臓器に感染する可能性があり，感染症の種類も多彩であるため，MRSA 感染症に特有の症状はない。

❸MRSA は，最近の抗菌薬の投与歴，入院歴，手術歴などを有する患者において感染リスクが高い。

## 検査所見とその読みかた

❶通常，MRSA 感染症もほかの細菌感染症と同様に，末梢血白血球数や CRP の上昇など炎症所見を認める場合が多い。

❷各種検体のグラム染色像でブドウ状の球菌が認められれば，黄色ブドウ球菌の可能性を考慮する。さらに培養によって黄色ブドウ球菌と同定され，薬剤感受性結果で基準を満たせば MRSA と判定される。

## 確定診断の決め手

❶一般的に，通常無菌検体(血液，髄液，関節液など)から MRSA が分離されれば，MRSA による感染症と確定される。

❷血液から MRSA が分離され，肺炎など原発巣も明らかな場合は，MRSA が原因菌である可能性が高いと判断される。

## 誤診しやすい疾患との鑑別ポイント

❶喀痰や尿など常在菌による汚染が起こりやすい検体から MRSA が分離されても，それだけで原因菌かどうかの判断はできない。

❷検体中の菌量が少数であれば，汚染の可能性を考慮する。

❸血液培養でも汚染のリスクは高いため，2 セット，場合によっては 3 セットの培養で診断の確度を上げる必要がある。

## 確定診断がつかないとき試みること

❶MRSA が分離されても原因菌かどうかの判断が難しい場合，患者の重症度が高い場合は抗 MRSA薬を投与して経過をみることもやむを得ない。

❷MRSA 以外にほかの菌も同時に分離される場合は，菌量の比較やこれまで投与された抗菌薬への反応性などを含めて総合的に起炎性を判断する必要がある。

## 治療法ワンポイント・メモ

抗 MRSA 薬として国内で承認されているのはバンコマイシン，テイコプラニン，リネゾリド，ダプトマイシン，アルベカシン，テジゾリドであるが，それぞれ適応症が異なり，バンコマイシン，テイコプラニン，アルベカシンは治療薬物モニタリング(TDM：therapeutic drug monitoring)の適応となる。

## さらに知っておくと役立つこと

❶臨床で分離される MRSA は，細菌学的に院内感染型 MRSA(HA-MRSA：hospital-acquired MRSA)と市中感染型 MRSA(CA-MRSA：community-acquired MRSA)に大別される。

❷市中感染型 MRSA は Panton-Valentine ロイコシジン(PVL)などの毒素を産生し，重症感染症の原因となりやすい菌が含まれている。

## 専門医へのコンサルト

MRSA が分離されても治療の対象とすべきかどうかは，判断に迷う場合も多い。また，どの抗MRSA 薬を選択するのが適切なのかについても判断が難しい例もあるため，このような事例では専門医へのコンサルトが勧められる。

# 緑膿菌感染症（多剤耐性菌を含む）

*Pseudomonas aeruginosa* Infections
(Including Multidrug-Resistant *P. aeruginosa*)

舘田 一博　東邦大学教授・微生物・感染症学

頻度 ときどきみる

## 診断のポイント

**1** 健常人の皮膚，咽頭，尿，便などから分離されることはまれである。

**2** 緑膿菌が分離された場合には，潜在する免疫不全に注意する必要がある。

**3** 挿管されている宿主の呼吸器検体，尿路カテーテル挿入患者の尿などから本菌が分離された場合には，汚染菌か原因菌かを慎重に判断する。

**4** 本菌は，全身的・局所的易感染宿主に病原性を発揮し感染症を惹起する。

**5** 糞便や咽頭などの監視培養は，緑膿菌による内因性感染の早期察知に有用である。

**6** 抗菌薬の先行投与が緑膿菌による感染症を誘発することが多い。

**7** ムコイド型緑膿菌が分離された場合には慢性感染症の病態を考える。

## 症候の診かた

**1** 好中球減少患者においては，敗血症，肺炎，肝胆道系感染症，尿路感染症，皮膚軟部組織感染症などの原因となる。

**2** 異物挿入患者（尿路カテーテルなど）や慢性閉塞性肺疾患（COPD）患者においては，緑膿菌（特にムコイド型）が慢性感染症の原因となる。

## 検査所見とその読みかた

**1** 急性感染症の場合には，血液検査において白血球数や CRP 値など炎症反応の亢進を認める。ただし，骨髄抑制のある患者，ステロイド・生物学的製剤などを投与されている患者では炎症反応が遅れる（亢進しない）ことがあるので注意する。

**2** 血液，髄液，胸水など，無菌的な検体から緑膿菌が分離された場合には，原因菌である可能性がきわめて高い。

**3** 喀痰や尿などから緑膿菌が検出された場合には，感染症の原因菌であるのか，汚染菌（コロニゼーション）であるのかを慎重に判断しなければならない。ただし，汚染菌として存在する細菌が，宿主状態に

よっては感染菌になる可能性があることにも注意する。

**4** 緑膿菌はもともと抗菌薬に耐性化傾向が強いだけでなく，治療の経過中に新たな耐性を獲得しやすい。したがって，分離菌の薬剤感受性およびその変化には十分注意し，適切な抗菌薬の選択を行う。

**5** 感染症法上，イミペネム，アミカシン，シプロフロキサシンの 3 薬剤すべてに耐性を示す菌は，多剤耐性緑膿菌と定義されている。

## 確定診断の決め手

**1** 血液培養など本来無菌である検体から緑膿菌が検出された場合，原因菌と診断することができる。皮膚の汚染菌として緑膿菌が分離されることはまれである。

**2** 喀痰・尿などの常在菌が存在する検体から緑膿菌が分離された場合には，局所の炎症反応，菌量，白血球の存在・貪食像などを参考に病原的意義を評価する。

## 誤診しやすい疾患との鑑別ポイント

**1** 前述したように，常在菌の存在する検体から緑膿菌が分離された場合には，原因菌か汚染菌かを慎重に判断する。異物が留置されている宿主，組織の器質障害がある宿主では，本菌が汚染菌として長期間定着している可能性も考えられる。

**2** ただし，感染防御能の低下した宿主では，汚染菌として存在する緑膿菌が病原性を発揮し，急性感染症の原因となることに注意しなければならない。臨床・検査所見，グラム染色，細菌培養検査などの結果から総合的に診断する。

## 確定診断がつかないとき試みること

**1** 繰り返し細菌学的検査を実施する。特に血液培養を繰り返し行うことは重要である。

**2** 尿道カテーテルや中心静脈カテーテルに菌が付着しバイオフィルムを形成していることがある。こうした場合，可能な限りカテーテルを抜去する。血液培養とともに，抜去したカテーテル先端部の培養を行い原因菌を検索する。

## 合併症・続発症の診断

　重篤な合併症としては，播種性血管内凝固症候群（DIC）や多臓器不全が重要である。血小板数の低下，凝固線溶系異常，肝・腎機能障害に注意する。

## 予後判定の基準

感染防御能の低下した宿主では，緑膿菌感染症の経過中に急激な病態の悪化がみられることがあり，注意する必要がある。末梢循環不全，ショック，白血球数の異常高値・低下，低蛋白血症・低アルブミン血症，多臓器不全，凝固・線溶系異常などは予後不良の徴候である。

## 治療法ワンポイント・メモ

❶緑膿菌感染症を疑った場合（否定できない場合）には，早期に強力な抗菌薬療法を開始する。Empiric に抗菌薬を選択する場合には，患者あるいは施設における緑膿菌の抗菌薬感受性成績を参考に，β-ラクタム系薬（カルバペネム，ピペラシリン/タゾバクタム，第3・4世代セファロスポリン），フルオロキノロン系薬，アミノグリコシド系薬の単剤あるいは併用療法を実施する。
❷免疫不全宿主においては，最大治療量を投与することが原則であり，得られた分離菌の抗菌薬感受性結果を参考に，より適切な抗菌薬に de-escalation する。
❸手術適応のポイント：閉鎖腔における感染症の場合，ドレナージや切開排膿が必須である。また異物が感染源となっている可能性がある症例においては，異物の除去を原則とする。

## さらに知っておくと役立つこと

❶緑膿菌は病院内の湿潤環境に広く存在しており，医療器具あるいは医療従事者の手指を介して院内伝播が発生する。施設内，あるいは病棟内において同様の薬剤感受性を示す緑膿菌が複数分離された場合には，院内伝播を疑い迅速かつ適切に対応することが必要である。
❷入院患者の外耳道から緑膿菌が分離された場合には，患者が使用するシャワーなどが本菌で汚染されている可能性が高い。

# カルバペネム耐性腸内細菌目細菌（CRE）感染症

Carbapenem-Resistant *Enterobacteriaceae* Infection

大毛 宏喜 広島大学病院教授・感染症科

(頻度) あまりみない

## 診断のポイント

❶海外の医療機関での治療歴。
❷アウトブレイク発生が疑われる医療機関からの転院。

## 症候の診かた

CRE に特異的な症候はなく，一般的な腸内細菌目細菌を原因菌とする感染症と同様である。

## 検査所見とその読みかた

❶スクリーニング検査：分離菌の薬剤感受性パターンが ESBL（extended-spectrum β-lactamase）産生菌やカルバペネム耐性株であった場合に，追加検査にてカルバペネマーゼなど酵素の型を判別する。
❷メロペネムまたはイミペネムの最小発育阻止濃度（MIC：minimum inhibitory concentration）値が $2\,\mu g/mL$ 以上，かつセフメタゾールの MIC 値が $64\,\mu g/mL$ 以上の腸内細菌目細菌を CRE と定義する。
❸CRE のなかにはカルバペネマーゼ産生株である CPE（carbapenemase-producing *Enterobacteriaceae*）と非産生株が含まれる。
❹通常の便培養検査に提出しても，常在菌の分離と薬剤感受性検査は行わないため，CRE 保菌の有無は判断できないことに注意する。

## 確定診断の決め手

❶分離菌が CRE の定義を満たす。
❷カルバペネマーゼ産生株か否かを確認する。

## 院内感染対策のポイント

❶カルバペネマーゼを産生する CRE は院内感染の原因となるため，接触予防策を要する。
❷カルバペネマーゼを産生しない CRE は，標準予防策での対応でよい。

## 確定診断がつかないとき試みること

セフメタゾールの MIC 値が $64\,\mu g/mL$ 以上だが，

イミペネムの MIC が 2 $\mu$g/mL 未満の場合がある。Carba NP test や mCIM 法を用いることで，カルバペネマーゼ産生の有無を判断することができる。

## 疾病の特徴

**1** CRE 以外の腸内細菌目細菌感染症と比較して，特徴的な合併症や続発症はない。

**2** 治療薬の選択肢が限られるため，CRE 以外の腸内細菌目細菌感染症と比較して治療成績が不良である。

## 治療法ワンポイント・メモ

**1** カルバペネマーゼ非産生菌感染症：AmpC 型 $\beta$ ラクタマーゼの過剰産生による薬剤耐性が多い。第 4 世代セファロスポリン系薬が有効である。カルバペネム系薬の長期投与が耐性誘導していると考えられる場合は，休薬により感受性が回復する場合がある。

**2** カルバペネマーゼ産生菌感染症：メタロ $\beta$ ラクタマーゼの IMP 型や NDM 型のほか，海外で分離の多い KPC 型に有効な抗菌薬としてセフィデロコルがある。そのほか KPC 型には有効だがメタロ $\beta$ ラクタマーゼには無効なレレバクタム・イミペネム・シラスタチンもあり，感染症専門医に相談のうえ，治療薬の選択を行う。

## さらに知っておくと役立つこと

**1** カルバペネマーゼの遺伝子型にさまざまである。

**2** わが国では IMP 型が多いが，この遺伝子型は海外では多くない。

**3** 近年，海外から流入したと考えられる NDM 型が検出されるようになっている。

**4** 遺伝子型によって治療薬が異なる傾向にある。

## 専門医へのコンサルト

　カルバペネマーゼ産生菌感染症は，日常的に使用する抗菌薬では治療困難である。感染症専門医にコンサルトして，感染臓器への薬物動態も念頭においた薬剤選択を行う。

# 敗血症

Sepsis

八木 哲也　名古屋大学大学院教授・臨床感染統御学

**頻度** よくみる
**GL** 日本版敗血症診療ガイドライン 2020

## 診断のポイント

**1** 意識障害：Glasgow Coma Scale。

**2** 呼吸障害：$PaO_2/FiO_2$（mmHg）。

**3** 循環障害：平均血圧（mmHg）と使用カテコールアミン量（$\mu$g/kg/分）。

**4** 肝障害：血漿ビリルビン値（mg/dL）。

**5** 腎障害：血漿クレアチニン値（mg/dL）と尿量（mL/日）。

**6** 凝固系：血小板数（$\times 10^3/\mu$L）。

## 症候の診かた

**1** 感染症あるいは感染症を疑う状態において，臓器障害が進展する状態が敗血症である。

**2** 感染症または感染症が疑われる状況で，1）意識変容，2）呼吸数＞22 回/分，3）収縮期血圧 ≦ 100 mmHg の 3 項目からなる qSOFA スコアのうち 2 項目以上が存在する場合は，敗血症を疑い集中治療管理を考慮して，上記の臓器障害の指標をモニターする。

## 検査所見とその読みかた

　上記「診断のポイント」にあげた 6 つの項目は SOFA スコア（**表1**）のものである。こうした項目をモニタリングして，2 点以上の悪化がみられた場合敗血症と診断する。

## 確定診断の決め手

**1** 敗血症の確定診断には，「感染症であること」または「感染症が疑われること」とともに，「臓器障害が進行性であること」が満たされる必要がある。

**2** 後者は前記した SOFA スコアの推移でみることができる。

**3** 前者については，可能な限りの病歴聴取，身体所見の診察に加え，画像検査で感染巣の検索を行い臨床的診断にアプローチする。また，疑われる感染巣から検体採取して培養検査，血液培養検査（2 セット以上採取）を実施して，原因となっている病原微生物を同定する微生物学的診断を行うことが重要で

12

**表1** SOFA スコア

| 項目 \ スコア | 0 | 1 | 2 | 3 | 4 |
|---|---|---|---|---|---|
| 意識<br>Glasgow Coma Scale | 15 | 13〜14 | 10〜12 | 6〜9 | <6 |
| 呼吸<br>$PaO_2/FiO_2$(mmHg) | ≧400 | <400 | <300 | <200 および<br>呼吸補助 | <100 および<br>呼吸補助 |
| 循環 | 平均血圧<br>≧70 mmHg | 平均血圧<br><70 mmHg | ドパミン<5 $\mu$g/kg/<br>分あるいは<br>ドブタミンの併用 | ドパミン 5〜15 $\mu$g/<br>kg/分あるいはノルアド<br>レナリン 0.1 $\mu$g/<br>kg/分あるいはアドレ<br>ナリン 0.1 $\mu$g/kg/分 | ドパミン>15 $\mu$g/kg/<br>分あるいはノルアド<br>レナリン>0.1 $\mu$g/kg/<br>分あるいはアドレナ<br>リン>0.1 $\mu$g/kg/分 |
| 肝<br>血漿ビリルビン値<br>(mg/dL) | <1.2 | 1.2〜1.9 | 2.0〜5.9 | 6.0〜11.9 | >12.0 |
| 腎<br>血漿クレアチニン値<br>(mg/dL) | <1.2 | 1.2〜1.9 | 2.0〜3.4 | 3.5〜4.9 | >5.0 |
| 尿量(mL/日) | | | | <500 | <200 |
| 凝固<br>血小板数(×$10^3$/$\mu$L) | ≧150 | <150 | <100 | <50 | <20 |

あり，適切な治療につながることになる。

❹同時に敗血症の治療においては，適切な治療を早期に開始することが重要であり，確定診断のために治療の開始が遅れることはあってはならない。

### 誤診しやすい疾患との鑑別ポイント

❶全身性炎症反応があり，臓器障害がみられる病態は感染症が原因とは限らない。

❷感染によらない病態としては，外傷（⇨426頁），熱傷（⇨1902頁），膵炎（⇨743頁，749頁），外科手術後などがあげられる。

❸膵炎では，上腹部に急性の腹痛発作と圧痛，血液検査で膵酵素（アミラーゼやリパーゼ）の上昇，超音波やCTまたはMRIで膵臓に急性膵炎を疑う異常所見があるなどの所見がみられる。

❹侵襲の大きい外科手術後に臓器障害がみられる場合は，手術での侵襲部位を中心にていねいに感染症の関与を検査して調べていくことで鑑別する。

### 確定診断がつかないとき試みること

❶敗血症の診断で鑑別が難しいとすれば，それは血液培養検査など低侵襲な培養検査などで原因菌を突き止めることができず，感染症に罹患しているかどうかが判別困難である場合が考えられる。抗菌薬の選択や抗菌薬治療の継続の是非などに大きく関係し

てくることになる。

❷可能であれば，体腔内の膿瘍を疑う病変への穿刺や，肺病変への内視鏡検査など侵襲度の比較的高い検査も行い，確定診断を試みることが重要である。

### さらに知っておくと役立つこと

❶SOFA スコアは臓器障害の程度のモニターとしては優れているものの，採血検査を行わないと評価ができない項目が多い。集中治療室に入ってからであれば，経時的に採血してデータを追跡することも可能であるが，救急外来などで評価することは難しい。そこでシンプルな qSOFA スコアが使用されてきたが，qSOFA スコアでは敗血症患者を見落とす可能性が高く，2021 年の Surviving Sepsis Campaign のガイドライン（Intensive Care Med 47: 1181-1247, 2021）では，NEWS（National Early Warning Score）や MEWS（Modified Early Warning Score）などを使用するのがよいとされている（Am J Respir Crit Care Med 195: 906-911, 2017）。

❷表2に NEWS2 の評価項目と点数配分を示す。5点以上で敗血症を疑うとしている。NEWS2 にある評価項目は，いずれも採血検査などは必要なく，救急外来でも経時的モニタリングが可能であり，敗血症の早期診断につながると考えられる。

**表2** NEWS2 評価項目と点数配分

| 項目 \ スコア | 3点 | 2点 | 1点 | 0点 | 1点 | 2点 | 3点 |
|---|---|---|---|---|---|---|---|
| 呼吸数(回/分) | ≦8 | | 9〜11 | 12〜20 | | 21〜24 | ≧25 |
| $SpO_2$(%) | ≦91 | 92〜93 | 94〜95 | ≧96 | | | |
| 酸素投与 | | Yes | | No | | | |
| 体温(℃) | ≦35.0 | | 35.1〜36.0 | 36.1〜38.0 | 38.1〜39.0 | ≧39.1 | |
| 収縮期血圧(mmHg) | ≦90 | 91〜100 | 101〜110 | 111〜129 | | | ≧220 |
| 心拍数(回/分) | ≦40 | | 41〜50 | 51〜90 | 91〜110 | 111〜130 | ≧131 |
| 意識状態 | | | | 正常 | | | それ以外 |

# 感染性心内膜炎
## Infective Endocarditis (IE)

**光武 耕太郎** 埼玉医科大学国際医療センター教授・感染症科・感染制御科

**頻度** ときどきみる

**GL** 感染性心内膜炎の予防と治療に関するガイドライン(2017 年改訂版)

## 診断のポイント

**1** 症状は非常に多彩であり，発熱患者や炎症を伴う患者では常に鑑別にあげる。

**2** 弁膜症や心雑音の既往のない患者は少なくない。

**3** 修正 Duke 診断基準(**表 1**)が広く用いられているが，診断基準に固執せず臨床的にまず疑うことが重要である。

**4** 血液培養は(できるだけ抗菌薬投与前に)3 セット以上提出する。発熱時かどうかにこだわらないで採取する(静脈血でよい)。

**5** 黄色ブドウ球菌，腸球菌の菌血症患者の約 10%は本症が原因である。菌血症の場合，心エコー図検査が推奨される。

**6** 血管留置カテーテル関連血流感染や術後創部感染から起こる院内発症例(特にブドウ球菌)に注意する。

## 緊急対応の判断基準

　本症は菌種や年齢，基礎疾患の有無を問わず重症感染症である。基本的に，循環器専門医または感染症専門医の配置されている施設での診療が勧められる。さらに，患者の約半数は初回入院時に手術を必要とする。手術適応がある場合，もしくは判断が困難な場合は，手術可能な施設へ遅滞なく転院できるように，診断当初から以下の点に注意して対応する。

**1** 循環動態が不安定もしくは悪化する可能性が高い患者(特に心不全合併)。

**2** 心臓外科手術の適応のある患者：心不全，疣腫のサイズが ≧ 10 mm，コントロール困難な感染症(適切な抗菌薬投与下で 2〜3 日以上持続する菌血症や弁輪部膿瘍など)。

**3** 人工弁患者や心内デバイス埋込み患者に発症した場合。

**4** 原因菌が黄色ブドウ球菌〔メチシリン耐性黄色ブドウ球(MRSA)かどうかにかかわらず〕や腸球菌，グラム陰性菌，真菌である。

**5** すでに塞栓症を起こしている患者，特に中枢神経系への塞栓症。

**6** 腎障害のある患者，透析患者，免疫抑制療法下にある患者，高齢者。

## 症候の診かた

**1** 発熱は 80%以上でみられるが，微熱のみや熱がはっきりしない場合もある。

**2** 心雑音は 80%の症例で聴取され，新たに出現した弁逆流性雑音は診断的意義が高い。

**3** Osler 結節(指先の赤紫色の有痛性結節)や Janeway 病変(手掌や足底の無痛性の数 mm 大の小赤色斑，**図 1**)，眼結膜の点状出血は全体の数%程度にしかみられないが，本症に比較的特徴的である。

## 検査所見とその読みかた

**1** 心エコー図：経胸壁心エコー検査は低侵襲で簡便だが，疣腫の検出感度は 60%程度である。経食道心エコー検査は，人工弁感染例での疣腫検出が感度 90%と良好(ただし 100%ではないことに留意)である。

**2** 人工弁例では PET/CT を推奨する欧米のガイドラインもある(保険適用外)。

**表1** 修正 Duke 診断基準

**（大基準）**

**1. IE に対する血液培養陽性**

A. 2 回の血液培養で以下のいずれかが認められた場合

ⅰ）Viridans group streptococcus, *Streptococcus gallolyticus*, HACEK グループ*, *Staphylococcus aureus*

ⅱ）*Enterococcus* が検出され（市中感染），ほかに感染巣がない場合

B. 次のように定義される持続性の IE に合致する血液培養陽性

ⅰ）12 時間以上間隔をあけて採取した血液検体の培養が 2 回以上陽性

ⅱ）3 回の血液培養すべてあるいは 4 回以上の血液培養の大半が陽性（最初と最後の採血間隔が 1 時間以上）

C. 1 回の血液培養でも *Coxiella burnetii* が検出された場合，あるいは抗 phase1 IgG 抗体価 800 倍以上

**2. 心内膜が侵されている所見で A または B の場合**

A. IE の心エコー図所見で以下のいずれかの場合

ⅰ）弁あるいはその支持組織の上，または逆流ジェット通路，または人工物の上にみられる解剖学的に説明のできない振動性の心臓内腫瘤

ⅱ）膿瘍

ⅲ）人工弁の新たな部分的裂開

B. 新規の弁閉鎖不全（既存の雑音の悪化または変化のみでは十分でない）

**（小基準）**

1. 素因：素因となる心疾患または静注薬物常用
2. 発熱：38.0℃以上
3. 血管現象：主要血管塞栓，敗血症性塞栓，感染性動脈瘤，頭蓋内出血，眼結膜出血，Janeway 病変
4. 免疫学的現象：糸球体腎炎，Osler 結節，Roth 斑，リウマチ因子
5. 微生物学的所見：血液培養陽性であるが上記の大基準を満たさない場合，または IE として矛盾のない活動性炎症の血清学的証拠

＊*Haemophilus* spp., *Aggregatibacter actinomycetemcomitans*, *Cardiobacterium hominis*, *Eikenella corrodens* and *Kingella* spp.
〔Li JS, et al:Proposed modifications to the Duke criteria for the diagnosis of infective endocarditis. Clin Infect Dis 30（4）: 633–638, 2000 より〕

❸尿潜血は約半数で，RF（リウマチ因子）や ANCA（抗好中球細胞質抗体）は約 10％で陽性である（膠原病や血管炎と間違われやすい）。

❹心電図における心ブロックの出現は弁周囲への感染の進展を疑う。

## 確定診断の決め手

❶臨床的確診例は修正 Duke 診断基準の大基準 2 つ，または大基準 1 つと小基準 3 つ，または小基準 5 つに該当の場合（**表1**）。

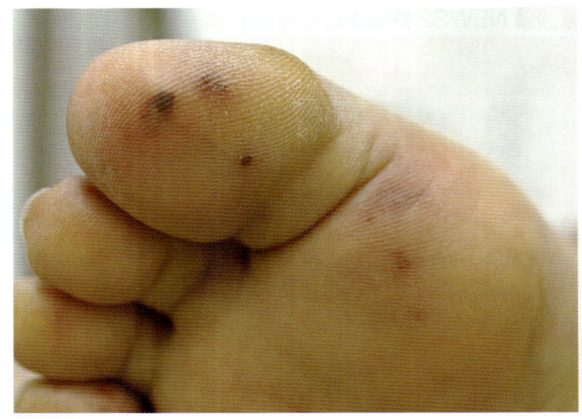

**図1** Janeway 病変

❷手術症例では手術時の肉眼的所見，手術時検体の組織学的検査，および培養や PCR 検査によって確定する。

## 誤診しやすい疾患との鑑別ポイント

❶発熱を伴う心不全（▷762 頁，764 頁）患者。

❷塞栓症による症状が主体になると，本症の診断を難しくする。

❶脳出血や脳梗塞，髄膜炎，けいれんの患者。

❷腎臓や脾臓の梗塞による腹痛。

❸化膿性脊椎炎による背部痛，腰痛。

❸適切な抗菌薬を投与しても持続するブドウ球菌血症の患者。

❹膠原病や悪性リンパ腫，血管炎，糸球体腎炎などが鑑別にあがっている患者。

❺抗菌薬投与により一時的に解熱（改善）するが，中止すると再燃する患者。

## 確定診断がつかないとき試みること

人工弁術後患者では画像診断として$^{18}$F–フルオロデオキシグルコース（$^{18}$F-FDG）PET/CT が有用（ただし保険適用外）。

## 合併症・続発症の診断

心エコー検査や CT/MR などの画像検査を行う。

❶心不全：予後に最も強く影響する因子であり，外科手術の適応である。

❷治療抵抗性感染：弁輪部膿瘍，穿孔。評価には経食道心エコー図が有用である。

❸塞栓症の検索：約半数に認められる。最も頻度の高いのは中枢神経系で，脳梗塞，脳出血・くも膜下

出血, 脳動脈瘤などがあり, 手術時期にも関連する。CT や MRI, MR angiography（MRA）が有用である。中枢神経徴候がなくてもできるだけ早期に脳 MRI を撮影する。

### 予後判定の基準

全体の院内死亡率は 10% 程度だが, 予後不良因子は心不全（特に NYHA 分類のⅢ, Ⅳ度）, 脳塞栓症, 腎不全, 高齢者, 人工弁感染, 手術適応ありだが手術非実施例, 黄色ブドウ球菌, グラム陰性菌, 真菌で, これらを複数有する場合には, 死亡率はさらに高くなる。

### 治療法ワンポイント・メモ

❶手術適応の見極めと実施タイミングが重要である。

❷血液培養が陽性であった症例は, 治療開始後 2〜3 日目にフォローアップの血液培養を行う（陰性化を確認の目的で行い, 効果判定となる）。

❸循環器専門医（内科, 外科）のみならず脳神経内科医, 感染症医や薬剤師を含めた多領域の専門家によるチーム医療が望ましい。

---

# HIV 感染症／AIDS（妊婦感染を含む）

HIV Infection /AIDS

**下野 信行** 九州大学病院教授・総合診療科/グローバル感染症センター

**頻度** ときどきみる

**GL** ・診療における HIV-1/2 感染症の診断ガイドライン 2020 版
・HIV 感染症「治療の手引き」第 27 版（2023）

### 診断のポイント

❶病期（急性期, 無症候期, AIDS 発症期）によって, 症状は異なる。

❷急性期の症状は非特異的で, 発熱, リンパ節腫脹, 咽頭炎, 皮疹などである。

❸急性期を過ぎると無症候期となり, 性感染症の発症, 体重減少, リンパ節腫脹などを契機に疑うことが重要である。

❹AIDS 指標疾患（表 1）を 1 つ以上認める場合に AIDS と診断する。

❺妊婦で HIV スクリーニング陽性例の 97〜98% は偽陽性（非感染）である。

### 緊急対応の判断基準

❶AIDS 発症期で日和見感染を発症している場合には, 感染症の診断, 治療を優先する。

❷ニューモシスチス肺炎で, $PaO_2 < 70$ Torr の低酸素血症を呈しているような場合には, ステロイドを併用する。

### 症候の診かた

HIV 感染症の進行によって, CD4 陽性 T リンパ球数が減少する。CD4 陽性 T リンパ球数とそれに関連する疾患は**表 2** のようになるが, あくまでも目安である。

❶急性 HIV 感染症：HIV 感染 2〜6 週後に, 発熱, リンパ節腫脹, 咽頭炎, 皮疹, 筋肉痛や関節痛, 頭痛, 下痢などの症状がみられる。自然軽快するため, 見逃されることが多い。

❷HIV 感染症（無症候期）

❶梅毒, 尖圭コンジローマなどの性感染症, 反復性帯状疱疹, A 型肝炎, B 型肝炎, 赤痢アメーバ症などを契機に診断につなげることも重要である。

❷慢性下痢：HIV 感染症の多くで, いずれかの時期に下痢症状をきたすことが多い。一般培養, 抗酸菌培養や直接鏡検などを行う。アメーバ, クリプトスポリジウム, サイクロスポーラなどを念頭におく。

❸AIDS 発症：AIDS 指標疾患の合併を念頭におく（**表 1**）。

❶ニューモシスチス肺炎：胸部 X 線検査, 胸部 CT 検査で, 両側びまん性のすりガラス様陰影を呈する（**図 1**）。非 HIV 患者に起こる肺炎よりも進行は緩徐で, 自覚症状も軽度な場合が多い。

❷悪性リンパ腫：AIDS 関連悪性リンパ腫は, B cell type がほとんどで, 節外性病変の頻度が高い。消化管病変, 骨髄, 中枢神経に多くみられる。

❸Kaposi 肉腫：MSM（men who have sex with men）に多いが, 皮膚をはじめとしたすべての臓器に発生しうる腫瘍である（**図 2**）。

### 検査所見とその読みかた

HIV 検査の流れは**図 3** のように行われる。

❶スクリーニング検査

❶HIV の検査を行う場合には, 患者に説明し, 同意を得る。スクリーニング検査として, HIV-1/2

**表1** AIDS 指標疾患

| A. 真菌症 | 1. カンジダ症(食道, 気管, 気管支, 肺)<br>2. クリプトコッカス症(肺以外)<br>3. コクシジオイデス症[1]<br>4. ヒストプラズマ症[1]<br>5. ニューモシスチス肺炎 |
|---|---|
| B. 原虫症 | 6. トキソプラズマ脳症(生後1か月以後)<br>7. クリプトスポリジウム症(1か月以上続く下痢を伴ったもの)<br>8. イソスポラ症(1か月以上続く下痢を伴ったもの) |
| C. 細菌感染症 | 9. 化膿性細菌感染症[2]<br>10. サルモネラ菌血症(再発を繰り返すもので, チフス菌によるものを除く)<br>11. 活動性結核(肺結核または肺外結核)[3]<br>12. 非結核性抗酸菌症[1] |
| D. ウイルス感染症 | 13. サイトメガロウイルス感染症(生後1か月以後で, 肝, 脾, リンパ節以外)<br>14. 単純ヘルペスウイルス感染症[4]<br>15. 進行性多巣性白質脳症 |
| E. 腫瘍 | 16. Kaposi 肉腫<br>17. 原発性脳リンパ腫<br>18. 非 Hodgkin リンパ腫<br>19. 浸潤性子宮頸癌[3] |
| F. その他 | 20. 反復性肺炎[5]<br>21. リンパ性間質性肺炎/肺リンパ過形成 : LIP/PLH complex(13歳未満)<br>22. HIV 脳症(認知症または亜急性脳炎)[6]<br>23. HIV 消耗性症候群(全身衰弱またはスリム病)[7] |

1)a:全身に播種したもの, b:肺, 頸部, 肺門リンパ節以外の部位に起こったもの。

2)13歳未満で, ヘモフィルス, レンサ球菌などの化膿性細菌により以下のいずれかが2年以内に, 2つ以上多発あるいは繰り返して起こったもの。
　　a:敗血症, b:肺炎, c:髄膜炎, d:骨関節炎, e:中耳・皮膚粘膜以外の部位や深在臓器の膿瘍。

3)C11活動性肺結核のうち肺結核, および E19浸潤性子宮頸癌については, HIV による免疫不全を示唆する所見がみられる場合に限る。

4)a:1か月以上持続する粘膜, 皮膚の潰瘍を呈するもの, b:生後1か月以後で気管支炎, 肺炎, 食道炎を併発するもの。

5)1年以内に2回以上の急性肺炎か臨床上または X 線写真上認められた場合に診断。

6)下記のいずれかの状態があり, 1)脳脊髄液検査, 2)脳の CT, MRI などの画像診断, 3)病理解剖のいずれかによっても, HIV 感染以外にこれを説明できる疾病や状況がない場合。
　　a:就業もしくは日常生活活動に支障をきたす認識もしくは運動障害が臨床的に認められる場合, b:子供の行動上の発達障害が数週から数か月にわたって進行。
　　これらは確定的な診断法ではないがサーベイランスの目的のためには十分である。

7)以下のすべてに該当するもの。
　　a:通常の体重の10%を超える不自然な体重減少, b:慢性の下痢(1日2回以上, 30日以上の継続)または慢性的な衰弱を伴う明らかな発熱(30日以上にわたる持続的もしくは間欠性発熱), c:HIV 感染以外にこれらの症状を説明できる病気や状況(癌, 結核, クリプトスポリジウム症やほかの特異的な腸炎など)がない。
　　これらは確定的な診断法ではないがサーベイランスの目的のためには十分である。

〔サーベイランスのための HIV 感染症/AIDS 診断基準(厚生労働省エイズ動向委員会, 2007)より〕

IgG/M と HIV-1 p24 抗原を検出する第4世代検査が用いられる。

❷感染初期には検査が陽転化しないウインドウピリオド(最短で17日間)が存在するので, 感染のリスクが高いものに関しては, 陰性でも時期をおいて再検査を行う。

**2** 確認検査

❶スクリーニング検査が陽性もしくは判定保留の場合には, 確認検査を行う。確認検査としては, HIV リコンビナント蛋白に対する HIV-1/2 IgG 抗体をイムノクロマト法および HIV-1 RNA を NAT 法(核酸増幅検査法)で確認する。

❷ HIV 感染と診断したら, HIV-RNA 量と CD4 陽性 T リンパ球数を測定して, 病態や経過を把握する。

❸治療前には, ほかの感染の合併がないかを把握しておくべきで, B 型および C 型肝炎ウイルスは全例, その他, CD4 陽性 T リンパ球数に応じてサイトメガロウイルス, トキソプラズマ, 結核などの検査を行う。

**表2** CD4 陽性 T リンパ球数と関連する疾患

| 500/μL 未満 | 帯状疱疹<br>肺結核<br>Kaposi 肉腫<br>咽頭カンジダ症 |
|---|---|
| 200/μL 未満 | ニューモシスチス肺炎<br>トキソプラズマ症<br>クリプトコッカス症<br>肺外結核 |
| 100/μL 未満 | サイトメガロウイルス感染症 |
| 50/μL 未満 | 播種性非結核性抗酸菌症<br>悪性リンパ腫 |

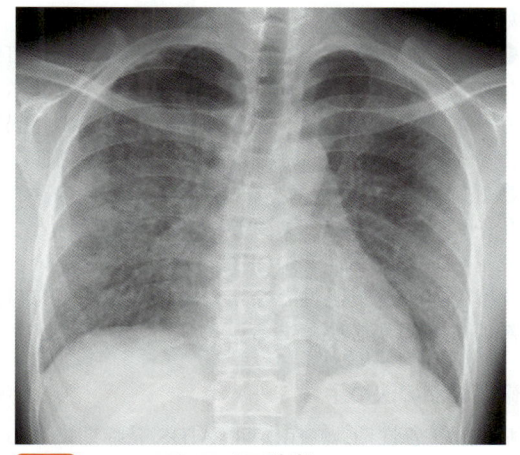

**図1** ニューモシスチス肺炎

肺門から広がる両側性のすりガラス様陰影が特徴である。

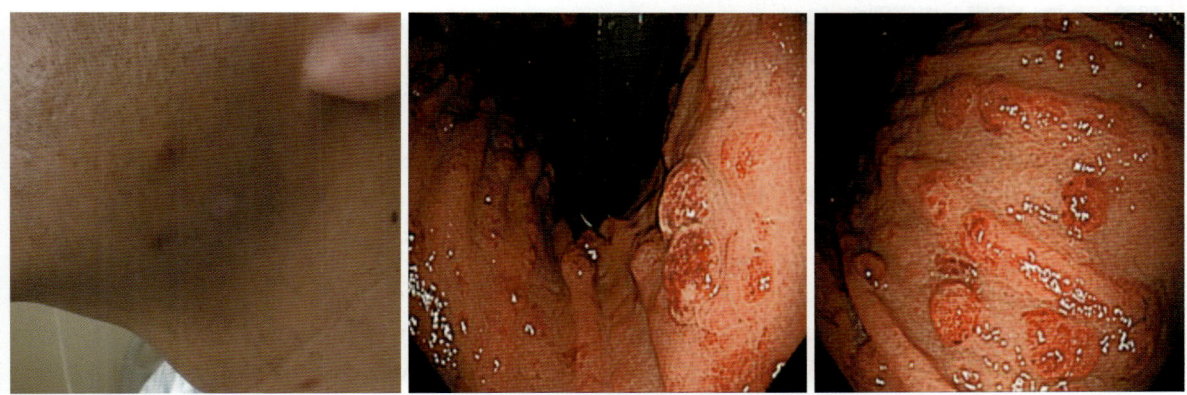

**図2** Kaposi 肉腫

皮膚および胃の Kaposi 肉腫。ヒトヘルペスウイルス(HHV)-8 が原因である。紫色, ピンク色, 赤色の皮疹として出現する。消化管にも発生しやすいが, 無症状のことが多い。組織で紡錘形細胞と血管内皮細胞の増殖を確認する。

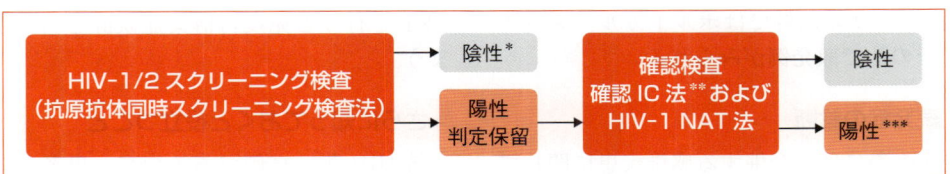

**図3** HIV 検査の流れ

\* 感染リスクがある場合には, 数週間後に再検査。
\*\* イムノクロマト(IC)法による HIV-1/2 抗体確認検査法。
\*\*\* 確認検査のうち, いずれかが陽性の場合。
HIV-1 NAT のみ陽性は, 急性感染。HIV-2 NAT は国立感染症研究所または地方衛生研究所などに相談。

❸妊婦におけるスクリーニング

❶妊婦は，母子感染を防ぐ観点から，症状の有無にかかわらず，HIV 検査が行われる。ただしスクリーニング検査では，感度は優れるものの特異度がやや低く，0.1〜1%の頻度で偽陽性が生じる。
❷妊婦のスクリーニングではこの偽陽性の存在に気をつけるべきで，スクリーニングで陽性となったものの真の陽性的中率は 2.5%にすぎない。スクリーニングで陽性となった場合の説明時には，細心の配慮が必要である。

### 確定診断の決め手

❶症候は，急性期，無症候期，AIDS 発症期によって異なり，これらの症候から HIV 感染を疑い，スクリーニング検査を行うことが最も重要である。
❷妊婦のスクリーニング検査においては，偽陽性率（陽性的中率の低さ）に注意する。

### 誤診しやすい疾患との鑑別ポイント

❶急性 HIV 感染症と類似している疾患は，EB ウイルス（EBV）および非 EBV（サイトメガロウイルスなど）感染による伝染性単核球症（⇨1241 頁），インフルエンザ（⇨1267 頁），ウイルス性肝炎（⇨692 頁），レンサ球菌感染症，梅毒（⇨537 頁，1530 頁）などである。
❷急性期にまれに血球貪食症候群（⇨1056 頁）を呈する。
❸他疾患を発症している場合〔帯状疱疹（⇨1518頁），梅毒，ウイルス性肝炎，間質性肺炎など〕に，HIV 感染を合併していることを見逃さないように注意する。

### 確定診断がつかないとき試みること

HIV-2 は，西アフリカ（ギニア，セネガル，ガンビア，マリ，コートジボワール，ガーナ，ナイジェリアなど）や西アフリカ以外ではポルトガル，スペインに多く，その他で散発例がみられる。

### 合併症・続発症の診断

❶AIDS 発症の際には，合併する感染疾患に関してもチェックする。B 型肝炎を合併していることは多いが，エンテカビルが抗 HIV 作用をもつために，単独治療となった場合に薬剤耐性をきたすおそれがあるので注意が必要である。
❷C 型肝炎を合併することも多いが，肝硬変へ進行しやすい。抗 HIV 療法（ART：Antiretroviral Ther-

apy）と併用する場合には，相互作用に留意する。
❸活動性結核の場合には，抗結核療法を優先する。早期の ART は免疫再構築症候群を起こしやすい。また抗結核薬の副作用の頻度も通常より多いので注意が必要である。

### 予後判定の基準

❶感染成立後，いったん増えたウイルス量が約 6 か月後に一定レベルに落ち着くが，この量をセットポイントと呼び，高値であれば予後不良である。ART開始後に，HIV-RNA 量の減少を確認する。減少しない場合は，コンプライアンスを確認するが，必要に応じて薬剤耐性検査を実施する。
❷AIDS 発症後の場合は，合併症の存在によって予後が左右される。

### 経過観察のための検査・処置

❶HIV-RNA 量と CD4 陽性 T リンパ球数によって経過観察していく。CD4 陽性 T リンパ球数が低い場合には，日和見感染あるいは腫瘍の合併がないかのチェックも必要である。
❷ART により，長期予後が望めるので，通常の健康管理も重要である。
❸長期合併症として，糖尿病，脂質異常症，慢性腎臓病，心血管疾患，認知症などは合併率が高い。

### 治療法ワンポイント・メモ

❶CD4 陽性 T リンパ球数にかかわらず，すべての HIV 感染者に ART を開始することが推奨される。ただし，治療を受ける意思を確認すること，さらに医療費助成制度の活用についても十分に検討する必要がある。早期の治療開始は良好な予後につながり，また 2 次感染の予防になる。
❷AIDS 発症期には，まずは日和見感染の治療を優先し，感染が落ち着いた時点で ART を行う。先にART を行うと免疫再構築症候群を引き起こしてしまう。

### さらに知っておくと役立つこと

抗 HIV 薬は高価であるので，患者の経済的負担を軽減するために，社会保障制度を積極的に活用する。高額療養費制度，身体障害者手帳，自立支援医療制度，重度心身障害者医療費助成制度などを利用する。

## 専門医へのコンサルト

**1** HIV 感染と診断した場合には，各地域に設置してある HIV 診療拠点病院に相談，紹介する。
**2** HIV 感染が判明すると不安や疑問などが生じる。そのような場合には，不安や疑問を和らげるためにカウンセリングを行うことも重要である。HIV 診療拠点病院では，カウンセラーによる相談を受けることによって心理面のサポートを行う体制も整っている。

# 深在性真菌症
## Deep-seated Mycosis

**掛屋 弘** 大阪公立大学大学院教授・臨床感染制御学

（頻度）**ときどきみる**（一般細菌感染症に比較して，深在性真菌症はまれである。そのなかで，カンジダ血症は最も頻度が高く，菌血症の原因微生物の 3～5 位とされる）

## 診断のポイント

深在性真菌症には，侵襲性カンジダ症，肺アスペルギルス症，ムーコル症，クリプトコックス症，輸入真菌症などが含まれるが，本項ではその代表である侵襲性カンジダ症を中心に記す。ほかは「肺真菌症」（⇨884 頁）を参考のこと。
**1** 侵襲性カンジダ症はカンジダ属による侵襲性真菌感染症である。
**2** カンジダ属はヒトの常在菌で，一般にその病原性は低いが，宿主によっては生命にかかわる感染症を引き起こす。
**3** 原因真菌として *Candida albicans* や *C. glabrata*, *C. parapsilosis*, *C. tropicalis*, *C. krusei* などがあげられる。*C. albicans* が最も多いが，近年 *C. parapsilosis* や *C. glabrata* の増加傾向がみられる（Med Mycol J 59: E19-E22, 2018）。
**4** 血行性に全身播種して，カンジダ眼内炎や肝脾膿瘍，心内膜炎，血行播種性肺カンジダ症，骨髄炎などを発生する。
**5** 発症には宿主因子や医原的要因が関与する。長期間の好中球減少状態や免疫抑制薬，ステロイドによる免疫抑制状態，重症熱傷や抗癌化学療法による腸管粘膜バリア障害，長期の抗菌薬投与による菌交代現象，中心静脈カテーテル留置，人工弁などがあげ

られる。
**6** 血液や髄液，局所病変の無菌材料からのカンジダ属の培養陽性もしくは病理組織検査で診断される。
**7** カンジダ血症と診断されれば，眼病変の有無を必ずチェックする。

## 緊急対応の判断基準

**1** カンジダ血症に血圧低下などの敗血症ショックを伴うこともあり，全身管理が求められる。
**2** 敗血症例では抗真菌薬の経験的治療も有効とされる。

## 症候の診かた

**1** 発熱：基礎疾患やリスク因子を有する場合で，広域抗菌薬不応の発熱がある場合には本症を念頭におく。
**2** 視力低下，霧視

**❶** カンジダ血症では血行性に播種して真菌性眼病変を生じる。一方，視覚症状を訴えるのは黄斑病変例の 46.2%，硝子体浸潤例の 67.7% にとどまる（PLoS One 14: e0216956, 2019）。そのため眼症状の有無にかかわらず，ルーチンの眼科的検査が必要である。
**❷** また，好中球減少患者では，明らかな眼内炎徴候を認めないことがあるため，好中球が回復してからの再検査も必要である。

## 検査所見とその読みかた

**1** 血液培養

**❶** カンジダ属が血液培養で検出された場合は症状が乏しくてもコンタミネーションとは判断せず，治療対象とする。
**❷** 抗真菌薬投与前に少なくとも 2 セットの血液培養検体を採取する。
**❸** 中心静脈カテーテル留置例では，カテーテルと末梢から採血し，カテーテルを抜去する際にはカテーテル先端の培養も行う。
**2** $\beta$-D-グルカン

**❶** 侵襲性カンジダ症の補助的診断法として有用であるが，$\beta$-D-グルカンはほかの真菌の細胞壁にも存在するため，本症に特異的検査ではない。
**❷** 多くの偽陽性要因（アルブミン製剤，イムノグロブリン製剤などの血液製剤，環境中の $\beta$ グルカンの汚染など）が知られているため，結果の評価を慎重に行う（侵襲性カンジダ症の診断・治療ガイドライン 2013）。

## 確定診断の決め手

血液や髄液，新生児の尿などの無菌材料や経皮的肝生検の検体などから検出されるときに感染症と判断される。

## 誤診しやすい疾患との鑑別ポイント

カンジダ属は口腔内や皮膚，消化管などの常在菌であるため，喀痰や便などの検体から検出されただけでは感染症と診断することはできない。

## 確定診断がつかないとき試みること

❶宿主の状態がよくない場合には，肝生検などの侵襲的な検査が実施できないことも多い。そのため，疑う場合には血液培養の再検査を行う。

❷基礎疾患を有する患者で，喀痰や便からの複数箇所のコロナイゼーションが確認され，β-D-グルカン高値が確認される場合には，抗真菌薬の経験的投与が検討される。

❸その他，血液悪性疾患などの免疫抑制患者の広域抗菌薬不応例では本症を疑い，経験的に抗真菌薬が投与される場合もある。

## 合併症・続発症の診断

わが国の多施設共同研究では，カンジダ血症のうち眼科的精査を行った 781 例中 19.5%（152/781 例）にカンジダ性眼病変が認められた。その中で硝子体浸潤を伴うものは 21.2%（32/151 例），進行性病変は全体で 43.0% と高率に認められた（PLoS One 14: e0216956, 2019）。

## 予後判定の基準

透析，血圧低下，人工呼吸器管理，心停止，意識レベル低下を用いた Modified Pitt bacteremia score が，侵襲性カンジダ症の予後予測因子として報告されている（Mycoses 64: 1498-1507, 2021）。

## 経過観察のための検査・処置

❶診断後には，中心静脈カテーテルをすみやかに抜去する。

❷眼病変の有無確認のため眼科へ紹介する。

❸初期抗真菌薬の有効性評価のために血液培養を再検査する。

❹必要時に胸部 CT や心エコーなどの画像診断を追加して，播種病変の有無を確認する。

**表1 カンジダ血症のマネジメントバンドル**

| 実施時期 | バンドル項目 |
|---|---|
| 治療開始時の実施項目 | ①診断後 24 時間以内に中心静脈カテーテル抜去 |
| | ②適切な抗真菌薬の初期選択 |
| | ③適切な抗真菌薬の投与量 |
| 治療開始後の実施項目 | ④眼科的精査 |
| | ⑤血液培養陰性化確認 |
| | ⑥治療開始 3～5 日目における評価と治療変更検討 |
| | ⑦適切な第 2 選択薬の選択 |
| | ⑧血液培養陰性化かつ症状改善から最低 2 週間治療 |
| | ⑨経口薬への step down |

色文字のバンドル項目は key 項目を示している。
〔Takesue Y, et al: Management bundles for candidaemia: the impact of compliance on clinical outcomes. J Antimicrob Chemother 70 (2): 587-593, 2015 より〕

## 治療法ワンポイント・メモ

カンジダ血症の治療に関する重要な遵守項目である「ACTIONs BUNDLE」（表1）の実践は予後改善に寄与することが知られている。

## さらに知っておくと役立つこと

❶分離されたカンジダ属の抗真菌薬感受性を確認して，抗真菌薬に応じて抗真菌薬を使い分ける。

❷一般に *C. albicans* は多くの抗真菌薬に感受性を保つが，*C. glabrata* の一部はアゾール系薬に耐性，*C. parapsilosis* はキャンディン系薬に低感受性である。

❸初期治療にはキャンディン系薬が推奨されるが，本薬は硝子体への移行が十分ではないため，眼病変を伴う場合にはアムホテリシン B リポソーム製剤（± 5-FC），もしくはアゾール系薬に変更する。

❹海外では複数の抗真菌薬に耐性の *C. auris* が注目されている。多剤耐性 *C. auris* が検出される場合には，個室隔離や接触感染対策などの感染対策を徹底する。

## 専門医へのコンサルト

❶眼症状を伴わない場合でもルーチンの眼科受診が推奨される。

❷抗真菌薬開始後の血液培養再検査にて培養陽性が持続する場合には，感染症専門医へコンサルトする。

# 13 寄生動物疾患

責任編集：濱野 真二郎

# ● 寄生動物疾患　最近の動向

**濱野真二郎** 長崎大学教授・熱帯医学研究所・寄生虫学

　多細胞の寄生虫（蠕虫）は線虫，吸虫，条虫（サナダムシ）に大別され，その多くは経口的や経皮的，もしくは節足動物媒介性にヒトに感染する。ヒトが感染した際の症状は，成虫の寄生部位もしくは幼虫の存在様式（幼虫移行症，包虫や囊虫の形成など）と密接に関連する。診断には寄生虫の生活環や疫学情報などを十分に理解して適切な問診と検査を実施することが鍵となる。ヒトを終宿主とする寄生虫が感染した場合，幼虫はヒト体内で成虫となる。通常，腸管内や組織内に寄生する成虫を検出することはなく，確定診断は同成虫が産出する虫卵を便や尿・喀痰の中に検出したり，ミクロフィラリアなどの幼虫を血液中などに検出することによる。サナダムシの成虫寄生では，しばしば虫体の一部（片節の連なり）が便中に排出・検出される。一方，ヒトを終宿主としない寄生虫に感染した場合，感染幼虫はヒト体内で成虫になれず，虫卵や幼虫が産出・検出されることもない。そのような寄生虫疾患の診断には国内で運用されている抗体スクリーニング検査が有用である。

　経口感染する寄生虫疾患として，海棲哺乳類を終宿主とするアニサキスの感染事例が急増し，2018年以降，食中毒の発生件数の約5割を占めている。サバやイカなどの魚介類（待機宿主）を食したのちに急性腹症として発症することが特徴で，内視鏡による胃内幼虫の検出によって確定診断となる。2022年には横浜など各地で皮膚爬行症などの皮疹症例が計300例以上報告された。青森県産のシラウオ（中間宿主）の生食が原因で，イタチなどを終宿主とする日本顎口虫による幼虫移行症（疑い）と考えられた。今回の日本顎口虫症では抗体検査の感度が低く，皮下移行幼虫（体長2 mm）を検出できた症例でも，末梢血好酸球増多に乏しく抗体陰性の症例も多く，確定診断には困難を伴った。アユなど淡水魚の生食による横川吸虫症\*，イノシシ肉を介した肺吸虫症も依然として発生が多く，エゾシカなど野生動物の肝臓（レバー）を介した肝蛭症\*やクマ肉を介した旋毛虫症\*も報告されている（\*人獣共通感染症でもある）。旋毛虫症の場合，クマ肉内の被囊幼虫がヒト腸管内で成虫へ発育し，産出された幼虫が全身の骨格筋に侵入・寄生し筋肉痛などを引き起こす。2016年には水戸市で野生のクマ肉を食した15人が集団感染，2019年には札幌市でクマ肉のローストを食した6人が集団感染し，発疹や発熱などの症状を呈した。旋毛虫症のように糞便内に虫卵が検出されない場合はもちろん，肺吸虫症など糞便内に虫卵を検出可能な寄生虫感染においても，抗体スクリーニング検査は有用である。

　これまで北海道に限局して伝播していたエキノコックス（多包条虫）も人獣共通感染症の1つである。2014年に愛知県知多半島の野犬から検出され，その後2018年にも同地区を中心に3頭の感染野犬が見つかり，多包条虫が本州にも定着したと結論されている。

　世界を見渡すと，アフリカを中心に2億5000万人以上が住血吸虫症に経皮感染後，慢性的に罹患している。マンソン住血吸虫症では成虫が分泌する循環陰極糖鎖抗原を尿中に検出する迅速診断テスト（RDT）が入手可能であり，高感度に現行感染を検出可能である。2020年の世界のマラリア患者数は2億4100万人であり，最も発生数が多い輸入寄生虫症でもある。近年は末梢血中にマラリア抗原を検出するRDTやマラリア特異的遺伝子配列を検出するPCR診断が頻用されている。

# アニサキス症
Anisakiasis

**小坂 聡太郎** 大分大学診療講師・感染予防医学・消化器内科学

（頻度）**ときどきみる**

## 診断のポイント

❶魚介類を生食し，数時間後に突然の悪心，嘔吐，強い心窩部痛。
❷アジ，サバなどの青魚やイカの生食歴。
❸腸アニサキス症では腸閉塞症状。
❹消化管内視鏡で直接虫体を確認する。

## 症候の診かた

❶腹痛
　❶魚介類を生食した数時間後に強い心窩部痛が認められ，悪心・嘔吐を伴うことが多い。
　❷最も重要な診断のポイントは，詳細な食歴の問診である。
　❸心窩部痛を訴える患者を診察する際には，本症を念頭において，1週間前から発症までの生鮮魚介類生食歴を確認することが必須である。
　❹発熱や下痢が認められない点で，一般的な食中毒と鑑別することができる。
　❺軽症の場合は，上腹部不快感程度，あるいは無症状で健診の際に偶然診断される場合もある。
　❻アニサキスは胃壁のみならず，腸壁にも刺入することがあり（腸アニサキス症），この場合は腸閉塞に類似した症状（腹痛，嘔吐，排便停止）を起こす。
❷アレルギー症状：以前，アニサキス幼虫に感作されたことがある症例では，発熱，皮疹，呼吸困難，血圧低下といったアナフィラキシー症状を起こす場合がある（アニサキスアレルギー）。

## 検査所見とその読みかた

❶スクリーニング検査：血液検査では白血球増加が認められることが多いが，好酸球増加は約30％にみられる程度である。
❷アレルギー検査：RAST法によるアニサキス特異的免疫グロブリンE（IgE）抗体の測定は，アニサキスアレルギーの診断に有用だが，検査結果が判明するまでに時間を要するためスクリーニングとしては実用的でない。

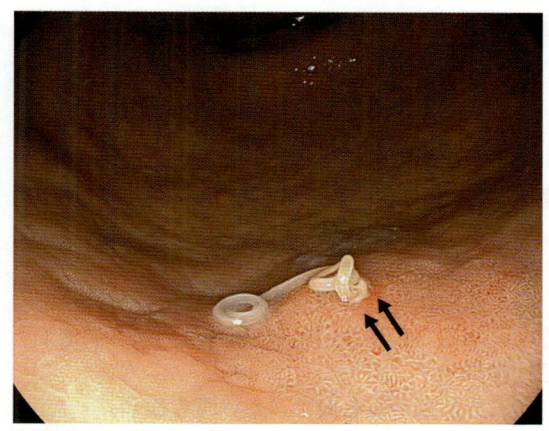

**図1** 80歳台，女性
胃前庭部大弯にアニサキスが刺入し，刺入部周囲には限局する発赤と浮腫を認めた（➡）。

❸画像検査
　❶胃アニサキス症では，腹部超音波検査で胃壁の肥厚がみられる場合がある。
　❷腸アニサキス症では腸閉塞症状をきたすため，腹部X線検査または腹部CT検査でニボーや腸管拡張，腹水をみる。
　❸まれに腸重積を生じるため注意が必要である。
❹上部消化管内視鏡検査
　❶魚介類の生食歴が確認されたら，すみやかに上部消化管内視鏡検査を行い，虫体の確認を行うことが望ましい。
　❷白色の虫体の頭部が胃壁に刺入し，とぐろを巻いたように視認される（図1）。
　❸虫体の刺入所見以外に粘膜面の異常は認めないことが多いが，刺入粘膜の発赤，浮腫，小びらん，微小出血などを呈することがあり，虫体検索の手がかりとなる。
　❹まれに粘膜下腫瘍様隆起を形成することもあるが，1〜2週間で隆起は消失する（vanishing tumor）。

## 確定診断の決め手

❶魚介類生食後の突然の心窩部痛。
❷消化管内視鏡検査による虫体の同定・摘出。

## 誤診しやすい疾患との鑑別ポイント

　急性の心窩部痛を起こす疾患との鑑別が必要である。

13

**❶急性虫垂炎**(⇨669頁)
　**❶**心窩部から始まり，右下腹部へと移動する腹痛，発熱，悪心，嘔吐。
　**❷**McBurney点に圧痛。
　**❸**腹部画像検査で虫垂の腫大。
**❷胃十二指腸潰瘍**(⇨649頁)
　**❶**食欲不振や黒色便，吐血を伴う。
　**❷**血液検査で貧血やBUN/Cr比の上昇。
　**❸**上部消化管内視鏡検査で診断。
**❸胆道結石症**(⇨736頁)，**急性胆道炎**(⇨738頁)，急性膵炎
　**❶**右季肋部から心窩部にかけての腹痛。
　**❷**血液検査で肝胆道系酵素上昇。
　**❸**腹部画像検査で胆石，胆嚢の腫大・壁肥厚。

## 確定診断がつかないとき試みること

**❶**アニサキス症が疑われるが緊急で内視鏡検査を実施できない場合には，鎮痛薬や抗アレルギー薬の内服を行い，検査まで待機する。
**❷**ただし，確定診断がついておらず，ほかの急性腹症との鑑別が困難な場合や，バイタルサインに異常がみられる際には，鎮痛を行ったうえで専門医への紹介を考慮する。

## 合併症・続発症の診断

**❶**腸閉塞
　**❶**腸アニサキス症に続発する。
　**❷**腹部超音波検査や腹部CTで腸管拡張，液体貯留をみる。
**❷**腸重積
　**❶**腸アニサキスにまれに合併。腹部CTで腸管の同心円状層構造(target sign)が認められる。
　**❷**手術歴がない腸閉塞・腸重積では，腸アニサキス症も考慮して魚介類生食歴を確認することが，診断の一助になる。

## 予後判定の基準

　虫体を内視鏡で完全に摘出できれば，すみやかに腹痛は改善し，後遺症を残さず予後は良好である。

## 経過観察のための検査・処置

　虫体を内視鏡で摘出し得た症例では，特に処置後の経過観察は不要である。

## 治療法ワンポイント・メモ

**❶**胃アニサキス症の確実な治療は，胃粘膜に刺入している虫体を内視鏡下で鉗子を用いて摘出することである。複数感染している場合もあるため，一隻摘出後もほかに感染していないか胃内を詳細に観察することが重要である。
**❷**腸アニサキス症では，腸閉塞に準じた保存的加療(絶食，補液など)を行うが，壊死や穿孔が否定できない場合は外科治療を考慮する。
**❸**アニサキスアレルギーでは，虫体の摘出と同時に，アナフィラキシーに準じた治療(抗ヒスタミン薬，ステロイド，アドレナリン)を行う。

## さらに知っておくと役立つこと

**❶**アニサキスは60℃以上の高温で数秒，または－20℃の冷凍にて24時間ほどで死滅する。
**❷**また，アニサキスは人体内では増殖できず死滅するため，摘出できなくても1週間もすれば自然に寛解する。

## 専門医へのコンサルト

**❶**食歴などの問診から本症が疑われる場合，上部消化管内視鏡の必要性があるため，消化器科専門医へのコンサルトが必要である。
**❷**また，本症を含め急性腹症の鑑別に迷う場合も消化器科へのコンサルトを考慮する。

# 腸管線虫症

Intestinal Nematode Infections

前川 洋一　岐阜大学教授・寄生虫学・感染学

頻度 **情報なし**
　わが国で多く診断される腸管寄生の線虫は，アニサキス・テラノバ幼虫(⇨1289頁)や時に重症例がみられる糞線虫(⇨1292頁)であるが，これら以外に回虫，鉤虫，鞭虫，東洋毛様線虫，蟯虫，フィリピン毛細虫などの寄生虫症に遭遇することがある。アニサキス・テラノバ幼虫以外は成虫の慢性感染である。

## 診断のポイント

**❶**激しい下痢を認めるフィリピン毛細虫症を除いて，多くの症例は無症状，あるいは腹痛，下痢などの特徴的所見に乏しい消化器症状を呈する。
**❷**内視鏡検査や消化管造影検査などで偶発的に虫体が見いだされることがある。

**❸** 開発途上国からの移住者，来訪者，帰国者では本症を積極的に考慮する。

**❹** 知的障害者施設，高齢者施設の入所者間で集団発生することがある。

**❺** 好酸球増多を認めた場合には，本症を鑑別診断に加える。

### 緊急対応の判断基準

　回虫症では，総胆管への迷入による急性閉塞性黄疸を引き起こす。また，小児の場合には，腸管の閉塞や穿孔の可能性がある。

### 症候の診かた

　症候だけから寄生虫症を診断することはできないので，出身国・地域，住環境，食事内容などから総合的に判断し，寄生虫症を念頭において便検査を実施することが重要である。

**❶** 消化器系不定愁訴(悪心，軟便・下痢，腹痛，腹部膨満感など)を認めるが，少数寄生では無症状である。

**❷** 虫体を吐出したり，排便時に虫体を排出したりすることがある。

**❸** 多数寄生の鉤虫症・鞭虫症では，鉄欠乏性貧血，異味症などを認めることがある。

**❹** 鉤虫症では感染初期に点状皮膚炎を認めることがある。

**❺** 鉤虫症や回虫症では好酸球性肺浸潤症候群(PIE症候群)やLöffler症候群を呈することがある。

**❻** 蟯虫症では肛門周囲の瘙痒感，びらんなどを認める。

### 検査所見とその読みかた

　便検査，便培養法で虫卵もしくは幼虫を検出する。検査感度を上げるため2〜3回実施することを推奨する。

**❶** 直接塗抹法：最も簡単ですぐに実施できる便寄生虫検査である。少量の便(3〜5 mg)から検出する。寄生虫感染が原因の下痢の場合には十分検出できる。

**❷** 集卵法(ホルマリン・エーテル法)：1 g程度の便中の虫卵を濃縮することで検出感度を高められる。また，ホルマリンで微生物などを不活化するため安全性も高い。

**❸** 便培養法：鉤虫と東洋毛様線虫，糞線虫の検出のために用いられる。便中で孵化した幼虫を検出する。

**❹** 肛囲検査法(セロファンテープ法)：蟯虫が肛門周囲に産卵した虫卵を検出する。起床後すぐに実施し，連日2回の検査を1検査とする。

### 確定診断の決め手

**❶** 便検査により虫卵を証明する。また，その形態的特徴から寄生虫種の同定を行い，確定診断とする。

**❷** 便培養法にて検出される幼虫の形態的特徴から寄生虫種の同定・診断を行う。

**❸** 内視鏡検査で虫体を認めた場合は摘出し，寄生虫種を同定・診断する。虫体は同検査で偶然発見されることがほとんどであるため，腸管線虫症の診断には通常用いられない。

### 誤診しやすい疾患との鑑別ポイント

**❶** 腹痛や下痢を呈するウイルス性胃腸炎や細菌性食中毒(⇨1226頁)との鑑別が必要である。

**❷** 重症の鞭虫症ではアメーバ赤痢(⇨1309頁)や急性虫垂炎(⇨669頁)との鑑別を要する。

**❸** 本症による下痢は長期間持続する。

### 確定診断がつかないとき試みること

　雄虫の単独感染や未成熟虫体の感染，また旋毛虫症(後述)の場合には，便検査にて虫卵の検出ができない。抗体の検出などの血清学的検査を試みる。

### 合併症・続発症の診断

**❶** 蟯虫症の場合は，家族や同居人についても検査を行う。

**❷** フィリピン毛細虫症では，自家感染により便中に虫卵と幼虫の両方が排出される。

**❸** 腸管線虫症は再感染の可能性があるため，生活習慣などを改善して予防策を講じる。

### 予後判定の基準

**❶** 腸管線虫症の予後は良好で，適切に治療されればすみやかに治癒する。

**❷** フィリピン毛細虫に感染したヒトが免疫不全状態になると，死に至ることもある。

### 経過観察のための検査・処置

　治療後3〜4週間後に再検査を行い，完全に駆虫できたことを確認する。

### 治療法ワンポイント・メモ

**❶** 蟯虫症ではピランテルパモ酸塩による治療に抵抗

性を示す場合があるので，そのときには直ちにメベンダゾールに切り替える。

❷ピランテルパモ酸塩もメベンダゾールも腸管から体内へはほとんど移行しないため，腸管外の寄生線虫に対しては無効である。

## ■さらに知っておくと役立つこと

❶旋毛虫症は，成虫が一過性に腸管寄生する人獣共通線虫症である。調理が不十分なクマなど野生動物の肉の喫食により感染する。

❷ヒトでも獣でも，被囊幼虫を含む肉の喫食後に成長した成虫が腸管に2～4週間程度，一過性に感染し，その間幼虫を宿主腸管壁内に産下する。

❸幼虫は同一宿主の筋肉に長期間寄生する。

❹成虫の腸寄生時期に，下痢などの消化器症状を呈する。喫食後2～6週に発熱，皮疹，筋肉痛，眼瞼浮腫などの症状や末梢血好酸球増多を呈する。

❺診断には筋生検による幼虫の確認や免疫学的検査を行う。

❻治療にはメベンダゾールが用いられ成虫には有効であるが，筋肉内に寄生している幼虫にはほとんど効かない。

## ■専門医へのコンサルト

食事内容などから旋毛虫症が疑われる場合には，免疫学的検査を専門家にコンサルトする。

# 糞線虫症
Strongyloidiasis

**長安 英治** 宮崎大学准教授・寄生虫学

（頻度）**あまりみない**（流行地域以外では）

## ■診断のポイント

❶沖縄・奄美を含む南西諸島出身の高齢者，もしくは東南アジア，南アジア，アフリカ，中南米など本症流行地域の出身者・長期滞在者。

❷HTLV-1ウイルスキャリア，免疫抑制薬や抗癌剤の使用者，大酒家。

❸慢性の消化器症状，皮膚症状，不明熱，体重減少，あるいは腸内細菌群による菌血症，肺炎，髄膜炎。

## ■症候の診かた

日和見感染症としての側面をもつ。無症候感染者が多く，症状はあっても軽微な場合が多い。一方，宿主免疫能低下が引き金となり，感染虫体数の異常な増加（過剰感染）が引き起こされる。さらに悪化すると，多数の虫体が全身臓器へ血行的に散布され，播種性糞線虫症とよばれる重篤な状態となる。過剰感染や播種性糞線虫症においては，糞線虫幼虫の体内移行に伴い腸内細菌群が全身に持ち込まれ，肺炎，敗血症，化膿性髄膜炎などを併発し，死亡に至るケースがある。

❶腹部症状：感染虫体数が多くなると下痢，軟便，腹痛，腹鳴，悪心，嘔吐などの消化器症状を呈する。過剰感染の状態になると麻痺性イレウス，吸収不良症候群，蛋白漏出性腸症，消化管出血などの合併がみられるようになる。

❷皮膚症状：幼虫が経皮的に侵入した部位に発赤や瘙痒感を呈することがある。また，慢性感染時に自家感染によって生じた幼虫が皮膚を移行する際に，larva currensとよばれる皮膚爬行疹が出現することがある。皮疹は線状あるいは蛇行性で強い瘙痒感を伴う。播種性糞線虫症においては，点状出血が体幹や四肢に出現することがある。

❸呼吸器症状：自家感染時に肺を通過する幼虫の数が多くなると，咳嗽，喘鳴，血痰などの症状が出現する。呼吸器症状の出現や喀痰からの幼虫の検出は自家感染の増強を示唆し，重症化の徴候として注意が必要である。

## ■検査所見とその読みかた

❶血液・生化学検査：末梢血IgEおよび好酸球高値は糞線虫症診断の手がかりになるが，過剰感染時にはこれらの値は上昇しないことが多いため，注意が必要である。重症例では血清総蛋白質量の低下がみられ，蛋白漏出や低栄養状態によると考えられる。

❷消化管造影検査・内視鏡検査：症状が進んだ場合，上部消化管造影検査で十二指腸や空腸の拡張像，狭窄像などの所見がとらえられる（図1，2）。また上部消化管内視鏡検査の所見としては十二指腸の粘膜浮腫，白色絨毛，発赤，びらんなどがあげられる（図3）。ただし，無症状あるいは軽症の患者ではこうした異常所見を認めることはまれである。下部消化管内視鏡検査では特に深部大腸に，多発性の淡黄白色隆起が，無症状あるいは軽症の糞線虫症患者に比較的高頻度に認められるとの報告がある。

❸寄生虫検査（便，その他臨床検体）：本症の確定診断は，便などの検体中に糞線虫虫体を証明することによりなされる。便中に排出される虫体数が多い場

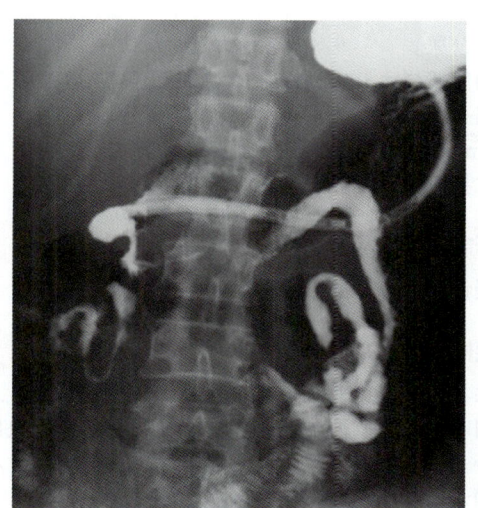

**図1 十二指腸造影検査**
管腔の狭小化と浮腫を認める。

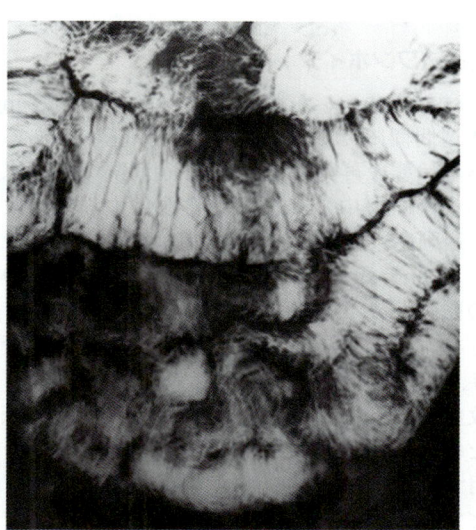

**図2 小腸造影検査**
空腸の著明な拡張を認める。

合は直接塗抹法で検出されるが，少数寄生の場合は検出できないことが多い。そのため，便検査には感度に優れる寒天平板培養法を併用することが推奨される。過剰感染の場合は，胃液，十二指腸液，喀痰，気管支洗浄液などからも虫体が見いだされることがある。

### 確定診断の決め手

1 便や喀痰などの検体中に本虫の存在が確認される。
2 消化管内視鏡検査実施時に採取した生検標本の病理組織検査で，本虫の虫体や虫卵が確認される。

### 誤診しやすい疾患との鑑別ポイント

1 炎症性腸疾患：慢性の消化器症状と，消化管内視鏡検査などの所見により潰瘍性大腸炎（⇨676頁）やCrohn病（⇨671頁）と誤診されることがある。こうした炎症性腸疾患の治療のために用いられる免疫抑制薬により，過剰感染/播種性糞線虫症が引き起こされ，患者が死亡する危険があるので注意が必要である。「診断のポイント」に記載した背景因子をもつ患者においては，特に本症の可能性を想起し，寒天平板法などの検査を実施することで鑑別を行う。
2 ほかの原因による肺炎や髄膜炎：過剰感染/播種性糞線虫症の際に検出されることの多い大腸菌やクレブシエラなどの腸内細菌は，高齢者の細菌性肺炎（⇨874頁）や細菌性髄膜炎（⇨1239頁）の起炎菌と

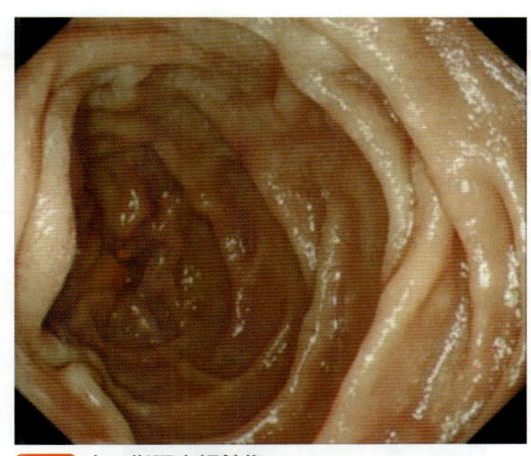

**図3 十二指腸内視鏡像**
白色絨毛を認める。

しては比較的まれであり，喀痰や髄液の培養検査でこれらの菌が検出され，患者が上記の背景因子をもつ場合は，本症の可能性を想起し，寒天平板法などの検査を実施し，鑑別を行う。

### 確定診断がつかないとき試みること

患者背景と症状から本症が強く疑われるにもかかわらず便検体から幼虫が検出されない場合，血清抗体検査を試みる。エスアールエル社，宮崎大学医学部寄生虫学教室などで実施可能である（2024年4月時点）。

### 治療法ワンポイント・メモ

**❶** イベルメクチンが第1選択薬である。0.2 mg/kg を2週間間隔で2回投与するのが基本である。免疫不全状態や再発例では1〜2週間隔で4回以上，便および喀痰中の糞線虫が陰性化するまで投与する。過剰感染／播種性糞線虫症の場合はイベルメクチン 0.2 mg/kg の連日投与を，便および喀痰の糞線虫の陰性化が2週間持続するまで継続する。内服できない場合は粉砕してイレウス管，経鼻胃管より投与，もしくは直腸投与する。

**❷** 敗血症，肺炎，髄膜炎は駆虫薬のみでは治癒しないため，腸内細菌に感受性のある広域抗菌薬を必ず併用する。連日投与に関しては大規模な前向き試験などで有効性・安全性が確認されているものではないことに留意し，副作用に注意を払う。免疫抑制薬は可能であれば減量，もしくは中止する。

## リンパ系糸状虫症（フィラリア症）
Lymphatic Filariasis

**松岡 裕之**　自治医科大学客員教授・医動物学部門

**頻度** あまりみない

### 診断のポイント

**❶** 海外居住・旅行などの聞き取り。

**❷** 典型的な皮膚・身体所見（図1，2）。

**❸** 乳び尿。

**❹** 顕微鏡により末梢血液中からミクロフィラリアを検出（図3）。

**❺** immunochromatographic test によりミクロフィラリア抗原を検出。

### 緊急対応の判断基準

慢性疾患なので緊急性を要することはない。

### 症候の診かた

**❶** 糸状虫の感染幼虫をもった蚊に刺されたとき，蚊の口吻から皮膚内に感染幼虫が移行する。幼虫は皮膚からリンパ管に入り成長する。鼠径部のリンパ管内側が好集積地である。

**❷** メス成虫は体幅 0.25 mm，体長 80 mm にもなる。糸状虫はリンパ管の拡張を引き起こし，リンパ液が滞留する。下肢のリンパ流が数年にわたり還流障害を起こすことで，陰嚢水腫，象皮症候が出てくる。また，リンパ液は尿路へ漏出するようになり，乳び尿が現れる。

**❸** メス成虫はミクロフィラリアを産出する。末梢血中を流れるミクロフィラリアが蚊に飲み込まれると，蚊の体内で脱皮・成長し，およそ2週間で感染幼虫に至る。蚊が人の吸血をするとき，感染幼虫はその人へと感染していく。

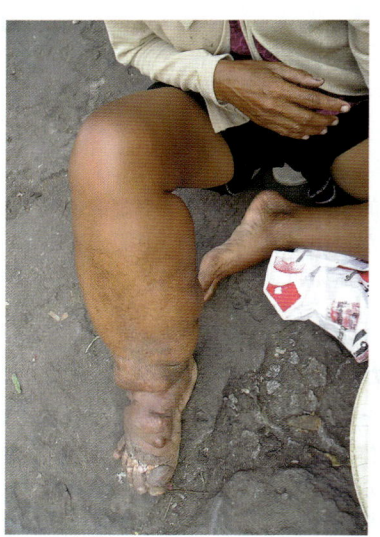

**図1** 象皮病（ベトナムにて）

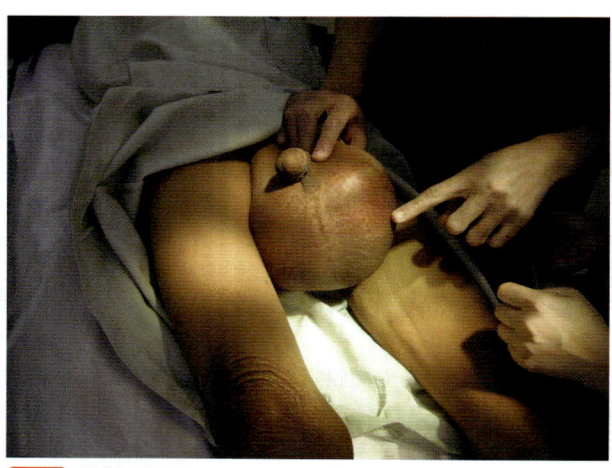

**図2** 陰嚢水腫（ミャンマーにて）

## 検査所見とその読みかた

**1** 末梢血液中にメス成虫から産まれたミクロフィラリアが存在するので，顕微鏡を使って検出する（図3）。一般的にバンクロフト糸状虫のミクロフィラリアは昼間には検出されず，夜間の血液中に見い出される。末梢血の薄層塗抹標本を作って Giemsa 染色をし，10×10 倍で鏡検する。あるいは1滴の血液をスライドガラスに取り，カバーガラスを載せてそのまま鏡検すると，赤血球を押しのけて活発に動き回るミクロフィラリアを見つけることができる。
**2** 一方，ミクロフィラリア抗原は常時血液中に存在するので，immunochromatographic test（ICT）あるいは ELISA キットを用いてミクロフィラリア抗原を検出する。
**3** フィラリアの感染を受けた人は抗フィラリア抗体を産生するので，これを検出することで診断に近づく。

## 確定診断の決め手

**1** 糸状虫症に典型的な皮膚・身体所見がある（図1，2）。
**2** フィラリア症の流行地域に居住または旅行した。その地で頻繁に蚊に刺された。
**3** 血液またはリンパ液より，ミクロフィラリア（図3）またはその抗原が検出された。もしくは PCR により糸状虫特異的 DNA 断片が増幅された。
**4** ELISA により患者の血液から抗フィラリア抗体が検出された。

## 誤診しやすい疾患との鑑別ポイント

リンパ管の慢性的閉塞（腫瘍による圧迫など）。鑑別はミクロフィラリアの不検出。フィラリアの流行地へ旅行歴がないこと。

## 確定診断がつかないとき試みること

リンパ管造影を行ってリンパ管の画像を観察する。

## 予後判定の基準

象皮症状が数年以上続いてしまうと，リンパ流の改善を行っても皮膚症状の回復は難しい。近年，患部の清潔を保ち細菌や真菌の2次感染を減じることが，皮膚症状の改善につながることが知られ，実践されるようになった。

## 治療法ワンポイント・メモ

ジエチルカルバマジンを内服する。殺成虫を目的としてドキシサイクリン治療が行われることがある。リンパ液が再び流れることで，皮膚所見が一定程度回復することがある。

## さらに知っておくと役立つこと

旅行先で蚊に刺されないよう注意すること。蚊に刺されることで起こる疾病（デング熱，マラリア，糸状虫症ほか）を知っていること。

## 専門医へのコンサルト

**1** 日本寄生虫学会ホームページを開き，疾患コンサルテーション部門に相談する。リンパ系に寄生する糸状虫症（バンクロフト糸状虫症，マレー糸状虫症）のほか，皮膚に寄生する糸状虫症（イヌ糸状虫症，回旋糸状虫症，イノシシ糸状虫症など）も存在する。
**2** 糸状虫症一般の抗体検査は愛知医科大学感染・免疫学講座2で実施している。イヌ糸状虫症の抗体検査は宮崎大学医学部寄生虫学教室で検査可能である。

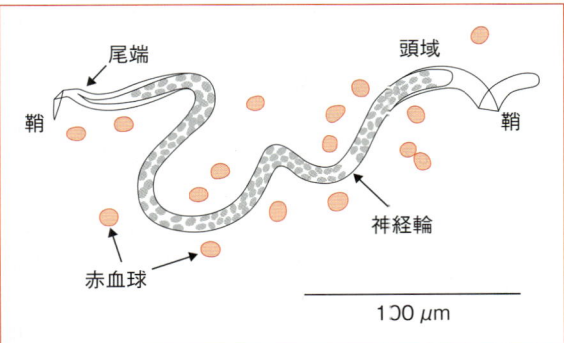

**図3** バンクロフト糸状虫ミクロフィラリア

（図中：尾端，頭域，鞘，鞘，神経輪，赤血球，100 μm）

# 条虫症
Cestodiasis (Tapeworm Infestation)

**王寺 幸輝** 奈良県立医科大学准教授・病原体・感染防御医学

**頻度** ときどきみる

## 診断のポイント

条虫成虫は，日本海裂頭条虫などの長い虫（5〜10 m）から，小形条虫や多包条虫などの非常に小さな虫（数 mm〜数 cm）まで，バラエティーに富む。つ

**表1** 人体寄生条虫類の感染源や特徴

| 条虫名 | | 主な感染源 | 成虫の大きさ (cm) | 感染臓器 |
|---|---|---|---|---|
| 成虫寄生 | 日本海裂頭条虫 | 感染したサクラマス，サケなどの生食 | ～1,000 | 腸管 (小腸) |
| | 広節裂頭条虫 | 感染した淡水魚（パイクなど）の生食 | | |
| | クジラ複殖門条虫 | 感染したイワシ，シラスなどの生食 | ～600 | |
| | 無鉤条虫 | 感染した牛肉の生食 | ～700 | |
| | アジア条虫 | 感染した豚内臓（主に肝臓）の生食 | | |
| | 有鉤条虫[1] | 感染した豚肉の生食 | ～500 | |
| | 瓜実条虫 | 感染昆虫（ノミ，ハジラミ）の摂取 | ～50 | |
| | 小型条虫 | 感染昆虫（ノミ），虫卵の摂取 | ～2.5 | |
| | 縮小条虫 | 感染昆虫（ノミ）の摂取 | ～60 | |
| 幼虫寄生 | マンソン裂頭条虫[2] | 感染したカエル，ヘビなどの生食 | ～100 | 皮膚・全身諸臓器 |
| | 単包条虫 | 虫卵の摂取 | ～0.7 | 肝臓・肺・中枢神経など |
| | 多包条虫 | 虫卵の摂取 | ～0.4 | |

[1] 虫卵の自家感染により有鉤囊虫症になる場合がある（幼虫寄生）。
[2] 孤虫とよばれる場合もある。

まり，条虫症は，肉眼で確認できるものから，顕微鏡で初めて確定できる多様性に富む蠕虫による疾患と認識すべきである。表1に，わが国でみられる条虫成虫の大きさや主な感染源をまとめた。詳細は，成書を参照されたい〔図説 人体寄生虫学（改訂10版），2021〕。

条虫は消化管寄生するものが多く，問診による食歴聴取が診断のポイントとなる。また，国内感染が疑われる場合は，旅行歴や居住歴なども重要となる。

条虫症は成虫寄生と幼虫寄生に大別できる。前者は，主に腸管に寄生し成虫となり，腹痛や下痢の症状に加えて，排泄される虫体片節や虫卵が診断ポイントとなる。後者は，組織・臓器に寄生するため，症候や検査法が異なる。

以下に，国内で遭遇する条虫症についてポイントをまとめた。

❶成虫寄生

- 主に経口摂取により幼虫，時に虫卵を摂取することで感染し，無症候性で，排便の際に偶然，虫体の一部（虫体片節）に気づいて来院する場合が多い。
- 腹痛，下痢などの自覚症状が出現している場合，検便による虫卵検査により発覚する場合もあるため，鑑別疾患として選択肢を広げておくことが重要である。
- 腸管内で成虫寄生する条虫は，感染源の特定が重要で，食歴，旅行歴，居住歴の聴取は，診断

に直結する場合が多い。

- 特に，国内では日本海裂頭条虫症の症例報告が多く，ほかの条虫症は輸入感染症の場合が多い。

❶日本海裂頭条虫症，広節裂頭条虫症

- 腹痛，下痢といった症状に加え，虫体片節を排便とともに認める場合，あるいは無症候性で，偶然発見される例（内視鏡検査による虫体の発見）もある。
- 虫体の長さは，人体寄生虫症として最大級（最大10m程度）であり（図1a），産出される虫卵数もかなり多いため，虫卵検査は重要である。虫卵は楕円形で，一端に小蓋がある（図1i）。
- 本条虫の幼虫（プレロセルコイド）が寄生したサクラマス，サケなどの生食歴から感染を疑う。
- 日本海裂頭条虫と広節裂頭条虫は，片節（図1c）や虫卵の鑑別は困難だが，食歴・産地の聴取により，国内産では日本海裂頭条虫としてほぼ問題ない。

❷クジラ複殖門条虫症

- 症状は，日本海裂頭条虫症に準じ，便とともに排出される虫体の視認により初めて気づくことが多い。
- ヒトは好適宿主ではないともいわれ，未成熟片節であることが多い。1つの片節に2対の生殖器を有することが特徴である（図1d，e）。
- 感染源としては，カタクチイワシ，イワシの稚魚（シラス），カツオ，アジ，サバなどが疑われ

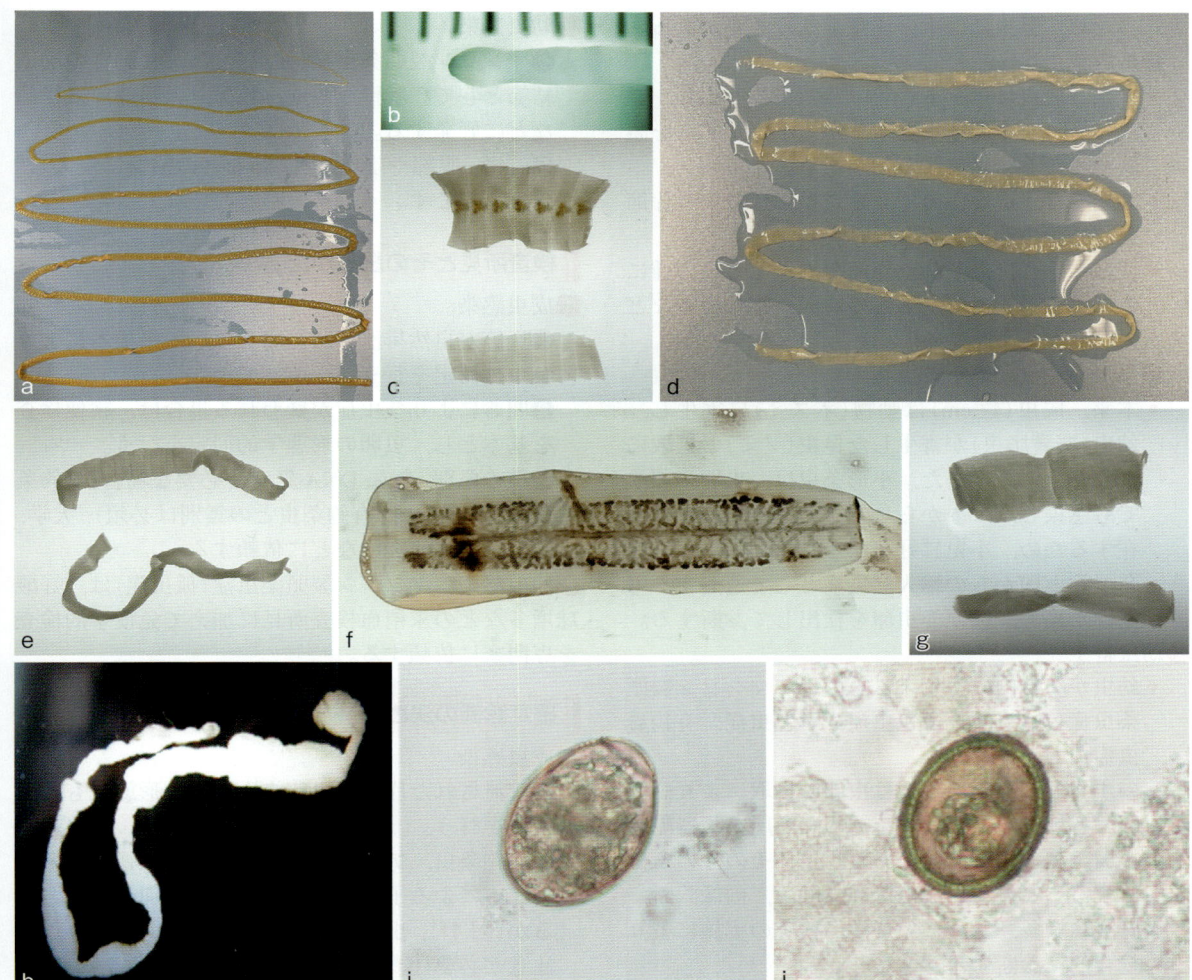

**図1** 代表的な条虫の形態

a：日本海裂頭条虫の全体像，b：日本海裂頭条虫の頭部拡大像，c：日本海裂頭条虫の連なった片節（上：成熟体節，下：未熟体節），d：クジラ複殖門条虫の全体像，e：クジラ複殖門条虫の連なった片節（上：成熟体節，下：未熟体節），f：無鉤条虫の圧平標本，g：無鉤条虫の連なった片節（上：成熟体節，下：未熟体節），h：頭部寄生していたマンソン裂頭条虫の全体像，i：日本海裂頭条虫の虫卵，j：無鉤条虫の虫卵

ており，食歴聴取は重要である。

❸無鉤条虫症，アジア条虫症

● 腹痛，下痢といった症状に加え，排便とともに伸縮して活発に動く片節を認める（図1g）。無鉤条虫は加熱不十分の牛肉，アジア条虫はブタの内臓（主にレバ刺し）の食歴がポイントである。

● 無鉤条虫，アジア条虫どちらも虫卵は球形で，放射状の幼虫被殻を有し，内部に六鉤幼虫を認める（図1j）。しかしながら，有鉤条虫の虫卵と酷似するため，DNA鑑別を必要とする。また，

墨汁染色により虫体片節の子宮側枝数を解析することで，有鉤条虫との鑑別は可能となる（図1f）。

❹有鉤条虫症

● 排便時に非運動性の片節を認め，聴取により加熱不十分の豚肉食歴が判明した場合，本症を疑う。

● 特に，輸入症例として遭遇する可能性が高く，有鉤囊虫症を引き起こすため，成虫寄生する条虫症のなかでは最も注意すべき症例である。

● 排泄される虫卵の経口摂取による自家感染もあ

るため，駆虫には十分注意を払う必要がある。

**❺瓜実条虫症**

- 本来，成虫はペット（イヌやネコ）に寄生し，昆虫（ノミ）を中間宿主とするが，小児がノミを誤飲することで感染する例がある。
- 乳児では，機嫌が悪く，オムツに付着する片節を認めた場合，本症を疑う。
- 便とともに排泄された片節の大きさと瓜の種に似ている形状，ペットとの同居，接触履歴などの聴取から診断する。

**❻小形条虫症・縮小条虫症**

- 本来，成虫（数 cm）は動物（ネズミ）に寄生し，幼虫（擬嚢尾虫）が寄生した昆虫（ノミ）の摂取により感染する。また，小形条虫は，虫卵の誤飲でも感染し，ヒトからヒトへの感染ルートも存在するため，小児に好発する。
- 発展途上国からの輸入感染症として遭遇する可能性が高く，検便で虫卵を検出して診断する。

**❷幼虫寄生**

- 幼虫が組織内に寄生するものは，マンソン裂頭条虫症（孤虫症），多包虫症，単包虫症，有鉤嚢虫症などがある。
- いずれも幼虫，あるいは虫卵の摂取により感染し，各種臓器への移動を認め，各所で臓器障害を引き起こす可能性がある。虫体そのものを確認することができないため，触診，画像診断，好酸球増多，さらに免疫学的検査の実施により総合的に診断する。
- マンソン裂頭条虫症は，移動性の皮下結節を認める場合が多く，ヘビ，カエル，ニワトリ，イノシシなどの，いわゆる「ゲテモノ食い」の食歴聴取が診断のポイントとなる。
- 以降，幼虫寄生するものとして本項ではマンソン裂頭条虫症のみを扱う。単包虫症・多包虫症，有鉤嚢虫症については，「エキノコックス症」（⇨1299 頁），「嚢虫症」（⇨1300 頁）を参照されたい。

## 症候の診かた

**❶成虫感染**

- ❶腹痛，下痢などの消化器症状を認める（非定型）。
- ❷無症候性で，排便時に偶然発見される片節に驚き来院する場合もある。
- ❸条虫症が疑われる場合は検便検査を基本とし，虫卵の確認を行う。

**❷幼虫感染**

- ❶マンソン裂頭条虫症（孤虫症）は，移動性の皮下結節として，胸壁，腹壁，乳房，大腿部，鼠径部などに好発する。
- ❷時に，眼部や陰部，脳，肺などの臓器に侵入し，障害を起こす。

## 検査所見とその読みかた

**❶成虫感染**

- ❶片節が自然排泄された場合は，圧平標本により条虫の同定を行う。
- ❷問診により条虫症が疑われる場合は，検便検査を基本とし，虫卵の形態学的同定を行う。
- ❸種の鑑別，特に DNA 鑑定が必要な場合（無鉤条虫，アジア条虫，有鉤条虫との鑑別は必須），大学，国立感染症研究所などに依頼する。

**❷幼虫感染**：マンソン裂頭条虫症（孤虫症）は，好酸球増多などの末梢血検査所見に加えて免疫学的検査を専門家に依頼する。

## 確定診断の決め手

**❶成虫感染**

- ❶排泄された片節や虫卵の大きさ，形態をもとに鑑別を行う。
- ❷無鉤条虫，アジア条虫，有鉤条虫の鑑別は，圧平標本による子宮側枝の数により判別が可能となるが（図 1f），虫卵検査だけでは鑑別できない点に注意が必要（図 1j）である。
- ❸種の同定や，より正確な診断には，虫体の一部（片節・虫卵）を用いた検査を専門家に依頼して，DNA 診断を含めた総合的判断により確定診断を行う。

**❷幼虫感染**：マンソン裂頭条虫症（孤虫症）は，食歴や好酸球増多など末梢血検査所見，画像所見（CT，MRI）に加えて，人体寄生した虫体の組織学的検査，免疫学的検査を専門家に依頼して診断する。

## 誤診しやすい疾患との鑑別ポイント

**❶裂頭条虫類の鑑別**

- ❶形態的に日本海裂頭条虫と広節裂頭条虫の識別は不可能で，DNA 診断により確定することが可能である。ただし，食歴，居住歴などの聴取により国内感染の場合は，日本海裂頭条虫の可能性が高い。
- ❷クジラ複殖門条虫やマンソン裂頭条虫の場合は，食歴，検出部位，形態学的特徴により鑑別可

能であるが，DNA 診断を行うことで，より正確な診断を行うことが可能である。

**2** 無鉤条虫，アジア条虫，有鉤条虫の鑑別
**❶**食歴の聴取は必須である。
**❷**無鉤条虫とアジア条虫，および有鉤条虫は，排泄された片節の形態的特徴（子宮側枝の数）により鑑別することが可能である。ただし，虫卵の形態のみでは鑑別診断は不可能であるため，DNA 診断により確定する。

**3** マンソン裂頭条虫は，顎口虫，肺吸虫，有鉤嚢虫などの寄生虫性皮下腫瘤や線維腫，脂肪腫，アテロームなどの良性腫瘍と鑑別する必要がある。

## 確定診断がつかないとき試みること

食歴，居住歴などの聴取を基本とするが，排泄・摘出された片節，幼虫，虫卵により形態学的な検査を行い，さらに DNA 鑑定を行うことで確定診断を行う。

## 予後判定の基準

**1** 成虫感染
**❶**条虫に関してはプラジカンテルによる駆虫後，排泄された虫体の頭部（頭節）を確認することが重要である（図 1b）。頭部残存により虫の再成長を認める可能性が高いため，駆虫の基準となる。
**❷**駆虫後の虫卵検査の陰性所見も駆虫成功の判断基準となる。予後は良好である。
**❸**ただし，有鉤条虫に関しては，自家感染ルートがあることを念頭に，慎重に駆虫する必要がある。有鉤嚢虫の形成部位によって予後は異なる。

**2** 幼虫感染：マンソン孤虫症の中枢神経系寄生で，外科的摘出が困難な場合は予後不良となる。

## 経過観察のための検査・処置

**1** 成虫寄生
**❶**片節の自然排出，駆虫後の頭節が認められない場合，継続的に虫卵検査をする。
**❷**裂頭条虫の人体内寄生では虫卵の無排出期を考慮する必要があるため（寄生虫誌 35：53-57，1986），定期的な虫卵検査が重要である。
**2** 幼虫寄生：画像検査（超音波，CT など）や，末梢血の好酸球，抗体価の定期的な検査により，経過観察することが重要である。

## 治療法ワンポイント・メモ

**1** 成虫寄生
**❶**一般的に条虫症の駆虫薬としてプラジカンテルが有効であり，塩類下剤投与により駆虫する。
**❷**ただし，有鉤条虫の駆虫にプラジカンテルを使用する場合は虫体融解により自家感染誘発（嚢虫症）のリスクを伴うため，X 線透視下，ガストログラフイン法を用いる。
**2** 幼虫寄生：マンソン孤虫症は寄生部位により手術適応を決定し，外科的に摘出する（図 1h）。

# エキノコックス症
Echinococcosis (Hydatid Disease)

中村（内山）ふくみ　東京都立病院機構東京都立墨東病院・感染症科部長

**頻度** あまりみない

## 診断のポイント

**1** 自覚症状に乏しい，肝の嚢胞性腫瘤。
**2** 流行地に居住しイヌやキツネとの接点がある。
**3** 流行地に居住し農畜産業に従事する。
**4** 治療方針が異なるため，単包虫症（CE：cystic echinococcosis）と多包虫症（AE：alveolar echinococcosis）の鑑別を行う。

## 症候の診かた

**1** 潜伏期（感染から数年〜10 数年）：自覚症状はほとんどなく，肝機能は正常のことが多いが，腹部画像検査では病巣が検出できる。
**2** 進行期（5〜10 年）：黄疸，肝腫大に伴う上腹部の膨満や右季肋部痛，食思不振，呼吸困難感など。肺，脳，骨などに転移していることもあり，病変のある臓器に依存した症状が出現する。
**3** 末期：未治療の場合，重度の肝障害，嚢胞感染などで死亡する。

## 検査所見とその読みかた

**1** スクリーニング検査：潜伏期では検診や他疾患検索目的で施行された腹部画像検査で見つかることが多い。石灰化を伴う辺縁不整な嚢胞性肝腫瘤として認められ，周辺臓器や肝内脈管への浸潤，肝内転移がみられることもある。単包条虫症は単包性嚢胞，多包条虫症は小嚢胞の集簇 ＋ 肝実質の地図状壊死

を特徴とする。

**2** AE の発生が多い北海道では血液の抗体検査を 1 次検診として行い，陽性あるいは疑陽性であった場合に 2 次検診に進む。2 次検診では，毎年，医師の診察や超音波診断，血清検査を行い経過を観察し，エキノコックス症の可能性が高い場合に医療機関に紹介され診断，治療が行われる。

## 確定診断の決め手

**1** 肝の囊胞性腫瘤。

**2** 生活歴（流行地居住，イヌやキツネとの接点，農畜産業に従事）。

**3** 血清診断でエキノコックス特異抗体が陽性。

## 誤診しやすい疾患との鑑別ポイント

**1** 単純性肝囊胞

　**1** 定期的に画像検査を行い，多房化や性状の変化がないか観察する。

　**2** 超音波，CT，MRI の所見を総合的に評価する。

**2** 転移肝腫瘍

　**1** 原発巣があることが多い。

　**2** 考えられる原発巣に関連する腫瘍マーカー陽性がみられる。

　**3** 超音波，CT，MRI の所見を総合的に評価する。

## 確定診断がつかないとき試みること

経過観察を行い，画像所見の変化がみられないか観察する。

## 治療法ワンポイント・メモ

**1** 外科的切除：AE の活動性は FDG-PET や MRI で評価し，外科的に完全切除できるか否かにより方針を決める。活動性がなければ“watch-and-wait”も可能である。CE は腹部超音波所見による WHO-IWGE US 分類で活動性を評価し，病変の大きさや完全切除できるか否かで管理方針を決定する。外科的切除のほか，PAIR（puncture-aspiration-injection-reaspiration）法あるいは MoCAT（modified catheterization technique）法とアルベンダゾール内服を併用する方法もある。

**2** 薬物療法：アルベンダゾールが第 1 選択薬である。病期分類により内服期間が異なる。

# 囊虫症
Cysticercosis

王寺 幸輝　奈良県立医科大学准教授・病原体・感染防御医学

（頻度）**あまりみない**

## 診断のポイント

有鉤囊虫症（cysticercosis）は，条虫類である有鉤条虫の幼虫（有鉤囊虫）寄生によって起こる疾患で，ヒトが有鉤条虫の虫卵を経口摂取することにより生じる。また，腸管内に有鉤条虫が寄生しているヒトにおいて，腸管内で片節が離断して片節や虫卵を経口摂取し，有鉤囊虫症となる場合がある（自家感染）。現在，国内発生例はほとんどなく，年間に数例の輸入感染症として認められる。有鉤条虫の終宿主はヒトのみで，中間宿主はブタとヒトである。詳細は，成書を参照されたい〔図説 人体寄生虫学（改訂 10 版），2021〕。以下に，本症の診断ポイントをまとめた。

**1** 東南アジア，中国東北部，中南米，アフリカなどが流行地であり，海外渡航歴，居住歴の問診を行う。

**2** 海外からの輸入食料品摂取による感染にも注意する。

**3** 囊虫は長径 1 cm 程度の楕円形。寄生部位によりさまざまな症候がみられる。

**4** 皮下や筋肉内寄生では，無痛性腫瘤を触知する。

**5** 中枢神経系寄生では，局所的神経障害，てんかん発作，頭痛，見当識障害，歩行障害などの症状がみられる。

**6** 単純 X 線検査，超音波，CT や MRI 検査で囊虫の特徴ある所見がみられる。

**7** 一般的には，免疫学的検査，遺伝子検査を併用する。

**8** 有鉤条虫の成虫寄生では，駆虫に注意する。

## 症候の診かた

症状は囊虫が寄生する臓器により異なる。皮下，筋肉内への寄生が多く，心臓，眼，肝臓，腎臓，腹腔，胸膜，脳などでの寄生が報告されている。

**1** 皮下，筋肉内寄生：皮下寄生では，硬い 1 cm 程度の無痛性皮下腫瘤を触知する。軽い炎症を伴い，虫体の死滅により結合織の増殖や石灰化を認める。筋肉内寄生では筋力低下，筋肉痛を認めることが多い。CT では，筋肉内に 1 cm 程度の楕円形の囊胞状，あるいは石灰化を伴った病変を認める。

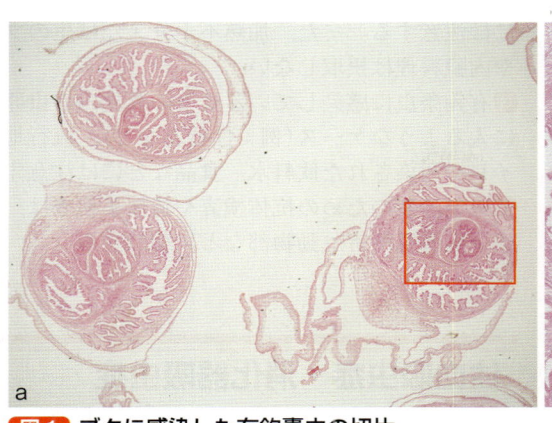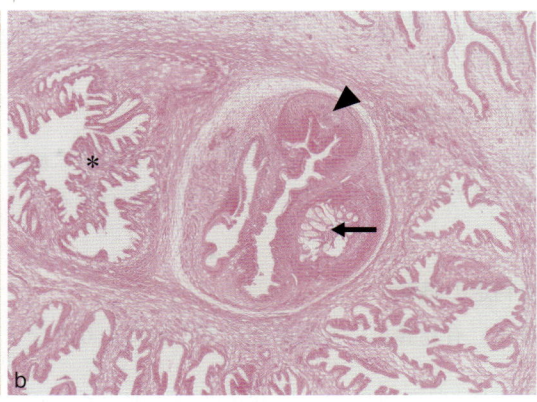

**図1** ブタに感染した有鉤嚢虫の切片

a：HE 染色像，b：a の拡大図，━━▶：小鉤，▶：吸盤，＊：迷路様構造

❷心筋寄生：心囊，心内膜，心外膜などに寄生し，心拍促進，狭心症様症状などを呈する。

❸中枢神経系寄生：局所的神経障害，てんかん発作，頭蓋内圧亢進症状，小児においては頭蓋内圧上昇による視力障害，脳膜炎，水頭症，脳室上衣炎などを起こす。CT では，1 cm 程度の楕円形の嚢胞状所見，周囲に浮腫を伴う占拠性病変，あるいは石灰化像を認める。詳細は，診断基準を参照されたい（Ann Neurol 80: 434-442, 2016）。

## 検査所見とその読みかた

❶皮下結節：圧痛のない皮下結節の触知がある。

❷抗体検査

　❶血清，脳脊髄液を用いた ELISA 法などによる抗体検査では，多数の嚢虫寄生の場合，抗体陽性となる場合が多い。

　❷陳旧性嚢虫症の場合，抗体陰性である場合が多い。

❸病理検査

　❶皮下結節部位より摘出された嚢虫の組織学的特徴（吸盤や小鉤，迷路様構造：図 1）から確定診断を行うことが可能である。

　❷石灰化により嚢虫組織が確認できない場合は，同部位より DNA 抽出後，遺伝子解析を行う。

❹画像検査：CT および MRI 検査では，嚢虫の成熟度によって画像所見が異なる。

　❶成熟嚢虫：長径約 1 cm 楕円形の低吸収域を認める。

　❷寄生後数年を経た嚢虫・死滅した嚢虫：単純 X 線検査や CT 検査で石灰化像を認める。

## 確定診断の決め手

❶皮下，筋肉内寄生：腫瘤が摘出できれば，生検組織内の嚢虫の存在から確定診断が可能。未熟な腫瘤や死滅の場合，免疫学的検査や遺伝子検査を行う。

❷中枢神経系寄生や心筋寄生：病変の摘出が困難な場合は，画像検査（CT および MRI）にて特徴ある嚢虫像が観察され，かつ免疫学的検査が陽性であれば確定診断が可能である。

## 誤診しやすい疾患との鑑別ポイント

❶嚢虫が皮下寄生の場合，粉瘤（⇨1888 頁），脂肪腫（⇨1899 頁）との鑑別が必要である。

❷嚢虫が脳寄生の場合，転移性脳腫瘍（⇨512 頁），脳膿瘍（⇨518 頁），脳嚢胞，くも膜嚢胞などとの鑑別が必要である。

❸同時に皮下で嚢虫を認める場合，本症が強く疑われる。

❹嚢虫症流行地における居住歴や渡航歴を確認する。

❺外国人の場合は，嚢虫症流行国の出身者，または流行地への渡航歴の有無を確認する。

❻単包虫症や多包虫症といった，ほかの条虫症との鑑別が必要になることもある。

## 確定診断がつかないとき試みること

❶問診：嚢虫症流行地での食歴，居住歴などを確認する。

❷抗体検査：末梢血，あるいは脳脊髄液などを用い

❸遺伝子検査：病理検査により嚢虫が確認できない

場合(石灰化, 変性などによる), 病理組織切片から核酸を抽出する。

### 合併症・続発症の診断

有鉤条虫の小腸寄生では, 排出虫卵による自家感染を避けるため, 成虫寄生の有無を確認する必要がある。

### 予後判定の基準

❶予後は, 有鉤嚢虫の寄生部位と寄生数により異なる。

❷皮下や筋肉内寄生例は, 症状の改善や消失を認めた場合, 予後は良好である。

❸中枢神経系寄生例や心筋寄生例では生命危機にかかわることもある。

### 経過観察のための検査・処置

❶経時的に末梢血中の抗体価を確認する。

❷経時的に画像検査(超音波, CT など)による病変の縮退, 消退傾向を確認する。

### 治療法ワンポイント・メモ

❶嚢虫寄生の場合

❶有鉤嚢虫症の治療は, 腸管内の有鉤条虫成虫の存在を否定したうえで, プラジカンテルやアルベンダゾールによる治療を行う。

❷プラジカンテルで治療した場合, 嚢虫の死滅により病巣周囲の強い炎症反応が惹起され, 症状が一時的に増悪すること(頭痛, めまいや頭蓋内圧亢進)がある。

❸中枢神経系寄生の場合, 特に注意が必要で, ステロイドを併用する。

❹外科的摘出は, 皮下寄生例を除いて, 原則行わない。

❺陳旧性嚢虫症の場合, 駆虫薬の投与は不要である。

❷成虫寄生の場合:腸管に寄生する有鉤条虫成虫に対する治療では, 成虫の体節融解により遊離した虫卵の自家感染による有鉤嚢虫症のリスクがある。当該リスクを回避するためにも, 虫体破壊のない X線透視下でのアミドトリゾ酸(ガストログラフイン)による駆虫が望ましい。

### さらに知っておくと役立つこと

❶嚢虫症流行地における居住歴や渡航歴。

❷流行地からの輸入食品(漬物などの野菜, ブタ肉)

には注意する。また, 加熱不十分または生のブタ肉や内臓料理は摂取しない。

❸有鉤条虫に感染しているヒトの糞便内の虫卵が口に入るようなケース(例:性行為など), 流行地のトイレや汚染された飲料水, 食品などには注意する。

❹確定診断のための抗体検査や遺伝子検査は, 国立感染症研究所寄生動物部などに相談する。

---

# 住血吸虫症・消化器吸虫症

Schistosomiasis and Other Intestinal Flukes

濱野 真二郎　長崎大学教授・熱帯医学研究所・寄生虫学

## I 住血吸虫症

頻度 あまりみない(流行地ではよくみる)

### 診断のポイント

❶腸管住血吸虫症(intestinal schistosomiasis):マンソン住血吸虫症, 日本住血吸虫症。

❶流行地(アフリカ・アジア・南米)への渡航・滞在, 淡水との接触行動。

❷尿路生殖系住血吸虫症(urogenital schistosomiasis):ビルハルツ住血吸虫症。

❶流行地(アフリカ・アラビア半島南部など)への渡航・滞在, 淡水との接触行動。

❷血尿。

### 症候の診かた

少数感染例の多くは無症候性の不顕性感染である。

❶腸管住血吸虫症(マンソン住血吸虫症, 日本住血吸虫症):腸管腹静脈叢や門脈系に寄生する成虫雌が産卵した組織内虫卵による炎症が病態の主体(感染から成虫への発育, 産卵まで通常 1 か月を要する)。

❶急性期:湿疹様皮膚病変(セルカリア皮膚炎), 発熱, 下痢, 下血。

❷慢性期

● 全身倦怠感, 体重減少, 黄疸。

● 肝線維症, 門脈圧亢進, 脾腫, 腹水貯留, 食道静脈瘤。

● 膀胱癌, 小児の感染では発育障害。

❷尿路生殖系住血吸虫症(ビルハルツ住血吸虫):骨盤内腹静脈叢に寄生する成虫雌が産卵した組織内虫

卵による炎症が病態の主体(感染から成虫への発育,産卵まで通常1か月を要する)。

**❶急性期**：湿疹様皮膚病変(セルカリア皮膚炎),発熱,血尿,排尿障害。

**❷慢性期**
- HIV感染リスク増大,不妊,膀胱腟瘻。
- 膀胱癌。

## 検査所見とその読みかた

**❶寄生虫学的検査**：特徴的な形態(大きさ・形・色)を示す住血吸虫卵を顕微鏡を用いて検出。

**❶腸管住血吸虫症**：便検査,直接塗抹法,セロファン厚層塗抹法(Kato-Katz法),集卵法。

**❷尿路生殖系住血吸虫症**：尿検査,直接塗抹法,ろ過法,集卵法。

**❷免疫学的検査**

**❶循環陰極糖鎖抗原(CCA：circulating cathodic antigen)の検出**：マンソン住血吸虫症に対しては尿中に排出されるCCAを検出する迅速診断テスト(RDT)が有用,ビルハルツ住血吸虫,日本住血吸虫では感度に難あり。

**❷循環陽極糖鎖抗原(CAA：circulating anodic antigen)の検出**：血中CAAの検出は上記3種の住血吸虫の診断に有用であるが,RDTはまだ開発段階。

**❸DNAの検出**：便や尿中に住血吸虫由来のDNAを検出するPCRやリアルタイムPCRも補助的に使用されるが,感度は必ずしも高くなく,虫卵陽性でPCR陰性という結果もしばしば認められる。

**❹血清学的検査(スクリーニング検査)**：各住血吸虫の虫体・虫卵由来の粗抗原あるいは各住血吸虫由来のリコンビナント抗原に対する血中IgGの検出が,住血吸虫症のスクリーニングには高感度に機能する。特に粗抗原に対するIgGを検出する場合は,交差反応や過去の感染によるIgGを検出している可能性を念頭に置いておく必要がある。

**❺非典型的所見・境界領域の所見**：腸管住血吸虫症の場合,超音波検査により肝臓の線維化像が認められる。虫卵周囲の肉芽形成から進展する線維化で,特徴的な漁網状パターンを示すことがあり,ウイルス性肝障害との鑑別や,肝臓病変進行度の判断材料になる。

## 確定診断の決め手

**❶**住血吸虫の成虫は腸管もしくは尿路生殖器系の静脈内に寄生し,雌成虫が産み出す虫卵は同部位で炎症を惹起し粘膜バリアを破壊する。その結果,虫卵は便,尿もしくは帯下中に放出される。したがって,確定診断の決め手は特徴的な形態を示す住血吸虫の虫卵を便,尿もしくは帯下中に顕微鏡を用いて検出することである。しかしながら,虫卵検出は高い特異性を示すものの感度が低いという欠点を有する。

**❷**したがって,住血吸虫由来の抗原や核酸の検出による高感度の診断が希求されている。現時点では,尿中にCCAを検出するRDTがマンソン住血吸虫症を高感度に検出する。

## 誤診しやすい疾患との鑑別ポイント

急性期の症状も慢性期の症状も住血吸虫症に特異的に認められる症状ではないので,それらの症状を呈する他疾患と誤診されることがある。鏡検により特徴的な形態を有する各住血吸虫卵を検出したら,本症の可能性がきわめて高くなる。

## 確定診断がつかないとき試みること

上述の虫卵検査を数回繰り返すとともに,DNAの検出や血清学的検査を試みるとよい。

## 合併症・続発症の診断

**❶**特に日本住血吸虫症の場合,時に虫卵が脳へ運ばれ,そこで炎症を惹起し,脳の塞栓・炎症部位に対応した麻痺などの症状が引き起こされることがある。

**❷**そのほかは「症候の診かた」に記載の通り。

## 予後判定の基準

**❶**虫卵に対する免疫応答が病態の主体であるため,予後は虫卵周囲肉芽形成と続発性の線維化などを引き起こす免疫応答の質と量によって規定される。

**❷**通常,診断後はプラジカンテルによる治療を行うので,既産出の虫卵数と局在,それら虫卵に対する免疫応答の質と量が予後を規定する。

## 経過観察のための検査・処置

薬剤投与1～2週間後に虫卵検査や抗原検査を行い,住血吸虫卵や住血吸虫由来抗原の陰性化を確認する。

## さらに知っておくと役立つこと

一般に人体内での住血吸虫の生存期間は約5年と考えられている。

13

# Ⅱ 消化器吸虫症

**頻度** あまりみない

## 診断のポイント

**1** 肝吸虫症，タイ肝吸虫症（clonorchiosis, opisthorchiosis）：肝吸虫（*Clonorchis sinensis*），タイ肝吸虫（*Opisthorchis viverrini*）。
  **❶** 流行地（東アジア・東南アジア）への渡航・滞在。
  **❷** コイ科の淡水魚，特にモツゴなどの魚類の（刺身もしくは不完全調理での）摂取。
**2** 肝蛭症，巨大肝蛭症（fascioliasis）：肝蛭（*Fasciola hepatica*）（欧米・オセアニア），巨大肝蛭（*Fasciola gigantica*）（アジア・アフリカ）。
  **❶** 流行地（アフリカ・アジア）へ渡航・滞在。
  **❷** 水草の（生もしくは不完全調理での）摂取。
**3** （狭義）消化器吸虫症（intestinal flukes）
  **❶** 横川吸虫（*Metagonimus yokogawai*）および異形吸虫（*Heterophyes heterophyes*）：淡水魚の（生もしくは不完全調理での）摂取。
  **❷** 肥大吸虫（*Fasciolopsis buski*）：ヒシやクワイの葉や茎など水草の（生食もしくは不完全調理での）摂取。

## 症候の診かた

少数感染例の多くは無症候性の不顕性感染である。
**1** 肝吸虫症，タイ肝吸虫症：雌雄同体の成虫が胆管内に吸着寄生（感染から成虫への発育，産卵まで通常1週間）。
  **❶** 慢性期
  ・成虫の胆管内寄生による胆汁うっ滞が病態の主体である。無症状のものから重篤な肝障害・肝硬変まで，感染強度と時間経過に応じた幅広い臨床像を呈する。
  ・（慢性的な物理化学的刺激による）炎症，全身倦怠感，体重減少，黄疸，胆管癌。
  ・国際がん研究機関（IARC）によると，タイ肝吸虫および肝吸虫は胆管細胞癌に対する発癌リスクあり。
**2** 肝蛭症，巨大肝蛭症：水草に付着していたメタセルカリアが小腸で孵化すると，幼虫が小腸壁を穿通し腹腔・肝実質を通って胆管に至り，雌雄同体の成虫となり定着する。ウシ・ヒツジ・シカなどの反芻動物が本来の終宿主である。ヒトは肝蛭・巨大肝蛭にとって好適宿主ではなく，しばしば成虫まで発育

できず，胆管以外の臓器に異所寄生する。
  **❶** 急性期：（肝実質の壊死・出血による）上腹部〜季肋部痛，発熱。
**3** （狭義）消化器吸虫症（横川吸虫，異形吸虫，肥大吸虫）：成虫（雌雄同体）が消化管に寄生。
  **❶** 急性期：多数感染すると下痢や発熱。

## 検査所見とその読みかた

**1** 寄生虫学的検査：便中に排出される特徴的な形態（大きさ・形・色）を示す虫卵を顕微鏡を用いて検出。
**2** 血清学的検査（スクリーニング検査）：各吸虫の虫体・虫卵由来の粗抗原あるいは各消化器吸虫由来のリコンビナント抗原に対する血中IgGの検出がスクリーニングには高感度に機能する。特に粗抗原に対するIgGを検出する場合は，交差反応や過去の感染によるIgGの可能性を念頭に置いておく必要がある。
**3** 超音波やCTなどの画像診断：肝蛭症・巨大肝蛭症，肝吸虫症の診断には画像診断が有効に機能する。

## 確定診断の決め手

**1** 確定診断の決め手は，特徴的な形態を示す虫卵を顕微鏡を用いて便中に検出することである。
**2** 虫卵検出は高い特異性を示すものの感度が低く，また肝蛭症・巨大肝蛭症など異所寄生をしたり，ヒト体内で成虫にまで発育できなかったりする場合は産卵自体が認められない，という欠点を有する。

## 誤診しやすい疾患との鑑別ポイント

肝吸虫症はしばしば急性胆囊炎（⇨738頁）や胆石症（⇨736頁）と誤診される。

## 確定診断がつかないとき試みること

**1** 肝吸虫症では集卵法や十二指腸液の検査を行えば，検出感度が上昇する。また，逆行性膵胆管造影・CT画像・超音波画像で肝内胆管拡張像・異常像を認めるが，確定診断は上記の虫卵検出である。血清学的診断も補助的に機能する。
**2** 肝蛭症・巨大肝蛭症の場合には，肝臓の病変部位が時間とともに変化することも診断のポイントとなる。

# 肺吸虫症
## Paragonimiasis

丸山 治彦　宮崎大学大学院教授・寄生虫学

**頻度** あまりみない

## 診断のポイント

**1** 末梢血好酸球増多。

**2** 喀痰，咳嗽，胸部痛，背部痛，労作時呼吸困難などの胸部症状。

**3** 浸潤影，結節影，胸水貯留などの胸部異常陰影。

**4** サワガニやモクズガニなどの淡水産甲殻類，またはイノシシ肉やシカ肉の摂取歴。

**5** 日本人では中高年男性に多く，アジア系外国人（多くは中国，朝鮮半島，インドシナ半島出身者）では40歳台までの比較的若い女性に多い。

## 症候の診かた

**1** 咳嗽：比較的頻度が高く，症例の 25〜30％ に認められる。

**2** 喀痰：咳嗽と同様に症例の 25〜30％ に認められ，時に血痰を伴う。

**3** 胸部痛・背部痛：若い世代での訴えに多くみられ（25％程度），中高年では 10〜15％ 程度。軽度の痛みから救急搬送を要請するほど強いものまである。

**4** 呼吸困難：胸膜炎による胸水貯留ないし気胸により，労作時呼吸困難を訴えることがある（10％程度）。ただし，肺吸虫症では，一般に全身状態はよい。

**5** 発熱：10％程度の症例に認められるが，高齢者では目立たない傾向にある。自然に解熱しても再発する。

## 検査所見とその読みかた

**1** 血液像：末梢血好酸球の増加。特に若年層において好酸球の絶対値はしばしば 10,000/$\mu$L を超える。ステロイド投与によって低下しても，中止により高値に戻る。

**2** 免疫アレルギー検査：血清総 IgE 高値。

**3** 胸部画像検査：胸部 CT では，肺野には虫体周囲の炎症による結節影，空洞影，浸潤影，虫体が移動した際にできると考えられる索状影などがみられる。陰影は末梢性で胸膜や葉間直下に多く，びまん性になることはない。胸膜病変では胸水貯留，気胸がみられる。しばしば肺野と胸膜の複数の所見が混在する。病変は片側性のことも両側性のこともある（図 1）。FDG-PET では結節状に FDG が集積し肺癌に似た所見を呈する。

**4** 腹部画像検査：若い世代では，時に（10％程度）腹痛を訴える。皮下・腹壁の病変によるものと考えられ，圧痛を伴う。腹部 CT では，虫体の体内移行による皮下脂肪織の炎症像，腹壁の筋肉の肥厚，大網の炎症性変化がみられることがある（図 2）。病初期には胸部所見を欠き，腹壁の炎症像のみをみる。感染半年後でも腹壁病変は存在する（Parasitol Int 81: 102279，2021）。

## 確定診断の決め手

**1** 虫卵検査：喀痰，胸水，気管支肺胞洗浄液，糞便からの虫卵検出。

**2** 抗体検査：酵素抗体法（ELISA）による抗肺吸虫抗体の検出。

**3** 病理検査：生検または摘出術が行われた場合には，標本中の虫卵または虫体の検出。

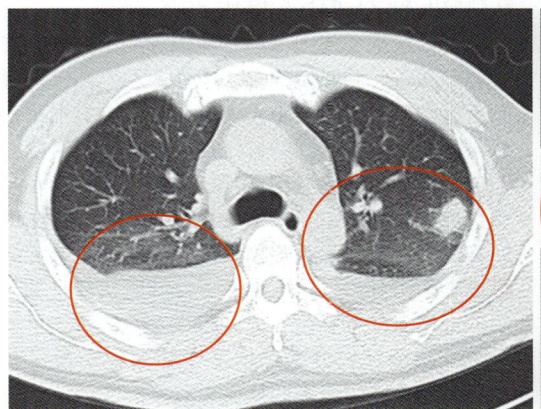
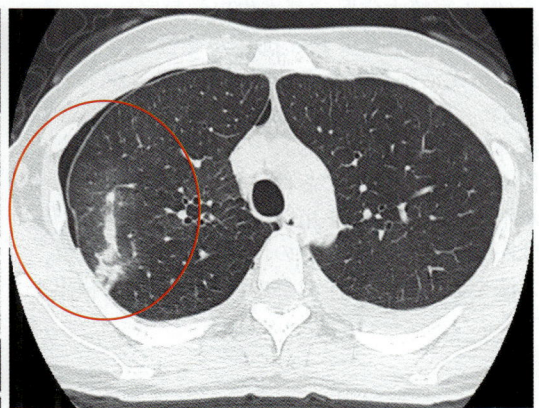

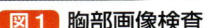 **図1** 胸部画像検査

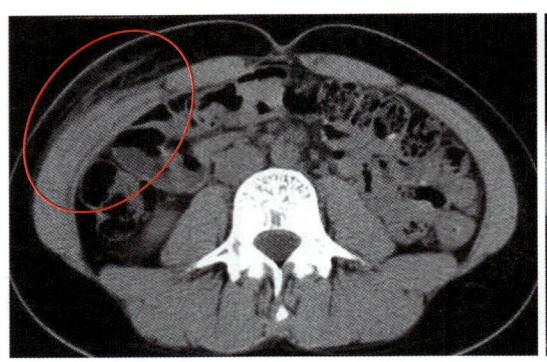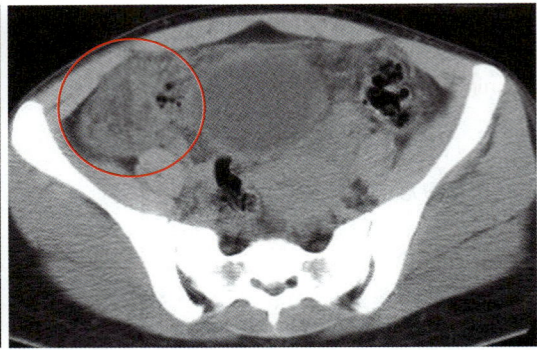

**図2** 腹部画像検査

## 誤診しやすい疾患との鑑別ポイント

**1** 肺癌（⇨ 936 頁，940 頁）
　❶末梢血好酸球増多はみられない。
　❷喀痰細胞診・肺胞気管支洗浄液で好酸球を認めない。
　❸抗肺吸虫抗体陰性。
**2** 細菌性肺炎（⇨ 874 頁）
　❶末梢血好中球数の増加。
　❷経験的抗菌薬治療に反応する。
　❸抗肺吸虫抗体陰性。
**3** 好酸球性肺炎（⇨ 930 頁）
　❶抗肺吸虫抗体陰性。

## 確定診断がつかないとき試みること

**1** 検査会社が受託している抗寄生虫抗体スクリーニング検査はマルチドット ELISA 法を用いており，時に複数の寄生虫種に弱い反応が出て判断に迷うことがある。そのような場合は，プレート ELISA による半定量的抗体検査が実施できる施設に精査を依頼する（例：宮崎大学医学部寄生虫学教室）。
**2** 病初期には抗肺吸虫 IgG 抗体が陰性のことがある。食歴や生活歴などから肺吸虫症が強く疑われる場合には，上記プレート ELISA 実施可能施設に IgM 抗体の検査を依頼する。
**3** 糞便から虫卵を検出するには集卵法を行うが，受託先が不適切な集卵法を用いていることがある。感染強度が強いと考えられるのに虫卵陰性の場合は，検査方法を確認するか，大学の研究室などに検出を依頼する。

## 合併症・続発症の診断

　ごくまれに肺吸虫が頭蓋内に迷入することがあり，炎症・出血を引き起こす。部位に対応した神経症状を呈する。頭部 CT，MRI などにより診断する。

## 経過観察のための検査・処置

**1** 治療効果を確認するためには，末梢血液検査と画像検査を実施する（治療 2 か月後）。好酸球数が最も早く正常化し，次いで画像所見が改善する。
**2** 必要に応じて抗体検査を治療 3～4 か月後から半年後に実施する。抗体が陰性化するには半年～1 年以上を要する。

## 治療法ワンポイント・メモ

**1** 薬物療法：プラジカンテルの内服。
**2** 大量の胸水貯留がある場合にはプラジカンテルの効果が減弱することが知られているので，投与前に穿刺により胸水を除去する。

## さらに知っておくと役立つこと

**1** 患者の家族や友人は同じ原因食品を摂取していることがある。肺吸虫症を 1 人診断したら，同様の食歴をもつ同居の家族や友人に，症状の有無にかかわらず受診を勧める。特に定住外国人の場合は，同郷の仲間同士で郷土料理（酔蟹，ケジャン，パパイヤサラダなど）に加熱していない淡水産甲殻類を用いていることがあり，小規模集団感染が発生している。
**2** 途上国出身の外国人患者では肺吸虫症に加えてほかの寄生虫にも感染していることがある。プラジカンテル治療後に好酸球増多や肺病変が遷延した場合，ほかの寄生虫症の検索を行う。

# 幼線虫移行症
## Larva Migrans by Nematodes

**石渡 賢治** 東京慈恵会医科大学教授・熱帯医学

**頻度** あまりみない

## 診断のポイント

幼線虫移行症は，寄生線虫の幼虫が体内を移行することによって引き起こされる症候群である。原因となる寄生虫には複数種あるが，寄生虫種による違いよりも幼線虫の移行部位によって病型が大きく皮膚型，内臓型，眼型，中枢神経型に分けられる。以下，病型と所見，括弧内に主な起因寄生虫を示す。以下に示す臓器別の所見と末梢血好酸球増多，血清IgE上昇に食歴が合えば，積極的に本症を疑う。

1 皮膚型：遊走性限局性皮下腫瘤あるいは線状の爬行疹(旋尾線虫，顎口虫，動物由来の鉤虫)，非移動性の皮下腫瘤(イヌ糸状虫)。

2 内臓型：急性腹症(旋尾線虫，顎口虫)，胸水貯留(顎口虫)，肺の孤立性腫瘤(イヌ糸状虫)，肺/肝の多発性小結節性陰影(動物由来の回虫)。

3 眼型：ぶどう膜炎，硝子体炎など(動物由来の回虫，顎口虫，旋尾線虫，イヌ糸状虫)。

4 中枢神経型：好酸球性髄膜炎(広東住血線虫)，神経根症状など(顎口虫)，脊髄炎など(動物由来の回虫)。

5 食歴にホタルイカ(旋尾線虫)，淡水魚，カエル，ヘビ，鳥(顎口虫)，鶏牛レバー(動物由来の回虫)などの生食あるいは生焼けの喫食がある。

## 緊急対応の判断基準

1 急性腹症

❶旋尾線虫によるものでは，腸壁の肥厚によるイレウスで手術適応になるものと，麻痺性イレウスで対症療法によって回復するものがある。

❷顎口虫によるものでは保存的に対処できることもあるが，ほかの原因との鑑別も含めて経過観察を慎重に行って，外科的処置の適応を見極める必要がある。

❸ちなみに，旋尾線虫ではホタルイカの摂取後，数時間～数日(平均36時間)で悪心，嘔吐，腹部膨満，腹痛を起こす。

## 症候の診かた

1 皮膚型

❶突然現れる皮疹は，あたかも皮下で何かがうごめくように伸長し自然に消失するが，後日別の部位で同様の皮疹が現れる(図1)。

❷腫瘤か爬行疹かは，幼線虫の存在する深さによる。

❸浮腫性紅斑や蕁麻疹様皮疹を認めることもある。

2 内臓型

❶急性腹症は上記「緊急対応の判断基準」を参照。

❷胸腔移行では胸水貯留，肺実質への移行では咳嗽，胸痛，呼吸困難などを呈する。

❸風邪様症状(発熱，倦怠感，咳嗽)に加えて，著明な末梢血好酸球増多と血清IgE上昇，画像検査で肝や肺に多発性小結節像を認める場合は動物由来の回虫症を疑う。

3 眼型

❶幼線虫が網膜内あるいは硝子体内に侵入した場合は，ぶどう膜炎や硝子体炎，虹彩炎，網膜に隆起性病変(腫瘤)などを呈する。

❷腫瘤は後極部や周辺部にみられることが多い。

❸成人の原因不明なぶどう膜炎に末梢血好酸球増多を伴う場合は，動物由来の回虫症を疑い，食歴を聴取する。

4 中枢神経型

❶髄膜炎(頭痛，項部硬直，悪心など)で髄液に好酸球を認める場合は，広東住血線虫による好酸球性髄膜炎を考慮する。

❷頭痛，知覚低下あるいは過敏，けいれん発作などにMRIなどの画像で脊髄内に腫瘤状陰影を認める場合は，動物由来の回虫症を考慮する。

❸顎口虫も神経根症状，放散痛，髄膜炎を起こしうる。

❹わが国での症例報告はまだないが，劇症型の好酸球性髄膜脳炎ではアライグマ回虫による感染の可能性もある。

## 検査所見とその読みかた

1 皮膚生検：移動性の皮疹では，可能であれば超音波を用いて先端の炎症部を採取することで虫体が検出される場合がある。

2 内臓型：イヌ糸状虫による肺のコイン状陰影は，単発性，辺縁の明瞭性，右肺下葉の胸膜直下に多く，その多くが直径3cm以下，石灰化なし，などの特

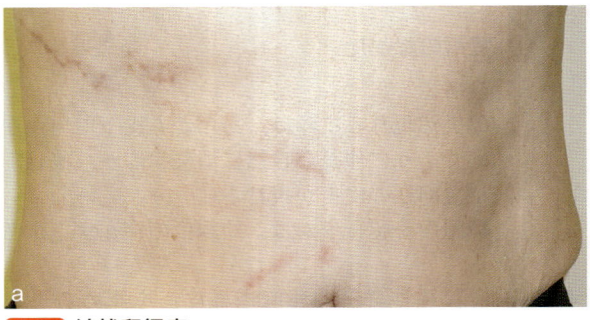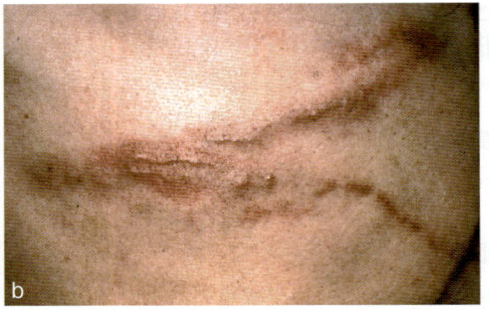

**図1 線状爬行疹**

a：日本顎口虫（写真提供：八戸市立市民病院皮膚科・寺田明莉先生）
b：旋尾線虫（写真提供：前・東京医科歯科大学大学院国際環境寄生虫病学分野・赤尾信明先生）

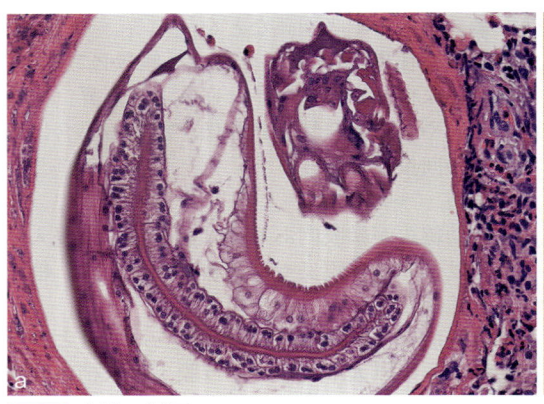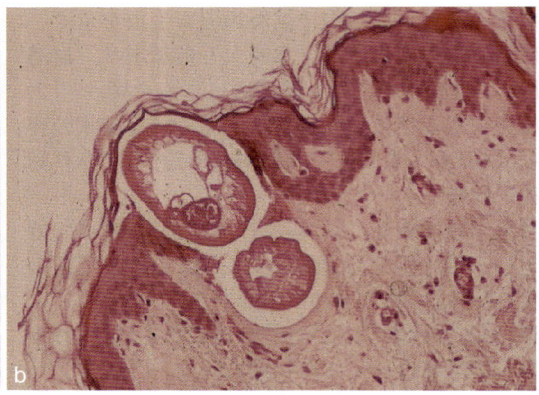

**図2 虫体の断面**

a：日本顎口虫（写真提供：八戸市立市民病院臨床検査科・矢嶋信久先生）
b：旋尾線虫（写真提供：前・東京医科歯科大学大学院国際環境寄生虫病学分野・赤尾信明先生）

徴がある。

**3** 血液検査：多くの症例で好酸球増多，IgE 上昇を認めるが，必発ではない。

**4** 免疫血清学的検査（血清／抗体検査）：発症時と発症後4週頃のペア血清を用いて，特異抗体の陽転や抗体濃度の変化が得られれば，補助診断としての有用性が増す。眼型，中枢神経型では血清抗体の上昇がみられない場合があるが，眼房水や髄液に検出されることもある。

**5** 食歴から感染源と考えられる食材が残っている場合は，消化法などによって幼虫の検出を試みる。

### 確定診断の決め手

**1** 生検で虫体そのもの，あるいは一部が得られれば，その形態あるいは遺伝子情報（Parasitol Res 92: 50-52, 2004, 金沢大十全医会誌 129：26-30, 2020）から確定診断となる。組織切片で虫体の断片に特徴的な

部位が観察されれば，虫種の同定が可能となる（顎口虫では腸管上皮細胞の形態と核数，図2）。

**2** 虫体が得られない場合は，身体所見，血液・血清検査，画像検査に加えてホタルイカなど具体的な生食歴や居住歴，渡航歴，海外での野外活動歴，ペットの飼育歴などを丁寧に聴取し，総合的に診断を行う。

### 誤診しやすい疾患との鑑別ポイント

幼線虫の体内移入による各種症状は，疾患に特徴的ではない。したがって，ほかの疾患との鑑別を考慮して血清検査（寄生虫スクリーニング）などが勧められる。

**1** 皮膚型：非寄生虫性の皮疹の可能性もある。

**2** 内臓型：画像所見では，腫瘍との鑑別が必要となる場合がある。

### 確定診断がつかないとき試みること

生検による幼線虫の検出は容易ではない。したがって，総合的に診断，処方して，現症の消失や4〜6か月後の抗体の陽転および濃度の減少をもって確定診断とすることも可能である。

### 治療法ワンポイント・メモ

❶皮膚型および眼型の場合は，幼線虫を外科的に摘出することが根治となるが，複数の感染を想定してアルベンダゾールあるいはイベルメクチンを処方する。

❷幼線虫による炎症反応の抑制のためには，ステロイドの併用が推奨される。

### さらに知っておくと役立つこと

❶ヒトを終宿主（寄生虫の有性生殖が行われる宿主）としない寄生虫の幼虫が感染した場合，成虫になれずに体内を移行することによって引き起こされる症候群を幼虫移行症という。吸虫（鳥の住血吸虫）や条虫（マンソン孤虫，有鉤嚢虫）の幼虫による移行症もある。虫卵は産生されず，多くの幼虫はサイズが小さく検出が困難なことが多い。

❷2022年末前後に日本顎口虫による本症が青森県を中心に国内で多発した（図1）。この際，多くの症例で特異抗体が検出できなかったが，虫体の断面から種同定に至った例がある。それ以外の顎口虫種の感染例では交叉性から抗体の上昇を検出しうる（Ann Trop Med Parasitol 97: 629-637, 2003）。

### 専門医へのコンサルト

幼線虫が得られた場合の形態学的/遺伝子的種同定に日本寄生虫学会への相談が可能である（https://jsparasitol.org/academic/consultation/）。

---

# アメーバ症，赤痢アメーバ

*Amebiasis, Entamoeba histolytica*

川島 亮　国立国際医療研究センター病院・エイズ治療・研究開発センター（東京）

**頻度** **ときどきみる**（年間約500〜1,000件，感染症法5類感染症，全数報告）

### 診断のポイント

❶発展途上国への渡航歴，非加熱の水や食物の摂取歴。

❷男性同性間の性的接触（MSM），性風俗の勤務・利用歴，肛門を直接舐める行為。

❸上記曝露から通常1か月以内に発症するが，数年前からの潜伏持続感染もありうる。

### 緊急対応の判断基準

最重症病型の劇症型アメーバ赤痢は大腸穿孔による汎発性腹膜炎を発症することがある。穿孔部切除と腹腔内洗浄を含む緊急手術，細菌性腹膜炎に対する広域抗菌薬に加え，メトロニダゾールなどの抗赤痢アメーバ活性をもつ抗菌薬の投与が必要となる。

### 症候の診かた

アメーバ赤痢は，病型により異なる症候を呈する。

❶腸管アメーバ症（アメーバ性腸炎・無症候性キャリア）

　❶重症例は激しい下痢や粘血便，しぶり腹が特徴的で，軽症例は2週間以上の長引く下痢を呈する。

　❷無症候性キャリアは健康診断で便潜血陽性を指摘され，下部消化管内視鏡検査で偶発的に診断されることがわが国において典型的である。

❷アメーバ性肝膿瘍

　❶長引く発熱以外の症候に乏しく，不明熱精査目的の腹部造影CTなどを契機に診断されることが多い。

　❷肝右葉膿瘍では横隔膜への刺激や胸膜への炎症波及による乾性咳嗽を呈する場合もある。

❸劇症型アメーバ赤痢

　❶下痢や粘血便は伴わず急性腹症として受診し，好発部位は回盲部であるため右下腹部痛を呈し，急性虫垂炎と鑑別が難しい例がある。

　❷大腸穿孔による汎発性腹膜炎を合併し，ショックバイタルを呈することもある。

　❸病変部切除と広域抗菌薬投与にもかかわらず，メトロニダゾール未投与の場合は大腸穿孔を繰り返し，致死的である。

### 検査所見とその読みかた

❶糞便直接検鏡検査・集卵検査（保険適用）

　❶直接検鏡検査は糞便を直接または生理食塩液で希釈し，スライドガラスに塗布し，栄養型赤痢アメーバを形態的に同定する。

　❷集卵検査はホルマリン・エーテル法などで虫卵を集め，シスト型赤痢アメーバを検出できる。

❸検者の経験や技能に精度が左右されるため，海外では診断に用いられない。

**2 糞便迅速抗原検査（保険適用）**

❶栄養型の表面蛋白（レクチン）に対するモノクローナル抗体を用いたイムノクロマト法で栄養型を検出し，特異度は高い。

❷一方，腹部症状の強い腸管アメーバ症は糞便中に栄養型を含み，感度は高いものの，シストは検出できないため，症状の弱い例では感度が低くなる。

❸すなわち，検査陽性なら腸管アメーバ症と診断できるが，陰性でも否定できない。

**3 病理検査（保険適用）**

❶外科的治療で採取された切除腸管標本や下部消化管内視鏡検査で採取された潰瘍部位の生検組織を対象とし，形態的に同定する。

❷ルーチンに行われるヘマトキシリン・エオジン染色では腸管粘膜下組織の好中球と赤痢アメーバの判別は困難であるが，PAS染色を追加すると両者の判別が容易となる（好中球：非染，赤痢アメーバ：濃染）。

❸切除腸管標本と比較し，内視鏡検査で得られる生検組織は微小のため，感度は50％程度と十分ではない。

**4 血清抗赤痢アメーバ抗体検査（保険適用外）**

❶2017年末まで間接蛍光抗体法試薬が保険適用で汎用されていたが，同試薬が製造中止され，わが国の保険診療では実施不可能である。

❷感染後2〜3週間以上の場合，腸管アメーバ症で感度80〜90％，アメーバ性肝膿瘍で感度90％以上を示す。感染早期の検査で陰性の場合は再検する。

❸治療後2〜3年程度は抗体陽性が持続するため，過去の感染でも陽性となる点は留意すべきである。

❹ELISA試薬による検査が海外で汎用され，わが国でも早期承認・保険適用の要望書が関連学会から提出されている（2024年5月現在）。

**5 PCR検査（保険適用外）**

❶感染が疑われる糞便や穿刺膿などを用いて実施される。

❷感度・特異度ともに高いが，検体処理や核酸抽出に工夫が必要であり，薬事未承認である。

❸国立感染症研究所や地方衛生研究所などの行政機関，一部の外注検査機関が実施している。

## 確定診断の決め手

**1 腸管アメーバ症**

❶腸管アメーバ症は糞便検査（直接検鏡検査・迅速抗原検査）と血清抗体検査を組み合わせて診断する。

❷激しい下痢や粘血便を伴う症例は，糞便迅速抗原検査（E. HISTOLYTICA QUIK CHEK）や糞便直接検鏡検査で栄養型を同定する。

❸一方，慢性下痢症や無症候性キャリアは，糞便中に栄養型を排出せず，シストも断続的にしか検出できないことから，直接検鏡検査や抗原検査が偽陰性となりやすい。その場合，下部消化管内視鏡検査が有用である。

❹無症候性キャリアでも目視可能な潰瘍性病変（回盲部が好発部位）を認め，生検で病原体を同定できるが，生検診断の感度は50％程度である。

❺以前は血清抗体検査の結果と併せて炎症性腸疾患と鑑別していたが，現在保険適用外である。確定診断困難な場合，メトロニダゾールの経験的治療を行い，改善が得られるかどうか，治療的診断を行うこともある。

**2 アメーバ性肝膿瘍**

❶アメーバ性肝膿瘍は診断的な穿刺を行わず，血清抗体検査で診断することが一般的であったが，先述の理由で現在保険適用外であり，診断困難な状態が続いている。

❷腹部超音波検査や造影CT検査が有用である。右葉の病変では右胸水，肝中央部の病変では心嚢水を認めることもある。

❸穿刺膿の肉眼的所見はアンチョビペースト様とよばれ特徴的であるが，その成分は好中球主体で，直接検鏡による同定は難しく，精度の高いPCR検査は保険適用外である。

❹細菌性肝膿瘍を除外する場合，膿瘍穿刺を検討すべきであるが，アメーバ性肝膿瘍の膿瘍穿刺の診断的価値は高くない。

❺強く疑った場合は経験的治療を行い，治療的診断を行う。

**3 劇症型アメーバ赤痢**

❶腸管切除標本の病理検査は診断的価値が高い。

❷ヘマトキシリン・エオジン染色では好中球と赤痢アメーバを判別が難しく，先述するようにPAS染色を用いるべきである。

❸血清抗体検査も有用と考えられるが，詳細なデータはない。

## 誤診しやすい疾患との鑑別ポイント

**❶潰瘍性大腸炎**（⇨676頁）

❶潰瘍性病変を認める慢性下痢症例では，内視鏡検査による肉眼所見のみで判別が困難である。

❷血清抗体検査で鑑別が容易であったが，現在保険適用外であり，鑑別が難しい場合は潰瘍性大腸炎の診断・治療を行う前に，腸管アメーバ症の治療的診断の先行も考慮する。

**❷細菌性肝膿瘍**（⇨734頁）

❶細菌性肝膿瘍は胆管閉塞による急性化膿性胆管炎や菌血症を併発し，血圧低下や意識障害を伴い，重篤感が強いが，アメーバ性肝膿瘍は胆管閉塞や拡張は伴わず，発熱以外の症状に乏しい。

❷画像所見：細菌性は多発膿瘍を呈するが，アメーバ性は単発性膿瘍が7割前後を占める。

❸両者の判別に有用な血清抗体検査は現在保険適用外であり，鑑別が困難な場合，膿瘍穿刺を行い，細菌培養検査を考慮する。

## 確定診断がつかないとき試みること

❶先述の通り，保険診療で実施可能な検査は限られる。

❷強く疑われるか，他疾患との鑑別が困難な場合，メトロニダゾール投与を試みる。

❸アメーバ赤痢はメトロニダゾールで著効するため，3～5日以内に臨床症状の改善が得られれば可能性がきわめて高い。

## 合併症・続発症の診断

❶アメーバ性肝膿瘍は炎症波及により胸膜炎や心外膜炎を合併することがある。通常，メトロニダゾールにより改善するが，呼吸機能や心機能低下時は，穿刺ドレナージも考慮する。

❷劇症型アメーバ赤痢では大腸穿孔による汎発性腹膜炎が起こるため，緊急手術と広域抗菌薬投与が必須となる。

## 予後判定の基準

❶メトロニダゾールで著効するため，診断の遅れによる重症化が予後を規定する。

❷特に，劇症型アメーバ赤痢は大腸穿孔性の汎発性腹膜炎の鑑別疾患として想起されにくく，性別や年齢にかかわらず国内死亡例の報告は後を絶たない。

## 経過観察のための検査・処置

臨床症状の経過で治療効果判定する。

❶腸管アメーバ症治療後の便検査は通常不要である。

❷アメーバ性肝膿瘍は消失するまで1年以上を要することがあり，経過がよければ画像フォローは推奨されず，治療期間の延長も不要である。

## 治療法ワンポイント・メモ

❶メトロニダゾールなどのニトロイミダゾール系薬剤で症状はすみやかに改善するが，約半数は治療後に無症候性キャリアへ移行する。

❷無症候性キャリアに対する後療法（腸管のシスト駆除）として，パロモマイシンが保険適用で，メトロニダゾールなどに続けて投与することが推奨される。

## さらに知っておくと役立つこと

❶感染原因の約8割は性感染（残りは発展途上国などへの渡航による輸入感染症）であり，HIVや梅毒など，性感染症のスクリーニングが推奨される。

❷再感染により繰り返し発症するため，リスク行為を避ける生活指導が重要である。

## 専門医へのコンサルト

❶アメーバ赤痢は病型により障害される臓器や合併症が異なる。アメーバ性肝膿瘍や劇症型アメーバ赤痢では救急科・消化器内科・感染症科・外科など，複数診療科の協力が必要となる。

❷本項で解説した赤痢アメーバは腸管寄生性原虫で，角膜炎を引き起こすアカントアメーバや淡水曝露により脳炎を引き起こすネグレリアなど，「自由生活性アメーバ」と異なる病原体である。アカントアメーバ角膜炎は治療抵抗性で，失明の原因となるため，コンタクトレンズ使用中や異物損傷後，難治性の結膜充血や眼脂などの所見を診た場合，すみやかに眼科医への紹介を行い，角膜所見を確認してもらう。ネグレリアはため池や貯水池などでの遊泳後，鼻粘膜を介して脳組織に感染を起こすが，わが国ではきわめてまれである。

（執筆協力：渡辺 恒二 東海大学教授・基礎医学系生体防御学領域（寄生虫学））

# マラリア

Malaria

狩野 繁之　国立国際医療研究センター研究所熱帯医学・マラリア研究部部長（東京）

**頻度** あまりみない

## 診断のポイント

1 マラリア流行地への渡航歴がある。
2 突発的な発熱，悪寒戦慄，頭痛などを主訴とする。
3 貧血，脾腫が認められる。

## 緊急対応の判断基準

1 末梢血の赤血球原虫寄生率が4%を超える場合，感染症専門医と相談する。
2 重篤な合併症である意識障害や昏睡，痛覚鈍麻などを伴う，いわゆる脳性マラリア状態の場合，気道確保，呼吸・循環管理を行う。
3 重症の貧血〔小児ではヘモグロビン（Hb）<5 g/dL またはヘマトクリット（Hct）<15%，成人では Hb<7 g/dL または Hct<20%が目安〕を伴う場合，赤血球輸血が奨励される。
4 肺水腫が合併（肺 X 線写真の所見による）する場合，肺捻髪音があれば透析，なければ利尿をかける。気管挿管して酸素投与，人工呼吸療法が必要となることもある。
5 上記重症合併症が重なる場合，高次医療機関へ搬送する。

## 症候の診かた

1 熱帯熱マラリアでは40℃を超える高熱がまれでない。
2 熱帯熱マラリアでは，発熱は37℃を超えて弛張する。
3 三日熱マラリアでは1日おき，四日熱マラリアでは2日おきの周期的な発熱が典型的である。
4 熱帯熱マラリアの場合，初発から5日を超えると重症化して死亡する場合があるので，注意が必要である（まず初発日を聞き取る）。
5 マラリアの潜伏期は最短1週間であるので，渡航歴と病歴とを合わせて考え，短い場合にはほかの発熱性疾患を考える。また，熱帯熱マラリアの潜伏期は最長1か月であるので，それより長い場合にはほかの3種のマラリアを考える。

## 検査所見とその読みかた

1 マラリアの診断は，Giemsa 染色した血液塗抹標本の顕微鏡観察により，赤血球内に寄生したマラリア原虫を見いだすことが基本である。対物レンズは油浸レンズ（×100）を用いる。
2 感染したマラリア原虫の種の鑑別には，薄層塗抹標本による観察が望ましい。
3 マラリア原虫寄生赤血球率を計算し，重症度の指標とする。
4 WHO の重症マラリアの検査データ基準値（表1）を参照する。重症貧血は前記の通り。

## 確定診断の決め手

1 血液塗抹 Giemsa 染色標本による形態学的鑑別による（顕微鏡検査所見による種の鑑別のポイントを表2 にまとめる。それぞれの特徴的な像は図1〜6 に示す）。正確な鑑別には熟練を要する。
2 マラリア診断において，フローサイトメトリー法が薬事承認され（2020 年7 月），血液検体の同法によるマラリア原虫感染赤血球の検出が「感染症法」のマラリア発生届けの基準に追加された（2021 年6 月）。フローサイトメトリー法（多項目自動血球分析装置 XN-31，シスメックス社）では，およそ1 分で感染赤血球の定量解析結果を得ることができる。同法は保険適用も受けた（2021 年9 月）。

**表1** WHO 重症マラリア基準—検査データ

| 重症貧血 | 小児では Hb 値<5 g/dL または Hct 値<15%<br>成人では Hb 値<7 g/dL または Hct 値<20%が目安 |
|---|---|
| 低血糖 | 血中グルコース濃度<2.2 mmol/L，または<40 mg/dL |
| 酸血症 | 血漿重炭酸塩濃度<15 mmol/L，動脈血 pH<7.35 |
| 高乳酸血症 | 血漿乳酸値>5 mmol/L |
| 高原虫血症 | 免疫をもたない患者では赤血球寄生率4%が目安，20%以上で確実 |
| 腎機能障害 | 小児では尿量<12 mL/kg/24 時，成人では<400 mL/24 時が目安<br>または高クレアチニン値>265 μmol/L，または>3 mg/dL の腎不全状態 |

**表2** Giemsa 染色末梢血薄層塗抹標本の顕微鏡検査所見

| | 熱帯熱マラリア原虫 | 三日熱マラリア原虫 | 四日熱マラリア原虫 | 卵形マラリア原虫 | サルマラリア原虫 *Plasmodium knowlesi* |
|---|---|---|---|---|---|
| （非感染赤血球と比べた）感染赤血球の大きさ | 同じ大きさ | 膨化する | 同じ大きさ | 膨化して卵形を呈する | 同じ大きさ |
| （観察される）原虫の発育ステージ | 輪状体（ring form）と生殖母体のみ | すべてのステージ | 同左 | 同左 | 同左 |
| 栄養体（trophozoite）の形態 | 早期栄養体（輪状体）で比較的小型 | 比較的大型の輪状体，非定型的アメーバ体 | 比較的小型の輪状体，帯状体（band form）が典型的 | 比較的大型の細胞質が厚めの輪状体 | 比較的小型の輪状体，四日熱マラリア原虫に似た帯状体が出現 |
| 感染原虫数／赤血球 | 複数感染（2〜3個）がまれでない | 通常1個 | 1個 | 1個 | 通常1個 |
| 分裂体の形態（メロゾイトの数など） | 8〜18個 | 12〜18個 | 8〜10個が菊花状に並ぶ | 6〜12個 | 12〜18個 |
| 生殖母体の形状 | 紡錘状から半月状 | 円形で赤血球全体を占める | 同左 | 同左 | 同左 |
| 赤血球膜の斑点 | やや大型で少数のモーラー斑点（Maurer's dot） | 多数の赤いシェフナー斑点（Schüffner's dot） | 時に少数のチーマン斑点（Ziemann's dot） | シュフナー斑点（Schüffner's dot）に似た斑点 | 小型で多数の斑点（Sinton and Mulligan's Stippling） |

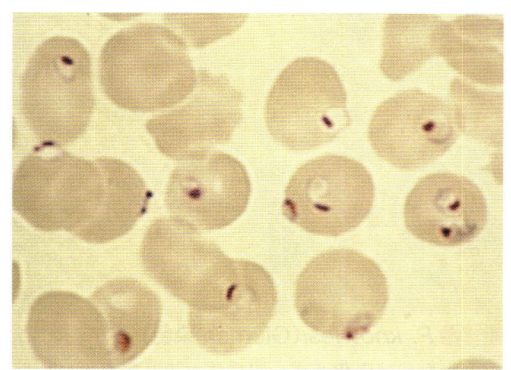

**図1** 熱帯熱マラリア原虫（*P. falciparum*）輪状体（Giemsa 染色）

輪状体（ring form）の寄生率が高い重症患者血液塗抹標本。感染赤血球は膨化せず，原虫が複数個寄生する赤血球もある。

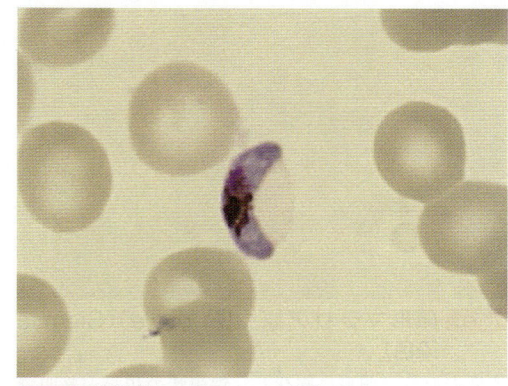

**図2** 熱帯熱マラリア原虫（*P. falciparum*）の生殖母体（Giemsa 染色）

半月状の形態の生殖母体（gametocyte）が特徴的である。

❸ 末梢血液（全血またはろ紙採血が望ましい）からDNA を抽出し，原虫の種特異的プライマーを用いた PCR 法や LAMP 法などの核酸増幅法による診断が最も信頼度が高い（専門機関に問い合わせる）。
❹ わが国では臨床診断試薬として認可されていないが，ろ紙クロマトグラフィによる抗原検査/迅速診断キットが世界では標準化されており，簡易に診断が可能である。

### 誤診しやすい疾患との鑑別ポイント

❶ 発熱性疾患のすべて，特に熱帯・亜熱帯地域に分布する発熱性疾患と鑑別する必要がある。
❷ 特にデング熱（⇨ 1257 頁），腸チフス（⇨ 1221 頁）とは，症候学的鑑別診断は困難である。
❸ 朝鮮半島の三日熱マラリアの流行など，温帯地方にもマラリアの流行が報告されているので，夏季には特に注意が必要である。
❹ マレーシアを中心としたアジア・太平洋地域に，

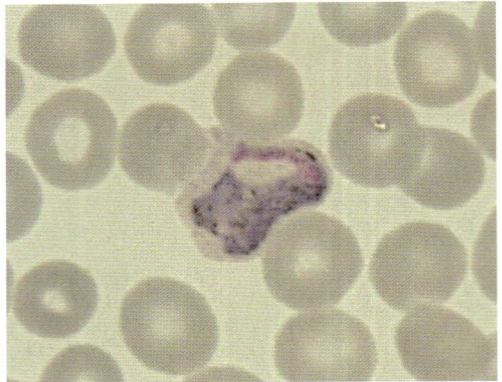

**図3** 三日熱マラリア原虫(*P. vivax*)のアメーバ体(Giemsa 染色)

感染赤血球は膨化し,非定型的な細胞質の形(amoeboid body)が観察される。Schüffner 斑点も認められる。

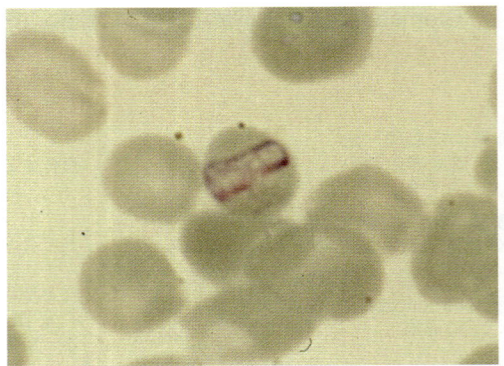

**図4** 四日熱マラリア原虫(*P. malariae*)の帯状体(Giemsa)染色

感染赤血球は膨化せず,帯状の栄養体(band form)が特徴的である。

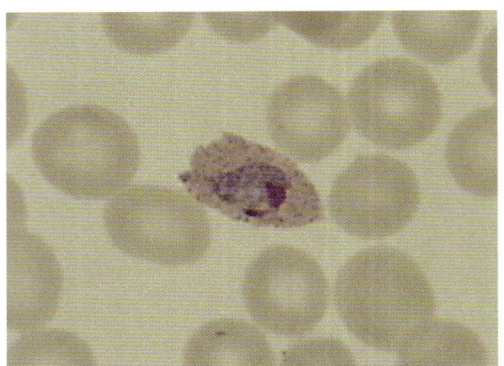

**図5** 卵形マラリア原虫(*P. ovale*)(Giemsa染色)

感染赤血球は卵形に膨化し,鋸歯状の辺縁が著明である。

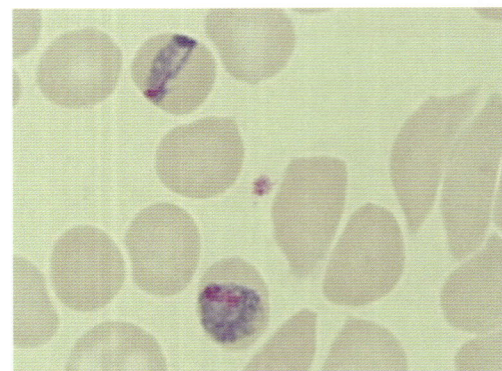

**図6** *P. knowlesi*(Giemsa 染色)

感染赤血球は膨化せず,四日熱マラリア原虫に似た帯状体が観察される。

サルマラリア原虫の1種(*Plasmodium knowlesi*)がヒトに感染する例が広く報告されている。ほかのヒトマラリアと異なり24時間周期の発熱を特徴とし,二日熱マラリアともよばれる。

### 確定診断がつかないとき試みること

**1** 発症初期では,原虫寄生率が低くて顕微鏡検出が困難な場合がある。複数人数で赤血球数合計10万個以上を丁寧に観察しても原虫が見つからない場合は陰性とし,12～24時間後の再検査を必要とする。

**2** 核酸増幅法は鋭敏度/特異度がきわめて高いので,専門機関に問い合わせる。

### 合併症・続発症の診断

**1** 上記熱帯熱マラリアの重症合併症に関しては,通常の検査で対応可能である。

**2** 脳性マラリアは,熱帯熱マラリア原虫寄生赤血球が,脳の毛細血管に接着して血流を阻害することにより起こると考えられているが,その診断は困難である。

**3** 脳性マラリアに陥ると死亡率が高いが,血糖値や血圧を計測し,真の脳性マラリアとの鑑別を行う。

**4** 三日熱マラリアと卵形マラリアでは,肝細胞内に休眠原虫が残り,再発(relapse)を起こすことがある。

## 予後判定の基準

**1** WHO の重症熱帯熱マラリアの臨床症状の所見として，以下のいずれかを合併する場合は重症と判断する。
　❶疲憊(小児の場合は座っていられないような状態，成人であれば極端な疲労感)。
　❷意識障害(昏睡状態や痛覚鈍麻など脳性マラリア状態)。
　❸呼吸困難(肋間が窪むほどの努力性呼吸，呼吸性アシドーシスなど)。
　❹けいれんの多発(一方向性の眼振を伴うなどの巣性のけいれんが多い)。
　❺循環虚脱(血圧低下や皮膚の冷感，脈が触れづらいなど)。
　❻肺水腫(肺 X 線写真の所見による)。
　❼異常出血(歯ぐき，鼻，網膜，消化管出血など。血小板減少症を併発)。
　❽黄疸(眼球強膜，口腔粘膜など)。
　❾ヘモグロビン尿(黒褐色尿や dipstick 法などによる)。
**2** 重症化した場合でも，適切な治療により救命できれば，ほとんどの場合後遺症を残すことなく完治する。
**3** 熱帯熱マラリア以外の 3 種のヒトマラリアは一般に予後良好であるが，サルマラリア原虫(*P. knowlesi*)ヒト感染症では重症化して死亡する例がある。
**4** 小児ならびに妊婦では重症化しやすいので注意が必要である。

## 経過観察のための検査・処置

**1** 治療開始後，解熱および末梢血からのマラリア原虫寄生赤血球の消失を顕微鏡学的に確認する。
**2** 治療開始後 48 時間以内に解熱および原虫消失が得られない場合には，薬剤耐性マラリアを疑って，ほかの抗マラリア薬の投与を検討する。

## 治療法ワンポイント・メモ

**1** 三日熱マラリア，四日熱マラリア，卵形マラリア，そして *P. knowlesi* ヒト感染症(二日熱マラリア)では，わが国ではメフロキン(メファキン錠)またはアトバコン・プログアニル(マラロン配合錠)を投与することができる。
**2** 合併症のない熱帯熱マラリアでは，アルテメテル・ルメファントリン(リアメット配合錠)を投与する。

**3** 重症化した熱帯熱マラリアには，グルコン酸キニーネの点滴静注薬(Quinimax 注)が適用となる。なお Quinimax 注は国内未承認薬であるので，「熱帯病治療薬研究班」に問い合わせる。
**4** 三日熱マラリアおよび卵形マラリアでは，標準治療法に引き続き，プリマキンリン酸塩(プリマキン錠)を投与し，肝内型の休眠原虫を殺滅する。
**5** 抗マラリア薬の投与のほか，重症マラリアの合併症には個別の臨床管理が救命には必須である。

## さらに知っておくと役立つこと

　マラリアは「感染症法」における全数届出の 4 類感染症に分類されているので，その届出基準の検査方法で「マラリアが疑われる有症状の患者または無症状の病原体保有者」を診断した場合は，直ちに最寄りの保健所長を経由して都道府県知事に届け出る必要がある。なお，「感染症法」において，届出をしなかった医師には罰則規定が設けられている。

## 専門医へのコンサルト

**1** 顕微鏡観察による形態学的なマラリア原虫の種の鑑別が困難な場合には，核酸増幅法による確定診断を専門機関にコンサルトすることができる。
**2** G6PD 欠損症の外国人患者にプリマキンを投与すると，溶血性貧血を惹起する可能性があるので，投与前に G6PD 活性を測る必要がある。
**3** 重症合併症が重なっている場合は，専門医のいる高次医療機関へ搬送する。

# トキソプラズマ脳炎
Toxoplasmic encephalitis

**前田 卓哉**　埼玉医科大学教授・臨床検査医学

**頻度** **あまりみない**

**1** トキソプラズマ症は，先天性感染症，眼感染症，急性感染症，後天性感染症(ほとんどがトキソプラズマ脳炎)と，きわめて多彩な病型と病態を包括する概念である。
**2** そのうち，急性トキソプラズマ症(健康人の初感染)はほぼ診療されることがない。先天性感染・妊婦異常については「垂直感染」(⇨ 1747 頁)を参照されたい。

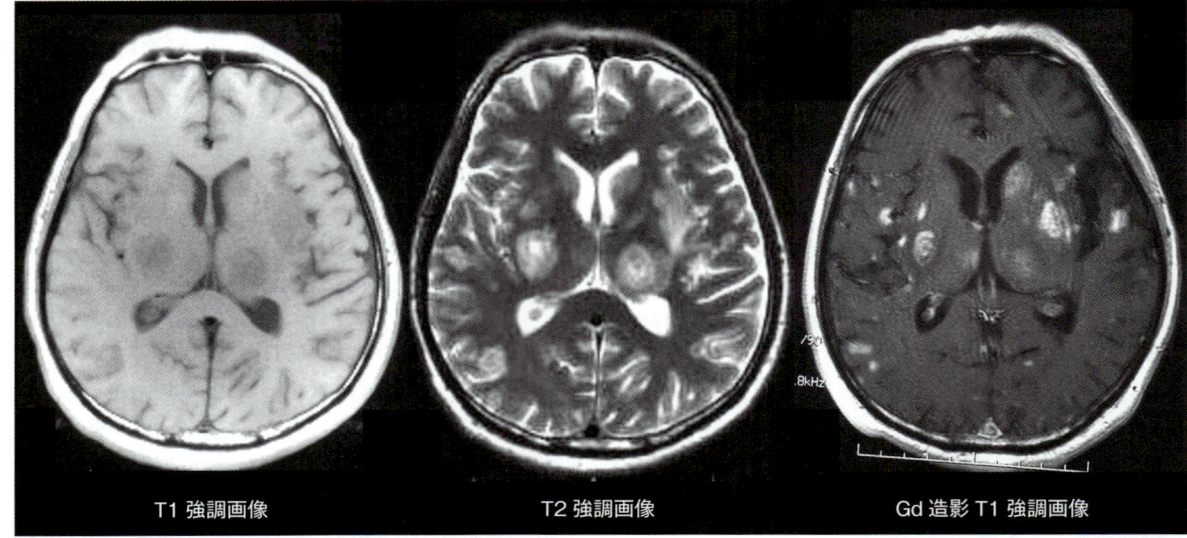

| T1 強調画像 | T2 強調画像 | Gd 造影 T1 強調画像 |

**図1** AIDS にみられたトキソプラズマ脳炎（脳 MRI 画像）

## 診断のポイント

❶免疫不全状態で発症する日和見感染症。

❷発熱，頭痛，意識障害，神経巣症状など急速に進行する多彩な神経症状。

❸リング状の造影効果を有する脳膿瘍。

❹髄液中の *Toxoplasma gondii* DNA 陽性。

## 緊急対応の判断基準

後天性免疫不全症候群（AIDS）症例などにおいて，急速に進行する頭蓋内病変を確認した場合，確定診断を待たず，すみやかに専門医療機関へ搬送する。

## 症候の診かた

❶発熱，頭痛：ほとんどの症例で認められる。

❷意識障害・神経巣症状：多彩な神経症状が急速に進行することが特徴であり，早急に治療を開始しない場合の神経予後は不良である。

❸網脈絡膜炎：AIDS 症例では数％に併発する程度ときわめてまれではあるが，眼底の観察は必須である。

❹髄膜刺激症状：項部硬直などの髄膜刺激徴候を認めることは少ない。

## 検査所見とその読みかた

❶血清抗体検査

　❶通常は *T. gondii* に対する IgG 抗体が陽性であ

り，*T. gondii* の既感染パターンを示す。IgG 抗体陽性であっても確定診断にはならないが，陰性の場合には本症である可能性は低い。

　❷ *T. gondii* に対する IgM 抗体は通常検出されない。

❷脳脊髄液検査：細胞数や蛋白量は正常，もしくはわずかな上昇のみが観察される。

❸ AIDS に合併した場合，発症時の CD4 陽性 T 細胞数は 100/μL 以下であることが多い。

❹ガドリニウム（Gd）造影 MRI 検査（T1 強調）では，増強効果のある結節（＜2.0 cm），またはリング状に増強される腫瘤（＞2.0 cm）を，単発もしくは複数個で認めることが多い（図 1）（Parasitol Int 63: 701-704, 2014）。

❺髄液の *T. gondii* PCR 検査は特異性が高く（～100％），診断にはきわめて有用であるものの，その感度（陽性率）は低く（～40％），検出できなくても本症を否定することはできない（Diagn Microbiol Infect Dis 75: 155-159, 2013）。

## 確定診断の決め手

❶免疫不全患者にみられる急速進行性の神経症候がある。

❷画像診断による多発脳膿瘍がみられる。

❸髄液中の *T. gondii* PCR 陽性である。

## 誤診しやすい疾患との鑑別ポイント

**1 脳悪性リンパ腫**(⇨512 頁)

❶ Gd 造影脳 MRI 検査では,堆強効果のある脳内腫瘤性病変がみられる。

❷ $^{201}$Tl-SPECT(タリウムシンチグラフィ)での集積像がみられる。

❸ 髄液 EBV-PCR 陽性例が報告される。

**2 進行性多巣性白質脳症**(⇨522 頁)

❶ Gd 造影脳 MRI 検査では,大脳皮質下白質に増強効果のない脱髄性病変がみられる。

❷ 髄液 JCV-PCR 陽性である。

❸ 髄液検査では,ほぼ異常を認めない。

## 確定診断がつかないとき試みること

**1** すみやかに治療が行われない場合の神経予後はきわめて不良である。そのため,本症を否定できない場合,抗原虫薬〔スルファメトキサゾール・トリメトプリム合剤(ST 合剤),もしくはピリメタミン,スルファジアジン(いずれも国内未承認薬),ロイコボリン(適応外使用)〕による治療を開始し,その治療効果から臨床診断を行うことがある(診断的治療)。

**2** $^{201}$Tl-SPECT(タリウムシンチグラフィ)の集積は,原発性脳悪性リンパ腫(PCNSL:primary central nervous system lymphoma)との鑑別に有用である。

## 合併症・続発症の診断

**1** 網脈絡膜炎

❶主に先天性トキソプラズマ症でみられる病巣であり,後天性の場合にはきわめてまれな病態である。

❷視力障害,羞明,眼痛などが報告される。眼底検査が必須である。

**2** 播種性トキソプラズマ症

❶リンパ節,肺,消化管,膵臓,肝臓を含む多臓器障害をきたすことがあり,各組織から *T. gondii* の DNA が検出される。

❷免疫不全患者にみられる予後不良のまれな病態である。

## 経過観察のための検査・処置

**1** 本症は日和見感染症であることから,本疾患を疑った際には幅広い鑑別診断に挙がる疾患を念頭におき,全身的な評価を行うことが要求される。

**2** 治療開始後は,画像(CT,MRI)による病変の縮小効果を経時的に観察する。

**3** 神経学的もしくは画像的に改善がみられない場合,悪性リンパ腫などの鑑別のため,脳生検など侵襲的検査の実施も検討すべきである。

## 治療法ワンポイント・メモ

**1** 診断後はすみやかに抗原虫薬の投与を開始する。

**2** AIDS 患者に合併した場合,脳炎治療後に 2 次予防が必要である。この場合,CD4 陽性 T 細胞数 $200/\mu L$ 以上が 6 か月維持できるまで,ピリメタミン,スルファジアジン,ロイコボリンの投与を継続することが推奨される(寄生虫症薬物治療の手引き-2020-改訂第 10.2 版)。

## さらに知っておくと役立つこと

**1** *T. gondii* は,主に嚢子(シスト)を含む肉類を不十分な加熱調理後に摂取することにより感染する。特に妊婦もしくは免疫不全患者は生肉の喫食を避けるとともに,間接的な感染を避けるために,調理機材の洗浄や使い分けにも注意する必要がある。

**2** ネコ糞便に含まれるオーシストの経口摂取でも *T. gondii* の感染は成立する。このことから,妊婦もしくは免疫不全患者は,ネコとの接触には十分に配慮し,もしも接触した場合にはしっかりと手洗いを行うことも重要である。

## 専門医へのコンサルト

**1** *T. gondii* DNA を検出する PCR 検査は保険診療では利用できない。そのため,大学寄生虫学教室などにコンサルトを行い,研究的検査として実施を依頼する必要がある。

**2** トキソプラズマ症の第 1 選択薬であるピリメタミン,スルファジアジンは国内未承認薬である。そのため,緊急的に入手ができない場合には,代替薬として ST 合剤やアトバコンなどが使用されることが多い。

**3** ピリメタミン,スルファジアジンは国内では熱帯病治療薬研究班(https://www.nettai.org/)もしくはエイズ治療薬研究班(https://www.aidsdrugmhlw.jp/aidsdrugmhlw/portal)で保管されており,患者背景に応じてそれぞれに相談することができる。

# クリプトスポリジウム症・消化器原虫症

Cryptosporidiosis and other Protozoa-related Gastroenteritis

**所 正治** 金沢大学大学院教授・国際感染症制御学

## Ⅰ クリプトスポリジウム症（cryptosporidiosis）

**頻度** あまりみない

## 診断のポイント

**1** 細胞内侵入性のクリプトスポリジウム属原虫（*Cryptosporidium* spp.）による十二指腸感染を原因とする下痢症である。

**2** 糞便に排出される本原虫の感染性オーシストは，塩素消毒に対し高い耐性があることから，水道水・プールなどを介した集団感染が世界中で報告されてきた。

**3** 人獣共通感染症であり，ふれあい牧場などでの生乳摂取，接触による糞口感染症例がある。

**4** 感染症法の5類届出疾患（全数把握）である。

## 症候の診かた

**1** 3日〜2週間程度の潜伏期間を経て，激しい水様性下痢，腹痛，悪心，倦怠感を呈する。発熱は時にみられるが高熱となることは少なく，血便は認めない。

**2** 健常人での病期は通常6日〜2週間程度であり，自然治癒するが，免疫不全状態では再発・慢性化，さらに胆管炎・胆嚢炎・膵炎，気管支炎・肺炎などの腸管外感染を合併することがあり，死の転帰をとりうる。

**3** 本症の慢性化・重症化例では，患者の免疫学的背景の確認が必須（免疫が正常化すれば本症は自然治癒する）である。このため，本症はAIDS診断の指標疾患である。

## 検査所見とその読みかた

**1** オーシストはショ糖遠心浮遊法（図 1a），抗酸染色法（図 1b）などによる顕微鏡的検査で，糞便・十二指腸液・喀痰および肺胞洗浄液などの検体から形態的に検出可能である。

**2** 便中抗原検出のためのキットが各種販売されているが診断薬としては未承認である。

**3** 血清抗体検査は通常実施されていない。

**4** 生検材料を用いた病理組織標本で，腸管粘膜の刷子縁に寄生するメロントを検出することがある（図 1c）。

## 確定診断の決め手

糞便，喀痰，十二指腸液などからクリプトスポリジウムのオーシストを検出・同定する。

## 誤診しやすい疾患との鑑別ポイント

血性下痢，粘血便は通常認めない。

**1** 細菌性，ウイルス性下痢症：急性発症であり，病期が比較的短い。培養検査および便中抗原検出キットが有用である。

**2** 他の寄生虫性（原虫性を含む）下痢症：糞便検査による直接検出が可能である。

**3** 炎症性腸疾患，薬剤性下痢症，乳糖不耐症などの非感染性下痢症：除外診断として重要である。

## 確定診断がつかないとき試みること

クリプトスポリジウムのPCR検出は感度も高く，シークエンスにより種同定が可能であり，専門研究室では実施が可能である〔金沢大学・国際感染症制御学教室（https://www.parasitology.jp/exam.html）〕。

## 治療法ワンポイント・メモ

**1** ニタゾキサニド（国内未承認）やパロモマイシンが健常人における下痢症状の期間短縮に有効とされるが，特に免疫不全ではエビデンスがなく有効な治療薬は存在しない。

**2** 経口または静注による脱水補正，電解質補充および腸管運動抑制薬などを用いた下痢の対症療法が重要である。

**3** 免疫不全症例では，HIV/AIDSでの抗レトロウイルス薬治療や先天性免疫不全での骨髄移植などによる原疾患のコントロールがクリプトスポリジウム症を劇的に改善する。

## 専門医へのコンサルト

**1** 寄生虫のための検査・診断・治療に関するコンサルテーションは，日本寄生虫学会ホームページ（https://jsparasitol.org/academic/consultation/）で受け付けている。

**2** 国内未承認の抗寄生虫薬については，熱帯病治療薬研究班（https://www.nettai.org/）で利用可能な場合があり，また，詳細な治療の手引きも公開されて

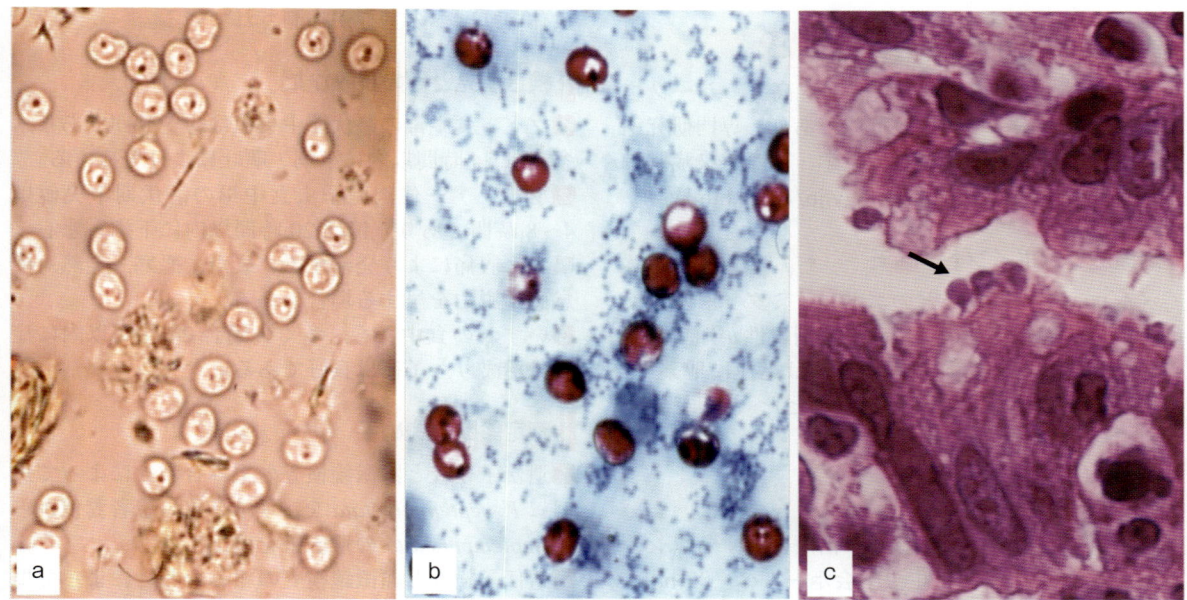

**図1　クリプトスポリジウムの形態**

糞便検体の顕微鏡検査で認められた直径約 5 μm のクリプトスポリジウムのオーシスト（×400）。
a：ショ糖遠心浮遊法，b：抗酸染色法，c：小腸粘膜上皮細胞刷子縁に形成されたメロントの嚢状構造（➡）（スナネズミの感染実験例）HE 染色（×400）。

いる。

# II　ジアルジア（ランブル鞭毛虫）症（giardiasis）

**頻度**　あまりみない

## 診断のポイント

**1**原因原虫である *Giardia intestinalis*（syn . *G. lamblia*, *G. duodenalis*）の和名としてはランブル鞭毛虫とジアルジアが混在して使用されてきたが，感染症法でジアルジア症の名称が採用されたため，今後はジアルジアに統一されていくものとみられる。
**2**感染症法の 5 類届出疾患（全数把握）である。
**3**ジアルジアは二分裂によって増殖する栄養型と外部環境に耐性の感染性嚢子の形態をとる。
**4**糞便中に排出される嚢子の経口摂取により糞口感染するため，療養施設などでの糞汚染を原因とする集団感染や水系感染によるアウトブレイクが知られ，帰国者下痢症とともに国内感染例もみられる。

## 症候の診かた

**1**感染部位は小腸および胆道系であり，潜伏期は

1〜3 週間である。
**2**感染者の多くは無症候性だが，発症すると，泥状・水様の下痢（しばしば脂肪性），腹痛，鼓腸，おくび・放屁（強い硫化水素臭）とともに悪心，嘔吐を呈する。胆道感染による胆管・胆嚢炎および膵炎をみる。感染は腸管腔に留まるため血便や高熱は認めない。
**3**通常は 1〜2 週間で自然治癒するが，低 γ グロブリン血症や分泌型 IgA 低下を伴う免疫不全では，難治性となりうる。

## 検査所見とその読みかた

　診断には便や十二指腸液，胆汁を材料に，顕微鏡検査によって特徴的な 2 核・洋梨型の栄養型およびラグビーボール状の嚢子を形態的に検出する。集嚢子法，ヨード染色・トリクローム染色などが用いられる。

## 確定診断の決め手

　ジアルジアの栄養型，嚢子の形態的検出。

## 誤診しやすい疾患との鑑別ポイント

　「I．クリプトスポリジウム症」参照。

## 確定診断がつかないとき試みること

ジアルジアの PCR 検出は感度も高く，シークエンスにより遺伝子型同定が可能であり，専門研究室では実施が可能である〔金沢大学・国際感染症制御学教室（https://www.parasitology.jp/exam.html）〕。

## 治療法ワンポイント・メモ

メトロニダゾールなどのニトロイミダゾール系薬剤による治療が第 1 選択だが，薬剤耐性が知られるため，効果が認められない場合には迅速に他薬（チニダゾール，アルベンダゾールなど）へと切り替える。

## 専門医へのコンサルト

❶ 寄生虫のための検査・診断・治療に関するコンサルテーションは，日本寄生虫学会ホームページ（https://jsparasitol.org/academic/consultation/）で受け付けている。

❷ 国内未承認の抗寄生虫薬については，熱帯病治療薬研究班（https://www.nettai.org/）で利用可能な場合があり，また，詳細な治療の手引きも公開されている。

---

## Ⅲ クドア，サルコシスチスによる食中毒（Food poisoning due to *Kudoa septempunctata* and *Sarcocystis fayeri*）

頻度 あまりみない

## 診断のポイント

❶ 食後数時間程度で一過性の嘔吐・下痢症をみる食中毒有症事例について，厚生労働省が 2011 年に原因調査を実施した。その結果，主に養殖ヒラメに寄生する粘液胞子虫類の 1 種である *Kudoa septempunctata*（ナナホシクドア）を原因とする食中毒（クドア食中毒）および馬を宿主とする住肉胞子虫〔*Sarcocystis fayeri*（フェイアー住肉胞子虫）〕を原因とする馬刺しによる有症事例が明らかになった。

❷ クドア食中毒とフェイアー住肉胞子虫食中毒では，いずれも原因寄生虫のヒトにおける感染・増殖は認められない。しかし，クドア食中毒ではヒラメの －20℃，4 時間以上の凍結処理で，また，フェイアー住肉胞子虫食中毒では馬肉の －20℃，48 時間以上の凍結処理で毒性が消失することから，生きた

虫体の病態への関与が推測されている。

## 検査所見とその読みかた

❶ クドア食中毒の潜伏期中央値は約 5 時間であり，多くは 24 時間以内に下痢・嘔吐により発症する。

❷ フェイアー住肉胞子虫食中毒の潜伏期中央値は 4～8 時間であり，ほぼ 20 時間以内に下痢・悪心・嘔吐・腹痛により発症する。また，悪寒，発熱，倦怠感，脱力を呈する場合もある。

❸ いずれの食中毒も，多くの場合 24 時間以内に症状は治まり，予後は良好である。

## 確定診断の決め手

❶ 遺伝子検査と顕微鏡検査の組み合わせによって魚肉に *K. septempunctata* を証明するか，患者糞便から *K. septempunctata* の遺伝子を検出する。

❷ 遺伝子検査と顕微鏡検査の組み合わせによって馬肉内に *S. fayeri* を証明するか，患者糞便から *S. fayeri* の遺伝子を検出する。

## 誤診しやすい疾患との鑑別ポイント

「Ⅰ．クリプトスポリジウム症」参照。

## 確定診断がつかないとき試みること

国立感染症研究所へのコンサルトが望ましい。

---

# 腟トリコモナス症

Trichomoniasis

中村（内山）ふくみ　東京都立病院機構東京都立墨東病院・感染症科部長

頻度 よくみる

## 診断のポイント

❶ 腟トリコモナス原虫（*Trichomonas vaginalis*）が腟，尿路，バルトリン腺，スキーン腺に定着することで生じる。

❷ 他の性感染症に比べ年齢層が広く中高年にも認められる。また性交渉のない女性や幼児にも散見されるため，下着，リネン，便器などを介した感染経路が考えられる。

❸ 帯下異常，悪臭，外陰・腟の刺激感，強い瘙痒感が主な症状である。

❹ 併発する細菌性腟症に由来する症状も多い。

❺ 10～20％の患者は無症状であるといわれ，子宮

**表1** Amsel の診断基準

1. 腟分泌物の性状は，薄く均一である。
2. 腟分泌物の生食標本で，顆粒状細胞質を有する clue cell が存在する。
3. 腟分泌物に 10% KOH を 1 滴加えたときに，アミン臭がする。
4. 腟分泌物の pH が 4.5 以上である。

1〜4 のうち少なくとも 3 つ以上を満たす場合に，細菌性腟症（BV）と診断する.

**表2** Lactobacillary grade

| *Lactobacillus* spp. only | grade I（正常群） |
| *Lactobacillus* spp. ＞others | grade IIa（中間群） |
| *Lactobacillus* spp. ＜others | grade Ib（中間群） |
| others only. | grade III（BV 群） |

BV：bacterial vaginosis（細菌性腟症）

**表3** Nugent score

| Type | *Lactobacillus* type | | | | | *Gardnerella* type | | | | | *Mobiluncus* type | | | | | 合計 |
|---|---|---|---|---|---|---|---|---|---|---|---|---|---|---|---|---|
| 菌数/視野 (1,000 倍) | 0 | <1 | 1〜4 | 5〜30 | >30 | 0 | <1 | 1〜4 | 5〜30 | >30 | 0 | <1 | 1〜4 | 5〜30 | >30 | |
| スコア | 4 | 3 | 2 | 1 | 0 | 0 | 1 | 2 | 3 | 4 | 0 | 1 | 1 | 2 | 2 | |

判定は合計スコアで行う。0〜3：正常群，4〜6：中間群，7〜10：BV 群。
BV：bacterial vaginosis（細菌性腟症）

**13**

頸部細胞診で偶発的に診断される例も少なくない。

## 症候の診かた

**1** 泡状で悪臭が強く黄緑色である帯下を特徴とするが，必ずしも当てはまらない。
**2** 細菌性腟症の併発の有無，カンジダ腟炎の鑑別が必要である。

## 検査所見とその読みかた

**1** 帯下の生食標本を鏡検する。活発に運動する腟トリコモナス原虫を確認できれば，診断が可能である。
**2** トリコモナス腟炎を疑うも，鏡検で確認できない場合には，できれば培養を行う。

## 確定診断の決め手

**1** 帯下の生食標本で活発に運動する腟トリコモナス原虫を確認する（診断率は 60〜70％）。
**2** トリコモナス専用培地を用いた培養法では，その診断率は約 90％といわれている。

## 誤診しやすい疾患との鑑別ポイント

**1** 細菌性腟症の併発の有無，カンジダ腟炎の鑑別が必要である。
**2** 細菌性腟症の診断には Amsel の臨床的診断基準（表 1），帯下生食標本の鏡検による Lactobacillary grade（表 2），帯下グラム染色の鏡検による Nugent score（表 3）がある。

**3** カンジダ腟炎を疑う際には，帯下の 10%KOH 標本を作製する。上皮細胞は融解し，カンジダの菌糸のみが観察できる。

## 確定診断がつかないとき試みること

PCR 法などにより帯下から腟トリコモナス原虫遺伝子を検出して診断することも可能であるが，実施可能な施設は限定される。

## 治療法ワンポイント・メモ

**1** 尿路系への感染も考慮してメトロニダゾールの内服が第 1 選択である。併発する細菌性腟症にも効果がある。
**2** メトロニダゾールは肝臓でのアルデヒド分解が抑制されるアンタビュース様作用を呈することがあるため，投与中から投与後 3 日間は飲酒を控えるように指導する。
**3** 第 2 選択はチニダゾールである。
**4** メトロニダゾール，チニダゾールともに腟剤を併用することもある。
**5** 妊婦では腟剤での治療が勧められる。

## さらに知っておくと役立つこと

**1** パートナーも同時に治療を行う。
**2** 性交渉による感染が推定される場合には，リスクを評価し，他の性感染症病原体（B 型肝炎，HIV，淋病，クラミジア）の検査も行う。

# 臨床中毒学

## Clinical Toxicology

## 第2版

**上條吉人**　埼玉医科大学教授・臨床中毒学講座
同大学病院臨床中毒センター長

わが国の中毒診療のトップランナーとして精力的に活動を続ける著者が、「臨床現場で役立つ中毒学の成書」をコンセプトに、これまでの自身の経験・知見と最新のエビデンスを惜しみなく注ぎ込んだ決定版。1章「急性中毒治療の5大原則」に続き、2章以降は中毒物質112物質をジャンル別（医薬品、農薬、家庭用品、化学・工業用品、生物毒）にまとめ、フローチャートも交えて解説する。巻末には「近年の中毒トレンド」も掲載。

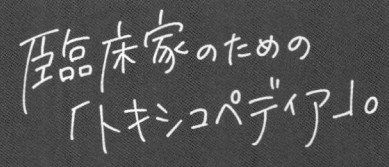

臨床家のための
「トキシコペディア」。

医学書院

B5　頁696　2023年
定価：14,300円（本体13,000円＋税10%）
[ISBN 978-4-260-05220-7]

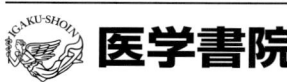
**医学書院**　〒113-8719　東京都文京区本郷1-28-23　[WEBサイト]https://www.igaku-shoin.co.jp
[販売・PR部]TEL:03-3817-5650　FAX:03-3815-7804　E-mail:sd@igaku-shoin.co.jp

# 14 中毒性疾患

責任編集：井上 貴昭

＊急性中毒の治療にあたっての情報は実際に中毒事故が起きている場合に限り，公益財団法人日本中毒情報センター（https://www.j-poison-ic.jp/）へ問合せが可能（有料，1 件につき 2,000 円）。

■医療機関専用有料電話

大阪（24 時間対応）：072-726-9923

つくば（24 時間対応）：029-851-9999

# ● 中毒性疾患　最近の動向

**井上 貴昭**　筑波大学医学医療系教授　救急・集中治療医学

　本書が出版されて約 40 年が経過した。中毒事例は社会背景を反映するといわれるが，この 40 年間の中毒を巡る診療を振り返ると，新たな中毒の問題が途切れることなく出現している。

　近年のインターネットの普及は目覚ましく，現在では artificial intelligence（AI）の根幹を形成する重要な情報源となった。一方で，マジックマッシュルーム，脱法ハーブ，違法ドラッグ，大麻クッキーなど，その種類と名称を変えて登場する各種幻覚剤は，情報や入手経路がインターネットを中心に広がったといっても過言ではない。また通称 over the counter（OTC）薬とされる市販薬も容易に入手ができるようになり，カフェインやジフェンヒドラミン中毒事例の増加につながった。

　また COVID-19 禍での開催となったが，東京オリンピック・パラリンピック（2021）に代表される各種マスギャザリングイベントや，G8 洞爺湖サミット（2008），G7 伊勢志摩サミット（2016），G20 大阪サミット（2019），G7 広島サミット（2023）などの国際イベントでは，自己注射型アトロピンや PAM など，化学テロに対応できるさまざまな準備が進むこととなった。他方，国際的には実際に毒物を用いたテロは現実的なものとなり，ノビチョクによる海外要人の暗殺事例や，放火による多数の一酸化炭素中毒死をきたした痛ましい国内事件も相次いだ。

　生活習慣の変化も新たな中毒事例の出現につながった。現在でも中毒原因の上位を占める紙タバコは，加熱式タバコの出現により，その売上げの変化は中毒の原因手段としても主座が変わりつつある。洗濯石鹸も従来の粉末から液体，パック型に変化を遂げ，小児のみならず，超高齢社会の進展とともに，高齢者の誤飲事例が増えている。

　医薬品の発達と入れ替わりも著しい変化を認めた。特筆するべきは，向精神薬として普及していたクロルプロマジン・フェノバルビタール・プロメタジンを含む合剤が，副作用の観点から学会の要請を受けて販売中止となったことである。他方新たな向精神薬としてセロトニン・ノルアドレナリン再取り込み阻害薬の導入により，治療効果と同時に中毒事例の増加をきたしている。

　科学技術の発展の一方で，生活の基本となる食の安全を改めて問われる事件も相次いだ。メタミドホスによる輸入冷凍食品汚染，大手乳製品メーカーや製菓メーカー食品による集団食中毒など，大規模な食中毒被害が生じた。

　中毒の原因物質も治療方針も多様化する現在ではあるが，このようななか，2023 年には日本中毒学会より「急性中毒診療標準ガイド」が 15 年ぶりに全面改訂された。消化管除染の考え方や，体外循環の治療応用，病院前救護の発達による現場における中毒診療のあり方など，新たな項目が掲載されている。人々の生活とともに変遷を遂げる中毒診療に対して，普遍的な診療指針となることが期待されている。

# 中毒患者へのアプローチ
## Clinical Approach to Diagnosis of Poisoning

清田 和也　さいたま赤十字病院・院長(埼玉)

**頻度** **ときどきみる**

## 診断のポイント

❶毒物の摂取や過量摂取の病歴。
❷摂取の病歴がない場合にもトキシドロームを参考にする。
❸全身管理(Primary survey)を併せて行う。
❹機器による分析が望ましいが，一般的な施設では簡易尿中薬物検査キットが有用。

## 緊急対応の判断基準

❶呼吸循環の不安定性が大きい場合は高次医療機関へ搬送する。
❷特別な解毒薬の投与を必要とする場合には対応可能な医療機関へ搬送する。

## 症候の診かた

❶急性中毒に対する初期診療の原則は，1)安全確保，避難と除染判断を確認，2)全身管理と対症療法により全身を安定化させるとともに状況確認やトキシドロームにより中毒原因物質を推定しつつ，3)吸収阻害，4)排泄促進，5)解毒・拮抗薬の投与と進める。

❷毒物の摂取や医薬品の過量摂取の病歴(痕跡を含む)を聴取する。
❸医薬品の空き PTP(press through package)やお薬手帳，曝露した物質のボトルなどは，原因薬毒物把握のため可能な限り持参してきてもらう。
❹気道，呼吸，循環，意識，体温(ABCDE)をチェックし，異常がある場合には正常化するように介入する Primary survey(PS)は中毒患者にも重要である。
　❶A(気道)の異常：意識障害による舌根沈下のほか，腐食性物質による浮腫などもある。確実な気道確保は気管挿管である。
　❷B(呼吸)の異常：中枢性の呼吸抑制が多いが，末梢神経障害によるものもある。人工呼吸管理が必要となる。
　❸C(循環)の異常：低血圧(ショック)以外に異常高血圧，不整脈がある。不整脈には徐脈，頻脈，QT(QRS)延長，心室性不整脈などがあり，即時の対応が必要である。
　❹D(意識)の異常：意識障害のほかけいれんがあり，対応が必要である。
　❺E(体温)の異常：低体温，高体温があり，正常化を行う。
❺トキシドローム(表1)
　❶中毒症候学ともいわれ，中毒物質を症状や徴候からおおまかに分類して緊急対応を行う概念である。
　❷トキシドロームを用いるメリットは，原因物質が正確にわからない段階から，患者の救命につな

**表1** 代表的なトキシドローム

| トキシドローム | 症状 | 例 | 簡易尿中薬物検査キットでの陽性 | 治療法 |
|---|---|---|---|---|
| 交感神経作動性 | 頻脈，不整脈，興奮，発汗，散瞳，高血圧，高体温 | 覚醒剤(アンフェタミン，メタンフェタミン)MDMA(エクスタシー)コカインエフェドリン | AMP〔アンフェタミン(覚醒剤代謝物)〕，MDMACOC(コカイン系麻薬) | ベンゾジアゼピン系薬剤冷却 |
| コリン作動性 | 縮瞳，流涎，流涙，尿便失禁，嘔吐，徐脈 | 有機リン剤神経毒ガス | | アトロピンPAM(プラリドキシムヨウ化メチル) |
| 抗コリン性 | 意識障害，散瞳，皮膚乾燥・潮紅，高体温，腸蠕動低下 | ジフェンヒドラミンアトロピン，スコポラミン | | ベンゾジアゼピン系薬剤冷却 |
| 鎮静/催眠性 | 意識障害，呼吸抑制 | エタノールベンゾジアゼピン系薬物バルビツール系催眠薬三環系抗うつ薬抗けいれん薬 | BZO(ベンゾジアゼピン系)，BAR(バルビツール酸系)，TCA(三環系抗うつ薬) | 支持療法 |
| オピオイド | 意識障害，縮瞳，呼吸抑制 | モルヒネ，ヘロインフェンタニル | OPI(モルヒネ系麻薬) | ナロキソン |

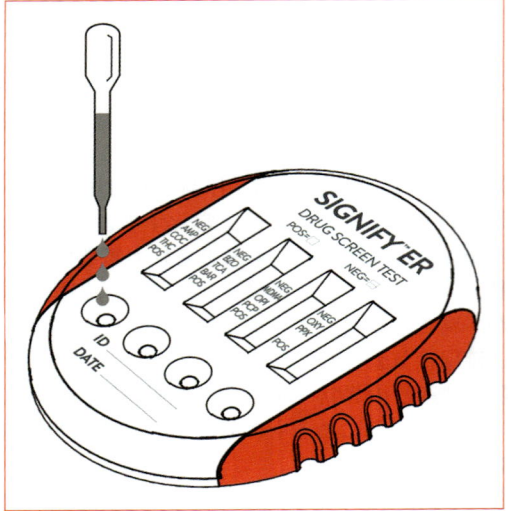

**図1** 簡易尿中薬物検査キット(シグニファイ ER)

尿を滴下後5分で判定する。バンドが出現していないところが陽性反応であることに注意する(図提供：シスメックス社)。

がる緊急治療を開始できる点にある。

❸代表的なものとして，交感神経刺激性，コリン作動性，抗コリン性，鎮静・催眠薬，オピオイドの5つのトキシドロームについて把握することが推奨されている(表1)。

## 検査所見とその読みかた

**1** スクリーニング検査：抗原抗体反応を利用した簡易尿中薬物検査キットが有用である(保険適用外，1製品のみ体外診断用医薬品，図1)。ベンゾジアゼピン系，三環系抗うつ薬，バルビタール系のほか，オピオイド，覚醒剤などの違法薬物を検出できる。偽陽性，偽陰性があるため，摂取歴やトキシドロームなどの臨床症状と合致するかを確認する(表1)。

**2** 機器分析：ガスクロマトグラフィー質量分析(GC-MS：gas chromatography-mass spectrometry)などの機器による分析は可能な施設が限られる。抗てんかん薬などの特定薬剤治療管理料対象の薬剤では院内の薬物血中濃度モニタリング(TDM：therapeutic drug monitoring)検査で検査可能である。

## 治療法ワンポイント・メモ

治療法のうち「吸収阻害」の代表は胃洗浄である。胃洗浄の適応としては服用からの時間にはよらず，胃内の薬毒物の存在の確認と，残存薬毒物の生体へ

のその後の影響を考慮する。

## 合併症・続発症の診断

**1** 意識障害に伴う誤嚥性肺炎は比較的多くみられる。発熱や呼吸器症状，胸部X線写真により診断する。

**2** 長時間同一姿勢で臥床していることも多く，横紋筋融解症がみられる。皮膚の圧挫傷痕や血清CK値の推移に注目する。

## 帰してはならない患者・帰してもよい患者

ABCDEに異常が残っている場合には帰宅させてはならない。また，物質によっては遅発性に症候が発生することがあるため，その時点で症候が発生していなくても，服用量も考慮し帰宅させるのが望ましくない場合がある。

# 中毒起因物質の分析
Analytical Determination of Poisonings in Biological Materials

**杉田 学** 順天堂大学大学院教授・救急・災害医学

## 診断のポイント

**1** 中毒起因物質は，被疑薬を絞らなければ分析できない。

**2** バイタルサインや身体所見などを組み合わせて原因物質のカテゴリーを推察する概念をトキシドロームという。

**3** 簡易尿中薬物キットを使用する際は，仕組みや特性，擬陽性と偽陰性などを理解しておく必要がある。

**4** 確定診断のためには機器分析による定量検査が原則だが，臨床的に病歴，症状・徴候と定性分析を組み合わせれば高い精度の診断が可能である。

## 症候の診かた

**1** 中毒診療では中毒起因物質の同定が重要である。

❶しかし数多くある物質をすぐに特定できる分析法や検査法は存在しない。

❷バイタルサインや身体所見などを組み合わせることにより，原因物質のカテゴリーを推察するトキシドロームを理解する。

**2** トキシドロームの概念

❶トキシドロームは常に決まったものを用いるの

**表1** 一般的なトキシドローム

| トキシドローム | 所見 | 想定される薬毒物 | 考えられる治療法 |
|---|---|---|---|
| 交感神経作動性 | 興奮<br>瞳孔散大<br>頻脈, 不整脈<br>高血圧<br>高体温, 発汗 | コカイン<br>テオフィリン<br>アンフェタミン<br>カフェイン | ベンゾジアゼピン系薬剤<br>冷却 |
| コリン作動性 | 「SLUDGE」症候群<br>流涎(salivation)<br>流涙(lacrimation)<br>尿失禁(urination)<br>便失禁(defecation)<br>消化器症状(gastrointestinal symptoms)<br>嘔吐(emesis) | 有機リン系殺虫剤<br>カーバメート系殺虫剤<br>ニコチン | アトロピン<br>プラリドキシム(PAM) |
| 抗コリン性 | "dry as a bone, blind as a bat, red as a beet, hot as a hare, and mad as a hatter"<br>「骨のように乾き, コウモリのように目が見えず, ビーツのように赤く, ウナギのように熱く, 帽子屋のように狂っている」<br><br>精神状態の変化, せん妄, 幻覚<br>瞳孔散大<br>頻脈<br>高体温, 皮膚乾燥<br>腸蠕動音の低下, 尿閉 | ジフェンヒドラミン<br>アトロピン<br>シロバナヨウシュチョウセンアサガオ | フィゾスチグミン<br>ベンゾジアゼピン系薬剤<br>冷却 |
| オピオイド | 中枢神経抑制<br>呼吸数減少<br>徐脈, 低血圧<br>縮瞳<br>低体温 | ヘロイン<br>モルヒネ<br>フェンタニル誘導体 | ナロキソン |
| 鎮静/催眠性 | 鎮静, 昏睡<br>呼吸数減少, 呼吸停止<br>せん妄, 幻覚<br>低体温 | エタノール<br>ベンゾジアゼピン系薬剤<br>バルビツール酸系催眠薬 | 支持療法<br>フルマゼニル(慎重投与) |

(日本中毒学会 監：新版 急性中毒標準診療ガイド. p160, へるす出版, 2023 より)

**14**

ではない。無限にある原因物質に対してトキシドロームを用いる場合, 推定するためには状況によって可能性を絞る必要があり, 病歴に応じたトキシドロームを選択する必要がある。

❷臨床現場で用いるトキシドロームと化学テロが疑われる場合には使用するトキシドローム自体を変える。

❸表1には, 日本中毒学会が監修する「新版 急性中毒標準診療ガイド」から, 一般的な臨床現場で用いられるトキシドロームを示した。

- 急性中毒の原因物質として頻度の高い, 向精神薬や農薬, 麻薬や覚醒剤などの乱用薬物などを網羅したトキシドロームである。
- 交感神経作動性, コリン作動性, 抗コリン性は主に自律神経系にかかわるトキシドロームである。
- 自律神経系は, 交感神経系と副交感神経系に分

類され, 前者は攻撃・興奮状態, 後者は休息・安静状態を作り出す。

- これらによる特徴的な症状, 徴候と病歴から原因物質を絞り込めれば, 特定に至らなくても治療を開始できるはずである。
- オピオイド, 鎮静/催眠性は, どちらも中枢神経活動を抑制する症状が出てくるものであり, 両者を特徴的に鑑別できることは少ない。
- 周囲の状況や処方・既往歴, 現病歴を参考にして, 簡易尿中薬物検査キットを併用すれば, かなりのものを特定できるはずである。

## 検査所見とその読みかた

❶簡易尿中薬物検査キット

❶分析機器による中毒原因物質の精査は, 結果が出るために相当の時間がかかり, 高度な技術を要するため, 迅速性が求められる臨床現場では適応

が限られる。

❷迅速性と簡便性を兼ね備えた簡易尿中薬物検査キットが広く用いられている。

❸簡易尿中薬物検査キットは，あくまでも簡易検査であり，使用に当たってはその仕組みや特性，検査の偽陽性，偽陰性を理解しなければならない。

❹日本国内ではこれまでシスメックス社のトライエージ DOA が広く使用されてきた。しかし同製品が 2020 年に販売終了となったため，その後は体外診断用医薬品として認可されたシグニファイ ER が販売されている。

❺その他にもいくつかのキットがあるが，それらは研究用試薬として発売されているため，原則として診断には用いることはできない。いずれのキットも保険収載されていないので，使用の際は注意が必要である。

❻シグニファイ™ER は尿検体から 11 種類の薬物，および主要代謝産物を検出するキットである。

- アンフェタミン類（AMP），バルビツール類（BAR），ベンゾジアゼピン類（BZO），コカイン系（COC），大麻（THC），メチレンジオキシメタンフェタミン（MDMA），モルヒネ系麻薬（OPI），オキシコドン類（OXY），フェンシクリジン類（PCP），プロポキシフェン類（PPX），三環系抗うつ薬（TCA）を検出することが可能である。
- キットに尿を滴下するだけで定性反応をみられるため使いやすい。

❷実用的分析法

❶日本中毒学会は 1998 年に多発した毒物混入事件を契機に，分析が有用な物質について 15 品目を提示し，高速液体クロマトグラフ法やガスクロマトグラフ法などの機器による精密分析の方法を示した。

❷2014 年の診療報酬改定で，救命救急センターにおける機器分析の対象として，バルビツール系薬物，ブロモバレリル尿素，三環系・四環系抗うつ薬，アセトアミノフェン，サリチル酸，有機リン系農薬，カーバメート系農薬，グルホシネート，パラコート，メタンフェタミン，メタノール，青酸化合物，ヒ素化合物の 13 品目について急性薬毒物中毒加算 1（機器分析：5,000 点）を算定できるようになった。

❸バルビツール系薬物，アセトアミノフェン，サリチル酸の 3 品目の自動分析装置による薬物血中濃度モニタリング（TDM：therapeutic drug monitoring）は簡易分析として急性薬毒物中毒加算 2

（その他のもの：350 点）の対象とされた。個別の分析法については「新版 急性中毒標準診療ガイド」を参照していただきたい。

❸その他の検査

❶一酸化炭素中毒を疑った場合は，血液ガス分析で CO-Hb 濃度を測定することができる。

- 一般的な経皮パルスオキシメータは 2 波長の吸光度と血液量から酸素飽和度を測定しているため，CO-Hb を測定できない。
- 最近では多波長による経皮パルスオキシメータが開発されており，簡易的に CO-Hb を測定することが可能である。

❷エタノール，メタノール，エチレングリコールなどのアルコール属による中毒では，浸透圧ギャップを用いることで，アルコール属の血中濃度を推定することができる。

- アルコールは血中濃度に比例して血中浸透圧を上昇させるが，ナトリウム，BUN，血糖値から算出する計算上の浸透圧と実測した浸透圧の差から推定する。
- 浸透圧ギャップの計算方法
- 計算上の浸透圧は次の式で求められる。
  $Osm = 2(Na) + glucose/18 + BUN/2.8$
- 浸透圧を上昇させた物質の推定血中濃度は次の式で求められる。
  血中濃度（mg/dL）≒ $\Delta Osm \times$ 分子量/10
  例：エタノール中毒（分子量 46）で $\Delta Osm$ が 30 であったとき，血中濃度は 30×46/10 ＝ 138 mg/dL となる。
  ［参考］各物質の分子量：エタノール 46，メタノール 32，エチレングリコール 62，イソプロパノール 60。

## 確定診断の決め手

機器分析による定量検査が確定診断の原則だが，臨床的には病歴，症状・徴候に加えて，定性分析を組み合わせることによって，高い確度の診断が可能である。

## 誤診しやすい疾患との鑑別ポイント

意識障害（⇨137 頁，144 頁）やショック（⇨28 頁）を呈する患者では，他の疾患を鑑別する過程で必ず中毒の可能性を念頭においておく必要がある。

## 確定診断がつかないとき試みること

❶医薬品や製品の製造元に問い合わせることによって，血中濃度の測定など確定診断につながる分析が可能なことがある。

❷自施設や検査会社で測定できない被疑薬の場合，大学や研究機関との共同研究の形で検査を依頼できることもある。

❸いずれにしても来院時の検体（血液，尿）を凍結保存しておくことが必要である。

## 予後判定の基準

❶中毒では致死量などの表現がみられることもあるが，実際には薬物の内服量，血中濃度と予後に相関がある薬物はほとんどない。

❷アセトアミノフェン中毒における Rumack-Matthew のノモグラムは，致死性の肝障害発症リスクと関連があるとされ，拮抗薬使用の指標となる。

## 専門医へのコンサルト

❶一般的には中毒のみの専門施設はわが国にはないが，救命救急センターのなかには中毒の診療経験が豊富であったり，機器分析が緊急で可能だったりする施設があるので，中毒患者の診断・治療に不安なことがあれば相談してみてもよい。

❷その際には来院時の血液・尿の検体を取っておくとよい。

❸日本中毒情報センターでも，原因薬物の同定や治療に関する情報を得られるので，連絡先を控えておくべきである（⇨1323 頁）。

---

# 睡眠薬中毒
## Overdose of Sleeping Pills

宮内 雅人　高知大学教授・災害・救急医療学

（頻度）**ときどきみる**

## 診断のポイント

❶発生状況の把握（本人，家族からの情報収集，薬包の確認，救急隊からの情報）。

❷既往歴の聴取（精神疾患の有無，自殺企図歴，処方薬）。

❸臨床症状（中枢神経系抑制の鎮静/催眠性トキシドローム）。

## 症候の診かた

❶睡眠薬中毒の特異的な症状はないが，主な症状として気分不快，複視，不安定歩行，傾眠，不穏，意識障害，重症では呼吸抑制，異常体温，徐脈，ショックなどがみられる。

❷ Primary survey として気道・呼吸・循環などの生理学的評価とその安定化を行う。

❸ Secondary survey として身体徴候を観察，鎮静/催眠性トキシドロームを評価し，さらに詳細な現場での状況，既往歴などから原因薬物を推定する。末梢血検査，生化学検査，動脈血液ガス検査は呼吸抑制や誤嚥などによる酸素化・換気の評価だけでなく，他の薬剤を服用している場合の原因検索にも寄与する。胸部 X 線や胸部 CT は誤嚥性肺炎の評価，また胸部 CT に加え，腹部 CT は薬物残存の評価に有効な場合がある。

## 検査所見とその読みかた

簡易スクリーニングキットとして Triage DOA（シスメックス社）が使用されてきたが，販売停止となっており，現在は体外診断用医薬品としてシグニファイ ER（アボット ダイアグノスティクス メディカル社），アイベックス スクリーン M-1（バイオデザイン社）などが販売されている。シグニファイ ER は 11 種類の薬物を検出できるが，ベンゾジアゼピンやバルビツール類が含まれる。

## 確定診断の決め手

発生状況や既往歴，症状や身体所見から疑い，検査結果と合致する場合。

## 誤診しやすい疾患との鑑別ポイント

❶意識障害の鑑別疾患として AIUEO TIPS（表 1）を念頭に鑑別を進める。

❷睡眠導入剤は高齢者において薬物依存の割合が高い薬剤である。よって高齢者の原因不明の意識障害では重要な鑑別診断の 1 つである。

## 確定診断がつかないとき試みること

❶フルマゼニルがベンゾジアゼピン系受容体に結合し拮抗するため，使用により意識障害が 1〜2 分以内で改善される場合は，ベンゾジアゼピン系薬剤が原因薬剤の 1 つと考えられる。チエノジアゼピン系のエチゾラムやクロチアゼパム，非ベンゾジアゼピン系のゾルピデムやゾピクロン，エスゾピクロン

**表1** AIUEO TIPS

| | |
|---|---|
| A | Alcoholism：急性アルコール中毒 |
| I | Insulin：糖尿病性昏睡，低血糖 |
| U | Uremia：尿毒症 |
| E | Encephalopathy：高血圧性脳症，肝性脳症，Wernicke脳症 |
| | Endocrinology：甲状腺クリーゼ，副腎クリーゼ |
| | Electrolyte：低ナトリウム血症 |
| O | Overdose：中毒 |
| | Oxygen：呼吸不全 |
| T | Trauma：外傷 |
| | Temperature：熱中症，低体温 |
| I | Infection：髄膜炎，脳炎，脳膿瘍，敗血症，肺炎 |
| P | Psychiatric：解離性障害，うつ状態，統合失調症 |
| S | Stroke：脳出血，脳梗塞，くも膜下出血 |
| | Shock：ショック |
| | Seizure：てんかん |
| | Syncope：Adams-Stokes 症候群 |

い。また大量服薬の場合，その多くは多剤併用である。

❷年齢が 65 歳以上の高齢者，既往症に慢性呼吸不全や慢性腎不全，服用量が 150 錠以上，来院時の意識レベル GCS 8 以下，服用から診療開始までの時間が 4 時間以上などは，ICU 入室など重症化リスク因子とされる。

## 治療法ワンポイント・メモ

「新版 急性中毒標準診療ガイド」（2023）では消化管除染の適応に関しては，厳密な時間設定は行わないこととしている。残存薬物の毒性，服用量，消化管内の残存状況を把握し，今後生体に重篤な影響を及ぼすことが考慮される場合が消化管除染の適応条件であり，よって睡眠薬単剤の場合では毒性をふまえると，消化管除染の適応とはならない。

にも有効である。ただ，三（四）環系抗うつ薬を併用している場合，抗うつ薬の不整脈やけいれんなどの症状が出現する恐れがある。

❷腹部 CT 検査と上部消化管内視鏡は薬毒物残渣の評価目的に実施されることがある。

❸原因物質が血清，胃内容物，尿などの試料から法医学教室など分析施設への検体提出にて判明する場合があるが，時間を要する。

## 合併症・続発症の診断

❶誤嚥性肺炎：意識障害や咽頭反射の低下などにより生じる。肺雑音などの身体所見や低酸素血症，さらには胸部 X 線や胸部 CT などの画像検査を行う。

❷異常体温：服用薬物の影響だけでなく誤嚥性肺炎や外部環境により，高熱だけでなく低体温も生じる。

❸挫滅症候群：昏睡状態で長時間にわたって同じ姿勢の状態で発見された場合により生じ，圧迫解除によって骨格筋特有のコンパートメント症候群（筋区画症候群）へと進展する。高クレアチンキナーゼ血症，高ミオグロビン血症，高カリウム血症，代謝性アシドーシス，急性腎不全などを生じる。

❹深部静脈血栓症・肺塞栓症：下肢静脈エコーや造影 CT，採血では D ダイマー高値がみられる。

## 予後判定の基準

❶フルニトラゼパムやアルプラゾラム，さらにアルコールやオピオイドとの併用などでの重症例が多

# 抗うつ薬中毒
Antidepressant Poisoning

**福島 英賢** 奈良県立医科大学教授・救急医学

頻度 **あまりみない**〔抗うつ薬による急性中毒症例の正確な発生数はわかっていないが，日本中毒情報センターの受信報告によれば，近年は選択的セロトニン再取り込み阻害薬（SSRI）やセロトニン・ノルアドレナリン再取り込み阻害薬（SNRI）に関する受信報告が多く，三環系抗うつ薬の受信件数は約 3 分の 1 以下となっている。これら SSRI や SNRI の過量服用によって重症化することはまれである。本項では，循環動態への影響が大きい三環系抗うつ薬による急性中毒について記載する〕

## 診断のポイント

❶抗うつ薬を服毒した，という病歴と下記に示す症候に基づいて診断する。

❷尿定性の薬剤スクリーニングキットは補助的に用いる。

❸心電図所見は特徴的であることから，必ず実施する。

❹病歴が得られない場合は，他の疾患の鑑別を進めながら，症候，スクリーニングキット，心電図所見から抗うつ薬中毒を疑うことが重要である。

## 緊急対応の判断基準

三環系抗うつ薬による重篤な症候は，昏睡，けいれん，不整脈，低血圧である。これらの徴候が認められる重症例の場合は急激に状態が悪化することが懸念される。

## 症候の診かた

初期には口腔粘膜乾燥，口渇，頻脈，高体温，皮膚乾燥，瞳孔散大などの抗コリン性トキシドロームを呈するが，重症例の場合は昏睡，けいれん，循環不全を呈することから，気道，呼吸，循環に留意する。

## 検査所見とその読みかた

❶一般的な血液検査において特有の所見はないが，尿定性の薬剤スクリーニングキットを用いて簡便に本剤の定性が可能である。ただしこの検査は，あくまでも定性試験であるため常用量であっても陽性となることに注意する。
❷心電図では，QRS 時間や QTc 時間の延長，aVR 誘導での R 波の増高（R/S 比＞0.7）といった所見が認められることがある。これらが認められる場合には循環動態に変動をきたす可能性が高い。

## 確定診断の決め手

❶服毒したという病歴をもとに，臨床症候に基づいて診断する。
❷加えて，可能であれば先に述べた薬剤スクリーニングキットによる陽性結果に基づいて判断する。

## 誤診しやすい疾患との鑑別ポイント

❶他の抗コリン性トキシドロームを呈する薬毒物との鑑別が重要で，特に近年増加傾向にある塩酸ジフェンヒドラミン中毒は，心電図も同様の所見を呈するため鑑別が必要である。
❷また QTc 時間の延長は他の薬物中毒でも生じうる。
❸トキシドロームのみでの鑑別は難しいことから，先に述べた薬剤スクリーニングを用いて診断する。

## 経過観察のための検査・処置

不整脈から心停止に至る可能性があるため，持続心電図モニターを装着して，急変に対応できる体制をとっておく。

## 治療法ワンポイント・メモ

❶大量服毒例に対しては，日本中毒学会による「新版 急性中毒標準診療ガイド」（2020）に沿って胃洗浄および活性炭投与による消化管除染を行う。拮抗薬は存在しないため，呼吸循環をサポートする治療が必要となる。また三環系抗うつ薬は循環動態に影響を与え，心停止に至ることから，米国心臓協会（AHA）の「2020 American Heart Association Guidelines for CPR and ECC」には本剤による循環不全に対する診療ガイドラインが記載されている。
❷心電図にて QRS 時間が延長している症例においては，炭酸水素ナトリウムの投与による血液のアルカリ化の有効性が示されている（J Med Toxicol 12: 121-129, 2016）。心電図で QRS が 0.10 秒を超えている場合は炭酸水素ナトリウム 50〜100 mEq/L（1〜2 mEq/L）の投与を行い，QRS 時間の短縮や不整脈が消失するまで血液 pH 7.45〜7.55 を目安として投与を繰り返す。至適 pH に達すれば 4〜6 時間持続投与し，以降漸減していく。
❸低血圧を呈している症例に対してはノルアドレナリンの投与を考慮する。
❹本剤による急性中毒において，血液浄化法の有効性は示されていない。

## 専門医へのコンサルト

❶心電図異常を呈する症例や循環動態が不安定な症例は救急部門の医師にコンサルトする。心停止に至る場合は ECMO（extracorporeal membrane oxygenation）を用いることで救命できる可能性があるため，必要に応じて転送を検討しなければならない。
❷尿の薬物スクリーニング検査キットは保険適用外であり，常備している救急外来でない場合は，検査可能な救急部門へのコンサルトを考慮する。

# 解熱鎮痛薬中毒
Antipyretic and Analgesic Poisoning

喜屋武 玲子　埼玉医科大学病院講師・臨床中毒科

頻度 ときどきみる

❶本項では，頻度が高く臨床的にも重要なアセトアミノフェンとアスピリンについて述べる。
❷どちらも処方薬，一般用医薬品として容易に入手でき，幅広い年代に中毒が起こりうる。

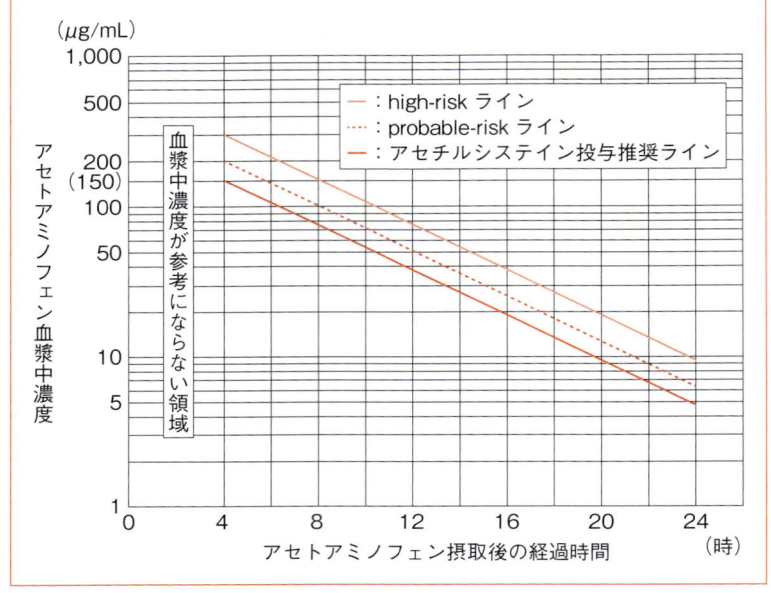

（μg/mL）

high-risk ライン
probable-risk ライン
アセチルシステイン投与推奨ライン

血漿中濃度が参考にならない領域

アセトアミノフェン血漿中濃度

アセトアミノフェン摂取後の経過時間 （時）

**図1** アセトアミノフェン中毒治療のノモグラム

〔Smilkstein M J, et al: Efficacy of oral N-acetylcysteine in the treatment of acetaminophen overdose. Analysis of the national multicenter study（1976 to 1985）. N Engl J Med 319（24）: 1557-1562, 1988 より一部改変〕

## 診断のポイント

**1** アセトアミノフェン中毒：アセトアミノフェン服用の可能性がある患者に，食欲不振，悪心・嘔吐，倦怠感などの症状がみられた場合に疑う。

**2** アスピリン中毒：アスピリン服用の可能性がある患者に，高体温，悪心・嘔吐，耳鳴，難聴，過呼吸などの症状がみられた場合に疑う。

## 緊急対応の判断基準

**1** アセトアミノフェン中毒

**❶** 服用 4 時間後以降の血中濃度が，Smilkstein らのノモグラム（図1）において治療線より上方。

**❷** 服用時間が不明だが，血中濃度＞10 μg/mL。

**❸** 複数回の過量服用があり，血中濃度＞10 μg/mL。

**❹** 150 mg/kg 以上の摂取。

**❺** 過量服用後の，肝機能障害がある。

**2** アスピリン中毒

**❶** サリチル酸血中濃度＞100 mg/dL。

**❷** 服用量＞150 mg/kg（150〜300 mg/kg：軽症〜中等症，300〜500 mg/kg：重症，500 mg/kg 以上：致死的）。

## 症候の診かた

**1** アセトアミノフェン中毒

**❶** 第 1 相（服用後 30 分〜4 時間）：食欲不振，悪心・嘔吐，発汗（無症状の場合もあり注意）。

**❷** 第 2 相（服用後 24〜72 時間）：第 1 相の症状の緩和または持続，肝機能障害，腹痛。

**❸** 第 3 相（服用後 3〜5 日）：黄疸，凝固異常，低血糖，肝性脳症，心筋症。

**❹** 第 4 相（服用後 7〜8 日）：ビリルビンおよび肝酵素の正常化もしくは持続的な悪化。

**2** アスピリン中毒

**❶** 軽症〜中等症：悪心・嘔吐，腹痛，耳鳴，難聴，過呼吸，頻脈，呼吸性アルカローシスと代謝性アシドーシスの混合障害，脱水，肝機能障害，低カリウム血症。

**❷** 重症：高体温，失見当識，錯乱，傾眠，昏睡，けいれん，脳浮腫，肺水腫，呼吸停止，不整脈，低血圧，凝固異常，代謝性アシドーシス，低血糖。

## 検査所見とその読みかた

**1** アセトアミノフェン中毒

**❶** 単回服用における急性中毒：過量服用から 4 時

間以降の血中濃度を測定し，前述のノモグラム（図1）上にプロットすることで肝障害の重症化を推測できる。血中濃度が治療線より上方に位置する場合には解毒剤として N-アセチルシステイン（NAC）を投与する。

❷ノモグラムは単回服用時を前提としているため，複数回服用や併用薬物の有無などでノモグラムが利用できないこともあるため注意する。

**2** アスピリン中毒

❶血液ガス分析で代謝性アシドーシスの程度，電解質，血糖値，乳酸値などを経時的にモニタリングし，評価する。

❷尿の pH ≧ 7.5 となるように調整。

❸単回服用における急性中毒では，血清サリチル酸塩濃度だけに頼らず，患者の症状・徴候・酸塩基の状態に基づいて毒性の重症度を評価することが重要である。

## 確定診断の決め手

血中濃度の測定が確定診断においては重要である。

## 誤診しやすい疾患との鑑別ポイント

いずれも詳細な病歴聴取（既往・服薬歴含む）と薬物血中濃度測定が鑑別のポイントである。

**1** アセトアミノフェン中毒

❶アルコール関連肝炎（⇨725頁），ウイルス性肝炎（⇨692頁），その他の薬物または毒素誘発性肝炎，肝胆道系疾患など，肝機能障害を起こしうる疾患全般が鑑別の対象となる。

❷薬剤性に関しては，多剤服用している場合には被疑薬の特定に難渋する可能性もある。

**2** アスピリン中毒

❶腎障害やケトアシドーシスなど，アニオンギャップ開大を伴う代謝性アシドーシスをきたす病態。

❷発熱，低酸素症，非心原性肺水腫，脱水，乳酸アシドーシス，低血圧など，敗血症（⇨1277頁）に似た症状がある場合や，軽微な錯乱，精神状態の変化のある高齢者では鑑別が難しい場合もある。

## 確定診断がつかないとき試みること

**1** 詳細な病歴聴取。家族や近親者の処方内容確認が必要となる場合もある。

**2** 薬物血中濃度測定。

## 合併症・続発症の診断

**1** アセトアミノフェン中毒

❶肝不全の増悪，黄疸，肝性脳症，高アンモニア血症，凝固異常（PT-INR 延長），血糖異常，乳酸アシドーシスなど。

❷劇症型肝不全では死亡する可能性もある。

❸急性腎障害はアセトアミノフェン中毒の重症度と関連しており注意が必要。

**2** アスピリン中毒

❶直接的な中枢神経系毒性，脳内の糖低下，脳浮腫により，興奮・錯乱・落ち着きのなさ・けいれん・昏睡などさまざまな精神状態の変化を引き起こす。これらの症状がある場合には重度の中毒と定義され，サリチル酸の血中濃度にかかわらず透析の適応となる。

❷非心原性肺水腫および急性肺傷害は重度の中毒の徴候であり，輸液や炭酸水素ナトリウムの投与制限の要因となることから，透析の適応となる。

❸その他，低血糖・高血糖，低カリウム血症などの電解質異常とそれに続発する不整脈，凝固異常にも注意を要する。

## 予後判定の基準

**1** アセトアミノフェン中毒

❶服用 4 時間以降のアセトアミノフェンの血中濃度をノモグラムにプロットすることで肝障害の可能性を評価する。

❷血中濃度が肝障害を生じる可能性があっても，早期（過量服用後 8 時間以内）に解毒薬であるNAC を投与することができれば肝不全や死亡に至る可能性は低い。

**2** アスピリン中毒：来院時の薬物血中濃度だけでは重症化の予測はできないため，患者の症状，徴候，酸塩基の状態に基づいて毒性の重症度を評価する。

## 治療法ワンポイント・メモ

**1** アセトアミノフェン中毒

❶NAC はアセトアミノフェン中毒の解毒剤として保険適用されており，過量服用後 4 時間以降での血中濃度がノモグラムの治療線を上回る場合に投与する。

❷NAC 治療の 72 時間経口投与プロトコール：初回 140 mg/kg，その後 70 mg/kg を 4 時間ごとに合計 17 回投与。

❸活性炭投与：アセトアミノフェン摂取後 2 時間

以内，もしくは服用量＞30 g では摂取後 4 時間以内で推奨。

❹NAC と活性炭は 1 時間程度間隔をずらせば相互作用は気にする必要はない。

### ❷アスピリン中毒

❶摂取後の時間に関係なく，少なくとも 1 回の活性炭を経口投与することが推奨される：1 g/kg，最大 50 g。

❷300 mg/kg 以上の過量服用の場合には，活性炭の繰り返し投与を推奨：4 時間ごとに 0.5 g/kg（最大用量：50 g），または 2 時間ごとに 0.25 g/kg（最大用量：25 g）。

❸血清と尿のアルカリ化：尿の pH が 7.5 を超えるように滴定された炭酸水素ナトリウムを静脈内（IV）投与。このとき血清の pH は 7.55 を超えないようにする。

❹以下の場合には血液透析療法の適応となる。
- サリチル酸の血中濃度＞100 mg/mL。
- 代謝性アシドーシスの補正困難。
- けいれんや肺水腫など重篤な症状。
- 腎機能障害の出現。

❺低酸素血症や肺水腫に対して気管挿管が必要となった際に鎮静を行う場合には，呼吸で代償していたアシドーシスが一気に増悪する可能性があるため，呼吸器の設定に十分注意する。

### ▌さらに知っておくと役立つこと

❶一般用医薬品は多剤配合が多いため，解熱鎮痛以外のカフェインなどの中毒症状を起こしうる成分の配合にも注意。

❷摂取量は自己申告もしくは空 PTP（press through package）シートなどで推測することが多いが，意図的に隠されたり，嘔吐や治療により総摂取量と実際の吸収量に違いが出てきたりするため注意する。

---

# 循環器用薬中毒
## Poisoning due to Cardiovascular Drugs

**大嶋 清宏** 群馬大学大学院教授・救急医学

### 頻度 ときどきみる

❶循環器用薬は医薬品薬効別に降圧薬，狭心症治療薬，抗不整脈薬，心不全治療薬・昇圧薬，血管拡張薬・肺高血圧治療薬，利尿薬などに分類される。

❷循環器用薬中毒の原因は，誤飲・誤食，自殺企図

**表1 循環器用薬の誤飲・誤食**

| 年齢 | 循環器用薬の誤飲・誤食*（件） | 医療用医薬品の誤飲・誤食総数（件） | 総受信件数（件） |
|---|---|---|---|
| 5 歳以下 | 0 | 4,321 | 18,226 |
| 6～19 歳 | 36（5.6%，2.2%） | 646 | 1,623 |
| 20～64 歳 | 33（8.4%，1.0%） | 393 | 3,359 |
| 65 歳以上 | 84（27.8%，4.9%） | 302 | 1,701 |

*カッコ内は左から医療用医薬品総数および総受信件数に対する割合（%）。
65 歳以上では，医療用医薬品の誤飲・誤食のなかで循環器用薬が最多。
（日本中毒情報センター：2021 年受信報告より）

や医原性などだが，これらの正確な頻度のデータはない。日本中毒情報センター 2021 年受信報告によると，誤飲・誤食では**表1**のごとくである。

❸同報告によると，循環器用薬中毒の原因薬物ではカルシウム（Ca）拮抗薬が最多で，次いで ARB，α遮断薬の順（動脈硬化用剤を除く）で多い。

### ▌診断のポイント

❶循環器用薬摂取を確認する（本人が話せなければ家族や救急隊員から聴取）。

❷病歴聴取での重要なポイント
- ❶何を摂取したか？
- ❷どれだけ摂取したか？
- ❸いつ摂取したか？
- ❹嘔吐の有無は？
- ❺摂取の理由は？

❸バイタルサインおよび身体診察は緊急度や重症度を評価するうえで重要だが，診断に特異的ではない。

❹複数の医療機関を受診している症例（特に高齢者）は，類似の循環器用薬が複数処方されている場合があるので，お薬手帳の確認は有益である。

❺本人や家族に循環器用薬の処方歴があり，内因性では説明のつかない低血圧や徐脈がある場合は循環器用薬を含めた中毒も考慮する。

### ▌緊急対応の判断基準

❶不安定な循環動態，意識障害や重度の電解質異常がみられ，自施設で対応困難であれば，可及的すみやかに高次医療機関へ搬送する。

❷その際，初診した医師自らが直接高次医療機関へ

連絡し，患者情報の提供や受入可否の確認を行うことが重要で，円滑な救急搬送や治療開始につながる。

## 症候の診かた

◯1 循環器用薬中毒の特異的な症候はない。循環器症状として，Ca拮抗薬，ACE阻害薬，β遮断薬などの降圧薬では，過量摂取により血圧低下やそれに伴う代謝性アシドーシスや意識障害が生じることがある。また，負の変時作用があれば徐脈がみられる。

◯2 Ca拮抗薬には化学構造上，フェニルアルキルアミン系（ベラパミルなど），ベンゾチアゼピン系（ジルチアゼムなど）およびジヒドロピリジン系（ニフェジピンなど）があり，フェニルアルキルアミン系とベンゾチアゼピン系は心筋収縮や刺激伝導系への抑制作用が強く，ジヒドロピリジン系は末梢血管拡張作用が強い，という特徴は症候確認に有用な場合がある。

◯3 循環器症状以外では，中枢神経症状（頭痛，めまい）や消化器症状（悪心，嘔吐，腹痛）などがあげられる。

◯4 Ca拮抗薬中毒の重症度と血糖値は相関するという報告がある（Crit Care Med 35: 2071-2075, 2007）。

◯5 硝酸塩では致死的な血圧低下はまれであるが，大量服用時にメトヘモグロビン血症がみられることがある。

## 検査所見とその読みかた

◯1 ARB中毒では，低ナトリウム血症や高カリウム血症がみられる場合があり，ACE阻害薬では上記に加え高血糖があげられる。

◯2 ジゴキシンの急性中毒では12誘導心電図でPQ延長，徐脈性不整脈，房室ブロックを伴った上室性不整脈など，多彩な不整脈がみられ，さらに心室細動などの致死性心室性不整脈が生じることもある（慢性中毒の場合は低カリウム血症やST盆状降下がみられる）（医事新報 4616：48-49, 2012）。

◯3 ジゴキシン中毒を疑った場合，血中濃度測定が有用である（治療域：0.5～2.0 ng/mL，中毒域：＞2.0 ng/mL）。

## 確定診断の決め手

◯1 本人や家族などの周囲の人々による摂取の有無およびその量の確認が重要である。

◯2 救急搬送された場合には，救急隊から現場の状況を確認する。

## 誤診しやすい疾患との鑑別ポイント

◯1 疑われる循環器用薬の中毒で状態が説明可能か否かの判断が重要である。

◯2 臨床経過や症状から考えられる内因性疾患も鑑別に入れる。

## 確定診断がつかないとき試みること

◯1 循環器用薬を含め中毒を疑った時点で，上述した病歴聴取内容をしっかりと確認する。

◯2 自傷行為である場合には容易には認めないことがあるため，繰り返しの確認が必要な場合がある。

## 経過観察のための検査・処置

◯1 呼吸および循環のモニタリングを実施する。

◯2 消化管残渣薬物が多いと考えられる場合には，自施設で実施可能であれば胃洗浄（胃内の洗浄液が透明化するまでが目安）に加え，吸着剤として活性炭（成人では1 g/体重kgが目安）を下剤（マグコロールなど）の混入した微温湯 200～300 mL で溶解し消化管内へ投与する。

## 治療法ワンポイント・メモ

◯1 Ca拮抗薬への対応として，Ca剤，グルカゴン，カテコールアミンが用いられ，β遮断薬にはグルカゴン，カテコールアミン，ホスホジエステラーゼ阻害薬が使われる（医事新報 4616：48-49, 2012）。

◯2 徐脈に対して投与されるアトロピンは，抗コリン作用により腸管蠕動運動を低下させ，薬物を消化管内に残留させる可能性がある。

◯3 β遮断薬のアテノロールなどは血液透析が有効だが，Ca拮抗薬はいずれの薬物も分布容積が大きいため血液透析は無効である（Intensivist 9: 657-667, 2017）。

◯4 ジゴキシン中毒に対して血液透析は無効で，国外ではジゴキシン特異抗体Fabフラグメント（Digibind，1バイアルで0.6 mgのジゴキシンを中和，国内未承認）が使用されている。

◯5 局所麻酔薬中毒に対する静注用脂肪乳剤（ILE：intravenous lipid emulsion）は，循環器用薬中毒に対してもその有効性が報告されている。作用機序はいまだ不明な点が多いが，以下の循環作動薬に対してILE投与の有効性が検討されている（Intensivist 9: 657-667, 2017）。

❶ 抗不整脈薬：フレカイニド，プロパフェノン。
❷ Ca拮抗薬：ベラパミル，ジルチアゼム。

❸β遮断薬：プロプラノロール，カルベジロール，ネビボロール（国内未承認）。

❻Ca拮抗薬やβ遮断薬による急性中毒で，上述した標準治療に抵抗性の心原性ショックに対し，高用量インスリン療法の有用性が報告されている（中毒研究 25：201-204, 2012）。

## さらに知っておくと役立つこと

❶循環器用薬中毒に関する正確な統計データやその特異的治療法に関する無作為化比較試験はなく，古くからの動物実験や複数の症例報告により支持されているものが多い。

❷わが国では高齢者に対して多くの循環器用薬が処方されており，今後，さらなる超高齢社会の進展に伴い誤飲による循環器用薬中毒の頻度は上昇する可能性が高い。

❸徐放剤は作用時間が延長する。

❹ ACE阻害薬の毒性に関する詳細は「急性中毒標準診療ガイド」を参照されたい。

❺循環器用薬中毒による心停止に対するコンセンサスの得られた治療法はなく，機械的サポートとして体外式膜型人工肺（ECMO：extracorporeal membrane oxygenation）の有効性が報告されている。

## 専門医へのコンサルト

循環動態によっては緊急ペーシングやECMO導入を要する場合もあり，呼吸循環が切迫していれば，できうる限り救命救急センターや三次医療機関へ搬送すべきである。

# キサンチン誘導体中毒（テオフィリン中毒・カフェイン中毒）
Xanthine Derivative Poisoning

平川 昭彦　田附興風会医学研究所北野病院・救急科主任部長（大阪）

（頻度）ときどきみる

## 診断のポイント

テオフィリンやカフェインはキサンチン誘導体として知られており，中毒症状として，中枢神経症状，心循環器症状，消化器症状，電解質異常などが現れる。

❶テオフィリン

❶ 60歳以上と3歳以下が多い。

❷気管支喘息や慢性閉塞性肺疾患の病歴，テオフィリンの処方歴や大量内服。

❷カフェイン

❶眠気防止目的のカフェイン製剤や総合感冒薬・解熱鎮痛薬などの複合剤の大量内服。

❷長期にわたる大量のエナジードリンクやコーヒーの飲用。

## 緊急対応の判断基準

重症のキサンチン誘導体中毒では難治性の致死性不整脈となり，急性血液浄化法や経皮的人工心肺装置の装着が必要となることがあるため，自施設で対応できないと判断した場合は，高次医療機関への転送を考慮する。

## 症候の診かた

テオフィリン（1,3-dimethylxanthine）およびカフェイン（1,3,7-trimethylxanthine）はキサンチン誘導体に属し，循環カテコールアミン濃度を上昇させる機序からβアドレナリン受容体刺激作用があり，過量内服ではこれを基とした各種症状が出現する。

❶消化器症状：悪心，嘔吐，腹痛，下痢。

❷中枢神経刺激作用：頭痛，興奮，振戦，せん妄，けいれん発作など。

❸心筋刺激作用：頻脈，頻脈性不整脈，一時的な血圧上昇，血圧低下。

❹その他の作用：電解質異常（低カリウム血症，低リン血症など），高乳酸血症，横紋筋融解症，多尿。

## 検査所見とその読みかた

❶採血検査：電解質異常（低カリウム血症，低リン血症など），高乳酸血症，高血糖，代謝性アシドーシス，横紋筋融解による高クレアチンキナーゼ（CK）血症。

❷心電図：洞性頻脈，上室・心室性不整脈（心室細動など）。

## 確定診断の決め手

❶テオフィリン

❶小児の誤飲や意図的な大量服薬によって，テオフィリンの血中濃度が高値となって毒性を発揮する場合（急性中毒）と，常用量を摂取しているが薬物が生体内に蓄積されて生じる場合（慢性中毒）がある。

❷中毒となる血中濃度は 20 μg/mL 以上で，重症中毒濃度は，急性中毒では 80〜100 μg/mL 以上，慢性中毒では 40〜60 μg/mL 以上である。

**2** カフェイン

**❶** 自殺目的による大量内服によって，カフェインの血中濃度が高値となって毒性を発揮する場合（急性中毒）と，眠気防止薬やエナジードリンクなどを依存的に摂ることで生体内に蓄積されて生じる場合（慢性中毒）がある。

**❷** 中毒量は 1 g，致死量は 5～10 g であり，中毒となる血中濃度は 25 μg/mL 以上で，致死濃度は 80～100 μg/mL 以上である。

**3** 血中濃度を測定できない場合は，摂取量と臨床症状から判断し，治療を開始する。

### 誤診しやすい疾患との鑑別ポイント

**1** 頭痛，興奮，振戦，けいれんによる中枢神経系疾患。

**2** 頻脈，不整脈による心疾患：キサンチン誘導体中毒は単独の症状だけでなく，消化器症状・中枢神経刺激作用・心筋刺激作用・横紋筋融解・電解質異常・高乳酸血症・多尿などさまざまな臨床症状を呈するため，総合的に判断する。

**3** 市販の解熱鎮痛薬はカフェインを含有しており，大量内服によるアセトアミノフェン中毒ではカフェイン中毒を合併していることが多く，見逃される場合がある。

### 確定診断がつかないとき試みること

**1** 原因物質の推定に身体所見や迅速尿中薬物検査など，各種検査などで総合的に判断する。

**2** 種類のわからない薬を大量内服した場合は，服用から短時間で胃内残存する薬物が多いと判断されるのであれば，誤嚥に注意し，胃洗浄を実施する。また活性炭 50 g（小児では 1 g/kg）や下剤を投与する。

### 予後判定の基準

基本的に致死性不整脈やけいれん重積発作を生じなければ予後良好である。

### 経過観察のための検査・処置/治療法ワンポイント・メモ

**1** 特異的な解毒・拮抗薬は存在しない。

**2** 吸収が完了していない状態であれば胃洗浄を考慮し，活性炭 50 g（小児では 1 g/kg）と下剤の投与を実施する。

**3** 心電図モニターや自動血圧計などで循環動態を持続モニタリングする。

**4** 昏睡には気管挿管および人工呼吸器管理，けいれ

ん発作にはジアゼパムの静注，重積発作ならミダゾラムやプロポフォールの持続静注を実施する。

**5** 重篤な頻脈性不整脈には，β遮断薬（プロプラノロール，ランジオロールなど）が有効である。ただし，喘息患者では発作への注意が必要である。

**6** 致死量の摂取や重篤な臨床症状が出現しているなら，血液浄化法〔血液透析法・血液灌流（吸着）法〕は有効である。

**7** 循環動態が保てない場合は経皮的人工心肺補助も考慮する。

### さらに知っておくと役立つこと

**1** テオフィリンの半減期は 3～20 時間と製剤によって異なり，血漿蛋白結合率は 40～65%，分布容積は 0.3～0.7 L/kg である。また，カフェインの半減期は 4～6 時間であるが過量内服で延長し，血漿蛋白結合率は 36%，分布容積は 0.7～0.8 L/kg である。したがって，特にカフェインではけいれん・致死性不整脈，至適治療を受けているが臨床症状が悪化傾向の場合は現時点での明確な導入基準はないが，急性血液浄化法〔血液透析法・血液灌流（吸着）法〕の適応である。

**2** テオフィリンは副作用や予期せぬ中毒が生じることから，処方量が減少傾向である。

**3** カフェイン製剤は第 3 類医薬品のため，容易に安価で致死量に達する量をドラッグストアなどで購入できるため，若年者の間で流行している。

### 専門医へのコンサルト

大量内服による自殺企図患者の状態が安定すれば，精神科にコンサルトが必要である。

---

# 覚醒剤・麻薬中毒
## Illegal Drug Abuse

**小林 憲太郎**　国立国際医療研究センター病院・救命救急センター第二救急科医長（東京）

**頻度** あまりみない

### 診断のポイント

**1** 30～40 歳台。

**2** 精神・神経症状が認められる。

**3** 症状

**❶** 覚醒剤，コカイン：交感神経刺激症状（頻脈，頻呼吸，高血圧，散瞳，高体温）。

14

❷オピオイド類（モルヒネなど）：古典的 3 徴として縮瞳，意識障害，呼吸抑制。

❹身体所見：注射痕。

❺検査所見：尿中乱用薬物検査キット。

❶覚醒剤：アンフェタミンまたはメタンフェタミンに該当する項目が陽性。

❷麻薬：コカインまたはオピオイド類（モルヒネなど）に該当する項目が陽性。

❻違法薬物が疑われる所持品。

❼薬物使用歴がある。

## 緊急対応の判断基準

❶気道・呼吸・循環・意識・体温などの状態が不安定である場合

❶気道：意識障害による舌根沈下が起こる→気管挿管。

❷呼吸：オピオイド類（モルヒネなど）では呼吸抑制・停止が起こる→気管挿管・人工呼吸器管理。

❸循環：覚醒剤・コカインでは交感神経刺激症状により異常な頻脈・高血圧をきたす→高度脱水の補正および鎮静（交感神経刺激症状の場合）を考慮。

❹意識：覚醒剤・コカインでは中枢神経興奮症状，オピオイド類では重度意識障害がみられる→中枢神経興奮に対しては鎮静，重度意識障害に対しては気管挿管を行う。

❺体温：覚醒剤・コカインでは 40℃ を超える高体温となることがある→冷却や鎮静。

## 症候の診かた

❶覚醒剤・コカイン：交感神経刺激症状（発汗，散瞳，頻呼吸，頻脈，高血圧）や中枢神経興奮症状（不穏，興奮，錯乱，幻覚，けいれんなど）がみられる。

❷オピオイド類（モルヒネなど）：古典的 3 徴として縮瞳，意識障害，呼吸抑制。そのほかにも消化管抑制による悪心・嘔吐，便秘，麻痺性イレウスなども認められる。

## 検査所見とその読みかた

❶尿中乱用薬物検査キット

❶覚醒剤（アンフェタミン，メタンフェタミン），コカイン，オピオイド類（モルヒネなど）に該当する項目が陽性であれば該当薬物の使用が疑わしいが，偽陽性などもありそれだけでは確定ではない。

❷症候や現病歴なども参考にして検査結果を判断する必要がある。

## 確定診断の決め手

❶尿中乱用薬物検査キットの結果と症候，現病歴を総合的に判断する必要がある。

❷上記に加え，患者本人から薬物使用の申告などがあれば確定となる。

## 誤診しやすい疾患との鑑別ポイント

❶中枢神経感染症〔髄膜炎（⇨1239 頁），脳炎（⇨519 頁）〕

❶末梢血 WBC の増加，CRP の上昇。

❷髄膜刺激徴候。

❸髄液検査による細胞数の上昇。

❷精神疾患（悪性症候群を含む）

❶精神疾患の既往がある。

❷抗精神病薬の新規追加，中断。

❸筋強剛を認める。

❸離脱症状（アルコール，薬物など）

❶アルコール多飲歴。

❷飲酒や治療薬物の中断。

❹他の薬物中毒

## 確定診断がつかないとき試みること

オピオイド類中毒であれば，ナロキソン投与で症状が改善するはずである。

## 合併症・続発症の診断

❶脳・心血管障害：脳出血，大動脈解離，心筋梗塞などの合併が知られている。内因性での診断同様，各種 CT や心電図，超音波，血液検査などで診断する。

❷横紋筋融解：血液検査上で CK の上昇が認められ，急性腎障害（尿細管障害）を続発することがある。

❸菌血症：不潔操作による注射により菌血症となることがある。感染性心内膜炎がみられ，弁膜症による心不全を続発することもある。

## 経過観察のための検査・処置

❶モニタリングを施行し，バイタルサインの推移を観察する。

❷採血検査を施行し，臓器障害の出現の有無を観察する。

## 治療法ワンポイント・メモ

❶中毒診療の原則通り，症状に合わせた対症療法を行うことが基本となる。

**2** オピオイド類の中毒が疑われれば，ナロキソンは解毒拮抗薬であり投与を行う。

### さらに知っておくと役立つこと

**1** 「麻薬」という言葉はオピオイド類のみを指す場合と，「麻薬及び向精神薬取締法」で定義される薬物を指す場合とがある。

**2** 2022年の薬物事犯の検挙状況からは覚醒剤の検挙数は減少傾向にある。麻薬の検挙数については大きな変化はない。

**3** 薬物使用に関する警察への通報について，どの薬物においても法的義務はないが，薬物（と思われるもの）が本人の所持品として出てきた場合（薬物の管理が問題となる）や，本人が違法薬物使用を申告しており同薬物の中毒と診断される場合は通報を行う。尿定性薬物検査キットは偽陽性の可能性もあり，検査陽性だけでの通報は慎重になるべきである。

# 違法・脱法薬物
## Intoxication of New Psychoactive Substances

早川 桂　虎の門病院・集中治療科医長（東京）

**頻度** ときどきみる

　違法薬物は主に「覚醒剤取締法」「あへん法」「大麻取締法」「麻薬及び向精神薬取締法」などで規制の対象となっている。名称は合法ドラッグ → 脱法ドラッグ → 違法ドラッグ → 危険ドラッグと推移している。

**1** 過去から近年の状況

　**❶** 大麻に特有な成分の一群をカンナビノイド（cannabinoids）と総称している。なかでも「$\Delta^9$-THC（delta-9-tetrahydrocannabinol）」は薬理活性が強く，カンナビノイドの主成分と考えられている。

　**❷** 大麻のような効果が味わえる製品として「合法ハーブ」などの名称で2006年以降わが国においてもその流通が確認され，2011年10月以降には販売店舗の増加に伴い，その乱用が社会問題となった。

　**❸** これらの製品から $\Delta^9$-THC が検出されることはまれで，混在する化学物質から，大麻と類似作用を発現させる「合成カンナビノイド」とよばれる薬物であることが確認された。これら合成カンナビノイドは，$\Delta^9$-THC と同じカンナビノイド受

容体に作用することが明らかとなっている。

　**❹** 合成カンナビノイドは作用まで判明しているものでも，100種類以上は存在する。流通初期の「Spice」において最も検出されたのは naphthoy-lindole 誘導体の JWH-018 であり，作用が強力で2012年には「麻薬」として規制された。一方，これらの危険ドラッグには合成カンナビノイドだけでなく，覚醒剤と類似作用を示すカチノン系薬物が含まれていることもある。

　**❺** 2014（平成26）年危険ドラッグ対策のため「医薬品，医療機器等の品質，有効性及び安全性の確保等に関する法律」（医薬品医療機器等法，薬機法）の改正が行われ，また指定薬物の指定に関する手続きを省略するなどして，販売店舗の減少やインターネット対策の強化に至った。

　**❻** 中枢神経系に作用する蓋然性が高く，人に使用された場合，保健衛生上の危害が発生するおそれのあるものを「指定薬物」として指定し，これらの物質やこれらの物質を含む製品の製造，輸入，販売，所持，使用などは原則禁止されている。さらに麻薬と同種の有害作用をもつことが確認されるものを「麻薬」に指定し，その罰則は強化されている（2024年6月時点で指定薬物は2,435物質，麻薬指定は231物質）。

### 診断のポイント

　アンフェタミンやコカインなどは交感神経作動性トキシドローム，モルヒネなどはオピオイドトキシドロームを示す。

### 症候の診かた

**1** アンフェタミン類：アンフェタミン，メタンフェタミンは覚醒剤取締法，MDMA（当初はエクスタシーの名称で脱法ドラッグとして出回った）は麻薬及び向精神薬取締法で規制される。気分高揚や多幸感，無食欲などを生じる。

**2** モルヒネ：アヘン（ケシの実から採取される果汁）中に含まれている天然アルカロイド。多幸感を生じる。ヘロインはモルヒネより半合成されたオピオイドである。

**3** マリファナ：大麻草の花穂や葉を乾燥して粉砕したもの。樹脂はハシッシュとよばれる。多幸感や陶酔感が生じる。

**4** LSD：トリプタミンを前駆体としたインドールアルカロイド。催幻覚作用が強い。

**5** 5-MeO-DIPT：ゴメオ，Foxy，Love Ball などの名

称で幻覚・酩酊作用をもつ。使用者が加害事件を起こしたり，転落死するなどの事件が発生している。

**⑥マジックマッシュルーム**：サイロシビンなどのアルカロイドが含まれる幻覚性のキノコ。麻薬原料物質として規制の対象となっている。

**⑦GHB**（γ-ヒドロキシ酪酸）：GABA 類似物質で，ドパミン受容体に作用する。多幸感，昏睡，健忘などを生じ，レイプドラッグとして悪用されることがある。

**⑧亜硝酸エステル**：ラッシュなどの名称で，吸入すると酩酊感がある。お香や芳香剤などと偽って販売される。メトヘモグロビン血症による死亡例がある。

**⑨亜酸化窒素**：シバガスなどの名称で，タイヤ充填用やバルーン用と偽って販売している。内容は麻酔ガスである。厚生労働省が規制を強化している。

## 検査所見とその読みかた

簡易尿中スクリーニング検査：従来の Triage DOA で検査が可能であったアンフェタミン類（AMP），コカイン系（COC），大麻（THC），モルヒネ系麻薬（OPI），フェンシクリジン系（PCP）に加えて，シグニファイ ER では MDMA，オキシコドン類（OXY），プロポキシフェン類（PPX）が追加された。

## 確定診断の決め手

違法薬物は必ずしも錠剤のみではなく，お香，バスソルト，ハーブ，アロマ，パウダー，オイル，リキッド，グミ，オーガニックなどとさまざまに名称・用途を偽って販売されることがある。これらの所持や購入歴がある場合は，現物を確認し，成分を調査することで確定診断につながることがある。

## 誤診しやすい疾患との鑑別ポイント

**❶**大麻取締法では，「大麻」は大麻草およびその製品をいい，大麻草の成熟した茎およびその製品（樹脂を除く），ならびに大麻草の種子およびその製品は除かれている。また，麻薬及び向精神薬取締法ではカンナビジオール（CBD）が規制対象に含まれていないため，2020 年頃よりわが国で CBD 製品が販売され流通している。

**❷**一方，CBD 製品では，リラックス効果がある，よく眠れるなどの医薬品的な効果効能を標榜して，薬機法に規制を受けることがある。また CBD 製品から THC 成分が検出されることがあり，その場合は大麻取締法により規制の対象となる。

## 確定診断がつかないとき試みること

**❶**拮抗薬・解毒薬として，モルヒネなどのオピオイドに対してはナロキソン塩酸塩が診断目的で使用される。

急性オピオイド過量投与の治療補助および薬物依存が疑われる場合の診断：成人で1回 0.4〜2 mg を緩徐に静注，2〜3 分間隔で繰り返し投与（総量 10 mg まで）する。

**❷**LSD，5-MeO-DIPT などの幻覚作用に対しては，セロトニンドパミン拮抗薬であるリスペリドン（リスパダール，1〜2 mg 経口内服）を考慮する。

## 専門医へのコンサルト

**❶**再発防止の観点から，初療を担当した医師は身体的な問題だけでなく，依存や精神疾患など精神的な問題も対処できるように適切に精神科医師や地域の医療機関と連携を行う。

**❷**また日本中毒情報センター（⇨ 1323 頁），地域保健機関，行政機関などと情報を共有し，社会に働きかけることも重要である。

# 消毒薬中毒（クレゾール・クロルヘキシジン・過酸化水素など）

Poisoning of Disinfectant Solutions (Cresol, Chlorhexidine, Hydrogen Peroxide, etc)

伊関 憲　福島県立医科大学主任教授・救急医療学

**頻度** **情報なし**（誤飲と自殺での服用があるが，頻度は明らかではない）

## 診断のポイント

**❶**経口もしくは経気道，経皮から曝露した状況を確認する。

**❷**製剤の名称・種類を確認する。製剤を確認したらその成分を調べる。製剤の瓶を持参してもらうのが望ましい。

**❸**バイタルサインを確認して，安定化をはかる。

**❹**腹部 CT を撮影して胃内に残存していることが確認されたら，胃管などで吸引する。

## 緊急対応の判断基準

**❶**消毒薬には酸，アルカリなどが含まれていることがあり，胃洗浄は基本的には行わない。

2 消化管の粘膜保護のために牛乳を服用させる。極早期の上部消化管内視鏡検査の際に，牛乳を噴霧する方法もある。

3 経皮より吸収されることがあり，皮膚への付着があれば，除染する。また化学性熱傷の評価を行う。

## 症候の診かた

1 バイタルサインに異常があれば　酸素投与，気管挿管，輸液投与，昇圧薬投与を行う。

2 呼吸困難があれば，上気道の浮腫などを考えて気管挿管を考慮する。

3 服用を認めた場合には早期に上部消化管内視鏡検査を行い，消化管の評価を行う。時期が遅れると食道などが菲薄化して穿孔のリスクがある。

4 血液検査で臓器障害を認めた場合には，集中治療を行う。

## 検査所見とその読みかた

1 血液検査：血液検査で臓器障害を確認する。

2 画像検査：胸・腹部 CT。

　❶ まず腹部 CT で胃内に残留しているか確認する。

　❷ 胸部 CT で誤嚥による化学性肺炎の有無を評価する。

　❸ 経過中は CT で縦隔炎の有無を調べる。

## 確定診断の決め手

1 服用した製剤の持参，種類・量・服用時間の確定で判断する。

2 クレゾールでは特有のクレゾール臭，過酸化水素でも臭いがある。

## 誤診しやすい疾患との鑑別ポイント

1 製品の確認を行うことが重要で，現場にあったものだけが中毒原因物質とは限らない。

2 家庭用品による中毒は，身の回りにあるものを服用することで起こる。

　❶ 界面活性剤中毒（⇨1343 頁）：洗剤などには界面活性剤が含まれるものがあり，中毒症状を起こす。

　❷ アルコール中毒（⇨1346 頁）：家庭用品にはエタノールなどのアルコールが配合されていることがある。有毒アルコールの配合には注意する。

## 確定診断がつかないとき試みること

1 家族から製剤の保管状況，残量など現場の状況を確認してもらう。

2 腹部 CT を撮影し，胃内の状況を調べる。

## 合併症・続発症の診断

1 嘔吐などにより化学性肺炎の有無を胸部 CT などで調べる。

2 腐食性食道炎が起こりやすく上部消化管内視鏡検査を行う。

3 食道びらん，潰瘍が認められれば，長期予後として，食道癌が発生することがある。

## 予後判定の基準

1 バイタルサインに影響が出ている場合には，集中治療を必要とする。

2 上部消化管内視鏡検査でびらん，潰瘍を認めた場合には長期の経過観察を行う。

## 経過観察のための検査・処置

1 症状がなくても，入院を行い経過を観察する。

2 血液検査で異常値を確認していく。

## 治療法ワンポイント・メモ

　液体タイプとジェルタイプの製剤がある。ジェルタイプでは消化管に対する損傷が大きくなる。

## さらに知っておくと役立つこと

　COVID-19 の拡大防止に有効とされたため，消毒剤の使用が広まり中毒事例が増加している。

## 専門医へのコンサルト

　バイタルサインが安定しないようであれば，ためらわずに高次医療機関に搬送する。

# タバコ中毒

Nicotine Poisoning (Heated Tobacco Product, Tobacco Product, Vape, E-cigarettes)

有吉 孝一　神戸市立医療センター中央市民病院・救命救急センター長（兵庫）

頻度　ときどきみる（小児の中毒で最多であったが，喫煙者の減少により縮小した）

## 診断のポイント

1 タバコの経口摂取をきたす状況がある。

2 家族に喫煙者がいる小児に，原因不明の嘔吐が生

じている。

❸悪心・嘔吐，顔面蒼白，発汗，めまい，流涎，流涙，下痢，腹痛，頻脈，高血圧（軽～中等症）。

❹錯乱，不穏・興奮，嗜眠，昏睡，けいれん発作，筋力低下，呼吸筋麻痺，呼吸停止，徐脈，低血圧（重症）。

## 緊急対応の判断基準

❶浸出液を飲んだ場合。高濃度で吸収が早い。

❷自殺企図など意図的なもの。覚悟のうえで大量に摂取しているおそれがある。

❸認知症による理解低下や注意不足がある。知らずに大量に摂取しているおそれがある。

## 症候の診かた

❶嘔吐は一番多い症状である。経口摂取後，直ちに嘔吐中枢を介して嘔吐が生じる。嘔吐による排出により致死的となる中毒はまれである。

❷自律神経，中枢神経，骨格筋に作用し，はじめは刺激，次に抑制が起こる。

❸重症例では聴力，視力障害，強い脱力，精神錯乱，虚脱状態となり意識障害，けいれんをきたし呼吸麻痺で死亡する。

## 検査所見とその読みかた

血清中のニコチン濃度測定は診断の補助となるが，検査することは少ない。尿中ニコチンと代謝物のコチニンは喫煙者や受動喫煙の非喫煙者にも検出されるため役に立たない。

## 確定診断の決め手

病歴聴取による。

❶加熱式タバコが紙巻きタバコより多い。タバコの葉や液体の入ったカートリッジを専用の加熱用具に設置し電気的に加熱して発生した蒸気を吸引するものである。カートリッジ内のニコチンの含有量は紙巻タバコと同等だが，より濃縮されているため中毒症状が発現しやすい。すべての銘柄で1本分のタバコ葉には嘔吐を引き起こすおそれのあるニコチン量（2～7 mg）が含まれている。

❷5歳以下の小児がカートリッジを食べてしまったという訴えが最も多い。

❸成人では使用後のカートリッジを浸した水やお茶などを誤飲する事故が発生する。

## 誤診しやすい疾患との鑑別ポイント

**❶急性虫垂炎**（⇨669頁）

　❶発熱。

　❷右下腹部の圧痛，反跳痛。

　❸画像所見（CT，超音波検査）。

**❷腸閉塞**（⇨686頁）

　❶排便，排ガスの停止。

　❷腸管運動亢進。

　❸画像所見（CT，超音波検査）。

## 確定診断がつかないとき試みること

吐物や胃洗浄によりタバコ葉を確認する。ただし，無症状であれば無理に診断を付ける必要はない。

## 合併症・続発症の診断

嘔吐や胃洗浄を行う際に誤嚥性肺炎を併発するおそれがある。臨床症状と画像所見で診断する。

## 経過観察のための検査・処置

❶曝露状況，曝露経路，摂取量，症状，摂取後経過時間により入院決定を行う。

❷摂取後，1時間以内には症状が発現するため，受診時に無症状であれば，その後も病院にとどめての経過観察は不要のことが多い。また経過観察時に特段の検査処置は必要ない。

❸症状があれば入院させる。中等症で1～2時間，重症で18～24時間持続する。

## 治療法ワンポイント・メモ

❶胃洗浄：相当量摂取しているにもかかわらず嘔吐のみられない例で摂取後早期であれば，また，浸出液の場合は，活性炭投与前に胃洗浄の適応がある。

❷活性炭：タバコを1本以上（吸い殻で3本以上）摂取している場合は活性炭の適応がある。ニコチンは腸腸循環や腸肝循環するので，重症例では，活性炭の繰り返し投与も適応である。

❸ジアゼパム：けいれんに対して用いる。

❹アトロピン硫酸塩：徐脈，流涎，流涙などの副交感神経刺激症状に対し用いる。

## さらに知っておくと役立つこと

❶水や牛乳を飲ませるとニコチンが吸収されるため，口内にある場合は掻き出す他は何もさせない。

❷胃内のpHが上がるとニコチンの吸収が促進されるため制酸剤は投与しない。

❸加熱式タバコのなかには発火させるための金属片がカートリッジ内に備わっているものがある。このため異物誤飲を併発することがある。通常は経過観察で問題ないが，腹痛など消化器症状が出現したり，食道異物となった場合は除去する必要がある。

❹米国では電子タバコによる小児の中毒が問題となっている。e-リキッドとよばれる溶液を加熱してできるエアロゾルを吸入するもので，咳，息切れ，倦怠感，下痢，嘔吐などの健康被害のほか死亡例もある。わが国ではニコチンを含むリキッドは承認されていないが，ニコチンが入っていなくともプロピレングリコールやグリセロールが蒸気になったときに有毒物質に変化するといわれている。個人が海外から持ち込んだり，ネット販売されたものによる被害が起こるかもしれない。

### 専門医へのコンサルト

　以下は日本中毒学会認定クリニカル・トキシコロジスト，救急医，集中治療医にコンサルトする。
❶胃洗浄や活性炭投与の適応があり，かつ乳児の場合など，手技に自信がない場合。
❷高度な呼吸循環管理を要する場合。
❸自殺や意図的な摂取，経口摂取以外の曝露経路が疑われる場合や，タバコ浸出液を摂取するなど，重症化の可能性が高い場合。

# 家庭用薬品中毒（界面活性剤・次亜塩素酸ナトリウムを含む）
## Household Chemicals Poisoning

大谷 典生　聖路加国際病院・救急科・救命救急センター長（東京）

**頻度** 情報なし

❶2021年のデータでは，一般市民から中毒情報センターへの問い合わせ受信件数のうち，家庭用品が56％と最多であり，ついで医薬品が34％であった。
❷同統計データにおいて，問い合わせ対象となった家庭用品の内訳と件数に目を向けると洗浄剤が最多であり，次いで化粧品，タバコ関連品，文具・美術工芸用品，殺虫剤，乾燥剤の順となっている。

### 診断のポイント

❶小児の誤飲・誤食程度であれば比較的安全であることが多い。
❷消化器系症状（悪心，嘔吐，下痢），呼吸器系症状

（咳，呼吸困難）を呈する場合があるが，非特異的な症状であることがほとんどである。
❸一部，重篤な健康被害を呈する場合があるため，正確な製品の詳細と含有成分を確認することが必要である。
❹界面活性剤や強酸・強アルカリ（次亜塩素酸ナトリウムなど）を含む製品の中毒には注意が必要である。
❺洗剤などの化学物質の混合で生じるガスによる健康被害も視野に入れる。

### 緊急対応の判断基準

❶呼吸困難や意識障害がある場合は，呼吸補助を開始する。
❷皮膚や眼に薬品が付着している場合は，直ちに洗浄する。
❸界面活性剤の大量摂取時には多臓器障害へ進行する場合が知られているため，高次医療機関への転送を考慮する。
❹強酸・強アルカリ（次亜塩素酸ナトリウムなど）の摂取においては，理想的には12時間以内，遅くとも24時間以内に上部消化管内視鏡検査にて粘膜傷害の重症度評価を行う。

### 症候の診かた

❶家庭用薬品中毒の症状は非特異的であるため，全身の症状を詳細に問診し，診察を行う。特に呼吸器・消化器・皮膚の症状に注意を払う。
❷化学洗剤では気化した化学物質や他剤との混合で生じたガスを吸入することにより肺傷害からの呼吸障害をきたすことがあるため，呼吸状態の評価が重要である。
❸界面活性剤含有洗剤の過量内服では，多臓器障害へ進展する場合があることを念頭に身体診察を行う。
❹強酸・強アルカリの内服では，口腔内を含む上部消化管粘膜傷害・誤嚥による呼吸障害の存在を念頭に身体診察を行う。
❺経時的に症状が増悪・出現することもあるため，診察時の身体診察は陰性所見も記録に残しておくことが有用である。

### 検査所見とその読みかた

❶特異的な検査所見はない。
❷必要に応じて血液検査，画像検査などを行い，他の疾患との鑑別を行う。

**表1** 食道の化学損傷（腐食性食道炎）に対する内視鏡所見に基づく重症度評価

| 内視鏡所見による損傷 Grading | 組織所見 | 狭窄の可能性 | 栄養療法 | ステロイドの適応 | 抗菌薬の適応 | ステントの適応 |
|---|---|---|---|---|---|---|
| I | 潰瘍を形成しない粘膜の充血または浮腫 | なし | 通常食を再開する | なし（気道浮腫に対して短期間投与が必要な場合を除く） | なし | なし（狭窄リスクなし） |
| IIa | 全周性でない粘膜下病変, 潰瘍 | 低い | 症状に応じ軟らかい食事, or 経管栄養（経鼻胃管留置は内視鏡下） | | 感染症が特定されたときのみ | |
| IIb | 全周性に近い粘膜下病変, 潰瘍 | 高い（75%） | 穿孔の危険性がある。胃瘻, 空腸瘻, または完全静脈栄養による栄養管理をできるだけ早く開始する | 短期間投与なら | | 狭窄を防ぐためには, 経口ステント, 経鼻胃管などが有効 |
| III | 食道周囲組織に達する深い潰瘍と壊死 | 高い（≒100%） | | 禁忌（気道浮腫に対して短期間投与が必要な場合を除く） | | |

（Lewis S, et al: Goldfrank's Toxicologic Emergencies, 11th ed. p1390, McGraw Hill, 2019 より）

❸呼吸障害を呈している場合は胸部 CT で肺野の状態を評価する。

❹界面活性剤過量内服後は多臓器障害をきたす場合があることに留意し, 血液検査を企画する。

❺強酸・強アルカリ（次亜塩素酸ナトリウムなど）を内服した際は, 腐食性食道炎の評価が重要となる。内視鏡所見に基づく腐食性食道炎の重症度評価は, 表1 を参考にする。

### 確定診断の決め手

患者の証言, 状況証拠, 身体所見から家庭用薬品の誤使用との因果関係を判断する。

### 誤診しやすい疾患との鑑別ポイント

呈する症状が非特異的なものがほとんどであるため, 常に一般的な内因疾患の潜在を考慮する。

### 確定診断がつかないとき試みること

❶疑わしい症例においては初診時のみで終了することなく, フォローアップを計画する。

❷想定される具体的症状の増悪・出現につき, 十分に患者説明を行い有事再診の指示を出す。

### 治療法ワンポイント・メモ

❶一般的には「事実上安全なもの」であることが多く, ほとんどが経過観察のみで十分である。

❷出現しうる症状に対しての特効薬はない。対症療法が主体となる。

❸皮膚傷害をきたしている場合は流水洗浄が基本。

❹呼吸障害をきたしている場合は, 粘膜浮腫などの気道のトラブルが発生していないことを確認のうえ, 酸素投与を行う。気道の問題が生じている場合や呼吸障害が重症化した場合は挿管・人工呼吸管理を視野に入れる。

❺酸・アルカリを内服した場合の希釈には牛乳を飲ませる（希釈時の発熱反応抑制の見地から, 水より牛乳のほうが望ましい）。催吐・胃洗浄は食道損傷の助長, 気道損傷合併のリスクから禁忌。中和はガス形成, 発熱反応を惹起し組織損傷を悪化させるため禁忌。

### さらに知っておくと役立つこと

家庭用薬品の含有成分は多岐にわたるため, 適宜情報収集・確認を行うためには, 下記の情報源が有用である。

1）日本中毒情報センター（https://www.j-poison-ic.jp）（⇨ 1323 頁）

2）Hazardous Substances Data Bank（HSDB）（https://pubchem.ncbi.nlm.nih.gov/source/11933）

### 専門医へのコンサルト

❶救急医：中毒全般の対応や治療介入のタイミングにつき助言が必要な場合の相談先としては救急医が望ましい。

❷内視鏡医：強酸・強アルカリの過量内服においては内服初期の内視鏡的評価が重要。理想的には 12 時間以内, 遅くとも 24 時間以内に最初の評価を行うべきとされている。組織損傷が強かった場合, タ

イミングが遅くなると穿孔リスクが上がる。

# 有機溶剤中毒（シンナー，トルエンを含む）
## Organic Solvent Poisoning

千葉 拓世　国際医療福祉大学講師・救急医学

**頻度** ときどきみる

## 診断のポイント

**1** 病歴（シンナー遊び，有機溶剤を用いた職場での曝露，誤飲などの病歴）：有機溶剤の種類によって起こりうる症状が異なってくるので，単に有機溶剤というのみでなく具体的種類を確認することが大事になる。

**2** 身体所見：特有の匂いや皮膚炎，接触性皮膚炎，意識障害など。

**3** 不整脈など心電図変化。

**4** 胸部 X 線：誤嚥・急性呼吸窮迫症候群（ARDS）の所見。

## 緊急対応の判断基準

大きく分けて 2 つの緊急病態がありうる。

**1** ガソリンなど粘度の低い（さらさらの）有機溶剤は誤嚥に伴う ARDS を起こしうる。呼吸状態が悪化すれば，酸素投与を行うが，さらに状態が悪化すれば気管挿管や VV-ECMO（veno venous extracorporeal membrane oxygenation）などを考慮する必要がある。

**2** トルエンなど心毒性をもつ有機溶剤では致死的不整脈を起こすことがある。その際には通常の心肺蘇生を行うとともに，β遮断薬を併用するのが有効とされている。

## 症候の診かた

**1** 呼吸困難・頻呼吸・ラ音・$SpO_2$ 低下：最も注意すべき代表的な有機溶剤による症状で，ガソリンなどの誤嚥による。

**2** 不整脈：心筋の感受性亢進に伴うもので，シンナーの吸引後に起こる突然死の原因とされる。

**3** 意識障害・けいれんなど中枢神経症状。長期の使用では脳の萎縮に伴う失調，痙性，認知機能低下など。

**4** 末梢神経障害：ノルマルヘキサン，アクリルアミ

ドなどの職業曝露による軸索変性が知られており，運動・感覚神経が，遠位から障害される。

**5** 皮膚炎：接触性皮膚炎および脱脂性皮膚炎などを起こす。

## 検査所見とその読みかた

有機溶剤の種類によって起こりうる症状は異なり，それに応じた検査を行う。

**1** 心電図：不整脈が実際に起こっているか，QT 延長など致死的不整脈の誘因となるような変化がないか。

**2** 胸部 X 線：ARDS 様の両側の浸潤影は遅れて出現することがあり，4〜6 時間後の X 線撮影を行う。

**3** 採血：トルエン中毒では尿細管性アシドーシス様の病態を起こすため，アニオンギャップ正常の代謝性アシドーシス，低カリウム血症に着目する。慢性曝露によるが，ベンゼンなどの有機溶剤では骨髄疾患（再生不良性貧血など）が起こる。そのほかにクロロホルムなどによる肝機能障害やジクロロメタンによる一酸化炭素中毒（一酸化炭素ヘモグロビンの増加）を認めることがある。

**4** 消化管内視鏡：クレゾールのように粘膜腐食作用がある有機溶剤もあり，大量服用の場合には絶食のうえで腐食剤の中毒と同様に内視鏡で評価を行う必要があることもある。

**5** 尿検査：それぞれの有機溶剤についての尿中の代謝産物を測定することで診断につながることがある（トルエンなら尿中馬尿酸，スチレンなら尿中マンデル酸，キシレンなら尿中メチル馬尿酸など）。

## 確定診断の決め手

**1** 有機溶剤中毒の確定診断には，血中および尿中に毒物またはその特有の代謝産物を測定する必要がある。

**2** 一般に血中よりも尿中で毒物が測定できる期間が長い。

**3** 有機溶剤では代謝産物が測定の対象となることが多い。

**4** 中毒の種類により測定するものが異なるので，血液・尿などの検体を採取したうえで，それぞれの中毒に適正な物質を測定する。

## 誤診しやすい疾患との鑑別ポイント

中毒によって起こる症状により異なる。

**1** 呼吸器症状：肺炎など気道感染症，その他原因による ARDS（⇨ 901 頁）など。

**2** 神経症状：脳炎（⇨519頁），脳症，Guillain-Barré症候群（⇨546頁）など。

**3** 循環器症状：不整脈，虚血性心疾患など。

**4** 皮膚炎：アレルギー，湿疹（⇨1476頁）など。

## 確定診断がつかないとき試みること

**1** 病歴を改めて確認することが重要になる。特に原因がはっきりとしない末梢神経障害などの場合には曝露歴を丁寧に聞くことで診断がつくことがある。

**2** 尿細管性アシドーシス，アニオンギャップ正常のアシドーシスからトルエン中毒の診断がつくことはあるが，有機溶剤中毒は多様であり，診断には特殊な検査を必要とすることが多く，一般的な検査のみで診断を確定することは難しい。

## 合併症・続発症の診断

急性期の症状のみではなく慢性の曝露による症状が起こることもある。職業曝露があるような場合には，特に下記のような慢性期病変にも注意して診療にあたる必要がある。

**1** ノルマルヘキサン，アクリルアミド：末梢神経障害。

**2** トリクロロエチレン：顔面神経麻痺。

**3** クロロエチレン：肝血管腫・手指骨の溶骨性変化。

**4** ベンゼン：骨髄障害（白血病や再生不良性貧血など）。

## 治療法ワンポイント・メモ

**1** 一般的に特異的な拮抗薬はなく，対症療法を行いつつ，有機溶剤への曝露を止めることがメインの治療となる。

**2** ABCのサポートをしつつ，除染の必要があれば除染を行う。除染のメインは皮膚の除染で，特にガソリンのような粘度の低い有機溶剤を経口摂取したときは，誤嚥を誘発する可能性があるので消化管除染は禁忌である。

## さらに知っておくと役立つこと

**1** 有機溶剤の使用・管理については有機溶剤による中毒の予防を目的に有機溶剤中毒予防規則が規定されている。毒性の順に第一，二，三種有機溶剤と分類されており，54種類の有機溶剤が指定されている。

**2** 使用時の注意点（換気について），貯蔵方法，管理責任者の設置，健康管理のため健診の義務や健診項目などが規定されている。

# 有毒アルコール中毒（メタノール・エチレングリコール）
## Alcohol Intoxication

織田 順 大阪大学教授・救急医学

**頻度** 正確な頻度は不明であるが，工業用物質の溶媒（メタノール），不凍液や保冷剤（エチレングリコール），まれに農薬に用いられている。入手しやすいため，自殺目的，誤飲により中毒が発生する。

## 診断のポイント

**1** 現病歴が重要であるが，自殺企図や認知症の場合などで正しい情報を聴取できないことがある。

**2** 特に原因不明の代謝性アシドーシス，アニオンギャップ増加（＞16 mEq/L）を認める場合には本中毒を疑う。

**3** エチレングリコール中毒では症状が経時的に進行する。

## 症候の診かた

**1** アルコール類の直接作用は中枢神経系の抑制であり，臓器障害をきたす主体は代謝産物による毒性である。

**2** メタノールは1時間以内にすみやかに吸収され，中枢神経症状，消化器症状を生じる。

**❶** 脱力感，頭痛，悪心・嘔吐，酩酊，頭痛，めまい，けいれん，昏睡をきたすことがある。

**❷** 遅れて視神経異常として霧視，失明をきたしうる。

**3** エチレングリコール中毒は数時間で血中濃度が上昇し，時間経過とともに症状が異なってくるため3期に分けて捉えられることが多い。

**❶** 第1期：4〜12時間で消化管症状（腹痛，嘔吐），中枢神経症状（言語不明瞭，運動失調，意識障害，けいれん）をきたす。

**❷** 第2期：12〜24時間では代謝性アシドーシスが進行し，呼吸・循環障害をきたす。急性呼吸窮迫症候群（ARDS：acute respiratory distress syndrome），頻脈，高血圧をきたし，のちに心筋抑制から低血圧，循環不全に陥る。

**❸** 第3期：24時間以降にはシュウ酸が血中カルシウムと結合し，低カルシウム血症を引き起こし，腎尿細管への沈着から急性尿細管壊死，腎不全となる。

❹重症例では脳浮腫を呈して死に至る。

## 検査所見とその読みかた

❶浸透圧較差＝実測浸透圧 － 浸透圧計算値（2×Na＋血糖/18＋BUN/2.8）であり，血中メタノール濃度は「浸透圧較差×3.2（mg/dL）」，エチレングリコール濃度は「浸透圧較差×6.4（mg/dL）」で推定できる。

❷アニオンギャップ＝ $Na^+$ － （$Cl^-$＋$HCO_3^-$）が15 mEq/L 以上開大していれば中毒量と推測できるが，接種後早期には正常値のことがあるので注意する。

❸エチレングリコール中毒では尿検鏡所見でシュウ酸カルシウムの結晶が認められることにより診断に至る場合がある。

❹頭部 CT により頭蓋内疾患，外傷と鑑別する。

　❶メタノール中毒ではのちに両側被殻部に対称性に低吸収域を認めることがある。

　❷重症例では急性脳浮腫をきたすことがあり，その場合は集中治療の対象となる。

## 確定診断の決め手

❶メタノール，エチレングリコールとその代謝産物であるギ酸，グリコール酸，シュウ酸が血中，尿中から検出されることが決め手となる。

❷多くの場合緊急分析は困難であるため，その場合は状況，病歴，身体所見や上記の検査所見より疑い判断することが多い。

## 誤診しやすい疾患との鑑別ポイント

意識障害をきたす傷病との鑑別を要する。

## 治療法ワンポイント・メモ

❶他の中毒と同様，気道・呼吸・循環の安定化から治療に入る。意識障害をきたしている場合は気道確保を行う。十分な補液を要する。

❷代謝性アシドーシスを改善させるためには pH 7.2 を目標として炭酸水素ナトリウムの投与を行う。

❸拮抗薬ホメピゾールはメタノールやエチレングリコールに競合しアルコール脱水素酵素を阻害する。これにより有害な代謝産物の生成が抑制される。

❹ホメピゾールは血中メタノールまたはエチレングリコール濃度≧ 20 mg/dL，アニオンギャップ開大性代謝性アシドーシス，浸透圧較差＞10 mOsm/L，視覚異常，尿中シュウ酸カルシウム結晶を認める場合に投与する。

❺ホメピゾールが使用できない場合にはエタノールを経管または中心静脈路より投与する。

❻メタノールまたはエチレングリコールは血液透析で効率的に除去できる。

❼つまり未分化の状態で血液浄化で除去することが効果的な治療法である。

❽有毒アルコール摂取が明らかな患者は基本的に入院診療とする。

## さらに知っておくと役立つこと

❶アルコール類は吸収が早いため，胃洗浄はごく早期に行わなければ効果は期待できない。

❷活性炭には吸着しない。

## 専門医へのコンサルト

自施設での診療が困難な場合は高次医療機関にコンサルテーションを行う。

---

# 一酸化炭素中毒
## Carbon Monoxide Poisoning

**松嶋 麻子**　名古屋市立大学大学院教授・救命救急医療学

**（頻度）** **情報なし**（一酸化炭素中毒は，火災やガス器具の不完全燃焼に加え，自動車の排気ガス，練炭による事故や自殺企図で発生しており，年間 2,000 人を超える死亡者が発生しているともいわれる。災害時に自家発電装置を屋内で使用して発生した事例の報告もある。寒さによって暖房の使用が増え，換気が少なくなる冬場に発生頻度が増加する）

## 診断のポイント

一酸化炭素は無色無臭で空気よりやや軽い（比重0.968）気体である。症状は悪心や頭痛から意識障害まで多彩であるため，一酸化炭素中毒を疑う状況やイベントを患者や救急隊などから聴取することが重要である。

## 緊急対応の判断基準

❶一酸化炭素と結合したヘモグロビン（COHb）による組織への酸素運搬障害が中毒の病態であるため，酸素消費量の多い脳と心臓に障害が出現しやすい。

❷重症では意識障害や呼吸障害，ショックに陥る場合があり，状態に応じた呼吸・循環管理が必要となる。

## 症候の診かた

　頭痛やめまい，悪心，息切れ，視力障害など多彩な症状から始まり，重症では激しい頭痛やけいれん，錯乱などの意識障害，呼吸不全やショックを呈する場合がある。

## 検査所見とその読みかた

❶動脈血液ガス分析によって COHb 濃度を知ることができる。

❷COHb 濃度が 10％以上あれば，一酸化炭素中毒を疑う。COHb 濃度と臨床症状の関係を表1に示す。

❸COHb 濃度は必ずしも予後とは相関しない。

## 確定診断の決め手

❶動脈血液ガス分析によって COHb 濃度が測定できれば確定診断となる。喫煙者では普段の COHb 濃度が 5％程度の場合もあり，注意を要する。

❷動脈血液ガス分析で COHb 濃度が得られない場合は，一酸化炭素への曝露歴と症状から判断する。

## 誤診しやすい疾患との鑑別ポイント

❶軽症の場合は，頭痛，悪心・嘔吐などを訴えるため，感染症と誤診する可能性があるが，一酸化炭素中毒では通常，発熱はみられない。

❷受診前の状況を丁寧に聴取して一酸化炭素への曝露を疑うイベントがないか確認する。

## 確定診断がつかないとき試みること

❶一酸化炭素への曝露を疑うイベントがないか，受診前の行動を慎重に聴取する。

❷一緒にいた複数の人に同様の症状がみられた場合は積極的に中毒を疑う。

## 合併症・続発症の診断

❶組織の低酸素による障害の程度によって意識障害，心機能障害が出現する。低酸素により血管透過性が亢進して脳浮腫や肺水腫が生じる場合もある。

❷急性期の意識障害から回復したのち，数日～数週間後に遅発性脳症とよばれる見当識障害や Parkinson 様症状，高次脳機能障害などが出現することもある。

## 予後判定の基準

　COHb 濃度は必ずしも予後とは相関せず，遅発性

**表1** COHb 濃度と臨床症状

| COHb 濃度 | 臨床症状 |
|---|---|
| 10％以上 | 頭痛，耳鳴り，悪心・嘔吐など |
| 30％以上 | 激しい頭痛と意識障害，運動失調，過呼吸など |
| 50％以上 | けいれん，昏睡状態，ショック，呼吸不全から死亡に陥る |

脳症の発症頻度・時期も不明であるため，定まった予後判定の基準はない。

## 経過観察のための検査・処置

❶ヘモグロビンと結合している一酸化炭素をすみやかに酸素と置換して，組織の低酸素状態を改善させることが重要である。一酸化炭素は酸素よりもヘモグロビンとの親和性が 250 倍高いとされており，COHb 濃度が正常化（3％未満）するまで高濃度酸素の投与を行う。

❷高度の意識障害，呼吸・循環障害が出現している場合はすみやかに救命救急センターへ搬送し，状態に応じた集中治療を行う。

## 治療法ワンポイント・メモ

　酸素飽和度モニター（パルスオキシメータ）は COHb にも反応するため，正確な酸素飽和度は示さない。血液ガス分析で酸素分圧と COHb をモニタリングしながら酸素投与を行う。

## さらに知っておくと役立つこと

　大気中の一酸化炭素濃度は 0.01％以上で頭痛や倦怠感などの症状が出現し，0.5％以上では 1～2 分で死亡するといわれている。比較的低い濃度で，一酸化炭素中毒は発生する。

## 専門医へのコンサルト

❶意識障害，呼吸・循環障害を伴う場合は救命救急センターへ搬送する。症状が軽快したあとも遅発性脳症や高次脳機能障害の観察のため，脳神経内科などと連携してフォローすることが望ましい。

❷高気圧酸素療法については，COHb 濃度を短時間で低下させることができるが，施行が可能な施設は限られており，転送までに高濃度酸素投与で COHb が十分に低下することが多い。遅発性脳症の予防に対する高気圧酸素療法については十分なエビデンスがなく，施行を勧める根拠は乏しい。

# 硫化水素中毒
## Hydrogen Sulfide Poisoning

冨岡 譲二　米盛病院・副院長・救命救急センター長（鹿児島）

**頻度** あまりみない

## 診断のポイント

　硫化水素が発生する代表的な状況は以下の通りである。

❶自然界（火山・鉱山・硫黄泉・原油や天然ガスの鉱床など）。

❷産業界（石油精製施設・天然ガス精製施設・染料工場・肥料工場など）。

❸硫黄含有物質が嫌気性細菌によって分解される可能性のある場所（下水処理場・ゴミ処理場・浄化槽・糞便やその他の分解物の堆積場など）。

❹無機硫化物と酸の混合（家庭内での入浴剤や農薬と酸性洗浄剤の混合事故，自殺企図）。

## 緊急対応の判断基準

❶硫化水素はチトクロームcオキシダーゼを阻害することで細胞呼吸を阻害し，酸素需要の大きい中枢神経系や心臓が影響を受けるため，呼吸停止・低酸素血症・循環虚脱・けいれんなどが起こる可能性がある。

❷これらの症状がある場合は直ちに解毒拮抗薬（後述）を使用するとともに，純酸素投与を開始し，必要に応じ，気管挿管・人工呼吸・輸液，ジアゼパムやミダゾラムなどの抗けいれん作用のある薬剤の投与などを行う。

## 症候の診かた

❶硫化水素の濃度によって症状が異なる（表1）。

❷低濃度（0.025〜100 ppm）の硫化水素は「腐卵臭」として感知されるが，濃度が100〜150 ppmを超えると，嗅覚受容体が麻痺するため匂いは感知されない。750〜1,000 ppmでは，数回以内の呼吸で昏睡・呼吸停止を起こし死に至ることがある（ノックダウン現象）。

## 検査所見とその読みかた

　一般臨床で利用可能な検査で，硫化水素中毒の診断に有用なものはない。

**表1** 硫化水素濃度と臨床症状

| 硫化水素濃度（ppm） | 臨床症状 |
| --- | --- |
| 0.025〜100 | 腐卵臭 |
| 50 以上 | 粘膜刺激症状 |
| 100〜150 | 嗅覚受容体麻痺 |
| 200 以上 | 細胞呼吸障害<br>頭痛，悪心，嘔吐，健忘，失見当識，せん妄，錯乱，傾眠 |
| 300〜500 | ARDS |
| 500 以上 | けいれん発作，昏睡，呼吸停止，心筋障害，循環不全（放置すれば死の危険） |
| 750〜1,000 | ノックダウン現象（即死） |

## 確定診断の決め手

　発症の状況から硫化水素への曝露が確認できれば診断可能である。

## 誤診しやすい疾患との鑑別ポイント

　酸欠や他の有毒ガス吸入との鑑別が問題になる。鑑別診断には，縮瞳・流涎などのトキシドロームの確認や，血液ガス分析による一酸化炭素ヘモグロビンやメトヘモグロビン測定，消防機関などによるガス検知管の結果が参考になる。

## 確定診断がつかないとき試みること

　測定可能であれば，チオ硫酸の血中・尿中濃度の上昇が確定診断の決め手になる。

## 治療法ワンポイント・メモ

❶硫化水素中毒では，外呼吸・内呼吸ともに阻害されるため，気道確保と純酸素吸入を行い，重症例では可及的すみやかに解毒拮抗薬を投与することが重要である。

❷解毒拮抗薬は，まず亜硝酸アミル1管（0.25 mL）を布などに染み込ませる・バッグバルブ内に散布するなどの方法で吸入させ，続いて3%亜硝酸ナトリウムを，成人であれば10 mL，小児であればHbと体重に応じた量を静注する。ただし，どちらも保険適用外であり，また3%亜硝酸ナトリウム液は市販されていないため院内調剤が必要である。

## さらに知っておくと役立つこと

❶2次被害を避けるため，硫化水素中毒が疑われる状況に遭遇した場合は，すみやかに風上に退避する。

14

❷救出に当たる場合，陽圧式化学防護服および空気呼吸器の装着は必須である。

❸院内に搬入する際には，脱衣や露出部の拭き取りなどの乾的除染を確実に行う。除染が不確実な場合は，個人防護衣を着用したうえで診療に当たることも考慮する。

# 酸・アルカリ中毒
## Acid and Alkali Poisoning

**野村 智久** 順天堂大学医学部附属練馬病院先任准教授・救急・集中治療科

**頻度** あまりみない

## 診断のポイント

❶酸・アルカリに接触した，摂取したというエピソードを聴取する。

❷接触した部位の疼痛をきたすことが一般的である。

❸曝露の形態はさまざまで，皮膚への接触，経口摂取，吸入，眼に入ったなどがある。

❹曝露の背景もさまざまで，自殺企図や小児・高齢者の誤飲，労災事故などがある。

❺酸とアルカリはいずれも腐食性物質だが，アルカリのほうが深部，広範囲に及ぶ傾向がある。

## 緊急対応の判断基準

❶損傷の程度は濃度，pH，摂取量，接触部位，接触時間，接触面積などに影響される。

❷具体的な基準をあげるのは難しいが，緊急対応の判断に迷う場合には専門的治療が可能な高次の医療機関へ搬送する。

## 症候の診かた

❶曝露の形態はさまざまだが，皮膚への接触による化学損傷と経口摂取による消化管粘膜の腐食作用が問題となることが多い。

❷酸・アルカリ化学損傷の特徴は**表1**の通りである。

## 検査所見とその読みかた

❶上部消化管内視鏡検査：消化管の粘膜障害，重症度の評価に有用である。

❶食道，胃，十二指腸などの粘膜傷害の有無，部位，範囲，重症度を評価する〔「家庭用薬品中毒」

（⇨1343頁）の**表1**を参照〕。

❷穿孔のリスクを考慮すると早期の内視鏡評価が望ましい（可能なら12時間以内，遅くとも24時間以内）。内視鏡検査による穿孔のリスクも考慮する。

❷CT検査：消化管穿孔の評価，粘膜損傷の深度の評価，周囲組織・臓器への影響，合併症の評価に有用である。造影CT検査であれば粘膜損傷，壊死組織の評価も可能となる。

❸消化管内視鏡検査では粘膜損傷の深度の評価は困難である。これに対し，一般的ではないかもしれないが超音波内視鏡検査の試みもある。

## 確定診断の決め手

❶酸やアルカリの接触，摂取の事実を聴取する。

❷症候から酸やアルカリの曝露を疑うことも重要である。

❸酸やアルカリの経口摂取が疑われた場合，早期の上部消化管内視鏡検査が推奨される。

❹CT検査ではアレルギーや腎機能障害がなければ造影CT検査を行う。

## 誤診しやすい疾患との鑑別ポイント

❶摂取，曝露のエピソードが明らかであれば診断は難しくない。

❷糖尿病性ケトアシドーシス，アルコール性ケトアシドーシス（⇨464頁）などでは時に壊死性食道炎を呈することがある。

## 確定診断がつかないとき試みること

❶家族，関係者，救急隊などから情報を集める。

❷酸やアルカリが存在する状況かどうかを確認する。

## 合併症・続発症の診断

合併症は曝露状況により多岐にわたり，急性期，慢性期，晩期と分けられる。

❶急性期

❶眼球：眼痛，結膜充血，眼瞼腫脹，重篤だと角膜損傷。

❷口腔・咽頭：口腔内の疼痛，咽頭痛，嚥下痛，嚥下障害，流涎。

❸食道：腐食性食道炎，食道潰瘍，食道穿孔，縦隔炎。

❹胃：心窩部痛，潰瘍，吐血，穿孔，腹膜炎。

❺呼吸器系：嗄声，喘鳴，呼吸困難，化学性肺炎。

**表1 酸・アルカリ中毒の特徴**

| | 酸 | アルカリ |
|---|---|---|
| 用途 | 工業用品，家庭用品(洗剤，洗浄剤など) | |
| | トイレ洗浄剤，パイプ洗浄剤，流し洗浄剤，サビ取り剤，バッテリー液など | トイレ洗浄剤，カビ取り剤，パイプ洗浄剤，漂白剤，ボタン電池など |
| 特徴 | 接触した組織と化学反応をきたし腐食作用，刺激作用をもつ | |
| | 凝固壊死 | 融解壊死 |
| | 痂皮を形成，それ以上は深く浸潤しにくいため病変は組織の比較的表層にとどまる | 蛋白質を融解することで病変は深部に及ぶ |
| 症状 | 表皮，粘膜の腐食性炎症 | |
| | 幽門狭窄をきたす傾向 | 腐食性食道炎，食道穿孔，縦隔炎をきたす傾向 |

❻皮膚：瘙痒感，疼痛，紅斑，水疱，潰瘍，皮膚炎，化学損傷。
❼その他：ショック，播種性血管内凝固(DIC)。
❷慢性期：嚥下障害，食道狭窄，幽門狭窄。
❸晩期：食道癌。

### 治療法ワンポイント・メモ

❶2次被害，曝露を防ぐため，スタッフや他の患者に標準予防策を行う。
❷気道の評価，保護は優先的に行う。
❸化学性肺炎，肺水腫をきたした場合，酸素投与や人工呼吸管理を行うこともある。
❹消化管に対する応急処置として希釈目的に牛乳を投与する(嘔吐のリスクがあるなら無理に投与しない)。
❺皮膚・粘膜に対しては大量の生理食塩液，水道水で洗浄する。pH試験紙によるpHチェックは洗浄の効果判定に有用である。
❻急性期に穿孔が認められた場合，早期に縦隔・胸腔・腹腔ドレナージ術が必要であり，部位により開胸術，開腹術を行う必要がある。術後の集中治療，栄養管理も重要である。
❼慢性期の食道狭窄には内視鏡的拡張術が行われるが，穿孔に注意を要する。外科手術が行われることがある。
❽禁忌
　❶活性炭は無効であり，消化管内視鏡検査での評価が困難になるので投与しない。
　❷催吐，胃洗浄は，食道損傷を増悪させ，気道損傷を合併するリスクがある。
　❸中和は熱産生，ガス形成を引き起こし，組織の損傷を増悪させる。

### 専門医へのコンサルト

初療は救急科専門医が対応することが望ましい。初療での評価を踏まえ各専門医へコンサルトする。
❶消化器内科(外科)医：消化管内視鏡検査による粘膜傷害の評価をする。
❷消化器外科医：消化管穿孔をきたした場合，外科手術(開胸，開腹，各種ドレナージ術など)が必要になる。
❸眼科医：眼に入った場合，直ちに洗浄しコンサルトする。洗浄はできるだけ継続して行う。
❹精神科医：自殺念慮がある場合には忘れずにコンサルトする。

# 工業用品中毒(石油製剤，フッ化水素，重金属を含む)
Industrial Chemistry Poisoning

**清住 哲郎** 防衛医科大学校教授・救急部

## I 石油製剤

(頻度) **情報なし**(急性中毒の原因物質として頻度が高いのは灯油，ガソリンの経口摂取である)

### 診断のポイント

無色〜黄色の液体，灯油・ガソリンでは特有の臭いがある。

### 症候の診かた

❶初期評価と蘇生：気道，呼吸，循環，意識の状態を評価し，状態に応じて気道確保，酸素投与，補助

呼吸，静脈路確保と輸液などを行う。

**❷消化器症状**：経口摂取の場合，口腔内/咽喉頭の灼熱感，悪心，嘔吐，下痢などの消化器症状を呈する。

**❸呼吸器症状**：誤嚥により，咳嗽，呼吸困難を呈する。化学性肺炎をきたし重篤化することがある。また吸入により低酸素血症をきたす。

**❹中枢神経症状，循環器症状**：頭痛，嘔吐，倦怠感，中枢神経抑制，不整脈，心室細動，心停止を呈することがある。

**❺眼，皮膚症状**：皮膚粘膜刺激症状，炎症，びらん，Ⅱ度熱傷様の皮膚所見を呈する。

### 検査所見とその読みかた

メトヘモグロビン血症，低血糖，肝障害，蛋白尿を呈することがある。

### 確定診断の決め手

**❶**曝露の病歴。

**❷**催吐や胃洗浄は禁忌。

**❸**化学物質や吐物の色，臭いが参考となることがある。

### 確定診断がつかないとき試みること

日本中毒情報センターの中毒110番で情報提供が得られる（⇨1323頁）。

## Ⅱ フッ化水素

**頻度** **情報なし**（作業現場等においてフッ化水素の皮膚への曝露，吸入などの事故のほか，フッ化ナトリウムが飲食物に混入し，経口摂取の結果，胃酸と反応してフッ化水素中毒を呈する事例が国内外で散見されている）

### 診断のポイント

無色，発煙性，刺激臭のある液体，強酸で毒性/腐食性が強い（フッ化ナトリウムは白色の粉末で，石鹸様，金属様の味を呈する）。

### 症候の診かた

**❶**初期評価と蘇生：「Ⅰ．石油製剤」参照。

**❷**曝露による局所の症状

**❶吸入**：局所の粘膜壊死，腹痛，気管支炎症状，肺水腫をきたす。

**❷眼，皮膚への曝露**：出血性発疹，皮膚炎，化学

損傷，難治性潰瘍を呈する。

**❸**フッ化水素酸による化学損傷に関してグルコン酸カルシウムを局所投与する。

**❸フッ化ナトリウムの経口摂取に伴う症状**：悪心，嘔吐，流涎，下痢，腹痛を呈する。

**❹全身症状**：電解質異常に伴う不整脈，筋力低下，けいれん，色覚異常，ショックを呈する。

### 検査所見とその読みかた

低カルシウム血症，高カリウム血症，低マグネシウム血症，代謝性アシドーシス，低血糖，肝障害，腎障害を呈することがある。

### 確定診断の決め手

**❶**曝露の病歴。

**❷**フッ化ナトリウムの摂取。

### 確定診断がつかないとき試みること

日本中毒情報センターの中毒110番で情報提供が得られる（⇨1323頁）。

## Ⅲ ヒ素

**頻度** **情報なし**（無機ヒ素化合物は古くから犯罪に利用されてきた。近年は農薬，殺鼠剤，防腐剤として用いられ，現在は電子製品の部品や半導体の製造過程で使用されている）

### 診断のポイント

無機ヒ素化合物は無味，無臭，白色。呼気や便でニンニク臭をきたす。

### 症候の診かた

**❶**初期評価と蘇生：「Ⅰ．石油製剤」参照。

**❷経口摂取直後から現れる症状**：口腔〜食道の灼熱感，口渇，嗄声，嚥下困難が摂取後30分程度で出現する。悪心，嘔吐，腹痛，下痢などの消化器症状を呈する。頻脈，けいれん，ショックを呈することがある。

**❸数日以降に現れる症状**：めまい，頭痛，皮疹，末梢神経障害，呼吸困難を3日〜1週間で呈することがある。

### 検査所見とその読みかた

腎機能障害，肝機能障害，凝固異常，呼吸障害，心電図異常が摂取3日目〜1週間で出現することが

ある。

## 確定診断の決め手

血液，尿，爪，毛髪からのヒ素検出。

## 確定診断がつかないとき試みること

日本中毒情報センターの中毒 110 番で情報提供が得られる（⇨ 1323 頁）。

## Ⅳ 水銀

(頻度) **情報なし**（金属水銀では，気体の吸入によることが多い。魚類の生体内に蓄積した有機水銀を長期的に摂取したことによって慢性中毒をきたす）

## 診断のポイント

曝露の病歴が重要であり，特異的な症状はない。

## 症候の診かた

① 初期評価と蘇生：「Ⅰ. 石油製剤」参照。
② 金属水銀の吸入による症状
❶ 急性期には発熱，嚥下障害，金属味，流涎，悪心，嘔吐，下痢，呼吸困難を呈する。
❷ 慢性の症状として頭痛，視野障害，幻覚妄想，健忘，意識障害，運動失調を呈する。
③ 有機水銀の経口摂取による症状
❶ 急性期には粘膜の直接障害により，咽頭痛，悪心，嘔吐，下痢，腹痛，消化管出血をきたす。ショック，急性腎障害をきたすこともある。
❷ 慢性の摂取により，体重減少，精神症状，末梢神経障害，腎障害，皮膚の色素沈着などを呈することがある。

## 検査所見とその読みかた

腎機能障害が生じることがある。

## 確定診断の決め手

① 曝露の病歴。
② 全血の水銀濃度。
③ 毛髪中の水銀濃度。

## 確定診断がつかないとき試みること

日本中毒情報センターの中毒 110 番で情報提供が得られる（⇨ 1323 頁）。

## Ⅴ 鉛

(頻度) **情報なし**（小児は成人より頻度が高く，重症化しやすい）

## 診断のポイント

鉛疝痛，鉛脳症，貧血の 3 徴が特徴的である。

## 症候の診かた

① 初期評価と蘇生：「Ⅰ. 石油製剤」参照。
② 急性中毒では，腹痛（鉛疝痛），鉛脳症，貧血を呈する。吸収量が多い場合，けいれん，筋力低下，感覚異常，意識障害を呈することがある。
③ 慢性中毒では消化器症状として食欲低下，便秘，腹痛，中枢神経症状として視力低下，頭痛，易疲労感，せん妄，意識障害，末梢神経症状として感覚障害，運動障害を呈する。そのほか，貧血，口内炎，口腔粘膜の点状斑，不妊，流産，胎児の異常などが生じうる。

## 検査所見とその読みかた

正球性低色素性貧血，肝障害，腎障害，高尿酸血症がみられる。

## 確定診断の決め手

① 全血の鉛濃度。
② 腹部 X 線で消化管内に不透過像。
③ 長管骨 X 線で骨端板に高密度の線。

## 確定診断がつかないとき試みること

日本中毒情報センターの中毒 110 番で情報提供が得られる（⇨ 1323 頁）。

# パラコート中毒
Paraquat Poisoning

**小野寺 誠** 福島県立医科大学教授・地域救急医療支援講座

(頻度) **あまりみない**（除草剤であるパラコートはわが国では 1999 年に生産が中止された。しかし，以前購入したものを服毒する例が散見され，2007〜2012 年の 5 年間で 30 件が報告されている）

14

## 診断のポイント

❶多くが自殺目的の服毒であることから，現場の状況を詳細に問診する。

❷青緑色の吐物や付着物がパラコート中毒を疑う重要なヒントとなる。

❸尿中パラコート定性試験により確定する。

❹致死量には個人差があるが，成人ではひと口（約40 mL）が目安となる。

❺初期症状は軽くとも，遅発性に致死的な肺障害を発症する。

## 症候の診かた

❶激しい嘔吐がみられ（催吐剤が混合されている），青緑色の吐物や液体が口唇，口腔内，舌，皮膚，衣服に付着する。

❷口腔内，咽頭のほか，食道・胃粘膜にびらんや潰瘍が発生しやすい。

❸100 mL 以上の大量服毒例では，服毒後数時間で循環不全・ショックから死に至る。

❹服毒2～3日後：肝不全・腎不全が徐々に進行する。

❺服毒数日～10日後：咳嗽，頻呼吸，呼吸困難が出現し，進行性の肺線維症から死に至る。

❻パラコートは細胞内でニコチンアミドアデニンジヌクレオチドリン酸（NADPH）などから電子を得てパラコート・ラジカルとなる。これが酸素により酸化されるとパラコートとなり，電子を受けた酸素はスーパーオキサイドとなる（レドックス・サイクル）。この酸化・還元反応は触媒的に繰り返され，NADPH は枯渇し細胞死が，産生されたスーパーオキサイドによって組織傷害が起こるといわれている。このように，パラコートによる傷害には酸素が大きくかかわっていることから，初期治療において過剰な酸素投与を行わないことが重要である。

## 検査所見とその読みかた

❶尿中パラコート定性試験（ハイドロサルファイト反応）：ハイドロサルファイトナトリウム 100 mg を水酸化ナトリウム 4 g に加えて，蒸留水に溶かして 100 mL とする。検体尿 1 mL に試薬 1 mL を添加して攪拌後に青色に変化すれば陽性（2 $\mu$g/mL 以上）。さらに青色の濃さによりおおよその予後を推定することも可能である。

❷血中パラコート定量分析：来院時の血清パラコート濃度は重症度と予後の指標となるため受診時の血

清は必ず保存し，後日測定する。

❸動脈血ガス分析：$PaO_2$ の低下や著明な代謝性アシドーシスの進行は予後不良である。

❹血液検査：肝機能および腎機能障害を確認する。

❺胸部 X 線，CT：定期的に撮影し，肺線維症の進行を確認する。

## 確定診断の決め手

　パラコートに曝露した事実，青色吐物，口腔内の青色変化，尿中パラコート定性試験で陽性となれば確定診断の決め手となる。尿と血清の定量分析を行うことが望ましい。

## 誤診しやすい疾患との鑑別ポイント

❶服毒直後には嘔吐，下痢，腹痛などの消化器症状がみられることから，消化器疾患を鑑別する必要がある。吐物や付着物の色を確認する。

❷青色に着色されている農薬（グルホシネートなど），工業用品（ウインドウォッシャー液），睡眠薬（フルニトラゼパムやトリアゾラムなど）を服毒した場合，予後が異なるため，服毒した内容を確認する。

❸服毒数日後に受診する症例では，進行する呼吸困難や乏尿，黄疸などで来院することがある。その場合は各症状の原因を検索しながら，並行して農薬を含む中毒疾患を想起する。

## 確定診断がつかないとき試みること

❶家庭内に農薬を保管していないかなど，再度詳細な問診を行う。

❷診断が困難な場合，血液，尿を凍結保存し，後日濃度測定を行う。

## 予後判定の基準

❶服毒量が少量で，早期に治療を開始したものは救命できる可能性がある。

❷間質性肺炎から肺線維症に至る例は進行性で救命例は少ない。

❸服毒後の経過時間とパラコート血中濃度の関連性から Proudfoot ら（図 1），および Hart ら（図 2）のノモグラムによって重症度，予後を推測する。

❹パラコート中毒重症度指標（SIPP：severity index of paraquat poisoning）＝血中パラコート濃度（$\mu$g/mL）×服用から治療開始までの時間（時）から推定する。

　❶ SIPP 10 以下：生存の可能性大。

　❷ SIPP 10～50 未満：呼吸不全で死亡する可能

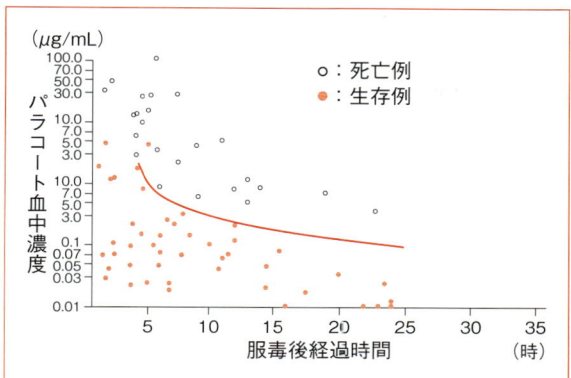

**図1** Proudfoot らのノモグラム

〔Proudfoot AT, et al: Paraquat poisoning: significance of plasma-paraquat concentrations. Lancet 2(8133): 330–332, 1979 より〕

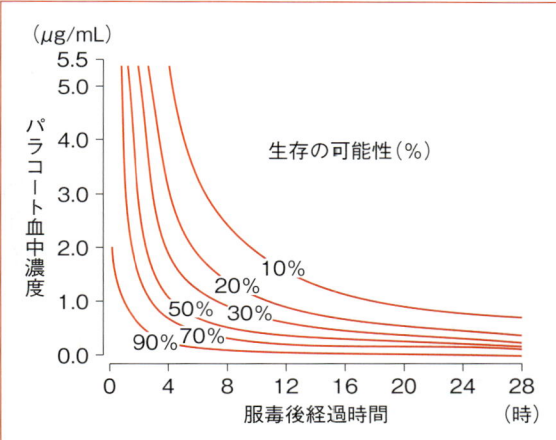

**図2** Hart らのノモグラム

〔Hart TB, et al: A new statistical approach to the prognostic significance of plasma paraquat concentrations. Lancet 2(8413): 1222–1223, 1984 より〕

性大。
❸ SIPP 50 以上：早期死亡の可能性大。

## 治療法ワンポイント・メモ

❶解毒・拮抗薬はなく，有効な治療法もない。
❷救助者や医療従事者を含めて汚染された衣服を除去し，付着部位を十分に洗浄する。
❸早期の胃洗浄は重要である。胃洗浄後に活性炭（1 g/kg）と下剤（クエン酸マグネシウム 250〜500 mL）を2時間ごと繰り返し投与する。
❹酸素投与はパラコートによる肺障害を促進するた

め避けることが望ましいが，低酸素血症ではやむを得ず投与を開始することもある。
❺血液透析や血液灌流法は血中濃度の低下には有効だが，肺線維症を予防することはできず，予後の改善には結びつかないことが多い。
❻重症例や生命予後が期待できない場合には緩和ケアを考慮する。

## 専門医へのコンサルト

状況からパラコート中毒の疑いが濃厚な場合，尿中パラコート定性試験が陽性の場合には，症状の程度にかかわらず中毒専門医や集中治療医へコンサルトする。

# 有機リン・サリン中毒
Organophosphates/Sarin Poisoning

奥村 徹　法務省矯正局・法務技官

（頻度）（都市では）**あまりみない**（有機リン中毒は農薬中毒の原因としては一般的である。サリン中毒はまれではあるが，起こった場合はテロであり，甚大な社会的影響を生じるので適切な早期診断は重要である）

## 診断のポイント

❶症状はコリン作動性症状（縮瞳，流涎，流涙，尿失禁，便失禁，嘔吐，気管分泌物の増加，気管支れん縮，徐脈，筋線維束性れん縮，筋脱力，筋麻痺，けいれんなど）が特徴的である。これらの症状はまとめて，コリン作動性トキシドロームといわれる。
❷農薬中毒の際には，農薬曝露の状況（特に独特の臭気），サリン中毒の場合は，被災者が生じている状況，検知器による神経剤検出が診断のポイントとなる。

## 緊急対応の判断基準

❶コリン作動性症状によって呼吸・循環に影響が出ているようであれば緊急性が高い。
❷すなわち，呼吸筋麻痺，分泌物過多による呼吸不全，房室ブロック，QTc 延長，心筋虚血には注意を要する。

## 症候の診かた

❶前述のようにコリン作動性トキシドロームに注目

する。

**2** 治療にかかわらず，1～3 日後に近位筋，呼吸筋に麻痺（中間症候群），1～3 週間後に軸索性神経障害（有機リン誘導遅延型神経毒性）を呈する場合がある。サリンの後遺症は解明されていない。

### 検査所見とその読みかた

**1** 最も特徴的であるのは，赤血球コリンエステラーゼ値の低下である。しかし，一般的な医療機関においては計測できないことが多い。

**2** 赤血球コリンエステラーゼの代わりに，生化学検査として広く行われている血清（偽性）コリンエステラーゼ値の低下が参考になるが，低下の程度が重症度の指標にはならないので注意する。

**3** このほか，心電図上に心筋虚血変化，トロポニン上昇がみられることも知られている。

### 確定診断の決め手

**1** 最終的には経口中毒の場合には胃内容物，血液中の有機リン化合物およびその分解産物の分析で確定的となる。

**2** 生体試料で有意な結果が得られなくても状況によっては，環境分析によって診断が確定する。

### 誤診しやすい疾患との鑑別ポイント

**1** カーバメート化合物は有機リン化合物と構造は異なるもののコリン作動性症状をきたすので，鑑別が必要だが，曝露から約 48 時間以内に症状は自然消失する。これに対して，有機リン化合物はコリンエステラーゼと不可逆的に結合し，中毒症状は長期化する。

**2** サリン中毒と鑑別が必要となるのが，同じ化学兵器でも VX と第 4 世代化学剤（FGA：forth generation agents）（通称ノビチョク）である。VX，FGA の場合は，持続性（非揮発性）の化学剤であり，除染をサリンよりも厳重に行う必要があり，治療期間も長くなる。

### 確定診断がつかないとき試みること

確定診断は生体試料分析に尽きる。ともすれば軽視されがちであるが，生体試料を採らなかったり，破棄したりすれば分析，確定診断に至らない。特に，病態不明の重症患者の場合，胃液，血液，尿の検体を確保しておくことが重要である。

### 予後判定の基準

**1** 明確な基準はないが，集中治療下にある患者では，APACHE Ⅱ（acute physiology and chronic health evaluation Ⅱ）スコアなどのスコアリングが予後判定に役立つという報告がある。

**2** フェンチオンやパラチオンなどの脂溶性有機リン化合物は症候が長期化することが知られている。

### 治療法ワンポイント・メモ

**1** まずは皮膚表面の除染を行う。ただしサリンの場合は，揮発性が高いので 50 分以内に除染を行わなければ意味がない。

**2** 一般的に胃洗浄は行われないが，1 時間以内の経口有機リン中毒の場合，気管挿管下の胃洗浄を推奨する報告もある。胃洗浄中の臭気による 2 次被害も報告されており注意を要する。

**3** 1 時間以内の経口有機リン中毒の場合，活性炭投与を推奨する報告もある。

**4** 薬物治療では，アトロピン，PAM（プラリドキシムヨウ化物）が使用される。

**5** PAM の投与は，至適投与量およびレジメンに関する共通見解は確立していないが，重症例では持続投与が好ましいとされる。投与するのであれば，有機リン化合物の老化（aging）前に可及的すみやかに投与開始する必要がある。

### さらに知っておくと役立つこと

オリンピック・パラリンピックを機に 2021（令和 3）年より，化学テロ現場において非医療従事者である消防救助隊員，警察官などの初動対応要員が解毒剤自動注射器（アトロピン，PAM，オビドキシム）を一定条件下で被災者に投与することが可能となった。したがって，今後，本剤を使用された被災者が医療機関に搬送される可能性がある。

# 農薬中毒
Pesticide Poisoning

廣瀬 智也　大阪大学医学部附属病院・高度救命救急センター

**頻度** あまりみない〔日本中毒情報センターの農薬中毒の受信件数は 2007～2016 年で 5,956 件（多剤を含めた薬剤の数は延べ 6,765 製品）であった。物質別では殺虫剤 2,802 件，殺虫・

殺菌剤 270 件，殺菌剤 899 件，除草剤 2,218 件，展着剤 142 件，殺鼠剤 41 件，その他・不明 393 件であった。また，事故状況は使用に伴う曝露 2,013 件，誤飲 1,442 件，意図的摂取 2,022 件，その他・不明 479 件であった〕

## 診断のポイント

❶農薬中毒の対応にあたっては，まず「農薬の種類」「農薬の名称」を特定する。農薬のラベルには，これら以外にも，登録番号が表示されており，それからも製品を特定することができる。

❷曝露状況（使用に伴う曝露か，誤飲か，意図的な摂取か），経路（口に入った，飲み込んだ，吸い込んだ，眼に入った，皮膚に付着したなど），曝露後の時間経過，症状出現までの時間を確認する。

❸農薬分類系統ごとに特徴のある徴候・症状が現れるため，トキシドロームの概念から中毒症状をよく観察する。

❹初期は軽症であっても，遅発性に重篤な症状が出現する農薬がある。

❺揮発性が高い農薬，化学反応でガスが発生する農薬，経皮吸収され全身症状が出現する農薬などでは2次曝露する危険性がある。

## 症候の診かた

農薬の場合，溶剤として炭化水素を含む製剤，使用や他剤との混合によりガスが発生する製剤などがあり，下記のトキシドロームの視点で患者の全身状態を観察する必要がある。

❶刺激性ガス（クロルピクリンなど）による咳，くしゃみ，鼻水，呼吸困難など。

❷窒息性物質（硫化水素など，細胞呼吸を阻害する物質）による頻脈，低血圧，チアノーゼ，呼吸困難，意識障害など。

❸コリン作動性物質（有機リン，カーバメート）による縮瞳，流涎，流涙，気道分泌亢進，けいれん，筋れん縮，消化管の蠕動亢進による嘔吐，下痢，便失禁，尿失禁，徐脈，低血圧など。

❹腐食性物質（酸，アルカリなど）による粘膜刺激症状，気道刺激など。

❺炭化水素（キシレン，灯油など）による錯乱，不穏，けいれん，昏睡，不整脈など。

## 検査所見とその読みかた

❶コリンエステラーゼ値が低下している場合，有機リン，カーバメートの可能性がある。

❷高カリウム血症の場合，グリホサートカリウム塩などのカリウム塩製剤の可能性がある。

## 確定診断の決め手

農薬のラベルを確認する。

## 誤診しやすい疾患との鑑別ポイント

❶遅発性に重篤な症状が出現することに注意が必要な農薬がある。

❷グルホシネート（除草剤）は，症状に乏しい潜伏期（4〜60時間程度）を経て，突然，昏睡に至る意識レベルの低下，全身のけいれん，呼吸停止などの重篤な症状を生じることがある。

❸クロルフェナピル（殺虫剤）は，摂取直後は消化器症状や発汗などの軽度の症状であるが，その後に高熱，頻脈，意識障害，けいれん，血圧低下などが出現する場合がある。

## 確定診断がつかないとき試みること

❶農薬が特定できない場合，まずパラコート中毒は致死率が高く，他の農薬と対応が異なるため，鑑別を行う〔「パラコート中毒」（⇨1353頁）を参照〕。パラコート尿定性試験が陽性の場合は治療対象となるが，摂取早期では尿中に排泄されていない可能性があり，陰性であっても摂取を否定できない。

❷製剤の特徴〔用途（殺虫剤，殺菌剤，除草剤，展着剤，殺鼠剤など），剤形（液体か，顆粒か，粉末か。水への混和・溶解の状況），臭気（有機リン臭，硫黄臭，有機溶剤臭など），色など〕を確認する。トキシドロームの概念から症状を確認する。

❸日本中毒情報センターに問い合わせる。

## さらに知っておくと役立つこと

❶2次曝露の可能性がある場合は，治療を行う際に，マスク（必要に応じて防毒マスク），メガネ，手袋，化学防護服などの保護具の着用，室内の換気（場合によっては屋外で初療をすることも考慮する）が必要である。

❷例として，以下があげられる。
- 石灰硫黄合剤：胃酸と反応して硫化水素が発生する。
- クロルピクリン：揮発性が高く，吐物からもガスが発生する。
- リン化アルミニウム・リン化亜鉛：胃内の水分や酸と反応してホスフィンが発生する。
- パラコート：液が皮膚に付着した場合は経皮吸

収され，全身症状が出現することがある。

- 有機リン：初療にあたった医療従事者が強い臭気が原因と考えられる気分不良などを訴えることがある。

## 専門医へのコンサルト

日本中毒情報センターは，急性中毒について情報収集・整備，ならびに情報提供などを行っている（⇨1323 頁）。

# 自然毒中毒
## Poisoning of Animal and Plant Toxin

柳川 洋一　順天堂大学医学部附属静岡病院教授・救急診療科

（頻度）　**よくみる**（自然毒中毒は多種の生物から生じうるため，その種類によるが，統べれば日常的な疾患である）

## 診断のポイント

**1** 患者が自然毒罹患を認識している場合，診断は容易である。

**2** 往々にして，自然毒に曝露したことを患者は認識していないため，医療従事者が自然毒中毒の可能性を考慮し，詳細な問診を行えるかがポイントとなる。

**3** 原因不明の皮膚症状，胃腸炎症状，循環障害，中枢神経障害などを示しているときに，中毒を常日頃から鑑別にあげる習慣が必要である。

## 緊急対応の判断基準

**1** 危機的な生命徴候異常を伴っている場合。

**2** マムシ咬症は別項（⇨ 471 頁）参照のこと。

## 症候の診かた

**1** 自然毒による接触皮膚炎，刺傷や咬傷部の腫脹，疼痛の有無を観察する。ハチ刺傷の場合，皮内出血を伴っていると重症化しやすいため，注意が必要である（図 1）。

**2** 嘔吐，下痢などの胃腸炎の症状の場合，附随して脱水症状を伴っていないか，飲水が可能かのチェックも重要である。

**3** 自然毒の特異的な症状

**❶** しびれ，麻痺→フグ・トリカブト・麻痺性貝毒。

**❷** 急性脳症→キノコの一部。

**❸** 口腔内の痛み→クワズイモ・テンナンショウ。

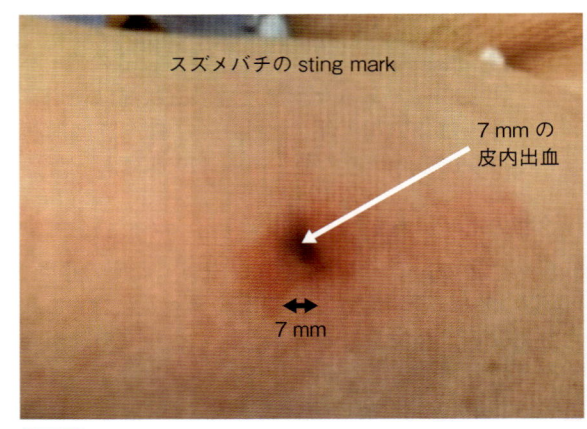

スズメバチの sting mark

7 mm の
皮内出血

7 mm

**図1** **スズメバチ刺傷による sting mark**
本症例は，肝機能障害，横紋筋融解症を合併した。

**❹** 不整脈→ジギタリス・トリカブト（図 2）。

**❺** 交感神経刺激症状→チョウセンアサガオ（図 3）。

**4** イワシ，サバなどの青魚ではヒスチジンを多く含み，魚に付着した菌のヒスチジン脱炭酸酵素によりヒスタミンが産生され，これを多く食すと顔面の紅潮や発赤，頭痛などのヒスタミン中毒症状を呈することがある。

## 検査所見とその読みかた

**1** 自然毒で，血算・生化学分析結果で特異的な異常をきたすことは知られていない。

**2** 合併症として，心筋障害，肝障害，腎障害，横紋筋融解症の合併などに留意する。

## 確定診断の決め手

**1** 自然毒の原因となった生物が残存している場合，専門家による生物確認は重要な診断根拠となる。人体に残存するであろう自然毒そのものや代謝産物の定量分析による確定診断は一般的には困難である。

**2** 保健所がある特定の自然毒の解析を研究として実施する場合がある。一般財団法人日本食品検査も一部の自然毒の測定を実施している。

## 誤診しやすい疾患との鑑別ポイント

一般的な皮膚炎，胃腸炎，脳炎，精神疾患などと誤認されやすい。

## 確定診断がつかないとき試みること

**1** 認定クリニカル・トキシコロジストや日本中毒情報センター（⇨ 1323 頁）との相談を行う。

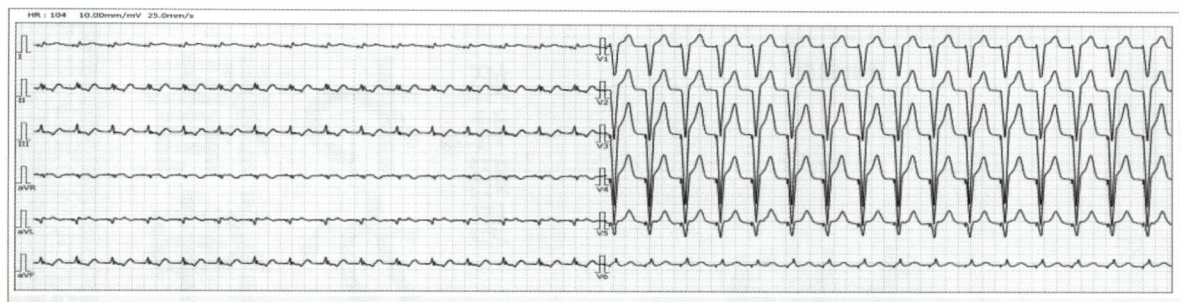

**図2** トリカブト中毒による上室性頻脈発作

本症例は循環障害のため，経皮的心肺補助装置を一時的に導入した。

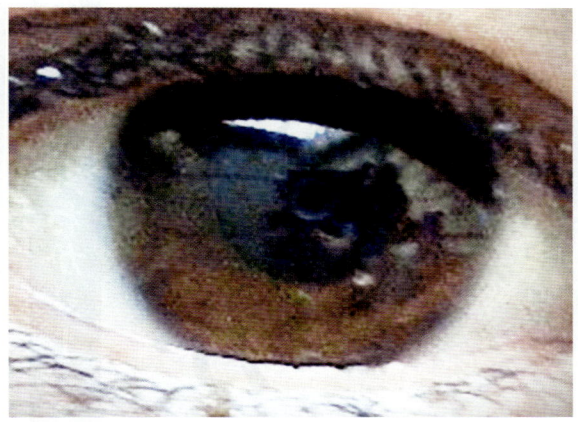

**図3** チョウセンアサガオ摂食後，交感神経刺激症状により，瞳孔散大をきたした症例

**2**食事摂食後の中毒症状出現の場合，残存する食材や，家庭環境の調査が診断に役立つ場合がある。

### 合併症・続発症の診断

**1**多彩な合併症が生じうる。ニクツルタケの中毒ではいったんは消化器症状が軽快したのち，肝不全に移行することがあり，注意が必要である。
**2**中毒症状とは別にアナフィラキシーが合併する場合がある。

### 予後判定の基準

それぞれの自然毒の特徴と曝露量による。詳細は厚生労働省の「自然毒のリスクプロファイル」や日本中毒情報センターで入手する。

### 経過観察のための検査・処置

**1**それぞれの自然毒の特徴による。曝露急性期には，除染も考慮する。
  **1**毒針→抜去。
  **2**皮膚→流水。
  **3**摂食→胃洗浄，活性炭，下剤投与。
**2**血液浄化法に関しては，重症化もしくはその可能性がある場合，個々の自然毒での検討が必要であるが，除染目的で急性期に実施されている報告は少ない。
**3**自然毒の刺傷の場合，急性期に温めると毒性が失活するとの報告はある。

### 治療法ワンポイント・メモ

**1**中毒に対する症状に対して，拮抗薬が存在することはまれ（例外：蛇毒抗毒素血清）のため，対症療法が基本となる。
**2**アナフィラキシーを合併した場合，アドレナリン0.3〜0.5 mg の筋注をすみやかに行う。

### さらに知っておくと役立つこと

**1**自然毒中毒に毒殺などの犯罪が絡む可能性があり，疑わしい場合は警察に介入を依頼する。
**2**食中毒症状の場合，保健所に届出が必要な場合がある（食品衛生法 第58条）。

### 専門医へのコンサルト

血圧，酸素飽和度，意識などの生命に直結する異常を伴っている場合。

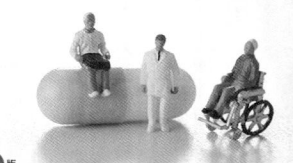

姫井昭男
Himei Akio

第5版
# 精神科の薬が
# わかる本

精神科全領域の薬が
この1冊で丸わかり！

睡眠薬　抗不安薬　抗うつ薬　認知症治療薬
老年期うつ病に使われる薬　抗てんかん薬　抗精神病薬　気分安定薬
アルコール依存症に使われる薬　発達障害の薬物療法に関わること

医学書院

精神科の薬が
わかる本 第5版

姫井昭男

精神科全領域の薬がこの1冊で丸わかり！ ざっと広くのことを知りたい方へ。

▶ **A5　頁240　2024年　定価：2,530円（本体2,300円＋税10%）**
　 **［ISBN 978-4-260-05377-8］**

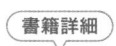
書籍詳細

精神科全領域の薬に関する最新かつ正確な情報を、第一線で診療を行う著者が厳選して紹介。

精神科を専門とする医師、研修医、精神科看護師はもちろん、精神科以外の科の医療者で
「精神科の薬」を使用する機会のある方にとっても有益な1冊。

第5版では、なぜその薬が効くのかを知ることで、「精神科の薬」の誤用と乱用を防ぐことに
注力しています。

**医学書院**　〒113-8719　東京都文京区本郷1-28-23　［WEBサイト］https://www.igaku-shoin.co.jp
　　　　　　　［販売・PR部］TEL：03-3817-5650　FAX：03-3815-7804　E-mail：sd@igaku-shoin.co.jp

# 精神疾患

責任編集：中尾 智博

# 精神疾患　最近の動向

**中尾 智博**　九州大学大学院教授・精神病態医学

　精神疾患の患者は年々増加しているが，特にこの5年に関してはCOVID-19パンデミックの直接的，間接的影響によりその傾向に拍車がかかっている。厚生労働省の調査データによれば，2017年約420万人であった精神障害患者数は2020年には614万人と急増している。特に増加が目立つのはうつ病や不安症の患者であり，若年層，女性における増加傾向がより強い。これはコロナ禍での雇用機会の減少や，経済不安などが影響している可能性がある。加えて，10年以上減少傾向にあった自殺者数もコロナ禍で増加に転じた。こちらもやはり若年女性にその傾向が強い。またCOVID-19の直接的影響として，感染後の精神疾患発症率が他の呼吸器感染症と比べても有意に高いこと[1]や，Long COVIDとよばれる罹患後症状の出現についても報告が行われている。

　コロナ禍以前からの全般的な動向としても精神疾患は増加傾向にあり，目立つのはやはりうつ病，不安症である。さらに，自閉スペクトラム症・注意欠如多動症 ADHD：attention deficit/hyperactivity disorder といった発達症についても概念の整備が進むとともに受診頻度も増えている。アルコール・薬物依存は引き続き重要な課題だが，近年は若者を中心にネット・ゲーム依存に悩む患者も増えており，その理解も重要である。

　コロナ禍によって生じたもう1つの大きな変化は，オンライン診療の導入であろう。欧米諸国に比べオンライン診療の普及が大きく遅れていたわが国であるが，コロナ禍の緊急事態で大きな進歩がみられており，特に精神科医療においては積極的に活用されている。同時にAI（artificial intelligence）やウェアラブルデバイスをはじめとするデジタルツールが診断精度の向上に寄与する可能性についても研究が進んでおり，デジタルトランスフォーメーション（DX）による精神科医療の発展に注目が集まっている。

　操作的診断基準に関しては，米国精神医学会の精神疾患診断基準であるDSM-5が2013年に発表され，さらに2022年にはDSM-5-TRへ改訂され，同診断基準を用いた診断はすでに十分浸透している。一方，世界保健機関（WHO）による国際分類ICD-10については，実に30年ぶりとなる改訂を受けることとなり，2018年にICD-11が公表された。DSM-5-TRとの調和がとられた内容となっており，2024年12月現在，日本語版リリースに向けた最終的な訳の確認作業を行っている。

　以上，精神疾患の診断に関連する最近の流れをふりかえった。『今日の診断指針』が読者諸氏の精神疾患診断の指針となることを願っている。

## 文献

1）Taquet, M, et al: Bidirectional associations between COVID-19 and psychiatric disorder: retrospective cohort studies of 62 354 COVID-19 cases in the USA. Lancet Psychiatry 8(2): 130-140, 2021

# うつ病
## Major Depressive Disorder

川嵜 弘詔　福岡大学教授・精神医学

**頻度** よくみる
**GL** うつ病治療ガイドライン(第2版)(2017)

## 診断のポイント

**1** 「抑うつ気分」または「興味または喜びの喪失」のいずれかの症候がみられる場合はうつ病を疑う。

**2** 抑うつエピソードが2週間以上継続すればうつ病の診断となる。

**3** 頭痛やめまいなどの身体的不定愁訴が前景となり器質的要因が特定できない場合は，仮面うつ病(一見うつ病にみえない状態)を鑑別にあげる。

**4** 高齢者においては，抑うつ症状により認知症のようにみえる状態(仮性認知症)に注意する。

**5** 悪性腫瘍，心不全，内分泌疾患，自己免疫性疾患，神経疾患(脳血管障害，Parkinson病など)，生活習慣病などはうつ病の併存が多く，身体疾患にうつ病が併存する可能性が高いため注意を要する。

## 緊急対応の判断基準

**1** 自殺念慮や自殺企図が認められる場合は精神科専門医療へつなげる。

**2** 精神運動性焦燥(じっとしていられない)，昏迷状態(刺激や声かけに反応しない)，幻覚・妄想(精神症症状)，自殺念慮および自殺企図が認められる場合は重症のうつ病であり，精神科病棟への入院適応となる可能性が高い。

## 症候の診かた

**1** 身体症状に比べて精神症状は患者自らが訴えることは少ない。そのため，診察医が患者に対して配慮をしながら症候を確認する必要がある。

**2** 気分・情動・感情：抑うつ気分は頻度の高い症候である。患者は「気分が落ち込む，憂うつで寂しい」などと述べることが多い。また，抑うつ気分が目立たず，その他の症状が前景に立つ場合もある。

**3** 意欲：意欲低下もよくみられる症状である。仕事，家事のはかどり，趣味への取り組みなどを尋ねる。患者によっては意欲低下を「億劫」と表現することもある。

**4** 睡眠・食欲：不眠や食欲低下が生じるが，反対に過眠や食欲亢進が生じる場合もあり，睡眠や食欲の

程度のみで抑うつ状態であるかは判断しない。

**5** 発語：言葉数が少なく，声量も小さい。自ら話すことは少なく，思考の流れが円滑でないことがある(思考抑制)。

**6** 知覚・思考内容：「周りに迷惑をかけて申し訳ない」といった内容を認める。抑うつ気分に一致する精神症症状として，罪業妄想(重い罪を犯した，警察に捕まるなどと思い込む)，心気妄想〔重篤な病(癌など)に罹患していると思い込む〕，貧困妄想(貯金があるのにお金がない，破産したなどと思い込む)は，うつ病の三大微小妄想である。抑うつ記分に一致しない精神症症状としては被害関係妄想(何でも自分に関係があると思い込む「関係妄想」，周囲の人が自分を陥れようとしていると思い込む「被害妄想」，見張られていると思い込む「注察妄想」など，さまざまなものがある)などがある。

**7** 行動・思路：動作緩慢となり，活動性は低下し，1日の大半を横になって過ごすことが多い(精神運動性制止)。一方で，焦燥感が顕著となり，じっとしていられなくなる場合もある(精神運動性焦燥)。

**8** 意識・記憶：うつ病により意識障害をきたすことはないが，重症例では意識障害のような外的刺激に反応しない状態を呈する(昏迷状態)。通常，うつ病患者の認知機能は正常であるが，思考力や集中力の減退といったうつ症状に伴う認知機能低下が認められる。

**9** 自殺念慮・自殺企図

**①** 自殺念慮は診察医から尋ねなければ評価できないことが多く，自殺念慮を尋ねることで自殺のリスクが上がることはない。具体的には「死にたい気持ちはありますか」「消えてなくなりたいと思うことはありましたか」などと尋ねる。

**②** 自殺企図の症例に対しては，TALKの原則(Tell：誠実な態度で話しかける，Ask：自殺についてはっきりと尋ねる，Listen：相手の訴えを傾聴する，Keep safe：安全を確保する)を参考に対応するとよい。

## 検査所見とその読みかた

**1** 現時点ではうつ病に特異的(診断，症状評価を含む)な生物学的指標は存在しない。

**2** 身体疾患除外のため，頭部画像検査(CT，MRIなど)，血液生化学検査，脳波検査などを行う。

**3** 抑うつ症状の評価尺度としては，医療者が行う客観的な症状評価尺度としてHamilton's Rating Scale for Depression(HAM-D)やMontgomery Åsberg Depression Rating Scale（MADRS）があり，Beck Depression Inventory–Second Edition（BDI-Ⅱ）や The Center for Epidemiologic Studies Depression Scale（CES-D），Quick Inventory of Depressive Symptomatology-Japanese（QIDS-J）は患者自身で自己評価を行うものである。いずれも得点が高いほど抑うつ症状が強いことを示している。

## 確定診断の決め手

**1** DSM-5-TR，ICD-11 などのうつ病の診断基準に沿って症状を評価する。最新版を使用することが望ましい。ICD-10 から 28 年ぶりに改訂された ICD-11 が 2018 年に公表された。日本語版が発行されればわが国の医療現場でも本格導入されるであろう。
**2** アルコールなどの物質や医薬品の使用に伴う抑うつ状態，身体疾患に伴う抑うつ状態を除外する。

## 誤診しやすい疾患との鑑別ポイント

**1** 認知症（⇨154 頁）
　❶認知症の周辺症状として抑うつ症状を呈する場合がある。悲哀感，自責感は乏しく，アパシーが主体で無気力や無関心さが目立つ。
　❷特に Lewy 小体型認知症（⇨600 頁）では前駆期に抑うつ症状や自律神経症状（便秘，起立性低血圧，嗅覚異常など）を呈することがあり，REM 睡眠行動異常やパーキンソン症状も合わせて評価が必要である。
**2** 双極症（⇨1365 頁）：初発は抑うつ症状で受診することが多いため，過去の躁/軽躁エピソードを見逃さないことが重要である。

## 確定診断がつかないとき試みること

**1** 本人の病識が不十分あるいは症状が重篤で疎通性に問題がある場合，本人から病歴の聴取を行うだけではなく，家族や職場関係者などから客観的な情報を収集する。
**2** 抑うつ状態で発症した双極症に関しては，初診で確定診断をつけることは困難である。過去の躁/軽躁エピソードの有無含め，横断面での評価だけでなく，縦断的な視点をもつことが重要である。また，双極症に関連する特徴である反復性（過去に抑うつ状態を繰り返している），若年発症，双極症の家族歴，躁症状と抑うつ症状が混在した混合状態について評価したうえで，適切な薬物療法について検討する。
**3** Lewy 小体型認知症では前駆期に抑うつ症状が出現する場合があり，認知機能障害が顕在化していな

くても，自律神経症状や REM 睡眠行動異常，パーキンソン症状，幻視などについて評価を行い，必要に応じて頭部画像検査などを施行する。
**4** 不安，恐怖，覚醒症状，回避症状，フラッシュバック，抑うつなど多彩な症状が認められ，ストレスの強い出来事（離別，死別，心的外傷，生活環境変化など）への曝露の既往がある場合は，ストレス関連症，神経症性障害などの疾患の併存が疑われる。これらの併存疾患が疑われる場合も，うつ病の診断基準を満たす場合はうつ病の診断が優先されるが，診断・治療については精神科専門医への相談が望ましい。

## 合併症・続発症の診断

**1** うつ病と併存する頻度の高い精神疾患は，アルコール乱用または依存症，あるいは神経症性障害である。男性は物質使用症を併発しやすく，女性では神経症性障害や摂食症を併発しやすい。
**2** うつ病は認知症発症のリスクを高めることが知られており，高齢者では認知症とうつ病の合併に注意が必要である。

## 予後判定の基準

**1** 精神症症状，カタトニアを伴う重症例は再発率が高く，併存する精神疾患がある場合，またトラウマやパーソナリティ症/発達障害が基盤に存在する場合は難治化しやすい。
**2** 病前の社会機能が高く，配偶者を含め家族のサポート体制が確立されていることは予後良好の指標となる。

## 治療法ワンポイント・メモ

**1** うつ病治療の基本は，休養，薬物療法，精神療法，環境調整である。
**2** 薬物療法に関して，軽症例に対しては抗うつ薬の有用性は十分なエビデンスがなく，安易な使用は推奨されていない。中等症では新規抗うつ薬，重症例では三環系抗うつ薬を含むすべての抗うつ薬の使用が推奨されている。
**3** 精神症症状や昏迷状態を伴う症例において，薬物療法に対する反応性が乏しい場合は電気けいれん療法の適応を考慮する。

## 専門医へのコンサルト

**1** うつ病の診断は容易ではないため，安易な抗うつ薬使用は控える。抗うつ薬への反応性が乏しいなど治療に難渋する場合は専門医へコンサルトする。

❷精神症症状，カタトニアを伴う重症例や，自殺の
リスクが高いと考えられる場合は入院治療の可能性
も考慮し，早急にコンサルトをすることが望ましい。
❸周産期のうつ病は使用可能な薬剤が限られるうえ
に，身体的な状態の影響を受けやすい。児童・思春
期の症例は抑うつなどの典型的な症状が目立たない
ことが多い。周産期や児童・思春期症例もコンサル
トを検討すべきである。

# 双極症
## Bipolar Disorder

寺尾 岳　大分大学教授・精神神経医学

**頻度** よくみる
**GL** 日本うつ病学会診療ガイドライン 双極症
2023

## 診断のポイント

❶躁エピソードがある（双極症Ⅰ型）。
❷軽躁エピソードと抑うつエピソードがある（双極
症Ⅱ型）。
❸躁的因子と抑うつエピソードがある（双極スペク
トラム）。
❹器質性，症状性，薬剤性の気分エピソードを除外
できる。
❺統合失調症圏内の疾患を否定できる。

## 症候の診かた

❶気分：躁/軽躁エピソードでは上がり，抑うつエ
ピソードでは下がる。
❷思考：躁/軽躁エピソードでは思考の内容が誇大
的・楽観的で思考の流れも速くなるが，抑うつエピ
ソードでは自責的・悲観的で遅滞する。
❸活動性：躁/軽躁エピソードでは多弁・多動とな
り，抑うつエピソードでは制止がかかる。
❹躁エピソードは仕事や生活に大きな障害を生じる
が，軽躁エピソードでは大きな障害は生じない。し
かしいずれも，いつものその人と違う状態を呈する。
❺混合状態：躁/軽躁エピソードの症状と抑うつ症
状が入り混じったものである。気分，思考，活動性
の方向性がそろわない。焦燥感を伴うことが多い。
❻双極スペクトラム：抑うつエピソードを有する患
者で，過去に躁/軽躁エピソードが確認できなくと
も，以下の躁的因子があれば，双極スペクトラムと

して双極症に準じた疾患とみなす考え方もある。
❼躁的因子：発揚気質や循環気質を有すること，親
が双極症，抑うつエピソードの発症年齢が若いこと
（10〜20歳台），抑うつエピソードの再発が多いこ
と（3回以上），抑うつエピソードの罹病期間が長く
何種類もの抗うつ薬に反応しないこと，逆に抗うつ
薬に急速に反応すること，抗うつ薬によって不眠，
焦燥感，不安感など賦活症候群が生じること，など
（「双極性障害の診かたと治しかた」，pp18-26,
2019）。

## 検査所見とその読みかた

　双極症に特異的な検査はなく，以下の検査をする
目的は症状性，器質性，薬剤性の気分障害を除外す
るためである（精神医学 65：939-947，2023）。
❶血液検査：肝機能や腎機能を含む通常の血液生化
学検査と血算，ホルモン検査（Basedow病や橋本病，
Cushing症候群やAddison病などを疑って，甲状腺
ホルモンや甲状腺刺激ホルモン，コルチゾールなど
の血中濃度測定），感染症の検査（梅毒は昔から重要
で最近も増えている。COVID-19なども症状に応
じて）を行う。
❷画像検査：頭部CT検査もしくは頭部MRI検査
を行い，脳腫瘍や脳梗塞，脳萎縮など器質性病変の
有無を調べる。
❸身体科からの処方薬など：副腎皮質ステロイドは
躁状態や抑うつ状態，混合状態など，双極症の気分
エピソードに類似した状態を示すことがある。消化
性潰瘍治療薬として投与されるシメチジン，ファモ
チジンなどヒスタミン $H_2$ 受容体拮抗薬によって抑
うつ状態が惹起されることがある。また，アルコー
ルやベンゾジアゼピン系薬剤による脱抑制も躁状態
を悪化させうる。

## 確定診断の決め手

❶症状性，器質性，薬剤性の気分症を否定したあと
に，統合失調症やその近縁疾患との鑑別が必要とな
る。つまり，躁/軽躁エピソードや抑うつエピソー
ドの発症が，統合失調感情症や統合失調症ではうま
く説明されないことを確認する。
❷躁エピソードが過去もしくは現在において確認で
きれば双極症Ⅰ型，躁エピソードはないが軽躁エピ
ソードと抑うつエピソードが過去もしくは現在にお
いて確認できれば双極症Ⅱ型と診断する。

15

## 誤診しやすい疾患との鑑別ポイント

**❶潜在性双極性うつ病**：現時点でうつ病と診断されている患者の一部には，将来，軽躁エピソードを生じて双極症Ⅱ型と診断される患者や，躁エピソードを生じて双極症Ⅰ型と診断される患者が含まれている。このような視点から，先述した双極スペクトラムに該当するうつ病患者を潜在性双極性うつ病（latent bipolar depression）とも呼び，うつ病とは一線を画する（Lancet 401: 191，2023）。これは特に児童・思春期のうつ病患者に多い。

**❷境界知能**もしくは**軽度知的発達症**：現実のストレスに遭遇して繰り返し起こす気分変動（適応反応症）を双極症のそれと誤診する場合がある。Wechsler Adult Intelligence Scale-Fourth Edition（WAIS-Ⅳ）などの知能テストを行う。他方，境界知能もしくは軽度知的発達症が双極症に合併することもある。

**❸注意欠如多動症**（ADHD）（⇨1371頁）など：多動や注意・集中力のなさを双極症の躁/軽躁エピソードと誤診する場合がある。気分安定薬での治療で正常気分に回復してもなお多動や注意・集中力のなさが残る場合に疑う。Adult ADHD Self-Report Scale（ASRS）などの検査であたりをつけて，DSM-5-TRで診断する。他方，ADHDが双極症に合併することもある。加えて，自閉スペクトラム症（ASD）も合併することがある。Autism Spectrum Quotient（AQ）などの検査であたりをつけて，DSM-5-TRで診断する。

## 確定診断がつかないとき試みること

**❶**抑うつエピソードで初診した患者の場合に，過去における躁エピソードを患者も家族も忘れることはないが，軽躁エピソードを思い出すことには困難を伴うことが多い。初診時に，軽躁エピソードの把握に失敗すると，現在の抑うつエピソードからうつ病と誤診してしまうことになる。そこで，筆者はサラリーマンのお父さんが，正常気分のとき，軽躁エピソードのとき，躁エピソードのときに示す状態を具体的なたとえ話として，初診の患者に具体的に説明している（精神医学 63：1597-1605，2021）。

**❷**以上のようにして軽躁エピソードのイメージを作ってもらうと，そういえばと家族が過去の軽躁エピソードを思い出し本人も思い出すことがある。そのうえで，こちらが軽躁エピソードの診断基準に従って質問を追加して該当するか確認する。確認できれば双極症Ⅱ型と診断できる。確認できなけれ

ば，うつ病として経過を追うが，先述した躁的因子も拾い上げ，双極スペクトラムに該当するかどうか判断して，その可能性があれば慎重に気分安定薬を投与することになる（筆者注：双極スペクトラムという言葉も潜在性双極性うつ病という言葉も，うつ病ではなく広い意味で双極症であるというニュアンスが強いため，気分安定薬投与に結びつき治療に直結する利益がある）。

# 統合失調症
Schizophrenia

笠井 清登　東京大学大学院教授・精神医学

**頻度** よくみる〔発症率は，一般人口の約0.5〜1%弱，男女比はほぼ1：1であるが，本症を含む精神疾患の発症には社会環境因子（思春期までの逆境体験，生活上の過負荷など）が関連するため，国や地域，時代，人口統計学的属性によって多少変動がある〕

**GL** 統合失調症薬物治療ガイドライン2022

## 診断のポイント

思春期・青年期を含む10歳台後半〜30歳台に発症年齢のピークがある。

幻覚・妄想・自我障害などの陽性症状，情意減弱などの陰性症状，実行機能障害などの認知機能障害を主徴とする。発症要因の解明は途上だが，大脳皮質や皮質下におけるドーパミン，グルタミン酸神経伝達などの変化の関与がかなりわかってきている。

## 症候の診かた

**❶前駆期**

**❶**前駆期には非特異的な症状を呈することが多く，精神面では不眠・集中困難・意欲低下，身体面では易疲労感・自律神経症状，行動面では引きこもり・職業や学業上の機能低下などを認める。

**❷**初期には，周囲の世界が意味ありげに変化したと感じ，切迫・緊張・孤独感などの漠然とした不安を体験する。

**❸**こうした妄想気分が明瞭な形である陽性症状や自我障害へと発展するのが顕在発症である。

**❷初回エピソード**

**❶**統合失調症を初めて発症し，症状がおさまるまでの期間を「初回エピソード」という。

❷初回エピソードで本人・家族が受けたサービスの印象がその後の医師をはじめとするスタッフとの治療関係に影響を与え、急性期の再発や長期的な経過などの予後を左右することに感受性を高めたい。

❸初診時には、幻覚や妄想の症状があっても自身としては事実だと感じており、医療の対象とは考えていないことも多い。

❹一方、不安や恐怖に押しつぶされそうな感覚で助けてほしいとも感じており、まずは安全・安心を保証し、本人の体験を否定せずに聞いていくうちに、関係性が成立し、医療者が提案する方針にも耳を傾けるようになる。

❺たとえ病識が不十分な時点でも治療者との信頼関係が構築できると通院が継続しやすい。

❸ 医療者に求められる姿勢

❶受診に踏み切った決断に敬意をもって接し、これまでの苦労をねぎらうことは、「回復できそうだ」という希望や「困難を乗り越えられそうだ」という自己効力感など、治療の前提を促進することになる。

❷初めて体験する不安な状況に圧倒され混乱し疲弊している本人や家族と、何が起こっているのか、医学的にどう言えるか、回復のためにどういう方法があるか、今後どうなっていきそうかなどについて、ゆっくりと丁寧に話し合う姿勢が重要である。

❸抗精神病薬による薬物療法も、そうして得られる安心感と見通しのうえで有効性が確かになる。

❹診断への疑問、服薬についての迷い、副作用の心配などにより、服薬に躊躇があるのは無理もないことを受け止める姿勢も求められる。

## 検査所見とその読みかた

❶統合失調症を確定診断できる臨床検査はないが、類似の症状を呈する疾患のうち、脳器質性疾患や身体疾患に伴うものとの鑑別診断に脳生理(脳波など)・脳画像(CT、MRIなど)検査や身体検査所見が重要となる。

❷抑うつ状態を呈している場合の本症や双極症とうつ病の鑑別に、「光トポグラフィ検査を用いたうつ症状の鑑別診断補助」が有用なことがある。

❸頻度は高くないが緊急性が高いのは脳炎である。病状の経過、症状の特徴や全身症状から脳炎を鑑別することが重要で、ウイルス性脳炎については脳脊髄液検査などを、傍腫瘍性辺縁系脳炎や抗NMDA

受容体脳炎については体幹部CTやMRIなどでの腫瘍の検索を進める。

❹脳腫瘍などその他の脳器質疾患、てんかんと関連した精神症状が鑑別となることもある。

❺全身性エリテマトーデス(SLE)などの自己免疫疾患、Cushing症候群などの内分泌疾患などによる精神症状の可能性が考えられる場合は、想定される疾患についての検査を行う。

## 確定診断の決め手

脳器質性疾患など、脳・身体因性の疾患を鑑別したうえで、幻聴や妄想、意欲減退や情意減弱などの陰性症状の存在、それらの持続期間などを総合的に勘案して他の精神疾患と鑑別して診断する。

## 誤診しやすい疾患との鑑別ポイント

❶器質性脳病変、抗NMDA受容体脳炎(⇨544頁)、神経梅毒(⇨537頁)、免疫・内分泌疾患などに伴って幻覚・妄想などが生じる場合があり、鑑別を要する。

❷覚せい剤(メタンフェタミンなど)をはじめとする精神作用物質や副腎皮質ステロイドなどの内科薬による可能性についても念頭におく。

❸双極症(⇨1365頁)、うつ病(⇨1363頁)、強迫症(⇨1378頁)、社交不安症(⇨1376頁)、自閉スペクトラム症(⇨1370頁)などとの鑑別も重要だが、両者の特徴を併せ持つ場合や、自閉スペクトラム症の特徴を土台として思春期以降に統合失調症を併発するケースなどもあり、必ずしも二律背反的にはならない。

❹頻度は高くないが、先天性心疾患、鼻声、口唇口蓋裂などを伴う場合には、22q11.2欠失症候群に伴う精神症症状の可能性を念頭におく。遺伝学的診断はFISH法によって可能だが、行うかどうかは倫理的な観点からも慎重に判断する。

## 確定診断がつかないとき試みること

❶トラウマインフォームドケア

❶本症のある人のなかには、小児期の逆境的体験をもっていたり、それが陽性症状のテーマと関係していたりするケースも少なくない。

❷病識が乏しいからといって、信頼関係を構築する努力を医療者側がしないまますぐに閉鎖病棟や保護室を選択する、身体拘束などを行うことで、それが過去の本人のトラウマ体験と結びつき、トラウマの再体験と感じられることもある。

❸その場合には医療者への不信感，治療へのアドヒアランス低下の長期的な要因ともなる。

❹そうしたトラウマが背景に存在する可能性に配慮して支援にあたりたい（トラウマインフォームドケア）。

❷妄想などの陽性症状が，自閉スペクトラム症などの発達特性にもとづく反応性のものであることもあり，環境調整側への介入によって治まることもある。

## さらに知っておくと役立つこと

❶共同意思決定とコ・プロダクション

❶医療における意思決定において，パターナリズムからインフォームドコンセントへとコミュニケーションのあり方が変化してきたが，当事者と専門職との間の権威，情報，責任などの勾配が問題となってきた。

❷この勾配を是正し，当事者と専門職の対等な関係にもとづく共同意思決定（SDM：shared decision making）や支援を共同創造/コ・プロダクション（co-production）とよぶ。

❸当事者と専門職のコ・プロダクション的関係を促進するため，疾患の体験を有するピアサポートワーカーが精神科医療チームの一員としても増えてきている。SDMを支援する目的で，質問促進パンフレットの活用などの試みもある。

❷ No mental health without physical health（身体的健康なくして精神的健康なし）

❶統合失調症を含めて，精神疾患をもつことで寿命が15〜20年短くなるとのエビデンスがある。

❷疾患の影響に伴う生活習慣の変化や抗精神病薬服用などが複合的に作用して，身体的健康が損なわれやすいことが主要因とされる。

❸したがって本症においては，精神症状の治療のみならず，身体的健康の管理も重要な目標となる。

❹しかしながら精神疾患をもつことで，一般科医療に受け入れられにくい状況が依然としてあり，このギャップはすみやかに解消されるべきである。

# 知的発達症（知的能力障害）

Intellectual Developmental Disorders: IDD
(Intellectual Disabilities)

山下 洋 九州大学特任准教授・子どものこころの診療部

頻度 よくみる〔高所得国では1%，中所得国では2%など社会文化的状況により変動があるが，男性優位の性差は共通している（J Am Acad Child Adolesc Psychiatry 59: 468-496, 2020）〕

知的発達症（IDD）とは知的機能（intellectual functioning：学習，推論，問題解決など一般的な認知能力）と適応行動（adaptive behavior：概念的スキル，社会的スキル，実用的スキル）の両方に明らかな制限があり，それらは日常の社会生活の多くの場面に及ぶ。この障害は発達の障害の1つであるため，発達期（おおむね18歳まで）に障害があることが必要である。

## 診断のポイント

❶臨床評価として発達期の各時期に相応の適応行動が制限されていることで生じる社会生活および日常生活の困難を本人への問診や行動観察に加え，保護者や関係者など複数の情報源への問診やスクリーニングにより明らかにする。

❷臨床評価と同時に各発達期に対応する社会文化的に標準化された知能検査を用いて知的機能を測定する。IDDでは測定誤差を含めて2標準偏差またはそれ以下の点数を示す。

❸ IDDは遺伝要因と環境要因の相互作用で発症し，特異的な原因は同定できない事例が多い。顔貌，外表奇形の有無，神経学的検査は原因となる一部の疾患の同定に有用である。特に中度〜重度の欠陥，臨床経過で機能障害が進行性である，神経筋機能の悪化やけいれん性疾患が疑われる場合は，脳機能障害を生じる特異的な疾患の可能性があるため，第3次医療機関で神経科医など専門医の診察と染色体検査や聴覚検査，脳画像検査，代謝内分泌検査を行う（脳と発達 36：224-229，2004）。

## 症候の診かた

❶適応機能の欠陥は，幼児期では言葉数や集団場面での指示理解などの社会的スキルおよび身辺自立などの実用的スキルの獲得の遅れによって気づかれる。

❷学齢期では学業不振から概念的スキル（記憶，言語，読み書き，数学的思考，問題解決，新規場面での判断）の獲得の遅れが明らかになる。社会的スキルでは仲間関係における社会的手がかり（他者の思考，感情，意図）の理解やコミュニケーション，情動や行動の制御の困難がみられる。

❸青年期・成人期ではセルフケア，娯楽，職業上の技能の獲得，金銭管理や社会的手続き，仕事上の責任や課題の調整，危険性の判断や法的な決断など実用的領域での困難が問題となる。適応行動の3領域の制限について軽度，中等度，重度，最重度の4段階で評価し支援が必要な程度を示す。

## 検査所見とその読みかた

❶適応行動の標準化された評価尺度として日本版Vineland-Ⅱ適応行動尺度がある。対象年齢は0歳～92歳11か月までで，幅広い年齢層における適応行動を客観的に得点化でき，コミュニケーション，日常生活スキル，社会性，運動スキルの4つの適応行動領域に分けて平均を100として標準得点を算出できる。

❷標準化された知能検査として田中ビネー知能検査ⅤおよびWechsler式知能検査（幼児・児童・成人用）が主に用いられ，算出された知能指数がIDDの診断および重症度の同定の決め手となる。Wechsler式知能検査は標準偏差が15および平均が100の検査であり，IDDの目安は2標準偏差以下65～75（70±5）である。重症度の目安として軽度（IQ52～75），中等度（36～51），重度（20～35），最重度（20未満）とされるが，適応行動や必要な支援の程度を反映しない場合もあることを考慮する。

## 確定診断の決め手

　現在の知的発達症の確定診断のプロセスでは概念的領域，社会的領域，実用的領域の3つの適応機能に欠陥があることが重視されている。各領域には概念的（学問のスキル），社会的（共感，対人コミュニケーション技能，仲間関係を築く機能，社会的な判断），実用的（実生活での自己管理，仕事のマネジメント，金銭管理，娯楽を楽しむ，行動の管理，学校や仕事の課題の調整）がそれぞれ含まれる。このような広範囲の適応機能の評価のためには，その人の発達期の実生活にかかわった養育者や教育，支援者など複数の情報源を用いることが決め手となる。生育史を知る情報源からの聴取が可能であればVineland-Ⅱ適応行動尺度は包括的で標準化された評価

法として有用である。

## 誤診しやすい疾患との鑑別ポイント

❶IDDは発達期にみられる神経発達症であり発達期以後の認知機能の低下で特徴づけられる神経認知障害とは臨床経過より区別される。

❷しかしながらDown症におけるAlzheimer病（⇨595頁）などIDDに神経認知障害が併発する可能性がある。

## 確定診断がつかないとき試みること

❶確定診断に際しては神経発達症の各類型の併存や精神疾患の続発によるdiagnostic overshadowingが課題となる。コミュニケーション症群や限局性学習症群では欠陥はコミュニケーションおよび学習領域に特異的であり，知的および適応行動の全般的な欠陥はみられない。自閉スペクトラム症では社会性の障害と活動の常同性や興味関心の限局性および感覚特性が特異的である。

❷知能検査の下位検査の分析や神経心理学的検査の追加による認知機能プロフィールの詳細な把握や，検査中の反応の分析および適応行動の領域別の評価により特異性を明らかにする。

❸また，続発した精神症状や行動障害が知能検査の実施や結果に影響を与える場合がある。丁寧な聞き取りにより，精神症状の続発前に有していた適応行動から臨床判断する。知能検査では，精神症状の影響を受けやすい実行機能を反映する下位検査以外の項目を参考とする。

## 合併症・続発症の診断

❶IDDは幅広い併存疾患や続発する情緒行動上の問題がみられ，精神疾患，脳性麻痺，てんかんは一般人口の3～4倍と高率である。

❷最もよく併発する神経発達症（注意欠如多動症，自閉スペクトラム症，常同運動症）および続発症として気分症（抑うつ症群，双極症群）と不安症の頻度も高い。

❸重度のIDDのある人では，摂食や睡眠の問題，易怒性，気分調節不全，攻撃性，器物損壊や他者への危害，秩序破壊的行動などのChallenging Behavior（強度行動障害）を伴いやすく臨床的介入の対象となる。

## 治療法ワンポイント・メモ

❶根本原因の治療法が存在する事例はごく一部であ

るが，神経発達症の1つとして早期に多職種の発達支援チームによる治療や療育を開始することが望ましい。

**2** 療育方法は遊びなどの集団活動を通した他者との交流または個別の訓練を通して，言語や運動，社会性の発達を促すプログラムが一般的である。

**3** 保護者が家庭内での発達を促す対応を学ぶペアレント・トレーニングも普及している。

**4** 情緒・行動の問題に対しては応用行動分析の技法を用いて介入する。

**5** 易刺激性や攻撃性はリスペリドン・アリピプラゾールによる治療が奏効する場合がある。

# 自閉スペクトラム症
Autism Spectrum Disorder (ASD)

**山末 英典** 浜松医科大学教授・精神医学

**頻度** **よくみる**

**1** ASD は，2023年発表の米国疾病予防管理センター（Centers for disease control and prevention：CDC）が行った2020年の調査では，36人に1人の割合で認められる頻度の高い神経発達症である。

**2** 男児では女児に比べて4倍程度の高い頻度でASD の診断を認める。

**3** CDC による調査は2年ごとに行われ，2000年の調査による150人に1人という頻度から，その後2年ごとに最多を更新しており，徐々に頻度が増加している。この増加は，1990〜2019年という広範囲で検討した報告でも，社会経済状況がよい国では，ASD の頻度が増加していることが示されている（Mol Psychiatry 27: 4172-4180，2022）。

## 診断のポイント

ASD は，幼少期から持続して認められる社会的コミュニケーションや相互的な対人交流の困難および興味の限局と反復的行動様式を主徴とする。それによって社会生活や日常生活における臨床的に意味のある障害を引き起こすため，これらについて確認するために以下が必要となる。

**1** 本人との面談による問診。

**2** 面談場面での行動特徴の観察。

**3** 母親などの主な養育者から生育歴の聴取。

## 症候の診かた

**1** 本人の診察場面では，行動表出や言語的および非言語的コミュニケーションの内容について評価する。

**1** 国際的な診断ツールであれば自閉症診断観察検査（ADOS-2：Autism Diagnostic Observation Schedule Second Edition）で評価するようなポイントを中心にみていくが，一般的な精神科診療では問診で表れやすいポイントに絞り込んで評価することが中心になる。

**2** 特に，精神科医が対応をしやすい高機能で青年期以降の症例では次のようなポイントから ASD の特徴を得る。

- 社会的コミュニケーションや相互的な対人交流の困難
- 話し口調の抑揚や表情や視線あるいはジェスチャーが乏しかったり，それがあっても問診の流れや状況にそぐう形で用いられていない。
- 質問の意図を取り違えることが繰り返される，あるいは自発的な情報提供や補足的な説明が乏しく質問に答えるのみで話が続きにくい。
- 一方的でこちらの質問や反応を気にかけていない。
- 問診の場における関心や感情の共有が得られにくい。
- こちらが問診をスムーズに進めやすいようにする配慮がない。
- 興味の限局と反復的な行動様式（現れにくいことも多い）
- 診察場面で話し始めに常同的に同じフレーズを用いる。
- デスク上に出ていたコードや持参したタオルなどの何かしらの物を触り続けているなどの感覚的興味。
- 部分的だが衒奇的な指の動きや指いじりなどの特徴的な行動，など。

**2** 発達歴や他者評価のために，できるだけ母親などの主な養育者や同居家族からの問診を行う。

**1** 協力が得られない場合も，小学校の通知表や幼稚園や保育園の連絡日誌などの資料を収集するなどしてできる限りの情報収集を行う。

**2** 養育者や同居家族からの問診を行っておくことは，診断確定後の理解の獲得や支援体制の構築上も重要である。

## 検査所見とその読みかた

**1** Wechsler Intelligence Scale for Children（WISC）や Wechsler Adult Intelligence Scale（WAIS）などの心理検査：ASD の診断については障害が知的発達症や全般的発達遅延でうまく説明されないことを確認するための補助的な位置づけだが，本人の認知特性やそれを踏まえた適性の理解という点でも重要視される。

**2** また，併発症である注意欠如多動症の鑑別のために Conners，Adult ADHD Diagnostic Interview for DSM-Ⅳ（CAADID）などを追加して行うことも多い。

**3** 発達歴の聴取には，国際的診断ツールとして位置付けられている自閉症診断面接 改訂版（ADI-R：Autism Diagnostic Interview-Revised）は時間を要するため，親面接式自閉スペクトラム症評定尺度 テキスト 改訂版（PARS-TR：Parent-interview ASD Rating Scale-Text Revision）で代用することも多い。

**4** 特に PARS-TR の短縮版については，初診に母親など主な養育者が同行していて，現症や現病歴から ASD の特性が明瞭な症例で確認のために発達歴を聴取する場合には，初診のなかでも柔軟に短時間で行うことができ，実用性が高い。

**5** 器質疾患の鑑別のための頭部 CT や脳波測定も適宜行う。

　**❶** 頭部外傷の既往やてんかん発作を疑わせるエピソードが聴取される例では特に重要となる。

　**❷** 一方で，経過上に屈曲が明らかでなく，幼少期からの一貫した行動特性から ASD が疑われている症例では，脳器質疾患を除外するためにこれらの検査を行う優先度は高くはないと考えられる。

## 確定診断の決め手

　上述した「症候の診かた」のような ASD と一致する行動特徴が，本人の抱える日常生活・社会生活上の問題と関連することによって，診断を確定し本人に診断を伝えるうえでの決め手となり，それによって本人の問題が軽減するように対応することが可能となる。

## 誤診しやすい疾患との鑑別ポイント

**1** 統合失調症（⇨1366 頁）や気分症あるいはパーソナリティ症などの青年期以降に診断される疾患との鑑別は，幼少期からの屈曲点の有無についての情報を収集して鑑別する。

**2** 注意欠如多動症（⇨次項）や学習症など他の神経発達症との鑑別は，上述のような心理検査の結果を基に進めるが，むしろこれらについては併発を見逃さないことも重要となる。

## 確定診断がつかないとき試みること

　本人の問診や行動観察および家族や職場の上司など周囲からの情報収集について，最大限にさまざまな方向から行うことが基本となる。

## 合併症・続発症の診断

**1** 注意欠如多動症，不安症，気分症など，ASD に併発の多い疾患の評価は重要である。併発症のほうが臨床的には問題となっている場合もある。

**2** ASD とこれらの併発症の両方を評価するためには，発達歴の聴取に加えて併発症の現病歴を聴取する必要があり，収集するべき情報量が多くなり時間も要する。

**3** 一方で初診時に評価しなければより時間の短い再診で評価することは困難であり，初診時点でのできるだけ要点を押さえた効率のよい聴取が求められることになる。

**4** 自分からは訴えないことも多く，初診時に疑われる診断があれば特定するための質問を追加し，併発症が疑われない場合でも，睡眠や食欲といった事項は聴取しておくことが求められる。

**5** 定型発達者に比較して抑うつや不安についても表情や口調などの表出には変化が表れにくいこともあり，たとえ表出は淡々としていても睡眠や食欲，興味関心の変化や体験内容から診断をしなくてはならないことも少なくない。

**6** 精神的な変化を自覚せずに身体化するケースも多いことを念頭において診断を検討していく。

---

# 注意欠如多動症（ADHD）
## Attention-Deficit /Hyperactivity Disorder

**小坂 浩隆**　福井大学教授・精神医学

（頻度）**よくみる**

〔GL〕注意欠如・多動症-ADHD-の診断・治療ガイドライン（第5版）（2022）

## 診断のポイント

**1** 不注意および/または多動-衝動性で特徴づけら

れる。DSM-5 および DSM-5-TR では，各 9 つの症状のうち 6 つ以上（17 歳以上では 5 つ以上）にて診断される。

**2** ただし，12 歳以前に症状が存在し，2 か所以上の状況（家庭，学校，職場など）で認められ，社会的・学業的・職業的に機能が損なわれている際に診断がつけられる。

**3** 不注意および/または多動-衝動性が存在していても，置かれている環境に馴染んでいる，適応ができている場合は診断がつかない。

**4** ADHD の診断があるなしで考えるより，誰しも ADHD 特性をもち，そのグラデーションがあると考えたほうがわかりやすい。環境下で ADHD 特性の顕在化が変わり，診断がついたり消えたりすることがある。

**5** 併発症状が多く，併発症状のみの診断になっていることも多い。

**6** 児童期で気づかれずに，成人期になって初めて ADHD 症状に気づかれることがある。

## 症候の診かた

**1** 診断基準以外の不注意：起床困難，また日中の眠気など睡眠覚醒リズムの障害もある。

**2** 診断基準以外の多動-衝動性：易刺激性，自身のミスをごまかす・虚言癖になる，交通事故・交通違反や，衝動買い・無駄買いもある。

**3** 予後：高校中退や退学処分に至ることが多く，職場でも解雇率や転職率が高い。教育レベルや社会経済的地位は低くなりやすい。

## 検査所見とその読みかた

**1** 児童期：保護者記入の ADHD-RS-5（ADHD Rating Scale）が有用。個別支援のためにも，知的レベルや家族背景の把握も重要。

**2** 成人期：自己記入式の ASRS-v1.1（Adult ADHD Self-Report Scale）が有用。CAARS（Conners' Adult ADHD Rating Scales）は，自己記入式と観察者評価式の 2 種類がある。

**3** 器質因の除外：頭部 MRI や脳波検査も有用。

## 確定診断の決め手

**1** 当事者だけでなく，家族はもちろん，教員や上司など客観的情報は有用である。

**2** 成人期の患者でも，小学生時の通知表などは参考になる。

## 誤診しやすい疾患との鑑別ポイント

**1** 器質性脳疾患，てんかん（⇨606 頁）：頭部 MRI や脳波検査にて確認。

**2** 知的発達症：知能検査にて確認。

**3** 睡眠不足：睡眠衛生指導や睡眠薬使用で ADHD 症状が軽快するかを確認。

## 確定診断がつかないとき試みること

**1** 日常生活のエピソードをより具体的に尋ね，支障が起こっていないか確認。

**2** 縦断的に症状の変化を確認。

## 合併症・続発症の診断

**1** 同じ神経発達症群の自閉スペクトラム症，限局性学習症，発達性協調運動症，チック症が併発することは多い。

**2** うつ病，双極症，不安症群，神経性過食症，物質使用症なども併発しやすい。

**3** 児童期では反抗挑発症，素行症へ発展することもある。

**4** スマートフォンやゲームの依存，ギャンブル依存も併発しやすい。

**5** 併発症が目立ち，併発症のみの診断や治療となり，ベースの ADHD 症状に気づけていないケースも多い（特に成人期）。

**6** 喘息，アレルギー疾患などの身体疾患も併発しやすい。

## 予後判定の基準

**1** 多動症状（特に男児）は学童期からの成長で落ち着いてくることも多い。一方で，不注意（特に女性）が成人期になって部屋の片づけができない，家事が遂行できないなどで気づかれることもある。

**2** 知的レベルが ADHD 症状を補塡できることもあり，家族や支援者によるサポートの意義は大きい。

**3** 早期対応が望ましい。

## 治療法ワンポイント・メモ

**1** 児童期には，患児や親への心理社会的治療が重要。環境調整，学校など関連専門機関との連携が含まれる。

**2** 成人期であっても，依存症対策や時間管理への指導，夫婦カウンセリング，昼夜リズムの調整，職場との連携は重要である。

**3** 心理社会的治療では症状改善が難しい際は，薬物

治療となる。わが国では，中枢神経刺激薬（メチルフェニデート，リスデキサンフェタミン：児童期のみ）と非中枢神経刺激薬（アトモキセチン，グアンファシン）の4剤が承認されている。

4 ガイドラインでは，第1段階：メチルフェニデート・アトモキセチン・グアンファシンのいずれか，第2段階：第1段階で使用しなかったもののどちらか，第3段階：第1・2段階で使用しなかったもの，2剤の併用，リスデキサンフェタミン，薬物療法の中止のいずれか，第4段階：リスデキサンフェタミンまたは薬物療法の中止，とされる。

5 中枢神経刺激薬2剤については，ADHD適正流通管理システムにて厳重に管理されている。

6 児童期から成人期への診療科移行が難しい症例があり，支援者が多い時期での移行が望ましい。

7 不安症やうつ病などの2次障害が表面に出ていれば，まずはその治療を優先する。

## さらに知っておくと役立つこと

1 被虐待症例がADHD様症状を呈することがある。

2 前頭前野の脳成熟が遅れているなど，脳神経基盤が立証されてきている。

3 機能障害として，実行機能系，報酬系，時間管理機能系が指摘される。情動の制御異常もある。

## 専門医へのコンサルト

1 日常・社会生活への支障が重度であるとき，併発症が重症であるとき。

2 標準的な心理社会的治療や薬物療法では効果が不十分なとき。

3 被虐待症例で対応が困難なとき。

# チック症・Tourette症
## Tic disorders and Tourette's disorder

岡田 俊　奈良県立医科大学教授・精神医学

**頻度** よくみる
**GL** 小児チック症診療ガイドライン（2024）

## 診断のポイント

1 音声チックと運動チックのそれぞれについて，チックの出現時期，症状の種類，頻度，強さ，複雑さ，行動や発語への影響，社会機能の障害について聴取する。

2 心理的緊張や感情が高まったり，緊張から解放されたりしたときに増悪するが，中等度の心理的緊張，軽作業，睡眠中には症状は軽減することが多い。

3 猩紅熱が先行する例もあることが知られている。

4 物質使用症や身体疾患（例えば，Huntington病やウイルス性脳炎後遺症）を除外する。

## 緊急対応の診断基準

1 Tourette症の重症例では，殴打による網膜剥離や眼球破裂，顎関節脱臼，肋骨骨折，口腔内の出血，反復的な激しいチックの持続により外傷性白内障，頸髄症，嗄声，関節不安定性などを伴うこともある。

2 熱いものなど触ってはいけないものに手を出して怪我をしたり，器物破損，他害などに至ったりすることもあり，積極的な薬物療法や緊急入院を要することもある。

## 症候の診かた

1 チック症

❶ チックが出現する前に，胸に違和感がこみ上げてくるのを感じたり（前駆衝動），むずむずとした感じを伴ったりすることも多く（前駆感覚），その結果，行われる抗しがたい動きや発声である点が，神経学的障害の不随意運動と異なっている。

❷ ただし，これらの衝動や感覚は自覚できない，あるいは言葉で表現できないことも多い。

2 Tourette症

❶ Tourette症の初期にみられるチックは暫定的チック症と区別はできないが，その後，消長を繰り返しながら強度，複雑性を増していく。

❷ 典型的には，4～6歳に瞬目などの単純運動チックに始まる。その後，チックの出現部位が，頭部，上肢から下肢へと移動し，およそ11歳頃に舌打ちや咳払いなどの音声チックが出現することが多い。

❸ チックは10～12歳頃に最も激しくなり，汚言症が出現することもある。汚言症の出現はTourette症のおよそ3分の1に認められ，診断の必須条件ではない。

❹ 成人期に症状は軽減することが多いが経過には個人差が大きく，成人期のほうが症状が強くなるケースもある。

## 検査所見とその読みかた

1 Tourette症がある人々の60%に家族歴があること，双生児研究の結果，一卵性双生児では53%，二

卵性双生児では 8％の一致率であること，連鎖解析などの分子遺伝学的研究の結果から，今日では浸透性の低い多因子遺伝であるとする考えが優勢である。そのため，家族歴を聴取することは有益であるが，遺伝子解析により診断をすることはできない（Biomed J 45：271-279，2022）。

**2** 胎生・周産期異常や A 群 β 溶連菌感染（猩紅熱など）といった外的要因もリスクを高めると考えられている。脳構造画像や脳機能画像から，大脳基底核の低形成と血流低下が認められ，基底核-視床皮質経路の異常が示唆されているが，個別の患者について血液学的あるいは画像による診断は有用でない。

**3** チック症，Tourette 症の診断は問診によるところが大きく，検査は除外診断のために用いられる。特にミオクローヌスやバリスム，てんかん発作などとの鑑別，他の転換症状との鑑別が重要である。

## 確定診断の決め手

**1** 18 歳以前からの症状の出現を確認。
**2** 多彩な運動チックと音声チックが 1 年以上にわたり持続。
**3** 神経学的疾患や他の精神疾患の除外。

## 誤診しやすい疾患との鑑別ポイント

**1** ミオクローヌス：徒手的に症状が誘発される。
**2** てんかん（⇨606 頁）
　**1** 症状の出現パターンが同一。
　**2** 脳波による確認。
**3** 変換症
　**1** 症状出現以前に確認される心理的負荷。
　**2** 抑うつ症状や不安症状などの精神症状の存在。
　**3** チック症状への注目により症状が出現。
**4** 運動常同症：自己刺激行動やこだわりに基づく行動でないかを評価する。

## 確定診断がつかないとき試みること

**1** 成人例では，小児期の症状については家族や友人から客観的情報を得るとよい。
**2** 診察室の中では症状が確認しにくいことがある。ホームビデオ，特に誰も見ていない状況下での症状の動画が有用である。
**3** 確定診断がつかない場合には経過を観察して再評価する。
**4** 神経学的障害を誤診しないことが大切であるので，小児神経科または脳神経内科の専門医にコンサルテーションすることも有用である。

## 合併症・続発症の診断

**1** 自閉スペクトラム症，注意欠如多動症を始め神経発達症（あるいは，診断閾値下の神経発達症特性）を併存することが多いので，発達歴の評価を併せて行う。
**2** ちょうどぴったり（just right）に感じられるまで，何度も座り直したり，ものの位置を整えたり，下着の位置を合わせる，物を持ちかえる，という強迫症状を伴う（チック関連強迫症）。
**3** 青年期になると，何度もトイレに行ったり，腹部の不快感を訴えたり，人前に行くことへの不安を訴えるなど，不安症を併存することもある。

---

# パニック症
## Panic Disorder

塩入 俊樹　岐阜大学大学院教授・精神医学

**頻度** よくみる

## 診断のポイント

**1** 20～30 歳台（の初発が多い）。
**2** 予期しないパニック発作（PA：panic attack）が 2 回以上。
**3** PA 後の予期不安や行動上の変化（回避行動など）が 1 か月以上持続。
**4** 身体疾患や薬物による PA の除外。

## 症候の診かた

**1** PA：自律神経，特に交感神経系の亢進が急激に生じることによる不安発作。発作は，強い恐怖または不快の突然の高まりで，数分以内にその頂点に達し，そのときには以下の 13 の症状のうち，4 つ以上が生じる。
　**1** 動悸や心悸亢進。
　**2** 発汗。
　**3** 身震いや震え。
　**4** 息切れ感・息苦しさ。
　**5** 窒息感。
　**6** 胸痛または胸部不快感。
　**7** 嘔気または腹部不快感。
　**8** めまい感やふらつく，頭が軽くなるまたは気が遠くなる感じ。
　**9** 冷感や熱感。

⑩異常感覚（感覚麻痺やうずき感）。

⑪現実感消失（現実でない感じ）または離人症状（自分自身から離れている）。

⑫コントロールを失うこと，または気が狂うことに対する恐怖。

⑬死ぬことへの恐怖。

**2** 予期しない PA：予期しない PA とは，明らかなきっかけや引き金がない状況で生じる PA である。一方予期された PA は，きっかけや引き金が認められ，特定の恐怖症や社交不安症などで生じるが，パニック症においても，以前に予期しない PA が生じたような状況下で再び発作が出現するといった場合がある。

**3** 予期不安：PA が出現したあと，「また，発作が起こったらどうしよう，大変なことになる」といったさらなる PA に対する過度の不安や，発作時に「コントロールを失うのではないか」「心臓発作を起こすのではないか」といった PA が及ぼすよくない結果（実際にはない場合が多い）についての持続的で強い心配や懸念。そのため日常生活が著しく障害され（例：PA が起こった状況を回避する），重症例は，広場恐怖症（「合併症・続発症の診断」を参照）を併発することが多い。

**4** PA の症状の一部はさまざまな身体疾患や薬物によって生じる症状と類似するため，鑑別診断が重要（「誤診しやすい疾患との鑑別ポイント」を参照）。その際，まずはパニック症との好発年齢の違いを考慮。

## 検査所見とその読みかた

**1** スクリーニング検査：パニック症に特有の所見はないが，PA 様の症状を呈する身体疾患や薬物の除外が重要である。

**2** 血液検査：過呼吸を呈している場合，呼吸性アルカローシス，二酸化炭素分圧の低下がみられることがある。

**3** 身体診察：動悸を呈している場合，頻脈（通常，120 回/分以下）が認められる。また，PA 時には表情は苦悶様で，発作に対する不安・恐怖が強い。

## 確定診断の決め手

**1** 繰り返される PA。

**2** その後 1 か月以上続く，予期不安や回避行動。

**3** 甲状腺機能亢進症などの身体疾患（「誤診しやすい疾患との鑑別ポイント」を参照）の除外。

## 誤診しやすい疾患との鑑別ポイント

**1** 社交不安症（⇨ 1376 頁）：PA が以下のような社会的状況のみで生じる：人前で話をする，他人と会話する，人に意見を述べる，人前での食事，人前で書字，パーティー，デート，目上の人と話すなど。

**2** 特定の恐怖症：PA が，以下のような特定の恐怖の対象もしくは状況のみで生じる：昆虫，動物，嵐，雷，高所，水，血液，注射，外傷，公共交通機関，トンネル，橋，エレベーター，飛行機，自動車の運転，閉所など。

**3** 全般不安症

❶多くの出来事や活動（例えば，仕事や学業など）について過度な不安や心配（予期憂慮）。

❷PA は生じることもあるが，必須ではない。

❸頭痛，首や肩のこり，不眠。

**4** 身体疾患

❶頻度が高いのは，甲状腺機能亢進症と僧帽弁逸脱である。

❷その他，狭心症（特に，更年期の女性では微小血管狭心症），心筋梗塞，うっ血性心不全，上室性頻脈，突発性心房性頻脈，胸膜炎，肺塞栓，喘息，胸膜炎，COPD，低血糖，褐色細胞腫，起立性低血圧，急性貧血，良性姿勢性めまい，Ménière 病，急性内耳炎症，側頭葉てんかんなど。

**5** 薬物など

❶さまざまな薬物によって，副作用として動悸や発汗，嘔気やめまい感，現実感消失，離人症状などが生じることがある。

❷アルコール・カフェインは PA を誘発させることがあるので，嗜好品の使用頻度にも注意。

## 確定診断がつかないとき試みること

**1** 初診時に患者が自ら語る内容からは，予期しない PA が 1 回しか認められない場合や予期された PA しか認められないケースが少なくなく，なかなか診断がつきにくい。

**2** しかしながら，「初めて同様の発作が起こったのは，いつでしたか」といった質問をして時系列的に詳しく調べていくと，過去に予期しない PA が 2 回以上認められている場合が多い。

**3** したがって，PA の発症時期や症状，発症時の状況を問診で詳細に尋ねることが大切となる。もちろん，身体疾患や薬物などの有無についても必ず確かめなければならない。

### 合併症・続発症の診断

　広場恐怖症：公共交通機関の利用，広いまたは囲まれた場所（例：市場，橋，店，劇場，映画館など）や群衆の中にいることに強い恐怖や不安を感じ，これらの状況を回避するため，著しい社会機能障害を呈する。

# 社交不安症
## Social Anxiety Disorder (SAD)

**清水 栄司**　千葉大学大学院教授・認知行動生理学

**頻度** よくみる
**GL** 社交不安症の診療ガイドライン（2021）

### 診断のポイント

❶思春期・青年期の発症（児童期早期もある）。
❷対人場面（例：グループで雑談をする，よく知らない人たちと会う，会食）への不安，回避。
❸他人から見られること（例：人に見られながらの仕事や署名）への不安，回避。
❹人前で何らかのパフォーマンスをすること（例：人前でのスピーチ，会議で意見を言う）への不安，回避。
❺毎日のように強い不安，つらさに耐え忍んでいたり，その場面を避けてしまったりする日常生活の著しい苦痛と障害。

### 緊急対応の判断基準

　社交不安症それ自体では緊急対応となることはないが，うつ病を合併し，「死んだほうがましだ」「自分を傷つけたい」などの強い自殺念慮（自殺の計画や自殺企図の既往）がある場合，頻回の面談予約による経過観察とともに，入院施設のある精神科専門医への紹介を検討する。

### 症候の診かた

❶社交不安：問診で「人前で話をするなどの注目される状況が不安ですか？」あるいは「人の集まりに後から入っていくような状況が不安ですか？」に「はい」の回答。
❷否定的評価への恐れ：問診で「人前で恥ずかしいことをして他人から否定的に評価される状況がこわいですか？」に「はい」の回答。

### 検査所見とその読みかた

　リーボヴィッツ社交不安尺度（Liebowitz Social Anxiety Scale）日本語版は，24の社交場面で「恐怖感不安感の程度」と「回避の程度」を0〜3点で評価し，合計144点満点で高いほど，社交不安症状が重いことを示す（精神医学 44：1077-1084，2002）。50点以上が中等症とされている。

### 確定診断の決め手

❶人前で見られることへの過剰に強い不安。
❷他人からの否定的評価を受けることの恐れ。
❸毎日つらさを耐え忍ぶ，あるいは，学校や会社に行けなくなる日常機能障害。
❹他の精神疾患では，うまく説明されない。

### 誤診しやすい疾患との鑑別ポイント

❶パニック症（⇨1374頁）：社交場面に限定しない，突発的なパニック発作が繰り返される点で鑑別。
❷身体醜形症：社交場面への不安や回避が，他者からは些細な問題にしか見えないような，自分の身体的外見に大変な問題があるという考えにとらわれているために起こっている点で鑑別。
❸高機能の自閉スペクトラム症（⇨1370頁）：小児期から，コミュニケーションの不得手さとこだわり（限定して興味）のような認知スタイルがある点で鑑別。

### 確定診断がつかないとき試みること

❶自分が他者から受ける評価を否定的に推測する傾向，すなわち，「変な人，つまらない人だと思われてしまう」「嫌われてしまう，拒絶されてしまう」などの考え（自動思考）が頭に浮かぶかを尋ねてみる。
❷人前での強い不安に伴って，生じる身体反応として，「体や手足のふるえ」「声のふるえ」「赤面」「発汗」などの自律神経系の交感神経優位となった症状がみられ，それを隠そうとしているかを尋ねてみる。動悸，呼吸促迫などもみられる。
❸注意が常に自分にシフトしてしまっていて，他者へ注意を向けることができない「注意のバイアス」が起こっているかを尋ねてみる。
❹恐れる結果を防ぐための「安全行動」（患者本人は自分の安全のために役立っていると誤解しているが，実際には不安症状の悪循環を維持してしまう非機能的な行動のことで，例えば，アイコンタクトを避けて下を向く，目立たないように隠れた場所に身

をひそめるなど)をしているかを尋ねてみる。

### 合併症・続発症の診断

うつ病：慢性の社会的孤立から，自己否定的となり，抑うつ気分や興味の喪失などの症状をもつうつ病についての診断を問診によって行う。

### 治療法ワンポイント・メモ

❶「社交不安症の診療ガイドライン」は，薬物療法と精神療法をあげている。

❷薬物療法として，抗うつ薬の一種である選択的セロトニン再取り込み阻害薬(SSRI)は効果が認められているが，嘔気や眠気などの副作用も知られている。

❸精神療法では，社交不安症治療に特化して開発された認知行動療法(週1回50分で16回程度をマンツーマンで実施)が提案される。社交不安症の認知行動療法の治療者用マニュアルは，厚生労働省あるいは日本不安症学会のホームページからダウンロードできる〔不安症研究 7(特別号)：42-93，2016〕。

❹2016年度から診療報酬も認められているが，残念ながら，認知行動療法を提供できる医療機関は非常に少ないという現実もある。そこで，「患者が対面による認知行動療法を希望しない場合，認知行動療法に基づくサポートつきのセルフヘルプを提案する」。社交不安症の認知行動療法のワークブックを患者が自分で読みながら進めるのを，医療者が支援する方法がある。

# 心的外傷後ストレス症(PTSD)
## Post Traumatic Stress Disorder (PTSD)

飛鳥井 望　青木病院・院長(東京)

(頻度) **よくみる**(わが国の一般人口中の生涯有病率は1.2％と報告されている。子どもにもみられ，女性の割合が多い。自然災害や事故に比べ，性被害や虐待など対人間暴力での発症率が高い)

### 診断のポイント

❶トラウマ的出来事に曝露(暴力・性暴力・事故・災害など，目撃体験も含む)。

❷再体験・回避・過覚醒の症状が数週間〜1か月以上続く。

❸物の考え方(認知)が否定的になる。

❹抑うつ気分を伴うことが多い。

### 症候の診かた

❶再体験(侵入)症状：トラウマ的出来事の不快な記憶が蘇ること(フラッシュバック)の苦痛感，出来事に関連した悪夢，記憶想起に伴う生理的反応(動悸，冷や汗など)。

❷回避症状：苦痛を避けるために，出来事について考えない・話さないようにしている。出来事を想起させる事物・人物・状況を努めて避けている。

❸過覚醒症状：周囲を過度に警戒する。物音や人の気配などに過敏に反応する。怒りが爆発する。睡眠障害，集中困難，危険をかえりみない自暴自棄な行動。

❹認知と気分の陰性変化：どこも安全と思えない，自分のせいだ，自分はだめな人間だ，他人は信じられないといった否定的認知が強まる。愛情や幸福感などの陽性感情を感じにくくなる。

❺フラッシュバックを紛らわすために飲酒量が増大していることがある。

### 検査所見とその読みかた

❶スクリーニング検査：改訂出来事インパクト尺度(IES-R：Impact of Event Scale-Revised)。22項目の自記式質問紙でウェブサイトから無料ダウンロード可，保険点数80点。

❷診断面接法：PTSD臨床診断面接尺度(CAPS-5：Clinician-Administered PTSD Scale for DSM-5)。米国精神医学会診断基準(DSM-5)に準拠した構造化診断面接法，保険点数480点，実施には講習会受講が必要。

### 確定診断の決め手

❶トラウマ的出来事の客観的な内容と程度がPTSDの出来事基準(死や重傷の危険，性的暴力など)に該当している。

❷再体験・回避・過覚醒の症状がすべて出現し，数週間〜1か月以上続いている。

### 誤診しやすい疾患との鑑別ポイント

❶適応反応症：PTSDの出来事基準に該当しない程度の，軽度の事故や対人間の争いを契機に，通常は考えにくいほどの顕著な反応が出現している場合は，適応反応症と診断する。

❷パニック症(⇨1374頁)：トラウマ的出来事の想

15

起刺激と関連しないパニック発作や，出来事の記憶とは結びつかない汎化した広場恐怖がみられる。

**❸死別反応**：事故・事件・自殺による死別はPTSDの出来事基準に該当するが，病死や自然死による死別は該当しない。前者ではPTSDと遷延性悲嘆がしばしば併存する。

**❹うつ病**（⇨1363頁）：うつ病発症にトラウマ的出来事が先行していても，うつ病ではPTSDに典型的な再体験や回避の症状を認めない。ただしPTSDには高い割合で抑うつ状態が併存する。

**❺急性ストレス症**：米国精神医学会基準では，トラウマ的出来事後1か月以内のPTSD様症状は急性ストレス症と診断する。

**❻複雑性PTSD**：ICD-11ではPTSDと分けているが，DSMではPTSDに含まれる。

### 確定診断がつかないとき試みること

**❶**強い恐怖を伴う被害体験に関連した変化（刃物恐怖，男性忌避，車恐怖など）がないか丁寧に聴取し，あればPTSDの可能性を疑う。

**❷**迷うときは1回の診察で診断を確定する必要はないが，患者の苦悩には理解を示す。

### 治療法ワンポイント・メモ

**❶共感的傾聴**：患者の精神的苦痛に共感を示しながら傾聴する（それはつらい体験でしたね）。

**❷トラウマ的出来事の聴取**：出来事の詳細を無理に引き出そうとせず，患者が話せる範囲とペースに合わせて聴く。患者が話そうとするのを押しとどめることもしない。

**❸心理教育**：トラウマ後に生じている心の変化を「異常な出来事に対するよくある反応」として説明し，患者の症状理解を促し，不安を和らげる。

**❹家族への説明**：できれば患者の支え手となる家族にも症状理解を促す。

**❺二次的な被害の軽減**：患者の対応を非難したり，被害を軽視したりするような言動や，安易な励ましは，患者をさらに傷つけるので慎む。

**❻希望の種を蒔く**：今はつらくとも，いずれは回復が期待できることを伝える。

**❼薬物療法**：選択的セロトニン再取り込み阻害薬（SSRI）のセルトラリンとパロキセチンがPTSDの保険適用薬である。抗不安薬はPTSDに無効なため，対症療法にとどめ，長期連用は避ける。

**❽治療エビデンス**：実施可能な治療機関はいまだ限られているが，国際的ガイドラインでは，トラウマ焦点化認知行動療法やEMDR（eye movement desensitization and reprocessing，眼球運動による脱感作および再処理法）が有効性の高い治療法として強く推奨されている。

### さらに知っておくと役立つこと

**❶安心・安全の確保の優先**：配偶者間暴力（DV）や虐待，再被害の危険などで身の安全が確保できていない場合は，警察や相談機関への相談が優先される。

**❷**犯罪被害者では刑事手続きや生活上の問題を抱えていることもあるので，警察，法テラス，民間援助団体，行政相談窓口など，必要な機関につなげる援助を行う。

---

# 強迫症
## Obsessive-Compulsive Disorder (OCD)

**飯倉 康郎**　筑後吉井こころホスピタル・診療部長（福岡）

**頻度**　**よくみる**

### 診断のポイント

**❶**強迫観念または強迫行為のどちらか，または両方みられるものをいう。

**❷強迫観念**：反復的で持続的な思考・衝動，または心像。強い不安や苦痛を引き起こすことが多いもの。

**❸強迫行為**：反復行為（例：手を洗う，確認する，順番に並べる）または心の中の行為（例：祈る，数を数える，心のなかで言葉を繰り返す）。強迫観念による不安や苦痛の中和を目的とするものや，ぴったり感やすっきり感（just right feeling）の希求に基づくものがある。

**❹**以前は，強迫症状の不合理性に関する洞察が一時期でも必須であったが，米国最新の精神疾患診断分類であるDSM-5では洞察欠如・妄想的確信の強迫症状も含まれるようになっている。

### 症候の診かた

**❶**代表的な強迫観念には，攻撃的，汚染，性的，保存や節約，宗教的，対称性や正確さの希求などに関するものがあり，強迫行為には，掃除や洗浄，確認，繰り返される儀式的行為，数える行為，整理整頓，物の収集などに関するものがある（**表1，2**）。

**❷**強迫症状の構成要素である先行刺激，強迫観念，

**表1** 代表的な強迫観念の例

- ・自分を傷つけてしまうかもしれないと思う
- ・他人を傷つけてしまうかもしれないと思う
- ・暴力的あるいは恐ろしい考えや場面が頭に浮かんで離れない
- ・何か恐ろしいこと（火事，強盗など）が起こると自分の責任ではないかと思う
- ・尿や便に関することが過剰に気になる
- ・汚れやバイ菌に関することが過剰に気になる
- ・針のようなものが体に刺さっているのではないかと気になる
- ・ねばねばするものが過剰に気になる
- ・汚染されたものをまき散らして他の人を病気にするのではないかと考える
- ・大事なものを捨ててしまうのではないかと思う
- ・善悪や道徳に関して過剰に気になる
- ・物の位置や対称性に関して過剰に気になる
- ・何でも知り，かつ覚えておかなければならないと考える
- ・適切な言葉を使っていないのではないかと過剰に気になる
- ・幸運の数，不吉な数が過剰に気になる
- ・病気に関して過剰に気になる
- ・体の一部や外見が過剰に気になる

**表2** 代表的な強迫行為の例

掃除と洗浄に関する強迫行為

- ・過度な，あるいは儀式的に行う手洗い
- ・過度な，あるいは儀式的に行う入浴・歯磨き・トイレの行為

確認（自分で何度も確かめる，人に何度も尋ねる）に関する強迫行為

- ・戸締まり，ガスの栓，電気器具のスイッチなどの過度の確認
- ・人に危害を加えたか，あるいは加えるのではないかと心配し確認する
- ・自分を傷つけたか，あるいは傷つけるのではないかと心配し確認する
- ・恐ろしいことが起こらなかったか，あるいは起こるのではないかと心配して確認する
- ・忘れ物をしたのではないかと何度も確認する
- ・間違いをおかさなかったかと何度も確認する
- ・何度も同じところを読んだり書いたりする
- ・何度も同じところを行ったり来たり繰り返す

その他の強迫行為

- ・幸運，不吉な数にこだわる儀式行為（歩数，手洗いの回数など）
- ・物の位置や対称性に関して異常にこだわり，何度もやり直したり確かめたりする
- ・物を捨てられずに過度にため込んでしまう
- ・過剰なリスト作成

強迫行為，不安や不快感がどのような関係になっているのかを明らかにする行動分析（刺激–反応分析）という方法を用いる。

❸ 図1のように強迫観念によって高まった不安が強迫行為によって一時的に軽減されるが，結果的に少し不安になるたびに強迫行為をしないと気が済まなくなるというような悪循環のパターンを呈する型（cognitive type）にあてはまるかどうかを評価する。

❹ cognitive type と異なり，ぴったり感やすっきり感（just right feeling）を希求する強迫行為の型（motoric type）もある。

## 検査所見とその読みかた

❶ Y-BOCS （Yale-Brown Obsessive-Compulsive Scale）がよく用いられる評価尺度である。

❷ 1）症状評価リスト，2）標的症状リストの作成，3）強迫観念と強迫行為の重症度の評価，の項目からなっている。

❸ 3）では，強迫観念，強迫行為それぞれについて，症状の時間や頻度や量，症状による苦痛の程度，症状による社会生活の障害の程度，症状への抵抗困難の程度，症状のコントロール困難の程度，の5項目を0〜4点の5段階評価する（強迫観念20点，強迫行為20点，合計40点満点）。

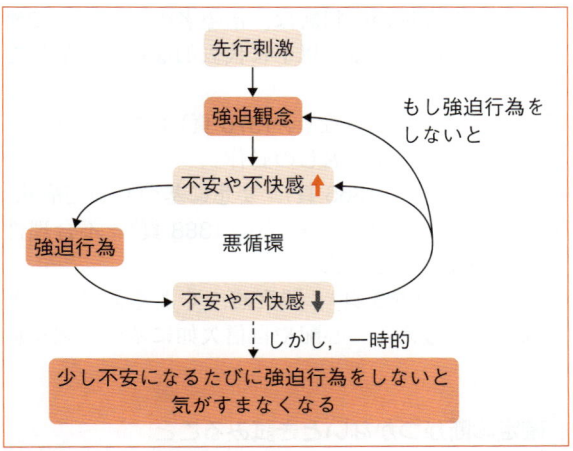

**図1** 典型的な強迫症（cognitive type）における強迫症状の行動分析

## 確定診断の決め手

❶ 強迫症の診断自体は難しくないが，治療指向的な観点からの下位分類が重要である。

❷ 図2のような，曝露反応妨害法が有効な cogni-

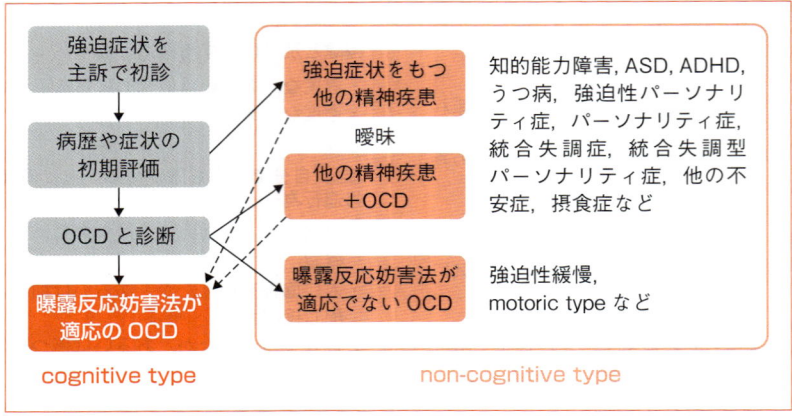

**図2** 強迫症状の評価の流れ

OCD：強迫症，ASD：自閉スペクトラム症，ADHD：注意欠如多動症

tive type とそれ以外の non-cognitive type に分類することが治療に有用と思われる。

**3** cognitive type 以外の強迫症には，強迫症状以外の症状や問題（co-morbidity）を併発しているものや，前述の motoric type が含まれる。

### 誤診しやすい疾患との鑑別ポイント

強迫症状を伴う別の精神疾患か，強迫症と別の精神疾患との合併かの判断は，治療者の考えかたで異なるため曖昧である。以下に代表的な疾患と症状をあげる。

**1** 自閉スペクトラム症（⇨1370頁）：こだわりに基づく儀式行為，繰り返しの動作。

**2** 統合失調症（⇨1366頁）：妄想に基づく強迫症状。

**3** 強迫性パーソナリティ症（⇨1388頁）：不合理性の自覚がない強迫症状。

**4** うつ病（⇨1363頁）：罪責感，くよくよ同じことを繰り返し考える。心配や自信欠如に基づく強迫症状。

### 確定診断がつかないとき試みること

曝露反応妨害法や薬物療法などをとりあえず開始してみて，その反応を検証することで診断が確定されることもよくある。

### 治療法ワンポイント・メモ

**1** 上記の典型的な強迫症の型（cognitive type）であれば，曝露反応妨害法と選択的セロトニン再取り込み阻害薬（SSRI）が初めに選択される治療法である。

**2** 曝露反応妨害法：強迫観念を引き起こす不安刺激状況に患者が直面し，同時に強迫行為をせずにすませることを持続的に行う認知行動療法の治療技法の1つ。治療法の十分な理解と習熟が必要。

**3** SSRI：わが国ではフルボキサミンとパロキセチンの適用が保険適用されているのに加え，海外ではクロミプラミン，セルトラリン，エスシタロプラムの適用もとれている。使用法，効果の判定，副作用などの十分な理解が必要。

**4** 典型的な強迫症（cognitive type）で患者が治療に積極的な場合は，マニュアルに基づいた認知行動療法の治療プログラムが効率的である。ただし，治療者は研修やスーパービジョンを受けることが望ましい。

### 専門医へのコンサルト

基本的に精神科病院での治療，あるいは，認知行動療法の専門機関での治療が望ましい。できれば，強迫症を比較的多く診ている治療機関への紹介が望ましい。

---

## 身体症状症
### Somatic Symptom Disorder

**山田 和男** 東北医科薬科大学教授・精神科学

**頻度** よくみる

**1** 質問紙を用いた地域住民に対する研究では，身体症状症の有病率は 6.7〜17.4％ と報告されている。欧州と北米を対象とした研究では，一般成人におけ

る有病率は約 4〜6％であった。

**❷** 1 次診療の臨床現場における身体症状症の 12 か月有病率は 10〜20％と思われるが，心身症や機能障害を専門とする臨床現場では，40〜60％程度と報告されている。

**❸** 性別では，男性に比べて女性は身体愁訴を報告することが多い傾向にあるため，結果的に女性の有病率が高い傾向にあるとされている。

## 診断のポイント

**❶** DSM-5-TR によれば，身体症状症は「苦痛を伴う身体症状」と「そうした症状に対する反応として異常な思考，感情，および行動」を主な特徴とする疾患である。

**❷** DSM-5-TR の身体症状症の診断基準によれば，「A．1 つまたはそれ以上の，苦痛を伴う，または日常生活に意味のある混乱を引き起こす身体症状があること，B．1）自分の症状の深刻さに不釣り合いかつ持続する思考，2）健康または症状についての持続する強い不安，3）症状または健康上への懸念に費やされる過度の時間と労力，のいずれか少なくとも 1 つが顕在化していること，C．症状のある状態は 6 か月以上持続していること」のすべてを満たすことがあげられている。

**❸** また，身体症状に疼痛を含む患者に対しては，「疼痛が主症状のもの（従来の疼痛性障害）」と特定することとなっている。

## 症候の診かた

**❶** 身体症状症では，DSM-Ⅳ-TR までの身体表現性障害とは異なり，身体疾患の存在の有無に関する規定は原則として存在せず，問題となる症状を引き起こしている身体疾患があったとしても，症状に向けられる思考，感情，行動の程度が明らかに過剰であれば，診断することが可能である。

**❷** すなわち，身体疾患（器質的疾患）があっても，身体症状に対して重篤に考えていたり（過度の思考），症状に対する不安が強かったり（過度の感情），長時間にわたって症状にとらわれたり（過度の行動）している場合には，身体症状症と診断される。

## 検査所見とその読みかた

**❶** 身体症状症では身体疾患の存在の有無は問わないため，検査所見は正常値であることもあるし，異常値を示すこともありうる。

**❷** 検査所見より身体疾患（器質的疾患）が疑われた場合には，身体疾患のさらなる精査や治療を優先させるべきであろう。

## 確定診断の決め手

DSM-5-TR の診断基準に則り，身体症状の存在と，身体症状に向けられる思考，感情，行動の程度が明らかに過剰であることを見抜くことと，後述するような他の精神疾患や身体疾患を確実に除外することが，確定診断の決め手となる。

## 誤診しやすい疾患との鑑別ポイント

**❶** 身体症状は身体疾患や他の精神疾患でも認められるものであり，身体症状症にのみ特徴的な症状ではない。それゆえ，鑑別診断が重要となる。

**❷** まず，患者の訴えている身体症状が，治療を要する身体疾患によるものではないことを確認する必要がある。そのためには，適切な検索（各種検査など）により，当該の身体症状から考えられうるすべての身体疾患の除外診断を行うべきであろう。特に，多発性硬化症（⇨538 頁）などの神経疾患や，甲状腺や副腎の機能異常などの内分泌疾患は，見落とす可能性が高いとされているので，注意が必要である。

**❸** 次に，うつ病（⇨1363 頁），双極症（⇨1365 頁），不安症，強迫症（⇨1378 頁），身体醜形症，妄想症，統合失調症（⇨1366 頁），病気不安症，転換症，作為症などの身体症状を呈しうる他の精神疾患の除外診断を行う。

## 確定診断がつかないとき試みること

確定診断がつかないときには，安易に身体症状症の診断を下すのではなく，上述の身体疾患や精神疾患の検索を再度行うべきである。

## 治療法ワンポイント・メモ

**❶** 治療は，選択的セロトニン再取り込み阻害薬（SSRI）などの抗うつ薬や漢方薬による薬物療法と，認知行動療法をはじめとした心理社会的アプローチの組み合わせが主となる。ベンゾジアゼピン系薬剤は短期的には効果を示す場合もあるが，依存のリスクを考慮すれば，長期投与は避けるべきである。

**❷** 疼痛が主症状の身体症状症（身体症状症，疼痛が主症状のもの）に対しては，エビデンスには乏しいものの，三環系抗うつ薬やセロトニン・ノルアドレナリン再取り込み阻害薬（SNRI）などのノルアドレナリン系にも作用する抗うつ薬を用いることが多い。

❸身体症状症に対する認知行動療法的アプローチとして，1)病名の告知と保証，2)症状に固執しないこと，3)ストレス要因との関連への気づき，4)コーピングの会得などの指導を行う。

# 摂食症
Eating Disorders

**中里 道子** 国際医療福祉大学教授（代表）・精神医学

[頻度] **よくみる**〔神経性やせ症（AN：anorexia nervosa）は，15〜19 歳が好発年齢のピークである。成人の生涯有病率は，AN はおよそ 0.8%（女性 1.4%，男性 0.1%），神経性過食症（BN：bulimia nervosa）は，およそ 0.3%（女性 0.4〜0.8%，男性 0.1%），むちゃ食い症（BED：binge-eating disorder）はおよそ 3%（女性 3.5%，男性 2.0%））〕

## 診断のポイント

摂食症は，AN，BN，BED に分類される（DSM-5-TR）。AN，BN は，体重と体型について強く執着することに結びついた食行動異常を特徴とする。

**1 AN**
❶有意に低い体重。
❷肥満恐怖。
❸体重増加を妨げる持続した行動様式（拒食，自己誘発嘔吐や下剤，利尿薬の乱用，過剰な運動など）。
❹自分の体重または体型の体験の仕方の障害，体重や体型への過度のこだわり，低体重の深刻さに対する認識の持続的欠如。
❺「摂食制限型」と「むちゃ食い・排出型」に分類される。

**2 BN**
❶反復するむちゃ食いエピソード。
❷体重増加を防ぐための反復する不適切な代償行動（自己誘発嘔吐，緩下剤・利尿薬などの乱用，過剰な運動など）。
❸むちゃ食い，不適切な代償行動は平均して 3 か月以上，少なくとも週 1 回以上。
❹自己評価が体型および体重の影響を過度に受けている。
❺ AN を除外。

**3 BED**：繰り返すむちゃ食いが認められ，不適切な

代償行動を伴わない

## 緊急対応の判断基準

急激な体重減少や，不整脈，腎不全など，身体合併症の緊急対応を要する場合には，内科や救急診療科へのコンサルテーションを行い，入院適応も検討する。

## 症候の診かた

**1**自己評価が体型や体重の影響を過度に受けていることを特徴とする。本人の年齢や性別，成長の過程に対して，有意に低い体重，太ることへの強い恐怖，ボディイメージの障害。
**2**過剰な運動への没頭（過活動），体重，体型の頻回の確認やカロリー計算，排出行動など，低体重を維持する行動異常が認められる
**3**高度のるい痩，四肢の冷感，徐脈，低血圧，浮腫が認められる。近位筋力の低下，無月経や月経異常（女性）が認められることが多い。便秘や上腸間膜動脈症候群などがしばしば認められる。
**4**むちゃ食い，排出行動を伴う場合には，手背の吐きだこ（Russell 徴候），唾液腺の腫脹がしばしば認められる。

## 検査所見とその読みかた

**1**低血圧，徐脈，低体温。
**2**心電図検査：不整脈。
**3** BMI（Body Mass Index）kg/m$^2$：AN は，BMI 17 kg/m$^2$以下もしくは，期待される値よりも 15%以上下回る。
**4**血液検査：低血糖，低カリウム血症，低ナトリウム血症，低リン血症，アミラーゼ高値，甲状腺ホルモンの低値，総コレステロール高値。
**5**骨密度低下。

## 確定診断の決め手

**1** AN は，急激な体重減少，有意な低体重（ICD-11 では，BMI 18.5 kg/m$^2$以下），太ることへの強い恐怖，体重や体型に過度の重きを置く価値観，不適切な代償行動を確認する。
**2** BN は，①反復するむちゃ食いを制御できない感覚，②体重増加を防ぐために代償行動を繰り返すことがあげられる。

## 誤診しやすい疾患との鑑別ポイント

体重減少の原因となる身体疾患を除外する。吸収

不良症候群(⇨674頁)などの消化器疾患，甲状腺機能亢進症(⇨1063頁)，悪性腫瘍〔脳腫瘍(⇨512頁)含む〕など。

❶うつ病(⇨1363頁)をはじめとする抑うつ症状で食欲低下し，体重減少を呈する場合は，著しい肥満恐怖，体重や体型への過度のこだわりなどは認められないことが多い。

❷アルコール依存症(⇨1385頁)など，物質関連症に伴い体重減少をきたす場合は，飲酒歴や薬物使用歴の確認，身体所見，血液検査などで物質関連症の徴候を確認する。

❸幼少期からの低体重，低栄養が認められる場合は，回避・制限性食物摂取症(ARFID：avoidant/restrictive food intake disorder)，自閉スペクトラム症(⇨1370頁)の可能性を評価する。

### 合併症・続発症の診断

❶上腸間膜動脈症候群は，ANに伴うるい痩から2次的に生じることが多い。

❷るい痩に伴う無月経は，低体重の回復により正常化することを念頭におく。

❸リスク評価として，動悸や息切れ，心拍数の著明な変動がある場合，自律神経系の異常が示唆され，不整脈，突然死のリスクが高いことに注意する。自傷行為や自殺企図，強迫症状，抑うつ・不安症状など，頻度の高い併発精神疾患について確認する。

### 確定診断がつかないとき試みること

AN患者はしばしばやせを否認し，病識が乏しいことが多い。患者との治療関係の確立を最優先し，身体徴候の確認と同時に，患者，家族からの病歴聴取とアセスメントを行う。

### 治療法ワンポイント・メモ

❶ANは，治療初期から動機づけをはかり，体重回復，規則的な食行動の回復を目指す。むちゃ食い・排出行動を伴う患者は，対処行動を確立し，頻度の減少を目指す。

❷成人ANに対する心理療法として，CBT-E(enhanced cognitive behavior therapy)，Maudsley式神経性やせ症治療(MANTRA：Maudsley Anorexia Nervosa treatment for Adults)，専門家による支持的精神療法のいずれかを提供することが英国NICEのガイドラインで推奨される。

❸BNに対しては，認知行動療法，選択的セロトニン再取り込み阻害薬(SSRI)を用いた薬物療法の効果が示されているが，副作用に留意しながら慎重に使用する。

---

# 睡眠・覚醒障害(不眠症・過眠症)
Sleep-wake Disorders
(Insomnia and Hypersomnia)

三島 和夫　秋田大学大学院教授・精神科学

## Ⅰ 不眠症

頻度 よくみる
GL 睡眠薬の適正使用・休薬ガイドライン(2014)

### 診断のポイント

❶不眠症状に加えて日中機能障害が存在することが診断要件。

❷不眠症状と日中機能障害の持続期間が週3日，3か月以上。

❸うつ病や慢性疼痛性疾患などの不眠症状の原因となる合併症の有無。

❹不眠症状を呈するその他の睡眠・覚醒障害の鑑別診断。

### 症候の診かた

❶不眠症状のタイプ(入眠困難,中途覚醒,早朝覚醒)を聴取する。

❷小児の場合には，就床抵抗やひとりで寝るのを怖がるという行動として現れやすい。

❸日中の機能障害は認知・社会機能障害やQOL障害が主体で，日中の眠気や倦怠感，注意力・集中力・記憶力の低下，抑うつや不安，意欲低下，行動上の問題(多動，衝動性，攻撃性)，胃腸症状などが代表的症状である。

❹睡眠日誌を記録させ，患者の睡眠習慣(就床時刻，睡眠潜時，中途覚醒回数と時間，起床時刻，睡眠時間など)を確認する。

### 検査所見とその読みかた

不眠症状と日中機能障害の有無は主観評価で行い，検査は実施しない。ただし，鑑別診断のために睡眠ポリグラフ検査(PSG：polysomnography)が行われることがある。

### 確定診断の決め手

❶治療の対象になるのは主に慢性不眠障害(慢性不眠症)である。

❷入眠困難,中途覚醒,早朝覚醒,小児の場合は就床抵抗が認められる。

❸不眠症状に関連した日中機能障害がある。

❹不眠症状と日中機能障害が少なくとも週に3日以上,3か月以上持続する。

### 誤診しやすい疾患との鑑別ポイント

　一般成人の20〜30%に不眠症状がみられ,そのうち不眠症は成人の約10%である。不眠症状をきたしうるその他の睡眠・覚醒障害としては以下が重要である。

❶精神疾患

　❶不眠症状を訴える患者の約30%はうつ病(⇨1363頁)や双極症(⇨1365頁)などの気分症,不安症,強迫症(⇨1378頁)などの精神疾患を有している。

　❷うつ病は頻度が高いこと,誤診が多いことから注意を要する。2質問法などによりスクリーニングする。

❷レストレスレッグス症候群(むずむず脚症候群)(⇨629頁)

　❶成人の約3%が罹患。

　❷以下の4つの特徴すべてがそろえば診断される。

　1)むずむず,ほてりなどと表現される主に下肢の感覚異常

　2)上下肢を動かしたくなる強い衝動

　3)上下肢を動かすことで症状が軽減

　4)夕方〜夜間に出現もしくは増悪

　❸血中Fe,フェリチン値の低下を伴うものが多い。

❸周期性四肢運動障害

　❶18〜65歳人口の7〜8%が罹患。

　❷夜間に四肢,主に下肢に0.5〜5秒持続するミオクローヌス様の不随意運動(足関節の背屈,母趾の背屈,膝関節の屈曲,時には股関節の屈曲)が,20〜60秒間隔で繰り返し出現する。睡眠1時間当たり15回(小児では5回)以上で診断。

❹睡眠・覚醒相後退障害(概日リズム睡眠・覚醒障害の一型)

　❶思春期青年期での発症が多く,この年代での有病率は3〜4%。

　❷体内時計の調節異常のため睡眠時間帯が大幅に遅れた状態のまま固定する。

　❸典型的には午前3〜5時以降でないと入眠できず,午前9〜11時以降にようやく覚醒する。睡眠時間は正常もしくは長い。入眠困難型の不眠症と誤診されることが多い。

❺閉塞性睡眠時無呼吸(睡眠関連呼吸障害の一型)(⇨950頁)

　❶日中の睡気を伴う閉塞性睡眠時無呼吸は成人男性の3〜7%,成人女性の2〜5%。小児でも1〜2%に認められ,高齢者では20%を超える。下顎が小さく,首が短く,肥満している者が多い。

　❷睡眠中に大きないびきや呼吸停止が認められ,睡眠の質の低下のため不眠症状と日中の過眠を呈する。

　❸簡易無呼吸検査装置か経皮的動脈血酸素飽和度($SpO_2$)モニターでスクリーニングする。

### 確定診断がつかないとき試みること

　周期性四肢運動障害,閉塞性睡眠時無呼吸などの鑑別診断のためにPSGを行う。

### 治療法ワンポイント・メモ

　加齢に伴う睡眠の質の緩徐な低下により,多くの中高年では中途覚醒,早朝覚醒などの睡眠維持障害が認められるが,不眠症状のみで日中機能障害を伴わない場合には,即座に薬物療法に進むことはせず,睡眠衛生指導などの非薬物指導から開始すべきである。

## Ⅱ 過眠症

頻度 ときどきみる

GL ナルコレプシーの診断・治療ガイドライン(2008)

### 診断のポイント

❶代表的疾患として,ナルコレプシー,特発性過眠症があげられる。

❷ナルコレプシーでは日中の過剰な眠気による睡眠発作とレム睡眠関連症状が特徴。

❸確定診断およびその他の過眠症の鑑別診断のため,睡眠日誌による睡眠習慣の記録,PSG,反復睡眠潜時検査(MSLT:multiple sleep latency test)を行う。

## 症候の診かた

**1** 十分な睡眠時間を確保しても日中の過剰な眠気と睡眠発作が持続する。

**2** ナルコレプシーの睡眠発作は10〜20分程度の短時間で，覚醒後には眠気が一時的に消失する。睡眠不足症候群や睡眠関連呼吸障害による眠気は日中に慢性的に持続する。

**3** レム睡眠関連症状には情動脱力発作（カタプレキシー），睡眠麻痺（金縛り），入眠時幻覚がある。

**4** カタプレキシーは笑いや驚きなど強い情動の変化に伴って突然起こる全身性の抗重力筋の脱力発作で，ナルコレプシータイプ1に特異的である。

**5** 睡眠麻痺は入眠時などの睡眠と覚醒の移行期に生じる一過性の全身性の脱力，入眠時幻覚は入眠時に体験する鮮明な幻覚であるが，健常者も睡眠不足の際などに呈しうる症状である。

## 検査所見とその読みかた

その他の過眠症や眠気を生じる睡眠・覚醒障害の鑑別診断のためPSGとMSLTが必須であり，精神刺激薬を処方する要件になっている。

## 確定診断の決め手

以下の症状や検査所見の有無をチェックする。

**1** 日中の過剰な眠気や睡眠発作が3か月以上持続。

**2** 情動脱力発作（カタプレキシー）。

**3** MSLTで平均睡眠潜時が8分以下。

**4** MSLTにおいて睡眠開始時レム睡眠が2回以上出現（PSGで睡眠開始時レム睡眠が認められれば1回に換算）。

**5** 脳脊髄液中のオレキシンA濃度が110 pg/mL以下あるいは健常者の3分の1未満。

**6** 24時間の総睡眠時間が660分以上

**❶** ナルコレプシータイプ1の診断：「**1**〜**4**」もしくは「**1**，**5**」。

**❷** ナルコレプシータイプ2の診断：「**1**，**3**，**4**」（他項目を満たさない）。

**❸** 特発性過眠症の診断：「**1**，**3**」もしくは「**1**，**6**」（他項目を満たさない）。

## 誤診しやすい疾患との鑑別ポイント

**1 睡眠不足症候群**

**❶** 必要な睡眠時間よりも短い睡眠時間しか確保できていないが，そのことに対する自覚・認識が不十分であるため睡眠習慣を正そうとしない。

**❷** 睡眠日誌やウェアラブルデバイスを用いて睡眠習慣を確認する。

**2 閉塞性睡眠時無呼吸症候群**（⇨950頁）の残遺眠気：持続陽圧呼吸（CPAP）療法により無呼吸・低呼吸が改善しているにもかかわらず強い眠気がある（AHIが10未満かつ治療前に比べ50%以上減少）。

**3 Kleine-Levin症候群**：感冒やインフルエンザなどの感染やストレスなどを契機に数日間〜数週間（まれに数か月）持続する傾眠状態が出現し，その期間中には毎日昼夜にかかわらず12〜18時間ほどの長時間睡眠を繰り返す。

**4** 身体疾患による過眠症：Parkinson病やドーパミン作動薬，頭部外傷，Niemann-Pick病C型やPrader-Willi症候群などの中枢神経性遺伝病，甲状腺機能低下症などの内分泌疾患，慢性腎不全などの代謝不全などでも過眠症状が認められる。

**5** 精神疾患による過眠症

**❶** うつ病，双極症，神経発達症などで過眠症状が認められる。

**❷** 主観的眠気のみでMSLTで異常がみつからない場合もある。

## 確定診断がつかないとき試みること

脳器質性疾患を含む身体的検索や精神症状の評価を行う。

## 治療法ワンポイント・メモ

薬物療法と生活指導を組み合わせた対症療法が行われる。睡眠不足や不規則な生活スケジュールは過眠症状を悪化させるため，睡眠日誌などを利用して睡眠習慣の指導を行ったうえで残存する眠気に対して覚醒作用のある精神刺激薬を用いる。

# アルコール・薬物依存
## Substance Dependence

松本 俊彦　国立精神・神経医療研究センター・精神保健研究所薬物依存研究部長（東京）

**（頻度）よくみる**

**1** わが国の一般人口におけるアルコール依存症罹患率は男性の1.0%，女性の0.1%と推計されている。また，依存症未満の者を含む危険な飲酒習慣は，男性の14.6%，女性の9.1%に認められる（尾崎，2016）。

**2** 一方，薬物の場合には，わが国における依存症罹

患率に関するデータはない。一般住民における違法薬物の生涯使用経験は 2.4％であるが(嶋根ら，2022)，そのうちの依存症該当者の割合は不明である。

❸なお，最近 1 年以内に薬物使用を呈した薬物関連精神疾患症例においては，主乱用薬物は，多い順に睡眠薬・抗不安薬 3 割，覚醒剤 3 割，市販薬 2 割となっており，この 3 種で全体の 8 割を占める(松本ら，2023)。

GL 新アルコール・薬物使用障害の診断治療ガイドライン(2018)

### ▌診断のポイント

WHO の精神疾患診断分類 ICD-11(2018)では，最近 12 か月以内に以下の 3 項目中 2 項目以上該当すれば，依存症(候群)と診断できるとしている。

❶コントロール障害。

❷物質使用中心の生活。

❸生理学的特性(耐性や離脱など)。

### ▌症候の診かた

❶コントロール障害

　❶アルコールや薬物などの精神作用物質(以下，物質)を長期間反復使用すると，不使用時に渇望を自覚するようになる。この渇望に駆られて不適切な場面で物質使用をしたり，節度ある物質使用ができなかったりする状態が，コントロール障害である。

　❷なお，コントロール障害は，後述する身体依存との対比から精神依存ともよばれ，依存症における中核的な症候である。

❷物質使用中心の生活

　❶物質使用が習慣化するなかで，生活における物質使用の優先順位が高まり，自身の健康，人間関係，さらには社会的立場や職業的機能を犠牲にしてまでも，物質使用を継続する状態である。

❸生理学的特性(耐性や離脱など)

　❶物質の反復摂取により中枢神経系が薬理作用に馴化・適応し，同じ効果を得るのに必要とする物質量が増加する現象を，耐性という。

　❷さらに，一定水準以上の耐性が形成された状態で，急激に物質摂取を中断すると，中枢神経系は反跳性活性変化を呈する。そうした変化のうち，臨床的に観察できる自律神経系の反応を離脱という。離脱は，主観的な苦痛を伴い，新たな恒常性を回復するまでのあいだ数日以上持続し，物質を

再投与すると消失する。

　❸こうした，耐性や離脱を呈する状態を身体依存とよぶ。身体依存は，物質を長期投与された生体の生理的現象であるが，精神依存に伴う場合には，物質中断を困難にする要因となる。

### ▌確定診断の決め手

❶一般に，アルコール，ベンゾジアゼピン，オピオイド類などの中枢神経抑制薬は身体依存を形成しやすく，中断時に反跳性に自律神経系の興奮を伴う離脱を生じる。離脱の症状は物質によって微妙に異なり，アルコールでは不眠，不安，焦燥，発汗，手指振戦，ベンゾジアゼピンではけいれん発作，オピオイド類では流涙，悪寒・鳥肌，下痢が知られている。

❷一方，覚醒剤やコカインなどの中枢神経興奮薬は身体依存を形成せず，中断時に離脱を呈さない。しかし，精神依存をすみやかに形成し，物質使用を想起させる感覚刺激(人物や場所，状況)への曝露により容易に渇望を生じる。

### ▌誤診しやすい疾患との鑑別ポイント

❶常用量依存：臨床用量であってもベンゾジアゼピン長期間服用によって身体依存が形成され，減薬・断薬が困難となりうる。しかし，コントロール障害や物質使用中心の生活を欠いており，依存症とは異なる病態である。

❷故意の過量摂取：自傷・自殺の意図から処方薬や市販薬の過量摂取は，依存症とは峻別される。この行動は，感情コントロールの障害によるものであり，挿間性の現象であることから身体依存の形成も認められない。

### ▌治療法ワンポイント・メモ

❶中枢神経抑制薬の依存症の場合，解毒に際しては離脱軽減のために，同種の薬理作用をもつ物質を用いた置換・漸減を行う必要がある。アルコール依存症の場合には，アルコールと交差耐性をもつジアゼパムに置き換え，ベンゾジアゼピン依存症の場合には，ジアゼパムやクロナゼパムのような血中半減期が比較的長いベンゾジアゼピンに置き換えて漸減する。

❷なお，中枢神経興奮薬依存症の場合には，解毒に際して置換・漸減療法は要さないが，急性中毒時に物質誘発性精神疾患(幻覚・妄想)を呈する場合があり，抗精神病薬による薬物療法を要する場合がある。

## 専門医へのコンサルト

　各地域におけるアルコール・薬物依存症に関する専門医療機関・専門相談機関に関する情報は，依存症対策全国センターのホームページ「全国の相談窓口・医療機関を探す」(https://www.ncasa-japan.jp/you-do/treatment/treatment-map/)にて確認できる。

# ネット・ゲーム依存
## Internet Addiction, Gaming Disorder

**樋口 進** 国立病院機構 久里浜医療センター・名誉院長・顧問(神奈川)

**頻度** よくみる

### 診断のポイント

❶ゲーム依存については，ICD-11 のゲーム行動症の診断基準に従う(**表1**)。
❷ゲーム以外のネットアプリに対する依存(例えばSNS 依存)についても，ゲーム行動症の基準に準ずる。
❸思春期に好発し，ゲーム依存は男性に，また，SNS 依存は女性に多い傾向がある。
❹ネット依存外来では，患者の 80% 以上はオンラインゲームに依存している。
❺ネットに接続されていないオフラインゲームに比べて，接続されているオンラインゲームへの依存率が圧倒的に多い。
❻患者は自身のネット使用や問題を過少申告することが多いので，両親などからも情報を得る。

### 症候の診かた

❶ゲーム・ネットアプリの使用：長時間に及ぶが，診断のための時間の目安はない。依存しているアプリへの没頭度が強い。ゲームと SNS など複数のアプリを並行して使っていることが多い。
❷随伴する健康問題：睡眠障害はネット・ゲーム依存患者のほぼ 100% にみられる。視力低下，体力低下，骨密度低下や不規則な食事による体重低下がよくみられる。また，脳のさまざまな部位の構造的・機能的障害に関係している(Dialogues Clin Neurosci 22: 113-126, 2020)。
❸家族・社会問題：学校や職場の遅刻，欠勤・欠席，昼夜逆転，引きこもり，学業成績や仕事のパフォーマンス低下，物を壊す・家族への暴言や暴力などの

---

**表1 ゲーム行動症の診断ガイドライン**

診断のためには下記の 5 項目をすべてて満たす。
1. ゲーム行動がコントロールできない
2. ゲーム行動が他の日常活動より優先されている
3. ゲーム行動により悪影響が出ているが，ゲームが持続またはエスカレートしている
4. ゲーム行動により，生活，学業，職業などに明確な問題が起こっている
5. このようなゲーム行動は 12 か月以上にわたっている*

*ゲーム行動の症状と影響が深刻な場合には，これより短くとも診断可能。
(World Health Organization: ICD-11 for Mortality and Morbidity Statistics. 2019 より筆者訳・改変)

問題が高率に認められる(J Behav Addict 10: 149-158, 2021)。

### 検査所見とその読みかた

❶スクリーニング検査：ネット依存には Diagnostic Questionnaire(DQ，診断質問票)，ゲーム依存には GAMES Test などが使用される(CyberPsychol Behav 1: 237-244, 1998, J Behav Addict 10: 263-280, 2021)。これらのテストは，広くネット・ゲーム依存を拾うので，あくまでも診断の補助として使用する。
❷バイオマーカー：存在しない。随伴症状としての視力低下(近視が多い)，体力低下，骨密度の低下などはネット・ゲーム依存を示唆させる。さまざまな脳部位の萎縮が報告されているが(Dialogues Clin Neurosci 22: 113-126, 2020)，通常の MRI や CT では判別できない。
❸合併精神疾患の評価：精神障害を高率に合併する。なかでも，注意欠如多動症(ADHD)や自閉スペクトラム症(ASD)などの神経発達症やうつ病の合併率が高い。合併精神疾患に関する情報は，治療上も非常に重要なので評価が必要である。

### 確定診断の決め手

❶**表1** の基準を適用する。
❷**表1** の基準を臨床例に適用すると，項目の 2. および 4. を満たす者の割合が低い。したがって，この 2 項目の存在を確認するのは，診断上重要である。
❸基準の項目 4. は，ADHD や ASD などの合併精神疾患によっても引き起こされる。したがって，4. の症状がネット・ゲームによって引き起こされていることの確認が必要である。

15

## 誤診しやすい疾患との鑑別ポイント

**❶神経発達症**：患者の症状の主体は神経発達症であるが，その発達特性からネット・ゲーム時間が長くなりやすく，両親などが依存として受診させることがある。この場合，正確な情報を基に，ゲーム行動症の診断基準を確認する必要がある。また，現実逃避手段としてのネット・ゲーム過剰使用は依存に発展しやすいので，依存と診断できない場合も，追跡が必要なことが多い。

**❷うつ病（⇨1363頁）**：うつ病で意欲が下がっていても，ネット・ゲームはできる場合が多い。一時的な気分改善や閉居時の暇つぶしで，ネット・ゲームを過剰使用することがある。うつ症状の改善とともに過剰使用も改善するようであれば，依存と診断しない。

**❸ギャンブル行動症**：コロナパンデミック以降，オンラインギャンブルの割合が増えている。ネット使用時間の延長で，ネット依存との区別が困難なことがある。この場合，依存の対象を確認することにより鑑別する。なお，ゲームのガチャ課金システムをギャンブルとみなす場合があり，両者の区別が困難になっている現実がある。

## 確定診断がつかないとき試みること

既述の診断のプロセスを実行すれば，鑑別がつかないことはない。

## 予後判定の基準

改善の目標は断ネット・ゲームが理想であるが，現実的には減らすこととしている。また，減らすことで現実生活が改善・充実することも予後の重要な基準である。

## 治療法ワンポイント・メモ

治療のターゲットをネット・ゲーム使用を減らすことだけに当てない。むしろ，それができない現実活動を増やすことに重きをおき，結果的に使用が減るよう支援する。そのほうが，患者からの治療抵抗やドロップアウトが少なくなり，治療が円滑に進む。

# パーソナリティ症
Personality Disorders

**林 直樹** 三恵会 西ヶ原病院・精神科（東京）

**頻度** **よくみる**（一般人口の10〜15％に認められると考えられている。しかし，治療を必要とするのはその一部に過ぎない。また，医療機関を受診する患者にパーソナリティ症があるとしても，診断・治療でまず問題にされるのは，合併している精神障害のほうであることが多い）

## 診断のポイント

**❶**患者には，社会規範や文化から期待されるものから偏った，非適応的な（例えば，柔軟性が欠如した，統制が取れていない）認知，感情，行動のパターンが認められる。

**❷**自己に関する機能（例えば，同一性，自尊心，自己評価，自己志向性）の問題や対人関係機能の障害〔例えば，親密で相互に満足できる関係を形成する能力や他者の考え方を理解する（共感の）能力，対人関係の葛藤に対応できる能力〕の障害がある。

**❸**その障害は比較的持続的であり，その徴候が青年期または成人期早期に始まり，比較的長期間観察される。

**❹**その障害は個人的，家庭的，社会的領域，教育や職業などの広い領域における患者の機能を損なっている。

**❺**その障害はパーソナリティ特性と関連があり，患者には特定の問題パターンが繰り返されている。米国精神医学会の診断基準DSM-5-TR第Ⅲ部「新しい尺度とモデル」の代替診断モデル（AMPD：Alternative model for personality disorders）に規定されているタイプでは，以下の事項が問題となる。

**❶**反社会性パーソナリティ症：他者の権利を無視，侵害する反社会的行動をとる。

**❷**回避性パーソナリティ症：周囲からの否定的評価を恐れ，そのような状況を避ける。

**❸**境界性パーソナリティ症：対人関係や感情の不安定，および衝動的行動がある。

**❹**自己愛性パーソナリティ症：誇大的な自己評価や振る舞いがある反面，自尊心が脆く容易に崩れることがある。

**❺**強迫性パーソナリティ症：一定の秩序を保つことに固執する。

**表1** DSM-5 代替モデル（AMPD）のパーソナリティ症タイプと病的パーソナリティ特性との関連

| 病的パーソナリティ特性 | 反社会性パーソナリティ症 | 回避パーソナリティ症 | ボーダーラインパーソナリティ症 | 自己愛性パーソナリティ症 | 強迫性パーソナリティ症 | 統合失調型パーソナリティ症 |
|---|---|---|---|---|---|---|
| 否定的感情 | | ○ | ○ | | ○ | |
| 離脱 | | ○ | | | ○ | ○ |
| 対立 | ○ | | ○ | ○ | | |
| 脱抑制 | ○ | | ○ | | * | |
| 精神症性 | | | | | | ○ |

＊：強迫性パーソナリティ症では，脱抑制の反対の「硬直した完全主義」が診断基準に含まれている。

❻統合失調型パーソナリティ症：妄想様観念などの精神症症状に近縁の認知・思考。

### ❻ 診断基準

❶ DSM-5-TR の AMPD と ICD-11 の診断必要事項ではともに，上記❷の自己機能と対人関係機能の障害（AMPD では両者をまとめてパーソナリティ機能の障害とよばれている），❸の障害が持続的であること（ICD-11 では「例えば 2 年以上」と記述されている），❹の広い領域で生じること，があげられている。さらに除外基準の項目，患者の特徴が他の精神障害や物質使用または他の医学的状態，その人の発達段階や社会文化的環境によってうまく説明されないことが加えられている。

❷また，上記❺のパーソナリティ特性は，AMPD において，タイプ分けの根拠，そして ICD-11 において診断の一部として取り扱われている。なおそれは，AMPD では病的パーソナリティ特性〔否定的感情（抑うつ・不安傾向），離隔（強い内向性），対立（周囲と衝突しやすい），脱抑制（衝動性高い），精神症性〕，ICD-11 では顕著なパーソナリティ特性〔❺の❶〜❹が AMPD のそれに相当，❺のみが制縛性（強迫的傾向）であり，AMPD のそれと不一致である〕と規定されている（表1）。

❸ ICD-11 のパーソナリティ症診断では，重症度分類が重視されている。それは主に自己機能の問題や対人関係機能の障害の程度によって評価される。タイプ分類は原則的に撤廃されているが，ボーダーラインパターン（パーソナリティ症）だけは残されている。診断表記は，例えば「パーソナリティ症重症，否定的感情，脱抑制」といったものとなる。

### 症候の診かた

❶問診，診察時の所見，生活状況，患者以外の事情をよく知る人からの情報から診断をする。

❷環界とのかかわりやライフイベントへの反応から生じていることを把握する必要がある。

### 検査所見とその読みかた

❶「NEO FFI 人格検査」といった一般向けのパーソナリティ検査の所見は，パーソナリティ症を診断するうえで有用である。

❷ DSM-5 AMPD 構造化診断面接（SCID-5-AMPD）の補助として使われる質問票が発表されている。また，DSM-5 AMPD の病的パーソナリティ特性を評価するために提案されている尺度（PID-5-BF）がある。

### 確定診断の決め手

治療経過のなかで臨床症状や問題行動の評価を行い，診断についての検討を継続することが必要である。

### 誤診しやすい疾患との鑑別ポイント

合併精神障害には，パーソナリティ症と共通の特徴があるものが多い。例えば，回避性パーソナリティ症は症状が重なる社交不安症（⇨ 1376 頁）の合併が多く，反社会性パーソナリティ症は物質使用症としばしば合併している。また，神経発達症や複雑性心的外傷後ストレス症（⇨ 1377 頁）と合併していることが多い。

### 確定診断がつかないとき試みること

診断のための情報の集積，および治療に対する反応を確認しながら，パーソナリティ症の有無，および他の精神障害との鑑別診断の検討を続ける。

### 治療法ワンポイント・メモ

患者のおかれた対人関係などの状況，合併してい

る精神症状など多方面の状況を把握し，それらへの介入・治療が臨床症状の改善をもたらすことがまれでない。

## さらに知っておくと役立つこと

　パーソナリティ症は持続的であることが特徴であるが，それは他の精神障害に比較してのことであり，むしろ環境とのかかわりのなかで変化する性質があ

る。すなわち，それは，改善の可能性が豊かにあることを意味している。

## 専門医へのコンサルト

　わが国においてパーソナリティ症の専門治療を継続的に提供している医療機関はない。パーソナリティ症は，頻度が高い精神障害であり，すべての精神科スタッフがその治療に携わるべきものである。

# 16 運動器疾患

責任編集：松田 秀一

# ● 運動器疾患　最近の動向

## 人工知能を用いた運動器疾患診療

**松田 秀一**　京都大学大学院教授・整形外科学

　人工知能（AI：artificial intelligence）は，人間の知能や問題解決能力を模倣するように設計された計算能力の総称であり，そのなかでも機械学習は大規模なデータを用いて，教えられたデータの特徴を基にどのように処理するべきか学習し，データを分析していくものである。機械学習の1つである深層学習は，データを多くの層で処理していくなかでデータのもつ特徴が判断されるため，特徴について人間が教える必要はない。よって人間がデータの特徴を判別できないような事象についても解析を行うことが可能になる。近年，AIの臨床医学分野への応用も進んできている。

**1. 画像診断・組織診断**　深層学習を用いた画像評価は多くの医療分野で行われている。convolutional neural network（CNN）は画像認識に有効な深層学習の一種で，フィルタを使って画像の特徴を抽出し，特徴量を圧縮することで高精度な判定ができるため，画像認識によく用いられている手法である。整形外科領域でもCNNを用いたさまざまな解析が行われているが，骨折の分野では多くの研究がなされており，骨折の有無，部位，分類などが高い精度で診断可能になってきている。骨粗鬆症についても骨密度を単純X線でDEXA（二重エネルギーX線吸収測定法）同様に評価可能になりつつあることが報告されている。人工関節関連では，術後のインプラントの判別，人工関節のゆるみなどの診断についての研究が行われている。MRIを用いた研究も多くあり，靱帯損傷，半月損傷，腱板損傷などの診断精度について報告されている。骨軟部腫瘍もX線を用いた悪性骨腫瘍の診断精度はかなり高くなってきているが，軟部腫瘍のMRI診断や組織診断においては，組織の多様性もあることからまだ高い診断精度はなく，今後研究が進んでいく領域と思われる。

**2. 予後予測**　変形性関節症患者における将来人工関節を受けるリスク評価，人工関節置換術後の合併症発生予測などの研究も盛んに行われている。人工関節後の疼痛や機能などの患者立脚型評価の結果を精度高く予測できるツールというものはまだ確立されていないが，術前教育・治療法決定にAIを用いる取り組みは進んできている。患者背景情報を基にして患者自身の手術への希望などを入力し，AIを用いて患者個別の手術のリスクとベネフィットを提示して手術選択の一助とするもので，臨床成績が向上することが示されている。骨軟部腫瘍の予後予測の研究も行われているが，症例数が多いことから原発性骨軟部悪性腫瘍より転移性骨腫瘍についての研究開発が進んでおり，複数の予後予測ツールが発表されている。

**3. 医療資源使用予測**　入院期間，手術時間，治療に用いられるデバイス，薬剤，再入院率などを正確に予測して，医療資源を効率的に使用する試みも行われている。

　今後AIを用いた診療に関する研究はさらに進んでいくものと思われる。どのようにして有効に利用していくかについても今後の課題である。

# 化膿性骨髄炎
## Pyogenic Osteomyelitis

**松下 和彦** 聖マリアンナ医科大学客員教授・整形外科学

(頻度) **ときどきみる**〔小児の場合，高所得国では人口 10 万対年間 8 (Ochsner J 19: 116-122, 2019)〕

## 診断のポイント

① 悪寒，戦慄，発熱などの全身症状，および局所の熱感，発赤，腫脹などの所見。
② 白血球数，CRP 値，赤沈値などの炎症マーカーの上昇。
③ MRI での骨髄浮腫像。
④ 細菌培養での細菌の同定。

## 症候の診かた

① 急性骨髄炎：悪寒，戦慄，発熱などの全身症状，および局所の熱感，発赤，腫脹などの所見を呈する。
② 慢性骨髄炎：急性骨髄炎にみられるような全身，および局所の炎症所見は軽微である。瘻孔を形成して排膿を繰り返している場合が多い。瘻孔が閉じると全身，局所の炎症所見は増悪して膿瘍を形成し，再び瘻孔を形成する。

## 検査所見とその読みかた

① 血液所見：炎症マーカーのうち CRP 値，赤沈値の感度が高いとされるが，特異度は低い (Pediatr Infect Dis J 36: 788-799, 2017)。
② 単純 X 線像
　① 骨膜への刺激により新生された骨が，単純 X 線像では線状の骨膜反応として認められる。
　② 細菌感染時に産生される各種サイトカインや細菌の菌体物質の一部は破骨細胞を活性化して骨吸収を促進させ骨破壊が進行し，単純 X 線像では皮質骨の不鮮明化や骨融解像を呈する。
　③ これらの変化が出現するまでには，発症後 10～20 日かかるとされている。したがって，早期診断には適していない。
　④ しかし，骨腫瘍など他疾患との鑑別のため基本的に必要な検査である (J Pediatric Infect Dis Soc 10: 801-844, 2021)。
③ MRI
　① MRI は感度，特異度とも高く，発症後 3～5 日で初期の骨髄浮腫をとらえることができ早期診断

に有用である (Pediatr Infect Dis J 36: 788-799, 2017)。
　② 感染による骨髄浮腫や膿は T1 強調画像で低輝度，T2 強調画像や STIR 画像で高輝度を示す。
　③ 外傷（骨挫傷）による骨髄浮腫でも同様の所見を呈するので，骨周囲への波及の有無，臨床所見，血液検査所見を総合して判断する。
　④ 骨周囲の膿瘍・筋炎，化膿性関節炎への進展なども把握できる利点がある。
　⑤ しかし撮影時間が長く，幼児では鎮静が必要なことが欠点である。
④ CT：MRI と比較して感度が低いとされている (Pediatr Infect Dis J 36: 788-799, 2017)。
⑤ 超音波：骨周囲の膿瘍や合併した化膿性関節炎の診断には有用である。
⑥ 微生物学的検査
　① 骨組織は無菌組織であり，無菌的操作で骨から採取した検体から細菌が同定されれば診断は確定する。
　② 臨床的に局所の波動を触知し膿瘍の形成が疑われる場合や，MRI で膿瘍を形成している場合はできる限り穿刺して検体を採取する。抗菌薬の投与前に，検体を採取することが重要である。
　③ 血行性骨髄炎が疑われる症例では血液培養も診断，原因菌の同定に重要である。
　④ 瘻孔を有する慢性骨髄炎では，可能な限り深部骨病巣より検体を採取することが重要である。

## 確定診断の決め手

① 骨組織より細菌が同定されれば診断は確定する。
② 発症早期には原因菌の証明が困難な場合が多く，臨床症状，検査所見を総合して診断する。

## 誤診しやすい疾患との鑑別ポイント

① **蜂窩織炎**
　① 小児急性骨髄炎では，強い疼痛による患肢の機能障害が特徴である。
　② 下肢では歩こうとせず上肢では使いたがらないなどの機能障害が蜂窩織炎などと異なり，支持機構である骨自体に障害があることを示唆する所見である。
② **骨腫瘍**(⇨ 1394 頁)，**腫瘍類似疾患**
　① 骨破壊や骨膜反応を伴う Ewing 肉腫や骨肉腫などの悪性骨腫瘍，骨膜反応を伴う好酸球性肉芽腫などの腫瘍類似疾患との鑑別を要することがある。

❷臨床症状や血液検査所見より診断は比較的容易であるが，時に生検を要することがある。

❸**疲労骨折**：骨膜反応を伴うので鑑別を要するが，臨床症状や血液検査所見より診断は容易である。

## 確定診断がつかないとき試みること

❶ X 線透視や CT ガイド下の穿刺で検体を採取できない場合は，手術的に骨組織を採取し，細菌培養や病理組織学的検査を行う（J Pediatric Infect Dis Soc 10: 801-844, 2021）。

❷保険適用外だが，遺伝子検査などを用いることで，原因菌の推定が可能になることがある。

## 合併症・続発症の診断

❶化膿性関節炎
　❶感染が隣接する関節に波及し，化膿性関節炎が続発することがある。
　❷超音波検査，MRI は関節液の貯留を知ることができ診断に有用である。

❷変形：小児骨髄炎は骨幹端に好発するため，骨端線を刺激あるいは破壊して骨の過成長あるいは発育抑制を起こすことがある。

## 経過観察のための検査・処置

❶発熱，局所所見，疼痛などの臨床所見。

❷ CRP 値，赤沈値。

❸ MRI では感染が鎮静化したあとも輝度変化は残存するので，経過観察には適していない。しかし，治療に対する反応が不良な症例では，原因の究明に MRI が有用な場合がある。

## 治療法ワンポイント・メモ

❶原因菌として頻度が高い黄色ブドウ球菌をターゲットとして抗菌薬の静脈内投与を開始する。

❷微生物学的検査の結果により，適切な抗菌薬に変更する。

❸抗菌薬を投与しても臨床所見の改善傾向がみられない場合は，手術療法を検討する。

## 専門医へのコンサルト

治療は抗菌薬の静脈内投与が原則である。したがって，本症が疑われたら入院設備のある整形外科にコンサルトする。

# 原発性悪性骨腫瘍
Primary Malignant Bone Tumors

**川島 寛之**　新潟大学大学院教授・整形外科学

**頻度** あまりみない
**GL** 原発性悪性骨腫瘍診療ガイドライン 2022

## 診断のポイント

❶骨肉腫，軟骨肉腫，Ewing 肉腫が大部分を占める。

❷骨肉腫，Ewing 肉腫は 10〜20 歳台に好発し，軟骨肉腫は 30 歳台以降に好発。

❸骨肉腫は長管骨の骨幹端（特に膝関節周囲）に好発し，軟骨肉腫や Ewing 肉腫は骨盤や長管骨の骨幹に好発。

❹数週〜数か月かけて持続または増悪する疼痛や病的骨折で発症。

❺局所の腫脹，熱感，発赤を伴うこともある。

## 症候の診かた

❶疼痛：外傷などの誘引なく疼痛が出現することが多い。症状は増悪傾向で，初期の運動時痛から徐々に安静時痛に変化する。比較的軽微な外傷により病的骨折が生じて，突然強い疼痛が生じることもある。

❷腫脹：上記と同様に明らかな誘因がない腫脹を認めることがある。腫瘍が骨外へ進展し，骨外腫瘤を形成した際には弾性硬〜硬い腫瘤を触知する。

❸熱感：局所の炎症を生じ，熱感や発赤を伴うことがある。Ewing 肉腫では発熱などの全身炎症症状を伴うこともある。

## 検査所見とその読みかた

❶血液・生化学検査
　❶骨肉腫では血清 ALP が高値となることが多いが，小児での正常値は成人より高値であることを考慮する必要がある。
　❷ Ewing 肉腫では血清 LDH 値が高値を示すことがある。

❷画像検査
　❶単純 X 線
　● 診断において重要性が高い。
　● 境界不明瞭な虫食い状あるいは浸蝕状の溶骨像と淡い綿花様あるいは綿球様の硬化像が混在することが多い。
　● 腫瘍の骨外進展により，骨膜が外側へ押し上げられることで，sunburst appearance や Codman

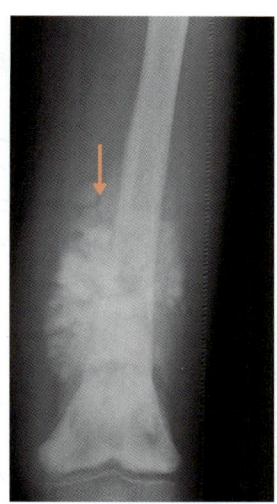

**図1** 8歳男児，左大腿骨骨肉腫の単純X線画像

Sunburst appearance（→）

三角とよばれる骨膜反応が認められる（図1）。
- 軟骨肉腫では，腫瘍内に不規則な形態の石灰化像を認める。骨皮質は内側から浸蝕され，波状に不整形を呈し，時に骨皮質の破壊・破断を伴う。
- Ewing肉腫では，境界不明瞭な溶骨性病変を認め，onion-peel（玉ねぎの支）様の骨膜反応を呈することもある。

**❷ CT**
- 局所の骨梁構造の破壊や，石灰化，骨膜反応を鋭敏に映し出す。
- また，ステージングを目的とし，遠隔転移の有無を判定するために，PETと合わせて施行されることもある。

**❸ MRI**
- 腫瘍の軟部組織進展を鋭敏に映し出し，腫瘍と神経，血管などとの位置関係を確認する目的で用いる。
- 軟骨肉腫では軟骨成分や粘液成分を反映し，T2強調画像で高信号の組織として確認できる。

**❹骨シンチ**：骨病巣の検出に有効である。

## 確定診断の決め手

　生検などによって得られた腫瘍組織の病理学的解析により診断を確定する。この際，組織形態のみではなく，分子生物学的手法を用いた遺伝子解析も必須となりつつある。

## 誤診しやすい疾患との鑑別ポイント

**❶骨髄炎**
- ❶急性骨髄炎は溶骨性病変を呈し，慢性骨髄炎は造骨性病変を呈することが多く，しばしば骨膜反応を伴う。
- ❷慢性再発性多発性骨髄炎は無菌性で小児に好発し，複数の骨に病変を認める。
- ❸鑑別には病理や細菌培養検査が必要となる。

**❷疲労骨折**
- ❶骨へのストレスが長時間，繰り返しかかるような運動を行うことが誘因となり発生。
- ❷通常の骨折と異なり，疼痛の発生は緩徐であり，発症初期は画像所見も乏しいが，時間の経過とともに骨膜反応を呈する。
- ❸初期の診断にはMRIが有用。

**❸成長痛や捻挫・打撲などの外傷**
- ❶原発性悪性骨腫瘍は発症初期には単純X線で明らかな異常所見を指摘できないこともあり，成長痛や運動などに伴う捻挫や打撲などの外傷と誤診されることがある。
- ❷短期的に症状が改善しない場合には要注意であり，MRIなどによる精査を進める。

## 確定診断がつかないとき試みること

　小児に発生する小円形細胞肉腫にはEwing肉腫のほか，横紋筋肉腫や神経芽腫，悪性リンパ腫などさまざまな疾患があり，病理学的にも鑑別が困難なことがある。診断確定が困難な場合には躊躇なく専門医へコンサルトを行うべきである。

## 予後判定の基準

**1**骨肉腫やEwing肉腫では腫瘍の大きさ，腫瘍の発生部位（脊椎や骨盤などの体幹発生例か四肢発生例か）や化学療法の治療効果が予後を規定する因子となる。また，初診時に肺転移を有する症例は予後不良である。

**2**軟骨肉腫では組織学的悪性度が重要である。

## 治療法ワンポイント・メモ

**1**切除が可能な場合には，広範切除術が原則的な手術法となる。多くの場合には，患肢温存術が選択されるが，やむを得ず切・離断術が選択されることもある。骨肉腫やEwing肉腫では多くの症例で術前・術後に多剤併用の補助化学療法が行われる。

**2**切除困難な症例に対しては，重粒子線や陽子線に

16

よる放射線治療が適応となることもある。

## さらに知っておくと役立つこと

近年，骨肉腫の発生年齢が高齢化（40 歳以降が増加）し，発生部位は体幹部が増加している。

## 専門医へのコンサルト

原発性悪性骨腫瘍はいずれも希少がんであり，疑われた場合にはすぐに専門医へのコンサルトを行うべき疾患である。

# がんの骨転移
## Metastatic Bone Tumor

**秋末 敏宏** 神戸大学大学院教授・保健学研究科

**頻度** よくみる
**GL** 骨転移診療ガイドライン（改訂第 2 版）（2022）

## 診断のポイント

❶ 40 歳以上（がん好発年齢）。
❷ がんの既往。
❸ 安静時痛，特に夜間痛。
❹ 脆弱性骨折。
❺ 運動麻痺，膀胱直腸障害。

## 緊急対応の判断基準

❶ 病的骨折・切迫骨折（特に荷重骨）に対しては，整形外科的手術療法を全身状態や生命予後予測に応じて考慮する。手術が困難な場合は，外固定および放射線治療などにより除痛をはかる。
❷ 脊椎転移による脊髄・馬尾圧迫にて運動麻痺や膀胱直腸障害が出現した場合は，整形外科的手術療法や緊急放射線照射を考慮する。
❸ 高カルシウム血症に対しては，生理食塩液の急速投与やカルシトニン投与を考慮する。

## 症候の診かた

❶ 疼痛：体動と関連のない安静時痛，特に夜間痛は骨転移を疑う症状である。しかし，骨破壊の進行度や荷重骨・非荷重骨などの要因で，体動時のみの疼痛である場合や局所疼痛を伴わない場合もあり，注意を要する。また，脊椎転移の場合は，脊髄や神経根圧迫による神経障害性疼痛が，転移部位の局所疼

痛より早期の訴えとなることもある。
❷ 神経麻痺：脊椎転移による脊髄・馬尾圧迫にて運動麻痺・知覚障害・膀胱直腸障害が生じうる。脊椎転移は多発病巣を有することが，しばしばみられる。また，比較的まれではあるが末梢神経への腫瘍直接浸潤による麻痺・神経障害も生じることがあるので，麻痺の神経学的責任高位診断は重要であり，詳細な神経学的評価は必須である。

## 検査所見とその読みかた

❶ 単純 X 線撮影：骨転移の画像診断として，まず行うべき画像検査である。特に有症状の局所評価，骨折の評価には必須である。
❷ CT：骨転移以外の転移巣検索や原発不明骨転移の原発巣検索など全身検索の一環として有用である。また，溶骨性・造骨性病変の鑑別や骨破壊の範囲，骨構築安定性の評価，さらには骨折リスクの評価にも有用であるが，骨梁間型転移は CT での検出が困難であり注意を要する。
❸ MRI：骨梁間型転移を含めた骨転移の検出力は高いが，偽陽性に注意を要する。脊椎転移においては，脊髄・馬尾への圧迫程度を評価することに有用である。
❹ 放射性同位体検査：骨シンチグラフィや $^{18}$F-FDG-PET/CT は骨転移の画像診断に有用である。ただし，偽陰性・偽陽性の可能性も念頭におき，他の画像モダリティと合わせた評価を行うべきである。

## 確定診断の決め手

がんの既往，症状，画像診断にて総合的な臨床診断を行うことにより，病理組織診断を経ずして，臨床的確定診断は可能である場合が多い。しかしながら，鑑別診断が困難な病変，原発巣不明の骨転移，重複がんの骨転移などは，病理組織診断による確定診断を要することがある。

## 誤診しやすい疾患との鑑別ポイント

❶ 骨粗鬆症性脆弱性骨折：脊椎の骨粗鬆症性圧迫骨折，仙骨脆弱性骨折などは，臨床症状・経過が骨転移と類似することがある。特に高齢者で骨粗鬆症が背景にある症例においては，鑑別が必要である。複数の画像モダリティを用いて鑑別することが必要である。
❷ 骨髄炎（⇒ 1393 頁），化膿性脊椎炎（⇒ 1420 頁）：臨床症状・経過や画像所見が骨転移と類似すること

がある。熱型，血液検査所見も含めた総合的な臨床診断が必要であるが，生検により病理学組織学的，細菌学的検査により鑑別する。

### 確定診断がつかないとき試みること

生検を行い，病理組織診断による確定診断を行う。

### 予後判定の基準

複数の予後予測スコアリング法が提唱されている。生命予後スコアリングシステムとしては，片桐，徳橋，富田などのスコアリングシステムがあり，骨転移に対する介入（手術療法，放射線療法，薬物療法など）の方針決定上の参考となる。

### 治療法ワンポイント・メモ

**1** 手術療法：手術療法の目的は，四肢の骨転移においては病的骨折・切迫骨折に対して，骨構築の支持性を維持すること，脊椎転移においては脊髄・馬尾圧迫に起因する麻痺の改善と支持性を維持することにある。

**2** 放射線療法：放射線療法の目的は，第一に除痛であるが，がん種によっては放射線療法単独または薬物治療との併用により，再骨化が期待できる場合もある。また，近年，高精度放射線治療や粒子線治療の適応も拡大しつつあり，骨転移においても根治的治療との位置づけになる場合もある。

**3** 薬物療法：分子標的薬や免疫チェックポイント阻害薬の登場により，がん種によっては，骨転移を含めた遠隔転移に対しても腫瘍制御が可能となる場合がある。また，骨修飾薬（ビスホスホネート，デノスマブ）による骨関連事象（SRE：skeletal related event）発症までの期間延長や生命予後の延長も期待できるがん種も存在する。

**4** がんリハビリテーション：骨転移におけるリハビリテーションは，維持的または緩和的目的となる。手術療法・放射線治療後や緩和期（BSC：best supportive care）に，補装具療法などを併用しながらADLとQOL維持をはかる。

### さらに知っておくと役立つこと

骨転移の診療には，原発主科の専門医師，整形外科医，放射線治療医，リハビリテーション医，緩和治療医などの多診療科とともに，看護師，理学療法士など多職種で構成される骨転移に特化したキャンサーボードを設置し，診断から治療方針の決定，フォローアップまで多職種多診療科で集学的に行うこと

が，近年提唱されている。

### 専門医へのコンサルト

単発またはオリゴ転移で，生命予後が良好と予測されるがん種で，広範切除＋腫瘍用人工関節置換術の適応が考慮さる場合は，専門医へのコンサルトが推奨される。また，放射線治療やIVR（interventional radiology）治療が考慮される場合は，それらの治療が可能な施設の専門医へのコンサルトを行うべきである。

---

# 骨粗鬆症・骨軟化症
## Osteoporosis and Osteomalacia

宮腰 尚久　秋田大学大学院教授・整形外科学

## I 骨粗鬆症

**頻度** よくみる
**GL** 骨粗鬆症の予防と治療ガイドライン 2015年版

### 診断のポイント

**1** わが国では，骨粗鬆症患者は1,590万人いると推定されている。
**2** 診断は，原発性骨粗鬆症の診断基準（2012年度改訂版）（表1）に準じて行う。
**3** この診断基準は，あくまでも原発性の骨粗鬆症の診断に使用するべきものである。したがって，この診断基準を用いる前に，続発性の骨粗鬆症や，骨軟化症などの骨粗鬆症以外の低骨量を呈する疾患をあらかじめ鑑別しておかなければならない。

### 緊急対応の判断基準

以下は緊急対応の対象となる。
**1** 脊髄や馬尾・神経根の圧迫によって麻痺を呈する椎体骨折。
**2** 大腿骨近位部骨折。

### 症候の診かた

**1** 低骨密度だけでは無症状のことが多い。
**2** 骨粗鬆症による椎体骨折の3分の2は外傷歴がなく生じるため注意が必要である。
**3** 身長の低下は椎体骨折の存在を示唆する。若いときからの身長低下が4cm以上，閉経後の3年間の

身長低下が 2 cm 以上あった場合には，椎体骨折が生じている可能性が高い。

❹高齢者で脊柱後弯変形と腰背部痛があれば，骨粗鬆症を疑う。

## 検査所見とその読みかた

❶骨粗鬆症では，血清カルシウム値とリン値が正常である。

❷ほとんどの脆弱性骨折の既往は病歴の聴取で把握できるが，無症候性の椎体骨折を確認するには，胸椎と腰椎の単純 X 線像での診断が必要である。

## 確定診断の決め手

❶原発性骨粗鬆症は，診断基準（表 1）に合致することが確定診断の条件である。

❷続発性骨粗鬆症や低骨量を呈する骨粗鬆症以外の疾患を鑑別するため，少なくとも初診時には血液生化学検査を行う。

## 誤診しやすい疾患との鑑別ポイント

❶骨粗鬆症による椎体骨折は，好発年齢が転移性脊椎腫瘍や多発性骨髄腫（⇨ 1057 頁）などの腫瘍性疾患による椎体骨折と一致するため，要注意である。単純 X 線像での椎弓根陰影の消失（unilateral absent pedicle，winking owl sign）は転移性脊椎腫瘍を示唆する所見である。

## 確定診断がつかないとき試みること

椎体骨折が，単純 X 線像では腫瘍性疾患によるものかの鑑別が難しい場合には，躊躇せずに CT や MRI で鑑別する。

## 経過観察のための検査・処置

❶定期的な骨密度検査が必要である。

❷薬物療法における薬剤の選択やその効果判定のために，骨代謝マーカー（骨吸収マーカー，骨形成マーカー）を測定する。

## 治療法ワンポイント・メモ

重症例に対する薬物療法では，はじめに骨形成促進作用のある薬剤を使用し，その後，骨吸収抑制作用のある薬剤に切り替える逐次療法が有効と考えられる。

## 専門医へのコンサルト

続発性骨粗鬆症の場合，その原疾患の診断と治療

---

### 表1 原発性骨粗鬆症の診断基準（2012 年度改訂版）

低骨量をきたす骨粗鬆症以外の疾患または続発性骨粗鬆症を認めず，骨評価の結果が下記の条件を満たす場合，原発性骨粗鬆症と診断する。

**Ⅰ. 脆弱性骨折(注1)あり**
1. 椎体骨折(注2)または大腿骨近位部骨折あり
2. その他の脆弱性骨折(注3)があり，骨密度(注4)が YAM の 80％未満

**Ⅱ. 脆弱性骨折なし**
骨密度(注4)が YAM の 70％以下または−2.5 SD 以下

YAM：若年成人平均値（腰椎では 20〜44 歳，大腿骨近位部では 20〜29 歳）

注 1：軽微な外力によって発生した非外傷性骨折。軽微な外力とは，立った姿勢からの転倒か，それ以下の外力をさす。

注 2：形態椎体骨折のうち，3 分の 2 は無症候性であることに留意するとともに，鑑別診断の観点からも脊椎 X 線像を確認することが望ましい。

注 3：その他の脆弱性骨折：軽微な外力によって発生した非外傷性骨折で，骨折部位は肋骨，骨盤（恥骨，坐骨，仙骨を含む），上腕骨近位部，橈骨遠位端，下腿骨。

注 4：骨密度は原則として腰椎または大腿骨近位部骨密度とする。また，複数部位で測定した場合にはより低い％値または SD 値を採用することとする。腰椎においては L1〜L4 または L2〜L4 を基準値とする。ただし，高齢者において，脊椎変形などのために腰椎骨密度の測定が困難な場合には大腿骨近位部骨密度とする。大腿骨近位部骨密度には頸部または total hip（total proximal femur）を用いる。これらの測定が困難な場合は橈骨，第二中手骨の骨密度とするが，この場合は％のみ使用する。

付記　骨量減少（骨減少）〔low bone mass（osteopenia）〕：骨密度が−2.5 SD より大きく−1.0 SD 未満の場合を骨量減少とする。

〔宗圓 聰，他：原発性骨粗鬆症の診断基準（2012 年度改訂版）。J Bone Miner Metab 31：247-257，2013／Osteoporosis Jpn 21：9-21，2013 より〕

---

のため，当該分野の専門医へコンサルトする。

# Ⅱ 骨軟化症

**頻度** ときどきみる

**GL** くる病・骨軟化症の診断マニュアル（2015）

## 診断のポイント

❶骨軟化症は，骨の石灰化障害を特徴とする疾患であり，低リン血症や低カルシウム血症が主な原因である。

❷骨軟化症のうち成長軟骨帯閉鎖以前に発症するものをくる病とよぶ。

❸低リン血症は，ビタミンD代謝物作用障害，腎尿細管異常，線維芽細胞増殖因子23（FGF23：fibroblast growth factor 23）の高値などによって生じる。

❹診断は，くる病・骨軟化症の診断指針（表2）に準じて行う。

### 緊急対応の判断基準

以下は緊急対応の対象となる。
❶麻痺を呈する椎体骨折。
❷大腿骨近位部骨折。

### 症候の診かた

脆弱性骨折の既往のほか，原因不明の骨痛や全身性の筋力低下があれば骨軟化症を疑う。

### 検査所見とその読みかた

❶血清（骨型）アルカリホスファターゼが高値，血清リン値が低値であれば骨軟化症の可能性を考慮し精査を進める。
❷X線像によるLooser's zoneは骨軟化症に特異的な所見である。

### 確定診断の決め手

侵襲を伴う検査ではあるが，骨組織生検（腸骨生検）によって類骨の増加と石灰化障害を証明できれば，骨軟化症の確定診断となる。

### 誤診しやすい疾患との鑑別ポイント

骨粗鬆症：成人例の場合（特に高齢者），初診時には，圧倒的に頻度が高い骨粗鬆症と診断してしまうことも多い。骨粗鬆症の診断の際には骨軟化症の可能性を必ず念頭におき，まずは血液生化学所見で鑑別する。

### 確定診断がつかないとき試みること

❶画像所見と血液生化学所見による診断が困難な場合には，腸骨生検による骨形態計測を考慮する。
❷低リン血症があり，FGF23関連の骨軟化症を疑った場合，血清FGF23値を測定する。

### 経過観察のための検査・処置

定期的な骨密度検査とともに，血清リン値，カルシウム値をモニターする。

### 治療法ワンポイント・メモ

FGF23関連低リン血症性くる病・骨軟化症には，

---

### 表2　くる病・骨軟化症の診断指針

**くる病**
　**大項目**
　　a. 単純X線像でのくる病変化（骨幹端の杯状陥凹，または骨端線の拡大や毛ばだち）
　　b. 高アルカリホスファターゼ血症*
　**小項目**
　　c. 低リン血症*，または低カルシウム血症*
　　d. 臨床症状：O脚・X脚などの骨変形，脊柱の弯曲，頭蓋癆，大泉門の開離，肋骨念珠，関節腫脹のいずれか

　　1. くる病：大項目2つと小項目の2つをみたすもの
　　2. くる病の疑い：大項目2つと小項目の2つのうち1つをみたすもの

**骨軟化症**＊＊
　**大項目**
　　a. 低リン血症，または低カルシウム血症
　　b. 高骨型アルカリホスファターゼ血症
　**小項目**
　　c. 臨床症状：筋力低下，または骨痛
　　d. 骨密度：若年成人平均値（YAM）の80%未満
　　e. 画像所見：骨シンチグラフィーでの肋軟骨などへの多発取り込み，または単純X線像でのLooser's zone

　　1. 骨軟化症：大項目2つと小項目の3つをみたすもの
　　2. 骨軟化症の疑い：大項目2つと小項目の2つをみたすもの

除外すべき疾患：がんの多発骨転移，腎性骨異栄養症，原発性副甲状腺機能亢進症

骨石灰化障害を惹起する薬剤使用例では，くる病，骨軟化症いずれにおいても，低リン血症または低カルシウム血症の存在を除いて判断する。
　＊：年齢に応じた基準値を用いて判断する。
＊＊：くる病として発症した症例は，くる病の診断指針に準じる。
〔福本誠二，他：くる病・骨軟化症の診断マニュアル．日内分泌会誌91（Suppl）：1-11，2015より〕

X染色体連鎖性低リン血症性くる病・骨軟化症や腫瘍性くる病・骨軟化症などがあるが，これらの疾患に対しては，ヒト型抗FGF23モノクローナル抗体製剤のブロスマブによる治療が可能である。

### 専門医へのコンサルト

重症化の予防には，可及的早期からの治療が必要であるため，骨軟化症を疑った時点で専門医へコンサルトする。

# コンパートメント症候群（筋区画症候群）

## Compartment Syndrome

渡部 欣忍 帝京大学教授・整形外科学講座

**頻度** 急性コンパートメント症候群の発生数は10万人あたり3.1人/年。骨折に合併するものが最多で，脛骨骨折（36%），橈骨遠位部骨折（9.8%）が多い。また，脛骨骨折の2.7〜11%に合併する。開放骨折でもコンパートメント症候群は発生する。

## 定義

骨，筋膜，筋間中隔に囲まれた区画（コンパートメント）の内部で圧が高まって，筋肉・神経・血管が圧迫されて運動・感覚障害を生じる病態。外傷に伴う急性コンパートメント症候群と，歩行や運動に伴う慢性労作性コンパートメント症候群とがある。

## 診断のポイント

① 損傷の程度に不釣り合いな強い疼痛。
② 区画内にある筋肉の他動運動に伴う疼痛（passive stretch pain）。
③ 病変部の緊満，運動麻痺，感覚麻痺，蒼白，拍動消失。
④ 疑わしい場合や，確定診断には区画内圧測定を行う。
⑤ 男性，若年者（55歳未満）は，筋膜切開術の適応になることが多い。

## 緊急対応の判断基準

① 臨床的に明らかな陽性徴候がある。
② 区画内圧測定で30 mmHg以上か，拡張期血圧との差が30 mmHg以下。

## 症候の診かた

① 強い疼痛，感覚障害，手・指や足・趾の関節の他動的伸展による疼痛，四肢の緊満などが，臨床症状としては重要。コンパートメント症候群に典型的な症候は，いわゆる6Pといわれるものである。すなわち，疼痛（Pain），区画内圧上昇（Pressure），拍動消失（Pulseless），運動麻痺（Paralysis），感覚麻痺（Paresthesia），蒼白（Pallor）の6つである。
② このなかで最も重要なのは，「損傷の程度に不釣り合いな強い疼痛」と「コンパートメント内にある

筋肉の他動運動に伴う疼痛（passive stretch pain）」である。これらの症候は，他の症候よりも先に現れる。コンパートメント症候群は，早く診断して早く治療する必要があるので，この2つの症候が最も重要である。

## 検査所見とその読みかた

正常の区画内圧は8 mmHg以下である。区画内圧測定で30 mmHg以上か，拡張期血圧との差が30 mmHg以下を異常とする。

## 確定診断の決め手

① 意識障害のない患者のコンパートメント症候群の診断では，臨床症状（「強い疼痛」と「他動伸展痛」）が重要である。臨床症状がないことは，コンパートメント症候群を除外するのに有用である。
② 確定診断には，区画内圧を測定する。
③ 区画内圧測定やそのモニタリングは，意識障害のある患者のほか，血管損傷や神経機能障害を生じている患者では必須の検査である。

## 誤診しやすい疾患との鑑別ポイント

① **血管損傷，動脈閉塞**：コンパートメント症候群で，拍動消失を生じるのは，かなり進行してからである。早期から拍動消失がある場合は，血管損傷や動脈閉塞を考え，血管造影検査により鑑別する。ただし，血管損傷にコンパートメント症候群を合併することも多い。
② **神経損傷**：神経学的所見を正しくとる。神経損傷では，他動伸展疼痛は一般には生じない。

## 確定診断がつかないとき試みること

区画内圧の継続的なモニタリングと臨床所見の評価。

## 合併症・続発症の診断

筋肉の壊死により横紋筋融解症や高カリウム血症を合併することがある。血液検査により腎機能，電解質の異常をチェックする。

## 予後判定の基準

① コンパートメント症候群に対して12時間以内に筋膜切開を行わないと予後不良である。
② 血管障害がなくても区画内圧30 mmHg以上が8時間以上続くと，筋壊死が起こり，不可逆的な機能障害を残す。下腿コンパートメント症候群では，症

状発現から 12 時間以内に治療を受けた患者の 68%
が正常な運動・感覚機能を獲得できたのに対して，
12 時間以後では 8% のみが正常であった。

### 経過観察のための検査・処置

1 四肢外傷でギプス固定を行っている場合には，ギプスと下巻きに割を入れることで，区画内圧が 50〜85% 低下する。全周性に巻いた圧迫包帯も除去する。
2 下肢挙上は，局所の虚血を増大させるので，推奨しない。
3 30〜60 分以内に症状が改善しない場合は，区画内圧を再検する。

### 治療法ワンポイント・メモ

区画内圧を下げる処置をしても，効果がない場合には，緊急で筋膜切開術を行う。

## 反復性肩関節脱臼
### Recurrent Anterior Glenohumeral Instability

菅谷 啓之　東京スポーツ＆整形外科クリニック・院長

頻度　よくみる

### 診断のポイント

1 主訴は肩関節の脱臼癖あるいは脱臼不安感。
2 外傷性の肩関節脱臼もしくは亜脱臼歴がある。
3 年齢は 10 歳台後半〜40 歳程度まで。
4 スポーツ活動に支障がある。重症例では寝返りなどの ADL 動作でも支障あり。

### 緊急対応の判断基準

1 脱臼が整復できない場合は専門医に紹介する。
2 高齢者の肩関節脱臼は整復困難な場合があり，一晩でも放置すると腋窩神経麻痺をきたす場合があるので，迅速な整復が必要である。

### 症候の診かた

1 肩関節の外傷性脱臼歴があり，脱臼不安感を訴えていればほぼ診断は確定する。
2 関節可動域はほとんど制限を認めないが，挙上位の外旋で脱臼不安感を訴える（apprehension test 陽性）。
3 患者を背臥位とし，さまざまな肩関節外転角で外

旋動作を他動的に試みると，60 度から 150 度程度までの外転角での外旋で脱臼不安感を訴える。

### 検査所見とその読みかた

1 単純 X 線検査：下垂位正面内旋位で上腕骨頭後上方部の骨陥凹である Hill-Sachs 病変を確認できることがある。関節窩の骨欠損は判断しにくいが，下垂位正面中間位〜外旋位で関節裂隙がうまく抜けると，関節窩剥離骨片が確認できることがある。関節窩骨形態をより詳細に評価する場合は，West Point View もしくは Bernageau 変法などの特殊撮影法が必要となる。
2 3D-CT：上腕骨頭を外した関節窩の 3D-CT 画像で詳細な関節窩骨形態を評価できる。また，Hill-Sachs 病変の大きさや深さもよく評価できる。
3 単純 MRI：単純 MRI では関節唇の描出が難しいため，T2* 水平断のみある程度評価可能であるが，利用価値は低い。
4 MRA（関節造影 MRI）：生理食塩液 20 mL を肩関節腔に注入したあとの T1 強調画像で関節唇や関節包の描出が良好となる。水平断でも診断可能であるが，ABER 位（外転外旋位）が撮像できれば完全な術前画像診断が可能となる。

### 確定診断の決め手

病歴と apprehension test 陽性で確定診断可能であるが，3D-CT や MRA で Hill-Sachs 病変や Bankart 病変（前方関節唇の関節窩からの剥離）もしくは前方関節包の弛緩がみられれば間違いない。

### 誤診しやすい疾患との鑑別ポイント

1 UPS（unstable painful shoulder）
❶外傷性の不安定症という点では本症のカテゴリーに入るが，明らかな脱臼や亜脱臼の既往や自覚がなく，症状は外転外旋位での痛みであり，unstable painful shoulder とよばれる。
❷外転外旋位での痛みだけでなく脱力を訴える症例もある。画像診断と治療法は本症と同様，根治には手術を要するが理学療法が奏効する場合もある。
2 非外傷性不安定症
❶明らかな外傷なく発症し，解剖学的破綻を伴わずに生来の関節包の弛緩が病態の主体をなし，好発年齢は 10 歳台前半〜20 歳台である。
❷症状としては，上肢挙上時に後方に外れかけた骨頭がクリック音とともに整復されるもの（習慣

性後方亜脱臼）や，他方向に容易に亜脱臼をきたすもの（他方向性不安定症）など多様な表現形があるが，脱臼してもあまり痛みを訴えない。

❸両側性に不安定感を訴えることが多く，随意性に外せるもの（随意性亜脱臼）もある。

❹治療法は，外傷性不安定症が基本的に破綻部位の修復を行う手術であるのに対し，非外傷性では肩甲帯のコントロールなどのリハビリテーションが中心となる。

### 予後判定の基準

基本的に治療は手術療法であるため，患者のニーズ（スポーツ種目など）と術中の病態に応じた修復ができれば予後は良好である。

### 治療法ワンポイント・メモ

❶関節鏡視下手術で，損傷部位の修復と弛緩した関節包の再緊張化をはかる。

❷保存療法としてのリハビリテーションは，原則として効果はあまり期待できない。

### さらに知っておくと役立つこと

❶肩関節は，挙上位や外旋位にて生理的な限界を超える外力を受け，肩甲上腕関節の静的安定化機構である関節上腕靱帯の破綻や肩甲骨関節窩の骨折をきたすことにより脱臼する（初回脱臼）。10歳台や20歳台で受傷すると，多くはスポーツ活動のみならず軽微な外力や日常生活でも脱臼または脱臼不安感を繰り返す反復性脱臼に移行する。

❷病態は，前方関節唇の剝離（Bankart損傷）や上腕骨頭後上方部の陥凹（Hill-Sachs病変）だけでなく，基本的に下関節上腕靱帯の弛緩が必ず伴い，関節窩縁の剝離骨折や磨耗を合併していることも多いが，近年は関節鏡視下手術が普及し治療成績も安定している。

# 胸郭出口症候群
## Thoracic Outlet Syndrome (TOS)

古島 弘三　慶友整形外科病院・副院長（群馬）

**頻度** よくみる

### 診断のポイント

❶若年男性のオーバーヘッドスポーツ選手，女性の

楽器演奏者。

❷20歳台〜50歳までの一般男女で上肢をよく使う職業。

❸不定愁訴様の上肢のしびれ，痛み，だるさなど。

❹鎖骨上窩部，斜角筋部，小胸筋部，四辺形間隙部などの明らかな圧痛。

❺日常生活動作のなかで上肢挙上肢位での症状の増悪。

❻WrightテストあるいはRoosテスト（1分以内）が陽性。

❼超音波検査で鎖骨下動脈血流の途絶所見。

❽鎖骨下動脈造影検査での狭窄または途絶所見。

### 症候の診かた

❶問診時に挙上動作に関連する症状の発現を聴取する（洗髪，ドライヤーでの困難さなど）。

❷発症部位：頸部から肩甲帯および上肢にかけて広範囲に及ぶことが多いが，肩や肘関節のみの疼痛を訴えることもある。

❸自律神経症状：頭痛やめまい，立ちくらみなどの症状を併発することも少なくない。

❹圧迫型症状：挙上位での症状の増悪が特徴である。

❺牽引症状：arm tractionテスト（上肢を下方に牽引することで症状が誘発される）陽性は牽引型胸郭出口症候群（TOS）の特徴である。

### 検査所見とその読みかた

❶スクリーニング検査：腕神経叢の刺激症状として鎖骨上窩部，斜角筋部，小胸筋部，四辺形間隙部の圧痛を有する。脈管テストとしてWrightテスト（感度：70％，特異度：53％），特殊テストとしてRoosテスト（感度：84〜98％，特異度：30％）が陽性であればTOSを疑う。

❷超音波画像診断：鎖骨下動脈血流速度の変化（下垂位，90度外転位，最大挙上位），第一肋骨に停止する前・中斜角筋三角底辺間距離（ISD：inter-scalene distance，平均10mm程度）が8mm以下であることが多い（図1）。手術治療例の平均は5.4mmほどである。

❸血管造影3D-CT：上肢下垂位と挙上位撮影を行い，肋鎖間隙の狭小化と鎖骨下動脈の圧排の有無を確認する（図2）。

❹MRI検査：斜角筋や鎖骨下筋，小胸筋の肥大や腕神経叢の蛇行など軟部組織の構造を把握するうえで有用ではあるが，撮影時間が長く患者への負担が大きいため積極的には行っていない。腫瘍などの鑑別

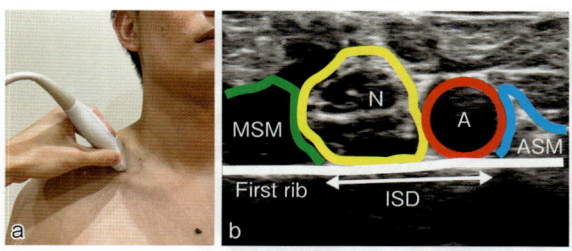

**図1** 前・中斜角筋三角底辺間距離（ISD）計測

MSM（median scalene muscle）：中斜角筋
N（nerve）：腕神経叢
A（artery）：鎖骨下動脈
ASM（anterior scalene muscle）：前斜角筋
First rib：第一肋骨
ISD（inter-scalene distance）：斜角筋三角底辺間距離
a：プローブ位置
b：第一肋骨上における解剖学的破格のない健常成人のエコー所見（ISD は 10.5 mm と標準的）

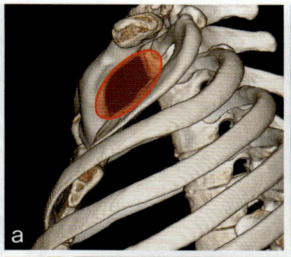
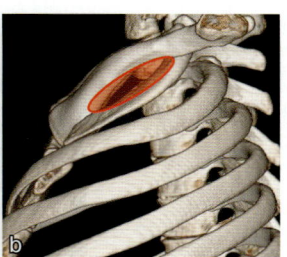
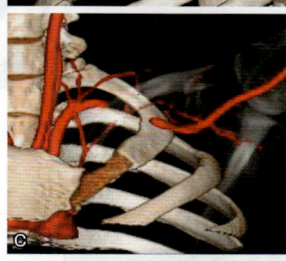

**図2** 胸郭出口部の血管造影 3D-CT 画像

a, b：単純 3D-CT　c：上肢挙上位での血管造影 3D-CT
a：上肢下垂位。
b：上肢挙上により肋鎖間隙の狭小化がみられる（赤丸）。
c：上肢挙上により肋鎖間隙での鎖骨下動脈の閉塞がみられる。

診断としては有用。

## 確定診断の決め手

**1** 理学所見として明らかな鎖骨上窩の圧痛と Roos テストの著明な陽性所見。

**2** 単純 X 線にて頸肋の存在，挙上位 3D-CT にて著明な肋鎖間隙の狭窄所見。

**3** 超音波検査において挙上位での鎖骨下動脈の血流途絶所見。

**4** 血管造影検査にて肋鎖間隙部における鎖骨下動脈の圧排所見。

## 誤診しやすい疾患との鑑別ポイント

**1** 第一肋骨疲労骨折：主にオーバーヘッドスポーツ選手に発症する。X 線や CT 検査により確認する（図3）。

**2** 頸肋：TOS 患者の 10% 以下にみられる。X 線や CT で確認する（図4）。鎖骨下動脈血栓症の発症要因であるため，外科的処置の対象となる。

**3** 頸椎椎間板ヘルニア，頸椎症

❶ MRI にて神経根の圧迫，脊髄の圧排などが明確。

❷ Jackson テストおよび Spurling テストが陽性。

❸ Wright テストおよび Roos テストが陰性。

**4** 肘部管症候群

❶ 神経伝導速度の遅延あり。

❷ 肘屈曲テストでのしびれの増強，尺骨神経の亜脱臼など認める。

❸ 肘部管での Tinel 徴候あり。

これらの疾患は TOS と合併することも多いため，鑑別項目に当てはまっても安易に TOS を否定せず，注意深く鑑別する必要がある。

**5** Pancoast 腫瘍

❶ X 線で肺尖部の異常陰影。

❷ MRI や造影 CT で腫瘍性病変の浸潤が明確。

## 確定診断がつかないとき試みること

**1** 3D-CT 精査にて肋鎖間隙の狭小度を確認する。造影剤アレルギーや腎機能障害がなければ，さらに鎖骨下動脈血管造影を行う。

**2** 診断および治療を兼ねて，超音波ガイド下に腕神経叢ブロックやハイドロリリースを行う。

## 合併症・続発症の診断

**1** 頭痛，めまいなどの症状は手術例患者の 5 割ほどに合併する。手術によって頭痛の寛解，軽快例が 7，8 割にみられる。

**2** 手術合併症：術後胸部単純 X 線撮影を行う。当科では第一肋骨下の壁側胸膜損傷による気胸が術後 1～2% 程度，縦隔気腫が 0.3% 程度ある。動脈損傷，静脈損傷は過去になし。

**3** 気胸に対しては，胸腔ドレーンを挿入する。術翌

16

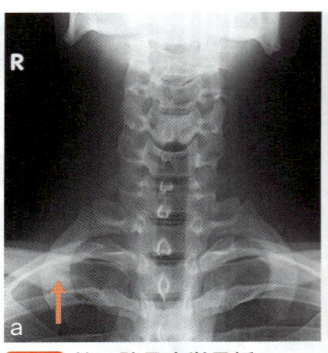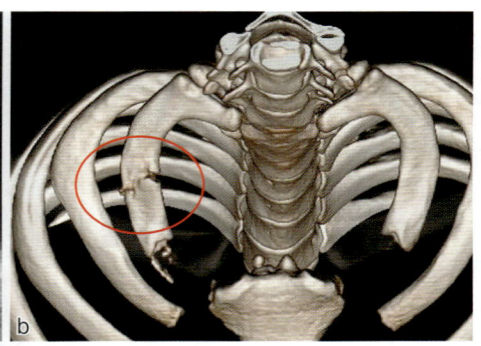

**図3** 第一肋骨疲労骨折

a：単純 X 線で透亮像を認める（→）。
b：単純 3D-CT で第一肋骨疲労骨折を認める（○囲み）。

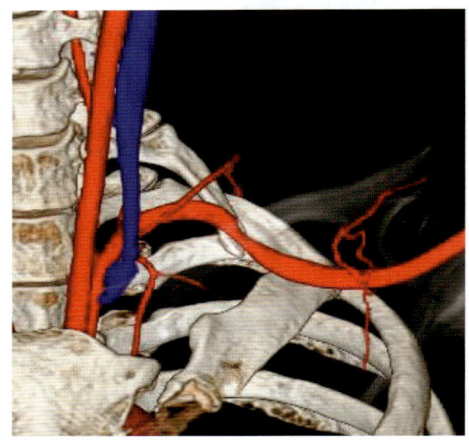

**図4** 頸肋

頸肋により鎖骨下動脈を圧迫されている。

日に胸部単純 X 線撮影で改善されていれば抜去が可能である。縦隔気腫は経過観察にて数日で改善がみられる。

### 予後判定の基準

❶若年スポーツ症例では，術後経過良好例が多い。
❷ Roos テストは，15 秒以内で陽性の場合は手術に移行する因子である（整スポ会誌 38：137-141，2018）。
❸平均フォローアップ期間 99 か月の長期成績では，81.3％が術後良好であったが，第一肋骨の取り残しがある場合は予後不良である（Surgery 118：840-844，1995）。

### 経過観察のための検査・処置

❶治療中：月に 1 回程度は圧痛所見，Wright テスト，Roos テストを行い治療効果の判定を行う。特にRoos テストは継続可能時間を記録する。
❷ 1 か月程度の保存治療で症状の改善に乏しい場合：血管造影 3D-CT を行う。

### 治療法ワンポイント・メモ

❶理学療法：ポジショニングや姿勢・動作指導，肩甲胸郭関節や肩関節，脊柱のストレッチや筋力強化を行う。
❷薬物治療：アセトアミノフェンや非ステロイド系抗炎症薬が第 1 選択であるが，症状改善に乏しい場合はプレガバリンやミロガバリンの内服や，超音波ガイド下に腕神経叢ブロックや圧痛点でのハイドロリリースなどの注射を行う。
❸ 3 か月程度の保存治療で改善が乏しい場合や日常生活に著しく支障が出ている場合，明らかな血管狭窄がある場合には，内視鏡併用による経腋窩進入での第一肋骨切除・斜角筋切離術を検討する。

### さらに知っておくと役立つこと

❶電気生理学的検査にて異常所見を示す例は非常にまれである。
❷内視鏡併用による第一肋骨切除・斜角筋切離術は術後成績が良好であり，気胸などの合併症の頻度も低く，安全に十分な神経血管束の除圧が可能である（Arthrosc Sports Med Rehabil 3：e155-e162，2021）。

### 専門医へのコンサルト

❶鎖骨下動静脈に血栓が生じうる。超音波や血管造

影 CT で血栓が確認できた場合は，血管外科や胸部外科にコンサルトを行う必要がある。

**2** Pancoast 腫瘍が確認された場合は，呼吸器外科にコンサルトする必要がある。

# 凍結肩（五十肩）・腱板断裂
## Frozen Shoulder and Rotator Cuff Tear

谷口 昇　鹿児島大学大学院教授・整形外科学

（頻度）**よくみる**

## 診断のポイント

**1** 中年以降。
**2** 頸部から前腕にかけての広範囲にわたる痛みと夜間痛。
**3** 可動域制限と筋力低下。
**4** 関節包と腱板の画像所見。

## 症候の診かた

**1** 国際関節鏡・膝・整形外科スポーツ医学会（ISA-KOS）から提唱された frozen shoulder の定義は，わが国の呼称「五十肩」と同一であったことより，日本肩関節学会は五十肩の正式な疾患名を凍結肩とした（図1）。

**2** 凍結肩
　**❶** 肩関節の挙上・内外旋の制限（前方挙上 100 度未満，外旋 10 度未満，内旋 L5 未満）があれば凍結肩を疑う（Arthroscopy 32: 1402-1414, 2016）。自動挙上不全を訴える患者でも他動可動域は保たれていれば，腱板断裂など他の原因が考えられる。
　**❷** 最終可動域で疼痛を訴える一方で，除痛すると筋力低下はみられない。

**3** 腱板断裂
　**❶** 痛みは肩だけに限局せず，頸部から前腕まで広い範囲に放散する疼痛を認めることが多い。筋萎縮の視診も重要であり，三角筋，棘上筋，棘下筋の萎縮を確認する。腱板断裂は動作時痛に加え，夜間痛も特徴的であるが，挙上筋力や外旋筋力の低下を認めることが多い。
　**❷** 徒手診察法にはさまざまな方法があるが，インピンジメント徴候，棘上筋の筋力低下，外旋筋力の低下のうち，3 つが陽性か，2 つ以上が陽性でかつ年齢が 60 歳以上の場合，腱板断裂が 98% の確率で存在すると報告されている（Lancet 357:

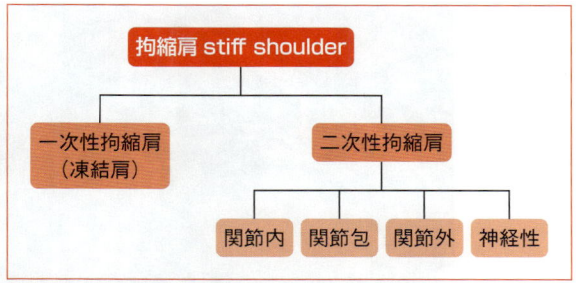

**図1** 拘縮肩と凍結肩（五十肩）の分類
（井樋栄二：肩学. p105, 医学書院, 2021 より）

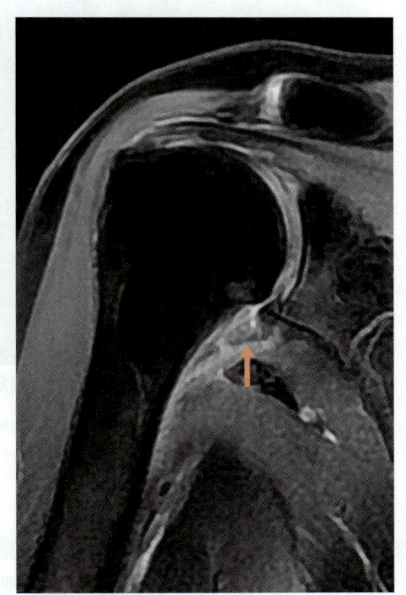

**図2** 凍結肩の MRI（T2 脂肪抑制像）
腋窩嚢（➡）の肥厚化がみられる。

769-770, 2001）。

## 検査所見とその読みかた

**1** 凍結肩
　**❶** 単純 X 線では明らかな異常所見は認めないが，肩甲上腕関節の狭小化を認めるほか，時に上腕骨頭に軽度の骨萎縮を認めることがある。
　**❷** MRI では，関節腔内や肩峰下滑液包内に水腫を認めることがあるほか，下方関節包（腋窩嚢）のたるみが消失し，直線的な肥厚化がみられる（図2）。

**2** 腱板断裂
　**❶** 単純 X 線写真で肩峰下面の骨棘や大結節の骨

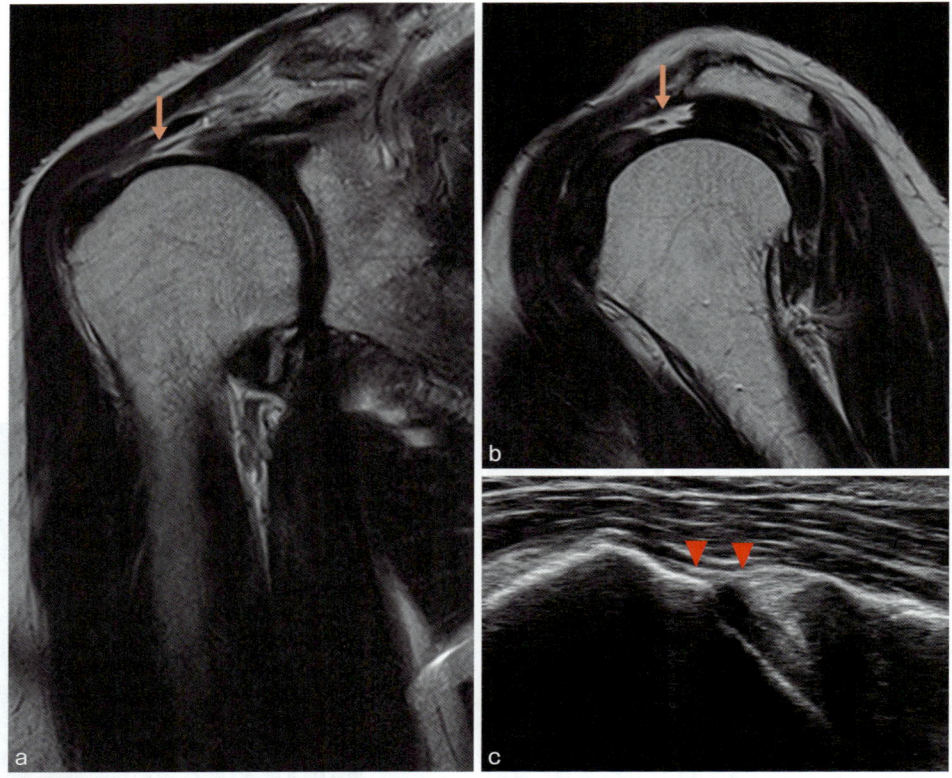

**図3** 腱板断裂の MRI（a：斜位冠状断像，b：斜位矢状断像）と超音波像（c）

矢印（➡）は断裂部，矢頭（▶）は peribursal fat の陥凹を示す。

硬化像，骨嚢胞がみられるほか，大・広範囲断裂では上腕骨頭上方化に伴う肩峰骨頭間距離の狭小化を認める。

❷診断に最も有用なツールは MRI 検査であり，斜位冠状断，斜位矢状断，斜位軸位断像のうち 1 つでも腱板の大小結節停止部での連続性が途絶している場合，腱板断裂と診断される（関節外科 32：98-99，2013）（図3）。

❸最近は超音波検査機器の進化により，より低侵襲で迅速に腱板断裂を描出できるようになった。

❹一方，陳旧性の広範囲断裂が進行すると，大結節が肩峰下面に慢性的に衝突するため，削れて丸みを帯びて大腿骨頭化し（femoralization），肩峰下面も臼蓋化（acetabularization）する（図4）。これらの関節変形により代償的に安定性を獲得しようとする肩関節の病態は，腱板断裂性関節症とよばれる。

## 確定診断の決め手

MRI や超音波検査など画像診断が確定診断の根拠となる。

## 誤診しやすい疾患との鑑別ポイント

❶頸椎由来の疼痛と誤診しないよう注意する。特に頸椎症性筋萎縮症による C5 神経障害は，三角筋萎縮とそれに伴う挙上不全の原因となり，感覚障害もないため腱板断裂との鑑別が困難な場合もあるが，肘回外位での肘屈曲力が保たれていれば頸椎由来でない可能性が高い。

❷神経障害を除外するため，腋窩神経に対しては肩外側の感覚障害，肩甲上神経に対しては肩後面の感覚障害の有無を調べておく。

## 確定診断がつかないとき試みること

❶一次性の変形性肩関節症やリウマチ性肩関節症，神経病性肩関節症などは，単純 X 線や MRI で推測

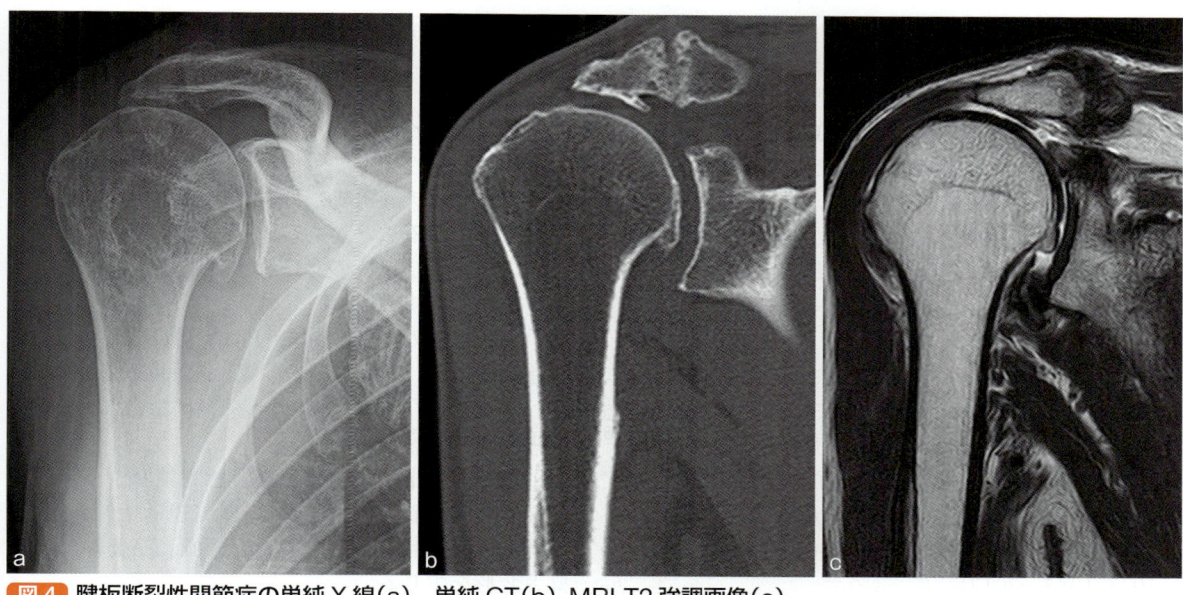

**図4** 腱板断裂性関節症の単純X線(a)，単純CT(b)，MRI T2強調画像(c)

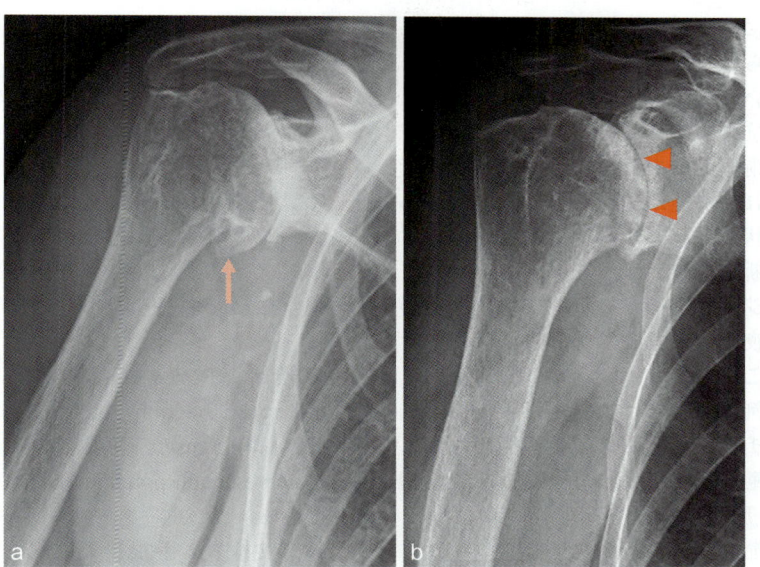

**図5** 一次性変形性肩関節症(a)とリウマチ性関節症(b)の単純X線像

一次性変形性肩関節症では骨頭の扁平化と骨棘(➡)および骨硬化像が，リウマチ性関節症では関節窩の骨びらん像(▶)が認められる。

できる(図5)。

2 通常血液学的所見に異常はみられないが，白血球やCRPの高値など炎症反応の上昇や局所の熱感・腫脹，水腫を認めた場合は化膿性肩関節炎も念頭におく。

3 まれではあるが，肩甲骨や上腕骨への転移性骨腫瘍が疑われた場合，シンチグラフィなどで全身検索を検討する。

## さらに知っておくと役立つこと

1 凍結肩

❶病期は，炎症期(freezing phase)，拘縮期(frozen

phase），回復期（thawing phase）の 3 つの病期に分かれるが，第 1 選択は保存療法である。特に炎症期や拘縮期には適切な疼痛管理が重要である。また，超音波を用いて肩関節腔内への正確なステロイドやヒアルロン酸と局所麻酔薬の混合注射も併用されている。凍結肩を放置しておくと，可動域の完全回復は見込めず，約半数の症例で疼痛，可動域制限は長期に遺残すると報告されているため（J Bone Joint Surg Am 74: 738-746, 1992），治療介入を行うことが重要である。

❷疼痛管理が適切であれば，徐々に可動域訓練を開始するが，数か月の理学療法でも可動域の改善が得られない場合は，関節包切離術などの手術も考慮する。最近では超音波ガイド下 C5-6 ブロックを組み合わせた徒手授動術が外来診療で行われ，良好な成績が報告されている（関節外科 36: 1077-1085, 2017）。

❷腱板断裂：患者の約 3 分の 2 は無症候性であるため（Shoulder Elbow Surg 20: 1133-1137, 2011），画像上の断裂像が直ちに手術適応の基準とはならない。症状も断裂受傷からの時間経過とともに改善してくる場合も少なくないので，基本的には最低 3 か月以上の保存療法に抵抗する疼痛，あるいは強い機能障害がある場合に手術適応となる。広範囲腱板断裂でも炎症が沈静化すれば機能が回復してくる症例もあるため，断裂の形状，症状，年齢，活動性などを考慮して総合的に判断する。

❸顕著なインピンジメント徴候を示すフラップ状の腱板不全断裂は，夜間痛が強く，保存療法に反応せず手術適応となることが多い。

❹広範囲腱板断裂例に対しては，鏡視下手術であれば部分修復，パッチ法，上方関節包再建術などが，1 次修復不能な広範囲腱板断裂または腱板断裂性関節症に対しては，原則 65 歳以上という条件でリバース型人工肩関節置換術が行われている。

# 上肢の絞扼神経障害

Entrapment Neuropathies in Upper Extremities

遠藤 健　北海道大学大学院・整形外科学

**頻度** よくみる

代表的疾患として，手根管症候群と肘部管症候群に関して記載する。

## Ⅰ 手根管症候群

### 診断のポイント

❶中高年の女性に多い。
❷関節リウマチ，透析，妊娠，周囲の骨折，変形治癒が原因となることがある。
❸母指から環指橈側のしびれを生じ，就寝中や早朝に症状が増悪する。
❹手根管部での Tinel 徴候，Phalen 徴候陽性。
❺進行例では，母指球筋の萎縮，猿手変形を生じる。

### 症候の診かた

❶母指から環指橈側のしびれ，感覚鈍麻。
❷母指球筋の筋力低下：掌側外転（短母指外転筋），対立動作（母指対立筋）の筋力を評価。筋萎縮により猿手変形を生じる。
❸Tinel 徴候：手根管部での叩打による放散痛。
❹Phalen 徴候：手関節最大屈曲位で 1 分程度保持すると，症状を誘発する。最大伸展位での評価は逆 Phalen 徴候とよばれる。
❺Flick 徴候：手を振るとしびれが改善する。

### 検査所見とその読みかた

❶感覚検査：Semmes-Weinstein モノフィラメント検査，2 点識別覚検査で感覚低下がみられる。
❷単純 X 線写真：正面像，側面像で手関節の変形を，手根管撮影で手根管内の占拠性病変がないか評価する。
❸神経伝導検査：複合筋活動電位（CMAP：compound muscle action potential）遠位潜時（DL：distal latency）＞4.5 msec，感覚神経活動電位（SNAP：sensory nerve action potential）DL＞3.5 msec が 1 つの指標となる。
❹超音波検査：手根管入口部での正中神経腫大（偽神経腫）がみられる。断面積（cross sectional area）＞10 mm$^2$ が指標とされる。
❺MRI：正中神経の偽神経腫や神経周囲の腫瘍性病変による圧迫がないか確認する。

### 確定診断の決め手

❶正中神経領域の感覚低下，Tinel 徴候，Phalen 徴候，夜間痛，母指球筋の萎縮，2 点識別覚の低下が診断に特に有用とされる（J Hand Surg Am 31: 919-924, 2006）。
❷補助診断ツールとして，神経伝導検査，超音波検

査，MRI 検査を用いる。

を生じる。

## 誤診しやすい疾患との鑑別ポイント

頚椎症性神経根症，胸郭出口症候群（⇨1402 頁），糖尿病性神経障害など。手根管部の局所所見（Tinel 徴候，Phalen 徴候など）の確認が重要である。

## 確定診断がつかないとき試みること

❶神経伝導検査の項目追加（環指での正中，尺骨神経感覚神経伝導の比較や第 2 虫様筋の評価など）による評価法がある（神経治療 25：63，65-84，2008）。
❷手根管内へのステロイド注射の有効性を確認する方法もある。ただし，穿刺による神経損傷のリスクもあるため，診断に迷う場合は専門医へのコンサルトが望ましい。

## 合併症・続発症の診断

ばね指は屈筋腱の狭窄性腱鞘炎で，弾発現象やロッキング症状がみられる。

## 治療法ワンポイント・メモ

❶保存療法：安静を目的とした手関節装具，ビタミン B$_{12}$ 製剤。症状が強い際には手根管内へのステロイド注射も有効であるが，合併症に注意する。
❷手術療法：手根管開放術が有効である。直視下，あるいは鏡視下に行う方法がある。母指球筋の萎縮が強い場合は，対立再建術が行われることもある。

## さらに知っておくと役立つこと

心アミロイドーシスの早期合併症として発症することがある。高齢男性の両側発症例では同疾患を念頭におく。

## 専門医へのコンサルト

保存療法抵抗性の疼痛や，母指球筋の萎縮がみられれば手術療法を考慮し紹介する。

# Ⅱ 肘部管症候群

## 診断のポイント

❶多くは特発性だが，肘関節周囲の骨変形や腫瘍，神経の癒着，亜脱臼なども原因となる。
❷肘関節屈曲位での症状増悪（肘屈曲テスト陽性）。
❸肘部管部での Tinel 徴候陽性。
❹進行すると，骨間筋の萎縮，環小指の鉤爪指変形

## 症候の診かた

❶環指尺側から小指，手背尺側のしびれ，感覚鈍麻。
❷外在筋（尺側手根屈筋，環小指深指屈筋）の筋力低下：手関節屈曲や環小指 DIP 関節の屈曲を評価する。
❸内在筋（掌背側骨間筋など）の筋力低下：手指内転，外転の筋力を評価する。進行すると環小指の鉤爪指変形を生じる。
❹Froment 徴候陽性：母指と示指で紙をつまんで引っ張る際に，母指 IP 関節が屈曲する。母指内転筋の筋力低下による。
❺Tinel 徴候陽性：肘部管部での叩打による放散痛。
❻肘屈曲テスト陽性：肘関節屈曲位を続けると症状が誘発される。

## 検査所見とその読みかた

❶感覚検査：Semmes-Weinstein モノフィラメント検査，2 点識別覚検査で感覚低下がみられる。
❷単純 X 線写真：正面・側面像で肘関節の変形を，肘部管撮影で肘部管周囲の占拠性病変がないか評価する。
❸神経伝導検査：肘部管部での運動神経伝導速度の低下（50 m/秒未満，健側比 10 m/秒以上など）や CMAP，SNAP 振幅の低下がみられる。
❹超音波検査，MRI：肘部管周囲部での尺骨神経腫大（偽神経腫）やガングリオンなどの占拠性病変がないか確認する。

## 確定診断の決め手

尺骨神経領域の感覚，運動障害があり，肘関節の局所所見（Tinel 徴候，肘屈曲テストなど）がみられれば，本疾患を考える。

## 誤診しやすい疾患との鑑別ポイント

❶頚椎症性神経根症：各種誘発テストや画像検査を行う。
❷下位腕神経叢障害〔胸郭出口症候群（⇨1402 頁）や Pancoast 症候群を含む〕：前腕内側皮神経領域の感覚低下や，尺骨神経以外の神経支配筋（例えば正中神経支配の母指球筋など）の筋力低下がないか確認する。
❸Guyon 管症候群（手掌部での絞扼性尺骨神経障害）：外在筋の筋力低下や手背尺側の感覚障害はみられない。

16

## 確定診断がつかないとき試みること

　より詳細な電気生理学的検査(インチング法，被検筋の追加，内側前腕皮神経や尺骨神経背側枝の評価など)が有効である。

## 合併症・続発症の診断

❶変形性肘関節症や，アライメント異常(内反肘，外反肘など)に合併することがある。
❷神経症状に加えて肘関節の痛み，可動域制限があれば，同時に治療することを考慮する。

## 治療法ワンポイント・メモ

❶保存療法：肘関節屈曲の制限，伸展装具，ビタミン B₁₂ 製剤など。
❷手術療法：単純除圧術，皮下前方移所術，筋層下前方移所術などがある。

## さらに知っておくと役立つこと

　筋萎縮性側索硬化症(ALS：amyotrophic lateral sclerosis)との鑑別は，まれながら重要である。
❶手根管症候群や肘部管症候群それぞれにおいて，母指球筋と第 1 背側骨間筋が同時に萎縮することはほぼない。
❷ALS の初期では母指球筋と第 1 背側骨間筋がともに萎縮するが小指球筋は保たれており，この状態は split hand とよばれる。
❸手根管症候群や肘部管症候群では説明のつかない麻痺をみた場合は，ALS などの運動ニューロン病も考慮する。
〔山本美知郎：上肢の絞扼神経障害．今日の診断指針(第 8 版)，pp1486-1488，2020 より〕

## 専門医へのコンサルト

　保存療法抵抗性の疼痛や，骨間筋の筋力低下，萎縮がみられれば手術療法を考慮し紹介する。

（執筆協力：岩崎 倫政　北海道大学大学院教授・整形外科学）

# 肘周辺の骨折
## Fractures around the Elbow Joint

**野田 知之**　川崎医科大学教授・運動器外傷・スポーツ整形外科学

頻度 情報なし

❶小児骨折：肘周辺は小児で骨折しやすい部位であ

る。最も多いのは上腕骨顆上骨折で，上腕骨外顆骨折がこれに続く。好発年齢はいずれも 5〜8 歳とされる。その他，上腕骨内側上顆骨折，橈骨頸部骨折，Monteggia 脱臼骨折(橈骨頭脱臼 ＋ 尺骨骨幹部骨折)などが続く。
❷成人骨折：肘周辺骨折では，肘頭骨折の頻度が高い。上腕骨遠位部骨折では，若年者に起こる高エネルギー損傷と高齢者に起こる軽微な転倒などによる低エネルギー損傷の二峰性分布を示す。その他，橈骨頭骨折，橈骨頸部骨折，上腕骨小頭骨折，Monteggia 脱臼骨折などがある。

## 診断のポイント

❶疼痛，腫脹，圧痛部位の詳細な診察により骨折部位の特定を行う。
❷X 線診断が基本で，骨折の有無を評価する(小児骨折では骨年齢的に軟骨成分が多いため読影は困難な場合あり)。
❸健側を撮影しての比較読影が重要である。
❹補助診断として，CT〔MPR(multi-planar reconstruction)像，3D-CT 像〕，MRI，超音波検査などを追加する。
❺神経血管損傷やコンパートメント症候群など重篤な合併症を念頭におき診断する。

## 緊急対応の判断基準

❶開放骨折，神経血管損傷を伴うことがあり，来院時にその有無をチェックする。
❷受傷後しばらくは手指の自動運動の可否や感覚障害の有無，手指の色調変化などをチェックし，コンパートメント症候群の発生にも経時的に注意する。
❸これらの損傷や症候群が疑われる，もしくは存在する場合は，緊急対応が必要である。
❹骨折部の転位が大きい場合は，用手的に牽引して可及的に整復し，軽度屈曲位でシーネ固定を行い専門医へコンサルトするか対応可能な施設へ転送する。
❺脱臼骨折も早期整復が必要であり，緊急対応を要する。

## 症候の診かた

❶疼痛，圧痛，腫脹，皮下出血
　❶上腕骨顆上骨折，上腕骨遠位部骨折では上腕遠位全体の腫脹ならびに圧痛が認められる。
　❷肘頭骨折では肘後面に限局し，上腕骨外顆骨折，橈骨骨頭/頸部骨折では肘外側に限局することが多い。

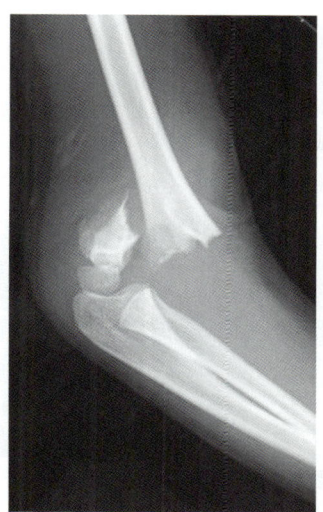

**図1** 8歳男児，右上腕骨顆上骨折

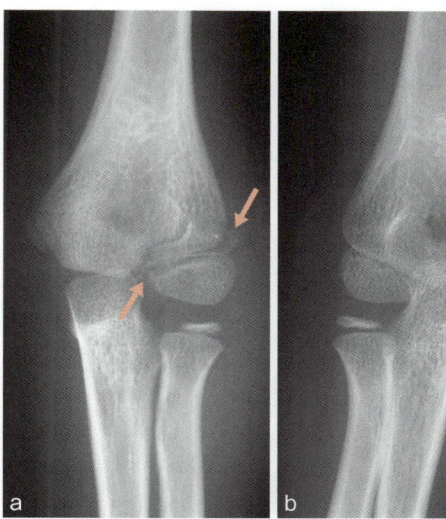

**図2** 7歳女児，左上腕骨外顆骨折
a：左肘（患側），b：右肘（健側）
骨折部位は非常にわかりにくい。健側との比較により矢印（→）部分が骨折部位であることが判別できる。

❸これらはいずれも骨性のランドマークとして触知可能で，圧痛の局在でほぼ部位を特定できる。
❹骨折を認めなくとも靱帯損傷の可能性もあるため，内外側の側副靱帯の圧痛の有無の確認が可能なら，チェックしておく。
**2**骨折部の異常可動性：上腕骨顆上骨折，上腕骨遠位部骨折では上腕遠位が不安定で異常可動性を示す。
**3**手指の運動障害，感覚障害，手指の色調の変化，橈骨動脈拍動の減弱：これらの症状が認められた場合は，神経血管損傷の合併の可能性があり，前述したように緊急対応が必要である。

### 検査所見とその読みかた

**1**身体所見：腫脹，変形，圧痛などの詳細な診察により，上腕骨あるいは橈骨，尺骨のどこが病変か，受傷部位を特定する。
**2**単純X線写真（図1〜5）：詳細に読影し骨折部位を確定する。小児骨折では骨年齢的に軟骨成分が多いため読影は困難であり，健側との比較が重要である。
**3**CT：MPR像や3D-CT像を詳細に読影することにより関節内骨折線の有無（図5b）や関節面陥没骨片の有無などの評価が可能となる。
**4**その他（MRI，超音波検査など）：損傷形態によっては靱帯損傷を伴う脱臼骨折も生じうるので，関節内血腫，靱帯損傷の有無などの補助診断として有用

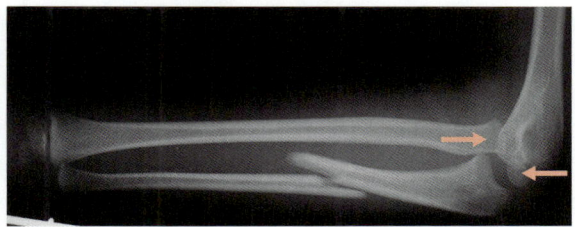

**図3** 6歳男児，左Monteggia脱臼骨折
橈骨頭脱臼＋尺骨骨幹部骨折
左Monteggia脱臼骨折では橈骨頭の脱臼が見逃されやすい。上腕骨小頭骨端核に対して橈骨頭が前方に脱臼している（正対すべき2つの矢印（→）が正対していない）。尺骨骨幹部骨折が完全骨折でなくとも（急性塑性変形），起こりうるため注意が必要である。

である。

### 確定診断の決め手

**1**視診，触診による骨折部の局在診断。
**2**X線写真による骨折の存在と部位確定。
**3**CTにより関節内などさらに詳細な骨折の評価を行う。

### 誤診しやすい疾患との鑑別ポイント

**1肘内障**

❶小児が手を引っ張られたなどのエピソードがある。

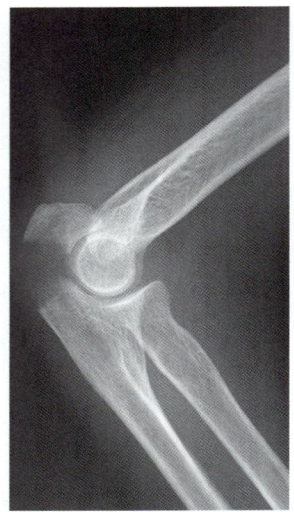

**図4** 59歳女性，左肘頭骨折

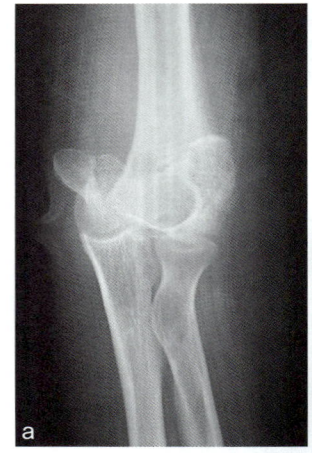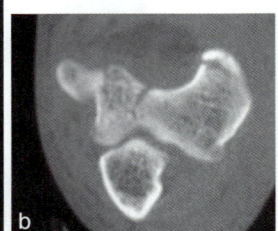

**図5** 23歳女性，左上腕骨遠位端骨折
a：単純X線写真，b：CT（MPR像）

❷X線写真で骨や関節に異常がない。
❸徒手整復にて軽快する。
**❷肘関節脱臼**
❶徒手ストレスによる関節の不安定性がある。
❷X線写真で骨や関節に異常がない。
❸上腕骨外顆，内顆，鉤状突起部などの剝離骨片を認めることがある。

### 確定診断がつかないとき試みること

❶単純X線両斜位像の追加撮影にてさらに骨折の有無を評価する。
❷補助診断としてMRIによる骨挫傷や靱帯損傷の有無を評価する。
❸内外反を加え，ストレスX線評価を行う（できれば伝達麻酔下が望ましい）。

### 合併症・続発症の診断

❶血管への圧迫や損傷，あるいは急性期の腫脹により循環障害を生じ，Volkmann拘縮など重篤な機能障害を残す場合がある。骨折の整復により改善することが多いが，ドプラによる血流評価やコンパートメント内圧測定などを行い，これらが疑われる場合は治療時期を失することがないようにしかるべき施設への搬送を検討する。
❷ギプスや手術加療後の亜急性期に肘関節の高度の拘縮がある症例では，異所性骨化を発症している場合があり，X線撮影を行って疑わしい場合は専門医へ相談する。

❸慢性期では偽関節や変形癒合の可能性があり，X線撮影を行って疑わしい場合は専門医へ相談する。

### 治療法ワンポイント・メモ

❶非転位型の骨折はギプス固定など保存的治療の適応となる。
❷転位がある程度以上の骨折では小児，成人問わず手術の適応となることが多い部位である。
❸診断後はすみやかに整形外科専門医の判断を仰ぐことが推奨される。

# 手関節・手指の骨折
Fracture of the Wrist and Finger

池口 良輔　京都大学教授・リハビリテーション科

（頻度）よくみる

### 診断のポイント

❶きっかけとなる外傷歴がある。
❷腫脹が認められる。
❸圧痛が認められる。
❹自動運動できない。
❺画像所見で骨折線が認められる。

### 緊急対応の判断基準

　下記のいずれかに当てはまる場合は，高次医療機関へ紹介する。

❶脱臼がある場合はすみやかな整復が必要。

❷開放骨折の場合は洗浄とデブリードマンと可及的すみやかな一時固定が必要。

❸骨折部から末梢の循環障害が疑われた場合や神経障害が疑われた場合は，すみやかな整復と循環障害と神経障害に対する処置が必要。

## 症候の診かた

❶視診では骨折が疑われる部位の腫脹を確認し，触診で圧痛を確認する。転位が強い場合には，視診で変形が確認できる。開放骨折の場合は開放創が確認できる。

❷末梢循環障害は，毛細血管再充満時間（爪を圧迫して蒼白化してから圧を解除し，元の色調が回復するまでの時間）にて確認できる。

❸神経障害は，運動神経については末梢の自動運動障害を確認し，知覚神経については痛覚（注射針の包装の角を使って，患者の末梢の疼痛を誘発させる）を診るのが簡便である。

## 検査所見とその読みかた

❶X線検査：正面像と側面像を健側も撮影し，健側と比較し，骨折線の有無と転位の有無を確認する。健側のX線像と比較することで，軽微な亜脱臼（指PIP関節など）や微細な骨折線が確認できるようになる。

❷CT検査：CT像では，微細な骨折線や転位の程度について評価することができる（図1）。

❸MRI検査：舟状骨骨折の有無を診断する際に有用である（図2）。骨挫傷（bone bruise）の状態も確認できる。

## 確定診断の決め手

❶外傷による腫脹。

❷X線正面像と側面像を健側と比較し骨折線を確認。

❸X線像で左右比較して骨折線が認められないが，同部の腫脹が強く身体所見からは骨折が疑われる場合は，CT検査やMRI検査を追加し，骨折線を確認。

❹CTやMRI検査を追加できない施設の場合は，外固定を行い，数日してから，X線検査を再度施行し，骨折線を確認する。

## 誤診しやすい疾患との鑑別ポイント

### ❶靱帯損傷

　❶腫脹と疼痛が靱帯部。

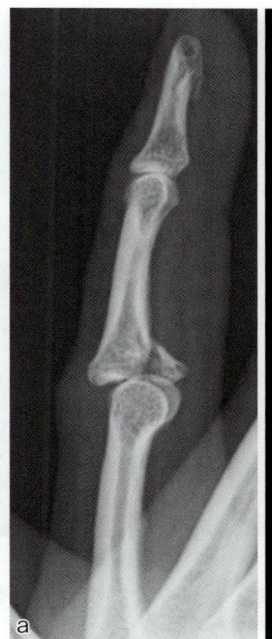
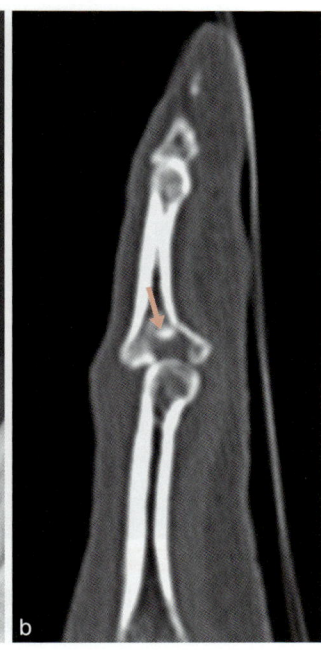

**図1 CT検査**
a：PIP関節X線像側面。左中指PIP関節脱臼骨折。
b：CT像。関節面の陥没骨片（➞）と背側脱臼が認められる。

　❷画像診断にて骨折線を否定。
　❸MRI画像にて靱帯部の信号変化。

### ❷蜂窩織炎

　❶外傷の既往のない腫脹。
　❷皮膚と皮下の広範囲の腫脹，発赤と熱感。
　❸画像診断にて骨折線を否定。
　❹末梢血白血球数の増加，核の左方移動。

## 確定診断がつかないとき試みること

❶X線正面像と側面像を健側と比較するのは当然であるが，骨折線が確定しない場合は，斜位像も追加して左右を比較する。

❷受傷して数日間で骨片間に血腫を形成しX線像で骨折線が判明することも少なくないので，初診時は外固定を行い，数日してから，X線検査を再度施行し，骨折線を確認する。

❸CT検査やMRI検査を追加する。

## 合併症・続発症の診断

❶血流障害：骨折部より末梢の血流を評価する。

❷神経障害：骨折部より末梢の知覚障害を評価し，骨折部より離れた自動運動可能な部位であれば運動障害（橈骨遠位端骨折であれば手指の自動運動）の有

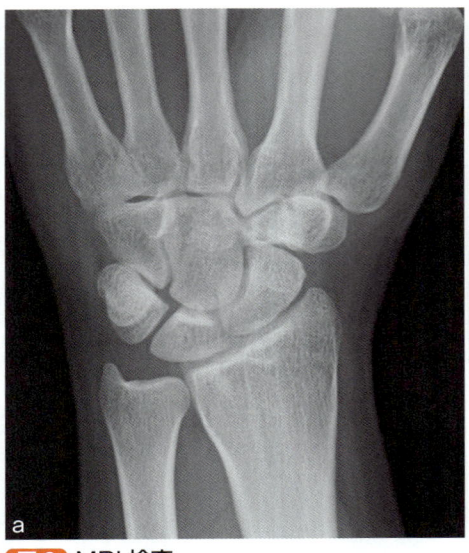 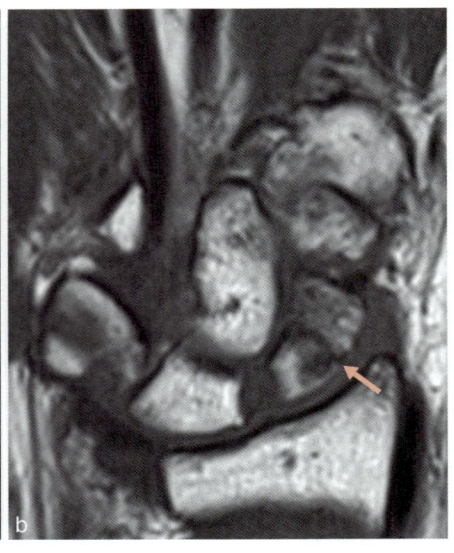

**図2** MRI 検査

a：手関節 X 線像側面。左舟状骨に明らかな骨折線は認められない。
b：MRI 像。骨折線（➡）が認められる。

無を確認する。

**❸**手指の拘縮：骨折部安定化に必要ない部位は外固定を行わず，自動運動を促す。

### 専門医へのコンサルト

**❶**橈骨遠位端骨折のギプス固定でも，ギプス固定の肢位や範囲が適切でなければ手指の拘縮，複合性局所疼痛症候群（CRPS：complex regional pain syndrome）の原因となるので，手外科専門医（少なくとも整形外科専門医）に紹介するほうが無難である。

**❷**開放骨折，脱臼，循環障害，神経障害が認められた場合，緊急の処置を要するので，高次医療機関へ紹介する。

# 手の腱損傷
## Tendon Injuries of the Hand

**矢﨑 尚哉** 静岡済生会総合病院・副院長

## Ⅰ 開放創による屈筋腱断裂

### 診断のポイント

**❶**下記「症候の診かた」に記したが，不全断裂の診断は難しい。一部の線維が残存していれば，安静時

肢位の異常は認められず，指の自動屈曲も可能で，FDP（深指屈筋）test，FDS（浅指屈筋）test は陽性になる。

**❷**受傷時は不全断裂で，受傷からしばらく経ったのちに軽微な外力で完全断裂になった例を経験したことがあり，不全断裂例であっても正確に診断する必要がある。筆者が経験した他の例では，指の屈曲は途中までは可能だが，腱の不全断裂部が腱鞘に引っかかって，屈曲制限を生じていた例があった（**図1**）。

**❸**正確な診断には手術により展開し，直視下に観察するべきである。

### 緊急対応の判断基準

**❶**挫滅や汚染を伴った症例は開放創の洗浄，デブリードマンを行いながら，必要な処置を行うため，専門施設への救急搬送が望ましい。

**❷**切創による屈筋腱断裂例は創内を洗浄し，皮膚縫合と抗菌薬の予防投与を行えば，専門医への搬送は翌日以降でかまわない。

### 症候の診かた

**❶**安静時肢位の評価
　**❶**手指に力を入れないときの肢位を観察する。
　**❷**正常では PIP（近位指節間）関節，DIP（遠位指節間）関節ともに軽度屈曲位になっている。
　**❸**健側よりも伸展位であれば，屈筋腱完全断裂を

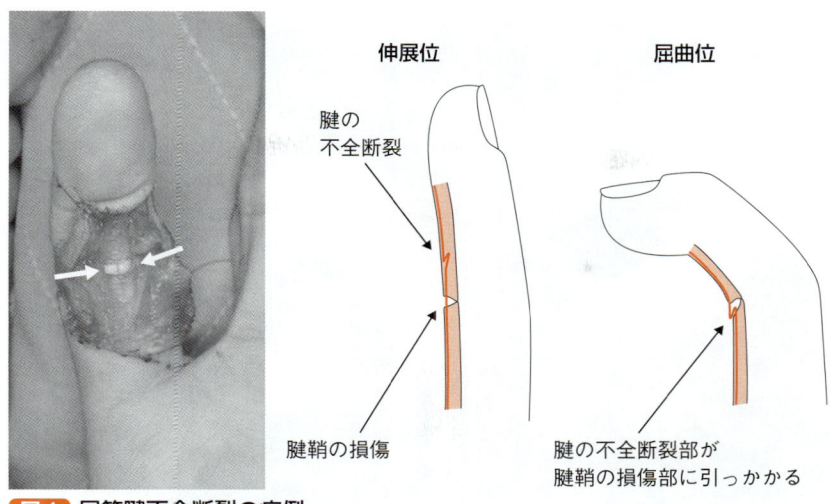

**図1** 屈筋腱不全断裂の症例

屈筋腱の不全断裂の症例．指の自動屈曲制限があった．手術で展開して観察すると，腱の不全断裂部が腱鞘の損傷部に引っかかっていた。

伸展位　　　　屈曲位

腱の
不全断裂

腱鞘の損傷

腱の不全断裂部が
腱鞘の損傷部に引っかかる

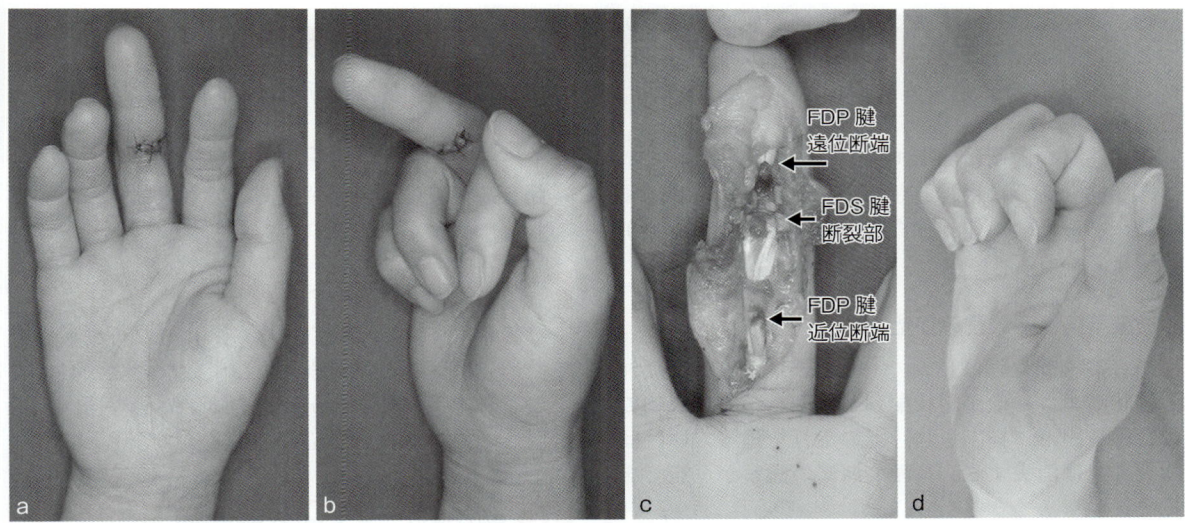

**図2** 屈筋腱完全断裂の症例

FDP 腱
遠位断端

FDS 腱
断裂部

FDP 腱
近位断端

a：中指 PIP 関節掌側に開放創．安静時肢位は伸展位。b：MP 関節は屈曲するが，PIP，DIP 関節は屈曲不能。c：FDP 腱の近位断端が基節中央まで短縮。FDS 腱は付着部に近い位置で断裂。d：最終観察時，良好な屈曲が得られた。

疑う（図2a）。

❹不全断裂の場合は必ずしも伸展位とはならない。

**2** 指の自動屈曲

❶ MP（中手指節）関節は FDP 腱，FDS 腱の両方が完全断裂であっても，虫様筋，骨間筋の作用により屈曲できる。

❷ FDP 腱が完全に断裂すると，DIP 関節の屈曲が不可能となり，FDS 腱が完全に断裂すると，PIP 関節の屈曲は不可能となる（図2b）。

**3** FDP test，FDS test

❶中節を保持した状態で DIP 関節が屈曲できるかどうかを確認する（図3a）。FDP 腱が断裂していると，屈曲できない。

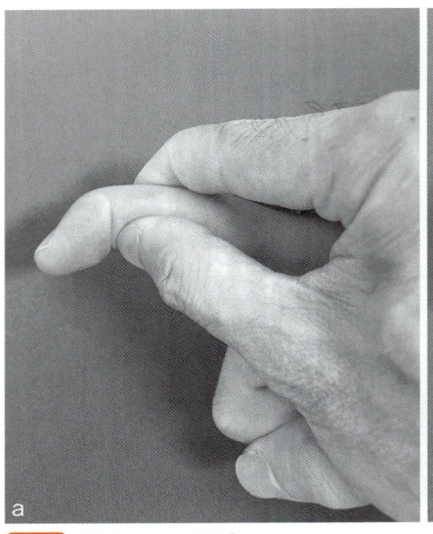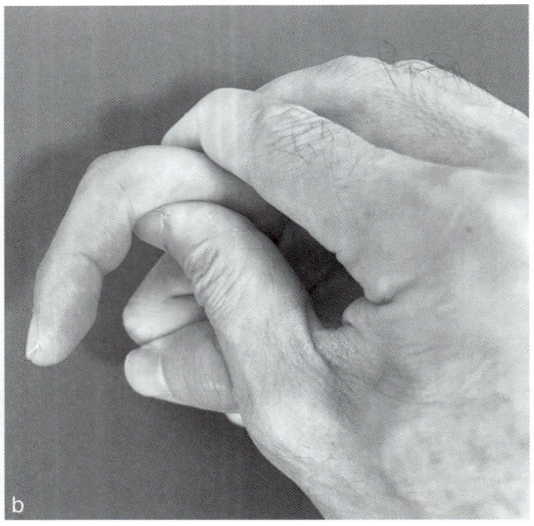

**図3** FDP test, FDS test

a：FDP test。b：FDS test。健常指の屈曲を示した。

❷基節を保持した状態で PIP 関節が屈曲できるか
どうかを確認する（図 3b）。FDS 腱が断裂してい
ると，屈曲できない。

❹知覚検査

❶屈筋腱の両側には指神経，指動脈がある。

❷屈筋腱断裂に指神経断裂を合併している例は頻
繁にあるため，知覚検査も同時に行っておくのが
望ましい。

### 検査所見とその読みかた

❶超音波検査：腱は長軸で fibrillar pattern とよばれ
る線状高エコー像が層状配列した像を示す。短軸で
は腱は楕円形に描出され，腱の走行を追っていけば
断裂部では消失する。長軸で断端の観察が可能であ
る。

❷ CT：軟部組織条件で CT を撮影し 3 次元画像を
作成すると，屈筋腱の描出が可能で，屈筋腱完全断
裂の診断が可能である（J Comput Assist Tomogr 27:
169-174，2003）。

### 確定診断の決め手

❶確定診断の基本は直視下の観察である。

❷受傷時に創内を観察することで診断できるが，創
が小さい場合には難しいこともあり，手術室で皮膚
切開を追加して腱鞘を展開する必要がある。

### 誤診しやすい疾患との鑑別ポイント

開放創による屈筋腱断裂に誤診は少ない。

### 確定診断がつかないとき試みること

超音波検査は不全断裂であっても大部分の断裂で
あれば，異常が描出される。

### 専門医へのコンサルト

腱縫合術によって治療するが，良好な可動域を得
るためには医師と作業療法士に十分な経験が必要で
ある。日本手外科学会が認定する手外科専門医，指
導医へのコンサルトが望ましい。

## Ⅱ 開放創による伸筋腱断裂

### 診断のポイント

❶伸筋腱の解剖を理解することが重要である。

❷後述するが，伸筋腱が完全断裂していても受傷直
後は他の組織により力が伝わり，指伸展制限がごく
わずかしか生じないことがある。「指が伸びるから
腱は切れていない」というのは早計である。

### 症候の診かた

❶指の伸展

❶正常の指は過伸展が可能だが，過伸展ができて

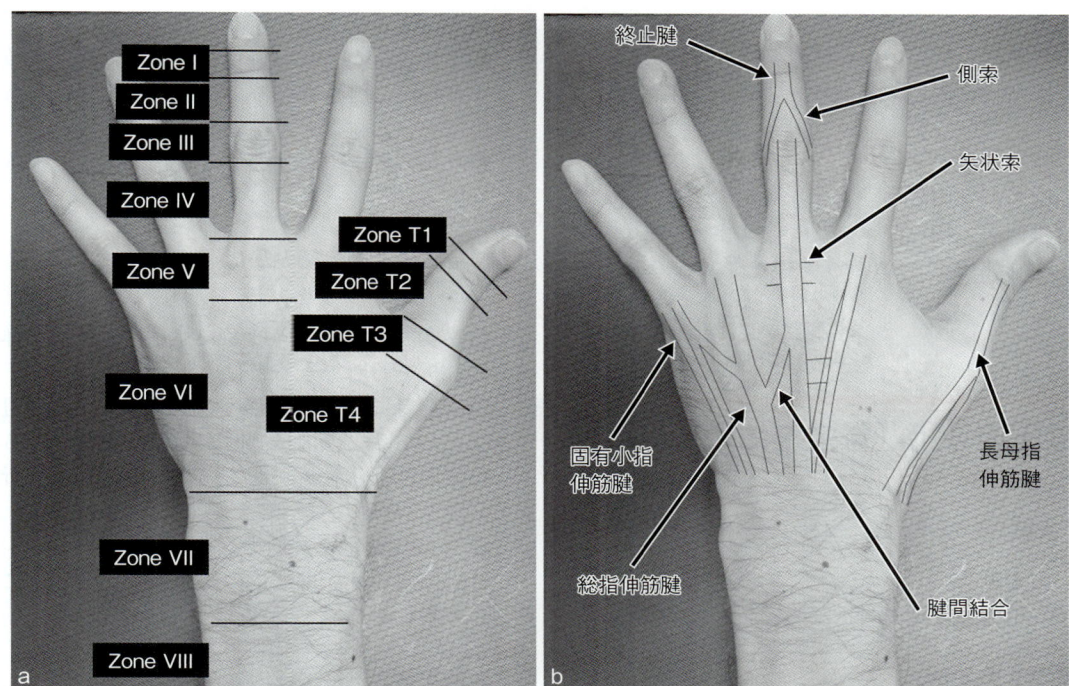

**図4** 伸筋腱断裂の Zone 分類，伸筋腱の解剖

a：伸筋腱断裂の Zone 分類。b：伸筋腱の解剖。指の腱は中指のみ描画。

いなければ，伸筋腱断裂を疑う。

❷伸筋腱断裂の Zone 分類を参照（図4a）すると，手背（Zone T4）で長母指伸筋腱が断裂した場合には，母指の伸展制限が生じる。しかし，Zone Ⅵで指の伸筋腱が断裂した場合，腱間結合による牽引の影響で，伸展制限が 10 度前後しか出現しないことがありうる（図4b）。

❸ MP 関節上（Zone Ⅴ）の断裂では矢状索が残存していると，伸展制限がほとんど出現しないことがありうる。

❹ PIP 関節上（Zone Ⅲ）で正中索が断裂した場合，受傷から時間が経つとボタンホール変形を生じるが，受傷直後には伸展制限がないことが多い。

**2**抵抗下の指伸展：抵抗をかけながら指伸展を行わせて，健側よりも伸展力が明らかに弱ければ，伸筋腱断裂を疑ったほうがよい。

**3**机の上からの指の過伸展

❶手を机の上に置かせて，指の過伸展が可能かどうかを確認するとよい。正常の指では机の上から過伸展させて，指を浮かせることができる。不可能であれば，伸筋腱断裂を疑う。

❷新鮮例においては，開放創の内部を観察して腱の断裂部を観察する。指屈曲位で損傷した損傷の場合，指伸展位で観察すると，断裂部は見えないが，指を屈曲させると断裂部が見える。

### 検査所見とその読みかた

**1**超音波検査：屈筋腱と同様に超音波検査は腱断裂部の同定に有用である。

**2** CT：3D-CT は診断に有用だが，屈筋腱と異なり伸筋腱は薄く細いため，明確に描写されないことがある（J Comput Assist Tomogr 29: 94-98, 2005）。

### 確定診断の決め手

**1**確定診断の基本は直視下の観察である。

**2**受傷時に創内を観察することで診断できるが，創が小さい場合には難しいこともあり，手術室で皮膚切開を追加して腱鞘を展開する必要がある。

**3**指屈曲位で損傷した損傷の場合，指伸展位で観察すると断裂部は見えないが，指を屈曲させると断裂部が見えるということがある。

### 誤診しやすい疾患との鑑別ポイント

開放創による伸筋腱断裂に誤診は少ない。

## 確定診断がつかないとき試みること

確定診断には直視下の観察が不可欠である。

## 専門医へのコンサルト

屈筋腱断裂と同様に，日本手外科学会が認定する手外科専門医，指導医へのコンサルトが望ましい。

（執筆協力：平田 仁 名古屋大学特任教授・個別化医療技術開発講座）

# 脊椎圧迫骨折（脊椎椎体骨折）
Spinal Compression Fracture

戸川 大輔 近畿大学奈良病院教授・整形外科学

**頻度** よくみる

**GL** 骨粗鬆症性椎体骨折診療マニュアル（2020）

## 診断のポイント

❶体動に伴う腰背部付近の疼痛（脊柱上とは限らない）。
❷高齢女性に多い。
❸軽微な外傷（段差を踏み外す，背伸びなど）でも発症する。

## 緊急対応の判断基準

❶骨折椎体が圧潰した場合
　❶骨折片や椎体後壁が脊柱管に嵌入し神経障害をきたす場合がある。
　❷緊急手術が必要な場合は少ないが，すみやかな神経除圧，脊柱再建を必要とする場合はある。

## 症候の診かた

❶体動時痛
　❶安静時に疼痛がない場合は多い。主に高齢者に多いため，問診の内容にかかわらず，身体所見で判断する必要がある。
　❷坐位から立位，短距離歩行，寝返りなどで腰背部付近の疼痛が出現，悪化する場合は椎体骨折を強く疑う。
❷神経障害
　❶椎体骨折が圧潰した場合，脊髄や馬尾障害，神経根障害などの神経障害をきたす場合がある。
　❷下肢の筋力や膀胱直腸障害などが出現していないかを診る必要がある。

❸後弯による症状
　❶椎体骨折が著しい楔状化を呈したり，複数の椎体骨折が胸腰椎移行部で発症すると脊柱の著しい後弯をきたすことがある。
　❷身長の低下や脊柱の後弯変化で診断できる場合もある。

## 検査所見とその読みかた

❶Ｘ線検査
　❶感度 34.5％，特異度 85.3％と，確実に新鮮な椎体骨折を診断できるとはいえない。
　❷高齢者に多い変性側弯や肥満，重度の骨粗鬆症などがある場合には診断が困難な場合もある。
　❸陳旧性椎体骨折がある場合には，新鮮骨折との区別がつかない。
　❹Ｘ線側面像を動態撮影（屈曲位，伸展位），または坐位屈曲位，仰臥位の側面像を比較することが勧められる。
❷MRI
　❶椎体骨折では，感度 99.0％，特異度 98.7％と高率に椎体の異常信号を呈する。
　❷しかし，受傷後 12 か月後にも 38％の椎体骨折症例で異常信号が認められており，この異常信号が必ずしも新鮮椎体骨折を意味するものではないことに注意を要する。

## 確定診断の決め手

体動時に伴う腰背部付近の疼痛があり，動態Ｘ線撮影で骨折椎体の異常可動性が認められ，MRIでT1強調画像低信号，STIR像高信号を認めればほぼ診断は確定する。

## 誤診しやすい疾患との鑑別ポイント

❶化膿性脊椎炎（⇨1420 頁）
　❶発熱。
　❷血液検査における末梢血白血球数の増加，核の左方移動。
　❸画像検査での骨破壊像（椎間板，椎体終板付近）。
❷転移性脊椎腫瘍
　❶がんの既往。
　❷各種腫瘍マーカーの上昇。
　❸画像検査〔PET，全身 MRI 拡散強調（DWIBS：diffusion-weighted whole body imaging with background body signal suppression），造影 CT〕。
　❹骨生検。
❸大動脈解離（⇨842 頁），帯状疱疹（⇨1518 頁），

尿路結石(⇨1645頁)，胃十二指腸潰瘍(⇨649頁)，胆石症(⇨736頁)，骨盤腹膜炎(⇨691頁)など整形外科疾患以外でも腰背部痛を呈することがあり，併存症，既往歴の聴取，血液検査，各種画像検査による総合的な鑑別診断を行う必要がある。

### 確定診断がつかないとき試みること

**1** できるだけ早期にMRI(胸椎〜腰椎，骨盤まで)を矢状面だけでもよいので撮影すると早期診断できる。
**2** 数日あけて再度X線撮影を行い，比較すると楔状化が進行した椎体骨折を診断できる場合がある。
**3** 動態X線撮影(高齢者は体幹を十分に背屈させることが比較的困難である。安定した体位である坐位・屈曲位での側面像と仰臥位の側面像で比較する)が勧められる。

### 合併症・続発症の診断

**1** 続発性骨折：原発性，続発性を問わず骨粗鬆症を背景とした骨折である可能性が高く，さらなる椎体骨折，橈骨遠位端骨折，大腿骨近位部骨折などの脆弱性骨折を発症する可能性が高い。
**2** 椎体圧潰による神経障害：骨折椎体の骨癒合が得られない場合，椎体が圧潰したり，後壁が後方の倒れ込むことによる神経障害を呈する場合があり，これらが疑われる場合には，CT，MRIで診断する必要がある。
**3** 後弯症：隣接する複数の椎体が骨折したり，骨折椎体が単一であっても骨折椎体が著しい楔状化を呈した場合，姿勢保持困難(持続立位，持続坐位)な腰背部痛を呈する場合がある。全脊椎立位・坐位X線撮影で診断する。

### 予後判定の基準

**1** CT撮影(仰臥位)で椎体内クレフトが認められる場合，椎体後壁損傷がある場合，MRI T2強調画像で限局性高輝度変化，広範な低輝度変化がある場合には椎体骨折の骨癒合が遷延することがある。
**2** CT，MRIで脊椎後方要素の損傷(棘突起骨折や棘上・棘間靱帯)の損傷を伴う場合には椎間不安定性が存在するため，骨折椎体の癒合が遅延したり，神経障害を呈することが多く，脊柱安定化をはかるために手術療法を要する。

### 経過観察のための検査・処置

**1** 装具装着のコンプライアンスの確認，体動時痛改善の有無，骨折前の日常生活動作(ADL)が再獲得できているかどうかを定期的(1，2週ごと)に確認する。
**2** 定期的(1，2週ごと)に動態X線撮影を行い，骨癒合へ向かっているか，著しい椎体楔状化をきたしていないかどうかを確認する。

### 治療法ワンポイント・メモ

**1** 装具療法
❶骨折椎体の楔状化を最小限に留めた骨癒合を得るため，体幹の屈曲を制限する装具を装着する。
❷装具の種類(硬性・軟性)による治療成績にはエビデンスはないが，装具装着の目的を患者，家族に十分に説明する必要がある。
❸最も頻度の高い胸腰椎移行部の骨折では腋窩から骨盤までをカバーする装具が処方されるが，装具装着コンプライアンスは決して高くないため，定期的な経過観察が必要である。
**2** 手術療法
❶装具療法(保存療法)でも体動時の疼痛が改善しない場合，骨折椎体の楔状化進行が著しい場合，短期には骨折前のADLまで回復できそうにない場合には低侵襲な経皮的椎体形成術の適応を検討する。
❷神経障害をきたす骨折椎体の圧潰がある場合には神経除圧，脊柱再建手術(必要があれば椎体置換併用)を，著しい後弯変形に至った多くの場合には骨切りを併用した脊柱後弯矯正固定術を施行する。
**3** 骨粗鬆症に対する薬物療法
❶背景にある骨粗鬆症の治療を行わずにいると続発性骨折を発症する確率が高い。
❷骨密度や骨代謝マーカー，カルシウムやビタミンDの充足をチェックし，適切な骨粗鬆症治療薬を処方することが続発性骨折予防に重要である。

### さらに知っておくと役立つこと

**1** 脊椎椎体骨折は外傷，腫瘍を除いては骨粗鬆症を背景として発症する。原発性骨粗鬆症の場合には骨折の治療と併せて骨粗鬆症治療を行い，続発性骨折予防を行わなくてはならない。
**2** 疾患関連骨粗鬆症(内分泌疾患，糖尿病，慢性腎臓病，関節リウマチなど)や治療関連骨粗鬆症(ステロイド性骨粗鬆症，抗糖尿病薬，長期の降圧薬，ヘパリン使用など)など続発性骨粗鬆症の原因は多岐に

わたり，骨密度が高くとも，骨強度が弱いために発症する椎体骨折もある。

## 専門医へのコンサルト

次の場合には専門医へのコンサルトを行う必要がある。

1 体動に伴う腰背部痛が改善しない場合。
2 下肢筋力低下，反射異常，脱力など神経障害が出現した場合。
3 画像上，著しく椎体が楔状化した場合。
4 上記1～3のいずれかを伴い，骨折前の ADL が再獲得できない場合。

# 脊椎の感染症（化膿性脊椎炎）
## Pyogenic Spondylitis

**山根 淳一** けいゆう病院・整形外科部長（神奈川）

**頻度** ときどきみる

## 診断のポイント

1 易感染宿主（compromised host）：高齢者，糖尿病，腎不全，肝機能障害，長期ステロイド投与，悪性腫瘍，アトピー性皮膚炎など。
2 腰背部痛，頸部痛などの疼痛：頻度は腰椎 60％，胸椎 30％，頸椎 10％程度といわれている。
3 発熱：約 60％の患者に認められる（J Bone joint Surg Br 87: 1454-1458, 2005）。
4 炎症反応高値。
5 画像所見：MRI が最も鋭敏，X 線，CT など。

## 緊急対応の判断基準

1 全身状態は敗血症に準ずる。
2 硬膜外膿瘍や骨破壊にて脊髄神経麻痺や尿閉などの膀胱直腸障害が出現した際には緊急手術が必要となるため，自施設で手術が困難な場合は高次医療機関へ転送する。

## 症候の診かた

1 疼痛：腰背部痛，頸部痛など罹患部の疼痛を訴え，同部位の叩打痛を認めることが多い。激しい疼痛や脊柱不撓性を示すことが多いが，高齢者の罹患例ではあまり痛みを訴えない症例もある。
2 発熱：急性炎症反応として高熱を呈する症例がある一方，微熱のみの症例，全く発熱を認めない症例

もある。高齢者で微熱と疼痛が 1 か月以上続く症例は MRI を検討するとよい。
3 神経障害：硬膜外膿瘍や骨破壊による脊髄神経，馬尾神経障害による麻痺や膀胱直腸障害の発症は 5～30％程度と報告されている（脊椎脊髄ジャーナル 21：1084-1090, 2008）。可及的早期に手術加療の準備を行う。

## 検査所見とその読みかた

1 スクリーニング検査：血液検査にて白血球数の増加，分画の左方移動，炎症反応高値（CRP，血沈値の上昇）がみられる。尿検査，尿培養にて尿路感染症の有無も確認しておく。
2 血液培養：化膿性脊椎炎を疑うときには，発熱がなくとも血液培養を 2 セット行う（前医で抗菌薬が投与されていた際にはできれば数日間休薬する）。検出率は 40～70％との報告が多い（脊椎脊髄ジャーナル 19：678-686, 2006）。
3 画像検査（単純 X 線）：椎間板腔狭小化，椎体終板不整像，反応性骨新生を認めるが，発症数週間を経て所見が出現してくる。
4 画像検査（MRI）

❶感度 96％，特異度 92％と報告され（Clin Orthop Relat Res 444: 27-33, 2006），感染早期の診断を含め最も有用な画像検査である。
❷罹患椎間板および隣接椎体が T1 強調画像にて低信号，T2 強調画像にて罹患椎間板が高信号を呈する。
❸STIR 像やガドリニウム造影は椎体の浮腫や硬膜外の膿瘍を鋭敏に描出するためできる限り行う。発症初期は MRI でも診断が困難なこともあるため，疑うときには 2～3 週空けて再検査することが望ましい（図 1）。

## 確定診断の決め手

1 疼痛（腰背部痛や頸部痛など）と急性炎症反応（発熱や炎症反応高値など）の合併。
2 MRI を中心とした画像検査。
3 血液培養や病巣由来の培養からの起因菌の同定。

## 誤診しやすい疾患との鑑別ポイント

1 結核性脊椎炎

❶経過が長期で疼痛，発熱などの症状が軽度。
❷白血球数はほぼ正常，CRP・赤沈値の上昇は軽度。
❸骨破壊が高度で大きな膿瘍を形成。

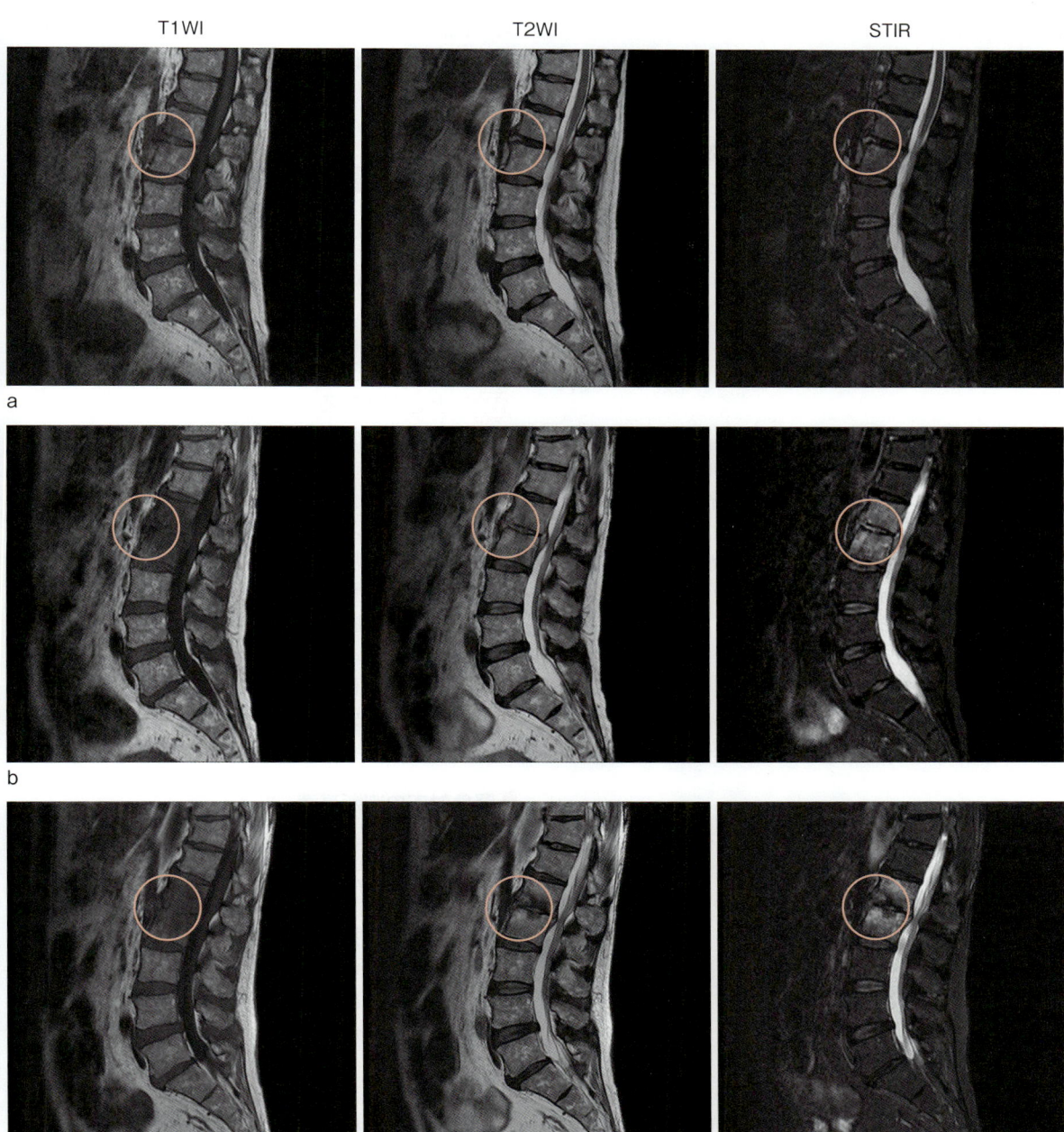

| T1WI | T2WI | STIR |

a

b

c

**図1** MRI 検査

a：初診時：L1/2 高位の椎間板の前方に，T1 強調画像（T1WI）で上下の椎体の低信号，T2 強調画像（T2WI）で椎間板の高信号，STIR で椎間板と上下の椎体の高信号がわずかにみられる。この状態での診断はやや困難で，化膿性椎間板を疑えればよい。

b：2 週後：T1WI，STIR では L1・2 椎体のほぼ全域に信号変化が広がっており，T2WI でも L1/2 椎間板の高信号域は後方まで広がっている。T2WI や STIR では硬膜外膿瘍も描出されている。この状態で T1WI や STIR で見逃すことはまずないが，T2WI のみでは硬膜外膿瘍がないと見落とすこともあるので必ず T1WI も確認すべきである。

c：1 か月後：L1/2 椎間板の狭小化や罹患椎間板に接する椎体の骨破壊が起こり始めている。

### ② 椎体骨折

❶ 尿路感染症を合併した椎体骨折と臨床像が類似。

❷ はっきりとした外傷歴がなく，ごく軽微な外傷や外傷がない症例もある。

❸ 椎体圧潰など骨破壊の進行を X 線などにてフォローする。

### ③ 転移性脊椎腫瘍

❶ 転移性脊椎腫瘍は椎体が病巣の主体で椎弓根周囲より病巣が進展することが多いが，化膿性脊椎炎は椎体終板より感染が起こることが多い。

❷ 複数の椎体や脊椎外の骨病変を認めることが多い。

### ▍ 確定診断がつかないとき試みること

❶ X 線イメージや CT ガイド下で椎間板腔や膿瘍を穿刺・培養し菌体の同定を行う。

❷ 骨シンチグラムにて初期の感染症変化を描出でき，ガリウムシンチグラムにて全身の感染巣のスクリーニング検索が行える。

### ▍ 経過観察のための検査・処置

❶ 血液検査にて白血球数，炎症反応のフォローを症状が安定するまでは週 2 回，その後は週 1 回程度行う。

❷ 病態が落ち着くまでは X 線を 1〜2 週ごとに，CT を 2〜3 か月ごとにチェックして骨破壊やアライメントについて確認する。MRI も 2〜3 か月ごとにチェックして，膿瘍の伸展などについて確認する。

### ▍ 治療法ワンポイント・メモ

❶ 早期診断し，起炎菌を同定することが最も大切であるため，化膿性脊椎炎を疑うとき，培養提出前の安易な抗菌薬投与は絶対 NG である。

❷ 抗菌薬投与と安静・コルセットなどの外固定による保存療法が第 1 選択。6 週間の静脈内投与ののち，6 週間の内服投与を行う（J Infect 56: 401-412, 2008）。

❸ 手術療法：適切な保存療法 2〜3 週に抵抗性の症例，神経麻痺の出現例，膿瘍や骨破壊が進行する症例には手術療法が適応となる。

### ▍ 専門医へのコンサルト

❶ 腰背部痛や頸部痛を伴う不明熱では，可能であれば MRI を施行して整形外科にコンサルトする。

❷ MRI にて化膿性脊椎炎を疑うときには，とりあ

えず抗菌薬投与ではなく，可及的早期に整形外科（できれば脊椎外科医）にコンサルトする。

---

# 脊柱靱帯骨化症〔後縦靱帯骨化症（OPLL），黄色靱帯骨化症（OLF）〕

Ossification of the Spinal Ligament 〔Ossification of the Posterior Longitudinal Ligament (OPLL), Ossification of the Ligamentum Flavum (OLF)〕

今釜 史郎　名古屋大学大学院教授・整形外科学/リウマチ学

頻度 ときどきみる

GL 脊柱靱帯骨化症診療ガイドライン 2019

### ▍ 診断のポイント

❶ 症状出現の平均年齢は 50 歳前後。

❷ 初発症状は四肢・体幹のしびれ，痛み，脱力感，歩行障害などが多い。

❸ 単純 X 線検査で骨化の診断が困難な場合は CT が有用。

❹ 神経圧迫の評価には MRI が有用。

❺ 遺伝的素因が強く疑われているため家族歴の聴取も参考になる。

### ▍ 緊急対応の判断基準

❶ 脊柱靱帯骨化症による脊髄・馬尾圧迫がある患者に外傷が加わった場合など，脊髄損傷による四肢麻痺，膀胱直腸障害などを生じうる（つまり OPLL は骨傷のない脊髄損傷の危険因子である）。

❷ 症例に応じて準緊急脊椎手術が計画される場合もあるため，損傷部位を外固定などで安静にしたうえで，脊椎外科医が勤務する医療機関へ搬送する。

### ▍ 症候の診かた

❶ しびれ感：頸椎 OPLL では上肢・下肢に，胸椎・腰椎 OPLL や OLF では体幹や下肢にしびれを生じる。しびれが初発症状であることも多い。

❷ 疼痛：骨化症のある部位の痛み（頸部痛・背部痛・腰痛）や，神経圧迫による神経障害性疼痛がある。

❸ 四肢深部腱反射：頸椎・胸椎 OPLL，胸椎 OLF では腱反射の亢進がみられることが多く，腰椎 OPLL では下肢腱反射の低下・消失がみられることが多いため，頸椎・胸椎・腰椎の高位診断に有用である。

❹ 四肢運動麻痺や歩行障害，膀胱直腸障害：脊椎由来の神経症状を疑う。

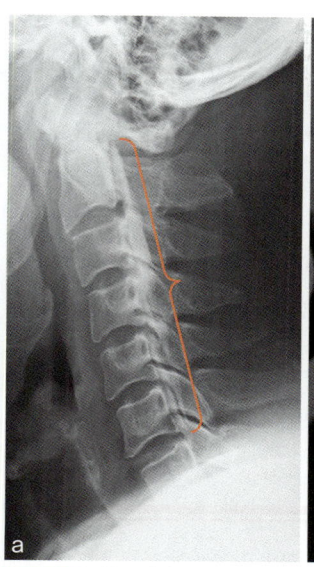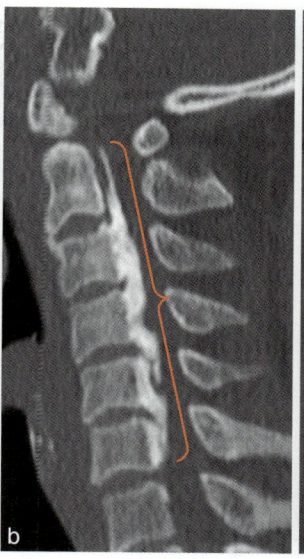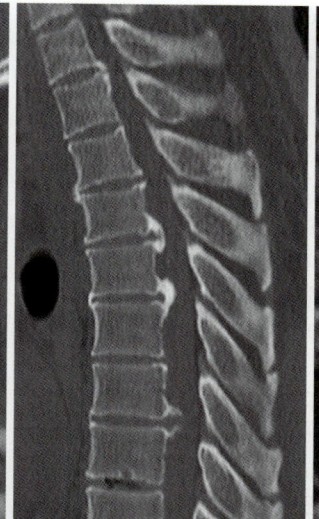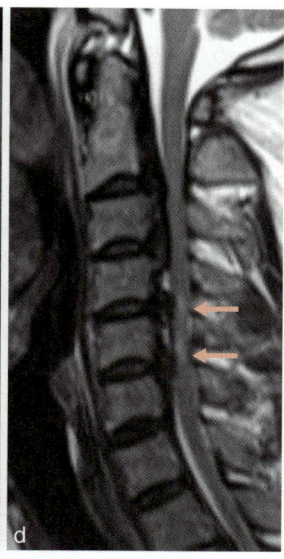

**図1** 頸椎・胸椎 OPLL の画像検査

a：単純 X 線側面像（頸椎 OPLL）
b：単純 CT 側面像（頸椎 OPLL）
c：単純 CT 側面像（胸椎 OPLL）
d：単純 MRI T2 強調側面像（➡：脊髄内高輝度変化）

5 頸椎 OPLL 患者で胸椎や腰椎の骨化症合併頻度が高いことが報告されている。骨化症を1つ見つけた場合も，他部位に骨化が潜んでいる可能性に留意し，詳細な身体所見や画像検査の追加を検討する。

## 検査所見とその読みかた

1 単純 X 線検査：脊柱靱帯骨化症診断で必須の検査である。頸椎・腰椎では単純 X 線検査による診断が比較的容易であるが（図1a），胸椎は診断が困難な場合が多い。
2 単純 CT：骨化巣の評価（部位や骨化の大きさ・形状の把握）に最も適しており（図1b），胸椎など，単純 X 線検査で診断が難しい骨化症も診断できる（図1c）。
3 単純 MRI：骨化巣による神経圧迫の程度を評価するために最適な検査である。脊髄圧迫の程度と症状の重症度が相関するとされている。MRI T2 強調画像における脊髄内高信号変化が脊髄障害の程度や重症度と関連するとする報告もある（図1d）。

## 確定診断の決め手

1 単純 X 線検査が基本。
2 評価が難しい症例では CT で確定診断。

## 誤診しやすい疾患との鑑別ポイント

1 髄膜腫など石灰化を伴う脊髄腫瘍（⇨524 頁）：造影 MRI 検査で鑑別する。髄膜腫の造影 MRI 所見では dural tail sign が特徴的である。
2 びまん性特発性骨増殖症（DISH），強直性脊椎炎（AS）（⇨1189 頁）：前縦靱帯骨化症と鑑別が困難な症例があり，AS では，赤沈（ESR）や CRP などの炎症反応，HLA-B27 陽性などの血液検査異常や，仙腸関節炎や仙腸関節癒合などの画像所見が特徴的とされてきたが，最近の報告では疾患の間でオーバーラップする部分が多いことが明らかになっている。

## 確定診断がつかないとき試みること

単純 X 線検査に加え，単純 CT 検査を実施すれば診断できる。CT での評価では，通常の軸位断像に加え，側面（矢状断）像を確認することにより骨化症を見落とすリスクは軽減する。

## 合併症・続発症の診断

1 糖脂質代謝異常に関連する糖尿病，カルシウム・リン代謝異常に関連するビタミン D 抵抗性くる病，副甲状腺機能異常と，筋緊張性筋ジストロフィーなどとの関連が報告されている。

**2** 特に臨床上，糖尿病と OPLL の合併は多くみられるため，OPLL 診断時には糖尿病の評価を行うとよい。

## 予後判定の基準

**1** 脊柱靱帯骨化症の術後は神経症状回復が期待できる。しかし運動麻痺など重篤な術前脊髄症状のある患者では一般的に手術後の回復が不良である。

**2** 胸椎 OPLL 手術では，頸椎 OPLL 術後に比べて合併症発生率が高く，術後成績が十分でない症例がある。

**3** 骨化巣は経年的に徐々に増大する症例が多いと報告されている。固定を伴わない除圧術など脊椎の可動性を残した手術の場合は手術後も骨化巣進展の報告があり，経年的な脊椎癒合発生の評価と併せ，定期的な画像経過観察が望ましい。

## 経過観察のための検査・処置

**1** 先に述べた手術適応があれば直ちに脊椎外科医へのコンサルトが望ましいが，運動麻痺を伴わない軽度の疼痛やしびれに対し，薬物治療などの保存的治療の適応がある。

**2** 症状が軽微な OPLL，OLF 患者でも，軽微な外傷などによる神経症状増悪（非骨傷性脊髄損傷）があるため，その旨患者に説明し，転倒などの外傷予防や，神経症状増悪時には診察日を早めて来院するよう伝えておくとよい。

**3** 骨化巣の経年的な増大が報告されており，症状がわずかであってもときどき骨化巣の画像評価をしておくと安心である（1 年に 1 回など，患者と協議し同意が得られれば実施するとよい）。

## 治療法ワンポイント・メモ

**1** 骨化の進展予防や神経症状予防に寄与する食事療法や薬物療法は，現在のところ存在しない。

**2** 痛み，しびれなど症状が軽微の場合は対症療法として薬物治療の適応がある。

**3** 高度神経症状を呈した患者への手術は術後回復が不良のため，神経症状進行前の早期に手術適応を見極め，脊椎外科医へコンサルトする必要がある。

## さらに知っておくと役立つこと

**1** 本疾患は国の指定難病の対象となっているが，治療費の公費負担申請は手術適応となるような脊髄神経症状に限定されている。神経症状が軽微な症例では公費負担とならない現状を，患者に説明しておく

とよい。

**2** 胸椎 OPLL 手術成績は頸椎 OPLL よりも不良であるとする全国多施設データがあるため，手術をするのであれば早期手術が望ましいことを患者に説明のうえ，より適切なタイミングで脊椎外科医にコンサルトする。

## 専門医へのコンサルト

**1** 手術適応の場合は脊椎外科医に早めのコンサルトが望ましい。

**2** 糖尿病などを合併している場合は内科医へのコンサルトを行う必要がある。

---

# 脊柱側弯症
Scoliosis

髙相 晶士　北里大学主任教授・整形外科学

頻度　**よくみる**

## 診断のポイント

**1** 脊柱側弯症のなかで最も多いのは特発性であり全体の約 80％を占め，思春期に発症し進行するものがある。

**2** 乳幼児期（infantile）特発性側弯症の発生はまれであり，全特発性側弯症の 1％以下ともされる。男児に多く左凸胸椎側弯が多い。

**3** 幼児学童期（juvenile）特発性側弯症は 12〜21％と報告されており，年齢が低いうちは男児も存在するが，徐々に女児が多くなり，思春期（adolescent）特発性側弯症（10 歳以降）の傾向が著明になってくる。

**4** 特発性側弯症は思春期の女性に多く発症する。10〜11 歳以上の思春期に発症することが多く，男子：女子は 1：7〜10 程度であり，女子に多い。また全国民の 100 人に 1 人に発症し，女子は 50 人に 1 人，男子は 1,000 人に 1 人程度とされている。原因は完全には明らかにされていないが，発症の関連遺伝子として *LBX1* 遺伝子，*GPR126*，*BNC2* などの遺伝子があげられている。

**5** 側弯の程度は Cobb 角により評価するのが通常である。X 線撮影は必ず立位，もしくは立位が取れない場合は坐位で撮影する。

**6** Cobb 角 25 度を超えると装具治療の開始の目安となる。装具はアンダーアームブレースが多くの場合，用いられる。以前は 23 時間装具装着が基本で

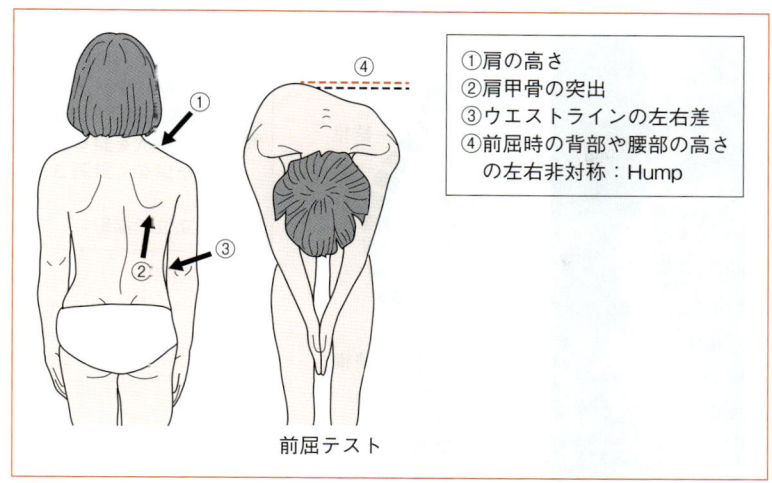

①肩の高さ
②肩甲骨の突出
③ウエストラインの左右差
④前屈時の背部や腰部の高さ
　の左右非対称：Hump

前屈テスト

**図1** 診察のチェックポイント

あったが，最近では最低 18 時間以上の装着が薦められている。装着時間と効果は関連性がある。

**7** 45〜50 度を超えると，手術を考慮すべきである。カーブが大きくなると，手術的治療を行わなければ，成人後も変形は進行することもある。胸腰椎カーブや腰椎カーブは胸椎カーブと比べ成人後も進行しやすく，高度の変形に至ることもあり，疼痛も伴うことがあることが判明してきた。胸郭変形により，肺活量の低下や呼吸能力の低下を認めることがあるが（拘束性），通常，自覚症状などはない。しかし，50 度以上のカーブは特に成人後も進行性であることもあり，80 度以上の胸椎側弯は呼吸能力の低下を示し，呼吸困難を訴えることがある。このため若年のうちに手術を行うことが推奨される。

**8** 先天性側弯症は胎生期の脊椎の形成異常によるものである。その他の臓器の問題として，泌尿器，心臓・血管，生殖器の奇形などを認めることがあり注意すべきである。奇形椎のパターンはさまざまであり進行しないと予測されるものから，進行を強く予測しなければならないものまで存在する。なかでも片側が癒合し成長せず，反対側が成長する形態のもの（unilateral bar など）が進行しやすい。CT はその奇形形態を把握するのに有効である。

**9** 症候性側弯症は何らかの疾患を原因に生じる側弯症である。それらの代表疾患は Chiari 奇形，脊髄空洞症，神経線維腫症 1 型，神経筋性疾患（筋ジストロフィー，ミオパチー，脊髄性筋萎縮症など），間葉系疾患（Marfan 症候群，Ehlers-Danlos 症候群など）である。これらの疾患は特発性側弯症に比べて，進

行しやすい。また成人後も進行しやすいともいわれている。

**10** 機能性側弯症は主に脚長差，疼痛，姿勢により生じる側弯変形である。機能性側弯症は椎体回旋を伴うことが少ない。

## 症候の診かた

　患者は脊柱の変形を訴えて受診をすることがあるが，多くは背中の出っ張りの左右差，家族からの指摘，また学校検診を理由に受診する。

**1** 背中の観察。

**2** 左右の肩の高さの違い，肩甲骨の位置やでっぱりの左右差，ウエストラインの左右差，非対称（図1）。

**3** 体幹を前屈させての隆起の観察（Hump）（図1）。

**4** 皮膚の異常の観察：1）カフェオレ斑（神経線維腫症），2）皮膚の過剰な柔軟性（間葉性疾患の疑い），3）仙尾部の毛髪の有無（二分脊椎），4）Dimpling（二分脊椎），5）顔の観察（奇形症候群，鰓弓症候群）など。

**5** 女子の側弯症は成長期に進行を認めるが，初潮の時期が重要である。初潮後約 2 年間が進行する可能性がある。男子は声変わりの時期である。

**6** 神経学的所見（腱反射，感覚障害など）：神経性側弯症，特に Chiari 奇形や脊髄空洞症に重要である。

## 検査所見とその読みかた

**1** X 線画像
　**❶** 正面像
　　● 必ず立位で 2 方向撮影する。立位がとれない

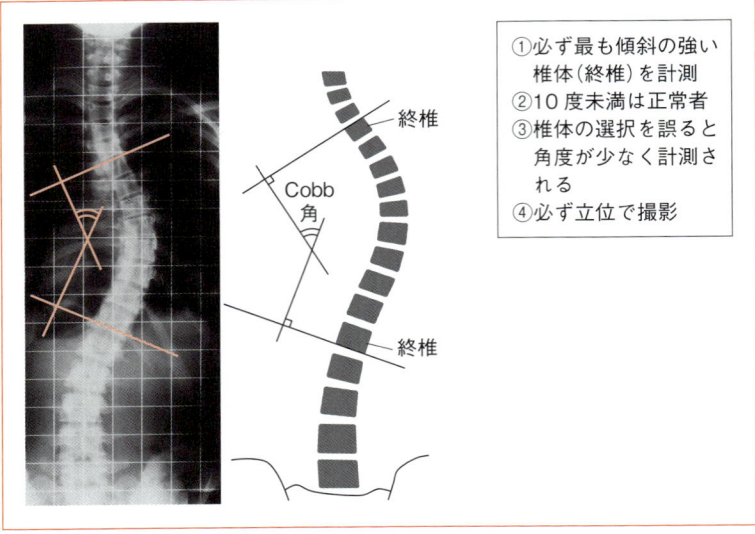

① 必ず最も傾斜の強い
　椎体（終椎）を計測
② 10度未満は正常者
③ 椎体の選択を誤ると
　角度が少なく計測さ
　れる
④ 必ず立位で撮影

**図2　側弯度の計測（Cobb 法）**

場合は坐位で撮影する。臥位では矯正写真となるため正確な変形の程度は把握できなくなる。

- 初回は2方向撮影し，2回目以降は初回の撮影で側面像に異常がなければ，立位もしくは坐位正面のみでも構わない。しかし症候性側弯症の患者においては経過観察中に前弯や後弯といった側面像の変形が生じたり，悪化することがあるので注意した観察が必要である。
- 変形の程度は通常 Cobb 角を計測し判定する。Cobb 角は終椎と終椎を用いて計測する（図2）。
- 側弯カーブは機能的であれば椎体の回旋はなく，構築的であれば回旋を伴うのが通常である。
- 機能的側弯は疼痛，姿勢，脚長差などで生じるが，原因を除くと改善する。
- 回旋の程度は Nash & Moe 法により評価する（図3）。Nash & Moe 法は正面 X 線上で椎弓根の位置で評価する。
- カーブの種類は頂椎の位置によって決定され，胸椎カーブ，胸腰椎カーブ，腰椎カーブなどと分類される。代表例として，Lenke らによっても手術固定範囲の決定のためにカーブパターンが分類された（表1）。
- 側弯変形の柔軟性は体幹の左右屈 X 線撮影や牽引 X 線撮影によっても判定される。

**❷側面像**

- 特発性側弯症では大きな所見はないのが通常であるが，胸椎の後弯の減少が認められることがある。

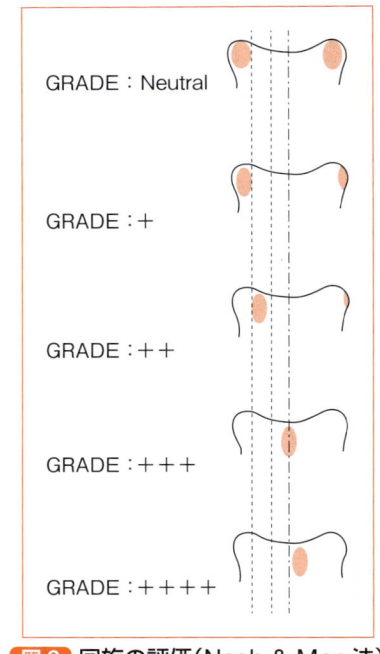

GRADE：Neutral

GRADE：＋

GRADE：＋＋

GRADE：＋＋＋

GRADE：＋＋＋＋

**図3　回旋の評価（Nash & Moe 法）**

- 症候性では特に胸腰椎や腰椎の前弯の減少や後弯を認める。
- 側面像の極端な変化は特発性側弯症以外の脊柱変形の存在を示唆するきっかけともなる。

**❷ CT**

❶特に先天性側弯症の詳細な構造を精査するのに有用である。

**表1** Lenke 分類

| type | カーブタイプ | 上位胸椎カーブ | 主胸椎カーブ | 胸腰椎・腰椎カーブ |
|---|---|---|---|---|
| 1 | 主胸椎カーブ(MT) | 非構築性 | 構築性(主カーブ) | 非構築性 |
| 2 | 二重胸椎カーブ(DT) | 構築性 | 構築性(主カーブ) | 非構築性 |
| 3 | 二重カーブ(DM) | 非構築性 | 構築性(主カーブ) | 構築性 |
| 4 | 三重カーブ(TM) | 構築性 | 構築性(主カーブ) | 構築性(主カーブ) |
| 5 | 胸腰椎・腰椎カーブ(TL/L) | 非構築性 | 非構築性 | 構築性(主カーブ) |
| 6 | 胸腰椎・腰椎-胸椎<br>二重カーブ(TL/T-MT) | 非構築性 | 構築性 | 構築性(主カーブ) |

構築性：左右屈 X 線≧25 度あるいは後弯≧20 度，主カーブ：最も大きいカーブ

❷破壊性の脊柱変形(von Recklinghausen 病や感染によるもの)の観察にも有用である。

❸ CT ミエログラフィーは脊髄や神経の位置の把握に有用であるため，手術プランにおいてインプラントの設置計画においてきわめて有用な手段となる。

**3 MRI**

❶特発性側弯症であると考えられてきた症例のなかに，神経性側弯であるものが混在していることが明らかになってきた。

❷特に脊髄空洞症や Chiari 奇形に伴う側弯症はMRI により多くが発見できる(図 4)。

❸頭頸移行部撮影が有用であるが，時に胸椎撮影が必要な場合がある。

❹二分脊髄や割髄症などの脊髄の異常をとらえることが可能である。

❺さらに，Marfan 症候群における dural ectasia,二分脊椎における脂肪腫，filum terminale(脊髄係留症候群)などをとらえることができ，手術プランにおいても有用な情報となる。

**4 呼吸機能検査**

❶側弯症患者はごく軽度の側弯であれば呼吸機能に異常はないが，ある程度の側弯になると拘束性障害を認める。

❷特発性側弯症では Cobb 角が 80 度くらいを超えると息切れが多くなるとされている。

❸症候性，特に神経筋性側弯症患者は疾患の特性から呼吸障害を有しているのが通常である。

❹高度の呼吸障害においては呼吸器内科や小児科との連携が重要である。

**5 神経学的検査**

❶感覚検査，反射を調べることにより，特に神経筋性側弯症の診断に有用である。

❷前述の脊髄空洞症や Chiari 奇形に伴う側弯症

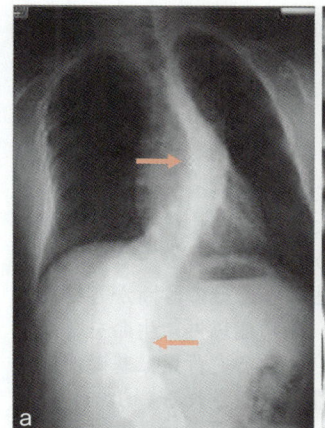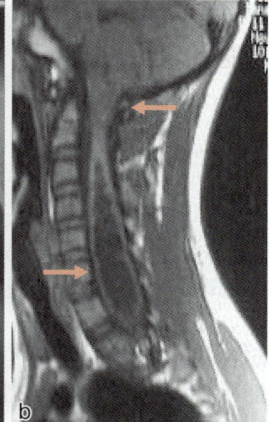

**図4** 脊髄空洞症，Chiari 奇形に伴う側弯症の MRI 像

a：立体 X 線撮影。ダブルカーブの側弯を認め(→)，カーブパターンが通常と逆である。

b：頭頸移行部〜頸椎 MRI。脊髄空洞症に加え Chiari 奇形を認める(→)。

の診断には腹皮反射の左右差は有用な所見である。

**確定診断の決め手**

❶単純 X 線撮影により多くの症例の確定診断が可能である。

❷側弯症の定義は Cobb 角が 10 度以上である。厳密には 10 度未満は側弯症ではないが，心配がある場合は 1 年後程度に再確認する。低年齢児は変化が起こりやすく注意を要する。

❸側弯症の種類は多岐にわたるが，多くは特発性である。

**誤診しやすい疾患との鑑別ポイント**

❶側弯症自体は学校検診によって見いだされること

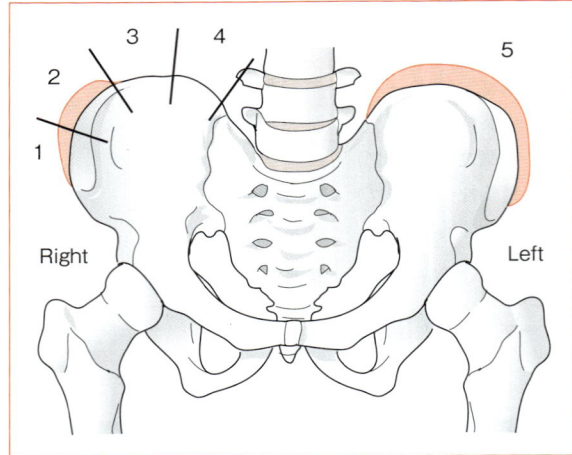

**図5** Risser sign

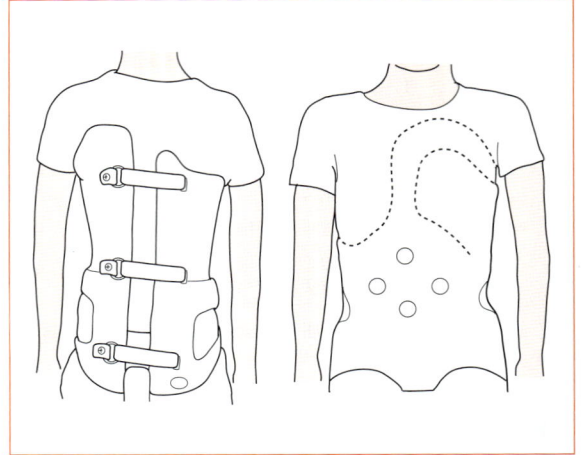

**図6** アンダーアームブレース

も多い。

**2**側弯症をはじめとした脊柱変形の誤診はまれであるが，進行予測や背景に存在する疾患を見いだすことは容易ではない場合がある。

**3**側弯を呈する基礎疾患は多くその診断が容易ではない場合がある。時に，側弯症以外に生命を脅かす疾患を併存している場合もある。背景に基礎疾患が認められなければ特発性と診断される。

### 経過観察のための検査・処置

**1**側弯症の種類によって異なる。

**2**最も多い特発性側弯症は思春期に多い。

**❶** Cobb 角が 25 度以下であれば 4〜6 か月，時に 1 年間隔の X 線撮影による経過観察でよい。

**❷**脊柱の変形の変化に関係があるのは身長の伸びである。また，身長の伸びに関係あるのは骨成熟度と性成熟度である。骨成熟度を評価するのは Risser sign が知られている（図5）。性成熟度は初潮から 2 年経過したら成熟と判断する。

**❸**初潮がない，骨成熟度が低い（Risser 0，1），身長が伸びているという条件では側弯症の悪化が予想される。また Cobb 角が大きいほど側弯は悪化しやすい。

**❹**おおよそ Cobb 角が 25 度以上となると装具治療を試みる。

**❺**多くはアンダーアームブレースを使用する（図6）。しかし，この装具は T4 より下に頂椎が存在する場合にのみ有用である。

**❻**装具治療患者はおおよそ 4 か月に一度の経過観察を X 線撮影で行う。

**❼**装着方法は 1 日で入浴以外の 23 時間を目標とする。近年 18 時間以上の装着が薦められている。体育授業のみ外す指導もある。骨成熟，性成熟が進んできた場合は学校から帰宅してからのみの装着とし，徐々に夜間のみ，そして装着を中止する。

**3**先天性側弯症（図7）は種類によって進行のしやすさは大きく異なる。装具は総じて効果は少ない。

**4**特発性側弯症，先天性側弯症以外の側弯症の進行は早い。また，装具治療の効果が低い，もしくはないとされるものもある。他の治療方法がないため，装具を用いることがあるが効果は期待できないことが多い。このような患者は 4 か月程度に一度の X 線撮影による経過観察を行う。

### 治療法ワンポイント・メモ

**1**手術的治療の目安

**❶**多くの場合，胸椎カーブは 45 度以上，腰椎カーブは 35〜40 度以上となっている。

**❷**神経筋性や間葉性など柔らかいカーブは将来容易に進行するため 40 度を超えた場合は手術が勧められる。

**2**手術的治療

**❶**手術は前方法と後方法による。いずれにしてもインプラントを用いることが多い。

**❷**胸椎カーブは主に後方法により行われる。近年は椎弓根スクリューを用いることが多いが，フックやサブラミナワイヤーやテープを用いることも多い（図8）。

**❸**胸腰椎・腰椎カーブには後方法と前方法いずれ

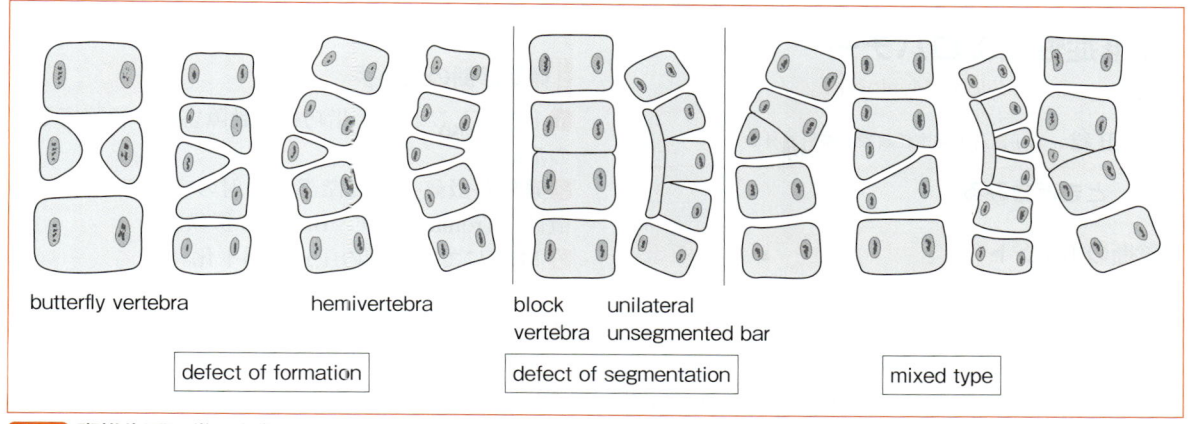

butterfly vertebra　　hemivertebra　　block vertebra　unilateral unsegmented bar

defect of formation　　　defect of segmentation　　　mixed type

**図7　脊椎先天異常の分類**

defect of formation：形成異常，butterfly vertebra：蝶形椎，hemivertebra：半椎，defect of segmentation：分節異常，block vertebra：塊椎，unilateral unsegmented bar：片側癒合椎，mixed type：混合型

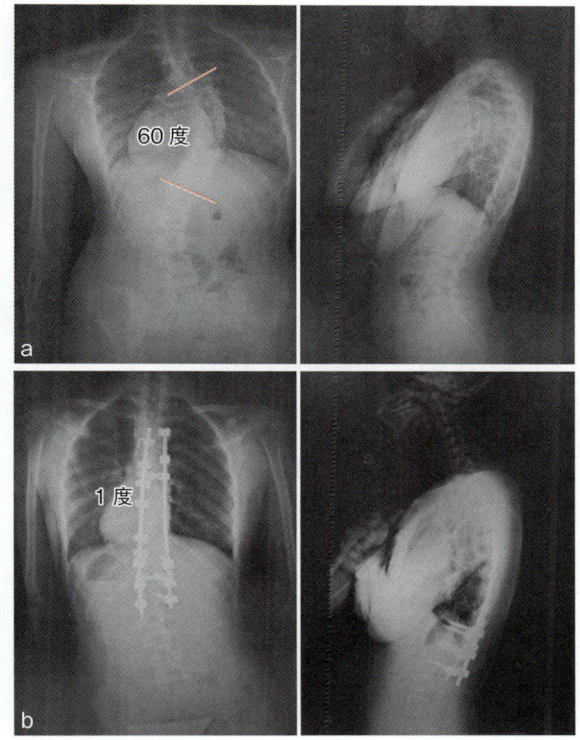

60度

1度

a

b

**図8　手術的治療**

a：治療前（胸椎カーブ 60 度）
b：治療後（胸椎カーブ 1 度）

も適応となる。

❹インストゥルメンテーション技術の向上により手術的治療成績は飛躍的に向上し，永年の安全性も示されている。

### さらに知っておくと役立つこと

❶側弯症は以前は思春期で進行は停止すると考えられていた。しかし，一部の患者のなかには成人後も進行し，成人脊柱変形となることが知られている。ある程度のカーブを呈した若年性の側弯症はいずれにしても，ある年齢となり変性が加わると成人脊柱変形となる。

❷側弯症患者はたとえ年齢が低くとも骨粗鬆症状態，もしくは前骨粗鬆症状態であるともされている。若くして骨粗鬆症となることは大きな問題である。骨粗鬆症治療も考慮する。

❸幼小児側弯症はその種類によらず治療は困難とされてきた。ギプス治療が有効との報告があるが，多くの場合 growing-rod 法が必要となる場合がある。時に胸郭変形をも阻止するために VEPTR（vertical expandable prosthetic titanium rib）手術が行われることがある。成績はおおむね良好であるが成長に合わせた複数回の手術が必要である問題がある。

16

# 頸椎症性ミエロパチー
Cervical Spondylotic Myelopathy

**土井田 稔** 岩手医科大学主任教授・整形外科学

(頻度) **ときどきみる**

## 診断のポイント

1 50 歳以上の発症が多い。

2 上肢・下肢のしびれや感覚障害。

3 手指巧緻運動障害や歩行障害。

4 深部腱反射の亢進や Hoffmann 徴候, Trömner 徴候, Babinski 徴候。

5 頸椎単純 X 線側面像の発育性脊柱管狭窄や変性性変化(後方骨棘形成など)。

## 症候の診かた

1 Myelopathy hand：手指の素早い把握動作と伸展や内転・外転動作が障害される。

2 Finger escape sign：小指, 環指, 中指の内転および伸展の障害。

3 10 秒テスト：10 秒間に手指の把握と伸展動作を可能な限り行わせ, 20 回未満であった場合は異常とされている。

## 検査所見とその読みかた

1 頸椎単純 X 線中間位側面像
　❶頸椎側面像にて脊柱管前後径を計測し, 発育性脊柱管狭窄(12 mm 以下), 頸椎の変性変化(骨棘形成など)があれば頸髄症の原因となりうる。
　❷脊柱管椎体比(Torg-Pavlov 比)は X 線上の拡大率の影響を受けず, 0.82 未満であれば明らかな狭窄とみなされる。

2 頸椎単純 X 線前後屈側面像
　❶頸椎の後屈位で上位椎の椎体後縁と下位椎の椎弓前縁の距離が 12 mm 以下になった場合は, 脊髄が前後で圧迫され頸髄症の原因となる(はさみ込み機構, pincers mechanism)。

3 MRI 検査
　❶ T2 強調矢状断像あるいは横断像でくも膜下腔の消失, 脊髄の圧迫や扁平化は重要な所見である。
　❷頸椎症性脊髄症では, 多椎間に圧迫を認めることが多い(図 1)。

4 CT 検査
　❶主に骨病変の描出に優れており, 任意の断面で再構成することが可能なことから後縦靱帯骨化

症, 黄色靱帯石灰化症などとの鑑別に有用である。

## 確定診断の決め手

1 上肢のしびれと手指巧緻運動障害や歩行障害などの症状。

2 錐体路徴候として深部腱反射の亢進や Hoffmann 徴候, Trömner 徴候, Babinski 徴候。

3 MRI にて, 脊髄の圧迫や扁平化。

4 T2 強調矢状断像での圧迫高位に一致する髄内高輝度変化。

5 MRI での髄内高輝度変化の高位と神経学的所見に基づく高位診断との, ある程度の一致。

## 誤診しやすい疾患との鑑別ポイント

1 **頸椎症性神経根症**
　❶一側性の上肢の症状(しびれ・疼痛, 感覚障害, 筋力低下)がみられる。
　❷上肢症状に先行して, 何らかの後頸部から肩甲帯にかけての疼痛があることが鑑別点になる。

2 **頸椎症性筋萎縮症**
　❶上肢に筋力低下・筋萎縮が生じる病態であり, 感覚障害や下肢症状がほとんどみられない点が鑑別である。

3 **若年性一側上肢筋萎縮症(平山病)**
　❶ 10～20 歳台前半に発症し, 一側上肢の筋萎縮・筋力低下を主訴とする。
　❷感覚障害を伴わないことや上肢遠位筋に筋萎縮がみられることが鑑別点である。

4 運動ニューロン疾患, 特に**筋萎縮性側索硬化症**(ALS：amyotrophic lateral sclerosis)(⇨582 頁)
　❶四肢の筋萎縮, 筋力低下や線維束れん縮(fasciculation)がみられるが, 明瞭な感覚障害や膀胱直腸障害は通常みられない。
　❷舌の萎縮, 構音障害, 嚥下障害などの球症状を呈する。
　❸針筋電図検査における線維束自発電位は ALS に特異的にみられ, 僧帽筋の安静時活動も頸髄症ではみられないので鑑別になる。

5 脱髄疾患, 特に**多発性硬化症**(⇨538 頁)
　❶多くは寛解と再発を呈し, 臨床症状に時間的多発性がみられる。
　❷頸椎症性脊髄症で, 圧迫部位を中心に比較的広範囲に髄内高信号がみられたときに鑑別が困難となり, 注意を要する。

6 **脊髄サルコイドーシス**
　❶サルコイド病変は脊髄表面から内側に進み白質

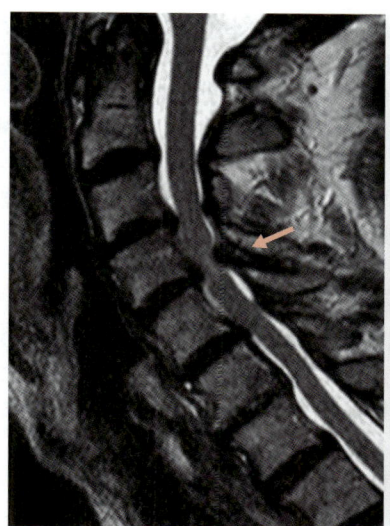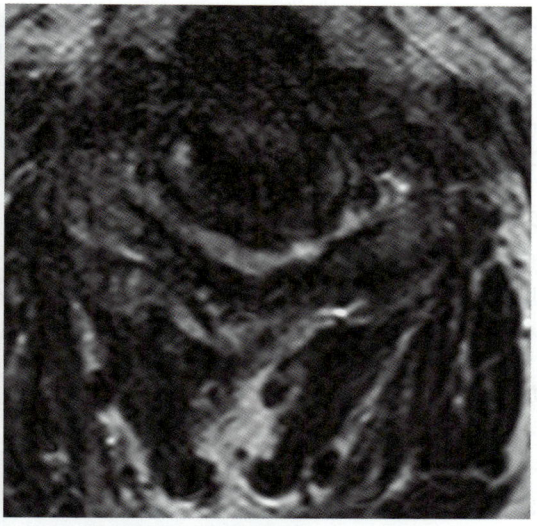

**図1** 頸椎症性脊髄症における MRI T2 強調矢状断像と横断像〔C4/5 レベル（→）〕

が最初に傷害されるため，下肢の錐体路徴候が目立つ場合が多く，頸椎症性脊髄症で上肢の症候が先行しやすいのと対照的である。

❷造影 MRI では，髄膜に接して髄内に多発性にみられる斑状の造影効果と髄膜に沿った線状の造影効果が特徴であり，鑑別に有用である。

### 確定診断がつかないとき試みること

❶造影 MRI：脊髄内に造影効果がみられる場合は，髄内腫瘍や脊髄サルコイドーシスなどを疑う。

❷針筋電図：運動ニューロン疾患，特に ALS との鑑別に有用である。

### 予後判定の基準

MRI T2 強調画像での圧迫高位に一致する髄内高輝度変化，T1 強調画像での髄内低輝度変化があり，後者の頻度は低いが，予後不良因子と考えられている。

### 治療法ワンポイント・メモ

❶保存療法

❶頸部痛や四肢のしびれのみで機能障害のないか軽症例に対しては，頸椎カラーの装着や頸椎持続牽引が有効な場合がある。

❷頸部痛に対しては消炎鎮痛薬，四肢しびれや神経障害性疼痛に対しては，プレガバリンやミロガバリンなどを投与する。

❷手術療法

❶保存療法が奏効しない進行性の脊髄症は手術適応である。特に自覚的あるいは他覚的な歩行障害（下肢麻痺）が出現してきた場合には，手術を考慮すべきである。

❷手術には，主に前方法（前方除圧固定術）と後方法（椎弓形成術，後方除圧固定術）がある。

### 専門医へのコンサルト

高齢者では，腰部脊柱管狭窄症などの腰椎疾患を合併していることも多く，歩行障害に上肢症状が出現すれば早期に専門医にコンサルトを行う必要がある。

## 腰椎椎間板ヘルニア
Lumbar Disc Herniation

**相澤 俊峰** 東北大学大学院教授・整形外科学

**頻度** よくみる

**GL** 腰椎椎間板ヘルニア診療ガイドライン 2021（改訂第 3 版）

### 診断のポイント

❶自覚症状，神経学的所見を裏付ける MRI でのヘルニアの存在が必須である。

❷下位腰椎（L4/5，L5/S）では下肢伸展挙上テスト

(SLRT：straight leg raising test)，上位腰椎では大腿神経伸展テスト（FNST：femoral nerve stretching test）が陽性のことが多い。

❸筋力低下や知覚障害がない場合には，皮節（デルマトーム）に沿う疼痛領域の存在が参考になる。

### 緊急対応の判断基準

急性馬尾症候群で激烈な腰下肢痛，および尿閉を呈している場合には緊急手術が必要である。専門医や手術可能な施設へ紹介する。

### 症候の診かた

❶腰殿部痛で発症し，その後に片側下肢のしびれや疼痛が出現するのが典型的だが，腰殿部痛と下肢痛がほぼ同時に発生するものや，腰殿部痛か下肢痛の一方が非常に軽い（ない）ものなど，さまざまなパターンが有る。

❷咳やくしゃみで腰痛や下肢痛が増悪する Déjèrine（デジェリーヌ）徴候のため，机などに手をついて咳やくしゃみをする患者もいる。Déjèrine 徴候は問診で聞くべきである。

❸疼痛増悪のため体幹を前屈できないことが多い。

❹疼痛を逃がすためと考えられているが，体幹を前側方へ傾ける疼痛性側弯を呈する場合があり，主に若年者にみられる。

❺高齢者の場合には SLRT の陽性率が下がる。

### 検査所見とその読みかた

❶ 単純 X 線
　❶椎間板ヘルニアに特徴的な所見はない。腫瘍や骨折，変性すべりや分離症など神経根の圧迫を生じる他疾患のスクリーニングとして使用する。
　❷ヘルニアを生じた椎間板高は減じることが多い。

❷ MRI
　❶最も精度の高い検査である。造影 MRI がヘルニアの将来的な縮小・消失の参考になるが，一般には単純 MRI で十分である。
　❷矢状断像ではヘルニアにより腹側から硬膜管あるいは神経根の圧迫がみられる。
　❸横断像が大切で，ヘルニアの局在，神経根や外側陥凹（脊柱管側方部分で前方を椎体後面，側方を椎弓根，後方を上関節突起で囲まれる部分）との位置関係を確認する（図 1）。
　❹脊柱管内のヘルニアでは，当該椎間の尾側にあたる神経根（L4/5 なら L5 神経根）が圧迫される。

❺矢状断，横断とも脊柱管内ばかりでなく，椎間孔内外の外側ヘルニアの有無も観察する（図 2）。外側ヘルニアでは脊柱管内と異なり，当該椎間の頭側にあたる神経根（L4/5 なら L4 神経根）が圧迫される。

❸必要時には侵襲性の検査である脊髄腔造影や椎間板造影を行うが，専門医に任せてよい。

### 確定診断の決め手

❶ MRI の発達・普及により，無症候性の椎間板ヘルニアが高頻度に存在することが明らかになった。

❷腰椎椎間板ヘルニアでは単独で診断に直結する検査はない。

❸腰椎椎間板ヘルニアの診断は①症候，②神経学的所見を含む身体所見，③ MRI によるヘルニアの存在に整合性がある場合にのみつけられる。

❹症状，身体所見を説明しうる側性，高位に MRI で椎間板ヘルニアが証明されれば，本疾患と診断する。

### 誤診しやすい疾患との鑑別ポイント

❶片側の腰下肢痛を呈しうる疾患との鑑別が必要である。

❷腰部脊柱管狭窄症（⇨ 1437 頁）による神経根症
　❶腰椎前屈位で症状が軽減し伸展で増悪することが多い。
　❷歩行による症状の増悪＝間欠性跛行が特徴的である。

❸仙腸関節障害や股関節疾患，まれに神経根に発生した神経鞘腫などで類似の症状を呈することがある。

❹詐病のこともあるので，flip test（坐位で足を垂らした状態から片側の膝を強制的に伸展させると，腰椎椎間板ヘルニア患者では上体を後方に倒す）などで確認する。

### 確定診断がつかない場合に試みること

❶神経根直下の小さな椎間板ヘルニアは通常の矢状断，横断の MRI では描出されないことがある。3D-MRI や脊髄腔造影，神経根造影などが参考になる場合がある。

❷詐病や腎機能などを確認したうえで，まず NSAIDs と局所の安静で経過をみるのもよい。

### 予後判定の基準

❶症候性のヘルニアは吸収されやすい。大きい，後縦靱帯を穿破している，椎間板の頭尾側に脱出して

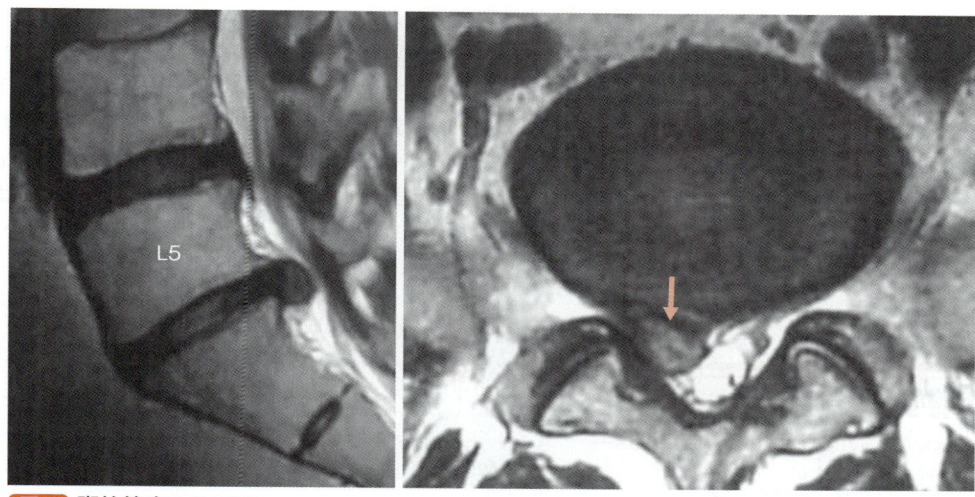

**図1 脊柱管内ヘルニア**
L5/S の脊柱管内右側に椎間板ヘルニアがある（→）。

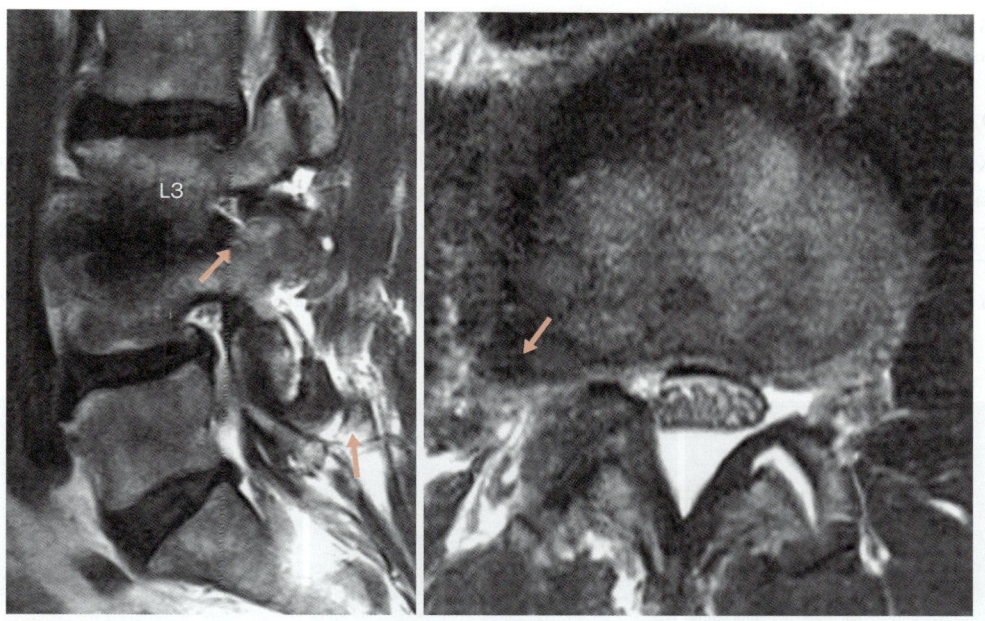

**図2 外側ヘルニア**
横断の青線が矢状断スライスの位置を示す。L3/4 右側の脊柱管外に，やや頭側に脱出した外側ヘルニアがある（→）。

いる，造影 MRI で造影されるなどの特徴があれば，吸収されやすい。
❷手術成績が良好な要因として若年，心理状態が良好，術前下肢痛が強い，労災関連でない，などがあげられる。

**治療法ワンポイント・メモ**

❶保存療法としては NSAIDs を単独，あるいはプレガバリンやミロガバリンと併用して使用する。疼痛がひどい場合には，硬膜外ブロックや選択的神経根

ブロックも有用である。

**2** 重篤な運動障害や馬尾症候群，2〜3か月経過しても症状の改善がない場合には，手術や椎間板内酵素注入療法を考慮する。

**3** 2018年から保険適用になった椎間板内酵素注入療法は，施行できる医師要件，施設要件がある。またアナフィラキシーショックが生じうることから，一生のうち1回しか使用できない。

# 脊椎分離すべり症
## Isthmic (Spondylolytic) Spondylolisthesis

**木下 大** 徳島大学大学院・運動機能外科学

**頻度** **よくみる**〔腰椎分離症の頻度は日本人の約6%といわれている。また両側分離症のうち75%にすべり症が併発する（Spine 34: 2346-2350, 2009）。したがって，比較的頻度の高い疾患であるといえる〕

### 診断のポイント

**1** 単純X線でほぼ診断は確定される。すべり症は側面X線像で明確に診断される。基盤に分離症がある場合は分離すべり症といい，分離症がない場合は変性すべり症あるいは無分離すべり症といわれる。分離症の有無は斜位X線像により診断がつき

やすい。図1が典型的X線像である。

**2** 高齢者で変形が強い場合には分離症の有無は単純X線では判断しにくい場合があり，その場合にはCT撮影が重要になる。図2は発育期分離症のCTとCT-like MRIである。分離部がCT-like MRIでも確認されており，被曝の問題から今後はCT-like MRI中心，すなわちCT freeの時代に向かうことを期待している。

### 緊急対応の判断基準

**1** 腰部で緊急対応を要するのは馬尾症候群である。しかしながら，分離すべり症で馬尾症候群になることは少ない。すべりに伴い分離部が拡大するからである。

**2** Grade Ⅲ以上の高度すべり症で膀胱直腸障害などが生じている場合は，緊急対応が必要である。

### 症候の診かた

**1** 分離すべり症の症状は腰痛と下肢症状である。それぞれの病態を別々に診断し，治療に臨まなくてはならない。

**❶** 腰痛の病態には次の3種類が存在する。椎間関節と分離部の炎症（Arch Orthop Trauma Surg 131: 1485-1489, 2011），椎間板性腰痛，Modic変化である。MRIでは特にSTIR-MRIを注視することでこれらの炎症部位を同定できる。

**❷** Pain generator確定に，椎間関節ブロック，分離

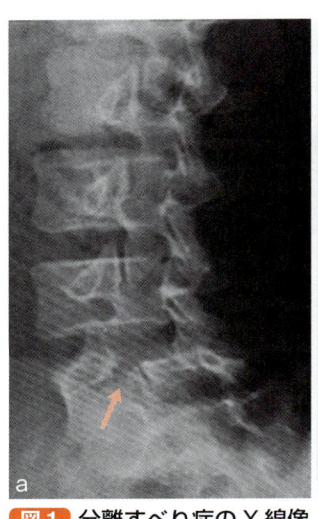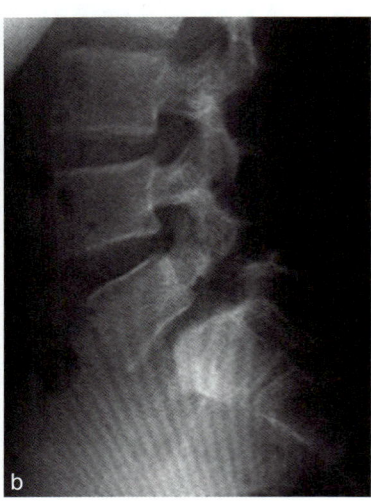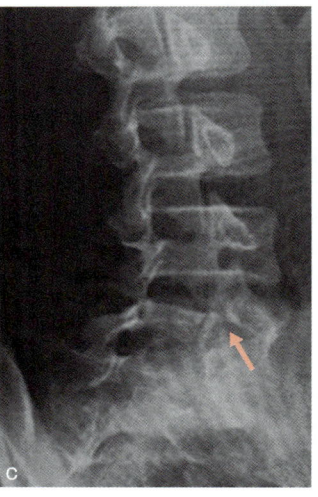

**図1 分離すべり症のX線像**

斜位像の矢印（➡）が分離部を示す。
a：右斜位，b：正面像，c：左斜位

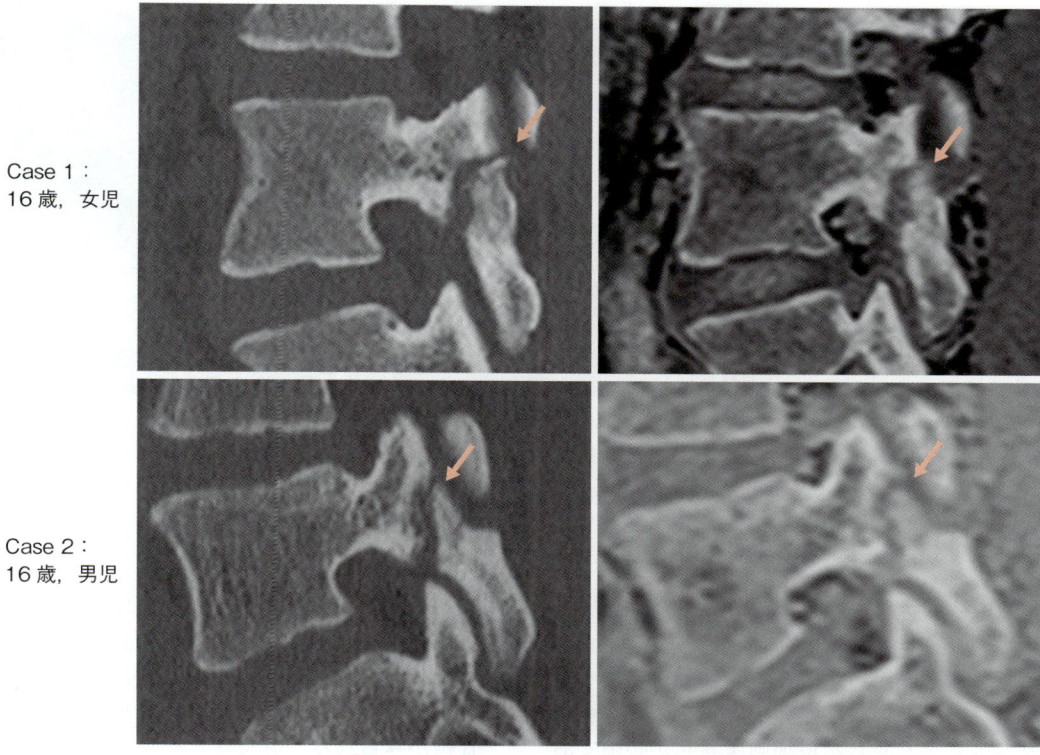

Case 1：
16歳，女児

Case 2：
16歳，男児

CT

CT-like MRI

**図2** CT と CT-like MRI の比較

矢印（→）が分離部を示す。

ブロックや椎間板ブロックを使用することもある。

❸下肢症状つまり神経根刺激症状では，次の2か所が解剖学的に障害されやすい。分離部 ragged edge による神経根の牽引（J Neurosurg 98: 290-293，2003），および椎間板圧潰による foraminal stenosis である。

❹骨性狭窄の判断には sagittal reconstruction CT scan が優れている。

❺MRI T2 強調画像で明瞭に描出されるが，確定診断には選択的神経根造影ブロックが有用である。

❷図3 に分離すべり症の MRI T2 強調画像を示す。本症例では，L5 尾側と S1 頭側終板に Type 1 Modic 変化があり（図3b），腰痛の原因となっている。また，強度の foraminal stenosis により L5 神経根が強く絞扼されており（図3a），下肢症状の原因となっている。

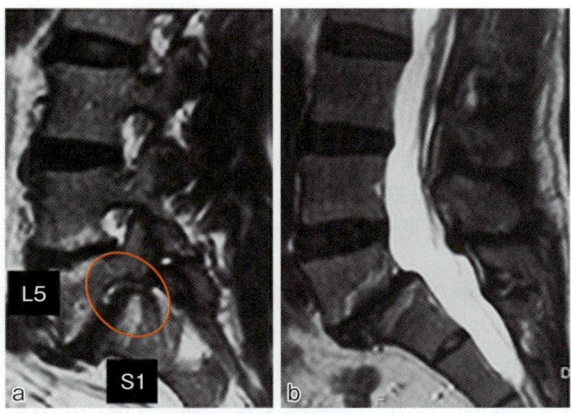

L5

S1

a

b

**図3** 分離すべり症の MRI 像

a：Rt sagittal MRI，b：Midsagittal MRI

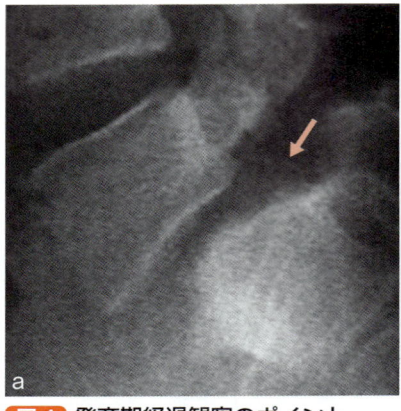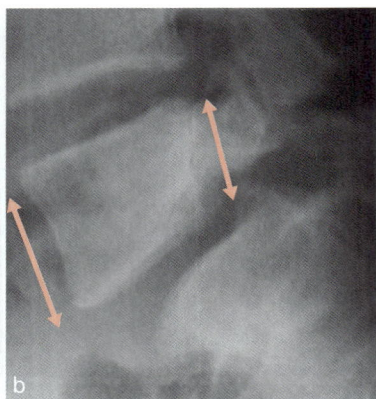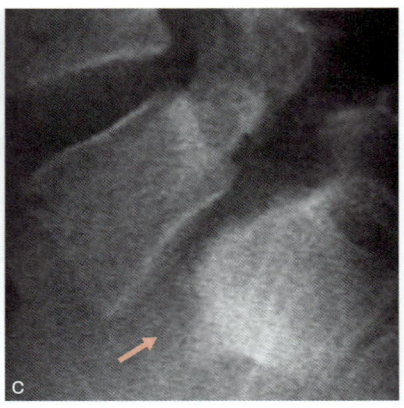

**図4** 発育期経過観察のポイント

a：すべり% slip，b：頭側椎楔状変形，c：尾側椎円形化

## 確定診断の決め手

　分離すべり症という画像診断は単純X線でも可能である。しかしながらすべり症すべてが症状を呈しているわけではない。前述の症候学を考え，症状発現メカニズムを考慮した追加画像診断が必須である。

## 誤診しやすい疾患との鑑別ポイント

　最も鑑別を要する疾患は，変性すべり症である。分離すべりは，椎弓が分離するため，前方のみがすべり，後方要素はすべらない。変性すべりは分離部がないため椎弓も前方へすべり，椎弓が硬膜，馬尾，神経根を圧迫する。したがって，分離すべり症と変性すべり症では神経圧迫メカニズムが異なる。L4分離すべり症ではL4神経根が，L4変性すべり症ではL5神経根が圧迫を受けやすくなる。症候学をもとに画像診断を見つめると，誤診することはなくなる。

## 確定診断がつかないとき試みること

　X線やMRIでは，変性すべり症との鑑別が困難なときがある。そのような場合はCTが役立つ。特に，sagital reconstruction CT像では，分離部が明瞭に描出される。

## さらに知っておくと役立つこと

❶発育期・分離すべりメカニズム

　❶分離症がすべり症に最も進展しやすいのは発育期である（Spine J 1: 171-175，2001）。換言すれば，骨年齢が大人になると，分離症がすべること

は少なくなる。

　❷発育期骨年齢は，2次骨端核の骨化状況により次の3期に分けられる。Cartilaginous（C）stageでは骨化はみられない。Apophyseal（A）stageになると骨化がみられるが，椎体との間には成長軟骨線がみられる。成長軟骨線がみられなくなり，2次骨化核と椎体が癒合すると成長が完了したEpiphyseal（E）stageとなる。すべり症は骨が最も脆弱なC stageに好発する。

　❸発育期では，すべり症は成長軟骨板損傷を基盤としたメカニズムであり〔Spine（Phila Pa 1976）23: 1442-1446，1998〕，大腿骨頭すべり症の発生機序に類似する。したがって，成長軟骨板が消失した成人の脊椎では，すべる場所がないため，すべり症が生じにくいのである。

　❹発育期の分離症・分離すべり症の治療にあたり，骨年齢の把握がすべり発生進展の予測因子となる。

## 経過観察のための検査・処置

❶図4に発育期分離症・分離すべり症における経過観察のポイントを示す。まず，%slipの計測はすべり症の実際の評価であり必ず行う。前述の骨年齢によりすべり危険因子を評価する。さらにすべり椎の楔状化，下位椎体終板前方の円形変形は，重要なすべり進行予測パラメータである。

❷%slip，楔状化，円形変形が悪化するようであれば，スポーツ活動を一時的に軽減させ，すべり進行を予防する。

（執筆協力：西良 浩一　徳島大学大学院教授・運動機能外科学）

# 腰部脊柱管狭窄症
## Lumbar Spinal Stenosis

髙橋 淳　信州大学教授・運動機能学

**頻度** よくみる
**GL** 腰部脊柱管狭窄症診療ガイドライン 2021（改訂第 2 版）

## 診断のポイント

中高齢者で殿部から下肢に痛みやしびれがあり，症状が立位や歩行で増悪し，坐位や前屈で軽減する。

## 緊急対応の判断基準

尿が出なくなった場合や下肢の運動麻痺が出たような場合は緊急で手術が必要である。

## 症候の診かた

間欠跛行：末梢動脈疾患（PAD：peripheral arterial disease）は，片側性でふくらはぎより下にしびれなどの症状が現れることが多く，さらに，下肢が冷たく感じたり，歩いたときにだけ症状が起こることが多くある。一方，腰部脊柱管狭窄症は，両側性で殿部から足全体に症状が多く現れるという傾向がある。症状が前屈で改善されたり，立っているだけでも症状が出現するケースも多くみられる。

## 検査所見とその読みかた

1 画像
❶ まず，単純 X 線は腰椎と全脊柱を撮影し，変性変化やすべり，分離，側弯や後弯などの変形の有無を読影する。
❷ MRI は硬膜管や腰部神経根の圧迫や脊柱管狭窄を読影する（図 1）。硬膜管面積は 150 mm² 以上は正常，100 mm² 以下は腰部脊柱管狭窄症の症状が出現する可能性があり，50 mm² 以下であれば馬尾神経障害が出現する可能性が高い。

## 確定診断の決め手

以下の 4 項目を満たすものを腰部脊柱管狭窄症と簡潔に定義している。
1 間欠性の下肢機能障害。
2 慢性の神経（根）圧迫所見の存在。
3 画像上の脊柱管狭窄所見。
4 下肢への血流障害の否定。

## 誤診しやすい疾患との鑑別ポイント

1 PAD：腰部脊柱管狭窄症患者は自転車はいくらでも乗れるが（腰を曲げるからである），PAD 患者は自転車に乗っても下肢が痛くなる。PAD 患者は足背動脈が触知不可能であり，足首/上腕血圧比（ABI：ankle brachial pressure index）が 0.9 未満である。
2 下肢関節疾患：L1，L2，L3 神経根症が股関節疾患と，L3，L4 神経根症が膝関節疾患と鑑別になる。股関節疾患は Patrick test が陽性となる場合が多い。
3 転移性脊椎腫瘍：体重減少，安静時痛がある，症状の増悪程度が比較的急速の場合，単純 X 線で pedicle sign（椎弓根が溶けてなくなる）が認められれば転移性脊椎腫瘍を疑う。下肢症状を認めず，腰痛だけのこともある。
4 化膿性脊椎炎（⇨ 1420 頁）：発熱を伴う安静時痛の場合，化膿性脊椎炎を疑う。下肢症状を認めず，腰痛だけのこともある。

## 確定診断がつかないとき試みること

1 脊髄造影検査：MRI は仰臥位で行うため，症状の割に硬膜管の圧迫が認められない場合がある。脊髄造影検査は立位や最大前後屈位での硬膜管の圧迫の評価もできるため，症状に応じた硬膜管の圧迫が認められることがある（図 2）。脊髄造影後には通常仰臥位で CT を撮影する（図 3）。
2 選択的神経根ブロック：障害されている神経根を選択的に局所麻酔薬でブロックして除痛効果が得られれば，診断に役に立つ。しかしながら，神経根性の疼痛以外でも，支配されている部位の疼痛には効いてしまうため注意を要する。

## 合併症・続発症の診断

腰部脊柱管狭窄症と PAD が合併する場合もあることに留意する。腰部脊柱管狭窄症患者のうち 6.7％が PAD を伴う腰部脊柱管狭窄症（LSSPAD）であり，LSSPAD 患者の関連因子は，高齢，糖尿病，脳血管障害，および虚血性心疾患の合併であると報告されている。

## 予後判定の基準

1 長期の罹病期間に伴う腰下肢痛，安静時のしびれや腰痛が優位な場合，ADL/QOL 障害が術後予後の改善を妨げる。
2 すべりや不安定性，脊柱変形，椎間孔狭窄は術後

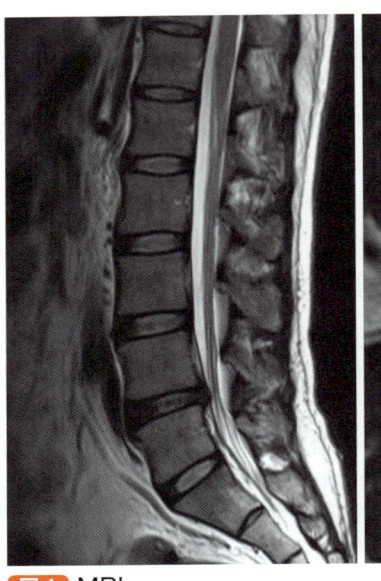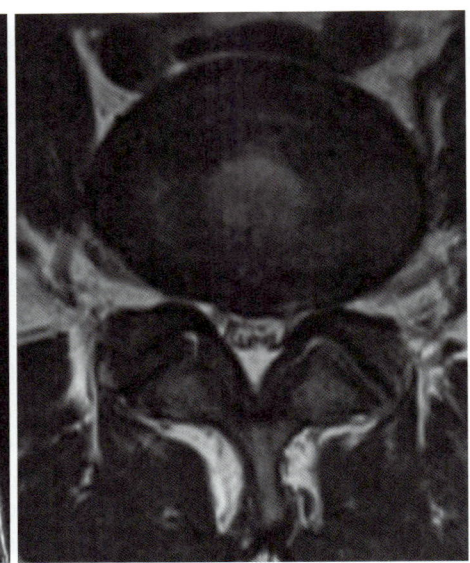

**図1** MRI

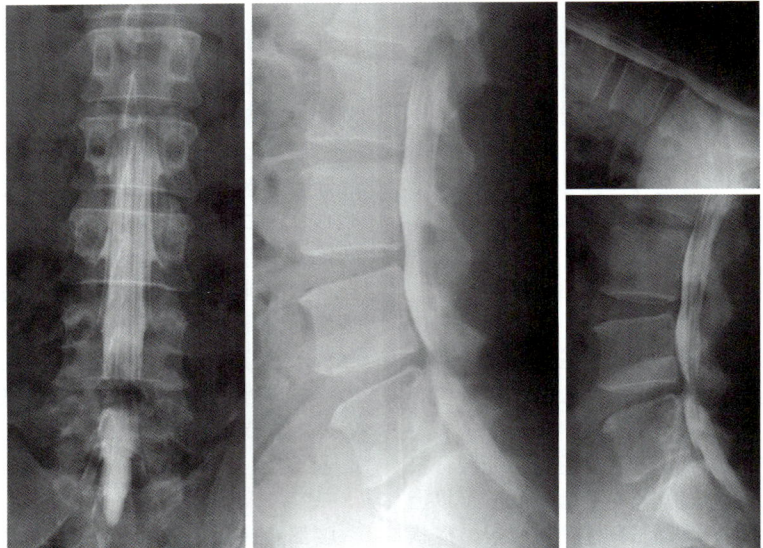

**図2** 脊髄造影検査

予後不良となりやすく，側弯のある患者では Cobb 角が大きいほど術後に症状が残存する可能性が高い。

### 経過観察のための検査・処置

症状増悪時に腰椎 MRI を行う。

### 治療法ワンポイント・メモ

❶内服治療：痛みに対しては NSAIDs，アセトアミノフェン，間欠跛行に対してはプロスタグランジン製剤を用いる。しびれを伴う痛みに対しては，プレガバリン，ミロガバリンを用いる。難治性の疼痛に対しては弱オピオイドを用いる。

❷ブロック療法：内服治療で改善が得られない場合，

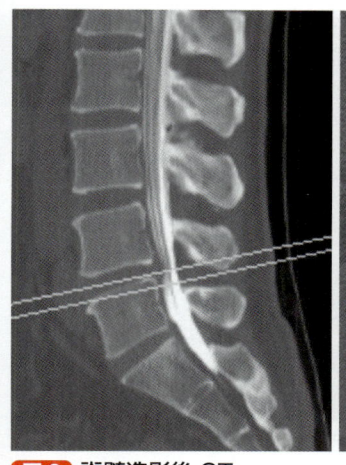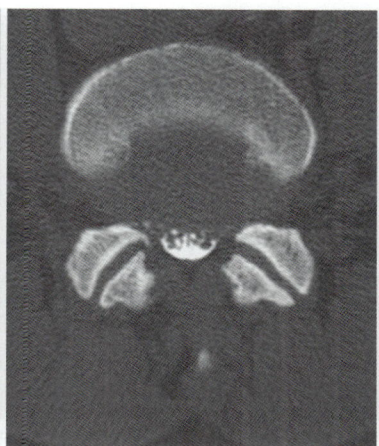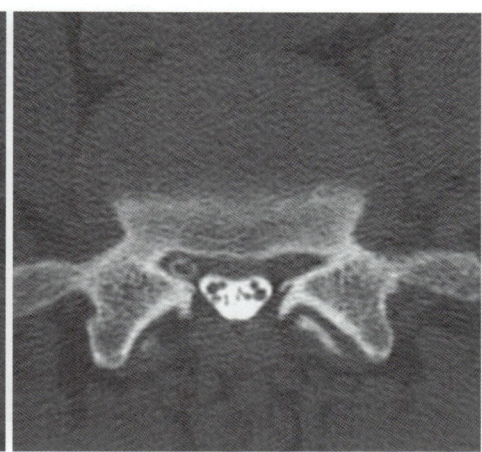

**図3** 脊髄造影後 CT

早く痛みを治したい場合ブロック療法を行う。仙骨硬膜外ブロック，選択的神経根ブロックなどがあるが，根性の下肢痛で早く痛みを治したい希望がある患者には2週間に1回選択的神経根ブロックを行う。薬剤は2%リドカイン2mLとデキサメタゾン3.3mgを混注して使用する。

❸手術療法：上記の保存療法を3か月間行っても改善しない例，排尿障害・排便障害を呈した例，下肢の筋力低下をきたした例，間欠跛行が500m以下で相対的手術適応，100m以下で手術を勧める。

### さらに知っておくと役立つこと

❶手術の技術と機器，適応の3領域から，数々の低侵襲手術が存在する。短期のみならず，長期的な臨床成績，併存症のリスク，費用対効果などを含めた総合的な判断で患者との同意のもと，術式を選択すべきである。

❷骨粗鬆症を合併した不安定な腰部脊柱管狭窄症に対する椎体間固定術において，テリパラチドの術後投与は骨癒合を促進する。

### 専門医へのコンサルト

保存療法を3か月間行っても改善しない症例，膀胱直腸障害，足底のしびれなど馬尾症状を呈する症例，下垂足を呈する症例，間欠跛行が100m以下の症例は手術療法が必要なため，脊椎専門医にコンサルトする必要がある。

# 乳幼児化膿性股関節炎
Septic Arthritis of the Hip in Neonates and Infants

西須 孝 千葉こどもとおとなの整形外科・院長

頻度 あまりみない

### 診断のポイント

❶下肢の疼痛症状。
❷発熱とCRP値の上昇。
❸関節液の増加。

### 緊急対応の判断基準

❶下肢の疼痛症状，38.5℃以上の発熱（経過中一度でも），CRP値の上昇（≧ 2.0 mg/dL）の3つの徴候がすべてみられたら，本疾患の可能性が高い（J Bone Joint Surg Am 81: 1662-1670, 1999, J Bone Joint Surg Am 88: 1251-1257, 2006）ので，関節液の増加の有無を明らかにするため，超音波検査またはMRI検査を行う。

❷関節液の増加があれば，関節穿刺を行う。関節液を採取できたら，その色調・性状をよく観察してから，種々の細菌検査を行うが，本疾患であった場合，細菌培養の結果が出るまで待っていると，不可逆的な骨関節破壊（J Bone Joint Surg Am 72: 1150-1165, 1990）が生じるので，鏡検，抗原検査で細菌感染が明らかにならない場合でも，関節液の明らかな混濁が見られたら，緊急手術（関節洗浄，ドレーン留置）を行う。関節液の混濁が明らかでない場合は，細菌検査の結果を待ち，細菌感染が明らかとなった時点

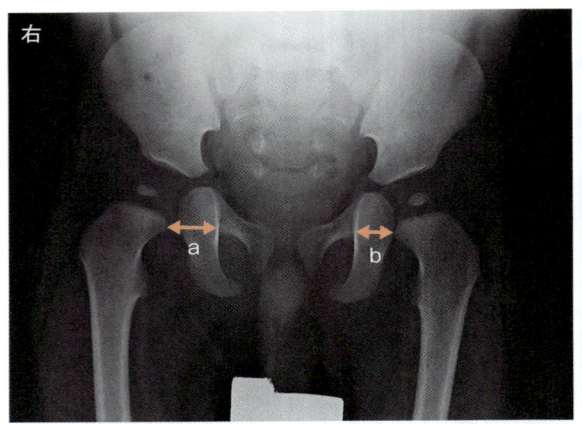

**図1** 右化膿性股関節炎の単純X線像（1歳3か月男児，発症翌日）

右大腿骨頭の外方化（図中のa＞b）がみられる。

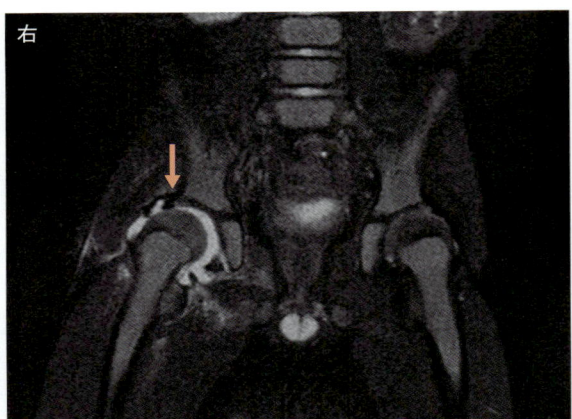

**図2** 右化膿性股関節炎のMRI像（図1と同じ患児，発症翌日，STIR法で撮像）

右股関節液の増加（──▶）がみられる。白色の部分が関節液。

で手術を行う。

## 症候の診かた

**❶** 症状と診察所見：患肢を動かさなくなり，他動的に動かすと激しく泣く。股関節は外旋外転位をとることが多い。

**❷** 発熱：ほとんどの症例で 38.0℃ 以上の発熱がみられる。

**❸** アトピー性皮膚炎があれば，本症の発生率は高い。

## 検査所見とその読みかた

**❶** 血液検査：本症の診断率は 1）血中白血球数＞12,000/$\mu$L，2）血沈＞40 mm/時，3）発熱，4）患肢で荷重できない（始歩後）のうち，4項目あてはまれば99.6％，3項目で93.1％，2項目で40％という報告がある（J Bone Joint Surg Am 81: 1662-1670, 1999）。最も診断に有用なのは CRP 値で，2.0 mg/dL 以上で特に本症を疑う（J Bone Joint Surg Am 88: 1251-1257, 2006）が，発症初期には低値の場合もある。

**❷** 単純X線検査：大腿骨頭の外方化がみられることが多い（図1）が，この所見がなくても本疾患の可能性は否定できない。X線検査の主目的は他疾患の除外診断にある。骨髄炎を合併していれば，骨溶解像がみられる。単純性股関節炎との鑑別には有用でない。

**❸** 超音波検査：関節液の増加をみるため，超音波検査か MRI 検査のいずれかを行う必要がある。大腿骨頸部前縁から関節包までの距離を計測し，健側よ

りも大きい値を示したら関節液の増加があると判定する。

**❹** MRI：乳幼児では睡眠薬を用いて撮像する。本症では関節液の増加がみられる（図2）。関節周囲の筋炎や骨髄炎も描出することができる。関節内に感染がなく周囲に化膿性筋炎がある場合に関節穿刺を行うと，関節内に感染を波及させてしまう可能性があるので，安全な穿刺経路を考えるうえで MRI は有用である。

**❺** 関節液検査：濁っていれば化膿性股関節炎の可能性が高い。白血球数を計測できれば 50,000/$\mu$L 以上（好中球主体）が診断の目安となる。関節液糖定量を行い糖値 40 mg/dL 未満の場合は，本症の可能性がきわめて高い（J Pediatr Orthop B 29: 292-296, 2020）。可能な範囲で種々の細菌検査（鏡検，細菌培養，抗原検査，PCR 検査）を行う。

## 確定診断の決め手

　関節液検査で細菌の存在が確認されたら確定診断となるが，本症では関節液検査を行っても起因菌が同定できない場合がある。関節液に混濁がみられ，化膿性股関節炎を否定できなければ，暫定的に本症と診断し，手術治療を行う。結果的に不要な手術となることもあるが，やむを得ない。

## 誤診しやすい疾患との鑑別ポイント

　小児化膿性股関節炎の疑いで整形外科医から専門病院へ紹介された症例の 38％ が単純性股関節炎，

32％が化膿性筋炎，15％が化膿性股関節炎，6％が大腿骨近位部骨髄炎であったという報告がある（J Pediatr Orthop 34: 316-325, 2014）。

**❶単純性股関節炎**：頻度の高い疾患で本症に症状は類似するが，疼痛は比較的軽く，発熱はあっても37℃台にとどまる。CRP値の上昇も軽度である。鑑別には関節穿刺を行う。

**❷股関節周囲の化膿性筋炎**：MRIが最も有効な検査法である。腸腰筋炎では股関節屈曲位（Psoas肢位）をとることが特徴的である。化膿性股関節炎と合併することもある。

**❸若年性特発性関節炎（若年性関節リウマチ）**（⇨1876頁）：急性期には鑑別が困難なため，手術を行う際には滑膜生検を行っておく。長期経過で診断されることもある。

**❹慢性リンパ性白血病に伴う関節炎**：化膿性関節炎と酷似した症状・検査所見がみられることがある（J Clin Rheumatol 27: e238-e240, 2021）。手術前に可能であれば血液検査で白血球像を鏡検し，必要に応じて骨髄穿刺を考慮することが理想的ではあるが，手術を急ぐことも重要なので，こうした疾患の可能性を説明したうえで手術を先行して行うことが現実的な対応である。

### 確定診断がつかないとき試みること

本症では，まれに37℃台の微熱にとどまることがある。微熱であっても股関節炎が長く続くときは本症を疑って関節穿刺を試みる必要がある。

### 合併症・続発症の診断

**❶大腿骨頭壊死**：経過観察中，X線検査で大腿骨頭の溶解や変形がみられたら大腿骨頭壊死と診断する。

**❷股関節脱臼**：特に乳児においては骨関節破壊が生じると脱臼することもある。X線検査で診断する。

**❸骨成長障害による脚長不等**：成長に伴って明らかとなるので，長期にわたる経過観察が必要である。両下肢全長のX線検査で診断する。

### 予後判定の基準

予後は発症から手術までの時間に依存する。

### 経過観察のための検査・処置

**❶検温**：退院後も就寝前の検温は連日行ってもらう。

**❷血清CRP値の測定**：発熱と疼痛がなくなり，CRP値が正常化したら感染の治癒と判定する。

**❸単純X線検査**：感染が治癒したあとも壊死部に新たな骨溶解がみられる場合がある。定期的にX線撮影を行い，成長障害の有無を経過観察する。

### 治療法ワンポイント・メモ

**❶**手術は切開排膿・関節洗浄・ドレーン留置を行う（JBJS Rev 8: e0103, 2020）。関節鏡手術も選択肢の1つである。

**❷**抗菌薬の投与はCRP値が陰性化するまで行う。起因菌の同定をより確実にするため，関節液採取前の抗菌薬投与は推奨されない。

**❸**起因菌は，乳児ではB群溶血性レンサ球菌，グラム陰性菌が多く，幼児では黄色ブドウ球菌，Kingella kingae，肺炎球菌，A群溶血性レンサ球菌，インフルエンザ菌が多い（JBJS Rev 8: e0103, 2020）。起因菌が明らかになるまでは，ワクチン接種歴を参考にして抗菌薬を選択する。

### さらに知っておくと役立つこと

海外の報告では，起因菌としてKingella kingaeの頻度が高いが，わが国での報告はない。

### 専門医へのコンサルト

本症は，手術が遅れるほど後遺障害の発生率が高くなる。本疾患が強く疑われた時点で，緊急手術が可能で専門医がいる病院へ転送する必要がある。

# 発育性股関節形成不全（先天性股関節脱臼）

Developmental Dysplasia of the Hip
(DDH; Congenital Dislocation of the Hip)

**稲葉 裕** 横浜市立大学教授・整形外科

**頻度** よくみる

### 診断のポイント

**❶**股関節開排制限。

**❷**大腿・鼠径皮膚溝非対称。

**❸**家族歴。

**❹**女児に多い。

**❺**骨盤位分娩。

**❻**歩容異常（歩行開始後）。

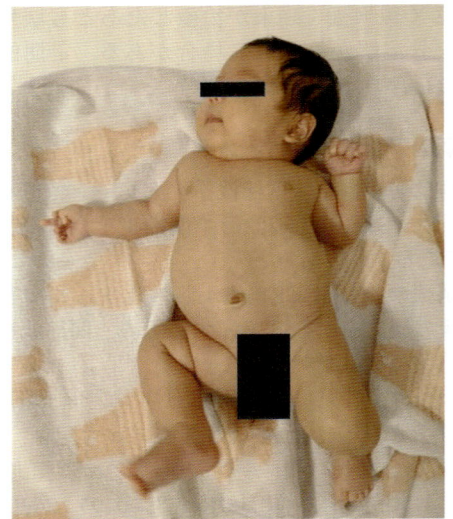

**図1 向き癖（2か月女児）**
左：立て膝，右：開排位。左先天性股関節脱臼
を疑う

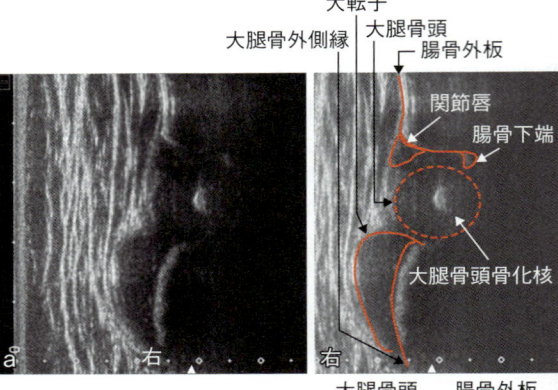

**図2 発育性股関節形成不全における超音波画像**
a：右 Graf type Ⅰa，b：左 Graf type Ⅲa

## 症候の診かた

❶股関節開排制限：床に対する垂線と大腿のなす角度が70度以下の場合を開排制限ありとする。
❷大腿・鼠径皮膚溝非対称：皮膚溝の増加，深い皮膚溝は脱臼を疑う所見である。
❸脚長差：Allis 徴候（仰臥位で膝・股関節を屈曲して両足を揃えて左右の膝の高さを比較する）。両側脱臼例では Allis 徴候が陰性になるため，注意が必要である。
❹クリック徴候：Ortolani テスト，Barlow テスト。
❺向き癖（図1）：向き癖の反対側の股関節に開排制限を認めることが多い。

## 検査所見とその読みかた

❶超音波検査（図2）：X線被曝がないことが利点の1つであり，外来で簡便に診断が可能な有用な検査法である。Graf 法は側臥位で評価を行う。12週未満の乳児における Graf 法の感度は93％，特異度は97％である（Arch Bone Jt Surg 9: 297-305, 2021）。
❷単純X線検査（図3）：Calvé 線や Shenton 線の不連続性がみられる。Tönnis 分類では寛骨臼に対する大腿骨頭骨端核中心の位置で評価を行う。

## 確定診断の決め手

❶Graf 法では type Ⅲ が脱臼股，type Ⅳ が高位脱臼

股である。
❷単純X線検査では α 角30度以上を寛骨臼形成不全と診断する。
❸単純X線検査の Tönnis 分類では Grade2 が亜脱臼股，Grade3，4が脱臼股である。

## 誤診しやすい疾患との鑑別ポイント

❶**筋性斜頸**
　❶胸鎖乳突筋部の腫瘤。
　❷股関節開排制限なし。
　❸発育性股関節形成不全の合併に注意。
❷**脳性麻痺**（⇨1814頁）
　❶腱反射の亢進。
　❷四肢の痙性。
　❸病的反射。

## 確定診断がつかないとき試みること

　超音波検査や単純X線検査による画像検査を定期的に行って経過観察を行う。

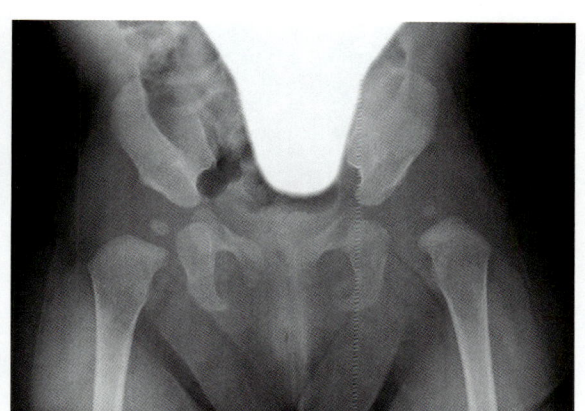

**図3** 発育性股関節形成不全における単純 X 線像
左：Tönnis 分類 Grade2

〔乳児健康診査における股関節脱臼 一次健診の手引き（https://www.mhlw.go.jp/file/06-Seisakujouhou-11900000-Koyoukintoujidoukateikyoku/kenshintebiki.pdf）より〕

**表1** 乳児股関節二次検診への紹介基準

①股関節開排制限
②大腿皮膚溝または鼠径皮膚溝の非対称
③家族歴：血縁者の股関節疾患
④女児
⑤骨盤位分娩（帝王切開時の肢位を含む）

①が陽性，または②，③，④，⑤のうち 2 つ以上陽性である場合には二次検診へ紹介する

## 合併症・続発症の診断

**1** 遺残亜脱臼：脱臼整復後にも亜脱臼や寛骨臼形成不全が残存する場合がある。

**2** 変形性股関節症：わが国では寛骨臼形成不全を基盤とする二次性変形性股関節症が多く，発育性股関節形成不全の既往は変形性股関節症発症の危険因子である。

## 予後判定の基準

**1** 早期診断が重要である。診断が遅延すると，保存療法では整復が得られず，手術療法が必要となる可能性が高まる。

**2** 遺残亜脱臼の原因として，関節弛緩性，関節不適合性，寛骨臼形成不全，大腿骨頭変形，関節内整復阻害因子の存在，などがある。

## 治療法ワンポイント・メモ

**1** 保存療法：Riemenbügel 法，牽引法（水平牽引，オーバーヘッド牽引），全身麻酔下での徒手整復・ギプス固定。

**2** 手術療法：保存療法で整復が得られない場合や整復位が保持できない場合には観血的整復術が必要となる。遺残亜脱臼例では Salter 骨盤骨切り術などの補正手術を検討する。

## さらに知っておくと役立つこと

　2013 年に行われた日本小児整形外科学会の発育性股関節形成不全（脱臼）全国多施設調査では 1 歳以後まで診断されない未整復診断例が 15％，3 歳以上まで診断されない例が 3％あり，脱臼診断遅延例の増加が問題となっている（J Orthop Sci 22: 121-126，2017）。

## 専門医へのコンサルト

**1** 「乳児健康診査における股関節脱臼 一次健診の手引き」（**表 1**），「乳児健康診査における股関節脱臼二次検診の手引き」が日本整形外科学会・日本小児整形外科学会の理事会で承認され，日本小児整形外科学会ホームページで公開されている。

**2** 二次検診で，異常な身体所見を認める場合や，X線検査所見で骨頭核の位置異常や Shenton 線，Calvé 線が不連続の場合には，乳幼児股関節脱臼紹介可能施設（三次施設）へ紹介する。

# Perthes 病
## Legg-Calvé-Perthes Disease

岡 佳伸　京都府立医科大学講師・小児整形外科学

**頻度** **あまりみない**（10 万人あたり 5 人前後）

## 診断のポイント

**1** 幼児から小学校低学年にかけての男児が典型的。

**2** 跛行，片側股関節-下肢の疼痛，可動域制限。

**3** 単純 X 線における大腿骨近位骨端核の圧壊，硬化像。

## 症候の診かた

**1** 跛行：疼痛の訴えなく跛行のみが主訴の場合があり，周囲が気づき受診することもある。

**2** 股関節-下肢痛：疼痛部位は股関節から膝までの訴えが多いが一定せず疼痛がはっきりしないこともある。股関節の圧痛は左右差を認めることがあり，

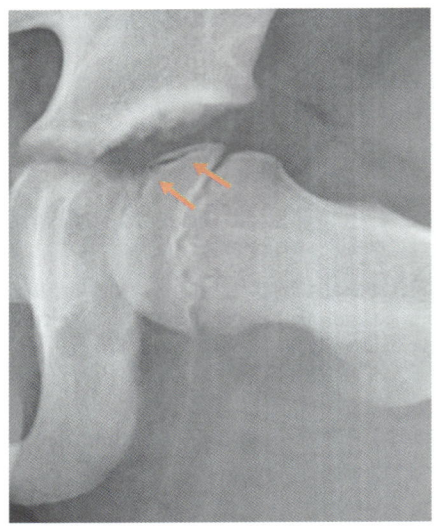

**図1** 単純 X 線検査

Crescent sign とよばれる軟骨下骨折像を認める。

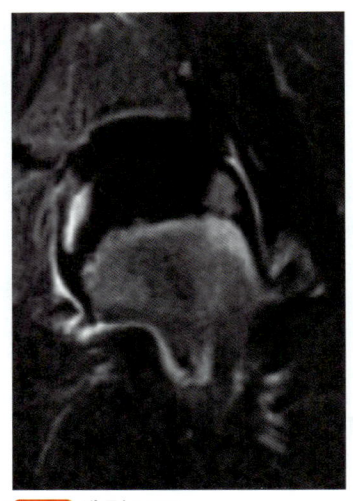

**図2** 造影 MRI

Subtraction 像により壊死範囲の同定
は容易である。

運動時痛が主で安静時痛は少ない。
③股関節可動域制限：関節内圧上昇のため外転，内旋，屈曲内転の制限が出やすい。
④脚長差と下肢筋萎縮：長期経過例でみられる。

## 検査所見とその読みかた

①単純 X 線検査：両股関節正面像と側面像もしくは Lauenstein 像の 2 方向を撮影する。大腿骨近位骨端部の左右差を認める場合は MRI による精査が必要である（図 1）。
②股関節超音波：前方から頸部軸に沿った走査で関節内に滑膜炎による水腫を認める。骨端部の扁平化を確認できることもある。
③MRI：両股関節 MRI により大腿骨近位骨端部の壊死像を確認する。可能なら造影 T1 脂肪抑制像での subtraction 像が壊死範囲の同定に有用である（図2）。

## 確定診断の決め手

① MRI における大腿骨近位骨端部の T1，T2 低信号の壊死像。
②単純 X 線像における圧壊の進行，骨吸収，硬化像の変化。

## 誤診しやすい疾患との鑑別ポイント

①単純性股関節炎：水腫のみで骨変化はみられない。
②反応性関節炎：先行感染などの病歴を確認する。

③多発骨端異形成症，脊椎骨端異形成症など骨系統疾患：股関節以外にも変化がみられる。

## 確定診断がつかないとき試みること

①両股関節（造影）MRI で大腿骨近位骨端部の壊死像を確認する。
②両股関節単純 X 線像で大腿骨近位骨端部の変化の推移を確認する。

## 合併症・続発症の診断

　骨頭の遺残変形を残すと青壮年期の変形性関節症を続発する。大転子高位や脚長差が遺残し歩容異常をきたすことがあり，局所所見と単純 X 線の定期的確認が必要である。

## 予後判定の基準

①重症度分類として単純 X 線の 2 方向で壊死範囲を評価した Catterall 分類，正面像で圧壊程度を評価した modified lateral pillar 分類で評価する。予後不良因子は年長発症，強い圧壊，壊死範囲 50 ％以上，骨頭側方化などがあげられる。
②成長終了時の modified Stulberg 分類で定性的に評価し，将来の変形性股関節症リスクを判定する。

## 経過観察のための検査・処置

①単純 X 線像により骨端部の硬化，分節化，再骨化の状況を確認し，病期（modified Waldenström 分類）を判定する。

❷再骨化の状況により荷重開始の時期を検討する。

### 治療法ワンポイント・メモ

壊死した骨端部が再骨化するまで containment（包み込み）と免荷を行い，球形の骨頭を再獲得するのが原則である。年齢と重症度により推奨治療が異なり治療のばらつきが大きい。

❶装具療法：各種外転免荷装具を用いる。外来もしくは施設入所での管理を行うこともある。

❷手術療法：骨盤，大腿骨近位部骨切り術，もしくはその両方を行う。

### 専門医へのコンサルト

治療に数年を要し，経過観察に長期間を要するため，診断もしくは疑いの時点で小児整形外科を専門とする医師に紹介することが望ましい。

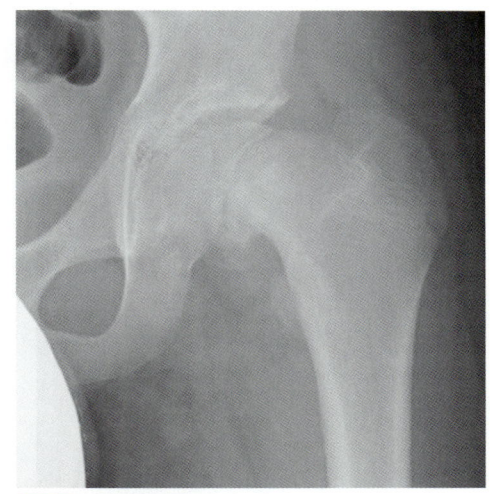

**図1** 安定型 SCFE

# 大腿骨頭すべり症

## Slipped Capital Femoral Epiphysis (SCFE)

大谷 卓也　埼玉成恵会病院 整形外科・関節外科センター長

（頻度）**あまりみない**（2002 年の報告で 10〜14 歳の人口 10 万人に対し，男子で 2.22 人，女子で0.76 人とされているが，より新しい集計，詳細な報告はなされていない）

### 診断のポイント

本項では特に安定型の診断の要点を中心に記載する。

❶小児の成長が盛んとなる小学校中学年から中学生の growth spurt の時期（発症のピークは 10〜12 歳）において，大腿骨の近位成長軟骨板（成長線）が荷重負荷に耐えきれなくなり，骨端が骨幹端に対し徐々に後内方に転位する（すべる）疾患である。

❷骨端が比較的安定しており歩行可能なものを安定型（図1），骨端が急激に骨幹端から分離して大きく転位し，歩行不能となったものを不安定型（図2）と分類する。

❸不安定型では激痛とともに歩行不能となり搬送され，単純 X 線所見では骨折あるいは骨端線損傷のように骨端が大きく転位しており診断は容易である。一方，安定型，特にその初期においては診断が困難で，しばしば診断遅延に伴う重症化が問題となる。

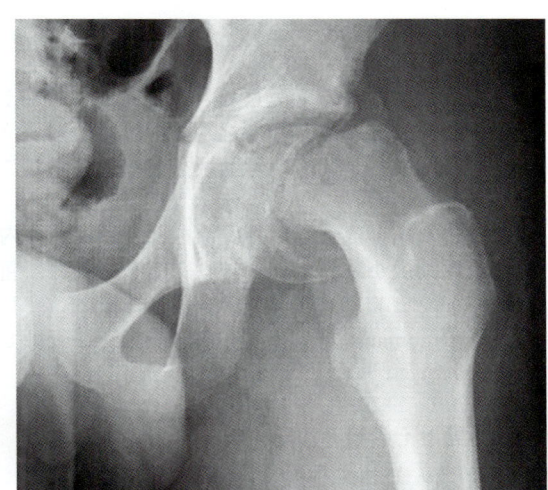

**図2** 不安定型 SCFE

### 症候の診かた

❶症状

❶自覚的な訴えは股関節周囲から膝周囲にかけての疼痛〜違和感であり，下肢が外旋して跛行を呈している。

❷注意が必要なのはしばしば股関節ではなく大腿部や膝周囲に症状を訴えることであり，膝関節のX 線のみが撮影され診断が遅延し重症化する例が多く報告されている。

❸肥満，あるいは肥満ではないが活発なスポーツ活動を行っているなど，股関節への力学的負荷が

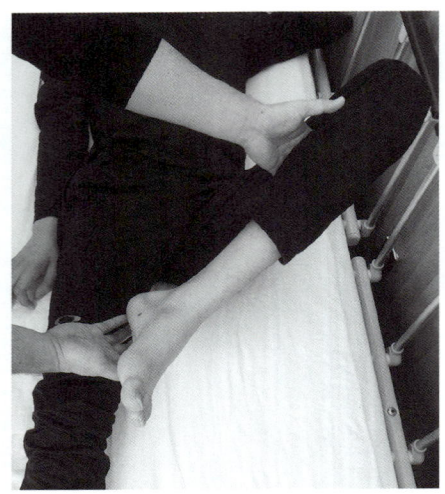

**図3** Drehmann 徴候

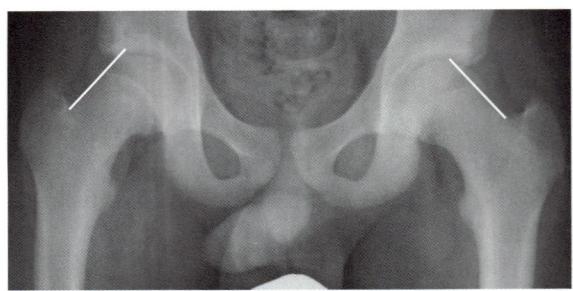

**図4** 右安定型 SCFE 症例：単純 X 線正面像

頸部上面に沿った線を近位に延長した際，健側（左）では骨端を貫くのに対し，患側（右）では貫かない Trethowan 徴候を認める。

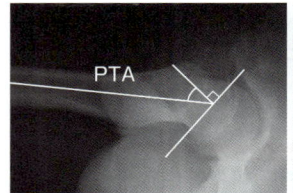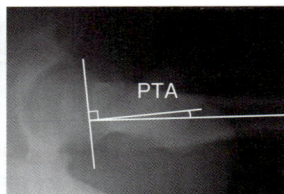

**図5** 右安定型 SCFE 症例：単純 X 線側面像

骨端の後方傾斜角（PTA）を計測して健側（左股関節）と比較すると，患側（右股関節）では後方傾斜が増大していることに気づきやすい。

増大する要因をもっていることが多い。

**2 所見**

❶下肢の症状と跛行を呈している場合は，たとえ主訴が膝痛であったとしても，必ず患児を仰臥位として股関節と膝関節の可動域を左右比較することが重要である。

❷SCFE の場合は下肢が外旋位をとり股関節の内旋可動域制限が認められる。股関節を他動的に屈曲していくと自然に股関節が開排（外転/外旋）していく Drehmann 徴候は本疾患に特徴的な所見である（図3）。

## 検査所見とその読みかた

**1 単純 X 線**

❶正面と側面の 2 方向撮影で左右を比較することが重要である。

❷正面像では骨端線の拡大，骨端高の減少，頸部上面に沿う線の延長線が骨端を横切らない Trethowan 徴候などをチェックする（図4）が，軽症例の診断は容易ではない。

❸側面像で骨端の後方傾斜角（PTA：posterior tilt angle）を計測して左右比較すると異常に気づきやすくなる（図5）。

**2 血液生化学所見**

❶一般的に異常を認めない。

❷古典的にはホルモン異常の関与が指摘されたが実際に異常値を示す例は多くない。

## 確定診断の決め手

❶好発年齢，肥満またはスポーツ活動，股関節の内旋制限などがあり X 線所見が疑わしい場合は MRI を撮影する。

❷骨頭内の成長軟骨板周囲の異常を認める場合は SCFE 疑いとして専門医に紹介する。

## 誤診しやすい疾患との鑑別ポイント

❶診断遅延による重症化例で多いのは，膝疾患と間違えて股関節を撮影しない場合，あるいは股関節の X 線診断を含めた総合診断が確定できず経過観察してしまう場合などである。

❷SCFE に対し経過観察あるいは保存療法という選択肢は存在しないこと，診断が確定した場合は全例が可及的早期の手術適応となることを念頭に診断を進める必要がある。

## 確定診断がつかないとき試みること

SCFE の疑いがあるが確定できない場合は MRI を撮影するか専門医への紹介を行うべきである。

## 合併症・続発症の診断

　診断が遅延するとすべりの程度(変形)が重症化して徐々に治療が困難となっていく。最も怖いのは，安定型としての経過中に，小さな外力(つまずき，踏み外し，尻もちなど)をきっかけとして突然に不安定型に移行してしまうことであり，骨端が大きく転位すると骨頭壊死のリスクを生じ，治療が格段に困難となり予後不良となるため注意が必要である。

## 治療法ワンポイント・メモ

　SCFE に対し経過観察，保存治療は存在せず，診断が確定すれば全例が可及的早期の手術適応であり，専門医による治療が必要である。

## 専門医へのコンサルト

　SCFE が疑われる場合は早期に専門医へのコンサルトを行うべきである。

---

# 変形性股関節症
## Osteoarthritis of the Hip

**坂井 孝司**　山口大学大学院教授・整形外科学

**頻度** よくみる
**GL** 変形性股関節症診療ガイドライン 2016(改訂第 2 版)

## 診断のポイント

❶鼠径，大腿部，殿部の疼痛。
❷股関節可動域制限。
❸跛行。
❹股関節単純 X 線所見：軟骨下骨の骨硬化，関節裂隙の狭小化，骨嚢胞，骨棘形成。
❺発育性股関節形成不全の既往，家族歴，過去の労働内容と期間，スポーツ歴，外傷歴。

## 症候の診かた

❶疼痛
　❶鼠径部痛が主体となる。関連痛として殿部痛や大腿部痛も生じうる。
　❷初期には，運動開始時・坐位から起立する際の疼痛や，長時間歩行後のだるさとして自覚される。病期の進行とともに疼痛の頻度が多くなり，安静時痛や夜間痛が出現してくる。

　❸診察所見として，股関節の他動運動で疼痛が誘発されること，患側の下肢を対側下肢にのせて股関節を屈曲・外転・外旋させると疼痛が誘発される Patrick test が陽性であること，Scarpa 三角の圧痛が認められるかどうかをチェックする。ただし，これらの診察所見は他の股関節疾患との鑑別ポイントとはならない。
❷股関節可動域制限：特に内旋，外転，屈曲制限が生じ，靴下着脱や足爪切り，しゃがみ込みが困難となってくる。
❸跛行
　❶疼痛による歩行障害，下肢短縮や関節変形・拘縮，外転筋力低下による機能的な歩行障害を呈する。
　❷股関節部痛による患側の立脚相が短くなる逃避性跛行，下肢長の不均衡により骨盤や体幹が傾く硬性墜下性跛行，患側の外転筋力低下により患側立脚時に対側に骨盤が傾斜する Trendelenburg 歩行，患側立脚時に患側に体幹が傾斜する Duchenne 歩行などが生じうる。
　❸立位が可能な場合には，片脚起立が可能か側弯を含めた脊柱所見も合わせて確認する。

## 検査所見とその読みかた

❶画像検査
　❶単純 X 線
　● 変形性股関節症の診断には股関節単純 X 線正面像が一般的かつ有用で，軟骨下骨の骨硬化，関節裂隙の狭小化，骨嚢胞，骨棘形成，臼底肥厚がみられる。
　● 日本整形外科学会病期分類では軟骨の厚みを示す関節裂隙の程度をもとに，以下に分類されている。
　1)前股関節症：寛骨臼形成不全などの形態異常はあるが，関節裂隙の狭小化は存在しない(図 1a)。
　2)初期股関節症：関節裂隙が部分的に狭小化しているが，消失はない(図 1b)。
　3)進行期股関節症：部分的な関節裂隙の消失(軟骨下骨の接触)がある(図 1c)。
　4)末期股関節症：関節裂隙の広範な消失(図 1d)。
　● ただし，画像所見が必ずしも自覚症状の原因とは限らず，症状に対応する変化か否かを見極める必要がある。
　● 発育性股関節脱臼では，臼蓋の側方被覆を示す lateral CE 角が 20 度未満で寛骨臼形成不全とさ

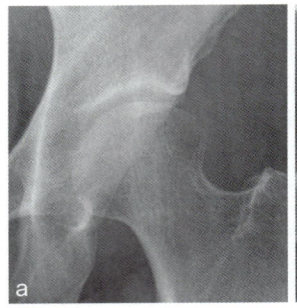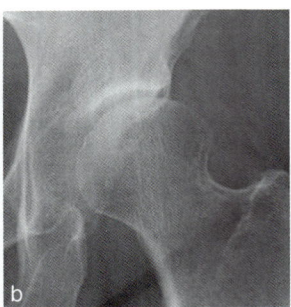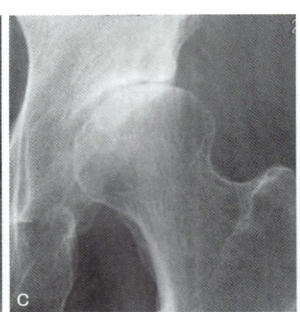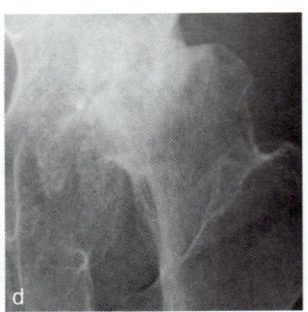

**図1** 病期分類

a：前股関節症，b：初期股関節症，c：進行期股関節症，d：末期股関節症

れ，一次性か二次性かを判断する。二次性の場合，寛骨臼に対する大腿骨頭の脱臼の程度をCrowe 分類で評価する。

❷ MRI
● 必ずしも必要とはならないが，関節液貯留や骨髄浮腫の有無をチェックしうる。
● また，必ずしも単純 X 線検査では検出されない，特発性大腿骨頭壊死症や骨折，腫瘍性病変，感染性疾患との鑑別診断に有用である。

### 確定診断の決め手

❶ 股関節症状があり，発育性股関節形成不全の既往がある。
❷ 股関節単純 X 線所見として関節裂隙の狭小化や骨囊胞，骨棘形成がある。

### 誤診しやすい疾患との鑑別ポイント

❶ 特発性大腿骨頭壊死症（⇨ 1448 頁）
　❶ ステロイドの全身投与歴や習慣飲酒歴，膠原病の既往，臓器移植の既往。
　❷ 股関節単純 X 線像で大腿骨頭に帯状硬化像がある。
　❸ MRI T1 強調画像で大腿骨頭に低信号バンド像がある。
❷ 大腿骨頭軟骨下脆弱性骨折
　❶ 高齢者で比較的急激に股関節部の疼痛を生じる。
　❷ 軽微な外傷歴。
　❸ 片側性。
　❹ MRI T1 強調画像で大腿骨頭に関節面に平行あるいは凸の低信号バンド像。
❸ 急速破壊型股関節症
　❶ 激烈な股関節部の疼痛。

❷ 股関節単純 X 線像にて 6～12 か月で進行する大腿骨頭の破壊像。
❹ 股関節周囲の疲労骨折・裂離骨折・筋腱損傷
　❶ スポーツ活動歴。
❺ 悪性腫瘍・感染性関節炎・化膿性腸腰筋炎
　❶ 外傷歴がなく安静時痛や夜間痛がある。
　❷ 糖尿病やステロイド・免疫抑制薬服用などの免疫機能低下をきたす素因。

### 確定診断がつかないとき試みること

❶ CT では単純 X 線像よりも骨囊胞や臼底肥厚の有無が詳細に検出される。
❷ 股関節由来の疼痛かどうかを確認するには，治療的診断として股関節内へリドカインを注入し疼痛が減じるかをみるリドカインテストが有用である。

### 治療法ワンポイント・メモ

❶ 薬物療法：消炎鎮痛薬による対症療法。
❷ 手術療法：寛骨臼形成不全で前股関節症や初期股関節症では寛骨臼回転骨切り術を検討する。進行期・末期股関節症では人工股関節全置換術を検討する。

---

# 特発性大腿骨頭壊死症

Idiopathic Osteonecrosis of the Femoral Head (ONFH)

秋山 治彦　岐阜大学教授・整形外科学

**頻度** ときどきみる
❶ わが国の全国有病率は人口 10 万人あたり 18.2 人。
❷ 1 年間の新規発生数は約 2,000～3,000 人。

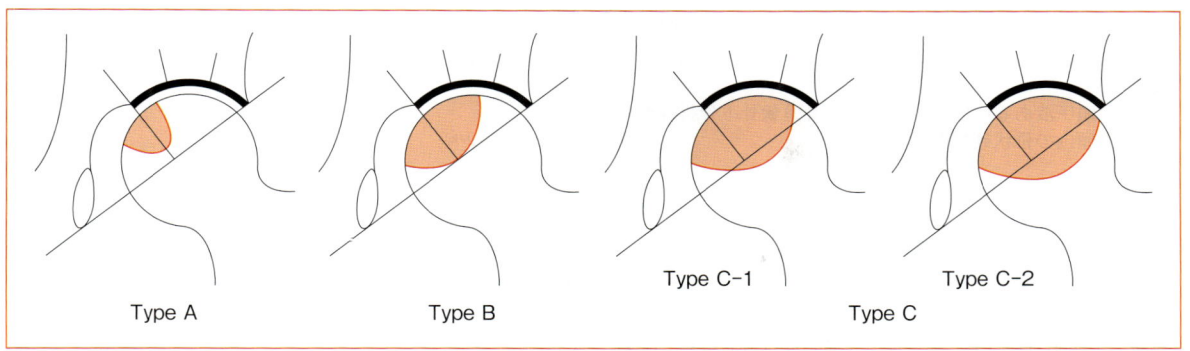

**図1** 病型（Type）分類

〔Sugano N, et al: The 2001 revised criteria for diagnosis, classification, and staging of idiopathic osteonecrosis of the femoral head. J Orthop Sci 7（5）: 601–605, 2002 より〕

❸男女比は 1.2〜2.1：1。
❹若年期から壮年期に好発に好発するが，男性 20〜59 歳，女性 20〜79 歳の年齢分布。
GL 特発性大腿骨頭壊死症診療ガイドライン 2019

### 診断のポイント

❶ステロイド全身投与歴，アルコール習慣性飲酒歴，喫煙。
❷全身性エリテマトーデスなどの膠原病の合併・治療歴。
❸骨壊死が起こり，痛みが出現するまで時間差がある。
❹単純 X 線で帯状硬化像や軽度の骨頭圧潰を見逃さない。
❺MRI が診断に有用である。

### 症候の診かた

大腿骨頭の一部が血流の低下（虚血）により壊死に陥った状態。
❶骨壊死が発生した時点では無症状であることが多い。骨髄浮腫や骨頭圧潰が生じ発症すると疼痛が出現する。
❷診断には MRI が有用で，経過中に壊死域の拡大はみられない。
❸病状の進行とともに股関節可動域制限，歩行障害などがみられる。

### 検査所見とその読みかた

厚生労働省特発性大腿骨頭壊死症調査研究班診断基準（JIC 診断基準）に則る。

❶病型（Type）（図1）
❶ Type A：壊死域が臼蓋荷重面の内側 3 分の 1 未満にとどまるもの，または壊死域が非荷重部のみに存在するもの。
❷ Type B：壊死域が臼蓋荷重面の内側 3 分の 1 以上 2/3 未満の範囲に存在するもの（註：Type B は B-1，B-2 に細分化される予定）。
❸ Type C：壊死域が臼蓋荷重面の内側 2/3 以上におよぶもの。
• Type C-1：壊死域の外側端が臼蓋縁内にあるもの。
• Type C-2：壊死域の外側端が臼蓋縁を越えるもの。
❷病期（Stage）
❶ Stage 1：X 線像の特異的異常所見はないが，MRI，骨シンチグラム，または病理組織像で特異的異常所見がある時期。
❷ Stage 2：X 線像で帯状硬化像があるが，骨頭の圧潰（collapse）がない時期。
❸ Stage 3：骨頭の圧潰があるが，関節裂隙は保たれている時期（骨頭および臼蓋の軽度な骨棘形成はあってもよい）。
• Stage 3A：圧潰が 3 mm 未満の時期。
• Stage 3B：圧潰が 3 mm 以上の時期。
❹ Stage 4：明らかな関節症性変化が出現する時期。

### 確定診断の決め手

厚生労働省特発性大腿骨頭壊死症調査研究班診断基準（JIC 診断基準）に則る（表1）。

16

**表1** 厚生労働省特発性大腿骨頭壊死症調査研究班診断基準（JIC 診断基準）

**X 線所見**（股関節単純 X 線の正面像および側面像で判断する．関節裂隙の狭小化がないこと，臼蓋には異常所見がないことを要する）
1. 骨頭圧潰あるいは crescent sign（骨頭軟骨下骨折線像）
2. 骨頭内の帯状硬化像の形成

**検査所見**
3. 骨シンチグラム：骨頭の cold in hot 像
4. MRI：骨頭内帯状低信号域（T1 強調画像でのいずれかの断面で，骨髄組織の正常信号域を分界する像）
5. 骨生検標本での骨壊死像（連続した切片標本内に骨および骨髄組織の壊死が存在し，健常域との界面に線維性組織や添加骨形成などの修復反応を認める像）

診断：上記項目のうち，2 つ以上を満たせば確定診断とする．
除外診断：腫瘍および腫瘍類似疾患，骨端異形成症は診断基準を満たすことがあるが，除外を要する．なお，外傷（大腿骨頸部骨折，外傷性股関節脱臼），大腿骨頭すべり症，骨盤部放射線照射，減圧症などに合併する大腿骨頭壊死，および小児に発生する Perthes 病は除外する．

註：Stage1 の確定診断に関して追記される予定
〔Sugano N, et al: The 2001 revised criteria for diagnosis, classification, and staging of idiopathic osteonecrosis of the femoral head. J Orthop Sci 7（5）: 601–605, 2002 より〕

## 誤診しやすい疾患との鑑別ポイント

**1 大腿骨頭軟骨下脆弱性骨折，急速破壊型股関節症**
- ❶高齢女性．
- ❷骨粗鬆症．
- ❸誘因なしまたは軽微な外傷．
- ❹単純 X 線で比較的正常な股関節または軽度の発育性股関節形成不全に発症．
- ❺MRI で不整・蛇行・中枢側凸のバンド像．

**2 一過性大腿骨頭萎縮症**
- ❶誘因なし．
- ❷妊娠後期の女性などに好発．
- ❸単純 X 線で骨萎縮像．
- ❹MRI でびまん性の骨髄浮腫像．

**3 関節リウマチ**（⇨ 1181 頁）
- ❶他関節の骨破壊．
- ❷生化学的検査．
- ❸寛骨臼底の菲薄化，骨頭の寛骨臼底突出症．

**4 腫瘍**
- ❶単純 X 線での骨融解像または骨硬化像，時にびまん性病変．
- ❷CT での骨梁消失や MRI での特徴的な画像所見．

## 確定診断がつかないとき試みること

腫瘍との鑑別などで骨シンチグラフィや骨生検が有用となることがある．

## 予後判定の基準

病型分類による骨頭圧潰率は，Type A で 0%，Type B で 0～29%，Type C–1 で 13～42%，Type C–2 で 50～86% の報告がある．

## 治療法ワンポイント・メモ

**1** 無症状の Stage 1，2 では保存療法で定期的な経過観察とする．
**2** 発症後は，全身状態，年齢や職業，社会的・経済的背景を考慮して保存療法や手術療法を決定する．
- ❶壊死域が比較的限局している場合は大腿骨頭回転骨切り術や大腿骨内反骨切り術などを考慮する．
- ❷血管柄付き腓骨移植術を考慮する場合もある．
- ❸壊死域が広く圧潰の危険性が高い場合や圧潰による臨床症状が強い場合は人工骨頭置換術または人工股関節置換術の適応となる．

## さらに知っておくと役立つこと

**1** 本疾患は厚生労働省の指定難病に指定されており，医療費補助の対象となっている．
**2** 大腿骨頭荷重部の壊死は小さくても圧潰の可能性がある．
**3** 壊死域はほとんどの症例で変化せず，片側例で対側に壊死が発生することもまれである．
**4** ステロイド全身投与歴および習慣性アルコール多飲歴などの場合は，発症前に本疾患を十分念頭にお

き，早期の検査を推奨する。

# 大腿骨近位部骨折
## Hip Fracture

徳永 真巳　福岡整形外科病院・副院長兼診療部長

頻度 よくみる
GL 大腿骨頚部/転子部骨折診療ガイドライン 2021(改訂第3版)

## 診断のポイント

1 多くは高齢者で特に女性に多い。
2 立位・歩行時の転倒後に歩行困難となる。
3 股関節周囲に変形と強い痛みを訴える。
4 転位のない骨折では，まれに歩行可能な症例も存在するので，歩いて受診したからといって本骨折を除外するべきではない。

## 緊急対応の判断基準

　ほとんどの症例で手術が必要である。早期手術（おおよそ48時間以内）が機能予後と生命予後を向上させるので(J Bone Joint Surg Am 97: 1333-1339, 2015)，X線で診断がつけば可能な限り早急に手術可能な病院に搬送する。

## 症候の診かた

1 疼痛：股関節周囲に強い疼痛があり，歩行・立位はおろか動かすこともできないことが多い。
2 圧痛・誘発痛：上記の明らかな疼痛が不明瞭でも，股関節部の圧痛を認める。また股関節運動，特に内外旋による誘発痛を認める。
3 変形：下肢短縮変形と股関節部の外側膨隆を認める。
4 不顕性骨折や転位がない場合は，荷重時痛もさほどではなく歩行可能である症例も存在する。疼痛や変形が不明瞭であっても圧痛や誘発痛を確認すべきである。

## 検査所見とその読みかた

1 X線所見：大腿骨近位部骨折は骨頭骨折，頚部骨折，転子部骨折，転子下骨折に分けられるが，頚部・転子部骨折が大半を占める(図1)。
　❶頚部骨折：転位型と非転位型に分けられる。転位型では骨頭下での骨皮質の不連続が確認でき

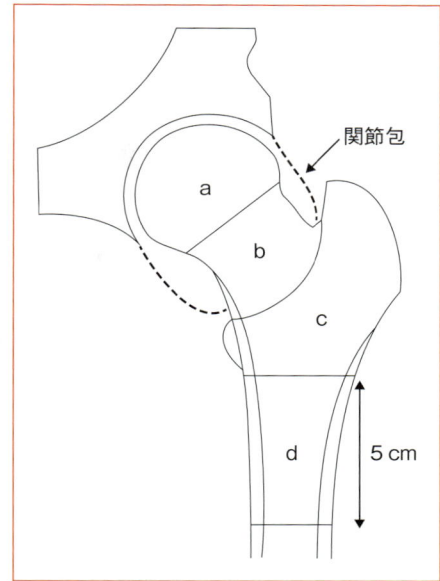

**図1** 大腿骨近位部骨折の名称
　a：骨頭骨折。b：頚部骨折。関節包内である。
　c：転子部骨折。転子間稜から小転子遠位端まで。
　d：転子下骨折。小転子遠位端から5cmまでの範囲。

る。非転位型では正面像の骨頭外反変形や側面像での骨頭後捻変形を認める。正面像は左右両側を同時に撮像することが多いので，健側と患側の形状を比較すると判別可能である。
　❷転子部骨折：大転子から小転子に至る部位での骨折線を確認できる。骨頭頚部骨片の内反・短縮転位を認めることが多い。
2 CT・MRI：必須検査ではないが，X線で明らかな骨折線が判別不能であっても，症候や病歴から骨折を疑うときには施行することを推奨する。特にX線で骨折線を認めない不顕性骨折では，MRI検査が有用である。不顕性頚部骨折であれば低侵襲の骨接合術で対応できるが，本骨折を見逃して数日後に転位型頚部骨折になれば人工骨頭（関節）置換術の適応となるため，不顕性骨折の診断は予後にとって重要である。

## 確定診断の決め手

1 受傷機転と続発する股関節部疼痛と歩行困難。
2 X線所見での骨折部の転位・骨折線の存在。
3 CTによる骨折所見：骨折部の転位，骨皮質の不連続。
4 MRIによる骨折所見：骨髄内の線状信号や周囲

16

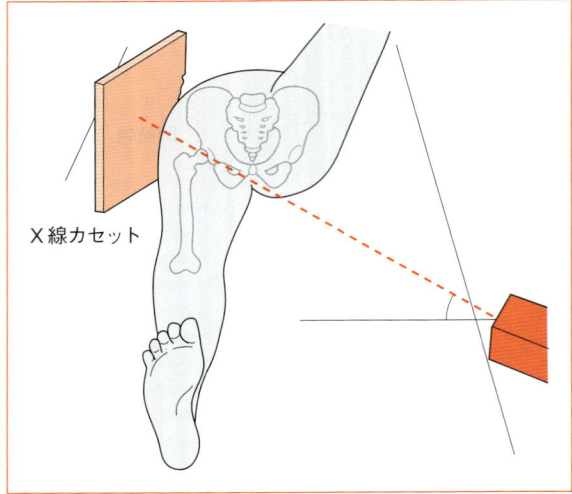

**図2** Cross-table lateral view

健側の股関節と膝関節とを90度屈曲して，X線照射の中心を会陰部とし，照射方向は床面に水平かつ大腿骨頚部に垂直な方向で撮影した像。

（日本整形外科学会，他 監：大腿骨頚部/転子部骨折診療ガイドライン2021 改訂第3版．p45，南江堂，2021 より転載）

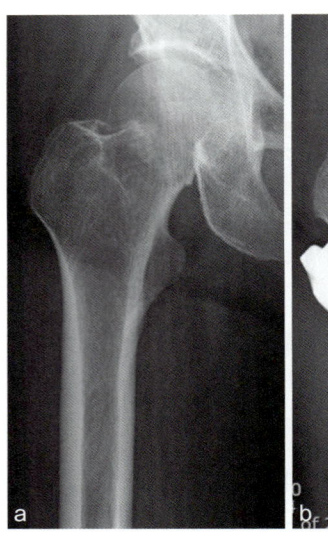
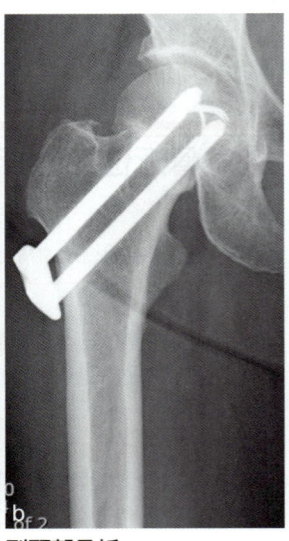

**図3** 84歳，女性。非転位型頚部骨折

a：骨頭外反陥入を認め，骨折線は頚部の内側骨皮質まで達している。

b：外反陥入を可及的に整復して，専用の内固定材料（ピン）で内固定した。

軟部組織の出血所見。

## 誤診しやすい疾患との鑑別ポイント

**❶骨盤骨折**（⇨452頁）：転倒後の股関節周囲部痛をきたす点で類似している。X線で恥骨枝，坐骨枝の骨折線や転位を認める。X線で骨折線不明瞭な場合は，大腿骨近位部骨折と同様にCTやMRIが有用である。

**❷変形性股関節症**（⇨1447頁）：もともと変形性股関節症が存在し，転倒をトリガーに疼痛が増悪することがある。非転位型骨折があっても関節症のために骨折線が判別しにくいこともある。

## 確定診断がつかないとき試みること

**❶** X線による正面像撮影では患側のみならず健側も同時に撮像することで左右を比較して判断することが可能となる。

**❷** X線による側面像撮影では cross-table lateral view（図2）を使用すると描出が良好となる。

**❸** X線で診断がつかないときに，CTやMRI検査の追加を躊躇しないこと。

## 合併症・続発症の診断

対象が高齢者であり，呼吸器や循環器の併存症を有することが多い。また歩行不能となり臥床を強い

ることで，併存症の増悪や肺炎・認知症などを続発したり，短期間で運動器の廃用性障害をきたす。

## 予後判定の基準

**❶**適切な手術と後療法を行っても，すべての症例が受傷前の日常活動レベルに復帰できるわけではない。歩行能力回復に影響する主な因子は年齢，受傷前の歩行能力，認知症の程度である。

**❷**高齢，男性，骨粗鬆症，認知症，内科合併症（特に呼吸器・循環器），骨折前の移動能力が低いこと，不安定型骨折は生命予後を悪くする可能性がある。頚部骨折の1年以内の死亡率は10%前後である（J Orthop Sci 11: 127-134, 2006）。

## 経過観察のための検査・処置

**❶**術後は専門医で定期的なX線フォローが必要である。

**❷**骨粗鬆症に対する薬物療法開始を検討する必要がある。薬物療法は病診連携により継続していくことが，二次骨折（次に起こる可能性がある同部位のみならず別部位：上腕骨近位・橈骨遠位端・脊椎・対側股関節の骨折）予防の観点から重要である。

## 治療法ワンポイント・メモ

**❶**保存療法：長期の免荷や臥床安静を必要とするた

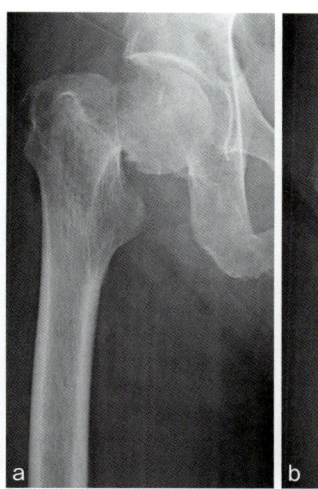
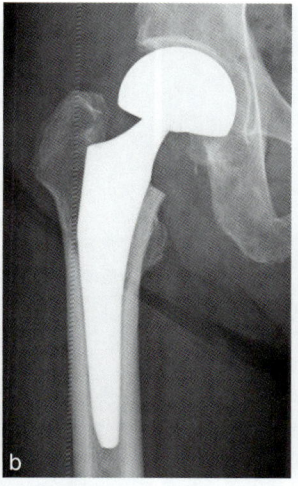

**図4** 96歳，男性。転位型頸部骨折
a：骨頭は転位して明らかに不連続である．骨折部の内反と短縮を認める。
b：骨頭を切除して，人工骨頭に置換した。

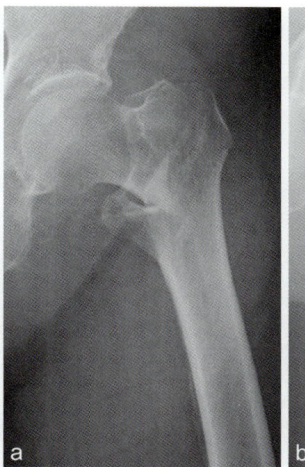
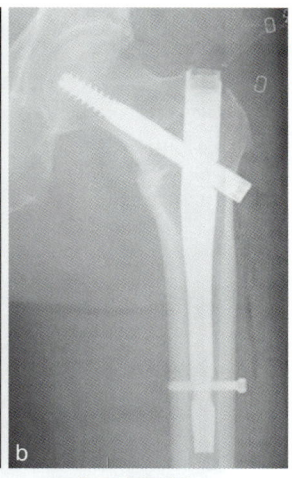

**図5** 79歳，女性。転位している転子部骨折
a：骨皮質の不連続を認め，内反短縮変形をきたしている。
b：専用の内固定材料（髄内釘）で整復内固定した。

め，保存療法の適応はきわめて限定的（耐術能がきわめて低い，非転位型もしくに不顕性骨折でコンプライアンス良好な症例）である。

**2** 非転位型・不顕性頸部骨折：専用の内固定材料があり，骨接合術を選択する（図3）。

**3** 転位型頸部骨折：人工骨頭（関節）置換術の適応である（図4）。

**4** 転子部骨折：専用の内固定材料があり，ほとんどが骨接合術の適応である。一部粉砕が強い症例に限り人工骨頭（関節）置換術の適応となる（図5）。

**5** 近年では多職種が連携して診療を行うことで機能的予後を向上させることが報告されている（J Orthop Sci 24: 280-285, 2019）。

## さらに知っておくと役立つこと

**1** 頸部骨折ではいったん骨癒合が獲得できても，遅発性に骨頭壊死が発生することが知られている。骨折受傷時の骨頭栄養血管の損傷によるものと考えられており，発生率は非転位型で0～21％，転位型で44～57％である（大腿骨頚部/転子部骨折診療ガイドライン2021（改訂第3版），p73）。

**2** 骨壊死部が圧潰するとX線で遅発性骨頭圧壊所見をきたし，疼痛をきたし人工骨頭（関節）置換手術の適応となる。遅発性骨頭圧壊の発生率は非転位型で0～7％，転位型で25～41％である〔大腿骨頚部/転子部骨折診療ガイドライン2021（改訂第3版），p73〕。

### 専門医へのコンサルト

早期（おおよそ48時間以内）手術により生命・機能予後を向上できるので，すみやかに手術可能な施設へ搬送することが重要である。

# 変形性膝関節症
### Osteoarthritis of the Knee

**岡崎 賢** 東京女子医科大学教授・整形外科学

**頻度** よくみる
**GL** 変形性膝関節症診療ガイドライン2023

### 診断のポイント

**1** 50歳以上。
**2** 運動や荷重での膝関節痛。
**3** 膝関節裂隙の圧痛。
**4** 膝関節の腫れやこわばり。
**5** 熱感や発赤がない。

### 症候の診かた

**1** 疼痛：膝関節の屈伸運動や歩行などの荷重時に痛みがある。夜間痛は時に認めるが，坐位など非荷重での安静時の疼痛はまれである。安静時の疼痛がある場合は炎症性関節疾患や，大腿神経や伏在神経な

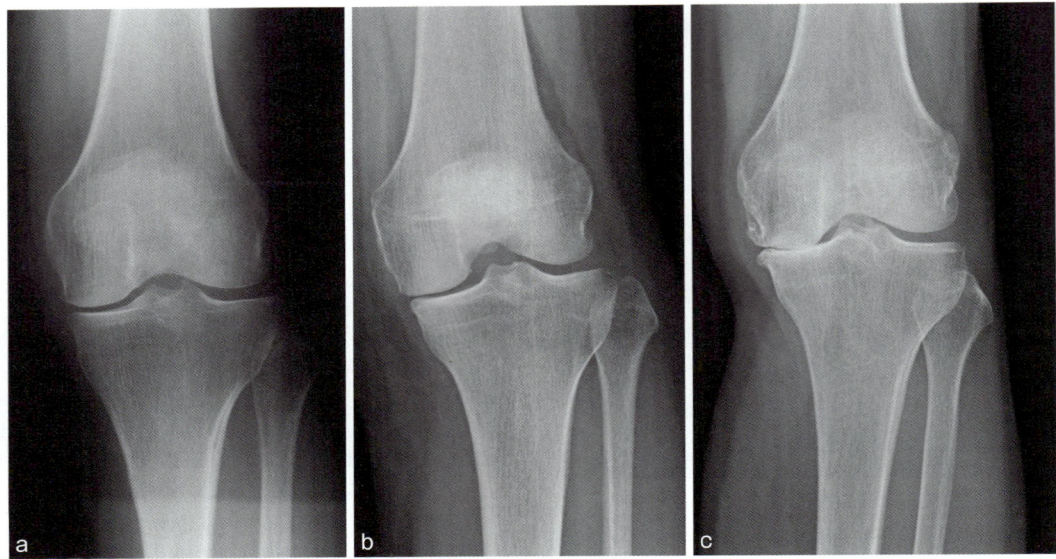

**図1** 変形性膝関節症の立位 X 線正面像（Kellgren-Lawrence 分類）

a：グレード 2。内側に骨棘形成がみられる。b：グレード 3。関節裂隙が 50％以上狭小化している。c：グレード 4。関節裂隙が消失している。

どの神経由来の疼痛も想定する。

**2** 腫脹：関節内水腫はしばしば認められる。こわばりも訴える。熱感や発赤はまれであり、認められる場合は関節リウマチ、痛風、偽痛風、化膿性関節炎などの炎症性疾患も想定する。関節穿刺によって得られる関節液の性状は黄色透明であり、混濁している場合は炎症性疾患の可能性が高い。

**3** 圧痛：膝蓋大腿関節や大腿脛骨関節に沿った圧痛がしばしば認められる。鵞足などの腱停止部や関節裂隙から離れた部位に圧痛がある場合は、鵞足炎などの腱付着部炎や不顕性骨折、伏在神経痛など他の疾患も想定する。圧痛の程度は中等度までが一般的で、極端に強い圧痛を認める場合は上記炎症性関節疾患も想定する。

**4** 可動域制限：進行すると完全伸展ができなくなったり、正座ができなくなったりする。

## 検査所見とその読みかた

**1** 単純 X 線：関節辺縁に骨棘形成が認められる。立位正面像にて関節裂隙の狭小化が認められる。立位撮影では、軽度屈曲位で撮影したほうが関節裂隙狭小化の検出率が高い。関節裂隙の狭小化がみられる部位の骨硬化像も時に認められる。重症度を評価する Kellgren-Lawrence 分類（図 1）では、骨棘が認められるとグレード 2、関節裂隙が 50％以上狭小化

するとグレード 3、完全に閉鎖するとグレード 4 と判定される。グレード 2 以上が変形性膝関節症と定義される。膝蓋大腿関節は膝蓋骨軸写像で関節裂隙を評価する。

**2** MRI：単純 X 線で診断される Kellgren-Lawrence 分類グレード 2 よりも早期の病態を検出することができる。変形性膝関節症の発症リスクとなりうる半月板損傷、軟骨損傷、骨髄信号変化、滑膜炎、靱帯損傷などの描出に有用である。軟骨下骨の不顕性骨折や早期の特発性骨壊死の鑑別にも有用である。

**3** 血液検査：必須の検査ではないが、炎症性関節疾患の除外には有用である。変形性関節症では白血球数や赤沈、CRP などの炎症マーカーに異常所見は呈さない。

## 確定診断の決め手

**1** 運動時や歩行時の膝関節痛。

**2** 関節面に一致した圧痛。

**3** 単純 X 線での骨棘形成と関節裂隙狭小化。

## 誤診しやすい疾患との鑑別ポイント

**1** 関節リウマチ（⇨ 1181 頁）や痛風（⇨ 1130 頁）、化膿性関節炎などの炎症性関節炎

❶ 血液検査での炎症マーカーの上昇。

❷ 関節液が混濁している。

❸単純X線での骨棘形成に乏しい。

❹安静時の疼痛や強い圧痛。

### ❷ 半月板損傷，特発性骨壊死

❶急性の発症。

❷単純X線での所見に乏しい。

❸MRIで鑑別する。

### ❸ 大腿神経痛や伏在神経痛

❶膝関節の運動と関連しない疼痛，安静時痛。

❷知覚異常を伴う疼痛。

❸神経の走行に沿った圧痛。

## ▌確定診断がつかないとき試みること

❶ MRIは単純X線で有意な所見がない膝関節痛の診断に有用である。半月板，関節軟骨，滑膜，靱帯，骨髄病変，関節内外の腫瘍や囊腫などの診断に適している。

❷血液検査は炎症性疾患の鑑別に有用である。CRPや赤沈で炎症反応の有無を精査する。関節リウマチを疑う所見があればリウマチ因子や抗CCP抗体を精査する。痛風を疑う場合は尿酸値も参考にする。

❸関節穿刺で関節液を採取する。細菌感染を疑う場合は培養検査を行う。また，関節液の細胞数や糖の値も参考になる。痛風，偽痛風の診断には鏡検によって尿酸結晶やピロリン酸結晶の有無を調べる。

## ▌治療法ワンポイント・メモ

❶生活指導・運動療法：肥満がある場合は減量が勧められる。運動療法は筋力の維持増強と減量効果に加えて疼痛の軽減効果も認められており，有効である。

❷薬物療法：セレコキシブやロキソプロフェンナトリウムなどのNSAIDsの内服薬が症状緩和のために用いられる。慢性的な痛みが持続している場合はデュロキセチンやトラマドールなどの中枢神経作用薬も用いられる。ヒアルロン酸ナトリウム製剤の関節内投与も有効である。

❸手術療法：保存療法抵抗性の疼痛による日常生活動作に不自由がある場合は手術療法が選択される。変形の重症度によって，変形が軽度〜中等度であれば膝周囲骨切り術による下肢変形矯正が選択され，重度であれば人工膝関節置換術が選択される。

## ▌専門医へのコンサルト

手術療法は適切なタイミングで選択されるべきである。症状が強い場合は定期的なX線検査を行い，変形の進行がある場合は早めに専門医へコンサルト

を行う必要がある。症状が慢性化している場合でも日常生活動作での活動性に制限が出ている場合はコンサルトを行う。

---

# 膝靱帯・半月損傷
## Ligament and Meniscus Injuries of the Knee

古賀 英之　東京科学大学大学院教授・運動器外科学

**頻度** よくみる

**GL** 前十字靱帯（ACL）損傷診療ガイドライン2019（改訂第3版）

## ▌診断のポイント

❶特徴的な病歴〔前十字靱帯（ACL：anterior cruciate ligament）〕損傷：スポーツ中に膝を捻った，内側半月板後根損傷：小走りで膝窩部に激痛，など）。

❷関節血症（ACL・後十字靱帯損傷）。

❸徒手検査陽性〔靱帯損傷：膝動揺性テスト（ACL損傷：Lachmanテスト・pivot shiftテスト，後十字靱帯損傷：後方引き出しテスト・sagging徴候，側副靱帯損傷：内外反ストレステストなど），半月板損傷：McMurrayテスト・関節裂隙に一致した圧痛など〕。

❹ MRIにおける靱帯・半月板損傷所見。

## ▌緊急対応の判断基準

❶半月板ロッキングを放置すると膝関節拘縮を生じるため，ロッキング解除が困難な症例では早急な手術が必要である。

❷膝関節脱臼に伴う複合靱帯損傷では神経血管損傷を合併することがあり，特に血管損傷例では緊急手術による血行再建が必要である。

## ▌症候の診かた

❶膝くずれ：ACL損傷ではジャンプの着地や切り返しなどのスポーツ動作でしばしば膝くずれを生じる。

❷関節血症：靱帯損傷の初回受傷時や大きな膝くずれを生じた際に関節血症を生じ，関節穿刺にて血性の関節液が引ける（図1）。

❸疼痛・腫脹：靱帯損傷の初回受傷直後には関節血症や急性炎症により疼痛・腫脹を伴う。半月板損傷においてもしばしば疼痛，腫脹を認め，逸脱を伴う半月板損傷（内側半月板後根損傷など）ではしばしば腫脹が遷延する。

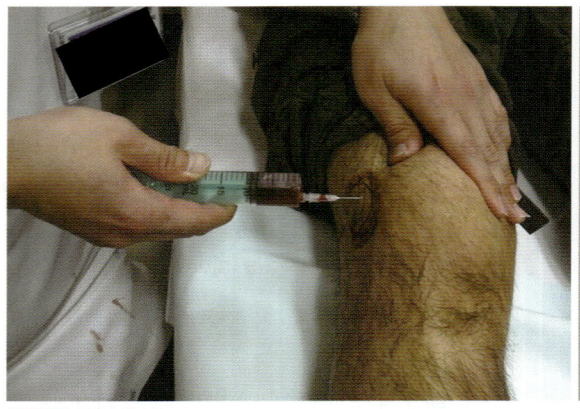
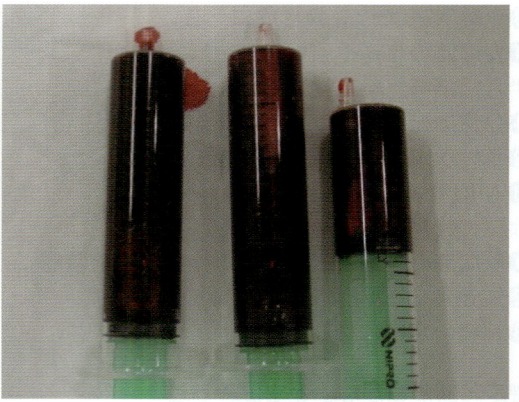

**図1** 関節血症

新鮮 ACL 損傷において関節穿刺にて血性の関節液が引ける。

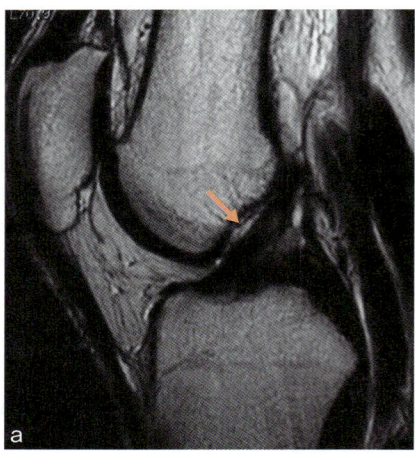
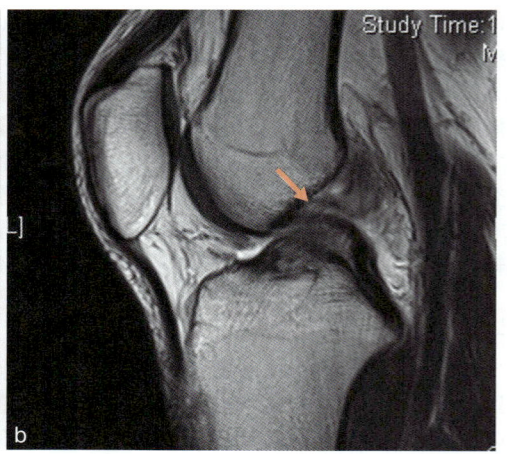

**図2** ACL 損傷の MRI 所見

正常 MRI（a）では正常な走行の ACL（→）が描出される。
損傷例（b）では損傷 ACL（→）が膨化・蛇行し，不鮮明になっている。

❹関節可動域制限：受傷直後の急性期には腫脹・疼痛によりしばしば可動域制限を認める。また半月板ロッキングにより伸展制限を生じる。

❺引っかかり，ロッキング：半月板損傷ではその断裂形態により引っかかり感やロッキング症状をきたす。

### 検査所見とその読みかた

❶単純 X 線検査：靱帯損傷では通常骨傷を認めないが，時に靱帯付着部の剥離骨折や，ACL 損傷に伴って脛骨外側顆の関節包付着部の剥離骨折である Segond 骨折を認めることがあり，注意を要する。X

線ストレス撮影も不安定性の定量化に有用である。半月板損傷では骨病変や関節症性変化の有無を確認する。荷重位 X 線像が関節裂隙の狭小化には最も鋭敏である。一方，円板状半月板では関節裂隙の開大や大腿骨外側顆の平坦化などの特徴的な所見を呈する。

❷MRI 検査：靱帯損傷，半月板損傷ともにその高い診断率から必須の検査である。靱帯損傷では損傷部の断裂像や膨化などが観察される（図2）。半月板損傷では損傷が高信号として損傷形態に応じてさまざまな形で描出される（図3）。また半月板損傷に伴う半月板の外方への逸脱は半月板機能の破綻をきたす

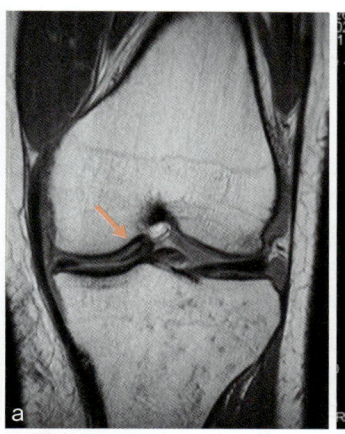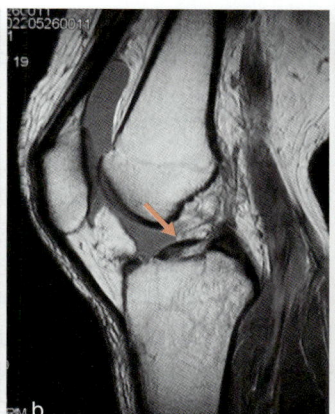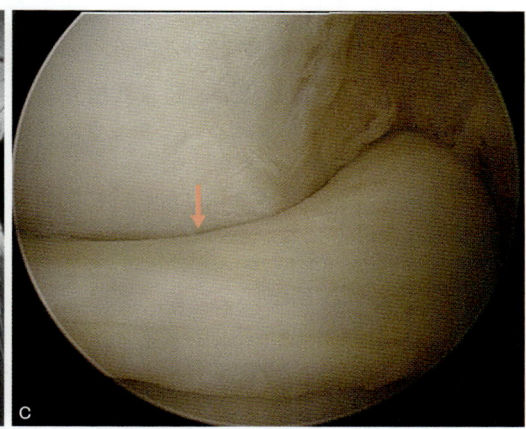

**図3 内側半月板ロッキング**

MRI（a，b）では嵌頓した内側半月板（——）が描出される。
関節鏡（c）では断裂した内側半月板（——）が大腿骨内側顆の前方に嵌頓している。

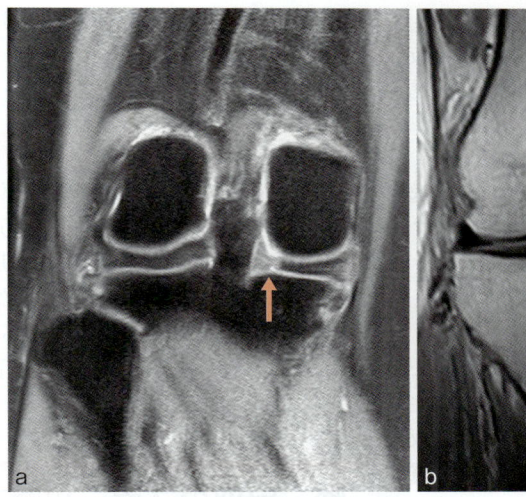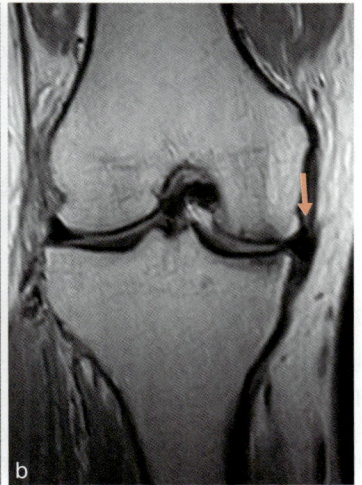

**図4 内側半月板後根損傷の MRI 所見**

a：内側半月板は後根部で断裂している（——）。
b：中節部では内側半月板が外方に逸脱している（——）。

ような損傷を示唆する（図4）。

## 確定診断の決め手

**1** 靱帯損傷：問診，臨床症状，徒手検査，MRI を中心とした画像診断により総合的に診断を行う。

**2** 半月板損傷：問診，臨床症状，徒手検査により半月板損傷を疑い，MRI にて確定診断を行う。

## 誤診しやすい疾患との鑑別ポイント

### **1** 関節内骨折

**1** 血性穿刺液に脂肪滴を含む。

**2** X 線検査上関節内骨折を認める。

### **2** 膝蓋骨脱臼

**1** 脱臼時の膝蓋骨外方偏位。

**2** Apprehension テスト陽性。

**3** X 線，MRI にて膝蓋骨の外方偏位，大腿骨滑車低形成などの特徴的所見。

## 確定診断がつかないとき試みること

**1** MRI が施行不可能な場合，超音波検査では半月板の逸脱をより動的に捉えることができ，逸脱を伴う半月板損傷を間接的に診断しうる。

**2** 確定診断がつかない場合には最終的に関節鏡検査にて診断をつける必要があることもある。

## 合併症・続発症の診断

**1** 変形性膝関節症：靱帯損傷後の膝不安定性や膝くずれによって続発的に生じる半月板損傷や軟骨損傷により，放置すれば効率に変形性膝関節症を発症する。また逸脱を伴う半月板損傷や半月板切除術後にも高率に変形性膝関節症を発症する。

**2** 軟骨下脆弱性骨折：逸脱を伴う半月板損傷，特に内側半月板後根損傷後に発症することがある。

## 予後判定の基準

**1** ACL 損傷は放置すると 3〜6 か月以内に半月板損傷など二次的損傷を続発し，変形性膝関節症へ進展するリスクが高まる。

**2** 半月板損傷では下肢アライメント異常，肥満，MRI 上骨髄病変を認める場合や 3 mm を超える逸脱を認める場合などで変形性膝関節症発症のリスクが高まる。

## 経過観察のための検査・処置

**1** ACL 損傷で手術を希望しない場合には定期的な受診と膝くずれの有無をチェックし，膝くずれを生じた場合には再度手術を考慮する。続発する半月板損傷による症状を生じた場合にも同様に手術を考慮する。

**2** 逸脱を伴う半月板損傷では可能であれば 3 か月ごとに MRI にて逸脱の進行や軟骨損傷の進行をチェック，難しければ屈曲荷重位 X 線像にて関節裂隙の狭小化をチェックする。明らかな増悪を認めた場合には手術を考慮する。

## 治療法ワンポイント・メモ

**1** 装具療法：ACL 損傷以外の 2 度までの単独靱帯損傷では原則装具による保存療法を行う。内反アライメントを伴う変性半月板損傷では足底板を用いることがある。

**2** 理学療法：可動域訓練，筋力強化訓練を中心とした理学療法を行う。

**3** 薬物療法：疼痛・腫脹に対して NSAIDs 内服・外

用による治療を行う。変形性膝関節症に伴う変性半月板損傷に対してはヒアルロン酸関節内注射を行うこともある。

**4** 手術療法

**❶** ほぼすべての ACL 損傷，3 度の他の単独靱帯損傷や複合靱帯損傷は手術適応となり，病態に応じて修復術や再建術を行う。

**❷** ロッキング症状を伴う，あるいは 3 か月以上の保存療法が無効な半月板損傷も手術適応となり，半月板縫合術や部分切除術が行われる。一方で逸脱を伴う半月板損傷では短期間に変形性関節症が急速に進行することがあるため，前述のリスク因子を伴う場合には早期に縫合術，あるいは逸脱を整復するための半月板内方化術（Arthroscopy 32: 2000-2008, 2016）を行うことが望ましい。またアライメント異常を伴う変性半月板損傷に対しては，膝周囲骨切り術によりアライメント矯正を行ったうえで半月板損傷に対する手術を行うことが望ましい（Knee Surg Sports Traumatol Arthrosc 28: 3466-3473, 2020）。

## 専門医へのコンサルト

**1** ACL 損傷や複合靱帯損傷は原則手術適応であるため，専門医にコンサルトを行う。

**2** 逸脱を伴う半月板損傷では短期間に変形性関節症が急速に進行することがあるため，疼痛・腫脹の継続や荷重位 X 線で関節裂隙狭小化の進行を認めた場合には専門医にコンサルトを行う。

# 膝・足部のスポーツ障害
Sports Injuries in Knee, Ankle and Foot

石川 正和　香川大学教授・整形外科学

**頻度** **よくみる**（令和 3 年度の公益財団法人スポーツ安全協会の統計データでは膝が 9.9%，下腿，足関節，足部で 27.9% の発生頻度が報告されており，スポーツ人口の増加に伴い，膝，足関節，足部のスポーツ障害は 3 割を超えており，頻度が高いことがうかがえる）

## 診断のポイント

**1** 外傷の場合は受傷機転が，スポーツ障害の場合はそれぞれのスポーツ競技における動作の特徴が重要であるため，競技種目の聴取が診断を進めるうえで

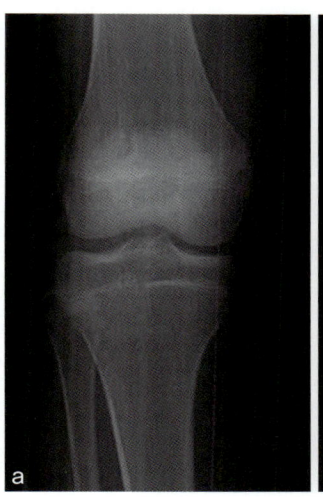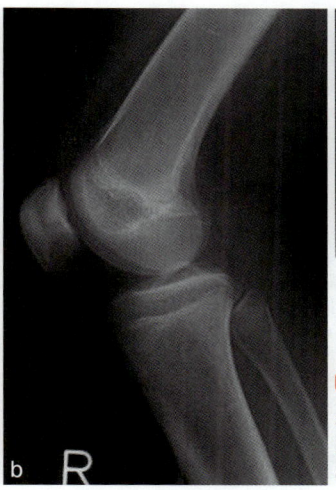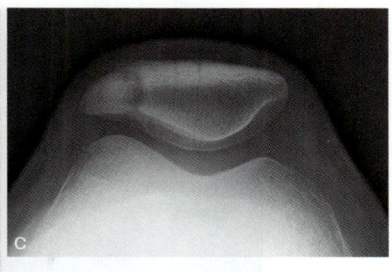

**図1** 有痛性分裂膝蓋骨
a：X線正面像（Saupe type Ⅲ）
b：側面像
c：skyline view

非常に重要である。
❷疼痛を生じる動きを十分に評価することも重要である。

### 症候の診かた

　膝・足部のスポーツ障害では疼痛・不安定性が主な愁訴となる。また，腫脹，関節可動域制限を生じることもある。
❶膝関節
❶血腫：前十字靱帯損傷，膝蓋骨脱臼，関節内骨折，半月板損傷。
❷圧痛
- 関節裂隙（→半月板損傷）
- 大腿骨顆部〔→離断性骨軟骨炎や骨軟骨損傷（離断性骨軟骨炎は基本的に漠然とした痛みを生じることが多く，疼痛・圧痛部位は明らかではないことが多い）〕
- 膝蓋骨外側上縁〔→有痛性分裂膝蓋骨（図1）〕
- 脛骨粗面（→ Osgood-Schlatter 病）
- 膝蓋骨下極（→ Sinding Larsen-Johansson 病，ジャンパー膝）
❸可動域制限：内側半月板バケツ柄断裂，外側円板状半月，関節内遊離体（離断性骨軟骨炎）。
❹不安定性
- 前十字靱帯損傷：Lachman test による不安定性（脛骨を前方に引き出す）。
- 内側側副靱帯損傷：外反ストレスで開大。
- 外側側副靱帯損傷：内反ストレスで開大。
- 膝蓋骨脱臼（反復性）：apprehension test（膝蓋骨に外方ストレスを加える）。

❷足部
❶腫脹・皮下血腫・陥凹
- 外果周囲（→外側靱帯損傷，骨端線損傷）
- 内果周囲（→三角靱帯損傷）
- 踵骨近位部陥凹〔→アキレス腱断裂（Thompsonテスト陽性：腓腹筋の把持で足関節の底屈なし）〕
❷圧痛
- 外果前方（→外側靱帯損傷）
- アキレス腱部（→アキレス腱炎・周囲炎）
- 足底腱膜〔→足底腱膜炎（踵骨付着部）〕
- 舟状骨内側部（→有痛性外脛骨）
- 距骨後方〔→三角骨障害（底屈強制時）（図2）〕
- 中足部〔→疲労骨折，舟状骨疲労骨折，有痛性外脛骨（図3）〕
- 足部外側〔→ Jones 骨折（図4）〕
- 内果前方（→疲労骨折）
❸不安定性
- 外側靱帯損傷：前方引き出しテスト（足関節中間位で距骨を前方引き出し）。
- 遠位脛腓靱帯損傷：squeeze test（脛骨と腓骨を両手で絞るように圧迫。損傷があれば疼痛誘発）。

### 検査所見とその読みかた

❶単純X線
❶外来受診時の第1選択と考える。骨折の有無を確認する。
❷膝関節：3方向（正面，側面，軸位）に加え，Rosenberg 撮影を行う。

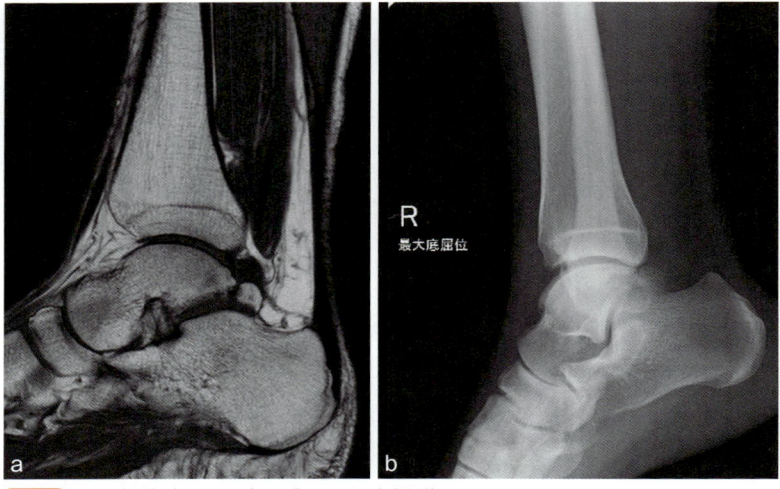

**図2** 足関節後方インピンジメント症候群

a：MRI 矢状断 T1 強調画像。距骨後方に三角骨を認める。
b：X 線側面像。足関節最大底屈位で三角骨が脛骨と踵骨の間でインピンジメント
　　している。

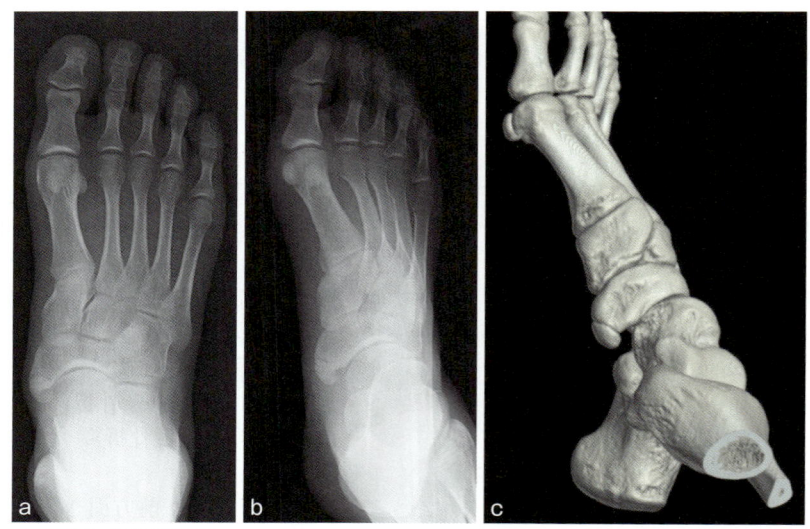

**図3** 有痛性外脛骨

a：X 線正面像（Veitch type Ⅱ），b：X 線斜位像，c：3D-CT 画像

- 小児の場合は両膝の撮影が望まれる。
- 膝蓋骨脱臼では側面像，軸位像で膝蓋骨のアライメント異常や滑車部の低形成などが描出でき，有用である（図5）。

❸足関節・足部：2 方向撮影が一般的である。靱帯損傷やインピンジメント障害が考えられる場合はストレス X 線や機能撮影などで評価を行う。

**2** MRI

❶靱帯損傷や半月板損傷など軟部組織損傷の診断に必須である。

❷単純 X 線像では描出できない信号変化を疲労骨折や離断性骨軟骨炎では検出でき早期診断に有用である。

❸ T2 脂肪抑制画像は骨髄内の信号変化の描出に

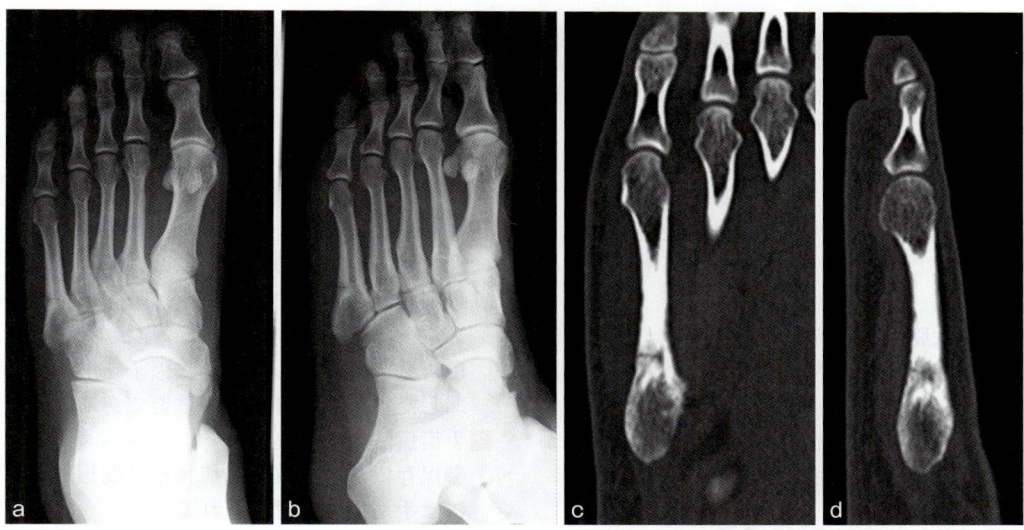

**図4 第5中足骨疲労骨折**

第5中足骨基部に骨折線を認める。
a：X線正面像，b：X線斜位像，c：CT冠状断像，d：CT矢状断像

16

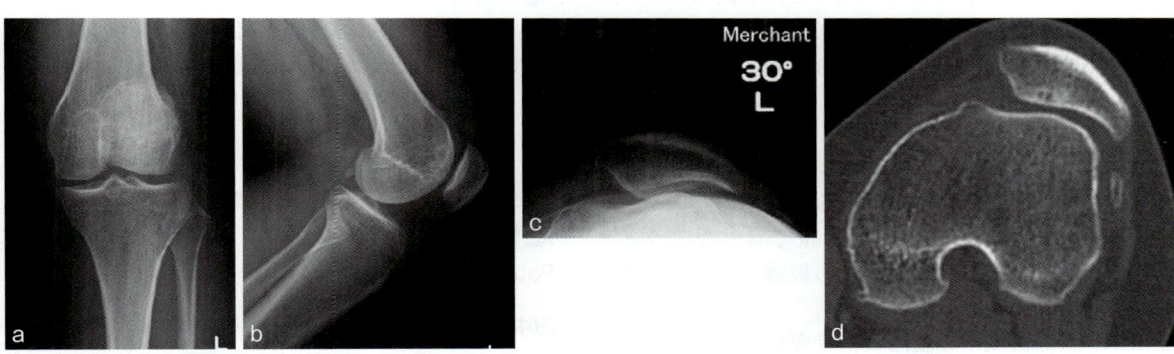

**図5 左反復性膝蓋骨脱臼**

a：単純X線正面像。
b：単純X線側面像。滑車部の低形成と膝蓋骨関節面の折線像。
c：Merchant view。膝蓋骨の外方傾斜と偏位を認める。
d：CT水平断像。大腿骨滑車部の低形成および膝蓋骨の外方傾斜と偏位を認める。小骨片も確認できる。

優れており，骨挫傷や病変の評価に有用である。

**3 CT**

❶被曝の問題はあるが，骨折，剝離骨折，離断性骨軟骨炎，疲労骨折など病変部の病勢を確認するために有用な検査である。

❷膝蓋骨脱臼などでは3次元的なアライメント評価にも有用である（図5d）。

**4 超音波検査**

❶近年，外来診療で活用されている画像検査である。

❷靱帯・腱の炎症部位や疲労骨折の骨膜反応像を鋭敏に描出可能である。

❸動的な評価も可能なため，機能評価にも有用で，外来診療やフィールドにおける重要なツールである。

### 確定診断の決め手

症状や圧痛点などの臨床所見に加え，単純X線像，MRIやCT像などの画像所見が合致すれば確定診断に至る。

## 誤診しやすい疾患との鑑別ポイント

痛みや圧痛点などの臨床所見に加え，受傷時の肢位などから慎重に診察すべき疾患もある。

**❶膝蓋骨脱臼**

❶膝蓋骨が外方へ脱臼し，内側膝蓋大腿靱帯に損傷が及ぶが，前十字靱帯損傷と同様に血腫を伴い，膝くずれを生じるため，MRI により慎重に靱帯の評価を行う。

❷内側膝蓋大腿靱帯と内側側副靱帯の大腿骨付着部が近接しているため内側側副靱帯損傷と診断されることもある。

**❷脛骨近位部疲労骨折**：圧痛点が鵞足に近いことからしばしば鵞足炎と誤診される。

## 確定診断がつかないとき試みること

**❶単純 X 線**

❶第 1 選択の画像検査であるが，単純 X 線撮影単独では病変を描出できないこともある。

❷疲労骨折では早期では画像に変化を認めないことが多いため，繰り返し撮影が必要である。

❸小児の場合は骨端線の評価も含めて両側の撮影が重要である。

**❷CT**

❶小さな骨片や単純 X 線撮影では描出できないアライメント評価に有用である。

❷3 次元構築から得られる情報で異常なアライメントに気づくこともあるため被曝を十分に考慮して追加する。

**❸MRI**：軟部組織や骨髄内の信号変化を鋭敏にとらえることが可能であるため有用である。

**❹超音波画像**

❶外来においては単純 X 線撮影に次ぐ画像診断技術となりつつある。

❷荷重時やストレスを加えながらの評価に加えドプラ画像も撮像できるため機能的な評価として有用である。

## 経過観察のための検査・処置

**❶単純 X 線**：疲労骨折や離断性骨軟骨炎のフォローには有用である。

**❷CT**：被曝の問題はあるが，離断性骨軟骨炎の経過観察において骨癒合を詳細に評価できるため有用である。

**❸MRI**：軟部組織損傷，障害に加え離断性骨軟骨炎の不安定性の増強に伴う関節液の描出には有用である。

**❹超音波検査**：再現性を担保することがやや難しいが，被曝の懸念がなく，頻回に機能的評価もできるため有用である。

## 治療法ワンポイント・メモ

**❶保存療法**

❶スポーツ障害の治療の原則は保存療法である。

❷消炎鎮痛処置や物理療法，障害の程度に応じてスポーツ活動の制限を行い，症状の改善をはかる。

❸再発予防のために，危険因子を解明し，病態に即した治療アプローチが重要である。

**❷手術療法**

❶保存療法に抵抗する症状や早期復帰を望む場合には手術療法が選択される。

❷内側半月板のバケツ柄状断裂や外側円板状半月でロッキングを生じている症例は関節機能を温存するために可及的早期に整復縫合，形成的部分切除術，縫合術を考慮すべきである。

❸離断性骨軟骨炎は病変部の不安定性の評価が重要であり，保存療法期間に不安定性が増強した症例に関しては早期に手術加療を選択するべきである。

---

# 足の変形
## Foot Deformity

**田中 康仁** 奈良県立医科大学教授・整形外科

（頻度）足の変形の頻度は不明であるが，最も一般的な疾患の 1 つである外反母趾では，女性に多く，65 歳以上では約 3 分の 1 の人に存在するといわれている（J Foot Ankle Res 3: 21, 2010）。

## 診断のポイント

**❶**小児期と成人期ではそれぞれ特徴的な足の変形を生じる疾患がある。疾患の種類は多く，まず疾患名を知る必要がある。

**❷**小児期では先天性の変形が多く，先天性内反足，先天性内転足，先天性垂直距骨，小児期扁平足，多趾症，合趾症，巨趾症などがある。

**❸**成人期では外反母趾，内反小趾，ハンマー趾，成人期扁平足，凹足変形などがある。

**❹**麻痺足では弛緩性麻痺と痙性麻痺のどちらでも特

徴的な変形を生じる。

**5** 関節リウマチや糖尿病などの全身疾患でも足の変形を生じる。

## 症候の診かた

**1** 変形：前足部と後足部に分けて変形の評価を行うが，足全体に変形が及んでいる場合も多い。麻痺足では筋力のバランス異常が変形の原因であるため，神経麻痺の評価を丁寧に行う。

**2** 疼痛：変形があると荷重が一部分に集中し，有痛性胼胝を形成する。また，関節内の荷重バランスが崩れると変形性関節症を生じて関節痛を訴える。

**3** 胼胝：ストレスが繰り返し皮膚にかかると胼胝が形成される。その位置をしっかり診ることにより動的な状態における荷重の集中を推測することができる。胼胝を見落とさないようにしなければならない。

**4** 靴：足の変形には靴が原因になっているものが多く，足を診るのと同時にソールのすり減り具合やアッパーの変形などの靴の状態も評価する必要がある。

## 検査所見とその読みかた

**1** 単純 X 線検査
**❶** 荷重時の足正面・側面 X 線像を撮影する。非荷重で撮影すると正確な形態評価ができない（Clin Orthop Relat Res 336: 186-194, 1997）。外反母趾などの前足部変形では，正面像が重要で，母趾基節骨軸と第 1 中足骨軸のなす角である外反母趾角で重症度を評価する。
**❷** 側面像は横倉法の条件で撮影する必要があり，扁平足における足アーチの低下や凹足変形における足アーチの上昇を評価する。また，足根骨間関節の評価には非荷重での足斜位像が有用である。さらに変形性足関節症などの後足部の評価には，荷重時足関節正面・側面像を撮影する。

**2** CT
**❶** 足は 28 個の骨があり，複雑に組み合わさった構造をしている。そのために骨のアライメントの詳細な評価には CT の 3D 構築像が有用である。
**❷** 腱障害などの軟部組織障害の評価や，関節内水腫や骨髄浮腫の描出に優れている。また，麻痺足などの筋肉変性の評価にも用いられる。

**3** 超音波検査：足は皮下が薄いために，特に有用である。成人期扁平足においては，後脛骨筋腱が変性して膨化や断裂している所見がよくみられる。

## 確定診断の決め手

足にはさまざまな変形があるが，特徴的な変形を診れば多くの疾患で確定診断は可能である。

## 誤診しやすい疾患との鑑別ポイント

**1** 先天性内反足：先天性内転足との鑑別が重要になるが，先天性内反足では尖足変形があるために，他動的に足関節が背屈できれば先天性内反足は否定的である。

**2** 外反母趾：さまざまな原因で起こる。最も一般的なものは，母趾が長いエジプト型の足趾をもっている人に発症してくるものであるが，関節リウマチや麻痺足などでも発症してくるので，鑑別する必要がある。

**3** 成人期扁平足：後脛骨筋腱の機能不全によるものが一般的であるが，思春期扁平足の遺残による場合もある。後脛骨筋腱の圧痛の有無や超音波検査を用いて鑑別する。

**4** 変形性足関節症：日本人には内反型変形性足関節症が多いが，最近では外反型を呈する例も増えている。足関節に疼痛をきたす関節リウマチや痛風などの疾患と鑑別を要する。X 線像にて関節リウマチでは骨吸収性変化を認めるのに対して変形性関節症では骨硬化像や骨棘形成を認める。

**5** 麻痺足：凹足変形を伴う Charcot-Marie-Tooth 病では先天性内反足の遺残変形や他の麻痺足との鑑別が問題になることがある。また，変形が軽い場合には病的かどうかの判断が難しいことも多い。弛緩性麻痺の場合には筋疾患が原因になっていることがあるので注意を要する。

## 確定診断がつかないとき試みること

典型的な変形の形態をみればほとんどの疾患は診断がつく。足には疾患が多いので，軽度の変形で疼痛などの症状が強い場合には，足の外科医でないと診断がつかないことも多い。

# 関節リウマチの骨・関節障害（類縁疾患も含む）

Bone and Joint Disorder in Rheumatoid Arthritis or Related Diseases

門野 夕峰　埼玉医科大学大学院教授・整形外科学

（頻度）関節リウマチ（RA）：**よくみる**

骨・関節障害：**ときどきみる**

〔RA は人口の 0.65％ とよくみる疾患であるが，そのうち約 1％ が骨・関節障害によって手術を受けている（Int J Rheum Dis 23: 1676-1684, 2020）〕

（GL）関節リウマチ診療ガイドライン 2020

## 診断のポイント

❶ RA の診断は 2010 年 ACR/EULAR 分類基準を参考にする（Arthritis Rheum 62: 2569-2581, 2010, Ann Rheum Dis 69: 1580-1588, 2010）〔詳細は「関節リウマチ」（⇨1181 頁）を参照〕。

❷ RA の確定診断のもと，ある関節の機能障害によって日常生活動作（ADL）に支障がある〔Steinbrocker Class 分類（**表 1**）を参照〕。

## 緊急対応の判断基準

❶ RA の骨・関節障害自体で緊急対応が必要なことはほとんどない。

❷ 付随する病態として，骨折・脱臼などの外傷，感染では緊急対応が必要。

## 症候の診かた

❶ ADL のどのような動作に障害があるか。

❷ 障害はどの関節に起因するか。

❸ 障害のある関節の腫脹，圧痛，変形，不安定性があるか。

❹ 関節の変形は，靱帯など軟部組織破綻による不安定性にもとづくか，それとも関節破壊による支持性の破綻にもとづくか。

❺ 神経症状：進行例の RA では頸椎病変による脊髄症状を呈する。

❻ 神経症状：悪性関節リウマチでは血管炎による末梢神経炎をきたす。

## 検査所見とその読みかた

❶ スクリーニング検査：単純 X 線検査で関節近傍の骨粗鬆症，関節裂隙の狭小化，関節辺縁の骨びら

**表1** Steinbrocker Class 分類

| | |
|---|---|
| Class Ⅰ | 身体機能は完全で不自由なしに普通の仕事ができる |
| Class Ⅱ | 動作の際に 1 か所あるいはそれ以上の関節に苦痛があったり，または運動制限はあっても普通の活動なら何とかできる程度の機能 |
| Class Ⅲ | 普通の仕事とか自分の身の回りのことが，わずかにできるか，あるいはほとんどできない程度の機能 |
| Class Ⅳ | 寝たきり，あるいは車椅子に座ったきりで，身の回りのことはほとんどか全くできない程度の機能 |

**表2** Larsen Grade

| | |
|---|---|
| Grade 0 | 正常 |
| Grade Ⅰ | 関節裂隙狭小化，直径 1 mm 以下の**小さな骨びらん** |
| Grade Ⅱ | 複数の小さな骨びらん |
| Grade Ⅲ | 顕著な骨びらん |
| Grade Ⅳ | 激しい骨びらん，関節裂隙の消失 |
| Grade Ⅴ | 大きな変形，本来の関節面の消失 |

んならびに関節面の破壊を確認し，Larsen Grade（**表2**）を判断する。

❷ CT は単純 X 線検査では不明瞭な破壊を 3 次元的に確認する。

❸ MRI，関節エコー検査は軟部組織の破壊を確認する。

❹ 採血検査など：「関節リウマチ」（⇨1181 頁）を参照。

## 確定診断の決め手

　障害のある関節に腫脹，圧痛，変形，不安定性があり，症状を説明できる画像所見が確認できる。

## 誤診しやすい疾患との鑑別ポイント

❶ 変形性関節症：高齢者に多く，関節軟骨の摩耗による関節裂隙狭小化，軟骨下骨の硬化，骨棘形成がみられる。RA でも疾患活動性のコントロールが十分なされていると，同様の所見を呈する。

❷ 大腿骨内顆骨壊死：高齢者で膝関節痛がみられる。

❸ 大腿骨頭壊死，骨頭下脆弱性骨折：グルココルチコイド使用例で股関節痛があるときに疑う。

❹ 乾癬性関節炎（⇨1192 頁）：乾癬皮疹，爪乾癬があり，リウマトイド因子陰性（Arthritis Rheum 54: 2665, 2006）。

❺ 掌蹠膿疱症性骨関節炎（⇨1191 頁）：掌蹠膿疱症，

前胸部や体軸の無菌性骨炎。

**6** 膠原病：全身性エリテマトーデス（⇨ 1169 頁），
Sjögren 症候群（⇨ 1184 頁），全身性硬化症（強皮症）
（⇨ 1178 頁）などでも関節炎を呈する。特異的な抗
核抗体が鑑別に有用。

**7** 化膿性関節炎：急性発症の関節炎，関節液または
組織培養で起因菌分離。

**8** 結晶性関節炎：急性発症の関節炎，関節液中の尿
酸血症，ピロリン酸カルシウム結晶の存在。

### 確定診断がつかないとき試みること

　原因と推定される関節局所に麻酔薬を注射して，
一時的に症状が改善するか確認する。

### 合併症・続発症の診断

**1** ADL 障害が進行すると，介護必要度が高まるだ
けでなく，生命を脅かすこともあり，可及的早期に
対処することが望まれる。

**2** 術後創部感染症：生物学的製剤，ヤヌスキナーゼ
（JAK）阻害薬使用症例では特に注意。

**3** 深部静脈血栓塞栓症：股関節，膝関節術後に注意。

### 経過観察のための検査・処置

**1** 手術を実施しない場合は，装具治療やリハビリ
テーションを行い，ADL 低下を最小限に抑える。

**2** 全身状態の問題で手術が難しい状況では，内科的
管理を行う。

### 治療法ワンポイント・メモ

**1** 十分な薬物療法を行っても，骨・関節障害に起因
する ADL 障害があるときに手術を考慮。

**2** ADL 上，どのような動作に障害があるのか，ど
の関障害に起因するものか見極める。

### さらに知っておくと役立つこと

**1** 大〜中関節（肩，肘，股，膝，足関節など）で
Larsen Grade 3 以上（表 2）の関節破壊がみられると
きは人工関節置換術が適応となる。

**2** 中〜小関節で関節破壊がみられるときは関節固定
術，関節形成術が適応となる。

**3** 生物学的製剤，JAK 阻害薬の登場により RA 薬物
治療法が変化し，手術適応や手術方法も変化しつつ
ある。

### 専門医へのコンサルト

　RA の骨・関節障害に起因する ADL 障害が疑わ
れたら，整形外科専門医へコンサルトする。

16

# ジェネラリストのための
## これだけは押さえておきたい
# 皮膚外用療法

安部 正敏　医療法人社団廣仁会理事長／札幌皮膚科クリニック院長

## 外用療法のコツを凝縮してお届けします！

皮膚疾患を治療するにあたって、最低限押さえておきたい外用療法のポイントをわかりやすく説き起こした1冊。
塗り方、用量、基剤の使い分け、古典的外用薬、ドレッシング材、洗浄剤、化粧品、市販衛生材料など、外用療法の基本から解説。新薬など診療の幅を広げる外用薬は特論として取り上げた。日常診療でよくみる疾患は、診断・治療プロセスから具体的な処方例までコンパクトにまとめている。

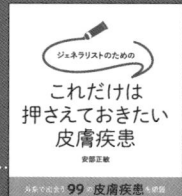

臨床現場で今すぐ使える知識が満載！

### 目次

【総論】外用薬の基本
外用薬の構造／外用薬の使用法／外用療法の工夫

【特論】知っておきたいこのくすり！

【各論】外用薬はこう使う！
乾燥肌／接触皮膚炎／アトピー性皮膚炎／皮膚瘙痒症／痒疹／手湿疹／伝染性膿痂疹／脂漏性湿疹／尋常性乾癬／蕁麻疹／尋常性痤瘡／白癬（水虫）／疥癬／陥入爪／丹毒・蜂窩織炎／帯状疱疹・単純疱疹／日光角化症／イボ／褥瘡／熱傷／ウオノメ・タコ／水疱性類天疱瘡／原発性腋窩多汗症

### ジェネラリストのための
### これだけは押さえておきたい
### 皮膚外用療法
安部 正敏

医学書院

塗り方｜用量｜基剤の使い分け｜から、
疾患別の診断・治療プロセス｜処方例｜まで
**外用療法のコツを凝縮してお届けします！**
新薬、古典的外用薬、ドレッシング材、洗浄剤、
化粧品、市販衛生材料など臨床現場で今すぐ使える知識が満載！

● A5　頁276　2023年
定価：4,620円（本体4,200円＋税10%）
[ISBN978-4-260-05023-4]

### 📖 安部正敏先生の好評著書

ジェネラリストのための
**これだけは押さえておきたい**
**皮膚疾患**

● A5　頁248　2016年
定価：4,400円（本体4,000円＋税10%）
[ISBN978-4-260-02483-9]

 **医学書院**

〒113-8719　東京都文京区本郷1-28-23　[WEBサイト]https://www.igaku-shoin.co.jp
[販売・PR部] TEL:03-3817-5650　FAX:03-3815-7804　E-mail:sd@igaku-shoin.co.jp

# 17 皮膚疾患

責任編集：大山 学

# ● 皮膚疾患　最近の動向

**大山 学**　杏林大学教授・皮膚科学

　最近の皮膚科領域における新規治療薬の開発・臨床応用のスピードは目覚ましい。生物学的製剤や分子標的薬による治療がいち早く進んでいた尋常性乾癬・アトピー性皮膚炎などの炎症性皮膚疾患において治療の選択肢がますます広がる一方であり，治療に難渋することが多かった化膿性汗腺炎や重症円形脱毛症などにも既存の治療と比較して有効性の高い新規治療薬が導入され，これまでのアンメットニーズが解消されつつある。

　これらの治療薬の多くは，原則として，使用に伴って生じうる有害事象に迅速に対応可能な，日本皮膚科学会の生物学的製剤使用承認施設，あるいはそれに準じた施設で使用されることが前提となっていることからわかるように正確な診断，重症度評価のもとに使用されるべきものである。こうした疾患，特に重症例は専門とする施設を除き実臨床において遭遇する機会が比較的限られていると思われるため，重症度分類を必要に応じて確認し，正しく理解したうえで利用する必要がある。化膿性汗腺炎における Hurley 病期分類，International Hidradenitis Suppurativa Severity Score System（IHS4）重症度，円形脱毛症では Severity of Alopecia Tool（SALT）スコアなどがそのような評価系の代表であるが，アトピー性皮膚炎における Eczema Area and Severity Index（EASI）スコアや尋常性乾癬における Psoriasis Area and Severity Index（PASI）スコアなどと異なり誰もが使い慣れたものではないため，注意が必要である。

　一方，日常診療でよくみる疾患の診断法も確実に進歩してきている。たとえば爪白癬でも水痘・帯状疱疹ウイルスと同様にイムノクロマト法を用いた白癬菌抗原検出が可能となり診断精度の向上がはかられた。利便性の高い検査ではあるが，使用にはルールがあり，臨床的に爪白癬を疑い真菌鏡検を試みたが検出できなかったこと，あるいは鏡検が実施できない状況であったことを記載した症状詳記を保険レセプト提出時につける必要があることを認識しておきたい。

　皮膚科診療において，ダーモスコピーは色素性病変の診断には不可欠のものとなっている。しかし，ダーモスコピーの有用性は他疾患でも以前から広く認められており，特に脱毛症の診断においては「トリコスコピー」として独自の技術的発展を遂げつつある。2022 年の診療報酬改定では円形脱毛症，日光角化症に保険適用が拡大された。今後，実臨床においてさらに積極的に診断に活用され診断精度の向上が望まれる。

　また，これまで専門とする学術機関に依頼することが多かった遺伝性皮膚疾患の診断が外注で実施可能になっている。家族性良性慢性天疱瘡，Darier 病の鑑別なども可能となっており機会があれば利用されたい。また，他に治療選択肢のないメラノーマにおける治療薬選択のための遺伝子検査なども最近のトピックといえる。

　コモンな疾患から希少疾患まで皮膚科領域の診断法は確実に進歩しており，各種ガイドラインのアルゴリズムにも組み入れられつつあるため知識のアップデートが大切である。

# 皮疹の見方と表現方法
## How to Understand and Express Eruptions

常深 祐一郎　埼玉医科大学教授・皮膚科

**1** 皮疹を言語で表現にするためには共通言語としての一定の規則がある。本書を含めた教科書でもこの規則に従って記載されている。よってその共通言語を理解しておく必要がある。

**2** 皮疹を言語化するのは，皮疹を記録したり，伝達したり，説明したりするためである。しかし，それだけではない。言語化するためには，皮疹を十分観察して各構成要素（紅斑や丘疹など）に分解し，それに付随する修飾要素（色，形など）をとらえる作業が必要で，その過程で詳細に情報が抽出される。単に見るだけでなく，皮疹を文字として記載する最も大きな意義は情報抽出である。

## 皮疹を構成要素に分解してとらえる

皮疹には基本形に種々の亜型がある。

**1** 斑：基本的に平坦な病変をいうが，多少の萎縮や隆起は含まれる。

**❶** 紅斑：平らな赤い病変。血管拡張による赤血球量の増加によるので圧迫すると消退する。
- 浸潤性紅斑（図1）：少し厚みのある紅斑。
- 浮腫性紅斑（図2）：やや盛り上がりを感じる軟らかい紅斑。
- 滲出性紅斑：湿った感じのジュクジュクしそうな紅斑。

**❷** 紫斑（図3）：赤血球の血管外漏出による斑で，圧迫しても消退しない。出血の量や深さにより赤色，紫色，青色，青灰色と種々の色をとる。消退する際は黄色になることもある。

**❸** 白斑（図4）：平らな白色の病変。メラニン色素の減少によることが多い。ある程度色素の残存している不完全脱色素斑と，色素が残存していない完全脱色素斑がある。

**❹** 褐色斑（図5）：褐色の平らな病変。メラニン色素の増加による。単に色素斑という場合，褐色斑を意味することが多い。

その他にも「〜色斑」と自由に表現してよい。

**2** 丘疹，結節，腫瘤：隆起する病変でこの順で大きくなるが，厳密な大きさの定義はない。

**❶** 丘疹：小さな隆起。数mm〜10mm程度までのもの。
- 漿液性丘疹（図6）：頂点に小水疱の載った，半

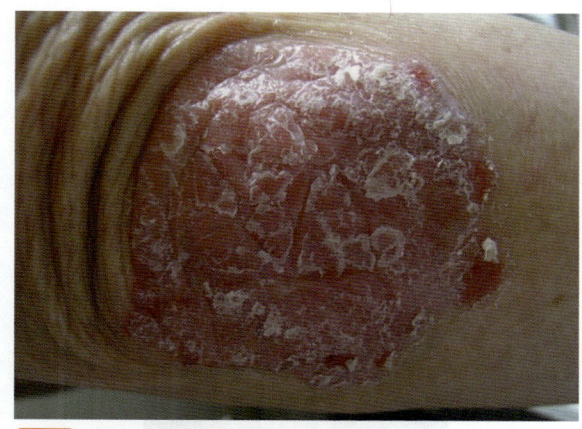

**図1** 浸潤を触れる紅斑

肘伸側に，銀白色の厚い鱗屑をびまん性に付着する手掌大の境界きわめて明瞭な浸潤を強く触れる紅斑がある（尋常性乾癬）。

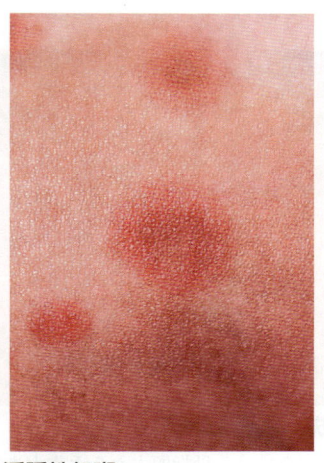

**図2** 浮腫性紅斑

母指頭大までの境界明瞭な類円形の浮腫性紅斑が数個散在している。中央はやや暗赤色で，辺縁は淡紅色である（多形紅斑）。

透明の丘疹。つぶれやすい。
- 充実性丘疹：硬い丘疹。

**❷** 小結節：丘疹より大きく結節より小さい隆起。数mm〜1cm程度。

**❸** 結節（図7）：1〜3cm程度の隆起。
- 痒疹結節：瘙痒の強い硬い結節で，掻破によって痂皮を付けていることが多い。アトピー性皮膚炎や痒疹（こちらは診断名）にみられる。

**❹** 腫瘤（図8）：3cm程度以上の大きな隆起。

**3** 水疱：透明な液体をためたもの。角層下，表皮内，

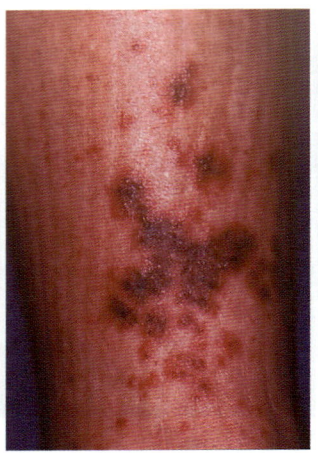

**図3 紫斑**

下腿に半米粒大から大豆大の浸潤を触れる紫斑が多発し，一部で融合している（IgA 血管炎）。

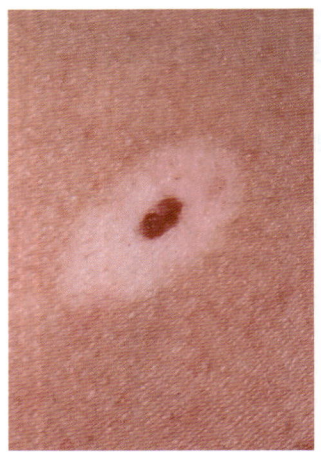

**図4 白斑（脱色素斑）**

3×5 mm の楕円形の紅褐色小結節の周囲に，境界明瞭な完全脱色素斑がある（色素性母斑と Sutton 現象）。

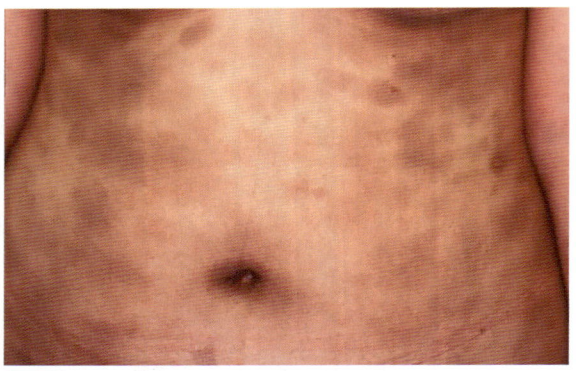

**図5 褐色斑**

腹部に軽度鱗屑を付ける母指頭大から手掌大までの境界比較的明瞭な褐色斑が多発散在し，一部で融合している（斑状類乾癬）。

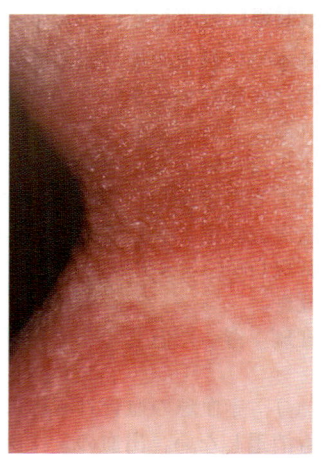

**図6 漿液性丘疹**

肘窩に漿液性丘疹が多発集簇している（接触皮膚炎）。

---

表皮下にできる。

　❶小水疱：小さな水疱。1〜5 mm くらいまでをいう。

　❷緊満性水疱（図9）：水疱蓋がピンと張っているもの。破れにくい。表皮下水疱のことが多い。

　❸弛緩性水疱：水疱蓋のたるんでいるもの。容易に破れ，びらんとなる。角層下や表皮内水疱のことが多い。

**4** 膿疱：濁った液体を貯めたもの。好中球による混濁が多いが，好酸球のこともある。

**5** 嚢腫（図10）：真皮内に触れて中が空胞のもの。

**6** 膨疹（図11）：皮表が扁平に盛り上がって，地図状になることが多い。限局性の真皮の浮腫により生じ，表皮に変化はない。

**7** 鱗屑：角層が剥がれかけている状態。

　❶粃糠様鱗屑：とても細かい鱗屑。

　❷葉状鱗屑：大きな鱗屑。

　❸脂性鱗屑：黄色調の脂っぽい鱗屑。脂漏性皮膚炎でみられる。

**8** 痂皮：滲出液，血液，膿など液体の乾固したもの。

**9** びらん：表皮の欠損。

**10** 潰瘍：真皮以下（真皮，脂肪，筋，骨など）に及ぶ

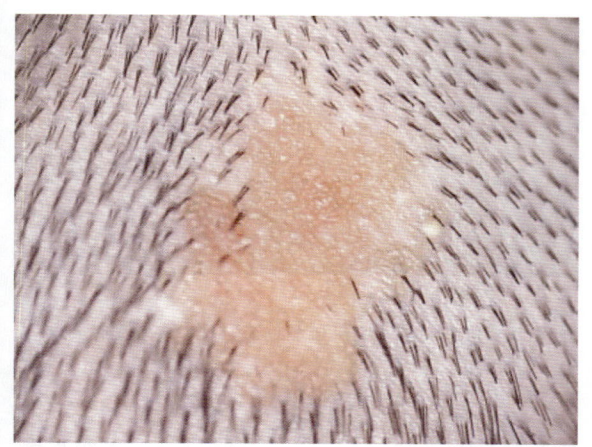

**図7 結節**
頭部に，表面顆粒状の境界明瞭な黄褐色扁平隆起結節がある（脂腺母斑）。

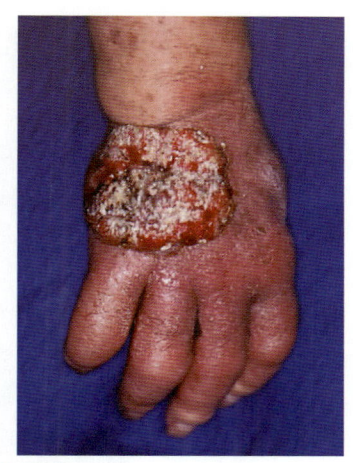

**図8 腫瘤**
右手背中央から尺側にかけて，54×45×11 mm の表面が潰瘍化し痂皮と壊死組織をつける易出血性で悪臭を伴う紅色腫瘤がある（有棘細胞癌）。

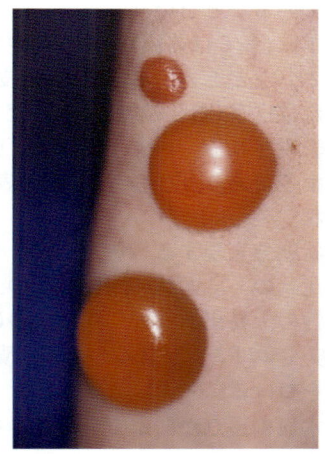

**図9 水疱**
下腿伸側に，示指頭大〜母指頭大の橙色の緊満性水疱が3つある（ネコノミ刺症）。

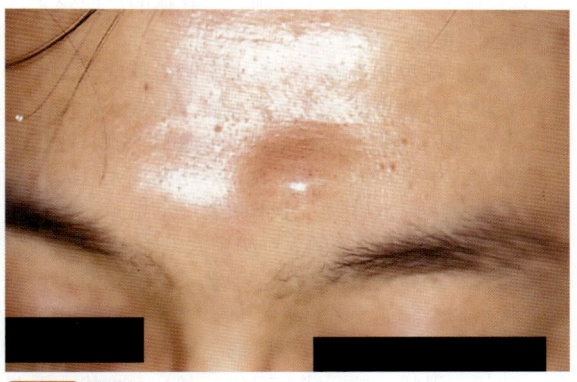

**図10 囊腫**
額部に，なだらかに隆起する径2 cm の弾性軟の皮内囊腫がある（表皮囊腫）。

欠損。

⑪亀裂：線状のひび割れ，切れ目。細いため深さが判別できないので，びらんや潰瘍といえず，このような表現になる。

⑫浸軟：角層が湿潤し白くなっている状態。

⑬萎縮：表皮や真皮の薄くなった状態。

⑭色素沈着：主に2次的に褐色が加わっている状態。例えば，湿疹の炎症によってメラニン色素が産生され褐色を帯びてくることを炎症後色素沈着という。もともと（1次的に）褐色の病変は，褐色斑と表現される。

⑮苔癬化（図12）：皮膚が肥厚し皮野〔皮膚にある三角形を最小単位として構成される模様。いわゆる肌理（きめ）〕が著明になった状態。慢性病変にみられる。

⑯紅皮症：全身の皮膚の85〜90%以上が紅斑で覆われている状態。疾患名ではないので注意。

## 修飾語で詳述する

皮疹の構成要素に修飾語を付けることで，皮疹を詳細に表現する。

**❶部位**：皮疹のある身体部位。

**❷大きさ**

　❶計測可能な場合や厳密な大きさが重要な場合

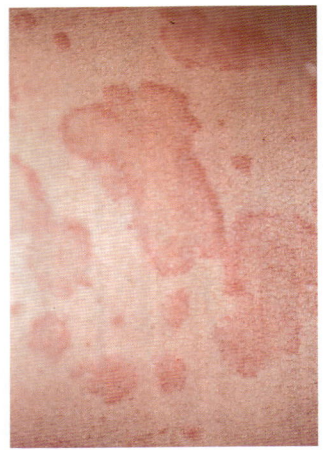

**図11 膨疹**
爪甲大から鶏卵大の膨疹が多発
散在している(蕁麻疹)。

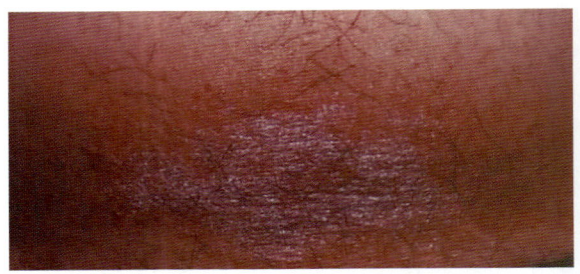

**図12 苔癬化**
膝窩に苔癬化をきたした紅斑がある(アトピー性皮膚炎)。

(特に腫瘍),大きさを計測し,具体的に記録する(長径,短径,高さ)。

❷皮疹が多数ある場合,およそどの程度の大きさか表現するためにさまざまな物の大きさに例えることが多い〔例(小さいものから順に):帽針頭大,粟粒大,半米粒大,米粒大,小豆大,大豆大,エンドウ豆大,爪甲大,小指頭大,示指頭大,空豆大,コイン大,母指頭大,胡桃大,ピンポン球大,鳩卵大,鶏卵大,手拳大,手掌大,小児頭大〕。

❸形状:形を記述する(例:円形,類円形,楕円形,四角形,多角形,星形,不整形,地図状,線状,網状,波状,渦状,蛇行状,環状,ダンベル状,雪だるま状)。

❹境界:明瞭・不明瞭(境界がはっきりしているかどうか),整・不整(境界がきれいな線であるか,ギザギザしているか)。

❺隆起様式:結節などの盛り上がりかたの様式を表現する(例:扁平,ドーム状,半球状,有茎性,広基性,広基有茎性,堤防状,円錐状,突起状)。

❻浸潤,波動:触診所見である。
　❶触診で分厚さを触れることを「浸潤を触知する」という。「浸潤を触れる紅斑」などと用いる。
　❷液体の貯留によりブヨブヨ感を触れることを「波動を触れる」という。

❼硬さ:軟らかい,硬いだけではなく,どのくらい硬いのかを記載する(例:ゴム様硬,弾性硬,骨様硬)。

❽色:具体的に記載する(例:紅色,紅褐色,黄色,橙色,青色,白色,黒色,灰色,灰褐色)。

❾ふちどり:「暈」という語を使用することがある。「暈」はいわゆる「かさ」で,太陽や月に薄い雲がかかった際にその周囲に光の輪が現れる現象である。紅暈,白暈が用いられ,それぞれ周囲に紅斑,脱色素斑を伴っていることをいう。

❿可動性:下床(多くは筋膜)との可動性を「下床と可動性がある」などと述べる。皮膚(表皮と真皮)と可動性があれば皮下(脂肪織以下)の病変であり皮下結節などと表現される。一方,皮膚と可動性がなければ皮内の病変であり,皮内結節などと表現される。

⓫表面の性状
　❶表面の状態を表現する(例:平滑な,粗造な,尖圭状の,疣状の,乳頭状の,顆粒状の,光沢のある,萎縮性の,易出血性の,鱗屑をつける,蛎殻状の,痂皮をつける,びらんのある,潰瘍化した,壊死組織をつける)。
　❷丘疹や水疱の頂点が凹んでいることを「中心臍窩を有する」という。

⓬数:数えられる程度のものは具体的に個数を表記し,それより多い場合,「少数」「多数」「多発」「きわめて多数」などと表現する。

⓭配列・分布
　❶集簇(お互い接して集合),散在(お互いに離れて分布),播種状に(きわめて多くの小型の皮疹が広範に分布する),びまん性(隙間がないくらいに全体に分布)などと分布を表現する。
　❷ある部分だけに存在する場合,「〜に限局して」という。
　❸ある皮疹がいくつか融合して一定の面積のある皮疹を形成する場合,「局面を形成する」という。
　❹一列に並ぶ場合は「列序性に」,曲がりながら連なる場合は「蛇行状に」,連なる場合は「連珠状に」,同心円状に並ぶ場合は「遠心性」,複数の環状になる場合は「連圏状」などと表現する。

⑭臭い：臭いも表現する〔例：悪臭のある，腐敗臭のする，（何かの臭いに例えて）〜臭のある〕。
⑮自覚症状：上記すべてが客観的な所見であるのに対して，これだけが，主観的なものである〔例：かゆみを伴う，激痒のある，自発痛のある，圧痛を伴う，知覚過敏を伴う，知覚鈍麻（脱失）を伴う〕。

# アトピー性皮膚炎
## Atopic Dermatitis

加藤 則人　京都府立医科大学大学院教授・医療フロンティア展開学

（頻度）**よくみる**
GL　アトピー性皮膚炎診療ガイドライン 2024

## 診断のポイント

❶かゆみがある皮疹。
❷湿疹病変が左右対側性にみられる。
❸年代ごとに特徴的な部位に湿疹がみられる。
❹乳児では 2 か月以上，その他では 6 か月以上の慢性の経過で，皮疹の悪化と軽快を繰り返す反復性の経過をとる。

## 症候の診かた

❶瘙痒：問診が重要である。乳児では搔破行動や搔破痕の有無が参考になる。
❷湿疹病変の性状：一般に左右対側性にみられる。紅斑，湿潤性紅斑，丘疹，鱗屑，痂皮などの急性病変から始まり，次第に苔癬化病変や痒疹のような慢性病変がみられるようになる。
❸湿疹病変の年代ごとの分布：乳児期は主に顔や頸部から始まる。幼小児期には頸部や肘・膝関節の屈側（図1）など擦れやすく汗がたまりやすい部位に湿疹が好発する。思春期以降には，より広い範囲に湿疹がみられるようになり，頭，頸部，胸，背など上半身に皮疹が強い傾向があり（図2），顔にびまん性の紅斑がみられることも多い。年代を通して全身に乾燥皮膚がみられる。

## 検査所見とその読みかた

❶スクリーニング検査：アトピー性皮膚炎の診断に必須の検査はないが，患者の約 80％で血清総 IgE 値が高値になり，診断の参考になる。
❷アレルゲン特異的 IgE 抗体価：乳児では食物アレルゲン，それ以降ではダニやホコリ，ペットなど環

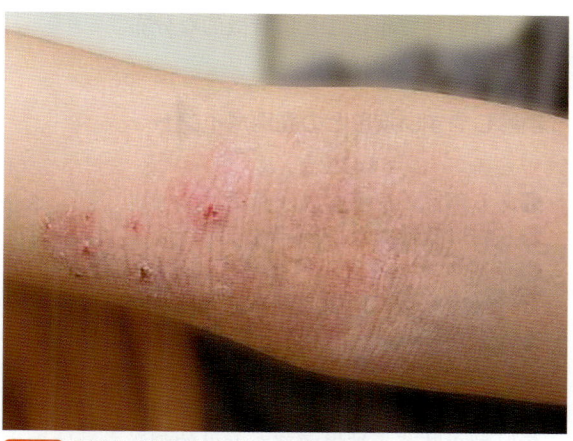

**図1** 肘窩に苔癬化を伴う紅斑と搔破痕を認める

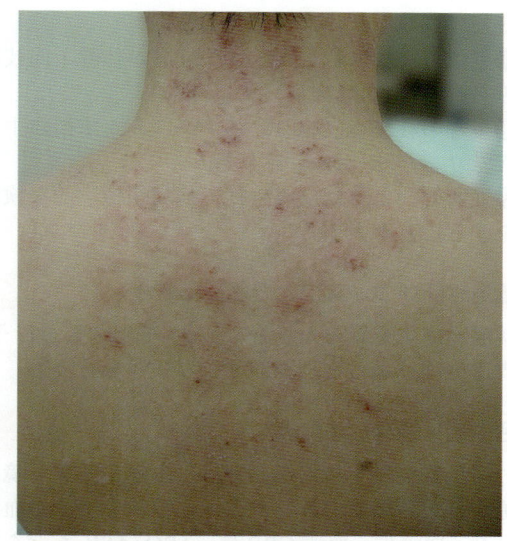

**図2** 後頸部から上背部に苔癬化を伴う紅斑と搔破痕を認める

境中のアレルゲンに対する特異的 IgE 抗体価が陽性になることが多いが，症状の誘発や悪化と必ずしも因果関係がない非特異的な陽性がしばしばみられる。
❸病勢を反映するバイオマーカー：末梢血好酸球数や血清 LD（lactate dehydrogenase）値，血清 TARC（thymus and activation-regulated chemokine）値，血清 SCCA（squamous cell carcinoma antigen）2 値（15 歳以下で保険適用）がある。

## 確定診断の決め手

❶かゆみを伴う湿疹病変と全身の乾燥皮膚。

❷左右対側性で年代ごとに特徴的な分布。

❸慢性・反復性の経過。

## 誤診しやすい疾患との鑑別ポイント

**1** 接触皮膚炎(⇨1475 頁)

❶ある部位の皮疹だけが難治。

❷左右対側性でない限局性の湿疹。

❸数週・数か月前からなど比較的短い経過(アトピー性皮膚炎は幼少期から長年にわたって持続することが多い)。

**2** 乾癬(⇨1505 頁)

❶厚い鱗屑を伴う境界明瞭な紅斑局面。

❷肘頭や膝蓋,被髪頭部など外的刺激を受けやすい部位に好発。

❸皮膚生検による病理学的な検討が鑑別に有用。

**3** 皮膚リンパ腫(⇨1542 頁)

❶さまざまな形状と大きさの紅斑が体幹・四肢にみられる(菌状息肉症)。

❷全身の紅斑(紅皮症),強いかゆみ,末梢血中の異常リンパ球(Sézary 症候群)。

❸疑わしいときは皮膚生検で病理組織学的な検討をすることが大切。

## 確定診断がつかないとき試みること

**1** 接触皮膚炎を疑った場合は,パッチテストを行う。

**2** 皮膚生検による病理組織学的な検討を行う。

## 合併症・続発症の診断

**1** 丹毒,蜂窩織炎:局所の熱感,疼痛や圧痛,境界明瞭な紅斑,腫脹がみられる。血液検査で末梢血白血球数,血液像,血清 CRP 値,ASO/ASK などを測定する。

**2** 伝染性膿痂疹:弛緩性水疱が容易に破れて,びらん,周囲の発赤がみられる水疱性膿痂疹と,発熱などの全身症状,多発性の膿疱の急激な出現,厚い痂皮形成が認められる痂皮性膿痂疹がある。水疱・膿疱内容やびらんのぬぐい液の細菌培養で黄色ブドウ球菌,レンサ球菌を検出する。グラム染色を行う。

**3** Kaposi 水痘様発疹症:湿疹病変の上に小水疱が多発し,発熱,リンパ節腫脹を伴う。水疱・膿疱の内容物またはびらん・潰瘍のぬぐい液を用いて単純ヘルペス抗原検出キットで検査する。

## 治療法ワンポイント・メモ

**1** 薬物療法:炎症を制御して皮疹とかゆみを軽減させる。皮膚炎を十分に制御しないと,刺激に対する過敏性やかゆみによる掻破刺激など悪化因子が増える悪循環が生じるので,皮膚の炎症を制御する薬物療法は単なる対症療法にとどまらず,きわめて重要な意義を有する。ステロイド外用薬をはじめとした抗炎症外用薬が主体で,外用療法に抵抗する中等症以上の例では生物学的製剤やヤヌスキナーゼ阻害薬などの全身療法を考慮する。

**2** スキンケア:保湿外用剤を用いる。皮疹が軽快していても再燃を予防するために保湿外用剤を継続することが大切である。

**3** 悪化因子の検索と対策:かいた汗を水で流す・おしぼりで拭き取る,衣類との摩擦に配慮する,清拭時のナイロンタオル使用を避ける,石鹸やシャンプーなどはしっかりすすぐなど,皮膚への刺激を減らす。乳児期には主として食物アレルゲン,それ以降ではダニなどの環境アレルゲンによって皮疹が悪化することがあるので,問診から特定のアレルゲンに曝露するたびに悪化し除去すると軽快する場合には,疑わしいアレルゲンに対する特異 IgE 抗体価測定などの検査を行い,アレルゲンとの関連を慎重に判断する。

## さらに知っておくと役立つこと

**1** 長期にわたって外用薬を中心とした治療を続けてもらうためには,治療のアドヒアランスを高めるための配慮が必要である。なるべく簡潔な治療を選択するとともに,患者や養育者が疾患や治療法に関して十分に理解できるよう,資材なども活用してわかりやすい説明を心掛ける。

**2** 外用薬は必要十分な量を外用することが大切である。示指の先端から第 1 関節部まで口径 5 mm のチューブから押し出された量(約 0.5 g)が英国成人の手掌で 2 枚分(成人の体表面積の約 2%)に対する適量,という目安(FTU:finger-tip unit)がある。

## 専門医へのコンサルト

**1** ステロイド外用薬などによる治療を 1 か月程度行っても皮疹の改善がみられない場合,鑑別診断や悪化因子の検索,薬物療法などのために皮膚科専門医に紹介する。強い炎症を伴う皮疹が体表面積のおよそ 30%以上にみられる場合,掻破痕やびらんが多くみられる場合,強い苔癬化を伴う紅斑局面が広い範囲にみられる場合や多数の痒疹を認める場合などには,初期の治療も含めて皮膚科専門医に紹介する。

**2** 伝染性膿痂疹や丹毒・蜂窩織炎,Kaposi 水痘様発

疹症などの感染症を併発している場合にも，皮膚科専門医に紹介する。

# 接触皮膚炎
## Contact Dermatitis

高山 かおる　済生会川口総合病院・皮膚科主任部長（埼玉）

**頻度** よくみる

**GL** 接触皮膚炎診療ガイドライン 2020

❶接触皮膚炎とは，外来性の刺激物質や抗原（ハプテン）が皮膚に接触したときに湿疹反応を起こす疾患のことを指す。

❷病態には刺激性接触皮膚炎，アレルギー性接触皮膚炎，光接触皮膚炎，蛋白質接触皮膚炎，全身性接触皮膚炎，接触皮膚炎症候群がある。

## ▌診断のポイント

❶同一部位に反復する湿疹病変。

❷特徴ある分布（原因が付着する部位に発症）。

❸ステロイド外用剤で一時的に軽快するがすぐ増悪する。

❹原因が特定され，除去されれば治癒する疾患であり，原因検索のためのパッチテストが重要である。

❺原因が職業に関連しているときは難治になり，仕事の継続を難しくする場合もあり，職業性接触皮膚炎として扱われる。

## ▌症候の診かた

❶症状は体の一部に瘙痒を伴う丘疹や紅斑，鱗屑，痂皮などが混在した湿疹として現れる（図1，2）。

❷本症を疑えば問診のなかから，アレルゲンを推測していく。急性発症であればエピソード重視，慢性的に継続しているのであれば趣味や職業といった生活重視で問診をする。

❸アレルゲンは日用品，化粧品，植物，食物，金属，医薬品，職業に関係するものなどのなかから見つかることが多い。

❹問診から原因を拾えなくても，部位から触れたものを推定することも可能である。

❺慢性的に続き，全身に拡大するような症状を呈すると，アトピー性皮膚炎と鑑別がつきにくくなる。

## ▌検査所見とその読みかた

❶原因の特定にはパッチテストが必要である。

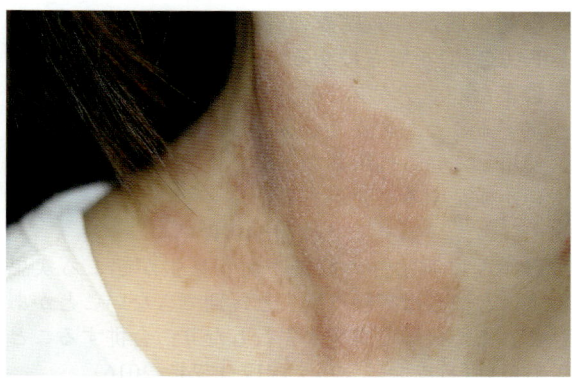

**図1** 硫酸フラジオマイシンによる接触皮膚炎の例

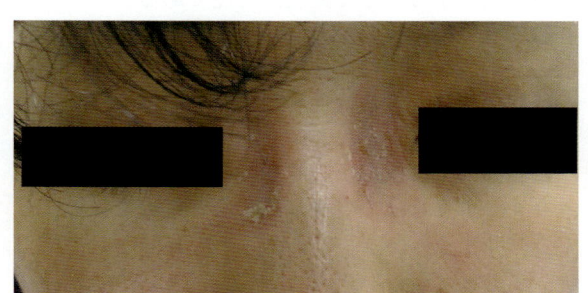

**図2** 眼鏡の鼻パッド部による接触皮膚炎

❷推定したアレルゲンを適切な濃度に希釈したものと，ジャパニーズベースラインシリーズ，金属アレルギーシリーズなど，エピソードから疑われるものとスクリーニングに用いられるシリーズなどを一緒に貼付する。

❸パッチテストは傍脊柱部に貼付することが推奨されている。皮膚炎などがあり，パッチテストテープを貼付できないときは，repeated open application test（ROAT）が有用である。

❹パッチテスト貼付後72時間，1週間後の結果をみて ＋ 以上のものを陽性と判断する。

## ▌確定診断の決め手

パッチテストの結果，＋ 以上陽性のものを除去して，皮膚症状が軽快したところで確定診断がつく。

## ▌誤診しやすい疾患との鑑別ポイント

❶アトピー性皮膚炎（⇨ 1473 頁）

❶接触皮膚炎が全身に及び，慢性化するとアトピー性皮膚炎と鑑別が難しくなる。またしばしばアトピー性皮膚炎に接触皮膚炎が合併することもある（日皮会誌 107：781-785，1997）。

❷幼少期からの皮疹の経過や検査値(IgE，血清TARC値)を参考にする。

❸またパッチテストやROATを行って原因を特定することが必要となる。特に洗髪剤，染毛剤，使用している外用薬などが悪化要因になっていないか検証する必要がある。

**2 酒皶・酒皶様皮膚炎**(➡1549頁)

❶顔面に難治性の紅斑や血管拡張が起こる疾患で，しばしば接触皮膚炎と区別できないことがある。また接触皮膚炎が先行したり，合併することも多い(日皮会誌 126：1717-1724，2016)。

❷ステロイド外用薬への反応が悪い場合には毛包虫を検出することで鑑別が可能である。

❸皮膚生検で見つかることもある。

**3 脂漏性皮膚炎**

❶顔面にできる難治性湿疹病変は脂漏性皮膚炎のことがある。

❷脂漏部位に皮疹が限局しているとき，接触源がなく，よくなっても繰り返すなど経過も参考にして判断する。

**4 手足異汗性湿疹**

❶手足に小水疱や紅斑ができる。

❷夏に生じるなど季節性があることで鑑別できることもあるが，金属アレルギーが原因のこともあり，パッチテストを施行して判断する場合もある。

## 確定診断がつかないとき試みること

刺激性接触皮膚炎のときには，パッチテストは陰性のことが多いので，皮疹分布部位に使用する日用品を数日間避けるなどして皮疹が回復するかみる。

## 治療法ワンポイント・メモ

❶接触源を絶つことができれば，治癒する疾患であることを認識したうえで治療を行い，漫然と治療を行うことは避ける。

❷部位や症状の状態にあったステロイド外用薬を用いる。

❸かゆみが強ければ抗ヒスタミン薬を用いる。

❹炎症が強い場合には一時的なステロイド内服治療を併用したり，慢性化した難治性の手湿疹などには光線療法を併用したりすることもある。

❺職業性接触皮膚炎を疑う場合には，仕事の内容や環境を確認する必要がある。

❻長く経過した場合や手湿疹の場合には保湿を併用する。

## さらに知っておくと役立つこと

❶パッチテストを行うことで逆に感作を成立させてしまうことがあるので，持参品や職業で使用する化学薬品などは，皮膚につけてもよいものかどうか，至適濃度は決まっているかなどを確認して行う必要がある。

❷パッチテストを行うときには患者の使用品のみに限らず，ジャパニーズベースラインシリーズを一緒に貼付するとよい。接触源が問診ではわからないときにも有用である。

❸接触皮膚炎の原因は社会情勢とともに変化する。例えばイソチアゾリノンという防腐剤はパラベンに代わって登場したが，現在はイソチアゾリノンのアレルギーのほうが増えている。

## 専門医へのコンサルト

下記のような症例は皮膚科専門医，もしくはアレルギー専門医へコンサルトする。

❶パッチテストは熟練した医師による判断が必要なため，特に職業性接触皮膚炎を疑った場合。

❷ステロイドの外用薬で難治性の湿疹病変を呈する場合。

❸顔面の湿疹病変で，鑑別診断が難しい場合。

---

# 湿疹・皮膚炎
Eczema /Dermatitis

**玉木 毅**　国立国際医療研究センター病院・皮膚科診療科長(東京)

(頻度) **よくみる**〔全国190施設の調査(日皮会誌 119：1795-1809，2009)では，その他の湿疹(18.67%)・脂漏性皮膚炎(3.28%)・手湿疹(3.00%)を合わせると，皮膚科患者の24.95%と最多である〕

GL ・手湿疹診療ガイドライン(2018)
　・皮脂欠乏症診療の手引き 2021

## 診断のポイント

❶湿疹・皮膚炎は種々の病態を含んだ総称であり，個別の診断名・症状は多彩だが，いずれも湿疹反応を基盤としている。

❷湿疹反応とは，外的，内的刺激に対する主に表皮を炎症の場とし，瘙痒を伴う炎症反応で，臨床的に湿疹三角(図1)に示される，紅斑・丘疹・小水疱な

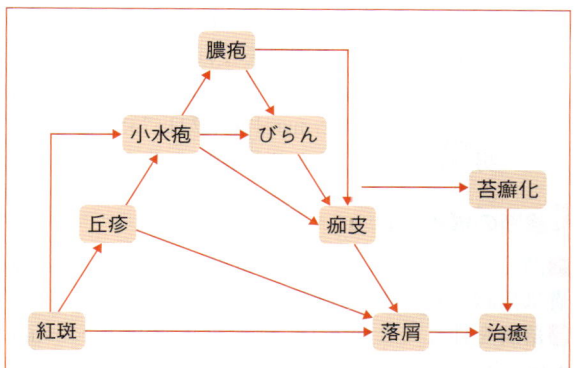

**図1** 湿疹三角

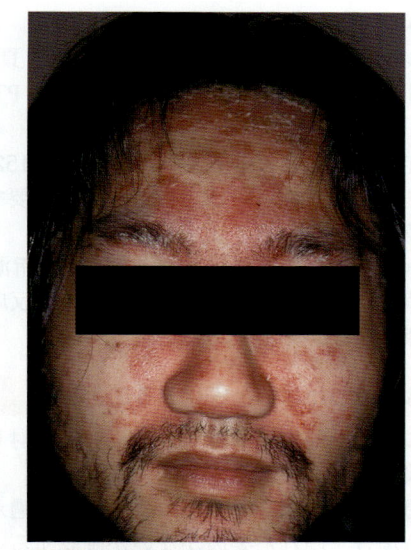

**図2** 脂漏性皮膚炎

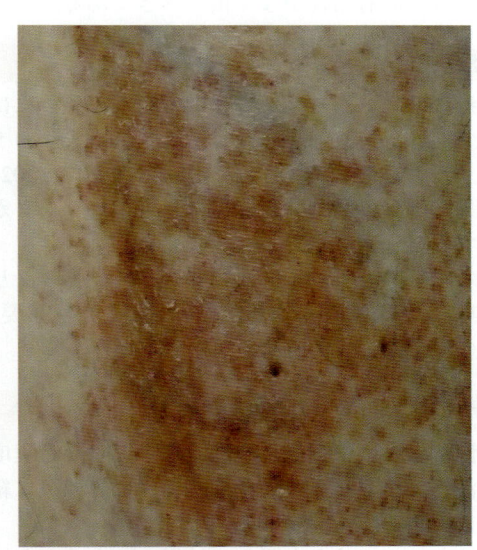

**図3** 皮脂欠乏性湿疹

どが混在して湿潤した皮膚から，慢性化すると苔癬化に至る一連の反応である。
❸湿疹三角を念頭におきつつ，皮疹の特徴・分布・誘因などを勘案して診断する。

### 症候の診かた

❶「紅斑→丘疹→小水疱→びらん」のような経過を比較的急速にたどるのが急性湿疹である。
❷湿疹反応が長期化すると，皮膚が肥厚・乾燥し苔癬化して慢性湿疹となる。
❸皮疹の特徴・分布・誘因・好発年齢・好発時期などの勘案が，正確な診断に必要である。例えば脂漏性皮膚炎は頭・顔などの脂漏部位に落屑性紅斑を生じる（図2）。皮脂欠乏性湿疹は，老人の下腿や腰囲に多く，冬季に増悪する（図3）。

### 検査所見とその読みかた

❶諸検査はルーチンには行わず，他疾患との鑑別で行うことが多い。
❷アトピー性皮膚炎・薬疹・接触皮膚炎などとの鑑別で非特異・特異 IgE や好酸球数を検討したり，薬剤リンパ球刺激試験（DLST）・パッチテスト（PT）などを行う。
❸皮膚 T 細胞リンパ腫（CTCL：cutaneous T-cell lymphoma）・膠原病などが慢性湿疹と似た臨床像を呈することがあり，鑑別のため皮膚生検を行うことがある。
❹湿疹・皮膚炎の病理像は，急性湿疹では表皮内の海綿状態〜水疱形成で，慢性湿疹では表皮肥厚・過角化・錯角化を伴う。

### 確定診断の決め手

❶急性湿疹の典型的経過，それが長期化して慢性湿疹の典型像を呈する，といった流れがあれば，診断は容易である。
❷脂漏部位の脂漏性皮膚炎，冬季に増悪する高齢者の下腿や腰囲の皮脂欠乏性湿疹など，皮疹の分布・誘因・好発年齢・好発時期などが典型的である場合も，診断は容易である。

### 誤診しやすい疾患との鑑別ポイント

❶悪性腫瘍（CTCL・Bowen 病・乳房外 Paget 病など）・膠原病などの鑑別は簡単ではなく，疑ったら積

極的に採血や生検を行う。

**❷**アレルゲン未確定の接触皮膚炎（⇨1475 頁）も見逃しやすいが，問診を繰り返し要因候補の PT を行う。

**❸**真菌症〔白癬（⇨1525 頁），カンジダ（⇨1527 頁）など〕・疥癬（⇨1532 頁）などにも注意が必要で，鏡検で確認し必要なら繰り返す。

**❹**酒皶（⇨1549 頁）や乾癬（⇨1505 頁）は脂漏性皮膚炎と誤診されることがあり，経過や治療反応性への注意深い観察が必要である。

### ▌確定診断がつかないとき試みること

**❶**前項にあげた他疾患の可能性は十分に検討し，採血・生検・PT・鏡検などを繰り返す。

**❷**他疾患が否定的であるのに，臨床像・経過が非典型である場合，隠れた要因がないか確認する。

**❸**網羅的特異 IgE 検査（View39・Mast36 など）の濫用は，医学的有用性がなく慎むべきである。

### ▌治療法ワンポイント・メモ

**❶**治療の基幹であるステロイド外用剤の強さには，weak・medium・strong・very strong・strongest の 5 段階のランクがある（日皮会誌 131：2691-2777, 2021）。

**❷**効果不十分の場合，重症度に見合ったランクか再検討する。

**❸**また主剤のステロイドだけでなく，軟膏・クリーム・ローションなどの基剤が合っているかも重要で，基剤の変更だけで改善することがある。

### ▌専門医へのコンサルト

**❶**急性湿疹では 1 週間，慢性湿疹でも 1 か月程度の定型治療に反応しない場合，積極的に専門医に紹介すべきである。

**❷**安易なステロイド内服や，外用ステロイドと抗菌薬・抗真菌薬の混合処方を行ったりすると，臨床像が修飾されその後の診断が困難になることがある。

# 紅皮症

Erythroderma

**山本 俊幸** 福島県立医科大学教授・皮膚科学

**頻度** あまりみない〔海外でのデータになるが，人口 10 万人あたり 1〜2 人という罹患率が報告されている（J Am Acad Dermatol 8: 836-

840, 1983, J Am Acad Dermatol 45: 675-678, 2001）。また，皮膚科を受診した患者のうち，紅皮症と診断した患者は 0.03％という報告もある（Int J Dermatol 44: 731-735, 2005）。男性に多いのは，どの報告でも共通している〕

### ▌診断のポイント

**❶**融合する紅斑が全身の 90％以上を占め，健常皮膚は島状に残存する程度である。

**❷**落屑を伴うことが多く，剥脱性皮膚炎（exfoliative dermatitis）と同義とされる。

**❸**境界は明瞭な場合もあれば，不明瞭な場合もある。

### ▌緊急対応の判断基準

**❶**悪寒，微熱，リンパ節腫脹（dermatopathic lymphadenopathy）を伴うことが大半で，ほかに下肢の浮腫や脱水がみられた場合には入院加療が必要となることが多い。

**❷**経過が長いと，皮膚や皮下の感染症を伴うこともある。

**❸**全身浮腫，低蛋白血症，心不全，体温調節障害，などの全身管理も必要である。

### ▌症候の診かた

**❶**紅皮症は高齢男性に多く，原疾患の有無，薬剤摂取歴，内臓悪性腫瘍の検索を行う。

**❷**丘疹-紅皮症（太藤）は，充実性丘疹として発症し，長い経過中にそれらが多発，融合し紅皮症に進展する。

　**❶**丘疹は grouping prurigo や，敷石状丘疹と表現され，体幹や肩に目立つ。

　**❷**敷石状に限らず，痒疹丘疹や痒疹結節が散在性に多発してみられることもしばしば目にする。

　**❸**また，胸腹部や肘・膝の皺襞を避けて紅斑がみられ，deck-chair sign とよばれている（図 1）。

### ▌検査所見とその読みかた

**❶**一般的な血算，生化学的な項目に加え，末梢好酸球数，CRP，LDH，IgE，TARC，sIL-2R が上昇してみられる。

**❷**皮膚生検，リンパ節生検，金属を含むパッチテスト，金属内服負荷試験，病巣感染巣の検索に加え，基礎疾患によって，単純 X 線，CT，ガリウムシンチグラフィ，骨髄生検，リンパ球表面マーカー，悪性腫瘍の精査など，さらに必要な項目が出てくる。

**❸**パッチテストや負荷試験などは，もともとの皮膚

**表1** 紅皮症をきたす種々の疾患

| 紅皮症の主な原疾患・基礎疾患 | 臨床像の手掛かり | 主な検査 |
|---|---|---|
| 湿疹群<br>（アトピー性皮膚炎・接触皮膚炎） | 過去の病歴，アトピー性皮膚炎は好発部位の観察 | パッチテスト，採血 |
| 乾癬 | 乾癬の既往歴，乾癬の局面の有無 | 皮膚生検 |
| 毛孔性紅色粃糠疹 | 毛孔性角化（丘疹や局面） | 皮膚生検 |
| 扁平苔癬 | 口腔粘膜疹，爪病変 | 皮膚生検 |
| 薬疹 | 薬剤摂取歴 | DLST，パッチテスト |
| 悪性リンパ腫・T細胞性白血病 | （出身地も含めた）過去の病歴 | 採血，皮膚生検 |
| GVHD | 骨髄移植や輸血歴の有無 | 皮膚生検 |
| 自己免疫性水疱症<br>（落葉状天疱瘡，水疱性類天疱瘡） | 水疱やびらんの有無 | 皮膚生検，蛍光抗体直接法，採血 |
| Hailey-Hailey病 | 腋窩，鼠径，殿部のびらんの有無 | 皮膚生検 |
| 感染症（ウイルス，細菌，真菌，疥癬） | 真菌症は足白癬や股部白癬の有無<br>疥癬は角化や，手指間の丘疹 | 直接鏡検，採血 |
| 慢性光線性皮膚炎 | 罹患部位（露光部位），過去の病歴 | 光線テスト |
| 皮膚筋炎 | Gottron徴候やヘリオトロープ疹を始め皮膚筋炎の皮膚症状の有無 | 採血 |
| 内臓悪性腫瘍 | 敷石状の丘疹など | 全身精査 |

**17**

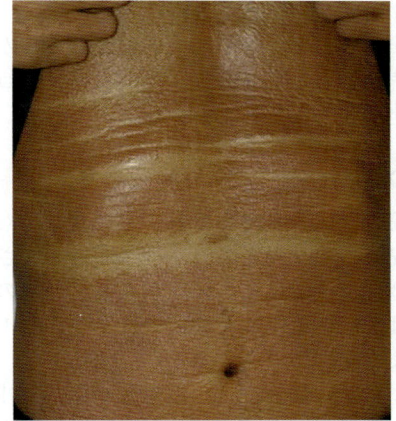

**図1** Deck-chair sign

の状態がよくないので，陽性と判断することが困難であることも多い。

## 確定診断の決め手

❶臨床的外観で診断は容易だが，紅皮症は全身の皮膚が赤～褐色になった状態を指す症候名であり，紅皮症状態に至る原因疾患の特定が大切である。
❷どこかに特徴的な症状がないか探すこと，臨床検査所見を参考にすること，皮膚生検を施行すること，直接鏡検などにより可能性のある基礎疾患を検討していく。

## 誤診しやすい疾患との鑑別ポイント

皮膚T細胞性悪性リンパ腫（⇨1542頁）や成人T細胞白血病（⇨1046頁）の特異疹を鑑別する必要があり，皮膚生検が必須である。

## 確定診断がつかないとき試みること

❶皮膚生検を施行する。
❷基礎疾患を欠く紅皮症の生検組織像は，表皮の肥厚や炎症細胞浸潤の多寡が症例によってかなり異なる。
❸通常は表皮の肥厚はあまり目立たず，表皮直下～真皮上層にかけての炎症細胞浸潤は，リンパ球，組織球，好酸球が中等度みられる（リンパ細網系反応）。
❹初期には湿疹反応（表皮の変化）でも，経過中に痒疹反応がみられ，痒疹丘疹（亜急性痒疹）や痒疹結節（慢性痒疹）が出現することもあり，これらは真皮の変化が主体である（皮膚病診療45：112-118，2023）。

## 合併症・続発症の診断

❶成人では，湿疹，接触皮膚炎，アトピー性皮膚炎，乾癬，毛孔性紅色粃糠疹，扁平苔癬，薬疹，悪性リンパ腫，graft-versus-host disease（GVHD），自己免疫性水疱症（落葉状天疱瘡，水疱性類天疱瘡），Hailey-Hailey病，感染症（細菌，ウイルス，真菌，疥癬），慢性光線性皮膚炎，皮膚筋炎に加え，内臓悪性腫瘍のデルマドロームなどが代表的である（表1）（MB

Derma 284: 1–7, 2019)。

❷小児では，ブドウ球菌性熱傷様皮膚症候群（Ritter新生児剝脱性皮膚炎）や先天性魚鱗癬様紅皮症，汎発性膿疱性乾癬，毛孔性紅色粃糠疹などが多く，高齢者のように原因が不明のことはまずない。

## 経過観察のための検査・処置

　紅皮症の病態は Th2 型の反応で，IgE は高値，IgE RAST もアトピー性皮膚炎に似たパターンを示す。

## 治療法ワンポイント・メモ

❶多数の薬剤を摂取している場合は，可能な限り休薬する。

❷副腎皮質ステロイド剤のランクを上げても，それに見合う効果は得られない。

❸副腎皮質ステロイド内服薬も，安易に使用しないほうがよい。逆にステロイド内服薬を処方したのなら，中止するまで処方医が責任をもってフォローする。

## 専門医へのコンサルト

❶悪性リンパ腫や水疱性類天疱瘡（の水疱ができる前）の可能性を除外する。

❷また，多数の薬剤を内服していることが多いので，薬剤性の可能性も除外が必要で，他剤に変更するよりは可能な限り休薬が望ましい。

❸内臓悪性腫瘍の検索も必要である。

❹以上より，入院のうえ，精査加療が原則である。

# 蕁麻疹
Urticaria

**福永 淳**　大阪医科薬科大学准教授・皮膚科学

**頻度** よくみる
**GL** 蕁麻疹診療ガイドライン 2018

## 診断のポイント

❶地図状，点状，線状，限局性の皮疹（膨疹）が出没する。

❷かゆみ。

❸多くは 1 日以内に跡形なく消失する。

❹血管性浮腫を合併することがある。

❺アナフィラキシー症状を合併することがある。

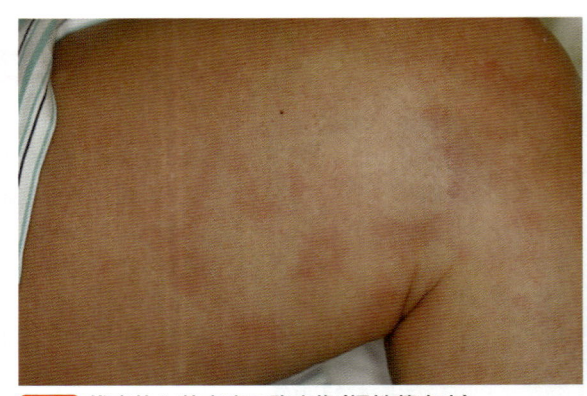

**図1** 代表的な蕁麻疹の臨床像（慢性蕁麻疹）

## 緊急対応の判断基準

❶呼吸困難や血圧低下などがある場合はアナフィラキシーに準じた治療が必要となる。アナフィラキシーと診断した場合はアドレナリンが第 1 選択薬となる。自施設で対応が困難な場合，高次医療機関に搬送する。

❷耐えがたいほどのかゆみや広範囲の皮疹がある場合は，抗ヒスタミン薬の投与に加えてステロイド静脈投与が必要となることがある。

## 症候の診かた

❶皮疹（膨疹）は全身のいずれにも出現する（図1）。個々の皮疹の形，大きさ，持続時間はさまざまであるが病型によって一定の傾向がある。一部の特殊なもしくは難治な蕁麻疹を除いては，多くは 1 日以内に跡形なく皮疹は消失する。

❷腹痛，発熱，気分不良，気道閉塞感，嘔吐などの症状を伴うこともあり，これらの場合はアナフィラキシーまたは他の全身性疾患との鑑別が必要である。

❸眼瞼，口唇に好発する顔面の浮腫や腸管の浮腫として現れる血管性浮腫を合併することがある。血管性浮腫は蕁麻疹よりも症状の消失に時間がかかる。

## 検査所見とその読みかた

❶蕁麻疹における検査の目的は病型の確定と原因の検索である。

❷皮疹の出現に関する直接的原因ないし誘因のない特発性の蕁麻疹（急性蕁麻疹と慢性蕁麻疹）では網羅的検査は必要がないが，国際ガイドラインでは末梢血白血球数，CRP（ESR）に加えて，専門的施設でのIgG 抗 TPO 抗体と血清総 IgE の測定が推奨されて

いる。

❸繰り返し急性蕁麻疹症状を呈する症例では誘因を特定できることがあるため，食物アレルギーを含めた刺激誘発型の蕁麻疹に関する検査を行う。

❹刺激誘発型の蕁麻疹では個々の病型に応じた負荷試験や皮膚テストを行う。

## 確定診断の決め手

❶蕁麻疹そのものの診断はかゆみのある一過性の膨疹があれば診断は難しくないが，蕁麻疹様血管炎，自己炎症性疾患などの除外が必要な場合はある。

❷色素沈着を残す皮疹があれば皮疹の生検を行い，色素性蕁麻疹や蕁麻疹様血管炎などの蕁麻疹関連疾患を除外する。

❸発熱や関節炎を皮疹とともに繰り返す場合は，CRP の持続的高値などを参考に自己炎症性疾患を疑う。

## 誤診しやすい疾患との鑑別ポイント

❶蕁麻疹様血管炎
❶ 24 時間以上続く皮疹。
❷消退後に色素沈着を残す。
❸生検で血管炎の像がみられる。

❷多形滲出性紅斑
❶外見は膨疹に類似するが短時間で皮疹の形状に変化がない。
❷生検で液状変性や表皮の個別細胞壊死がみられる。

## 確定診断がつかないとき試みること

❶蕁麻疹の多くでは抗ヒスタミン薬が有効であるため，抗ヒスタミン薬を投与し有効性を確認する。

❷刺激誘発型の蕁麻疹の病型の確定には，皮疹の誘発のタイミングやきっかけ，皮疹の形状などの詳細な問診が重要であり，再度詳細な問診を行う。そのうえで個々の病型に応じた負荷試験や皮膚テストを行い病型を確定する。

❸診察室では症状が消失していることが多いため，スマートフォンなどで撮影した皮疹の出現時の写真を持参してもらう。

## 合併症・続発症の診断

❶慢性蕁麻疹では，自己免疫疾患やその他のアレルギー性疾患の合併が多い。

❷複数の蕁麻疹の病型を合併することがある。

❸刺激誘発型の蕁麻疹の 1 病型であるコリン性蕁

麻疹では，アトピー性皮膚炎を合併することが多い。

## 予後判定の基準

慢性蕁麻疹の予後予測因子に確定的なものはないが，刺激誘発型の蕁麻疹の合併，高い疾患活動性，CRP の上昇，血管性浮腫の合併は予後の悪さと関連している。

## 経過観察のための検査・処置

蕁麻疹の疾患コントロールをとらえる方法に UCT（urticaria control test）があり，16 点満点中 12 点以上であれば疾患コントロールがよいと評価できる。UCT が 16 点になれば現状の薬物治療をステップダウンしていく。

## 治療法ワンポイント・メモ

❶特発性蕁麻疹では非鎮静性第 2 世代経口抗ヒスタミン薬を中心とした薬物療法，刺激誘発型の蕁麻疹では誘発因子の同定とそれらの因子の除去・回避を治療の中心として薬物療法を併用する。

❷初期治療として非鎮静性第 2 世代抗ヒスタミン薬を使用するが，呼吸困難や血圧低下がある場合はアナフィラキシーに準じた救急治療を行う。

❸慢性蕁麻疹で非鎮静性第 2 世代経口抗ヒスタミン薬に治療抵抗性の場合にはオマリズマブ（ゾレア）やデュピルマブ（デュピクセント）を併用する。

## さらに知っておくと役立つこと

蕁麻疹を包括的かつ専門的に治療・検査を行える施設として，国際蕁麻疹診療センター（UCARE）という蕁麻疹の専門的診療機関の枠組みがあり，日本で現在 6 施設（日本大学，昭和大学，藤田医科大学，大阪医科大学，神戸大学，広島大学）が認定されている。

## 専門医へのコンサルト

以下は専門医に紹介するのが望ましい。

❶抗ヒスタミン薬に対して治療抵抗性の蕁麻疹患者。

❷蕁麻疹に対して副腎皮質ステロイドの内服を用いている患者。

❸食物アレルギーなど刺激誘発型の蕁麻疹で病型診断のための詳細な検査が必要となる患者。

❹複数の病型を合併している患者。

❺オマリズマブやデュピルマブの継続や導入に関して判断が悩ましい患者。

17

# 痒疹
Prurigo

**青山 裕美** 川崎医科大学教授・皮膚科学

頻度 **よくみる**
GL 痒疹診療ガイドライン 2020

## 診断のポイント

❶痒疹丘疹（かゆみの強い隆起した丘疹）または結節。
❷強いかゆみを伴う皮疹。
❸掻破により頂部にびらんを伴う。
❹四肢の外側に好発する。
❺糖尿病や腎機能低下など基礎疾患の併発。

## 症候の診かた

❶結節性痒疹は，径 1 cm 程度にまで及ぶ，褐色で角化を伴うドーム状または疣状の結節で，四肢伸側を主体に生じる（図 1）。体幹には生じにくいが，重症例では生じることもある。基礎疾患がある症例では体幹にも皮疹が生じやすい。
❷かゆみの強い皮疹のため，掻破により結節の表面にびらんを伴うことが多い。掻破が誘因となり皮疹が慢性化するともいわれている。
❸慢性で難治性に経過する特徴がある。個疹の持続期間は数か月におよぶことがある。
❹アトピー性皮膚炎を合併する場合は，アトピー性皮膚炎の痒疹型と診断する（図 2）。

## 検査所見とその読みかた

❶末梢血白血球数に異常がなく，好酸球が軽度に増加することがある。
❷瘙痒が強い場合，治療抵抗性である場合，難治性で慢性に経過する場合は，基礎疾患がある可能性があるので，全身検索を行う。腎機能，肝機能，耐糖能異常（HbA1c），尿酸高値，血液疾患，HIV 感染症や内臓悪性腫瘍が合併する場合がある。

## 確定診断の決め手

❶瘙痒を伴う，角化の強い硬い結節が四肢伸側に配列。
❷一般的な外用治療を試みても軽快しない。
❸アトピー性皮膚炎の合併がない。

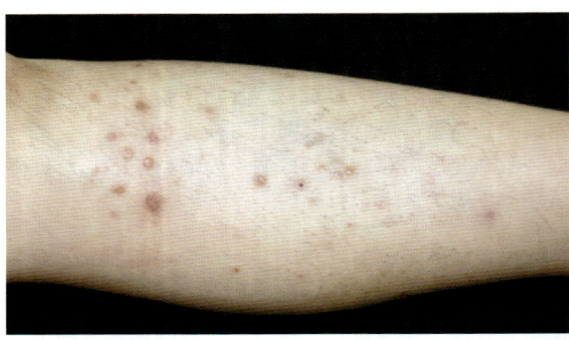

**図1** 結節性痒疹

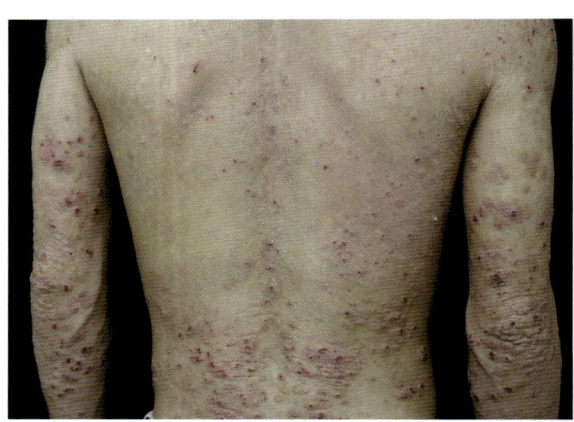

**図2** アトピー性皮膚炎痒疹型

## 誤診しやすい疾患との鑑別ポイント

❶疥癬（⇨ 1532 頁）：KOH 直接鏡検でヒゼンダニの虫体や虫卵がいないことを確認する。疥癬では手指の指間に丘疹が生じやすく，疥癬トンネルを形成する。
❷水疱性類天疱瘡の亜型である結節性類天疱瘡など瘙痒の強い結節状の丘疹を生じる皮膚疾患：除外するためには皮膚生検を行い，蛍光抗体直接法で基底膜の IgG，C3 が陽性となる。

## 確定診断がつかないとき試みること

皮膚生検を行い，表皮の肥厚と角化，真皮の線維化，炎症細胞浸潤などの所見は痒疹として合致する所見である。

## 合併症・続発症の診断

❶妊娠，排卵誘発剤，プロゲステロン使用，内分泌疾患としてアンドロゲン欠乏症，痛風，糖尿病が

ある。

❷透析患者，腎機能異常は一般的に皮膚瘙痒症を発症しやすく痒疹が生じることが多い。

❸その他，Hodgkin病，リンパ腫，多血症，悪性腫瘍の合併などが基礎疾患となり続発性に痒疹が発症している場合は，基礎疾患の治療を行うことで痒疹が軽快する。

### ■ 治療法ワンポイント・メモ

ステロイド外用薬抵抗性痒疹：Strongestクラスのステロイド外用薬を使用しても軽快しない場合に疑う。ステロイドの使用を中止して，保湿薬や活性型ビタミンD$_3$外用薬を使用することで軽快する症例報告がある（Eur J Dermatol 29: 212-213，2019，Br J Dermatol 135: 237-240，1996）。

### ■ さらに知っておくと役立つこと

2023年，中等症〜重症の痒疹にデュピルマブが保険適用となった。

### ■ 専門医へのコンサルト

初期治療として，かゆみのある丘疹に，局所外用ステロイドと抗ヒスタミン薬内服を行う。初期治療を2か月以上行っても軽快しない場合は，痒疹を考える。非常に難治性な疾患であるため，併用療法の導入のため専門医を紹介する。

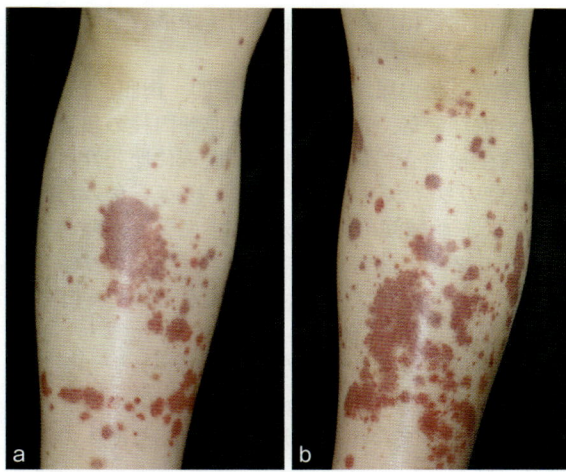

**図1** Palpable purpura（82歳　女性）
a：右下肢，b：左下肢

# IgA血管炎（Henoch-Schönlein紫斑病）

IgA Nephropathy and Purpura Nephritis (IgA Vasculitis)

川上 民裕　東北医科薬科大学主任教授・皮膚科学

（頻度）**よくみる**

（GL）皮膚血管炎・血管障害診療ガイドライン2023

### ■ 診断のポイント

❶Palpable purpura（臨床所見）。
❷白血球破砕性血管炎（組織所見）。
❸蛍光抗体直接法で血管にIgA沈着。

### ■ 症候の診かた

❶Palpable purpura（図1）：診断に必要不可欠。ほぼ下肢。触診（palpation）できる（able）軽度盛り上がった紫斑で，触知可能紫斑ともいわれる。紫斑は，ガラス板で圧迫しても消退しない。血管炎の炎症が激しいと盛り上がりが目立ち，表皮に及ぶと血水疱やびらんを形成。

❷Köbner現象：掻破などの外的刺激により，palpable purpuraがその刺激に沿って線状に配置する。例えば，ソックスの跡に一致して線状にpalpable purpuraが並んだりする（図1a）。

❸腎症状：皮膚症状から遅れて発見されることが多い。紫斑病性腎炎といわれ，時に急性進行性腎炎，進行するとネフローゼ症候群に到る。経過観察では，腎症状の出現を意識して，尿検査を行う。

❹腹部症状：血便，下痢，腹痛など。腸管壁の血管炎に起因し，皮疹とほぼ時期を一致して起こる。便潜血反応，腹部超音波，内視鏡で消化管の炎症や出血を評価する。

❺関節症状：皮膚症状が下肢に多いため，その随伴症状としてみられる。膝関節，足関節に疼痛を訴える。

### ■ 検査所見とその読みかた

❶血液検査：血小板数は正常，プロトロンビン時間，部分トロンボプラスチン時間などの凝固系は正常。病初期には血清IgA上昇。血液凝固第XIII因子の低下（第XIII因子は，止血凝固系最終段階でのフィブリン間のクロスリンクを促進し，安定化フィブリン塊を保ち，過剰な線溶現象を防ぎ，止血の完了維持を

行う。消化管出血のため第XIII因子が消費され，その低下が起こる）。ANCA 陰性。

**2** 尿検査：蛋白尿，血尿（顕微鏡的，肉眼的），尿沈渣で赤血球変形，顆粒円柱，赤血球円柱の出現。

**3** 皮膚生検検査：真皮上中層の血管に壊死性血管炎（血管壁のフィブリノイド変性，核塵を含めた好中球浸潤，赤血球漏出）。しかし，小血管壁が薄いためフィブリノイド沈着を保持できず，フィブリノイド壊死がはっきりせず，反対に核塵などの好中球破壊像が目立つ（白血球破砕性血管炎）。

**4** 蛍光抗体直接法：壊死性血管炎に一致して血管内皮細胞から血管内腔に IgA の沈着。顆粒状から帯状までさまざまな沈着の形態。C3 など補体の沈着もみられる。

**5** 腎生検検査：糸球体メサンギウム領域の軽度な細胞増殖から高度の半月体形成性腎炎まで多様。直接蛍光抗体法は，メサンギウム領域の IgA 沈着。

### 確定診断の決め手

蛍光抗体直接法の血管 IgA 沈着。

### 誤診しやすい疾患との鑑別ポイント

**1** 小血管（細動脈，毛細血管，細静脈）レベルの血管炎（⇨ 1185 頁）

　**❶** 顕微鏡的多発血管炎，多発血管炎性肉芽腫症は ANCA 陽性。

　**❷** 好酸球性多発血管炎性肉芽腫症は血中好酸球数増多と病理組織中好酸球浸潤。

　**❸** クリオグロブリン血症性血管炎はクリオグロブリン陽性。

　**❹** IgM/IgG 血管炎は蛍光抗体直接法の血管 IgM/IgG 沈着で IgA 沈着なし。

**2** 抗リン脂質抗体症候群（⇨ 1174 頁），膠原病，癌，薬物に伴う血管炎：各種の関連マーカーなどの上昇または陽性所見。

### 確定診断がつかないとき試みること

**1** Palpable purpura の再度出現時に皮膚生検。

**2** 蛍光抗体直接法を再度施行して血管 IgA 沈着を確認。

### 予後判定の基準

**1** 紫斑病性腎炎の組織学的重症度分類に関して，国際小児腎臓病研究班の分類がある。

**2** 小児 IgA 血管炎では，腎炎を除くすべての症状は 1 か月以内に寛解することが多い。複数の分析疫学

研究によると，寛解後 3 分の 2 の症例は再発せず，3 分の 1 は 4 か月以内に少なくとも 1 回再発するが，最初の症状より軽症である（Pediatr Nephrol 20: 1269-1272，2005，Semin Arthritis Rheum 35: 143-153，2005）。小児 IgA 血管炎の分析疫学研究により，発症年齢（4 歳以上），強い消化管症状，1 か月以上持続する紫斑，血漿第XIII因子活性低下，血漿第XIII因子補充療法，ステロイド治療を受けた既往歴は，いずれも腎炎発症の危険因子であることが示された（Kidney Int 53: 1755-1759，1998，Eur J Pediatr 161: 196-201，2002）。

**3** 成人 IgA 血管炎は，腎炎を発症しやすく，かつ重症化しやすい。成人 IgA 血管炎 250 例のコホート研究（J Am Soc Nephrol 13: 1271-1278，2002）では，32％が 4 か月以内に腎機能不全を呈し，平均 14.8 年で持続性の腎機能異常が 32％に見いだされ，そのうち 11％が末期の腎不全，27％が中等度ないし重症腎不全に至った。成人 IgA 血管炎に関する分析疫学研究では，腰部を越えて広範囲に分布する紫斑，最近の感染歴，発熱，検査上の炎症所見が腎炎の予測因子としてあげられた（Arch Dermatol 133: 438-442，1997）。

### 治療法ワンポイント・メモ

プレドニゾロン，コルヒチン，ジアフェニルスルホン，免疫抑制薬を検討する。特に腎障害に注意。

### 専門医へのコンサルト

下肢の palpable purpura をみたら皮膚科専門医に紹介する。腎障害を生じた場合は腎臓内科医へコンサルトする。

---

# 多形滲出性紅斑

Erythema Exsudativum Multiforme (EEM)

**濱 菜摘** 新潟大学大学院准教授・皮膚科学

**頻度** よくみる

**GL** 重症多形滲出性紅斑 スティーブンスジョンソン症候群・中毒性表皮壊死症診療ガイドライン（2016）

### 診断のポイント

**1** ヘルペスウイルス感染に伴うあるいは薬剤の使用後に発症。

❷同心円状の標的様病変。
❸四肢優位の分布。
❹時に口腔粘膜主体の粘膜病変を合併。
❺皮膚病理組織所見で表皮の壊死性変化が Stevens-Johnson 症候群ほど強くない。

### 緊急対応の判断基準

　高熱や全身状態不良，あるいは皮膚や粘膜に広く分布する紅斑，びらんや水疱を認めるなど，Stevens-Johnson 症候群をはじめとする重症薬疹を少しでも疑う場合は皮膚科専門医へ早急に紹介する。

### 症候の診かた

❶誘因にはウイルスなどの感染症，薬剤，悪性腫瘍，自己免疫疾患，放射線，予防接種などが含まれるが，感染が90%を占めており，その最も一般的な要因は単純ヘルペスウイルス（HSV：herpes simplex virus）である。
❷皮膚のみに生じる EM minor と，発熱を伴い軽度の粘膜病変を認める EM major に分けられる。
❸典型的には四肢や末端部優位に3層の同心円状の標的様病変がみられる（図1）が，2層の同心円状の非典型標的様病変や浮腫性紅斑であることも多く，症例や時期ごとに異なる。強い浮腫による水疱を形成する場合があるが，主に手足など末端部に多く数も少ない。
❹時に口唇や頬粘膜に表在性のびらんが生じる場合があるが，Stevens-Johnson 症候群のような全層性の出血びらんではなく比較的軽度である。
❺EM major は，重症薬疹である Stevens-Johnson 症候群とは別の疾患概念である。

### 検査所見とその読みかた

❶一般的に多形滲出性紅斑に特異的な血液検査所見はないが，血液検査，ヘルペスなどのウイルス迅速検査が原因検索，全身状態の把握に有効である。
❷皮疹部からの皮膚生検による皮膚病理組織所見で表皮基底層の液状変性，表皮組胞の少数の壊死所見，真皮浅層の血管周囲性のリンパ球浸潤などがみられる。表皮下の真皮内の浮腫が強く，水疱を形成する場合がある。

### 確定診断の決め手

❶四肢優位に分布する同心円状の標的様病変。
❷多くは感染症に伴う，あるいは薬疹として発症。
❸皮膚生検で Stevens-Johnson 症候群を否定。

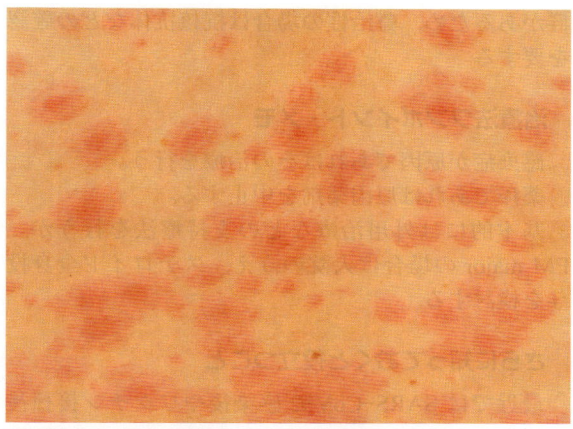

**図1** 多形滲出性紅斑の典型的な標的様病変

### 誤診しやすい疾患との鑑別ポイント

**❶ Stevens-Johnson 症候群/中毒性表皮壊死症**
❶高熱を伴い，眼，口腔，陰部などの粘膜疹を合併し全身性の紅斑，水疱，びらんを伴うが，発症初期には多形滲出性紅斑をはじめとした他の皮膚疾患との鑑別は困難である。
❷多形滲出性紅斑に比べ全身状態不良。
❸原因は主に薬剤である（重症薬疹）が，マイコプラズマ感染でも生じうる。

**❷ 薬剤性過敏症症候群**
❶多形滲出性紅斑と同様の皮疹が時にみられうる重症薬疹。
❷高熱，顔面紅斑や腫脹，リンパ節腫脹，紫斑，肝機能障害，HHV-6 などの再活性化，thymus and activation-regulated chemokine（TARC）上昇などの所見が診断に有用。
❸抗てんかん薬など限られた薬剤を長期内服後に発症することが多い。

**❸ 自己免疫性水疱症**
❶瘙痒を伴う大小さまざまな紅斑上に水疱が生じびらんを形成する。
❷血清中の自己抗体（抗 BP180 抗体，抗デスモグレイン 1，3 抗体など）が陽性。
❸凍結組織の直接蛍光抗体法が陽性。

### 確定診断がつかないとき試みること

❶皮膚臨床所見，病理組織所見を確認する。
❷薬疹を疑う場合，市販薬や造影剤，ワクチン接種歴などを網羅した薬歴を確認する。
❸まれにエリテマトーデスに合併する Rowell 症候

17

群があるため，難治性の場合は抗核抗体などの確認を要する。

## 治療法ワンポイント・メモ

**1** 感染症が原因であればその治療を行う。
**2** 薬疹であれば原因薬剤を中止する。
**3** 基本的には外用治療などの支持療法を行うが，EM major の場合は入院のうえ，ステロイド全身投与を検討する。

## さらに知っておくと役立つこと

**1** 最近では SARS-CoV-2 感染後やワクチン接種後の報告もある。
**2** 再発性 HSV 関連多形紅斑では，継続的かつ予防的な抗ウイルス治療が行われることがある。

## 専門医へのコンサルト

皮疹が広範囲にみられる，発熱などの全身症状を伴う，口腔粘膜病変のために摂食困難であるような場合は入院加療が必要であり，より重篤な Stevens-Johnson 症候群との鑑別もすべきことから，すみやかな皮膚科専門医へのコンサルトを要する。

# 結節性紅斑
## Erythema Nodosum

**福屋 泰子** 練馬光が丘病院・皮膚科部長（東京）

(頻度) **ときどきみる**

## 診断のポイント

**1** 20〜30 歳台の女性に多い。
**2** 両下腿伸側に生じる紅斑。
**3** 紅斑部に自発痛，圧痛がある。
**4** 発熱，関節痛を伴うことがある。
**5** 白血球数の増加，CRP 上昇。

## 症候の診かた

**1** 主として両下腿に自発痛，圧痛を伴う境界不明瞭な紅斑が不規則に散在する（図 1）。
**2** 触診すると紅斑は軽度隆起して触れ，硬結を伴う。
**3** 熱感があることもある。皮膚潰瘍を伴うことはなく，瘢痕，萎縮も残さない。
**4** 発熱，全身倦怠感，関節痛を伴う場合がある。

## 検査所見とその読みかた

**1** 血液検査で白血球数の増加と CRP 上昇を伴うことが多い。
**2** 結節性紅斑の原因として感染症（細菌，ウイルス，真菌），炎症性腸疾患（潰瘍性大腸炎，Crohn 病），サルコイドーシス，薬剤（サルファ剤，プロトンポンプ阻害薬など），悪性腫瘍，妊娠，ワクチンなどがある。問診で原因となりうるものを聞き出し，ASO，ASK，下部消化管内視鏡検査，ACE，リゾチーム，腫瘍マーカーなど必要な検査を行う。
**3** 皮膚生検を行い，病理組織学的に脂肪織隔壁を炎症の主体とする隔壁性脂肪織炎の有無を確認する。脂肪隔壁に初期には好中球を主体とした細胞浸潤があり，次第にリンパ球，組織球を混じる。壊死性血管炎の所見はない。

## 確定診断の決め手

**1** 両下腿の有痛性紅斑。
**2** 病理組織学的所見で隔壁性脂肪織炎の存在。

## 誤診しやすい疾患との鑑別ポイント

**1** 結節性紅斑様皮疹を生じる疾患（結節性紅斑に類似した皮膚症状を呈するが，組織学的に各疾患特有の所見を示す）

**❶ Behçet 病**
- ぶどう膜炎，口腔内アフタ，外陰部潰瘍，毛嚢炎様皮疹，血栓性静脈炎の併発。
- 結節性紅斑と比較して紅斑が小型。
- 病理所見で脂肪隔壁と血管周囲に著明な好中球浸潤。

**❷ Sweet 病**
- 末梢血白血球数，好中球数の増加。
- 四肢，顔面に紅斑が出現。
- 病理所見で真皮から脂肪織への稠密な好中球浸潤。

**❸ サルコイドーシス**
- 病理所見で真皮，脂肪織での非乾酪性肉芽腫の存在。
- サルコイドーシスでは隔壁性脂肪織炎である結節性紅斑と非乾酪性肉芽腫を示す結節性紅斑様皮疹の両方を呈する。そのため組織学的な検索が必要である。

**❹ 皮膚脂肪織炎様 T 細胞リンパ腫**
- 病理所見で脂肪織小葉内の異型リンパ球の浸潤。

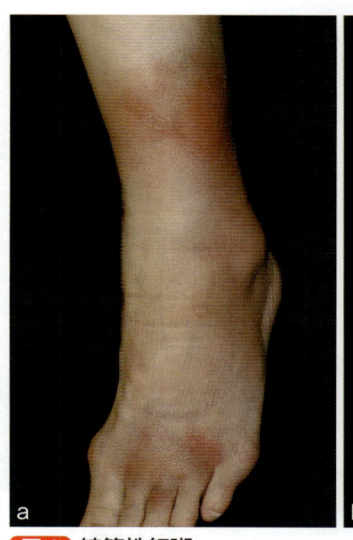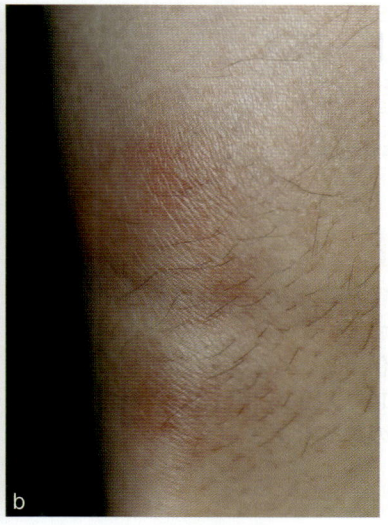

**図1** 結節性紅斑
a：左足，b：右下腿

**2** その他の鑑別疾患
**❶** 蜂窩織炎
- 通常紅斑は単発で片側性。
- 抗菌薬が有効。

**❷** うっ滞性脂肪織炎
- 下腿末梢側下 3 分の 1 に好発。褐色局面を伴う。
- 片側性，両側性どちらもあり両側性の場合は左右対称性のことが多い。
- 下腿静脈瘤の存在。

**❸** Bazin 硬結性紅斑
- 皮膚潰瘍を伴う。
- 病理所見で小葉性脂肪織炎を生じ血管炎を認めることも多い。
- T-SPOT，胸部 CT などで結核の感染を認めることもある。

## 確定診断がつかないとき試みること

**1** 本症は下肢を挙上し安静を保つだけで症状が改善する可能性がある。
**2** 皮疹の新生があれば再生検を行う。

## 合併症・続発症の診断

**1** 感染症（細菌，ウイルス，真菌）：問診，採血，CT などの画像検査。
**2** 炎症性腸疾患（潰瘍性大腸炎，Crohn 病）：問診で腹痛，下痢，血便などがあれば，下部消化管内視鏡検査。
**3** サルコイドーシス：血液検査（ACE，リゾチーム），胸部 X 線，心電図，心エコー，眼科受診など。

## 治療法ワンポイント・メモ

**1** 下肢を挙上し安静を保つ。歩行の制限。
**2** 原因として細菌感染症が疑われる場合は抗菌薬の投与。その他原病の治療。
**3** 皮疹の疼痛や腫脹，関節痛緩和のため非ステロイド性抗炎症薬。
**4** 症状が強い場合は副腎皮質ステロイドの内服（プレドニゾロン 0.5 mg/kg/ 日）。
**5** ヨウ化カリウム，コルヒチンの内服。

## さらに知っておくと役立つこと

結節性紅斑は皮疹に対する病名であり，その背後に重篤な全身疾患が存在する場合がある。結節性紅斑の原因の検索が必要。

## 専門医へのコンサルト

診断のためには皮膚生検によって病理所見を確認する必要があるため，本症を疑った場合には皮膚科にコンサルトを行う。

# 皮膚エリテマトーデス
## Cutaneous Lupus Erythematosus

山口 由衣　横浜市立大学大学院主任教授・環境免疫病態皮膚科学

（頻度）**ときどきみる**

## 診断のポイント

❶皮膚以外の臓器障害を伴わない〔診断名としての皮膚（限局型）エリテマトーデス〕。
❷紫外線が誘発・悪化因子となる。
❸顔面（特に頬部や口唇），頭部，手，耳が好発部位。
❹中間型や全身性への移行もある。

## 症候の診かた

　全身性エリテマトーデス（SLE）の皮膚病変を含めた皮疹名としての広義の皮膚エリテマトーデス（CLE：cutaneous lupus erythematosus）は，下記3つの特異疹名に分類されるため，それぞれ症候の診かたが異なる。

❶急性皮膚エリテマトーデス（ACLE：acute CLE）
　❶SLEの皮膚病変であることが多い。
　❷鼻背に皮疹を有し，両頬部に左右対称性に広がる蝶形紅斑を代表とした頬部紅斑を認めやすい。初期の皮疹は，丘疹に始まり，徐々に小紅斑となっていく。同時に耳介にも皮疹を伴いやすい。
　❸比較的まれではあるが，全身性に斑状丘疹状皮疹を呈するものや，水疱型もあり，多くはSLEの活動期に生じる。
　❹SLE活動期では，特異疹（特にACLE）に加え，網状皮斑，滲出性紅斑，Raynaud現象などの非特異疹も同時に伴い多彩になりやすい。

❷亜急性皮膚エリテマトーデス（SCLE：subacute CLE）
　❶露光部に環状の紅斑を呈する環状連圏型と，鱗屑を伴い乾癬様の丘疹鱗屑型の2つがある。
　❷診断名としてのCLEとSLEの間の中間型に多く，皮疹出現時には関節痛や発熱などを呈することがあり，SLEに移行しやすい。
　❸約半数で抗核抗体陽性であり，抗SS-A抗体陽性例が多い。
　❹日本人は欧米人に比較してまれである。

❸慢性皮膚エリテマトーデス（CCLE：chronic CLE）
　❶慢性の皮膚病変で，円板状エリテマトーデス（DLE：discoid lupus erythematosus），深在性エリテマトーデス（LEP：lupus erythematosus profun-

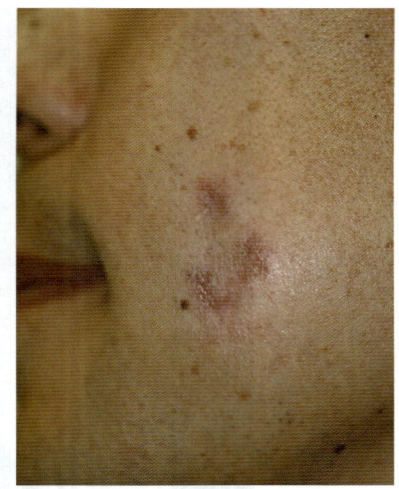

**図1** 円板状エリテマトーデス：萎縮性紅斑

dus）などに分類される。
❷DLEは，CLEの代表的皮疹で，軽度鱗屑を伴う浮腫性・角化性紅斑に始まり，経過とともに角化が強まり，萎縮陥凹し（図1），色素沈着や色素脱失を伴ってくる。頭部のDLEは長期経過で瘢痕性脱毛を呈し，不可逆的な脱毛になりやすい（図2）。長期経過の瘢痕例では有棘細胞癌の出現に注意が必要。
❸DLEは，顔面（特に鼻や口唇），頭部，耳介（耳甲介部や耳孔内）などに好発する。体幹四肢まで拡大したものを播種状DLEといい，SLEへの移行に注意が必要。
❹LEPは，脂肪織を主体とする炎症で，殿部，上肢，顔面に好発する皮下硬結として発症する（図3）。表面にDLEを伴うことも多い。まれに潰瘍形成する。炎症の治癒後に脂肪組織が萎縮し，不可逆的な皮膚の陥凹や石灰沈着を残すため，早期からの積極的加療が必要。
❺LEPの約20〜30％はSLEであり，SLEの存在や移行に注意する。LEPのなかで，男性，DLEの存在，下肢の病変は，SLEの存在と有意に関連する（J Am Acad Dermatol 87: 219-221, 2022）。

## 検査所見とその読みかた

❶SLE鑑別のための臓器障害評価：血液検査（血算，白血球分画，生化学的検査，凝固検査，補体価，抗核抗体，抗dsDNA抗体，抗Sm抗体，抗U1RNP抗体，抗SS-A抗体，抗リン脂質抗体など），尿検査（蛋

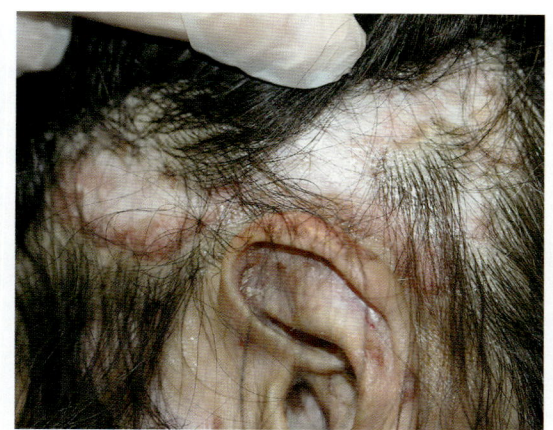

**図2** 瘢痕性脱毛を伴う円板状エリテマトーデス

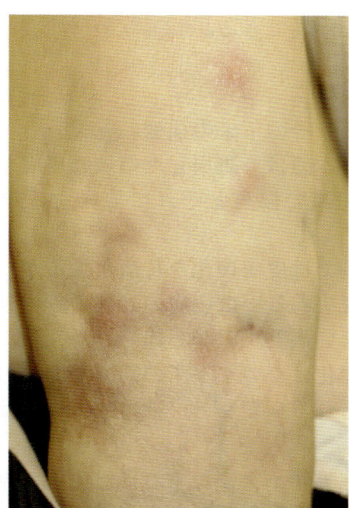

**図3** 皮膚陥凹を伴う深在性皮膚エリテマトーデス

白尿の有無，必要に応じて腎生検），胸腹部CT，心エコー，頭部MRIなど，SLEの存在に合わせて臓器障害の評価を行う。

**❷皮膚病理組織学的検査**

❶ ACLEでは，高度の表皮液状変性・空胞変性，血管周囲のリンパ球浸潤や好中球浸潤，ムチン沈着を認める。SLEでは，皮疹部・無疹部問わず蛍光抗体直接法にて，表皮真皮接合部や真皮血管壁に免疫グロブリンや補体の沈着を認める。

❷ DLEでは，高度の過角化と毛孔角栓が特徴的所見で，表皮は萎縮し強い液状変性・空胞変性を

伴う。真皮付属器周囲にpatchyで稠密なリンパ球浸潤を認める。蛍光抗体直接法は，ある程度完成した病変部で陽性になりやすい。

❸ LEPでは，皮下脂肪織炎を認める。石灰沈着をみることもある。DLE合併病変では，表皮から真皮にDLEの組織像を伴う。

## ▌確定診断の決め手

❶露光部を中心とした，顔面，頭部，上肢・手などの比較的境界明瞭な角化性萎縮性紅斑，皮膚の陥凹，頭部の瘢痕性脱毛など。

❷特徴的な皮膚病理学的所見。

❸表皮真皮接合部や真皮血管壁の免疫グロブリンや補体の沈着。

## ▌誤診しやすい疾患との鑑別ポイント

DLEとの誤診に注意。

**❶扁平苔癬**

❶薬剤（降圧薬など）や金属（歯科金属など）の関与。

❷口腔粘膜病変を高率に合併。

❸病理組織学的検査で顕著な苔癬型反応。

**❷皮膚サルコイドーシス**

❶肺門リンパ節腫脹。

❷ ACE上昇。

❸病理組織学検査で類上皮細胞性肉芽腫。

**❸限局性強皮症（線状強皮症・剣創状強皮症）**（⇨1490頁）

❶皮膚Blaschko線に沿った分布。

❷角化を伴わない。

❸病理組織学的検査で線維化主体。

## ▌確定診断がつかないとき試みること

❶初期のDLEでは角化や萎縮が少ない小紅斑で診断が難しいことがある。外用療法などを行いつつ，皮疹の性状の経時的変化や分布に注意しながら経過をみることもある。

❷ CLEを疑った際には，他のエリテマトーデス関連皮疹が存在しないか，積極的に探すことが重要である。

## ▌治療法ワンポイント・メモ

CLEの治療目標は，局所の炎症を制御し，瘢痕形成を最小限にとどめ，患者QOLを上げることである。さらに，SLEに移行する可能性の高い症例を見極め，進展抑制という視点も重要である。

**1** トリガー因子・悪化要因の除去
　**❶** 皮疹の増悪因子として，紫外線が重要であり，日常的な日焼け止めクリームの使用を指導する。
　**❷** そのほか，感染症予防，過度のストレス，喫煙や肥満にも留意が必要である。
**2** 外用療法：皮疹に合わせたステロイド外用剤の使用やタクロリムス軟膏が有効。
**3** 全身療法
　**❶** ヒドロキシクロロキン（HCQ）：外用治療の難治例，汎発性・深在性の場合にすみやかに考慮する。
　**❷** 副腎皮質ステロイド内服：HCQ禁忌例，もしくはHCQ単剤では効果に乏しい難治例に対して低用量から中等量で導入する場合がある。
　**❸** その他内服薬
　● ジアフェニルスルホン：免疫抑制効果はほぼなく抗炎症作用がある。貧血や肝障害，薬剤性過敏症症候群，メトヘモグロビン血症に注意が必要である。
　● 免疫抑制薬：ミコフェノール酸モフェチルやメトトレキサートが難治性CLEで用いられることがある。
　● 分子標的薬：SLEの難治性皮膚病変に対して，BLySに対する抗体製剤であるベリムマブやIFNαの受容体サブユニット1に対する抗体製剤のアニフロルマブの有用性が報告されている。

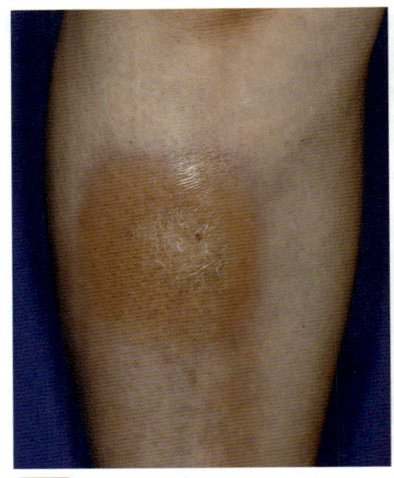

**図1** 斑状強皮症

## 専門医へのコンサルト

　エリテマトーデスの皮疹は多彩で鑑別疾患も多い。診断に迷う場合には皮膚科専門医の診察が望ましい。

# 限局性強皮症
Localized Scleroderma

**浅野 善英** 東北大学大学院教授・皮膚科学

**頻度** ときどきみる
**GL** 限局性強皮症 診断基準・重症度分類・診療ガイドライン2016

## 診断のポイント

**1** 境界明瞭な病変がある。
**2** 病理組織学的に病変部に一致した炎症と線維化がある。

**3** 他疾患を除外できる。

## 症候の診かた

**1** 皮膚およびその下床の病変
　**❶** 本症の本態は，限局した領域の皮膚およびその下床の組織の傷害とそれに続発する線維化である。
　**❷** 典型例では皮膚硬化を特徴とするが，色素沈着や色素脱失あるいは皮膚の萎縮のみで硬化がはっきりしない病変，脂肪萎縮のみがみられる病変，皮膚の変化はないが下床の筋肉や関節の炎症や破壊がみられる病変など，その臨床症状は多様である。
　**❸** 体細胞モザイクに対する自己免疫が原因と考えられており，発症前に免疫の賦活化を示唆するエピソード（外傷，ワクチン接種など）がしばしば確認できる。
**2** 病型分類
　**❶** 1) circumscribed morphea（斑状強皮症），2) linear scleroderma（線状強皮症），3) generalized morphea（汎発型限局性強皮症），4) pansclerotic morphea，5) mixed morpheaの5つの病型に分類される。
　**❷** Circumscribed morpheaでは，通常は1〜数個の類円形から楕円形の境界明瞭な局面（紅斑局面から硬化局面までさまざま）が体幹および四肢に散在性に生じる（図1）。初期には局面の辺縁にライラック輪とよばれる発赤を伴う場合がある。
　**❸** Linear sclerodermaでは，Blaschko線に沿って線状あるいは帯状の硬化局面を呈し，しばしば下

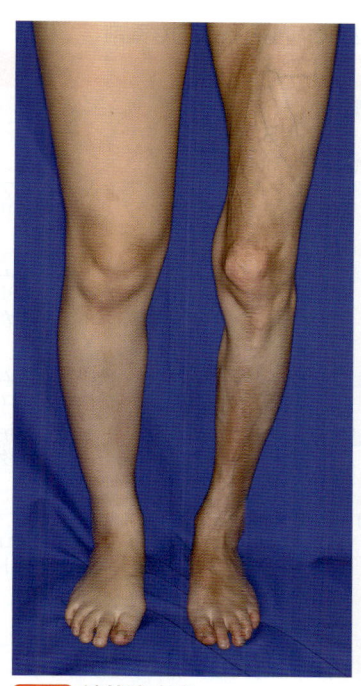

**図2 線状強皮症**

床の筋肉や骨にも病変が及ぶ（図2）。剣傷状強皮症は線状強皮症が前額部から頭部に生じた亜型で，皮膚の陥凹性変化と瘢痕性脱毛をきたす。

❹ Generalized morphea はすべてのタイプの皮疹が全身に多発した病態である。

❺ Pansclerotic morphea では皮膚硬化が全身の皮膚に及び，関節の拘縮，変形，潰瘍，石灰化をきたす。

❻ Mixed morphea は既述の4病型のうち2つ以上の病型が共存するものと定義される。

### 検査所見とその読みかた

❶疾患活動性を反映しうる血清マーカーとして，抗一本鎖DNA抗体，リウマチ因子，筋原性酵素などがあり，抗核抗体は陽性例が多い。

❷病変の深達度評価には，頭部ではCT，MRI，脳波検査が，四肢や関節周囲では造影MRIが有用である。

### 確定診断の決め手

❶境界明瞭な病変がある。

❷病理組織学的に病変部に一致した炎症と線維化がある。

❸全身性強皮症，好酸球性筋膜炎，硬化性萎縮性苔癬，ケロイド，（肥厚性）瘢痕，硬化性脂肪織炎を除外できる（合併している場合を除く）。

### 誤診しやすい疾患との鑑別ポイント

❶全身性強皮症（⇨1178頁）：Raynaud現象，手指の浮腫性硬化，左右対称性に手指から近位に連続性に進展する皮膚硬化，間質性肺疾患をはじめとした多彩な内臓病変。

❷好酸球性筋膜炎：四肢の左右対称性の板状硬化，筋膜の肥厚を伴う皮下結合織の線維化と好酸球・単核球の細胞浸潤（好酸球浸潤は必須ではない），MRIなどの画像検査で筋膜の肥厚。

❸深在性エリテマトーデス：表面に円板状皮疹を伴う場合あり，炎症は脂肪組織に限局，急性期には好中球浸潤と核破砕像を伴う小葉性脂肪織炎と脂肪組織の変性・ヒアリン化。

### 確定診断がつかないとき試みること

病理組織学的にCD34陽性真皮樹状細胞の消失を確認する。

### 合併症・続発症の診断

❶組織の傷害が深部に及ぶ場合，患肢の萎縮・拘縮，骨髄炎，顔面の変形，筋けいれん，小児では患肢の発育障害，頭部では永久脱毛斑・脳波異常・脳出血・けいれん発作などが生じうる。

❷抗リン脂質抗体がしばしば陽性となり，実際に血栓症を伴う場合がある。

### 予後判定の基準

整容面への影響や関節可動域制限が生じるなど，ADLやQOLへの影響はあるが，生命予後に影響はない。

### 治療法ワンポイント・メモ

活動性の皮膚病変は局所療法（ステロイド外用薬など）・全身療法（ステロイドや免疫抑制薬の内服など）による治療を行い，非活動性の皮膚病変は機能障害や整容的問題に対して理学療法や外科的治療を考慮する。

### さらに知っておくと役立つこと

一般に皮疹の活動性は3～5年以内に消失する場合が多いが，30％の症例で皮疹の再燃がみられ，特に小児期に発症したlinear sclerodermaは再燃率が高い。

# 薬疹
## Drug Eruption

**新原 寛之**　島根大学講師・皮膚科学

**頻度**　よくみる（重症薬疹はまれで，数人/100 万人/年）

**GL**　重症多形滲出性紅斑 スティーヴンス・ジョンソン症候群・中毒性表皮壊死症 診療ガイドライン（2016）

## 診断のポイント

**1** 発疹出現 1〜4 週間程度以前から新規全身投与された薬剤がある〔薬剤性過敏症症候群（DIHS：drug-induced hypersensitivity syndrome）は 1 か月以上の場合があり〕。薬剤感作に 1 週間程度要するが，すでに感作された状態では，投与後数時間で薬疹が生じることもある。

**2** 被疑薬中止で数時間で紅斑が消退する薬疹はⅠ型アレルギーによる蕁麻疹型薬疹であるが，多くの薬疹は被疑薬中止で数日紅斑が持続するⅣ型アレルギーである。比較的高頻度で薬疹を生じる薬剤を**表1**に提示する。

**3** 体幹，四肢など広範囲にびまん性に紅斑が出現，発熱，臓器障害も伴うと重症薬疹の可能性がある。シップ貼付部位に生じた皮疹は接触性皮膚炎として診断され，全身投与された薬剤による皮疹である薬疹とは区別する。

**4** 血液像で好酸球増多がある。DIHS では TARC（thymus and activation-regulated chemokine）が異常高値（TARC は 2023 年 7 月に適応追加承認）（J Dermatol Sci 69: 38-43，2013）。

**5** Stevens-Johnson 症候群（SJS），中毒性表皮壊死症（TEN：toxic epidermal necrolysis）では，角膜びらんが発症早期にみられることがある。多臓器不全を合併した重症薬疹では重症感を伴い，意識レベル低下，食摂取不良，バイタルサインの悪化を招くことがある。

## 緊急対応の判定基準

**1** 薬疹を疑う症例で発熱，びまん性紅斑を呈した症例は皮膚科へコンサルト，皮膚生検にて多形紅斑重症型〔erythema multiforme（EM）major〕と SJS の鑑別を行う。薬疹のほか，麻疹，風疹，リケッチア症など感染症も鑑別が必要と考えられるなら，可能なら感染症専門医へのコンサルトも検討。

**2** 重症薬疹，特に SJS，TEN の場合，発症早期から肺炎を合併しうるので，血液ガス評価を行い必要であれば集中治療室入室も検討，もしくは集中治療が可能な高次医療機関へ搬送する。

**表1** 典型的な病型と代表的な薬剤

| 病型 | 主な原因薬剤 |
|---|---|
| 播種状紅斑丘疹型 | アモキシシリン，アンピシリン，クラリスロマイシン，アセトアミノフェン，セレコキシブ，カルバマゼピン |
| 多形紅斑型 | アモキシシリン，アセトアミノフェン，セレコキシブ，サラゾスルファピリジン，カルバマゼピン |
| 固定薬疹型 | アセトアミノフェン，ジクロフェナクナトリウム，カルボシステイン，アリルイソプロピルアセチル尿素，メシル酸ガレノキサシン |
| 光線過敏症型 | ピロキシカム，アンピロキシカム，メキタジン，テガフール，ヒドロクロロチアジド |
| 扁平苔癬型 | カプトプリル，シアナミド，金チオリンゴ酸ナトリウム，オキサトミド，エタンブトール |
| SJS，TEN | カルバマゼピン，アセトアミノフェン，ロキソプロフェンナトリウム，アロプリノール，ラモトリギン，スルファメトキサゾール・トリメトプリム |
| DIHS | カルバマゼピン，ラモトリギン，ゾニサミド，フェノバルビタール，フェニトイン，アロプリノール，サラゾスルファピリジン，メキシレチン，ジフェニルスルホン，スルファメトキサゾール，スルファメトキサゾール・トリメトプリム |
| 急性汎発性膿疱症 | アモキシシリン，セフジニル，テルビナフィン，アセトアミノフェン，ジルチアゼム |
| 蕁麻疹型 | アセトアミノフェン，ジクロフェナクナトリウム，ロキソプロフェンナトリウム，アモキシシリン，セファクロル，アスピリン |
| 乾癬型 | インターフェロンα，インフリキシマブ，ニフェジピン，インドメタシン |
| 湿疹型 | ペニシリン，アセトアミノフェン，クロルプロマジン，イオパミドール |
| 紫斑型 | アモキシシリン，プロピルチオウラシル，アスピリン |
| 水疱型（薬剤誘発性水疱症） | D-ペニシラミン，ブシラミン，カプトプリル，フロセミド，ビルダグリプチン，テネリグリプチン |
| 分子標的薬による皮膚障害 | アファチニブ，エルロチニブ，ゲフィチニブ，ソラフェニブ，スニチニブ |
| 免疫チェックポイント阻害薬による皮膚障害 | ニボルマブ，ペムブロリズマブ，イピリムマブ |

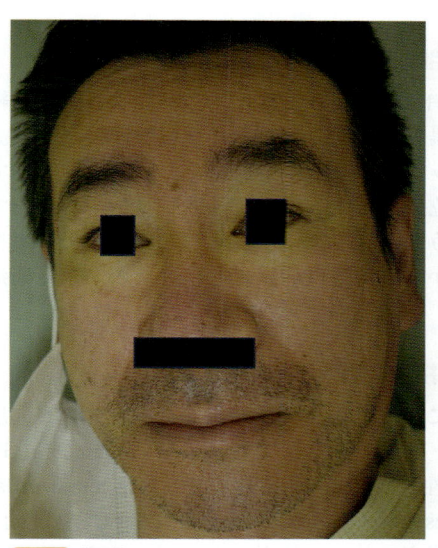

**図1** 紅斑

DIHS では特徴的に眼瞼を避けるように紅斑が出現する。

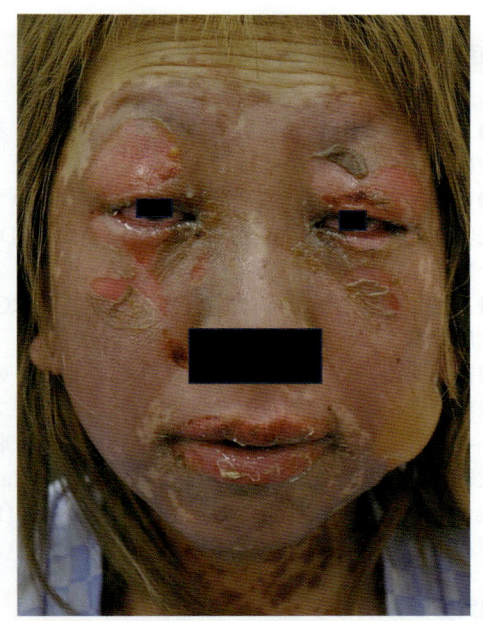

**図2** SJS の眼球充血，皮膚口唇粘膜びらん，水疱

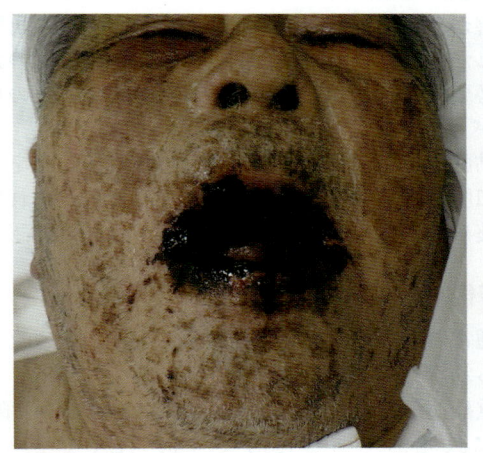

**図3** 口唇血痂

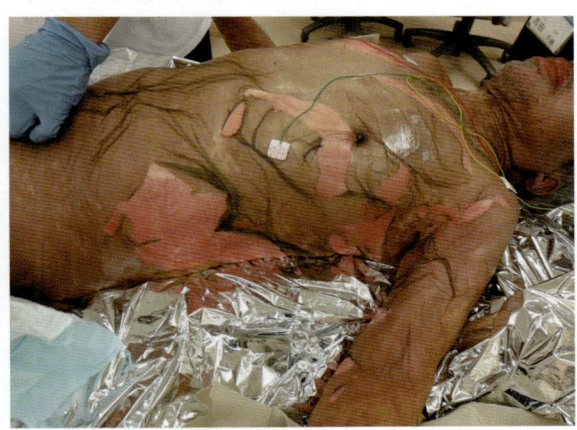

**図4** TEN の広範囲びらん

## 症候の診かた

**1** 紅斑：薬疹のほとんどは発症早期から紅斑所見を呈する（図1）。

**2** 発熱：重症薬疹では診断基準の1つであるが，発症早期は微熱の場合もあり，高齢者でははっきりしないこともある。

**3** 粘膜：重症薬疹では皮膚，粘膜びらん，血痂を呈する SJS となり（図2，3），体表面積の10％以上に

びらんが拡大すると TEN の診断となる（図4）。排尿時痛，摂食時痛，嚥下時痛がないか確認する。

**4** リンパ節腫脹：体表リンパ節を触診するが，体型からリンパ節が触れにくいなど触診の限界もあるので超音波エコーなどで画像評価するほうがより正確である。DIHS ではリンパ節腫脹が診断基準の1つである。

## 検査所見とその読みかた

**❶ スクリーニング検査**

**❶** 末梢血血球分類から好酸球の増加を確認する。特に DIHS では診断基準の 1 つでもある。

**❷** 重症薬疹になると臓器障害も発症しうるので生化学検査，および播種性血管内凝固症候群（DIC）合併がないか凝固検査も行う。

**❸** DIHS では診断および重症度評価に TARC が有用である。

**❹** 被疑薬確認の方法として，Ⅰ型アレルギーの蕁麻疹型薬疹ならプリックテストがある。Ⅳ型アレルギーによる薬疹では，薬剤誘発性リンパ球刺激試験（DLST：drug-induced lymphocyte stimulation test），内服薬が被疑薬であればパッチテスト（PT）がある。

## 確定診断の決め手

**❶** 新規薬剤が開始され，おおむね 1 週間〜1 か月以内で紅斑が生じた場合は薬疹が疑われる。間欠投与されていた薬剤が被疑薬なら，その間感作されて，次回投与後すぐに発症する場合もある。詳細な薬歴聴取が必要である。

**❷** 経過，所見などから薬疹が疑われた場合の好酸球増多は薬疹の可能性を支持し，特に TARC 上昇は DIHS の可能性を支持する。

**❸** 重症薬疹の場合，眼科へコンサルトし，角膜びらん所見の有無を確認，眼科症状への対応も検討。重症薬疹が疑われれば全身評価を行い，合併症に対して対処する。

## 誤診しやすい疾患との鑑別ポイント

**❶** ウイルス性発疹症：麻疹（⇨1243 頁），風疹（⇨1244 頁）は流行状況を確認。小児の伝染性紅斑が家族内感染して成人発症することもある。

**❷** 細菌性発疹症：リケッチア症（⇨1258 頁）が鑑別となるが，発症約 1〜2 週間前に各自治体の浸淫地域への立ち入り，在住を確認。各自治体衛生研究所で可能であれば PCR，抗体価測定を依頼。つつが虫病では標準 3 株（ギリアム，カープ，カトー）のみ抗体価を外注測定可能。

**❸** 膠原病：蝶形紅斑，ヘリオトロープ疹など特徴的な皮疹がでる。成人 Still 病（⇨1205 頁）ではフェリチン高値。

## 確定診断がつかないとき試みること

**❶** DIHS の場合，DLST が治癒してしばらく経ってから陽転化することがあり，複数回検査する。

**❷** パッチテストも濃度を変えたり，固定薬疹では皮疹部位に貼付することで陽性所見を得られやすい。

**❸** どうしても確定診断が必須であれば，10 分の 1 用量からの内服負荷試験も検討だが，重症薬疹では禁忌。

## 合併症・続発症の診断

**❶** 特に最重症の重症薬疹である TEN では重症感が強く，意識評価として Glasgow Coma Scale（GCS），全身性炎症反応症候群（SIRS：systemic inflammatory response syndrome）の合併についても評価する。

**❷** 血液ガス検査，胸部画像検査：SJS/TEN の 25% で人工呼吸器装着が必要な肺障害が生じている。血液ガス所見で酸素化能（P/F 比）の評価をし，画像評価で気管支炎や肺炎の合併がないか評価する（Crit Care Med 42: 118-128, 2014）。

**❸** 眼脂，充血，角膜びらん：眼脂，充血などの眼球障害がある場合は，眼科診察が必須である。角膜びらんがあれば視力予後と関連するため眼科医の介入が必要である。眼球所見があれば SJS，TEN の可能性が上昇する。

**❹** 粘膜所見：摂食時痛，排尿，排便時痛などを伴って口腔，陰部粘膜びらん，血性痂皮付着があれば重症薬疹の可能性が上昇するので，所見を要確認。

## 予後判定の基準

**❶** 通常の薬疹であれば，被疑薬中止で症状の改善が得られる。

**❷** 重症薬疹であれば，しかるべき治療介入が必須で，時に致死的である（SJS で 4%，TEN で 29%）（J Dermatol Sci 100: 175-182, 2020）。SJS では視力低下の後遺症が出る場合がある。2016 年ガイドラインを参考とする。

**❸** 2000 年に SJS/TEN の重症度予測スコアが SCORTEN として海外から発表され（J Invest Dermatol 115: 149-153, 2000），主に検査項目で評価する一方，2023 年にはわが国から主に臨床情報から評価する重症度予測スコアが CRISTEN として発表された（J Allergy Clin Immunol Pract 11: 3161-3168, 2023）。

### 経過観察のための検査・処置

❶通常の薬疹なら DLST，PT などで被疑薬同定して薬物アレルギーとして認識，再投与を防ぐ。

❷DIHS であれば TARC が予後予測に有用で，経過フォローとして測定。

❸重症薬疹，特に胸部合併症があればそれらの評価を胸部 X 線，血液ガス，CT などで行う。感染症合併例も同様に採血，血培などでフォローが必須。

### 治療法ワンポイント・メモ

❶SJS，TEN では，眼球症状が出現した時点でステロイドパルス点滴を開始しないと視力低下のリスクが上昇する（Am J Ophthalmol 231: 194-199，2021）。治療がアンダーであった不利益が，オーバーであった不利益を凌駕する。

❷重症薬疹以外の薬疹はステロイドの全身投与の有無で予後に変化はない。ステロイドの全身投与で紅斑の消退日数が短縮できるが，症例背景を考慮して判断する。

### さらに知っておくと役立つこと

わが国には，医薬品副作用被害救済制度があり，薬疹による入院治療費の公費負担申請を行う。

### 専門医へのコンサルト

皮膚科へのコンサルトを基点に，重症薬疹が疑われ眼球症状があれば眼科，感染症合併があれば感染症科，重症な全身症状があれば救命救急，集中治療室などへコンサルトを行う。

# 手足症候群

## Hand Foot Syndrome

**西澤 綾** 東京都立駒込病院・皮膚腫瘍科医長

（頻度）**ときどきみる**

GL 重篤副作用疾患別対応マニュアル 手足症候群

### 診断のポイント

❶抗癌剤の治療（主に殺細胞性抗癌剤：ドキソルビシンリポソーム注射剤，ドセタキセル，フッ化ピリミジン系薬やドキソルビシン，分子標的薬：キナーゼ阻害薬など）によって生じる副作用。

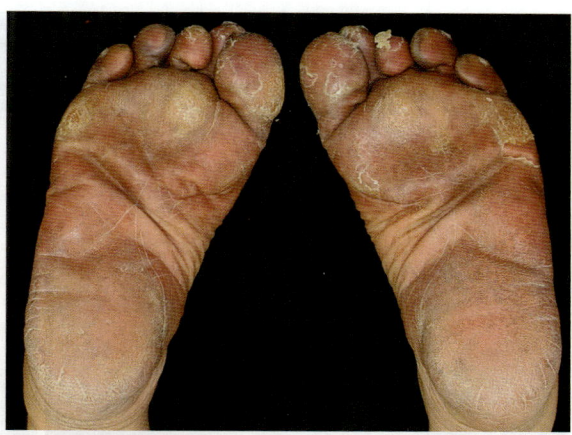

**図1** 殺細胞性抗癌剤（フッ化ピリミジン系）による手足症候群

❷手足に限局し，左右対称性に生じることが多い。

❸感覚異常（ちくちく，ぴりぴりした痛み），しびれ，知覚過敏。

❹手足の反復した物理的な刺激が起こる部位に皮膚の変化（赤くなる，むくむ，皮が剝ける，皮膚が厚く硬くなる，亀裂，水疱など）。

❺爪の変化を伴うこともある（爪の変形，薄くなる，剝がれる，色素沈着など）。

### 緊急対応の判断基準

❶強い痛みのため日常生活が遂行できない（例：物を持つ，歩行するなどが困難な状態）。

❷痛みを伴う高度な皮膚の変化（例：高度な角質増殖，亀裂，皮膚のめくれ，水疱形成）。

### 症候の診かた

❶感覚異常

❶初期症状としてしびれやちくちく，ぴりぴりなどの感覚の異常を認める。

❷進行すると疼痛を訴えるようになる。

❷皮膚症状

❶殺細胞性抗癌剤（フッ化ピリミジン系薬など）では，早期は手足のびまん性の赤み（紅斑）や腫れで，進行すると皮膚表面に光沢を伴う角化性紅斑となり，指紋が消失する傾向がみられる。角化が高度になると亀裂を伴う（図1）。

❷キナーゼ阻害薬では，指腹部，関節部や踵のような，物理的刺激のかかる部位に限局性に有痛性の紅斑，水疱が生じることが多い（図2）。

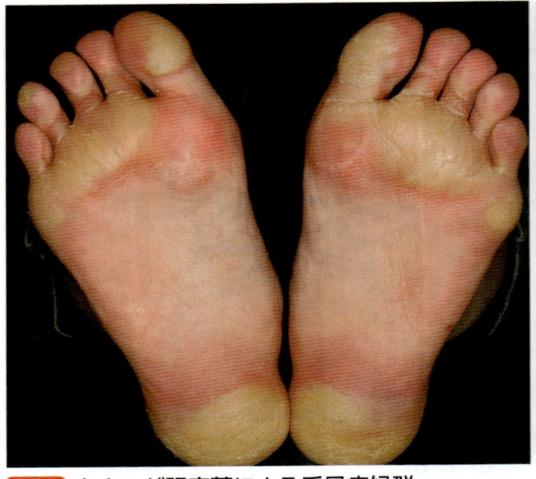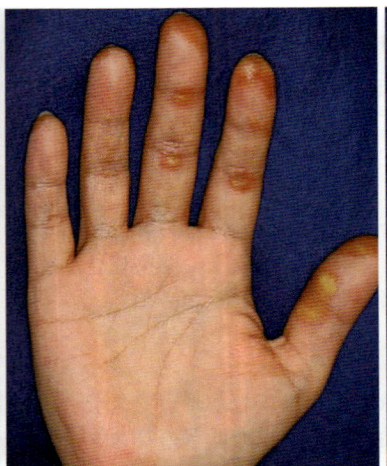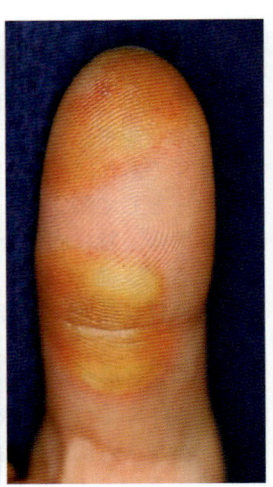

**図2** キナーゼ阻害薬による手足症候群

## 検査所見とその読みかた

スクリーニング検査：手足症候群の発生と因果関係のある臨床検査値異常は報告されていないため鑑別目的に行う。

## 確定診断の決め手

❶手足症候群の副作用が好発する薬剤使用歴がある。

❷症状出現部位が手足に限局している。

❸手足の知覚過敏や感覚異常を伴う紅斑を認める。

❹発症時期

　❶キナーゼ阻害薬では投与後1～2週から発症し，ピークは1か月以内が多く徐々に頻度が減る。

　❷フッ化ピリミジン系薬では多くが投与後4か月以内に初発する。

## 誤診しやすい疾患との鑑別ポイント

❶手湿疹

　❶利き手の指腹部に症状が強い。

　❷足には症状を認めない。

❷白癬（⇨1525頁）：鏡検にて菌糸陽性。

❸凍瘡

　❶寒暖差などが誘因となり，局所の循環障害により生じる。

　❷発症の季節や寒冷への曝露歴が鑑別点になる。

❹異汗性湿疹

　❶夏季や季節の変わり目に出現しやすい。

　❷小水疱の出没を繰り返す。

　❸色素沈着を認めない。

❺乾癬（⇨1505頁）：手足以外の部分（頭皮内，四肢など）に厚い鱗屑を付す紅斑局面を認めることが多い。

## 確定診断がつかないとき試みること

❶抗癌剤の使用開始時期を確認する。

❷手足以外の病変の有無を確認する。

❸発症時期を確認し，発症の誘因となるものがないか検討する。

## 合併症・続発症の診断

❶鑑別疾患の手湿疹は合併することがあり，また悪化因子にもなるため注意が必要である。

❷亀裂や，水疱，皮がむけた部位に感染を併発することがあり，適宜細菌培養検査を検討する。

## 予後判定の基準

臨床症状と日常生活制限の程度を参考に判定するグレード分類が用いられる（有害事象共通用語規準v5.0日本語訳JCOG版）（表1）。

## 経過観察のための検査・処置

❶予防法

　❶尿素含有軟膏による保湿，過角化防止を行う（J Clin Oncol 8: 894-900，2015）。

　❷ドキソルビシンリポソーム注射剤による手足症候群予防の特徴的な取り組みとして，冷却グロー

**表1** 手足症候群のグレード別症状

| グレード | |
|---|---|
| 1 | 疼痛を伴わない軽微な皮膚の変化または皮膚炎（例：紅斑，浮腫，角質増殖症） |
| 2 | 疼痛を伴う皮膚の変化（例：角層剥離，水疱，出血，亀裂，浮腫，角質増殖症）；身の回り以外の日常生活動作の制限 |
| 3 | 疼痛を伴う高度の皮膚の変化（例：角層剥離，水疱，出血，亀裂，浮腫，角質増殖症）；身の回りの日常生活動作の制限 |

(有害事象共通用語規準 v5.0 日本語訳 JCOG 版より引用)

ブを使用した手足の冷却がある（Breast 23: 244-249, 2014）。

**❷処置**

**❶**原因薬剤の休薬により比較的すみやかに症状が改善する。

**❷**対症療法として，クッション性のある被覆材使用など，刺激を避けるような処置を行い，尿素含有軟膏，ヘパリン類似物質含有軟膏などの外用を行う。

**❸**グレード 1 では very strong クラスのステロイド外用薬を併用し，症状が強くなればランクアップする（臨床医薬 32：951-958, 2016）。

**❸**全身療法：グレード 3 の重症の場合，短期間ステロイド内服を検討する。

## 治療法ワンポイント・メモ

手足症候群は手足の圧力が加わる部位に生じやすいため，長時間または反復して同じ部位に物理的な刺激がかからないように指導する。

## さらに知っておくと役立つこと

手足症候群の 2 次障害として，活動性低下により廃用症候群を引き起こすおそれがある。感覚障害や，手や足に多少の不快感があっても，日常生活動を維持することが廃用症候群の予防活動としても大切になる。

## 専門医へのコンサルト

キナーゼ阻害薬の場合は strongest クラスのステロイド外用薬を使用してもグレード 3 への進行を阻止することは困難であることが多い。グレード 3 を発症した場合は休薬，皮膚科への紹介を検討する。

# 光線過敏症
## Photosensitivity Diseases

**藤山 俊晴** 浜松医科大学講師・皮膚科学

**頻度** ときどきみる

## 診断のポイント

**❶**皮疹の分布（露光部）と性状，出現時期と投薬歴や外用剤・貼付剤の使用歴から外因によるものを診断する。

**❷**それ以外は，基本的には臨床像と作用波長から各疾患の診断を進める。特に家族歴と合併症を参考に色素性乾皮症や骨髄性プロトポルフィリン症などの遺伝性のものを診断する。

**❸**種痘様水疱症は EB ウイルスの感染状態と皮疹を，日光蕁麻疹は皮疹と光線曝露後皮疹出現までの時間を参考に診断する（図 1）。

**❹**メラニンの減少をきたす疾患，日光により増悪または皮疹が誘発される種々の疾患を鑑別する。

## 緊急対応の判断基準

発熱や肝機能障害などの全身症状を伴う場合は，緊急対応を要し，予後不良の可能性がある。

## 症候の診かた

**❶**光線曝露：通常では皮膚に異常をきたさないレベルの日光や紫外線などの曝露後に，同部位を中心に皮膚の異常反応がみられる。

**❷**分布：額，頬骨部，鼻背，耳介，後頸部，上胸部 V 領域，手背などの露光部を中心に皮疹がみられる（図 2）。

**❸**皮疹は紅斑，局面，膨疹，丘疹，水疱・血疱など，疾患によってさまざまである。

## 検査所見とその読みかた

**❶**スクリーニング検査：光線過敏症の有無とその詳細な診断のため，UVA，UVB，可視光線につき照射テストを行い，作用波長を確認する。判定は 24 時間後を基本とするが，疾患によっては照射直後，または 48，72 時間後の判定も行う。

**❷**UVB 照射テスト：最少紅斑量（MED：minimal erythema dose）を測定する。健常日本人では 50〜150 mJ/cm$^2$ とされており，50 mJ/cm$^2$ 以下で紅斑がみられた場合には UVB の過敏を考える。

**❸**UVA 照射テスト：最少反応量（MRD：minimal

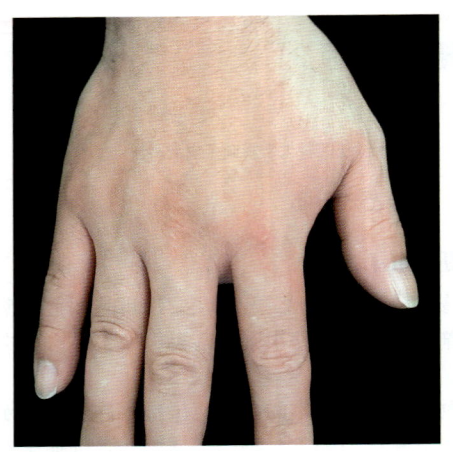

**図1** 日光蕁麻疹

日光曝露部位に早期に皮疹を生じる。

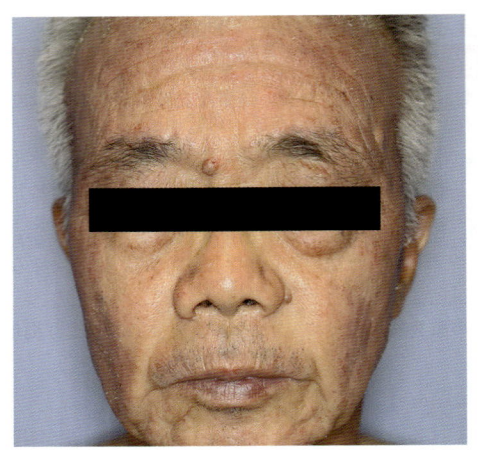

**図2** 慢性光線性皮膚炎

露光の強い部分に皮疹を認める。

**表1** 各疾患の概要

| 疾患 | 病態 | 主な作用波長 | 好発 | 皮疹 | 合併症・随伴症状 | 有用な検査 |
|---|---|---|---|---|---|---|
| 薬剤性光線過敏症 | 外因 | UVA | 高齢者 | 紅斑，浮腫，扁平苔癬，色素沈着 | —— | 内服照射試験 |
| 光接触皮膚炎 | 外因 | UVA | —— | 紅斑，浮腫，水疱 | —— | 光パッチテスト |
| 色素性乾皮症 | 遺伝性 | UVB | 乳児・小児 | サンバーン，色素異常，悪性腫瘍など | A群などで神経症状 | 遺伝子診断，DNA修復試験 |
| 骨髄性プロトポルフィリン症 | 遺伝性 | 可視光 | 小児 | 疼痛，熱感，潮紅，浮腫，膨疹 | 肝機能障害，胆石 | 赤血球プロトポルフィリン増加，遺伝子検査など |
| ペラグラ | 代謝性 | UVA | —— | サンバーン，水疱，びらん，口角炎 | 皮膚炎，下痢，認知症 | ニコチン酸濃度低下 |
| 晩発性皮膚ポルフィリン症 | 代謝性 | 可視光 | 中年以降男性 | 水疱，瘢痕，萎縮，色素沈着 | 肝障害 | 尿中コプロポルフィリン，ウロポルフィリン増加など |
| 種痘様水疱症 | 感染性 | UVA | 幼児〜思春期 | 中心臍窩を伴う水疱，痂皮 | 慢性活動性EBウイルス感染症，重症蚊刺アレルギー | EBV DNA量，皮膚生検によるEBER-ISH |
| 日光蕁麻疹 | 内因 | 可視光 | —— | 紅斑，膨疹 | | 誘発テスト |
| 慢性光線性皮膚炎 | 内因 | UVB | 中年以降，男性 | 湿疹病変，皮膚肥厚，獅子様顔貌 | きわめてまれに皮膚T細胞リンパ腫 | 光線照射テスト |
| 多形日光疹 | 内因 | UVA，UVB | 10〜20歳台，女性 | 瘙痒性紅斑，丘疹，小水疱 | | UVB反復照射で誘発 |

response dose）を測定する。日本人のMRDは10〜15 J/cm²とされている。それ以下の照射量で紅斑などがみられた場合には，UVAの過敏を考える。

④可視光線照射テスト：統一された方法は存在しないが，一般的にはスライドプロジェクターの光を15〜30 cm離して15〜20分程度照射し反応をみる。通常，可視光線では皮膚に反応はみられない。

⑤薬剤性光線過敏症を考える場合には，内服照射試験または光パッチテストで確定診断する。

## 確定診断の決め手

各疾患の主な作用波長と，特徴的な皮疹，随伴症状・合併症，検査所見を表1に示す。

### 誤診しやすい疾患との鑑別ポイント

**1** 露光部に症状がみられる疾患，特に日光によって増悪する以下の疾患を除外する。

　**❶空気伝播性接触皮膚炎**：化粧品，香水，薬品，植物，その他職業に関係したさまざまな物質が原因となる。

　**❷脂漏性皮膚炎，酒皶・酒皶様皮膚炎**（⇨1549頁）：顔面に好発し，気温上昇や日光曝露後には紅斑が増強しやすい。

**2** 日光によって皮疹が出現あるいは増悪する膠原病〔**全身性エリテマトーデス**（⇨1169頁），**慢性円板状エリテマトーデス**，**皮膚筋炎**（⇨1175頁）など〕を全身症状，検査所見，皮膚生検などより鑑別する。

### 確定診断がつかないとき試みること

　光線過敏が疑われるが，光線照射試験で光線過敏の所見が得られないケースも存在する。一部の光線過敏症は，繰り返しの照射や，日光曝露によってはじめて症状が再現されるため，その可能性を考慮する必要がある。

### 合併症・続発症の診断

　診断確定後は，各疾患の合併症の精査を行う。

### 治療法ワンポイント・メモ

**1** 光線過敏症の治療の基本は遮光である。診断に応じて適切なレベルの遮光を指示する。

**2** 皮膚症状に対しては対症療法を行う。

### 専門医へのコンサルト

　診断には光線照射試験が必要になるが，各波長の光線照射試験を施行できる施設は限られるため，専門の医療機関にコンサルトする必要がある。

# 天疱瘡
## Pemphigus

山上 淳　東京女子医科大学准教授・皮膚科学

（頻度）**あまりみない**
GL　天疱瘡診療ガイドライン（2010）

### 診断のポイント

**1** 40〜60歳台，女性にやや多い。

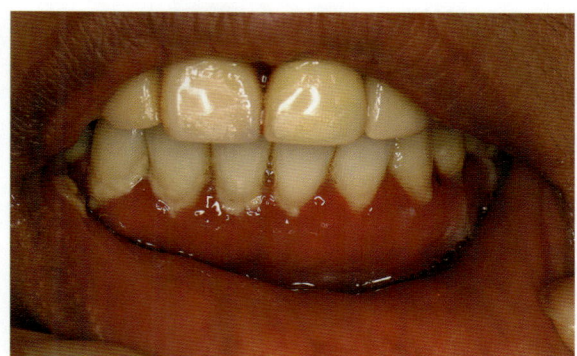

**図1** 尋常性天疱瘡の口腔内びらん

**2** 皮膚・粘膜の難治性のびらん・水疱。
**3** 病理組織学的所見で表皮内水疱。
**4** 直接蛍光抗体法で表皮細胞表面にIgG沈着。
**5** 血清中から抗デスモグレイン抗体が検出。

### 症候の診かた

**1** 粘膜症状

　**❶**尋常性天疱瘡では，口腔内びらんがほぼ100％の症例にみられ，初発症状になることも多い。口唇・咽喉頭・食道・眼瞼結膜などの重層扁平上皮には，水疱・びらんがみられる可能性がある。重症例では摂食不良となる。一見正常な部位に圧力をかけると表皮が剥離し，びらんを呈するNikolsky現象がみられるため，食事や歯磨きの際に刺激を受けやすい歯肉にびらんが好発する（**図1**）。同様に，舌・口蓋・頬粘膜にも高頻度に病変を生じる。

　**❷**腫瘍随伴性天疱瘡でも，口腔内から咽喉頭にかけて広範囲にびらん・潰瘍を生じるが，赤色口唇にみられる血痂が特徴的である。自己抗体による液性免疫だけでなく，細胞性免疫が病態に関与していると考えられており，Stevens-Johnson症候群に類似した粘膜症状を呈する。

**2** 皮膚症状

　**❶**尋常性天疱瘡では，頭部・腋窩・鼠径部・上背部・殿部などの圧力のかかりやすい部位に，弛緩性水疱・びらんを生じる（Nikolsky現象）。水疱は破れやすく，多発すると融合して大きなびらん性局面を形成することもある。

　**❷**落葉状天疱瘡では，頭部・顔面・胸・背部などのいわゆる脂漏部位に，薄い鱗屑および痂皮を伴った紅斑・びらんが生じる（**図2**）。通常，口腔などの粘膜症状はみられない。

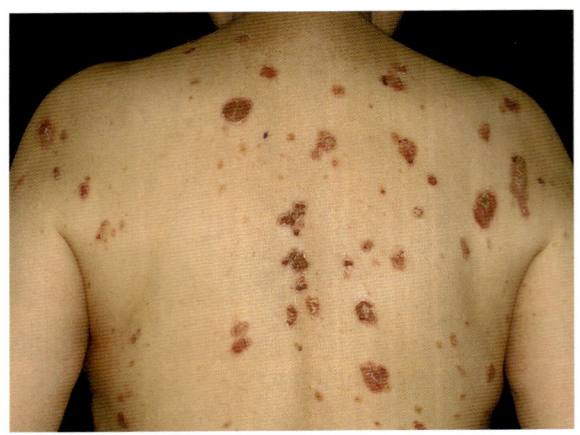

図2 落葉状天疱瘡の紅斑・びらん

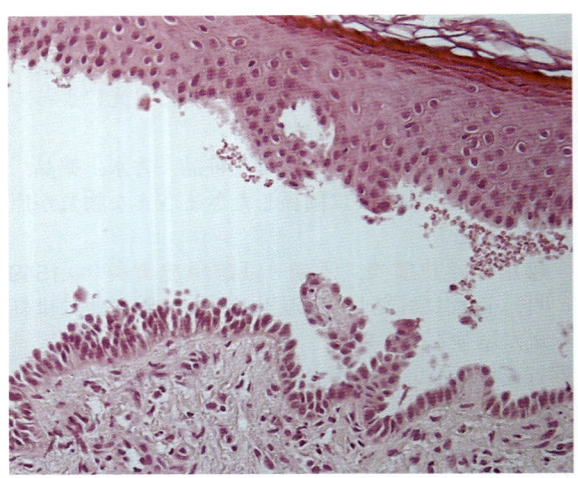

図3 尋常性天疱瘡でみられる表皮基底層直上の棘融解を伴う水疱

## 検査所見とその読みかた

**1 病理組織検査**

❶尋常性天疱瘡では，表皮内基底層の直上に棘融解を伴う水疱が形成される。水疱内の棘融解細胞は，細胞間接着を失った細胞で，壊死を伴わないのが特徴である。表皮の基底細胞と基底膜部との接着は保たれており，墓石が並んだような配列と表現される（図3）。

❷落葉状天疱瘡では，表皮の角層下から顆粒層に水疱形成がみられる。棘融解ははっきりしないことも多い。また急性期や2次感染を伴う場合には，表皮内に多数の細胞浸潤を伴うこともある。

❸腫瘍随伴性天疱瘡では，尋常性天疱瘡と同様，表皮基底層直上に棘融解を伴う水疱がみられる。基底膜部の液状変性と表皮細胞壊死がみられ，いわゆる苔癬型反応を呈する点で，尋常性天疱瘡と異なる。

**2 直接蛍光抗体法（DIF：direct immunofluorescence）**：皮膚・粘膜からの生検検体の表皮細胞表面にIgGの沈着が確認される。非常に感度が高い検査なので，DIFで表皮細胞表面へのIgGの沈着がみられない場合には，天疱瘡ではないと考えたほうがよい。

**3 血液検査**：患者血清中から，CLEIA法またはELISA法でデスモグレイン（Dsg）に対するIgG自己抗体が検出される。粘膜優位型の尋常性天疱瘡ではDsg 3に対する自己抗体が，粘膜皮膚型の尋常性天疱瘡では，Dsg 3に加えてDsg 1に対する自己抗体が検出される。落葉状天疱瘡では，Dsg 1に対する自己抗体のみが検出される。腫瘍随伴性天疱瘡で

は，粘膜皮膚型尋常性天疱瘡と同様，Dsg 3およびDsg 1に対する自己抗体が検出されることが多い。

## 確定診断の決め手

臨床症状，病理組織所見，免疫学的所見の3つの視点から，天疱瘡の診断が支持されるか，矛盾がないかを検証することが重要である。

**1 臨床症状**：典型的な症例では天疱瘡を疑うことは難しくないが，2次感染や外用治療などの影響を受けて，多彩な皮膚症状を呈しうることに注意が必要である。

**2 病理組織所見**：典型的な所見は，棘融解を伴う表皮内水疱だが，はっきりしない症例も少なくない。

**3 免疫学的所見**

❶DIFは，患者皮膚または粘膜にIgG型自己抗体が沈着して水疱を起こしている直接的な証拠であり，感度も高いので，天疱瘡と診断する上で最も重要な所見と言える。

❷患者血清から，Dsgに対する自己抗体が検出されれば，天疱瘡の診断を強力にサポートする根拠となる。

## 誤診しやすい疾患との鑑別ポイント

**1 尋常性天疱瘡と腫瘍随伴性天疱瘡**は，粘膜にびらんを生じる疾患が鑑別診断となる。アフタ性口内炎，ヘルペスウイルス感染症，扁平苔癬，Behçet病（⇨1195頁），Stevens-Johnson症候群などがあげられる。落葉状天疱瘡では，脂漏性皮膚炎や乾癬

（⇨1505頁）など，鱗屑を伴う紅斑を呈する皮膚疾患が鑑別診断となる。

**2** いずれも DIF で皮膚・粘膜への自己抗体の沈着を証明することが，天疱瘡の診断において重要である。

### 確定診断がつかないとき試みること

びらんや水疱部での生検検体では，DIF で IgG の細胞表面への沈着がうまく観察されないことがある。病変周囲の健常に見える皮膚から生検を行い，表皮細胞表面への IgG の沈着を確認することが望ましい。

### 治療法ワンポイント・メモ

自信がない場合は，診断がついたら，皮膚科専門医に相談したほうがよい。

### 専門医へのコンサルト

稀少難治性皮膚疾患（いわゆる国指定難病）であり，天疱瘡が疑われた時点で皮膚科専門医にコンサルトしたほうがよい。

# 水疱性類天疱瘡
## Bullous Pemphigoid

**氏家 英之** 北海道大学大学院教授・皮膚科学

**頻度** ときどきみる

**GL** 類天疱瘡（後天性表皮水疱症を含む）診療ガイドライン（2017）

### 診断のポイント

**1** 60 歳以上。
**2** 緊満性水疱と（浮腫性）紅斑。
**3** 病理組織検査で表皮下水疱と好酸球浸潤。
**4** 蛍光抗体直接法で表皮基底膜部に線状の IgG や C3（補体）の沈着。
**5** 血中抗 BP180 NC16a 抗体が陽性。

### 症候の診かた

**1** 水疱：水疱蓋が厚く破れにくい緊満性水疱がみられる（図1）。血液が混じる血疱がみられることもある。それらが破れるとびらんとなる。10〜15%の症例では，口腔粘膜にも水疱やびらんを認める。
**2** 紅斑：かゆみを伴う蕁麻疹様の浮腫性紅斑がみられることが多いが，紅斑が乏しい症例もある。

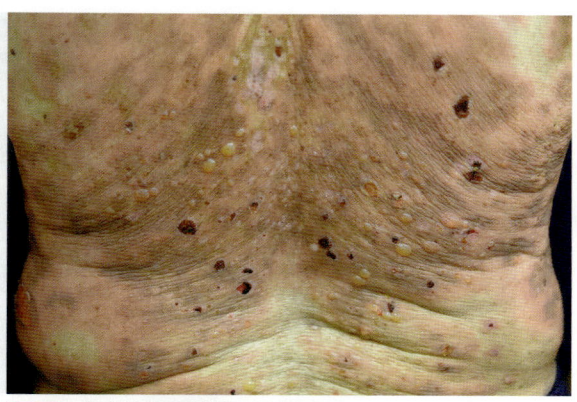

**図1** 水疱性類天疱瘡の臨床像
浮腫性紅斑上に緊満性水疱とびらん，痂皮が多発している。

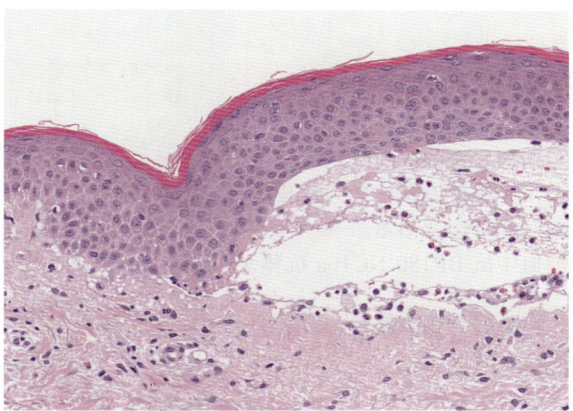

**図2** 病理組織像
表皮下水疱と好酸球浸潤がみられる。

### 検査所見とその読みかた

**1** スクリーニング検査：血中の抗 BP180 NC16a 抗体の測定が最も簡便であるが，感度が 85% 程度であるため陰性でも本症を否定できない。
**2** 病理組織検査：表皮下水疱がみられる。通常，真皮や水疱内に好酸球浸潤を伴う（図2）。
**3** 蛍光抗体直接法：本症において最も感度の高い検査である。水疱周囲部皮膚を用いて実施し，表皮基底膜部への IgG や C3 の線状沈着を確認する。
**4** 蛍光抗体間接法：患者血清と正常ヒト皮膚を用いて行う。表皮基底膜部への IgG の線状沈着を確認する。また，1M 食塩水剥離皮膚を用いた同法では，表皮下裂隙の表皮側に血中 IgG が線状に沈着する（図3）。

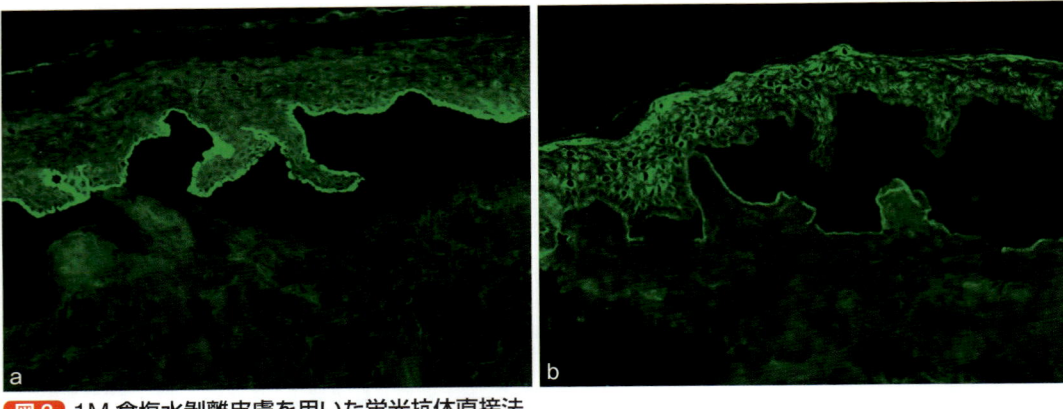

**図3** 1M 食塩水剝離皮膚を用いた蛍光抗体直接法

水疱性類天疱瘡では表皮下裂隙の表皮側に血中 IgG が沈着し（a），後天性表皮水疱症や抗ラミニン γ1 類天疱瘡では真皮側に IgG が沈着する（b）。

## 確定診断の決め手

1. 多発する緊満性水疱。
2. 病理組織で表皮下水疱を認める。
3. 蛍光抗体直接法で，表皮基底膜部に IgG や C3 の線状沈着を認める。
4. 血中抗 BP180 NC16a 抗体が陽性。

## 誤診しやすい疾患との鑑別ポイント

1. **後天性表皮水疱症**
   1. 血中抗 BP180 NC16a 抗体が陰性。
   2. 1M 食塩水剝離皮膚を用いた蛍光抗体間接法で，表皮下裂隙の真皮側に血中 IgG が線状に沈着する（図3）。
   3. 血中抗 7 型コラーゲン抗体が陽性。
2. **尋常性天疱瘡**（⇨ 1499 頁）
   1. 血中抗デスモグレイン 3 抗体が陽性。
   2. 口腔粘膜疹が必発。
   3. 皮膚に弛緩性水疱がみられることがある。
   4. 病理組織で表皮内水疱がみられる。
3. **落葉状天疱瘡**（⇨ 1499 頁）
   1. 血中抗デスモグレイン 1 抗体が陽性。
   2. 皮膚で弛緩性水疱がみられる。
   3. 病理組織で表皮内水疱がみられる。

## 確定診断がつかないとき試みること

1. 血中抗 BP180 NC16a 抗体が陰性の場合，全長 BP180 ELISA（J Invest Dermatol 136: 2201-2210, 2016）や，BP230 ELISA，7 型コラーゲン ELISA が血中自己抗体の検出に有用である。いずれも保険適用外。
2. 自己抗体の標的抗原の同定には，表皮抽出液や真皮抽出液，精製ラミニン 332 などを用いたウエスタンブロット法が有用であるが，実施可能な施設は限られている。

## 予後判定の基準

BPDAI（Bullous Pemphigoid Disease Area Index）（Br J Dermatol 66: 479-485, 2012）を用いて重症度判定を行う。後述の通り，軽症と中等症以上では，治療選択肢が大きく異なる（日皮会誌 127：1483-1521, 2017）。

## 経過観察のための検査・処置

血中抗 BP180 NC16a 抗体価は病勢評価に有用であり，定期的（数か月に 1 回程度）に測定して推移を確認する。

## 治療法ワンポイント・メモ

1. BPDAI で軽症（皮膚のびらん/水疱が 14 点以下，皮膚の膨疹/紅斑が 19 点以下，粘膜のびらん/水疱が 9 点以下のすべてを満たす）の場合：第 1 選択はステロイド外用±テトラサイクリン系抗菌薬内服。
2. BPDAI で中等症以上の場合：第 1 選択はステロイド内服（プレドニゾロン 0.5～1 mg/kg/日）。

## さらに知っておくと役立つこと

1. 本疾患は国の指定難病となっているので，中等症以上であれば診断確定後,臨床調査個人票を作成し，治療費の公費負担申請を進める。なお，本症の診断

確定には皮膚生検が必須である。

2 DPP-4 阻害薬により誘発される類天疱瘡がある。

### 専門医へのコンサルト

　60 歳台以上の高齢者に複数の水疱やびらんを認めた場合，本症の可能性があるため皮膚科専門医にコンサルトする。血中抗 BP180 NC16a 抗体の測定は簡便であり，コンサルト前に実施してもよい。なお，陽性であれば本症の可能性が高いが，陰性であっても本症を否定できない。

# 表皮水疱症
## Epidermolysis Bullosa

石河 晃　東邦大学教授・皮膚科学

(頻度) あまりみない

### 診断のポイント

1 出生時あるいは乳児期発症。

2 軽微な外力により容易に皮膚に水疱，びらんを形成する。

3 家族歴（顕性遺伝性の場合）。

4 他の水疱性疾患（自己免疫性水疱症，色素失調症など）を除外できる。

5 20 以上の亜型があり（表 1 ⇒次頁），専門施設における病型診断を受けることが望ましい。

### 症候の診かた

1 水疱・びらん：生涯にわたり必発の症状。外力を受けやすい部位（新生児では四肢，幼児期以降では手，肘，膝，足底など）に水疱を形成し，その後破れてびらんとなる（図 1）。

2 瘢痕：最も多い病型である栄養障害型では成長とともに肥厚性瘢痕，接合部型では萎縮性瘢痕がみられる。

3 爪の変形，欠損：栄養障害型では爪甲萎縮，爪甲欠損がみられる。

4 拘縮・偽合指症：潜性栄養障害型では成長とともに四肢関節，指趾関節の瘢痕拘縮をきたしやすい。指趾間は癒着し，偽合指症となる（図 2）。

### 検査所見とその読みかた

1 皮膚生検 HE 染色所見：表皮下水疱と軽度の炎症がみられる。他の水疱性疾患を否定する。

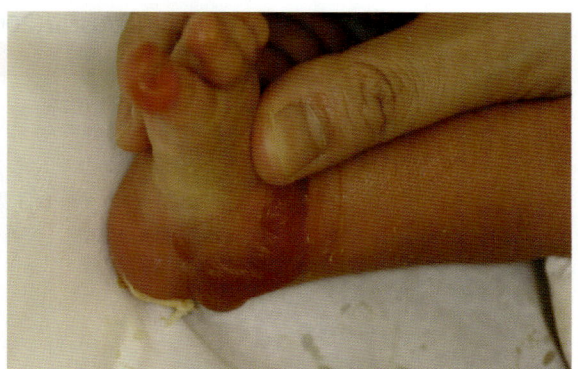

**図 1** Dowling-Meara 型単純型表皮水疱症
出生直後からわずかな圧迫部位に水疱を形成している。

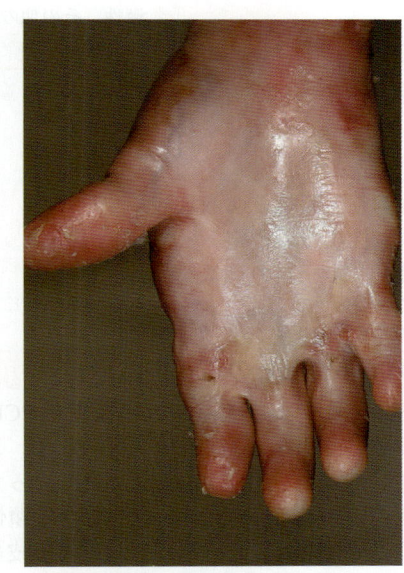

**図 2** 栄養障害型でみられる偽合指症と瘢痕拘縮

2 生検皮膚の凍結切片を用いた各種基底膜蛋白の蛍光染色：責任蛋白の発現減弱～欠損，各種基底膜蛋白の発現部位と水疱形成部位との位置関係により表皮内水疱（単純型），透明層での水疱（接合部型），真皮内での水疱（栄養障害型）の 3 大病型に分類する。

3 電子顕微鏡：水疱形成部位が表皮内，接合部，真皮内のいずれであるか観察する。

4 遺伝子検査：栄養障害型表皮水疱症は保険診療として遺伝子検査を施行できる。

### 確定診断の決め手

　下記 1 と 2 があることに加えて，3 または 4 があ

**表1** 代表的な表皮水疱症の亜型（2008年の国際分類を元に作成）

| 大分類 | 小分類 | 標的蛋白 | 主な遺伝形式 |
|---|---|---|---|
| 単純型 | 限局型 | ケラチン5または14 | 常染色体顕性遺伝 |
| | Dowling-Meara型 | ケラチン5または14 | 常染色体顕性遺伝 |
| | その他の汎発型 | ケラチン5または14 | 常染色体顕性遺伝 |
| | 筋ジストロフィー合併型 | プレクチン | 常染色体潜性遺伝 |
| | 幽門閉鎖合併型 | プレクチン | 常染色体潜性遺伝 |
| 接合部型 | Herlitz型 | ラミニン332 | 常染色体潜性遺伝 |
| | 非Herlitz型 | 17型コラーゲン<br>ラミニン332 | 常染色体潜性遺伝 |
| | 幽門閉鎖合併型 | α6インテグリン<br>β4インテグリン | 常染色体潜性遺伝 |
| 栄養障害型 | 顕性型 | 7型コラーゲン | 常染色体顕性遺伝 |
| | 潜性重症汎発型 | 7型コラーゲン | 常染色体潜性遺伝 |
| | 潜性，その他の汎発型 | 7型コラーゲン | 常染色体潜性遺伝 |
| Kindler症候群 | —— | キンドリン-1 | 常染色体潜性遺伝 |

れば確定。

❶生下時より生涯持続する水疱，びらん。

❷他の水疱性疾患の否定。

❸基底膜蛋白の発現の異常。

❹遺伝子異常の検出。

## 誤診しやすい疾患との鑑別ポイント

❶新生児ヘルペス：水疱から抗原検査やPCRにてウイルスを証明する。

❷色素失調症：出生時にBlaschko線に沿って列序性に小水疱の多発がみられる。X染色体顕性遺伝でほとんどが女児発症で，皮膚生検にて表皮細胞壊死，好酸球浸潤を伴う表皮内水疱という特徴的な所見が得られる。

❸表皮融解性魚鱗癬（⇨1511頁）：全身にびまん性の紅斑，過角化があり，水疱を形成する。皮膚生検にて表皮の顆粒変性が特徴的。

## 確定診断がつかないとき試みること

生検すべき新しい水疱がない場合，ボールペンの先でこするなどの皮膚刺激により水疱を誘発し，皮膚生検を行うようにする。

## 合併症・続発症の診断

❶病型によっては特異な皮膚外合併症（幽門閉鎖症，筋ジストロフィー）がある。また，栄養障害型では歩行障害，開口障害，食道狭窄，眼瞼癒着，眼瞼外反，翼状片，低栄養，貧血（特に重度），心不全，蛋白尿，腎不全などがある。

❷続発症として皮膚の有棘細胞癌があるため，定期的な観察が重要。

## 治療法ワンポイント・メモ

根治的治療はない。局所処置として水疱は穿刺し，メピレックスライトなどの非固着性創傷被覆材により水疱，びらん部位を被覆する。

## さらに知っておくと役立つこと

❶連日処置を行う必要があるため在宅での処置指導が重要。在宅難治性皮膚疾患処置指導管理料を算定することにより在宅で使用する創傷被覆材を保険適用として支給することができる。

❷本疾患は小児慢性特定疾病および指定難病であり，医療費補助を受けられる。

❸遺伝子検査は2024年現在かずさDNA研究所にて受注している。自家培養表皮による治療が保険適用されている（栄養障害型および接合部型表皮水疱症）。

## 専門医へのコンサルト

❶病型診断は患者の合併症や続発症に対応するため必須である。病型診断ができる専門施設は限られているが，一度はコンサルトするべきである。

❷診断確定後は患者居住地域の皮膚科において治療継続が望ましい。

# 乾癬
## Psoriasis

**馬渕 智生**　東海大学教授・皮膚科学

（頻度）よくみる

## 診断のポイント

❶銀白色の厚い鱗屑に覆われた紅斑局面。
❷Köbner 現象のため，肘頭，膝蓋，腰背部，被髪頭部など外的刺激を受ける部位に好発。
❸わが国では男性に多い。
❹肥満などメタボリック症候群が併存する。
❺10～20％に関節症状（乾癬性関節炎）（J Dermatol 43: 1193-1196, 2016）。

## 緊急対応の判断基準

　病変範囲が広い（乾癬性紅皮症を含む），関節症状が強い，膿疱を伴う（膿疱化）などの重症例では外用治療だけでなく全身治療が必要。

## 症候の診かた

❶皮膚症状（尋常性乾癬）：銀白色の厚い鱗屑に覆われた紅斑局面（図1）が，肘頭，膝蓋，腰背部，被髪頭部など外的刺激を受ける部位に多発する。治療に反応するが難治で再発する。
❷関節症状（乾癬性関節炎）：10～20％に関節症状がみられ（図2），大半の症例で皮膚症状が先行する（J Dermatol 43: 1193-1196, 2016）。乾癬性関節炎は付着部炎であり，指趾のほか，脊椎や仙腸関節にも生じる。
❸爪症状：約25％にみられる（J Dermatol 48: 864-875, 2021）（図3）。

## 検査所見とその読みかた

❶皮膚生検：病理組織学的に，不全角化（錯角化），表皮突起の棍棒状突出，表皮顆粒層消失，角層下の好中球浸潤（Munro 微小膿瘍），真皮乳頭の延長，真皮乳頭での毛細血管増生，リンパ球浸潤が特徴的な所見となる。
❷画像検査：関節エコー，MRI では発症初期から付着部を主体とした炎症所見がみられる。関節症状が進行すると，X 線でも骨びらん，骨増殖，関節裂隙狭小化，骨破壊（pencil-in-cup）が確認できる。

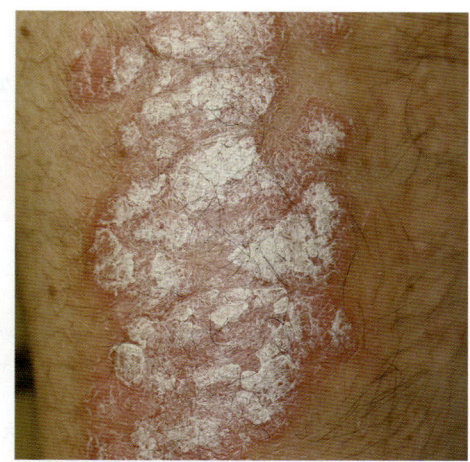

**図1** 局面型の乾癬皮疹

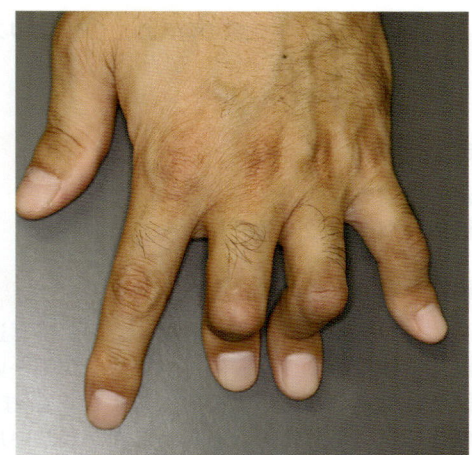

**図2** 乾癬性関節炎

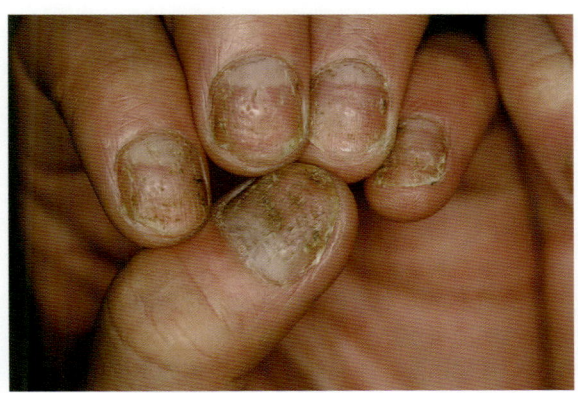

**図3** 乾癬の爪症状

**17**

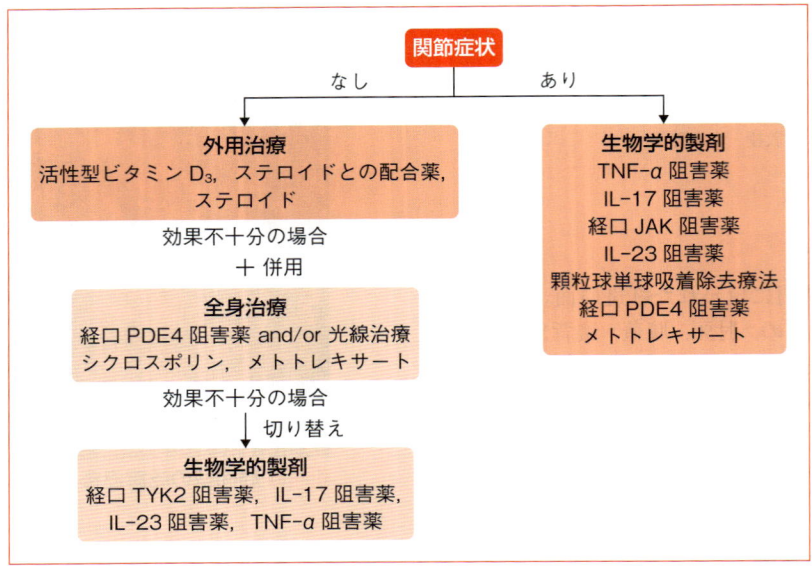

**図4** 治療の考えかた（アルゴリズム）

## 確定診断の決め手

❶特徴的な皮膚症状。
❷特徴的な病理組織学的所見。

## 誤診しやすい疾患との鑑別ポイント

❶脂漏性皮膚炎：被髪頭部，鼻翼，眉間，外耳道など脂漏部位に生じる。乾癬に比べて鱗屑が細かい。被髪頭部は乾癬の初発部位であることも多く，また，被髪頭部に限局した乾癬もあり，鑑別が難しい症例もある。
❷貨幣状湿疹：乾癬に比べてかゆみが強く，角化が弱い。
❸体部白癬（⇨1525頁）：中心治癒傾向で環状に拡大する。乾癬に比べて鱗屑が細かい。苛性カリ（KOH）直接鏡検法で真菌を確認できる。

## 確定診断がつかないとき試みること

❶皮膚症状に対しては，（ステロイド外用薬ではなく）活性型ビタミン D$_3$ 外用薬を単剤で使用し，その治療効果で判断する。
❷関節痛が主訴で，その関節炎が付着部炎であり，乾癬性関節炎が鑑別に挙がる症例では，皮疹が生じやすい被髪頭部，殿裂部，爪に乾癬の皮膚症状がないか診察する。
❸乾癬性関節炎で，皮疹に先行して関節症状が出現している症例では，皮膚症状の出現を注意深く観察

していく。

## 合併症・続発症の診断

❶メタボリック症候群
　❶近年ではメタボリック症候群の合併が多いことが認知され（J Dermatol 48: 864-875, 2021），乾癬は単なる皮膚疾患ではなく，慢性の全身炎症性疾患ととらえられている。
　❷さらに，心疾患，炎症性腸疾患，ぶどう膜炎，糖尿病，うつなどを併存することもあり，乾癬性疾患（PsD：psoriatic disease）という疾患概念も浸透しつつある。
　❸身長・体重測定，血液・尿検査でスクリーニング検査を行う。

## 予後判定の基準

　重症乾癬患者は平均寿命が6年短く，なかでも心血管イベントによる死亡リスクが高まるという報告がある（J Dermatol 39: 212-218, 2012）。

## 治療法ワンポイント・メモ（図4）

❶根治療法はなく対症的に根気強く治療していく。
❷活性型ビタミン D$_3$，ステロイドあるいは両薬剤の配合薬による外用治療が治療の基本となる。
❸中等症以上では，光線治療，内服治療（シクロスポリン，メトトレキサート，アプレミラストなど）といった全身治療を併用する。

**4** 重症例では生物学的製剤治療が必要となる。

**5** 乾癬性関節炎に対しては，早期から生物学的製剤治療または JAK 阻害薬を開始したい。

### さらに知っておくと役立つこと

**1** 喫煙は乾癬の悪化因子であり，禁煙指導や禁煙外来での治療を行う。

**2** 紫外線によって治療効果を得られるので，適度な日光浴を推奨する。

**3** 逆に冬季には悪化する症例が多い。

**4** 感冒など感染症によって一過性に悪化することがある。

**5** Köbner 現象により悪化するので，鱗屑を剝がさない，入浴時のナイロンタオル使用を止める，刺激感のある衣服を避けるなどの生活指導を行う。

**6** 生物学的製剤は薬価が高いので，高額療養費制度や勤務先の医療費助成制度を活用する。

### 専門医へのコンサルト

**1** 関節症状を有する症例，皮膚症状が中等症以上の症例では全身療法が必要となるので，皮膚科専門医に紹介する。

**2** 光線治療機器を有する皮膚科医であれば治療選択肢が広がる。

**3** 経口 JAK 阻害薬および経口 TYK2 阻害薬を含む生物学的製剤による乾癬治療は，日本皮膚科学会による分子標的薬使用承認施設での治療導入が求められている。

**4** 患者に対して「一生治らない病気」とは言わず，難治ではあるが治療法によっては抑制可能な疾患である旨を説明する。

---

# 膿疱性乾癬（汎発型）

Generalized Pustular Psoriasis

杉浦 一充　藤田医科大学教授・皮膚科学

**頻度** **あまりみない**（わが国で 3,700 人）

**GL** 膿疱性乾癬（汎発型）診療ガイドライン 2014 年度版

### 診断のポイント

**1** 診断基準：**表 1** に示す。

**2** 尋常性乾癬皮疹が先行することもある。

**3** 膿疱性乾癬（汎発型）に包括しうる疾患として，以

下のものがある。

**❶** 急性汎発性膿疱性乾癬（von Zumbusch 型）：膿疱性乾癬（汎発型）の典型例である。急速な発熱とともに全身の皮膚が潮紅し，無菌性の膿疱が多発する。

**❷** 疱疹状膿痂疹：妊娠中期以後に発症し，発熱，悪心，嘔吐などに伴い，間擦部を中心に無菌性の膿疱を伴う紅斑を生じ，環状に広がりながら全身に拡大する。

**❸** 稽留性肢端皮膚炎の汎発化：指趾に限局する無菌性膿疱を形成して，慢性に消長を繰り返すまれな疾患である。発熱を伴い，全身に膿疱が拡大することがある。

**❹** 小児汎発性膿疱性乾癬：成人例と比べて，尋常性乾癬が先行しない例が多い。

### 緊急対応の判断基準

**1** 発熱，全身倦怠感，呼吸器症状，心循環症状がみられるとき。

**2** 全身に及ぶ膿疱，浮腫，白血球増多，CRP 上昇，アルブミン低下。

---

**表1** 診断基準

**主要項目**

1) 発熱あるいは全身倦怠感等の全身症状を伴う。

2) 全身または広範囲の潮紅皮膚面に無菌性膿疱が多発し，ときに融合し膿海を形成する。

3) 病理組織学的に Kogoj 海綿状膿疱を特徴とする好中球性角層下膿疱を証明する。

4) 以上の臨床的，組織学的所見を繰り返し生じること。ただし，初発の場合には臨床経過から「膿疱性乾癬（汎発型）の除外項目」記載の事項を除外できること。

以上の 4 項目を満たす場合を膿疱性乾癬（汎発型）（確実例）と診断する。主要項目 2）と 3）を満たす場合を疑い例と診断する。

**膿疱性乾癬（汎発型）の除外項目**

1) 尋常性乾癬が明らかに先行し，副腎皮質ホルモン剤などの治療により一過性に膿疱化した症例は原則として除外するが，皮膚科専門医が一定期間注意深く観察した結果，繰り返し容易に膿疱化する症例で，本症に含めたほうがよいと判断した症例は，本症に含む。

2) circinate annular form は，通常全身症状が軽微なので対象外とするが，明らかに汎発性膿疱性乾癬に移行した症例は本症に含む。

3) 一定期間の慎重な観察により角層下膿疱症，膿疱型薬疹（acute generalized exanthematous pustulosis：AGEP を含む）と診断された症例は除く。

〔照井 正，他：膿疱性乾癬（汎発型）診療ガイドライン 2014 年度版．日皮会誌 125(12)：2211-2257，2015 より〕

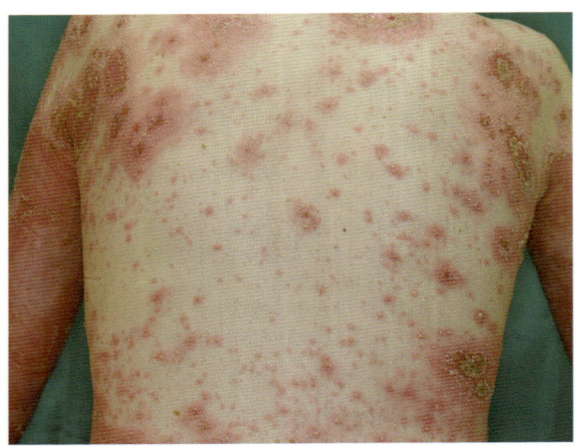

**図1** 皮膚所見

## 症候の診かた

❶発熱：平熱から39℃台までである。
❷皮膚粘膜：潮紅皮膚面に無菌性の膿疱（図1），四肢の浮腫，しばしば地図状舌がある。
❸関節：しばしば関節痛がある。

## 検査所見とその読みかた

❶病理組織：Kogoj海綿状膿疱を観察する。
❷血液検査所見
　❶白血球増多，核左方移動
　❷赤沈亢進，CRP陽性
　❸IgGまたはIgA上昇
　❹低蛋白血症，低カルシウム血症
　❺ASLO高値
❸遺伝子診断：尋常性乾癬の先行しない膿疱性乾癬（汎発型）では*IL36RN*機能欠損遺伝子変異が，尋常性乾癬の先行する膿疱性乾癬（汎発型）では*CARD14*機能獲得遺伝子変異が見い出されることがある。

## 確定診断の決め手

　診断基準に沿って確定診断をする。

## 誤診しやすい疾患との鑑別ポイント

❶尋常性乾癬（⇨1505頁）：牡蛎殻状の鱗屑を被る紅斑局面を呈する。膿疱をきたさない。
❷乾癬性紅皮症：紅皮症を呈する。膿疱をきたさない。
❸再発性環状紅斑様乾癬：襟飾り状鱗屑，小膿疱を伴った環状紅斑が消長を繰り返す。全身症状が軽微

である。
❹角層下膿疱症：間擦部を中心に環状～弓状，蛇行状の紅斑，膿疱が出現拡大する。全身症状は乏しい。
❺急性汎発性発疹性膿疱症：臨床症状と所見は膿疱性乾癬（汎発型）と類似する。典型例は原因薬剤の中止で皮疹はおよそ2週間で軽快する。

## 確定診断がつかないとき試みること

　診断基準の主要項目2），3）を満たせば疑診例とする。経過観察後に確定診断に至ることもある。

## 治療法ワンポイント・メモ

❶急性期には呼吸窮迫症候群や毛細血管漏出症候群などを伴うことがあるため，それらに対する治療が必要となる。
❷全身療法としてエトレチナート，シクロスポリン，メトトレキサート，各種生物学的製剤，顆粒球単球吸着除去療法がある。

## さらに知っておくと役立つこと

　指定難病なので，確定診断後は治療費の公費負担申請があることを患者に伝える。

---

# 掌蹠膿疱症

Palmoplantar Pustulosis

**八束 和樹**　愛媛大学大学院特任講師・皮膚科学

(頻度) **よくみる**（2010年4月～2011年3月疫学調査：136,224例，有病率0.12％）
GL 掌蹠膿疱症診療の手引き2022

## 診断のポイント

❶手掌・足底に多発する小水疱，膿疱，痂皮。鱗屑性紅斑などの併存も手がかりとなる。
❷真菌鏡検で白癬が陰性。
❸扁桃炎，歯周炎，根尖病巣などの感染病巣の有無を確認する。
❹胸肋鎖骨関節などに疼痛を訴える場合，掌蹠膿疱症性骨関節炎の可能性を考慮し，画像検査を行う。
❺確定診断のために皮膚生検で病理組織診断をする。

## 症候の診かた

❶皮疹：掌蹠に小水疱として始まり，短期間のうち

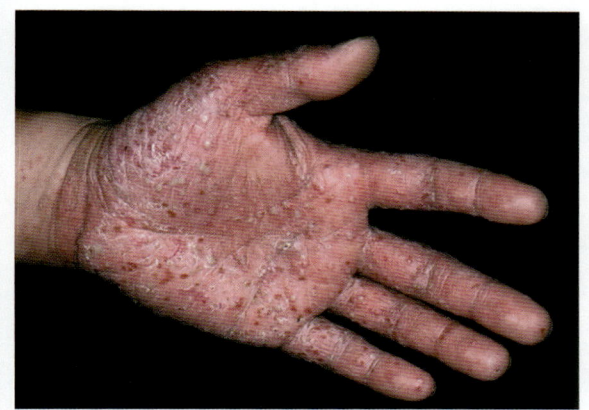

**図1　掌蹠膿疱症**
手掌に紅斑をベースとした水疱・膿疱，鱗屑が多発している。
（写真提供：宮崎大学解剖学講座組織細胞化学分野・村上正基）

に膿疱となり，やがて黄褐色の痂皮となる（図1）。皮疹経過が長くなり，再燃を繰り返すうちに鱗屑を伴う紅斑，紅斑局面が目立つようになってくる。

**❷分布**

❶皮疹は両側が同時に侵される場合と，片側から始まる場合とがある。手掌はいわゆる"たなごころ（掌）"から始まることが多いとされているが，母指球，小指球，あるいは指尖部，指腹などに出現することもある。足蹠では足底弓蓋，踵に始まることが多いが，足縁にも及ぶこともしばしば経験する。

❷掌蹠以外にも膝蓋部，下腿伸側，肘頭部に鱗屑を伴う紅斑，水疱，膿疱を生じることがあり，掌蹠外皮疹とよばれる。

❸膿疱は無菌性（培養陰性）で，まれに癒合し大型化することもある。次第に鱗屑性紅斑あるいは局面を形成し，厚くなった角層の一部では亀裂を生じることもある。

**❸爪病変**：爪床，爪囲に膿疱を生じることもあり，爪の混濁，肥厚，変形をきたすこともある。

**❹水疱・膿疱出現時などに軽度の瘙痒を伴うことや，足蹠に疼痛を伴うこともある。

**❺関節症状**：骨関節炎を約10％の患者に生じ，好発部位としては胸肋鎖骨関節が知られている。

**❻病巣感染**：原因として病巣感染が疑われる症例がある。病巣感染の割合は10〜40％とされ，扁桃，中耳，歯槽，副鼻腔，胆嚢などが知られる。

## 検査所見とその読みかた

**❶血液検査所見**：通常異常所見は認められないことが多い。病勢によっては，白血球増多，抗ストレプトリジンO抗体（ASO）の高値，CRP陽性，赤沈亢進などをみることがある。

**❷病理組織所見**

❶初期病変から適切に採取されたサンプルでは，表皮内の単房性の水疱が特徴的である。単核球と少数の好中球の浸潤がみられる。

❷膿疱からの組織所見では，角層下あるいは表皮内に単房性の膿疱が認められ，ほぼ好中球により充塡される。表皮内膿疱を呈する鑑別疾患は複数あるので，この所見のみで掌蹠膿疱症の確定診断は難しい。

## 確定診断の決め手

典型的な臨床所見に加えて，病理組織所見が診断の決め手となる。

## 誤診しやすい疾患との鑑別ポイント

**❶白癬**（⇨1525頁）：汗疱状小水疱型白癬では，境界が不明瞭な紅斑を生じ，そのなかに小水疱，膿疱を混じるため，掌蹠膿疱症に酷似する。鱗屑の真菌鏡検で白癬菌が検出されるため容易に鑑別は可能である。

**❷膿疱性乾癬（汎発型）**（⇨1507頁）：全身皮膚の潮紅と表在性の膿疱とが多発する疾患で，高熱や関節症状，全身倦怠感などを伴うことがある。

**❸尋常性乾癬**（⇨1505頁）：全身に鱗屑性紅色局面を伴う慢性経過の皮疹である。手掌・足底に限局するタイプもあるが，水疱を呈することはない。

**❹汗疱**：小水疱の出現時に激烈な瘙痒を伴うことが多い。好発部位は指腹と手掌全般で，母指球や小指球に好発する掌蹠膿疱症とは，皮疹の分布がやや異なる。

**❺好酸球性膿疱性毛包炎**：顔面に発症する例は，臨床で鑑別が可能であるが，手掌足底にだけ発症する症例は必ず病理組織での検討を要する。

## 確定診断がつかないとき試みること

臨床所見のみに頼らず，皮膚生検を行う。あるいは皮膚生検の可能な医療機関へ直ちに紹介する。

## 治療法ワンポイント・メモ

**❶病巣感染があれば積極的に取り除くようにする。

❷増悪因子がみつからない場合は，対症療法を行いながら，しつこく原因検索を継続する。

　❶外用療法から治療を開始する。瘙痒が強く，新生の皮疹が多い場合は強いステロイド軟膏を使用し，改善してきたら弱いステロイド軟膏や活性型ビタミン $D_3$ 軟膏へ変更していく。

　❷治療抵抗性の場合はナローバンド UVB などの紫外線療法や短期間のビタミン A 誘導体の内服を行うことがある。抗 IL-23pl9 抗体（グセルクマブ，リサンキズマブ）も保険適用となった。

## 専門医へのコンサルト

　一般診療科が「慢性湿疹」の治療経過中に，難治性，再発性の水疱，膿疱などを手掌足底に認めることがあった場合は，確定診断のために皮膚科専門医へ紹介することが望ましい。

（執筆協力：村上　正基　宮崎大学客員教授・解剖学講座組織細胞化学分野）

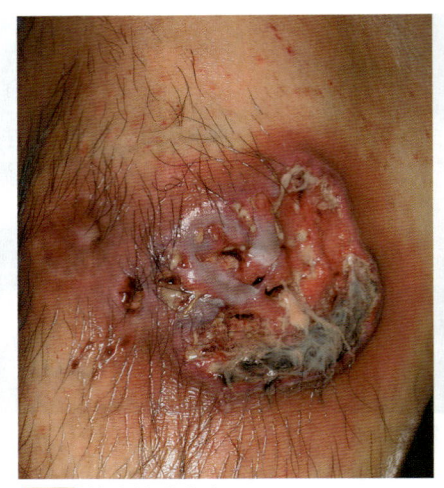

**図1**　壊疽性膿皮症

---

# 壊疽性膿皮症

## Pyoderma Gangrenosum

小宮根　真弓　自治医科大学教授・皮膚科学

頻度　**あまりみない**
GL　壊疽性膿皮症診療の手引き 2022

## 診断のポイント

❶繰り返す複数の難治性潰瘍。
❷細菌・真菌・抗酸菌などの感染症が否定できる。
❸潰瘍性大腸炎，関節リウマチなどの基礎疾患を伴う。
❹外傷を契機に発症・悪化する。
❺副腎皮質ステロイドなどの免疫抑制薬によく反応する。

## 緊急対応の判断基準

　急速に潰瘍が拡大，進展している場合，発熱，全身状態の悪化を伴う場合，感染症やその他の疾患との鑑別，早期の治療導入が必要であり，専門機関へ搬送する。

## 症候の診かた

❶皮膚潰瘍：壊疽性膿皮症の最も特徴的な臨床像は皮膚潰瘍である（図 1）。ただし，皮膚潰瘍を呈する疾患は多数あり，除外診断が重要である。

❷パテルギー：しばしば軽微な外傷を契機に潰瘍が出現，進展する。点滴・採血針の刺入，外科手術が契機になることも多い。

❸臨床像：5 つの臨床型に分類されている：潰瘍型，水疱型，膿疱型，慢性型，ストマ周囲型。潰瘍はしばしば穿堀性で，辺縁にポケットを形成する。

❹創部培養：基本的には無菌性の炎症性疾患であるが，潰瘍が長期に続く場合には 2 次的な感染を生じていることが多い。

## 検査所見とその読みかた

❶スクリーニング検査：末梢血白血球数，左方移動の有無，貧血の有無，血液凝固異常症の有無を確認する。抗リン脂質抗体症候群の除外診断も必要である。治療選択を見据えて腎機能，肝機能，潜在性結核，ウイルス性肝炎などの感染症の有無をチェックする。

❷培養検査：潰瘍部組織を培養検査に提出し，細菌・真菌・抗酸菌感染症。

❸病理検査：血管炎，血栓症，悪性腫瘍などを除外する。

❹合併症検索：潰瘍性大腸炎や関節リウマチ，血液疾患などの合併症の検索を同時に行う。

❺画像検査：胸腹部骨盤 CT にて，他の臓器に膿瘍形成などの病変がないかどうか確認する。

## 確定診断の決め手

❶壊疽性膿皮症に特異的な臨床，検査所見はなく，可能性のあるその他の疾患をすべて除外することが

重要である。

**2** 診断目的での副腎皮質ステロイド全身投与に良好に反応するかどうかを確認することで，診断の補助となることもある。

### 誤診しやすい疾患との鑑別ポイント

**1** 感染性皮膚潰瘍：細菌感染症，真菌感染症，抗酸菌感染症による皮膚潰瘍との鑑別が重要。特に抗酸菌は培養が難しい場合があり，培養結果が陰性でも完全には否定できない。熱帯性疾患として広く知られている Buruli 潰瘍の亜種が日本でも報告され，無痛性の難治性潰瘍で，組織像にて広範囲な壊死像を認めた場合には，培養結果が陰性でも，*Mycobacterium ulcerans* による Buruli 潰瘍を疑い，PCR などにて精査を進める必要がある。

**2** 膠原病などに伴う血管炎による潰瘍：病理組織における血管炎の有無で判断するが，潰瘍周囲では非特異的に血管炎様の組織像を認めることがある。

**3** 凝固因子の異常による潰瘍：血液凝固因子異常により，血栓形成が促進され，病変部の血管内に血栓が生じ皮膚潰瘍を形成する場合がある。

### 確定診断がつかないとき試みること

診断的治療として副腎皮質ホルモンの全身投与への反応性をみることで診断できる場合がある。

### 合併症・続発症の診断

**1** 潰瘍性大腸炎，Crohn 病：腹痛，下痢，血便などを呈する。便潜血検査，便中カルプロテクチン検査。

**2** 関節リウマチ：RA 因子，関節の評価。

**3** 血液疾患：末梢血液像から血液疾患が疑われる場合には骨髄生検を施行。

### 予後判定の基準

炎症性腸疾患に比べ関節リウマチに伴う壊疽性膿皮症では予後が悪い。

### 経過観察のための検査・処置

**1** 診断後，直ちに全身の免疫抑制治療を導入しない場合には，毎日の潰瘍の処置を継続する。過度なデブリドマンは病勢を悪化させることがあるので要注意である。潰瘍の改善の有無を評価するために，適宜臨床写真を撮影し，大きさ，深さを計測することが望ましい。

**2** 治療により急性期を脱しても潰瘍が残存する場合，連日の潰瘍処置が必要である。

**3** 上皮化完了したのちは，再発に注意しつつステロイドなどの免疫抑制治療薬を漸減する。

**4** 副腎皮質ステロイド，シクロスポリン，抗 TNF 抗体製剤などの免疫抑制治療が導入されている場合には，予防的抗菌薬，胃潰瘍治療薬，骨粗鬆症薬などの投与（副腎皮質ステロイド），および定期的な副作用のチェックが必要である。血糖値，HbA1c，$\beta$-D-グルカン，T-スポット，KL-6，血算，肝機能，腎機能，血液沈降速度，CRP などの血液検査，血圧チェック（シクロスポリン），および年に 1～2 回の胸部 X 線検査を行う。

### 治療法ワンポイント・メモ

**1** 禁煙，バランスのよい食事，十分な睡眠。

**2** 薬物療法：海外のガイドライン上は，副腎皮質ステロイド，シクロスポリンが第 1 選択となっているが，シクロスポリンはわが国では保険適用がない。抗 TNF 抗体阻害薬であるアダリムマブが保険適用となっている。

**3** 感染症の除外が重要であるが，2 次的な感染もあり，また壊疽性膿皮症に伴う肺野の浸潤影，肝膿瘍などを認める場合もある。

### さらに知っておくと役立つこと

本疾患は，遺伝子異常を伴う痤瘡・関節炎を合併した症候群を呈する場合には，国の難病指定を受けられる可能性があり，治療費の公費負担申請を行う。症候群としての壊疽性膿皮症でない場合には，残念ながら指定難病ではない。

### 専門医へのコンサルト

血液疾患や炎症性腸疾患，膠原病などの合併症がある場合には，それぞれの専門医にコンサルトを行う必要がある。難治性皮膚潰瘍を認める場合，皮膚科医へのコンサルトが必要である。

## 魚鱗癬

Ichthyosis

武市 拓也　名古屋大学准教授・皮膚科

本項では，遺伝学的背景を有する先天性魚鱗癬についてまとめ，後天的に生じる疾患（後天性魚鱗癬など）は含まない。

（**頻度**）尋常性魚鱗癬と X 連鎖性潜性（劣性）魚鱗

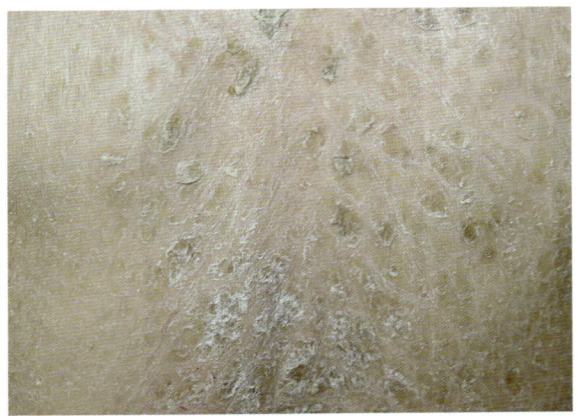

**図1** 葉状魚鱗癬患者の背部

癬：**よくみる**
その他の病型：**あまりみない**

GL 日本皮膚科学会診療ガイドライン：水疱型先天性魚鱗癬様紅皮症（2008）

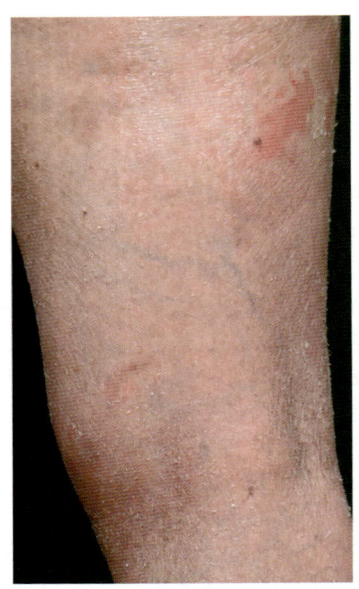

**図2** 先天性魚鱗癬様紅皮症患者の右大腿後面

## 診断のポイント

1 生下時，または乳児期に発症。
2 魚鱗癬（鱗屑，落屑の付着）（図1，2）。
3 皮膚生検で過角化を認める。
4 他臓器合併症状。
5 家族歴の有無。

## 緊急対応の判断基準

1 道化師様魚鱗癬

　❶コロジオン児として生まれた場合は，NICUによる全身管理，脱水の予防，感染症対策を十分に行う。
　❷重症例ではエトレチナートの投与を検討する。

## 症候の診かた

1 鱗屑と落屑

　❶角質が皮膚の表面に蓄積した状態が鱗屑で，その鱗屑が剝がれ落ちる状態を落屑とよぶ。
　❷魚鱗癬では鱗状となり，鱗屑の色，大きさ，形，分布から病型が細分類される。

## 検査所見とその読みかた

1 皮膚組織学的所見

　❶過角化，角層の肥厚がみられる。
　❷尋常性魚鱗癬では顆粒層の消失や菲薄化を伴う。

　❸ケラチン症性魚鱗癬では，顆粒変性が特徴的で，表皮内水疱がみられることがある。
2 末梢血塗抹標本：Dorfman-Chanarin 症候群では細胞質内に脂肪滴がみられる。
3 血液検査所見：Netherton 症候群では IgE 値が上昇する。

## 確定診断の決め手

1 全身の皮膚にみられる角質増殖と鱗屑。
2 皮膚組織学的検査による過角化。

## 誤診しやすい疾患との鑑別ポイント

1 ブドウ球菌性熱傷様皮膚症候群（⇨1520頁）

　❶高熱。
　❷末梢血白血球数の増加，核の左方移動。
　❸血液培養検査所見。

## 確定診断がつかないとき試みること

1 遺伝学的解析を行い，既知の病因遺伝子（表1）に病原性の可能性が高いバリアントが同定できれば確定診断につながる。
2 詳細な家族歴の聴取は遺伝形式の推定に役立つ。
3 ただし，病因となる遺伝型が同定されなかった場合でも，一概に診断を除外することはできない。

**表1** 先天性魚鱗癬の主な原因遺伝子とその機能，臨床的特徴

| | | 原因遺伝子 | 原因分子が関与する機能 | 疾患名 | 臨床的特徴 |
|---|---|---|---|---|---|
| 比較的頻度の高い病型 | 非症候性魚鱗癬 | FLG | ケラチン線維の凝集，天然保湿因子 | 尋常性魚鱗癬 | 魚鱗癬（比較的軽症） |
| | | STS | 硫酸コレステロールの分解 | X連鎖性潜性（劣性）魚鱗癬 | 魚鱗癬（軽症例が多い） |
| まれな病型 | 非症候性魚鱗癬 | ABCA12 | 層板顆粒の脂質輸送 | 道化師様魚鱗癬/葉状魚鱗癬/先天性魚鱗癬様紅皮症 | 魚鱗癬（重症例が多い） |
| | | SDR9C7 | 角層細胞間脂質層の構築 | 葉状魚鱗癬/先天性魚鱗癬様紅皮症 | 魚鱗癬 |
| | | KRT1, KRT10 | ケラチン線維の構成成分 | ケラチン症性魚鱗癬 | 魚鱗癬 |
| | 魚鱗癬症候群 | ABHD5 | 中性脂肪の代謝 | Dorfman-Chanarin症候群 | 魚鱗癬，肝障害，白内障 |
| | | SPINK5 | 角層細胞間の接着 | Netherton症候群 | 曲折線状魚鱗癬，精神遅滞，成長障害 |
| | | GJB2 | 裂隙接合（ギャップ結合） | KID症候群 | 乳頭腫状角化，角膜炎，聴覚障害 |
| | | KDSR | セラミド新生合成経路 | 道化師様魚鱗癬/紅斑角皮症 | 魚鱗癬，掌蹠角化症，血小板減少 |

## 合併症・続発症の診断

　他臓器症状を調べるために，眼疾患の有無，難聴の有無，肝障害の有無，血液疾患の有無，低身長や骨形成異常の有無などを精査する必要がある。

## 治療法ワンポイント・メモ

❶治療の基本は，過角化を抑えるための外用，内服と，スキンケアによる皮膚バリア機能の保持であるが，2次感染予防のため皮膚の清潔を保つことが重要である。低刺激性の石鹸・シャンプーを使用して，擦らずに，できるだけ炎症を起こさせないような生活指導を行う。

❷エトレチナートを投与する際は，骨成長障害，口唇粘膜障害，催奇形性に注意する。

## さらに知っておくと役立つこと

❶指定難病の申請を行うことで，重症度に応じて医療費の助成を受けられる場合がある。

❷病因遺伝子が確定すれば，病型に関する症状や臨床経過，予後，治療方法，療養上の注意点，同胞や次世代の発症予測などの情報提供が可能となる。

❸2024年4月時点では，魚鱗癬についての遺伝学的解析は保険収載されていない。

## 専門医へのコンサルト

❶重症例や症候性魚鱗癬症例は，他臓器合併症にも対応できる総合病院で，皮膚科専門医による管理を行うことが望ましい。

❷合併する臓器症状に応じて，小児科，眼科，整形外科，耳鼻咽喉科などの専門領域での診察を必要とする。

# 皮膚アミロイドーシス
## Cutaneous Amyloidosis

**山中 恵一**　三重大学教授・皮膚科

**頻度** 情報なし

## 診断のポイント

❶診断確定には皮膚生検は必須で，アミロイドの沈着をダイロン染色，コンゴーレッド，あるいはダイレクト・ファスト・スカーレット（DFS）染色で証明するのが重要となる。

❷さらには偏光顕微鏡により偏光を確認する。

❸諸臓器の血管や汗腺周囲に沈着する全身性アミロイドーシスの除外も必要である。

❹真皮に沈着する皮膚アミロイドーシスは，アミロイド苔癬・斑状アミロイドーシス・肛門仙骨部アミロイドーシス，結節性アミロイドーシスに多くは分類される。

## 症候の診かた

❶βシート構造をもつ線維性蛋白であるアミロイ

ドとよばれる不溶性蛋白が種々の臓器において細胞外に沈着し症状をもたらす。免疫グロブリンやケラチン蛋白が皮膚に異常に沈着して生じる疾患である。

❷沈着する場所により，また沈着するレベルにより診断が細分化される。

❸アミロイドが沈着しやすいのは眼瞼，頸部，頭，外陰，肛門周囲などである。

❹アミロイドが血管壁に沈着すると血管の脆弱化をきたし，紫斑が形成される。

## 検査所見とその読みかた

❶通常の HE 染色ではアミロイドの同定が困難であることが多いため，DFS 染色などをリクエストすることが大事である。

❷アミロイド由来蛋白の検索には，免疫グロブリン L 鎖，アミロイド A 蛋白，$\beta_2$ ミクログロブリン，ケラチンなどに対する特異抗体を用いての免疫染色を追加する。

❸診断が下れば，免疫グロブリン，特に M 蛋白の確認，尿中 Bence Jones 蛋白の検出，心電図検査，また反応性アミロイドーシス（AA アミロイドーシス）の確認のための血清アミロイド A 蛋白の定量を行い，全身性アミロイドーシスの鑑別のため，スクリーニングを行うとともに専門医に依頼する。

## 確定診断の決め手

❶アミロイド苔癬：表皮直下に表皮細胞のケラチン線維由来，あるいはガレクチン 7 由来のアミロイドが沈着する。中高年の下腿伸側，上肢や上背部に粟粒大，紅褐色の表面は平滑なおろし金状の角化性小丘疹が集簇し強い瘙痒を伴う（図 1）。

❷斑状アミロイドーシス：ケラチン線維由来のアミロイドが原因であるが，中年女性に多く発症し，上背部にさざ波様の灰褐色の点状あるいは編み目状の色素斑を認める。瘙痒は軽度である。ナイロンタオルでの摩擦でも生じる。

❸続発性皮膚アミロイドーシス：湿疹あるいは良性・悪性の腫瘍の下床の真皮に腫瘍細胞由来のアミロイドの沈着を伴う。細胞のアポトーシスが関連している可能性もある。

❹肛門仙骨部アミロイドーシス：高齢者の仙骨部や肛囲に機械的刺激によって生じる過角化を伴った放射状の褐色斑である。坐位による慢性刺激に起因する。

❺免疫グロブリン性限局性結節性アミロイドーシ

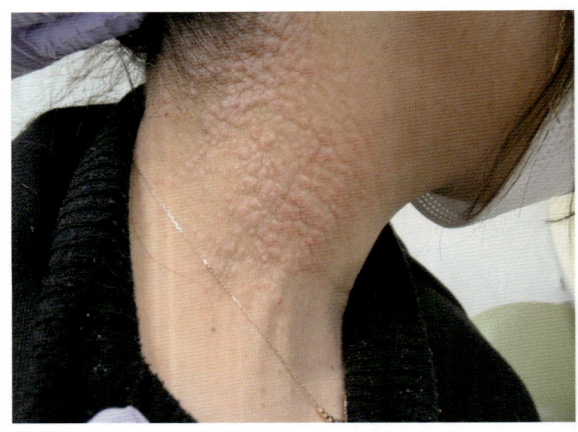

**図1　アミロイド苔癬**
表面は平滑な米粒大の，おろし金状の角化性小丘疹が集簇し強い瘙痒を伴っていた。

ス：平滑な常色から紅褐色の径数 mm〜数 cm の結節が単発あるいは多発し，形質細胞の真皮への浸潤を伴い，それらが産生する免疫グロブリン L 鎖由来のアミロイドが塊状に沈着する。

## 誤診しやすい疾患との鑑別ポイント

❶ムチン沈着症

❶線維芽細胞で産生されたムチンが皮膚に沈着する。

❷膠原線維間に異常に沈着した結果，膠原線維の膨化や断裂，離解が生じ，皮膚は浮腫状となる。

❸アルシアンブルー染色，トルイジンブルー染色を行いムチンの沈着を証明する。

## 確定診断がつかないとき試みること

皮膚生検を行う。

## 合併症・続発症の診断

❶結節性皮膚アミロイドーシスでは全身性アミロイドーシスへの移行も考え，$\kappa$，$\lambda$ 抗体での前駆蛋白質の同定が重要である。

❷難治であるが皮膚アミロイドーシスの予後は良好である。

## 治療法ワンポイント・メモ

❶沈着したアミロイド蛋白を除去する効果的な治療手段・薬剤はない。原疾患の治療により，結果的にアミロイド産生を抑制する。

❷皮膚アミロイドーシスでは著明な瘙痒を伴う場合

が多く，そのコントロールが中心で搔爬行動を止め，表皮の破壊によるケラチン沈着を抑制することが肝要である。ステロイド外用，抗ヒスタミン薬の内服を用いることが多い。保険適用外であるが，シクロスポリン内服，ナローバンド UVB，アミトリプチリン内服による止痒も試みられる。

❸結節性皮膚アミロイドーシスでは炭酸ガスレーザー，外科的切除，シクロホスファミド内服による治療も行われる。

## さらに知っておくと役立つこと

ナイロンタオルやボディブラシの使用は控える。また垢すりも禁止する。

## 専門医へのコンサルト

❶全身性アミロイドーシスは病型によっては新規治療が開発されているため専門医に紹介する。
❷皮膚限局性のアミロイドーシスでは，専門医からの原因と対症方法の説明が必要となる。

# ウイルス性疣贅・尖圭コンジローマ
## Viral Wart and Condyloma Acuminatum

**清水 晶** 金沢医科大学教授・皮膚科学講座

(頻度) よくみる
[GL] ・尋常性疣贅診療ガイドライン 2019（第 1 版）
・性感染症診断・治療ガイドライン 2020

## 診断のポイント

❶ウイルス性疣贅
　❶手指，足底などに出現する結節で，点状出血がみられる（図 1, 2）。
　❷扁平疣贅は顔面や手背などに生じ，自然軽快することがある。
❷尖圭コンジローマ
　❶外陰部，肛門周囲の湿潤した皮膚に生じる結節。
　❷鶏冠状，カリフラワー状を呈し，多発しやすく，巨大化する場合もある（図 3, 4）。
　❸尖圭コンジローマは複数の科で診察する可能性がある。必要に応じて肛門鏡による肛門内の診察，婦人科領域では腟内の診察も必要となるケースがある。

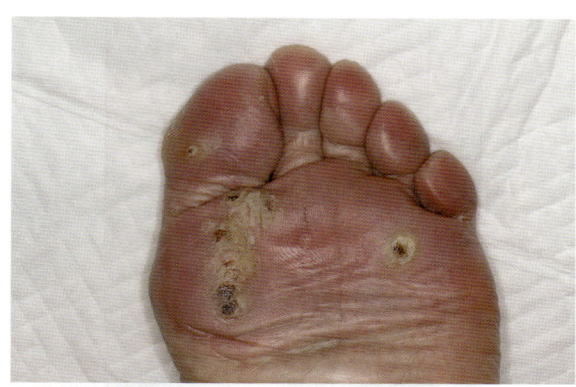

**図1** 足底疣贅

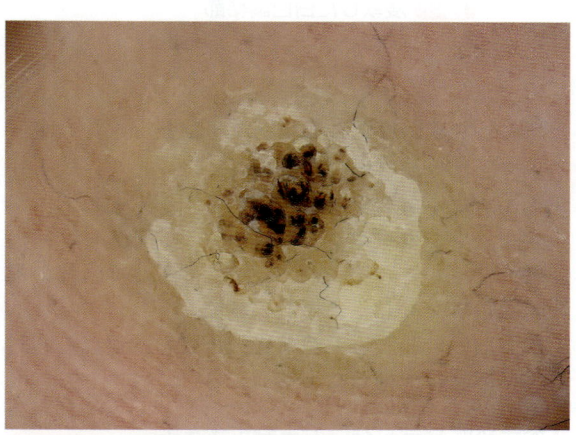

**図2** 足底疣贅の拡大，点状出血

## 症候の診かた

点状出血：ウイルス性疣贅でみられる。なるべくダーモスコピーを使用し確認する。点状出血は治癒判定，再発時の目安になる。初期には見にくいことがあり，液体窒素治療後，明瞭になる場合がある。

## 検査所見とその読みかた

難治性多発性疣贅，難治性尖圭コンジローマ：血算，イムノグロブリン，HIV 検査，CD4/CD8 など。

## 確定診断の決め手

❶ウイルス性疣贅：ダーモスコピーによる点状出血。
❷ウイルス性疣贅，尖圭コンジローマ：悪性腫瘍との鑑別が必要なときは皮膚生検を行う。両疾患とも HPV タイプと臨床像はよく相関するため，可能であれば HPV タイピングを補助診断として用いる。

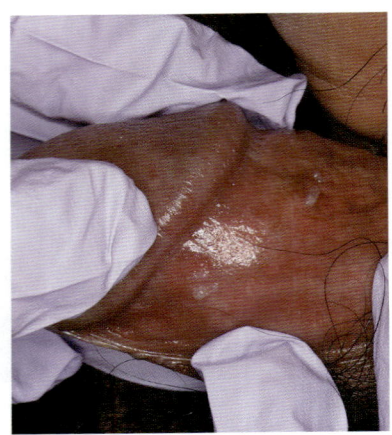

**図3** 浸軟した白色調結節

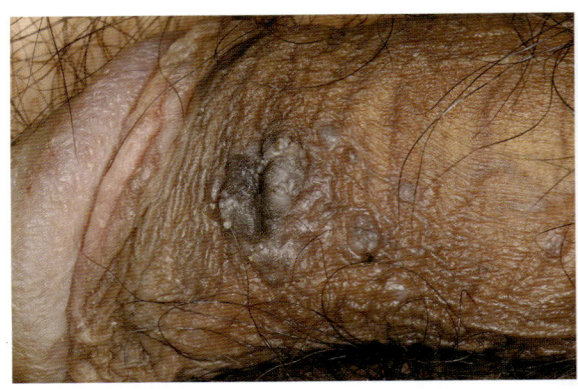

**図4** 集簇する褐色結節

## 誤診しやすい疾患との鑑別ポイント

❶ウイルス性疣贅：足底の場合，鶏眼，胼胝。点状出血の有無を確認する。

❷尖圭コンジローマ

　❶Bowen 様丘疹症，脂漏性角化症：外陰部の褐色調の単発もしくは複数の結節。

　❷腟前庭乳頭腫症：腟前庭，小陰唇内側に左右対称に線状に配列した小結節。

## 確定診断がつかないとき試みること

❶ウイルス性疣贅：点状出血の確認などでも判断が難しいときは皮膚生検を行う。単発の難治性疣贅である場合は，治療もかねて切除し（いぼ剝ぎ），病理所見を確認する。

❷尖圭コンジローマ：特に褐色調である場合はBowen 様丘疹症などの鑑別のために生検することがある。HPV タイピングも参考になる。

## 合併症・続発症の診断

　免疫抑制状態（免疫不全を伴う遺伝性疾患，臓器移植後，免疫抑制薬内服，HIV 感染など）では，ウイルス性疣贅，尖圭コンジローマともに難治となり，ウイルス性疣贅では多発し，尖圭コンジローマでは巨大化することがある。

## 治療法ワンポイント・メモ

❶ウイルス性疣贅：ガイドラインを参考に無理のない治療から開始する。ガイドラインのフローチャートを参照する。難治例対策として共通するのは，機序の異なる治療法の組み合わせ，角質除去と3か月程度での治療法見直しである。

❷尖圭コンジローマ：ガイドラインによれば，疣贅の大きさと数を考慮し，小さくて少数であれば，イミキモド外用，液体窒素凍結療法，酢酸溶液を，1 cm 以上で多数の場合はイミキモド外用に加え，外科的切除が選択肢となる。難治例には免疫抑制状態が隠されていることがあり注意を要する。パートナーに病変がある場合は治療を促す。

## さらに知っておくと役立つこと

❶ウイルス性疣贅

❶小児の手足に多いミルメシアでは HPV1a 型が検出される。通常のウイルス性疣贅は HPV2a/27/57 型であるが，足底や爪周囲に生じた場合は足底疣贅，爪囲疣贅とよばれ難治である。同じHPV 感染であっても部位により難治性となる。扁平疣贅は HPV3 型によることが多い。

❷多発し非常に難治である場合，疣贅が多発する遺伝性疾患が見つかることがある（GATA2 欠損症など）。

❸疣贅状表皮発育異常症では，小児期から思春期より扁平な褐色調の皮疹が全身に生じる。青年期以降，日光曝露部中心に皮膚癌（有棘細胞癌，Bowen 病，基底細胞癌など）が生じる可能性があり注意を要する。

❷尖圭コンジローマ

❶粘膜型ローリスク HPV6/11 型が検出されることが多い。

❷鑑別で重要な Bowen 様丘疹症では粘膜型ハイリスク HPV が検出される。

❸尖圭コンジローマの原因となる HPV は一部の

子宮頸癌ワクチン（4価・9価）に含まれており，ワクチンで予防可能である。

### 専門医へのコンサルト

**1** 通常の範囲を超えた疣贅。難治であり，液体窒素凍結療法に反応せず増悪する場合，免疫不全，遺伝性疾患などの精査を要する。

**2** 外陰部の褐色調の尖圭コンジローマは鑑別疾患が多く，悪性腫瘍の鑑別のためにコンサルトする場合がある。部位によっては他科連携が必要となる。

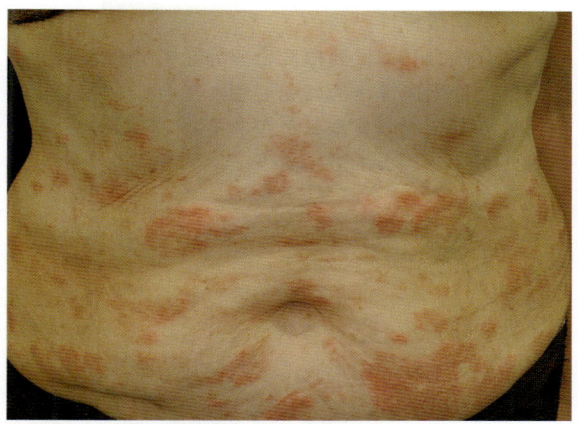

**図1** 癒合性紅斑丘疹（麻疹）様皮疹
体幹から始まる全身性の対称性病変で，遠心性に進行する。

# COVID-19 の皮膚症状
## Skin Symptoms of COVID-19

渡辺 大輔　愛知医科大学教授・皮膚科学

**頻度** 不明（患者の 0.19〜20.45％）

### 診断のポイント

**1** COVID-19 に罹患後に出現する皮膚症状。

**2** COVID-19 急性期に出ることが多いが，遷延する例もある。

### 症候の診かた

　COVID-19 の皮膚症状は多彩だが，以下に代表的な所見について述べる。

**1** 蕁麻疹様皮疹

　**❶** 一般的なウイルス感染症でみられるような体幹および四肢に好発する瘙痒を伴う蕁麻疹様の皮疹。

　**❷** 全身症状と同時に出現することが多く，1週間程度持続し COVID-19 中等症患者に多い。

　**❸** 多くの場合1週間以内に消失する。

　**❹** 蕁麻疹様血管炎の像を取ることもある。

**2** 癒合性紅斑丘疹（麻疹）様皮疹（**図1**）

　**❶** 体幹から始まる全身性の対称性病変で，遠心性に進行する。

　**❷** 発症時から紫斑が併存することもあれば，皮膚発疹の経過中に発症することもある。

　**❸** COVID-19 中等症患者に多い。

**3** 丘疹水疱性皮疹

　**❶** 大小の小丘疹，小水疱，膿疱からなる広範で多形な皮疹，もしくは胸部・上腹部または背部に生じる丘疹症水疱病変からなる限局した皮疹。

　**❷** COVID-19 中等症患者に多い。

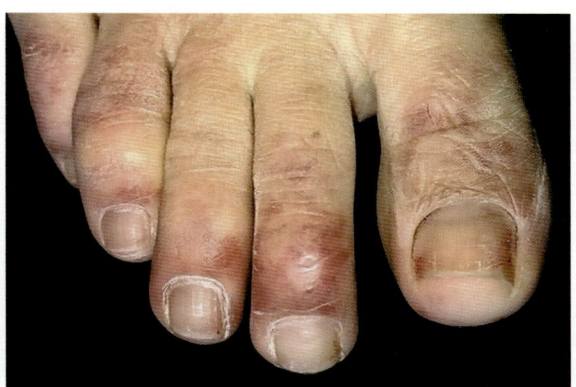

**図2** 凍瘡様皮疹
かゆみと痛みを伴う浮腫性紫色紅斑を呈する。いわゆる "COVID toe"

**4** 凍瘡様皮疹（**図2**）

　**❶** かゆみと痛みを伴う浮腫性紫色紅斑を呈する。

　**❷** 冷感とチアノーゼが特徴で，病歴のない若い患者に多く，多くの症例は軽症である。

　**❸** いわゆる "COVID toe"。

**5** リベド様皮疹

　**❶** 網状皮斑様皮疹と樹枝状皮斑様病変に分類される。

　**❷** 網状皮斑様皮疹は一過性，対称的で蒼白な中心部分を閉鎖状に囲むレース状の皮疹で，COVID-19 は中等症。

　**❸** 樹枝状皮斑様病変は大型で不規則かつ非対称で閉鎖しない環状病変で，重度の凝固障害をもつ患者に頻繁に認められる。

6 血管炎様紫斑性皮疹
❶全身性もしくは間擦部に限局して分布する。
❷紫斑は出血性水疱に発展し，場合によっては壊死性潰瘍を形成することがある。
❸ COVID-19 重症例に多い。

7 脱毛
❶ COVID-19 から回復したあとに，脱毛症が出現することがある。
❷多くは「休止期脱毛症」(成長期の髪が急激に休止期へ移行した結果，髪が抜ける状態)であるが，男性型脱毛症や円形脱毛症の発症，増悪がみられることもある。

## 検査所見とその読みかた

1 病理学的検査：皮膚生検像が診断に役立つ。それぞれ以下が特徴的である。
❶蕁麻疹様皮疹：表在性の血管周囲リンパ球浸潤や空胞変性を伴う皮膚炎像。
❷癒合性紅斑丘疹(麻疹)様皮疹：表在性の血管周囲のリンパ球および好中球の浸潤像。
❸丘疹水疱性皮疹：基底部上方の単房性の表皮内水疱を伴う著明な棘融解や角化不全。
❹凍瘡様皮疹：血管周囲および付属器周囲の真皮内リンパ球浸潤像。
❺リベド様皮疹では微小な炎症性，血栓性の血管障害。
❻血管炎様紫斑性皮疹：フィブリンおよび血管内皮の腫脹を伴う白血球破砕性血管炎像や血管周囲の好中球およびリンパ球の著明な浸潤。

## 確定診断の決め手

1 COVID-19 発症後に出てきた皮膚症状。
2 皮膚生検での特徴的な所見。

## 誤診しやすい疾患との鑑別ポイント

1 COVID-19 に伴う皮疹は特異的なものはない。
2 皮膚症状は多くが軽症で経過観察，対症療法のみで軽快することが多いが，遷延する場合は，同様な皮膚症状をきたす他の皮膚疾患，全身疾患との鑑別を行う。

## 確定診断がつかないとき試みること

血管炎症状が長引く場合は，血管炎の精査(蛍光抗体法，ANCA 測定)などを行う。

## 専門医へのコンサルト

重症を疑う皮疹，対症療法で軽快しない場合，脱毛が改善しない場合は，すみやかに専門医に紹介する。

# 単純疱疹，帯状疱疹

Herpes Simplex and Herpes Zoster

今福 信一 福岡大学教授・皮膚科学

## I 単純疱疹(単純ヘルペス)

頻度 よくみる

## 診断のポイント

1 口囲・性器周囲・殿部の病変。
2 単調で中心臍窩を伴う水疱。
3 前駆症状としてのピリピリ感(再発性ヘルペス)。
4 繰り返す病歴(再発性ヘルペス)。
5 性的接触の病歴(性器ヘルペス初感染)。

## 症候の診かた

1 病態の理解
❶単純ヘルペスは単純ヘルペスウイルス(HSV：herpes simplex virus)による感染症で，基本的に粘膜から初感染して知覚神経節に潜伏する。その後，感冒，日光曝露などを契機に再帰感染として口唇や性器の皮膚に水疱を生じる(図 1)。
❷初感染と再発では臨床像が大きく異なるので，分けて理解する。

2 初感染
❶小児では歯肉口内炎，成人でも歯肉のびらんや口腔内に痂皮や潰瘍を伴う病変を生じ，皮膚にも水疱を形成。発熱，リンパ節腫脹，倦怠感など全身症状を伴いやや重篤な印象を受ける。
❷性器ヘルペスでは，初感染は男女とも性器に水疱，びらんを生じ，発熱・リンパ節腫脹などの全身症状も伴いやすい。性器ヘルペス初感染では必ず数日内の性的接触の病歴がある。

3 再発性ヘルペス
❶ピリピリ，チクチクとした痛みが先行して，急性(長くとも数日前)で単調(病変がすべて同じ形)な水疱で半球状に盛り上がり，中心臍窩を伴う水疱が集簇して出現する。

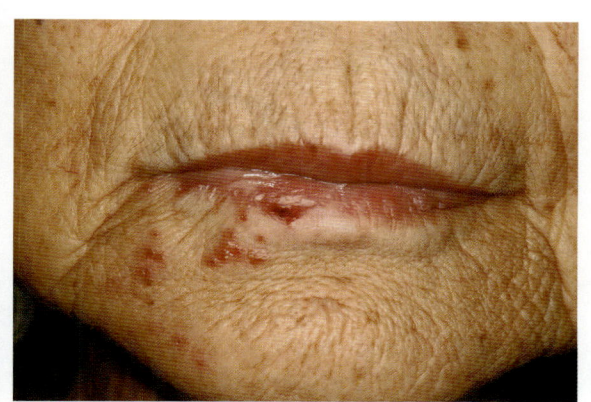

**図1** 口唇ヘルペス

❷感冒，日光曝露，性交渉（性器ヘルペスの場合）などが誘因となりやすい。

## 検査所見とその読みかた

**1** 迅速抗原検査が有用である。なお，皮膚と性器，角膜で保険適用されているキットと保険点数が異なるので注意する（キットの使い方は「Ⅱ 帯状疱疹」を参照）。

**2** 抗体検査は，初感染の場合には感染から4週間程度は HSV 特異的 IgM の上昇で診断できるが，再発性の場合は抗体価は陽性で一定値となり診断での有用性は低い。

## 確定診断の決め手

**1** 急性で単調な集簇した小水疱性病変，繰り返す病歴，性交渉歴。

**2** 迅速検査キットで HSV 抗原が陽性。

**3** 初感染の場合，血清 HSV-IgM が陽性。

## 誤診しやすい疾患との鑑別ポイント

**1** 手足口病：分布が口囲以外に手足に多い。中心臍窩を伴わない薄い水疱。流行期（夏）であること。一般に左右対称な分布。

**2** 座瘡：口囲，陰部に多いが，水疱を形成しない，経過が長い，膿疱になる。

**3** Behçet 病（⇨1195 頁）：陰部，口内とも深い潰瘍となる。水疱がない。

**4** 膿痂疹（⇨1520 頁）：分布が多様な形，個疹が単調ではない，小児に多い，アトピー性皮膚炎などが背景にある。

## 確定診断がつかないとき試みること

迅速診断キットが最善だが，ない場合は水疱底の塗抹標本を Giemsa 染色して，表皮細胞の形態異常を確認する。Tzanck 試験とよばれ，細胞の融合，風船化などが観察できる。

## 治療法ワンポイント・メモ

治療は抗ウイルス薬内服だが，再発を繰り返す患者では事前に処方しておき，患者が前駆症状を感じたら内服を開始する患者開始治療（PIT：patient initiated therapy）が保険適用されている。

## Ⅱ 帯状疱疹

（頻度）よくみる

## 診断のポイント

**1** 急性の病変。

**2** 片側性かつ帯状の病変。

**3** 強い痛みを伴う。

## 症候の診かた

**1** 病態

❶水痘・帯状疱疹ウイルス（VZV：varicella-zoster virus）は水痘として初感染して，その後長期間知覚神経節に潜伏感染し，帯状疱疹として発症する。大多数では一生に一度である。

❷現在のほとんどの成人は VZV 野生株を神経節にもつことを理解する。若年者の場合は水痘罹患歴・ワクチン接種歴を確認する。

**2** 病歴

❶どの年齢でも発症するが，50 歳過ぎから急増し，高齢者ほど頻度が高くなる。

❷免疫抑制状態では頻度が高くなり，骨髄移植患者，全身性エリテマトーデス（SLE）患者，JAK 阻害薬・ボルテゾミブ治療中の者にはきわめて高頻度で，かつ重症化しやすい。

**3** 発疹

❶神経支配域に一致した領域に，初期には浮腫状の紅斑がみられ，続いて紅斑の中に小型で，境界明瞭に隆起し，中心臍窩を有する単調な水疱が出現してくる（図2）。

❷経過中，しばしば融合して大小ぞろいになったり，血疱となる場合もある。

❸発疹が出る初期には，ニキビ様に見える場合も

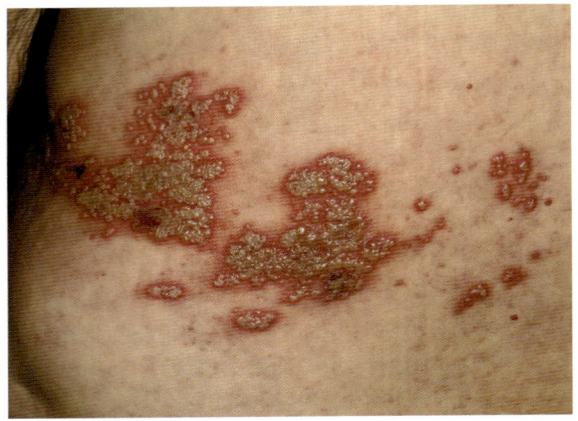

**図2** 帯状疱疹

ある。

4 疼痛：多くは，発疹が出るより前に片側の知覚神経の支配域に一致した領域の痛みが先行する。

## 検査所見とその読みかた

1 抗体検査

❶帯状疱疹を発症する患者は当然 VZV 既感染なので，VZV-IgG は陽性だが，低値であることが多く，帯状疱疹の診断には役に立たない。

❷ただし，ワンポイントの測定で VZV-IgG 高値の場合は，直近（2 週〜6 か月）に帯状疱疹に罹患したことが推定される。

2 抗原検査

❶ VZV のウイルス抗原を検出する迅速診断キット（デルマクイック VZV）が発売されており，簡便に迅速に診断を確定することができる。

❷水疱蓋を破って，キットに付属するブラシで下床を擦って，抽出液に入れて，それを抗体を含む免疫クロマトグラフィキットに滴下し，バンドを検出する。

## 確定診断の決め手

1 1）急性かつ，2）片側性の病変で，3）痛みを伴う，という 3 つの特徴で診断できる場合が大部分であるが，確定診断できないときは前述の抗原検査キットを用いて診断する。

2 抗原検査キットが手に入らない場合は Tzanck 試験を行う（「Ⅰ 単純ヘルペス」を参照）。

## 誤診しやすい疾患との鑑別ポイント

鑑別診断としては，接触皮膚炎（⇨1475 頁），伝染性膿痂疹（⇨1520 頁），虫刺症，座瘡，単純ヘルペスなどを考える。

## 確定診断がつかないとき試みること

臨床的に，多くの場合に診断可能である。診断が不確実な場合は，水疱部の表皮細胞への VZV 感染を前述の抗原検査キットで証明することで確定できる。キットが手に入らない場合は水疱下床の表皮からスワブを取り，プレパラートにスタンプして塗抹標本を作製，Giemsa 染色することでウイルス感染による変性細胞を形態学的に確認することもできる。

## 合併症・続発症の診断

1 痛みは神経原性疼痛として長期間残存する場合があり，帯状疱疹後神経痛と称され，頻度の高い後遺症である。

2 発症部位の近傍の重要臓器を巻き込むと合併症を生じ，罹患枝が三叉神経第一枝のときは角結膜炎や急性網膜壊死，皮疹が外耳道に生じる場合は同側の顔面神経麻痺を生じる（Ramsay Hunt 症候群）。

## 治療法ワンポイント・メモ

治療法としては抗ウイルス薬の早期全身投与であるが，バラシクロビル，ファムシクロビルなどは腎機能低下者の場合は減量が必要なので注意する。アメナメビルは髄液移行性が低いので免疫抑制患者など重症化が懸念される場合は投与を避ける。

# 伝染性膿痂疹・ブドウ球菌性熱傷様皮膚症候群
Impetigo Contagiosa, Staphylococcal Scalded Skin Syndrome (SSSS)

**吉田 和恵** 国立成育医療研究センター・皮膚科診療部長（東京）

**頻度** よくみる

## 診断のポイント

伝染性膿痂疹は水疱性膿痂疹と非水疱性膿痂疹に大別される。

1 水疱性膿痂疹（図 1）

❶幼小児，夏季に多い。

❷水疱，痂皮を伴うびらん面が多発する。

❸病変部からの細菌培養で黄色ブドウ球菌〔メチ

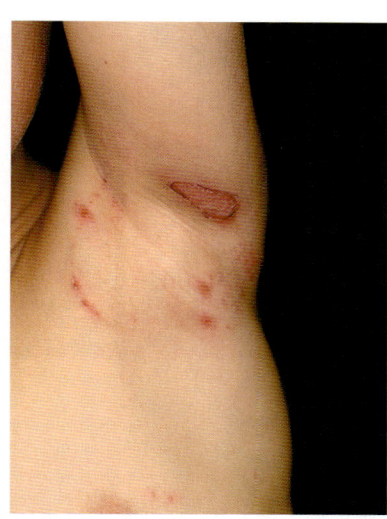

**図1 水疱性膿痂疹**

〔吉田和恵：伝染性膿痂疹. medicina 57
（11）：1922-1923，2020 より〕

シリン耐性黄色ブドウ球菌（MRSA）含む〕が陽性。
**2** 非水疱性膿痂疹（痂皮性膿痂疹）
❶年齢，季節にかかわらず発症する。
❷厚い痂皮の下床に膿が貯留する病変が多発する。
❸発熱，咽頭痛，所属リンパ節腫脹などの全身症状を伴うことが多い。
**3** ブドウ球菌性熱傷様皮膚症候群（SSSS）（図2）
❶5歳以下の乳幼児に多い。
❷顔は浮腫性で，眼脂を伴うことが多く，口囲に放射状の亀裂を認め，特徴的な顔貌を呈する。
❸間擦部に潮紅，弛緩性水疱，びらん。疼痛を伴う。
❹Nikolsky現象陽性（皮膚がこすれると容易に表皮が剥離する）。
❺発熱（ない場合もある），倦怠感，咽頭発赤，頸部リンパ節腫脹。

## 症候の診かた

**1** 水疱性膿痂疹
❶乳幼児から小学校低学年までの児童に好発し，夏に多く発症する。
❷分布：露出部から皮疹を生じることが多く，紅斑上に弛緩性水疱を生じる。
❸水疱：水疱は容易に破れやすく，びらんとなり，痂皮化する。
❹通常，瘢痕を残さず上皮化し，治癒する。

❺全身症状はほとんど伴わない。
**2** 非水疱性膿痂疹（痂皮性膿痂疹）
❶周囲に発赤，疼痛などの炎症所見を伴い，厚い痂皮の下床に膿が貯留する病変が多発する。
❷発熱，咽頭痛，所属リンパ節腫脹などの全身症状を伴うことが多い。
❸腎炎を合併することがある。
**3** SSSS
❶皮膚症状だけではなく発熱（ない場合もある），倦怠感，咽頭発赤，頸部リンパ節腫脹などを認める。
❷乳幼児では特徴的な顔貌を呈することが多いが全身の皮膚，特に間擦部に潮紅，水疱，びらん，疼痛を生じるので，全身をよく観察する。
❸Nikolsky現象陽性。

## 検査所見とその読みかた

**1** 細菌培養・薬剤感受性試験
❶伝染性膿痂疹では，病変部，特に水疱・膿疱内容液から施行する。
❷SSSSでは，皮疹部と，眼脂，鼻孔部，咽頭などからも施行する。
**2** 一般血液検査：痂皮性膿痂疹，SSSSでは核の左方移動を伴う白血球の増加，CRP上昇，さらに前者では抗ストレプトリジンO抗体（ASO）上昇を認めることがある。
**3** 尿検査：A群β溶血性レンサ球菌（GAS：group A *Streptococcus*）による非水疱性膿痂疹では，腎炎を合併することがあり，尿蛋白が陽性となることがある。

## 確定診断の決め手

**1** 水疱性膿痂疹：水疱，痂皮を伴うびらん面が多発し，病変部からの細菌培養で黄色ブドウ球菌（MRSA含む）を検出する。
**2** 非水疱性膿痂疹（痂皮性膿痂疹）：厚い痂皮が付着する病変周囲には炎症が強く，細菌培養でGAS，黄色ブドウ球菌，または両者を検出する。
**3** SSSS：特徴的な顔貌（顔は浮腫性，口囲に放射状の亀裂，眼脂），間擦部に潮紅，びらん，疼痛。Nikolsky現象陽性。

## 誤診しやすい疾患との鑑別ポイント

**1** 虫刺症（水疱性膿痂疹との鑑別）：炎症が強く，水疱は緊満性で無菌性。
**2** 落葉状天疱瘡（⇨1499頁）（成人発症の膿痂疹と

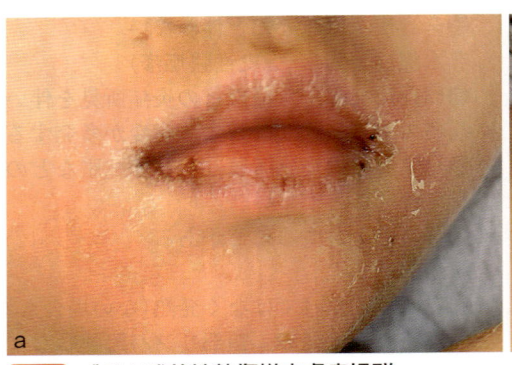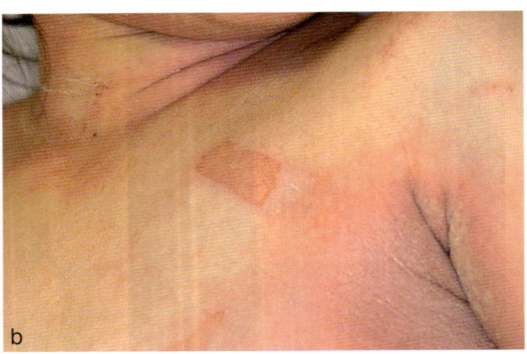

**図2** ブドウ球菌性熱傷様皮膚症候群

〔吉田和恵：伝染性膿痂疹．medicina 57(11)：1922-1923，2020 より〕

の鑑別）：血清中の抗デスモグレイン1抗体陽性。蛍光抗体法で角化細胞間に IgG が沈着。

**❸ Kaposi 水痘様発疹症**（アトピー性皮膚炎合併の膿痂疹との鑑別）：病変部より単純ヘルペスウイルス抗原を検出。病変部の Tzanck テストでウイルス巨細胞が陽性。

**❹中毒性表皮壊死症**（TEN：toxic epidermal necrosis）（SSSS との鑑別）：多形紅斑が先行し，口腔や陰部などの粘膜病変を伴う。疑わしい薬剤歴に注意する。

### 確定診断がつかないとき試みること

SSSS と TEN との鑑別は，皮膚生検で，SSSS では表皮顆粒層の棘融解，TEN では表皮壊死がみられる。

### 合併症・続発症の診断

GAS 感染による膿痂疹の場合，溶連菌感染後急性糸球体腎炎を続発することがあるため，発症2週後，4週後に尿検査を行う（血尿，蛋白尿）。

### 治療法ワンポイント・メモ

❶水疱性膿痂疹で，水疱，びらんの範囲が小さく，軽症の場合は外用のみで軽快する場合もあるが，抗菌薬の内服を必要とすることも多い。外用療法は，フシジン酸ナトリウム，キノロン系外用薬（オゼノキサシンなど）を塗布し，ガーゼ，包帯で覆う。

❷広範囲，多発病変の場合，内服療法を要することも多い。黄色ブドウ球菌感染の場合，第1世代セフェム，溶連菌感染の場合，ペニシリン系抗菌薬が第1選択となるが，両者の混合感染の場合は β ラクタマーゼ阻害薬配合ペニシリン薬を選択する。

MRSA 感染も増えており，抗菌薬内服開始から3日経過しても効果がない場合や細菌検査で MRSA が検出されれば感受性のある抗菌薬へ変更する。

### さらに知っておくと役立つこと

伝染性膿痂疹，SSSS について，患者への説明，登校，プール参加については，日本皮膚科学会のホームページを参照するとよい（https://www.dermatol.or.jp/qa/qa13/q01.html）。

---

# 癤（せつ）・癰（よう）・癤腫症

## Furuncle, Carbuncle, Furunculosis

**出来尾 格**　東京慈恵会医科大学講師・皮膚科学

**頻度** ときどきみる

### 診断のポイント

❶急性の経過。

❷円形で隆起し，熱感と圧痛がある。

❸癤：中央に毛孔があり，しばしば膿点を伴う（図1）。

❹癰：癤が水平方向に拡大し，複数の毛孔を巻き込み，強い炎症を呈した像（図2）。

❺癤腫症：癤が多発・再発し，しばしば家族内感染する（図3）。

### 緊急対応の判断基準

癰：皮疹が鶏卵大を超え，全身性の発熱を伴う場合は，蜂窩織炎や壊死性筋膜炎への進展を考え，抗菌薬の点滴投与やデブリードマンなどの緊急対応を

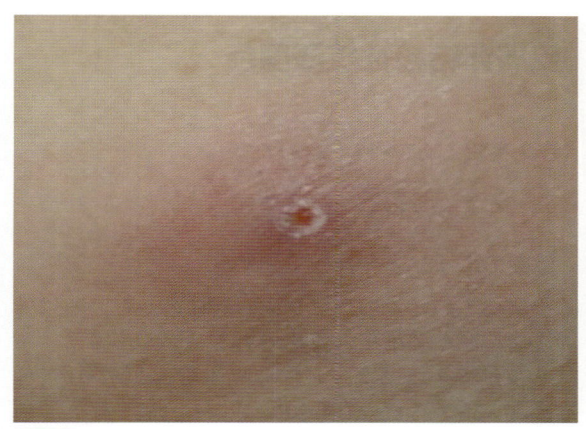

**図1** 癤

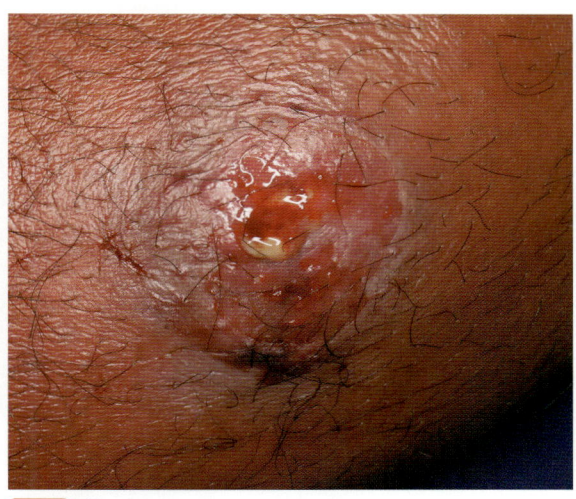

**図2** 癰

考慮する。

## 症候の診かた

**1** 視診：病変の中央に毛孔があることを確認する（癤・癤腫症）。皮疹は膿点のほか，黄色や黒色の壊死組織を伴うこともある。

**2** 触診：圧痛があることを確認のうえ，波動の有無を診る。波動がある場合，切開が望ましい。また，波動がない場合，比較的まれではあるが，Sweet病・結節性紅斑を鑑別に入れる。

**3** 記録：長径・短径を計測し，可能であれば写真を撮る。後日拡大の有無を確認するためである。

**4** 穿刺，切開：膿点がある場合は穿刺により，また波動がある場合は切開により排膿を行う。膿の色調や臭いを確認のうえ，細菌培養検査に提出する。

**5** 起炎菌の推測：膿の色調が濃い黄色の場合は黄色ブドウ球菌を疑い，比較的透明の場合はレンサ球菌・緑膿菌（本疾患群では必ずしも緑色にならない）を疑って抗菌薬を選択する。

## 検査所見とその読みかた

**1** 培養検査：ほとんどの場合陽性となる。

　**1** 黄色ブドウ球菌の場合，methicillin-susceptible *Staphylococcus aureus*（MSSA）・methicillin-resistant *Staphylococcus aureus*（MRSA）いずれであっても，接触感染するPVL（Panton-Valentine leukocidin）陽性ブドウ球菌による癤腫症の可能性を考え，家族に同症がないか聴取する。

　**2** 緑膿菌の場合，循環風呂で浴槽内に繁殖してい

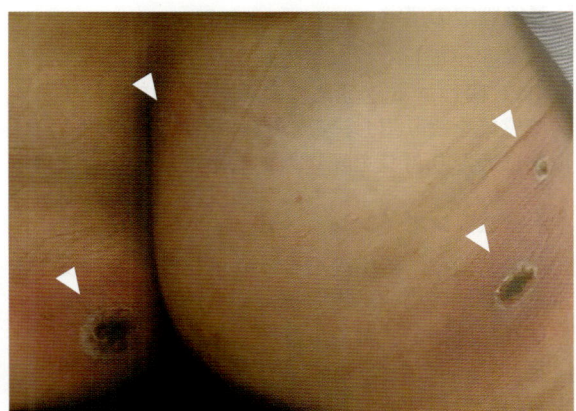

**図3** 癤腫症

る可能性があるので，毎日浴槽の湯を替えるよう指導する。

## 確定診断の決め手

**1** 癤：毛孔一致の丘疹，ただし圧痛があり毛包炎より大きい。

**2** 癰：赤みが強く，湿潤した臨床像。

**3** 癤腫症：多発・再発性，しばしば個疹の中央に黄色や黒色の壊死組織がある。

## 誤診しやすい疾患との鑑別ポイント

**1** 炎症性粉瘤（⇒1888頁）

　**1** 内容物に膿だけでなく粥状物を含む。

　**2** 通常，細菌培養陰性。

❷尋常性痤瘡(⇨1547頁)：毛孔一致の丘疹に加え，面皰(コメド)を伴う。

❸ Sweet 病・結節性紅斑(⇨1486頁)

❶必ずしも毛孔に一致しない。

❷個疹に多様性がなく，また形状がのっぺりしている。

## 確定診断がつかないとき試みること

❶穿刺や切開を行い，内容物が膿であるか，粥状物が含まれていないことを確認する。

❷多発・再発・家族性の場合，培養により起炎菌を確認する。上述のように，菌種により対応が異なる。

## 合併症・続発症の診断

アトピー性皮膚炎・糖尿病があると発症のリスクが高まる。これらの疾患がないか聴取する。

## 予後判定の基準

抗菌薬が正しく選べていれば，予後はよい。ただし PVL 陽性ブドウ球菌による癤腫症の場合，家族内で感染を繰り返し，家族全員の治療を行わないと，数年にわたり再発を繰り返すことがある。

## 治療法ワンポイント・メモ

❶抗菌薬治療：軽症の場合は外用抗菌薬のみ投与する。その他の場合は内服抗菌薬も併用する。

❷併存疾患治療：コントロール不良のアトピー性皮膚炎・糖尿病がある場合，これらの疾患のコントロールが再発予防に必要である。

## さらに知っておくと役立つこと

PVL は，一部の黄色ブドウ球菌がもつ菌体外毒素である。毛孔への菌体の侵入を助けるため，癤・癤腫症の原因となりうる。

## 専門医へのコンサルト

❶癤・癰：数日加療しても改善しない場合や，波動を触れ切開が必要な場合は，皮膚科へのコンサルトが必要である。

❷癤腫症：菌種ごとに対応や予後が異なるため，皮膚科へのコンサルトが必要である。

# 皮膚非結核性抗酸菌症
Nontuberculous Mycobacterial Infection

谷崎 英昭　関西医科大学教授・皮膚科学

(頻度) ときどきみる

## 診断のポイント

❶土壌あるいは水中に存在する結核菌，らい菌以外の皮膚抗酸菌感染症の総称である。

❷熱帯魚や土壌に関連して発症することが多い(日皮会誌 130：2347-2354，2020)。

❸皮膚症状は多彩で，感染した菌によって紅斑や結節，潰瘍を呈する。

❹原因菌(*Mycobacterium kansasii*, *M. marinum*, *M. avium*, *M. intracellulare*, *M. ulcerans* など)が同定されると，菌名に"症"を付けた診断名とすることが多い。

## 症候の診かた

❶外傷部位からリンパ行性に連続した片側性に生じることが多く，紅斑，結節，肉芽腫，潰瘍など病変が多彩で炎症所見に乏しいことも多い。

❷経過が長く，通常の抗菌薬内服などで症状が遷延する場合には鑑別にあげる必要がある。

❸魚の飼育歴や接触歴，土壌との関連，温泉や 24 時間風呂の利用など生活歴を確認することが重要となる。

## 検査所見とその読みかた

❶スクリーニング検査：T-SPOT 検査，QFT-3G 検査を測定，ツ反陽性の有無を確認する。

❷培養検査：膿汁や生検から得た組織を抗酸菌染色することで，赤く染まる桿菌が確認できる。菌培養は，小川培地などを用いて 25℃，37℃，42℃ と 3 つの異なる温度にて 3〜6 週間ほど発育させ，薬剤感受性試験も併せて実施する。菌の同定には，DNA 相同性試験や PCR 法が有用である。

❸皮膚病理検査：真皮浅層から深層にかけて，非特異的な膿瘍所見を示し，類上皮細胞性肉芽腫を形成する。

❹胸部画像検査：胸部 X 線や CT 検査などによって内臓病変の有無についても確認しておくことが望ましい。

## 確定診断の決め手

❶中長期間にわたる露出部を中心とする硬結や難治性の潰瘍。

❷通常の抗菌薬が無効である。

❸菌の同定によって確定診断となる。

## 誤診しやすい疾患との鑑別ポイント

### ❶皮膚結核
❶真性皮膚結核（皮膚腺病や尋常性狼瘡など）や結核疹（結節性紅斑など）を認める。

❷結核菌が同定される。

❸肺野などに病変を合併することも多い。

### ❷スポロトリコーシス
❶リンパ流に沿った飛び石状に点在する小結節や潰瘍。

❷1〜12週間ほどの潜伏期間を経て顕在化することが多い。

### ❸サルコイドーシス（⇨924頁）
❶皮膚サルコイド（結節型，皮下型など），瘢痕浸潤，結節性紅斑に分類される。

❷皮膚生検によって特徴的な非乾酪性肉芽腫を認める。

❸眼・心臓・肺など各臓器で合併症を認める。

### ❹黄色肉芽腫
❶橙黄色調の結節や小丘疹，ドーム状の結節などを呈する。

❷生後約1年までに約7割が発生する。乳幼児期発生例では自然消褪することもあるが，成人発生例は結節型が多く，自然消褪はまれである。

## 確定診断がつかないとき試みること

❶培養検査で陰性の場合も少なくないため，DNA相同性試験やPCR法なども適宜検討することが重要である。

❷T-SPOT検査，QFT-3G検査も偽陽性のことがあるため，疑わしいときは期間をあけて再検査を検討する。

## 合併症・続発症の診断

❶肺病変を形成して，全身に播種性に感染することがある。

❷免疫抑制状態の患者では，結節や潰瘍形成がより顕著になることがある。基礎疾患の有無について問診や検索が必要となる。

## 予後判定の基準

❶全身への拡大によって治療期間が遷延することがある。

❷菌種によって抗菌薬投与による改善が乏しい場合があり，温熱療法，外科的切除も適宜検討する。

❸*M. ulcerans* では局所再発例も少なくないため，切除範囲の設定などが重要となる。

## 治療法ワンポイント・メモ

❶外傷歴などの問診が重要となる。

❷耐性菌の出現に注意を払いながら行う中長期的な薬物療法が中心となり，皮疹消退後も数か月間は内服を継続する。

❸経過によって外科的切除を検討する。切除範囲によっては，植皮術なども併せて行う。

❹温熱療法時には，カイロなどを用い熱傷に注意しながら42℃以上の皮膚温を保つように指導する。

## さらに知っておくと役立つこと

❶皮膚での非結核性抗酸菌症では，*M. marinum* が約60〜70％を占め，次いで *M. avium-intracellulare* complex（MAC），*M. chelonae* らが原因菌として報告されている。

❷結核と異なり正確な統計がないものの近年増加傾向にあり，中長期間にわたる皮膚症状・通常の培養検査で陰性であれば，本疾患を疑うことが重要となる。

❸生活指導においては，特別制限することはない。

## 専門医へのコンサルト

❶難治性の皮膚潰瘍・結節をみた際には皮膚科専門医受診を勧める。

❷抗菌薬に関しては，薬剤感受性試験の結果をもとに，各施設の感染対策チームなどとも適宜相談・検討しながら選択することが重要である。

---

# 白癬
Tinea

**福田 知雄** 埼玉医科大学総合医療センター教授・皮膚科

**頻度** よくみる

**GL** 日本皮膚科学会皮膚真菌症診療ガイドライン2019

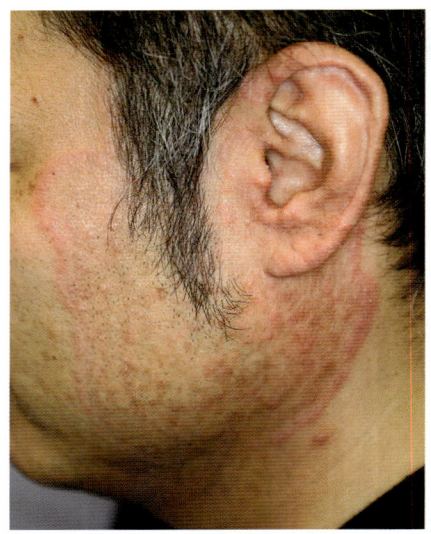

**図1 体部白癬**
糖尿病患者に生じた顔面の体部白癬。

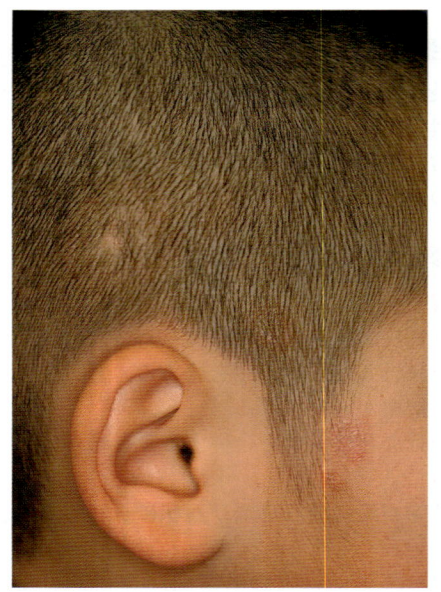

**図2 頭部白癬**
鱗屑を付す紅斑で, 頭部には脱毛斑が生じている。頭部(浅在性)白癬では脂漏性皮膚炎が鑑別疾患となる。

## 診断のポイント

❶全身に生じうるが, 足白癬, 爪白癬が大多数を占める。

❷足白癬は男性で40歳台, 女性で50歳台の罹患率が最も高く, 爪白癬は高齢になるほど罹患率が高くなる。

❸足白癬には, 趾間型, 小水疱型, 角化型の3つの臨床型がある。

❹爪白癬の臨床では, 肥厚, 白濁, 粗造化が特徴的。

❺体部白癬, 股部白癬では, 中心治癒傾向のある環状紅斑が特徴的。

## 症候の診かた

❶指(趾)間型:患部に紅斑, 浸軟, 鱗屑がみられ, 菌が指趾間から指趾腹や掌蹠に拡がるとかゆみを伴う小水疱(汗疱型)に移行する。角化型では炎症が軽微で, 掌蹠全体に過角化は及ぶが, かゆみはほとんどみられない。

❷爪白癬:遠位側縁爪甲下真菌症, 表在性白色爪真菌症, 近位爪甲下爪真菌症, 全異栄養性爪真菌症の4型を代表的臨床像とする。

❸体部白癬, 股部白癬:かゆみの強い, 境界明瞭な鱗屑を付す紅斑が環状に生じ, 周囲に拡大するとともに中心治癒傾向を示す(図1)。

❹頭部白癬:化膿性炎症の強いCelsus禿瘡と, それ以外の頭部(浅在性)白癬に分類される(図2)。

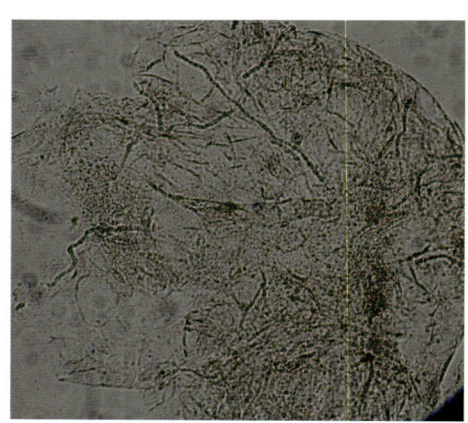

**図3 直接顕微鏡検査**
図2症例の鱗屑を検体とした直接顕微鏡検査の所見。菌要素の確認が取れないと脂漏性皮膚炎と誤診されやすい。

## 検査所見とその読みかた

❶直接顕微鏡検査(KOH直接鏡検査法)は必須。特徴的な菌糸と, 分節胞子が見つけられれば確定診断になる(図3)。

❷原因菌の同定には, サブローブドウ糖寒天培地を

用いた真菌培養が必要。コロニーの形状が白色絨毛状か白色粉(末)状かで，白癬の大多数を占める *Trichophyton rubrum* と *T. interdigitale* の鑑別はおおむね可能。

## 確定診断の決め手

❶直接顕微鏡検査。
❷真菌培養法による原因菌の同定。

## 誤診しやすい疾患との鑑別ポイント

❶**汗疱，汗疱状湿疹，異汗性湿疹**
　❶かゆみを伴う指趾側面や掌蹠に多発する透明な水疱。
　❷敏感肌やアトピー性皮膚炎の人にみられることが多い。
　❸湿疹のためステロイド外用薬が奏効する。
❷**掌蹠膿疱症**(⇨1508頁)
　❶掌蹠に多発する膿疱。
　❷慢性病巣感染，金属アレルギー，喫煙などが原因，増悪因子となる。
　❸胸鎖関節などの関節炎。

## 確定診断がつかないとき試みること

❶直接顕微鏡検査で菌要素が確認できないが臨床的には白癬が疑わしいとき，短期間ステロイド外用薬を塗布させると，次の受診時の鏡検で菌要素を検出しやすくなる。
❷爪白癬では直接顕微鏡検査の検出率が低く，菌要素が見つけられないことがよくある。その際の補助検査として白癬菌抗原キット(デルマクイック爪白癬)が有用(J Dermatol 48: 633-637, 2021)。

## 合併症・続発症の診断

❶糖尿病：血糖コントロールの悪い患者では，白癬を合併しやすく，症状も重症化しやすい。
❷蜂窩織炎：白癬，特に足白癬，爪白癬では時に2次感染を起こし，蜂窩織炎などの重症感染症を引き起こすことがある。

## 経過観察のための検査・処置

❶爪白癬など治療に時間がかかる患者では，適宜直接顕微鏡検査を行うことで，治療が上手くいっているかどうかの確認ができる。
❷治療に難渋する場合，耐性菌にも留意したほうがよい(J Dermatol 50: 1068-1071, 2023)。耐性菌の確認には，真菌培養，薬剤感受性検査が必要となる。

## 治療法ワンポイント・メモ

❶白癬の治療は爪白癬，頭部白癬以外では外用抗真菌薬が中心となる。
❷塗布期間は病巣の角層の厚さによって異なり，指(趾)間型では2か月以上，小水疱型では3か月以上，角化型では6か月以上が目安となる。
❸外用は，肉眼で確認できる病巣より十分広い範囲，例えば足や手の全体に行うように伝え，直接顕微鏡検査で菌が陰性化してもしばらくは治療を継続するよう指導する。

## 専門医へのコンサルト

頭部白癬の頻度は足白癬の1%未満と比較的まれな病型であるが，Celsus禿瘡は化膿性炎症が強く，治療の遅れは永久的な瘢痕性脱毛を残すことになる。本症が疑われたときには，すみやかな専門医への紹介が無難である。

# 皮膚カンジダ症
Cutaneous Candidiasis, Candidiasis of the Skin

**原田 和俊**　東京医科大学主任教授・皮膚科学分野

**頻度** よくみる
**GL** 日本皮膚科学会皮膚真菌症診療ガイドライン2019

## 診断のポイント

❶肥満や，乳房が大きいために，皮膚が擦れる部分が広い。
❷主婦や清掃業，飲食業に従事し，水仕事を行う機会が多い。
❸オムツを着用しており，尿や便で局所の皮膚が汚染されやすい。

## 症候の診かた

❶皮膚カンジダ症はカンジダ性間擦疹(図1)，カンジダ性指趾間びらん(図2)，カンジダ性爪囲炎，爪カンジダ症，オムツカンジダ症などに分類される。病型により多彩な臨床像を呈する。
❷カンジダ性間擦疹：腋窩，乳房下，股部に中心治癒傾向のない鱗屑を付着する紅斑が出現する。辺縁に小紅斑や小膿疱を伴う。オムツカンジダ症はオムツ装着部に生じたカンジダ性間擦疹である。

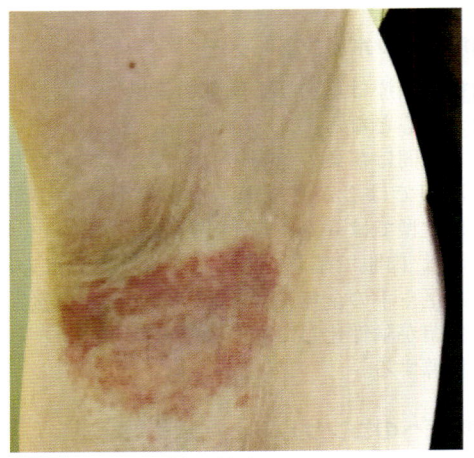

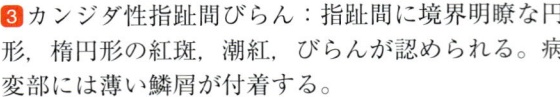
**図1** カンジダ性間擦疹

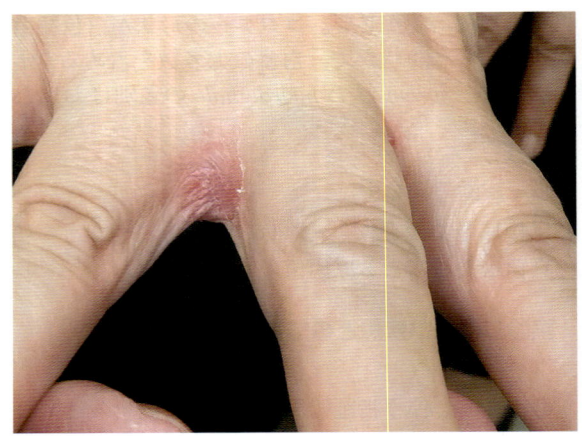
**図2** 指間部カンジダ症

❸カンジダ性指趾間びらん：指趾間に境界明瞭な円形，楕円形の紅斑，潮紅，びらんが認められる。病変部には薄い鱗屑が付着する。

❹カンジダ性爪囲炎：爪郭が発赤・腫脹する。細菌性の爪囲炎（瘭疽）に比べ疼痛は軽度であり，膿疱を形成することは少ない。

❺カンジダ性爪甲剥離：カンジダ感染により爪甲が爪床から剥離する。爪床の過角化は軽度である。

❻爪カンジダ症：爪甲の肥厚，混濁，爪甲剥離が認められる。臨床的に爪白癬と鑑別が困難である。

## 検査所見とその読みかた

❶真菌鏡検検査：病変部に存在する鱗屑，膿疱を採取し，苛性カリ（KOH）を滴下後，顕微鏡で観察する（KOH 直接鏡検）。白癬菌の菌糸に比べ細い仮性菌糸とぶどうの房状の胞子が認められれば確定する。

❷真菌培養検査：カンジダは口腔内，消化管，腟に常在している。したがって，培養でカンジダが検出されても，この結果のみではカンジダ症との診断はできない。臨床所見や患者の状態などを考慮して判断することが肝要である。

## 確定診断の決め手

上記の検査によりカンジダを検出する。

## 誤診しやすい疾患との鑑別ポイント

❶湿疹（⇨1476 頁）

❶真菌鏡検検査によって，カンジダ胞子が検出されない。

❷紅斑は指間部，間擦部以外にも認められる。

❷白癬（⇨1525 頁）

❶真菌鏡検検査により，白癬菌が検出される。

❷病変部は中心治癒傾向があり，小紅斑，小膿疱などの衛星病巣を伴うことは少ない。

❸指間部には皮膚カンジダ症，趾間部には白癬が生じやすい。

## 確定診断がつかないとき試みること

真菌鏡検検査によって，カンジダが検出できないときには，strong クラスのステロイド軟膏を1週間程度塗布して，再度皮疹を観察する。

## 経過観察のための検査・処置

❶カンジダ症の発症には局所の湿潤，便，尿の汚染が関与する。

❷治療の際には局所の乾燥，排泄物のコントロールが重要である。

## 治療法ワンポイント・メモ

❶皮膚カンジダ症は外用抗真菌薬によく反応し，1日 1〜2 回の外用により，1〜2 週間で軽快する症例が多い。

❷重症例では内服抗真菌薬であるイトラコナゾールが選択される。

## さらに知っておくと役立つこと

❶カンジダ症の原因となるカンジダは *Candida albicans* が主であるが，*C. glabrata*，*C. parapsilosis*，*C. tropicalis* などの non-albicans も皮膚カンジダ症の原因となる。

②乾癬の治療に選択される IL-17 シグナルを抑制する生物学的製剤を使用すると，カンジダ症を含む表在性真菌症が発症しやすい。

### 専門医へのコンサルト

　カンジダ性爪甲剥離や爪カンジダ症は外用薬では治癒が難しく，抗真菌薬の内服が必要となる。皮膚科医へコンサルトを行う。

# 癜風・マラセチア毛包炎
## Tinea Versicolor and *Malassezia* Folliculitis

佐藤 友隆　帝京大学ちば総合医療センター教授・皮膚科

頻度 **よくみる**
GL 日本皮膚科学会皮膚真菌症診療ガイドライン2019

### 診断のポイント

1 起因菌は *Malassezia globosa*。
2 脂漏部位（胸部正中，背部など）。
3 胸部，背部から肩にかけての分布が多い。
4 癜風は円形から類円形の淡褐色斑，白斑，紅褐色斑が多発し，融合傾向を示す（図 1）。マラセチア毛包炎は単調な毛孔一致性の丘疹，膿疱（図 2）。
5 両疾患は合併することがある。ステロイドなどの免疫抑制薬を外用，内服中には注意が必要。
6 KOH 直接鏡検で，癜風は太く短い菌糸と胞子，マラセチア毛包炎では多数の出芽胞子を検出。
7 夏季など湿度の高い季節に再発を繰り返す。

### 症候の診かた

　皮疹：Hobelspan 現象，カンナ屑現象。鑷子で擦ると粃糠疹様の鱗屑を認める。

### 検査所見とその読みかた

1 癜風：KOH 直接鏡検でスパゲッティとミートボールのように見える太く短い菌糸と胞子。酸性メチレンブルー染色（図 3）ではより明確に観察できる。
2 マラセチア毛包炎：菌糸を認めず多数の出芽胞子。マラセチアは皮膚の常在菌で普段は酵母形態を呈して脂質要求性が高い。
3 培養：一般的なサブロー培地では発育しない。選択培地クロモアガー マラセチアなどを用いる。

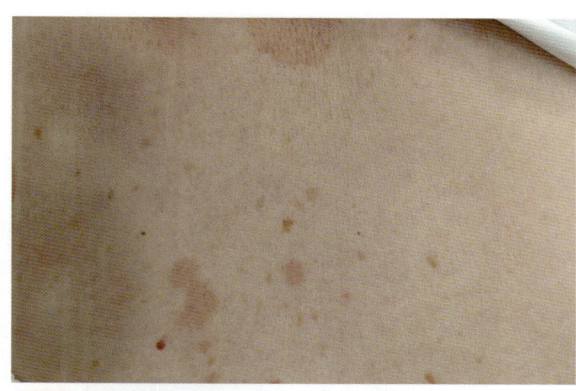
図1 背部癜風

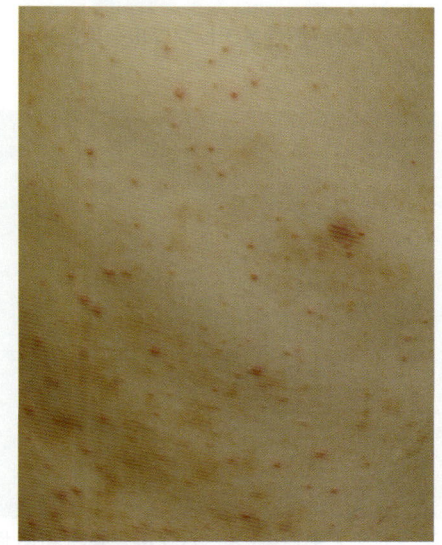
図2 側胸部マラセチア毛包炎

### 確定診断の決め手

1 直接鏡検。
2 マラセチア毛包炎では染色が必要。ズームブルー染色（図 4）で出芽胞子が確認できる。

### 誤診しやすい疾患との鑑別ポイント

1 尋常性白斑：鱗屑がない。
2 尋常性乾癬（⇨ 1505 頁）：爪や肘頭に皮疹。
3 体部白癬（⇨ 1525 頁）：KOH 直接鏡検。
4 マラセチア毛包炎では尋常性痤瘡（⇨ 1547 頁）。

### 確定診断がつかないとき試みること

1 外用ステロイドで反応をみる。1 週後再検する。

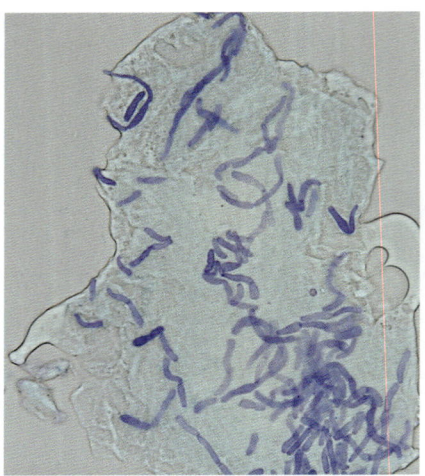

**図3** 癜風（酸性メチレンブルー染色）

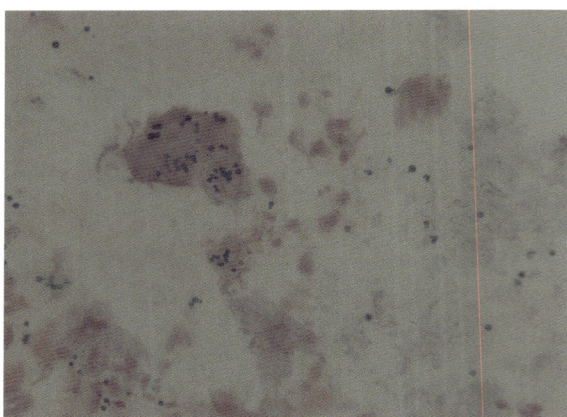

**図4** マラセチア毛包炎（ズームブルー染色400倍）

❷マラセチア毛包炎ではまず尋常性痤瘡として抗菌薬内服で治療を行い，反応しない際に疑う。

### 合併症・続発症の診断

マラセチア毛包炎を伴う癜風もある。

### 経過観察のための検査・処置

❶鱗屑を伴う色素斑や脱色素斑などの病変が改善しないときには，適宜KOH直接鏡検を行いマラセチアの存在を疑う。
❷マラセチア毛包炎の観察にはズームブルーや酸性メチレンブルー染色を使用する。

### 治療法ワンポイント・メモ

❶まずは湿度を低くする。
❷発汗に注意する。

❸繰り返すときは内服治療を検討。

### さらに知っておくと役立つこと

❶マラセチアは真菌としては最大菌数を誇るヒト皮膚常在真菌である。脂漏性皮膚炎やアトピー性皮膚炎の増悪因子の可能性もあり，ステロイド外用時には常に注意が必要である。
❷KOHと酸性メチレンブルー染色は混合しないこと。

### 専門医へのコンサルト

❶再発を繰り返す場合。
❷確定診断と内服治療の必要性を判断しなければならないとき。

# 梅毒の皮膚症状
## Skin Manifestations of Syphilis

**角田 孝彦**　前・山形市立病院済生館・皮膚科科長

(頻度) **ときどきみる**（感染症法により全数報告が義務付けられている。近年増加している。新規患者数は2021年7,873人，2022年は12,966人）

(GL) 梅毒診療の基本知識（2024）

### 診断のポイント

❶若年〜中年の男女。
❷陰部の硬結・潰瘍や口唇・口腔の粘膜疹。
❸性風俗産業従事者などとの感染機会があった。

### 症候の診かた

❶軽度の発熱：微熱を伴うことがある。
❷皮疹：女性は小陰唇，男性は冠状溝などに硬結・潰瘍（硬性下疳）（図1）。鼠径部に多数のリンパ節を触知する。肛囲などに弾性軟の丘疹（扁平コンジローマ）。
❸体幹にかゆみのない貨幣大の紅斑（バラ疹）（図2，3），丘疹や膿疱がみられることもある。
❹手掌足底に浸潤を伴う鱗屑性紅斑（梅毒性乾癬）。
❺粘膜疹：舌，咽頭，扁桃に乳白斑，びらん・潰瘍。
❻脱毛：頭部に円形ではないびまん性脱毛局面。
❼神経症状：早期神経梅毒では精神神経症状がある。
❽病期：1期疹と2期疹が同時にみられることもある。

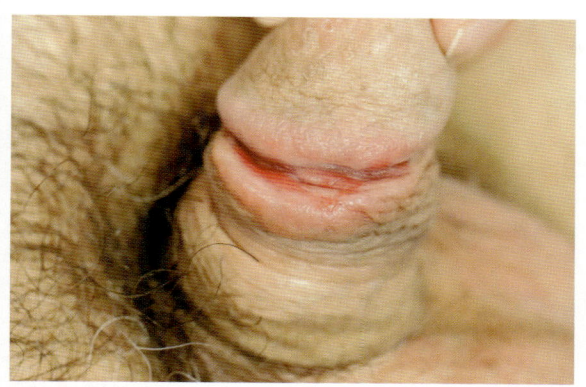

**図1** 陰茎の硬性下疳

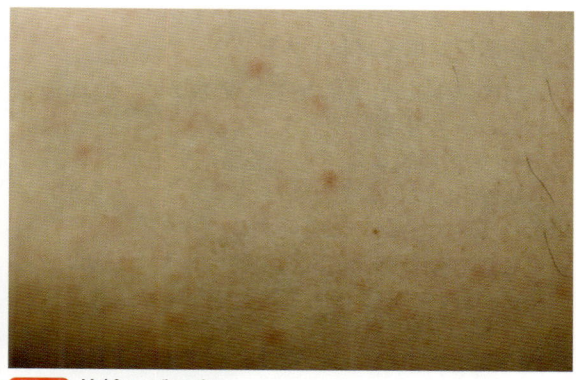

**図2** 体幹のバラ疹

❾血液検査：自覚症状はないが梅毒抗体検査陽性の早期潜伏梅毒もある。

### 検査所見とその読みかた

主な梅毒抗体検査は下記の通り。

❶ rapid plasma reagin（RPR）法：生物学的偽陽性にも注意する。感染初期で陰性のことがある。

❷ *Treponema pallidum* latex agglutination（TPLA）法（自動化法）：RPR 法より先に陽性になることがある。自動化検査の偽陽性が 0.2〜0.5％ある。試薬や測定法によって差がある。自動化法陽性の場合は用手目視検査か定量検査をして確認するのが望ましい。

### 確定診断の決め手

❶感染機会の有無の確認：話しやすい雰囲気をつくる。

❷梅毒抗体検査陽性：自動化法で陽性の場合は用手目視検査か定量検査で確認が必要。

### 誤診しやすい疾患との鑑別ポイント

❶性器のヘルペス：herpes simplex virus（HSV）抗原キットで検査する。

  ❶性行為による陰部に数か所の円形小びらん。

  ❷体幹：ジベルばら色粃糠疹。

  ❸手掌足底：乾癬（型薬疹），多形滲出性紅斑。

  ❹梅毒抗体検査が陰性であることが鑑別になる。

### 確定診断がつかないとき試みること

梅毒抗体検査を 2〜4 週間後に再検する。

### 合併症・続発症の診断

❶HIV：同時に HIV 抗体を調べたほうがよい。梅

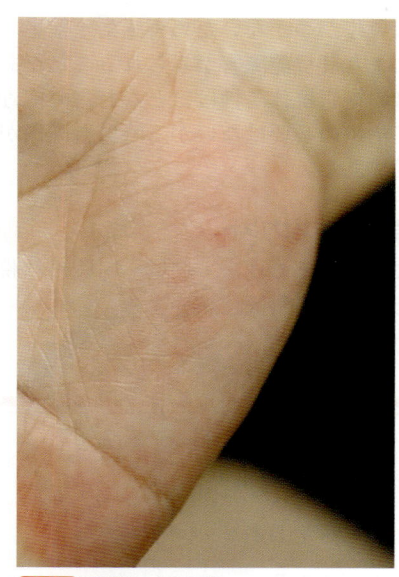

**図3** 手掌のバラ疹

毒治療後に梅毒抗体が上昇するとき調べる。

❷B 型肝炎：肝機能障害。

❸淋病，クラミジア感染症：尿の症状があれば検査する。

### 予後判定の基準

❶RPR 抗体価の下降，陰性化。

❷TPLA は下がっても固定することが多い。

### 経過観察のための検査・処置

アモキシシリン（AMPC）の一定期間内服後，1 年間は梅毒抗体検査を 3 か月に 1 回を目安に行う。

## 治療法ワンポイント・メモ

1 AMPC 内服初日に発熱・発疹がでる Jarisch-Herxheimer 反応を説明しておく。
2 AMPC 内服による下痢→整腸剤を追加する。
3 AMPC による薬疹およびペニシリンアレルギー患者→ミノマイシンに変更する。
4 患者のコンプライアンスを考えペニシリンの1回筋注が行われることもある。

## さらに知っておくと役立つこと

1 パートナーがいる場合はピンポン感染を防ぐためパートナーにも梅毒抗体検査を勧める。
2 梅毒は免疫がつかないため再感染・罹患もある。
3 梅毒により肝機能障害がみられることがある。
4 高齢者の梅毒抗体陽性はほとんど古い梅毒で感染性はなく治療の必要はないが，時に新鮮例があり注意が必要である。

## 専門医へのコンサルト

治りにくい陰部の皮疹，口唇・口腔の粘膜疹，皮疹に関しては皮膚科医に紹介する。

# 疥癬
Scabies

夏秋 優　兵庫医科大学教授・皮膚科学

**頻度** ときどきみる

**GL** ・疥癬診療ガイドライン(第3版)(2015)
　　・疥癬診療ガイドライン(第3版追補)(2018)

## 診断のポイント

1 手指，手首，腋周囲，陰部などの瘙痒性皮疹。
2 顕微鏡検査やダーモスコピー検査などでヒゼンダニの虫体(図1)ないし虫卵を検出。
3 疥癬患者との接触機会や家族内同症の有無を含めた疫学的流行状況の確認。

## 症候の診かた

1 通常疥癬：腹部，腋窩，大腿，上腕などに紅斑性小丘疹が散在する(図2)。男性の外陰部には赤褐色の結節が散在する。夜間に増強する激しい瘙痒も特徴である。
2 疥癬トンネル：手関節，手掌，指間部に好発する

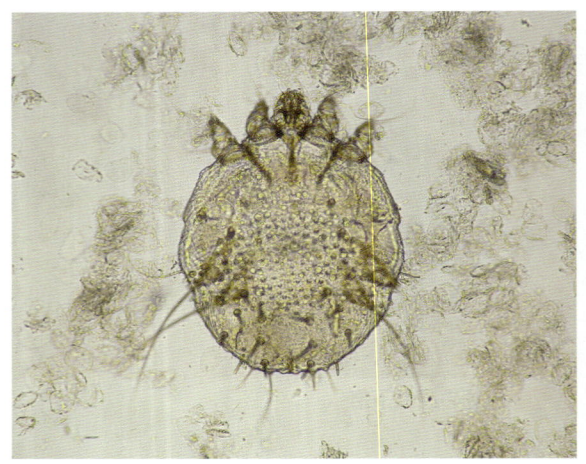

**図1** ヒゼンダニの虫体

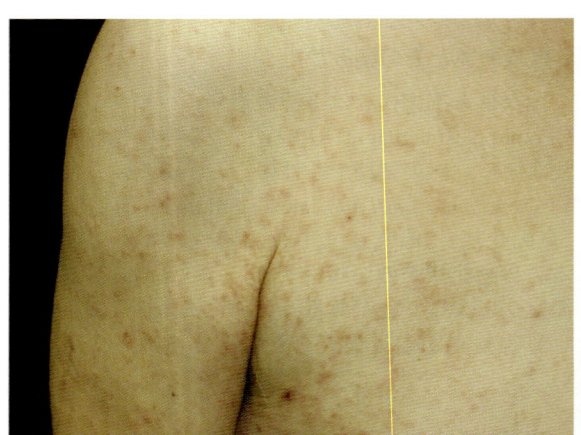

**図2** 通常疥癬の臨床像

長さ5 mm ほどの灰白色で線状の皮疹(図3)。その先端部に虫体が認められる。
3 角化型疥癬：手足や殿部，肘頭部，膝蓋部などに角質増殖や厚い鱗屑を認める。紅皮症状態になる場合もある。
4 爪疥癬：手足の爪が肥厚して角質増殖を伴う。寝たきりの高齢者で生じやすい。

## 検査所見とその読みかた

1 ダーモスコピー検査：LED ライト付きの拡大鏡であるダーモスコープを用いて手首や指間部などに認められる疥癬トンネルを観察し，先端部の虫体を確認する。
2 顕微鏡検査：疥癬トンネル部や腋窩，陰部などの皮疹部の鱗屑を採取し，KOH 液で角質を溶解したのち，顕微鏡で観察して虫体や虫卵を確認する。

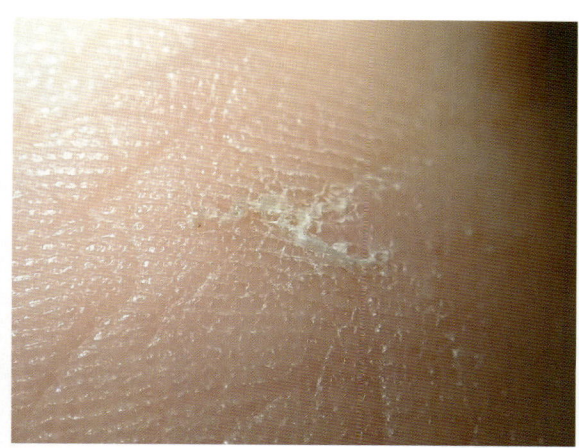

**図3** 疥癬トンネル

## 確定診断の決め手

　ヒゼンダニの虫体，あるいは虫卵（抜け殻を含む）を確認すること。

## 誤診しやすい疾患との鑑別ポイント

**1 慢性湿疹**
❶アトピー性皮膚炎を含む慢性湿疹と疥癬の鑑別はしばしば困難である。
❷ステロイド外用治療などの標準的な湿疹治療で改善が認められない場合や家族内（特に介護者）に同様の症状の者がいる場合には疥癬を疑う。

**2 皮膚瘙痒症**
❶糖尿病や肝疾患，腎疾患などの基礎疾患がある場合や高齢者では皮膚瘙痒症を生じやすい。
❷しばしば皮膚乾燥や激しい搔破痕を認めるが，通常の治療で難治性の場合や周囲に同様症状の者がいる場合は疥癬を疑って手首や手指の疥癬トンネルを探す。

## 確定診断がつかないとき試みること

**1** ヒゼンダニの虫体・虫卵が検出できない場合は他の皮膚疾患（中毒疹や内臓疾患に伴うデルマドロームとしての瘙痒症など）を想定し，改めて全身検索を行う，あるいは服用中の薬剤の中止・変更を検討する。

**2** 周囲での疥癬の流行状況を勘案し，臨床的に疥癬と判断せざるを得ない場合に，慎重に疥癬治療を開始することを検討する。

## 合併症・続発症の診断

**1** 疥癬後瘙痒
❶疥癬に対する治療でヒゼンダニが死滅したあとにも瘙痒感が残る場合がある。
❷ヒゼンダニの残存を否定するために疥癬トンネルの有無など，臨床所見の詳細なチェックを行う。
❸瘙痒感の残存のみで疥癬治療を繰り返してはならない。

## 予後判定の基準

**1** 適切な治療が実施されれば1～2か月以内に治癒に至る。

**2** 高齢者や認知症などで治療が徹底できない場合はヒゼンダニが死滅しないため完治しない。

## 経過観察のための検査・処置

　疥癬の検査は臨床的に虫体や虫卵を検出することである。特に手首や手指の疥癬トンネルに注意を払う。

## 治療法ワンポイント・メモ

**1** 通常疥癬：イベルメクチン内服，あるいはフェノトリン外用のいずれかを行う。1回の処置では虫卵への効果が弱いので，1週間間隔で2回，実施するほうがよい。

**2** 角化型疥癬：イベルメクチン内服とフェノトリン外用を併用する。その場合，時間差での投与が望ましい。

## さらに知っておくと役立つこと

　角化型疥癬は感染力が強いので，患者の隔離が必要。

## 専門医へのコンサルト

　疥癬を疑うが診断が困難な場合，他疾患との鑑別が必要な場合は必ず皮膚科専門医にコンサルトする。

# 血管性腫瘍と血管奇形
Vascular tumors and Vascular Malformations

**神人 正寿** 和歌山県立医科大学教授・皮膚科

**頻度** ときどきみる

**GL** 血管腫・脈管奇形・血管奇形・リンパ管奇形・リンパ管腫症診療ガイドライン 2022(第3版)

## 診断のポイント

❶紅・紫・青色の,斑・腫瘤・皮下病変など多彩な臨床像を取りうる。

❷血管性腫瘍:増殖性変化を有する腫瘍性病変で,増大あるいは退縮しうる。

❸血管奇形:局所の血管あるいはリンパ管の異常拡張で,ほとんどが出生時から存在し,増大・消退傾向には乏しいことも多い。

## 症候の診かた

出生時から病変が存在するかといった発症時期と,その後の増大傾向の有無が問診のポイントとなる。乳幼児期の血管性腫瘍の多くが乳児血管腫で,血管奇形の多くが毛細血管奇形である。

❶乳児血管腫

❶出生時には存在しない,あるいは小さな前駆病変のみ存在するが生後1か月までには病変が顕在化し鮮紅色の斑や結節,腫瘤となる(図1)。

❷増殖期(～1歳まで)には病変が増大するが,退縮期(～5歳頃)に入ると病変が徐々に縮小する。

❸消失期(5歳以降)には退縮傾向がほぼ完了し,大きな病変ではたるみや瘢痕を残す。

❷毛細血管奇形

❶出生時よりみられる平坦な紅色斑(図2)。

❷体の成長に比例して病変面積が拡大するが,病変そのものの増大傾向には乏しい。

❸自然消退することはなく,加齢とともに暗赤色化・肥厚・敷石状変化・軟腫瘤の形成などをきたす。

❹しかし前額でV字型を呈するサモンパッチは,2歳頃までに自然消退することが多い(図3)。

## 検査所見とその読みかた

❶乳児血管腫

❶皮下成分を把握する必要がある場合は超音波検査やMRIが有用である。

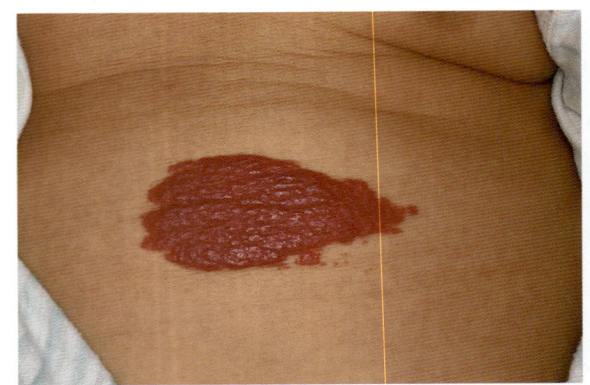

**図1** 乳児血管腫
腹部,局面型。

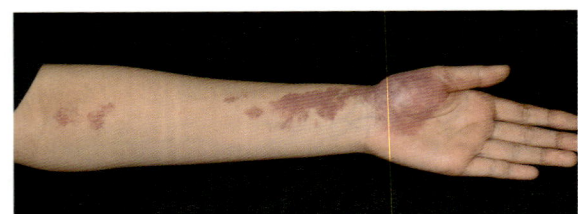

**図2** 毛細血管奇形

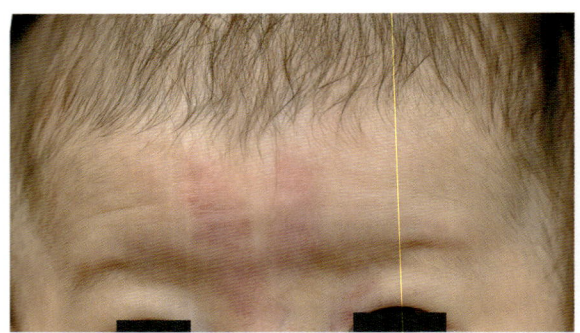

**図3** サモンパッチ

❷病理では腫瘍細胞の GLUT-1 染色陽性は乳児血管腫にかなり特異的である。

❷毛細血管奇形

❶病理では真皮上層の毛細血管の異常拡張を特徴とする。

❷ダーモスコピーでは均一な拡張血管の増加を認める。

## 確定診断の決め手

❶乳児血管腫と毛細血管奇形は,通常視診のみで診

断可能。

**2** 悩ましい場合は出生時の有無，出生後の増大傾向，消退傾向の有無，画像検査，そして病理組織像から判断する。

## 誤診しやすい疾患との鑑別ポイント

The International Society for the Study of Vascular Anomalies (ISSVA) 分類に含まれる他の血管性腫瘍・血管奇形が鑑別となる。

**1** 房状血管腫

**❶** 乳児期の比較的まれな良性の血管性腫瘍である。

**❷** 紫斑，硬結または結節，局面など多彩な臨床像を呈しうる。

**❸** 病理組織学的には cannon ball appearance を特徴とし，腫瘍細胞は GLUT-1 染色陰性である。

**❹** Kasabach-Merritt 症候群をきたすことがあるため鑑別を要する。

**2** 静脈奇形

**❶** 臨床的に皮下型の乳児血管腫との鑑別を要することがあるが，出生時から存在することが多く，増大傾向には乏しい。

**❷** 病理組織学的には静脈の異常拡張で，やはり GLUT-1 は陰性である。

## 確定診断がつかないとき試みること

詳細な問診，超音波検査，MRI，ダーモスコピー，皮膚生検。

## 合併症・続発症の診断

**1** 乳児血管腫

**❶** 眼，鼻腔や口腔周囲に生じると視力障害，呼吸困難・哺乳困難をきたすことがある。

**❷** 肛囲・陰部，あるいは間擦部では潰瘍化することがある。

**❸** 大きな病変や隆起の強い病変では退縮後に瘢痕を残すことがある。

**❹** 皮膚病変が多発する場合は肝などに内臓病変を伴っていることがある。

**❺** PHACE 症候群あるいは PELVIS 症候群などの一症状として出現することがある。

**2** 毛細血管奇形

**❶** Sturge-Weber 症候群や Klippel-Trenaunay 症候群の一症状として出現することがある。

## 治療法ワンポイント・メモ

**1** 乳児血管腫

**❶** 生命や機能に問題が生じうる場合や潰瘍を形成し QOL を損なう場合，あるいは顔面の大きな腫瘤など整容的問題が懸念される場合など，治療を要する乳児血管腫に対してはプロプラノロール内服が第 1 選択となる。

**❷** しかし，低血糖，低血圧，徐脈，さらには気管支けいれんなどの副作用が生じうるため，小児科医との連携のもとで導入する必要がある。

**2** 毛細血管奇形：パルス色素レーザーが有効だが，完全に消失する例は 20% 程度にとどまる。1 歳前に開始したほうが有効性が高いと考えられる。

## 専門医へのコンサルト

整容面，あるいは機能面で問題となりうる場合，早めに専門医へ紹介することが望ましいとの考えかたが広がりつつある。

# 母斑

Nevus

木庭 幸子　信州大学准教授・皮膚科学

**頻度** 色素細胞母斑：**よくみる**
色素細胞母斑以外：**ときどきみる〜あまりみない**

## 診断のポイント

**1** 病変の経時的変化は緩徐。

**2** 色素細胞母斑は直径 6〜7 mm 以下までの黒色・黒褐色の円形・楕円形の色素斑・局面・結節。

**3** 先天性色素細胞母斑は小型から 50 cm 以上の巨大型まで。

**4** 扁平母斑は先天性の淡褐色〜褐色の色素斑。

**5** 脂腺母斑は生下時には淡黄色の脱毛斑。

## 症候の診かた

**1** 色素細胞母斑には先天性と後天性がある。

**❶** 色素斑：色素性の母斑は褐色調や黒色調の斑で始まる。境界明瞭で，色調は均一で，円形や楕円形を呈する。先天性色素細胞母斑は，成人期のサイズにより，小型：直径 1.5 cm まで，中型：直径 20 cm まで，大型：直径 20 cm 以上，巨大型：50

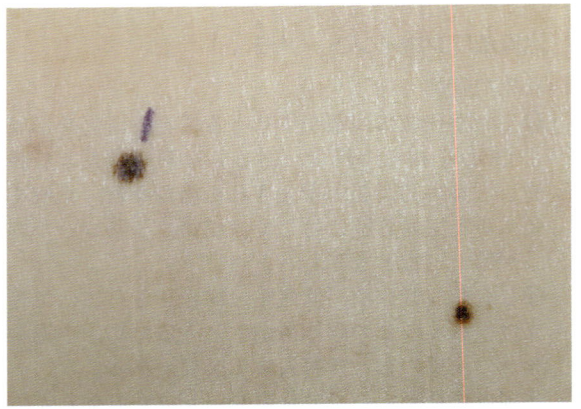

**図1** Clark 母斑

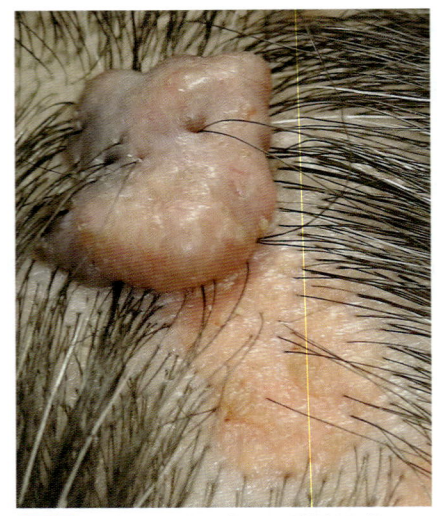

**図2** 二次性腫瘍を生じた脂腺母斑

cm 以上，に分類する。

❷結節：時間の経過とともに隆起する。円形・楕円形のまま局面状，ドーム状，半球状，時に有茎性，広基性に隆起する。剛毛を伴うこともある。

**2** 後天性色素細胞母斑の臨床病型

　❶ Clark 母斑：体幹・四肢近位部に好発する 6〜10 mm 程度の黒褐色色素斑(図1)。

　❷ Unna 母斑：体幹・頸部に好発する常色〜紅褐色調の径 6 mm 程度までの有茎性小結節。軟らかく，表面に皺を伴う。

　❸ Miescher 型：頭・顔に好発する褐色〜黒色，常色〜淡紅色調で，ドーム状・半球状のやや硬い小結節。大きさは 7 mm 程度まで。

　❹ Spitz 母斑：大きさ 6 mm 程度までの類円形の黒色や紅色調の色素斑で，異型のある母斑細胞からなる。小児の顔や成人女性の下腿に好発する。

**3** 青色母斑：6〜7 mm までの青色〜青黒調の色素斑または小結節。真皮にメラノサイトとメラノファージが増加する。

**4** 爪の色素細胞母斑：爪甲色素線条を呈する。成人では幅 3〜4 mm 程度までで，爪周囲に色素沈着はないのに対し，小児では色素線条の幅が広く，色調も濃く，爪周囲にも色素斑がしばしば観察される。多くは爪母に発生する。

**5** 扁平母斑：出生時または乳幼児期より存在する境界明瞭な褐色斑。色素斑内部に褐色の点状色素斑を伴う。思春期の男子の片側肩に生じ，有毛性のものを Becker 母斑とよぶ。表皮基底層にメラニンが増加する。

**6** 太田母斑：眼瞼や頬骨に生じる青褐色の色素斑で，

1 歳以下と思春期ごろの 2 峰性の発症時期がある。女子に好発する。真皮にメラノサイトが増加する。

**7** 表皮母斑：出生時または生後 2〜3 か月以内に黄褐色の疣状の丘疹が Blaschko 線に沿って配列する。成長に伴い，褐色調を帯びて隆起し，角化が目立つようになる。

**8** 脂腺母斑：生下時は淡黄色の脱毛斑として始まり，成長とともに顆粒状・柑皮様の局面を呈するようになる。思春期以降に二次性腫瘍が発生する(図2)。

**9** 平滑筋母斑/立毛筋母斑：生後 6 か月以内に発症。なだらかに隆起する褐色の局面。多毛を伴う。

## 検査所見とその読みかた

**1** 色素細胞母斑の典型的なダーモスコピー所見

　❶規則的な網目構造が全周性に分布。

　❷色素小球の集合，規則的分布。

　❸真皮成分が多いとびまん性色素沈着。

　❹ Spitz 母斑では突起状の縞模様が全周性に分布(図3)。

　❺掌蹠発生では色素沈着が皮溝に平行パターン(図4)。

　❻ Miescher 型ではコンマ血管：短い曲線で「く」「し」のような形状。

## 確定診断の決め手

**1** 視診とダーモスコピーで診断が可能。

**2** 迷う場合は生検や全切除を行う。色素細胞母斑の病理所見は，異型のない色素細胞からなる腫瘍性病

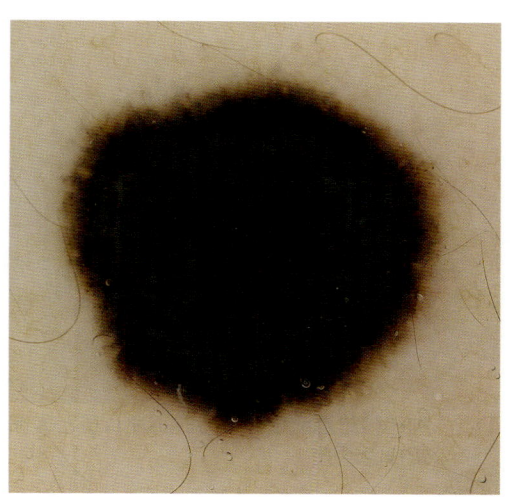

図3 Spitz 母斑のダーモスコピー像

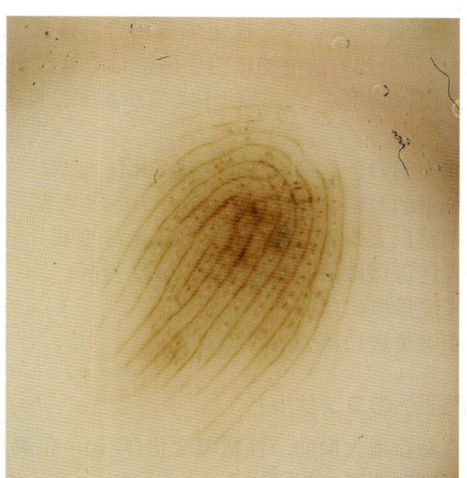

図4 足趾の色素細胞母斑のダーモスコピー像

変で，3つの分布パターン（境界型，複合型，真皮型）がある。

❸粘膜に生じた色素性病変にには特徴的なダーモスコピー所見がない。

## 誤診しやすい疾患との鑑別ポイント

視診およびダーモスコピー所見による色素細胞母斑との鑑別を記す。

### 1 悪性黒色腫

❶後天性で直径7〜8 mm を超える色素斑。

❷辺縁不整で，色調が多様で不均一。

❸不規則な網目構造や色素小球の不均一な分布。

### 2 爪悪性黒色腫

❶成人期以降の幅6〜7 mm を超える爪甲色素線条。

❷爪周囲に及ぶ色素斑。

❸色素線条の経時的な色調変化。

### 3 基底細胞癌

❶中高年の顔面（鼻と眼瞼に好発）の黒色病変。

❷表面に光沢。

❸青灰色円形胞巣・小球，潰瘍，樹枝状の血管。

### 4 脂漏性角化症

❶中高年の全身，頭頸部に好発。

❷淡褐色の色素斑で始まり，角化性の局面や結節に進展。

❸脳回転状外観，稗粒腫様嚢腫の多発，面皰様開大。

## 確定診断がつかないとき試みること

生検，または全摘。

## 合併症・続発症の診断

❶巨大型の先天性色素細胞母斑では，悪性黒色腫を含めた悪性腫瘍の発生率は5%程度とされ，自然発生率を上回る。

❷脂腺母斑の二次性腫瘍として，毛芽腫，基底細胞癌，脂腺癌，アポクリン癌などが発生する。

## 経過観察のための検査・処置

成人の爪甲色素線条は，手湿疹，アトピー性皮膚炎，凍瘡などでも生じ，複数指にわたる。1本だけの場合は，半年〜1年間隔で視診やダーモスコピーで，色調や幅の変化がないか確認する。

## 治療法ワンポイント・メモ

❶手術：色素性母斑は良性腫瘍であるが，整容的に患者の要望に応じて，あるいは，巨大型の先天性病変については悪性化率が高いため切除を考慮する。

❷レーザー治療：整容目的に行われる。悪性化の懸念がある巨大型の先天性色素細胞母斑に対するレーザー治療では悪性化の予防はできない。

❸脂腺母斑は二次性腫瘍が発生する30歳頃までに全切除を勧める。

## さらに知っておくと役立つこと

❶先天性色素細胞母斑において，乳幼児期のサイズ

17

から成人期のサイズを推定する場合，頭頸部は約1.5 倍，その他の部位では約 3 倍にして算出する。

**2** 母斑には病型ごとに遺伝子変異が高率に見出される。

- **❶**露光部の色素細胞母斑には *BRAF* 変異。
- **❷** Spitz 母斑には融合遺伝子や *HRAS* 変異。
- **❸**中型以上の先天性母斑には *NRAS* 変異。
- **❹**青色母斑には *GNAQ* や *GNA11* 変異。
- **❺**表皮母斑には *K1/K10* 変異。
- **❻**脂腺母斑には *HRAS* の変異。

## 専門医へのコンサルト

明らかな増大傾向，性状の変化（隆起・色調）がある場合は専門医に相談する。

---

# 母斑症

Phacomatosis (Neurocutaneous Syndrome)

**久保 亮治** 神戸大学大学院教授・皮膚科学

(頻度) 神経線維腫症Ⅰ型：**ときどきみる**
結節性硬化症：**ときどきみる**
(GL) ・神経線維腫症Ⅰ型（レックリングハウゼン病）診療ガイドライン 2018
・結節性硬化症の診断基準及び治療ガイドライン―改訂版―（2018）

## 診断のポイント

**1** 神経線維腫症Ⅰ型

- **❶**顕性遺伝の家族歴（ただし孤発例も多い）。
- **❷**乳幼児期は，6 個以上のカフェオレ斑（辺縁は滑らか）（図 1），2 個以上の虹彩小結節，発達遅滞。時に叢状神経線維腫を合併する。
- **❸**学童期は，多発する雀卵斑様色素斑（図 1）。思春期以降に多発する神経線維腫。
- **❹**同一家系内でも腫瘍の数や大きさ，発達遅滞の有無などは患者ごとに大きく異なる。

**2** 結節性硬化症

- **❶**顕性遺伝の家族歴（ただし孤発例も多い）。
- **❷**症候ごとに発症時期が異なる。
- **❸**乳幼児期は，てんかんと葉状白斑（図 2），発達遅滞，時に脳に上衣下巨細胞性星細胞腫。
- **❹**後年に，顔面の血管線維腫（図 3），腎血管筋脂肪腫，肺のリンパ脈管筋腫症など。

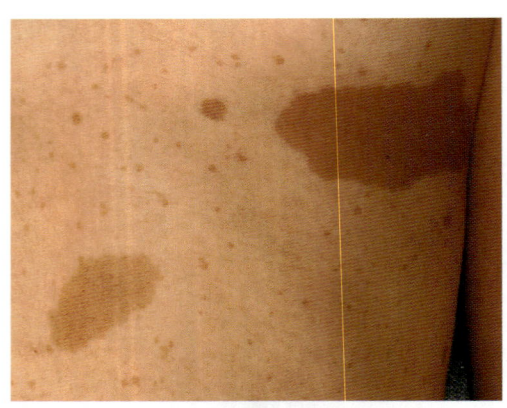

**図1** 神経線維腫症Ⅰ型のカフェオレ斑と雀卵斑様色素斑

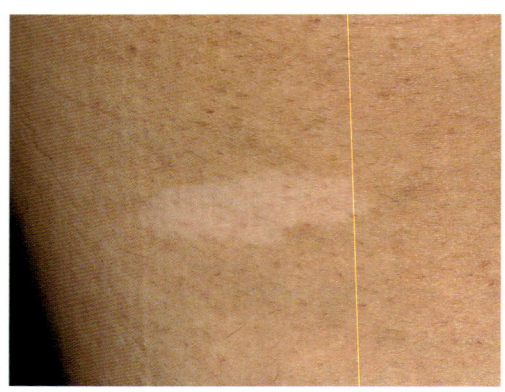

**図2** 結節性硬化症の葉状白斑

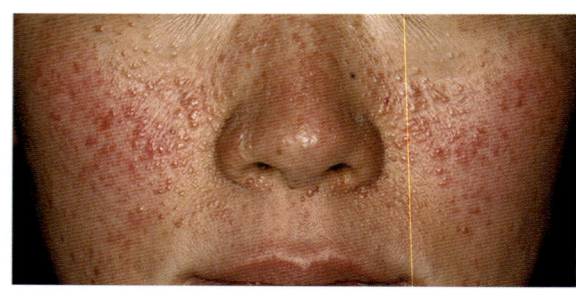

**図3** 結節性硬化症の顔面に蝶形に分布する血管線維腫

## 症候の診かた

**1** 神経線維腫症Ⅰ型

- **❶**カフェオレ斑：乳児期から存在する。辺縁平滑な楕円形の平坦な色素斑。
- **❷**雀卵斑様色素斑：小児期に，体幹や腋窩，鼠径部に多発する小豆大までの小型の色素斑。

❸神経線維腫：軟らかい腫瘍。突出するものと，青褐色斑で圧迫すると陥凹するものがある。

❹結節型叢状神経線維腫：結節状に硬く触れ，痛みを伴う。

**2** 結節性硬化症

❶葉状白斑：最も早期から現れる症状。新生児は肌が白くわかりにくい。ウッド灯照射で明瞭になる。

❷シャグリンパッチ：腰部などに生じる結合織母斑。

❸ Koenen 腫瘍：爪囲または爪下に生じる紅色〜常色の線維腫。

❹顔の血管線維腫：顔の紫外線露光部に生じる丘疹〜結節。

## 検査所見とその読みかた

必要時以外は CT による被曝を避け，MRI やエコーを用いて検査する。

## 確定診断の決め手

**1** 神経線維腫症Ⅰ型：6 個以上あるカフェオレ斑，虹彩小結節，雀卵斑様色素斑や神経線維腫の出現。精神発達遅滞など。

**2** 結節性硬化症：葉状白斑やてんかんに加えて，顔面血管線維腫や腎血管筋脂肪腫など。

## 誤診しやすい疾患との鑑別ポイント

**1** Legius 症候群：カフェオレ斑のみが現れ，虹彩小結節や神経線維腫を生じない。

**2** McCune-Albright 症候群：辺縁がギザギザのカフェオレ斑に加え，線維性骨異形成症，ゴナドトロピン非依存性思春期早発症を合併。

## 確定診断がつかないとき試みること

**1** 専門施設への紹介。

**2** 遺伝学的診断（適切な遺伝カウンセリング体制が必要）。

## 経過観察のための検査・処置

**1** 神経線維腫症Ⅰ型

❶眼科検査：視神経膠腫に注意。

❷頭部 MRI，脊椎 MRI：必要に応じて，特に小児期は定期的な検査が必要。

❸叢状神経線維腫を認める場合は定期的に画像検索を行う。

❹乳癌スクリーニング：神経線維腫症Ⅰ型では乳癌の若年発症が多く，少なくとも 30 歳からマンモグラフィと乳腺エコーによる年 1 回の検索を行う。

**2** 結節性硬化症

❶腎血管筋脂肪腫：結節性硬化症では径 3 cm を超えると出血リスクが高くなるため定期的な検索が必要。

❷肺のリンパ脈管筋腫症：結節性硬化症で女性罹患者の死因となる。

## 治療法ワンポイント・メモ

**1** 2〜18 歳の手術切除困難な叢状神経線維腫に対してセルメチニブ内服による加療を検討。

**2** 結節性硬化症にみられる顔面の血管線維腫は，紫外線防御による予防，シロリムスの外用が有効。

**3** 結節性硬化症にみられる腎血管筋脂肪腫には，塞栓術やエタノール固定術，シロリムス内服が有効。

## さらに知っておくと役立つこと

**1** 神経線維腫症Ⅰ型，結節性硬化症は，小児慢性疾患指定，難病指定を受けているので，重症度や必要に応じて治療費の公費負担申請を勧める。

**2** 神経線維腫症Ⅰ型，結節性硬化症は顕性遺伝性疾患であるが，孤発例も多い。同一家系内でも重症度はさまざまであり，挙児希望には臨床遺伝専門医の遺伝カウンセリングを受けることが望ましい。

## 専門医へのコンサルト

**1** 神経線維腫症Ⅰ型

❶高度の側弯や脊髄腫瘍については整形外科の専門医にコンサルトが必要。

❷叢状神経線維腫は手術時の出血リスクが高く専門医にコンサルトが必要。

**2** 結節性硬化症：腎血管筋脂肪腫は泌尿器科専門医によるコントロールが必要。

いずれの疾患も，患児の親が次子を希望する場合や患者が挙児を希望する場合は，臨床遺伝専門医や認定遺伝カウンセラーによる遺伝カウンセリングを受けることが望ましい。

17

# 皮膚癌
Skin Cancer

**舩越 建** 慶應義塾大学准教授・皮膚科学

頻度 **あまりみない～よくみる**（疾患により異なる）
GL 科学的根拠に基づく皮膚悪性腫瘍診療ガイドライン第3版（2022）

## 診断のポイント

❶皮膚癌としては，悪性黒色腫，基底細胞癌，日光角化症，有棘細胞癌，乳房外Paget病が代表的な疾患であり，わが国では高齢化を背景として罹患率が増加傾向にある。その他，脂腺癌など皮膚の付属器より生じる癌やMerkel細胞癌などがあるが，その頻度はまれである。

❷それぞれの癌に好発部位があり，悪性黒色腫は手足に，基底細胞癌は顔面に，日光角化症や有棘細胞癌は露光部に，乳房外Paget病は外陰部に生じやすいという特徴を有する。

## 症候の診かた

❶いずれの皮膚癌も，痛みやかゆみなどの自覚症状は伴わないことが多い。そのため，増大する経過と肉眼的な特徴から皮膚癌を疑うことになる。

❷基底細胞癌・悪性黒色腫（図1, 2）：色素性病変を呈し，対称性の欠如や色調の不均一性などが特徴である。

❸日光角化症：角化を伴う紅斑を呈する。

❹有棘細胞癌（図3）：真皮内浸潤を伴う有棘細胞癌は潰瘍形成や結節・腫瘤形成がみられ，出血を伴うこともある。

❺乳房外Paget病（図4）：不整形の紅斑を呈することが多いが，脱色素斑や黒色斑を伴うことがある。

## 検査所見とその読みかた

❶血液検査：転移を有する場合を除き，血液・生化学検査にて異常を生じることはない。転移を生じると，LDHの上昇のほか，皮膚癌の種類によって異なる腫瘍マーカーの上昇がみられる。乳房外Paget病のCEAとCYFRA，有棘細胞癌のSCC抗原，悪性黒色腫のNSEなどが知られている。

❷ダーモスコピー所見：補助診断ツールとしてダーモスコピーという拡大鏡がある。ただし，確定診断ツールではないことに留意し使用する必要がある。

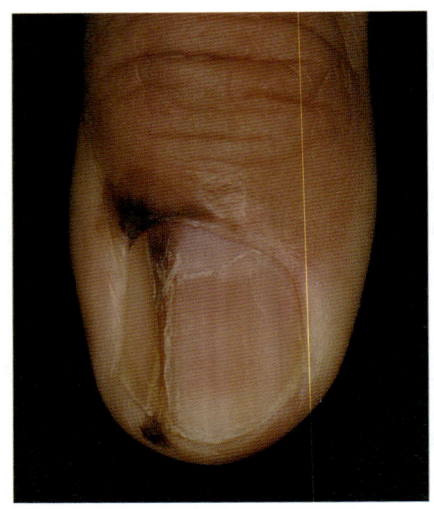

**図1** 悪性黒色腫
爪の縦裂を伴い，爪母部と指尖部に不整形かつ不均一な黒褐色斑を認める。

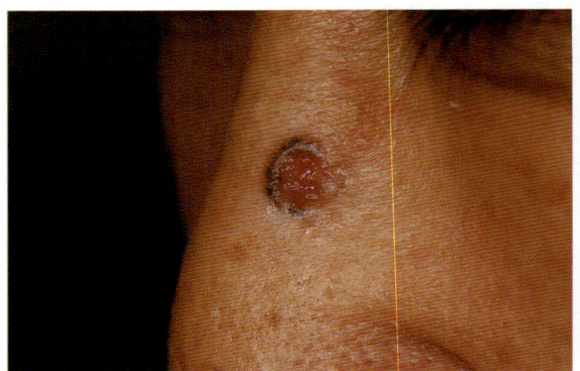

**図2** 基底細胞癌
中央が潰瘍化した色素斑で，不均一な黒褐色調を呈し，顔面に生じやすい。

## 確定診断の決め手

❶皮膚生検による病理検査が確定診断の決め手となる。病変の大きさにもよるが，多くの皮膚癌の診断においては部分生検が選択される。

❷悪性黒色腫を疑う場合には，全切除生検を第1に計画・実施するが，病変の大きさや解剖学的部位を考慮に入れての部分生検は禁忌ではなく，診断後の治療計画が適切になされていれば容認される。

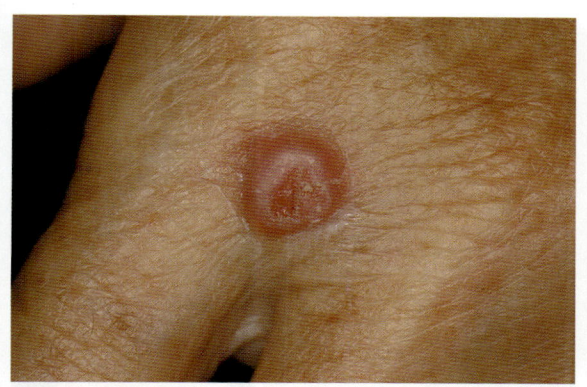

**図3 有棘細胞癌**
中心が潰瘍化した紅色結節で，日光露光部に生じやすい。

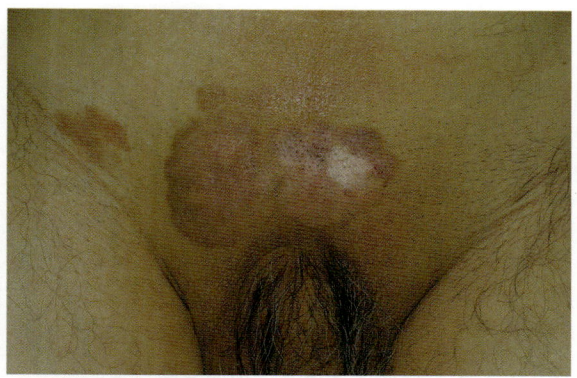

**図4 乳房外 Paget 病**
色素斑や脱色素斑が混在した紅斑で，外陰部〜下腹部に生じやすい。

### 誤診しやすい疾患との鑑別ポイント

**1** 日光角化症や有棘細胞癌：脂漏性角化症などの良性腫瘍と誤診され，液体窒素療法が実施されることがあり，繰り返す治療で改善が得られない場合には診断を見直す，すなわち皮膚生検を実施する。
**2** 悪性黒色腫や基底細胞癌：母斑（⇨ 1535 頁）と誤診されることがあるため，診断に悩む場合には専門医にコンサルトする。
**3** 乳房外 Paget 病：湿疹や真菌感染として治療され，確定診断までに病巣が拡大することが知られている。
**4** 上記いずれも，ステロイド剤などによる外用治療では改善が得られないことは，重要な鑑別ポイントである。

### 確定診断がつかないとき試みること

**1** 再生検による病理検査が推奨される。
**2** 特に，壊死や 2 次性の炎症により確定診断がつかない場合があるため，残存する病変の複数箇所から生検する。

### 予後判定の基準

**1** 病期により予後判定を行うが，悪性黒色腫においては American Joint Committee on Cancer 病期分類（第 8 版）に基づく。
**2** その他の皮膚癌においては，TNM 分類に基づき病期が決まるが，十分に確立しているとは言いがたい。

### 経過観察のための検査・処置

**1** 転移の可能性がきわめて低い早期癌や基底細胞癌においては，治療部位の視診・触診のみでよい。
**2** 転移のリスクがある浸潤癌においては，治療部位のほか，所属リンパ節をはじめとした触診と定期的な画像検査が勧められる。

### 治療法ワンポイント・メモ

**1** 日光角化症は早期癌であるため，手術以外の治療法であるイミキモド外用療法や液体窒素療法などが選択されることが多い。
**2** 日光角化症以外のいずれの皮膚癌も手術療法が第 1 選択であり，早期段階で適切な切除が行われれば多くの症例で治癒が得られる。
**3** 悪性黒色腫における適切な切除は，腫瘍の厚さに基づく推奨マージンに準じた拡大切除である。
**4** 悪性黒色腫以外の皮膚癌における適切な切除は，全切除後に病理学的な完全切除を確認することである。
**5** 切除不能例は放射線療法や化学療法の対象となる。その他，悪性黒色腫の特定の病期において，根治的手術後の補助療法が選択肢にあがる。

### さらに知っておくと役立つこと

**1** 進行期では標準薬物治療がない皮膚癌もあり，癌の種類で治療方針が異なる。
**2** 悪性黒色腫における薬物療法は確立しており，*BRAF* 変異例における小分子化合物治療と *BRAF* 変異の有無によらない免疫チェックポイント阻害薬治療が選択される。

❸ Merkel 細胞癌に対する標準治療としては，免疫チェックポイント阻害薬が用いられている。

❹ その他の皮膚癌の進行期治療は確立したものがなく，治療方法や治療方針に関して施設間格差が現存している。

## 専門医へのコンサルト

❶ 皮膚癌の診断がなされた時点で，すみやかに専門医にコンサルトを行うことが勧められる。

❷ 専門医へのコンサルトができない場合には，診療ガイドラインに従って検査・治療を進める。

# 皮膚リンパ腫
Cutaneous Lymphoma

濱田 利久　国際医療福祉大学教授・皮膚科

頻度　あまりみない

GL　皮膚悪性腫瘍ガイドライン第 3 版 皮膚リンパ腫診療ガイドライン 2020

## 診断のポイント

❶ 50〜60 歳以降に好発。

❷ 皮膚でリンパ腫細胞が増生。

❸ 罹患患者の半数は菌状息肉症。

❹ 病型により T 細胞受容体遺伝子や免疫グロブリン遺伝子検査でモノクロナリティを証明。

❺ 成人 T 細胞白血病・リンパ腫では血清学的に抗 HTLV-1 抗体陽性。

## 症候の診かた

❶ 皮膚所見：斑や局面，丘疹，結節，腫瘤，時に紅皮症や皮下硬結，毛包性丘疹，脱毛などさまざまな皮膚症状を呈しうる（図 1）。全身の皮膚を視診・触診し記載する。

❷ リンパ節腫大：耳前部・頸部・腋窩・鼠径リンパ節の触診を行う。菌状息肉症・Sézary 症候群では径が 1.5 cm を超えるリンパ節，菌状息肉症・Sézary 症候群以外の皮膚リンパ腫では，短径が 1 cm を超えるか，PET で集積を示すリンパ節は摘出生検して病理組織学的に評価する。

## 検査所見とその読みかた

❶ 血液検査：腫瘍細胞量に比例して血清 LDH，可溶性インターロイキン-2 受容体が上昇。成人 T 細胞

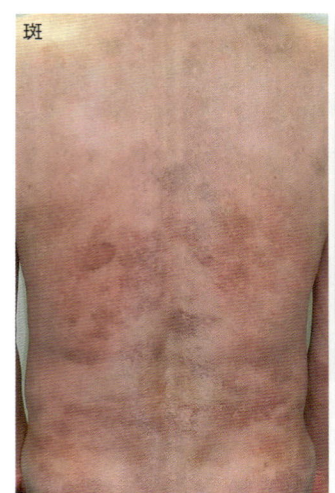
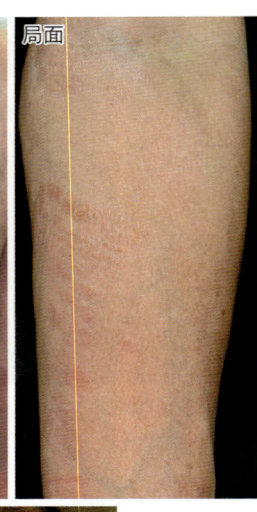
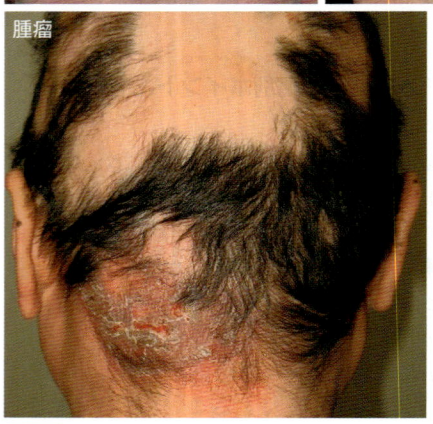

斑　局面　腫瘤

**図1　菌状息肉症の臨床像**
斑・局面・腫瘤，脱毛を伴うこともある。

白血病・リンパ腫では抗 HTLV-1 抗体が陽性。Sézary 症候群では末梢血中に異常リンパ球が出現。

❷ 皮膚生検：HE 染色による病理組織像と免疫染色により T/NK，B 細胞リンパ腫の分類と病型を絞り込む。生検検体は分割し，T 細胞受容体遺伝子もしくは免疫グロブリン遺伝子再構成検査でモノクローナルの証明を行う。EB ウイルス関連の病型では，EBER-ISH で EB ウイルス感染細胞を確認する。

❸ 画像検査：造影 CT，PET/CT，超音波により，リンパ節浸潤や臓器浸潤をチェックする。浸潤が疑われる場合，可能なら生検する。

## 確定診断の決め手

❶ 統合的病型診断：臨床，病理組織像と遺伝子再構成検査所見も参考に病型診断する。菌状息肉症は，斑・局面として初発し長い経過後に腫瘤形成をきた

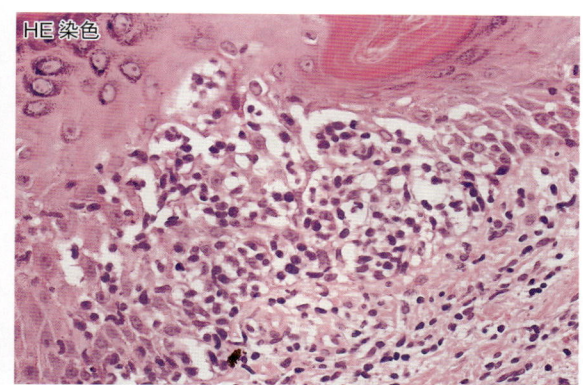

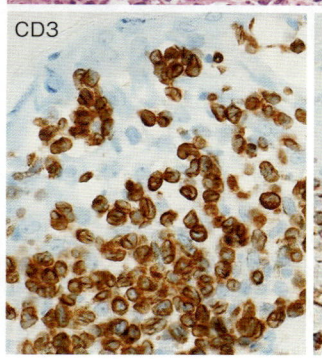
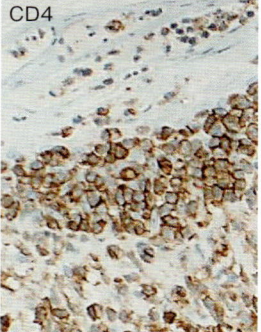

**図2　菌状息肉症の病理像**
表皮内に CD3，CD4 陽性 T リンパ球が浸潤（表皮向性浸潤）。

しうる。病理組織学的に核異型のある CD3，CD4 陽性の T リンパ球が表皮内に浸潤（図2）。
❷成人 T 細胞白血病・リンパ腫では，血清学的に抗 HTLV-1 抗体が陽性。
❸EB ウイルス関連の病型は，病理組織学的に EBER 陽性細胞がみられる。

### 誤診しやすい疾患との鑑別ポイント

❶アトピー性皮膚炎（⇨1473 頁）
　❶境界明瞭な斑や局面は通常みられない。
　❷皮膚生検で CD4 陽性 T リンパ球の表皮向性浸潤はない。
　❸通常，小児期までに発症。
❷紅皮症（⇨1478 頁）（リンパ腫以外の反応性疾患）
　❶原疾患（湿疹続発性・薬疹・光線過敏症など）を同定。
　❷皮膚生検で CD4 陽性 T リンパ球の表皮向性浸潤はない。
　❸T 細胞受容体遺伝子検査でモノクロナリティなし。

### 確定診断がつかないとき試みること

❶複数の皮膚病変から皮膚生検を実施。
❷外用療法や紫外線療法を施行し，残存もしくは新生する皮膚病変から皮膚生検を再度実施。
❸皮膚組織から遺伝子検査，フローサイトメトリー，EBER-ISH により γδT 細胞リンパ腫や T，B 細胞のモノクロナリティ，EB ウイルス関連の病型を確認。

### 合併症・続発症の診断

❶細菌感染症：皮膚病変に潰瘍を呈する場合，ブドウ球菌などによる感染症を続発する。細菌培養を実施。
❷脱毛：毛包への腫瘍細胞浸潤により頭髪や眉毛，髭毛の脱落を認めることがある（図1）。皮膚生検で病理組織学的に評価する。
❸瘙痒：進行期菌状息肉症・Sézary 症候群では治療抵抗性の強い瘙痒を合併しやすい。

### 予後判定の基準

❶病型が重要な予後因子。予後良好な病型が多いが，Sézary 症候群，原発性皮膚進行性表皮向性 CD8 陽性細胞傷害性 T 細胞リンパ腫，原発性皮膚びまん性大細胞型 B 細胞リンパ腫・下肢型は 5 年生存率が 18〜50％と不良（Blood 133: 1703-1714, 2019）。
❷菌状息肉症・Sézary 症候群では，紅斑期・扁平浸潤期の病期ⅡAまでは 5 年生存率 80％以上。腫瘤期である病期ⅡB以降は 50％以下（J Clin Oncol 28: 4730-4739, 2010）。

### 経過観察のための検査・処置

❶血液検査はインドレントタイプで 6〜12 か月に 1 回程度，アグレッシブタイプでは 1〜6 か月に 1 回程度行う。
❷アグレッシブタイプでは，造影 CT，PET/CT によるリンパ節や内臓病変の確認を 3〜6 か月ごとに行う。

### 治療法ワンポイント・メモ

❶皮膚病変はステロイド外用療法・紫外線療法・手術療法・放射線療法（SDT：skin-directed therapy）を選択し，これらは併用可能。
❷SDT 抵抗性の皮膚病変や広範囲の皮膚病変，皮膚外病変に対しては，レチノイド，インターフェロン-γ，分子標的薬，HDAC 阻害薬，抗癌剤などから選択する。

❸治療抵抗性・進行性で長期予後が期待できない場合，移植可能年齢患者では同種造血幹細胞移植を提案できる。

## さらに知っておくと役立つこと

❶ CD30 陽性細胞は，原発性皮膚未分化大細胞型リンパ腫や菌状息肉症の大細胞転化以外の病型でも出現する。

❷成人 T 細胞白血病・リンパ腫は，近年の人口移動により大都市圏中心に流行地域以外でも増えつつあり必ず除外診断する。

❸菌状息肉症の表皮向性浸潤は，腫瘍性病変で消失していることがある。

## 専門医へのコンサルト

❶病理組織学的に皮膚リンパ腫が疑われるが確定診断できないときは，皮膚リンパ腫の専門家にコンサルトする。

❷菌状息肉症の腫瘍期以降，アグレッシブな病型，標準治療に抵抗性・難治性の場合，皮膚リンパ腫の専門家にコンサルトする。

❸同種造血幹細胞移植を検討する場合は，血液内科の専門家にコンサルトする。

# 円形脱毛症

Alopecia Areata

伊藤 泰介　浜松医科大学病院教授・皮膚科学

（頻度）**よくみる**
〔GL〕円形脱毛症診療ガイドライン 2024

## 診断のポイント

❶あらゆる年齢に発症。

❷トリコスコピー（ダーモスコピーによる毛・頭皮の観察）で感嘆符毛，漸減毛，黒点，黄色点がみられる。

❸軽快増悪がある。

❹爪症状，体毛の脱毛がみられる。

❺皮膚生検にて毛球部周囲の炎症細胞浸潤。

## 症候の診かた

❶脱毛範囲：頭髪のみならず眉毛，睫毛，体毛にも及ぶことがある〔単発型，多発型（図 1），全頭型，汎発型（図 2），蛇行型，急性びまん性全頭型〕。

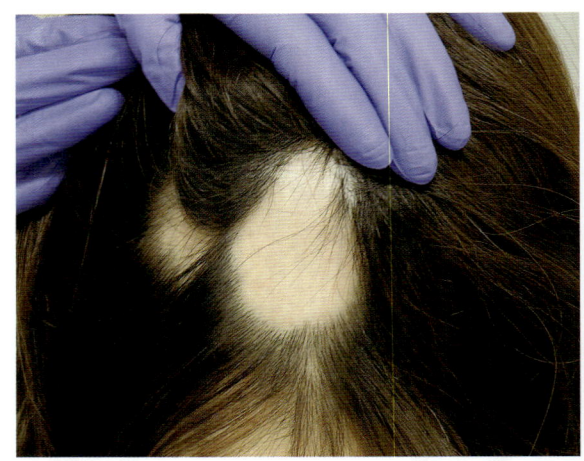

**図1** 多発型円形脱毛症
複数個の脱毛斑が頭部にみられる。融合することもある。

❷脱毛の形状：頭髪の脱毛は斑状が主だが，全頭型，汎発型や生え際主体（蛇行型）もある。

❸脱毛の経過：徐々に拡大する場合のみならず，急性に拡大することもある。

❹爪症状：爪甲の点状陥凹，剥離など塑像化がみられることがある。

❺自覚症状：瘙痒感，圧迫感，刺激感など違和感を認めることがある。

## 検査所見とその読みかた

❶トリコスコピー所見（図 3）：急性期には感嘆符毛，黒点が観察される。慢性期には黄色点が主体となる。

❷牽引試験：毛髪を軽めの力で牽引し，抜けた毛髪を観察するもの。急性期にはペンシルヘアといわれる毛球部方向に先細りした切れ毛や，ささくれた切れ毛，休止期毛が観察される。

❸皮膚生検：採取した検体は，縦切，横切の 2 方向の検体を作成して検討する。毛球部周囲に浸潤する T リンパ球を中心とした炎症細胞浸潤を確認する。

## 確定診断の決め手

脱毛症状に加えて，トリコスコピー所見，病理像，牽引試験の結果などから確定診断に至る。経過観察しながら診断を確定していくこともある。

## 誤診しやすい疾患との鑑別ポイント

❶**抜毛癖**：直線的，人工的な形状の脱毛斑，脱毛斑の形状や位置の急激な変化，抜毛試験による成長期

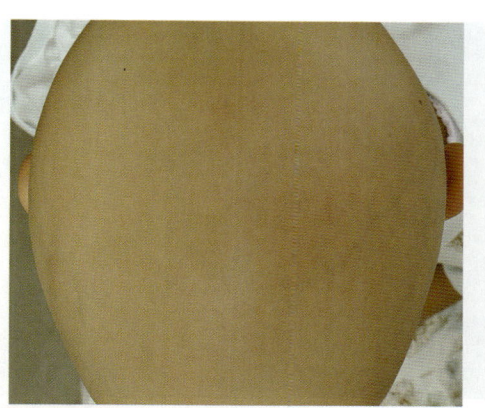

**図2** 汎発型円形脱毛症
頭髪，体毛などすべての毛髪が脱毛する。

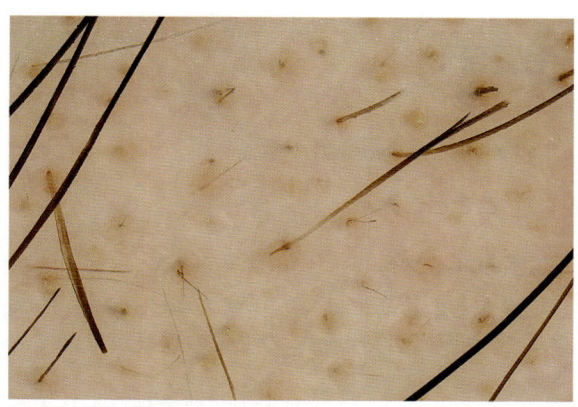

**図3** トリコスコピー所見
感嘆符毛（毛根に向かって細くなる），黒点（切れ毛），黄色点（毛孔が黄色）がみられている。

毛の確認，トリコスコピー観察所見〔follicular microhemorrhage（毛孔一致性の出血あるいは血痂），trichoptilosis（ブラシ様に分かれた断端をもつ毛），v-sign（断端が割れた毛），flame hairs（炎のような形の短い毛），tulip hairs（断端がチューリップ様の割面をもつ毛），hook hairs（鉤状の毛）〕などがみられたら疑わしい。

**❷毛孔性扁平苔癬，慢性皮膚エリテマトーデス**（⇨1488頁）：斑状の脱毛症状が散在することがある。皮膚生検による毛組織の瘢痕化，トリコスコピーにより毛孔消失を確認する。また蛍光抗体法も有用である。

**❸三角脱毛**：生来，頭部の一部の毛髪が軟毛化し脱毛斑のようにみえる。トリコスコピーで軟毛を確認する。切れ毛や漸減毛，感嘆符毛，黄色点は認めない。

**❹頭部白癬**（⇨1525頁）：*Trichophyton tonsurans*菌の感染などにより，頭部に脱毛斑を呈することがある。毛幹の真菌検鏡，培養によって原因菌を同定する。トリコスコピー観察も有用である。

## 確定診断がつかないとき試みること

皮膚生検で毛球部の炎症所見を確認する。ただし慢性化した状態では炎症所見が乏しいこともある。

## 合併症・続発症の診断

アトピー性皮膚炎や自己免疫性甲状腺疾患（Basedow病，橋本病），関節リウマチ，潰瘍性大腸炎，精神疾患など自己免疫疾患を合併する（J Am Acad Dermatol 80: 466-477, 2019）。必要に応じて，血液検査を施行する。

## 経過観察のための検査・処置

再発をしやすい疾患であるため，発症後は定期的にトリコスコピーを用いながら感嘆符毛，黒点などを確認していく。

## 治療法ワンポイント・メモ

重度のアトピー性皮膚炎を合併する円形脱毛症の症例には局所免疫療法の使用を慎重に行う。

## さらに知っておくと役立つこと

2022年6月よりバリシチニブ，2023年9月よりリトレシチニブによる重症かつ治療抵抗性症例への治療が保険適用された。発症後半年以上経過するSALTスコア50以上の難治性の症例に有用である（N Engl J Med 386: 1687-1699, 2022）。

## 専門医へのコンサルト

急性全頭性に脱毛症状が進行する症例は，専門医への紹介が勧められる。

# 毛髪奇形
## Hair Anomaly

下村 裕　山口大学大学院教授・皮膚科学

（頻度）**ときどきみる**

## 診断のポイント

**1** 毛髪奇形の診断には，トリコスコピー（ダーモスコピー）や顕微鏡を用いての毛髪の観察が重要である。

**2** 毛髪奇形の多くが先天性だが，後天性に生じることもある。

**3** 先天性の毛髪奇形は，全身疾患（症候群）の一症状として認められることがある。

## 症候の診かた

**1** 縮毛症（woolly hair）

❶頭髪が強く不規則に縮れ，その成長が数 cm で止まってしまうことが特徴である（図 1）。

❷縮毛症のほとんどが非症候性だが，まれに，拡張型心筋症，掌蹠角化症や脆弱な皮膚などの毛髪症状以外の異常を呈する症候性の患者も存在する。

❸頭部の一部のみに限局して縮毛を呈する woolly hair nevus という疾患もある。

**2** 連珠毛（monilethrix）

❶毛髪の径が周期的に異常に細くなることで数珠状の外観を示す毛髪奇形である。

❷毛髪が細くなっている部位が脆弱なので容易な刺激で切れてしまい，病変部では断裂毛に加え，黒点，毛孔性紅斑や毛孔性苔癬などを認めうる。

❸爪の変形も伴うことがある。

**3** 陥入性裂毛（trichorrhexis invaginata）

❶毛髪が脆弱なために頭皮側に陥没して竹の節のように見えることから，bamboo hair の別名がある。

❷アトピー素因，魚鱗癬様皮膚と並び，Netherton 症候群の 3 徴候の 1 つである。

**4** 捻転毛（pili torti）

❶臨床的には毛髪の表面はざらざらとした触感であることが多く，顕微鏡下では毛髪が周期的にねじれている。

❷外胚葉形成不全症の患者で認められる頻度が高い毛髪奇形である。

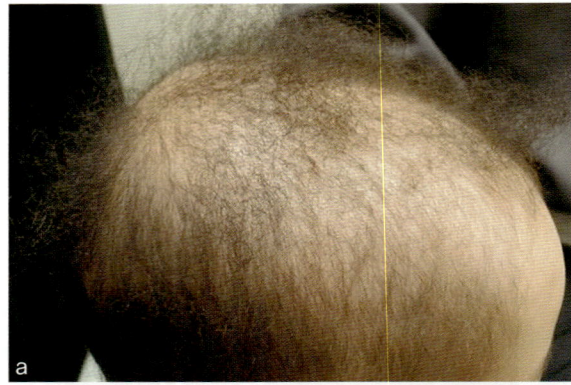
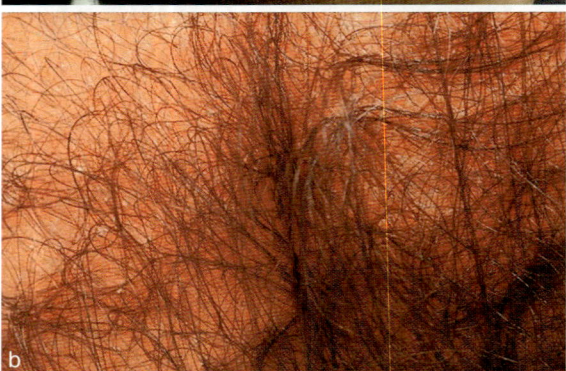

**図1** 先天性縮毛症の臨床像（a）と頭皮の近接像（b）

**5** 結節性裂毛（trichorrhexis nodosa）

❶肉眼では，毛髪に白色調の結節が点状に認められ，顕微鏡下では，毛皮質の線維が毛小皮を突き破って外に飛び出して絵筆のような外観を呈する（図 2）。

❷上述の Netherton 症候群を含む多くの先天性毛髪疾患で認められるが，後天性の本症もときどき経験する。

## 検査所見とその読みかた

**1** 抜毛試験（pull test）：連珠毛や結節性裂毛などの脆弱毛では，完全に抜去することが困難で途中で切れてしまうことが重要な所見である。

**2** 毛髪の観察：まず，毛髪を肉眼およびトリコスコピーで観察する。その後，なるべく頭皮に近い部位で切った毛髪と抜去した毛髪を光学顕微鏡で観察する。

## 確定診断の決め手

　顕微鏡下で観察された毛髪奇形の所見や毛髪外症状などを総合して診断する。

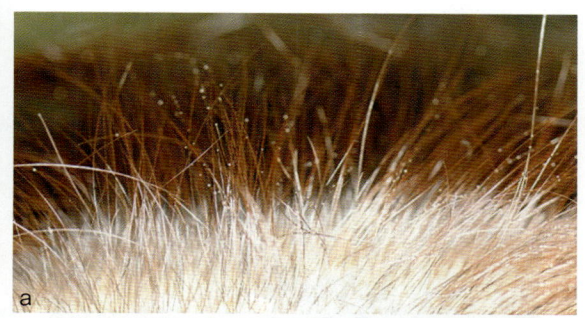

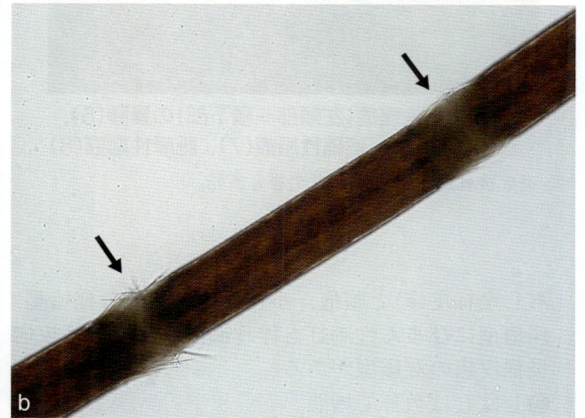

**図2 結節性裂毛の臨床像(a)と光学顕微鏡像(b)**
肉眼では白色調の結節が点状に散見され(a)，顕微鏡下では同部位に一致して結節性裂毛が観察される(b：➡)。

## 誤診しやすい疾患との鑑別ポイント

❶くせ毛，巻き毛：くせ毛や巻き毛は縮毛症に比べて縮れが軽度であり，毛周期は正常なので，頭髪は十分な長さまで伸びる。

❷円形脱毛症(⇨1544頁)：先天性毛髪疾患と早期発症の円形脱毛症は判別しにくいことがあるが，後者では急性期に特徴的な感嘆符毛が認められることや，脱毛と発毛を繰り返す経過をとることなどから鑑別する。

## 確定診断がつかないとき試みること

❶毛髪を走査電子顕微鏡で観察すると，光学顕微鏡では不明瞭だった毛髪奇形が認められうる。

❷先天性の場合，患者および家系のメンバーの末梢血DNAを用いての遺伝子検査を行うことを検討する。

## 合併症・続発症の診断

掌蹠角化症，魚鱗癬，爪甲異常や低汗症などの毛

髪以外の症状の有無を確認する。必要に応じて皮膚生検を行う。

## 治療法ワンポイント・メモ

❶先天性の場合は根治的な治療法は皆無だが，*LIPH*遺伝子変異による縮毛症ではミノキシジルの外用(適応外)が有効なことが報告されている。

❷後天性の結節性裂毛でパーマなどの物理的刺激が原因と考えられる場合は，原因除去が一番の治療法である。ただし，治癒するまでに数か月～1年以上を要することがしばしばある。

## 専門医へのコンサルト

毛髪・皮膚症状だけでなく，精神発達異常，乏歯症，骨形成異常や心疾患などが疑われる場合は，各専門診療科に精査を依頼する。

# 尋常性痤瘡
## Acne Vulgaris

**古村 南夫** 福岡歯科大学教授・皮膚科学

頻度 **よくみる**
GL 尋常性痤瘡・酒皶治療ガイドライン2023

## 診断のポイント

❶思春期の男女に多い。
❷顔面，上背部，前胸部に好発。
❸初発疹である面皰の存在。

## 症候の診かた

❶面皰：毛孔が角質や皮脂，細菌などで詰まった状態。毛孔が開大している開放面皰(黒色面皰)と閉鎖している閉鎖面皰(白色面皰)(図1)。

❷炎症性皮疹(紅色丘疹・膿疱)：痤瘡桿菌(*Cutibacterium acnes*)が面皰内で増菌して炎症を起こす(図1)。

❸囊腫・硬結：深部の炎症で生じる(図2)。

❹炎症後紅斑・炎症後色素沈着：炎症軽快後に紅斑・色素沈着が残り，慢性に経過し徐々に消退。

❺萎縮性・肥厚性瘢痕：炎症性皮疹や囊腫・硬結は瘢痕を残すことがある(図2)。

## 検査所見とその読みかた

❶細菌培養同定検査：通常の培養条件は痤瘡桿菌の

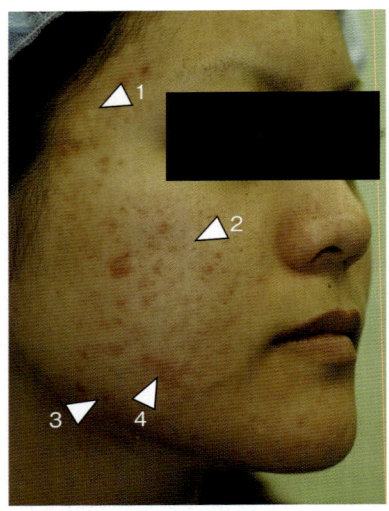

**図1** 尋常性痤瘡(右頬部〜右側額部)の閉鎖面皰(1),開放面皰(2),紅色丘疹(3),膿疱(4)

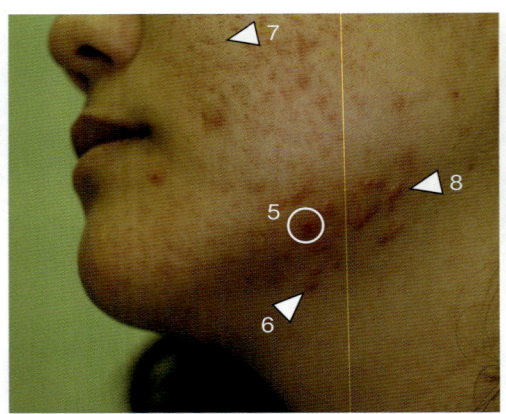

**図2** 尋常性痤瘡(左頬部〜顎下部)の囊腫(5),硬結(6),萎縮性瘢痕(7),肥厚性瘢痕(8)
炎症後紅斑や炎症後色素沈着も多発。

増殖に適した環境ではなく,膿疱由来の検体で薬剤感受性確認もできないため,黄色ブドウ球菌などによる毛包炎との鑑別以外の意義は少ない。

**❷病理検査**:面皰では毛包漏斗部の角化亢進(貯留性角化)と皮脂の毛包内貯留がみられる。紅色丘疹・膿疱(炎症性皮疹)では好中球の浸潤と毛包壁の破壊が生じ,真皮内へ毛や角質,細菌が放出される。その結果生じた異物反応で,毛包周囲に異物肉芽腫が形成され瘢痕を生じる。

### 確定診断の決め手

活動性の痤瘡では,初発疹である毛包一致性の面皰が必ず存在する。

### 誤診しやすい疾患との鑑別ポイント

**❶酒皶**(⇨ 1549 頁)

❶毛細血管拡張や紅斑,丘疹,膿疱がみられるが面皰はない。

❷日光曝露,寒暖差などの外的刺激による潮紅と灼熱感。

**❷マラセチア毛包炎**(⇨ 1529 頁)

❶面皰のない痤瘡類似の毛孔一致性紅色丘疹や膿疱。

❷若年者の上背部や前胸部,肩部に好発。

❸発汗後などに均一な皮疹が一斉に出現。

**❸ニキビダニ症**(皮膚毛包虫症)

❶白色面皰様のザラザラした毛孔一致性丘疹(お

ろし金様皮疹)と膿疱,小結節が多発する痤瘡型,痤瘡型にびまん性潮紅も伴う酒皶型,脂漏性皮膚炎様皮疹の湿疹型がある。

❷しばしば数日で増悪。

**❹好酸球性膿疱性毛包炎**

❶激しいかゆみを伴う毛孔一致性皮疹。

❷皮疹は中心治癒傾向があり膿疱を伴い環状に配列。

❸顔面から耳介周囲や頸部,頭部へ遠心性に拡大。

### 確定診断がつかないとき試みること

皮疹の生検による病理組織診断が最終手段。直径 3 mm 以下のパンチ生検が行われる。

### 治療法ワンポイント・メモ

標準治療(❶〜❺)は「尋常性痤瘡・酒皶治療ガイドライン 2023」を参照。

**❶急性炎症期**:アダパレン,過酸化ベンゾイルやこれらの配合薬と内服・外用抗菌薬の併用。面皰の早期治療開始と炎症の早期収束による瘢痕形成回避。

**❷維持期**:炎症軽快後,アダパレンや BPO を用いた維持療法へ移行。再発予防と耐性菌出現阻止。

**❸面皰圧出**:面皰内容物や膿を圧出。

**❹ステロイド局所注射**:囊腫,結節,肥厚性瘢痕。

**❺スキンケア**:朝晩の洗顔,保湿,ノンコメドジェニック化粧品。

**❻保険適用外治療**(ケミカルピーリング,イオン導入,レーザー治療,低用量ピル,経口イソトレチノインなど):思春期後痤瘡,重症例,萎縮性瘢痕など

で，標準治療が無効あるいは実施できない場合。

### 専門医へのコンサルト

多嚢胞性卵巣症候群（PCOS：polycystic ovary syndrome）：痤瘡と月経不順，多毛，肥満。産婦人科で精査。

# 酒皶・酒皶様皮膚炎

Rosacea, Rosacea-like Dermatitis

菊地 克子　仙台たいはく皮膚科クリニック・院長（宮城）

**頻度** よくみる
**GL** 尋常性痤瘡・酒皶治療ガイドライン 2023

### 診断のポイント

**1** 中高年の顔面で下記の **2** ～ **5** の単独もしくは混在。
**2** 紅斑と毛細血管拡張，火照り感（紅斑毛細血管拡張型酒皶）（図 1）。
**3** 痤瘡に類似する丘疹・膿疱（丘疹膿疱型酒皶）（図 2）。
**4** 鼻部を中心とした鼻瘤などの腫瘤形成（瘤腫型酒皶）。
**5** 眼瞼・眼球結膜の充血や炎症（眼型酒皶）。

### 症候の診かた

**1** 赤ら顔：紅斑は額の中央から眉間，頬，顎と顔面の正中の突出部に好発し眼瞼の紅斑を欠くことが多い。
**2** 一過性発赤（フラッシング）・火照り感：刺激因子（温熱刺激，紫外線，香辛料，飲酒など）により一過性の発赤と火照り感が生じるのが特徴的である。
**3** 毛細血管拡張：ダーモスコープなどで拡大して観察する。
**4** 丘疹・膿疱：毛包周囲にみられる。尋常性痤瘡でみられる面皰を欠く。
**5** 酒皶様皮膚炎：酒皶の症状がステロイド外用薬使用後などにみられるもの。ステロイド外用薬使用で生じたものをステロイド酒皶というが，ステロイド外用薬による酒皶の増悪という考えもある。

### 検査所見とその読みかた

特別必要な検査はない。

### 確定診断の決め手

**1** 中高年の赤ら顔。
**2** 紅斑は顔面の正中に好発し毛細血管拡張を伴う。
**3** 刺激因子により発赤の増悪と火照り感が出現。
**4** 痤瘡に似た毛包性の丘疹や膿疱だが面皰を欠く。
**5** 酒皶様皮膚炎ではステロイド外用薬の使用歴。

### 誤診しやすい疾患との鑑別ポイント

**1** 脂漏性皮膚炎
　❶額，眉，鼻翼や鼻唇溝に好発。
　❷鱗屑を伴う紅斑。
　❸頭皮や耳など顔面以外の脂漏部位にもある。
**2** 尋常性痤瘡（⇨ 1547 頁）
　❶好発年齢は思春期～20 歳台くらいで若年層。
　❷面皰を有する。
　❸顔面のほか前胸部や背部にもある。
**3** 顔面の接触皮膚炎（花粉皮膚炎など空気伝搬性接触皮膚炎を含む）（⇨ 1475 頁）。
　❶皮疹出現前に原因物質との接触。
　❷酒皶に合併してみられることもある。
**4** 蝶形紅斑
　❶鼻唇溝を越えない。
　❷手指や耳介の紅斑。
　❸自己抗体陽性。
**5** 光線過敏症（⇨ 1497 頁）
　❶手背や頸部など他の露光部にある。
　❷季節性の増悪（春～夏）。

### 確定診断がつかないとき試みること

接触皮膚炎を合併することもあるので，パッチテストや採血によるアレルギー検査が有用。

### 治療法ワンポイント・メモ

**1** 患者指導：フラッシングを生じる刺激因子を避ける，刺激を避けるスキンケアを行う。
**2** 薬物療法：メトロニダゾールやアゼライン酸（保険適用外）の外用。丘疹膿疱型では，テトラサイクリン系抗菌薬（保険適用外）内服を行う。海外ではドキシサイクリン 40 mg 徐放錠が使用されるがわが国では認可されていない。治療により，丘疹や膿疱は月単位で，紅斑は年単位で緩徐に軽快するが，発赤を生じやすい素因は残る。
**3** 理学的療法：毛細血管拡張にはレーザーや光治療（保険適用外）。
**4** 手術療法：瘤腫は炭酸ガスレーザーでの皮膚剝削

17

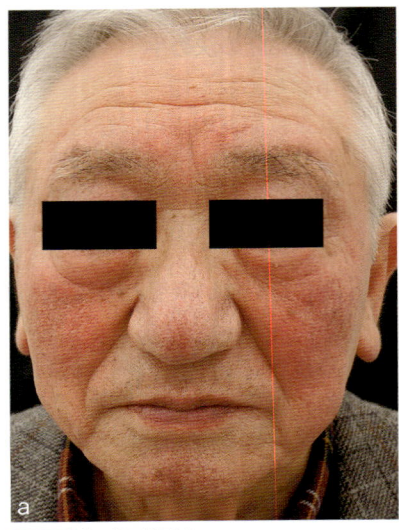

**図1** 紅斑型酒皶

a：紅斑，b：毛細血管拡張

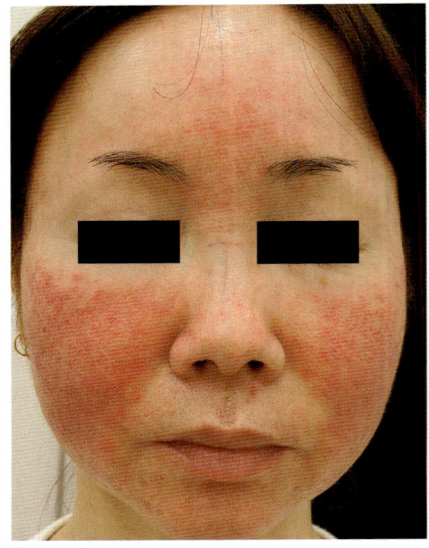

**図2** 丘疹膿疱型酒皶

や外科的摘除。

## 専門医へのコンサルト

**1** 接触皮膚炎の合併を疑うときは，治療薬の選択が難しく，また悪化因子の検索が必要であるため皮膚科医へコンサルトする。

**2** ステロイド酒皶はステロイド外用薬の中止によるリバウンドの制御が難しいため皮膚科医への紹介が望ましい。

**3** レーザー治療や光治療，手術を要する患者は設備の整っている施設へ紹介する。

**4** 眼型酒皶では眼科医へコンサルトする。

# 発汗障害
## Sweating Disorders

**下田 由莉江** 杏林大学講師・皮膚科学

GL ・原発性局所多汗症診療ガイドライン 2023 年改訂版
・特発性後天性全身性無汗症診療ガイドライン改訂版（2015）

## 診断のポイント

**1** 原発性局所多汗症（**1**〜**5**は診断基準に含まれる）（日皮会誌 133：157-188，2023）

　**1** 25 歳までに発症する。

　**2** 対称性で，就寝中は症状がない。

　**3** 週に 1 回以上多汗のエピソードがある。

　**4** 多汗により日常生活に支障をきたす。

　**5** 原因なく症状が 6 か月以上続く。

**2** 特発性後天性全身性無汗症（**1**，**2**は診断基準）（J Dermatol 44：394-400，2017）

　**1** 非髄節性の発汗低下領域が全身の 25％以上の

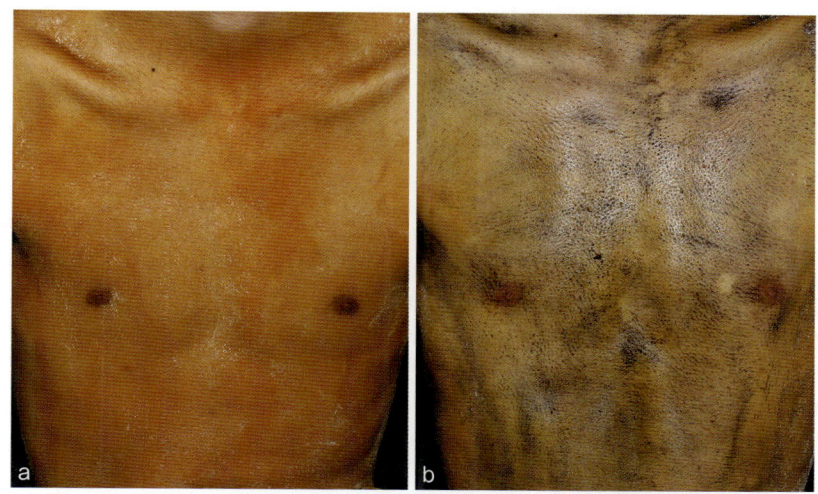

**図1** 特発性後天性全身性無汗症の発汗試験（Minor 法・足浴負荷後）の所見

a：治療前。黒色部分がみられず広範囲に無汗領域を認める。
b：ステロイドパルス療法による治療後。黒色部分が発汗部位。発汗が回復している。

**17**

面積を占める。
❷発汗障害以外の自律神経症状がない。
❸思春期〜青年期男性に多い。
❹肉体労働者に多い。
❺熱中症症状を繰り返す。

## 症候の診かた

**1** 原発性局所多汗症
❶左右対称性である。
❷腋窩, 頭部・顔面, 手掌, 足底の順に頻度が高い。
❸精神的緊張, 運動・温熱負荷時などに自覚する。
❹高齢発症, 左右非対称, 寝汗, 体重減少などを伴う場合は, 続発性多汗症を疑う（J Am Acad Dermatol 64: 690-695, 2011）。

**2** 特発性後天性全身性無汗症
❶繰り返す熱中症症状, うつ熱, 全身の皮膚の乾燥などを認める。
❷後天性に発症し, 毛髪や歯牙異常を認めない。
❸コリン性蕁麻疹を伴うことがある。

## 検査所見とその読みかた

**1** 原発性局所多汗症
❶肉眼的に多汗があるか, なければ発汗試験により多汗を証明。
❷血液検査：甲状腺機能正常。

**2** 特発性後天性全身性無汗症
❶発汗試験を行う。Minor 法（ヨードデンプン反応）では, 健常人では発汗部位が黒色に変化するが, 本疾患では黒色に変化する面積が少ない（図1a）。
❷自律神経系の理学的検査（Schellong テストなど）：正常。
❸血液検査：甲状腺機能正常, 抗 SS-A, 抗 SS-B 抗体陰性。
❹体温調節障害が著しい場合は, 頭部 MRI を行う。

## 確定診断の決め手

両疾患ともに典型例では特徴的な臨床像より診断は比較的容易である。診断基準を満たした場合に確診となる。

## 誤診しやすい疾患との鑑別ポイント

**1** 原発性局所多汗症
❶薬剤性：抗コリン薬などの内服歴。
❷内分泌疾患
● 甲状腺機能亢進症（⇨1063 頁）：体重減少, 頻脈, 甲状腺腫大, 甲状腺ホルモン高値。
● 褐色細胞腫（⇨1098 頁）：発作性の多汗。高血圧, 高血糖, 頭痛, 尿中メタネフリン分画高値。
● 糖尿病（⇨1107 頁）：上半身優位の多汗。HbA1c 高値。

❸神経性疾患〔Parkinson 病（⇨578 頁）など〕
- 上半身優位や非対称性の多汗。
- 自律神経障害。

**2** 特発性後天性全身性無汗症
❶薬剤性：コリン作動薬などの内服歴。
❷ Sjögren 症候群（⇨1184 頁）
- ガムテスト，Schirmer テスト，ローズベンガルテスト陽性。
- 抗 SS-A，抗 SS-B 抗体陽性。
- 時に分節性の無汗。
❸甲状腺機能低下症
- 甲状腺ホルモンの低下。
- 体重増加，非圧痕性浮腫。

## 確定診断がつかないとき試みること

皮膚科，脳神経内科などへ紹介し，追加精査。内分泌内科，婦人科に紹介し続発性を精査。

## 経過観察のための検査・処置

治療開始約 3～4 週間後に発汗試験を再検し評価する。

## 治療法ワンポイント・メモ

**1** 原発性局所多汗症
❶外用療法：抗コリン外用薬（腋窩，手掌のみ），塩化アルミニウム外用液（保険適用外）。
❷イオントフォレーシス：手掌・足底に保険適用。
❸ボツリヌス毒素局注：腋窩のみ保険適用。
❹抗コリン内服薬：主に頭部顔面に対して使用。
❺交感神経遮断術：足底以外に保険適用あり。ただし，重症で保存的治療に抵抗性，患者の強い希望がある場合とし，T2 領域を避ける。頭部顔面では，T2 の切断が必要であり，代償性発汗が避けられないことを十分に説明する（日皮会誌 133：157-188，2023）。
**2** 特発性後天性全身性無汗症
❶重症例や日常生活に支障がある症例では，原則入院のうえ点滴静注ステロイドパルス療法が第 1 選択となる（図 1b）。単回では効果不十分でも複数回施にて改善する場合がある。
❷入浴や運動による発汗訓練を指導する。

## さらに知っておくと役立つこと

特発性後天性全身性無汗症は国の難病指定を受けている。

## 専門医へのコンサルト

中等症以上の症例では原則専門医への紹介が望ましい。

# 変形爪
## Nail Deformity

是枝 哲　これえだ皮フ科医院・院長（京都）

（頻度）ときどきみる

## 診断のポイント

**1** 第 1 趾に起こることが多い。
**2** 爪の変形にはいろいろな形状があり，代表的な変形爪として巻き爪，爪甲鉤弯症，肥厚爪などがあるので，それらについて理解しておく。
**3** 普段履いている靴を見て履き方を確認して，爪への圧迫の有無を観察する。

## 緊急対応の判断基準

変形爪はほとんどの症例が慢性に経過しているので，緊急性はない。もし疼痛を伴う場合は爪切りなど適切な処置で周囲皮膚への食い込みを軽減させる。

## 症候の診かた

さまざまな変形爪があり，巻き爪，爪甲鉤弯症，肥厚爪などについて理解しておく。
**1** 巻き爪：爪甲が縦軸に向かって弯曲する状態であり，陥入爪と混同されている場合がある（図 1）。陥入爪は爪甲縁が爪周囲組織に食い込む状態であり，爪に変形がなく深爪してしまって起こることが多く，その状態が巻き爪と誤解している人が多い。また巻き爪と陥入爪が合併した症例はしばしばある。
**2** 爪甲鉤弯症：爪甲が鉤型に弯曲した状態である。カブトムシなどの昆虫の背のようになった状態である（図 2）。
**3** 肥厚爪：爪甲が肥厚した状態で，爪白癬でも起こるが機械的刺激が持続する場合にも生じる（図 3）。
**4** 変形爪を診た場合は，普段履いている靴を観察し，どのような履きかたか確認する。

## 検査所見とその読みかた

**1** 視診で診断されるため，通常は検査が必要になる

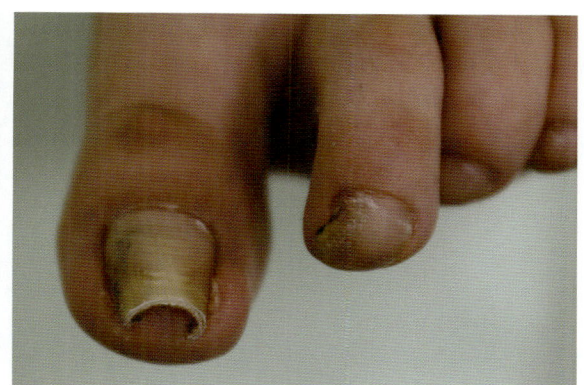

**図1** 巻き爪

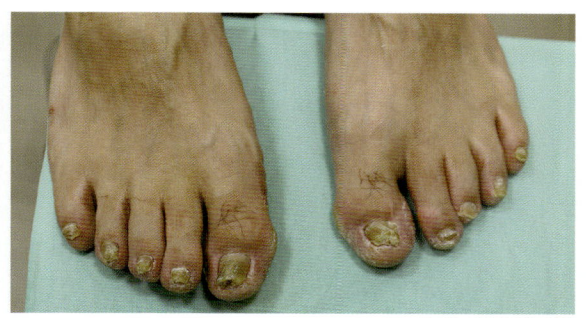

**図3** 肥厚爪

真菌鏡検査は陰性であった．爪の肥厚のみならず，足趾先の角化もみられる．

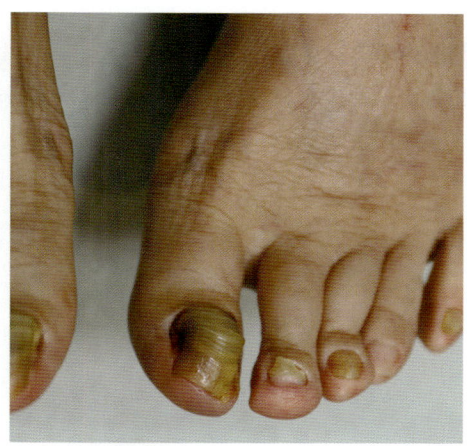

**図2** 爪甲鈎弯症

ことはない．
❷鑑別診断のため真菌検査や超音波検査を行い，続発性の変形爪を診断する有用性はある．

### 確定診断の決め手

❶変形爪にはいろいろな形状の変形があり，代表的な巻き爪，爪甲鈎弯症，肥厚爪については理解して視診にて診断できるようしておきたい．
❷感染症や炎症，腫瘍性の続発性爪変形もあるので，それらの鑑別にも注意する．

### 誤診しやすい疾患との鑑別ポイント

広義では変形爪に含めうるが，他疾患により爪変形をきたす場合がある．これらは原疾患の治療が必要である．
❶真菌感染症：爪白癬（⇨1525頁）では爪が肥厚したり白濁する．爪カンジダ症（⇨1527頁）でも爪が変形する．
❷炎症性疾患：尋常性乾癬（⇨1505頁）や扁平苔癬

などで爪変形が起こる．
❸爪下腫瘍：Glomus 腫瘍など爪下に発生する腫瘍のために爪が変形する場合もある．

### 確定診断がつかないとき試みること

爪下腫瘍による変形爪は，超音波検査などの画像検査により鑑別できる．

### 合併症・続発症の診断

❶爪甲鈎弯症や肥厚爪は真菌感染症を合併しやすい．また真菌感染症により爪変形を起こす場合もある．
❷広義の変形爪には匙状爪，ばち状指におけるヒポクラテス爪なども含まれるが，匙状爪は鉄欠乏性貧血，ばち状指は慢性の心肺疾患に伴うことがあるので，それらの全身疾患に注意する．

### 治療法ワンポイント・メモ

❶肥厚爪や爪甲鈎弯症は通常の爪切りでは切れないため，ニッパ型爪切りなどが必要となる．
❷巻き爪に関してはワイヤー療法などの矯正治療が行われるが，多くは自費診療となる．

### さらに知っておくと役立つこと

変形爪は不適切な靴の履きかたにより生じることがあり，しっかり足を固定する履き方が望ましい．緩めて靴を履くと，歩くたびに靴の中で足が動き足趾先が靴の内側に圧迫されるため，慢性的に爪への障害が起こりやすい．図3の症例で爪の肥厚のみならず足趾先の角化も認められるのは，靴の内側に当たるためと考えられる．

## 専門医へのコンサルト

爪白癬が鑑別にあがるなら基本的には皮膚科へコンサルトすべきである。爪の診療に熟練している医師は少ないが，皮膚科，形成外科，整形外科で爪疾患に詳しい医師にコンサルトすべきである。

# 18 眼疾患

責任編集：園田 康平

# 眼疾患　最近の動向

園田 康平　九州大学大学院教授・眼科学

　眼科領域の最近のトピックスは網膜疾患における遺伝子治療である。遺伝性網膜ジストロフィー（IRD：inherited retinal dystrophy）は，遺伝的原因によって網膜に異常をきたす病気の総称である。IRD には，遺伝形式や原因遺伝子が異なるさまざまな病名のものが含まれるが，そのなかで，両アレル性 *RPE65* 遺伝子変異による IRD は「Leber 先天盲」とよばれる。視細胞と網膜色素上皮細胞の間では，「ビタミン A サイクル（レチノイドサイクル）」とよばれる代謝回路が動いており，レチノイドサイクルで働く分子のうちの１つが RPE65 蛋白質である。Leber 先天盲患者では，*RPE65* 遺伝子の変異により，RPE65 蛋白質が正しく機能しない。2023 年 8 月 30 日，眼科領域の初めての遺伝子治療薬ボレチゲン ネパルボベク（ルクスターナ）が，保険適用治療薬として上市された。ボレチゲン ネパルボベクは，アデノ随伴ウイルス（AAV）ベクターに正常な *RPE65* 遺伝子を搭載して網膜色素上皮細胞導入する治療薬である。導入直後から暗いところで光を感知する力が約 100 倍改善し，暗くても周りが見やすく歩きやすくなる，といった効果が得られる。眼科分野での遺伝子治療が注目されるきっかけとなっている。

　網膜色素変性は，遺伝子異常によって視細胞（桿体）が徐々に失われていく病気である。網膜色素変性の頻度は約 5,000 人に１人で，わが国では失明原因の第 2 位の難病である。病気の進行速度は個々人で異なるが，一般的には夜盲症状から始まり，その後だんだんと見える範囲が狭くなり，最終的には中心部の見えかたも悪くなって失明する。残念ながら現時点では網膜色素変性の治療法はないが，新しいデザインの遺伝子治療がその治療の道を拓くと期待されている。

　遺伝病ではない難治性網膜疾患への遺伝子治療開発も進んでいる。加齢黄斑変性は，加齢に伴って視野の中心対応する黄斑部の神経変性が生じる後天性疾患である。萎縮型と滲出型に分類されるが，日本人では後者の頻度が高く，治療の改善が求められている。視力に重要な黄斑部に，脈絡膜から異常血管が迷入し，網膜組織破壊と黄斑部の変性をもたらす。現在，異常血管の制御を目的として，血管内皮増殖因子（VEGF）の活性を抑えるバイオ製剤の眼内注射が行われている。この治療自体は，異常血管と病態の制御に関しては高い効果を示すが，効果が持続しないために，寛解維持には高価な薬剤を長期間繰り返し投与する必要がある。現在開発中の遺伝子治療では，この抗 VEGF 作用を示す蛋白を遺伝子として組み込んだ AAV ベクターで眼内の細胞に遺伝子導入し，one time 治療での持続的な治療効果を維持することを目標としている。今後さまざまな遺伝子治療が登場し，失明につながる網膜疾患の治療が進むことが期待されている。

# ドライアイ
Dry Eye

高 静花　大阪大学大学院准教授・視覚先端医学

頻度 よくみる
GL ドライアイ診療ガイドライン（2019）

## 診断のポイント

1 ドライアイのリスクファクターを以下に示す。
  ❶女性
  ❷コンタクトレンズ装用
  ❸低湿度
  ❹アジア人
  ❺VDT（visual display terminal）作業
2 特に，3コン（コンピューター，コンタクトレンズ，エアコン）は有名である。

## 症候の診かた

1 多彩な自覚症状を訴え，不定愁訴ととらえられることも多い。
  ❶ドライアイは「目の乾き」とは限らない。乾燥による刺激で涙液分泌が増加し，流涙を訴えることもある。
  ❷「見にくい」「ぼやける」「目が疲れる」「まぶしい」などの見え方に関する自覚症状を訴えることもある。たとえ，視力検査で良好な視力があっても，さらに詳しい検査で視機能の低下が検出される。
2 多因子→リスクファクターのチェック。コンタクトレンズ装用，VDT作業，作業環境の温度湿度，全身疾患（Sjögren症候群，膠原病，骨髄移植治療の有無，糖尿病など），眼科手術の既往，抗コリン作用薬（向精神薬など）の服用，など。
3 外眼部のチェック：きちんと瞬きができているかどうかのチェックは重要である。瞬目不全や閉瞼不全が見逃されていることも多い。特に，重瞼手術（ふたえまぶたの手術）後などは注意。

## 検査所見とその読みかた

1 ドライアイ治療の考え方として，涙液層と表層上皮からなる眼表面の異常を層別に診断し，層別の成分補充で涙液層の安定性を高めるという概念が用いられている。
2 眼表面の層別診断（TFOD：tear film oriented diagnosis）に基づき，フルオレセイン染色下で角膜上の涙液層の破壊パターンを観察することで，ドライアイを涙液減少型，水濡れ性低下型，蒸発亢進型の3つに分類する。

## 確定診断の決め手

1 診断基準：以下の2つを満たすとドライアイ
  ❶自覚症状あり（眼不快感・視機能異常など）。
  ❷涙液安定性の低下（BUT<5秒）。
2 細隙灯顕微鏡検査で，フルオレセイン染色を用いて涙液層破壊時間（BUT）を測定する。同時に角結膜上皮障害の評価も行う。また，Schirmer試験は涙液減少のチェックに有用，特にSjögren症候群に伴う涙液減少型ドライアイなど。

## 誤診しやすい疾患との鑑別ポイント

1 薬剤毒性：使用している点眼を必ず確認する。
2 眼瞼けいれん：ドライアイ治療で改善が全くなく複数のクリニックを受診することもある。ドライアイと合併することもある。

## 確定診断がつかないとき試みること

1 初心に戻って，まず丁寧に問診する。初めて判明することもよく経験される。
2 点眼状況も含めて，これまでの治療状況なども詳細に確認する。患者の自己判断で点眼回数が増えていることがあり，薬剤性上皮障害を発症する可能性がある。

## 治療法ワンポイント・メモ

眼表面の層別治療（TFOT：Tear film oriented therapy）（眼表面を層別に診断して，層別の成分を補うことにより涙液層の安定性を高めて効果的にドライアイを治療する）に準じて治療を行う。

## さらに知っておくと役立つこと

1 魚油由来のω3脂肪酸サプリメントは長期摂取でもドライアイを抑制しない。
2 ドライアイとうつ病は関係がある。
3 ドライアイは仕事の生産性を低下させ，活動性を低下させる。

## 専門医へのコンサルト

Sjögren症候群や膠原病に伴う涙液減少型ドライアイでは，ヒアルロン酸点眼による治療は上皮障害を悪化させる。また，薬剤毒性を生じることがあるので，眼科診察なしでの処方は避けるべきである。

# 屈折異常
Refractive Error

**稗田 牧** 京都府立医科大学講師・眼科学

本項では学童の近視を中心に解説する。

(頻度) **よくみる**〔小学校入学から中学校卒業の間で全生徒の 50% 以上が近視になる(令和 3 年度学校保健統計調査より推定)〕

## 診断のポイント

**1** 近視：遠見裸眼視力が 1.0 未満で，−0.5 D(Diopter：ディオプター，以下 D)以下の球面レンズ(−2 D や −5 D など)で遠方矯正視力 1.0 以上。

**2** 正視：遠見裸眼視力が 1.0 以上で，±0.5 D を超すレンズを装用しても改善しない。

**3** 遠視：＋0.5 D 以上の球面レンズで遠方裸眼視力より遠方矯正視力が改善。

**4** 乱視：円柱レンズを装用しないと遠方矯正視力 1.0 以上にならない。

## 症候の診かた

**1** 学校検診で B 判定以下：学校で年に 2 回視力検査が行われている。裸眼もしくは通常かけている眼鏡で「A」は視力 1.0 以上，「B」は視力 0.9〜0.7，「C」は視力 0.6〜0.3，「D」は視力 0.2 以下で判定される。B 以下の場合に眼科受診が推奨される。

**2** 目を細める：近視はマイナスレンズを装用することで遠方矯正視力は 1.0 以上になる。レンズをするのではなく瞼裂を細めることで，焦点深度を深くして遠方裸眼視力が改善する。目を細めることが近視の初期徴候のことがある。

**3** 近くで見る：屈折異常があると網膜に写る像の解像度が低下するので，近づいて対象を大きくすることで判別しようとする。裸眼視力が不良の場合，見たい物に近づく徴候がみられる。

## 検査所見とその読みかた

**1** 遠見裸眼視力検査：5 m 先の標準視力表を用いる。ランドルト環で指標のあいている方向(上下左右)が判別できるか否かで視力を測定する。視力 1.0 は視角 1.0 分(5 m 先で 1.5 mm)の切れ目を判別できることである。1.0 未満であれば原因を診断する。

**2** 他覚的屈折検査：レチノスコープやオートレフラクトメータで他覚的な屈折度数が測定できる。球面度数でマイナスが近視，プラスが遠視，円柱度数が乱視を意味する。

**3** 遠見矯正視力検査(自覚的屈折検査)：遠見裸眼視力が 1.0 未満の場合，球面レンズや円柱レンズで最良矯正視力が 1.0 以上になることを確認する。最良矯正視力が出る最もプラスよりのレンズ度数が自覚的屈折度である。遠見矯正視力が 1.0 未満の場合には弱視を疑う。

## 確定診断の決め手

**1** 遠見裸眼視力 1.0 未満かつ自覚的屈折度が ＋0.5 以上もしくは −0.5 D 以下。

**2** 遠見矯正視力が 1.0 以上。

**3** 他覚的屈折度の変動が ±0.5 D 以内。

## 誤診しやすい疾患との鑑別ポイント

**1** 調節過緊張
  **①** 調節し続けた状態で一時的な近視。
  **②** マイナスレンズを装用しないと遠見矯正視力 1.0 が得られない。
  **③** 他覚的屈折度を測定すると大きな変動を認める。

**2** 弱視(⇨ 1587 頁)
  **①** 不同視や大きな屈折異常が無治療で発達が止まり遠見・近見矯正視力 1.0 未満。
  **②** 左右眼のうち，遠視度数が強いほうが不同視弱視になりやすい。
  **③** 強い遠視や近視が両眼にあると屈折異常性弱視となる。

## 確定診断がつかないとき試みること

**1** 調節麻痺下他覚的屈折検査：調節麻痺薬点眼(シクロペントラート，アトロピン)で毛様体筋を麻痺させることで，調節をとり除いた屈折度が測定できる。非調節麻痺下より調節麻痺下他覚的屈折度が 1 D 以上遠視よりになれば調節過緊張が診断される。

**2** 器質的疾患の精査：遠方矯正視力が 1.0 未満で屈折異常以外の疾患が認められなければ弱視を疑い屈折矯正眼鏡装用，弱視治療を行う。それでも矯正視力改善が認められない場合には網膜・視神経・脳の精査を行う。

## 予後判定の基準

**1** 早期に発症した近視はより進行し強度近視になり，強度近視は高齢者の視覚障害の原因となる(Ophthalmology 128: 1561-1579, 2021)。

**2** 学童期に遠視は軽減していくが，矯正が必要なこ

ともある。
❸学童期に乱視はあまり変化しないが，思春期に角膜が変形する（円錐角膜）ことがある。

### 治療法ワンポイント・メモ

❶眼鏡：眼鏡処方箋を交付し，眼鏡店で処方箋をもとに作製する。
❷コンタクトレンズ：学童でに管理の問題から中学生以上で使用することが多いが，強い近視，不同視などで眼鏡が不向きな場合には処方する。
❸屈折矯正手術：18歳以上で軽度〜中程度近視なら角膜屈折矯正手術，強度近視なら眼内にレンズを埋め込む眼内屈折矯正手術が適応になる。

### さらに知っておくと役立つこと

　特殊なハードコンタクトレンズとしてオルソケラトロジーがあり，就眠時に装用して，起床時にはずすというサイクルを繰り返すことで，日中はレンズ装用の必要がない。近視進行抑制効果があるという報告があり（Cochrane Database Syst Rev 2: CD014758, 2023），少しずつ使用が広がっている（日眼会誌 121：936-938, 2017）。

### 専門医へのコンサルト

　小学校入学前から強度近視の場合には，近視以外の疾患が隠れている場合があり（日眼会誌 123：919-923, 2019），精査をすることが望ましい。

## 眼瞼疾患
Eyelid Disorders

**子島 良平**　宮田眼科病院・副院長（宮崎）

頻度 **よくみる**
GL **マイボーム腺機能不全診療ガイドライン（2023）**

### 診断のポイント

❶疼痛や違和感，流涙，圧迫感などの自覚症状。
❷眼瞼の腫脹や発赤，硬結。
❸マイボーム腺開口部の異常所見。
❹睫毛根部のカラレット（睫毛根部の線維状の付着物），マイボーム腺炎。

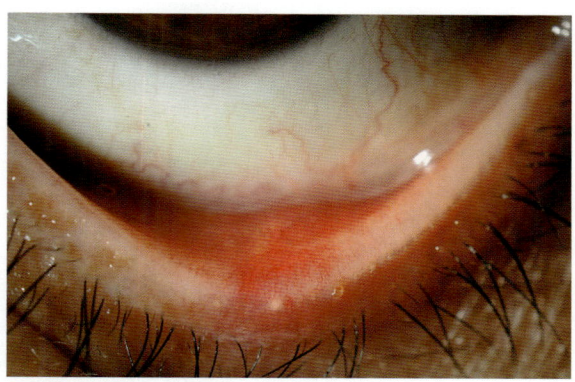

**図1 麦粒腫**
眼瞼の腫脹，発赤および膿点を認める。

### 緊急対応の判断基準

　眼瞼疾患の場合，緊急対応が必要となる症例は少ないが，麦粒腫などから炎症が周囲の軟部組織に波及し蜂窩織炎を発症することがある。炎症が高度な場合は抗菌薬の全身投与を検討する。

### 症候の診かた

❶眼瞼の腫脹，発赤，膿点，硬結：麦粒腫（図1）や霰粒腫で認める。自覚症状として，麦粒腫の場合は疼痛を，霰粒腫の場合は違和感を訴えることが多い。
❷マイボーム腺開口部周囲の異常所見・閉塞所見：マイボーム腺開口部の閉塞，眼瞼縁血管拡張，粘膜皮膚移行部の移動，眼瞼縁不整などをマイボーム腺機能不全（MGD：meibomian gland dysfunction）で認める。
❸睫毛根部のカラレット：前部眼瞼炎（図2）で認める。
❹マイボーム腺炎：後部眼瞼炎で認める。

### 検査所見とその読みかた

　スクリーニング検査：問診および自覚症状より眼瞼疾患を疑う場合は，細隙灯顕微鏡にて眼瞼の状態を観察する。上眼瞼を観察する際は下方視させ，下眼瞼を観察する際は上方視させるとより詳細に観察できる。

### 確定診断の決め手

❶眼瞼部位の違和感・疼痛。
❷マイボーム腺開口部の異常所見。
❸睫毛根部のカラレット，マイボーム腺炎。

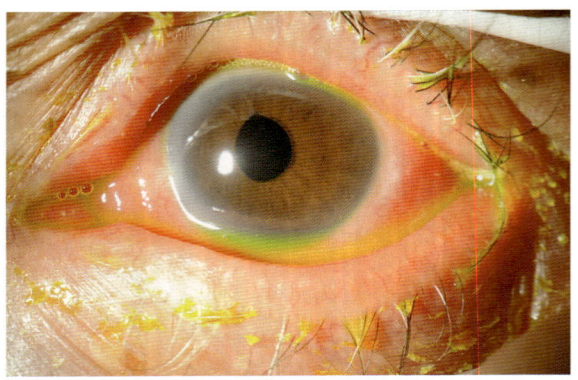

**図2 前部眼瞼炎**
睫毛根部のカラレットを認める。

## 誤診しやすい疾患との鑑別ポイント

**1** 悪性腫瘍
  ❶高齢者。
  ❷治療抵抗例。
**2** 涙道疾患
  ❶涙嚢部の圧迫で膿の逆流所見。
  ❷涙小管部の圧迫での菌石の排出。

## 確定診断がつかないとき試みること

**1** 悪性腫瘍も疑われる場合には摘出したうえで病理に提出する。
**2** 涙道疾患が疑われる症例では通水試験を試みる。

## 合併症・続発症の診断

  眼瞼疾患では治療にステロイド点眼薬が使用されることが多い。ステロイド点眼薬の合併症としてステロイド緑内障があるため，定期的な眼圧測定が必要である。

## 治療法ワンポイント・メモ

**1** 外科的治療：症例により麦粒腫では切開術を，霰粒腫の場合は摘出術を行う。
**2** 薬物治療など：症例によっては麦粒腫では抗菌点眼薬を，霰粒腫の場合は抗菌点眼薬に加え低濃度ステロイド点眼薬を処方する。
**3** MGDでは温罨法，眼瞼清拭を行う。眼瞼炎に対しては，眼瞼清拭に加えアジスロマイシン水和物液や低濃度ステロイドなどの点眼薬を使用する。

## さらに知っておくと役立つこと

  MGDや眼瞼炎は治療しても再発することが多い。患者には再発率が高いことを事前に丁寧に説明し，治療を継続することが重要であると理解してもらう必要がある。

---

# 結膜疾患
## Conjunctival Disease

**戸所 大輔** 群馬大学大学院准教授・眼科学

（頻度）**よくみる**

GL ・アレルギー性結膜疾患診療ガイドライン（第3版）（2021）
・ウイルス性結膜炎ガイドライン（2003）
・アデノウイルス結膜炎院内感染対策ガイドライン（2009）
・性感染症診断・治療ガイドライン2020（2020）

## 診断のポイント

**1** 眼脂，流涙，充血，異物感，眼痛，かゆみなどの自覚症状。
**2** 結膜充血。
**3** 瞼結膜の濾胞形成，乳頭増殖。
**4** 耳前リンパ節の腫脹。
**5** 重症例では結膜浮腫や眼瞼腫脹を生じる。

## 緊急対応の判断基準

  淋菌による結膜炎では，治療が遅れると角膜穿孔をきたし視力予後不良となるため，迅速な診断・治療を要する。

## 症候の診かた

**1** 乳頭増殖：アレルギー性結膜炎，慢性化した細菌性結膜炎でみられる。特に春季カタルでは上眼瞼結膜に石垣状乳頭増殖を認める（図1）。
**2** 濾胞形成：ウイルス性結膜炎，成人クラミジア結膜炎でみられる。特に成人クラミジア結膜炎では下眼瞼結膜に堤防状の巨大濾胞を認める。
**3** 耳前リンパ節腫脹：ウイルス性結膜炎，成人クラミジア結膜炎でみられる。
**4** 眼脂：淋菌性結膜炎では多量の膿性眼脂，淋菌性を除く細菌性結膜炎では粘液膿性眼脂，ウイルス性

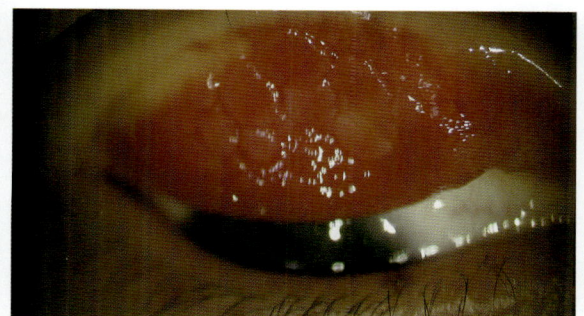

**図1** 春季カタルでみられる石垣状の乳頭増殖

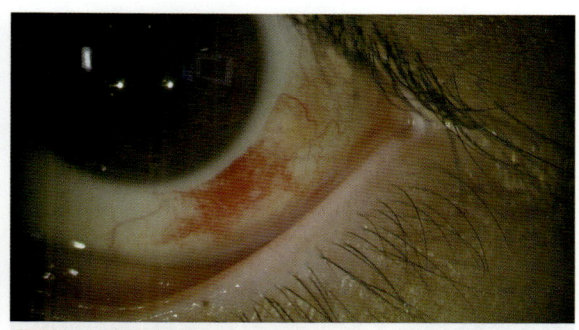

**図2** 結膜下出血

結膜炎およびアレルギー性結膜炎では漿液性〜粘液性眼脂がみられる。

5 結膜充血：結膜炎でみられる充血は角膜輪部付近よりも眼瞼結膜および結膜円蓋部で強い。

### 検査所見とその読みかた

1 眼脂の炎症細胞の性状：細菌性結膜炎・クラミジア結膜炎では好中球優位，ウイルス性結膜炎ではリンパ球優位となる。好酸球を認めればアレルギー性結膜炎と診断できる。

2 眼脂のグラム染色および培養：グラム陰性球菌を認めれば淋菌性結膜炎を疑う。淋菌以外の細菌性結膜炎では，黄色ブドウ球菌，肺炎球菌，インフルエンザ菌，コリネバクテリウムなどが細菌性結膜炎の原因となる。

### 確定診断の決め手

1 眼脂からの細菌検出（細菌性結膜炎）。

2 眼脂からの好酸球の検出（アレルギー性結膜炎，春季カタル）。

3 結膜上皮細胞中の封入体の検出（クラミジア結膜炎）。

4 アデノウイルス抗原検査：特異度が高いため陽性ならアデノウイルス結膜炎と確定診断できる。しかし感度は高くないため，陰性でも否定することはできない。

### 誤診しやすい疾患との鑑別ポイント

1 結膜下出血（図2）：充血など炎症を伴わず，治療を要しない。

2 上強膜炎：結膜の深部にある上強膜の充血で，眼脂を伴わない。

3 虹彩毛様体炎：細隙灯顕微鏡検査にて毛様充血および前房内炎症を認める。

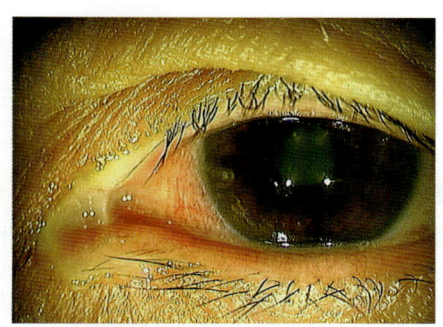

**図3** 慢性涙嚢炎による鼻側優位の結膜充血と膿性眼脂

4 慢性涙嚢炎：鼻側優位の結膜充血と乳頭増殖，膿性眼脂がみられる（図3）。涙嚢部を圧迫すると涙点から涙嚢内の膿が逆流する。

### 確定診断がつかないとき試みること

1 眼脂や結膜上皮細胞の鏡検（Giemsa染色，グラム染色）。

2 眼脂培養。

3 アデノウイルス抗原検査。

### 合併症・続発症の診断

1 アデノウイルス結膜炎では発症1〜2週以降に多発性角膜上皮下浸潤（MSI：multiple subepithelial corneal infiltrates）をきたすことがある。

2 春季カタルでは境界が明瞭なシールド潰瘍をきたすことがある。

3 単純ヘルペス性結膜炎では眼瞼や眼周囲の皮膚に水疱を認めることがある。

4 乳幼児のアデノウイルス結膜炎では偽膜形成を認めることがある。

5 重症の流行性角結膜炎，眼類天疱瘡，Stevens-

18

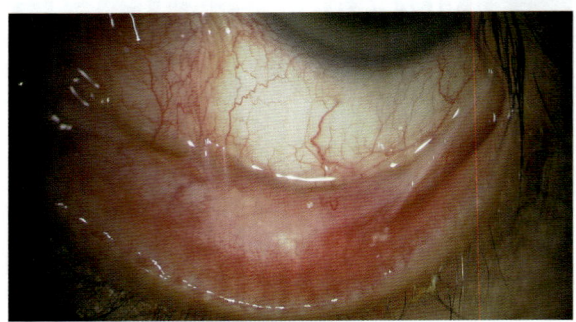

**図4** 眼類天疱瘡による瞼球癒着

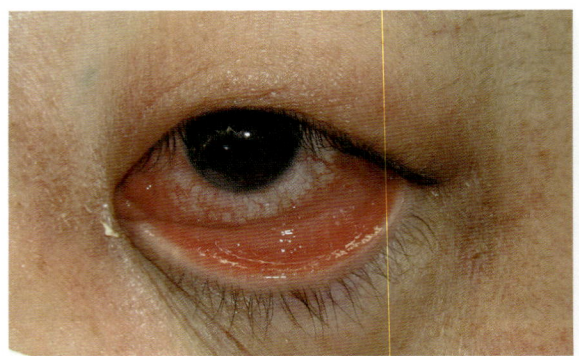

**図5** アデノウイルス結膜炎による結膜充血と結膜濾胞

Johnson 症候群に伴う角結膜炎では瞼球癒着を残すことがある（図4）。

## 治療法ワンポイント・メモ

**1** 淋菌はキノロン系抗菌薬耐性が多いため，淋菌性結膜炎に対してはセファロスポリン系抗菌薬の点眼および点滴を行う。淋菌性を除く細菌性結膜炎に対しては，起炎菌に感受性のある抗菌薬点眼を投与する。

**2** アデノウイルス結膜炎に対しては抗炎症薬点眼などによる対症療法を行うしかない。偽膜形成やMSI を認める場合はステロイド点眼薬を使用する。

**3** アレルギー性結膜炎に対しては抗アレルギー薬の点眼を投与する。中等症以上の春季カタルでは抗アレルギー薬点眼に加え免疫抑制点眼薬を併用する。

## さらに知っておくと役立つこと

**1** アデノウイルス結膜炎（図5）は感染力が強く院内感染をきたしやすいことから，流行性角結膜炎（EKC：epidemic keratoconjunctivitis）ともよばれる。手指や診察器具の消毒を行い，他の患者との接触を極力避ける。

**2** ウイルス性結膜炎，クラミジア結膜炎は PCR 法による診断が高感度であり有用だが，保険適用外である。

**3** 緑内障・高眼圧症治療薬であるブリモニジン酒石酸塩点眼により濾胞性結膜炎をきたすことがある。

## 専門医へのコンサルト

ステロイド点眼により眼圧上昇をきたすことがあるため，投与中は眼圧測定を行う。特に小児では，低濃度ステロイドでも眼圧上昇をきたしやすい。

# 角膜疾患
## Corneal Disease

**小林 顕** 金沢大学病院臨床准教授・眼科学

**頻度** ときどきみる

**GL** 感染性角膜炎診療ガイドライン（改訂第2版）（2013）

## 診断のポイント

**1** 角膜病変が感染性か非感染性かを細隙灯顕微鏡所見から鑑別する。

**2** 細隙灯顕微鏡にて角膜の混濁の程度，大きさ，深さやパターンを詳細にチェック。

**3** フルオレセイン染色検査を用いた角膜上皮病変（点状表層角膜炎，角膜びらん，角膜潰瘍など）の検出。

**4** 視力の低下や霧視などの視覚障害の有無。

**5** 感染性角膜炎の場合，眼痛・充血・視力低下・眼脂などの症状が同時に出現する。

**6** コンタクトレンズの装用歴や不適切使用の有無について調べる。

**7** スペキュラーマイクロスコピーにて角膜内皮細胞密度の低下の有無を確認。

**8** 角膜形状解析装置にて円錐角膜の有無を確認。

**9** 角膜ジストロフィでは家族歴の有無。

**10** 全身疾患（糖尿病や高コレステロール血症，ムコ多糖症，ムコリピドーシス，Münchhausen 症候群などの精神障害）の有無。

## 緊急対応の判断基準

**1** 穿孔性角膜外傷の場合，緊急に角膜縫合が必要で

ある。

**2** 角膜熱化学外傷は緊急に持続洗眼を行い，外傷の程度（熱・アルカリ外傷はより重篤）に応じて入院加療を行う。

**3** 感染性角膜炎に対しては，ニンタクトレンズ装用を中止のうえ，直ちに抗菌薬の点眼治療を開始する。

**4** 急速に進行する高度な角膜混濁・角膜潰瘍に対しては入院のうえ，抗菌薬点眼・内服・点滴による治療を行う。治療的角膜移植が必要な場合がある。

**5** 円錐角膜や角膜ジストロフィ・角膜白斑などの慢性的な角膜混濁に対しては，非緊急的に角膜移植を計画する。

## 症候の診かた

**1** 問診：発症の契機（外傷，コンタクトレンズ装用，眼手術歴，家族歴など），発症の経過，再発性か否か，眼症状の程度（眼痛，充血，視力障害，流涙，眼脂など）について情報を得る。

**2** 視力，眼圧，前眼部光干渉断層計，スペキュラーマイクロスコピーなど：円錐角膜などの角膜形状異常や水疱性角膜症の有無について検討を行う。

**3** 細隙灯顕微鏡：角膜形状異常，混濁の形状や程度，角膜潰瘍の有無を調べる。上皮病変の有無について，フルオレセイン染色検査を併用する。

## 検査所見とその読みかた

**1** 細隙灯顕微鏡検査

**❶** 角膜混濁・浮腫などの角膜病変が角膜上皮，実質，Descemet 膜，内皮細胞のどこに存在するのかを確認する。また，角膜内への血管侵入の有無や角膜内浸潤の有無についても観察する。

**❷** 細菌性角膜炎，真菌性角膜炎では，主要な所見として角膜浸潤，角膜潰瘍のほかに，充血，前房内細胞，前房蓄膿，角膜後面沈着物，角膜浮腫，角膜穿孔などの副次的所見が細隙灯顕微鏡にて観察される。

**2** 眼脂の塗抹検鏡

**❶** 細菌，真菌およびアカントアメーバ感染が疑われる場合に実施する。

**❷** 肺炎球菌はグラム陽性のランセット型双球菌，黄色ブドウ球菌はグラム陽性の丸型房状球菌，モラクセラはグラム陰性の桿菌として観察される。

**3** 角膜内皮細胞密度検査：2,000 cells/mm$^2$以上が正常であり，500 cells/mm$^2$以下となると水疱性角膜症による角膜浮腫のため，視力が低下する。

## 確定診断の決め手

**1** 感染性角膜炎（細菌，真菌）：塗抹鏡検や培養による起炎菌の同定。

**2** 単純ヘルペス角膜炎：末端膨大部（terminal bulb）を伴う角膜上皮の樹枝状病変がみられる。

**3** 末端膨大部を伴わない樹枝状病変は偽樹枝状病変とされ，アカントアメーバ角膜炎，帯状疱疹や薬剤毒性角膜症で認められる。

**4** アカントアメーバ角膜炎：放射状角膜神経炎が診断に有用。

**5** Thygeson 点状表層角膜炎：両眼性・再発性・多発性の星芒状の上皮混濁がみられる。

**6** サイトメガロウイルス角膜内皮炎：前房水 PCRによるウイルスの同定。角膜生体共焦点顕微鏡にて感染した角膜内皮細胞にふくろうの目様細胞（owl's eye cells）が観察される。

**7** 角膜ジストロフィ（顆粒状・格子状・斑状・膠様滴状・Meesmann など）：原因遺伝子変異の同定。

**8** Fuchs 角膜内皮ジストロフィ：角膜内皮細胞密度減少に加えて角膜内皮面の滴状病変（beaten-metal appearance）がみられる。

**9** 角膜移植後の内皮型拒絶反応：Khodadoust 線を伴う角膜実質浮腫がみられる。

**10** Wilson 病：褐色の Kayser-Fleischer 角膜輪を周辺部角膜深部に認める。

**11** 帯状角膜変性：角膜中央部表層に沈着した水平方向の帯状病変がみられる。

**12** 円錐角膜：角膜形状解析検査による下方角膜の突出がみられる。

**13** 角膜デルモイド：耳下側角膜輪部の白色の隆起物とその表面に毛を認める。

**14** 蚕食性角膜潰瘍（角膜の自己免疫疾患）では角膜輪部に沿った深い潰瘍，リウマチ性角膜潰瘍ではリウマチの有無について調べる。

**15** アミオダロン角膜症：両眼角膜の水平方向に線状に伸びる茶褐色で微細顆粒状の上皮内色素沈着がみられる。

**16** 抗癌剤のテガフール・ギメラシル・オテラシルカリウム配合剤（ティーエスワン，TS-1）内服患者では，角膜上皮障害を認める。

## 誤診しやすい疾患との鑑別ポイント

**1** アカントアメーバ角膜炎

**❶** ヘルペス角膜炎と誤診されやすい。

**❷** アカントアメーバ角膜炎では，末端膨大部を伴

18

わない偽樹枝状角膜炎のほかに，強い毛様充血や
もろもろした不均一な点状・斑状・線状の上皮・
上皮下混濁や，角膜神経に沿う浸潤（放射状角膜
神経炎）が特徴的である。
❸ソフトコンタクトレンズの装用歴や不適切使用
の有無も重要である。

### 確定診断がつかないとき試みること

❶感染性角膜炎が疑われる場合，早急に起炎菌を同
定しなければならないが，実際には起炎菌を同定で
きないことも少なくない。その場合，培養検査も行
いながら，患者背景，発症誘因，角膜所見などから
起炎菌を推測し治療を開始する。グラム染色などの
塗抹鏡検は迅速診断に有用である。
❷軽症では1剤，重症では作用機序の異なる2剤の
抗菌点眼薬を使用する。強い前房内炎症を伴うな
ど，さらに重症な場合には点滴を併用する。

### 専門医へのコンサルト

❶抗菌薬に反応しない進行性の角膜潰瘍や，高度の
円錐角膜，水疱性角膜症など，角膜移植が必要な場
合は，角膜専門医へ紹介を行う。
❷角膜ジストロフィの遺伝子診断についても角膜専
門医へのコンサルトが必要である。

# 白内障

Cataract

**久保 江理** 金沢医科大学特任教授・眼科学

（頻度）**よくみる**（白内障の初期混濁を含めた有病率
は，50歳台で37〜54％，60歳台で66〜83％，
70歳台84〜97％，80歳以上で100％）

[GL] 白内障診療ガイドライン（2004）

### 診断のポイント

❶高齢者，糖尿病患者，ステロイド治療中の患者，
アトピー患者。
❷まぶしさ（羞明，グレア），単眼複視。
❸高次収差の増加，コントラスト感度の低下。
❹屈折変化。
❺進行すると視力が低下。

### 症候の診かた

❶白内障の病型：皮質，核，後嚢下白内障の主病型

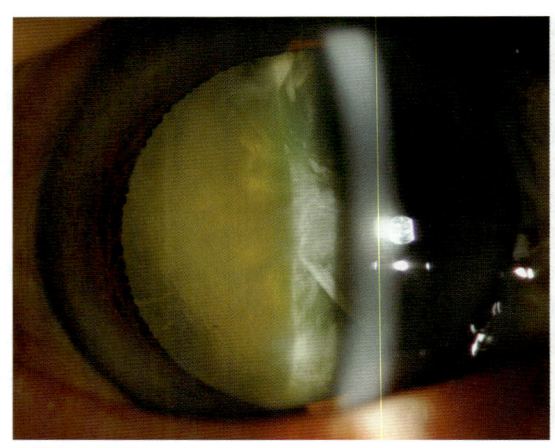

**図1 皮質白内障**
水晶体表層部（皮質部）の混濁が観察される。

がある（図1）。
❷まぶしさ（羞明）・単眼複視：初期の白内障，皮質
白内障で認めることが多い。
❸調節力の低下（老視の進行）・近視化など屈折変
化：核白内障で認めることが多い。
❹グレア（光がにじんで見える）や明所での視力低
下：後嚢下白内障。

### 検査所見とその読みかた

❶視力検査：視力低下の有無を確認。
❷コントラスト感度検査：明所・夜間でのコントラ
スト感度の低下を確認。
❸波面収差解析：高次収差の増加の有無を確認。
❹細隙灯顕微鏡検査（できれば散瞳状態）：白内障の
程度と病型を観察。

### 確定診断の決め手

❶視力・視機能低下。
❷細隙灯顕微鏡検査で水晶体混濁の程度，病型の診
断。

### 確定診断がつかないとき試みること

❶視力・視機能低下の主原因が白内障によるものか
を確定するため，眼底検査，眼底3次元画像解析
（OCT：optical coherence tomography）で，緑内障や加
齢黄斑変性症などの眼疾患を除外する。

### 合併症・続発症の診断

❶急性緑内障発作：慢性閉塞隅角症の患者では，眼
圧や前房深度の経過観察が必要である。

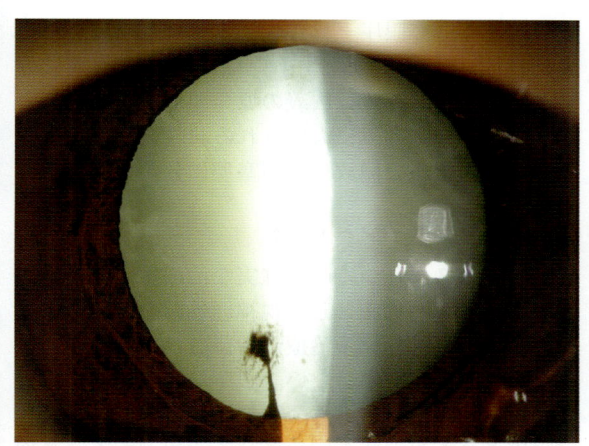

**図2 外傷後の過熟白内障**
水晶体が真っ白になり液化，膨化した状態。

**2** 水晶体融解性ぶどう膜炎：過熟白内障とよばれる状態になると（図2），水晶体の蛋白質が融解して，強い炎症と痛みを起こす。さらに，炎症により眼圧が上昇し水晶体融解性緑内障を発症することもある。

### 予後判定の基準

視力検査，細隙灯顕微鏡検査での白内障の程度，病型の診断といった他覚的検査，波面収差解析による高次収差の測定やコントラスト感度の測定などの視機能検査により，視機能低下と患者の自覚症状の悪化があれば，手術治療の必要性を判断する。

### 経過観察のための検査・処置

上記の白内障検査を施行する。3か月〜1年など，白内障の程度や自覚症状に合わせて定期診察，検査を進める。

### 治療法ワンポイント・メモ

**1** 生活習慣の改善：眼部紫外線を避ける（サングラス・帽子の使用），禁煙，糖尿病患者では血糖管理。
**2** 薬物療法：ピレノキシン点眼液。初期の混濁が軽度な加齢白内障に対し，進行を遅延させる目的で使用する。まれにグルタチオン点眼薬が使用されることもあるが，2020年より販売停止中であり，2024年6月の時点で再出荷は未定となっている。抗白内障点眼薬は，治療薬ではなく進行予防薬であるため，継続的な点眼加療と経過観察を行うことが必要となる。
**3** 手術療法：水晶体再建術 + 眼内レンズ挿入術。

白内障の進行による高度の視機能・視力低下が進行すれば，手術加療を考慮する。白内障が高度に進行し，成熟白内障・過熟白内障になると手術合併症のリスクが高まるため，手術のタイミングが重要である。

### 専門医へのコンサルト

**1** 白内障手術が必要になれば，手術可能な専門医へコンサルトする。
**2** 手術時に，選定療養の多焦点眼内レンズ（IOL：intraocular lens）を希望の場合，その取り扱いがある専門医へコンサルトをする。

---

# 緑内障
## Glaucoma

**松下 賢治** 大阪大学准教授・眼科学

**頻度** よくみる

**1** わが国では40歳以上の5％に，60歳以上では10％に発症する（Ophthalmology 111：1641-1648, 2004）。
**2** わが国の罹患人口は465万人と推定される（2016年人口統計）。
**3** 後天性失明疾患原因の第1位で，40.7％を占める（Jpn J Ophthalmol 67：346-352, 2023）。
**GL** 緑内障診療ガイドライン（第5版）（2022）

### 診断のポイント

緑内障は眼底検査で視神経乳頭陥凹拡大，視神経線維欠損を，視野検査で相関する特徴的視野所見を有する。

### 緊急対応の判断基準

**1** 急性高眼圧は毛様充血を伴う眼痛や頭痛を生じ，視力低下・霧視・虹視，悪心・嘔吐など多彩な自覚症状を呈し，治療が遅れると数日で失明に至ることがある。
**2** 原発閉塞隅角病から発症するものを特に「急性緑内障発作」と総称する。

### 症候の診かた

**1** 疼痛：急性緑内障発作を除き，初期から中期にかけて自覚症状に乏しい。
**2** 視野欠損：視野障害が慢性的に進行し，視野欠損

が自覚される時期には欠損が相当進んでいる。

❸視力低下：視力低下は最終相で生じるが，近視症例では早期に障害されることもある。

### 検査所見とその読みかた

❶眼圧の正常値は10〜20 mmHg*であるが，わが国では正常眼圧緑内障が多い〔*「緑内障診療ガイドライン（第5版）」では欧米と異なる眼圧基準を設けた〕。

❷細隙灯顕微鏡検査，隅角鏡検査および補助画像診断装置〔超音波生体顕微鏡・前眼部光干渉断層計（OCT：optical coherence tomography）〕により，隅角を評価し（開放隅角・閉塞隅角），高眼圧の原因を同定する。

❸眼底検査では視神経乳頭陥凹拡大，神経線維欠損，乳頭出血，乳頭周囲の形状を観察する。網膜OCTは定量化に優れ，視野検査で異常がとらえられない前視野緑内障などの早期診断が可能。

❹視力矯正検査と静的視野検査にて緑内障病期の診断を行う。

### 確定診断の決め手

　眼底所見（視神経乳頭形状と神経線維欠損）に特徴的所見があり，視野障害所見と矛盾しないことが決め手になる。

### 誤診しやすい疾患との鑑別ポイント

❶近視は緑内障の発症因子で合併も多い。構造的脆弱性が特徴である。

❷頭蓋内疾患，眼窩内疾患による視神経症や網膜疾患でも陥凹拡大が起こるが，同様の視野障害を起こす緑内障と比べ陥凹が浅い。

❸緑内障では視野障害や網膜OCTで神経線維欠損が水平線を越えない。

### 確定診断がつかないとき試みること

❶頭蓋内・眼窩内疾患との鑑別にはMRIと動的視野計，中心フリッカーが有用である。

❷網膜疾患の鑑別には網膜電図（ERG），多局所ERGの測定が役立つ。

❸近視の構造的影響を見るには深部観察に優れた網膜OCTを用いる。

### 合併症・続発症の診断

　1）眼圧上昇の原因が他の疾患に求められない原発緑内障，2）他の疾患，全身疾患あるいは薬物使用が原因となって眼圧上昇が生じる続発緑内障，3）小児期に眼圧上昇をきたす小児緑内障の3病型に分類され，原発緑内障は広義の原発開放隅角緑内障と原発閉塞隅角緑内障に大別される。続発緑内障は，眼圧上昇の機序で開放型と閉塞型に分類される。

### 治療法ワンポイント・メモ

❶エビデンスに基づく唯一確実な治療は眼圧下降である。新たな治療法として視神経乳頭や網膜の血流改善治療や，神経保護治療が期待されているが，エビデンスのある治療はない。眼圧上昇を起こす原因に対する治療が可能なら，並行して行う。

❷障害された視機能を回復させる治療がなく，長期的には進行する。後期には十分な眼圧下降をしても進行することが知られ，早期発見による早期の治療介入が望ましい。

❸治療には薬物，レーザー手術，観血的手術から選択され，副作用や合併症を考慮して最小限の治療によって眼圧下降を目指す。

### さらに知っておくと役立つこと

❶高眼圧のみで視神経と視野に異常のないものを高眼圧症，眼底検査や網膜OCTにおいて緑内障を示唆する異常がありながら，通常の自動視野計では視野欠損が検出されないものを前視野緑内障とよぶ。

❷小児の特性上，良好な条件下での検査は困難な点が多いため，診断基準に角膜径の拡大，眼軸長の伸長，Descemet膜破裂線，乳頭陥凹拡大などの形態基準が入った。

❸緑内障治療薬の選択肢は非常に多く，個別の反応性，副作用，少ない点眼本数，点眼回数の観点から使用する点眼を選択する。内科的治療に反応しない場合や不足する場合にはレーザー手術，観血的手術を選択するが，MIGS（minimally invasive glaucoma surgery；低侵襲緑内障手術）など安全性を考慮した選択肢が増え，個別の要件に応じた適切な選択ができるようになった。

# ぶどう膜炎

Uveitis

**永田 健児**　京都府立医科大学・眼科学

**頻度** ときどきみる

**GL** ぶどう膜炎診療ガイドライン（2019）

## 診断のポイント

**1** ぶどう膜炎はぶどう膜（虹彩・毛様体・脈絡膜）をはじめ，前房・硝子体・網膜などに炎症を生じる疾患の総称である。

**2** 視力低下や，充血，眼痛，羞明，霧視，飛蚊症などの症状をきたす。

**3** ぶどう膜炎は非感染性と感染性に分類され，多くの原因疾患がある（Jpn J Ophthalmol 65: 184-190, 2021）。原因疾患により患者背景は異なる。原因疾患の頻度（表1）や特徴，全身症状も考慮して診断する。

**4** 細隙灯顕微鏡にて眼内の炎症の評価を行う。前眼部の炎症が目立たなくても後眼部の炎症を認めることもあり，散瞳下に眼底検査を行う。

**5** 光干渉断層計（OCT：optical coherence tomography）で網膜や脈絡膜の炎症の評価を行うことも重要である。

## 緊急対応の判断基準

**1** 1日以内の短時間での急激な視力低下の場合は，ぶどう膜炎の原因疾患のうちでも特に内因性眼内炎の鑑別が必要である。血液検査で白血球やCRPなどを検査し，敗血症の可能性を鑑別する必要がある。

**2** 数日単位で眼底の滲出斑が進行するぶどう膜炎には急性網膜壊死があり，早期にぶどう膜炎の専門医にコンサルトする。

## 症候の診かた

**1** 充血：眼球結膜の充血，特に角膜輪部に沿った毛様充血を認めるが，充血はないこともある。

**2** 眼痛・羞明：眼内の炎症により毛様神経刺激による痛み，羞明が生じる。

**3** 霧視：前房炎症や硝子体混濁などにより生じる。

**4** 飛蚊症：硝子体に浸潤した炎症細胞や硝子体混濁により引き起こされる。

**5** 視力低下：前房炎症や硝子体混濁，黄斑浮腫，漿液性網膜剥離などによって引き起こされる。

## 検査所見とその読みかた

**1** 細隙灯顕微鏡検査：前房内細胞，フィブリン，フレア，前房蓄膿，角膜後面沈着物などの評価を行う。

**2** 隅角検査：隅角鏡を用いて，周辺虹彩前癒着や隅角結節，隅角蓄膿などの評価を行う。

**3** 眼底検査：散瞳下に硝子体混濁の有無や性状，網膜血管炎の有無，網膜剥離の有無などを評価する。

### 表1 日本におけるぶどう膜炎の原因疾患と頻度

| 原因疾患 | 頻度（%） |
| --- | --- |
| サルコイドーシス | 10.6 |
| Vogt-小柳-原田病 | 8.1 |
| ヘルペス性虹彩炎 | 6.5 |
| 急性前部ぶどう膜炎 | 5.5 |
| 強膜ぶどう膜炎 | 4.4 |
| Behçet病 | 4.2 |
| 悪性疾患 | 2.6 |
| 急性網膜壊死 | 1.7 |
| Posner-Schlossman症候群 | 1.7 |
| 糖尿病虹彩炎 | 1.4 |
| サイトメガロウイルス網膜炎 | 1.2 |
| その他 | 15.5 |
| 分類不能 | 36.6 |

Sonoda KH, et al: Epidemiology of uveitis in Japan: a 2016 retrospective nationwide survey. Jpn J Ophthalmol 65(2): 184-190, 2021

**4** OCT：黄斑浮腫や漿液性網膜剥離，脈絡膜肥厚，病巣の存在する層などを評価する。

**5** 蛍光眼底造影検査：サルコイドーシスでは静脈に分節状の過蛍光，Behçet病ではシダ状の過蛍光など，過蛍光の部位や性状などが診断に有用である。

## 確定診断の決め手

**1** ぶどう膜炎かどうかの診断は細隙灯顕微鏡で眼内に炎症があるかどうかで判断する。

**2** ぶどう膜炎の原因疾患には，眼所見に加えて，血液検査，胸部X線，心電図などの全身検査所見が診断基準となっている疾患や，Behçet病など全身症状が診断基準となっている疾患がある。また，HLA検査が診断に有用な疾患があり，Vogt-小柳-原田病ではDR4，Behçet病ではB51やA26，急性前部ぶどう膜炎ではB27の関与が多い。さらに，感染性ぶどう膜炎のうち特にウイルスが関与する疾患では眼内液のPCRが有用である。

## 誤診しやすい疾患との鑑別ポイント

ぶどう膜炎と類似した眼所見を呈する疾患は仮面症候群とよばれ，眼内リンパ腫やアミロイドーシスに注意が必要である。

### 1 眼内リンパ腫

**❶** 棘状の角膜後面沈着物。

**❷** 前部硝子体にやや大きめの細胞浸潤。

❸びまん性(オーロラ状,ベール状)の硝子体混濁。

**❷アミロイドーシス**(⇨1140頁)

❶細胞成分を含まない硝子体混濁。

❷グラスウール状と称されるような線維状の硝子体混濁。

❸トランスサイレチン遺伝子変異。

## 確定診断がつかないとき試みること

ぶどう膜炎の有無については細隙灯顕微鏡による診察で診断するが,ぶどう膜炎の原因疾患が眼所見から不明な場合,ぶどう膜炎に対するセット検査(血液検査,胸部X線,心電図,ツベルクリン反応など)が有用である。

## 合併症・続発症の診断

**❶**白内障:眼内炎症と,治療としてのステロイドの使用により後嚢下混濁や核白内障が多い。

**❷**緑内障:眼内炎症により眼圧上昇を認めることがある。またステロイドの副作用としての緑内障にも注意が必要で,定期的に眼圧を検査する。

## 予後判定の基準

ぶどう膜炎の原因疾患により視力予後は異なる。

## 経過観察のための検査・処置

眼底に炎症があっても,眼底周辺部の炎症で視力に影響を及ぼさない場合は経過観察することもある。定期的に眼底検査や,眼底写真,OCTを行い,悪化があれば治療強化を検討する。

## 治療法ワンポイント・メモ

**❶**感染性ぶどう膜炎では,原因微生物に対する治療薬を中心に,過剰な炎症に対してステロイドを併用することもある。

**❷**非感染性ぶどう膜炎ではステロイドを中心に,免疫抑制薬ではシクロスポリン,生物学的製剤ではインフリキシマブとアダリムマブ(インフリキシマブはBehçet病のみ)が保険適用である。ステロイドの投与方法には以下があり,炎症の部位によって使い分ける。

❶点眼。

❷結膜下注射。

❸テノン囊下注射。

❹硝子体注射。

❺全身投与(内服・点滴):原因疾患確定前の全身投与は診断を困難にすることもあるため注意が必要である。

## さらに知っておくと役立つこと

ぶどう膜炎の原因疾患のうち,サルコイドーシスやBehçet病などは国の難病指定を受けている。

**❶**Behçet病では生物学的製剤が必要になる場合もあり,治療費の公費負担の申請をしておくことが望ましい。

**❷**サルコイドーシスでは,一定の活動性の基準に達していない時期には公費負担の対象とはならず,基準に達した際に申請を行う。

## 専門医へのコンサルト

ぶどう膜炎の原因疾患は多岐にわたり,悪性腫瘍との鑑別が難しい場合があるため,原因疾患や治療法に確信がもてない場合はぶどう膜炎の専門医にコンサルトを行う必要がある。

---

# 網膜ジストロフィ(網膜色素変性,黄斑ジストロフィ)

Retinal Dystrophy (Retinitis Pigmentosa and Macular Dystrophy)

上野 真治　弘前大学大学院教授・眼科学

**頻度** **ときどきみる**(網膜色素変性は4,000〜8,000人に1人。黄斑ジストロフィは網膜色素変性より頻度は少ない)

**GL** ・網膜色素変性診療ガイドライン(2016)

・黄斑ジストロフィの診断ガイドライン(2019)

## 診断のポイント

**❶**特徴的な眼底所見。

**❷**両眼底に類似の病変がみられ,病変の進行は緩徐。

**❸**視力,視野検査で障害部位を確認。

**❹**光干渉断層計(OCT:optical coherence tomography)にて網膜外層の形態異常を評価。

**❺**網膜電図にて桿体と錐体機能の障害程度を評価。

## 症候の診かた

**❶**網膜変性(網膜ジストロフィ)は大きく分けて網膜色素変性のように桿体障害が先行しその後に錐体(黄斑)が障害されるタイプと,黄斑ジストロフィのように黄斑の変性が徐々に進行するタイプとに分け

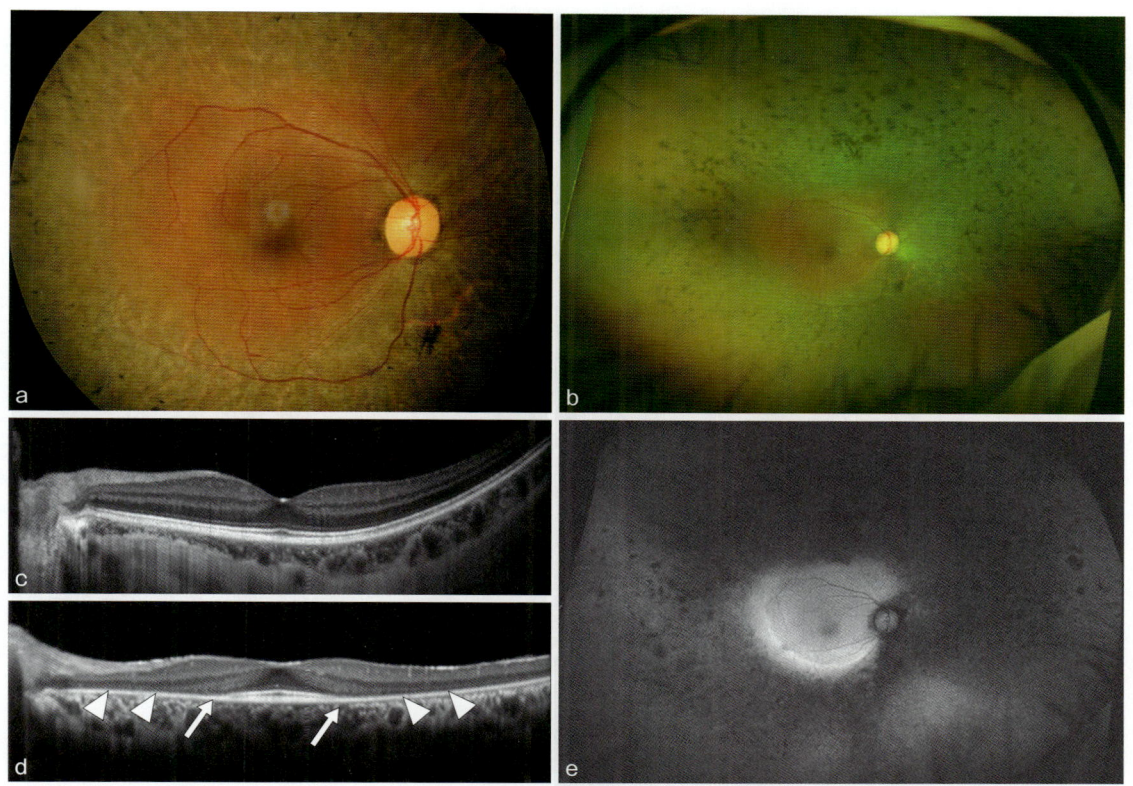

**図1** 網膜色素変性患者の眼底写真，OCT，眼底自発蛍光

a：眼底写真。血管の狭細化と眼底周辺部の変性がみられる。
b：超広角眼底カメラによる眼底写真。眼底周辺部に骨小体様や点状，斑状の色素沈着がみられる。
c, d：正常者の OCT（c）。網膜色素変性患者の OCT 所見（d）。EZ の途絶（⟹）と外顆粒層の菲薄化（▷）がみられる。
e：超広角眼底カメラによる眼底自発蛍光。周辺部は網膜変性所見に伴って低蛍光となる。黄斑付近は機能が残っており，正常に近い蛍光がみられる。

られる。網膜色素変性の初発症状は夜盲のことが多く，黄斑ジストロフィでは視力低下のことが多い。発症年齢はさまざま。

**2** 網膜色素変性は 80 以上の原因遺伝子により，常染色体潜性，常染色体顕性，伴性潜性の遺伝形式をとるが，孤発も多い。

**3** 典型的な網膜色素変性の視野障害は中間周辺部から周辺に広がり，さらに進行すると中心視野のみが残存し，場合によっては残った中心視野が消失し失明に近い状態になる。

**4** 非典型的な網膜色素変性として，無色素性，区画性，中心型（傍中心型），色素性傍静脈周囲網脈絡膜萎縮，白点状網膜症があげられ，視機能は網膜変性部位に応じて障害される。

**5** 他臓器や全身疾患に合併する網膜色素変性として，難聴を伴う Usher 症候群，肥満・精神遅滞，指趾の奇形を伴う Bardet-Biedl 症候群などがある

**6** 黄斑ジストロフィは，Stargardt 病，錐体桿体ジストロフィ，卵黄様黄斑ジストロフィ（Best 病），X 連鎖性若年網膜分離症，オカルト黄斑ジストロフィ，中心性輪紋状網脈絡膜萎縮，それ以外のものに分類される。それぞれの疾患の原因遺伝子が報告されている。遺伝形式は，それぞれの疾患により異なる。

**7** 黄斑ジストロフィの初期症状は視力障害，羞明，色覚障害のことが多く，視力低下は緩徐に進行する。

### 検査所見とその読みかた

**1** 視力，視野検査などの自覚検査に加えて，眼底所見，OCT，眼底自発蛍光などの他覚所見が，網膜の障害範囲や病態の同定に有用。

**2** 網膜色素変性の特徴的な眼底所見として，周辺部網膜に骨小体様や点状，斑状の色素沈着がみられる。

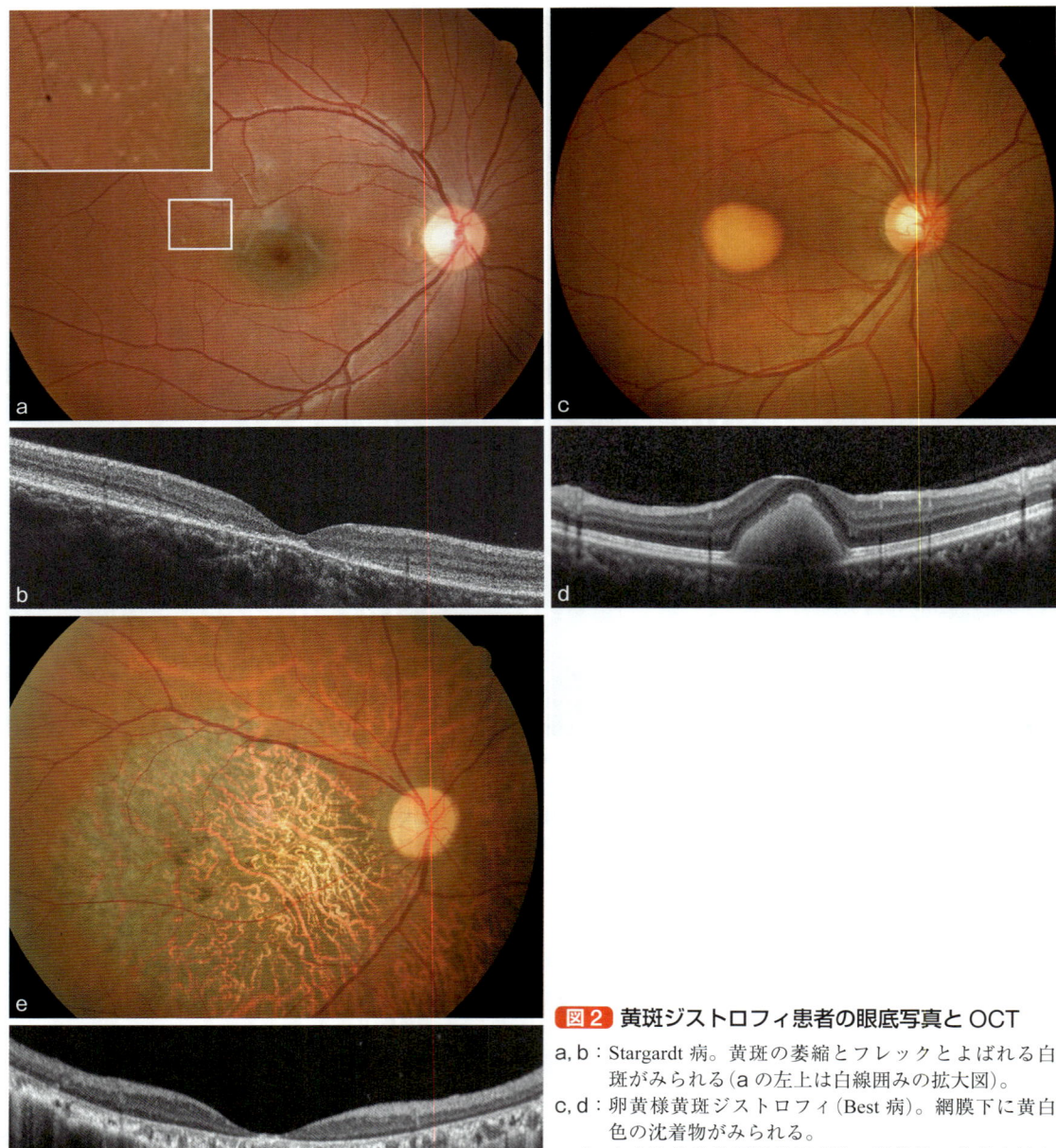

**図2** 黄斑ジストロフィ患者の眼底写真と OCT

a, b：Stargardt 病。黄斑の萎縮とフレックとよばれる白斑がみられる（a の左上は白線囲みの拡大図）。

c, d：卵黄様黄斑ジストロフィ（Best 病）。網膜下に黄白色の沈着物がみられる。

e, f：中心性輪紋状網脈絡膜萎縮。脈絡膜の萎縮を伴う高度な黄斑の変性がみられる。

また網膜血管の狭細化，視神経乳頭の蒼白化がみられる場合が多い（図 1）。OCT で ellipsoid zone（EZ）や外顆粒層の菲薄化が網膜周辺部から黄斑中心に向かってみられる（図 1c，d）。

❸黄斑ジストロフィの眼底所見は，ほとんど異常のないもの（オカルト黄斑ジストロフィ），網膜下に沈着物の貯留（Best 病，図 2c，d），車軸様の所見（X連鎖性若年網膜分離症），黄斑変性に加え白斑

（Stargardt 病，図 2a，b），高度な萎縮（中心性輪紋状網脈絡膜萎縮，図 2e，f）など多彩である。OCT では病態に相応した黄斑の形態の異常がみられる。

❹全視野網膜電図（ERG：electroetinography）は，網膜色素変性では桿体錐体系の反応の著しい減弱を示す。黄斑ジストロフィでは異常を示さないことが多いが，錐体系の反応が減弱する症例（錐体ジストロフィ）もある。

## 確定診断の決め手

**1** 網膜色素変性：進行性で，夜盲や視野狭窄がみられること。両眼の眼底に色素沈着や網膜変性所見，血管の狭細化などの特徴的な所見を認め，ERG で振幅の著しい減弱があることによって確定診断がなされる。

**2** 黄斑ジストロフィ：両眼の眼底所見における黄斑部の特徴的な所見によってなされる。加えて，OCT での網膜外層構造の異常や網膜電図などの所見と合わせて総合的に確定診断がなされる。

## 誤診しやすい疾患との鑑別ポイント

**1** 網膜色素変性の鑑別

❶ Leber 先天盲とよばれる生後早期から高度な障害を生じる網膜変性疾患，コロイデレミア，クリスタリン網膜症とよばれる網脈絡膜変性疾患も網膜色素変性の類縁疾患として考えられている。
❷ 一方，自己免疫網膜症(癌関連網膜症)は，網膜に対する自己抗体が生じ網膜色素変性様の所見を呈することがある。自己免疫網膜症では網膜変性の進行が早いとされる。
❸ ぶどう膜炎(⇨1566 頁)などの炎症性疾患による二次性の変性でも網膜色素変性と似た眼底所見を呈することがある。

**2** 黄斑ジストロフィの鑑別

❶ 比較的高齢者に生じるドルーゼンを伴った両眼性の萎縮型の加齢黄斑変性(⇨1571 頁)や，強度近視に伴う黄斑変性は，黄斑ジストロフィとの鑑別が難しいことがある。
❷ ヒドロキシクロロキンやタモキシフェンなどの薬剤による黄斑変性との鑑別は，薬剤の中止にかかわるため重要である。

## 確定診断がつかないとき試みること

基本的に治療法がない疾患のため，その場で診断がつかなければ，経過をみながら確定診断を行っていく。

## 合併症・続発症の診断

**1** 網膜色素変性では白内障が生じやすく，黄斑浮腫が合併することがある。

**2** また，Zinn 氏帯の脆弱例が多く，水晶体や眼内レンズの脱臼や変位を起こすことがある。

## 経過観察のための検査・処置

**1** 経過観察は眼底写真，OCT，視野検査などを利用する。

**2** 症状が進行するにつれ日常生活が不自由になっていくが，ロービジョン外来の受診，身体障害や特定疾患の申請などのアドバイスを行い，患者の日常生活をサポートする。

## さらに知っておくと役立つこと

**1** 網膜ジストロフィの原因遺伝子の解析は世界中で行われており，次世代シークエンサーを用いることにより，網膜色素変性では約 30〜50％の症例で原因遺伝子を同定できる。

**2** RPE65 遺伝子が原因の網膜ジストロフィは遺伝子治療の対象となりうる。

## 専門医へのコンサルト

診断に苦慮する場合や，患者がさらなる検査を希望した場合，網膜ジストロフィの原因遺伝子の解析を行っているような研究施設を紹介する。

# 加齢黄斑変性
## Age-related Macular Degeneration (AMD)

永井 由巳　関西医科大学病院教授・眼科学

(頻度) **ときどきみる**

GL ・加齢黄斑変性の分類と診断基準(2008)
　・加齢黄斑変性の治療指針(2012)
　・萎縮型加齢黄斑変性の診断基準(2015)

## 診断のポイント

**1** 50 歳以上。

**2** 萎縮型(日本人は約 1 割)と滲出型(日本人は約 9 割)に分類される。

**3** 地図状萎縮(萎縮型*1)。

**4** 脈絡膜新生血管(滲出型*2)。

**5** 滲出性所見(滲出型*2)。

(*1 萎縮型加齢黄斑変性の診断基準，*2 加齢黄斑変性の分類と診断基準)

## 緊急対応の判断基準

滲出型では時に大量の網膜下出血や硝子体出血を生じることがある。中心窩にかかる網膜下出血や眼

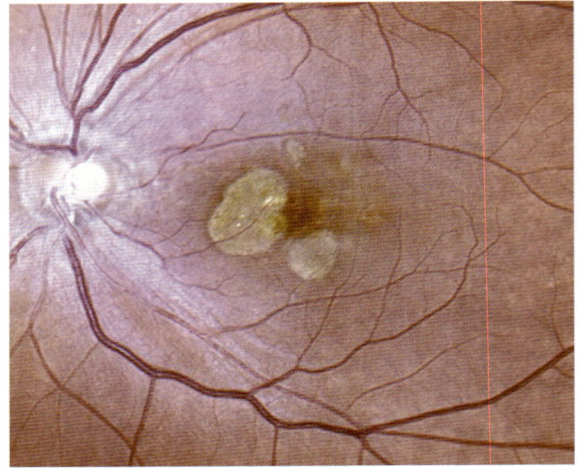

**図1** 萎縮型の眼底写真

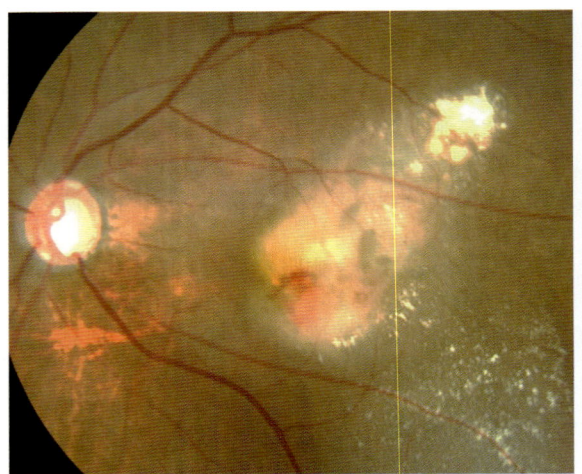

**図2** 滲出型の眼底写真

底を透見できない濃厚な硝子体出血の際には，硝子体手術対応可能な高次医療機関にすみやかに紹介する。特殊な検査は不要。

## 症候の診かた

① 変視症（歪視症）：初期症状として，物が歪んで見える，曲がって見えるといった症状が出ることが多い。

② コントラストの低下：全体的に不鮮明に見えるようになり，見ようとする物と背景との識別が困難になる。

③ 視力低下：物がはっきりと見えなくなり，矯正視力が落ちる。

## 検査所見とその読みかた

① 眼底検査
　❶ 萎縮型では網膜色素上皮の地図状萎縮が特徴である（図1）。
　❷ 滲出型では網膜色素上皮の変性や漿液性網膜剝離，網膜色素上皮剝離や出血などを認めることがある（図2）。

② フルオレセイン蛍光眼底造影（FA）
　❶ 萎縮型では網膜色素上皮萎縮巣が過蛍光を示す（window defect）。
　❷ 滲出型では脈絡膜新生血管が強い過蛍光を示す classic type と淡い過蛍光を示す occult type がある。classic type，occult type ともに時間経過とともに新生血管からの漏出による過蛍光の増強をみる。なお，出血があるときはその部は背景蛍光をブロックして暗い。

③ インドシアニングリーン蛍光眼底造影（IA）
　❶ 萎縮型では網膜色素上皮の萎縮巣の範囲は脈絡血管がよく透見される。
　❷ 滲出型では，脈絡膜新生血管は早期に網目状血管を示し，晩期にはいわゆる classic type は過蛍光の増強を示し（Type 2 新生血管），occult type は淡い過蛍光（プラーク）を示す（Type 1 新生血管）。

④ 光干渉断層計（OCT：optical coherence tomography）：近赤外光を照射し，後部硝子体から網膜，脈絡膜までの断層像を得ることができ，漿液性網膜剝離や脈絡膜新生血管の位置，大きさ，Type（網膜色素上皮下に位置する Type 1 か，感覚網膜下や感覚網膜内に位置する Type 2），網膜の形態学的な所見などを非侵襲的に観察することができる。

⑤ 光干渉断層血管撮影（OCTA：OCT angiography）：OCT で撮像したデータから網脈絡膜の血管を描出できることより，脈絡膜新生血管や眼内血管を造影剤を用いることなく非侵襲的に，かつ網膜から脈絡まで層別に血管構造を観察できる。

## 確定診断の決め手

① 脈絡膜新生血管の存在を各種画像検査で確認（滲出型）。

② 境界鮮明な黄斑部網膜の地図状萎縮病巣（萎縮型）。

## 誤診しやすい疾患との鑑別ポイント

① 中心性漿液性脈絡網膜症
　❶ フルオレセイン蛍光眼底造影で点状の蛍光漏出。

❷ OCT で網膜色素上皮の line がほぼ正常なことが多い。

❸ OCT で脈絡膜血管の拡張や脈絡膜の肥厚を認める。

### 確定診断がつかないとき試みること

各種画像検査で脈絡膜新生血管を明瞭に検出できないが，加齢黄斑変性が疑わしいときは診断的治療として，脈絡膜新生血管を成長させる血管内皮増殖因子（VEGF：vascular endothelial growth factor）に対する抗 VEGF 療法を行い，その効果をもって診断する。

### 合併症・続発症の診断

滲出型の加齢黄斑変性の特殊型の 1 つであるポリープ状脈絡膜血管症（PCV：polypoidal choroidal vasculopathy）では，大量に出血して網膜下や硝子体を生じて硝子体手術の適応となることもある。

### 予後判定の基準

❶ OCT で網膜色素上皮層や視細胞層が不整なときや欠損しているときは，視力予後は不良なことが多い。

❷ 滲出性所見がなくても中心窩網膜厚が菲薄化しているときは，視力予後は不良なことが多い。

### 経過観察のための検査・処置

眼底検査や OCT，眼底自発蛍光写真で経過観察を行うことを基本とする。

❶ 萎縮型：特に眼底自発蛍光写真で網膜色素上皮の変性・萎縮巣の拡大や進行を確認する。OCT では萎縮部は網膜の菲薄化，網膜色素上皮や視細胞の変性，脱落を認める。

❷ 滲出型：眼底検査や OCT で網膜剥離や出血などの滲出性所見が消退したことを確認し，残存あるいは滲出性所見が再燃した際には追加治療を行う。

### 治療法ワンポイント・メモ

❶ 抗 VEGF 薬硝子体内注射療法が滲出型における第 1 選択となる。

❷ 抗 VEGF 療法で効果が得られないときは，光線力学療法（PDT：photodynamic therapy）と抗 VEGF 薬との併用療法を行うこともある。

❸ 萎縮型においては積極的な加療法はなく，サプリメントなどを内服しながらの経過観察となる。

### さらに知っておくと役立つこと

❶ 滲出型の加齢黄斑変性の特殊型の 1 つである網膜血管腫状増殖（RAP：retinal angiomatous proliferation）は，両眼に発症し進行も早く，視力予後が悪いことが多い。

❷ 滲出型の加齢黄斑変性に対しては，自家・他家を含めて iPS 細胞からの網膜色素上皮細胞の移植治療の臨床試験が進行中である。

❸ 明瞭な自覚症状や眼底に滲出性所見などがなくとも，黄斑部に軟性ドルーゼンを認める場合（加齢黄斑変性の前駆病変とされている），定期的な経過観察をすべきである。

### 専門医へのコンサルト

眼底に軟性ドルーゼンや網膜色素上皮の色調の変化などがあり（加齢黄斑変性の前駆病変），ドルーゼンの癒合拡大や網膜色素上皮の変性の進行を認めるときは，網膜硝子体，特に黄斑疾患専門医にコンサルトを行う必要がある。

# 網膜静脈閉塞症・網膜動脈閉塞症
## Retinal Vein Occlusion (RVO), Retinal Artery Occlusion (RAO)

杦本 昌彦　山形大学教授・眼科学

**頻度** よくみる

### 診断のポイント

❶ 主に 50 歳以上（まれに若年）。

❷ 全身疾患の合併（高血圧，糖尿病，脂質異常症など）。

❸ 急激な視力低下・視野障害。

❹ RAO では心房細動など血栓形成疾患，全身主幹動脈異常（頸動脈疾患）の合併。

### 症候の診かた

❶ RAO では，主幹動脈である網膜中心動脈閉塞（CRAO：central retinal artery occlusion），分枝動脈の閉塞（BRAO：branch retinal artery occlusion）など閉塞部位に規定された虚血範囲により症候が異なるが，発症時期が明らかな突然の視機能障害を呈することが多い。前駆症状として，一過性黒内障発作や頭痛・眼窩痛を呈することがある。

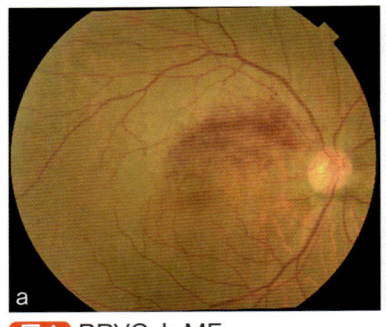
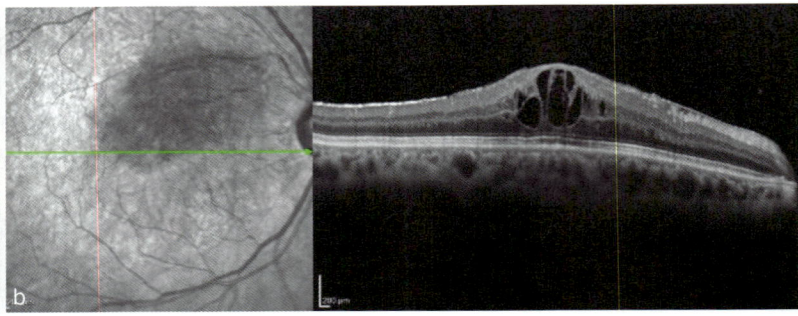

**図1** BRVO と ME

a：BRVO。上耳側に刷毛状網膜出血を認める。b：同症例の OCT 像。ME を認める。

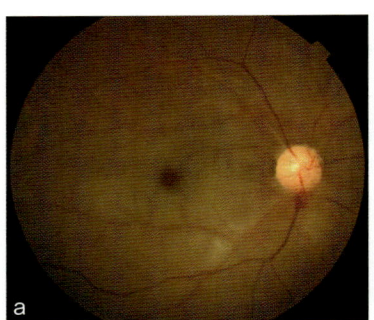
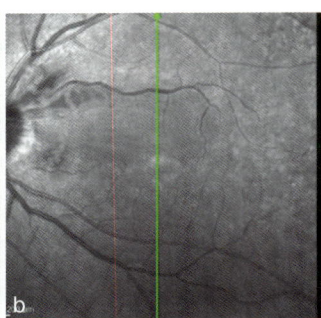
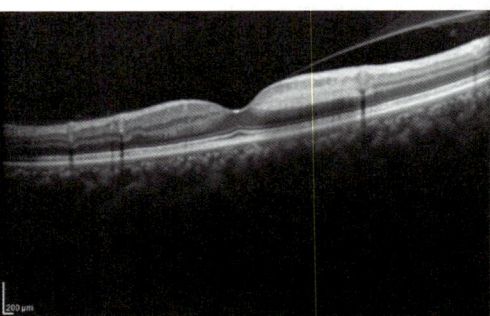

**図2** 網膜虚血と OCT による網膜内層浮腫

a：CRAO。cherry red spot を認める。b：BRAO。閉塞領域の OCT 像で網膜内層高輝度反射を認める。

**2** RVO では，網膜静脈分枝が閉塞する分枝静脈閉塞症（BRVO：branch retinal vein occlusion）では視力はよいが視野障害を生じたり，篩状板付近の閉塞による中心静脈閉塞症（CRVO：central retinal vein occlusion）では急激な視力低下を呈することが多いが，完全閉塞せず視機能が維持されるなど，多岐の症状を示す。

**3** 視力低下：黄斑部に障害が及んだ場合は視力低下を呈することが多い。

**4** 視野障害：閉塞部位に一致した視野障害を呈することが多い。

## 検査所見とその読みかた

**1** RVO，RAO ともに，眼底検査や光干渉断層計（OCT）検査による眼底所見と網膜形態評価が重要である。

**2** 蛍光眼底造影検査や光干渉断層血管撮影（OCT アンギオグラフィ，OCTA）による血流評価を行う。RVO では虚血範囲や新生血管の確認，RAO では原因部位と虚血範囲の確認が重要である。

**3** RVO

**❶** BRVO（図1），CRVO ともに黄斑浮腫（ME：macular edema）を合併し視力障害が著明となることがある。OCT により ME が検出された場合，抗血管内皮増殖因子（VEGF）薬による治療を検討する。

**❷** 網膜虚血に対しては網膜光凝固による治療を検討する。

**4** RAO

**❶** 虚血網膜が蒼白化することによる黄斑部の cherry red spot を呈する（図2a）。

**❷** 閉塞領域に一致した視野障害が生じる。

**❸** 蛍光眼底造影検査や OCTA により閉塞部位より末梢領域の血流途絶が確認できる。

**❹** 早期の場合，OCT による網膜内層浮腫による高輝度反射を認めることがある（図2b）。

## 確定診断の決め手

**1** RVO

**❶** 眼底検査にて部分的（BRVO）ないしは全周

（CRVO）の網膜出血，BRVO では網膜動静脈交差。

❷場合により ME の併発（BRVO では 60%）。

❸網膜新生血管など異常血管の存在。

**2** RAO

❶突然の視力低下。

❷蛍光眼底造影検査・OCTA による血管閉塞の確認。

❸OCT による網膜内層の高輝度反射。

## 誤診しやすい疾患との鑑別ポイント

**1** 糖尿病網膜症（⇨1577 頁）：明らかな高血糖・毛細血管瘤，軟性白斑や硬性白斑・増殖膜の存在。

**2** 高血圧眼底：異常な高血圧，血管拡張と蛇行。

**3** 腎性網膜症：腎機能障害，併発する高血圧。

## 確定診断がつかないとき試みること

**1** まれに他の要因によって血管閉塞が生じることがある。若年者の場合も通常の原因検索以外を行うことが重要である。

**2** 具体的には経口避妊薬を含む服薬，局所あるいは全身性血管炎，血栓形成傾向などである。

## 合併症・続発症の診断

**1** RVO，RAO ともに未治療の全身疾患が隠れている可能性がある。既往歴や健診受診歴などの聴取が重要である。

**2** 外来での血圧測定はもちろん，採血，心電図検査なども行い，内科へコンサルトする。

**3** 血栓形成が関係する RAO の場合，心房細動や卵円孔開存などの心原性疾患が潜んでいることがあり，脳梗塞の前駆状態である可能性もあるため注意を要する。

## 経過観察のための検査・処置

**1** ME に関しては BRVO，CRVO ともに自然軽快することがある。しかし，ME の遷延により不可逆性視力低下を生じることがあるので，場合によりすみやかな治療介入を要する症例もある。

**2** RVO では虚血が遷延し，血管新生が進展し，血管新生緑内障や増殖膜形成，硝子体出血を生じることがあるため，接触レンズによる詳細な眼底検査や OCTA による血管形態・血流の評価を適宜行っていく。

**3** RAO でもまれに新生血管緑内障を生じることがあり，詳細な眼底検査や血流評価が重要である。

**4** CRAO では対側眼，BRAO では対側眼とともに他部位の血管閉塞の発症に注意する。

## 治療法ワンポイント・メモ

**1** RVO

❶内科へのコンサルト：基礎疾患の治療やコントロール強化。

❷薬物療法：ME 治療目的に抗 VEGF 薬やステロイドによる治療を計画。

❸光凝固：虚血網膜に対して実施。

❹手術療法：薬剤治療に抵抗を示す症例には，網膜硝子体構築の改善を目指して硝子体手術を行うことがある。

**2** RAO

❶内科介入：血栓の原因となった疾患の検索と脳梗塞などの発症予防。

❷前房穿刺による降圧。

❸薬物療法：発症後早期の症例にはウロキナーゼによる血栓溶解療法や血管拡張薬投与，高圧酸素療法などを行うことがあるが，治療成績は決してよくない。

## 専門医へのコンサルト

**1** 虚血，血管新生緑内障が疑われる場合は網膜・緑内障専門医へ。

**2** 視機能改善が望めない場合，ロービジョン外来への紹介。

**3** 内科コンサルトによる未治療の背景疾患の検索。

# 網膜剥離（裂孔原性網膜剥離）
Retinal Detachment (Rhegmatogenous Retinal Detachment)

岩瀬 剛　秋田大学大学院教授・眼科学

（頻度）ときどきみる

## 診断のポイント

**1** 20 歳台と 50 歳台の二峰性。

**2** 網膜剥離して，感覚網膜と網膜色素上皮層との分離を確認。

**3** 網膜剥離は，裂孔原性のほかに滲出性，牽引性網膜剥離に分類される。

**4** 裂孔原性網膜剥離では，飛蚊症，光視症，視野欠損，視力低下などの自覚症状を有する。

**5** 近視眼，眼底検査で網膜変性部位を有する，全身

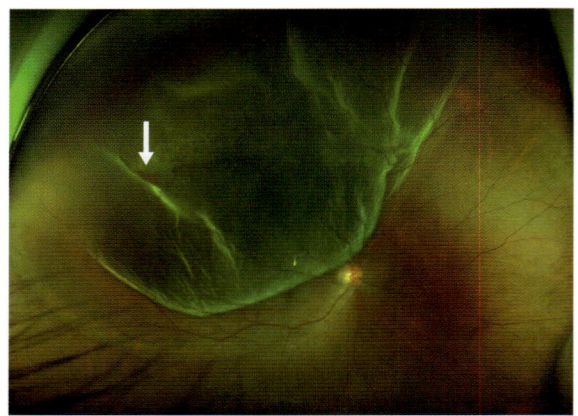

**図1 裂孔原性網膜剝離**

上方に胞状の網膜剝離と原因裂孔がみられる（➡は網膜裂孔）。

的にアトピー性皮膚炎を有していることが危険因子となる。

## 症候の診かた

❶飛蚊症や光視症：後部硝子体剝離による牽引で網膜裂孔が発生すると生じ，裂孔原性網膜剝離の前駆症状として現れる。

❷視野欠損：網膜剝離の部位に一致して生じる。

❸視力低下：網膜剝離が黄斑部に及んだり，網膜裂孔が発生する際に硝子体出血が起こると生じる。

## 検査所見とその読みかた

❶眼底検査：倒像鏡，前置レンズや三面鏡による細隙灯顕微鏡検査により，網膜裂孔や剝離網膜の確認を行う（図1）。

❷広角眼底写真：網膜剝離の範囲，網膜裂孔を確認する。

❸光干渉断層計（OCT：optical coherence tomography）：網膜剝離の存在や範囲の確認，小さい網膜裂孔の検出に用いる。

❹超音波検査：硝子体出血が生じ，眼底が透見できないときに，網膜剝離の存在を確認する。

## 確定診断の決め手

裂孔原性網膜剝離の診断には，原因となる網膜裂孔の検出が必須である。

## 誤診しやすい疾患との鑑別ポイント

滲出性・牽引性網膜剝離との鑑別が必要となる。

❶ Vogt-小柳-原田病：滲出性網膜剝離であり，OCTで網膜剝離部位が隔壁を有し，粘稠な網膜下液を有していること，蛍光眼底造影写真で造影剤の漏出を確認。

❷ Uveal effusion：滲出性網膜剝離であり，体位変換網膜剝離の範囲が変動するかを確認。

❸増殖糖尿病網膜症（➾次頁）：牽引性網膜剝離であり，増殖膜による牽引と網膜裂孔がないことを確認。

## 確定診断がつかないとき試みること

確定診断がつかないとき，すなわち網膜剝離が存在するが網膜裂孔が検出できないときには下記を行う。

❶患者の体位変換。

❷蛍光眼底造影写真。

❸ OCT：小さい裂孔の検出。

❹超音波Bモード検査：眼底が透見できないときや腫瘍性病変の確認。

❺ CT，MRI：腫瘍性病変の確認。

## 合併症・続発症の診断

❶増殖硝子体網膜症：網膜剝離が進行し，網膜上あるいは網膜下に増殖膜が生じた状態である。

❷網膜再剝離：原因裂孔が閉鎖しない場合には再剝離を生じ，増殖硝子体網膜症に進行しやすい。

❸脈絡膜剝離：眼圧が低下し，脈絡膜剝離を生じる。

## 予後判定の基準

❶黄斑部剝離の有無：黄斑部が剝離していない場合には術前視力は良好であることが多く，術後視力も良好である。しかし，黄斑部に剝離が及んでいる場合には術後には変視症が生じる。

❷黄斑部剝離からの期間：黄斑部が剝離した場合でも，剝離してからの期間が短く，視細胞が存在する網膜外層が長く密になっている症例で術後視力が良好。

## 経過観察のための検査・処置

❶可及的すみやかに手術を行う。

❷手術までは網膜剝離の進行を防ぐために，原因裂孔が下方になるような姿勢で安静を保つ。

## 治療法ワンポイント・メモ

原因裂孔の閉鎖のために手術を行う。

❶強膜内陥術：後部硝子体剝離を伴わない網膜円孔に対して行う。

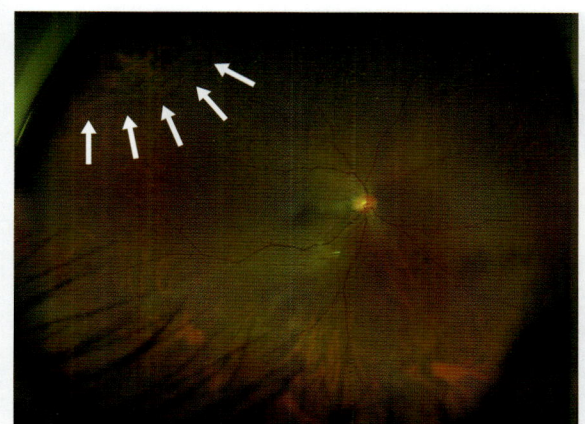

**図2** 図1の硝子体手術後

上方の網膜裂孔周囲は網膜光凝固されており(⟹は網膜光凝固後)，網膜が復位している。

❷硝子体手術：後部硝子体剥離に伴う胞状網膜剥離に対してよい適応となる(図2)。

## さらに知っておくと役立つこと

❶網膜剥離の範囲と形から原因裂孔の位置がおおよそ推察される。

❷巨大裂孔や増殖性の変化がすでに生じている症例では，初回の網膜復位率が悪くなる。

❸硝子体手術を行っても網膜復位が得られない場合には，難治性の増殖硝子体網膜症にすぐに進行する。

# 糖尿病網膜症
## Diabetic Retinopathy (DR)

**中尾 新太郎** 順天堂大学大学院主任教授・眼科学

頻度 よくみる
GL 糖尿病網膜症診療ガイドライン(第1版)
(2020)

## 診断のポイント

❶糖尿病を有する患者において，眼底検査にて網膜出血や毛細血管瘤を認める(図1a)。

❷糖尿病罹病期間は網膜症の危険因子であり，5年以上では有意に発症リスクが上昇する。

❸HbA1cは網膜症の危険因子であり，7%以上で有意だが，8%以上で発症リスクが大幅に上昇する。

## 症候の診かた

❶糖尿病網膜症の多くは無症候である。

❷視力低下は両眼で並行して発症するが，片眼ずつの場合も少なくない。

❸視力低下を自覚するのは視力に重要な黄斑部に浮腫をきたす糖尿病黄斑浮腫(DME：diabetic macular edema)，または糖尿病網膜症の末期である増殖期の硝子体出血や牽引性網膜剥離となる。

❹自覚症状はさまざまであるが，DMEでは中心のぼやけ，硝子体出血では飛蚊症をきたすことが多い。

## 検査所見とその読みかた

❶カラー眼底写真(図1)
　❶網膜出血のパターンは症例ごとに異なり，点状出血，しみ状出血，火炎状出血，硝子体出血などさまざまである。
　❷黄斑浮腫に特徴的な硬性白斑や虚血に伴う軟性白斑を伴う(図1a)。
　❸長期的な経過観察が必要という疾患の特性上，変化を観察できるカラー眼底写真は重要である。

❷光干渉断層計(OCT)(図2)
　❶黄斑浮腫の診断，治療適応，治療効果判定に有用である。
　❷現在，中心窩網膜厚測定が可能であり，抗血管内皮増殖因子(VEGF)療法の再投与基準に使用される。

❸蛍光眼底造影検査(FA)(図3a)
　❶フルオレセインという造影剤を静脈内投与し網膜血管を描出する。
　❷これにより血管透過性亢進や無灌流領域の検出が可能である。

❹光干渉断層血管撮影(OCTアンギオグラフィ，OCTA)(図3b，c)
　❶造影剤副作用の懸念より，近年FAの代替として使用される。
　❷全身状態にかかわらず検査可能であるが，血管透過性は検出できない。

## 確定診断の決め手

診断は比較的容易である。

❶糖尿病を有する。

❷眼底検査による網膜出血または血管異常(毛細血管瘤)の検出。

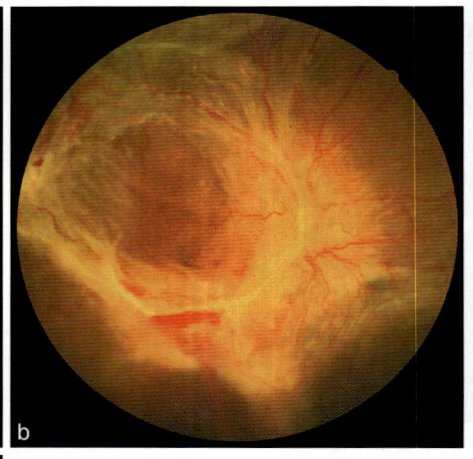

**図1 眼底写真**

a：糖尿病網膜症の診断に有用な毛細血管瘤を多数認める。網膜出血のパターンは点状，しみ状，はけ状（火炎状）とさまざまである。黄斑部近傍に硬性白斑が，視神経乳頭近傍に軟性白斑がみられる。

b：増殖網膜症において，新生血管と増殖膜を認める。増殖膜が輪状に収縮し，牽引性網膜剥離が生じている。

c：増殖網膜症において，硝子体出血が生じており，下方の眼底が観察不能である。

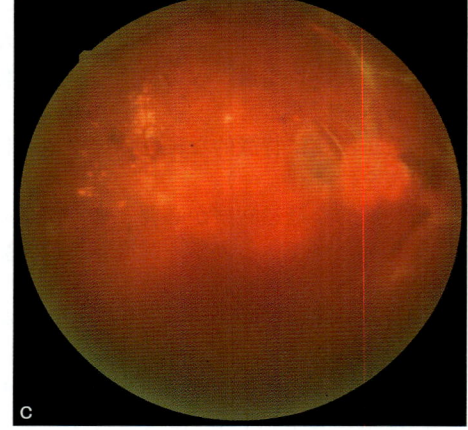

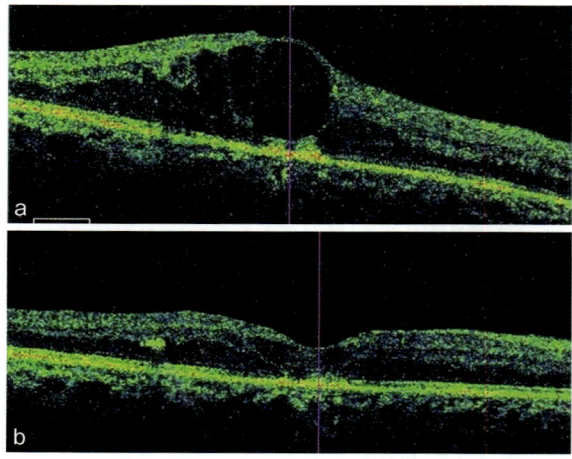

**図2 光干渉断層計（OCT）像**

a：糖尿病黄斑浮腫において，黄斑部に嚢胞がみられる。

b：抗 VEGF 療法を 3 回施行し，嚢胞が消失し，浮腫改善がみられる。

## 誤診しやすい疾患との鑑別ポイント

**❶網膜静脈閉塞症**（⇨1573 頁）

❶同様の黄斑浮腫をきたすため，OCT のみでは鑑別困難。

❷慢性期には眼底像で類似する。

❸現病歴として突然の視力障害。

**❷特発性傍中心窩毛細血管拡張症**

❶糖尿病がない。

❷糖尿病網膜症と類似する Type 1 の多くは片眼性。

❸抗 VEGF 療法の効果は限定的。

## 確定診断がつかないとき試みること

糖尿病の診断前に網膜症が見つかることもあり，内科との連携が重要である。

## 合併症・続発症の診断

**❶硝子体出血・牽引性網膜剥離**：硝子体出血では眼

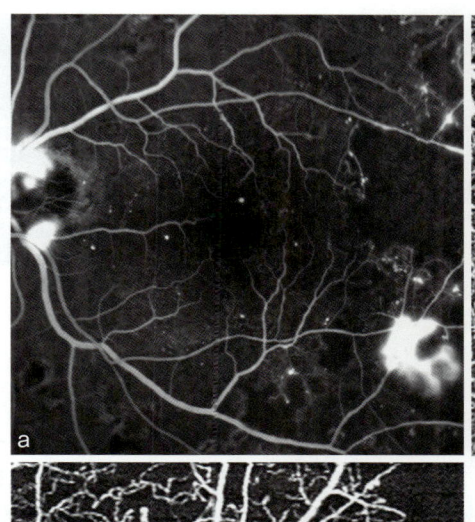
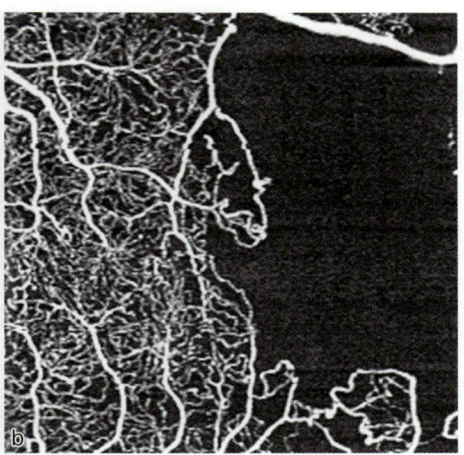
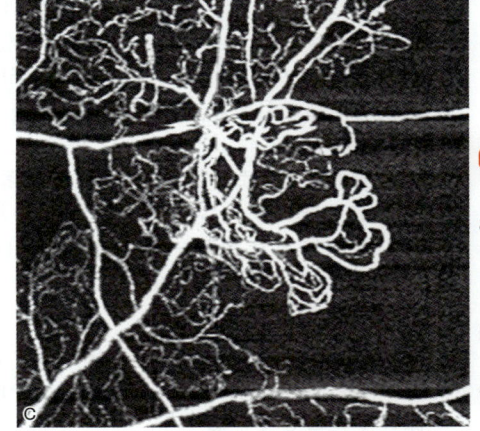

**図3 蛍光造影検査(FA)と光干渉断層血管撮影(OCT アンギオグラフィ)像**

a：FA にて多数の点状の毛細血管瘤が観察され，視神経乳頭と黄斑下耳側に旺盛な蛍光漏出を伴う網膜新生血管がみられる。また黄斑耳側に無灌流領域を認める。
b：a の症例での OCT アンギオグラフィにて無灌流領域を認める。
c：a の症例での OCT アンギオグラフィにて網膜新生血管を認める。

底検査が困難となるため，眼超音波検査が有効となる。

**2** 血管新生緑内障：眼圧上昇をほとんどの症例で認めるが，隅角検査が必須である。

### 予後判定の基準

**1** 糖尿病網膜症における視力低下は黄斑浮腫はじめさまざまな病態により引き起こされるため，予後判定は困難である。

**2** 糖尿病黄斑浮腫に対する抗 VEGF 療法における視力改善良好因子は，投与前視力不良，漿液性網膜剝離，若年，短い糖尿病罹病期間であるが，薬剤により異なる可能性もある。

### 経過観察のための検査・処置

**1** 経過観察は眼底検査が基本であり，補助として OCT や FA，OCT アンギオグラフィを活用する。

**2** 糖尿病黄斑浮腫において視力 0.8 以上の視力良好例では，経過観察と抗 VEGF 療法で 2 年後の視力に有意差がないことが示されている（JAMA 321：1880-1894，2019）。

### 治療法ワンポイント・メモ

糖尿病網膜症治療の基本は，その原因である糖尿病のコントロールにある。

**1** 視力低下をきたす増殖網膜症への進展を防ぐために，定期的な眼科受診を推奨し，適切な時期でのレーザー光凝固を行う。

**2** 増殖糖尿病網膜症において，硝子体出血または牽引性網膜剝離が観察されれば，早期での硝子体手術を行う（JAMA Ophthalmol 141：186-195，2023）。

**3** 糖尿病黄斑浮腫に対して，抗 VEGF 療法が第 1 選択となる。導入期を設けるほうが良好な長期視力が得られる（PLoS One 15：e0233595，2020）。

## さらに知っておくと役立つこと

❶糖尿病網膜症の発症，進行に高血圧，脂質代謝異常も関与するとされている。

❷OCT アンギオグラフィでは虚血，新生血管の検出に優れるが，FA で検出されるすべての毛細血管瘤は検出不能である。

❸糖尿病黄斑浮腫の約 40％は抗 VEGF 療法抵抗性を示す（JAMA Ophthalmol 136: 257-269, 2018）。抵抗例ではステロイド治療や硝子体手術が奏効することがある。

# 黄斑上膜・黄斑円孔
Epiretinal Membrane and Macular Hole

厚東 隆志　杏林大学准教授・眼科学

頻度　黄斑上膜：**よくみる**
　　　黄斑円孔：**ときどきみる**

## 診断のポイント

❶中高年以降。
❷変視の自覚症状。
❸眼底検査で黄斑部に膜/円孔の同定。
❹光干渉断層計（OCT：optical coherence tomography）における黄斑形態異常。
❺視力低下。

## 症候の診かた

❶変視症
　❶黄斑上膜，黄斑円孔はいずれも変視症をきたす代表的な疾患である。
　❷黄斑上膜では比較的緩やかに自覚，増悪する変視が特徴で，直線が波打って見える，僚眼と比べて大きく見えるといった訴えが多い。
　❸黄斑円孔は症状の出現から増悪までが早く，固視点の字などが消える，固視点に吸い込まれるようにねじれて見えるといった自覚症状を呈する。
❷眼底検査
　❶散瞳下に黄斑部を詳細に観察する。
　❷黄斑上膜ではセロファン様の膜反射や網膜皺襞を認める。黄斑円孔では黄斑部に円孔を観察できる。
　❸詳細な観察によりさらなる診断が可能だが，OCT の普及により重要度は低下している。

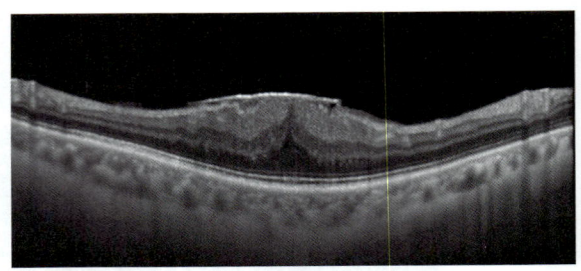

**図1** 黄斑上膜の OCT 所見

❸OCT 検査
　❶黄斑上膜では網膜上に高輝度反射が描出される。OCT における中心窩形態の変化による分類が Govetto らにより提唱されている（Am J Ophthalmol 175: 99-113, 2017）。中心窩陥凹の消失や網膜層構造の乱れの有無によりステージ分類がなされる。
　❷黄斑円孔では黄斑部に円孔が観察される。Gass によるステージ分類が長く使われ，円孔形成の段階によりステージ分類される（Am J Ophthalmol 119: 752-759, 1995）。
❹視力低下
　❶両疾患とも進行すれば必ず視力低下を伴う。
　❷必ずしも病期と相関しないため，手術適応の指標の１つとして考慮する。

## 検査所見とその読みかた

❶OCT 所見
　❶進行した黄斑上膜では，中心窩陥凹の消失や，網膜の層構造の乱れが観察される。
　❷Stage 2 で中心窩陥凹の消失，stage 3 では本来黄斑部に存在しない網膜内層が異所性に認められるようになり（ectopic foveal inner layers），stage 4 では網膜の層構造が不明瞭となる（図 1）。
　❸黄斑円孔では黄斑部に全層円孔を生じる stage 2 以降は積極的な手術適応となる（図 2）。
　❹stage 4 は陳旧性で手術成績も不良だったが，剝離した内境界を黄斑円孔に被覆する術式（内境界膜翻転法）など手術手技の改善に伴い手術適応が拡大した（Ophthalmology 117: 2018-2025, 2010）。

## 確定診断の決め手

眼底所見と OCT 所見から確定診断とする。

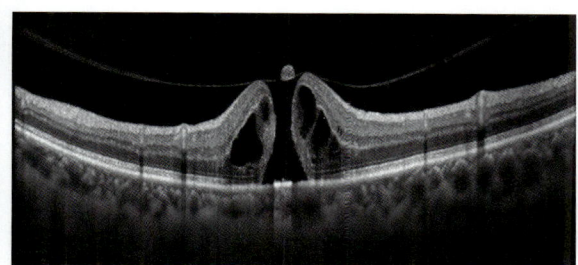

**図2** 黄斑円孔の OCT 所見

ことが増えている。

❸黄斑円孔は新鮮例に対しては積極的に手術を行う。陳旧例は大幅な機能改善は期待できないが，暗点の縮小を目的に手術を施行することがある。

## さらに知っておくと役立つこと

❶特発性の場合はほぼ中高年以降の発症だが，若年例もまれに存在する。

❷黄斑上膜は自覚症状がほとんどない症例も多く，健診などで偶発的に診断されることもある。

❸黄斑円孔は外傷性に生じることがある。

## 専門医へのコンサルト

❶変視を訴えた場合には本疾患を念頭に眼科受診を勧める必要がある。

❷近年手術適応が広がっているため，自覚症状がある時点で網膜硝子体疾患の専門医へコンサルトを行い，手術適応の有無につき判断することが望ましい。

## 誤診しやすい疾患との鑑別ポイント

### ❶黄斑偽円孔

❶黄斑上膜の一部で黄斑円孔と検眼鏡的に類似した所見を示し，黄斑偽円孔とよぶ。

❷前置レンズで細いスリット光を黄斑部に当て，固視点が途絶・内側に凹むと黄斑円孔と診断できる（Watzke-Allen テスト）。黄斑偽円孔では同サインが陰性となる。

❸黄斑偽円孔では OCT で網膜全層の裂隙を認めない。

### ❷黄斑浮腫

❶ OCT で黄斑部に浮腫を認める。

❷浮腫の原因となる疾患として，網膜静脈閉塞症（⇨1573 頁），糖尿病網膜症（⇨1577 頁），ぶどう膜炎（⇨1566 頁）などの鑑別を要する。

## 確定診断がつかないとき試みること

OCT 検査により診断は困難ではないが，黄斑浮腫との鑑別には蛍光眼底造影検査が有用である。

## 経過観察のための検査・処置

❶黄斑上膜では，視力検査，眼底検査，OCT を 3～6 か月に一度チェックする。自覚症状の増悪，視力低下を生じた際には治療を検討する。

❷黄斑円孔では発症早期の stage 1 は自然軽快がありうる。一方，全層円孔に進行すると手術適応となるので，2 週間～1 か月ごとに同様の検査を行う。

## 治療法ワンポイント・メモ

❶治療は硝子体手術。白内障を併発している場合は同時手術を行うことが多い。

❷黄斑上膜は自覚症状の程度によって手術適応が決まる。経過が長いと症状の改善に乏しいため，近年の硝子体手術の低侵襲化もあり早期から手術を行う

---

# 視神経炎・視神経症
Optic Neuritis, Optic Neuropathy

**中馬 秀樹** 宮崎大学准教授・眼科

**頻度** ときどきみる

**GL** 抗アクアポリン 4 抗体陽性視神経炎診療ガイドライン(2014)

## 診断のポイント

❶視神経炎は，片眼，急性から亜急性に発症し，霧視を自覚し，眼球運動時痛を合併することが多い。

❷眼窩部造影 MRI で病側視神経が高信号を呈する。

❸典型的視神経炎と非典型的視神経炎に分けて考える。

❹典型的視神経炎は臨床的に診断する。臨床的特徴は，15～45 歳，女性に多い，急性から亜急性発症，片眼性，眼球運動痛あり，相対的瞳孔求心路障害（RAPD：relative afferent pupillary defect）陽性，約 3 分の 1 の症例に他の全身神経症状やその既往あり，である。

❺❹以外はすべて非典型的視神経炎と考える。

❻非典型的視神経炎は感染性と非感染性に分類され，原因の精査が必要である。

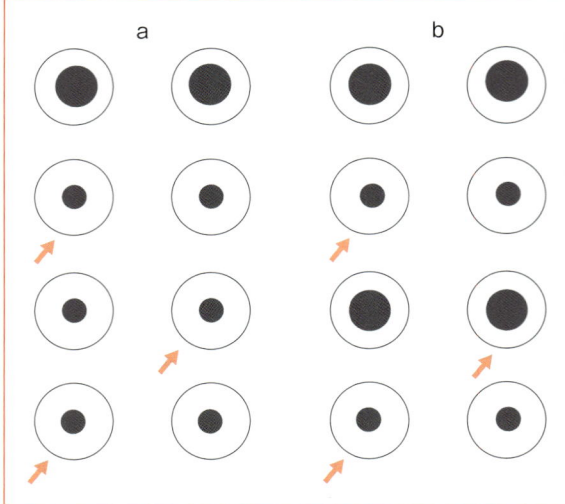

**図1** 相対的瞳孔求心路障害（RAPD）

a　　　　b

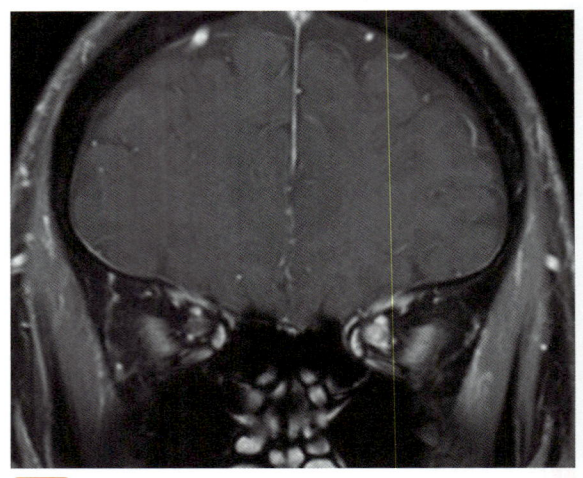

**図2** 眼窩部 MRI

## 症候の診かた

❶視力低下：片眼に，急性から亜急性に発症し，霧視を自覚する。

❷疼痛：眼球運動時に自覚する。

## 検査所見とその読みかた

❶スクリーニング検査：視力，瞳孔不同の有無，対光反射，RAPD，視野，眼球運動，外眼部，細隙灯顕微鏡検査，眼底検査。

　❶視力：光覚なしから 1.2 まで，さまざまである。

　❷瞳孔不同の有無：視神経炎では瞳孔不同はみられない。

　❸RAPD：ペンライトの光を約 3 秒ごとに左右交互に瞳孔に照射して，瞳孔の反応を見る。正常では 縮瞳-縮瞳-縮瞳-縮瞳 を繰り返す（陰性，図1a）。片眼の視神経疾患では，病眼が散瞳し，縮瞳-散瞳-縮瞳-散瞳となる（陽性，図1b）。

　❹視野：視神経炎など片眼性の視神経疾患では，必ず病側のみの単眼性欠損となる。視野欠損の型には中心盲暗点，神経線維束欠損型視野欠損，扇型視野欠損に分けられるが，視神経炎はどの型でもきたしうる。

　❺眼球運動，前眼部，細隙灯顕微鏡検査：異常はみられない。

　❻眼底検査：乳頭腫脹は腫脹すること（前部視神経炎）も，しない（球後視神経症）ことも，萎縮していることもある。

❷眼窩部 MRI：禁忌がなければなるべく造影で施行する。水平断，矢状断に加え，脂肪抑制で冠状断が有用である。視神経炎では病側視神経が高信号を呈する（図2）。視神経周囲炎，圧迫性視神経症（肥厚性硬膜炎含む）との鑑別にも有用である。

❸非典型的視神経炎の場合，血算，電解質，肝機能，血糖，赤沈，CRP，抗核抗体，ACE（angiotensin converting enzyme），血清梅毒，ANCA 抗体，SS-A・SS-B 抗体，抗アクアポリン（AQP：aquaporin）4 抗体，リウマチ因子，TSH 受容体抗体，抗 MOG（myelin oligodendrocyte glycoprotein）抗体，バルトネラ，トキソプラズマ，胸部単純 X 線，CT，脳脊髄液検査（MRI で異常がないことを確認後）を行う。

## 確定診断の決め手

❶急性発症の霧視。

❷眼球運動時痛。

❸病眼 RAPD 陽性。

❹単眼性同側視野欠損。

❺眼窩部 MRI 脂肪抑制ガドリニウム造影検査で病側の視神経が高信号を示す。

## 誤診しやすい疾患との鑑別ポイント

### ❶虚血性視神経症

　❶視力，視野，眼底所見では鑑別できない。

　❷急性，卒中型の視力低下，無痛性，糖尿病，高血圧，脂質異常症，喫煙などの動脈硬化性因子をもつなど，病歴が最重要。

❸眼窩部 MRI 脂肪抑制ガドリニウム造影検査で病側の視神経が高信号を呈しない。

🔴急性帯状潜在性網膜外層症（AZOOR：acute zonal occult outer retinopathy）

❶急性，片眼性の霧視で発症し，しばしば RAPD 陽性となる。

❷しばしば羞明を自覚する。

❸眼窩部 MRI 脂肪抑制ガドリニウム造影検査で病側の視神経が高信号を呈しない。

❹診断に多局所 ERG（electroretinography）が有用である。

## 確定診断がつかないとき試みること

❶視神経に病変があることを示すために VEP（visual evoked potential）をとる。

❷非典型的視神経炎のうち，抗 AQP4 抗体陽性視神経炎の自己抗体測定法は，ELIZA（enzime-linked immunosorbent assay）法と CBA（cell-based assay）法がある。保険適用内では ELIZA 法が用いられるが，CBA 法のほうが感度・特異度ともに高いとされるため，ELIZA 法で陰性であっても臨床的に強く疑われる場合は CBA 法で再検査する。

## 合併症・続発性の診断

❶典型的視神経炎では，多発性硬化症を合併していることがある。

❷典型的視神経炎は，多発性硬化症へ移行することがある。

❸非典型的視神経炎のうち，抗 AQP4 抗体，抗 MOG 抗体陽性視神経炎では脊髄炎などの全身神経疾患を合併していることがある。

## 予後判定の基準

❶典型的視神経炎では，視力予後は良好で，無治療でも視力は 1.0 以上が 70％，0.5 以上には 93％で改善する。

❷非典型的視神経炎のうち，抗 AQP4 抗体は，視力予後は不良である。

❸抗 MOG 抗体陽性視神経炎では視力予後は良好であるが，再発が多い。

## 経過観察のための検査・処置

視力検査を毎月，視野検査を適宜行う。

## 治療法ワンポイント・メモ

❶典型的視神経炎は，無治療でも視力は自然改善す

るが，メチルプレドニゾロンパルス療法を行えば，より早く視力が改善する。

❷非典型的視神経炎のうち，抗 AQP4 抗体陽性視神経炎では，視力改善に関しては，メチルプレドニゾロンパルス療法，血漿交換療法，免疫グロブリン静注療法が用いられ，可及的すみやかに行うほうが視力予後が良好である。再発予防に関しては抗 IL-6 受容体抗体，終末補体阻害薬，ヒト化抗 CD19 モノクローナル抗体投与を考慮する。

❸非典型的視神経炎のうち，抗 MOG 抗体陽性視神経炎では，再発率が高いことを考慮して，メチルプレドニゾロン 1,000 mg を 3 日間使用後，経口プレドニゾロン 1 mg/kg からゆっくり漸減する。

## さらに知っておくと役立つこと

❶頭部 MRI で頭部の脱髄病変の有無を調べることで，多発性硬化症への移行を予測できる。15 年間の多発性硬化症移行率は，1 つでも脱髄があれば 72％，なければ 25％である。

❷多発性硬化症は無症状でも脱髄が蓄積されてくるため，初診時に脱髄がなくても 6 か月ごとに頭部 MRI にて経過観察する必要がある。

❸典型的視神経炎へのステロイドパルス療法は，発症後 2 年間は多発性硬化症への移行率を低くすることができる。しかし，3 年以降はその効果は失われる。

❹現在は再発予防として，インターフェロンをはじめとした病態修飾薬が用いられる。

❺抗 AQP4 抗体陽性視神経炎の再発予防に抗 IL-6 受容体抗体などを用いるときは，費用が高額になるため，難病医療費助成申請を勧める。

## 専門医へのコンサルト

視神経炎が疑われたら早急な鑑別，治療が必要なため，すみやかに神経眼科医へ紹介する。

# 眼内腫瘍
**Intraocular Tumor**

鈴木 茂伸　国立がん研究センター中央病院・眼腫瘍科長（東京）

**頻度** あまりみない
**GL** 網膜芽細胞腫　小児がん診療ガイドライン 2016年版（第2版）

## 診断のポイント

1 細隙灯検査，眼底検査，超音波検査，光干渉断層計（OCT），蛍光眼底造影（FA）などを組み合わせて診断する。
2 小児は網膜芽細胞腫の可能性を第1に考える。
3 成人は転移性腫瘍が最多である。
4 色素を伴う場合は悪性黒色腫を考える。
5 難治性ぶどう膜炎は硝子体網膜リンパ腫を疑う。

## 症候の診かた

1 白色瞳孔：網膜芽細胞腫は乳幼児の疾患であり，症状の訴えはなく，腫瘍が大きくなり白色瞳孔で発見される。
2 視力低下・視野欠損：腫瘍が黄斑部に及ぶか，漿液性網膜剥離の拡大により視覚障害を訴える。
3 眼痛：腫瘍の増大や虹彩新生血管により緑内障を併発すると強い眼痛を訴える。

## 検査所見とその読みかた

1 眼底検査：隆起病変があり漿液性網膜剥離を伴うことが多い。硝子体への散布も生じる。
2 超音波検査：充実性の腫瘤を確認する。網膜芽細胞腫は90％以上の腫瘍内に石灰化を認める。悪性黒色腫はドーム型もしくはマッシュルーム型を呈し，内部反射が減弱する。網膜剥離は腫瘍の活動性を反映する。
3 MRI：悪性黒色腫はT2強調画像で低信号を示す。
4 PET：転移性腫瘍の場合，原発臓器の検出に優れる。眼内原発腫瘍の集積は腫瘍の大きさに依存する。

## 確定診断の決め手

1 眼内腫瘍の診断は原則として眼底検査・画像検査による「臨床診断」に基づき治療方針を決める。
2 針生検は一般的ではない。
3 硝子体網膜リンパ腫は硝子体生検を行い，細胞診などを組み合わせ確定診断する。

## 誤診しやすい疾患との鑑別ポイント

1 Coats病（滲出性網膜症）：網膜芽細胞腫の鑑別。
❶強い滲出性変化と広範囲の網膜剥離を伴う。網膜血管の拡張や毛細血管瘤などを認める。超音波検査で充実性病変がないことを確認する。陳旧例では板状の石灰化を伴うことがある。
❷FAで血管の異常を確認する。
2 脈絡膜母斑：脈絡膜悪性黒色腫の鑑別。
❶多くは横径5mm以下で突出は少ない。
❷腫瘍の増大，腫瘍厚2mm以上，網膜下液，視力低下，オレンジ色素，超音波で内部信号減弱などは悪性黒色腫を示唆する所見である。
3 脈絡膜海綿状血管腫
❶オレンジ色の隆起病変で，滲出性網膜剥離を伴う。
❷CT，MRIで著明で均一な造影効果を示す。
4 ぶどう膜炎（⇨1566頁）
❶悪性リンパ腫の硝子体混濁は粗大で集簇を示し，オーロラ状と表現される。
❷網膜下病変は新規病変と陳旧性病変が混在する。

## 確定診断がつかないとき試みること

1 網膜芽細胞腫を否定しきれない場合，2〜3週間で再診し，腫瘍の増大がなければ網膜芽細胞腫は否定的である。
2 転移性腫瘍を疑うが原発巣が同定されない場合，針生検を行う。
3 悪性黒色腫を疑う場合，$^{123}$I-IMP SPECT検査の後期相の集積が参考になる（Int J Clin Oncol 9：74-82，2004）。

## 予後判定の基準

1 網膜芽細胞腫は，眼内限局期であれば5年生存率95％以上である。脈絡膜浸潤，視神経浸潤は転移の危険因子であり，予防的化学療法が必要である。
2 悪性黒色腫は遺伝子発現解析により転移のリスク層別化が行われる（monosomy 3，gene expression profile）。
3 転移性腫瘍は中枢神経病変の有無が生命予後に大きく影響する。

## 経過観察のための検査・処置

1 眼球温存治療を行った場合は，定期的な眼底検査を行い再発の早期発見に努める。

❷悪性黒色腫は肝転移が多く，定期的な腹部画像検査を行う。

❸硝子体網膜リンパ腫は中枢神経病変の発見のため頭部 MRI を行う。

### ┃治療法ワンポイント・メモ

❶網膜芽細胞腫は化学療法，局所治療主体の眼球温存治療を行う。

❷悪性黒色腫は小線源もしくは放射線外照射による眼球温存治療を行う。

❸転移性腫瘍は全身治療を優先するが，眼部のみ放射線治療を行うことがある。

❹硝子体網膜リンパ腫はメトトレキサート硝子体注入による局所治療と，中枢神経病変に対する全身薬物治療を行う。

❺眼球摘出は，生命予後が改善する場合，視機能温存が期待できない場合，緑内障併発の有痛眼などで行う。

### ┃さらに知っておくと役立つこと

　網膜芽細胞腫患者の遺伝学的診断は保険適用であるが，家族の検査は自費で行う必要がある。

# 眼窩腫瘍
## Orbital Tumor

**田邉 美香**　九州大学・眼科学

### ┃診断のポイント

❶眼球突出。

❷内科的治療で改善しない眼瞼腫脹。

❸腫瘤触知。

❹眼球運動障害，眼球偏位。

### ┃緊急対応の判断基準

❶眼球突出による閉瞼障害。

❷著しい視機能障害。

❸日～週単位の増悪傾向。

### ┃症候の診かた

❶問診：症状のオンセット，増悪の速さを確認する。不明な場合は過去の写真も確認する。炎症性腫瘍，高悪性度腫瘍では短期間の増悪がみられる。また，炎症性腫瘍や腺様嚢胞癌，神経鞘腫の一部では痛み

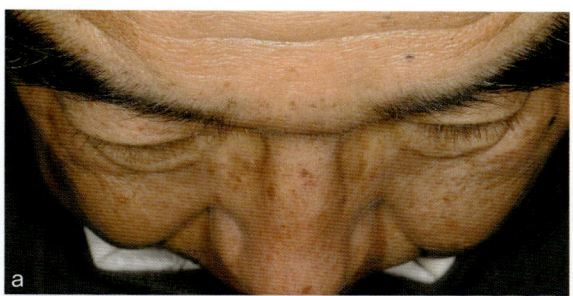
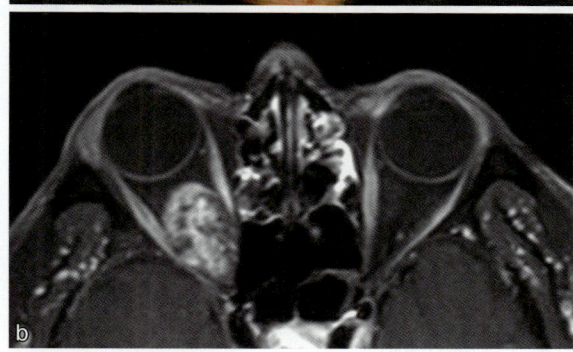

**図1　眼球突出**
a：右眼窩腫瘍による右眼球突出。
b：右眼窩海綿状血管奇形。MRI 軸位断，ガドリニウム造影。

**18**

を伴う。

❷視診：明室で眼球の位置を確認する。内下方偏位であれば涙腺部，上方偏位であれば眼窩下方のように，腫瘍局在の反対側に眼球偏位が生じる。また頭側，側方から観察し眼球突出の有無を確認する（図1）。

❸触診：腫瘤が触れる場合はその硬さを確認する。リンパ増殖性疾患では軟らかいことが多い。

### ┃検査所見とその読みかた

❶血液検査

　❶血球，CRP，血沈，免疫グロブリン（IgG, IgG4），可溶性 IL-2 受容体，悪性リンパ腫関連項目をみる。

　❷悪性腫瘍の治療歴があれば，転移性眼窩腫瘍も念頭に腫瘍マーカーを確認する。

❷画像検査（CT・MRI）

　❶撮影のポイント

　● 軸位断，冠状断，矢状断の眼窩 3 方向の撮影を thin slice で行う。

　● CT では腫瘍による骨変化を確認する。一般に骨破壊は悪性腫瘍でみられ，骨菲薄化は良性腫瘍による慢性的な圧迫によることが多い。

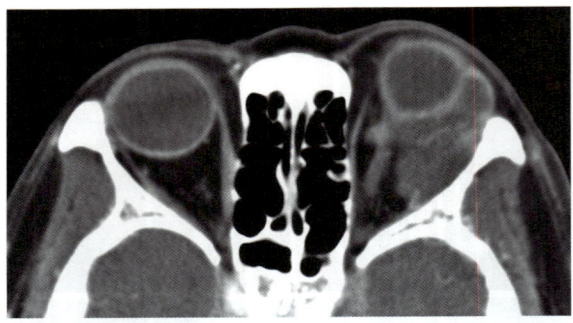

**図2 左眼窩膿瘍**

造影 CT 像。膿瘍辺縁がわずかに造影されている。

- MRI は造影しなければ必要な情報が得られないことが多い。血管系の腫瘍を疑う場合は，ダイナミックスタディも確認する。

## 確定診断の決め手

1 画像検査で類推後に，生検または腫瘍摘出手術によって病理組織で診断する。一般に悪性リンパ腫などのリンパ増殖性疾患では生検を行い，涙腺多型腺腫などの上皮性腫瘍は全摘出を行う。

2 画像検査が特徴的な囊胞性疾患や血管性腫瘍は病歴や臨床所見と併せて診断可能である。

## 誤診しやすい疾患との鑑別ポイント

1 **特発性眼窩炎症**（IOI：idiopathic orbital infammation）

❶診断は除外診断。

❷日～週単位に増悪する。

❸77%が片側性（Jpn J Ophthalmol 65: 704-723, 2021）。

❹局在によって外眼筋炎型，涙腺炎型，視神経周囲炎型，眼球周囲炎型，眼窩先端部型に分類され（神経眼科 33：242-248，2016），多彩な症状を呈す。

2 **IgG4 関連疾患**（⇨1214 頁）

❶血清 IgG4，画像所見，生検による病理組織検査によって診断する。

❷週～月単位に増悪する。

❸76%が両側性（Jpn J Ophthalmol 65: 704-723, 2021）。

❹涙腺腫大，外眼筋腫大，三叉神経腫大がみられる。

## 3 眼窩膿瘍（図 2）

❶副鼻腔炎，抜歯などが原因となる。

❷糖尿病，免疫抑制療法中などの易感染状態の患者に多い（Eur Arch Otorhinolaryngol 270: 1317-1327, 2012）。

❸成人に発症し，小児ではまれ。

❹片側性。

❺眼窩蜂窩織炎から膿瘍を形成する場合がある。真菌性の場合，進行が緩徐で腫瘍と誤診されることがある。

## 確定診断がつかないとき試みること

1 一部の疾患を除いて画像での確定診断は困難であり，可能な限り生検や摘出を行い，病理組織検査で診断をつける。生検や摘出が難しければ，眼腫瘍を専門としている施設への紹介を検討する。

2 生検困難で良性腫瘍が強く疑われる場合は，まず3 か月後に再度画像検査を行い，増大の有無を確認し，方針を検討する。また，眼科検査（視力，眼圧，眼位，Hess 赤緑試験）などを行い，悪化の有無を確認する。

## 合併症・続発症の診断

1 小児の眼窩腫瘍で開瞼障害が生じると形態覚遮断弱視を生じる可能性がある。

2 眼球突出による兎眼，角膜障害，角膜穿孔を生じる可能性がある。

3 球後の腫瘍により視神経障害，黄斑障害を生じる可能性がある。

## 治療法ワンポイント・メモ

1 悪性リンパ腫などのリンパ増殖性疾患を疑う場合，生検時に病理組織検査のみならず，フローサイトメトリーや IgH 遺伝子再構成などの検査が有用である。診断後，放射線治療や薬物治療を行う。

2 眼窩腫瘍の局在によってアプローチ方法を検討する。触診で触れる場合は前方アプローチで可能なことが多く，腫瘍が深部で触知不能な場合は，眼窩側壁や上壁などの骨切りが必要となる。

# 斜視・弱視
## Strabismus and Amblyopia

**根岸 貴志** 順天堂大学大学院准教授・眼科学

(頻度) **よくみる**

## 診断のポイント

**1** 視線ずれが常時みられれば斜視。間欠性の場合もある。

**2** 複視の自覚があれば後天発症の斜視，もしくは先天性斜視の代償不全。

**3** 弱視は3歳児健診などでスクリーニングされる。

**4** 弱視は視力の発達不全であり治療に反応するが，器質疾患があれば視力が上昇しない。

**5** 矯正視力(1.0)に至れば，視力は正常発達。裸眼視力は異常に含めない。

## 緊急対応の判断基準

動眼神経麻痺による外斜視は，内頸動脈後交通動脈分岐部の未破裂脳動脈瘤による圧迫で発症することがあり，散瞳を伴う急性発症の外斜視では即日MR angiographyを撮影して動脈瘤の有無を確認する。

## 症候の診かた

**1** 斜視

**①** 恒常性の場合は，右眼と左眼の視線方向が常時別方向になる。

**②** 間欠性の場合は，集中したときには両眼の視線を同一方向にして融像できるが，疲労時には別方向になる。

**③** 先天性の場合は非優位眼の視覚情報を大脳レベルで抑制するため，複視の自覚はない。

**④** 後天性や，先天性の代償不全の場合には，複視を自覚する。

**⑤** 自覚的には，鏡を見たときに外見が気になる，他人と話をしていて後ろを気にされる，まぶしい，立体視ができずキャッチボールなどが苦手，など。

**⑥** 他覚的には，視線が合わない，顔を傾けてものを見る，片眼をつぶりがち，など。

**2** 弱視

**①** 視力の発達障害であり，原因となるのは不同視，高度屈折異常(遠視・近視・乱視)，恒常性斜視，形態覚遮断(眼瞼下垂・先天白内障など)。

**②** 3歳児健診の視覚検査で視力検査・屈折検査により発見される。

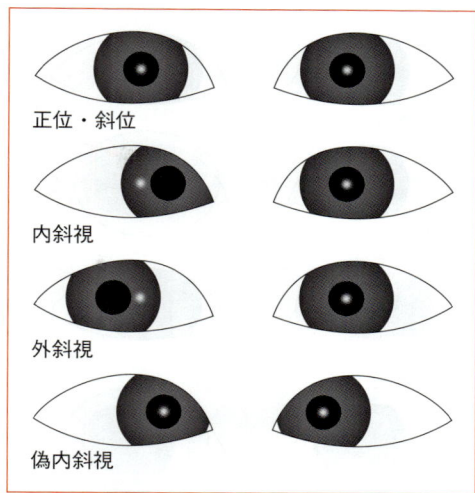

**図1** Hirschberg試験

正位もしくは斜位の場合，光源を見つめたときに角膜反射は瞳孔中央に存在する。
内斜視・外斜視では偏位眼の角膜反射が中央からずれる。
偽内斜視では角膜反射は中央に存在するが，眼球結膜の露出範囲のバランスにより，斜視のような印象を与える顔貌になる。

**③** 最も多い不同視弱視では，自覚・他覚所見ともに乏しいが，片目つぶりや羞明がみられることがある。

## 検査所見とその読みかた

**1** 斜視

**①** Hirshberg試験(図1)：光を固視させたときの角膜上の反射の位置から斜視を判断する。簡便的にはフラッシュを焚いてカメラ目線の写真を撮影し，瞳孔中心に反射が両眼対称であるか確認する。

**②** 交代遮閉試験(図2)：一点を固視させたまま片眼ずつ交互に視線を遮る。遮閉を反対に動かした瞬間に視線が移動した場合には斜視または斜位と診断できる。

**③** 眼球運動検査：上下左右の眼球運動の左右差から麻痺・運動制限を判断する。制限がある場合には片眼ずつ行い，むき運動(両眼)とひき運動(片眼)を比較する。

**④** Hess赤緑試験：眼球運動の定量検査。麻痺眼の運動が小さくなり，偏位が最も大きい方向が麻痺筋となる。

**2** 弱視

**①** 調節麻痺下屈折検査：アトロピン硫酸塩点眼液

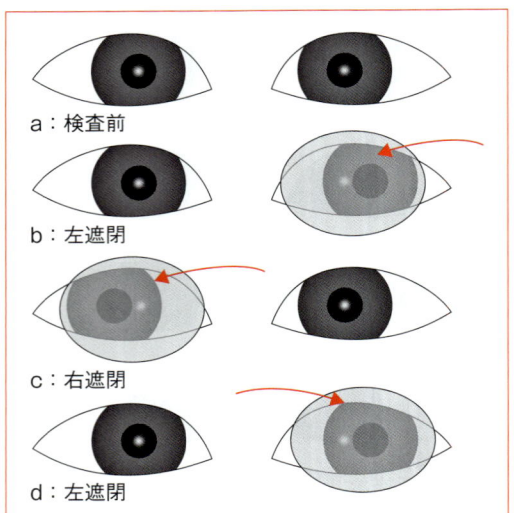

a：検査前

b：左遮閉

c：右遮閉

d：左遮閉

**図2** 交代遮閉試験

aの状態から，まず片眼遮閉し(b)，遮眼子を対側に動かしたcの瞬間の左眼およびdの瞬間の右眼の眼球の動きを確認する。

遮眼子をずらした瞬間に眼球が内側に動くようであれば，外斜視である。

などを用いて屈折検査を行い，遠視・近視・乱視の程度に応じた眼鏡を処方する。

❷視力検査：小児での自覚的視力検査は発達の影響で値が低く出ることがあり，左右差を重視して参考値として用いる。経過における治療効果の判定には矯正(1.0)を目標値とする。

## 確定診断の決め手

■1 斜視：甲状腺眼症，重症筋無力症，脳神経障害，外傷による症候性斜視であるか，特発性斜視であるかを鑑別し，視線のずれが一定以上もしくは自覚的複視があれば治療対象となる。

■2 弱視：弱視は除外診断であり，器質的眼疾患がなく，不同視，高度屈折異常，恒常性斜視，形態覚遮断があれば弱視と診断する。治療に反応がなければ改めて器質疾患を疑い精査する。

## 誤診しやすい疾患との鑑別ポイント

■1 甲状腺眼症：甲状腺ホルモン値や抗体値に異常があるか，MRIで外眼筋に炎症所見がみられれば，Basedow病(⇨1063頁)に伴う眼症(斜視)と診断する。

■2 重症筋無力症(⇨552頁)：眼瞼下垂を伴い，疲労時に悪化する。アイステストやエドロホニウムテストで鑑別する。

# 19 耳鼻咽喉疾患

責任編集：猪原 秀典

# 耳鼻咽喉疾患　最近の動向

**猪原 秀典**　大阪大学大学院教授・耳鼻咽喉科頭頸部外科学

　耳鼻咽喉科頭頸部外科が扱う疾患は，いわゆる境界領域に属し他診療科で診断・治療されるものも少なくない。例えば顔面神経麻痺，めまい，アレルギー性鼻炎などの common disease である。2023 年に「顔面神経麻痺診療ガイドライン」が改訂され，顔面神経減荷術やステロイド鼓室内投与が治療として推奨されるようになった。Ménière 病はめまいを生じる代表的疾患であるが，2020 年に中耳加圧療法が保険適用となった。外リンパ瘻もめまいを生じるが，鼓膜切開により中耳から得た検体から外リンパ特異的蛋白である CTP（cochlin-tomoprotein）を検出することで診断可能である。この CTP 検査は 2022 年に保険適用となった。同年には各半規管単位での平衡機能評価が可能な vHIT（video Head Impulse Test）検査も保険適用となった。さらには，めまいの原因として最多である良性発作性頭位めまい症（BPPV：benign paroxysmal positional vertigo）の診療ガイドラインが 2023年に改訂され，内容が大幅にリニューアルされた。2019 年末には重症〜最重症の季節性アレルギー性鼻炎（スギ花粉症）に対して抗 IgE 抗体オマリズマブが保険適用となった。また，閉塞性睡眠時無呼吸症候群も多くの診療科が扱う疾患であるが，新たな治療として舌下神経電気刺激装置が 2021 年に保険収載された。このように従来境界領域に属するとされてきた疾患においても，近年ではより専門性の高い診断・治療が求められるようになっている。

　一方，難聴は耳鼻咽喉科頭頸部外科が専門的に扱う疾患であるが，わが国では難聴に対する病識が低く，加齢性難聴者の補聴器装用率，補聴器満足度も先進諸国と比べ著しく低い。これは難聴が認知症の回避可能な最大のリスク因子であること考慮すると，きわめて大きな問題である。こうしたことから日本耳鼻咽喉科頭頸部外科学会は，聴力検査の重要性を訴える AC ジャパンの支援広告キャンペーンを 2024 年から開始している。同時に，「聴こえ 8030 運動」として 80 歳でささやき声が聞こえる 30 デシベルの聴力を保とうとする啓発活動を展開している。また，日本医学会連合 TEAM 事業として「加齢性難聴の啓発に基づく健康寿命延伸事業」も展開している。これらは国民のみならず他診療科に対する難聴の啓発活動であり，難聴に関する相談が患者からあった際，あるいは患者の難聴を疑った際には，患者にすみやかに耳鼻咽喉科頭頸部外科を受診するよう勧めることが望まれる。難聴以外に関する新たな展開としては，抗ヒト IL-4/13 受容体抗体デュピルマブが，2020 年から鼻茸を伴う慢性副鼻腔炎に対しても保険適用となった。また，ホウ素中性子捕捉療法（BNCT：boron neutron capture therapy）やアキャルックス（光免疫療法）がともに 2020 年に保険適用となり，頭頸部悪性腫瘍の治療選択肢が増えたことは特記すべきである。詳細は省くが，甲状腺悪性腫瘍や耳下腺悪性腫瘍に対して種々の遺伝子を標的とした治療薬が導入され，薬物療法が体系化されたことも大きな変化である。

　耳鼻咽喉科頭頸部外科領域における症状・疾患は患者の QOL に密接に関与することから，本書を通して耳鼻咽喉科頭頸部外科領域における最新の動向に対して理解を深め，ひいては患者の QOL の向上に役立てていただければ幸いである。

# 中耳炎
Otitis Media

小林 一女 　昭和大学大学院特任教授・保健医療学研究科
リハビリテーション分野

## Ⅰ 急性中耳炎（acute otitis media）

**頻度** よくみる

**GL** 小児急性中耳炎診療ガイドライン 2024 年版

### 診断のポイント

1 急性に発症する。
2 乳幼児に多い。
3 鼓膜の発赤，膨隆，耳漏，水疱形成，混濁，穿孔，中耳貯留液などがみられる。
4 耳痛，発熱，啼泣・不機嫌などの症状がある。
5 上気道炎が先行することが多い。

### 緊急対応の判断基準

1 耳後部の腫脹がある。急性乳様突起炎を生じ，膿瘍を形成している場合，耳鼻咽喉科専門医へ依頼する。
2 成人のムコーズス中耳炎では進行する感音難聴を合併する。耳鼻咽喉科専門医で聴力検査が必要である。

### 症候の診かた

1 鼓膜所見（図1，2）：発赤，膨隆，耳漏，穿孔，光錐の減弱，肥厚，水疱形成，混濁，中耳貯留液がみられ，特に膨隆は高頻度に認められる。
2 耳痛，発熱，啼泣・不機嫌などの臨床症状がある。

### 検査所見とその読みかた

1 細菌学的検査
 ❶耳漏または上咽頭から肺炎球菌，インフルエンザ菌，*Moraxella catarrhalis* が検出され，この 3 菌種で 70% 近くを占める。
 ❷近年は肺炎球菌の検出が減り，インフルエンザ菌が多い傾向にある。肺炎球菌，インフルエンザ菌ともに低年齢ほど薬剤耐性菌の割合が高い。
 ❸ムコイド型肺炎球菌が検出されるムコーズス中耳炎は難治性で成人に多い。
2 聴力検査
 ❶軽度の伝音難聴を認める。
 ❷感音難聴を合併する場合，内耳炎を併発している可能性がある。

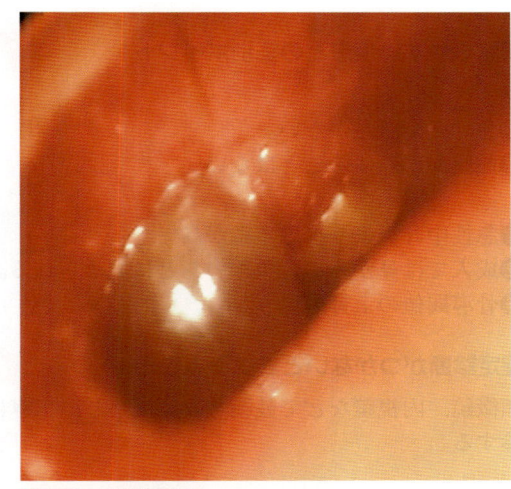

**図1 右鼓膜所見**
水疱形成が認められる。

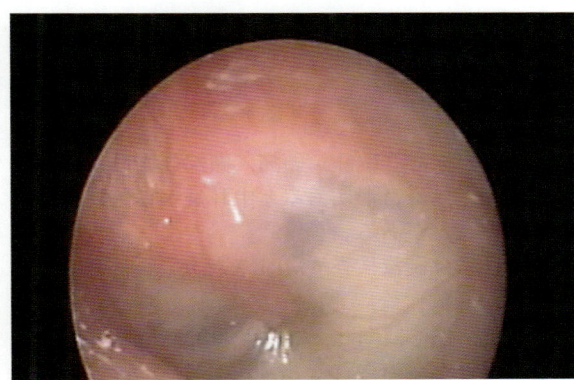

**図2 左鼓膜所見**
鼓膜の膨隆と貯留液が認められる。

3 ティンパノメトリー
 ❶中耳貯留液の確認に有用。B 型または C2 型を示す。
 ❷滲出性中耳炎との鑑別はできない。
4 画像検査：急性乳様突起炎を合併すると CT で骨膜下膿瘍の形成が認められる。

### 確定診断の決め手

1 急性に発症する。
2 上気道炎が先行し，耳痛，発熱，不機嫌などの臨床症状がある。
3 鼓膜の発赤，膨隆，耳漏がある。

19

## 誤診しやすい疾患との鑑別ポイント

**❶滲出性中耳炎**
- ❶急性炎症所見がない。
- ❷鼓膜が膨隆することはない。

**❷水疱性鼓膜炎**
- ❶急性中耳炎より罹患年齢が高い。
- ❷成人では鼻かみや耳抜きのあとに認められる。
- ❸骨導閾値の上昇を伴う。

## 確定診断がつかないとき試みること

顕微鏡，内視鏡などで鼓膜をよく観察し，丁寧に問診する。

## 合併症・続発症の診断

**❶急性乳様突起炎**
- ❶3歳未満の小児に多い。耳介聳立，耳後部の腫脹がある。
- ❷診断にはCTが有用である。

**❷内耳炎**：純音聴力検査で骨導閾値の上昇が認められる。

**❸髄膜炎**
- ❶発熱，悪心，嘔吐，頭痛，頸部硬直などが認められる。内耳奇形があると中耳炎から髄膜炎を反復することがある。
- ❷診断には髄液検査，MRIを行う。

**❹S状静脈洞血栓症**
- ❶発熱，悪心，嘔吐，頭痛，項部硬直，外転神経麻痺などが認められる。
- ❷診断にはMRIが有用である。

**❺Gradenigo症候群**
- ❶中耳炎，三叉神経痛，外転神経麻痺が3主徴。
- ❷CTが診断に有用である。

## 予後判定の基準

**❶**生後12か月以内に急性中耳炎に罹患すると，その後頻回に急性中耳炎に罹患する。さらに生後6か月以内に急性中耳炎に罹患した児は，より急性中耳炎を反復する確率が高い。

**❷**集団保育を受けている，または家庭内に集団保育を受けている児がいると薬剤耐性菌による感染を生じる可能性が高い。

**❸**2歳未満の年少児は重症化，遷延化する傾向にある。

## 経過観察のための検査・処置

**❶**治療中：顕微鏡，内視鏡などを用いた鼓膜所見の観察。

**❷**治療後：顕微鏡，内視鏡などを用いた鼓膜所見の観察。抗菌薬の治療後4〜6週で45%，3か月で21%の小児に中耳貯留液がみられる。

## 治療法ワンポイント・メモ

**❶**鼓膜所見と臨床所見から重症度を判定し，ガイドラインの治療アルゴリズムを参考にする。

**❷**薬物療法：アモキシシリン（AMPC），クラブラン酸・アモキシシリン（CVA/AMPC 1：14）が第1選択薬である。

**❸**鼓膜切開：重症例，中等症例が対象となる。

**❹**鼓膜換気チューブ留置術：反復性中耳炎（過去6か月以内に3回以上，12か月以内に4回以上の急性中耳炎に罹患）の場合，有効である。

## さらに知っておくと役立つこと

**❶**肺炎球菌結合型ワクチン（PCV：pneumococcal conjugate vaccine）は小児急性中耳炎の予防に有効である。

**❷**$IgG_2$低下を伴う反復性中耳炎に免疫グロブリン製剤が有効である。

## 専門医へのコンサルト

**❶**難治性中耳炎：ガイドラインに準じた治療を行っても改善のない場合，免疫能の異常，胃食道逆流症（GERD：gastroesophageal reflux disease）などの合併が考えられ，原因精査，治療方針についてコンサルトする。

**❷**反復性中耳炎：鼓膜換気チューブ留置の適応についてコンサルトする。

# Ⅱ 滲出性中耳炎（otitis media with effusion）

**頻度** よくみる

**GL** 小児滲出性中耳炎診療ガイドライン2022年版（第2版）

## 診断のポイント

**❶**主に幼小児の疾患である。成人は上咽頭癌などの合併に注意する。

**❷**急性炎症所見，耳痛や発熱がない。

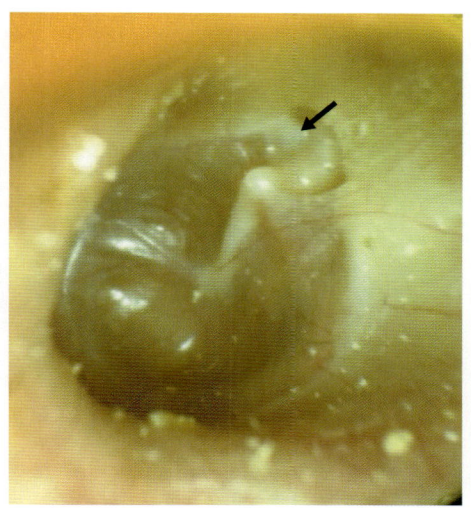

**図3 左鼓膜所見**
鼓膜が内陥し，貯留液が認められる。弛緩部が陥凹している（➡）。

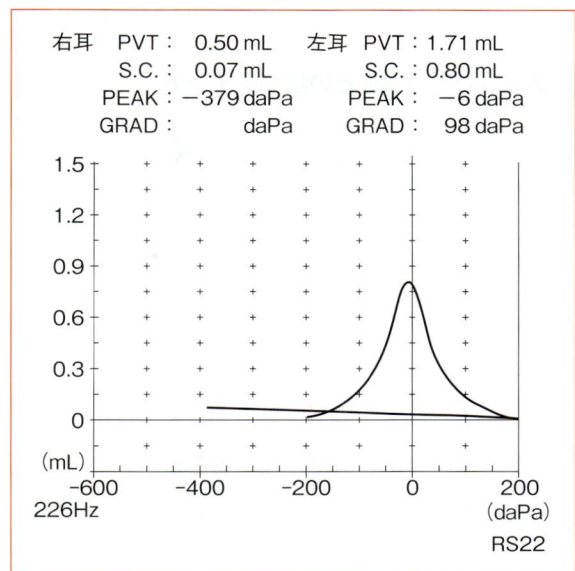

| 右耳 PVT： 0.50 mL | 左耳 PVT： 1.71 mL |
| S.C.： 0.07 mL | S.C.： 0.80 mL |
| PEAK：−379 daPa | PEAK： −6 daPa |
| GRAD： daPa | GRAD： 98 daPa |

226Hz
RS22

**図4 ティンパノメトリー：ティンパノグラム**
右耳 B 型，左耳 A 型を示す。

3 中耳貯留液を認める。
4 症状は難聴，耳閉塞感である。
5 難治例は鼻すすり癖がある。

## 症候の診かた

1 鼓膜所見
❶中耳貯留液の存在，鼓膜可動性の低下，菲薄化が認められる。慢性化すると弛緩部の陥凹を認める（図3）。
❷鼓膜所見の観察には顕微鏡，内視鏡，気密耳鏡を用いることが望ましい。
2 難聴，耳閉塞感
❶多くは軽度〜中等度の伝音難聴になる。
❷幼児では難聴を訴えることはなく，聞き返しが多い，言葉が遅いなどで気づかれる。
3 鼻症状
❶鼻閉，鼻漏，後鼻漏などを伴うことが多い。
❷鼻すすり癖の有無に注意する。

## 検査所見とその読みかた

1 ティンパノメトリー（図4）
❶中耳貯留液の確認に用いる。
❷ティンパノメトリーが B 型，C2 型の場合，滲出性中耳炎診断の感度は93.8％，特異度61.8％であった（Pediatrics 112: 1379-1387，2003）。
2 聴力検査
❶年齢に応じて純音聴力検査（図5），条件詮索反

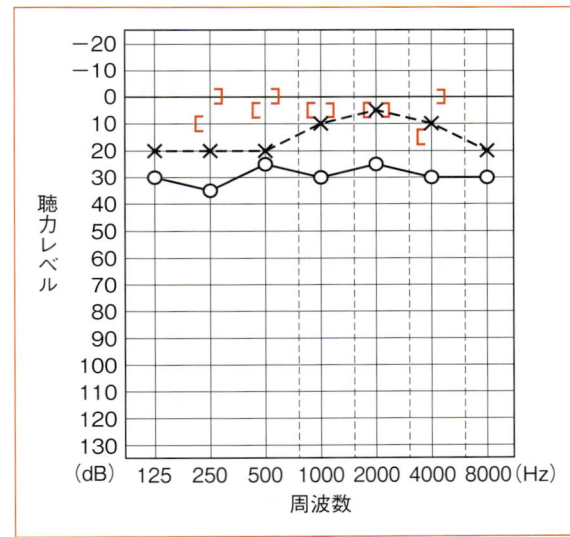

**図5 純音聴力検査：聴力図**
右軽度の軽度伝音難聴を認める。

応聴力検査（COR：conditioned orientation response audiometry）などを行う。
❷純音聴力検査では軽度〜中等度の伝音難聴を認める。

## 確定診断の決め手

1 急性炎症所見がなく，中耳腔に貯留液を認める。

19

1593

**②**ティンパノメトリーで B 型，C2 型を示す。

## 誤診しやすい疾患との鑑別ポイント

**1**急性中耳炎
- **①**急性炎症所見，症状(耳痛，発熱)がある。
- **②**鼓膜の発赤，膨隆，耳漏がある。

**2**頸静脈球高位症
- **①**青色鼓膜を呈する。
- **②**CT 画像で頸静脈球が鼓室内に突出している。

**3**好酸球性中耳炎
- **①**成人にみられる。
- **②**鼻茸，気管支喘息の合併がある。

## 確定診断がつかないとき試みること

鼓膜切開をして貯留液の有無を確認する。その際頸静脈球高位に注意する。

## 合併症・続発症の診断

**1**癒着性中耳炎
- **①**鼓膜が岬角や耳小骨に癒着し(図 6)，可動性が失われた状態。
- **②**CT で精査が必要である。
- **③**耳漏，難聴，真珠腫性中耳炎合併例は鼓室形成術の適応となる。

**2**真珠腫性中耳炎
- **①**鼓膜の菲薄化，陥凹からまたは鼓膜換気チューブ留置後の穿孔周囲に生じることがある。
- **②**CT による精査が必要である。

## 予後判定の基準

**1** Down 症，口蓋裂では難治例が多い。
**2**鼻すすり型耳管開放症は鼻すすり癖があり，癒着性中耳炎に進展することがある。

## 経過観察のための検査・処置

**1**鼓膜換気チューブ留置術の適応のない場合：鼓膜所見の観察と聴力の評価を定期的に行う。
**2**鼓膜換気チューブ留置後：定期的にチューブの留置状態を確認し，聴力の評価をする。
**3**チューブ脱落後：チューブ脱落後の穿孔閉鎖を確認する。再発について鼓膜所見を観察する。

## 治療法ワンポイント・メモ

**1**3 か月以上中耳貯留液が認められる場合，ガイドラインの診療アルゴリズムを参考にする。
**2**鼓膜切開：診断・治療方針の決定，短期的予後に

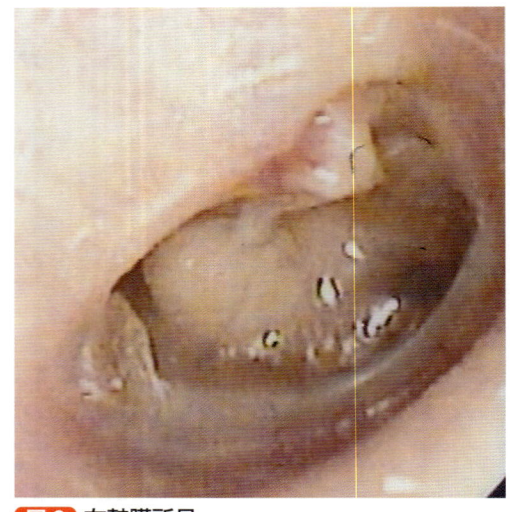

**図6** 右鼓膜所見
鼓膜全体が岬角や耳小骨に癒着している。

有効である。
**3**鼓膜換気チューブ留置術
- **①**鼓膜の病的変化がある，良聴耳の聴力が 30 dB を超える，言語発達遅滞などがある場合に適応となる。
- **②**一側性の滲出性中耳炎でも鼓膜の病的変化があれば，適応となる。

**4**アデノイド切除術：4 歳以上ではアデノイド切除術と鼓膜換気チューブ留置術とを併用すると再発率が低下することが期待される。
**5**口蓋扁桃摘出術：滲出性中耳炎の治療目的では行わない。
**6**薬物療法：鼻副鼻腔炎を合併する場合，カルボシステイン，鼻噴霧用ステロイドの投与が選択肢の 1 つとなる。
**7**薬物以外の保存的治療：自己通気(専用の風船を使用)を 1 日 3 回以上行う。

## 専門医へのコンサルト

**1**癒着性中耳炎に進展した場合：鼓室形成術の適応についてコンサルトする。
**2**真珠腫性中耳炎を合併した場合：鼓室形成術についてコンサルトする。

# 耳硬化症
## Otosclerosis

**大石 直樹** 慶應義塾大学准教授・耳鼻咽喉科・頭頸部外科学

（頻度） **ときどきみる**

### 診断のポイント

1 鼓膜正常。
2 年単位での進行性難聴。
3 両側性難聴が多い。
4 低音ほど聴力が悪い。
5 聴力検査で気導骨導差あり。

### 症候の診かた

1 難聴：発症時期は明確でないが，進行を自覚している。中年期以降の発症が多い。80%以上で両側性だが，難聴の程度に左右差がある例が多いため，見かけ上は一側性難聴を呈する例も多い。
2 耳鳴，耳閉塞感：低音の難聴を反映して，低音の耳鳴を伴う例が多い。耳閉塞感を伴うこともある。
3 めまい：めまいの自覚を伴う例もある。
4 鼓膜：ほとんどの例で鼓膜正常である。

### 検査所見とその読みかた

1 純音聴力検査：低音ほど気導骨導差の大きい難聴が典型的である（stiffness curve）。骨導は2 kHzの閾値上昇がみられることが多い（Carhart notch）（図1）。進行例では骨導聴力全般が低下し，混合難聴を呈することもある。
2 ティンパノメトリー：典型例ではA型でピークが小さいAs型を呈するが，正常A型のこともある。
3 耳小骨筋反射：典型例では同側，対側刺激ともに無反応となる。軽度難聴時から無反応となることがある。
4 語音聴力検査：伝音難聴であれば，語音弁別能は100%となることが期待される。
5 側頭骨CT：耳小骨形態が正常であること，耳小骨周囲靱帯の骨化の有無などをまず確認する。典型例では，前庭窓前方に骨吸収像を認める（図2a）。進行例では，蝸牛周囲にリング状の骨吸収像（double ring sign）を認めることがある（図2b）。

### 確定診断の決め手

1 鼓膜正常な進行性伝音（混合）難聴。
2 CTにおける正常耳小骨と前庭窓前方の骨吸収像

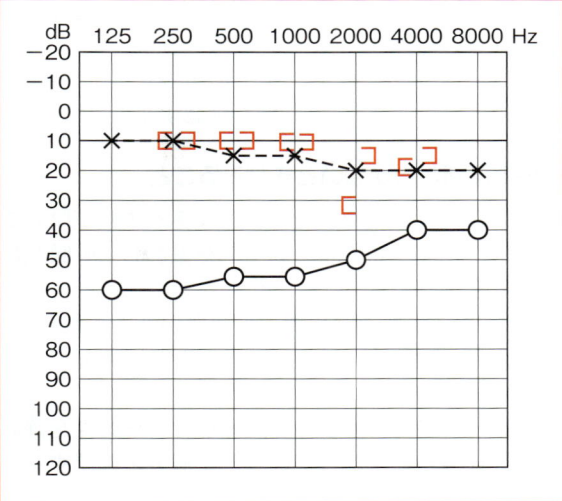

**図1** 右耳硬化症の純音聴力検査所見

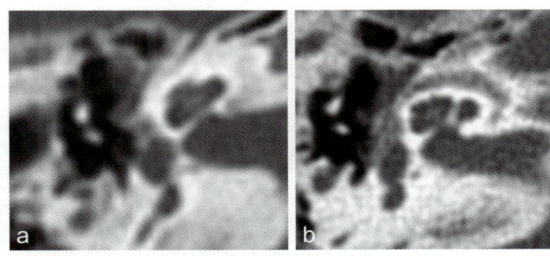

**図2** 右耳硬化症の側頭骨CT所見
前庭窓前方の骨吸収像（a）と蝸牛周囲の骨吸収像（b）。

の確認。
3 手術におけるアブミ骨定板固着の確認。

### 誤診しやすい疾患との鑑別ポイント

**1 Ménière病**（⇒1598頁）
❶純音聴力検査での骨導値を確認し，気骨導差の有無を確認する（マスキングが不十分だと気骨導差ありと誤認する可能性がある）。
❷ティンパノメトリーや耳小骨筋反射，語音聴力検査の結果も参考にする。
❸Ménière病の典型例でみられるめまい発作は，耳硬化症ではみられることは少ない。

**2 耳小骨奇形**
❶側頭骨CTで，耳小骨形態や耳小骨周囲靱帯，内耳骨包の骨吸収像の有無を確認する。
❷難聴の自覚的進行の有無や発症時期を確認する

（先天性難聴であり，基本的には難聴の進行はみられない）。

❸ 上半規管裂隙症候群：CT での半規管裂隙（半規管周囲の骨壁が菲薄化）の有無を確認する。

## 確定診断がつかないとき試みること

❶ 施設によっては側頭骨 CT のスライス幅が厚いことがあり，より thin slice の CT を撮影し，骨吸収像の有無を確認する。

❷ 造影 MRI にて，蝸牛周囲の骨壁が造影されれば，耳硬化症の活動性を反映していると判断可能である（図 3）。

❸ 試験的鼓室開放術を行い，耳小骨の可動性を確認し，気骨導差をきたしている責任病巣を確認する。

## 合併症・続発症の診断

眼球を確認し，青色強膜がみられれば，全身の骨形成不全疾患である van der Hoeve 症候群に合併した耳硬化症を疑う。

## 予後判定の基準

❶ アブミ骨の完全固着による気骨導差の最大は 60 dB 程度であり，気骨導差の程度はアブミ骨固着の程度を反映する。

❷ 骨導聴力の悪化は，蝸牛周囲の病変の活動性（蝸牛型耳硬化症の程度）を反映する。

## 経過観察のための検査・処置

純音聴力検査で，経時的な聴力の変化を確認する。

## 治療法ワンポイント・メモ

❶ 手術により高率に聴力改善が得られるが，術後の感音難聴や聾になることもありうる疾患であり，術前に患者側への十分な情報提供が望ましい。

❷ より気骨導差の小さい段階での手術は難易度が高く，感音難聴のリスクが高くなる。

❸ CT では異常を検知しえない耳小骨奇形もあり，最終診断は術中に耳小骨の可動性を確認する必要がある。手術前はあくまで耳硬化症疑い例として患者への説明を行うことが望ましい。

❹ 手術に迷う例では，術前に補聴器装用を一度試み，その効果を確認してから手術適応を判断することも有用である。

❺ 語音聴力検査の結果は，手術により質的な聴力の改善がどのくらい得られるかの目安にもなるため，術前にかならず語音聴力を確認しておく。

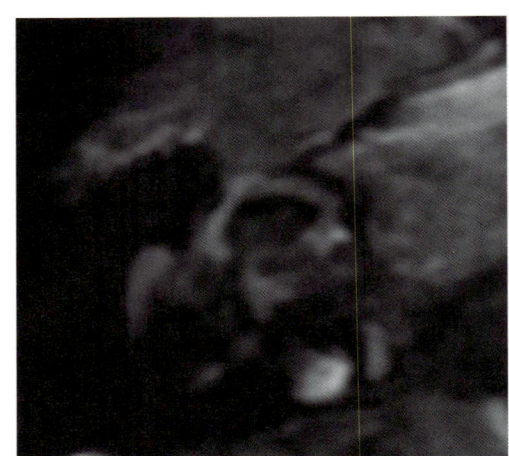

**図 3** 右耳硬化症の造影 MRI 所見

❻ 手術により耳鳴や耳閉塞感の改善が得られない例もあり，また術後聴力の最良値は術前の骨導レベルであるため，手術による改善が見込める点，見込めない点を明確に患者側に説明することが重要である。

## さらに知っておくと役立つこと

従来は白人に多く，日本人には少ない疾患と考えられていたが，側頭骨病理では日本人にも同程度の頻度でみられる疾患であり，より軽症例が多いために見かけ上の疾患頻度が低い，と考えられている（Otol Neurotol 24: 377-381, 2003）。

## 専門医へのコンサルト

❶ 手術により劇的な聴力改善が得られる一方で，感音難聴をきたすリスクもあり，より経験のある術者による手術が望ましい。

❷ 手術を検討する際には専門医へのコンサルトが推奨される。

## 突発性難聴
Idiopathic Sudden Sensorineural Hearing Loss

池園 哲郎　埼玉医科大学教授・耳鼻咽喉科学

**頻度** ときどきみる

## 診断のポイント

❶ 原因検索を行っても原因が不明な特発性の急性感

## 表1 診断基準

**主症状**
1. 突然発症
2. 高度感音難聴
3. 原因不明

**参考事項**
1. 難聴（純音聴力検査での隣り合う3周波数で各30 dB以上の難聴が72時間以内に生じた）
　①急性低音障害型感音難聴と診断される例を除外する
　②他覚的聴力検査またはそれに相当する検査で機能性難聴を除外する
　③文字通り即時的な難聴，または朝，目が覚めて気付くような難聴が多いが，数日をかけて悪化する例もある
　④難聴の改善・悪化の繰り返しにはない
　⑤一側性の場合が多いが，両側性に同時罹患する例もある
2. 耳鳴：難聴の発生と前後して耳鳴を生ずることがある
3. めまい，および吐気・嘔吐　難聴の発生と前後してめまい，および吐気・嘔吐を伴うことがあるが，めまい発作を繰り返すことはない
4. 第Ⅷ脳神経以外に顕著な神経症状を伴うことはない

**診断の基準**：主症状の全事項を満たすもの

（厚生省特定疾患「突発性難聴調査研究班」，1973，厚生労働省「難治性聴覚障害に関する調査研究班」，2015年改訂）

## 表2 重症度分類（初診時聴力レベル）

初診時の5周波数の平均聴力レベルで重症度はGrade 1〜4に分類される。
Grade 1：40 dB未満
Grade 2：40 dB以上，60 dB未満
Grade 3：60 dB以上，90 dB未満
Grade 4：90 dB以上

注1：純音聴力検査における0.25 kHz, 0.5 kHz, 1 kHz, 2 kHz, 4 kHzの5周波数の閾値の平均とする
注2：この分類は発症後2週間までの症例に適用する
注3：初診時めまいのあるものではaを，ないものではbを付けて区分する（例：Grade 3a，Grade 4b）
（厚生省特定疾患「急性高度難聴調査研究班」，1998）

## 表3 聴力回復の判定基準

**治癒（全治）**
①0.25 kHz, 0.5 kHz, 1 kHz, 2 kHz, 4 kHzの聴力レベルが20 dB以内に戻ったもの
②健側聴力が安定と考えられれば，患側がそれと同程度まで改善したとき

**著明回復**
上記5周波数の算術平均が30 dB以上改善したとき

**回復（軽度回復）**
上記5周波数の算術平均が10〜30 dB改善したとき

**不変（悪化を含む）**
上記5周波数の算術平均が10 dB未満の改善のとき

（厚生省特定疾患「急性高度難聴調査研究班」，1984，厚生労働省「急性高度難聴に関する調査研究班」，2012年改訂）

---

音難聴が「突発性難聴」である。原因が明らかなものを除外する「除外診断」であり，何を問診してどこまで検査するかは担当医師の裁量である。

2 突然または2〜3日間に急性に発症・進行する感音難聴を総称して急性感音難聴という。

3 急性感音難聴の主な原因としては，圧外傷などによる外リンパ瘻，ウイルス性〔ムンプスウイルス，水痘・帯状疱疹ウイルス（VZV）〕あるいは細菌性（髄膜炎，中耳炎に続発する内耳炎など），血流障害（前下小脳動脈症候群），薬剤による障害（アミノ配糖体系抗菌薬，白金系抗悪性腫瘍剤など），自己免疫異常，音響性障害，腫瘍性（聴神経腫瘍，側頭骨腫瘍）があげられる。

### 症候の診かた

1 診断基準では隣り合う3周波数において各々30 dB以上の感音難聴が，72時間以内に生じた場合と定義されている。その後に徐々に進行する場合もありslow typeとよばれる。

2 患側の耳鳴を伴う場合が多い。

3 外リンパ瘻を示唆する内因性や外因性の圧外傷があったか，頭部外傷の合併はあるか，一側性か両側性か，難聴は変動性か，Ménière病に特徴的な低音障害型難聴か，前庭障害の合併はあるか，中枢性障

害を示唆する症状，眼振所見，中枢画像検査所見はあるか，最近の音響外傷の既往はあるか，最近の眼症状の合併はあるか，などを確かめる。

### 検査所見とその読みかた

1 純音聴力検査で伝音難聴を鑑別する。

2 必要に応じて語音聴力検査，インピーダンスオージオメトリを行う。

3 頭部CTの診断的意義は低く，中枢性障害の鑑別にはMRIを行う。

4 診断基準（表1），重症度分類（表2），聴力回復の判定基準（表3）を示す。

### 確定診断の決め手

原因が明らかな場合を除外する。

### 誤診しやすい疾患との鑑別ポイント

1 突発性難聴において，2.7〜10.2％の症例で前庭神経鞘腫が原因であるとの報告がある。

❷最近の突発性難聴の前向き検討では，22％で中耳洗浄液から外リンパ特異的蛋白である CTP（cochlin-tomoprotein）が検出されることが示されており，高齢者で難聴の程度が高い症例では，外リンパ瘻が原因である可能性が高い。

## 予後判定の基準

❶発症 2 週以内がゴールデンタイムといわれており，4 週経過すると聴力は固定する。高度難聴例ほど治癒率は下がる。
❷予後不良といわれるのは，重症度が Grade 3（60 dB 以上 90 dB 未満）や Grade 4（90 dB 以上）でめまいを伴う例，高齢者，糖尿病や心疾患などの他疾患合併例。

## 治療法ワンポイント・メモ

　副腎皮質ステロイド全身投与・同鼓室内投与・プロスタグランジン $E_1$・高気圧酸素療法などがある。しかしエビデンスレベルの高い治療法はない。

## 専門医へのコンサルト

　頭部外傷後，圧外傷後では突発性難聴と同様の発症様式だがその原因は外リンパ瘻である場合がある。外リンパ瘻では手術治療（内耳窓閉鎖術）が奏効する例があるので早期に耳鼻咽喉科へコンサルトする。

# Ménière 病
## Ménière's Disease

岩﨑 真一 　名古屋市立大学大学院教授・耳鼻咽喉・頭頸部外科学

頻度 よくみる
GL メニエール病・遅発性内リンパ水腫診療ガイドライン 2020 年版（第 2 版）

## 診断のポイント

❶誘因のない回転性めまい発作を反復する。
❷めまい発作には，難聴，耳鳴，耳閉塞感などの聴覚症状を伴う。
❸めまい発作中には，水平性の眼振を認める。
❹純音聴力検査にて一側あるいは両側の感音難聴を認める。
❺第Ⅷ脳神経以外の神経症状がない。

## 症候の診かた

❶めまい
　❶発作のほとんどが回転性めまいであるが，浮動性めまいを訴えることもある。
　❷特別の誘因なく発症し，発作の持続時間は 20 分以上，12 時間以内である。
　❸通常の場合，嘔気・嘔吐を伴う。発作時には，難聴・耳鳴・耳閉塞感などの聴覚症状を伴う。
　❹頭痛や意識障害，複視，構音障害，手足のしびれや麻痺などの中枢神経症状は伴わない。
❷聴覚症状
　❶めまい発作と同時，あるいは前後して，難聴，耳鳴，耳閉塞感などを生じる。これらの聴覚症状は，通常一側性である。
　❷めまい発作のあとには，難聴をはじめとする聴覚症状は軽減するが，ある程度残存することが多い。
　❸ Ménière 病の罹病期間が長くなり，発作を反復するにつれて，難聴は徐々に高度になる。

## 検査所見とその読みかた

❶純音聴力検査
　❶初期では，一側性の低音障害型感音難聴を認め，多くの場合可逆性である（図 1）。
　❷その後，めまい発作を反復すると次第に難聴が中・高音域にも及び，不可逆性になる。
　❸発症初期は一側性の感音難聴であるが，経過中に対側の難聴も発症し，両側 Ménière 病となることもある。
❷眼振検査：回転性めまい発作の急性期には，注視眼振検査あるいは頭位眼振検査において，患側耳向きの水平性眼振（刺激性眼振）が認められ，その後健側耳向きの水平性眼振（麻痺性眼振）に変化することが多い（図 1）。
❸前庭機能検査：温度刺激検査（カロリックテスト）では，典型的には患側で半規管麻痺（CP：canal paresis）を呈するが，初期では正常反応を示すことも多い。

## 確定診断の決め手

❶誘因のない回転性めまいを反復する。
❷難聴・耳鳴・耳閉塞感などの聴覚症状の合併。
❸純音聴力検査で一側あるいは両側の感音難聴。
❹第Ⅷ脳神経以外の神経症状を認めない。

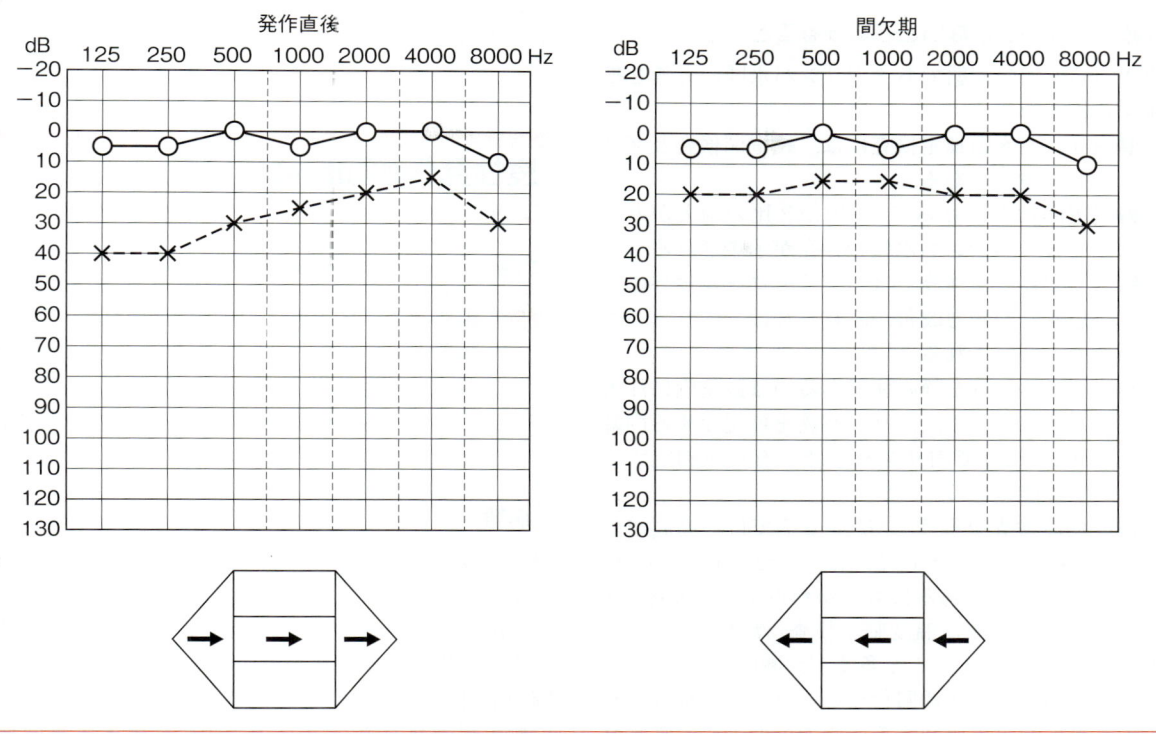

**図1** 左 Ménière 病のめまい発作前後の聴力像と眼振

発作直後は，左低音障害型の感音難聴を認め，間欠期になるとある程度の回復を認める。発作期には注視眼振検査において左向きの水平性眼振（刺激性眼振）を認め，間欠期には右向きの水平性眼振（麻痺性眼振）を認める。

## 誤診しやすい疾患との鑑別ポイント

**1 良性発作性頭位めまい症**（BPPV：benign paroxysmal positional vertigo）（⇨ 1600 頁）
❶頭部を動かした際に生じる回転性めまい（頭位性めまい）を反復する疾患である。
❷めまい発作が頭位性である。
❸めまいの持続時間は 1 分以内と短い。
❹めまいに聴覚症状を伴わない。

**2 前庭神経炎**
❶特定の誘因なく，強い回転性めまいが突発的に発症する疾患である。
❷聴覚症状を伴わない。
❸めまいの持続時間が 24 時間以上にわたる。
❹前庭神経炎のめまい発作は通常 1 回である。

**3 めまいを伴う突発性難聴**（⇨ 1596 頁）
❶急性に感音難聴を発症する突発性難聴の約 40％にめまいを伴う。
❷発作は通常 1 回である。
❸ Ménière 病の初回発作との鑑別は困難であり，

診断には初回発作後にめまいを反復するかどうか，経過観察を要する。

**4 小脳・脳幹の脳血管障害**
❶回転性めまいを生じることが多いが，浮動性めまいのこともある。
❷頭痛や意識障害，複視，構音障害，手足のしびれや麻痺などの中枢神経症状を伴う。
❸高血圧や脂質異常症，心疾患を有する患者に多い。
❹診断は，頭部 CT や MRI など画像検査によってなされる。

**5 前庭性片頭痛**（⇨ 608 頁）
❶もともと片頭痛を有している。
❷めまい発作の持続時間は 5 分〜72 時間とさまざまである。
❸めまい発作の半数以上において，片頭痛症状を伴う。
❹耳鳴や耳閉感を伴うことがあるが，難聴を伴うことはまれである。

## 確定診断がつかないとき試みること

**1** Ménière 病の病態である内リンパ水腫の有無を推定する検査を行う。

**❶** 内リンパ水腫推定検査には，蝸電図検査とグリセオール検査がある。

**❷** 蝸電図検査において，-SP/AP 比の増大がみられる場合，内リンパ水腫の存在が示唆される。

**❸** グリセロール検査では，グリセロール投与により，患側耳の聴力改善がみられれば，内リンパ水腫ありと判定される。

**❹** ガドリニウムを静脈注射あるいは鼓室内に注入することによって，内リンパ腔を可視化する内耳造影 MRI 検査で内リンパ水腫の有無を判定することも可能である。

**2** 前庭機能検査を行う。Ménière 病では，高周波の半規管機能検査である video head impulse test（vHIT）では正常であるにもかかわらず，低周波の半規管機能検査である温度刺激検査（カロリックテスト）では異常を呈すること多く，診断の助けになる。

**3** 純音聴力検査を複数回行うことで，聴力検査の変動の有無について確認する。聴力の変動がみられれば Ménière 病の可能性が高い。

## 経過観察のための検査・処置

**1** 安定期には純音聴力検査と注視・頭位眼振検査を月に 1 回程度行い，難聴の増悪の有無，前庭症状の有無についてチェックする。

**2** めまい発作が頻発する際には，上記の検査の頻度を増やす。

## 治療法ワンポイント・メモ

めまい発作の急性期にはめまい発作の症状を和らげることを目的とし，間欠期にはめまい発作の予防を目的とした治療を行う。

**1** 急性期には，抗めまい薬や制吐薬の点滴あるいは内服治療を行う。

**2** 間欠期には，内リンパ水腫の軽減を目的とした利尿薬や漢方薬，抗めまい薬の内服治療を行う。また，減塩やストレス回避などの生活指導も併せて行う。

**3** 薬物治療で改善がみられない場合は，内リンパ嚢開放術などの外科的治療や，中耳加圧療法あるいはゲンタマイシンの鼓室内注入などの治療を行う。

## 専門医へのコンサルト

Ménière 病の診断には，聴力検査が必要なので，

本疾患が疑われる場合は耳鼻咽喉科専門医にコンサルトすることが勧められる。

# 良性発作性頭位めまい症
Benign Paroxysmal Positional Vertigo (BPPV)

北原 糺　奈良県立医科大学教授・耳鼻咽喉・頭頸部外科学

**頻度** **よくみる**〔BPPV はめまい疾患のなかで最も頻度が高い（40～50％）。高齢，女性になるとさらに頻度は増す（60～70％）〕

**GL** 良性発作性頭位めまい症（BPPV）診療ガイドライン 2023 年版

## 病態

**1** 良性発作性頭位めまい症（BPPV）はクプラ結石症と半規管結石症が主たる病態である。耳石の主成分が炭酸カルシウムであることから，更年期のカルシウム代謝異常との関連が指摘されている。

**2** 剝離耳石が迷入する半規管別の頻度は後半規管，外側半規管型の順であり，前半規管型はまれである。

**3** クプラ結石症は，半規管膨大部が耳石付着により重力感受性をもち，頭位・頭位変換に応じた一過性の回転性めまいと当該半規管由来の眼振が発現する。

**4** 半規管結石症は，半規管内に浮遊する小片により膨大部が刺激され，頭位・頭位変換に応じた一過性の回転性めまいと当該半規管由来の眼振が発現する。

**5** 耳石は数週間で代謝吸収されるので，自然治癒する疾患と考えられている（Neurology 64: 920-921, 2005）。

## 診断のポイント

**1** 剝がれた耳石が半規管に入り，日常生活のなかでその迷入耳石が動くとめまい症状が発症し眼振が発現する。

**2** 問診のポイントは，診察時に頭位誘発性のめまい症状を聴取することと，頭位誘発性の眼振所見を検出することである。

**3** めまい頭位にて頭部を静止させておくと，しばらくして半規管内の耳石は静止し，めまい症状も眼振所見も減衰していく。

**4** 通常，耳鳴，難聴などの蝸牛症状，頭痛を含む中枢神経症状は随伴しない。

❺患者はめまいが治まってから来院するため，診察時にはめまい症状も眼振もはっきりしないことが多く，その場合は過去の症候の問診が重要となる。

## 症候の診かた

❶めまい症状は必ず頭位変化による誘発性に生じる。

❷頭位変化により迷入耳石が半規管内で動いている間はめまい症状が続く。

❸起き上がる，寝返りを打つ，洗濯物を取り込む，靴紐を結ぶ，という前後上下左右の頭部運動を伴う動作時に一過性の回転感，浮遊感が生じる。

❹めまい頭位にて頭部を静止させておくと，しばらくして半規管内の耳石は静止し，めまい症状も治まる。

## 検査所見とその読みかた

剝がれた耳石が後半規管に入れば回旋性，外側半規管に入れば水平性の眼振が，頭部をその方向に動かしたときに発現するのを観察する。

## 確定診断の決め手

❶後半規管型のめまい：「寝起き」「肯き」などの矢状面での頭部運動で誘発され，眼振は「回旋性」である。めまい・眼振は患側下頭位で強まる。

❷外側半規管型のめまい：「寝返り」「振り向き」などの軸位面での頭部運動で誘発され，眼振は「水平性」である。めまい・眼振は患側下・対側下ともに生じる。

❸頭位変換によるめまい症状と眼振所見の両者がそろって初めて確定診断され，それ以外は疑い例となる。

## 誤診しやすい疾患との鑑別ポイント

❶過去に他の耳疾患に罹患した患者は，耳石が剝がれやすくなると考えられている。

❷Ménière 病（⇨ 1598 頁），突発性難聴（⇨ 1596 頁），前庭神経炎などの既往がある患者に頭位性のめまい，眼振が生じたとき，BPPV の続発合併を疑う必要がある。

## 確定診断がつかないとき試みること

❶BPPV の確定診断がつかないときとは，はっきりした頭位眼振を検出できないときである。

❷もともと剝離する耳石が少量であったり，代謝吸収された結果として残存剝離耳石が少量であると，

頭位眼振がはっきりしない可能性がある。

❸そのような場合，患者に一定期間ごとに再受診してもらい，BPPV が再発して頭位眼振がはっきり観察できることで確定診断する。

## 治療法ワンポイント・メモ

❶BPPV は数週間で自然治癒する予後良好な疾患であり，まずはめまいや不安に対する薬物対症療法を行う〔良性発作性頭位めまい症（BPPV）診療ガイドライン 2023 年版〕。

❷数週間で症状が改善に向かわない場合，浮遊耳石置換法なる理学療法によって治癒を早める可能性がある。

❸執拗に持続する，あるいは頻繁に再発する頭位誘発性めまいのため，QOL を著しく低下させる症例に対して，中枢疾患の除外と責任半規管の同定を慎重に行ったうえで，半規管遮断術なる外科治療を選択する場合がある。

## さらに知っておくと役立つこと

❶剝離する耳石が少量の場合や，半規管に迷入した耳石をあまり動かさないようなゆっくりした日常生活の場合，患者が訴えるめまいは回転性ではなく浮動性の場合もありうる。

❷患者は朝起きてから寝るまでふわふわするという，一見とりとめのないめまいの訴えをすることがあるが，朝起きて寝るまでの間の日常生活のなかで，頭部を動かすたびにふわふわすると解釈すれば，この訴えが BPPV の誘発性めまいであることに気づく。

## なかなか改善・治癒しないときの経過観察

❶大部分の BPPV は数週間で自然治癒するが，なかには持続的に微量の耳石が剝離し続け，数か月〜数年もの長期にわたり，頭部運動による誘発性めまいが持続する患者がいる。

❷持続的に剝離する微量の耳石を，持続的に半規管に迷入させないために，就寝時の頭部挙上治療を指導する（Laryngoscope Investig Otolaryngol 4: 353-358, 2019）

## 患者説明のポイント

❶加齢，ストレスなどにより耳石が剝がれ，半規管に迷入し，その耳石が半規管内で動くときにめまいが生じ，数週間後，半規管内の耳石が消退すれば治癒することを理解させる。

❷半規管内の耳石が消退するまでの数週間は，薬を飲んでも飲まなくても，頭を激しく動かせばめまいが生じうることを理解させる。

❸医療機関で把握する範囲での再発率は後半規管型，外側半規管型とも 10～30％。何回再発しても半規管内の耳石が消退すれば治癒することを理解させる。

# 側頭骨骨折
## Temporal Bone Fracture

濱田 昌史　東海大学教授・耳鼻咽喉科・頭頸部外科学

**頻度** ときどきみる

❶側頭骨骨折は交通事故や転落など高エネルギー外傷によって生じ，頭蓋内損傷を伴っていることが多い（Otol Jpn 25: 812-818, 2015）。

❷入院が必要な頭部外傷患者のうちおよそ 1 割に頭蓋骨骨折を認め，そのうち約 2 割に側頭骨骨折が確認されている（Arch Otolaryngol 109: 285-288, 1983）。

❸側頭骨骨折のうち，難聴は 6～7 割，顔面神経麻痺は 1 割程度に生じると報告されている。

GL ・改訂第 6 版 外傷初期診療ガイドライン JA-TEC（2021）
　　・顔面神経麻痺診療ガイドライン 2023 年版（第 2 版）

## 診断のポイント

❶頭部外傷の既往。

❷症候（難聴，めまい，顔面神経麻痺，外リンパ瘻，髄液耳漏）。

❸画像診断，特に高分解能側頭骨 CT（マルチスライス，スライス厚 0.5 mm 程度）が必須。

## 緊急対応の判断基準

❶頭部外傷に意識レベルの低下を伴う場合は頭蓋内損傷の可能性が高く，そちらの診療が優先される（「改訂第 6 版 外傷初期診療ガイドライン JATEC」参照）。

❷外傷後 24 時間以内に生じた即時性顔面神経麻痺では，高度神経障害例が多く，比較的すみやかな対応が求められる（「顔面神経麻痺診療ガイドライン 2023 年版 第 2 版」参照）。

## 症候の診かた

❶難聴：音叉を用いた Weber 試験（可能なら標準純音聴力検査）を施行。

❷めまい：眼振を観察。

❸顔面神経麻痺：柳原 40 点法スコアにより重症度評価。

　以上はいずれも意識改善後の評価となる。

❹耳出血・髄液耳漏：耳鏡観察，ただし必須ではない。

## 検査所見とその読みかた

❶ベッドサイドでの音叉検査：Weber 試験では骨折側への偏位は患側の伝音難聴，対側への偏位は患側の感音難聴を意味する。

❷聴力検査室で行う純音聴力検査：骨導聴力の低下なく気骨導差があれば耳小骨の偏位や離断（伝音難聴）と，骨導低下の場合は高度内耳障害（感音難聴）とそれぞれ診断される。

❸眼振検査：骨折側方向への眼振であれば一過性の可能性が高く（刺激性眼振），対側向きであれば高度な内耳障害が推察される（麻痺性眼振）。

❹顔面神経麻痺：即時性かつ柳原スコア 8 点以下の高度麻痺であれば，神経断裂や高度の挫滅が疑われる。

❺側頭骨 CT：内耳・内耳道を避けたいわゆる縦骨折か，これらを横断する横骨折かに注目する（図1，表1）。

　❶後者の場合は，高度感音難聴，めまい，高度顔面神経麻痺が合併することが多い。

　❷骨折線以外には，耳小骨の偏位に加えて出血や髄液漏，外リンパ瘻に基づく軟部陰影も確認する。

## 確定診断の決め手

　前述の通り頭部外傷の既往と各症候，側頭骨 CT による骨折線の確認が決め手となる。

## 誤診しやすい疾患との鑑別ポイント

　側頭骨 CT 読影の際は，縫合線，導出静脈や弓下動脈，後膨大部神経や大錐体神経，蝸牛水管や前庭水管などは骨折線と見誤りやすいので（AJR 199: 428-434, 2012），これら正常構造を熟知するとともに，骨折線の診断においては対側と比較することも重要。

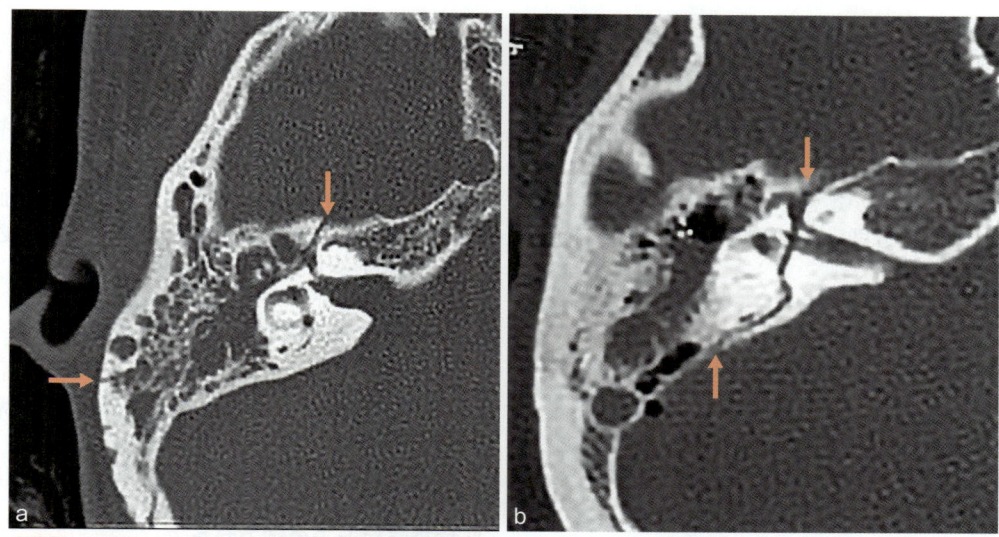

**図1** 側頭骨 CT による骨折線の確認（右耳）

a：いわゆる縦骨折。耳小骨と顔面神経をかすめるものの内耳道・内耳には至っていない。
b：いわゆる横骨折。顔面神経迷路部から内耳道底・内耳を横切って後頭蓋窩に達する。

**表1** 縦骨折と横骨折の比較

|  | 縦骨折 | 横骨折 |
|---|---|---|
| 頻度 | 70〜90% | 10〜30% |
| 外耳道・鼓膜の損傷 | 多い | まれ |
| 難聴 | 伝音性（時に混合性） | 感音性 |
| めまい | 時にあり | 多い |
| 顔面神経麻痺 | 10〜20% | 40〜50% |
| 髄液耳漏 | 時にあり | まれ |

（久保和彦，他：疾患ごとの救急処置法・処方 側頭骨骨折．耳喉頭頚 85：134-137，2013 より改変）

## 確定診断がつかないとき試みること

1 骨折の進展範囲や耳小骨の偏位の正確な把握のために 3D-CT やコーンビーム CT が有用とされる。
2 側頭骨骨折に伴う出血や髄液漏，外傷性外リンパ瘻などの有無および持続については経時的に CT を撮影し，その軟部陰影の変化によって判断する。

## 合併症・続発症の診断

1 側頭骨骨折そのものより，合併した難聴，めまい，顔面神経麻痺といった症候が治療の対象となる。
2 髄液耳漏が遷延することは少ないが，まれに遅発性にそれが生じて髄膜炎を引き起こすこともあるので要注意。

## 予後判定の基準

1 高度感音難聴の予後は一般に不良である。伝音難聴については自然回復がありえるため経時的観察ののち，難聴の残存具合によって手術治療（鼓室形成術）を検討する。
2 高度顔面神経麻痺が持続する場合には，十分な根拠に乏しいものの，Bell 麻痺と同様に誘発筋電図検査を行い，エレクトロニューログラフィ（ENoG）値＜5％であれば予後不良と判定され，手術治療（顔面神経減荷術）が推奨される。

## 経過観察のための検査・処置

1 難聴：一般には標準純音聴力検査でフォローアップ。3〜6 か月で固定。
2 めまい：自覚症状に加えて，Frenzel 眼鏡による非注視眼振検査。平衡代償によってめまいの自覚が消失するまで。
3 顔面神経麻痺：柳原 40 点法スコアあるいは後遺障害も含めた Sunnybrook 法スコアによる経時的変化をみる。発症後 1 年が治癒状態判定の目安。
4 耳出血・髄液耳漏：安静のみで停止することが多く，1〜2 週間は経過観察する。

## 治療法ワンポイント・メモ

1 感音難聴や顔面神経麻痺に対しては副腎皮質ステ

ロイドが使用されることが多いが，その効果に関して医学的証拠は乏しい。

**2** ENoG 結果にかかわらず顔面神経麻痺が遷延する場合にも，顔面神経損傷状態の確認を目的として手術治療が選択されることがある。

**3** 感音難聴やめまいが遷延・変動する場合には，外傷性の外リンパ瘻を疑い，試験的鼓室開放術を行うことがある。

### さらに知っておくと役立つこと

**1** 難聴・めまいについては，外傷後6か月を以て症状固定と考えられる。

**2** 顔面神経麻痺については，初期治療後のリハビリテーションも推奨されており，1年まで経過をみて後遺障害評価を行う。

### 専門医へのコンサルト

耳鼻咽喉科的対応の緊急性はいずれも高くない。まずは意識状態や頭蓋内病変の管理が優先される。意識が回復，移動が可能となり，聴力検査や顔面神経麻痺の重症度評価が行える状態になればコンサルトする。

# 鼻アレルギー

Allergic Rhinitis

**大久保 公裕** 日本医科大学大学院教授・頭頸部感覚器科学分野

**頻度** **よくみる**（アレルギー性鼻炎全体では 1998年 29.8%，2008年 39.4%，2019年には 49.2% と 10%ずつ有病率が上昇している。スギ花粉症では同じく 16.2%，26.5%，38.8%である。一方，通年性アレルギー性鼻炎では 18.7%，23.4%，24.5%で微増となっている）

**GL** 鼻アレルギー診療ガイドライン−通年性鼻炎と花粉症−2024年版（改訂第 10 版）

### 診断のポイント

**1** 問診によるくしゃみ，鼻汁，鼻閉の症状の一定期間以上の継続の確認。

**2** 症状の季節性の確認。

**3** 血清特異的 IgE あるいは皮膚反応での原因抗原が特定。

**4** 症状があるときの鼻汁好酸球検査陽性（好酸球増多性鼻炎との鑑別）。

**5** 他のアレルギー疾患の合併の有無。

### 緊急対応の判断基準

アレルゲン免疫療法施行時のアナフィラキシー反応では中止が必要である。皮膚の発赤，呼吸器症状，消化器症状など多彩な症状で発現するが，血圧低下などの場合にはアドレナリンの筋肉注射が必要である。詳細は「アナフィラキシー」（⇨1155頁）を参照。

### 症候の診かた

**1** 発作性のくしゃみ，鼻漏（多くは水性），鼻閉の症状を把握する。

**2** 鼻粘膜の腫脹を鼻鏡や内視鏡で確認する（図1）。

### 検査所見とその読みかた

**1** 鼻汁を採取し，スライドガラス上でエオジノステインを用いて染色し，好酸球増多を同定する。

**2** 血清総 IgE 検査，血清特異的 IgE 検査（CAP-RAST など）の血液検査で陽性を確認する。総 IgE の高値のみではアレルギー性鼻炎とは診断できない。

### 確定診断の決め手

**1** 一定期間の症状の継続。

**2** 特異的 IgE 検査の陽性。

**3** 鼻汁好酸球の陽性。

### 誤診しやすい疾患との鑑別ポイント

**1** 血管運動性鼻炎

**❶** 特異的 IgE 検査で抗原すべて陰性。

**❷** 鼻閉の症状が少ない。

**❸** 抗ヒスタミン薬に反応しにくい水性鼻汁。

**2** 急性鼻炎

**❶** 風邪の続発症。

**❷** 粘性鼻汁が多い。

**❸** 一定期間で症状は減少する。

### 治療法ワンポイント・メモ

患者の訴えを聞き，症状にあった治療法を選択する。

**1** 生活指導

**❶** 通年性アレルギー性鼻炎では抗原としてダニを主体とする室内塵がある。その回避は，以下により行う。

- 室内の清掃：目の細かいフィルター付きクリー

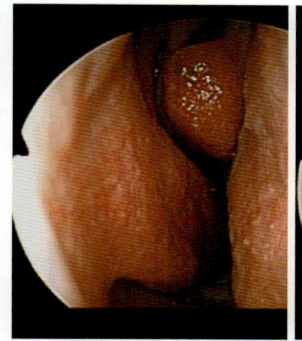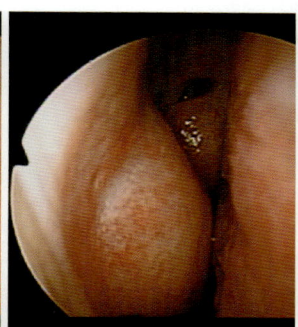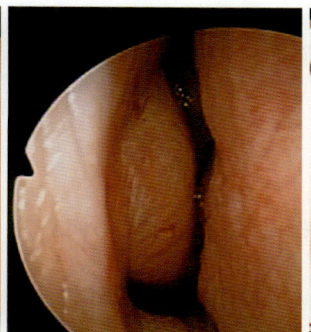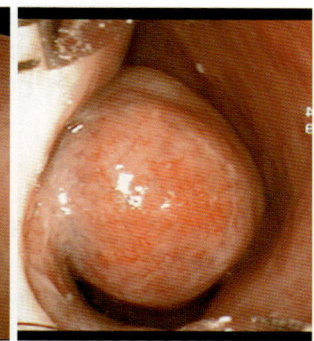

**図1** 鼻粘膜腫脹の程度
左から（−）（＋）（＋＋）（＋＋＋）

ナーを使う。
- 織物のソファー，絨毯，畳にできるだけやめる。
- 睡眠にはベッドを利用し，マット，布団，枕にダニを通さぬカバーをかける。
- ぬいぐるみ人形のベッドへの持ち込み，カーテン，織物の壁掛けをやめる。
- 部屋を湿度約50%，温度を20〜25℃にする。
- できればファン式室内清浄器を使う。
- 殺ダニ剤を使う。

❷抗原回避に最も適している疾患は飛散予報のあるスギ花粉症である。
- 花粉情報に注意する。
- 飛散の多いときは1)外出を控える，2)窓や戸を閉めておく，3)外出時はマスク，メガネを使う，4)帰宅したら洗顔，うがいをし，鼻をかむ。

**2 薬物療法**

❶治療法の選択は重症度と病型により決定される。

❷この選択法より軽症には第2世代抗ヒスタミン薬単独あるいはケミカルメディエーター遊離抑制薬単独を用いる。

❸中等症のくしゃみ・鼻漏型にはこれら薬剤に加え鼻噴霧用ステロイドを併用する。

❹中等症の鼻閉型にはロイコトリエン受容体拮抗薬，トロンボキサン $A_2$ 受容体拮抗薬，鼻噴霧用ステロイドのいずれかを使用するが，症状の改善が十分でない場合ロイコトリエン受容体拮抗薬，トロンボキサン $A_2$ 受容体拮抗薬のいずれかに鼻噴霧用ステロイドを追加する。

❺重症の鼻閉型の場合には前記を併用するが，それでも十分でない場合トラマゾリンを併用する。

**3 抗原特異的免疫療法**

❶アレルギー性鼻炎の中等症以上の患者に適応で，体内への抗原の注入により，局所あるいは全身の免疫性を高めて，抗体産生を亢進させ局所での抗原反応性を低下させようとする。

❷広く用いられている皮下投与法では通年性アレルギー性鼻炎，スギ花粉症に対し約80%の有効率を示している。

❸2014年より保険収載された舌下免疫療法はスギ花粉症，ダニ通年性アレルギー性鼻炎に対して行われており，エビデンスレベルも高く，効果的である。

❹皮下免疫療法，舌下免疫療法とも副作用に注意しながら行う。

- 特に治療法として広がりをみせている舌下免疫療法では初回投与前に十分に説明を行い，初回投与は診療時間内で行い，30分程度の経過観察を院内で行うことが重要である。
- 舌下錠の処方は1か月までとして，副作用の確認など月に1回の診療をする必要性がある。

**4 抗IgE療法**

❶抗IgE製剤のオマリズマブが重症花粉症に適応取得された。「最適使用推進ガイドライン」に沿って，治療が行われる。

❷前もっての抗ヒスタミン薬などの投与が必須で，そのうえで重症であることの確認と投与量を決定する際に必要な血清総IgE検査を施行する。

**5 手術療法**

❶手術法には，粘膜を切除する方法と粘膜凝固術がある。

❷ガイドラインにもあるように，重症の鼻閉型で鼻腔形態の異常がある場合には手術療法の適応が

19

ある。

❸スギ花粉症の症状緩和に主にレーザー手術などの粘膜凝固法が行われているが，経年的な有効率は少ない。

## 患者説明のポイント

❶花粉やハウスダストなど抗原特異的に生じる疾患である。

❷皮膚テストでは皮膚の痛み，かゆみがあるが安価で，抗原特異的IgE検査では痛みなどない代わりに高価である。

❸治療では抗原回避，抗原特異的免疫療法，薬物療法，手術療法がある。

❹最も一般的な薬物療法は症状の強さと症状の種類により薬物が選択される。

❺治癒の可能性は少ないため，先を見つめた治療の計画を立てる必要がある。

# 鼻副鼻腔炎

Rhinosinusitis

**藤枝 重治** 福井大学教授・耳鼻咽喉科・頭頸部外科学

頻度 よくみる

GL 鼻副鼻腔炎診療の手引き（日鼻誌，63：1-85，2024）

## 診断のポイント

❶膿性もしくは粘性の鼻漏。

❷後鼻漏を伴う。

❸鼻閉がある。

❹嗅覚障害がある。

❺咳嗽の併発。

## 緊急対応の判断基準

❶3か月以内の新生児で突然の高熱，頬部腫脹，眼球突出，鼻閉，鼻漏を認める場合。

❷眼球突出，眼球運動障害を認めたり，眼科的に原因が不明な急激な視力障害を認めたりする場合。

いずれの場合も高次医療機関に至急紹介する。

## 症候の診かた

❶鼻症状：水様性ではなく，膿性もしくは粘性鼻漏を認め，鼻閉，嗅覚障害を訴える。

❷呼吸器症状：湿性の咳嗽を認める。痰が出ると訴

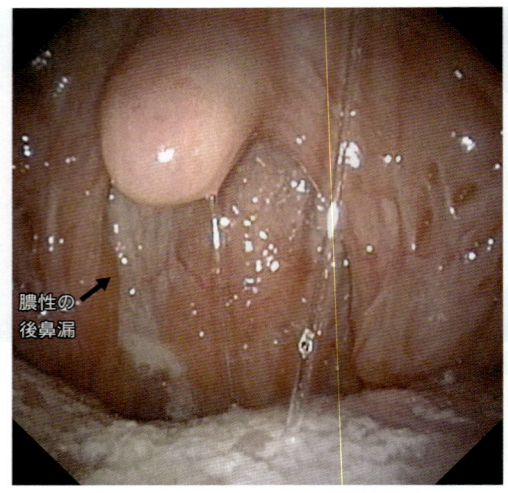

膿性の後鼻漏

**図1** 咽頭後壁を落ちる膿性の後鼻漏

える。咽頭後壁に後鼻漏を認める（図1）

❸痛み：頬部痛，頭痛，眼痛および頬部・眼周囲の腫脹，発熱を認めることがある。

❹気管支喘息，NSAID不耐症（N-ERD：NSAID-exacerbated respiratory disease）で内科を受診している。

## 検査所見とその読みかた

❶スクリーニング検査：鼻鏡・鼻内視鏡で鼻腔内を観察すると膿性もしくは粘性鼻漏が存在する。表面平滑な鼻茸を認める場合もある。

❷CT・MRI検査：上顎洞，篩骨洞，前頭洞，蝶形骨洞に軟部陰影や粘膜の肥厚を認める（図2）。骨破壊はない。

❸血液検査：白血球の上昇は急性鼻副鼻腔炎で軽度（10,000～12,000/μL），慢性鼻副鼻腔炎ではほとんどない。好酸球性副鼻腔炎では末梢血好酸球率が5%を超えていることが多い。CRPも急性で1＋～2＋程度，慢性・好酸球性では陰性。

## 確定診断の決め手

❶急性鼻副鼻腔炎：1）膿性鼻漏，2）局所痛，3）38℃以上の発熱，4）CRP上昇，5）症状の再燃の5項目のうち3項目以上陽性を急性細菌性鼻副鼻腔炎とし，それ以外の12週未満のものを急性ウイルス性鼻副鼻腔炎としている。

❷慢性鼻副鼻腔炎（従来型）：膿性もしくは粘性鼻漏を認め，鼻閉，後鼻漏，嗅覚障害などの症状が12週以上持続する場合をいう。鼻茸を有する場合もない

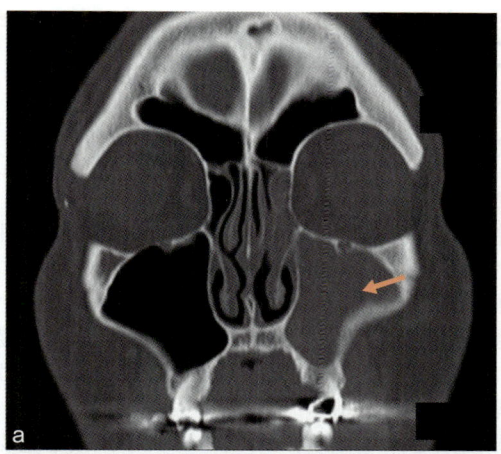

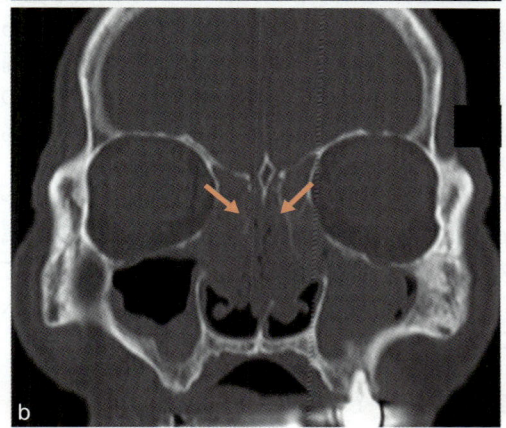

**図2 鼻副鼻腔炎のCT像**

a：左側性慢性鼻副鼻腔炎。左上顎洞に軟部陰影を認める（➡）。

b：好酸球性鼻副鼻腔炎。両側篩骨洞に軟部陰影を認め，鼻腔に鼻茸を認める（➡）。

**表1 好酸球性鼻副鼻腔炎の診断基準（JESRECスコア）**

| 項目 | スコア |
|---|---|
| 病側：両側 | 3点 |
| 鼻茸あり | 2点 |
| CT所見<br>（篩骨洞陰影/上顎洞陰影 ≧1） | 2点 |
| 血中好酸球（％）<br>　2＜　≦5％<br>　5＜　≦10％<br>　10％＜ | 4点<br>8点<br>10点 |

スコアの合計：11点以上を好酸球性副鼻腔炎とする。
確定診断は，組織中好酸球数：70個以上（400倍視野・接眼レンズ 視野数22で3か所の平均を求める）
〔藤枝重治，他：好酸球性副鼻腔炎：診断ガイドライン（JESREC Study）．日耳鼻会報 118：728-735，2015より〕

## 誤診しやすい疾患との鑑別ポイント

**1 鼻副鼻腔腫瘍および鼻副鼻腔癌**（➡1631頁）

❶CT・MRIにて不均一な陰影や骨の破壊を認める。

❷内視鏡検査で鼻茸とは様相が異なる（表面不整・色が赤い・黒い）。

❸鼻出血もしくは鼻漏・痰に血液成分が混じる。

**2 多発血管炎性肉芽腫症（GPA）および好酸球性多発血管炎性肉芽腫症（EGPA）**

❶下気道症状，腎症状が認められる。

❷採血によりPR3-ANCA（C-ANCA），MPO-ANCA（P-ANCA）が陽性になることが多い。

❸病理検査結果とそれぞれの診断基準に準拠する。

**3 線毛機能不全症候群**（primary ciliary dyskinesia）

❶長引く湿性咳嗽がある。気管支拡張症や滲出性中耳炎を示す。

❷内臓逆転が4分の1の症例で認められる。

❸鼻腔一酸化窒素（NO）が著しく低い。

❹PICADARスコアが高くなる。

❺電子顕微鏡による線毛の構造異常で確定する。

## 確定診断がつかないとき試みること

**1**内視鏡などで鼻腔を観察できない医師は，鼻をかませて鼻漏の性状を観察する。その鼻漏において細菌培養検査を提出し，抗菌薬の選択に活用する。

**2**MRIは副鼻腔各洞における粘膜肥厚を鋭敏に検出できる。しかし鼻の症状がないにもかかわらず粘膜の肥厚で鼻副鼻腔炎と画像上診断されることがあ

---

場合もある。

**3**好酸球性副鼻腔炎：慢性鼻副鼻腔炎のなかで両側に鼻茸を有し，嗅覚障害を伴い，気管支喘息やN-ERDを併存していることが多い。鼻茸および鼻粘膜に好酸球浸潤が強い。JESRECスコア11点以上で，鼻茸の病理標本において，400倍視野（接眼レンズ 視野数22）で70個以上好酸球が存在すると確定診断となる（表1）。

**4**新生児上顎洞炎：新生児で突然の高熱，頬部腫脹，眼球突出，鼻閉，鼻漏を認める。

**5**破壊型副鼻腔真菌症：高齢者に多く，初期症状は発熱，頭痛で，顔面腫脹，眼球突出，眼球運動障害，視力障害を認めるようになる。CT・MRIで明確な異常を認めないこともある。

る。鼻症状の有無を十分に確認することが大切。

## 合併症・続発症の診断

**1** 従来型の慢性鼻副鼻腔では，びまん性汎細気管支炎，気管支拡張症を併存しやすい。

**2** 好酸球性副鼻腔炎では，気管支喘息，N-ERD を併存している。

**3** 嗅覚障害を示す症例では，適切な治療を行わないと嗅覚障害が回復しない。

**4** 新生児上顎洞炎，破壊型副鼻腔真菌症では適切な治療を行わないと敗血症・頭蓋内合併症で死亡する。

## 予後判定の基準

**1** 鼻茸が存在する場合は手術が必要となる。

**2** 好酸球性副鼻腔炎において，気管支喘息や N-ERD を併存し，末梢好酸球率が 5% を超え，CT において篩骨洞優位の陰影（篩骨洞が軟部陰影で埋まっている）の場合，手術をしても再発が多く，完治できない。

**3** 頭蓋内合併症があると生命予後不良。

## 経過観察のための検査・処置

治療中は毎月，内視鏡で鼻腔内を詳細に観察する。

## 治療法ワンポイント・メモ

**1** 薬物療法：急性鼻副鼻腔炎および慢性鼻副鼻腔炎で膿性鼻漏を認めたら，最初はアモキシシリンを処方し，マクロライドは処方しない。慢性鼻副鼻腔炎においてその後マクロライド少量長期療法を行う。痛みがある場合には，適宜鎮痛薬を処方する。

**2** 抗菌薬治療抵抗性を調べるために，初診時鼻漏において細菌培養検査を行う。

## さらに知っておくと役立つこと

好酸球性副鼻腔炎は国の指定難病（306）になっているので，鼻茸の生検もしくは手術を行った際には，診断確定後，臨床調査個人票を作成し，治療費の公費負担を申請する。

## 専門医へのコンサルト

**1** 薬物治療をして 1 か月間で軽快しないとき，鼻出血や血液の混入した鼻漏を認めるときには，耳鼻咽喉科専門医に直ちに紹介する。

**2** 嗅覚障害の期間が長く，気管支喘息や N-ERD を合併している患者は，鼻腔内の観察が必要なので，耳鼻咽喉科専門医に紹介する。

# 口蓋扁桃炎

## Palatine Tonsillitis

保富 宗城　和歌山県立医科大学教授・耳鼻咽喉科・頭頸部外科学

**頻度** よくみる

**1** 急性咽頭炎・扁桃炎は，「咽頭および扁桃の急性炎症性疾患を示し，急性炎症が咽頭全体にまで進展し，咽頭粘膜や後壁のリンパ濾胞に炎症が起こっている状態」と定義され，急性炎症が咽頭粘膜に強い場合には急性咽頭炎，口蓋扁桃の炎症が強い場合には急性扁桃炎とされる。

**2** 原因微生物の大部分はウイルスだが，最も重要な原因菌は A 群 β 溶血性レンサ球菌（GAS：group A *Streptococcus*）である。GAS による急性咽頭・扁桃炎は小児期では学童期で頻度が高く，3 歳未満の乳幼児では比較的まれである。小児では 15〜30%，成人では 10〜15% で検出される。

**3** GAS 以外の C 群 β 溶血性レンサ球菌（GCS）や G 群 β 溶血性レンサ球菌（GGS）や *Fusobacterium* 属などの嫌気性菌も原因菌になりうると考えられている。ウイルスの関与は，小児では 10〜40%，成人では 20〜30% とされる。

## 診断のポイント

**1** ウイルス感染か細菌感染か，とりわけ GAS 感染であるか否かを判断することが最も重要である。

**2** 無症状の小児の 20% 以上に GAS の保菌を認める。

## 緊急対応の判断基準

**1** 人生最悪の痛み，流涎，開口障害，嗄声，呼吸困難，tripod position（三脚位），突然発症，嘔吐を伴うなどの症状は red flag といわれ，緊急気道確保や排膿処置が必要な急性喉頭蓋炎，深頸部膿瘍（扁桃周囲膿瘍，咽後膿瘍），Lemierre 症候群などの重篤な疾患を疑う。

**2** 咽頭所見が乏しく嘔吐を伴い突然発症した咽頭痛には，急性心筋梗塞，くも膜下出血，動脈解離などの放散痛がある。これらは，killer sore throat といわれ致死的疾患の存在に注意する。

## 症候の診かた

重症度の評価が参考となる。発熱，咽頭痛・嚥下痛，日常生活の困難度を指標に重症度を評価することが推奨される。

## 検査所見とその読みかた

**1** GAS の関与を判断する際に，Centor/McIsaac の基準が有用である。

❶ Centor/McIsaac 基準では，発熱 38℃ 以上（1点），咳がない（1点），圧痛を伴う前頸部リンパ節腫脹（1点），白苔を伴う扁桃炎（1点），年齢：3〜14 歳（＋1点），15〜44 歳（0点），45 歳〜（−1点）を評価する。

❷ GAS の可能性は，スコア合計が 1 点以下で 1〜2.5％，2 点で 5〜10％，3 点で 28〜35％，4 点以上で 51〜53％とされる。

## 確定診断の決め手

**1** GAS の判断には，Centor/McIsaac の基準の評価とともに，迅速抗原検査・迅速核酸検査の活用が有用である。

**2** スコア合計 2〜3 点あるいは中等症例では迅速抗原・核酸検査あるいは細菌培養検査が勧められる。

## 誤診しやすい疾患との鑑別ポイント

**1** 伝染性単核球症（⇨ 1241 頁）

❶ Epstein-Barr ウイルスの初感染によって起こり，小児から青年に好発する。

❷口蓋扁桃の発赤・腫脹・白苔の付着，頸部リンパ節炎，肝・脾腫を認める。

❸単核球の増多（50％以上），異型リンパ球の増多（10％以上），肝機能異常，異好抗体反応（Paul-Bunnel 反応）陽性，EBV 特異的 IgM 抗体陽性を特徴とする。

**2** その他

❶難治性や再発性の場合には，薬剤耐性菌の関与のほか，嫌気性菌・真菌・結核・梅毒・淋菌・ジフテリア・自己免疫疾患などの鑑別が必要である。

❷悪性リンパ腫や中咽頭癌（⇨ 1624 頁）との鑑別が重要である。

## 確定診断がつかないとき試みること

**1** 病変部位スワブの抗酸菌染色・PCR 検査・鏡検・塗抹染色，病変部位の生検，採血などを考慮する。

**2** 悪性腫瘍を疑う場合には，組織生検も考慮する。

## 合併症・続発症の診断

**1** 扁桃周囲炎・扁桃周囲膿瘍

❶患側扁桃周囲粘膜の発赤と腫脹と口蓋垂の健側への偏位を認める。

❷開口障害，摂食障害が強い場合，呼吸困難がある場合には強く疑う。

❸糖尿病などの基礎疾患を合併することが多い。

❹下極型扁桃周囲膿瘍では，急性喉頭蓋炎を発症しやすいため注意を要する。

**2** 咽後膿瘍

❶咽頭後間隙に膿瘍を形成した状態。

❷重症化した場合には嚥下困難や喘鳴，呼吸困難を呈する。

❸咽頭粘膜の発赤と咽頭後壁の腫脹を呈する。

**3** 糸球体腎炎

❶扁桃炎が改善したのち 10 日前後経って発症することが多い。

❷小児〜若年者に好発する。

❸浮腫，肉眼的血尿，尿量低下，高血圧などを呈する。

**4** リウマチ熱

❶ GAS に対する免疫反応により生じる炎症性合併症であり，関節炎，心炎，皮下結節，輪状紅斑，舞踏運動を引き起こす。

❷現在，国内発生はまれであるが注意を要する合併症である。

## 予後判定の基準

2021 年の Cochrane review では，咽頭痛に対して抗菌薬は 1 週間後での咽頭痛症状の改善に寄与しており，1 か月以内での扁桃周囲膿瘍症状（quinsy）を軽減，14 日以内の急性中耳炎合併を抑制することが示されている（Cochrane Database Syst Rev 12: CD000023, 2021）。

## 治療法ワンポイント・メモ

**1** 原則として GAS 検出例のみを治療対象とする。重症度に応じた治療が推奨される。

**2** 抗菌薬の基本はアモキシシリンであり，10 日間内服を原則とする。

**3** 成人の重症例では非ペニシリン系抗菌薬（レスピラトリーキノロン系，セフェム系）も選択薬として考慮できる。

**4** アモキシシリンによる治療失敗の原因として，GAS の細胞内寄生の関与が示唆されている。

**5** $\beta$-ラクタマーゼ産生菌の存在が，治療失敗の原因となるとの指摘もある。

**6** GAS による扁桃炎が繰り返し再発する場合には口蓋扁桃摘出術が考慮される。

19

## さらに知っておくと役立つこと

　近年，*Fusobacterium* 属が関与すると考えられている Lemierre 症候群の増加が警鐘されており，*Fusobacterium* 属による扁桃炎にも注意を要する。

## 専門医へのコンサルト

　初回治療失敗例や再発例，重症例など red flag を示す病態への増悪・進展のリスクが高く初期治療の成否が重要となる場合においては，専門医へのコンサルトが望ましい。

# 喉頭蓋炎
## Epiglottitis

荒木 幸仁　防衛医科大学校教授・耳鼻咽喉科学

**頻度** ときどきみる

## 診断のポイント

**1** 咽頭痛，嚥下痛，嚥下困難。
**2** 含み声，流涎。
**3** 吸気性喘鳴。
**4** 軟性内視鏡下の咽喉頭観察にて喉頭蓋腫脹。
**5** 短時間に症状増悪時は気道緊急の高リスク。

## 緊急対応の判断基準

**1** 窒息をきたす致死的疾患であり，的確な気道確保の判断が重要である。高度の喉頭蓋腫脹，両側披裂部腫脹を認める場合，早急に気道確保を検討する。
**2** 含み声，流涎，吸気性喘鳴，短時間に増悪傾向を認める症例は，気道緊急のリスクが高く，気道確保の準備を早急に行う。
**3** $SpO_2$ は気道確保の適応判断の指標とならない。90％以下に低下した時点で対応を開始しても，手遅れとなる危険性がある。
**4** 上気道狭窄による気管挿管困難のリスクが高い。挿管困難時は気管挿管にこだわらず，早急に外科的気道確保を選択すべきである。

## 症候の診かた

**1** 発熱，咽頭痛，嚥下痛などの扁桃炎，咽喉頭炎や気管支炎などを疑う場合でも，本疾患を念頭においた診察を行う。
**2** 特に流涎を伴う嚥下困難，含み声，吸気性喘鳴を認める場合は本疾患を強く疑い，咽喉頭軟性内視鏡検査にて喉頭蓋腫脹の有無を確認する。
**3** 小児で犬吠様咳嗽を認める場合は，声門下クループの可能性が高い。
**4** 扁桃周囲膿瘍，歯性感染，頸部膿瘍などに伴う症例も多い。口腔咽頭や頸部の視診・触診，造影 CT などの画像評価が治療方針決定において重要となる。

## 検査所見とその読みかた

**1** 咽喉頭軟性内視鏡
　**❶** 診断に最も有用である。喉頭蓋腫脹，発赤などを確認するとともに，喉頭蓋以外の咽喉頭全体の所見(披裂部など他部位の腫脹や発赤，声帯可動性，囊胞や異物の有無など)を併せて評価する。
　**❷** 特に喉頭蓋腫脹と併せて披裂部腫脹(図 1，2)が緊急気道確保適応の重要な判断基準となる。また気道確保手段として気管挿管が可能か，外科的気道確保を選択するか，所見で判断する。
　**❸** 検査の刺激による窒息誘発のリスクもあり，気道確保準備のうえで施行する。特に小児では推奨しないとの意見もあり慎重に判断する。
**2** 頸部単純 X 線写真：喉頭側面像にて vallecula sign，thumb sign を認める場合は強く疑う(図 3)。
**3** 頸部造影 CT 検査：頸部膿瘍(図 4)など併存疾患の評価に有用である。ただし呼吸状態を勘案し，気道確保との優先順位を判断する。単純 CT は膿瘍形成の評価には不適切である。
**4** 血液検査：白血球数や CRP の上昇を認めるが，上昇していない症例でも否定はできない。高度高値を伴う場合，頸部膿瘍併発を疑いつつ評価する。
**5** $SpO_2$ 検査：呼吸状態の参考にはなるが，気道確保の指標とはならない。90％以下に低下し始めた時点ですでに窒息段階であり，急速な $SpO_2$ 低下，呼吸停止，意識消失をきたす。呼吸状態悪化前の気道確保適応判断が重要である。

## 確定診断の決め手

**1** 含み声，流涎，吸気性喘鳴。
**2** 咽喉頭軟性内視鏡喉頭側面 X 線写真による喉頭蓋腫脹。

## 誤診しやすい疾患との鑑別ポイント

**1** 急性咽喉頭炎
　**❶** 喉頭蓋腫脹は認めない。
　**❷** 流涎，含み声，吸気性喘鳴は認めない。

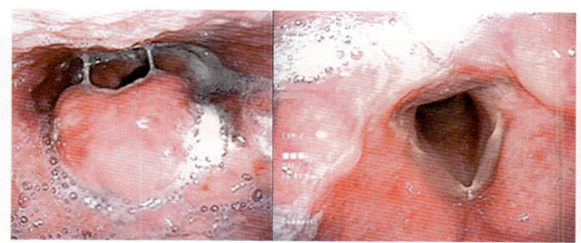

**図1** 急性喉頭蓋炎・保存的加療症例

披裂部腫脹は認めず，声門の気道は保たれている（内視鏡写真は上が背側，右が患者左側）。

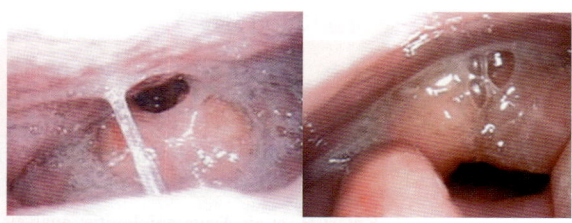

**図2** 急性喉頭蓋炎・気道確保症例

両側披裂部腫脹を認め，気管切開術を施行した（内視鏡写真は上が背側，右が患者左側）。

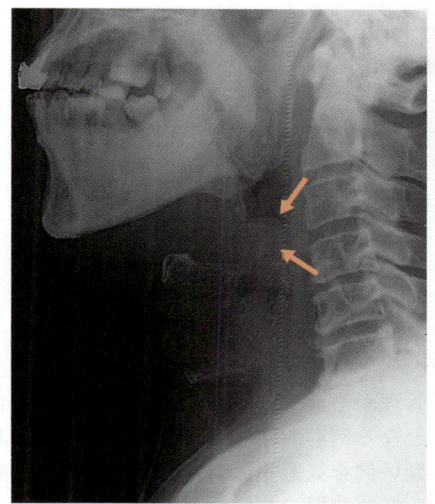

**図3** 喉頭側面 X 線像

喉頭蓋腫脹が確認できる。
〔梅野博仁：喉頭蓋炎．永井良三（総編集）：今日の診断指針（第8版）．pp1679-1681，医学書院，2020 より〕

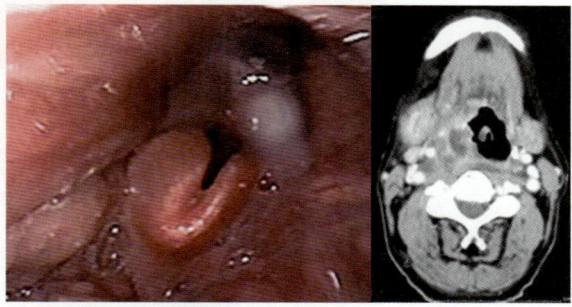

**図4** 右頸部膿瘍症例

内視鏡にて咽頭右側壁の腫脹，喉頭蓋・披裂部の浮腫性腫脹，造影 CT にて深頸部膿瘍を認める（内視鏡写真は上が背側，右が患者左側）。気管切開術と切開排膿術を併せて施行した。

**2 声門下クループ**（⇨ 1796 頁）

❶小児に多く，小児喉頭蓋炎症例は近年減少傾向である。

❷犬吠様咳嗽を認める。

❸多くがウイルス性であり，白血球増加は少ない。

**3 血管性浮腫**（⇨ 1157 頁）

❶遺伝性血管浮腫，アンジオテンシン変換酵素（ACE）阻害薬，I 型アレルギーなどに伴い喉頭浮腫をきたすことがあるが，咽頭痛，嚥下痛，発熱は認めない。

❷皮下浮腫，粘膜浮腫を伴う。

### 確定診断がつかないとき試みること

耳鼻咽喉科以外の診療科を受診した場合，耳鼻咽喉科へ咽喉頭軟性内視鏡を依頼する。

### 合併症・続発症の診断

❶扁桃周囲膿瘍，深頸部膿瘍：これらに併発する症例も多い。視診，触診，頸部造影 CT，血液検査にて判断する。炎症所見が高度高値の場合，縦隔炎も念頭に検索を行う。

❷糖尿病：感染症の増悪因子であり，必ず評価する。

### 予後判定の基準

❶予後判定基準は提唱されていないが，重症度分類は複数報告されており，気道確保の判断指標となりうる。Katori 分類（**表 1**）の IIB 以上，田中分類（**表 2**）の 4 点以上では後方視的に気道確保が行われている。

### 経過観察のための検査・処置

❶特に発症後早期は急速に増悪する危険性もあり，入院加療を推奨する。

❷初診時に気道確保不要と判断した場合でも，経時

**表1** Katori 分類

| | 喉頭蓋の腫脹 | | 披裂部/披裂喉頭蓋ヒダの腫脹 | |
|---|---|---|---|---|
| Ⅰ | Ⅱ | Ⅲ | A | B |
| 声帯全長が観察できる | 声帯の半分以上が観察できる | 声帯の半分以下しか確認できない | なし | あり |

〔Katori H, et al: Acute epiglottitis: analysis of factor associated with airway intervention. J Laryngol Otol 119: 967-972（12），2005 より〕

**表2** 田中分類

| | 喉頭蓋 | | 披裂部 | |
|---|---|---|---|---|
| 腫脹 | 所見 | スコア | 高度腫脹 | スコア |
| 軽度 | 舌面のみの腫脹 | 1 | 一側 | 1 |
| 中等度 | 腫脹が喉頭面におよびU字型を呈するもの | 2 | 両側 | 2 |
| 高度 | 喉頭蓋が球状またはハート型となるもの | 3 | | |

〔田中 是，他：急性喉頭蓋炎285例の臨床的検討．日耳鼻会報118（11）：1301-1308，2015 より〕

的に内視鏡検査を頻回に行い，気道確保の必要性を繰り返し判断する。

### 治療法ワンポイント・メモ

**1** 気道確保

  **①** 気管挿管困難な症例が多い。挿管困難が予想されれば，気管切開術が選択される。ただし小児では術後気道狭窄などの合併症や術後管理の問題もあり，できれば気管挿管が望ましい。

  **②** 時間的猶予がない場合は輪状甲状間膜切開術の適応である。経皮的気管切開は緊急時の気道確保の適応はない。

**2** 抗菌薬：第3世代セフェムの点滴静注が第1選択である。重症例ではカルバペネム系，嫌気性感染が疑われる場合，クリンダマイシンの併用投与を行う。

**3** 副腎皮質ステロイド：気道確保回避，浮腫軽減効果を期待した点滴静注を行う場合もある。感染状態や糖尿病など併存症を確認し，投与を判断する。

**4** 切開排膿：扁桃周囲膿瘍や深頸部膿瘍，喉頭蓋囊胞への感染を伴う場合など，気道確保と併せて検討する。

**5** 栄養管理：腫脹，炎症が軽減するまで経口摂取は禁止する。点滴静注，経鼻胃管などによる栄養管理を行う。

### さらに知っておくと役立つこと

**1** 気道管理が不十分で患者が死亡に至った場合，医事紛争となる例もあり，慎重な対応が必要である。

**2** 重症疑い例を気道確保前に高次医療機関へ搬送する際は，気道確保の準備，医師の同乗が望ましい。

### 専門医へのコンサルト

疑わしい場合，耳鼻咽喉科へのコンサルトを行う。緊急性が高い場合は，可能であれば気道確保を行い，高次医療機関へ早急に搬送する。

# 唾液腺腫脹

Swelling of Salivary Glands

河田 了　大阪医科薬科大学教授・耳鼻咽喉科・頭頸部外科学

**頻度** ときどきみる

### 診断のポイント

**1** 唾液腺疾患は概して唾液腺腫脹を伴うが，その原因は多岐にわたり，大きく腫瘍性疾患と非腫瘍性疾患に分けられる。

**2** 非腫瘍性疾患はさらに，炎症（急性炎症，慢性炎症）とその他（自己免疫，IgG4関連など）に分けること

**表1** 多形腺腫と Warthin 腫瘍の鑑別

| | 多形腺腫 | Warthin 腫瘍 |
|---|---|---|
| 好発年齢 | 中～高齢 | 高齢 |
| 性 | 女性≧男性 | 男性＞女性 |
| 硬さ | 弾性硬 | やや軟 |
| 位置 | さまざま | 下極 |
| 両側発生 | まれ | 20% |
| 細胞診正診率 | 80% | 70% |
| $^{99m}$Tc シンチ | 集積なし | 集積あり（80%） |

ができる。

❸腫瘍性疾患は良性腫瘍が多く，良性耳下腺腫瘍では多形腺腫，Warthin 腫瘍で約 90%を占め（表1），一般に無痛性腫瘤である。悪性腫瘍は悪性 3 徴候（疼痛，周囲組織との癒着，顔面神経麻痺）を認めることがある。

❹腫瘍性疾患と非腫瘍性疾患ともに小唾液腺より圧倒的に大唾液腺に起こることが多く，そのなかでも耳下腺と顎下腺に多い。耳下腺と顎下腺のどちらに腫脹が起こりやすいかはそれぞれの疾患によって異なる。

## 症候の診かた

　唾液腺腫脹が腫瘍性疾患か非腫瘍性疾患かを診る。一側か両側か，疼痛の有無，腫瘤かびまん性腫脹か，食事との関係，硬さ・周囲との癒着，増大速度などについて診察を行う。

❶炎症所見：疼痛，発熱，皮膚発赤などを認めるときは炎症性唾液腺疾患であることが多い。第 1 に急性化膿性唾液腺炎，流行性耳下腺炎（ムンプス）を疑う。小児で反復している場合は反復性耳下腺炎を考える。ムンプスではその流行，患者への接触に注意する。

❷食事後の疼痛：食事に関連して疼痛を認める場合，唾石を疑う。唾石は圧倒的に顎下腺に多い。唾石は感染を伴った状態で受診することがある。

❸びまん性腫脹：慢性の腫脹では，Sjögren 症候群，IgG4 関連疾患，木村氏病などを疑う。Sjögren 症候群は口腔乾燥，ドライアイを伴う場合がある。

❹腫瘍性病変：耳下腺腫瘍では，悪性 3 徴候の有無が重要であり，それらを伴う場合は悪性を疑う。良性腫瘍では一般に無痛性腫瘤である。Warthin 腫瘍は高齢男性，耳下腺下極に発生するという特徴がある。顎下腺腫瘍は良性では多形腺腫が大部分を占める。

❺リンパ節腫脹：耳下腺内にはリンパ節があり，リンパ節腫脹と腫瘍を鑑別することが必要である。顎下腺周囲もリンパ節が多いところであり，顎下腺腫瘍との鑑別を要する。一般に炎症性リンパ節腫脹は疼痛を伴う。

❻舌下腺腫脹：舌下腺には腫瘍は少ない。口腔底に軟らかい腫脹を認めるガマ腫は，唾液の漏出によって形成される偽嚢胞と考えられる。

## 検査所見とその読みかた

❶血液検査：急性化膿性炎症では白血球，CRP，唾液型アミラーゼの上昇を認める。ムンプス抗体価は IgM，IgG を測定するが，結果判定まで時間がかかる。Sjögren 症候群では抗 SS-A 抗体は 70%，抗 SS-B 抗体は 30%で陽性を示す。木村氏病では好酸球増多と総 IgE 抗体の高値を示す。IgG4 関連疾患では血清 IgG4 値が上昇する。現在のところ，悪性リンパ腫の可溶性 IL-2R を除くと唾液腺腫瘍（癌）に対する特異的血清学的マーカーはない。

❷画像診断：耳下腺腫瘍の診断は超音波エコーと MRI が有用である。多形腺腫は一般に T1 強調画像で低信号，T2 強調画像で高信号を示す。顎下腺腫瘍では MRI とともに造影 CT がわかりやすい。顎下腺唾石の診断は単純 CT がよい。$^{99m}$Tc 唾液腺シンチグラフィは Warthin 腫瘍，オンコサイトーマで集積を認めるという特徴がある。PET は唾液腺良性腫瘍でも集積を認めることがある。

❸病理検査：唾液腺腫瘍には穿刺吸引細胞診（FNAC：fine needle aspiration cytology）が有用である。超音波ガイド下に施行するのがよい。多形腺腫の約 80%，Warthin 腫瘍の約 70%で病理組織診断が確定できる。ただし悪性腫瘍の組織型診断は難しく，特に低悪性腫瘍の正診率は不良である。

## 確定診断の決め手

❶腫瘍性疾患の良悪性診断は，FNAC の結果とともに，経過，症状（悪性 3 徴候），画像による。良性腫瘍と低/中悪性癌の鑑別が難しい場合がある。FNAC によって良性腫瘍では約 80%の症例で組織型が確定できるが，悪性腫瘍では組織型の正診率は約 30%である。組織型や悪性度が確定できない場合は術中迅速診断に提出する。

❷顎下腺唾石は単純 X 線では描出できないことがあり，単純 CT を撮影することが確実である。唾石が複数個存在することもある。

❸ムンプスの確定は抗体価検査であるが，時間を要

するため病歴や臨床症状で判断する必要がある。化膿性炎症では唾液腺管開口部から膿汁を認めることがある。

**4** Sjögren 症候群では抗 SS-A 抗体，抗 SS-B 抗体測定を行い，確定診断には下口唇腺からの生検が有用である。

**5** IgG4 関連疾患では血清 IgG4 値が上昇，両側の顎下腺腫脹が特徴である。

### 誤診しやすい疾患との鑑別ポイント

**1** <u>耳下腺内リンパ節炎</u>：<u>耳下腺内はリンパ節が存在</u>するため，耳下腺腫瘍と鑑別を要することがある。

**❶** リンパ節炎は圧痛を伴うことがあり，良性腫瘍との鑑別になる。

**❷** リンパ節炎では耳下腺内に複数個の腫瘤を認めることがある。また耳下腺周囲リンパ節の腫脹を伴うことがある。

**❸** 超音波ガイド下 FNAC は鑑別診断に有力な手段である。

**2** <u>転移性リンパ節</u>

**❶** 上内深頸リンパ節や副神経上部のリンパ節転移は耳下腺下極の腫瘍との鑑別を要することがある。

**❷** 原発巣の検索，腫瘍からの FNAC が鑑別のポイントである。原発巣の検索に PET も有用である。

**3** <u>悪性リンパ腫</u>

**❶** Warthin 腫瘍，Sjögren 症候群などと鑑別困難なことがある。

**❷** 低悪性のリンパ腫では，発育速度が遅いため，悪性腫瘍を疑わず診断を進めてしまう危険性がある。

**❸** 悪性リンパ腫では FNAC の診断率は低く，最終診断は切開生検が必要となる。

### 確定診断がつかないとき試みること

腫瘍性疾患が否定されたとき，比較的まれな非腫瘍疾患である Sjögren 症候群，木村氏病，IgG4 関連疾患，結核性リンパ節炎，サルコイドーシスなどを疑って検査を進める。

### 経過観察のための検査・処置

**1** 悪性腫瘍：治療後定期的観察が必要である。組織型，悪性度によって再発率，好発転移部位が異なるので，悪性度や組織型の特徴をよく理解して，定期的に検査を行う。局所には MRI，頸部リンパ節には

**表2** IgG4 関連涙腺，眼窩および唾液腺病変の診断基準（厚生労働省研究班）

**A. 診断項目**
1. 涙腺・耳下腺・顎下腺の持続性（3 か月以上），対称性に 2 ペア以上の腫脹を認める。
2. 血液学的に高 IgG4 血症（135 mg/dL 以上）を認める。
3. 涙腺・唾液腺組織に著明な IgG4 陽性形質細胞浸潤（強拡大 5 視野で IgG4 ＋/IgG ＋が 50％以上）を認める。

**B. 鑑別疾患**
Sjögren 症候群，サルコイドーシス，Castleman 病，多発血管炎性肉芽腫症，悪性リンパ腫，癌などを除外する。

以上の所見により，診断確定例は，A1 ＋ A2 ＋ B あるいは A1 ＋ A3 ＋ B を満たすものになる。

超音波，造影 CT，遠隔転移には CT，PET が有用である。特に低悪性腫瘍では長期間の観察が必須である。

**2** 多形腺腫：良性であるが，再発することが知られており，核出術では再発の危険性が高くなる。また 10 年放置すると，約 5％が悪性化する（多形腺腫由来癌）といわれている。

### さらに知っておくと役立つこと

IgG4 関連涙腺，眼窩および唾液腺病変の診断基準は**表2** の通りである。

---

# 深頸部感染症
## Deep Neck Infection

**日高 浩史** 関西医科大学准教授・耳鼻咽喉科・頭頸部外科学

**頻度** **あまりみない**（DPC データで年間 1,000 例程度）

**GL** JAID/JSC 感染症治療ガイド 2023―歯性感染症―

### 診断のポイント

**1** 50 歳以上の中高齢者に多いが（男女比 6：4），まれに小児にも生じる。

**2** 成人は咽喉頭炎や齲歯，小児ではリンパ節炎が原因の最多である。

**3** 造影 CT が診断の決め手となる。

**4** 気道狭窄，降下性縦隔炎，敗血症などの合併症は，致死的となりうる。

**5** 糖尿病は重症化のリスク因子である。

## 緊急対応の判断基準

**1** 一般的な臨床症状（「症候の診かた」参照）に加え，特に気道狭窄，開口障害といった重篤な症状があれば，高次医療機関へ搬送する。

**2** 低血圧，頻脈，発汗などの症状があれば，症状が進み敗血症，播種性血管内凝固（DIC）などに発展することがある。逆に免疫不全があれば感染症状を欠くこともあるので十分に留意する。

## 症候の診かた

**1** 深頸部感染症は頸部間隙内に生じた感染症の総称で，リンパ節炎，蜂窩織炎，膿瘍を含む。診断は，まず臨床症状からその可能性を疑うことから始まる。

**2** 発熱，嚥下時痛，頸部の腫脹や疼痛といった臨床症状に加え，病巣の存在・進展範囲に応じて生じる刺激，圧迫症状がみられる。

**3** 気道狭窄，開口制限といった重篤な症状がないか留意する。

**4** 先行感染が疑われる所見（咽頭痛，歯性感染），外傷や異物のエピソードがないか，糖尿病や免疫不全に関与する疾患がないか，確認しておく。

## 検査所見とその読みかた

**1** 重篤度，特に気道狭窄の把握のため，頸部の触診や聴診，ファイバースコープによる咽喉頭の観察を行う。膿瘍による圧排所見や喉頭蓋の浮腫の有無などを確認する。ファイバースコープの施行が困難な場合，X線撮影で上気道狭窄が同定できる場合もある。

**2** 口蓋扁桃上極部付近に好発する扁桃周囲膿瘍など，口腔からの診察で容易に診断できる例もあるが，咽頭側索や扁桃下極に発生した炎症・膿瘍が原因の場合は見過ごされやすい傾向にある。また，先行感染が疑われる炎症所見（齲歯など）がないかについてもチェックしておく。

**3** 炎症程度の評価のため，白血球やその分画，CRP値を確認する。

**4** 画像検査，特に造影CTは気道閉塞の程度，膿瘍の進展範囲，縦隔への進展がないかの確認に有効である（図1）。膿瘍腔内は低吸収域となり，膿瘍壁に造影効果を認める。また，ガス像を伴う場合は約55%にみられ，組織壊死を伴う壊死性筋膜炎など重症化している可能性があり，注意が必要である。

## 確定診断の決め手

**1** 歯痛や咽頭痛，発熱に加え，頸部の腫脹や疼痛を伴う。

**2** 先行感染が疑われる炎症所見（咽喉頭炎や扁桃周囲膿瘍，齲歯など）がある。

**3** 造影CTで，周囲の壁に造影効果を認める低吸収域像。

## 誤診しやすい疾患との鑑別ポイント

**1** 側頸嚢胞，正中頸嚢胞
 **1** 前者は側頸部に波動のある軟らかい無痛性腫瘤，後者は舌骨直下の正中部に球形の波動のある腫瘤を触れる。
 **2** 感染を起こすと有痛性で増大することがある。

**2** 下咽頭梨状陥凹瘻
 **1** 再発性の急性化膿性甲状腺炎をきたす。
 **2** 左葉が多い。
 **3** 頸部の炎症性腫脹や疼痛で，深頸部膿瘍様の所見を呈することがある。

**3** 亜急性壊死性リンパ節炎
 **1** 上気道炎に前後して，主として頸部に圧痛を伴うリンパ節腫脹。
 **2** 10〜30歳台の若年者，女性に多い。
 **3** 38℃台の不規則な発熱が，7〜30日程度続く。
 **4** 腫大リンパ節には壊死組織が存在し，好中球浸潤を伴わない特異な組織像。

## 確定診断がつかないとき試みること

**1** 超音波検査：低エコー像として描出される。膿瘍形成の有無を判定し，超音波ガイド下に穿刺排膿が可能な例もある。この場合，無菌的に穿刺し，細菌培養検査を行う。

**2** 頸部MRI：CTの造影剤でアレルギーの既往がある例や腎機能障害がある例で考慮する。ただし，緊急で施行する際の制約や撮影時間がかかることから，上気道狭窄が疑われる例では注意が必要である。T2強調画像で均一な陰影として描出されることが多い。気道狭窄，膿瘍の進展，腫瘍との鑑別などに有効である。

## 合併症・続発症の診断

**1** 上気道狭窄：声が出ない，呼吸の動きの消失や狭窄音（stridor），チアノーゼの出現で診断する。

**2** 敗血症：スクリーニングとしてqSOFA（quick sepsis-related organ failure assessment）を評価する。

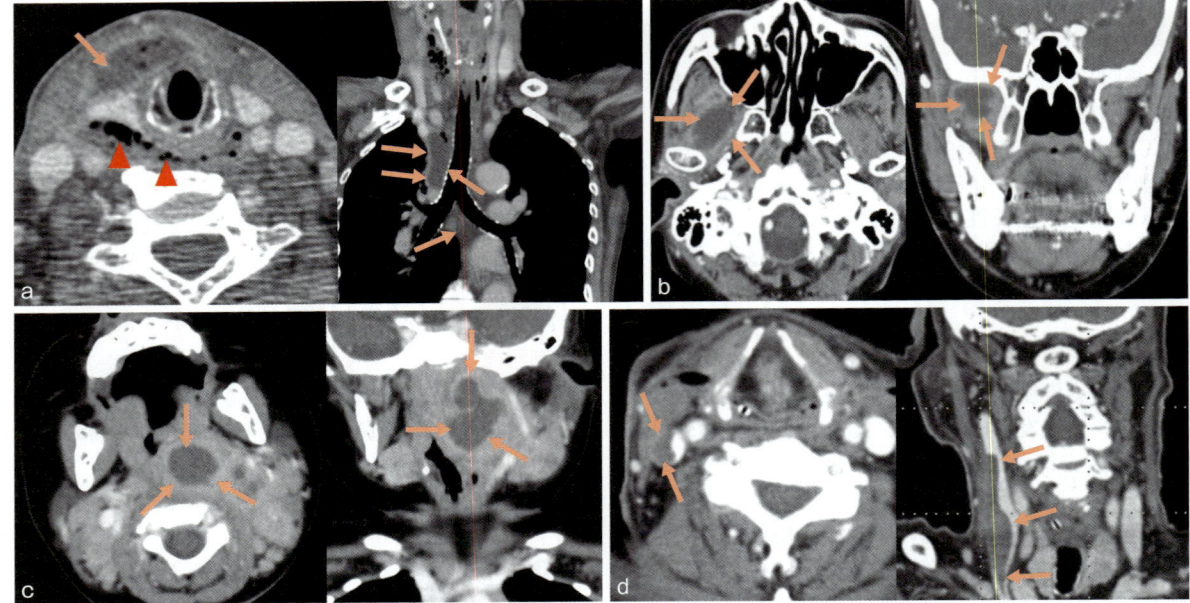

**図1** 深頸部膿瘍の造影 CT 画像

4 症例に対し，水平断と前額断画像を示す。

a：78 歳，女性。前頸部〜咽頭後間隙にガス産生を伴う膿瘍を認める。前額断では縦隔まで進展がみられる。

b：64 歳，男性。齲歯が原因の咀嚼筋間隙（側頭下窩）の膿瘍。

c：生後 11 か月，女児。リンパ節炎に起因する咽後膿瘍。上気道狭窄を伴う。

d：83 歳，男性。敗血症，右内頸静脈血栓症（Lemierre 症候群）を併発した例。

〔日高浩史：深頸部感染症．香取幸夫，日高浩史 編：あたらしい耳鼻咽喉科・頭頸部外科学．pp455-459，中山書店，2020，Hidaka H, et al: Clinical and bacteriological influence of diabetes mellitus on deep neck infection: Systematic review and meta-analysis. Head Neck 37(10): 1536-1546, 2015 より改変〕

qSOFA は，1）意識変容，2）呼吸数 ≧ 22 回/分，3）収縮期血圧 ≦ 100 mmHg の 3 項目で構成される。感染症が疑われている状態において 2 項目以上が満たされる場合は，敗血症を疑う。

❸降下性縦隔炎（図 1a）：CT 撮影範囲を頸部〜横隔膜レベルまで検索することで，降下性縦隔炎に進展していないかを確認できる。また，水平断だけでなく前額断 CT 画像があれば，膿瘍の進展経路を把握しやすい。

### 予後判定の基準

❶適切な抗菌療法，膿瘍腔の切開排膿術，気道管理，全身管理が予後を左右する。

❷降下性縦隔炎，内頸静脈血栓症，膿瘍の気道への破裂に伴う窒息や肺炎，敗血症などの重症な合併症が生じない限り，上記加療で改善することが多い。

### 経過観察のための検査・処置

❶排膿術後は抗菌薬投与を行いながら，体温や炎症

反応（CRP，白血球数）を注意深くモニターする。これらが改善しない場合は，再度造影 CT で膿瘍腔の改善がみられるか，さらに縦隔に膿瘍が進展していないか，確認する。

❷感染源が，歯性（図 1b）であれば抜歯，顎下腺唾石症であれば顎下腺摘出術などを検討する必要がある。

❸糖尿病などの増悪因子があれば，その精査・加療を行う。

### 治療法ワンポイント・メモ

❶抗菌薬療法：培養検査の感受性結果を待つことなく早急に開始する。好気性，嫌気性菌のいずれもカバーする組み合わせを考慮する。その後，穿刺や切開で得られた細菌培養検査の薬剤感受性結果を加味する。

❷切開排膿：特に呼吸症状のある例，ガス産生がみられる例，筋壊死がみられる例，抗菌薬投与で 24 時間以内に改善のみられない例では絶対的適応とな

る。一方，全身状態のよい例で気道狭窄がなく，膿瘍が限局していれば，保存的加療や超音波ガイド下の穿刺排膿で軽快する症例もある。

**③気道確保**：気道状態の評価に応じた対応が大切である。狭窄があれば，術直前に挿管か気管切開による気道確保を行う。気道狭窄が明らかでない場合も，開口障害があれば緊急時の気管切開は困難であり，気管切開を行うことがある。

## さらに知っておくと役立つこと

**①**糖尿病は重症化因子であり，頸部の複数の間隙への進展や気道狭窄などの合併症を併発するリスク比が約2倍になる。

**②**降下性縦隔炎では炎症後の瘢痕形成などに起因して経口摂取の回復が困難な場合もあり，摂食嚥下リハビリテーションの介入が必要となることが多い。

## 専門医へのコンサルト

**①**頸部腫脹を伴えば，すみやかに造影CTを行える医療機関にコンサルトする。

**②**頸部腫脹に加え，呼吸困難，開口障害，嚥下時痛を訴える場合には，緊急外科処置を要する可能性があり，耳鼻咽喉科・頭頸部外科のある医療機関にコンサルトする。

---

# 声帯麻痺
## Vocal Fold Paralysis

折舘 伸彦　横浜市立大学主任教授・耳鼻咽喉科・頭頸部外科学

**頻度** ときどきみる

**GL** 音声障害診療ガイドライン 2018 年版

## 診断のポイント

**①**一側または両側の声帯が動かない。

**②**発声時の声門閉鎖不全により気息性嗄声を示す。

**③**特発性よりも続発性が多い。

**④**原因疾患の検索が重要。

## 緊急対応の判断基準

　両側声帯麻痺は一側声帯麻痺に比べて日常診療で遭遇する頻度は低いが，呼吸困難や吸気時狭窄音を呈する場合，気道確保が必要となる。

## 症候の診かた

　内喉頭筋を支配する反回神経の障害は，その走行から頭蓋内，頭蓋底〜頸部，胸部にわたる広範囲の種々の疾患によって惹起される。原因疾患が特定されない特発性は少なく（約10％），近年は，胸部大動脈瘤や心血管手術後，肺癌，食道癌，甲状腺癌の手術後が多くを占める（約90％）。原因疾患が手術治療によって経過順調であっても，高度嗄声や誤嚥が残ると音声コミュニケーションが障害されて，社会復帰に支障をきたすだけでなく，会話継続に労力を要し，疲れやすくなりQOLを著しく低下させる。

**①音声障害**：麻痺側声帯が外転位に位置するため発声時に声門閉鎖不全を生じ，気息性嗄声を呈する。具体的には，声がかすれる，声が続かない，声が出しにくい，大きな声が出ない，歌が歌えない，などを訴える。

**②誤嚥**：嚥下反射により喉頭閉鎖が惹起されるが，声門閉鎖はその重要な要素である。嚥下時に声門閉鎖不全があると，誤嚥を生じ，ひいては嚥下性肺炎の原因となる。具体的には，食事をするとむせる，水を飲むとむせて咳が出る，などを訴える。

## 検査所見とその読みかた

**①**喉頭内視鏡検査において，発声時に一側または両側声帯の内転運動が認められないことを他覚的に示す。反回神経障害が長期間続くと甲状披裂筋の筋量減少，萎縮によって安静時にも障害側声帯の弓状変化を伴うようになる。

**②**声帯振動の障害程度は喉頭ストロボスコピーにより声帯振動の振幅の大きさ，粘膜波動，位相対称性，規則性，非振動部位を評価する。

**③**声門閉鎖不全の程度は，空気力学的検査である最長発生持続時間（MPT：maximum phonation time），発声時平均呼気流率（MFR：mean flow rate），声の強さの測定，声門下圧により評価する。

**④**音声障害の程度は聴覚心理的評価（GRBAS尺度）および問診票による自覚的評価（VHI：Voice Handicap Index など）により評価する

**⑤**原因疾患検索のため，頭蓋底から胸部までの画像検査（造影CT，MRI，超音波検査，上部消化管内視鏡検査）により腫瘍性病変の有無を評価する。

## 確定診断の決め手

**①**喉頭内視鏡検査で発声時に一側または両側声帯の内転運動が認められないことが示されれば診断は可

能だが，確定診断の決め手は喉頭筋電図検査である。

**2** 正常では発声時に活動する神経筋単位の数と発現頻度が増加するが，麻痺側声帯ではこれらが減少する。完全麻痺では活動神経筋単位がみられないが，実際の臨床例では脱神経がすべての神経筋単位に及んでいないことも多く，多相性電位がみられる。神経再生時には幅の広い高振幅電位がみられる。

## 誤診しやすい疾患との鑑別ポイント

**1** 悪性腫瘍〔喉頭癌 (⇨ 1627 頁)，下咽頭癌 (⇨ 1626 頁)〕による声帯固定
　❶ 当該領域の腫瘍性病変や頸部リンパ節転移の存在。
　❷ 声帯筋や披裂部への腫瘍浸潤。
　❸ 生検による悪性細胞の証明。

**2** 声門後部癒着症，輪状披裂関節強直症
　❶ 原因の多くは気管挿管（特に長期間挿管）。
　❷ 披裂間のみの癒着から，声門後部に瘢痕形成が及ぶもの，さらに一側または両側の輪状披裂関節に瘢痕形成が及ぶものがあり posterior glottic stenosis と呼称される。
　❸ 直達喉頭鏡検査により披裂軟骨の可動性を確認する (traction-mobility test)。

**3** 多系統萎縮症 (⇨ 591 頁)
　❶ 声帯外転障害の存在。
　❷ 小脳性運動失調や自律神経障害を合併。

## 確定診断がつかないとき試みること

**1** 喉頭内視鏡検査と手術や気管挿管の既往があれば声帯麻痺の有無の判断は容易なことが多い。

**2** 喉頭内視鏡検査は発声だけでなく，咳や息こらえなどのタスクを追加し声帯内転の有無を確認する。

**3** 上述のように喉頭筋電図は確定診断に有用である。

## 治療法ワンポイント・メモ

**1** 一側声帯麻痺の治療は音声訓練と手術治療である。特殊例，例えば帯状疱疹ウイルスによる多発下位脳神経障害の部分症状の場合などを除いて薬物治療は行われない。音声訓練（直接訓練）は声門閉鎖不全に対して対症療法的に行われる。専門職として主に言語聴覚士が担当する。手術治療は声門閉鎖不全の改善を目的として，声帯の容積や緊張度を増大させる声帯内注入術や声帯を正中移動させる声帯内方移動術（喉頭枠組み手術など）が行われる (Laryngoscope 119: 827-831, 2009)。

**2** 両側声帯麻痺に対しては，気道確保と誤嚥防止を目的として症例に合わせた治療法を考慮する。

## さらに知っておくと役立つこと

　声帯麻痺は誤嚥性肺炎のリスク因子の 1 つである。死因順位 6 位（令和 4 年，56,068 人）である誤嚥性肺炎は多因子疾患のため，声門麻痺が原因である誤嚥性肺炎の発症数を公式統計から正確に把握することは困難であるが，声帯麻痺のある患者の誤嚥オッズ比は 1.99～2.33 と高いことが報告されている (Auris Nasus Larynx 45: 1214-1220, 2018, Otolaryngol Head Neck Surg 167: 125-132, 2022)。

## 専門医へのコンサルト

　専門医療機関では，喉頭内視鏡検査に加え，発声時の音源である声帯の運動と粘膜波動の状態を観察するストロボスコピー，空気力学的エネルギーが音響エネルギーに変換される過程の発声動態の分析を行う空気力学的検査（最長発声持続時間，発声時平均呼気流率，声域検査，声の強さ測定など），さまざまな声の高さ，強さでの発声を呼気流率と同時に測定し関連性を評価するボイスプロファイル，音声波形の基本周期と振幅のゆらぎや調波成分と雑音成分のエネルギー比を求める音響分析，内喉頭筋の活動電位を経時的に記録する喉頭筋電図などが行われ，確実な診断と幅広い治療法の提示が可能である。

# 顔面神経麻痺
## Facial Nerve Paralysis

中川 尚志　九州大学大学院教授・耳鼻咽喉科学

**頻度** **ときどきみる**

**GL** 顔面神経麻痺診療ガイドライン 2023 年版

## 診断のポイント

**1** 顔面表情筋の動きの左右差を比較する。

**2** 指示に従えない乳幼児は啼泣時の閉眼，口角を観察する。

## 緊急対応の判断基準

　脳幹障害が原因の場合は緊急対応が必要なため，顔面の知覚，眼振の有無など他の脳神経症状の有無を確認し，症状があった場合は専門医に紹介する。

## 症候の診かた

**1** 顔面神経麻痺の程度：麻痺スコアである柳原法（40 点法），House-Brackmann 法，Sunnybrook 法を用いて評価する。

**2** 耳局所の視診：外耳道，鼓膜の皮膚病変，炎症所見の有無，鼓膜穿孔。

**3** 口腔・咽頭・喉頭の視診：粘膜疹，軟口蓋，舌，咽頭後壁，喉頭運動障害の有無。

## 検査所見とその読みかた

**1** ENoG（electroneurography）：「予後判定の基準」の項目で詳述する。

**2** 神経興奮性検査（NET：nerve excitability test）

　**1** 顔面神経を耳下部で経皮的に電気刺激し，目視で顔面表情筋が収縮する最小の電流量を左右で比較する方法。

　**2** 患側と健側の閾値の差が 3.5 mA 以内であれば，予後良好。3.5 mA 以上あるいは患側が scale out であれば，予後不良。

**3** ウイルス学的検査

　**1** 水痘・帯状疱疹ウイルスまたはヘルペスウイルス 1 型の再活性化の有無を測定。

　**2** 補体結合反応（CF：complement fixation test）の抗体価または酵素免疫測定法（EIA：enzyme immunoassay）の IgG 抗体価の変動を初診時と 2〜3 週間後で比較するペア血清で行う。

　・EIA で 2 倍以上の変動を有意とみなす。

　・EIA の IgM は陽性化しないことが多い。

　**3** 臨床的 Bell 麻痺の 10〜20％が水痘・帯状疱疹ウイルスを原因とした顔面神経麻痺で，Hunt 症候群と同様に予後不良である。

**4** CT・MRI 検査

　**1** Bell 麻痺，Hunt 症候群においてガドリニウム（Gd）造影 MRI で側頭骨内顔面神経が造影，増強する（図1）。

　**2** 側頭骨骨折による顔面神経麻痺では側頭骨高解像度 CT が必須で，骨折の部位や顔面神経管断裂の程度を評価する。

## 確定診断の決め手

**1** 急性発症の顔面神経麻痺。

**2** 難聴とめまいの有無。

**3** 他の脳神経症状の有無。

**4** Gd 造影 MRI 検査による顔面神経造影の増強，中枢病変のチェック。

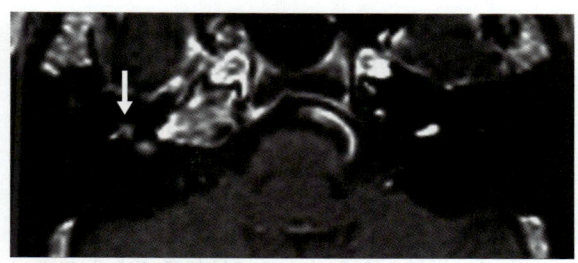

**図1** Gd 造影 MRI

図左側の顔面神経迷路部，膝部，水平部が造影，増強されている（⟹）。

**5** 水痘・帯状疱疹ウイルスまたはヘルペスウイルス 1 型のペア血清。

## 誤診しやすい疾患との鑑別ポイント

　顔面神経麻痺は症候名である。症候のみで最も頻度の高い Bell 麻痺と判断せずに原因疾患を鑑別する必要性をインフォームドコンセントに含め，可能であれば，初期治療を始めたうえで精査可能な医療機関に紹介する。

## 予後判定の基準

**1** ENoG

　**1** 予後判定のための検査。顔面表情筋の皮膚に皿電極を貼り，乳様突起直下で経皮的に顔面神経を刺激し，表情筋の複合筋活動電位（CMAP：compound muscle action potential）を計測する。

　**2** 波形が最大となる電流量を 10％増やした刺激を用いる。

　**3** ENoG 値（％）＝ 患側 CMAP（mV）／健側 CMAP（mV）×100

　**4** ENoG 値は患側の軸索変性に陥っていない神経線維の割合。

　・40％以上なら，麻痺は後遺症なく 1 か月以内に治癒する。

　・10％未満であれば半数は治癒せず，治癒しても 6 か月以上要し，後遺症が高率に生じる。

## 治療法ワンポイント・メモ

**1** 薬物療法

　**1** 発症早期は顔面神経の変性進行に対して，顔面神経の炎症や浮腫を軽減させるステロイドを用いる。

　・ステロイドは早期に投与するほど有効で，遅くとも浮腫が高度となる 7 日以内の開始が望ま

19

しい。
- 近年，中等例，重症例で全身投与の上乗せ効果として，また糖尿病などの合併症を伴っている症例の代替治療として，ステロイド鼓室内注入療法が注目されている。
❷ Bell 麻痺，Hunt 症候群に対しては抗ヘルペス薬の投与が必要である。
- すでに増殖したウイルスには無効であるので，遅くとも発症 3 日以内の投与開始が必須である。
- 発症 2 週間以内の早期治療が重要で，慢性期に対する効果は軽微にとどまる。

**2** 顔面神経減荷術
❶ Bell 麻痺，Hunt 症候群，外傷性麻痺で，高度麻痺患者のうち，保存的治療の成績不良例か，成績不良が予測される症例に行う。
❷ 柳原法（40 点法）で 10 点以下，ENoG 値で 10% 以下が適応となる。
❸ 発症後 1 か月以上経過した晩期手術では有効性に限界がある。

**3** リハビリテーション治療
❶ 重症例においては，発症 3～4 か月経過し，神経再生が起こり，徐々に随意運動が改善していく。同時に顔面表情筋の拘縮が生じ，こわばりと痛みを自覚する。
❷ 筋力強化運動を行うと，患側の顔面表情筋が一塊となって動く病的共同運動が起こり，筋の拘縮とともに安静時でも眼裂狭小化，鼻唇溝深化，頬筋膨隆，口角外転挙上が固定する。
❸ リハビリテーションの目的は随意運動の改善でなく，病的共同運動と顔面拘縮の 2 つの後遺症を予防・軽減することである。

## 専門医へのコンサルト

**1** 前述したように顔面神経麻痺は症候名であるため，原因疾患の鑑別のために耳鼻咽喉科医へ紹介する。
**2** 病的共同運動や表情筋の拘縮など後遺障害が生じている陳旧例は，形成外科医や顔面神経麻痺リハビリテーションが可能な医療機関へ紹介する。

# 気道・食道異物
Foreign Bodies in the Airway and Esophagus

齋藤 康一郎　杏林大学教授・耳鼻咽喉科学

頻度 **ときどきみる**
GL 気道食道異物摘出マニュアル（2015）

## 診断のポイント

**1** 10 歳以下と 60 歳以上の 2 峰性である。
**2** 症状や所見，エピソードから異物を疑って診療を行う（まず疑わないと，診断の遅れや誤診につながる）。
**3** 慎重な問診を行う。小児や認知症患者の場合，周囲の者からも聴取する。
**4** 画像診断に頼りすぎない。
**5** 救急要請されるような気道異物は，餅などの食物が多い。
**6** 食道異物は，小児の場合には医薬品，玩具，金属製品，プラスチック類などが多く，高齢者では義歯（図 1）や PTP（press through package）が多い。

## 症候の診かた

**1** 急激な呼吸困難感を伴う咳き込みは，penetration syndrome とも称され，気道異物を強く疑う所見である。
**2** 遷延・反復する呼吸器症状に遭遇した場合には，気道異物の存在を疑う。
**3** 急にミルクを飲まなくなった乳児や，よだれを垂らす乳幼児では食道異物を疑う。
**4** 咽喉頭異常感を放置して嚥下時痛・体重減少が生じた高齢者，摂食困難や肺炎症状を認めるまで病院を受診しない認知症患者など，自覚的な訴えが乏しい患者は食道異物を疑う。

## 検査所見とその読みかた

　本項では，気道異物として，鼻腔異物は含めず，口から入る異物について記す。
**1** 呼吸の異常や発熱など，バイタルサインを確認し，必要に応じて酸素の投与を行う。
**2** 頻繁に遭遇する魚骨異物の場合，介在部位のほとんどが口蓋扁桃や舌根部であることを念頭に，口腔咽頭所見の診察と咽喉頭の内視鏡検査を行う。患者の訴えで，疼痛や違和感の部位がはっきりしていれば，異物特定の重要な参考となる。唾液の貯留が多い場合など，吸引処置や患者に少量の水を飲ませる

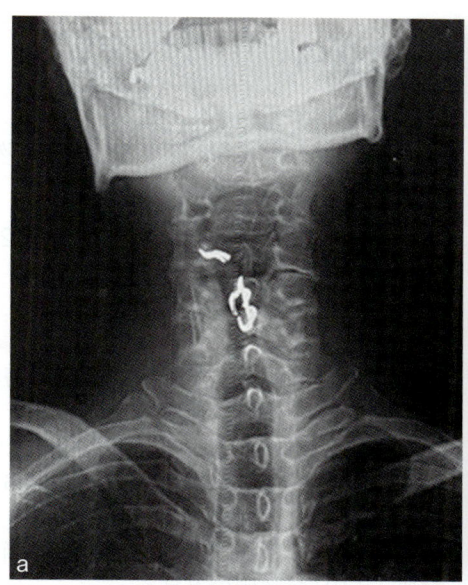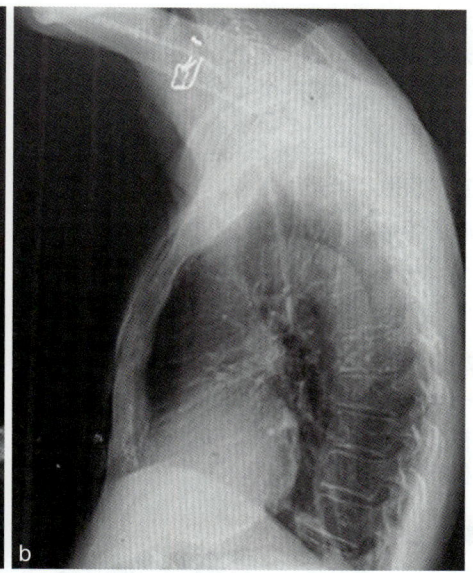

**図1** 気道（喉頭）の義歯異物

正面（a）と側面（b）の単純X線写真を示す。

などの処置により，良好な視野での観察に努める。

❸ 画像検査としては，単純X線検査が基本となる。
　❶ 胸部の正面像と併せ，特に食道異物も疑われる場合には，側面像も撮影する。
　❷ 金属や磁石はX線非透過性，食塊，医薬品，プラスチック，ガラス，木片や紙はX線透過性である。なお，魚骨の半数程度もX線透過性で甲状軟骨や披裂軟骨の石灰化と鑑別が困難である。
　❸ 異物によるチェックバルブ機構が働いている場合，患側末梢肺の透過性亢進・気腫性変化・血管陰影の減弱を認め，気管支の完全閉塞の場合には無気肺を認める。
　❹ 最大吸気と呼気時に撮影し，縦隔陰影が吸気時（患側）と呼気時（健側）に移動する場合，異物の介在による患側の換気不良によるHolzknecht徴候を疑う。横隔膜高の変化の左右差も参考になる。
　❺ 食道異物の介在部位としては，食道入口部（第1狭窄部），大動脈交差部（第2狭窄部），横隔膜貫通部（第3狭窄部）の順に多い。
　❻ 頸椎前縁と気管膜様部の距離が15mm以上ある場合には，頸部食道粘膜の腫脹や異物の存在を疑う。

❹ 異物が疑われるものの，単純X線検査で診断がつかない場合や，合併症の判断が必要な場合にCT検査を行う。
　❶ CT画像は，できるだけスライス圧を薄く撮影

し，部分体積効果（partial volume effect）の影響を少なくする。多列CT（MDCT）での撮像が望ましい。
　❷ 関心領域の中央を示すwindow level（WL）と，色分けの範囲を示すwindow width（WW）を連続的に変化させて確認する。

❺ MRI検査は，撮影に要する時間，小児で必要とされる十分な鎮静という観点から，緊急の診断にはあまり用いられない。ただし遷延例では利用価値があるとされる。なお，金属異物の可能性がある場合は適応とならない。

❻ 前医での画像で異物が確認されている場合にも，再度画像検査を行い，異物の移動の有無を確認する。

❼ 異物は1つとは限らない。

❽ 画像診断で判然としない場合でも，異物が疑わしければ，画像を頼り過ぎず，気管支鏡や上部消化管内視鏡による検査をためらうべきではない。

### 確定診断の決め手

❶ 内視鏡などにより確実に視認することにより確定診断となる。

❷ 画像検査で，義歯やコインなどがはっきりと描出された場合も確定診断となるが，摘出時までに移動する可能性があり，十分な注意が必要である。

❸ 前述した，気道異物における胸部X線検査でのHolzknecht徴候のほかに，CTではPTPの誤飲にお

いて中心に錠剤，その周囲に空気像およびシートを認める所見が知られている。また，MRIではピーナッツなどの有機物がT1強調画像で高信号域として描出されることが広く知られている。

## 誤診しやすい疾患との鑑別ポイント

❶遷延する呼吸器症状では，気道異物を疑う。
❷乳幼児あるいは認知症患者の食事摂取量が急に低下した場合，食道異物の存在を疑う。

## 確定診断がつかないとき試みること

画像診断で診断がつかなくとも，疑わしい場合には，直接の視認を目指し，気管支鏡や上部消化管内視鏡による検査を行う。

## 合併症・続発症の診断

❶気腫や膿瘍といった合併症・続発症の診断には，CTが有用である。
❷気道異物において異物摘出後も症状が遷延する場合，複数あった異物の一部の残存，あるいは摘出時に破損して残存した異物の影響も念頭におく。
❸食道異物の場合には，摘出前，あるいは摘出時の異物による食道壁の損傷・穿破の可能性を考え，摘出後数日は入院・禁食として様子をみたうえで，炎症症状が遷延あるいは増悪するような場合，合併症を疑って画像検査などを行う必要がある。
❹異物により頸部に気腫を併発している場合，バッグ換気を行うと理論的には症状が増悪するため，注意を要する。

## 専門医へのコンサルト

❶気道にせよ，食道にせよ，現在は咽喉頭を越えて異物が存在する場合に，耳鼻咽喉科医が直達鏡で摘出する機会はまれである。気道であれば呼吸器内科医・外科医が軟性あるいは硬性気管支鏡下に，そして食道であれば消化器内科医・外科医により軟性内視鏡を用いて摘出されることがほとんどである。無理せずそれぞれの専門家にコンサルトするのが適切である。
❷なお，食道異物が胃に落ちたような場合でも，消化管壁を損傷する可能性のあるもの（有鉤義歯，針，PTP，爪楊枝，ガラス片など），腸閉塞をきたす可能性があるもの（胃石，ビニール袋など），そして毒性のある内容物を含有するもの（乾電池，ボタン電池など）は緊急摘出術の対応であり，すみやかに消化器の専門家にコンサルトする必要がある。

# 上咽頭癌
## Nasopharyngeal Cancer

吉崎 智一　金沢大学教授・耳鼻咽喉科・頭頸部外科学

**頻度** あまりみない
**GL** 頭頸部癌診療ガイドライン2022年版（第4版）

## 診断のポイント

❶鼻咽腔ファイバースコープによる腫瘍の確認。
❷分化度に応じた病理診断：約9割を占めるEpstein-Barr ウイルス（EBV）関連癌では低分化から未分化（WHO ⅡおよびⅢ型）であるが，EBV非関連上咽頭癌では高分化（WHO Ⅰ型）を呈する。
❸CT，MRI，FDG-PETによる画像診断。
❹血清EBV抗体価の上昇。

## 緊急対応の判断基準

通常は診断前に生命に直結する緊急対応が必要となることはない。

## 症候の診かた

図1のような症候が認められる。
❶頸部腫瘤：頸部リンパ節転移は初診時70%以上に認められる最も頻度が高い症候。上頸部から下頸部へと進展する。
❷難聴：耳管の閉塞による滲出性中耳炎。
❸脳神経麻痺：外転神経麻痺で発症する複視。
❹頭痛：目の奥の痛みや耳の奥の痛みとして診断がつかず，対症療法を受けている場合がある。

## 検査所見とその読みかた

❶病理検査：上咽頭癌の多くを占めるEBV関連癌では分化度の低い癌であるが，その場合，通常リンパ上皮腫といわれる高度のリンパ球浸潤を伴う。EBVのRNAであるEBERs（Epstein-Barr virus-encoded small RNAs）の検出は非常に診断価値が高い。一方，EBV非関連癌では通常EBERs発現は認められず，リンパ球浸潤も軽度である。
❷画像検査：CTによる頭蓋底浸潤の評価，MRIによる頭蓋内や副咽頭間隙浸潤の評価，FDG-PETによる頸部リンパ節および遠隔臓器転移の評価は，確定診断とともに病期分類において必須である。特にEBV関連癌は高転移性であり，FDG-PETによる検索は重要である。

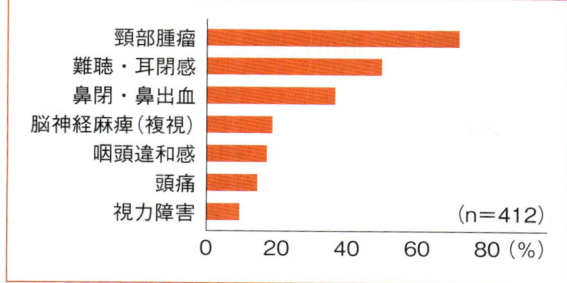

**図1** 初診時の症状

〔Takeshita H, et al: Epidemiological research into nasopharyngeal carcinoma in the Chubu region of Japan. Auris Nasus Larynx 26 (3): 277-286, 1990 より改変〕

## 確定診断の決め手

1 病理診断

2 画像診断

3 血清診断

4 以上のすべてが揃えば確実であるが血清学的検索は実施していない施設も多く，補助診断的な立ち位置である。

5 通常は原発部位の生検組織で診断がつくが，原発不明頸部転移癌として受診や紹介をされることがある。

6 上咽頭に生検を施行すべき腫瘍組織が見当たらない場合には，頸部リンパ節の生検（開放生検でなく針生検）も考慮する。

## 誤診しやすい疾患との鑑別ポイント

1 悪性リンパ腫

❶ 病理組織における EBERs 発現と B リンパ球や T リンパ球マーカーが発現していないことから鑑別される。

❷ 上皮系腫瘍マーカー（CYFRA，SCC）の上昇。

2 アデノイド増殖症が成人で認められた場合，何度も繰り返して生検を施行されることがある。

## 確定診断がつかないとき試みること

1 頸部リンパ節針生検，特に EBERs 発現のチェック。

2 上咽頭深部組織の採取と EBV 検索（生検組織における EBERs の検索）。

3 血清ウイルス抗体価および血中 EBV-DNA 定量。

## 合併症・続発症の診断

1 脳神経麻痺の進行：海綿静脈洞浸潤の拡大による眼球運動障害と副咽頭間隙浸潤による下位脳神経障害。

2 頭痛：頭蓋底浸潤による。

3 遠隔転移：EBV 関連上咽頭癌は高転移性である。

## 予後判定の基準

1 病期分類において進行するほど予後はよくないが，特に頭蓋内浸潤，遠隔転移症例は根治が困難。

2 ガイドラインでは PS 不良例では身体への負荷が高い治療を推奨されない。そのため，予後はよくない。

## 経過観察のための検査・処置

1 初回治療終了後 1 年は毎月原発部位と頸部の診察，3〜6 か月後に CT・MRI 撮影，1 年後に FDG-PET 撮影。

2 EBV 抗体価は再発の指標としての診断価値は低い。

## 治療法ワンポイント・メモ

1 放射線治療のモダリティとしては強度変調放射線治療（IMRT）が推奨される。

2 大半を占める EBV 関連上咽頭癌は高転移性であるが化学放射線感受性が高く，化学療法のウエイトが大きくなる。EBV 非関連上咽頭癌では，通常の頭頸部癌に準じて局所の制御にウエイトをおいた治療も適応となる。

## さらに知っておくと役立つこと

　ゲムシタビンはわが国では保険適用外であるが，NCCN のガイドラインにおける推奨度は EBV 関連上咽頭癌に対してカテゴリー 1，EBV 非関連上咽頭癌ではカテゴリー 2A である。

## 専門医へのコンサルト

　2 cm を超える上頸部腫瘤，および成人で特に誘因なく発症し 1 か月以上継続する滲出性中耳炎では本疾患を疑い，頭頸部癌専門医にコンサルトすることが望ましい。

# 中咽頭癌
## Oropharyngeal Cancer

**本間 明宏** 北海道大学大学院教授・耳鼻咽喉科・頭頸部外科学

**頻度** ときどきみる
**GL** 頭頸部癌診療ガイドライン 2022 年版（第 4 版）

## 診断のポイント

❶飲酒・喫煙歴。
❷ヒトパピローマウイルス（HPV）への感染。
❸飲み込むときの違和感，咽頭痛。
❹頸部リンパ節腫脹。
❺ほかの頭頸部癌の既往。

## 症候の診かた

初期のうちは自覚症状がないか，あっても軽微であることが多く，進行癌であっても症状は軽いことが多く，視診でも意外と発見しにくい。頸部リンパ節腫脹が唯一の症状で，原発巣は小さく症状もないことも多い。中咽頭癌の可能性を念頭に丁寧に問診・診察するよう心掛けたい。

❶咽頭の症状：飲み込むときの違和感，おさまらない咽頭痛，喉からの出血，口を大きく開けにくい，舌を動かしにくい，耳の痛み，口の奥・喉・首にできるしこり，声の変化があげられる。
❷頸部リンパ節腫脹：腫脹のみで，痛みや発熱を伴うことはまれである。上内深頸リンパ節（耳介のやや下にあたる）が腫脹することが多い。

## 検査所見とその読みかた

❶視診・触診（図 1）：口蓋扁桃，軟口蓋，あるいは，その周囲の腫瘤，表面不整な所見は中咽頭癌を疑うべき所見である。表面には異常を認めない場合もあり，左右を比較し，腫脹しているかどうかを判断する。扁桃，舌根は正常でも凹凸があり診断が難しいが，わずかな所見も見逃さないようにしたい。また，中咽頭は触診が可能である。左右を比べて硬い場合は癌を疑う。
❷内視鏡検査：内視鏡は肉眼では見えないような微細な所見を捉えることができ有用である。経口で内視鏡を挿入する場合は，口蓋扁桃，軟口蓋，咽頭後壁の観察がしやすい。一方，舌根は鼻腔から内視鏡を挿入したほうが観察しやすい。舌を前に出すことにより舌根が伸びて見やすくなる。

❸画像検査（図 2）：CT，MRI が行われるが，MRI のほうが軟部組織の描出に優れ，口腔金属のアーチファクトの影響が少ない。また，中咽頭の病変の有無を評価するには水平断のみではなく，冠状断，矢状断も必須である。PET-CT は有用であるが，口蓋扁桃，舌根は正常でも FDG が集積することに注意が必要である。初期の場合は，CT，MRI でも異常所見なく，唯一の所見が PET-CT での FDG の集積のごくわずかな左右差であることもまれではない。

## 確定診断の決め手

❶咽頭の症状：咽頭痛，喉の違和感は炎症であれば数日で軽快することが多く，長く続く場合は癌を疑い精査を勧める。
❷視診（内視鏡検査）：肉眼的に表面不整な病変，潰瘍性病変は癌を強く疑う。また，内視鏡の狭帯域光観察（NBI：narrow band imaging）は，肉眼ではとらえにくい微小な病変を発見するのに非常に有効で，異常な毛細血管パターンのみで癌をほぼ診断できる場合もある。
❸画像検査：中咽頭の画像診断は難しいが，左右差を比較することが重要である。
❹生検：最終的には生検による。組織型はほとんどが扁平上皮癌である。中咽頭癌は HPV 関連中咽頭癌と非 HPV 関連中咽頭癌とは別の疾患として分類されるため，鑑別のためにサロゲート（代用）マーカーとして p16 の免疫組織化学染色が必要である。p16 陽性の場合は HPV 関連と判定してよい。病理の依頼書には，扁平上皮癌の場合は p16 の免疫組織化学染色を追加して行うよう依頼する。

## 誤診しやすい疾患との鑑別ポイント

❶慢性扁桃炎：両側であることが多い。
❷悪性リンパ腫：鑑別は難しい，生検で鑑別。
❸側頸嚢胞，結核性リンパ節炎：中咽頭癌のリンパ節転移は嚢胞性であることが多く，しかも若年者にも発症する。そのため，側頸嚢胞，結核性リンパ節炎の可能性が高いと考えられる場合も，中咽頭癌のリンパ節転移を常に念頭において検査・治療を進めたい。

## 確定診断がつかないとき試みること

❶画像検査：中咽頭は解剖学的構造上，画像診断が難しい。わずかな所見，左右差も見逃さないことが大切である。
❷生検：生検の際には病変から確実に採取する。粘

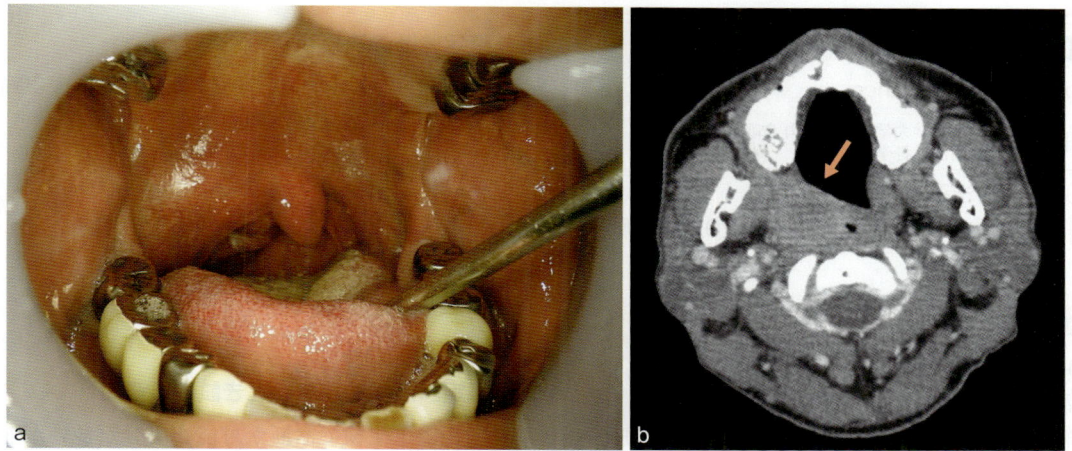

**図1** 中咽頭癌の咽頭所見

a：右扁桃に表面が不整な腫瘍があり，その外側，上方の粘膜が腫脹している。
b：同症例の CT。右咽頭が腫脹している（→）。

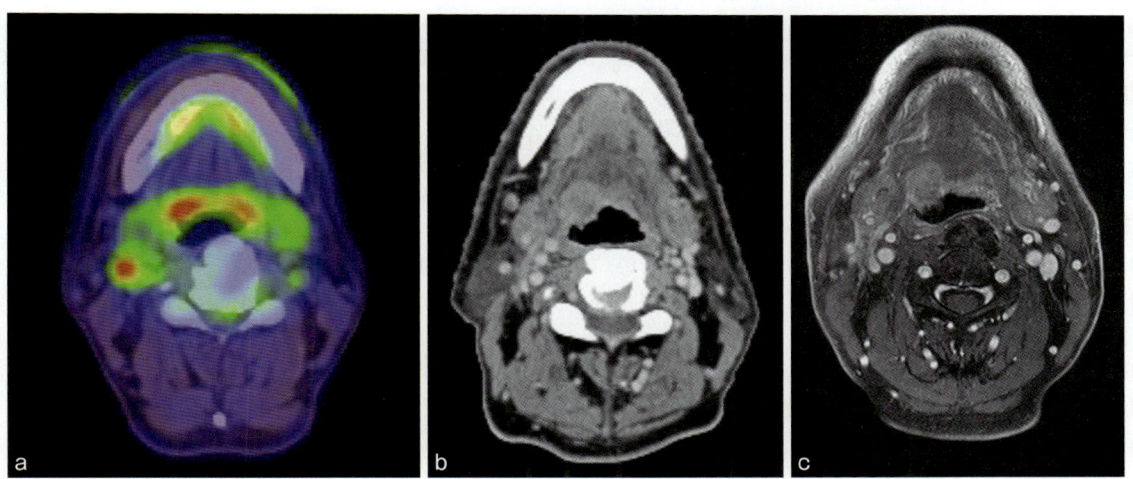

**図2** 中咽頭癌の画像

a：PET-CT。わずかに右に比べ左に FDG の強い集積があり，右頸部リンパ節にも集積がある。
b，c：5 か月後の造影 CT（b），造影 MRI（c）。右舌根に造影される病変があり同部からの生検で中咽頭癌と診断された。

膜表面は正常で深部に腫瘍がある場合は粘膜を切開
して深部から生検を行う。十分に視診と画像検査で
確認し，適切な位置から生検を行う。

# 下咽頭癌
### Hypopharyngeal Cancer

**小川 武則** 岐阜大学大学院教授・耳鼻咽喉科・頭頸部外科学

**頻度** ときどきみる
**GL** 頭頸部癌診療ガイドライン 2022 年版 第 4 版

## 診断のポイント

**1** 60～70 歳台の男性。
**2** 飲酒歴，喫煙歴。
**3** 持続するのどの違和感，進行例では嚥下時痛，嚥下困難，嗄声，呼吸困難，頸部腫瘍。
**4** 重複癌(頭頸部癌，食道癌など)が高頻度。

## 緊急対応の判断基準

**1** 進行例では気道狭窄をきたすため，緊急気道確保(気管切開など)が必要であり，高次医療機関へ搬送する。
**2** 嚥下障害例においては，本疾患を念頭においた内視鏡検査，画像検査を施行するとともに，誤嚥性肺炎も考慮した適切な栄養管理を行う。

## 症候の診かた

**1** 早期には喉の違和感など特徴的な症状に乏しい。
**2** 進行すると，嚥下時痛，放散痛(耳痛)，嗄声，嚥下障害，呼吸困難などを呈する。
**3** 約 20％の初発症状が頸部リンパ節腫脹である。
**4** 上部消化管内視鏡検査にて，偶然発見される早期癌もある。

## 検査所見とその読みかた

**1** 内視鏡検査：病気の進展範囲，早期癌診断には内視鏡検査が必須である。狭帯域光観察(NBI：narrow band imaging)，自家蛍光観察(AFI：autofluorescence imaging)などの特殊光観察が有用である。確定診断には病理組織学的検査を行う。
**2** 画像検査：全症例の約半数に頸部リンパ節転移を伴う。局所の進展としての甲状軟骨，頸部リンパ節転移の評価は造影 CT で行う。咽頭後リンパ節，椎前筋浸潤，頸動脈浸潤などの評価は適宜造影 MRI を用いる。遠隔転移は，造影 CT，FDG-PET などで評価する。

## 確定診断の決め手

**1** 確定診断は病理組織診断による。扁平上皮癌が多いものの腺癌系腫瘍，肉腫なども発生する。
**2** TNM 分類は，上記画像診断で行う。

## 誤診しやすい疾患との鑑別ポイント

**1** 血管腫(⇨ 1534 頁)：粘膜下の暗赤色腫瘍。
**2** 乳頭腫：時に多発する外向性腫瘍。
**3** 神経原性腫瘍：表面平滑な粘膜下腫瘍。

## 確定診断がつかないとき試みること

内視鏡下生検で診断が可能な場合が多いが咽頭反射が強い症例などにおいては，全身麻酔下に下咽頭腫瘍生検(直達鏡下，内視鏡下)を行う。

## 合併症・続発症の診断

重複癌が多く，食道癌，頭頸部癌，胃癌，肺癌の順に発生が多い。喫煙歴，飲酒歴がある症例においては，上部消化管内視鏡検査，胸腹部 CT，FDG-PET などで精査を行う。

## 予後判定の基準

下咽頭癌全ステージの 5 年生存率は，58.6％と報告されている(頭頸部悪性腫瘍全国登録 2015 年予後調査)。進行癌の予後は悪く，初診時に N 病期が進んでいるほうが予後が悪い。

## 経過観察のための検査・処置

初回治療後に遠隔転移単独再発をきたすことも多いことから，定期的に画像検査で経過観察を行う。

## 治療法ワンポイント・メモ

**1** T 病期早期癌においては，喉頭機能温存治療が適応になり，手術としては経口的切除術(図 1)または喉頭温存下咽頭部分切除術，非手術治療としては放射線治療が適応となる。ステージ 3 以上の非手術治療としては，シスプラチン同時併用化学放射線治療が標準治療となる。T3 以上の局所進行癌においては，下咽頭喉頭全摘術を検討する。その場合，遊離空腸などの再建術が必要となる。頸部リンパ節転移症例においては，頸部郭清術を併施する。初回遠隔転移・再発症例で，根治切除不能であれば，化学療法，分子標的薬，免疫チェックポイント阻害薬による全身療法を行う。
**2** 切除不能再発癌に対して頭頸部アルミノックス治

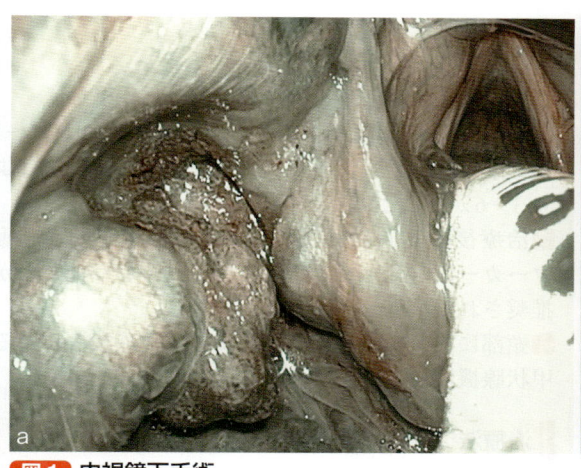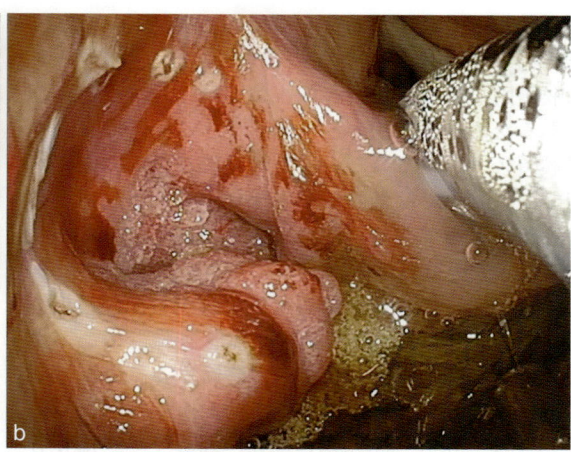

**図1 内視鏡下手術**

NBI，ルゴール染色を参考に内視鏡下手術を行った。a：NBI 画像，b：切除範囲。

療が保険適用となった。

## さらに知っておくと役立つこと

　喉頭摘出を行った場合には，身体障害者 3 級，喉頭温存治療において嚥下機能が高度低下，喪失した場合には，経管栄養状態に応じ身体障害者 4 級または 3 級となる。

## 専門医へのコンサルト

　喉の違和感が持続する場合においては，専門医にコンサルトする。呼吸困難例においては，緊急気道確保を念頭に対応する。

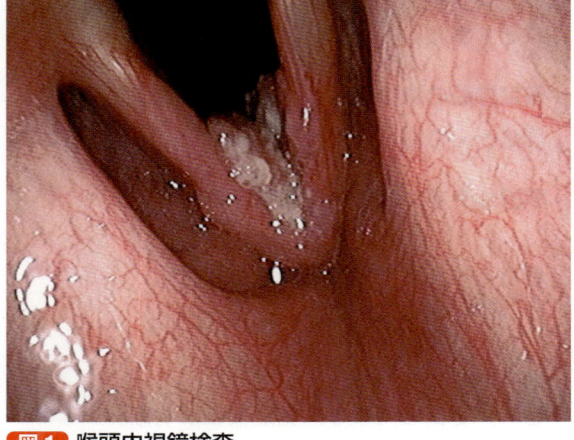

**図1 喉頭内視鏡検査**

# 喉頭癌

Laryngeal Cancer

塚原 清彰　東京医科大学主任教授・耳鼻咽喉科・頭頸部外科学分野

**頻度** **ときどきみる**（人口 10 万対約 4 人）

**GL** 頭頸部癌診療ガイドライン 2022 年版（第 4 版）

## 診断のポイント

①喉頭内視鏡所見（図 1）。
②悪化してくる嗄声。
③喫煙・飲酒歴。
④ 60 歳以上。
⑤男性。

## 症候の診かた

①嗄声：初期では，徐々に悪化してくる粗造性嗄声を認める。病状の進行に伴い，声帯の運動制限を伴ってくるため，気息性嗄声となり，咳嗽や誤嚥も出現する。
②亜部位：発生頻度の多い順に声門，声門上部，声門下部に分かれる。声門が 70％で，早い段階で嗄声が出現するため，早期発見が多い。声門上部は 25％で，自覚症状が出にくく，リンパ節転移も伴いやすいため，声門型に比べて予後不良である。声門下部は 5％と頻度は少ないが，早期の間はほぼ無症状である。

## 検査所見とその読みかた

❶喉頭内視鏡検査：経鼻内視鏡で腫瘍性病変を確認できるため，比較的容易に診断できる。

❷喉頭ストロボスコピー：声帯粘膜波動の確認が可能である。癌では粘膜波動が悪いため，特に声門癌の診断に有用である。

❸CT 検査：原発巣の進行度に加え，頸部リンパ節転移や肺転移の有無を確認する。傍声帯間隙に浸潤する声門癌は T3 となる。喉頭は管腔臓器であるため，Ⅰ期などの小病変を CT で診断することは困難である。

❹PET-CT 検査：原発巣に加え，頸部リンパ節転移や肺転移の有無を確認する。

❺上部消化管内視鏡検査：喫煙・飲酒歴といった危険因子が共通であるため，食道癌の重複が多い。また，健康診断などで上部消化管内視鏡検査を行った際に，無自覚であった喉頭癌が指摘され，発見されることもある。

## 確定診断の決め手

腫瘍からの生検。大部分が扁平上皮癌。

## 誤診しやすい疾患との鑑別ポイント

❶喉頭肉芽腫
　❶声門後部にできる。
　❷挿管の既往。
❷声帯ポリープ
　❶表面平滑な腫瘤。
　❷大声を出したなど，発症機転が明確。

## 確定診断がつかないとき試みること

❶咽喉頭反射の強い症例などでは全身麻酔下での生検を検討する。

❷頸部リンパ節転移を疑う症例では，頸部リンパ節からの穿刺細胞診検査を検討する。

## 予後判定の基準

❶日本人における喉頭癌の 5 年相対生存率は 71%である。

❷病期分類が進むにつれ，予後は悪くなる。Ⅰ・Ⅱ期が早期癌，Ⅲ・Ⅳ期が進行癌である。

❸T1・2 であっても，頸部リンパ節転移を認めた場合，Ⅲ期以上となる。

❹Ⅳ期はⅣA 期，ⅣB 期，ⅣC 期に細分化され，遠隔転移を認めた場合はⅣC 期となる。

## 経過観察のための検査・処置

❶再発は治療後 3 年以内に生じることが多い。

❷治療後は造影頸胸部 CT などによる，3 か月〜1年ごとの経過観察が有用である。また，内視鏡により 3〜6ヵ月ごとに吸遮を確認する。

❸治療後の経過観察において，血液検査での腫瘍マーカー測定にエビデンスはなく，行わないことが推奨される。

❹頸部に放射線治療を行った場合，血液検査による甲状腺機能検査が推奨される。

## 治療法ワンポイント・メモ

❶放射線単独治療：主にⅠ・Ⅱ期が適応。声門癌のⅠ・Ⅱ期では喉頭周囲に限局した照射範囲となる。

❷化学放射線療法：主にⅢ・Ⅳ期が適応。併用薬剤は白金製剤であるシスプラチンが標準的である。

❸喉頭部分切除術：レーザーなどによる経口腔的切除術と，外切開による垂直部分切除術，水平部分切除がある。レーザーなどによる経口腔的切除術は Tis（上皮内癌），T1a，放射線治療後の小再発病変などが主な適応である。欠損範囲により，術後は気息性や粗造性の嗄声を呈する。

❹喉頭全摘出術：主にⅢ・Ⅳ期が適応。また，化学放射線療法後の再発症例にも行われる。甲状軟骨を越えて喉頭蓋へ浸潤する T4a 症例に対しては喉頭全摘出術が標準的であり，化学放射線療法は手術拒否例に対しての選択肢となる。術後は音声機能が廃絶し，呼吸は造設された永久気管孔で行う。経口摂食可能である。

❺薬物療法：主に，遠隔転移を含めた切除不能な再発転移症例に対して検討される。免疫チェックポイント阻害薬や，白金製剤，タキサン系薬剤，フッ化ピリミジン系薬剤，抗 EGFR 抗体が用いられる。導入化学療法として行われることもある。

## さらに知っておくと役立つこと

❶陽子線治療や重粒子線治療は喉頭扁平上皮癌への保険適用はない。

❷頭頸部アルミノックス治療法は切除不能な再発転移頭頸部癌に保険適用であるが，照射機器の問題で，喉頭癌の原発再発に対する適応は限局的である。

❸化学放射線療法後の長期フォローアップ結果で，癌に起因しない死亡症例が相当数認められた。残存喉頭機能の低下に起因する誤嚥などの関与が推測されている。

④喉頭全摘出術後の代用音声として，電気喉頭，食道発声，気管食道シャント法がある。

⑤喉頭全摘出術後は身体障害者3級に該当する。

### 専門医へのコンサルト

高齢喫煙者での長引く嗄声，頸部リンパ節腫脹を伴う嗄声では専門家へのコンサルトを行う必要がある。

# 口腔癌
## Oral Cancer

**安藤 瑞生** 岡山大学大学院教授・耳鼻咽喉・頭頸部外科

**[頻度] ときどきみる**

**[GL]** 頭頸部癌診療ガイドライン2022年版（第4版）

### 診断のポイント

❶舌癌が約半数を占め，歯肉癌，口腔底癌，頬粘膜癌と続く。

❷男女比はおよそ3：2で，20〜30歳台の若年者もまれではない。

❸2週経っても治癒しない同一部位の「口内炎」は悪性の可能性がある。

❹リスク因子：喫煙，飲酒，口腔衛生不良，歯牙や不適合義歯による慢性的刺激。

❺前癌病変：白板症，紅斑症。

### 症候の診かた

❶疼痛：初期からしみるような痛みを自覚するが，自覚症状としてはアフタ性口内炎と区別され難い。進行すると耳への放散痛も生じる。

❷びらん，潰瘍：典型的な舌扁平上皮癌は，舌縁部あるいは舌下面の粘膜不整からびらん，潰瘍へと進行する（図1）。ただし，小唾液腺由来の腺癌では口蓋や口腔底の粘膜下に主病巣があり，視認しにくいことも多いため，触診や画像診断が重要である。

❸頸部リンパ節腫脹：口腔には豊富なリンパ流が存在するため，顎下部や側頸部のリンパ節転移をきたしやすい。転移リンパ節の疼痛は強くない。

❹開口障害：咀嚼筋への浸潤を疑う所見である（図2）。開口障害を伴うほどの進行期には嚥下障害も高度で，唾液の嚥下さえも不良なことが多い。

❺舌下神経麻痺：舌筋層あるいは口腔底深部への浸

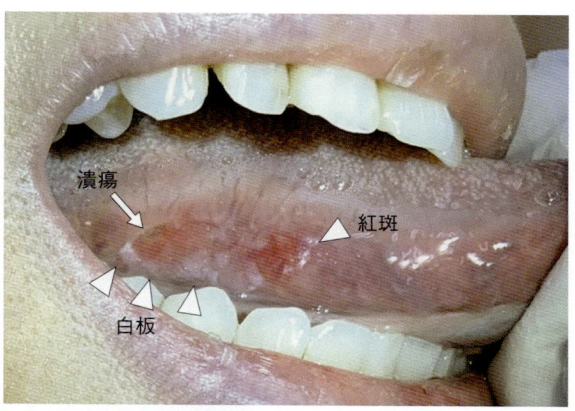

**図1 舌右縁の早期舌癌**
浅い潰瘍の周囲に紅斑と白板を伴っている。

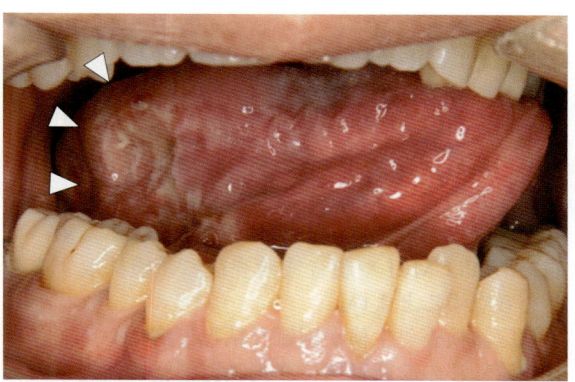

**図2 舌右縁の進行期舌癌**
深い潰瘍と深部硬結を伴い，開口障害も認める。

潤を疑う所見である。挺舌時に舌が患側に偏位する。

### 検査所見とその読みかた

❶単純・造影CT：骨浸潤や頸部リンパ節転移の評価に優れる。口腔内は補綴物のアーチファクトにより評価困難なことも多い。

❷単純・造影MRI：軟部組織の深部浸潤や骨髄浸潤の評価に優れる。水平断，冠状断，矢状断すべてを評価する（図3）。

❸超音波検査：頸部リンパ節転移の評価に優れる。口腔内プローブを用いることにより，原発巣の深部浸潤評価にも有用である。

❹上部消化管内視鏡検査：頭頸部癌は食道・胃を始めとする上部消化管に重複癌を認めることが多いため，スクリーニング検査が推奨される。

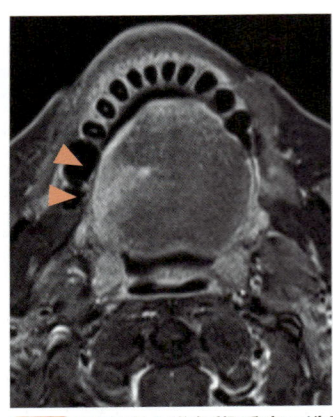
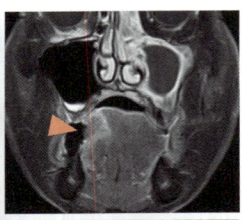
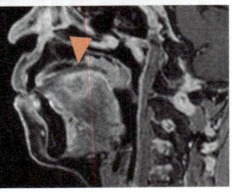

**図3** 舌右縁の進行期舌癌の造影 MRI 像

**5** PET：数％に遠隔転移が認められるため，PET や胸腹部 CT による評価も必要である。

## 確定診断の決め手

**1** 生検組織検査：口腔癌の多くは肉眼的に疑われ，組織採取のアプローチも容易である。しかし，深部浸潤評価におけるアーチファクトを避けるため，可能であれば MRI や超音波検査後に組織採取することを考慮するとよい。

**2** 細胞診検査：生検が困難な粘膜下病巣や，頸部リンパ節転移の診断目的に穿刺吸引細胞診検査を実施する。

## 誤診しやすい疾患との鑑別ポイント

**1** アフタ性口内炎
　❶疼痛は強いが，病変の厚みは触知できない。
　❷ステロイド含有軟膏によりすみやかに改善。
**2** 口腔カンジダ症
　❶白板症と異なる点は，カンジダ症の白苔は擦過により容易に剥離する。
　❷抗真菌薬外用により改善。
**3** 口腔扁平苔癬
　❶角化病変と発赤や潰瘍を伴い，扁平上皮癌に類似。
　❷歯科用金属アレルギーが原因となりうる。
　❸含嗽やステロイド含有軟膏により改善。
**4** 良性疾患（多形腺腫，線維腫，貯留嚢胞など）
　❶粘膜下腫瘤や嚢胞として触知され，小唾液腺由来の腺癌との鑑別が重要。
　❷画像診断では悪性を否定できず，穿刺吸引細胞診あるいは生検組織検査が必要。

**5** 正常構造
　❶有郭乳頭，葉状乳頭：左右対称な規則的配列。
　❷骨増生疾患（口蓋隆起，下顎隆起，歯槽隆起）：無痛性で粘膜直下に骨組織を触れる。

## 確定診断がつかないとき試みること

**1** 2 週間程度の無治療経過観察，あるいはステロイド含有軟膏治療への反応をみる（ただし白板症は 10 年以上の経過で癌化することがあるため，長期経過観察が必要）。

**2** 小病変であれば，診断を兼ねた全切除（切除生検）を行ってもよい。

**3** 難治性口腔咽頭潰瘍の原因として考えられる感染症（ウイルス性，梅毒，結核など），薬剤性，鼻性NK/T細胞リンパ腫，自己免疫疾患・膠原病（Behçet病，炎症性腸疾患，尋常性天疱瘡，ANCA 関連血管炎など）の精査を行う。

## 予後判定の基準

**1** 腫瘍の深達度（DOI：depth of invasion）。

**2** 頸部リンパ節転移：特に節外浸潤陽性の転移リンパ節は予後不良因子。

## 経過観察のための検査・処置

**1** 初回治療時には明らかでなかったリンパ節転移が月から年の単位で顕在化することがあるため，造影CT や超音波検査による頸部リンパ節の評価が重要。

**2** 異時性重複癌を生じやすいため，治療部位の経過観察だけでなく，口腔・咽頭全域の診察を欠かしてはならない。

## 治療法ワンポイント・メモ

**1** すべての進行度において，手術が標準的な治療である。進行期では遊離皮弁による再建が併施される。化学療法および放射線治療は補助治療として用いる。

**2** 早期では組織内照射（小線源治療）も選択されるが，実施可能な施設は限られてきている。

**3** 口腔ケアや抜歯，補綴・咬合治療，顎骨再建などにおいて，歯科・口腔外科との連携が必要である。嚥下リハビリテーションのため，言語聴覚士の貢献も重要である。

**4** 術後再発ハイリスク因子である切除断端陽性例と頸部リンパ節転移の節外浸潤陽性例では，シスプラチン併用による術後化学放射線療法が推奨される。

❺切除不能な再発・転移に対して，免疫チェックポイント阻害薬や分子標的薬を含む薬物療法，頭頸部アルミノックス治療(光免疫療法)，ホウ素中性子捕捉療法が検討される。

## さらに知っておくと役立つこと

❶口腔癌は歯科や内科を初診することも多く，早期診断に努める。

❷口腔・咽頭には異時性の重複癌が生じやすいことを説明し，定期的検査の必要性を理解してもらう。

## 専門医へのコンサルト

❶「治らない口内炎」は，耳鼻咽喉・頭頸部外科医や頭頸部がん専門医にコンサルトする。

❷口腔癌の過不足ない切除には熟練が必要であり，潜在的な頸部リンパ節転移をきたしやすいことも考えると，再発・転移の治療まで完結できる専門施設で治療を開始することが望ましい。

# 鼻・副鼻腔癌
## Nasal and Paranasal Sinus Cancer

丹生 健一　神戸大学大学院教授・耳鼻咽喉科頭頸部外科学

(頻度) **あまりみない**

(GL) 頭頸部癌診療ガイドライン 2022 年版(第 4 版)

## 診断のポイント

❶鼻出血を伴う鼻腔腫瘍。

❷複視や眼球突出，頬部腫脹。

❸骨破壊像を伴う鼻・副鼻腔軟部陰影。

❹確定診断は生検による。

## 緊急対応の判断基準

❶鼻出血や複視，眼球突出，頬部の腫脹やしびれなどを伴う鼻腔腫瘍を認めたら，鼻・副鼻腔癌を第 1 に疑い，高次医療機関に紹介する。

❷大量の鼻出血を認めた場合は，直ちに高次医療機関に搬送する。

## 症候の診かた

❶鼻出血：鼻腔原発の多くの症例でみられる。副鼻腔原発ではみられないこともある。

❷複視・眼球突出：鼻・副鼻腔癌が眼窩内に進展す

ると複視や眼球突出を認める。進行例では視力障害もみられる。

❸頬部の腫脹やしびれ：上顎洞癌が前方に進展すると頬部腫脹を認め，眼窩下神経(三叉神経第 2 枝)に浸潤すると頬部のしびれを生じる。

❹口蓋の腫脹や歯牙の動揺：上顎洞癌が下方に進展すると口蓋や歯茎の腫脹，歯牙の動揺をきたす。

## 検査所見とその読みかた

❶内視鏡検査：鼻腔内に出血を伴う表面不整な腫瘍を認める。

❷副鼻腔 CT：造影効果を伴う腫瘍を鼻腔(図 1a)や副鼻腔(図 2a)に認める。しばしば骨破壊像を呈する(図 2a)。眼窩内や頭蓋底への浸潤に注意する。

❸副鼻腔 MRI：造影効果を伴う腫瘍を鼻腔(図 1b)や副鼻腔(図 2b)に認める。鼻茸や副鼻腔粘膜の肥厚，貯留液と，腫瘍との鑑別能は CT に勝る。

❹ PET-CT：著明な FDG の集積を原発巣(図 2c)および頸部リンパ節転移に認める。初診時に遠隔転移を伴うことはまれ。

## 確定診断の決め手

確定診断は生検による。

❶鼻腔内に腫瘍を認める場合は外来にて内視鏡下に生検する。

❷鼻腔内に腫瘍を認めない場合は，全身麻酔下に鼻内内視鏡手術により副鼻腔を開放して生検する。

## 誤診しやすい疾患との鑑別ポイント

❶術後性上顎洞嚢胞
　❶鼻副鼻腔手術や頭部外傷の既往。
　❷造影効果に乏しい圧排性嚢胞状軟部陰影。

❷歯性上顎洞炎
　❶歯根先端部の上顎洞内への突出。
　❷根尖病巣の嚢胞形成。
　❸上顎洞底中心の軟部陰影。

❸鼻・副鼻腔乳頭腫
　❶顆粒状・乳頭状の腫瘍。
　❷緩徐な進行。
　❸時に悪性変化がみられる。

## 確定診断がつかないとき試みること

❶鼻腔内に腫瘍を形成する疾患には，扁平上皮癌や嗅神経芽細胞腫，腺様嚢胞癌，悪性黒色腫，悪性リンパ腫などの悪性腫瘍のほか，乳頭腫や多発血管炎性肉芽腫症など多彩な病態が存在する。壊死を伴う

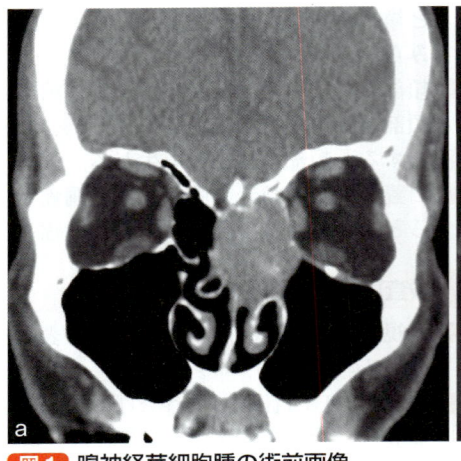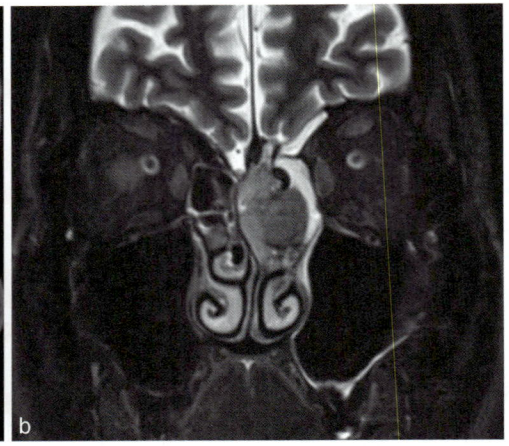

**図1** 嗅神経芽細胞腫の術前画像

a：冠状断 CT，b：冠状断 MRI（T2 強調画像）

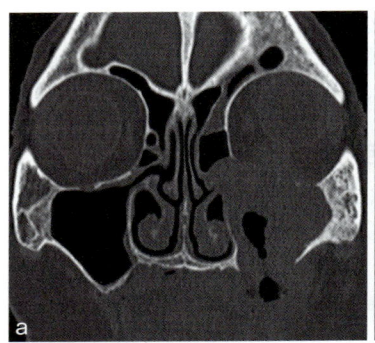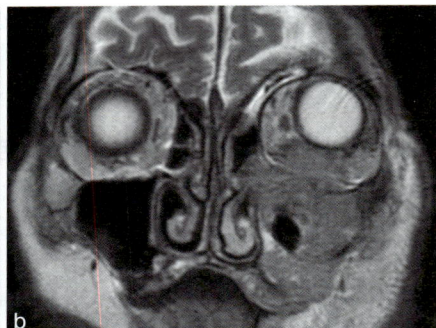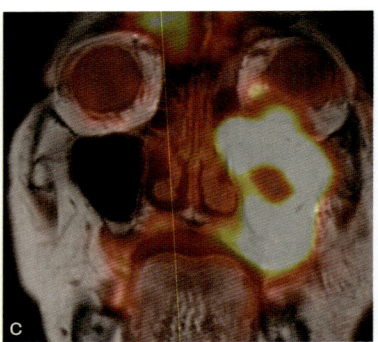

**図2** 上顎洞癌の術前画像

a：冠状断 CT，b：冠状断 MRI（T2 強調画像），c：C 冠状断 PET-CT

ことも多く，一度の生検で病理組織型を確定できないこともまれではない。壊死組織を避け，十分量の組織を採取するよう心掛ける。

❷悪性リンパ腫では可溶性インターロイキン 2 受容体，多発血管炎性肉芽腫症では抗好中球細胞質抗体（ANCA）の測定が鑑別診断の一助となる。

### 合併症・続発症の診断

❶リンパ節転移：口腔癌や咽頭癌に比べ，所属リンパへの転移の頻度は低い。

❷複視・視力障害：眼窩内に進展すると複視や眼球突出，視力障害をきたす。

❸意識障害：頭蓋内に進展すると髄膜炎や脳実質の圧迫により意識障害をきたす。

### 予後判定の基準

❶各病理組織型により治療効果や予後は大きく異なる。

❷病期分類には，上顎洞癌では頭頸部癌取扱い規約や国際対がん連合（UICC）の TNM 分類，嗅神経芽細胞腫では modified Kadish や Dulguerov の病期分類，悪性リンパ腫では Ann Arbor 分類が用いられる。

### 経過観察のための検査・処置

❶治療終了後，最初の 1 年は毎月，2 年目は 2 か月ごと，3 年目以降は 3 か月ごとに経過観察する。嗅神経芽細胞腫や腺様嚢胞癌は治療終了後 5 年目以降に再発や転移をきたすことがあり，長期的な経過観察が必要である。

❷内視鏡検査は毎回診察時に，CT や MRI，および必要に応じて PET は半年から 1 年ごとに実施する。

## 治療法ワンポイント・メモ

❶標準治療は，根治切除 ＋ 術後（化学）放射線療法。頭蓋底へ浸潤した癌に対しては，脳神経外科による開頭を併用した頭蓋底手術や内視鏡下鼻副鼻腔頭蓋底手術が行われる。

❷近年，上顎洞癌では，機能と形態の温存を目指して，超選択的動注化学療法同時併用放射線治療（RADPLAT）が行われることが多くなってきた。

## さらに知っておくと役に立つこと

初回治療としては，2019 年 4 月から陽子線治療と重粒子線治療が，切除不能局所進行または局所再発に対しては，2020 年 6 月からホウ素中性子捕捉療法（BNCT）が，2020 年 12 月から頭頸部アルミノックス治療が保険適用となった。

## 専門医へのコンサルト

日本頭頸部外科学会の認定を受けた頭頸部がん専門医が在籍する指定研修施設に紹介する。

19

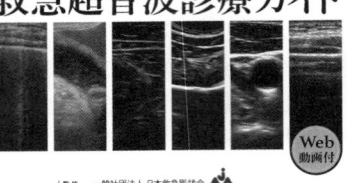
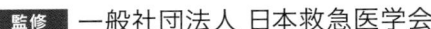

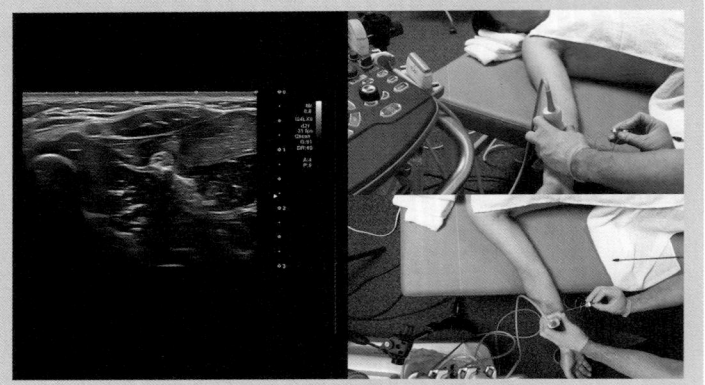

# 20 泌尿器・男性性器疾患

責任編集　堀江　重郎

# ● 泌尿器・男性性器疾患　最近の動向

**堀江 重郎**　順天堂大学大学院教授・泌尿器科学

　がんの薬物治療は併用療法の時代になった。転移性腎癌では，分子標的薬と免疫チェックポイント阻害薬(ICI)併用，もしくは2剤のICI併用はすでに標準治療となっている。去勢抵抗性前立腺癌では，*BRCA1/2*変異に限るが，アビラテロンとオラパリブの併用，そして2024年からエンザルタミドとタラゾパリブの併用療法が登場した。尿路上皮癌では，従来の2次治療と3次治療の薬剤であるペムブロリズマブとエンホルツマブ ベドチンの1次治療としての併用療法が臨床試験でよい結果を示した。また従来のGC(ゲムシタビン＋シスプラチン)療法へニボルマブを併用する1次治療も良好な結果が公表され，今後これらの治療レジメンがわが国においても保険収載されることが期待される。

　泌尿器科領域のロボット支援手術は現在までに多くの腹腔鏡下手術が保険収載された。ただし尿管・膀胱部分切除術や尿路変向手術が未収載であり，術式ごとに保険収載を決めるのでなく，ロボット支援加算にかかわらずに適応を広げることが患者のQOLを高める。また骨盤内臓全摘も泌尿器科のほか消化器外科，婦人科から保険収載を求める声があがっている。

　比較的大きな尿路結石症の治療として，軟性尿管鏡と腎盂鏡を同時に使用するendoscopic combined intra renal surgery(ECIRS)が保険収載された。また，レーザー砕石装置も進歩しHo:YAGレーザーとは異なる波長のツリウム・ファイバーレーザーが臨床応用されつつある。

　前立腺肥大症に対する低侵襲手術としては，UroLiftを用いたつり上げ術，Rezumシステムを用いた水蒸気治療，AQUABEAMロボットシステムによるアクアブレーション治療が承認され，患者の状態により多様な治療選択が可能になった。

　臓器移植はドナーが絶対的に少ない。異種移植はこの問題を克服する可能性を提供する。近年，さまざまな遺伝子操作ブタが利用できるようになったことと，新規の免疫抑制薬と抗炎症薬との組み合わせによって，2024年3月に米国で世界で初めて，遺伝子編集技術CRISPR-Cas9を用いて遺伝子組み換えを行ったブタの腎臓を人に移植する手術が行われた。今後，拒絶反応の制御，適合性，感染症などの課題を克服することで，ブタの臓器を用いた異種移植は，世界的な移植臓器不足の問題の解決につながる確実，かつ実現可能な方法の1つとなる。

# 腎・膀胱・尿道の損傷

Trauma and Injuries of the Kidney, Bladder and Urethra

堀口 明男　防衛医科大学校病院外傷・熱傷・事態対処医療センター再建部門教授

**頻度**　いずれもまれな損傷で，最も頻度の高い腎損傷でも 10 万人あたり年間約 2 件に過ぎない。

**GL**　泌尿器外傷診療ガイドライン（2022 年版）

## 診断のポイント

**1腎損傷**

❶交通外傷，転倒転落，スポーツ外傷（スキーやスノーボードなど）による腰背部の打撲痕や擦過傷，肉眼的血尿がみられた場合に疑う。

**2膀胱損傷**

❶骨盤骨折の患者に肉眼的血尿がみられた場合に疑う。

❷飲酒状態での自動車事故はリスクファクターである（膀胱が緊満した状態は膀胱破裂しやすい）。

**3尿道損傷**

❶圧倒的に男性に多い。

❷会陰部の打撲（脚立やハシゴからの転落による騎乗型外傷が多い），骨盤骨折の患者で外尿道口からの出血があれば疑う。

## 緊急対応の判断基準

いずれの損傷も重篤な他臓器損傷を伴っている可能性があるため，合併臓器損傷にも対応できる体制の整った施設で加療することが望ましい。

## 症候の診かた

**1腎損傷**

❶受傷機転，身体所見，循環動態，尿所見を確認する（特に循環動態は治療方針の判断に重要）。

❷血尿の程度は損傷程度と相関しない。血尿がみられなくても腎損傷を否定してはならない。

**2膀胱損傷**

❶肉眼的血尿は最も一般的な臨床所見である。恥骨上部の圧痛や腹膜刺激症状も見逃せない症状である。

❷ 25％程度に尿道外傷を合併する。

**3尿道損傷**

❶外尿道口からの出血や肉眼的血尿を高頻度に認めるが，認めなくても尿道損傷を否定してはならない。

---

**表1 日本外傷学会 腎損傷分類 2008**

| | | |
|---|---|---|
| Ⅰ型 | 被膜下損傷 | subcapsular injury |
| a. | 被膜下血腫 | subcapsular hematoma |
| b. | 実質内血腫 | intraparenchymal hematoma |
| Ⅱ型 | 表在性損傷 | superficial injury |
| Ⅲ型 | 深在性損傷 | deep injury |
| a. | 単純深在性損傷 | simple deep injury |
| b. | 複雑深在性損傷 | complex deep injury |

[付記]

PV　腎茎部血管損傷

H1　血腫の広がりが Gerota 筋膜内にとどまる

H2　血腫の広がりが Gerota 筋膜を越える

U1　尿漏の広がりが Gerota 筋膜内にとどまる

U2　尿漏の広がりが Gerota 筋膜を越える

〔日本外傷学会臓器損傷分類委員会：腎損傷分類 2008（日本外傷学会）．日外傷会誌 22：265，2008 より〕

❷排尿困難，尿閉による下腹部膨満感，会陰から陰嚢部の血腫も重要な症状である。

## 検査所見とその読みかた

**1腎損傷**

❶造影 CT が最も有用である。早期相から排泄相まで撮影し，腎損傷の形態，血管損傷の有無，腎盂・尿管損傷の合併を評価する（**表1**）。

**2膀胱損傷**

❶膀胱造影もしくは CT 膀胱造影（10 倍希釈した造影剤を尿道から逆行性に注入して撮影）により診断する。

❷少なくとも 300 mL の造影剤を注入して撮影する。

**3尿道損傷**

❶逆行性尿道造影が有用である。

❷合併臓器損傷により循環動態が不安定な状況では，尿道造影を省略して膀胱瘻を造設する（むやみに尿道カテーテルを挿入することは慎む）。

## 確定診断の決め手

**1腎損傷**

❶造影 CT で損傷の程度，血腫のサイズを評価し，循環動態と血腫の増大傾向の有無から治療方針を決定する（**図1，2**）。

**2膀胱損傷**

❶膀胱造影，CT 膀胱造影で膀胱外への造影剤の溢流があれば診断が確定する。

❷損傷部位により治療方針を検討する（**図3**）。

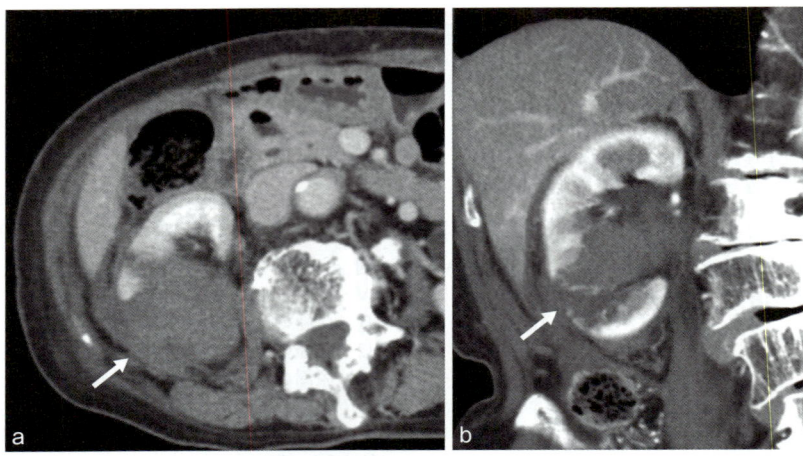

**図1** 右腎損傷：複雑深在性損傷の造影 CT 所見

体軸断（a）と冠状断（b），矢印（⟹）は損傷部。

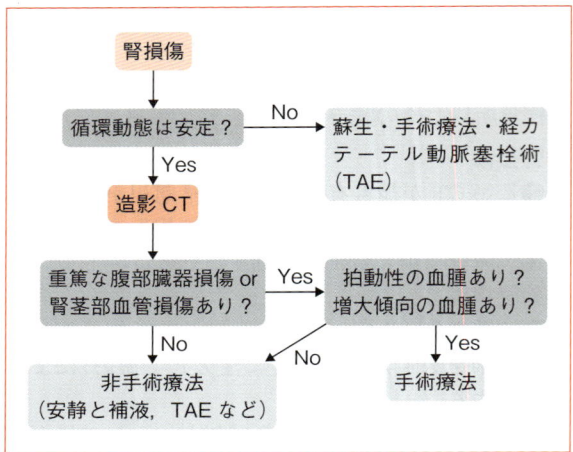

**図2** 腎損傷：診断と治療の流れ

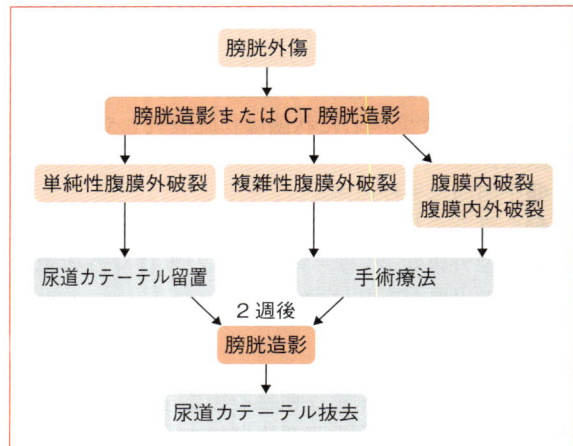

**図3** 膀胱損傷：診断と治療の流れ

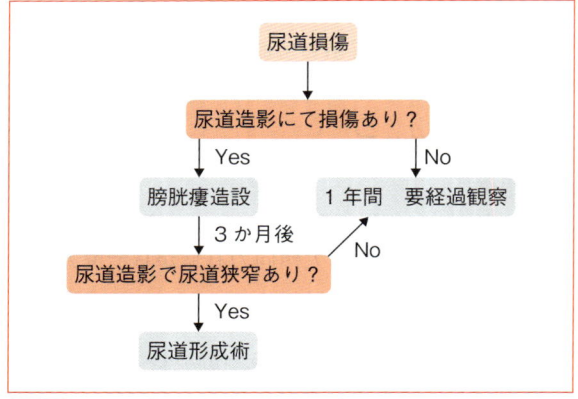

**図4** 尿道損傷：診断と治療の流れ

**3** 尿道損傷

❶尿道外への造影剤の溢流や損傷近位が造影不能な場合は診断が確定する。

❷損傷が確認された場合は，損傷部からの尿溢流を防ぐために膀胱瘻を造設する（図4）。

❸損傷部の手術は原則として行わない。

## 誤診しやすい疾患との鑑別ポイント

誤診しやすい疾患はない。損傷を見逃さないことが重要である。

## 確定診断がつかないとき試みること

**1** 腎損傷：造影 CT の撮像タイミングを早期相から排泄相まで幅広く撮影する。

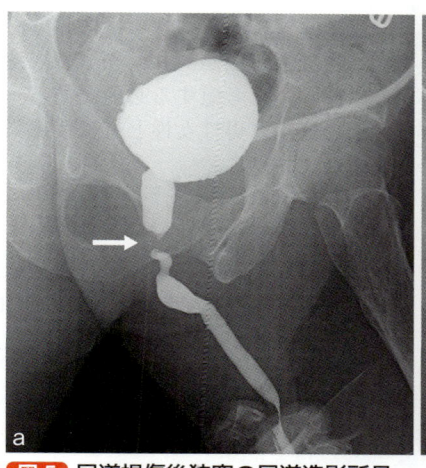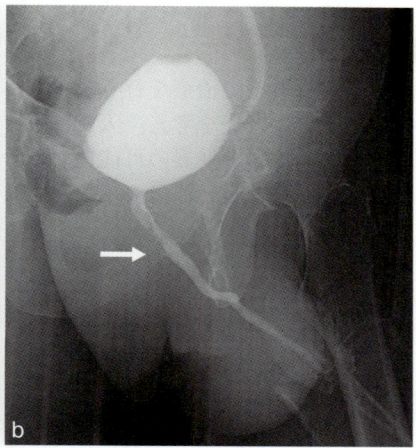

**図5** 尿道損傷後狭窄の尿道造影所見

a：矢印は狭窄部，b：尿道形成術により治癒（⇒は形成部）。

❷膀胱損傷：膀胱造影で評価する場合，膀胱充満時だけでは損傷を見逃すケースがあるため，造影剤排出後にも撮影する。

❸尿道損傷

❶尿道損傷に気付かず尿道カテーテルの挿入を試みた結果，損傷部にさらなるダメージを与えてしまうケースが散見される。

❷尿道造影で損傷が否定されない限り，尿道カテーテル挿入は行わないことが重要である。

## 合併症・続発症の診断

❶腎損傷：仮性動脈瘤による後出血，尿溢流による感染，遅発性の高血圧，水腎症，腎機能障害の可能性に留意してフォローアップする。

❷膀胱損傷

❶保存的治療を選択した場合は，膀胱造影で損傷部の自然閉鎖を確認してから尿道カテーテルを抜去，自排尿を再開する。

❷4週間経過しても尿溢流が消失しない場合は手術療法を選択する。

❸尿道損傷

❶尿道狭窄を高頻度に続発するので，受傷3か月後に尿道造影を再検する。

❷遅れて狭窄する例があるため，受傷3か月時に問題がなくとも1年間は経過観察する。

❸尿道損傷に続発する尿道狭窄は原則的に開放手術（尿道形成術）の適応である（図4，5）。内尿道切開や尿道ブジーなどの経尿道的治療は禁忌である。

## 専門医へのコンサルト

泌尿器科的な対応だけでなく，多発外傷にも対応できる施設での加療が望ましい。

# 膀胱炎・腎盂腎炎
Cystitis and Pyelonephritis

宮﨑 淳　国際医療福祉大学成田病院・腎泌尿器外科部長

**頻度** よくみる

**GL** JAID/JSC 感染症治療ガイド 2023

## 診断のポイント

❶急性細菌性膀胱炎

❶排尿症状があり，尿沈渣で膿尿（白血球 ≧ 5/HPF）が認められる。

❷一般に女性に多く，男性では少ない。

❷急性腎盂腎炎

❶発熱，脇腹の痛みまたは圧痛がある。

❷尿検査：膿尿，細菌尿，またはその両方を示す。

❸血液検査：白血球増多，CRP 上昇などの炎症所見がみられる。菌血症や敗血症の可能性がある場合は血液培養（2 セット採取）が必要。

❹男性では，発熱と膿尿，細菌尿，またはその両方があり，脇腹の痛みや圧痛がない場合，前立腺炎の可能性がある。

## 緊急対応の判断基準

**1** 急性膀胱炎は，一般的に外来で治療を行う。

**2** 発熱がある場合は急性腎盂腎炎を考え，入院加療が必要な場合がある。敗血症への進展の可能性があれば，末梢静脈路を確保し，細胞外液による輸液を開始する。

## 症候の診かた

**1** 急性単純性膀胱炎：症状は下部尿路に限定され，通常，基礎疾患や解剖学的・生理学的異常のない患者に生じる。

**2** 急性単純性腎盂腎炎：性的活動期の女性に多く，発熱，全身倦怠感などの全身感染所見に加え，腰背部痛，腎部圧痛，肋骨脊柱角叩打痛（CVA tenderness）などの症状・所見がみられる。同時に嘔気・嘔吐などの消化器症状を認めることも多い。

## 検査所見とその読みかた

**1** 急性細菌性膀胱炎

　**❶** 尿沈渣で膿尿（白血球 ≧ 5/HPF）が認められる患者において，清潔な採尿検体から 1,000 以上のコロニー形成単位（CFU）/mL の単一尿路病原体が分離される。グラム陰性桿菌が約 80% を占め，そのうち約 90% は *E. coli* である。その他のグラム陰性桿菌として *P. mirabilis* や *Klebsiella* 属が認められる，グラム陽性球菌は約 20% に認められ，なかでも *S. saprophyticus* が最も多く，次いでその他の *Staphylococcus* 属，*Streptococcus* 属，*Enterococcus* 属などが分離される。

　**❷** 尿検査（尿沈渣の鏡検，フローサイトメトリーなど）により原因菌の形態を判別することも重要である。

## 確定診断の決め手

　尿検査で膿尿があること。尿培養で，菌が証明されることは重要な確認検査である。

## 誤診しやすい疾患との鑑別ポイント

**1** 男性で，膀胱炎症状があり膿尿と尿培養が陽性の場合，前立腺の細菌感染が原因で，急性細菌性前立腺炎の可能性が高い。また，前立腺疾患に伴う尿閉で，複雑性尿路感染症を罹患する可能性もある。尿路結石による結石関連腎盂腎炎の場合，尿管ステント挿入などの外科的処置が必要になるため，結石の有無の確認が必要である。

**2** 排尿障害のある女性では，腟分泌物や臭気，瘙痒症，性交困難症があり，頻尿や尿意切迫感がない場合は，腟炎を考慮する必要がある。

**3** そのほかに男性女性ともに性感染症による尿道炎も鑑別にあがる。

## 確定診断がつかないとき試みること

　画像診断は通常，重症の患者，尿路閉塞の疑いがある患者，48〜72 時間の適切な抗菌薬治療にもかかわらず症状が持続する患者，または症状が再発する患者に行う必要がある。

## 合併症・続発症の診断

**1** 菌血症，敗血症，多臓器不全，ショック，急性腎不全を呈することもある。これは，尿路閉塞，尿路異常のある患者，高齢者や糖尿病のある患者で発生しやすい。

**2** 急性腎盂腎炎は，上部尿路感染症が腎皮質髄質膿瘍，腎周囲膿瘍，気腫性腎盂腎炎，乳頭壊死へと進行することがある。このような合併症の危険因子として，尿路閉塞，糖尿病（特に気腫性腎盂腎炎，乳頭壊死）などがある。

## 予後判定の基準

**1** 抗菌薬で症状が改善する患者では，フォローアップ尿培養は必要ない。

**2** 初診時に血尿があった患者については，抗菌薬治療後数週間後に尿検査を繰り返し，血尿の持続を評価する必要がある。

## 経過観察のための検査・処置

**1** Empiric therapy の 48〜72 時間後に症状が持続する患者や，治療後数週間以内に症状が再発する患者は，その症状の原因となっている可能性のある他の疾患や，臨床反応を低下させる要因について追加評価を受ける必要がある。これには，尿培養や別の抗菌薬による治療も含まれる。

**2** 適切な抗菌薬治療を行っても症状が持続する場合は，抗菌薬治療の効果を妨げる解剖学的異常の有無を評価するために，CT 画像を含む泌尿器科的評価が必要である。

## 治療法ワンポイント・メモ

**1** 膀胱炎を繰り返しているのであれば，水分を多めに摂取することを勧める。

**2** 抗菌薬の長期的な使用には欠点があるため，長期

内服は避ける必要があることを伝える。

**❸** 2018 年に施行された 3 学会合同サーベイランスでは（J Infect Chemother 27: 1169-1180, 2021），閉経前女性における分離菌の約 85％がグラム陰性菌であり，*E. coli* は約 67％〔extended-spectrum $\beta$-lactamase（ESBL）産生菌は 6.7％〕であった。フルオロキノロン系抗菌薬やトリメトプリム・スルファメトキサゾールに耐性をもつ大腸菌の増加により，empiric therapy が複雑化している。最初から経口治療を受ける患者では，耐性の可能性に応じて，綿密なフォローアップが必要である（N Engl J Med 378: 48-59, 2018）。

## さらに知っておくと役立つこと

**❶** 閉経前女性と比較して閉経後女性では，*E. coli* におけるキノロン系薬の耐性率が高いため，原因菌が不明の場合には ESBL 産生大腸菌にも有効性が期待される $\beta$-ラクタマーゼ阻害薬配合ペニシリン系薬を第 1 選択とし，治療と同時に尿培養・抗菌薬感受性試験を施行することを考慮する。

**❷** ESBL 非産生グラム陰性桿菌が疑われるか検出されている場合にはセフェム系薬，グラム陽性球菌が疑われるか検出されている場合にはキノロン系薬を投与する。

**❸** ESBL 産生の *E. coli* などに対する definitive therapy としては，ホスホマイシンやファロペネムが推奨される。

**❹** 再発防止として，50 歳以上の女性ではクランベリージュースの有効性が報告されている。65％飲料を 1 日 1 回内服することにより，プラセボと比較して有意に再発が抑制される（J Infect Chemother 19: 112-117, 2013）。

## 専門医へのコンサルト

**❶** 単純性と考え，抗菌薬を処方しても，難治性あるいは再発性の場合，背景に器質的疾患の可能性が考えられるので泌尿器科にコンサルトを行う。

**❷** 感染が再発性または複雑性である患者，腎尿路結石症が疑われる患者，無痛性血尿または新たな腎機能不全が認められた患者，および発熱が 72 時間以上持続する患者の場合なども泌尿器科医にコンサルトを行う。

**❸** 複雑性腎盂腎炎の原因菌では，キノロン系薬耐性菌，ESBL 産生菌やメタロ-$\beta$-ラクタマーゼ産生菌などの多剤耐性菌が増加傾向にあるため，注意が必要である。

# 膀胱尿管逆流
## Vesicoureteral Reflux (VUR)

**小島 祥敬** 福島県立医科大学教授・泌尿器科学

**頻度** 小児のおよそ 1％（0.4～1.8％）に発生すると推定されているが，症状を伴わずに潜在する場合も含めた正確な頻度は明らかではない。

**GL** 小児膀胱尿管逆流（VUR）診療手引き 2016

## 診断のポイント

**❶** 乳幼児期（～成人）。

**❷** 有熱性尿路感染（急性腎盂腎炎）の既往。

**❸** 排尿時膀胱尿道造影（VCUG：voiding cystourethrography）により確定診断。

**❹** $^{99m}$Tc-dimercaptosuccinic acid（DMSA）腎シンチグラフィ（DMSA 腎シンチ）により腎瘢痕の有無や分腎機能を評価。

## 症候の診かた

**❶** 発熱：膀胱内の細菌尿が腎に逆流することにより発症する有熱性尿路感染（急性腎盂腎炎）が，発見の契機になることが多い。

**❷** 膀胱直腸障害（BBD：bladder and bowel dysfunction）：オムツがとれて，発語が始まると，尿意切迫感，頻尿，排尿時痛，下腹部痛を訴える場合がある。便秘を主訴とする場合もある。

**❸** 腎不全症状：腎機能障害が進行した年長児や成人例では，健診での蛋白尿や腎不全症状で発見されることもある。

## 検査所見とその読みかた

**❶** 尿検査：採尿は，乳幼児の場合男女を問わず清浄採取法によるパック尿により行う。尿意を訴えられる年齢であれば中間尿により行う。尿沈渣により，尿中白血球 10 個以上／HPF の膿尿，細菌尿を証明することにより，尿路感染の診断をする。

**❷** 尿培養（細菌尿 $10^5$/mL 以上）により起因菌を同定する。

**❸** 超音波検査：近年では，胎児超音波検査，乳児健診での超音波検査で認められた水腎症を契機に，精査され発見されることが多い。上部尿路拡張の所見は，膀胱尿管逆流（VUR）の存在の可能性を示唆する。水腎症は，SFU（Society for Fetal Urology）分類により grade 0～4 まで分類される。超音波検査で SFU 分類 grade 3・4 かつ尿管拡張を伴う水腎症を認

20

**表1** VUR の国際 grade 分類

| grade Ⅰ | 逆流は尿管内に限局しており，腎盂・腎杯内に達しない |
| --- | --- |
| grade Ⅱ | 逆流は腎盂・腎杯内に達するが，尿管・腎盂・腎杯の拡張は認めない |
| grade Ⅲ | 逆流は腎盂・腎杯内に達し，尿管・腎盂・腎杯の軽度拡張を認める |
| grade Ⅳ | 逆流は腎盂・腎杯内に達し，尿管・腎盂・腎杯の中等度拡張を認める |
| grade Ⅴ | 逆流は腎盂・腎杯内に達し，尿管・腎盂・腎杯の高度拡張を認め，尿管は高度の蛇行・屈曲がある |

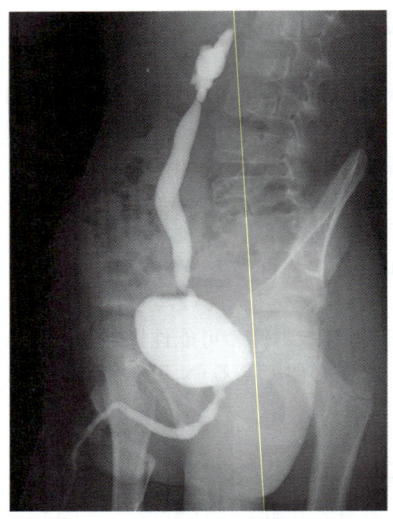

**図1** 8 歳男児 排尿時膀胱尿道造影

右膀胱尿管逆流（grade Ⅲ）を認める。

める症例や，有熱性尿路感染症を発症した症例では，VCUG による VUR の有無の確認が望ましい。

**4** VCUG：VUR の確定診断に必要な標準的画像診断法である。VUR の有無と国際分類による grade の評価が可能である。

**5** DMSA 腎シンチ：腎瘢痕や分腎機能の評価に適している。有熱性尿路感染症発症から 1 か月以内に施行すれば急性腎盂腎炎の診断が，3〜6 か月後に施行すれば腎瘢痕や分腎機能の診断に有用である。

### 確定診断の決め手

VCUG による VUR の有無（**表1，図1**）。

### 誤診しやすい疾患との鑑別ポイント

**1** 続発性 VUR：後部尿道弁や神経因性下部尿路機能障害などの排尿機能障害により，膀胱内圧が上昇することが VUR（続発性 VUR）を誘発することがあるので，超音波検査による膀胱壁の肥厚および形態異常の確認，年長児であれば尿流測定や残尿測定などの下部尿路機能の評価は重要である。

**2** 有熱性尿路感染症や水腎症（⇨ 1644 頁）をきたす疾患：先天性水腎症（腎盂尿管移行部通過障害），重複腎盂尿管，巨大尿管，尿管瘤など先天性尿路奇形との鑑別が重要である。またこれら先天性尿路奇形は VUR と合併することがあるため注意が必要である。

### 確定診断がつかないとき試みること

VCUG により確定診断はつく。後部尿道弁による VUR と鑑別するために，VCUG を施行する際は，尿道カテーテルを抜去し，必ず排尿時の所見を撮像する。

### 合併症・続発症の診断

**1** 腎瘢痕・逆流性腎症

**❶** VUR による有熱性尿路感染症を繰り返すことにより，腎瘢痕を生じる。

**❷** 腎瘢痕を特に両側に強く認める場合，長期経過観察のなかで，逆流性腎症を引き起こすことがある。

**❸** DMSA 腎シンチが，腎瘢痕や分腎機能の評価に適している。

### 治療法ワンポイント・メモ

**1** 年齢，VCUG による逆流の grade，有熱性尿路感染症の有無や再発の有無，DMSA 腎シンチによる腎瘢痕の有無が，治療方針を左右する。

**2** 経過観察または予防的抗菌薬投与：grade Ⅰ〜Ⅱの VUR で腎瘢痕がなければ，経過観察または予防的抗菌薬投与とする。

**3** 手術適応は下記の通りである。

**❶** 予防的抗菌薬が無効な症例，尿路感染コントロール不良な症例。

**❷** 高度な VUR の症例。

**❸** 発見時もしくは観察期間中の腎機能低下症例。

**❹** 年長児の繰り返す尿路感染症例。

**❺** 下部尿路機能障害を伴う高度 VUR の症例。

**4** 手術方法には，内視鏡的注入療法，逆流防止術（開放手術，腹腔鏡下手術）がある。

## 専門医へのコンサルト

下記の場合は小児泌尿器科の専門医に紹介するのが望ましい。

**1** 乳幼児期に有熱性尿路感染症を認めた場合またはその既往がある場合。

**2** 胎児期もしくは乳幼児期の超音波検査で水腎症を認めた場合。

**3** BBD が疑われる場合。

# 前立腺炎様症候群・男性下部尿路症状

Prostatitis-like Syndrome and Male Lower Urinary Tract Symptoms

**前田 光毅** 神戸大学・泌尿器科

前立腺炎症候群は，慢性前立腺炎/慢性骨盤痛症候群を主として記載する。

**頻度** よくみる

**GL** 男性下部尿路症状・前立腺肥大症診療ガイドライン（2017）（修正・追加 2020, 2023）

## 診断のポイント

**1** 前立腺炎様症候群：前立腺炎は 4 つのカテゴリーに分類される（表 1），「慢性前立腺炎/慢性骨盤痛症候群」では以下が診断のポイントになる。

❶問診票：慢性前立腺炎症状スコア（NIH-CPSI：National Institutes of Health Chronic Prostatitis Symptom Index）を用いた症状の評価。

❷疼痛部：会陰，精巣，陰茎，腰部・下腹部など。

❸排尿症状：排尿痛，灼熱感，射精時痛など。

❹診断には除外診断が必要。

**2** 男性下部尿路症状

❶中高年男性。

❷下部尿路症状（排尿障害，蓄尿障害，排尿後症状）。

## 症候の診かた

**1** 下部尿路症状 + 発熱：急性細菌性前立腺炎，精巣上体炎，腎盂腎炎などの除外。

**2** 下部尿路症状 + 血尿：尿路結石，悪性疾患などの除外。

**3** 下部尿路症状 + 膿尿/細菌尿：尿路感染症などの除外。

**表1** NIH カテゴリー分類

| I | 急性細菌性前立腺炎 | 発熱と下部尿路症状 |
|---|---|---|
| II | 慢性細菌性前立腺炎 | 慢性の下部尿路症状 |
| III | 慢性前立腺炎/慢性骨盤痛症候群 | 慢性の排尿症状，疼痛，不快感，血精液症など |
| IV | 無症候性炎症性前立腺炎 | 無症候 |

**表2** UPOINTS による症状分類

| U | Urinary | 排尿症状 |
|---|---|---|
| P | Psychosocial | 精神症状 |
| O | Organ Specific | 前立腺特異的症状 |
| I | Infection | 感染症状 |
| N | Neurologic/Systemic | 神経学/全身症状 |
| T | Tenderness | 骨格筋痛症状 |
| S | Sexual Disfunction | 勃起不全症状 |

**4** 上記以外の場合：前立腺肥大症，過活動膀胱，慢性前立腺炎/慢性骨盤痛症候群などの疾患の評価を行う。

**5** 慢性前立腺炎/慢性骨盤痛症候群では，症状が多岐にわたるため，UPOINTS による症状分類を行い網羅的に評価する（表 2）。

## 検査所見とその読みかた

**1** 問診票：慢性前立腺炎/慢性骨盤痛症候群では NIH-CPSI を用いて症状・QOL への影響を把握する。

**2** 検尿：尿沈渣で血尿，膿尿，細菌尿の評価を行い，上述のように他疾患の除外を行う。

**3** 超音波検査：残尿，前立腺容量，水腎症，腫瘍性病変の有無などを評価する。残尿が 100 mL 以上や尿閉を疑う場合は泌尿器科へコンサルトする。

**4** 直腸診：前立腺のサイズ，硬さなどを評価する。熱感や圧痛があれば急性細菌性前立腺炎を疑い，前立腺マッサージは禁忌である。

**5** 前立腺マッサージ後の検尿：膿尿を認める場合は炎症性，膿尿を認めない場合は非炎症性を疑う。ただし，実臨床ではこの 2 つを厳密に区別する必要はない。

**6** PSA：前立腺癌腫瘍マーカーで，高値では前立腺癌を疑い泌尿器科へコンサルトを行う。

**7** 尿培養：感染症を疑う場合は治療開始前に行う。

## 確定診断の決め手

**1** 急性細菌性前立腺炎では，下部尿路症状に発熱を伴うことが多く，直腸診で圧痛を認めることが決め手になる。

**2** 慢性細菌性前立腺炎，慢性前立腺炎/慢性骨盤痛症候群では，疼痛・排尿症状以外にも，非特異的な症状を認めることが多く，他疾患の除外により診断を行う。

## 誤診しやすい疾患との鑑別ポイント

**1** 尿路結石（⇨1645頁）：下部尿路症状・疼痛を認める。X線・CTなど画像検査で結石の確認を行う。

**2** 間質性膀胱炎（⇨1667頁）：蓄尿時の疼痛，排尿後に疼痛が緩和する点が特徴で，膀胱鏡でHunner病変を認める。

**3** 尿道炎（⇨1682頁）：性感染症が主な原因である。

**4** 泌尿器科悪性疾患：前立腺癌（⇨1663頁），膀胱癌（⇨1655頁）など泌尿器科にて除外を行う。

## 確定診断がつかないとき試みること

慢性前立腺炎/慢性骨盤痛症候群の診断には上記疾患の除外が必要なため，判断に悩む場合は泌尿器科へコンサルトする。

## 合併症・続発症の診断

前立腺炎様症候群でも，前立腺肥大症，過活動膀胱などの基礎疾患をもつ場合があり，それぞれの症状の確認，エコー，尿流測定などを行う必要がある。

## 治療法ワンポイント・メモ

**1** UPOINTSにより把握した症状ごとに，それぞれの治療を行うことが提唱されている。NIH-CPSIは治療効果の評価にも有用である。

**2** 具体的には，排尿症状に対して$\alpha$遮断薬や$\beta_3$作動薬を，前立腺特異的症状に対してセルニチンポーレンエキスを，性機能障害症状に対してPDE-5阻害薬を，併用して治療を行う。

**3** 急性細菌性前立腺炎に対しては，2～4週間程度の比較的長期間の抗菌薬加療が必要である。

## 専門医へのコンサルト

**1** 診断に苦慮する場合は，あくまでも除外診断なので泌尿器科コンサルトを行う。

**2** そのほか，適切な抗菌薬加療でも尿路感染症が改善しない場合，再発を繰り返す場合や，下部尿路症状に対して薬物治療では十分な効果が得られない場合も泌尿器科コンサルトが必要である。

---

# 水腎症
### Hydronephrosis

**鑪野 秀一** 鹿児島大学大学院准教授・泌尿器科学

**頻度** よくみる
**GL** 小児先天性水腎症（腎盂尿管移行部通過障害）診療手引き2021アップデート

## 診断のポイント

**1** 新生児から高齢者まですべての年齢層。

**2** 腰背部痛，側腹部痛。

**3** 先天性および後天性の要因。

## 緊急対応の判断基準

**1** 尿管ステント留置または経皮的腎瘻造設。
 **❶** 尿路感染症による敗血症性ショック。
 **❷** 腎盂・尿管の破裂。
 **❸** 単腎（機能的単腎を含む）。

**2** 尿道カテーテル留置：尿閉（前立腺肥大症，神経因性膀胱など）。

**3** 自施設で対応が困難な場合，泌尿器科のある医療機関へ搬送する。

## 症候の診かた

**1** 腰背部痛・側腹部痛
 **❶** 尿管結石が原因の場合は，身の置きどころがないほどの疝痛発作が特徴的である。
 **❷** 肋骨と脊柱が交わる三角部を叩くとひびくような痛みが出る場合がある（肋骨脊柱角叩打痛）。
 **❸** 慢性的な水腎症では鈍痛や痛みがはっきりしないこともある。

**2** 発熱：腎盂腎炎を合併した場合は発熱がみられる。

## 検査所見とその読みかた

**1** 腹部超音波検査
 **❶** 腎中央部の高エコー域に，停滞した尿で拡張した腎盂・腎杯や尿管が無エコー域として描出される（）。
 **❷** 両側の場合は下部尿路通過障害を疑う。
 **❸** 腎盂付近の囊胞が拡張した腎盂のように見えることがある。

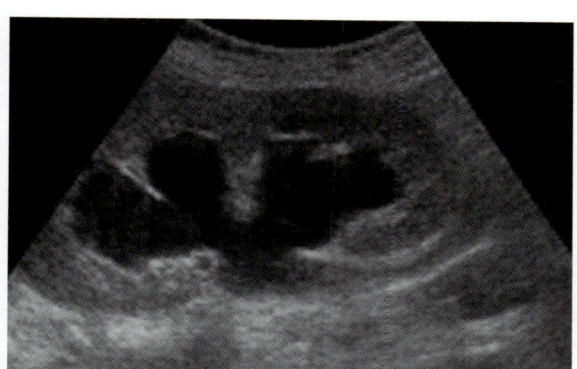

**図1** 腹部超音波検査

❹肥満症例では腎の描出が難しく，診断が困難となる場合がある。

**2** 腹部CT/MRI検査

❶超音波検査で腎の描出が困難な場合に有用である。原因となる疾患を検索することも可能である。

❷CT/MRウログラフィも有用であるが，撮影のタイミングによっては尿路が描出されにくい場合がある。

❸尿管結石を疑う場合には単純CTが有用であり，尿管内の石灰化病変とその中枢側の腎盂・尿管の拡張がみられる。

### 確定診断の決め手

画像診断による腎盂・腎杯，尿管の拡張。

### 誤診しやすい疾患との鑑別ポイント

**1** 傍腎盂嚢胞

❶腎杯の拡張がほとんどない。

❷腎機能低下があまりみられない。

### 確定診断がつかないとき試みること

**1** 逆行性腎盂造影：尿路閉塞の有無や起点を明らかにするのに有用である。

**2** 排尿時膀胱造影：膀胱尿管逆流による水腎の場合は有用である。

**3** 上記いずれの検査も泌尿器科に依頼して行う。

### 合併症・続発症の診断

**1** 腎後性腎不全：腎盂内圧の上昇により尿の産生に障害をきたし，腎機能が低下する。腎機能障害は急性の場合は可逆的だが，慢性の場合は不可逆的である。採血検査で腎機能を確認する。

**2** 腎盂腎炎：腎盂内で細菌が繁殖し炎症を起こすと発熱がみられる。採血検査および尿検査で炎症所見を確認する。

### 予後判定の基準

**1** 先天性水腎症：腎盂尿管移行部通過障害，尿管膀胱移行部通過障害，膀胱尿管逆流，尿管瘤，後部尿道弁などの原因があり，適切に治療すれば一般的に予後は良好である。

**2** 後天性水腎症：尿管癌，その他の癌の尿管浸潤や圧迫，医原的尿管損傷，腹膜播種，リンパ節転移，尿管結石，妊娠，後腹膜線維症，尿路再建術後などの尿管を閉塞させる器質的異常と，前立腺肥大症や神経因性下部尿路機能障害などの下部尿路通過障害がある。原疾患が悪性疾患の場合はその病態により予後が規定されるが，良性疾患の場合は適切に治療を受ければ一般的に予後は良好である。

### 経過観察のための検査・処置

**1** CT/MRIなどの画像検査で，原因となる疾患の検索が必要である。

**2** 軽度の水腎の場合，血液検査で腎機能低下がなければ尿検査と超音波検査で経過観察する。

**3** 先天性水腎症で高度の水腎の場合は利尿レノグラフィや腎シンチグラフィ検査で腎機能の推移を評価する必要がある。

### 治療法ワンポイント・メモ

水腎の原因について検索し，原因となる疾患の病態に応じた適切な治療を行う。

### 専門医へのコンサルト

**1** 原因となる疾患が判明している場合は，その疾患を専門とする診療科にまずコンサルトする。

**2** 尿管ステントや経皮的腎瘻造設などの緊急対応が必要な場合は泌尿器科にコンサルトする。

（執筆協力：榎田 英樹　鹿児島大学大学院教授・泌尿器科学）

---

# 腎・尿管結石
## Renal and Ureteral Stone

**井川 掌**　久留米大学教授・泌尿器科学

**頻度** よくみる

**GL** 尿路結石症診療ガイドライン（第3版）

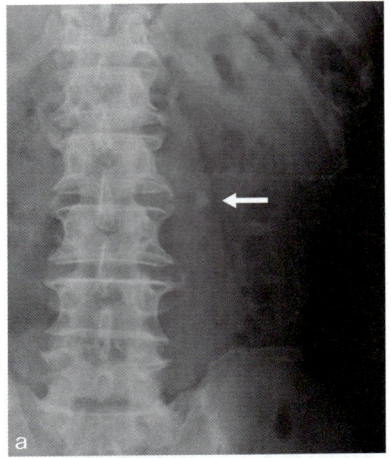

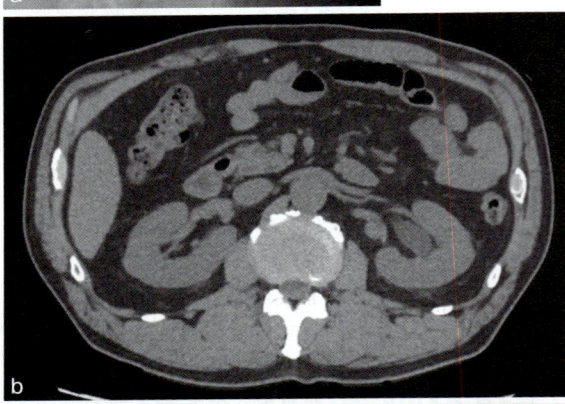

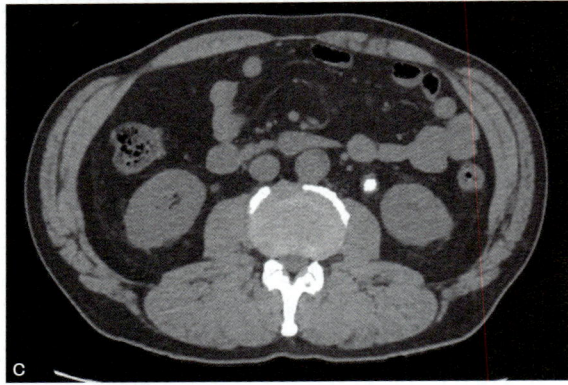

**図1 画像検査**

a：KUB（一部拡大）で長径約 11 mm 大の結石陰影を認める。
b，c：腹部単純 CT。左腎盂の拡張を認める（b）。左尿管に結石陰影を認める（c）。

## 診断のポイント

1 強い腰背部痛・側腹部痛（腎疝痛）。
2 種々の程度の血尿（顕微鏡的〜肉眼的）。
3 超音波検査や単純 CT で確認できる水腎症・水尿

管症（尿路閉塞所見）。
4 画像検査〔超音波検査，全尿路単純撮影（KUB），単純 CT〕で同定される結石陰影。

### 緊急対応の判断基準

1 疼痛発作時：NSAIDs 坐剤，非麻薬性鎮痛薬などを使用して疼痛管理を行う。補助的な目的で鎮痙薬も併用できる。
2 尿路感染を伴う場合：痛みに発熱を伴う場合は腎盂腎炎の併発を疑い，遅滞なく必要な評価（尿沈渣，尿培養，血液検査）を行う。閉塞性腎盂腎炎の場合は，補液，抗菌薬の投与とともに，尿路のドレナージの適応を専門医にすみやかにコンサルトする。

### 症候の診かた

1 疼痛：尿路の急性閉塞による腎盂内圧の上昇や，尿管れん縮に基づくと考えられ，急に起こる患側の強い側腹部痛，腰背部痛が特徴である。腎疝痛，疝痛発作とよばれる。診察上，肋骨脊柱角の叩打痛がみられる。
2 血尿：顕微鏡的血尿のことが多く，特に疼痛発作時にみられやすく診断の参考になる。
3 下部尿路症状：尿管結石が膀胱尿管移行部近傍に達すると，頻尿，尿意切迫感など膀胱壁刺激による下部尿路症状を認めることがある。
4 発熱：尿路感染（腎盂腎炎）を伴う場合にみられることがある。
5 鑑別診断：急性期はいわゆる急性腹症に該当する疾患や腹部〜背部に疼痛の主座のある疾患はすべて鑑別にあがる。

### 検査所見とその読みかた

1 画像検査
　❶超音波検査：初期検査として推奨される。水腎症の存在は結石介在の根拠として重要である。
　❷ KUB：簡便な画像検査であるが，小結石や X 線透過性結石は検出困難である。CT より X 線被曝が少ない点では経過観察に有用である（図1a）。
　❸単純 CT：感度・特異度が高く，確定診断のための標準的検査として推奨される（図1b，c）。水腎症の有無に加え，X 線透過性結石（尿酸結石など）も同定可能である。CT 値や尿管壁肥厚など治療選択に有用な情報も得られる。
2 血液・生化学検査
　❶初期診断としては末梢血液検査，炎症反応

（CRP），腎機能（Cr，尿素窒素），電解質（Na，K，Ca，P）が必須項目である。

❷救急での他疾患の鑑別目的に肝機能値，血糖，アミラーゼ，クレアチンキナーゼなどの評価を検討する。

❸尿検査

❶急性期は血尿，膿尿の有無について評価する。尿沈渣で特徴的な結晶成分を認めることがある。尿 pH も参考になる。尿路感染を認める場合は尿培養検査を実施する。

❷24 時間尿化学検査（Cr，Ca，P，シュウ酸，尿量など）は基礎疾患評価や再発予防の情報として有用である。

## 確定診断の決め手

急性発症の側腹部痛などの典型的な症候に患側の水腎症に加え，画像検査により結石が同定されれば確定診断となる。確定診断に標準的な画像検査として単純 CT は推奨される。

## 誤診しやすい疾患との鑑別ポイント

急性発症の腹痛・腰背部痛を伴う疾患が対象となるが，尿路外の疾患の場合，通常水腎症や血尿を伴わないことで鑑別はある程度可能である。

❶消化器疾患：虫垂炎（⇨669 頁）では痛みの部位が右下腹部に優位で，Blumberg 徴候など特徴的な所見を示す。結腸憩室炎は S 状結腸に好発するため左下腹部痛を呈することが多い。また，発熱や患部の圧痛を認める。胆石症（⇨733 頁）では右上腹部痛が優位であり，結石の介在部位により高ビリルビン血症や黄疸を伴う場合がある。

❷血管疾患：解離性大動脈瘤（⇨842 頁）は激しい背部痛で発症する場合があり，進展につれて痛みが尾側に移動する。解離範囲によりさまざまな症状を呈するが，やはり尿路の変化は乏しく，画像での鑑別が可能である。

## 確定診断がつかないとき試みること

確定診断に至らない尿路結石は画像検査でも検出できない小結石のことが多いが，その場合自然排石する可能性が高く，まずは保存的に経過をみて，必要に応じ画像検査などを再検する。

## 合併症・続発症の診断

結石による閉塞性腎盂腎炎：感染徴候と膿尿，血液検査での炎症所見を確認する。

## 予後判定の基準

❶一般に 10 mm 未満の上部尿路結石は自然排石が期待でき，5 mm 未満では約 70％が自然排石する。また下部尿管結石ほど排石率が高い。排石までの平均期間は約 17 日とされる（J Endourol 32: 371–379, 2018）。

❷保存的治療（経過観察や排石促進療法）を行っても 1 か月以上排石が認められない場合は積極的治療として手術治療を考慮する。

❸再発高リスクの患者背景として，若年発症，家族歴，尿路の解剖学的異常（馬蹄腎，海綿腎など），基礎疾患（原発性副甲状腺機能亢進症，骨粗鬆症，メタボリックシンドロームなど）などがあげられる。

## 経過観察のための検査・処置

❶無症状で尿路閉塞を伴わない腎結石は経過観察が可能であるが，定期的な評価（画像検査，検尿など）が必要である。

❷再発リスクや結石成分に応じて再発予防を行う。

## 治療法ワンポイント・メモ

❶排石療法としては飲水，運動に加え薬物療法〔ウラジロガシエキス，漢方薬のほか $\alpha_1$ 遮断薬（本邦未承認）〕がある。

❷積極的治療としては体外衝撃波砕石術，経尿道的腎尿管砕石術，経皮的腎砕石術などがあり，結石のサイズや介在部位によりそれぞれの適応を判断する。

❸妊婦の疼痛管理に使用する薬剤としてはアセトアミノフェンやオピオイドの安全性が高い。

## さらに知っておくと役立つこと

❶薬剤による尿路結石があり，内服薬にも注意が必要である（アロプリノール，ステロイド，アセタゾラミドなど）。

❷結石を形成しやすい基礎疾患：原発性副甲状腺機能亢進症，尿細管性アシドーシス，Cushing 症候群，Crohn 病，シスチン尿症など。

## 専門医へのコンサルト

❶保存的治療で排石がなく積極的治療の適応が考慮される場合。

❷尿路感染の併発を認めるまたは疑われる場合。

❸初期対応時に疼痛コントロールが困難な場合や腎後性腎不全が疑われる場合。

# 囊胞性腎疾患
Cystic Kidney Disease

**河野 春奈** 順天堂大学准教授・泌尿器科

（頻度）**よくみる**

## 診断のポイント

**1** 画像検査（CT, MRI 検査）による囊胞の数や形状。
**2** 腎機能。
**3** 合併症の有無。

## 症候の診かた

**1** 囊胞性腎疾患は，その名の通り腎臓に囊胞を生じている疾患群である。
**2** 特に治療を要しない単純性腎囊胞からわが国の指定難病など，さまざまな疾患がある。
**3** 画像所見や患者の合併症の有無などで鑑別する。

## 囊胞性腎疾患の鑑別疾患

**1** 一般的によくみられる囊胞性腎疾患
　**❶** 単純性腎囊胞：一般的によくみられる腎囊胞。ほとんどが無症状である。
　**❷** 多囊胞性腎萎縮：透析腎など，腎不全に進行したのちに囊胞が両側腎に生じる。
　**❸** 腎癌：腎癌が囊胞状にみえるケース，以前は囊胞性腎癌とよばれていた。
**2** 難病，希少疾患
　**❶** 常染色体顕性多発性囊胞腎：両側の腎臓に多数の囊胞が発生，増大し腎機能低下を引き起こす。
　**❷** 常染色体潜性多発性囊胞腎：新生児期から腎集合管の拡張による両側の腎臓の腫大がみられる。まれに成人で診断されるケースもある。
　**❸** 結節性硬化症に伴う腎囊胞：全身に過誤腫を引き起こす疾患。腎臓の合併症として，腎血管筋脂肪腫のほか，腎囊胞がある。
　**❹** 多囊胞性異形成腎：胎児期より腎臓にさまざまな大きさの囊胞が生じる。通常は片側性で，囊胞は自然退縮することも多い（Pediatr Nephrol 26: 597-603, 2011）。
　**❺** 髄質海綿腎：髄質乳頭内の集合管が拡張，変形をきたし囊胞を生じる。多くは無症状。
　**❻** ネフロン癆：腎髄質に囊胞形成を認め，腎機能低下を引き起こす（Pediatr Nephrol 24: 2333-2344, 2009）。
　**❼** 常染色体顕性（優性）尿細管間質性腎疾患

### 表1 Bosniak 分類

| カテゴリーI | 単房性，薄い囊胞壁，隔壁・石灰化・造影効果のない水濃度 |
|---|---|
| カテゴリーII | 少数の薄い隔壁，小さな石灰化を有する，3 cm 以下の高濃度囊胞 |
| カテゴリーIIF | 多数の薄い隔壁，少しの造影効果，3 cm 以上の高濃度囊胞 |
| カテゴリーIII | 隔壁が不整，明瞭な造影効果を有する |
| カテゴリーIV | 壁や隔壁に明らかな悪性所見を有する腫瘍を認める |

（ADTKD：autosomal dominant tubulointerstitial kidney disease）：腎容積は保たれながらも腎機能の低下を起こす。一部の患者では腎囊胞を認める（Kidney Int 88: 676-683, 2015）。

## 検査所見とその読みかた，確定診断の決め手

**1** 画像所見が重要である。超音波検査でも腎囊胞は同定しうるが，囊胞性腎疾患の鑑別であれば，CT, MRI 検査が推奨される。
**2** 囊胞性腎癌と実臨床ではよばれている囊胞様の腎癌では，多房性，隔壁が厚い，造影効果を有する，といった特徴をもつ。造影 CT 検査や MRI 検査を行い，Bosniak 分類（表1）を用い，悪性腫瘍であるか否かを予測する（Radiology 292: 475-488, 2019）。カテゴリーI・IIは悪性疾患は否定的であり，IIFはフォローアップを要する。IIIは手術を検討し，IV・Vは手術適応である。

## 誤診しやすい疾患との鑑別ポイント

**1** 腎盂のそばに生じる単純性腎囊胞は傍腎盂囊胞とよばれ，腹部超音波検査では水腎症（⇨ 1644 頁）と見分けがつきにくい。CT, MRI 検査で鑑別できる。
**2** 単純性腎囊胞であるのか，囊胞性腎癌であるのかの鑑別は前述した Bosniak 分類を用いる（Radiology 292: 475-488, 2019）。
**3** 多発性囊胞腎とその辺縁疾患の鑑別においては，画像所見のみでは鑑別が難しいケースもある。家族歴や合併症から検討する。
**4** 結節性硬化症と常染色体顕性多発性囊胞腎は原因遺伝子が隣接しており，隣接部位に欠失が起きた場合には両方の疾患を発症する隣接遺伝子症候群となる。もともと結節性硬化症では多発する腎囊胞を合併することから，結節性硬化症の症状が優位な場合には隣接遺伝子症候群を見落とす可能性に留意が必要である。

### 確定診断がつかないとき試みること

原因遺伝子が明らかとなっている疾患については，遺伝子診断が有用である。しかしその適応や費用面など，専門医による十分な検討が必要である。

### 専門医へのコンサルト

嚢胞性腎癌を疑う場合，もしくは難病，希少疾患の嚢胞性腎疾患を疑う場合にはすみやかに専門医へコンサルトを行うのがよい。後者の場合腎機能低下をきたしていなくとも，各々の疾患で重要な合併症があることからも，一度は専門医による診察が望ましい。

# 特発性腎出血
## Essential Renal Bleeding

**伊藤 明宏** 東北大学大学院教授・泌尿器科学

**頻度** ときどきみる
**GL** 血尿診断ガイドライン 2023

### 診断のポイント

血尿が認められ，糸球体性血尿が否定された場合，泌尿器系疾患による血尿を疑って各種検査を施行するが，CT ウログラフィ，膀胱鏡検査，尿細胞診いずれの検査においても原因が認められない場合に，特発性腎出血による血尿の可能性が考慮される。

### 症候の診かた

❶顕微鏡的血尿が認められた場合，糸球体性か非糸球体性の鑑別を行い，非糸球体性と考えられた場合に泌尿器系疾患による血尿を考慮する。
❷超音波検査，尿細胞診，CT ウログラフィも含めたダイナミック CT，膀胱鏡検査を行い，いずれも正常の場合には，尿管鏡検査を考慮する。

### 検査所見とその読みかた

❶特発性腎出血の原因として，1)ナットクラッカー症候群，2)腎盂内の微小血管の破綻，3)腎乳頭の血管腫などによるものが考えられる。
❷ナットクラッカー症候群は造影 CT において，左腎静脈が腹部大動脈と上腸間膜動脈の間に挟まれ，左腎静脈の腎側が拡張している所見が認められる。この場合，左腎由来の血尿となるので，膀胱鏡検査

で左尿管口から血尿を認める場合には，ナットクラッカー症候群によるものを考慮する。
❸腎盂内の微小血管の破綻，腎乳頭の血管腫は，いずれも尿管鏡検査によって認められる。

### 確定診断の決め手

❶造影 CT でナットクラッカー症候群が認められ，それ以外に異常所見が認められない場合には，ナットクラッカー症候群による特発性腎出血と考えられる。
❷尿管鏡検査で上記所見が認められた場合には，それによる特発性腎出血と考えられる。

### 誤診しやすい疾患との鑑別ポイント

尿管鏡で腎盂粘膜に上皮内癌が認められた場合，血管腫との鑑別が必要となるが，生検を行うことで上皮内癌との鑑別が可能である。

### 確定診断がつかないとき試みること

確定診断がつかない場合には，経過観察を行うことで，病態が明らかとなる可能性がある。

### 経過観察のための検査・処置

検尿，尿沈渣，尿細胞診，超音波検査，CT 検査などでの経過観察を行う。

### 治療法ワンポイント・メモ

❶尿管鏡検査で，腎盂内の微小血管の破綻や，腎乳頭の血管腫を認めた場合には，尿管鏡下レーザー焼灼術による治療が可能である。
❷ナットクラッカー症候群で，血尿や痛みが高度の場合には，自家腎移植，腎静脈内へのステント留置，腎摘出などが考慮される。自家腎移植では，腎静脈が圧迫されない部位に腎を移動する。

### 専門医へのコンサルト

顕微鏡的血尿が持続する場合や，肉眼的血尿を認めた場合には，悪性疾患の鑑別も含めて専門医へのコンサルトが必要である。

# 副腎の外科的疾患
Surgical Diseases of the Adrenal Gland

**羽賀 宣博** 福岡大学主任教授・腎泌尿器外科学

別項に記載のある褐色細胞腫・パラガングリオーマ（PPGL：pheochromocytoma and paraganglioma）（⇨1098 頁），原発性アルドステロン症（PA：primary aldosteronism）（⇨1090 頁），Cushing 症候群（CS：Cushing syndrome）（⇨1092 頁）以外の，副腎皮質癌，転移性副腎腫瘍に焦点を絞り記載する。

**頻度** 副腎皮質癌：**あまりみない**（発生頻度は 100 万人あたり 0.7〜2 人程度と非常にまれ）
転移性副腎腫瘍：**あまりみない**（30 年間の剖検例で，3.1％に存在）

**GL** 内分泌非活性副腎腫瘍診療ガイドライン 2022 年版

## 診断のポイント

**1** 腫瘍径が 6 cm 以上であれば，副腎悪性腫瘍の可能性が示唆される。

**2** 単純 CT で CT 値が 10 HU 以下であれば，感度 71％，特異度 98％で副腎腺腫（良性）である。

**3** PET-CT は，感度 80〜93％，特異度ほぼ 100％に近い確率で良悪性の鑑別が可能である。

**4** 副腎皮質癌の場合，コルチゾールとアンドロゲンの両者を分泌する割合が 47％，また，血清の DHEA-S と尿中の 17-KS の過剰分泌が一般的である。

## 症候の診かた

**1** 副腎皮質癌

**❶** 約 70％が機能性である。そのなかでもコルチゾールや男性ホルモン作用を有する中間産物が産生されることが多く，Cushing 徴候や男性化徴候（多毛・痤瘡）を呈する。

**❷** 一方，約 30％は非機能性であり，画像検査で偶発的に発見される。また，腹部膨満感や腹痛などを契機に発見されることがある。

**2** 転移性副腎腫瘍

**❶** 原発臓器としては，乳腺，肺，腎，胃，膵臓，卵巣，大腸などの頻度が高い。悪性腫瘍の既往があれば，転移性副腎腫瘍の可能性を念頭におく。

**❷** 両側副腎に転移をきたす場合でも，副腎転移に伴う副腎機能不全の出現頻度は 2〜6％程度であり，無症状のことも多い。

## 検査所見とその読みかた

**1** 腫瘍径

**❶** 副腎皮質癌は，非機能性副腎腺腫と比べて有意に腫瘍径が大きく，腫瘍径の増大とともに副腎皮質癌のリスクが増大する。

**❷** 4 cm 未満では，副腎皮質癌の可能性が 2％，4.1〜6.0 cm では 6％，6 cm より大きい場合は 25％とされる。

**2** 単純 CT での CT 値

**❶** 良性の副腎腺腫と悪性病変の鑑別に有用である。単純 CT で CT 値が 10 HU 以下で，内部均一の場合は，脂肪成分優位の良性腺腫が示唆される。

**❷** CT 値が 10 HU 以下もしくは，CT 値が 20 HU 以下かつ腫瘍径が 4 cm 以下であれば，100％腺腫であったとの報告がある。

**3** CT で内部不均一病変は，悪性を示唆する所見である。

## 確定診断の決め手

**1** 単純 CT で悪性病変が示唆された場合：副腎皮質癌，転移性副腎腫瘍，PPGL が鑑別にあがる。次いで機能的な診断を行い，PPGL，PA，CS をまず除外する。

**2** 副腎皮質癌の場合：内分泌学的には，コルチゾールとアンドロゲンの両者を分泌する割合が，47％，コルチゾールのみが 27％，アンドロゲンのみが 6％であった。また，血清の DHEA-S と尿中の 17-KS の過剰分泌が一般的に認められる。

**3** 副腎皮質癌が疑われた場合：単純 CT に引き続き，造影 CT，MRI，PET-CT を施行する。造影 CT では，腺腫は一般的に造影剤の早期排泄が認められ，悪性が示唆される場合は，造影剤の排泄遅延が認められる。ケミカルシフト MRI は腺腫か否かの鑑別に有用である。

**4** PET-CT 上，副腎皮質癌・転移性副腎腫瘍を含めた悪性腫瘍における感度は 93〜100％，特異度は 80〜100％と報告されている。PET-CT は，副腎外の転移性病変の検出にも有用であるが，16％の良性の病変でも FDG の取り込みが認められることがあるので注意が必要である。

## 誤診しやすい疾患との鑑別ポイント

**1** 悪性腫瘍のステージングやフォロー中に，副腎に腫瘤性病変を認めた場合，転移性副腎腫瘍を考慮する。転移性副腎腫瘍でも，画像上は，辺縁平滑で周

囲組織への浸潤傾向をきたさないことも多い。しかし，転移性副腎腫瘍では，進行が急速な場合もあるので，フォローアップの期間を密にする。

**2** 逆に，原発腫瘍の診断時に発見された副腎腫瘤が，年余の経過で増大傾向を認めない場合は，転移性副腎腫瘍の可能性は低い。

### 確定診断がつかないとき試みること

**1** CT ガイド下穿刺生検

❶ 原則的に禁忌である。副腎皮質癌の場合，播種を引き起こす可能性があるからである。また，たとえ生検を行ったとしても，副腎皮質癌と副腎腺腫の鑑別が困難な場合がある。

❷ しかし，転移性副腎腫瘍との鑑別には有用であるとの報告もある。

❸ したがって，画像検査や内分泌学的検査などを施行しても確定診断が得られない場合にのみ考慮すべきである。

### 経過観察のための検査・処置

非機能性副腎腫瘍で，画像診断にて良悪性の鑑別がつかない場合には，腫瘍径を用いて手術適応を決定するのが一般的である。4 cm が cut-off 値として推奨されている。6〜12 か月まで経過観を察し，1 cm 以上の増大がなければ悪性の可能性は低いとされている。

---

# 腎の良性腫瘍
## Benign Renal Tumor

**福原 浩** 杏林大学主任教授・泌尿器科学

(頻度) **あまりみない**

### 診断のポイント

**1** 良性腫瘍で最も頻度の高いのは腎血管筋脂肪腫（AML：angiomyolipoma）であるが，オンコサイトーマ（oncocytoma），乳頭状腺腫，後腎性腺腫，傍糸球体細胞腫瘍，類上皮性血管筋脂肪腫などその種類は多岐にわたる。

**2** 画像検査のみでは悪性腫瘍を否定できず，良性腫瘍と診断した場合でも，経時的な変化をみるため経過観察を行う。

### 緊急対応の判断基準

腎血管筋脂肪腫の最も注意すべき症状は，腫瘍破裂による出血性ショックである。その際は，カテーテルによる選択的腎動脈塞栓術が行われる。

### 症候の診かた

**1** 良性腫瘍は，検診や他疾患の精査などで発見されることが多く，無症状であることがほとんどである。

**2** 最も重要なポイントは，腎細胞癌との鑑別である。

### 検査所見とその読みかた

**1** 腎血管筋脂肪腫

❶ 超音波検査：高エコー領域に描出されるのが典型的。

❷ 単純 CT や MRI 検査：脂肪成分が特徴的であり，脂肪が豊富な腎血管筋脂肪腫の診断は比較的容易。しかし，脂肪成分が少ないものの鑑別は困難。

**2** オンコサイトーマ

❶ ドプラエコー：車軸様血管像が特徴的。

❷ 造影 CT：偽被膜をもち，均一な像を呈する。また，造影後期相で，中心部に星芒状の中心性瘢痕所見を有する。しかし，嫌色素性腎細胞癌も同様の画像を示し，鑑別は困難なことが多い。

**3** 囊胞性腫瘍の鑑別

❶ Bosniak 分類が有用である。囊胞壁や隔壁の厚さと不整度，石灰化の程度，内容液の性状，増強効果の有無を評価し，Ⅰ〜Ⅳの分類法にて悪性度を判定する。

### 確定診断の決め手

**1** 腎血管筋脂肪腫は脂肪成分の多い画像所見を示す。

**2** ただし，画像検査のみでは悪性腫瘍を否定できない腎良性腫瘍も多い。

### 誤診しやすい疾患との鑑別ポイント

**1** 腎細胞癌（⇨ 1652 頁）：典型的な腎細胞癌は，造影 CT にて皮髄相で濃染を示し，排泄相で低吸収となるが，良性腫瘍でも同様の画像所見を示すことがある。

**2** 嫌色素性腎細胞癌：オンコサイトーマと同じく遠位尿細管由来であり，生検を行っても鑑別困難であることが多い。

**3** 脂肪肉腫：脂肪成分を多く含んでいても，脂肪肉

腫は悪性腫瘍である。類上皮性血管筋脂肪腫も悪性化するものがあり，注意が必要である。

## 確定診断がつかないとき試みること

1. 悪性腫瘍を否定できない場合，サイズが大きければ，CT ガイド下生検が行われる。以前は，出血などの合併症および播種の危険性から行われなかったが，最近は普及してきている。
2. ただ，良性腫瘍では，小径腫瘍の頻度が高い。小径腫瘍では偽陰性が多いことの懸念から，実際は，腎部分切除術が選択されることが多い。

## 経過観察のための検査・処置

腹部 CT など画像検査を 6〜12 か月ごとに行うことが推奨されている。なお，結節性硬化症に合併した腎血管筋脂肪腫では急速に増大することがあり，注意が必要である。

## 治療法ワンポイント・メモ

1. 画像や臨床所見によって腎良性腫瘍と診断された場合は経過観察を行う。
2. 腎血管筋脂肪腫は，多くの場合，画像にて診断され，経過観察を行う。ただ，4 cm を超えるときは，出血リスクのため，予防的な選択的動脈塞栓術が考慮される。
3. 悪性腫瘍との鑑別が困難な場合，選択的腎動脈塞栓術での出血コントロールが不良の場合，症状の寛解が認められない場合には，腎部分切除術が考慮される。
4. 結節性硬化症に合併する腎血管筋脂肪腫には，分子標的薬である mTOR 阻害薬（エベロリムス）が縮小効果があるとされている。

## さらに知っておくと役立つこと

1. 悪性腫瘍との鑑別困難な場合には腎部分切除術が行われる。そのため，腎部分切除術では，一定数が病理学的に良性腫瘍である。
2. ロボット支援腹腔鏡下腎部分切除術は，良性腫瘍には保険適用がない。

# 腎腫瘍（腎細胞癌）
Renal Tumor (Renal Cell Carcinoma)

北村 寛　富山大学教授・腎泌尿器科学

 ときどきみる

GL　腎癌診療ガイドライン 2017 年版（2019・2020・2022 アップデート）

## 診断のポイント

1. ダイナミック CT での早期（皮髄相）濃染像。
2. 造影 CT 不可時には MRI。
3. CT，MRI での診断困難時には生検。
4. 病期診断には胸部〜骨盤 CT。
5. 転移性腎癌には IMDC（International Metastatic RCC Database Consortium）リスク評価。

## 症候の診かた

1. 古典的 3 主徴：血尿，疼痛，側腹部腫瘤を有する症例は 10％以下となっているが，局所進行例ではこれらのいずれかを呈することが少なくない。
2. 下肢浮腫：腫瘍が腎静脈を介して下大静脈に進展し，腫瘍塞栓として下大静脈閉塞をきたした場合，下肢浮腫を呈することがある。
3. 転移巣に関連する症候：骨転移に伴う疼痛や，脳転移に伴う中枢神経症状，肺転移や胸膜転移，癌性胸水に伴う呼吸器症状，多発転移に伴う全身倦怠感，体重減少，発熱，などがあげられる。
4. 無症候：腎細胞癌は健康診断や他疾患精査目的で撮影された画像により，偶発的に発見されることが多い。

## 検査所見とその読みかた

1. スクリーニング検査
   ❶ 健康診断や人間ドックなどでは，腹部超音波検査が汎用されている。
   ❷ 通常の B モードに加えて，カラードプラによる腎腫瘤内の血流を評価したり，腎静脈や下大静脈内の腫瘍塞栓を評価したりすることもできる。
   ❸ 一方で，腎細胞癌に特異的な血中または尿中腫瘍マーカーは存在しない。
2. 家族歴
   ❶ Von Hippel-Lindau（VHL）病において，腎細胞癌の 70％以上を占める淡明細胞型腎細胞癌が好発する。
   ❷ このほかにも遺伝性平滑筋腫症腎細胞癌症候群

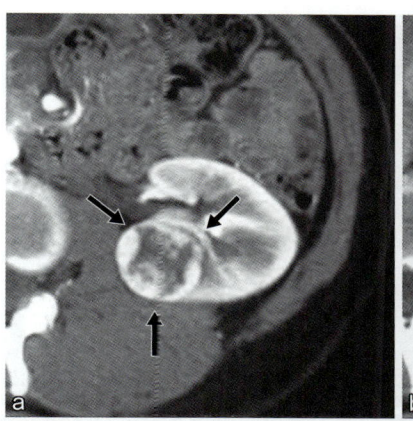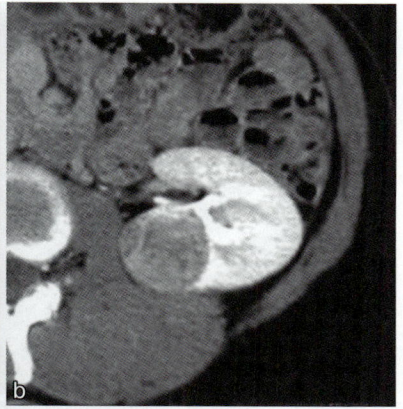

**図1** 淡明細胞型腎細胞癌の典型的ダイナミック CT 所見

a：皮髄相，b：排泄相
（日本泌尿器科学会，他 編：泌尿器科・病理・放射線科 腎癌取扱い規約 第 5 版．p25，
メディカルレビュー社，2020 より）

随伴性腎細胞癌（フマル酸ヒドラターゼ欠損性腎細胞癌），コハク酸脱水素酵素欠損性腎細胞癌，Birt-Hogg-Dubé 症候群に好発する多発嫌色素性腎細胞癌やオンコサイトーマ，結節性硬化症に好発する腎血管筋脂肪腫など，家族歴の聴取は重要である。

**3** 画像診断

**❶** ヨードアレルギーがなく腎機能障害がない場合には，腎ダイナミック CT を行う。

**❷** 淡明細胞型腎細胞癌では，偽被膜を有し，皮髄相で濃染，排泄相で低吸収となる（図1）。小さな腫瘍でも内部に出血・壊死像がみられることが多い。

## 確定診断の決め手

**1** ダイナミック CT での造影パターン。

**2** CT，MRI などの画像診断による腎盂癌や腎血管筋脂肪腫の否定。

## 誤診しやすい疾患との鑑別ポイント

### 1 腎盂癌

**❶** 腫瘍が外方に突出することはない。

**❷** ダイナミック CT 皮髄相では淡明細胞型腎細胞癌ほどの濃染像はない。

**❸** 尿細胞診で尿路上皮癌が検出されることが多い。

### 2 腎血管筋脂肪腫

**❶** 多くは脂肪が豊富であり，超音波検査で高エコー，CT，MRI でも脂肪濃度および信号の判定

が容易である。

**❷** ただし脂肪に乏しい腫瘍や出血をきたした腫瘍においては，腎細胞癌との鑑別が困難になる。

### 3 腎嚢胞性腫瘍

**❶** Bosniak 分類（図2）による 5 つのカテゴリーがある。

**❷** カテゴリーⅢは中等度の悪性腫瘍リスクとされ，カテゴリーⅣは悪性腫瘍である（Radiology 292: 475-488, 2019）。

### 4 転移性腎腫瘍，悪性リンパ腫：画像診断のみでは原発性腎細胞癌との鑑別が困難なこともあり，そのような場合には生検を要する。

## 確定診断がつかないとき試みること

**1** 超音波または CT ガイド下での生検を行う。

**2** 18 G 以上の針を使用し，断片化のない連続性を保った 10 mm 以上の組織を 2 本以上，腫瘍の末梢域から採取することが推奨されている（腎癌診療ガイドライン 2017 年版）。

## 合併症・続発症の診断

**1** エリスロポエチン産生腫瘍では多血症が認められる。

**2** 副甲状腺ホルモン様ペプチドを産生する腫瘍もあり，高カルシウム血症，悪心，嘔吐，倦怠感をきたしうる。

**3** レニンによる高血圧も時にみられる。

**4** 非転移性肝機能障害（Stauffer 症候群）もみられることがあり，顆粒球やマクロファージの過剰産生が

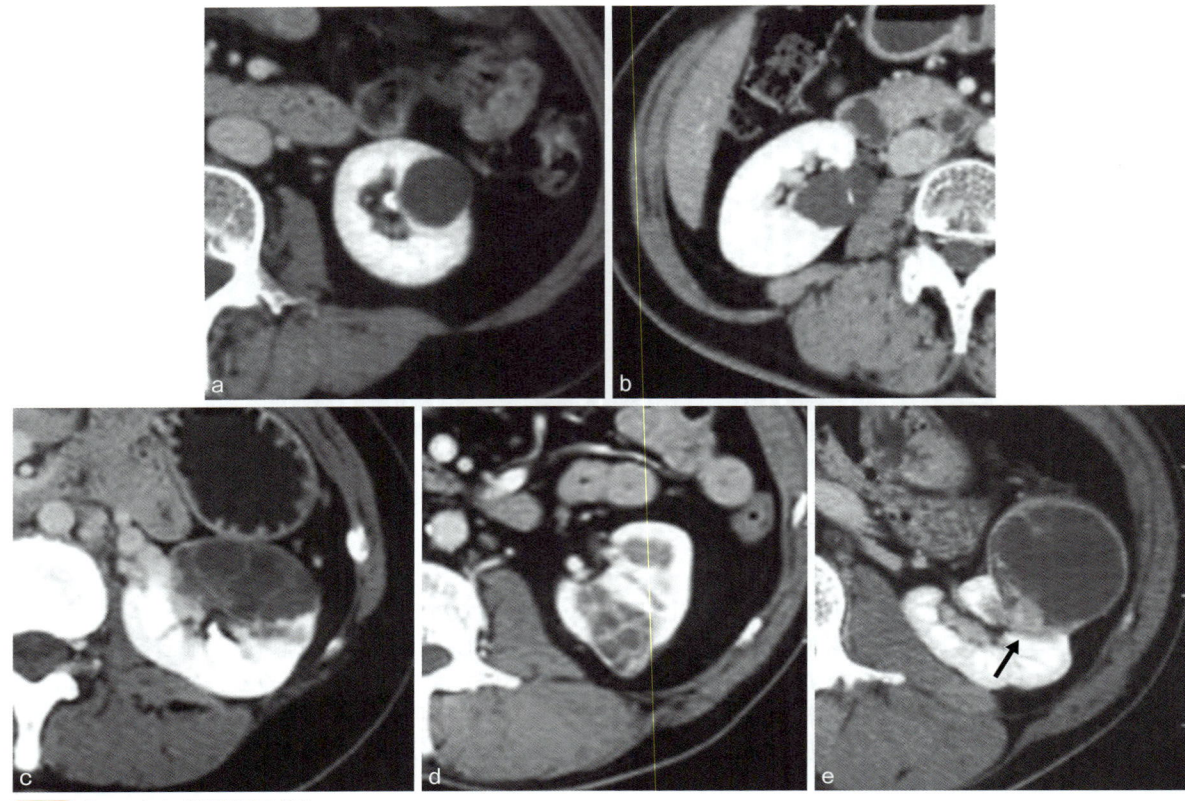

**図2** Bosniak 分類（CT 像）

a：カテゴリーⅠ…… 単純性嚢胞
b：カテゴリーⅡ…… わずかな石灰化を伴う薄い隔壁を伴う嚢胞
c：カテゴリーⅡF…… 3 つ以上の薄い隔壁を伴う嚢胞
d：カテゴリーⅢ…… 造影効果を有する厚い隔壁を伴う嚢胞
e：カテゴリーⅣ…… 造影効果を有する充実部分（矢印）を伴う
（日本泌尿器科学会，他 編：泌尿器科・病理・放射線科 腎癌取扱い規約 第 5 版．p30，メディカルレビュー社，2020 より）

原因とされているが，腎摘除により改善する。

### 予後判定の基準

**❶**腎摘除術を受けた患者については，pT stage，pN stage，腫瘍サイズ，核異型度，腫瘍壊死を点数化して無転移生存割合を予測する Leibovich score（Cancer 97: 1663-1671, 2003）など複数のモデルがある。
**❷**転移を有する腎細胞癌患者の予後予測分類（表 1）として，以下**❶**〜**❸**がある。
　**❶**サイトカイン療法を受けた患者データから作成された MSKCC（Memorial Sloan-Kettering Cancer Center）分類。
　**❷**分子標的治療を受けた患者データから作成された IMDC（International Metastatic Renal Cell Carcinoma Database Consortium）分類。

　**❸**サイトカイン療法を受けた日本人患者データから作成された JMRC（Japanese Metastatic Renal Cancer）分類。
　**❹**現在は転移性腎癌の治療方針を決定する目的で IMDC 分類が用いられる。

### 経過観察のための検査・処置

**❶**腎細胞癌には再発と関連する特異的な腫瘍マーカーは存在しない。
**❷**再発スクリーニングは CT を中心とした画像評価により行う。
　**❶**非転移例の術後フォローアップ検査のタイミングに関するコンセンサスはなく，ガイドラインごとに検査スケジュールが異なる。
　**❷**再発リスクに応じて 6〜12 か月ごとに撮影す

**表1** 転移性腎癌の予後予測分類

| | 予後予測分類 | 初診時から治療開始まで1年未満 | Karnofsky performance status <80% | 貧血 | 補正Ca値上昇 | LDH正常上限1.5倍超 | 好中球数増加 | 血小板数増加 | 肝,骨,もしくは多発転移 |
|---|---|---|---|---|---|---|---|---|---|
| MSKCC分類 | 0項目：favorable risk<br>1,2項目：intermediate risk<br>3項目以上：poor risk | ○ | ○ | ○ | ○ | ○ | | | |
| IMDC分類 | 0項目：favorable risk<br>1,2項目：intermediate risk<br>3項目以上：poor risk | ○ | ○ | ○ | ○ | | ○ | ○ | |
| JMRC分類 | 0,1項目：favorable risk<br>2項目：intermediate risk<br>3項目以上：poor risk | ○ | | ○ | | ○ | | | ○ |

（日本泌尿器科学会 編：腎癌診療ガイドライン2017年版. p33, メディカルレビュー社, 2017より）

ることが多い。

❸腎細胞癌は術後10年以降の晩期再発をきたしうる。再発リスクの高い患者には，術後10年以降もCTを撮影することがある。

❹転移癌など薬物療法施行中の画像効果判定に関しては，8〜12週ごとに行うことが多い。

### 治療法ワンポイント・メモ

❶腎細胞癌治療の基本は外科的切除である。転移巣も画像上の完全切除が可能であれば，予後改善のメリットがあると考えられている。

❷転移を有する腎細胞癌の原発巣切除（CN：cytoreductive nephrectomy）に関しては，サイトカイン療法時には生存期間延長効果が証明されたが，分子標的療法時には否定された。免疫チェックポイント阻害薬を中心とした薬物療法を行っている患者に対するCNのサバイバル・ベネフィットについては，まだエビデンスがなく不明である。

❸腎摘除術（±転移巣切除術）を施行したハイリスク腎細胞癌に対して，術後1年間のペムブロリズマブ治療が無再発生存期間延長効果を示し（N Engl J Med 385: 683-694, 2021），わが国でも保険収載された。

❹切除不能または転移を有する腎細胞癌に対しては，IMDC分類によるリスク評価を行い，治療レジメンを選択する。

❶中・高リスクに対してニボルマブ＋イピリムマブ療法，リスクにかかわらずペムブロリズマブ＋アキシチニブ療法，ニボルマブ＋カボザンチニブ療法，ペムブロリズマブ＋レンバチニブ療法，アベルマブ＋アキシチニブ療法が使用可能である。

❷一部の低リスク患者には，スニチニブやパゾパニブの使用も許容される。

### 専門医へのコンサルト

薬物療法は免疫チェックポイント阻害薬が中心的役割を担っている。免疫関連有害事象発生時には，関連診療科へのコンサルトを適宜行う。

## 膀胱腫瘍（膀胱癌）
Bladder Tumor (Urinary Bladder Cancer)

**古家 琢也** 岐阜大学大学院教授・泌尿器科学

**頻度** ときどきみる（人口10万人対罹患率18.5人，人口10万人対死亡率7.4人）

**GL** ・膀胱癌診療ガイドライン2019年版
・膀胱癌診療ガイドライン2022年アップデート

## 診断のポイント

❶血尿（肉眼的・顕微鏡的）を契機に発見されることが多い。

❷排尿時痛，頻尿などの膀胱炎様症状を呈する場合もあり，抗菌薬の効果が得られない際にも，本疾患を考慮する。

❸診断は，膀胱鏡による腫瘍の同定と生検による病理診断で行う。膀胱癌の90％以上は，尿路上皮癌である。

❹尿細胞診，あるいは尿中 NMP22 や尿中 BTA などの腫瘍マーカーは，あくまで診断の補助として使用する。

## 症候の診かた

❶血尿
　❶肉眼的血尿を認めた場合には，必ず泌尿器科専門医への受診を強く勧める。
　❷顕微鏡的血尿を認める場合でも，本疾患を考慮し，場合によっては泌尿器科専門医への受診を勧める。

❷難治性膀胱炎：抗菌薬の効果を認めない場合，上皮内癌（CIS：carcinoma *in situ*）などによる症状の場合もあるため，必ず泌尿器科専門医への受診を勧める。

❸腫瘍の進展に伴い，下腹部痛や背部痛，下肢の浮腫などがみられる場合もある。

## 検査所見とその読みかた

❶スクリーニング検査：検尿・尿沈渣で，赤血球の存在を必ず確認する。尿潜血＝血尿ではないことに，注意が必要である。

❷尿細胞診は必須な検査とされてはいるが，特異度は90％以上と高いものの，感度は35％前後と低いことが問題である。また，保険診療で施行可能な尿中マーカーの NMP22，CK8-18（UBC）および BTA の感度が30〜70％，特異度が70〜90％であるが，偽陽性を示すことも知られており，あくまで補助的な診断方法である（Mod Media 65: 140-145, 2019）。

❸超音波検査や CT で，偶発的に診断される場合もある。

## 確定診断の決め手

❶膀胱鏡検査により，診断を行う。腫瘍の形態や大きさ，数，および部位を観察する。

❷腫瘍の生検を行い，癌であることを必ず確認する。

経尿道的膀胱腫瘍切除術（TURBT：transurethral resection of bladder tumor）を行い，病理学的診断や深達度，特に筋層への浸潤の有無も確認する必要がある。

❸CT にてリンパ節転移や遠隔転移の有無，MRI にて腫瘍の深達度を診断する。また，CT ウログラフィにて，上部尿路の評価も必ず行っておく。病理学的検査とこれらの画像検査の結果を踏まえ，治療方針を決定する。

## 誤診しやすい疾患との鑑別ポイント

❶抗菌薬の効果が得られない場合は，CIS などの膀胱腫瘍を疑う。

❷尿潜血は，血尿以外の要因で陽性になることも多いため，必ず尿沈渣にて赤血球の存在を確認する。

❸肉眼的血尿を認めた場合，抗血栓薬の内服に起因するもの，尿路結石（⇨1645頁）や前立腺肥大（⇨1661頁）からの出血であることもあるが，腫瘍によるものを考慮し，必ず泌尿器科専門医に相談する。

## 確定診断がつかないとき試みること

❶CIS の場合，膀胱鏡を施行しても癌の部位の特定が困難な場合があるため，ランダム生検を行うこともある。

❷上部尿路の評価のために，尿管カテーテルを用いて尿を採取し細胞診を行うこともある。

❸まれに前立腺に尿路上皮癌を認めることがあるため，前立腺の生検を考慮することもある。

## 合併症・続発症の診断

❶血尿が持続すると，貧血や膀胱タンポナーデを発症することがある。

❷癌の浸潤による水腎症に伴い，腎機能の悪化を認めることがある。

❸多発リンパ節転移により，下肢の浮腫などを発症することがある。

## 経過観察のための検査・処置

❶3か月に1回程度，膀胱鏡および尿細胞診にて検査を行う。

❷再発を診断するツールとして，DNA FISH 検査であるウロビジョンが保険収載された。尿細胞診と比較して感度・特異度ともに高いが，陽性的中率は50％程度であることから診断の補助として使用する。

❸癌の悪性度や深達度によって3〜6か月に1回

CT を行い，再発や遠隔転移の有無を確認する。

## 治療法ワンポイント・メモ

### 1 筋層非浸潤膀胱癌の治療

❶ TURBT にて腫瘍を切除し，術後アントラサイクリン系の抗癌剤を，膀胱内に単回注入する。5-ALA を用いた光力学診断補助下の TURBT では，腫瘍の見落としが少ないとされている。T1 high grade や CIS の診断を得た場合は，再度 TURBT を行い，腫瘍の残存や筋層浸潤の有無を評価する。
❷ 術後に，再発予防目的に BCG 膀胱内注入療法を行う。

### 2 筋層浸潤膀胱癌の治療

❶ 標準治療は，膀胱全摘除術である。わが国でも，2018 年にロボット支援膀胱全摘除術が保険収載され，施行する施設が増加している。尿路変向術として回腸導管，新膀胱，皮膚瘻などが行われるが，ロボットで施行することもある。
❷ プラチナベースの術前抗癌剤治療で生存率の改善が得られることから，GC（ゲムシタビン，シスプラチン）や MVAC（メトトレキサート，ビンブラスチン，ドキソルビシン，シスプラチン）によるレジメンが推奨されている（N Engl J Med 349: 859-866, 2003）。腎機能低下症例には，シスプラチンの分割投与やカルボプラチンが使用されることもある。術後の病理学的診断によっては，術後補助療法としてニボルマブの投与が行われる場合もある。

### 3 転移性膀胱癌の治療

❶ 1 次治療では GC や MVAC などを行い，腎機能低下例については前述の対応を行う。4〜6 コース施行後に進行を認めなかった場合，アベルマブによる維持療法を行うこともある。
❷ その後進行を認めた場合は，2 次治療としてペムブロリズマブ，3 次治療としてエンホルツマブベドチンを使用する。

## 専門医へのコンサルト

肉眼的血尿を認めた場合は，必ず泌尿器科専門医を受診するよう勧める。

# 尿路性器癌の分子生物学的診断
## Molecular Diagnosis of Urogenital Cancers

住吉 崇幸　京都大学・泌尿器科学

頻度 **よくみる**

GL ・腎癌診療ガイドライン 2017 年版
　　・膀胱癌診療ガイドライン 2019 年版
　　・前立腺癌診療ガイドライン 2023 年版
　　・精巣腫瘍診療ガイドライン 2015 年版

## 診断のポイント

### 1 腎細胞癌

遺伝性腎癌を発症する von Hippel-Lindau（VHL）病では *VHL* 遺伝子の，Birt-Hogg-Dube（BHD）症候群では *FLCN* 遺伝子の生殖細胞系列変異が知られているが，診断マーカーとしての有用性は確立されていない。

### 2 膀胱癌

尿検査による 2 種類の尿中腫瘍マーカー（NMP22，BTA テスト）が保険適用となっており，診断の補助として用いられる。また膀胱癌既往患者の再発の診断補助として DNA FISH 検査（ウロビジョン）も保険承認されている。

### 3 前立腺癌

血中の前立腺特異抗原（PSA：prostate specific antigen）が診断や治療の効果判定に用いられる。さらに近年 PSA の特異度を上げる目的で遊離型 PSA 比（free/total PSA：%f-PSA）や prostate health index（*phi*）が保険適用となっている。

### 4 精巣腫瘍

$\alpha$-フェトプロテイン（AFP：alpha-fetoprotein）およびヒト絨毛性ゴナドトロピン（hCG：human chorionic gonadotropin）は，胚細胞腫瘍の診断および治療の効果判定に必須である。

## 症候の診かた

腎腫瘍（腎細胞癌）（⇨ 1652 頁），膀胱腫瘍（膀胱癌）（⇨ 1655 頁），前立腺癌（⇨ 1663 頁），精巣腫瘍（⇨ 1666 頁）の各項を参照。

## 検査所見とその読みかた

### 1 腎細胞癌

腎細胞癌でよく認められる遺伝子変異として，淡明細胞型では *VHL* 遺伝子，嫌色素性では *FLCN* 遺伝子があげられる。しかし腎細胞癌の確定診断や組織型の分類目的にこれらの遺伝子を検索することの有用性は確立されていない。

### 2 膀胱癌

❶ NMP22：核マトリックス蛋白質（nuclear matrix protein）を免疫原として作成された 2 種類のモノ

20

クローナル抗体 302-22 と 302-18 によって認識される核蛋白質である。感度は 58〜69％，特異度は 77〜88％でと報告されている。尿路上皮癌が強く疑われる場合に限り 1 回のみ保険適用が可能であり，治療経過モニタリングへの保険適用は認められていない。

❷ BTA テスト：BTA は腫瘍の増殖に伴って分解された，膀胱基底膜成分の断片が尿中に排泄されたのち，断片同士が結合して形成される蛋白断片の複合体である。感度は 64〜65％，特異度は 74〜77％と報告されている。膀胱癌既往患者の再発の診断補助として用いられている。

❸ ウロビジョン：膀胱癌既往患者の尿中細胞の 3 番，7 番および 17 番染色体の異数倍数体，ならびに 9p21 遺伝子座の欠失を検出する DNA FISH 検査であり，再発の診断補助として保険承認された。感度は 69〜87％，特異度は 89〜96％と報告されている。

❸ 前立腺癌

❶ PSA：年齢によってカットオフ値は異なり，50〜64 歳では 3.0 ng/mL，65〜69 歳では 3.5 ng/mL，70 歳以上では 4.0 ng/mL が推奨されている。さらに PSA の診断精度を上げる取り組みとして，PSA 値を前立腺体積で除した PSA density (PSAD)，PSA の増加率を考慮した PSA velocity (PSAV)，PSA の増加速度を考慮した PSA doubling time (PSADT) などの有用性が報告されている。

❷ ％f-PSA：血中の PSA は遊離型 PSA (f-PSA) と $\alpha_1$-antichymotrypsin (ACT) と結合した PSA-ACT が存在しており，前立腺癌では PSA-ACT が増加している。このため前立腺癌では％f-PSA が低下し，PSA グレーゾーン (4.0〜10.0 ng/mL) での前立腺肥大症との鑑別に有用とされている。

❸ phi：前立腺癌の腺腔内には PSA の N 末端に 2 つのアミノ酸が結合したもの〔[-2] proPSA (p2PSA)〕が多く蓄積し，血液中にも多く漏出している。そこで PSA，f-PSA，p2PSA から算出された指標である phi〔phi = (p2PSA/f-PSA) × $\sqrt{\text{PSA}}$〕の有用性が提唱されている。

❹ 精巣腫瘍

❶ AFP：胎児性癌や卵黄嚢腫瘍といった非セミノーマの 50〜70％で上昇する。原発巣の病理組織診断にてセミノーマしか認められなかったとしても，AFP が上昇している場合は非セミノーマ成分が存在すると考えられる。

❷ hCG：非セミノーマの 40〜60％で上昇するが，セミノーマと診断された場合でも上昇することがある。

❸ LDH：精巣腫瘍に疾患特異性があるわけではないが，進行癌や再発の症例で上昇がみられる。

## 確定診断の決め手

❶ 腎細胞癌：早期発見には腹部超音波検査が有用で，確定診断として CT 検査を施行する。

❷ 膀胱癌：術前診断として膀胱鏡や尿細胞診は必須である。組織の確定診断は経尿道的膀胱腫瘍切除によって行われる。

❸ 前立腺癌：前立腺生検による病理学的診断が行われる。

❹ 精巣腫瘍：原発巣の診断には触診，超音波検査が有用であり，確定診断として高位精巣摘除による組織診断を行う。

## 誤診しやすい疾患との鑑別ポイント

❶ 腎血管筋脂肪腫
　❶ 超音波検査にて高エコー。
　❷ CT にて脂肪濃度(低吸収)を呈する。

❷ 膀胱炎 (⇨ 1639 頁) (尿中マーカーが偽陽性を示すことあり)
　❶ 排尿時痛，残尿感などの排尿症状。
　❷ 尿検査にて膿尿を認める。

❸ 前立腺肥大症 (⇨ 1661 頁)
　❶ PSAD が低い(カットオフ値は 0.15 や 0.2 ng/mL/cm³ に設定されることが多い)。
　❷ 直腸診にて癌を疑う硬結を触れない。
　❸ MRI にて癌を疑う所見なし。

❹ 急性前立腺炎
　❶ 発熱や排尿時痛などの排尿症状。
　❷ 直腸診にて疼痛。
　❸ 尿検査にて膿尿を認める。

## 確定診断がつかないとき試みること

❶ 腎細胞癌：画像で良悪性の判定が困難な腫瘍に対して不要な手術を避けるときには腎生検が適応となる。

❷ 前立腺癌：近年では MRI 画像と超音波画像を融合した MRI-US fusion 生検が臨床的意義のある前立腺癌の検出に優れ，適切な治療法の選択に寄与する可能性がある。

## 経過観察のための検査・処置

**1** 前立腺癌：PSA は診断のみなうず，治療の効果判定や再発の診断にも利用されている。ただし転移性前立腺癌のうち，ホルモン治療が抵抗性となった転移性去勢抵抗性前立腺癌（mCRPC：metastatic castration-resistant prostate cancer）では PSA が病勢を反映しないときがあり，PSA が低値で上昇しないにもかかわらず転移巣の増大や新たな出現が認められる。

**2** 精巣腫瘍：残存腫瘍の有無や転移症例では薬物治療の効果判定に腫瘍マーカーは有用である。特に転移を認めず腫瘍マーカーが上昇している症例では，高位精巣摘除後に腫瘍マーカーが半減期に沿って低下するか経過観察を要する（LDH と AFP の半減期はそれぞれ 1〜2 日，5〜7 日）。半減期にしたがって低下しない，もしくは正常化しない場合は微小な腫瘍が残存している可能性がある。

## さらに知っておくと役立つこと

**1** 腎細胞癌：*VHL* 遺伝子の生殖細胞系列変異によって発症する VHL 病に関するわが国の疫学調査研究では，VHL 病患者 409 例中 206 例（50.3％）に腎癌が発症し，診断時の年齢の中央値は 35 歳であった。BHD 症候群についても 2016 年のわが国の集計で 312 例中 60 例（19.2％）に腎腫瘍がみられ，さらに 41 歳以上の群では 34.8％と高率になることが報告されている。遺伝性腎癌家系では若年から腎癌が発症するため，VHL 病では遺伝子カウンセリングを含めた 15 歳からの画像スクリーニングが推奨されている。

**2** 膀胱癌

**❶** 遺伝性非ポリポーシス大腸癌（Lynch 症候群）は DNA 複製時のミスマッチ修復異常によって癌の易罹患性に関与する常染色体顕性の遺伝性疾患であり，ミスマッチ修復関連遺伝子（*MLH1*, *MSH2*, *MSH6*, *PMS2*）の異常が原因となる。大腸癌や子宮内膜癌の頻度が高い一方，尿路上皮癌の危険因子にもなり，上部尿路上皮癌の約 9％，膀胱癌の約 1％でミスマッチ修復遺伝子の生殖細胞系列変異が認められる。

**❷** 近年遺伝子発現プロファイルによって，luminal type や basal type など，膀胱癌の分子生物学的分類が構築・提唱され，免疫チェックポイント阻害薬などの全身療法の治療効果や生存期間などとの関連が報告されている。

**❸** 膀胱癌の約 15％に線維芽細胞増殖因子受容体である *FGFR3* の遺伝子変異が認められ，それを有する症例に対して FGFR 阻害薬であるエルダフィチニブが FDA で承認されている。

**3** 前立腺癌

**❶** mCRPC 症例の 15〜30％に DNA 修復遺伝子異常が認められる。そのうち *BRCA1/2* 遺伝子異常を有する症例に対して，ポリ（ADP-リボース）ポリメラーゼ（PARP）阻害薬の有効性が示され，保険適用となっている。

**❷** マイクロサテライト不安定性の高い，またはミスマッチ修復遺伝子異常を有する mCRPC 症例に対しては，免疫チェックポイント阻害薬のペムブロリズマブが有効であり保険適用となっている。

**❸** 上記の遺伝子異常の有無を調べるため，腫瘍組織や血液を用いた遺伝子パネル検査が行われるようになった。

**4** 精巣腫瘍：化学療法施行中，施行後に高頻度にみられる性腺機能不全状態では，下垂体より hCG が産生されることがあり偽陽性の原因となりうる。腫瘍由来の真の hCG との鑑別には，テストステロン負荷テストが有用である。

# 腫瘍マーカーからみた尿路性器癌の診断

## Tumor Markers for Diagnosis of Urogenital Cancers

**吉田 宗一郎**　東京科学大学大学院准教授・腎泌尿器外科学

## 診断のポイント

**1** 前立腺癌の腫瘍マーカーとして，前立腺特異抗原（PSA）が広く使用されている。スクリーニング検査法としての有用性が高く，前立腺癌早期発見に大きく貢献している。病期予測や治療モニタリングにも有用である。

**2** 精巣胚細胞腫瘍では，腫瘍マーカーとして，血清 α-フェトプロテイン（AFP），ヒト絨毛性ゴナドトロピン（hCG），乳酸脱水素酵素（LDH）が病期診断，治療効果判定，経過観察に必須である。

**3** 精巣腫瘍では複数の腫瘍成分が混在することが多く，複数の腫瘍マーカーが上昇していることがある。

**4** 腎癌と尿路上皮癌では，有用な血清腫瘍マーカーはいまだ存在しない。

❺膀胱癌の尿中マーカーでは，NMP22，BTA テスト，ウロビジョンが，補助診断として保険承認されている。

## 検査所見とその読みかた

### 1 前立腺癌

❶PSA はヒトカリクレインファミリーに属するアンドロゲン依存性のセリンプロテアーゼであり，前立腺の上皮細胞で産生される糖蛋白質である。カットオフ値 4.0 ng/mL が用いられており，1.0 ng/mL 以下では 3 年ごとの検診受診が推奨される。

❷根治的前立腺全摘除後では PSA 0.2 ng/mL，根治的放射線治療後では PSA 最低値 ＋2.0 ng/mL が生化学的再発の基準として用いられている。

### 2 精巣胚細胞腫瘍

❶AFP は 1 本鎖の糖蛋白であり，卵黄嚢腫瘍，胎児性癌，未熟奇形腫で産生されるが，絨毛癌，セミノーマでは産生されない。hCG は α 鎖と β 鎖からなる糖蛋白質であり，絨毛癌のすべて，胎児性癌，セミノーマの一部で産生される。LDH は癌以外の種々の病態で高値となるため，特異性が低い。

❷AFP の半減期は約 5〜7 日，hCG の半減期は約 1〜1.5 日。転移がない場合には，腫瘍マーカー値は高位精巣摘除術後にこの半減期に従って減衰する。治療後も持続する腫瘍マーカーの上昇については，腫瘍の残存と偽陽性との鑑別が重要である。

### 3 膀胱癌

❶尿中 NMP22 は膀胱癌が強く疑われる場合に，尿中 BTA は膀胱癌の再発診断補助に使用される。ウロビジョンは，膀胱上皮内癌と診断され，経尿道的手術が実施された患者の再発診断補助に使用できる。ウロビジョンは膀胱癌既往患者の尿中細胞の第 3 番，7 番および 17 番染色体の異数倍数体，ならびに 9p21 遺伝子座の欠失を検出する DNA FISH 検査である。

❷感度と特異度は NMP22：58〜69％，77〜88％，BTA：64〜65％，74〜77％，ウロビジョン：69〜87％，89〜96％とされている。

## 誤診しやすい疾患との鑑別ポイント

### 1 前立腺癌

❶前立腺肥大症や前立腺炎などでも PSA 高値を呈することがある。

❷PSA 値は年齢とともに上昇し，また，診断時年齢の上昇に伴い臨床的に意味のある前立腺癌の大きさも増大するため，年齢別の PSA カットオフ値が設定されている。年齢階層別では，65 歳未満：3.0 ng/mL，65〜69 歳：3.5 ng/mL，70 歳以上：4.0 ng/mL が基準とされる。

### 2 精巣胚細胞腫瘍

❶AFP は種々の肝疾患で偽陽性となり，鑑別には AFP レクチン分画が有用。良性疾患での AFP 上昇では L1 分画，精巣腫瘍では L3 もしくは L2＋3 分画が主となる。

❷hCG の α 鎖は LH，FSH，TSH の α 鎖と構造が類似しているため，以前のポリクローナル抗体を用いた測定法では，交差反応の可能性があった。β 鎖は特異性が高く，交差反応の可能性は低い。

❸化学療法後の低テストステロン状態では，下垂体から LH や hCG 様物質が産生され，hCG の免疫アッセイで陽性となることがあり，hCG の偽陽性の原因となりうる。

❹下垂体 hCG に対するテストステロン負荷テスト：テストステロンエナント酸 250 mg 筋注の前と 7 日後に，hCG，LH，FSH，テストステロンを比較し，hCG の正常化を確認する。

### 3 膀胱癌：BTA と NMP22 は非特異的な炎症反応による血尿および膿尿により偽陽性を呈することがあるが，ウロビジョンはこれらの影響が少ないとされる。

## さらに知っておくと役立つこと

1 PSA は，精液の液状化に関与する糖蛋白質であり，精液中には 0.5〜2.0 mg/mL という高濃度で存在する。

2 前立腺癌では，前立腺基底細胞や基底膜の破綻により，上皮細胞で産生された PSA が腺外に漏出することで血中 PSA 濃度が上昇するとされている。

3 前立腺体積ごとの PSA 値：PSA density（PSAD）や PSA に対する遊離型の free PSA の比率：free-to-total PSA ratio（F/T 比）といった PSA 関連マーカー，さらに，新規バイオマーカーとして PSA の前駆体である proPSA を組み込んだ prostate health index〔$phi = ([-2]\ proPSA/free\ PSA) \times \sqrt{PSA}$〕が前立腺癌の診断に有用である。

4 PROPET 研究の結果では，phi の情報を生検前に取り入れることで，感度 90％の条件では，癌症例で 22.3％，非癌症例で 34.8％の生検を回避可能と算出された（J Urol 203：83-91，2020）。

5 転移性精巣腫瘍について，腫瘍の原発部位，AFP，

hCG，LDH により予後予測する IGCCC（International Germ Cell Consensus Classification）が広く普及している（J Clin Oncol 15: 594-603，1997）。AFP，hCG，LDH は，精巣摘除後の値を使用することに注意が必要である。hCG は，α 鎖と β 鎖からなる intact-hCG（mIU/mL）が用いられており，freeβ-hCG は使用できないことに注意が必要である。

⑥ 精巣腫瘍に対する精巣摘除後も腫瘍マーカーの異常値が持続するも，画像診断で転移がない場合には Ⅲ0期と診断する。

（執筆協力：藤井 靖久　東京科学大学大学院教授・腎泌尿器外科学）

# 前立腺肥大症
Benign Prostatic Hyperplasia (BPH)

井手 久満　順天堂大学大学院特任教授・泌尿器科学

頻度 よくみる

GL 男性下部尿路症状・前立腺肥大症診療ガイドライン（2017）（修正・追加 2020，2023）

## 診断のポイント

❶排尿症状，蓄尿症状を確認する。
❷過活動膀胱（OAB：overactive bladder）を伴う場合がある。
❸排尿状態は尿流量測定，残尿測定にて評価する。
❹超音波検査が前立腺体積，残尿量の評価に有用である。
❺前立腺癌のスクリーニングのため，血清前立腺特異抗原（PSA）値を測定する。

## 緊急対応の判断基準

❶前立腺肥大症に伴う尿閉には導尿やバルーンカテーテル留置が必要となる。
❷腎後性腎不全や腎盂腎炎，前立腺炎などによる発熱を伴う尿路感染を認める場合には入院治療を行い，適切な抗菌薬を投与する。

## 症候の診かた

❶頻尿，尿勢低下，残尿感，尿意切迫感，尿失禁などを生じる。
❷夜間頻尿のみが症状である場合は，夜間多尿や睡眠障害が原因であることが多い。
❸国際前立腺症状スコア（IPSS：International Prostate Symptom Score）を用いて，下部尿路症状を評価

する（表1）。

## 検査所見とその読みかた

❶症状と病歴の聴取などを行い，糖尿病，脳・脊髄疾患，神経疾患，骨盤内手術の既往などを確認する。
❷直腸診にて前立腺の大きさ，不整，圧痛，硬さなどを評価する。
❸尿検査にて尿路感染や血尿の有無を評価する。
❹血清 PSA 測定を行い，前立腺癌のスクリーニングを行う。
❺経腹的超音波検査を膀胱に尿が貯留した状態で行い，前立腺を観察する。
　❶前立腺体積を計算式（前立腺左右径×前後径×0.5）にて評価できる。残尿測定にも有用である。
　❷膀胱結石，膀胱腫瘍，膀胱憩室などの有無を確認できる。
❻尿流量測定により排尿状態の客観的・定量的な評価ができる。前立腺肥大症では最大尿流量率，平均尿流量率の低下，排尿時間の延長や断続的尿流（尿流が中断し再開する）などがみられる。

## 確定診断の決め手

　前立腺肥大症とは「前立腺の良性過形成による下部尿路機能障害を呈する疾患で，通常は前立腺肥大と膀胱出口部閉塞を示唆する下部尿路症状を伴う」と定義されている。超音波検査を経腹的に行うことにより肥大の有無を診断できるが，前立腺肥大があっても排尿障害が神経因性下部尿路機能障害などの他疾患によるもの，もしくは合併している可能性を考慮しなければならない。

## 誤診しやすい疾患との鑑別ポイント

❶多尿の診断には排尿日誌が有用である。排尿日誌は，排尿時刻，1 日尿量，就寝時間，夜間排尿量などが把握できる。
❷急性前立腺炎の場合，排尿困難，頻尿，排尿時痛などや感染による発熱を伴う。
❸慢性前立腺炎の場合，会陰部不快感，尿道や下腹部の違和感などを伴う。
❹前立腺癌（⇨1663 頁）の場合，直腸診にて石様硬や不整，PSA 高値を伴うため，MRI などの画像診断を行う。

## 確定診断がつかないとき試みること

❶脳疾患，神経疾患，糖尿病などによる神経因性下部尿路機能障害を疑う場合，膀胱内圧測定を行う。

20

### 表1 国際前立腺症状スコア(IPSS)とQOLスコア質問票

| どれくらいの割合で次のような症状がありましたか | 全くない | 5回に1回の割合より少ない | 2回に1回の割合より少ない | 2回に1回の割合くらい | 2回に1回の割合より多い | ほとんどいつも |
|---|---|---|---|---|---|---|
| この1か月の間に，尿をしたあとにまだ尿が残っている感じがありましたか | 0 | 1 | 2 | 3 | 4 | 5 |
| この1か月の間に，尿をしてから2時間以内にもう一度しなくてはならないことがありましたか | 0 | 1 | 2 | 3 | 4 | 5 |
| この1か月の間に，尿をしている間に尿が何度もとぎれることがありましたか | 0 | 1 | 2 | 3 | 4 | 5 |
| この1か月の間に，尿を我慢するのが難しいことがありましたか | 0 | 1 | 2 | 3 | 4 | 5 |
| この1か月の間に，尿の勢いが弱いことがありましたか | 0 | 1 | 2 | 3 | 4 | 5 |
| この1か月の間に，尿をし始めるためにお腹に力を入れることがありましたか | 0 | 1 | 2 | 3 | 4 | 5 |

| | 0回 | 1回 | 2回 | 3回 | 4回 | 5回以上 |
|---|---|---|---|---|---|---|
| この1か月の間に，夜寝てから朝起きるまでに，ふつう何回尿をするために起きましたか | 0 | 1 | 2 | 3 | 4 | 5 |

IPSS＿＿＿＿＿＿点

| | とても満足 | 満足 | ほぼ満足 | なんともいえない | やや不満 | いやだ | とてもいやだ |
|---|---|---|---|---|---|---|---|
| 現在の尿の状態がこのまま変わらずに続くとしたら，どう思いますか | 0 | 1 | 2 | 3 | 4 | 5 | 6 |

QOLスコア＿＿＿＿＿＿点

IPSS重症度：軽症(0〜7点)，中等症(8〜19点)，重症(20〜35点)
QOL重症度：軽症(0，1点)，中等症(2，3，4点)，重症(5，6点)

〔本間之夫，他：International Prostate Symptom Score と BPH Impact Index の日本語訳の言語的妥当性に関する研究．日泌尿会誌 93(6)：669-680，2002 より〕

❷前立腺肥大症が疑われた場合，$\alpha_1$遮断薬やPDE5阻害薬を投与し，排尿状態の改善があるか診断的治療を行う。

### 合併症，続発症の診断

❶感冒薬やアルコールの飲酒は前立腺肥大の症状を悪化させ，尿閉のリスクが高まることがある。
❷尿閉の経過が長い場合，両側水腎症や腎後性腎不全を伴うことがある。
❸バルーンカテーテルの挿入が困難な場合には，無理をすると尿道損傷の可能性もあり，泌尿器科医に相談する。

### 予後判定の基準

前立腺肥大の外科的治療の介入は前立腺体積が30 mL を超える場合，血清PSA値が1.4 ng/mL を超える場合に上昇したとの報告がある(J Urol 162：1301-1306，1999)。

### 経過観察のための検査・処置

IPSS・QOL質問票，排尿記録，残尿測定などを行う。投薬治療などを行う場合も定期的に排尿状態を客観的評価する。

## 治療法ワンポイント・メモ

■1 排尿に伴う QOL の改善を目指す。

■2 肥満，高血圧，高血糖および脂質異常症と前立腺肥大症の関連が指摘されている。

■3 $5\alpha$ 還元酵素阻害薬と $\alpha_1$ 遮断薬の 2 つの薬剤の併用で，最も大きく尿閉のリスクが軽減された報告がある（N Engl J Med 349: 2387-2398，2003）。

## さらに知っておくと役立つこと

■1 残尿測定の算定には，前立腺肥大症，神経因性下部尿路機能障害または過活動膀胱の傷病名が必要である。

■2 デュタステリド（$5\alpha$ 還元酵素阻害薬）は，前立腺体積が 30 mL 以上の場合に限って処方できる。

■3 タダラフィル（PDE5 阻害薬）の処方時には，診断に用いた検査（尿流測定検査，残尿検査，前立腺超音波検査など）について，検査名と実施した年月日を摘要欄に記載する。

## 専門医へのコンサルト

　$\alpha_1$ 遮断薬の投与により症状が改善しない場合や残尿が 100 mL 以上あれば，専門医に紹介する。

# 前立腺癌

Prostate Cancer

**木村 高弘** 東京慈恵会医科大学教授・泌尿器科

**頻度** よくみる

**GL** 前立腺癌診療ガイドライン 2023 年版

## 診断のポイント

■1 50 歳以上の男性。

■2 PSA 4 ng/mL 以上。

■3 直腸診で石様硬。

■4 MRI で PI-RADS（prostate imaging reporting and data system）スコア 3 以上。

■5 前立腺針生検で陽性。

## 緊急対応の判断基準

■1 骨転移（特に脊椎転移）による麻痺が疑われる場合は，PSA 検査および画像検査などによる迅速な診断とホルモン療法の導入が必要。

■2 整形外科治療または放射線治療による介入も検討

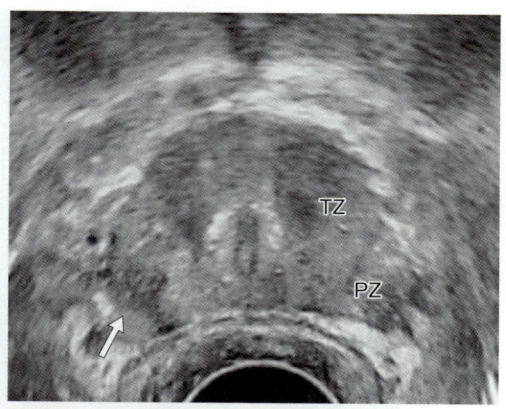

**図1** 前立腺癌の経直腸超音波像
PZ：辺縁域，TZ：移行域，⟹：前立腺癌の hypoechoic lesion

する。

## 症候の診かた

■1 早期癌のほとんどが無症状である。

■2 排尿障害・頻尿：併存する前立腺肥大症による症状であることが多いが，進行癌では尿管浸潤による水腎・水尿管症を認めることがある。

■3 血尿：進行癌で認めることがある。

■4 疼痛：骨転移による疼痛を認めることがある。転移部位の骨形成性所見が特徴的である。

## 検査所見とその読みかた

■1 直腸診：典型的には癌病巣は石様硬に触れるが，早期癌の多くは触知不能である。

■2 PSA

　❶一般的に 4 ng/mL 以上を異常値としているが，前立腺癌の生検陽性率は PSA 値が 4〜10 ng/mL で 25〜30%，10 ng/mL 以上で 50〜80% である。

　❷前立腺炎や直腸診，経直腸超音波検査，導尿など前立腺を機械的に圧迫する操作でも PSA 値は一過性に上昇するため，10 ng/mL 以下のいわゆるグレーゾーンで，このようなエピソードがある場合は，3 か月程度間隔をあけて再検査を行う。

■3 超音波検査：経直腸超音波検査が用いられる。典型的には hypoechoic 像として描出される（図 1）。

■4 MRI

　❶局所診断では最も信頼性の高い検査である。T2 強調画像，ダイナミック造影および拡散強調画像による multiparametric MRI による総合的な

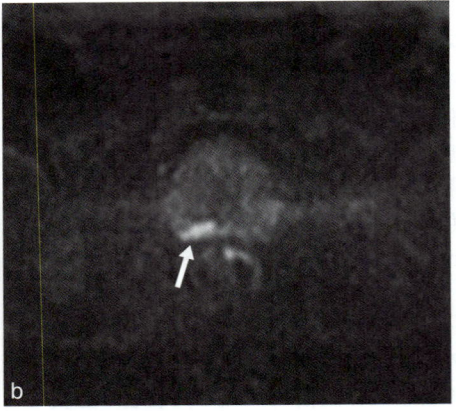

**図2 前立腺癌の MRI 画像（a：T2 強調画像，b：拡散強調画像）**
⇒：前立腺癌が T2 強調画像では低信号，拡散強調画像では高信号にみえる。

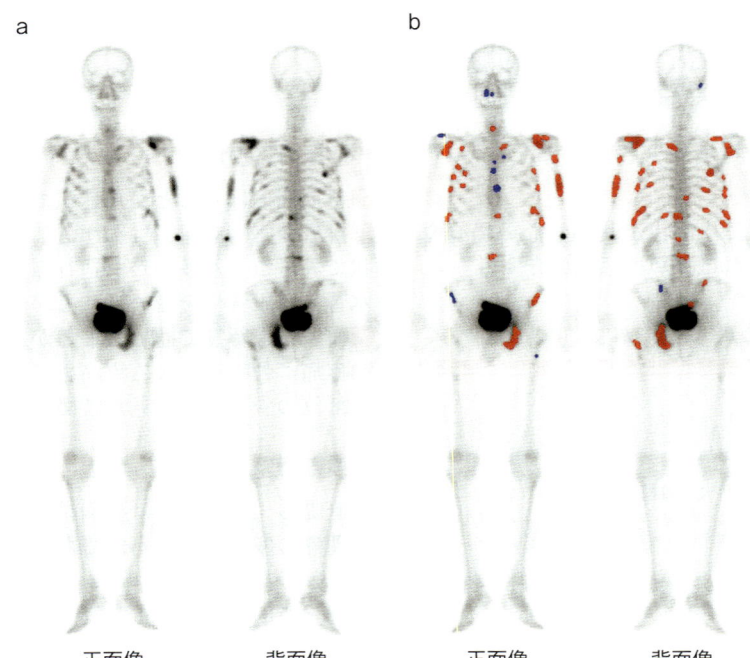

| 正面像 | 背面像 | 正面像 | 背面像 |

**図3 骨シンチグラフィと Bone Scan Index（BSI）**
a：骨シンチ画像，b：BSI 画像。
BSI 画像では hot spot のうち高リスク部位が赤く表示される。

評価が行われる（図2）。

❷近年，読影の標準化を目的とした PI-RADS スコアが用いられている。

**5 骨シンチグラフィ**

❶骨は前立腺癌転移の好発部位であるため，骨シンチグラフィは病期診断に必須である。

❷近年は半定量的評価として Bone Scan Index

（BSI）が使われている（図3）。

**確定診断の決め手**

**1 前立腺針生検**

❶PSA 検査，MRI，直腸診などで前立腺癌を疑った場合は，生検による病理学的診断が必須である。

❷生検には経直腸生検，経会陰生検などがある。

病理学的分類である Gleason スコアとともに，PSA 値，病期分類によりリスク分類を行ったうえで治療方針を決定する。

## 誤診しやすい疾患との鑑別ポイント

**1 前立腺肥大症**（⇨1661 頁）
❶前立腺肥大症でも PSA は上昇することがある。
❷直腸診で弾性硬が一般的である。
❸MRI では移行域の肥大所見を認める。

**2 前立腺炎**
❶PSA は一過性上昇を認める。治癒後の再検査で PSA は低下するが，正常化までは数か月要することがある。
❷発熱および炎症値の上昇。
❸膿尿，細菌尿。
❹前立腺炎罹患中の前立腺針生検施行は敗血症のリスクがあるので，前立腺炎治療後時間をあけて PSA 再検を行ったうえで，生検の必要性を再検討する。

## 確定診断がつかないとき試みること

**1** 前立腺針生検の正診率は 7 割程度であるため，初回生検で陰性の場合でも，定期的 PSA 測定は継続し，上昇が続く場合は，再生検を行う。
**2** 再生検は生検本数の多い経会陰生検や MRI-超音波融合画像ガイド下生検などが行われる。

## 合併症・続発症の診断

**1** 排尿症状：局所の増大による尿閉や膀胱浸潤による水腎症を合併することがある。
**2** 骨関連事象（SRE：skeletal related events）：骨転移により骨折・麻痺・高カルシウム血症などを発症することがある。予防として，ビスホスホネート製剤やデノスマブの投与が有効である。

## 予後判定の基準

**1** 局所癌は PSA 値，Gleason スコア，T stage により高，中間，低リスクに分類される。D'Amico や NCCN の分類が用いられている。
**2** 転移癌は骨転移の個数，内臓転移の有無により高，低腫瘍量（N Engl J Med 373: 737-746, 2015），または骨転移の個数，内臓転移の有無，Gleason スコアにより高，低リスクに分類される（N Engl J Med 377: 352-360, 2017）。

## 経過観察のための検査・処置

**1 監視療法**
❶低リスク前立腺癌には過剰医療防止の観点から，すぐに手術・放射線治療などの積極的治療を行わない，監視療法が推奨されている。
❷その場合 3 か月ごとの PSA 測定と 1 年後の再生検を行う。
**2 手術，放射線治療後**
❶3～6 か月ごとの PSA 測定を行う。
❷手術後は PSA 0.2 ng/mL で再発とされる。放射線治療後は PSA 最低値 ＋2 ng/mL で再発とされる。
**3** 転移癌の治療中は 3 か月ごとの PSA 測定と 6 か月ごとの CT および骨シンチグラフィが推奨される。

## 治療法ワンポイント・メモ

**1 局所癌**
❶手術または放射線治療が標準治療であるが，低リスク癌には監視療法が推奨される。
❷高リスク癌に対する放射線治療にはホルモン療法が併用される。
**2 転移癌**
❶内分泌療法が行われる。LHRH アゴニスト（リュープロレリンまたはゴセレリン）またはアンタゴニスト（デガレリクス）に，新規ホルモン剤（アビラテロン，エンザルタミド，アパルタミド）の併用またはドセタキセルおよびダロルタミドの併用が標準治療である。
❷低腫瘍量の症例には局所への放射線治療も追加される。

## さらに知っておくと役立つこと

**1** 手術または放射線治療後に PSA が上昇し，前述の値を超えると生化学的再発とされ，治療の導入が検討される。
**2** ホルモン療法中に PSA 上昇または画像上進行で去勢抵抗性癌となる。

## 専門医へのコンサルト

**1** 前立腺癌の確定診断は前立腺針生検による病理診断が必須であるため，PSA 値，直腸診または MRI で前立腺癌が疑われた際には，専門医にコンサルトを行う。
**2** 骨が転移好発部位であるため，転移性骨腫瘍が疑

われた際には，PSA を測定し，前立腺癌が疑われた場合には専門医へのコンサルトが推奨される。

# 精巣腫瘍
## Testicular Cancer

込山 元清 　国立がん研究センター中央病院・泌尿器・
後腹膜腫瘍科外来医長（東京）

**頻度** あまりみない（10 万人に 2.5 人程度）
**GL** 精巣癌診療ガイドライン 2024 年版

## 診断のポイント

**1** 胚細胞腫瘍は以前より高齢化してきており 30〜40 歳台がピークで，40〜50 歳台が続く。50 歳以上の症例は約 18% を占めている。高齢男性の腫大は悪性リンパ腫の発生が多い。

**2** 通常，片側の精巣の無痛性の腫大や硬結を触れる。たまに女性化乳房などの所見をきたす場合もある。

**3** AFP・hCG・LDH といった血清腫瘍マーカーが上昇することが多い。

**4** 超音波検査などで水腫による陰嚢腫大ではない場合，早急に専門医に相談を要する。

## 症候の診かた

**1** 片側の硬く腫大した精巣を触れた場合，その後は診断として触診は過剰にせず，早急に専門医に紹介する。

**2** 透光性や超音波検査にて水腫病変との鑑別が必要，MRI やドプラ超音波検査で血流診断が有効。

**3** 陰嚢皮膚に発赤や痛みを伴う場合は，むしろ炎症性疾患や垂の捻転，精巣捻転である可能性が高い。

## 検査所見とその読みかた

**1** スクリーニング検査
　❶術前の一般検査および血清腫瘍マーカーとして，AFP・hCG・LDH の測定を行う。
　❷腫瘍マーカーが上昇している場合，治療の効果判定・経過観察の指標になりうる。

**2** 若年者に出現することが多いため性器の診察に抵抗をもち，進行してから受診する場合が少なくない。頭部を含む造影 CT 検査が必要である。

## 確定診断の決め手

**1** 片側無痛性の硬結を精巣に触れる。

**2** 超音波検査などで精巣実質に腫瘍病変あり。また

水腫病変との鑑別，血流障害の鑑別が必要。

## 誤診しやすい疾患との鑑別ポイント

**1** 陰嚢水腫：比較的高齢の患者に多く，超音波診断で精巣に異常はないが周囲に水腫が診断できる。

**2** 精巣上体炎：発赤を伴い，発熱や精巣痛を伴う陰嚢腫大が出現する。超音波検査の所見上，精巣実質ではなく精巣上体が腫大している。

**3** 精巣捻転（⇨1898 頁），垂捻転：局所の痛みが強く嘔気などを伴う場合がある。ドプラ超音波検査で捻転している組織の血流が悪化している。

## 確定診断がつかないとき試みること

局所所見で診断に悩む場合は，早急に専門医に相談する。

## 予後判定の基準

胚細胞腫瘍の場合，摘出病変の組織検査，転移の場所，腫瘍マーカーの値が重要で，これらに基づいた IGCCC のリスク分類（J Clin Oncol 15: 594-603，1997）で治療方針が決められる。Good prognosis であれば 5 年生存率がおよそ 9 割，Poor prognosis では 5 年生存率がおよそ 5 割。

## 経過観察のための検査・処置

治療完遂後，2 年間は 2 か月ごとの腫瘍マーカー採血および 4 か月ごとの CT 検査，3 年目までは 6 か月ごとの腫瘍マーカー採血および半年ごとの CT 検査。10 年を目安に長期的な経過観察を行っている。組織および病期の状態で適宜変更する。

## 治療法ワンポイント・メモ

**1** 高位精巣除睾術：遠隔転移がない場合，単独治療でよい場合がある。

**2** 抗癌化学療法：遠隔転移がないときに予防的に施行する場合と，遠隔転移が存在するときに治療的に施行が必要な場合がある。

**3** 後腹膜リンパ節郭清術：抗癌化学療法後，残存腫瘍病変の切除を検討する必要がある。

**4** 放射線治療：遠隔転移がないときに再発予防として施行する場合と，組織型によっては抗癌化学療法ののち，手術の代わりに照射を行うことがある。

## さらに知っておくと役立つこと

**1** 発症のリスクとして停留精巣，萎縮精巣，対側精巣腫瘍の既往，精巣腫瘍の家族歴の既往指摘がある。

❷抗癌剤治療・手術療法により逆行性射精など妊孕性が落ちるため，治療開始前に希望する場合には精子温存を行うことがある。

❸性腺外胚細胞腫瘍の治療方針は胚細胞腫瘍に準じて行われる。特に AYA（adolescent and young adult）世代では呼吸苦や咳嗽・血痰が生じる場合やリンパ節の腫大，発熱や体重減少などの全身症状を呈することがあるので注意が必要である。

### 専門医へのコンサルト

❶精巣腫大を主訴に患者が受診されたら，抗癌化学療法・手術施行の必要性が高いため専門医への早急なコンサルトが必要。

❷遠隔転移を有していた場合でも治療が確実に進められれば治癒を狙える患者も少なくない。また現在遠隔転移が明らかでなくても，将来的に転移を起こす可能性や病状が進行するスピードが速いため，精巣腫瘍の診断がついたら，または悩んだら早急に専門医への相談を要する。

# 間質性膀胱炎
## Interstitial Cystitis

**巴 ひかる**　埼玉石心会病院・泌尿器科顧問

（頻度）**あまりみない**〔10 万人あたり 4.5 人と推定（治療中の患者数）〕

GL　間質性膀胱炎・膀胱痛症候群診療ガイドライン（2019）

### 診断のポイント

下記の 3 項目すべてが満たされれば，間質性膀胱炎（IC：interstitial cystitis）と臨床的に診断する。

❶膀胱に関連する慢性の骨盤部の疼痛，圧迫感または不快感があり，尿意亢進や頻尿などの下部尿路症状を伴う。

❷上記の症状を混同しうる他の疾患や状態がない。

❸膀胱鏡にて Hunner 病変（Hunner lesions）を認める。

### 症候の診かた

❶膀胱痛

❶膀胱内に尿が溜まるとともに痛みが増強（蓄尿時膀胱痛）し，排尿後には軽減・消失する場合が多い。

❷疼痛部位は尿道，外陰部，腟，会陰，陰嚢痛を訴えることも多い。

❸痛みではなく圧迫感や不快感と表現する場合も多い。

❷頻尿：耐えがたい膀胱痛，不快感などのために頻尿となるが，多くの場合尿失禁の不安を感じることはない。

❸上記症状が，柑橘類，カリウム（K）を多く含むもの，香辛料，カフェインなどの摂取や精神的ストレス，尿の濃縮などによって増強することが多い。

### 検査所見とその読みかた

❶尿検査：顕微鏡的血尿や軽度の膿尿を認めることもあるが，疾患特異的な所見はない。原則として細菌尿はない。

❷排尿日誌：排尿時刻と 1 回排尿量を 24 時間連日して数日記録する。1 回平均排尿量が 150 mL 以下で，最大 1 回排尿量が 200 mL 以下に低下していることが多い。ただし，多尿で低比重尿の場合や早朝起床時などは 1 回排尿量が多くなることがある。

❸尿流動態検査：排尿遅延，尿流率低下，膀胱コンプライアンスの低下，残尿などを認めることが多い。

❹膀胱鏡検査

❶Hunner 病変があれば IC と確定診断できる（図1a）。発赤粘膜として認められ，病変部は正常の毛細血管構造を欠き，血管がもつれた糸のように網状に造成している。周辺には，病変に集束するように血管や瘢痕が認められることが多い。膀胱を拡張すると真っ先に亀裂が入って五月雨状出血が生じ，正常粘膜との境界がわかりにくくなるため，膀胱拡張前に確認する。また，ほぼ瘢痕のみで発赤のほとんどない症例もあり（図2），注意深い観察が必要である。

❷NBI（narrow-band imaging）で膀胱上皮の新生血管が緑色に観察され（図1b），Hunner 病変の検出率が上がるとされる。

❸麻酔下膀胱水圧拡張後の排液中に起きる出血や排液後に観察される点状出血（図3）のみでは IC とは診断できない。Hunner 病変がない症例は膀胱痛症候群（BPS：bladder pain syndrome）と診断される。

❺病理組織

❶上皮層の脱落，易剥離性，粘膜下層（間質）の浮腫，リンパ球の浸潤，毛細血管の拡張などが認められる。Hunner 病変では肥満細胞を多数認める

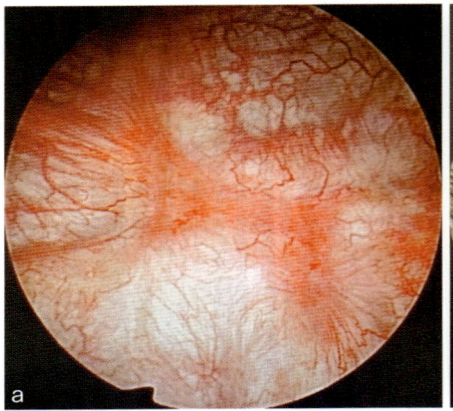

**図1 Hunner 病変の膀胱鏡所見**
a：白色光，b：NBI
複数の発赤を認める。

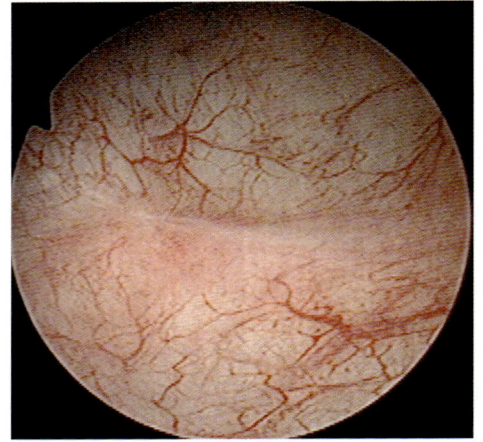

**図2 Hunner 病変の膀胱鏡所見**
ほとんど発赤はなく，中央に瘢痕形成を認める。

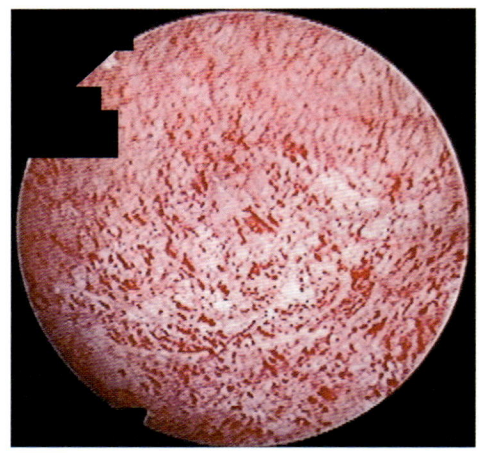

**図3 点状出血の膀胱鏡所見**

ことが多いが，これらは非特異的所見ではなく必須の検査ではない。

❷主として上皮内癌などとの鑑別のために行われる。

## 確定診断の決め手

症状と膀胱鏡による Hunner 病変の確認，および膀胱生検による上皮内癌の否定。

## 誤診しやすい疾患との鑑別ポイント

膀胱・前立腺・尿道の悪性腫瘍，尿路感染症，慢性前立腺炎，過活動膀胱，婦人科系疾患などとの鑑別が必要であり，主な疾患を下記にあげる。

**1 膀胱上皮内癌**（⇨1655 頁）

❶ Hunner 病変と膀胱上皮内癌は，ともに上皮の易剝離性があり，膀胱鏡所見では鑑別困難であるため，尿細胞診を行う。

❷より疑わしい症例では膀胱生検を行う。

**2 細菌性膀胱炎**（⇨1639 頁）

❶多剤耐性大腸菌などによる膀胱炎では，抗菌薬の投与により静菌できても治癒には至らず症状が再燃するケースが近年増加している。

❷抗菌薬非内服時の尿培養検査が有用である。

**3 子宮内膜症**（⇨1698 頁）

❶ともに慢性骨盤痛症候群であるため症状による鑑別は難しいが，子宮内膜症では膀胱痛が蓄排尿

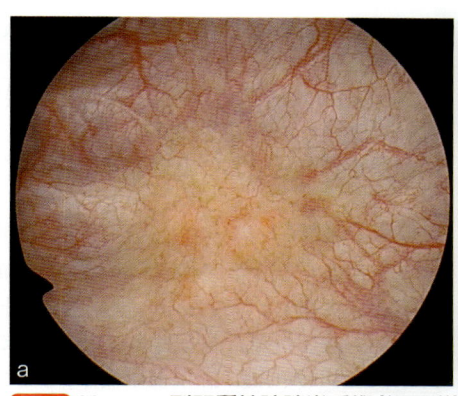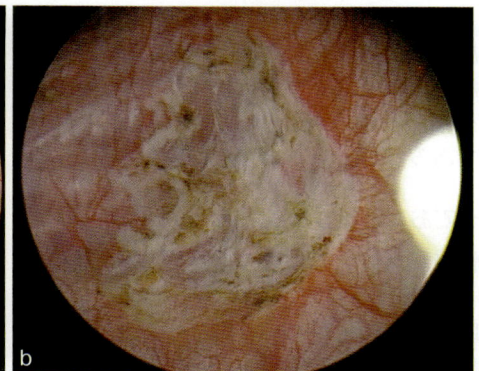

**図4** Hunner 型間質性膀胱炎手術（経尿道）

a：Hunner 病変，b：TUR/C 後

とは関係なく四六時中で，膀胱容量が比較的保たれている傾向がある。

❷ Douglas 窩の子宮内膜症を完全に否定するには腹腔鏡による観察が必要となる。

❸簡易的には，膀胱内にリドカインを注入し膀胱痛が改善しなければ，痛みの起源が膀胱（bladder centric）でない可能性が高い（後述）。

❹その他の広義の間質性膀胱炎：結核性膀胱炎，薬剤性膀胱炎（トラニラスト，シクロホスファミドなど），放射線性膀胱炎，また Sjögren 症候群（⇨1184頁）などによる続発性間質性膀胱炎なども類似の症状があるため，既往歴の聴取が重要である。

### 確定診断がつかないとき試みること

膀胱鏡施行時，2％または 4％リドカインを膀胱内に注入するが，リドカインにより膀胱痛が軽快すれば bladder centric か否かの鑑別がある程度可能である。

### 経過観察のための検査・処置

**1** 1 日尿量によって排尿回数や膀胱痛の程度が変化する。一般的に濃縮尿では膀胱痛が増悪し，排尿回数が増す。

**2** 排尿日誌を定期的につけることにより，症状をより正確に把握することが可能である。

### 治療法ワンポイント・メモ

原因が不明のため根治療法はなく，いずれも対症療法である。

**1** 食事療法

❶推奨グレード B。尿路上皮の剥離・脱落による

グリコサミノグリカン層の障害に伴い，尿が膀胱壁へ浸潤する。これにより粘膜下の知覚神経が尿中物質からの影響を受けやすくなり疼痛や頻尿を引き起こすと考えられることから，食事療法が推奨される。

❷柑橘類やそのジュース，酸味のある食品，トマト，クエン酸，香辛料，カフェイン，アルコール，特定のアミノ酸が過度に含まれる食品などが，避けたほうがよいとされる代表的な食品である。

**2** 手術療法

❶ Hunner 型間質性膀胱炎手術（経尿道）（推奨グレード B）。Hunner 病変を切除・焼灼（TUR/C：transurethral resection/coagulation）する（図4）。

❷麻酔下膀胱水圧拡張術を併用したほうが症状の改善に有効との報告が多い。

❸切除と凝固では効果は同等とされるが，切除で膀胱穿孔が多い。

**3** 膀胱内注入療法

❶ジメチルスルホキシド（DMSO：dimethyl sulfoxide）（推奨グレード B）。2022 年より保険適用となった。

❷2 週間に 1 回計 6 回を 1 クールとして行う。痛みを伴うため，膀胱に 2％または 4％リドカイン溶液 20 mL を注入し 20 分後にこれを排液したのち，50％DMSO 液を注入し 15 分維持する。

❸DMSO は IC にのみ適用があり，BPS には効果がないため保険適用がない。

**4** 薬物療法

❶IC の病名で保険適用のある内服薬はない。

❷症状に対してアミトリプチリン，ヒドロキシジン，スプラタストトシル酸塩，プレガバリン，

20

NSAIDs, トラマドール塩酸塩などを使用する。
⑤膀胱全摘出術は摘出後も膀胱部痛が残ることもあり, 他の治療法には反応せず, 疼痛や頻尿によりきわめて日常生活の QOL が低下している超重症例に限定すべきである。

### さらに知っておくと役立つこと

①日本間質性膀胱炎研究会作成の重症度基準で重症の基準を満たす間質性膀胱炎(Hunner 型)は, 2015年に医療費助成対象疾病(指定難病)となった。重症とは, 膀胱痛の程度が 7～10 点かつ, 排尿日誌による最大 1 回排尿量が 100 mL 以下である。
②中高年の女性に好発し, 性差は女性対男性比が5：1 とされる。

### 専門医へのコンサルト

難治性の頻尿で, 多尿でも過活動膀胱でもない場合は本疾患を疑う。

---

# 神経因性下部尿路機能障害（神経因性膀胱）

## Neurogenic Lower Urinary Tract Dysfunction

**関戸 哲利** 東邦大学医療センター大橋病院教授・泌尿器科

(頻度) よくみる

### 診断のポイント

①中枢・末梢神経障害による下部尿路機能障害。
②下部尿路機能障害の原因となりうる神経障害の存在。
③神経障害から想定される下部尿路機能障害の病型と実際の下部尿路機能障害の病態との間に矛盾がない(表 1)。
④下部尿路機能障害の主因となりうる泌尿器的な疾患が認められない。
⑤近年, 膀胱に加え, 尿道や骨盤底筋の機能障害も伴うことから, 神経因性膀胱ではなく神経因性下部尿路機能障害とよぶのが一般的。

### 緊急対応の判断基準

①急性の腰背部痛, 会陰部知覚障害, 下部尿路機能障害を主徴とする急性馬尾症候群は大至急, 高次医療機関への紹介が必要。
②下部尿路機能障害に起因する水腎症や重症尿路感染症が認められた場合には, 高次医療機関への紹介が必要。
③T6 以上の脊髄障害症例で膀胱過伸展による自律神経過緊張反射が生じている場合には, 至急, 膀胱内の尿を排出させることが必要。

### 症候の診かた

①下部尿路症状：蓄尿症状(頻尿, 夜間頻尿, 尿意切迫感, 尿失禁)はもちろん, 排尿症状(排尿遅延, 尿勢低下, 腹圧排尿, 排尿途絶, 排尿終末時尿滴下), 排尿後症状(残尿感, 排尿後尿滴下)も必ず問診する。
②排便に関する症状：便失禁や便秘などの状況を必ず問診する。
③下腹部の診察：尿閉に伴う過伸展した膀胱の有無を診察する。
④会陰部理学的所見：肛門周囲知覚, 肛門反射, 球海綿体筋反射, 肛門括約筋トーヌス, 肛門括約筋随意収縮などの神経学的所見, 前立腺疾患(男性)や骨盤臓器脱(女性)を評価する。

### 検査所見とその読みかた

①スクリーニング検査：尿検査で尿路感染症の有無を, 尿路超音波検査で水腎症, 膀胱変形, 膀胱結石, 膀胱腫瘍, 前立腺疾患の有無を, 超音波を用いた残尿測定で多量の残尿(100 mL 以上)の有無を, 排尿日誌で膀胱蓄尿機能障害の有無を評価する。
②絞り込む検査：神経因性下部尿路機能障害が疑われる場合には, 専門的検査として, 尿流測定, 膀胱内圧測定, 内圧尿流測定, 括約筋筋電図測定を含む尿流動態検査, 膀胱尿道造影, 膀胱尿道鏡などの実施が考慮される。
③以上の検査で, 蓄尿時あるいは尿排出時の下部尿路の高圧環境や膀胱の過伸展状態が疑われる神経因性下部尿路機能障害を高リスク, 疑われないものを低リスクとして尿路管理法や薬物療法を決定する。

### 確定診断の決め手

①中枢・末梢神経障害から想定される下部尿路機能障害の病型と症候・検査所見に基づく下部尿路機能障害の病態が合致(表 1)。
②一部の神経障害を除き, 神経障害と同時あるいはその後に下部尿路機能障害が出現。
③下部尿路機能障害の主因となる泌尿器科的な疾患を認めない。

**表1** 神経因性下部尿路機能障害の病型と下部尿路機能障害の病態

| 病型 | 代表的な下部尿路機能障害の病態 | | | | |
|---|---|---|---|---|---|
| | 排尿筋 | | 尿道(括約筋) | | 膀胱知覚 |
| | 蓄尿相 | 尿排出(排尿)相 | 蓄尿相 | 尿排出(排尿)相 | |
| 核上型・橋上型(主として大脳の疾患) | ・排尿筋の不随意収縮(排尿筋過活動) | ・排尿筋収縮の強度や持続の障害を認める場合あり(排尿筋低活動) | ・尿道括約筋の不随意の弛緩を認める場合あり(無抑制括約筋弛緩) | ・痙性や動作緩慢に関連する括約筋の弛緩不全を認める場合あり | ・尿意切迫感や膀胱知覚過敏・膀胱知覚はあっても尿意の表出ができなくなる場合あり |
| 核上型・橋下型(主として脊髄の疾患) | ・排尿筋の不随意収縮(排尿筋過活動) | ・排尿筋収縮の強度や持続の障害を認めることが多い(排尿筋低活動) | | ・尿道括約筋の不随意収縮(排尿筋括約筋協調不全) | ・完全型では膀胱知覚は欠如・不完全型では尿意切迫感,異常膀胱知覚(腹部膨満感,自律神経症状,痙性)や膀胱知覚過敏 |
| 核・核下型(主として末梢神経疾患) | ・膀胱の伸展性の低下(低コンプライアンス膀胱)・膀胱の伸展性の低下は認めず,膀胱過伸展状態に至る場合あり | ・排尿筋の収縮の強度や持続の障害(排尿筋低活動)・排尿筋の収縮を認めない場合あり(排尿筋無収縮) | ・尿道の閉鎖不全(尿道括約筋不全) | ・尿道括約筋の弛緩不全(非弛緩性尿道括約筋) | ・完全型では膀胱知覚欠如・不完全型では異常膀胱知覚(腹部膨満感など)や膀胱知覚低下 |

## ▌誤診しやすい疾患との鑑別ポイント

**❶**多系統萎縮症(⇨591頁),脊髄係留症候群では,下部尿路症状が神経障害の初発症状となりうる点に注意する。

**❷**歩行障害を伴う過活動膀胱においては,Parkinson病(⇨578頁),大脳白質病変,多発脳梗塞,正常圧水頭症(⇨507頁),Lewy小体型認知症(⇨600頁),進行性核上性麻痺(⇨581頁),多系統萎縮症(⇨591頁)などによる神経因性下部尿路機能障害を鑑別する必要がある。

**❸**前立腺肥大症や骨盤臓器脱を伴わない尿排出機能障害症例では,脊椎・脊髄疾患や末梢神経疾患に伴う神経因性下部尿路機能障害を鑑別する必要がある。

## ▌確定診断がつかないとき試みること

**❶**下部尿路機能障害の病態から想定される責任病巣の診療を担当する診療科(脳神経内科,脳神経外科,整形外科など)との十分な連携。

**❷**適切な尿路管理法と薬物療法で治療を開始し,尿流動態検査などによる評価を定期的に実施。

## ▌合併症・続発症の診断

**❶**症候性尿路感染:症状,尿検査,血液検査,尿路超音波検査やCT検査などから診断。

**❷**水腎症:超音波検査,CT検査などから診断。

**❸**膀胱尿管逆流:膀胱尿道造影で診断。

**❹**腎機能障害:クレアチニンを用いたeGFRのほか,シスタチンを用いたeGFRも評価。腎機能障害が疑われる場合には腎臓核医学検査を考慮。

**❺**尿失禁:排尿日誌や尿流動態検査などにより尿失禁の病型と重症度を診断。

## ▌予後判定の基準

**❶**再発性症候性尿路感染,水腎症,膀胱尿管逆流,腎機能障害は神経因性下部尿路機能障害症例の生命予後に関連。

**❷**高リスクの神経因性下部尿路機能障害では,これらの合併症を発症しやすく,適切な尿路管理法や薬物療法の決定が重要。

## ▌経過観察のための検査・処置

**❶**問診,尿検査,尿路超音波検査を定期的に実施。

**❷**必要に応じて,尿流動態検査を実施。

**❸**これらの検査によって,神経因性下部尿路機能障

害の合併症である，症候性尿路感染，水腎症，膀胱尿管逆流，腎機能障害，社会的に問題となる尿失禁が回避されているかを評価。

## ▮ 治療法ワンポイント・メモ

❶高リスクの神経因性下部尿路機能障害においては，尿路管理法として自排尿ではなく清潔間欠導尿が推奨されている。

❷膀胱蓄尿機能障害に対する $\beta_3$ 受容体作動薬や抗コリン薬，さらに難治性膀胱蓄尿機能障害に対するボツリヌス毒素膀胱壁内注入療法には十分なエビデンスがある。

❸尿排出機能障害に対する $\alpha_1$ 遮断薬は経験的に用いられることが多いが，副交感神経作動薬（ムスカリン受容体作動薬やコリンエステラーゼ阻害薬）の神経因性下部尿路機能障害に対するエビデンスは確立していない。

## ▮ さらに知っておくと役立つこと

❶ Parkinson 病に伴う神経因性下部尿路機能障害では多量の残尿を認めることは少ない一方，多系統萎縮症に伴う神経因性下部尿路機能障害では多量の残尿を認めることが多く，両疾患の鑑別に有用。

❷経過中に神経因性下部尿路機能障害の病態が変化し，低リスクから高リスクになる場合があるので注意が必要。

## ▮ 専門医へのコンサルト

❶脊髄障害に伴う神経因性下部尿路機能障害では一度は尿流動態検査，なかでも膀胱内圧測定，内圧尿流測定，括約筋筋電図測定が必要であるので，この分野を専門とする泌尿器科専門医や排尿機能専門医へのコンサルトが必要。

❷再発性症候性尿路感染，水腎症，膀胱尿管逆流，腎機能障害を認める場合には，この分野を専門とする泌尿器科専門医や排尿機能専門医へのコンサルトが必要。

# 尿失禁
## Urinary Incontinence

高澤 直子　順天堂大学附属順天堂東京江東高齢者
医療センター・泌尿器科准教授

頻度 よくみる

GL ・女性下部尿路症状診療ガイドライン（第 2

版）（2019）
・男性下部尿路症状・前立腺肥大症診療ガイドライン（2017）（修正・追加 2020，2023）

## ▮ 診断のポイント

❶自分の意図とは関係なく尿が漏れる状態。

❷女性に多く，40 歳以上の女性の約 40％が尿失禁を経験していると考えられている（日排尿機能会誌 14：266-277，2003）。

❸必ずしも自覚症状と病態が一致しないこともある。

❹患者側でも恥ずかしさや失念のためすべての症状を医師に伝えられないことも少なくない。

## ▮ 症候の診かた

❶尿失禁とは本人の意思とは無関係に尿が漏出する状態のことをいう。

❷尿失禁は，腹圧性尿失禁，切迫性尿失禁，溢流性尿失禁，機能性尿失禁，反射性尿失禁，持続性尿失禁に分類される。

❸男性に比べ女性に多く，特に女性では高齢者だけではなく若・中年にもみられる。

❹女性尿失禁患者の 49％が腹圧性尿失禁，29％が混合性尿失禁（腹圧性と切迫性が同時にあるもの），21％が切迫性尿失禁とされている（Urology 62: 16-23，2003）。

❺尿失禁の起こる状況や頻度・程度，また尿失禁に関与する可能性のある既往歴について十分な問診を行う必要がある。

❻腹圧性尿失禁

　❶咳やくしゃみ，重いものを持つ，走る，階段を上る，運動したときなど腹圧が加わった場合に尿漏れが認められる状態。

　❷女性に多く，加齢や出産による骨盤底筋の脆弱化が原因となる。

　❸男性の前立腺手術後なども原因となる。

　❹骨盤臓器脱（膀胱瘤）が進行すると腹圧性尿失禁が改善することがある（潜在性尿失禁）。

❼切迫性尿失禁

　❶急に尿がしたくなり，トイレまで我慢できずに尿が漏れてしまう症状。

　❷冷たい水に手を触れたり，水の流れる音を聞いたり，何らかの刺激が膀胱の不随意収縮の引き金になることもある。

　❸男性の場合には前立腺肥大症，女性の場合には骨盤臓器脱が原因となっていることがある。

**8** 溢流性尿失禁

❶排尿障害により膀胱に尿が充満し，尿道から尿が漏れ出る状態。

❷慢性尿閉の状態で前立腺肥大症や尿道狭窄による下部尿路閉塞によるもの，神経因性膀胱が原因にある。

❸両側水腎症をきたしていることもある。

**9** 機能性尿失禁：排尿機能に関係なく身体運動障害のためにトイレに行くまでや衣服を脱いだりすることに時間がかかる，尿器がうまく使えない，認知症によりトイレを認識できないといった理由で尿を漏らす状態。

**10** 反射性尿失禁

❶下肢の麻痺など明らかな脊髄の神経異常を認める患者が，尿意を伴わず，膀胱内に尿が溜まると膀胱収縮反射が不随意に引き起こされ，尿が漏れる状態。

❷高位脊髄損傷でみられる。

**11** 持続性尿失禁

❶膀胱に尿が溜められずに尿が常に漏れ出てくる状態。

❷尿管異所開口や膀胱腟瘻などにより腟から尿が漏れるものをいう。

## 検査所見とその読みかた

**1** 尿検査（沈渣）

❶血尿や膿尿の有無を確認する。

❷尿路感染，膀胱癌，尿路結石，糖尿病などの疾患を鑑別するために有用。

❸膿尿を認める場合，尿路感染症として治療をするとともに原因を検討する。

**2** 超音波検査

❶膀胱を観察するときには十分に蓄尿をして行う。

❷膀胱・前立腺（男性）の形態，膀胱腫瘍，結石の有無などの情報が得られる。

❸排尿後に下腹部に超音波を当てることで残尿の有無を確認できる。残尿が 100 mL 以上ある場合には専門的診療も考慮する。

❹水腎症の有無も確認する。

**3** 外陰部の診察

❶尿失禁による外陰部皮膚の湿疹の有無，外尿道口や腟口の診察は重要である。

❷腹圧性尿失禁の女性患者では，骨盤底弛緩に合併して，膀胱瘤，直腸瘤，子宮脱などの骨盤臓器脱を合併することが少なくない。

**4** ストレステスト

❶女性で膀胱内に尿が充満した状態で，努責や咳をさせた際に尿道から尿の漏出があるかどうかをみる検査。

❷ストレステスト陽性の場合は腹圧性尿失禁の存在を裏づける。

❸骨盤臓器脱がある場合には，腟内にペッサリーやガーゼタンポンを入れてストレステストを行うことがある（barrier test）。

**5** Q チップテスト

❶女性において，砕石位で外尿道口から綿棒を挿入し，努責時にどれほど綿棒の先が弧を描くかを判定する検査。

❷努責時に安静時から 30° 以上の移動があれば，尿道過可動と判定する。

**6** パッドテスト

❶腹圧性尿失禁の重症度の客観的な評価として用いる。

❷国際尿禁制学会により提唱された方法

- 水 500 mL 飲水後，外陰部にパッドを装着。
- 一連の動作（30 分の歩行，階段の上り下り 1 階分，椅子に座る・立ち上がる 10 回，強く咳き込む 10 回，1 か所を走り回る 1 分，床上の物を腰をかがめて拾う動作 5 回，流水で手を洗う 1 分間）を行う。
- 運動前後のパッド重量の差を測定して，尿失禁量を計る。
- 2 g 以上を尿失禁陽性とする。

**7** 排尿日誌（bladder diary）

❶排尿時刻とそれぞれの排尿量，さらに尿失禁の有無などについて患者自身が記録し，排尿状態や失禁回数の評価に用いる。

❷排尿状態の把握，診断，治療計画に有用である。

**8** QOL の評価

❶尿失禁は重症度が同等でも，患者の価値観やライフスタイルによって QOL に対する影響は大きく異なる。

❷QOL の評価には ICIQ-SF（International Consultation on Incontinence Questionnaire-Short Form）が日本版もありよく使用される（日神因性膀胱会誌 12：227-231，2001）。

## 確定診断の決め手

**1** 尿失禁とは，本人の意思とは無関係に尿が漏出する状態のことをいう。

**2** 尿失禁のタイプを問診や身体所見から鑑別を行う。

## 誤診しやすい疾患との鑑別ポイント

❶女性では尿失禁と腟分泌物との鑑別が必要になる。

❷尿失禁状態を誤診することは少ないが，尿失禁を引き起こす原因については注意が必要。高齢者では尿失禁の病因に複数の因子がかかわることが多い。

❸溢流性尿失禁に対して残尿を確認せずに薬物治療を開始すると，さらに症状を悪化させることがある。

## 確定診断がつかないとき試みること

❶尿失禁タイプの診断は，十分な問診によりほとんどの症例では可能であるが，自覚症状のみの評価では診断を誤る例も少なからず存在する。

❷残尿量の測定や女性の場合には砕石台での診察は有効である。

## 合併症・続発症の診断

失禁に伴い陰部皮膚のびらんを引き起こすことがあるため，外陰部の皮膚の状態を確認することは必要である。

## 予後判定の基準

❶尿失禁は直接生命にかかわることはないものの，QOL を著しく阻害する。

❷尿失禁の一般診療における，重症度の評価，治療選択，治療効果判定においては，自覚症状および QOL への影響の評価が重要である。

## 治療法ワンポイント・メモ

❶尿失禁のタイプにより治療方法が異なる。

❷腹圧性尿失禁，切迫性尿失禁
　❶重症度が同等でも患者の価値観やライフスタイルによって QOL に対する影響は大きく異なる。
　❷治療選択においては患者自身の希望が重要となる。

❸高齢者
　❶種々の病態や身体・環境因子など多くの要因が尿失禁に関与していることが多い。
　❷症例ごとに尿失禁に関与する要因を把握して，治療計画を立てることが必要となる。

## 専門医へのコンサルト

尿失禁のタイプにより治療法が異なるため，診断がつかない場合には専門医へのコンサルトを検討する。

# 過活動膀胱
## Overactive Bladder (OAB)

奥井 伸雄　神奈川歯科大学教授

頻度 **よくみる**
GL 過活動膀胱診療ガイドライン［第 3 版］（2022）

## 診断のポイント

❶年齢：過活動膀胱（OAB）はすべての年齢層で発症しうるが，特に高齢者に多くみられる。

❷定義
　❶ OAB は昼間頻尿，夜間頻尿，尿意切迫感の症状を伴い，尿失禁の有無は問わない。
　❷尿失禁のあるものが OAB-wet，ないものが OAB-dry とされる。

❸特徴：OAB は生活の質を著しく低下させる非致命的な症状症候群。

❹ OAB 症状スコア（OABSS）では，尿意切迫感スコア（OABSS 質問 3）が 2 点以上かつ OABSS 合計スコアが 3 点以上であれば OAB と診断される。

❺合併症：OAB は他の膀胱や腎臓の問題，神経学的疾患，糖尿病，心臓病などと合併する可能性がある。

## 緊急対応の判断基準

❶尿閉
　❶過活動膀胱の症状が非常に進行した場合や，他の膀胱や前立腺の問題が原因で尿が全く出ない状態である。
　❷患者は尿意を強く感じつつも，排尿できないという苦痛に襲われる。

❷肉眼的血尿
　❶尿中に視認できる血液が混じっている状態であり，膀胱，尿道または腎臓の病状が原因となる場合がある。
　❷過活動膀胱の治療中に抗凝固薬を服用している患者でも血尿が発生することがある。

## 症候の診かた

❶尿意切迫感（urgency）
　❶急に強い尿意が生じ，それを延期することが困難な状況を指す。
　❷ OAB の代表的な症状であり，治療の効果を測るための指標としてしばしば使用される。

**②頻尿**（frequency）

❶尿意が頻繁に生じる状態を指す。

❷通常，覚醒時間中に 7 回までの排尿が正常とされるが，睡眠時間，水分摂取量，共存する医療状態（高血圧治療による夜間多尿）などにより変動する。

**③夜間頻尿**（nocturia）

❶睡眠を 1 回以上中断させる必要があるほどの尿意が生じる状態を指す。

❷ 3 回以上の夜間頻尿は中程度～重度とされている。

## 検査所見とその読みかた

❶ OAB の症状と特徴を記録し，他の疾患を除外するための診断プロセスを行うことが求められる。詳細な病歴，身体検査，尿検査などの評価が必要。

❷排尿後残尿の評価，排尿日誌や症状の問診票からの情報，尿培養が有効。

❸最初の検査では，カテーテルを挿入した尿動力学，膀胱鏡検査は推奨されない。

## 確定診断の決め手

❶昼間頻尿：1 日に 8 回以上排尿すること。

❷夜間頻尿：就寝中に 2 回以上起きて排尿すること。

❸尿意切迫感：急に尿意が強く感じられること。

## 誤診しやすい疾患との鑑別ポイント

**①尿路感染症**（UTI：urinary tract infection）

❶症状：UTI はしばしば排尿痛や下腹部の不快感を伴うが，これらの症状は OAB とは一般に異なる。

❷尿検査：細菌の存在や尿中の白血球（細菌感染を示す可能性）の検査により，UTI を確認できる。

❸治療の反応：抗菌薬による治療が効果的であれば，UTI である可能性が高い。

**②腎結石**（⇨1645 頁）または**膀胱結石**

❶痛み：腎結石や膀胱結石は通常，特定の位置での疼痛や不快感を引き起こすが，これは OAB の一般的な症状とは異なる。

❷血尿：尿中に血が見える場合，それは結石が存在する可能性を示している。

❸画像診断：超音波や CT などを使用して，結石の存在を確認できる。

**③糖尿病**（⇨1107 頁）：糖尿病治療に用いる SGLT2 阻害薬の使用増加に伴う多尿がある。

## 確定診断がつかないとき試みること

❶ UTI などの症状は時間の経過とともに変化する可能性があるため，一定期間後に再評価を行う。

❷尿路結石を伴う場合は背部痛や下腹部痛などの症状があり，超音波検査や X 線検査にて確認できるケースがある。

❸子宮癌があるケースでは，癌から出現する帯下を尿失禁と勘違いする場合がある。

❹糖尿病や頸椎・脊椎の神経障害があると，残尿が大量に存在して頻尿を起こしている場合があり，排尿後超音波検査が有効。

❺過活動膀胱の可能性が高いと思われる場合，過活動膀胱の治療を試行し，患者の反応を観察することが有効。

## 合併症・続発症の診断

❶睡眠障害：頻尿や夜間頻尿が原因で睡眠を妨げ，全体的な生活の質を低下させる可能性がある。

❷心不全：心不全により下肢浮腫が進行すると，夜間尿量が増える場合がある。

❸皮膚障害：尿失禁が起こる場合，皮膚が長時間尿にさらされると湿疹や皮膚の炎症を引き起こす可能性がある。

❹うつ病：過活動膀胱の症状は社会生活や職場でのパフォーマンスに影響を及ぼす可能性があり，これが長期化するとうつ病を引き起こす可能性がある。

## 予後判定の基準

❶症状の改善度：治療後の尿意の頻度，尿意切迫感，または尿失禁の改善度が予後を評価する重要な指標となる。

❷ QOL の改善：治療により日常生活や就労状況，社交活動など QOL がどの程度改善したかが予後判定の重要な基準となる。

## 経過観察のための検査・処置

❶尿量・尿頻度記録：患者が自分の尿量と排尿回数を記録することで，症状の進行度や治療の効果を確認する。

❷定期的な診療フォローアップ：定期的に尿検査，腹部超音波検査などを行い，潜在的な合併症の発見や治療の適応を評価する。

## 治療法ワンポイント・メモ

❶行動療法：排尿訓練や尿量管理など，ライフスタ

イルの改善を目指す。

**2** 薬物療法：頻尿や尿意切迫感の緩和を目指し，膀胱の筋肉をリラックスさせる。

**3** 手術療法：重症の場合に適用。ボツリヌス毒素膀胱注射治療を使用して膀胱の収縮を抑制する。

## さらに知っておくと役立つこと

**1** 公費負担：過活動膀胱による尿失禁用おむつは，確定申告の減免対象となる場合がある。詳細は各自治体のホームページなどで確認されたい。

**2** 遺伝情報：過活動膀胱に明確な遺伝的要素は報告されていないが，一部の研究では，家族歴がある患者では症状が重い傾向があることが示されている。遺伝的要素についての研究は現在進行中である。

## 専門医へのコンサルト

**1** 初期治療の効果が不十分な場合：患者が行動療法や初期の薬物療法に十分な反応を示さない，あるいは治療による副作用が強い場合，専門医の意見を求めることが有用。

**2** 疑難症例：鑑別診断が困難なケースや合併症・続発症が疑われる場合，専門医の評価が必要となることがある。

**3** 手術療法の検討：ボツリヌス毒素膀胱注射などの侵襲的治療が必要とされる場合は，その適応とリスクを評価するために専門医の意見を求めるべきである。

# 停留精巣・外性器異常

Undescended Testis, and Anomalies of Male External Genitalia

長谷川 雄一　国立成育医療研究センター・泌尿器科診療部長（東京）

**頻度** **よくみる**

停留精巣の発生頻度は，新生児期で $4.1 \sim 6.9\%$，3 か月で $1.0 \sim 1.6\%$，1 歳時で $1.0 \sim 1.7\%$ であり，おおむね 100 人に 1 人の頻度である。低出生体重児や早産児においては，その頻度は高くなる。

男児の外性器異常のなかでは，尿道下裂の頻度が高く，おおむね $300 \sim 400$ 人に 1 人の頻度である。停留精巣と同様に，低出生体重児や早産児においては，その頻度は高くなる。

**GL** 停留精巣診療ガイドライン（2005）

## 診断のポイント

**1** 両側陰嚢内に精巣がそれぞれ触知できなければ停留精巣と診断する。

**2** 停留精巣の約 80％は触知可能であり，約 20％が両側性である。

**3** 出生時より，包皮が一部剥けていて亀頭が露出し外尿道口が見える場合，または外尿道口が亀頭以外に見える場合などは広義の尿道下裂と診断する。

**4** 停留精巣と高度尿道下裂が合併している場合や性別判断が困難である場合は，性分化疾患（DSD：disorders of sex development）の可能性を考慮する。

## 緊急対応の判断基準

**1** 出生時に性別判定困難であるような場合は，すみやかに小児内分泌科専門機関へ紹介することが望ましい。

**2** 新生児 DSD 症例のなかで，外陰部の色素沈着が高度であるような場合は，副腎皮質過形成のようにステロイド補充療法が必要な症例もあるため，早期のスクリーニングを要する（図 1）。

## 症候の診かた

**1** 停留精巣と外性器異常は，基本的に触視診で診断できる。

**①** 精巣には精巣挙筋が付いているため啼泣や急な触診で挙上すること，陰嚢は体温によってサイズが異なることなどを考慮する。

**②** 触診は温めた手を用いて，腹部側から開始し，鼠径部から陰嚢へと進める。

**③** 精巣が触知できたら，陰嚢底部まで楽に下降できるかを確認する。

**④** 鼠径部の触知は，石鹸やゼリーなどを用いて滑りやすくすると容易になる場合がある。

**2** 陰茎

**①** 包茎である状態が正常であり，亀頭は包皮に覆われている。

**②** 生後 6 か月未満で包皮を剥いて亀頭が露出できる確率は 5％未満である。何もしない状態で亀頭部が露出していることはない。

**③** 陰茎の診察は包皮を根部に軽度伸展させ，弯曲の有無などを診る。この際，無理に亀頭を露出する必要はない。

**④** 日本人の伸展時陰茎長は，日齢 1 以降の新生児期で 2.4 cm 未満，6 か月時で 2.6 cm 未満，1 歳 1 か月時で 2.8 cm 未満，3 歳時で 3.0 cm 未満をマ

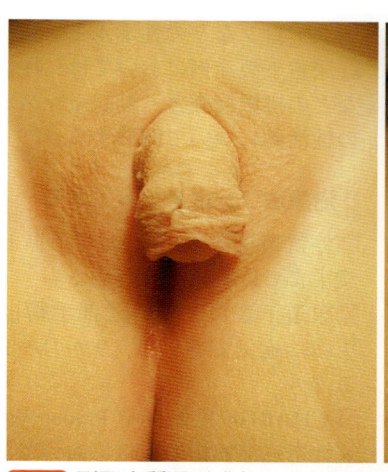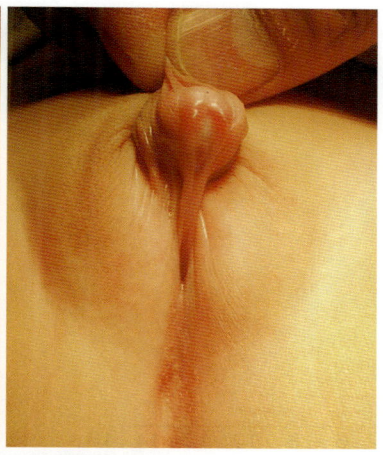

**図1** 副腎皮質過形成（21-水酸化酵素欠損症）の女児
女児であるが，陰核が大きく男性化が強いため，高度尿道下裂と両側非触知停留精巣と判断されることもある。DSD を疑うべき典型的所見。

イクロペニスの目安とする。
❺正常陰茎であれば，陰茎と陰嚢の縫線は一直線となる。

## 検査所見とその読みかた

❶触視診にて触知可能な停留精巣と診断ができれば，それ以上の診断的検査は必要ない。
❷非触知である場合は，腹腔内精巣，消失精巣（vanishing testis），精巣無発生（agenesis）であるかの鑑別が必要である。
❸片側の非触知精巣の場合，健側精巣の長径が 18 mm 以上あれば，患側精巣が消失精巣または精巣無発生である確率が約 90％である。
❹非触知精巣の術前補助画像診断として，超音波検査や MRI 検査を用いることもある。術前に手術アプローチを決定する際に参考とすることができるが必須ではない。
❺尿道下裂には，尿道狭窄や男性腔（前立腺小室）を合併することが少なくないため，術前の排尿時尿道膀胱造影は有用である。

## 確定診断の決め手

❶停留精巣であることの確定診断は，触視診にて生後 4〜6 か月時に可能である。精巣を同側の陰嚢底部に下降することができない，もしくは非触知であれば確定できる。
❷非触知精巣の鑑別を術前に確定することはできないため，その旨をよく説明し，手術による腹腔鏡検

査や摘出標本などの結果を確認して確定診断とする。
❸尿道下裂は，単独であれば触視診にて外来で確定診断できる。尿道下裂で DSD を疑う際には，ホルモン検査や染色体検査などを十分に施行し診断する必要がある。

## 誤診しやすい疾患との鑑別ポイント

❶停留精巣との鑑別で重要なものは，遊走精巣（移動精巣）である。
 ❶遊走精巣は，精巣挙筋の過剰反射で診察時に動くが，陰嚢底部まで牽引可能で，手を放しても陰嚢内にとどまる。
 ❷入浴時は陰嚢内に下降していることが多く，家族への問診で確認できることが多い。
 ❸幼児であれば蹲踞の姿勢で陰嚢内に触知できる。
❷尿道下裂の陰茎長は小さいことが多いが，伸展陰茎長の計測によってマイクロペニスとの鑑別は必要である。その場合には内分泌学的精査を要する。

## 確定診断がつかないとき試みること

❶非触知精巣を鑑別し確定診断するためには，腹腔鏡検査が必要である。
❷DSD を疑う際には，膀胱尿道鏡，腟鏡，性腺生検，腹腔鏡を施行し，ホルモン検査や染色体検査などと合わせて確定診断する。

20

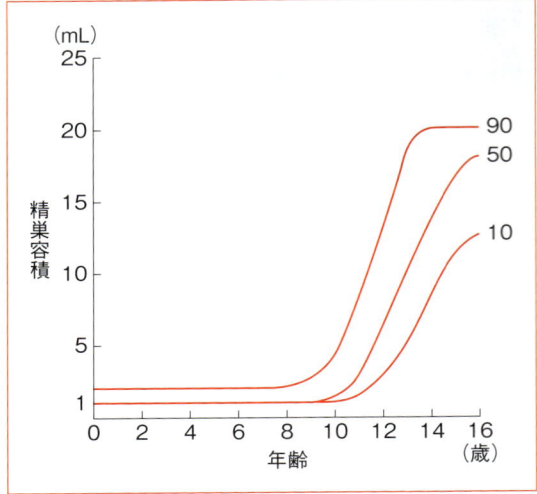

**図2** 精巣成長曲線（各パーセントタイル値）

〔Matsuo N, et al: Testicular volume in Japanese boys up to the age of 15 years. Eur J Pediatr 159(11): 843-845, 2000 より〕

## 合併症・続発症の診断

❶停留精巣における精巣上体と精管の形態異常は，手術所見により約40％ある。

❷停留精巣から精巣腫瘍の発生率は0.3～1.0％。停留精巣であったことが，精巣腫瘍になる相対的リスクは3～6倍とされる。

❸片側停留精巣を1歳未満に手術した場合は，停留精巣でない男性の妊孕性とほぼ同等である。

❹停留精巣術後の妊孕性は，片側より両側で低く，また手術時年齢が高いほど低い。

## 予後判定の基準

❶精巣は乳幼児期から9歳頃まで大きさは変わらず，おおむね10歳頃から成長し大きくなる。その成長開始は少なくとも14歳までには出現する（図2）。

❷陰茎や陰嚢のサイズは精巣の成長に相関する。

## 経過観察のための検査・処置

❶停留精巣や尿道下裂を含む外陰部異常の術後において，思春期の診察は重要である。

❷精巣のサイズ計測は，触視診や超音波検査にて実施する。

❸精巣の成長障害や，両側停留精巣であった場合などは，黄体形成ホルモン，卵胞刺激ホルモン，テストステロンなどの性ホルモン値を測定する。

❹尿道下裂症例においては，尿流速検査や残尿検査などの排尿検査と，勃起やマスターベーションなどの性活動について問診する。

## 治療法ワンポイント・メモ

❶停留精巣は4～6か月で診断し，6～9か月以降1歳半までに手術を考慮する。

❷尿道下裂などの外陰部手術は，男児と明らかになった症例であれば，9か月～1歳頃手術を考慮する。

❸CHARGE症候群やPrader-Willi症候群などの先天性奇形症候群の症例において，両側非触知停留精巣である場合は，hCG刺激試験などで精巣としてのポテンシャルがあるかを術前に検索したほうがよい場合が多い。

## さらに知っておくと役立つこと

女児の小陰唇・大陰唇が，男児の包皮・陰嚢にそれぞれ相当するため，融合する縫線は正中にまっすぐとなる。陰茎と陰嚢の位置関係など，外陰部の性差の違いや対比がわかると，尿道下裂などの外陰部異常の理解に役立つと思われる。

# 男性不妊症
Male Infertility

永尾 光一 東邦大学教授・泌尿器科

**頻度** よくみる
**GL** 生殖医療ガイドライン2021

## 診断のポイント

❶通常の性交を1年間継続的に行って妊娠しない場合を不妊症とよぶ。

❷不妊症の原因は，男性48％，女性65％，不明11％と，約半数が男性不妊（図1）。

❸治療可能な男性不妊原因：精索静脈瘤，性機能障害，精路閉塞，低ゴナドトロピン性性腺機能低下症（図2）。

❹対症療法〔精巣内精子採取術（TESE：testicular sperm extraction）による精子回収など〕：非閉塞性無精子症（染色体異常・停留精巣・癌治療後・その他），精路再建が困難な閉塞性無精子症（精管欠損ほか）。

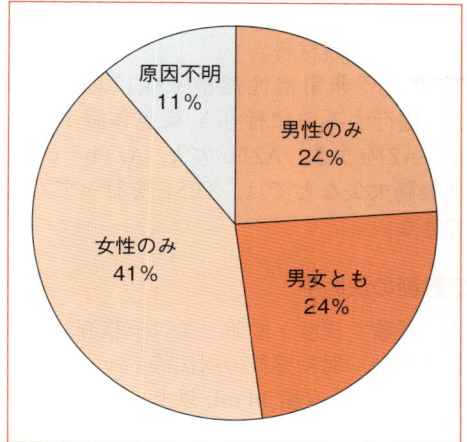

**図1** 男女の不妊原因（WHC 調査）

不妊の 48％が男性に原因があるので男性の泌尿器科的検査が必要。

〔Comhaire FH: Definition of infertility, subfertility and fecundability: methods to calculate the success rate of treatment. Comhaire FH（ed）: Male Infertility: Clinical Investigation, Cause Evaluation and Treatment. Chapman & Hall Medical, 1996 より〕

## 緊急対応の判断基準

将来挙児希望の癌患者には，癌治療前に精子凍結保存。

## 症候の診かた

**1** 精索静脈瘤：一般で 15％，男性不妊で 40％の有病率。陰嚢の腫れ・でこぼこ・陰嚢痛・精巣萎縮があれば手術適応の精索静脈瘤の可能性が高い。

**2** 性機能障害：勃起障害，射精障害などがある。

**3** 精路閉塞：パイプカット後，鼠径ヘルニア手術後，精巣上体炎後，射精管閉塞などがある。鼠径ヘルニア手術後では太い精管を触知。精巣上体炎後は硬結を触知。精管欠損は精管を触知不能。

**4** 低ゴナドトロピン性性腺機能低下症：卵胞刺激ホルモン（FSH）・黄体形成ホルモン（LH）・テストステロン低値のため，精巣発育低下，陰毛が薄い，射精障害。嗅覚障害を伴うものを Kallmann 症候群とよぶ。

**5** 非閉塞性無精子症：精巣容積は正常（14 mL 以上）または小さい。Klinefelter 症候群では，精巣萎縮，矮小陰茎，薄い陰毛。

20

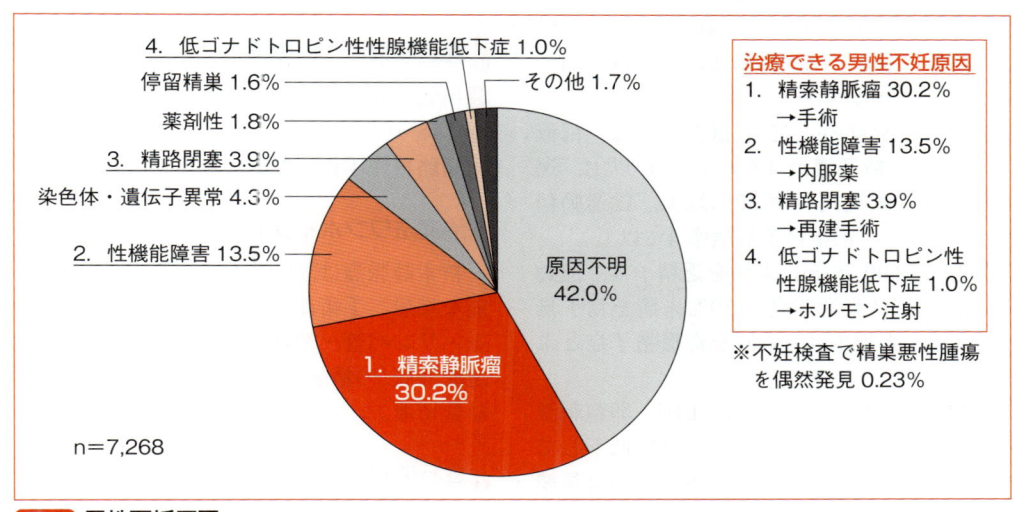

**治療できる男性不妊原因**
1. 精索静脈瘤 30.2％
   →手術
2. 性機能障害 13.5％
   →内服薬
3. 精路閉塞 3.9％
   →再建手術
4. 低ゴナドトロピン性性腺機能低下症 1.0％
   →ホルモン注射

※不妊検査で精巣悪性腫瘍を偶然発見 0.23％

**図2** 男性不妊原因

医学的根拠の高い治療ができる疾患は，精索静脈瘤，性機能障害，精路閉塞，低ゴナドトロピン性性腺機能低下症なので，早期に男性の泌尿器科的検査を行い適切な治療が必要。また精巣悪性腫瘍も発見できる。

（湯村 寧，他：厚生労働省子ども・子育て支援推進調査研究事業 我が国における男性不妊に対する検査・治療に関する調査研究 平成 27 年度総括・分担研究報告書．2016 より）

## 検査所見とその読みかた

### ❶ 診察と超音波(エコー)検査

#### ❶ 診察

- 陰毛・陰茎の発育障害(ホルモン低下)。
- 陰嚢の腫れ(精索静脈瘤・精巣水瘤・精液瘤・鼠径ヘルニア)。
- 陰嚢表面がでこぼこ(大きい精索静脈瘤)。
- 精巣容積が小さい(ホルモン低下・精巣萎縮・精索静脈瘤)。
- 精管を触知しない(精管欠損)。
- 精管が太い(尿道側の精管閉塞)。
- 精巣上体の腫れ・硬結・圧痛・違和感(慢性精巣上体炎)。

#### ❷ 超音波検査(表在プローブ使用)

- 精巣内に充実性で血流のある腫瘍(精巣腫瘍)。
- 精巣内微小石灰化像(精巣機能低下)。
- 精巣内や精巣上体に嚢胞(精巣内嚢胞・精液瘤)。
- 精巣周囲の低エコー像(精巣水瘤)。
- 精索に嚢胞(精索水瘤)。
- 精索や陰嚢に拡張血管・血液逆流(精索静脈瘤)。

### ❷ 精液検査

❶ 2〜7 日の禁欲後,自慰で精液をカップに採取。結果が変動しやすい(2 回検査推奨)。

❷ 自宅採精では,時間の経過,温度の変化,紫外線などの影響がある。院内採精または体温と同じに保温し搬送は 30 分以内がよい。

❸ WHO の精液所見の正常値(2021 年)は,精液量 1.4 mL 以上,精子濃度 1,600 万/mL 以上,運動率 42%以上,直進運動率 30%以上,総運動精子数 1,638 万以上,正常精子形態率 4%以上。

❹ 精子濃度が 1,600 万/mL 未満を乏精子症,運動率 42%未満または直進運動率 30%未満を精子無力症,正常精子形態率 4%未満を奇形精子症とよぶ。

### ❸ ホルモン検査:黄体形成ホルモン(LH),卵胞刺激ホルモン(FSH),テストステロンがすべて低下している場合は,ホルモン治療が有効。FSH 高値は造精機能の低下を示唆。

### ❹ 射精感後の尿沈渣:逆行性射精は,内尿道口の閉鎖不全により射精感があっても精液が出ない状態である。射精感後の尿沈渣で精子が確認できれば逆行性射精と診断。

### ❺ 染色体検査:精子濃度 500 万/mL 以下,精巣容積 8 mL 以下,FSH 30.1 mIU/mL 以上,LH 8.9 mIU/mL 以上などで有意に染色体異常が多い。染色体異常は男性不妊の原因で,妊娠の可能性や体外受精・顕微授精での判断材料。

### ❻ AZF 検査:非閉塞性無精子症に対する micro-TESE を施行する前に行う Y 染色体微小欠失検査(採血)。AZFa 欠失,AZFb 欠失,AZFb+c 欠失,Y 染色体長腕欠失などでは,TESE を行っても精子を回収できない。

## 確定診断の決め手

❶ 精索静脈瘤:視診・触診・エコー検査。

❷ 逆行性射精:射精感後の尿沈渣。

❸ 精路閉塞:精巣容積 14 mL 以上,FSH 正常,既往。

❹ 低ゴナドトロピン性性腺機能低下症:精巣・陰茎・陰毛の発育不全,射精障害または無精子症,FSH・LH・テストステロン低値。

❺ 無精子症:2 回の精液検査で精子なし。

## 誤診しやすい疾患との鑑別ポイント

非閉塞性無精子症:FSH 高値,精巣萎縮,精管触知で臨床診断するが,FSH や精巣容積が正常でも約 10%で成熟停止の非閉塞性無精子症がある。

## 確定診断がつかないとき試みること

非閉塞性無精子症:精巣生検または TESE。

## 経過観察のための検査・処置

❶ 精索静脈瘤手術:3 か月後に精液検査・エコー検査。

❷ 精路再建手術:2 か月おきに精液検査。

## 治療法ワンポイント・メモ

精索静脈瘤は,男性不妊の原因の 40%で,根治可能な疾患。手術には高度な技術が必要。すべての動脈・リンパ管・神経・精管を確認・温存,すべての逆流静脈(内精静脈だけでなく外精静脈も)を確認・結紮切離。

## さらに知っておくと役に立つこと

閉塞性無精子症と低ゴナドトロピン性性腺機能低下症は,適切な治療により約 90%で射出精液に精子が出現。

## 専門医へのコンサルト

精液不良や精索静脈瘤があれば,泌尿器科の生殖医療専門医へ紹介。

# 男性性機能障害
## Male Sexual Dysfunction

**佐々木 春明**　昭和大学藤が丘病院教授・泌尿器科

勃起障害（ED：erectile dysfunction）を中心に述べる。

**頻度** よくみる

**GL** ED 診療ガイドライン（第3版）

## 診断のポイント

**1** 若年者の多くは心因性であるが，時に射精障害がある。

**2** 中高年の多くは動脈硬化が関与する血流障害が原因。

**3** 経口治療薬は，硝酸薬などの併用禁忌に注意すれば安全に投与でき，その有効性も70～80％と良好。

**4** インターネットでの個人購入では55.4％が偽造薬であり，健康被害の報告もあり危険。ジェネリック薬として表示されていることがあるので注意が必要（日性会誌 25：19-28，2010）

## 症候の診かた

**1** ED の発症と経過，性的刺激時の勃起や早朝勃起時の陰茎硬度と持続時間を確認する。また，性欲，射精，オルガズムも確認する。

**2** リスクファクター（年齢，喫煙，高血圧，糖尿病，脂質異常症，肥満と運動不足，薬剤など）や合併症を確認する。

**3** 臨床検査は，検尿，随時血糖値，脂質系検査などのリスクファクターに関連する項目，さらに性腺機能低下が疑われる場合はホルモン検査（テストステロン，LH，FSH，PRL）を追加する。

**4** 勃起機能問診票は SHIM（Sexual Health Inventory for Men）や IIEF（International Index for Erectile Function）があるが，性交の有無にかかわらず，勃起時の硬度を評価する EHS（Erection Hardness Score）が有用。

**5** 中高年の ED の多くは生活習慣病が関係しており，動脈硬化が原因。

**6** 若年層の多くはストレスが原因のことが多く，薬物による対症療法やカウンセリングが必要となる場合がある。

**7** 若年者の糖尿病患者では，逆行性射精（射精感はあるが，精液の射出がない状態）に注意が必要。

**8** 近年，腟内射精障害を主訴に受診する若年者が増加しており，射精障害についても問診する。

## 検査所見とその読みかた

**1** 血液検査で異常値があれば，それぞれ対処。

**2** テストステロン値が低値の場合は，ホルモン補充を考慮。

## 確定診断の決め手

ED は自覚症状で診断する。

## 誤診しやすい疾患との鑑別ポイント

腟内射精障害や逆行性射精でも，ED として受診することがあるので詳細な問診が大切。

## 治療法ワンポイント・メモ

**1** 心因性 ED では，精神療法や PDE5 阻害薬が有効。

**2** 器質性 ED の第1選択治療法は PDE5 阻害薬である。ただし PDE5 阻害薬が禁忌の場合は第2選択治療法（海綿体注射，陰圧式勃起補助具）を選択する。第3選択治療法はプロステーシス挿入手術である。

**3** PDE5 阻害薬の有効性や安全性は広く確認されているが，併用禁忌には注意が必要である。併用禁忌は硝酸薬と NO 供与薬であり，これらを使用中の患者（貼付剤も含む）では急激な血圧低下をきたすため投与しない。

**4** 性欲増強目的の患者に対する PDE5 阻害薬は効果が得られない。性欲には作用しない。

**5** PDE5 阻害薬は性的刺激がない状態での服用では効果が得られない。強制的に勃起を発現する薬剤ではなく，自分の勃起を補助する作用である。

## さらに知っておくと役立つこと

PDE5 阻害薬を服薬するタイミングは性行為の1時間前とされているが，高脂肪食や満腹では効果が不十分になることが知られているので，食事のタイミングも説明する。

## 専門医へのコンサルト

専門医が行う特殊検査としては，夜間勃起現象（NPT：nocturnal penile tumescence），プロスタグランジン $E_1$（PGE1）による陰茎海綿体内注射法（ICI：intracavernous injection test），PGE1 注射直後に行う陰茎海綿体動脈の血流検査（カラードプラ検査），血管撮影がある。

**❶** ED 患者で，PDE5 阻害薬が投与できない場合や PDE5 阻害薬が無効な場合には専門医へ紹介。

❷腟内射精障害は，確立した治療法がないため専門医へ紹介。
❸逆行性射精の場合，確立した治療法がないため専門医へ紹介。

# 男性尿道炎
Urethritis in Adult Males

笹原 鉄平　自治医科大学附属病院・感染制御部教授

頻度 よくみる
GL ・JAID/JSC：感染症治療ガイドライン2023
　　　—性感染症—
　　・性感染症診断・治療ガイドライン2020

## 診断のポイント
❶尿道分泌物の存在。
❷尿道部の性的接触(性器のみならず，肛門，口腔，汚染された手指や道具などによる)に続いて発症する(数日〜10日程度が典型的だが，より長期間あいて発生することもある)。
❸排尿時痛または排尿時違和感の存在。
❹一般的に発熱はみられない。

## 緊急対応の判断基準
❶尿道に潰瘍・腫瘍病変などがある，出血を伴う，発熱を伴う，陰嚢内容物の腫大や疼痛を伴う，など，単純な尿道炎にみられない所見があった場合には精査を要する。
❷より深部の臓器(すなわち前立腺や精巣上体，精管など)の炎症を示唆する所見があれば，精査を要する。

## 症候の診かた
❶尿道分泌物
❶朝起きたときのみ下着が汚れている，陰茎を絞ると分泌される，1日中尿道口が濡れている，など症例差が大きい。
❷下着の汚れとして発見されることもあるので注意する。
❷排尿時痛・違和感
❶症状の強さは，痛みのため排尿が少しずつしかできないほど強いものから，尿道のしみる感じ(灼熱間)，瘙痒感，ほとんど無症状に近い違和感まで症例差が大きい。淋菌性のものは症状が強い傾向

にある。
❷症状の頻度は，排尿時のみに起こるものから，1日中持続するものもある。

## 検査所見とその読みかた
❶尿道分泌物
❶尿道分泌物が得られれば，その性状と鏡検所見(メチレンブルー染色またはグラム染色)により淋菌性・非淋菌性を迅速に判断できる可能性があり，治療レジメンの決定に有用である(ポイント・オブ・ケア検査)。
❷「黄色調・膿性・粘稠」が強い(多い)ほど淋菌性を示唆する。このような分泌物の検体の顕微鏡観察では，100倍視野で密集した白血球が観察される。油浸1,000倍視野で豆状の双球菌が多数貪食されている所見が得られれば，淋菌性と強く推測できる(まれであるが淋菌以外のナイセリアであることがある)。
❸非淋菌性では，白色調・漿液性・サラサラしている感じのある分泌物を呈する傾向にあり，100倍視野でも白血球が散在してみえることが多い。
❷尿沈渣
❶必ず初尿(10〜20 mL)，それも可能であれば数時間排尿を我慢したあとの尿を用いて検査する。
❷尿道炎であれば，尿沈渣で10個/HPF以上の白血球が認められる。
❸核酸検出
❶核酸増幅法(検体は初尿)により検出可能な微生物のうち，わが国で保険収載されているものには，淋菌，*Chlamydia trachomatis*，*Mycoplasma genitalium*，トリコモナス原虫がある。
❷淋菌と *C. trachomatis* の同時感染はしばしばみられるので，筆者はこの2つは同時検査することが多い。
❸淋菌と *C. trachomatis* について，いずれも陰性であれば *M. genitalium*・トリコモナス原虫の検索も検討する。
❹培養検査
❶淋菌の薬剤耐性が問題となっている。このため，淋菌の培養検査および薬剤感受性検査は重要である。
❷しかし現行の制度では，淋菌感染症に対する検査が1項目しか保険算定ができない。このため筆者は，鏡検などで淋菌性であると確信した場合を中心にして(淋菌について)培養検査を選択または併用するようにしている。

## 確定診断の決め手

❶ 性的接触に続いて発生する尿道分泌物。
❷ 尿道分泌物の鏡検所見（白血球の所見，淋菌性では菌体そのものの確認）。
❸ 核酸検出検査または培養検査による原因微生物の特定。

## 誤診しやすい疾患との鑑別ポイント

　以下のいずれも，尿道炎に合併することがある。
❶ 膀胱炎（⇨ 1639 頁）：尿道分泌物がみられない。
❷ 精巣上体炎：典型的には陰嚢に疼痛・発赤・腫大などが出現し，発熱を伴うこともある。
❸ 前立腺炎：会陰部の症状，時に発熱など。
❹ 非感染性尿道炎：尿道を用いた自慰をはじめ，尿道を刺激する行為によって非感染性の尿道炎を起こすことがある。原因微生物が見つからない場合，病歴をよく聴取して想定する。

## 確定診断がつかないとき試みること

❶ *Ureaplasma* 属菌や，*M. genitalium* 以外の *Myco-plasma* 属菌が原因である可能性もあるが，執筆時点でこれらについての検査は保険収載されていない。
❷ アデノウイルスの検出が試みられることもある。
❸ その他の一般細菌によって尿道炎が起こることもあるため，一般培養検査も検討する。

## 合併症・続発症の診断

❶ 治療後の再発または症状持続：再感染と思われるケースにしばしば遭遇する。症状が持続する原因として，ほかに抗菌薬治療アドヒアランス不良，薬剤耐性（特に淋菌や *M. genitalium*）があげられる。再度検査が勧められるが，症状のみでは再治療の適応とはならない
❷ 尿道外の感染：咽頭や直腸などにも原因微生物が感染している場合がある。うがい液や直腸粘膜スワブの検査が有用となる。

## 経過観察のための検査・処置

❶ 尿道分泌物：適切な治療によって尿道分泌物は減少する。排尿後数時間あけた状態で，尿道口をスライドガラスに押し当てると，少量の分泌物を付着させることができる。治療が有効であれば，この検鏡所見が経時的に正常化していく。
❷ 核酸検出検査：死菌でも存在すると陽性となってしまうため，治療経過の参考とする際には注意が必

要である（実施する場合には，治療後 3〜4 週程度あけて行う）。
❸ 自覚症状：改善には個人差があり，微生物学的な治癒が得られていても，尿道の違和感が比較的長く残存する患者にしばしば遭遇する。

## 治療法ワンポイント・メモ

❶ 淋菌性の場合：セフトリアキソン静注（海外では筋注も行われる）が第 1 選択となる。スペクチノマイシンは咽頭感染には効果が低い。*C. trachomatis* の同時感染が否定できない場合は，以下「非淋菌性の場合」の抗菌薬を併用する。
❷ 非淋菌性の場合：*C. trachomatis* が主なターゲットであり，経口アジスロマイシン（1,000 mg）単回投与が有力な選択肢となる。海外では経口ドキシサイクリン 7 日間も第 1 選択薬としてよく用いられる。*C. trachomatis* による直腸感染では，経口アジスロマイシンの治療不良が起こりやすいため，ドキシサイクリンを選択する。
❸ *M. genitalium* による場合：薬剤耐性が問題であり，わが国でもアジスロマイシンに対する高い耐性率が治療上の脅威となっている（JAC Antimicrob Resist 3: dlab091, 2021）。可能であれば，経験豊富な専門医への紹介を検討する。この微生物に対しては，経口シタフロキサシン 7 日間が選択肢となる（海外では経口モキシフロキサシンも推奨されている）が，感受性を有していればアジスロマイシンが選択されることもある（Lancet Reg Health Eur 34: 100737, 2023）。わが国でモキシフロキサシンに対するシタフロキサシンの優位性を評価するトライアルが行われている〔Japan Registry of Clinical Trials（jRCTs031230111）〕。
❹ トリコモナス原虫による場合：経口メトロニダゾールを用いる。

## さらに知っておくと役立つこと

❶ 性的接触の自粛：治療開始後少なくとも 7 日間は，性的接触を控えるよう指導する。
❷ 可能な限り，性的接触の対象となるパートナーなどの同時治療を行う。性感染症は行動様式が改善されない限り繰り返す可能性があるので，コンドームの適切な使用，性的パートナーの数を減らす，ハイリスク患者における定期的検査など，患者啓発が重要となる。

20

1 尿道外合併症を伴う尿道炎。
2 治療に抵抗性の尿道炎。

# LOH 症候群
## Late Onset Hypogonadism

福原 慎一郎　地域医療機能推進機構(JCHO)大阪病院・泌尿器科診療部長

**頻度** よくみる

**GL** LOH 症候群(加齢男性・性腺機能低下症)診療の手引き(2022)

## 診断のポイント

1 肥満，メタボリックシンドローム，フレイル，サルコペニア，骨密度の低下などの身体症状。
2 知的活動・認知機能・見当識などの低下，気分変調，睡眠障害，抑うつ症状などの精神症状。
3 性欲の低下，勃起不全，オルガズムの低下，遅漏や射精量の低下などの射精障害などの性機能症状。
4 テストステロン値,遊離テストステロン値の低下。

## 症候の診かた

1 LOH 症候群は加齢あるいはストレスに伴うテストステロン低下による症候群と定義される。
2 LOH 症候群の症状は多岐にわたり，身体症状，精神症状，性機能症状などさまざまなものがある。疾患特異的な症状は存在しないが，総合的に判断する必要がある。
3 身体症状，精神症状，性機能症状それぞれすべてが加齢およびテストステロン低下と一定の関連があるが，すべての症状がテストステロン値のみで説明できるわけではなく，他の原因を常に念頭におきながら診断治療にあたる必要がある。

## 検査所見とその読みかた

1 まず総テストステロン測定を行う。
2 総テストステロン値が 250 ng/dL 未満の場合，LOH 症候群と診断する。
3 総テストステロン値が 250 ng/dL 以上であった場合，遊離テストステロン値の測定を考慮する。
4 遊離テストステロン値が 7.5 pg/mL 未満の場合，LOH 症候群と診断する。
5 遊離テストステロン値が 7.5 pg/mL 以上であっ

ても総合的に判断し，テストステロン補充療法の妥当性がある場合には LOH 症候群と診断する。
6 LOH 症候群と診断後，黄体形成ホルモン(LH)値および卵胞刺激ホルモン(FSH)値を測定し，二次性性腺機能低下症の有無を確認する。

## 確定診断の決め手

総テストステロン値，遊離テストステロン値も参考にするが，測定値にかかわらず臨床症状と併せて総合的に判断することが重要である。テストステロン値が基準値以上であっても有症状の患者にテストステロン補充療法が有効な可能性がある。

## 誤診しやすい疾患との鑑別ポイント

LH 値，FSH 値を測定し，低値であれば下垂体機能低下に起因する二次性性腺機能低下症を鑑別する。

## 確定診断がつかないとき試みること

テストステロン補充療法の妥当性がある場合には，検査値にかかわらずテストステロン補充療法を試み,症状の改善があるかどうか治療的診断を行う。

## 予後判定の基準

治療後は LOH 症状および徴候の定期的な評価を行い，患者との共通理解のもとで治療の必要性を判断する。

## 経過観察のための検査・処置

1 テストステロン補充による心血管系への影響に関して統一した見解はないが，年齢や既往に応じて1年以内は慎重に経過をみる必要がある。
2 テストステロン補充により多血症をきたす可能性があり，定期的な採血での確認が必要である。
3 テストステロン補充により造精機能障害を高頻度で生じるため，補充開始にあたっては挙児希望の有無を確認する必要がある。
4 テストステロン補充による前立腺癌発症リスクの増加に関するエビデンスはない。

## 治療法ワンポイント・メモ

1 テストステロン補充療法が中心になるが，挙児希望がある場合などはゴナドトロピン投与などが選択される。
2 テストステロン補充療法が禁忌であったり適応とならない場合には，漢方治療薬など他の治療選択肢

が必要である。

## さらに知っておくと役立つこと

**1** 有酸素性運動能力や筋力が高いことは LOH 症候群の諸症状に対して保護的に作用する。

**2** 健康食品によるテストステロン値への効果は，有効性の根拠が低いものが多く，大規模な調査研究が必要である。

## 専門医へのコンサルト

**1** 前立腺癌を疑う場合，挙児希望がある場合などはテストステロン補充を考慮する前に泌尿器科専門医へのコンサルトが望ましい。

**2** 精神症状については自殺念慮があるような心理症状が強い場合には，すみやかに精神科専門医へコンサルトする。

20

─── **CTを撮ってもわからない時に手にして下さい。** ───

# 急性腹症の診断レシピ

## 病歴・身体所見・CT

著 **窪田 忠夫**
東京ベイ・浦安市川医療センター外科

急性腹症を「上腹部痛」「下腹部痛」「腹部全般痛」の3つのカテゴリーに分けて考え、それぞれで早期診断すべき重要疾患を、年齢、性別と基礎疾患からのアプローチ方法について解説。「CTの活用法」「診断がつかない場合の考え方」の章も設け、筆者のライフワークである急性腹症に正面から取り組んだ意欲作。

*This is the way of decision making in an acute abdomen!*

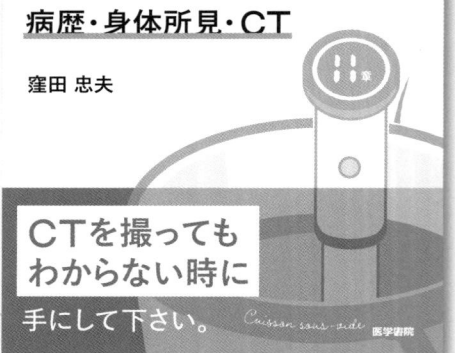

**目次** Contents

●A5　頁320　2023年
定価：4,950円（本体4,500円＋税10%）
［ISBN978-4-260-04974-0］

**医学書院**　〒113-8719　東京都文京区本郷1-28-23　［WEBサイト］https://www.igaku-shoin.co.jp
［販売・PR部］TEL:03-3817-5650　FAX:03-3815-7804　E-mail:sd@igaku-shoin.co.jp

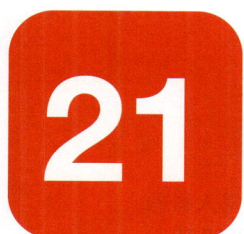

# 妊産婦・女性性器疾患

責任編集：亀井　良政

# ● 産婦人科領域　最近の動向

**亀井　良政**　埼玉医科大学教授・産婦人科

　産婦人科領域では，3年ごとに「産婦人科診療ガイドライン」産科編・婦人科編の改訂を実施しており，前版第8版発刊の2020年からこの5年間に，2020年，2023年の2回新規ガイドラインが発刊されており，主たる産婦人科疾患についての診断・治療の典拠となっている。この5年間の間には，婦人科腫瘍領域，生殖医学・女性医学領域，周産期領域のそれぞれについて，診断基準に大きな変更が報告されている。

　まず婦人科腫瘍領域では，国際産婦人科連合(FIGO)の進行期分類の変更に伴い2020年からわが国でも改訂され，2022年発行の「子宮頸癌治療ガイドライン」では新進行期分類に対応して腹腔鏡下広汎子宮全摘術の取り扱いも含め治療法の大幅な変更がなされた。子宮体癌の進行期分類についても，2023年のFIGO分類改訂を受けてわが国でも検討が始まっているが，分類の細分化や分子遺伝学的検査の実施導入など，国際的にもまだ十分なコンセンサスを得ていない状態である。このほか，卵巣癌については，「遺伝性乳癌卵巣癌(HBOC)診療ガイドライン」の第3版が2024年に発刊され，「絨毛性疾患取扱い規約」についても本書発刊時には新版が刊行されているものと期待される。

　周産期領域においては，これまで30年以上利用してきた産科DIC診断基準(スコア)を2022年6月に改訂して，「暫定版産科DIC診断基準」が策定された。さらに2024年6月に「2024年改訂版産科DIC診断基準」を発表している。この診断基準では，分娩後異常出血について凝固性の有無を判断する，すなわち出血のなかに凝血塊が含まれているか否か，に重点をおき，単に分娩後出血多量でも凝血塊を認め低フィブリノゲン血症に至っていない場合には産科DICの可能性は低いと診断される，という定義が明確となっている。

　生殖医学・女性医学分野においては，多嚢胞性卵巣症候群(PCOS)の新たな診断基準が2024年に発出され，抗 Müller 管ホルモン(AMH)高値など新たな検査項目の詳細が定義されているが，AMH高値だけでPCOSを診断することはできず，またAMHの測定は診断には必須ではないことも留意する必要がある。

　今後，本書の発刊後も2026年，2029年に新たな「産婦人科診療ガイドライン」が発行されると考えられ，常に診断基準の変更に留意しておく必要があろう。

# 子宮頸癌および前駆病変
## Cervical Cancer and Precursor Lesions

宮城 悦子　横浜市立大学大学院教授・生殖成育病態医学

**頻度** **ときどきみる**

2019 年全国がん登録によれば，子宮頸癌の罹患数は年間 10,879 例と報告されている。一方，上皮内癌・高度異形成を含めた場合 34,990 例とされ，その差の約 24,000 は，上皮内癌・高度異形成であると推計できる。軽度異形成，中等度異形成については，自然退縮も多く，レジストリーがないため罹患数は不明である。

**GL** 子宮頸癌治療ガイドライン 2022 年版（第 4版）

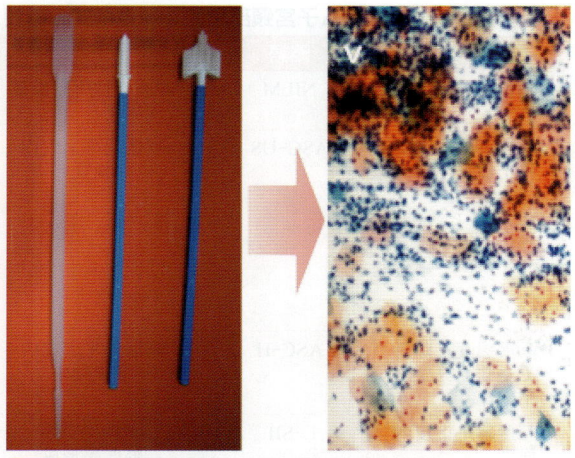

**図1** 細胞診採取器具と細胞診塗抹標本

## ■ 診断のポイント

**1** 早期発見は，無症状での子宮頸癌検診（日本の推奨は，20 歳以上で 2 年に 1 回，子宮頸部細胞診）が重要である。

**2** 細胞採取器具（図 1）は，専用のへらやブラシを用いる。綿棒による採取は推奨されない。

**3** 子宮頸部細胞診の結果判定にはベセスダシステムを用いる（表 1）。

**4** ベセスダシステムでは，意義不明異型扁平上皮（ASC-US：atypical squamous cells of undetermined significance）以上で要精検となる。

**5** ASC-US では，ヒトパピローマウイルス（HPV）一括グルーピング検査（13〜14 種類のハイリスク HPV のいずれかが陽性なら陽性判定）による判定が望ましい。陽性であれば精密検査へ。陰性では，1 年後細胞診でのフォローが一般的である。

**6** 精密検査は，コルポスコピー下で生検し組織学的確定診断を得る。

**7** 肉眼的に病変を認める場合は同部を生検する。

**8** 止血処置は，アルギン酸ナトリウムなどの止血薬を噴霧し，タンポンやガーゼで圧迫止血する。自宅で多量の出血があった場合の対応も外来で説明しておく。

## ■ 緊急対応の判断基準

**1** 進行子宮頸癌の大量出血の場合が想定される。

**2** 輸血・輸液などを適切に行い，まずはヨードホルムガーゼなどで圧迫止血を行いながら手術または放射線治療などの治療選択を考える。

**3** 手術不能の進行子宮頸癌では，数日の余裕があれば圧迫止血をしながら放射線治療を開始する。

**4** 放射線治療による止血（1 週間程度を要する）を待てない場合は，子宮動脈塞栓術なども考慮する。

## ■ 症候の診かた

**1** 無症状で検診陽性の場合（ASC-US で HPV 検査陽性を含む），微小浸潤癌までの病変では，後述のコルポスコピーを実施しないと，肉眼では正確な病変の広がりは把握できない。

**2** 肉眼で確認できる病変の多くは浸潤癌である。

**3** 進行癌では時に潰瘍病変や感染があり，悪臭のある帯下を伴う場合がある。

**4** 局所所見を把握するには，内診・直腸診と経腟超音波検査が重要である。

**5** 局所進行癌では，膀胱腟瘻や直腸腟瘻を呈すこともある。

## ■ 検査所見とその読みかた

**1** コルポスコピー：子宮頸部，腟壁への腫瘍の進展などを評価できる。異形成〜微小浸潤癌では酢酸加工により，白色上皮，赤点斑，モザイクなどの所見を呈する。浸潤癌の多くで異形血管が認められる。高齢者では，病変がある子宮腟部びらん部位が内反し観察できない場合があり，注意を要する。

**2** MRI 検査：骨盤内の子宮・付属器病変の診断性能が高い。特に子宮傍結合組織への浸潤の有無は，内診所見と合わせて判定する。

**3** CT 検査：浸潤癌が疑われる場合に実施する。可能であれば造影 CT が好ましい。局所の腫瘍の広が

**表1** ベセスダシステム子宮頸部細胞診報告様式の概要

| 結果 | 略語 | 推定される病理診断 | 英語表記 | 取扱い（参考） |
|---|---|---|---|---|
| 1）陰性 | NILM | 非腫瘍性所見炎症 | Negative for intraepithe-lial lesion or malignancy | 異常なし：定期検査 |
| 2）意義不明異型扁平上皮 | ASC-US | 軽度扁平上皮内病変疑い | Atypical squamous cells of undetermined signifi-cance（ASC-US） | 要精検：<br>①HPV テストによる判定が望ましい<br>　陰性：1 年後細胞診（±HPV 併用検査）<br>　陽性：コルポ，生検<br>②HPV テスト非施行<br>　6 か月後細胞診検査 |
| 3）高度病変を除外できない異型扁平上皮 | ASC-H | 高度扁平上皮内病変疑い | Atypical squamous cells cannot exclude HSIL（ASC-H） | 要精検：コルポ，生検 |
| 4）軽度扁平上皮内病変 | L-SIL | HPV 感染軽度異形成 | Low grade squamous intraepithelial lesion | 要精検：コルポ，生検 |
| 5）高度扁平上内病変 | H-SIL | 中等度異形成高度異形成上皮内癌 | High grade squamous intraepithelial lesion | 要精検：コルポ，生検 |
| 6）扁平上皮癌 | SCC | 扁平上皮癌（微小浸潤癌含む） | Squamous cell carcinoma | 要精検：コルポ，生検 |
| 7）異型腺細胞 | AGC | 腺異型または腺癌の疑い | Atypical glandular cells | 要精検：コルポ，生検 |
| 8）上皮内腺癌 | AIS | 上皮内腺癌 | Adenocarcinoma *in situ* | コルポ，生検，頸管および内膜細胞診または組織診 |
| 9）腺癌 | Adeno carcinoma | 腺癌 | Adenocarcinoma | 要精検：コルポ，生検 |
| 10）その他の悪性腫瘍 | Other malig. | その他の悪性腫瘍 | Other malignant neoplasms | 要精検：病変検索 |

り，リンパ節転移，遠隔転移，水腎症の有無などを治療開始前および治療開始後の効果判定に用いる。また，治療終了後のフォローアップでも使用する。

❹ PET-CT：CT で遠隔転移やリンパ節転移が疑われるが確定できない場合の診断ツールとして有用である。

❺ 腫瘍マーカー：扁平上皮癌では，SCC や CYFRA が用いられる。腺癌は CEA や CA125 が用いられることがあるが，どちらも陰性のことがしばしばある。

## 確定診断の決め手

❶ 無症状で細胞診陽性の場合，コルポスコピー下の生検が重要である。

❷ 高度異形成〜微小浸潤癌では，円錐切除術を行い，診断を確定する。

❸ 浸潤癌では，組織診断に加えて，内診・直腸診・CT・MRI・PET-CT などを用いて，総合的に治療開始前の臨床病期を決定する。

❹ 局所進行癌で，直腸や膀胱粘膜への浸潤が疑われる場合，直腸鏡，膀胱鏡で確定診断する。

❺ 手術実施症例では，術後病理診断によって最終的に臨床病期を決定する。

## 誤診しやすい疾患との鑑別ポイント

❶ 子宮体癌（⇨ 1692 頁）の子宮頸部への浸潤：画像診断と組織診断で総合的に判定する。

❷ Behçet 病（⇨ 1195 頁）の陰部潰瘍：時に潰瘍形成型の子宮頸癌に類似した肉眼像を呈する。生検が決め手となる。

❸ 良性コンジローマ：腟や外陰だけではなく，子宮頸部にも認められることがある。コルポスコピー下での生検が決め手となる。

❹ 悪性リンパ腫：時に子宮頸部に腫瘤を形成する。組織診で診断する。悪性リンパ腫が疑われた場合，単独病変の可能性も含めて，全身 PET-CT で病変の広がりを評価する。

❺ 転移性子宮頸部腫瘍：まれではあるが，転移性子宮頸部腫瘍が疑われる場合は，組織の免疫染色や全身精査で原発巣を同定する。

## 確定診断がつかないとき試みること

**1** 細胞診・組織診・コルポスコピー・画像診断などの結果に齟齬がある場合には，積極的に円錐切除術を施行する。

**2** 子宮頸癌は，95％以上がHPVの持続感染が契機となる。HPV一括グルーピング検査は診断の参考にはなるが，保険適用となるのは現在ではASC-USのみである。さらにHPV型別分類は，軽度異形成・中等度異形成のみが保険適応である。上記以外でHPV感染有無の情報を得るためには，免疫染色によるP16蛋白検出（非特異的）や，自費や研究によるHPV検査となる。

**3** 子宮頸部に大小多数の嚢胞を形成する分葉状頸管腺過形成（LEGH：lobular endocervical glandular hyperplasia）は，HPVが関連しない胃型腺癌の発生母地とされる。診断は円錐切除術を行ってもしばしば深部病変を得ることができないため，摘出子宮で最終的に腺癌の有無を診断することもある。

## 合併症・続発症の診断

**1** 広汎子宮全摘出術：術後に神経因性膀胱による排尿障害をきたしたり，リンパ節郭清に伴う下肢のリンパ浮腫をきたすことがある。

**2** 放射線治療：急性期は全骨盤照射による下痢や骨髄抑制がしばしば問題となる。放射線治療の晩期障害として，出血性膀胱炎，出血性直腸炎や腸閉塞をきたすことがある。

**3** 化学療法にベバシズマブを併用するケースが増加しており，特に放射線治療後のベバシズマブ使用では瘻孔形成をしばしば経験する。典型的な腸管穿孔の画像を示さないこともあり，臨床所見などを総合して診断する必要がある。

**4** 現在，再発・進行子宮頸癌に，ヒト型抗ヒトPD-1モノクローナル抗体であるペムブロリズマブとセミプリマブが保険適用となっている。さまざまな免疫関連副作用（irAE：immune-related adverse events）に注意する必要がある。

## 予後判定の基準

**1** 大きな子宮頸部腫瘤（4 cmを超える）・深い頸部間質浸潤・脈管侵襲・骨盤リンパ節転移陽性・子宮傍結合組織浸潤などが，再発リスクとされる。

**2** 遠隔転移を有するⅣB期の5年生存率は30％程度と予後はいまだ不良である。

## 経過観察のための検査・処置

**1** 治療終了後の一般的外来通院の目安は以下の通り。実際にはリスクに応じて適宜判断する。

- **❶** 1〜2年目：1〜3か月ごと
- **❷** 3年目：3〜6か月ごと
- **❸** 4〜5年目：6か月ごと
- **❹** 6年目以降：1年ごと

**2** 外来での検査は，内診，経腟超音波，細胞診（子宮摘出後は腟，放射線治療後は子宮頸部と必要に応じて子宮内膜細胞診），一般的末血・血液生化学と腫瘍マーカーなど。

**3** 経過観察におけるCT撮像のタイミングと頻度はリスクに応じて検討する。頻回のCT検査は放射線による発癌リスクになることも考慮する。

## 治療法ワンポイント・メモ

**1** 広汎子宮全摘出術を行うか，同時化学放射線療法（CCRT：concurrent chemoradiotherapy）とするかは，年齢，全身状態，局所の腫瘍の広がり，子宮傍結合組織浸潤の有無，組織型などを勘案して決定する。

**2** 標準的なシスプラチンを用いるCCRTとするか放射線治療単独とするかについては，年齢や腎機能，全身状態などを勘案して判断する。

**3** 分子標的治療薬の導入により，遠隔転移を有する進行例には，治療早期からベバシズマブや免疫チェックポイント阻害薬を積極的に使用する傾向にある。社会実装後のアウトカムによっては，治療ガイドラインが短期間に変遷していく可能性がある。

## さらに知っておくと役立つこと

**1** 子宮頸癌検診へのHPV検査導入が，世界の先進各国で進んでおり，わが国もがん検診のあり方に関する委員会での検討が開始されている。

**2** 免疫チェックポイント阻害薬の使用は今後さらに広がると考えられるが，子宮頸癌に対する新たな免疫治療法の開発も盛んに行われている。

## 専門医へのコンサルト

標準治療が確立していない希少組織型の子宮頸部悪性腫瘍の治療，再発腫瘍の治療に外科的切除・化学療法・放射線治療のいずれを選択するかなど，ガイドラインを超えた判断を必要とする場合には，積極的にハイボリュームセンターの専門医によるセカンドオピニオンを考慮する。

21

# 子宮体癌
Endometrial Cancer

**京 哲** 島根大学大学院教授・産科婦人科

**頻度** **ときどきみる**

**GL** 子宮体がん治療ガイドライン 2023 年版（第5版）

**1** 子宮内膜に発生する上皮性悪性腫瘍で，子宮内膜癌ともよばれる。近年増加傾向にある。

**2** エストロゲン依存性で子宮内膜異型増殖症を経て発生する type I（類内膜癌）と，エストロゲン非依存性で閉経後の萎縮内膜から発生する type II（特殊型：漿液性癌，明細胞癌など）がある。type II は予後不良である。

**3** 類内膜癌は組織学的な分化度（Grade1，2，3）により 高分化（G1）〜低分化（G3）に分類される。高分化なものほど予後良好である。

**4** 子宮体癌は一般的に子宮頸癌や卵巣癌に比べ予後がよい。腫瘍が子宮筋層に囲まれており，子宮外への進展が比較的起こりにくいこと，抗癌剤への反応性がよいことなどが理由としてあげられる。

## 診断のポイント

**1** 初発症状として多くの症例で不正性器出血を伴う。特に閉経後の不正性器出血では子宮体癌を強く疑う。

**2** 閉経期以降（50〜60 歳台）に好発し，肥満，糖尿病，エストロゲン曝露との関連性がある。

**3** 若年者では排卵障害や多嚢胞性卵胞は発症のリスク因子となる。

**4** 家族歴は重要である。ミスマッチ修復遺伝子の生殖細胞変異による Lynch 症候群では，大腸癌とともに子宮体癌の頻度が高いことを念頭におく。

## 症候の診かた

**1** 月経期以外の性器出血は，生理的な排卵期出血やホルモン異常による機能性出血など多くの原因があるが，年齢やリスク因子，内膜肥厚の有無などから子宮体癌のリスクが高いと考えられる場合は内膜の病理細胞検査を行う。

**2** 閉経期前には月経周期が不規則となるため，不正出血と月経の区別がつきにくくなる。安易に月経と決めつけず，内膜の病理細胞検査を考慮する。

**3** 経腟超音波検査での子宮内膜厚の目安として，閉経前 20 mm，閉経後 5 mm を超える場合，内膜癌を

疑い病理細胞検査を行う。

## 検査所見とその読みかた・確定診断の決め手

**1** 内膜の病理細胞検査には内膜細胞診と内膜組織診がある。

**2** 内膜細胞診はスクリーニング，内膜組織診は確定診断の目的で行う。

**3** 内膜細胞診の精度は高くないので，特に閉経後の不正性器出血では内膜組織診との併用が望ましい。

## 誤診しやすい疾患との鑑別ポイント

**1** 子宮頸部の体部寄りに発生する子宮頸癌（⇨1689頁），特に頸部腺癌との鑑別が困難な場合がある。画像診断による病変主座の位置で推定診断するが，組織診による組織型（扁平上皮癌では頸癌を疑う）も考慮する。最終的には術後病理診断で判明する場合もある。

**2** 術前の内膜組織診で子宮内膜異型増殖症（⇨1700頁）と診断されていても，摘出標本で高分化類内膜癌が混じており，術後子宮内膜癌と診断されることもよくある。子宮内膜異型増殖症の手術では，子宮内膜癌が混じていることを十分に考慮する必要がある。

**3** 高齢者では感染により子宮留膿腫を併発していることがあり，病理細胞検査でも炎症所見が主体で偽陰性となることがあるので注意を要する。このような場合，排膿，炎症治療後に再検することが望ましい。

## 確定診断がつかないとき試みること

**1** 頸管狭窄や閉鎖により，内膜細胞診や組織診が実施困難な場合が往々にしてある。

**2** 特に加齢により頸管は狭窄しやすく，ゾンデ診で内膜へのアプローチを試みてから内膜組織診を行うが，強引なゾンデ診は子宮穿孔のリスクとなるため特に高齢者では愛護的に行う必要がある。

**3** 上記理由などで病理検査が不可能な場合，MRI やPET などで補助的に診断し，疑わしい場合は診断と治療を兼ねて手術を検討する。

## 予後判定の基準

**1** 予後因子として重要なのは，腫瘍の筋層浸潤の有無と程度，腫瘍サイズ，組織型，進行期である。

**2** 骨盤 MRI にて筋層浸潤の有無や程度，子宮頸部間質浸潤，隣接臓器への浸潤などを評価し，CT にて遠隔転移やリンパ節転移の有無を確認する。

❸これらから進行期を予測し，内膜組織診の結果(組織型や分化度など)も踏まえ，術式を決定する。

### 治療法ワンポイント・メモ

❶手術療法(子宮摘出 ＋ 付属器摘出 ＋ 後腹膜リンパ節郭清)が原則である。

❷低リスク症例では内視鏡(腹腔鏡またはロボット支援)手術が選択できる。

❸術後の組織学的評価により再発のリスク分類を行い，中・高リスクの症例には術後補助化学療法を行う。低リスク症例では術後補助化学療法を省略できる。

❹術後補助化学療法には AP 療法(ドキソルビシン ＋ シスプラチン)または TC 療法(パクリタキセル ＋ カルボプラチン)が選択されるが，実地臨床では TC 療法が選択されることが多い。

❺わが国では術後放射線療法が行われることはなくなってきたが，補助化学療法が何らかの理由でできない場合，選択肢として考慮しうる。

❻進行・再発症例に対する化学療法としては AP 療法または TC 療法が選択される。

❼プラチナを含む化学療法後に増悪した切除不能な進行・再発症例ではレンバチニブとペムブロリズマブの併用療法(LP 療法)が推奨されるが，マイクロサテライト不安定性(MSI：microsatellite instability)-High，ミスマッチ修復機能欠損(dMMR：deficient mismatch repair)または腫瘍遺伝子変異量(TMB：tumor mutational burden)-High の患者にはペムブロリズマブ単剤も選択しうる。

### さらに知っておくと役立つこと

❶子宮体癌では dMMR が高頻度に認められ，結果として TMB が多く，MSI-High の頻度があらゆる癌腫のなかで最も高い。このため免疫チェックポイント阻害薬が奏効しやすい。

❷妊孕性温存治療として高用量黄体ホルモン療法を考慮しうる。子宮内膜全面搔爬による組織型が類内膜癌の Grade1 で，MRI，CT にて筋層浸潤と子宮外病変が認められないことが条件となる。

❸ただし約半数に再発が認められるため，あくまで治療オプションとして妊孕性温存を強く希望する患者に対し，十分なインフォームドコンセントの元に行う。

### 専門医へのコンサルト

一般内科医などが婦人科医へ紹介すべきケースとして以下の場合があげられる。

❶他科疾患で撮影した MRI や CT で子宮内膜の肥厚や腫瘤，子宮留膿腫が指摘される場合。

❷閉経後の不正出血の訴えがある場合。

❸家族歴で子宮内膜癌や大腸癌など Lynch 症候群が疑われる場合。

---

# 外陰癌/潰瘍・外陰炎
## Vulvar Cancer / Vulvar Ulcer and Vulvitis

**奥井 陽介**　山形大学・産婦人科

**頻度** あまりみない

**GL** 外陰がん・腟がん治療ガイドライン 2015 年版

### 診断のポイント

❶外陰癌は高齢者に多くみられるが，40 歳以下の若年者でも増加傾向である。

❷外陰癌の危険因子は，高齢，ヒトパピローマウイルス(HPV)感染，喫煙，高い性的活動，免疫力の低下，硬化性苔癬などである。

❸外陰部の瘙痒感や疼痛，腫瘤だけでなく，外陰部の色調変化，難治性の湿疹様病変にも注意が必要である。

❹経過の長い外陰炎は，鑑別のため皮膚生検を行うか専門施設への紹介を検討する。

### 症候の診かた

❶外陰部の瘙痒感：外陰炎や外陰癌に最も多い初期症状であり，外陰上皮内病変の時期からみられる。外陰癌の初期の段階では疼痛や腫瘤感を自覚することは少ないため，長期にわたって放置されたり，漫然と軟膏処置のみを長期に続けていたりしていることも多い。

❷外陰部の疼痛や腫瘤：ヒリヒリとした痛みは外陰炎の特徴であるが，外陰炎では腫瘤は触知しない。外陰癌では，疼痛に加え外陰部の腫瘤感を自覚することが多い(図 1)。

❸外陰部の潰瘍性病変：性器ヘルペスや梅毒が鑑別にあがる。浸潤癌が壊死し，潰瘍を形成することもある(図 2)。

❹外陰部の色調変化や隆起性病変，治療で改善しない湿疹様病変には，上皮内病変や浸潤癌が潜んでいることがある。

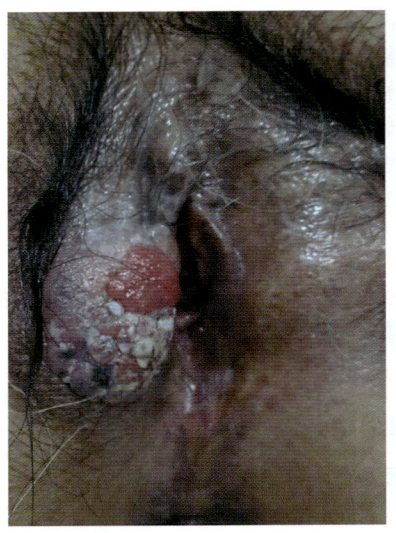

**図1** 外陰癌ⅠB期
外陰部に色調変化を伴う隆起性腫瘍を認め，腫瘍に一致して疼痛も自覚する。

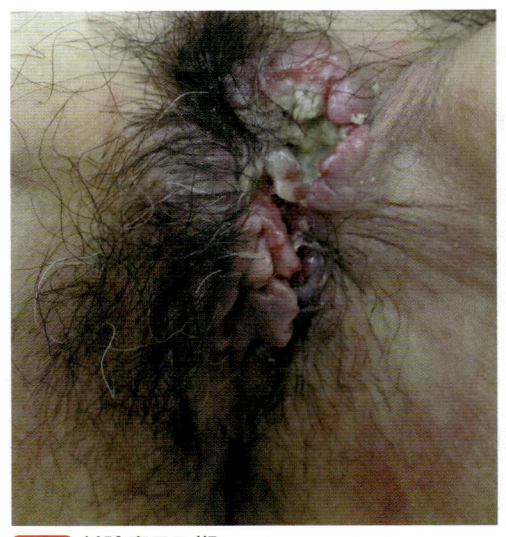

**図2** 外陰癌ⅢB期
左腹側に潰瘍形成を伴う外陰腫瘍を認める。

❺外陰癌が疑わしい場合には腫瘍の大きさや占拠部位を診療録に記載し，腟や会陰，尿道，膀胱，肛門，直腸，鼠径リンパ節なども注意深く診察する。

## 検査所見とその読みかた

❶視診：コルポスコープ（拡大鏡）で病変部を観察する。子宮頸部や腟，肛門周囲にも病変がないかどうか観察する。

❷細胞診：外陰は角質層が存在するため細胞が採取されにくく，乾燥のため細胞変性が強く不適当な検体となることが多いので，採取の際は注意が必要である。リンパ節転移の確認に穿刺吸引細胞診が有用なことがある。

❸組織診：初期病変に対しては皮下組織を含めた生検が必要になるため，皮膚用切除器具やメスなどを用いて生検を行う。

❹画像検査：腫瘍の浸潤の程度を調べるために骨盤部造影 MRI を，リンパ節転移や遠隔転移を調べるために造影 CT を行う。必要に応じて FDG-PET も行う。

❺腫瘍マーカー：外陰癌の約 90％を占める扁平上皮癌では SCC 値を調べる。

❻性器ヘルペス：血清診断より病原体診断のほうが有用であり，ウイルス分離培養，核酸増幅法により診断可能である。

❼梅毒：RPR（rapid plasma reagin）試験陽性かつ梅毒

トレポネーマ感作赤血球凝集反応（TPHA）試験陽性が確定診断である。

## 確定診断の決め手

肉眼的に腫瘤を認めた場合や，長く続く外陰炎では生検を行い，病理組織学的診断を行う。

## 誤診しやすい疾患との鑑別ポイント

❶外陰炎や外陰潰瘍は，外陰癌と症状が類似することがあるため注意が必要である。

❶外陰炎：細菌やウイルス，真菌による感染性外陰炎と，ナプキンや石鹸，下着，月経血など皮膚への刺激による非感染性（接触性）外陰炎がある。

❷外陰潰瘍：口腔粘膜のアフタ性潰瘍，外陰部潰瘍，皮膚症状，眼症状を主症状とする Behçet 病や性感染症〔性器ヘルペスや梅毒（硬性下疳），軟性下疳，鼠径リンパ肉芽腫症，鼠径肉芽腫症〕が原因となる（図3）。

❷乳房外 Paget 病は慢性外陰炎として治療をされていることがあるため，難治性の外陰炎に対しては生検を検討する。

❸Bartholin 腺嚢胞や Bartholin 腺膿瘍は日常診療でよく目にするが，増大傾向がある場合には Bartholin 腺癌の可能性を考える。

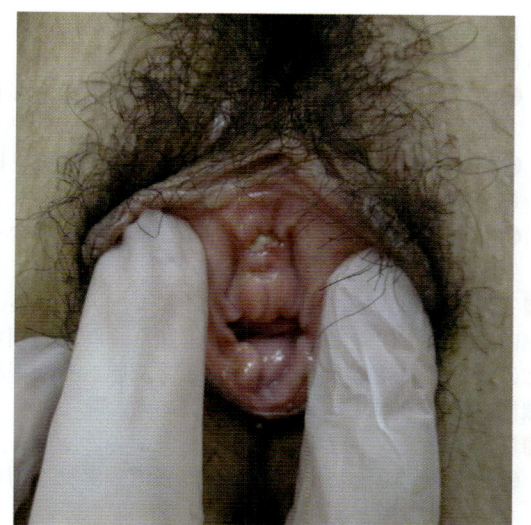

**図3 外陰潰瘍**
尿道口腹側に5mm大の潰瘍を認める。

## 確定診断がつかないとき試みること

再度生検を行う。

## 合併症・続発症の診断

❶尿道に浸潤すれば血尿や尿閉をきたす可能性がある。

❷直腸や肛門へ浸潤すれば血便や便秘をきたす可能性がある。

## 予後判定の基準

❶外陰癌の最も強い予後因子は，鼠径リンパ節転移の有無である。

❷外陰に発生する悪性黒色腫は早期に転移を起こしやすく，予後不良である。また，腫瘍の深達度が予後と関連する。

## 経過観察のための検査・処置

❶外陰癌治療後の経過観察の間隔は，1〜2年目は1〜3か月ごと，3〜5年目は6か月ごと，6年目以降は1年ごとを目安としている。

❷問診，視診，触診，細胞診や組織診，腫瘍マーカー，画像検査などを行い，再発を早期に発見する。

❸創部離開やリンパ浮腫など治療に伴う合併症に対処し，晩期合併症発生の有無を確認する。また，外陰癌の術後には精神的ストレス，性交時痛，性欲減退など精神的社会的な問題を生じやすいため，長期

間のフォローアップが必要である。

## 治療法ワンポイント・メモ

❶手術療法：外陰癌の治療は原則，手術療法である。腫瘍径や浸潤の程度により，局所切除術，根治的外陰部分切除術，広汎外陰切除術，骨盤除臓術のいずれかが選択される。局所切除術以外の術式では，患側または両側の鼠径リンパ節郭清も並施されることがある。外陰癌は高齢者に好発するため，耐術能の評価が重要である。

❷放射線治療：主に術後補助療法として用いられるが，手術困難例には根治治療として放射線治療や同時化学放射線治療が行われる。

❸化学療法：局所進行例における術前化学療法として，あるいは遠隔転移を有する進行癌に対して行われるが，標準治療として確立したレジメンはない。

## さらに知っておくと役立つこと

❶わが国で新たに外陰癌と診断される患者は，腟癌と合わせて100万人あたり約5〜10人である。

❷センチネルリンパ節生検の有用性が報告されており，鼠径リンパ節転移が疑われない症例ではセンチネルリンパ節生検により鼠径リンパ節郭清の省略が考慮される。

❸HPVワクチンによる外陰上皮内病変の発生予防効果が確認されている。HPV関連外陰癌の大部分がHPV-16またはHPV-18に関連することから，ワクチンの普及により，外陰癌の発生は減少すると予測されている。

（執筆協力：永瀬 智　山形大学教授・産婦人科）

# 女性の性感染症
## Sexually Transmitted Infections (STI)

**相澤（小峯）志保子**　日本大学教授・微生物学

GL 性感染症診断・治療ガイドライン2020

## 診断のポイント

❶女性では症状が乏しく，受診されにくい。受診しても検査が実施されず，見逃されやすいことに留意が必要である。

❷罹患数は，性器クラミジア感染症が最も多く，次いで性器ヘルペスウイルス感染症が多い。尖圭コンジローマ，淋菌感染症，梅毒はほぼ同等であるが，

近年，梅毒が世界的に大流行しており，先天梅毒も増加傾向である．梅毒を念頭においた診断が必須である．

❸性感染症は，生殖活動や妊娠・出産に影響を与える．

❹妊娠中の性感染症は，母子感染の原因となりうる．

❺クラミジア，淋菌は骨盤内炎症性疾患の原因になりうる．

## ▌症候の診かた

**❶潰瘍性病変**

❶性器ヘルペスウイルス感染症：両側性に水疱や浅い有痛性の潰瘍性病変がみられる．

❷梅毒（硬性下疳：第 1 期梅毒）：梅毒に感染後，約 3 週間程度で感染局所に初期硬結が生じ，中心に潰瘍を形成し硬性下疳となる．初期硬結や硬性下疳は無痛性である．

❸鑑別診断としては，急性外陰潰瘍，Behçet 病，外陰癌などの悪性腫瘍があげられる．

**❷隆起性病変**

❶尖圭コンジローマ：ヒトパピローマウイルス（HPV）6・11 型感染による．外陰部や腟壁に突出する乳頭状腫瘍を認める．

❷扁平コンジローマ：第 2 期梅毒でみられる．

**❸帯下増加・性器出血**

❶クラミジア感染症：感染後 1〜3 週間で子宮頸管炎を発症する．無症状であることが多いが，帯下の増加，性器出血，下腹痛，性交痛などの症状を訴えることもある．

❷淋菌感染症：クラミジアと同時感染することも多い．子宮頸管炎典型例では，多量の粘液膿性の分泌物を認めるが，自覚症状を欠くことも多い．

❸トリコモナス症：悪臭を伴う泡状の大量の帯下を生じる．外陰部の強い瘙痒，疼痛を伴う．無症候性感染もありうる．腟壁および子宮頸部の表面にイチゴ状の赤い斑点を認めることがある．

## ▌検査所見とその読みかた

**❶性器ヘルペスの診断**：病巣基底細胞塗抹標本の蛍光抗体法による抗原検査が広く用いられている．ウイルス分離や核酸増幅法もある．また，血清診断として発病初期，もしくは再発時に IgM 抗体価の上昇がみられる．また，初感染では，ペア血清で 4 倍以上の IgG 抗体の上昇がみられる．

**❷梅毒の診断**：梅毒トレポネーマ抗体（梅毒トレポネーマ感作赤血球凝集反応，TPHA 法）と RPR（rap-

id plasma reagin）を行う．RPR は活動性の指標となる（梅毒診療ガイド 第 2 版）．

❶梅毒トレポネーマ抗体陽性→活動性梅毒，もしくは梅毒の既往．

❷梅毒トレポネーマ抗体陰性→非梅毒，感染早期（1 か月前後）の可能性あり．

❸梅毒トレポネーマ抗体陰性，RPR 陽性の場合→生物学的偽陽性の可能性もある．

**❸尖圭コンジローマの診断**：視診にて，大小陰唇，腟前庭，尿道口周囲，腟壁，子宮頸部，肛門周囲などに疣贅性の乳頭状腫瘍を認める．細胞診や病理組織検査でコイロサイトーシスを認める．

**❹性器クラミジア感染症，淋菌感染症の診断**

❶子宮頸管分泌物や擦過検体，尿道分泌物を用いた病原体診断が有用である．

❷両者の混合感染があることから，淋菌とクラミジアの同時検出キットが普及している．

❸咽頭炎を合併している場合には，咽頭ぬぐい液による病原体診断も行う．

**❺トリコモナス症**：腟分泌物の鏡検で運動するトリコモナス原虫を検出する．核酸増幅検査で検出することも可能である．

## ▌確定診断の決め手

**❶病原体診断**：性器クラミジア，淋菌感染症，性器ヘルペスウイルス感染症，トリコモナス症．

**❷血清抗体検査**：梅毒，性器ヘルペスウイルス感染症．

**❸視診**：尖圭コンジローマ，梅毒．

**❹腟分泌物の鏡検**：トリコモナス症．

## ▌誤診しやすい疾患との鑑別ポイント

**❶梅毒との鑑別診断**

❶尖圭コンジローマ，性器ヘルペス感染症，Behçet 病（⇨ 1195 頁），外陰癌（⇨ 1693 頁）など外陰潰瘍をきたす疾患．

❷いずれも梅毒トレポネーマ抗体検査を実施することで容易に鑑別できる．

**❷尖圭コンジローマと腟前庭乳頭腫症の鑑別**：視診にて判断できない場合は，専門家にコンサルトを行う．

**❸性器ヘルペスウイルス感染症と Behçet 病，外陰癌の鑑別診断**：病原体診断を行う．悪性を疑う場合には擦過細胞診と生検．Behçet 病を疑う場合は，結節性紅斑などの皮膚所見，眼科所見，HLA typing を行う（針反応の特異性は低い）．

## 確定診断がつかないとき試みること

1. 骨盤内炎症性疾患で病原体診断が困難な場合：クラミジア，淋菌をカバーする抗菌薬治療を開始する。
2. 梅毒抗体陰性の場合：感染早期では陰性のことがある。感染機会がある場合には，期間をあけて再検査をする（近年，TPHA の感度が上昇し，RPR とほぼ同時に検出されることが多い）。
3. 梅毒抗体陽性，RPR 陰性の場合：第 1 期梅毒では RPR が陰性のことがある。RPR 値の経過を追跡するとともに，感染機会や症状がある場合は，治療を開始する。

## 合併症・続発症の診断

妊娠中の感染は母子感染症を続発する可能性があり，注意を要する。淋菌は耐性化が進んでおり，抗菌薬の感受性試験も同時に行うことが望ましい。

# 子宮筋腫

Uterine Leiomyoma

**片山 恵里** 千葉大学医学部附属病院・婦人科・産科

**頻度** よくみる
**GL** 産婦人科診療ガイドライン―婦人科外来編 2023

## 診断のポイント

1. 生殖可能年齢の女性にみられる良性疾患。
2. 過多月経，過長月経がある。

## 緊急対応の判断基準

1. 過多月経が続き高度貧血となった場合，筋腫分娩などによって止血が得られない場合は，輸血や緊急処置を要する。
2. 筋腫の圧迫による尿閉は，早期治療を要する。
3. 有茎性漿膜下筋腫の捻転による急性腹症は，緊急手術を要する。

## 症候の診かた

1. 過多月経・過長月経：筋腫が子宮を伸展させて子宮内膜の表面積が増加することや，子宮収縮による止血作用が阻害されることによる。月経困難を伴う場合もある。
2. 圧迫症状：筋腫が骨盤腔および腹部を圧迫し，腹

部腫瘤の自覚，尿路圧排による頻尿や排尿障害，静脈圧排による深部静脈血栓症を生じうる。
3. 不妊・不育症：筋腫による子宮内腔の変形は着床障害の原因となりうる。
4. 妊娠中の諸症状：妊娠中に筋腫が増大，変性し，腹痛の原因となることがある。周産期合併症（常位胎盤早期剝離・前置胎盤・早産・胎位異常・微弱陣痛と帝王切開分娩・産後出血など）のリスクが上昇する。
5. 画像検査で偶発的に指摘され，無症状のことも多い。

## 検査所見とその読みかた

1. 鉄欠乏性貧血：過多月経による鉄欠乏性貧血。ヘモグロビン値だけでなく血清鉄・フェリチン値なども測定する。
2. 内診：筋腫は弾性硬に触知する。変性や感染を伴うと圧痛を認める。
3. 経腟超音波検査：低エコーを呈する境界明瞭な類円形の腫瘤として，検出される。石灰化により高エコーを呈することがある。
4. MRI：境界明瞭な類円形の充実性腫瘤として，T1・T2 強調画像でともに低信号に描出される。悪性腫瘍との鑑別には造影，拡散強調画像が有用である。
5. ソノヒステログラフィー・子宮鏡：粘膜下筋腫の子宮内腔への突出の程度を評価する。

手術介入検討時には，4，5 による詳細な評価が重要である。

## 確定診断の決め手

1. 経腟超音波検査でおおむね診断可能である。
2. 詳細な病変の位置関係や大きさ，数の把握，他疾患の除外には MRI を用いる。
3. 確定診断は病理組織診断による。

## 誤診しやすい疾患との鑑別ポイント

1. 子宮腺筋症
   1. 境界不明瞭な子宮筋層の腫瘤として描出される。
   2. 内部の出血により MRI T2 強調画像で点状の高信号が散在する。
2. 子宮平滑筋肉腫
   1. 閉経後にも病変が増大する。
   2. 子宮筋層の腫瘤に出血や壊死，ならびに浸潤性増殖を疑う所見（MRI T1・T2 強調画像で高信号，不均一な造影効果）を認める。

❸血中 LDH の上昇。

### 3 子宮内膜ポリープ

❶粘膜下筋腫と鑑別を要する。

❷子宮鏡で表面に正常子宮内膜を伴う小隆起性病変を認める。

### 4 充実性卵巣腫瘍（⇨1701 頁）：画像上，卵巣線維腫，莢膜細胞腫などは漿膜下筋腫と鑑別が困難な場合がある。

## 確定診断がつかないとき試みること

❶経腟超音波検査で，病変の急激な増大の有無を確認する。

❷悪性が否定できない場合は手術による摘出を行う。

## 経過観察のための検査・処置

❶3～6 か月ごとに経腟超音波検査で経過観察を行う。

❷過多月経，貧血には止血剤や鉄剤を，月経痛には鎮痛薬を処方する。

## 治療法ワンポイント・メモ

❶ GnRH アゴニスト/アンタゴニストによる偽閉経療法

❶一時的に月経を停止させ，症状緩和，術前の子宮筋腫の縮小をはかる。

❷周閉経期には，いわゆる逃げ込み療法として有効である。

❷手術療法

❶有症状の場合，筋腫が不妊症の原因と考えられる場合などは手術療法を行う。

❷子宮全摘術が根治療法だが，妊娠希望で子宮温存が必要な場合は子宮筋腫核出術を行う。

## さらに知っておくと役立つこと

エストロゲン依存性に増大するため，閉経までは子宮筋腫の発生や増大の可能性があるが，閉経後は基本的には治療を要しない。

（執筆協力：甲賀 かをり　千葉大学大学院教授・産婦人科学）

# 子宮内膜症

Endometriosis

奈須 家栄　大分大学教授・産科婦人科学

**頻度** よくみる（生殖年齢の女性の 7～10％に発生する。近年の晩婚化，晩産化により有病率は増加している）

## 診断のポイント

❶月経困難症，慢性骨盤痛，性交痛，排便痛などの疼痛と不妊が主症状である。

❷超音波断層法および MRI で，しばしば卵巣子宮内膜症性嚢胞（卵巣チョコレート嚢胞）を認める。

❸確定診断には，腹腔鏡や開腹術で病変を直接視認し，組織学的検査を行う。この際，R-ASRM（Revised American Society for Reproductive Medicine）スコアにより，進行期分類を決定する。

❹組織学的に確定診断が行われていない症例で，問診，内診所見，超音波断層法や MRI の所見から子宮内膜症が強く推定される場合には「臨床子宮内膜症」と診断し，管理，治療を行う。

## 緊急対応の判断基準

卵巣子宮内膜症性嚢胞の破裂，感染が生じた場合には，症状，検査所見の重症度により緊急手術が必要となることがあるため，産婦人科専門医へコンサルトを行う。

## 症候の診かた

❶子宮内膜症の主症状は月経困難症，慢性骨盤痛，性交痛，排便痛などの疼痛である。

❶子宮内膜症患者の 88％は月経困難症を自覚し，そのうち 70％は消炎鎮痛薬を必要とする。消炎鎮痛薬を使用しても日常生活に支障をきたす重症例は 18％である。

❷子宮内膜症による月経困難症は，初経から数年以上経過後に続発性に出現し，時間を経るにつれて増強・増悪するのが特徴である。

❸月経時以外の慢性骨盤痛（下腹痛・腰痛）は 46％，性交痛・排便痛は 30％に認められる。性交痛を患者から自発的に訴えることは少ないので，医療者側から聞き出す。

❷不妊：不妊症患者の 30～60％に子宮内膜症を認める。

❸内診所見：子宮の可動性制限，子宮後屈，圧痛，

後腟円蓋から Douglas 窩に有痛性の抵抗や結節状の腫瘤を認めることが多い。直腸診の併用が有用である。

## 検査所見とその読みかた

**1** 血清 CA125 値

❶子宮内膜症の診断や治療効果の判定，経過観察において，血清中 CA125 値の測定が有用である。
❷しかし，初期の子宮内膜症では血清中 CA125 値が上昇することは少ない。また，悪性卵巣腫瘍などでも血清中 CA125 値に上昇する。

**2** 超音波断層法

❶経腟超音波断層法は簡便で情報量も多いため，特に有用である。性交経験がない女性においても，経腟プローブを肛門より挿入することにより，内性器の観察が可能である。
❷進行した子宮内膜症では直腸と子宮の癒着のため Douglas 窩閉鎖が生じる。このため，子宮は後傾後屈のことが多い。
❸卵巣子宮内膜症性嚢胞は壁の肥厚を伴う，ほぼ円形もしくは楕円形の単房または多房性嚢胞として観察される。

- 子宮に密着して子宮の後方，または Douglas 窩に位置することが多い。
- 卵巣子宮内膜症性嚢胞の内部は貯留血液で形成されているため，浮遊血液の密度によって，低～高輝度を示す。均一なびまん性，または輝度の低い点状～斑点状エコーが嚢胞全体か嚢胞の下方に認められることが多い。
- フィブリンの析出がある場合には，さまざまな高エコー域，移動性の充実性エコーを認める。
- カラードプラ法ではフィブリン塊に血流がないことが確認できる。一方，腹膜病変や膜様癒着を検出することは困難である。

**3** MRI

❶内性器の描出には MRI が有用である。卵巣子宮内膜症性嚢胞は T1・T2 強調画像ともに高信号を示す。
❷特徴的な所見として，T1 強調画像で均一な高信号を示すにもかかわらず，T2 強調画像で shading とよばれる低信号の部分が認められる。
❸MRI による卵巣子宮内膜症性嚢胞とそれ以外の付属器腫瘤との鑑別の正診率は感度 95％，特異度 91％ときわめて高い。一方，腹膜病変や膜様癒着を検出することは困難である。

## 確定診断の決め手

**1** 確定診断には，腹腔鏡や開腹術によって肉眼的および組織学的に病変を確認する。
**2** 確定診断が行われない場合，自覚症状，内診所見，画像所見，血清 CA125 値から子宮内膜症が強く推定される場合には「臨床子宮内膜症」と診断し，管理，治療を行う。

## 誤診しやすい疾患との鑑別ポイント

**1** 出血性黄体嚢胞 (hemorrhagic lutein cyst)
❶比較的小さく，超音波断層法では内部の屈曲した線状，網目状のエコー像が特徴的である。
❷内部エコーは経日的に変化する。
**2** 良性および悪性卵巣腫瘍 (ovarian tumor)（⇨ 1701 頁）：卵巣子宮内膜症性嚢胞以外の良性および悪性卵巣腫瘍との鑑別を要する。
**3** 下腹痛や腰痛を主訴とする疾患：機能性月経困難症，子宮奇形，子宮位置異常，子宮筋腫（⇨ 1697 頁），子宮腺筋症，子宮頸管狭窄症，骨盤内うっ血症候群などとの鑑別を要することがある。
**4** 炎症性疾患：子宮付属器炎，骨盤腹膜炎，骨盤内膿瘍などとの鑑別を要することがある。

## 確定診断がつかないとき試みること

組織学的に確定診断が行われていない症例で，自覚症状，内診所見，超音波断層法や MRI の画像所見から子宮内膜症が強く推定される場合には「臨床子宮内膜症」と診断し，管理，薬物療法を行う。

## 合併症・続発症の診断

**1** 卵巣子宮内膜症性嚢胞の破裂，感染が生じた場合には，MRI や超音波断層法，血液検査の所見を基に診断する。
**2** 卵巣子宮内膜症性嚢胞を発生母地として，約 1％ に明細胞癌や類内膜癌が発生する。患者の年齢が高く，腫瘍が大きいほど，悪性転化のリスクが高い。

## 予後判定の基準

**1** 卵巣子宮内膜症性嚢胞に対する腹腔鏡下嚢胞摘出術後の再発率は約 40％ といわれている。
**2** 卵巣子宮内膜症性嚢胞再発のリスク因子は，R-ASRM スコアが高い，手術時の年齢が若い，薬物療法歴あり，である。
**3** 低用量エストロゲン・プロゲスチン配合剤やジエノゲストの 1 年以上の長期投与は，子宮内膜症の再

**21**

発率を低下させる。

## 経過観察のための検査・処置

❶自覚症状（月経痛，慢性骨盤痛，性交痛，排便痛など）のそれぞれを VAS（visual analogue scale）で評価する。

❷血清 CA125 値の測定，超音波断層法を行う。

❸卵巣子宮内膜症性囊胞は，3 か月程度の間隔で経過観察が必要である。

## 治療法ワンポイント・メモ

❶子宮内膜症は慢性疾患であり，長期にわたる管理，治療を必要とする。症状の程度，年齢，不妊症，挙児希望の有無，卵巣子宮内膜症性囊胞の有無など，個々の患者の状況に合わせて治療方針を決定する。

❷疼痛に対して

　❶まず，非ステロイド性抗炎症薬（NSAIDs）による対症療法を行う。

　❷鎮痛薬の効果が不十分な場合や子宮内膜症自体への治療が必要な場合は，低用量エストロゲン・プロゲスチン配合剤，プロゲスチン製剤（ジエノゲスト）を投与する。

❸薬物療法が無効な場合や不妊症や卵巣子宮内膜症性囊胞を伴う場合

　❶手術による子宮内膜症病巣の切除・焼灼，癒着剝離を行う。

　❷術後に低用量エストロゲン・プロゲスチン配合剤やジエノゲストによるホルモン療法を行うことで，再発率を低下させることができる。

❹卵巣子宮内膜症性囊胞は，年齢，囊胞の大きさ，挙児希望の有無を考慮して経過観察，薬物療法，手術療法のいずれかを選択するが，破裂，感染予防および病理学的診断の観点からは手術療法が優先される。

　❶手術療法にあたっては，根治性と卵巣機能温存の必要性を考慮して術式を決定する。

　❷卵巣温存手術後に挙児希望のない症例には，再発予防のためホルモン療法を行う。

　❸薬物療法，手術療法ともに再発率は高く，閉経期までの長期的な管理が必要である。また，頻回な手術を回避することも重要である。

❺不妊症

　❶子宮内膜症の主症状の 1 つである。

　❷子宮内膜症に伴う不妊症に対して薬物療法が有効であるというエビデンスはない。

　❸手術療法は妊孕性の改善を目的に行われる。

## 専門医へのコンサルト

❶徐々に増悪する月経困難症，月経期に増悪する慢性骨盤痛，内容に血液成分を伴う囊胞性卵巣腫瘍など，子宮内膜症が疑われる場合には，産婦人科専門医へコンサルトを行う。

❷NSAIDs の投与のみでは子宮内膜症のコントロールは困難で，病状が進行する可能性があるため，早期の専門医受診を勧める。

# 子宮内膜増殖症
## Endometrial Hyperplasia

**加藤 聖子** 九州大学大学院教授・生殖病態生理学

(頻度) **あまりみない**〔子宮内膜異型増殖症：年間 1,228 例（2020 年）〕

GL ・子宮体がん治療ガイドライン 2023 年版（第5 版）
　・産婦人科診療ガイドライン―婦人科外来編 2023

## 診断のポイント

❶エストロゲンの過剰刺激により生じる。

❷肥満や排卵障害がリスクになる。

❸症状は不正性器出血が多い。

❹組織診断で細胞異型の有無で異型のない子宮内膜増殖症と，子宮内膜異型増殖症に分類される。後者は前癌病変の性格を有する。

## 症候の診かた

❶月経不順や不正出血を主訴に受診し，経腟超音波断層法で子宮内膜の肥厚を認める。

❷多囊胞性卵巣症候群や無排卵性月経不順の患者の内膜肥厚には注意する。

## 検査所見とその読みかた

❶経腟超音波断層法で子宮内膜厚を測定する。閉経後は 5 mm 以上，閉経前は 20 mm 以上を精査対象とする。

❷子宮内膜肥厚の場合は，子宮内膜組織診を行う。

## 確定診断の決め手

❶子宮内膜組織診で確定診断を行う。

❷子宮内膜異型増殖症では，子宮体癌の合併の有無

を鑑別するために子宮内膜全面掻爬を行う。

## 誤診しやすい疾患との鑑別ポイント

子宮内膜細胞診のみを施行した場合，約10%に偽陰性があるため，不正出血や子宮内膜肥厚がある場合は子宮内膜組織診を考慮する。

## 確定診断がつかないとき試みること

❶閉経前の子宮内膜肥厚は判断が難しいため，子宮内膜組織診を考慮する。
❷子宮内膜異型増殖症以上の病変が疑われる場合は，子宮内膜全面掻爬を行う。

## 合併症・続発症の診断

肥満や排卵障害がリスクになるので，月経周期，妊娠歴，既往歴，家族歴などに注意する。

## 予後判定の基準

子宮内膜増殖症が癌と併存，あるいは癌に進展する頻度は，異型を伴わない増殖症で1〜3%，子宮内膜異型増殖症で約30%である。

## 治療法ワンポイント・メモ

❶子宮内膜増殖症：自然に退縮する場合が多いが，不正出血や過多月経がある場合は，周期的プロゲスチン投与を行う。無排卵症例にはエストロゲン・プロゲスチン配合剤も有効である。ホルモン剤は静脈血栓症のリスクが上昇するため，投与前には問診を行い，治療中も症状に注意する。また，細胞診や組織診も行う。
❷子宮内膜異型増殖症：原則は単純子宮全摘術である。妊孕性温存希望の場合は，高用量メドロキシプロゲステロン酢酸エステル(ヒスロンH 600 mg/日)をアスピリン81 mgを併用しながら6か月間投与する。治療中は2か月ごとに子宮内膜全面掻爬を行い病変を評価する。治療終了後は周期的にエストロゲン・プロゲスチン配合剤や経口避妊薬の投与を3か月間行う。病変が消失後は，積極的な生殖補助医療を勧める。治療終了後は3か月に1度，子宮内膜生検を行う。

## さらに知っておくと役立つこと

子宮内膜異型増殖症の妊孕性温存療法による奏効率は86%，再発率は23%の報告がある。

## 専門医へのコンサルト

子宮内膜異型増殖症の妊孕性温存療法施行時，病変が消失後は積極的な生殖補助医療を勧めるため，生殖医療の専門家にコンサルトする。

# 卵巣腫瘍
Ovarian Tumor

**松村 謙臣** 近畿大学教授・産科婦人科

**頻度** よくみる
**GL** ・卵巣がん・卵管癌・腹膜癌治療ガイドライン2020年版
・産婦人科診療ガイドライン―婦人科外来編2023

## 診断のポイント

❶女性において，どの年齢でも生じうる。卵巣癌(上皮性悪性腫瘍)は50歳以後が多い。良性腫瘍としては子宮内膜症性嚢胞と成熟奇形腫の頻度が高く，それらは20〜30歳台に診断されることが多い。
❷良性・境界悪性・悪性のいずれであるかや，組織型によって症状が大きく異なる。症状は下腹痛，腹部膨満感が中心となる。
❸画像上，卵巣の腫大が認められない腹膜癌や卵管癌も，卵巣癌と同様の疾患として取り扱う。

## 緊急対応の判断基準

強い下腹痛を認め，卵巣腫瘍茎捻転と診断した場合は緊急手術を行う。

## 症候の診かた

❶月経困難症：子宮内膜症性嚢胞の症状。しばしば不妊を伴う。
❷腹部腫瘤感：卵巣の腫大を触知する。粘液性境界悪性腫瘍の場合によくみられる。
❸急性腹症：卵巣腫瘍茎捻転や子宮内膜症性嚢胞の破裂による。子宮内膜症性嚢胞の破裂は月経期に生じる。
❹波動を伴う腹部膨満：卵巣癌・卵管癌・腹膜癌による癌性腹膜炎が生じている場合，多量腹水を認める。

## 検査所見とその読みかた

❶尿検査：女性が急性腹症によって救急受診した場合，問診で妊娠を否定できなければ尿妊娠反応検査を行い，妊娠ではないことを確認する。

❷経腹超音波検査

　❶卵巣腫瘍の場合，下腹部に囊胞性の腫瘤を認める。

　❷癌性腹膜炎の場合は，腹水を認める。

❸腹部 CT 検査

　❶卵巣の腫大の有無が診断できる。

　❷腫瘍内に脂肪や石灰化を認めれば，成熟奇形腫の可能性が高い。成熟奇形腫は茎捻転による急性腹症を生じやすい。

❹骨盤 MRI 検査

　❶囊胞内に T1 high の内容物が認められ，脂肪抑制画像で抑制されなければ子宮内膜症性囊胞，抑制されれば成熟奇形腫と診断できる。その他の卵巣腫瘍についても，高い正診率で診断できる。

　❷脂肪成分があるか囊胞部分のみであれば良性腫瘍で，充実部があれば悪性腫瘍の可能性が高い。

❺血液検査

　❶腫瘍マーカーとして CA125 がよく知られている。CA125（正常 35 U/mL 以下）は，卵巣癌の 4 割程度を占める高異型度漿液性癌では 1,000 U/mL を超える著明な高値となる。ただ，月経中や，子宮腺筋症，子宮内膜症などの良性疾患，心・肺・肝疾患による胸腹水がある場合でも高値となり特異度は高くない。

　❷ CA19-9（正常 37 U/mL 以下）も卵巣癌で高値となるが，成熟奇形腫，子宮内膜症などの良性疾患や，ほかの肝胆道系疾患でも高値となる。

## 確定診断の決め手

　急性腹症の際に腹部単純 CT による骨盤内の腫瘤，骨盤単純 MRI における卵巣の腫大がみられる。

## 誤診しやすい疾患との鑑別ポイント

❶機能性卵巣囊胞

　❶経過観察により縮小する。

　❷月経不順を伴う。

❷漿膜下子宮筋腫（⇨1697 頁）（充実性卵巣腫瘍である線維腫との鑑別）

　❶単純 MRI における子宮筋との間の flow void。

　❷造影 CT において卵巣動脈が腫瘤と離れている。

❸内科疾患による胸腹水貯留（胸腹水貯留と CA125 上昇を認める場合）

　❶胸腹水が漏出性。

　❷腹水細胞診において腫瘍細胞が認められない。

## 確定診断がつかないとき試みること

❶腹水の貯留を認めるが，卵巣癌・卵管癌・腹膜癌による腹水であると診断できない場合は，腹水穿刺を行う。

❷セルブロックにおいて PAX-8，ER（estrogen receptor），WT-1 陽性かつ TP53 の染色異常（強陽性あるいは欠失）を有する腫瘍細胞があれば確定診断できる。

## 合併症・続発症の診断

　卵巣癌では血栓塞栓症を伴う頻度が高い。D-ダイマーを測定し，高値であれば下肢静脈超音波検査を行う。

## 予後判定の基準

　卵巣悪性腫瘍の予後は組織型によって大きく異なる。

❶卵巣悪性腫瘍のなかで卵巣癌（卵巣上皮性悪性腫瘍）が 95％を占めており，そのなかで最も多い高異型度漿液性癌は，ほとんどの症例が腹膜播種を伴う進行症例として診断され，予後不良である。疾患はいったんは化学療法が奏効するが，その多くが再発して致死的となる。卵管癌と腹膜癌も組織型は高異型度漿液性癌であり，同じ経過をたどる。次に多い卵巣癌の組織型である明細胞癌は Ⅰ 期症例が多いが，化学療法に抵抗性を示し，補助化学療法後にもしばしば再発し致死的となる。

❷卵巣境界悪性腫瘍は卵巣悪性腫瘍の約 4 分の 1 の頻度で認められ，予後は良好である。

❸卵巣悪性腫瘍のなかでまれに認められる胚細胞性腫瘍は 10〜20 歳台の若年者に発症するが，化学療法が著効し生存率が高い。

## 経過観察のための検査・処置

❶卵巣良性腫瘍は手術を行わずに経過観察をする場合がある。

　❶卵巣子宮内膜症性囊胞は，前癌病変と考えられてきたが，真に良性の子宮内膜症性囊胞から発癌するというエビデンスは乏しい。

　❷子宮内膜症の既往があると卵巣癌の発生率が 1.5 倍程度に増加するが，子宮内膜症と診断され

た女性において，卵巣癌の発生を念頭においた管理は行わないことが推奨されている（Hum Reprod 29: 400-412, 2014）。

❸子宮内膜症性囊胞は閉経前には月経困難症や慢性下腹痛の原因になり QOL を悪化させるが，閉経後には縮小し症状が消失することが多い。

2 その他の卵巣良性腫瘍は手術を行う場合が多い。

❶画像上，漿液性囊胞腺腫は機能性囊胞との鑑別が難しい場合があり，縮小せず徐々に増大する場合に腫瘍と診断して手術を行う。

❷高齢者で増大速度が遅い腫瘍の場合，経過観察をする場合もあるが，5〜6 cm を超えると下腹部の違和感や痛みを訴える場合が多く，茎捻転のリスクも高まるため，5〜6 cm 程度を目安に手術を行う。

### 治療法ワンポイント・メモ

1 卵巣良性腫瘍に対する手術の多くは腹腔鏡下で行われる。

❶妊孕性温存希望がある場合は卵巣腫瘍摘出術（cystectomy）を行い，正常卵巣部分は温存する。茎捻転による緊急手術であってもほとんどの場合で卵巣腫瘍摘出術が可能である。

❷妊孕性温存希望がない場合は，患側付属器切除術，閉経後であれば両側付属器切除術が行われる。

2 卵巣境界悪性腫瘍では子宮 ＋ 両側付属器 ＋ 大網切除が基本であるが，妊孕性温存希望がある場合は患側付属器切除にとどめる場合もある。

3 卵巣悪性腫瘍の場合は，手術による完全切除と薬物療法を組み合わせるのが基本的な治療方針となる。

### さらに知っておくと役立つこと

1 遺伝性乳癌卵巣癌症候群（HBOC：hereditary breast ovarian cancer）

❶生殖系列に BRCA1 あるいは BRCA2 変異を有し，乳癌と卵巣癌に高頻度に罹患する遺伝性の病態で，200 人に 1 人程度存在する。卵巣癌のうち約 15％は HBOC によるものである。

❷ HBOC であることがわかっている卵巣癌の未発症者では，予防的に両側の卵巣と卵管を切除することで生命予後の改善が得られる。一方で，超音波検査と採血による CA125 検査の組み合わせによるサーベイランスの有用性は証明されていない。

❸乳癌や卵巣癌の家族歴が濃厚であれば，遺伝カ

ウンセリングが推奨される。

### 専門医へのコンサルト

1 腹部超音波検査や CT で骨盤内の腫瘍や囊胞を認める場合は，産婦人科専門医にコンサルトをする。

2 原因不明の癌性腹膜炎や大量の腹水を認める場合も，腹膜癌の可能性を考慮して産婦人科専門医にコンサルトする。

# 遺伝性乳癌卵巣癌
## Hereditary Breast and Ovarian Cancer (HBOC)

川畑 絢子　東京慈恵会医科大学講師・産婦人科学

頻度　ときどきみる
GL　遺伝性乳癌卵巣癌（HBOC）診療ガイドライン 2021 年版

### 診断のポイント

1 BRCA1 あるいは BRCA2 遺伝子（BRCA1/2）の生殖細胞系列の病的バリアント（変異）に起因する。

2 BRCA1/2 病的バリアント保持者は，乳癌，卵巣癌，前立腺癌，膵癌などの発症リスクが高くなる。

3 常染色体顕性（優性）遺伝形式を示す。BRCA1/2 病的バリアント保持者の子が同バリアントを引き継ぐ確率は 50％である。

### 症候の診かた

1 以下に該当する乳癌患者は，HBOC の可能性を考え，BRCA 遺伝学的検査を行うことが推奨される。

❶血縁者が BRCA1/2 病的バリアントを有する。

❷ 45 歳以下で診断された乳癌。

❸ 60 歳以下で診断されたトリプルネガティブ乳癌。

❹両側または片側に 2 個以上の原発性乳癌。

❺男性乳癌。

❻第三度近親者以内に乳癌，卵巣癌，膵癌患者がいる。

❼がんゲノムプロファイリング検査の結果，BRCA1/2 病的バリアントを有する可能性がある。

2 すべての卵巣癌・卵管癌・腹膜癌患者は，HBOC の可能性を考え，家族歴に関係なく BRCA 遺伝学的検査を考慮する。

3 わが国では乳癌患者の 1.45％に BRCA1 病的バリアントを，2.71％に BRCA2 病的バリアントを認め

21

た（Nat Commun 9: 4083，2018）。

❹一方，卵巣癌患者の 9.9％に *BRCA1* 病的バリアントを，4.7％に *BRCA2* 病的バリアントを認めた（Int J Gynecol Cancer 29: 1043-1049，2019）。

## 検査所見とその読みかた

❶ *BRCA* 遺伝学的検査は，乳癌や卵巣癌の発症者が最初に受ける。

❷結果は陽性，陰性または変化を認めず，意義不明のバリアント（VUS：variant of uncertain significance）の 3 通りである。

❸陽性の場合，HBOC であることが確定する。未発症臓器に対するサーベイランスやリスク低減手術，血縁者の遺伝性腫瘍の可能性について情報提供を行う。

❹陰性の場合，*BRCA1/2* の関与を否定できるが，遺伝性腫瘍をすべて否定できるものではない。

❺ VUS は現時点では病的意義が不明なバリアントで，サーベイランスやリスク低減手術の対象とならない。

## 確定診断の決め手

❶ HBOC 遺伝カウンセリング。

❷ *BRCA* 遺伝学的検査。

## 誤診しやすい疾患との鑑別ポイント

❶遺伝性に乳癌を発症する疾患に，Li-Fraumeni 症候群，Cowden 症候群，Peutz-Jeghers 症候群などがある。

❷遺伝性に卵巣癌を発症する疾患に，Lynch 症候群，Peutz-Jeghers 症候群などがある。

## 確定診断がつかないとき試みること

❶多遺伝子パネル検査（MGPT：multi-gene panel testing）を実施し，ほかの遺伝性腫瘍症候群も含め網羅的に診断できる場合がある。

❷日本人における VUS の頻度は 6.5％と報告されている。VUS の解釈は将来修正される可能性があるため，継続的なフォローが推奨される。

## 合併症・続発症の診断

❶ *BRCA1* および *BRCA2* 病的バリアント保持者において

　❶乳癌の累積罹患リスクは，それぞれ 70 歳で57％，49％である。

　❷卵巣癌の累積罹患リスクは，それぞれ 70 歳で

40％，18％である。

　❸乳癌，卵巣癌，前立腺癌，膵癌に加え，胃癌，食道癌，胆道癌のリスクが高まることが 2022 年に報告された（JAMA Oncol 8: 871-878，2022）。

## 予後判定の基準

❶ *BRCA1/2* 病的バリアントを有する卵巣癌は，病的バリアントのない卵巣癌と比較し短期予後が良好であるが，この優位性は観察期間とともに減少する。

❷ *BRCA1/2* 病的バリアントを有する卵巣癌は，初回治療においても再発治療においてもプラチナ製剤への感受性が高い。

❸ *BRCA1/2* 病的バリアントを有する細胞は，DNAの二本鎖切断に対する相同組み換え修復機構が欠損し，DNA の一本鎖切断修復酵素の PARP（poly ADP-ribose polymerase）を特異的に阻害する PARP阻害薬によって合成致死に陥る。

❹ *BRCA* 遺伝学的検査は，卵巣癌患者の予後予測，プラチナ製剤および PARP 阻害薬感受性の予測に重要な役割を果たす。

## 経過観察のための検査・処置

❶リスク低減手術

　❶リスク低減卵管卵巣摘出術（RRSO：risk reducing salpingo-oophorectomy）は，卵巣癌の発症リスクを低減するだけでなく，全生存期間を延長する。

　❷通常 35〜40 歳の間に，出産の完了に伴いRRSO を実施することを推奨する。*BRCA2* 病的バリアント保持者は，*BRCA1* と比較し卵巣癌の発症が 8〜10 年遅いため，RRSO を 40〜50 歳に遅らせるのが妥当である。

　❸リスク低減乳房切除術（RRM：risk reducing mastectomy）は新たな乳癌の発症率を低下させる。

❷サーベイランス

　❶ 18 歳から自己乳房検診を開始する。

　❷ 25 歳から 6〜12 か月ごとの医師による乳房視触診を開始する。

　❸ 25〜29 歳は年 1 回の乳房造影 MRI 検査を行う。

　❹ 30〜75 歳は年 1 回の乳房造影 MRI 検査とマンモグラフィを行う。

　❺ 75 歳以上は個々の状況に応じて実施する。

　❻ RRSO を行わない場合，30〜35 歳から経腟超音波検査および血清 CA125 検査を考慮する。

## 治療法ワンポイント・メモ

❶一部の乳癌，すべての卵巣癌患者に対する *BRCA* 遺伝学的検査は 2020 年 4 月より保険適用となった。

❷*BRCA1/2* 病的バリアントを有する乳癌，卵巣癌患者に対するリスク低減手術やサーベイランスも保険適用で実施できる。

## さらに知っておくと役立つこと

　*BRCA1/2* 病的バリアントに対する着床前遺伝学的検査（PGT-M：pre-implantation genetic testing for monogenic disorders）は，日本産科婦人科学会における重篤性の解釈から，HBOC 患者が対象に含まれるとは考えにくい。

## 専門医へのコンサルト

　乳癌，卵巣癌，前立腺癌，膵癌に対する PARP 阻害薬のコンパニオン診断で HBOC と診断されることが増えている。また，がんゲノムプロファイリング検査で *BRCA1/2* の生殖細胞系列の病的バリアントを有することが示唆される場合がある。現病の治療と並行して，遺伝医療専門職へコンサルトすることが望ましい。

（執筆協力：岡本 愛光　東京慈恵会医科大学主任教授・産婦人科学）

# 絨毛性疾患
## Trophoblastic Disease

井箟 一彦　和歌山県立医科大学教授・産科婦人科学

　絨毛性疾患とは胎盤の栄養膜細胞（トロホブラスト）の異常増殖をきたす疾患の総称であり，異常妊娠の 1 つである胞状奇胎と，絨毛性腫瘍（GTN：gestational trophoblastic neoplasia）である侵入奇胎・絨毛癌・胎盤部トロホブラスト腫瘍（PSTT：placental site trophoblastic tumor）および類上皮性トロホブラスト腫瘍（ETT：epithelioid trophoblastic tumor）に大別される。

## I 胞状奇胎

**頻度** ときどきみる
**GL** 産婦人科診療ガイドライン―産科編 2023

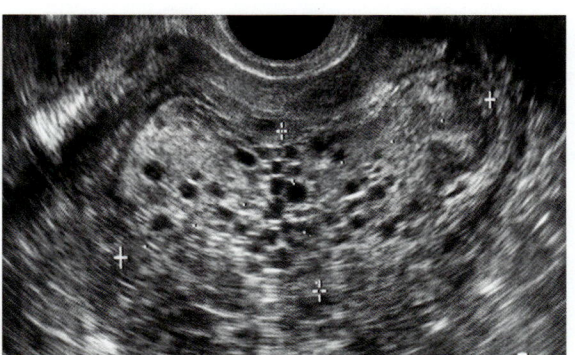

**図1** 全胞状奇胎の経腟超音波検査所見

## 診断のポイント

❶受精機構の異常により，500〜1,000 妊娠に 1 回の頻度で発生する。

❷超音波検査にて子宮内腔に奇胎嚢胞を示す vesicular pattern をみる。

❸血中または尿中 hCG が高値を示す。

❹子宮内容物の病理検査で，絨毛栄養膜細胞の異常増殖と間質の浮腫を認める。

❺細胞遺伝学的にすべての遺伝子が父方由来の雄核発生である全胞状奇胎（全奇胎）と，2 精子受精による 3 倍体を主とする部分胞状奇胎（部分奇胎）に分類される。

❻全奇胎の 15〜20%，部分奇胎の 1〜4% に侵入奇胎が続発し，全奇胎の 1〜2% に絨毛癌が続発するので，胞状奇胎後の管理は必須である。

## 症候の診かた

❶無月経，不正性器出血，悪阻など正常妊娠初期や切迫流産と似た所見を示す。

❷妊娠週数が進んだ症例ではまれに高血圧・浮腫・蛋白尿など妊娠高血圧症候群様の症状を示すことがある。

## 検査所見とその読みかた

❶経腟超音波検査：子宮内腔に奇胎嚢胞を示す vesicular pattern（図 1）を認める場合は，胞状奇胎を疑って子宮内容除去術を施行する。妊娠週数の早い症例では典型的な所見を欠き，流産との鑑別が困難なことも多い。

❷血中 hCG：高値であることが多いが，部分奇胎では必ずしも高くない。

❸病理検査：絨毛栄養膜細胞の異常増殖と間質の浮腫を認める。

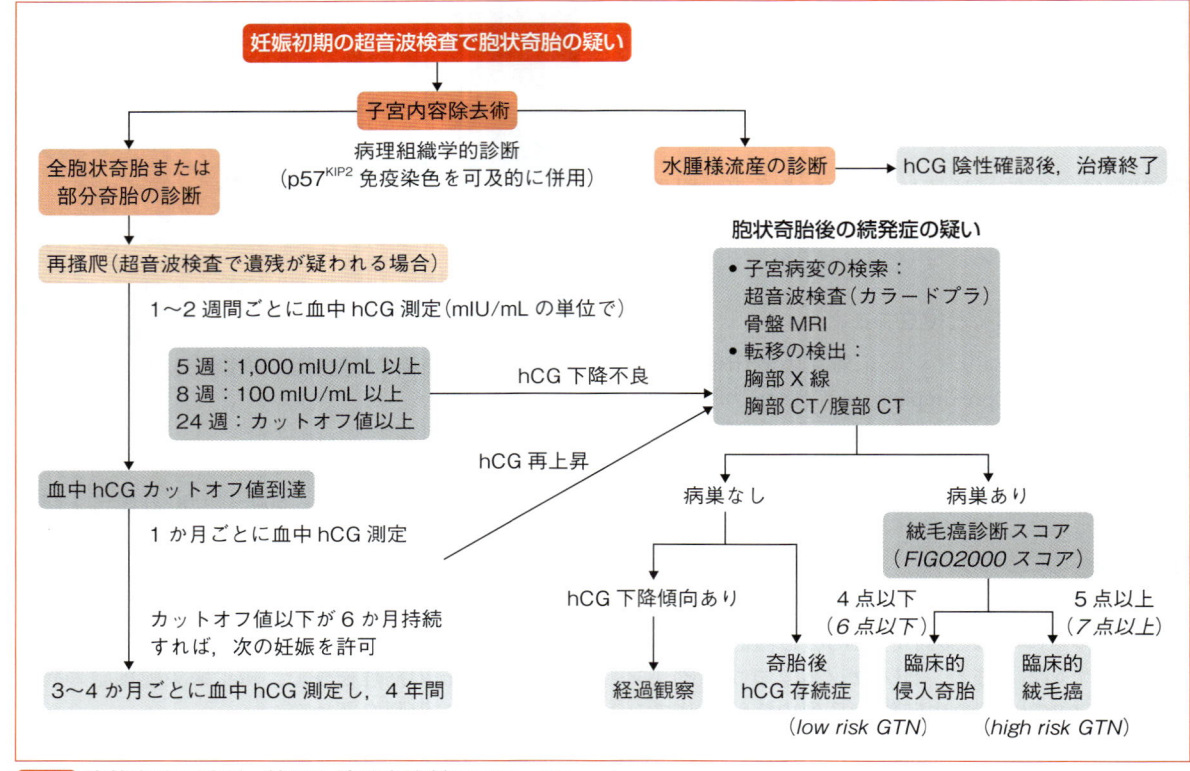

**図2** 胞状奇胎の診断・管理と続発症診断のフローチャート

### 確定診断の決め手

　胞状奇胎の確定診断は子宮内容除去術後の病理組織学的所見に基づく。

### 誤診しやすい疾患との鑑別ポイント

　全奇胎と部分奇胎，水腫様流産の3者の鑑別が重要である。
❶病理所見：全奇胎では大部分の絨毛が水腫状腫大し，広範囲に栄養膜細胞の過増殖を認め異型性を伴う。部分奇胎では正常と水腫状の2種の絨毛が混在し，栄養膜細胞の増殖は軽度で局所的である。水腫様流産では絨毛は水腫状に腫大するも栄養膜細胞の過増殖は認めない。
❷ p57$^{KIP2}$免疫染色：細胞性栄養膜細胞と絨毛間質細胞の核染色において，雄核発生である全奇胎は p57$^{KIP2}$陰性だが，両親由来の遺伝子を有する部分奇胎・水腫様流産は陽性である。

### 確定診断がつかないとき試みること

❶病理所見のみで確定診断できないときは，上述の

p57$^{KIP2}$免疫染色を積極的に併用すれば，続発率の高い全奇胎と，それ以外との鑑別に有用である。
❷遺伝子診断：STR マーカーを用いた DNA 多型解析により確定診断できるが，保険適用がなく日常診療では難しい。

### 胞状奇胎後の管理と続発症の診断

❶全奇胎の15～20%，部分奇胎の1～4%に侵入奇胎が続発する。一方，全奇胎の1～2%に絨毛癌が続発するが，絨毛癌は正常分娩や流産後にも続発しうる。
❷胞状奇胎娩出後は血中 hCG を定期的に管理する。1～2週間ごとに血中 hCG 値（mIU/mL 単位で）を測定し，奇胎娩出後5週で1,000 mIU/mL，8週で100 mIU/mL，24週でカットオフ値のいずれかのポイントを上回る場合，あるいは hCG 値が正常値になったあとに再上昇する場合は続発症を疑い，画像検査を行う（図2）。

## II 絨毛性腫瘍（GTN；侵入奇胎，絨毛癌，PSTT，ETT）

**頻度** 侵入奇胎：**ときどきみる**
絨毛癌，PSTT/ETT：**あまりみない**（まれ）

**GL** 子宮体がん治療ガイドライン 2023 年版（第 5 版）

### 診断のポイント

**1** 病理学的に侵入奇胎は胞状奇胎絨毛が子宮筋層や血管へ侵入したものである。一方，絨毛癌は異型性を示す栄養膜細胞の異常増殖からなる悪性腫瘍である。

**2** 画像診断では GTN はいずれも血流豊富な腫瘍として捉えられる。肺転移を起こしやすい。

**3** 腫瘍から血中に分泌される hCG が腫瘍マーカーになる。

**4** 侵入奇胎，絨毛癌は化学療法のみで治療され病理所見が得られないケースも多く，臨床的なスコアリングにより両者を鑑別診断する。

**5** PSTT と ETT は中間型栄養膜細胞由来のまれな悪性腫瘍であり，病理学的診断が必須で，臨床的スコアリングによる診断は適用されない。

### 症候の診かた

**1** 不正性器出血：子宮筋層内や内腔に病変がある場合は，性器出血を認めることが多い。下腹部痛を伴うこともある。

**2** 絨毛癌の場合は全身に血行性転移しやすく，肺転移による呼吸器症状，脳転移による頭痛・けいれん・麻痺・意識障害，肝転移による上腹痛など症状は多彩である。

### 検査所見とその読みかた

**1** 超音波検査：子宮筋層内に血流豊富な腫瘍を形成する。カラードプラ・パワードプラ検査はきわめて有用である。ただし，侵入奇胎と絨毛癌あるいはPSTT を画像所見のみで明確に区別することは困難である。

**2** 骨盤 MRI：子宮内に造影効果を有する腫瘍が認められる。しばしば血腫を伴う。

**3** CT：侵入奇胎の約 1/3，絨毛癌の 2/3 に肺転移を認めるため，胸部 CT のスクリーニングは必須である。絨毛癌を疑う場合は，腹部 CT・頭部 CT を含めた全身の転移病巣の検索が必要である。

**4** 血中 hCG 測定：治療前評価および治療判定効果

に腫瘍マーカーとして用いる。1～2 週間おきに，必ず mIU/mL の単位で血中 hCG を測定する。

### 確定診断の決め手

侵入奇胎および絨毛癌の確定診断は，本来は病理組織学的に決定されるが，薬物療法のみで治療する場合は絨毛癌診断スコア・FIGO2000 リスクスコアを用いて臨床的に診断する（詳細は「誤診しやすい疾患との鑑別ポイント」参照）。PSTT および ETT は手術検体の病理所見に基づいて確定診断する〔絨毛性疾患取扱い規約 2011 年 7 月（第 3 版）〕。

### 誤診しやすい疾患との鑑別ポイント

**1** 侵入奇胎と絨毛癌の鑑別

**1** 化学療法で治療を開始し病理所見が得られない場合が多く，絨毛癌診断スコアを用いて 4 点以下を臨床的侵入奇胎，5 点以上を臨床的絨毛癌と診断する（**表 1**）。一方，FIGO2000 リスクスコアリングも併用し，スコア 6 点以下を low risk，7 点以上を high risk と診断する（**表 2**）。絨毛癌診断スコアに基づく臨床的侵入奇胎は FIGO 分類の low risk GTN に，臨床的絨毛癌は high risk GTN におおむね相当する（**図 2**）。

**2** 侵入奇胎が疑われるが画像で病巣が確認できない場合は，奇胎後 hCG 存続症と診断し low risk GTN とする（**図 2**）。

**2** PSTT・ETT との鑑別

**1** PSTT・ETT は血中 hCG 値が侵入奇胎や絨毛癌に比較して低値であることが多い。

**2** 病理所見では PSTT は着床部中間型栄養膜細胞に類似した腫瘍細胞が，ETT は絨毛膜部の中間型栄養膜細胞に類似した腫瘍細胞が単一的に増殖する点で，3 種の栄養膜細胞由来の腫瘍細胞が増殖する絨毛癌と鑑別できる。

**3** 奇胎遺残・胎盤遺残との鑑別

**1** 胞状奇胎娩出後の子宮内腔の奇胎遺残は画像診断で血流を認めないため鑑別可能である。

**2** 流産後や分娩後の胎盤遺残は，侵入奇胎や絨毛癌・PSTT と同様に子宮筋層内の血流豊富な病変として認められることがある。この場合は hCG 値の自然下降傾向の有無や病理所見など総合的に鑑別する。

### 予後判定の基準

**1** 侵入奇胎：化学療法のみでほぼ 100%の治癒率が得られる。

**表1** 絨毛癌診断スコア

| スコア | | 0 | 1 | 2 | 3 | 4 | 5 |
|---|---|---|---|---|---|---|---|
| 先行妊娠 | | 胞状奇胎 | | | 流産 | | 正期産 |
| 潜伏期 | | ～6か月未満 | | | | 6か月～3年未満 | 3年～ |
| 原発病巣 | | 子宮体部<br>子宮傍結合織腔 | | | 卵管<br>卵巣 | 子宮頸部 | 骨盤外 |
| 転移部位 | | なし<br>肺<br>骨盤内 | | | | | 骨盤外<br>（肺を除く） |
| 肺転移巣 | 直径 | ～20 mm 未満 | | | 20～30 mm 未満 | | 30 mm～ |
| | 大小不同性 | なし | | | | あり | |
| | 個数 | ～20 | | | | | 21～ |
| hCG 値（mIU/mL） | | ～$10^6$未満 | $10^6$～$10^7$未満 | | $10^7$～ | | |
| 基礎体温（月経周期） | | 不規則・1相性<br>（不規則） | | | | | 2相性<br>（整調） |

合計スコア 4 点以下を臨床的侵入奇胎，5 点以上を臨床的絨毛癌と診断する。
〔日本産科婦人科学会・日本病理学会 編：絨毛性疾患取扱い規約 2011 年 7 月（第 3 版）．金原出版，2011 より〕

**表2** FIGO 2000 リスクスコアリング for gestational trophoblastic neoplasia（GTN）

| FIGO スコアリング | | | | |
|---|---|---|---|---|
| スコア | 0 | 1 | 2 | 4 |
| 年齢 | ＜40 | ≧40 | － | － |
| 先行妊娠 | 胞状奇胎 | 流産 | 正期産 | － |
| 先行妊娠からの期間（月） | ＜4 | 4～＜7 | 7～＜13 | ≧13 |
| 治療前血中 hCG（mIU/mL） | ＜$10^3$ | $10^3$～＜$10^4$ | $10^4$～＜$10^5$ | ≧$10^5$ |
| 腫瘍最大径（cm）（子宮を含む） | ＜3 | 3～＜5 | ≧5 | － |
| 転移部位 | 肺 | 脾臓，腎臓 | 消化管 | 肝臓，脳 |
| 転移個数 | － | 1～4 | 5～8 | ＞8 |
| 前化学療法 | － | － | 単剤 | 2 剤または多剤 |

合計スコア 6 点以下を low risk GTN，7 点以上を high risk GTN と診断する。
〔日本婦人科腫瘍学会 編：子宮体がん治療ガイドライン 2023 年版（第 5 版）．金原出版，2023 より〕

❷絨毛癌：初回治療による寛解率は約 80％であり，生存率は 85～90％である。肺以外の転移の存在は予後不良因子である。

❸ PSTT・ETT：子宮に限局したケースは手術により生存率 90％以上と良好だが，子宮外病変を伴うケースは予後不良で生存率は 60％程度である。

## 治療法ワンポイント・メモ

❶侵入奇胎に対してはメトトレキサートまたはアクチノマイシン D の単剤化学療法が，絨毛癌に対しては上記 2 剤にエトポシドを加えた多剤併用化学療法が推奨される。

❷絨毛癌では，化学療法抵抗性の病変や脳転移は外科的手術が選択されることもある。

❸ PSTT・ETT は化学療法に対する感受性が低いため，外科的手術を主体とする。

## 専門医へのコンサルト

絨毛癌，PSTT，ETT はまれな悪性腫瘍であり，これらを疑う場合は，絨毛性腫瘍に精通した経験豊富な婦人科腫瘍医や病理医のいる高次施設へ紹介し，正確な診断および適切な治療を行うべきである。

# 非典型的な性分化・性成熟の女性

Atypical Sexual Differentiation and Maturity in Female Patients

**難波 聡** 埼玉医科大学准教授・産婦人科/ゲノム医療科

## 頻度 ときどきみる

❶ 性分化疾患（DSD：disorders of sex development）は，性染色体，性腺，性ホルモンの発達に異常がある一群の疾患の総称である。

❷ DSD は出生時に約 1/4,500〜1/5,000 の割合で発生すると報告されているが，地域や診断基準によって異なる。

❸ DSD は表現型の範囲が広く，軽度から重度まで幅広い症状を示し，診断時期も新生児期から成人期まで多様である。

## 診断のポイント

❶ 詳細な家族歴の聴取，出生時の身体的特徴の詳細な評価，および遺伝学的検査が含まれる。

❷ 外性器の曖昧さや二次性徴の発達異常が観察された場合，迅速にホルモン値測定を行うことが推奨される。また，超音波検査や MRI を用いて内性器の構造を評価し，必要に応じて内分泌機能試験を実施する。

## 症候の診かた

❶ 身体的検査が中心であり，具体的には，外性器の異常を詳細に観察することが重要である。小陰茎，陰核肥大，尿道開口部異常などが確認されることがある。また，精巣の位置異常の有無も重要な観察ポイントである。さらに，二次性徴の発達の遅延や異常も重要な指標となる。

❷ 診察には，患者の成長パターン，発育の過程，および家族歴の詳細な把握も含まれる。これらの情報は，医師が患者の状態を総合的に理解し，適切な遺伝学的検査やホルモン検査へと進むための基本情報となる。

## 検査所見とその読みかた

❶ 遺伝学的検査では，特に性染色体に注目する。通常の性染色体構成（XX または XY）と異なる場合は，病因への関与が想定される。

❷ ホルモン検査では，血中テストステロン，エストラジオール，黄体形成ホルモン（LH），卵胞刺激ホルモン（FSH）を測定し，基準範囲内かどうか，または予測される性別に対して異常がないかを評価する。

❸ 画像診断としては，超音波検査や MRI により内性器の構造を観察する。これにより，性腺が適切な位置にあるか，形態的に分化・発達しているかを確認できる。

## 確定診断の決め手

❶ 検査結果の総合的な評価が必要である。特に，染色体核型は，診断の重要な決め手となる。外陰部形態から予測される性別と性染色体の構成が一致しない場合は，DSD の存在を強く示唆する。

❷ 性ホルモンの異常が確認された場合も，直接 DSD 診断につながる。例えば女性であるにもかかわらず異常に高い血中テストステロン値が検出される場合などである。患者の身体的特徴と症状に加えて，これらのホルモン検査値と遺伝学的データを組み合わせることで，DSD のタイプを特定し確定診断へと進むことができる。

## 誤診しやすい疾患との鑑別ポイント

❶ 他の内分泌疾患や先天性症候群との鑑別が重要である。

❷ 特に，先天性副腎皮質過形成症（CAH：congenital adrenal hyperplasia）は，影響が性分化に及ぶという点から DSD の範疇に含まれるともいえるが，注意が必要な病態である。

　❶ この疾患は副腎ホルモンの合成異常により，女児外性器の男性化を引き起こす可能性がある。

　❷ 鑑別診断のポイントとしては，副腎クリーゼの既往や血中電解質バランスの異常など，副腎機能に関連した症状を詳しく評価することがあげられる。

　❸ ホルモン検査においては，17-ヒドロキシプロゲステロンの測定が CAH の診断に寄与する。

## 確定診断がつかないとき試みること

❶ 染色体検査に加えて，遺伝子検査を試みることが推奨される。特に，単一遺伝子の変異を超える複雑な遺伝的背景が関与している可能性もあるため，次世代シーケンシング（NGS）などの技術を用いた広範な遺伝子パネル検査が有効である。

❷ 診断に至らない場合でも，患者と家族への継続的なカウンセリングを提供し，症状の管理とサポートを行う。進行中の研究的解析や臨床試験への登録といった選択肢も検討することが望ましい。

## 合併症・続発症の診断

1 身体的問題だけでなく，患者は心理的ストレス，社会的適応の問題，性同一性の問題を有することがある。また，生殖器の異常に関連した排尿障害や尿路感染症，停留精巣や未分化性腺に伴う不妊や癌のリスク増加もみられる。

2 診断には，これらの可能性を常に念頭におき，定期的なフォローアップと適切なスクリーニングが必要である。

3 心理社会的サポートと並行して，適切な医療介入を行い，患者の QOL の維持・向上をはかることが重要である。

## 予後判定の基準

1 診断時の症状の重さ，遺伝的要因，治療への反応性が重要な指標となる。

2 予後良好な判断基準とは，適切な医療介入と心理社会的サポートを受け，症状が安定していることである。また，患者が自己の性同一性について認識し，それに対して肯定的な自己評価をもてているかも重要な因子である。

3 進行性の合併症の有無や，日常生活における機能不全の程度も予後の評価においては考慮されなければならない。

## 経過観察のための検査・処置

1 定期的なホルモン検査，身体的発達のモニタリングが必要である。特にテストステロン，エストロゲン，下垂体ホルモン，副腎ホルモンを定期的に確認し，必要なホルモン補充療法が行われているかを評価する。

2 超音波や MRI を用いた内性器の画像フォローも重要で，構造的な変化がないかをチェックする。

3 心理社会的な支援も同様に重要で，患者とその家族が抱える可能性のあるストレスや不安に対処するためのカウンセリングを定期的に提供することが望ましい。

4 思春期年齢の患者・家族には，妊孕性に関する情報提供も必要となる。

## 治療法ワンポイント・メモ

1 適切なホルモン治療を行い，必要に応じて手術的介入を検討することが重要である。

2 心理的なサポートと教育的支援も治療計画に含めるべきである。

## さらに知っておくと役立つこと

DSD の診断においては，遺伝学的アプローチが非常に有効であるが，すべてのケースで遺伝的原因が明らかになるわけではない。現在進行形で病因となる新たな遺伝子が特定されており，診断が難しい症例に対しても将来的に病因が同定される可能性がある。

## 専門医へのコンサルト

1 適切な診断と治療のためには専門医へのコンサルトが必要である。

2 内分泌学，遺伝学，小児科，小児外科，泌尿器科，産婦人科などの分野の専門家がチームを組み，総合的な評価と治療計画を提供するのが理想的である。

3 早期に専門的な意見を求めることで，患者にとって最適なケアを実現し，合併症のリスクを最小限に抑えることができる。

# 多嚢胞性卵巣症候群
Polycystic Ovary Syndrome (PCOS)

原田 美由紀 東京大学大学院准教授・産婦人科学

頻度 よくみる

## 診断のポイント

1 生殖年齢女性。

2 月経異常。

3 多嚢胞卵巣。

4 アンドロゲン過剰症。

5 黄体形成ホルモン(LH)高値。

## 症候の診かた

1 月経異常：稀発月経または続発性無月経(主に第1度無月経)を呈する場合が多い。また，わが国の原発性無月経の原因の約5％を占めるという報告がある(J Obstet Gynaecol Res 47: 774-777, 2020)。

2 アンドロゲン過剰症：男性型多毛を用い，多毛の評価には mFG (modified Ferriman-Gallwey) score を用いる(Hum Reprod Update 16: 51-64, 2010)。mFG score 6 点以上を多毛ありとする。

3 肥満：わが国においては欧米に比しやや頻度は低く，PCOS に占める頻度は 15〜20％と考えられている。

## 検査所見とその読みかた

日本産科婦人科学会診断基準(2024)に基づく診断のための検査を示す。

❶超音波断層法を用いて卵巣内の小囊胞を計測する。

❷血中 LH 基礎値, 卵胞刺激ホルモン(FSH)基礎値の測定を行う。LH 高値は, LH 基礎値かつ LH/FSH 比高値で判定する。月経や消退出血から 10 日までの時期は高 LH の検出率が低いことに留意する。

❸血中アンドロゲンの測定には総テストステロンを用いる。

❹抗 Müller 管ホルモン(AMH)高値を多囊胞卵巣所見の代わりに用いることができる。ただし, AMH 高値だけで PCOS を診断することはできず, また AMH の測定は診断には必須ではない。

## 確定診断の決め手

わが国では日本産科婦人科学会診断基準(2024)に基づいて診断する。

## 誤診しやすい疾患との鑑別ポイント

❶成人期の PCOS：鑑別困難な疾患はない。

❷思春期の PCOS：生殖機能成熟過程にあるため, 月経異常(⇨416 頁), 多囊胞卵巣の診断が困難である。月経異常は思春期の生理的な状況である。また多囊胞卵巣の診断のためには, 経腟超音波断層法が望ましいが実施困難な場合が多く, さらに診断基準に記載の多囊胞卵巣の定義を思春期女児にあてはめると, 生理的範囲のものを多囊胞卵巣と診断してしまうおそれがある。日本産科婦人科学会診断基準(2024)の注 7)に思春期症例の取り扱いにつき詳しく記載されている。

## 確定診断がつかないとき試みること

❶成人期の PCOS：日本産科婦人科学会の診断基準ではホルモン検査値の異常を必須項目としており, また現行の男性ホルモン値評価系の限界などから, PCOS が強く疑われても確定診断に至らない場合がある。そのような場合には国際的に最も広く使用されているロッテルダム基準の適用を考慮する。

❷思春期の PCOS：生殖機能が十分に成熟すると考えられる初経開始後 8 年経過までに再度精査する。

## 合併症・続発症の診断

❶耐糖能異常

❶ PCOS の病態形成にはインスリン抵抗性がか

かわっており, PCOS 患者は耐糖能異常のハイリスクである。このリスクは肥満により増悪するが, 肥満の有無とは独立する。そのため, すべての PCOS 女性に対し, 耐糖能の状態を最初に把握することが勧められる。

❷インスリン抵抗性の簡便な指標として HOMA-IR (homeostasis model assessment as an index of insulin resistance)が用いられる。HOMA-IR は空腹時インスリン値($\mu$U/mL)×空腹時血糖値(mg/dL)/405 で算出され, 1.6 未満が正常, 2.5 以上でインスリン抵抗性ありと診断する。

❸なお, PCOS 以外の 2 型糖尿病のリスク因子を有する場合や挙児を計画している場合には, さらに詳しい評価のために経口ブドウ糖負荷試験を考慮する。

## 経過観察のための検査・処置

❶ PCOS 患者は耐糖能異常のハイリスクであることに留意し, 定期的な耐糖能の評価を実施する。

❷ PCOS は 2 型糖尿病や脂質異常症のリスク因子であることを患者に十分に理解してもらい, 生活習慣の改善に努める。

## 治療法ワンポイント・メモ

❶挙児希望がない場合

❶ BMI ≧ 25 の肥満がある場合には, 減量, 運動などの生活習慣の改善指導を行う。

❷子宮体癌のリスクを考慮し, ホルムストローム療法(プロゲスチン単独投与)あるいはカウフマン療法(エストロゲン・プロゲスチン投与)を行う。

❷挙児希望がある場合

❶ BMI ≧ 25 の肥満がある場合には, 挙児希望がない場合と同様, 生活習慣の改善指導を行う。

❷排卵を促すために薬物療法を行う。第 1 選択はクロミフェンクエン酸塩あるいはレトロゾールの内服である。無効の場合はゴナドトロピン療法あるいは腹腔鏡下卵巣開孔術(LOD：laparoscopic ovarian drilling)を行うが, 後者が選択されることは少ない。それでも無効の場合には生殖補助医療の適応となる。

❸なお, PCOS のうち肥満, 耐糖能異常, またはインスリン抵抗性を呈する場合, 排卵誘発薬の使用に際しメトホルミンの併用を考慮する。

## さらに知っておくと役立つこと

❶人種差：罹患頻度には人種差はなくおおむね生殖

年齢女性の6～15%程度であり，この年代の女性において最も頻度の高い内分泌疾患である。一方，表現型には人種差があり，わが国を含む東アジアでは肥満，多毛は少ない一方，耐糖能異常の頻度は高いとされている。

❷精神神経疾患：うつ，不安症，過食症などの気分障害の頻度がPCOS女性では高いことが注目されている。

❸周産期合併症：PCOS女性では妊娠高血圧症候群，妊娠糖尿病のリスクが高いことが報告されている。

❹次世代への影響：PCOS女性から産まれた女児はPCOSのハイリスクであることが報告されている（Nat Med 25: 1894-1904, 2019）。また最近では，母体のPCOSの男女を問わない児の長期予後への影響が指摘され，検証が進んでいる。これらの次世代の影響の原因として，子宮内環境の関与が考えられており研究が進んでいる（Rep Med Biol 21: e12487, 2022）。

## 専門医へのコンサルト

❶病態評価において耐糖能異常などの合併症を認めた場合には，それぞれの専門家にコンサルトを行う。

❷PCOSに排卵誘発薬を使用する場合，特に過排卵刺激を行う生殖補助医療においては，卵巣過剰刺激症候群（OHSS：ovarian hyperstimulation syndrome）（⇨1713頁）のハイリスクであるため，生殖医療の専門知識をもつ医師による診療が必要である。また中等度以上のOHSS発症時にすみやかに紹介できるように高次医療機関との密な連携が必要である。

# 不妊症

Infertility

**岩瀬 明**　群馬大学教授・産科婦人科学

頻度 よくみる

GL 産婦人科診療ガイドライン─婦人科外来編 2023

## 診断のポイント

❶生殖年齢の男女が妊娠を希望し，ある一定期間，避妊することなく通常の性交を断続的に行っているにもかかわらず，妊娠の成立をみない場合。

❷一定期間については1年とするのが一般的であるが，不妊症の原因となりうる疾患が存在する場合

にはこの限りではない。

❸主たる不妊因子は排卵障害，卵管因子（卵管閉塞など），男性因子（乏精子症など），子宮因子（子宮筋腫・子宮腺筋症など），子宮内膜症である。

## 症候の診かた

❶妊娠・分娩歴，月経歴，不妊期間，不妊検査・治療歴，性交の頻度・状況，生活様式，併存疾患の病歴・治療状況，既往歴（手術既往含む），家族歴について問診を行う。

❷過多月経，月経痛，月経不順など月経異常・月経時の併存症状については，不妊因子である子宮筋腫，子宮腺筋症，子宮内膜症，排卵障害と直結するため，特に重要である。

## 検査所見とその読みかた

不妊症の原因は多岐にわたり，月経周期に依存する検査も多く，系統的に検査を進める必要がある。

❶スクリーニング検査

　❶基礎体温：低温相と高温相の有無・温度差・持続日数により，排卵有無とその時期・黄体機能などの評価に用いる。各種検査の日程を決めるためにも必要である。

　❷超音波検査：経腟的に行う。子宮筋腫や子宮内膜症など，子宮・卵巣の器質的疾患，多嚢胞性卵巣症候群の診断に必要な多嚢胞性卵巣形態（片側卵胞で小卵胞10個以上）の評価に用いる。卵胞発育のモニタリングとしても重要である。

　❸内分泌検査：以下の検査を行う。

　　● 主に卵巣機能と排卵障害の鑑別のために，月経周期3日目頃に検査する：黄体形成ホルモン（LH），卵胞刺激ホルモン（FSH），エストラジオール，プロラクチン，テストステロン。

　　● 排卵有無と黄体機能の評価のために，通常，高温相（黄体期）中期に行う：プロゲステロンその他，適宜，甲状腺機能検査も実施する。

　　● 代表的な疾患として，卵巣機能不全（FSH＞30 mIU/mL），多嚢胞性卵巣症候群（LH高値かつFSH正常，テストステロン高値，多嚢胞卵巣），高プロラクチン血症が診断できる。

　❹クラミジア抗体検査あるいは核酸増幅検査：血液検査によりIgG，IgA抗体価を測定，子宮頸管ぬぐい液により核酸増幅検査を行う。卵管炎，骨盤腹膜炎による腹腔内癒着と関連する。

　❺卵管疎通性検査：ヨード造影剤を用いる子宮卵管造影が一般的である。月経終了直後に行う。卵

管通過性(卵管周囲の癒着を含む)と子宮内腔形状を評価する。

❻精液検査：少なくとも3か月以内に2回以上検査を行う。無精子症，乏精子症，精子無力症，精子死滅症などに分類する。

❼頸管因子検査：頸管粘液の量・性状に加え，必要に応じ頸管粘液と精子の適合性を検査する(Huhner試験)。

### ❷2次検査

❶子宮鏡検査：超音波検査，子宮卵管造影で異常があった場合などに行う。子宮内膜ポリープや慢性子宮内膜炎の診断に役立つ。

❷抗Müller管ホルモン：卵巣予備能(卵巣内残存卵数)の指標である。スクリーニング検査として実施される場合もあるが，保険適用は，調節卵巣刺激法における治療方針の決定である。

❸男性の検査：無・乏精子症の原因疾患鑑別のためのホルモン検査(FSH，LH，テストステロン)，染色体検査，Y染色体微小欠失検査などを行う。この段階では泌尿器科医師との連携が望ましい。

## 確定診断の決め手

以下の場合は絶対的な不妊要因となる。
❶両側卵管機能喪失(閉塞や切除後)。
❷無精子症または高度乏精子症。
❸無月経(無排卵)。
❹性交障害で腟内に射精できない場合。

## 誤診しやすい疾患との鑑別ポイント

十分な性交が行われていない場合があり，その原因を含めて問診による聴取が必要である。

## 確定診断がつかないとき試みること

❶精液検査や基礎体温による排卵有無の観察は複数回，複数周期行う必要がある。
❷以下の場合も少なくないため，総合的に判断し治療を開始する。
　❶単一の要因ではなく複数因子合併による場合。
　❷不妊原因が明らかでない原因不明不妊症である場合。

## 予後判定の基準

一般的に卵巣機能不全と無精子症に対する不妊治療成績は不良である。また，女性側年齢も重要な因子であり，日本産科婦人科学会の2020年の生殖補助医療周期のデータでは，総治療周期あたりの生産率は，30，35，40歳でそれぞれ約33，28，14%となっている。

## 治療法ワンポイント・メモ

不妊治療については原因別治療のほか，妊娠の確率を高めるための治療(卵巣刺激，人工授精，体外受精・顕微授精)を，侵襲性の低い治療から段階的に行う方法(ステップアップ)がとられることが多い。また女性の年齢依存性に不妊治療成績が低下することもよく知られている。そのため，以下に該当する場合は，すみやかな診断に加え，迅速な治療のステップアップもしくは体外受精・顕微授精からの治療開始が必要となる。
❶両側卵管の機能喪失。
❷高度乏精子症など重度男性不妊症例。
❸比較的高齢女性(「さらに知っておくと役立つこと」参照)。

## さらに知っておくと役立つこと

❶不妊の検査・治療を受けたことのある夫婦は2015年の18.2%から2021年には22.7%(4.4組に1組)に増加している(出生動向基本調査)。
❷健全な妊娠・出産に備えることを主な目的とした若年世代の健康管理・増進を促すプレコンセプションケアの概念が浸透しつつある。
❸2022年から体外受精などの生殖補助医療が保険収載されたが，施行回数については治療開始時年齢別の上限が設けられている。

# 卵巣過剰刺激症候群
## Ovarian Hyperstimulation Syndrome (OHSS)

柴原 浩章　兵庫医科大学名誉教授

**頻度** **よくみる**(わが国における不妊症女性への治療として，排卵誘発周期あたりの重症OHSSの発症率は0.8～1.5%であった。なお最重症OHSSの発症は，10万人あたり0.6～1.2人であった)

**GL** ・産婦人科診療ガイドライン―婦人科外来編2023
・生殖医療ガイドライン(2021)

## 診断のポイント

❶OHSSは医原性疾患であることから，排卵誘発剤

### 表1 OHSS 重症度分類

| | 軽症 | 中等症 | 重症 |
|---|---|---|---|
| 自覚症状 | 腹部膨満感 | 腹部膨満感，嘔気・嘔吐 | 腹部膨満感，嘔気・嘔吐，腹痛，呼吸困難 |
| 胸腹水 | 小骨盤腔内の腹水 | 上腹部に及ぶ腹水 | 腹部緊満を伴う腹部全体の腹水，あるいは胸水を伴う場合 |
| 卵巣腫大* | ≧6 cm | ≧8 cm | ≧12 cm |
| 血液所見 | 血算・生化学検査がすべて正常 | 血算・生化学検査が増悪傾向 | Ht≧45%<br>WBC≧15,000/mm³<br>TP<6.0 g/dL または Alb<3.5 g/dL |

\*左右いずれかの卵巣の最大径を示す。
1つでも該当する所見があれば，より重症なほうに分類する。
〔苛原 稔，他：卵巣過剰刺激症候群の管理方針と防止のための留意事項（平成20年度生殖・内分泌委員会報告）．日産婦誌 61(5)：1138-1145，2009 より〕

であるゴナドトロピン（Gn）の投与開始前に，その発症予防を意識することが最も重要である。

❷特に多嚢胞性卵巣症候群（PCOS：polycystic ovary syndrome），中枢性第2度無月経などの Gn 投与量が多くなりやすい女性，および OHSS の発症既往がある女性では Gn 投与により OHSS を発症するリスクが高く，細心の注意が必要である。

### 緊急対応の判断基準

日本産科婦人科学会による OHSS の重症度分類（表1）で，中等症以上ならびに妊娠例は厳重な管理を要する。

### 症候の診かた

❶不妊症女性への Gn 療法により多数の卵胞が発育し，卵巣が大きく腫大することがある。その結果，毛細血管透過性亢進のため血漿成分がサードスペースに漏出し，循環血液量の減少，血液濃縮，腹水や胸水を生じる状態を OHSS とよぶ。

❷腹水や胸水が貯留する結果，腹部膨満感，悪心・嘔吐，腹痛，呼吸困難を生じる。また体重増加，排尿回数の減少，食欲低下を訴える。

### 検査所見とその読みかた

❶不妊症女性への Gn 療法中に上記の症状があれば，まず経腟および経腹超音波検査により，卵巣腫大の程度，腹腔内全体の腹水貯留量を観察する。必要により胸腔も観察する。ただし胸部 X 線撮影を行う場合，妊娠の可能性に配慮する。

❷OHSS 重症度分類（表1）により，自覚症状や胸腹水の程度，卵巣腫大，ならびに血液所見から，軽症，

中等症，重症に分類する。

❶自覚症状：腹部膨満感だけであれば軽症，加えて悪心・嘔吐があれば中等症，さらに加えて腹痛や呼吸困難があれば重症に分類する。

❷胸腹水：小骨盤腔内の腹水だけであれば軽症，上腹部に及ぶ腹水があれば中等症，腹部緊満を伴う腹部全体の腹水，あるいは胸水を伴う場合は重症に分類する。

❸超音波検査による左右いずれかの卵巣の最大径：6〜8 cm は軽症，8〜12 cm は中等症，12 cm 以上は重症に分類する。

❹血液所見：血算・生化学検査がすべて正常であれば軽症，増悪傾向にあれば中等症とし，Ht が 45% 以上，白血球数（WBC）が 15,000/μL 以上，総蛋白（TP）が 6.0 g/dL 未満または Alb が 3.5 g/dL 未満であれば，重症に分類する。

❸上記の所見のうち，1つでも該当する所見があればより重症なほうに分類し，中等症以上ならびに妊娠例は厳重に管理し，症状や検査結果が改善しない場合は高次医療機関での管理を考慮する。

❹重症は原則的に入院管理を考慮する。

### 合併症・続発症の診断

❶腹腔内圧が 12 mmHg 以上に上昇する腹腔内圧亢進状態にまで至ると，呼吸循環障害を生じる腹部コンパートメント症候群を起こすことがある。

❷腫大した卵巣や腹水による腎静脈の圧迫により腎血流が低下すると，乏尿や電解質異常が出現する。

❸腸間膜静脈が圧迫されると腸管浮腫を生じ，腹腔内圧亢進の原因となる。下大静脈が圧迫されると右心系への静脈還流量低下によって心拍出量が低下

し，低血圧やショックを引き起こす。

**4** 腹腔内圧亢進により横隔膜が挙上して肺実質が圧迫されると，無気肺，肺水腫，酸素化不良，肺内右左シャントの増加などを生じ，急性呼吸窮迫症候群（ARDS：acute respiratory distress syndrome）を発症する。腹水に併発した胸水とともに呼吸不全や低酸素症の原因となる。

**5** 腎不全や血栓塞栓症をきたす危機的な最重症OHSSにまで陥ると，後遺症や生命にかかわることがある。

**6** 妊娠が成立している場合，妊娠初期は引き続きしばらく厳重な管理が必要である。症状改善後の妊娠経過に影響はない。

**7** 腫大した卵巣が茎捻転を起こしたり破裂したりすることがある。

**8** 血栓塞栓症による後遺症や死亡例の報告がある。

## 予後判定の基準

妊娠が不成立の場合には，月経開始前から徐々に症状は改善する。

## 経過観察のための検査・処置

**1** 外来通院で経過観察の場合は，黄体期中期および妊娠成立の可能性がある場合は排卵後 12 日目頃から症状が増悪するため，受診時にはまず超音波検査を行い，入院管理が必要かの判断には血算・生化学検査を追加する。

**2** 入院管理中の場合は，超音波検査ならびに血算・生化学検査を随時行う。

## 治療法ワンポイント・メモ

**1** 発症予防法

**❶** OHSS は発症予防が最も重要である。肥満ややせのある女性には，体重の是正による排卵周期の回復を期待する。

**❷** PCOS の女性にはクロミフェンクエン酸塩（CC）の経口投与を第 1 選択とし，インスリン抵抗性やプロラクチン高値，テストステロン高値を伴う女性には，各々インスリン増感剤，ドパミン作動薬，プレドニゾロンの併用を考慮する。

**❸** 経口製剤で排卵しない場合，Gn 療法以外に腹腔鏡下卵巣多孔術（LOD：laparoscopic ovarian drilling）という選択肢がある。手術のリスクはあるが，LOD は OHSS ばかりでなく，多胎妊娠の発症予防にも有用である。

**❹** Gn 療法の際に LH 含有製剤は多発排卵を生じ

やすく，hMG 製剤より FSH 製剤を選択し，低用量漸増法を行う。ただし 16 mm 以上の卵胞発育を多数（3 個以上）認める場合には hCG 投与を中止し，避妊指導を徹底するというインフォームドコンセントを，Gn 療法の開始前に必ず得ておく。

**❺** 生殖補助医療（ART：assisted reproductive technology）

- OHSS 発症のリスクが高い女性の ART に際し調節卵巣刺激（COS：controlled ovarian stimulation）を行う場合，GnRH アゴニスト法より GnRH アンタゴニスト法を選択する。あるいは低卵巣刺激法を考慮してよい。
- 妊娠成立による OHSS の発症や増悪を回避するため全胚凍結を行う。
- 排卵または採卵後のカベルゴリンやアロマターゼ阻害薬，保険適用外ではあるが GnRH アンタゴニストの投与は，OHSS 発症の予防効果がある。

**2** 入院管理法

**❶** 循環血液量の確保

- 軽症でも血液濃縮による血栓症の予防のため水分摂取（1 日 1 L 程度）を促す。
- 入院管理を要する重症 OHSS では，血液濃縮の改善と尿量を確保する。輸液，アルブミンの補充のほか，腹水や胸水の穿刺を要することがある。

**❷** 血栓塞栓症の予防策：患者の血栓性素因を評価し，低用量アスピリンを内服させる。血液濃縮の遷延など過凝固状態を示す場合や血栓性素因を有する場合，ヘパリンを投与する。

**❸** 腹水穿刺と腹水のろ過・濃縮再還流法

- 薬物療法に抵抗したり，高度の腹水貯留による強い腹痛や呼吸器症状を示したりする場合には腹水穿刺を行う。
- 血清蛋白の低下による悪循環を回避するため，回収した腹水をろ過・濃縮し再静注する方法があり，保険適用となっている。
- 呼吸苦が強い場合には胸水の穿刺廃液を要する。

**❹** hCG 産生原因の除去：妊娠成立による hCG 産生により OHSS の症状増悪がコントロール不能の場合，人工妊娠中絶を考慮する。

## さらに知っておくと役立つこと

**1** OHSS 発症のリスクがある場合，黄体賦活としての hCG 投与は行わない。

❷脱水と血液濃縮の改善目的に輸液を行う際に，利尿薬のフロセミドの投与は血液濃縮を悪化させて血栓症のリスクを高め，低血圧を引き起こすため，原則として禁忌である。

## 専門医へのコンサルト

❶挙児希望があり CC による排卵誘発に抵抗する場合，生殖医療専門機関への紹介が望ましい。

❷Gn 療法により OHSS を発症した場合は，すみやかに高次医療機関へ管理を依頼する。

---

# 月経前症候群
## Premenstrual Syndrome (PMS)

**武田 卓**　近畿大学教授・東洋医学研究所

頻度　よくみる
GL　産婦人科診療ガイドライン―婦人科外来編 2023

## 診断のポイント

❶月経前に多彩な精神症状（いらいら・うつ症状など）・身体症状（乳房痛・下腹部膨満感・浮腫など）を認める。

❷上記症状は月経開始 4 日以内に減弱・消失する。

❸精神症状が主体で重症の場合は，月経前不快気分障害（PMDD：premenstrual dysphoric disorder）に分類する。

❹臨床症状に基づき診断し，PMS は米国産婦人科学会診断基準，PMDD は米国精神医学会の「精神疾患の診断・統計マニュアル」（DSM：Diagnostic and Statistical Manual of Mental Disorders）に基づいて診断する（表 1，2）。

## 症候の診かた

❶診断基準に基づいて，詳細に症状とその重症度を問診する。

❷月経周期内での症状変動を注意して問診する。

❸社会生活への障害度についても問診する。

❹症状の重症度や社会生活への障害度は，仕事や家事を休業していないという理由で，軽度と申告する場合をみかけるが，休業希望があれば，中等度以上の障害に相当することを伝えておく。

❺「ルナルナ」などの月経管理アプリの利用や，簡単なメモ書き程度で構わないので，可能であれば気に

**表1　月経前症候群診断基準**

過去 3 回の連続した月経周期のそれぞれにおける月経前 5 日間に，下記の情緒的および身体的症状のうち少なくとも 1 つが存在すれば月経前症候群と診断できる*。

| 情緒的症状 | 身体的症状 |
| --- | --- |
| ・抑うつ | ・乳房緊満感・腫脹 |
| ・怒りの爆発 | ・腹部膨満感 |
| ・易刺激性・いらだち | ・頭痛 |
| ・不安 | ・関節痛・筋肉痛 |
| ・混乱 | ・体重増加 |
| ・社会的引きこもり | ・四肢の腫脹・浮腫 |

*これらの症状は月経開始後 4 日以内に症状が解消し，少なくとも 13 日目まで再発しない。いかなる薬物療法，ホルモン摂取，薬物やアルコール使用がなくとも存在する。その後の 2 周期にわたり繰り返し起こる。社会的，学問的または経済的行動・能力に，明確な障害を示す。

（American College of Obstetricians and Gynecologists: Premenstrual Syndrome. Guideline for Women's Health Care. A Resource Manual, 4th ed, pp607–613, American College of Obstetricians and Gynecologists, 2016 より）

なる症状を症状日誌として記載させる。

## 検査所見とその読みかた

❶血液検査や画像診断などによる確立された診断マーカーは存在しない。

❷DSM の PMDD 診断基準に基づくスクリーニングツールである PSQ（premenstrual symptoms questionnaire）などを利用する。ただし，症状想起によるバイアスのため，過大評価しやすい。

❸わが国で使用できる症状日誌で妥当性・信頼性の検証されたものは，DRSP（daily record of severity of problems）である（Int J Womens Health 13: 361–367, 2021）。治験などの症状の厳密な評価が必要となる臨床試験で汎用されている。DRSP だけで診断はできず，診断補助にとどまる。

## 確定診断の決め手

現状では，自覚症状による診断基準に基づいた診断をするしかない。

## 誤診しやすい疾患との鑑別ポイント

❶うつ病（⇨1363 頁），パニック症（⇨1374 頁）などの精神疾患の月経前増悪（PME：premenstrual exacerbation）との鑑別が必要である。

❷PMS・PMDD では，卵胞期 5 日目以降になると症状がほとんどなくなるのに対して，PME の場合には，かなりの症状が持続するのが鑑別ポイントとなる。

**表2** 月経前不快気分障害診断基準

A．ほとんどの月経周期において，月経開始前最終週に少なくとも5つの症状が認められ，月経開始数日以内に**軽快し**始め，月経終了後の週には**最小限**になるか消失する。

B．以下の症状のうち，1つまたはそれ以上が存在する。
 (1) 著しい感情の不安定性(例：気分変動；突然悲しくなる，または涙もろくなる，または拒絶に対する敏感さの亢進)
 (2) 著しい易刺激性，怒り，または対人関係の摩擦の増加
 (3) 著しい抑うつ気分，絶望感，または自己批判的思考
 (4) 著しい不安，緊張，および/または"高ぶっている"とか"いらだっている"という感覚

C．さらに，以下の症状のうち1つ(またはそれ以上)が存在し，上記基準Bの症状と合わせると，症状は5つ以上になる。
 (1) 通常の活動(例：仕事，学校，友人，趣味)における興味の減退
 (2) 集中困難の自覚
 (3) 倦怠感，易疲労性，または気力の著しい欠如
 (4) 食欲の著しい変化，過食，または特定の食物への渇望
 (5) 過眠または不眠
 (6) 圧倒される，または制御不能という感じ
 (7) 他の身体症状，例えば，乳房の圧痛または腫脹，関節痛または筋肉痛，"膨らんでいる"感覚，体重増加

注：基準A〜Cの症状は，先行する1年間のほとんどの月経周期で満たされていなければならない。

D．症状は，臨床的に意味のある苦痛をもたらしたり，仕事，学校，通常の社会活動または他者との関係を妨げたりする(例：社会活動の回避；仕事，学校，または家庭における生産性や能率の低下)。

E．この障害は，他の障害，例えばうつ病，パニック症，持続性抑うつ症，またはパーソナリティ症の単なる症状の増悪ではない(これらの障害はいずれも併存する可能性はあるが)。

F．基準Aは，2回以上の症状周期にわたり，前方視的に行われる毎日の評価により確認される(注：診断は，この確認に先立ち，暫定的に下されてもよい)。

G．症状は，物質(例：乱用薬物，医薬品，他の治療)や，他の医学的状態(例：甲状腺機能亢進症)の生理学的作用によるものではない。

〔日本精神神経学会(日本語版用語監修)，髙橋三郎・大野 裕(監訳)：DSM-5-TR 精神疾患の診断・統計マニュアル，p190，医学書院，2023 より〕

## 確定診断がつかないとき試みること

　GnRH アナログ製剤を用いて排卵抑制し，症状が消失するかをテストする。

## 治療法ワンポイント・メモ

❶生活習慣指導を最初に実施し，改善しない場合には薬物療法を追加する。

❷OC(oral contraceptives)・LEP(low dose estrogen progestin combination)製剤では，ドロスピレノン・エチニルエストラジオール錠(周期投与，フレックス投与)を使用する。

❸選択的セロトニン再取り込み阻害薬(SSRI)では，エスシタロプラムを0.5錠から黄体期にのみ投与する。

## さらに知っておくと役立つこと

❶PMS と PMDD を別々の疾患ではなく連続的に捉える PMDs(premenstrual disorders)の概念が世界的に主流となっている。

❷診断基準で必須の前向き2周期の症状日誌評価は実臨床でほとんど実施されておらず，診断基準と実臨床との乖離が世界的問題となっている(J Obstet Gynaecol Res 49: 1375-1382, 2023)。

## 専門医へのコンサルト

　治療抵抗性の場合には，他の精神疾患を疑い，精神科専門医へコンサルトする。

# 更年期障害
Menopausal (Climacteric) Disorder (Disturbance)

寺内 公一　東京科学大学教授・茨城県地域産科婦人科学講座

頻度 **よくみる**

GL ・産婦人科診療ガイドライン—婦人科外来編 2023
・ホルモン補充療法ガイドライン 2017 年度版

## 診断のポイント

1 40〜50歳台。
2 女性。
3 月経不順。
4 多種多様な身体精神症状。
5 明らかな器質性疾患を認めない。

## 症候の診かた

1 それまで規則的であった月経周期が不規則となりつつあること，あるいは最終月経から数年以内であることから，閉経移行期または閉経後早期であることを確認する。
2 多種多様な自覚症状を訴えることが特徴であるので，日本産科婦人科学会の作成した「日本人女性の更年期症状評価表」（日産婦会誌53:883-888, 2001）をはじめとする各種の自記式症状質問票を活用して効率よく面接を行い，患者が最も悩まされている症状を中心とする症状プロファイルを把握する。
3 心理社会的背景についても十分な情報を収集し，発症に至る複合的要因について理解する。

## 検査所見とその読みかた

1 血清エストラジオール（$E_2$）濃度は大きくゆらぎつつ低下する過程にあるので，低値を示すばかりではなく，時には異常高値を示すこともあり，測定は必ずしも診断に有用ではない。
2 血清卵胞刺激ホルモン（FSH）濃度は相対的に高値を示すことが多いが，更年期障害の診断に必須あるいは有用とはいえない。
3 子宮摘出などによりすでに外科的閉経に至っている女性が内分泌学的にも閉経状態にあるというための基準は下記の通りであるが（Climacteric 15: 105-114, 2012），この基準を満たすことが更年期障害の診断に必須あるいは有用とはいえない。
　❶血清 $E_2 < 20$ pg/mL。
　❷血清 FSH $> 25$ IU/L。

## 確定診断の決め手

1 40〜50歳台の月経不順な女性。
2 多種多様な身体精神症状。
3 明らかな器質性疾患が認められない。

## 誤診しやすい疾患との鑑別ポイント

1 甲状腺機能異常症
　❶更年期は甲状腺疾患の好発年齢であり，また亢

進症・低下症ともに月経異常・血管運動神経症状・精神神経症状など更年期障害と類似の症状を呈する。
　❷除外のためのスクリーニング検査として血清甲状腺刺激ホルモン（TSH）を測定する。
2 うつ病（⇨1363頁）
　❶更年期障害に伴ううつ症状とうつ病は相互排他的ではなく，厳密に区別することは難しい。
　❷希死念慮がある場合，双極症が疑われる場合，薬物療法に対する反応が不良である場合には，精神科などの専門医に紹介する。

## 確定診断がつかないとき試みること

　確定診断をつけるよりも症状を緩和することのほうがより重要なので，40〜50歳台の月経不順な女性が多種多様な身体精神症状を呈するものの明らかな器質性疾患が認められない場合に，とりあえず「更年期障害」として対処する，というのが実情である。

## 予後判定の基準

　管理・治療の目標は患者のQOL向上であり，更年期症状の完全な消失ではない。診療を継続していくうちに，患者が自分を取り巻く身体的・心理的・社会的状況を受容できるようになるように支援することが大切である。

## 治療法ワンポイント・メモ

1 傾聴と生活習慣の改善指導。
2 心理療法。
3 薬物療法
　❶ホルモン補充療法（HRT）。
　❷漢方薬。
　❸向精神薬：抗うつ薬，抗不安薬，催眠鎮静薬。

---

# 流産と不育症
Miscarriage and Recurrent Pregnancy Loss

兵藤 博信　東京都立墨東病院・産婦人科部長/
遺伝子診療科部長

（頻度）流産は10〜15%の頻度で生じ，2回以上の流産の頻度は0.8〜1.4%，3回以上の流産既往の頻度は0.8%とされるが，不育症の正確な頻度を算定するには，母集団を生殖年齢女性全体とするか妊娠を試みる女性とするか，あるいは流産がすべて診断されているか，など

から，なかなか難しい。わが国の不育症の患者数は少なくとも 30〜50 万人程度と推定されている（「不育症管理に関する提言 2021」）。

## 診断のポイント

🔳「不育症は，妊娠は成立するが流産や死産を繰り返して生児が得られない状態」と定義される。

🔳もともと流産は，母体の要因などは関係なしに確率的に起こるものが多く，不育症のなかには偶発的なものが少なからず存在する。

🔳不育症スクリーニングとして，子宮形態，抗リン脂質抗体を含む自己免疫異常，内分泌異常，染色体異常などについて検査することが推奨されており，素因が指摘されるのは 4 割弱である。

🔳「当事者は心理的負担を負っている」ということを踏まえ診療に臨む必要がある。

## 症候の診かた

🔳妊娠歴

❶過去の妊娠歴は最も重要である。既往流産回数が多いと，次回の妊娠での生児獲得率は低い。生化学的妊娠は一般には妊娠回数に数えないが，同様に回数が多いほど生児獲得率が低い。臨床的流産回数と別に，生化学的妊娠○回と付記する。

❷流産の時期についても，妊娠 9〜10 週相当以前では胎児要因の偶発的な流産である可能性が高いので，1 回 1 回の流産についてどこまで発育していたかを確認することが重要である。後期流産や死産については，胎児発育不全，胎児異常の有無が重要である。生産であっても，胎児発育不全がなかったか必ず聴取する。

🔳既往歴，併存疾患，家族歴：母体要因があるとすれば，子宮形態，抗リン脂質抗体を含む自己免疫異常，内分泌異常，染色体異常，血栓性疾患などであり，これらを念頭においた問診，診察，検査を進める。

🔳体格，嗜好など：肥満，喫煙，過度のアルコール摂取は，生児獲得率低下と関連する可能性がある。カフェインについては賛否両論がある。

## 検査所見とその読みかた

「不育症スクリーニング」は多岐にわたった内容が推奨されているが，それでもすべてが解明されるわけではない。

🔳子宮形態検査：子宮内腔の形態を大きく変形させる子宮中隔，粘膜下筋腫，癒着（Asherman 症候群）な

どを超音波検査，必要に応じ MRI や子宮鏡で観察する。子宮腺筋症の妊娠予後が悪いが，その関連は内腔の変形だけではないようである。嘴管法を用いた子宮卵管造影検査（HSG）で子宮頸管無力症を検出できることがある。

🔳抗リン脂質抗体

❶抗リン脂質抗体症候群の診断の根拠となる抗体は以下 3 つのみである。検査キットごとの基準値ではなく，抗リン脂質抗体症候群診断の国際基準（J Thromb Haemost 4: 295-306, 2006）に沿う。新しい抗リン脂質抗体症候群の分類基準が発表されたが，不育症の現場での治療適応の判断とするには，検証が必要と考えられる。

● 抗 $\beta_2$GP1 抗体，$\beta_2$GP1 依存性抗カルジオリピン抗体（>99 パーセンタイル）。

● 抗カルジオリピン IgG 抗体，IgM 抗体〔>40 GPL（MPL）or>99 パーセンタイル〕。

● ループスアンチコアグラント（LA）（APTT 法，dRVVT 法，リン脂質中和法）。

❷ほかにも，抗ホスファチジルエタノールアミン（PE）抗体 IgG・IgM，ホスファチジルセリン依存性抗プロトロンビン（PS/PT）抗体などもあるが，その意義は賛否両論である。近年，ネオ・セルフ抗体（抗 $\beta_2$GP1/HLA-DR 抗体）が着目されている。

🔳夫婦染色体検査（G 分染法）

🔳流死産胎児絨毛染色体検査（G 分染法）：妊娠組織の染色体異常は確実な流産の原因と考えられるが，「異常がなければ母体側に要因がある」とまではいえない。近年では，array CGH 法など，より細かい染色体構造異常を検出できる検査がある。また，妊娠組織の染色体構造異常が親（夫婦）由来である可能性も考えられ，夫婦染色体検査はそれを検出するために行われる。

🔳内分泌検査：主に甲状腺機能低下と流産の関連が報告されているので TSH, fT4 の測定が推奨される。自己免疫異常のための甲状腺機能低下もあり，なかでも抗 TPO 抗体が関連する可能性がある。

🔳その他

❶凝固抑制に働く凝固因子の欠乏が不育症と関連する可能性は以前から考えられているが，賛否両論である。プロテイン S，凝固第XII因子，プロテイン C，アンチトロンビンの活性などが検査される。

❷抗核抗体は非特異的で関連性は明らかでないが，ほかの自己抗体の存在を示唆する。また，細

胞性免疫の影響として，末梢血の NK 活性，NK 細胞率，制御性 T 細胞率，子宮内膜の CD56$^{bright}$ NK 細胞率，KIR 陽性率，制御性 T 細胞も測定されるが，検査系の確立と臨床的意義について引き続き研究されている。

❸そのほかにも，免疫学的検査として，夫婦 HLA 検査(一致率)・混合リンパ球反応(MLR)・ブロッキング抗体検査・抗 HLA 抗体・サイトカイン定量，サイトカイン polymorphism・Th1/Th2，内分泌的検査として LH・P$_4$ 値・アンドロゲン・プロラクチン・AMH・インスリンなどが測定されることもあるが，関連性は疑問視されており推奨はされない。

## 確定診断の決め手

❶流産歴が複数あるだけで確定診断となる。

❷肝心なことは，原因検索で何も見つからなかったときに「不育症ではない」という誤った対応をしないことであり，少なくとも心理的なサポートが必要である。

❸原因の 1 つである抗リン脂質抗体症候群には，確立された診断基準があり，標準的な治療法もある。

## 誤診しやすい疾患との鑑別ポイント

❶胎盤機能不全による胎児発育不全(⇨1722 頁)は，不育症の 1 つの表現型と考えることができるが，その場合，妊娠高血圧腎症や，さらに常位胎盤早期剝離(⇨1728 頁)などを生じていることがある。このことを「妊娠高血圧腎症や常位胎盤早期剝離は，すべて不育症スクリーニングを行ったほうがよい」とまで拡大解釈されることがあるが，今一度，胎児発育，胎盤機能がどうであったかを吟味したうえで，説明・検査が行われるべきである。

## 治療法ワンポイント・メモ

❶抗リン脂質抗体症候群に対する低用量アスピリン・ヘパリン療法が，唯一確立した治療法である。自己免疫異常や既往胎盤機能不全に対し，適応を拡大して用いられることが検討されたりもするが，安易な導入は避けるべきである。ほかに，当帰芍薬散など「習慣流産」の適応症をもった漢方薬がある。難治性の抗リン脂質抗体症候群に，大量免疫グロブリン療法(IVIG)の有効性が報告されている。低用量アスピリン療法単独も，凝固異常を伴うものや，定義から外れる抗リン脂質抗体陽性例に用いられることがある。

❷子宮中隔に対する子宮鏡下中隔切除は有用であるが，その他の子宮形態異常に対する開腹・腹腔鏡・子宮鏡などの手術療法で内腔の形状を整えることは，有効性は明らかでなく妊娠率の低下や，子宮破裂などの周産期リスクも考えなければならない。子宮腺筋症の病巣切除についても同様にメリットとデメリットを十分に吟味しなければならない。

❸甲状腺機能低下に対するレボチロキシン補充は，副作用が少なく導入しやすいが，流産率低下への関与は不明である。

❹夫婦の染色体構造異常に起因する不育症では，着床前検査は流産を回避するための選択肢としてあげられるが，「自然淘汰」を考えると「累積」生児獲得率を上昇させるには至らない。

## さらに知っておくと役立つこと

❶国の主導で，自治体(主体は都道府県，政令指定都市，中核市など)ごとに，不育症検査費用の一部が助成される。

❷また，流死産を経験した女性あるいは夫婦に対しての心理的支援のニーズは高く，標準マニュアルの策定やカウンセラー(不妊・不育サポートアドバイザー)やピアサポーターの育成・体制の整備がはかられている。

## 専門医へのコンサルト

2018 年に日本不育症学会が設立され，2020 年には不育症認定医制度が開始されている(http://jpn-rpl.jp/test/about/)。毎年，認定試験が行われ，今後，全国各地に専門家が広まることが期待される。

---

# 切迫早産・早産
## Preterm Labor, Preterm Delivery

米田 哲　富山大学准教授・産婦人科学

頻度 よくみる
GL 産婦人科診療ガイドライン—産科編 2023

## 診断のポイント

❶妊娠 22 週 0 日〜妊娠 36 週 6 日に，規則的な子宮収縮，子宮口開大，頸管熟化，頸管長短縮など自然早産する危険性が高い状態。

❷特に，1 週間以内に自然早産する可能性が高い場合〔重症度分類：PLI(Preterm Labor Index)7 点以上〕，

あるいは 1〜2 週間後に自然早産すると強く推測される場合には（PLI 3〜6 点），産科学的な介入が必要（表1）。

### 緊急対応の判断基準

子宮内感染/胎児感染の疑いが強い場合には，新生児集中治療室（NICU）併設の高次医療機関へすみやかに母体搬送を行う。胎児感染を強く疑う場合，termination（娩出）を考慮する。

### 症候の診かた

**1** 子宮収縮：規則的な子宮収縮（6 回/時間以上）を胎児心拍数陣痛図で確認する。

**2** 子宮口開大：内診にて子宮口の開大度を確認する。経時的な子宮口開大が確認されれば，早産のハイリスク例と考える。

**3** 性器出血：重症度が高い切迫早産と認識したい。

**4** 母体発熱：その原因を精査する。子宮以外に原因となるフォーカスがない場合は，子宮内感染を強く疑った管理が必要である。

**5** 胎児心拍モニタリング：胎児 well-being を確認する。

### 検査所見とその読みかた

**1** 白血球数：15,000/$\mu$L 以上では，臨床的絨毛膜羊膜炎の診断基準を満たし（Am J Obstet Gynecol 170: 1345-1351, 1994），子宮内感染を強く疑った場合には，抗菌薬治療は選択肢となりうるが，必ずしも子宮内に病原微生物が存在しているとは限らない（J Perinat Med 47: 276-287, 2019）。

**2** CRP 値：感染ではなく，炎症を反映したマーカーである。

**3** sludge：妊娠期間短縮，自然早産のリスク増加と関連があるとされる超音波所見上の高エコー沈殿物である。病原微生物ではなく，子宮内炎症と相関するとした報告がある（Am J Reprod Immunol 79: e12807, 2018）。

**4** 胎児頻脈：160 回/分以上。リトドリン塩酸塩投与開始時，母体発熱に伴う胎児頻脈であるか，胎児への感染による頻脈であるかを判断することは重要である。

**5** 胎児基線細変動：胎児の well-being を最も反映するため，減弱している場合には，その理由につき精査する。

**表1** PLI(Preterm Labor Index)

| | 1 | 2 | 3 | 4 |
|---|---|---|---|---|
| 子宮収縮 | 不規則 | 規則的 | | |
| 子宮口開大 | 1 cm | 2 cm | 3 cm | 4 cm≦ |
| 性器出血 | 少量 | 多量 | | |

切迫早産の重症度指数。子宮収縮，子宮口開大，性器出血，各々のスコアを合計した点数。

### 確定診断の決め手

わが国では切迫早産の疾患概念が幅広いため，自然早産する徴候（規則的な子宮収縮，子宮口開大，頸管熟化，頸管長短縮など）があれば確定診断となる。一方，欧米で使用される preterm labor は，分娩進行を伴う有痛性の true labor を意味する。

### 誤診しやすい疾患との鑑別ポイント

**1** 常位胎盤早期剝離（⇨1728 頁）

**❶** 有痛性の子宮収縮を伴うため，切迫早産と誤診する可能性がある。

**❷** 超音波検査で胎盤後血腫，胎盤肥厚が認められる場合には，胎児機能不全，母体播種性血管内凝固症候群（DIC）を急激に発症するため，迅速な対応が必要である。ただし，必ずしも胎盤後血腫，胎盤肥厚が認められるわけではない。

### 確定診断がつかないとき試みること

わが国では，規則的な子宮収縮を伴った切迫早産と診断された際には，一般に子宮収縮抑制薬の点滴治療が行われやすい傾向にあるが，その必要性については，経時的な変化が確認される場合に考慮されるべきである。この判断が難しい場合，いったん経過観察とし，子宮口開大など分娩進行が確認できた時点から医療介入することが望ましい。

### 合併症・続発症の診断

子宮頸管無力症は，子宮頸管が急速かつ極度に熟化し，胎胞が視認される疾患である。後期流産，妊娠 28 週未満の超早産となりやすいが，原因や機序については，よくわかっていない。広義には切迫早産の概念に含まれるが，特殊な疾患と認識して対応したい。

### 治療法ワンポイント・メモ

規則的な子宮収縮を認めても，妊娠中の生理的な

症状であることも多いため，安易に切迫早産と診断しない。このようなケースにおいては，特に，長期入院に陥りやすい子宮収縮抑制薬の点滴治療は行ってはならない。

## さらに知っておくと役立つこと

❶早期の自然早産であるほど，組織学的絨毛膜羊膜炎の頻度が高く，かつその重症度が高いという特徴がある（Am J Reprod Immunol 73: 568-576，2015）。

❷自然早産は，2～3割で繰り返し起こる特徴がある。次回妊娠の際には，自然早産を予防する対策を講じる必要があることを互いに認識する。

## 専門医へのコンサルト

特に，妊娠28週未満の自然早産歴がある場合，次回妊娠では自然早産予防対策が必須であるため，妊娠前（プレコンセプション），あるいは妊娠初期に，専門医へのコンサルトが望ましい。

# 胎児発育不全
## Fetal Growth Restriction (FGR)

**石井 桂介** 大阪母子医療センター・産科主任部長

頻度 **よくみる**
GL 産婦人科診療ガイドライン—産科編 2023

## 診断のポイント

推定胎児体重（EFBW：estimated fetal body weight）が基準値の −1.5 SD 以下。

## 緊急対応の判断基準

胎児心拍数モニタリングや超音波検査で胎児機能不全を疑う場合や，妊娠高血圧症候群を合併する場合は，母児の管理が可能な施設（周産期母子医療センター）へのすみやかな紹介が望まれる。

## 症候の診かた

❶子宮底長の低値：妊婦健診の際に計測されるが，FGR のスクリーニングには限界があるとされる。

❷母体背景：母体疾患（高血圧，糖尿病，甲状腺疾患，自己免疫疾患など）やアルコール摂取や喫煙は FGR のリスク因子である。

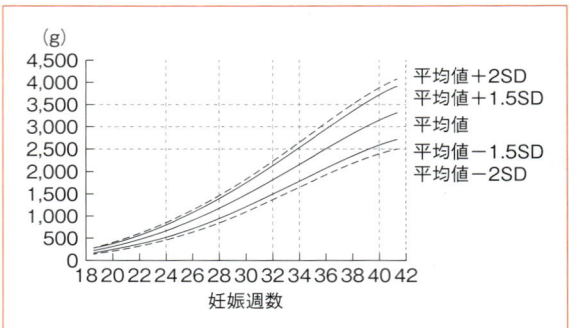

**図1** 妊娠週数ごとの胎児体重：「超音波胎児計測の標準化と日本人の基準値」

〔日本超音波医学会：「超音波胎児計測の標準化と日本人の基準値」の公示について．超音波医学 30：J415-J440，2003 より〕

## 検査所見とその読みかた

❶ EFBW：日本超音波医学会公示「超音波胎児計測の標準化と日本人の基準値」（図 1）に基づいて −1.5 SD 以下の場合に FGR の診断の目安とする。超音波検査にてそれぞれ児頭大横径（BPD），腹囲（AC），大腿骨長（FL）の測定を行い，「EFBW = $1.07 \times BPD^3 + 3.00 \times 10^{-1} AC^2 \times FL$」の式を用いて算出する。なお，1 回の EFBW の計測値ではなく経時的変化を考慮して胎児発育を評価する。

❷腹囲：超音波検査による胎児の腹囲の基準値により低値とされる場合には，FDR の診断の参考とする。

❸羊水量：超音波検査による羊水過少（羊水インデックス＜5 cm，羊水ポケット＜2 cm）の場合は，FGR の診断の参考にする。

## 確定診断の決め手

反復して EFBW が −1.5 SD 以下の場合。

## 誤診しやすい疾患との鑑別ポイント

❶分娩予定日の誤り：EFBW の評価は分娩予定日が妊娠初期の胎児頭殿長によって正しい手順で決定されていることが前提であり，分娩予定日が正しく決定されていることの確認が必要である。

❷ EFBW の誤差：算出された EFBW は ±10％程度の誤差を認め，特に EFBW が大きいほど出生時体重との誤差の絶対値が大きくなる。またこの基準値による FGR の診断は双胎妊娠では過大評価となる可能性がある。

つまり FGR 診断例にも出生後に constitutional SGA に該当するものがある。

### 専門医へのコンサルト

FGR の診断例は，胎児形態異常や胎児感染の検索やパルスドプラ法による血流計測を含めた胎児のモニタリングが可能な施設（専門医）による評価が望ましい。

## 合併症・続発症の診断

**1** 胎児形態異常：染色体異常を含む胎児疾患の場合は，合併する疾患自体が予後に関連する。

**2** 胎児感染の有無：胎児形態異常の一部ではトキソプラズマ，風疹，サイトメガロウイルスなど（TORCH 症候群）が背景となる。

**3** 妊娠高血圧症候群の合併：妊娠高血圧症候群のうち約 30％に FGR を合併する。妊娠高血圧症候群は母児双方の予後と関連する。

**4** 胎児機能不全：胎児心拍数モニタリング，Biophysical Profile Score，およびパルスドプラ法による血流（臍帯動脈，中大脳動脈，静脈管など）の異常所見を認めることがある。その場合は，所見の組み合わせと妊娠週数に応じて妊娠終結のタイミングを計ることになる。

## 予後判定の基準

**1** 早発型：妊娠 32 週以前の発症例を早発型とするが，早産例が多く，また予後不良（死亡，神経学的異常）が多い。国際的には診断基準に加えられている。特に EFBW が 3 パーセンタイル（約 −1.9 SD）以下の場合，臍帯動脈血流異常の場合は，約 3 割が予後不良である。

**2** 静脈管血流の逆流が出現した場合は，早晩の胎児死亡のリスクが高いと考えられている。

## 経過観察のための検査・処置

胎児心拍数モニタリング，Biophysical Profile Score，およびパルスドプラ法による血流計測（臍帯動脈，中大脳動脈，静脈管など）を適宜組み合わせて，胎児の健常性のモニタリングを継続する。これらの所見で胎児状態の悪化を疑う場合は，NICU と連携しながら妊娠終結のタイミングを検討する。

## 治療法ワンポイント・メモ

**1** FGR に対する有効な胎児期の治療はない。

**2** 近日の早産が予測される場合は，新生児呼吸器合併症のリスク軽減のための副腎皮質ステロイド（ベタメタゾン）の母体投与を行う。

## さらに知っておくと役に立つこと

SGA（small for gestational age）は出生時体重と身長が 10 パーセンタイル未満と定義され，死亡，呼吸障害，神経学的異常のリスクがある。しかし，病的意義を有さない constitutional SGA の場合があり，

# 胎児機能不全（fetal well-being の評価法）
## Non-reassuring Fetal Status (NRFS)

**五味 陽亮**　埼玉医科大学総合医療センター 総合周産期母子医療センター

**頻度** よくみる
**GL** 産婦人科診療ガイドライン—産科編 2023

### 診断のポイント

**1** NRFS で最も重要である病態は，低酸素症からのアシドーシスで低酸素性虚血性脳症（脳性麻痺）や胎児死亡が起こりうることである。

**2** well-being の評価方法は NST（non-stress test），CST（contraction stress test）などの胎児心拍数陣痛図（CTG：cardiotocogram）と BPS（biophysical profile scoring），胎児血流計測がある。

### 検査所見とその読みかた

**1** 一般的に NRFS は CTG，BPS，胎児血流計測にて評価されるが，CTG の検査特性として特異度は高いものの，偽陽性率も高いため陽性的中率は低い。しかし，分娩進行中など長時間にわたって経時的に，また簡便に胎児の評価を行うのに優れているため CTG が使用されている。

**2** CTG の読みかた：基線，基線細変動，一過性頻脈，一過性徐脈によって評価される（表 1）。

**❶** 妊娠中の well-being の評価法

- NST：15 bpm 以上，15 秒以上の一過性頻脈を 20 分間に 2 回以上（妊娠 32 週未満では 10 bpm 以上，10 秒以上）を reactive とする。
- CST：遅発一過性徐脈を認めないものを negative（well-being）とし，10 分間に 3 回の子宮収縮に対して半数以上遅発一過性徐脈が出現するものを positive とする。
- BPS：羊水量，胎動，筋緊張，呼吸様運動の有無

**表1** 胎児心拍数陣痛図（CTG）の評価

| | 正常所見 |
|---|---|
| 基線 | 110 bpm 以上，160 bpm 以下 |
| 基線細変動 | 6 bpm 以上，25 bpm 未満 |
| 一過性頻脈 | 15 秒以上，15 bpm 以上の一過性頻脈を認める（32 週未満では 10 bpm 以上，10 秒以上） |
| 一過性徐脈 | 認めない |

**表2** BPS（biophysical profile scoring）

| | 正常：2点 | 異常：0点 |
|---|---|---|
| 羊水量 | pocket≧2 cm | <2 cm |
| 胎動 | 2 回以上/30 分 | 以下 |
| 筋緊張 | あり | なし |
| 呼吸様運動 | 30 秒以上持続 | なし |
| NST | reactive | non reactive |

**表3** CTG 波形のレベル分類による判定

a：基線細変動正常例

| 一過性徐脈 / 心拍数基線 | なし | 早発 | 変動 軽度 | 変動 高度 | 遅発 軽度 | 遅発 高度 | 遷延 軽度 | 遷延 高度 |
|---|---|---|---|---|---|---|---|---|
| 正常脈 | 1 | 2 | 2 | 3 | 3 | 3 | 3 | 4 |
| 頻脈 | 2 | 2 | 3 | 3 | 3 | 4 | 3 | 4 |
| 徐脈 | 3 | 3 | 3 | 4 | 4 | 4 | 4 | 4 |
| 徐脈（<80分） | 4 | 4 | | 4 | 4 | | 4 | 4 |

b：基線細変動減少例

| 一過性徐脈 / 心拍数基線 | なし | 早発 | 変動 軽度 | 変動 高度 | 遅発 軽度 | 遅発 高度 | 遷延 軽度 | 遷延 高度 |
|---|---|---|---|---|---|---|---|---|
| 正常脈 | 2 | 3 | 3 | 4 | 3 | 4 | 4 | 5 |
| 頻脈 | 3 | 3 | 4 | 4 | 4 | 5 | 4 | 5 |
| 徐脈 | 4 | 4 | 4 | 5 | 5 | 5 | 5 | 5 |
| 徐脈（<80分） | 5 | 5 | | 5 | 5 | | 5 | 5 |

c：基線細変動消失例

| 一過性徐脈 | なし | 早発 | 変動 軽度 | 変動 高度 | 遅発 軽度 | 遅発 高度 | 遷延 軽度 | 遷延 高度 |
|---|---|---|---|---|---|---|---|---|
| 心拍数基線にかかわらず | 4 | 4 | 5 | 5 | 5 | 5 | 5 | 5 |

d：基線細変動増加例

| 一過性徐脈 | なし | 早発 | 変動 軽度 | 変動 高度 | 遅発 軽度 | 遅発 高度 | 遷延 軽度 | 遷延 高度 |
|---|---|---|---|---|---|---|---|---|
| 心拍数基線にかかわらず | 2 | 2 | 3 | 3 | 3 | 4 | 3 | 4 |

e：サイナソイダルパターン

| 一過性徐脈 | なし | 早発 | 変動 軽度 | 変動 高度 | 遅発 軽度 | 遅発 高度 | 遷延 軽度 | 遷延 高度 |
|---|---|---|---|---|---|---|---|---|
| 心拍数基線にかかわらず | 4 | 4 | 4 | 4 | 5 | 5 | 5 | 5 |

〔岡井 崇，他：委員会提案―胎児心拍数波形の分類に基づく分娩時胎児管理の指針（2010 年版）―．日産婦会誌 62（10）：2068-2073，2010 より〕

と NST 所見を追加する．正常を 2 点，異常を 0 点とし 8 点以上が正常である（表2）。

- 胎児血流測定：超音波パルスドプラ法で臍帯動脈の血管抵抗（RI，PI）の上昇，中大脳動脈の血管抵抗（RI，PI）の低下，血流の再分配現象，臍帯静脈波動などを認めた場合は子宮内環境の悪化，胎児機能不全の可能性が示唆される。

❷分娩中の well-being の評価法：日本産科婦人科学会「産婦人科診療ガイドライン―産科編 2023」に詳述されている。CTG の波形をレベル 1～5 まで分類し，3～5 を胎児機能不全とし対応と処置に関しては A～D まで分類している（表3，4）。

## 確定診断の決め手

❶胎児機能不全を診断した場合，妊娠中であればこのまま妊娠を継続できる状態なのか，児を娩出する必要があるのか，分娩中であれば経腟分娩できるのか急速遂娩の適応になるのかを判断する。特に分娩中では刻一刻と病態が変化し，患者自身は極限状態で十分なインフォームドコンセントが得られる状況ではないなかで，急速遂娩の説明をしなくてはいけないこともしばしばある。

❷ well-being の評価は児の状態を観察する 1 つの手段であり，ほかにも在胎週数，分娩既往，母体合併症，胎児合併症，NICU の有無など多角的に評価し分娩方針を検討することが大切である。

❸予期せぬ早産や胎児異常，常位胎盤早期剝離や羊水塞栓症など産科危機的出血のリスクの高い症例を疑った場合は，早急に高次医療施設への搬送を検討することが望ましい。

**表4** CTG 波形のレベル分類と対応・処置

| | A 経過観察 | B 監視の強化, 保存的処置の施行および原因検索 | C 保存的処置の施行および原因検索, 急速遂娩の準備 | D 急速遂娩の実行, 新生児蘇生の準備 |
|---|---|---|---|---|
| レベル1：正常波形 | ● | | | |
| レベル2：亜正常波形 | ● | ● | | |
| レベル3：異常波形軽度 | | ● | ● | |
| レベル4：異常波形中等度 | | | ● | ● |
| レベル5：異常波形高度 | | | | ● |

## 誤診しやすい疾患との鑑別ポイント

**1** 多くの症例で，正常な分娩経過であっても分娩進行とともにさまざまな一過性徐脈が出現することがある。これは陣痛による臍帯圧迫や児頭圧迫，子宮胎盤血流低下による低酸素負荷などに対する胎児の生理的な変化である。

**2** 低酸素状態が高度になり遷延するようになると，胎児は低酸素血症からアシドーシスへと至る。たとえレベル2までの一過性徐脈であったとしても繰り返すようであれば，常に胎児低酸素血症を疑わせる波形になっていないかCTGを観察することが重要である。

**3** また早産未熟児においては，一過性頻脈の減少や基線細変動の減少などが生理的にも認められ，CTG上異常があったとしても正常の可能性もあるため注意が必要である。このような症例ではCTG以外にも胎児機能検査を併用することで対応するべきである。

## 確定診断がつかないとき試みること

**1** 分娩では常にきれいな所見がとれるとは限らず，急速遂娩か経腟分娩続行か容易に判断できない症例もある。「産婦人科診療ガイドライン─産科編2023」より胎児心拍数波形のレベル3～5までを胎児機能不全と診断するが，個々のモニターの波形は母体・胎児の状態や在胎週数やハイリスク因子など総合的に判断するための1つの手段に過ぎない。

**2** 同じようなモニター所見でも，例えば32歳の経産婦と42歳の初産婦では対応は違ってくる。もしも32歳の経産婦が子宮口ほぼ全開大のときに高度遷延一過性徐脈を認めた場合には急速遂娩の準備をしつつ酸素投与を開始，分娩体位をとらせ，努責をかけさせすみやかな分娩を目指すのもよいかもしれない。しかし，42歳の初産婦で同様の所見の場合，同じように経腟分娩を目指すのではなくすみやかに帝王切開に切り替えられるような準備をするなど，同じモニター所見でもその背景によって分娩方法を判断し，またそれらをカルテに明記することが重要である。

## さらに知っておくと役立つこと

**1** 分娩経過中に正常胎児心拍数波形から突然高度徐脈（あるいは遷延一過性徐脈）を認めた場合などでは，まず原因の検索（臍帯圧迫，臍帯脱出，過強陣痛，子宮破裂，常位胎盤早期剝離，母体低血圧など）と母体バイタルサインの評価を行う。子宮収縮薬使用中であれば減量あるいは投与中止とする。

**2** 胎児蘇生の方法としては以下**1**～**5**などを行う（「産婦人科診療ガイドライン─産科編2023」CQ408）。

**1** 母体体位変換。

**2** 母体への酸素投与。

**3** 側臥位でのニトログリセリン（1回60～90 μg，最大100 μg投与）やリトドリン塩酸塩（1アンプル50 mgを5%糖液500 mLに溶解し300 mL/時で投与）などの緊急子宮弛緩。

**4** リンゲル液の急速輸液。

**5** 用手経腟的に胎児先進部の挙上。

（執筆協力：菊池 昭彦 埼玉医科大学総合医療センター総合周産期母子医療センター長・教授）

# 妊娠中に判明した糖代謝異常

Pregestational Diabetes Mellitus and Gestational Diabetes Mellitus

**宮越 敬**　聖母会聖母病院・病院長(東京)

頻度 ❶妊娠中の明らかな糖尿病：**ときどきみる**
　　 ❷妊娠糖尿病：**よくみる**
　　 ❸劇症 1 型糖尿病：**あまりみない**

GL ・糖尿病診療ガイドライン 2019
　　・産婦人科診療ガイドライン─産科編 2023

## 診断のポイント

❶妊娠中の明らかな糖尿病・妊娠糖尿病

　❶血糖によるスクリーニング〔随時血糖，50 g 経口ブドウ糖負荷試験(グルコースチャレンジテスト)〕陽性。

　❷次のような糖代謝異常リスク因子がある。

　・妊娠糖尿病既往
　・糖尿病家族歴
　・肥満
　・巨大児出産既往
　・糖代謝異常既往

❷劇症 1 型糖尿病：下記症状を急性発症

　❶高血糖症状(口渇・多飲・多尿)。
　❷消化器症状(悪心・嘔吐・腹痛)。
　❸意識障害。

## 緊急対応の判断基準

　糖尿病性ケトアシドーシスでは母児ともに重篤な転帰となるため，緊急対応を要する。妊娠中の明らかな糖尿病および妊娠糖尿病における本病態の発症はまれであるが，妊娠中の劇症 1 型糖尿病ではケトアシドーシス発症がその診断契機となる。

## 症候の診かた

❶妊娠中の明らかな糖尿病・妊娠糖尿病

　❶血糖スクリーニング陽性例では 75 g OGTT などを実施する。

　❷妊娠初期には，糖代謝異常リスク因子陽性例の 75 g OGTT などの実施が望ましい。

❷劇症 1 型糖尿病：感冒症状のあとに上記「診断のポイント」❷の症状を認める場合には，尿ケトン体，随時血糖値および HbA1c を測定する。

## 検査所見とその読みかた

❶妊娠中の明らかな糖尿病・妊娠糖尿病：妊娠初期および妊娠中期におけるスクリーニング陽性例では 75 g OGTT を実施する。

　❶妊娠初期：随時血糖値 ≧ 95 もしくは 100 mg/dL 以上(各施設で設定する)。

　❷妊娠中期(妊娠 24〜28 週)：随時血糖値 ≧ 100 mg/dL またはグルコースチャレンジテスト血糖値 ≧ 140 mg/dL。

❷劇症 1 型糖尿病：尿ケトン体陽性かつ随時血糖値 ≧ 288 mg/dL。

## 確定診断の決め手

❶妊娠中の明らかな糖尿病：以下のいずれかを満たした場合に診断する。

　❶空腹時血糖値 ≧ 126 mg/dL。

　❷HbA1c ≧ 6.5%。

　❸随時血糖値 ≧ 200 mg/dL，あるいは 75 g OGTT で 2 時間値 ≧ 200 mg/dL であり，かつ上記の❶もしくは❷を満たす。

❷妊娠糖尿病：75 g OGTT において，以下の血糖値基準の 1 点以上を満たす場合に診断する。

　❶空腹時 ≧ 92 mg/dL。

　❷1 時間 ≧ 180 mg/dL。

　❸2 時間 ≧ 153 mg/dL。

❸劇症 1 型糖尿病：以下のすべてを満たす場合に診断する。

　❶糖尿病症状発現後 1 週間前後以内でケトーシスあるいはケトアシドーシスに陥る(初診時尿ケトン体陽性，血中ケトン体上昇のいずれかを認める)。

　❷初診時の(随時)血糖値 ≧ 288 mg/dL 以上，かつ HbA1c＜8.7%。

　❸発症時の尿中 C ペプチド＜10 μg/日，または，空腹時血中 C ペプチド＜0.3 ng/mL，かつグルカゴン負荷後(または食後 2 時間)血中 C ペプチド＜0.5 ng/mL。

## 治療法ワンポイント・メモ

❶妊娠中の明らかな糖尿病・妊娠糖尿病

　❶食事療法および運動療法のもとで血糖評価(血糖自己測定，HbA1c，グリコアルブミン)を行い，管理不良例ではインスリン療法を導入する。

　❷血糖管理目標：早朝空腹時 ≦ 95 mg/dL，食前 ≦ 100 mg/dL(食後 1 時間 ≦ 140 mg/dL)，食後 2

時間 ≦ 120 mg/dL。

**2 劇症 1 型糖尿病**

❶輸液およびインスリン投与による脱水・電解質およびケトアシドーシスの補正を行う。

❷胎児機能不全のハイリスクであるため，胎児心拍数モニタリングによる胎児健常性の確認も必要。

### さらに知っておくと役立つこと

**1** 妊娠中の明らかな糖尿病：産後早期に糖尿病の有無を再判定する。

**2** 妊娠糖尿病

❶産後 6〜12 週頃に耐糖能評価。

❷将来の 2 型糖尿病発症ハイリスクであり，定期的なフォローアップが必要である。

**3** 劇症 1 型糖尿病

❶妊娠関連の 1 型糖尿病の約 70％は劇症 1 型糖尿病である。

❷大部分は感冒症状のあと 1 週間以内，妊娠後期および分娩後早期に発症する。

### 専門医へのコンサルト

**1** 妊娠中の明らかな糖尿病・妊娠糖尿病：産婦人科専門医のみによる管理も可能であるが，産後フォローアップの必要性も考え，内科専門医もしくは糖尿病専門医との連携が望ましい。

**2** 劇症 1 型糖尿病：本疾患疑い例ではすみやかに糖尿病専門医や内科専門医・救急科専門医との連携が必要である。

---

# 前置胎盤

Placenta Previa

---

**田中 守** 慶應義塾大学教授・産婦人科（産科）

**頻度** 4〜5/1,000 分娩

**GL** 産婦人科診療ガイドライン―産科編 2023

### 診断のポイント

**1** 経腟超音波断層法で診断する。

**2** 胎盤実質が解剖学的内子宮口を覆っているかどうかで判断されるため，内子宮口の同定が可能となる妊娠 20 週以降の診断が望ましい。

**3** 5〜10％に癒着胎盤を合併するため，超音波断層法および MRI による癒着胎盤の事前評価が重要で

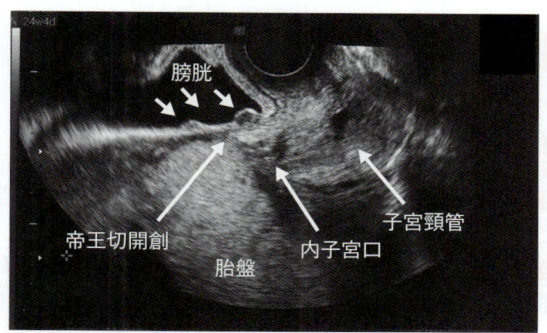

**図1** 経腟超音波像

ある。

### 緊急対応の判断基準

**1** 前置胎盤の症例では，早産，大量出血が予測されるため，診断後可及的早期の高次施設への紹介が必要である。

**2** 前置胎盤の出血は警告出血とよばれ，きたるべき大出血に伴う緊急帝王切開術による早産，大量出血，IVR（interventional radiology）や子宮全摘術が必要となる止血操作，大量輸血に備え，入院管理することが望ましい。

### 症候の診かた

妊娠中の無痛性の性器出血を特徴とするが，そのような症状が現れる前に経腟超音波断層法で診断し，高次医療施設に紹介する必要がある。

### 検査所見とその読みかた

**1** 経腟超音波断層法で内子宮口の同定とともに，付近に胎盤が存在するかどうかを確認する（図1）。

**2** 妊娠週数が早い場合は内子宮口の同定が困難な場合もあり，胎盤が子宮口を覆っているように観察されることもあるため，慎重に診断を行う必要がある。

### 確定診断の決め手

経腟超音波断層法による内子宮口の同定とその位置を覆っている胎盤の確認。

### 誤診しやすい疾患との鑑別ポイント

前述のように妊娠週数が早い場合は内子宮口の同定が困難な場合もあるため，慎重に経時的に経過観察しながら診断する。

## 確定診断がつかないとき試みること

経時的に繰り返し, 経腟超音波断層法を繰り返す。

## 合併症・続発症の診断

❶早産：早産児の対応が可能な NICU を有する施設での分娩管理。
❷分娩時大量出血, 癒着胎盤：自己血採取, 緊急大量輸血, IVR が可能な施設での分娩管理。

## 予後判定の基準

分娩時出血に対する対応能力が予後を左右する。

## 経過観察のための検査・処置

前置胎盤が診断された際は, 高次医療施設へ紹介し, さらに警告出血が認められた際には即時対応のため入院加療が勧められる。

## 治療法のワンポイント・メモ

大出血に備えて, 可能な限りの準備, シミュレーションを行う。

## さらに知っておくと役立つこと

前置胎盤では癒着胎盤を合併しやすく, さらに次回妊娠時には, 前置・癒着胎盤の頻度が上昇する。

## 専門医へのコンサルト

前置胎盤と診断されたときには周産期専門医がいる高次医療施設へ紹介する。

---

# 常位胎盤早期剝離
Placental Abruption

増山 寿　岡山大学大学院教授・産科・婦人科学

頻度　全妊娠の 0.5～1.0%
GL　産婦人科診療ガイドライン―産科編 2023

## 診断のポイント

❶性器出血と腹痛。
❷触診で板状硬, 子宮緊張増加。
❸超音波検査にて胎盤肥厚や胎盤後血腫の所見。
❹切迫早産症状(性器出血, 子宮収縮, 下腹部痛)で胎児心拍数モニタリング異常。
❺血液検査にて播種性血管内凝固(DIC)所見。

## 緊急対応の判断基準

診断した場合は急速遂娩, 母体 DIC を認めればすみやかに抗 DIC 治療を開始する。

## 症候の診かた

❶性器出血：最も頻度が多く 78% に認められるが, 特異的なものではなく, 切迫早産症状としてよくみられるものである。
❷子宮の圧痛：典型的な例では板状硬という過緊張状態となるが, 剝離面積により症状はさまざまである。
❸子宮収縮：頻回の子宮収縮を認めることがあるが, 切迫早産症状としてもよくみられる。
❹胎動減少：母体の症状が明らかでなく胎動減少を主訴に受診する場合もあり, 注意を要する。

## 検査所見とその読みかた

❶超音波検査：胎盤肥厚像, 胎盤後血腫を認め, 時間の経過とともに所見が変化する。感度 24%, 特異度 96%, 陽性的中率 88%, 陰性的中率 53% と, 精度は高くない。
❷胎児心拍数モニタリング：切迫早産症状と同時に異常パターンを認めた場合は疑う。

## 確定診断の決め手

超音波検査における胎盤所見, 胎児死亡, 胎児心拍数陣痛図における頻回の子宮収縮, 心拍数モニタリング異常, 血液検査での DIC 所見などで総合的に判断する。

## 誤診しやすい疾患との鑑別ポイント

切迫早産(⇨1720 頁)：性器出血, 子宮収縮, 下腹部痛に胎児心拍数モニタリングで異常を認めた場合, 常位胎盤早期剝離を疑う。

## 確定診断がつかないとき試みること

剝離の程度や発症直後は症状が乏しいことがあり, また剝離の進行や程度はさまざまであることから, 疑いをもった場合は頻回の超音波検査, 胎児心拍数モニタリング, 血液検査を行い, 入院のうえ慎重な経過観察が必要である。

## さらに知っておくと役立つこと

❶分娩関連脳性麻痺の原因分析では, 常位胎盤早期剝離が単一病態としては最多である。

❷早期発見するために，性器出血，腹痛，胎動減少など普段と違う症状があるときはできるだけ早くかかりつけ医に相談するといった妊婦への情報提供が重要である。一方で，急激に進行する場合，児の救命が困難なこともあり，母体救命が優先されることも周知する必要がある。

# 羊水量の異常（羊水過多，羊水過少）
Polyhydramnios, Oligohydramnios

高橋 雄一郎　岐阜県総合医療センター・産科部長

(頻度) 羊水過多・過少ともに明確な頻度はわかっていない。

GL 産婦人科診療ガイドライン―産科編 2023

## 診断のポイント

❶羊水過多：超音波検査において，最大羊水深度（MVP：maximum vertical pocket）8 cm 以上，羊水ポケット，羊水インデックス（AFI：amniotic fluid index）24 または 25 以上などが用いられる（産婦人科診療ガイドライン―産科編 2023）。

❷羊水過少：同様に，MVP 2 cm 以下，AFI 5 以下などが用いられる。

## 症候の診かた

❶羊水過多・過少は超音波検査の所見であるが，過多症，過少症は妊婦や胎児への症候を伴う。

❷過多症では，腹部膨満感が増大し，重篤な場合，呼吸困難，食事摂取困難，仰臥位低血圧症候群などをきたす。また，増大した子宮内圧から子宮口の開大をきたし，切迫早産になりやすい。

❸過少症では，腹部が小さいため母体への負担は大きくはないが，胎児には症候が表れる。

## 検査所見とその読みかた（要因と胎児情報）

❶羊水過多

　❶母体の妊娠糖尿病や，耐糖能異常，過食などによる一過性高血糖でも羊水量は増大する。胎児の発育の大部分がグルコースに依存しており，血糖の胎盤通過性が生理的に備わっているためである。胎児の高血糖は，インスリン分泌過多から過剰発育もきたす。

　❷胎児疾患では，胎児水腫（胎児皮下，体液の漏出），筋・神経系疾患（筋ジストロフィーや先天性

多発性関節拘縮症などの嚥下障害），消化管閉鎖（食道閉鎖，十二指腸閉鎖など），18 トリソミーなどの染色体異常，A-V シャントを伴う腫瘍性疾患（仙尾部奇形腫，血管腫），胎児貧血など多岐に及ぶ。

❷羊水過少

　❶最初に鑑別に挙がるのは，破水である。通常は妊婦の羊水流出感で気づかれるが，出血が持続している症例などでは診断が難しい場合もある。出血が混じると，腟における pH を用いた簡易テストなどでは偽陽性を認めるため，確定診断には注意を要する。前期破水を長期間放置すると子宮内感染，胎児感染を惹起し，胎児の救命が難しくなる。

　❷胎児の慢性低酸素においても羊水過少をきたす（周産期医 49：102-106，2019）。BPS（biophysical profile score）は，胎児心拍数モニタリング（急性指標），羊水過少（慢性指標），胎動，呼吸様運動などを用いて，胎児の well-being を評価する。

　❸慢性胎盤機能不全をきたした胎児発育不全例でも羊水過少をきたす（Am J Obstet Gynecol 157: 880-884，1987）。また臍帯圧迫が起こると，血流再分配による尿量低下から徐々に羊水量が減少し，さらに臍帯圧迫が増加するという悪循環を生むことがある（J Obstet Gynaecol Res 40: 677-685，2014）。

　❹ほかには，胎児の腎泌尿器系臓器の構築異常〔Potter 症候群，先天性腎尿路異常（CAKUT）〕では，排尿がないため羊水過少症をきたす（産婦人科診療ガイドライン―産科編 2023）。

## 確定診断の決め手/誤診しやすい疾患との鑑別ポイント

❶羊水過多では，AFI の測定時きちんと母体の腹部の 4 隅を評価しないと，過小評価しがちである。

❷MVP では，母体の仰臥位低血圧の予防のために，セミファーラー位で計測を行うと数値が大きく出る。また双胎では，左右に胎児のスペースがあると腟が縦に伸びることから MVP は単胎よりも多めに測定されやすい。

## さらに知っておくと役立つこと

❶羊水過多症では，子宮頸管の開大所見を伴うことが多い。また，胎児が回転しやすく，骨盤位や横位となりやすい。そのため，臍帯下垂も生じやすく，破水した場合には臍帯脱出をきたすので，胎児の危

険が高まる。羊水過多を認めた場合には，子宮頸管長を測定したうえで，すみやかに専門医に相談したい。

2 羊水過少では，破水の可能性もあるため，母体敗血症，流産，早産，胎児感染につながり救命できない場合もある。また，胎児低酸素の場合でも，胎児の早期娩出が必要性の場合もあり，施設により胎児管理などで子宮内環境を改善できる場合もあるため，診断がついたらすみやかに専門医に相談したい（J Obstet Gynaecol Res 40: 677-685，2014，J Obstet Gynaecol 39: 49-53，2019）。

3 羊水過多・過少は母児の緊急事態であり，すみやかな高次医療機関との連携が不可欠な病態である，という認識が必要である。

# 分娩進行の異常
## Disorders in Progress of Labor

金西 賢治　香川大学教授・周産期学婦人科学

### 頻度

1 分娩進行の異常とは一般的には難産，あるいは遷延分娩としてとらえられており，分娩の遷延はFriedman 曲線に従い予測される時間より延長するものとして扱われている。その頻度として明確な報告はないが，分娩第1期，第2期を合わせて全分娩の約10%程度と考えられている（Bull N Y Acad Med 48: 842-858，1972）。

2 肩甲難産の頻度は全分娩の 0.2～3%程度との報告もあるが，近年の妊娠糖尿病やそれに伴う巨大児の増加で増加傾向とする報告もある（Am J Perinatol 34: 1088-1096，2017）。

### 診断のポイント

1 遷延分娩は「分娩開始後すなわち陣痛周期が10分以内になった時点から，初産婦では30時間，経産婦では15時間を経過しても児娩出に至らないもの」（産科婦人科用語集・用語解説集）とされている。

2 遷延分娩の経過より「一度は陣痛が発来して分娩が進行していたが，子宮口がほぼ全開大になって以降それまで同様の陣痛が続いているにもかかわらず，2時間以上にわたって分娩の進行が認められない状態」を分娩停止とする。

3 肩甲難産は「胎頭が娩出された後，通常の軽い牽引で肩甲が娩出されない状態」とされている。

### 症候の診かた

1 遷延分娩：分娩進行は先に述べた Friedman 曲線から，分娩第1期は潜伏期（latent phase）と活動期（active phase）に分けられる。臨床的には分娩第1期活動期から分娩第2期以降にかけての遷延が問題となる。

❶分娩第1期遷延：潜伏期（規則的な子宮収縮を感じ始めてから，子宮口が2～3 cm まで開大するまでの時期）では，母児健康状態が問題なければ病的意義は少ないと判断し，定期的な母体のバイタルサイン測定や胎児心拍数モニタリングを行い，必要以上の医療介入は慎む。

❷分娩第1期活動期から分娩第2期遷延：活動期（子宮口の開大が促進され全開大に至るまでの期間）に入ったあとに分娩進行が遅延する場合は微弱陣痛，回旋異常，巨大児，児頭骨盤不均衡（CPD：cephalopelvic disproportion）や軟産道強靱などを念頭におき，基本事項である分娩の3要素に立ち返り娩出力，娩出物，産道のいずれの因子が遷延の原因となっているかを再評価し，それぞれに対応する。近年，無痛分娩の増加などに伴い現場においては Friedman 曲線に一致しない分娩経過に悩まされることはまれではなく，経時的な慎重な評価も望まれる。

2 分娩停止：遷延分娩と同様の原因により，分娩進行が認められない状態となり，帝王切開術を含む急速遂娩の適応となる。

3 肩甲難産：肩甲難産は分娩時に正確に予測することは困難とされており，児頭娩出後，躯幹の娩出にあたり，第4回旋で児の肩が縦のままで下降が困難となることで診断される。通常は児の肩幅が異常に広く強靱な場合や胸郭が異常に大きい場合，前在の肩が恥骨に引っかかることで発症する。

### 検査所見とその読みかた

1 遷延分娩：主な原因として1）微弱陣痛，2）回旋異常，3）CPD があげられる。また，分娩停止は遷延分娩の結果，分娩進行が停止した状態であり，診断の経緯は同様と考えてよい。

❶微弱陣痛
- 分娩第1期活動期から分娩第2期での遷延原因として微弱陣痛が最も多く経験される。微弱陣痛の診断には陣痛の強さを子宮内側陣痛計によって計測することが求められるが，実臨床では胎児心拍数陣痛図（CTG：cardiotocogram）に

よる陣痛図をもとに「子宮収縮不全により分娩が施行しない場合」を微弱陣痛と診断するのが一般的である。微弱陣痛が遷延分娩の原因と判断される場合は，適切な陣痛を得られるように分娩進行を促す処置として，まずは子宮収縮薬による陣痛促進が勧められる（産婦人科診療ガイドライン―産科編 2023）。

- 子宮収縮薬による促進は，メトロイリーゼ法や人工破膜などの機械的方法に比較し，感染のリスクも低く効果も高いと考えられている。一方で人工破膜を行った管理では帝王切開が低いとの報告もあり（Cochrane Database Syst Rev 16: CD004907, 2013），頭児固定が確認できる状態で臍帯脱出に注意し施行することは許容されている。いずれにしても，子宮収縮薬の使用や機械的方法の施行にあたっては「産婦人科診療ガイドライン―産科編 2023」を遵守して行うことが望まれる。
- 硬膜外鎮痛法による無痛分娩では分娩第2期の遷延により，子宮収縮薬の使用頻度が高くなることが報告されており（Cochrane Database Syst Rev 21: CD000331, 2018），適切な介入時期の判断が必要である。

**❷回旋異常**

- 児頭は屈位（第1回旋）で骨盤闊部に進入すると後頭部を母体前方に回旋しつつ下降し（第2回旋），引き続き第3回旋を経て経腟分娩に至るのが正常回旋である。
- 回旋異常の原因として胎位異常や巨大児，水頭症や無脳児などの形態異常，微弱陣痛などもあげられるが，最も頻度が高いのは第2回旋異常である前方前頭位である。
- 遷延分娩の原因に回旋異常が考えられる場合は，帝王切開術も含めた急速遂娩を検討する。

**❸CPD**

- 児頭と骨盤の間に大きさの不均衡が存在するために分娩が停止するか，母児に障害をきたすか，あるいは障害をきたすことが予測される場合をいう。単に骨盤の大小の判断ではなく，児頭と骨盤の相対的な関連から骨盤通過の可否を判断するのがCPDという概念である。
- 従来はX線骨盤計測をもとに臨床所見と合わせて診断されていたが，X線骨盤計測単独での有用性を疑問視する報告もなされている（Am J Obstet Gynecol 155: 608−613, 1986）。実際には遷延分娩において，有効な陣痛もあり，回旋異

常も認められない状態で児頭下降が得られない場合は，臨床的にCPDと判断されることが多い。

- 従来のX線骨盤計測によるCPDの予測：原則として側面からの撮影であるGuthmann法と入口面撮影のMartius法の組み合わせにより評価される。
  - Guthmann法では産科学的真結合線，骨盤の前後径をみる諸径線や仙骨の形状とともに，分娩進行中であればその時点の児頭の下降度も評価する。従来，産科学的真結合線が9.5 cm未満で狭骨盤とされる。狭骨盤のみでCPDと診断するだけでなく，児頭大横径との差が1.0 cm未満をCPD，1.5 cmの場合を境界域として診断もされてきた。
  - Martius法では入口面横径，入口面前後径と形状を評価する。形状は古典的に女性型,男性型,類人猿型と扁平型に分類され，男性型と扁平型では帝王切開率が高くなるとされている。
- 前述のようにこれまでX線骨盤計測は歴史的に広く用いられ，現在も骨盤位分娩や既往帝王切開後経腟試験分娩（TOLAC：trial of labor after cesarean delivery）の適応として狭骨盤の除外目的などの評価に用いられている経緯はある。しかしながら，単にCPDのスクリーニング目的としての施行は，胎児への被曝の問題もあり安易に行うべきではない。
- その他CPDの評価法：Seitz法や母体の身体的な特徴はあくまでもCPD予測のきっかけになるが，X線骨盤計測単独での診断と同様に正確性に欠ける。
  - Seitz法：母体の腹壁の触診で児頭前面が母体の恥骨結合前面より高く触れる場合はSeitz陽性とし，CPDの可能性を考慮する。
  - 母体の身体的特徴：低身長（145 cm以下），36 cm以上の高い子宮底，尖腹，懸垂腹を呈するなど。

**❷肩甲難産**

❶肩甲難産は正常分娩の進行中に突然発症するため，分娩前のリスク因子から予測することは困難であるが，それらを参考に肩甲難産を疑った場合は迅速に対応する。

❷母体のリスク因子として母体の耐糖能異常，肥満や妊娠中の過度の体重増加,巨大児の分娩既往,頻産婦，42週以降の妊娠などがあげられる。

❸胎児のリスク因子には巨大児（出生体重 4,000 g

以上)がある。

❹肩甲難産発症時には，産科医師 1 人では対応が困難であることから人員確保を行う。

❺人員確保に引き続き，基本手技として 1)会陰切開，2)妊婦に McRoberts 体位をとらせる，3)恥骨結合上縁部圧迫法を行う(産婦人科診療ガイドライン―産科編 2023)。

❻McRobert 体位とは母体の両足を腹側に屈曲させる体位で，助手が両下肢を把持し母体の大腿を腹部に近づけるよう屈曲させるか，あるいは助手がいない場合，妊婦自身に大腿を持たせ膝部を自身の頭側方向に牽引させる。

❼骨結合上縁部圧迫法では妊婦恥骨上縁の直下には児の前在肩甲があり，術者はこれを母体腹壁側の真上から圧迫し，児肩甲を内旋させ，肩幅を狭くすることで娩出につなげる。

❽上記の基本手技を行っても分娩に至らない場合，Rubin 法を試みる。Rubin 法は胎児後在肩甲を胎児後方から前方に押し，肩甲を斜径とする手技である。実際には，児の前在肩甲を内旋させるように腟内に挿入した術者の手掌で児腹側方向に圧迫して肩甲を斜めにするイメージで行う。

❾多くの場合，上記手技で肩甲の娩出が可能となると考えられる。この段階までで娩出に至っていない場合，施設の状況に合わせてすみやかに緊急帝王切開を準備することも必要である。その他 Wood's corkscrew 法などの詳細は成書を参考にされたい。

## 確定診断の決め手

❶遷延分娩，分娩停止の判断は内診所見である子宮開大度，児頭下降度と Friedman 曲線による分娩進行を参考に分娩のどの段階で遷延になっているかを評価するとともに，分娩の 3 要素に立ち返り娩出力，娩出物，産道のいずれの因子が遷延の原因となっているかを検討する。

❷肩甲難産を疑うケースでは，児頭が娩出され 5 分以上体幹が娩出されない場合，母児の分娩前の肩甲難産のリスクも考慮し，すみやかに対処を行う。

## 誤診しやすい疾患との鑑別ポイント

❶分娩第 1 期での遷延は妊婦の安静や脱水の補正程度の医療介入にとどめるべきであるが，破水している場合は上行性感染から絨毛膜羊膜炎のリスクが上昇するため，母体の発熱，頻脈や白血球数などを参考に絨毛膜羊膜炎を疑う場合は抗菌薬投与や早期

の児娩出などの医療介入を考慮する必要がある。

❷巨大児は肩甲難産のリスク因子であるが，巨大児がすべて肩甲難産になるわけではない。また巨大児の予測は困難とされており，超音波による推定体重の予測の感度，特異度とも 7〜80%と幅があり，超音波検査での推定体重の予測には限界があることにも留意する必要がある(Am J Obstet Gynecol 193: 332-346，2005)。

## 確定診断がつかないとき試みること

❶内診のみで分娩進行の価法が難しい場合，経会陰超音波による恥骨の長軸と恥骨下縁から児頭へ引いた接線との角度である angle of progression(AoP)を用いる。AoP が 116 度を超音波上 station 0 とし，AoP が 120 度を超えると安全に吸引分娩ができると報告されている〔J Med Ultrason(2001) 43: 243-248，2016〕。

❷CPD の診断に MRI の有用性が報告されている。MRI では任意の断面像を得られ骨盤入口面の撮影が正確にできることから，対象との距離により計測値が不正確で被曝のある X 線骨盤計測より有用とする考えもある。しかしながら，撮影時間や保険適用などの問題もあり一般的ではない。

## さらに知っておくと役立つこと

❶近年，わが国では高齢初産，合併症妊婦や無痛分娩などが増加し，これに伴い遷延分娩も増加していると考えられる。分娩時間の延長のみが母児の予後に直接影響するわけではないが，遷延分娩による急速遂娩，母児の感染，母体の出血などの増加により周産期予後に影響を与えるのも事実である。

❷2018 年の日本医療機能評価機構による「産科医療補償制度再発防止に関する報告書」では 1,606 例の重症脳性麻痺例の原因分析において遷延分娩で経腟分娩に至った事例は 104 例(6.5%)であったと報告されている。遷延分娩が重症新生児仮死の要因となりうることも理解し，分娩経過を熟知したうえで適切な時期に適切な医療介入ができるように努めていく必要がある。

# 血液型不適合妊娠
## Pregnancy with Blood Type Incompatibility

髙橋 健　東京慈恵会医科大学講師・産婦人科学

**頻度**　ABO 不適合妊娠：**よくみる**
　　　　RhD 不適合妊娠：**ときどきみる**

**GL**　産婦人科診療ガイドライン―産科編 2023

## 診断のポイント

❶妊娠の初期に母体の血液型（ABO 型，RhD 型）を調べるとともに，不規則抗体スクリーニングを実施する。

❷不規則抗体が陽性の場合に抗体の同定を行い，臨床的重要性を評価する（表1）。臨床上最も問題となるのが，抗 RhD 抗体である。

❸妊娠中に抗 RhD 抗体を含む，児の溶血性疾患を生じうる不規則抗体が同定された場合は，抗体価の測定および IgM 抗体・IgG 抗体の鑑別を行う。

❹IgG 抗体は胎盤移行性があるため，妊娠中に溶血性疾患を生じうる IgG 抗体が同定された場合は，2〜4 週間ごとの定期的な抗体価測定とその数値の推移，および超音波ドプラ法で胎児貧血所見の有無を評価する。

❺妊娠中は微量の胎児赤血球が母体血中へ移行するため，母体血球表面には存在しない胎児由来の赤血球表面抗原に対する抗体が，妊娠経過中に陽性化することがある。特に母体の RhD 血液型が陰性の場合は，抗 D ヒト免疫グロブリンを母体に投与し，胎児赤血球由来の RhD 抗原に対する感作を予防する必要がある。

❻何らかの不規則抗体が母体に存在する場合，妊娠期間中の問題は胎児に溶血が発症する可能性があること，出産時の問題は母体への輸血の際に，輸血された赤血球に抗原抗体反応が生じ，溶血の可能性があることである。また，胎児期に生じなくても新生児期に溶血が生じることがあり，注意が必要である。

## 症候の診かた

❶RhD 血液型が陰性の妊婦：妊娠初期，妊娠 28 週前後に不規則抗体検査を実施し，抗 RhD 抗体が同定された場合は，胎児貧血・胎児水腫が発症する可能性を考慮し，高次医療施設への転院を含む慎重なフォローアップが必要となる。

❷不規則抗体が陽性の妊婦：胎児・新生児溶血性疾患の原因となる IgG 抗体が陽性の場合は，胎児貧血・胎児水腫に留意した慎重な管理が必要となる。胎児貧血の評価が困難な施設では，高次医療施設への転院を考慮する。

❸RhD 陰性妊婦および抗 RhD 以外の不規則抗体陽性妊婦の出産時の対応：出産時に輸血療法が必要な状況に備えて，それぞれ RhD 陰性赤血球および不規則抗体の対応抗原が陰性の赤血球の準備を行う。事前に自己血を準備しておくことも有用な対応方法の 1 つである。

## 検査所見とその読みかた

❶母体の血液型検査（ABO 型，RhD 型）

　❶ABO 不適合妊娠が問題となる症例の多くは，母体が O 型で胎児が A 型もしくは B 型の場合である。

　❷O 型の場合，血漿中に抗 A 抗体，抗 B 抗体を有するが，大半は胎盤通過性のない IgM 抗体である。しかし，一部胎盤通過性のある IgG 抗体として存在するため胎児貧血を生じうるが，胎児赤血球は抗原性の発現が弱いことなどから溶血が生じにくく，胎児期に問題となることはほとんどない。一方で，新生児期の早発黄疸，高ビリルビン血症には注意が必要である。

　❸RhD 不適合妊娠は，母体感作を予防する方法がある，唯一の血液型不適合妊娠である。母体が RhD 陰性の場合は，妊娠初期，妊娠 28 週前後，分娩直後に抗 RhD 抗体の有無を確認し，抗体がない場合は抗 D ヒト免疫グロブリン投与を行うことが肝要である。

❷不規則抗体検査

　❶不規則抗体は，妊娠や輸血などによって，母体赤血球表面に発現していない抗原に，母体が曝露されたときに生じうる。

　❷妊娠初期および妊娠 28 週以降に不規則抗体スクリーニング検査を行い，胎児に溶血を生じうる IgG タイプの不規則抗体が同定された場合は，定期的に抗体価の推移を確認し，超音波ドプラ法で胎児貧血の有無を評価する。抗体価が高いほど抗体量が多いことを示すため，一般的には溶血の危険性が増加すると考えられるが，低いから溶血を発症しないということではない。

❸胎児超音波ドプラ法を用いた胎児貧血・胎児水腫の評価

　❶胎児赤血球表面抗原に対する抗原抗体反応は溶血を起こし，胎児貧血を生じうる。貧血により胎児の心拍出量増加と血液粘性低下が生じ，胎児血

**表1** 胎児・新生児溶血性疾患の原因となる抗 D 抗体以外の不規則抗体

| 文献 | | 輸血学, 2018[1] | ACOG Practice Bulletin, 2018[2] | |
|---|---|---|---|---|
| 抗原—抗体系 | 抗原 | 関与の程度※ | 重症度 | 管理 |
| Rh | D | 重要 | severe | fetal assessment |
| | E | 可能性高い | mild to severe | fetal assessment |
| | G（D＋C に混在） | 可能性高い | – | – |
| | C | 可能性低い | mild to severe | fetal assessment |
| | c | 可能性低い | – | – |
| | Cw | 可能性低い | – | – |
| | e | 可能性低い | – | – |
| Kell | K | 重要 | mild to severe | fetal assessment |
| | Ku | 重要 | – | – |
| | k | 重要 | mild | routine obstetric care |
| | Js$^b$ | 重要 | mild | routine obstetric care |
| | Kp$^a$ | 可能性高い | mild | routine obstetric care |
| | Kp$^b$ | 可能性高い | mild | routine obstetric care |
| | Js$^a$ | 可能性高い | mild | routine obstetric care |
| Diego | Di$^b$ | 重要 | mild to severe | fetal assessment |
| | Di$^a$ | 可能性高い | mild to severe | fetal assessment |
| MNS | U | 重要 | mild to severe | fetal assessment |
| | M | 可能性高い | mild to severe | fetal assessment |
| | S | 可能性低い | mild to severe | fetal assessment |
| | s | 可能性低い | mild to severe | fetal assessment |
| | N | 関与しない | mild | routine obstetric care |
| Duffy | Fy$^a$ | 重要 | mild to severe | fetal assessment |
| | Fy$^b$ | 可能性低い | not a cause of HDFN | – |
| Kidd | Jk$^a$ | 重要 | mild to severe | fetal assessment |
| | Jk$^b$ | 可能性低い | mild | routine obstetric care |
| Jr | Jr$^a$ | 可能性高い | mild | routine obstetric care |
| P | PP$_1$P$^k$ | 重要 | mild to severe | fetal assessment |
| | P$_1$ | 関与しない | – | – |
| Lewis | Le$^a$, Le$^b$ | 関与しない | not a cause of HDFN | |
| Lutheran | Lu$^a$, Lu$^b$ | 関与しない | mild | routine obstetric care |
| Xg | Xga | 関与しない | mild | routine obstetric care |
| JMH | JMH | 関与しない | – | – |
| Kanno | Kanno | 関与しない | – | – |
| HLA 抗体 | Bga, Bgb, Bg2 | 関与しない | – | – |

※関与の程度：重要＞可能性高い＞可能性低い＞関与しない

1）大戸 斉：新生児溶血性疾患と母児免疫．前田平生，他 編著：輸血学（改訂第 4 版）．pp597-613，中外医学社，2019
2）ACOG Practice Bulletin No. 192: Management of Alloimmunization During Pregnancy.Obstet Gynecol 131: e82-e90, 2018
〔日本産科婦人科学会/日本産婦人科医会：産婦人科診療ガイドライン—産科編 2023．p40，2023 より〕

流速度が増加する。

❷胎児中大脳動脈最高血流速度(MCA-PSV：middle cerebral artery-peak systolic velocity)測定は，胎児貧血の評価において胎児貧血を予測する，感度・特異度ともに高く侵襲がない有用な方法であり，1.5 MoM(multiple of median)以上の場合は中程度以上の貧血が予想される。しかし，貧血を確定する検査ではなく，最終的な診断確定には胎児採血が必要である。

❸貧血の進行により，心囊液ならびに胸・腹水貯留，皮下浮腫などが生じ，胎児水腫の状態となる。適切な治療を施さない場合は，胎児死亡となる可能性がある。胎児水腫は症候群であり，母児の血液型不適合による免疫性胎児水腫と，それ以外の原因による非免疫性胎児水腫に分類される。

## 確定診断の決め手

❶ABO不適合妊娠は，頻度は高いが胎児期に問題となることはきわめてまれであり，妊娠中に診断する意義に乏しい。新生児期に貧血や高ビリルビン血症を示し，新生児溶血性疾患が発症した場合，その原因としてABO不適合を考慮する。

❷妊娠中の不規則抗体スクリーニング検査が陽性の場合，赤血球表面抗原と抗原抗体反応を起こしうる抗体が母体内に存在することを意味し，胎児への影響を考慮する必要がある。不規則抗体の種類によって臨床上の重要度は異なるため，抗体の同定が必要である。定期的に抗体価の推移を確認するとともに，胎児貧血の有無を超音波ドプラ法を用いて評価する。

## 誤診しやすい疾患との鑑別ポイント

免疫性胎児水腫の原因疾患として最も頻度が高いのはRhD不適合妊娠だが，非免疫性胎児水腫の原因は多岐にわたる。免疫性胎児水腫が母体の血液検査によって否定された場合は，超音波断層法や胎児染色体分析法などで胎児の詳細な評価を行い，原因検索を行う。

## 治療法ワンポイント・メモ

胎児貧血が進行し，胎児採血で貧血が確認された場合，胎児治療として胎児輸血を行うことがある。妊娠週数から胎児の成熟が期待される場合は，出産させたうえで新生児治療を行う場合もある。

## さらに知っておくと役立つこと

❶わが国ではRhD血液型が陰性の妊婦全症例に対して，胎児がRhD血液型陽性と仮定して，母体の感作予防目的に血液製剤である抗Dヒト免疫グロブリンを投与している。しかし，一定の割合でRhD血液型が陰性の胎児を妊娠しているため，そうした「RhD血液型適合妊娠」の場合，母体には投与する必要はない。

❷欧米ではRhD血液型が陰性となる遺伝子型が単純なため，母体末梢血中の胎児遊離核酸(cell free fetal DNA)を用いた胎児RhD血液型判定を，PCR法により比較的容易に行うことができ，胎児のRhD血液型が陽性の場合のみ，抗Dヒト免疫グロブリンの投与を行うということが臨床応用されている。

❸わが国を含む東アジア諸国は，RhD血液型が陰性となる遺伝子型が複雑であり，欧米で用いられているPCR法では胎児RhD血液型判定が困難であった。近年の研究で，次世代シークエンサーを用いた大量塩基配列情報解析により，複雑な遺伝子型を有する東アジア諸国に適合した胎児RhD血液型判定が，臨床応用される可能性が示されている。

# 産科播種性血管内凝固症候群
Obstetrical Disseminated Intravascular Coagulation (DIC)

高橋 宏典　自治医科大学教授・産科婦人科学

(頻度) 産科DICの発生頻度は0.03〜0.35％である(Obstet Gynecol 120: 1029-1036, 2012, Obstet Gynaecol Can 34: 341-347, 2012, PLoS One 9: e93240, 2014)。

## 診断のポイント

❶大量出血。

❷非凝固性出血。

❸フィブリノゲン低値。

❹すべての産科播種性血管内凝固症候群(DIC)が大量出血するわけではなく，敗血症，妊娠高血圧腎症，HELLP症候群に合併することがある。

## 緊急対応の判断基準

❶呼吸，循環に変動がみられるときは高次医療機関への搬送を考慮する。搬送後，集中治療医との併診

**表1** 旧産科 DIC スコア(参照)

| 基礎疾患(該当するものを1つだけ選ぶ) | 点数 | 臨床症状(該当するものをすべて選ぶ) | 点数 | 検査項目(該当するものをすべて選ぶ) | 点数 |
|---|---|---|---|---|---|
| 早剝(児死亡) | 5 | 急性腎不全(無尿≦5 mL/時) | 4 | FDP 10 μg/dL≦ | 1 |
| 早剝(児生存) | 4 | 急性腎不全(乏尿 5<～≦20 mL/時) | 3 | 血小板 10 万/mm³≧ | 1 |
| 超音波所見および CTG における早剝診断 | 4 | 出血傾向:肉眼的血尿およびメレナ,紫斑など | 4 | フィブリノゲン 150 mg/dL≧ | 1 |
| 羊水塞栓(急性肺性心) | 4 | | | PT 15 秒≦ | 1 |
| 羊水塞栓(人工換気) | 4 | 急性呼吸不全(人工換気) | 4 | 出血時間 5 分≦ | 1 |
| 羊水塞栓(補助換気) | 4 | 急性呼吸不全(酸素療法のみ) | 1 | 赤沈≦4 mm/15 分 | 1 |
| 羊水塞栓(酸素療法) | 4 | 臓器症状(心臓,肝臓,脳,消化器) | 4 | その他の凝固・線溶系・キニン因子の異常 | 1 |
| DIC 型出血(低凝固) | 4 | | | | |
| DIC 型出血(出血量:2 L 以上) | 3 | ショック(頻脈:100≦) | 1 | | |
| DIC 型出血(出血量:1～2 L) | 1 | ショック(低血圧:<90 mmHg) | 1 | | |
| 子癇 | 4 | ショック(冷汗) | 1 | | |
| その他の基礎疾患 | 1 | ショック(蒼白) | 1 | | |

合計点数が 8 点以上で産科 DIC として治療を開始する。
〔真木正博,他:産科 DIC スコア.産婦治療 50(1):119,1985 より〕

**表2** 2024 年改訂版 産科 DIC 診断基準

| I.基礎疾患・病態 | 点数 | II.凝固系検査 | 点数 | III.線溶系検査 | 点数 |
|---|---|---|---|---|---|
| a. 常位胎盤早期剝離 | 4 | フィブリノゲン(mg/dL) | | a. FDP(μg/mL) | |
| b. 羊水塞栓症 | 4 | 300≦ | 0 | <30 | 0 |
| c. 非凝固性分娩後異常出血 | 4 | 200≦ <300 | 1 | 30≦ <60 | 1 |
| | | 150≦ <200 | 2 | 60≦ | 2 |
| | | <150 | 3 | b. D-dimer(μg/mL) | |
| | | | | <15 | 0 |
| | | | | 15≦ <25 | 1 |
| | | | | 25≦ | 2 |

どれか 1 つを選択　　　　　　　　　　　　　　　　　a と b のどちらかを選択

上記 3 項目における各々の点数の合計が 8 点以上で産科 DIC と診断する。
〔日本産婦人科・新生児血液学会:産科 DIC 診断基準(http://www.jsognh.jp/dic/)より〕

を検討し,原疾患の検索および治療を遅滞なく行う。
❷分娩後異常出血の場合,消費型凝固障害に起因する線溶亢進型 DIC を合併しているかどうかを判別することが重要である。凝血塊を形成するかどうかに注目しながら,血小板値とフィブリノゲン値の迅速な把握が必要である。
❸ヘモグロビン値,血小板値,フィブリノゲン値が低ければそれぞれ輸血の準備を迅速に行う。

## 症候の診かた

❶分娩後異常出血。特に出血に凝血塊を伴わないものは非凝固性分娩後異常出血とよび,膿盆などの容器に集めても凝血塊が形成されない。
❷多臓器不全(急性腎不全,急性呼吸不全)。
❸産科 DIC スコアを算出する。8 点以上で産科 DIC と判断する。30 年以上にわたって使用されて

きた産科 DIC スコア(表 1)が 2022 年に暫定版として改訂され,その後「2024 年版 産科 DIC 診断基準」(表 2)が発行されている。新しい DIC スコアは以前より簡便に算出できる。
❹産科 DIC として連想されるのが,常位胎盤早期剝離や羊水塞栓症などの消費型凝固障害に起因する線溶亢進型の産科 DIC である。一方,前置胎盤や子宮内反症などの大量出血に続発する希釈性凝固障害に起因する産科 DIC も存在する。しかし,この場合,出血がきわめて大量にならないと産科 DIC を合併しない。

## 検査所見とその読みかた

❶産科 DIC スコアに含まれている血液検査項目は調査する。以前の DIC スコアでは検査項目が多岐にわたっていたが,新しいスコアリングではフィブ

リノゲンが最重要視されている。実際に DIC スコア 8 点以上を予測する検査値としてはフィブリノゲンが感度（91.7％），特異度（90.9％）ともに最も高かったとしており，そのカットオフ値は 189 mg/dL であった（Int J Hematol 114: 18-34, 2021）。

**❷**新しい産科 DIC スコアでは，基礎疾患・病態に加え，凝固能低下状態または線溶亢進状態の確認が必要である。具体的には凝固系低下として血漿フィブリノゲン＜150 mg/dL，線溶亢進状態として「FDP ≧ 60 μg/mL または D-dimer ≧ 25 μg/mL」が指標とされている（表2）。

## 確定診断の決め手

**❶**産科 DIC の診断はスコアリングにより行う。原疾患の検索が重要であり，常位胎盤早期剥離と羊水塞栓症であることが多い。これら 2 つの疾患の臨床経過はまちまちであり，確定診断の決め手になるような所見はない。

**❷**妊婦のフィブリノゲン値は非妊時より増加しており，前置胎盤や子宮内反症などの希釈性凝固障害による場合，多量（3 L 以上）に出血しないとフィブリノゲン値は減少せず，簡単には DIC を発症しない。一方，常位胎盤早期剥離や羊水塞栓症では出血量に比して，フィブリノゲン値が明らかに減少する。

## 誤診しやすい疾患との鑑別ポイント

子宮型羊水塞栓症の際には弛緩出血との鑑別が難しい。巨大児，子宮筋腫合併，分娩所要時間異常などの弛緩出血のリスクファクターがないのに，断続的に出血が持続するときには，子宮型羊水塞栓症の可能性がある。この場合，遅滞なく血漿フィブリノゲンと血算を採取する。出血量に比して，フィブリノゲンが異常低値を示した場合は子宮型羊水塞栓症の可能性が高い。

## 合併症・続発症の診断

多臓器不全になると腎不全，呼吸不全が生じやすい。児死亡を伴う常位胎盤早期剥離では経腟分娩を目指し，分娩を誘発するが，この際，過強陣痛を伴いやすく，子宮破裂することがある。

## 予後判定の基準

産科 DIC スコアの点数が高いほど，予後が悪い。遅滞なく治療しないと母体死亡することもある。

## 治療法ワンポイント・メモ

一次診療施設で管理している場合，産科 DIC と診断した時点で，高次医療機関への搬送を考慮すべきである。

**❶**原疾患への外科的，内科的治療。

**❷**通常，大量出血を伴っているため，止血処置（帝王切開，動脈塞栓術，子宮全摘術）。

**❸**輸血療法。

**❹**全身（循環・呼吸）管理。

**❺**凝固障害への管理（抗 DIC 治療）。

## さらに知っておくと役立つこと

**❶**血漿フィブリノゲン値の迅速測定が可能，かつ産科危機的出血の管理に精通した医師が常駐するなど，産科的危機的出血に伴う後天性低フィブリノゲン血症に対して，日本産科婦人科学会などが定める使用施設の条件を満たした医療機関においてのみフィブリノゲン製剤が保険承認された。ただし，患者の生命が危機的状況にある場合を除き，血中フィブリノゲンが 150 mg/dL 以下と確認しなければ使用することはできない。なお，フィブリノゲン 3 g を投与すると血中フィブリノゲンは 100 mg/dL 上昇するといわれている。常位胎盤早期剥離や羊水塞栓症に伴う分娩後異常出血において，フィブリノゲン製剤なしに十分量のフィブリノゲンを補うためには，多量の新鮮凍結血漿が必要である。新鮮凍結血漿の容量負荷に留意すべきである。

**❷**産科 DIC を合併する比較的頻度の高いものとして HELLP 症候群がある。血小板低下，肝機能障害，溶血所見を示す。妊娠高血圧症候群に合併しやすいため，血圧上昇と血小板低下とに起因する脳出血や肝破裂によって母体死亡することもある。HELLP 症候群に伴う産科 DIC は以下の機序によって発生する。まず，血管内皮細胞障害が発生する。次に血管外へアルブミンやアンチトロンビンが漏出し，これを防ぐために血小板やフィブリノゲンが働くことによって，凝固系が活性化し，DIC が進行する。

# 先天奇形・先天異常
## Fetal Malformation

**和田 誠司** 国立成育医療研究センター・周産期・母性診療センター長（東京）

**頻度** 一般的に先天性疾患は新生児の約 5％程度に

みられるといわれている。その内訳は，染色体疾患が約 5〜10%，遺伝子変異を伴う疾患が約 15〜20%，環境要因による疾患が約 10%，多因子遺伝を含めた原因不明の疾患が 50% となっている（https://www.nanbyou.or.jp/entry/5500）。

[GL] 産婦人科診療ガイドライン—産科編 2023

### 診断のポイント

[1] 先天奇形・先天異常の原因は染色体疾患や遺伝子異常，ウイルス疾患や母体の薬物やアルコール摂取などがある。

[2] 先天奇形・先天異常の出生前診断をするための主な検査は超音波検査，母体血清マーカー検査，コンバインド検査，無侵襲的出生前遺伝学的検査（NIPT：non-invasive prenatal testing），絨毛染色体検査，羊水染色体検査がある。

[3] 母体血清マーカー検査，コンバインド検査，NIPT は染色体疾患のスクリーニング検査であり，絨毛染色体検査，羊水染色体検査は確定診断を目的とした検査である。

### 検査所見とその読みかた

[1] 超音波検査：胎児超音波検査は熟練した検者が妊娠中期に行うことが望ましい。ISUOG（International Society of Ultrasound in Obstetrics and Gynecology）のガイドラインでは妊娠 18〜24 週に実施すると記載がある（Ultrasound Obstet Gynecol 59: 840-856, 2022）。

❶頭部・中枢神経系疾患

- 頭部の観察は透明中隔と側脳室が描出される側脳室通過断面とそこからややプローブを足方に傾け小脳を描出させる小脳通過断面の 2 つの画像を利用し，頭蓋骨の変形，側脳室の拡大，小脳横径，後頭蓋窩を観察する。
- 側脳室後角の幅は妊娠 14〜38 週までほとんど変化せず平均が 7〜8 mm で，10 mm 以上を異常とする。側脳室が拡大する疾患は多岐にわたり，水頭症，脳梁欠損，孔脳症などがある。
- 後頭蓋窩は大槽（cisterna magna）ともよばれ 10 mm 以上を異常とし，後頭蓋窩の拡大は Dandy-Walker 奇形，Blake's pouch cyst などを疑う。また後頭蓋窩が閉鎖し，小脳が弯曲している所見は Banana sign とよばれ，頭蓋骨が陥没している所見を示す Lemon sign とともに二分脊椎に特徴的な所見である。

- 小脳横径は妊娠週数の値が「ミリメートル数」としてほぼ正常である。
- 脊椎を胎児矢状断で観察し，脊髄髄膜瘤などの有無を確認する。
- 超音波検査だけで形態の評価が困難なときは MRI を併用する。

❷頸部・顔面

- 顔面の形態異常で代表的なものは口唇裂・口唇口蓋裂である。頻度は 600 分の 1 とされている。口唇裂と口唇口蓋裂を鑑別することは出生前に難しいことも多い。
- 頸部の異常は頸部囊胞や甲状腺腫などの腫瘤性病変が代表的である。頸部囊胞は妊娠初期にみられる場合は，染色体異常の可能性が高く予後不良であることが多いが，妊娠後中期以降で発見されるものは，染色体異常やほかの合併奇形がない単独のものが多く，生命予後は比較的良好である。

❸胸部疾患

- 心四腔断面（four chamber view）の横断面で心臓の偏位，胸腔内を観察する。
- 胸腔内にみられる代表的な疾患は，先天性横隔膜ヘルニア，CPAM（congenital pulmonary airway malformations），胎児胸水などである。
- 心臓の位置が左右どちらかに偏位していれば先天性横隔膜ヘルニア，CPAM が疑われる。先天性横隔膜ヘルニアでは胃や腸が胸腔内に脱出している。先天性横隔膜ヘルニアは 40〜50% に合併奇形や染色体異常がみられるため，それらについての精査も必要である。
- 単独の先天性横隔膜ヘルニアの場合は重症度により予後が異なるため，肝挙上の有無や健側肺の大きさを肺と胸郭の面積の比（L/T 比）や肺/頭囲比（LHR）を在胎週数ごとの正常児と比較した observed expected LHR（o/e LHR）で評価する。また胃泡の位置で分類する Kitano の分類も報告されている。
- CPAM は胎児期に胎児水腫に進行しなければ比較的生命予後のよい疾患である。macrocystic 型と microcystic 型に分けられ，重症度の評価は CPAM 体重比（CVR）が最も利用されている。CVR は腫瘤の縦×横×高さ×0.52（cm$^3$）/頭囲（cm）で計算され，高値の場合は胎児水腫に進行する可能性が高い。
- 胎児胸水は原発性と続発性に分けられ，原発性胸水は一般的には乳び胸である。続発性には肺

分画症や先天性心疾患によるもの，また胎児水腫の一症状としてみられる場合もある。原発性胸水には胎児胸腔-羊水腔シャントの有用性が報告されている。

❹心疾患

- 先天性心疾患は頻度の高い疾患で，出生直後より介入が必要な症例も多く胎児診断が重要である。

- 腹部断面，four chamber view，five chamber view，three vessel view，three vessel trachea view の5つの断面を描出し異常を検出する。

- 腹部断面では胃泡の位置，下大静脈，下行大動脈の位置を確認する。それらの位置の異常があれば内臓逆位や内臓錯位であり，心疾患の存在の可能性が高くなる。

- four chamber view では脊椎に対しての大動脈，下大静脈の位置，心臓の左右の同定，偏位，胸郭断面比（CTAR：cardiac thoracic area ratio），心室心房の左右差，心室中隔，心房中隔の異常，不整脈の有無をみる。

- five chamber view，three vessel view で大動脈が左心室から肺動脈が右心室から起始していること，three vessel trachea view でそれぞれの血管の大きさや走行などの異常の有無を確認する。

- このスクリーニング法で総肺静脈還流異常症を除いたほとんどの先天性疾患が診断可能である。

❺腹部

- 腹部臓器の異常は，消化管閉鎖や消化管重複などの消化器系疾患，総胆管嚢腫，肝嚢胞などの肝胆道系疾患，多嚢胞性腎異形成，下部尿路閉塞，水腎症などの腎泌尿器系疾患，ほかにも卵巣嚢腫や副腎腫瘍などさまざまである。

- 出生後の精査の結果で治療方針の選択ができる疾患もある一方で，胎児期からの周産期管理が必要な疾患も存在する。胎児期からの周産期管理が必要な代表的ものは消化器系疾患であり，特に消化管閉塞は，臍帯潰瘍による胎児死亡の危険性や出生後早期の手術の必要性を有しているため，胎児診断されることが重要である。また，卵巣嚢腫や下部尿路閉塞などは胎児治療の実施が考慮される。

- 超音波検査だけでも嚢胞の位置，嚢胞が出現した妊娠週数，消化管であれば蠕動運動，羊水量異常の有無，他臓器の異常など総合的な所見から診断を絞り込むことができるが，確定診断が困難なことも多い。MRI はそれを補うことが

できる検査であり，超音波検査では鑑別できない詳細な嚢胞と他臓器との位置関係，嚢胞の信号強度や胎便の通過性などの所見が得られ，診断の補助になる。

❻腹壁疾患

- 代表的な疾患は，腹壁破裂，臍帯ヘルニア，ほかに総排泄腔外反，膀胱外反などがある。

- 臍帯ヘルニアは脱出臓器が膜に覆われており，染色体異常やほかの合併奇形を伴うことが多く，その合併症が予後を左右することが多い。

- 腹壁破裂は臍帯の右側から腹部臓器が体外に脱出し，それが膜に覆われていないことから診断ができる。染色体異常や他の合併奇形が少ないことから比較的予後が良好であるが，消化管虚血から短腸症候群をきたすことがあるため分娩時期周囲の妊娠管理は重要である。

❼腎泌尿器系疾患

- 腎臓の形態を観察し，腎盂の拡張や嚢胞性病変がないことを確認する。

- 腎盂の拡大は前後径で 5～10 mm 以上が異常所見とされている。

- 片側または両側腎盂拡大をきたす原因で多いものは，腎盂尿管移行部狭窄症や尿管膀胱逆流などである。下部尿路閉鎖では膀胱が拡大する。

- 腎盂拡大をきたす疾患は多くあるが，羊水量が正常で膀胱が描出できれば，腎機能は正常である可能性が高い。

**❷母体血清マーカー検査，コンバインド検査**

❶母体血清マーカー検査は血液中のホルモンや妊娠関連蛋白の濃度から胎児疾患の確率を算出する検査である。代表的な母体血清マーカー検査のクアトロテスト™は妊娠 15 週 0 日～妊娠 21 週 6 日に行う。Down 症（21 トリソミー），18 トリソミー，開放性神経管欠損症の3つの疾患が検査対象である。母体年齢，妊娠週数，体重，家族歴，1 型糖尿病の有無と4つの血清マーカー（AFP・非抱合型 E3・hCG・インヒビン A）から算出し，胎児が罹患している確率を算出する。規定のカットオフ値より低い確率であれば陰性，高い確率であれば陽性と報告される。

❷コンバインド検査は妊娠 11～13 週に行う Down 症，18 トリソミー，13 トリソミー（検査会社によっては対象外）を対象とした検査である。胎児の首の後ろのむくみ（NT：nuchal translucency）と hCG，PAPP-A（pregnancy associated plasma protein A）を計測し算出する。母体血清

21

マーカー検査と同様に規定のカットオフ値より低い確率であれば陰性，高い確率であれば陽性と報告される。

**3** NIPT：NIPT は母体血中に胎盤由来の胎児 DNA が存在することを利用した出生前診断法である。日本医学会に設置された「出生前検査認証制度等運営委員会」により，認証医療機関で検査が実施されている。現在の対象疾患は Down 症（21 トリソミー），18 トリソミー，13 トリソミーである。NIPT はスクリーニング検査の 1 つであり偽陽性，偽陰性があるため，診断を確定するには羊水染色体検査，絨毛染色体検査をする必要がある。

**4** 染色体検査：染色体診断の確定は羊水穿刺または絨毛採取による胎児細胞での解析が必要である。侵襲的な検査であるため若干の流産のリスクがある。染色体分析法は G 分染法，マイクロアレイ法，FISH 法などがある。絨毛染色体検査では胎盤性モザイク（CPM：confined placental mosaicism）がおよそ 1％にみられる。

## 確定診断の決め手

**1** 超音波検査による形態異常は，最終的な診断は生後診断となる。

**2** 母体血清マーカー検査，コンバインド検査，NIPT はあくまでもスクリーニング検査であるので，確定診断は羊水検査，絨毛採取による染色体分析が必要である。

## 誤診しやすい疾患との鑑別ポイント

超音波検査による胎児形態異常においては各疾患により誤診しやすい疾患は異なる。詳細は正書に譲る。

## 確定診断がつかないとき試みること

**1** 形態異常の場合，超音波所見だけでは診断が困難な場合は胎児 MRI を実施する場合もある。

**2** 染色体異常が疑われる場合は確定診断が必要だが，それ以前に丁寧な遺伝カウンセリングが重要である。

## 専門医へのコンサルト

**1** 超音波検査で形態異常が疑われる場合は，専門施設での精査が推奨される。

**2** 染色体疾患でのカウンセリングが困難な場合は臨床遺伝専門医の在籍する施設への紹介が推奨される。

# 妊娠高血圧症候群
Hypertensive Disorders of Pregnancy (HDP)

山口 宗影　熊本大学大学院生命科学研究部講師・産科婦人科学

**頻度** よくみる

**GL** ・妊娠高血圧症候群の診療指針 2021
・産婦人科診療ガイドライン―産科編 2023

## 診断のポイント

**1** 妊婦が高血圧（140/90 mmHg 以上）と診断されれば，妊娠週数にかかわらず妊娠高血圧症候群（HDP）と診断する。HDP は，妊娠高血圧（GH：gestational hypertension），妊娠高血圧腎症（PE：preeclampsia），高血圧合併妊娠（CH：chronic hypertension），加重型妊娠高血圧腎症（SPE：superimposed preeclampsia）の 4 つの病型に分類される。

**2** 高血圧が妊娠前あるいは妊娠 20 週までに認められれば CH，妊娠 20 週以降に初めて認められれば GH と診断する。GH では，分娩後 12 週までに高血圧は正常に復する。

**3** GH と CH はそれぞれ，蛋白尿，母体の臓器障害（基礎疾患のない肝機能障害，進行性の腎機能障害，脳卒中，神経障害，血液凝固障害）や胎盤機能不全（胎児発育不全，臍帯動脈血流波形異常，死産）を伴うと，PE，SPE と診断する。

**4** 妊娠 34 週未満に発症すれば早発型，妊娠 34 週以降に発症すれば遅発型と分類する。

**5** HDP は，子癇，常位胎盤早期剝離（早剝），HELLP 症候群をはじめとした重篤な疾患を合併するため，これらの合併症の診断も重要である。

## 緊急対応の判断基準

**1** PE は子癇や胎児機能不全などの重篤な合併症をきたしやすい状態である。外来診療において PE と診断したら，母体ならびに胎児の詳細な経過観察のため，原則として入院管理が推奨される（産婦の実際 71：473-476，2022）。

**2** 血圧が 160/110 mmHg 以上を反復する場合は，高血圧緊急症とみなして取り扱う。降圧治療と硫酸マグネシウムの投与を行うことが推奨される（産婦の実際 71：473-476，2022）。

## 症候の診かた

HDP 妊産褥婦が呈する注意すべき症状，徴候を以下に示す。

| 表1 | 妊娠高血圧症候群(HDP)において定義される臓器障害ならびに胎盤機能不全 |
|---|---|
| 基礎疾患のない肝機能障害 | AST あるいは ALT が 40 IU/L 以上 |
| | 治療に反応せずほかの診断がつかない重度の持続する右季肋部痛あるいは心窩部痛 |
| 進行性の腎機能障害 | 血清クレアチニン＞1.0 mg/dL，かつほかの腎疾患が否定されるもの |
| 脳卒中，神経障害 | 間代性けいれん，子癇，視野障害，一次性頭痛を除く頭痛など |
| 血液凝固障害 | HDP に伴う血小板減少(＜15 万/μL)，播種性血管内凝固症候群(DIC)，溶血 |
| 胎盤機能不全 | 胎児推定体重が−1.5 SD 以下の胎児発育不全で，染色体疾患や奇形症候群のないもの |
| | 臍帯動脈血流波形異常(臍帯動脈血管抵抗の異常高値，血流途絶あるいは逆流) |
| | 死産(染色体疾患や奇形症候群のないもの) |

〔日本妊娠高血圧学会(編)：妊娠高血圧症候群の診療指針 2021 Best Practice Guide. メディカルビュー社，2021 より〕

❶頭痛や視覚障害を認めた場合，子癇の前兆や脳卒中の可能性があり，精査を行う。

❷けいれんに対しては，まず子癇として対応し，その後他の疾患を鑑別する。子癇は，突然の意識消失と手足を強直させる強直性けいれんで始まり，次いで手足の屈伸を繰り返すような間代性けいれんに移行する。一般には，けいれんは 1〜2 分で止まり，その後昏睡状態となるが，10〜15 分で意識が回復する(ペリネイタルケア 42：993-999，2023)。

❸下腹部痛，性器出血を認めた場合は，早剥の可能性を考慮して対応する。

❹右季肋部痛，心窩部痛を認めた場合，PE や HELLP 症候群などの可能性を考慮して精査を行う。また，妊娠に関連した肝疾患ならびに妊娠に関連しない肝疾患や消化器疾患の鑑別を行う。

❺呼吸苦，倦怠感，胸痛を認めた場合，胸水，肺水腫，肺塞栓，周産期心筋症，心不全などを疑い，原因疾患の鑑別を行う。

❻尿量減少を認めた場合，HDP に関連して発症する急性腎障害の鑑別を行う。

## 検査所見とその読みかた

❶妊婦の高血圧は，自動血圧計を用いた診察室血圧が収縮期血圧 140 mmHg 以上，あるいは拡張期血圧 90 mmHg 以上で診断する。

❷妊婦の血圧値は，血圧測定時の環境により大きく異なる。診察室血圧により高血圧を認めた妊婦は，同時に家庭血圧を評価する必要がある。

❸随時尿を用いた試験紙法により，尿蛋白 1＋ 以上が 2 回以上連続して認められた場合や，2＋ 以上が 1 回でも認められた場合は尿蛋白陽性と判断し，精査を行う。随時尿の蛋白/クレアチニン比が 0.3 以上，あるいは 24 時間尿蛋白量が 300 mg 以上であれば，蛋白尿と診断する。

❹HDP において定義される母体の臓器障害ならびに胎盤機能不全は，表1 を参照されたい。

## 確定診断の決め手

❶妊婦健診で行われる血圧測定により，まず GH や CH の診断を行う。

❷PE や SPE は，妊婦健診で行われる試験紙法による尿蛋白の評価に加えて，臨床症状や血液検査，超音波断層法を用いた胎児評価(表1)を併用して確定診断を行う。

## 誤診しやすい疾患との鑑別ポイント

❶けいれんを起こした場合，呼吸状態および血圧の安定化後に，けいれんを起こす他の疾患〔脳卒中(⇨147 頁)，てんかん(⇨606 頁)など〕の可能性を検討する。脳出血を疑う場合は，母体状態の安定化後に頭部 CT 検査を行う。

❷早剥は，切迫早産(⇨1720 頁)との鑑別が困難なことがある。早剥では，子宮が過緊張となり板状硬として触れ，ポートワイン色のサラっとした出血が認められる。超音波断層法による早剥の診断の感度は 24％と低いため，超音波断層法による確定診断が困難な場合は，分娩監視装置による評価が有用である(産と婦 91：133-137，2024)。

❸HELLP 症候群でみられる全身倦怠感，右季肋部痛，心窩部痛は，他の疾患でも認められるため，そ

**表2** テネシー分類による HELLP 症候群の診断

| 溶血 | 血清間接ビリルビン値＞1.2 mg/dL<br>血清 LD＞600 IU/L<br>病的赤血球の出現 |
|---|---|
| 肝機能障害 | 血清 AST（GOT）＞70 IU/L<br>血清 LD＞600 IU/L |
| 血小板減少 | 血小板数＜10 万/μL |

〔Sibai BM: Diagnosis, controversies, and management of the syndrome of hemolysis, elevated liver enzymes, and low platelet count. Obstet Gynecol 103（5 Pt 1）: 981-991 より〕

れらとの鑑別を要する。急性妊娠脂肪肝，妊娠性肝内胆汁うっ滞，肝梗塞，肝被膜下血腫などの妊娠に関連した肝疾患，薬剤性肝炎，胆嚢炎（⇨738頁），ウイルス性肝炎（⇨692頁），自己免疫性肝炎（⇨703頁）などの妊娠と関連しない肝疾患との鑑別を行う。そのほかに，虫垂炎（⇨669頁），急性胃潰瘍（⇨649頁），急性胃炎（⇨646頁），急性膵炎（⇨743頁）などの消化器疾患との鑑別も必要である。

## 確定診断がつかないとき試みること

**❶** 妊婦が診察室血圧により高血圧を認めた場合，同時に家庭血圧を評価する必要がある。

**❷** 妊婦の家庭血圧の基準値は定義されておらず，非妊婦の家庭血圧における高血圧の定義である 135/85 mmHg 以上を参照する。

**❸** 家庭血圧が正常であれば，白衣高血圧と診断する。

## 合併症・続発症の診断

**❶** HELLP 症候群は，HDP の合併症のなかでも頻度が高く 10〜20％に合併する。診断は血液検査を行い，3 主徴である溶血，肝機能障害，血小板減少をすべて満たす必要がある（表2）。

**❷** HELLP 症候群のように，血管内皮障害と血小板活性化により発症し，溶血性貧血，血小板減少，臓器障害を特徴とする病態は，妊娠関連の血栓性微小血管症（TMA：thrombotic microangiopathy）と定義される。

**❸** 妊娠関連 TMA は，ほかに急性妊娠脂肪肝，非典型溶血性尿毒症症候群，血栓性血小板減少性紫斑病が知られ，これらの発症頻度は低いものの，HELLP 症候群と類似した症状や検査所見を呈し致死的となることがあるため，常にこれらを HELLP 症候群と鑑別する必要がある（表3）。

## 予後判定の基準

**❶** 分娩後 12 週までに，血圧の正常化と蛋白尿の消失，血液検査の正常化などを確認する。高血圧が持続している場合や蛋白尿が残存している場合は，内科医あるいはそれぞれの専門医に相談する。血液検査に異常を認める場合は，他の疾患の可能性について検討する。

**❷** GH や PE を発症した女性は，次回妊娠時の再発率が高くなる。特に PE を発症した女性に対しては，次回妊娠時に再発予防目的に低用量アスピリンの投与を考慮する。

**❸** CH や SPE の妊婦は，分娩後から継続して血圧管理を行う。次回は計画的に妊娠することを勧める。

**❹** HDP を発症した女性は，その後の生活習慣病（糖尿病，高血圧，脂質異常症，慢性腎臓病），これらに続く脳心血管疾患の発症リスクが高い。そのため，少なくとも 1 年に 1 回程度の定期的な健診を勧める。

## 経過観察のための検査・処置

**❶** PE 妊婦は入院管理が推奨されるため，HDP 妊婦を経過観察する際に PE 発症の予測は重要である。妊娠 18〜36 週未満に PE 発症を疑った場合は，血液検査による sFlt-1/PlGF 比の計測が有用である。sFlt-1/PlGF 比が 38 を超えると，4 週間以内の PE 発症の陽性的中率は 37％で，1 週間以内に PE を発症しない陰性的中率は 99％である（N Engl J Med 374: 13-22, 2016）。表4 に基づき検査が可能であり，初回検査から 1〜4 週間後に 1 回のみ再測定が可能である。

## 治療法ワンポイント・メモ

**❶** CH の非重症域血圧に対して，140/90 mmHg 未満の厳格な血圧管理は，SPE の発症予防に有用である可能性がある（N Engl J Med 386: 1781-1792, 2022）。

**❷** 降圧薬は，副作用が少なく降圧効果の高いカルシウム拮抗薬（ニフェジピン，アムロジピン）を基本とし，メチルドパ，ラベタロールなどの作用機序が異なる薬剤を 3 剤まで併用することもある。妊娠前にアンジオテンシン変換酵素（ACE）阻害薬，アンジオテンシンⅡ受容体拮抗薬（ARB），レニン阻害薬を内服していた場合は，胎児毒性のため妊娠が判明したら中止・変更する。

**❸** 妊産褥婦のけいれんの原因が子癇であれば，最初

**表3** 妊娠関連 TMA の鑑別診断

| | HELLP | AFLP | aHUS | TTP |
|---|---|---|---|---|
| 分娩における頻度 | 1/1,000 | 1/13,000 | 1/25,000 | 1/200,000 |
| 発症時期 | 妊娠第 3 三半期 | 妊娠第 3 三半期 | 分娩後 | 妊娠第 2〜3 三半期 |
| 主な臨床症状 | 頭痛，視覚障害，悪心，右上腹部痛，心窩部痛 | 頭痛，全身倦怠感，悪心・嘔吐，心窩部から右季肋部痛 | 急性腎不全 | 精神神経症状 |
| 診断 | 溶血，肝障害，血小板減少 | 低血糖，PT 延長，AT 活性低下，脂肪肝（画像検査） | 除外診断 | ADAMTS13 活性＜10％ |
| 治療 | ステロイド投与，分娩 | 支持療法，分娩 | 血漿交換/エクリズマブ | 血漿交換 |
| 分娩後の回復 | 48〜72 時間以内 | 24〜48 時間以内 | 回復しない | 回復しない |

HELLP：hemolysis, elevated liver enzyme, low platelet，AFLP：acute fatty liver of pregnancy（急性妊娠脂肪肝），aHUS：atypical hemolytic uremic syndrome（非典型溶血性尿毒症症候群），TTP：thrombotic thrombocytopenic purpura（血栓性血小板減少性紫斑病），PT：prothrombin time（プロトロンビン時間），AT：antithrombin（アンチトロンビン）
〔山口宗影，他：新しいエビデンスに基づいた HDP の診断. 医のあゆみ 287（6）：429-434，2023 より〕

**表4** sFlt-1/PIGF 比が計測できる妊婦

- 収縮期血圧が 130 mmHg 以上または拡張期血圧 80 mmHg 以上
- 蛋白尿
- 妊娠高血圧腎症を疑う臨床症状または検査所見
- 胎児発育不全
- 胎児発育不全を疑う検査所見

上記のリスク因子のうちいずれか 1 つを有し，妊娠 18〜36 週未満の妊娠高血圧腎症が疑われる妊婦に，計測が可能である。原則として一連の妊娠につき 1 回に限り算定できる。なお，リスク因子を 2 つ以上有する場合は，原則として算定できない。

のけいれんは通常は自然に停止するため，再発予防を行う。硫酸マグネシウムに，子癇の再発予防に対して，フェニトインやジアゼパムより有用であることが報告されている（ペリネイタルケア 42：993-999，2023）。

④ HELLP 症候群の重症化，母体合併症を予防し，すみやかな回復をはかるために，ミシシッピプロトコルに準じたステロイド（デキサメタゾン）の投与を行うことがある。

## さらに知っておくと役立つこと

わが国の高血圧合併妊婦の後方視的研究によれば，特に妊娠 14 週までの収縮期血圧が 130 mmHg 未満の妊婦では，SPE の発症が低下した（Hypertens Res 45: 135-145，2022）。その後の多施設前向き観察研究の中間解析では，妊娠 12 週前後の収縮期血圧が 140 mmHg 未満で SPE の発症が低下し，妊娠 9 週前後の血圧は SPE の発症に関連しなかった（日周

産期・新生児会誌 59：202，2023）。高血圧合併妊娠の管理において，少なくとも妊娠 14 週までに厳格な血圧管理を行えば，その後の SPE の発症を予防できる可能性がある。

## 専門医へのコンサルト

① 妊娠 20 週までに初めて高血圧を指摘される妊婦は，医療機関で高血圧の原因を精査されておらず，本態性高血圧と二次性高血圧の鑑別が必要となり，循環器や内分泌の専門医へコンサルトを行う。
② 高血圧以外の生活習慣病を合併していることも多く，糖代謝異常，慢性腎臓病，脳心血管病などの合併がある場合は，各診療科に相談する必要がある。

# 異所性妊娠（子宮外妊娠）
## Ectopic Pregnancy

**板倉 敦夫** 順天堂大学教授・産婦人科学

## 診断のポイント

① 妊娠判定検査（尿中/血中 hCG）陽性で，子宮腔内に胎嚢が確認できない。
② 子宮腔外〔卵管（膨大部，峡部，間質部），卵巣，子宮頸管，帝王切開瘢痕部，腹膜〕に胎嚢を認める。
③ 急性腹症/出血性ショックを示す（外出血は少ないことも多い）。
④ 多量の腹腔内貯留液を認める。
⑤ 流産手術摘出物に絨毛を認めない。

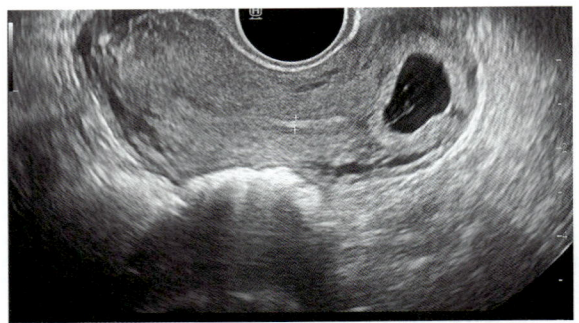

**図1 間質部妊娠の経腟超音波像**

内膜と胎嚢の間に interstitial line sign を認める。

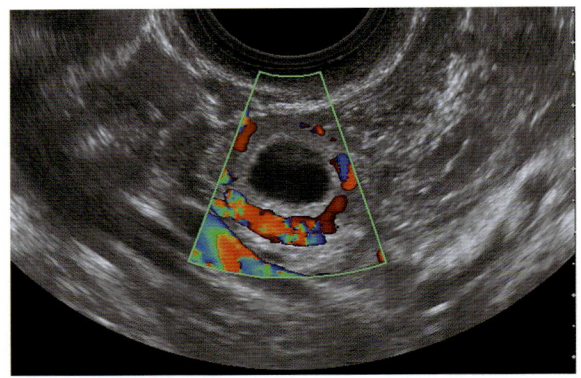

**図2 付属器領域の超音波カラードプラ像**

胎嚢周囲に「炎の輪(ring of fire)」所見を認める。

## 緊急対応の判断基準

急性腹症/出血性ショック，多量の腹腔内貯留液を認めた場合は，緊急手術を要する。

## 症候の診かた

❶最終月経，基礎体温表，生殖補助医療の経過などから妊娠週数を推定する。

❷推定した妊娠週数が5週以降でも子宮腔内に胎嚢が確認できない場合には，本疾患を疑う。

❸妊娠判定陽性で子宮腔内に胎嚢を認めない場合は，1)ごく初期の正常妊娠，2)胎嚢形成前の発育停止，3)流産，4)異所性妊娠，5)胞状奇胎を鑑別する。

❹子宮腔内に胎嚢を認めない場合は，経腟超音波検査で両側付属器領域を中心に，くまなく検索する。

## 検査所見とその読みかた

❶血清 hCG 定量検査で≧2,000 mIU/mL を示すが，

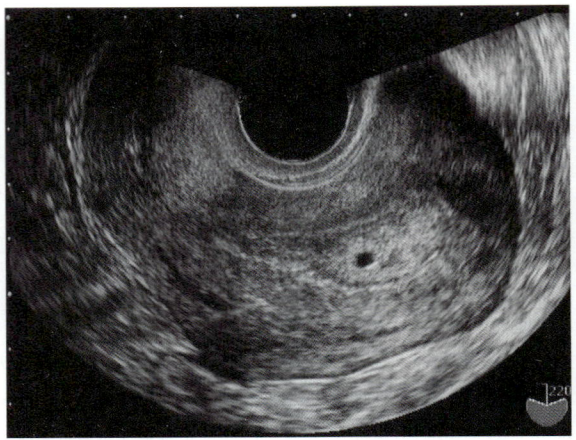

**図3 偽胎嚢**

子宮内に胎嚢に類似した像を認めるが，胎嚢に伴う周囲に高輝度領域は認めない。

子宮腔内に胎嚢が確認できない場合は，異所性妊娠を強く疑う。しかし<2,000 mIU/mL でも異所性妊娠は否定できない。

❷診断が不確定で容態が安定している場合は，数日ごとに血中 hCG を測定する。

❸通常の胎嚢位置より外れており，胎嚢が内膜と連続性がない場合には，卵管間質部妊娠を疑う(図1)。

❹帝王切開瘢痕部に胎嚢があり，瘢痕側に絨毛を認める場合は瘢痕部妊娠を疑う。

❺子宮頸管内に胎嚢を認めた場合には，頸管妊娠を疑う。

❻着床部位は血流が豊富なので，生存・生着している場合はカラードプラで「炎の輪(ring of fire)」所見を認めることがある(図2)。

## 確定診断の決め手

画像診断で子宮腔外(卵管，子宮頸管，帝王切開瘢痕部，腹膜)に明らかな胎嚢を認めた場合。

## 誤診しやすい疾患との鑑別ポイント

❶偽胎嚢：異所性妊娠でも，まれに子宮腔内に嚢胞様の液体貯留を認め，異所性妊娠を否定してしまうことがある(図3)。嚢胞様エコー周囲の高輝度領域に乏しいこと，内膜が三層構造である点が特徴であるが，鑑別が難しいこともある。

❷進行流産：胎嚢が排出途中で頸管妊娠と同様の所見を認めることがある。「炎の輪」はみられない。

❸卵巣出血：胎嚢が確認できない時期の卵巣出血では，異所性妊娠も疑う。卵巣内嚢胞の超音波所見に

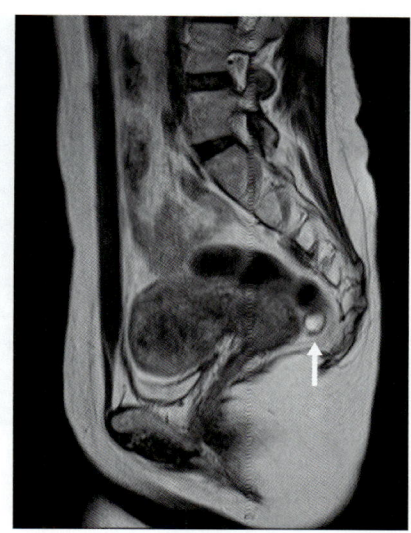

**図4** MRI T2 強調画像
子宮背側に周囲に高信号を伴う嚢胞を認める（⟹）。

注意する。容態が安定している場合には経時的変化
で判断する。

## 確定診断がつかないとき試みること

❶血中 hCG 値を経時的に測定し，上昇を認めたら
再度画像検査を実施する。
❷ごく初期の正常妊娠が否定された場合には，流産
手術（子宮内容除去術）を実施し，迅速病理検査で絨
毛を確認する，あるいは術後の血中 hCG 値の変化
を確認する。それでも診断できない場合は異所性妊
娠を強く疑い，下記を実施する。
　❶MRI 検査を実施する（図4）。
　❷審査腹腔鏡あるいは試験開腹術を実施する。

## さらに知っておくと役立つこと

　生殖補助医療で複数の胚を移植した場合に正所異
所同時妊娠もありうるので，胎嚢が子宮腔内に見え
ても，腹痛や腹水など異所性妊娠の症候をみたら移
植胚数を確認するなど，この疾患を念頭におく。

# 多胎妊娠
## Multiple Pregnancy

**村越 毅** 総合病院聖隷浜松病院・総合周産期
母子医療センター長（静岡）

**頻度** **ときどきみる**
　❶日本人は世界でも多胎妊娠の頻度が少ない
　ことが知られている。
　❷自然の双胎妊娠の頻度は，世界では 80 分
　の 1 であるがわが国では 150 分の 1 である。
　三胎（品胎）妊娠は世界で 6,000～7,000 分の 1
　に対して，わが国では 20,000～25,000 分の 1
　程度である。
**GL** 産婦人科診療ガイドライン—産科編 2023

## 診断のポイント

❶子宮内に胎児が複数存在する。
❷妊娠初期（12 週頃まで）に膜性診断を行う（膜性診
断ごとに予後が異なる）。
❸1 絨毛膜双胎に特徴的な疾患〔双胎間輸血症候群
（TTTS：twin-twin transfusion syndrome）など〕を理
解し診断する。
❹卵性診断と膜性診断は異なることを理解する。2
卵性双胎は 2 絨毛膜双胎であり，1 絨毛膜双胎は 1
卵性双胎である。また，1 卵性双胎は 1 絨毛膜およ
び 2 絨毛膜双胎のいずれも存在する。

## 緊急対応の判断基準

❶双胎妊娠そのものは緊急対応の対象ではないが，
1 絨毛膜双胎における TTTS は緊急対応の対象とな
る。
❷TTTS は無治療では高率に胎児死亡や胎児の脳障
害を引き起こすため，早期の診断と適切な治療介入
が必要となる。
❸妊娠 16 週～26 週未満では，胎児鏡下胎盤吻合血
管レーザー凝固術（FLP：fetoscopic laser photocoa-
gulation）の対象となる。26 週以降であれば適切な
タイミングでの娩出と新生児治療が必要である。

## 症候の診かた

❶妊娠初期の超音波検査で，多胎妊娠の診断は可能
である。
❷多胎妊娠に特徴的な症状から診断されることは少
ないが，単胎妊娠と比較すると妊娠週数の割には子
宮が大きい。また，つわりおよび妊娠悪阻の症状が
強いなどの症状を認めることがある。

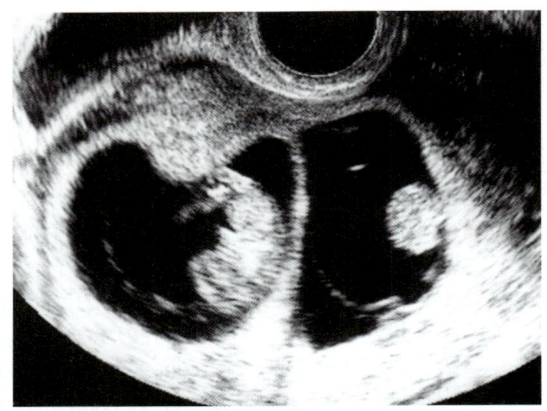

**図1** 2 絨毛膜 2 羊膜双胎

絨毛膜と羊膜からなる隔膜が確認できる。

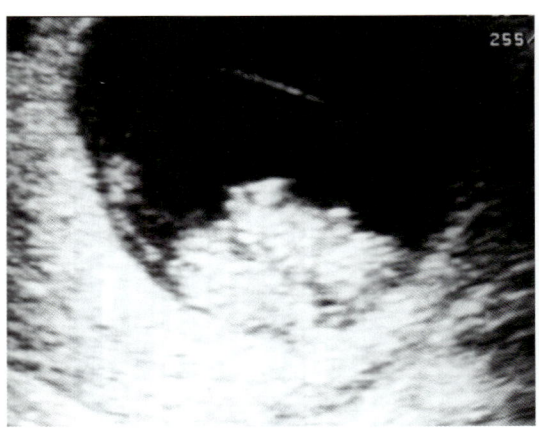

**図3** 1 絨毛膜 1 羊膜双胎

胎児間に隔膜は存在しない。

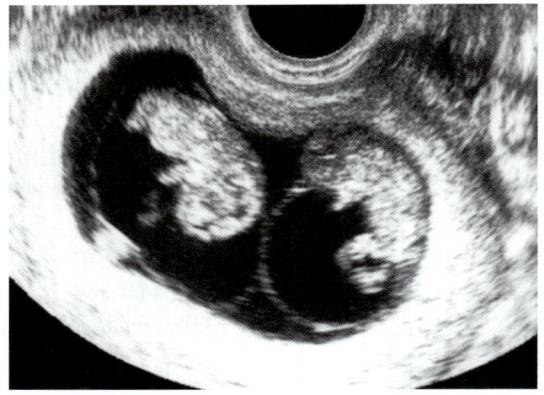

**図2** 1 絨毛膜 2 羊膜双胎

胎児間の隔膜は羊膜のみで構成される。

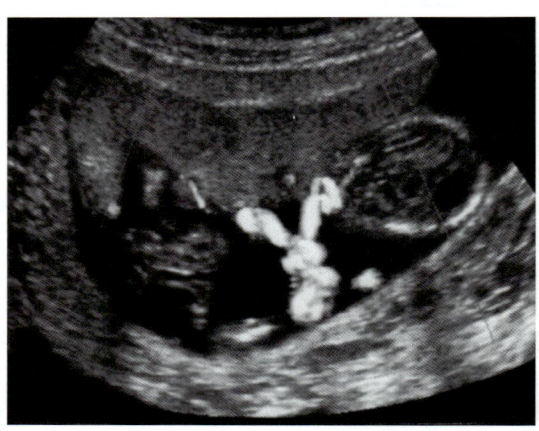

**図4** 1 絨毛膜 1 羊膜双胎の臍帯相互巻絡

臍帯相互巻絡を認めれば 1 絨毛膜 1 羊膜双胎と診断できる。

**3** TTTS では一児の羊水過多と他児の羊水過少を認めるため，発症時には急激な子宮の増大（子宮底や腹囲の増大），母体体重増加，母体ののどの渇きなどを認めることがある。

### 検査所見とその読みかた

**1** 超音波診断

**❶** 子宮内の胎児（胎芽）の数を確認することで多胎妊娠の診断が可能である。胎児が 2 人→双胎妊娠，胎児が 3 人→三胎妊娠，胎児が 4 人→四胎妊娠。

**❷** 膜性診断は妊娠初期に胎囊（絨毛膜）の数と羊膜の数，胎児（胎芽）の数を数えることで診断する。

**❸** 胎囊の数と絨毛膜の数は原則一致するため，双胎妊娠では胎囊が 2 つ確認できれば 2 絨毛膜双胎である。2 絨毛膜双胎の場合は両児の間に絨毛膜と羊膜からなる隔膜が存在する（2 絨毛膜 2 羊膜双胎：**図1**）。

**❹** 胎囊が 1 つでは 1 絨毛膜であり，1 つの胎囊に胎児が 2 つであれば 1 絨毛膜双胎と診断できる。

**❺** 1 絨毛膜双胎の場合は，羊膜による膜性診断を 14 週頃までに行う。胎児と胎児の間に羊膜の隔膜が存在すれば 1 絨毛膜 2 羊膜双胎であり（**図2**），隔膜が存在せずに羊膜が両方の胎児を囲んでいる場合は 1 絨毛膜 1 羊膜双胎である（**図3**）。臍帯相互巻絡を認めれば 1 絨毛膜 1 羊膜双胎と診断してよい（**図4**）。

## 確定診断の決め手

**1 TTTS**

**❶** 1絨毛膜双胎において羊水過多〔最大羊水深度（MVP：maximum vertical pocket）≧ 8 cm〕と羊水過少（MVP ≦ 2 cm）を同時に満たす（TTTS の診断基準）。

**❷** 羊水過多児（受血児）の膀胱は多尿のため常に大きく描出され，羊水過少児（供血児）の膀胱は乏尿のため小さいか見えない。

**❸** TTTS と診断したら重症度分類（Quintero stage）を行う。血流異常や胎児水腫が存在せず供血児の膀胱が認められれば Stage 1，膀胱が見えなければ Stage 2 である。臍帯動脈の拡張期途絶逆流，臍帯静脈の心房収縮に一致した波動，静脈管の逆流，のいずれかをどちらかの児に認めれば Stage 3，いずれかの児に胎児水腫を認めれば Stage 4，胎児死亡を認めれば Stage 5 である。

## 誤診しやすい疾患との鑑別ポイント

**1 TTTS とほかの類似疾患の鑑別**

**❶** 1絨毛膜1羊膜双胎の TTTS では隔膜が存在しないため，羊水過少（乏尿）の診断が困難である。羊水過多を認める状況で一児の膀胱が大きく，他児の膀胱が小さければ TTTS と診断できる。

**❷** 1絨毛膜双胎において羊水過多過少を認めず，一児の発育不全（－1.5 SD 以下，もしくは両児の体重差が 25％以上）を認めれば双胎一児発育不全（sFGR：selective fetal growth restriction）と診断する。sFGR で発育不全児の臍帯動脈血流異常を認める場合は予後不良である。

**❸** 1絨毛膜双胎において羊水過多過少を認めず，両児のヘモグロビン差のみを認めるものは双胎貧血多血症（TAPS：twin anemia polycythemia sequence）である。出生前での診断は中大脳動脈最高血流速度の差が 0.5 MoM 以上であり，慢性的な血流移動による疾患のため，出生後では両児のヘモグロビン濃度差が 8 g/dL 以上かつ網状赤血球比が 1.7 以上である。

## 合併症の診断

**1** 多胎妊娠の最多の合併症は早産である。双胎妊娠における早産率は約 50％であり，三胎妊娠以上ではほぼ 100％早産である。

**2** 妊娠高血圧症候群や妊娠糖尿病などの妊娠関連母体合併症も単胎妊娠に比較して増加する。

## 専門医へのコンサルト

**1** 膜性診断にかかわらず多胎妊娠では母児の合併症が増加する。特に早産児で出生する頻度が増加するため，NICU のある周産期センターでの管理もしくは緊密な連携の元に管理することが必須である。

**2** 三胎以上の多胎妊娠では早産が必発であるため，周産期センターでの管理が望ましい。

**3** TTTS や一部の sFGR においては，胎児治療により予後が改善するため，胎児治療可能な施設との連携が大切である。

# 垂直感染
## Vertical Transmission (Mother-to-Child)

**山田 秀人**　手稲渓仁会病院・不育症センター長（北海道）

**頻度** 垂直感染（母子感染）を起こす TORCH は，*Toxoplasma*，others（梅毒，パルボウイルス B19 など），rubella（風疹），cytomegalovirus（CMV），herpes simplex virus（単純ヘルペスウイルス）の頭文字である。わが国の TORCH 症候群の出生児数は年間，後遺症をきたす先天性 CMV 感染が 1,000 人，先天性トキソプラズマ感染 100〜200 人，先天性ヘルペス感染/新生児ヘルペス 100 人，先天梅毒 20〜50 人，先天性パルボウイルス B19 感染 10 人（流行年は 100 人），先天性風疹感染は 0〜5 人と推定される。

# I　トキソプラズマ

## 診断のポイント

**1** *Toxoplasma gondii* は，感染動物の筋肉に含まれるシストや，ネコ科動物の糞便中のオーシストに汚染された土，食物や水を介して経口感染する。

**2** 妊娠中の初感染で胎盤を経由して胎児に感染し，先天性トキソプラズマ症を起こす。

**3** 水頭症，脳内石灰化，小頭症，網脈絡膜炎，小眼球症，精神神経・運動障害，肝脾腫などを起こす。

**4** 出生時には症状がなく，遅発性にけいれん，網脈絡膜炎，発達・運動障害を起こすこともある。

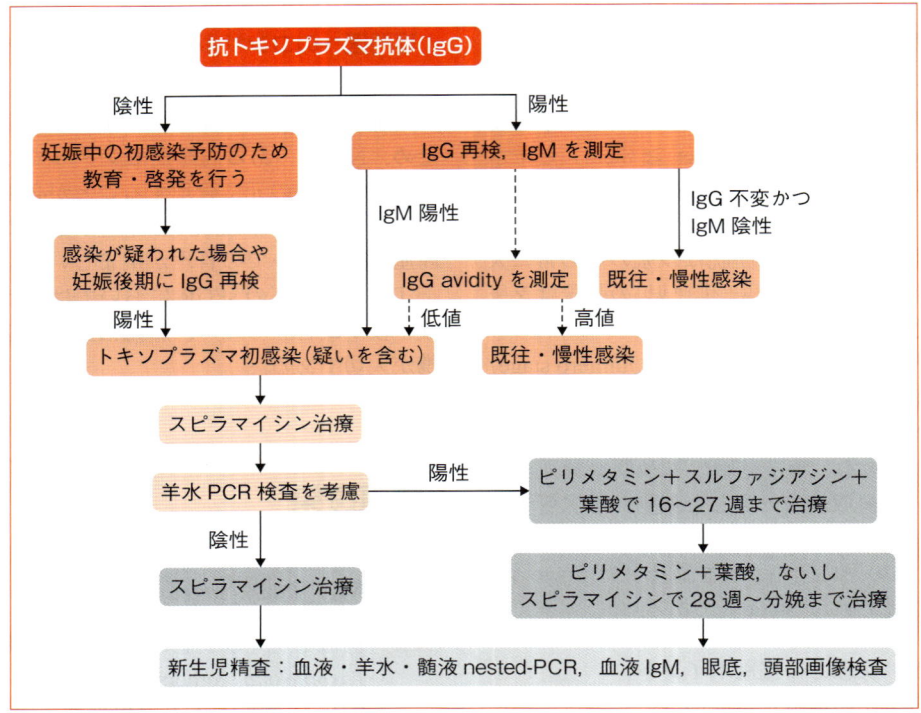

**図1** トキソプラズマ妊婦スクリーニング方法

## 症候の診かた

❶胎児感染のリスクは母体が感染した時期によって異なり，妊娠 14 週までの初感染で胎児感染率は 10%以下と低いが症状は重度である。15～30 週の初感染で胎児感染率は 20%，31 週以降では 60～70%と高いが不顕性や軽症が多くなる。

❷生後数年して眼病変が確認され，先天性トキソプラズマ症と診断されることもある。

❸先天性トキソプラズマ症の 1～2%が死亡や知的障害となり，4～27%が網脈絡膜炎による片側視力障害を残す。

## 検査所見とその読みかた

❶日本人妊婦の抗体保有率は，約 4%である。トキソプラズマ妊婦スクリーニング方法を図1 に示す。

❷妊娠初期にトキソプラズマ IgG を測定し，IgG 陰性者に妊娠中の初感染予防のための教育と啓発を行う。IgG 陰性者は妊娠後期に IgG を再測定し，妊娠中に IgG が陽性化した初感染妊婦を同定する。IgG 陽転化妊婦からの出生児は，精査と診断，フォローアップや治療を行う。

❸IgG 陽性妊婦は IgM を測定する。IgM 陽性は初感染疑いとして扱い，胎児超音波断層法などの精査と胎児感染予防を行う。

## 確定診断の決め手

分娩時羊水・血液・髄液 PCR（保険未収載），臍帯血 IgM，眼底，頭部画像検査を実施する。以下❶または❷が確認されれば，先天性感染と診断する。

❶生後 12 か月以上まで持続するトキソプラズマ IgG 陽性。

❷生後 12 か月未満の場合，以下の項目のうち 1 つ以上満たす。

❶児血トキソプラズマ IgG が母抗体価より高値持続か上昇。

❷児血トキソプラズマ IgM 陽性。

❸児血・尿・髄液で PCR-DNA 陽性。

❹母初感染，先天性トキソプラズマ症の症状があり，児血 IgG 陽性。

## 治療法ワンポイント・メモ

❶胎児感染予防として，スピラマイシン治療（1 回 300 万国際単位 1 日 3 回を分娩まで）を行う。羊水

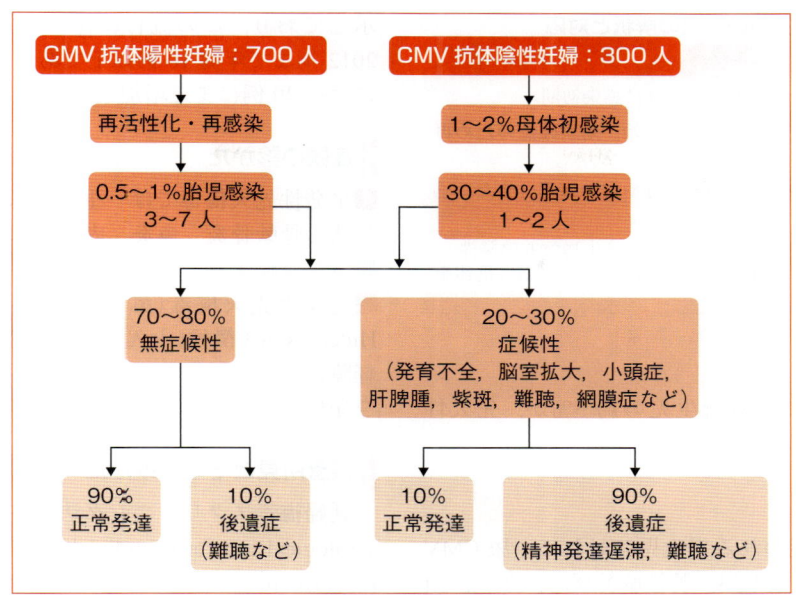

**図2** CMV 母子感染と先天性感染児の後遺症リスク

（図内テキスト）

CMV 抗体陽性妊婦：700 人

CMV 抗体陰性妊婦：300 人

再活性化・再感染

1〜2％母体初感染

0.5〜1％胎児感染
3〜7 人

30〜40％胎児感染
1〜2 人

70〜80％
無症候性

20〜30％
症候性
（発育不全，脳室拡大，小頭症，
肝脾腫，紫斑，難聴，網膜症など）

90％
正常発達

10％
後遺症
（難聴など）

10％
正常発達

90％
後遺症
（精神発達遅滞，難聴など）

---

PCR 陽性の場合，スルファジアジン（4 g/日）とピリメタミン（50 mg/日），および葉酸（5〜10 mg/日）の治療を併用する。催奇形性と新生児核黄疸のリスクがあるため，スルファジアジンは妊娠 16〜27 週までの投与とする。

**2** 児に症状がある場合には，スルファジアジン，ピリメタミン，葉酸による治療を 1 年間行う。

## Ⅱ サイトメガロウイルス

### 診断のポイント

**1** わが国では新生児 300 人に 1 人が先天性サイトメガロウイルス（CMV）感染を起こし，1,000 人に 1 人が症候性感染児として出生する。母子感染と先天性感染児の後遺症リスクを図2 に示す。

**2** わが国では，妊婦 1,000 人中 300 人は CMV 抗体が陰性で，700 人が陽性である。抗体陰性の 300 人から妊娠中の初感染によって，胎児感染が 1〜2 人に起こる。一方，抗体陽性の非初感染の妊婦 700 人からウイルス再活性化・別ストレインの再感染によって，胎児感染が 3〜7 人に起こる。

**3** 全感染胎児の 10％未満が，最重症のために胎児・早期新生児死亡に至る。

**4** 出生した先天性感染児では，症候性/無症候性の割合や後遺症リスクは，母体の初感染/非初感染の別にかかわらず同程度とされる。

**5** 先天性感染の 20〜30％が症候性，70〜80％が無症候性感染児として出生する。症候性感染児の約 90％が精神遅滞，運動障害，難聴などの後遺症を，無症候性感染児でも約 10％に難聴などの後遺症を残す。

### 症候の診かた

症候性の先天性 CMV 感染では，低出生体重，肝脾腫，肝機能異常，小頭症，水頭症，脳内石灰化，紫斑，血小板減少，貧血，黄疸，網膜症，白内障，肺炎，けいれんなど起こす。遅発性に難聴，精神発達遅滞，運動障害を起こす。

### 検査所見とその読みかた

**1** 先天性感染のハイリスクである超音波異常，切迫早産，早産，胎児発育不全，発熱・感冒症状を認める妊婦では，CMV IgG と IgM を測定する。IgG 陽性であれば IgM 陽性陰性にかかわらず，新生児尿 CMV 核酸検査を保険適用で行う。

**2** SGA（small for gestational age），網脈絡膜炎，小頭症・脳室拡大，肝脾腫，血小板減少などの症状や，聴覚スクリーニングでリファー（要再検）の新生児には，生後 3 週以内に分娩施設で尿 CMV 核酸検査を

**表1** RPR と TP 抗体の結果の解釈と対応

| RPR | TP 抗体 | 解釈と対応 |
|:---:|:---:|---|
| − | − | 非梅毒，まれに感染初期 |
| + | + | 梅毒で治療開始，効果確認のため再検査を行う |
| − | + | 治療後の梅毒や古い梅毒，または感染初期 |
| + | − | 感染初期，または生物学的偽陽性 再検査や膠原病や抗リン脂質抗体を調べる |

行う。リファーになる新生児の約 5% が，先天性 CMV 感染である。

## 確定診断の決め手

❶先天性感染が疑われる新生児に対して，尿 CMV 核酸検査および血液 IgM，聴性脳幹反応，眼底，頭部画像などの検査を実施する。

❷生後 3 週以内の新生児尿核酸検査が陽性で，先天性 CMV 感染と診断する。

## 治療法ワンポイント・メモ

❶母子感染予防法については，まず CMV 感染予防について全妊婦にチラシなどを使って教育と啓発を行う。

❷症候性感染児には，抗ウイルス薬治療を保険適用で行う。

# Ⅲ 梅毒

## 診断のポイント

❶胎盤が完成する妊娠 4 か月以降経胎盤性に，*Treponema pallidum* が胎児に感染し，流早産，子宮内胎児死亡，胎児発育不全などを起こす。

❷胎児感染の 4 割が死亡する。

❸2013 年以降，梅毒感染者は 50 年ぶりの大流行を示しており，この流行に伴って先天梅毒の症例も 2012 年まで年間 10 例以下であったものが，2023 年には約 40 例にまで増加している。

## 症候の診かた

❶早発性先天梅毒では，生後数週〜3 か月で第 2 期症状の骨軟骨炎，鼻炎，皮疹，口囲放射状瘢痕，髄膜炎を発症する。

❷遅発性先天梅毒（第 3 期症状）は，7〜14 歳より Hutchinson 3 徴候（永久歯奇形，実質角膜炎，内耳神経障害），扁平コンジローマ，ゴム腫，中枢神経障害を発症する。

## 検査所見とその読みかた

妊婦梅毒スクリーニング法：梅毒血清反応（STS：serological test for syphilis）として RPR（rapid plasma reagin）card test 法と，梅毒トレポネーマ抗体（TPHA，TPPA，TPLA，TP 抗体）法を組み合わせて調べる（**表1**）。陽性の場合は，FTA-ABS（fluorescent treponemal antibody absorption）法で確認する。

## 確定診断の決め手

新生児血で FTA-ABS IgM 陽性の場合に先天梅毒と診断する。

## 治療法ワンポイント・メモ

❶妊婦の治療は，第 1 選択薬ではペニシリン系抗菌薬としてアモキシシリン 1.5 g/日を 2〜8 週間投与する。ベンジルペニシリンベンザチン筋注では，10〜35% に Jarisch-Herxheimer 反応（24 時間以内に頭痛，筋肉痛，発熱）が起こり，早産リスクがあるため入院して筋注する。解熱鎮痛剤などを用いる。STS 定量法は抗体価が病勢を反映するため，RPR 抗体価を治療効果の指標とし，自動化法で 1/2，希釈法で 1/4 に低減すれば治癒とする。

❷先天梅毒の新生児にはアモキシシリン 50〜60 mg/kg/日を 1〜2 週間投与する。

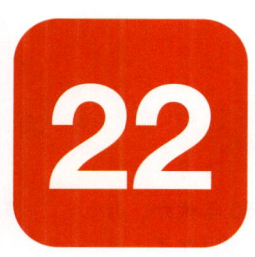

# 22 新生児疾患

責任編集：森岡 一朗

# ● 新生児疾患　最近の動向

**森岡 一朗**　日本大学主任教授・小児科学分野

　新生児・乳児のビタミン K 欠乏性出血性疾患の発症予防のために，1980 年代から新生児に哺乳確立時，分娩施設退院時，1 か月健診時の 3 回，ビタミン $K_2$（ケイツーシロップ）を内服させる方法（3 回法）がルーチン化し，わが国の新生児・乳児ビタミン K 欠乏性出血症の発症数の減少に大きく貢献してきた。その新生児へのビタミン $K_2$ の補充方法が，従来の 3 回法から生後 3 か月まで 1 週間ごとに 13 回内服させる方法（3 か月法）に変更され，2024 年現在，多くの施設で導入され，普及してきている。

　ビタミン K は胎盤透過性が低いため出生時の備蓄が少なく，また，生後早期の新生児は，肝臓のプロトロンビン合成が未熟である。加えて，母乳中のビタミン K 含有量は少なく，新生児の腸管内におけるビタミン $K_2$ 産生も期待できないこともあり，新生児はビタミン K 欠乏性出血性疾患を発症しやすいことが知られている。新生児・乳児ビタミン K 欠乏性出血症は，生後 1 週間以降に発症する遅発型では頭蓋内出血をきたす症例が多く，生命予後および神経学的予後は不良である。胆道閉鎖症などの肝胆道系の基礎疾患がある場合はビタミン K の吸収障害によってビタミン K 欠乏症を発症しやすいため早期介入が欠かせない。そのため，わが国では 3 回法を行ってきた。

　日本小児科学会が，2015〜2017 年の 3 年間に出生した在胎 36 週以上の児でビタミン K 欠乏症が原因と考えられる出血性疾患の症例数を調査し，2021 年に結果が公表された。ビタミン K 欠乏が原因と思われる出血性疾患のうち，頭蓋内出血が 13 例（栄養方法は，母乳栄養が 11 例，人工栄養 1 例，不明が 2 例）発症していた。このうち 11 例で胆道閉鎖症などの肝胆道系の基礎疾患が認められ，この 11 例では 3 回法が実施されていた。肝胆道系の基礎疾患がなく頭蓋内出血をきたした 1 例については，栄養方法は母乳で，ビタミン K 製剤予防投与方法は 3 回法であった。3 か月法の乳児からビタミン K 欠乏が原因と考えられる頭蓋内出血の発症はなかった。この調査では，3 か月法でビタミン K 欠乏性出血症を完全に予防できるとはいえないものの，3 か月法によるビタミン K 欠乏性出血症予防の可能性が示されたのである。

　このような経緯で，2021 年より 3 回法から 3 か月法に変更されたが，十分な科学的根拠に基づく変更とまでは言いがたい。この 3 か月法が新生児・乳児のビタミン K 欠乏性出血性疾患の発症予防に有効であるかどうかが科学的に検証されて，この変更が成功であったかどうかが初めて明らかとなる。われわれ新生児・小児科医に大きな宿題が課せられている。

# 新生児仮死
## Neonatal Asphyxia

早川 昌弘　医療法人葵鐘会・小児科顧問

**頻度** よくみる

## 診断のポイント

**1** Apgar スコアが低値(7 点未満)。
**2** 臍帯動脈血液ガス分析にて代謝性または混合性アシドーシス。
**3** 低緊張，原始反射消失などの神経学的異常所見。
**4** 腎障害，肝障害などの臓器障害。

## 緊急対応の判断基準

**1** 新生児仮死で出生をした場合は，直ちに適切な新生児蘇生法を施行する。
**2** Apgar スコアが 0〜3 点の重症仮死の場合は，適切な新生児蘇生法を施行し，周産期母子医療センターに新生児搬送を行う。
**3** 適切な新生児蘇生法を行い自発呼吸が確立したとしても，努力呼吸やチアノーゼが認められるときは新生児搬送を行う。

## 症候の診かた

**1** 呼吸状態：出生直後には自発呼吸がない，または弱いことが多い。
**2** 循環状態：出生直後は心拍数が 100 回/分未満の徐脈または 60 回/分未満の高度徐脈のことが多い。
**3** 神経学的所見：重症仮死では筋緊張は低下〜弛緩し，原始反射は消失，意識状態は悪化する。中等症の場合は，筋緊張は亢進，原始反射は減弱，易刺激性となることが多い。

## 検査所見とその読みかた

**1** 臍帯血液ガス分析：代謝性アシドーシスまたは混合性アシドーシスを示す。
**2** 血液検査：血液生化学では逸脱酵素(CK，LD，ALT)の上昇，乳酸値の上昇を認める。重症仮死では凝固系の異常を認めることがある。
**3** 新生児脳波，振幅統合脳波(aEEG：amplitude-integrated electroencephalogram)：脳波活動が抑制される。

## 確定診断の決め手

**1** 周産期情報：胎児心拍モニターにて胎児機能不全を示唆する所見を認める。
**2** 出生時の Apgar スコア：Apgar スコアが低値。
**3** 出生後の神経学的所見：筋緊張が低下，意識状態が不良。

## 誤診しやすい疾患との鑑別ポイント

**1** 下記の疾患は出生時に呼吸が確立されないことがあるため，新生児仮死との鑑別が重要となる。
**❶** 先天性筋疾患：母体に羊水過多を認めることが多い。
**❷** sleeping baby：帝王切開にて母体に全身麻酔を行っている。
**❸** 超早産児：在胎週数が早い。
**2** 上記の疾患はいずれも検査では下記の所見があり，鑑別は困難ではない。
**❶** 胎児心拍モニターにて胎児機能不全を認めない。
**❷** 臍帯血液ガス分析にて代謝性アシドーシスまたは混合性アシドーシスを認めない。
**❸** 新生児脳波，aEEG にて急性期異常を認めない。

## 確定診断がつかないとき試みること

新生児仮死で確定診断がつかない症例はきわめてまれである。周産期情報などを踏まえても確定診断がつかないときは，先天性の稀有疾患を疑い「未診断疾患イニシアチブ(IRUD)」に検査を依頼することを考慮する。

## 合併症・続発症の診断

**1** 低酸素性虚血性脳症：最も重要な合併症である。Sarnat ステージ分類や Thompson の脳症スコアを用いて臨床的に脳症の診断と重症度を判定する。新生児脳波，aEEG，頭部 MRI などを行い，重症度を評価する。
**2** 急性腎不全：程度の差はあるが多くの症例で乏尿〜無尿となる。腎障害の程度を評価するには尿量，尿素窒素，Cr，腎エコー(腎血流所見を含む)を検査する。
**3** 新生児遷延性肺高血圧症：適切な呼吸循環管理を行っているにもかかわらず酸素化不良の際には新生児遷延性肺高血圧症を疑う。心臓超音波検査を行い診断をつける。

## 予後判定の基準

**1** Apgar スコア：出生 10 分後の Apgar スコアが低値である場合は予後不良である。

22

**2** Thompson の脳症スコア：Thompson の脳症スコアが高値の症例は予後不良である。

**3** 新生児脳波：急性期異常の程度が重度の場合，急性期異常からの回復までの期間が長い症例は予後不良である。

**4** aEEG：周期性消失からの回復が長い症例は予後不良である。

### 経過観察のための検査・処置

フォローアップ：退院後は成長発達の経過を観察する必要がある。発達に問題がある症例は療育センターなどへの紹介が必要である。

### 治療法ワンポイント・メモ

**1** 新生児蘇生法：新生児仮死の 90％はマスクバッグ換気で蘇生が可能である。分娩にかかわるすべての医療従事者は新生児蘇生法に精通していることが必要である。

**2** 低体温療法：新生児仮死に続発する低酸素性虚血性脳症に対する脳保護療法である。中等度～重度の低酸素性虚血性脳症が適応であり，18 か月時の死亡または神経学的後障害を減少させる効果がある。

### 専門医へのコンサルト

**1** 仮死出生が予想される分娩については，可能な限り新生児科医に分娩立会を依頼する。

**2** 新生児仮死で出生した場合は，出生後の回復が悪くなくても新生児専門医にコンサルトするのがよい。

# 新生児の黄疸

Neonatal Jaundice

**岩谷 壮太** 兵庫県立こども病院・新生児内科部長

頻度 よくみる

### 診断のポイント

**1** 新生児。

**2** 肉眼的に皮膚が黄染。

**3** ビリルビンが高値。

### 緊急対応の判断基準

**1** 新生児のほとんどが生後 4～5 日頃をピークとする生理的黄疸をきたす。

**2** 通常より早期にみられる早発黄疸（生後 24 時間以内），生理的な変動を上回る重症黄疸，長期間にわたる遷延黄疸（生後 2 週間以上）であれば病的黄疸と判断して，後述する治療を開始するとともに，NICU への搬送を考慮する。

**3** 次項に示すように，Praagh 分類に示される急性ビリルビン脳症の症状を認める場合は特に緊急度が高い。

**4** 生理的黄疸の程度は，在胎週数や生後時間により変化するため，在胎週数，生後時間，修正週数に基づいた治療適応基準（表 1）に従って病的黄疸か否かを判断し，光療法や交換輸血を行う。

### 症候の診かた

**1** 皮膚の黄染：生後 2～3 日頃から肉眼的に黄染がみられはじめる。黄染は顔から出現し，胸部，腹部，下肢，足底へと進む。

**2** 筋緊張低下，嗜眠傾向，哺乳不良：黄疸が進行した場合，Praagh 分類に示される急性ビリルビン脳症の第 1 期症状がみられることがある。この時点で適切な治療を行わなければ後障害を残す可能性が高い。

**3** 後弓反張，発熱，けいれん，上方注視麻痺：高度な黄疸が遷延した場合，Praagh 分類に示される第 2 期症状がみられ，不可逆的なビリルビン脳症を示す所見である。

### 検査所見とその読みかた

**1** 血清総ビリルビン（TB）の測定

**❶** 総ビリルビン（TB）はグルクロン酸抱合の有無により非抱合型ビリルビンと抱合型ビリルビンに大別されるが，新生児黄疸では前者の上昇が主体である。

**❷** 臨床現場では，非抱合型ビリルビンと近似する TB の測定を行い，治療適応の判断に使用する。

**2** アンバウンドビリルビン（UB）の測定：非抱合型ビリルビンのうち血清蛋白質と結合していない UB は，分子量が小さく，血液脳関門を容易に通過するため，鋭敏なビリルビン脳症のマーカーとされる。可能であれば，UB を測定して，治療適応の判断に使用することが望ましい。

**3** 経皮ビリルビン（TcB）の測定によるスクリーニング

**❶** 経皮黄疸計を用いた TcB の測定は，皮膚の黄染の程度を客観的に評価するうえで有用。

**❷** ただし，TcB は TB を推定するものであり，UB

**表1** 黄疸治療基準

| 在胎週数また は修正週数 | TB 値の基準(mg/dL) | | | | | | UB 値の基準 (µg/dL) |
|---|---|---|---|---|---|---|---|
| | <24 時間 | <48 時間 | <72 時間 | <96 時間 | <120 時間 | ≧120 時間 | |
| 22～25 週 | 5/6/8 | 5/8/10 | 5/8/12 | 6/9/13 | 7/10/13 | 8/10/13 | 0.4/0.6/0.8 |
| 26～27 週 | 5/6/8 | 5/9/10 | 6/10/12 | 8/11/14 | 9/12/15 | 10/12/15 | 0.4/0.6/0.8 |
| 28～29 週 | 6/7/9 | 7/10/12 | 8/12/14 | 10/13/16 | 11/14/18 | 12/14/18 | 0.5/0.7/0.9 |
| 30～31 週 | 7/8/10 | 8/12/14 | 10/14/16 | 12/15/18 | 13/16/20 | 14/16/20 | 0.6/0.8/1.0 |
| 32～34 週 | 8/9/10 | 10/14/16 | 12/16/18 | 14/18/20 | 15/19/22 | 16/19/22 | 0.7/0.9/1.2 |
| 35 週～ | 10/11/12 | 12/16/18 | 14/18/20 | 16/20/22 | 17/22/25 | 18/22/25 | 0.8/1.0/1.5 |

〔森岡一朗, 他:早産児の黄疸管理―新しい管理方法と治療基準の考案. 日周産期・新生児会誌53(1):8, 2017 の表9を一部改変して転載〕

TB:総ビリルビン, UB:アンバウンドビリルビン

日齢7未満は在胎週数, 日齢7以降は修正週数に従って, 治療適応の基準値が変わることに注意する。

表中の値は通常の光療法(Low モード:10～15 µW/cm²/nm)/強化光療法(High モード:30 µW/cm²/nm)/交換輸血の適応の基準値である。

を推定することはできない。

### 確定診断の決め手

1 生理的な範疇を逸脱した皮膚の黄染の増強。
2 血液検査での TB, UB の上昇。

### 誤診しやすい疾患との鑑別ポイント

1 胆汁うっ滞
 ❶薄い色の便。
 ❷抱合型ビリルビンの上昇。

### 確定診断がつかないとき試みること

胆汁うっ滞をきたす疾患を否定する。

1 胆道閉鎖症:腹部超音波検査を行い, 胆嚢が萎縮, もしくは描出できなければ強く疑う。判断が難しい場合には, 開腹胆道造影検査や肝生検を検討する。
2 新生児肝炎:ウイルス(サイトメガロウイルス, 単純ヘルペスウイルス, 風疹ウイルス, B 型肝炎ウイルスなど)や寄生虫(トキソプラズマ)などの感染症の有無について検査を行う。

### 合併症・続発症の診断

1 アテトーゼ型脳性麻痺
 ❶ビリルビン脳症の運動障害は, 主動筋と拮抗筋の過剰同時収縮による筋緊張異常である。姿勢や筋緊張の非対称性を特徴とし, 頭部や体幹のねじれを伴うこと多い。不快や不満などの情動によって変化し, 安静時や睡眠時は低緊張であるが, 刺激により興奮すると著しい高緊張を呈する。
 ❷近年, 乳幼児期にこうした症状を呈する早産児

の報告例が増加しており, 早産児ビリルビン脳症と考えられ, その発症予防が課題となっている。

2 auditory neuropathy 型聴覚異常
 ❶聴性脳幹反応では無反応や波形分離不良などの重篤な異常を認めるものの, 一定以上の聴覚が維持される点が特徴。
 ❷日常会話は可能であることが多い。

### 予後判定の基準

以下の場合にはビリルビン脳症の発症リスクが高いことから, 前述の合併症・続発症について注意深く観察する必要がある。

1 交換輸血基準を上回る TB, UB 値の上昇およびその遷延がみられた場合。
2 Praagh 分類に示される急性ビリルビン脳症の症状がみられた場合。

### 経過観察のための検査・処置

1 光療法により TB, UB が低下する場合:治療効果が得られた段階で光療法を中止する。リバウンドがみられることから, 中止から 24 時間後に TB, UB の再検査を行う。
2 光療法により TB, UB が低下しない場合:新生児溶血性疾患(ABO 不適合, Rh 不適合), および胆汁うっ滞について鑑別を行う。

### 治療法ワンポイント・メモ

1 光療法:原則として, 治療適応基準に従って通常の光療法(Low モード:10～15 µW/cm²/nm), 強化光療法(High モード:30 µW/cm²/nm)を行う。

❷交換輸血：交換輸血の適応基準を超える場合，もしくはビリルビン値にかかわらず Praagh 分類による第 1 期症状を認める場合には，すみやかに交換輸血を行う。

❸アルブミン療法：可及的に UB を低下させる目的でアルブミンを静脈内投与し，投与終了から 4～8 時間後に UB の再検査を行う。

❹γグロブリン療法：血液型不適合による新生児溶血性疾患においては，溶血を遅延させる目的でγグロブリンの静脈内投与を行う。

### さらに知っておくと役立つこと

早産児ビリルビン脳症は 2021 年 11 月 1 日より小児慢性特定疾病に認定された。

### 専門医へのコンサルト

生理的黄疸と病的黄疸の区別を行うとともに，急性ビリルビン脳症の発症リスクが高いと思われる場合には，すみやかに専門家へのコンサルト，および NICU への搬送を行う。

# 新生児発作
## Neonatal Seizures

**奥村 彰久** 愛知医科大学教授・小児科

(頻度) 一般に 1,000 出生あたり 3 程度とされるが，わが国における正確な頻度は不明である。

### 診断のポイント

❶新生児発作であることの診断（図 1）：新生児発作を疑った場合，必ず発作時脳波を記録して後述の発作時に合致する脳波所見があるか否かを確認する。発作時に合致する脳波変化を認めない場合は，新生児発作から除外する。新生児発作の過半数は，明らかな臨床症状を伴わず（electrographic seizures，脳波上発作），発作時脳波を記録しない限り診断することはできない。通常の多チャンネルビデオ脳波同時記録が望ましいが，振幅統合脳波（aEEG：amplitude-integrated electroencephalogram）も有用である。ただし，aEEG は多チャンネル脳波に比べて感度・特異度とも劣ることが知られている。

❷基礎疾患の診断：新生児発作の基礎疾患は**表 1**に示すようにきわめて多彩である。低酸素性虚血性脳症をはじめとする急性症候性発作が圧倒的に高率で

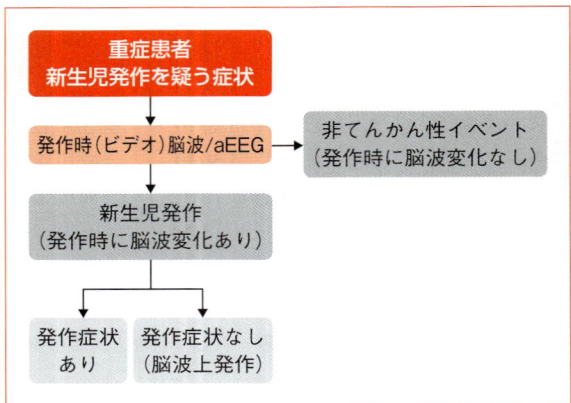

**図1** 新生児発作の診断

**表1** 新生児発作の原因疾患

| 急性症候性<br>（acute symptomatic） | ・低酸素性虚血性脳症<br>・急性代謝障害：低血糖・電解質異常など<br>・感染症：敗血症・髄膜炎など<br>・脳血管障害・外傷：頭蓋内出血・梗塞など<br>・先天代謝異常症<br>・薬物/毒物<br>・先天性悪性新生物 |
|---|---|
| 遠隔症候性<br>（remote symptomatic） | ・脳形成障害<br>・染色体異常・微小欠失/重複<br>・遺伝子変異<br>・先天奇形症候群 |
| 自然終息性<br>（self-limited） | ・自然終息性家族性新生児てんかん<br>・自然終息性新生児てんかん |

あり，てんかんに該当する遠隔症候性の新生児発作はまれである。以下の項目を総合的に判断して基礎疾患を診断するが，介入可能な基礎疾患を見逃さないことが重要である。

❶妊娠分娩歴（胎児心拍数モニタリング所見・胎児エコー所見などを含む）。

❷家族歴。

❸全身症状・身体所見・神経学的所見：新生児脳症（意識障害）を認める場合には，急性症候性発作の可能性が高い。

❹新生児発作の発作症状や時間経過。

❺発作間欠期の背景脳波所見：急性症候性発作では背景活動の抑制を認める。遠隔症候性の新生児発作では，背景活動の波形異常を認めることがある。自然終息性新生児てんかんでは，異常を認めない。

❻頭部 MRI：形態の異常だけでなく，急性脳侵襲を示唆する所見の有無も評価する。

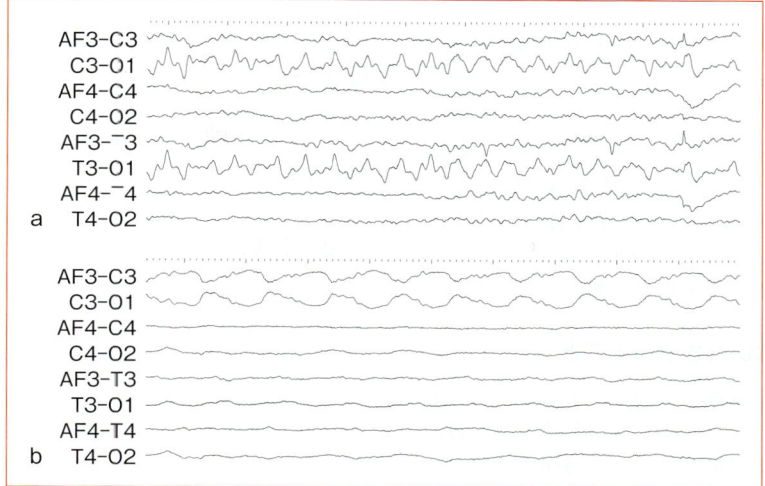

**図2** 新生児発作の発作時脳波

a：左後頭部に律動的な徐波が形態や周波数を変えながら繰り返し出現するのを
　　認める。
b：左中心部から律動的な徐波が出現している。

❼検体検査：電解質（Ca・Mg を含む），血糖値，血液ガス分析，乳酸，アンモニア，代謝スクリーニングなど。

### 緊急対応の判断基準

　新生児発作は，中枢神経系の重大な疾患を示唆する重要な徴候である。したがって，その存在を疑った場合には専門施設に紹介するべきである。

### 症候の診かた

❶新生児発作では発作を繰り返すのが一般的で，発作時脳波を記録することは困難ではない。必ず発作時脳波を記録して，客観的な診断を行う。
❷基礎疾患を診断してそれに介入することが，発作そのものの治療よりも重要である。
❸脳波で確定診断した新生児発作が頻発する場合には，抗発作薬による治療を行う。
❹脳波上発作のみの場合に，発作に対する介入が必要か否かについては，現時点では不明である。

### 検査所見とその読みかた

❶新生児発作の発作時脳波所見を**図2**に示す。新生児発作の発作時変化には以下のような特徴がある。

　❶起始と終止が明瞭で背景脳波とは明らかに異なる。

　❷律動的（rhythmic）に一定の形態の波形（stereotyped）が反復して（repetitive）出現する。
　❸一般に 10 秒以上持続する。
　❹経時的変化（evolution）がある。すなわち，1 回の発作中に突発波の形態・振幅・周波数・出現部位が変化する。
　❺突発波はアルファ波・シータ波や徐波であることが多く，棘波や鋭波であることはむしろまれである。

### 確定診断の決め手

　現時点では発作時脳波以外の確定診断法は存在しない。

### 誤診しやすい疾患との鑑別ポイント

❶**非てんかん性イベント**：低酸素性虚血性脳症や中枢神経感染症などの中枢神経疾患では，一見発作のようにみえても発作時脳波で新生児発作に合致する変化がない非てんかん性イベントはきわめて高頻度である。その代表が，ペダル漕ぎ様運動である。非てんかん性イベントも繰り返すことが多く，発作時脳波を記録することは困難でない。発作時脳波を記録すれば，その鑑別は困難ではない。
❷**ちく搦**（jitteriness）：律動的で速度も振幅も同程度の交互性の運動を呈し，間代発作と間違われやすい。触覚刺激で誘発されやすく，受動的に肢を屈曲する

と抑制される。

**❸睡眠時ミオクローヌス**：睡眠時に両側同期性・反復性の四肢のミオクローヌスが数分間続く。振動で誘発され，覚醒で消失する。

**❹過剰驚愕症**（hyperekplexia）：聴覚，視覚，あるいは体性感覚（鼻を叩く，顔に空気を吹きかけるなど）に対して，過剰な驚愕反射と持続する強直を生じる。

**❺ジストニア**（⇨616頁）：筋緊張の亢進による異常姿勢であり，強直発作との鑑別が問題となりうる。

### 確定診断がつかないとき試みること

**❶**現時点では発作時脳波の記録以外には診断方法が存在しない。多チャンネルのビデオ脳波同時記録を発作が記録できるまで継続することが重要である。真の新生児発作であればその記録は困難でない。

**❷**aEEG は見逃しや過剰診断がまれでないため，診断がつかないときは多チャンネル通常脳波を記録することが必要である。

### 合併症・続発症の診断

合併症・続発症は基礎疾患によって異なるため，基礎疾患の診断が重要である。

### 予後判定の基準

新生児発作の予後は，基礎疾患およびその重症度に大きく依存する。予後判定の観点でも，基礎疾患の同定はきわめて重要である。

### 経過観察のための検査・処置

**❶**新生児発作に対して抗発作薬を投与すると，症状を伴う発作が消失しても症状を伴わない脳波上発作が残存することが多い。持続脳波モニタリングを行い，客観的に治療効果判定を行う必要がある。

**❷**持続脳波モニタリングも多チャンネルの通常脳波が望ましいが，電極を長時間にわたって適切に維持することは容易であるとは限らない。治療効果のモニタリングの目的では，aEEG を適切に併用することも考慮してよいと思われる。

### 治療法ワンポイント・メモ

**❶全身管理**：新生児発作そのものの治療を開始する前に，全身状態の安定化が重要である。呼吸循環管理を十分に行うとともに，急性代謝障害や感染症などで原因疾患に対する治療が可能な場合はそちらを優先する。また，低酸素性虚血性脳症などで適応があれば，低体温療法などの脳保護療法を積極的に施

行する。

**❷新生児発作に対する治療**：全身状態を安定化したあとに発作に対する治療を行う。抗発作薬の選択には明確な基準はないが，一般的にフェノバルビタールが第1選択薬として推奨されている。治療効果の判定には持続脳波モニタリングが必要である。

### さらに知っておくと役立つこと

新生児期発症のてんかんは，頻度はまれだがその診断は重要である。近年は遺伝学的解析へのアクセスが良好になりつつあり，原因遺伝子を同定することが可能になってきた。新生児期発症てんかんの一部では，遺伝学的知見に基づく薬剤選択が示唆されている。

### 専門医へのコンサルト

脳波所見の解釈が困難な場合には，新生児脳波の判読に精通している専門医にコンサルトするのがよい。

---

# 新生児の嘔吐
## Vomiting in the Neonates

内山 温 東海大学教授・小児科学

**頻度** よくみる

### 診断のポイント

**❶**生理的嘔吐と病的嘔吐を鑑別する。

**❷**嘔吐の出現時期，回数および吐物の性状，量などが生理的嘔吐と病的嘔吐の鑑別に役立つ。

**❸**血性嘔吐の場合には，アプト試験を考慮する。

**❹**病的嘔吐と診断した場合には，外科的疾患による嘔吐か内科的疾患による嘔吐かを鑑別する。

**❺**同時に，緊急対応が必要か否かを判断する。

**❻**便排泄の有無および便の性状を確認する。

**❼**合併疾患の有無の検索目的で，外表の形態異常や内臓の構造異常の有無を確認する。

**❽**以下の腹部理学所見に注意を払う。

　**❶**腹部膨満の有無
　**❷**腹壁の色調
　**❸**局所の膨隆の有無
　**❹**腸蠕動音亢進・減弱の有無
　**❺**腹壁の硬さ
　**❻**圧痛の有無　など

⑨消化管疾患以外の原因で嘔吐をきたす疾患もあることを念頭において鑑別する。

⑩病的嘔吐の場合，以下の血液検査を実施する。

❶血液ガス検査

❷末梢血一般

❸生化学検査（電解質，血糖，ビリルビン，CRP 値など）

⑪各種培養検査

⑫必要に応じて以下の腹部画像検査を実施する。

❶単純 X 線検査

❷超音波検査

❸注腸造影検査

❹上部消化管造影検査

❺腹部造影 CT 検査

❻腹部 MRI 検査　など

## 緊急対応の判断基準

①全身状態の急激な悪化がみられた場合。

②ショックの徴候がみられた場合。

③多量の血性嘔吐や胆汁性嘔吐を認めた場合。

④急激に腹部膨満が進行した場合。

⑤腹壁の色調に変化がみられる場合。

⑥血液検査で以下のいずれかの所見を認めた場合。

❶急激な代謝性アシドーシスの進行

❷急激な貧血の進行

❸著明な電解質異常　など

⑦腹部単純 X 線検査で以下のいずれかの所見を認めた場合。

❶ free air

❷腸管壁内ガス像

❸門脈内ガス像

❹ football sign　など

⑧腹部超音波検査で以下のいずれかの所見を認めた場合。

❶血性腹水の疑い

❷腸管壁内ガス像

❸門脈内ガス像

❹ whirlpool sign　など

## 症候の診かた

①生理的嘔吐：日齢 0 から嘔吐がみられる。全身状態は良好。吐物の性状は羊水，時に少量の凝血塊が混入。哺乳開始後は乳汁様で，生後 2〜3 日以内に自然に消失する。

②病的嘔吐

❶外科的疾患

●泡沫状嘔吐：日齢 0 からみられる。先天性食道閉鎖を疑う。外表の形態異常や内臓の構造異常の有無にも注意する。

●胃液や乳汁様嘔吐：発症時期に注意する。

●胆汁性嘔吐：発症時期に注意する。Vater 乳頭より肛門側の消化管閉鎖または狭窄，または腸管の機能不全を疑う。Hirschsprung 病では，先天性中枢性低換気症候群合併の有無にも注意する。

●血性嘔吐：アプト試験によって，児血か母体血由来かを鑑別する。

❷内科的疾患

●胃液や乳汁様嘔吐：髄膜炎や早産児の脳室内出血に伴う脳圧亢進症状としてみられることがある。脳室内出血後水頭症を合併した場合には，脳神経外科手術が必要になることもある。

●胆汁性嘔吐：感染症や，新生児食物蛋白誘発胃腸症（ミルクアレルギー）などを鑑別する必要がある。鑑別には，便の性状も参考になる。

## 検査所見とその読みかた

①血液検査

❶血液ガス検査：代謝性アシドーシスに加えて乳酸値の上昇を認めた場合には消化管穿孔などを鑑別する。代謝性アルカローシスに加えて後述する電解質異常を認めた場合には，肥厚性幽門狭窄症を疑う。

❷末梢血一般：血性嘔吐（下血も含む）に加えて急激な貧血の進行は，消化管出血を疑う。白血球増多・減少，核の左方移動，血小板減少などを認めた場合には，感染症を鑑別する。好酸球増多を認めた場合には，ミルクアレルギーを鑑別する。

❸電解質検査：低クロール性アルカローシスを認めた場合には肥厚性幽門狭窄症を疑う。

❹アレルゲン特異的リンパ球刺激試験：陽性の場合にはミルクアレルギーを疑うが，確定診断ではない。

②各種培養検査：感染症に伴う嘔吐の鑑別に役立つ。

③腹部単純 X 線検査・腹部超音波検査：表 1 に主な疾患と特徴的所見を記載する。

## 確定診断の決め手

①「症候の診かた」「検査所見とその読みかた」に記載した内容を総合的に判断して確定診断する。

**表1** 新生児の病的嘔吐の原因となる主な疾患と鑑別のポイント

| 病的嘔吐の種類 | | 疾患名 | 診断のポイント | X線検査・超音波検査所見の特徴 |
|---|---|---|---|---|
| 外科的疾患 | 消化管疾患 | 消化管閉鎖 | 羊水過多(下部消化管閉鎖では認めない)<br>先天性食道閉鎖では泡沫状嘔吐<br>Vater乳頭より肛門側の閉鎖では胆汁性嘔吐<br>外表の形態異常や他の内臓の構造異常合併の有無 | 〈X線検査〉<br>先天性食道閉鎖：coil up sign<br>先天性十二指腸閉鎖：double bubble sign<br>先天性小腸閉鎖：閉鎖部位より口側の腸管拡張像 |
| | | 消化管狭窄 | 同上 | 〈X線検査〉<br>狭窄部位より口側の腸管拡張像 |
| | | 特発性胃破裂 | 非胆汁性嘔吐。血性嘔吐。高度の腹部膨満<br>ショック | 〈X線検査〉<br>胃泡，小腸ガスの消失<br>football sign，saddle bag sign |
| | | 腸回転異常症 | 哺乳できていたが，突然頻回の胆汁性嘔吐が出現<br>中腸軸捻転や十二指腸の圧迫で嘔吐が出現<br>中腸軸捻転の場合には，緊急手術が必要 | 〈X線検査〉<br>注腸造影検査，上部消化管造影検査<br>〈超音波検査〉<br>中腸軸捻転の場合には，カラードプラでwhirlpool signを認める |
| | | 腸間膜裂孔ヘルニア | 哺乳できていたが，突然胆汁性嘔吐が出現 | 〈X線検査〉<br>腸管嵌入部位より口側の腸管拡張像。嵌入部位より肛門側の腸管ガス減少または消失 |
| | | 鼠径ヘルニア嵌頓 | 腹部膨満。鼠径部の膨隆，硬結，色調変化。圧痛 | 〈X線検査〉<br>腸管ガス拡張像 |
| | | 胎便性腹膜炎 | 消化管の穿孔部位によっては，羊水過多を認める<br>胎児超音波検査・MRI検査などで出生前から疑われることあり<br>腹部膨満 | 〈X線検査〉<br>腸管拡張像，腹腔内石灰化所見<br>〈超音波検査〉<br>腸管拡張像，腹水を認めることあり |
| | | 胎便関連性腸閉塞 | 極低出生体重児，特にlight-for-dates児に多い | 〈X線検査〉<br>注腸造影による胎便栓の確認(診断と治療を兼ねる) |
| | | 壊死性腸炎 | 早産児や先天性心疾患の症例に多い<br>人工乳の使用<br>感染徴候が先行することが多い | 〈X線検査〉<br>腸管壁内ガス像，門脈内ガス像<br>消化管穿孔を合併した場合にはfree air<br>〈超音波検査〉<br>腸管壁内ガス像，門脈内ガス像 |
| | | 限局性腸穿孔 | 早産児，突然の胆汁性嘔吐 | 〈X線検査〉<br>free air |
| | | 腸重積 | 腹痛による間欠的啼泣，いちごゼリー状血便 | 〈X線検査〉<br>高圧浣腸(診断と治療を兼ねる)<br>〈超音波検査〉<br>target sign。超音波検査下での整復も可能 |
| | | Hirschsprung病 | 腹部膨満<br>直腸肛門内圧測定。直腸粘膜生検<br>先天性中枢性低換気症候群の合併 | 〈X線検査〉<br>骨盤内直腸ガスの欠如<br>病変部位より口側の腸管ガス拡張像<br>注腸造影検査によるcaliber changeの確認 |
| | | Hirschsprung病類縁疾患 | 腹部膨満<br>腸管の全層生検 | 〈X線検査〉<br>骨盤内直腸ガスの欠如<br>腸管ガス拡張像<br>巨大膀胱短小結腸腸管蠕動不全症：膀胱造影<br>〈超音波検査〉<br>巨大膀胱短小結腸腸管蠕動不全症を疑った場合に巨大膀胱の有無を確認 |
| | | 肥厚性幽門狭窄症 | 生後2〜3週頃からの噴水状嘔吐<br>低クロール性アルカローシス | 〈X線検査〉<br>胃泡の拡大。それ以外の腸管ガス像は乏しい<br>〈超音波検査〉<br>幽門筋の肥厚，幽門管の延長を認める |
| | | 新生児メレナ | 血性嘔吐，下血。アプトテストで児血の確認 | |
| | | 胃食道逆流症 | 24時間食道内pH検査を実施する | 〈X線検査〉<br>上部消化管造影検査で胃食道逆流の存在 |

**表1**（つづき）

| 病的嘔吐の種類 | | 疾患名 | 診断のポイント | X線検査・超音波検査所見の特徴 |
|---|---|---|---|---|
| 内科的疾患（程度により手術適応もありうる） | 中枢神経疾患 | 頭蓋内出血 | けいれんを合併することがある。くも膜下・硬膜下出血は頭部CT検査または頭部MRI検査で診断<br>血腫の程度によっては脳神経外科手術を要することもありうる | 〈超音波検査〉<br>脳室内出血では上衣下胚層や側脳室内に高輝度所見を認める |
| | | 水頭症 | 先天性および脳室内出血後水頭症がある。けいれんを合併することがある。頭部CT検査または頭部MRI検査で診断。水頭症の程度によっては脳神経外科手術を要することもありうる | 〈超音波検査〉<br>側脳室拡大。脳室内出血後水頭症では，拡大している脳室部位によって狭窄または閉塞部位を推定できる |
| 内科的疾患 | 感染症 | 敗血症・髄膜炎など | not doing well が初発症状であることがある。培養検査で感染巣の確定診断を行う<br>髄膜炎では大泉門膨隆を認めることがある<br>けいれんを合併することがある | |
| | 代謝性疾患 | 電解質異常（低カルシウム血症，低カリウム血症，高マグネシウム血症など） | 母体糖尿病，妊娠糖尿病<br>妊娠中の母体へのMg製剤の投与など | |
| | | 先天性代謝異常症 | 家族歴，低血糖，代謝性アシドーシス，高アンモニア血症など | |
| | 内分泌疾患 | 先天性副腎過形成 | 外性器異常，低血糖，低ナトリウム血症，高カリウム血症，ショックなど | 〈超音波検査〉<br>副腎腫大 |
| | アレルギー疾患 | 食物蛋白誘発胃腸症（ミルクアレルギー） | 哺乳してから1〜4時間後に嘔吐を認める<br>好酸球増多，アレルゲン特異的リンパ球刺激試験，便中好酸球など | |

❷外科的疾患による嘔吐では，術中所見によって確定診断される。

❸内科的疾患による嘔吐の場合には，疾患によって確定診断方法が異なる。感染症に伴う嘔吐の確定診断は，培養検査の結果に加えて適切な治療によって嘔吐が消失することが決め手となる。ミルクアレルギーは，除去試験で嘔吐が消失し，経口負荷試験によって嘔吐が誘発されることによって臨床診断される。しかしながら，ショックを呈することもありうるため，安易に経口負荷試験を実施すべきではない。

## 誤診しやすい疾患との鑑別ポイント

❶新生児の嘔吐は外科的疾患から内科的疾患までさまざまな原因でみられることから誤診しやすい疾患もいくつか存在する。

❷表1に嘔吐をきたす主な疾患と鑑別のポイントを記載する。

## 確定診断がつかないとき試みること

❶腸閉塞や消化管穿孔が疑われるが，確定診断には至らず，内科的治療に反応性がない場合には，小児外科医との相談の下，試験開腹手術を施行する。

❷Hirschsprung 病と Hirschsprung 病類縁疾患の鑑別が難しい場合には，腸管の全層生検が施行される。

## 予後判定の基準

❶外科的疾患による嘔吐：術後の短腸症候群や Hirschsprung 病類縁疾患に腸管不全関連肝障害を合併した場合には予後不良である。

❷内科的疾患による嘔吐：予後は原疾患による。髄膜炎では中枢神経系の後遺症を残すことがある。先天代謝異常症も，疾患によっては予後不良である。

# 新生児の分娩外傷
## Birth Injury

飛彈 麻里子　慶應義塾大学准教授・小児科

（頻度）**よくみる**〔1,000 出生あたり 25〜30 件，特に重度の分娩外傷に限っても 1,000 出生あたり約 5 件と報告されている（J Pediatr 238: 174-180, 2021）〕

## 診断のポイント

❶異常分娩（器械分娩，肩甲難産，帝王切開）。

**表1** 分娩外傷のまとめ

| 部位 | 疾患名 | 病態 | 症候の診かた | 検査所見とその読みかた，確定診断の決め手 |
|---|---|---|---|---|
| 頭部 | 頭皮擦過傷 | 擦過傷 | 視診で確認 | 通常は特に検査は行わない。ワセリン塗布などの皮膚保護で日齢とともに改善することを確認する |
| | 産瘤 | 頭部の皮膚の浮腫 | 視診，触診で骨縫合を超えており，境界が不明瞭 | 特に検査は行わない。日齢とともに消退することを確認する |
| | 頭血腫 | 頭蓋骨と骨膜の間に生じた出血 | 視診，触診で骨縫合を超えない，境界が比較的明瞭な局所的な腫脹 | 通常は特に検査は行わない。日齢とともに境界が明瞭になる。続発する黄疸については視診，経皮ビリルビン測定，血液検査で評価 |
| | 帽状腱膜下血腫 | 頭蓋骨骨膜と帽状腱膜との剝離による出血 | 視診，触診で骨縫合を超える，境界不明瞭な広範囲な波動性の腫脹 | 頭部CT：皮下かつ頭蓋骨外に血腫を認める<br>血液検査：続発する黄疸や貧血の有無を評価 |
| | 頭蓋内出血 | 硬膜外血腫，くも膜下出血，硬膜下血腫，脳室内出血 | 診察のみでの判断は困難 | 頭部超音波検査：脳室内出血では脳室内に出血を認める<br>頭部CT：硬膜外，くも膜下腔，硬膜下，脳室内に出血を示唆する高輝度域を認める |
| | 頭蓋骨陥没骨折 | 鉗子分娩などで頭蓋骨に過剰な負荷がかかった場合の骨折 | 触診で頭蓋骨の陥没，境界明瞭 | 頭部CT，単純X線写真：骨折所見を認める。CTでは頭蓋内出血を示唆する所見の合併を認める場合がある |
| 顔面 | 顔面皮膚切創 | 分娩時に用いる器具などによる切創 | 視診 | 形成外科医診察により傷の深度の評価 |
| | 顔面神経損傷 | 神経の過伸展 | 視診で顔の動きが左右非対照（啼泣時に損傷側は動かない） | 小児神経科医，形成外科医による診察 |
| 眼 | 角膜障害 | 鉗子分娩などで分娩時の器械による眼の圧迫 | 角膜混濁 | 眼科医による診察 |
| 肩 | 鎖骨骨折 | 骨折 | 視診で損傷側の腫脹，動かさない<br>触診で軋轢音 | 単純X線写真：鎖骨骨折像 |
| 神経 | 上腕神経叢損傷（C5～C6，Erb麻痺）（図1） | 神経の過伸展による麻痺 | 肩および肘周囲の筋肉の麻痺。患側上肢の外転・外旋，肘の屈曲が障害され，上肢は伸展・内転し，上肢の挙上ができなくなる。Moro反射が左右非対称となる。同側のHorner徴候（縮瞳，眼瞼下垂，顔面無汗症）を呈する場合がある | 特に推奨されている検査はない。損傷部位の同定のため小児神経科医や整形外科医の診察を受ける |
| | 下腕神経叢損傷（C8～T1，Klumpke麻痺）（図1） | | 前腕および手の筋肉の麻痺。手および手首の脱力。把握反射の消失 | |
| | 全腕神経叢損傷 | | 上肢は弛緩しほとんどまたは全く動かず，原始反射欠如。同側のHorner徴候（縮瞳，眼瞼下垂，顔面無汗症）を呈する場合がある | |
| | 横隔神経損傷 | | 横隔膜の運動障害が起こり，呼吸障害を呈する。持続陽圧呼吸療法または機械的人工換気が必要となる。胸郭の呼吸運動に左右差が生じる | 胸部単純X線写真やX線透視検査で横隔膜の位置や運動状態を評価する |
| | 脊髄損傷 | 脊髄の過伸展，頭蓋内出血による脊髄の圧迫 | 損傷部位より下位の筋弛緩，運動低下など脊髄損傷の症状。全腕神経麻痺に錐体路症状を合併する場合は脊髄損傷を疑う | MRI：脊髄損傷部位を描出<br>髄液検査：血性 |
| 腹部 | 肝皮膜下出血<br>肝破裂 | 腹部圧迫による肝損傷 | 腹部膨満が明らかではない場合もある。貧血やショックを示唆する理学所見の有無 | 血液検査：貧血や凝固異常<br>腹部エコー：Morrison窩の液体貯留<br>腹部造影CT検査：肝臓の血腫 |

| 鑑別疾患 | 診断確定困難な場合の追加検査 | よくある経過 |
|---|---|---|
| ・先天性表皮水疱症<br>・先天性魚鱗癬<br>・先天性ヘルペスウイルス感染症などの先天性感染<br>・先天性皮膚欠損など | 水疱，びらん，発赤などの皮膚所見が続出する場合は魚鱗癬や表皮水疱症を考え，専門医と連携し皮膚生検，遺伝子検査を行う。先天性ヘルペスウイルス感染を疑う所見がある場合は，血液検査，ヘルペスウイルスPCR検査，ウイルス分離などで精査する。 | 数日で軽快する |
| ・頭血腫<br>・帽状腱膜下血腫 | 通常は特に検査を行わない | 日齢とともに消退 |
| ・産瘤と帽状腱膜下血腫は互いに鑑別を要する。<br>・血腫所見の拡大や生後の新規出血所見の出現がある場合は出血性血液疾患（血小板減少症，血小板機能異常，凝固因子異常症，血球貪食症候群，先天性感染など），血液腫瘍性疾患（白血病，類白血病），代謝性疾患など | 出血性疾患を疑う場合は以下のように鑑別を進める（※1）<br><スクリーニング的検査><br>血液検査：末梢血，血液凝固検査（必要時は凝固因子についての詳細検査），PIVKA-Ⅱ，肝機能など生化学検査，CRP，血液ガス，グルコース，アンモニア<br>腹部超音波検査：肝脾腫の有無<br><精密検査><br>骨髄検査<br>遺伝学的検査：染色体検査，遺伝子変異の検索 | 黄疸を合併する。多くの場合血腫は生後2〜3か月で消退するが，石灰化し，腫瘤として残存する場合もある<br><br>通常1か月程度で吸収される。出血量が多いとショックをきたす<br><br>通常1か月程度で吸収される。出血後水頭症をきたす場合があり，頭囲の変化に注意する |
| ・触診では頭血腫との鑑別が困難な場合がある<br>・続発・併発する他の部位の骨折がある場合は，骨形成不全症などの骨系統疾患 | 骨系統疾患を疑う場合は全身骨の単純X線写真。血液検査でCa, P, ALPなど評価。遺伝学的検査。 | 脳神経外科的治療を要する場合がある |
| 特記なし | 特記なし | テープ固定や縫合などの処置を行う |
| ・口角下制筋の片側性欠損<br>・顔の形態の左右差も伴う場合は第一第二鰓弓症候群などの先天性疾患を鑑別する<br>・全身的な筋緊張低下なども示唆される場合は筋強直性ジストロフィなどの神経筋疾患 | CT検査で頭蓋骨形態の評価<br>遺伝学的検査 | 生後2〜3か月で自然軽快 |
| ・先天性に角膜混濁をきたす疾患　胎児期の角膜炎，先天梅毒，先天奇形症候群 | 先天梅毒などの先天感染を疑う他臓器の所見を合併する場合は，血液検査 | 通常は保存的管理 |
| ・腕神経麻痺<br>・続発・併発する他の部位の骨折がある場合は，骨形成不全症などの骨系統疾患 | 骨系統疾患を疑う場合は全身骨の単純X線写真。血液検査でCa, P, ALPなど評価。遺伝学的検査 | 生後2〜3か月で自然軽快 |
| ・鎖骨，上腕骨の骨折<br>・肩，頸椎の亜脱臼<br>・頸部，縦隔の腫瘍 | 特に推奨されている検査はない。損傷部位の同定のため小児神経科医や整形外科医の診察を受ける<br>腫瘍性病変を疑う場合は同部位のCTやMRI | 1か月程度で解消する。改善乏しい場合は理学療法を行う |
| ・有囊性の先天性横隔膜ヘルニア<br>・横隔膜挙上症 | CT, MRIで頸部〜縦隔〜腹部の評価を行う。横隔膜挙上症の背景疾患として神経筋疾患，染色体異常症を鑑別する必要があるため，遺伝学的検査についても検討する | 1か月程度で解消する。改善がみられない場合は横隔膜縫縮術を検討する |
| ・先天腫瘍による脊髄圧迫 | | 損傷部位と程度により必要な医療は異なる |
| ・出血性疾患<br>・新生児仮死に対する蘇生処置による損傷 | 出血性疾患を鑑別するための検査。上記※1を参照 | 外科的処置が必要 |

22

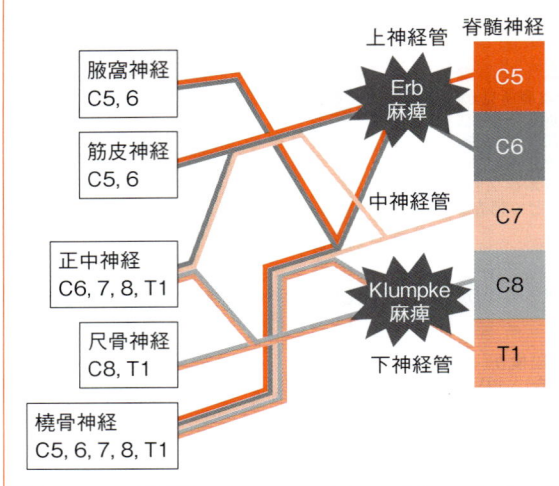

**図1** 腕神経叢麻痺

（図中のラベル）
腋窩神経 C5, 6
筋皮神経 C5, 6
正中神経 C6, 7, 8, T1
尺骨神経 C8, T1
橈骨神経 C5, 6, 7, 8, T1
上神経管
中神経管
下神経管
Erb麻痺
Klumpke麻痺
脊髄神経 C5 C6 C7 C8 T1

**2** 異常胎位。

**3** 在胎不当過大児（heavy-for-dates infant）。

**4** 先天性疾患との鑑別が重要。

### 緊急対応の判断基準

**1** 出血：帽状腱膜下血腫や肝皮膜下出血では出血性ショックをきたす危険性がある。頭血腫の範囲が進行性に拡大する場合や，ショックを示唆する所見がある場合は，輸血療法や外科的治療など集中治療を行える施設に搬送する。

**2** 顔面の切創など：分娩時の器械接触などで新生児の皮膚に損傷が発生した場合は感染や瘢痕形成をきたす危険性がある。形成外科的に縫合などの必要な処置を行う。

**3** 神経損傷：横隔神経麻痺などのように呼吸障害をきたす場合がある。新生児蘇生，人工換気で直ちに対応する。

### 症候の診かた

表1にまとめる。

**1** 大部分の分娩外傷は出生時およびその後の日常診察での視診と触診で判断する。

**2** 分娩外傷と認識していた所見が，先天性基礎疾患の一症状である可能性がある。異常所見のある部位にとらわれず，児の全身を経時的に診察し，所見の拡大や，新規所見の出現を見落とさないようにすることが大切である。

### 検査所見とその読みかた

表1にまとめる。

**1** 大部分の分娩外傷は特定の検査を要さない。

**2** 一部の臓器出血では超音波検査やCT検査，続発する貧血，黄疸について血液検査で評価する。

**3** 骨折では単純X線写真を，眼損傷では眼科医による診察を行う。

### 確定診断の決め手

表1にまとめる。

**1** 大部分の分娩外傷は視診と触診で判断可能である。

**2** 鑑別診断のために，CT検査，MRI検査，血液検査，遺伝学的評価が必要な場合がある。

### 誤診しやすい疾患との鑑別ポイント

**1** 出血：産瘤，頭血腫，帽状腱膜下血腫は出生直後には判断困難な場合があり，経時的に観察する。背景疾患として血友病Aなどの出血性疾患が存在する場合があり，出血範囲・量の拡大や新規出血部位の出現を認めるようならすみやかに精密検査に進める。

**2** 骨折：背景疾患として骨形成不全症などの骨系統疾患が存在する可能性がある。X線写真では骨折していない骨も観察し，形態異常や，新たな骨折を認めるようならすみやかに精密検査に進める。

**3** 神経損傷：分娩外傷と認識されていた所見が，実は先天性神経筋疾患の一症状の可能性がある。全身の筋緊張や麻痺，哺乳力，嚥下，呼吸の状態を注意深く経時的に診察し，異常が示唆される場合は，神経筋疾患の可能性を鑑別する。

**4** その他の疾患の鑑別ポイントについては表1にまとめる。

### 確定診断がつかないとき試みること

表1にまとめる。

**1** 大部分の分娩外傷では追加検査を要しない。しかしすべての所見において，経時的な改善傾向がみられない場合，生後も新たな病変が出現する場合は先天的な基礎疾患を念頭において再評価し，精密検査に進める。

**2** 新生児に行う検査では侵襲度を最小限に抑える必要がある。近年では1〜2 mLの血液検体で行える遺伝学的評価から得られる情報が増えており，血液学的検査，生化学検査などよりも早く確定診断に至

れる可能性もある。

❸各専門家の意見を参考に，遺伝カウンセリングを十分に行ったうえで，全ゲノムシークエンスなどの網羅的な解析や，各疾患群の遺伝子パネルを用いた評価などの遺伝学的評価を遅滞なく検討する。ただし，2024年6月時点では，保険診療で行える遺伝学的検査は限られており，ほとんどの検査が自費検査ないしは臨床研究での解析になっていることに留意する。

# 呼吸窮迫症候群
## Respiratory Distress Syndrome (RDS)

中西 秀彦　北里大学教授・新世紀医療開発センター 新生児集中治療学

**頻度** 在胎期間が短いほど，発症頻度は高い。わが国の周産期母子医療センターネットワークデータベース解析報告では，2003〜2019年にデータ登録された児における発症頻度は，在胎期間22週で約85%，23週で約80%，24〜26週で約75%であり，在胎期間28週未満の超早産児では，70%を超えている。

　ただし，ヨーロッパでは，持続陽圧換気（CPAP）下で$FiO_2 > 0.30$を要する時点で人工肺サーファクタント投与を推奨しており（Neonatology 120: 3-23, 2023），日本のRDS診断基準とは大きく異なることから，もはや正確な発症頻度を定義することが難しくなっている。

## 診断のポイント

❶呼吸窮迫症状。

❷ Stable microbubble rating（SMR）による肺サーファクタント欠乏の証明。

❸特徴的な胸部X線所見（図1）。

❹在胎期間や出生前ステロイド投与の有無などの周産期背景から発症を予測。

## 症候の診かた

❶代表的な症状は，多呼吸，陥没呼吸，呻吟，皮膚蒼白，チアノーゼである。多くの場合，生後数時間で発症するが，重症例では生後すぐから呼吸障害を認める。多呼吸は1回換気量の低下，陥没呼吸は肺コンプライアンスの低下，呻吟は機能的残気量の低下，チアノーゼは酸素化不良を示唆する所見である。

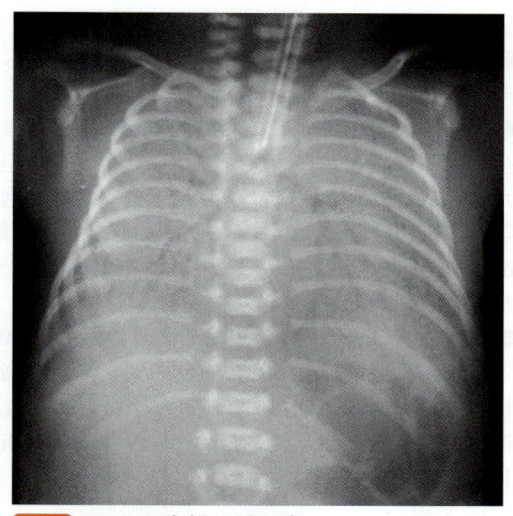

**図1** RDSの胸部X線写真
肺野透過性低下，網状顆粒状陰影，気管支透亮像，肺容量低下を認める。

❷肺サーファクタント欠乏により，肺胞内面を覆う液層と肺胞気の間に存在する気液界面における表面張力が上昇するため，肺胞が虚脱し，肺コンプライアンスが低下する。虚脱した肺胞では十分な換気がされないために換気血流不均衡が起こり，低酸素血症や呼吸性アシドーシスが助長される。また肺胞の虚脱・再開通の繰り返し（shear stress）や，肺胞の過膨張などの物理的要因（barotrauma, volutrauma,）が，未熟な肺構造にさらなるダメージを与える。虚脱した肺胞では血漿成分が漏出して硝子膜が形成され，肺サーファクタントの不活化を引き起こし，さらなる呼吸不全に陥る悪循環をもたらす。

❸RDSは肺の未熟性に起因する疾患であるため，早産児，母体糖尿病，遺伝的要素（白人，同胞内のRDS発症歴，男子）など肺の未熟性を助長する因子が背景にある場合や，新生児仮死，帝王切開分娩などサーファクタント産生，放出，機能を阻害する因子がある場合にはRDSを発症する可能性が高くなる。

## 検査所見とその読みかた

❶ SMR

❶肺サーファクタントの検出に優れた検査であり，肺サーファクタントが存在する検体を起泡したときに，直径15 µm以下の安定した小泡が多数生じることを利用して，胎児肺のサーファクタントを迅速かつ簡便に検査することが可能で診断的

価値が高い。

❷羊水のみならず出生直後の胃液を用いても肺サーファクタント欠乏の診断が可能である。

❸出生 24 時間前以降に採取された羊水または出生後に採取された胃液をマイクロピペットで泡立たせ，顕微鏡下で直径 15 $\mu$m 以下の安定した泡の数を算定し，マイクロバブル数が羊水<5 個/mm$^2$，胃液<10 個/mm$^2$であれば，ほぼ RDS が発症する。

❹羊水と胃液それぞれの RDS 診断の感度が 80% と 63%，特異度が 100% と 99% と特異度が高い検査であり，非 RDS の紛れ込みがほとんどなく選別に優れている点で有用である（Eur J Pediatr 152: 152-156，1993）。

**❷胸部 X 線**

❶ RDS の胸部 X 線所見の特徴は，肺野透過性低下，網状顆粒状陰影（reticulogranular pattern），気管支透亮像（air bronchogram），肺容量低下である。

❷肺胞が虚脱しており，肺の含気が減少するために，X 線透過性が低下し，肺容量が減少する。

❸一方，気道には含気があるため，虚脱した肺胞の間に気管支が浮き出て見えるのが気管支透亮像である。

❹ Bomsel の重症度分類が広く知られている。

## 確定診断の決め手

呼吸窮迫症状，SMR による肺サーファクタント欠乏の証明，胸部 X 線所見に加え，周産期リスク因子などの臨床的背景や人工サーファクタント補充療法後の反応などから総合的に行う。

## 誤診しやすい疾患との鑑別ポイント

### ❶新生児一過性多呼吸

❶基本病態は肺水の吸収障害である。

❷ RDS よりも比較的在胎期間の長い児で発症する。

❸胸部 X 線所見正面像では，肺野透過性低下を認めるが，網状顆粒状陰影や気管支透亮像は呈さない。

❹ SMR では，一般的に strong を示す。

### ❷ドライラング症候群

❶基本病態は，機能的肺低形成である（Eur J Pediatr 157: 935-938，1998）。

❷母体妊娠経過の背景として，「羊水過少」が存在する。

❸人工肺サーファクタント投与だけでは酸素化の

改善は得られず，人工呼吸管理において RDS よりもより高い平均気道内圧を必要とする。

❹新生児遷延性肺高血圧を合併する。

### ❸新生児肺炎

❶早産児の場合では，胸部 X 線検査や SMR では鑑別が困難。

❷周産期経過で，絨毛膜羊膜炎，前期破水，母体 B 群レンサ球菌の検出，分娩時母体発熱を認める（Semin Fetal Neonatal Med 22: 206-213，2017）。

❸感染を示唆する検査所見（CRP 上昇など）を有する。

## 確定診断がつかないとき試みること

重要なことは，低酸素血症やアシドーシスを防ぎ，正常な組織代謝を維持することである。在胎期間が短い早産児で，前述した鑑別疾患の判断が難しかったとしても，根底にある病態は肺サーファクタント欠乏であることから，サーファクタント欠乏が SMR で証明されたのであれば，人工肺サーファクタントの投与を迅速に行うべきである。

## 合併症・続発症の診断

❶呼吸管理中には，気管チューブの閉塞，人工呼吸器の不具合，気胸などが起こりうる可能性があるため，酸素化の悪化を認めた場合には，人工呼吸器からいったん用手換気に変更して，胸郭の上がり，両側肺野の聴診，バッグを通じて肺の硬さを確認し，併せて人工呼吸器が正常に作動しているかどうかを確認する。

❷特に，人工肺サーファクタント後も呼吸状態の改善に至らず，胸部 X 線画像で，肺野透過性の左右差を認めた場合には，人工肺サーファクタントの不均一投与が原因と考えられ，エアリーク発症の危険性が高まるため，人工肺サーファクタントの追加投与を行うことが望ましい。

❸回復期には動脈管を介する短絡量が増加して肺うっ血，心不全をもたらす可能性がある。特に超低出生体重児では，低血圧を認めた場合には動脈管開存症の発症を念頭におき，投与後早期からインダシンなど動脈管閉鎖を目的とした治療を行う必要がある。

# 新生児慢性肺疾患
## Chronic Lung Disease (CLD) in Infancy

芳賀 光洋　埼玉医科大学総合医療センター・小児科

**頻度** 在胎期間 32 週未満または出生体重 1,500 g 未満で出生した児の 20〜25％に発症する。

## 診断のポイント

**1** 早産児，特に超早産児（在胎期間 28 週未満）。

**2** 新生児期より始まる呼吸窮迫症状。

**3** 慢性的な低酸素血症および高二酸化炭素血症。

**4** 胸部単純 X 線写真でびまん性の透過性低下または泡沫状/気腫状陰影。

## 症候の診かた

**1** 多呼吸：新生児では安静時に 60 回/分以上の呼吸回数がある場合。

**2** 陥没呼吸：吸気の際に胸郭の一部分（胸骨上窩，肋間，肋骨弓下）または全体が陥没する呼吸様式。

## 検査所見とその読みかた

**1** 経皮的動脈血酸素飽和度（$SpO_2$）

**❶** 修正 36 週以降の児の目標 $SpO_2$ 値は一般的には 93〜96％以上とされている。

**❷** 1 日のうちどれだけの割合の時間が目標値以上となっているかを評価するためには，$SpO_2$ モニタのヒストグラム機能が有用である（Respirology 25: 880-888, 2020）。

**2** 血液ガス分析

**❶** 新生児/乳児の血液ガス分析の多くは静脈や踵採血の検体を用いるため，二酸化炭素分圧（$PCO_2$）のみが評価対象となる。多くの新生児慢性肺疾患の児では $PCO_2$ が 45 mmHg 以上であることが示されている（Acta Paediatr 112: 1209-1212, 2023）。

**❷** ここで注意が必要なのは，血液ガス分析の値は採血した状況により大きく左右される点である。呼吸器系に問題のない児では，痛み刺激で啼泣すると，$PCO_2$ は低下する。したがって，啼泣しているときの検体であるにもかかわらず $PCO_2$ が正常値（35〜45 mmHg）である場合にも，潜在的な高二酸化炭素血症があると考えるべきである。

**3** 胸部単純 X 線写真

**❶** びまん性の透過性低下を示す例と泡沫状/気腫状陰影を示す例に大別される（図1）。

**❷** 絨毛膜羊膜炎などの子宮内炎症を背景に出生し

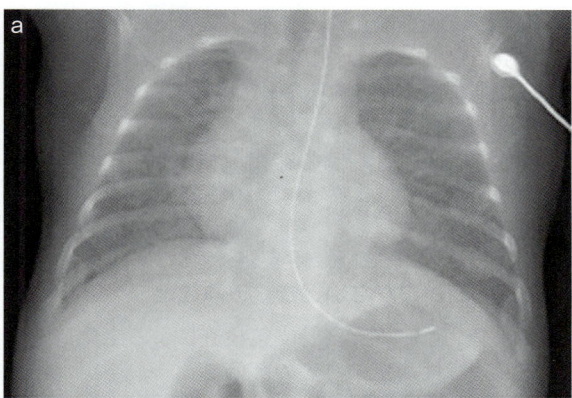
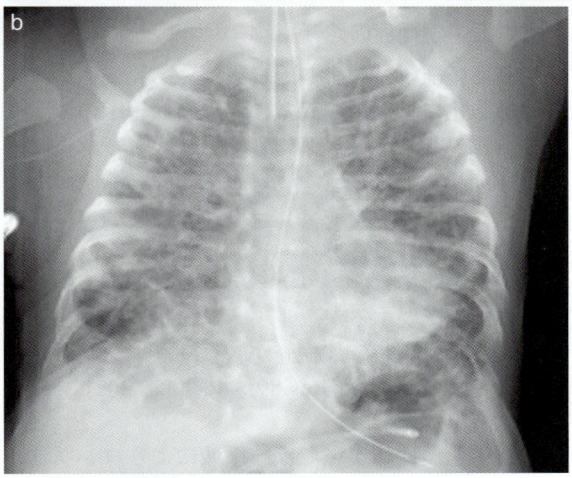

**図1　胸部単純 X 線写真**

a：在胎 22 週 4 日，512 g，胎盤病理では絨毛膜羊膜炎なし。修正 36 週時の胸部 X 線写真ではびまん性の透過性低下を認める。

b：在胎 23 週 2 日，712 g，胎盤病理で高度の絨毛膜羊膜炎あり。修正 36 週時の胸部 X 線写真で泡沫状/気腫状陰影を認める。

た児は泡沫状/気腫状陰影となりやすく，呼吸管理に難渋しやすい。

## 確定診断の決め手

**1** 新生児期より始まる酸素投与または呼吸補助を要する呼吸窮迫症状が生後 28 日（在胎期間 32 週未満の場合は修正 36 週）を超えて続く状態。

**2** 呼吸機能に影響を及ぼすような先天性疾患が除外されている。

## 誤診しやすい疾患との鑑別ポイント

**1** 気管・気管支軟化症

**❶** 啼泣時の急激な呼吸状態の悪化（dying spell）。

22

❷気管支鏡検査による気管・気管支の軟化所見。
**2** 上気道(咽頭〜気管)狭窄
❶長期挿管(声門下狭窄)や動脈管閉鎖術(声帯麻痺)の既往。
❷嗄声や吸気性喘鳴の存在。
❸喉頭/気管ファイバーでの観察による気道狭窄所見。

### 確定診断がつかないとき試みること

喉頭ファイバー,気管支鏡検査による上気道・下気道の狭窄性病変の有無の評価。

### 合併症・続発症の診断

**1** 肺高血圧症
❶肺胞化プロセスの異常に伴う肺血管床の減少や肺血管のリモデリングにより引き起こされる。
❷啼泣や感染をきっかけに急激に肺動脈圧が上昇すると,肺高血圧症クリーゼという状態になり突然死に至ることもある。
❸確定診断には心臓カテーテル検査による肺動脈圧の評価を要するが,ルーチンで行われる検査ではない。心臓超音波検査がスクリーニングとして推奨される(Pediatr Res 89: 446-455,2021)。
**2** 空気漏出症候群
❶新生児慢性肺疾患では肺区域によりコンプライアンスや気道抵抗が異なるため,過剰に拡張した領域が出現しやすく,空気漏出症候群を合併しやすい。急激な呼吸状態の悪化がある際には常に鑑別として念頭におく。
❷胸部単純 X 線写真で診断するのが基本であるが,時間的な余裕がないときは血管確保用のイルミネータで胸郭を照らして左右差をみることも有用である。

### 予後判定の基準

**1** 筆者らの施設に 2003〜2019 年に入院した在胎 22〜29 週での出生児 955 人中 158 人(16.5%)が重症の新生児慢性肺疾患(修正 36 週時点において吸入酸素濃度 30%以上または何らかの呼吸補助を要する状態)を発症し,そのうち 6 人(3.8%)が新生児慢性肺疾患が原因で死亡している。
**2** 肺高血圧症を合併すると,死亡または気管切開を要するオッズ比(95%信頼区間)が 3.75(2.27-6.21)に上昇するという報告がある(J Perinatol 34: 543-548,2014)。

### 治療法ワンポイント・メモ

**1** 人工呼吸管理:従来型の圧制御による呼吸管理と比較して,高頻度振幅換気や 1 回換気量に応じて吸気圧を変化させる volume-targeted ventilation の使用は新生児慢性肺疾患の発症率を下げるとされている(Fanaroff and Martin's Neonatal-Perinatal Medicine, 11th ed. pp1256-1269, 2020)。
**2** 非侵襲的陽圧換気:侵襲的呼吸管理の期間をできるだけ短くすることが新生児慢性肺疾患予防の重要な戦略の 1 つであり,経鼻式持続陽圧換気や高流量酸素カニューレが非侵襲的陽圧換気として用いられる。
**3** 副腎皮質ステロイド(全身投与)
❶呼吸管理中の早産児が経過中に呼吸状態の急性増悪を起こし,高い呼吸器設定や高濃度酸素の投与を要することがある。
❷ヒドロコルチゾン 1〜5 mg/kg/日の全身投与により,呼吸器設定の緩和が可能となることが多い。ヒドロコルチゾンで効果が不十分な場合にはデキサメタゾン 0.1〜0.5 mg/kg/日の投与が考慮されることもあるが,デキサメタゾンの投与と神経学的予後の増悪との関連が報告されており適応は慎重に判断する。
**4** 副腎皮質ステロイド(吸入):生後 2 週間以内に副腎皮質ステロイド吸入を開始することで,新生児慢性肺疾患の発症率をわずかに下げることが示されている。
**5** カフェイン:カフェインの本来の目的は呼吸中枢を刺激して無呼吸発作を予防することであるが,新生児慢性肺疾患の予防効果に関しても示されている。抗炎症作用や利尿作用,気道組織のリモデリングを抑制する機序が考えられている。

### さらに知っておくと役立つこと

新生児慢性肺疾患の病因・病態に基づいた新病型分類が 2023 年に発表された(表 1)。病型に基づく予後の予測や新規治療の開発が期待される。

過去 6 か月以内に新生児慢性肺疾患の治療を受けた生後 24 か月齢までの児は RS ウイルス感染の重症化予防の目的で,RS ウイルス流行期間中はモノクローナル抗体であるパリビズマブの月 1 回の投与が健康保険の適用である。

### 専門医へのコンサルト

肺高血圧症を合併した場合には肺血管拡張薬の投

表1 新生児慢性肺疾患　厚生労働科学研究班分類（2023）

| 病型 a) | 病理学的 CAM c) | 胸部単純X線写真正面像上の Bubbly/ Cystic 所見（日齢 28 以内）d) |
|---|---|---|
| Ⅰ(s)b) | − | ＋ |
| Ⅱ(s)b) | − | − |
| Ⅲ(s)b) | ＋ | ＋ |
| Ⅳ(s)b) | ＋ | − |
| Ⅴ | 分類不能 e) | |

a)病理学的絨毛膜羊膜炎（CAM），胸部単純X線写真正面像上の Bubbly/Cystic 所見，Small-for-gestational age（SGA）の 3 つの項目を用いて 5 つに分類し，病型を表記。
b)SGA は出生体重が 10 パーセンタイル未満のものとし，SGA（＋）の場合には病型に「s」を付ける。
　例）SGA（−）の場合は「Ⅰ，Ⅱ，Ⅲ，Ⅳ」，SGA（＋）の場合は「Ⅰs，Ⅱs，Ⅲs，Ⅳs」と表記する。
c)CAM は，病理学的診断（Blanc 分類または Redline 分類）に基づいたものとし，Stage は問わない。
d)X線所見の変化は日齢 28 以内に出現したものとし，肺を正中線で左右に分け，さらに各々を上下に分割して計 4 つの区域に分け，そのうち 3 つの領域において，びまん性の泡状/囊胞性領域（直径 1.0〜10.0 mm）と索状影が認められるものとする（胸部単純X線写真正面像を参照）。
e)胎盤病理検査の実施が望ましいが，病理学的所見が不明の場合は，胸部単純X線正面像所見の有無にかかわらず，Ⅴ型に分類する。

与などの専門的な治療が必要となることもあり，小児循環器専門医へのコンサルトを考慮する。
（執筆協力：難波 文彦　埼玉医科大学総合医療センター教授・小児科）

## 未熟児動脈管開存症
Patent Ductus Arteriosus (PDA) in the Preterm Infants

豊島 勝昭　神奈川県立こども医療センター・新生児科部長

頻度　出生体重 1,500 g 未満の極低出生体重児は新生児の 1％の頻度である。新生児臨床研究ネットワーク（NRN-J）によると極低出生体重児の 34％，超低出生体重児の 48％で未熟児動脈管開存症（PDA）の治療を必要としている。

GL　根拠と総意に基づく未熟児動脈管開存症の治療ガイドライン（2010）

### 診断のポイント
❶早産・低出生体重児。
❷心雑音，心尖拍動，脈圧の開大。
❸尿量減少，呼吸障害。
❹超音波検査で動脈管開存，左室左房の拡大，腎動脈や腹部動脈などドプラエコーの拡張期逆転波形。

### 緊急対応の判断基準
　未熟児 PDA の合併症である肺出血は呼吸状態の悪化や脳室内出血などの合併症，死亡につながりうるため，緊急での手術が必要になることがある。

### 症候の診かた
❶心雑音：動脈管が閉鎖せず，出生後に肺血管抵抗が減弱すると心雑音が生じる。超低出生体重児では心雑音聴取時には重篤な心不全をきたしていることもある。
❷心尖拍動：左側胸部の心尖部に拍動が認められる場合に心拡大を認識できる。
❸脈圧の増大：動脈管を介する左右短絡は拡張期に多量なため，血圧測定による拡張期血圧値の低下や収縮期と拡張期の血圧値の開大を認める。
❹呼吸障害：病初期は肺血流量増加に伴う酸素飽和度は上昇するが，重症化すると肺間質浮腫や肺動脈拡大に伴う末梢気道の圧迫などで高二酸化炭素血症，多呼吸などを生じる。肺うっ血が進行すると肺胞内サーファクタント活性を阻害するため新生児呼吸窮迫症候群に類似の呼吸障害を生じうる。

### 検査所見とその読みかた
❶超音波検査
　❶症状発現の予測や重症度評価に超音波検査が有用である。国内 34 施設の前方視的研究（PLASE

研究)で，早産児における生後早期の動脈管径，左肺動脈血流速度や左房容積などの指標がPDA手術を予測する科学的根拠を創出した(J Cardiol 74: 512-518, 2019)。

❷超音波検査には測定間誤差が存在するため，動脈管径と血流波形，左房拡大を反映する左房容積，左房径/大動脈径比，左室拡大を反映する左室拡張期径，左右短絡量を反映する左肺動脈血流速度，腎動脈の動脈拡張期逆転波形などの複数の指標で総合的に評価する。

❷胸部X線検査：肺うっ血や心拡大を認める。人工呼吸器管理中の早産児では過膨張肺や左室陰影が右室陰影に重なるため，心拡大がわかりにくいことがある。

❸心不全バイオマーカー：血液検査によるB型ナトリウム利尿ペプチド(BNP)やBNPの分泌状態を反映するBNP前駆体N端フラグメント(NT-proBNP)の上昇は重症化の評価に有用である。

## 確定診断の決め手

❶生後1〜2日で動脈管が閉鎖しない。

❷肺血流量増加・体血流量減少の症状がある場合に未熟児PDAと診断する。

❸超低出生体重児では，未熟児PDAは肺出血・脳室内出血・腎不全・壊死性腸炎などの重篤な合併症をきたすことがあり，臨床症状が明らかでなくとも，超音波検査で動脈管開存と肺血流量増加・体血流量減少の所見から血行動態的PDA(hsPDA：hemodynamic significant PDA)と診断して治療することがある。

## 誤診しやすい疾患との鑑別ポイント

❶新生児呼吸窮迫症候群(RDS)(⇨1765頁)の再症候化：超音波検査や心不全バイオマーカーで鑑別できる。

❷未熟児PDA以外の心不全：心室中隔欠損や大動脈縮窄などの先天性心疾患や胎児・新生児仮死に伴う心不全では動脈管の閉鎖は遅延することがある。未熟児PDAの治療前には先天性心疾患の鑑別と心機能を評価する。

## 確定診断がつかないとき試みること

超音波検査や未熟児PDAの診療に精通した医師と相談しながら診療する。

## 合併症・続発症の診断

❶肺出血：超音波検査で左房拡大があり，気管からの血清吸引物がある場合，未熟児PDAに伴う肺出血を疑う。

❷脳室内出血：生後72時間以内の発症が多い。頭部超音波検査で診断する。

❸腎不全：乏尿，血液検査のCrやBUNの上昇で診断する。

❹壊死性腸炎・消化管穿孔：腹部膨満・血便・胆汁性胃吸引などの症状，腹部超音波検査に腹水，門脈内ガス所見，腹部X線検査による消化管の壁内ガス所見，気腹所見，門脈内ガス所見などで診断する。

## 予後判定の基準

未熟児PDAの予後は合併症・続発症がなければ生命予後や神経学的予後への影響は大きくない。

## 経過観察のための検査・処置

早産児の動脈管は児の成熟とともに自然閉鎖することがある。血行動態的に心負荷や臓器血流異常の明らかでない場合には治療の益と害を鑑みて，臨床所見・超音波検査・心不全バイオマーカーなどを参考に経過観察できることがある。

## 治療法ワンポイント・メモ

❶薬物治療：インドメタシンとイブプロフェンなどのシクロオキシゲナーゼ(COX)阻害薬は，PGEの合成を阻害し動脈管の収縮を促す。乏尿・腎障害・低血糖・血小板機能低下・消化管穿孔・肺高血圧などの有害事象がある。

❷手術

　❶COX阻害薬の無効例，肺出血例，腎不全や消化管穿孔などの合併症のためにCOX阻害薬が禁忌な状況では，手術を検討する。左開胸下に結紮もしくはクリッピングする。PDAの外科的閉鎖術後に，「post PDA ligation cardiac syndrome (PLCS)」と称される循環不全がある。

　❷術後合併症として気胸，手術創の感染，肋骨の損傷，反回神経麻痺や横隔神経麻痺，乳び胸水などがある。

❸カテーテル治療：2.5 kg未満の低体重児に対する経カテーテル動脈管閉鎖術のためのデバイスであるAMPLATZER ピッコロオクルーダーが2019年に保険収載され，未熟児PDAのカテーテル治療数が増えつつある。

## さらに知っておくと役立つこと

　動脈管の開閉の予測は難しく、いったん閉鎖しても再開存することがある。超低出生体重児では、以下**1**、**2**などを生後早期に患者家族に説明しておくことが緊急時の治療などを迅速に行えることにつながる。

**1** COX 阻害薬は手術を回避できるという効果があるとともに有害事象も起こりうる。

**2** 緊急で外科治療が必要になる場合がある。

## 専門医へのコンサルト

　COX 阻害薬の頻回投与は消化管穿孔のリスクを高める。手術が施行できない施設では、手術のタイミングを逃さないように手術可能な施設の専門医との連携が必要となる。

# 新生児の出血傾向
## Bleeding Disorders of the Newborn

**江上 直樹**　九州大学病院総合周産期母子医療センター・助教

**頻度** **ときどきみる**

**GL** ・新生児 DIC 診断・治療指針 2016 年版
　　・新生児と乳児のビタミン K 欠乏性出血症発症予防に関する提言（2021）

## 診断のポイント

**1** "well-being"の評価：活気低下、四肢の筋緊張低下、無呼吸発作、哺乳不良、嘔吐などは非特異的だが新生児の出血症を疑う所見となる。

**2** 栄養法、哺乳量、ビタミン K 投与法、肝胆道系疾患（母子健康手帳の便カラーカード）。

**3** 周産期歴（仮死、呼吸障害、分娩方法など）、母体合併症〔特発性血小板減少性紫斑病（ITP）、全身性エリテマトーデス（SLE）、消化管疾患など〕、母体薬剤歴（ワルファリン、抗てんかん薬、抗菌薬など）、母体栄養状態（ビタミン K を含む食事の摂取状況、摂食障害など）。

**4** 出血傾向、凝固・線溶系疾患の家族歴：血友病、遺伝性血栓症（プロテイン C、プロテイン S、アンチトロンビン欠乏症）。

## 緊急対応の判断基準

**1** 新生児は凝固・線溶系が成熟過程にあり、短時間にショック、播種性血管内凝固症候群（DIC）に至りやすい。短期間に多量の出血が予測されれば、ビタミン K 投与、等張液や血液製剤輸注で循環動態の安定化をはかりつつ、すみやかに小児血液専門医あるいは新生児専門医が対応できる高次施設へ搬送する。

**2** 治療開始前にクエン酸ナトリウム入り採血管に検体採取を行うことが望ましいが、治療や搬送が遅れてはならない。

## 症候の診かた

**1** Not doing well（何となく元気がない）：活気低下、四肢の筋緊張低下、無呼吸発作、哺乳不良、嘔吐など非特異的な症候に留意する。

**2** 皮膚の異常：新生児マススクリーニング採血時の穿刺部位からの持続的な出血や、拡大する皮下出血、紫斑があれば出血傾向を疑う。特に急激に拡大する紫斑は電撃性紫斑として重症プロテイン C 欠乏症の特徴的な所見として重要。

**3** 帽状腱膜下血腫：吸引分娩での合併が多いが、帝王切開でも生じる。帽状腱膜と骨膜の剝離による出血で、波動を触知する。増大傾向であれば出血傾向や DIC を疑う。

**4** 吐血・下血：ビタミン K 欠乏症に多い。母体血の嚥下による嘔吐（仮性メレナ）と鑑別する。

**5** 黄疸・灰白色便：遷延する黄疸や灰白色便は肝胆道系疾患を疑う。胆汁排泄障害によりビタミン K 吸収障害をきたす。

## 検査所見とその読みかた

　図 1 に新生児の出血傾向への対応アルゴリズムを示す。まず血液凝固検査を行う。新生児の採血手技は困難であることも多く、手技が結果に影響を与えやすい。毛細管採血ではなく、静脈もしくは動脈穿刺で採取する。

**1** 血小板数：ITP や新生児同種免疫性血小板減少症（NAIT：neonatal alloimmune thrombocytopenia）、DIC、感染症や壊死性腸炎の鑑別に有用である。

**2** PT、APTT：APTT 延長のみであれば血友病を疑う。両方とも延長している場合はビタミン K 不足や DIC、肝疾患（肝不全）、共通系因子の欠乏を疑う。

**3** フィブリノゲン、FDP、D ダイマー：DIC の診断に用いる。診断は新生児 DIC 診断基準（日産婦新生児血会誌 25：3-34、2016）に基づく。

**4** PIVKA-II：ビタミン K 欠乏症の診断に有用である。カットオフは 1 $\mu$g/mL（8,000〜10,000 mAU/

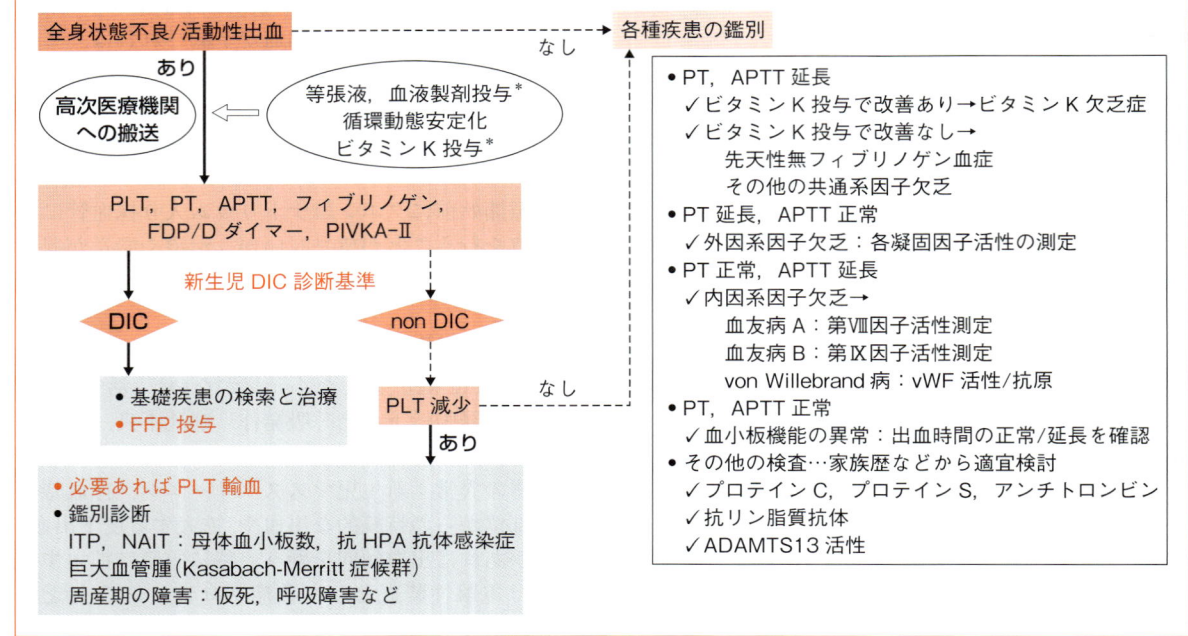

**図1** 出血傾向のある新生児の対応アルゴリズム

＊血液製剤やビタミン K 投与は検体採取後に開始することが望ましいが，検体採取が困難な場合も多く，全身状態や循環動態が不安定な児では治療を最優先としてよい。
FFP：新鮮凍結血漿，ITP：特発性血小板減少性紫斑病，NAIT：新生児同種免疫性血小板減少症

mL）と推定される（日産婦新生児血会誌 30：51-52, 2020）。

**⑤** アプト試験：胎児ヘモグロビンのアルカリ抵抗性を用いた検査であり，吐血物と新生児および母体血液に苛性ソーダを添加し色調の変化を観察する。

### 確定診断の決め手

図1 を参考に，児の全身状態を念頭に鑑別を行う。施設の専門性により児の循環動態が安定しているうちに搬送を考慮する。

### 誤診しやすい疾患との鑑別ポイント

**①** 仮性メレナ：新生児が母体血を嚥下することで，新生児の吐物や便に血液が混入した状態である。アプト試験が有用。

**②** 血小板減少症：ITP，SLE 母体から出生した児は，移行抗体によって血小板減少症をきたす。NAIT では，ヒト血小板特異抗原（HPA：human platelet antigen）などの母児間不適合により生じる。母体血中に母に発現していない父由来の HPA 抗原に対する同種 HPA 抗体の存在の証明が必要であり，各地域の血液センターに依頼し検査を行うことができる。いずれの疾患も母の抗体が経胎盤的に胎児に移行し発症し，前子と次子の血小板数には相関がある。特にNAIT は第 1 子から発症し，第 2 子は第 1 子よりも重症化しやすいため（75～90％），注意が必要。

### 確定診断がつかないとき試みること

**①** 新生児期に出血傾向をきたす疾患は非常に多岐にわたる。さらに新生児期はすべての臓器が成長過程にあるゆえ，その組織構造は脆弱で臓器出血をきたしやすい。少量の出血量と認識されていたとしても，体格が小さい新生児では循環血液量減少性ショックのリスクが高い。

**②** 新生児期は日齢とともに徐々に凝固・線溶系が成熟するため，単回の採取では検査値の評価は困難である。児の全身状態が不良な場合は早期に小児血液専門医と新生児専門医が勤務する施設への紹介を考慮する。

### 合併症・続発症の診断

ベッドサイドでは超音波検査が，頭蓋内・腹腔内臓器の出血の評価に有用である。頭蓋内出血では新生児発作に留意する。脳波モニタリングが有用となる。

**表1** Bell の壊死性腸炎臨床病期分類：改訂版

| 病期 | 全身の徴候 | 腸管の徴候 | X線所見 |
|---|---|---|---|
| ⅠA 疑診 NEC | 体温不安定，無呼吸，徐脈，活気不良 | 注入前胃残量の増加，軽度の腹部膨満，嘔吐，便潜血反応陽性 | 正常または腸管拡張，軽度麻痺性イレウス |
| ⅠB 疑診 NEC | 同上 | 肉眼的血便 | 同上 |
| ⅡA 確診 NEC 軽症 | 同上 | 上記に加えて，腸管蠕動音消失，＋/－腹部圧痛 | 腸管拡張，麻痺性イレウス，腸管壁内ガス |
| ⅡB 確診 NEC 中等症 | 上記に加えて，軽度の代謝性アシドーシス，軽度の血小板減少 | 上記に加えて，腸管蠕動音消失，明らかな腹部圧痛，＋/－腹部蜂巣炎または右下腹部腫瘤 | 上記に加えて，門脈内ガス，＋/－腹水 |
| ⅢA 進行 NEC 重症，腸穿孔なし | 上記に加えて，低血圧，徐脈，重度の無呼吸，呼吸・代謝性アシドーシス，DIC，好中球減少 | 上記に加えて，汎発性腹膜炎症状，著明な腹部圧痛，腹部膨満 | 上記に加えて，明らかな腹水 |
| ⅢB 進行 NEC 重症，腸穿孔あり | 同上 | 同上 | 上記に加えて，腹腔内遊離ガス |

〔Walsh MC, et al: Necrotizing enterocolitis: treatment based on staging criteria. Pediatr Clin North Am 33(1): 179-201, 1986 より〕

## 予後判定の基準

原因疾患と出血の部位や程度により予後が異なる。

## さらに知っておくと役立つこと

❶新生児の DIC の基礎疾患は，新生児仮死，低酸素状態（新生児一過性多呼吸，新生児呼吸窮迫症候群，胎便吸引症候群），頭蓋内出血，感染症（細菌性：特に B 群溶血性レンサ球菌，ウイルス，真菌のいずれも）など多岐にわたる。いずれも急速に重症化するため専門施設での集中治療が必要となる。
❷遺伝性疾患として，血友病のほかに近年先天性血栓症（特にプロテイン C 欠乏症）の重要性が示されている（J Pediatr 238: 259-267.e2, 2021）。

## 専門医へのコンサルト

“出血傾向”がある児であれば，鑑別やその後の治療介入を含めて早期に専門医にコンサルトする。
（執筆協力：落合 正行 九州大学大学院特任准教授・成長発達医学分野）

# 新生児壊死性腸炎
## Necrotizing Enterocolitis (NEC)

**臼井 規朗** 大阪母子医療センター・副院長

**頻度 よくみる**

❶新生児臨床研究ネットワーク（NRNJ）データベースによると，わが国の 1,500 g 以下の超・極低出生体重児における発症頻度は 1.64％である。
❷欧米における発症頻度はわが国より高く，2～7％と報告されている（Arch Dis Child Fetal Neonatal Ed 103: F182-F189, 2018）。

## 診断のポイント

❶90％以上は低出生体重児に発症するが，先天性心疾患を有する症例では低出生体重児でなくても発症する。
❷発症率が高くなる因子として，仮死，細菌感染，無呼吸発作，動脈管開存，新生児呼吸窮迫症候群，人工乳，輸血，チアノーゼ性心疾患などが知られている。
❸生後 10～30 日頃の発症が多い。
❹無呼吸，徐脈，活気不良などに加えて，胃残量の増加や腹部膨満，嘔吐，下血などがあり，腹部単純 X 線写真で腸管拡張があれば疑われる。
❺これに加えて，腸管蠕動音の消失や腹部の圧痛，腹部単純 X 線写真などで腸管拡張，腸管壁内ガス，門脈内ガスなどを認めれば確定診断となる。さらに進行すれば敗血症性ショック症状が加わり，腹壁は暗赤色に発赤し，腫脹する（表1）。

## 緊急対応の判断基準

❶腹腔内遊離ガスを認めれば，消化管穿孔を発症しているため，外科的治療の絶対適応として治療可能な施設に転送する。

❷腸穿孔の直前の状態で開腹術を行うことが望ましく，拡張腸管像の固定（fixed loop sign）や，これに一致した腹壁の発赤，腫瘤触知，圧痛を認めた場合は，外科的治療の相対的適応と考えて対処する。

## 症候の診かた

　全身状態，消化器症状，腹部の状態，腹部単純Ｘ線写真の所見について，軽症から重症へ進行した場合にどのような症候の推移を示すか理解しておく。

❶全身状態：活気不良から代謝性アシドーシス，敗血症性ショックへと進行。

❷消化器症状：軽度の麻痺性イレウスから腸管蠕動停止，腸管拡張へと進行。

❸腹部症状：腹部膨満から腹部圧痛，発赤・腫脹へと進行。

❹腹部単純Ｘ線写真の所見：腸管軽度拡張から拡張腸管の固定，腸管壁内ガス（図1），門脈内ガス，腹腔内遊離ガスへと進行。

## 検査所見とその読みかた

❶血液検査：CRPやプロカルシトニンの上昇，白血球の増加，血小板減少，アシドーシスなどがみられる。重症になると，好中球の減少や播種性血管内凝固症候群（DIC）による止血機能の増悪がみられる。

❷血中および尿中の腸型脂肪酸結合蛋白（I-FABP）や糞便中カルプロテクチンが，壊死性腸炎のバイオマーカーとして検討されている。

## 確定診断の決め手

❶腸管壁内ガスや門脈内ガスを証明することが確定診断の決め手となる。

❷腹部単純Ｘ線写真で判断できない場合は，腹部超音波検査や腹部CT検査も参考となる。

## 誤診しやすい疾患との鑑別ポイント

❶他の原因の敗血症（⇨次頁）に麻痺性イレウスが合併した場合は同様の症状を示すことがあるが，壊死性腸炎では消化管出血や，腹部膨満が敗血症の症状に先行する。

❷腹腔内遊離ガスを認めた場合，開腹してみるまで本症か，限局性腸穿孔（FIP：focal intestinal perfora-

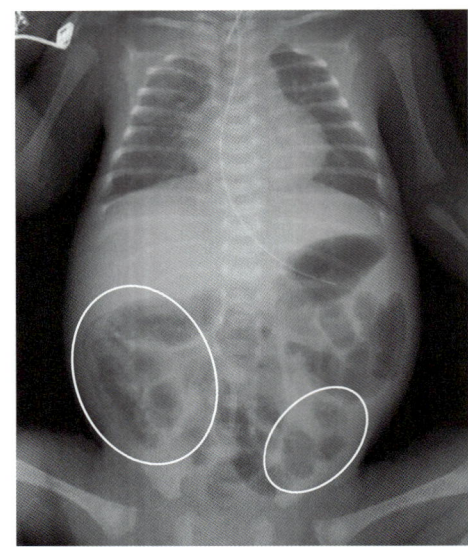

**図1** 壊死性腸炎を発症した男児（出生時体重1,084 g，日齢31）の腹部単純Ｘ線写真

腸管は全般に拡張し，楕円で囲んだ部分の腸管には壁内ガスが認められる。

tion）や胎便関連性腸閉塞（MRI：meconium related ileus）か鑑別できない場合がある。

## 確定診断がつかないとき試みること

❶腹部超音波検査は診断の補助に有用。初期には腸管の拡張像や壁肥厚，血流亢進を認め，進行すると腸管壁の菲薄化や血流低下を認める。

❷腹部超音波検査では，腸管壁内気腫や門脈内ガス像が点状高エコーとして認められ，腹部単純Ｘ線写真より検出度が高い（Pediatr Radiol 53: 1237-1247, 2023）。

## 合併症・続発症の診断

❶重篤な合併症として消化管穿孔があげられる。腹部臥位正面像で腹腔内遊離ガスが不明の場合は，臥位側面像や側臥位正面像を撮影する。

❷壊死性腸炎発症後の続発症として，腸管の狭窄症をきたすことがある。結腸狭窄は注腸造影を行って診断する。

❸腸管大量切除後は，短腸症候群や腸管不全関連肝障害（IFALD：intestinal failure-associated liver disease）が続発する。

## 経過観察のための検査・処置

12 時間間隔など，定期的に腹部単純 X 線写真を撮影し，特徴的な X 線所見の推移を観察していく。

## 治療法ワンポイント・メモ

❶発症予防が非常に重要であり，母乳栄養の早期開始，プロバイオティクスの使用，動脈管開存症へのすみやかな介入を行う。

❷病期がⅡまでの場合は，内科的治療として絶食による腸管安静，消化管減圧，抗菌薬投与を行う。全身症状が強い場合は，輸液管理，アシドーシスの補正，強心剤や人工呼吸による呼吸循環補助を行う。

❸病期がⅢに進むと外科的治療を考慮するが，消化管穿孔をきたした場合は手術の絶対適応となる。

# 新生児の敗血症
## Neonatal Sepsis

久田 研　久田小児科医院・院長（長野）

(頻度) よくみる

## 診断のポイント

*EOS のリスクファクター，**LOS のリスクファクター

❶母体のリスクファクター〔B 群溶血性レンサ球菌（GBS），子宮内感染の徴候，破水など〕*。

❷母体に対する分娩前もしくは分娩中の適切な抗菌薬投与の有無*。

❸早産（在胎 37 週未満），低出生体重児（特に 1,500 g 未満），分娩方法。

❹新生児集中治療室（NICU）への入院，中心静脈カテーテル挿入，人工呼吸管理，尿道カテーテル留置など医療関連感染のリスク**。

❺発症時期：生後 72 時間以内〔早発型敗血症（EOS：early-onset sepsis）〕，生後 72 時間以降〔遅発型敗血症（LOS：late-onset sepsis）〕。

❻新生児敗血症は，not doing well（なんとなく元気がない）から発症することを認識し，わずかな徴候を見逃さない。

❼疑った場合には，血液培養をはじめとする診断に必要な検査を提出し，すみやかに抗微生物薬を開始する。

❽血液培養が 36～48 時間陰性であれば抗菌薬を終了するなど，中止基準を予め定めておく。

## 症候の診かた

❶新生児敗血症の症候は多彩であり，症状からの診断は困難である。わずかな徴候であってもリスクや児の全身状態から複合的に判断し，治療介入の必要性を判断する（Semin Pediatr Surg 31: 151200, 2022）。

　❶全般：発熱，不安定な体温，活気不良，哺乳不良，"not doing well"（なんとなく元気がない）。

　❷呼吸器：無呼吸，呼吸障害（頻呼吸，陥没呼吸，鼻翼呼吸，呻吟），チアノーゼ。

　❸循環：顔色不良，皮膚の斑状の色調変化，末梢冷感，しめった皮膚，頻脈，徐脈，低血圧。

　❹消化器：腹部膨満，嘔吐，下痢，血便，肝腫大，脾腫。

　❺腎臓：乏尿，無尿。

　❻中枢神経：易刺激性，嗜眠傾向，振戦，けいれん，反射低下，筋緊張低下，Moro 反射の異常，不規則な呼吸，大泉門膨満，甲高い泣き声。

　❼皮膚：黄疸，蒼白，点状出血，紫斑，出血，浮腫。

❷近年，EOS のカテゴリー別リスクアルゴリズムを用いた検査および治療アプローチも試みられている（Arch Dis Child Fetal Neonatal Ed 105: 118-122, 2020）。

## 検査所見とその読みかた

❶血液培養：治療開始前に可能な限り 2 か所から 0.5～1 mL の全血を採取し，別々に血液培養を提出する。表皮ブドウ球菌などの皮膚常在菌が 1 セットのみから検出された場合は，コンタミネーションの可能性を考慮する。提出後 36～48 時間以内に陽性報告がなければ，菌血症の可能性は低いため抗菌薬の中止を検討する。

❷一般検査：白血球数増多もしくは減少，I/T 比上昇（全好中球数に占める未熟好中球数の割合，0.2 以上），血小板数減少，耐糖能異常（高血糖，低血糖），代謝性アシドーシスなど。感度・特異度は低く，リスクと全身状態から総合的に判断する必要がある。

❸CRP：negative predictive value（NPV）には優れる。発症から上昇まで 6～8 時間以上かかるため，臨床症状に勝るものはない。CRP が陰性だからといって，新生児敗血症は否定できない。また，感染のみならず分娩ストレスなど非感染でも上昇する。

❹プロカルシトニン：出生後 24～36 時間に自然に上昇するため，EOS には用いない。LOS では抗菌

薬の中止基準に用いる試みがなされている。

**5** 髄液検査：髄液培養，髄液白血球数増多・蛋白上昇・糖低下。髄膜炎診断のゴールドスタンダード。米国 CDC サーベイランスの EOS における髄膜炎の合併頻度は 4％程度であり（Pediatrics 138: e20162013，2016），児の状態が許せば実施したい。ただし，新生児の髄液穿刺には高度の技術が要求される。血液培養が陰性で髄液培養が陽性となるのは 10 万人あたり 1～2 例とされており（Pediatrics 138: e20162013，2016，Pediatrics 127: 817-826，2011），血液培養が陽性だった場合に髄液検査を追加する施設もある。

## 確定診断の決め手

**1** 新生児感染症の診断は，通常，無菌の部位（血液，髄液，尿，胸水，関節液，腹膜液など）から原因菌を分離することである。しかし，新生児の菌血症では，菌量が 4 CFU/mL 未満のことも多いとされており，血液培養が陰性であっても，敗血症が否定できない臨床的敗血症（clinical sepsis）という概念が存在する。1970 年代の剖検例の検討では，血液培養が陰性であったが，剖検にて感染が証明された割合は 14％と報告されている。

**2** 近年の血液培養検出システムは，1～2 CFU の生菌が存在すれば検出可能となってきている。このため，新生児であっても 0.5～1 mL の血液を 2 か所から採取し，各々培養に提出すれば検出率が高まる。診断精度を高めるためにも，循環動態に影響を及ぼさない範囲で無菌的に十分な量の血液を採取することを心がける。

## 確定診断がつかないとき試みること

**1** 新生児敗血症の多くは細菌性だが，単純ヘルペスウイルス（HSV）やエンテロウイルス感染症などウイルス感染症でも敗血症症状を呈し，鑑別が難しいことがある。特に HSV 感染症は予後不良であり，アシクロビルによる早期治療が求められる。血液培養が陰性の場合は，臨床的敗血症の可能性とともに，血液，髄液，尿，便などに対してウイルス感染症の鑑別のための遺伝子検査を考慮する。

**2** 時に非感染性疾患でも敗血症症状を呈することがある。例えば，新生児・乳児消化管アレルギー（ミルクアレルギーなど）は腹部症状に加えて，炎症反応も上昇することから，感染との鑑別が困難である。抗菌薬への反応が不良で，消化管アレルギーを念頭におく場合は，アレルゲン特異的リンパ球刺激試験

**表1** EOS/LOS における分離菌とその頻度

| 分離菌 | neonIN surveillance | | | |
| --- | --- | --- | --- | --- |
| | EOS(n=124) | | LOS(n=416) | |
| | n | (%) | n | (%) |
| グラム陽性菌 | 379 | 74 | 2,984 | 77 |
| グラム陰性菌 | 130 | 25 | 748 | 19 |
| 真菌 | 4 | 1 | 158 | 4 |
| | | | | |
| GBS | 221 | 43 | 136 | 3.5 |
| *Escherichia coli* | 95 | 18.5 | 241 | 6.2 |
| *Streptococcus* sp. | 66 | 12.8 | 57 | 1.5 |
| *Micrococcus* sp. | 23 | 4.5 | 25 | |
| *Enterococcus* sp. | 19 | 3.7 | 262 | 11.7 |
| *Listeria* sp. | 13 | 2.5 | 1 | |
| *Staphylococcus aureus* | 11 | 2.1 | 233 | 6 |
| Coagulase-negative *Staphylococcus* | ＊ | | 2,233 | 57.2 |
| *Bacillus* sp. | ＊ | | 24 | |
| Diphtheroids | ＊ | | 11 | |
| *Klebsiella* spp. | ＊ | | 160 | 4.1 |
| *Enterobacter* spp. | ＊ | | 136 | 3.5 |
| *Pseudomonas* sp. | ＊ | | 73 | 1.9 |
| *Serratia* spp. | ＊ | | 43 | |
| *Acinetobacter* spp. | ＊ | | 25 | |
| *Citrobacter* sp. | ＊ | | 13 | |
| *Candida* spp. | 4 | | 151 | 3.9 |

＊検出数＜10 未満

〔Cailes B, et al: Epidemiology of UK neonatal infections: the neonIN infection surveillance network. Arch Dis Child Fetal Neonatal Ed 103（6）: F547-F553, 2018 より〕

（ALST）や特異的 IgE 抗体を提出し，治療用加水分解乳への変更を試みると，腹部症状が改善することがある。

## 治療法ワンポイント・メモ

**1** EOS の原因菌は，正期産児では GBS，早産児では大腸菌が最も多い（**表1**）。

**2** LOS の多くは，医療関連感染に起因し，表皮ブドウ球菌が最多である（**表1**）。

**3** EOS に対する経験的治療（empiric Tx）は，アンピシリン（ABPC）＋ゲンタマイシン（GM）が第 1 選択である（**表2**）。英国のサーベイランスデータでは，EOS 分離菌の薬剤感受性は，アモキシシリン（AMPC）＋GM に対して，96％（95％CI：93-98％）の感受性を有している（Arch Dis Child Fetal Neonatal Ed 103: F474-F478, 2018）。

**4** LOS は，メチシリン耐性黄色ブドウ球菌（MRSA）や緑膿菌，真菌など，自施設の分離頻度によって抗

**表2** 新生児敗血症（EOS）における経験的抗菌薬と投与量

| 抗菌薬<br>（一般名） | わが国の<br>適応量 | 海外での推奨量（mg/kg/回） | | | | | | | | | | 備考 |
|---|---|---|---|---|---|---|---|---|---|---|---|---|
| ABPC<br>（アンピ<br>シリン） | 50～200<br>mg/kg/日<br>2～4分割 | 体重≦2,000 g | | | | 体重＞2,000 g | | | | 生後28日以降 | | 備考 |
| | | 生後7日以内 | | 7日以降 | | 生後7日以内 | | 7日以降 | | | | |
| | | 投与量 | 間隔 | 投与量 | 間隔 | 投与量 | 間隔 | 投与量 | 間隔 | 投与量 | 間隔 | |
| | | 50 | 12時間 | 75 | 12時間 | 50 | 8時間 | 50 | 8時間 | 50 | 6時間 | 通常量 |
| | | 100 | 8時間 | 75 | 6時間 | 100 | 8時間 | 75 | 6時間 | 75 | 6時間 | GBS髄膜炎 |
| GM<br>（ゲンタ<br>マイシン） | 用法用量<br>記載なし | 在胎30週未満 | | | | 在胎30～34週 | | | | 在胎35週以上 | | |
| | | 生後14日以内 | | 14日以降 | | 生後10日以内 | | 10日以降 | | 生後7日以内 | | 7日以降 | |
| | | 投与量 | 間隔 | 投与量 | 間隔 | 投与量 | 間隔 | 投与量 | 間隔 | 投与量 | 間隔 | 投与量 | 間隔 |
| | | 5 | 48時間 | 5 | 36時間 | 5 | 36時間 | 5 | 24時間 | 4 | 24時間 | 5 | 24時間 |

注）本投与量は，腎機能が正常な場合のもの。
（Bradley JS, et al: 2022 Nelson's Pediatric Antimicrobial Therapy, 28th Ed. American Academy of Pediatrics, 2022 より）

菌薬の選択が異なる。感染制御の3つの柱である1）感染対策，2）抗菌薬適正使用，3）構造を含む病院環境の整備，が徹底されている施設では，いずれの分離頻度も低く，EOS同様にABPC＋GMに90％以上の感受性を有しており，ABPC＋GMはLOSの経験的治療としても用いることができる。一方で，上記の分離頻度が高い場合は，各々の施設の分離状況に応じて，抗MRSA薬，抗緑膿菌薬，抗真菌薬の追加が必要である。

5 血液培養から原因菌が分離されれば，菌種と感受性結果をもとに，最も適切な抗菌薬に変更し（通常はde-escalation），感染巣と菌種に応じた抗菌薬と治療期間を完遂する〔標的治療（definitive Tx），詳細は成書などを参照のこと〕。

### 合併症・続発症の診断

1 黄色ブドウ球菌や真菌が血液培養で陽性となった場合，以下の合併リスクが高い。
 ❶感染性心内膜炎
 ❷眼内炎
2 どの菌種であっても，血液培養の陰性化の確認と治療期間の完遂が必要だが，特に上記の菌種は，心臓超音波や眼底検査による評価も必要となる。

# 未熟児網膜症
Retinopathy of Prematurity (ROP)

**野村 耕治** 兵庫県立こども病院・眼科部長

頻度 **よくみる**（出生体重1,500 g未満児の60％，在胎28週未満ではほぼ100％の発症）

### 診断のポイント

1 出生体重1,500 g未満の極低出生体重児を対象に原則，生後4週を目処に遅くとも修正在胎32週までに眼底検査を開始する。
 ❶網膜血管の伸長範囲（zone）。
 ❷病期進行度（stage）。
 ❸網膜症の活動性：血管の拡張，蛇行，多分岐，動静脈吻合など。
2 病状が段階的に進行するタイプか急激に進行するタイプかを見極める。

### 症候の診かた

ROPの国際分類が2021年に改訂され第3版となった（Ophthalmology 128: e51-e68, 2021）。
1 網膜血管の伸長範囲はzone Ⅰ～Ⅲに分類され，最も短い血管の先端が及ぶ位置で発育を評価する。第3版ではzone Ⅱの後極寄り2×神経乳頭径の範囲をposterior zone Ⅱとして細分している（図1）。
2 進行度は病状によりstage 1～5に分類される。治療予後の観点からstage 3までの病期評価が重要である（表1，図2）。
3 活動性については後極血管の拡張，蛇行が2象限

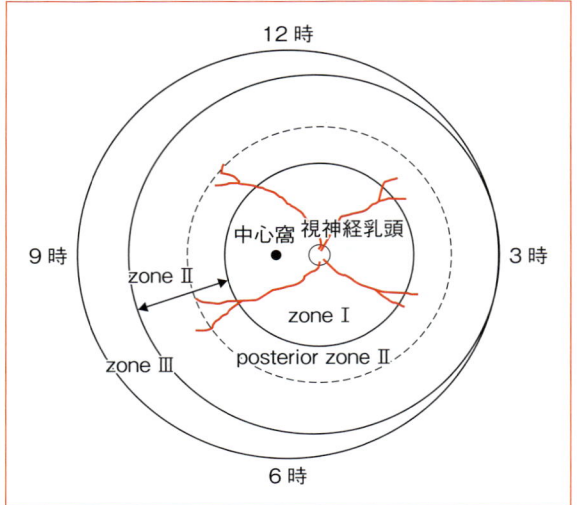

12 時

9 時

3 時

6 時

中心窩 視神経乳頭

zone Ⅱ

zone Ⅰ

zone Ⅲ

posterior zone Ⅱ

**図1** 網膜血管の伸長範囲を示す zone

伸長が最も短い網膜血管の先端が及ぶ位置により zone Ⅰ～Ⅲ に分類。zone Ⅰ は視神経乳頭と中心窩の距離の 2 倍を半径とする円の内側，zone Ⅱ は zone Ⅰ の外側で視神経乳頭から鼻側最周辺部を半径とする円の内側，zone Ⅲ は zone Ⅱ の外側。

以上みられる場合に plus disease と評価される。

**❹**未熟性が特に高い児（在胎 23～24 週）において段階的に進行せず修正在胎 31 週頃から急激に増殖性変化をきたす劇症型 ROP（aggressive ROP：旧 AP-ROP，aggressive posterior ROP）を見過ごしてはならない（図 3）。眼底の透見が不良，狭細な血管，顕著な血管蛇行，血管動静脈吻合などが特徴。

## 誤診しやすい疾患との鑑別ポイント

**❶**家族性滲出性硝子体網膜症

  **❶**遺伝性疾患で乳児期～幼児期に発症。
  **❷**網膜血管の形成不全をもとに網膜周辺の無血管，血管の多分岐，直線化など ROP に類似。
  **❸**進行すると硝子体出血や黄斑牽引，網膜剥離。
  **❹**常染色体顕性遺伝であるが遺伝性が不明な例や孤発例も多い。
  **❺**原因遺伝子として *FZD4*，*LRP5*，*TSPAN12*，*NDP*。

**❷**色素失調症（Bloch-Sulzberger 症候群）

  **❶**3 分の 1 の割合で網膜病変を発症。
  **❷**網膜血管の閉塞により無血管領域や血管の拡張と蛇行，網膜出血，血管瘤など。
  **❸**進行すると新生血管や硝子体出血，増殖性変化，牽引性網膜剥離。

**表1** ROP の進行度を示す stage 分類

| stage 1 | 網膜の有血管領域と無血管領域の間に白い境界線が出現 |
|---|---|
| stage 2 | 境界線が肥厚，隆起（ridge）するとともに硝子体内に新生血管による房状の増殖病変（vascular tuft）が出現 |
| stage 3 | vascular tuft が融合し線維血管増殖組織が硝子体中に立ち上がる<br>程度により mild，moderate，severe の 3 段階に区別される |
| stage 4 | 線維血管増殖内の結合組織が収縮，網膜を牽引し部分的な網膜剥離が生じる<br>stage 4A：網膜剥離が黄斑部に及ばない段階<br>stage 4B：網膜剥離が黄斑部に及んだ段階 |
| stage 5 | 網膜が全剥離する |

**❸** Coats 病

  **❶**原因不明の非遺伝性疾患。
  **❷**通常，男児の片眼のみに発症。
  **❸**網膜の異常血管からの漏出により黄色滲出斑を生じ，進行性に滲出性網膜剥離をきたす。
  **❹** VEGF（血管内皮細胞増殖因子）の過剰産生を伴うが，通常，新生血管や増殖組織は伴わない。

**❹**胎生血管系遺残（旧：第一次硝子体過形成遺残）

  **❶**胎生期の硝子体動脈が残存し視神経乳頭近傍から水晶体の後面にかけて部分的，全体に増殖組織を形成。
  **❷**前房が浅く眼圧上昇をきたす場合がある。

## 確定診断がつかないとき試みること

蛍光眼底造影による無血管領域の病態や異常血管からの滲出性変化などが診断に有用。

## 合併症・続発症の診断

**❶**レーザー治療を施行した例において乳児期から強度の近視や乱視などの屈折異常を合併する。学童期の近視と違い，眼軸長の延長を伴わない非軸性近視である。

**❷**抗 VEGF 療法の施行例において経年的に周辺の無血管領域に網膜の萎縮円孔や裂孔を生じる場合がある。このため長期の経過観察が必要である。

## 治療法ワンポイント・メモ

**❶**治療の適応

  **❶**以下の 1)～3) にいたる場合は 72 時間以内に治療することが推奨される（Arch Ophthalmol 121:1684-1694, 2003）。

  1) zone Ⅰ any stage ROP with plus disease

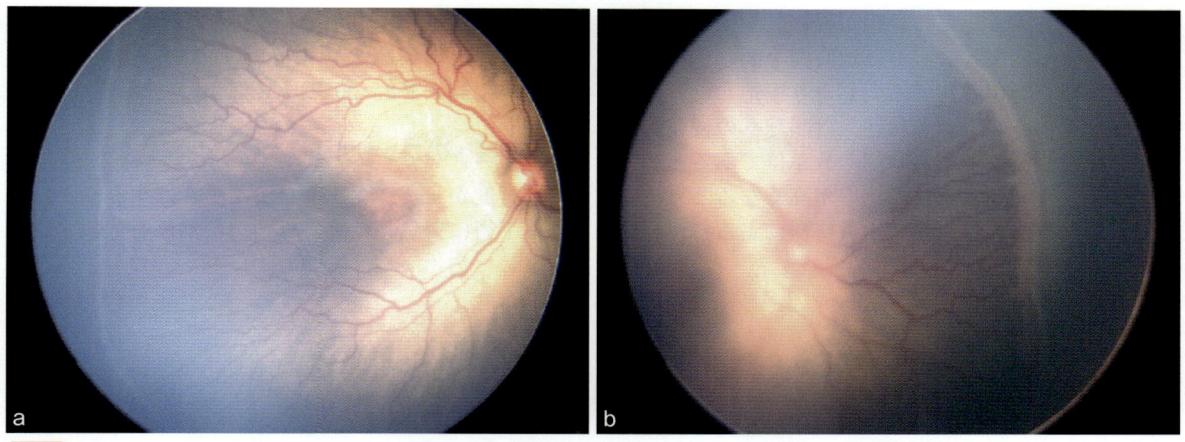

**図2** Plus disease を伴う posterior zone Ⅱ ROP
26 週 4 日，410 g で出生，修正在胎 37 週の眼底写真。右眼の耳側（stage 1）（a）と鼻側（stage 3）（b）。

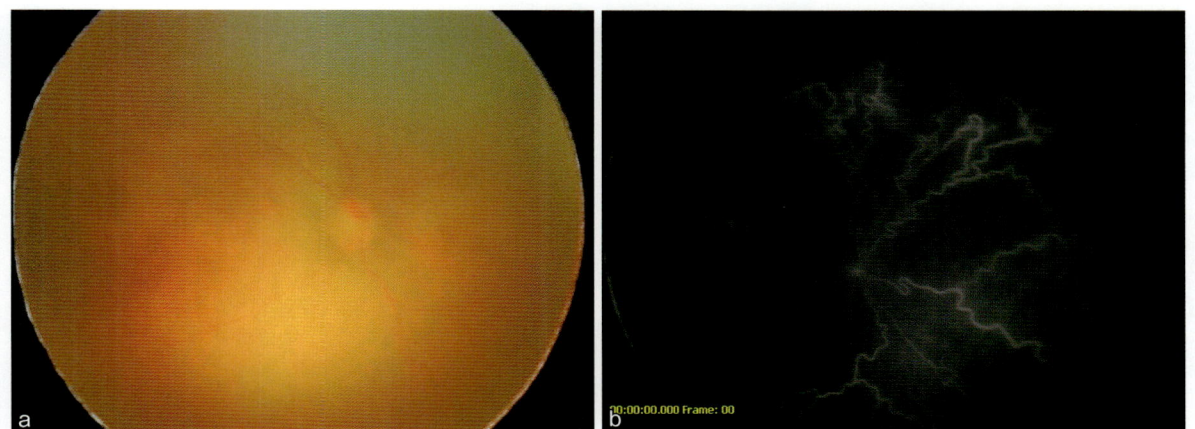

**図3** 劇症型 ROP（aggressive ROP）
23 週 5 日，446 g で出生，31 週 0 日の眼底写真（a）と蛍光眼底造影（b）。眼底の透見が不良で血流障害が顕著。
（写真提供：神戸大学眼科・上田香織先生）

2）zone Ⅰ stage 3 ROP without plus disease
3）zone Ⅱ stage 3 ROP with plus disease
❷劇症型 ROP（aggressive ROP）は診断次第，すみやかに治療。
■2■ 治療の方法
❶レーザー網膜光凝固術
● 網膜の無血管領域と境界線の内側に 1，2 列，光凝固を行う。ただし，血管の発育が特に不良な「■1■治療の適応」の❶および❷の場合，黄斑領との距離を十分にあけて凝固する。眼底後極部位での光凝固は，後彎，黄斑変性を惹起する危険性がある。
❷抗 VEGF 療法〔未熟児網膜症に対する抗 VEGF

療法の手引き（第 2 版）（2023）〕
● 血管増殖の抑制効果がある。国際共同治験を経て現在，2 剤がわが国で認可されている。認可順にラニビズマブは片眼に 0.2 mg（0.02 mL），アフリベルセプトは 0.4 mg（0.01 mL）を硝子体内に注入する。
● 治療後 1 か月以内に再増殖を認めた場合，追加治療としてレーザー網膜光凝固を行う。1 か月以上経過している場合は追加の抗 VEGF 療法も選択肢となる。
● 網膜光凝固術で障害となる中間透光体の透見不良（水晶体血管膜，硝子体混濁）や散瞳不良などは抗 VEGF 療法には影響しない。

- 硝子体注入は患児の負担が軽い。網膜光凝固術の場合，症例によっては数時間を要し，治療中に眼球を専用の鉤で牽引したり圧迫したりする操作を伴うが，硝子体注入は眼球への侵襲が小さく，処置に要する時間も分単位である。
- 今後，抗 VEGF 療法の比率が高くなると考えるが，同療法の導入後，治療待機による自然軽快例の増加により stage 3 の治療例が有意に減少したとの興味深い報告（日周産期・新生児会誌 58：444-452，2022）もある。

## 専門医へのコンサルト

　進行度が stage 4，5 となった場合はすみやかに硝子体手術に習熟した眼科専門医に治療を依頼する。

# 23

# 小児疾患

責任編集：森岡 一朗

# 小児疾患　最近の動向

**森岡 一朗**　日本大学主任教授・小児科学分野

　一般小児診療においては，発熱を主訴として受診する患者が最も多い。その多くは発熱，咳，鼻汁などの上気道炎を呈する呼吸器感染症である。さまざまなウイルスがその発症に関与するが，インフルエンザウイルスや新型コロナウイルスなどは非常に有名である。そのなかで，われわれ小児科医にとって患者数，重症度ともに疾病負荷の大きい呼吸器感染症を引き起こすウイルスの1つに，RS ウイルスがある。2024 年は，この RS ウイルス感染症に対する新たなワクチンや抗RS ウイルスヒトモノクローナル抗体製剤が臨床導入され，RS ウイルス感染症対策法が新たな展開を迎えた。

　RS ウイルス感染症は，一般に，発熱，咳，鼻汁などの上気道炎を引き起こし，自然に軽快する。その一方，細気管支炎や肺炎を発症し，酸素投与を必要とするだけでなく，人工呼吸管理を要する状態になるなど重症化することがある。この重症化リスクの高い集団として，早産，慢性肺疾患，先天性心疾患，免疫不全，Down 症候群という基礎疾患を有する児であることが明らかになった。2002 年よりパリビズマブ（シナジス）が発症抑制薬としてわが国に導入され，重症化（入院）抑制の臨床効果をあげてきた。しかし，近年はいくつかの臨床的課題が生じてきた。1 つ目は，パリビズマブは，その年の RS ウイルス流行初期に投与する薬剤であるが，その流行予測が困難になりつつあることである。2 つ目は，パリビズマブ導入後の重症化（入院）する患者の特徴が，重症化リスクのない乳児であることである。そのため小児科医は，新たな RS ウイルス予防策，特に RS ウイルス流行時期に左右されず，重症化リスクのない健康な乳幼児をもカバーした予防策を切望してきた。

　これを受け，2024 年 1 月に「妊婦への能動免疫による新生児および乳児における RS ウイルスを原因とする下気道疾患の予防」を適応症として，組換え RS ウイルスワクチン（アブリスボ）が承認を取得し，5 月 31 日より使用可能となった。2024 年 3 月にはパリビズマブに RS ウイルス感染症の重症化リスクの高い肺低形成，気道狭窄，先天性食道閉鎖症，先天代謝異常症，神経筋疾患を有する新生児・乳児・幼児が効能または効果に追加された。さらに，2024 年 3 月に「リスクを有する新生児，乳児および幼児における RS ウイルス感染による下気道疾患の発症抑制」に加えて「すべての新生児および乳児における RS ウイルス感染による下気道疾患の予防」を適応症として長期間作用型抗 RS ウイルスヒトモノクローナル抗体製剤であるニルセビマブ（ベイフォータス）が承認を取得し，5 月 22 日より使用可能となった。全乳児を対象とした RS ウイルス感染症対策がわが国でも動き始め，その適性使用の普及および診療体制整備が急務な状況になっている。

# 小児の肺炎
Pneumonia in Infant and Children

大石 智洋　川崎医科大学教授・臨床感染症学

**頻度** ときどきみる
**GL** 小児呼吸器感染症診療ガイドライン2022

## 診断のポイント

**1** 胸部聴診所見：低調性連続音(rhonchi)や水泡音(coarse crackles)などの副雑音の聴取や，呼吸音の減弱を認めることもある。

**2** 血液検査：白血球数 10,000/$\mu$L 以上や CRP 値 4.0 mg/dL 以上であれば細菌性の可能性が高くなる。

**3** 胸部 X 線：肺の炎症性変化や滲出物貯留による含気低下による画像変化。肺炎診断のゴールドスタンダードである。しかしながら，画像所見で原因微生物を鑑別することは困難である。

### 症候の診かた

発熱・咳嗽：肺炎においてはこれらの症状はほぼ必発であり，特に鼻翼呼吸や陥没呼吸などの呼吸困難徴候があればさらに可能性が高くなる。また，発熱，咳嗽が数日間経過しても改善しない場合も可能性が高くなる。

### 検査所見とその読みかた

**1** 胸部聴診所見：rhonchi や coarse crackles などの副雑音の聴取や，呼吸音の減弱を認めることもある。

**2** 血液検査：白血球数 10,000/$\mu$L 以上や CRP 値 4.0 mg/dL 以上であれば細菌性の可能性が高くなる。

**3** 胸部 X 線：肺の炎症性変化や滲出物貯留による含気低下による画像変化。肺炎診断のゴールドスタンダードである。

**4** 細菌培養検査：成人では喀痰培養が汎用されるが，小児では自発的に喀出ができない乳幼児などでは特に喀痰採取が困難なことが多い。その場合，電灯付き舌圧子で舌根部を圧し，咳嗽が誘発されて痰が喀出されると同時に，1 mL のディスポシリンジで吸引するなど，工夫が必要である。

**5** 小児の呼吸器感染症でよく鼻腔培養が用いられるが，こちらは下気道検体ではないため，少なくとも起因病原体か否かの確定診断には至らない。

**6** なお，こちらも成人でよく用いられる血液培養検査は，小児では感度は低いものの，細菌が分離されれば起因微生物が確定されるため，特に細菌性肺炎

が疑われる場合には可能な限り実施すべきである。

**7** 尿中細菌抗原検出：成人の市中肺炎で使用される尿中細菌抗原は，感度が高いが，15 歳以下の健常小児では 20% 程度が肺炎球菌を上気道に保菌しているとの報告もある(Jpn J Infect Dis 74: 450-457, 2021)。そのため上気道常在菌でも陽性と判定される場合などがあるため，小児肺炎の検査には適さない。

**8** しかしながら，レジオネラ肺炎に関しては，小児においても診断的価値が高く，特に肺炎の最重症例などではレジオネラ尿中細菌抗原検査を実施する価値はある。

**9** 血清学的診断：以前は，マイコプラズマ肺炎において，ペア血清による診断が行われたり，IgM 抗体が用いられたりしたこともあったが，前者は急性期には抗体価の上昇が不十分で，後者では陽性が治癒後も長期で持続することがある(日児誌 108：753-756, 2004)などの問題点があり，そして近年，次に述べる抗原検出法が上市したことなどから，小児の肺炎における診断的価値は低くなっている。

**10** 抗原検出検査：抗原検出検査は主に鼻腔などの上気道検体が用いられるため，すでに述べた保菌の可能性もある一般細菌では用いられないが，アデノウイルス，インフルエンザウイルス，RS ウイルス，ヒトメタニューモウイルスなどのウイルス迅速抗原検査は，起因微生物推定のための重要な検査となる。また近年，拡散増幅法も開発が進み，マイコプラズマの診断で用いられる，LAMP 法や Q プローブ法(リアルタイム PCR)や，多数のウイルスなどの病原体を同時に PCR にて検出できる「FilmArray 呼吸器パネル 2.1」などの保険適用も進み，これらの検査を用いることも可能である。

## 確定診断の決め手

**1** 下気道症状(湿性咳嗽など)。
**2** 胸部聴診所見(副雑音など)。
**3** 胸部 X 線所見(肺の炎症性変化)。

## 誤診しやすい疾患との鑑別ポイント

**1** 気管支喘息(⇨1873 頁)：胸部聴診所見，発熱の有無。ただし，喘息発作に肺炎が合併することもあるため，その場合は肺炎と喘息双方の治療が必要になる。

**2** 胸部 X 線所見で肺野に異常陰影をきたす他の疾患(先天的な肺の構造異常，腫瘍，免疫性炎症など)：小児の肺炎では治療に反応し，短期間(週～月単位)

で症状および画像所見の改善を認める。

## 確定診断がつかないとき試みること

胸部 CT：小児では胸部画像検査としては胸部 X 線がルーティンに行われるが，治療開始後も異常陰影が持続する場合などは胸部 CT 検査が必要である。

## 治療法ワンポイント・メモ

細菌性肺炎を考える場合は，外来治療可能な軽症ではアモキシシリン，入院が必要な中等症以上ではアンピシリン(静注)が用いられる。マイコプラズマ肺炎を考える場合は，マクロライド系抗菌薬が第 1 選択となる(「小児呼吸器感染症診療ガイドライン 2022」)。

---

# 小児の敗血症

Sepsis in Children

笠井 正志　兵庫県立こども病院・感染症内科部長

**頻度** ときどきみる

## 診断のポイント

**❶** 敗血症は菌血症ではない。菌血症は敗血症でもない。

**❷** 敗血症は感染症により惹起された全身性炎症反応症候群 (SIRS：systemic inflammatory response syndrome)，もしくは臓器機能障害を伴う感染症である。

**❸** 小児敗血症は 10〜20％ が死亡する重篤な病態。

**❹** 小児敗血症で死亡するのは，治療開始後 48〜72 時間以内がほとんどである。

## 症候の診かた

**❶** 小児敗血症の病態生理は，微生物感染に対する異常な生体の防御反応である。小児領域においては，感染症により惹起された SIRS とされる (Pediatr Crit Care Med 6: 2-8, 2005)。以下の❶〜❹のうち 2 項目を満たすと SIRS 状態と判断される。

- **❶** 発熱：多くの小児発熱疾患が当てはまる。高体温や低体温いずれかを満たせば陽性所見となる。
  - 高体温：38.5℃ 以上。
  - 低体温：36℃ 未満。
- **❷** 心拍数：小児は啼泣や不安などの精神状態によ

り変化するので，注意が必要。頻脈，徐脈いずれかを満たせば陽性所見となる。

- 頻脈：2 歳未満 180 回/分以上，2〜6 歳未満 140 回/分以上，6〜13 歳未満 130 回/分以上，13 歳以上 110 回/分以上。
- 徐脈：生後 1 か月未満 100 回/分未満，生後 1 か月〜2 歳未満 90 回/分未満。

**❸** 呼吸数：❷と同様に精神状態に影響される。Nakagawa & Shime 基準のほうが合理的である。

- 生後 1 週未満 50 回/分以上(60 回/分以上)，生後 1 週〜生後 1 か月未満 40 回/分以上(60 回/分以上)，生後 1 か月〜2 歳未満 34 回/分以上(50 回/分以上)，2 歳〜6 歳未満 22 回/分以上(30 回/分以上)，6 歳〜13 歳未満 18 回/分以上(24 回/分以上)，13 歳以上 14 回/分以上(20 回/分以上)〔(  )内は Nakagawa & Shime 基準 (Intensive Care Med 38: 1191-1197, 2012)〕。

**❹** 白血球数：発病からのタイミングやストレスなどの外部要因にも影響される。

- 生後 1 週未満 34,000/$\mu$L 以上，生後 1 週〜生後 1 か月未満 19,500/$\mu$L 以上もしくは 5,000/$\mu$L 未満，生後 1 か月〜2 歳未満 17,500/$\mu$L 以上もしくは 5,000/$\mu$L 未満，2〜6 歳未満 15,500/$\mu$L 以上もしくは，6,000/$\mu$L 未満，6〜13 歳未満 13,500/$\mu$L 以上もしくは 4,500/$\mu$L 未満，13 歳以上 11,000/$\mu$L 以上もしくは 4,500/$\mu$L 未満。

**❷** 成人では生命を脅かす臓器障害を伴う感染に対する宿主の生体反応調整不全と定義される (Sepsis-3) (Crit Care Med 45: 486-552, 2017)。小児敗血症では敗血症性ショックや多臓器不全で死亡するのは治療開始後 48〜72 時間以内がほとんどであり，成人と同様に臓器障害に至った感染症を定義にすると治療が遅れる可能性がある。SIRS 基準は，具体的な微生物名や感染臓器を問わず，何らかの感染症によって発症する「症候群」でありそのときの「状態」と定義している。

**❸** 早期察知は小児敗血症対応の重要な律速である。「具合の悪そうな」感染症患者を数値化でき，評価の共通言語となることの有用性は低くはない。SIRS 基準を，科学的な妥当性が乏しいなどの欠点を認識しつつ，小児救急現場における早期認知における補助ツールとして用いることは有用である。

## 検査所見とその読みかた

**❶** バイオマーカー(CRP など)：CRP は小児領域で頻用されるバイオマーカーである。またプロカルシ

トニン，プレセプシンや IL-6 も近年利用されつつあるバイオマーカーである。白血球数にせよバイオマーカーにせよ，発症後からの時間，患者の状況，場面（救急外来，入院，PICU など）によって意義が異なる。当然セッティングによって感度・特異度も変わってくるため，明確なカットオフに関して「日本版敗血症診療ガイドライン 2020」は提示していない。いずれのバイオマーカーも 80％弱の感度・特異度であり，あくまで補助的なツールである。

### 確定診断の決め手

決め手といえるものはない。感染症診療の原則に従い，患者背景と重症度を把握し，感染臓器，微生物を想定したうえで抗微生物薬を選択する。

**1** 患者背景：SPROUT 研究〔severe sepsis 569 例の小児敗血症を対象とした大規模な国際的観察研究（Am J Respir Crit Care Med 191: 1147-1157, 2015）〕では，年齢中央値 3 歳（四分位範囲は 0.7～11 歳）で，8 割弱が基礎疾患のある児（基礎疾患 1 つありの症例が 24％，2 つ以上ありの症例が 52％）に重症敗血症が発生している。

**2** 感染臓器：呼吸器系が 40.2％と最多で，続いて菌血症が 19.1％であった。一方 15.7％で感染源不明も認められた（Am J Respir Crit Care Med 191: 1147-1157, 2015）。

**3** 原因微生物：判明したのは約 65％であり，その内訳はグラム陰性桿菌が 27.9％，グラム陽性球菌 26.5％，ウイルス 21％，真菌が 13.4％と多様であった（Am J Respir Crit Care Med 191: 1147-1157, 2015）。一般市中病院での小児敗血症診療にそのまま適応できるかの判断が重要であるということと，一方で基礎疾患のある児が敗血症をきたしやすい，もしくは感染症を起こすと臓器障害をきたしやすいという解釈も可能である。

### 誤診しやすい疾患との鑑別ポイント

**1** ショック（⇨28 頁）の鑑別である。ショックは組織の酸素化と灌流が障害された状態と定義される。以下の**1**～**3**を中心とした鑑別がある。対応が大きく異なるため，正確な診断が必要である。

❶循環血液量減少性ショック：感染性胃腸炎など。小児で一般的。

❷心原性ショック：動脈管依存性心疾患（主に新生児）や不整脈による。

❸血液分布異常性ショック：アナフィラキシー（⇨1155 頁）では皮膚紅潮，反跳脈を認める。

❹その他：閉塞性ショック〔緊張性気胸（⇨445 頁）〕など。

**2** 小児の敗血症性ショックは上記の要素が混じるために，鑑別は難しい。低血圧は晩期の所見であり，血管収縮や心拍出量を増加させるための頻脈の段階で認知し，早期に介入することが重要である。そのために point of care ultrasonography（POCUS）や毛細血管再充満時間（CRT：capillary refill time），尿量減少，粘膜の乾燥など，繰り返し評価する。

### 確定診断がつかないとき試みること

敗血症は症候群であり，当初は敗血症の可能性を含めて診療を開始した場合でも，経過を慎重に観察し，原因が本当に感染症かどうか，その他の原因かについて評価を繰り返す必要性がある。

# 小児の髄膜炎
## Meningitis in Children

堀越 裕歩　東京都立小児総合医療センター・感染症科・免疫科部長

**（頻度）ときどきみる**

### 診断のポイント

**1** 肺炎球菌，インフルエンザ菌 b 型（Hib）ワクチンの接種歴，夏季などのエンテロウイルス流行の疫学。

**2** 発熱，頭痛，嘔吐，意識障害，けいれんなどの症状，項部硬直などの所見。

**3** 髄液細胞数，髄液蛋白の上昇，細菌性では髄液糖の低下，ウイルス性では髄液糖は正常か軽度低下。

**4** 髄液培養，PCR で原因微生物を同定。

### 緊急対応の判断基準

**1** ショックや意識障害を伴う場合：全身管理を行いつつ，暫定診断で中枢移行性のある薬剤で治療を開始する。

**2** 脳圧亢進，著明な凝固障害が疑われる場合：髄液検査は禁忌。細菌性では，血液培養で病原体診断を代替する。

### 症候の診かた

**1** 発熱

❶日齢 30 日未満の発熱では，症候もわかりにくく，他の診断がない場合には，積極的に髄液穿刺を考慮する。

❷日齢 30〜90 日の発熱では，新生児より頻度は下がるが，疑わしい場合には髄液検査を施行する。

❷大泉門膨隆：乳児では，大泉門が開いている場合には，頭蓋内圧亢進で膨隆を触知できる。

❸項部硬直

❶頸定がみられていない早期乳児では，評価が難しい。受動的に頭部を動かして診察する。

❷指示ができる年齢では首を下に曲げて臍部が見られるかを確認する。

## 検査所見とその読みかた

❶髄液検査

❶細胞数の上昇がみられて，$1,000/\mu$L 以上では細菌性が示唆される。蛋白も上昇する。

❷糖は血糖値と比較して，髄液糖が3分の1以下で低値と判断する。ウイルス性では，著明な低下がないことが多い。

❷髄液塗抹・培養・PCR 検査

❶髄液のグラム染色の塗抹検査で細菌が確認されれば早期診断できる。髄液の迅速検査キットもある。培養を行い細菌同定する。

❷PCR による同定が可能な施設では，ウイルス，細菌の同定ができる。

❸細菌では，月齢3か月未満でB群溶連菌，大腸菌，月齢3か月以降では肺炎球菌が多い。

❹ウイルスでは，エンテロウイルス，ムンプスウイルスなどが多い。

## 確定診断の決め手

❶髄液からの病原性微生物の同定。

❷髄液細胞数と蛋白の上昇，髄液糖の低下を伴い，血液培養で肺炎球菌などの髄膜炎を起こす細菌の同定。

## 誤診しやすい疾患との鑑別ポイント

❶熱性けいれん

❶けいれんから回復したあとの意識が清明で，重症感もないことが多い。

❷迷う場合は，髄液検査を行い，所見は正常である。

❷脳炎・脳症（⇨1803 頁，1800 頁）

❶意識障害，けいれん重積などの中枢神経症状が持続するのが特徴で，髄膜炎の合併症のこともある。

❷MRI，脳波などの検査が鑑別に有用である。

## 確定診断がつかないとき試みること

❶髄液培養で同定できないときに PCR が有用なことがある。

❷非常にまれだが結核菌を抗酸菌培養・PCR で鑑別する。

## 合併症・続発症の診断

❶難聴：細菌性髄膜炎では，難聴を合併することがある。治療後に聴力検査を行う。

❷水頭症，硬膜下水腫：治療後は，頭囲や発達のフォローを行い，異常がある場合は，頭部画像検査を行う。

❸学習障害：遠隔期に異常がみられることがあるので，発達などは適宜，長期フォローする。

## 予後判定の基準

細菌性髄膜炎では，髄液糖の異常低値が予後不良因子である。また著明な脳浮腫，脳梗塞や出血の合併があると予後が悪い。

## 経過観察のための検査・処置

❶電解質：低ナトリウム血症が進行すると脳浮腫などのリスクになるため，電解質管理は厳格に行う。3号液などの維持補液は用いず，等張液を使用する。

❷培養：血液培養が陽性の場合は再検で陰性化を確認する。髄液培養が陽性の場合，臨床経過がよくないときや耐性菌では，再検で陰性化を確認する。

## 治療法ワンポイント・メモ

❶抗菌薬療法

❶細菌性が疑われる場合，経験的な治療を直ちに開始する。

❷年齢によって原因となる微生物が異なる。

● 3か月未満：アンピシリン静注 200 mg/kg/日分4とゲンタマイシン静注 5 mg/kg/日　分1を投与。

● 3か月以降：セフォタキシム静注 300 mg/kg/日分3〜4 とバンコマイシン静注 60 mg/kg/日分4を投与。バンコマイシンは4回目以降にトラフ濃度を測定して，15〜20 $\mu$g/mL を標的とする。

❸グラム陰性桿菌が塗抹などで疑われる場合は，腸内細菌ではセフォタキシム耐性もあるので，メロペネム静注 120 mg/kg/日　分3を使用する。

❹培養などで感受性が判明した場合には，適宜，

治療を最適化する。

**❷抗ウイルス薬療法**：ウイルス性髄膜炎が疑われる場合，単純ヘルペスウイルス（HSV）や水痘・帯状疱疹ウイルス（VZV）が否定されるまでは，アシクロビル静注開始を考慮する。

**❸細菌性髄膜炎のステロイド療法**：Hib 髄膜炎では難聴の合併症を減らすが，定期接種の導入で Hib がみられなくなり，小児で適応となることはなくなった。

### さらに知っておくと役立つこと

**❶**細菌性髄膜炎の定期接種の導入で 3 か月未満では B 群溶連菌，大腸菌が多く（J Infect Chemother 26: 1033-1041, 2020），3 か月以降では，ワクチン株でカバーできない血清型の肺炎球菌が原因となる（小児感染免疫 27: 9-15, 2015）。特に大腸菌や肺炎球菌では，薬剤耐性菌のことがある。

**❷**近年，肺炎球菌のカバーを拡げたワクチンが海外で導入され，日本でも導入が待たれる。

**❸**新生児以降でリステリアの髄膜炎がまれに報告されている（J Pediatric Infect Dis Soc 12: 165-168, 2023）。

### 専門医へのコンサルト

　肺炎球菌でセフォタキシム，メロペネムなどに高度耐性の場合の治療方法は確立していない。小児感染症の専門家へ治療方針をコンサルトする。

# 小児の尿路感染症
## Urinary Tract Infection (UTI) in Children

**金子 一成**　関西医科大学教授・小児科学

**(頻度)** **よくみる** 〔特に 2 歳未満の乳幼児に多く，38℃ 以上の発熱の原因の 7％が本症である（Pediatr Infect Dis J 27: 302-308, 2008）〕

**(GL)** JAID/JSC 感染症治療ガイド 2023

### 診断のポイント

**❶**乳幼児の発熱（特に 39℃ 以上の高熱）。
**❷**有意な細菌尿と膿尿（白血球尿）の存在。
**❸**炎症反応（血清 CRP）の高値。

### 緊急対応の判断基準

**❶**尿路感染症（UTI）は，腎から尿道に至る尿路で発生する感染症で，細菌，ウイルス，真菌などが原因となるが，狭義には細菌によるものを指す。

**❷**上部 UTI（急性腎盂腎炎など），下部 UTI（膀胱炎など），および無症候性細菌尿（細菌尿を認めるものの無症状で治療不要）の 3 つに大別されるが，臨床的には上部 UTI が重要である。

**❸**上部 UTI においては腎実質で炎症が起こるため，瘢痕を形成し，恒久的腎障害を招くことがあり，抗菌薬による早期治療が求められる。実際，腎瘢痕の形成確率は，発熱から抗菌薬開始までの時間で異なり，24 時間以内の場合 4％，24〜48 時間の場合 5％であるが，48〜72 時間になると 8％，72 時間以上では 14％になる（JAMA Pediatr 170: 848-854, 2016）。

### 症候の診かた

**❶**発熱：上部 UTI ではほぼ必発である。
**❷**腹部の自発痛・圧痛や腰背部痛：幼児期以降の上部 UTI でみられる。
**❸**不機嫌や顔色不良，哺乳不良：新生児・乳児の上部 UTI では，これらの非特異的症状と発熱しか認められないことがある。
**❹**排尿時痛，頻尿，尿意切迫感，下腹部不快感：3 歳以上の下部 UTI では，発熱を認めることは少なく，これらの局所症状を呈する。

### 検査所見とその読みかた

**❶スクリーニング検査**：膿尿と細菌尿を判定できる市販の尿試験紙を用いて UTI のスクリーニングを行う。膿尿による UTI の診断感度は 83％，特異度は 78％で，細菌尿による UTI の診断感度は 53％，特異度は 98％である（Pediatrics 103: 843-852, 1999）。

**❷一般尿検査**：膿尿（尿沈渣の白血球数が 5 個以上/HPF）の存在は UTI を示唆する。したがって熱源不明の発熱を認める小児に対しては，上部 UTI の可能性を考慮して抗菌薬投与前に尿培養検査とともに一般尿検査を行う。ただし膿尿を認めない UTI が 10〜20％存在することに注意する。

**❸血清 CRP**：上部 UTI と下部 UTI の鑑別において，血清 CRP が 2.0 mg/dL 未満の場合は上部 UTI の可能性は低い（Cochrane Database Syst Rev 9: CD009185, 2020）

### 確定診断の決め手

**❶**UTI の診断においては，無菌的に採尿した検体の尿培養検査で，有意な細菌尿〔中間尿の場合 $10^5$

23

CFU（colony forming unit）/mL 以上，カテーテル尿の場合 $5×10^4$ CFU/mL 以上の単一細菌〕を認めることが診断の決め手となる。

❷培養検査に用いる尿検体の採取法としては，乳幼児用採尿バッグでの検体は診断精度が低いため，3歳未満の乳幼児ではカテーテルで無菌的に導尿するか，クリーンキャッチ（自然排尿した尿を清潔に容器に採取）が推奨される。なお排尿自立後の小児では成人同様，中間尿を用いる。

## 誤診しやすい疾患との鑑別ポイント

❶川崎病（⇨1864 頁）：発熱を呈する急性期の患者の 30〜70%で無菌性膿尿がみられる。したがって発熱以外の特徴的な皮膚粘膜所見が出現していない段階では鑑別に苦慮する。

❷潜在性菌血症：局所症状や全身状態の悪化はないものの，病原菌が血中に存在し発熱を呈する状態で，3 か月〜3 歳の乳幼児に好発し，この年齢の発熱児の約 3〜5%に認められる。主な起因菌は肺炎球菌やインフルエンザ菌で，時に敗血症や髄膜炎へ進展する。血液培養を行って鑑別する。

## 確定診断がつかないとき試みること

❶尿検体の採取前に抗菌薬が投与されて有意な細菌尿が検出されないような場合，$^{99m}$Tc-dimercapto-succinic acid（DMSA）腎シンチグラフィ（腎シンチ）や腎尿路の超音波検査を行う。

❷上部 UTI（急性腎盂腎炎）では腎シンチで炎症局所のラジオアイソトープの集積不良を，また超音波検査では腎腫大，腎実質輝度の上昇，皮髄境界の不明瞭化，腎盂壁の肥厚，腎周囲組織の輝度上昇などを認める。

❸感度は腎シンチが 67%，超音波検査が 35%程度である（J Pediatr 124: 17-20, 1994）。また後述する併存症の先天性腎尿路異常を発見できる場合もある。

## 合併症・続発症の診断

上部 UTI を発症した乳幼児の 30〜50%は膀胱尿管逆流（VUR：vesicoureteral reflux）や先天性水腎症などの先天性腎尿路異常を合併する。VUR は上部 UTI の反復と腎瘢痕化のリスクであるため，上部 UTI を反復する場合や超音波検査で腎尿路に異常を認める場合には，排尿時膀胱尿道造影や腎シンチを実施して VUR や腎瘢痕を評価する〔小児膀胱尿管逆流（VUR）診療手引き 2016〕。

## 専門医へのコンサルト

上部 UTI を反復する症例は腎の瘢痕形成の確率が高いため，腎瘢痕の評価や併存する先天性腎尿路異常の検索を目的に小児腎臓病専門医に紹介する（Pediatrics 103: 843-852, 1999）。

# 小児サルモネラ感染症
*Salmonella* Infection in Children

齋藤 昭彦　新潟大学大学院教授・小児科学

(頻度) **ときどきみる**

## 診断のポイント

❶腸チフス
❶流行地域への渡航歴，滞在歴が最も重要。
❷稽留熱，消化器症状（腹痛，下痢あるいは便秘など）。
❸診断は血液培養と便培養で菌を同定。

❷非チフス性サルモネラ胃腸炎
❶潜伏期間は 6〜12 時間。
❷食中毒だけでなく，ペット歴，動物との接触歴も重要。
❸発熱，消化器症状（下痢，嘔気・嘔吐，腹痛）など。
❹診断は臨床症状だけでは困難で，血液培養か便培養で細菌を同定して行う。
❺多くは軽症だが，侵襲性感染症のリスクとして，無脾症，免疫不全など。

## 症候の診かた

❶腸チフス
❶発熱：病初期からみられ，体温は徐々に上昇，寒気，比較的徐脈などを伴う。
❷発疹：第 2 週目から体幹，腹部へのバラ疹（rose spots）を認める。
❸消化管症状：第 2 週目から腹痛，下痢または便秘がみられる。3 週目以降には，回腸に起こることの多い腸管穿孔，肝脾腫，腸管出血などがみられる。
❹神経学的症状：第 2 週目から，頭痛，睡眠パターンの変化，急性の精神症状，脊髄炎，筋硬直など，また，髄膜炎，局所の中枢神経系感染症，脳症なども起こることがある。

**表1** 小児の非チフス性サルモネラ胃腸炎の診断と治療

| 月齢 | 症状 | 診断 | さらなる診断・治療 |
|---|---|---|---|
| 3か月未満 | 下痢（血便あり） | 便培養採取<br>血液培養採取 | |
| | 下痢（5日未満，<br>血便なし） | 便培養なし | 補液 |
| | 発熱あり | 便培養陽性<br>血液培養陰性 | 抗菌薬静注（5〜7日間） |
| | | 便培養陽性<br>血液培養陽性 | 髄液検査<br>抗菌薬静注<br>　菌血症：14日間<br>　髄膜炎：4〜6週間<br>　骨髄炎：4〜6週間 |
| | サルモネラの曝露<br>あり | 便培養採取<br>血液培養採取 | |
| 3か月以上 | 下痢が5日以上 | 便培養採取 | |
| | 発熱なし | 便培養陽性 | 経過観察 |
| | 発熱あり，全身状<br>態良好 | 便培養陽性 | 血液培養採取<br>経過観察 |
| | 全身状態不良，免<br>疫不全患者 | 便培養陽性 | 血液培養採取<br>抗菌薬静注 |
| | | 血液培養陽性 | 髄液検査<br>抗菌薬静注<br>　菌血症：14日間<br>　髄膜炎：4〜6週間<br>　骨髄炎：4〜6週間 |

❺その他の症状：菌血症による肝胆道系，循環器系，呼吸器系（咳など），尿路系，骨格筋系（関節痛・筋肉痛など），中枢神経系への影響。

**2**非チフス性サルモネラ胃腸炎
❶発熱：48〜72時間以内に改善。
❷消化器症状：腹痛，下痢など。下痢は，血便を伴うことあり，4〜10日以内で改善する。
❸全身症状：疲労，食欲不振，頭痛，寒気など。

### 検査所見とその読みかた

**1**腸チフス
❶スクリーニング検査：血液検査では，貧血，白血球減少，あるいは増多，核の左方移動，肝逸脱酵素の上昇，CRPの増加などをみる。髄液検査では，神経症状のある患者でも軽度の細胞増加（<35/μL）をみることがある。
❷培養検査：腸チフス *Salmonella enterica* serotype Typhi，パラチフス *Salmonella enterica* serotypes Paratyphi A，B，Cなどを確認する。
❸血液培養は，患者の50〜70％で陽性。
❹便培養は，30〜40％で陽性。
❺培養が陽性の場合，薬剤感受性検査で，キノロン，第3世代セファロスポリン，ST合剤，アジス

ロマイシンなどに対する薬剤感受性を検査
❻ Widalテスト，ELISAによるサルモネラ菌の多糖体Vi抗原に対する抗体検査などが使われることもあるが，検査の解釈には注意が必要。

**2**非チフス性サルモネラ胃腸炎
❶スクリーニング検査：便培養で病原体の同定が必要。
❷便培養が必要な状況は，急性下痢症に重度の疾患を合併している場合，免疫不全者の場合，基礎疾患をもつ場合などである。
❸乳児では，合併症のリスクが高く，血液培養を抗菌薬投与前に採取する。サルモネラ胃腸炎の5％未満に菌血症を合併する。

### 確定診断の決め手

**1**腸チフス
❶流行地への渡航歴，滞在歴のある児の発熱および腹部症状。
❷血液培養が最も重要。複数セットの血液培養を小児用の血液培養ボトルで提出する。
**2**非チフス性サルモネラ胃腸炎：便培養や血液培養で細菌を同定する（表1）。

## 誤診しやすい疾患との鑑別ポイント

❶腸チフス：マラリア（⇨ 1312 頁），デング熱（⇨ 1257 頁）
- 流行地への渡航歴。
- 蚊に刺された既往歴。
- 消化器症状が出ることもある。

❷非チフス性サルモネラ胃腸炎
❶ウイルス性胃腸炎（ノロウイルス，ロタウイルスなど）
- 家族内，保育所・学校などでの sick contact の有無が重要。
❷赤痢（⇨ 1222 頁）
- 発熱，血便，テネスムスが揃うことが多い。
- 血液検査で白血球の左方移動。

## 確定診断がつかないとき試みること

❶腸チフス
❶骨髄培養。
❷最も感度の高い検査（90％）だが侵襲度が高いので，複雑な症例にのみ用いる。

## 合併症・続発症の診断

❶腸チフス：菌血症による各臓器への浸潤，膿瘍などは，造影 CT などで診断可能。
❷非チフス性サルモネラ胃腸炎
❶菌血症から，心内膜炎，深部膿瘍，骨髄炎などをきたし，その診断は，それぞれ，心エコー，造影 CT，MRI などで診断可能。
❷髄膜炎の 50〜75％は，乳児にみられる。

## 予後判定の基準

腸チフス：5 歳未満で死亡率が高い。

## 経過観察のための検査・処置

❶血液培養陽性例では，陰性を確認する。
❷保育園，幼稚園などに通う小児では，便がおむつ内にとどまる，あるいは，トイレに行ける小児は便が固形になるまで，通園しない。

## 治療法ワンポイント・メモ

❶腸チフス
❶主な選択薬としてシプロフロキサシン（投与期間：7〜10 日），第 3 世代セファロスポリン（投与期間：10〜14 日），アジスロマイシン（投与期間：5〜7 日）。

❷重症例では経静脈的投与。
❸各地域で薬剤耐性のパターンが異なるので，薬剤感受性を見て投与薬を決定。
❷非チフス性サルモネラ胃腸炎
❶便中のサルモネラの排出期間を長引かせるため抗菌薬投与は行わない。
❷抗菌薬投与を考慮する症例は，全身状態不良，重症例，侵襲性感染症のリスクの高い児など。

## さらに知っておくと役立つこと

❶腸チフス
❶特に発生頻度の高い地域は，南，中央，東南アジア，南アフリカ。
❷これらの地域に渡航歴のある患者で，他の説明のつかない発熱疾患ではまず腸チフスを疑う。
❸海外では経口の生ワクチン（6 歳以上），注射の多糖体ワクチン（2 歳以上）がある。

## 専門医へのコンサルト

腸チフスの診断と治療，非チフス性サルモネラ胃腸炎の重症例に関しては，専門医にコンサルテーションを行う。

# 小児の百日咳
Pertussis (Whooping Cough)

石和田 稔彦 　千葉大学教授・真菌医学研究センター 感染症制御分野

頻度 ときどきみる
GL 小児呼吸器感染症診療ガイドライン 2022

## 診断のポイント

❶吸気性笛声。
❷発作性の連続性咳嗽。
❸咳嗽後の嘔吐。
❹無呼吸発作（1 歳未満）。
❺息詰まり感，呼吸困難（1 歳以上）。

## 緊急対応の判断基準

乳児期早期で，無呼吸発作を伴う場合には，人工呼吸器管理など集学的な治療が必要となるため，高次医療機関へ搬送する。

## 症候の診かた

発症から回復までに数週間以上を必要とし，病期

によりカタル期（感冒症状，1〜2週間），痙咳期（乾性咳嗽と発作性咳嗽，3〜6週間），回復期に分けられる。百日咳含有ワクチン既接種者は，典型的な経過をとらないことが多い。

1 発熱：認めないかあっても微熱である。

2 咳嗽：夜間に多く，何らかの刺激で咳嗽発作が誘発される。

3 顔面浮腫，眼球結膜出血，点状出血：息を詰めて咳込むことから認められることがある。

## 検査所見とその読みかた

1 スクリーニング検査：末梢血白血球数の増多（相対的リンパ球数増多）を認める。ただし，百日咳含有ワクチン既接種者では，白血球増多を認めないこともある。

2 百日咳菌培養検査：最も確実な診断法であるが，特殊な培地を必要とするため，検査にあたっては，検査室に百日咳を疑っていることを伝える。発症後2週間以内での検査が望ましい。

3 遺伝子検査：PCR法/LAMP法による検査が可能である。感度・特異度に優れる。発症後4週間以内での検査が望ましい。

4 抗原検査：特別な機器を必要とせず，ベッドサイドでの迅速な診断が可能である。ただし，パラ百日咳菌，*Bordetella holmesii* は交差反応を示し，これらの百日咳菌類縁菌でも陽性となる。

## 確定診断の決め手

1 百日咳特有の咳嗽などの臨床症状。

2 百日咳菌分離，遺伝子検査（PCR法/LAMP法），抗原検査による病原微生物診断。

3 百日咳の診断基準を表1に示す。

## 誤診しやすい疾患との鑑別ポイント

1 パラ百日咳菌感染症

❶ 臨床症状は，百日咳に類似するが，軽症であることが多い。

❷ PCR法でパラ百日咳菌陽性となる。

2 肺炎マイコプラズマ感染症（*Mycoplasma pneumoniae*）

❶ 末梢血白血球数は正常である。

❷ 肺炎マイコプラズマ遺伝子検査（PCR法，LAMP法）・抗原検査陽性となる。

3 RSウイルス感染症，ヒトメタニューモウイルス感染症

❶ 一般細菌の二次感染を伴わない場合，末梢血白

---

**表1 百日咳の診断基準**

**(A) 1歳未満**

臨床診断例：咳があり（期間は限定なし），かつ以下の特徴的な咳，あるいは症状を1つ以上呈した症例
- 吸気性笛声
- 発作性の連続性の咳嗽
- 咳嗽後の嘔吐
- 無呼吸発作（チアノーゼの有無は問わない）

確定例：
- 臨床診断例の定義を満たし，かつ検査診断陽性
- 臨床診断例の定義を満たし，かつ検査確定例と接触があった例

**(B) 1歳以上の患者（成人を含む）**

臨床診断例：1週間以上の咳を有し，かつ以下の特徴的な咳，あるいは症状を1つ以上呈した症例
- 吸気性笛声
- 発作性の連続性の咳嗽
- 咳嗽後の嘔吐
- 息詰まり感，呼吸困難

確定例：
- 臨床診断例の定義を満たし，かつ検査診断陽性
- 臨床診断例の定義を満たし，かつ検査確定例と接触があった例

**(C) 検査での確定**

(1) 咳発症後4週間未満は，百日咳菌の分離，あるいは遺伝子検査（LAMP法，PCR法），あるいは抗原検査（イムノクロマト法）において陽性

(2) 咳発症後4週間以上は，IgM/IgA抗体検査，あるいはPT-IgG抗体検査

〔小児呼吸器感染症診療ガイドライン作成委員会：小児呼吸器感染症診療ガイドライン 2022. pp98-101, 協和企画, 2022より〕

---

血球数は正常である。

❷ RSウイルス/ヒトメタニューモウイルス抗原検査陽性となる。

## 確定診断がつかないとき試みること

臨床的に百日咳が疑われるが，培養，遺伝子，抗原検査が陰性の場合，血清診断（抗体検査）が有用なことがある。

1 抗百日咳菌IgM抗体および百日咳毒素（PT）と線維状赤血球凝集素（FHA）に対する総IgA抗体測定：単血清での診断が可能である。IgM抗体は発症後15日目，IgA抗体は発症後21日目がピークとなる。

2 抗PT-IgG抗体測定：基本的には急性期と回復期のペア血清での評価が必要となる。PTは百日咳含有ワクチンの主要抗原であるため，ワクチン接種によっても抗体が陽性となる。ワクチン既接種者で

は，ペア血清で抗体価が2倍以上上昇した場合に百日咳と診断する。

## 合併症・続発症の診断

**1** 百日咳含有ワクチン未接種の乳児期早期では，無呼吸発作やチアノーゼ，けいれん，呼吸停止から突然死に至る場合がある。重症例では，慎重に全身状態を観察する。

**2** 合併症としては，肺炎や脳症が報告されており，疑われる場合には画像検査を積極的に行う。

## 予後判定の基準

百日咳含有ワクチン未接種の小児は重症化しやすいため，ワクチンの接種歴は必ず聴取する。

## 治療法ワンポイント・メモ

**1** 小児の百日咳患者に対して，症状の期間短縮と周囲への伝播防止を考慮した場合，発症1〜2週間以内にマクロライド系抗菌薬を投与することが推奨される。したがって，百日咳の早期診断は重要である。

**2** なお，中国ではマクロライド耐性百日咳菌が多く分離されており，国内でも分離報告が認められる（Microbiol Resour Announc 11: e0071822，2022）。マクロライド耐性百日咳患者に対してはST合剤の使用を検討する（保険適用外）。

## さらに知っておくと役立つこと

**1** 小児が百日咳患者に家族内で曝露した場合，曝露後早期（7〜10日以内）にマクロライド系抗菌薬を投与することで二次発症を予防できることがある（保険適用外）。

**2** 2018年1月から，百日咳は感染症法5類（全数把握疾患）となった。

**3** 2024年4月から，5種混合ワクチン（百日咳含有）が生後2か月から接種可能となった。

# 小児の結核
**Tuberculosis in Children**

石黒 信久 北海道大学病院・感染制御部部長

**頻度** あまりみない

## 診断のポイント

**1** 感染源となる成人結核患者がいる。

**2** BCG未接種。

**3** 遷延する咳嗽や反復する発熱。

**4** Koch現象〔ツベルクリン反応（ツ反）自然陽転〕。

**5** 学校健診精検例。

## 症候の診かた

**1** 学童が微熱・咳を主訴として受診

❶ 微熱や咳が2週以上持続する場合には結核を念頭において診察や検査を行う必要がある。

❷ 結核の可能性を疑った時点で，周囲への感染拡大防止を念頭におく必要がある。

**2** 乳幼児が発熱・咳嗽・喘鳴・呼吸不全を主訴として受診

❶ 基本的には学童と同じであるが，乳幼児で発熱・咳嗽・喘鳴・呼吸不全を契機に発見された場合にはかなりの重症であり，もし結核であれば粟粒結核を疑わなくてはならない。

❷ 結核の可能性を疑った時点で周囲への感染拡大防止を念頭におく必要がある。

**3** 接触者健診：患者の周囲に結核患者が発生した場合には接触者健診（ツ反，IGRA検査，胸部X線撮影）を行う。3歳以下の乳幼児，感染源が両親などで接触が濃厚で頻回な場合，感染源の排菌量が多い場合には重症化しやすい。

**4** Koch現象

❶ BCG接種後早期の局所反応の出現を指す。

❷ Koch現象をみた場合，2週間以内にツ反を行う。

- ツ反陰性の場合：胸部X線で異常がないことを確かめる。

- ツ反陽性の場合：接触者健診の場合と同様に検査を進める。

## 検査所見とその読みかた

**1** ツベルクリン反応

❶ BCG接種や一部の非結核性抗酸菌感染によっても陽性反応を呈するが，乳幼児（5歳以下あるいは就学前）においてはツ反とIGRA検査を併用することが推奨されている。

❷ ツ反の判定基準としては日本結核病学会から「今後のツベルクリン反応検査の暫定的技術的基準」（2006）が示されている。

**2** IGRA検査（IFN-γ release assay，IFN-γ遊離試験）

❶ 血液中の免疫細胞を結核菌特異抗原で刺激した際に産生されるインターフェロンγ（IFN-γ）を定量測定，あるいはIFN-γ産生細胞を計数すること

により，結核免疫の有無を評価する方法である。

❷ BCG 接種の影響を受けないのが特徴であるが，5 歳以下の乳幼児を対象とした結核感染診断において IGRA 検査の感度が劣っている可能性が指摘されている。

- QuantiFERON TB ゴールドプラス(QFT Plus)：4 本の専用採血管(TB1，TB2，Mitogen，Nil)に血液を分注して，Nil 値を考慮しながら，TB1 値と TB2 値のどちらかが 0.35 IU/mL 以上であれば陽性と判定する。
- T-SPOT：単核球を分注したウェルに 2 種の結核菌特異抗原(ESAT-6 および CFP-10)，陰性および陽性コントロールを添加したのち 20 時間培養し，IFN-$\gamma$ 産生細胞数を ELISPOT 法により測定する。結核菌特異抗原ウェルのスポット数から陰性コントロールウェルのスポット数を差し引いた数が 8 以上の場合に陽性と判定する。

❸ 小児に対するツ反および IGRA 検査

❶乳幼児を含む小児においても発病例を対象とした IGRA 検査の感度は良好であり，結核発病例の見落としを少しでも減らすために，結核発病の可能性が疑われる例に対しては積極的に IGRA 検査を適用すべきである。

❷ 5 歳以下あるいは就学前の乳幼児に対しては IGRA 検査による LTBI(潜在性結核感染症)診断の感度が低いことを考慮し，IGRA 検査が陰性であっても安易に未感染と判断せずに，結核患者との接触状況やツ反結果も含めて総合的に感染判断を行う。

❹ 菌検査

❶発病が疑われる例では喀痰または胃液を 3 日間連続して採取し，菌検査(抗酸菌染色，培養，遺伝子検査)を行う。

❷喀痰は早朝起床時に採取し，うまく喀出できない場合には高張食塩液吸入による誘発を行う。

❸低年齢の小児で喀痰の喀出が難しい場合には胃液を採取する。胃液採取も朝起床直後に行うことが勧められている。

❺ 画像検査

❶小児に多い一次型結核症では肺野の初感染原発巣と対になった肺門部リンパ節腫大を呈する例が多い。

❷胸部 X 線写真で縦隔陰影に重なって肺門部リンパ節病巣の評価が困難な場合で，BCG 未接種乳児や IGRA 検査陽性例などの発病リスクが高

い患児については，胸部 CT にて評価を行うことが必要となる。

## 確定診断の決め手

❶慎重な病歴聴取(結核患者との接触歴を含む)。

❷ツ反または IGRA 検査。

❸結核菌の存在を証明。

❹画像検査(胸部 X 線写真，胸部 CT)。

❺症状(持続する微熱や咳)および身体所見(肺外結核の場合)。

## 誤診しやすい疾患との鑑別ポイント

他の原因による肺炎(⇒1783 頁)：肺炎治療に用いられる抗菌薬(ペニシリン系薬，セファロスポリン系薬，マクロライド系薬)に不応性で，発熱や咳嗽が持続する場合には結核を疑う。

## 確定診断がつかないとき試みること

❶診断のゴールドスタンダードは，患児の体内から採取した検体から結核菌を検出することであるが，小児発病例ではこれらの菌検査により，結核菌が証明される例は 30〜40％にとどまる。

❷発病が示唆される症状，結核発病例として矛盾しない画像所見，ツ反または IGRA 検査陽性，結核患者との接触歴，抗結核薬治療への反応性に基づいて，総合的に結核と診断されることが多い。

## 合併症・続発症の診断

❶肺外結核(粟粒結核，結核性髄膜炎，骨・関節結核，結核性胸膜炎など)

❶肺外結核が疑われる場合にも，感染性の評価を目的に気道系(喀痰または胃液，気管吸引物)の検体も採取する。

❷その他，病巣を認める臓器により，胸水(胸膜)，脳脊髄液(中枢神経)，尿(泌尿器)，便(消化器)，関節液(骨・関節)，穿刺吸引・排膿内容(表在リンパ節)などを採取する。関連する臓器によって，生検材料，穿刺吸引検体が必要となる場合がある。

## さらに知っておくと役立つこと

❶結核の濃厚接触者

❶患者から結核菌が排菌されている期間に濃密な，高頻度または長期間の接触があった者が「濃厚接触者」と定義される。

❷頻回の咳込みがみられる結核患者を空気感染対策を行わずに診察あるいは採痰などを行った場

23

合，濃厚接触者に指定される場合がある。

**2** BCG 接種後の骨関節炎

**❶** BCG 接種後，骨関節結核を発症することがまれにある（その多くは 6 か月以内）。病変部位により，跛行，下肢痛，膝関節の腫脹と疼痛，肩関節痛などの症状を示す。

**❷** ほとんどが局所の X 線所見で診断可能であるが，化膿性骨髄炎との鑑別が困難な場合には，関節腔や膿瘍の穿刺液を用いて，塗抹検査，抗酸菌培養検査，遺伝子解析を行う場合がある。

# 発疹性ウイルス疾患
## Viral Exanthematous Diseases in Children

宮入 烈　浜松医科大学教授・小児科学

**頻度** よくみる

## 診断のポイント

**1** 発疹性ウイルス疾患のうち，麻疹，風疹，水痘，突発性発疹症，伝染性紅斑，手足口病などは，その特徴ある臨床像から，典型例であれば臨床診断が可能である。

**2** 流行状況，接触歴，予防接種歴から疑い，臨床経過と皮疹形状のパターンを認識することがポイントとなる。

## 緊急対応の判断基準

**1** 麻疹と風疹を疑った場合は公衆衛生的な緊急事態であり，保健所への届出を要する。

**2** 皮疹を呈する患者を診療した際には，治療介入を要する重症細菌感染症や非感染性疾患を鑑別にあげ，特に全身状態不良やバイタルサインの異常を認めた場合は積極的に検査・治療を行う。

## 症候の診かた

**1** 発熱と皮疹を主訴として来院した場合は，症候の出現のタイミング，発疹の形状とその変化，随伴症状を時系列で整理する。皮疹は触診して形状，大きさ，分布について正確な表記を心がける（表 1）。

**2** 全身感染症の一所見としての皮疹は，水疱性病変と紅斑に大別される。

**3** 水疱や潰瘍性病変は比較的特異的な所見であり，多くの場合は水痘，手足口病，単純ヘルペスウイルス感染症を臨床的に診断することが可能である

**表 1 皮疹の形態学的な分類**

| 形状 | 表記 | 備考 |
|---|---|---|
| 平坦 | 紅斑 | 退色する |
| | 紫斑 | 退色しない |
| | 血管拡張 | |
| | 白斑 | |
| | 色素斑 | |
| 隆起している | 丘疹 | |
| | 結節 | |
| | 水疱 | 表皮下の水分貯留 |
| | 膿疱 | 角質層下の細胞浸潤 |
| 陥凹している | びらん | 表皮基底層に及ぶ |
| | 潰瘍 | 真皮・皮下組織まで |
| 皮疹の上に乗っている | 鱗屑 | 異常な角質 |
| | 痂皮 | 滲出液が固まったもの |
| 時間的に変化する皮疹 | 膨疹 | 数時間で消失 |

（表 2）。

**❶** 手足口病

● エンテロウイルス属による夏風邪症候群の一種であり，3〜6 日の潜伏期間の後に発熱とともに手掌・足底部・手足指の間に水疱性の発疹を呈し，口腔内には潰瘍を形成する疾患である。一部，髄膜炎や心筋炎を合併することがある。

● コクサッキーウイルス A6 による手足口病の特徴として，水疱が大きく水痘との鑑別を要する例も存在する。

● 発症後数週間してから爪の脱落が起こることがある。

● 原則として臨床診断が可能である。

● 髄膜炎や心筋炎の診断にはウイルス分離培養か PCR 法による検出が行われる。

● 特異的な治療法はない。

**4** 紅斑を伴う疾患は多く，一部は典型的な経過と他の皮膚所見をもって診断が可能である（表 2）。その他の非特異的なウイルス性発疹症については，病原体が検出された場合でも臨床的な意義が明らかではない場合も多く，臨床的に重要な疾患を積極的に除外していくことが求められる。

**❶** 突発性発疹症

● ヒトヘルペスウイルス 6 型・7 型による乳幼児期にみられる急性感染症である。

● 発生に季節性はない。

● 生後 6 か月から 3 歳未満に好発し，2 種類のウイルスが原因になるため 2 回発症する可能性

**表2** 全身性感染症の一所見としての皮疹の鑑別

| 状況 | 鑑別 | 鑑別のポイント（病歴） | 鑑別のポイント（所見） | 診断のための補助検査 |
|---|---|---|---|---|
| 水疱を伴う皮疹 | 手足口病 | 接触歴 | 分布（口，手，足，膝，殿部） | PCR 検査 |
| | 単純ヘルペスウイルス感染症（⇨ 1518 頁） | 既往（反復），アトピー性皮膚炎 | 皮膚所見は局所だが正中を越える（帯状疱疹との鑑別）歯肉炎と口腔内前方の所見（ヘルパンギーナとの鑑別） | PCR 検査 |
| | 水痘（⇨ 1270 頁） | 予防接種歴・接触歴 | 紅斑・水疱・痂皮が混在，頭皮内 | 抗原検査 |
| 光沢を伴う丘疹 | 伝染性軟属腫 | 比較的長い経過で出現 | 腋窩や腹部など皮膚が薄いところに散在する | なし |
| 紅斑・丘疹 | 麻疹（⇨ 1243 頁） | カタル症状，呼吸器症状，予防接種歴・渡航接触歴 | Koplik 斑，顔面から体へと広がる融合する紅色から暗赤色斑状丘疹，消退時に色素沈着を伴う | 保健所に PCR 検査を依頼する |
| | 風疹（⇨ 1244 頁） | 予防接種歴 | 淡紅色の小丘疹，融合しないことが多い | 保健所に PCR 検査を依頼する |
| | アデノウイルス感染症 | 咳嗽，眼症状 | 非定型紅斑 | 迅速抗原検査 |
| | 突発性発疹症 | 乳幼児が 3～4 日の高熱解熱後に出現 | 淡い紅斑，体幹中心 | |
| | 伝染性紅斑（⇨ 1271 頁） | 発熱を伴わない | 頬部の発赤四肢のレース様紅斑 | 抗体検査 |
| | EB ウイルス感染症（⇨ 1241 頁） | アモキシシリン投与歴 | 多形滲出性紅斑などさまざまな形をとる | 抗体検査 |
| | ヒトパレコウイルス A 感染症 | 早期乳児の発熱に伴う・流行状況 | 手足を中心とした紅皮症 | PCR 検査 |
| | 小児多系統炎症性症候群（MIS-C） | SARS-CoV-2 接触歴 | 不定形紅斑 | 抗体検査（N 蛋白） |
| 細菌性 | 溶連菌感染症 | 咽頭炎，軟口蓋の特徴的な所見 | 皮膚のざらつき | 迅速抗原検査 |
| | 伝染性膿痂疹（⇨ 1520 頁） | 局所から広がっていく | びらん，水疱を伴う紅斑 | 培養検査 |
| 非感染性 | 川崎病 | 他の随伴所見，カタル症状・呼吸器症状を伴わない | BCG 痕の発赤 | |
| | IgA 血管炎（⇨ 1483 頁） | 腹痛，関節症状，血尿など | 下肢～殿部の紫斑 | 血中第XIII因子 |
| | 蕁麻疹 | 抗原曝露歴，アナフィラキシー症状 | 膨疹 | |
| | Stevens-Johnson 症候群（⇨ 1492 頁） | 薬剤，マイコプラズマ感染など | 粘膜疹 | |

もある。
- 3～4 日間続く高熱と解熱に伴う全身の発疹が特徴である。
- 発疹出現当日は胸部や腹部を中心とした淡い斑丘疹がみられ，その後に顔面や四肢に広がることがあり，通常 2～3 日で消失する。
- 病初期に，咽頭所見として永山斑（病初期に口蓋垂の根元の両側に認められる粟粒大の紅色隆起）が認められることがある。
- 熱性けいれんの誘因として多い疾患でもある。時にけいれん重積型（二相性）脳症をきたし中等症の神経学的後遺症を残す。
- 診断は通常は臨床診断であるが，重症例では PCR 検査によるウイルス DNA の検出が考慮さ

れる。
- 治療は不要で対症療法のみである。

## 検査所見とその読みかた

① 一般的には臨床診断であり検査は不要である。重篤な鑑別診断があがる場合は一般血液検査による病態の推定を行う。

② 微生物学的診断：アデノウイルス抗原検査，水痘・帯状疱疹ウイルスの抗原検査が考慮される。麻疹・風疹を疑った場合は保健所への検査依頼が必要となる。

③ 未診断の発疹性疾患を外来で診療する場合は，可能な限り他の患者との接触を避けるなど動線の整理が必要である。入院を要する場合は，可及的すみやかに検査を実施し，結果判明までは陰圧個室で管理する必要がある。

## 確定診断の決め手

① 臨床的な徴候がそろった場合。

② 臨床像に合致する病原体の検出。
詳細は各項を参照。

## 誤診しやすい疾患との鑑別ポイント

① 細菌感染症：ウイルス性発疹症の多くが自然軽快するなか，皮疹を伴う全身性細菌感染症は感染性心内膜炎（⇨ 1866 頁），電撃性紫斑病，播種性淋菌感染症，リケッチア症など重篤なものが多い。全身状態の評価に加えて，基礎疾患の有無，重症度，血液検査上の白血球，CRP 高値などを参考に除外する。

② 非感染性疾患：急性疾患として川崎病（⇨ 1864 頁），Stevens-Johnson 症候群（⇨ 1492 頁）は多くの場合は，他の随伴症状を伴い，結膜炎や粘膜診の有無の確認は重要である。

## 確定診断がつかないとき試みること

① 多くの急性のウイルス性発疹症は非特異的でありながら自然軽快するため，状態がよく皮疹が軽微であれば経過観察が妥当である。

② 全身状態不良，粘膜診があれば，鑑別を広くとり，一般的な血液検査で病態の評価を行うとともに，皮膚科専門医への相談を勧める。

# クループ症候群（仮性クループ・喉頭炎）
## Croup Syndrome

岡田 邦之 おかだこどもの森クリニック・院長（埼玉）

頻度 よくみる

① 乳幼児期に好発し，6 か月～3 歳の 3%が罹患する（Am Fam Physician 97: 575-580, 2018）。

② 軽症例が多く入院治療を要する重症例はわずかだが，米国では入院症例の 1～3%に気管挿管が必要であったと報告されている（Int J Pediatr Otorhinolaryngol 90: 86-90, 2016）。

## 診断のポイント

① 特徴的な臨床症状（犬吠様咳嗽，吸気性喘鳴，嗄声，呼吸困難など）から診断する。

② ウイルス感染に起因するものをクループとよび，病理学的には声門から声門下の気道粘膜の炎症性浮腫が主体である。

③ 原因ウイルスとしてパラインフルエンザウイルス，ライノウイルス，インフルエンザウイルス，RSウイルスなどがあげられ，近年では SARS-CoV-2 も報告されている。

④ クループ以外に吸気性喘鳴や犬吠様咳嗽をきたす疾患を表 1 に示す。喉頭蓋炎や咽後膿瘍などは発症が急速で重症感もより強い。気道異物との鑑別が重要で，発熱などの感染徴候はみられず，発症時期が特定できるほどの突然発症であることが多い。

## 症候の診かた

① 意識状態と呼吸状態から重症度と緊急性を迅速に判断する。

② 重症度は Westley score（表 2）を参考に，臨床像から判断する。

③ 呼吸窮迫状態（Westley score ≧ 12）で気管挿管や

---

**表1　クループ様症状を呈する疾患**

- 喉頭蓋炎
- 細菌性気管炎
- 気道/食道異物
- 咽頭/扁桃周囲膿瘍
- 食物アレルギーによる上気道浮腫
- 遺伝性血管性浮腫
- 喉頭ジフテリア
- 心因性咳嗽

気管切開による気道確保が必要な際は，直ちに耳鼻咽喉科医や麻酔科医と連携する。必要であれば，小児の気管切開管理に熟練した医療施設へ搬送する。

## 検査所見とその読みかた

**1** クループにおける特異的な血液検査所見はない。

**2** 臨床症状で診断が確定しない場合はX線検査を施行する。頸部X線正面像で声門下部における気管透亮像の左右非対称性狭小化(pencil sign，steeple sign)がみられる。しかし，狭小の程度と重症度が相関しないため臨床的意義は低く，軽症例におけるX線検査は不要である。

**3** 重症度判定のため白血球数や分画，CRPなどの炎症反応を確認する血液検査や，細菌感染症の鑑別のために細菌培養検査を行うことがある。

## 確定診断の決め手

**1** 犬吠様咳嗽。

**2** 吸気性喘鳴。

特徴的な臨床症状により診断が可能である。

## 誤診しやすい疾患との鑑別ポイント

**1** 急性喉頭蓋炎

**❶** インフルエンザ菌b型(Hib)による感染が主で，高熱と喉頭蓋の著明な浮腫による咽頭痛を認め，急速な呼吸困難を生じる。

**❷** 重度の呼吸困難を認める症例では，Sniffing position(顎を突き出してにおいを嗅ぐような姿勢)やTripod position(手を膝について前傾姿勢となり，肩で息をしている状態)となり，見逃してはならないサインである。

**❸** 緊急な気道確保が必要であり，小児高度医療施設での診療が望ましい。

**❹** 現在ではHibワクチンの導入によって発症はまれになっている。

**2** 細菌性気管炎

**❶** 原因は主に黄色ブドウ球菌やA群溶血性レンサ球菌，Hibで，突然の呼吸困難を生じ致死的となる。

**❷** 気道確保とともにメチシリン耐性黄色ブドウ球菌(MRSA)を念頭においた広域スペクトルの抗菌薬を選択する。

## 確定診断がつかないとき試みること

**1** クループは家庭での症状がひどくても，受診時は軽快していることがある。問診を丁寧に行い，犬吠様咳嗽など症状の有無を確認することが大切である。

**2** 家庭における犬吠様咳嗽や呼吸状態の動画撮影は，症状を確認できるため有用だが，心因性咳嗽でも犬吠様咳嗽をきたすことがあり，診断には注意を要する。

## 経過観察のための検査・処置

**1** 啼泣や興奮による症状の増悪を避けるため，できる限り侵襲を抑え，安静状態を維持する。

**2** 咽頭診察は咽頭への刺激になり，症状増悪のおそれがあるため注意して行う。

**3** $SpO_2$が低下する例は重症例と考えてよい。

## 治療法ワンポイント・メモ

**1** すべての重症度にステロイドが有効である。

**2** ステロイドは経口投与が第1選択で，難しければ筋肉注射や静脈注射を検討する。

**3** 中等症〜重症(Westley score 3〜11)にはステロイドとアドレナリン吸入の併用を推奨する。

**表2** Westley score

| 症状・徴候 | スコア | | | | | |
|---|---|---|---|---|---|---|
| | 0 | 1 | 2 | 3 | 4 | 5 |
| 吸気性喘鳴 | なし | 興奮時のみ | 安静時も | | | |
| 陥没呼吸 | なし | 軽度 | 中等度 | 高度 | | |
| 呼吸音 | 正常 | 減弱 | 著明に減弱 | | | |
| チアノーゼ | なし | | | | 興奮時のみ | 安静時も |
| 意識レベル | 正常 | | | | | 不穏 |

※重症度判定基準
≦2：軽症，3〜5：中等症，6〜11：重症，12〜17：呼吸窮迫状態
〔Westley CR, et al: Nebulized racemic epinephrine by IPPB for the treatment of croup: a double-blind study. Am J Dis Child 132(5): 484-487, 1978 より〕

❹実際の治療例

❶軽症例：デキサメタゾン（0.15 mg/kg）経口単回投与を推奨する（「小児呼吸器感染症診療ガイドライン 2022」）。海外のガイドラインでは 0.6 mg/kg 単回投与（Am Fam Physician 97: 575-580, 2013, Pediatr Child Health 22: 166-173, 2017）が推奨されており，症状に応じて増量は可能だが，効果は 0.15 mg/kg と同等とする報告もある。

❷中等症〜重症例：デキサメタゾン（0.15 mg/kg）経口単回投与に加え 0.1％アドレナリン 0.1〜0.3 mL（0.01 mL/kg）ネブライザー吸入を推奨する（「小児呼吸器感染症診療ガイドライン 2022」）。1 回の 0.1％アドレナリンネブライザー吸入で効果不十分であれば 30 分以上の間隔をあけて反復吸入も可能である。

## さらに知っておくと役立つこと

❶軽症例では生理食塩液などによるミスト吸入で症状が改善することがあるが，中等症以上では症状の改善は見込めない。

❷小児へのデキサメタゾン投与はデカドロンエリキシルが処方されることが多いが，5％エタノールを含有することに注意が必要である。

❸デキサメタゾンは投与後 30 分で効果が発現する。

❹アドレナリン吸入のみでは症状再燃のリスクがあるが，ステロイドと併用すると再燃時の症状が軽減される。

❺中等症の患児を対象にブデソニド（4 mg）ネブライザー吸入とデキサメタゾン経口単回投与（0.6 mg/kg）を比較した試験では，デキサメタゾン経口単回投与のほうが有意に入院率は低く，Westley score の改善がみられた。

（執筆協力：植田 穣 おかだこどもの森クリニック）

# 小児の脳血管障害
Cerebrovascular Disorders in Infants and Children

加藤 光広 昭和大学教授・小児科学

頻度 周産期：**ときどきみる**
乳児期以降：**あまりみない**

GL 脳卒中治療ガイドライン 2021［改訂 2023］

## 診断のポイント

❶周産期

❶仮死出生。

❷無呼吸。

❸けいれん。

❹頭囲拡大。

❺心不全（Galen 大静脈瘤）。

❷乳児期以降

❶巣症状（けいれん，麻痺発作，永続性片麻痺，失語）。

❷脳圧亢進症状（意識障害，頭痛，嘔吐）。

❸髄膜刺激症状（頭痛，項部硬直）。

❹全身状態（発熱，活気低下など）。

❺基礎疾患（心疾患，凝固異常，感染など）。

## 緊急対応の判断基準

❶周産期：進行性脳室拡大があればシャント術を考慮し，脳神経外科に紹介する。

❷乳児期以降：重度の意識障害など脳圧亢進症状が顕著で，CT で脳幹部圧迫があれば，減圧開頭術を考慮し，脳神経外科に紹介する。

❸脳以外の出血傾向：血小板や凝固能を検査し，ビタミン K，血液製剤の投与を考慮する。

❹虐待の疑い：まず入院させて児童相談所など，関係部署に連絡する。

## 症候の診かた

❶全身状態：新生児，乳児では無呼吸や発熱，活動性低下，嘔吐など非特異的所見も多い。

❷片麻痺：胎児から周産期に生じた脳卒中（主に中大脳動脈領域の脳梗塞）では，急性期症状に気づかれず，乳児期に上下肢の自発運動の左右差（麻痺側の活動低下）で気づかれることが多い。姿勢反射などの診察で泣く前に，おもちゃで遊んで機嫌をとって reaching や持ち替え動作に左右の違いがないか確かめる。

❸けいれん：脳梗塞では新生児の 88％，乳児以降の 37％に認められる。ともに焦点性が半数，全般性が 4 分の 1，分類不能が 4 分の 1 である（Pediatr Neurol 69: 58-70, 2017）。

❹巣症状：脳梗塞では新生児の 12％，乳児以降の 77％に認められる。ともに片麻痺が多い（Pediatr Neurol 69: 58-70, 2017）。

❺頭痛：小児の脳出血では 46〜80％にみられる。嘔吐（21〜64％），意識変容（37〜50％），（けいれん

もしく非けいれん性)発作(37～54％)など他の症状を伴うことが多い(Stroke 50: 3654-3661, 2019)。

**❻**めまい：頭部外傷で誘発された場合は頸動脈解離を疑う。

## 検査所見とその読みかた

**❶**超音波検査：新生児頭蓋内出血の判定に用いる。

**❷**頭部 CT：MRI がすぐ撮れない場合，出血性病変を確認する。

**❸**頭部 MRI，MR angiography(MRA)：第 1 選択である。MRI で虚血性病変(梗塞病変)の範囲を確認し，MRA で狭窄・閉塞部位，動脈症(arteriopathy)の存在を確認する。拡散強調画像(DWI，高信号)，ADC(低信号)で急性期脳梗塞を確認する。T2*強調画像(低信号)で脳内出血，FLAIR(高信号)でくも膜下出血を確認する。

## 確定診断の決め手

**❶**突然発症の神経症候。

**❷**乳児期以降に気づかれる片麻痺。

**❸**頭部画像(超音波，MRI，MRA，CT)診断による出血性もしくは梗塞性病変もしくは無症候性脳血管病変の同定。

## 誤診しやすい疾患との鑑別ポイント

**❶**虐待

　**❶**愛着の様子。

　**❷**問診と診察所見の乖離。

　**❸**眼底出血や骨折，新旧の外傷。

**❷**低血糖(⇨1856 頁)

　**❶**血糖値低下。

　**❷**梗塞病変が後頭葉かつ血管支配に一致しない。

**❸**電解質異常〔低ナトリウム血症(⇨107 頁)，低カルシウム血症(⇨116 頁)〕

　**❶**血液検査異常。

　**❷**頭部画像異常なし。

**❹**頭蓋内感染症〔脳膿瘍(⇨518 頁)，髄膜炎(⇨1785 頁)〕

　**❶**発熱。

　**❷**膿瘍では ring enhancement，髄膜炎では軟膜の造影効果。

　**❸**髄液細胞増多。

**❺**急性脳症(⇨1800 頁)

　**❶**意識低下が遷延。

　**❷**特徴的 MRI 画像。

**❻**急性散在性脳脊髄炎(⇨542 頁)

　**❶**脱髄を示唆する白質病変。

**❼**けいれん発作後の一過性麻痺(Todd 麻痺)

　**❶**てんかんの診断。

　**❷**通常 1 時間以内，長くても 48 時間以内に改善する。

**❽**片麻痺性片頭痛

　**❶**一側性の完全可逆性脱力と，視覚・感覚・言語のいずれかの症状が先行する片頭痛。

　**❷**思春期前後の発症。

**❾**小児交互性片麻痺

　**❶**左右一定しない反復性の片麻痺発作。

　**❷**乳児期発症。

**❿**脳腫瘍(⇨1804 頁)：特徴的 MRI 画像。

## 確定診断がつかないとき試みること

**❶** MR venography(静脈洞血栓症の診断)。

**❷**脳血管撮影(MRI，MRA では不十分なとき)。

## 合併症・続発症の診断

**❶**凝固異常症：母乳栄養もしくは肝胆道系疾患を有する新生児～乳児早期ではビタミン K 欠乏性頭蓋内出血を疑う。2 歳前の男児では血友病を疑う。免疫性血小板減少症(特発性血小板減少性紫斑病，ITP)の 0.2～0.8％に頭蓋内出血を認め，約半数は ITP 診断から 7 日以内に発症する(Blood 114: 4777-4783, 2009)。凝固系(PT，APTT)，血小板数を確認する。

**❷**血栓性素因：動脈性虚血性脳卒中では 35％にみられる(Pediatr Neurol 69: 58-70, 2017)。プロテイン C，プロテイン S，抗リン脂質抗体，抗 $\beta_2$ グリコプロテイン抗体，ループスアンチコアグラント，抗核抗体，CRP，血漿アミノ酸(ホモシスチン)を確認する。

**❸**心疾患：動脈性虚血性脳卒中では 28％にみられる(Pediatr Neurol 69: 58-70, 2017)。先天性心疾患，感染性心内膜炎，不整脈を，心臓超音波検査，心電図により検索する。

**❹**遺伝素因 COL4A1/COL4A2：胎内出血による孔脳症・裂脳症の要因である。浸透率が低く，かつ諸臓器に発現するため，若年性脳卒中や眼異常，腎障害，高 CK 血症の家族歴を確認する。

## 予後判定の基準

**❶** Papile の分類：1,500 g 未満の早産低出生体重児の頭蓋内出血の予後判定に有用である。1 度(脳室

上衣下出血)と2度(脳室拡大を伴わない脳室内出血)の予後は良好である。3度(脳室拡大を伴う脳室内出血)以上では水頭症をきたす。4度(脳実質内出血を伴う脳室内出血)では，神経学的後遺症を残す可能性が高い。

❷新生児の脳梗塞では，基底核病変は運動障害(片麻痺)を，皮質病変は非運動障害(認知・行動，視覚，てんかん)と相関する。

❸小児NIH脳卒中スケール(PedNIHSS)：2〜18歳の急性虚血性脳卒中(出血性梗塞を除く)の重症度判定に用いられ，予後と強い相関を示す。

❹Spetzler-Martin分類：MRIと脳血管撮影によって，脳動静脈奇形の手術による摘出難易度の指標として用いられ，手術方針決定に有用である。

### 経過観察のための検査・処置

❶周産期の脳室内出血では水頭症への進展(脳室拡大)を超音波で確認する。

❷周産期を除く小児の動脈性虚血は再発率が高く(19%，動脈症があると66%)，MRI・MRAによる病変の継続監視が推奨される。

### 治療法ワンポイント・メモ

❶t-PA製剤による血栓溶解療法：小児では有用性は不明である。

❷抗血栓療法(アスピリン，ヘパリン)：動脈性虚血の初期治療と慢性期の再発予防のために用いられる。

❸アシクロビル：水痘後動脈症が確定した場合に用いられる。

### さらに知っておくと役立つこと

❶小児の脳卒中は，1)動脈性虚血性(AIS)，2)脳静脈・静脈洞血栓症(CSVT)，3)出血性に分類される。動脈性虚血性の原因として，国内ではもやもや病(⇨509頁)が最も多い。

❷孔脳症，裂脳症は，神経細胞移動異常症(138)として指定難病の対象である。裂脳症(孔脳症を含む)，脳動静脈奇形，海綿状血管腫(脳脊髄)はそれぞれ小児慢性特定疾病の対象である。公費申請を勧める。

❸乳児期以降の出血性の原因として，動静脈奇形(39%)が最も多い。ほかに，海綿状血管腫(11%)，出血性素因(21%)，動脈瘤(9%)，脳腫瘍(6%)，その他(10%)があげられる(Surg Neurol Int 7: S1121-S1126, 2016)。

❹水痘後動脈症：水痘罹患から1年以内(平均4か月)に血管炎による動脈病変をきたし，主に脳梗塞で発症する。髄液の水痘・帯状疱疹ウイルス(VZV)IgG/IgMもしくPCRによるVZV-DNAの検出で確定される。

### 専門医へのコンサルト

画像検査後，小児神経の専門医に紹介する。手術適応が考えられれば，脳神経外科に紹介する。神経学的後遺症がみられるときはリハビリテーション科に紹介する。

---

# 小児の急性脳症
## Acute Encephalopathy in Childhood

**永瀬 裕朗** 神戸大学大学院特命教授・小児科学分野 小児神経学・発達行動小児科学部門

**頻度** ときどきみる
**GL** 小児急性脳症診療ガイドライン2023

### 診断のポイント

「小児急性脳症診療ガイドライン2023」では以下のように定義される。

❶Japan Coma Scale 20以上(Glasgow Coma Scale 11未満)の意識障害が急性に発症し，24時間以上持続する。

　❶ほとんどは感染症の経過中に発症する。

　❷多くは頭部CT・MRIで脳浮腫が描出される。

　❸脳炎・髄膜炎など他の疾患が否定される。意識障害は睡眠，薬物(抗けいれん薬・麻酔薬)の副作用，心因性発作でない。

### 緊急対応の判断基準

難治性けいれん重積状態，意識障害が6時間以上続く場合にはICUを有する専門施設での脳保護治療を考慮する。

### 症候の診かた

❶発熱：高体温は中枢神経傷害のリスクとなるため，アセトアミノフェン，イブプロフェンなどを用いて管理する。サリチル酸，ジクロフェナク酸，メフェナム酸の使用はReye症候群のリスクとなるため避ける。

❷けいれん性てんかん重積状態：多くの症例で認められる。ジアゼパム，ミダゾラム，ロラゼパムの静

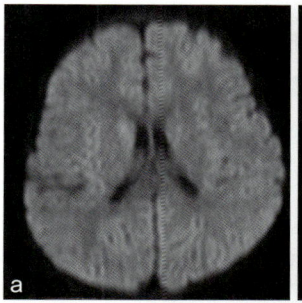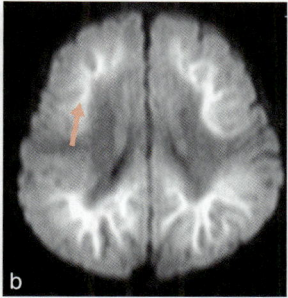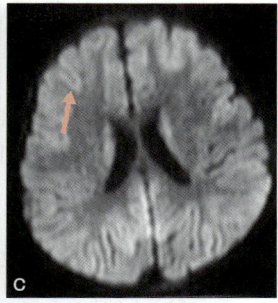

**図1** けいれん重積型（二相性）急性脳症（AESD）の頭部 MRI 拡散強調画像

a：第0病日，b：第5病日，c：第12病日
第0病日は異常なし。
第5病日には両側中心溝を除く皮質下白質に拡散能低下（bright tree appearance）を認める（→）。
第12病日には第5病日の病変部位に対応した皮質に拡散能低下を認める（→）。後遺症を残した。

脈内投与，ルート確保困難時にはミダゾラム口腔内投与を行う。ジアゼパム坐薬は効果発現までの時間が長く，この目的での使用は勧められない。

## 検査所見とその読みかた

### 1 血液検査

❶重篤な転帰をとる症例では，発症後数時間以内から AST，ALT，Cr，アンモニアの上昇，血小板減少，凝固異常，代謝性アシドーシスの持続などがみられる。

❷先天代謝異常による急性脳症の鑑別として血液ガス，乳酸・ピルビン酸，血中ケトン体，遊離脂肪酸を評価する。異常値がみられた場合には，血清または血漿アミノ酸分析，アシルカルニチン分析（タンデムマス分析），尿中有機酸分析，尿中アミノ酸分析を追加提出する。

### 2 髄液検査　髄液蛋白濃度の上昇が時にみられる。

### 3 頭部画像検査：後述する症候群ごとに特徴的な所見があるが，異常を認めてからの治療開始では遅い可能性がある（図1，2）。

### 4 脳波検査：背景活動の徐波化，低振幅化，周期性放電，脳波上の発作などが認められる場合がある。

## 確定診断の決め手

意識障害が24時間以上続くとガイドラインの基準で診断されるが，発症後直ちに鎮静下での人工呼吸管理を導入した症例では，診断確定は集中治療終了後になる場合がある。また最終診断は急性期治療により修飾される（例：積極介入が最終診断として

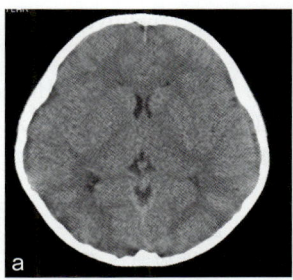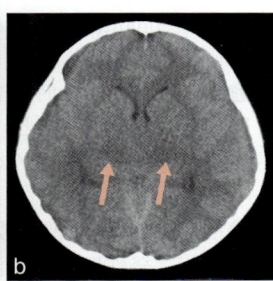

**図2** 急性壊死性脳症（ANE）の頭部 CT 画像

a：発症3時間30分後，b：発症8時間後
発症3時間30分後には異常所見なし。
発症8時間後には両側視床に低吸収域を認めた（→）。
発症8時間の時点で瞳孔散大し，ショック状態となった。3日後の脳波検査では脳波活動は認めなかった。

の急性脳症診断基準を満たす症例を減らしうる）（BMC Neurol 22: 77, 2022）。さらに以下にあげるような症候群の診断基準を最終的に満たす症例が50〜60％ある（Brain Dev 42: 508-514, 2020）。

### 1 急性壊死性脳症（ANE：acute necrotizing encephalopathy）

❶臨床経過：発熱を伴うウイルス性疾患に続発した急性脳症：意識レベルの急速な低下，けいれんを認める。

❷検査所見：髄液細胞増多を認めない，髄液蛋白濃度はしばしば上昇。頭部 CT，MRI により両側視床病変を認める。

❸血清トランスアミナーゼの上昇を認めるが，血中アンモニアの上昇は認めない

❷けいれん重積型(二相性)急性脳症(AESD：acute encephalopathy with biphasic seizures and late reduced diffusion)

　❶臨床経過：発熱当日または翌日にけいれん(多くはけいれん重積)で発症，3～7病日にけいれん(多くは焦点発作の群発)の再発，ないし意識障害の増悪を認める。

　❷画像所見：3～14病日にMRI拡散強調像で皮質下白質，ないし皮質に高信号を認める。

❸可逆性脳梁膨大部病変を有する軽症脳炎・脳症(MERS：mild encephalitis/encephalopathy with a reversible splenial lesion)

　❶臨床経過：発熱後に異常言動・行動，意識障害，けいれんなどを発症。後遺症なく回復。

　❷画像所見：MRI拡散強調像において脳梁膨大部で高信号を認める。

❹難治頻回部分発作重積型急性脳炎(AERRPS：acute encephalitis with refractory, repetitive partial seizures)

　❶臨床経過：発症時の発熱，焦点発作(眼球偏位・顔面間代・無呼吸など)，群発型けいれん性てんかん重積状態，けいれんの著しい難治性，慢性期のてんかん

　❷検査所見：髄液細胞数上昇，髄液中炎症マーカーの高値，発作間欠時脳波で周期性放電，発作時脳波で周期的な発作の出現パターン。

## 誤診しやすい疾患との鑑別ポイント

❶熱性けいれん・熱性発作

　❶臨床経過：24時間以内に覚醒，中枢神経画像変化をきたさない。

　❷除外診断であるため，意識障害の持続時間以外では急性脳症と鑑別できない。

❷中枢神経感染症：脳炎(⇨1803頁)，髄膜炎(⇨1785頁)。

　❶髄液細胞数増多，血液培養，髄液培養陽性。

❸後天性脱髄性疾患：急性散在性脳脊髄炎(⇨542頁)，多発性硬化症(⇨538頁)。

　❶MRI所見：FLAIR，T2強調画像での高信号領域。

　❷髄液細胞数増多，オリゴクローナルバンド・IgG index陽性。

❹先天代謝異常症：高度の低血糖，高アンモニア血症，代謝性アシドーシス。

## 確定診断がつかないとき試みること

❶発症直後の意識障害の評価は時間単位で繰り返し行う。

❷MRIなどの画像検査の再検を第3～14病日に行う。

❸critical sample(冷凍血漿，冷凍尿，ろ紙血，冷凍髄液)を用いて，先天代謝異常症を除外する。

## 予後判定の基準

❶急性脳症全体の致死率は5％，神経学的後遺症の率は36％である。

❷致死率，後遺症率は症候群ごとに異なる。それぞれ，AESD：2％，61％，ANE：25％，47％，出血性ショック脳症症候群：53％，47％，MERS：0％，4％である(Brain Dev 42: 508-514, 2020)。

❸発症後数時間以内からの厳密な管理により後遺症は大幅に減少しうる(BMC Neurol 22: 77, 2022)。

## 治療法ワンポイント・メモ

　急性脳症治療は脳保護治療であり，ゴールデンタイムは遅くとも24時間以内であると考えられる。急性脳症の確定診断を待たずに，発症リスク，後遺症リスクが高い症例に対して早期から治療を開始する。

❶発熱に伴う難治性けいれん重積状態，または意識障害が6時間以上続く症例で，多臓器障害を疑わない症例には36℃を目標体温とした早期(24時間以内)の体温管理療法が推奨されている(小児急性脳症診療ガイドライン2023，pp2-6，2023)。

❷ANEや全身炎症が強い症例に対しては発症早期(12～24時間以内)のステロイド療法が有効であることが示唆されている〔Brain Dev 31: 221-227, 2009, Medicine (Baltimore) 100: e26660, 2021〕。

## さらに知っておくと役立つこと

　AESD，AERRPSはいずれも小児慢性特定疾病，指定難病に指定されている。

## 専門医へのコンサルト

　難治性けいれん重積状態，意識障害が6時間以上続く場合には専門施設で特異的治療選択を検討する。

# 小児の急性脳炎
## Acute Encephalitis in Children

小俣 卓　東京女子医科大学八千代医療センター准教授・神経小児科

**頻度** ときどきみる

## 診断のポイント

1 意識障害，意識の変容。
2 頭痛，嘔吐など脳圧亢進症状，項部硬直など髄膜刺激症状。
3 けいれん。
4 髄液検査で細胞数の増多，一次性では病原体の証明，二次性では自己抗体検出。
5 CT，MRI で脳浮腫や局在性病変。

## 緊急対応の判断基準

　脳炎は重篤な疾患であり，疑われる場合は呼吸管理や難治なけいれんに対する管理が可能な小児の集中治療ができる施設に搬送する必要がある。

## 症候の診かた

　脳炎は病原体が脳に侵襲して生じる一次性脳炎（ウイルス性脳炎）と，自己免疫を介して生じる二次性脳炎に分類される。ウイルス性脳炎の代表的病原体として単純ヘルペスウイルス，日本脳炎ウイルス，ムンプスウイルス，エンテロウイルス 71 などがあり，乳児ではパレコウイルス 3 型も重要である。小児の二次性脳炎では，抗 *N*-methyl-D-aspartate（NMDA）受容体脳炎，急性散在性脳脊髄炎（ADEM：acute disseminated encephalitis）が重要である。

1 発熱：一次性脳炎では高熱がみられる。二次性脳炎では，発熱など先行感染を認める場合が多いが，明らかでない場合もある。
2 意識障害：重篤な意識障害を呈することが多いが，小児の脳炎では何となく元気がないなど，初めは軽度で気がつきにくい場合もある。二次性脳炎では精神状態の変容で亜急性発症もあり，初めに精神科を受診することもある。
3 けいれん：小児の脳炎ではけいれんで発症する場合が多い。抗 NMDA 受容体脳炎では，けいれんと鑑別困難な激しい不随意運動も生じる。
4 全身状態：原因や病日による。乳児のパレコウイルス 3 型脳炎では，頻脈と末梢循環不全といった敗血症症状が特徴である。

## 検査所見とその読みかた

1 髄液検査：一次性，二次性ともに，通常は細胞数増多を認める。乳児のパレコウイルス脳炎では細胞数増多を認めず髄液からウイルスゲノムが検出される場合が多い。
2 CT・MRI 検査：ウイルス性脳炎では，びまん性脳浮腫や局在性病変が検出される。局在はウイルスによるところが大きく，単純ヘルペスでは側頭葉病変，日本脳炎では視床，黒質病変を呈しやすい。抗 NMDA 受容体脳炎では異常所見を呈する場合があるが，特異的なものはなく明らかな異常を認めない場合も多い。ADEM では MRI は不可欠で皮質下白質，深部白質，小脳，脊髄などに散在性に脱髄病変を認める。
3 脳波：意識障害を鋭敏に反映し，徐波化を認める。突発波の有無の確認も行う。
4 ウイルス学的検査：髄液，血液，咽頭，便，尿の採取が重要であり，ウイルスにより検出されやすい検体は異なる。これらの検体を用いて PCR，ウイルス分離，抗体検査などを行う。原因ウイルスが同定できない場合も多い。
5 自己抗体：小児の二次性脳炎で検出される自己抗体は，抗 NMDA 受容体，抗 myelin-oligodendrocyte glycoprotein（MOG）抗体が最多である。抗 NMDA 受容体脳炎では cell-based assay（CBA）による髄液での抗 NMDA 受容体抗体の検出が診断に必要である。小児の ADEM や視神経炎で検出されることが多い抗 MOG 抗体は，血清が髄液より感度が高い。なお，抗 MOG 抗体が検出される炎症性脱髄性疾患について，MOG 抗体関連疾患（MOGAD：MOG-IgG associated disorders）として新たな疾患概念が確立しつつある。

## 確定診断の決め手

1 急性脳炎とは脳実質の炎症であり，本来確定診断は病理学的な炎症所見をもってなされるが，臨床の現場では急性の経過で意識障害があり，髄液検査で細胞数増多を認めれば急性脳炎と診断する。
2 病原体の証明，自己抗体の検出（抗 NMDA 受容体脳炎では必須），CT，MRI の異常所見を認めればより確実である。

## 誤診しやすい疾患との鑑別ポイント

1 一次性と二次性脳炎の鑑別：経過や検査結果から鑑別可能だが，病原体の証明や自己抗体の検出に時

間を要する場合がある。

**2 急性脳症**(⇨1800頁)：意識障害，けいれんを呈するが，病理は炎症所見を欠く脳浮腫である。臨床的には髄液検査で細胞数増多を伴わないものを脳症として扱う。

**3 細菌性髄膜炎**(⇨1785頁)：髄液細胞数増多と培養で病原菌が検出される。脳にも炎症が波及し，髄膜脳炎を呈する場合がある。

### 確定診断がつかないとき試みること

**1** 細菌性髄膜炎が否定できない場合，否定できるまで髄膜炎治療量で抗菌薬投与を行う。

**2** 一次性脳炎が否定できない場合，単純ヘルペス脳炎が否定できるまではアシクロビルを投与しておく。

**3** 二次性脳炎が疑われる場合，時間を要する自己抗体の検査結果が出る前に，Graus らの提唱した診断基準により自己免疫性脳炎として"Possible"かどうか判断し，"Possible"であれば治療を開始する(Lancet Neurol 15: 391-404, 2016)。

### 予後判定の基準

**1** 一次性脳炎の場合，起炎ウイルスによっても異なり軽症例から死亡例までさまざまであるが，後遺症を残すことが多い。特にヘルペス脳炎では治療を行っても重篤な後遺症を残す場合が多い。

**2** 小児でみられる二次性では，抗 NMDA 受容体脳炎の場合，後遺症を残す場合もあるが，治療に時間を要しても治療に反応し予後が良好な場合も多い。ADEM は通常はステロイドパルス療法への反応は良好で後遺症なく改善する場合が多いが，難治な症例や繰り返す症例，運動障害，視力障害などの後遺症を残す症例も存在する。

### 経過観察のための検査・処置

抗 NMDA 受容体脳炎では腫瘍の検索を行う。卵巣奇形腫の合併が多いが，小児では成人よりも少ない。ただし脳炎治癒後に判明する場合もあり，6か月ごとに 4 年間は検査を行うことが望ましい。ADEM では通常腫瘍の合併はない。

### 治療法ワンポイント・メモ

**1** 一次性脳炎では，けいれんへの対応，体温管理，脳圧亢進への対処など全身管理を行う。原因治療が可能な代表疾患が単純ヘルペス脳炎で，アシクロビル開始までの時間が予後に影響することから，髄液

PCR 検査で否定されるまでアシクロビル投与を行う。

**2** 抗 NMDA 受容体脳炎では，第 1 選択として，腫瘍がある場合は摘出し，ステロイドパルス療法，免疫グロブリン静注療法，血漿交換を行うが，小児では手技的な問題や血圧低下の合併症もあり，血漿交換は行わない場合も多い。無効な場合，第 2 選択としてリツキシマブまたはシクロホスファミドを投与する。ADEM ではステロイドパルス療法の有効性が高い。

### さらに知っておくと役立つこと

**1** ウイルス性脳炎は感染症法に基づく 5 類感染症（ウエストナイル脳炎，日本脳炎を除く）であり，診断した医師は 7 日以内の届出が義務づけられている。その診断基準は，意識障害に加えて高熱，何らかの中枢神経症状，先行感染症状のうちの少なくとも 1 つの症状を呈した場合と記載されており，同様の症状を呈する急性脳症も含まれる（代謝疾患，腫瘍など明らかに感染性とは異なるものは除外する）。

**2** 単純ヘルペス脳炎のあと自己免疫性脳炎の続発がみられるケースが知られている。最も頻度が高いのは抗 NMDA 受容体脳炎で，感染症が引き金となり自己抗体の産生が開始されると考えられている。

# 小児の脳腫瘍
Brain Tumor in Children

**埜中 正博** 関西医科大学教授・脳神経外科

(頻度) **あまりみない**〔小児脳腫瘍は小児腫瘍全体の20％を占め，小児期の固形腫瘍のなかでは最も頻度が高く，その頻度は欧米では小児 10 万人あたり 3 人と報告されている(Pediatrics 121: e1470-e1477, 2008)。一方わが国では小児脳腫瘍は 100 万人あたり 18 人発生すると報告されている(Jpn J Clin Oncol 47: 762-771, 2017)〕

GL 2021 年版 脳腫瘍診療ガイドライン

### 診断のポイント

小児脳腫瘍に特徴的な症状は乏しいため，診断は遅れがちである。非特異的な症状からどれだけ早く画像検査を実施することで診断に結び付けていくことができるかがポイントである。

## 緊急対応の判断基準

**1** 画像所見により脳腫瘍がある例のうち，意識障害がある例や水頭症を合併している例は急変の可能性があるため，迅速な対応を要する。

**2** ほかには視力障害が出現している例も緊急性が高い場合があるため注意が必要である。

## 症候の診かた

**1** Yamada らの報告によると，わが国における小児脳腫瘍のなかで最も頻度の高い初発症状は頭痛（21%）で，てんかん発作（18%），吐き気または嘔吐（18%），限局性の麻痺（12%），ふらつき（8%），視覚，聴覚，嗅覚異常（8%），内分泌異常（6%）と続いた。行動障害や学習障害，頭囲増加が主症状となる患者は約5%であった（Neurooncol Pract 8: 60-67, 2021）。

**2** Wilne らによるシステマチックレビューの結果では，小児脳腫瘍の診断時に最も頻度の高かった症状および徴候は以下の通りであったとしている（Lancet Oncol 8: 685-695, 2007）。

❶頭蓋内腫瘍では頭痛（33%），嘔気および嘔吐（32%），歩行および協調運動の異常（27%），乳頭浮腫（13%）であったとしている。うち4歳未満の小児では，大頭症（41%），嘔気と嘔吐（30%），易刺激性（24%），無気力（21%）の順で多く，部位別にみると後頭蓋窩腫瘍では，嘔気および嘔吐（75%），頭痛（67%），歩行および協調運動の異常（60%），乳頭浮腫（34%），テント上腫瘍では頭蓋内圧亢進（47%），けいれん（38%），および乳頭浮腫（21%），脳幹部の腫瘍では，歩行と協調運動の異常（78%），脳神経麻痺（52%），錐体路の障害（33%），頭痛（23%）が続いた。

❷その他の小児脳腫瘍の特徴として，体重減少，成長障害，思春期早発症が認められた。

❸逆に頭蓋内圧亢進の症状は，脳腫瘍を有する小児の半数以上でみられなかった。

❹その他の神経学的特徴は不均一であり，腫瘍の位置に関連していた。

## 検査所見とその読みかた

**1** 小児脳腫瘍の診断は画像検査が決め手となる。

❶頭部 CT による検査は頭蓋咽頭腫などの腫瘍内の石灰化病変や頭蓋骨破壊を伴う病変の描出に優れているが，小児脳腫瘍の多くを占める後頭蓋窩の病変は診断が難しい場合がある。

❷一方，頭部 MRI 検査はほとんどの病変を描出することが可能である。脳腫瘍が疑われる症例の MRI の撮影条件では，T1 強調画像，T2 強調画像に加え，FLAIR，拡散強調像や T2*強調画像が用いられることが多い。

❸造影 MRI についてはすでに画像上腫瘍を認めている症例の診断に有用である。

**2** 小児の脳腫瘍は脳室に発生するものが多いのが特徴である。第三脳室とその近傍に当たる鞍上部には視神経視床下部神経膠腫，頭蓋咽頭腫，頭蓋内胚細胞腫瘍，松果体部には頭蓋内胚細胞腫瘍，松果体芽腫が発生する。第四脳室には髄芽腫，上衣腫が発生する。これらの脳腫瘍はしばしば水頭症を合併する。逆に水頭症を認める症例については，これらの腫瘍が存在していないかどうかを注意深く見ておく必要がある。これら脳室に存在する腫瘍はしばしば髄腔内播種をきたすことがあるが，脊髄 MRI にて発見できることも多いため実施することが望ましい。

❸血液検査では胚細胞腫瘍でヒト絨毛ゴナドトロピン β サブユニット（β-hCG），α フェトプロテイン（AFP）の上昇を認めている例があるが，他の腫瘍については血液検査で診断が確定するようなマーカーとなる物質はない。

**4** 髄液検査では，細胞診により腫瘍が播種しているのかどうかを判定することが可能である。また頭蓋内胚細胞腫の1つであるジャーミノーマを認める症例では髄液中に胎盤型アルカリホスファターゼ（PLAP）が上昇することが知られており，診断に有用である可能性があり現在検証が進められている。また髄液，血清中の遺伝子解析を実施し，腫瘍の診断を行うことも試みられている（Neuro Oncol 24: 1352-1363, 2022, Neuro Oncol 24: 1763-1772, 2022）。

## 確定診断の決め手

**1** 小児脳腫瘍は種類が多く，診断の確定には腫瘍組織の採取が必要であるが，例外もある。例えば組織の採取による合併症が懸念される脳幹部の腫瘍については，組織採取の是非が議論されている。また頭蓋内胚細胞腫瘍は β-hCG，AFP，PLAP の上昇により診断可能なものがある。

**2** 採取した腫瘍の診断については，以前は組織形態での診断が主であったが，近年は小児脳腫瘍の分子生物学的研究が大きく進歩しており，2021年に改訂された WHO の脳腫瘍分類においても，腫瘍の遺

23

**表1** 小児脳腫瘍に多い症状

| 4歳以下 | 5〜11歳 | 12〜18歳 |
|---|---|---|
| ・持続性，反復性の嘔吐 | ・持続性，反復性の嘔吐 | ・持続性，反復性の嘔吐 |
| ・平衡感覚障害，協調性障害，歩行障害 | ・平衡感覚障害，協調性障害，歩行障害 | ・平衡感覚障害，協調性障害，歩行障害 |
| ・眼球運動異常 | ・眼球運動異常 | ・眼球運動異常 |
| ・行動の変化，活力低下 | ・行動の変化 | ・行動の変化 |
| ・けいれん，発作（発熱を伴わない） | ・けいれん，発作 | ・けいれん，発作 |
| ・成長異常 | ・成長異常 | ・成長異常 |
| ・尿崩症 | ・尿崩症 | ・尿崩症 |
| ・頭位異常（項部硬直など） | ・頭位異常（項部硬直など） | ・頭位異常（項部硬直など） |
| ・意識レベル低下 | ・意識レベル低下 | ・意識レベル低下 |
| ・頭囲拡大 | | |
| ・視力低下の疑い | | |
| | ・目のかすみ，複視，視力低下 | ・目のかすみ，複視，視力低下 |
| | ・持続性または再発する頭痛 | ・持続性または再発する頭痛 |
| | | ・思春期の遅れまたは停止 |

一般向けには特に表中の項目に2つ以上当てはまるとき，あるいは2週間以上症状が続くときはすみやかに医療機関の受診を，表中の症状が急激に悪化する際には救急を要請するよう記載されている。

〔HeadSmart Be Brain Tumour Aware: A new clinical guideline from the Royal College of Paediatrics and Child Health with a national awareness campaign accelerates brain tumor diagnosis in UK children--"HeadSmart: Be Brain Tumour Aware". Neuro Oncol 18(3): 445-454, 2016 より〕

伝子変異の有無が一部の腫瘍の診断に必要であることが示されている（No Shinkei Geka 51: 349-363, 2023）。日本においてもがん遺伝子パネル検査が行われるようになり，脳腫瘍の遺伝子変異に関しても診断することが可能となっているが，がん遺伝子パネル検査は現在標準治療を実施したにもかかわらず再発する悪性腫瘍の治療標的を探すのが目的となっている。そのため，遺伝子解析が保険適用でできるようになることが期待されている。

❸腫瘍の組織は摘出時に得られる場合と，診断を目的として生検することによって得られる場合がある。特に胚細胞腫瘍や視神経膠腫については，放射線や化学療法が有効であるため診断を目的として腫瘍の一部を採取する場合が多い。

## ┃ 誤診しやすい疾患との鑑別ポイント

❶小児脳腫瘍による症状は多彩かつ一般的に多く認められる症状であることが多いため，感冒や胃腸炎などの疾患と診断されてしまい診断確定まで時間を要する場合が珍しくない。英国では2006年に実施された調査の結果，小児脳腫瘍の発症から診断確定までの期間が他の国より長いことが問題となったため，「HeadSmart: Be Brain Tumour Aware」というキャンペーンを実施した（Neuro Oncol 18: 445-454,

2016）。その結果，症状出現から診断までの期間が中央値で14週から6.7週まで短縮することが可能であったと報告している。

❷このキャンペーンでは受診するかどうかを決める際に一般人でも使用できる啓発資料を作成している。この資料は，年齢別に分類された便利な症状チェックリストで構成されており（表1），一般向けには2つ以上の症状が該当するとき，症状が2週間以上続くときは早期の受診を，症状が急激に悪化する際には救急隊に連絡するように記載されている。英国ではわが国のように症状があるときは専門医を受診するのではなく，まず家庭医を受診するようなシステムになっているが，家庭医にも症状チェックリストを周知し，これらの症状がある例については小児脳腫瘍の可能性を常に意識しながら専門医へとつなげていくようになっており，わが国の脳神経外科医や小児腫瘍専門医以外の医師にも使いやすい内容となっている。

❸わが国からの報告では，特に視覚，聴覚，嗅覚異常で発症した小児脳腫瘍患者の初診から診断までの期間が他の症状と比べ有意に長くなる傾向があると報告されており，特に視覚異常を認める患者については診断までの期間が延びた結果視力悪化につながることが指摘されている（Neurooncol Pract 8: 60-

67，2021）。

## 確定診断がつかないとき試みること

　上記症状が続く症例で，画像検査や血液検査，髄液検査で異常がない場合であっても継続して検査を再度実施することを考慮する。

## 専門医へのコンサルト

　表1にあげた症状が2項目以上当てはまるとき，継続して認められるとき，症状が進行性である場合は専門医へのコンサルトを考慮する。

# 水頭症

Hydrocephalus

角 光一郎　日本大学准教授・脳神経外科

**頻度** ときどきみる（先天性水頭症の発生頻度は，10,000出生あたり3人前後である）

**GL** 胎児期水頭症　診断と治療ガイドライン（第2版）（2010）

## 診断のポイント

1 水頭症とは何らかの原因によって脳室やくも膜下腔に髄液が異常に貯留し，脳室が拡大し頭蓋内圧亢進を呈する病態である。

2 水頭症は単一の疾患ではなく種々の疾患が集まったものである（表1）。非交通性と交通性に分けられる。また先天性と続発性がある。

3 頭蓋内圧亢進により生命の危機的状況になりうる。

4 診断の時期によって症状が異なる。

## 緊急対応の判断基準

1 頭蓋内圧亢進症状を認める場合は，緊急に頭部CT・MRIを施行する。

2 意識障害，Cushing徴候（徐脈，高血圧，不規則呼吸）を伴うなどバイタルサインが変化する場合は，緊急手術を含めた早期の頭蓋内圧コントロールが必要である。

## 症候の診かた

　発症時期によって症状は多岐にわたる。

1 胎児期に診断される水頭症（胎児期水頭症）：胎児の超音波検査で脳室拡大を認める。

### 表1 小児水頭症の主な原因

**先天性水頭症**
- 脊髄髄膜瘤（Chiari II型奇形）
- Dandy-Walker奇形
- 中脳水道狭窄症
- Monro孔形成不全
- X連鎖性遺伝性水頭症
- 頭蓋骨縫合早期癒合症
- くも膜嚢胞

**続発性水頭症**
- 脳腫瘍（胚細胞腫瘍，髄芽腫，上衣腫，頭蓋咽頭腫，脈絡乳頭腫など）
- 脳室内出血後（低出生体重児の上衣下出血）
- 感染症
- 脳血管障害

2 新生児期，乳児期にみられる水頭症：頭囲拡大，大泉門膨隆，哺乳力低下，易刺激性，無呼吸発作，けいれん，徐脈，後弓反張，落陽現象（眼球が下方を向いてしまう現象），頭皮静脈の怒張。

3 幼児期，学童期にみられる水頭症
　❶頭蓋縫合の癒合後は，頭囲拡大は起こりにくく，頭蓋内圧亢進症状が出現する。
　❷頭痛，繰り返す噴水状の嘔吐，意識障害，複視，視力低下，歩行障害，内分泌障害，腱反射亢進，クローヌス。

## 検査所見とその読みかた

1 胎児期には超音波検査で側脳室三角部の幅（AW：atrial width）を計測し，10 mm以上を脳室拡大と評価する（図1）。

2 児頭大横径（BPD：biparietal diameter）を測定し拡大を認める場合は重症である。

3 新生児期は経大泉門にて超音波検査で観察し，脳室拡大の有無を確認する。

4 出生体重が1,500 g未満の低出生体重児の約11%に脳室内出血を認める。脳室内出血の重症度は，超音波検査による重症度分類（Volpeの分類）で評価する（表2）。Grade IIIおよび脳実質内出血を伴う重症例では，高率に脳室内出血後の水頭症を認める。

5 乳幼児以降では頭部CTまたはMRIにて検査を行う。脳室拡大の程度，脳溝の狭小化の有無，髄液路の閉塞部位，脳室周囲低吸収域の有無，合併病変について評価する。

6 頭部CTは短時間で撮像することが可能であり，鎮静は不要である。一方，放射線被曝の問題があるため緊急時に行う。

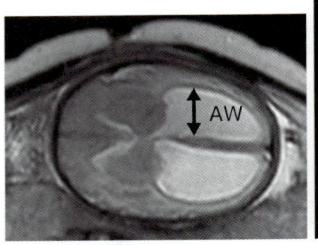
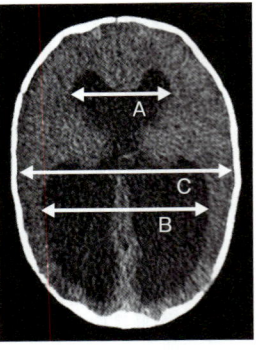

**図1** 脳室拡大の評価

胎児期 MRI による側脳室三角部幅（AW）：10 mm 以上で脳室拡大

frontal occipital horn ratio（FOHR）=（A＋B/2C）：0.37 以上で脳室拡大

Evans index＝A/C：0.3 以上で脳室拡大

7 頭部 MRI は被曝の問題がなく，脳の形態をより詳細に評価することができる。一方，鎮静が必要となる。

8 小児の水頭症は，前角より後角が優位に拡大するため，後角と前角の平均値から脳室の大きさを評価する frontal occipital horn ratio（FOHR）を用いる。「（側脳室前角の最大幅 ＋ 側脳室後角の最大幅）/2×同じ断面の大脳最大横径」が 0.37 以上であれば脳室拡大ありと評価する。また Evans index（側脳室前角の最大幅/同じ断面の頭蓋骨内板の最大幅）が 0.3 以上であれば脳室拡大ありと評価する（図1）。

9 髄液路の閉塞機転を評価する。中脳水道が閉鎖ないし狭窄している場合，第四脳室の拡大を伴わず，両側側脳室および第三脳室が拡大する。

10 頭囲曲線にて頭囲が正常範囲を超えて進行性に拡大する場合や，正常範囲であっても短期間で急速に拡大する場合は治療適応である。

### 確定診断の決め手

頭囲拡大の進行，大泉門の膨隆，頭蓋内圧亢進症状，発達の遅れを認め，画像所見で脳室拡大を認めれば水頭症と診断し治療を検討する。

### 誤診しやすい疾患との鑑別ポイント

1 水頭症の鑑別として，脳実質の形成異常や脳萎縮によって髄液腔が拡大して見えることがある。

2 脳室拡大があるが頭蓋内圧亢進がなく病状の進行が止まった停止性水頭症の場合，外科的加療の適応はない。

**表2** 頭部エコーによる重症度分類（Volpe の分類）

| Grade Ⅰ | 脳室上衣下出血±脳室腔の 10% 未満の脳室内出血 |
|---|---|
| Grade Ⅱ | 脳室腔の 10〜50% の脳室内出血 |
| Grade Ⅲ | 脳室腔の 50% を超える脳室内出血，脳室拡大を伴うことが多い |
| PV | 脳室周囲白質のエコー輝度上昇（脳室周囲出血性梗塞） |

〔Volpe JJ: Intracranial Hemorrhage: Germinal Matrix Intraventricular Hemorrhage. In: Neurology of the Newborn. 5th ed. pp517-588, Elsevier, 2008 より〕

3 良性くも膜下腔拡大は，乳児期に前頭部のくも膜腔の拡大，軽度脳室拡大を認めるが，2〜3 歳までに自然に改善する。

### 確定診断がつかないとき試みること

脳室カテーテルまたは頭蓋内圧 ICP センサーを脳実質内や硬膜下腔に留置して，頭蓋内圧を測定する。頭蓋内圧の正常値はおよそ新生児 40〜70 mmH$_2$O，乳児 70 mmH$_2$O 以下，小児 130 mmH$_2$O 以下，成人 200 mmH$_2$O 以下である。

### 治療法ワンポイント・メモ

1 頭蓋内圧を適切にコントロールし，最良の精神運動発達が得られる頭蓋内環境を整えることが目的である。水頭症の治療は脳室腹腔シャント術が最も有効で一般的である。

2 低出生体重の患児の場合，髄液リザーバーを設置し，間欠的に髄液の排液を行う。体重が 2,500 g 以上になれば，脳室腹腔シャントを行う。

3 中脳水道狭窄症や第四脳室閉塞による非交通性水頭症の場合，神経内視鏡下第三脳室底開窓術が選択される。

4 緊急時は内科的な治療を行う。血圧が良好であれば頭部側を 10〜30 度上昇させる。3% 食塩液 6.5〜10 mL/kg を急速静注または D-マンニトール 0.5〜1 g/kg を 15〜30 分で静注，1 日 3〜6 回投与する。

### 専門医へのコンサルト

1 胎児期水頭症を認めた場合は，出生後に早期治療介入ができるように産科，新生児科，脳神経外科が連携をとる必要がある。

2 頭蓋内圧亢進症状，頭囲拡大，画像にて脳室拡大を認めた場合は脳神経外科にコンサルテーションを行うことが望ましい。

# 小児神経変性疾患
## Pediatric Neurodegenerative Diseases

中川 栄二　国立精神・神経医療研究センター病院・
副院長（東京）

**頻度** **ときどきみる**

❶脳神経疾患にはきわめて多くの疾患が含まれている。神経変性疾患は，徐々に神経細胞死をきたす一群で，脊髄小脳変性症，呼吸筋も含め全身の筋力低下・筋萎縮が進む末梢神経疾患などがあり，多くが医療助成の対象となる指定難病である。

❷脳血管障害，脳腫瘍，脳外傷，奇形，炎症・感染症，代謝性神経障害，内科疾患に伴う神経障害，悪性腫瘍に伴う神経障害などが知られ，他臓器と違って大脳皮質から皮膚あるいは筋に至るまでの広汎な神経系のどこが，どのように障害されるかで，症候が異なり多彩である。

❸乳幼児期および小児期の神経変性疾患には，先天性遺伝性疾患，代謝性疾患，後天性要因により神経機能が進行性に失われる障害が含まれる。

## 診断のポイント

❶神経変性疾患は，脳および脊髄のニューロンに影響を与える障害で，運動機能，協調性機能，筋力，感覚，および認知に不可欠な細胞および神経系の接続への進行性の損傷である。

❷慢性進行性の神経症候，精神運動発達停止あるいは退行，不随意運動の有無が診断の手がかりとなる。

❸小児神経変性疾患では，疾患特異的な好発年齢があるので，年齢と精神運動退行以外の症状を組み合わせれば手がかりとなる。

❹時期や年齢によりすべての症状がそろうとは限らず，また酵素異常は同じでも乳児型，若年型と異なる症状と発症年齢を示す疾患がある。

❺家族歴：常染色体顕性遺伝，母系遺伝，X連鎖性潜性遺伝の疾患が鑑別となる。

❻診察所見：低身長，顔貌（特にガーゴイル様顔貌，老人様顔貌），大頭，小頭，眼球結膜血管増生，眼振，眼球運動異常，末梢神経障害（腱反射減弱・消失），骨格異常，皮膚症状（被角血管腫，日光過敏，魚鱗癬），不随意運動，視器の異常（白内障，角膜混濁，水晶体脱臼，緑内障），眼底異常（cherry-red spot，網膜色素変性症，視神経萎縮），聴覚障害（聴覚過敏，伝音難聴，感音難聴），肝脾腫・肝腫大，手の常同運動，筋緊張異常（低下，亢進），深部腱反射（減弱，亢進），性格変化などの診察所見は神経変性疾患の有力な診断の手がかりとなる。

❼検査

❶頭部MRI：白質，小脳・脳幹，基底核の変化に特異的な情報が多い。

❷脳波検査：疾患特異性は乏しいが，非けいれん性てんかん重積による退行の鑑別疾患に役立つ。

❸血液検査，髄液検査，尿検査，骨髄検査，神経伝導速度，誘発電位検査，皮膚生検，筋生検，末梢神経生検，遺伝学的の検査で疾患特異的な所見を示す疾患が鑑別に有用である。

## 緊急対応の判断基準

❶けいれん発作に対しては，発作症状の観察，脳波検査，脳形態画像検査にて，てんかんとの鑑別を行い，てんかんと診断されたら適切な抗てんかん発作薬治療を行う。

❷嘔吐や感染を伴って急に悪化，症状を反復する場合にはアミノ酸代謝異常症や有機酸代謝異常症，ミトコンドリア病が多い。症状悪化時の血液検査，髄液検査，脳波検査，画像検査を行い診断の手がかりとして検査所見に即した対応を行う。

## 症候の診かた

❶主訴，病歴から大まかな疾患群や病巣を考え，それが通常示す症状を念頭において診察し，その有無と合わせて疾患，病巣を考える。

❷病歴では，発症年齢，家族歴，精神運動退行の内容と経過，けいれんの有無，不随意運動の有無を手がかりにする。

❸小児期の神経変性疾患

❶灰白質変性症：Alpers病，Leigh脳症，Rett症候群，乳児神経軸索ジストロフィー，亜急性硬化性全脳炎。

❷白質変性症：Pelizaeus-Merzbacher病，Krabbe病，Canavan病，Alxander病，multiple sulfatase欠損症，異染性白質ジストロフィー乳児型，皮質下囊胞をもつ大頭型白質脳症，白質消失症，副腎白質ジストロフィー，Cockayne症候群。

❸基底核変性症：pantothenate kinase-associated neurodegeneration，瀬川病，Wilson病，若年型Huntington病，特発性捻転ジストニア（DYT1），SENDA（static encephalopathy of childhood with neurodegeneration in adulthood）/BPAN（$\beta$-propeller protein-associated neurodegeneration）。

❹脊髄小脳変性症：毛細血管拡張性運動失調症，歯状核赤核淡蒼球ルイ体萎縮症（DRPLA：denta-

**23**

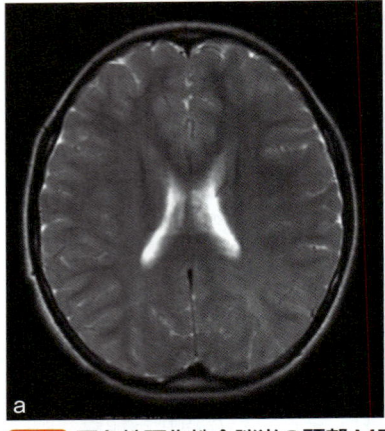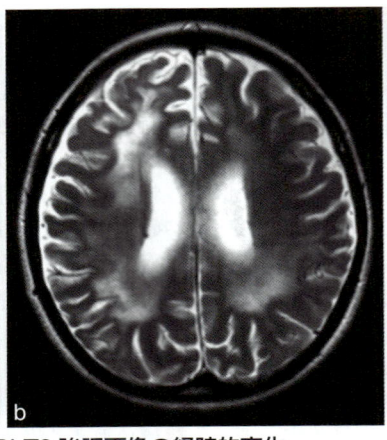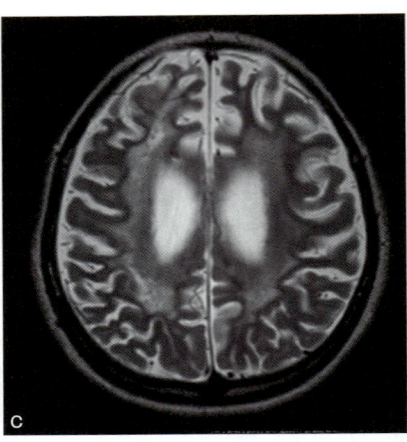

**図1 亜急性硬化性全脳炎の頭部 MRI T2 強調画像の経時的変化**

a：11 歳時。脳室周囲，皮質下白質に対称性な高信号がみられる。
b：12 歳時。小脳，大脳皮質白質の萎縮が認められる。
c：13 歳時。さらに大脳小脳萎縮が進行し，深部白質の異常信号も目立つ。

torubral-pallidoluysian atrophy）；乳児型・小児型，遺伝性痙性対麻痺；純粋型・混合型，運動失行と低アルブミン血症を伴う早発性失調症，Machado-Joseph 病 1 型，脊髄小脳失調症 1 型〔SCA（spinocerebellar ataxia）1〕，脊髄小脳失調症 2 型（SCA2）。

❺その他の代謝異常症：Niemann-Pick 病 A 型・C 型，GM1 ガングリオシドーシス I 型（乳児型）・Ⅱ 型（若年型），GM2 ガングリオシドーシス（Tay-Sachs 病，Sandhoff 病），Gaucher 病 Ⅱ 型・Ⅲ 型，ムコ多糖症（MPS：mucopolysaccharidosis）；Hurler 症候群（MPS I 型）・Hunter 症候群（MPS Ⅱ 型）・Sanfilippo 症候群（MPS Ⅲ 型），I-cell 病（ムコリピドーシス Ⅱ 型），シアリドーシス Ⅱ 型（ムコリピドーシス I 型），シアリドーシス I 型，CDG（congenital disorders of glycosylation）症候群 I 型，Menkes 病，Lesch-Nyhan 病，神経セロイドリポフスチン症（NCL：neuronal ceroid lipofuscinoses）；乳児型・幼児型・若年型・成人型。

## 検査所見とその読みかた

**❶疾患特異的な所見を示す検査**

❶ MRI：大脳白質，小脳，脳幹，基底核病変による鑑別（図 1）。

❷ MRS（MR spectroscopy）：白質の NAA，コリン，クレアチンの減少。

❸ CT：基底核の石灰化。

❹単純 X 線：J 字型のトルコ鞍，頭蓋骨肥厚，椎体・肋骨の変形，骨端異常。

❺末梢神経伝導速度：軸索障害，脱髄。

❻髄液：麻疹抗体価上昇，蛋白増加，ミエリン塩基性蛋白増加，乳酸・ピルビン酸高値，$\alpha \cdot \beta$ クリスタリン高値。

❼体性感覚誘発電位（SEP：somatosensory evoked potential）：giant SEP。

❽網膜電位（ERG：electroretinogram）：網膜色素変性症を示す疾患。

❾視覚誘発電位（VEP：visual evoked potential）：giant VEP。

❿脳波：周期性同期性放電（PSD：periodic synchronous discharge）；亜急性硬化性全脳炎（SSPE：subacute sclerosing panencephalitis）（図 2）。

⓫乳酸・ピルビン酸：髄液・血液で高値（ミトコンドリア病）。

⓬ライソゾーム酵素活性：白血球，培養線維芽細胞で低値（ライソゾーム病）。

⓭極長鎖脂肪酸：血清で低値（副腎白質ジストロフィー）。

⓮骨髄検査：代謝性疾患の鑑別。

⓯皮膚生検：神経セロイドリポフスチン症。

⓰筋生検：ミトコンドリア病。

⓱血漿・尿アミノ酸：アミノ酸代謝異常症。

⓲尿有機酸：有機酸代謝異常症。

⓳血液・組織の遺伝子検査：遺伝子異常が判明している疾患。

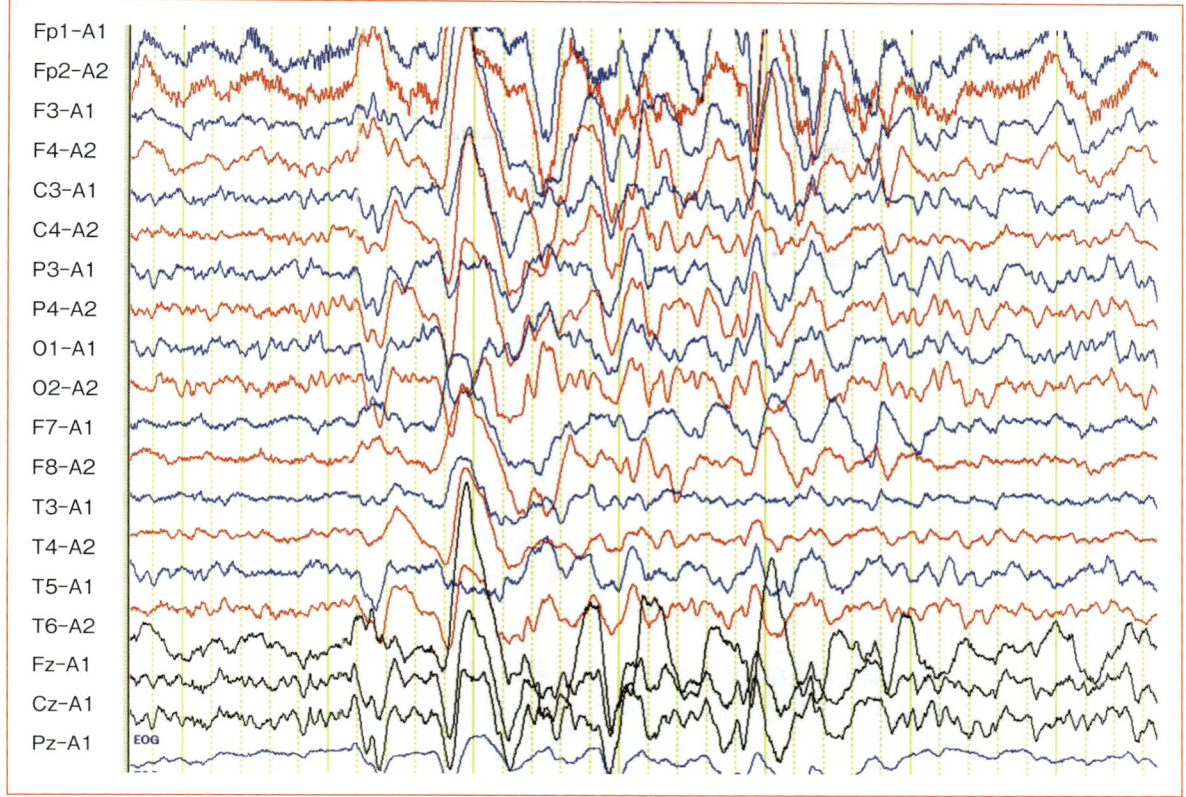

**図2** 亜急性硬化性全脳炎の脳波：周期性同期性高振幅徐波複合

### 確定診断の決め手

❶慢性進行性の神経症候，精神運動発達停止あるいは退行，不随意運動の有無が診断の手がかりとなる。
❷小児神経変性疾患では，疾患特異的な好発年齢があるので，年齢と精神運動退行以外の症状を組み合わせれば，鑑別疾患が絞り込まれ，各種検査で確定診断の決め手となる。

### 誤診しやすい疾患との鑑別ポイント

❶精神運動退行をきたす神経変性疾患以外の疾患
❶脳血管障害〔もやもや病（⇨509頁），慢性硬膜下血腫（⇨494頁），多発性脳梗塞（⇨478頁）〕。
❷脳腫瘍〔脳腫瘍，非腫瘍性脳腫瘍（リンパ腫，基底核原発胎芽腫）〕（⇨1804頁）。
❸正常圧水頭症（⇨1807頁）。
❹慢性脳炎〔Rasmussen脳炎，自己免疫性脳炎（⇨544頁），限局性脳炎〕。
❺免疫疾患〔中枢神経SLE（⇨1169頁），多発性硬化症（⇨538頁），抗リン脂質抗体症候群（⇨1174頁）〕。
❻てんかん（睡眠時持続性棘徐波を示すてんかん性脳症，非けいれん性てんかん重積，Lennox-Gastaut症候群）（⇨606頁）。

### 確定診断がつかないとき試みること

神経症候より主病巣を大脳皮質，大脳白質，基底核，小脳，脳幹，脊髄の障害に大別して考える。
❶大脳皮質：けいれん，知的障害・退行，性格変化，筋緊張低下，腱反射減弱。
❷大脳白質：運動障害・退行，筋緊張亢進，腱反射亢進，病的反射陽性，痙性。
❸基底核：不随意運動，姿勢異常，筋緊張変動。
❹小脳：運動失調，協調運動障害，筋緊張低下，振戦，構音障害，水平眼振。
❺脳幹：脳神経症状（異常眼球運動），腱反射亢進，垂直眼振。
❻脊髄：弛緩性麻痺，感覚障害，腱反射亢進，病的反射陽性，膀胱直腸障害，筋萎縮。

## 合併症・続発症の診断

1 てんかん（てんかん分類，てんかん症候群）。
2 不随意運動。
3 筋緊張亢進，骨格変形，側弯症。
4 睡眠障害。
5 消化器症状（胃食道逆流症，摂食・嚥下障害，誤嚥）。
6 栄養状態（経管栄養，胃瘻管理）。
7 呼吸障害（人工呼吸療法）。
8 神経発達症（注意欠如多動症，自閉スペクトラム症，知的能力症，学習症，協調運動症）。
9 精神症状。

## 予後判定の基準

神経変性疾患による予後判定が必要である。遺伝学的変異に基づく疾患については，遺伝カウンセリングが必須である。

## 治療法ワンポイント・メモ

1 神経変性疾患では，臨床症状の発症前から生化学的・病理学的変化が進行していると考えられるようになっており，今後は発症早期および発症前も視野に入れた臨床研究を進めていく必要がある。
2 神経変性疾患領域は，根本治療の幕開けの時代にある。
　❶脊髄性筋萎縮症に対する核酸医薬，遺伝子治療が実現した。
　❷ Duchenne 型筋ジストロフィー症に対しても核酸医薬が実現した。
　❸遺伝性神経変性疾患に対し，核酸医薬や，遺伝子治療による根本治療原理が確立した。
　❹遺伝性神経変性疾患への究極の治療方法として，体細胞レベルでの遺伝子編集治療も視野に入ってきている。
　❺神経変性の病態そのものを抑制する治療は disease-modifying therapy（DMT）とよばれており，病態そのものを抑えるという意味でより根本的な治療であり開発が進められている。

## 専門医へのコンサルト

神経変性疾患の合併症，続発症に対する包括的管理のために，専門医への早期コンサルテーションが望まれる。

# 小児の Guillain-Barré 症候群
## Guillain-Barré Syndrome in Children

渕上 達夫　イムス富士見総合病院・特任副院長（埼玉）

 **頻度** あまりみない
**GL** ギラン・バレー症候群，フィッシャー症候群診療ガイドライン 2013

## 診断のポイント

1 全年齢，男女比は 3：2，平均発症年齢は 39.1 歳。1 歳未満の発症は少ない。
2 発症前 4 週以内に先行感染を伴う両側性弛緩性運動麻痺。
3 腱反射消失と比較的軽い感覚障害を認める。
4 髄液検査で蛋白細胞解離を呈する。
5 臨床経過は単相性で，4 週以内に頂点に達し，その後軽快する。予後はおおむね良好。

## 緊急対応の判断基準

1 急性期には筋力低下の進行や呼吸・循環状態を観察する。
2 重症例は四肢麻痺となり，球麻痺，呼吸筋麻痺に進展すると人工呼吸管理が必要となる。
3 人工呼吸管理下で嚥下障害から重度の誤嚥性肺炎をきたすことがある。
4 自律神経障害として不整脈は，時に致死性となるため心電図モニターが必須である。
5 脳神経障害と自律神経障害は特に重症例で高率に合併する。

## 症候の診かた

1 先行感染：約 70％で，上気道感染，消化器感染などの先行感染を有する。
2 運動障害：先行感染から 4 週以内に手足のしびれ感または脱力で発症する。
　❶進行性の対称性弛緩性麻痺で筋力低下が下肢から始まり，体幹，上肢へと進行する。
　❷重度の場合は四肢麻痺となる。
　❸幼児の場合，「歩きたがらない」や「下肢の痛み」のみを訴えることも多い。
　❹四肢深部腱反射が低下または消失するが，軸索型では腱反射が低下しない例もある。
　❺症状は，単相性で発症後 4 週以内に極期に達し，その後しばらくして快方に向かう。
3 感覚障害：小児では痛みを伴うことが多い。

**4** 呼吸障害：球麻痺，呼吸筋麻痺に進展すると人工呼吸管理が必要となる。

**5** 脳神経障害：顔面神経麻痺が最も多く，次いで球麻痺，眼球運動障害が多い。

**6** 自律神経障害：高血圧，起立性低血圧，洞性頻脈など呈しうる。

### 検査所見とその読みかた

**1** *Campylobacter jejuni*，サイトメガロウイルス，Epstein-Barr ウイルスなどの先行感染が多い。

**2** 髄液検査：髄液細胞は，単核球で，$10/\mu L$ 以下。髄液蛋白は，発症から 1 週以降で増加しているか，経時的な腰椎穿刺で髄液蛋白の増加がみられる。

**3** 電気生理学的検査：神経伝導速度の遅延，神経伝導ブロック，遠位潜時の延長，F 波遅延や出現率低下，複合運動神経活動電位の低下などにより脱髄か軸索障害かの判別が可能で，病初期から異常がみられる。

**4** 血清抗糖脂質抗体：GM1-IgG，GM2-IgG，GD1a-IgG，GQ1b-IgG 抗体などの抗糖脂質抗体(抗ガングリオシド抗体)が検出される。

**5** 脊髄 MRI：脊髄神経根のガドリニウム造影効果は急性期に高頻度に認められる。

### 確定診断の決め手

**1** 典型例では病歴と臨床症候のみから診断は可能である。

**2** 他疾患との鑑別のため種々の臨床検査を施行する。

**3** 脳脊髄液の蛋白と細胞数の測定は診断に有用である。

**4** 神経伝導検査などの電気生理学的検査は初期から異常がみられ，診断に有用である。

**5** 抗糖脂質抗体(ガングリオシド抗体)は診断の特異度が非常に高い。

### 誤診しやすい疾患との鑑別ポイント

　急性に増悪する四肢の運動麻痺は，さまざまな疾患で出現する可能性あり。

**1** 大脳疾患：脳腫瘍(⇨1804 頁)，脳炎(⇨1803 頁)，脳出血，脳梗塞(⇨1798 頁)など。

**2** 脊髄疾患：視神経脊髄炎スペクトラム(⇨540 頁)，急性散在性脳脊髄炎(⇨542 頁)，脊髄腫瘍(⇨524 頁)，脊髄梗塞，脊髄炎，脊髄損傷，脊髄動静脈奇形。

**3** 整形外科疾患：骨折，捻挫など。

**4** 重症筋無力症(⇨552 頁)。

**5** 身体表現性障害，周期性四肢麻痺(⇨569 頁)。

**6** 急性発症の慢性炎症性脱髄性多発根ニューロパチー(⇨548 頁)の初期。

### 確定診断がつかないとき試みること

　脊髄 MRI：馬尾，脊髄神経根のガドリニウム造影効果は急性期に高頻度に認められることがあり，特異的所見ではないが確認された場合は診断的価値が高い。

### 合併症・続発症の診断

　四肢の運動麻痺が主症状であるが，重症度により感覚障害(しびれ感，疼痛)・運動失調(歩行障害，四肢麻痺)・呼吸障害(呼吸筋麻痺)・脳神経障害(顔面神経麻痺，球麻痺，外眼筋麻痺)・自律神経障害(不整脈，起立性低血圧)などを合併する。

### 予後判定の基準

**1** 小児における予後は一般的に成人よりはよい。

**2** 呼吸筋麻痺や重篤な自律神経障害は生命予後に関連する。

**3** 補助呼吸が必要になると，生命予後，機能予後のいずれも不良になる。

**4** 神経伝導検査での複合筋活動電位の低振幅ないし消失は予後不良を示唆する。

### 経過観察のための検査・処置

**1** 神経伝導検査は，初期評価の 1〜2 週間後に，繰り返すことで診断・分類に役立つ。

### 治療法ワンポイント・メモ

**1** 治療法は，経静脈的免疫グロブリン療法，血漿浄化療法ともに同等の有効性がある。

**2** 小児では経静脈的免疫グロブリン療法が多く用いられる。

**3** 重症度分類 Grade 3(表 1)以上では，経静脈的免疫グロブリン療法が第 1 選択となる。

**4** 病態はおおむね 1 か月以内に治るが，重症例や難治例があり，全身管理を含めた急性期の治療が必要である。

**5** 副腎皮質ステロイド治療は単独では行わない。

**6** リハビリテーションも治療として重要であり，早期から開始する。

**23**

### 表1 Hughes の機能グレード尺度

| Grade 0 | 正常 |
|---|---|
| Grade 1 | 軽微な神経症候を認める |
| Grade 2 | 歩行器，またはそれに相当する支持なしで5mの歩行が可能 |
| Grade 3 | 歩行器，または支持があれば5mの歩行が可能 |
| Grade 4 | ベッド上あるいは車椅子に限定（支持があっても5mの歩行が不可能） |
| Grade 5 | 補助換気を要する |
| Grade 6 | 死亡 |

〔Hughes RAC, et al: Controlled trial of prednisolone in acute polyneuropathy. Lancet 2 (8093): 750-753, 1978 より〕

## さらに知っておくと役立つこと

Fisher 症候群は，急性発症する外眼筋麻痺，運動失調，腱反射消失を3主徴とし，本症の亜型として位置づけられている。

## 専門医へのコンサルト

鑑別診断が重要であり，本症を疑ったら小児神経専門医にコンサルトする。

# 脳性麻痺
## Cerebral Palsy (CP)

荒井 洋　ボバース記念病院・院長（大阪）

頻度 **よくみる**（1,000 出生あたり 1.6 人）

GL ・小児痙縮・ジストニア診療ガイドライン 2023
・脳性麻痺リハビリテーションガイドライン（第2版）(2014)

## 診断のポイント

1 胎生期から新生児期に生じた脳の非進行性病変。
2 永続的だが変化しうる運動および姿勢の異常。
3 臨床徴候，周産期歴と頭部画像所見から診断。
4 非典型例は遺伝子診断を考慮。

## 症候の診かた

1 運動を誘発するための適切な場面（マットを敷いた空間，体格や発達に応じた台や玩具）を準備し，活動時の自然な動きを観察する。
2 月齢相応の機能獲得の有無，緊張の強さと変動，

不随意運動，左右差，抗重力活動の程度と持続，末梢の分離運動の有無を確認する。

## 検査所見とその読みかた

1 頭部 MRI
  ❶正期産児で周産期仮死の既往があれば，多囊胞性脳軟化症，両側基底核・視床病変を考慮する。
  ❷片麻痺を疑う場合は周産期脳梗塞に注意する。
  ❸在胎 32 週未満の早産児では脳室周囲白質軟化症の有無を，28 週未満の超早産児では脳室内出血後水頭症，脳室周囲静脈梗塞，淡蒼球病変と小脳病変にも注意が必要である。
  ❹種々の脳形成障害も脳性麻痺の原因である。
2 聴性脳幹反応：先天性サイトメガロウイルス感染症，ビリルビン脳症では異常を示すことが多い。
3 脊髄 MRI：痙性対麻痺に近い所見の場合，脊髄奇形・腫瘍などの鑑別のために行う。
4 血液検査：代謝疾患，筋疾患の鑑別に役立つ。
5 遺伝子検査：周産期脳梗塞，脳形成障害，あるいは不随意運動や失調の原因となる遺伝子異常が報告されている。

## 確定診断の決め手

1 非進行性の姿勢・運動の異常。
2 臨床所見に一致する頭部 MRI 所見あるいは遺伝子異常。

## 誤診しやすい疾患との鑑別ポイント

1 **運動発達遅滞，自閉スペクトラム症**（⇨1370 頁）：運動パターン，頭部 MRI が正常。多くは知的発達も遅れる。
2 **遺伝性痙性対麻痺**（⇨586 頁）：不器用なことが多いが，上肢に痙性がない。頭部 MRI では所見がないか，脳梁の形態異常など非特異的所見のみを認める。
3 神経筋疾患：低緊張，反射の減弱があり，一部は筋酵素の上昇を認める。
4 代謝疾患：退行を認める。特異顔貌，肝脾腫，骨の異常，奇形を伴うことがある。

## 確定診断がつかないとき試みること

1 経過観察：運動の異常性が乏しければ成長に伴って運動発達がキャッチアップするか観察する。
2 頭部 MRI の追跡
  ❶脳室周囲白質軟化症や超早産児の小脳損傷は2歳以降に明らかになることも多い。

❷早産児ビリルビン脳症における淡蒼球病変は修正 6 か月から 1 歳 6 か月の間に認められる。

❸遺伝子検査の追跡：新たな技術や疾患の発見によって病的遺伝子が解明されることがある。

### 合併症・続発症の診断

❶視覚・聴覚障害
❶早産児では未熟児網膜症の検索が必要。
❷先天性サイトメガロウイルス感染症では聴性脳幹反応で片側難聴の有無を検索する。

❷てんかん
❶広範な脳損傷がある場合はしばしば乳児期に点頭てんかんを発症する。
❷点頭発作は緊張や不随意運動に間違われることがあるため，具体的な発作症状（シリーズ形成性の短い強直）を家族に伝えて注意を促す。

❸知的障害
❶乳幼児期には新版 K 式発達検査，学童期から青年期には Wechsler 式知能検査などを行って発達・知能を評価する。
❷領域間の発達のバラつきが大きいことが多く，全体の知能（発達）指数だけでは判断できない。
❸特に脳室周囲白質軟化症に伴う視覚認知障害には注意を要する。

❹神経発達症
❶特に早産児では脳性麻痺の有無にかかわらず，神経発達症の頻度が高い。
❷対人反応や注意の状態を観察して検査の適応を判断する。

❺整形外科的合併症
❶股関節・下肢の痙性や非対称性がある場合は，半年から 1 年ごとに股関節 X 線検査を行って脱臼の早期発見に努める。
❷体幹の左右差がある場合は定期的に脊椎 X 線検査を行って麻痺性側弯症の変化を検索する。

### 予後判定の基準

❶脳病変
❶多囊胞性脳軟化症は必ず最重度の障害を残す。
❷脳室周囲白質軟化症は病変の範囲と障害の程度がおおむね相関するが，例外もみられる。
❸周産期脳梗塞による片麻痺は 2 歳までに歩行を獲得する。
❹両側基底核視床病変は併存する中心溝周囲病変，白質病変の範囲と重症度が関連する。
❺早産児ビリルビン脳症の多くは自力移動が困難

である。
❷粗大運動機能分類システム（GMFCS：gross motor function classification system）
❶粗大運動機能を各年齢層における到達レベルに応じて 5 段階に分類する評価法。
❷ 2 歳以降のレベルは青年期以降の移動機能との一致率が高い。

### 経過観察のための検査・処置

❶公的な療育・福祉サービスを紹介し，家族への支援を始める。
❷特別児童扶養手当，身体障害者手帳などの取得を勧める。

### 治療法ワンポイント・メモ

❶包括的介入プログラムの作成
❶脳性麻痺の障害像は多面的で，包括的な介入が必要である。
❷粗大運動機能，上肢機能，摂食・嚥下機能，認知・言語機能，日常生活動作などを評価し，薬物療法，外科療法などを含めた包括的な介入プログラムを小児リハビリテーション医が作成する必要がある。

❷多職種連携：整形外科などの関連他科だけでなく，療法士，看護師，保健師，臨床心理士などの専門職がチームで関わる必要がある。

### さらに知っておくと役立つこと

❶脳性麻痺の国際的な定義はわが国と異なっている。主な違いは脳損傷の発生時期であり，わが国が新生児期までに限定しているのに対して，国際的には「発達期」とされ，おおよそ 2 歳までが含まれる。
❷遺伝子異常による先天的な運動障害を脳性麻痺に含めるかは国際的にも議論があり，結論は出ていない。わが国の定義では，非進行性である限りは脳性麻痺に含まれる。本項ではそれに従った。
❸国際的には General movement, Hammersmith 乳児神経学的検査, Hand Assessment for Infants を用いた診断が一般的であるが，わが国では普及していない。

### 専門医へのコンサルト

多職種による専門的なかかわりが欠かせないため，診断後すぐに専門医に紹介することが望ましい。

23

# 先天性心疾患
Congenital Heart Disease

**山岸 敬幸** 東京都立小児総合医療センター・院長

**頻度** よくみる（約 1%）
**GL** 先天性心疾患並びに小児期心疾患の診断検査と薬物療法ガイドライン（2018 年改訂版）

## 診断のポイント

❶ 先天性心疾患の発症時期と初発症状は病型により異なる。重症の疾患であるほど発症年齢が低い。
❷ 症状を大きく心不全とチアノーゼに分け，心不全を主徴とする疾患，チアノーゼを主徴とする疾患，そしてチアノーゼと心不全症状の両方を呈する疾患に分類すると理解しやすい。

## 緊急対応の判断基準

❶ 新生児期に緊急対応が必要な疾患
　❶ プロスタグランジン $E_1$（$PGE_1$）点滴静注が必要な疾患（動脈管依存性）
　● 肺血流が動脈管に依存する疾患：重度の肺動脈狭窄または肺動脈閉鎖を伴う Fallot 四徴症，完全大血管転位Ⅲ型，三尖弁閉鎖，単心室，純型肺動脈閉鎖，Ebstein 病など。
　● 体血流が動脈管に依存する疾患：重症大動脈縮窄（複合型），大動脈弓離断，左心低形成症候群など。
　❷ 新生児期に緊急手術の適応となる疾患
　● 大動脈縮窄，大動脈弓離断（大動脈形成術＋肺動脈絞扼術または心室中隔欠損閉鎖術），総肺静脈還流異常（心内修復術：肺静脈-左心房吻合），左心低形成症候群（Norwood 手術または両側肺動脈絞扼術），重症大動脈狭窄，重症肺動脈狭窄・閉鎖（外科的または経皮的カテーテル狭窄・閉鎖解除術），完全大血管転位Ⅰ型（バルーン心房中隔裂開術，Jatene 手術）。
❷ 先天性心疾患に伴う緊急対応を要する発作
　❶ 心不全発作（white spell）：左右短絡疾患で末梢循環不全により灰白色，末梢冷感，意識朦朧となる。
　❷ 肺高血圧発作（PH crisis）：術後に発作的に肺動脈圧が上昇し，右心不全，肺血流減少によりチアノーゼ，意識朦朧となる。
　❸ 無酸素発作（anoxic spell）：Fallot 四徴症など右室流出路狭窄のある疾患で，狭窄の増強により肺

血流が極端に減少し，チアノーゼ，代謝性アシドーシス，意識朦朧となる。
　❹ 無呼吸発作（apnea）：動脈管依存性心疾患で $PGE_1$ 点滴静注の副作用により起こすことがある。チアノーゼが増強する。
　❺ 動脈管性ショック（ductal shock）：体循環を動脈管に依存する疾患で動脈管が閉鎖することによりショック状態となる。

## 症候の診かた

以下，❶心不全と❷チアノーゼを診る。
❶ 心不全症状として，あまり動かない，活気がない，哺乳不良，体重増加不良，苦悶顔貌，蒼白・冷感，多汗，頻呼吸，努力呼吸・陥没呼吸，起坐呼吸，嗄声，乏尿，腸管浮腫による消化不良，浮腫，静脈怒張など。
❷ チアノーゼ，網状チアノーゼ（重症），ばち指など。

## 検査所見とその読みかた

❶ 先天性心疾患の診断では，心臓発生に基づいて心臓血管系を解剖学的に解析することが，心エコー図を含むすべての画像検査の基本として重要である。
❷ 5 ステップの区分診断法（segmental approach），すなわち心臓を 3 つの部分に分割して部位診断〔1）心房位（解剖学的な右房と左房の診断），2）心室位（解剖学的な右室と左室の診断），3）大血管位（解剖学的な大動脈と肺動脈の診断）の決定〕と，それぞれの部分のつながり 2 か所の関係診断〔1）心房-心室関係，2）心室-大血管関係の決定〕を行うことにより，複雑な先天性心疾患の構造を明らかにすることができる。
❸ 心房位の診断
　❶ 水平断面で椎体の左右どちらに下大静脈と下行大動脈があるかを観察し，矢状断面で下大静脈が還流する心房が右房と診断する。
　❷ 下大静脈が左側にあれば，左側の心房が右房となり心房逆位となる。
　❸ 椎体に対して同側に下大静脈と下行大動脈が並列走行していれば右側相同，下大静脈がなく下行大動脈の後方に奇静脈・半奇静脈を観察できれば左側相同を疑う（心房不定位）。
❹ 心室位の診断
　❶ 四腔断面，短軸断面で心室の位置を左右，後方どちらかにあるか，乳頭筋が自由壁もしくは中隔から起始しているかなどを観察する。
　❷ 房室弁の付着位置が心尖に近く，中隔面が粗で

調節帯がある心室を右室と診断し，左右の心室を決定する。

❸右室が左室の右にあれば右ループ（正常），左であれば左ループ（心室逆位）となる。

**5 大血管位の診断**

❶大血管断面で左右に分かれるのが肺動脈，動脈弓を形成して頸部動脈を分枝するのが大動脈である。

❷正常では，大動脈弁は右後方，肺動脈弁は左前方にあり，心室から螺旋状に起始する。したがって短軸断面では，肺動脈下の流出路は大動脈弁を回るように走行し，肺動脈が起始する。

❸前後が逆転し，大動脈が前方，肺動脈が後方になると両大血管は並行に走行し，大動脈が右前，肺動脈が左後ろにあれば D 型大血管転位，大動脈が左前，肺動脈が右後ろにあれば L 型大血管転位である。

❹大動脈と肺動脈が左右同列（side by side）で並走する疾患（両大血管右室起始など）もある。

**6 心房-心室関係**

❶解剖学的関係は整列（四腔断面で心房中隔と心室中隔が相対する），房室交叉，一側房室弁両室挿入，両側房室弁同室挿入，一側房室弁閉鎖がある。

❷接続関係は房室接続一致（右房-右室，左房-左室），房室接続不一致（右房-左室，左房-右室）がある。

**7 心室-大血管関係**

❶正常起始，大血管転位，両大血管右室起始，両大血管左室起始（まれ），単一動脈起始（総動脈幹症，心室中隔欠損を伴う肺動脈閉鎖症など）がある。

❷大血管転位では大動脈が右室から，肺動脈が左室から起始する。

❸両大血管右室起始では大動脈と肺動脈を合わせた大血管の 150% が右室から起始し，長軸断面で後方の大血管が 50% 以上心室中隔に騎乗する。

## 確定診断の決め手

**1** 有意な心雑音。
**2** 酸素投与により改善しないチアノーゼ。
**3** 心エコー図検査による心臓大血管の構造異常。

## 誤診しやすい疾患との鑑別ポイント

各疾患ごとに鑑別すべき疾患があるが，一般にチアノーゼ（⇨35 頁）の鑑別診断が重要である。

❶まず病歴聴取と診察により，急性か，慢性か，経過を確認する。

❷新生児では正常でもチアノーゼが観察される場合も多いが，全身状態や体温に留意し，呼吸循環系疾患以外の重篤な疾患の非特異的症状である可能性も考慮する。

❸無呼吸，呻吟，喘鳴，多呼吸・陥没呼吸などの努力呼吸の有無をみる。

❹呼吸状態が安定していればチアノーゼ性心疾患が考えられる。チアノーゼ性心疾患でも肺動脈弁や他の弁の狭窄・逆流がなければ，心雑音を認めない場合が多い。

❺肺野および心臓の聴診と肝臓の触診は，新生児，乳幼児，小児のいずれでも重要である。

❻チアノーゼを疑ったらパルスオキシメータを用いて経皮的動脈血酸素飽和度（$SpO_2$）を測定する。

❼必ず大腿動脈を触知し，上肢下肢の差（differential cyanosis）も確認する。脈波が弱いと $SpO_2$ は正しく計測できない。したがって，ショック・末梢循環不全では $SpO_2$ は測定不能となる。

❽中枢性チアノーゼ（$SpO_2$ 低下あり）と診断した場合，酸素投与によるチアノーゼ改善の有無を確認する。

❾改善があれば呼吸器疾患が考えられる。チアノーゼ（$SpO_2$）の改善が乏しい場合，先天性心疾患が疑われる。

## 確定診断がつかないとき試みること

**1** ほとんどの先天性心疾患は心エコー図検査で確定診断できる。ただし，心エコー図検査で確定診断がつかない場合には，MDCT（multidetector row CT）検査，CMR（cardiac MRI）検査，心臓カテーテル・心血管造影検査，核医学的検査などを選択して確定診断する。

**2** 近年の画像処理技術の目覚しい進歩により，心エコー図や心血管造影などの 2 次元画像診断で十分に判断することができない大血管や心内の立体構築をわかりやすく描出する手段として，MDCT による 3 次元画像診断が重要な役割を果たすようになってきた。

**3** MDCT 検査

❶撮影時間の短縮とともに患者への X 線被曝が大幅に減ったことから，複雑先天性心疾患における初期診断だけでなく，外科手術術式決定のための補助手段として用いられる。

❷術後の合併症・続発症の早期発見と再手術適応の決定においても，幅広く用いられるようになっ

ている。

**4 CMR 検査**

❶心エコー図検査と異なり可視範囲に制限がなく，撮像された画像それぞれに位置情報が包含される。

❷異なる撮像断面同士の位置を対照することができ，心臓内外の構造把握や至適基準とされる容積定量が可能である。

❸解剖・生理・組織と異なる臨床的側面からの情報を異なるプロトコルで収集できることが CMR の利点である。

**5 心臓カテーテル・心血管造影検査**

❶長い間，先天性心疾患診断のゴールドスタンダードとして実施されてきた観血的検査である。

❷近年，心エコー図検査，MD-CT 検査，CMR 検査などの非侵襲的な検査法の進歩に伴い，ルーチンの診断検査として実施されることは少なくなり，増加しているカテーテル治療の前提として実施されることが多くなっている。

## 合併症・続発症の診断

❶先天性心疾患の一部は，染色体異常，先天異常症候群の部分症として認められる。

❷手術後には各疾患に特有の合併症・続発症があるので留意する。

## 予後判定の基準

❶各疾患により異なる。左心低形成症候群などの左心系の低形成を伴う疾患は一般に予後不良。

❷染色体異常や先天異常症候群が合併する場合，予後に影響する。

## 経過観察のための検査・処置

❶外来定期検診では問診・診察に加え，必要に応じて胸部 X 線，心電図，経胸壁心エコー図検査を実施して経過観察する。

❷疾患・年齢により，病態の詳細な把握や手術・再手術適応の検討のため，MDCT 検査，CMR 検査，心臓カテーテル・心血管造影検査，経食道心エコー図検査，核医学的検査などを適宜加える。

❸学童期には病状に応じて「学校生活管理指導表」を記載し，適切な運動制限を行う。

## 治療法ワンポイント・メモ

❶先天性心疾患の治療のゴールは，血行動態の修正である。すなわち肺循環と体循環の分離と，弁機能

障害がある場合，その修復である。

❷内科的治療は基本的に対症療法であり，根本的な治療は外科的な解剖学的修復手術による。

❸近年，経皮的カテーテル治療により解剖学的に修復できる疾患(肺動脈弁狭窄，心房中隔欠損，動脈管開存，大動脈縮窄術後の再狭窄，Fallot 四徴症術後の肺動脈狭窄や肺動脈弁閉鎖不全など)が増えている。

## さらに知っておくと役立つこと

❶先天性心疾患の診療において，正確な出生前診断に基づいて，関係する多職種が連携して前方視的な医療を行うことは非常に重要である。

❷胎児心エコー図検査は，出生前診断において主要な役割を果たす。特に左心低形成症候群や完全大血管転位をはじめとする重症先天性心疾患では，出生前診断により生命予後あるいは術前状態や神経学的予後が改善されると報告されている(Pediatr Int 41: 728-732，1999)。

## 専門医へのコンサルト

先天性心疾患を疑ったら，直ちに小児循環器専門医にコンサルトする。

# 小児の心筋炎
## Myocarditis in Children

瀧聞 浄宏　長野県立こども病院・循環器小児科部長

**頻度** **あまりみない**(わが国での発生率は，1 万人あたり 0.26〜0.3 人と推定されている)

**GL** 2023 年改訂版 心筋炎の診断・治療に関するガイドライン

## 診断のポイント

❶わが国では，好発年齢は乳幼児期が多い。男児に多い傾向である。

❷劇症型 30〜40%，急性 40〜65%，慢性心筋炎は少ない。ほぼウイルス性心筋炎である。従来，アデノウイルス，エンテロウイルスが多いとされてきたが，ヒトヘルペスウイルス 6 やパルボウイルス B19 へシフトしている。

❸季節性は少ない。ただし，インフルエンザ流行期には，インフルエンザを疑うことが必要である。

❹COVID-19 に関連する多系統炎症性症候群

（MIS-C：multisystem inflammatory syndrome in children）による心筋炎をきたすこともある。

## 症候の診かた

**1** 咳嗽，鼻汁，嘔気，嘔吐など感冒様，消化器症状が多いが，胸痛，けいれん，ショックまでさまざまである。

**2** 心症状として，胸痛，多呼吸，呼吸困難，息切れに注意が必要であるが，初診時の診断は難しいとされる。

**3** 発症数週間前にウイルス感染の前駆症状があることが多い。

## 検査所見とその読みかた

**1** 血液検査
❶心筋トロポニン I・T の上昇は，発症早期からの特異的なマーカーである。
❷CK，CK-MB の上昇も多用されるが，感度，特異度ともに高くない。
❸NT-proBNP や BNP は発症時から上昇し，著しく高いときには ECMO（extracorporeal membrane oxygenation）導入などの補助循環が必要であり，心不全の重症度などと関連している。

**2** 胸部 X 線
❶心拡大，左房圧上昇を反映した肺うっ血，胸水心嚢水貯留を認める。
❷劇症型では心拡大を認めないこともある。

**3** 心電図
❶心電図変化は，非特異的で，頻脈，QRS 波の低電位，異常 Q 波，ST 低下・上昇，T 波平坦化などが認められる。
❷炎症が刺激伝導系に及ぶと左脚ブロック，右脚ブロック，房室ブロックをきたす。
❸QT 延長，心室頻拍，心室細動を生じる劇症型心筋炎も注意を要する。
❹急性心筋炎では，症状の進展に伴い，QRS-T 波形が経時的に変化する場合があり，診断の一助となる一方，悪化の徴候を見逃さないためにも繰り返し心電図を施行する。

**4** 心エコー図
❶非侵襲的で，不安定な循環動態である小児心筋炎では，最も重要な診断ツールである。
❷局所的なものも含む左室収縮能低下，心拡大，心筋浮腫による心室壁厚増加，心嚢液貯留，心内血栓，房室弁逆流などが所見としてある。
❸心筋炎を示唆する所見として，左心腔拡大が軽

度であるのに壁厚増加と収縮能が低下するという不釣り合いな特徴が得られる。

**5** 心臓 MRI
❶心エコーと同様に，小児においても重要な画像診断法である。
❷ガドリニウム（Gd）造影による遅延造影（LGE：late gadolinium enhancement）における高信号や T2 強調画像における高信号は，炎症部位の浮腫を示すので，急性期に炎症があることを検出するのに有用な検査である。
❸小児でも T1 値や細胞外容量（ECV：extracellular volume）の増加は，有用な心筋壊死の所見の 1 つとされる。

**6** 心内膜心筋生検
❶心筋組織に炎症性細胞浸潤があれば，確定診断とする。
❷心筋細胞障害，心筋細胞壊死があれば，活動性があると判断する。
❸小児では，生検そのものが侵襲的であり，循環が不安定な時期には実施が難しい場合が多い。そのため，必ずしも必須な検査ではない。
❹PCR によるウイルスゲノム解析は，検出率 40％で有用とされる。

**7** 心臓核医学検査：MRI での診断能の向上もあり，心筋炎に対するガリウムやピロリン酸を用いた心臓核医学検査は，小児においては，感度，特異度の低さや被曝を考慮し，推奨されない。

## 確定診断の決め手

**1** 心筋炎は，急性心筋炎（劇症型心筋炎を含む），慢性活動性心筋炎，慢性心筋炎，慢性炎症性心筋症に分類される。急性と慢性は 30 日で区別する。

**2** すべての区分に炎症性細胞浸潤が認められる。急性心筋炎，慢性活動性心筋炎では心筋細胞障害を認めるが，その他では心筋細胞障害は認めない。心筋症になると線維化が進行する。

**3** 慢性期に心機能が回復しない症例では，心筋生検で上記の分類のなかでどこに位置するかを確定診断し，治療方法を検討する。

## 誤診しやすい疾患との鑑別ポイント

**1** BWG（Bland-White-Garland）症候群，拡張型心筋症（⇨787 頁）の急性増悪，重症大動脈狭窄や腎血管性高血圧などの後負荷増大時の左心不全を鑑別する必要がある。

**2** 冠動脈走行の確定診断は，心エコーおよび CT で

行う。

## 治療法ワンポイント・メモ

❶小児の心筋炎症例は，急激な悪化の可能性も考慮し，すみやかに専門医療施設への転送が望ましい。治療は，心筋炎症に対して大量γグロブリン投与（1〜2g/kg）が行われることが多い。

❷心不全に対しては，酸素投与や人工呼吸管理，後負荷軽減や左室充満圧低下を目的としたドブタミンやPDE3阻害薬，利尿薬の投与が行われる。

❸劇症型心筋炎による心原性ショックに対しては，VA-ECMO（veno-arterial-ECMO）などを用いた体外補助循環を積極的に施行して，心機能の回復を待つ。いわゆる心肺蘇生に陥った"クラッシュ"した状態での導入は避けることが望ましい。

❹刺激伝導系の炎症による完全房室ブロックをきたした場合には，一時的な右室心尖へのペースメーカリード挿入を行う。

❺小児の慢性活動性心筋炎には，プレドニゾロンとアザチオプリンの投与を考慮する。

## 予後判定の基準

❶新生児，乳児の心筋炎の予後は，年長児に比較して不良とされる。劇症型心筋炎の生存率は，約50%とされる。

❷小児は，心機能が正常に回復後もその活動性の高さから突然死のリスクがあるとされ，運動制限の解除は，数か月以上経過後，MRI検査や運動負荷試験などを行い，慎重に行ったほうがよいとされている。

# 小児の不整脈（特に危険な不整脈について）

Arrhythmias in Children (Potentially Fatal Arrhythmias)

小野 博　国立成育医療研究センター・小児内科系専門診療部統括部長（東京）

頻度　日本小児循環器学会修練施設・修練施設群内修練施設全143施設より回答を得た（回答率100%），小児期発生心疾患実態調査2020集計結果報告書によると，発生数は**表1**の如くであった。2019年の出生数は865,234人であり，不整脈全体で1,329人，年間発生率0.15%であった。このうち小児期の危険な不整脈は，QT延長症候群（LQTS：long QT

**表1** 小児の不整脈発生数（2019年）

| 不整脈 | 2019 発症数 |
|---|---|
| WPW症候群 | 405 |
| 発作性上室頻拍（WPW症候群以外） | 282 |
| 心房細動 | 77 |
| QT延長症候群 | 335 |
| Brugada症候群 | 21 |
| カテコールアミン誘発多形性心室頻拍 | 12 |
| ベラパミル感受性心室頻拍 | 14 |
| 心室頻拍 | 102 |
| 洞不全症候群 | 39 |
| 完全房室ブロック | 42 |
| 計 | 1,329 |

（日本小児循環器学会：小児期発生心疾患実態調査2020集計結果報告書より）

syndrome）335人，カテコールアミン誘発多形性心室頻拍（CPVT：catecholaminergic polymorphic ventricular tachycardia）12人，完全房室ブロック（Complete AVB：Complete atrioventricular block）42人などであった。

GL ・2016年版 学校心臓検診のガイドライン
・遺伝性不整脈の診療に関するガイドライン（2017年改訂版）

## 診断のポイント

❶失神・突然死の家族歴の有無を聴取すること。

❷小児の場合，症状は「失神」ではなく，「けいれん」と表現されている場合が少なくない。そのため，てんかんなどと誤診され，診断が遅れることがあり，注意を要する。

❸不整脈疾患に対する学校心臓検診の役割は大きい。

## 緊急対応の判断基準

❶心室細動時の緊急処置は小児二次救命処置（PALS：pediatric advanced life support）に準じる。

❷意識障害や低血圧を呈する場合は緊急対応が必要である。

❸さらにLQTSはTdP（torsades de pointes）を繰り返す場合，CPVTは多型性VTを繰り返す場合，Complete AVBは高度徐脈〔年齢による正常値（**表2**）に注意する〕を呈する場合は，緊急対応が必要である。

**表2** 小児の心拍数正常値と血圧正常下限

■ 小児の年齢別心拍数(回/分)正常値

| 年齢 | 心拍数<br>(覚醒時) | Mean | 心拍数<br>(睡眠時) |
|---|---|---|---|
| 新生児〜生後3か月 | 85〜205 | 140 | 80〜160 |
| 生後3か月〜2歳 | 100〜190 | 130 | 75〜160 |
| 2歳〜10歳 | 60〜140 | 80 | 60〜90 |
| >10歳 | 60〜100 | 75 | 50〜90 |

■ 血圧正常下限の目安

70 mmHg + (Age in year × 2) mmHg

**表3** 接線法による QT 延長のスクリーニング基準<br>(Fridericia 補正による QTc 値)

| 小学1年 | 男児 | 0.43 秒 |
|---|---|---|
| | 女児 | 0.43 秒 |
| 中学1年 | 男子 | 0.44 秒 |
| | 女子 | 0.44 秒 |
| 高校1年 | 男子 | 0.44 秒 |
| | 女子 | 0.45 秒 |

他学年についてはデータがないので上記の値を参考にする。
〔Hazeki D, et al: Cut-offs for screening prolonged QT intervals from Fridericia's formula in children and adolescents. Circ J 74 (8): 1663-1669, 2010 より作表〕
〔日本循環器学会/日本小児循環器学会：循環器病ガイドラインシリーズ 2016 年度版：学校心臓健診のガイドライン. https://www.j-circ.or.jp/cms/wp-content/uploads/2020/02/JCS 2016_sumitomo_h.pdf(2024 年 7 月閲覧)〕

## 症候の診かた

❶危険な不整脈の症状は，めまい，意識障害，失神である。

❷低年齢児は，正確に症状を訴えることができないため，家族からの聞き取りが重要になる。「ぼーっとしている」などの症状には注意する必要がある。

## 検査所見とその読みかた

それぞれ特徴的な心電図を呈する。

❶LQTS は QT 時間の延長を呈する。学校心臓検診では**表3**の値をカットオフとしている。心電計の自動解析は接線法と比べ，QT 時間を長く評価する傾向にある。

❷スクリーニングされた症例には，運動負荷心電図，Holter 心電図を実施する。運動負荷では，運動負荷回復期の QTc は，LQT1 では回復期を通じて QTc 延長を認めるが，LQT2 および LQT3 では回復期早期での QTc 延長は乏しく，回復期後期で QTc 延長を認める。

❸乳幼児では運動負荷が実施できないため，カテコールアミン負荷試験も考慮されるが，その危険性を考え，家族への十分な説明が必要である。

❹小児では Brugada 症候群で心室頻拍や心室細動を呈することはまれであり，心停止初発年齢の平均は 39〜48 歳で，多くは 20〜65 歳で起こるとされている。しかし前述した日本小児循環器学会の調査では年間 21 例が診断されており　右脚ブロック型の心電図には注意を要する。典型的には coved type, saddle back type を呈する。

❺CPVT は徐脈を呈することが多いが，安静時の心電図では特徴的な所見はない。幼児では，典型的な症状が現れる前に，上室不整脈が出現することがある。

❻Complete AVB は P 波と QRS 波が全く独立した調律をとる。

## 確定診断の決め手

❶LQTS は遺伝子解析が保険診療として認められてる。しかし先天性 LQTS の遺伝子変異を有する患者の約半数が無症状であり，10〜40％が明らかな QT 延長を認めないといわれている。日本循環器学会の「遺伝性不整脈の診療に関するガイドライン(2017 年改訂版)」では，無症状で軽度の QT 延長における遺伝子診断の推奨レベルはⅡbとなっており，学校検診で指摘された LQTS に対する適用には注意を要する。

❷CPVT には運動負荷試験が有用である。

❸新生児期に Complete ABV が出現することがあり，この場合，抗 SS-A 抗体，抗 SS-B 抗体陽性の母からの出生児のことが多い。

## 誤診しやすい疾患との鑑別ポイント

❶小児では，「けいれん」は，日常診療で比較的高頻度に遭遇するため，けいれん＝神経疾患と考えがちであり，不整脈が原因での「けいれん」をてんかん(⇨606 頁)と診断されていることが散見される。

❷「けいれん」を認めた場合には，常に不整脈を鑑別にあげる必要がある。

## 確定診断がつかないとき試みること

これらの不整脈は，小児突然死の原因となりうる。小児突然死に対する網羅的遺伝学的解析が行われている。

### 合併症・続発症の診断

**1** LQTS は二次性，特に薬剤性には注意を要する。特に小児では，エリスロマイシンなどがその原因となる。

**2** 新生児期に Complete ABV が出現することがあり，この場合，抗 SS-A 抗体，抗 SS-B 抗体陽性の母からの出生児のことが多い。また，先天性心疾患では，多脾症候群，修正大血管転位などの疾患や先天性心疾患の術後に発生することがある。年長児では，心筋炎などに伴い発生することがある。

### 予後判定の基準

**1** LQTS では，QTc ≧ 500 ms の例は高リスクであり，QTc ≧ 600 ms では特にリスクが高い。

**2** LQT1，LQT2 のいずれも 13 歳未満では男性の心イベントリスクが高い。

### 経過観察のための検査・処置

　小児の先天性 LQTS 患者に対し，β 遮断薬を服用しながら運動をどこまで許可すべきかについて，明確な基準はない。

### さらに知っておくと役立つこと

　乳幼児突然死症候群の約 10%は LQTS が原因であることが知られている。

### 専門医へのコンサルト

　これらの疾患は致死的であるので，疑われ次第，専門医にコンサルトすべきである。

---

# 特発性新生児肝炎
## Idiopathic Neonatal Hepatitis (INH)

**水落 建輝**　久留米大学主任教授・小児科学

（頻度）**ときどきみる**

### 診断のポイント

**1** 新生児〜乳児早期に発症する。

**2** AST・ALT の上昇と直接ビリルビンの上昇を認める。

**3** 症状は遷延性黄疸，体重増加不良，灰白色便，肝腫大など。

**4** 原因の特定できない乳児早期の胆汁うっ滞・肝炎

を総称する症候群。

**5** 6 か月以内に症状は消失し 1 歳までに肝機能異常も正常化することが多い。

### 症候の診かた

**1** 遷延性黄疸：生後 2 週を超えて肉眼的黄疸を認めた場合，遷延性黄疸と判断する。黄疸が軽い場合は，皮膚より眼球結膜のほうが判断しやすい。

**2** 体重増加不良：胆汁うっ滞による腸管からの脂肪吸収不全に伴い生じる。生後 3 か月までは，体重増加が ＋20 g/日未満であれば体重増加不良を強く疑う。

**3** 灰白色便：肝内胆汁うっ滞により，胆汁が腸管内へ流入しにくいため生じる。母子手帳に組み込まれている便カラーカードで便色を比較し，1〜3 番であれば灰白色便と判断する。

**4** 肝腫大：右肋骨弓下鎖骨中線上で肝臓辺縁を触診する。乳児早期は 2 cm ほど触れることは正常でも認めるため，3〜4 cm 以上触れた場合に肝腫大と判断する。

### 検査所見とその読みかた

**1** スクリーニング検査

**❶** 血液検査で AST・ALT の上昇，直接ビリルビンの上昇（D-Bil＞1.5 mg/dL）を認める。γGTP は上昇することが多いが正常のこともある。

**❷** 胆汁うっ滞に伴い，ビタミン K 依存性の凝固異常を認めることもあるため，凝固検査（PT・APTT）も必ず確認し，異常を認めた場合は PIVKA-Ⅱを確認して必要ならビタミン K の補充を行う。

**2** 画像検査・胆汁排泄検査

**❶** 腹部超音波検査や腹部 CT 検査では，胆管の拡張や腫瘤像など構造異常を認めることはない。胆嚢は萎縮して同定しにくいケースもある。肝腫大を認めることが多いが，正常サイズのこともある。脾腫は認めないことが多い。

**❷** 胆道閉鎖症が否定できない場合には，十二指腸液検査や胆道シンチグラフィで胆汁排泄を確認するが，特発性新生児肝炎でも排泄を確認できないケースがある。胆道閉鎖症の確定診断と否定には胆管造影検査が必要で，特発性新生児肝炎では肝内外の胆管は正常に描出される。

**3** 肝病理検査：肝生検で得られた肝組織像は，肝細胞の多核化を伴う巨細胞性変化と肝内胆汁うっ滞（胆汁栓）を認める。特異的な所見ではないため，典型的な肝組織像を認めた場合でも，他の原因による

新生児・乳児胆汁うっ滞症を否定する必要がある。

**4 他疾患の除外検査**

❶胆道閉鎖症を中心に，新生児・乳児胆汁うっ滞症を起こしうる他の疾患の検索と除外を必ず行う。

❷前述した検査項目以外では，ウイルス検査(サイトメガロウイルスなど)，内分泌検査(甲状腺機能など)，代謝学的検査(アミノ酸分析やタンデムマスなど)，遺伝学的検査(網羅的遺伝子解析，染色体検査など)などを行う。

### 確定診断の決め手

**1** 乳児早期に遷延性黄疸を認め AST・ALT と直接ビリルビンの上昇を認める。

**2** 胆道閉鎖症や他の原因による新生児・乳児胆汁うっ滞症が否定されている。

**3** 肝組織像は肝細胞の多核化を伴う巨細胞性変化と肝内胆汁うっ滞を認める。

**4** 6 か月以内に症状が消失し 1 歳までに肝機能異常が正常化する。

### 誤診しやすい疾患との鑑別ポイント

**1** 胆道閉鎖症：胆道造影で胆管の閉塞を認める。胆汁うっ滞に伴う症状と検査異常が自然に軽快することはなく，生後早期(60 日以内)に葛西手術(肝門部空腸吻合術)が必要である。

**2** サイトメガロウイルス肝炎：症状や肝機能異常の所見は類似し，6 か月～1 歳までに自然軽快するといった経過も同様であることが多い。血清抗体価や PCR 検査でサイトメガロウイルス感染の有無を鑑別する。

**3** シトリン欠損症や Alagille 症候群など乳児早期に胆汁うっ滞を起こしうる遺伝性疾患：症状や画像検査は類似していることが多いが，肝機能異常のパターン，代謝学的検査，肝組織像である程度鑑別することができる。最終的な鑑別と確定診断は遺伝学的検査で行う。

### 確定診断がつかないとき試みること

症状，血液検査，画像検査，肝病理検査，ウイルス・代謝学的検査などで確定診断がつかないときは，新生児・乳児胆汁うっ滞症を起こしうる遺伝性疾患の網羅的遺伝子解析を行う。

### 治療法ワンポイント・メモ

特発性新生児肝炎に伴う症状や血液検査異常は，無治療でも自然軽快することはあるが，症状や検査異常に対して以下の治療を行ってもよい。

**1** 栄養管理：胆汁うっ滞が強く体重増加不良を認めるときは，中鎖脂肪酸含有特殊ミルク(MCT ミルク)を用いる。

**2** 利胆薬：3 次胆汁酸であるウルソデオキシコール酸(5～10 mg/kg/日)が主に用いられる。

**3** 脂溶性ビタミン薬

❶ビタミン A：チョコラ A　100～500 単位/kg/日。

❷ビタミン D：アルファロール　0.01～0.1 μg/kg/日。

❸ビタミン E：ユベラ　5～100 mg/kg/日。

❹ビタミン K：ケイツー N　0.5～1 mg/kg/回(最大 10 mg/回)静注もしくはケイツーシロップ 2～10 mg/日(週 1～3 回程度)。ビタミン K は凝固因子の合成に関与するため，胆汁うっ滞によるビタミン K 欠乏では出血傾向が認められる。特に，新生児・乳児早期は頭蓋内出血や消化管出血を発症し重症化することがあるため，凝固異常を伴う特発性新生児肝炎では，すみやかにケイツー N の静注を行う。

# 小児の慢性糸球体腎炎（IgA 腎症）

Chronic Glomerulonephritis in Children (IgA Nephropathy)

**石倉 健司**　北里大学主任教授・小児科学

本項では小児の慢性糸球体腎炎で最も頻度の高い IgA 腎症を中心に記す。

**頻度** ときどきみる

**GL** 小児 IgA 腎症診療ガイドライン 2020

### 診断のポイント

**1** IgA 腎症は，小児の慢性糸球体腎炎のなかで最も頻度が高い疾患である。

**2** 病初期は血尿を主体とした尿異常を示し，軽度蛋白尿も早期からみられることが多い。

**3** 次第に高度蛋白尿を呈し，腎機能障害へと進行する。

**4** 感冒時に肉眼的血尿を呈することがある。

**5** 腎糸球体メサンギウム領域への IgA 優位の沈着に加え，メサンギウム細胞増多やメサンギウム基質の増生を認める。

**6** 多くが学校検尿などの検尿異常を契機に発見されている。

**23**

## 症候の診かた

病初期は診察上異常を呈することは少ない。進行例や急性発症例では，高血圧や浮腫を呈することがある。

## 検査所見とその読みかた

**❶** 病初期は検査異常，なかでも尿所見の異常が中心である。

　**❶** 検尿上血尿がほぼ必発で，さらに発熱時には一時的に肉眼的血尿を呈することがある。肉眼的血尿は他の腎炎でもありうるが，IgA 腎症でよく知られている。

　**❷** 蛋白尿も早期からみられることが多く，進行すると高度蛋白尿からネフローゼ状態を呈することもある。

**❷** 進行すると，血液検査所見にも異常がみられる。

　**❶** 蛋白尿の程度に応じて，血清 Alb 値は低下する。進行例では腎機能障害を反映し，血清 Cr 値やシスタチン C が上昇する。

　**❷** 血清 IgA 値が上昇する例もあるが，正常例が多く診断的価値は低い。抗核抗体などの自己抗体や補体値は正常で，むしろ特徴的な血液検査所見がないことが IgA 腎症の特徴である。

**❸** 全体の 10％程度にみられる急性発症例では，早期から時にネフローゼ状態に至る高度蛋白尿と血清 Alb の低下，そして血清 Cr 値の上昇を呈することがある。

## 確定診断の決め手

**❶** 慢性の経過，血尿を主体とした尿異常，自己抗体や補体値が正常であること，発症年齢（学童期に多い）などから IgA 腎症は比較的容易に疑われる。

**❷** しかし確定診断は，あくまで腎生検結果に基づいて行われる。腎組織では，IgA を主体とする免疫グロブリンの糸球体メサンギウム領域への沈着に加え，メサンギウム細胞増多や基質増生を認めることが特徴である。ただし，紫斑病性腎炎，ループス腎炎などは同様の組織像を呈しうるため，それらの除外も必要である。

**❸** 尿所見と腎組織像を組み合わせて，重症度を以下のように軽症と重症を分類することが多い。

　**❶** 軽症（以下のすべてを満たすもの）

　● 臨床症状：軽度蛋白尿（早朝蛋白尿/Cr 比が 1.0 未満）かつ腎機能正常（eGFR 90 mL/分/1.73 m² 以上）。

● 病理組織像：メサンギウム細胞増多，半月体形成，癒着，硬化病変のいずれかの所見を有する糸球体が全糸球体の 80％未満，かつ半月体形成を認める全糸球体が 30％未満であるもの。

　**❷** 重症（以下のいずれか 1 つを満たすもの）

● 臨床症状：高度蛋白尿（早朝蛋白尿/Cr 比が 1.0 以上）または腎機能低下（eGFR 90 mL/分/1.73 m²未満）。

● 病理組織像：メサンギウム細胞増多，半月体形成，癒着，硬化病変のいずれかの所見を有する糸球体が全糸球体の 80％以上，または半月体形成を認める全糸球体が 30％以上であるもの。

## 誤診しやすい疾患との鑑別ポイント

**❶** 紫斑病性腎炎（IgA 血管炎に伴う腎炎）（⇨964頁）

　**❶** 腎組織上は鑑別がつかず，また病因的にも IgA 腎症の類縁疾患と考えられている。しかし，IgA 腎症より若年発症であることが多く，また特徴的な腎外症状（下腿中心の紫斑，腹痛，関節痛）などから鑑別できる。

　**❷** 腎炎も，IgA 腎症よりも急性所見が強いことが多く，組織上も半月体の出現率が高い。

**❷** Alport 症候群

　**❶** Alport 症候群も病初期は血尿が特徴的で，徐々に蛋白尿が悪化する。感冒時の肉眼的血尿も呈することがある。

　**❷** 遺伝性の疾患であり，家族歴の聴取は非常に重要である。しかし遺伝形式はさまざまで X 連鎖性が多いものの，常染色体顕性および潜性があり，注意を要する。

　**❸** 最近では，Alport 症候群が疑われた場合は，腎生検よりも先に遺伝子検査を行うことも多い。

## 確定診断がつかないとき試みること

**❶** IgA 腎症が疑われ腎生検を施行したが確定診断がつかない場合は，上記 Alport 症候群を念頭に電子顕微鏡所見の詳細な確認や遺伝子検査などを行う。

**❷** ループス腎炎やその他の慢性糸球体腎炎を想定して種々の血液検査などを再度確認する。

## 治療法ワンポイント・メモ

**❶** 尿所見と腎組織像を組み合わせた重症度に応じて，治療方針を決定する。

**❷** 軽症例は，レニン-アンジオテンシン系阻害薬（RAS 阻害薬）による治療行う。ただし RAS 阻害薬

を 3〜6 か月程度使用しても尿蛋白/Cr 比が 1.0 g/gCr 以上の蛋白尿を認める場合はステロイド投与を検討する。

**③** 重症例では，多剤併用療法が有効であることがランダム化比較試験で示されている。以前はステロイド，免疫抑制薬，ワルファリン，抗血小板薬による治療が一般的であったが，現在はステロイド，免疫抑制薬，RAS 阻害薬の 3 剤による治療が行われることも多い。

## 専門医へのコンサルト

**①** IgA 腎症が疑われる慢性糸球体腎炎の場合，腎生検すべきタイミングを逃さないことが重要で，自施設で小児の腎生検が行えなければ，以下の腎生検の適応を念頭に，コンサルトのタイミングを検討する。

**②** 腎生検の適応

　**❶** 血尿単独例は原則腎生検の適応にならないが，肉眼的血尿を反復する場合は腎生検を考慮してもよい。

　**❷** 蛋白尿：早朝蛋白尿/Cr 比 0.15 g/gCr 以上が 6 か月持続，早朝蛋白尿/Cr 比 0.5 g/gCr 以上が 3 か月持続する場合が，腎生検の適応の 1 つの目安である。

　**❸** 高度蛋白尿やネフローゼ状態を呈する場合，腎機能障害を認める場合にはより早期に腎生検を行うことが望ましい。

# 小児ネフローゼ症候群
Childhood Nephrotic Syndrome

中西 浩一　琉球大学大学院教授・小児科学

**頻度** ときどきみる
**GL** 小児特発性ネフローゼ症候群診療ガイドライン 2020

## 診断のポイント

**①** 高度蛋白尿と低アルブミン血症により特徴づけられる。

**②** 小児では特発性が多く（9 割），その大部分（9 割）が微小変化型。

**③** 小児特発性はステロイド感受性が多い（9 割）が，再発も多い（6 割）。

**④** 小児特発性の少なくとも 3 割は，頻回再発型やステロイド依存性を呈する。

**⑤** 小児でも IgA 腎症，紫斑病性腎炎，ループス腎炎などがネフローゼ症候群を呈する場合がある。

**⑥** 診断基準として，「小児特発性ネフローゼ症候群診療ガイドライン 2020」では，「持続する高度蛋白尿（夜間蓄尿で 40 mg/時/m$^2$ 以上）または早朝尿で尿蛋白 Cr 比 2.0 g/gCr 以上，かつ低アルブミン血症（血清 Alb 2.5 g/dL 以下）」とされている。

## 緊急対応の判断基準

**①** 特発性ではしばしば循環血液量減少性ショックにより生命の危機が起こりえるので，プレショックの徴候（主に腹部症状）が出現すればアルブミンを静注。

**②** 腎機能低下，低ナトリウム血症（125 mEq/L 以下あるいは 125 mEq/L 以下になりそうな場合）もアルブミン静注の適応。

**③** 一般的にネフローゼ症候群においてアルブミン静注は可能であれば避けたい処置であるが，小児特発性においては，しばしば実施せざるをえない。その際，大量の水分が間質から血管内に移動し，十分に利尿がつかなければ，逆に高血圧，溢水，肺水腫，心不全などをきたす恐れがあるので慎重に実施する。

## 症候の診かた

　浮腫で発見されることが多い。

## 検査所見とその読みかた

**①** 検尿で高度蛋白尿を確認する。

**②** 採血で低アルブミン血症を確認する。

## 確定診断の決め手

**①** 明らかな血尿，高血圧，腎機能低下（ただし循環血液量減少に起因するものは除外），低補体血症がなく，生後 6 か月以降の発症であれば特発性の可能性が高く，腎生検を施行せずステロイド治療を開始する。

**②** 一方，ステロイド抵抗性が確認されれば腎生検を施行する。

**③** 低年齢，ステロイド抵抗性では遺伝子解析を考慮する。

## 誤診しやすい疾患との鑑別ポイント

　診断は検査結果により容易であるが，特発性とその他の鑑別が重要である。

## 確定診断がつかないとき試みること

複数免疫抑制薬の使用によっても寛解しない例や，症状が比較的軽症で特発性としては非典型的な症例ではしばしば単一遺伝子バリアントによる例があり，遺伝子解析を考慮する。

## 合併症・続発症の診断

❶種々の感染症をきたしやすく，特に肺炎球菌による腹膜炎に注意を要する。

❷血栓をきたしやすく，年齢が高い小児においてリスクが高い。

## 予後判定の基準

❶特発性では，初発寛解後半年以内に再発する例は頻回再発のリスクが高い。

❷特発性で寛解までの日数が 9 日以上の場合，頻回再発のリスクが高いとの報告がある（Clin J Am Soc Nephrol 8: 756-762，2013）。

## 経過観察のための検査・処置

自宅での試験紙法による検尿が望ましい。

## 治療法ワンポイント・メモ

❶特発性では，まず初発ステロイド治療を施行し，ステロイド感受性か抵抗性を判断する。

❷感受性では，頻回再発型・ステロイド依存性，難治性頻回再発型・ステロイド依存性といった臨床像により治療を考える。

❸抵抗性では，寛解するかしない（難治性）かにより治療を考える。

❹特発性以外は原疾患の治療による。

## さらに知っておくと役立つこと

❶小児特発性ネフローゼの多くは直ちに治癒させることは不可能であり，寛解と再発を繰り返すことが多いため，長期戦となる可能性があることを家族に伝えておく。

❷ネフローゼ症候群は小児慢性特定疾病，指定難病の対象である。

## 専門医へのコンサルト

❶特発性において，頻回再発型，ステロイド依存性，ステロイド抵抗性は専門医へのコンサルトが必要である。

❷特発性以外が想定される症例においては腎生検の

適応であり，専門医へのコンサルトが必要である。

---

# 溶血性尿毒症症候群
## Hemolytic Uremic Syndrome (HUS)

**幡谷 浩史** 東京都立小児総合医療センター・総合診療科部長

**頻度** あまりみない

**GL** ・溶血性尿毒症症候群の診断・治療ガイドライン（2014）
・非典型溶血性尿毒症症候群（aHUS）診療ガイド 2023

## 診断のポイント

❶診断基準は以下の 3 徴を満たす。1）溶血性貧血（Hb＜10 g/dL），2）血小板減少（Plt＜15 万/μL），3）急性腎障害（性・年齢別 Cr 基準値の 1.5 倍以上）

❷腸管出血性大腸菌（EHEC：enterohemorrhagic *E. coli*）が産生する志賀毒素（ST）による STEC-HUS では，激烈な腹痛，水様性下痢，血便を伴うことが多い。食中毒による集団発生がある。

❸補体制御因子異常による非典型 HUS（aHUS：atypical HUS）では家族歴を認めることが多い。生後半年未満，発症時期が不明確，再発，下痢を伴わない症例では疑わしい。遺伝子異常が全例で証明されるわけではない。

❹二次性の血栓性微小血栓症（TMA：thrombotic microangiopathy，後述）を除外する。

## 緊急対応の判断基準

❶LDH や Plt のピークアウトが確認できず，腎機能障害が進行する場合。

❷乏尿，異常電解質の補正や栄養を投与するための血管内容量の過剰のため透析が必要な場合。

❸急性脳症を合併した場合。

## 症候の診かた

❶病歴：STEC-HUS では食事摂取歴やアウトブレイクの情報，aHUS では家族歴など，病歴は重要である。

❷消化器症状：STEC-HUS では EHEC 感染後 3～5 日で腹痛，下痢を発症する。1 日 10 回を超える鮮血便になり，しぶり腹を認めることもある。aHUS でも 3 割で下痢を認める。

❸乏尿・無尿，浮腫：急激な腎機能障害による。

④出血斑：駆血に伴う点状出血斑を認めることはある。

⑤けいれん，意識障害：けいれんは重積しやすく，抗けいれん薬の持続投与を必要とする。

## 検査所見とその読みかた

❶溶血性貧血：LDH・間接型ビリルビン上昇，ハプトグロビン著減，破砕赤血球の出現で溶血性と判断する。尿潜血は陽性になる。免疫学的機序ではないためクームス試験は陰性である。

❷超音波検査：STEC-HUS では大腸壁の著明な肥厚を認める。

❸ EHEC 感染：便培養で検出し，抗 O-157 抗体や ST を証明する。抗菌薬投与により便培養が陰性でも，ST や抗 O-157LPS 抗体が証明されれば診断できる。

❹ ADAMTS13 活性：血栓性血小板減少性紫斑病（TTP：thrombotic thrombocytopenic purpura）では 10％未満になる。STEC-HUS が否定的な場合に検査する。

## 確定診断の決め手

診断基準の 3 徴を満たし，以下のものを考慮して分類する。

❶ STEC-HUS：EHEC 感染の証明。

❷ aHUS：EHEC 陰性，TTP や二次性 TMA ではないこと。遺伝学的検査で診断できるのは約半数である。

## 誤診しやすい疾患との鑑別ポイント

❶二次性 TMA：コバラミン代謝異常症，薬剤性，感染性，妊娠（HELLP 症候群），自己免疫疾患・膠原病，悪性腫瘍，移植など TMA を引き起こす疾患・病態の存在。

❷ TTP（⇨ 1026 頁）：ADAMTS13 活性。

❸播種性血管内凝固症候群（DIC）（⇨ 1028 頁）：フィブリン血栓主体の病態であり，敗血症や悪性腫瘍などの原疾患に伴う。凝固異常が高度で溶血所見は軽度である。

## 確定診断がつかないとき試みること

❶ STEC-HUS：EHEC の証明ができない場合，日本では O-157 が圧倒的に多いが，他の抗原型を地方衛生研究所で検査が可能である。血清・便検体を適切に保存する。

❷ aHUS：STEC-HUS より aHUS が疑わしい場合，

血漿交換が有効であれば aHUS の可能性が高く，モノクローナル抗体製剤（C5 開裂阻害薬）の導入を考慮する。

## 合併症・続発症の診断

❶急性壊死性脳症：高サイトカイン血症に伴うと考えられる。視床・被殻の壊死像と脳浮腫が頭部 CT で描出される。

❷脳梗塞：病期にかかわらず発症しうる。STEC-HUS の脳症は急性期に多いため，回復期の意識障害や巣症状が出現したら疑い，頭部 CT を行う。

## 予後判定の基準

❶ STEC-HUS 急性期：急性壊死性脳症など中枢神経合併症例，消化管穿孔症例では生命予後不良であり，急性期死亡率は 2～5％である。

❷ STEC-HUS 遠隔期：20～40％が CKD に移行する。急性期に透析を必要とした症例はハイリスク群である。急性期に心機能障害，イレウスを生じた場合には長期経過観察が必要であるが，生命予後との関連は不明である。

## 経過観察のための検査・処置

STEC-HUS：回復後にアルブミン尿，蛋白尿，腎機能障害，高血圧が出現しないか，少なくとも 5 年は経過観察が必要である。出現した場合，CKD として管理する。

## 治療法ワンポイント・メモ

❶ STEC-HUS 発症前の時点で，EHEC 感染による脱水・腎血流低下を防ぐために細胞外液主体による補液が乏尿発症率を軽減すると報告されている（Arch Pediatr Adolesc Med 165: 884-889, 2011）。

❷ STEC-HUS の治療の基本は適切な血管内容量の維持，血圧の管理，脳症・けいれんの管理，輸血，透析，栄養などの支持療法である。血小板輸血は基本的に不要で，赤血球輸血は溢水にならないよう Hb 6 g/dL 未満で輸血する。

❸ aHUS では，小児では血漿交換を継続する負担を考え，モノクローナル抗体を早期に導入する。

## さらに知っておくと役立つこと

EHEC 感染症は非加熱・加熱不十分な食品によってアウトブレイクが発生しやすい。食品流通範囲の拡大により広域発生も増えている。

**23**

### 専門医へのコンサルト

　緊急対応が必要な症例では，透析や呼吸管理を含めたけいれん対応が必要であり，専門医・専門施設へのコンサルトが必要である。

# 小児の白血病
Pediatric Leukemia

**加藤 元博** 東京大学大学院教授・小児科学分野

(頻度) **ときどきみる**
(GL) 小児白血病・リンパ腫診療ガイドライン2016年版(第3版)

### 診断のポイント

1 長引く発熱，倦怠感，疼痛。
2 貧血または血小板減少。
3 白血球増多もしくは好中球減少。
4 リンパ節腫大，肝脾腫，縦隔腫大。

### 緊急対応の判断基準

1 縦隔腫大により気道圧排症状がある場合：高次医療機関へ搬送する。転院が適切と判断した場合は，鎮静や横臥により気道閉塞をきたすリスクがあり追加の画像検査は不要である。
2 著しい白血球数高値($20$万$/\mu$L)の場合：過粘稠による梗塞をきたしうるため，すみやかな治療開始や交換輸血または白血球除去などの対応が必要である。

### 症候の診かた

1 発熱や倦怠感など，非特異的な症状が長引くことを契機に診断が疑われることが多い。他の原因で説明がつかないこれらの症状をみた場合には，白血病などの悪性腫瘍を鑑別として考える。
2 疼痛(骨痛)がみられることがある。
3 小児では感染症でもリンパ節の腫大がしばしばみられる。白血病によるリンパ節腫大は一般に疼痛を伴わないが，経過とともに大きくなることが多い。
4 肝腫大・脾腫大をきたすことがある。必ず伴うものではないが，血球数の異常に肝脾腫大を伴う場合には白血病の疑いが強くなる。慢性骨髄性白血病や若年性骨髄単球性白血病では巨大な脾腫がみられることがある。

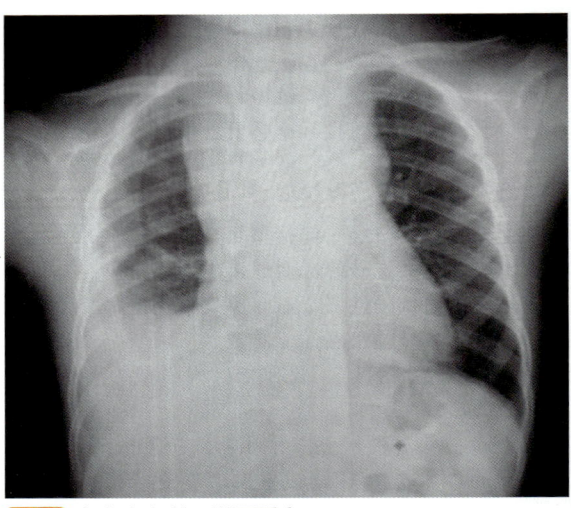

**図1** 白血病患者の縦隔腫大

5 縦隔腫大による呼吸症状は呼吸器感染症や喘息発作と判断されることもある。治療により改善が乏しい場合は，胸部 X 線写真などで縦隔腫大の有無を確認することが重要である(図 1)。
6 白血病細胞の浸潤による髄外症状がみられることがあり，皮下腫瘤が診断の契機になることもある。特に急性骨髄性白血病では，中耳炎や歯肉腫脹がみられることがある。
7 白血病は治療により寛解を得ても再発することがある。再発の症状も初発時と同様に発熱や疼痛など非特異的な症状のことが多い。中枢神経再発の症状として頭痛や吐き気がみられることもある。これらの症状が改善しない場合は再発の可能性を考慮し骨髄検査などを行う。

### 検査所見とその読みかた

1 末梢血中に芽球がみられることは診断特異性が高い。ただし，目視(鏡検)による血液像判定が芽球の有無を確認するためには必要であり，機械判定では芽球の存在は見逃されることも多い。
2 芽球により白血球数が高値になることも，造血の抑制により白血球数(特に好中球数)が低値となることもある。
3 貧血がみられる場合は正球性正色素性貧血である。また，網状赤血球数は増加しない。
4 血球数の異常はみられるとは限らず，異常値がないことのみでは白血病の可能性は否定できない。
5 高 LDH 血症や高尿酸血症がみられることがある。

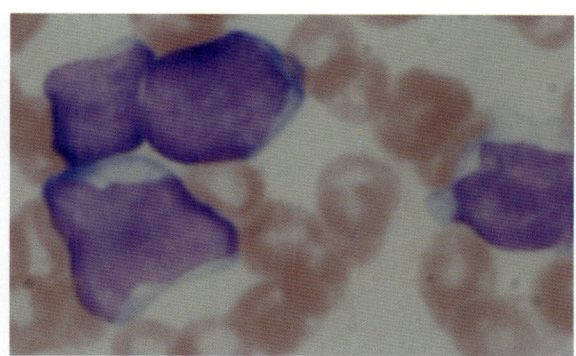

**図2** 骨髄にみられる急性リンパ性白血病の芽球

## 確定診断の決め手

1️⃣白血病の診断は骨髄検査で芽球（白血病細胞）を確認することでなされる（図2）。25％以上を芽球が占めることで白血病の診断が確定する。

2️⃣骨髄塗抹標本での免疫染色や，骨髄血の細胞表面マーカー解析により急性リンパ性白血病・急性骨髄性白血病などに細分類を行う。

3️⃣分子遺伝学的検査が病型診断と治療方針の確定に必須である。染色体検査（核型分析）やキメラ遺伝子解析などが標準的な検査として実施される。多数（100以上）の遺伝子を一度に解析するゲノムプロファイリング検査の開発が進められている。

## 誤診しやすい疾患との鑑別ポイント

1️⃣ウイルス感染症
- ❶貧血や血小板減少は軽度。
- ❷PCRや抗原検査で陽性。
- ❸異型リンパ球がみられることがある。

2️⃣免疫性血小板減少症（ITP）（⇨1025頁）
- ❶一般に他の血球数は基準範囲内。
- ❷γグロブリン投与に反応。
- ❸ステロイド投与の前に白血病を否定しておくことが必要。

3️⃣再生不良性貧血（⇨1018頁）
- ❶一般にリンパ節腫大はない。
- ❷LDHや尿酸などは上昇しない。
- ❸骨髄には芽球を認めず，低形成。

## 確定診断がつかないとき試みること

1️⃣白血病が疑われても，骨髄検査で芽球がみられない（もしくは割合が25％に満たない）ことで診断が確定しないことがある。1〜4週の間隔をあけて骨髄検査を繰り返し行うことで芽球の出現を確認でき診断が確定することもある。

2️⃣芽球割合が少ない場合も，染色体検査（核型分析）やゲノム検査などで白血病細胞に特徴的な異常が検出された場合は白血病と診断する。

3️⃣白血病では骨髄穿刺での骨髄血の吸引が困難であり評価に十分な検体が確保できないことがある。その場合は骨髄生検を行う。

4️⃣X線での骨所見やMRIでの骨髄の信号に異常が出ることもあり，診断を疑う契機になりうる（Pediatr Int 64: e14843, 2022）。

## 合併症・続発症の診断

小児の白血病の経験者は，多剤併用化学療法により性腺機能障害，心機能障害や二次がんなどさまざまな晩期合併症をきたすことがある。受けた治療による晩期合併症リスクを知り，長期フォローアップを受けることが重要である。

## 予後判定の基準

1️⃣急性リンパ性白血病では診断時年齢が予後と関係する。1歳未満や10歳以上は相対的に予後不良である。

2️⃣急性リンパ性白血病では診断時白血球数≧5万/μLは予後不良因子である。

3️⃣病型に限らず，白血病細胞のもつ分子遺伝学的異常（ゲノム異常）や治療反応性が予後予測因子となる。それぞれの病型により予後因子やその意義は異なる。

## 治療法ワンポイント・メモ

小児白血病の治癒率は向上し，現在では約70％の長期生存率が得られている。

## さらに知っておくと役立つこと

1️⃣高度な貧血を急速に補正することでかえって状態の悪化を招くことがあるため，緩やかに補正する。

2️⃣21トリソミーの患者では白血病の発症リスクが相対的に高い。

3️⃣小児白血病は典型的な遺伝性疾患ではないが，白血病の家族例があることは発症リスクとなることが知られており，近年の研究により小児白血病発症者の5〜10％に好発がん素因（cancer predisposition）が背景にあることが報告されている。

4️⃣小児慢性特定疾病として認定されている。

## 専門医へのコンサルト

　小児の白血病は多剤併用化学療法を中心とした治療が必要となるため，診断を疑った段階で専門医にコンサルトする。

# Langerhans 細胞組織球症
## Langerhans Cell Histiocytosis (LCH)

塩田 曜子　国立成育医療研究センター・小児がんセンター 血液腫瘍科医長（東京）

頻度 **あまりみない**（年間発生率は 100 万人あたり 5 人）

## 診断のポイント

1 年齢の低い小児に多いが成人発症もある。
2 病変部位の生検による組織診断が必須。
3 全身評価を行い病型分類する（表 1）。
4 中枢性尿崩症を生ずる例がある。

## 緊急対応の判断基準

1 乳児の多臓器型では，肝脾腫，血球貪食症候群をきたし，輸血依存となることがある。初期治療反応不良の判断を適切に行い，治療強化が必要。
2 胸腺腫大，頸部から甲状腺周囲の軟部組織病変の腫脹により，気道緊急の状態となることがある。併発する皮疹を探すなどして組織生検により診断を確定させる。ステロイドを含む化学療法を遅れずに開始する。

## 症候の診かた

1 骨病変：頭蓋のこぶ，眼球突出，病変部の骨痛など。椎体の場合，脊柱管内への腫瘍進展により神経圧迫症状をきたしうる。
2 皮疹：下腹部を中心とした出血様丘疹，こめかみ，頭頂部の脂漏性湿疹，首・腋窩・鼠径のしわの赤みなど。ステロイドの効果は限定的。
3 難治性の中耳炎・外耳道炎：外耳道が肉芽で塞がり鼓膜が観察できない，耳漏が続く，など。
4 肝脾腫，頸部リンパ節腫脹。
5 中枢性尿崩症：多飲多尿。

## 検査所見とその読みかた

　X 線，CT，MRI，骨シンチグラフィ，PET-CT などの画像検査を組み合わせて全身評価を行う。

**表1** 病型の定義

| 病型・臓器の数 | 病変 |
|---|---|
| 単一臓器型：<br>1 つの臓器のみ<br>single-system disease<br>（SS-LCH） | 皮膚，肺，リンパ節，下垂体ほか |
| | 単発の骨病変 |
| | 多発骨型 multifocal bone（MFB） |
| 多臓器型：2 臓器以上<br>multisystem disease<br>（MS-LCH） | リスク臓器（肝臓，脾臓，造血器）浸潤なし |
| | 浸潤あり |

1 骨病変：辺縁の骨硬化を伴わない溶骨とよく造影される軟部腫瘤（図 1）。特徴的な所見として，punched out lesion, beveled edge, dural tail sign, 地図状頭蓋，椎体圧迫骨折（vertebra plana）など。
2 肺病変：多発する小結節と囊胞，reticulonodular pattern を呈する（図 2）。線維化と肺胞壁の破壊・融合が進行し蜂窩肺となる。時に気胸をきたす。
3 胸腺：腫大と内部の石灰化が特徴的。
4 リンパ節病変（図 3）。

## 確定診断の決め手

1 病変部位の病理組織診断による。核のくびれやしわを伴う異型のある組織球（LCH 細胞）の集簇と，好酸球や多核巨細胞などを含む炎症細胞浸潤を認める。
2 LCH 細胞は免疫染色において，CD1a および Langerin（CD207）が陽性となる。MAPK 経路の遺伝子変異による ERK のリン酸化亢進をきたす炎症性骨髄腫瘍と考えられており，約半数の症例において *BRAF* V600E 変異が検出される。

## 誤診しやすい疾患との鑑別ポイント

1 組織学的に，炎症性の肉芽腫病変として，感染症などの非特異的な炎症による組織球増多と考えられてしまう例がある。集簇する組織球の異型や他の全身症状に注目し，本疾患を疑い上記の免疫染色を行う。
2 画像上，良性の骨腫瘍や進行の緩徐な腫瘍は，骨病変の辺縁に骨硬化所見を認める。一方，LCH の場合には溶骨のスピードが速いため，辺縁の骨硬化は認められない。治療が奏効し治癒過程に入ると，溶骨周囲から骨硬化所見が明らかとなり，すっかり骨再生する。

## 確定診断がつかないとき試みること

1 最も採取しやすい部位から生検を行う。

(1)

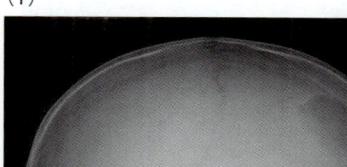
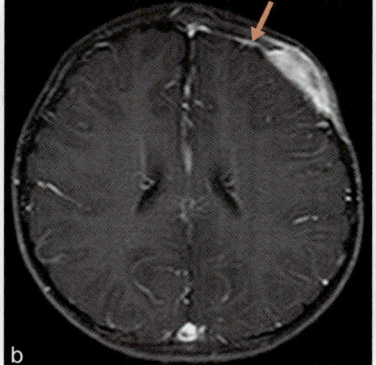
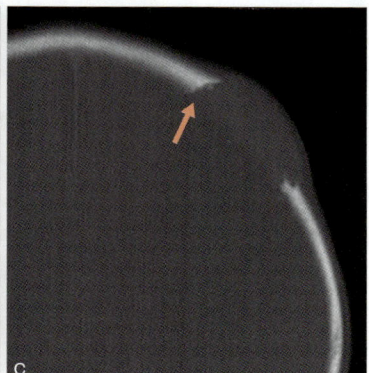

(2)　　　　　　　　　(3)

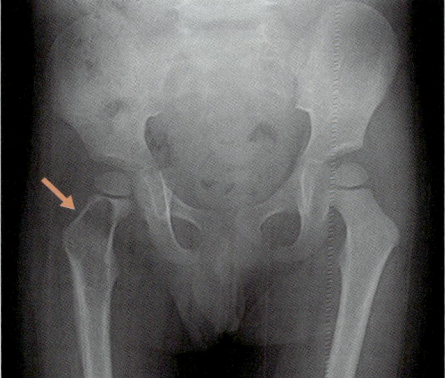
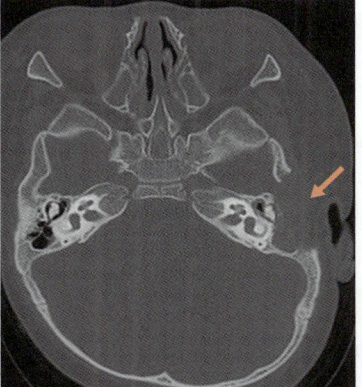

**図1　骨病変**

(1)2 歳男児・多発骨型
　a）X 線像：表層から触知する腫瘤部分にみられる円形の透亮像（punched out lesion）。
　b）造影 MRI T1 強調画像：溶骨部分の腫瘤は，造影効果を伴う。硬膜が一部造影され，dural tail sign（→）を呈している。
　c）CT 骨条件：内板と外板の溶骨程度の差による斜めの形状（beveled edge，→）。
(2)2 歳男児・多発骨型
　X 線像：化学療法が奏効し骨硬化が進むまでギプス固定を要した。
(3)1 歳女児・多臓器型
　CT 骨条件：側頭骨の溶骨。中耳炎として通院していた。治療開始 1 年後には骨はもとの形状に再生した。

❶出血や壊死が多く含まれ評価が困難な場合がある。
❷検体不十分で評価が困難な場合，繰り返し生検を行い，LCH 細胞の集簇を証明する。
❸*BRAF* をはじめとする遺伝子解析が行えるよう，十分な量の検体採取を行うようにする。

## 合併症・続発症の診断

### 1 中枢性尿崩症

❶視床下部-下垂体への浸潤により 15〜30％の症例にみられる。

❷LCH の診断時からの同時発症が約半数，残りの半数は 5〜10 年経過後に LCH の再発として尿崩症をきたす。

### 2 中枢神経変性症

❶再発例，CNS（central nervous system）リスク部位とされる眼窩や側頭骨などの顔面骨と頭蓋底，耳，口の病変例，尿崩症のある症例，*BRAF* V600E 変異陽性例などにおいて，LCH の診断から数年後に小脳歯状核を中心とした左右対称性の MRI 信号変化，小脳萎縮が次第に認められるようになる。

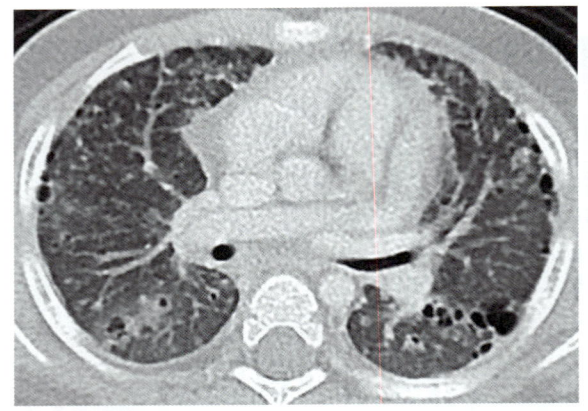

**図2 肺病変**

11か月男児・多臓器型。
造影CT肺野条件：多発する小結節と小嚢胞。

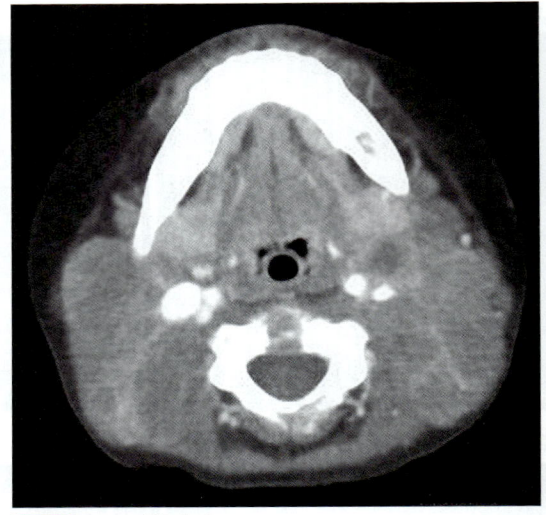

**図3 リンパ節病変**

2歳女児・多臓器型。
造影CT：多発する頸部リンパ節腫脹。

❷さらにその数年後から，小脳運動失調，学習障害などが進行する病態であり，脳内の *BRAF* V600E変異をもつ単球系細胞による著しい炎症と組織破壊と考えられている。

### 予後判定の基準

❶ほとんどの例で化学療法が有効だが，リスク臓器とされる肝臓・脾臓・造血器浸潤のある乳幼児で，治療抵抗性の場合，生命予後不良のため，適切な治療変更が必要である。

❷多臓器型の再発率は30％あまりと高率だが，再発部位としては骨が最も多く，臓器への再発はまれである。診断から2年以内の再発が8割を占める。時に複数回再発をきたすが，同じ治療が有効なため，治療強化を要さないことが多い。

### 経過観察のための検査・処置

❶骨再発の場合，限局する骨痛，腫瘤を触知する。
❷化学療法完了後も，中枢神経関連の晩期合併症の有無の評価のために，年1回の頭部MRI評価が推奨される。

### 治療法ワンポイント・メモ

❶多剤併用化学療法が標準的：ステロイドとビンカアルカロイド（ビンブラスチンまたはビンクリスチン）の基本薬剤に，シタラビン，6-メルカプトプリンなどを組み合わせた多剤併用化学療法を，多発骨型には6か月，多臓器型には12か月行う。
❷初期治療6週間における効果判定が重要である。

治療効果不十分の場合には，治療内容を変更して強化する。
❸年長児の単発骨病変，新生児の先天性皮膚病変は自然軽快することがある。
❹皮膚単独の病変と当初考えられても，多臓器型の初発症状のことが多く，全身病変の出現の有無について注意深く観察する。

### さらに知っておくと役立つこと

❶小児慢性特定疾病の対象疾患であり，18歳までは新規申請の対象となる。
❷尿崩症がある場合，指定難病の指定を受けることができるため，臨床調査個人票を作成し，治療費の公費負担申請を行う。

### 専門医へのコンサルト

　日本ランゲルハンス細胞組織球症研究グループ Japan LCH Study Group（JLSG），日本小児がん研究グループ Japan Children's Cancer Group（JCCG）のHLH/LCH委員会，日本小児血液・がん学会組織球症委員会，ランゲルハンス細胞組織球症（LCH）患者会などが連携して活動している。

# 小児の消化性潰瘍
## Peptic Ulcer in Children and Adolescents

石毛 崇　群馬大学大学院講師・小児科学

(頻度) **あまりみない**

## 診断のポイント

❶腹痛の有無（若年例では必ずしも腹痛を訴えられないことに注意）。

❷吐血の有無，便色（黒色便，血便）。

❸上部消化管内視鏡所見。

❹病理所見（好酸球浸潤など）。

❺内服歴：NSAIDs，ステロイドなど。

❻*Helicobacter pylori* 感染歴。

## 緊急対応の判断基準

❶症状を適切に表現することができないうえに，上部消化管内視鏡検査を容易に行うことができない小児では，消化性潰瘍の診断が遅れることが少なくない。そのために失血性ショックにより受診し，初めて消化性潰瘍の存在が疑われることもある。

❷バイタルサインや身体所見からショックと判断した場合，静脈路を確保し，ショックに対する治療を優先して行う。そのうえで，内視鏡的止血術が必要になる出血性潰瘍である可能性も考慮し，小児の消化器内視鏡治療を行うことができる専門施設に相談することが望ましい。

## 症候の診かた

❶腹痛

　❶胃・十二指腸潰瘍を認める場合には心窩部痛や上腹部痛を伴うことがあるが，小児の場合には症状を正確に伝えられないことがある点に注意が必要である。胃潰瘍では食後に，十二指腸潰瘍では空腹時に腹痛を訴えることが多い。

　❷機能性消化管疾患では夜間に腹痛を訴えることは少なく，腹痛による夜間覚醒は，消化性潰瘍を含めた炎症性腸疾患を疑う重要な所見である。

❷吐血

　❶鮮紅色の血液や黒褐色のコーヒー残渣様嘔吐を認める場合には，上部消化管からの出血を疑う。

　❷新生児であれば新生児メレナ，急性胃粘膜病変など，年長児であれば急性胃粘膜病変のほか食道静脈瘤などが鑑別にあげられる。

❸便色

　❶黒色便は，出血部位が食道，胃，小腸の場合によくみられる。

　❷鮮血便は，大腸から出血した場合が多いが，上部消化管で急速に出血した場合にもみられることがあるため，出血部位の想定は便色のみならず，腹痛など随伴症状と併せて総合的に推測する。

　❸黒色便を呈する消化管疾患として，消化性潰瘍のほか，IgA 血管炎・Meckel 憩室・血管腫などがあげられる。

## 検査所見とその読みかた

❶スクリーニング検査

　❶臨床症状より消化性潰瘍が疑われる場合には，まず貧血の有無とともに便潜血検査により消化管からの失血を確認することが重要である。

　❷ただし，吐下血および上腹部痛などから明らかに上部消化管出血が疑われる場合には，小児であってもすみやかに上部消化管内視鏡検査を検討すべきである。

　❸血液検査実施にあたっては，鑑別となる新生児メレナや血液凝固異常の除外のため，凝固機能検査を併せて行う。

❷腹部超音波検査

　❶十二指腸潰瘍では球部の壁不整・壁肥厚・血流増加を描出できる可能性がある。

　❷穿孔例においては free air や腹水などが検出される場合がある。

❸腹部 CT

　❶造影 CT 検査で高吸収を示す粘膜の途絶や嚢状の壁欠損を認める場合には潰瘍の可能性がある。

　❷腸管粘膜の浮腫を伴う潰瘍の場合には粘膜下層の肥厚を，粘膜の炎症が強い場合には粘膜の造影効果の増強や周囲の脂肪織濃度上昇，リンパ節腫大を認める。

　❸腸管穿孔の症例では，free air を認める。

❹上部消化管内視鏡検査

　❶消化性潰瘍の診断を確定するために，小児においても必須の検査である。小児においては胃潰瘍より十二指腸潰瘍の頻度が高いとされる。典型的な十二指腸潰瘍を図1に示す。

　❷露出血管を伴い活動性の出血を認める場合には，小児でも止血術が行われる。「小児消化器内視鏡ガイドライン 2017」では，体重 10 kg 以上であれば，必要に応じて治療の可能な通常径ビデオスコープが使用可能とされている。

**23**

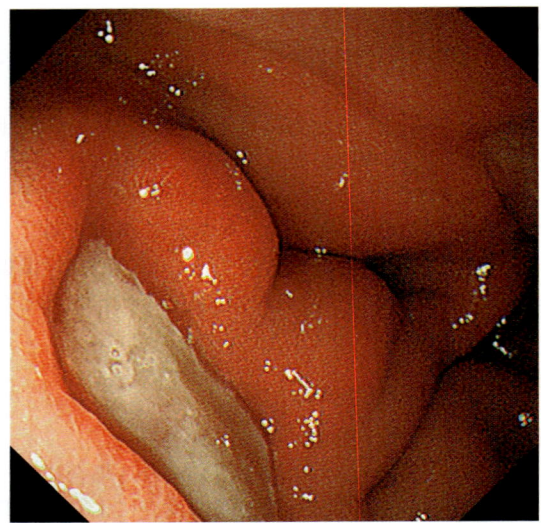

**図1** 十二指腸球部の潰瘍（自験例）

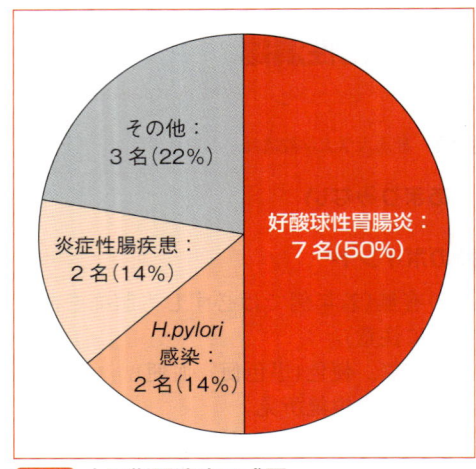

その他：
3名（22%）

炎症性腸疾患：
2名（14%）

*H.pylori*
感染：
2名（14%）

好酸球性胃腸炎：
7名（50%）

**図2** 十二指腸潰瘍の成因

〔八木龍介，他：小児十二指腸潰瘍患者における好酸球性胃腸炎の頻度と臨床的特徴．日小児栄消肝会誌 36（1）：16-20，2022 より〕

❸消化管内視鏡は，潰瘍そのものの診断のみならず，消化性潰瘍の原因を診断することにも役立つ。後述の通り小児の消化性潰瘍の原因は多岐にわたる。

❹胃の幽門前庭部に結節性胃炎を認める場合には，*H. pylori* 感染を疑う。好酸球性消化管疾患（EGIDs：eosinophilic gastrointestinal disorders）は肉眼的に異常を認めない場合も多いうえに診断には組織中の好酸球浸潤を証明することが必須であるため，消化性潰瘍症例ではその近傍から生検を行うことが特に重要である。

### 確定診断の決め手

❶腹痛，貧血，吐血，黒色便，血便を認める場合には必ず消化性潰瘍を鑑別にあげる。

❷消化管内視鏡検査で潰瘍を認める場合に，確定診断とする。

### 誤診しやすい疾患との鑑別ポイント

わが国における成人の消化性潰瘍の2大原因は*H.pylori* 感染，NSAIDs であり，これら2疾患で十二指腸潰瘍の全体の95%以上を占める〔消化性潰瘍診療ガイドライン2020（改訂第3版）〕。一方，近年わが国の小児では *H. pylori* 保菌率は減少傾向で，3%前後と報告されており（J Infect Chemother 25：526-530，2019），好酸球性胃腸炎が占める頻度がより高い（図2）（日小児栄消肝会誌 36：16-20，2022）。

胃腸炎や川崎病罹患後の消化性潰瘍症例の報告も散見されるなど，成人とは消化性潰瘍の成因が異なる可能性に留意すべきである。また，各種疾患における特徴的な所見を以下に述べる。

**1 EGIDs**

❶腸管粘膜の好酸球浸潤。

❷末梢好酸球数の増加。

❸アレルギー歴。

**2 NSAIDs 潰瘍**：NSAIDs 内服歴。

**3 *H.pylori* 感染**

❶胃粘膜生検組織による培養，病理組織所見，迅速ウレアーゼ試験。

❷結節性胃炎。

❸家族歴。

### 確定診断がつかないとき試みること

❶新生児・乳児例で下血・貧血を伴う場合には，胃管挿入のうえ胃内容物を吸引することで，上部消化管からの出血を推定することが可能である。

❷血液検査・便潜血・画像検査などから消化性潰瘍の存在を疑うもののすぐに内視鏡検査が実施できない場合にはプロトンポンプ阻害薬の投与を検討する。

### 専門医へのコンサルト

消化管内視鏡検査や病理学的検査，内服歴で消化性潰瘍の原因が特定できず，再燃を繰り返す場合に

は専門家にコンサルトを行う必要がある。

（執筆協力：八木 龍介　群馬大学大学院・小児科学）

# 小児の腹部腫瘍
## Abdominal Tumor in Children

上原 秀一郎　日本大学教授・小児外科学

頻度 **あまりみない**

GL 小児がん診療ガイドライン 2016 年版（第 2 版）

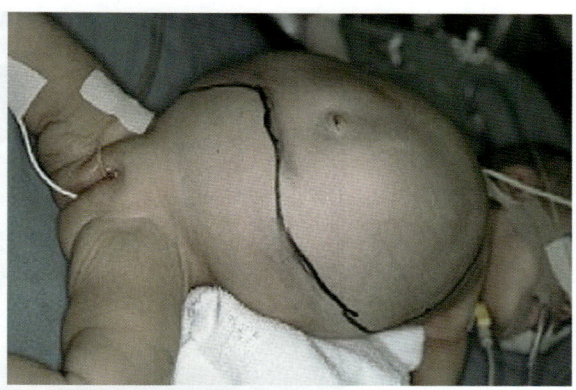

**図1　乳児神経芽腫の肝転移による腹部腫瘤**
本症例は呼吸不全で oncologic emergency の対応を要した。

## 診断のポイント

■1 神経芽腫，腎腫瘍（主なものは腎芽腫），肝腫瘍（主なものは肝芽腫），胚細胞性腫瘍，横紋筋肉腫などがある。また血液疾患だが，悪性リンパ腫も腹部腫瘤を呈することがある。

■2 理学所見，腹部超音波検査を施行して，腫瘤性病変の存在を確認する。

■3 血液検査や尿検査で腫瘍マーカーを検索する。

■4 CT 検査，MRI 検査や RI（核医学）検査を組み合わせて，腫瘍そのものの評価（大きさ，性状，周囲への圧迫・浸潤の有無），遠隔転移の検索を行う。

■5 確定診断は生検組織や摘出検体の病理組織診断で行う。

## 緊急対応の判断基準

■1 小児の腹部腫瘍を疑う場合，専門施設での集学的治療が必須であるため，小児がん拠点病院や連携病院など，小児がんの多職種専門家がチーム医療を行っている施設へすみやかに移送すべきである。

■2 小児の腹部腫瘍は急速に増大することが多く，呼吸不全や腎不全など“oncologic emergency”で発見されることも少なくない。腫瘍出血に伴う出血性ショック，腫瘍増大による腸管の圧迫，腸管由来の腫瘍による腸重積，下肢麻痺，直腸膀胱障害などの神経障害などの場合は緊急処置を要するため，専門病院への緊急搬送が必要である。

## 症候の診かた

■1 腹部腫瘤，腹部膨満（図1）：多くの小児腹部腫瘍では初発症状となる。局在，大きさ，硬さ，表面の性状，可動性，圧痛や波動の有無などの所見を確認する。腹部膨満は巨大な腫瘍，腹水，腫瘍内出血の可能性がある。巨大な腫瘍は横隔膜の圧迫などによ

り呼吸不全の原因となる。

■2 発熱・機嫌不良：腫瘍のサイトカイン産生に伴って発熱することがある。

■3 血尿：腎腫瘍や膀胱原発の横紋筋肉腫などの腫瘍性病変の可能性がある。

■4 歩行障害・下肢麻痺：神経芽腫や Ewing 肉腫など，後腹膜腔に発生した腫瘍の脊髄内進展や神経根圧迫などにより麻痺が生じる。また腫瘍の大腿骨転移などにより跛行をきたすこともある。

■5 その他，腹部腫瘍の存在により，全身に随伴する症状を呈することがある。

❶ 神経芽腫：高血圧（カテコールアミン産生による），難治性下痢（VIP 産生による），肝腫大，跛行，オプソクローヌス・ミオクローヌス症候群。

❷ 腎芽腫：高血圧，半身肥大，無虹彩症，Beckwith-Wiedemann 症候群，Denys-Drash 症候群。

❸ 胚細胞性腫瘍：抗 NMDA 抗体脳炎（卵巣奇形腫）など。

## 検査所見とその読みかた

■1 一般血液検査・尿検査：貧血や LDH 高値が認められることがあるが，特異的ではない。腎腫瘍では血尿が認められることもある。

■2 腫瘍マーカー

❶ 血清 AFP（$\alpha$-fetoprotein）：肝芽腫，卵黄嚢癌，未熟奇形腫などで高値を示す。胎児期に肝臓や卵黄嚢組織で産生され，新生児期～乳児期まで健常児でも高値となるため，注意を要する。

❷ hCG（human chorionic gonadotropin）$\beta$ サブユニット：絨毛成分を含む胚細胞性腫瘍で高値となる。

23

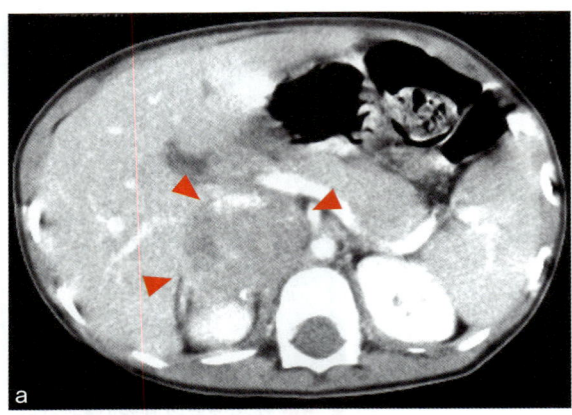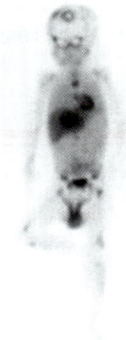

**図2　右副腎原発神経芽腫**

a：腹部造影 CT。右副腎部に腫瘤を認め（▶），腎血管を巻き込んでいる。
b：$^{123}$I-MIBG シンチグラフィ。右副腎のほか，頭蓋骨，胸骨，脊椎，腸骨など
　に異常集積を認める。

❸血清 NSE（neuron specific enolase）：神経芽腫などの神経原性腫瘍で高値を示す。横紋筋肉腫や腎芽腫でも高値となることもあり，特異性は低い。溶血で高値を示す。

❹血清フェリチン：神経芽腫，悪性リンパ腫で高値となる。

❺可溶性 IL-2 レセプター（sIL-2R）：非 Hodgkin リンパ腫で高値となる。

❻尿中 VMA（vanillylmandelic acid），HVA（homovanillic acid）：神経芽腫の診断感度は 85〜95％であり，その診断にきわめて有用である（medicina 33: 2342-2343，1996）。

❸画像診断

❶腹部超音波検査：腫瘍の形態，大きさ，周囲臓器との関係，血流の把握（ドプラ検査），腹水の有無などに有用である。

❷CT，MRI：腹部 CT では腫瘍の大きさ，腫瘍内石灰化，血管との位置関係，リンパ節転移の評価に有用である（図2a）。頭部，胸部 CT は遠隔転移巣の有無を検出する。腹部 MRI は腫瘍の構成成分も推定可能である。

❸放射線シンチグラフィ：$^{99m}$Tc による骨シンチグラフィは骨転移に有用である。$^{123}$I-MIBG シンチグラフィ（図2b）は神経芽腫に特異的であり，感度がよく，原発巣や転移巣の検索に重要である。$^{18}$F-FDG-PET/CT も腫瘍性病変の転移巣検索に有用である。

## 確定診断の決め手

❶画像診断による腫瘍の局在，特異的腫瘍マーカーで仮診断は可能である。

❷確定診断には生検や摘出検体の病理学的診断が必須である。また組織採取は病理学的診断のほか，神経芽腫の *MYCN* 遺伝子の増幅や軟部肉腫の染色体転座の検出などで重要であり，それによって診断や治療方針が決定することもある。

❸生検では十分量の検体採取が望まれるため，開腹腫瘍生検（incisional biopsy）によることが多い。しかし最近では，侵襲性から core needle biopsy で検体採取される例も散見される（Pediatr Int 64: e15228，2022）。

## 誤診しやすい疾患との鑑別ポイント

神経芽腫，腎腫瘍，肝腫瘍，胚細胞性腫瘍，横紋筋肉腫，悪性リンパ腫 など：診断において最も重要なことは病理学的診断であり，生検は躊躇なく行われるべきである。

## 確定診断がつかないとき試みること

❶oncologic emergency などによる全身状態不良の場合は，生検による病理学的診断に先んじて治療を行うこともある。

❷小児悪性固形腫瘍は中央病理診断システムが確立しているため，専門の病理医の診断を仰ぐ。

## 予後判定の基準

それぞれの腫瘍によって，リスク分類がある。

■1 神経芽腫：年齢が 1.5 歳以上，INRG 分類で L2 や M，*MYCN* 遺伝子増幅があるものは予後不良である。1p や 11q の欠失があるものも予後不良である。

■2 腎腫瘍：予後不良の組織型としてびまん性退形成腎芽腫(diffuse anaplasia)，腎明細胞肉腫，腎ラブドイド腫瘍がある。

■3 肝芽腫：治療前病期分類(PRETEXT)において切除困難例や遠隔転移例は予後不良である。

■4 横紋筋肉腫：病理組織型で胞巣型は胎児型より予後不良。また原発部位が膀胱，前立腺，四肢，傍髄膜は予後不良。眼窩，頭頸部，胆道原発が予後良好である。

## 経過観察のための検査・処置

■1 腫瘍再発の有無：定期的な画像検査や腫瘍マーカーの計測によるフォローが必要である。10 年を超えても再発例があることから，長期フォローアップが必要である。

■2 晩期合併症：集学的治療による内分泌障害(下垂体，甲状腺，性腺など)，二次がんなどについて，十分な長期フォローが必要である。

## 治療法ワンポイント・メモ

■1 小児悪性固形腫瘍は，日本小児がん研究グループ(JCCG)に固形腫瘍分科会があり，それに属する神経芽腫，腎腫瘍，肝腫瘍，横紋筋肉腫，胚細胞性腫瘍などの各委員会により提唱された臨床試験において，リスク群ごとのプロトコールで治療されることが一般的である。

■2 効率よく臨床試験を遂行するために，コンサルテーションシステムをはじめ，病理診断，画像診断などの中央診断システム，中央データセンター，検体保存センターなどが構築されている。

## さらに知っておくと役立つこと

■1 小児がんの 5 年生存率は約 80％にまで改善され，治療成績は著しく向上した。

■2 しかし，集学的治療による晩期合併症の発生も問題となっており，各リスク群に応じた治療プロトコールの開発が重要である。

## 専門医へのコンサルト

■1 専門施設での集学的治療が必須であるため，小児

がん拠点病院や連携病院など，小児がんの多職種専門家がチーム医療を行っている施設へすみやかに移送すべきである。

■2 小児悪性固形腫瘍は病理組織診断が困難であることも多い。中央病理診断システムが確立しているため，専門の病理医の診断を仰ぐ。

# 乳児下痢症
## Infantile Diarrhea

新井 勝大　国立成育医療研究センター・小児内科系専門診療部消化器科診療部長(東京)

(頻度) **よくみる**

GL 難治性下痢症診断の手引き(2021)

## 診断のポイント

■1 乳児期に下痢を生じる原因はさまざまである。

■2 下痢の程度や期間，発熱や嘔吐，血便の有無などが鑑別に重要である。

■3 脱水徴候や体重増加を評価し，緊急での治療対応についても検討する。

■4 2 週間以上続く下痢では，「難治性下痢症診断の手引き」を用いて診断を進めることが有用である。

## 症候の診かた

■1 下痢：下痢の性状や頻度，血液混入の有無などが重要となる。持続期間や脱水や皮膚トラブルといった随伴症状にも注意深く対応する。授乳や離乳食との経時的関連についても注意を要する。

■2 血便：血便を伴う下痢症では，血液であることの確認に加え，肛門周囲からの出血なのか，腸管からの出血なのかの判別が重要となる。細菌性腸炎，消化管アレルギー，さらには炎症性腸疾患の可能性などから，特に細菌性腸炎が除外されたケースでは内視鏡による評価が検討されるべきである。

■3 脱水：下痢を繰り返す患者は脱水症や電解質異常などのリスク患者であり，下痢の原因評価と同時に，脱水の程度についての評価が行われる必要がある。

■4 体重増加不良：特に慢性の下痢症では体重増加不良を伴うことが多く，将来的な成長や発達への影響も起こりうる。体重増加不良の患者では，早期の診断と治療介入の取り組みが望まれる。

## 検査所見とその読みかた

■1 感染症スクリーニング：便中ウイルス検査(ロタ

**23**

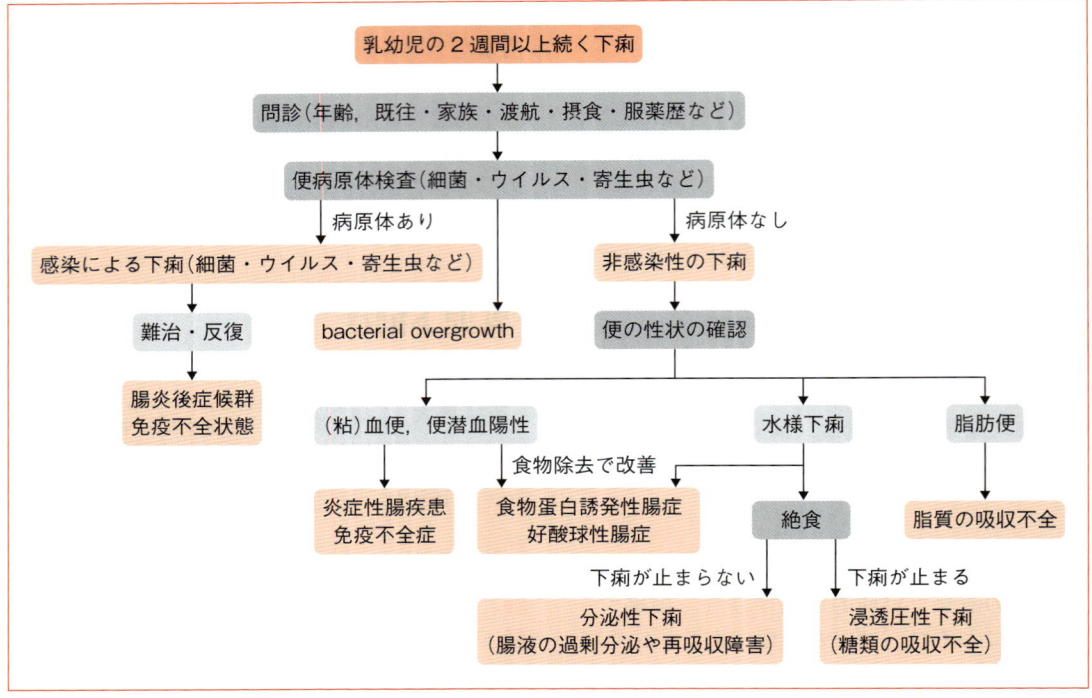

**図1** 難治性下痢症診断の手引きの診断アルゴリズム（簡易版）

〔工藤孝広, 幾瀬 圭：難治性下痢症診断アルゴリズム簡易版. 厚生労働科学研究費補助金 難治性疾患等政策研究事業「小児期から移行期・成人期を包括する希少難治性消化管疾患の移行期を包含するガイドラインの確立に関する研究」（研究代表：田口智章）編集, 虫明聡太郎, 位田 忍 責任編集：難治性下痢症診断の手引き—小児難治性下痢症診断アルゴリズムとその解説—. 診断と治療社, p34, 2021 より〕

ウイルス, アデノウイルス, ノロウイルスなど）, 便培養検査が行われるのが一般的である。免疫不全・抑制下の患者や, 海外渡航歴などのリスク因子のある患者では寄生虫検査の実施についても検討する。免疫抑制下の患者では, サイトメガロウイルスやEB（Epstein-Barr）ウイルスについての抗原, 抗体検査が必要となることもある。

**❷アレルギー検査**：消化管アレルギーによる下痢や血便の患者では, 便中好酸球の評価に加え, 原因抗原特定のための IgE RAST 検査が行われることがある。原因と思われる食物の除去や負荷による症状の変化が診断の決め手となることがある。

**❸内視鏡, 病理組織検査**：遷延する下痢や血便の患者では, 内視鏡検査による粘膜評価と粘膜生検の病理組織検査が, 炎症性腸疾患や消化管アレルギーに伴う好酸球性消化管疾患の診断に有用なことがあり, 専門施設, 専門性の高い医師との相談が有用である。

**❹便検査**：便中の電解質, 便浸透圧の測定は分泌性下痢と浸透圧性の下痢の鑑別に有用である。また,

便中の脂肪滴や便 pH, 還元糖, $\alpha_1$-アンチトリプシンなどの評価は消化吸収障害を示唆する所見である。さらに便中 Hb や便中カルプロテクチンは出血や炎症の存在を示唆する重要な便検査である。

**❺**消化管ホルモンの測定や遺伝子検査が診断の決め手になる疾患もある。

## 確定診断の決め手

**❶**ウイルス性胃腸炎は乳児下痢症の原因として最も高頻度で, 脱水症やけいれんを合併することがある。便中ウイルス検査による病原体の同定が診断の決め手となり, 予後の予測にもつながる。ウイルス性胃腸炎後に下痢などが遷延する症例は腸炎後症候群への移行も考慮する。

**❷**非感染性の下痢では, 血液混入の有無と, 絶食時の便性の変化が診断方針の決め手になることがある。

　❶非感染性の血便が続く患者では内視鏡と生検粘膜の病理組織検査による好酸球性消化管疾患や炎症性腸疾患が診断につながる。

❷絶食により改善する下痢では，吸収不全を考慮しての消化吸収関連の評価が有用である。

❸分泌性の下痢が続くときには，VIP 産生腫瘍，ガストリン産生腫瘍，カルチノイド腫瘍といった消化管ホルモン産生腫瘍を疑ってのホルモン産生や，トランスポーター異常を疑っての遺伝子検査〔先天性クロール下痢症（*SLC26A3*），先天性ナトリウム下痢症（*SPINT2，GUCY2C，SLC9A3*）など〕が診断につながることもある。それ以外にも，Shwachman-Diamond 症候群（*SBDS*），IPEX 症候群（*FOXP3*），APECED 症候群（*AIRE*），無 β リポ蛋白血症（*MTP*），先天性小腸上皮異形成症（*EpCAM，SPINT2*）などの診断に遺伝子検査が用いられる。

❹さらに，回盲部切除術後などに発症することが多い胆汁酸性下痢症を疑った際には，胆汁酸と結合するコレスチラミンの使用が劇的な下痢の改善につながることもある。

### 誤診しやすい疾患との鑑別ポイント

特に 2 週間以上続く下痢の鑑別には，「難治性下痢症診断の手引き」の診断アルゴリズムを使って鑑別を進めるのが有用である（図 1）。

### 確定診断がつかないとき試みること

❶便検査，内視鏡検査などを繰り返すことで確定診断に至ることがある。

❷症状と検査値が矛盾するときなどは，代理 Münchausen 症候群を疑い，多角的なアプローチを行うことを検討する。

### 専門医へのコンサルト

2 週間以上続く下痢で，診断のために内視鏡その他の特殊検査が必要と思われる患者，また体重増加不良を伴う患者については，専門性の高い施設での診療が望まれる。

---

# 乳児栄養障害
Malnutrition in Infants

惠谷 ゆり　大阪母子医療センター・消化器・内分泌科主任部長

(頻度) **よくみる**

### 診断のポイント

❶成長障害や体重減少を認める。

❷体重が増えてはいるが，体重の成長曲線が徐々に下がっている。

❸ Kaup 指数〔体重（kg）÷身長（m）$^2$〕14 以下のやせを認める。

❹哺乳不良や経口摂取不良，あるいは消化不良・吸収不良をきたす疾患を認める。

❺経管栄養や経静脈栄養を長期間実施している。

### 緊急対応の判断基準

❶急激な体重減少を認める場合や脱水を伴う場合，全身状態が不良である場合は入院加療とし，栄養状態の改善をすみやかにはかる。

❷養育過誤や虐待が疑われる場合はできるだけ保護者の付き添いがない状態で入院加療が行える医療機関に相談する。

### 症候の診かた

❶身長・体重・頭囲の評価：乳児が来院した場合は必ず身長・体重を測定し，発育・発達に問題がありそうな場合は頭囲も確認する。強い栄養障害があると頭囲が小さくなってしまうことが知られている。

❷母子手帳などに記載されている今までの身長・体重のデータを元に成長曲線を作成し，ラインに沿った正常範囲の発育が得られているかどうかを確認する。

❸顔色不良や皮疹，爪や毛髪の異常の有無，発達の遅れや筋緊張低下などの神経学的異常の有無，嘔吐や下痢の有無を確認する。

❹ 1 回の哺乳量，哺乳時間，哺乳回数あるいは 1 回の食事量，食事時間，食事回数などを詳細に聞き取ることは重要である。経管栄養を行っている場合は何をどのように投与しているか，詳しく聞き取るようにする。

### 検査所見とその読みかた

❶一般検査所見では貧血や Alb 低値，電解質異常，Cr 高値などの有無を確認する。乳児の Cr の正常値は低い（生後 3 か月〜11 か月児の中央値は 0.20〜0.22 mg/dL）ので，異常値を見逃さないように留意する。

❷内分泌学的評価として低血糖の有無や甲状腺機能低下症，成長ホルモン分泌不全症の有無を確認する。

❸重度の栄養障害児では鉄だけではなく亜鉛，銅，セレンなどの微量金属やカルニチンなどの栄養素が欠乏していることがあるので血液検査で確認する。

❹胸腹部単純 X 線検査によるスクリーニングも

23

行っておく。

## 確定診断の決め手

体重増加が十分ではなく，成長曲線上で体重のプロットが徐々に，あるいは急激に下がっている場合は栄養障害に陥っている可能性が高いと考えてよい。採血データに異常がなくとも，栄養改善のための介入を行うことが望ましい。

## 誤診しやすい疾患との鑑別ポイント

❶頭蓋内腫瘍（特に間脳腫瘍）：神経学的異常に乏しく，成長障害が主症状となっていることがあるので，頭部 CT などによる頭蓋内スクリーニングも行っておく。

❷成長ホルモン分泌不全症：成長ホルモンによって主に肝臓で産生されるインスリン様成長因子（IGF-1）は比較的半減期が短い蛋白であり，栄養状態が悪いと低下するので，低値であった場合も成長ホルモン分泌刺激試験を行う前にまず栄養状態の改善をはかることが望ましい。

## 確定診断がつかないとき試みること

栄養障害の有無について診断に迷うことはまれであるが，どの程度哺乳力があるのか，あるいは食べることができるのかを問診だけで把握することはしばしば困難であり，入院のうえ客観的に評価するとよい。

## 合併症・続発症の診断

自閉スペクトラム症などの神経発達症による口腔過敏のために哺乳不良や経口摂取不良を認めることは珍しくない。しかし乳児の段階で神経発達症があるかどうかを判断することは容易ではなく，診断や保護者への告知は慎重に行うべきである。

## 治療法ワンポイント・メモ

❶何らかの理由で経口での栄養摂取量が十分に得られない場合は経管栄養を行う。1歳を過ぎても離乳食の摂取が進まない場合は経腸栄養剤の併用も考慮するが，医療用の経腸栄養剤は小児にとってはNPC/N 比（非蛋白カロリー/窒素比）が低く，蛋白過負荷になりうるので投与量が多くなり過ぎないように留意する。

❷短腸症候群などのために腸管から十分な栄養素の吸収が困難な場合は積極的に経静脈栄養を行う。長期間の経静脈栄養を行うには CV ルートが必要だが，比較的短期間であれば末梢挿入型中心静脈カテーテル（PICC：peripherally inserted central venous catheter）を用いることも可能である。

❸乳児に経静脈栄養を行う場合は，アミノ酸はプレアミン-P を用いるなど乳児に適した組成にする。また，脂肪製剤の投与も適宜行い必須脂肪酸欠乏にならないように留意する。

## 専門医へのコンサルト

乳児の栄養障害の精査・加療については入院加療が可能な小児科に依頼することが望ましい。

# 肥厚性幽門狭窄症
Hypertrophic Pyloric Stenosis

木下 義晶　新潟大学大学院教授・小児外科学

頻度　よくみる

## 診断のポイント

❶生後 2〜3 週間頃から始まる非胆汁性の噴水状嘔吐。

❷出生 1,000 人あたり 1〜5 人前後で，男女比は 4:1 と男児に多い。

❸家族性があり，第 1 子，人工乳栄養児に多いとされる。

## 緊急対応の判断基準

❶コーヒー残渣様嘔吐：繰り返す嘔吐により逆流性食道炎や胃炎を生じる。胃管による減圧，経口中止，輸液による治療を要する。

❷低カリウム性低クロール性代謝性アルカローシス：重症例では脱水や胃酸喪失により呈することがあり，初期治療として適切な輸液療法を行う。

## 症候の診かた

❶嘔吐：噴水状，非胆汁性。

❷腹部腫瘤：右上腹部にオリーブ様腫瘤を触知する。

❸腹部の波動：胃の過蠕動を反映する。

## 検査所見とその読みかた

❶腹部単純 X 線写真：胃内に空気が大量に貯留し，single bubble の像を呈することが多い（図 1）。

❷腹部超音波：幽門筋の肥厚を示す短軸像の doughnuts sign（図 2），長軸像の uterine cervix sign（図

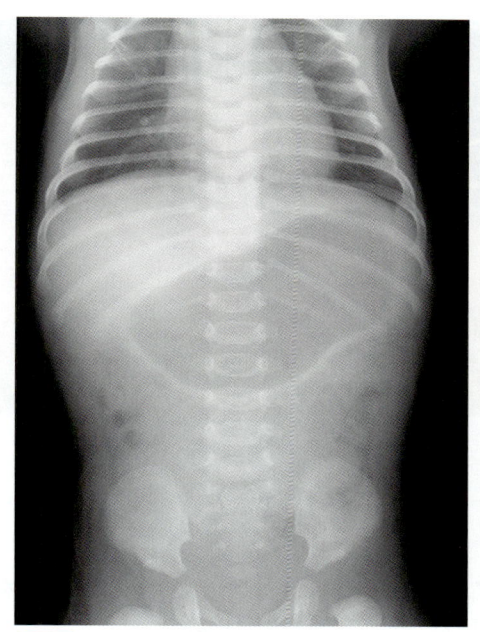

**図1** 腹部単純 X 線写真

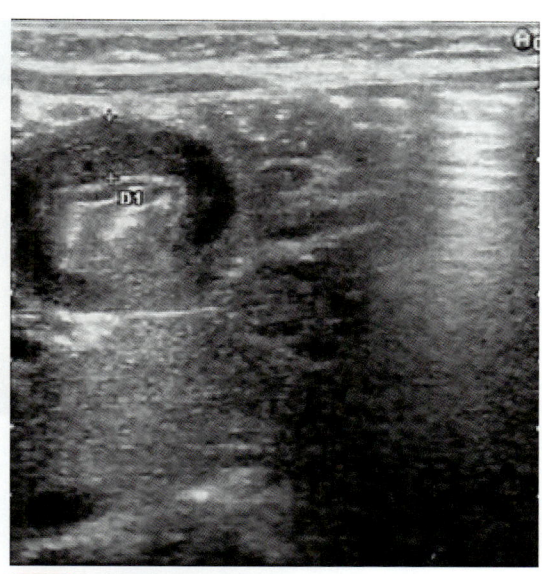

**図2** 腹部超音波（短軸像）

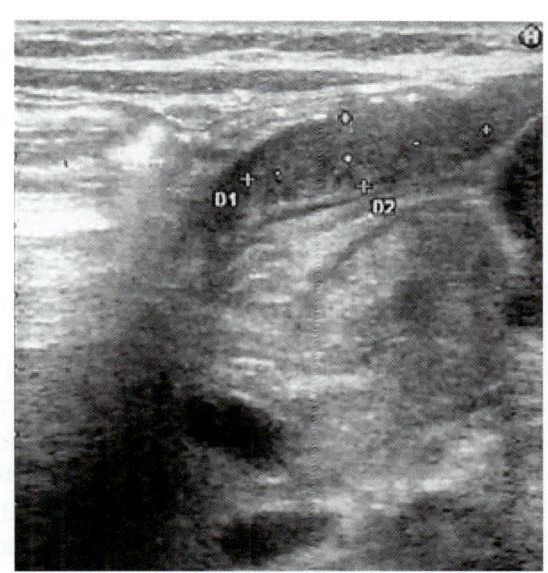

**図3** 腹部超音波（長軸像）

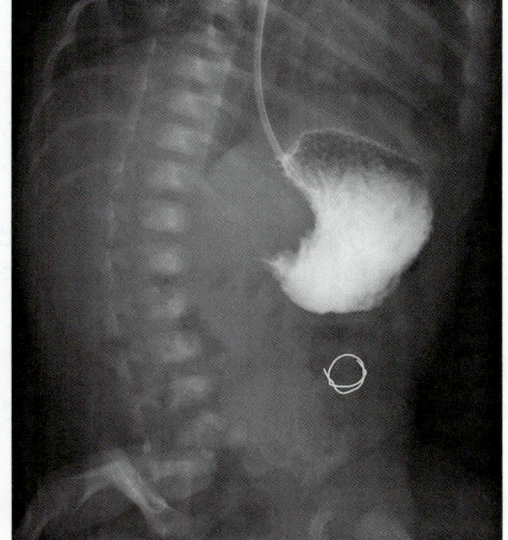

**図4** 上部消化管造影

3），shoulder sign など。幽門筋肥厚が 4 mm 以上，幽門管長が 15 mm 以上を本症の診断基準とされることが多い。

**③** 上部消化管造影：狭窄，延長した幽門部をわずかに通過する所見として string sign（図4），umbrella sign，beak sign，mushroom sign など。

**確定診断の決め手**

腹部超音波検査，上部消化管造影検査で確定診断が可能。

**誤診しやすい疾患との鑑別ポイント**

**❶** 胃食道逆流症（⇨637 頁）：上部消化管造影にて胃

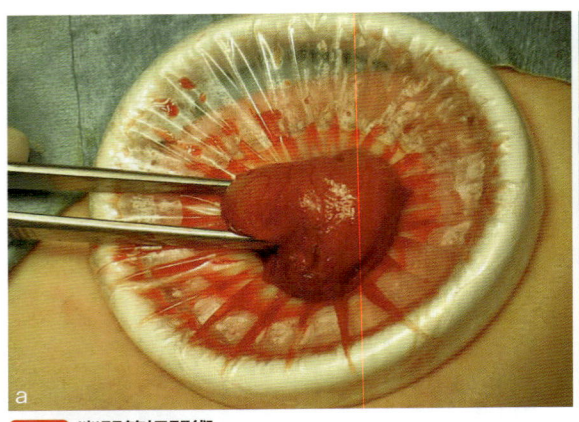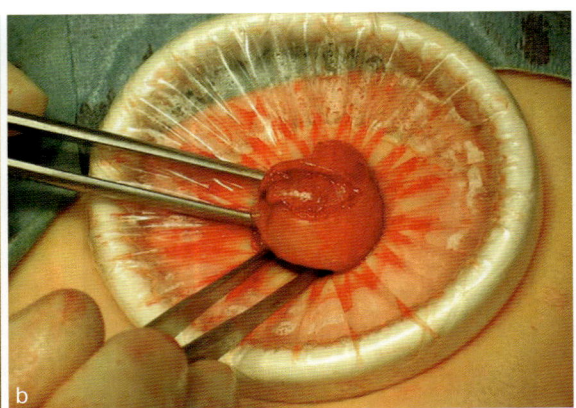

**図5 幽門筋切開術**
a：肥厚した幽門部，b：幽門筋を切開

から食道への逆流を認める。

**2 胃軸捻転症**：乳児では胃が長軸方向に捻転していることが多い。上部消化管造影で確認できる。

**3 腸回転異常症**：腸軸捻転を合併すると胆汁性嘔吐や血便をきたす。腹部超音波検査，上部消化管造影，下部消化管造影で鑑別が可能である。

## 確定診断がつかないとき試みること

**1** 画像診断としては超音波検査を第1選択とする。胃管を挿入し，生理食塩液を胃内に満たしながら幽門部を観察すると肥厚した幽門が描出しやすい。

**2** 超音波検査で確定診断がつかなければ上部消化管造影を行う。上部消化管造影では他の嘔吐をきたす疾患との鑑別に関する情報も得られる。

## 予後判定の基準

適切に治療が行われれば早期に完治が期待できる。

## 経過観察のための検査・処置

経過観察するという選択肢は適切でない。基本的に診断がつき次第，内科的あるいは外科的治療を行う。

## 治療法ワンポイント・メモ

**1** 輸液療法

**❶** 重症例では低カリウム性低クロール性アルカローシスの病態を呈することがあり，初期治療として適切な輸液療法を行う。

**❷** 利尿がつくまでの初期は生理食塩液：5〜10%

ブドウ糖液＝1：1または2：1の混合液を20 mL/kg/時にて急速投与する。

**❸** 利尿を得たあとは生理食塩液：5〜10%ブドウ糖液＝1：2あるいは1：3の混合液にK濃度を20 mEq/Lになるように調整した維持輸液とし，さらに胃管から排出される胃液量（mL）も加えた量を投与する。

**2** アトロピン硫酸塩療法：経口療法と経静脈療法，およびその併用療法がある。

**❶** 経口療法：心拍モニター装着のうえでアトロピン硫酸塩初回投与量0.08 mg/kg/日（分8）を3時間ごとに哺乳15〜30分前に投与する。3〜4回投与した時点で嘔吐症状があれば漸増し，最大0.1 mg/kg/日まで増量する。

**❷** 経静脈療法：0.01 mg/kgを4時間ごとに静注する（0.06 mg/kg/日）。翌日から1回10〜20 mLのミルクをアトロピン硫酸塩0.01 mg/kgの静注直後に哺乳させる。1日の嘔吐が2回以下ならミルクを増量する。ミルクの摂取量が150 mL/kg/日になれば，アトロピン硫酸塩静注投与量の倍量（0.12 mg/kg/日）の経口投与にする。

**3** 外科療法

**❶** 幽門筋切開術（Ramstedt手術）。肥厚した幽門部（図5a）の筋層を切開する（図5b）。

**❷** 術式として右上腹部切開法，臍部切開法，腹腔鏡下幽門筋切開術などがある。

## さらに知っておくと役立つこと

病因として遺伝子要因が報告されているほか，環境因子としてガストリン，モチリンなどのホルモン，

母・児のマクロライド系抗菌薬内服, 経鼻胃管チューブ挿入なども報告されている。

### 専門医へのコンサルト

すみやかに小児消化器を専門とする小児科医, または小児外科医のいる医療機関へ紹介する。

# 腸重積症
## Intussusception

菱木 知郎　千葉大学大学院教授・小児外科学

**頻度** よくみる
**GL** エビデンスに基づいた小児腸重積症の診療ガイドライン(改訂第2版)(2022)

### 診断のポイント

❶ 発症のピークが生後7〜10か月。
❷ 間欠的腹痛(85.2〜100%にみられる)。
❸ 嘔吐・血便・活気不良。
❹ 腹部超音波で target sign が描出される。
❺ 右季肋部に腫瘤を触知。

### 緊急対応の判断基準

腹膜炎, ショック症状, 腹部単純X線写真における遊離ガス像は全身状態の不良, 腸管壊死を示唆する所見である。非観血的整復は禁忌であり, すみやかに蘇生措置と手術が可能な施設への搬送を行う。

### 症候の診かた

❶ 腹部所見:腹部の診察で診断を導くことは困難であるが, 腹膜炎の存在や他の疾患との鑑別のために腹部理学所見をとることは必須である。右季肋部にソーセージ様腫瘤を触れるが, その感度は高くないとされる。Dance徴候(右下腹部が空虚に触れる)の陽性率は10%程度とされ, 診断的意義は低いとされる。
❷ バイタルサイン:頻脈, 血圧低下, 末梢循環不全がみられる患児はショック状態にあり, すみやかな蘇生と手術を見据えた搬送が必要となる。

### 検査所見とその読みかた

❶ 腹部超音波検査
　❶ 腸重積症の診断において最も感度および特異度の高い検査である。小児腸重積症のほとんどが回

腸結腸型であるので, 右側腹部から右上腹部に重積した腸管を描出することが可能である。ただし一部にS状結腸まで先進部が及ぶこともあり, 腹部全体の丁寧な観察が必須である。重積腸管は短軸方向の断面で target sign, 長軸方向断面では pseudokidney sign として描出される。
　❷ 腹部超音波検査では重積腸管だけでなく, 病的先進部の描出にも有用である。小児の腸重積症では病的先進部のない, いわゆる特発性腸重積症が大半を占めるが, 比較的頻度の高い病的先進部は Meckel 憩室, 重複腸管, 若年性ポリープなどである。
　❸ さらに超音波ドプラ検査で腸管虚血の有無や程度が予測できることが報告されているが, 血流が描出されない場合でも非観血的整復が可能な場合もある。
❷ 腹部単純X線:右上腹部の腫瘤像が特徴的とされるが, 陽性率は低い。腹腔内遊離ガス像は消化管穿孔を示す所見であり, 非観血的整復術は禁忌である。また, 小腸閉塞像がある場合も慎重に行われる必要がある。
❸ 注腸造影検査
　❶ 超音波検査で腸重積症の診断が得られない場合でも症状から本症が疑われる場合, 注腸造影検査は誤診の少ない検査として有用であるばかりでなく, 引き続き非観血的整復術に移行できるという利点もある。
　❷ 注腸造影検査では造影剤が腸重積の先進部に到達し, カニ爪様の陰影欠損像が描出される。
❹ 腹部CT:小児においては被曝の観点から第1選択とはならないが, 他の急性腹症との鑑別において有用な場合がある。

### 確定診断の決め手

❶ 突然発症する間欠的腹痛。
❷ いちごジャム状の血便(必須ではない)。
❸ 腹部超音波検査による重積腸管の描出。

### 誤診しやすい疾患との鑑別ポイント

❶ **感染性腸炎**
　❶ 特に血便で発症する病原性大腸菌による腸炎などは鑑別にあがる。これらでは多くの場合下痢がみられるが, 腸重積症でも先行感染による下痢が遷延することもあり, 症状のみによる鑑別が困難な場合がある。
　❷ 腹部超音波検査で腸管壁の炎症や浮腫が著明な

**23**

場合に横断像が target sign と紛らわしいことがあるが，この場合は長軸像で pseudokidney sign の有無を確認することが重要である。

**2 IgA 血管炎**（⇨ 964 頁）：血管炎により壁内血腫を生じ，超音波像が腸重積症に似ることから鑑別疾患として重要である。IgA 血管炎による壁内血腫が先進部となり腸重積症をきたすこともある。

### 確定診断がつかないとき試みること

注腸造影検査は正診率が高く，腹膜炎や消化管穿孔，ショックなどがみられない場合は積極的に行うべきである。

### 合併症・続発症の診断

腹膜炎・腸管穿孔：筋性防御，反跳痛などの腹膜刺激症状は腹膜炎や腸管穿孔の重要なサインであり，腹部単純 X 線，腹部超音波ならびに血液検査などにより総合的に診断する。

### 予後判定の基準

ガイドラインによる小児腸重積症の重症判定基準：以下の重症度判定基準が収載されている〔エビデンスに基づいた小児腸重積症の診療ガイドライン（改訂第 2 版）〕。

**1** 重症：全身状態が不良または腸管壊死が疑われる以下のいずれかの状態を有する。
- **❶** ショック症状。
- **❷** 腹膜炎症状。
- **❸** 腹部単純 X 線写真に遊離ガス像を認める。

**2** 中等症：全身状態は良好であるが，腸管虚血の可能性を示す以下のいずれかの条件を有する。
- **❶** 初発症状からの経過時間が 48 時間以上。
- **❷** 生後 3 か月以下。
- **❸** 先進部が脾彎曲より肛門側。
- **❹** 回腸回腸結腸型。
- **❺** 白血球数増多（>20,000/$\mu$L），CRP 高値（>10 mg/dL）。
- **❻** 腹部単純 X 線写真で小腸閉塞。
- **❼** 超音波検査所見で，1）血流低下，2）内・外筒間の液体貯留，3）病的先進部の存在。

**3** 軽症：全身状態が良好で，「重症」「中等症」の基準を満たさないもの。

### 治療法ワンポイント・メモ

**1** 非観血的整復の適応：上記重症度分類で「重症」の場合は非観血的整復の適応外であり，集中治療を含む蘇生措置を施したうえで手術を行う。「中等症」においては腸管穿孔のリスクを考慮して慎重な整復を試みるべきである。

**2** 非観血的整復のポイント：末梢静脈ルートを確保したうえで行うのが望ましい。整復の媒体としてかつてはバリウムによる整復が行われたが，腸穿孔が起きた場合に重症化するため現在は推奨されていない。現在は 6 倍希釈のアミドトリゾ酸ナトリウムメグルミン（ガストログラフイン）または空気整復が推奨されている。また，近年は被曝低減を目的に超音波ガイド下に静水圧整復が行われている。

### 専門医へのコンサルト

**1** 重症例についてはすみやかに蘇生措置を施しつつ専門施設（手術が可能な施設）への搬送を検討する。

**2** 中等症・軽症例については施設の経験に応じて非観血的整復を含めた治療を行い，対応が困難な場合はすみやかに専門施設へ搬送する。

# Hirschsprung 病
## Hirschsprung Disease

**奥山 宏臣** 大阪大学大学院教授・小児生育外科学

**頻度** **あまりみない**（人口 10 万あたり 0.1～0.2 人）

**1** 消化管の壁内神経である粘膜下神経叢（Meissner 神経叢）および筋間神経叢（Auerbach 神経叢）における神経節細胞の先天的欠損が原因である。欠損範囲により病型が異なる。最も多いのは直腸～S 状結腸までの範囲で，全体の 70～80％を占める。

**2** 発生頻度は 5,000 出生に 1 人。男女比は 3：1 と男児に多いが，無神経節腸管が長い病型（長節型，全結腸型，広範囲型）では男女差はない。合併奇形は約 19％に認められ，約 12％に Down 症の合併がある。約 7％で家族発症が認められる（Pediatr Surg Int 33: 497-504, 2017）。

### 診断のポイント

**1** 臨床所見：胎便排泄遅延，腹部膨満。
**2** 腹部単純 X 線写真：腸管拡張・ガス像増加。
**3** 注腸造影検査：caliber change。
**4** 肛門内圧検査：直腸肛門反射の欠如。
**5** 直腸粘膜生検：Ach-E 陽性神経線維の増生。

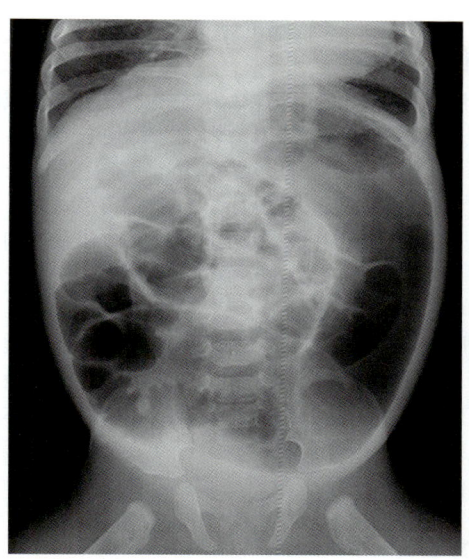

**図1** 腹部単純 X 線写真

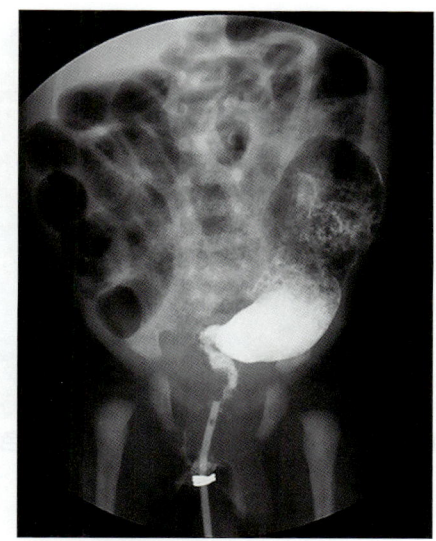

**図2** 注腸造影検査

## 症候の診かた

**1** 出生後 24 時間以上経っても胎便排泄を認めず，腹部膨満が進行し，胆汁性嘔吐が出現すれば本症を疑う。約半数は新生児期早期より発症する。

**2** 腸管拡張が高度になれば，bacteria overgrowth から重症腸炎を併発し，容易に菌血症へと進行する。悪臭のある水様便，血性の下痢などを認めれば腸炎を疑い，直ちに血液検査，細菌学的検索を行い，感染徴候をモニタリングする。

**3** 腹部膨満・腸閉塞症状があれば絶食として輸液，抗菌薬投与を開始する。

**4** 腹部単純 X 線写真を撮影し，本症を疑えば引き続き注腸造影検査を行う。

## 検査所見とその読みかた

**1** 腹部単純 X 線写真（図1）

**❶** 腹部全体に腸管ガス像がみられる。腸管ガス像は均一ではなく，結腸ガスが多く，高度に拡張している。

**❷** 骨盤内に直腸ガスはみられないことも本症に特徴的である。

**2** 注腸造影検査（図2）

**❶** 肛門からの無神経節腸管は狭小化し（narrow segment），その口側の正常腸管は拡張する。この口径差を caliber change とよぶ。

**❷** 新生児期早期には caliber change は明らかでな

いことが多いので，症状が持続すれば 2〜3 週間の間隔で繰り返す。

## 確定診断の決め手

**1** 肛門内圧検査

**❶** 健常児では直腸内のバルーン拡張あるいは冷水注入刺激で，肛門内圧が低下する（直腸肛門反射陽性）。本症ではこの反射が欠如する。

**❷** 新生児期早期には，内肛門括約筋律動波の描出が困難で，偽陰性となりやすいので，間隔をあけて再検する。

**2** 直腸粘膜生検

**❶** 歯状線より 3〜4 cm 口側の直腸粘膜を採取して，アセチルコリンエステラーゼ（Ach-E）染色を行う。正常では粘膜下層に神経節細胞（Meissner ganglion cell）がみられ，Ach-E 陽性外来神経線維はほとんどみられない。

**❷** 本症では，粘膜下層に Ach-E 陽性外来神経線維の増生がみられる（図3）。新生児期には増生がみられないことが多いので，通常，直腸粘膜生検は生後 1 か月以降に行う。

## 誤診しやすい疾患との鑑別ポイント

**1** 先天性腸閉鎖症

**❶** 新生児期早期より胎便排泄遅延と腹部膨満，胆汁性嘔吐を認める。

**❷** 注腸造影検査により micro colon を認め，本症

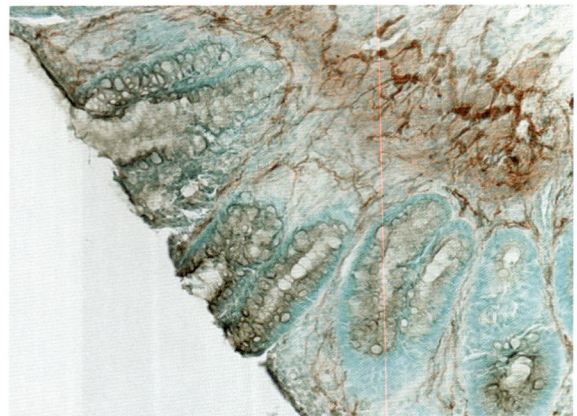

**図3** Hirschsprung 病（直腸粘膜の Ach-E 染色）

との鑑別は容易である。

**❷ 新生児ミルクアレルギー**

❶腹部所見や腹部単純 X 線写真から鑑別することは困難である。腹部所見のわりには重症感に乏しい。

❷注腸造影検査では，caliber change や narrow segment を認めず，鑑別は容易である。

❸確定診断には，リンパ球幼若化試験が必要である。

**❸ Hirschsprung 病類縁疾患**

❶新生児期に発症する例では胎便排泄遅延と腹部膨満を認め，Hirschsprung 病との鑑別が必要である。

❷注腸造影検査，肛門内圧検査，直腸胃粘膜生検では Hirschsprung 病に典型的な所見を認めないことが多い。

❸確定診断には腸管の全層生検が必要である。

### 確定診断がつかないとき試みること

新生児期早期には，注腸造影検査，肛門内圧検査，直腸粘膜生検のいずれも，典型的な所見が得られないことが多い。初回検査で確定診断が得られなければ，生後 1 か月以降に再検する。

### 合併症・続発症の診断

腹部膨満が高度になれば，重症腸炎から菌血症を併発する。診断的な検査と並行して，血液検査で感染徴候をモニタリングする。

### 予後判定の基準

❶経肛門的カテーテルにより拡張した結腸の減圧を行う。さらに洗腸によりうっ滞した便をできるだけ排出させ，腸炎の予防・治療を行う。定期的な経肛門的カテーテルによる減圧で腹部膨満がコントロールできれば，経口哺乳は可能となり，体重増加も期待できる。生後 3 か月，体重 5 kg 程度を目安に一期的根治術を行う。

❷経肛門的カテーテルによる結腸の減圧が困難な長節型・全結腸型・広範囲型では，正常腸管の最も肛門側に人工肛門を造設する。経口哺乳により体重増加を待って，二期的根治術を行う。

❸根治術を行えば生命予後は良好である。

### 治療法ワンポイント・メモ

❶手術の目的は無神経節腸管の切除と正常腸管を肛門へ吻合することである。古くより Swenson 法，Soave 法，Duhamel 法が行われてきた。

❷近年は腹腔鏡を併用したこれら 3 術式に加えて，経肛門的 pull-through 法が低侵襲手術として広く行われるようになっている（Ann Surg 238: 569-576, 2003）。

### さらに知っておくと役立つこと

❶病因：消化管の壁内神経は迷走神経堤細胞由来で，胎生 5～12 週に口側腸管から肛門側へ遊走していき直腸に到達するが，その過程が何らかの原因により阻害されることにより，それ以下の範囲に無神経節腸管が生じる。したがって神経細胞の欠如は，常に肛門から口側にいたる肛門側腸管に限局する（J Pediatr Surg 2: 437-443, 1967）。

❷まれながら先天性中枢性肺胞低換気症候群（オンディーヌの呪い；Ondine Curse）と本症との合併例が報告されていることより，本症を neurocristopathy（神経堤症）ととらえる考えかたがある。

❸ Hirschsprung 病の原因遺伝子として，RET，ENDER，SOX10 など 10 種類以上が同定されており，遺伝子異常で発症するタイプも明らかになっている。家族発生例，同胞発生例の報告があるが，ほとんどは散発性に発症する。

# 染色体異常症
## Chromosomal Abnormality

山本 俊至　東京女子医科大学大学院教授・
先端生命医科学系専攻遺伝子医学

**頻度** ときどきみる

## 診断のポイント

❶発達遅滞・知的障害・神経発達症（発達障害）・てんかん。

❷特徴的な外見（顔貌や手足の所見など）。

❸成長障害。

❹先天性心疾患などの内臓形態異常。

## 症候の診かた

❶発達遅滞・知的障害：発達指数・知能指数で 70 未満の場合。

❷特徴的な外見：Down 症候群の場合，眼裂斜下や顔面中央部の平坦などの特徴的な顔貌，18 トリソミーでは小顎，13 トリソミーの場合は口唇口蓋裂などの所見が認められる。

❸成長障害：子宮内胎児発育遅延のため生下時すでに低体重，あるいは小頭症を示すことがある。

❹先天性心疾患：22q11.2 欠失症候群では Fallot 四徴症，Williams 症候群では大動脈弁上狭窄など。

❺神経症状：自閉スペクトラム症を含む神経発達症やてんかんを示すことがある。

❻脳奇形：Miller-Dieker 症候群では滑脳症が認められる。

## 検査所見とその読みかた

❶染色体 G バンド法：染色体異数性や転座などの構造異常，マーカー染色体，モザイク頻度などが明らかになる。診断率はおおむね 4％である。

　❶ add と書かれた所見は単純なテロメア欠失の場合もあるが，転座の可能性が否定できない場合の1 次的な記載であり，両親検索あるいはマイクロアレイ染色体検査などで確認する必要がある。

　❷腕間逆位の inv（9）やヘテロクロマチン構造など，表現型とは無関係のバリアントが認められる場合もあり，注意を要する。

　❸解像度は 10-Mb 程度までであり，それ以下の微細構造異常の検出は困難である。

　❹ 47,XXX は表現型と無関係とされている。

❷マイクロアレイ染色体検査：全ゲノム領域の染色体コピー数の異常（CNV：copy number variation）と

ヘテロ接合性の喪失（LOH：loss of heterozygosity）の有無を検出することができ，多くの染色体微細欠失/重複症候群を診断できる。診断率はおおむね 15％である。報告書には疾患とは無関係な benign CNV が多く含まれているため，解釈には習熟が必要である。

　❶ 2 つの別々のテロメア領域でゲインとロスが認められた場合，不均衡転座を疑う必要がある。

　❷認められた所見が de novo であるかどうか両親と比較して判定しなければ解釈できない場合がある。

　❸染色体の広範囲にわたって LOH が認められた場合，片親性ダイソミーを疑う。

　❹欠失や LOH の領域に存在する遺伝子のバリアントによって潜性遺伝形式の疾患を生じている可能性を常に疑う必要がある。

　❺染色体 G バンド法で認められたマーカー染色体の由来を調べる目的で行っても，疾患遺伝子が含まれない領域で構成されている場合は由来を同定できない。

　❻テロメア領域のゲイン・ロスを伴わない環状染色体は染色体 G バンド法でなければ検出できない。

　❼ Pallister-Killian 症候群の原因となる 12p 領域のテトラソミーは低頻度モザイクで存在しており，細胞培養を伴う染色体 G バンド法ではほとんど検出できないが，マイクロアレイ染色体検査では検出できる場合がある。

❸ FISH 法：マイクロアレイ染色体検査では単にコピー数の変化を検出するだけなので，転座の疑いがある場合は FISH 法を追加して構造変化を確認する必要がある。

　❶発端者で不均衡転座が認められた場合，遺伝カウンセリングを通じて両親の一方が均衡転座保因者である可能性を伝え，希望があれば FISH 法などで確定させる。保因者であることが確定した場合，出生前診断につながることがある。

　❷マイクロアレイ染色体検査でみつかる微細構造異常についても必要に応じて FISH 法，あるいは定量 PCR などで確認を行う。

❹非侵襲性出生前遺伝学的検査（NIPT：non-invasive prenatal testing）：妊娠 10〜15 週の妊婦が採血だけで受けることができる胎児の出生前診断である。

　❶わが国においては，2021 年 11 月に日本医学会が設置した「出生前検査認証制度等運営委員会」によって施設認証が行われている。

23

❷認証施設においては生まれてくる可能性のある異数性（13，18，21 トリソミー）だけが対象となっている。

❸ NIPT の結果は確定的ではなく，ある一定程度の偽陽性率が問題となるため，羊水穿刺によって得られた胎児由来細胞における核型解析によって診断を確定させる必要がある。

❺遺伝カウンセリング：遺伝学的検査には不変性，共有性，予見性という他の検査にはない特徴があるため，実施においてはそのメリット・デメリットに関する情報提供を行ったうえで，クライエントの自律的な決定によって行われる必要がある。

## 確定診断の決め手

❶染色体検査の所見によって示唆された染色体異常症候群で認められる主な症状が，患者の症状と合致していれば診断が確定する。

❷染色体 G バンド法で明らかになるサイズの構造異常はほぼ疾患関連と考えられる。

❸マイクロアレイ染色体検査によって認められた CNV のサイズと病原性には相関がなく，疾患関連遺伝子が含まれているかどうかが臨床診断にとって重要である。

## 誤診しやすい疾患との鑑別ポイント

❶染色体 G バンド法で認められた所見であっても，逆位など正常バリアントの場合があり，注意が必要である。

❷親にはない *de novo* の均衡型相互転座が何らかの表現型をもつ児に認められる場合においては，切断点に重要な遺伝子が含まれている可能性がある。一方で，親と全く同じ転座が認められる場合は表現型とは無関係と考えられる。

❸外見的な性と染色体核型が一致しない所見が 2 次的所見として認められる場合がある。

❹ 47,XXX は基本的に表現型と無関係とされている。

❺マイクロアレイ染色体検査で認められた CNV のサイズが極度に小さい場合であっても重篤な症状と関連していることがあるため，サイズだけで判断してはならない。一方，多くの所見は臨床症状と無関係であり，データベースを参照するなどにより正しく解釈する必要がある。

❻男児において X 染色体の構造異常を認めた場合，X 連鎖遺伝により保因者である母親から受け継いでいる可能性を考える。

## 確定診断がつかないとき試みること

❶染色体 G バンド法では 4%，マイクロアレイ染色体検査では 15% の診断率であるため，これらの検査を行っても診断がつかない場合，染色体レベルではなく，遺伝子レベルの異常による可能性がある。患者の症状から特定の疾患が疑われる場合はその責任遺伝子の解析を行う。

❷鑑別疾患が想定できない場合であって，家族が強く希望する場合は，研究として行われている全ゲノム解析などを考慮する。

## 合併症・続発症の診断

❶診断がついた場合は，当該疾患・症候群に合併することが知られている症状・所見の有無を精査する。

❷転座や X 染色体の構造異常など，遺伝性が示唆される場合，遺伝カウンセリングを通じて両親の保因者診断などを進める。

## 予後判定の基準

予後は先天性心疾患や嚥下障害の有無など合併障害の程度による。長期の栄養不良，易感染性などの免疫不全状態，頻繁に重積化する難治てんかんなどは予後不良因子である。

## 経過観察のための検査・処置

何よりも当該疾患の自然歴を把握し，定期的な健康状態のチェックにより，合併症の早期発見を行うことが重要である。

## 治療法ワンポイント・メモ

❶染色体異常そのものを根本的に治療することは困難であり，治療は基本的に対症療法となる。しかしながら，診断が確定することによってそれ以上の不必要な検査を受ける必要がなくなるだけではなく，同じ疾患をもつ患者同士がつながることができるようになるメリットがある。

❷家族会における情報交換は医療において不足しがちな生活に密着した情報収集につながるだけではなく，ピア・カウンセリングによる相互の心理・社会的な支援となる。

## さらに知っておくと役立つこと

❶小児慢性特定疾病，あるいは指定難病に該当する場合は家族の希望に応じて申請を行う。

❷染色体異常症はいずれも希少疾患であり，患者家

族にとって同じ疾患を抱える家族同士の交流による
ピア・カウンセリングを求めていることが多い。必
要に応じて家族会への紹介を行う。

## 専門医へのコンサルト

必要に応じて当該疾患の専門家にコンサルトす
る。

# 先天代謝異常症
Inherited Metabolic Disease

**石毛 美夏** 日本大学准教授・小児科学

**頻度** **あまりみない**(個々の疾患の頻度。先天代謝
異常症全体は，ときどきみる〜よくみる)

**GL** ・新生児マススクリーニング対象疾患等診療ガ
イドライン 2019
・新生児マススクリーニング対象疾患等診療ガ
イドライン 2019 Part2 2019 年版未収載疾
患編(2023)

## 診断のポイント

❶先天性に酵素活性が低下し，代謝産物の過剰な蓄
積や副産物の生成，下流の代謝産物の不足が起き，
それに関連した多臓器にわたる多彩な臨床症状がみ
られる。
❷各疾患に特異的な症状もあるが，not doing well，
嘔吐，哺乳不良，活気不良，けいれん，成長障害，
発達遅滞，筋痛，筋力低下など，非特異的な症状で
発症することが多い。
❸同じ疾患でも重症度の違いにより新生児期〜小児
期のみならず，成人期にも発症する場合があり，臨
床像が幅広い。
❹生化学的特殊検査で診断を絞り込み，遺伝子解析
や酵素活性測定で確定診断を行う。
❺遺伝性の希少疾患であり，遺伝形式を考慮した家
族歴や血族婚の聴取が重要となる。

## 緊急対応の判断基準

低血糖，高アンモニア血症，重篤な代謝性アシドー
シスなど重篤な代謝障害がみられる場合(代謝救急)
は，診断に必要なクリティカルサンプルを採取後，
「新生児マススクリーニング対象疾患等診療ガイド
ライン 2019」を参照し，直ちに治療を開始する。

## 症候の診かた

先天代謝異常症の症状・徴候は多岐にわたるため，
以下がみられた場合は鑑別に入れる必要がある。
❶哺乳開始後に増悪する感染が確認できない新生児
敗血症様の急性症状。
❷乳児期から幼児期の発熱・感染・絶食後の急激な
状態悪化。
❸急性脳症，Leye 症候群。
❹嘔吐，哺乳不良，食欲不振。
❺けいれん，多呼吸，呼吸障害，筋緊張低下，フロッ
ピーインファント。
❻成長障害，知的障害(退行を含む)。
❼筋力低下，運動不耐，横紋筋融解症。
❽心筋症，心不全。
❾原因不明の肝炎，肝腫大，肝硬変，肝不全，肝脾
腫。
❿相互に無関係にみえる 2 つ以上の多臓器の障害。
⓫特徴的な顔貌，皮膚や毛髪の所見，骨・関節の変
化，体臭・尿臭，角膜・網膜所見。
⓬繰り返す低血糖(特に低ケトン性低血糖)，ケトー
シス。
⓭高アンモニア血症，代謝性アシドーシス，高乳酸
血症。
⓮本人または同胞・親戚の乳幼児突然死や原因不明
の早逝，類似の症状。

## 検査所見とその読みかた

❶スクリーニング検査：血糖，アンモニア，血液ガ
ス(静脈血でよい)，乳酸，ピルビン酸，尿ケトン(可
能なら血中ケトン)，遊離脂肪酸，トランスアミナー
ゼ，クレアチンキナーゼ(CK)，胆汁酸，頭部 MRI，
心臓超音波検査，腹部超音波検査，骨格単純 X 線，
眼科的診察，タンデムマス法などによる新生児マス
スクリーニング検査など。
❷セカンドラインの検査：❶のスクリーニングの検
査で異常がみられた場合に行う。
　❶血中アミノ酸分析，尿中有機酸分析，血清・ろ
紙タンデムマス分析(アシルカルニチン分析)，カ
ルニチン分画：アミノ酸代謝異常症(尿素サイク
ル異常症を含む)，有機酸代謝異常症，脂肪酸代謝
異常症などの鑑別に用いる。異常値の組み合わせ
で診断をつける。有症状時にしか異常値が認めら
れないことも多い。
　❷極長鎖脂肪酸分析：ペルオキシソーム病で増加
がみられる。

❸尿中ウロン酸分析：ライソゾーム病（ムコ多糖症）で増加がみられる。

❹筋肉・肝臓など組織の生検：光学顕微鏡における HE 染色・免疫特殊染色，電子顕微鏡による評価に加えて，生化学・酵素活性評価のための検体も冷凍保存しておく。

❺各種負荷試験：飢餓試験，ブドウ糖負荷試験，運動負荷試験など。負荷試験により発症を誘発する可能性があることを十分考慮して行う。

## 確定診断の決め手

❶セカンドラインの生化学的検査を組み合わせて判断する。下記❷，❸をあわせて診断することが推奨される。

❷末梢血・培養皮膚線維芽細胞または筋肉・肝臓などの生検組織の酵素活性測定による酵素診断。コマーシャルベースでできるものは少なく，特定施設で研究検査として行われることがほとんどである。

❸対象疾患の遺伝子の遺伝形式に合致する病的バリアントの検出による遺伝学的診断。遺伝学的検査の一部は保険適用となっている。

## 誤診しやすい疾患との鑑別ポイント

### ❶高アンモニア血症

❶検体の室温放置，採血時の長時間のうっ血，溶血，採血器具や検体の汚染（尿検体の近くに蓋をせず放置など）などによる偽高値が知られている。

❷アンモニアの予想外の高値に遭遇した場合には，静脈血（または動脈血）で駆血に注意して採取した再採血検体を氷冷し，すみやかに検査室に運んで再検査を施行し，他の検査値や患者の病態とあわせて総合的に判断する。

❸新生児期のアンモニア値は小児・成人より高くなる。国内では SI 単位である $\mu$mol/L と従来の mg/dL の 2 つの単位が併存していることに注意する（mg/dL×0.59 ＝ $\mu$mol/L）

### ❷低血糖（⇨1856 頁），ケトーシス

❶血糖値は，酵素だけでなく，インスリンとインスリン拮抗ホルモン（グルカゴンやアドレナリンなど）によっても維持されている。内分泌疾患や薬剤性（インスリン誤投与，$\beta$遮断薬内服など）の低血糖も鑑別にあげる必要がある。

❷成人の血糖値は，食後 4 時間前後までは食事由来のグルコース，4〜16 時間前後まではグリコーゲンの分解，16 時間以降は肝臓における糖新生（その過程で同時に起こる脂肪酸 $\beta$ 酸化でケトン

体が産生されている）で維持される。年少児では前述の時間よりさらに短い。最後の食事（last meal）から低血糖・ケトーシス発症までの経過時間により先天代謝異常症の疾患群が推測可能であるが，内分泌疾患ではどのタイミングでも低血糖を起こしうる。また，低ケトン性低血糖は脂肪酸代謝異常症に特徴的であるが，高インスリンによる低血糖時もみられる。

❸空腹時やストレス時には，生理的な反応としてケトーシスがみられる（特に小児）。総ケトン体は食後（基準値：＜50 $\mu$mol/L）と長時間の飢餓時（基準値：＜6,000 $\mu$mol/L）では 100 倍近い基準値の違いがあり，ケトン単独ではなく，発症までの経過時間および同時採血の血糖遊離脂肪酸，血液ガスのデータと合わせて評価する必要がある。

❸成人でも先天代謝異常症を発症する（または，小児期は原因不明の体調不良とされており，成人になって診断される）ことがある。

❶オルニチントランスカルバミラーゼ（OTC）欠損症，Fabry 病など X 連鎖潜性遺伝形式の疾患では，X 染色体の不活化の偏りにより保因者女性も発症する場合がある。男性患者よりは軽症で発症が遅いことが多く，子どもである男児が先に診断され，家系解析で母が診断されることもある。

❷脂肪酸代謝異常症は，新生児期からの重篤な心筋症や低血糖をきたすものから，乳児期に低ケトン性低血糖や肝機能障害をきたすもの（乳幼児期発症型），学童期以後に横紋筋融解症や運動不耐といった筋症状で診断される遅発型（骨格筋型）まで，臨床像に大きな幅がある。

## 確定診断がつかないとき試みること

❶安定時や間欠期には異常を示さない場合も多く，異常がみられない場合には，可能な限り有症状時や発作時の検体（クリティカルサンプル）を採取し判定するようにする。

❷代謝性アシドーシスをきたす尿素サイクル異常症，高乳酸血症を示さないミトコンドリア病，セルロプラスミン正常範囲の Wilson 病など，典型的な検査結果を示さない例も一定数存在する。ムコ多糖症，Fabry 病などのライソゾーム病は，病初期は特徴的な所見がそろわず診断が容易でない例も多い。疑ったら追跡し繰り返し生化学検査を行う，次世代シークエンサーによる遺伝学的検査を併用するなどの対応をとる。

❸確定診断前に死亡した場合は，可能な限り病理解

剖の承諾を得て必要な検体を保存する（「新生児マススクリーニング対象疾患等診療ガイドライン2019」参照）。遺伝疾患であり，診断不明のまま放置すると，次子も同様の不幸な転帰をとる可能性がある。

## さらに知っておくと役立つこと

❶小児慢性特定疾病，指定難病の対象疾患となっているものが多いが，すべてでない。診断時に各自治体に確認し，対象であればすみやかに治療費の公費負担申請を進める。

❷常染色体潜性遺伝形式が多いが，X連鎖性やその他の遺伝形式もある。診断や治療にあたり，遺伝カウンセリングは必須である。

## 専門医へのコンサルト

希少疾患であり，先天代謝異常症を疑い診断がつかない場合や治療に不安がある場合は，すみやかに小児代謝疾患を専門とする医師にコンサルトを行う必要がある。

# ムコ多糖症
Mucopolysaccharidosis (MPS)

**酒井 規夫** 医誠会国際総合病院難病医療推進センター・副センター長（大阪）

**頻度** あまりみない〔MPS全体では2〜5万人に1人。その内訳は表1のようにわが国ではⅡ型が多く，MPSの約半数（58％）を占めている。次いでⅠ型（16％），Ⅳ型（12％），Ⅲ型（11％），Ⅵ型（3％）といわれている（「ムコ多糖症UPDATE」，2011）〕

**GL** ・ムコ多糖症（MPS）Ⅰ型診療ガイドライン2020
・ムコ多糖症（MPS）Ⅱ型診療ガイドライン2019
・ムコ多糖症ⅣA型診療ガイドライン

## 診断のポイント

表2の臨床症状の欄に主な症状を示す。共通な所見もあるが疾患ごとの特徴もある。多くの疾患に共通する診断のポイントをあげる。

❶特徴的な顔貌：厚い口唇，歯肉肥厚，鞍鼻，巨舌など。

❷骨変形，関節拘縮：脊椎骨の後弯や側弯，肋骨のオール状変形，指関節や肘，膝関節の拘縮。

❸肝脾腫

❹知的障害：程度はさまざまであるが，Ⅲ型では身体症状より知的障害が主体。Ⅳ型，Ⅵ型では軽度。

## 症候の診かた

❶特徴的な顔貌は特にⅠ型，Ⅱ型で典型的であり，また年齢が進むごとにはっきりしてくるため，気がつけば診断に有効な所見である。

❷指（鷲手）や肘，膝などの複数の関節拘縮を認めることが多い。

❸肝脾腫を認めることが多く，乳児期より腹部膨満に家族も気づいていることがある。

❹知的障害も多くのタイプで認め，特にⅢ型は身体所見より目立つため，発達遅滞，発達障害の鑑別にあげられる。

❺心弁膜症，心筋症を多くの疾患で認め，心雑音聴取，心拡大を認めることもある。

## 検査所見とその読みかた

❶尿中ムコ多糖，ウロン酸測定：保険収載の問題はあるが，検査自体は可能であり，これにより病型の推定もある程度可能である。

❷脊椎，肋骨を含む全身骨のX線写真：多発性異骨症（dysostosis multiplex）とよばれる脊椎骨の後弯や側弯，肋骨のオール状変形，砲弾様指骨，橈骨頭と尺骨頭の変形（Madelung変形）など。

❸頭部MRI検査：脳室拡大，血管周囲腔の空胞状変化が特異的である。

❹角膜混濁：Ⅱ型では認めないが，それ以外の疾患では程度の差はあるが認めることが多い。

## 確定診断の決め手

❶酵素測定：疾患ごとにリンパ球での酵素測定が可能で，活性低下で診断ができる。

❷最近は遺伝学的検査としての遺伝子検査が可能であり，診断のみならず重症度なども推定できることがある。

## 誤診しやすい疾患との鑑別ポイント

❶骨系統疾患：多くの骨系統疾患と誤診されることがあり，治療法のあるムコ多糖症は鑑別すべき疾患群である。

❷その他のライソゾーム病として，マルチプルスルファターゼ欠損症，フコシドーシス，マンノシドーシス，シアリドーシス，ガラクトシアリドーシスなども鑑別疾患であり，それぞれ酵素診断が可能である。

**表1** ムコ多糖症の病型

| 病型 | 病名 | MIM# | 欠損酵素 | 責任遺伝子 | 遺伝形式 | 蓄積物質 | 国内頻度 |
|---|---|---|---|---|---|---|---|
| Ⅰ型 | Hurler 病 | 607014 | α-L-iduronidase | *IDUA* | AR | DS, HS | 計16% |
| Ⅰ型 | Hurler/Scheie 病 | 607015 | α-L-iduronidase | *IDUA* | AR | DS, HS | |
| Ⅰ型 | Scheie 病 | 607016 | α-L-iduronidase | *IDUA* | AR | DS, HS | |
| Ⅱ型 | Hunter 病 | 309900 | iduronate-2-sulfatase | *IDS* | XR | DS, HS | 58% |
| ⅢA型 | Sanfilippo A 病 | 252900 | heparan *N*-sulfatase | *SGSH* | AR | HS | 3% |
| ⅢB型 | Sanfilippo B 病 | 252920 | α-*N*-acetylglucosaminidase | *NAGLU* | AR | HS | 8% |
| ⅢC型 | Sanfilippo C 病 | 252930 | heparan acetyl CoA: α-glucosaminide *N*-acetyltransferase | *HGSNAT* | AR | HS | 0% |
| ⅢD型 | Sanfilippo D 病 | 252940 | *N*-acetylglucosamine-6-sulfatase | *GNS* | AR | HS | 0% |
| ⅣA型 | Morquio A 病 | 253000 | *N*-acetylgalactosamine-6-sulfarase | *GALNS* | AR | KS, CS | 11% |
| ⅣB型 | Morquio B 病 | 253010 | β-galactosidase | *GLB1* | AR | KS, CS | 1% |
| Ⅵ型 | Maroteaux-Lamy 病 | 253200 | *N*-acetylgalactosamine-4-sulfatase (arylsulfatase B) | *ARSB* | AR | DS | 2.9% |
| Ⅶ型 | Sly 病 | 253220 | β-glucuronidase | *GUSB* | AR | DS, HS, CS | 0% |
| Ⅸ型 | Hyaluronidase 欠損症 | 601492 | hyaluronidase | *HYAL1* | AR | HA | 0% |

AR：常染色体潜性遺伝，XR：X 連鎖潜性遺伝．DS：デルマタン硫酸，HS：ヘパラン硫酸，KS：ケラタン硫酸，CS：コンドロイチン硫酸，HA：ヒアルロン酸

❸**ムコリピドーシスⅡ/Ⅲ型**はライソゾーム疾患の1つでもあるが，日本では比較的頻度も多く，疾患名にもあるようにムコ多糖症の臨床所見も類似するために重要な鑑別疾患であり，酵素診断が可能である。

## 確定診断がつかないとき試みること

❶ムコ多糖症の専門家にコンサルトないし患者紹介を検討する（日本先天代謝異常学会「精密検査施設一覧」）。

❷ムコ多糖症，骨系統疾患を含む疾患群には多数の疾患群が含まれており，全エクソーム解析の実施が早いこともあり，最近では IRUD 研究の拠点施設に相談することが可能である（日本医療研究開発機構「未診断疾患イニシアチブ」）。

## 合併症・続発症の診断

❶中耳炎：幼児期から中耳炎を繰り返したり滲出性中耳炎になり難聴を呈することがあり，耳鼻科での鼓膜チュービングを含めた診療が必要である。

❷鼠径ヘルニア，臍ヘルニア：鼠径ヘルニアを乳幼児期に認めることがあり，特に両側に認め手術を要することが多い。臍ヘルニアの合併も多い。

❸睡眠時無呼吸：巨舌，アデノイド肥大，扁桃腺肥大，気管の変形などさまざまな要因により，閉塞性呼吸障害をきたすことが多く，アデノイド肥大，扁桃腺肥大については摘出手術が有効なこともある。またポリソムノグラフィで評価して重度であれば非

侵襲的陽圧換気療法（NPPV：non-invasive positive pressure ventilation）の導入や，進行すれば気管切開の必要なこともある。

## 予後判定の基準

❶いくつかの疾患では遺伝子型の解析によりある程度表現型が予想できることもあるが，実際は経過をみないとわからないことが多い。

❷また生命予後に関する症状として，心機能障害と呼吸障害があり，これらの診療状況が重要となる。

❸近年は酵素補充療法や造血幹細胞移植の可能な疾患においては，早期診断，早期治療実施により，予後は大きく変わりつつある。

## 治療法ワンポイント・メモ

❶表2に記したようにムコ多糖症の多くに酵素補充療法（ERT：enzyme replacement therapy）が保険収載されており，いくつかの疾患に対しては造血幹細胞移植（HSCT：hematopoietic stem cell transplantation）も実施されている。

❷特にムコ多糖症Ⅱ型に対しては 2021 年に中枢神経に有効な酵素製剤が 2 種類，世界で初めてわが国で承認されたことは特記に値する。パビナフスプアルファはトランスフェリン受容体抗体と酵素を融合させており，静脈注射により中枢神経系への有効性が示されており，イデュルスルファーゼ ベータはオンマヤリザーバーを通して脳室内投与することにより中枢神経系へ到達する製剤である。

**表2** ムコ多糖症の臨床症状と治療法

| 病型 | 病名 | 臨床症状 | | | | | | 治療法 |
|---|---|---|---|---|---|---|---|---|
| | | 角膜混濁 | 骨変形 | 関節拘縮 | 心弁膜症 | 肝脾腫 | 知的障害 | |
| Ⅰ型 | Hurler 病 | ＋＋ | ＋＋ | ＋＋ | ＋＋ | ＋＋ | ＋＋ | ERT, HSCT |
| Ⅰ型 | Hurler/Scheie 病 | ＋＋ | ＋ | ＋＋ | ＋ | ＋ | ＋ | ERT, HSCT |
| Ⅰ型 | Scheie 病 | ＋＋ | ＋ | ＋ | ＋ | － | － | ERT, HSCT |
| Ⅱ型 | Hunter 病 | － | ＋/＋＋ | ＋＋ | ＋＋ | ＋/＋＋ | －/＋＋ | ERT, HSCT |
| ⅢA型 | Sanfilippo A 病 | －/＋ | －/＋ | －/＋ | －/＋ | －/＋ | ＋＋ | |
| ⅢB型 | Sanfilippo B 病 | －/＋ | －/＋ | －/＋ | －/＋ | －/＋ | ＋＋ | |
| ⅢC型 | Sanfilippo C 病 | －/＋ | －/＋ | －/＋ | －/＋ | －/＋ | ＋＋ | |
| ⅢD型 | Sanfilippo D 病 | －/＋ | －/＋ | －/＋ | －/＋ | －/＋ | ＋＋ | |
| ⅣA型 | Morquio A 病 | ＋＋ | ＋＋＋ | ＋ | ＋ | ＋ | － | ERT |
| ⅣB型 | Morquio B 病 | ＋＋ | ＋＋＋ | ＋ | ＋ | ＋ | － | |
| Ⅵ型 | Maroteaux-Lamy 病 | ＋＋ | ＋＋ | ＋ | ＋ | ＋ | － | ERT, HSCT |
| Ⅶ型 | Sly 病 | －/＋＋ | －/＋＋ | －/＋＋ | －/＋ | －/＋＋ | －/＋＋ | ERT, HSCT |
| Ⅸ型 | Hyaluronidase 欠損症 | － | － | 間接内結節 | | | | |

ERT：enzyme replacement therapy（酵素補充療法），HSCT：hematopoietic stem cell transplantation（造血幹細胞移植）

## 専門医へのコンサルト

　早期診断についても専門医へ適切な時期に紹介が望ましいが，また治療や次子に関する情報などについて遺伝カウンセリングの機会を作ることも重要である。

# 小児の糖原病
Glycogen Storage Disease (GSD)

**大石 公彦** 東京慈恵会医科大学教授・小児科学

　本項では肝型糖原病（Ⅰ，Ⅲ，Ⅵ，Ⅸ型）について記す。筋型糖原病については，「筋型糖原病」（⇨1115頁）を参照。

**頻度** **あまりみない**（Ⅸ型が最も多く，Ⅰ型，Ⅲ型がそれに次ぐ。欧米での頻度は 20,000〜43,000人に1人）

**GL** 新生児マススクリーニング対象疾患等診療ガイドライン 2019

## 診断のポイント

❶肝腫大，腹部膨満，肝逸脱酵素の上昇（Ⅰ，Ⅲ，Ⅵ，Ⅸ型）。

❷空腹時低血糖（Ⅰ，Ⅲ，Ⅵ，Ⅸ型）。

❸成長障害（Ⅰ，Ⅲ，Ⅵ，Ⅸ型）。Ⅵ，Ⅸ型では症状が軽度であることが多く，認めない場合もある。

❹Ⅰ型：空腹時（低血糖時）の高乳酸血症，食後乳酸低下，低血糖時の代謝性アシドーシス。

❺Ⅲ型，Ⅵ型，Ⅸ型：食後乳酸上昇。

❻高 CK 血症（Ⅲa，Ⅲd型）。

❼好中球減少（Ⅰb型）。

## 症候の診かた

❶空腹時低血糖：哺乳間隔が長くなる乳児期以降に低血糖が出現する。

❷肝型：多くの肝型糖原病で乳児期に出現する。腹部膨満を伴う。脾腫は伴わない。

❸低身長，成長障害。

❹人形様顔貌（Ⅰ型）：頬に脂肪が沈着しふっくらしている。

❺出血傾向（Ⅰ型）：血小板機能障害のため，鼻出血がみられる。

❻易感染性（Ⅰb型）。

❼運動発達遅滞，筋力低下（Ⅲ型，Ⅸ型の一部），肥大型心筋症（Ⅲ型）。

❽腎障害（Ⅰ型）：15歳頃から腎障害が出現することがある。

## 検査所見とその読みかた

❶スクリーニング検査

❶血液検査

- Ⅰ，Ⅲ，Ⅵ，Ⅸ型では空腹時血糖低値，AST，ALT，尿酸，トリグリセリド，コレステロール高値。
- Ⅲ型では CK 高値。
- 血中乳酸の上昇（Ⅰ型では低血糖時，Ⅲ，Ⅵ，Ⅸ

型では食後に上昇）。

- 低血糖時の代謝性アシドーシス（Ⅰ型）。
- 好中球減少（Ⅰb型）。

❷画像検査

- 肝腫大：グリコーゲン蓄積のため，超音波検査，CT，MRI で肝腫大。超音波検査でエコー輝度上昇，CT で信号強度上昇のパターン。ただし脂肪沈着を伴うこともある。
- 腎腫大（Ⅰ型）。

❷特殊検査

❶グルコース負荷試験

- Ⅰ型：食後またはグルコース負荷で血中乳酸値が低下。
- Ⅲ，Ⅵ，Ⅸ：食後またはグルコース負荷で乳酸値上昇。

❷グルカゴン負荷試験

- 低血糖時の乳酸高値を認めるなど，Ⅰ型が疑われる場合には，急激に乳酸アシドーシスをきたす危険があるため，実施しない。
- Ⅲ型：空腹時の負荷で血糖の上昇がなく，食後2時間の負荷で血糖が上昇する。
- Ⅵ型：空腹時と食後2時間の負荷，いずれも血糖が上昇しない。
- Ⅸ型：空腹時と食後2時間の負荷，いずれも血糖が上昇する。

❸病理検査

- 肝組織にグリコーゲンの蓄積がみられる。
- 筋病理では，Ⅲa型，Ⅲd型，Ⅸb型でグリコーゲンの蓄積がみられる。

❹酵素活性検査：末梢血の血球または生検組織において，下記酵素の活性が低下または欠損。

- Ⅰ型：グルコース-6-ホスファターゼ（Ⅰa型）。
- Ⅲ型：グリコーゲン脱分枝酵素。
- Ⅵ型：肝グリコーゲンホスホリラーゼ。
- Ⅸ型：ホスホリラーゼキナーゼ。

❺遺伝子解析

- 病因となる遺伝子変異を同定する。Ⅰa型には *G6PC* 遺伝子に c.648G>T，Ⅰb型には *SLC37A4*（*G6PT1*）遺伝子に p.W118R の日本人好発変異があるため，Ⅰ型では遺伝子解析を優先して行う。
- 肝型糖原病（Ⅰ型，Ⅲ型，Ⅵ型，Ⅸa型，Ⅸb型，Ⅸc型，Ⅳ型）の遺伝子検査が保険適用になっている。

## 確定診断の決め手

❶酵素活性の低下を確認したもの，または遺伝子解析で病因となる変異を確認したものを確定診断例とする。

❷グルコース負荷試験，グルカゴン負荷試験などによる病型の診断は確実ではないため，糖原病が疑われる場合には，酵素活性検査もしくは遺伝子解析を行うことが推奨される。

## 誤診しやすい疾患との鑑別ポイント

❶空腹時低血糖がみられる疾患との鑑別

❶糖原病 0a 型：肝腫大はない。

❷フルクトース-1,6-ビスホスファターゼ（FBP）欠損症：尿中有機酸分析でグリセロール 3-リン酸が上昇する。

❸ Fanconi-Bickel 症候群：空腹時低血糖と食後高血糖，近位尿細管障害，高ガラクトース血症，肝腫大がみられる。

❷肝腫大がみられる疾患との鑑別

❶糖原病Ⅳ型（⇨1115 頁）：肝腫大が出現しても低血糖はみられず，電顕組織所見で，アミロペクチン様グリコーゲンが凝集蓄積する。

❷乳児型 Pompe 病〔糖原病Ⅱ型（⇨1115 頁）〕：肝腫大，心拡大，筋緊張低下（フロッピーインファント）がみられ，低血糖を認めない。

❸ミオパチーを呈する疾患との鑑別：Ⅲ型では肢帯型筋ジストロフィー（⇨573 頁）などが鑑別に挙がる。

## 確定診断がつかないとき試みること

肝臓腫大，肝機能障害をきたす他疾患の鑑別。肝型糖原病の遺伝子検査。

## 合併症・続発症の診断

❶Ⅰ型

❶肝腺腫，肝腫瘍：肝腺腫が出現し，悪性化する場合がある。肝画像検査（超音波，CT，MRI）を定期的に行う。

❷腎機能障害：定期的に腎機能，腎画像検査を行う。

❸自己免疫疾患：Ⅰb型では炎症性腸疾患，甲状腺自己免疫疾患を合併することがある。炎症性腸疾患は，内視鏡や病理所見などにより診断する。甲状腺自己免疫疾患は定期的に内分泌学的検査を行い診断する。

**❷Ⅲ型**

❶肝腺腫，肝腫瘍：上記❶参照。

❷心筋症：肥大型心筋症の進行や，不整脈がみられることがある。心エコー，心電図を定期的に行い診断する。

❸筋力低下：運動機能低下を認めることがある。

**❸Ⅵ，Ⅸ型：**肝腺腫，肝腫瘍（上記❶参照）。

### 経過観察のための検査・処置

❶血液検査：血算，血糖の日内変動，AST，ALT，PT，TB，TP，Alb，UA，血糖（BS），乳酸，ケトン体，コレステロール，トリグリセライド，血液ガス。

❷尿検査：ケトン体。

❸画像検査：腹部超音波検査，CTなど。

❹神経学的検査：重篤な低血糖をきたした症例では，発達評価，頭部画像検査にて神経学的評価を行う。Ⅲ型では運動機能評価，筋画像検査を実施する。

### 治療法ワンポイント・メモ

根本的な治療法はない。

❶低血糖の予防：少量頻回食や経管栄養などによる夜間持続注入を行う。糖原病用フォーミュラや非加熱のコーンスターチを投与する。Ⅰ型では，ショ糖，果糖，乳糖，ガラクトースの摂取を制限する。

❷薬物療法：高尿酸血症，脂質異常症に対し，薬物療法を行う。腎障害（Ⅰ型），心機能低下（Ⅲ型）に対する薬物療法，好中球減少症（Ⅰb型）に対する顆粒球コロニー形成刺激因子（G-CSF）製剤投与を行う。

❸移植医療：肝移植が行われることがある。

### さらに知っておくと役立つこと

❶本疾患は小児慢性特定疾病および国の指定難病の指定を受けている。

❷診断基準は「新生児マススクリーニング対象疾患等診療ガイドライン2019」に掲載されており，日本先天代謝異常学会ウェブサイトから閲覧可能。

❸糖原病Ⅰ型の遺伝子治療の開発が進みつつあり，わが国での臨床治験も計画されている。

---

# 小児の糖尿病

Diabetes Mellitus in Children and Adolescents

**菊池 透** 埼玉医科大学教授・小児科

**頻度** **ときどきみる**

**GL** ・小児・思春期糖尿病コンセンサス・ガイドライン（2015）
・糖尿病診療ガイドライン2019

### 診断のポイント

❶慢性の高血糖状態の診断

❶空腹時血糖126 mg/dL以上，随時血糖200 mg/dL以上，尿糖陽性。

❷HbA1c 6.5％以上。

❷1型糖尿病の診断

❶多飲，多尿，腹痛，体重減少。

❷空腹時血中C-ペプチド値0.6 ng/mL未満，尿ケトン体陽性。

❸膵島特異的自己抗体陽性。

❸2型糖尿病の診断

❶空腹時血中C-ペプチド値1.0 ng/mL以上，尿ケトン体陰性。

❷膵島特異的自己抗体陰性。

### 緊急対応の判定基準

❶尿糖強陽性の場合，1型糖尿病の可能性があるので，至急血糖値などを確認する。

❷下記のようなインスリン依存状態では，輸液，インスリン治療を開始する。

❶糖尿病性ケトアシドーシス：血糖値200 mg/dL以上，静脈血pH 7.3未満，重炭酸（$HCO_3^-$）15 mmol/L未満，血中総ケトン体1,000 μmol/L以上，尿ケトン陽性。

❷糖尿病性ケトーシス，清涼飲料水ケトーシス：血糖値200 mg/dL以上，血中総ケトン体1,000 μmol/L以上，尿ケトン陽性。

### 症候の診かた

❶多飲，多尿

❶1型糖尿病では，はっきりとした自覚症状であり，症状発現日がわかることが多い。

❷2型糖尿病では，自覚していないことが多い。

❷腹痛，嘔吐

❶糖尿病性ケトアシドーシス，あるいはケトーシスに進行している場合が多い。

**23**

❷急性胃腸炎と誤診されることも多い。血糖測定が重要である。

## 検査所見とその読みかた

**1** 尿糖陽性：多くの 2 型糖尿病は，学校検尿で発見される。

**2** 血糖値

❶空腹時血糖 126 mg/dL 以上，あるいは随時血糖 200 mg/dL 以上，経口ブドウ糖負荷試験（体重×1.75 g，最大 75 g）2 時間値 200 mg/dL 以上，HbA1c 6.5％以上を糖尿病型という。

❷慢性の高血糖状態の診断には，糖尿病型を 2 回確認する。ただし，1 回は必ず血糖値で確認する。

**3** C-ペプチド値，ケトン体

❶空腹時血中 C-ペプチド値 0.6 ng/mL 未満，血中総ケトン体 1,000 μmol/L 以上，尿ケトン陽性の場合，インスリン依存状態と判定する。

❷空腹時血中 C-ペプチド値 1.0 ng/mL 以上，血中総ケトン体 1,000 μmol/L 未満，尿ケトン体陰性の場合，インスリン非依存状態と判定する。

**4** 血液ガス分析：静脈血 pH 7.3 未満，重炭酸 15 mmol/L 未満，かつインスリン依存状態の場合，糖尿病ケトアシドーシスと判断する。

**5** 膵島特異的自己抗体：GAD（glutamic acid decarboxylase）抗体，IA-2（insulinoma-associated antigen-2）抗体，ZnT8（zinc transporter 8）抗体のいずれかが陽性の場合 1A 型糖尿病と診断する。

## 確定診断の決め手

**1** 慢性の高血糖状態（1 型糖尿病，2 型糖尿病）。

**2** インスリン依存状態（1 型糖尿病）。

**3** 膵島特異的自己抗体陽性（1A 型糖尿病）。

## 誤診しやすい疾患との鑑別ポイント

**1** 急性胃腸炎

❶血糖値：正常～低値。

❷下痢。

## 確定診断がつかないとき試みること

経口ブドウ糖負荷試験：ブドウ糖負荷量　体重×1.75 g，最大 75 g。

## 合併症・続発症の診断

小児肥満に伴う 2 型糖尿病では，脂質異常症，高血圧，肝機能障害，高尿酸血症，睡眠時無呼吸症候群などを合併することがある。

## 経過観察のための検査・処置

**1** 1～2 か月ごとに HbA1c をチェックする。

**2** 1 年ごとに眼科合併症の有無をチェックする。

## 治療法ワンポイント・メモ

**1** 1 型糖尿病：インスリン頻回注射法や持続皮下インスリン注入療法。自己血糖測定や連続皮下ブドウ糖濃度測定，小児糖尿病サマーキャンプへの参加。

**2** 2 型糖尿病：食事，運動，生活リズムなどの生活指導，メトホルミン内服。

## さらに知っておくと役立つこと

18 歳未満は，小児慢性特定疾病医療費助成への申請が可能。承認されれば，医療費の支払い金額の上限が設定される。満 20 歳誕生日の前日まで，延長可能である。

## 専門医へのコンサルト

1 型糖尿病，2 型糖尿病とも糖尿病専門医，内分泌代謝専門医の資格をもつ小児科医へコンサルトすることが望ましい。特に 1 型糖尿病初発時の初期教育は，専門医に依頼する。

# 小児の低血糖症

Persistent Hypoglycemia in Neonates, Infants, and Children

**田島 敏広**　自治医科大学とちぎ子ども医療センター教授・小児科

小児の低血糖症はさまざまな疾患で発症する。代表的な疾患はケトン性低血糖症，先天性高インスリン血症である。

# Ⅰ ケトン性低血糖症

**頻度** **よくみる**（小児期低血糖症では最も頻度が高い）

## 診断のポイント

**1** 生後 18 か月～5 歳の間で発症し，8～9 歳までに自然に寛解する。

**2** 症状は感染症などで食物が摂取できないときや，疲れて夕食をとらないで就寝し早朝起きられずに朝食も摂取していない状況で起こりやすい。

③低血糖：血糖＜50 mg/dL。
④尿中ケトン体陽性。

### 緊急対応の判断基準

　意識障害やけいれんによって発症するので，年齢，既往歴，問診から本症を予想し，すみやかに血糖を測定し，ブドウ糖の静脈内投与を行う。

### 症候の診かた

①脳内の糖欠乏症状：あくび，脱力，活気低下，傾眠，興奮，易刺激性，けいれん，意識障害。
②自律神経系の活性化によるアドレナリン分泌亢進による症状：発汗，空腹感，蒼白，振戦など。

### 検査所見とその読みかた

①症状発症時のクリティカルサンプルで，血糖，ケトン体分画，遊離脂肪酸，インスリン，尿中ケトンを検査する。
②他の低血糖を示す疾患との鑑別には副腎皮質刺激ホルモン（ACTH），コルチゾール，成長ホルモン（GH），アンモニア，乳酸，ピルビン酸，血中，尿中アミノ酸分析，尿中有機酸分析が必要なこともある。

### 確定診断の決め手

　低血糖，尿中ケトン体陽性，血中ケトン体と遊離脂肪酸高値，インスリン低値（5〜10 μU/mL 以下）を確認する。

### 誤診しやすい疾患との鑑別ポイント

①成長ホルモン分泌不全症
　❶成長ホルモン（GH），インスリン様成長因子（IGF-1）低値。
　❷成長障害。
②先天性高インスリン血症：後述。
③脂肪酸代謝異常：ケトン体低値から正常。

### 確定診断がつかないとき試みること

　低血糖を繰り返すが，クリティカルサンプルで診断がつかない場合には，12〜18 時間の絶食試験を行い，ケトン血症，ケトン尿，低血糖が起こるかを確認することがある。

### 治療法ワンポイント・メモ

①再発の予防に心がける。疲れすぎて夕食をとれないような生活は避ける。感染症などで食欲がない場合には，炭水化物を頻回に摂取する。

②経口摂取が困難な場合には医療機関を受診する。

## Ⅱ 先天性高インスリン血症（CH：congenital hyperinsulinism）

(頻度) 一過性の CH は 13,600 人に 1 人，持続性の CH は 31,600 人に 1 人とされている。
(GL) 先天性高インスリン血症診療ガイドライン（version 1.1）（2017）

### 診断のポイント

①発症時期は出生後から年長児，まれに成人期に発症することもある。
②低血糖時の高インスリン血症。

### 症候の診かた

①高出生体重児：胎児期からの高インスリン血症により，高出生体重児であることが多い。
②新生児〜乳児：出生直後の新生児では無症状のこともある。jitteriness，振戦，チアノーゼ，無呼吸，低体温，筋緊張低下などを示す。

### 検査所見とその読みかた

　低血糖時（＜50 mg/dL）のインスリン高値（＞1 μU/mL），低ケトン血症（β ヒドロキシ酪酸＜2 mmol/L），低遊離脂肪酸血症（＜1.5 mmol/L）。

### 確定診断の決め手

①上記に加え，正常血糖を維持するブドウ糖静注量が生後 6 か月未満では＞7 mg/kg/分，生後 6 か月以降 3〜7 mg/kg/分である。
②MRI，CT，血管造影で局所診断は困難である。

### 誤診しやすい疾患との鑑別ポイント

①低出生体重児の新生児一過性低血糖：高インスリン血症を認めない。
②ケトン性低血糖症：前述。

### 確定診断がつかないとき試みること

①遺伝子診断と[18]F-DOPA PET 診断が有用である。しかしいずれも保険適用はない。
②内科的治療としてジアゾキシドの内服を行う。

### 合併症・続発症の診断

　遷延する重症な低血糖症の場合，てんかん，精神発達の遅れを認める。治療としての 95％以上の膵

亜全摘を行うと，術後1型糖尿病を発症する。

## 治療法ワンポイント・メモ

❶ブドウ糖静脈内投与，持続静注を行う。

❷慢性期の内科的治療はジアゾキシドの内服である。

❸セカンドラインの内科的治療は，オクトレオチド持続皮下注である。

❹コーンスターチ，糖原病用ミルク，頻回食など。

❺内科的治療に反応が不良な場合には，膵切除が行われる。遺伝子診断と$^{18}$F–DOPA PET診断で局在診断できれば，局所切除が可能である。

# 低身長症
## Short Stature

堀川 玲子　国立成育医療研究センター・内分泌・代謝科（東京）

(頻度) **よくみる**

❶子どもが低身長であるかの判断は，同年齢児の標準に比してどのくらい身長が低いほうに偏倚しているかによってなされる。

❷乳幼児期には厚生労働省が，学童思春期の児童・生徒については文部科学省が，年齢別身長体重の全国統計を発表しており，過去20年間で大きな変化がないため，現在は2000年度発表データの年齢別平均と標準偏差（SD）から−2 SD未満の身長の場合を「低身長」と考える。

❸−2 SDは2.3パーセンタイルに相当するため，小児人口の約2.3パーセント，すなわち100人に2人程度は低身長ということになる。

## 診断のポイント

❶日本人標準成長曲線を用いて，現在の身長が低身長であるかを確認する。

❷過去のデータをプロットし，成長率の低下，すなわち成長曲線上のSD（あるいはパーセンタイル）のラインをまたいで下方に偏位している場合は，その時点で低身長がなくても疾患が潜んでいることがあるので，注意を要する。

❸体重の変化も併せて検討し，身長と体重の両方が停滞している場合は栄養不良や全身性疾患の可能性，体重が増加して身長が停滞している場合はステロイド過剰など特殊な状況の可能性を考慮する。

## 緊急対応の判断基準

成長率の急激な低下，めまいや頭痛，視野障害など神経症状を伴っている場合や，多飲多尿など尿崩症を疑う徴候がある場合は，脳腫瘍の可能性がある。電解質，頭部画像所見を迅速に検討する。

## 症候の診かた

❶身体のプロポーション〔腕の長さ（アームスパン），上節下節比〕，顔貌や特徴的身体所見から，低身長をきたす症候群（女児のTurner症候群など），先天性成長ホルモン欠損症などの内分泌疾患，骨系統疾患の有無を検討する。

❷基礎疾患の有無にも留意する。

## 検査所見とその読みかた

❶血液検査：電解質異常の有無は尿崩症の鑑別に，一般生化学のうち，ALP，Ca，Pはくる病などの鑑別に重要。

❷内分泌検査

❶血中IGF–I（ソマトメジンC）の低値は成長ホルモン（GH）分泌不全を示唆するほか，栄養不良でも低値を示す。

❷甲状腺機能異常（TSH上昇，$FT_3$・$FT_4$低下）も成長障害の原因となる。

❸肥満を伴う低身長では副腎皮質刺激ホルモン（ACTH），コルチゾールを測定し，Cushing症候群を鑑別する。

❹IGF–I低値の場合，GH分泌刺激試験を行う。

❸画像検査

❶左手の単純X線写真で骨年齢を評価する。

❷ホルモン分泌不全による低身長症では特に，骨年齢が実年齢に比し遅延する。

❸身体のプロポーションや指趾に異常を認める場合は，全身骨単純X線写真で骨系統疾患の有無を評価する。

❹徴候から脳腫瘍が疑われる場合は，迅速にMRI・CTにて評価を行う。

## 確定診断の決め手

❶GH分泌不全症は，厚生労働省難病研究班の「成長ホルモン分泌不全性低身長症の診断と治療の手引き」を参考に，必要なGH分泌刺激試験を実施する。

❷女児の低身長では染色体検査がほぼ必須である。

❸症候性，家族性，高度の低身長では遺伝子検査が推奨される。

## 誤診しやすい疾患との鑑別ポイント

❶低身長の基準は，標準曲線の −2 SD 未満であるが，両親の身長が特に高い場合，両親の身長から計算した標的身長の −2 SD を下回った場合は，何らかの障害がある可能性があるので，見落とさないようにする。

❷小児期の多くの全身性疾患（悪性疾患，心臓病，腎臓病など）や栄養障害は成長障害をきたしやすい。これら原疾患の有無を鑑別することが重要である。問診，成長曲線上の身長と体重の変化，身体所見，基本的な検査所見によって鑑別を始める。

## 確定診断がつかないとき試みること

病因の明らかでない成長障害では，遺伝子検査が有用である。マイクロアレイ，next generation sequencing（NGS）による全エクソームシークエンシングを考慮する。

## 合併症・続発症の診断

低身長症は早期発見により有効な治療が可能なことが多い。特に基礎疾患の鑑別は予後に大きく影響する。

## 予後判定の基準

❶低身長症の治療目的は，1）成長障害をきたす原疾患の治療，2）低身長によって起こる身体的・精神的問題を回避するため，できるだけ早期に成長捕捉する，3）成人身長の正常化，である。

❷GH 分泌不全症では，糖・脂質代謝異常を合併しやすいので，これらの合併症も加え，治療目標の達成を試みる。

## 経過観察のための検査・処置

定期的身体計測にて成長曲線をプロットすることに加え，二次性徴の評価，骨年齢の測定，成長ホルモン治療の場合は血中 IGF-I 値を測定する。

## 治療法ワンポイント・メモ

❶GH 治療が適応となっている疾患では，疾患ごとに治療量が異なるので注意する。

❷長時間作用型 GH は GH 分泌不全性低身長症のみに適応となっているが，患者の毎日の注射負担が週1 回の負担に減るため，アドヒアランスの改善，QOL の改善が期待される（J Clin Endocrinol Metab 108: 2569−2578，2023）。

## さらに知っておくと役立つこと

これまでさまざまな低身長症に対して GH のみが治療薬剤であったが，軟骨無形成症に CNP（C-type natriuretic peptide）製剤であるボソリチドが適応となった（NEJM 381: 25−35，2019）。成長板をターゲットとする疾患特異的治療の拡大が期待される。

## 専門医へのコンサルト

−2 SD 以下の低身長，成長率の持続的低下が認められた場合，小児内分泌医にコンサルトすることを勧める。

# 先天性甲状腺機能低下症
## Congenital Hypothyroidism (CH)

鈴木 滋　旭川医科大学講師・小児科学

**頻度** ときどきみる
**GL** 先天性甲状腺機能低下症マススクリーニングガイドライン（2021 年改訂版）

## 診断のポイント

❶原発性先天性甲状腺機能低下症（CH）は新生児マススクリーニング（MS）で甲状腺刺激ホルモン（TSH）高値。

❷新生児 MS 陽性例では臨床症状は認めないか軽微。

❸臨床症状として，遷延性黄疸，便秘，臍ヘルニア，体重増加不良，皮膚乾燥，不活発，巨舌，嗄声，四肢冷感，浮腫，小泉門開大，甲状腺腫がある。

❹原発性 CH では TSH 高値，free $T_4$（$FT_4$）低値または正常。中枢性 CH では TSH 低値〜正常，$FT_4$ 低値。

❺永続性 CH と一過性 CH は診断時に確定できない。

## 症候の診かた

❶臨床症状チェックリスト：出現頻度は低いが，重症度を反映。

❶遷延性黄疸：生後の生理的黄疸が 2 週間以上持続する。

❷便秘：排便回数の低下が持続する。

❸臍ヘルニア：腹部膨満を伴う。

❹体重増加不良：体重増加が 1 日 20 g 以下に低下する。

❺皮膚乾燥：皮膚が粗く感じられる。

❻不活発：哺乳不良があり，啼泣が弱く，四肢の動きが少ない。

❼巨舌：舌が口唇よりはみ出る。

❽嗄声：啼泣の声が低く粗い。

❾四肢冷感：体温低下を反映する。

❿浮腫：全身性の非圧迫性浮腫。顔貌は目の周囲や頬がふっくらとして見え特徴的。

⓫小泉門開大：0.5 cm 以上を陽性とする。頭蓋骨の骨化遅延を反映する。

⓬甲状腺腫：ホルモン合成障害を疑う所見として重要である。

**2** 母体の甲状腺疾患既往歴，服薬歴：母体が橋本病あるいは Basedow 病の場合，抗 TSH 受容体抗体（TRAb），抗 TSH 受容体阻害型抗体（TSBAb）や抗甲状腺薬の経胎盤移行が発症要因となる。

**3** 周産期ヨウ素過剰曝露：母体のヨウ素造影剤，ヨウ素含有消毒液使用，昆布などのヨード含有の多い食品摂取や，罹患児に対するヨード含有消毒液の使用。

**4** 他の下垂体ホルモン分泌低下あるいは視床下部下垂体器質的異常：無症状であっても，中枢性 CH の鑑別が必要となる。

## 検査所見とその読みかた

**1** 甲状腺機能検査（血清 TSH，$FT_3$，$FT_4$）

❶原発性 CH：血清 TSH ≧ 30 mIU/L の場合または，血清 TSH 15～30 mIU/L かつ $FT_4$ 1.2 ng/dL 未満（あるいは施設の乳児基準値未満）の場合，治療適応となる。$FT_4$ 値により，最重症 0.4 ng/dL 未満，重症 0.4 ng/dL～0.8 ng/dL 未満，中等症 0.8 ng/dL 以上と判断。$FT_3$ は $FT_4$ に遅れて低下する。

❷中枢性 CH：$FT_4$ 低値にもかかわらず TSH の上昇を認めない。TSH が 5～10 μU/mL の軽度高値を示すことがあることに注意が必要。これは TSH 合成過程において不完全な糖鎖修飾を受けたもので生物学的活性は低い。

**2** 膝関節単純 X 線正面像

❶大腿骨遠位端骨核の出現の有無を確認する。

❷甲状腺ホルモンは胎児の骨成熟に重要であり，在胎 38 週以降の成熟児で大腿骨遠位端骨核出現の遅れは重症と判断できる。

**3** 甲状腺自己抗体：TRAb や TSBAb（保険適用外検査）が陽性の場合，これらの経胎盤移行による CH と考えられる。

**4** サイログロブリン（Tg）

❶甲状腺無形成および Tg 遺伝子変異の場合に低値となる。

❷甲状腺ホルモン合成障害では著明高値となり，甲状腺形成異常では低値からやや高値と幅がある。

**5** 尿中総ヨウ素量：ヨード過剰を証明できる。明確なカットオフ値はなく，正常者とオーバーラップが大きい。

**6** 甲状腺超音波

❶甲状腺の存在の有無，大きさを確認する。

❷存在しない場合には異所性甲状腺や無形成が疑われる。異所性の診断は超音波のみでは困難なこともあり，その場合，将来的にシンチグラフィでの確定が必要となる。

❸腫大している場合にはホルモン合成障害が疑われる。

## 確定診断の決め手

**1** 原発性 CH：新生児 MS 陽性に以下のいずれかを伴う。

❶チェックリスト 2 項目以上該当。

❷大腿骨遠位端骨核出現なし。

❸超音波で甲状腺が同定できない，あるいは甲状腺腫あり。

❹血清 TSH 30 mIU/L 以上。

❺血清 TSH 15～30 mIU/L 以上かつ $FT_4$ 1.2 ng/mL 未満（施設の乳児基準値未満）。

**2** 中枢性 CH：新生児 MS 陽性（$FT_4$ と TSH 同時測定を行っている自治体）あるいは臨床症状や他の下垂体ホルモン分泌不全を伴う例において，血清 $FT_4$ 低値，TSH 低値～正常を認める場合。

## 誤診しやすい疾患との鑑別ポイント

**1** サブクリニカル CH

❶臨床症状がなくかつ血清 $FT_4$ は正常範囲。

❷血清 TSH が 5 mIU/L 以上 15 mIU/L 未満。

❸経過観察し TSH の正常化を確認。

**2** 未熟児低サイロキシン（$T_4$）血症

❶早産児（通常在胎 30 週未満）の急性期。

❷血清 $FT_4$ 低値かつ TSH 正常。

❸TSH が遅発性に上昇することがある。

## 確定診断がつかないとき試みること

**1** サブクリニカル CH

❶初診時に治療を開始した場合，甲状腺ホルモン

過剰状態にないか留意する。

❷無治療を選択した場合，甲状腺機能検査を1〜2週間後に行う。生後3〜4週でTSHが正常化しない場合（生後6か月未満でTSH≧10 mIU/L，生後12か月以降でTSH≧5 mIU/L），治療を考慮する。

**2** 未熟児低$T_4$血症

❶生後1か月，体重2,500 gに達した時期，退院時期のいずれか早い時期に2回目のMSが行われる。遅発性のTSH上昇を認める場合，CHの診断に進む。

### 合併症・続発症の診断

**1** 原発性CHの場合：甲状腺形成不全によるCHでは，先天性心疾患の合併が多く，超音波検査で診断可能である。

**2** 中枢性CHの場合：他の下垂体機能低下症の合併を検索する。

### 予後判定の基準

**1** 治療目標は知的障害の予防である。生後2週間以内に，レボチロキシン（L-$T_4$）を適切な投与量で開始することが重要で，新生児MSにより早期診断・治療を受けた場合，総じて予後良好である。

**2** 治療開始の遅れ，重症例では知能指数が低下しうる。

**3** 一過性CHの病因として明らかであるのは，ヨード過剰曝露，TSBAbや抗甲状腺薬の経胎盤移行である。

**4** 一過性を示唆する要因として，経年的に体重あたりの抗甲状腺薬が少量となること，増量を要さないこと，正所性に甲状腺が存在することがあげられる。

**5** 治療経過中TSHが上昇，L-$T_4$投与量が多い場合は永続性を示唆する。

### 経過観察のための検査・処置

**1** 甲状腺機能を初期投与開始1〜2週間後，4週間後，その後1歳までは1か月ごと，それ以降成人期までは3〜4か月ごとに行う。TSHは正常範囲に，$FT_4$を正常値の50％以上から正常上限を目標にL-$T_4$を調節する。

**2** 一過性の評価：上記の一過性を示唆する状態に合致する場合，脳の髄鞘化が十分となる3歳以降にL-$T_4$中止を試みる。治療不要と判断した場合でも，思春期にTSHが再上昇する例があり，成人までは年1回は甲状腺機能評価を行う。

**3** 病型診断（原因検索）：3歳以降にL-$T_4$を中止のうえ，$^{123}$I甲状腺摂取率，唾液/血液ヨウ素比，パークロレイト放出試験，シンチグラフィ，甲状腺超音波検査，および血清TSH，$FT_4$，$FT_3$，Tgの測定を行う。

### 治療法ワンポイント・メモ

**1** CHと診断次第，病型を確定せずとも可及的すみやかに，L-$T_4$ 10〜15 $\mu$g/kg/日で治療を開始する。

**2** サブクリニカルCHの場合には3〜5 $\mu$g/kg/日で治療可能である。

### さらに知っておくと役立つこと

**1** 甲状腺ホルモン値は測定キットにより基準値が異なり，上記に示した値はおよその目安である。

**2** 遺伝カウンセリング：甲状腺形成異常の多くは孤発例であり，再発の危険性は低い。ホルモン合成障害の約50％は常染色体潜性（劣性）遺伝であり，この場合，最大25％の次子罹患の可能性がある。

**3** 小児慢性特定疾病対象疾患であり，20歳未満まで医療費の一部が公費負担される。

### 専門医へのコンサルト

新生児MS陽性例は，小児内分泌科医あるいは本症に十分な経験のある小児科医へ紹介することが望ましい。

---

# 先天性副腎皮質過形成〔21-水酸化酵素欠損症（21-OHD）を中心に〕

Congenital Adrenal Hyperplasia (CAH)

**長崎 啓祐** 長野県立こども病院・内分泌代謝科部長

**頻度** ときどきみる

**GL** 21-水酸化酵素欠損症の診断・治療のガイドライン（2021年改訂版）

### 診断のポイント

**1** 女児の外性器男性化。

**2** 皮膚色素沈着。

**3** 新生児マススクリーニングで17-OHP高値。

**4** 哺乳力低下・体重減少・嘔吐などの副腎不全の症状。

**5** 低ナトリウム血症・高カリウム血症，代謝性アシ

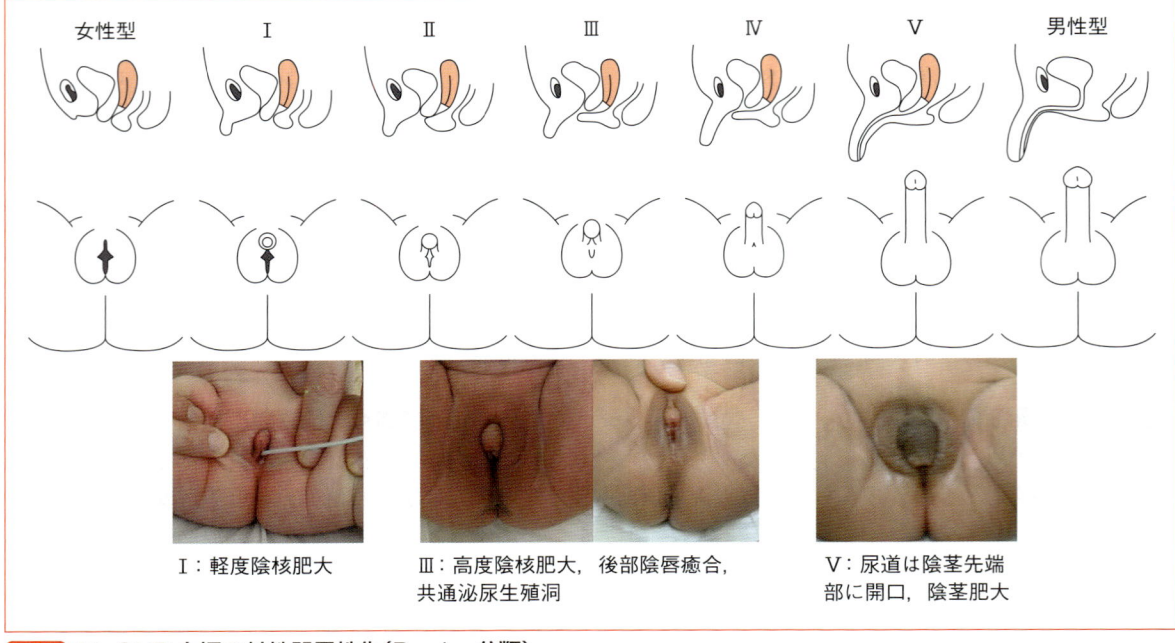

Ⅰ：軽度陰核肥大

Ⅲ：高度陰核肥大，後部陰唇癒合，共通泌尿生殖洞

Ⅴ：尿道は陰茎先端部に開口，陰茎肥大

**図1** 21-OHD 女児の外性器男性化（Prader 分類）

ドーシス。

### 緊急対応の判断基準

❶出生時の非典型的外性器は，性分化疾患としての精査が必要であり，性別判定保留のうえで，可及的すみやかに専門施設へ搬送する。保護者にはその場で最も可能性のある性を安易に告げず，「性別については検査をして判断をしましょう」などと伝える。
❷新生児マススクリーニングで 17-OHP 高値を指摘され，哺乳力低下・体重減少・嘔吐などの症状をきたしている場合には，副腎クリーゼによるショックの可能性があり，すぐに小児内分泌専門施設へ搬送する。

### 症候の診かた

❶非典型的外性器：女児の外性器男性化で，陰唇癒合や陰核肥大（図 1）などを認める。重症度に応じて，外性器の男性化の程度が異なる。性腺は正常卵巣で腹腔内にあるため，精巣は触知できない。
❷色素沈着：全身の色素沈着を認める。特に口唇，腋窩，乳輪部，外陰部に強くみられる。
❸副腎不全：哺乳不良を含む全身状態の悪化，嘔吐など。通常は生後 7 日以降に出現しうる（Clin Pediatr Endocrinol 29: 105-110, 2020）。

### 検査所見とその読みかた

❶新生児スクリーニング検査
❶ろ紙血 17-OHP 値高値を示す。カットオフ値や測定の方法は自治体によって異なる。
❷典型的な古典型 21 水酸化酵素欠損症（21-OHD）では，測定感度以上（＞90 ng/mL）など著明高値となる。早産や低出生体重児では，偽高値を示すことがある。
❸特異性に優れた液体クロマトグラフィタンデム質量分析によるステロイドプロファイル測定が一部の自治体で行われており，偽高値を 10 分の 1 程度に減らせることが報告されている（J Clin Endocrinol Metab 107: 3341-3352, 2022）。
❷生化学検査
❶血糖値，血液ガス分析，血清電解質などを行い，副腎不全の有無を含めた全身状態の把握を行う。
❷重症例では，生後 7 日以降で低ナトリウム血症・高カリウム血症，代謝性アシドーシスなどを認める。
❸内分泌検査
❶ 17-OHP，ACTH，コルチゾール，血漿レニン活性または濃度，血漿アルドステロン，DHEA-S，尿中プレグナントリオールなどを測定する。

❷現在，17-OHP の測定は，ELISA 法による免疫学的検査のみが保険適用になっているが，交叉反応による偽高値が早産児で問題になる。

❸その他，尿中ステロイド分析が 21-OHD 以外の先天性副腎皮質過形成（CAH）の鑑別に有用であるが，2024 年 6 月現在，国内での受託可能な施設はない。

**4** 画像検査

❶腹部超音波検査で，両側副腎腫大の有無を確認する。また非典型的外性器の場合に，性腺の確認や子宮の有無などを確認する。

❷必要に応じて，腹部 MRI などを行う。

**5** その他の検査

❶非典型的外性器の場合には，FISH 法による性染色体検査や G 分染法による染色体検査が行われる。

❷遺伝学的検査は必須ではないが，診断や病型分類の一助となる。保険適用外検査である。

### 確定診断の決め手

❶外性器男性化（女児の場合），色素沈着や副腎不全の症状。

❷血清 17-OHP の異常高値。

❸上記❶，❷を満たし，17-OHP が上昇する他の CAH が否定されれば，21-OHD と診断確定する。

### 誤診しやすい疾患との鑑別ポイント

**1** 17-OHP の上昇を伴う他の CAH

❶ **11β-水酸化酵素欠損症**：低レニン性高血圧。

❷ **3β-水酸化ステロイド脱水素酵素欠損症**：重症度に比して相対的に低い 17-OHP 値。

❸ **チトクローム P450 オキシドレダクターゼ欠損症**

- 女児の著明な外性器男性化，男児の小陰茎や尿道下裂など。
- 橈骨上腕骨癒合やくも状指などの骨所見。
- 母体の妊娠中期以降の男性化徴候。

**2** 血中・尿中ステロイド分析が有用であるが，保険未収載など課題が多い。

### 確定診断がつかないとき試みること

**1** ACTH 負荷試験：非古典型 21-OHD の診断や 21-OHD 以外の CAH の鑑別に実施することがある。

**2** *CYP21A2* 遺伝子解析

❶国内の研究室で，研究的な検査として実施されている。2024 年 6 月現在，商業ベースでの受託

はできなくなっている。

❷両アリルに欠失や組み換えまたは病的バリアントが同定されれば診断が確定する。病的バリアントによる 21 水酸化酵素の活性障害の程度と臨床症状の重症度はおおむね一致するため，重症度予測の参考となる。

### 予後判定の基準

❶副腎クリーゼの発症：治療中に感染などを契機に副腎クリーゼを発症するリスクがある。国内の調査では，発生率は 100 人あたり年間 10.9 人（95%信頼区間 9.6-12.2）と算出され，感染症が最も一般的な誘発因子であった。

❷低血糖は 27.4%で併発した。重症低血糖で死亡した患者は 1 人で，死亡率は 100 人あたり年間 0.09 人であった（Horm Res Paediatr 89: 166-171, 2018）。

### 経過観察のための検査・処置

❶定期的な診察時：身長，体重，血圧，色素沈着の有無，思春期の進行，適宜骨年齢を確認し，治療効果の判定を行う。

❷検査所見：血清電解質，ACTH，血漿レニン活性・濃度，血清 17-OHP 値，尿中プレグナントリオールなどの検査を行い，治療効果を判定する。

### 治療法ワンポイント・メモ

❶不足するグルココルチコイド（ヒドロコルチゾン）およびミネラルコルチコイド（フルドロコルチゾン）を補充する。塩喪失型では，新生児期には塩化ナトリウムを追加する。

❷副腎アンドロゲン産生亢進を抑制し，健常小児と同等の成長や成熟を確保することが目標である。

### さらに知っておくと役立つこと

❶本疾患は，小児慢性特定疾病の適応になっている。また先天性副腎皮質酵素欠損症として指定難病の適応になっており，治療費の公費負担申請を勧める。

❷常染色体潜性遺伝疾患であり，通常両親は保因者であるため，次子の 21-OHD の罹患率は 4 分の 1 である。また保因者頻度は 65 分の 1 であるため，患者自身の子どもが同疾患になる可能性は 130 分の 1 である。

### 専門医へのコンサルト

非典型的外性器の初期対応や新生児マススクリーニング 17-OHP 高値の精査は，本疾患に精通した小

児内分泌医がいる施設で行うべきである。

# 川崎病
## Kawasaki Disease

**伊藤 秀一** 横浜市立大学教授・発生成育小児医療学

(頻度) **よくみる**(乳幼児に好発する全身性血管炎で，小児の common disease。出生数の減少の進行にもかかわらず，患者数は漸増し，近年は年間 17,000 人以上が発症。本症は原因不明であり，かつ患者が増えていることは小児科学の大きなミステリーである)

GL ・川崎病診断の手引き(改訂第 6 版)(2019)
・日本小児循環器学会川崎病急性期治療のガイドライン(2020 年改訂版)
・2020 年改訂版 川崎病心臓血管後遺症の診断と治療に関するガイドライン

## ▍診断のポイント

**1**好発年齢：6 か月から 4 歳未満に好発し，発症ピークは 1 歳前後。

**2**診断：本症は 6 つの主要症状を基に診断する(**表1**)。
 **❶**診断のための特異的な検査がないため，各臨床症状の「川崎病らしさ」を理解し，他疾患を除外する。
 **❷**臨床症状が 4 つ以下で冠動脈病変を呈さない「不全型」の診断は慎重に行う必要がある。

## ▍緊急対応の判断基準

血圧低下や心筋炎(川崎病ショック症候群)，心筋梗塞，意識障害・けいれん(脳症)，麻痺性イレウス。

## ▍症候の診かた

**1**発熱
 **❶**38.5℃ 以上で，ほとんどの患者の初発症状。
 **❷**平熱化を伴う弛張熱は全身型若年性特発性関節炎(JIA：juvenile idiopathic arthritis)を疑う。

**2**眼所見
 **❶**両側の眼球結膜が薄ピンク〜赤に充血する。
 **❷**眼脂は原則伴わない。

**3**口腔所見
 **❶**初期は口唇の発赤と腫脹を認め，その後亀裂を生じ，同部位に出血，痂皮化を生じる。

 **❷**口腔粘膜はびまん性に発赤するが，アフタやびらんは認めない。扁桃の白苔は認めない。舌は全体に発赤腫脹しいちご舌を認める。

**4**発疹(BCG 接種痕の発赤含む)
 **❶**大小不同の不定形皮疹(紅斑)。皮膚粘膜移行部に好発するためオムツを外し確認する。
 **❷**水疱・痂皮，びらんはきわめてまれ。
 **❸**BCG 接種痕の変化は 1 歳未満に多い。

**5**四肢末端の変化
 **❶**急性期は手掌，足底，指趾の紅潮・硬性浮腫(“テカテカパンパン”で圧痕なし)，回復期は膜様落屑がみられるが，落屑は爪端部と皮膚の移行部から生じ近位側に進展する。
 **❷**軽症の場合は指趾先端のみの変化である。溶連菌では粃糠様落屑である。
 **❸**四肢末端の変化は川崎病を疑う際の最も特徴的な病変である。

**6**非化膿頸部リンパ節腫脹
 **❶**年長児に多い。1.5 cm 以上で片側が目立ち，胸鎖乳突筋の上部の裏側に生じることが多く，超音波では多房性のリンパ節の集簇を認める。
 **❷**症状が強いと皮膚の発赤を伴うが，膿瘍は形成しない。

## ▍検査所見とその読みかた

**1**非特異的な炎症反応を呈する(WBC/好中球増加，CRP 上昇，赤沈亢進など)。他に肝機能障害，低ナトリウム血症，アルブミン低下，BNP/NT-proBNPの上昇を認める。

**2**回復期は血小板が増多する。乳児では尿中白血球を認めることも多い。

## ▍確定診断の決め手

**1**臨床症状で診断するため，決め手はない(**表1**)。鑑別診断が重要。

**2**一方，乳幼児で冠動脈の拡張や瘤を呈する疾患は，ほぼ川崎病である。

## ▍誤診しやすい疾患との鑑別ポイント

**1**感染症：川崎病の症状は，感染症罹患時に多くみられる症状であり鑑別が重要である。
 **❶発疹性ウイルス疾患**：皮疹の性状や皮膚以外の症状で診断する。
 **❷アデノウイルス感染症**：結膜炎(⇨ 1560 頁)は眼脂が多い。扁桃の白苔や咽頭後壁のリンパ濾胞の腫大。迅速診断キットで診断(ただし偽陰性も

**表1** 川崎病診断の手引き（改訂第6版）

本症は，主として4歳以下の乳幼児に好発する原因不明の疾患で，その症候は以下の主要症状と参考条項とに分けられる。

**【主要症状】**
1. 発熱
2. 両側眼球結膜の充血
3. 口唇，口腔所見：口唇の紅潮　いちご舌，口腔咽頭粘膜のびまん性発赤
4. 発疹（BCG接種痕の発赤を含む）
5. 四肢末端の変化：
   （急性期）手足の硬性浮腫，手掌足底または指趾先端の紅斑
   （回復期）指先からの膜様落屑
6. 急性期における非化膿性頸部リンパ節腫脹
   a. 6つの主要症状のうち，経過中に5症状以上を呈する場合は，川崎病と診断する。
   b. 4主要症状しか認められなくても，他の疾患が否定され，経過中に断層心エコー法で冠動脈病変（内径のZスコア＋2.5以上，または実測値で5歳未満3.0mm以上，5歳以上4.0mm以上）を呈する場合は，川崎病と診断する。
   c. 3主要症状しか認められなくても，他の疾患が否定され，冠動脈病変を呈する場合は，不全型川崎病と診断する。
   d. 主要症状が3または4症状で冠動脈病変を呈さないが，他の疾患が否定され，参考条項から川崎病が最も考えられる場合は，不全型川崎病と診断する。
   e. 2主要症状以下の場合には　特に十分な鑑別診断を行ったうえで，不全型川崎病の可能性を検討する。

**【参考条項】**
以下の症候および所見は，本症の臨床上，留意すべきものである。
1. 主要症状が4つ以下でも，以下の所見があるときは川崎病が疑われる。
   1) 病初期のトランスアミナーゼ値の上昇
   2) 乳児の尿中白血球増加
   3) 回復期の血小板増多
   4) BNPまたはNT-proBNPの上昇
   5) 心臓超音波検査での僧帽弁閉鎖不全・心膜液貯留
   6) 胆嚢腫大
   7) 低アルブミン血症・低ナトリウム血症
2. 以下の所見がある時は危急度が高い。
   1) 心筋炎
   2) 血圧低下（ショック）
   3) 麻痺性イレウス
   4) 意識障害
3. 下記の要因は免疫グロブリン抵抗性に強く関連するとされ，不応例予測スコアを参考にすることが望ましい。
   1) 核の左方移動を伴う白血球増多
   2) 血小板数低値
   3) 低アルブミン血症
   4) 低ナトリウム血症
   5) 高ビリルビン血症（黄疸）
   6) CRP高値
   7) 乳児
4. その他，特異的ではないが川崎病でみられることがある所見（川崎病を否定しない所見）
   1) 不機嫌
   2) 心血管：心音の異常，心電図変化，腋窩などの末梢動脈瘤
   3) 消化器：腹痛，嘔吐，下痢
   4) 血液：赤沈値の促進，軽度の貧血
   5) 皮膚：小膿疱，爪の横溝
   6) 呼吸器：咳嗽，鼻汁，咽後水腫，肺野の異常陰影
   7) 関節：疼痛，腫脹
   8) 神経：髄液の単核球増多，けいれん，顔面神経麻痺，四肢麻痺

**【備考】**
1. 急性期の致命率は0.1%未満である。
2. 再発例は3〜4%に，同胞例は1〜2%にみられる。
3. 非化膿性頸部リンパ節腫脹（超音波検査で多房性を呈することが多い）の頻度は，年少児では約65%と他の主要症状に比べて低いが，3歳以上では約90%にみられ，初発症状になることも多い。

〔日本川崎病学会，他：川崎病診断の手引き（改訂第6版）．2019．http://www.jskd.jp/wp-content/uploads/2022/10/tebiki201906.pdfより〕

❸溶連菌感染症：皮疹は sand paper 様の細かな赤い発疹。扁桃に白苔。迅速診断キットが診断に有用。

❹化膿性頸部リンパ節炎：超音波では単房性，造影 CT では造影効果を認める。

❺エルシニア感染症：*Yersinia pseudotuberculosis* は川崎病様症状を呈し，時に冠動脈病変も合併する。便培養や LAMP 法で診断する。

❻小児 COVID-19 関連多系統炎症性症候群（MIS-C：multisystem inflammatory syndrome in children）：SARS-CoV2 ウイルス感染から2〜6週後に発症する。川崎病の主要症状と重複する症状を呈する。心原性ショックと腹部症状が特徴。SARS-CoV2 ウイルス感染の既往の確認を行う。発症時は PCR 陰性がほとんど。

❷リウマチ疾患，その他

❶全身型 JIA（⇨1876 頁）：川崎病と誤診されることが多い疾患である。弛張熱と発熱時のみに出現するリウマトイド疹が特徴である。フェリチンが高値になることが多い（多くは 1,000 ng/mL 以上）。マクロファージ活性化症候群の合併には要注意。

❷Stevens-Johnson 症候群：感染症や薬剤アレルギーを機に発症。眼結膜・角膜，口唇・口腔粘膜，陰部に皮疹が好発。皮膚や粘膜の水疱やびらんなどが川崎病とは異なる。

## 確定診断がつかないとき試みること

❶発熱 10 日以降は冠動脈病変発症のリスクが高まるため，免疫グロブリン（IVIG：intravenous immunoglobulin）の投与を検討する。第7病日までに IVIG を投与し，第9病日までの解熱を目指す。

❷乳幼児の抗菌薬不応の発熱は常に川崎病の可能性を考慮する。

## 合併症・続発症の診断

❶冠動脈拡張・瘤：基本的に心エコーで評価，瘤には心血管造影，造影 CT で評価。

❷関節炎：亜急性期以降に発症することが多く，大関節に多い。関節液貯留を超音波で評価。血清 MMP-3 の上昇を認める。関節炎の発症に伴い再発熱や CRP の再上昇を認め，原病の再燃と鑑別を要する。

## 予後判定の基準

❶初回 IVIG の不応を予測（ステロイドやシクロスポリンの併用を検討）。

　❶小林スコア：治療開始日2点≦4病日，月齢1点≦12か月，好中球比率2点≧80％，血小板数1点≦30万/μL，血清 Na 2点≦133 mEq/L，AST 2点≧100 IU/L，CRP 1点≧10 mg/dL。計5点以上が初回 IVIG 不応を予測（感度76％，特異度80％）。

❷10 日目以降の発熱は，冠動脈瘤合併のリスクとなる。

❸冠動脈瘤形成後の心血管イベント：巨大瘤，男児，IVIG 抵抗性がリスク。

## 経過観察のための検査・処置

　血液検査，心エコーでフォローする。発熱の持続時や冠動脈病変を認めた際は心エコーを可能な限り頻回に実施する。

## 治療法ワンポイント・メモ

❶大量 IVIG が治療の基本である。小林スコアで初回 IVIG 不応のリスクを有する患者には，プレドニゾロンの併用も考慮する。

❷初回 IVIG 不応の患者には，IVIG の追加投与，インフリキシマブ，静注メチルプレドニゾロンを使用する。

## 専門医へのコンサルト

　前述の「緊急対応の判断基準」に該当する状態，追加 IVIG で解熱しない場合，巨大冠動脈瘤の合併時は専門医にコンサルトする。

# 小児の感染性心内膜炎
Infective Endocarditis (IE) in Children

**三谷 義英**　三重大学医学部附属病院・周産母子センター病院教授

（頻度）　一般小児：**あまりみない**，先天性心疾患児：**ときどきみる**

GL　感染性心内膜炎の予防と治療に関するガイドライン（2017 年改訂版）

## 診断のポイント

❶原因となる心疾患と抜歯などの誘因の存在。

**❷** 発熱。

**❸** 急な心不全と心雑音の増強。

**❹** 塞栓症状。

**❺** 血液培養陽性と心エコー検査での疣贅。

### ▌緊急対応の判断基準

**❶** 小児循環器科に加えて，心臓血管外科，脳神経外科，放射線科，感染症科などの集学的な IE チームとの連携した迅速な対応が必要。

**❷** 人工弁の感染，弁機能障害による心不全例，大きな疣贅，弁周囲膿瘍により抗菌薬治療抵抗例では，早期の心臓手術の検討が必要。特に重度弁機能障害を伴う 10 mm 以上の疣贅を有する自己弁 IE では，早期手術が推奨される。

**❸** 中枢神経合併症例では，脳塞栓，出血性脳梗塞ないし感染性脳動脈瘤の破裂などもあり，心臓血管外科に加えて脳神経外科との連携が必要。脳梗塞合併時にも脳出血の除外のうえ，早期治療適応のある IE 手術は推奨される。

### ▌症候の診かた

**❶** 発熱：最も多い症状。微熱（38°C 未満），無熱例もあり，初期診断が困難な場合も多い。

**❷** 基礎心疾患の存在：短絡，狭窄，逆流を伴う先天性心疾患（術前後）があげられる。小児では右心系 IE が 54％ と多く，術後例で，Rastelli 術後，短絡術後，人工弁留置後が問題となる。

**❸** 誘因：抜歯が知られる。誘因は 33％ のみに存在。

**❹** 塞栓症状・所見：中枢神経症状（麻痺，けいれん，意識障害），肺塞栓（胸痛），腹部動脈・脾塞栓（腹痛），腎塞栓（血尿），腸腰筋膿瘍（腰痛），他の塞栓（結膜出血，Janeway 発疹）。

**❺** 免疫学的の現象：まれながら，糸球体腎炎，関節炎（関節痛），筋肉痛，Osler 結節（成人で 3〜10％），Roth 斑（成人で 2〜10％），リウマチ因子陽性がある。

**❻** 心不全症状：狭窄，逆流の増悪に関連して，心雑音の増強も伴う。

**❼** 経過：亜急性発症例では，通学可能な全身状態良好例もあり，基礎疾患などから本症を疑った場合，外来で炎症検査，心エコー検査に加えて，血液培養も行う。

### ▌検査所見とその読みかた

**❶** 心エコー検査

　**❶** 1) 疣贅の有無と狭窄，流動性，2) 弁穿孔，腱索

断裂と逆流，3) 弁周囲膿瘍，心囊水と心機能が重要。

　**❷** Rastelli 術後，短絡血管，人工弁の疣贅の検出は困難。

　**❸** 小児でも，経食道心エコー検査が経胸壁心エコー検査より感度はよいが，実施困難例も多い。

**❷** 血液培養

　**❶** 小児でも 84％ で血液培養陽性である。可能であれば，常在菌混入の区別もあり，入院初日に 3 回の施行（解熱時採血可，静脈血可，留置カテーテル採血は不可）が望ましい。

　**❷** 小児では，レンサ球菌，ブドウ球菌が多い。亜急性例など，抗菌薬休薬後の採血が望ましい。菌体の PCR 検査も施設により可能。

**❸** 一般検査所見：白血球増多（核の左方移動），CRP 陽性に加えて，貧血，血清鉄低下，補体低下，リウマチ因子陽性，検尿で血尿，亜急性例での IgG 高値。

**❹** MDCT：放射線被曝の問題はあるが，人工物の疣贅（血栓との鑑別を要する）と弁周囲膿瘍の評価，塞栓性病変・他の感染巣の評価に用いられる。

**❺** MRI

　**❶** 中枢神経障害の評価に有用である。

　**❷** 空間分解能が MDCT より劣り，疣贅，弁周囲膿瘍の診断での有用性は限定的。

**❻** 他の画像診断

　**❶** ガリウムシンチグラフィは，原因不明の場合に用いられうるが，被曝の問題，IE での診断率が低く，使用は限定的。

　**❷** FDG-PET は，有用性を示唆する報告もあるが，IE，不明熱では保険適用外。

### ▌確定診断の決め手

**❶** 修正 Duke 診断基準（表1）に基づき，大基準，小基準により，確診例，可能性例が診断される。

**❷** 本基準は，小児例でも 70％ 以上の診断感度があるとされるが，病初期の診断精度が低い。欧州循環器学会（ESC）から，MDCT による弁周囲膿瘍評価，FDG-PET による人工弁置換例の評価を加味した診断基準も報告されている。

### ▌誤診しやすい疾患との鑑別ポイント

**❶** 心エコー検査で疣贅などの心血管病変を認めない例の敗血症（⇨1784 頁）：丹念な問診，診察に続く画像診断による他の感染部位の感染症（骨髄炎など）の検索。

**❷** 肺炎（⇨1783 頁）：右心系 IE における血行性肺炎。

**表1** 感染性心内膜炎の診断基準（修正 Duke 診断基準）

**【確診】**

病理学的基準

(1)培養または疣腫，塞栓を起こした疣腫，心内膿瘍の組織検査により病原微生物の検出
　　または

(2)疣腫や心内膿瘍において組織学的に活動性心内膜炎の証明

臨床的基準

(1)大基準 2 つ，または

(2)大基準 1 つおよび小基準 3 つ，または

(3)小基準 5 つ

**【可能性】**

(1)大基準 1 つおよび小基準 1 つ，または

(2)小基準 3 つ

**【否定的】**

(1)IE 症状を説明する別の確実な診断，または

(2)IE 症状が 4 日以内の抗菌薬投与により消退，または

(3)4 日以内の抗菌薬投与後の手術時または剖検時に IE の病理学的所見を認めない，または

(4)上記「可能性」基準にあてはまらない

---

**臨床的基準の定義**

［大基準］

(1)IE を裏づける血液培養陽性

▶2 回の血液培養で IE に典型的な以下の病原微生物のいずれかが認められた場合

　・*Streptococcus viridans*，*Streptococcus bovis*（*Streptococcus gallolyticus*），HACEK グループ，*Staphylococcus aureus*，または他に感染巣がない状況での市中感染型 *Enterococcus*

　または

▶血液培養が IE に矛盾しない病原微生物で持続的に陽性

　・12 時間以上間隔をあけて採取した血液検体の培養が 2 回以上陽性，または

　・3 回の血液培養のすべて，または 4 回以上施行した血液培養の大半が陽性（最初と最後の採血間隔が 1 時間以上あいていること）

　または

▶1 回の血液培養でも *Coxiella burnetii* が検出された場合，または抗 I 相菌 IgG 抗体価 800 倍以上

(2)心内膜障害所見

▶IE の心エコー図所見（人工弁置換術後，IE 可能性例，弁輪部膿瘍合併例では経食道心エコーが推奨される。その他の例ではまず経胸壁心エコーを行う）

　・弁あるいはその支持組織の上，または逆流ジェット通路，または人工物の上にみられる解剖学的に説明のできない振動性の心臓内腫瘤，または

　・膿瘍，または

　・人工弁の新たな部分的裂開

　または

▶新規の弁逆流（既存の雑音の悪化または変化のみでは十分でない）

［小基準］

(1)素因：素因となる心疾患または静注薬物常用

(2)発熱：38.0℃以上

(3)血管現象：主要血管塞栓，敗血症性梗塞，感染性動脈瘤，頭蓋内出血，眼球結膜出血，Janeway 発疹

(4)免疫学的現象：糸球体腎炎，Osler 結節，Roth 斑，リウマチ因子

(5)微生物学的所見：血液培養陽性であるが上記の大基準を満たさない場合（コアグラーゼ陰性ブドウ球菌や感染性心内膜炎の原因菌とならない微生物が 1 回のみ検出された場合を除く），または IE として矛盾のない活動性炎症の血清学的証拠

〔Li JS, et al: Proposed modifications to the Duke criteria for the diagnosis of infective endocarditis. Clin Infect Dis 30（4）: 633–638, 2000 より〕

**③脳出血**（⇨489頁），**脳梗塞**（⇨478頁，480頁，485頁）：左心系 IE の塞栓，感染性動脈瘤。
**④**未診断の弁疾患例の細菌感染症：発症前の問診，健診結果と心エコー所見。

### 確定診断がつかないとき試みること

**①**抗菌薬の休薬のうえでの繰り返す血液培養ないし血液の細菌 PCR。
**②**心エコー検査で疣贅など心血管病変を認めない場合，造影 MDCT による弁周囲膿瘍，心外病変の検索。必要に応じて，ガリウムシンチグラフィ，FDG-PET/CT 検査。

### 合併症・続発症の診断

**①**心不全：心エコー検査での，狭窄性病変，逆流性病変の進行，心雑音の増強。
**②**中枢神経合併症：MRI での出血性脳梗塞，感染性脳動脈瘤。中枢神経合併症の症状のない例でも，早期の脳 MRI の撮影が提案される。
**③**他の全身性梗塞：病初期 2 週間以内が多く，10 mm 以上の大きい疣贅，黄色ブドウ球菌ないし真菌による感染例で多い。

### 予後判定の基準

**①**不十分な抗菌薬治療，人工物の IE の再発リスク。
**②**血行動態的に有意な弁狭窄，弁逆流の後遺症。
**③**中枢神経後遺症。

### 経過観察のための検査・処置

**①**確定診断に基づく治療中：炎症反応。心エコー検査上の疣贅のサイズ，弁狭窄，弁逆流の経過。右心系 IE の場合の血行性肺炎の有無と進行，左心系 IE の場合の MRI による中枢神経合併症の有無と進行。
**②**治療終了後：炎症反応の再燃，弁狭窄，弁逆流による心不全の心エコー検査の経過，中枢神経合併症の神経学的経過。

### 治療法ワンポイント・メモ

**①**高感受性のある殺菌的な抗菌薬の高用量，長期投与が必要となる。
**②**血液培養後に結果判明前にエンピリックに抗菌薬治療を開始する際は，発症が急性（黄色ブドウ球菌，真菌）か亜急性（緑色レンサ球菌）か，市中発症か院内発症（耐性菌，真菌）か，医療関連か，敗血症の重症度，自己弁か人工弁かなどを考慮。
**③**疑診後の治療開始を，血液培養の結果まで待つ場

合は，炎症反応，疣贅サイズの増大と心不全，塞栓症の発生に留意する。
**④**治療経過中，副作用で薬剤変更が必要なことが多く，複数の候補治療薬剤の検討が重要である。
**⑤**外科手術適応，中枢神経合併症の発症を常に検討。

### さらに知っておくと役立つこと

**①**抜歯などの菌血症を誘発する歯科治療前の予防的抗菌薬投与について，IE の高リスク群（人工弁，IE 既往者，複雑性チアノーゼ心疾患，体肺動脈短絡術後）には推奨，中等度リスク群（多くの先天性心疾患，後天性弁膜症，閉塞性肥大型心筋症，僧帽弁逆流を伴う僧帽弁逸脱）には提案がなされている。
**②**神経発達症を伴う児では，口腔衛生管理が困難な場合があり，生活管理も留意する。
**③**アトピー性皮膚炎により皮膚が感染門戸となる場合があり，スキンケアは重要である。
**④**先天性心疾患に伴う IE 全体の死亡率は 10% 以下とされるが，新生児例，チアノーゼ性複雑性先天性心疾患例，メチシリン耐性黄色ブドウ球菌（MRSA），真菌感染例，人工物への感染例，重篤な心不全，塞栓症状例は，予後不良である。

### 専門医へのコンサルト

急速な心不全症状，中枢神経合併症を伴う例，抗菌薬治療抵抗例があり，IE チームと連携が必要。

---

# 小児の心不全
## Heart Failure in Children

土井 庄三郎　東京医療保健大学立川看護学部 看護基盤学教授

**頻度** あまりみない

### 診断のポイント

**①**乳児の哺乳不良。
**②**乳幼児の体重増加不良。
**③**元気不良。
**④**胸部 X 線で心拡大。
**⑤**血液検査で BNP/NT-proBNP の上昇。

### 症候の診かた

**①**心拍数増加
　❶交感神経緊張症状によるもので，脱分極の勾配が急峻となる。頻脈や動悸と同義。1 回心拍出量

の低下を補うために，心拍数が増加する。

❷通常は正常洞調律の洞性頻脈であり，病的不整脈とは異なる。

**2 呼吸数増加（多呼吸）**

❶心不全による肺うっ血症状として呼吸不全症状を呈する。呼吸不全症状は種々の症状として出現し，陥没呼吸，鼻翼呼吸，肩呼吸，喘鳴，起坐呼吸などを認める。呼吸補助筋の関与による症状や，横隔膜低下による残気量の増加効果が得られる。

❷小児では肺うっ血ではなく，心内左右短絡による肺循環血流増加のために，同様の症状が出現することも多い。

**3 多汗**

❶交感神経緊張症状によるもので，特に新生児や乳児など年齢の低い小児で認めやすい。

❷心不全ではうつ熱による体温上昇も認められ，発汗による体温調節も関係している。

**4 末梢冷感**

❶交感神経緊張症状によるもので，末梢の血管収縮による末梢循環不全を表している。中心の血流を維持するための代償機転とも考えられる。

❷具体的には，手足が非常に冷たくなる。

**5** 聴診にてギャロップリズム：日本語では奔馬調律ともよばれるが，心不全時に聴取されるⅢ音やⅣ音とともに，馬が走っているようなリズムとして聴診できる。

**6 浮腫**

❶静脈のうっ血により，末梢静脈圧が上昇し，高い静水圧で静脈内の水が組織間質に漏れ出る。

❷四肢末梢や顔面に見受けられることが多い。腹水も同様の機序で発症する。

**7** 嘔吐：腸管粘膜の浮腫により消化不良となり，嘔吐がみられることも多い。

## 検査所見とその読みかた

**1 胸部Ｘ線検査**

❶心胸郭比（CTR：cardio thoracic ratio）＞50％の心拡大を認める。新生児/乳児ではCTR＞55％を有意とみなすこともある。左心系または右心系の容量負荷により心陰影の拡大方向が異なる（左心では左4弓の左下方向へ，右心では左4弓の左側方向へ）。

❷注意点は，深吸気の状態で撮影されていることが読影のための基本条件である。その判断として横隔膜レベルが挙上している場合には呼気の可能

性があり，実際よりもCTRを過大評価してしまう。

❸また胸水貯留や肺野のうっ血所見も重要で，肺水腫の状態は重症心不全時に認められる。

**2 心電図**

❶正常範囲の60〜100回/分を超過する洞性頻脈や，病的不整脈の診断にも心電図は有用である。

❷そのほかに心負荷所見や虚血性変化など，QRS波高だけでなく，ST-T変化，QRS軸偏位やP波などにも注意する必要がある。

**3 心臓超音波検査**

❶心臓のポンプ機能に関しては，収縮機能は左心室短軸断面で駆出率や短縮率により，また拡張機能は左心室流入波形の評価により判断できる。

❷最近では2D speckle tracking法や組織ドプラ法による心筋のストレイン測定により，心機能を評価することも多い。

❸容量負荷所見や圧負荷所見とともに，小児では先天性心疾患などの形態異常の有無評価も重要である。

**4 血液検査**

❶心臓から分泌されるホルモンとしてBNPまたはNT-proBNPを測定し，正常値を超過する異常値の場合に，心負荷所見としてとらえることができる。

❷利尿や血管拡張効果を示すホルモンBNP（NT-proBNP）を，心臓自ら分泌することで代償しようとしている。腎機能低下時にも上昇するため注意が必要である。

❸また血液ガスや乳酸値測定により，代謝性アシドーシスの有無を評価できる。

## 確定診断の決め手

包括的診断が重要だが，心エコー所見とBNP/NT-proBNP値は決め手となりうる。

## 誤診しやすい疾患との鑑別ポイント

**1** 呼吸器疾患との鑑別ポイントとして血液ガス所見は有用である。

**2** 甲状腺機能低下症でも，体重増加不良や元気不良を認めるが，甲状腺ホルモンの測定で鑑別が可能である。

## 確定診断がつかないとき試みること

確定診断がつかないときは，治療的診断として心不全治療を試みる。

# 乳幼児突然死症候群
## Sudden Infant Death Syndrome (SIDS)

**長村 敏生** 京都市子ども保健医療相談・
事故防止センター・センター長

(頻度) 乳幼児突然死症候群(SIDS)は 0 歳児の死亡
原因の第 3～4 位で，死亡率は出生 10 万対
8～10 名である。

(GL) 乳幼児突然死症候群(SIDS)診断ガイドライ
ン(第 2 版)(2012)

## 診断のポイント

① 原則として 1 歳未満の発症。

② 主として睡眠中(夜間とは限らない)に突然の心肺
停止状態で発見されて救急搬入される。

③ それまでの健康状態および既往歴からその死亡が
予測できない。

④ 死亡状況調査(DSI：death scene investigation)に
よっても原因が同定されない。

⑤ 解剖検査によっても原因が同定されない。

## 緊急対応の判断基準

心肺停止状態の児への蘇生救命処置を最優先す
る。

## 症候の診かた

① 混乱する救急現場では，SIDS 診断のための「問
診・チェックリスト」(上記 GL に掲載)を参考にし
た聴取が効率的かつ有用で，解剖医(法医，病理医)
にも正確な情報提供ができる。

② 生後 2～6 か月に多く，3：2 で男児に多く，冬に
多い。まれに 1 歳以上で発症することもあるが，近
年は予期せぬ乳幼児の突然死(SUDI：sudden unex-
pected death in infant あるいは SUID：sudden unex-
pected infant death)として登録されることも多い。

③ 原因は不明だが，危険因子としてうつ伏せ寝，非
母乳保育，妊婦および養育者の喫煙，早産児・低出
生体重児，過剰な暖房，柔らかな布団，慣れない環
境での睡眠などが知られている。

## 検査所見とその読みかた

① SIDS は一疾患単位(内因性疾患)であり，SIDS 以
外の突然死をもたらす疾患・病態(表 1)との鑑別が
必要となる。

② 臨床検査の項目としては「問診・チェックリスト」，
病理所見については日本 SIDS 学会の「乳幼児突然
死症候群(SIDS)診断の手引き(改訂 2 版)」を参照
されたい。

③ SIDS と診断された約半数は鼻水や軽い咳などの
風邪症状を呈しているとされるが，解剖で高度の呼
吸器病変がなければ直接の死因とはしない。また，
肺出血はよほど強いものでない限り，突然死の原因
にはならない。

④ 軽度のうっ血・出血，脳幹被蓋部のアストロサイ
トの増加，髄鞘形成遅延，限局性皮質下白質軟化，
限局性脳形成異常，小脳外顆粒層遺残などは神経病
理病変としてしばしばみられるが，SIDS を診断す
る根拠とはならない。

⑤ 心奇形が観察されても血行動態に大きな変化が生
じていることを示す所見がなければ死因としない。

⑥ 乳児の気道は解剖学的に高い位置にあるため，上
気道のミルクが気道に入ることはまれで，ミルク誤
嚥のリスクはきわめて低い。よって，気道内のミル
クの存在は死因にかかわる有意な所見とはされてい
ない。

23

**表1** SIDS との鑑別が必要な疾患・病態

| | |
|---|---|
| 1. 全身性疾患 | 感染症(敗血症など)，播種性血管内凝固症候群(DIC)，先天性代謝異常症(脂肪酸代謝異常症など)，脱水症 |
| 2. 中枢神経系 | 重篤な奇形，髄膜炎，脳炎，動静脈奇形，神経筋疾患，外傷 |
| 3. 心疾患系 | 重篤な奇形，心筋炎，冠動脈病変(川崎病など)，心内膜線維弾性症，心筋症，横紋筋腫，不整脈(QT 延長症候群など) |
| 4. 呼吸器系 | 肺炎，高度の細気管支炎(RS ウイルスなどによる)，肺高血圧症，気管支喘息，頸部腫瘤(上気道閉塞) |
| 5. 消化器系 | 巨細胞性肝炎，腸炎(脱水や電解質異常を伴う)，消化管穿孔，腹膜炎 |
| 6. 造血器系 | 白血病などの造血器腫瘍，血球貪食症候群 |
| 7. 外因 | 外傷，事故，窒息，溺水，うつ熱，凍死，虐待，殺人，傷害致死，中毒など |

〔中山雅弘，他：乳幼児突然死症候群(SIDS)診断の手引き(改訂第 2 版)．日本 SIDS 学会雑誌 6(2)：73-97，2006 より〕

**表2** 乳幼児突然死の分類指針

| 分類<br>(原則として12か月未満の<br>乳幼児の突然死に対する分類) | 臨床医学情報 | 死亡状況調査<br>(DSI：death scene<br>investigation) | 解剖検査所見 |
|---|---|---|---|
| Ⅰ. **乳幼児突然死症候群**<br>(SIDS：sudden infant death syndrome)<br><br>Ⅰa. 典型的 SIDS<br><br>Ⅰb. 非典型的 SIDS | 到着時心肺停止状態(CPAOA：cardiopulmonary arrest on arrival)で，以下の病死や外因死(分類ⅡとⅢ)が否定できるもの。<br>Ⅰa. 生後の成長発達が正常。同胞や同じ環境で養育されている乳幼児に同様の死亡例がない。<br>Ⅰb. 原則として生後12か月未満の死亡(生後12か月を超えた乳幼児の死亡においては，他の原因が否定されたときのみ適用する)。同胞や同じ環境で養育されている乳幼児に同様の死亡はあるが乳幼児殺や遺伝的疾患がない。早産など周産期になんらかの異常があったものの，死亡したときにはその問題が完全に解決されている。 | 死亡状況をさまざまに検討しても死亡が説明できない。<br>安全な睡眠環境にあり，事故による死亡の証拠がない。 | 脳を含む全身の詳細な解剖が必須である。<br>Ⅰa. 解剖で異常を認めないか，生命に危機を及ぼす肉眼的所見を認めない。ただし，軽微な奇形(多指症や副脾など)や治癒した治療痕などは問題にしない。<br>軽微な肉眼的または組織学的病理所見を数個は認めるものの，死因とは断定できない場合。<br>Ⅰb. 無視はできないものの死因とは断定できない病変(限局的な気管支炎，心房中隔欠損症など)が認められる。 |
| Ⅱ. **既知の疾患による病死**<br>診断された疾病の病態が突然死の死因として十分に説明可能なもの | 突然死を起こしやすい疾患としては，**表1**を参照のこと。 | | 急死を説明しうる基礎疾患が証明できる。 |
| Ⅲ. **外因死**<br>外因による急死としては，外傷，事故，窒息，溺水，うつ熱，凍死，虐待，殺人，傷害致死，中毒など | 外表所見・Ｘ線・他の検査所見から，明らかな窒息所見，外傷などに合致する所見がある。(詳細は原典を参照) | 明確な DSI 結果に基づいて，突然死が事故や殺人などによる外因で説明できる。<br>うつぶせ寝で死亡が発見されても安易には窒息とは判断しない。 | 剖検においても外因の根拠が示される。 |
| Ⅳ. **分類不能の乳幼児突然死**<br>臨床と剖検所見のいずれからも確定診断に至らず，病死(SIDSを含む)と外因死との鑑別ができないもの<br>Ⅳa. 剖検されているもの<br>Ⅳb. 剖検されていないもの | 死因が臨床経過や DSI(死亡状況調査)から明確でないもの。 | 外因の関与が疑われるが，それが死因と断定できないもの。 | Ⅳa 型 DSI や剖検を含むさまざまな検討を行っても，病死と外因死の鑑別ができないもの。<br>Ⅳb 型 剖検が実施されておらず臨床経過や DSI からも死因を推定できないもの。 |

〔中山雅弘，他：乳幼児突然死症候群(SIDS)診断の手引き(改訂第2版)．日本 SIDS 学会雑誌 6(2)：73-97，2006 より〕

## 確定診断の決め手

❶「乳幼児突然死症候群(SIDS)診断の手引き」によると，乳幼児の突然死は**表2**のように分類される。
❷乳児の突然死は医師法 21 条に基づき，異状死体として 24 時間以内に所轄警察署に届け出る。検視後に解剖(法医あるいは病理)が行われ，医師が死体検案書を発行する。ただし，解剖未施行の場合に SIDS の診断は不能で，死因分類は「12. 不詳」とする。

## 誤診しやすい疾患との鑑別ポイント

### ❶窒息

❶ SIDS と鼻口部閉塞による窒息死の鑑別は解剖所見のみでは不可能である。
❷マットレスと壁の隙間やソファの背もたれと枕の間に乳児の顔面・胸腹部が挟み込まれたり，飲酒による酩酊後の添い寝などでは DSI と丹念な聴取が重要になる。

### ❷虐待

❶目撃証言がない場合に鑑別困難なことが少なくない。

❷DSIにとどまらず，成育歴・成育環境の問診，皮膚外表，頭部画像，全身X線，眼底所見などの異常の有無が重要となる。

### ❸乳幼児突発性危急事態(ALTE：apparent life threatening events)/BRUE (brief resolved unexplained events)

❶ALTEの原因疾患検索手順の手引き，問診・チェックリスト，BRUEの定義が厚生労働省から示されている。

❷両者は突発性危急事態を呈する症候概念で，死亡には至らず，原因検索が重要である。

## 確定診断がつかないとき試みること

❶心臓突然死，QT延長症候群およびチャネル異常症は，通常の解剖所見では明らかな異常を認めないため，連続切片で心臓伝導系と脳幹を詳細に分析する。

❷先天性代謝異常症，致死性不整脈，その他の遺伝子疾患の診断には解剖での組織学的検索だけではなく機能検査や遺伝子検査が必要で，凍結臓器・皮膚線維芽細胞の保存，ろ紙血液，毛根付き毛髪などの採取が推奨される。

❸ボツリヌス菌感染症は蜂蜜摂取の病歴が決め手となる。血液・尿・髄液の凍結検体や細菌培養，ウイルスの網羅的検査が解剖後の起因病原体の検索に役立つ。

## さらに知っておくと役立つこと

❶原因究明のために行う解剖は医学的意義のみならず，児の死を受容する一助となるため，遺族には解剖の必要性を説明することが重要である。

❷保護者の養育ミスを否定して悲しみに寄り添う，SIDS家族会を紹介するなどのグリーフケアが遺族のサポートに有用である。

# 小児の気管支喘息
## Childhood Asthma

吉原　重美　獨協医科大学教授・小児科学

(頻度) よくみる

GL ・小児気管支喘息治療・管理ガイドライン2023
・小児の咳嗽診療ガイドライン2020

## 診断のポイント

❶反復する典型的な喘息症状(喘鳴，咳嗽，呼気延長を伴う呼吸困難)。

❷アレルギー疾患の既往歴，家族歴。

❸気道過敏性(運動や冷気，タバコの煙などの刺激による喘鳴や咳嗽の出現)。

❹特異的IgE抗体価や皮膚テストによる吸入抗原感作の確認。

❺$\beta_2$刺激薬の吸入による喘息症状の改善。

## 緊急対応の判断基準

❶入院の適応

❶大発作である。

❷外来で追加治療を含む治療を2時間行っても，反応不十分もしくは悪化している。

❸前日から急性増悪(発作)が持続して夜間睡眠障害があった。

❹すでに家庭で$\beta_2$刺激薬の吸入や内服を繰り返し使用している。

❺重篤な急性増悪(発作)の既往歴がある。

❻肺炎，無気肺，縦隔気腫，皮下気腫などの合併症がある。

❷気管挿管による人工呼吸管理の適応基準

❶初期治療で呼吸状態が改善しないにもかかわらず，呼吸音の低下，喘鳴の減弱を認める。

❷意識状態が悪化して傾眠状態〜昏睡になる。

❸十分な酸素を投与しても$PaO_2$が60 mmHg未満である。

❹$PaCO_2$が65 mmHg以上，または1時間に5 mmHg以上上昇する。

## 検査所見とその読みかた

❶血液検査：血清総IgE高値，末梢血好酸球の増加($>300/\mu L$)，アレルゲン特異的IgE抗体検査とプリックテスト(ダニ，ペット，真菌など)陽性。

❷呼吸機能検査(スパイロメーターによるフローボ

リューム曲線）：閉塞性障害（気流制限%$FEV_{1.0}$＜80％），末梢気道閉塞（$\dot{V}_{50}$ や $\dot{V}_{25}$ の低下），気管支拡張薬による可逆性試験陽性（$\beta_2$ 刺激薬吸入前後の $FEV_{1.0}$ の改善率＞12％）。

**3** 運動負荷試験陽性（$FEV_{1.0}$ 最大低下率＞15％）。

**4** 呼気中一酸化窒素（FeNO）高値（＞35 ppb）。

## 確定診断の決め手

**1** 反復する発作性の喘鳴や呼吸困難。

**2** 呼吸機能検査による可逆的な気流制限。

**3** 気道過敏性亢進。

**4** 喘息以外の疾患を鑑別する。

## 誤診しやすい疾患との鑑別ポイント

**1** 乳幼児

　**❶** 先天異常（血管輪，気管・気管支狭窄，気管・気管支軟化症）

　　● 胸部 CT 検査。

　　● 気管・気管支鏡検査。

　**❷** 急性細気管支炎

　　● RS ウイルスなどの迅速検査。

　　● 胸部 X 線写真。

　**❸** 鼻副鼻腔炎（⇨ 1606 頁）

　　● 副鼻腔 X 線写真，CT。

　　● アレルギー検査（アレルギー性鼻炎の合併）。

　**❹** 気道異物（⇨ 1620 頁）

　　● 問診：ピーナッツなどの豆類摂取の既往。

　　● 吸気・呼気の胸部 X 線。

　　● 胸部 CT。

　　● 気管支内視鏡。

　**❺** 胃食道逆流症（⇨ 637 頁）

　　● 上部消化管造影。

　　● 24 時間 pH モニタリング。

　　● 喘息と合併している症例も少なくない。

　**❻** 線毛機能不全症候群

　　● 副鼻腔・胸部 X 線。

　　● 遺伝子検査。

　　● 線毛生検。

**2** 学童・思春期

　**❶** 心因性咳嗽

　　● 問診：睡眠中に消失する奇異な咳嗽。

　　● 呼吸機能検査，副鼻腔・胸部単純 X 線写真，血液検査（他疾患の否定）。

　**❷** 誘発性喉頭閉塞症（声帯機能不全など）

　　● 呼吸機能検査（運動誘発喘息の否定）。

　　● 運動中の持続的喉頭内視鏡。

## 確定診断がつかないとき試みること

**1** 乳幼児では $\beta_2$ 刺激薬への反応が不十分な場合，「診断的治療」を用いて乳幼児喘息と診断する（図 1）。

**2** 慢性咳嗽では，$\beta_2$ 刺激薬や吸入ステロイドの有効性が認められれば，咳喘息と診断できる。この場合，気道過敏性（冷気，タバコ・線香の煙，運動などにより咳嗽が誘発される）があることがポイントである。

## 合併症・続発症の診断

**1** 急性増悪の合併症：air leak（空気漏出）症候群，無気肺と肺虚脱。

**2** アレルギー疾患の合併症：アレルギー性鼻炎，アトピー性皮膚炎，食物アレルギーなどのアレルギー疾患。

## 予後判定の基準

**1** 寛解：無投薬で症状がない状態。寛解 1 年〜寛解 4 年。

**2** 臨床的治癒：寛解 5 年以上，無治療，無症状が続いた場合。

**3** 機能的治癒：寛解 5 年以上，無治療，無症状が続き，呼吸機能および気道過敏性が正常の場合。

**4** 乳幼児期からの呼吸機能低下は，若年成人で発症する COPD の危険因子である。

## 経過観察のための検査・処置

**1** 長期管理が必要な場合は，急性増悪の治療終了後，1〜3 か月ごとに受診させ，喘息日誌を用いて喘息症状の有無を確認する。

**2** フローボリューム曲線を定期的に評価する。

**3** FeNO は，気道炎症のマーカーとして，治療効果の判定や評価に有用である。

## 治療法ワンポイント・メモ

**1** 環境因子への対応

　**❶** アレルゲン（ダニ，ペット）。

　**❷** ウイルス性呼吸器感染症（RS ウイルス，ヒトメタニューモウイルス，ライノウイルスなど）。

　**❸** 受動喫煙。

**2** 長期管理においてダニアレルゲン特異的免疫療法は有用である。

**3** 長期管理薬における重症持続型喘息（ステップ 4）の追加治療の第 1 選択薬は生物学的製剤である。

　**❶** 抗 IgE 抗体（オマリズマブ）。

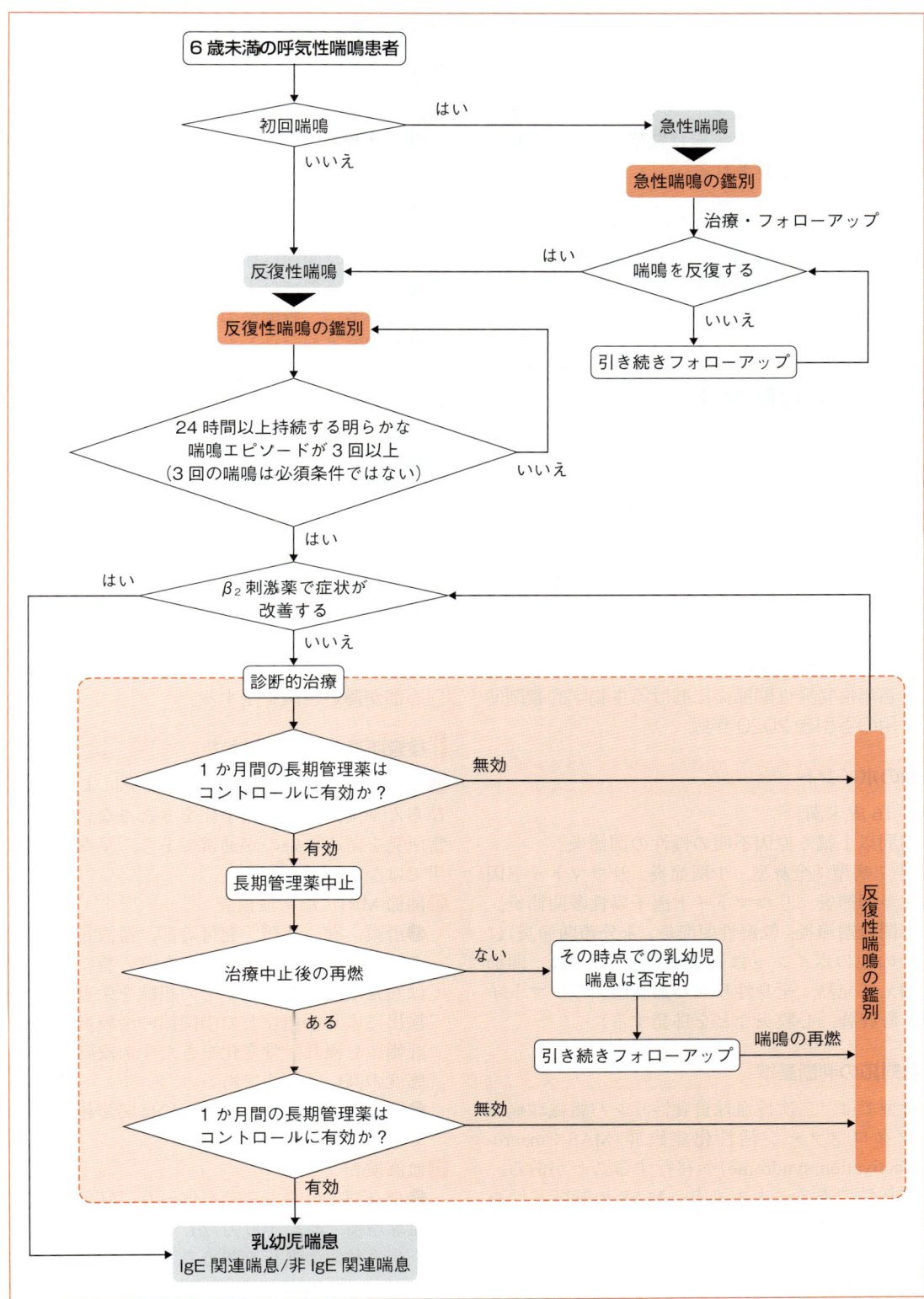

**図1** 乳幼児喘息の診断のフローチャート

（日本小児アレルギー学会：小児気管支喘息治療・管理ガイドライン 2023. p173, 協和企画, 2023 より転載）

❷抗 IL-5 抗体(メポリズマブ，ベンラリズマブ)。

❸抗 Il-4/IL-13 受容体抗体(デュピルマブ)。

❹抗 TSLP 抗体(テゼペルマブ)。

**4** 5 歳以下の長期管理薬としてフルチカゾン/サルメテロール配合剤が，中等症持続型(ステップ 3)の追加治療薬として推奨される。

## さらに知っておくと役立つこと

重症の小児喘息(20 歳未満)は，小児慢性特定疾病医療費助成の対象疾患である。

# 若年性特発性関節炎
Juvenile Idiopathic Arthritis (JIA)

**宮前 多佳子** 東京女子医科大学准教授・膠原病リウマチ内科学

**頻度** **ときどきみる**〔小児人口 10 万対年間 10.7 人(「難治性・希少免疫疾患におけるアンメットニーズの把握とその解決に向けた研究報告書」2022 年度)〕

**GL** ・若年性特発性関節炎初期診療の手引き 2015
・若年性特発性関節炎診療ハンドブック 2017
・若年性特発性関節炎における生物学的製剤使用の手引き 2020 年版

## 診断のポイント

**1** 発症 16 歳未満。

**2** 6 週間以上続く原因不明の慢性の関節炎。

**3** 病型(7 病型：全身型，少関節炎，リウマトイド因子陰性多関節炎，リウマトイド因子陽性多関節炎，付着部関連関節炎，乾癬性関節炎，未分類関節炎)によりその他のポイントは異なる(全身型では，関節炎に加えて発熱，全身性リンパ節腫脹，リウマトイド疹，肝脾腫，心膜炎などを併発する)。

## 緊急対応の判断基準

**1** 全身型では，二次性血球貪食性リンパ組織球症であるマクロファージ活性化症候群(MAS：macrophage activation syndrome)へ移行することがある。急速進行性であることもあり，MAS の診断基準を参考に，副腎皮質ステロイドを中心とした免疫抑制治療の強化の判断を行う(Arthritis Rheumatol 68: 566-576, 2016)。

**2** MAS へ移行した際には，発熱，肝脾腫，血球減少，AST，フェリチン値の上昇，高トリグリセライ

ド血症，低フィブリノーゲンを認める。

## 症候の診かた

**1** 関節炎

❶関節炎の所見として，関節の腫脹，疼痛(圧痛)，熱感，発赤，可動域制限，朝のこわばりがある。

❷少関節炎型，多関節炎型では，関節痛は起床時から午前中に最も強い傾向があり，移動性ではなく固定した関節に症状や所見を認める。

❸少関節炎型では下肢の関節が罹患しやすく，膝，足首が多い。股関節の罹患はまれである。

❹多関節炎型では左右対称に大関節・小関節全体が罹患される。

**2** 発熱：全身型では弛張熱または間欠熱を呈する。

**3** 皮疹

❶全身型において，発熱に伴い，あるいは先行してリウマトイド疹が出現する。

❷通常かゆみを伴わない 2〜5 mm の不整形の紅斑で，その特徴的な色調から“サーモンピンク疹”とも呼称される。時に隆起をもつ丘疹であることもある。

❸サーモンピンク疹の周囲は一段薄い色調となるが，大きいものでは 5 cm 大ほどになり，逆に中心部が薄い色調を呈する。

## 検査所見とその読みかた

**1** 関節単純 X 線検査：関節滑膜炎により起こる骨びらんや関節裂隙の狭小化をきたさない早期には異常所見を認めないのが通常であり，早期診断には有用ではない。

**2** 関節 MRI・超音波検査

❶滑膜，腱，腱鞘，腱付着部，滑液包を含む周囲の軟部組織の評価に有用である。特に超音波検査は異常増殖した滑膜やその組織を栄養する血流の検出により手指などの小関節の滑膜炎の活動性の評価にも優れ，骨変化をきたす前段階においても感度の高い評価法である。

❷関節炎のスクリーニングには関節超音波が簡便である。

**3** 血液検査

❶全身型では左方移動を伴わない好中球優位の白血球増多，時に 100 万/$\mu$L を超える血小板増多，炎症性貧血の進行を認める。また赤沈値の亢進，CRP 上昇，血清アミロイド A といった炎症反応は高値を示し，凝固線溶系(FDP，D ダイマー)も高値となる。サイトカイン誘導蛋白としてフェリ

チン値の上昇も特徴である。組織障害を反映して肝逸脱酵素上昇，LDH上昇を認める。

❷非全身型でも関節炎の重症度に応じ赤沈値の亢進，CRPの上昇を認める。

❸マトリックスメタロプロテイナーゼ-3（MMP-3）は軟骨のプロテオグリカンやコラーゲンなどの組織マトリックス構成成分を分解する作用をもつ滑膜細胞や軟骨細胞で産生・分泌される蛋白分解酵素で関節炎病態を反映しうる。

**4** MMP-3は関節の滑膜破壊や滑膜増殖を反映して血中濃度が増えるので，関節リウマチ（RA）においては滑膜炎の指標として有用で，治療経過観察などに用いられる。

**5** 自己抗体

❶少関節炎型，多関節炎型では，リウマトイド因子（RF：rheumatoid factor）や関節滑膜に発現するシトルリン化蛋白の1つであるフィラグリンのシトルリン化部位を含むペプチドを環状構造とした抗原CCPに対する自己抗体である抗CCP抗体（ACPA：anti-cyclic citrullinated peptide antibody）を認めることがある。

❷これらは関節炎の治療反応不良のリスク因子とされる。

## ▐ 確定診断の決め手

**1** 感染性など，他の原因が除外された持続する関節炎。

**2** 診察所見に加え画像所見での関節滑膜炎の確認。

**3** 全身型では，不明熱としての他疾患の鑑別。

## ▐ 誤診しやすい疾患との鑑別ポイント

全身型では以下の疾患の鑑別が必須である。

**1** 悪性腫瘍

❶末梢血・骨髄血所見。

❷$^{18}$F-FDG-PETやガリウムシンチグラフィ：全身型関節炎では，全身の強い炎症を反映して脊椎，長管骨や骨盤などの骨髄や，脾臓への集積が目立つ特徴がある（Mod Rheumatol 26: 362-367, 2016）。

**2** 感染症：各種培養や抗原，抗体検査。

**3** 血管炎症候群〔高安動脈炎，結節性多発動脈炎（⇨1185頁），川崎病（⇨1864頁）〕

❶各血管炎症候群に特徴的な臨床所見，診断基準を参照。

❷血管CT，MRI，超音波で血管壁肥厚，蛇行，拡張，途絶などの所見を認める。

❸皮膚所見：皮疹の性状や必要に応じ組織所見を確認する。

## ▐ 確定診断がつかないとき試みること

**1** 少関節炎型・多関節炎型

❶関節症状についての問診，関節の丁寧な診察は不可欠である。

❷特に幼少期例では関節痛の訴えが乏しく，関節腫脹や可動域制限による運動発達の退行が主訴であることがある。

❸血液検査所見の異常がなくとも活動性関節炎を有する場合があり，臨床診察所見，画像所見などを総合して判断する。

❹RF陽性率はJIA全体で25〜30%程度であり，陰性であっても関節型JIAの否定根拠とはならない。

## ▐ 合併症・続発症の診断

**1** ぶどう膜炎：特に少関節炎においてはぶどう膜炎の合併を認める場合があるため，JIAの診断が確定した場合，自覚症状がなくとも眼科の受診が必要である。

**2** MAS：全身型で合併しうる。前述の「緊急対応の判断基準」を参照。

## ▐ 予後判定の基準

**1** 少関節炎型・多関節炎型：自覚症状，診察所見が消失し，血液検査での炎症所見，MMP-3値が正常となることが重要であるが，この条件を達成しても関節炎の活動が残存している場合がある。画像所見での滑膜炎所見消失の確認が望ましい。

**2** 全身型：白血球数増多やCRP値の正常化が日常臨床では最も参考になる。

## ▐ 経過観察のための検査・処置

全身型は，急性期には発熱や疼痛など全身の炎症の抑制が目標であり，全身症状が落ち着いた後は再燃予防と少関節炎型・多関節炎型と同様に関節破壊の予防による機能障害の抑制が目標となる。

❶血液検査：病勢把握と副作用の評価を目的として，病型，重症度に応じ適宜行う。

❷関節画像評価（単純X線，超音波，MRI）。

❸眼科診察：ぶどう膜炎の評価および副腎皮質ステロイドの副作用（白内障，緑内障）の評価も目的として行う。

23

## 治療法ワンポイント・メモ

❶薬物治療が主である。少関節炎型・多関節炎型は抗リウマチ薬（メトトレキサート），全身型はステロイドパルス治療を含む副腎皮質ステロイドが中核となる。

❷効果不十分または，薬剤不耐，副腎皮質ステロイドの減量が困難な場合は生物学的製剤の導入を考慮する。

## 専門医へのコンサルト

❶生物学的製剤の適用や MAS の診断・治療の際は専門医へのコンサルトが望ましい。

❷関東地方の小児リウマチ専門医によって 2014 年に設立された，小児リウマチ性疾患に関する基礎および臨床医学の研究成果を発表・討議し，専門知識の普及と技術の交流に貢献することを目的とした団体 MPRC（Metropolitan Pediatric Rheumatology Conference）では，オンラインコンサルトシステムを設けている（https://www.mprc.jp）。

# 起立性調節障害
Orthostatic Dysregulation (OD)

**石井 和嘉子** 日本大学診療准教授・小児科学

**頻度** よくみる
**GL** 小児起立性調節障害診療ガイドライン（改訂第 3 版）(2023)

## 診断のポイント

❶小学校高学年〜中学生に好発，男子＜女子。

❷立ちくらみ，失神，頭痛，動悸，倦怠感などの症状。

❸起床が困難で，症状は午前中に強く，夕方から夜にかけて軽減する。

❹基礎疾患を除外し，新起立試験で診断およびサブタイプ分類する。

## 症候の診かた

❶頭痛・倦怠感は午前中に強く午後に軽減することが多い。

❷起床困難で寝つきが悪く，昼夜逆転の生活に移行しやすい。

❸学校の遅刻や欠席が目立つ。

**表1** OD 身体症状項目

1. 立ちくらみやめまいを起こしやすい
2. 立っていると気持ちが悪くなる，ひどいと倒れる
3. 入浴時や嫌なことを見聞きすると気持ちが悪くなる
4. 少し動くと動悸や息切れがする
5. 朝なかなか起きられず午前中調子が悪い
6. 顔色が悪い
7. 食欲不振
8. 腹痛（臍疝痛）がときどきみられる
9. 倦怠感や易疲労感がある
10. 頭痛
11. 乗り物に酔いやすい

〔吉田誠司，他：小児起立性調節障害ガイドライン（改訂第 3 版）．子の心とからだ 32(1)：45，2023 より許諾を得て改変し転載〕

## 検査所見とその読みかた

❶OD 身体症状項目（表 1）が 3 つ以上か，2 つであっても OD が強く疑われる場合には，ガイドラインに従って鑑別診断と新起立試験を行う。

❷血液検査（血算，鉄，フェリチン，甲状腺ホルモン，早朝コルチゾールなど），検尿などで基礎疾患の鑑別を行う。失神がある場合は，心疾患やてんかんの鑑別のため，Holter 心電図や脳波を施行する。

❸新起立試験：快適な室温，静かな環境で 2 時間絶食した状態で午前中に行う。10 分安静臥位にし，アネロイド式血圧計で血圧を測定する。血圧計カフを収縮期血圧に加圧して，聴診器で Korotkoff 音を聴取しながら起立させ，起立から再び Korotkoff 音を聴取するまでの血圧回復時間を記録する。起立後 1，3，5，7，10 分の血圧，脈拍を測定する。

❹OD のサブタイプ（図 1）：新起立試験の結果でサブタイプを判定する。サブタイプにより治療が異なるため重要である。

## 確定診断の決め手

❶OD の身体症状。

❷基礎疾患の除外。

❸新起立試験で診断基準を満たす。

## 誤診しやすい疾患との鑑別ポイント

❶<u>甲状腺機能亢進症</u>（⇨ 1063 頁）

❶頻脈，体重減少，びまん性甲状腺腫大や眼球突出。

❷遊離 $T_4$（$FT_4$），遊離 $T_3$（$FT_3$）の高値，TSH 低値。

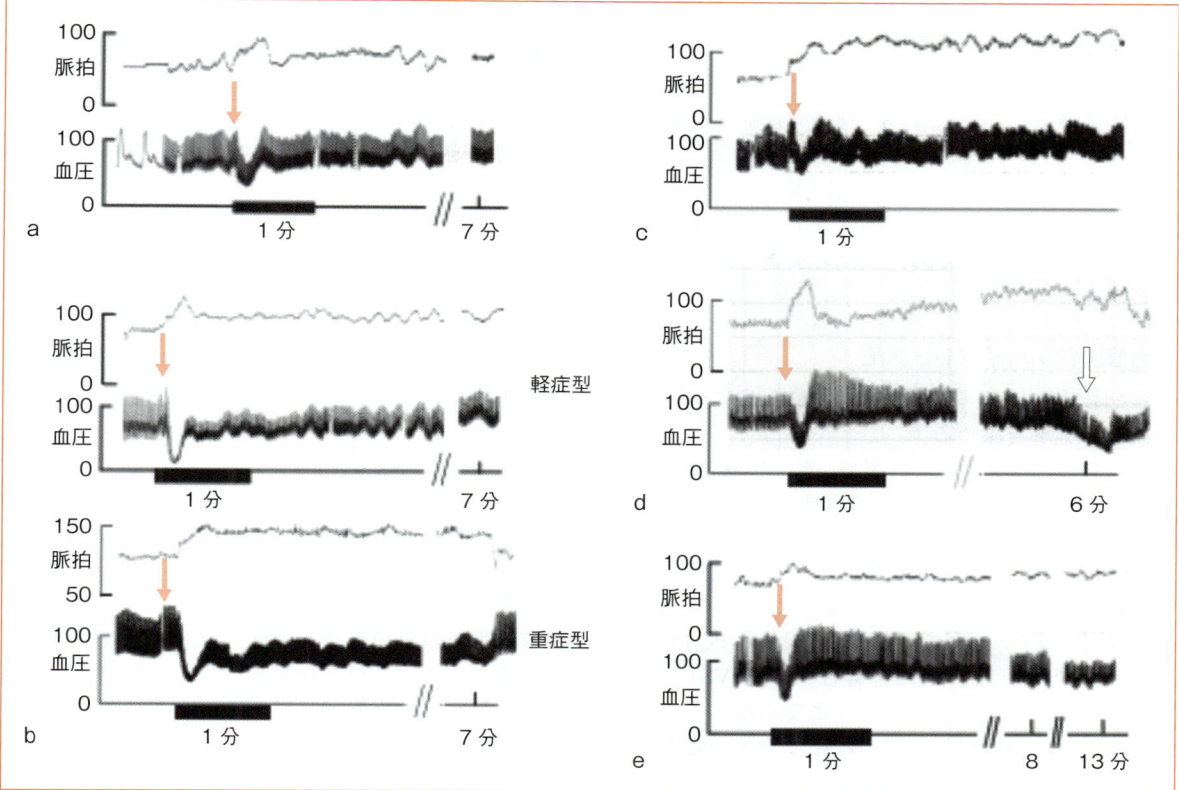

**図1** OD のサブタイプ

a：健常者：起立（→）で一過性に血圧が低下するが，直ちに回復する。

b：起立直後性低血圧（INOH：instantaneous orthostatic hypotension）：起立直後平均血圧回復時間 25 秒以上もしくは 20 秒かつ平均血圧低下 60% 以上。軽症型（上）：起立中に血圧が回復。重症型（下）：起立後 3〜7 分に収縮期血圧低下が臥位時の 15% 以上。

c：体位性頻脈症候群（POTS：postural orthostatic tachycardia syndrome）：起立 3 分後の心拍数 115/分以上，または心拍数増加 35/分以上。

d：血管迷走神経性失神（VVS：vasovagal syncope）：起立中突然に血圧低下と失神をきたす（→）。

e：遷延性起立性低血圧（DeOH：delayed orthostatic hypotension）：起立 3〜10 分で収縮期血圧低下 15% 以上または 20 mmHg 以上低下。

〔吉田誠司，他：小児起立性調節障害診療ガイドライン（改訂第 3 版）．子の心とからだ 32(1)：47，2023 より許諾を得て改変し転載〕

**23**

### ❷ 鉄欠乏性貧血（⇨ 1013 頁）

❶眼瞼結膜の貧血。

❷小球性低色素性貧血。

### ❸ 低髄液圧症候群

❶起立性頭痛，体位による症状の変化。

❷造影 MRI でびまん性の硬膜増強所見，髄液漏出を示す画像所見。

❸腰椎穿刺にて低髄液圧。

### ❹ 睡眠障害（⇨ 1383 頁）

❶起床困難，日中の強い眠気。

❷睡眠ポリグラフ検査を行う。

### ‖ 確定診断がつかないとき試みること

❶環境を整えて新起立試験を再検する。

❷新起立試験では異常が確認できない新たなサブタイプとして，起立直後血圧回復時の血圧上昇が著明な hyper-response 型や脳血流低下型がある（自律神経 49：203-205，2012）。

❸診断基準を満たさないが OD として矛盾がない場合，他疾患が否定的であれば OD に準じた治療を行う。

## 合併症・続発症の診断

**1** 併存疾患として機能性消化管疾患，慢性疲労症候群，睡眠障害，不安，うつ，神経発達症などがあげられる。

**2** 身体症状に対する不安，登校困難による学業の遅れに対する焦り，親の過干渉・友人トラブルといった心理社会的な背景から，長期の引きこもりに至ることがある。

## 治療法ワンポイント・メモ

**1** 疾病教育：患者，保護者，教師に疾患について十分説明し理解を深める。

**2** 非薬物療法：生活リズム調整，水分摂取 1.5〜2 L/日，塩分摂取 10 g/日，適度な運動。

**3** 薬物療法：起立直後性低血圧（INOH）や体位性頻脈症候群（POTS）には塩酸ミドドリンが有効。POTS ではメチル硫酸アメジニウムの使用を控える。β遮断薬（プロプラノロールなど）は POTS に使用可能である。血管迷走神経性失神（VVS）で有効な対処法は坐位や臥位をとることである。

**4** 心理療法：重症例には早い段階で介入が必要である。

## 専門医へのコンサルト

**1** 重症例
  **1** 重症型 INOH。
  **2** POTS で起立時心拍が 125 回/分以上か心拍増加 45 回/分以上。
  **3** INOH や POTS を伴う VVS。
  **4** 症状が日常生活や学校生活に支障をきたす例。

**2** 心理社会的因子の関与
  **1** 学校を欠席すると軽減する例。
  **2** 症状が日によっても，1 日のうちでも変化する例。

# 脊髄性筋萎縮症
Spinal Muscular Atrophy (SMA)

**竹島 泰弘** 兵庫医科大学主任教授・小児科学

**頻度** あまりみない

## 診断のポイント

**1** 脊髄前角細胞の喪失と変性による下位運動ニュー

ロン症候。
  **1** 進行性筋力低下・筋緊張低下・筋萎縮。
  **2** 舌・手指の線維束性収縮。
  **3** 腱反射消失〜減弱。

**2** 運動発達の遅れ。

**3** 0 型は胎児期発症。
  **1** I 型は生後 6 か月までに発症し独座不可能。
  **2** II 型は 6〜18 か月に発症し独歩不可能。
  **3** III 型は 1.5 歳以降に発症し独歩可能。
  **4** IV 型は成人期発症。

**4** 進行例では呼吸障害，関節拘縮・側弯，摂食・嚥下障害。

## 緊急対応の判断基準

I 型では感染などを契機に急速に呼吸不全が進行することがある。

## 症候の診かた

**1** 筋力低下は近位筋＞遠位筋，下肢＞上肢である。

**2** I 型の進行例では顔面筋罹患を認めるが，それ以外の病期では顔面筋罹患は認めず，表情が豊かである。

**3** 通常，知的障害は認めない。

## 検査所見とその読みかた

**1** 血清 CK 値は正常ないし正常上限の 10 倍以下。

**2** 電気生理学的検査において複合筋活動電位（CMAP：compound muscle action potential）の低下。

**3** 筋生検組織では萎縮して円形化した小径線維が群をなして存在する。

**4** 遺伝学的検査が保険適用となっており，通常，本疾患の診断のためには，電気生理学的検査・筋生検より遺伝学的検査が優先して行われる。

## 確定診断の決め手

**1** SMA は *SMN*（*survival motor neuron*）1 遺伝子変異により SMN 蛋白が不足することにより発症する。そのため，*SMN1* 遺伝子解析により確定診断を行う。95％の症例で *SMN1* 遺伝子のホモ接合性の欠失を認め，残りの症例の多くは欠失と微小変異の複合ヘテロ接合性変異である。

**2** 近年，新規治療薬が保険適用となったが，分子遺伝学的機序に基づく治療であるため，遺伝学的な診断が不可欠である。

**3** 早期診断による早期治療が疾患の予後を大きく改善するため，症状から本疾患の可能性が疑われる際

には，適切な遺伝カウンセリングのもと，すみやかに*SMN1*遺伝子検査を行うことが勧められる。

❹発症前診断・治療により予後の改善が期待され，歩行可能となったⅠ型症例も報告されている。そのため，一部の地域において，遺伝子解析による本疾患の新生児マススクリーニングが開始されている。

### 誤診しやすい疾患との鑑別ポイント

**❶先天性ミオパチー**
  ❶顔面筋罹患を認める。
  ❷筋電図で筋原性変化を認める。
**❷筋ジストロフィー**（⇨573頁，882頁）：高CK血症を認める。しかし，SMAでも特にⅢ型では軽度の高CK血症を認めることはまれではなく，肢帯型筋ジストロフィーと診断されていたSMA症例もある。SMAに対する治療法が開発されているため，確定診断は不可欠である。
**❸成人例では，筋萎縮性側索硬化症**（⇨582頁）・**球脊髄性筋萎縮症**（⇨585頁）などとの鑑別も重要である。

### 確定診断がつかないとき試みること

**❶**遺伝子解析は保険診療で行うことが可能である。通常*SMN1*遺伝子の欠失を解析するため，欠失変異をヘテロ接合性に認めた場合は，対側アレルの微小変異の解析を行う必要がある。さらに，きわめてまれではあるが，臨床的に疑わしい場合は両側アレルの微小変異例の可能性も考慮する。
**❷***SMN1*遺伝子変異を伴わないnon-5q SMAの可能性も考慮する。

### 合併症・続発症の診断

**❶呼吸不全**：呼吸障害の程度は疾患の重症度と相関し，病期の進行に伴い呼吸障害も進行する。睡眠呼吸障害などの慢性呼吸障害とともに，感染・誤嚥などに伴う急性増悪も念頭におき，経皮的動脈酸素飽和度（$SpO_2$）測定，呼吸機能検査などにより診断する。
**❷摂食・嚥下障害**：重症型では食事摂取場面の観察が重要である。
**❸脊柱側弯**：定期的にX線検査によりCobb角を評価する。Ⅱ型で著しく進行することが多い。

### 予後判定の基準

**❶**疾患重症度は*SMN2*遺伝子コピー数と相関する。*SMN2*遺伝子は*SMN1*遺伝子と数塩基のみ異なり，

SMA患者では*SMN1*遺伝子には変異を認めるものの，*SMN2*遺伝子は保持されている。*SMN2*遺伝子がⅠ型では2〜3コピー，Ⅱ型では3コピー，Ⅲ型では3〜4コピーの症例が多い（Brain & Dev 36: 914-920, 2014）。
**❷**新生児マススクリーニングなどで診断された未発症例では*SMN2*遺伝子コピー数を病型診断の際の参考にする。一方，*SMN2*遺伝子コピー数が同じ兄弟例であっても重症度に差を認めることがあるので，注意を要する。

### 経過観察のための検査・処置

**❶運動器の評価**：運動機能に応じて，The Children's Hospital of Philadelphia Infant Test of Neuromuscular Disorders（CHOP INTEND）あるいはHammersmith Functional Motor Scale Expanded（HFMSE）スコアを用いて評価する。
**❷電気生理学的検査**：CMAPを経時的に評価する。
**❸合併症**：呼吸不全，摂食・嚥下障害，側弯に関して経時的に評価する。

### 治療法ワンポイント・メモ

**❶根治療法**：*SMN1*遺伝子を導入する遺伝子治療薬であるオナセムノゲン アベパルボベク（静脈内投与），および*SMN2*遺伝子のスプライシングを制御してSMN蛋白発現を促す，アンチセンス核酸医薬であるヌシネルセン（髄腔内投与），低分子化合物であるリスジプラム（内服投与）がある。各薬剤により使用できる年齢や副作用などが異なる。
**❷支持療法**：リハビリテーション，呼吸補助療法，側弯に対する手術療法などを必要に応じて考慮する。

### さらに知っておくと役立つこと

**❶**根治療法は，より早期に行うことで有効性が高まる。
**❷**SMAは常染色体潜性（劣性）遺伝形式を示すため，次子出生などに関して適切な遺伝カウンセリングが必要である。

### 専門医へのコンサルト

**❶**SMAが疑われる，あるいは診断確定後はすみやかに治療可能な施設にコンサルトする必要がある。
**❷**必要に応じて遺伝カウンセリングが可能な施設にもコンサルトを行う。

**23**

# Duchenne/Becker 型
# 筋ジストロフィー
Duchenne/Becker Muscular dystrophy

**粟野 宏之** 鳥取大学教授・研究推進機構・研究基盤センター遺伝子管理部門

(頻度) **あまりみない**

## 診断のポイント

**1** 男性。
**2** 進行性の筋力低下。
**3** 血清 CK 値の上昇。
**4** 家族歴。

## 症候の診かた

**1** 筋力低下

**❶** Duchenne 型筋ジストロフィー（DMD），Becker 型筋ジストロフィー（BMD）はともに X 染色体潜性（劣性）遺伝形式をとるため，男性が罹患する。家系内に DMD，BMD 患者がいる男性が筋力低下を呈する場合，まず DMD，BMD を鑑別する。

**❷** 家族歴がない場合，DMD では 3～5 歳に運動発達遅滞，よく転ぶ，走れない，ジャンプができない，階段昇降が困難などの症状で気づかれることが多い。その後，動揺性歩行，Gowers 徴候などの近位筋優位の筋力低下を認め，10 歳台に歩行を喪失する。

**❸** BMD の症状は DMD に類似するが，発症時期がより遅く，15 歳を過ぎても歩行が可能である。

## 検査所見とその読みかた

**1** 血液検査

**❶** DMD，BMD では，症状が明らかでない時期から，血清 CK 値の上昇を認める。

**❷** 血清 AST，ALT 値も上昇することから，肝疾患が疑われる場合がある。AST，ALT の上昇をみた場合，筋疾患の鑑別に CK 値を測定する。

**2** *DMD* 遺伝子検査

**❶** DMD，BMD 患者の約 70% に *DMD* 遺伝子のエクソン単位の欠失または重複を認める（J Hum Genet 55: 379-388，2010）。そのため，まず multiplex ligation-dependent probe amplification（MLPA）法で解析を行う。

**❷** MLPA 法の注意点として，単一エクソン欠失の場合，微小変異などにより結果が修飾されている可能性があるため，追加の検査が必要である。

**❸** MLPA 法で病的バリアントが同定できない場合，シークエンス法を行う。

## 確定診断の決め手

**1** *DMD* 遺伝子の病的バリアントの同定

**❶** 病的バリアントを同定した場合，Frameshift 仮説（Genomics 2: 90-95，1988）に則り，DMD と BMD を診断する。すなわち，欠失・重複する塩基数の合計が 3 の倍数ではない（アウトオブフレーム）場合は DMD となり，3 の倍数である（インフレーム）場合は BMD となる。

**❷** Frameshift 仮説は多くの場合に表現型を説明できるが，例外もあることに注意が必要である。

## 誤診しやすい疾患との鑑別ポイント

肢帯型筋ジストロフィーなど，近位筋優位の筋力低下を呈する他の筋ジストロフィーと鑑別が困難な場合がある。筋生検を行い，免疫組織学的手法などにより鑑別することが可能な場合が多い。

## 確定診断がつかないとき試みること

**1** 筋生検：*DMD* 遺伝子検査で診断がつかない場合に行う。

**❶** 免疫組織化学染色，またはウエスタンブロット法でジストロフィン蛋白の欠損が証明された場合，DMD と診断される。

**❷** BMD では免疫組織化学染色においてジストロフィンの染色性が均一でなく，まだらと表現される染色の濃淡がみられる。ウエスタンブロット法ではジストロフィン蛋白のサイズや量の減少がみられる。

## 経過観察のための検査・処置

**1** DMD の多くは 10 歳台に心筋症，呼吸機能障害を合併するため，定期的な心機能検査や呼吸機能検査を行い，適切な時期に心筋症に対する治療，呼吸リハビリテーション，非侵襲的陽圧換気療法を開始する。側弯症に対するケアや治療も必要となる。

**2** BMD でも，小児期からの定期的な心機能検査が必要である。

## 治療法ワンポイント・メモ

**1** DMD の筋力低下に対し，経口ステロイド治療の有効性が認められ，2013 年より保険適用となった。

**2** DMD に対する新規治療薬として，エクソン 53 スキッピング治療薬であるビルトラルセンが 2020

年に保険適用となった。ステロイドと異なり，ビルトラルセンは特定のバリアントを有する DMD 患者のみに適応となるため，投与は DMD の診断・治療に十分な知識・経験をもつ専門医にコンサルトするのが望ましい。

## さらに知っておくと役立つこと

　DMD，BMD は小児慢性特定疾病として認定されているほか，指定難病の対象でもある。診断確定後，公費負担申請を勧める。

その人らしい在宅療養を叶え，
その人の人生の伴走者として，
ともに戦う医療者のために

在宅医療ケアの手技やデバイスに特化したマニュアル。現場の感覚を盛り込んだ実践的な内容を特徴とし，多くのイラスト，図表を用いて直感的に理解しやすい書を目指す。今後，地域医療は「病院完結型」から「地域完結型」へ切り替わっていくはず。在宅医，訪問看護師はもちろん，在宅医療に興味のある研修医，専攻医，さらには薬剤師，介護職，そして患者・家族にも大いに参考にしていただきたい。よく聞かれる質問への回答も収載。

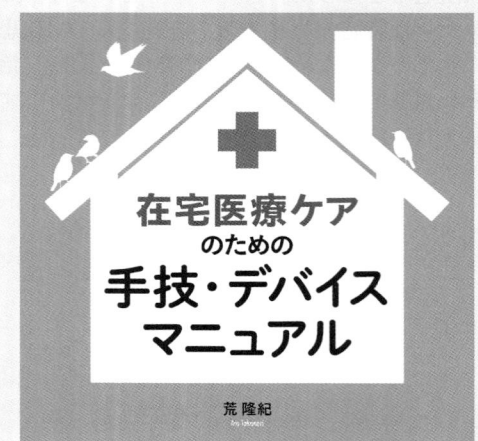

在宅医療ケアのための
手技・デバイス
マニュアル

荒 隆紀
医学書院

特に重要な
6つの手技と12の医療デバイスを
詳しく説明！

その人らしい在宅療養を叶え，その人の人生の"伴走者"としてともに戦うために
本書をぜひお役立てください

# 在宅医療ケアのための
# 手技・デバイスマニュアル

荒 隆紀 医療法人おひさま会／リフレクデザイン合同会社

●A5 頁184 2024年
定価：**3,850 円**（本体 3,500 円＋税 10%）
［ISBN978-4-260-05444-7］

**医学書院**
〒113-8719 東京都文京区本郷 1-28-23 ［WEBサイト］https://www.igaku-shoin.co.jp
［販売・PR部］TEL：03-3817-5650 FAX：03-3815-7804 E-mail：sd@igaku-shoin.co.jp

# 外来の小外科的疾患

責任編集：千野 修

# ● 外来の小外科的疾患領域　最近の動向

**千野 修**　東海大学教授・消化器外科学・医学部付属東京病院

　本章で扱った外来診療で経験する小外科的疾患を専門科別に分類してみると，一般外科，整形外科，形成外科，泌尿器科，皮膚科，肛門科，救命救急科および小児外科など多岐にわたる診療科が関連している。このため本章は各診療科で専門領域のエキスパートにご解説いただいた。発生頻度が比較的高く通常の外来で遭遇することが多く，鑑別診断を含めた横断的な幅広い知識をもつことが望まれる。これまでこれら小外科的疾患は古典的に視診，触診が中心となって診断され，外科治療が施行されてきた経緯がある。現在では，超音波，CT，MRIなどの画像検査を施行して客観的評価を行い，正確な診断を得て治療方法を選択することが多くなった。侵襲が少ない外科治療だけではなく，治療効果が高い保存的治療を優先して選択する場合もある。

　本章での小外科疾患を各論的にみてみると，癤疽・爪囲炎は高頻度に遭遇するが急性・慢性に応じた治療法と鑑別診断について知っておきたい。皮下腫瘤については粉瘤，ガングリオン，デスモイド腫瘍（類腱腫），脂肪腫が相当する。粉瘤や脂肪腫は摘出の適応ともなるが，切除方法だけではなく皮膚切開や縫合閉鎖法，創部管理などに配慮が必要となる場合があり各種の工夫が望まれる。また，感染性粉瘤の場合は対応が異なる点も重要となり，化膿性汗腺炎との鑑別が必要となることもある。ガングリオンやデスモイド腫瘍は専門科である整形外科での診療が勧められる。局所再発率も考慮して患者への説明と同意のもとに外科治療や保存的治療，経過観察の治療選択を行うことになる。

　乳幼児・小児の臍ヘルニアと鼠径ヘルニアについては小児外科，成人の臍ヘルニアと内・外鼠径ヘルニアは一般外科が担当するが，手術適応の見極めが必要である。鼠径ヘルニアの治療は手術療法であり，そのアプローチ法には通常の鼠径部皮膚切開法と腹腔鏡手術がある。現在では補強修復の方法や用いる医療材料も複数あり，その長所と短所を理解して再発を起こさない根治術式を施行する。

　精索軸捻転症は緊急処置を要する思春期・青年期の代表的な急性陰嚢症であり，泌尿器科での早急な診療が必要である。血栓性痔核，嵌頓痔核，裂肛は一般外科診療となることが多いが，その程度により保存的治療と外科治療の選択があり専門科である大腸肛門科への紹介依頼も考慮する。

　熱傷はその面積・深度・部位などにより治療計画や瘢痕などの問題があり，適切な診断が重要である。特にⅢ度では小範囲でも重症熱傷であり専門科である皮膚科，形成外科の受診が勧められる。また，広範囲熱傷の場合には全身管理が必要であり，救急科または外科の熱傷専門施設に紹介を考慮する。近年では，小児熱傷では虐待にも留意する。

　外来での小外科的疾患の治療方法には選択肢があり，自らの診療科で治療が完遂できる疾患なのか，専門科に依頼するべきなのか画像診断での客観的評価と鑑別診断を含めて慎重に判断することが肝要であり，そのためにも幅広い知識が必要となる。読者の皆様には本章をご一読のうえご参考にしていただき，外来診療の一助になれば幸いである。

# 瘭疽・爪囲炎
## Felon and Paronychia

松山 孝　東海大学医学部付属八王子病院臨床教授・皮膚科

**頻度** よくみる

　爪囲炎は，爪甲周囲の皮膚（爪郭）の感染症であり，経過や臨床像から急性と慢性の2つのタイプに分けられる。ここでは急性爪囲炎（瘭疽）について記す。

## 診断のポイント

❶ 爪甲周囲の化膿性炎症。
❷ 爪郭の発赤・腫脹，激しい疼痛。

## 症候の診かた

❶ 爪郭の発赤・腫脹。
❷ 指先の拍動性の強い痛み。指趾は閉鎖領域のため排膿が起こりにくく，疼痛が激しい。
❸ 膿瘍形成：爪郭の皮膚の一部が白色調に透見でき，しばしば波動を触れる（図1）。

## 検査所見とその読みかた

❶ 血液検査：白血球増多，CRP上昇などの炎症所見を認める。
❷ 表在超音波検査：膿瘍の確認ができれば確実。
❸ 細菌培養検査：膿から黄色ブドウ球菌，化膿性レンサ球菌が検出されることが多い。

## 確定診断の決め手

　爪郭に生じたささくれをむいたり甘皮（爪上皮）をいじったり，爪を噛んだりした数日後の急性発症の経過，臨床症状，拍動性の疼痛から診断は容易。

## 誤診しやすい疾患との鑑別ポイント

### 1 慢性爪囲炎

❶ 主婦や水仕事の多い職業の人は，爪郭の皮膚が過剰な湿潤環境におかれて浸軟しやすいため，バリア機能が低下している場合がある。洗剤などによる刺激性あるいはアレルギー性接触皮膚炎が原因で生じる。
❷ 特に近位爪郭では，かゆみや痛みを伴って皮膚の発赤腫脹がみられる。
❸ 数か月にわたって継続すると，複数の横溝がみられるなど爪甲表面が凹凸不整になる。

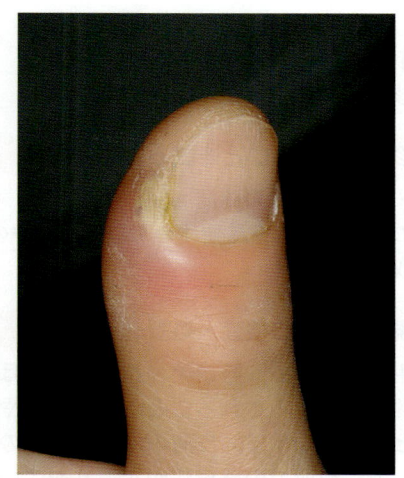

**図1** 爪囲の腫脹・発赤・膿瘍

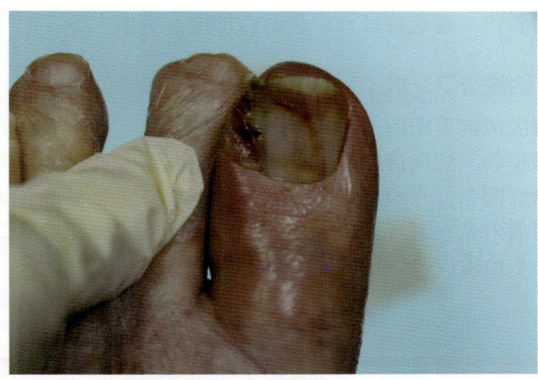

**図2** EGFR阻害薬による爪囲炎
爪囲の紅斑，肉芽腫形成も認める。

### 2 ヘルペス性瘭疽

❶ 指尖の単純ヘルペス感染。
❷ 強い疼痛は急性爪囲炎と類似。
❸ 破れにくい水疱が存在。水疱内から単純ヘルペス性多核巨細胞の確認で診断。イムノクロマト法を用いたウイルス抗原の迅速診断も有用。

### 3 カンジダ性爪囲炎

❶ 爪囲の発赤・腫脹。圧するとわずかに排膿。圧痛はしばしば。
❷ 慢性爪囲炎に伴う2次性の爪甲の変形。
❸ 膿もしくは爪囲鱗屑の顕微鏡検査でカンジダ菌の確認。

### 4 分子標的薬の上皮成長因子受容体（EGFR）阻害薬による爪囲炎（図2）

❶ 肺癌，乳癌，大腸癌などの治療中に高頻度に

発症。

❷爪甲の菲薄化，陥入爪もきたす。

❸当該の薬剤使用歴から診断は容易。

### 確定診断がつかないとき試みること

❶爪囲・爪甲の変化の確認。

❷外傷の有無，手指を酷使する職歴，治療中の疾患，薬歴聴取。

### 経過観察のための検査・処置

　日常生活において，特に手の指先の皮膚はさまざまな外的因子にさらされることから，外傷や接触皮膚炎などが生じやすく，皮膚のバリア機能の破綻を招くことで，局所での感染症が起こりやすい。

❶こまめな手指のスキンケア。

❷皮膚炎・湿疹の加療。

❸悪化・遷延時はカンジダの加療も併用する。

### 治療法ワンポイント・メモ

❶広域抗菌薬内服。

❷穿刺，切開排膿。

❸切開を行う際は後の知覚神経障害に留意する。切開前の表在超音波検査で膿瘍の深達度を確認することも治癒後の予後判定には有用。

# 粉瘤（アテローマ）

Atheroma／Epidermal cyst

**花井 潮** 東海大学准教授・形成外科学

**頻度** **よくみる**

❶粉瘤（アテローマ）は，日常診療で頻繁に遭遇する上皮系良性腫瘍である。

❷若年者から高齢者まで幅広い年齢層にみられ，全身どの部位にも発生しうる。

### 診断のポイント

❶皮内または皮下に存在する，ドーム状に隆起した上皮性嚢腫（図1）。

❷小豆大〜鶏卵大以上のものもある。

❸表面の皮膚の色調は正常だが，嚢腫内の粥状角質が透見されて灰青色を呈することもある。

❹しばしば表面に毛孔を示す黒色点状の小陥凹がみられ，嚢胞に連続する。開口している場合，圧すると悪臭を伴う粥状角質が出る。

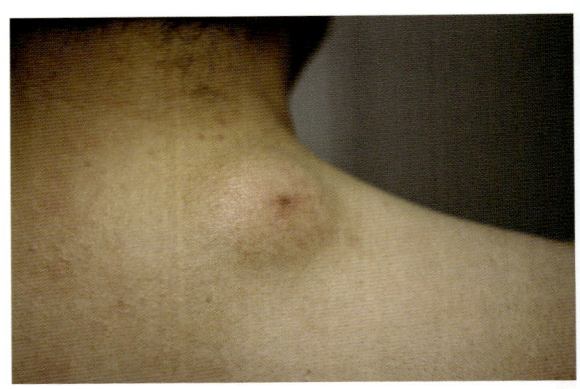

**図1** 背部の粉瘤

❺通常は無痛。炎症性粉瘤は発赤，疼痛を伴う。

### 緊急対応の判断基準

　腫瘤やその周囲に発赤腫脹があり強い痛みを伴う場合には，局所麻酔下に切開排膿を行い，感受性のある抗菌薬の内服投与を行う。

### 症候の診かた

❶部位

❶顔面，耳介周囲，後頸部，体幹，鼠径部に好発する。

❷手掌・足底に発生するものは，角質層が厚いためやや診断が難しい。これらは外傷により表皮が迷入して生じると考えられている（外傷性表皮嚢腫）。

❷性状

❶粉瘤は皮膚付属器組織原発の腫瘍であるため，表面の皮膚とは連続する一方，炎症がない限り下床との癒着はなく可動性良好である。

❷表面に点状の開口部を有する場合は悪臭のある粥状の内容物が排出される。内容物は皮脂や表皮の角質からなる。開口部がみつからないこともある。

❸急性炎症

❶外来を訪れる患者の多くは感染して発赤・疼痛を伴った急性期に来院する。感染を複数回繰り返している症例もある。

❷背部のように皮膚が厚い部位では，発赤がわずかでも，疼痛を伴い表面に波動を触れる場合，感染により膿汁が貯留している可能性が高い。

### 検査所見とその読みかた

　表在超音波検査が有用である。嚢胞性腫瘍が皮内

から皮下に位置すること，内容物が膿汁や粥状物であることを確認できる。

## 確定診断の決め手

1. 確定診断は病理組織検査によるが，治療を兼ねて全切除生検することが望ましい。
2. 急性期は避け，感染が消退した時期に行う。
3. 直上の皮膚を含め，嚢腫を皮膜ごと全摘し病理組織診断する。

## 誤診しやすい疾患との鑑別ポイント

1. 石灰化上皮腫：主に若年者にみられる。腫瘍は触診で硬く，表面の凹凸は不整なことが多い。
2. 皮膚線維腫：四肢に多くみられるボタン様の皮内結節で，充実性であるためやや硬い。表面皮膚に色素沈着がみられる。
3. 血管病変：血管腫や動静脈奇形による腫瘤は軟らかく指圧で変形するため粉瘤とよく似ている。鑑別点は血管病変が皮膚に及ぶ部位では正常皮膚とは異なり赤色・暗赤色を呈することと，腫瘤に圧縮性があることである。
4. リンパ節腫大・脂肪腫などの皮下腫瘤：粉瘤は皮内腫瘤であるため，これら皮下腫瘤との鑑別点は表面皮膚との可動性の有無である。皮下腫瘤は可動性をもつ。

## 確定診断がつかないとき試みること

1. 診断に迷うときは，全切除生検を行う。切除した腫瘤にメスで割を入れ，粥状の内容物が確認できれば診断は容易である。
2. 試験穿刺はしない。
   1. 内容物は基本的には粥状なので穿刺吸引は適切ではない。
   2. 感染の急性期に膿汁が吸引できることがあるが，細菌検査には用いられても腫瘤の確定診断にはつながらない。その場合は切開排膿を行うべきである。
3. 確定診断には病理組織検査を行う。
   1. まれではあるが，肉眼所見は粉瘤であっても病理組織診断で有棘細胞癌と診断された症例報告が散見される。最終診断には，病理組織検査による確定診断が推奨される。
   2. また，悪性と診断された際の追加治療に備え，治療前の病変の臨床写真を撮っておくことをお勧めする。

## 治療法ワンポイント・メモ

1. 発赤腫脹があり，強い痛みを伴う場合にはためらわずに切開排膿を行う。
2. 最も波動を触れる部分を切開する。切開部位に加え，腫瘤周囲にも浸潤麻酔を行うと，内部の掻爬や洗浄が行いやすい。
3. 嚢腫内部を生理食塩水で十分洗浄し，内部に残った膿や粥状角質を洗い出す。注射器に静脈留置カテーテルの外筒を付けて使用するとよい。
4. 急性炎症の消退後，約2，3か月後に摘出手術を検討する。

## 専門医へのコンサルト

炎症を繰り返すものや，発生部位が顔面などで整容に配慮する必要がある場合には，皮膚科または形成外科への紹介をお勧めする。

# ガングリオン

## Ganglion

**岩本 卓士** 慶應義塾大学准教授・整形外科学

(頻度) **よくみる**

## 診断のポイント

1. 10〜30歳台の女性に多い。
2. 手関節周囲に好発する。
3. 腫瘤の存在のみで症状のないことが多い。
4. 球状で弾力のある腫瘤。
5. 大きさは数mm程度のものからピンポン玉大までさまざま。

## 症候の診かた

1. 腫瘤：無痛性の腫瘤を主訴とすることが多いが，部位によっては圧痛や動作時痛を伴う。
2. 発赤や熱感を伴うことはない。
3. 発生部位：手関節の背側に好発し，手関節屈側や指MP関節掌側に生じる（図1）。
4. 神経麻痺：腫瘤の発生部位が神経の走行に近い場合に圧迫性の神経障害（Guyon管症候群，肘部管症候群など）を生じることがある。

## 検査所見とその読みかた

1. 超音波検査：有用であり内部無エコーの境界明瞭

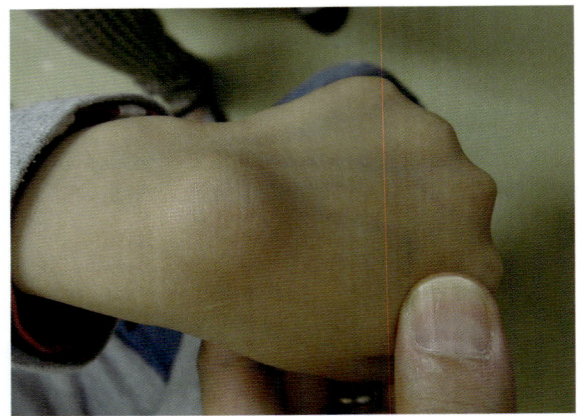

**図1** 手関節背側に発生した比較的大きなガングリオン

痛みなどの症状はない。

な腫瘤を確認できる。

2 MRI：T1 強調画像で低信号，T2 強調画像で高信号の辺縁明瞭な嚢腫として描出され，他の軟部腫瘍との鑑別に有用である。また，茎部とよばれる関節との連続部位を確認できる場合もある。

## 確定診断の決め手

1 穿刺吸引により黄色透明なゼリー状の内容物が確認できればガングリオンと診断できる。吸引は 18〜21 G の注射針で行う。

2 ただし神経鞘腫など他の軟部腫瘍である可能性もあるため，画像診断によりガングリオンの可能性が高いことを確認してから穿刺を行うことが望ましい。

## 誤診しやすい疾患との鑑別ポイント

### 1 神経鞘腫

❶ ガングリオンより硬く，叩打痛や圧痛を伴う場合が多い。

❷ 神経鞘腫の場合には穿刺により激痛や神経麻痺を生じる可能性があるため注意を要する。

❸ MRI の T2 強調画像で不均一な高信号を呈する。

### 2 脂肪腫

❶ 手に発生することは比較的少ない。

❷ MRI では T1・T2 強調画像ともに高信号。

❸ 穿刺で吸引はできない。

## 確定診断がつかないとき試みること

発生部位と肉眼的所見から診断することは難しく

ない。画像診断が行えない場合には試験的穿刺により内容物を確認できるが，神経血管が伴走している場合もあるため，手掌側の盲目的な穿刺は行うべきではない。

## 治療法ワンポイント・メモ

1 良性の腫瘍であり，かつ自然消滅することもあるため必ずしも治療を必要とはしない。症状がある場合には穿刺吸引を行うことで縮小するが，再発する場合が多い。用手的に押しつぶす（圧砕）方法もある。

2 痛みを伴うもの，再発を繰り返すものでは外科的摘出を考慮する。また神経麻痺を伴うものでは神経の剝離保護とガングリオンの切除を行う。

3 外科的切除に際しては安易な嚢胞の切除では高率に再発するため，発生の原因と考えられる関節包，腱鞘，靱帯などを周囲の健常部も含めて切除する。ただし手術をしても再発する可能性はある（10〜40%）（J Hand Surg Am 1: 228-235, 1976）。

## 専門医へのコンサルト

掌側の穿刺，外科的治療を希望する場合には専門医へのコンサルトが望ましい。

---

# デスモイド型線維腫症
## Desmoid Type Fibromatosis

**丹澤 義一** 東海大学講師・整形外科学

(頻度) **あまりみない**（年間発生頻度：100 万人あたり 2〜4 人とされ，非常にまれな疾患である）

## 診断のポイント

1 好発年齢は 10〜50 歳だが，比較的若い世代に多く発生し，発生年齢のピークは 40 歳といわれている。また女性は男性の 2〜3 倍の発生頻度といわれている。

2 そのほとんどが孤発性であり，約 10%で多発性発症を認める。またしばしば手術や外傷に関連して発生することが知られている。

3 腹腔外発生か，腹腔内発生かの部位で分ける分類がある。腹腔外デスモイドは身体のいかなる部位にも発生し，好発部位は肩甲帯，胸腹壁，骨盤部，四肢などさまざまである。

## 症候の診かた

❶深在性で辺縁が不明瞭な硬い腫瘤として触知する。

❷他の軟部腫瘍と同様，特徴的な臨床症状に乏しく，増大傾向や痛みの程度もそれぞれ異なる。

❸近接する関節障害や神経圧迫症状を呈する場合がある。

❹腹腔内腫瘍の場合，腹痛や腹部腫瘤，腸管穿孔などの症状を呈することがある。また頭頸部に発生すると，まれに重要臓器への浸潤や気管閉塞などを生じることで，致死的となることも経験する。

## 検査所見とその読みかた

❶MRI で質的診断を行う。T1 強調画像で筋肉と等信号，T2 強調画像で筋肉より高信号を呈することが多いが，境界が不鮮明なこと，T1・T2 強調画像ともに内部に筋肉より低信号の線維成分の豊富な部分を含むことが多いのが特徴である。

❷造影効果の強さやその範囲が腫瘍の活性と相関し，薬物療法の治療効果を反映する可能性も示唆されている。

## 確定診断の決め手

❶生検による病理組織診断を行い，確定診断とする。

❷腫瘍が非常に硬く，針生検が困難な場合があり，必要であれば切開生検を行うのがよい。

## 誤診しやすい疾患との鑑別ポイント

低悪性度線維肉腫との組織学的鑑別が容易でない場合があるため，診断は専門施設で行うことが望ましい。

## 確定診断がつかないとき試みること

免疫組織学的検査を行う。β カテニンの核内発現は診断に際し有用である。

## 経過観察のための検査・処置

❶約 50% のデスモイド腫瘍患者においては，無治療経過観察でも腫瘍の増大は認められず，また約5〜10% の患者では自然縮小することが報告された。無症状のデスモイド腫瘍に対しては，まず慎重に経過観察（watchful waiting, active surveillance）を行っていくことが提案されてきている。

❷局所の痛みや関節障害などの機能的な問題がある場合には手術による切除を考慮する。腫瘍辺縁切除では高率に再発するため，これまで広範切除術が推奨されてきた。しかし，近年大規模な後方視的観察研究の結果では，切除縁と術後再発率との間には有意な相関はみられないとされている。

❸MRI 画像での経過観察を行い，サイズの変化をチェックする。頸部や腹腔内で重要臓器を巻き込んだり，浸潤したりしている場合には切除困難なことが多く，致死的になることもあるため，その場合には薬物治療を検討する。薬物療法として NSAIDs，抗エストロゲン薬，抗癌剤，分子標的薬が，また放射線照射の有効性が報告されている。

## 治療法ワンポイント・メモ

最適な治療選択は症例により専門的な判断を要することがあり，骨・軟部腫瘍を専門とする整形外科医あるいは腫瘍内科医を中心とした集学的医療チームによる治療が望ましい。

## さらに知っておくと役立つこと

*APC* 遺伝子変異による家族性大腸線維腫症に伴い腹腔内に発生するデスモイド（Gardner 症候群）があり，男性が多く，比較的若い世代に発症し，発生部位は腹腔内が大半を占める。

## 専門医へのコンサルト

デスモイド腫瘍が疑われた場合，あるいは病理診断がつき次第，専門医への紹介が望ましい。

# 臍ヘルニア（乳児）
## Umbilical Hernia in Infants

平川 均　東海大学医学部付属八王子病院教授・小児外科

頻度 新生児の 4〜10% に認められる。体重が 1,500 g 未満の極低出生体重児では 75% に認められる（周産期医 51：850-852，2021）。

## 診断のポイント

❶俗に"でべそ"と言われ，臍部が無痛性に膨隆するため視診で診断できる（図 1）。

❷触診すると軟らかく，腸管が陥入していると，空気と消化液が混ざってグジュという音がする。

❸出生直後から膨隆するわけではなく，臍帯が脱落した生後数日より膨隆が始まり，生後 2〜3 か月で最も大きくなる。

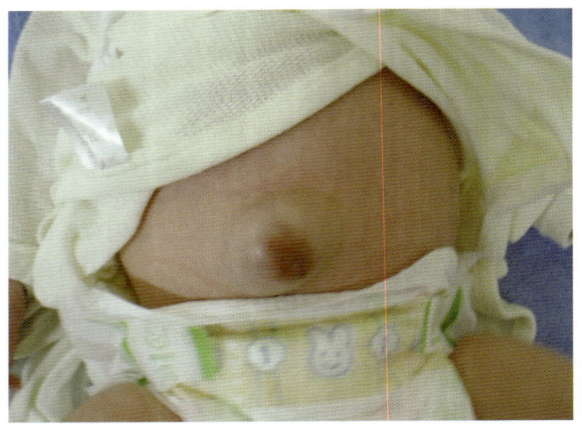

**図1** 臍ヘルニア

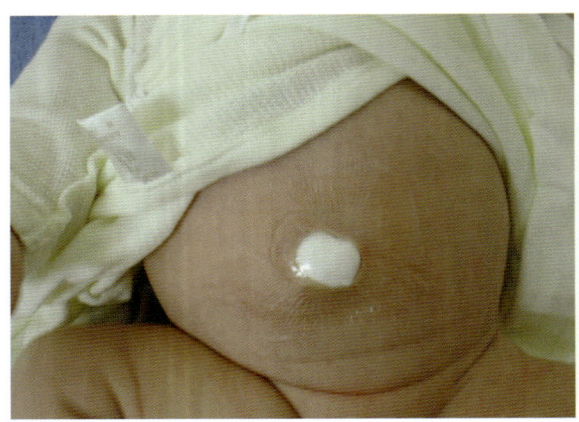

**図2** 臍ヘルニア圧迫療法

## 緊急対応の判断基準

鼠径ヘルニアほど嵌頓しないが，嵌頓発症時は軟らかな臍部の膨隆が硬結し，痛みや発赤を伴う。その場合は，直ちに徒手整復を要する。

## 症候の診かた

❶自覚的症候はない。

❷他覚的症候として臍部の膨隆がある。臍ヘルニアのない臍は腹壁より凹であるが，臍ヘルニアでは凸となり，啼泣など腹圧がかかった際に顕著となる。

## 検査所見とその読みかた

視診で診断できるので，画像検査は必須ではないが，超音波検査により，ヘルニア門の大きさが客観的に把握できる。ただ，診療報酬請求時に査定される恐れがある。

## 確定診断の決め手

膨隆するのが臍自体で，大きさが腹圧により変化すること。

## 誤診しやすい疾患との鑑別ポイント

臍から外れその上下で膨隆するのは腹壁ヘルニアで，ヘルニア門が閉じているにもかかわらず臍膨隆するのは臍突出症とよばれる。

## 確定診断がつかないとき試みること

臍ヘルニアの診断は，比較的容易であり，乳児健診での見落としは少なく，保護者自ら気づき来院することも多々ある。ヘルニア門がわかりづらい場合

には超音波検査が有効である。

## 合併症・続発症の診断

❶合併症として，先述した臍ヘルニア嵌頓があげられる。

❷続発症として，近年臍ヘルニア早期治癒目的で行われる圧迫療法（図2）に伴い，粘着テープによる臍炎，圧迫素材のズレによる嵌頓・破裂・イレウスなどがあげられる。

## 予後判定の基準

❶圧迫せずとも，1歳までに80％，2歳までに90％が自然治癒するとされるので，2歳を過ぎても治癒しないときに手術を考慮する。

❷適応に関して，嵌頓防止の大儀はあるが，美容的観点から行うかどうか保護者と相談する。

## 経過観察のための検査・処置

❶自然治癒しないときに手術適応を判断するなら，2歳以降の外来診察で十分で，定期的な検査は要さない。

❷圧迫療法を指導した際は，通院して行う場合と，保護者に指導して行う場合がある。前者では1週間に1回の貼り替えにより1〜2か月程度でほとんど治癒する（小児外科 54：48-51，2022）。後者では，治癒期間に差はなく，通院の回数が減る長所があるが，手技が不確実だと非治癒や合併症を起こす率が上がってしまう。

## 治療法ワンポイント・メモ

❶2歳までに自然治癒率90％なので，10％が手術

対象となり，2歳以降に手術を計画する。米国では，4〜5歳時の手術が標準となっている（J Ped Surg 52：1723-1731，2017）。

❷圧迫療法は治癒までの時間を短縮するが，生後6か月以上からの開始では効果は低い（小児外科 54：48-51，2022）。

❸大きなヘルニアを放置したとき，"ティッシュエキスパンダー"状態となるため，自然治癒したとしても梅干しのような不恰好な形となる。治癒しなかったとしても皮膚の拡張を抑える圧迫療法は有効である。

## さらに知っておくと役立つこと

1歳未満の乳児で算定できる「臍ヘルニア圧迫指導管理料」（100点）には，算定要件となる，定められた説明や指導ならびに診療録記載が不可欠である（日本医事新報 5079：48，2021）。

## 専門医へのコンサルト

臍ヘルニアに対する圧迫療法のための市販キットもあり，小児科医のみならず，もはや医師の指導を介さずに圧迫療法が行われることのある疾患だが，全例で自然治癒せず，圧迫療法に伴う合併症もあることから，この疾患をみたら，専門医としてまずは小児外科医を選んで紹介いただきたい。巨大なものでも必要に応じて形成外科へコンサルトも行える（小児外科 52：239-243，2020）。

# 臍ヘルニア（成人）
## Umbilical Hernia in Adults

**東海林 裕** 東京都立豊島病院・外科部長

（頻度）**あまりみない**

## 診断のポイント

❶臍部の膨隆，ヘルニア腫瘤の触知。
❷立位での臍部膨隆・疼痛の増悪。
❸中年以後の極度の肥満。
❹妊娠，出産の経験。
❺腹膜透析，肝硬変・腹膜転移などでの腹水貯留は発症の誘因となる。

## 緊急対応の判断基準

❶ヘルニア嵌頓が生じ還納できない場合は，緊急手

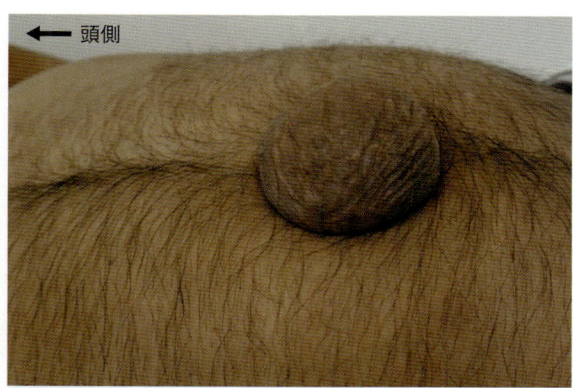

← 頭側

**図1 成人臍ヘルニアにおける体表所見**
〔写真提供：九段坂病院外科・長浜雄志先生〕

術が必要である。

❷自施設で手術が施行できない場合は対応可能な医療機関へ搬送が必要。

## 症候の診かた

❶臍部の膨隆：最も重要な所見で，立位で増悪する。ヘルニア内容を還納させるとヘルニア門を触知する（図1）。ヘルニア内容は大網に加え，横行結腸や胃を伴っていることもある。

❷腹痛：臍部に疼痛を認め，ヘルニアが大きくなるにつれ長時間の起立に際し，臍部に牽引痛を訴えるようになる。

❸消化器症状：横行結腸や胃までもが牽引されると，消化管に関連した悪心，嘔吐などもみられることがある。

❹嵌頓例では，腹部膨満，嘔吐および排ガスの消失といった腸閉塞症状が出現する。また炎症の波及により臍部の発赤，疼痛も生じうる。

## 検査所見とその読みかた

❶腹部エコー検査：ヘルニア内容の性状，蠕動や血流の有無の評価および腸閉塞所見の確認に有用である。

❷腹部単純X線写真：ヘルニア嵌頓が生じている場合には，ニボー像などの腸閉塞を疑う所見を認めることが多い。

❸CT検査：臍部での腹直筋の離開，および同部位から腹膜前脂肪織や腹腔内臓器（大網，結腸，胃および小腸など）などの突出を認める（図2）。造影CTでは嵌頓時の腸管血流評価も可能である。

❹スクリーニング検査：嵌頓例では白血球やCRP

24

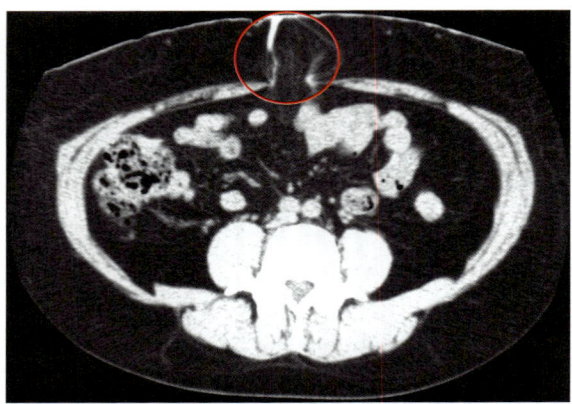

**図2** 成人臍ヘルニアにおける腹部 CT 所見

の増加がみられることが多い。

### 確定診断の決め手

1 臍部の膨隆。
2 臍部のヘルニア門の触知。
3 画像診断による臍部の筋膜欠損とヘルニア内容の同定。

### 誤診しやすい疾患との鑑別ポイント

1 上腹壁ヘルニア：ヘルニア門が臍部より頭側に認められる。
2 正中線上の腹壁瘢痕ヘルニア：手術既往により鑑別される。
3 臍付近の良性腫瘍（腹膜付近の脂肪腫）
  ❶ 還納を試みても腫瘤が消失しない。
  ❷ 腹圧を亢進させても腹腔内からの突出を認めない。
  ❸ 画像診断での脂肪腫の同定。

### 確定診断がつかないとき試みること

CT 検査でほぼ診断が可能であるが，診断が困難な場合は腹臥位で腹圧をかけた CT 撮影が有用である。自施設ではルーチンで腹臥位での CT 撮影を行っている。

### 合併症・続発症の診断

1 ヘルニア嵌頓を生じた場合，嘔吐や腹部膨満といった腸閉塞を生じ，緊急手術が必要である。
2 巨大な臍ヘルニアでは病変部皮膚の湿疹，潰瘍や蜂窩織炎が生じることがある。またヘルニア内容を腹腔内に戻すことで腹腔内圧が高まり，腹部コンパートメント症候群をきたすことがある。

### 予後判定の基準

1 成人の臍ヘルニアの予後は一般的には良好とされている。しかし高度の肥満者では重篤な合併症を併発する可能性があり，術後肺塞栓症，肝不全，基礎疾患の増悪で死亡したという報告もある。
2 肝硬変を合併している症例も比較的多く，それらの症例では術後肝不全の発症や腹水流出などの合併症が生じる可能性が高い。
3 腸管が嵌頓した場合，処置が遅れると致命的な状況に陥る危険性がある。

### 経過観察のための検査・処置

1 成人臍ヘルニアでは自然軽快することはなく，嵌頓の危険性があるため，発見した時点で手術をすることが望ましい。しかし診断後に直ちに手術をしない場合には CT 検査で経過をみることもある。
2 経過観察中にヘルニア嵌頓を認めた場合には救命のために緊急手術を行う必要がある。

### 治療法ワンポイント・メモ

1 手術療法
  ❶ 臍輪に沿って横切開を置きヘルニア嚢を切除する。
  ❷ 自己組織で一期的縫合術を行うことを基本とするが，メッシュでの補強や腹腔鏡による修復術も近年では行われている。

### 専門医へのコンサルト

嵌頓例では，緊急手術が必要である。嵌頓を疑う場合は早急に外科医師へコンサルトを行う必要がある。

# 外鼠径ヘルニア
Indirect Inguinal Hernia

**岡田 和丈**　東海大学医学部付属八王子病院准教授・消化器外科学

頻度 **よくみる**
GL 鼠径部ヘルニア診療ガイドライン 2024（第2版）

### 診断のポイント

1 鼠径部の膨隆。
2 鼠径部の膨隆は仰臥位や圧迫で縮小もしくは消失

する。

**3** 膨隆が戻らず強い疼痛を伴うときは嵌頓を疑う。
**4** 組織の脆弱化による内鼠径輪の開大が主発生要因である。

## 緊急対応の判断基準

**1** 嵌頓が用手的に整復できないときは緊急手術が必要である。
**2** 整復できても遅発性腸管穿孔や狭窄の可能性がある。

## 症候の診かた

**1** 鼠径部の膨隆：立位で腹圧をかけるとわかりやすい。片側の場合は両側の鼠径部を同時に触診し左右差をみるとよい。その後仰臥位にして還納できるか確認する。
**2** ヘルニア内容を腹腔内に還納できない場合，非還納性ヘルニア（還納はできないが膨隆以外の症状がない）と嵌頓ヘルニア（急に発症し強い疼痛を伴う），そして嵌頓ヘルニアのうち血流障害を伴う絞扼性ヘルニアを鑑別する。嵌頓ヘルニアと絞扼性ヘルニアは緊急手術が必要だが，非還納性ヘルニアは緊急性がなく待機手術が可能である。

## 検査所見とその読みかた

**1** 超音波：非侵襲的でヘルニア内容の鑑別ができる。ドプラ法によって脱出臓器の血流評価が可能。
**2** CT：ヘルニア内容が脱出していないと診断が難しいので検査時にいきませるか，腹臥位にして撮影する。嵌頓時はヘルニア内容の鑑別や脱出臓器の血流評価，腸管穿孔や腸閉塞の有無など得られる情報が多い。
**3** MRI：身体所見がはっきりしない潜在性鼠径ヘルニアの診断や，筋骨格系起源の鼠径部痛（恥骨炎など）との鑑別に有用である。
**4** ヘルニオグラフィ：診断率が高いが侵襲的で合併症のリスクがあるため症例を限定して行う。

## 確定診断の決め手

**1** 典型的な膨隆がある症例は身体所見のみで診断が可能。
**2** 非典型的な症例は超音波検査，CT，MRI などの診断手段を使う。
**3** 非還納性ヘルニアと嵌頓ヘルニア，絞扼性ヘルニアの鑑別は身体所見，血液生化学検査，画像検査から総合的に判断する。

## 誤診しやすい疾患との鑑別ポイント

以下，**1**～**6** は超音波検査で鑑別できる。
**1** 精索脂肪腫：軟らかく無症候性の腫瘤。ヘルニアを合併している場合がある。触診のみで鑑別は困難。超音波検査が有用である。
**2** 鼠径リンパ節腫大：感染症や癌の転移で腫大する。圧迫によって形状が変化しない。
**3** 精索水腫，Nuck 管水腫，陰嚢水腫：圧迫によって形状が変化しないことが多い。疼痛はないことが多いが，子宮内膜症を併存した Nuck 管水腫は月経周期に一致した疼痛が生じる。
**4** 静脈瘤（精索静脈瘤，円靱帯静脈瘤），動脈瘤
**5** 軟部腫瘍
**6** 精系奇形（異所性精巣，停留精巣など）：陰嚢内に精巣を認めない。
**7** 大腿ヘルニア（⇨ 1897 頁）：膨隆が鼠径靱帯より尾側に位置する。高齢のやせた女性に多い。嵌頓しやすく術式が変わるため鑑別が重要。

## 確定診断がつかないとき試みること

**1** 身体所見と画像検査で鼠径ヘルニアの確定診断ができないときは経過観察をするか，診断的の手術をするか判断する。
**2** 症状の少ない男性の鼠径ヘルニアは嵌頓のリスクが少ないため（JAMA 295: 285-292, 2006），経過観察が可能である。
**3** 嵌頓のリスクが高い女性や，疼痛が強い場合は専門医にコンサルトする。

# 内鼠径ヘルニア
## Internal Inguinal Hernia

**田澤 賢一** 東名厚木病院・消化器外科科長（神奈川）

**（頻度）** **よくみる**（鼠径部ヘルニアの約 15～20% を占める）

**GL** 鼠径部ヘルニア診療ガイドライン 2024（第2版）

## 診断のポイント

**1** 男性，中高年以降に多い。
**2** 無症状，無痛性が多い。
**3** Hesselbach 三角を覆う横筋筋膜（鼠径管後壁）の抵抗減弱が主要因である。

④後天性が多い。

## 緊急対応の判断基準

①膨隆が硬く，発赤，熱感，疼痛を伴い，嘔気・嘔吐を示す場合，嵌頓（臓器が嵌まり込み阻血をきたす）を疑うが，外鼠径ヘルニアに比較しその頻度は低い。

②画像検査で嵌頓臓器の血流低下を認める場合，緊急手術の適応がある。

## 症候の診かた

①立位で膨隆，臥位で消失する。

②鼠径靱帯の頭側，上方に膨隆を示す。

③陰嚢に達するような巨大な膨隆は少ない。

④手掌圧迫で用手的還納は可能も，触診，視診だけで外鼠径ヘルニアとの鑑別は困難である。

## 検査所見とその読みかた

①超音波検査：下腹壁動静脈より内側から腹壁を垂直に貫くヘルニア嚢を認める。

②CT検査：ヘルニア嚢が下腹壁動静脈内側に位置する。可能であれば，造影で内容物（小腸，大網など）の血流の確認を行う。腹臥位，腹圧荷重時の撮影が診断に有効も，時に偽陽性もある。

③2021年版鼠径部ヘルニア分類（新JHS分類）のM型であり，ヘルニア門の大きさにより3段階（M1型：1.5 cm以下，M2型：1.5 cm＜ヘルニア門＜3.0 cm，M3型：3.0 cm以上）に分類する。

## 確定診断の決め手

画像検査において，ヘルニア嚢が腹壁（鼠径管後壁）を貫く位置が重要で，嵌頓臓器の血流の有無で緊急手術の適応を判断する。

## 誤診しやすい疾患との鑑別ポイント

①外鼠径ヘルニア（⇨1894頁）：若年，大型，嵌頓例が多く，下腹壁動静脈の外側，内鼠径輪がヘルニア門である。

②大腿ヘルニア（⇨1897頁）：高齢，女性，嵌頓例が多く，鼠径靱帯の尾側，下方，大腿孔からの膨隆を認める。

③陰嚢水腫，精索水腫，Nuck管水腫：皮膚側よりライトを当て，嚢胞部が光で透ける。超音波検査で無エコー像を示す。

## 確定診断がつかないとき試みること

ヘルニア嚢が確認できない場合，定期的な外来通院で身体所見を中心にヘルニアの顕在化の確認を行う。

## 合併症・続発症の診断

①治療は手術治療のみである。

②術後漿液腫：痛み，熱感のない鼠径部膨隆を認め，超音波検査での液体貯留を示す。

③術後出血：抗血栓療法の高齢者に多く，術後鼠径部膨隆や広範囲皮下出血を認める。

④メッシュ感染：疼痛，発熱，発赤を伴い，メッシュ除去が必要となる。

⑤慢性神経疼痛：術後6か月以上継続する疼痛で，保存的治療で改善しない場合，手術治療（メッシュ除去，神経離断など）を行う。

## 予後判定の基準

①術後再発率は1〜5％である。

②近年，慢性神経疼痛などの認識も高まり，中長期的術後外来フォローも望まれる。

③無症状で手術希望のない場合，経過観察（watchful waiting）を行う場合もある。年10％程度の割合で手術に移行する。発見時の手術症例との比較で，合併症の割合は同等である。

## 経過観察のための検査・処置

身体所見，画像検査（CT検査や超音波検査）をもって，総合的に診断する。

## 治療法ワンポイント・メモ

①手術は前方到達法と腹腔鏡手術（後方到達法）に大別される。

②腹腔鏡手術では脆弱化した横筋筋膜がヘルニア嚢様（pseudo sac）に見える。同構造物からヘルニア嚢をしっかり剝離することがヘルニア修復術において重要である。

## さらに知っておくと役立つこと

内側臍ひだの内側から出る場合を膀胱上窩ヘルニア，ヘルニア内容物が膀胱の場合を膀胱ヘルニアとよぶ。

## 専門医へのコンサルト

①嵌頓を認めた場合，用手的還納，または緊急手術

が必要となる。

**2** 用手的還納が可能であっても，嵌頓臓器の観察のため，絶飲食，入院加療が望ましい。

# 大腿ヘルニア
## Femoral Hernia

和田 則仁　神戸大学大学院特命准教授・医療創成工学専攻

（頻度）**ときどきみる**〔鼠径部ヘルニア（鼠径ヘルニア ＋ 大腿ヘルニア）の 3％程度を占める。わが国の大腿ヘルニアの手術件数は年 4,700 件〕

**GL** 鼠径部ヘルニア診療ガイドライン 2015

## 診断のポイント

**1** 60 歳以上の女性に多い。
**2** 鼠径部の鼠径靱帯より尾側に硬結を触れる。
**3** 腸閉塞で発症することが多い。
**4** 膨隆以外の急性症状を伴わない慢性非還納性ヘルニアのこともある。

## 緊急対応の判断基準

**1** 急性非還納性ヘルニア（嵌頓），絞扼性ヘルニア（血流障害あり）は緊急手術の適応である。
**2** 絞扼性ヘルニアが疑われる急性非還納性ヘルニアを還納した場合，入院経過観察とする。

## 症候の診かた

**1** 鼠径部膨隆（図 1）：還納性ヘルニアの場合，診察は立位で行う。膨隆は咳嗽で増大し，圧迫で縮小する。
**2** 非還納性の場合，鼠径靱帯より尾側に硬結を触れる。
**3** 腸管の嵌頓では腸閉塞を伴うことが多い。Richter 型大腿ヘルニアでは腸閉塞を認めない。
**4** 絞扼性ヘルニアの場合，発赤した膨隆を認めることがある。

## 検査所見とその読みかた

**1** CT（図 2）
　❶急性非還納性・絞扼性でない場合，腹臥位で上腹部と大腿部に枕を置き，ヘルニアが突出した状態で撮影する。
　❷外腸骨静脈内側の大腿輪から大腿動静脈前面に

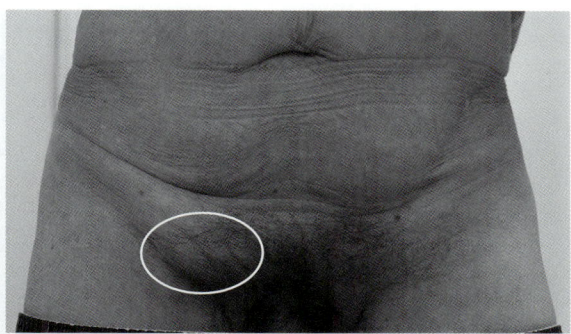

**図1** 右大腿ヘルニアの体表所見
右鼠径部の鼠径靱帯より尾側に膨隆を呈する。

突出するヘルニア内容（腸管，脂肪織など）を同定する。

**2** 超音波検査
　❶ドプラエコーで外腸骨動静脈，大腿動静脈を同定し，ヘルニア内容との位置関係をみる。
　❷超音波検査は体位を変えたり腹圧をかけたりして検査できる利点がある。

## 確定診断の決め手

典型的な理学的所見があれば確定診断可能である。CT，超音波でヘルニア内容を確認し，腸管が嵌頓している場合は造影剤やドプラを用いて臓器血流の評価を行い絞扼性ヘルニアの有無を検討する。

## 誤診しやすい疾患との鑑別ポイント

**1** 鼠径ヘルニア（⇨ 1894 頁，1895 頁）
　❶画像診断でヘルニア門を同定する。
　❷触診でヘルニア門が鼠径靱帯より内側頭側。
　❸男性に多い。
**2** 鼠径リンパ節腫脹
　❶還納されない。
　❷多発性のことが多い。
　❸画像診断で大腿管との連続性がない。
**3** Nuck 管水腫
　❶若年女性に多い。
　❷画像診断で子宮円索と連続している。
　❸超音波検査で嚢胞を呈する。

## 確定診断がつかないとき試みること

**1** 画像診断で確定診断がつかない場合，審査腹腔鏡（腹腔鏡下試験開腹術）を検討する。腹腔側からの観察で大腿輪に嵌入するヘルニア内容やヘルニア門を

24

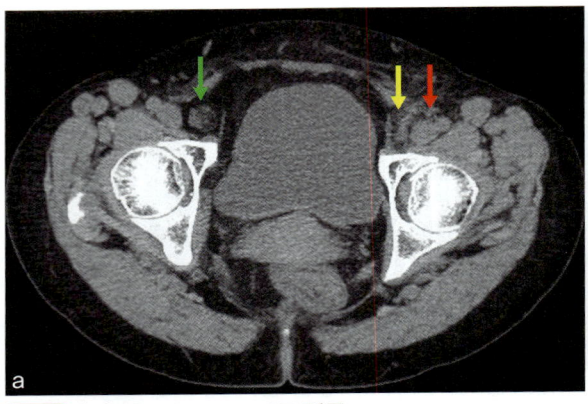
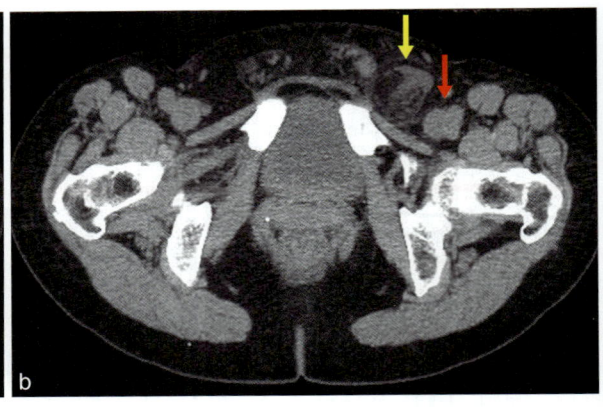

**図2 左大腿ヘルニアの CT 所見**

a：左外腸骨静脈（──▶）内側の大腿管（➾）を通ってヘルニア内容が脱出している。周囲の脂肪織の混濁を認め嵌頓による炎症
の波及が疑われる。開大した右大腿輪（──▶）に腸管が接しているがヘルニアにはなっていない。

b：左大腿静脈（──▶）の腹側に嵌頓した大腿ヘルニア内容（➾）を認める。

認めれば確定診断である。

### 合併症・続発症の診断

**1** 大腿ヘルニアに随伴しやすい疾患には腸閉塞，嵌頓臓器の血流障害（絞扼性ヘルニア）がある。

**2** 術後に生じうる代表的な合併症・続発症には，再発，慢性疼痛，メッシュ感染がある。

### 予後判定の基準

**1** 良性疾患であり，一般に生命予後は良好である。

**2** 再発，肥満，骨盤腔手術既往，糖尿病，ステロイド使用などは手術成績が不良である。

**3** 高齢者や合併症を有する患者の消化管嵌頓例，絞扼性ヘルニアは生命予後不良である。

### 経過観察のための検査・処置

鼠径ヘルニアでは経過観察（watchful waiting）は適切なインフォームドコンセントのもとオプションの1つとなるが，大腿ヘルニアでは急性非還納性・絞扼性ヘルニアのリスクが高く，待期的手術が推奨されている。

### 治療法ワンポイント・メモ

**1** 治療法は外科手術のみである。

**2** 清潔手術ではメッシュの使用が推奨され，アプローチには大腿法，鼠径部切開法，腹腔鏡下手術がある。

**3** 腸管切除を要するなど汚染手術ではメッシュは禁忌で，McVay 法などの組織修復法か二期的修復術

を検討する。

### さらに知っておくと役立つこと

術式，入院期間などは，施設により異なる。待期的手術の場合，患者の希望も考慮し適切な治療法を選択するのがよい。

### 専門医へのコンサルト

消化管の嵌頓，特に絞扼性ヘルニアは，集中治療の可能な施設，再発ヘルニアなどの複雑なヘルニアは専門施設での治療が望ましい。

## 精索捻転症
**Testicular Torsion**

**小路 直** 東海大学教授・腎泌尿器科学

**頻度** **あまりみない**

**1** わが国では，年間に男性 10 万人あたり 0.56 人の発症と報告されている（西日泌 64：380-390，2002）。

**2** 新生児期と思春期に多く，二峰性の年齢分布を示しており，思春期に 60〜70％ が発症する。

**GL** 急性陰嚢症診療ガイドライン 2014 年度版

### 診断のポイント

**1** 一般に左の精巣は，右よりもやや低い位置に認められることを留意し，精巣の位置や向きを診察する。

**2** 精巣の挙上や，横位が認められた場合は，精索捻

転症である可能性が高い。

③精索捻転症の90％で消失する，精巣挙筋反射（太ももの内側を触ると精巣が持ち上がる反射）の有無も重要な所見である（J Pediatr Urol 7: 470-474, 2011）。

④超音波断層法（カラードプラ法）により，患側精巣の血流消失が診断に有用な所見である。

⑤ガドリニウム造影 MRI や精巣シンチグラフィの有用性も報告されており，緊急で実施できるような施設であれば，これらの検査も考慮される。

## 緊急対応の判断基準

①精索捻転症発症後の精巣温存のためには，精索の回転が360度以上の場合は4時間以内，180～360度の場合は，12時間以内の捻転解除が重要とされる。

②まずは，用手的整復（患側精巣は内側に捻転している場合が多く，外側に回転させる）を試みる。疼痛の増悪や，抵抗が認められた場合は，中止する。

③用手的に整復できない場合は，早急に患側陰嚢の試験切開を行い，精索捻転症であれば捻転を解除し，血流が回復すれば精巣固定術を行い，回復しない場合は，精巣摘出術を行う。

## 症候の診かた

①精巣の位置や向き：精巣の挙上や，横位が認められた場合は，精索捻転症である可能性が高い。

②精巣挙筋反射：精索捻転症では90％で消失する。

③精巣上体腫大：精巣上体炎との鑑別。精巣上体炎では精巣上体の腫大と圧痛が認められる。

④ Prehn 徴候：患側の精巣を挙上すると，疼痛が軽減しない，あるいは増強する徴候である。精索捻転症の21％で陽性とされる（西日泌 64：380-390, 2002）。

## 検査所見とその読みかた

7.5 MHz 以上のリニアプローブで実施される超音波断層法（カラードプラ法）により，健側と精巣内部の血流を比較することで診断ができることが少なくないが，検者の熟練度に依存する。

## 確定診断の決め手

超音波断層法（カラードプラ法）により精巣内部の血流消失が認められた場合（ガドリニウム造影 MRI や精巣シンチグラフィでも同様に血流消失が認められた場合）。

## 誤診しやすい疾患との鑑別ポイント

①陰嚢痛が認められる疾患として，精巣垂捻転症や精巣上体炎があげられる。思春期では陰嚢痛，新生児期では下腹部痛や鼠径部痛で受診することが多い。疼痛と同時に，悪心・嘔吐が認められる場合も少なくない。

②精索捻転患者の20～60％では，発症が急で短時間に自然に症状が改善した一過性の疼痛発作の既往がある。

③精巣垂捻転の約10％では，精巣先端部の皮膚が小さく青く変色する "blue dot sign" が認められることがある一方，精索捻転症では認められない。

④尿路感染症である精巣上体炎は，血液検査における炎症所見の上昇や，尿検査における白血球増加が認められるが，精索捻転症では，これらの所見が認められることは少ない。

## 鑑別診断がつかないとき試みること

一般的に精巣上体炎と精索捻転の鑑別は比較的容易な場合が多い。一方，精巣垂捻転と精索捻転症の鑑別は困難な場合があり，超音波断層法（カラードプラ法）を用いても診断が困難な場合は，患側陰嚢を試験切開して，直視下に捻転の有無を確かめる必要がある。

# 脂肪腫

Lipoma

赤松 正　東海大学教授・形成外科

（頻度）　よくみる

## 診断のポイント

①肩甲部，鎖骨下部，背部などの体幹や四肢に多い（図1）。体表に触知する比較的軟らかい腫瘤。

②体表では比較的軟らかく境界はあまり明瞭でなく可動性良好な腫瘤として触知される。

③超音波，CT，MRI 検査で明瞭に描出される。

## 症候の診かた

①自覚症状：腫瘤を触知して自覚することが多い。通常 2，3 cm から 10 cm 程度の大きさ。疼痛はない。知覚神経に接していても痛みが出ることはまずない。

24

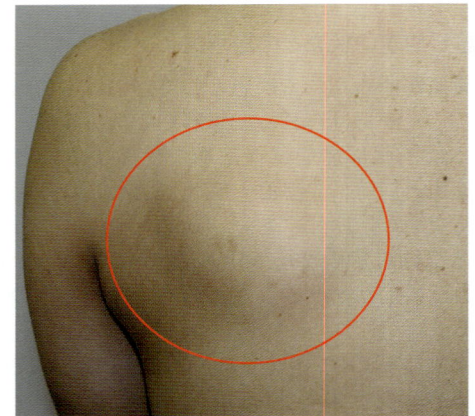

図1 背部の脂肪腫

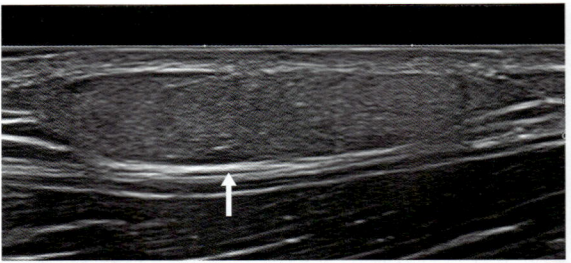

図2 脂肪腫超音波所見

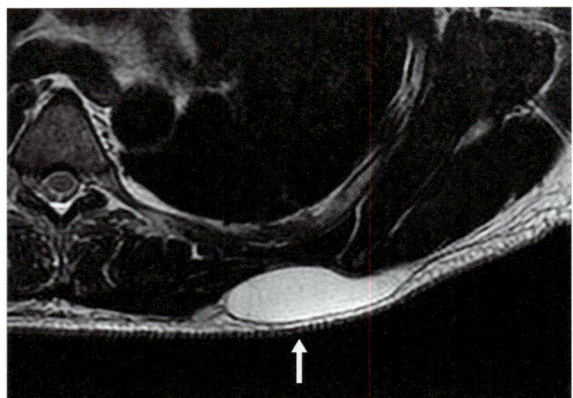

図3 脂肪腫 MRI 所見

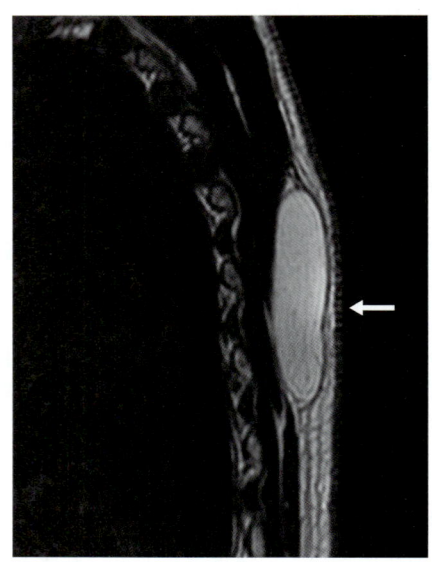

図4 脂肪腫 MRI 所見

**2** 触診所見：可動性は良好で軟らかい。皮膚とは通常癒着しない。下層の筋膜や筋間組織に達するものではこれらと癒着していることが多い。しかし軟らかいので所見はとりにくい。

　**❶** 左右対称性に両側の肩，頸部，上肢に多発する良性脂肪腫があり飲酒との関連がある（Madelung病）。

　**❷** 家族性多発性脂肪腫をはじめとする多数の遺伝性脂肪腫が知られているので家族歴を聴取することは有効である。しかしこれらの疾患の頻度は高くない。

**3** 画像診断：確定診断は超音波検査と，CT，MRI などが有用である。

## 検査所見とその読みかた

**1** スクリーニング検査：超音波検査で比較的境界明瞭な皮膜をもつ脂肪輝度の腫瘤を認める（図2）。

**2** CT，MRI

　**❶** CT は画像の分解能が高く，鎖骨窩や筋間などで周囲組織との位置関係を明瞭にとらえることができる。

　**❷** MRI は描出画像の濃度分解能が高く，内部構造や周囲脂肪との境界などが明瞭にとらえられる（図3，4）。MRI において T1 強調画像でも T2 強調画像でも高信号（白色）で描出されることが脂肪組織の特徴である。

## 確定診断の決め手

　画像診断でほぼ確定診断できる。脂肪肉腫との鑑別は大きさ（巨大）や成長速度，周囲組織への浸潤（痛み），硬さなどで推察するが，手術と病理診断が必須である。

## 誤診しやすい疾患との鑑別ポイント

**1** 粉瘤（⇨1888頁）：皮膚皮下腫瘤として頻度が非

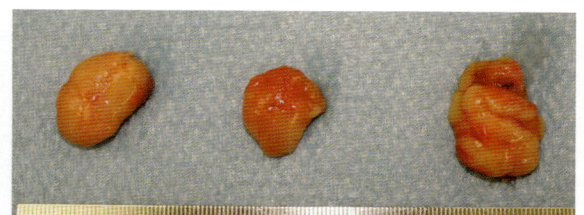

**図5** 比較的小さな脂肪腫

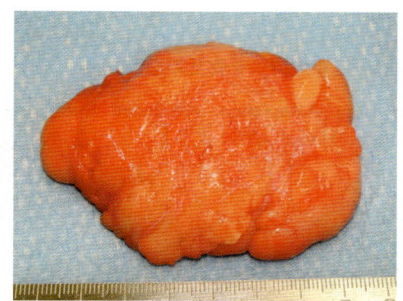

**図6** 大きな脂肪腫

常に高い粉瘤があげられる。粉瘤は皮膚と癒着があり中央に comedo を認め，大きさの増減や繰り返す感染などの症候を伴うことが多い。

**2** その他の軟部腫瘍

**❶神経鞘腫**：境界明瞭，比較的硬い，圧痛や放散痛がある。

**❷ガングリオン**：手足の関節付近に生じ，硬く境界明瞭で下層と癒着し可動性がない。

**❸神経線維腫**：軟らかい腫瘍で触診では境界は不明瞭。おおむね皮膚と癒着する。

**❹脂肪肉腫**：成長が早く大きくなる（大抵は初診時にすでに数 cm 以上）。良性の脂肪腫と比べると比較的硬い。周囲に浸潤した結果，痛みが生じることがある。

### 確定診断がつかないとき試みること

**1** 生検。

**2** 脂肪肉腫については部分生検では診断を誤る場合がある。

### 経過観察のための検査・処置

**1** 良性なので摘出術は必須ではない。しかし，徐々に増大するので結局手術を希望することが多い。

**2** 年1回程度診察を継続し，必要に応じて超音波検査または MRI で腫瘍の増大の程度を経過観察する。

### 治療法ワンポイント・メモ

**1** 比較的小さな脂肪腫（ゴルフボール大，図5）は局所麻酔の手術で摘出可能なことが多い。

**2** それ以上の大きな脂肪腫（図6）や筋間，筋肉内など比較的深層の病変は全身麻酔で手術する。

**3** 整容的観点から手術を希望することがほとんどなので，切開線の位置や術後瘢痕についても十分説明する必要がある。

# 化膿性汗腺炎
## Hidradenitis Suppurativa

**馬渕 智生** 東海大学教授・皮膚科学

**頻度** ときどきみる

**GL** 化膿性汗腺炎診療の手引き 2020

### 診断のポイント

**1** 皮膚深層に生じる有痛性結節，膿瘍，瘻孔，瘢痕。

**2** 腋窩，鼠径，会陰，殿部，乳房下部に好発。

**3** 慢性，再発性。

**4** 以前は慢性膿皮症と称されていた。

### 緊急対応の判断基準

皮下膿瘍が大きく，発赤，腫脹，疼痛を伴う場合は，応急的に切開，排膿する。

### 症候の診かた

思春期以降，腋窩，鼠径，会陰，殿部，乳房下部のようなアポクリン腺の多い部位の皮膚深層に生じる有痛性結節，膿瘍，瘻孔，瘢痕である（図1）。

### 検査所見とその読みかた

**1** 血液・生化学検査で炎症反応が上昇するが，特異的な検査所見はない。

**2** 超音波，CT などの画像検査で，皮下で複雑に交通した瘻孔が確認できる。

### 確定診断の決め手

臨床症状および慢性，再発性の経過から診断する。

### 誤診しやすい疾患との鑑別ポイント

化膿性汗腺炎という疾患名であるが，感染症でも汗腺の炎症でもなく，自己炎症性発症機序による毛

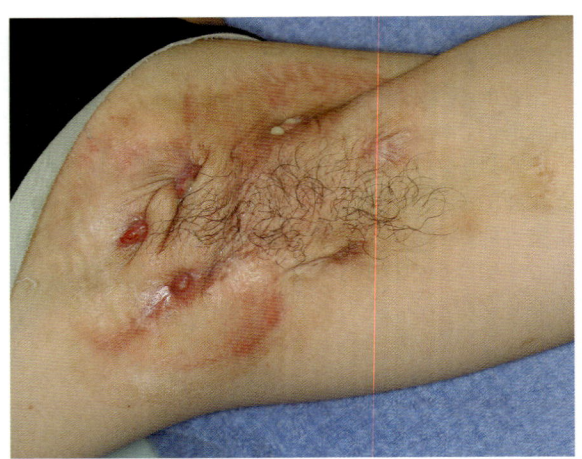

**図1** 腋窩の化膿性汗腺炎

皮下結節，膿瘍，瘻孔，瘢痕が混在している。

包の炎症である。

## 確定診断がつかないとき試みること

❶発症初期は皮下膿瘍や癤との鑑別が難しいこともある。細菌培養結果に適した抗菌薬内服治療を行う。

❷羞恥心から患者が皮膚症状を見せたがらないことが多いので，訴え以外の他の好発部位も診察する。

## 治療法ワンポイント・メモ

❶外科的切除：広範切除する。下記の治療で抑制できる症例を除き，ほぼ全例で必要となる。

❷TNF-α阻害薬（生物学的製剤）：炎症を抑制する。著効例が多いが，残存するようであれば切除を加える。切除後の再発予防にも使用される。

❸テトラサイクリン・ミノサイクリン内服：抗菌作用よりも抗炎症作用による治療効果。上記治療までのつなぎ的に使用する。

---

# 熱傷
**Burn Injury**

-----

**青木 弘道** 東海大学講師・救命救急医学

頻度 よくみる

GL 熱傷診療ガイドライン改訂（第3版）（2021）

---

**表1** 熱傷専門施設への紹介基準（米国熱傷学会）

1）10% TBSA以上のⅡ度熱傷
2）手，足，顔面，耳，性器，会陰部，大きい関節部の熱傷
3）Ⅲ度熱傷
4）雷撃傷を含む電撃傷
5）化学熱傷
6）気道熱傷
7）熱傷の転帰に影響を及ぼす既往がある患者
8）外傷（骨折など）を合併した熱傷（外傷が安定化されたのち）
9）小児の専門医，専門施設のない医療機関での小児熱傷
10）社会的，情緒的，リハビリテーション的介入を要する患者の熱傷（児童虐待，薬物乱用など）

（American Burn Association: Advanced Burn Life Support Course Provider Manual. 2011 より）

## 診断のポイント

熱傷の面積と深度を適切に診断することが治療を行ううえで重要。それにより外来で管理可能か，また熱傷専門施設への紹介が必要か判断する。

## 緊急対応の判断基準

❶熱傷の面積，深度，部位，原因，既往などにより熱傷専門施設への紹介の必要性を判断する（表1）。

❷紹介が必要な場合には，創部を清浄化し外用薬は使用せず清潔なシーツなどで覆い保温し，迅速に搬送する。

## 症候の診かた

❶熱傷面積は全体表面積（TBSA：total body surface area）に対する熱傷面積（%TBSA）で表記し，Ⅱ度とⅢ度熱傷の面積を9の法則（成人）や5の法則（小児），Lund & Browder の公式，手掌法などで概算する。

❷手掌法は実用的で患者の全指腹と手掌を約1%として面積を概算し，小範囲での使用に推奨されている。

❸熱傷深度は肉眼的な創面の色調や症状などから診断されⅠ～Ⅲ度に分類する。Ⅰ度は表皮まで，Ⅱ度は真皮まで，Ⅲ度は皮下までの傷害である（表2，図1）。

## 治療法ワンポイント・メモ

軽症熱傷（表3）は適切に局所管理すれば，良好に治癒し外来で管理可能。

**表2** 熱傷深度の分類

| 熱傷深度 | 障害組織 | 外見 | 症状 | 治癒期間 |
|---|---|---|---|---|
| Ⅰ度<br>（Epidermal burn：EB） | 表皮のみ | 乾燥，発赤<br>圧迫で白色化 | 疼痛 | 3〜6日<br>瘢痕を残さず治癒 |
| 浅達性Ⅱ度<br>（superficial dermal burn：SDB） | 真皮浅層まで | 水疱<br>水疱底が赤色<br>滲出液漏出<br>圧迫で白色化 | 激しい疼痛 | 7〜21日<br>一般に肥厚性瘢痕を残さない |
| 深達性Ⅱ度<br>（deep dermal burn：DDB） | 真皮深層まで | 容易に破れる水疱<br>水疱底はさまざまな色調<br>（白・貧血様から赤）<br>圧迫で白色化せず | 知覚鈍麻 | 21日以上<br>瘢痕を残す可能性が高い<br>場合により植皮術を要する |
| Ⅲ度<br>（deep burn：DB） | 全層 | 白色〜褐色レザー様，炭化<br>弾力がなく乾燥<br>圧迫で白色化せず | 無痛 | 自然治癒なし<br>植皮術を要する |

（日本熱傷学会用語委員会 編：熱傷用語集 改訂版．日本熱傷学会，2015より一部改変）

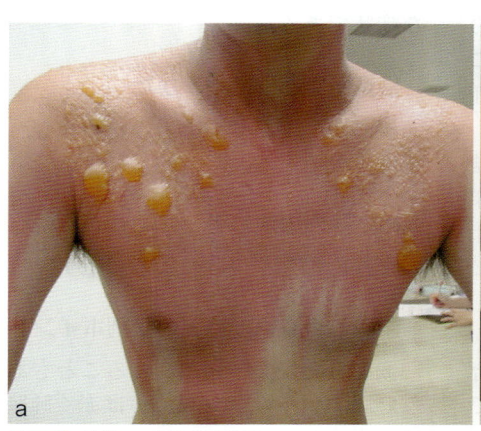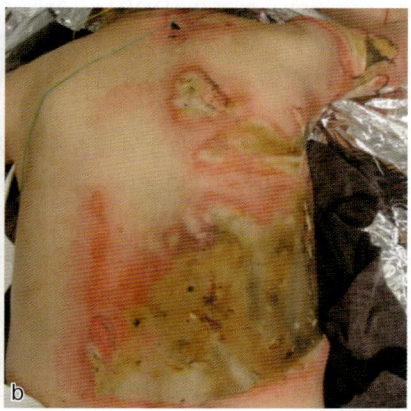

**図1** 熱傷の肉眼的所見

a：熱湯による前胸部のⅠ度（発赤）と浅達性Ⅱ度熱傷（水疱形成）。
b：火炎による背部のⅢ度熱傷（褐色，炭化）と右上腕の深達性Ⅱ度熱傷（白色の水疱底）。

**1** 冷却と洗浄

❶水道水や生理食塩液で異物や汚れの洗浄と，冷却で痛みの軽減や組織損傷の抑制をはかる。冷却した水や生理食塩液に浸したガーゼなどでの被覆も有効である。

❷水疱はそのままでよいが，破裂したものや大きいものは除去もしくは穿刺吸引する。

**2** 軟膏とドレッシング

❶Ⅰ度：発赤のみで瘢痕を残さず治癒する。抗炎症作用を目的に受傷初期ではステロイド外用薬を使用してもよく，被覆材は不要である。

❷Ⅱ度：ワセリンなどの油脂性基材軟膏を使用し，創面の保護と湿潤環境保持による治癒促進が重要。銀含有ハイドロファイバー創傷被覆材，bFGF製剤（フィブラストスプレー）を使用しても

**表3** 軽症熱傷の定義（米国熱傷学会）

1）10〜50歳で10% TBSA以下のⅡ度熱傷
2）10歳以下または50歳以上で5% TBSA以下のⅡ度熱傷
3）2% TBSA以下のⅢ度熱傷
上記かつ以下の条件を満たす
・単独の熱傷（気道熱傷や電撃傷ではない）
・手，足，顔面，会陰部，関節を含まない
・全周性でない

（American Burn Association：Advanced Burn Life Support Course Provider Manual. 2011より）

よい。

❸Ⅲ度：小範囲を除いて自然治癒はせず外科的局所療法が必要。広範囲では感染予防目的にスルファジアジン銀クリームを，小範囲では壊死組織

除去目的にブロメラインなどを使用する。

❸ 疼痛管理

❶熱傷(特にⅡ度)は強い痛みを伴い,適切な疼痛管理が不可欠である。

❷ドレッシング前にはレスキュー薬を使用する。

❹ 感染予防

❶抗菌薬の予防的全身的投与は汚染創,易感染宿主,小児,周術期などで行い,画一的な投与は推奨されない。

❷汚染創では破傷風トキソイド,抗ヒト破傷風免疫グロブリンを投与する。

## さらに知っておくと役立つこと

❶受傷直後の正確な深度判定は難しく〔特に浅達性Ⅱ度熱傷(SDB)と深達性Ⅱ度熱傷(DDB)〕,経時的に変化し,皮膚の薄い小児や高齢者,感染の合併により深達化するため,受傷2~3日間は連日の評価が必要。

❷流水や湿ったガーゼによる冷却により痛みや組織損傷が軽減される。氷や氷水の直接冷却は痛みや深度が増す可能性があり避ける。

❸ TBSA10%以上の熱傷例で特に小児では,冷却による低体温に注意。

❹Ⅲ度熱傷に創傷被覆材の適応はない。

❺小児の熱傷は虐待の可能性があり,疑われる場合には児童相談所への連絡が必要。創は境界が明瞭で深度が均一であることが多い。

# 血栓性外痔核

Thrombosed External Hemorrhoid

**長谷川 博俊** 東京歯科大学市川総合病院主任教授・外科学

(頻度) **あまりみない~ときどきみる**(内痔核のほうが圧倒的に多い)

GL 肛門疾患(痔核・痔瘻・裂肛)・直腸脱診療ガイドライン2020年版(改訂第2版)

## 診断のポイント

❶殿裂を広げ,肛門部を観察・視診する(図1)。

❷肛門縁に小豆大から小指頭大・母指頭大の腫脹を認め,青黒色の血栓を伴った結節を認める。

## 症候の診かた

肛門部腫脹による違和感,疼痛,軽度の出血が主

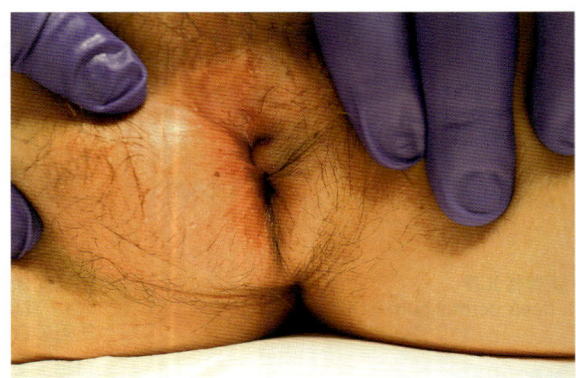

図1 血栓性外痔核

な症状である。

## 検査所見とその読みかた

視診が主であり,そのほかの検査,肛門鏡なども原則不要である。

## 確定診断の決め手

上述のごとく視診による。

## 誤診しやすい疾患との鑑別ポイント

❶嵌頓した内痔核と誤診することもある。

❷肛門周囲膿瘍(⇨689頁)は赤く腫脹・緊満し,熱感・疼痛と膿を伴っている。

## 確定診断がつかないとき試みること

❶確定診断がつかないことはあまりないが,外痔核は肛門内には還納できない。

❷肛門周囲膿瘍は赤く腫脹し,熱感と膿を伴っており,局所麻酔下に切開排膿を行い,抗菌薬と消炎鎮痛薬を処方する。

## 治療法ワンポイント・メモ

❶消炎鎮痛薬と坐薬での保存的治療が主体である。

❷疼痛の強くないものは,通常血栓は1~2週間で自然に吸収される。疼痛が強く,血栓が緊満しているものには局所麻酔下に血栓を摘出すると疼痛が軽減する。

## 専門医へのコンサルト

通常必要ない。

# 嵌頓痔核
## Incarcerated Hemorrhoid

**石井 良幸** 北里大学教授・下部消化管外科学

**頻度** 情報なし

**GL** 肛門疾患(痔核・痔瘻・裂肛)・直腸脱診療ガイドライン 2020 年版(改訂第 2 版)

## ▌診断のポイント

1 肛門全体の急激な著しい腫脹。
2 持続する激しい疼痛。
3 血流障害による血栓や潰瘍,壊死の存在。
4 内外痔核間の輪状溝の存在。
5 排便などのいきみによる発症。

## ▌緊急対応の判断基準

1 激しい疼痛とともに著しい腫脹を認める場合:消炎鎮痛薬の塗布や内服を行いつつ,嵌頓の整復を試みる。
2 血流障害による血栓・潰瘍形成や壊死,著しい出血を認める場合:消炎鎮痛薬を使用しつつ患部の安静を行う。必要に応じて外科的血栓除去や止血操作を考慮する。
3 感染を合併し,全身症状(食欲不振,悪心,嘔吐,発熱など)を認める場合:上記に加え抗菌薬の投与を行う。原則,急性期に根治手術は推奨されないが,症状の改善が得られなければ考慮する。

## ▌症候の診かた

1 発症前の状況について確認する。排便時に脱肛の症状を認めることが多いが,脱出物の大きさや形状,触れたときの感覚について確認する。
2 発症前にいきみや過剰な腹圧(女性の分娩など)の経緯があり,急激な発症を呈することが多い。
3 普段の排便状況(便秘や下痢の存在),排便時の出血についても確認しておく。

## ▌検査所見とその読みかた

1 視診(外観の確認):肛門の腫脹部位,大きさ,形状,色調について評価する。粘膜の脱出が高度で,高齢の女性であれば直腸脱も念頭におく。
2 触診(直腸・肛門診)
　❶疼痛が著しくなければ,肛門の腫脹の硬さや痛み,肛門(括約筋)の緊張の程度を評価する。肛門の腫脹が弾性硬で自発痛・圧痛を伴い,肛門の緊

張が強い場合には嵌頓痔核を疑う。
　❷可能であれば直腸・肛門指診を行い,炎症性・腫瘍性病変の評価を行う。
3 内視鏡検査(肛門鏡検査):可能であれば内視鏡検査を行い,他の直腸・肛門疾患(腫瘍性病変)を鑑別する。

## ▌確定診断の決め手

1 突然発症の肛門全体の硬い腫脹と疼痛(図 1a)。
2 血流障害(うっ血)による血栓形成。
3 内外痔核の連続性病変で輪状溝の存在。

## ▌誤診しやすい疾患との鑑別ポイント

1 血栓性外痔核(全周性)(⇨ 1904 頁)
　❶外痔領域のみの腫脹。
　❷粘膜の脱出は認めない。
　❸内外痔核間の輪状溝を認めない。
2 直腸脱
　❶肛門の緊張が緩い。
　❷軟らかい直腸粘膜の脱出。
　❸用手的に還納が可能。
3 肛門(周囲)の腫瘍
　❶肛門の腫脹ではなく腫瘍(固形)である。
　❷突然発症ではない。
　❸組織の生検で確定診断。

## ▌確定診断がつかないとき試みること

1 画像検査(CT・MRI・超音波検査):画像検査により肛門周囲の病変(肛門周囲膿瘍や炎症性・腫瘍性病変)の評価を行う。
2 専門医へのコンサルテーション:肛門外科医や消化器科専門医へのコンサルテーションを行う。
3 慎重な症状のモニタリングを行い,患部の安静を保ちつつ経過観察する。

## ▌治療法ワンポイント・メモ

1 嵌頓の整復を試み,消炎鎮痛薬などを使用し保存的治療を優先する。
2 嵌頓痔核は外科的治療の適応となるが,術後合併症(疼痛,出血,肛門狭窄,排便障害など)のリスクから,原則,緊急で急性期に根治手術は行わない。
3 激しい疼痛や壊死による持続的出血を認める場合や早期の社会復帰などの患者の要望がある場合には,急性期でも根治術を考慮するが,経験を積んだ専門医が行う(図 1b)。

**24**

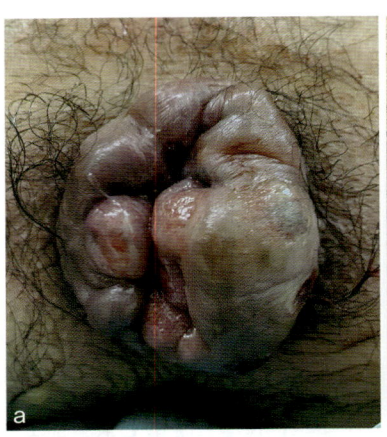
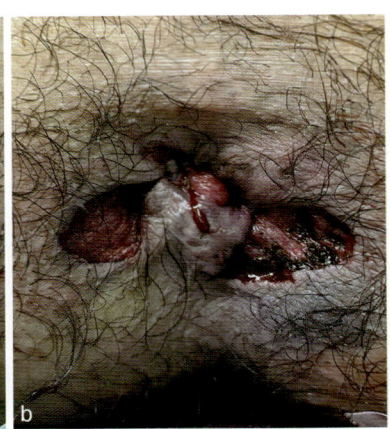

**図1** 嵌頓痔核

a：嵌頓痔核（術前），b：術後創部

# 裂肛
## Anal Fissure

鈴木 俊之　東海大学准教授・消化器外科

GL 肛門疾患（痔核・痔瘻・裂肛）・直腸脱診療ガイドライン 2020 年版（改訂第 2 版）

## 診断のポイント

❶裂肛は肛門上皮に生じた亀裂，びらん，潰瘍の総称。

❷20〜50 歳台に好発し，女性に多い。

❸排便時の肛門痛と少量の出血を主訴とする。

❹便秘に伴う硬便や下痢によって起こることが多い。

❺約 80％が肛門の後方に起こる。

## 症候の診かた

❶肛門痛は数分程度のことが多いが，数時間続くこともある。

❷出血は鮮血が紙に着く程度のことが多いが，便器に滴下することもある。

## 検査所見とその読みかた

❶肛門指診で肛門の緊張が強いことが多い。

❷視診，肛門鏡により裂肛を後方正中または前方正中に認める。

❸急性裂肛は表在性の亀裂（図 1）を認める。

❹慢性裂肛は楕円形，菱形，円形で，比較的整な隆起の潰瘍（図 2），内側に肥大した乳頭（肛門ポリー

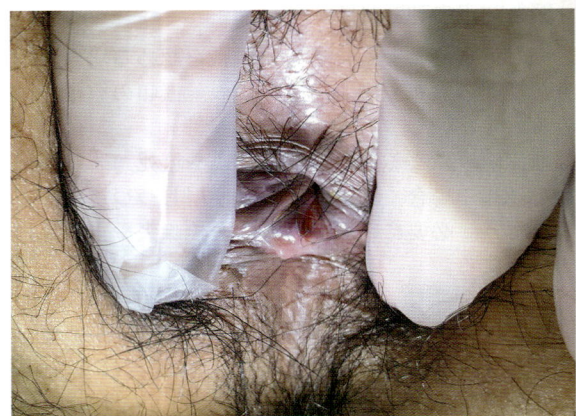

**図1** 急性裂肛の亀裂

プ）（図 3），外側に肛門上皮垂（見張り疣）（図 4）（慢性裂肛の 3 徴）を認める。

## 確定診断の決め手

❶問診による排便時の肛門痛と出血の聴取。

❷視診，肛門鏡による裂肛の確認。

## 誤診しやすい疾患との鑑別ポイント

❶脱出性裂肛：主に内痔核の脱出と還納を繰り返す際に肛門上皮が引きつれて裂けるもので，肛門鏡で痔核を認める。

❷症候性裂肛：不整形で浮腫状，正中以外に側方にも多発する裂肛は Crohn 病でみられる。裂肛は肛門上皮を越えて形成され，痔瘻を伴うことが多い。その他，症候性裂肛は潰瘍性大腸炎，結核，梅毒，

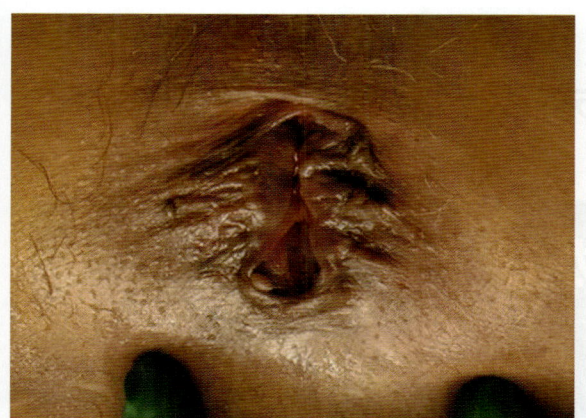

**図2** 慢性裂肛の潰瘍

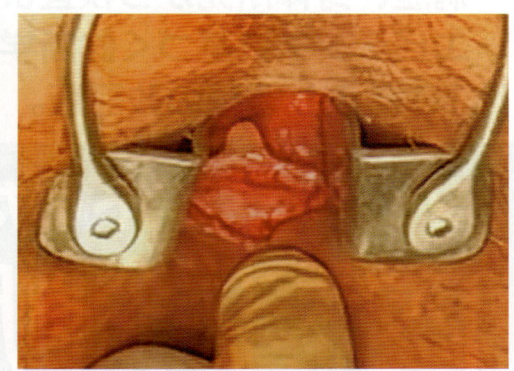

**図3** 慢性裂肛の肛門ポリープ

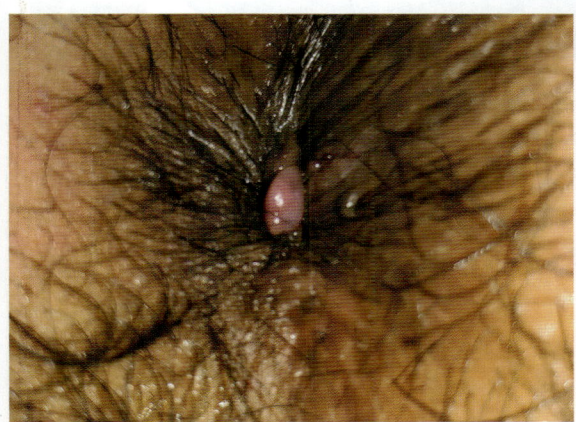

**図4** 慢性裂肛の見張り疣

白血病，性的虐待，HIV 感染症，扁平上皮癌，悪性黒色腫などでみられる。

## 確定診断がつかないとき試みること

❶肛門痛が強く診察できないときは鎮痛坐薬や局所麻酔を使用し診察する。

❷炎症性腸疾患を疑うときは下部消化管検査などの消化管検査を行う。

## 治療法ワンポイント・メモ

❶急性裂肛は，排便後の坐浴や洗浄による肛門の衛生，食事指導，薬物療法による排便の調整，痔疾患軟膏による保存的治療を行う。

❷保存的治療で改善が得られない慢性裂肛は外科的治療の適応である。

24

# 病歴、身体所見から検査まで、一連の流れをすべて網羅。エビデンスに基づく診断学のテキスト、10年ぶり待望の改訂版。

**オールカラーでわかりやすい！**

# ジェネラリストのための
# 内科診断リファレンス

**第2版**

監修　**酒見 英太**　洛和会京都医学教育センター長
著　　**上田 剛士**　洛和会丸太町病院救急・総合診療科部長

10年の歳月をかけ、何と3万本以上もの論文に目を通し徹底的な文献吟味を経て、遂に完成したまさに待望の改訂版。今版では、外部リンク（QRコード / ハイパーリンク）を採用し論文などに掲載されている教育的な画像や動画にアクセスできるようになった。また指定難病の診断基準・調査票へのリンクも掲載。若手医師、総合診療医のみならず、全ての内科医にとって臨床の現場で必ずや役立つ一冊。医学生にもおすすめ。

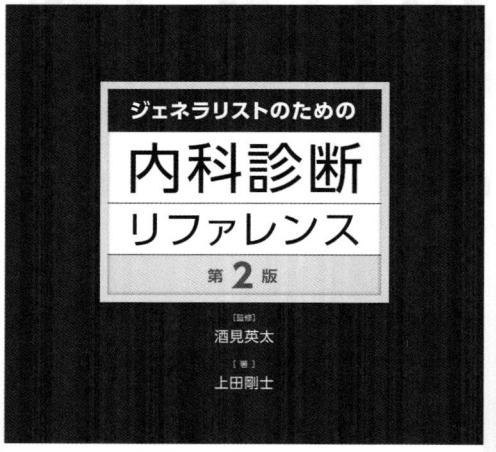

ジェネラリストのための
内科診断リファレンス
第2版

[監修]
酒見英太

[著]
上田剛士

**診断力強化**をめざす
**内科医・総合診療医**の
**まさに必携書！**

• 10年の歳月をかけ3万本以上もの論文に目を通し、徹底的な文献吟味を経て、遂に完成。
• 今版では、QRコードによる実践的な学びを提供。

**オールカラーでわかりやすい!!**

医学書院

B5　頁1200　2024年
定価：11,000円
（本体10,000円＋税10%）
[ISBN978-4-260-05237-5]

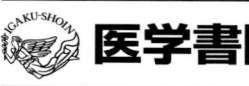
**医学書院**

〒113-8719　東京都文京区本郷1-28-23　[WEBサイト]https://www.igaku-shoin.co.jp
[販売・PR部]TEL:03-3817-5650　FAX:03-3815-7804　E-mail:sd@igaku-shoin.co.jp

# 和文索引

①和文で始まる用語はすべて，ここに収めた。欧語で始まる日本語混合用語，外国人冠名用語，数字・記号で
　始まる用語を検索されるときは，〔欧文索引〕，〔ギリシャ文字・数字付用語索引〕を利用されたい。
②用語は，五十音順で配列している。
③太字（ボールド）頁数は，主要説明箇所を示す。特定の症候や疾患などを検索されるときは，まず太字頁を
　利用されたい。
④本索引には，疾患名はもとより，症状・病態・徴候・各種検査所見なども収められている。
⑤索引中の（症候鑑別）は，主にその索引語が〔症候編〕の［重要疾患の鑑別のポイント］で取り上げられてい
　ることを示す。
⑥索引中の（鑑別疾患）は，主にその索引語が〔疾患編〕の［誤診しやすい疾患との鑑別ポイント］で取り上げ
　られていることを示す。
⑦索引中の（合併症・続発症）は，三にその索引語が当該頁項目の合併症，続発症として取り上げられている
　ことを示す。

## け

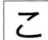

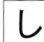

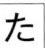

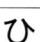

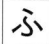

## へ

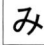
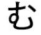
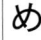

# 欧文索引

①欧文用語，外国人冠名用語，欧語で始まる日本語混合語はすべてここに収録した。
②配列は基本的にアルファベット順であるが，ギリシャ文字が語中にくる用語は，その英語表記の区分のトップにまとめた。
③欧語日本語混合語は，アルファベット順に五十音順を並用した。
④太字頁（ボールド数字）は主要解説箇所である。
⑤病態・検査所見などの詳しい検索には和文索引を利用されたい。

欧文索引

欧文索引

欧文索引

欧文索引

欧文索引

欧文索引

欧文索引

# ギリシャ文字・数字付用語索引

①本索引には記号，ギリシャ文字，数字で始まる用語のみ収録した。
②記号，ギリシャ文字，数字の順に配列した。数字については若い順とし，同じ数字は時計数字，アラビア
　数字の順に配置した（漢数字は和文索引に収録）。数字以下の配列は五十音順に配列している。

ギリシャ文字・数字付用語索引

# 広告掲載社一覧

| 掲 載 社 名 | 品　　　名 | 掲 載 箇 所 |
|---|---|---|
| インスメッド合同会社 | アリケイス | 目次前対向・モノクロ |
| 有限会社科学評論社 | 書籍広告 | 【Ⅰ：症候編】前対向・モノクロ |
| 株式会社朝倉書店 | 書籍広告 | 【Ⅱ：疾患編】-3：消化器疾患 前対向・モノクロ |
| 杏林製薬株式会社 | GeneSoC mini2 | 【Ⅱ：疾患編】-12：感染性疾患 前対向・モノクロ |
| 株式会社医学書院 | 書籍広告 | 各所 |

本書広告取扱社　㈱文京メディカル　TEL 03-3817-8036